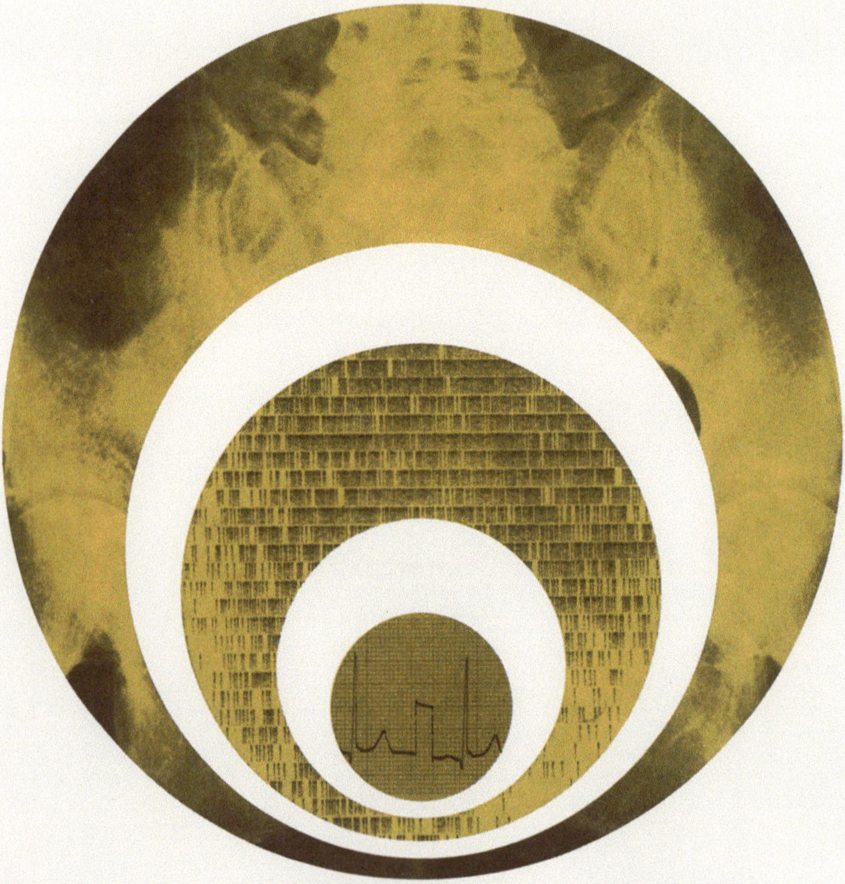

Röntgen

Einrichtungen
für alle Anwendungen in der
Röntgen-Diagnostik und
Therapie.
Kobalt-Bestrahlungsgeräte.
Linearbeschleuniger.

Nuklear-Medizin

Anlagen für
Lokalisations-Diagnostik,
Funktions-Untersuchungen,
in-vitro-Messungen und
Strahlungskontrolle.

Medizin-Elektronik

Medizin-elektronische
Einrichtungen für die
Patientenüberwachung,
Funktionsdiagnostik
und Therapie.

C. H. F. Müller GmbH
2 Hamburg 1, Alexanderstraße 1

VERHANDLUNGEN DER DEUTSCHEN GESELLSCHAFT FÜR INNERE MEDIZIN

ACHTUNDSIEBZIGSTER KONGRESS

1972

VERHANDLUNGEN DER
DEUTSCHEN GESELLSCHAFT FÜR INNERE MEDIZIN

HERAUSGEGEBEN
VON DEM STÄNDIGEN SCHRIFTFÜHRER
PROFESSOR DR. B. SCHLEGEL
WIESBADEN

ACHTUNDSIEBZIGSTER KONGRESS
GEHALTEN ZU WIESBADEN VOM 9. APRIL — 13. APRIL 1972

MIT 852 ABBILDUNGEN UND 305 TABELLEN

Enthält u. a. Referate zu folgenden Hauptthemen:

Onkologie, Cytologie, Molekularbiologie, Angiologie,
Hämatologie und Gerinnung, Immunpathologie, Plötzlicher Herztod und Kardiologie,
Arteriosklerose, Lipid- und Lipoprotein-Metabolismus, Gastroenterologie,
Nephrologie und Endokrinologie, Drogenmißbrauch, Pharmakologie,
Kommunikation zwischen Klinik und Praxis

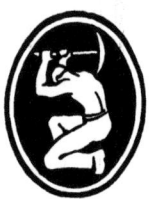

Springer-Verlag Berlin Heidelberg GmbH
1972

ISBN 978-3-8070-0287-3   ISBN 978-3-642-85448-4 (eBook)
DOI 10.1007/978-3-642-85448-4

Das Werk ist urheberrechtlich geschützt. Die dadurch begründeten Rechte, insbesondere die der Übersetzung, des Nachdruckes, der Entnahme von Abbildungen, der Funksendung, der Wiedergabe auf photomechanischem oder ähnlichem Wege und der Speicherung in Datenverarbeitungsanlagen bleiben, auch bei nur auszugsweiser Verwertung, vorbehalten.

Bei Vervielfältigungen für gewerbliche Zwecke ist gemäß § 54 UrhG eine Vergütung an den Verlag zu zahlen, deren Höhe mit dem Verlag zu vereinbaren ist.

Catalog Card Number 72-96719

© Springer-Verlag Berlin Heidelberg 1972
Ursprünglich erschienen bei J.F. Bergmann-Verlag (München) 1972
Softcover reprint of the hardcover 1st edition 1972

Inhaltsverzeichnis

Vorsitzender 1972—1973 XXIII
Vorstand 1972—1973 XXIII
Vorstand 1971—1972 XXIII
Ehrenmitglieder XXIII
Verzeichnis der Vorsitzenden seit 1882 XXVI
Korrespondierende Mitglieder XXVII
Diplommitglieder XXVII
Ständiger Schriftführer XXVII
Kassenführer XXVIII
Mitglieder des Ausschusses 1972—1973 XXVIII

Festvortrag: Wissenschaftliche Forschung in der heutigen Medizin. Von KREBS, H. A. (Oxford) 1
Begrüßungsansprache des Vorsitzenden G. Schettler (Heidelberg) 8
Totenehrung 9
Theodor Frerichs-Preis 1972 12
Eröffnungsansprache des Vorsitzenden der Deutschen Gesellschaft für innere Medizin. Von SCHETTLER, G. (Heidelberg) 13

Referate, Vorträge und Aussprachen
ONKOLOGIE

Cancerogene Faktoren in der Umwelt. SCHMÄHL, D. (Heidelberg) (Referat) 25
Mechanismen der Onkogenese. GRUNDMANN, E. (Münster) 34
Cytologie und Cytogenetik in der Frühdiagnose von Tumoren. SPRIGGS, A. I. (Oxford) (Referat) 45
Isotope in der Tumordiagnostik. OESER, H. (Berlin) (Referat) 56
Fortschritte in der Tumorchirurgie I. HEGEMANN, G. (Erlangen) (Referat) 62
Fortschritte in der Tumorchirurgie II. LINDER, F. (Heidelberg) (Referat) 72
Fortschritte der Strahlentherapie. SCHERER, E. (Essen) (Referat) 83
Fortschritte in der Chemotherapie von Tumoren: Grundlagen. FÖLSCH, E. (Bonn) (Autoreferat) 92
Fortschritte in der Chemotherapie von Tumoren. GROSS, R. (Köln) (Referat) . . . 93
1. Rundtischgespräch. Die Immunologie in Pathogenese, Diagnostik und Therapie von Tumoren. Moderator: OETTGEN, H. F. (New York) 105
Gutartige Paraproteinämien. PAULISCH, R. (Berlin) 115
Hypercalcämie und Niereninsuffizienz als Frühsymptome akuter Leukämien. FRÖHLICH, D., LOHRMANN, P., ZIEGLER, R., HEIMPEL, H. (Ulm) 117
Tierexperimentelle Untersuchungen über den Sabin-Feldman-Test bei Mäusevirusleukämien. ALEXANDER, M., JELEN, S. (Berlin) 120
Chromosomenuntersuchungen beim Plasmocytom und bei der Plasmazell-Leukämie. BAUKE, J., KAISER, G., SCHÖFFLING, K. (Ulm) 122
Die „F"-Chromosomenanomalie in Erkrankungen des erythropoetischen Systems. HOSSFELD, D. K., SCHMIDT, C. G., SANDBERG, A. A. (Bochum und Buffalo/USA) . . 126
Identifizierung eines Lymphocytenhemmfaktors im Serum von Patienten mit malignen Tumoren. SCHEURLEN, P. G., SCHNEIDER, W., PAPPAS, A. (Homburg a. d. Saar) . 129
Dreidimensionale Registrierung stationärer P_{O_2}-Werte im Tumorgewebe unter in vivo-Bedingungen bei Verwendung von Multi-Goldmikroelektroden. VAUPEL, P., GÜNTHER, H., ERDMANN, W., KUNKE, S., THEWS, G. (Mainz) 133

Einfluß der Durchblutung auf den Atemgas- und Glucosestoffwechsel von Implantationstumoren (DS-Carcinosarkom). Günther, H., Vaupel, P., Thews, G. (Mainz) . . 136
Gesamtdurchblutung (tTBF) und regionale Gewebsdurchblutung (rTBF) isolierter Impftumoren (DS-Carcinosarkom) in vivo. Schulz, V., Vaupel, P., Günther, H., Thews, G. (Mainz) 140
Szintigraphische Tumordiagnostik mit 67-Galliumcitrat. Becker, G., Deckner, K., Hornung, C., Kuytz, U. (Bochum) 142
Knochenmarkszintigramme bei Kranken mit Retothelsarkom. Glaubitt, D., Schneider, J., Marx, E., Schäfer, H., Gerhartz, H., Eigenbrod, R. (Berlin) 145
Klinische Erfahrungen in der Knochenmetastasensuche mit Radionukliden in der inneren Medizin. Hengst, W. (Frankfurt a. M.) 149
In vitro- und in vivo-Untersuchungen zur Wirkung der Hyperthermie auf bösartige Tumore und normale Gewebe. Wüst, G. P., Norpoth, K., Witting, U., Prang, L. (Münster) 153
Methoden und Ergebnisse von Sensibilitätstestungen mit Cytostatika an bösartigen Tumoren. Wüst, G. (Münster) 156
Proliferationskinetik von Leukämien vor und unter Therapie anhand der Impulscytophotometrie. Büchner, Th., Göhde, W., Dittrich, W., Barlogie, B. (Münster) 159
Aktivitätsmessungen lysosomaler Enzyme in durch Diäthylnitrosamin erzeugten Lebertumoren und ihre Beeinflussung durch Calciparin — ein Beitrag zur Frage des expansiven Tumorwachstums. Platt, D., Hering, F. (Gießen) 162
Zur Behandlung von Plattenepithelcarcinomen mit Bleomycin. Schneider, J., Gerhartz, H. (Berlin) 163
Erfahrungen mit Iphosphamid in hoher Einzeldosis bei metastasierten soliden Tumoren. Drings, P., Fritsch, H. (Heidelberg) 166
Das pharmakokinetische Verhalten von Cyclophosphamid (Endoxan) im menschlichen Organismus. Dold, U. W. (Essen), Gaertner, H.-J. (Tübingen) 169
Die Beeinflussung der Rezidivrate operativ behandelter Hypophysenvorderlappenadenome mit Testosteron u. a. anabolen Steroiden. Roos, D., Nowakowski, H. (Hamburg-Eppendorf) 172
Der Einfluß von Serumfraktionen und von Polynucleotiden (Poly I:C) auf die Knochenmarksregeneration subletal bestrahlter Ratten. Hedrich, E., Havemann, K., Dosch, H. M., Rüther, W., Sodomann, C.-P. (Marburg a. d. Lahn) 176
Megaloblastäre Anämie bei selektiver Störung der Vitamin B 12-Resorption mit Proteinurie und Antikörpermangelsyndrom — ein genetischer Defekt. Goebell, H., Havemann, K., Herbert, V. (Marburg a. d. Lahn und Bronx/New York) 179

CYTOLOGIE

Einführung. Grunze, H. 181
Bedeutung der Ultrastruktur der Zelle für die klinische Cytologie. Caesar, R., Müller-Hermelink, H. K. (Braunschweig) (Referat) 181
Vitalstrukturen und Farbstoffaffinitäten als Basis der lichtmikroskopischen Diagnose. Wittekind, D. (Freiburg i. Br.) (Referat) 187
Wertigkeit von Schnitt und Ausstrich. Lennert, K., (Kiel) (Referat) 196
Exfoliativcytologie der Atemorgane. Kahlau, G. (Frankfurt a. M.) (Referat) . . . 204
Aspirationscytologie im Thoraxbereich. Grunze, H. (Düren) (Referat) 211
Cytodiagnostik intrathorakaler Tumoren unter besonderer Berücksichtigung seltener Neoplasien. Atay, Z. (Hannover und Berlin) (Referat) 217
Eigene und allgemeine Erfahrungen bei Versuchen zu einer cytologischen Frühdiagnose des Bronchialcarcinoms. Sassy-Dobray (Budapest) (Referat) 218
Cytodiagnostik in der Gastroenterologie unter besonderer Berücksichtigung gezielter endoskopischer Materialentnahmen. Witte, S. (Karlsruhe-Rüppurr) (Referat) . . 223
Komparative Auswertung von Cytologie und Histologie für die Erkennung des Magencarcinoms. Georgii, A., Ostertag, H., Atay, Z., Seifert (Hannover) 229
    Aussprache: Herr Dannmeier, H. (Neumünster) 230
Cytodiagnostik im Gastrointestinaltrakt. Maass, E. G. (München) (Korreferat) 230
Thymidin-^{3}H-Autoradiographie an cytologischen Prostatapunktaten des Menschen. Faul, P., Rabes, H. (München) 234

Exfoliativcytologie von Nieren und ableitenden Harnwegen. KIRSTAEDTER, H.-J. (Berlin) 237
Cytomorphologische Befunde im Urin bei Abstoßungskrisen nierentransplantierter Patienten. ATAY, Z. (Hannover) 243
Aspirationscytologie des männlichen Urogenitaltraktes. DROESE, M. (München) . . . 244
Aspirationscytologie der Schilddrüse. HAUPTMANN, E., ČREPINKO, I., ŠKRABALO, Z. (Zagreb) 249
    Aussprache: Herr DANNMEIER, H. (Neumünster) (Zagreb) 252
Die Anwendung der Punktionscytologie bei der Diagnostik tastbarer Brustdrüsenveränderungen. ZAJICEK, I., F.I.A.C., (Stockholm) 253
Die Mesotheliomdiagnose unter besonderer Berücksichtigung der Cytodiagnose. MORAWETZ, F. (Wien) 255
Ursprung und cytologisches Bild von metastatisch bedingten Ergüssen. LOPES CARDOZO, P. (Leiden) (Referat) 259
Zukunftsaspekte der Cytologie. SANDRITTER, W. (Freiburg i. Brsg.) 265
6. Rundtischgespräch. Aktuelle Fragen in der Cytodiagnostik. Moderator: ZINSER, K. H. (Köln) 267
Analyse der May-Grünwald-Giemsafärbung als Beitrag zur Notwendigkeit des Arbeitens mit reinen, definierten Farbstoffen. TOEPFER, K. (Berlin) 272
Vergleich zwischen cytologischen Beurteilungen von Schilddrüsenaspirationspunktaten und Radiojoddiagnostik sowie histologischen Befunden bei verschiedenen Schilddrüsenerkrankungen. FRAHM, H., DAMMANN, W. (Hamburg-Eppendorf) 277
    Aussprache: Herr DANNMEIER, H. (Neumünster) 279
Die Franzén-Feinnadelaspirationsbiopsie zur Cytodiagnostik der Prostata in Klinik und ambulanter Praxis. KIRSTAEDTER, H.-J., KELÂMI, A., GÖBEL, J., ELSZEL, B. (Berlin) 279
Die percutane Feinnadelaspirationsbiopsie und Cytologie tastbarer Tumoren. KIRSTAEDTER, H.-J., GEHRMANN, C., SCHULZKE, R. (Berlin) 282
Cytologische Befunde beim Sézary-Syndrom. LÖFFLER, H. (Gießen) 285
Erfahrungen mit der percutanen Nierenbiopsie. MANITZ, G. (Münster) 287
    Aussprache: Herr DANNMEIER, H. (Neumünster) 289
Zur diagnostischen Bedeutung der Schilddrüsenaspirationspunktion und Cytologie bei Schilddrüsenkrankheiten. WILDMEISTER, W., KURZ, E., HORSTER, F. A., BERGER, H., HORSTMANN, H., BAUST, P. (Düsseldorf) 289
Grenzen und Möglichkeiten der cytologischen Diagnostik gutartiger Mammaerkrankungen. ROHDE, D. (Nordrhein-Westfalen) 292
Validität der cytologischen Befunde im Urin nierentransplantierter Patienten. ATAY, Z., ZOBL, H., GEORGII, A. (Hannover) 293
Die Schnelldiagnose mittels Phasenkontrastmikroskopie in der gynäkologischen Sprechstunde. GRUMBRECHT, C. (Mannheim) 296
Cytodiagnostik im Liquor cerebrospinalis. MÖBIUS, W. (Köln) 298

MOLEKULARBIOLOGIE IN DER MEDIZIN

Molekularbiologie in der Medizin. HESS, B. (Dortmund) 302
Viren als „programmierte Instruktion". HOFSCHNEIDER, P. H. (München und Nuttley/N. Y.) (Autoreferat) 303
Enzymdefekte als molekulare Krankheiten. AEBI, H. (Bern) (Referat) 304
Regulation der Protein-Biosynthese. STÖFFLER, G., WITTMANN, H. G. (Berlin-Dahlem) (Referat) 313
Molekulare Grundlagen der Antikörperbildung. HILSCHMANN, N., PONSTINGL, H., BARNIKOL, H.-U., WATANABE, S., BACZKO, K., LEIBOLD, W., BRAUN, M. (Göttingen) (Autoreferat) 319
Molekulare Aspekte der Immunantwort. FISCHER, H. (Freiburg i. Br.) (Autoreferat) . . 320
Molekularbiologische Aspekte der Tumorentstehung. MUNK, K. (Heidelberg) (Autoreferat) 321
Die Selbststeuerung der Enzyme und Enzymketten. HESS, B. (Dortmund) (Referat) . . 321

Molekulare Endokrinologie. WIELAND, O. (München) (Referat) 331
Molekulare Aspekte der Gerinnungsvorgänge. DEUTSCH, E. (Wien) (Referat) 345
    Aussprache: Herr STÖFFLER, G. (Berlin) 360
Molekulare Aspekte der Chemotherapie. DREWS, J., EICH, F., HÖGENAUER, G. (Wien) (Referat) 361
2. Rundtischgespräch. Aktuelle Fragen der Molekularbiologie. Moderator: HESS, B. (Dortmund) 370

ANGIOLOGIE — HIRNARTERIENVERSCHLÜSSE

Morphologisches Substrat der arteriellen Verschlußkrankheit. BENEKE, G. (Ulm) (Referat) 371
    Aussprache: Herr DOERR, W. (Heidelberg) 387
Risikofaktoren der arteriellen Verschlußkrankheiten. EPSTEIN, F. H. (Michigan) (Referat) 387
Epidemiologie cerebraler Gefäßverschlüsse. HEYDEN, S. (Durham) (Referat) 393
Epidemiologie der chronischen Verschlußprozesse im Gliedmaßenbereich. WIDMER, L. K., GLAUS, L., DA SILVA, A. (Basel) (Autoreferat) 408
    Aussprache: Herr DOERR, W. (Heidelberg) 408
Diagnostische Methoden bei Hirnarterienverschlüssen. HUBER, P. (Bern) (Referat) . . 409
Entstehung der cerebralen Ausfälle. GÄNSHIRT, H. (Heidelberg) (Referat) 416
Aortenbogensyndrom. RAU, G. (Wiesbaden) (Referat) 420
Extrakranielle Verschlüsse der Hirnarterien. DORNDORF, W. (Heidelberg) (Referat) . . 440
Intrakranielle Verschlüsse der Hirnarterien. MUMENTHALER, M., ROBERT, I.-L. (Bern) (Referat) 449
Differentialdiagnose Hirninfarkt — Hirnblutung. REISNER, H. (Wien) (Referat) . . . 461
Allgemeine Behandlungsrichtlinien einer medikamentösen Therapie der Hirnarterienverschlußfolgen. GOTTSTEIN, U. (Frankfurt a. M.) (Referat) 466
Operative Behandlung von extrakraniellen Hirnarterienverschlüssen. VOLLMAR, I. (Ulm) (Referat) 481
Mikrotechnische Behandlung der Hirnarterien-Verschlüsse. YASARGIL, M. G. (Zürich) (Referat) 487
3. Rundtischgespräch. Differentialdiagnose des sog. Schlaganfalles. Moderator: GÄNSHIRT, H. (Heidelberg) 493
Pathophysiologie arterieller Verschlußkrankheiten. HESS, H. (München) (Referat) . . 493
Klinik der peripheren arteriellen Durchblutungsstörungen. HILD, R. (Heidelberg) (Referat) 499
Apparative Untersuchungsmethoden bei Patienten mit Verschlüssen der Gliedmaßenarterien. BOLLINGER, A. (Zürich) (Referat) 508
Konservative Therapie chronischer Gliedmaßenarterienverschlüsse. NOBBE, F. (Ulm) (Referat) 520
Chirurgische Therapie chronischer Gliedmaßenarterienverschlüsse. TREDE, M., LAUBACH, K., SAGGAU, W. (Heidelberg) (Referat) 534
Pathogenese und Klinik des akuten Verschlußsyndroms. KAPPERT, A. (Bern) (Referat) . 544
Der akute Verschluß der Gliedmaßenarterien. Sofortmaßnahmen in der Praxis und konservative Therapie. HASSE, H. M. (Darmstadt) (Referat) 551
Chirurgische Therapie akuter Verschlußprozesse. VAN DONGEN, R. J. A. M. (Utrecht) (Referat) 554
Arterielle Verschlußkrankheit der Eingeweideschlagadern. Diagnostisches Vorgehen. WENZ, W. (Heidelberg) (Referat) 561
Pathogenese und Klinik der Verschlußkrankheit von Eingeweideschlagadern. SENN, A., BURI, P. (Bern) (Referat) 567
Ernährungsstörungen bei Verschlüssen der Eingeweidearterien und ihre Behandlung. ZÖLLNER, N. (München) (Referat) 574
Chirurgische Therapie der Eingeweidearterienverschlüsse und der Bauchaortenaneurysmen. HEBERER, G. (Köln-Lindenthal) (Referat) 580

Zur Aussagefähigkeit plethysmographischer Meßzahlen in der Funktionsbeurteilung der arteriellen Peripherie. SCHÜTZ, R. M. (Lübeck) 585

Zur Dignität einiger Maßzahlen pulsationsabhängiger Meßverfahren für die angiologische Funktionsdiagnostik. SCHÜTZ, R. M. (Lübeck) 589

Ultrahistochemische Untersuchungen an Gefäßendothelien (Nachweis von biogenen Aminen). MARSHALL, M., HESS, H., MALLASCH, M., HAGEN, R., KRAWIETZ, W. (München) 593

Beziehungen zwischen Durchblutungsgrößen in den unteren und oberen Extremitäten bei verschiedenem Schweregrad der arteriellen Verschlußkrankheit. CAESAR, K. (Tübingen) 596

Seitenvergleichende Messungen der Unterarmdurchblutung in Ruhe und nach arterieller Drosselung bei Patienten mit operativem arterio-venösem Shunt an einer Extremität. SEBOLDT, H., BUNDSCHU, H. D., GEISBE, H., HENSEL, G., CAESAR, K. (Tübingen) . 599

Keimbesiedlung und antibiotische Empfindlichkeit bei ischämischen Läsionen der Gliedmaßen. IWAND, A. HILD, R., SPAAN, G., WAGNER, E. (Heidelberg) 603

Vergleichende Untersuchungen der peripheren Durchblutung und verschiedener Stoffwechselgrößen bei jugendlichen Patienten mit essentieller Hypertonie, Diabetes mellitus oder organischen Angiopathien. NICOLESCU, R., NIEMCZYK, H., KREMER, G. J., REIMER, F., DISTLER, A., STEINBACH, P. D., MUELLER, D. (Mainz) 606

Das Verhalten einiger Stoffwechselparameter im Blut der A. und V. femoralis bei verschiedenen Schweregraden der arteriellen Verschlußkrankheit. SPAAN, G., HILD, R., HORSCH, A., WAGNER, E. (Heidelberg) 609

Metabolische und hämodynamische Untersuchungen zum Intervalltraining des durchblutungsgestörten Skeletmuskels. KÖHLER, M. (Engelskirchen) 612

Medikamentöse Beeinflussung des hypoxischen Stoffwechsels durchblutungsgestörter Gliedmaßen. HORSCH, A., HILD, R., SPAAN, G., WAGNER, E. (Heidelberg) 614

Das Verhalten der Blutviskosität bei der Therapie mit Salidiuretika. EHRLY, A. M. (Frankfurt a. M.) 617

Verbesserung der Fließeigenschaften des Blutes durch Arwin. EHRLY, A. M., BREDDIN, K. (Frankfurt a. M.) 620

Therapeutische Defibrinierung mit Schlangengift (Arwin) bei arteriellen Durchblutungsstörungen. EHRINGER, H., DUDCZAK, E., LECHNER, K., WIDHALM, F. (Wien) 624

4 Jahre Erfahrung mit der thrombolytischen Therapie chronischer Arterienokklusionen. Früh- und Spätergebnisse bei 350 Kranken mit Streptokinase behandelten Verschlußkranken. LEVY, H., SCHOOP, W., ZEITLER, E., SCHMIDTKE, I. (Engelskirchen) 627

Ergebnisse der Katheterbehandlung (Dottertechnik) arterieller Obliterationen an den unteren Extremitäten. ZEITLER, E., SCHOOP, W., SCHMIDTKE, I., HENNIGES, D., ROTTER, A. (Engelskirchen) 631

Über den Wert der Langzeitanticoagulation nach rekonstruktiven Gefäßoperationen im Becken-Beinarterienbereich. MÜLLER-WIEFEL, H., JIPP, P., BORM, D., BRUHN, H.-D., SCHELLMANN, J., SEDLMEIER, I. (Kiel) 636

Motivation und Widerstand in der Langzeittherapie von Patienten mit Gliedmaßenarterienverschlüssen. KÖHLE, K. (Ulm) (Autoreferat) 638

Computergerechte Auswertung postoperativer Gefäßkontrollen nach arterieller Gefäßrekonstruktion. WEIDINGER, P., MANNHEIMER, E., PIZA, F. (Wien) 641

Verlaufsbeobachtungen bei chronischen Verschlüssen der Aortenbogengefäße. HELD, K., JIPP, P. (Kiel) 645

Klinische und arteriographische Befunde beim Subclavian Steal-Syndrom. WAPPENSCHMIDT, J., BÜCHELER, E. (Bonn) (Autoreferat) 647

Der Einfluß der akuten Blutdrucksteigerung auf die Hirnzirkulation. Angiographische Untersuchungen bei Patienten mit normalem und pathologischem Angiogramm. HUBER, P. (Bern) 648

Physiologische und elektronenmikroskopische Befunde an der Hirnrinde beim experimentellen Endotoxinschock. SCHMAHL, F. W., SCHLOTE, W., HEUSER, D., BETZ, E. (Gießen und Tübingen) 650

Untersuchungen zum cerebralen Stoffwechsel von Kohlenhydraten und Aminosäuren bei Patienten mit Hirnarteriosklerose. MILLER, B., RAMMLER, V., KNAUFF, H. G. (Marburg) 654

Der Wert des Hirnszintigrammes für die Diagnose und Differentialdiagnose cerebraler Gefäßverschlüsse. KAMMERER, V., PIEPGRAS, U. (Homburg/Saar) 656

Ophthalmodynamographische Untersuchung zur Frage der Kollateralversorgung von Stenosen und Verschlüssen der A. carotis interna. PAUL, H.-A., RIELING, K., RITTMEYER, K. (Göttingen) 659

Über die Objektivierung orthostatischer Schwindelzustände und die Möglichkeiten einer differenzierten Therapie. TOBIASCH, V. (Neutrauchburg) (Autoreferat). . . . 662

Optic Neuritis, Symptomology and Medical Management. MONNINGER, R. H. G. (Illinois/USA). 663

Durchblutung und Stoffwechsel des menschlichen Gehirns nach akuter cerebraler Ischämie. HELD, K., GOTTSTEIN, U. (Frankfurt a. M.) 665

Häufigkeit von Hyperlipoproteinämien bei Patienten mit ischämischem cerebralem Insult. SCHMIDT, R. C., KLEMENS, U. H. (Berlin) 668

Vergleichende Untersuchungen über klinische und angiographische Befunde mit Ergebnissen der regionalen Hirndurchblutungsmessung mit Xenon-133 bei persistierenden und spontan rekanalisierten Hirnarterienverschlüssen. KOHLMEYER, K. (Gießen) . . 672

Ergebnisse der Anticoagulantienlangzeitbehandlung bei cerebralen Zirkulationsstörungen. LEHMANN, H., FIEGLE, B., HELD, K. (Kiel) 675

Indikationen und Ergebnisse thrombolytischer Behandlung von Verschlüssen im Carotis interna-Stromgebiet. DAHLMANN, W., PRILL, A., KÖSTERING, H. (Göttingen) 678

7. Rundtischgespräch. Anticoagulation und Fibrinolyse in der internistischen Praxis. Moderatoren: LASCH, H. G. (Gießen), KOLLER, F. (Basel) 680

HÄMATOLOGIE UND GERINNUNG

Mittlerfunktionen polymorphkerniger Leukocyten bei der mitogeninduzierten Proliferation autologer Lymphocyten. Arend, P., MALCHOW, H., CAPELLER, D., BECKER, CH. (Marburg a. d. Lahn) 681

Wirkung von Phytohämagglutinin (PHA) und Pokeweed-Mitogen (PWM) auf das lymphatische System und die Serumproteine der Ratte. PAPPAS, A., WOLFF, CHR., SCHROTH, H.-J., SCHEURLEN, P. G. (Homburg/Saar) 684

Lymphocytentransformation und Hexokinasehemmung. SCHNEIDER, W., PAPPAS, A., SCHEURLEN, P. G. (Homburg/Saar) 688

Über toxinbedingte Proliferationsveränderungen hämatogener und mesenchymaler Zellen. MÜLLER, U. ST., SCHMITT, G., HAUSS, W. H. (Münster) 689

Beeinflussung der Nucleinsäuresynthese menschlicher Leukocyten durch synthetische Polynucleotide. RAINER, H., MOSER, K. (Wien) 693

Neue Befunde zur Nucleinsäuresynthese in menschlichen Blutplättchen. SCHNEIDER, W., DRIES, R., SCHEURLEN, P. G. (Homburg/Saar) 696

Untersuchungen zum Mechanismus der Hämiglobinbildung durch Salicylazosulfapyridin (Azulfidine). MILLER, B., SANDROCK, K., GOEBEL, K. M., ENGLHARDT, A., MARTINI, G. A. (Marburg) 698

Verminderter Lysolecithinabbau als Ursache der Menbramveränderung bei hereditärer Sphärocytose? POHL, A., MOSER, K. (Wien) (Autoreferat) 700

Radionuklide zur Hämatokrit-Methode (der Radiohämatokrit). BURCK, H.-CHR. (Tübingen) 701

Ultrahistochemische Untersuchungen an Thrombocyten (Nachweis von biogenen Aminen). MALLASCH, M., HESS, H., MARSHALL, M. (München) 704

Die fortlaufende photometrische Messung der spontanen Plättchenaggregation. JÄGER, W., KUTSCHERA, J., MARKOWSKI, B. (Frankfurt a. M.) 707

Inaktiver Faktor VIII bei Hämophilie A und Willebrandscher Erkrankung. LECHNER, K. (Wien) 710

Hämorrhagische Diathese bei primärer Amyloidose. HEY, D., HEENE, D., MÜLLER-BERGHAUS, G., LASCH, H. G. (Gießen) 713

Die Reaktionskinetik der Aktivatorbildung bei Streptokinase-induzierter Fibrinolyse. MARTIN, M. (Bonn) 717

Zur diagnostischen Bedeutung der Fibrinogen-Derivatanalyse. SCHWABE, G., HEENE, D. L., KRAUSE, W. (Gießen) 719

Untersuchungen zur Anwendung von Acetylsalicylsäure bei Patienten unter oraler Langzeitanticoagulantienbehandlung. BARTH, P., WALTER, E., WEBER, E. (Heidelberg) 723
Hypercoagulabilität durch Colamin-Kephalin. BRUHN, H. D., JIPP, P., RAVENS, K. G. (Kiel) 726

IMMUNPATHOLOGIE IN DER MEDIZIN

Die Immunantwort. BRAUN, D. G. (Basel) (Referat) 729
Morphologische Aspekte der Immunantwort. HAFERKAMP, O. (Ulm) (Referat) 733
Defekte der Immunantwort. BARANDUN, S., HESS, M. W., COTTIER, H. (Bern) (Referat) 741
The Autoimmune Disease of Organs. ROITT, J. M. (London) 749
Autoimmunerkrankungen in der Hämatologie. MIESCHER, P. A., LAMBERT, P. H. (Genf) (Autoreferat) 750
Neue Aspekte der Arzneimittelallergie. DE WECK, A. L. (Bern) (Autoreferat) 750
Immunreaktionen auf Krebsantigene. OETTGEN, H. F. (New York) (Referat) 751
  Aussprache: Herr WOLLHEIM, E. (Würzburg) 755
4. Rundtischgespräch. Suppression immunpathologischer Reaktionen. Moderator: SCHEIFFARTH, F. (Erlangen) 755
Immunopathology of the Central and Peripheral Nervous Systems. BORNSTEIN, M. B. (New York) (Referat) 777
Immunologie Hepatic Injury. POPPER, H., PARONETTO, F. (New York) (Referat) . . . 790
Die Immunpathologie der Magen- und Darmerkrankungen. RAPP, W. (Heidelberg) (Referat) 797
Immunpathologie der Glomerulonephritiden. ROTHER, K. (Heidelberg) (Referat) . . . 804
Die Immunpathologie des entzündlichen Rheumatismus. MÜLLER, W. (Basel) (Referat) 816
5. Rundtischgespräch. Diagnostik der Autoimmunerkrankungen. Moderator: MIESCHER, P. (Genf) 826
Chronische Kälteagglutininkrankheit: Bedeutung als monoklonale Gammopathie. ROELCKE, D., JUNGFER, H., EBERT, W., METZ, J., WEICKER, H. (Heidelberg) . . . 827
Serologie und Biochemie der mit Kälteautoantikörpern korrespondierenden Erythrocytenantigene. EBERT, W., METZ, J., ROELCKE, D., WEICKER, H. (Heidelberg) . . 829
Probleme der „Komplement"(β_{1A})-Bestimmung in der Klinik. MARSTELLER, H. J., RICKEN, D. (Bonn) 833
Komplementbindungsreaktion mit Proteoglykanen aus Kniegelenkknorpel im autologen und homologen System. BRUNOTTE, E., KRIEGEL, W., TILLMANN, K. (Kiel/Bad Bramstedt) 836
Die Bedeutung der Komplementfixation (C 3 und C 4) an den Erythrocyten bei Immunhämolyse. KRETSCHMER, V., LUKAS, W., MUELLER-ECKARDT, CH. (Gießen) . 839
Neue immunologische Techniken und quantitative Bestimmung von α_1-Fetoproteinen in der Tumordiagnostik. LEHMANN, F.-G., LEHMANN, D. (Marburg a. d. Lahn) . . 841
Über den immunologischen Nachweis eines sauren α_1-Glykoproteins in in vivo neutralisiertem Magensaft (NMS) von Patienten mit Magencarcinom und metaplastischen Schleimhautveränderungen. VON MIKULICZ-RADECKI, J., HEIM, M., RAPP, W. (Heidelberg) 845
Autoantikörperbedingte Verminderung der Serum-α-Lipoproteine bei Carcinompatienten. RIESEN, W., NOSEDA, G., NYDEGGER, U. (Bern) 847
Toleranz und spezifische Antiseren gegen menschliche Immunglobulin-L-Ketten. SCHWARZ, J. A., NEU, H., SCHEURLEN, P. G. (Homburg/Saar) 851
Vergleichende kinetische Untersuchungen über die Suppression der primären cellularen Immunantwort durch verschiedene immunsuppressive Substanzen. HERMANN, G., LITTMANN, E., SESTERHENN, K., DOSTAL, G. (Köln-Lindenthal) 853
Die immunsuppressive Therapie bei 25 Patienten mit idiopathischer Lungenfibrose. DIERKESMANN, R., MEIER-SYDOW, J., GEISS, E., TACKE, E. (Frankfurt a. M.) . . . 857
  Aussprache: Herr HENNEMANN, H. H. (Mannheim) 859
Nachweis von Autoantikörpern bei Myokardiopathien. SACK, W., WACHSMUTH, E. D. (München/Basel) 859
Immunologische Untersuchungen bei Patienten mit Arteriosklerose. INTORP, H. W. (Münster) 862

Autoantikörperbildung nach Gefäßtransplantation. INTORP, H. W., LIE, T. S. (Bonn) . 865

Histologische Beurteilung des Erythematodes visceralis aus dem Knochenmark. VYKOUPIL, K. F., DEICHER, H., GEORGII, A. (Hannover) 867

Aussprache: Herr HENNEMANN, H. H. (Mannheim) 870

Beckenkammbiopsie nach Burkhardt bei Lupus erythematodes visceralis. KRULL, P., VYKOUPIL, F. K., KALDEN, J., DEICHER, H. (Hannover) 870

Lupus nephritis. GARANCIS, J. C., BERNHARD, G. C. (Milwaukee-Wisconsin) 872

In vitro-Untersuchungen zur zellvermittelten Immunität gegenüber Kernbestandteilen bei Patienten mit Lupus erythematodes. HELMKE, K., FEYEN, H., FEDERLIN, K. (Ulm) 874

Untersuchungen zur cellulären Immunreaktion in vitro gegen Nierenantigen bei Patienten mit chronischer Nierenentzündung. BÜRKLE, P. A., BRETZEL, R., FRANZ, H. E., FEDERLIN, K. (Ulm) 877

Quantitative Untersuchungen über den IgE-Spiegel im Serum klinisch gesunder Kontrollpersonen aus verschiedenen Altersgruppen sowie bei Patienten mit Allergien. VELCOVSKY, H. G., BÜRKLE, P. A., FEDERLIN, K. (Ulm) 881

Lymphocytotoxische Antikörper bei Autoimmunerkrankungen. KLINGELHÖFER, H. L., MALCHOW, H., HAVEMANN, K., BÖRNGEN, U. (Marburg a. d. Lahn) 884

Celluläre Immunantwort auf Streptokokkenantigene. SODOMANN, C.-P., HAVEMANN, K., SCHMIDT, M. (Marburg) 887

Inhibierende humorale und celluläre Mechanismen in der Erkennung von unterschiedlichen Transplantationsantigenen bei Autoimmun- und lymphoproliferativen Erkrankungen. MALCHOW, H. (Marburg) 892

Ein Lupus erythematodes ähnliches Syndrom mit antimitochondrialen Antikörpern. MAAS, D., MERZ, K. P., HAHN, J., SCHUBOTHE, H. (Freiburg i. Br.) 895

Rezidivierende autoimmunhämolytische Anämie bei schwerer Hypo-γ-globulinämie mit Megalosplenie. MERZ, K. P., WESTERHAUSEN, M., OEHLERT, W. (Freiburg) . . 898

Transferrin-Autoimmunsyndrom. Ein neues pathogenetisches Prinzip. WESTERHAUSEN, M., KICKHÖFEN, B., WERNET, P., GERMANN, H.-J. (Freiburg) 901

Chinin- und Rifampicin-spezifische Antikörper mit hämolytischem Effekt. SCHUBOTHE, H., SEUFFERT, C. D., WEBER, S. (Freiburg i. Br. und Göttingen) 905

Immunproliferative Erkrankung mit komplexem Immundefekt. GERMANN, H.-J., WESTERHAUSEN, M., MAAS, D. (Freiburg i. Br.) 908

Aussprache: Herr H. H. HENNEMANN (Mannheim) 911

Charakterisierung einer Agammaglobulinämie an Hand immunologischer in vitro-Untersuchungen. HOPF, U., KNOLLE, J., BAUCHINGER, M., MEYER ZUM BÜSCHENFELDE, K. H. (Mainz und München) 911

Immunhämatologische Veränderungen bei Cephalosporintherapie. SPATH, P., GARRATTY, G., LEVIN, S. A., PETZ, L. D., FUDENBERG, H. H. (Innsbruck/Harkness-San Francisco) 914

Zirkulierende Plaque-bildende Zellen nach Rhesussensibilisierung. BAENKLER, H. W., SCHEIFFARTH, F., SCHRENK, K., SCHRICKER, K. TH. (Erlangen-Nürnberg) 917

Untersuchungen zum Nachweis cellulärer Immunphänomene bei entzündlichen Lebererkrankungen. WARNATZ, H., SCHEIFFARTH, F., RÜTERS, J., BAENKLER, H. (Erlangen-Nürnberg) 919

Untersuchungen über das Vorkommen von Au-Antigen und antinucleären Faktoren bei der chronisch-aggressiven Hepatitis. BERTHOLD, H., MAAS, D., OEHLERT, W., MERZ, K. P., DISCHLER, W. (Freiburg i. Br.) 922

Australia-Antigen und Autoantikörper bei chronischen Lebererkrankungen. MÜLLER, R., KALDEN, J., DEICHER, H. (Hannover) 926

Nachweis von Cytomegalievirusantikörpern bei der Au(SH)-Ag-positiven und der Au(SH)-Ag-negativen Hepatitis. BAALS, H., BÜLOW, B., FREISENHAUSEN, H. D., MAI, K. (Hamburg-Eppendorf) 928

Die Bedeutung des Nachweises von Epstein-Barr-Virus (EBV)- bzw. Cytomegalievirus (CMV)-Antikörper für den Nachweis der infektiösen Mononucleose (IM). SCHMITZ, H. (Freiburg i. Br.) 930

Untersuchungen über die Entstehung von Long-acting thyroid stimulator. SCHEMMEL, K., MOKMOL, V., WEISBECKER, L., NORDEN, H. J. (Kiel) 933

PLÖTZLICHER HERZTOD — KARDIOLOGIE

Plötzlicher Herztod — Identifizierung sehr gefährdeter Gruppen. VEDIN, J. A., ELMFELDT, D., TIBBLIN, G., WILHELMSEN, L., WILHELMSSON, C. (Göteborg) (Referat) . 936

Plötzlicher Herztod — Morphologische Aspekte. DOERR, W. (Heidelberg) (Referat) . . 944

Forensische Aspekte zum plötzlichen Herztod. KRAULAND, W. (Berlin) (Referat) . . . 969

Plötzlicher Herztod — Mechanismen und Ätiologie. EFFERT, S. (Aachen) (Referat) . . 975

Plötzlicher Herztod — Klinisches Bild unter Berücksichtigung katamnestischer Erhebungen. LOOGEN, F. (Düsseldorf) (Referat) 984

Plötzlicher Herztod beim Sport. JOKL, E. (Lexington/USA) (Autoreferat) 995

Der akute Herztod; prophylaktische und therapeutische Maßnahmen. GILLMANN, H. (Ludwigshafen/Rhein) (Referat) 999

11. Rundtischgespräch. Zum Verhalten des Herzens unter vita maxima-Bedingungen. 1007

12. Rundtischgespräch. Der Herzstillstand in der ärztlichen Praxis. Moderator: SCHETTLER, G. (Heidelberg) 1011

Prodromalerscheinungen des Herzinfarktes. HEHL, F.-J., NÜSSEL, E. (Heidelberg) . . 1011

   Aussprache: Herr WOLLHEIM, E. (Würzburg) 1014

Morbidität und Letalität des Herzinfarktes. NÜSSEL, E., HEHL, F.-J. (Heidelberg). 1014

   Aussprache: Herr WOLLHEIM, E. (Würzburg), Herr SCHNEIDER, K. W. . . . 1016/1017

Die Treffsicherheit einer Fragebogendiagnose bei coronarer Herzkrankheit mit der selektiven Coronarangiographie als Referenztest. GRÜNTZIG, A., SCHÖNBECK, M., WINZELER, A., LICHTLEN, P., RUTISHAUSER, W. (Zürich) 1017

Transferfunktion des Coronargefäßbettes. SIGWART, U., HIRZEL, H., BURIAN, W., RUTISHAUSER W. (Zürich). 1020

Bewegungsabläufe und Wanddickenänderungen in dyskinetischen und akinetischen Myokardbezirken. SCHELBERT, H. R., KREUZER, H., SPILLER, P., LOOGEN, F. (Düsseldorf) 1023

Myokardiale Noradrenalinspeicher bei experimentellem Herzinfarkt. MATHES, P., GUDBJARNASON, S., BING, R. J. (Detroit, Mainz) 1027

Auswirkungen eines herzspezifischen β-Blockers (Practolol) nach akutem experimentellem Coronarverschluß. STEPHAN, K., MEESMANN, W., AMANN, L., TACKE, E., TÜTTEMANN, J. (Bochum) 1029

Konzentrationsänderungen der freien Fettsäuren in der Frühphase nach einem Myokardinfarkt. RAVENS, K. G., JIPP, P. (Kiel) 1033

Lidocain zur Arrhythmieprophylaxe beim frischen Infarkt. BLEIFELD, W., MERX, W., HEINRICH, K. W., EFFERT, S. (Aachen) 1035

Klinisch-experimentelle Befunde zur Fibrinolysetherapie des frischen Herzinfarktes. BREDDIN, K., EHRLY, A. M., KRZYWANEK, H. J. (Frankfurt) 1039

Streptokinasebehandlung des frischen Herzinfarkts. Ergebnisse einer Doppelblindstudie. KRZYWANEK, H. J., BREDDIN, K. (Frankfurt a. M.) 1042

Frühmobilisation von Herzinfarktkranken und prognostischer Index. JESCHKE, D., HAASIS, R., CAESAR, K. (Tübingen) 1044

Ursachen des akuten Herztodes beim Jugendlichen. HAASIS, R., JESCHKE, D. (Tübingen) 1048

Plötzlicher Herztod bei Myokardsarkoidose. DUVERNOY, W. F. C., GARCIA, R. (Detroit) 1049

Zellwasser, Zellkalium- und -Natrium von Herz- und Skeletmuskulatur im chronischen Kaliummangel. BOLTE, H.-D., LÜDERITZ, B., ERDMANN, E., STEINBECK, G. (Göttingen) 1052

Coronararteriographie bei Idiopathischer Kardiomyopathie. MACKEN, M. F., DUVERNOY, W. F. C., DRAKE, E. H. (Detroit) 1056

Unterschiedliches Verhalten von Magnesium, Calcium, Kalium und Natrium im Serum, Herz- und Skeletmuskel bei einer erblichen Kardiomyopathie. LOSSNITZER, K., BAJUSZ, E., STAUCH, M. (Ulm-Montreal) 1059

Myokardiale Aspekte der Aldactonewirkung. STRAUER, B. E. (Göttingen) 1063

Zur kardialen Wirkung der Aldosteronantagonisten — elektrophysiologische Messungen am Papillarmuskel des Herzens. LÜDERITZ, B., NAUMANN D'ALNONCOURT, C., AVENHAUS, H., BOLTE, H.-D. (Göttingen) 1066

Diaynose des latenten, manifesten und dekompensierten Cor pulmonale. MATTHYS, H., SCHLEHE, H., RÜHLE, K. H., KONIETZKO, N., HÄRICH, B., STRICKSTROCK, K. H. (Ulm) 1070
Kausalitätsnachweis der durch Aminorexfumarat induzierten primär vasculären pulmonalen Hypertonie. GREISER, E., GAHL, K. (Hannover) 1073
Die Bedeutung von EKG-Untersuchungen für die Diagnose und Prognose der Contusio cordis. LOUVEN, B., THELEN, M., STRAATEN, G., PETERSEN, E., OEST, S. (Bonn) . . 1076
Aussprache: Herr SCHNEIDER, K. W. 1079
Das Ultraschall-Doppler-Kardiogramm bei rechtsseitigem flottierendem Vorhoftumor. SEIPEL, L., GLEICHMANN, U., LOOGEN, F. (Düsseldorf) 1080
Zur Diagnostik rechts- und linksatrialer Tumoren. SEBENING, H., HENSELMANN, L., SEBENING, F. (München) (Autoreferat) 1084
Phonokardiographische Besonderheiten beim Ebstein-Syndrom unter besonderer Berücksichtigung des Schweregrades. SO, C. S., BLÖMER, H. (München) 1084
Aussprache: Herr SCHNEIDER, K. W. 1088
Klinische Erfahrungen mit der Apexkardiographie bei Patienten mit Herzklappenprothesen. MÄURER, W., GLEICHMANN, U., BOTH, A. (Düsseldorf) 1088
Zum Verhalten des Sinusknotens bei der Vorhofstimulation. GROHMANN, H. W., THEISEN, K., HALBRITTER, R., JAHRMÄRKER, H. (München) 1091
Aussprache: Herr DIEDERICH, K.-W. (Lübeck) 1095
Die Beeinflussung von Bedarfsschrittmachern durch Muskelpotentiale. WIRTZFELD, A., LAMPADIUS, M., RUPRECHT, E.-O. (München) 1095
Herztherapie mit Zink-Protamin-Glucagon. KAINDL, F., KÜHN, P., HOLZHEY, P., NIEDERBERGER, M. (Wien) 1099
Aussprache: Herr JESSE, R. (Würzburg) 1101
Katecholamine bei tachykarden und bradykarden Rhythmusstörungen. BRISSE, B., BENDER, F. (Münster) 1101
Vorhofflattern mit 1:1 Überleitung. DUVERNOY, W. F. C., MISRA, S., BRENEMAN, G. M. (Detroit) 1104
Prognostische Bedeutung ventikulärer Erregungsausbreitungsstörungen vom Typ des fasciculären oder Hemiblocks. LANG, K. F., ROSELLEN, E., LIMBOURG, P., RECKE, S., JUST, H. (Mainz) 1107
Der bifasciculäre Block als Warnzeichen und Vorstufe des totalen AV-Blocks; therapeutische Konsequenzen. KLEY, H. K. (Düsseldorf), GREVEN, G. (Hannover) 1110
Studien zum negativen-inotropen Wirkungsmechanismus von Antiarrhythmika: Effekt von Lidocain auf die Adenylatzyklase des Myokards. DIETZE, G., HEPP, K. D., MEHNERT, H. (München) 1113
Untersuchungen zum Wirkungsmechanismus von Verapamil. KLEMPT, H.-W., BACHOUR, G., REPLOH, H. D., GRADAUS, D., BRISSE, B., BENDER, F. (Münster) . . 1116
Herzstillstand bei diagnostischen und therapeutischen Eingriffen. BÜCHNER, CH., SCHNELLBACHER, K. (Freiburg i. Br.) 1120

ARTERIOSKLEROSE

Regressive and Progressive Changes of Intimal Smooth Muscle Cells im Atherosclerosis. HAUST, M. D. (London/Canada) (Referat) 1124
The Role of the Endothelium in Atherogenesis. CONSTANTINIDES, P. (Vancouver/Canada) (Autoreferat) 1139
Endothelschädigungen und Abscheidungen von Elementen des strömenden Blutes als initiales Geschehen in der Pathogenese der Arteriosklerose. FROST, H. (München) (Referat) 1139
Intimal Smooth Muscle Cells and their Role in Mesenchymal Activation. HAUST, M. D. (London/Canada) (Autoreferat) 1146
Subendotheliale Schaumzellen und ihre Herkunft. SINAPIUS, D. (Göttingen) (Referat) . . 1147
Mesenchymzellen und die Entwicklung der arteriosklerotischen Läsionen. HAUSS, W. H. (Münster) (Referat) 1152
Aussprache: Herr MEYER, W. W. (Mainz) 1165
Regressive und progressive arterielle Reaktionen bei Atherosklerose: 5. Veränderungen im extracellulären Kompartment. LINDNER, J. (Hamburg) (Referat) 1166

Arterienwandstoffwechsel und Arteriosklerose. SANWALD, R. (Heidelberg) (Referat) . . 1176
Veränderungen im Stoffwechsel von Desoxyribonucleinsäure (DNS), sulfatierten Mucopolysacchariden (sMPS) und Kollagen in arterioklerotischen Wandläsionen, dargestellt im Autoradiogramm. WEGENER, K. (Heidelberg) (Referat) 1179
Funktionelle Strukturen der Arterienwand als pathogenetischer Faktor. MEYER, W. W. (Mainz) (Referat) 1198
Aetiology and Pathogenesis of Atherosclerosis — Current Concepts. Studies in Perfused Arteris on the Uptake of Lipid Precursors. BOWYER, D. E. (Cambridge) (Autoreferat) 1204
Versuche mit „markierten" Substanzen. STEIN, O. (Jerusalem) 1205
The Wall and Plate Lets — Present Status. BORN, G. V. R. (London) (Autoreferat) . . 1205
Gefäßwand und Fibrin. BLEYL, U. (Heidelberg) (Autoreferat) 1206
Beziehungen unter ausgewählten experimentellen Bedingungen. FRITSCH, H. (Heidelberg) (Referat) 1207
Interaction between Arterial Smooth Muscle Cells, Serum and Other Blood Constituents. WISSLER, W., DZOGA, K., JONES, R., BORENSZTAJN, J. (Chicago) (Autoreferat) . . 1211
Die Bedeutung der glatten Muskelzellen für die Organisation arterieller Thromben. KNIERIEM, H.-J. (Düsseldorf) (Referat) 1212
Aetiology and Pathogenesis of Atherosclerosis Current Concepts. GRESHAM, G. A. (Cambridge) (Referat) 1220
8. Rundtischgespräch. Die Beziehungen der äthiologischen Faktoren in ihren Auswirkungen auf die Pathogenese der Arteriosklerose. Moderator: HAUST, M. D., ... 1223
Aussprache: Herr FROST, H. (München), Herr MEYER, W. W. (Mainz), Herr DOERR, W. (Heidelberg) . . . . 1023—1025
Biochemische und elektronenoptische Untersuchungen an der menschlichen Aortenwand — ein Beitrag zur Pathogenese des Initialödems. PLATT, D., LUBOEINSKI, H.-P., SCHNORR, B. (Gießen) 1225
Messung der Steroidausscheidung bei Ratten unter einer ACTH-Medikation zur Erzeugung einer experimentellen Atheromatose. HARTMANN, F., OLTMANN, A., SIMON-HOLTORF, G. (Kiel) 1227
Die Wirkung von Pyridinolcarbamat auf Serum- und Gefäßwandlipoide des Kaninchens. SANWALD, R., WAGENER, H., SCHLIERF, G., DORNBUSCH, TH., SANN, E. (Heidelberg) 1230
Glucosetoleranz und Insulinsekretionsmuster im Serum bei Patienten mit peripheren Durchblutungsstörungen. WAGENER, H., ZIERDEN, E., GRAZ, G., JUNGE-HÜLSING, H., HAUSS, W. H. (Münster) 1232
Auswertung und Beurteilung epidemiologisch-klinischer Befunde mit Hilfe multivariater Statistik. OBERWITTLER, W. (MÜNSTER) 1234
Histochemie und Enzymhistochemie der Media- und Adventitiaverfettung bei Atherosklerose der Coronararterien. BRÜNDEL, K.-H., SINAPIUS, D. (Göttingen) 1237
Aussprache: Herr DOERR, W. (Heidelberg) 1241
Atherogenic Effects of Exposure to Carbon Monoxide and to Hypoxia. Physiological and Biochemical Aspects. ASTRUP, P. 1241
Atherogenic Effects of Exposure to Carbon Monoxide and to Hypoxia. Morphological Aspects. KYELDSEN, K. 1242
Elastase, Elastin and Atherosclerosis. ROBERT, A. M., ROBERT, L. (Paris) 1242
Distribution of Ingested ^{14}C-Cholesterol in the Macromolecular Fractions of Rat Connective Tissues. SIZIGETI, M., BEAUMONT, J. L. 1242
The Effect of Essential Phospholipids on Plasma Lipid and Fatty Acids in Hyperlipidemia. BLATON, V., VANDAMME, D., PEETERS, H. (Brugge/Belgien) 1242
Critical Evaluation of the Phenotyping of Hyperlipidaemias on Paper, Agarose and Electrochromatography. BLATON, V., PEETERS, H. (Brugge/Belgien) 1245
Prevalence and Types of Hyperlipoproteinemias in a Random Sample of Hospitalized Patients. SCHLIERF, G., WEINANS, H., KRÖNER, T. (Heidelberg) 1245
Triglyceride Metabolism in Diabetes. MANCINI, M. (Neapel) 1245
Effect of Intravenous Polyunsaturated Phosphatidyl Choline in Experimental Atherosclerosis. HOWARD, A. N., PATELSKI, J. (Cambridge — Poznan/Poland) 1245

Fat Cell Size and Free Cholesterol Content in Adipose Tissue of Subjects with Asymptomatic Hyperlipidemia and Coronary Heart Disease. WALLDIUS, G. (Uppsala/Schweden) 1248
Schnellbestimmung der Blutglucose durch reflektometrische Auswertung von Teststreifen. SIMON, B., HASLBECK, M., MEHNERT, H. (München) 1253
Blutzuckerbestimmung bei reflektometrischer Auswertung von Dextrostixstreifen. BOTTERMANN, P. (München) 1256
Untersuchungen zum Einfluß von Insulin auf die Glucoseresorption beim Menschen. GOTTESBÜREN, H., MENGE, H., BLOCH, R., LORENZ-MEYER, H., RIECKEN, E. O. (Marburg) 1259
Verbesserung der oralen Glucosetoleranz durch vorherige Gabe von Aminosäuren. BÜBER, V., FELBER, J.-P. (Lausanne/Schweiz) 1262
Untersuchungen zur Beeinflussung des Stoffwechsels durch Mannit im Vergleich zu anderen Zuckern und Zuckeralkoholen. HASLBECK, M., GERBITZ, K., MEHNERT, H. (München-Schwabing) 1264
Studien zum Wirkungsmechanismus des Insulins am Fettgewebe: Antagonismus zwischen Insulin und lipolytischen Hormonen am Aktivierungssystem der Adenylzyklase. HEPP, K. D., RENNER, R., MEHNERT, H. (München-Schwabing) 1266
Zur Bestimmung des freien und gebundenen Insulins sowie der maximalen Insulinkapazität im Serum bei insulinbedürftigen Diabetikern. LÖFFLER, G., GRUBER, R., BRAUCH, M., WIELAND, O., MEHNERT, H. (München-Schwabing) 1269
Zur Frage der Insulinsekretion nach oraler und intravenöser Applikation verschiedener Sulfonylharnstoffderivate der 1. und 2. Generation in äquipotenter Dosierung. HAUPT, E., KÖBERICH, W., ROSAK, C., CORDES, U., BEYER, J., SCHÖFFLING, K. (Frankfurt) 1272
Vergleichende Untersuchungen zum Wirkungsmechanismus von AR 3—ARDF 26, einem neuen betacytotrop wirkenden Sulfonylharnstoffderivat und Tolbutamid. ZILKER, TH., BOTTERMANN, P. (München) 1275
Untersuchungen zur β-cytotropen und antilipolytischen Wirkung von Grenzdosen des Tolbutamids und Glibenclamids. ROSAK, C., HAUPT, E., BARTELT, K. M., BEYER, J., SCHÖFFLING, K. (Frankfurt) 1278
Kohlenhydrattoleranz und Insulinsekretion bei der akuten Pankreatitis. ADLUNG, J., RITTER, U. (Lübeck) 1281
Insulinsekretion und Störungen im Kohlenhydratstoffwechsel bei Patienten mit coronarer Herzerkrankung. SCHENK, K. E., QUABBE, H. J., SCHRÖDER, R. (Berlin) 1284
Aussprache: Herr KAFFARNIK, H. (Marburg) 1288
Zur Bedeutung von Gewichtsreduktion und erhöhten Serumtriglyceridwerten beim Protodiabetes. LAUBE, HL., PFEIFFER, E. F. (Ulm) 1288

LIPID UND LIPOPROTEIN-METABOLISMUS

Function and Structure of Plasma Lipoproteins. FREDRICKSON, D. (Bethesda) 1292
Plasma Lipoproteins in Patients with Familial Plasma Lecithin: Cholesterol Acyltransferase Deficiency: Apolipoprotein Composition of Isolates Fractions. SEIDEL, D. (Heidelberg) (Autoreferat) 1292
Some Functional Aspects of the Plasma Apolipoproteins. BROWN, W. V. (LaHoya/Calif.) (Autoreferat) 1292
Biosynthesis and Degradation of Plasma Lipoproteins. STEIN, Y. (Jerusalem) (Autoreferat) 1293
Turnover of Plasma Lipoproteins. LEVY, R. I. (Bethesda/USA) (Autoreferat) 1293
Production and Removal of Plasma Triglycerides in Hypertriglyceridemia. NIKKILÄ, E. (Helsinki) (Autoreferat) 1293
Triglyceride Production in Man. BOBERG, J. (Uppsala) 1294
Der Einfluß der Schilddrüsenhormone auf die Gewichtsreduktion und den Fettstoffwechsel bei Adipösen unter einer Nulldiät. HOFMANN, G. G., LAMPL, L. L., HORN, K., RALPHS, V., SCHWARZ, K. (München) 1294
Untersuchungen zur Resorption mittelkettiger Fettsäuren am Dünndarm der Ratte. BLOCH, R., DENNHARDT, R., LINGELBACH, B., LORENZ-MEYER, H. (Marburg) . . 1298
Primäre Synthese von Monohydroxygallensäuren in der Leber. BACK, P., SCHUMACHER, H., GEROK, W. (Freiburg) 1300

Zur diagnostischen Bedeutung der Trehalosebelastung bei Malassimilationssyndromen. BOLTE, J. P., SCHÖNHAGE, F., FÖRSTER, E., KNOLLE, J., MEYER ZUM BÜSCHENFELDE, K. H. (Mainz) 1303

Untersuchungen zur Regulation der Cholesterinsynthese in der Rattenleber unter dem Einfluß Serumcholesterin-senkender Medikamente. KAISER, W., ZÖLLNER, N. (München) 1307

Veränderungen einiger Strukturlipide und Fettsäuren im menschlichen Gehirn bei Alkohol-toxischer Lebercirrhose. LESCH, P. (Hannover) 1310

Hyperkatabole Hypo-β-Lipoproteinämie infolge Autoantikörper. NOSEDA, G., RIESEN W., MORELL, A., SCHLUMPF, E. (Bern) 1313

Frühzeitige Erkennung der familiären Hyperlipoproteinämie Typ II (Nabelschnurblut β-Cholesterin). GRETEN, H., WENGELER, H., WAGNER, M. (Heidelberg). 1316

Über den regulatorischen Einfluß der freien Fettsäuren auf die nächtliche Ausschüttung von Wachstumshormon. LUCKE, C., GLICK, S. M. (Hannover-Brooklyn) . . 1318

Methoden und klinische Aspekte der Lipoproteidlipase des menschlichen Plasmas. GIRLICH, M., ENGLHARDT, A. (Marburg) 1321

Untersuchungen über die Wirkung von Insulin und Proinsulin auf die Lipidsynthese in der Rattenleber. THUN, K.-J., GÖTZ, G., DITSCHUNEIT, H. (Ulm) 1323

Vergleichende Untersuchungen des Harnsäure- und Phosphatspiegels bei Gesunden und Patienten mit manifester Gicht während mehrstündiger intravenöser Fructosezufuhr. HEUCKENKAMP, P.-U., HAGEN, K., MAHRENHOLZ, U., ZÖLLNER, N. (München) . . 1326

Untersuchungen über Lipide und Lipoproteine bei Leberkrankheiten. VOGT, N., GREINER, M., WIENBECK, M., DÖLLE, W., ENGLHARDT, A. (Marburg) 1330

Der intravenöse Fettoleranztest — eine einfache Modifikation und Ergebnisse nach Belastung mit Äthanol. HANSEN, W., ZÖLLNER, N. (München) 1332

Zur Häufigkeit primärer und sekundärer Hyperlipoproteinämien. WOLLENWEBER, J., WOHLENBERG, H., SCHLIERF, CH. (Wiesbaden) 1334

Zur Häufigkeit und Verteilung der Hyperlipoproteinämie. HUTH, K., BLUMENTHAL, J., BÖCKER-STUMM, U., REIMERS, H. J. (Gießen) 1337

Familienuntersuchungen bei Hyperlipoproteinämien vom Typ I. DITSCHUNEIT, H., BREMER, H. J., ECKART, M., FAULHABER, J.-D., HILLER, G., KLÖR, U., RAKOW, A. D., THUN, H. J. (Ulm) 1339

Primäre Hyperlipoproteinämien bei Patienten mit Coronarerkrankung und peripheren arteriellen Durchblutungsstörungen. KLEMENS, U. H., KISSLING, E. VON LÖWIS OF MENAR, P., SCHRÖDER, R., BREMER, A. (Berlin). 1342

Häufigkeitsverteilung der verschiedenen Hyperlipoproteinämiemuster bei Patienten mit manifestem Diabetes mellitus oder peripheren Durchblutungsstörungen. KREMER, G. J., REIMER, F., NICOLESCU, R., NIEMCZYK, H., MÜLLER, D. (Mainz) . 1346

Die Häufigkeit von Hyperlipoproteinämien im Krankengut der Univ.-Klinik Ulm. KLÖR, U., MERTENS, H. R., VAN EIMEREN, W., WACK, H.-O., DITSCHUNEIT, H. H., DITSCHUNEIT, H. (Ulm) 1349

GASTROENTEROLOGIE

Beziehungen zwischen intraerythrocytärer Konzentration von 2.3-Diphosphoglycerat (DPG) und dem Halbsättigungswert (T_{50}-Wert) bei Patienten mit Lebercirrhose. BALTZER, G., AUER, H., ARNDT, H., ENGLHARDT, A., MARTINI, G. A. (Marburg) . 1353

Das Verhalten des Retinol-bindenden Proteins im Serum bei der Hepatitis. KINDLER, U. (Düsseldorf) 1356

Untersuchungen zum Einfluß von Aldactone auf Arzneimittel abbauende Enzyme im endoplasmatischen Reticulum der Leber der Ratte und des Menschen. LEBER, H. W., HARDERS, P., SCHÜTTERLE, G. (Gießen). 1358

Fremdstoff-induziertes Wachstum und Regeneration der Leber unter dem Einfluß von Hemmstoffen des Arzneimittelabbaues. SCHLICHT, I., SCHULTE-HERMANN, R., KORANSKY, W., EULENSTEDT, C. (Berlin und Marburg) 1362

Einbau von 4-14-C-Cholesterol in die Cholesterol-Esterfraktionen von HDL, LDL und VLDL bei Lebercirrhose. WEIZEL, A. (Heidelberg) 1365

Tierexperimentelle Untersuchungen zur Wirkung eines verminderten Angebotes unveresterter Fettsäuren auf den Kohlenhydratstoffwechsel der Leber während Nahrungskarenz. TALKE, H., KERSTEN, M. (Freiburg) 1367

Die Bedeutung von Nicotinsäureamit für die Biosynthese von NAD in der isoliert perfundierten Rattenleber. KELLER, J., LIERSCH, M., GRUNICKE, H. (Freiburg) . . . 1371

Die Wirkung von Gallensäuren auf die Cholesterinsynthese in der perfundierten Rattenleber. BARTH, CH., LIERSCH, M., HACKENSCHMIDT, J., ULLMANN, J., DECKER, K. (Freiburg) 1373

Zur Bedeutung der Aktivität von Enzymen der Pyrimidinbiosynthese für die Entwicklung der Galaktosaminschädigung der Leber. PAUSCH, J., KEPPLER, D., DEKKER, K. (Freiburg) 1375

Funktion lysosomaler Enzyme bei der Galaktosaminhepatitis. HEISSMEYER, H., STEIN, U. (Freiburg) 1377

Die Beeinflussung der akuten Galaktosaminschädigung der Ratte durch bilaterale Adrenalektomie. LESCH, R., DEUS, B., REUTTER, W. (Freiburg). 1380

Das Lecithin-Cholesterin-Acyl-Transferasesystem im menschlichen Plasma bei Leberparenchymerkrankungen. ADLKOFER, F., FÖRG, W., (Berlin) 1384

Störungen der Entgiftungsfunktion der Leber bei 536 histologisch gesicherten Fettleberkranken. KORN, U., FISCHER, R., MÜTING, D. (Bad Kissingen-Hausen) . . . 1386

Die Wirkung hochdosierter intravenöser und oraler Zufuhr essentialer Phospholipide auf den Eiweiß- und Fettstoffwechsel sowie Enzymaktivitäten chronisch Leberkranker. MÜTING, D., DOHN, P., REIKOWSKI, J. (Bad Kissingen-Hausen). 1389

Die Hypercholesterolämie nach Gallengangsverschluß. WEIS, H. J., BAAS, E. U. (Mainz) 1392

Die Bedeutung der γ-Glutamyltranspeptidase (GGTP) in der klinischen Diagnostik. HEGNER, D., ENGLHARDT, A., DÖLLE, W. (Marburg) 1395

Quantitative Bestimmung des Gallensäuremusters in den subcellulären Fraktionen der Leber. WILDGRUBE, H. J., LEUSCHNER, U., AL-FUREYH, A. (Frankfurt) 1398

Untersuchungen über Veränderungen des Gallensäurenstoffwechsels bei Coma und Preacoma hepaticum. ERB, W., HAASE, A., WALCZAK, M., LEUSCHNER, U. (Frankfurt) 1401

Arzneimittelmetabolismus bei tierexperimenteller Cholestase. RICHTER, E., GRÜN, M., ZILLY, W., BRACHTEL, D., KÜHN, H. A. (Würzburg) 1402

Prospektive Untersuchungen zur Hepatitisfrequenz nach HLM-Operationen mit Au (SH)-negativen Bluttransfusionen. SCHLAAK, M., LEHMANN, H. (Kiel) . . . 1405

Die Interferenz gastrointestinaler Hormone auf die Magensaftsekretion. KAESS, H., HEINZMANN, D., KURZHALS, R. (Heidelberg) 1407

Plasmagastrinkonzentration bei Normalpersonen sowie Patienten mit Erkrankungen des Magens, der Leber, der Nieren und des Pankreas. DÖRNER, M., LACKAS, S., KAESS, H. (Heidelberg) 1409

Über den Einfluß vagaler Reize auf die Serumgastrinkonzentration beim Menschen. FEURLE, G., KETTERER, H., BECKER, H. D., FUCHS, K., CREUTZFELDT, W. (Heidelberg und Göttingen) 1411

Der Lactase/Phlorizin-Hydrolasekomplex des menschlichen Dünndarms. LORENZ-MEYER, H., BLUM, A., SEMENZA, G. (ZÜRICH) 1413

Experimentelle und klinische Untersuchungen zum Mechanismus der Carbenoxolonwirkung. 3. Einfluß von Carbenoxolon auf die Magen-Mucussekretion des Menschen. GHEORGHIU, TH., FROTZ, H., KLEIN, H.-J. (Köln) 1415

Untersuchungen über die Fettverdauungsstörung bei Pankreasinsuffizienz. SIEDE, W., ERB, W. (Frankfurt) 1418

Untersuchungen zu den Beziehungen zwischen exkretorischer Pankreasfunktion und Calciumhaushalt beim Menschen. HOTZ, J., MINNE, H., ZIEGLER, R. (Ulm) 1420

Untersuchungen zum Hemmeffekt von Glucagon auf die Pankreassekretion des Menschen. STEFFEN, CH., GOEBELL, H., BALTZER, G., DÜRR, H. K. (Marburg). 1423

Die Bedeutung der immunologischen Hämopexinbestimmung für die Diagnostik der hämorrhagischen Pankreatitis. BRAUN, H. J., (Tübingen) 1426

Ein Vergleich von Funktionsproben des menschlichen Ileums. FROMM, H., HOFMANN, A. F. (Rochester/USA) 1429

Der Einfluß einer Hypophysektomie auf die Funktion und Morphologie der Dünndarmschleimhaut der Ratte. MENGE, H., BLOCH, R., WARM, K., LORENZ-MEYER, H., RIECKEN, E. O. (Marburg) 1432

Bedeutung und Differentialdiagnose gutartiger, ringförmiger Engen im Röntgenbild des distalen Oesophagus. HEITMANN, P., DOMBROWSKI, H. (Marburg) 1434

Rectoskopie als Vorsorgeuntersuchung? KANZLER, G., BECK, K., GRUNER, H. J., H. J., OTTENJANN, R., REMMELE, W., STRAUCH, M. (Wiesbaden) 1436

NEPHRO-ENDOKRINOLOGIE

Beitrag zur Diagnostik der urämisch bedingten Osteopathie durch Absorptionsmessung mit einem ^{125}J-Profil-Scanner. GREHN, S., GRIEBEL, L., BÖRNER, W., MOLL, E., REINERS, CHR., KLÜTSCH, K. (Würzburg) 1440

Der Anteil des Shunt-Volumens am Herzminutenvolumen bei regelmäßig hämodialysierten Patienten. KULT, J., HOLTZ, G., GROSSWENDT, J., KLÜTSCH, K. (Würzburg) . 1443

Zur Behandlung der renalen Osteopathie mit Vitamin D_3 und 25-Hydroxycholecalciferol (25-HCC): Einfluß auf Serumcalcium, -phosphat, (Ca) (PO_4)-Produkte und auf die intestinale Calciumabsorption. HENNING, H. V., HESCH, R.-D., HÜSKEN, W. S., QUELLHORST, E., SCHELER, F. (Göttingen) 1446

Änderungen der Calciumfraktionen in Plasma, Dialysat und Ultrafiltrat unter der Hämodialysebehandlung. QUELLHORST, E., FUCHS, CH., HENNING, H. V., PASCHEN, K., SCHELER, F. (Göttingen) 1448

Zum Mechanismus der Calciumresorption bei Urämie. CASPARY, W. F., MAY, J. (Göttingen) 1450

Ausscheidung mono- und bivalenter Ionen im Pankreassaft bei experimenteller Urämie. Untersuchungen an 5/6 nephrektomierten Ratten. HEIDBREDER, E., ECKLE, A., HENNEMANN, H., HEIDLAND, A. (Würzburg) 1453

Osteopathie bei Dauerdialyse. Diagnostische Parameter und pathogenetische Faktoren. RITZ, E., KREMPIEN, N., ANDRASSY, K. (Heidelberg) 1456

Urokinase; proteinchemische und fibrinautographische Untersuchungen. ANDRASSY, K., SEIDEL, D., BUCHHOLZ, L., RITZ, E. (Heidelberg) 1460

Verhalten der Guanidinbernsteinsäure unter diätetischer Eiweißrestriktion. LIEBNER, H., NABAKOWSKI, R., PLÜCKHAHN, P., MÜLLER, H., KLUTHE, R. (Freiburg) . . . 1463

β_{1A}-Globulin und Aktivitätsdiagnostik glomerulärer Nierenerkrankungen. MÜLLER, H., WEINGARD, D., RUESCHER, E., KLUTHE, R. (Freiburg) 1466

Diagnostik und Therapie der Nierenamyloidose. WEINGARD, D., KOCK, D. (Freiburg), MISSMAHL, H. P. (Hamburg), OECHSLEND, D., KLUTHE, R. (Freiburg) 1469

Aussprache: Herr DANNMEIER, H. (Neumünster) 1472

Beziehungen zwischen Insulin, Wachstumshormon und Hyperlipoproteinämie bei chronischer Niereninsuffizienz. SORGE, F., SCHWARFZKOPFF, W., CASTRO, L. A., KESSEL, M., NAGEL, A., HOFFMANN, H. (Berlin) 1472

Zur Pathophysiologie und Klinik der bilateralen Nierenrindennekrose. HEIMSOTH, V. H., GRAFFE-ACHELIS, CH. (Essen) 1476

Beeinflussung der Nierendurchblutung durch Furosemid. REPLOH, H. D., GRADAUS, D., BENDER, F. (Münster) 1480

Die Bedeutung der Metabolisierung von p-Aminohippurat für Clearanceuntersuchungen. GIRNDT, J., MÁLYUSZ, M., MÁLYUSZ, G., OCHWALDT, B., SCHELER, F. (Göttingen/Kiel) (Autoreferat) 1482

Differentialdiagnose der rasch zur Niereninsuffizienz führenden Glomerulonephritis. REICHEL, W., WIGGER, W., MIETZSCH, G., QUELLHORST, E., SCHELER, F. (Göttingen) 1482

Aussprache: Herr WOLLHEIM, E. (Würzburg) 1485

Wirkung eines natriuretischen Faktors im menschlichen Urin auf den Natriumtransport der isolierten Froschhaut und einzelner Nephronabschnitte. PÖHLER, E., RESSEL, CH., STUMPE, K. O., KRÜCK, F. (Homburg) 1486

Untersuchungen zur Existenz eines natriuretischen Hormons. KRAMER, H. J., KRÜCK, F. (Homburg/Saar) 1489

Natriumresorption in oberflächlichen Nephronen und intrarenale Filtratverteilung bei herzinsuffizienten Ratten. KLEIN, H., HABERMANN, W., STUMPE, K. O., KRÜCK, F. (Homburg/Saar) 1493

Stimulation renalvenöser Plasmareninaktivitäten mit Apresolin in der Diagnostik des renovasculären Hochdrucks. ROSENTHAL, J., GOTTWICK, M., HOLLANDER, W. (Boston) 1495

Stimulation und Suppression von Angiotensin I und II bei arterieller Hypertension. RAVE, O., WENNING, N., LONAUER, G., BÖCKEL, K., HRUBESCH, M., WESSELS, F., WAGNER, H., HAUSS, W. H. (Münster) 1499

Störungen der Blutdruckregulation bei Hypertonikern. v. EIFF, A. W., KASHIWAGI, S., KOCH, U., PFEIFF, A. (Bonn) 1502

Der Einfluß des Antihypertensivums Guanethidin (Ismelin) auf die Ausscheidung von Vanillinmandelsäure im Harn von Hypertonikern. RAHN, K. H., BOHR, P. (Mainz) 1505

Exakte Messung subnormaler Reninkonzentrationen bei primärem Aldosteronismus mittels radioimmunologischen Nachweises von Angiotensin I. BECKERHOFF, R., WILKINSON, R., LUETSCHER, J. A., VETTER, W., SIEGENTHALER, W. (Stanford/Ca.-Zürich) 1508

Renin-Angiotensin in Extrarenal Tissues. GANTEN, D., GANTEN, U., GRANGER, P., HAYDUK, K., BOUCHER, R., GENEST, J. (Montreal) 1510

Direkter Radioimmunologischer Nachweis von Aldosteron im Plasma. VETTER, W., HABER, E., BECKERHOFF, R., SIEGENTHALER, W. (Boston/Zürich) 1513

Funktionsdiagnostik des Hypothalamus-Hypophysen-Nebennierensystems mit Hilfe der radioimmunologischen ACTH-Bestimmung. FEHM, H. L., VOIGT, K. H., PFEIFFER, E. F. (Ulm) 1515

Speichelelektrolyte und Flußrate in der Diagnostik des Bartter, Pseudo-Bartter- und Conn-Syndroms. KREUSSER, W., HENNEMANN, H., HEIDLAND, A., WIEGAND, M. (Würzburg). 1518

Über den diabetogenen Effekt von Vasopressin. MARTIN, W., TANIGUCHI, H., GESTEFELD, K., KÜHNAU, J. JR. (Hamburg-Eppendorf) 1522

Untersuchungen zum hormonalen Status nach Hypophysektomie. WEISBECKER, L., SCHEMMEL, K., KINET, M., STÖWSAND, D., LEYBOLD, K., LAHRTZ, H., MOKMOL, V., ZEPF, S. (Kiel) 1525

Hyperthyreose durch TSH-produzierendes chromophobes Hypophysenadenom. HRUBESCH, M., BÖCKEL, K., VOSBERG, H., WAGNER, H., HAUSS, W. H. (Münster) 1529

Plasmaproteinveränderungen bei unbehandelter und behandelter Hyperthreose. MEDAU, H. J., BRODKORB, K., KELLERMANN, D., REMPE, N., BACHMANN, G. W. (Gießen). 1532

Über eine Erweiterung der Gonaden-Nebennierenrindendiagnostik durch gleichzeitige Messung von Testosteron, 5a-Dihydrotestosteron und Androstendiol im menschlichen Plasma. DEMISCH, K., MAGNET, W., NEUBAUER, M., SCHÖFFLING, K. (Frankfurt). 1535

9. **Rundtischgespräch. Internistische Aspekte des Drogenmißbrauchs.** Moderator: DENGLER, H. J. (Gießen) 1537

PHARMAKOLOGIE

Ovulationshemmer und Cholestase. RICHTER, J., OHLEN, J., BALLETSHOFER, CH., PAUSE, H. (München). 1538

Vergleichende Untersuchungen über die Auslösung der Thrombocytenaggregation durch Prokollagen, Serotonin und ADP und ihre gegenseitige Beeinflussung. SCHARRER, I., KREFT, U., BREDDIN, K. (Frankfurt) 1539

Die Beeinflussung der Vasomotorik in den Extremitäten über die β-Receptoren. WESTERMANN, K. W., LANGBEHN, A. F., RICHTER- v. ARNAULD, H. P., JOHANNES, E. (Hamburg-Eppendorf) 1542

Quantitative Bestimmung der β-Receptorenblockade beim Menschen. SCHWEIGER, J., NICOLESCU, R. F., RAHN, K. H. (Mainz). 1544

Wirkungen von Antihypertensiva auf die Muskeldurchblutung und Hautdurchblutung des Menschen. MERGUET, P., BOCK, K. D. (Essen) 1547

Kreislaufwirkungen verschiedener Applikationsformen von Glucagon. LYDTIN, H., LEIDL, L., SCHEWE, ST., DANIEL, W., SCHIERL, W., LOHMÖLLER, G. (München). . 1551

Aussprache: Herr JESSE, R. (Würzburg) 1554

Hämodynamische Wirkungen von Bay a 1040 vor und nach Atropingabe. LYDTIN, H., LOHMÖLLER, R. (München). 1554

Die Wirkung von Prenylamin auf die Hämodynamik im akuten Versuch und bei Langzeitbehandlung. STAUCH, M., HÄRICH, B. K. S. (Ulm). 1559

Quantitative Bestimmung des Ifosfamids und eines Ifosfamidmetaboliten im Patientenurin. NORPOTH, K., WÜST, G., WITTING, U. (Münster) 1561

Zur Liquorgängigkeit von Ethambutol. GUNDERT-REMY, U., WEBER, E., KLETT, M. (Heidelberg) 1564

Über den Einfluß von Cholestyramin auf die Resorption einiger Arzneimittel beim Menschen. HAHN, K.-J., WEBER, E. (Heidelberg) 1567

Über die Pharmakokinetik von Heparin und Heparinoiden. METZ, J., STAU, T., TAUGNER, R. (Heidelberg) 1570

Zur Erfassung von Arzneimittelnebenwirkungen in einer Medizinischen Univ.-Klinik. WEBER, E., GUNDERT-REMY, U., HAHN, K.-J., SCHAUMANN, E., WALTER, E., NEBEL, G., DIDIER, W., DEYNET, G. (Heidelberg) 1574

Fortral synthetisches Morphinderivat mit morphinantagonistischer Komponente. KUBICKI, ST., HAAS, J., STÖLZEL, R. (Berlin) 1577

Kollagenprolinhydroxylase; Proenzym, Aktivierungsmechanismen und klinische Bedeutung. LANGNESS, Ü. (Kiel) 1582

Untersuchungen zum Stoffwechsel der Proteoglycane bei der progressiven Sklerodermie. KREYSEL, H. W., KLEINE, T. O., KÖHLER, N. (Hamburg) 1584

Enzymatische und morphologische Befunde bei Transplantationen von Milzen an Hunden. SENNEKAMP, J., SAVIC, B., SCHULZ, D., RICKEN, D. (Bonn-Venusberg) . . . 1585

Langzeituntersuchungen über das Verhalten von Urinlysozym bei nierentransplantierten Patienten. SENNEKAMP, J., KOZUSCHEK, W., LAY, E., RICKEN, D. (Bonn-Venusberg) 1587

Verlaufsformen der Fluid-lung. ESSER, H., SIMON, H., FRICKE, G. (Bonn) 1589

Computer-Szintigraphie der Lungenperfusion. Methode und Anwendung. FELIX, R., ASSHEUER, J., SIMON, H., WINKLER, C. (Bonn) 1592

„STOP-PRESS KONFERENZ

Hämoglobin D-Punjab bei einem deutschen Patienten. KOHNE, E., KÖNIG, E., ROGGENBACH, H. J., AUGENER, W., BRITTINGER, G., KLEIHAUER, E. (Ulm-Essen) 1596

Hemmung der Transport-ATPase bei chronischer Niereninsuffizienz. KRAMER, H. J., GOSPODINOV, D., KRÜCK, F. (Homburg/Saar) 1597

Konservierung von Knochenmark. SCHAEFER, U. W., DICKE, K. A. (Essen-Rijswijk/Niederlande) 1601

Speichelelektrolyte (Natrium, Kalium, Calcium) bei Herzglykosidbehandlung. BOLTE, H.-D., LANKISCH, P. G., BUCHESFELD, R., LARBIG, D. (Göttingen) 1603

Eine einfache radioimmunologische Methode zur Bestimmung der Aldosteronausscheidung im Urin. DECK, K. A. (Köln) 1605

Neue Befunde zur Spezifität von Aldosteronantikörpern. VETTER, W., HABER, E., FREDELENDER, E., BECKERHOFF, R., SIEGENTHALER, W. (Boston-Zürich) 1607

Untersuchungen zur Pathogenese des Hochdrucks bei primärem Aldosteronismus. DISTLER, A., JUST, H. J., PHILIPP, TH. (Mainz) 1610

Veränderungen der Nierenfunktion und -morphologie unter Langzeitinfusion eines hochdosierten Proteinaseinhibitors (Trasylol). Tierexperimentelle Befunde. GLASER, E., HEY, D., NEUHOF, H., LASCH, H. G. (Gießen) 1612

Erzeugung von Mikrogerinnseln durch Infusion von Arwin beim Kaninchen. MÜLLER-BERGHAUS, G., HOCKE, M., LASCH, H. G. (Gießen) 1614

Bedrohliche Reaktion bei diskontinuierlicher Rifampicingabe. KRÖNIG, B., WEIHRAUCH, TH., FIEGEL, P., HÖFFLER, D., ARNDT-HANSER, A., JAHNECKE, J. (Mainz) 1617

Vorläufige Ergebnisse einer Behandlung von Hyperlipidämien mit einem neuen D-Thyroxin-Präparat. BOMMER, J., EHRKE, V., SPEDERS, H. (Heidelberg) 1619

Therapie der Hyperlipoproteinämie-Typen II a und II b mit Dextro-Thyroxin oder mit D, L-α-Methyl-Thyroxin-Äthylester. SCHWARTZKOPF, W. (Berlin) 1621

Wirkung von hochgereinigtem D-Thyroxin („Dyno") bei Hyperlipoproteinämien Typ II a und II b. v. LÖWIS OF MENAR, P., KLEMENS, U. H. (Berlin). 1623

Über den Einfluß der Neutralisation des Magensaftes durch Magnesiumhydroxyd auf die Gastrinkonzentration bei Patienten mit Ulcus duodeni. FEURLE, G. (Heidelberg) 1625

Die Identifizierung von Monohydroxygallensäuren bei intrahepatischer Schwangerschaftscholestase. BACK, P., SJÖVALL, J. (Freiburg-Stockholm) 1626

Die Wirkung von Äthanol auf den Lipoproteinstoffwechsel der isoliert durchströmten Rattenleber. GARBE, U., PAPENBERG, J. (Heidelberg) 1630

Untersuchungen zum Nachweis der HAA-Antigens mit dem Latextest. SAUERBRUCH, T., DÖRNER, M., BARTSCH, U., SANWALD, R. (Heidelberg) 1632

Übertragung des Australia-Antigens durch Insekten (Platta americana) — ein möglicher Infektionsweg der Serumhepatitis. ZEBE, H., SANWALD, R., RITZ, E. (Heidelberg) 1633

Obstruktive Bronchopneumopathie, Cor pulmonale und Gicht bei zwei Patienten mit homozygot ererbtem α_1-Antitrypsinmangel. FRUHMANN, G., FRITZ, H., BERGSTERMANN, H. (München) 1635

Die Prüfung der Ventrikelsteuerung implantierter Herzschrittmacher. WICK, E., BELL, U., BAHNER, E. (Gießen) 1637

Altersabhängige Abnahme der Reninkonzentration im menschlichen Plasma. KRAUSE, D. K., HAYDUK, K., KAUFMANN, W., HUENGES, R., SCHILLMÖLLER, U., UNBEHAUN, V. (Tübingen) 1644

Kreislaufveränderungen im anaphylaktischen Schock. WEGMANN, A., RENKER, H. (Bern) 1647

Untersuchungen zu einem neuen Fall von Dysfibrinogenämie. KRAUSE, W., HEENE, D., HEINRICH, D., RÓKA, L., LASCH, H. G. (Gießen) 1651

10. Rundtischgespräch. Kommunikationen zwischen Praxis und Klinik. Moderator: E. FRITZE, Bochum 1654

Namenverzeichnis 1656

Sachverzeichnis 1662

Vorsitzender 1972—1973	Prof. Dr. med. H. BEGEMANN – München
Vorstand 1972—1973	Prof. Dr. med. H. BEGEMANN – München Prof. Dr. med. G. SCHETTLER – Heidelberg Prof. Dr. med. H. P. WOLFF – Mainz Prof. Dr. med. P. SCHÖLMERICH – Mainz Prof. Dr. med. B. SCHLEGEL – Wiesbaden
Vorstand 1971—1972	Prof. Dr. med. G. SCHETTLER – Heidelberg Prof. Dr. med. F. GROSSE-BROCKHOFF – Düsseldorf Prof. Dr. med. H. BEGEMANN – München Prof. Dr. med. H. P. WOLFF – Mainz Prof. Dr. med. B. SCHLEGEL – Wiesbaden

Ehrenmitglieder

1891	Geh. Med. Rat Prof. Dr. med. R. VIRCHOW – Berlin
1894	Dr. Prinz LUDWIG FERDINAND VON BAYERN
1902	Wirkl. Geh. Med. Rat Prof. Dr. med. E. v. LEYDEN – Berlin
1907	Wirkl. Geh. Rat Prof. Dr. med. E. v. BEHRING – Marburg Geh. Rat Prof. Dr. med. H. CURSCHMANN – Leipzig Geh. Rat Prof. Dr. med. P. EHRLICH – Frankfurt a. M. Geh. Rat Prof. Dr. med. W. ERB – Heidelberg Geh. Rat Prof. Dr. med. E. FISCHER – Berlin Geh. Rat Prof. Dr. med. R. KOCH – Berlin Geh. Rat Prof. Dr. med. v. LEUBE – Würzburg Geh. Rat Prof. Dr. med. A. MERKEL – Nürnberg Geh. Rat Prof. Dr. med. NAUNYN – Baden-Baden Geh. San.-Rat Dr. med. E. PFEIFFER – Wiesbaden Geh. Rat Prof. Dr. med. PFLÜGER – Bonn Geh. Rat Prof. Dr. med. QUINCKE – Kiel Prof. Dr. med. v. RECKLINGHAUSEN – Straßburg Prof. Dr. med. SCHMIEDEBERG - Straßburg Wirkl. Geh. Rat Prof. Dr. med. M. SCHMIDT – Frankfurt a. M.
1912	Geh. Rat Prof. Dr. med. C. F. v. RÖNTGEN – München
1923	Geh. Rat Prof. Dr. med. BÄUMLER – Freiburg Geh. Rat Prof. Dr. med. LICHTHEIM – Bern
1924	Geh. Rat Prof. Dr. med. v. STRÜMPELL – Leipzig Geh. Rat Prof. Dr. med. SCHULTZE – Bonn Geh. Rat Prof. Dr. med. R. STINTZING – Jena Geh. Rat Prof. Dr. med. F. PENZOLDT – Erlangen
1927	Geh. Rat Prof. Dr. med. F. KRAUS – Berlin Geh. Rat Prof. Dr. med. O. MINKOWSKI – Wiesbaden
1928	Geh. Rat Prof. Dr. med. GOLDSCHEIDER – Berlin

1932	Geh. Rat Prof. Dr. W. His – Berlin
	Geh. Rat, Ob.-San.-Rat Prof. Dr. med. R. Ritter v. Jaksch – Prag
	Prof. Dr. med. G. Klemperer – Berlin
	Prof. Dr. med. Koranyi – Budapest
	Geh. Rat Prof. Dr. med. L. v. Krehl – Heidelberg
	Geh. Rat Prof. Dr. med. F. Moritz – Köln
	Geh. Rat Prof. Dr. med. F. v. Müller – München
	Prof. Dr. med. E. v. Romberg – München
	Prof. Dr. med. R. F. Wenckebach – Wien
1935	Geh. Rat Prof. Dr. med. W. Zinn – Berlin
	Prof. Dr. med. O. Naegeli – Zürich
1936	Prof. Dr. med. L. Brauer – Wiesbaden
	Prof. Dr. med. Mollow – Sofia
1938	Prof. Dr. med. Förster – Breslau
	Prof. Dr. med. L. R. Müller – Erlangen
	Prof. Dr. med. Pässler – Dresden
	Prof. Dr. med. F. Volhard – Frankfurt a. M.
1949	Prof. Dr. med. G. v. Bergmann – München
	Prof. Dr. med. A. Schittenhelm – München
1950	Prof. Dr. med. H. Dietlen – Saarbrücken
1951	Prof. Dr., Dr. med. h. c., Dr. phil. h. c. G. Domagk – Elberfeld
	Prof. Dr. med. et theol. et phil. A. Schweitzer – Lambarene (Kongo)
1952	Prof. Dr. med. W. Heubner – Berlin
1954	Prof. Dr. med. M. Nonne – Hamburg
	Prof. Dr. med. R. Rössle – Berlin
	Prof. Dr. med. O. Rostoski – Dresden
	Prof. Dr. med. W. Frey – Zollikon/Zürich (Schweiz)
	Sir Henry Dale – London
1955	Prof. Dr. med. et theol. R. Siebeck – Heidelberg
	Prof. Dr. med. S. J. Thannhauser – Boston (USA)
1956	Prof. Dr. med. F. A. Schwenkenbecher – Marburg
	Prof. Dr. med. E. Grafe – Würzburg
	Prof. Dr. med. E. Franck – Istanbul
	Dr. med. h. c. Dr. phil. h. c. F. Springer – Heidelberg
1957	Prof. Dr. med., Dr. med. h. c., Dr. med. h. c., Dr. rer. nat. h. c. M. Bürger – Leipzig
	Prof. Dr. med. Ph. Klee – Wuppertal
	Prof. Dr. med. C. Oehme – Heidelberg
	Prof. Dr. med. Dr. med. h. c. W. Stepp – München
	Prof. Dr. med. H. Schmidt – Wabern b. Bern (Schweiz)
	Prof. Dr. med. C. D. de Langen – Utrecht (Holland)
	Prof. Dr. med. E. Lauda – Wien
	Prof. Dr. med. W. Loeffler – Zürich (Schweiz)
1958	Prof. Dr. med. E. P. Joslin – Boston/Mass. (USA)
	Prof. Dr. med. Dr. med. h.c. G. Katsch – Greifswald
	Prof. Dr. med. Dr. med. h. c. Dr. med. h. c. A. Weber – Bad Nauheim
1959	Prof. Dr. med. P. Martini – Bonn
	Prof. Dr. med. W. Weitz – Hamburg
1960	Prof. Dr. med. H. H. Berg – Hamburg
	Prof. Dr. med. Fr. Kauffmann – Wiesbaden

1961	Prof. Dr. med. R. Schoen – Göttingen
1962	Prof. Dr. med. H. Pette – Hamburg Prof. Dr. med. K. Hansen – Neckargemünd
1963	Prof. Dr. med. W. Brednow – Jena Prof. Dr. med. H. Reinwein – Gauting b. München Prof. Dr. med. H. H. Bennhold – Tübingen
1964	Prof. Dr. med. Dr. med. h. c. Dr. rer. nat. h. c. H. W. Knipping – Köln
1965	Prof. Dr. med. Dr. h. c. J. Grober – Bad Bodendorf Prof. Dr. med. Dr. med. h. c. F. Lommel – Endorf/Obb. Prof. Dr. med. vet. Dr. h. c. J. Nörr – München
1966	Prof. Dr. med. N. Henning – Erlangen Prof. Dr. med. A. Hittmair – Innsbruck Prof. Dr. med. F. Hoff – Frankfurt (Main) Prof. Dr. med. H. Kalk – Kassel Prof. Dr. med. K. Voit – Ammerland (Starnberger See)
1967	Prof. Dr. med., Dr. med. h. c. L. Heilmeyer – Freiburg/Brsg. Prof. Dr. med. W. Kittel – Wiesbaden
1968	Prof. Dr. med. G. Bodechtel – München Prof. Dr. med. J. Jacobi – Hamburg
1969	Prof. Dr. med. W. Hadorn – Bern (Schweiz) Prof. Dr. med. A. Jores – Hamburg Prof. Dr. med. J. Waldenström – Malmö (Schweden)
1970	Prof. Dr. med. A. Sturm – Wuppertal
1971	Prof. Dr. med., Dr. sc. h. c., Dr. med. vet. h. c. H. Freiherr v. Kress – Berlin Prof. Dr. med. E. Wollheim – Würzburg Prof. Dr. med. G. Budelmann – Hamburg
1972	Prof. Dr. med. R. Aschenbrenner – Hamburg Prof. Dr. med. H. E. Bock – Tübingen Sir H. Krebs, M.D., M.A., F.R.S., F.R.C.P. – Oxford

Verzeichnis der Vorsitzenden seit 1882

1. 1882
2. 1883 } Wirkl. Geh. Ob.-Med.-Rat Prof. Dr. med. Th. v. Frerichs – Berlin
3. 1884
4. 1885 Geh. Hofrat Prof. Dr. med. C. Gerhardt – Würzburg
5. 1886
6. 1887 } Wirkl. Geh. Med.-Rat Prof. Dr. med. E. v. Leyden – Berlin
7. 1888
8. 1889 Prof. Dr. med. v. Liebermeister – Tübingen
9. 1890 Hofrat Prof. Dr. med. v. Nothnagel – Wien
10. 1891 Wirkl. Geh. Med.-Rat Prof. Dr. med. E. v. Leyden – Berlin
11. 1892 Geh. Med.-Rat Prof. Dr. med. H. Curschmann – Leipzig
12. 1893 Prof. Dr. med. H. Immermann – Basel
    1894 kein Kongreß
13. 1895 Geh. Rat Prof. Dr. med. v. Ziemssen – München
14. 1896 Geh. Hofrat Prof. Dr. med. Bäumler – Freiburg i. Brsg.
15. 1897 Wirkl. Geh. Med.-Rat Prof. Dr. med. E. v. Leyden – Berlin
16. 1898 San.-Rat Prof. Dr. med. M. Schmidt – Frankfurt a. M.
17. 1899 Geh. Rat Prof. Dr. med. H. Quincke – Kiel
18. 1900 Ob.-San.-Rat Prof. Dr. med. R. Ritter v. Jaksch – Prag
19. 1901 Geh. Rat Prof. Dr. med. Senator – Berlin
20. 1902 Geh. Rat Prof. Dr. med. Naunyn – Straßburg
    1903 kein Kongreß
21. 1904 Ob.-Med.-Rat Prof. Dr. med. A. v. Merkel – Nürnberg
22. 1905 Geh. Rat Prof. Dr. med. W. Erb – Heidelberg
23. 1906 Geh. Med.-Rat Prof. Dr. med. v. Strümpell – Breslau
24. 1907 Wirkl. Geh. Med.-Rat Prof. Dr. med. E. v. Leyden – Berlin
25. 1908 Prof. Dr. med. F. v. Müller – München
26. 1909 Geh. Med.-Rat Prof. Dr. med. Fr. Schultze – Bonn
27. 1910 Geh. Med.-Rat Prof. Dr. med. Fr. Kraus – Berlin
28. 1911 Geh. Rat Prof. Dr. med. L. v. Krehl – Straßburg
29. 1912 Geh. Med.-Rat Prof. Dr. med. R. Stintzing – Jena
30. 1913 Geh. Rat Prof. Dr. med. F. Penzoldt – Erlangen
31. 1914 Prof. Dr. med. E. v. Romberg – Tübingen
    1915 kein Kongreß
    1916 außerordentliche Tagung (Kriegstagung) in Warschau
        Vors.: Geh. Med.-Rat Prof. Dr. med. W. His – Berlin
    1917 kein Kongreß
    1918 kein Kongreß
    1919 kein Kongreß
32. 1920 Geh. Rat Prof. Dr. med. O. Minkowski – Breslau
33. 1921 Prof. Dr. med. G. Klemperer – Berlin
34. 1922 Prof. Dr. med. L. Brauner – Hamburg
35. 1923 Prof. Dr. med. K. F. Wenckebach – Wien
36. 1924 Geh. Rat Prof. Dr. med. M. Matthes – Königsberg
37. 1925 Geh. Rat Prof. Dr. med. F. Moritz – Köln
38. 1926 Prof. Dr. med. H. Pässler – Dresden
39. 1927 Prof. Dr. med. O. Naegeli – Zürich
40. 1928 Prof. Dr. med. L. R. Müller – Erlangen
41. 1929 Geh. Rat. Prof. Dr. med. W. Zinn – Berlin
42. 1930 Prof. Dr. med. F. Volhard – Frankfurt a. M.
43. 1931 Prof. Dr. med. G. v. Bergmann – Berlin
44. 1932 Prof. Dr. med. P. Morawitz – Leipzig
45. 1933 } Prof. Dr. med. A. Schittenhelm – Kiel
46. 1934 } (Prof. Dr. med. L. Lichtwitz – Altona, ist satzungsgemäß im Jahr 1934 ausgeschieden, ohne den Vorsitz geführt zu haben)
47. 1935 Prof. Dr. med. H. Schottmüller – Hamburg
48. 1936 Prof. Dr. med. F. A. Schwenkenbecher – Marburg
49. 1937 Prof. Dr. med. R. Siebeck – Heidelberg

50. 1938 Prof. Dr. med. Assmann – Königsberg
51. 1939 Prof. Dr. med. Dr. h. c. W. Stepp – München
52. 1940 Prof. Dr. med. H. Dietlen – Saarbrücken
    1941/42   keine Kongresse
53. 1943 Prof. Dr. med. H. Eppinger – Wien
    1944—1947 keine Kongresse
54. 1948 Prof. Dr. med. P. Martini – Bonn
55. 1949 Prof. Dr. med. C. Oehme – Heidelberg
56. 1950 Prof. Dr. med. W. Frey – Oberhofen (Schweiz)
57. 1951 Prof. Dr. med. M. Bürger – Leipzig
58. 1952 Prof. Dr. med. Ph. Klee – Wuppertal
59. 1953 Prof. Dr. med. G. Katsch – Greifswald
60. 1954 Prof. Dr. med. H. H. Berg – Hamburg
61. 1955 Prof. Dr. med. H. Pette – Hamburg
62. 1956 Prof. Dr. med. R. Schoen – Göttingen
63. 1957 Prof. Dr. med. K. Hansen – Lübeck
64. 1958 Prof. Dr. med. H. Reinwein – Kiel
65. 1959 Prof. Dr. med. W. Brednow – Jena
66. 1960 Prof. Dr. med. H. Bennhold – Tübingen
67. 1961 Prof. Dr. med. J. Jacobi – Hamburg
68. 1962 Prof. Dr. med. F. Hoff – Frankfurt a. M.
69. 1963 Prof. Dr. med. H. Frhr. v. Kress – Berlin
70. 1964 Prof. Dr. med. Dr. med. h. c. L. Heilmeyer – Freiburg i. Brsg.
71. 1965 Prof. Dr. med. A. Sturm – Wuppertal-Barmen
72. 1966 Prof. Dr. med. et phil. G. Bodechtel – München
73. 1967 Prof. Dr. med. A. Jores – Hamburg
74. 1968 Prof. Dr. med. H. E. Bock – Tübingen
75. 1969 Prof. Dr. med. D. Jahn – Höfen
76. 1970 Prof. Dr. med. K. Oberdisse – Düsseldorf
77. 1971 Prof. Dr. med. F. Grosse-Brockhoff – Düsseldorf
78. 1972 Prof. Dr. med. G. Schettler – Heidelberg

Korrespondierende Mitglieder
1939
Prof. Dr. med. Fanconi – Zürich
Prof. Dr. med. Hess – Zürich
Prof. Dr. med. Ingvar – Lund
Prof. Dr. med. Meulengracht – Kopenhagen
Prof. Dr. med. Schüffner – Amsterdam
Prof. Dr. med. Diaz – Rio de Janeiro

1961
Prof. Dr. med. W. Ehrich – Philadelphia
Prof. Dr. med. E. Komiya – Tokio

1965
Prof. Dr med. Castex – Buenos Aires

1970
Prof. Dr. med. V. Malamos – Athen
Prof. Sir G. W. Pickering – Oxford
Dr. med. I. H. Page – Cleveland/Ohio

1971
Prof. Dr. med. G. Biörck – Stockholm
Prof. Dr. med. K. Lundbaek – Aarhus

1972
Prof. Dr. med. R. J. Bing – Pasadena
Dr. med. D. S. Fredrickson – Bethesda
Prof. Dr. med. A. Lambling – Paris
Prof. Dr. med. H. N. Neufeld – Tel Aviv
Prof. Dr. med. I. Shkhvatsabaja – Moskau

Diplommitglieder
Dr. med. J. Wibel – Wiesbaden
Dr. med. h. c. J. F. Bergmann, Verlagsbuchhändler – Wiesbaden

Ständige Schriftführer
1882—1914 Geh. San.-Rat. Dr. med. E. Pfeiffer – Wiesbaden
1914—1920 Prof. Dr. med. W. Weintraud – Wiesbaden
1921—1943 Prof. Dr. med. A. Géronne – Wiesbaden
1948—1960 Prof. Dr. med. Fr. Kauffmann – Wiesbaden
ab 1961   Prof. Dr. med. B. Schlegel – Wiesbaden

Kassenführer 1882—1884 San.-Rat Dr. med. A. PAGENSTECHER – Wiesbaden
1885—1920 Dr. med. J. WIBEL – Wiesbaden
1921—1927 Dr. med. W. KOCH – Wiesbaden
1928—1939 Dr. med. E. PHILIPPI – Wiesbaden
1940—1954 Dr. med. ACHELIS – Wiesbaden
1955—1967 Prof. Dr. med. W. KITTEL – Wiesbaden
ab Mai 1967 Dr. med. K. MIEHLKE – Wiesbaden

Mitglieder des Ausschusses 1972—1973

Prof. Dr. med. W. SIEGENTHALER – Zürich
Prof. Dr. med. E. STEIN – Braunschweig
Prof. Dr. med. M. BROGLIE – Wiesbaden
Prof. Dr. med. K. SEIGE – Halle
Prof. Dr. med. W. HOLLMANN – Potsdam
Prof. Dr. med. R. WENGER – Wien
Prof. Dr. med. E. BUCHBORN – München
Prof. Dr. med. E. FRITZE – Bochum
Prof. Dr. med. K. JAHNKE – Wuppertal
Prof. Dr. med. H. GILLMANN – Ludwigshafen
Prof. Dr. med. H.-A. KÜHN – Würzburg
Dr. med. W. RUGE – Hannover
Dr. med. H. LINS – Düsseldorf-Holthausen
Prof. Dr. med. H.-G. LASCH – Gießen
Prof. Dr. med. H. J. DENGLER – Bonn
Prof. Dr. med. J. SCHIRMEISTER – Karlsruhe
Prof. Dr. med. S. EFFERT – Aachen
Prof. Dr. med. F. KAINDL – Wien
Priv.-Doz. Dr. med. P. SCHOLLMEYER – Freiburg
Prof. Dr. med. A. PRILL – Berlin
Dr. med. H. ZOLLIKOFER – Zürich
Dr. med. E. SCHÜLLER – Düsseldorf
Prof. Dr. med. F. ANSCHÜTZ – Darmstadt
Prof. Dr. med. E. F. PFEIFFER – Ulm
Prof. Dr. med. C.-G. SCHMIDT – Essen

Festvortrag

Wissenschaftliche Forschung in der heutigen Medizin

KREBS, H. A. (Nuffield Department of Clinical Medicine, Radcliffe Infirmary, Oxford, England)

Zuerst möchte ich für die Einladung danken, heute hier über Forschung in der Medizin zu sprechen. Ich habe vor, allgemeine Fragen der Forschung zu erörtern, wie die Wahl relevanter Forschungsprobleme, die Organisation der Forschung, die Beziehungen zwischen Forschung und Unterricht —Fragen, die heute vielerorts zur Diskussion stehen, besonders aber in der Bundesrepublik. Wenn ich an die früheren Wiesbadener Kongresse zurückdenke — ich nahm 1928, 1930, 1932 und 1952 daran teil —, dann kommt es mir in der Tat erstaunlich vor, daß die aufgezählten Fragen heute so heftig debattiert werden. Früher — noch 1952 — stellten sich diese Fragen nicht, denn es war selbstverständlich — ganz besonders in Deutschland, in dem seit Generationen Forschung einen hervorragenden Platz einnahm —, daß Forschung in der klinischen Medizin prinzipiell immer relevant ist (wenn sie gut ist). Es war selbstverständlich, daß die Organisation in den Händen derjenigen lag, die durch ihre Leistungen bewiesen hatten, daß sie zur Erfüllung dieser Aufgabe fähig waren. Es war selbstverständlich, daß in der Medizin, die sich ständig weiterentwickelt (weshalb wir auch unser ganzes Leben lang nicht auslernen), die Forschung und der Unterricht eng verbunden sein müssen. Ein englischer Universitätslehrer sagte einmal in diesem Zusammenhang: „Wer von einem lernt, der selbst mit Lernen beschäftigt ist, trinkt vom fließenden Bache. Wer von einem lernt, der all das, was er lehrt, schon gelernt hat, trinkt vom grünen Mantel eines stehenden Pfuhls."

Was hat sich nun im Laufe der letzten Jahre geändert, daß diese früheren Selbstverständlichkeiten nicht mehr gültig macht?

Ich sagte schon, daß diese Änderung in der Einstellung in allen Ländern, wo eine freie Meinungsäußerung möglich ist, beobachtet wird, wenn auch in verschiedenem Ausmaß und mit unterschiedlicher Vehemenz. Da sich meine persönlichen Erfahrungen in erster Linie auf Großbritannien (und in zweiter Linie auf Nordamerika) erstrecken, werden Sie verstehen, wenn sich mein Bericht hauptsächlich auf Erfahrungen aus diesen Ländern stützt.

In England hat die Debatte, wie auch wohl sonstwo, ihren Ursprung in zwei Quellen. Die eine Quelle ist die sog. radikale, d. h. politisch und nicht akademisch orientierte und motivierte Studentenschaft, die in England eine sehr kleine Minorität bildet und sich fast ausschließlich aus nichtnaturwissenschaftlichen Fächern rekrutiert. Diese Minorität wird von der großen Mehrheit der Studenten ignoriert. Sie hat daher bislang die naturwissenschaftlichen Fächer und die medizinischen Fakultäten nicht unmittelbar beeinflußt. Diese Bemerkungen beziehen sich, wie ich betonen muß, auf die politisch radikale Studentenschaft. Denn fruchtbare Diskussionen zwischen Lehrern und Studenten haben in England schon immer stattgefunden.

Die zweite und viel wichtigere Quelle für die Debatte in England stellen diejenigen Instanzen dar, die für die Entwicklung der Forschung und des Unterrichts in der Medizin direkt verantwortlich sind. Dazu gehören erstens die Regierungsstellen, die Forschung, Krankenpflege und Gesundheitspolitik finanzieren, und zweitens die Universitäten und Forschungsinstitute, die über die beste Verwertung der zur Verfügung gestellten Mittel zu entscheiden haben. In England ist es wie in anderen demokratischen Ländern üblich, daß sich die Regierung von vielen

Seiten beraten läßt, und dies geschieht hauptsächlich in Form von öffentlichen Debatten. Zur Zeit finden eifrige Diskussionen statt — ausgelöst durch zwei im Dezember 1971 veröffentlichte Analysen, den Dainton-Report und den Rothschild-Report (1).

Warum Neuorientierung?

Die Hauptgründe, warum in der Forschung eine Neuorientierung angestrebt wird, liegen einerseits in finanziellen Erwägungen und andererseits in der Überlegung, ob die großen praktischen Probleme der modernen Gesellschaft hinreichend berücksichtigt werden, wenn die Mehrzahl der Wissenschaftler in der Wahl ihrer Forschungsthemen vollkommen frei ist. Was die finanzielle Seite angeht, so ist wohl wegen der schnell ansteigenden Kosten in der Forschung überall die Frage akut geworden, wieviel vom Bruttosozialprodukt für Forschung und Entwicklung zur Verfügung gestellt werden kann. Früher machte dies im Gesamtetat des Staates einen sehr kleinen Bruchteil aus; heute handelt es sich um einen beachtlichen Prozentsatz.

Relevanzfragen

Die Kunst der Problemwahl

In der Diskussion über die Finanzierung der Forschung taucht natürlich oft die Frage nach der Relevanz auf. Welche Probleme sind vom wirtschaftlichen, sozialen und gesundheitlichen Gesichtspunkt aus relevant? Die Antwort auf diese Frage ist schwierig (was oft unterschätzt wird), und zwar aus folgenden Gründen:

1. Forschungsprobleme lassen sich auf allen Gebieten leicht formulieren, denn sie sind zahllos, weil wir noch viel zu wenig wissen — besonders im Bereich der Biologie und Medizin.

2. Andererseits ist es in jedem Forschungsgebiet die Frage, welche Probleme mit den verfügbaren Methoden erfolgreich angegangen werden können, außerordentlich schwierig zu beantworten.

3. Bei der Formulierung des Problems kommt es darauf an, die Methodik und insbesondere die Möglichkeiten, neue Methoden zu entwickeln und Schwierigkeiten zu überwinden, richtig einzuschätzen. Dazu gehört eine ausgiebige Kenntnis und Erfahrung. Das gilt vor allem für die Medizin, wo die Grundlagen, von der die Forschung ausgehen muß, ungewöhnlich breit und vielschichtig sind. Daher benötigt der Anfänger in der Forschung eine ausgedehnte Anleitung, eine „Lehrlingszeit". In meiner eigenen Laufbahn dauerte die „Lehrlingszeit", die ich hauptsächlich im Laboratorium von Otto Warburg verbrachte, bis zu meinem 28. oder 29. Lebensjahr, d. h. 10 Jahre von Beginn des Medizinstudiums an gerechnet. Ich glaube, daß in der Medizin — in der Mathematik und Physik und wohl auch in der Chemie ist es anders — diese „Lehrlingszeit" selten kürzer als 10 Jahre für diejenigen ist, die in der Forschung der klinischen Medizin tätig sein wollen. Natürlich gibt es überall die vereinzelte Ausnahme des seltenen Genies.

Dies sind einige der Gründe, warum die Beurteilung der Relevanz der Forschung eine sehr, sehr schwierige Angelegenheit ist. Ich bin in der Tat erstaunt, daß es in der Bundesrepublik heute junge Leute gibt, die glauben, ohne entsprechende Erfahrung und Kenntnisse hier mitreden zu können. Derartiges gibt es in England nicht.

„Mitreden" bezieht sich hier auf Grundfragen der Relevanz. Es gibt sicherlich Teilfragen der Forschung, zu denen auch Anfänger nützliche Beiträge liefern können. Als ich mich kürzlich unter deutschen Studenten und Assistenten umhörte, inwiefern sie ein Mitspracherecht bei Forschungsproblemen begründeten, bekam ich die Antwort, sie könnten z. B. dafür sorgen, daß teure Geräte wie Elektronenmikroskope oder Isotopenmeßapparate voll benutzt und nicht aus

Prestigegründen eines Chefs unnötig in Nachbarlaboratorien dupliziert werden. Dies leuchtet mir ein, denn sie nannten mir Beispiele für solche Vorkommnisse.

Voraussage der Relevanz

Was ich bisher über Relevanz gesagt habe, schneidet nur *eine* Seite des Problems an; eine andere und die allerschwierigste ist die *Voraussage* der Relevanz. Wirkliche Forschung ist eine Fahrt ins Unbekannte. Ob das, was dabei zu Tage kommt, relevant ist, ist nie gewiß. Man macht häufig die Erfahrung, daß Ergebnisse, die zunächst rein theoretisch und praktisch irrelevant erscheinen, später große praktische Bedeutung gewinnen, vorausgesetzt natürlich, daß es sich um zuverlässige Ergebnisse und wesentliche neue Kenntnisse handelt — „wesentlich" vom Standpunkt der Grundlagenforschung aus.

Grundlagenforschung oder praktische Forschung — eine falschgestellte Frage

Damit komme ich zu einem anderen wichtigen Punkt: dem Unterschied zwischen der *Grundlagenforschung*, die nach Aufdeckung neuer Tatsachen, nach neuer Naturerkenntnis strebt, und der *angewandten Forschung*, die die Lösung praktischer Fragen zum Ziele hat. Diese Trennung zwischen reiner und angewandter Forschung ist keine natürliche Trennung, denn die reine Forschung von heute ist die Grundlage für die Lösung praktischer Fragen von morgen. Ich möchte dies an Hand von drei Beispielen illustrieren.

Das erste Beispiel liefert die Geschichte der Antibioticatherapie. Ernst Chain, dem die praktische Anwendung des Penicillins in erster Linie zu verdanken ist, hat kürzlich darüber folgendes gesagt: (2) „Der einzige Grund, der mich veranlaßte, mich mit Penicillin zu beschäftigen, war rein wissenschaftliches Interesse. Ich bezweifle sehr, ob man es mir in einem praktisch orientierten Industrielaboratorium erlaubt hätte, die Penicillinwirkung zu untersuchen." Er erklärte ferner, daß er und Florey bei dem Entschluß, die Penicillinwirkung zu analysieren, überhaupt nicht daran gedacht hatten, daß diese Arbeit für die praktische Medizin von Bedeutung sein könnte. Sie gingen nämlich von der Arbeitshypothese aus, daß die lytische Wirkung des Penicillins einem — vielleicht lysozymähnlichen — Enzym zuzuschreiben sei. Da Enzyme Eiweißkörper sind, versprachen sie sich von Penicillin keinen chemotherapeutischen Nutzen. Chain erklärte weiter, warum Fleming selbst die Frage der therapeutischen Anwendung des Penicillins nicht ernsthaft verfolgt hatte. Der Grund war sehr einfach. Fleming arbeitete in einem Milieu, wo man unter dem Einfluß von Almroth Wright nicht an die Chemotherapie der Infektionskrankheiten glaubte und sich von der Immuntherapie weit mehr versprach. Wie viele andere dachte er, die Chemotherapie sei für den Wirtsorganismus viel gefährlicher als für den Infektionserreger. Um 1930 herum — etwa 6 Jahre vor Einführung des Prontosil und der Sulfonamide — waren solche Ansichten weit verbreitet. Diese Geschichte illustriert, wie schwierig es ist, eine scharfe Linie zwischen reiner und angewandter Forschung zu ziehen. Nebenbei bemerkt zeigt sie auch, wie gefährlich falsche Hypothesen für den Fortschritt sein können.

Das zweite Beispiel ist die Geschichte des Augenspiegels. Als man Helmholtz anläßlich seines 70. Geburtstages wegen der Erfindung des Augenspiegels als Wohltäter der Menschheit feierte, erwiderte er: (3).

„Was schließlich den Dank betrifft, den Sie mir zu schulden behaupten, so würde ich unaufrichtig sein, wenn ich sagen wollte, das Wohl der Menschheit habe mir von Anfang an als bewußter Zweck meiner Arbeit vor Augen gestanden. Es war in Wahrheit die besondere Form meines Wissensdranges, die mich vorwärts trieb und mich bestimmte, alle brauchbare Zeit, die mir meine amtlichen Geschäfte und die Sorge für meine Familie übrigließen, für wissenschaftliche Arbeit zu verwenden."

Er führte weiter aus, daß die Entdeckung des Augenspiegels seinem Interesse für die Theorie des Augenleuchtens entsprang. Er wollte wissen, warum die Pupille bei starker Beleuchtung rötlich erscheint, d. h. warum das Licht, das aus dem Augapfel herauskommt, rot ist. Wegen dieser Frage konstruierte er ein Instrument, mit dessen Hilfe man in das Auge des lebenden Menschen hineinsehen konnte.

Er wußte natürlich, daß solch ein Instrument für den Ophthalmologen nützlich wäre, aber das Interesse der Ophthalmologen stand nicht Pate bei der Konstruktion des Augenspiegels.

Das dritte Beispiel stammt aus der Transistorentechnologie, die für viele Gebiete der Medizin, z. B. Schrittmacher und Hörgeräte, entscheidende Fortschritte brachte. William Shockley, der Physiker, dem wir in erster Linie die Transistoren verdanken und der dafür einen Nobelpreis erhielt, sagte in seinem Nobel-Vortrag (4), daß man ihn oft gefragt hätte, ob seine geplanten Versuche zum Gebiet der reinen oder angewandten Physik gehörten. Ihm erschien das eine ganz unwichtige Frage. Wichtiger war ihm — dem Physiker, der sein ganzes Berufsleben in der Industrie (Bell Telephone Company und Beckman Instruments) verbracht hatte — ob die Versuche neue Kenntnisse über die Natur bringen würden. Wenn Forschungsergebnisse einen guten Beitrag zur Grundlagenforschung bedeuten, sagte er, so ist das letzten Endes viel wichtiger als die Bemühungen mit der rein „ästhetischen" Befriedigung des Experimentators oder mit der Suche nach einer verbesserten Stabilität von Transistoren zu begründen.

Die Entwicklung der Transistoren illustriert auch die Bedeutung der Industrieforschung für die Medizin. In diesem Zusammenhang sei betont, daß unter den wirklich wirksamen Pharmaka, die in den letzten 40 Jahren herausgekommen sind, die große Mehrzahl — etwa 90% — in der Industrie und nicht in Hochschulen und freien Forschungsinstituten entdeckt — entdeckt und nicht nur entwickelt — worden ist. Unter den Ausnahmen befinden sich die Antibiotica. Da die Industrieforschung oft kritisiert wird, möchte ich die Wichtigkeit ihrer Beiträge zur Therapie hervorheben. Merkwürdigerweise gilt diese Feststellung fast nur für die Industrie des Westens. Man wüßte gerne, warum die Industrie des Ostens sehr, sehr wenig zu dem Schatze der modernen Therapeutika beigetragen hat. Eine vorurteilsfreie Analyse der Gründe für diese Unterschiede wäre von größtem Interesse.

Gute und schlechte Forschung

Wie gesagt, ist der Unterschied zwischen irrelevanter Grundlagenforschung und relevanter praktischer Forschung oberflächlich und falsch. Entscheidend ist der Unterschied zwischen guter und schlechter Forschung. Gute Forschung, die neue Kenntnisse zutage bringt, selbst wenn sie unmittelbar keine praktischen Konsequenzen hat, wird früher oder später (gewöhnlich früher als erwartet) praktisch bedeutsam. Schlechte Forschung, die von unnützen Fragestellungen und unzureichender Methodik ausgeht, ist wertlos, selbst wenn sie auf praktische Probleme zielt.

Wertlose Forschung gibt es in der ganzen Welt, wenigstens wenn man als Kriterium die Annahme oder Ablehnung einer Veröffentlichung in einer angesehenen Zeitschrift nimmt. Auf dem Gebiet der Biochemie werden in England, den Vereinigten Staaten und in den europäischen internationalen Zeitschriften 30 bis 40% der unterbreiteten Arbeiten als unzureichend abgelehnt. Diese Zahl demonstriert den Umfang unzulänglicher Forschungsbemühungen, obzwar manche der abgelehnten Arbeiten doch noch irgendwo veröffentlicht werden. Man muß ferner bedenken, daß gar nicht so selten die Forschungsbemühungen überhaupt nicht die Stufe einer geschriebenen Arbeit erreichen.

Organisation der Forschung

Große Richtlinien

Was die Organisation der Forschung betrifft, so kann man vielleicht zwei Stufen unterscheiden: einerseits die großen Richtlinien, andererseits die Leitung im einzelnen. Die großen Richtlinien in der Organisation der Forschung, d. h. wieviel Geld für die verschiedenen Forschungsrichtungen, z. B. Atomforschung, Krebsforschung, zur Verfügung gestellt werden soll, sind letzten Endes abhängig von der allgemeinen Wissenschaftspolitik und eine Frage der Strategie. Wenn Präsident Nixon kürzlich riesige Summen — über eine Milliarde Dollar — für die Krebsforschung bereitgestellt hat, so ist das eine politische Entscheidung. Wahrscheinlich geschah das in der Hoffnung, daß diese Plage der Menschheit durch großzügige Forschung schnell gelindert werden könnte. Nixon hat keine entsprechenden Mittel der Soziologie zur Verfügung gestellt trotz der zahlreichen und wichtigen Gesellschaftsprobleme, wohl weil viele führende Fachleute in den Vereinigten Staaten und anderswo der Ansicht sind, daß die heutige Soziologie noch nicht in der Lage ist, durch Forschung in großem Maßstab zur Lösung der drängenden sozialen Fragen beizutragen. Die Soziologie besitzt nicht die erforderlichen Methoden, denn sie befindet sich noch in einem sehr frühen Entwicklungsstadium, kaum der Medizin des 18. Jahrhunderts vergleichbar.

Die großen Richtlinien festzulegen und das heißt, die Möglichkeiten der Forschung vorauszusagen, ist eine schwierige Sache. Nur Gremien von sehr erfahrenen Forschern können es wagen, solide Voraussagen über die Möglichkeiten zu machen.

Soviel über die *Organisation* der Richtlinien; nun zur Frage der *Durchführung* der Richtlinien.

Forschungsleitung im speziellen Programm

Es kommt, wie schon gesagt, vor allem auf die richtige, d. h. relevante Fragestellung und die richtige Einschätzung der verfügbaren Methoden an. Wenn man als Referent Forschungsprogramme zu beurteilen hat, dann sieht man, daß viel mehr sich berufen fühlen, als ausgewählt zu werden verdienen. Erfolg in wissenschaftlichen Arbeiten hängt von einer ganz besonderen Konstellation von intellektuellen und charakterlichen Eigenschaften ab. Gute Absichten und Intelligenz sind nicht genug. Zur erfolgreichen Forschung gehört eine Mischung von schöpferischer Phantasie und Selbstkritik, von Selbstvertrauen und Bescheidenheit, von sehr viel Fleiß, Geduld, Ausdauer und Disziplin. Ob diese Konstellation von Eigenschaften vorhanden ist, kann am Anfang einer Forschertätigkeit niemand vorhersagen; nur die Leistung kann dies entscheiden. Dieses Prinzip ist in England und Nordamerika eine der wichtigsten Grundlagen der Forschungsorganisation. Selbst die radikalsten Studenten maßen sich dort nicht an, eine Forschung leiten zu können, bevor sie etwas gelernt haben.

Wie findet man die zukünftigen Leiter der Forschung? Sie entwickeln sich während ihrer „Lehrlingszeit" als Doktoranden und Assistenten. In England und Nordamerika und wohl auch in Deutschland haben viele die Möglichkeit, ihre Talente zu entwickeln, aber nicht alle können erwarten, daß sie selbständige Forschungsleiter werden.

Exzessive Kritik und ihre Ursachen

Ich betonte anfangs, daß sich im Laufe der letzten Zeit Umstände entwickelten, die eine fortlaufende Analyse und Kritik der Forschung vom Standpunkt der Relevanz und Finanz erfordern.

Zu den beiden Gesichtspunkten der Finanz und Relevanz kommt noch ein dritter hinzu, der Anlaß zu einer Neuorientierung gibt. Ich denke an das jetzt veraltete System der Pyramidenstruktur an den Universitäts-Instituten und Kliniken, die dem Mann an der Spitze viel unabhängige Macht verleiht. Es ist sicherlich nicht selten vorgekommen, daß die Ausübung dieser Macht Grund zu berechtigtem Unwillen gegeben hat, Unwillen aus dem Gefühl von Ungerechtigkeiten und selbstsüchtiger Ausbeutung seitens der Personen in Machtstellungen. Es ist nicht nötig, daß ich auf diese wohl bekannten Dinge weiter eingehe. Ich möchte lediglich betonen, daß eine Kritik dieser Umstände berechtigt ist — oder berechtigt war, denn in den letzten Jahren hat sich ja viel geändert. Nicht berechtigt und für den Zuschauer schwer verständlich sind jedoch die groben Übertreibungen und Auswüchse, die die Kritik des traditionellen und in vieler Weise erprobten Systems mit sich brachte, und zwar besonders an deutschen Universitäten. — Diese Auswüchse stellen für die gesunde Zukunft der deutschen Universitäten und damit der praktischen Medizin (deren Wurzeln in den Universitäten liegen) eine große Bedrohung dar. Ich habe mit Bestürzung Berichte gelesen, warum Universitätslehrer von hohem Rang es kürzlich ablehnen mußten, Stellungen an deutschen Universitäten, die einst begehrenswert und ehrenvoll waren, anzunehmen. Einige Auswüchse, wenn auch in sehr gemäßigter Form, gab es auch in Amerika und in England, aber sie haben das Universitätsleben nicht *ernsthaft* bedroht.

Wir müssen uns fragen, warum es zu solchen Auswüchsen im Laufe des letzten Jahrzehnts in den demokratischen Ländern kam. Wenn derartiges auch etwas Neues im 20. Jahrhundert ist, so lehrt doch die Geschichte, daß Homo sapiens in früheren Epochen unter vergleichbaren sozialen Umständen ähnlich reagiert hat.

Lassen Sie mich Platon aus dem achten Buch seines „Staates", Kapitel 562 und 563, zitieren:
„Aus der Demokratie entwickelt sich Tyrannei, wenn Freiheit im Übermaß bewilligt wird. Der Demokrat denkt „Freiheit über alles". Gleichheit ist die Parole. Anarchie wird Gesetz, und zwar nicht nur im Staat, sondern auch im Privathaus. Eltern und Kinder, Lehrer und Schüler, Alt und Jung, alle sind gleich. Der Vater fürchtet den Sohn, und der Sohn hat keinen Respekt vor den Eltern. Der Lehrer fürchtet die Schüler und schmeichelt ihnen, und die Schüler verachten ihre Lehrer. Freiheit und Gleichheit wird sogar das Prinzip in den Beziehungen zwischen den Geschlechtern. Schließlich tolerieren die Bürger keine Art von Autorität und Gesetz, geschrieben oder ungeschrieben. Sie tolerieren keinen Herrn über sich. Die Folge ist letzten Endes Tyrannei. Das Übermaß von Freiheit führt zum Übermaß von Sklaverei, und je größer die Freiheit, desto größer die Sklaverei."

Soweit das Zitat. Zusammengefaßt sagt Sokrates durch Platons Feder: Ein unvernünftiges Übermaß von Freiheit ist gefährlich und führt letzten Endes zum Untergang der Freiheit und zur Tyrannei. Ist Übermaß von Freiheit nicht dasselbe wie die übertolerante Gesellschaft („Permissive Society") von heute? Wenn Freiheit nur ein Deckwort für Egoismus wird und ohne Rücksicht auf die Freiheit anderer ausgeübt wird, dann führt sie zu Katastrophen. Wir müssen uns darüber klar werden, wo und wann Toleranz im Namen der demokratischen Freiheit aufhören muß. Offensichtlich kann die Gesellschaft nicht alles tolerieren, wenn sie sich nicht selbst zerstören will. Das Instrument, das die Gesellschaft benutzt, um die Freiheit zu beschützen und im Zaume zu halten, sind Gesetze und Gerichtshöfe. Gesetze sind zunächst nur ein Stück Papier. Es gehören Mut und Kraft und Weisheit dazu, den Geist der Gesetze in praktisches Handeln zu übersetzen. Ich habe keineswegs nur die Bundesrepublik im Sinn. In England und in den Vereinigten Staaten machen sich viele darüber Sorgen, daß aus sog. Humanitätsgründen die Gesetze zu großzügig — oder zu schwach — ausgelegt werden. Selbst wenn Übeltäter für schuldig befunden und verurteilt werden, wird die gesetzliche Strafe oft nicht ausgeführt, und die Gesellschaft bleibt den Übeltätern ausgesetzt.

Ferner: Wenn es sich um Dinge handelt, die durch die gewissenhafte Durchführung der Gesetze kontrolliert werden könnten, dann fehlt es den Behörden oft an Mut, ihre gesetzmäßige Autorität auszuüben. Sie sind zu schwach, das Übermaß von Freiheit, und das heißt häufig die Tyrannei der unverantwortlichen und uniformierten Massen zu verhindern und die wahre Freiheit zu beschützen. Das ist dann keine Demokratie mehr, sondern „Mobokratie", die Herrschaft des Mobs, des Pöbels.

Nach der Lektüre vieler diesbezüglicher Aufsätze, die in Deutschland erschienen sind, habe ich den Eindruck, daß die Diagnosen der gegenwärtigen Probleme und Schwächen der Forschung eindeutig und klar gestellt sind. Die Wege der Therapie sind wohl ebenfalls eindeutig und klar. Wie auch sonstwo, mag die Therapie Unannehmlichkeiten mit sich bringen — die Therapie durch Reformen. Die Durchführung solcher Reformen erfordert Männer oder Frauen, die alle zur verantwortlichen Leitung notwendigen Tugenden besitzen: eingehende Kenntnisse der Umstände, Zivilcourage, Gradheit, Charakterstärke, Aufopferungsfähigkeit, die Bereitwilligkeit, ein Vorbild zu geben, und absolute Vertrauenswürdigkeit. Deutsche Studenten haben mir kürzlich gesagt, daß es hier zu wenig solcher Persönlichkeiten gäbe. Ich kann das nicht glauben. Ich bin überzeugt, daß die gegenwärtigen Krisen überwunden werden.

Dies sind einige der Gedanken — ungeschminkte Gedanken — die mir in den Sinn kamen, als ich mir die Probleme der Forschung (in der Medizin) von heute — besonders in der Bundesrepublik — durch den Kopf gehen ließ.

Literatur

1. A Framework for Government Research and Development. Green Paper — Cmnd 4814: H. M. Stationary Office, 1971. — 2. Chain, E. B.: Proc. roy. Soc. B. **179**, 293 (1971). — 3. Helmholtz, H. von: Vorträge und Reden Ed. 5. 1, 3 (1903). — 4. Shockley, W.: Les Prix Nobel en 1956, p. 100. Stockholm 1957.

Begrüßungsansprache des Vorsitzenden

SCHETTLER, G. (Med. Univ.-Klinik, Heidelberg)

Hohe Gäste!
Verehrte Ehrenmitglieder unserer Gesellschaft, meine Damen und Herren!

Zum 78. Kongreß der Deutschen Gesellschaft für innere Medizin heiße ich Sie herzlich willkommen. Seit 1882 versammeln sich die deutschen Internisten mit ihren Kollegen und Freunden aus dem Ausland alljährlich in Wiesbaden.

Hätten nicht die beiden Weltkriege mehrere Unterbrechungen erzwungen, so wäre in diesem Jahre eine runde Zahl zu feiern. 90 Jahre Deutsche Gesellschaft für innere Medizin — unsere Gesellschaft hat ein stattliches Alter erreicht! Sie ist einer der ältesten wissenschaftlichen Fachverbände in der Welt. Tradition verpflichtet. Wir wollen uns dessen bewußt bleiben.

Zahlreiche Gäste sind unserer Einladung gefolgt, und dafür danke ich Ihnen zugleich im Namen des Vorstandes und des Ausschusses.

Ein besonderer Gruß gilt dem Bundesminister für Bildung und Wissenschaft, Herrn Dr. von Dohnanyi, dem Bundesminister für Jugend, Familie und Gesundheit, Frau Käte Strobel, dem Präsidenten des Hessischen Landtags, Herrn Buch, und dem Vertreter der Landesregierung, Herrn Ministerialrat Dr. Karl. Ich begrüße Herrn Generaloberstabsarzt Dr. Daerr, Inspekteur des Sanitätsgesundheitswesens im Bundesverteidigungsministerium, den Präsidenten der Deutschen Bundesärztekammer, Herrn Kollegen Fromm, die Präsidenten und Deligierten der Landesärztekammern Hessen, Rheinland-Pfalz, Niedersachsen, Baden-Württemberg, Berlin und Bayern. Willkommen heiße ich die Vertreter der Ärztlichen Standesorganisationen, insbesondere des Hartmannbundes, des Verbandes der niedergelassenen Ärzte NAV, der Berufsverbandes der Praktischen Ärzte und Allgemeinmedizin, sowie der Kassenärztlichen Vereinigung.

Der Stadt Wiesbaden, vertreten durch Herrn Oberbürgermeister Schmitt, dem Vorsteher der Stadtverordnetenversammlung, Herrn Krekel, und Herrn Polizeipräsident Dr. Ender gilt unser besonderer Dank, auch für die Erfüllung der seit langem vorgetragenen Wünsche zur Gewinnung weiterer Vortragssäle. Wir hoffen, daß die im Schnellverfahren eingerichteten Provisorien bald durch eine dauerhafte Neugestaltung abgelöst werden. Herzlich willkommen heiße ich unsere Ehrenmitglieder, die Herren Budelmann, Henning, Hittmeier, Hoff, Jacobi, Knipping, Schoen, Voit, Waldenström und Wollheim. Die Herren Bennhold und von Kreß sind wegen Krankheit verhindert. Sie haben uns Grüße übermittelt. Die Herren Bodechtel und Brednow sandten Grußtelegramme. Dankbar vermerken wir die Anwesenheit des Vorsitzenden der Deutschen Gesellschaft für Chirurgie, Herrn Professor Linder, des Vorsitzenden der Deutschen Gesellschaft für Pathologie, Herrn Professor Doerr, und vor allem des Präsidenten der Deutschen Forschungsgemeinschaft, Herrn Professor Speer. Wenn Sie die stattliche Zahl der angemeldeten Vorträge beachten, so sind sie fast ausschließlich durch die Hilfe der DFG ermöglicht worden. Auch wir Internisten erkennen dies dankbar an.

Zu danken habe ich den zahlreichen Referenten und Vortragenden, die in diesem Jahre zahlreich aus dem Ausland — eingeladen oder spontan — zu uns gekommen sind, an ihrer Spitze Sir Hans Krebs/Oxford, der den Festvortrag übernommen hat. Wir weichen damit im Programm von den bisherigen Eröffnungsveranstaltungen ab. Es scheint mir in der heutigen Zeit wichtig, über Sinn und Verantwortung in der Forschung das Urteil eines weltweit anerkannten Wissenschaftlers zu hören, welcher den Wandel des Wissenschaftsverständnisses in den letzten 4 Jahrzehnten miterlebte und seine eigenen, sehr speziellen Erfahrungen sammelte. Ich hatte noch einen anderen Grund, Sir Hans Krebs einzuladen. Er ist der Schüler jenes Kollegen, der 1933 zum Vorsitzenden unserer Gesellschaft gewählt war, aber — wie es im Protokoll heißt — satzungsgemäß im Jahre 1934 ausschied, ohne den Vorsitz geführt zu haben: Professor Dr. Leopold Lichtwitz/ Altona. Mit der Einladung seines bedeutendsten Schülers wollen wir jenen Mann ehren, dem die innere Medizin Außerordentliches verdankt.

Wie gern hätte ich unsere Mitglieder aus der DDR begrüßt! Lag die Erwartung doch nahe, daß die Verhandlungen zwischen der Bundesrepublik und der DDR unseren Kollegen von drüben die offizielle Teilnahme gestatten würden. Meine entsprechenden Schreiben vom 26. Oktober 1971 an den Minister für Gesundheitswesen der DDR und an den Minister für das Hoch- und Fachschulwesen der DDR, den Mitgliedern unserer Gesellschaft, darüber hinaus aber den international anerkannten Wissenschaftlern der DDR als Referenten unserer Verhandlungsthemen die Reise zu erlauben, wurden vor 4 Tagen telegrafisch dahingehend beantwortet, daß eine Delegation unter Leitung unseres Mitgliedes Sundermann/Erfurt an unserem Kongreß teilnimmt. Ihnen, meine lieben Kollegen, gilt ein besonders herzlicher Willkommensgruß! Wir grüßen in Ihnen alle jene Kollegen, die uns menschlich und fachlich verbunden geblieben sind und weiterhin bleiben. Heute bieten sich wissenschaftliche Veranstaltungen als Forum wiederaufzunehmender und neu zu knüpfender Verbindungen mit unseren Landsleuten an. Welche Gelegenheit wäre wohl geeigneter als Beweis humanitärer Gesinnung, als eine gemeinsame Arbeitstagung deutscher Ärzte aus Ost und West. Wir bitten auch jene Kollegen, die als Rentner zu uns kommen durften, und die wir herzlich willkommen heißen, unsere Grüße mit nach Hause zu nehmen.

Totenehrung

In tiefer Trauer gedenken wir der im letzten Jahr verstorbenen Mitglieder unserer Gesellschaft. Es sind dies:
Dr. Albert Autmaring, Herne
Dr. Hans Joachim Banse, Bad Oeynhausen
Dr. Erich Berthold, Bremen
Dr. Paul Biering, Hermsdorf/Thüringen
Dr. Eduard Bircks, Glehn bei Neuss
Prof. Dr. Peter Büchmann, Konstanz
Prof. Dr. Gerhard Denecke, Bad Neuenahr
Dr. Dr. Helmut Elbrechter, Düsseldorf
Dr. Werner Fischer, Stuttgart
Dr. H. Gertler, Heiligenstadt
Prof. Dr. Otto Götz, Stuttgart
Prof. Dr. Dr. Julius Grober, Sinzig-Bodendorf
Prof. Dr. Georg Haas, Gießen
Prof. Dr. Hubert Rudolf Habs, Frankfurt a. M.-Höchst
Dr. Johannes Hampe, Berlin-Spandau
Dr. Kurt Hanf-Dressler, Bergen-Enkheim
Dr. Hans von Hecker, Kassel
Dr. Gerhard Henkel, Oberstdorf
Dr. Hermann Hörner, Götzenhain
Dr. Herbert Jagdhold, Dresden
Dr. Bernhard Keitlinghaus, Hagen-Haspe
Dr. Elimar Kirchner, Salzhemmendorf über Elze/Han.
Prof. Dr. Walter Kittel, Wiesbaden
Dr. Richard Kühn, Bad Neuenahr
Dr. Horst-Rolf Krüger, Dresden

Dr. Elmar Meinke, Berlin
Prof. Dr. Otto Moog, Lübeck
Dr. Siegfried Müller, Halberstadt
Dr. Otto Nagel, Mölln
Dr. Wolfgang Nehb, Hamburg
Prof. Dr. Eberhard Perlick, Leipzig
Dr. Hans Pieper, Witten
Prof. Dr. Hans Rietschel, Würzburg
Dr. Heinrich Schmidt, Stuttgart
Dr. Theo Schwarz, Mannheim
Dr. Richard Sturm, Kaiserslautern
Dr. Georg Werner, Freiburg
Dr. Walter Winckelmann, Bayreuth

Erlauben Sie mir, daß ich, der Tradition folgend, einiger der verstorbenen Kollegen besonders gedenke:

Professor Peter Büchmann ist am 17. Juni 1971 verstorben. Als Schüler von Richard Siebeck hatte er nach langen Jahren fruchtbarer wissenschaftlicher Arbeit, vorwiegend auf dem Gebiete der Hämatologie an der Charité in Berlin und in Heidelberg, 1952 die Innere Abteilung der Städtischen Krankenanstalten in Konstanz übernommen. Der gebürtige Flensburger hat fast 2 Jahrzehnte trotz harter Schicksalsschläge in vorbildlichem Einsatz seinen Kranken gedient, die ihm mit seinen Kollegen der Bodensee-Gemeinden ein ehrendes Andenken bewahren.

Professor Dr. med. Dr. h.c. Julius Grober verstarb am 10. November 1971 in Bonn. Der Bremer Arztsohn hat ein enges Verhältnis zu seinem geliebten Jena gehabt. Unter Stintzing habilitierte er sich 1901, arbeitete dann an den Instituten für Tropenmedizin in London und Liverpool, übernahm die Essener Städtischen Krankenanstalten, bis er 1912 auf den Lehrstuhl für Pathologische Physiologie und Physikalische Therapie nach Jena berufen wurde. 1918 folgte er einem Ruf als Direktor der Medizinischen Universitätsklinik in Dorpat. 1925 ging er als Direktor des Instituts für Physikalische Therapie nach Jena zurück, wo er 1953 emeritiert wurde. Seinem Arbeitsgebiet, der Vergleichenden Zoologie, der Tropenmedizin und der Physikalischen Therapie, blieb er seit seinen Assistentenjahren treu. Auf zahlreichen Forschungsreisen hat er den Einfluß der Umwelt auf die Entstehung und den Ablauf von Krankheiten erforscht. 1965 wurde er Ehrenmitglied unserer Gesellschaft.

Professor Dr. Georg Haas verstarb am 6. Dezember 1971 im Alter von 85 Jahren. Der aus Nürnberg stammende wurde zunächst Assistent der Kieler Klinik, kam dann nach Gießen, wo er sich unter Geheimrat Voit 1916 habilitierte. Seine Grundkenntnisse in Pathologischer Anatomie und Physiologischer Chemie verhalfen ihm zu damals aufsehenerregenden Ergebnissen in der Behandlung der Urämie. So verdanken wir ihm elementare Arbeiten über die Hämodialyse, deren technische Verwirklichung erst 30 Jahre später möglich war. Professor Georg Haas stand der Medizinischen Poliklinik in Gießen über 30 Jahre vor. Die Gießener Fakultät und mit ihr viele seiner Schüler haben ihm für sein vorbildliches Wirken zu danken.

Professor Dr. Walter Kittel, verstorben am 11. November 1971 in Wiesbaden, gehörte als Schatzmeister dem Vorstand unserer Gesellschaft von 1955 bis 1967 an. Die meisten von uns werden sich dieser noblen Arztpersönlichkeit erinnern. Er begann sein Studium 1905 an der Kaiser-Wilhelms-Akademie für das Militärärztliche Bildungswesen. Im Ersten Weltkrieg war Kittel Truppenarzt und Chefarzt einer Sanitätskompanie, wurde danach in die Reichswehr übernommen, wo er 1932 zum Chef des Stabes der Heeres-Sanitätsinspektion berufen wurde. 1936 kam er als Wehrkreisarzt nach Wiesbaden. Nachdem er im Zweiten Weltkrieg von Anfang bis Ende im Felde stand, mußte er 1945 als Neurologe neu beginnen. Er wirkte 15 Jahre in der Praxis und erwarb sich hohes Ansehen in der Wiesbadener Ärzteschaft und in den Ärztlichen Standesorganisationen. Er wurde vom Verband der Ärzte Deutschlands mit der Hartmann-Thieding-Plakette ausgezeichnet. Unsere Gesellschaft ernannte ihn im Jahre 1967 zum Ehrenmitglied. Wir gedenken seiner in herzlicher Dankbarkeit.

Meine Damen und Herren, ich bitte Sie, sich zu Ehren der Verstorbenen von Ihren Plätzen zu erheben. Ich danke Ihnen.

Theodor Frerichs Preis 1972

Das Thema der preisgekrönten Arbeit lautet: Plasmalipoproteine bei Patienten mit Hyperthyreose: Isolierung und Charakterisierung eines abnormen High-Density-Lipoproteins.

Eingereicht wurde die Arbeit unter dem Kennwort „Leberwurst" von Priv.-Doz. Dr. med. Dietrich Seidel und cand. med. Heinrich Wieland, Medizinische Universitäts-Klinik Heidelberg.

Laudatio

Im Zusammenhang mit Untersuchungen zur Struktur und Funktion der Plasmaproteine ist es dem Verfasser der vorliegenden Arbeit gelungen, ein bisher nicht bekanntes Lipoprotein bei Patienten mit Hyperthyreose zu isolieren. Die Isolierung ist mit Hilfe einer Reihe aufwendiger Verfahren, die Ultrazentrifugation, Papierelektrophorese und immunologische Methoden umfaßt, eindeutig gelungen.

Ein besonderes Charakteristikum ist ein hohes Protein-Lipidverhältnis. Die Untersuchungen zeigen, daß die Schilddrüse nicht nur Synthese und Abbau der Plasmalipide, sondern auch den Transport im Plasma beeinflußt. Der Nachweis dieses Lipoproteins hat eine wesentliche theoretische Bedeutung, vermag aber auch einen Beitrag zur Diagnostik der Hyperthyreose zu leisten, zumal nach Normalisierung der Stoffwechselfunktion das hier erstmals charakterisierte Lipoprotein nicht mehr nachweisbar ist.

Eröffnungsansprache des Vorsitzenden

SCHETTLER, G. (Med. Univ.-Klinik, Heidelberg)

Meine Damen und Herren!

Dem Gesundheitswesen kommt in unserem Staat eine immer größer werdende Bedeutung zu. Soziale, wirtschaftliche und politische Faktoren haben die ärztlich-menschlichen und ethischen Probleme in dieser Zeit offensichtlich zurückgedrängt. Damit ist die Gefahr heraufbeschworen, rationelle, technokratische und politische Überlegungen den eigentlichen Aufgaben des Arztes, dem Fürsorgen und Heilen, überzuordnen. Es ist daher heute wichtiger denn je, das Selbstverständnis des Arztes, seine Aufgaben und Ziele, damit seine Stellung in der Gesellschaft, zu definieren. Ich werde versuchen, dies an den vordergründigsten Fragen der Krankenversorgung in Praxis und Klinik zu tun. Probleme der Ausbildung und Weiterbildung, der Strukturen und Organisationsformen sind damit eng verbunden. Es wird zu untersuchen sein, welche Kräfte heute in der Krankenversorgung wirken, welche Ziele angesteuert werden und welche Aspekte sich daraus für die Zukunft auch unseres Faches ergeben.

Erlauben Sie mir zuvor einige Hinweise auf das Kongreßprogramm.

Bemerkungen zur Thematik des Kongresses

Einem vielfach geäußerten Wunsche der Kollegen entsprechend wurde erstmals der Versuch gemacht, ein breit gefächertes Programm für die wissenschaftliche *Fortbildung* getrennt von der *Grundlagenforschung* durchzuführen. Unser Kongreß hatte seit eh und je die Aufgabe, dem praktisch tätigen Internisten neue Kenntnisse zu vermitteln, und er ist daher im eigentlichen Sinne ein Fortbildungskongreß auf hohem wissenschaftlichen Niveau. Die Entwicklung zahlreicher Forschungseinrichtungen und die von der Grundlagenforschung mitbestimmten Themen der Klinischen Forschung brachten es mit sich, daß sich auch unter den Internisten kleine und sehr spezifische Arbeitsgruppen bildeten, die ihre eigene Sprache sprechen. So wurde in den letzten Jahren versucht, Arbeitskreise zusammenzufassen, die nach Art von Symposien getrennt tagten. Unter der Leitung sachverständiger Vorsitzender wurde wertvolle Arbeit geleistet. Es ließ sich aber nicht vermeiden, daß hier Ergebnisse vorgetragen wurden, welche auf den Tagungen der Fachgesellschaften behandelt oder in den Zeitschriften bereits veröffentlicht waren. Andererseits wurden manche wichtigen Originalergebnisse Wiesbaden zugunsten speziellen Fachsymposien entzogen, auf denen auch die internationalen Spezialisten zugegen sind. Wir versuchten daraus Konsequenzen zu ziehen.

Dem Hauptsaal haben wir Themen der wissenschaftlich fundierten Fortbildung vorbehalten, welche den Internisten aller Richtungen und darüber hinaus auch den Spezialisten anderer Fachgebiete einen Überblick des Wissensstandes geben sollen. Wir wollen mit diesem Programm auch den Arzt für Allgemeinmedizin ansprechen, dessen Arbeit ja in immer stärkerem Maße intern-medizinisch bestimmt wird.

Trotz der angestrebten Praxisnähe blieb es nicht aus, daß früher manche Kollegen den Einführungsreferaten der Grundlagenforschung nicht folgen konnten. Es wurde daher angeregt, die Basisreferate auf wenige übergreifende Einführungsvorträge zu beschränken, welche Morphologie *und* Funktion behandeln. Wir haben dies berücksichtigt.

Um die Kommunikation mit ausländischen Wissenschaftlern zu verbessern, welche die deutsche Sprache nicht sprechen, haben wir in dem Programm der wissenschaftlichen Grundlagenforschung auch englische Referate angeregt, die zwischen die deutschsprachigen Vorträge eingebaut wurden. Die Referenten kommen aus 17 Ländern (Belgien, Kanada, Dänemark, Finnland, Frankreich, Großbritannien, Israel, Italien, Jugoslawien, den Niederlanden, Norwegen, Österreich, Schweden, der Schweiz, der UdSSR, Ungarn und den USA). Die Diskussion wird zwangsläufig in Englisch zu führen sein, und hier ergeben sich schwierige Aufgaben für die Moderatoren und Tagespräsidenten. Es war uns ein Anliegen, die ausländischen Gäste an die Ergebnisse der jüngeren Kollegen heranzuführen und umgekehrt diese direkteren Kontakte auch unseren Mitarbeitern zu vermitteln. Die internationale Wissenschaft bedient sich heute eben vorwiegend der englischen Sprache. Viele Spezialisten waren für unseren Kongreß nur durch eine solche Neuorganisation zu gewinnen. Wir sind uns der Risiken bewußt. Aus diesem Versuch wird man sicher Erfahrungen für die Zukunft sammeln können. Das gilt auch für die sog. stop-press-conference zur Mitteilung wichtiger neuester Forschungsergebnisse. Hierdurch sollen die langen Anmeldefristen wissenschaftlicher Vorträge überbrückt werden.

Wir haben uns ferner bemüht, den Kongreß von vornherein thematisch zu begrenzen und die freien Themen einzuschränken. Trotz dieser Reduktion wurden so viele Vorträge angemeldet, daß wir gezwungen waren, etwa ein Drittel zurückzuweisen, darunter wertvolle Beiträge. Dafür bitten wir um Nachsicht. Eine Sachverständigenkommission hat sich die Auswahl nicht leicht gemacht. Generell hat die Zahl der eingesandten Manuskripte von Jahr zu Jahr zugenommen. Es wäre zu begrüßen, wenn die Forschergruppen selbst eine kritische Vorauswahl treffen würden. Herr Krebs hat ja soeben über die Effizienz von Forschung und Publikationen gesprochen. Multum ist besser als multa!

Auf die Hauptthemen gehe ich hier im einzelnen nicht ein. Nach Häufigkeit und Bedeutung der in der Praxis zu behandelnden Krankheiten haben wir Fragen der Krebskrankheiten und der arteriellen Verschlüsse sowie die höchst aktuellen Probleme des plötzlichen Herztodes zur Diskussion gestellt. Für die Praxis bestimmt sind auch die beigeordneten Rundtischgespräche, welche ergänzt werden durch das gesellschaftlich wichtige Thema der Rauschmittelsucht. Am Rundtischgespräch über die Kommunikation zwischen Praxis und Klinik beteiligen sich hoffentlich viele Kollegen aus dem Auditorium. Schließlich sind Themen der Cytologie in ihrer Bedeutung für die Diagnose innerer Krankheiten ausgewählt. Das Leitthema des Programms der wissenschaftlichen Grundlagenforschung ist die *Molekularbiologie*. Herr Kollege Grosse-Brockhoff hatte im letzten Jahre den Wandel von der Organpathologie zur Molekularpathologie angesprochen. Diese schwierigen, alle Sparten der Medizin betreffenden Fragen werden von Sachkennern, darunter Mitglieder der Max-Planck-Institute und internationaler Forschungsinstitute unterstützt. Das am Donnerstagmorgen beginnende Programm über die molekularbiologischen Grundlagen der Lipoproteinosen wird in einem Symposium der Europäischen Atherosklerosegruppe mit einer Forschungsgruppe für Diabetes fortgesetzt.

Angeregt haben wir eine gemeinsame Veranstaltung mit dem Berufsverband der Internisten, welche nach dem offiziellen Schluß des 78. Kongresses Fragen der Früherkennung in ihrer Auswirkung auf Prävention und Rehabilitation innerer Krankheiten behandeln wird. Die Ergebnisse dieser Gespräche sollen den Teilnehmern frühzeitig ausgehändigt werden.

Ich komme nun zu den eingangs aufgeworfenen Fragen:

Die Ausbildung zum Arzt

Sie wurde durch die Approbationsordnung 1971 reformiert. Das vorklinische und klinische Studium werden besser koordiniert, die Basisfächer in die Klinik integriert, das klinische Studium wird in drei Abschnitten durchgeführt. Die Abschnitte „Klinische Grundlagenfächer" und „Spezialfächer" werden, wie die vorklinischen Fächer durch schriftliche Examina abgeschlossen. Am Ende des dritten klinischen Abschnittes, dem Internatsjahr, folgt eine mündliche Kollegialprüfung. Nach erfolgreichem Abschluß wird die Approbation erteilt. Die Realisierung der anspruchsvollen und aufwendigen Reformen wird nicht zuletzt davon abhängen, welche Mittel von Bund und Ländern bereitgestellt werden. Der Ausbau der bisherigen Lehrstätten wird sicher nicht genügen, sondern es werden zahlreiche neue Ausbildungsplätze einzurichten sein. Die Bereitschaft der Krankenhausträger und Krankenhausärzte zur Durchführung akademischer Lehrveranstaltungen wird auch davon abhängen, wie sich die Lehraufgaben mit denen der Krankenversorgung vereinbaren lassen. Die 1957 hier in Wiesbaden formulierten Forderungen der Lehrstuhlinhaber der inneren Medizin sind in der neuen Approbationsordnung 14 Jahre später größtenteils realisiert worden. Das sind:

Wesentliche Verstärkung des praktischen Unterrichts, Durchführung von Kursen, Seminaren, Konferenzen mit kleinen Teilnehmerzahlen, Neuordnung des sog. Bettenschlüssels, wobei auf die mehrfachen Aufgaben der Universitätskliniken in Krankenversorgung, Lehre und Forschung hingewiesen wurde. Bemängelt wurden seinerzeit: Überforderung dieser Kliniken, aber auch der Institute durch zu große Studentenzahlen und unangemessen geringe Zahl des Personals, fehlende räumliche Voraussetzungen für Kurs- und Aufenthaltsräume sowie Übernachtungsmöglichkeiten für Studenten in der klinischen Ausbildung, ungenügende Präsenzbüchereien, Lesesäle, Schreibzimmer und vor allem Untersuchungsboxen. Gefordert wurden die Koordination der einzelnen Fächer und Studienpläne für sinnvolle Studentenzahlen. Der Medizinische Fakultätentag hat in den letzten Jahren die Materialien für die Durchführung der neuen Approbationsordnung erarbeitet. Ein ganz großes Anliegen ist die Schaffung einer Medizinischen Ausbildungsstätte nach dem Campus-System. Die Studenten sollten nicht nur im Internatsjahr mit den Kranken in der Krankenhausgemeinschaft leben. Warum sollte nicht eine Modelleinrichtung auch in der Bundesrepublik möglich sein? Warum nicht auf private Initiative? Die Stiftung Rehabilitation Heidelberg-Langensteinach bietet sich hierfür z. B. an. Neben den benötigten Personal- und Sachmitteln erfordern Unterricht, Planung und Koordination die Einrichtung neuer Fakultätsgremien. Sie haben neue Lehr- und Lernmethoden bis zum programmierten Unterricht zu entwickeln, die den Studenten die Selbstkontrolle des Wissensstandes erleichtern und gleichzeitig den Erfolg des Lehrers beurteilen lassen. Die Studenten sollen in diesen Kommissionen wichtige Funktionen ausüben. Das Gebiet der Hochschuldidaktik ist bisher bei uns vernachlässigt worden. Das gilt auch für die Ausarbeitung objektiver Prüfungskataloge zur Durchführung schriftlicher Examina. Wir werden hier auf ausländische Erfahrungen, etwa des National Board of Examiners, zurückgreifen können, in welchem Pädagogen, Psychologen und Mediziner zusammenarbeiten. *Das ist Hochschulreform!*

Die Forderung nach Aufhebung aller Examina, von Mitgliedern der Basisgruppen beim Hearing des Bundesgesundheitsministeriums am 3. Februar 1970 und anderenorts immer wieder vorgebracht, ist für die Medizin schlechthin utopisch und unverantwortlich. Wenn man schon auf Pflichtkollegs und Präsenznachweis verzichtet, so sind Leistungskontrollen unerläßlich. Die amerikanischen Elite-Universitäten wie Duke oder Cleveland, überlassen dem Studenden völlig, was oder wen er hören will, aber nach jedem Studienabschnitt erfolgen harte Prüfungen. Der Student kann sie bei Nichtbestehen einmal wiederholen, scheidet aber bei erneutem Mißerfolg aus. Interessant ist, daß gerade dort die Nachfrage nach Studienplätzen außerordentlich groß ist, obwohl der Student erhebliche Kosten aufwenden muß. Wichtig auch für die Gestaltung des Unterrichts ist die Neuordnung der Lehrkörperstruktur, die im Bundesrahmengesetz vorgesehen ist. Am akademischen Unterricht sollten sich jedoch nicht allein die Hochschullehrer beteiligen, sondern es müssen viel intensive Versuche gemacht werden, die Kollegen der Praxis in die studentische Ausbildung einzubeziehen. Das ist leichter gesagt als getan. Dies wird eine besondere Aufgabe der Polikliniken neuen Stils sein, welche in Zusammenarbeit mit den Praktikern aller Fachrichtungen der medizinischen Ausbildung neue und so dringend benötigte Impulse geben können. Wenn man der deutschen Hochschulmedizin oft mit Recht den Vorwurf machte, sie sei zu wenig praxisnahe, so bietet die neue Approbationsordnung gute Möglichkeiten und Ansätze, dies zu verbessern. An verschiedenen Universitäten werden bereits erfolgreiche Lehrveranstaltungen von Praktikern durchgeführt. Die innere Medizin hat hier eine zentrale Bedeutung. Wenn die Zusammenarbeit zwischen Praxis und Klinik dadurch auf eine neue Basis gestellt wird, so werden sich daraus auch positive Rückwirkungen für die ärztliche Versorgung der Bevölkerung ergeben.

Das Leistungsprinzip in der ärztlichen Ausbildung

Die studentische Linke läuft auch dagegen Sturm. Die vom Gesetz vorgeschriebenen Leistungsnachweise sollen abgeschafft und z. B. durch Diskussionen abgelöst werden. Die Lernzielkataloge sollen durch studentische Gruppen entscheidend beeinflußt werden. Dies ist nicht etwa auf die Fachbereiche der Politologen oder Soziologen beschränkt, sondern derartige Forderungen wurden auch bereits von Medizinischen Fachschaften erhoben. An einigen Fakultäten wurde versucht, sie mit Gewalt durchzusetzen. Vorlesungsstreik, Sprengung von Klausuren, Ablehnung von Testaten, Go-ins und Teach-ins mit oder ohne Gewaltanwendungen wurden verschiedentlich berichtet, u. a. aus Berlin, Hamburg, Erlangen, Heidelberg, Freiburg, Köln, Frankfurt. Solange der Gesetzgeber in seiner Approbationsordnung von jedem Medizinstudenten genau vorgeschriebene Mindestleistungen verlangt, können Fachbereiche diese Mindestforderungen nicht durch Mehrheitsbeschluß reduzieren. Wiederholt wurden auch im Bereich der Medizin Hochschullehrer, die ihren gesetzlichen Verpflichtungen im Ausbildungs- und Prüfungswesen nachkommen, studentischem Terror ausgesetzt. Hilfe von den Gerichten oder vom Staat wird ihnen in der Regel nicht gewährt. Was nützen aber die feierlichen Bekenntnisse zum Leistungsprinzip von seiten der verantwortlichen Politiker, wenn es in der täglichen Arbeit nicht gewährleistet wird? Auch wenn verhältnismäßig wenige Vorlesungen gestört werden, wenn sich daran nur wenige Studenten beteiligen, so sollte nicht die allgemeine Verunsicherung unterschätzt werden. Man vergesse ferner nicht, daß Ruhe sich vor allem da wieder eingestellt hat, wo klassenkämpferische oder andere marxistische Ziele bereits erreicht wurden. Manche Fachbereiche in Berlin sind hierfür traurige Beispiele. Der Herr Bundesminister für Bildung und Wissenschaft von Dohnanyi hat das Leistungsprinzip im Bildungswesen kategorisch gefordert. Er hat darüber hinaus von der neuen Linken heftig angegriffene Maximen aufgestellt:

„Die Bildungspolitiker müssen selbst den Mut aufbringen, klar zu sagen, wo und warum sie das Angebot Bildung aus Überlegungen gesellschaftlichen Bedarf quantitativ und qualitativ abgrenzen wollen. Eine klare Antwort, gerade der Bildungspolitiker auf die *Bedarfsfrage* ist aber wichtig für die Überzeugungskraft unserer Argumente und damit für das Durchsetzen notwendiger Reformen. Angesichts allgemeiner Finanzknappkeit bleibt auch für jede Ausgabe auf dem Bildungssektor die Bedarfsfrage politisch der kritische Test".

Er führte ferner in seinem Artikel in DIE ZEIT vom 20. August 1970 aus: „Im Augenblick sieht es daher so aus, als ob wir schließlich langfristig den Hochschulzugang nicht durch Abschlußnoten, sondern durch die Eingangsprüfung steuern müssen, und zwar ohne gesellschaftliche Entwicklungen rigide zu beschneiden. Über diese kritische Frage müssen wir in aller Offenheit diskutieren. Ähnliches gilt für die Länge der Studienzeit. Akademische Ausbildungsplätze sind teuer. Eine Medizinerausbildung kostet den Staat heute im Jahr 43000 DM. Studienplätze müssen also sinnvoll ausgenutzt werden. Da sie kostenlos nur begrenzt zur Verfügung stehen, ist unbegründete Studienzeitverlängerung unsozial gegenüber nachfolgenden

Jahrgängen und Steuerzahlern. Unbestritten: Erst Studienreform, dann Studienzeitbegrenzung."

Diese Feststellungen hat er im Februar 1972 erneut getroffen. Die neue Approbationsordnung bietet die Reformen für das Medizinstudium an. Werden sie realisiert, so ergeben sich die eben diskutierten Konsequenzen. Die Bundesrepublik kann nicht aus der Reihe tanzen, wenn die Ausbildungsordnungen aller Kulturstaaten vom Leistungsprinzip und Nachweis der Effizienz ausgehen!

Bedarf an Ärzten und Zulassung zum Studium

Bekanntlich hat die Bundesrepublik eine große Arztdichte. In Berlin kommt auf 391 Einwohner 1 Arzt, in Niedersachsen auf 775. Interessant ist, daß zwischen 1961 und 1969 die Zahl der hauptamtlichen Krankenhausärzte um 9% zugenommen hat, während die Zahl der frei praktizierenden Ärzte seit 1962 bei etwa 50000 stagniert. 1961 zählte man 87 frei praktizierende Ärzte auf 100000 Einwohner. Infolge des Wachstums der Bevölkerung kamen 1969 auf 100000 Einwohner nur noch 82 Ärzte. Die absolute Zahl der praktischen Ärzte ist seit 1963 deutlich zurückgegangen. Fast die Hälfte der berufstätigen Ärzte ist älter als 50 Jahre, 62% der frei praktizierenden Ärzte waren 1968 über 50 Jahre alt. Nur 16% der niedergelassenen Ärzte sind jünger als 45. Für die Internisten fehlen mir entsprechende Angaben. Die in der Praxis Arbeitenden sind mit 5590 (1968) nur wenig stärker vertreten als die Krankenhausinternisten mit 4355. Der Rückgang der Zahl der frei praktizierenden Ärzte wurde nun verschiedentlich dem Numerus clausus der Hochschule angelastet. Es wurde wiederholt behauptet, daß die Zahl der Studienanfänger immer weiter zurückgehe. Es wurde befürchtet, in den nächsten Jahren müßten die Folgen dieses rigorosen Numerus clausus bemerkbar werden. Die tatsächlichen Zahlen geben keinen Hinweis für derartige Vermutungen. Nach einer sorgfältigen Erhebung der Westdeutschen Rektorenkonferenz wurde die seit 1960 rückläufige Tendenz aufgefangen. Im Studienjahr 1971/72 wurden an den Deutschen Hochschulen 6300 Humanmediziner zugelassen. Das sind dreimal so viel wie die Richtzahlen des Wissenschaftsrates vorsahen, der von einem jährlichen Nachwuchsbedarf von etwa 2000 ausging. Diese Zahl ist zweifellos viel zu niedrig. Immerhin sieht der Gesamtbildungsplan der Bundesregierung als Zielvorstellung für 1985 6000 Studienplätze für Humanmedizin vor. Diese Kapazität ist also heute bereits überschritten. Das sollte uns nicht hindern, weitere Studienplätze zu fordern. Die Zahl dieser Studienplätze wird aber nicht nur bestimmt von Einrichtungen der Vorklinik, sondern in erster Linie von der Zahl der für den Unterricht verfügbaren Lehrkräfte und nicht zuletzt von der Zahl der Patienten! Man sollte sich hier nicht von der Gesamtkrankenzahl eines Klinikums leiten lassen. Zahlreiche Patienten sind weder für den Unterricht geeignet, noch sind sie gewillt, sich zur Verfügung zu stellen. Das gilt vor allem für die praktischen Untersuchungskurse, die ja z. T. mit erheblichen Belastungen für den Patienten verbunden sind.

Es wird bei uns auch in Zukunft so sein, wie überall in der Welt: Nicht jeder Studienbewerber für Medizin kann zugelassen werden. Im Wintersemester 1970/71 bewarben sich 11000, im Sommersemester 1972 9100 Studienwillige. Aus diesen Zahlen geht nicht hervor, wieviel Erstbewerber darunter sind. Es kann angenommen werden, daß sich zwei Drittel der Gesamtzahl schon einmal beworben haben. Es ist anzustreben, die Zulassung für vorklinisches und klinisches Studium getrennt zu erfassen. Wesentlich ist ferner die Berechnung der Effizienz nach Studiendauer und erfolgreichem Abschluß. Nach der Zahl der erteilten Approbationen darf man pro Jahr derzeit ca. 5500 Ärzte annehmen. Damit ist der Bedarf gerade gedeckt. Man muß aber davon ausgehen, daß er weiter ansteigen wird. Die moderne Medizin ist komplizierter und aufwendiger geworden, das Gesundheitsbewußtsein der Menschen ausgeprägter, neue Schwerpunkte haben sich gebildet, wie Früherkennung, Vorsorge- und Rehabilitationsmedizin. Nicht zu vergessen ist auch der viel höhere Bedarf an akademischen Lehrern.

Die Weiterbildung zum Facharzt

Seit 1882 ist immer wieder die Einheit der inneren Medizin beschworen worden. In Anbetracht der immer weiter greifenden Spezialisierung unseres Faches fragt es sich, ob der schlichte Facharzt für innere Medizin noch eine Chance hat, oder ob er durch den Subspezialisten für je eine von 16 bis 20 wissenschaftlichen Fachrichtungen abgelöst werden soll. Das wird insbesondere von Kollegen der großen Zentren angestrebt. Jeder ist sich darüber im klaren, daß solche Subspezialisten allein in der freien Praxis nicht existieren können. Selbst die bisher in Übereinstimmung mit der EWG definierten Fachärzte mit der Teilgebietsbezeichnung Gastroenterologie, Kardiologie, Lungen- und Bronchialheilkunde sind auf ein großes Einzugsgebiet angewiesen. Sie werden von den niedergelassenen Kollegen nur für spezielle Fragen herangezogen. Hämatologie, Gerinnungsstörungen, Rheumatologie und Physikalische Therapie, Endokrinologie, Nephrologie, Stoffwechselkrankheiten, Onkologie, Immunologie, Angiologie, Cytologie und Geriatrie müssen in den großen Zentren vertreten sein, doch lassen sich schon von der Organisation her diese Fächer *nicht* in eigenen Spezialstationen führen. Der Bedarf an Fachärzten für innere Medizin wird auch in Zukunft jenen an Subspezialisten erheblich überschreiten. Weitaus die meisten der eingewiesenen Kranken gehören nicht auf Spezialstationen. Beherzigen wir den Appell Ferdinand Hoffs, daß stets der ganze Mensch krank ist! Wir können daher nicht auf die *Kern-Zentralabteilung für Allgemeine innere Medizin* verzichten, welche auch den Hauptanteil der Facharztweiterbildung trägt, für die Koordination der Fachrichtungen unerläßlich ist und die Basis auch für die Subspezialisten darstellt. Es ist mir unverständlich, daß aus Kreisen der BAK die Tendenz geäußert wurde, die Universitätskliniken von der Facharztweiterbildung auszuschließen. Hat man das Gros unserer Klinikärzte hierzu befragt ? Auch die Weiterbildung wird durch die EWG beeinflußt werden. Wichtige Punkte sind die Qualifikationsmerkmale des Internisten, auch für die Freigabe der Niederlassung, und die Facharztordnungen. Der Facharzttitel muß mit einem vergleichbaren Leistungsstandard gekoppelt sein. Sicher wird sich die Frage nach dem *Facharztexamen* stellen, vor allem nach dem Beitritt Großbritanniens. Sie sollte uns nicht unvorbereitet treffen. Ich sehe mehr Vorteile als Nachteile in der Einrichtung eines solchen Examens, bin mir aber der Problematik bewußt.

Die Fortbildung des Internisten

Unser Kongreß ist ein Beispiel für die großen Fortbildungsveranstaltungen vom Typ Davos-Gastein-Grado, Karlsruhe, Nürnberg oder Berlin. Referate und Vorträge stehen im Mittelpunkt. Seminare, Praktika und Diskussionen werden immer aktueller, vor allem weil sie mit den für jeden Arzt daheim verfügbaren audiovisuellen Programmen konkurrieren. So wird der Stil der Fortbildungsveranstaltungen zu überprüfen sein. Für unser Fach müssen wir die klinische Weiterbildung intensivieren. Sie kann an jedem Krankenhaus betrieben werden, z. B. durch gemeinsame Visiten. Schwerpunkte bis zu Akademien im Sinne des angelsächsischen „postgraduate training" sollten gebildet werden. Hier sollten die Fortbildung auch für Krankenhausärzte, z. B. in Intensivmedizin, sowie Programme für Subspezialisten, angeboten werden. Sie können sinnvoll für die Weiterbildung von Funktionsschwestern, medizinisch-technischem Personal, Diätassistentinnen usw. genützt werden. Es wird zu überlegen sein, ob solche Kurse mit Zertifikaten auszustatten sind. Vom immer wieder postulierten Fortbildungs*zwang* halte ich nichts. Man wird dadurch das Leistungsniveau nicht verbessern.

Die Fachpraxis der Zukunft

In immer stärkerem Maße ist unter den Assistenten eine Tendenz festzustellen, lange Jahre oder möglichst auf Lebenszeit am Krankenhaus zu verbleiben. Mit 46500 Krankenhausärzten hat sich die Zahl seit 1961 verdoppelt. Dieser Drang zur Krankenhausmedizin und die Scheu vor der freien Praxis hat verschiedene Ursachen. Hierzu gehören in der Klinik die gewohnte Umgebung, die Verfügung über alle Hilfsmittel, die Arbeit im eingespielten Team, das damit verbundene geringere Risiko infolge geteilter Verantwortung, ferner die geregelte Arbeitszeit und Urlaubsvertretung. Manche Krankenhausärzte haben ferner Zweifel an der Leistungsfähigkeit der niedergelassenen Kollegen. Man kann gelegentlich sogar in der Anonymität der Klinik eine arrogante Überschätzung der eigenen Fähigkeiten feststellen. Die Scheu vor dem finanziellen Risiko der Niederlassung gab es immer. Dabei wurden aber gerade auf diesem Gebiet in den letzten Jahren durchaus beachtliche Unterstützungen und Anreize gewährt. Es wird ein Ziel auch der berufsständischen Arbeit sein müssen, die freie Praxis wieder attraktiver zu machen.

Wie wird die Praxis der Zukunft aussehen? Sie wird zu rationalisieren sein. Die mit der notwendigen Programmierung von Diagnose und Therapie, der Datenverarbeitung und modernen Kommunikation verbundenen Kosten können nur durch Zusammenarbeit aufgebracht werden. Gruppenpraxis und Praxisgruppen werden auch die Ansiedlung solcher Subspezialisten, die über die Ausbildungsbreite des ganzes Faches verfügen, erleichtern. Sehr aktuell ist die Forderung nach medizinisch-technischen Zentren, die vor allem von Sozialpolitikern erhoben werden. [Ich verweise auf die jüngsten Stellungnahmen von J. Doehring, H. J. Frank-Schmidt und F. Prill, E. Fromm, W. Hemmer, J. Mattern, G. Muhr; ,,Die Welt" 41, 11 (1972)]. Dadurch wird die freie Praxis niemals zu ersetzen sein. Sie hat in der Bundesrepublik einen durch Leistung erwiesenen festen Platz. Es ist ein Trugschluß, wenn man annimmt, daß durch die Einführung von Ambulanzen das Problem der ärztlichen Versorgung gelöst sei. Diesen durchsichtigen Argumentationen muß man entgegenhalten, daß Ambulanzen, noch dazu staatliche, absolut nicht rationeller oder effektiver arbeiten als der freie Praktiker. Hier muß nachdrücklich auf die bekannten Erfahrungen in Großbritannien und Schweden hingewiesen werden. Man vergesse nicht, daß mit der Zahl der in den Ambulanzen benötigten Ärzte auch der Bedarf am gesamten Hilfspersonal erheblich ansteigt. Hat man je darüber nachgedacht, warum Großbritannien jährlich 400 Ärzte durch Emigration verliert? In immer stärkerem Maße drängen Ärzte aus den Entwicklungsländern, insbesondere des Commonwealth, nach Großbritannien, das nach Oscar Gish (,,Die medizinische Emigration") ein Beispiel für das ,,chaotische Durcheinander im Gesundheitswesen der Welt" ist. Gish hält es für unsinnig, daß hunderte einheimischer Ärzte abwandern und durch überseeische Ärzte ersetzt werden, die in ihren Heimatländern fehlen. Im gleichen Zuge ist die Gewinnung ausgebildeter Schwestern aus Ländern der dritten Welt abzulehnen. Wurden sie durch Entwicklungshilfe gefördert, um dann aus ihren Heimatländern abgezogen zu werden? Der Einsatz dieser Schwestern ist nur vertretbar, wenn hiermit gleichzeitig eine intensive Weiterbildung verbunden ist. Dann sind auch die nicht unerheblichen Transportkosten zu verantworten. Indien und Pakistan erwägen bereits, ausgebildeten Schwestern, aber auch Ärzten, die Ausreise zu verweigern. Selbst in Universitätskliniken werden graduierte Schwestern, z. B. aus Korea oder Taiwan, vor allem aus sprachlichen Gründen weit unter ihrem Leistungsniveau beschäftigt.

Die Struktur der inneren Abteilungen

In der Bundesrepublik gibt es etwa 3600 Krankenhäuser mit ca. 700 000 Betten. 37% der Kliniken mit 56% aller Betten gehören der Öffentlichen Hand, etwa ein Drittel aller Kliniken und Betten werden von gemeinnützigen Stellen getragen. 27% der Kliniken mit 9% der Betten sind privat finanziert. Die Krankenhäuser haben sehr unterschiedliche Größen und Strukturen.

Die Deutsche Gesellschaft für innere Medizin und der Berufsverband der Internisten haben im letzten Jahre Empfehlungen zur Neugliederung der Inneren Abteilungen bzw. Medizinischen Kliniken ausgearbeitet. Die Grundeinheit einer großen Abteilung hat demnach etwa 100 bis maximal 150 Betten. Je nach Größe und Aufgabenbereich der Klinik werden ihr fachlich selbständige Abteilungen beigeordnet. Angesprochen werden ferner die Möglichkeiten des Belegsystems. Als durchgehendes Prinzip gilt die Erhaltung der Allgemeinen Inneren Medizin für alle Krankenhausstufen. Diese Ordnung halten wir aus ärztlichen, sozialmedizinischen, gesundheitspolitischen und aus wirtschaftlichen Gründen für notwendig. Wir glauben damit die Basis für moderne und funktionsgerechte Strukturen gelegt zu haben. Die Zielvorstellungen mancher Assistenten, die Krankenanstalten auf Stationsbasis mit dem nur sich selbst verantwortlichen Stationsarzt zu organisieren, sind nicht zu verantworten. Der junge Arzt wäre überfordert, wenn er als einzige Auflage die freiwillige Verpflichtung zum Konsiliarprinzip hätte. Wir können in der Krankenversorgung nicht von der Forderung nach abgestuften Verantwortungsbereichen abgehen. Wir stellen mit Befriedigung fest, daß der Gesetzgeber im Entwurf eines Krankenhausfinanzierungsgesetzes auf die Einarbeitung vorgeschriebener Strukturen verzichtet hat. Er erwartet von den Ärzteorganisationen sicher Vorschläge. Unsere Gesellschaft hat sie gemacht, die Deutsche Gesellschaft für Chirurgie wird eigene auf ihrer Jahrestagung diskutieren. Es scheint mir sinnvoll, mit den anderen Fachgesellschaften, den Standesvertretungen, Gesundheits- und Sozialpolitikern, Krankenhausträgern, Finanz- und Planungs-Sachverständigen Gruppen zu bilden, welche praktikable, moderne Vorschläge erarbeiten sollen.

Mit der Neugliederung der Abteilungen müssen Veränderungen der inneren Strukturen verbunden sein. Nach der Approbation soll der junge Arzt sich bald entscheiden, welche Laufbahn er einschlagen will. Er ist oft überfordert, weil er die Möglichkeiten gar nicht kennt. So ist die Einrichtung von Graduiertenstellen auch für die Medizin zu fordern. Auf diese Weise kann man die notwendigen Freiräume für die Forschung schaffen, aber auch die Entscheidung für die praktischen Fachrichtungen erleichtern. Die Ausbildungsstipendien, z. B. von der Deutschen Forschungsgemeinschaft, sind wertvolle Hilfen für den wissenschaftlichen Nachwuchs. Dann aber gibt es oft erhebliche Probleme: Eine sehr wichtige, eine unerläßliche Maßnahme wird es sein, die Ausbildungs- und Aufstiegsmöglichkeiten auch unserer jungen Mediziner zu verbessern und damit attraktiver zu machen. Für die großen Kliniken und speziell für die Universitätskliniken bedeutet das: Mehr gut bezahlte Stellen für Klinische- und Grundlagenforschung! Diese Stellen müssen dem qualifizierten Forscher auf Dauer und nicht etwa auf Zeit zur Verfügung stehen. Ich möchte die Berliner Regelung strikt ablehnen, auch in den klinischen Fächern Abteilungsleiter auf Zeit einzustellen, die dann nach Ablauf von 5 oder 7 Jahren verlängert werden können. Das verleitet zu personalpolitischen Pressionen der für die Einstellung und Verlängerung zuständigen Gremien. — Über die Hälfte ihrer Mitglieder sind nicht sachverständig! — und zwingt den Stelleninhaber zu Wohlverhalten gegenüber diesen Gruppen. Es ist auch eine nicht zu vertretende Geldverschwendung, wenn Hochschulspezialisten nach einigen

Jahren ausscheiden: Sie sollen groteskerweise ihre Stellung als Hochschullehrer behalten, ihre Position als klinische Abteilungsleiter aber verlieren.

Wenn man gleichzeitig fordert, die Stellen des sog. Mittelbaus auf Lebenszeit einzurichten, so wird die ganze Absurdität dieser Vorschläge sichtbar. Kostenüberlegungen werden heute offenbar in diesen Gremien nicht angestellt.

Notwendig ist auch die Neuordnung des Liquidationswesens im Krankenhaus, aber meines Erachtens nicht mit einer automatischen Beteiligung aller Ärzte, sondern nach den Prinzipien einer leistungsgerechten Abgeltung. Ich meine, daß der Schematismus der Mitbestimmungsparitäten bei der Verteilung gemeinsam verdienter Gelder nicht angewandt werden kann. Wir sollten uns um eine freiwillige Verpflichtung bemühen. Verbindliche Patentlösungen werden bei der Vielfalt bestehender Dienstverträge nicht zu finden sein. Ich empfehle die Einsetzung einer Kommission zur Erarbeitung von Leitlinien für mögliche Regelungen, wobei die vom Hamburger Senat gefundenen Lösungen ein beachtliches Modell sind.

Die Krankenversorgung an den Universitätskliniken

Unsere Krankenhäuser, auch die Universitätskliniken, müssen nach den vom Gesetzgeber geforderten betriebswirtschaftlichen Grundsätzen geführt werden. Universitätskliniken sind Großbetriebe mit jährlichen Betriebskosten von durchschnittlich 80 Millionen Mark, mit 3000 bis 4000 Bediensteten. Daraus ergibt sich die Notwendigkeit einer eigenständigen Personal- und Wirtschaftsverwaltung. Die gegenüber dem Aufwand für Forschung und Lehre unverhältnismäßig rascher steigenden Kosten für die Krankenversorgung verlangen die Trennung der Haushaltsposten, damit der Gesamtetat nicht verzerrt erscheint. Diese Vorstellungen sind in die Beratungen zum Hochschulrahmengesetz einbezogen worden. In dem bisherigen Entwurf ist ferner festgehalten, daß ärztliche Entscheidungen nicht zur Zuständigkeit von Gremien gehören. Selbstverständlich ist dies so zu verstehen, daß die Krankenversorgung keinesfalls von Gruppen organisiert werden kann, welche die notwendige Qualifikation nicht besitzen. Man muß darauf bestehen, daß die ärztliche Tätigkeit auch an den Hochschulkliniken und -instituten frei von ideologischen und politischen Einflüssen im Dienst einer optimalen Krankenversorgung ausgeübt werden kann. Die Unterstellung der ärztlichen Leitung und der Verwaltung unter viertel- bzw. fünftelparitätisch zusammengesetzte Gremien kann nicht hingenommen werden. Das bedeutet, daß die vom Gesetzgeber für die Festlegung der Forschungs- und Lehrprogramme vorgesehenen paritätisch zusammengesetzten Gremien nicht maßgeblich an der Organisation der Krankenversorgung beteiligt werden dürfen. Die Erfahrung zeigt, daß derartige Systeme nicht funktionieren können. Die Einrichtung derartiger Gremien wird von der sog. Bundesassistentenkonferenz gefordert. Am 19. März 1972 verabschiedete sie ihre Beschlüsse zur Organisationsstruktur für medizinische Fachbereiche. 5 bis 10 solcher Fachbereiche lösen die Kliniken und Institute ab. Der Fachbereichsrat ist das allseitige Entscheidungsorgan. Er besteht aus 6 bis 10, etwa drittelparitätisch bestimmten, Mitgliedern, unter ihnen 1 bis 2 berufenen Ärzten. Er entscheidet über alle Personalangelegenheiten, prüft die Einstellungsqualifikationen einschließlich der Berufungen, erstellt den Haushaltsvoranschlag und verteilt die Mittel. Klinikdirektoren und Oberärzte werden abgeschafft. Die Abteilungsleiter, auf Zeit vom Fachbereichsrat gewählt, beschränken sich auf die Koordination von Krankenversorgung, Forschung und Lehre und sind dabei immer auf die Zustimmung der gesamten Abteilungskonferenz angewiesen. Der Abteilungsleiter, z. B. für Neurochirurgie, Kardiologie oder Strahlentherapie, ist nicht weisungsberechtigt, sondern nur zum Konsilium verpflichtet. „In der Versorgung der Kranken tritt an die Stelle der tradierten Verantwortungshierarchie das diagnostisch-therapeutische Team" von Ärzten und Pflegepersonen. Die personengebundene Weisungsbefugnis entfällt. Entscheidungsebene in der Krankenversorgung ist das Stationsteam mit dem Stationsarzt, Schwestern, Pflegern, Sozialarbeiterinnen, Krankengymnastinnen usw. Ein sog. Direktorium, wiederum etwa drittelparitätisch mit Ärzten, Pflege- und nicht wissenschaftlichem Personal sowie Studenten besetzt, koordiniert im Auftrag des Fachbereichsrat „Räume, Betten und Geräte". Alles wird demokratisch abgestimmt, keine Gruppe hat die absolute Mehrheit. Immerhin wird der Stationsarzt auf eigenen Antrag vom Fachbereichsrat bestellt. Qualifikationsmerkmale sind nirgends fixiert. Diese Vorschläge sind keine Utopie, sondern sind u. a. bereits von der Fachgruppe Psychiatrie Heidelberg akzeptiert worden. Wer die Mehrheiten in Universitätsgremien einiger Länder kennt, muß diesen Vorstellungen eine Chance einräumen. Sie sind überdies nicht allein für die Universitätskliniken vorgesehen, sondern auch für die als Lehrkrankenhäuser in Aussicht genommenen. Ich meine, man soll nicht nur die Ärzte, sondern vor allem die Patienten auf diese Pläne aufmerksam machen. Wenn man noch die Forderungen der BAK kennt, die Universitätskliniken aus der Facharztweiterbildung auszuschließen, es dürfe dort keinen Arzt geben, der sich ausschließlich der Krankenversorgung widmen will, so weiß man, wohin die Reise gehen soll.

Der Gesetzgeber kann sich in den medizinischen Bereichen nicht auf den guten Willen der von ihm eingerichteten „Stände" zur Zusammenarbeit verlassen. Die Erfahrung der letzten Jahre zeigt, daß der Gesetzgeber nicht selten selbst an der beklagenswerten Polarisation, an den starren Fronten, schuld ist, wenn er in Lehre und Forschung die parlamentarische Demokratie einführt. Wir können nicht nachdrücklich genug davor warnen, sie auch in der Krankenversorgung zu praktizieren! Ausländische Ärzte und Wissenschaftler stehen solchen Modellen sprachlos gegenüber. Es gibt sie nirgendwo auf der Welt. Ich darf auf die Berichte aus dem Bundesministerium für Bildung und Wissenschaft und den Erfahrungsbericht des Bundestagsabgeordneten Gölter und Pfeifer über die studentische Mitbestimmung im Ausland verweisen. Man muß sich freilich genau darüber informieren, was die einzelnen Gruppen wollen. Wenn der Bundesminister für Bildung und Wissenschaft, Herr Dr. v. Dohnanyi, den Spartakus für den Krebsschaden an den Universitäten hält, so hat er dafür gewiß handfeste Gründe. Spartakus und politisch vergleichbare Gruppen haben aber nicht wenige der Studentenvertretungen und Fachschaften, auch der Mediziner, übernommen. Die an einigen Hochschulen auf Grund entsprechender Gesetze bereits bestehende Drittelparität mit gleichem Stimmrecht der Gruppen wurde vom Vorsitzenden des Bundestagsausschuß für Wissenschaft, Kulturpolitik und Publizistik, Herrn Kollegen Ulrich Lohmar, im Dezember 1968 wie folgt abgelehnt: „Die Forderung nach Demokratisierung ist eine politische Forderung", die nicht angelegt werden kann an eine Institution, die von der funktionalen Leistungsdifferenzierung abhängt. Leistung ist gebunden an Wissen und Erfahrung, und insoweit haben die Professoren ein natürliches Übergewicht gegenüber den Assistenten und erst recht gegenüber den Studenten. Es kann nicht das Ziel einer Hochschulausbildung sein, den Assistenten und noch mehr den Studenten das Recht zu geben, in diese ureigene Funktion der Hochschullehrer einzudringen und auf diese Weise, ohne das erforderliche Wissen und ohne die notwendige Erfahrung an Entscheidungen mitzuwirken, auf die sie nicht vorbereitet sein können. Wenn man trotzdem an dieser Forderung nach einer mißverstandenen Demokratisierung festhält, dann wäre sie nur zu begründen mit dem Gedanken, daß es eine Austauschbarkeit von Funktionen gebe, und zwar unabhängig von Wissen und Erfahrung. Diese bei Lenin angelegte Vorstellung ist selbst von den Kommunisten längst beiseite gelegt worden, weil sie undurchführbar ist. Und der Vergleich mit der berechtigten Forderung der Gewerkschaften nach Mitbestimmung ist abwegig. Der Gewerkschaftsbund ist nie auf den Gedanken gekommen, die Arbeitnehmervertreter zu je einem Drittel aus Lehrlingen oder Gesellen zu rekrutieren." Herr Professor Lohmar schreibt weiter:

„Im Grunde würde deswegen die Hinnahme der Forderung der Drittelparität oder auch nach einer Relation 5:3:2 bedeuten, daß man die Universitäten einer Umfunktionierung im Sinne der außerparlamentarischen Opposition ausliefert."

Inzwischen sind über 3 Jahre ins Land gegangen. Die verantwortlichen Bildungspolitiker sollten überprüfen, was von seinen bemerkenswerten Forderungen inzwischen im Hochschulgesetz eingegangen ist, was für das geplante Hochschulrahmengesetz zu berücksichtigen ist und welche Konsequenzen diese sog. Demokratisierung für die Krankenversorgung nach sich zieht und bedeuten kann. Hinweise auf diese, jeden Bürger angehenden Sachzwänge werden von interessierten Gruppen als „Geschäft mit der Angst" apostrophiert. Die Motive sind durchsichtig. Wir hoffen, daß Herr Kollege Lohmar auch als Vorsitzer der Ausschusses Bildung und Wissenschaft unter der Regierung der sozial-liberalen Koalition zu seinen Forderungen steht. Man soll uns Ärzten und Hochschullehrern nicht den Vorwurf machen, wir hätten angesichts einer vielerorts bereits eingetretenen Umfunktionierung oder Bedrohung geschwiegen. Derartige Vorwürfe wurden gegen die Hochschullehrer der 30er Jahre erhoben. Wir sind heute in einer ungleich besseren Situation, da die politische Lage mit 1933 überhaupt nicht vergleichbar ist. Es sind in der Tat heute Minderheiten, welche die Entwicklung auch auf dem Gebiet der Krankenversorgung — nicht nur an den Universitäten, sondern in allen Bereichen — ins Chaos zu steuern versuchen. Man muß die Parolen dieser Gruppen lesen und ernstnehmen. Man gebe sich keinen Illusionen hin, daß die klassenkämpferisch geprägten Studenten nach Abschluß des Staatsexamens oder mit erteilter Approbation nun gewandelt und geläutert seien. Auch hier gibt es bereits zahlreiche Beispiele, daß die Ziele gleich bleiben, wenn auch die Wege zu ihrer Durchsetzung verdeckter und verschlungener sind. Heute ist der Ruf nach Reformen überall zu vernehmen. Sie sind auch für die Medizin notwendig. Sie dürfen aber nicht zum Selbstzweck werden. Jeder Fortschritt muß vom Bestehenden ausgehen. Die Heilkunde als Praxis und Wissenschaft muß dieses Bestehende verbessern. Nützliche Reformen sind nur im Sinne von Edmund Burkes' Forderungen an einen guten Staatsmann zu vertreten, der das Geschick haben muß, zu bewahren und die Kraft, zu verbessern. Es gibt sehr viel in der Medizin unseres Landes, das erhalten bleiben muß. Das Gute unserer Sozialversicherung einschließlich der ärztlichen Versorgung darf nicht um der bloßen Veränderung willen aufs Spiel gesetzt werden. Der Drang nach Veränderung ist nicht selten mit Nivellierung und Verlust der Individualität verbunden. Wo aber steht die Heilkunde, wenn sie auf starke Vorbilder verzichtet, wenn die Persönlichkeit des seiner Aufgabe verhafteten Arztes, des überlegenen Forschers und des engagierten Lehrers als konservativer Popanz verschrien wird! Wer kann es den Älteren von uns verdenken, wenn sie im Widerstreit zwischen Idee und Gewalt, zwischen Glauben und Anmaßung verzagen, mutlos und enttäuscht aufgeben wollen! Die ärztliche Handlung muß immer erst unpolitisch sein. Der hilfsbedürftige Kranke ist zu versorgen, politisch neutral, unbeschadet eines Freund-Feind-Verhältnisses, ohne Reflexion und ohne moralische Wertung. So ist unser Auftrag zu verstehen. Bei unserer technisierten Lebensweise wird der einzelne Mensch weithin auf Schienen geführt, aber entscheidet doch in hohem Maß auch selber für sich. Die enormen Fortschritte der Wissenschaft und Technik bekommen der Heilkunde nicht immer gut. Die Ziele ärztlichen Handelns sind heute nicht wissenschaftlich anzusteuern, sondern mehr denn je sozial gesetzt. Die rein wissenschaftliche Medizin führt uns in eine Weltverlorenheit, wie sie Husserl lange vor der technischen Manipulation mit Computern, Transistoren, mit der Veränderung der genetischen Matrix, mit der hormonellen Steuerung der Fortpflanzung formuliert hat.

Die Medizin darf sich nicht als eine Technik der Biologie im Sinne Gerlachs verstehen, welche das Leben verkürzen oder verlängern kann, Geburt oder Sterben kontrolliert, das Bewußtsein verändert, die Persönlichkeitsstrukturen verwandelt. Die Heilkunde würde sich selbst in Frage stellen, wenn sie sich nicht der Forderung Immanuel Kants unterwürfe, daß der rein praktische Gebrauch der Vernunft in der Befolgung des moralischen Gesetzes besteht! „Das Wesentliche alles sittlichen Werts der Handlungen kommt darauf an, daß das moralische Gesetz unmittelbar den Willen bestimme" (Kritik der reinen Vernunft, I, I, 3). Das moralische Gesetz des Arztes aber fordert nach wie vor von uns nichts anderes als die jeweils größte Anstrengung, den Kranken, wer es auch sei, welchen Beruf er auch ausübe, zu schützen, zu pflegen und zu heilen. Das *ist* schon die Definition unserer „Stellung in der Gesellschaft." Wir können nicht die Moral unserer Tätigkeit von gesellschaftlichen Zwecken abhängig machen, das würde zu einer Perversion unserer Aufgabe führen. Sondern umgekehrt müssen wir festhalten, daß der gesellschaftliche Sinn des ärztlichen Handelns nur dann erfüllt wird, wenn wir diesem unserem „moralischen Gesetz" folgen. Daran kann kein Fortschritt in den Organisationen, Einrichtungen, Verfahrensweisen, Apparaten und Medikamenten etwas ändern. „Veränderung" ist eine Parole, die uns heute überall entgegenschallt: Es ist an uns, das Unveränderliche und *Unverrückbare* fest im Auge zu behalten.

ONKOLOGIE

Cancerogene Faktoren in der Umwelt

SCHMÄHL, D. (Institut für experimentelle Toxikologie und Chemotherapie am Deutschen Krebsforschungszentrum Heidelberg)

Referat

Untersuchungen der „geographischen Pathologie" sowie der Epidemiologie von Geschwulsterkrankungen in den letzten 2 Jahrzehnten haben das überraschende Ergebnis erbracht, daß die Tumorlokalisationen von Kontinent zu Kontinent, ja von Land zu Land sehr unterschiedlich sein können [1] (und Einzelliteratur bei [2]). Dafür einige fast schon klassisch gewordene Beispiele: Es war schon lange bekannt, daß in Tibet und Kaschmir die sog. „Kangri-Krebse" 84% aller Krebsoperationen ausmachten. Es handelt sich dabei um Brandnarbenkrebse des Leibes, die dadurch entstehen, daß im Winter Töpfe mit glühender Holzkohle, auf der Bauchhaut befestigt, getragen werden, welche zu chronischen Verbrennungen führen, die zusammen mit dem Ruß und Rauch des Holzkohlenfeuers zu Krebsbildungen Anlaß geben. — Das Magencarcinom tritt am häufigsten in Japan auf, am wenigsten bei der weißen USA-Bevölkerung. Die Unterschiede in der Frequenz verhalten sich 5:1. Aber auch innerhalb Japans ist die Magenkrebshäufigkeit nochmals wie 2:1 unterschieden. In der ganzen Welt verzeichnet man einen leichten bis mäßigen Rückgang der Magenkrebsmorbidität, nur in Japan nimmt diese Tumorart noch weiter zu. Es liegt nahe, daß dies spezifische Ursachen haben muß. — Ganz anders verhält sich dagegen die geographische Pathologie des Bronchuskrebses. Dieser Tumortyp tritt z. B. in Japan relativ selten auf, am häufigsten dagegen auf den britischen Inseln (Verhältnis 1:4). Auch das muß natürlich besondere Gründe haben. — In Assam sind 57% aller Malignome in den oberen Verdauungswegen lokalisiert, während bei der Landbevölkerung Bulgariens das Hautcarcinom mit 72% aller Tumorformen dominiert. — Ganz besonders deutlich ist der Unterschied bei der Frequenz des Mundhöhlenkrebses in Europa im Verhältnis zu manchen asiatischen Ländern (Indien, Ceylon, Thailand). Das Verhältnis ist etwa wie 1:35. 30% aller in diesen asiatischen Regionen auftretenden Geschwülste sind Mundhöhlencarcinome (in Europa 0,5 bis 1%). Als Ursache dieser Tumorart wird das in Asien häufig geübte Kauen von Betelnüssen in einer Rohtabakumwicklung angesehen, denn es erkranken praktisch nur „Betelkauer" an Mundhöhlenkrebs. — Innerhalb Afrikas ist die Relation Cervix- zu Korpuscarcinom extrem unterschiedlich (Tabelle 1). Auch hierfür werden exogene Einflüsse (z. B. Sexualhygiene) verantwortlich gemacht.

Tabelle 1. *Verhältnis von Korpuscarcinom zu Kollumcarcinom in einigen Regionen Afrikas* [Nach A. Huber, Med. Klin. **63**, 1136 (1968)]

	Ca. Corp. uteri : Ca. Coll. uteri
Ägypten	1: 0,1
Libyen	1: 0,7
Sudan	1: 4,0
ehem. brit. Ostafrika	1: 9,8
ehem. franz. Westafrika	1:11,3
Mozambique	1:15,2
Südafrika	1:44,7
Europa	1: 4—6

Die hier angeführten Beispiele, die noch beliebig ergänzt werden könnten, zeigen, daß exogene Noxen im weitesten Sinne, wie Lebensgewohnheiten und Bräuche, ganz bestimmte Krebsformen auszulösen vermögen. Bedenkt man die Bevölkerungsdichte Asiens, so wird evident, daß durch eine Sitte (oder Unsitte), nämlich das Betelkauen, viele Millionen Menschen einen gleichsam „spezifischen" Krebs, das Mundhöhlencarcinom, bekommen haben. Schließlich sei noch an ein Massenexperiment am Menschen in unseren Breiten erinnert, und zwar an die enorme Zunahme des Bronchuskrebses. Gleichgültig, ob man die Inhalation von Tabakrauch oder die Verschmutzung unserer Atemluft mit cancerogenen Substanzen als wesentlichsten kausalen Faktor annimmt, sicher ist, daß exogene chemische Noxen für diese Zunahme verantwortlich sind. Auf Grund der bisher summarisch und nur ganz kurz angedeuteten Fakten ist ein Teil renommierter Krebsforscher der Ansicht, daß der überwiegende Teil ($\sim$ 90%) [3] der Krebse beim Menschen auf exogene chemische oder physikalische Noxen zurückzuführen ist [4 bis 9], eine Ansicht, die ich ebenfalls teile.

Im folgenden soll an einigen Beispielen aufgezeigt werden, wie verbreitet cancerogene Substanzen in unserer Umwelt sind. Im Mittelpunkt der Betrachtungen sollen neuere Forschungen über „natürliche" Carcinogene sowie, im Hinblick auf das heutige Auditorium, potentiell carcinogene Arzneimittel stehen. Ferner wird auf eine bisher vergleichsweise nur wenig bearbeitete Forschungsrichtung, nämlich die diplacentare Carcinogenese, eingegangen werden. Zunächst sollen aber, gleichsam als pars pro toto für industriell bedingte Carcinogene und für höhere Polycyclen, einige Daten über das Vorkommen von 3,4-Benzpyren (BP) in unserer Umwelt vermittelt werden [2]. Dieser Stoff ist seit Mitte der 20er Jahre als stark cancerogen bekannt.

BP findet sich in der Atemluft, besonders in Großstädten in Konzentrationen bis zu 400 µg pro 1000 m^3. Bei Sonnenwetter sinken die Konzentrationen, da BP durch UV-Licht zerstört wird. Es wird durch den Rauch von Fabrik- und Hausschornsteinen sowie durch Autoabgase niedergeschlagen. In Liverpool fallen z. B. etwa 1000 Tonnen Ruß pro km^2 Boden im Jahr nieder. Schlecht adjustierte Verbrennungsmotoren können erhebliche Mengen an BP bilden, das dann durch den Auspuff nicht nur in die Luft gelangt, sondern auch in den Boden (mit wahrscheinlich jahrelanger Persistenz) und in Wasser eindringt oder auf Gräsern haften bleibt bzw. von den Pflanzen aus dem Boden aufgenommen wird, die dann unter Umständen vom Vieh gefressen werden und auf diesem Wege durch den Verzehr des Fleisches solcher Tiere mit dem Menschen in Kontakt kommen kann. BP kommt auch in Gemüsen und Salaten vor. Die Konzentrationen betragen bis zu 24 µg/kg. Waschen solchen Gemüses mit kaltem Wasser entfernt nur etwa 10% des Kohlenwasserstoffes. Der Verschmutzungsgrad hängt offenbar mit dem Standort des Gemüses (z. B. Autobahnnähe) und der Expositionszeit zusammen. Aber auch natürlicherweise soll BP in sehr kleinen Mengen in Pflanzen vorkommen und wachstumsfördernd wirken. In Backstuben und Räuchereibetrieben konnte BP — wenn auch nur in geringen Mengen — nachgewiesen werden. In Island, wo das Räuchern von Fischen und Fleisch intensiv betrieben wird, wurde geräuchertes Frischfleisch auf seinen Gehalt an BP untersucht und folgende Werte pro kg Fleisch gefunden: 1,3 µg in Hammelfleisch, 2,1 µg in Forellen, 0,5 µg in Kabeljau und 0,3 µg in Meerkarpfen. In gegrilltem Fleisch oder Fisch findet sich die Substanz im allgemeinen nur in geringen Mengen (0,1 bis 8,0 µg/kg), ausnahmsweise sind aber auch bis zu 50 µg nachgewiesen worden. Im Rauch eines Holzkohlengrills fanden sich nach dem Grillen von Speck BP-Werte bis zu 129 µg. Neben eiweißhaltigen Grundnahrungsmitteln (Fisch, Fleisch) konnte BP auch in Getreide bis zu 4 µg/kg und dementsprechend in Mehl und Brot bestimmt werden. Bei der Getreidetrocknung unter Einfluß von Rauchgas vermehrt sich der ohnehin schon vorhandene Gehalt an BP nochmals um ein Vielfaches. In Speisefetten und -ölen war die Verbindung in Konzentrationen zwischen 5 und 20 µg/kg zu finden. Die Substanz kommt aber nicht nur in Grundnahrungsmitteln vor, sondern auch in Genußmitteln wie Kaffee oder Tee (0,5 bis 4 µg/kg), Tabakrauchkondensat und Tabakrauch (1 µg/g Kondensat = 1 µg im Rauch von etwa 50 Zigaretten). Zechmeister sowie Mallet wiesen in Muscheln, die für den menschlichen Verzehr infrage kommen und die in Küstennähe an geteerten Pfählen ihren Aufenthalt hatten, BP nach.

Die Aufzählung dieser sicher nicht vollständigen Beispiele mag genügen, um zu zeigen, wie verbreitet BP und damit cancerogene Kohlenwasserstoffe in unserer täglichen Umwelt sind. Zusammenhänge zwischen der Sterblichkeit an Krebs bei Arbeitern bestimmter Industriezweige, die relativ viel mit BP in Kontakt kamen, werden diskutiert, zumal angenommen werden muß, daß die cancerogenen aromatischen Kohlenwasserstoffe für den Menschen ebenso carcinogen wirken wie für unsere Versuchstiere.

Die in der Umwelt nachgewiesenen Konzentrationen von BP in den verschiedenen Medien mögen als relativ gering erscheinen. Nach eigenen Untersuchungen [10] genügt jedoch schon bei Mäusen die zweimal wöchentliche Applikation von 2 µg BP, um nach einer Gesamtdosis von 300 µg (Induktionszeit = 75 Wochen) deutliche cancerogene Wirkungen zu beobachten ($\sim$ 40% der Versuchstiere entwickelten Plattenepithelcarcinome). BP ist demnach ein hoch wirksames Carcinogen.

Daß manche höhere aromatische Amine, wie z. B. 2-Naphthylamin oder Benzidin beim Menschen Blasenkrebs erzeugen können, darf als bekannt vorausgesetzt werden. In älterer und neuerer Zeit ist darüber so reichlich publiziert worden, daß ich es mir an dieser Stelle ersparen möchte nochmals auf diese Dinge einzugehen. Erwähnt soll aber werden, daß es durch gewerbehygienische Maßnahmen in den letzten Jahren gelungen ist, die Häufigkeit des Blasencarcinoms bei Arbeitern, die mit cancerogenen aromatischen Aminen berufsbedingt in Kontakt kommen, erheblich zu senken. Dies zeigt, daß eine Krebsprophylaxe grundsätzlich möglich ist.

Während früher vielfach die Meinung vertreten wurde, krebserzeugende Substanzen seien Abfälle unseres industriellen Zeitalters bzw. im Laboratorium aus akademischem Interesse synthetisierte Substanzen, haben neuere Untersuchungen im letzten Jahrzehnt gezeigt, daß auch natürlicherweise vorkommende Stoffe z. T. über beträchtliche carcinogene Wirkungen verfügen können. Solche Carcinogene können entweder in Pflanzen enthalten sein oder aber als Stoffwechselprodukte speziell von manchen Schimmelpilzen auftreten. Daneben können sie natürlicherweise im Wasser vorkommen, wie etwa Arsenik, oder in bestimmten Gesteinsarten, wie etwa Asbest.

In Tabelle 2 sind einige der wichtigsten natürlichen Carcinogene zusammengestellt. Ich habe dabei versucht, ihre Gefährlichkeit für den Menschen aus den bisher vorhandenen Daten abzuschätzen. Als sicher oder wahrscheinlich für den Menschen carcinogen wurden nur solche Stoffe eingeordnet, bei denen entweder klinische oder epidemiologische Daten (wie etwa im Falle des Arsens oder des Asbests) ihre carcinogene Wirkung bereits unter Beweis gestellt haben, oder aber, wenn die Substanzen an vielerlei Tierarten regelmäßig krebserzeugend wirkten. Von ganz besonderer Bedeutung für die Gefährdung des Menschen erscheinen mir die cancerogenen Mykotoxine. Da bestimmte Schimmelpilzarten vorwiegend von Aspergillus praktisch ubiquitär verbreitet sind, muß damit gerechnet werden, daß auch die verschiedensten Aflatoxine, die Stoffwechselprodukte von Aspergillus-Stämmen, ubiquitär in unserer Umwelt vorhanden sind. Tabelle 3 und 4 zeigen einige Beispiele des Vorkommens von Aflatoxinen in Lebensmitteln.[1] Besonders bemerkenswert ist, daß Aflatoxine bei täglicher Zufuhr von Dosen, die nur im µg-Bereich liegen, bereits carcinogene Wirkungen entfalten können. Auch eine transplacentare carcinogene Wirkung konnte bei ihnen beobachtet werden [2].

Starke carcinogene Wirkungen können auch bestimmte pflanzliche Produkte entfalten. Als Beispiel sei hier Pteris aquilina, ein Farnkraut, erwähnt. Türkische

Tabelle 2. *Naturstoffe, die auf Grund epidemiologischer Studien, kasuistischer Mitteilungen oder tierexperimenteller Untersuchungen als potentielle Carcinogene für den Menschen gelten müssen*

Krebserzeugende Wirkung natürlicher Carcinogene beim Menschen		
sicher/wahrscheinlich	möglich	nicht beurteilbar
Aflatoxine	Actinomycine	Calamusöle
Arsenik	Äthionin	Candida parapsilosis
Asbest	Griseofulvin	Claviceps purp.
Betelnüsse	Luteoskyrin	Elaiomycin
Cycas circinalis	Streptozotocin	Encephalortos Hildebrandt
Pteris aquailina	Tannine (epicutan)	Isocumarine
Pyrrolizidin-Alkaloide	Thioharnstoff	Krameria ixina
Tabak		Phorbol
		Protoanemonin
		Safrol
		Sanguinarin
		Solanum incanum
		Sterigmatocystin

Tabelle 3. *Aflatoxin B¹ in verschimmelten Lebensmitteln*
[Nach E. Hanssen, Naturwiss. 56, 90 (1966)]

Art des Lebensmittels	Schimmelart	µg/kg Aflatoxin
Christstollen	A. glaucus	100
Haselnußkerne	A. flavus	20 in 1 Kern
Landbrot	A. glaucus	10
Orangen	P. expansum	5; 25
	P. citromyces	50
Paranuß	A. flavus	5
Pfirsich	A. niger	5
Sesamsamen	M. mucedo	5
Speck	A. flavus	1000; 5000
Tomatenmark	A. flavus	20
Walnuß	A. flavus	20 in 1 Walnußkern
Weißbrot	P. glaucum	20
Citronen	P. digitatum	20; 30; 30

Untersucher beobachteten zuerst, daß Schafe, die auf Weiden grasten, auf denen dieses Farnkraut wuchs, in hohem Prozentsatz an Blasenkrebs starben. Rinder entwickeln nach Aufnahme dieses Farnkrautes Blasen- und Darmkrebs, das gleiche gilt für Ratten [2]. Die Aufklärung der chemischen Struktur des für die carcinogene Wirkung verantwortlichen Farnkrautinhaltsstoffes scheint kurz bevorzustehen. Pyrrolizidinalkaloide, die z. B. in Senecio jacobäa, dem Jakobskraut, vorkommen, erzeugen im Tierexperiment in hoher Ausbeute Leberkrebs. Da diese Pflanze in Afrika von bestimmten Negerstämmen zu Arznei- und Teezuberei-

---

[1] Soeben wurde mitgeteilt [29], daß das zur Käsezubereitung verwendete Penicillium camberti im Experiment carcinogen wirken soll.

tungen verwendet wird, ist in der Literatur diskutiert worden, ob das gerade in Afrika häufig auftretende primäre Lebercarcinom evtl. mit dem Genuß dieser Pflanze zusammenhängen könnte.

Als letztes Beispiel für carcinogen wirkende natürliche Stoffe soll Arsenik besprochen werden. Arsenik, das früher besonders im Wein- und Obstbau als Schädlingsbekämpfungsmittel verwendet wurde, kann beim Menschen Haut-, Leber- und Bronchuscarcinome erzeugen. In China und Argentinien wurde nun beobachtet, daß Menschen, die in solchen Gegenden wohnten, in denen ein natürlicherweise vorkommendes, besonders arsenhaltiges Wasser getrunken werden mußte, in weit höherem Prozentsatz an Krebs erkrankten als die sonstige Bevölkerung dieser Länder. Es liegt nahe, den hohen Arsenikgehalt des Trinkwassers für die erhöhte Krebsmorbidität und -mortalität verantwortlich zu machen [2].

Tabelle 4. *Zusammenstellung der Lebens- und Futtermittel, in welchen bisher Aflatoxine als spontan vorkommende ,,Begleitstoffe'' nachgewiesen wurden*
[Nach H. K. Frank, Therapiewoche 18, 1172 (1968)]

A. Getreide und daraus hergestellte Produkte
    Weizen   Reis
    Weichweizengrieß   Vollkornbrot
    Weizenmehl   (schimmlig)
    Mais   Makkaroni

B. Andere Samen und daraus hergestellte Produkte
    Erdnüsse   Soja-Öl
    Erdnußschrot   Baumwollsamenmehl
    Erdnußmehl   Kakao
    Erdnußmus   Kokosnuß
    Erbsen   Haselnüsse
    Erbsmehl-Trockenprodukt   Paranüsse
    Soja-Bohnen   Sesam

C. Andere Produkte
    Kartoffeln   Grünmehl
    Maniok   Tempeh
    Walzentrockenprodukt   ,,Milchsaures Müsli''
    Fischmehl   Sake
        Wein

Arsenik wird bei uns seit geraumer Zeit als Schädlingsbekämpfungsmittel nicht mehr verwendet, dagegen noch relativ häufig als Arzneimittel, speziell in der Dermatologie [11], und zwar bei praktizierenden Ärzten, nicht aber in Kliniken.

In Tabelle 2 über natürlich vorkommende Carcinogene finden sich auch einige Stoffe, die als Arzneimittel heute im Gebrauch sind. Arsen wurde bereits kurz besprochen. Ferner ist das Griseofulvin erwähnt, das zur Behandlung von Mykosen eingesetzt wird. Schließlich das Tannin, das heute noch gelegentlich bei der Behandlung von Durchfallerkrankungen zur Anwendung gelangt. Bei oraler Aufnahme des Tannins, z. B. in Tee, ist eine gesundheitsschädigende Wirkung nicht zu befürchten, da diese Substanz vom Magen-Darmtrakt aus nicht resorbiert wird. Dagegen wurde beobachtet, daß bei der Therapie großflächiger Verbrennungen mit Tanninpuder bei den Verletzten schwere Leberschädigungen auftraten, die sich in Form der akuten gelben Leberdystrophie, der Lebercirrhose und gelegentlich sogar — als Spätstadium — im Lebercarcinom manifestierten. Experimentelle Untersuchungen des verstorbenen ungarischen Pathologen Korpassy [12] haben dann gezeigt, daß nach subcutaner Injektion von Tannin bei Ratten Leberkrebse entstehen können.

In Tabelle 5 sind einige heute im Gebrauch befindliche Arzneimittel dargestellt worden, die als potentielle Carcinogene für den Menschen zu gelten haben. Bei der Bewertung ihrer Gefährlichkeit für den Menschen bin ich nach den gleichen Gesichtspunkten vorgegangen wie beim Aufstellen der Tabelle 2. Lediglich Alkylantien vom Typ des Cyclophosphamids oder Thiotepa, d. h. Lostverbindungen oder Äthylenimine, ferner Arsenik sowie Procarbazin können heute für den Menschen mit Sicherheit oder hoher Wahrscheinlichkeit als carcinogen angenommen werden. Besonders den Alkylantien kommt bei der heutigen Therapie eine hohe Bedeutung zu, da diese Stoffe nicht nur bei der Krebstherapie verwendet werden, sondern in vermehrtem Umfang auch zur Behandlung von Autoimmunerkrankungen als Immunodepressiva. Lostverbindungen wirken bei Mensch und Tier mit Sicherheit krebserzeugend [13]. Wir konnten in unserem Arbeitskreis nachweisen, daß Lost- und Äthyleniminverbindungen bei Ratten und Mäusen krebserzeugend wirken, und zwar bereits in Dosen, wie sie — auf kg Körpergewicht umgerechnet —

Tabelle 5. *Arzneimittel, die auf Grund experimenteller Untersuchungen oder kasuistischer Mitteilungen als potentielle Carcinogene für den Menschen gelten müssen*

Carcinogene Wirkung von Arzneimitteln für den Menschen		
sicher/wahrscheinlich	möglich	unwahrscheinlich/nicht beurteilbar
Alkylantien (Lost-Derivate, z. B. Cyclophosphamid, Äthylenimine, z. B. Thio-tepa) Arsenik Procarbazin	Chinolinderivate Diäthyl-stilboestrol (transplacentar) Griseofulvin Halogenierte Paraffine Hydandoinderivate Lysergide Nitrofuranderivate Phenacetin Phenylbutazon Teersalben Thiouracile Urethan	Antimetabolite Cyclamat Eisendextran Hexamethylentetramin INH Kaliumperchlorat Lactame Polyvinylpyrrolidon und ähnliche Plasmaexpander Pronethalol Tannin (orale Gabe)

auch in der Klinik beim Patienten angewendet werden [13, 14, 15]. Dabei genügte die nur fünfmalige Applikation solcher Stoffe in 14tägigem Abstand, um nach einer Induktionszeit von etwas mehr als einem Jahr bei den so behandelten Tieren Krebs zu erzeugen. Die nur kurzfristige Applikation wurde und wird aber besonders in der Chirurgie als postoperative Chemoprophylaxe empfohlen. Wir haben die Forderung aufgestellt [13], derartige Arzneimittel nur dann in der Therapie zu verwenden, wenn eine vitale Indikation für ihren Einsatz besteht. Darunter werden in der inneren Medizin selbstverständlich sämtliche Tumorerkrankungen, die der Internist zu behandeln hat, verstanden. Dagegen sollte bei der Behandlung von Immunopathien überlegt werden, ob nicht möglicherweise auf alkylierende Substanzen vom Lost- und Äthylenimintyp verzichtet werden kann, um stattdessen die wahrscheinlich harmloseren Antimetabolite einzusetzen [13, 14]. Es liegt auf der Hand, daß man besonders bei Jugendlichen mit der Anwendung carcinogener Pharmaka mehr als zurückhaltend sein sollte — die vitale Indikation natürlich ausgenommen.—

Ein besonders instruktives Beispiel, wie vorsichtig man in der Bewertung möglicher carcinogener Gefahren durch Arzneimittel sein sollte, ist das INH.

---

[1] Die in der letzten Spalte der Tabelle 5 aufgeführten Therapeutika wurden meist auf Grund experimenteller Untersuchungen verdächtigt, krebserzeugend wirken zu können.

Diese Substanz erzeugt lediglich bei Mäusen in hohem Prozentsatz neben Lymphomen Lungenadenome und gelegentlich Alveolarzellcarcinome dieses Organs [2]. Versuche an Ratten und Hamstern verliefen negativ. Aus diesem Grunde habe ich die Substanz auch unter der Spalte „wahrscheinlich nicht carcinogen für den Menschen" eingestuft, weil lediglich positive Befunde bei einer einzigen Tierart vorliegen. Es ist nun aber schwierig, vorauszusagen, ob der Mensch in seiner Reaktionsweise für einen bestimmten Stoff mehr der Maus oder mehr der Ratte oder dem Hamster ähnelt. Andererseits verfügt das INH über derartig segensreiche und unvergleichbare therapeutische Wirkungen, daß auf seinen Einsatz keinesfalls verzichtet werden kann. Die therapeutische Wirkung und die potentiellen Risiken müssen also in jedem Einzelfall gegeneinander abgewogen werden. Im Falle des INH dürfte es kaum einen Zweifel darüber geben, daß die starken therapeutischen kurativen Wirkungen evtl. potentielle Risiken überdecken, zumal umfangreiche statistische Untersuchungen ergeben haben, daß das INH beim Menschen nicht krebserzeugend zu sein scheint [16, 17].

Ein weiteres Beispiel, das kurz diskutiert werden sollte, ist das Phenacetin. Diese Substanz ist bekanntlich in vielen Schmerzmitteln enthalten. Von Schweizer Untersuchern wurde erstmalig vor Jahrzehnten darauf aufmerksam gemacht, daß zwischen Phenacetin-Abusus und tödlich verlaufenden interstitiellen Nierenerkrankungen ein Zusammenhang bestehen könnte.

Schwedische Arbeitsgruppen haben nun in neuerer Zeit darüber berichtet, daß bei einigen Patienten, die einen Analgetika-Abusus in ihrer Anamnese aufwiesen, Nierencarcinome auftraten [18]. Es wurde daher der Verdacht geäußert, daß Phenacetin beim Menschen carcinogen wirken könnte. Eigene tierexperimentelle Untersuchungen, die schon vor 2 Jahrzehnten mit Phenacetin wegen seiner Ähnlichkeit mit dem früher als Süßstoff verwendeten Dulcin durchgeführt wurden, konnten bei Ratten eine krebserzeugende Wirkung von Phenacetin nicht nachweisen [19]. Trotzdem muß es für möglich gehalten werden, daß der Mensch in diesem Falle sich empfindlicher als die Ratte verhält. Zumindest sollten die Warnungen der schwedischen Beobachter ernst genommen werden. Auffällig bleibt indessen, daß aus der Schweiz bisher derartige Beobachtungen nicht mitgeteilt wurden, denn gerade in diesem Lande hatte man ja dem Phenacetinproblem zuerst besondere Aufmerksamkeit geschenkt.

Zum Abschluß des Themas über carcinogen wirkende Arzneimittel soll noch das Diäthylstilböstrol behandelt werden. Diese Substanz ist ein synthetisches Oestrogen (4,4'-Dioxy-, β-diäthylstilben) und wurde vor Jahrzehnten in den USA, nicht aber in Europa und speziell in den deutschsprachigen Ländern, zur Behandlung drohender Aborte eingesetzt, und zwar ohne zusätzliche Gestagenmedikation. Von kanadischen und amerikanischen Kollegen wurde nun kürzlich mitgeteilt, daß Töchter solcher Frauen, die während ihrer Schwangerschaft mit Stilboestrol wegen eines drohenden Abortes behandelt wurden, an Adenocarcinomen der Scheide erkrankten [20]. Die Mädchen waren während ihrer Erkrankung zwischen 15 und 22 Jahre alt. Das Adenocarcinom der Scheide ist eine überaus seltene Tumorart, ganz speziell bei jungen Frauen. Es wurde daher daran gedacht, daß das Stilboestrol beim Menschen eine diaplacentare carcinogene Wirkung haben könnte, zumal aus dem Tierexperiment eine Reihe von Stoffen bekannt ist, die transplacentar carcinogen wirken. Wir haben in unserem Arbeitskreis Versuche begonnen, die zeigen sollen, ob Stilboestrol auch im Experiment transplacentar krebserzeugend wirkt.

Das zuletzt genannte Beispiel leitet über zu einer relativ neuen Forschungsrichtung, die in Deutschland speziell von Ivankovic und seinen Mitarbeitern betrieben worden ist, und die sich mit der diaplacentaren Erzeugung von Krebs beschäftigt. Derartige Untersuchungen haben natürlich einen besonders hohen

Wert für die Erforschung der Ätiologie von Tumoren, besonders bei Kindern. Ivankovic [21 bis 23] konnte zeigen, daß eine einmalige Gabe, besonders von manchen Nitrosamiden, am Ende der Schwangerschaft von Ratten, Hamstern oder Meerschweinchen verabreicht, bei den Nachkommen in hohem Prozentsatz (> 90%) zu malignen Tumoren, speziell des Gehirns und des peripheren Nervensystems führt (Abb. 1). Diese Tumoren ähneln in ihrem histologischen Aufbau denen bei Kindern vollinhaltlich. Es muß also daran gedacht werden, daß die bei Kindern auftretenden Geschwülste bereits intrauterin erzeugt und angelegt wurden. Neben diesen Tumoren, die relativ kurz nach der Geburt auftreten, gibt es aber auch Stoffe, die nach Gabe während der Schwangerschaft bei den Nachkommen erst im hohen Alter, an ihrem Lebensende, zu Krebs führen [23]. Demnach muß es für möglich gehalten werden, daß auch sog. Alterskrebse intrauterin angelegt worden sein können. In quantitativen Studien konnte Ivankovic zeigen, daß der Fetus gegen den Einfluß bestimmter carcinogener Noxen rund 100fach empfindlicher reagiert als das mütterliche Gewebe, d. h. intrauterin wird nur etwa ein Hundertstel derjenigen Dosis zur Krebserzeugung benötigt, die man bei erwachsenen Tieren braucht. Das gilt aber nicht für alle Carcinogene, sondern nur für manche. Es liegt hier offenbar ein höchst spezifischer Konstitutions-Wirkungsmechanismus vor, der noch weitgehend ungeklärt ist.

Es gibt auch einige Arzneimittel, die im transplacentaren Versuch krebserzeugend wirken. Dazu gehört das Urethan, das schon vor mehr als 2 Jahrzehnten im diaplacentaren Versuch bei Mäusen als Lungenkrebs erzeugend beschrieben wurde [2]. In unserem Institut konnte gezeigt werden, daß das Procarbazin diaplacentar carcinogen wirkt [24], und Knoth [25] sowie Osswald u. Goerttler [26] haben Hinweise dafür erbracht, daß auch Arsenik eine transplacentare carcinogene Wirkung zu haben scheint.

Neuere Untersuchungen vor allem von Sander [27] in Tübingen und von Ivankovic u. Preussmann [18] in unserem Institut haben gezeigt, daß im Organismus aus zwei primär nicht carcinogenen Stoffen durch chemische Reaktionen ein Carcinogen aufgebaut werden kann. Ein Beispiel dafür ist im Formelbild 1 angegeben.

Formelbild 1. Endogene Bildung von Äthylnitrosoharnstoff aus Äthylharnstoff und Natriumnitrit

Gibt man an schwangere Ratten Äthylharnstoff und Natriumnitrit — beide Stoffe sind für sich alleine appliziert nicht carcinogen — so baut die Mutter das Carcinogen Äthylnitrosoharnstoff auf. Dieses geht transplacentar auf die Feten über und führt nach der Geburt nach einer Latenzzeit von 10 bis 26 Monaten zu Geschwülsten des Nervensystems. Bei der Mutter wirkt dieser Stoff in diesem Falle nicht carcinogen, weil die Dosis, die von ihr gebildet wird, für sie selbst zu klein, für den Feten ausreichend ist, da, wie eingangs erwähnt, das fetale Gewebe rund hundertfach empfindlicher auf das Carcinogen Äthylnitrosoharnstoff reagiert als der erwachsene Organismus. Dieses Beispiel zeigt besonders deutlich die Möglichkeit auf, daß die zukünftige Forschung über carcinogene Substanzen auch Syntheseleistungen des Organismus berücksichtigen muß, die aus zwei zunächst harmlosen Substanzen ein Carcinogen aufzubauen in der Lage sind. Wir werden uns in unserem Institut ausführlich mit solchen Fragen beschäftigen, besonders auch was die Verstoffwechselung von Arzneimitteln anlangt.

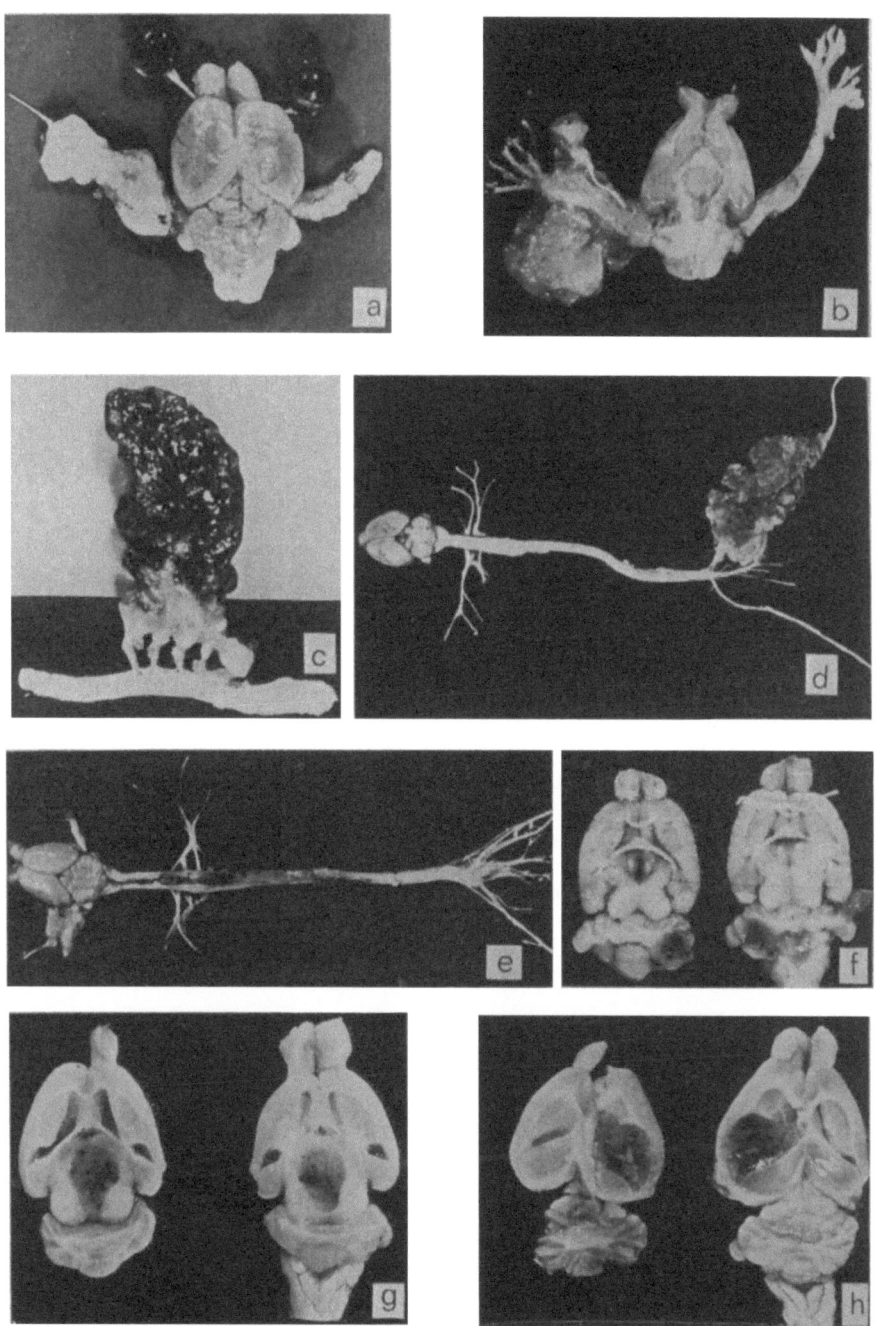

Abb. 1. Transplacentare Erzeugung von malignen neurogenen Tumoren am n. trigeminus (a, b, e), an den nervi intercostales (c), am n. ischiadicus (d), im Rückenmark (e) und im Gehirn (f, g, h) bei den Nachkommen, deren Mütter am 15. Tag post coitum mit einer einmaligen intravenösen Dosis von 40 mg/kg Äthylnitrosoharnstoff behandelt worden sind

Die hier angeführten Beispiele mögen zeigen, wo ich bestimmte Schwerpunkte hinsichtlich der weiteren Forschung über exogene carcinogene Noxen für die Zukunft sehe. Es ist ganz selbstverständlich, daß ein Fortschritt nur dann erzielt werden kann, wenn möglichst viele Arbeitskreise, die sich mit diesen Fragen beschäftigen, auf internationaler Ebene kooperieren, denn die Fragestellungen sind so mannigfaltig, daß ein einzelnes Institut damit weit überfordert wäre. Auf die Dauer gesehen wird der entscheidende Fortschritt in der Krebsforschung in der Krebsprophylaxe liegen müssen. Diese wird aber nur dann Erfolg haben können, wenn wir über Verbreitung und Wirkungsmechanismus von krebserzeugenden Substanzen möglichst genau Bescheid wissen. Die weltweiten intensiven Bemühungen auf diesem Gebiet geben Anlaß zu einem vorsichtigen Optimismus.

Literatur

1. Dunham, J. L., Bailar, J. C.: J. nat. Cancer Inst. **41**, 155 (1968). — 2. Schmähl, D.: Entstehung, Wachstum und Chemotherapie maligner Tumoren, Ed. Cantor. 2. Aufl., Aulendorf 1970. — 3. Boyland, E.: Proc. roy. Soc. Med. **60**, 93 (1967). — 4. Bauer, K. H.: Das Krebsproblem. Berlin-Göttingen-Heidelberg: Springer 1963. — 5. Druckrey, H.: In: Physiologische Chemie, II/2c. Berlin-Göttingen-Heidelberg: Springer 1959. — 6. Haddow, A.: Vortrag internat. Krebskongreß, Moskau 1963. — 7. Hueper, W. C., Conway, W. D.: Chemical carcinogenesis and cancer. Springfield: C. C. Thomas Publ. 1964. — 8. Shabad, M. L.: AUICC **19**, 458 (1963). — 9. Wade, O. L.: Arch. environm. Hlth **7**, 172 (1963). — 10. Schmähl, D.: unveröffentlicht. — 11. Ehlers, G.: Z. Haut- u. Geschl.-Kr. **43**, 763 (1968). — 12. Korpassy, B.: Progr. exp. Tumor Res. (Basel) **2**, 245 (1961). — 13. Schmähl, D., Osswald, H.: Arzneimittel-Forsch. **20**, 1461 (1970). — 14. Schmähl, D., Osswald, H., Immich, H.: Arzneimittel-Forsch. **21**, 435 (1971). — 15. Schmähl, D.: Internist **12**, 115 (1971). — 16. Hammond, E. C., Selikoff, I. P., Robitzek, E. H.: Brit. med. J. **1967**, 792. — 17. Spina, G., Salvati, F., Grammicioni, E.: Ann. Ist. Forlanini **27**, 94 (1967). — 18. Angervall, L., Bentsson, U., Betterlund, C. C., Zsigmond, M.: Brit. J. Urol. **41**, 401 (1969). — 19. Schmähl, D., Reiter, A.: Arzneimittel-Forsch. **4**, 405 (1954). — 20. Herbst, A. L., Ulfelder, H., Poskanzer, D. C.: New Engl. J. Med. **284**, 878 (1971). — 21. Ivankovic, S.: Habil.-Schrift, Freiburg i. Br. 1968. — 22. Ivankovic, S., Druckrey, H.: Z. Krebsforsch. **71**, 320 (1968). — 23. Ivankovic, S.: Vortrag Eurotox-Conference, Hannover 1971 (im Druck). — 24. Ivankovic, S.: Arzneimittel-Forsch. (im Druck). — 25. Knoth, W.: Arch. klin. exp. Derm. **227**, 228 (1966). — 26. Osswald, H., Goerttler, K.: Verh. dtsch. Ges. Path. **55**, 289 (1971). — 27. Sander, J.: Arzneimittel-Forsch. **21**, 1572 (1971). — 28. Ivankovic, S., Preussmann, R.: Naturwissenschaften **57**, 460 (1970). — 29. Gibel, W., Wegner, K., Wildner, G. P.: Arch. Geschwulstforsch. **38**, 1 (1971).

Mechanismen der Onkogenese

GRUNDMANN, E. (Patholog. Institut der Univ. Münster)

Referat

Wie kaum ein anderes Gebiet der Allgemeinen Pathologie wird die Frage: „Wie entsteht Krebs" von jeder Entdeckung in Biologie und Medizin in eine neue Richtung gewiesen. Das begann mit dem „omnis cellula a cellula" Rudolf Virchows und reicht — vorläufig — bis zur „umgekehrten Transkription" bei der Tumorinduktion durch onkogene RNS-Viren. In den letzten Jahren sind neue, wesentliche Forschungsergebnisse bekannt geworden, die neue Wege weisen.

Unverändert ist seit langem diese Definition: ein bösartiger Tumor ist die Folge einer intracellulären Umwandlung, die zum autonomen Wachstum führt.

Am Anfang steht also eine celluläre Transformation, gefolgt vom malignen Wachstumsexzeß, der sich den körpereigenen Regulationen weitgehend entzieht und schließlich zum Untergang des Organismus führen kann. Wenn über die Mechanismen der Krebsentstehung gesprochen werden soll, müssen drei aufeinanderfolgende Prozesse beachtet werden: der *Primärvorgang*, d. h. die Transformation der Gewebszelle in eine Krebszelle, zweitens der *Wachstumsexzeß*, der die

Folge der primären Transformation ist und drittens die *Aussonderung aus den körpereigenen Regulationen.* Jeder der drei Faktoren stellt ein eigenes Gebiet dar. Ich muß mich in dem hier gegebenen Rahmen beschränken und wähle das erste, weil zentrale Problem: die intracelluläre Transformation als Primärvorgang der Onkogenese.

Beim heutigen Stand der Kenntnisse müssen wir davon ausgehen, daß dieser Primärvorgang in der Regel durch exogene Faktoren ausgelöst wird. Die bekannte Trias von Umweltfaktoren: chemische Carcinogene, ionisierende Strahlen und onkogene Viren, faßt diese Faktoren zusammen.

Wir kennen heute mindestens 700 sichere chemische „Vollcarcinogene" (Hecker, 1972), die in zahlreichen Übersichten zusammenfassend dargestellt worden sind (Hueper u. Conway, 1964; Schmähl, 1970; Miller, 1970 u. a.). Allen Carcinogenen ist gemeinsam, daß sie nicht unmittelbar wirksam sind, sondern metabolisch aktiviert werden, weswegen sie Miller u. Miller (1971) als „Prae-Carcinogene" bezeichnen. Ich wähle als Beispiel die N-Nitrosoverbindungen, die

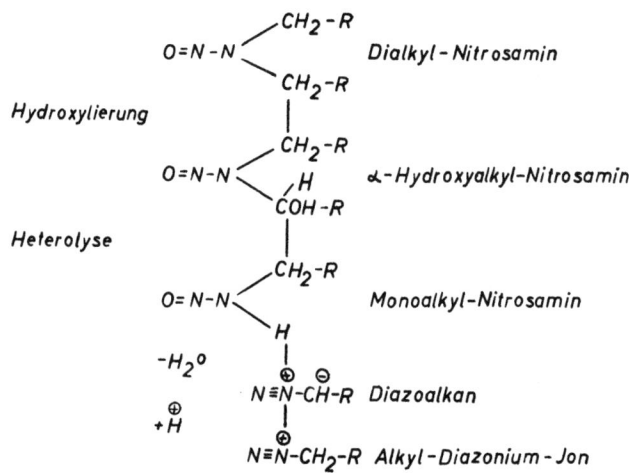

Abb. 1. Abbaumöglichkeiten der Dialkyl-Nitrosamine

in Deutschland vor allem im Arbeitskreis um Druckrey untersucht worden sind und heute besondere Aktualität haben. Nach der sog. „Diazoalkan-Theorie" (vgl. Abb. 1) werden sie am Alpha-C-Atom hydroxyliert, wonach durch Heterolyse, z. B. aus dem Di-Alkyl-Nitrosamin Mono-Alkyl-Nitrosamin und schließlich Diazoalkan entsteht (vgl. z. B. Schmähl, 1970). Dieses „terminale", im Englischen „ultimate" Carcinogen ist durch den Mangel an Elektronen am C-Atom äußerst reaktionsbereit und wirkt als elektrophiler Substituent. So kann z. B. auf diese Weise der in Siebenstellung befindliche Stickstoff des Guanins in der DNS-Doppelhelix methyliert werden, und es entsteht ein Sieben-Methyl-Guanin.

Viele Befunde sprechen heute dafür, daß das zumindest nicht der einzige mögliche Abbauweg der Nitrosamine ist (z. B. Müller, 1965; Lijinsky u. Mitarb., 1968; Ross u. Mitarb., 1971). Gesichert ist, daß nahezu alle daraufhin untersuchten chemischen Carcinogene solche elektrophile Substituenten bilden, z. B. die aromatischen Amine und Azo-Farbstoffe — am bekanntesten das sog. Buttergelb —, und zwar über eine N-Hydroxylierung und Veresterung (Miller, 1970). Die polycyclischen Kohlenwasserstoffe werden in der Leber und in anderen Geweben durch mikrosomale Hydroxylasen aktiviert (Nebert u. Gelboin, 1969). Die Aflatoxine reagieren nach den Befunden von Schabort u. Steyn (1969) über einen ähnlichen

Mechanismus. Das gleiche gilt für ein anderes, in den subtropischen Gegenden Asiens weit verbreitetes Lebercancerogen, das Cycasin, das in seiner chemischen Formel einen N-Nitrosokern enthält. Laqueur (1965) konnte zeigen, daß die normale Darmflora aus dem Cycasin den Zucker abspaltet, wodurch freies Dimethyl-Nitrosamin entsteht. Der carcinogene Metabolismus des Cycasins läuft also mit großer Wahrscheinlichkeit über den N-Nitrosoalkylweg. Das Analoge gilt für verschiedene Nitrate, die praktisch ubiquitär im Boden und im Wasser sowie in vielen pflanzlichen Nahrungsmitteln vorkommen. Aus ihnen kann nach Befunden von Preussmann (1972) im sauren Milieu des Magens, besonders aber unter Einwirkung bestimmter Enterobakterien, eine Nitrosaminsynthese stattfinden.

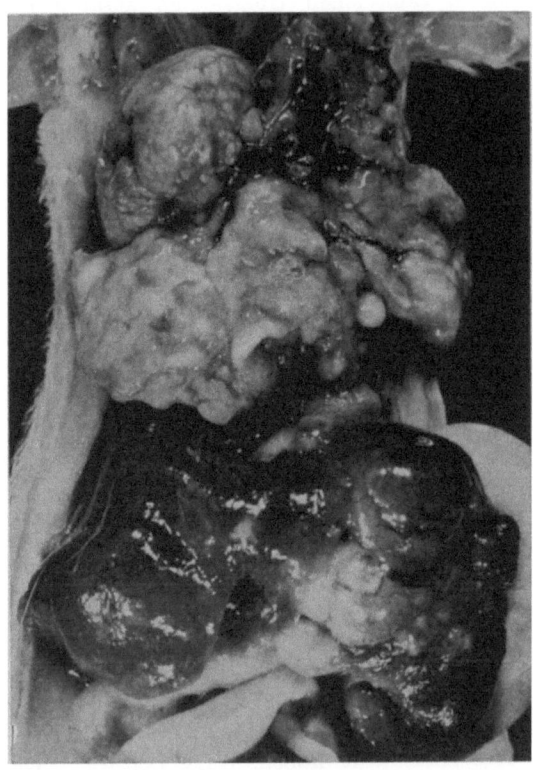

Abb. 2. Primäres Leber- und primäres Lungencarcinom bei der Ratte nach Fütterung mit 3,3'-Dichlor-4,4' Diaminodiphenylmethan. Aus: Grundmann u. Steinhoff (1970)

Alle Carcinogene sind toxische Substanzen, und es ist eine Frage der applizierten Dosis, ob die primär-toxischen Wirkungen oder ob die krebsauslösende Wirkung überwiegt. Diaethylnitrosamin z. B. bewirkt in wöchentlichen Dosen von 200 mg/kg oral das Bild einer diffusen Lebernekrose, in Dosen von 25 mg/kg in 100% Labercarcinome bei der Ratte. Die primär toxische Wirkung bezieht sich hier also auf das gleiche Organ wie die malignisierende. Das Cycasin dagegen ist primär ein Nervengift (Laqueur u. Spatz, 1968), entfaltet seine carcinogene Wirkung bevorzugt in Leber und Nieren. Die in der Farbstoff- und Polymerindustrie besonders wichtigen aromatischen Diphenylbasen sind bevorzugt Lebergifte. Bei oraler Verabreichung von niedrigen, primär untoxischen Dosen von 3,3'-Dichlor-4,4'-Diaminodiphenylmethan entstehen nach unseren Untersuchungen (Grundmann u. Steinhoff, 1970) neben Lebertumoren auffallend viele primäre Lungencarcinome (Abb. 2 und 3). Solche Tumoren sind durch andere Carcinogene relativ selten zu erzeugen. Interessant ist, daß das Chlor-freie 4,4'-Diaminodiphenylmethan ein wesentlich stärkeres Lebergift ist als das dichlorierte Molekül (Steinhoff u. Grundmann, 1970), aber nur eine sehr geringe carcinogene Wirkung ausübt. Der molekulare Wirkungsmechanismus ist hier noch nicht völlig geklärt. Es handelt sich mit Sicherheit nicht nur um eine Dosisfrage wie etwa bei den Nitrosaminen. Es drängt sich vielmehr der Vergleich mit der Wirkung der onkogenen Viren auf: entweder wirkt die Substanz stark cytocid — dann kann sie keinen carcinogenen Effekt entfalten — oder die primäre toxische Wirkung ist gering, und die Substanz greift an intracellulären Organellen an und leitet die onkogene Transformation ein (Abb. 4).

Welche Zellorganellen sind es nun, an denen die carcinogenen Substanzen, genauer die „terminalen" Carcinogene, angreifen ? Da die Veränderung jeweils von

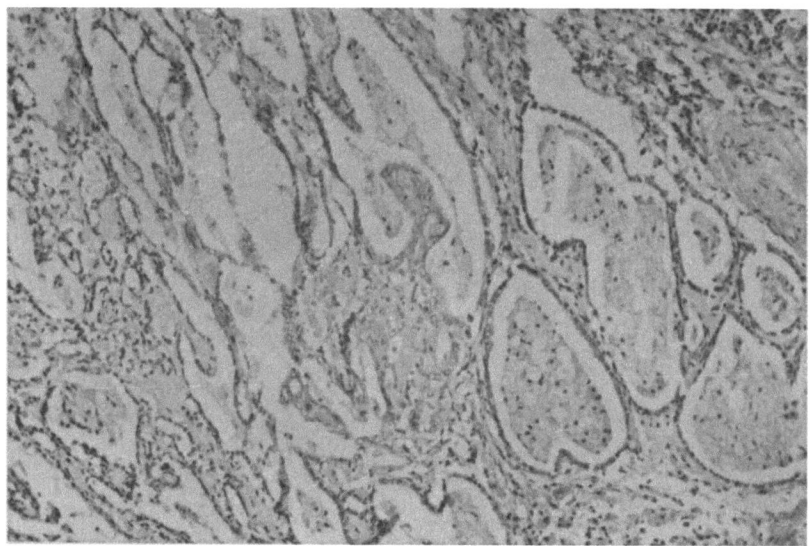

Abb. 3. Gleiches Lungencarcinom wie Abb. 2. Histologisch: Alveolarzellcarcinom. Färbung: H. E., Vergr. 120fach. Aus: Grundmann u. Steinhoff (1970)

der Mutterzelle auf die Tochterzellen weitergegeben wird, handelt es sich nächstliegend um selbst-replizierende Organellen. Nach der vor allem von K. H. Bauer (1928, 1963) entwickelten „Mutationstheorie" kommt primär der Genapparat der Zelle in Betracht, also die DNS. Untersuchungen von Burdette (1955) hatten die zu fordernde Parallelität zwischen Mutagenität und Carcinogenität nicht beweisen können. Seitdem wir aber wissen, daß nicht die primären Carcinogene, sondern die metabolisch entstandenen „terminalen" entscheidend sind, haben im vergangenen Jahr Miller u. Miller (1971) darauf hingewiesen, daß zumindest viele dieser „terminalen" Carcinogene auch mutagen sind. In jüngster Zeit wurden allerdings erneut starke Zweifel laut an der Möglichkeit dieser Parallele. Insbesondere die Gruppe um Charles Heidelberger (Corbett u. Mitarb., 1970) untersuchte mehrere Carcinogene und mehrere Nichtcarcinogene auf mutagene Wirkung am Bakteriophagen T 4. Es bestätigte sich wohl, daß hochaktive Substanzen in diesem Test mutagen sind. Allerdings bestehen erhebliche quantitative Unterschiede. So werden z. B. nur 0,1 µ Mol. 9.10-Dimethyl-2,2-Benzanthrazen an die DNS gebunden, während von β-Propriolakton 400 µ Mol. an DNS gebunden werden, wenn die gleiche cancerogene Dosis als Grundlage genommen wird. Es besteht also eine etwa 4000fache Differenz in der Korrelation. Ähnliches fanden neuerdings Swann u. Magee (1971) bei einem Vergleich der Reaktion von Äthionin und Diaethylnitrosamin auf DNS der Rattenleber. Magee (1972) hält aus diesen Gründen die DNS nicht mehr für den entscheidenden intracellulären Angriffspunkt der Carcinogene. Wenn sich diese Beobachtungen bestätigen, ist die Mutationstheorie im bisherigen Sinne nicht mehr haltbar.

Die vielen Tumoren eigene abnorme Chromosomenzahl, die sog. Aneuploidie einschließlich der vieldiskutierten sog. Stammlinien (Makino, 1957) sind heute mit Sicherheit als sekundäre Phänomene aufzufassen (Sandberg, 1972). Das hatte sich bereits früher aus tierexperimentellen Befunden ableiten lassen (Hobik u. Grundmann, 1962). Daran ändert auch nichts die relative Gesetzmäßigkeit des

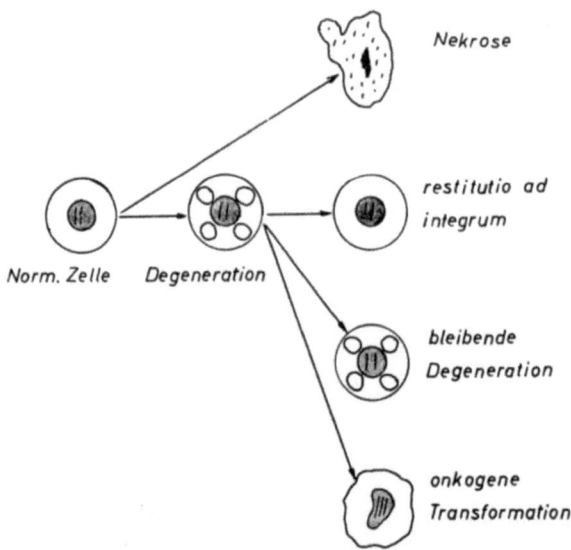

Abb. 4. Die vier möglichen Folgen einer Zellschädigung

bekannten Philadelphia-Chromosoms bei der chronischen myeloischen Leukämie (Nowell u. Hungerford, 1960).

Stattdessen gewinnen andere Struktur- bzw. Funktionselemente der Zelle zunehmend an Bedeutung: die der RNS und Proteinsynthese. Bei der experimentellen Cancerisierung der Mäuse- und Rattenleber ist schon vor 14 Jahren von Magee (1958) festgestellt worden, daß z. B. Dimethylnitrosamin primär eine signifikante Hemmung der Eiweißsynthese verursacht. Untersucht man morphologisch die Stufen der Krebsentstehung in der Rattenleber unter Diaethylnitrosamin (Grundmann u. Sieburg, 1962) oder Dimethylaminoazobenzol (Abb. 5), so findet man anfänglich eine starke Vergrößerung der Zellen und der Zellkerne mit Reduktion und Randverlagerung des Ergastoplasmas, also der RNS-tragenden, Protein bildenden Strukturen. Die cytoplasmatische Blähung ist, wie Bannasch (1968) zeigen konnte, im wesentlichen durch eine extreme Glykogenspeicherung bedingt. Mit dem recht plötzlichen Umschlag in den Krebs verschwindet das Glykogen (Abb. 6), und stattdessen nimmt der RNS-Gehalt der Leberzellen um das Drei- bis Vierfache zu (Hobik u. Grundmann, 1962), was sich bereits lichtmikroskopisch als Zunahme der cytoplasmatischen Basophilie in den frisch entstandenen Tumorzellen manifestiert (Grundmann u. Sieburg, 1962). Elektronen-

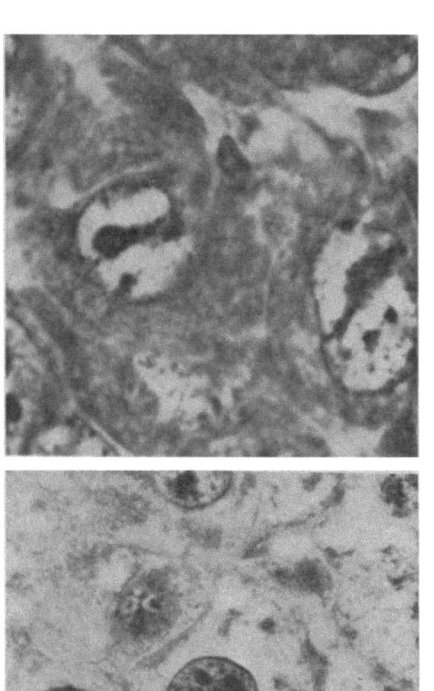
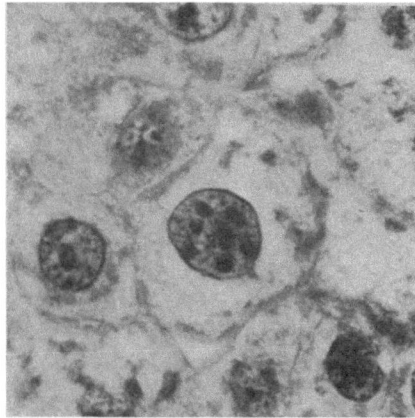
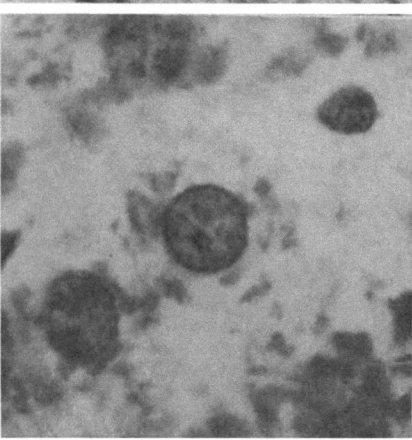

Abb. 5. Stadien der Zellveränderungen in der Rattenleber unter Fütterung mit Dimethylaminoazobenzol. Oben: normale Leberzelle. Mitte: Verminderung und Randverlagerung der RNS-Schollen. Unten: Starke RNS-Vermehrung in den Hepatomzellen. Färbung: Kresylviolett. Vergrößerung: einheitl. 1200fach

mikroskopisch handelt es sich um eine starke Zunahme sowohl der freien Polysomen als auch des rauhen endoplasmatischen Reticulums.

Die erste gesicherte Beobachtung über eine primäre Bindung carcinogener Substanzen an celluläre Proteine stammt von Miller u. Miller (1947) aus Studien mit Buttergelb. Die Arbeitsgruppe der Millers hat diese Versuche konsequent auf viele andere Carcinogene ausgedehnt (vgl. Miller, 1970). Die Bedeutung dieser primären Bindung sei vorerst offen gelassen.

Gehen wir zurück auf die einleitend begründete Feststellung, daß alle „terminalen" Cancerogene als elektrophile Substituenten wirken, so gewinnen in diesem Zusammenhang diejenigen neuen Befunde an Gewicht, nach denen Cancerogene besonders stark mit der Transfer-RNS reagieren. Dies wurde zuerst von Borek (1963) festgestellt und in den letzten Jahren vor allem in der Arbeitsgruppe um Magee bestätigt und genauer analysiert (s. z. B. Farber u. Mitarb., 1967; Magee,

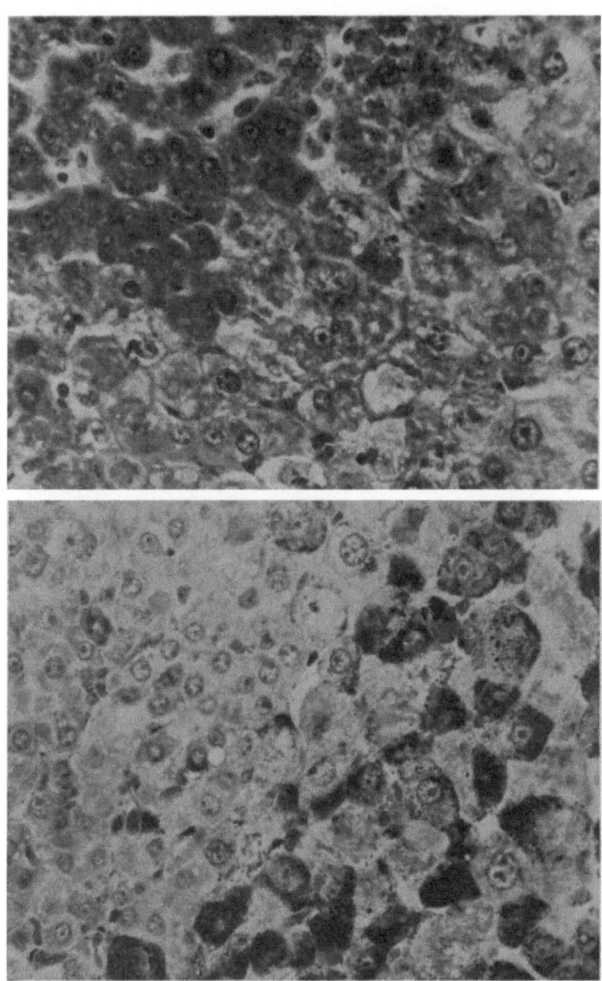

Abb. 6. Primäres Lebercarcinom der Ratte nach Fütterung mit Diaethylnitrosamin. Oben: Verstärkte Basophilie der Krebszellen links oben, Färbung: Kresylviolett. Unten: Glykogenverarmung der gleichen Krebszellen, Färbung: Bestsches Carmin. Vergr. 360fach

1971, 1972). Eine bevorzugte Rolle scheint dabei der Trasnfer-RNS-Methylase zuzukommen. Die Transfer-RNS spielt bekanntlich eine zentrale Rolle bei der Proteinsynthese. Vorerst ist nicht verständlich, wie eine solche enzymatische Veränderung einer RNS eine Gen-Beeinflussung bewirken soll.

Hier muß auf eine aufsehenerregende Entdeckung in der onkologischen Virusforschung hingewiesen werden. Temin (1971) fand ein Enzym, die sog. „reverse transcriptase", das als RNS-abhängige DNS-Polymerase die als RNS vorliegende Virusinformation in die DNS-gebundene genetische Information umwandeln kann (Abb. 7). Dieser Vorgang wurde bis dahin für völlig unmöglich gehalten. Er erklärt schlaglichtartig das bisher unverständliche Phänomen, wonach nicht nur solche Viren, die DNS enthalten, sondern auch RNS-Viren onkogen sein können. Hierzu gehören z. B. alle Leukämieviren der Nagetiere, aber auch die Viruskomponenten des Mammacarcinoms der Maus. In letzter Zeit konnten Rühland, Themann u. Fasske (1972) zeigen, daß dieses Virus in seinen Vorstadien an kleinen cytoplasmatischen Vacuolen entsteht, und zwar unter unmittelbarer Beteiligung von Polysomen. Die Polysomen sind Orte der intracytoplasmatischen Proteinsynthese. Es zeigt sich also, daß nach Virusinoculation die ribosomale Proteinsynthese morphologisch faßbar umgelenkt wird zur Produktion des infektiösen Agens.

Die für uns entscheidende Frage, ob auch menschliche bösartige Tumoren durch Viren hervorgerufen werden, bleibt vorerst offen. Sicher ist, daß Viren in der Masse der bösartigen menschlichen Geschwülste nicht nachweisbar sind. Ge-

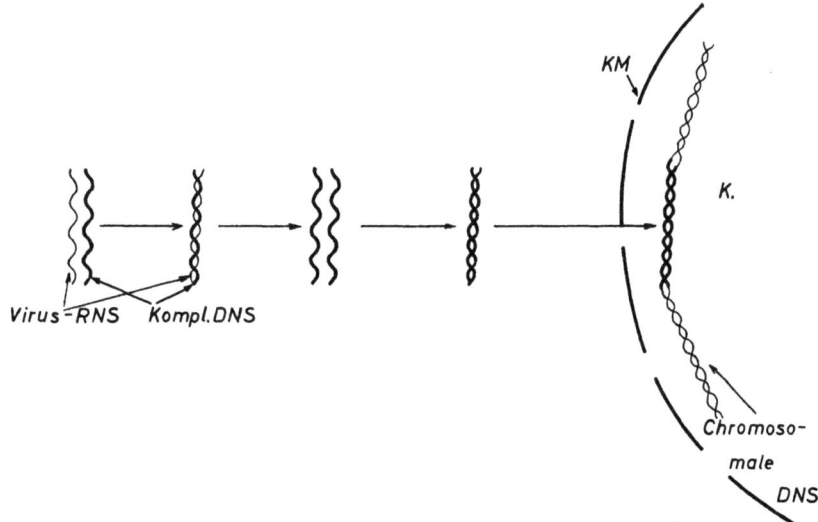

Abb. 7. Schema der „Umgekehrten Transkription" bei onkogenen Viren (vgl. Text)

rade in Mammatumoren der Frau sind aber jüngst von Moore u. Mitarb. (1971) und in Deutschland in der Arbeitsgruppe um Thomssen (Thomssen u. Mitarb., 1972) Partikel gefunden worden, die teilweise denjenigen Virusteilchen entsprechen, die bei der Maus Mammatumoren hervorrufen. Die von Moore u. Mitarb. (1971) in der Milch von an Mammacarcinom Erkrankten isolierten Viruspartikel enthalten — und das scheint mir wichtig zu sein — ebenfalls die von Temin (1971) gefundene „umgekehrte Transkriptase". Spiegelmann u. Mitarb. (1971) haben das gleiche, für die onkogenen RNS-Viren spezifische Enzym auch im Blut leukämischer Patienten nachweisen können, nicht im Blut Gesunder.

Unter den DNS-Viren scheint eine Gruppe ebenfalls für den Menschen von besonderer Bedeutung zu sein: das Herpesvirus Typ 2. Nach immunologischen Studien (Aurelian u. Mitarb., 1970) finden sich Antikörper gegen dieses Virus im Cervixcarcinom, aber auch im primär-atypischen Epithel und im Carcinoma in situ. Wenn auch diese von mehreren Arbeitsgruppen vorgelegten Befunde neuerdings angezweifelt werden, so sprechen doch epidemiologische Studien (Rotkin u. Cameron, 1968; Rotkin, 1972) recht eindeutig dafür, daß ein contagiöses Agens bei der Entstehung des Cervixcarcinoms eine Rolle spielt.

Man muß aber ganz klar betonen, daß die jahrelang betriebene, vergebliche Suche nach Viren in menschlichen Tumoren auf falschen Voraussetzungen beruht. Die DNS der onkogenen Viren — und über die „umgekehrte Transkriptase" auch die Information der RNS-Viren — wird in das Genom der Wirtszelle integriert, und die primäre Virus-DNS oder -RNS braucht dann nicht mehr als solche nachweisbar zu sein, schon gar nicht ganze Viruspartikel. Die Tatsache, daß die Masse der Carcinome mit Sicherheit keine Viren enthält und somit nicht unmittelbar contagiös ist, sagt also nichts gegen eine Beteiligung von Viren an der Carcinogenese.

Wie soll man sich aber im positiven Falle die ja am besten belegte chemisch induzierte Cancerogenese vorstellen?

Hierfür gibt es ein einfaches und fast schon historisches Experiment aus der Arbeitsgruppe um Oberling (1959): intracutane Applikation des Shope-Virus erzeugt beim Kaninchen das typische Shope-Papillom. Intravenöse Applikation hat dagegen keinen unmittelbaren Effekt. Pinselt man jedoch die Ohrhaut solcher Kaninchen vorher mit einer unterschwelligen Dosis von Benzpyren oder Methylcholanthren, dann entstehen an der Pinselungsstelle Papillome, in denen man die typischen Shope-Papillomviren nachweisen kann. Hier sind die Hautstellen durch das chemische Cancerogen sensibel geworden gegen die onkogene Wirkung des Virus. Das Virus wirkt als „Co-Cancerogen". Es ist durchaus aber auch der umgekehrte Mechanismus möglich, so daß chemisch induzierte Tumoren letztlich auf einer Reduplikationsanregung latenter Viren beruhen oder zumindest auf einer Reduplikationsanregung von früher durch Virusnucleinsäuren veränderte DNS. Hier öffnet sich ein weites Feld der experimentellen Krebsforschung.

Daß bei der Entstehung vieler Tumoren mehrere Faktoren mitwirken, ist seit langem bekannt. Es handelt sich einmal um die sog. „Syncarcinogenese", wie sie K. H. Bauer (1963) formuliert hat, zum anderen um die Theorie von Berenblum (1941), der prinzipiell ein „initiating" und ein „promoting agens" unterschied, d. h. ein Cancerogen und ein Co-Cancerogen (vgl. auch Hecker, 1972). Dieses Prinzip gewinnt in Zusammenhang mit neuen Erkenntnissen mehr und mehr Gewicht. Rotkin (1972) hat kürzlich auf Grund epidemiologischer Studien eine solche Zweiphasentheorie für das menschliche Cervixcarcinom wahrscheinlich gemacht. Am Anfang stand die Beobachtung, daß das Cervixcarcinom um so häufiger ist, je früher die Frau erstmals kohabitiert. Die weitere Beobachtung, daß häufiger Partnerwechsel die Entstehung des Cervixcarcinoms ebenfalls signifikant begünstigt, spricht für ein contagiöses Agens. Die primäre „Initiation" erfolgt nach Rotkin in den meisten Fällen zwischen dem 15. und dem 20. Lebensjahr. Eine anschließende längere Latenzphase wird durch eine sekundäre (co-carcinogene) Einwirkung beendet, und in dieser Phase wird das Carcinom manifest. Wenn auch manches an der aufgezeigten Kette noch hypothetisch ist, so stimmt das Prinzip doch mit den Erfahrungen am Tierexperiment voll überein: jede carcinogene Wirkung hat eine Latenzphase (die beim Menschen in der Regel über mindestens 2 bis 3 Jahrzehnte geht). Weiterhin wissen wir, daß der Organismus empfangene carcinogene Reize nicht wieder „vergißt", und daß sich solche Reize summieren oder ergänzen.

Derartige Folgerungen haben eminente praktische Bedeutung: die Krebsprophylaxe und die sozialhygienische Betreuung des Jugendlichen ist fast von größerer Bedeutung als die des Erwachsenen. Ich weiß, daß ich damit zu den vielen Jugendproblemen ein neues hinzufüge; aber es ist an der Zeit, auf diese Zusammenhänge mit allem Nachdruck hinzuweisen.

Zum Schluß sei noch auf das Problem der Organotropie eingegangen, das ebenfalls im Lichte neuer Erkenntnisse betrachtet werden muß. Zugrunde liegt die in Deutschland vor allem von Druckrey, Schmähl u. Mitarb. gefundene Tatsache, daß bestimmte Carcinogene bestimmte Organkrebse erzeugen. Nach Druckrey u. Mitarb. (1967) induzieren z. B. symmetrisch substituierte Dialkylnitrosamine bei der Ratte bevorzugt Lebercarcinome, unsymmetrisch substituierte vorwiegend Oesophaguscarcinome, usw.

Eine solche Organotropie beruht nächstliegend auf einer spezifischen Metabolisierung der Primärcarcinome zu „terminalen" Carcinogenen in den betreffenden Organen. Von der Möglichkeit, daß auch hier latente Viren eine Rolle spielen, soll vorerst einmal abgesehen werden. Die Organotropie ist eine gesicherte Grundregel der chemisch induzierten Carcinogenese.

Unter besonderen Bedingungen ist es nun möglich, die Organotropie zu steuern. Wir haben dazu Experimente an Ratten mit Azetaminofluoren durchgeführt und wiederholt. Azetaminofluoren erzeugt bösartige Tumoren in den verschiedensten Organen, besitzt also keine eigentliche Organotropie. Marroquin u. Farber (1962) haben eine bevorzugte Bindung des Azetaminofluorens an der RNS der Leberzelle gefunden. Appliziert man Azetaminofluoren in nicht-cancerogenen Dosen zusammen mit einem Thiouracil, welches selektiv die Funktion der Schilddrüse anregt, dann entstehen ausschließlich Schilddrüsencarcinome, und zwar über die Stadien einer funktionellen Hyperplasie (Grundmann u. Seidel, 1965). Wir sprechen in diesen Fällen von einer „gelenkten" Organotropie: die ubiquitäre cancerogene Wirkung des Acetaminofluorens wird auf die funktionell hochaktive Schilddrüse gelenkt.

Solche Mechanismen könnten von Bedeutung sein bei der heute weit verbreiteten Hormonanwendung, vor allem bei der Diskussion um eine evtl. Carcinogenität der Ovulationshemmer. Die Frage ist, ob durch Ovulationshemmer eine chemisch induzierte Carcinogenese gefördert wird. Entsprechende Untersuchungen von Stern u. Mickey (1969) an Ratten führten zu folgendem Ergebnis: Mammacarcinome, die durch das Cancerogen Dimethylbenzanthrazen induziert worden waren, entstanden unter cyclischer Gabe von Enovid später als ohne Gabe dieses Kontrazeptivums. Ähnliche Beobachtungen machte jüngst Thomas (1972): die carcinogene Wirkung des N-Nitroso-Methylharnstoffes wird durch den Ovulationshemmer Lyndiol nicht gesteigert, und zwar weder bei vorheriger, noch bei nachträglicher Gabe des Ovulationshemmers. Bei nachträglicher Gabe des Ovulationshemmers ist die Zahl der Tumoren, insbesondere der Nephroblastome, signifikant vermindert. Zur Beruteilung der Rate der Mammacarcinome ist die Gesamtzahl zu klein. — Daß hohe Dosen von Oestrogenen allein krebsauslösend wirken können, ist uns in der Humanpathologie z. B. von den Fällen bekannt, bei denen nach längerer Oestrogenmedikation wegen Prostatacarcinoms Gynäkomastien und Mammacarcinome beim Mann aufgetreten sind. Auch die unter Oestrogen im Uterus entstehenden Hyperplasien und Adenome werden als präancerös bezeichnet. Hier ist es dringend erforderlich, weitere Erfahrungen zu sammeln.

Versuchen wir zusammenfassend, den heutigen Stand unserer Kenntnisse über die intracellulären Primärvorgänge bei der Onkogenese zu skizzieren, so ergibt sich folgendes (vgl. Abb. 8):

1. Die carcinogenen Substanzen wirken nicht in ihrer primären Form, sondern werden metabolisch umgewandelt in „terminale" Carcinogene.

2. Diese „terminalen" Carcinogene können unmittelbar an der DNS des Zellkernes angreifen. Wahrscheinlicher ist aber heute eine primäre Reaktion an der RNS oder eine Bindung an cytoplasmatische Proteine. Hier kann eine Deletion eines Enzyms oder einer Enzymgruppe erfolgen, oder es kann ein abnormes Enzym induziert werden.

3. Ein onkogenes DNS-Virus kann seine DNS mittelbar oder unmittelbar in die DNS der Somazelle einbauen.

4. Ein onkogenes RNS-Virus kann über die „umgekehrte Transkription" eine seiner RNS komplementäre DNS-polymerisieren, die sekundär ihren Informationsgehalt in das Kerngenom einbaut. Unbeachtet ist dabei noch die Möglichkeit der Veränderung cytoplasmatischer Erbfaktoren.

5. Ein chemisches Cancerogen kann die Replikation vorher ubiquitärer onkogener Virus-Nucleinsäuren anregen und auf diesem Wege die maligne Transformation induzieren.

6. Primär extracelluläre, aber organismuseigene Faktoren wie z. B. Hormone können die Transformation oder das nachfolgende Tumorwachstum positiv oder negativ beeinflussen.

7. Über die Bedeutung immunologischer Faktoren bei der Krebsentstehung wird in einem gesonderten Beitrag zu einem nachfolgenden Rundgespräch zu berichten sein. Hier genügt der Hinweis, daß die transformierten Zellen neue antigene Eigenschaften entwickeln können und auf diese Weise vom Organismus als „fremd" behandelt werden.

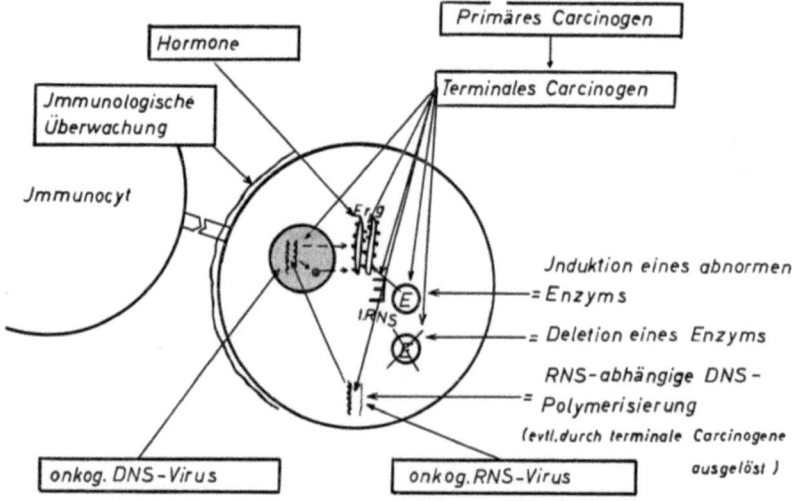

Abb. 8. Faktoren der onkogenen Zelltransformation (vgl. Text)

8. Die Krebsentstehung ist also ein multifaktorieller Vorgang. Es wird Aufgabe der weiteren Forschungen sein, die Wertigkeit der einzelnen Faktoren für die verschiedenen Formen des bösartigen Wachstums zu bestimmen.

Literatur

Aurelian, L., Royston, I., Davis, H. J.: J. nat. Cancer Inst. **45**, 455 (1970). — Bannasch, P.: Recent results in cancer research, Bd. **19** (1968). — Bauer, K. H.: Mutationstheorie der Geschwulstentstehung. Berlin 1928; — Das Krebsproblem. Berlin-Göttingen-Heidelberg: Springer 1963. — Berenblum, I.: Cancer Res. **1**, 807 (1941). — Borek, E.: Quant., Biol. **28**, 139 (1963). — Burdette, W. J.: Cancer Res. **15**, 201 (1955). — Corbett, T. H., Heidelberger, C., Dove, W. F.: Molec. Pharmacol. **6**, 667 (1970. — Druckrey, H., Preussmann, R., Ivankovic, S., Schmähl, D.: Z. Krebsforsch. **69**, 103. — Farber, E., McConomy, J., Franzen, B., Marroquin, F., Stewart, G. A., Magee, P. N.: Cancer Res. **27**, 1761 (1967). — Grundmann, E., Seidel, H. J.: Beitr. path. Anat. **132**, 189 (1965). — Grundmann, E., Sieburg, H.: Beitr. path. Anat. **126**, 57 (1962). — Grundmann, E., Steinhoff, D.: Z. Krebsforsch. **74**, 28 (1970). — Hecker, E.: Z. Krebsforsch. **1971** (im Druck). — Hobik, H. P., Grundmann, E.: Beitr. path. Anat. **127**, 27 (1962). — Hueper, W. C., Conway, W. D.: Chemical carcinogenesis and cancers. Springfield (Ill.): C. C. Thomas 1964. — Laqueur, G. L.: Virchows Arch. path. Anat. **340**, 151 (1965). — Laqueur, G. L., Spatz, M.: Cancer Res. **28**, 2262 (1968). — Lijinsky, W., Ross, A. E., Loo, J.: Nature

(Lond.) 218, 1174 (1968). — Magee, P. N.: Biochem. J. 70, 606 (1968); — Cancer Res. 31, 599 (1971); — Recent Results in Cancer Research 1972 (im Druck). — Makino, S.: Proc. Intern. Genet. Symposia, Tokyo 1965, 1957. — Marroquin, F., Farber, E.: Biochim. biophys. Acta (Amst.) 55, 403 (1962). — Miller, E. C., Miller, J. A.: Cancer Res. 7, 468 (1947); — In: Chemical mutagens, principles and methods for their detection, Vol. 1, 83. (Hollaender, A., Ed.). New York and London: Plenum Press 1971. — Miller, J. A.: Cancer Res. 30, 559 (1970). — Moore, (1971). — Müller, A.: Naturwissenschaften 52, 213 (1965). — Nebert, D. W., Gelboin, H. V.: Arch. Biochem. 134, 76 (1969). — Nowell, P. C., Hungerford, D. A.: J. nat. Cancer Inst. 25, 85 (1960). — Oberling, C. H.: Krebs. Das Rätsel seiner Entstehung. Hamburg: Rowohlt 1959. — Preussmann, R.: Recent Results in Cancer Research, 1972. (im Druck). — Ross, A. E. Keefer, L., Lijinsky, W.: J. nat. Cancer Inst. 47, 789 (1971). — Rotkin, I. D.: Recent Results in Cancer Research 1972 (im Druck). — Rotkin, I. D., Cameron, J. R.: Cancer 21, (1968). — Rühland, D., Fasske, E., Themann, H.: Z. Path. 1972 (im Druck). — Sandberg, A. A.: Recent Results in Cancer Reserach 1972 (im Druck). — Schabort, J. C., Steyn, M.: Biochem. Pharmacol. 18, 2241 (1969). — Schmähl, D.: Entstehung, Wachstum und Chemotherapie maligner Tumoren. Ed. Cantor 1970. — Spiegelmann (1971). — Steinhoff, D., Grundmann, E.: Naturwissenschaften 57, 247 (1970). — Stern, E., Mickey, M. R.: Brit. J. Cancer 23, 391 (1969). — Swann, P. F., Magee, P. N.: Biochem. J. 125, 841 (1971). — Temin, H. M.: J. nat. Cancer Inst. 46, III (1971). — Thomas, C.: Recent Results in Cancer Research 1972 (im Druck). — Thomssen, R., Bandlow, G., Stankovic, P.: Dtsch. med. Wschr. 97, 219 (1971).

Cytologie und Cytogenetik in der Frühdiagnose von Tumoren

A. I. Spriggs (United Oxford Hospital, Oxford)

Referat

Die Ergebnisse der Cytologie in der inneren Medizin werden im Programm C ausführlich und kritisch abgehandelt.

Ich möchte mich deshalb auf ein Teilgebiet der Cytologie, die Cytogenetik, beschränken. Die großen Fortschritte der Cytogenetik während der letzten 15 Jahre haben unsere Ansichten über die Natur des Krebses in geradezu revolutionierender Weise beeinflußt. Cytoplasmatische oder epigenetische Veränderungen und natürlich DNA- und RNA-Viren können vielleicht Initiatoren neoplastischer Entgleisungen sein. Aber unzählige Beobachtungen zeigen klar, daß die meisten menschlichen Krebse aus Zellen mit anomalen Chromosomensätzen bestehen — oft sind die Abweichungen so groß, daß die Zellen nicht mehr als menschenzugehörig erkannt werden können, auch ist bisher noch kein Mechanismus bekannt, der sie wieder zur Norm zurückbrächte.

Zwei Fragen stellen sich:

1. Stimmt es, daß speziell in frühen, noch heilbaren Stadien des Krebses chromosomale Veränderungen vorhanden sind? Weiterhin: Haben Zellen bösartiger Geschwülste *immer* chromosomale Veränderungen?

2. Sind Chromosomenveränderungen ein verläßlicher Beweis für das Vorliegen eines Krebses oder können diese auch in nicht bösartigen Geweben vorkommen?

Zunächst einige Bemerkungen zu den normalen Zellen: Es ist ein Lehrsatz der Biologie, daß der gesamte Organismus aus Zellen mit einem für die Species typischen Chromosomensatz besteht oder einem Vielfachen dieses Satzes. Der Nachweis, daß dies so ist, läßt sich für die meisten menschlichen Gewebe nur schwierig erbringen, aber wir haben bisher keinen Anhalt dafür, daß diese These falsch ist.

Im Knochenmark z. B. findet man Zellen mit 46 Chromosomen und einige wenige polyploide — wie Megakaryocyten (Abb. 1). Auch Zellen mit nur 45 und 44 Chromosomen und weniger kommen vor, doch wird dies durch Zellbruch während der Präparation erklärt. Aber darüber hinausgehend ist gezeigt worden,

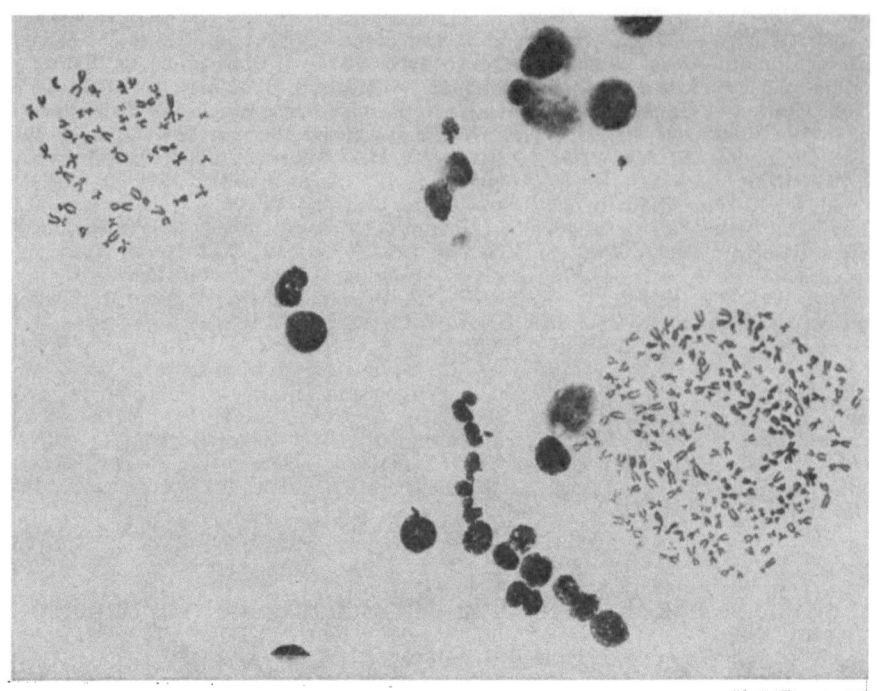

Abb. 1. Knochenmark, direkte Chromosomenpräparation. Zwei Zellen in Mitose, eine mit 46 Chromosomen und eine mit 184

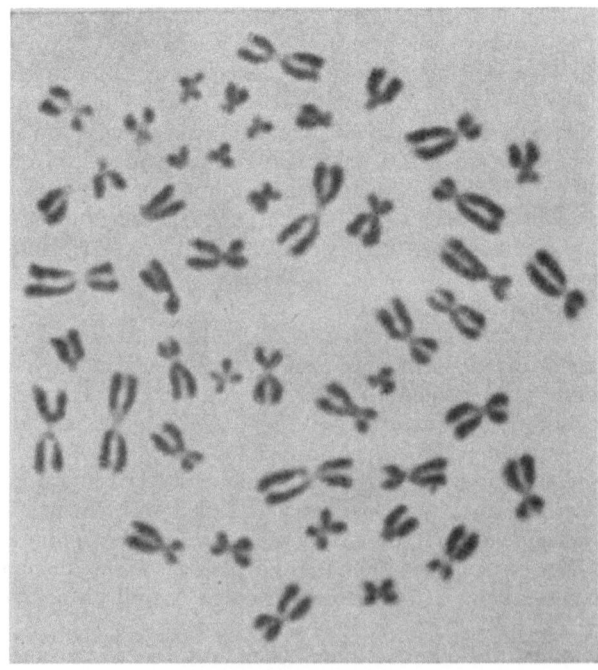

Abb. 2. Normaler weiblicher Chromosomensatz. Direkte Präparation des normalen, menschlichen Endometriums

daß einige Männer eine beachtliche Anzahl von Knochenmarkszellen mit nur 45 Chromosomen haben. Ihnen fehlt das Y-Chromosom [1]. Das ist eine bemerkenswerte Ausnahme von der Regel des species-spezifischen stabilen Karyotyps beim Gesunden. Das Y-Chromosom scheint jedoch nicht unentbehrlich zu sein.

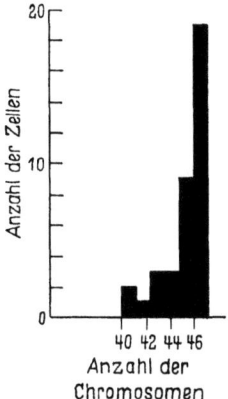

Abb. 3. Verteilungskurven von Chromosomenzählungen an einem Untersuchungsmaterial, gewonnen von normalem Endometrium. Beachte die Variationen unterhalb der Chromosomenzahl 46, welchen keine vergleichbaren Variationen oberhalb 46 gegenüberstehen

Direkte Präparationen des Endometriums [2] zeigen normale weibliche Zellen mit 46 Chromosomen (Abb. 2). Darüber hinaus finden sich immer Zellen mit weniger als 46 Chromosomen, hervorgerufen durch Zellbruch während der Präparation. Zellen mit 47 und mehr Chromosomen fehlen. Das Histogramm der Abb. 3 ist typisch für normale Gewebe bei der Aufarbeitung durch direkte Präparationen, also ohne den Umweg über Zellkulturen mit möglichen, methodisch bedingten Sekundärveränderungen.

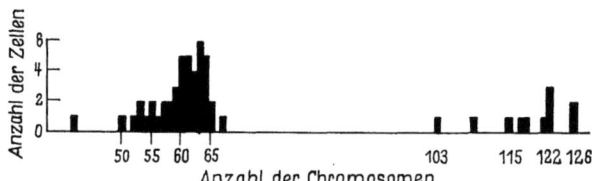

Abb. 4. Verteilungskurven von Chromosomenzählungen in einem Pleuraerguß, der bösartige Zellen eines Magencarcinoms enthielt. Es finden sich zerstreut Werte im Bereiche eines abnormalen Gipfels bei 63 und weiterhin eine Population, die sich um den doppelten Wert dieser Modalzahl gruppiert

Im Gegensatz dazu zeigt Abb. 4 eine Population von malignen Zellen in Form einer Verteilungskurve der Chromosomenzahl von Zellen eines Magencarcinoms aus einem Pleuraerguß. In diesem Fall ergibt sich ein abnormer Chromosomensatz mit einer Modalzahl von 63 sowie darunterliegenden und auch darüberliegenden Werten. Zusätzlich zeigt sich eine Häufung im Bereich von 120, also der Verdoppelung von 60.

Eine weitere Verteilungskurve (Abb. 5) mit allerdings geringeren Abweichungen als im vorigen Fall stammt von den Zellen eines in die Pleura metastasierenden Blasencarcinoms. Die Gruppierung erfolgt um die Modalzahl 49 mit Abweichungen nach unten und — wie schon im vorigen Fall — nach oben.

Zum Vergleich zeigt Abb. 6 den mit May-Grünwald-Giemsa-Routineausstrich desselben Pleuraergusses mit freien Geschwulstzellen.

Abb. 7 zeigt den Karyotyp einer der Zellen dieses Ergusses. Er weicht in vieler Hinsicht von der Norm ab und hat mehrere „Marker-Chromosome", ein besonders

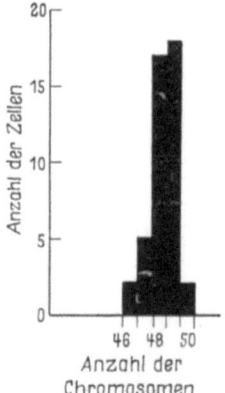

Abb. 5. Verteilungskurven von Chromosomenzählungen in einem Pleuraerguß, der durch ein Blasencarcinom hervorgerufen wurde. Die meisten Zellen haben eine Chromosomenzahl von 48 oder 49 mit nur wenigen Varianten darunter und darüber

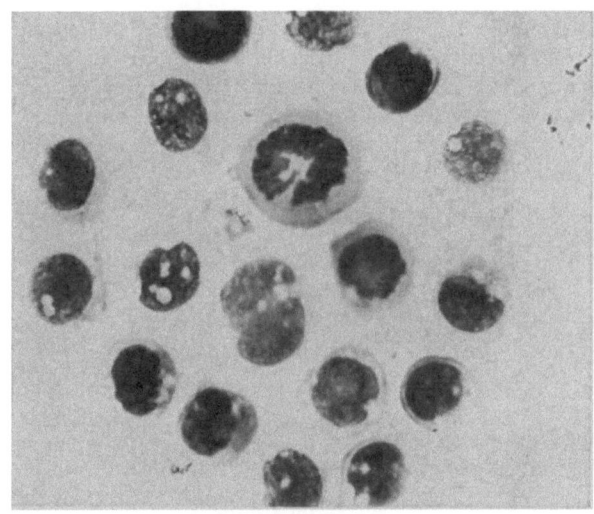

Abb. 6. Freie Geschwulstzellen desselben, in Abb. 5 dargestellten Falles. May-Grünwald-Färbung, Vergrößerungsfaktor 1 280 ×

eindrucksvolles findet sich am Schluß der unteren Reihe. Sein Vorhandensein beweist, daß ein Chromosomenbruch mit nachfolgender Rekombination stattgefunden hat. In diesem Falle war das Marker-Chromosom in nahezu jeder Zelle vorhanden, der Karyotyp war ähnlich von Zelle zu Zelle, wenn auch nicht identisch. Dies ist der sicherste überhaupt mögliche Beweis, daß eine Geschwulstpopulation von einer einzigen abnormalen Zelle abstammt — mit anderen Worten: Wir haben es mit einem malignen Zellklon zu tun [3, 4, 5].

Auf Grund der chromosomalen Untersuchungen ist festzustellen, daß maligne Tumoren, die sich aus mehr als einem Klon zusammensetzen, extrem selten sind. Der Nachweis der X-Chromosominaktivierung bei Frauen, die heterozygot für Isoenzyme der Glucose-6-Phosphat-Dehydrogenase sind, hält Zweifel zu diesem Punkte wach.

Klone maligner Zellen haben fast immer Chromosomensätze in dem Bereich zwischen den mittleren Dreißigern und Werten wenig über 100. Der häufigste Bereich liegt jedoch einmal nahe dem Diploidsatz, speziell wenig darüber, und zum zweiten zwischen 70 und 90. Die verschiedenen Krebsarten haben hinsichtlich ihrer Modalzahlen unterschiedliche Tendenzen, Ovarialcarcinome z. B. weisen ziemlich häufig Werte unter 46 auf.

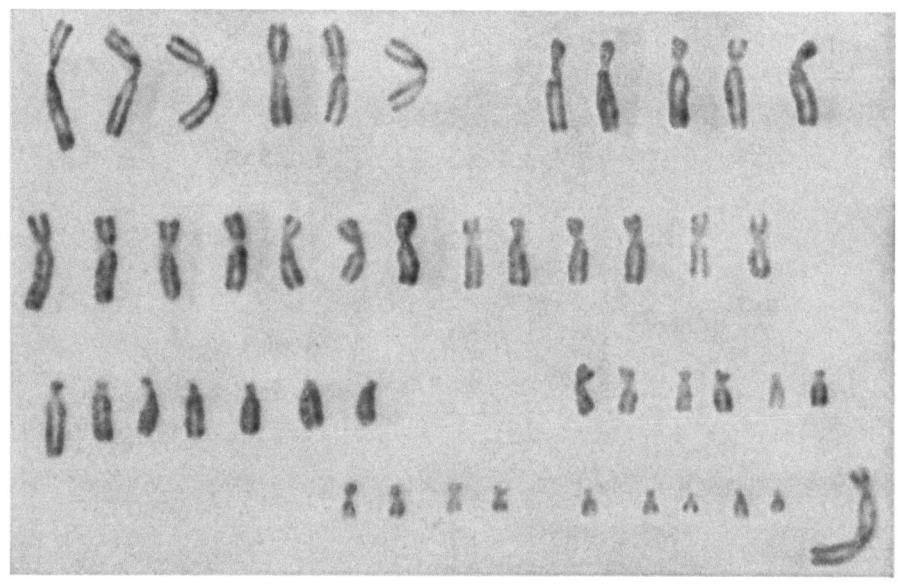

Abb. 7. Karyotyp einer Zelle desselben, in Abb. 5 und 6 dargestellten Falles. Bemerke das lange Marker-Chromosom (am Ende plaziert), welches praktisch in jeder Zelle vorhanden war. Die Zelle enthält auch noch einige andere, weniger auffallende Marker-Chromosomen neben normal aussehenden Chromosomen

Chromosomale Anomalien sind nicht nur bei fortgeschrittenen oder deutlich invasiven Carcinomen gefunden worden, sondern auch schon in gewissen präcancerösen Vorstadien.

Abb. 8 zeigt einige typische Histogramme direkter Präparationen des Cervixepithels. Die beiden oberen stammen von Carcinoma in situ-Fällen, einer Veränderung, von welcher man bisher annimmt, daß sie zwar längere Zeit andauern kann, aber zumindest bei einem gewissen Teil der Fälle in das invasive Carcinomstadium übergeht. Der an erster Stelle wiedergegebene Fall (Nr. 15, Spriggs, Bowey und Cowdell) liegt hinsichtlich seiner Chromosomenzahl scheinbar fast in der Norm bei 46, die Spitze ist jedoch bei 47. Im zweiten Falle (Nr. 19) liegen die Zählungen bei 75 bis 85. Dies sind die beiden häufigsten Chromosomenzahlbereiche sowohl für das Carcinoma in situ als auch das invasive Carcinom.

Bei den zwei Fällen der unteren Hälfte der Abb. 8 (Nr. 26 und 27) wurde das Untersuchungsmaterial von der anterioren und posterioren Lippe der Cervix entnommen; und es ist möglich, sie zu vergleichen. In jedem Falle bestand eine Ähnlichkeit zwischen dem Untersuchungsmaterial des anterioren und posterioren Cervixanteils. Die Zählungen ergaben bei Nr. 27 vorwiegend hypodiploide Werte, bei Nr. 26 hypotetraploide. Im Fall 27 zeigten die Zellen ein Ring Marker-Chromosom, wodurch bewiesen wurde, daß die Zellen des anterioren und posterioren Areals gemeinsamen Ursprungs waren. Es ist interessant, daß das Untersuchungsmaterial beider Areale nur Carcinoma in situ oder schwere Dysplasieveränderungen aufwies, während mikroinvasive Herde an einer anderen Stelle der Cervix gefunden, jedoch nicht cytogenetisch analysiert wurden.

Die Schlußfolgerung von dieser und anderen Beobachtungen ist, daß präcancerösen Epithelien ihre normale karyotypische Stabilität verloren haben und erhebliche Variationen von Zelle zu Zelle auftreten. Als Resultat eines Selektionsmechanismus entwickeln sich abnorme Klone, und im Stadium der beginnenden

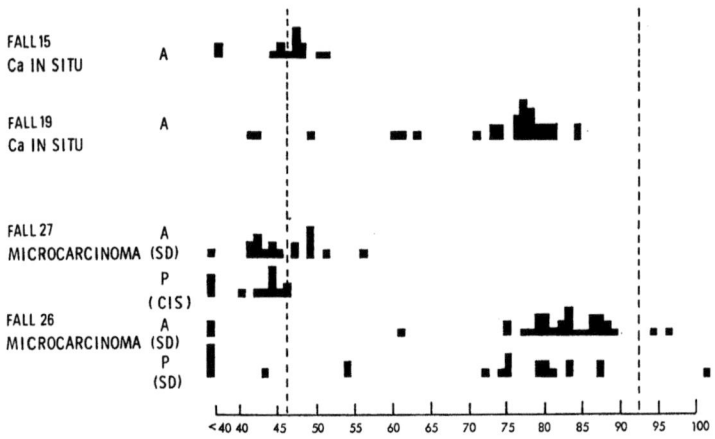

Abb. 8. Verteilungskurven von Chromosomenzählungen in vier Fällen von Präcancer der Cervix (s. Text)

Invasion kann ein dominierender Klon einen großen Teil des Cervixepithels einnehmen.

Das Cervixcarcinom ist natürlich nicht typisch für alle Carcinome, und es ist zu erwarten, daß sich Unterschiede zwischen den verschiedenen Präcancerosestadien oder gutartigen Tumoren finden werden. Zum Beispiel haben Zang u. Singer [8] in München interessanterweise beobachtet, daß Meningeome häufig nur 45 Chromosome auf Grund eines fehlenden G-Chromosoms haben.

Dieser Befund erinnert sofort an das Philadelphia-Chromosom bei der chronischen myeloischen Leukämie. Denn, wenn einige Gene, welche für die Gewebshomöostase wichtig sind, sich im Chromosom 22 lokalisieren, so ist es verständlich, daß bei Läsion dieses Chromosoms oder seiner relevanten Anteile, ein Zusammenbruch des „feed back" Kontrollmechanismus resultieren kann, welcher schließlich dazu führt, daß sonst absolut normale Zellen ungehemmt proliferieren.

Die meisten gutartigen Geschwülste sind wegen ihrer niedrigen Mitoserate cytogenetisch nur schwierig zu untersuchen. Es gibt einige Berichte, z. B. über Colonpolypen [9], bei welchen am häufigsten 1 oder 2 zusätzliche Chromosome auffielen. Die erhebliche Variation der Chromosomenzahl, wie sie soeben beim Carcinoma in situ der Cervix uteri demonstriert wurde, fand sich bei gutartigen Tumoren nur in den Fällen, wo der Umschlag in Malignität eintrat. Prinzipiell wäre es von großem Nutzen, könnte man leicht und wiederholbar von gutartigen Tumoren Chromosomenanalysen fertigen, um das evtl. Fortschreiten und Umschlagen in Bösartigkeit zu verfolgen, ja, später einmal, vielleicht sogar vorauszusagen.

Die derzeit vorhandenen Techniken gestatten dies nur sehr selten. Nachdem Übereinstimmung darin besteht, daß die meisten bösartigen Geschwülste durch Klone cytogenetisch veränderter Zellen ausgezeichnet sind, ist die Frage zu stellen, ob dies immer so ist. Die Antwort scheint „nein" zu sein, da es einwandfrei dokumentierte Fälle von Krebs mit normal aussehendem Karyotyp gibt, speziell für einige solide Tumoren des Kindes, z. B. den Wilms-Tumor [10, 11] und auch viele Fälle akuter Leukämie, insbesondere der myeloischen Form trifft dies zu.

Ich sagte mit Bedacht, die Antwort scheint „nein" zu sein, denn die Einschränkung der Aussage besteht darin, daß sie nur für die derzeit zur Verfügung stehenden, sicherlich noch verbesserungsfähigen Methoden, Geltung hat.

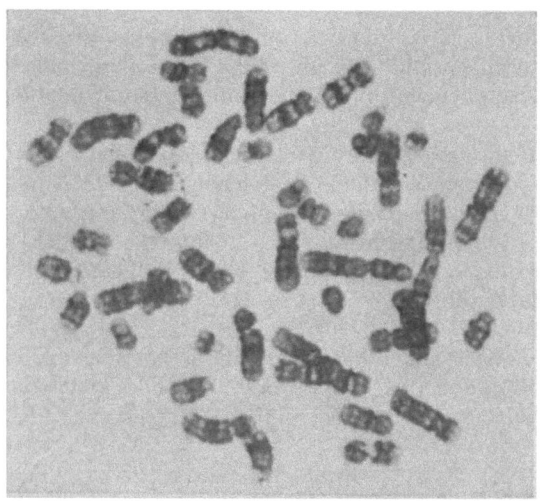

Abb. 9. In Teilung befindliche Zellen einer menschlichen Blutkultur, trypsinbehandelt und gefärbt nach Giemsa. Das deutliche „Chromosomen-banding" ist gut erkennbar

Es gibt neuerdings solche verbesserten Methoden der Chromosomendifferenzierung, basierend auf Caspersons Fluorescenztechnik mit Quinacrine [12] oder das noch neuere Giemsa-banding-Verfahren (Abb. 9).

Jedes Chromosom ist dabei in erstklassiger Weise separat darstellbar. Levan u. Mitarb. [13] haben kultivierte Zellen des Burkitt-Tumors untersucht und normale Fluorescenz-Bandenphänomene beobachtet. Es wird wegen der technischen Schwierigkeiten etliche Zeit noch dauern, bis dieses Problem gelöst ist. Alles was wir gegenwärtig sagen können, ist nur, daß ein normaler Karyotyp die Möglichkeit nicht ausschließt, daß eine Zelle maligne ist.

Die zweite Frage ergibt sich durch Umkehrung der ersten: Wenn chromosomale Anomalien vorhanden sind, ist dadurch Krebs bewiesen? Auch hier kann die Antwort wieder nur „nein" lauten. In einigen wohl bekannten kongenitalen Anomalien, wie z. B. dem Mongolismus, ist das ganze Individuum aus Zellen mit verändertem Chromosomensatz aufgebaut. Selbst wenn die meisten Zellen normal sind, bleibt die Möglichkeit einer Mosaikkomposition, dergestalt, daß nur ein geringer Zellanteil des Körpers z. B. Trisomie aufweist.

Unabhängig von solchen angeborenen Leiden besteht auch die Möglichkeit einer erworbenen Chromosomenanomalie ohne Vorhandensein eines Krebses. Das beste Beispiel hierfür sind strahleninduzierte Anomalien, aber auch Medikamente können Ring-, dizentrische und andere Marker-Chromosome hervorrufen. Zum Beispiel wurde dies kürzlich für das häufig verwendete Phenylbutazon nachgewiesen.

Chromosomenanomalien an sich sind also allein noch nicht definitiver Beweis für eine Neoplasie. Das Charakteristische einer Neoplasie ist, daß man neue Zelllinien mit derselben chromosomalen Anomalie in allen Zellen eines Klons erhält. Solche erworbenen neuen Zellinien sind, abgesehen von den Neoplasien, bisher fast nicht bekannt geworden.

Nur bei einigen wenigen A-Bomben exponierten Einwohnern von Hiroshima und Nagasaki ließ sich in Lymphocytenkulturen solch eine Klonbildung nachweisen [15], auch bei einigen Patienten, die wegen ankylosierender Spondylitis bestrahlt worden waren [16], gelang dies. Diese Klone können durchaus einem Präleukämiestadium entsprechen. Es wird wichtig sein, diese Fälle weiter zu beobachten.

Ich halte es nicht für erforderlich, an dieser Stelle auf die bekannten chromosomalen Veränderungen und die ebenfalls bekannten Fälle zu referieren, bei welchen der abnorme Karyotyp schon vor der Leukämiemanifestierung entdeckt worden war.

Aber es soll noch dargelegt werden, daß Leukämien nicht das einzige Gebiet in der klinischen Medizin darstellen, in welchem die Aufdeckung anormaler Klone die Diagnose eines malignen Leidens schon zu einem Zeitpunkt sicherstellen kann, an welchem dies klinisch und histologisch noch nicht möglich ist.

Am Anfang standen Bilder maligner Klone in Pleuraergüssen. In der Regel handelt es sich dabei um fortgeschrittene Krankheitsstadien, und die Diagnose ist morphologisch möglich.

Eine Ausnahme aber macht das Mesotheliom, bei welchem die cellulären Malignitätskriterien nur gering ausgeprägt sein können oder gar völlig fehlen. Sie unterscheiden sich dann kaum von jenen, wie man sie z. B. auch bei Lungeninfarkten findet.

Abb. 10 zeigt das Mikrophoto einiger Mesothelzellen, vereinzelt mehrkernig, aus dem Pleuraerguß eines 77jährigen Mannes stammend. Ohne Chromosomenanalyse wäre es in diesem Falle schwierig, Sicherheit zu erlangen, ob die Zellen neoplastischer Natur sind oder nicht. Abb. 11 gibt die Chromosomenverteilungskurve dieser Geschwulst wieder. Es finden sich keine Zellen mit 46 oder 92 Chromosomen. Anstelle dessen zeigt sich ein Gipfel bei 76, außerdem finden sich Zellen mit dem zwei- und vierfachen Satz von 76. Dieser Befund läßt keinen Zweifel an der neoplastischen Natur dieser Zellen mehr offen [17].

Ein Gebiet mit bisher relativ geringen Versuchen zur Chromosomenanalyse stellt das der Lymphknotenpathologie dar. Es ist seit ungefähr 10 Jahren bekannt, daß maligne Lymphome, wie andere bösartige Krankheiten, oft aus Klonen von Zellen mit abnormem Karyotyp bestehen. Wenn ein Lymphknoten völlig umgewandelt ist durch neoplastisches Gewebe, mag diesem Befunde keine besondere Bedeutung mehr zukommen. Anders kann dies jedoch in der Zukunft werden, wenn es darauf ankommt, evtl. durch Chromosomenstudien Lymphadenopathien aufzuklären, deren Ätiologie bisher noch unklar ist. Zum Beispiel gibt es widersprechende Berichte über die Befunde bei der Hodgkinschen Erkrankung [18, 19, 20]. Aber die meisten Fälle zeigen Veränderungen wie Sie sie in Abb. 12 sehen.

Es finden sich zwei Zellpopulationen: Die größere hat normale Chromosomensätze, die kleinere dagegen pathologische im Bereich von 75 bis 85. In einigen Fällen ist die linksseitige Zellpopulation stark dominierend, und es finden sich nur wenige Zellen der rechtsseitigen. In diesem Falle hatten die Zellen mit 46 Chromosomen normales Aussehen, während jene mit höherer Chromosomenzahl einen Klon mit sehr abnormem Karyotyp bildeten. Abb. 13 zeigt einen Teil einer Zelle mit 84 Chromosomen, darunter zwei Marker-Chromosome, die sich in praktisch allen Zellen des Klons fanden.

Nun, die Benennung von Zellen ist subjektiv, und es ist deshalb unmöglich, objektive Beweise dafür zu bekommen, welche Art von Zellen durch diese beiden

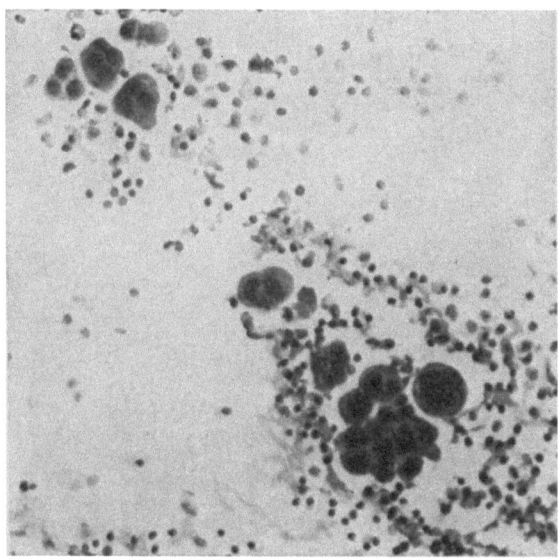

Abb. 10. Sediment eines Pleuraergusses im Falle eines Mesothelioms. Es fanden sich viele große Aggregate von Mesothelzellen, jedoch konnten sie nicht eindeutig an Hand morphologischer Kriterien als maligne klassifiziert werden. May-Grünwald-Giemsa-Färbung, Vergrößerung 300 ×

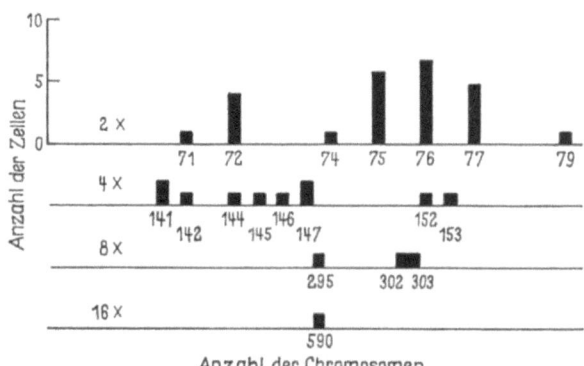

Abb. 11. Verteilungskurve von Chromosomenzählungen desselben, in Abb. 10 dargestellten Falles. Es findet sich ein abnormer Gipfel um 75 bis 77 und außerdem Chromosomensätze eines Vielfachen dieser Zahl

Zellpopulationen repräsentiert werden. Aber die meisten sich teilenden Zellen in Lymphknoten-Abklatschpräparaten sind nicht unterscheidbar von normalen lymphoiden Zellen, die sich in Mitose befinden, wie z. B. jene der Abb. 14.

In Zellteilung befindliche Zellen, wie in Abb. 15, sind relativ selten. Sie zeigen auffallende Ähnlichkeit zu der abnormalen Zellpopulation, welche Sternberg-Reed-Zellen und nicht lobulierte großkernige Zellen einschließt. Verlassen wir uns auf das, was wir mit unseren Augen sehen, so erscheint es wahrscheinlich, daß die Zellen mit 46 Chromosomen reaktive lymphoide Zellen und die hypotetraploide Population Hodgkin- oder Sternberg-Reed-Zellen sind. Auf Grund von Literaturberichten verbleiben noch einige Zweifel, ob einige Hodgkin-Fälle nicht auch

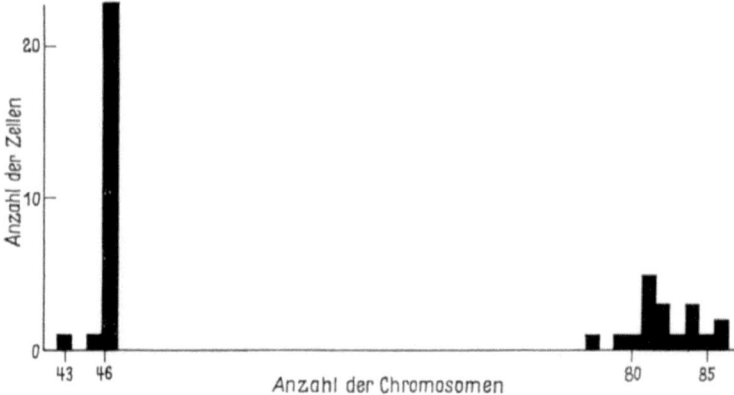

Abb. 12. Verteilungskurven von Chromosomenzählungen aus dem Lymphknoten einer Hodgkinschen Erkrankung. Es finden sich zwei Zellpopulationen, eine offensichtlich normal, die andere mit Werten um 77 bis 86

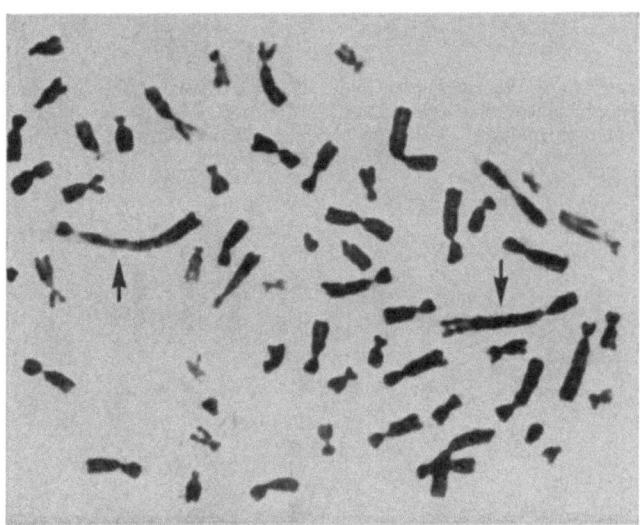

Abb. 13. Teil einer in Mitose befindlichen Zelle mit 84 Chromosomen, desselben, in Abb. 12 dargestellten Falles. Die Pfeile zeigen auf zwei verschieden lange Marker-Chromosome, welche in allen Zellen des Klons vorhanden waren

Anomalien im Grenzbereich der Diploidpopulation haben [21]. Mit neuen Techniken wird diese Frage noch zu klären sein.

Man könnte die chromosomale Analyse noch bei vielen anderen Fragestellungen benutzen, stünden dem nicht technische Schwierigkeiten entgegen, speziell beim präparativen Ausspreizen von Zellen solider Gewebe.

Zurückkommend auf das brennende Problem der Erfassung von Frühstadien der cellulären Entartung sei deshalb auf die Methode von Todaro hingewiesen [22], von der in Zukunft noch zu hören sein wird. Mit ihr wird erstmalig der Versuch unternommen, genetisch instabile Individuen oder Gewebe experimentell zu erfassen, die ein höheres Risiko zur Cancerisierung in sich tragen. Der Test bedient sich Zellkulturen, z. B. von Fibroblasten, die durch oncogene Viren gereizt werden.

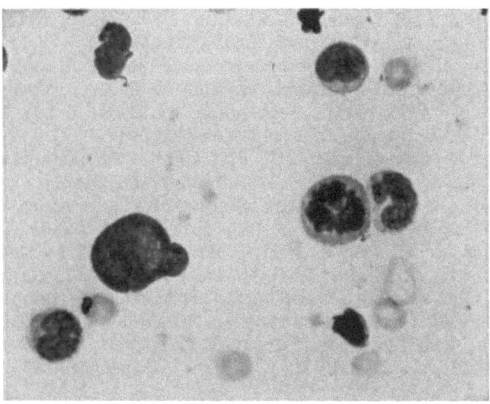

Abb. 14. Lymphoide Zellen vom Abklatschpräparat eines Lymphknotens einer Hodgkinschen Erkrankung. Die Zellen sehen morphologisch normal aus, auch die in Mitose befindliche. Chromosomenzählungen und Karyotypen dieses Falles waren ebenfalls normal. Es wurde deshalb angenommen, daß es sich um reaktive Veränderungen mit erhöhter mitotischer Aktivität handelt. May-Grünwald-Giemsa-Färbung. Vergrößerung 800 ×

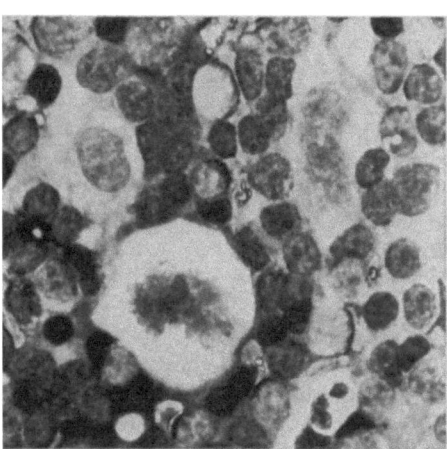

Abb. 15. Lymphknotenabklatschpräparat in einem anderen Falle einer Hodgkinschen Erkrankung, in welcher sich eine Zellpopulation fand mit einer Modalzahl von 82 bis 84 Chromosomen. Die in Teilung befindlichen Zellen sind offensichtlich abnorme Reticulumzellen. Diese abnorme Population ist auch durch typische Sternberg-Reed-Zellen ausgezeichnet. May-Grünwald-Giemsa-Färbung. Vergrößerung 800 ×

Unter Bedingungen, bei welchen normale Zellen unbeeinflußt bleiben, zeigen Zellen von Fanconi-Anämiepatienten oder anderen Konstellationen mit erhöhter Krebsempfänglichkeit (Mongolismus eingeschlossen) Zellkolonietransformation mit Verlust der Kontakthemmung.

Teste dieser Art könnten nicht nur bei der Erkennung von kongenital bedingten erhöhten Entartungsrisiken von Nutzen sein, sondern auch beim Aufspüren und Erfassen potentieller Cancerisierungstendenzen in gutartigen Geschwülsten oder

bei möglichen präcancerösen Veränderungen. Mit Erfolgen auf diesem Gebiete
würde sich der Morphologe eine neue diagnostische Dimension erschließen.

Literatur

1. O'Riordan, M. L., Berry, E. W., Tough, I. M.: Brit. J. Haemat. **19**, 83 (1970). —
2. Bowey, C. E., Spriggs, A. I.: J. med. Genet. **4**, 91 (1967). — 3. Yamada, K., Takagi, N.,
Sandberg, A. A.: Cancer **19**, 1879 (1966). — 4. Atkin, N. B., Baker, M. C.: J. nat. Cancer Inst.
36, 539 (1966). — 5. Miles, C. P.: Cancer **20**, 1253, 1274 (1967). — 6. Fialkow, P. J.: Genetic
marker studies in neoplasia. In: Genetic concepts and neoplasia. M. D. Anderson Hospital
Symposium 1969. Baltimore: Williams and Wilkins 1970. — 7. Spriggs, A. I., Bowey, E.,
Cowdell, R. H.: Cancer **27**, 1239 (1971). — 8. Singer, H., Zang, K. D.: Humangenetik **9**, 172
(1970). — 9. Enterline, H. T., Arvan, O. A.: Cancer **20**, 1746 (1967). — 10. Cox, D.: Cancer **19**,
1217 (1966). — 11. Cox, D.: Brit. J. Cancer **22**, 402 (1968). — 12. Caspersson, T., Lomakka, G.,
Zech, L.: Hereditas (Lund) **67**, 89 (1971). — 13. Manolov, G., Manolova, Y., Levan, A., Klein,
G.: Hereditas (Lund) **68**, 160 (1971). — 14. Stevenson, A. C., Bedford, J., Hill, A. G. S., Hill,
H. F. H.: Ann. rheum. Dis. **30**, 487 (1971). — 15. Aura, A. A., Honda, T., Sofuni, T., Neriishi,
S., Yoshida, M. C., Matsui, T.: Lancet **1971 II**, 903. — 16. Court Brown, W. M., Buckton,
K. E., Langlands, A. O.: Int. J. Radiat. Biol. **13**, 155 (1967). — 17. Spriggs, A. I., Boddington,
M. M.: The cytology of effusions in the pleural, peritoneal and pericardial cavities, and of
cerebrospinal fluid. London: Heinemann 1968. — 18. Miles, C. P., Geller, W., O'Neill, F.:
Cancer **19**, 1103 (1966). — 19. Seif, G. S., Spriggs, A. I.: J. nat. Cancer Inst. **39**, 557 (1967). —
20. Coutinho, V., Bottura, C., Falcao, R. P.: Brit. J. Cancer **25**, 789 (1971). — 21. Spiers,
A. S. D., Baikie, A. G.: Cancer **22**, 193 (1968). — 22. Miller, R. W., Todaro, G. J.: Lancet
1969 II, 81.

Isotope in der Tumordiagnostik

OESER, H. (Strahlenklinik der Freien Univ. Berlin)

Referat

I.

Eine Tumordiagnostik mit radioaktiven Isotopen hat *physikalisch* drei Voraussetzungen zu erfüllen:

1. Das im Tumor eingelagerte radioaktive Isotop muß eine Strahlung *mit genügender Reichweite* aussenden, um von einem Strahlendetektor erfaßt zu werden.

2. Zwischen Tumor und seiner Umgebung muß eine *unterschiedliche Konzentration* der Radioaktivität bestehen. Diese Kontrastierung kann in negativer Weise geschehen: der Tumor bildet in die radioaktive Substanz speichernden Organ einen „kalten" Knoten — oder in positiver Form: der Tumor nimmt ausschließlich oder wesentlich erhöht gegenüber seiner Umgebung die radioaktive Substanz auf. Die positive Tumordarstellung bietet für die Tumordiagnostik eine weitaus höhere Nachweiswahrscheinlichkeit als die negative [27].

3. Eine geeignete Meßtechnik muß die räumliche Verteilung der inkorporierten radioaktiven Substanz darstellen, d. h. flächenhaft abbilden.

Zwei meßtechnische Methoden sind hierfür gebräuchlich:

a) Das *Scanning-Verfahren*, also ein zeilenförmiges Abtasten mit einem Meßdetektor, wobei das Color-Printing, d. h. die Wiedergabe von Unterschieden in der Verteilung der Radioaktivität mittels Farben die visuelle Wahrnehmung des Informationsgehaltes erleichtert [26].

b) Das Abbilden mittels der *Szinti-/oder Gamma-Kamera:* ein Leuchtschirm läßt die Aktivitätsverteilung sofort visuell wahrnehmen. Der Leuchtschirm ist hierbei dem Röntgen-Durchleuchtungsschirm vergleichbar, die Strahlenquelle befindet sich als injizierte Röntgenröhre im Körper.

II.

Welche biologischen *Bedingungen* ermöglichen die erforderliche Kontrastierung zwischen Tumor und seiner Umgebung?

Eine *negative* Tumordarstellung gelingt im Parenchym fast aller drüsigen Organe wie Speicheldrüsen, Schilddrüse, Leber u. a., weil bestimmte radioaktive Isotope oder entsprechend etikettierte Substanzen darin angereichert werden und dabei den Tumor aussparen. Der Anreicherungsprozeß kann auf verschiedenartige Weise zustande kommen:

auf metabolischem Weg (Beispiel: (Radio-)-Jod-→ Schilddrüsenzelle,

durch Speicherung kolloidaler (radioaktiver) Teilchen im RES von Leber und Milz,

durch Einschmuggeln von Radiojod (als Halogenid) in die HCl-produzierenden Zellen der Magenschleimhaut [13, 16, 20, 30],

durch Einschleusen von T 5-Selen-methionin in die Proteinsynthese z. B. im Pankreas-Parenchym.

Die Eigenschaften z. B. der Nieren-gängigen Röntgenkontrastmittel lassen sich auch für die Isotopendiagnostik ausnutzen, sie bringt für die Tumordiagnostik keinen Gewinn an Information gegenüber der Aussage röntgenologischer Verfahren.

Eine *positive* Tumordarstellung versuchen zu ermöglichen.

a) Tumor-spezifische Substanzen

Eine Zusammenstellung aller bisherigen Versuche gaben im deutschen Schrifttum zuletzt Altenbrunn (1971) und Strötges (1971). Wegen der Bedeutung für das Krebsproblem überhaupt beanspruchen die immunologischen Untersuchungen besonderes Interesse. Die Antigenität bestimmter Tiertumoren ist erwiesen; somit müßten (spezifische?) Antikörper zu erzeugen sein, die radioaktiv etikettiert den Ort der Antigen-Antikörperreaktion, das ist der Tumor, durch die ausgesandte Strahlung zu erkennen geben würden. Bei einer Spezifität dieser Antikörper für nur den betreffenden Tumor wäre eine Metastasensuche möglich. Bei Unspezifität wäre für biologisch ähnliche Tumoren eine diagnostische Verwendung denkbar.

Zur Zeit ist keine biochemische Reaktion bekannt, die ausschließlich im malignen Tumor abläuft und die als Schloß für den Schlüssel zu einer Tumordiagnostik dienen könnte. Welche Möglichkeiten die positive Tumordarstellung bietet, demonstrieren die Kranken mit Jod-umsetzenden Schilddrüsentumoren: Ein Strahlendetektor sucht als Wünschelrute die auch abgesiedelten Tumoren im Körper, er vermag zugleich am Jodumsatz die Tumordynamik zu bewerten.

b) Positive Tumordarstellung mittels Tumor-affiner Substanzen

Die Tumoraffinität verschiedener Substanzen wurde geprüft; Stoffwechselvorgänge wurden dabei als Leitschiene zu benutzen versucht u. a. für ^{131}J-Lecithin; ^{131}J-Stearat, über den Lipidstoffwechsel; ^{131}J-Monojodacetat über den Kohlenhydratstoffwechsel; 99 m Tc-Pertechnetat als Oxydationsmittel.

Dem radioaktiven Quecksilber (^{203}Hg, ^{197}Hg) wurde eine gewisse Tu-affinität zu bestimmten Tumorformen und -lokalisationen zugeschrieben.

Praktische Bedeutung haben erlangt: *Radiophosphor* (^{32}P), inauguriert durch Low-Beer, 1948. Der Nucleinsäurestoffwechsel bringt den Radiophosphor zum Einbau in die Zellen, aber nicht ausschließlich in die Tumorzellen. Nelson berichtete über Ergebnisse bei fast allen Tumorlokalisationen z. B. an der Haut, im Larynx, Mamma, Prostata u. a. m.

Der P-32-Test verlangt wegen der geringen Reichweite der β-Strahlung eine spezielle Meßtechnik. Bekannt wurde vor Jahren die auch von Kodak propagierte Meßballonsonde mit einer flexiblen Filmemulsion zum Nachweis tumoröser Prozesse in der Magenschleimhaut. Wertvoll ist die P-32-Anwendung zur Abklärung intraoculärer Erkrankungen (Strötges, Meyerratken).

Im Schrifttum wird immer wieder der Radiophosphortest zum „Grading" der Tumormalignität vorgeschlagen, erstmals 1963 durch Bercy. In letzten Jahren ist der Test für weitere Tumorlokalisation empfohlen worden: für das maligne Melanom der Haut [17], für Parotistumoren [1], für Mammageschwülste [6, 8, 19, 22] und mittels endoskopischer Meßverfahren auch für Bronchustumoren [3]. Eigene Nachprüfungen lassen Zweifel am Wert dieser Untersuchungsmethode aufkommen, weil die Meßgeometrie über eine längere Zeitdauer nicht konstant gehalten werden kann.

Natrium-75 Se-Selenit ($Na_2{}^{75}SeO_3$) wurde von der Arbeitsgruppe um Horst für die Tumorsuche propagiert; letzte Veröffentlichung von Otto et al. (1971). Die Anreicherung im Tumor soll nach Vavalieri et al. (1966) auf einer aktiven Zelleistung der Tumorzellen beruhen. Wertvoll sei die Anwendung bei cerebralen und intrathorakalen Tumormanifestationen, ferner beim Schilddrüsencarcinom.

Radioaktives Gallium (^{67}Ga), angewandt als Galliumcitrat, hat nach den Vorschlägen von Edwards u. Hayes (1969) aktuelle Beachtung erlangt [14, 35 u. a.]. In vier europäischen Strahlenzentren wurde eine koordinierte Prüfung angestellt, die folgende Treffsicherheit bei den verschiedenen Tumorlokalisationen ergab.:

^{67}Galliumanreicherung in Malignomen

Bronchus	70/62
Magen-Darm	33/14
Urogenitaltrakt	13/3
Mamma	9/3
Schilddrüse	8/7
Maligne Lymphome	35/22
Total:	203/137
	($\sim 70\%$)

Die Anreicherung von ^{67}Ga im Tumor ist nicht von dessen Histologie abhängig; häufig weisen Primärtumor und Metastase eine unterschiedliche Speicherungsrate auf.

c) Positiver Tumornachweis durch Änderung physiologischer Bedingungen

Eine positive Tumordarstellung oder einen Hinweis auf das Vorliegen eines Tumors ermöglichen die folgenden, mit dem Tumorprozeß coincident auftretenden abnormalen Bedingungen wie

1. die veränderte Durchlässigkeit der Blut-Hirnschranke bei Tumoren im Zentralnervensystem. (Tumordarstellung mittels Radio-Technetium, Radio-Indium u. a. m.)

2. der gesteigerte Knochenumbau bei tumorösen/metastatischen Erkrankungen im Skelet. (nachweisbar durch radioaktive Isotope vom Strontium, Technetium, Fluor, Gallium).

3. eine veränderte Lungendurchblutung durch den alveolo-vasculären Reflex bei Störung der Belüftung durch ein zentrales Bronchuscarcinom. (Zur Lungenperfusionsszintigraphie benutzt ^{131}J-etikettierte Albuminpartikel in Größe $\geq 20\,\mu.$)

III. Erwiesene Leistungen — Grenze der Leistungsfähigkeit

Welche erwiesenen Leistungen hat die Isotopenanwendung vorzuweisen und wo liegt die Grenze der Leistungsfähigkeit?

Ich stelle in der Rangfolge der Wertbeurteilung die *Lungenperfusions-Szintigraphie für den Nachweis des zentralen Bronchuscarcinoms* an die erste Stelle. Der vasoconstrictorische Reflex tritt bei einer Änderung der Sauerstoffspannung (normal um 21 Vol.-% O_2) um rd. ein Drittel (also bei rd. 15 Vol.-% O_2) in Aktion.

Die Umleitung des Blutstromes auf die gesunde Lungenseite bewirkt röntgenologisch das paradoxe Hiluszeichen [29]. Bis zu einer röntgensichtbaren Änderung des Luftgehaltes im betroffenen Lungenlappen oder -segment verstreicht nach den Untersuchungen meines Mitarbeiters Gerstenberg durchschnittlich noch ein Zeitraum von 5 (bei rasch wachsenden) bis 10 Monaten bei langsamer wachsenden Bronchustumoren. Um die Größenordnung eines halben bis eines ganzen Jahres könnte also die Diagnose des zentralen Bronchuscarcinoms vorverlegt werden.

Für die *Diagnostik der Hirntumoren* hat die differenzierte Untersuchung von Fiebach et al. gezeigt, daß die Isotopenanwendung bei infratentoriell gelagerten Tumoren Vorzüge gegenüber der Angio- und Encephalographie besitzt, daß sie bei Großhirntumoren (speziell Gliomen und Meningeomen) der Angiographie gleichwertig und daß sie bei Tumoren in der vorderen und hinteren Schädelgrube der Angio- und Encephalographie unterlegen ist. Bei den malignen Lymphomen, voran der Lymphogranulomatose und dem Retothelsarkom, kann die Ursache cerebraler Erscheinungen leicht mittels der Hirnszintigraphie aufgeklärt werden, insbesondere kann die diffuse Ausbreitung in die Hirnhäute von dem nodulären Befall des Gehirns, ebenso von paraneoplastischen Syndromen abgegrenzt werden [34].

Der *Wert der Skeletszintigraphie* ist begründet:

a) Die Zeitdauer der präklinischen Phase von Knochenmetastasen ist von der Lokalisation, von der Intensität der Aggression der abgesiedelten Tumorzellen und aus röntgenphysikalischen Gründen von der räumlichen Ausdehnung abhängig. Die Zeitdauer, bis markante klinische und röntgenologische Symptome auftreten, dürfte länger sein als bisher allgemein angenommen wird.

b) Manche abgesiedelten Tumorzellen weisen röntgenologische ein knochenneutrales Verhalten auf, sie zeigen im Röntgenbild keine Veränderungen der Dichte und der Struktur des Knochens. Häufigkeit: um 15 bis 20%.

c) Klinisch und röntgenologisch gelingt es oft nicht, zwischen einer schweren Osteoporose und der diffusen Form einer Skeletmetastasierung zu unterscheiden.

Die Knochenszintigraphie ist damit hervorragend geeignet, als Screening-Verfahren stumme Knochenmetastasen aufzuspüren. Übereinstimmendes Urteil: [12]

Es gelang beim als operabel beurteilten Mammacarcinom und beim (kleinzelligen) Bronchuscarcinom in einer Häufigkeit bis zu 20% solche Knochenherde nachzuweisen [15, 21, 32, 36]. Die Knochenszintigraphie bringt das Vorliegen eines lokalen Knochenumbaues zur Darstellung, gleichgültig ist dabei, welches pathologische Substrat vorliegt. Der Effekt therapeutischer Maßnahmen auf diesen Knochenumbau kann in gleicher Weise kontrolliert werden, es vermag also die Knochenszintigraphie das Therapieresultat zu objektivieren.

Die *Grenzen der Leistungsfähigkeit* werden mit der prozentualen Trefferrate für die falsch-positiv/falsch-negativ gedeuteten Befunde abgesteckt. Als treffendes Beispiel kann die Isotopendiagnostik von Lebermetastasen gewählt werden. Die Nachweiswahrscheinlichkeit steigt mit Anteil des Tumorvolumens am Lebervolumen an:

Durchmesser cm	n	richtig	falsch negativ
<1	28	64%	36%
1—2	11	72%	27%
2—3	19	89%	10%
3—4	24	92%	8%
>4	30	100%	—
total:	112	~ 85%	

Trefferrate bei Isotopendiagnostik (^{198}Au-Kolloid) von Lebermetastasen (aus F. Renkl, Diss. FUB 1972)

Auch mittels bester Untersuchungsgüte ist z. Z. ein einzelner Tumorherd von kleiner als 3 cm ⌀ in Lebermitte nicht sicher nachweisbar.

Die *Diagnostik tumoröser Prozesse in Pankreas, Nieren und in den Lymphknoten* mittels radioaktiver Isotope bleibt hier bewußt unberücksichtigt.

Seit Blau u. Bender 1962 die Pankreas-Szintigraphie mit Se-75-methionin eingeführt haben, ist überall intensiv versucht worden, diese Methode auszubauen u. a. durch Anwendung der sog. Doppelradionuclid-Szintigraphie zwecks Trennung von Leber und Pankresa, durch Einsatz der modernsten Untersuchungsmittel wie Szinti-Kamera, EDV, zuletzt unter Zuhilfenahme pharmako-dynamischer Mittel, um die Pankreasdarstellung durch Erhöhung der Aktivitätsdifferenz zwischen Leber und Pankreas zu verbessern. Der Arbeitskreis um Hundeshagen-Hannover widmete sich in der BRD besonders dieser Aufgabe und Zielsetzung; letzte Veröffentlichung durch Creutzig et al. (1972). Übereinstimmend mit den Bemühungen eigener Mitarbeiter (Koppenhagen, Ernst) läßt sich zweifellos durch die verfeinerte Untersuchungs- und Meßtechnik die Quote der falsch-positiv gedeuteten Befunde senken, jedoch unterliegt die Zuverlässigkeit noch breiten Schwankungen.

Die Nierentumordiagnostik ist wie die Lymphangio-/-adenographie durch röntgenologische Untersuchungsverfahren ausgebaut, in der Aussage so zuverlässig, daß auf den Einsatz der Nieren- und der Lympho-Szintigraphie verzichtet werden kann.

Die Grenze der Leistungsfähigkeit für die Isotopendiagnostik wird auch durch konkurrierende Untersuchungsmethoden mit abgesteckt. Die Isotopenanwendung bietet gegenüber biochemischen Verfahren den Vorzug einer direkten Information über die Tumortopographie; eine Suche nach dem klinisch stummen Tumor ist damit möglich. Die Treffsicherheit scheint ebenfalls bei der Isotopenanwendung günstiger zu sein als für biochemische Teste. Bei einer vergleichenden Bewertung lieferte die Szintigraphie gegenüber der Bestimmung der alkalischen Phosphatase und dem Bromsulphaleintest den niedrigsten Prozentsatz an falsch-positiven Befunden beim Nachweis von Lebermetastasen [18]. Gegenüber endoskopischen und mikroskopischen Untersuchungsverfahren ist die Isotopendiagnostik unterlegen, jedoch setzen auch sie die Kenntnis des Tumorsitzes voraus.

Die heutige Tumordiagnostik mit radioaktiven Isotopen wird zweifellos durch die stets physikalisch-technische Entwicklung an Effizienz gewinnen. Der Grenzwert ist jedoch nicht von der meßtechnischen Güte abhängig, sondern von der Lage, Menge und Verteilung der Radioaktivität im Körper — also von der biologischen Situation, d. h. von der Möglichkeit, den Tumor mit Radioaktivität anzureichern, ihn evtl. ausschließlich zu etikettieren.

IV. *Erkenntnisse*

Welche Erkenntnisse sind bisher aus der Tumordiagnostik mit radioaktiven Isotopen gewonnen worden ?

Die Fortschritte in der Tumordiagnostik mit radioaktiven Isotopen beruhen nicht auf spezifischen Leistungen, die der Tumorzelle, der Tumorforschung oder der Strahlenphysik zugeschrieben werden können, sondern die Fortschritte sind im wesentlichen erzielt worden durch Ausnutzung veränderter physiologischer Bedingungen durch und um den Tumor: die veränderte Durchlässigkeit der Blut-Hirnschranke, der gesteigerte Knochenumbau bei Anwesenheit von Tumorzellen im Skelet, die Auswirkung einer gestörten Belüftung über den alveolo-vasculären Reflex auf die Lungendurchblutung.

Eine frühzeitige Erkennung des zentralen Bronchuscarcinoms ist durch die Lungenperfusionsszintigraphie möglich geworden. Der Gewinn an Zeit — von

Monaten bis zu fast einem Jahr — wird jedoch nur erzielt, wenn trotz der uncharakteristischen Beschwerden an das Vorliegen eines zentralen Bronchuscarcinoms gedacht wird und wenn die Lungenperfusionsszintigraphie zum Einsatz gelangt.

Für andere Tumorlokalisationen mußten wir erkennen, daß sie wesentlich frühzeitiger und erheblich häufiger metastasieren als bisher angenommen worden ist. Diesem Gros der Tumorkranken bietet die diagnostische Isotopenanwendung folgende Vorzüge an:

Aggressive diagnostische Maßnahmen wie Encephalographie, Carotis-Arteriographie u. a. m. können durch die einfache, aber gleichwertige Isotopendiagnostik ersetzt werden. Nutzlose Behandlungsmaßnahmen können vermieden werden, die therapeutische Planung kann optimiert werden.

Literatur

1. Agranat, V. Z., Dar' Jalova, S. L., Rabimovič, J. A.: Radiobiol. Radiother. (Berl.) **6**, 649 (1970). — 2. Altenbrunn, H. J.: Fortsch. Nuklearmed. **1971**, 230. — 3. Andrysek, O., Štastny, B., Papež, J.: ^{32}P-Malignitätsdiagnostik bei Bronchial- und Mammakarzinom. Erg. klin. Nuklearmedizin, 155—159. Jahrestagung Zürich 1970. Schattauer 1971. — 4. Anghileri, H. J.: Nucl.-Med. (Stuttg.) **7**, 266 (1968). — 4a. Anghileri, H. J.: Strahlentherapie **142**, 456 (1971). — 5. Bessler, W.: Skeletszintigraphie mit Radiostrontium. In: Ergebn. med. Radiologie, Bd. II. (Glauner, R., Rüttimann, A., Hrsg.). Stuttgart: Thieme 1969. — 6. Bercy, A., Fievez, C., Moreaux, L., Rifflart, A., Stevens, A.: J. belge Radiologie **46**, 498 (1963). — 7. Creutzig, H., Hundeshagen, H., Tietz, H., Haubold, E.: Fortschr. Röntgenstr. **116**, 57 (1972). — 8. Dragon, V., Voiculet, N., Trestioreanu, Al., Horodniceanu, El.: Radiobiol. Radiother. (Berl.) **9**, 1 (1968). — 9. Edwards, C. L., Haynes, R. L.: J. nucl. Med. **10**, 103 (1969). — 10. Feine, U., zum Winkel, K.: Nuklearmedizin. Szintigraphische Diagnose. Stuttgart: Thieme 1969. — 11. Fiebach, O., Sauer, J., Otto, H.: Fortschr. Röntgenstr. **116**, 185 (1972). — 12. Firkusian, N., Schmidt, C. G., Becker, G.: Der diagnostische Wert der Szintigraphie mit ^{85}Sr bei Tumorbefall des Skeletsystemes. Erg. klin. Nuklearmedizin, 140—146. 7. Jahrestagung Zürich, Schattauer 1971. — 13. Fridrich, R., Engelhardt, G.: Fortschr. Röntgenstr. **110**, 328 (1969). — 14. Grebe, S. F., Schoen, H., Steckenmesser, R., Heger, N.: Fortschr. Röntgenstr. **116**, 73 (1972). — 15. Hansen, H. H., Muggia, F. M., Selawry, O. S.: Lancet **1971 III**, 443. — 15a. Hansen, H. H., Muggia, F. M., Selawry, O. S.: New Engl. J. Med. **284**, 962 (1971). — 16. Harper, P. V., Lathrop, K. A., Jiminez, F., Gottschalk, A.: Radiology **85**, 101 (1965). — 17. Kimmig, J., Wiskemann, A., Herzberg, J. J.: Arch. klin. exp. Derm. **206**, 133 (1958). — 18. Jhingran, S. G., Jordan, J., Jahns, M. F., Haynie, Th. P.: J. nucl. Med. **12**, 227 (1971). — 19. Lindenbraten, L. D., Melenčuk, J. P.: Radiobiol. Radiother. (Berl.) **10**, 247 (1969). — 20. Locher, J., Fridrich, R., Engelhart, G.: Dtsch. med. Wschr. **95**, 547 (1970). — 21. Malinowska, J., Mackiewicz, H., Siwicki, H., Jasinski, W. K.: Nucl. Med. **8**, 179 (1969). — 22. McCorkle, H. J., Low-Beer, B. V. A., Bell, H. G., Stone, R. S.: Surgery **24**, 409 (1948). — 23. Meyerratken, E.: Klin. Mbl. Augenheilk. **142**, 874 (1963). — 24. Morczek, A.: Isotopenpraxis **5**, 351 (1969). — 25. Nelson, R. S.: Recent Res. Cancer Res. **10** (1967). — 26. Oeser, H., Ernst, H., Rach, K.: Fortschr. Röntgenstr. **101**, 640 (1964). — 27. Oeser, H., Ernst, H., Motzkus, F.: Radionuklide in der Frühdiagnostik von Tumoren. Dtsch. Röntgenkongreß 1964. Stuttgart: Thieme 1965. — 28. Oeser, H., Schumacher, W., Ernst, H., Frost, D.: Atlas der Szintigraphie. Berlin: W. de Gruyter & Co. 1970. — 29. Oeser, H., Ernst, H.: Dtsch. med. Wschr. **91**, 33 (1966). — 29a. Oeser, H., Gerstenberg, E.: Dtsch. med. Wschr. **95**, 552 (1970). — 30. Otto, D. L., Horwitz, N. N., Kurtzmann, R. S., Lofstrom, J. E.: Amer. J. Roentgenol. **91**, 784 (1964). — 31. Otto, R., Riehle, J., Wöllgens, R., Wenzel, M.: Ergebnisse der positiven Tumorszintigraphie mit ^{75}Se. Ergebn. Nuklearmedizin, 165—167. Jahrestagung Zürich 1970. Schattauer 1971. — 32. Sklaroff, D. M., Charkes, N. D.: Surg. Gynec. Obst. **127**, 763 (1968). — 33. Strötges, M. W.: Nuklearmedizinische Tumordiagnostik. In: Ergebn. klin. Nuklearmedizin, 21—34. Jahrestagung Zürich 1970. Schattauer 1971. — 34. Thompson, R. W., DeNardo, G. L., Kottra, J. J.: Radiology **102**, 111 (1972). — 35. Trapp, P., Sieslack, R., Goepfert, H., Hellriegel, W.: Strahlentherapie **142**, 539 (1971). — 36. Umek, H., Sorantin, H., Czembirek, H.: Fortschr. Röntgenstr. **110**, 209 (1969). — 37. Wenzel, M., Wöllgens, P.,: Klin. Wschr. **48**, 1367 (1970).

Fortschritte in der Tumorchirurgie I

HEGEMANN, G. (Chirurg. Univ.-Klinik Erlangen)

Referat

Bei den meisten Krebsarten ist bis heute die chirurgische Exstirpation die wirkungsvollste Heilmethode. Der Nachteil dieser Therapie liegt darin, daß der Krebs durch das Messer des Operateurs nur in dem Zeitraum heilbar ist, in dem die Geschwulst als Ganzes — vor weiter Ausbreitung maligner Zellen im Körper — total weggenommen werden kann. Hier liegt die Schwäche der chirurgischen Therapie — aber auch der Appell zur Frühdiagnose!

Leistungen und Grenzen der Chirurgie möchte ich Ihnen heute an einigen Beispielen demonstrieren.

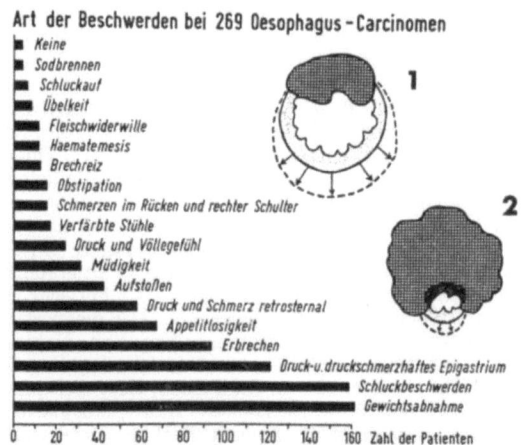

Abb. 1. Bei 269 Pat. unserer Klinik waren Schluckbeschwerden und Gewichtsabnahme die häufigsten Symptome. Sie treten erst im Spätstadium auf, wenn der größte Teil der Wandcircumferenz durch Tumorinfiltration starr geworden ist

Das Oesophaguscarcinom macht erst spät Stenoseerscheinungen, erst wenn der größte Teil der Wandcircumferenz durch Krebsinfiltration starr geworden ist — also im Spätstadium der Erkrankung — kommt es zu Schluckbeschwerden (s. Abb. 1). Nach unseren Erfahrungen sind 90% unheilbar, wenn sie zum Chirurgen kommen, nur kann man die Inkurabilität nicht immer leicht erkennen. Supraclaviculäre Carcinomdrüsen oder abdominelle Metastasen verbieten jede Operation. Carcinome über 8 cm Länge sind immer inkurabel.

An der Speiseröhre ist niemals eine Resektion des Malignoms mit einer End-zu-Endanastomose der Stümpfe möglich, immer ist eine komplizierte — und gefährliche — Überbrückungskonstruktion durch Magen, Dünndarm oder Dickdarm erforderlich. Von 542 Oesophaguscarcinomen unserer Klinik konnten wir nur bei 212 Patienten eine Resektion durchführen. Unsere Operationsletalität betrug 28%. Nur 9 Patienten überlebten die 5-Jahresgrenze, 2 im unteren Drittel und 7 Kardiacarcinome (s. Abb. 2).

Die Alternative „Strahlentherapie" ist meistens noch schlechter: Wenn man die etwas günstigeren Kardiatumoren weg läßt und nur die eigentlichen Oesophaguscarcinome in Betracht zieht, dann sind auf der ganzen Welt bis Ende 1972 nur 252 — in Lokalisation und Histologie klar definierte — Oesophaguscarcinome bekannt geworden, die 5 Jahre überlebten (s. Abb. 3). Im oberen Drittel ist die

Bestrahlung — wegen der hohen primären Operationsletalität in diesem Bereich — der Resektion überlegen. Im mittleren Drittel ist die Chirurgie 3mal, im unteren Bereich etwa 7mal erfolgversprechender als eine Bestrahlung. Im unteren Bereich ist die Strahlentherapie schon deswegen zum Scheitern verurteilt, weil hier häufig

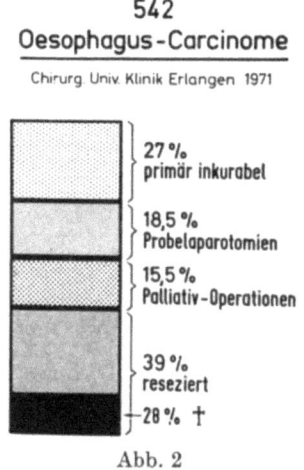

Abb. 2

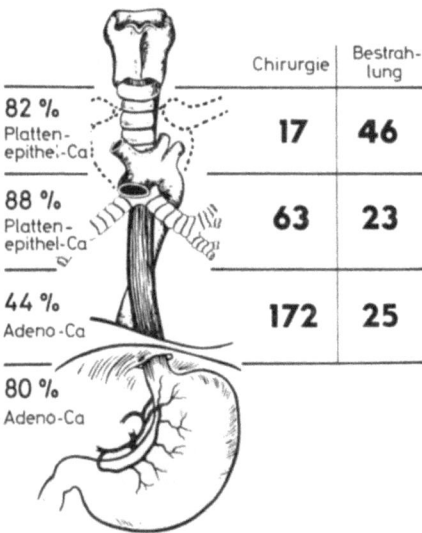

Abb. 3. Bis 1971 bekanntgewordene, in Lokalisation und Histologie klar definierte Oesophaguscarcinome, die nach der Therapie 5 Jahre überlebten. Im oberen Drittel scheinen die Ergebnisse nach Bestrahlung 2,5 × besser als nach Operation. Im mittleren Drittel war eine Operation 3 ×, im unteren Drittel 7 × erfolgversprechender als eine Bestrahlung

strahlenresistente Adenocarcinome vorkommen. Diese Befunde sind das richtige Leitseil zur Differentialindikation, Operation oder Bestrahlung.

Bei einem Tumor, der so häufig nicht mehr heilbar ist, fragt man nach dem Wert von Palliativmethoden. Hier steht eine transnasale Magendauersonde, die Witzel-Fistel und ein dicker Tubus in der Carcinomstenose zur Diskussion. Alle Palliativmethoden sind schlecht: Wir fanden keine großen Unterschiede, in der

Absterbekurve unserer Patienten nach Magenfistel, Magendauersonde, Häring-Tubus oder gar nichts machen — nach 12 Monaten waren fast alle Patienten tot (s. Abb. 4).

Bei diesem Oesophaguscarcinom, das durch Verhungern tötet, ist Resignation ein schlechter Weg. Fernmetastasen, die den Patienten so häufig inkurabel

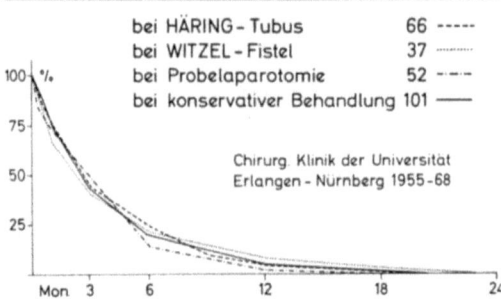

Abb. 4. Absterbekurven nach verschiedenen Palliativmaßnahmen bei inkurablen Oesophaguscarcinomen. Palliativoperationen sind nicht besser als gar nichts machen

machen, müssen wir zuvorkommen, durch bessere Diagnostik — hier ist die frühzeitige Endoskopie bei allen, auch leichten Schluckbeschwerden, auch bei anscheinend normalem Röntgenbild und grundsätzlich auch bei allen scheinbar gutartigen Leiden des Oesophagus der wichtigste Schritt.

Beim Magencarcinom ist die chirurgische Resektion die einzige erfolgversprechende Therapie, aber dieser Erfolg bleibt sehr bescheiden, weil das Carcinom zu

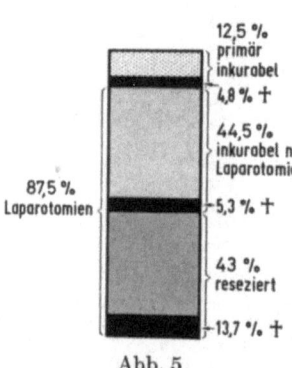

Abb. 5

spät diagnostiziert wird. Von 1669 Magencarcinomen unserer Klinik waren nur 43% resezierbar, in 57% war — meistens wegen zu weit fortgeschrittenem Tumorwachstum — keine Resektion mehr möglich (s. Abb. 5). Die Gefährlichkeit der Resektion des Magencarcinoms ist in den letzten Jahrzehnten geringer geworden. Trotz ansteigendem Durchschnittsalter fiel die Letalität der distalen Teilresektion von 16% (1949 bis 1955) auf heute 6 bis 7%, die Letalität der totalen Magenentfernung von früher 50% auf heute 25%.

Von 100 beobachteten Magencarcinomen, resezierten und nicht resezierten zusammen, leben bei uns nach 5 Jahren noch 8 Patienten (absolute Heilziffer). Von 100 resezierten und aus der Klinik entlassenen Patienten (distale Teilresektion und totale Magenresektion zusammen) leben bei uns nach 5 Jahren noch 23 Patienten (doppelte relative Heilziffer).

Sektionserfahrungen an Patienten, die nach früher anscheinend kurativer Teilresektion später doch am Magenkrebs starben, zeigen, daß diese zu 50% Krebsrezidive am Magenrest und zu 22% carcinomatöse Absiedlungen in perigastrischen Lymphdrüsen aufweisen. Beides kann man besser ausschalten durch totale Magenresektion unter Mitnahme von Milz und Pankreasschwanz. Wir führen diesen Eingriff nur aus, wenn Ausdehnung und Sitz dazu zwingen und der Operateur befürchtet, bei weniger radikalem Vorgehen offensichtlich Krebsgewebe zurückzulassen und glaubt, bei totaler Magenresektion anscheinend alles Krebsgewebe wegnehmen zu können. Die Absterbekurve nach totaler Magenresektion ist nicht schlechter als nach distaler Teilresektion, ja gerade unter unseren Spätestüberlebenden über 10 Jahre sind totale Magenresektionen (s. Abb. 6).

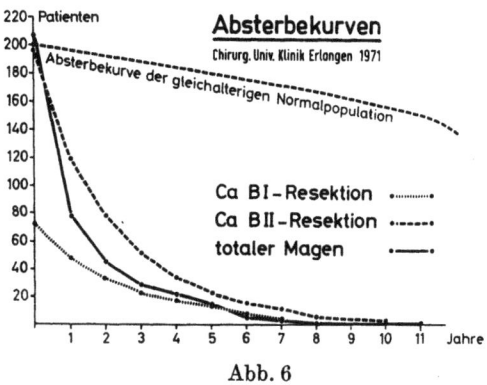

Abb. 6

Was die Chirurgie leistet, erkennt man erst bei Betrachten längerer Zeiträume. Wir beobachteten nach Magencarcinomresektion 836 Patienten, die 2 Jahre, 670 Patienten, die 4 Jahre, 452 Patienten, die 8 Jahre und 185 Patienten, die 12 Jahre überlebten. Die Carcinomletalität ist noch nach 10 Jahren wirksam. Bei konservativem Verhalten sind nach 4 Jahren alle Magencarcinompatienten tot. Der Unterschied der Überlebenszeit bei konservativer Therapie und nach Resektion — das ist die Leistung der Chirurgie — ist sehr bescheiden, aber es gibt nichts Besseres (s. Abb. 7).

Da 57% aller unserer Magencarcinome nicht mehr mit Aussicht auf Erfolg reseziert werden konnten, stellt sich die Frage nach Palliativoperationen. Magenfistel oder Gastroenterostomie sind nicht besser, als garnichts machen. Die beste Palliativoperation ist die Palliativresektion unter bewußtem Zurücklassen von Krebsanteilen (s. Abb. 8); um keine zu hohe Operationsletalität hierbei in Kauf nehmen zu müssen, nur bei gutem Allgemeinzustand, nicht bei Peritonitis carcinomatosa.

Heilergebnisse bei Magencarcinomen kann man durch bessere Frühdiagnostik, nicht durch Operationstechnik verbessern: Wir haben die Zahl der inoperablen Patienten in unserer Klinik zwischen 1949 und 1971 in drei Zeiträumen betrachtet und festgestellt, daß die Zahl der inoperablen Patienten in allen drei Zeiträumen gleich blieb; das spricht dafür, daß in dieser Zeit die Diagnostik keine Fortschritte gemacht hat.

Frühdiagnose verbessert die Prognose des resezierten Magencarcinoms aber erheblich: Die 5-Jahresüberlebensquote unserer BI-Resektionen (nur bei kleinem Carcinom möglich), war 37% im Vergleich zu 21% bei größeren Carcinomen, die immer eine BII-Resektion erfordern. Die Mayo-Klinik veröffentlichte schon 1962 bei 65 auf die Mucosa beschränkten Carcinome eine 5-Jahresüberlebenszeit von 93%.

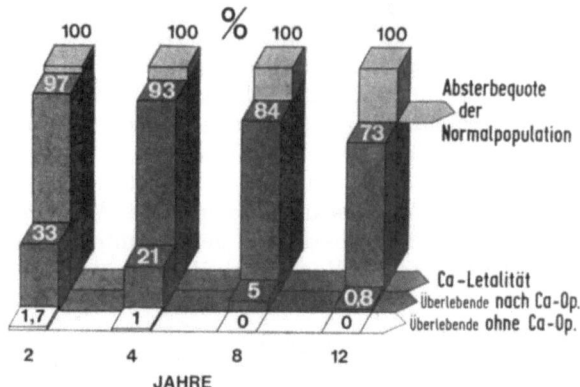

Abb. 7. Absterbewahrscheinlichkeit und Gewinn an Überlebenszeit nach Magencarcinomresektion. Das beobachtete Kollektiv (= 100%) beruht bei 2jähriger Beobachtung auf 836, bei 4jähriger Beaobachtung auf 670, bei 8jähriger Beobachtung auf 452 und bei 12jähriger Beobachtung auf 185 Pat.

In Japan hat die Intensivierung der Diagnostik durch Röntgen, Gastrokamera und Endoskopie bei prädisponierten Gruppen, bei allen Patienten mit empfindlichem Magen und z. T. auch durch Reihenuntersuchungen asymptomatischer Patienten dazu geführt, daß dort viel mehr Frühcarcinome — das sind Carcinome, die auf die Mucosa und Submucosa beschränkt sind — festgestellt wurden. Bei

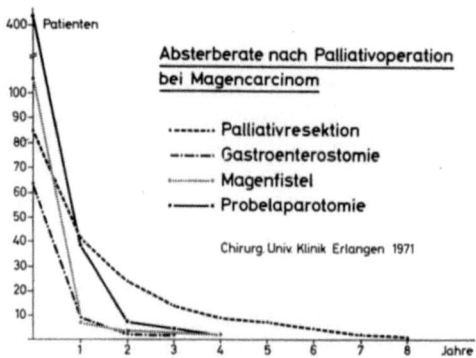

Abb. 8. Bei inkurablem Magencarcinom ist die Palliativresektion die beste Palliativmaßnahme

derartigen Frühcarcinomen ist die Resektionsquote, die bei uns nur 43% beträgt, wesentlich höher und die Frühcarcinome haben eine 5-Jahresüberlebensquote von 90%.

Tiefenpenetration und Lymphdrüsenbefall sind entscheidender für die Prognose als Wuchsform und Größe. Eine epikritische Beurteilung nach einer bestimmten operativen Therapie des Magencarcinoms ist ohne diese Befunde unmöglich. Wenn wir Magencarcinome durch Resektion heilen wollen, müssen sie erkannt werden, bevor sie die Submucosa durchbrochen haben. Besonders interessant ist es, daß in einigen japanischen Chirurgischen Kliniken die Quote der Frühcarcinome ständig zunimmt, in einzelnen Häusern ein Drittel aller aufgenommenen und 40% aller resezierten Magencarcinompatienten ausmacht. Als Quintessenz ist wohl die Forderung richtig, daß beim leisesten Verdacht auf einen unklaren Magenprozeß viel häufiger und frühzeitiger Endoskopie und Biopsie gemacht werden, als das bisher üblich.

Das Bronchialcarcinom fordert zur kritischen Selbstbesinnung auf: Wahrscheinlich werden die meisten Lungenkrebse intra vitam überhaupt nicht diagnostiziert. Nur ein kleiner Teil kommt — meistens im Spätstadium — zum Chirurgen. Drei Viertel aller Bronchialcarcinome starben noch in dem Jahr, in dem sie unsere Klinik betreten hatten. Im einzelnen waren von 963 Bronchialcarcinomen nur 297 = 36% resezierbar, 64% inoperabel (s. Abb. 9).

Eine Lungenresektion bedeutet bei begleitender Emphysembronchitis oder Herzerkrankung ein erhebliches Risiko, deswegen eine relativ hohe Operations-

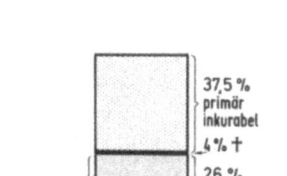

Abb. 9

letalität von 15%. Die Absterbekurve nach der Resektion in den folgenden Jahren: Nur 52 Patienten erreichten die 5 Jahresgrenze, das sind 5,4% aller beobachteten und 17,5% der resezierten und aus der Klinik entlassenen Kranken.

Bei diesem häufigsten Krebs des Mannes liegt ein unerträgliches Mißverhältnis vor, zwischen der Anzahl der Tumoren, die mit den heutigen diagnostischen Methoden frühzeitig erkannt werden könnten und der Zahl der Lungenkrebse, die tatsächlich rechtzeitig diagnostiziert wird. Verlaufsbeobachtungen mit wiederholten Röntgenaufnahmen, bei fraglichen Lungenherden ohne histologische Klärung durch Bronchoskopie, Mediastinoskopie und Thorakotomie ist der häufigste Irrweg. Dazu einige abschreckende Beispiele (s. Abb. 10). 205 Bronchialcarcinome unserer Klinik wurden von ein und dem selben Arzt eingehend befragt, über die Zeit vom Auftreten der Symptome bis zur Diagnose. Diese fatale Pause betrug durchschnittlich 18 Monate. Jeder Lungenherd ist carcinomverdächtig. Niemand kann — außer bei konzentrischen Verkalkungen — nach dem Röntgenbild mit Sicherheit sagen: „Es handelt sich hier nicht um ein Carcinom". Rundherde der Lunge nach dem 25. Lebensjahr sind bis zur exakten histologischen Klärung zunächst einmal als maligne anzusehen. All zu oft wird „rund" gleich „gutartig" gesetzt. Rundherde waren bei uns mit 55 Jahren doppelt so oft maligne statt benigne (s. Abb. 11).

Entdifferenzierte Carcinome veranlassen durch große Aggressivität eher zu Krankenhausaufenthalt. Bei uns wurden fast die Hälfte dieser entdifferenzierten Tumoren in den ersten 3 Monaten nach Symptombeginn diagnostiziert. Trotz Früheinweisung waren aber nur ein Viertel dieser entdifferenzierten Carcinome operabel, drei Viertel inoperabel (s. Tabelle 1). Beim Plattenepithelcarcinom war die Verschleppung die Regel, nur 33% wurden in den ersten 3 Monaten nach

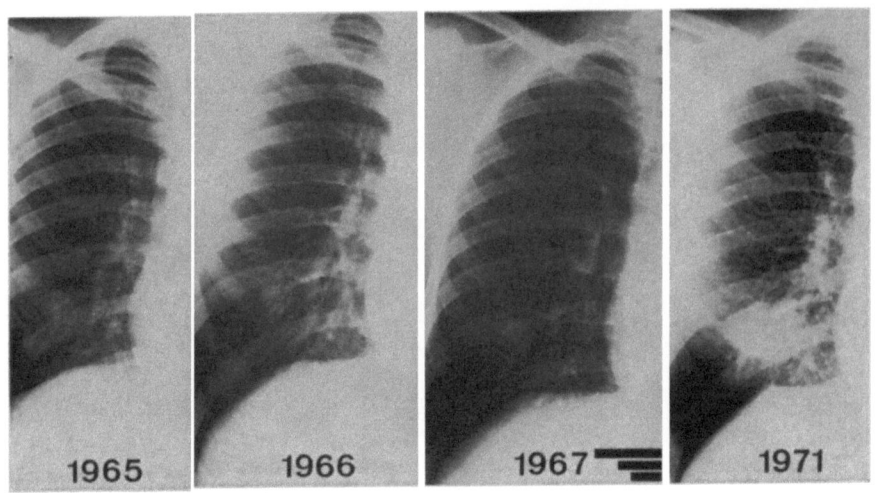

Abb. 10. 6 Jahre unter „Röntgenkontrolle" beobachtetes Bronchialcarcinom

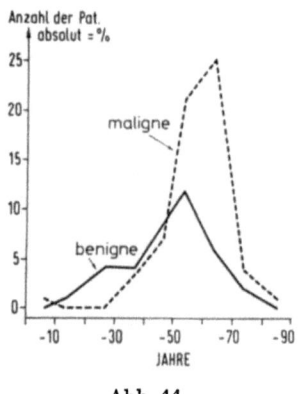

Abb. 11

Symptombeginn eingewiesen, trotzdem waren bei dieser weniger infiltrierenden, häufiger knotenförmig wachsenden, peripheren Carcinomen 55% operabel. Beim entdifferenzierten, oft zentralem Carcinom sind auch bei frühest möglicher Einweisung allzuoft die Würfel der Inkurabilität gefallen. Beim Plattenepithelcarcinom, häufiger periphere Herde, kann wahrscheinlich durch technisch heute mögliche, rechtzeitige Diagnose nach Einsatz der Symptome, ein wesentlich besseres Heilergebnis erzielt werden.

Nach unserer Erfahrung ist die Lobektomie nur bei Begrenzung auf ein Segment, die Pneumonektomie bei Begrenzung auf die Lunge eine adäquate Methode

(s. Tabelle 2). Lobektomien bei Carcinomen, die die Segmentgrenze überschritten haben und Pneumonektomien bei Befall mediastinaler Lymphknoten zeigen keine bessere Überlebenschance als gar nichts machen. Vor jeder Thorakotomie eines Bronchialcarcinomes machen wir heute grundsätzlich — auch bei peripheren Herden — immer eine Mediastinoskopie. Hierdurch läßt sich die Zahl der Probethorakotomie bei inoperablen Lungenkrebsen von 40% auf 10% herabsetzen und

Tabelle 1

Fatale Dauer und Operabilität bei histologisch unterschiedlichen Bronchialcarcinomen

857 Bronchialcarcinom-Verschleppungszeiten

Histologie	Einweisung bis 3 Monaten	davon inoperabel
entdifferenziertes Ca	55 %	} 77 %
kleinzelliges Ca	39 %	
Plattenepithel-Ca	33 %	55 %
Durchschnitt	42,3%	63,6%

Erlangen 1971

die Zahl der Resektionen bei technisch operablem, aber tatsächlich unheilbaren Krebsen drastisch reduzieren. Carcinomatöse Lymphdrüsen sind operativ nur dann erfolgreich anzugehen, wenn sie ipsilateral im Bereich der Pulmonalgefäße oder des Hauptbronchus liegen und monobloque mit der Lunge — notfalls mit Trachea — oder mittels Bronchusplastik — exstirpiert werden können.

Die Prognose eines Bronchialcarcinoms läßt sich nach unseren Beobachtungen bei richtiger klinischer Pathologie ziemlich genau voraussagen. Lobektomie bei

Tabelle 2. *Jährliche Absterberate und 5 Jahres-Überlebenszeit nach Resektion von Bronchialcarcinomen unter Berücksichtigung des Tumorstadiums*

857 Bronchialcarcinome Erlangen 1971

Therapie P= Stadium n. TNM	postop. gestorben	jährliche Absterberate	5-Jahres-Überlebenszeit	Korrektur durch norm. Absterberate
Lobektomie P1	3,1 %	15 %	21 %	28,7%
Pneumonektomie P2	13,3%	13 %	23 %	31,7%
Pneumonektomie P3	24,5%	14 %	6,1%	13,8 %
Lobektomie P2	6 %	31 %	-	-
expl. Thorakotomie	6 %	31 %	-	-
prim. inoperabel	-	48 %	-	-
erw. Pneumonektomie P4	50 %	50 %	-	-

15-Jahres-Statistik (1955-1970) über 857 Bronchialcarcinom-Patienten
Verlaufsstatistik: 10 Jahre (1955-1965) von 537 Patienten

Überschreiten der Segmentgrenze, Pneumonektomie bei Überschreiten der Lungengrenze sind obsolet, keiner überlebt 5 Jahre.

Wie kann man die Prognose der Bronchialcarcinome — heute zwei Drittel inoperabel und 5% absolute Heilziffer — bessern? 1. Abstellen von Verlaufsbeobachtungen unter wiederholten Röntgenkontrollen. 2. Diagnose möglichst schon im asymptomatischen Stadium. Bei 40 asymptomatischen carcinomatösen Rundherden unserer Klinik, die nach Zufallsentdeckung zu uns kamen, hatten wir eine Resektionsquote von 70% statt 30% bei all unseren Bronchialcarcinomen im Durchschnitt. Je früher und kleiner der Tumor zu uns kam, desto besser die Überlebenszeiten (s. Abb. 12). Die Einführung der Meldepflicht des Bronchialcarcinoms in der DDR und die neuen Zielsetzungen der Röntgenreihenuntersuchungen dort von bisher nur auf Tuberkulose, jetzt auch auf Suchen des Bronchialcarcinoms haben dazu geführt, daß dort in großen operativen Kliniken 50% der aufgenommenen Bronchialcarcinome asymptomatisch sind, daß sich bei diesen asymptomatischen Katasterpatienten die Resektionsquote verdoppelte, daß bei diesen, durch Röntgenreihenuntersuchungen gefundenen Carcinomen sich die

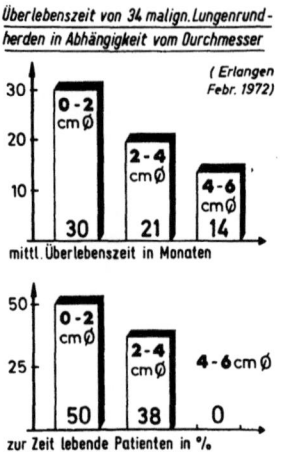

Abb. 12. Rundherde, die nach Zufallsentdeckung zu uns kamen. Die Überlebenszeiten nach Resektion, in Abhängigkeit vom Tumordurchmesser

Anzahl der therapeutischen besonders aussichtsreich peripheren Carcinome um das Fünffache erhöht hat, daß sich die 5 Jahresüberlebenszeit der Resezierten um etwa 10% besserte und sich die 5 Jahresüberlebensquote aller überhaupt beobachteten Carcinome verdoppelte, z. B. von 6 auf 14%.

Rezidive und Metastasen besiegeln nach anscheinend kurativer Operation so häufig später doch das Leben des Patienten, daß man sich fragen muß, ob solche

Tabelle 3

Rezidiv-Operationen

JA	NEIN
Körperoberfläche (Hals-Mamma)	Lungen-Ca
	Oesophagus-Ca
Colontumoren	Magen-Ca
Weichteilsarkome	Rektum-Ca
	Knochensarkome

Rezidive und Metastasen nicht auch operativ mit Aussicht auf Erfolg beseitigt werden können.

Rezidivoperationen haben sich dort bewährt, wo man das Rezidiv rechtzeitig feststellen kann, an der Körperoberfläche (Haut, Lippe, Hals, Mamma). Hier muß der Arzt den Patienten nach Krebsoperationen 2 Jahre, alle 2 Monate ansehen und abtasten. Rezidivoperationen an den Eingeweiden sind in der Regel aussichtslos, Ausnahme das Coloncarcinom, bei dem einige Monate nach der Erstoperation auch ohne Rezidivsymptome eine sekundäre Laparotomie — Kontrolle auf erneutes Tumorwachstum — diskutabel ist (s. Tabelle 3).

Die Resektion lymphogener Metastasen möglichst monobloque mit dem Primärtumor ist erfolgversprechend bei Eingeweidenkrebsen, wenn die Metastasen in Organnähe liegen (s. Tabelle 4). Lymphknotenmetastasen sind heilbar bei Tumoren an der Körperoberfläche, besonders in der Leiste, der Axilla und am Hals. Am Hals hat der Mensch die meisten Lymphdrüsen seines Körpers, die hier

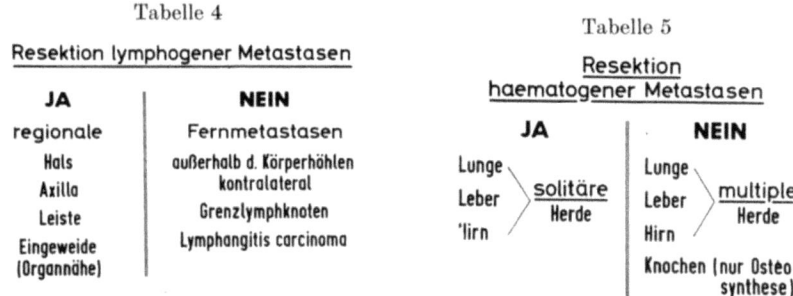

Tumorzellen festhalten und eine Ausstreuung in der Blutbahn verhüten. Hier ist eine aggressive Operationsindikation gerechtfertigt und hier sind solche Eingriffe auch bei Rezidiven erfolgversprechend.

Hämatogene Metastasen sind nicht immer ein Todesurteil. Solitäre Hirn-, Leber- oder Lungenmetastasen müssen reseziert werden (s. Tabelle 5). In 30%

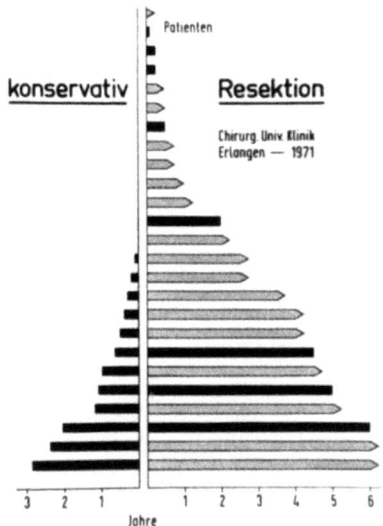

Abb. 13. Überlebenszeit nach Resektion (rechts) und nach konservativer Behandlung (links) von solitären Lungenmetastasen. Schraffierte dicke Pfeile = Überlebende, schwarze Blöcke = Verstorbene

aller Malignome kommt es zu Lungenmetastasen, bei der Hälfte dieser Patienten ist die Lunge das einzige von Metastasen befallene Organ und bei 10% aller Lungenmetastasen handelt es sich um solitäre Krebsknoten. Früher haben wir solche Lungenmetastasen nicht reseziert (Balken links, nach 2 bis 3 Jahren sind alle tot). Heute resezieren wir solitäre Lungenherde immer (Balken rechts). Die Abb. 13 zeigt eine bemerkenswerte Überlebensquote bei 27 solcher Patienten (schwarzer Balken verstorben, helle Balken heute Überlebende). Ähnliche Verhältnisse bieten sich an der Leber.

Die Meilensteine der Krebsforschung zeigen, daß ein Großteil aller Fortschritte bisher aus Kliniken stammt. Hier deuten sich Fortschrittsmöglichkeiten an, die wir ergreifen sollten. Die Klinische Krebsforschung sollte in Deutschland mehr gefördert werden, als das heute geschieht: Bessere Frühdiagnose, bessere klinische Pathologie zur Feststellung des Status praesens vor der Therapie, bessere multidisziplinäre Zusammenarbeit bei der Therapie, bessere epikritische Nachbeobachtung.

Fortschritte in der Tumorchirurgie II

LINDER, F. (Chirurg. Univ.-Klinik Heidelberg)

Referat

Statistik

Mein Fachkollege Hegemann hat Ihnen in seinem Referat Beispiele einer operativen Krebstherapie vorgelegt, die mit den Geschwülsten der Lunge und der Speiseröhre ebenso wie mit den Magenkrebsen im Bereich der Kardia erst nach Ende des 2. Weltkrieges chirurgisch überhaupt behandelbar sind. Diese Tatsache allein stellt für jeden Arzt — Chirurgen wie Nichtchirurgen — aus eigenem Miterleben einen begrüßenswerten Fortschritt dar. Um so mehr als nach der Statistik der Krebstodesfälle in der BRD beim Manne 47% und bei der Frau 21% auf die genannten Organkrebse entfallen und somit erstmals — wenn man von den distalen Magengeschwülsten absieht — wenigstens teilweise eine potentielle Heilchance erhalten haben.

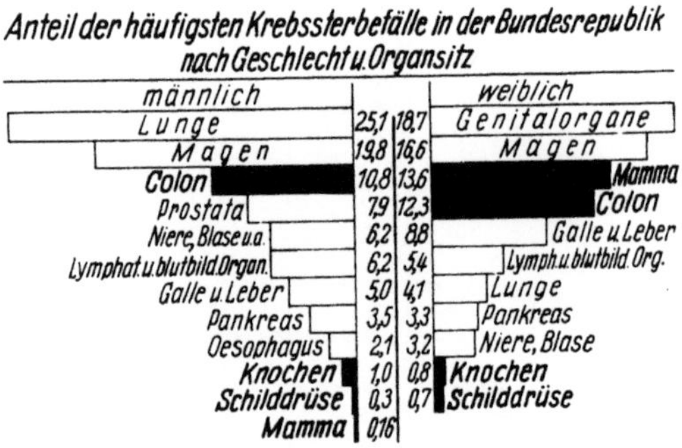

Abb. 1

Demgegenüber stellen die von mir zu behandelnden Krebse der Mamma, des Colons, der Schilddrüse und des Skeletsystems schon lange ein bewährtes Angriffsziel der operativen Therapie dar. Obwohl diese Tumoren quantitativ in der Todesstatistik zurücktreten (nur 12% der männlichen und 27% der weiblichen Krebssterbefälle!) übersteigt ihre operative Heilziffer die Ergebnisse bei der vorgenannten Gruppe nicht unerheblich und läßt noch einige Verbesserungschancen erwarten.

Zunächst gestatten Sie als Hintergrund der ärztlichen Konfrontation mit der ständig gewachsenen Krebsbedrohung noch einige statistische Daten: Um 1900 war es noch jeder 30., 1938 jeder 8. und heute bereits mehr als jeder 5. Bewohner der Bundesrepublik, der an dieser noch immer ungenügend beherrschten Seuche unserer Zeit stirbt. Die für die rechtzeitige Erkennung, Behandlung und Verhütung so wichtiger Organlokalisation ist dabei veränderlich und kann in ihrem zeitlichen Wechsel — weil lückenloser — besonders eindrucksvoll aus den Statistiken der amerikanischen Krebsgesellschaft entnommen werden. Hier zeigt sich zwischen 1930 und 1967 einmal ein erfreulicher Abfall des Magencarcinoms, der bei der Frau noch stärker als beim Mann ausgeprägt ist und ähnlich wie bei uns z. T. wohl die Folge schärferer Nahrungsmittelgesetze sein dürfte. Weiterhin zeigt der Gebärmutterkrebs infolge seiner verbesserten Frühdiagnose und Therapie eine ständig fallende Tendenz als Ausdruck der erfolgreichen gynäkologischen Bemühungen. Dieser erfreulichen Entwicklung steht besonders beim Mann der noch immer unaufhaltsam erscheinende Anstieg des Bronchuscarcinoms gegenüber.

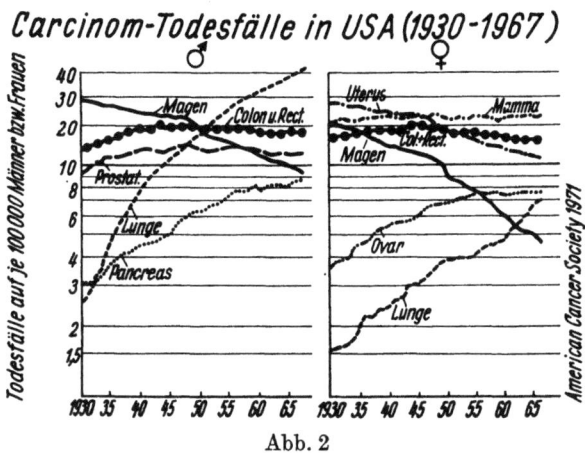

Abb. 2

Coloncarcinom

Hierdurch ist heute das in etwa gleich gebliebene Dickdarmcarcinom in den USA bei Mann und Frau nach dem Lungen- und Brustkrebs an die jeweils zweite Stelle getreten, während es bei uns durch den noch nicht so eklatanten Abfall des Magencarcinoms in Absolutwerten den dritten Rang einnimmt. Seine Gefährlichkeit nimmt bei uns sogar noch zu. Eine auf japanischen Erhebungen basierende Studie (Segi u. Kurihara) läßt die Bundesrepublik mit ihrer steigenden Rate an Colon- und Rectumcarcinomen etwa in der Mitte der westlichen Welt erkennen. Nach Mitteilung des Statistischen Bundesamtes (Prof. Kolleriy) ist dementsprechend auch die Zahl der Todesopfer an Coloncarcinomen in der BRD zwischen 1967 und 1969 von knapp 16000 auf knapp 19000 pro Jahr gestiegen, wobei die Frauen bei den Dickdarmtumoren eindeutig überwiegen. Es liegt nahe, Unterschiede in z. T. ganz verschiedenen Kontinenten auf Umweltfaktoren zurückzuführen. Ein Hinweis hierfür dürfte die Tatsache sein, daß in den USA Schwarz und auch Gelb — nach entsprechend langer Einwanderungszeit — eine gleiche Erkrankungsrate an Dickdarmcaricnom wie Weiß entwickelt, obwohl in Japan diese Erkrankung selten und nach Burkitt bei den Eingeborenen in Afrika fast unbekannt ist. Wenn wir weiter bedenken, daß z. B. im Heidelberger Krankengut von rund 2400 Mast- und Dickdarmtumoren kaum 20 epitheliale Dünndarmcarcinome im gleichen Zeitraum gegenüberstehen, liegt der Verdacht nahe, daß exogene oder nach Schmähl auch endogen entstehende Noxen bei der verschiedenen Passagegeschwindigkeit in Dünn- und Dickdarm eine Rolle spielen.

Auch die Lokalisation der Colontumoren selbst deutet in diese Richtung: Über 80% liegen in Rectum und Sigma, wo die Verweildauer der Ingesta zweifellos am längsten ist. Diese Verteilung auf die analnahen Darmabschnitte bietet andererseits für die Früherkennung besonders günstige Chancen, weil 4 von 5 Colontumoren allein mit dem Finger, mit dem Rectoskop oder der Trochoskopie zu diagnostizieren sind. Die Coloskopie mit den neuartigen Fiberglasinstrumenten bietet einen erweiterten Einblick in noch höhere Etagen und ermöglicht in Einzelfällen bei solitären Polypen Diagnostik und Therapie auch ohne Laparotomie. Andere potentielle Präcancer mit einem 100%igen Risiko sind die familiäre Polyposis, bei der die Prophylaxe stets eine Colektomie (mit einem Ileostoma oder einer Ileorektostomie) verlangt. Weniger zwingend, im Grunde aber ähnlich sind

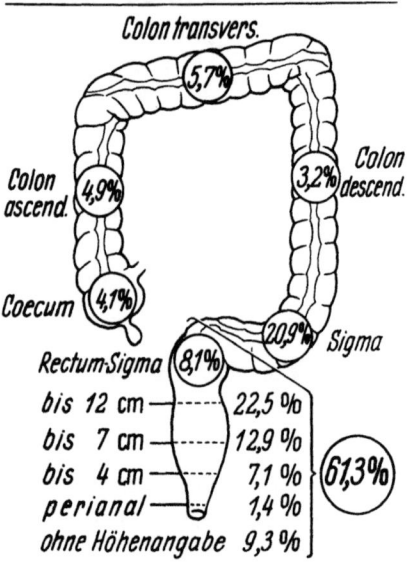

Abb. 3

die Verhältnisse bei der Colitis ulcerosa, die bei Beginn vor dem 25. Lebensjahr das Krebsrisiko nach Clifford-Morgan um das 30fache der normalen Population erhöht.

Bei dem Gros der konventionellen solitären Tumoren, deren Träger meist zwischen 60 bis 80 Jahre alt sind, ist das operative Ziel die radikale Entfernung des Tumors mit den regionalen Lymphknoten, die am Colon durch eine halbseitige oder segmentale Resektion, am Rectum mit einem supraanalen Tumorrand von mehr als 10 cm durch eine tiefe anteriore Resektion, sonst aber in vier Fünftel der Fälle mit Hilfe einer Amputation angestrebt werden muß. Die Rate der lokalen Operabilität liegt wischen 70 und 80%, die Letalität zwischen 7 und 12%. Auch Fernmetastasen der Leber stellen dabei im allgemeinen keinen Gegengrund dar, weil hierdurch beim Rectumcarcinom die örtliche Tumorsymptomatik (Invasion der Umgebung, Blutverlust, Exkretion usw.) vermieden und beim Coloncarcinom die Passage oftmals ohne Ableitung nach außen erhalten werden kann. Bei risikoreichen Patienten mit einem Rectumcarcinom in hohem Alter ist auch die lokale elektrochirurgische Abtragung oder die non radikale Coagulation des Tumors

— evtl. in wiederholten Sitzungen — indiziert. Durch diese palliative Maßnahme wird die normale Darmpassage oft über erstaunlich lange Zeit möglich, wodurch diesen Schwerkranken usque ad finem die zusätzliche Morbidität eines Anus praeter erspart werden kann.

Für die Überlebensdauer der operierten Carcinomträger ist neben der Fernmetastasierung auch das lokale Rezidiv von Bedeutung, dessen Rate beim Rectum analwärts zunimmt und eine eindeutige Indikation für die Strahlentherapie darstellt. Bei Colonrezidiven besteht noch eine fast 50%ige Möglichkeit einer erneuten radikalen Entfernung, deren Chance selbst im Wiederholungsfalle mit dem zeitlichen Abstand zur Erstoperation deutlich wächst. Sieht man von „falschen" Rezidiven durch Doppel- oder Zweitcarcinome ab, so kommt unseres Erachtens für

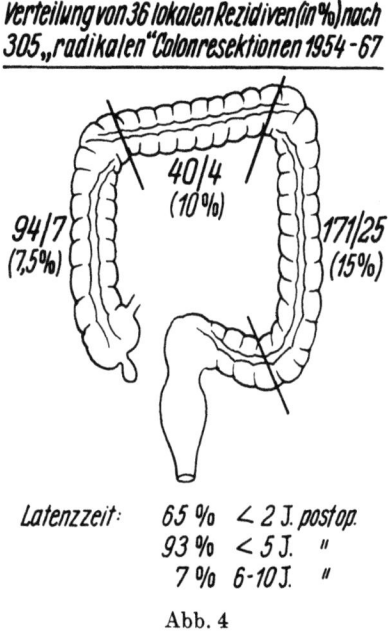

Abb. 4

das echte lokale Rezidiv weniger die intraluminale Verschleppung oder das intramurale Verbleiben von Zellen des Primärtumors in Frage als vielmehr restierende paracolische Lymphmetastasen sowie die Implantation abgetropfter Tumorzellen durch Palpation und Naht. Abbinden, Einhüllen und Irrigation des tumortragenden Darmabschnittes vor jeder Resektion sind gezielte Gegenmaßnahmen im Sinne einer Verbesserung der seit langem standardisierten Verfahren, während durch primäre Ligaturen der Gefäße — wie z. B. durch die keineswegs neue „no-touch-Isolation"-Technik von Rupert Turnbull — weiterhin eine Reduktion der intraoperativen Tumorzellausschwemmung angestrebt wird.

Die chirurgischen Ergebnisse bei rund 1400 Rectumpatienten aller Stadien nach radikaler oder palliativer Operation bzw. bei Inoperabilität zeigen eine eindeutige Abhängigkeit vom Tumorstadium, wie es von der Heidelberger Arbeitsgruppe Bokelmann u. Ott für die UICC erarbeitet wurde. Würde man die statistische Absterberate der normalen Bevölkerung in gleichen Altersgruppen noch berücksichtigen, würde dies selbstverständlich die Heilungsrate noch besser erscheinen lassen. Bei den T_{1-2}-Fällen könnte man noch eine höhere Überlebensrate erwarten, wenn eine echte Zuordnung möglich wäre. Von postoperativen primären Todesfällen wissen wir jedoch durch den Pathologen, daß über ein Viertel der chirurgisch als radikal angesprochenen Colonexstirpationen bei der Obduktion bereits fernab von Operationsfeld lymphogene oder hämatogene Metastasen aufwiesen.

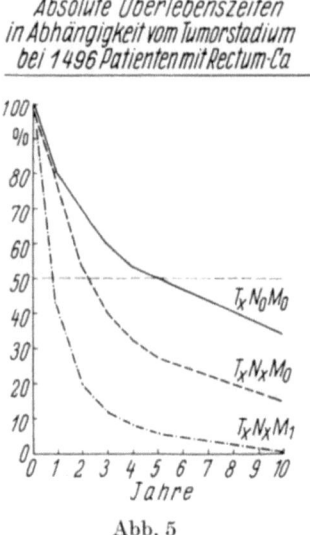

Abb. 5

Die gezeigte Abhängigkeit der Heilziffern vom Tumorstadium betont erneut die Notwendigkeit zur Früherkennung. Leider beträgt die fatale Pause vom ersten Symptom bis zum Therapiebeginn in unserem Krankengut im Durchschnitt $1/2$ Jahr und mehr. Um so notwendiger ist die permanente Aufklärung der Bevölkerung über die ersten alarmierenden Zeichen, wie hier beim Rectumcarcinom

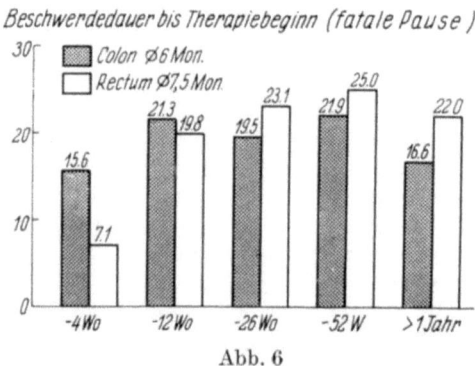

Abb. 6

dessen Diagnose ja an sich so leicht sein sollte. Natürlich wäre es ideal, den asymptomatischen Krebspatienten durch regelmäßige Vorsorgeuntersuchungen mit Hilfe der „rectalen Digitalisierung" (Staatsexamensantwort) und der häufiger anzuwendenden Rectoskopie zu erfassen. Das stärkste Glied sollte jedoch in der Kette der Früherkennung der aufgeklärte potentielle Patient beiderlei Geschlechts mit Frühsymptom sein, der über die Alarmzeichen durch möglichst kurze Hinweise nach dem Muster erfahrener Krebsgesellschaften noch stärker als bisher informiert werden sollte, ebenso wie über die Massenmedien der Laienpresse und des Fernsehens. Durch all diese Maßnahmen sollte es letzlich möglich werden, jeden zweiten Kranken mit einem Dickdarmcarcinom operativ zu heilen.

Tabelle 1. *Symptomatologie bei 1404 Pat. mit Rectumcarcinom*

Blut/Schleim	1182	(84%)
Gewichtsverlust	694	(49%)
Schmerzen/Tenesmen	626	(45%)
Stuhlgangsänderung < Durchfall	362	(26%)
Obstipation	89	(6%)
Darmverschluß	81	(6%)
Tumor-,,Gefühl"	36	(3%)
Anämie	32	(2%)
Keine Beschwerden	62	(4%)

Mammacarcinom

Der Bustkrebs liegt bei der Frau mit rund 10000 Krebssterbefällen in der Bundesrepublik Deutschland an dritter Stelle. Gerade bei dieser Krebsform ist die besondere einfache Stadieneinteilung nach dem TNM-System zum Zeitpunkt der Operation für die jeweils zu erreichende Heilchance entscheidend, die global bei etwa 50% liegt. Natürlich kann diese Stadieneinteilung nie absolut sein, da schon die Beurteilung der Krebsabsiedelung in der Axilla pathologisch-anatomisch sehr aufwendig ist. Trotzdem zeigen palpatorisch unverdächtige Lymphknoten in

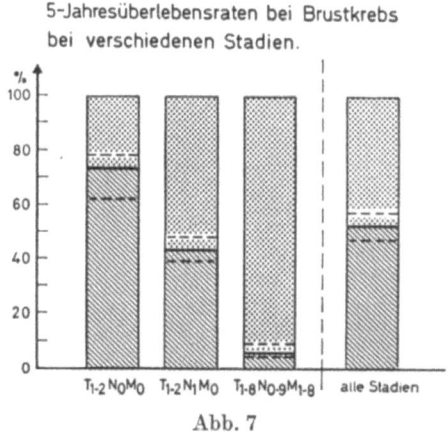

Abb. 7

20 bis 30% mikroskopisch einen carcinomatösen Befall, während umgekehrt verdächtige Lymphknotenvergrößerungen entzündlich — reaktiv sein können. Bei freien Achsellymphknoten können 4 von 5 Frauen geheilt werden, beim Nachweis von regionalen Metastasen nicht einmal mehr jede zweite Frau, während bei eingetretener Fermetastasierung Dauererfolge kaum mehr zu erreichen sind.

Die Hoffnung, durch erweiterte Eingriffe unter Mitnahme der Lymphknoten in der oberen Schlüsselbeingrube oder im Brustraum entlang der Arteria mammaria die Heilchancen zu verbessern, ist leider nicht in Erfüllung gegangen.

Anderseits haben Versuche, nur den Krebsknoten selbst oder die Brustdrüse allein durch eine simple Mastektomie zu entfernen, bisher bei der überwiegenden Mehrzahl der Behandlungszentren in der Welt keine Anerkennung gefunden. Es bleibt vielmehr auch heute leider die radikale Mammaamputation unter Mitnahme des großen Brustmuskels mit seinen häufig carcinomatös befallenen Lymphgefäßen und gleichzeitiger Ausräumung der axillaren Lymphknoten die statistisch sicherste Behandlungsmethode. Dagegen kann bei Krebsvorerkrankungen, die wie die proliferierenden fibrösen Mastopathien ein hohes Risiko der malignen Entartung in sich tragen, ein verstümmelnder Eingriff dadurch vermieden werden, daß subcutan lediglich die Brustdrüse ausgeschält wird und die Mamma in ihrer Form durch Einschieben einer Siliconprothese erhalten bleibt.

Es liegt auf der Hand, daß bei so hohen Heilchancen in Frühstadien die Möglichkeit zur Früherkennung besonders forciert werden muß. Im eigenen Krankengut sind während der letzten 10 Jahre durch die Aufklärung der Bevölkerung, auch mit der Propagation der leicht erlernbaren Selbstuntersuchung, Carcinomkranke früher als bisher zur Diagnose und Behandlung gekommen. Für die seit 1971 bei der Frau laufenden Vorsorgeuntersuchungen ist die Palpation eines Knotens nach wie vor das wichtigste Symptom, dem erst in zweiter Linie als Ergänzung die Mammographie folgen sollte, die wiederum bei voluminösen Brüsten gegenüber der einfachen Palpation in der Früherkennung Vorteile zu bringen vermag. Daß der bisher in der Diagnostik und Therapie des Mammacarcinoms führende Chirurg in der Bundesrepublik von der praktischen Teilnahme an diesem Vorsorgeprogramm für die Frau zunächst ausgeschlossen wurde, wenn er nicht gleichzeitig auch den cytologischen Zellabstrich für das Genitalcarcinom abnimmt, hat zu einem bedauerlichen Mißklang im Kreise dieser Fachdisziplin geführt, denen die so dringliche Krebsvorsorge ein echtes Anliegen war und bleibt.

Doch zurück zu den Ergebnissen der Mammacarcinombehandlung, die trotz Operation und Strahlentherapie in 50% der Fälle keine Heilung erreicht. Die Erfahrungsanalyse der Heidelberger Klinik zeigte an über 1700 Fällen, daß der prophylaktische Einsatz von Cytostatika oder Hormonen einschließlich der doppelseitigen Ovariektomie bei den radikal Operierten nicht lohnenwert erscheint.

Anders liegen die Verhältnisse beim Nachweis operativ nicht mehr entfernbarer Tumorzellen oder dem Auftreten einer generalisierten Metastasierung. Daß bei den Knochenmetastasen neben den Sexualhormonen auch die Gestagene eine erfreuliche Remineralisation und eine analgetische Wirkung für eine gewisse Zeit zu erzielen vermögen, ist uns schon seit 25 Jahren bekannt.

Auch die risikoarme Ausschaltung der Hypophyse mit Radiogold — von K. H. Bauer inauguriert und inzwischen in Heidelberg an über 600 Patienten mit metastasierendem Mammacarcinom erprobt — erreicht ebenso wie die örtliche Röntgenbestrahlung einen erstaunlichen Wiederaufbau von osteolytischen Skeletmetastasen in etwa 30% der so Behandelten. Sie verlängert zwar kaum die Überlebenschance, macht aber den verbleibenden Lebensrest lebenswerter im Sinne einer echten Palliation.

Die Nachsorge der Brustkrebskranken erscheint uns wichtig, besonders im Hinblick auf die lokale Rezidivquote, von denen drei Viertel innerhalb der ersten 3 Jahre im Bereich der Brustwand und Axilla, manche aber auch noch später bis zu 10 Jahren und mehr auftreten können. Durch regelmäßige Nachuntersuchungen in 3- bis 6monatigem Intervall konnte die Quote der operablen Rezidive erheblich angehoben werden. 91 unserer Patienten zeigten dabei die gleichen 5- und 10jährigen Überlebensraten wie das übrige Kollektiv nach der primären Mammaablatio.

Das gleiche galt für die Behandlungschancen, die unter Einsatz großer plastischer Eingriffe gelegentlich Teile der bestrahlten Brustwand mit und ohne örtliches Rezidiv excidierten und die Mamma der anderen Seite als gestielte Transplantation zur Deckung des Defektes verwandten.

Struma maligna

Wohl mehr als bei allen anderen bösartigen Tumoren wird das biologische Verhalten der Struma maligna schon durch die Histologie erkennbar. Diese entscheidet auch über die Auswahl des kombinierten Therapieplanes:
1. durch Operation, wo immer möglich,
2. durch Isotopen oder externe Megavoltbestrahlung sowie
3. mit der stets notwendigen Hormonsubstitution.

Für die klinischen Belange hat sich die Klassifikation nach Woolner (1961) weitgehend durchgesetzt, im Gegensatz zu den bisher rein morphologisch orientierten Einteilungen einschließlich des leider ähnlich ausgerichteten Vorschlages der UICC. Die Tabelle 2 zeigt die fünf Hauptgruppen von Woolner, der auch für die kliniknahen Pathologen — wie z. B. Herrn Doerr in Heidelberg — akzeptabel erscheinen und in praxi sich in Prognose und Therapie sehr wesentlich unterscheiden.

Die auffällige Häufigkeit einer langjährigen Kropfanamnese bei Patienten mit malignen Schilddrüsentumoren — im Heidelberger Endemiegebiet in einer retrospektiven Studie 74%, in Wirklichkeit aber sicher noch um einiges höher — mahnt zur vorsorglichen Diagnostik jeder Struma, vor allem mit Hilfe der Szinti-

Tabelle 2. *Häufigkeit einer vorbestehenden Struma bei malignen Schilddrüsentumoren (Chirurg. Univ.-Klinik Heidelberg 1956 bis 1971)*

Pat.	Histologie (nach Woolner)	ja
43	Papilläres Carcinom	31 = 72%
59	Follikuläres Carcinom	51 = 87%
24	Solides Carcinom	19 = 81%
37	Anaplastisches Carcinom	20 = 56%
19	Sarkom	14 = 78%
182	Gesamt	135 = 74%

graphie. Die Angaben des Schrifttums über den malignen Anteil der kalten Knoten differieren in geomedizinischer Abhängigkeit zwischen 5 und 45%, wobei der höchste Anteil aus den sporadischen Kropfgebieten gemeldet wird. Bei 1258 Schilddrüsenoperationen während der letzten 6 Jahre fanden sich bei uns nach Roeher in 66% solitäre oder multiple kalte Knoten. Die Carcinomhäufigkeit betrug 5,1%, wobei allerdings nur in 1,8% schon klinisch hochgradig suspekte Verdachtszeichen wie schnelles Wachstum, harte Konsistenz, Schmerzen, Recurrensparese usw. vollständig fehlten.

Einen echten operativen Fortschritt stellt heute der Übergang von der früher üblichen ein- oder doppelseitigen subtotalen Resektion zur nunmehr stets bilateralen totalen Thyrektomie dar, auch wenn der eigentliche Primärtumor gut abgegrenzt erscheint. Die Begründung für dieses radikale, in geübter Hand jedoch risikoarme Verfahren liegt einmal darin, daß meist nur mikroskopisch das wahre Ausmaß der intra- und extrathyreoidalen Tumoraussaat zu beurteilen ist. Andererseits schafft die radikale Thyreoidektomie weiterhin auch bei Fernmetastasen eines papillären oder follikulären Carcinoms die Voraussetzung zu einer wirkungsvollen Radiojodbehandlung, die meist erst nach Beseitigung des gesamten cervicalen Drüsengewebes durch erhöhte Jodaktivität eine ausreichende Speicherfähigkeit erlangen.

Ganz allgemein hängt die *Prognose der malignen Struma* eindeutig von zwei Faktoren ab: 1. wiederum vom TNM-Stadium, auf das ich aus Zeitgründen hier nicht näher eingehen kann und 2. vom histologischen und funktionellen Typ.

Dabei erzielen die differenzierten Carcinome mit 72,7, bzw. 64,3% 5 Jahres-Überlebensraten im Gegensatz zu den aggressiven entdifferenzierten Tumoren eine gute Heilchance. Daß man auch beim anaplastischen Carcinom, selbst beim Rezidiv, nicht resignieren soll, zeigen uns einige, wenn auch seltene, Beobachtungen. Unseres Erachtens stellt die radikale Erweiterung des operativen Eingriffs bei der malignen Struma, wenn nötig mit einer selektiven „neck-dessection" oder einer intrathorakalen Exstirpation von Tumorpartien unter longitudinaler Sternumspaltung in Verbindung mit den genannten kombinierten Behandlungsverfahren einen noch viel zu wenig bekannten Fortschritt dar, der zugleich ein besonders schönes Beispiel aller erfolgversprechenden interdisziplinären Zusammenarbeit ist.

Knochentumoren

Primäre Knochentumoren — für rund 1% der Krebstodesfälle verantwortlich — sind uralt und keineswegs ausschließlich die Folge eines „Fall outs" von radioaktivem Strontium, wie ein osteogenes Sarkom bei einer ägyptischen Mumie zeigt. Hinsichtlich ihrer modernen Behandlung liegen recht widerspruchsvolle Aussagen vor. Wegen des verstümmelnden Eingriffs durch Amputation oder Exartikulation

Tabelle 3. *Häufigkeit der histologischen Diagnosen und Geschlechtsverteilung bei 452 Knochensarkomen*

Histologie	n	♂	♀
Osteosarkome	150	79	71
Fibrosarkome	79	41	38
Myelogene Sarkome	75	48	27
Chondrosarkome	60	34	26
Riesenzellsarkome	18	11	7
Angiosarkome	8	5	3
Restgruppe	62	32	30
	452	250	202

wird von radiologischer Seite zunächst zu einer 3-, 6- und sogar mehrmonatigen Vorbestrahlung geraten und die verzögerte Ablatio erst bei Ausbleiben einer Fernmetastasierung empfohlen. Demgegenüber hat ein interdisziplinärer Arbeitskreis unter Leitung meiner früheren Mitarbeiter Ott u. Willert retrospektiv 452 Fälle aus 17 chirurgischen, orthopädischen und strahlentherapeutischen Kliniken des deutschen Sprachgebietes gesammelt und global für die primäre Amputation eine überlegene Heilchance von 25% errechnet, die beim osteogenen Sarkom sogar bei über 30% lag. Ein Ergebnis, das bei vielen anderen Tumoren wohl mehr als erfreulich wäre. Wegen des ungleichen Krankengutes läuft jetzt noch eine prospektive Sammelstudie mit zentraler histologischer Auswertung und gleichzeitiger Berücksichtigung des Tumorstadiums, die eine verbindliche Antwort über den tatsächlicuen Wert der bei allen anderen Geschwülsten sonst so erstrebten Frühoperation auch bei den Knochentumoren abgeben dürfte.

Ausblick

Zum Schluß erlauben Sie einem Vertreter der operativen Medizin, die ja am häufigsten primär mit einer Krebserkrankung konfrontiert wird, den folgenden nüchternen Ausblick:

Bei der statistischen Hochrechnung werden von den derzeitig lebenden 60 Millionen Einwohnern der Bundesrepublik Deutschland 18 Millionen an Krebs erkranken und mindestens 12 Millionen daran sterben. Sechs Millionen werden geheilt, zum überwiegenden Teil durch eine Operation, oftmals in Kombination mit einer Strahlentherapie. Alle übrigen Behandlungsverfahren haben leider — wenn man von bösartigen Erkrankungen des Blutes absieht — eine nur bescheidene kurative Chance, deren Entwicklung wohl von jedem Arzt und Patient mit heißem Herzen verfolgt wird.

Die Breite und Tiefe der vorhandenen Krebsgefährdung verlangt jede Anstrengung zur Verbesserung der Krebsbekämpfung, die vornehmliche Aufgabe der Ärzteschaft, der Forschung und der Gesetzgeber ist. Die derzeitigen Ansatzpunkte sehen Sie auf Tabelle 4.

1. Es ist sicher kein Zufall, daß Chirurgen wie Czerny in Heidelberg, Denk in Wien und schließlich K. H. Bauer wiederum in Heidelberg, der sicher der beste Kenner des klinischen Krebsproblems ist, Gründer von Krebsinstituten waren, weil die klinische und experimentelle Tumorforschung als wesentliche Teile ein und derselben Abwehrwaffe zusammen gehören. Um so mehr als medizinhistorisch die klinische Beobachtung — wie z. B. bei Teer- u. a. Berufskrebsen die verantwortliche Krebsnoxe lange Zeit vor dem experimentell reproduzierbaren Beweis erkannt hat. Daß die inhalierte Luft — vorwiegend bei hohem Gehalt an Zigarettenrauch — für die Entstehung des Lungenkrebses wesentlich ist, hat nicht zuletzt der Terry-Report bewiesen. Aber auch andere Krebse, wie der Blasen- und

Tabelle 4. *Möglichkeiten zur Verbesserung der Krebsbekämpfung*

1. Ausschaltung von Krebsnoxen und präcancerösen Erkrankungen
2. Frühdiagnose (Laienaufklärung, Selbstbeobachtung, Vorsorgeuntersuchung)
3. Standardisierte Therapie in früherem Carcinomstadium
4. Interdisziplinäre Zusammenarbeit in der Nachsorge
5. Medizinische und soziale Rehabilitation nach kurativer und palliativer Behandlung

Speiseröhrenkrebs finden sich selten bei Nichtrauchern, ohne daß leider die vorbildliche Selbstbeschränkung der britischen und z. T. auch der deutschen Ärzteschaft in der Bevölkerung Schule gemacht hat. Um so nützlicher waren die gesetzgeberischen Maßnahmen auf dem Nahrungsmittelsektor. Im Vergleich zu dieser Breitenwirkung kommt der Entfernung präcanceröser Erkrankungen (wie z. B. an der Haut, bei Polypen oder Polyposis des Gastrointestinaltraktes, beim internistisch nicht heilbaren Ulcus ventriculi oder der Struma, ja selbst bei der Cholelithiasis und chronischen Pankreatitis) nur eine bescheidene Rolle zu.

2. Die Chancen der Frühdiagnose sind evident. Bis zur Früherfassung des asymptomatischen Carcinoms ist freilich noch ein langer Weg. Bei der Laienaufklärung kommt den modernen Massenmedien zweifellos eine noch nicht überall voll genutzte Aufgabe zu, die freilich kompetent sein muß und nicht durch leichtfertige Falschmeldungen (Bamfolin, CH-23, unblutige Operationen auf den Philippinen usw.) ungute Hoffnungen wecken darf.

3. und 4. Beide Punkte gehören eng zusammen und sind eine rein ärztliche Angelegenheit). Zur effizienten Versorgung des Krebspatienten gehört ein interdisziplinäres Team, dem, wie in Heidelberg seit Jahren praktiziert — neben den Vertretern der operativen Medizin und der Strahlentherapie Internisten, Pädiater, Dermatologen, Orthopäden, Pathologen, klinische Pharmakologen und experimentelle Krebsforscher angehören. Jedes Mitglied eines solchen onkologischen Arbeitskreises muß bereit sein, über die Provinz seines eigenen Fachwissens hinweg zu sehen und in sachlicher Kollegialität andere Therapieverfahren zu kennen und anzuerkennen. Für die Vergleichbarkeit der Ergebnisse ist natürlich neben der histologischen Sicherung eine einheitliche Stadieneinteilung Voraussetzung, wobei

die TNM-Klassifikation in der täglichen Routinearbeit brauchbar erscheint und auch die Zusammenarbeit verschiedener nationaler und internationaler Zentren durch Sammelstudien — frei von subjektiven Eingriffen — erleichtert.

Als adäquater Ort für die Etablierung solcher onkologischer Zentren bieten sich in erster Linie die Univ.-Kliniken ebenso wie die Großkrankenhäuser der Stufe III des Internistischen Memorandums an. Ihre personelle Ausstattung an den Universitäten mit Ärzten in akademischer Lebensstellung ebenso wie mit sekretarialen Archivkräften und einer adäquaten Dokumentation sind eine unabdingbare Voraussetzung, die nicht allein mit den bei der klinischen Krebsforschung ohnehin spärlicher fließenden Spenden unterhalten werden kann. Diese Lokalisation an Univ.- oder Großkliniken schließt nicht aus, daß sich an benachbarten regionalen Krankenhäusern ähnliche Arbeitskreise bilden, die den Kontakt mit den klinisch-onkologischen Zentren halten und ihre ebenfalls nicht unbeträchtliche Zahl an Krebskranken nach dem gleichen Standard behandeln und der konsiliarischen Analyse einer vergleichenden Therapie eröffnen. Schon im Hinblick auf die Millionenzahl von ambulant zu überwachenden Krebskranken muß dieser Weg rationeller und effizienter sein als der Betrieb reiner Krebskliniken, deren Wert in Sinne einer freilich noch schwer faßbaren Verbesserung der Heilchance durch Anhebung der körpereigenen Resistenz im Einzelfall damit keineswegs bestritten werden soll. Deswegen werden Nachsorgekliniken und Genesungsheime — wiederum in Anlehnung an onkologische Zentren — eindeutig befürwortet. Nicht dagegen die allzu häufig durchgeführte Invalidisierung nach kurativer Behandlung, die unnötigerweise viele Krebsgeheilte auf Dauer als Krebskranke deklariert und ihre volle Wiedereingliederung in den Arbeitsprozeß zum Schaden des Individuums und der Gesellschaft nur zu oft verhindert.

Damit bin ich schon längst bei Punkt 5 der Tabelle. Qualität und Quantität bestimmen auch hier die Problematik.

Alles in allem kann an Ärzte und Gesetzgeber, Versicherungsträger und Publizisten nicht eindringlich genug appelliert werden, um gemeinsam die Erfolge gegen den Krebs auch in naher Zukunft weiter zu verbessern.

Literatur

Bokelmann, D., Dörr, D., Linder, F., Oellers, B., Röher, H. D., Rudolph, H., Trumm, F. A.: Dtsch. med. Wschr. **95**, 666—671 (1970). — Burkitt, D. P.: Cancer **28**, 3—13 (1971). — Dahlin, D. G., Coventry, H. B.: J. Bone Jt Surg. **49 A**, 101—110 (1967). — Linder, F.: Langenbecks Arch. Chir. **329**, 302—311 (1971); — Chirurg **19**, 500 (1948). — Ott, G., Hochberg, K., Nuri, M., Köhler, C.: Auswertungsergebnisse bei Mammatumoren der Chirurg. Univ.-Klinik Heidelberg. Aktuelle Probleme aus dem Gebiet der Cancerologie II. Berlin-Heidelberg-New York: Springer 1968. — Pieper, M., Ott, G., Becker, W., Köhler, C., Willert, H. G.: Heilchancen und Therapierichtlinien bei Knochensarkomen. Diagnostische und therapeutische Fortschritte in der Krebschirurgie. Berlin-Heidelberg-New York: Springer 1971. — Prignitz, R., Heß, F.: Dtsch. Ärztebl. **1972**, 243. — Poppe, H.: Indikation und Behandlungsergebnisse der Strahlentherapie von malignen Knochengeschwülsten. Vortrag III. Intern. Symposion über Operative Behandlung von Knochentumoren. Basel 1969. — Segi, M., Kurihara, M.: Cancer mortality for selected sites in 24 countries, No. 5. Japan: Sendai, Tohoku University School of Medicine 1969. — Statistisches Bundesamt Wiesbaden: Bevölkerung und Kultur, Reihe 7, Gesundheitswesen 1969. Stuttgart und Mainz: Kohlhammer 1972. — Susemihl, D., Beranek, D., Ott, G.: Diagnosesicherung und TNM-Klassifizierung beim Brustkrebs. In: Diagnostik und therapeutische Fortschritte in der Krebschirurgie. Berlin-Heidelberg-New York: Springer 1971. — Turnbull, R. B.: Ann. roy, Coll. Surg. Engl. **46**, 243 (1970). — Woolner, L. B., Beahrs, O. M., Black, B. M., McConattey, M., Kreating, F. R.: Amer. J. Surg. **102**, 354 (1961).

Fortschritte der Strahlentherapie

Scherer, E. (Strahlenklinik des Klinikum Essen der Ruhr-Universität)

Referat

Die Strahlentherapie der Tumoren ist grundsätzlich als eine lokal begrenzte und somit dem chirurgischen Eingriff vergleichbare Behandlungsform anzusehen. Den Fortschritten der Chirurgie im Hinblick auf eine Erweiterung des Eingriffes auf die benachbarten Lymphknotenstationen steht die Möglichkeit gegenüber, großräumige Bestrahlungen unter Einschluß der Lymphausbreitungsgebiete eines

Tabelle 1. *Radioaktive Isotope in der Tumortherapie*

1. *Geschlossene Strahler*
   - a) Kontaktanwendung
     Radium 226
     Caesium 137
     Kobalt 60
     Strontium 90
   - b) Interstitielle Anwendung
     Radium 226
     Gold 198
     Tantal 182
     Iridium 192
     Yttrium 90
     Kobalt 60

2. *Offene Strahler*
   - a) Lokale Applikation in Körperhöhlen, Lympfgefäßen oder intraarteriell
     Gold 198
     Jod 131
     Phosphor 32
     Yttrium 90
   - b) Pharmakologische Konzentration im Tumor
     Jod 131
     Schwefel 35
     Phosphor 32
     Tritium
   - c) Parenterale Therapie bei Systemerkrankungen
     Phosphor 32
     Gold 198
     Wismut 206

Tumors durchzuführen. Diese Methode ist in der Regel an die Megavolttherapie geknüpft, mit deren Hilfe es gelingt, jede erwünschte Dosis an einen auch in der Tiefe des Körpers gelegenen Herd zu bringen. Diese höheren Strahlendosen werfen andererseits eine Reihe biologischer Fragen auf, die anschließend besprochen werden sollen. Der wesentliche Teil des Vortrages wird darüber hinaus der Stellung der Strahlentherapie im Behandlungsplan der wichtigsten Tumorerkrankungen und den derzeitigen Heilungschancen bei optimaler Diagnostik und Therapie dieser Leiden insgesamt gelten.

In *methodisch-technischer Hinsicht* seien zunächst die radioaktiven Isotope genannt, die gegenüber der percutanen Strahlenanwendung zwar einen bescheidenen Platz einnehmen, aber dennoch in einer Reihe von Fällen in umschlossener oder offener Form sich als wirksame Zusatzmethode bewährt haben (Tabelle 1). Erwähnenswert ist ein neues Gerät zur ferngesteuerten interstitiellen Isoptopenbehandlung mit Iridium 192. Über die Einzelheiten der Megavolttherapie sei hier in apparativer Hinsicht nur soviel gesagt, daß es mit den an vielen Stellen jetzt vorhandenen Telekobaltgeräten alleine nicht getan ist. Die differenzierten Anforderungen hinsichtlich einer idealen räumlichen Dosisverteilung bedingen eine größere apparative Vielfalt (Tabelle 2). Die Teilchenbeschleuniger ermöglichen in vollkommener Weise die Durchführung der Elektronentherapie in allen Energiebereichen und Körpertiefen, die Applikation ultraharter Röntgenstrahlen sowie auch die Mischung beider Strahlenarten. An einer Reihe von Beispielen wird die Bedeutung der individuellen Planung gezeigt, die wir mit speziell ausgebildeten Hilfskräften und teilweise unter Einsatz von Rechnern durchführen, um eine exakte räumliche Dosisverteilung unter möglichst großer Schonung der gesunden Umgebung zu erhalten.

Bei der Erörterung der aktuellen *biologischen Probleme* ist die zeitliche Dosisverteilung im Zusammenhang mit der Frage der Sauerstoffsättigung der Zelle und der bei Sauerstoffverarmung resultierenden Strahlenresistenz als Ganzes zu sehen. Die im letzten Jahrzehnt sehr intensive Forschung am Modell der Gewebe-

Tabelle 2

Geräte	Tumor: Klinische Beispiele
1. Oberflächentherapie Röntgen-Weichstrahlapparat 10—100 kV + Körperhöhlenröhre schnelle Elektronen 5—7 MeV	Haut, Lippe, Zunge, Tonsille, Vagina, Anus
2. Halbtiefentherapie Hartstrahl-Röntgenapparat 300 kV Telecaesiumgerät schnelle Elektronen bis 20 MeV	Kopf-Halsgebiet, Penis, Mamma, Vulva, periphere Lymphknotenregionen, oberflächliche Extremitätentumoren
3. Tiefentherapie Telekobaltgerät schnelle Elektronen bis 43 MeV ultraharte Röntgenstrahlen 4—43 MeV (Linear- oder Kreisbahnbeschleuniger)	Tiefgelegene Tumoren des Thorax und Abdomens, der Extremitäten, ausgedehnte Tumoren im Halsbereich

kultur und an Tiertumoren hat gezeigt, daß je nach Tumorart und Besonderheiten des Tumorbettes oder des sog. Gegengewebes auch eine andere als übliche Fraktionierung mit täglicher Bestrahlung nützlich sein kann. Gerade bei der Anwendung schneller Elektronen scheint deren Tumorelektivität nach Strahlengaben im Rhythmus von 48 oder auch 72 Std größer zu sein. Dennoch gibt es derzeit kein allgemein gültiges Fraktionierungsmuster, sondern wir verfügen lediglich über Erfahrungen und Analogieschlüsse, in Einzelfällen über exakte Daten und Formeln, an deren Ausarbeitung vor allem englische Arbeitsgruppen bedeutenden Anteil haben. Wenig sensible Tumoren wie osteogene Sarkome, Melanoblastome und großknotige Geschwülste reagieren gut auf hohe Einzeldosen. Diese dürfen aber andererseits mit Rücksicht auf die gesunde Umgebung etwa im Inguinal- oder Axillarbereich oder auch bei dünnwandigen Hohlorganen wie der Speiseröhre und der Blase nicht gegeben werden. Hier haben sich andere Muster wie die durch ein oder mehrere Pausen unterbrochenen Serien bewährt. Es gilt, die jeweiligen Bestrahlungsdosen dem Mitoserhythmus der Tumoren und der Zellkinetik des gesunden Gewebes anzupassen. Gerade die strahlensensiblen Organe des Warmblüterorganismus bedürfen im Hinblick auf die optimale Fraktionierung in der Behandlung der verschiedenen Tumoren noch einer weiteren Erforschung. Am Bildbeispiel wird aus dem Arbeitskreis in Essen die Untersuchung der Zellkinetik des Dünndarmepithels mit Hilfe der Autoradiographie unter verschiedenen Bestrahlungsmustern dargestellt.

Die Fraktionierungsfrage hängt eng mit dem Kardinalproblem der Strahlentherapie, der anoxischen Zelle, zusammen (Tabelle 3). Obgleich viele tierexperimentelle Befunde und klinische Erfahrungen die Wirksamkeit der Bestrahlung im Sauerstoffmilieu erwiesen haben, ist eine endgültige Beurteilung der seit mehr als 10 Jahren im Ausland geübten Therapie in Sauerstoffüberdruckkammern noch nicht möglich. Erstaunlich sind die Primärerfolge besonders bei Lymphknotenmetastasen am Hals, während die längerfristigen Überlebenszeiten der Patienten sich nicht eindeutig gebessert haben. Betrachtet man die Risiken und vor allem die psychologischen Nachteile dieser Therapie, so liegt es nahe, dem Problem der anoxischen strahlenresistenten Tumorzellen auf anderen Wegen beizukommen. Einer wurde schon erwähnt, nämlich das optimale Fraktionierungsmuster, da es nach experimentellen Befunden unter der Bestrahlung zu einer Reoxygenierung eines Tumors kommen kann. Weiterhin sind in den letzten Jahren energiereiche

Tabelle 3. *Überwindung der „Strahlenresistenz" von Tumorenzellen*

Kombination von < O_2-Überdruckatmung oder schnelle Neutronen > mit angepaßtem Bestrahlungsrhythmus (große Einzeldosen in größeren Intervallen)

Extreme Protrahierung auch der Telekobaltbestrahlung (150 rd/Std bis 3000—6000 rd/Woche) (erste Versuche in Frankreich)

Chemische Synchronisation bzw. „Sensibilisierung": Vincristinsulfat
5-Fluoruracil
Hydroxyharnstoff
Bromdesoxyuridin
Actinomycin D
Bleomycin

Teilchenstrahlen mit hohem linearen Energietransfer und etwa zehnfach höherer biologischer Wirksamkeit erprobt worden, nämlich die schnellen Neutronen. Auch hier wurde die wesentliche Pionierarbeit in England geleistet. Als Erzeugerapparate kommen Neutronengeneratoren oder Kompaktcyclotrons in Betracht. In Essen wird die Aufstellung eines Cyclotrons vorbereitet, dessen Vorteil weiterhin in der Möglichkeit der Erzeugung kurzlebiger Isotope und der Durchführung der sog. Aktivierungsanalyse beruht. Als neue Möglichkeit ist weiterhin die Kombinationsbehandlung mit chemischen Mitteln zu nennen, durch deren Hilfe eine partielle Synchronisation oder zumindest ein additiver Einfluß auf das Zellwachstum erwartet wird. So haben wir inzwischen bei Tumoren des Hodens und des Ovars sowie der Lunge mit Vincristin die ersten Erfahrungen sammeln können, das 5-Fluoruracil wird vorwiegend bei Tumoren des Magen-Darmkanals, gelegentlich auch bei Plattenepithelcarcinomen im Kopf- und Halsbereich verwendet, ebenso wie der Hydroxyharnstoff. Hier geben wir anschließend an die Infusion des Chemotherapeuticums höhere Einzeldosen schneller Elektronen. Das Actinomycin D verwenden wir bei embryonalen Tumoren (Wilms-Tumoren, Neuroblastome, Rhabdomyosarkome), das Bleomycin neuerdings bei Plattenepithelcarcinomen vor allem im Bereich der Vulva und der Mundhöhle. Eine Kombinationsbehandlung mit Methotrexat wird bei der kindlichen akuten Leukose mit Meningealbeteiligung durchgeführt. Zusammen mit der Applikation in den Liquorraum erfolgt eine Strahlentherapie des gesamten Gehirns und Rückenmarks in Dosen von 1000 R.

Verlassen wir nun die aktuellen Probleme der Strahlenbiologie und gehen zu einigen *allgemeinen klinischen Gesichtspunkten der* Strahlentherapie über, die sich — stichartig zusammengefaßt — in Tabelle 4 finden. Von Bedeutung ist neben gezielter antibiotischer Therapie, falls erforderlich, eine ausreichende unspezifische Begleittherapie, die gerade auch bei ambulanter Bestrahlung nicht vernachlässigt werden darf. Phenylbutazon und O-(β-Hydroxyäthyl)-Rutosid haben sich als günstige Substanzen zum Schutz der Schleimhäute erwiesen, ebenso hohe Vitamin C- und Calciumgaben. Dauertropfinfusionen mit Elektrolytlösungen und Lävulose, ergänzt durch Vitamine, Spasmolytika (bei Darmbestrahlungen) und eine sog. Leberschutztherapie ermöglichen häufig erst die Durchführung großvolumiger abdominaler Bestrahlungen. Faßt man die bisherigen Gesichtspunkte zusammen: Hoher Aufwand an recht kostspieligen Geräten, Mitwirkung von Physikern und Ingenieuren, strahlenbiologische Forschungsmöglichkeiten, individuelle Planung und optimale Durchführung der Strahlentherapie einschließlich der Begleitbehandlung und schließlich eine ausreichende poliklinische Nachbeobachtung,

Tabelle 4. *Allgemeine Gesichtspunkte zur radiologischen Tumortherapie*

I. *Stadieneinteilung und exakte Histologie*   *TNM-System, Klassifizierungen der UICC, Malignitätsgrade*
   als Voraussetzung für:
   1. logisch nachvollziehbare Bestrahlungsplanung
   2. Abgrenzung Operation — Strahlentherapie — Chemotherapie
   3. prospektive Therapiestudien
   4. Dokumentation

II. *Prä- oder postoperative Bestrahlung?*
   1. präoperativ: 3 Formen: volle Serie, Pause bis zur Operation
      „konzentrierte" oder „Kurzzeitvorbestrahlung"
      „präbioptische" Bestrahlung
   2. postoperativ: als räumliche Ergänzung der Operation bei manifestem oder möglichem Befall regionaler Lymphknotenstationen oder als Zweitbehandlung bei nicht radikaler Operation

so kommt man zwangsläufig zu der Erkenntnis, daß die Errichtung größerer zentraler radiologischer Kliniken für einen Einzugsbereich von jeweils etwa 1 bis 2 Millionen Einwohner notwendig ist.

Wenn wir uns nun denjenigen Tumoren zuwenden, die häufig primär vom Internisten diagnostiziert und von ihm auch von Beginn an betreut werden, so ist das *Bronchialcarcinom* beim Mann an erster Stelle zu nennen. Weder durch Operation noch durch eine Strahlentherapie ist im Hinblick auf das gesamte Krankengut eine Heilungsziffer von mehr als 5% zu erreichen. Es liegt an dem meist zentralen Sitz des Tumors mit frühzeitiger lymphogener und auch hämatogener Ausbreitung. Dennoch ist es sinnvoll, Patienten in noch ausreichendem Allgemeinzustand mit Hochvoltmethoden unter Einschluß des Mediastinums zu bestrahlen. Durch eine sorgfältige und genügend hoch dosierte Strahlentherapie sind die Überlebenschancen für die ersten 3 Jahre durchaus zu verbessern. Überlebenszeiten von 5 Jahren erzielen wir jedoch nur in einem Prozentsatz von 5 bis 7%. Dennoch muß auch der Wert palliativer Bestrahlungen erwähnt werden. Es bedeutet viel für einen Kranken, wenn sein quälender Reizhusten zurückgeht und sich eine Lappen- oder Totalatelektase einer Lunge zurückbildet, wie wir es häufig sehen. Als eindeutige und absolute Indikation möchten wir den so schmerzhaften Pancoast-Tumor und vor allem die obere Einflußstauung empfehlen. Die präoperative Strahlentherapie hat für das Problem des Bronchialcarcinoms bisher keinen überzeugenden Wert gehabt, jedoch ist es sinnvoll, postoperativ das Mediastinum zu durchstrahlen. Die Wirksamkeit der Strahlentherapie kann immer wieder durch die Sektionen bewiesen werden, bei denen sich im Bereich des Bestrahlungsgebietes Primärtumor und Metastasen nicht mehr finden lassen. Insgesamt aber ist das klinische Problem des Bronchialcarcinoms mit diagnostischen und therapeutischen Mitteln nicht zu lösen, sondern es ist eine Frage der Prophylaxe.

Bis vor kurzer Zeit lagen die Dinge beim *Speiseröhrencarcinom* nicht viel besser. Die Bestrahlungsergebnisse haben zumindest bei den Tumoren im oberen und mittleren Drittel der Speiseröhre die Ergebnisse der Operation erreicht und teilweise auch übertroffen, wenn man Spitzenstatistiken wie die von Pearson aus Edinburgh betrachtet, der bei 20% seiner Patienten eine 5jährige Überlebenszeit erzielen konnte. Die Anwendung der Bewegungsbestrahlung mit dem Telekobaltgerät hat inzwischen auch an anderen Stellen zu Heilungsziffern bis zu 10% geführt. Unbeeinflußbar ist das Problem der Fernmetastasen, die eine besondere Rolle bei den Tumoren im unteren Oesophagusdrittel spielen, so daß auch die hier meist durchgeführte primäre Operation nur eine begrenzte Heilungsziffer aufweist. Es bleibt weiterhin zu überprüfen, ob eine systematische postoperative Bestrahlung die Dinge zu verbessern vermag, vor allem aber müssen weitere Erfahrungen mit der präoperativen Bestrahlungsmethode gesammelt werden, die in Japan zu einer Verbesserung der 4-Jahresüberlebensrate von 15 auf 32% geführt hat.

Durch die Arbeiten der Radiologischen Klinik in Bern vor allem ist inzwischen erwiesen, daß es durchaus möglich ist, Carcinome des *Magens* und der *Kardia* mit schnellen Elektronen anzugehen. Es sind an insgesamt 42 Fällen so eindrucksvolle Rückbildungen der Tumoren beschrieben worden, daß es sich in Zukunft lohnen dürfte, die Elektronentherapie prä- oder postoperativ einzusetzen und einige Wochen nach Bestrahlungsabschluß erneut zu operieren. Ähnliches gilt im übrigen auch für noch umgrenzte Tumoren im Bereich der Leber und der Bauchspeicheldrüse. Bei der Behandlung von *Rectumcarcinomen* spielt die Strahlentherapie dank der Möglichkeiten der Megavoltmethoden eine größere Rolle als früher. Es sollte in Zukunft systematisch untersucht werden, ob die ergänzende postoperative Strahlenbehandlung auch der scheinbar frühen Stadien I und II ohne makroskopische Metastasierung die Heilungsziffern steigern kann. Das Stadium III sollte in jedem Falle ergänzend bestrahlt werden; im übrigen sprechen eine Reihe von ausländischen Erfahrungen durchaus für den Wert der präoperativen Therapie im Sinne einer Tumorverkleinerung und als Prophylaxe gegen eine Tumorzellpropagation während der Operation. Die Elektronentherapie hat ohne Zweifel einen eindeutigen Fortschritt bei der Behandlung örtlicher Rezidive gebracht. Wir haben langdauernde Resmissionen auch bei größeren Rezidiven nicht nur im Rectumbereich, sondern auch im Coecum und Aszendens erzielen können. Die grundsätzliche Leistungsfähigkeit der Hochvolttherapie vor allem mit dem Betatron wird durch eine Statistik aus Berlin belegt, die 93 Patienten umfaßt, die aus verschiedenen Gründen ausschließlich bestrahlt worden sind. Unter kurativen Dosen mit 5000 bis 6000 Rad konnten im Stadium I und II 72% 5 Jahresüberlebenszeiten, in den Stadien I bis III 63% Überlebende erreicht werden. Bei zwei Drittel der Patienten kam es jedoch zur Ausbildung eines Rezidivtumors bzw. nicht zu einer vollständigen Vernichtung. Die Statistik gibt aber einen Hinweis darauf, daß Patienten in höherem Alter oder mit anderweitigen Begleitkrankheiten einer primären Strahlentherapie zugeführt werden können.

Wesentliche und neue Gesichtspunkte haben sich in den letzten Jahren im Bereich der Geschwülste der *Nieren* und *ableitenden Harnwege* ergeben. Die postoperative Strahlenbehandlung der bösartigen Nierenparenchymtumoren führt heute zu einer durchschnittlichen 5-Jahresüberlebensrate von 50%, in den Stadien

I und II zu einem Ergebnis über 70%. Es ist dies ohne Zweifel die Auswirkung der jetzt allenthalben durchgeführten Telekobaltbestrahlung. Aus methodischen Gründen führen wir selbst die Therapie mit dem Betatron durch und kombinieren Elektronen und ultraharte Röntgenstrahlen, wodurch sich eine noch bessere Schonung des Rückenmarkes unter voller Einbeziehung der paraaortalen Lymphknoten in das Bestrahlungsfeld ergeben hat. Bei diesen Tumoren ist es von entscheidender Bedeutung, einen etwaigen paraaortalen Lymphknotenbefall durch Lymphographie festzustellen und diese Region in die Bestrahlung einzubeziehen. Die Prognose ist bei Patienten jenseits des 50. Lebensjahres günstiger als bei jüngeren Patienten.

Auch bei den *Blasencarcinomen* hat die allenthalben geübte Therapie mit dem Telekobaltgerät oder ultraharten Röntgenstrahlen zu einer eindeutigen Verbesserung der Ergebnisse sowohl bei der postoperativen Bestrahlung als auch bei der alleinigen Strahlentherapie geführt, wie an der eigenen Statistik aus Essen an Hand von 372 Fällen dargetan wird. Es haben sich Anhaltspunkte dafür ergeben, daß die schnellen Elektronen auch bei den Blasencarcinomen Vorteile besitzen. Wir sind dabei, dies mit einer alternierenden Reihe im Sinne einer prospektiven Statistik zu überprüfen. Nach den Erfahrungen vor allem auch in der Heidelberger Klinik ist es durchaus möglich, für das gesamte Krankengut an Blasencarcinompatienten eine 5jährige Überlebenszeit von 40% zu erreichen.

In letzter Zeit tritt auch das *Prostatacarcinom* in den Kreis radiotherapeutischer Überlegungen, zumal auch dieses Organ mit Hilfe der Bewegungsbestrahlung oder auch von Stehfeldern vom Damm her gut erreichbar ist. Es gibt eine Reihe neuer klinischer Arbeiten aus USA, nach denen das inoperable und metastasierende Prostatacarcinom neben der üblichen Hormonbehandlung auch mit einer lokalen Strahlenbehandlung des Primärtumors angegangen werden soll. Die 5- und 10-Jahresüberlebensquoten liegen fast ebenso hoch wie bei den prostatektomierten Frühfällen. Erschöpft sich die gegengeschlechtliche Hormontherapie, kann P-32 i.v. nach Androgenstimulierung gegeben werden, was häufig die Skeletschmerzen erheblich bessert.

Die Strahlentherapie maligner *Hodentumoren* ist in den letzten 10 Jahren in ein neues Stadium getreten. Seminome werden systematisch und großräumig bestrahlt. Sind die retroperitonealen Lymphknoten nachweisbar befallen, wird die Strahlentherapie auf das Mediastinum bis zum linksseitigen Schulter-Halswinkel hin ausgedehnt. Bei den malignen Teratomen werden die retroperitonealen Lymphknoten operativ ausgeräumt und nachbestrahlt. Die Heilungsziffern der Seminome liegen heute zwischen 70 und 90%, und auch mit Stadium III mit ausgedehnter lymphogener Metastasierung können durch konsequente Strahlenbehandlung, im Intervall ergänzt durch Chemotherapie, in einem faßbaren Prozentsatz langjährige Tumorremissionen erzielt werden. Entscheidend ist aber die weithin noch nicht bekannte Besserung der Situation bei den embryonalen Tumoren, bei denen heute im Bereich der Stadien I bis III 5jährige Überlebensraten von 40 bis 45% angegeben werden.

Da der Internist in großen Zügen den Gang der Diagnostik und Therapie bei den malignen *Knochentumoren* beherrschen sollte, sei das derzeit internationale Schema in Anlehnung an von Ronnen (Leiden) und an eine Empfehlung der Heidelberger Strahlenklinik in Tabellenform demonstriert (Tabelle 5).

Die bösartigen Tumoren der *Schilddrüse* bilden ein schwieriges und kompliziertes Kapitel der Tumorheilkunde, zumal bereits die histologische Einteilung uneinheitlich ist. Grundsätzlich wäre es wünschenswert, daß alle Sarkome und undifferenzierten Carcinomtypen primär bestrahlt werden könnten, weil Strahlensensibilität vorausgesetzt werden kann. Es gilt dies insbesondere auch für die medullären Carcinome. Die 5-Jahresüberlebenszeiten der inoperablen Gruppe insgesamt, konnten durch die Hochvolttherapie und hier insbesondere durch die Anwendung der schnellen Elektronen auf 15 bis 20% gebracht werden, während die postoperative Therapie auch nach inkompletter Operation 40 bis 50% 5-Jahresheilungen zu erzielen vermag. Nach makroskopisch kompletter Operation und ergänzender postoperativer Strahlenbehandlung erreichen die Patienten eine 5-Jahresheilung von 90% und eine 10-Jahresheilung von 80%, wobei es sich hier in der Regel um die Gruppe der papillären Adenocarcinome handelt, die häufig erst histologisch nach der Operation diagnostiziert wurden. Alle lokal fortgeschrittenen und vor allem alle Fälle mit Metastasen sollten heute unbedingt einer Prüfung auf Jodspeicherung unterzogen werden. Natürlich findet man nur bei reifzelligen Geschwülsten eine genügende Anreicherung, die aber durch die völlige Ausschaltung der Schilddrüse und durch zusätzliche TSH-Gaben angeregt werden

Tabelle 5. *Therapie maligner Knochentumoren (für alle präbioptische Bestrahlung)*

1. *Osteosarkome*	⟶	alleinige Operation bei niedriger Mitoserate oder fibrosarkomatösem Typ: 80% 5-Jahresheilungen
	⟶	alleinige Operation bei juxtacorticalen Osteosarkomen
	⟶	*hochdosierte Bestrahlung* bei histologisch normalem Typ *Amputation* 6 Monate später, falls keine Fernmetastasen alle Formen: 20% 5-Jahresheilungen
2. *Chondro- und Fibrosarkome*	⟶	alleinige Operation
	⟶	*Bestrahlung* nur bei Inoperabilität und Rezidiven
3. *Ewing-Sarkome und und Retikulosarkome*	⟶	Primäre *Bestrahlung*. Fernmetastasen können palliativ bestrahlt werden
	⟶	bei Rezidivoperation nach Bestrahlung bzw. Operation Chemotherapie möglich

kann. Es ist somit für diese Fälle die operative Totalresektion der Schilddrüse anzustreben. Der athyreote Patient erhält dann in Abständen von jeweils 6 Monaten insgesamt 4- bis 6mal 80 bis 150 mCi Jod 131, und die Erfahrung an unseren eigenen 104 Fällen hat gezeigt, daß nicht nur in Einzelfällen erstaunliche Überlebenszeiten trotz manchmal ausgedehnter Metastasen der Lunge und des Skeletsystems zu erzielen sind. Die 10-Jahresüberlebensziffern liegen nach englischen Arbeiten zwischen 20 und 30%. Dies darf als ausgesprochener Fortschritt in der radiologischen Tumortherapie verzeichnet werden.

Der Erfolg einer konsequenten und systematischen Strahlenbehandlung der *Lymphogranulomatose* in den Stadien I, II und III A brauchen an dieser Stelle nicht im einzelnen erläutert zu werden, da sie allgemein bekannt geworden sind. Die 5-Jahresüberlebensraten aller vier Stadien liegen heute zwischen 60 und 70%, in den frühen Stadien ist die Lymphogranulomatose in einem hohen Prozentsatz eine heilbare Erkrankung geworden. Gelingt es, einen Patienten nach der ersten Behandlung über 5 Jahre hin erscheinungsfrei zu halten, so besteht für ihn eine 95%ige Wahrscheinlichkeit einer vollen Heilung. Diese Patientengruppe ist nach den Freiburger Erfahrungen heute mit etwa 36% anzugeben. Man bestrahlt in den Stadien I und II systematisch alle Lymphknotenstationen der jeweiligen Körperhälfte, im Stadium III die gesamten Lymphknotenstationen des Körpers und entfernt bei nachgewiesenem Befall der retroperitonealen Lymphknotengruppen die Milz. Ob die Systembestrahlung auch beim Reticulosarkom und Lymphosarkom zu einer Verbesserung der Heilungsergebnisse führen wird, ist noch nicht erwiesen. Wir sind dabei, zusammen mit einer Reihe von Kliniken im europäischen Raum durch eine prospektive Studie diese Frage zu lösen. Im Bereich der Systemerkrankungen soll die Phosphorbehandlung der Polycythämie übergangen werden, da bisher keine wesentlichen neuen Gesichtspunkte zu berichten sind.

Auch die lokal und palliativ wirksame percutane Strahlentherapie der *Brill-Symmersschen Erkrankung* ist weithin bekannt, während auf die günstige Wirkung der Strahlen bei örtlichen Plasmocytomherden immer wieder hingewiesen werden sollte. Hervorzuheben ist die schmerzlindernde Wirkung bei Skeletmetastasen. Die Strahlenbehandlung kann hier einer Spontanfraktur vorbeugen und zu einer völligen Recalzificierung der befallenen Skeletanteile führen. Die internistische Allgemeinbehandlung und spezielle Chemotherapie werden hierdurch wirksam unterstützt. Gleiches gilt auch für das eosinophile Granulom. Die Primärbehandlung der *Melanomalignome* hat sich erheblich gewandelt. Hier wird vor der Operation eine präbioptische hochdosierte Einzeitbestrahlung mit Elektronen vorgeschlagen, der eine radikale Operation mit plastischer Deckung des Defektes und die Ausräumung der nächsten Lymphknotenstation im Stadium II angeschlossen werden sollte. Viele Zentren allerdings verzichten auf die Vorbestrahlung und führen unmittelbar die Radikaloperation durch. Nach den Ergebnissen der Internationalen Krebskonferenz in Sydney im März 1972, ist dann die intralymphatische Therapie mit Phosphor 32 vor allem an den unteren Extremitäten anzuschließen, da es sich erwiesen hat, daß ein großer Teil der Melanomalignome, besonders der unteren Körperhälfte, frühzeitig Metastasen in den retroperitonealen Lymphknotenregionen verursachen. Die ersten eigenen Erfahrungen an über 50 Fällen mit intralymphatischer Phosphortherapie sind außerordentlich ermutigend. Manifeste Lymphknotenmetastasen werden von uns mit Elektronen bestrahlt, sie sind häufig durchaus nicht so strahlenresistent, wie es allgemein angenommen wird. Die von Edwards (London) gegebene Statistik von 80% 5 Jahresüberlebenszeiten im Stadium I und 40% im Stadium II geben zu der Hoffnung Anlaß, allenthalben bei den bisher infausten Leiden doch noch Fortschritte zu erzielen.

Zum Abschluß sind noch einige Tumorleiden zu erwähnen, die in der Regel erst sekundär, dann aber in *Spätstadien* in die Betreuung durch den Internisten kommen, und bei denen ein *palliativer Einsatz der Strahlentherapie* vielfach indiziert ist. Die bereits metastasierten *Seminome* sollen konsequent radiologisch und chemotherapeutisch behandelt werden. Lymphknotenmetastasen, Lungenmetastasen und Skeletabsiedlungen sind durchweg sehr strahlensensibel, und es gelingt in Einzelfällen, Patienten über viele Jahre hin erscheinungsfrei und sogar arbeitsfähig zu halten. Die erste solitäre Lungenmetastase eines *hypernephroiden Carcinoms* sollte möglichst operiert werden. Bei multiplen Metastasen soll bestrahlt werden, besonders auch bei Wirbelsäulenmetastasen.

Die Situation der Patientinnen mit einem fortgeschrittenen *Ovarialcarcinom* ist nach wie vor schwierig. Die 5-Jahresheilungen aller Stadien liegen heute trotz der vielfach geübten postoperativen Therapie mit Radiogold bei knapp 30%, wenn man die Statistiken der Weltliteratur zusammenfaßt. Wir haben in den letzten Jahren weitgehend auf die Radiogoldtherapie verzichtet und statt dessen mit den ultraharten Röntgenstrahlen des Betatron großräumige Abdominalbestrahlungen durchgeführt. Das derzeitige statistische Ergebnis lautet (90 Fälle): Im Stadium I und II 67% 3-Jahresüberlebenszeiten, bei allen Stadien 39%; 5-Jahresüberlebenszeit aller Stadien 30%.

Das metastasierte *Mammacarcinom* bildet zweifellos einen nicht geringen Anteil der täglichen Arbeit des Radiologen und auch des Internisten. Die differenzierte Hormontherapie und vor allem eine Chemotherapie mit Kombination von 3 bis 4 Substanzen unter Hinzunahme höherer Prednisondosen kann immer wieder Remissionen des Krankheitsbildes herbeiführen, während die gezielte Strahlenbehandlung ihre Wirksamkeit vor allem bei Skeletmetastasen und Metastasen in der Haut bzw. des Unterhautbindegewebes besitzt. Auch eine ausgedehnte Lymphangiosis carcinomatosa kann mit konsequenter Röntgenoberflächentherapie oder mit schnellen Elektronen gebessert und gelegentlich völlig beseitigt werden.

Die Megavolttherapie der *Hirntumoren* hat trotz ihrer besseren Verträglichkeit und gelegentlich überraschenden Palliativerfolgen gerade auch bei Glioblastomen nicht zu eindeutigen Verbesserungen der sehr dürftigen Heilungsergebnisse geführt. Die Neuroblastome des Kindesalters und des Erwachsenen sind gleichfalls in einem hohen Maße wegen ihrer raschen Metastasierungstendenz als tödliches Leiden

Tabelle 6

Eindeutige Fortschritte mit signifikant angestiegenen Heilungsziffern:
  Tumoren der Blase, Nieren, Hoden, Ovarien, Schilddrüse, Augen (Retinoblastome)
  Lymphogranulomatose

„*Kleinere Fortschritte*" — *mit Intensivbestrahlung, aber auch mit Palliativbestrahlung:*
  Tumoren des Rectums
  Retikulosarkome
  Lymphosarkome, Brill-Symmers, Plasmozytome
  Mammacarcinome III und IV   ⎫
  Melanomaligne   ⎬ oft in Kombination mit Hormon- und/oder Chemotherapie
  Skeletmetastasen bei Prostatacarcinomen
  Akute kindliche Leukose mit Meningealbeteiligung ⎭
  Knochen- und Weichteilsarkome
  Medulloblastome bei Kindern

anzusehen, obgleich die Strahlensensibilität in der Regel für eine lokale Behandlung ausreichend ist. Dies gilt auch für die Chordome, die in frühen Stadien, besonders im Sacralbereich, eine absolute Indikation zu einer postoperativen Strahlentherapie bieten. Andererseits sind bei den kindlichen Medulloblastomen unter konsequenter Strahlentherapie des Primärtumors, der Großhirnventrikel und des Rückenmarkkanals bemerkenswerte Fortschritte erzielt worden.

Mit einer erfreulichen Statistik mag abgeschlossen werden. Das Retinoblastom des Kindes kann nach eigener Erfahrung in 90% aller Fälle des Stadium II und in 80% der Fälle mit Stadium III und 50 bis 60% der Fälle mit Stadium IV geheilt werden. Wir verfügen durch die Essener Augenklinik über ein sehr großes Krankengut an derartigen Kindern, die in der Regel nach Entfernung eines befallenen Auges mit einem Retinoblastom des zweiten Auges zur kombinierten Behandlung mittels Lichtcoagulation und Strahlentherapie in die Behandlung kommen (Tabelle 6).

Entscheidend für die weiteren gemeinsamen Bemühungen um eine Heilung oder Besserung der Tumorkranken dürfte das tägliche Gespräch am Krankenbett sein, möglichst bereits im Stadium der Diagnostik und vor Einleitung einer Therapie. Erst dann wird man schrittweise zu Behandlungsplänen kommen, die einer logischen Nachprüfung standhalten und sich letztlich zum Segen unserer Patienten auswirken können.

FÖLSCH, E. (Med. Univ.-Poliklinik Bonn): **Fortschritte in der Chemotherapie von Tumoren: Grundlagen**

Autoreferat

Veröffentlichungen der letzten 2 Jahre belegen eine deutliche Verbesserung der Überlebenszeit von Patienten mit akuten Leukämien und mit Lymphogranulomatose. Diese Verbesserungen wurden in erster Linie durch Erweiterung der Kenntnisse des Wirkungsmechanismus bereits bekannter Cytostatika und ihren hierauf fundierten kombinierten Einsatz erzielt. Es ist sicher, daß diese Kombinationschemotherapie der Einzelanwendung der Substanzen bei der Behandlung der akuten Leukämie und der Lymphogranulomatose überlegen ist. Wahrscheinlich wird sich diese Einsicht in Zukunft auch für einige Carcinome und Sarkome als richtig erweisen.

Die erwähnten Erfolge wurden weiterhin durch bessere Kenntnisse der Biologie der normalen und der Tumorzelle, besonders gegenüber der cytostatischen Therapie, ermöglicht. Zwei Theorien haben bei der Entwicklung heute gebräuchlicher Therapiepläne eine große Rolle gespielt:

1. Die Zellvernichtungshypothese (Skipper)

Diese Hypothese nimmt an, daß der therapeutische Gewinn bei der Behandlung einer malignen Erkrankung auf der Anzahl der durch die Behandlung vernichteten Tumorzellen beruht. Eine Heilung ist erreicht, wenn alle Tumorzellen vernichtet worden sind. Eine Verlängerung der Überlebenszeit, jedoch keine Heilung, resultiert dann, wenn die Tumorzellpopulation dezimiert, aber nicht ausgerottet wurde. Das Ausmaß der Verlängerung der Überlebenszeit ist quantitativ von dem Ausmaß der Tumorzelldezimierung abhängig. Diese Hypothese ist durch eine Anzahl experimenteller Daten gut gestützt.

2. Die Hypothese der differenzierten Vernichtung verschiedener Zellarten (Bruce)

Bis auf eine Ausnahme (Asparaginase) gibt es bis heute keine praktisch verwendbaren und biochemischen Unterschiede zwischen Normalzellen und Tumorzellen für die Therapie. Man muß sich deshalb das quantitativ verschiedene Ansprechen der Zellpopulationen zunutze machen. Die verschiedene Proliferationskinetik von normalen Wirtzellen und den verschiedenen Tumorzellarten spielt dabei eine bedeutende Rolle.

Bruce u. Mitarb. haben die Hypothese der differenzierten Zellvernichtung im Tierexperiment weitgehend sichern können. In einem bestimmten experimentellen Modell konnten sie dabei die bis heute bekannten, cytostatisch wirksamen Substanzen in drei Klassen einteilen: Die erste Substanzklasse dezimiert Lymphomzellen und die normale Stammzellpopulation im selben Ausmaß. Substanzen der zweiten Klasse vernichten bei höheren Dosen bis zu vier Größenordnungen (log) mehr Lymphomzellen als Stammzellen. Ähnliche Verhältnisse herrschen bei einer dritten Substanzklasse.

Im Vortragsreferat wird ausgeführt werden, wie weit diese Erkenntnisse bis heute auf den Menschen extrapoliert werden konnten. Die methodischen Probleme der Messung der Vernichtung normaler hämatopoetischer Zellen oder von Zellen der Magen-Darmschleimhaut werden dabei erörtert. Weiterhin wird auf die Notwendigkeit objektiver Parameter des Behandlungserfolges in der Klinik eingegangen werden.

Auf Grund der oben genannten theoretischen Vorstellungen lassen sich einige Angaben über die Wahl des Cytostatikums, ferner der Dosierung und des zeitlichen Einsatzes ableiten. Das gleiche gilt für die Kombinationschemotherapie.

In diesem Zusammenhang wird auch auf die von Ardenne inaugurierte Mehrschritt-Therapie des Krebses eingegangen werden.

Fortschritte in der Chemotherapie von Tumoren

GROSS, R. (Med. Univ.-Klinik Köln)

Referat

I. Indikationen und Ergebnisse

Die klinische Chemotherapie von Tumorleiden ist etwa 25 Jahre alt [11, 34, 39]. Verfolgen wir sie rückblickend, so sind — bei starken Überschneidungen — drei Perioden zu unterscheiden, die auch unsere heutigen Überlegungen bestimmen:

1. Die erste der relativ toxischen Substanzen der Jahre 1945 bis 1955.
2. Eine überwiegende Monotherapie mit besser verträglichen Verbindungen etwa 1955 bis 1965.
3. Eine wirksame Anwendung in Form gezielter Applikation, sinnvoller Kombinationen, unterstützender Maßnahmen — in breitem Umfang seit etwa 1965.

Wenig geändert haben sich die *Indikationen*, aber auch ihre fortbestehende Problematik (Tabelle 1). Dieses im Jahre 1962 entworfene Schema [12] kann und brauche ich noch nicht durch ein anderes ersetzen. Einige Punkte müssen aber heute anders kommentiert werden als damals.

Tabelle 1. *Indikationen cytostatischer Chemotherapie (nach Gross, 1962 [12])*

Tumorherde nachweisbar:	Generalisierte Tumorleiden
	Allgemeine Metastasierung
	Lungen- oder Lebermetastasen
	Tumorrezidiv bei intensiv bestrahlter Haut
	Initial bei Verdrängung lebenswichtiger Organe (Gehirn, Herz, Trachea)
Tumorherde wahrscheinlich:	Persistenz allgemeiner Tumorsymptome nach Operation oder Rö.
Tumorherde möglich:	„Sicherheitskuren" nach Operation und/oder Rö.

Zunächst ist unverändert festzuhalten, daß bei solitären und umschriebenen Tumoren allein die *Operation*, in gewissen Fällen die *Strahlentherapie* eine definitive Heilung versprechen. Bei der *Chemotherapie* gilt dies nur für das Chorioncarcinom der Frau und — neuerdings — vielleicht für einen Teil der akuten lymphoidzelligen Leukosen, besonders des Kindesalters.

Es muß daher gerade vor den Internisten betont werden, daß es — etwa zwischen Strahlentherapie und Chemotherapie — keine „*Konkurrenz der Indikationen*" gibt. An lokaler Herdvernichtung ist die Bestrahlung jetzt und in absehbarer Zeit nicht zu übertreffen. Auch bei generalisierten Tumorleiden sind lokal bedrohliche Veränderungen, etwa im Bereich der Wirbelsäule, meist strahlentherapeutisch besser zu beeinflussen. Oft sind *Kombinationen* erforderlich. Die *Reihenfolge* ist individuell, von der Art und Ausdehnung des Tumorleidens her, daher am besten im Konsil zu entscheiden. Die Überschneidungen und wechselseitigen Ergänzungen lassen sich beispielhaft an den verschiedenen Stadien der Lymphogranulomatose erläutern (Abb. 1).

Gerade dieses Beispiel zeigt auch die Bedeutung *wahrscheinlicher Tumorherde* als Indikation einer Chemotherapie. Wenn 8 Wochen nach einer Operation oder Bestrahlung, ohne andere erkennbare Ursache, Fieber, mittelhohe Senkungsbeschleunigung, Dysproteinämie fortbestehen, so müssen weitere Herde angenommen werden, auch wenn diese nicht nachweisbar sind. Gerade mit den modernen Methoden der Lymphangiographie oder der Szintigraphie hat sich herausgestellt, daß sehr viel häufiger noch Herde fortbestehen oder Metastasen vorliegen, als man früher mit konventionellen Methoden vermutet hat.

Offen ist z. Z. die Frage der *Sicherheitskuren*. Unverändert besteht die experimentelle Grundlage (z. B. [10, 41]) fort, daß schon diagnostische Manipulationen, besonders aber eine Operation zu vermehrten Tumorzellembolien führen, die eine Grundlage späterer Metastasen abgeben können. Bei dem am besten untersuchten Bronchialcarcinom fand Karrer [21] in der bekannten kooperativen Studie österreichischer Kliniken eine signifikant höhere Überlebensquote radikal operierter Fälle mit Sicherheitskuren im 2. bis 5. Jahr, während eine Schweizer Gruppe mit ähnlichen Methoden zu negativen Ergebnissen kam [5].

Nach heutigen tumorbiologischen und pharmakologischen Erkenntnissen sollte man die immunsuppressive Wirkung und die allen Cytostatika zukommende

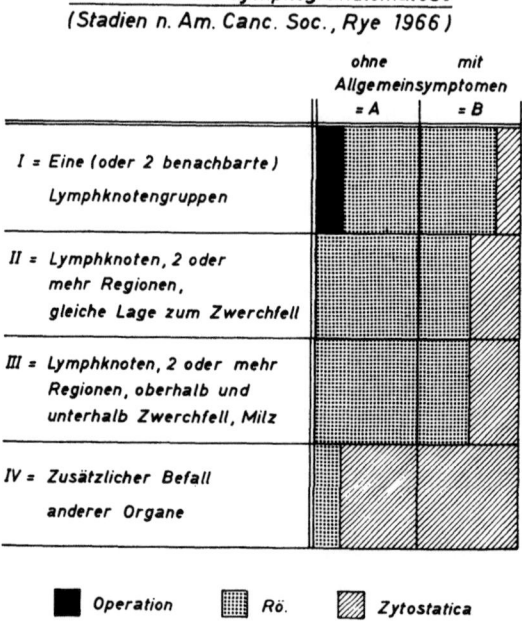

Abb. 1. Indikationen von Operation (schwarze Felder), Röntgenbestrahlung (punktierte Felder) und Chemotherapie (schraffierte Felder) bei den verschiedenen Stadien der Lymphogranulomatose

potentiell carcinogene Wirkung nicht außer acht lassen. Immerhin ist diese Frage so bedeutsam und sind die Argumente auf beiden Seiten so stark, daß meines Erachtens weitere, sorgfältig geplante, prospektive Vergleiche gerechtfertigt sind.

Damit bleiben der Chemotherapie als wesentliche Indikationen die *primär generalisierten Tumorleiden*, vor allem der blutbildenden Organe, und die *allgemeine Metastasierung* solider Tumoren.

Ich muß aber auf zwei Probleme hinweisen, die sich bei der Indikationsstellung ergeben und deren Nichtbeachtung zu Mißverständnissen und zur Diskreditierung der Behandlung führt.

1. Es hat keinen Sinn, im *Finalstadium* eines Tumorleidens noch Chemotherapie einzusetzen oder dem Kranken und seinen Angehörigen damit Hoffnung zu machen. Jeder Chirurg, jeder Strahlentherapeut würde eine solche Indikation ablehnen und dafür Verständnis finden. Nur vom Internisten erwarten viele noch ein Wunder.

2. Die rasche Publikation von neuen Ergebnissen oder auch nur von experimentellen Ansätzen hat zu *Erwartungen an Methoden* geführt, die eine solide klinische Erprobung erst noch vor sich haben. Daran sind allerdings die Chemotherapeuten nicht schuldlos.

Ich habe kürzlich einen ausländischen Arzt gesehen, der mit einer wenig ausgeprägten chronischen Myelose 7 oder 8 der namhaftesten Onkologen Europas und der USA konsultierte. Die Empfehlungen waren völlig verschieden: Sie schwankten zwischen zurückhaltender Beobachtung und äußerster Aggressivität mit Bestrahlung, Milzextirpation, 6 oder 7 Cytostatika. Auch die prophylaktische Behandlung eines etwaigen, noch gar nicht erkennbaren Myeloblastenschubes wurde empfohlen.

Es ist schwierig, genügend große *Sammelstatistiken* zu bekommen. Die Tumoren, die Behandlungsmethoden, die Erfolgskriterien schwanken selbst bei prospektiven Studien kooperativer Gruppen. Abbildung 2 gibt — nach den großen Zahlen des Henry Ford-Hospitals in Detroit [49] — einen Ausschnitt aus metastasierten soliden Tumoren, die ganz verschiedenen Behandlungen mit jeweils aussichts-

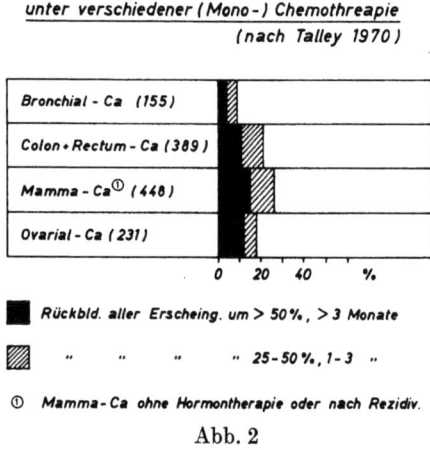

Abb. 2

erichen alkylierenden Substanzen, Antimetaboliten, Antibiotica — durchweg einer Monotherapie — unterworfen worden waren. Insgesamt sind die *Ergebnisse* mit rund 10% weitgehender und rund 10% begrenzter Remissionen noch recht unbefriedigend. Sie stammen aber aus der eingangs erwähnten zweiten Periode der Chemotherapie, der ungezielten Monotherapie. Alle Anzeichen sprechen dafür, daß die neuen Methoden auch hier eine wesentliche Verbesserung bringen werden, wenn vielleicht auch nicht so eindrucksvoll wie bei den Leukosen. Für die lymphoidzelligen akuten Leukosen des Kindesalters — eine unbehandelt innerhalb von 1 bis 3 Monaten zum Tode führenden Erkrankung — schwanken die hämatologischen Vollremissionen in den neuesten Serien zwischen 80 und 100%.

Burchenal [6] stellte schon 1967 157 Fälle von akuter Leukämie zusammen, die sämtlich die 5-Jahresüberlebenszeit überschritten hatten. 14 Erwachsene und 87 Kinder waren nach 5 bis 12 Jahren klinisch erscheinungsfrei, z. T. mit jahrelanger Therapiefreiheit. Nach Schätzungen einer französischen Gruppe [19] ist für jeweils 8 von 10 dieser Kranken die lange Überlebenszeit identisch mit einer Heilung. Weniger günstig sind die Ergebnisse bei der im Erwachsenenalter überwiegenden akuten myeloischen Leukämie, wo die Vollremissionen zwischen 20 und 50% schwanken. Alle diese Ergebnisse wurden mit Polychemotherapie erzielt, die sich bei Leukosen und malignen Lymphomen schneller durchgesetzt hat als bei soliden Tumoren. Immerhin berichteten besonders französische Autoren über wesentlich bessere Ergebnisse beim Bronchialcarcinom [1], eine Schweizer Gruppe über gute Erfolge mit der Kombination von Hormonen + Cyclophosphamid + Methotrexat bei Mammacarcinomen [4].

Tabelle 2 (zusammengestellt von C. G. Schmidt) [43] zeigt aus verschiedenen Statistiken die kompletten und die partiellen Remissionen unter Monotherapie (Cyclophosphamid oder Vincaleucoblastin) unter Zweierkombination (Vincaleuco-

Tabelle 2. *Remissionsquoten bei Mono- und Polychemotherapie von Lymphogranulomatosen (zusammengestellt von C. G. Schmidt [43])*

	Vollremission %	Teilremission %	n =
Monotherapie (ohne Röntgen): Cyclophosphamid oder Vinblastin	26	45	76
Doppeltherapie: Vinblastin + Chlorambucil	63	19	16
Quadrupeltherapie: Cyclophosphamid + Methotrexat + Vincristin + Prednisolon	86	7	14

blastin + Chlorambucil) und nach dem de Vita-Schema (Cyclophosphamid + Methotrexat + Vincristin + Prednisolon). Wir können somit feststellen, daß bei den Hämoblastosen und malignen Lymphomen:

1. Die Ergebnisse schon immer besser waren als bei den Carcinomen.
2. Daß wegen der leichteren Untersuchungsmöglichkeiten die wesentlichen Fortschritte der Chemotherapie meist dort entwickelt wurden.

Tabelle 3. *Ursachen einer Resistenz von den Tumorzellen her*

Auf dem Blutwege nicht erreichbar
Mangelnde Aktivierung des Wirkstoffes
Veränderte Zellpermeabilität
Geringe Wachstumsrate
Lange G_1-Phase
Mangel an Enzymen
Überproduktion von Enzymen
Veränderte Affinität von Enzymen
Veränderte Stoffwechselwege

II. Ursachen der Resistenz

Eine wirksame Chemotherapie muß die *Resistenz* der Tumorzellen überwinden, sei sie *primär* oder *sekundär*, d. h. durch frühere Behandlungen induziert [13]. Ich darf hier an das Referat von Fölsch (dieser Band) anknüpfen und mich auf wenige Hinweise beschränken (Tabelle 3). Neben rein biochemischen Ursachen — Überproduktion oder veränderte Affinität empfindlicher Enzyme in den Tumorzellen, ungünstige Permeabilität der Tumorzellen für die Cytostatika oder für deren wirksame Derivate, mangelnde Giftung eines Wirkstoffes durch Enzymdefekte — haben wir es vor allem mit zwei Problemen zu tun:

1. *Die Tumorzellen sind aus mechanischen Gründen für ein Cytostatikum nicht ausreichend erreichbar.* Die gilt in begrenztem Umfang sogar für die akuten

Leukosen, bei denen die Meningeosis leucaemica auf dem Blutweg nicht ausreichend zu behandeln ist, eine bekannte Quelle von Rezidiven darstellt und einer speziellen Therapie bedarf. Die Konsequenzen waren und sind die intrathecale Anwendung von Antimetaboliten wie Methotrexat oder Cytosin-Arabinosid und, in einigen Zentren, die zusätzliche Bestrahlung. Wesentlich problematischer ist die Situation bei den soliden Tumoren. Die Vascularisation ist gewöhnlich so schlecht, daß schon spontan in den Tumoren zentrale Nekrosen entstehen, daß vor allem die Zellen an der Außenschicht der Tumoren die Proliferation unterhalten. Nach Rajewsky [38] u. a. entstehen Nekrosen in Tumoren schon jenseits einer kritischen Distanz von 0,1 mm vom nächsten Gefäß. Zwischen den nekrotischen Zentren und den Bezirken mit lebhafter Proliferation liegt aber eine Schicht nicht teilender, also in der sog. G_0-Phase verharrender, prinzipiell aber teilungsfähiger Zellen, die bei einer Ausschaltung der Außenschicht teilungsaktiv werden (können). Abbildung 3 zeigt die Verhältnisse schematisch. Darüber hinaus wurde von zahlreichen Autoren (z. B. [48]) das Problem der Zellmasse erkannt und von Lárionow [26] für die Klinik auf die einfache Formel gebracht: ,,Die Wirksamkeit der Chemo-

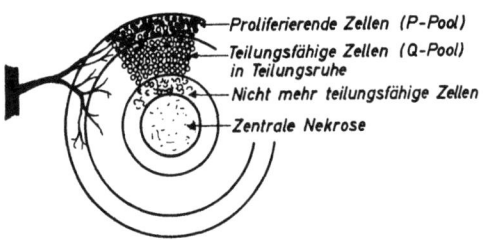

Abb. 3. Schematische Darstellung der Abhängigkeit der Proliferation von der Blutversorgung in Tumoren. Die vollen Kreise bedeuten proliferierende Zellen, die leeren Kreise teilungsfähige Zellen, die Striche und Bogen nicht mehr teilungsfähige Zellen. Gefäßversorgung von links, schematisch

therapie ist umgekehrt proportional der Tumormasse''. Diese Situation hat zwei *klinische Konsequenzen:*

a) Wir müssen große Tumormassen vor oder zwischen einer wirksamen Chemotherapie mit anderen Methoden ausschalten. Gewöhnlich dient dazu die Bestrahlung. Doch sollten wir unsere Chirurgen immer wieder fragen, ob sie nicht auch die (nach konventionellen Vorstellungen) sog. inoperablen Tumoren (Primärtumoren oder große Metastasen) entfernen können. Die Chemotherapie ist jedenfalls die Behandlung der multiplen kleinen, nicht der isolierten großen Tumoren. Schon daraus ergibt sich die unter I. besprochene Abgrenzung der Indikationen.

b) Von Seiten der Chemotherapie bleibt nichts anderes übrig als sozusagen Schale für Schale der sich teilenden Zellen ,,abzuschmelzen''. Denn, wie wir gleich sehen werden, sind die meisten Cytostatika nur auf sich teilende Tumorzellen (,,proliferativer Pool'') und überwiegend nur in einer bestimmten Teilungsphase wirksam. Das bedeutet: Mehrfache Kuren im Rahmen der Knochenmarktoleranz.

2. Das zweite Problem betrifft die *Empfindlichkeit der Tumorzellen.* Fast alle derzeit verfügbaren Cytostatika sind Proliferationsgifte, d. h. sie wirken nur auf die DNS-RNS- bzw. Eiweiß-Synthese oder auf den Mitoseablauf, nicht aber auf Tumorzellen in Teilungsruhe (G_0-Phase). Das an Tumorzellen in Teilungsruhe wirksame Cytostatikum steht noch aus und ist eines der z. Z. am intensivsten bearbeiteten Probleme der experimentellen Onkologie.

Abbildung 4 zeigt die Verhältnisse schematisch: Auf der Innenseite des Kreises den Teilungsablauf mit der relativ langen postmitotischen Ruhephase G_1, der Synthesephase S, der (relativ kurzen) prämitotischen Vorbereitungsphase G_2 und der Mitose. Auf dem äußeren Ring sind die Angriffspunkte einiger bekannter Cytostatika aufgeführt. Wir werden auf dieses Schema im Rahmen der sog. Synchronisationsbehandlung nochmals zurückkommen. Die Schwierigkeiten einer vollwirksamen cytostatischen Behandlung sind die folgenden:

a) Die an der Proliferation teilnehmenden und damit empfindlichen Zellen, die sog. *Wachstumsfraktion* („Growth-Fraction"), schwankt von Tumor zu Tumor in weiten Grenzen zwischen unter 20 und über 90%.

b) Wie wir bereits gesehen haben, besitzen vor allem solide Tumoren aus Stoffwechselgründen Schalen nicht proliferierender, aber teilungsfähiger Zellen (G_0-Phase).

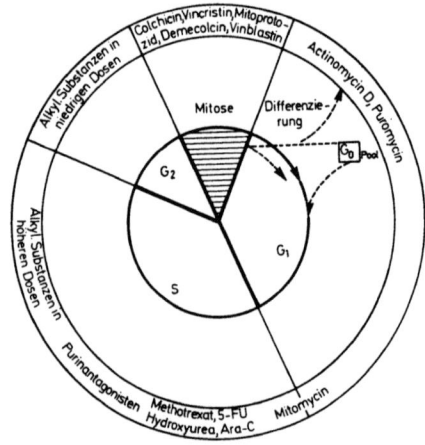

Abb. 4. Einzelne Stadien des Generationscyclus (G_1-S-G_2-Mitose) sowie Pool teilungsfähiger, aber in Teilungsruhe verharrender Zellen (G_0). Auf der Außenseite des Kreises Wirkungsmechanismus einiger chemotherapeutisch gebräuchlicher Substanzen. (Unter Benutzung von Angaben bei [32] und [38] nach [14])

c) Wie wir noch sehen werden, ist die Dauer der postmitotischen Teilungsruhe (G_1-Phase) von Tumor zu Tumor ganz verschieden. Sehr lange und variable G_1-Phasen erschweren auch eine phasengerechte, z. B. eine synchronisierte Behandlung (s. Abschnitt IV).

Rajewsky [38] hat kürzlich die Problematik, etwa wie folgt, treffend charakterisiert: „Obwohl es vom klinischen Standpunkt aus häretisch erscheinen muß, wäre es vernünftig, möglichst viele Tumorzellen zum Wachstum zu veranlassen". Als Kliniker muß ich sagen, daß diese Perspektive gar nicht so häretisch und so außergewöhnlich ist: Während früher die langsam wachsenden Tumoren und Hämoblastosen die (für eine gewisse Zeit) bessere Prognose hatten, sind es seit 2 Jahrzehnten die schnellwachsenden, weil unserer Therapie viel besser zugänglichen Tumoren.

3. Gerade als Kliniker muß ich aber betonen, daß auch bei der Resistenz der Blick nicht einseitig auf die Tumorzellen gerichtet werden darf, wie dies verständlicherweise manche experimentellen Onkologen tun. Tabelle 4 zeigt die wichtigsten *Ursachen einer Resistenz von der Patientenseite her.* Wie schon bei den Indikationen ausgeführt, hängt die Entscheidung für oder gegen eine Chemotherapie zunächst von der Frage des Arztes ab, welche Chancen er beim vorliegenden Tumor und beim vorgegebenen Allgemeinzustand einer Chemotherapie gibt, um den Preis welcher objektiven Gefährdung und subjektiven Nebenerscheinungen. Im posi-

tiven Fall müssen die Kranken bzw. ihre Angehörigen im Rahmen einer vernünftigen und angemessenen Aufklärung die Entscheidung mit tragen.

Ich habe — vor der Mode des Toupets — Patientinnen erlebt, die lieber unbehandelt an einem metastasierten Mammacarcinom starben, als das Risiko einer vorübergehenden totalen Alopecie eingehen wollten. Hier bleibt der ärztlichen Kunst und psychologischen Führung unverändert ein weiter Spielraum.

Auch im naturwissenschaftlichen Bereich ist für die Qualität eines Cytostatikums nicht maßgebend seine tumorhemmende Wirkung, sondern allein sein

Tabelle 4. *Ursachen einer Resistenz vom Kranken her*

Schlechter Allgemeinzustand
Komplikationen
Individuelle Über- oder Unterdosierung
Vorschädigung der Hämatopoese

chemotherapeutischer Index (Tabelle 5). Er läßt sich im experimentellen Bereich exakt definieren und mathematisieren als das Verhältnis von Dosis curativa/Dosis letalis, in der Klinik nur approximativ angegeben als das Verhältnis von Dosis minima efficax/Dosis tolerata [14].

III. Besserer Schutz der Kranken

Was können wir zur Verbesserung des chemotherapeutischen Index — um es nochmals zu betonen: des *Quotienten* aus Wirksamkeit und Verträglichkeit — tun? Beginnen wir auf der Patientenseite. Hier sind in den letzten Jahren mindestens ebenso wesentliche Fortschritte in der symptomatischen Prophylaxe und Behandlung von Komplikationen — letztlich Infektionen und Blutungen — erreicht

Tabelle 5. *Vergleich des chemotherapeutischen Index von Cytostatika im Experiment und am Menschen*

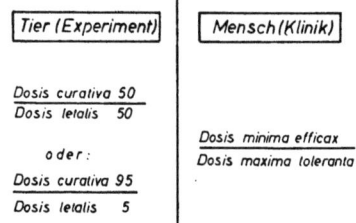

worden wie in der eigentlichen Chemotherapie. Tabelle 6 gibt eine Übersicht der wichtigsten Maßnahmen (neuere zusammenfassende Literatur unter anderem bei [31, 35, 47]). Ich möchte mich aus Zeitgründen auf die *Infektprophylaxe* beschränken. Tumorkranke unter cytostatischer Behandlung sind in dreifacher Weise vermehrt infektgefährdet und können z. T. Infektionen mit ganz atypischen, beim sonst gesunden Erwachsenen nicht pathogenen, Erregern erliegen:

1. Führen Tumorleiden, besonders im lymphatischen System ausgebreitete, zu einer Störung der Immunreaktionen vom verzögerten Typ.

2. Ist die cytostatische Wirkung z. Z. untrennbar gebunden an eine Immunsuppression.

3. Führt die Leukocytendepression zu einer weiteren antimikrobiellen Insuffizienz. Neuerdings fanden Lehrer u. Cline [27] auch quantitative Defekte in der Phagocytose und Lyse gegenüber Candida albicans.

Auch ohne die großen Zentren vorbehaltene Gnotobiose läßt sich durch *einfache Maßnahmen* wesentliches erreichen. Dazu gehören der Schutz der Kranken — vor allem in den Wintermonaten — gegen banale Infekte durch Mundschutz und Händedesinfektion des Personals, Besuchsbeschränkung usw. Dazu gehört die laufende Überwachung der besonders gefährdeten Übergangszonen von Haut in Schleimhaut wie Mund, After, Vulva. Dazu gehören *Antibiotica* unter gleichzeitiger Prophylaxe der damit erhöhten Gefährdung durch Pilze. Schon 1970 hatten Preisler et al. über eine starke Verminderung der Infektionen bei Leukämiekranken durch Gentamycin und Vancomycin, Nystatin sowie darmwirksame Antibiotica berichtet. Biskamp et al., aus der Frankfurter Gruppe konnten die Zahl der Infektionstage bei myeloischer Insuffizienz durch die Kombination Cephalotin + Gentamycin auf rund 40%, durch zusätzliche Darmsterilisation auf rund 10% senken. In meiner Sicht ist allerdings in beiden Reihen die antimykotische Prophylaxe zu kurz gekommen, was in Frankfurt auch an zwei Fällen von Aspergillussepsis unter 22 Kranken seinen Ausdruck fand. Ich möchte hier besonders auf das — leider meines Wissens immer noch nicht im Handel befind-

Tabelle 6. *Möglichkeiten einer Wirkungssteigerung der Chemotherapie durch besseren Schutz der Kranken*

1. *Einfache Methoden*
   Blut- und Plättchentransfusionen
   γ-Globuline
   Keimarme Räume
   Antibiotica, Fungistatika
2. *Aufwendige Methoden*
   Allogenes (Leukosen) oder
   autogenes (Tumoren) Knochenmark
   Leukocyten und Thrombocyten
   via Blutzellseparator
   Gnotobiose

liche — Antimykotikum der Bayer-Werke verweisen. Es ist auf dem Blutweg wirksam und ergänzt so die reine Hohlraumwirkung des Nystatin (Moronal). Es ist bei weitem nicht so toxisch wie das parenteral wirksame Amphotericin B.

Eine wesentliche Ausdehnung der chemotherapeutischen Ansätze hat die Möglichkeit einer Unterbringung im keimfreien Räumen, die sog. *Gnotobiose*, gebracht. Bekanntlich gibt es für Gnotobiose heute zwei grundsätzliche Möglichkeiten: Die Unterbringung in sterilen Zelten, sog. „Life Islands" sowie in keimfreien festen Räumen. Beide Verfahren haben Vor- und Nachteile, beide sind kostspielig und pflegerisch aufwendig. Gewöhnlich gelingt es nicht, den Darm völlig keimfrei zu machen. Das scheint in keimfreien Räumen nur schwer möglich und ist nach unseren Erfahrungen vielleicht nicht einmal wünschenswert. Es genügen die Freiheit von pathogenen Keimen und eine Keimarmut des Darmes. Das ist meinen Mitarbeitern Dr. Klein und Dr. Borberg in bisher allen Fällen gelungen.

Der statistische Nachweis einer Lebens- oder remissionsverlängernden Wirkung gnotobiotischer Maßnahmen ist beim Menschen bisher nicht erbracht worden. Das würde alternierende Reihen bei den gleich stark Gefährdeten voraussetzen. Soweit ich sehe, war bisher aus ärztlichen Gründen kein Zentrum mit keimfreien Räumen oder Life Islands bereit, solche alternierenden Reihen durchzuführen. Die meines Wissens bisher größten Erfahrungen teilten kürzlich Jameson et al. [20] mit: 800 Pat.-Wochen bei akuter lymphatischer Leukämie, 211 Pat.-Wochen bei akuter myeloischer Leukämie. Sie fanden eine hochgradige Sicherheit gegen Infekte durch Staphylokokken, gramnegative Erreger und Viren des Respirationstraktes.

Diese Zahlen sprechen für eine wesentliche Verbesserung durch keimfreie Räume. Zwischen einer Gruppe mit gleichzeitiger Ausschaltung der Darmflora durch massive Antibioticagaben und eine Gruppe ohne diese zusätzlichen Maßnahmen konnte kein Unterschied festgestellt werden.

IV. Wirksamere Chemotherapie

Tabelle 7 zeigt die heutigen Fortschritte der Chemotherapie im engeren Sinn auf. Auf Fortschritte in den *Substanzen* brauche ich hier nicht eingehen, da sie im Zusatzheft des „Internist" zum Kongreß 1971 eine eingehende Darstellung erfahren haben [8, 42, 45, 50]. Die *Immuntherapie* andererseits steckt noch in ihren Anfängen und kommt z. Z. für eine breitere klinische Anwendung kaum in Betracht. Ich werde einige Aspekte der Polychemotherapie und der sog. synchronisierten Behandlung herausgreifen.

Die *Polychemotherapie* ist zuerst im Bereich der akuten Leukosen eingeführt worden. Dort ist mit einer ungefähren Verdoppelung der Remissionsquoten und — in unterschiedlichem Ausmaß — der Remissionsdauer auch der klinische

Tabelle 7. *Möglichkeiten einer wirksameren Chemotherapie durch stärkere Wirkung auf die Tumorzellen*

1. *Substanzen*
   Besserer chemotherapeutischer Index
2. *Kombinationen*
   Polychemotherapie
   Zusätzliche Immuntherapie
3. *Besondere Prinzipien*
   Gezielte Applikation
   Vortestung in vitro
   Bestimmung biochemischer Parameter in vivo
   Synchronisation der Teilungen

Nutzen statistisch erwiesen worden. (Neuere Übersichten unter anderem bei [7, 16, 17]). Heute beherrscht die Polychemotherapie auch das Feld bei den malignen Lymphomen und beginnt, sich bei den soliden Tumoren durchzusetzen (s. auch Teil I).

Abbildung 5 zeigt die Auswertung der bis Ende 1971 von uns erfaßten Literatur [15]: Experimentell rund 90 Arbeiten mit rund 280 Kombinationen, klinisch rund 240 Arbeiten mit nur wenig mehr Kombinationen. Interessant ist auch ein Vergleich der Zahl der kombinierten Substanzen im experimentellen und im klinischen Bereich (Abb. 6): Während experimentell so gut wie ausschließlich Zweierkombinationen geprüft wurden, überwiegen in der Klinik mehr als zwei Substanzen. Die Schlußfolgerung kann nur lauten, daß für die Mehrzahl der klinisch verwandten Kombinationen keine experimentellen Beweise der Überlegenheit vorliegen. Andererseits wurden für eine ganze Anzahl von sinnvollen Zweier-, Dreier- und Viererkombinationen die besseren Ergebnisse klinisch-statistisch erwiesen (s. o.). Wenn mehr als vier Substanzen gleichzeitig eingesetzt werden, so ist — in meiner Sicht — der Grenzbereich zwischen Polychemotherapie und Polypragmasie erreicht.

So erfolgreich eine rationelle Polychemotherapie besonders bei Leukosen und malignen Lymphomen ist, so ist sie doch eine „blinde" Therapie im Sinne der *Zellkinetik*. Ich komme nochmals auf Abb. 4 zurück. Wir hatten gesehen:

1. Daß fast alle derzeit angewandten Cytostatika in einer klinisch vertretbaren Konzentration nur auf proliferierende Zellen wirken, daß aber die *Wachstumsfraktion* zwischen unter 20 und über 90% schwankt.

2. Daß die Mehrzahl der Cytostatika darüber hinaus phasenspezifisch wirkt, d. h. auf ganz bestimmte Teile des Zellcyclus — vorzugsweise auf die Reduplikation der Nucleinsäuren (sog. *Synthesegifte*) oder auf den Ablauf der Mitose selbst (sog. *Spindelgifte*).

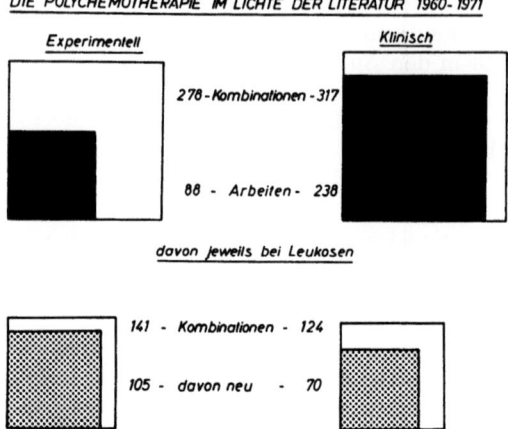

Abb. 5. Polychemotherapie im Licht der Literatur; oben sämtliche Tumoren, unten nur Leukosen. Die schwarzen bzw. gepunkteten Felder geben die Zahl der Arbeiten, die größeren Quadrate jeweils die Zahl der von einander unabhängigen Kombinationen an. Linke Spalte: experimentelle Daten, rechte Spalte: klinische Daten (nach [15])

3. Dazu kommt, daß die meisten Tumorzellen sich asynchron teilen, d. h., daß zu einem bestimmten Zeitpunkt nur ein Teil von ihnen in der jeweils empfindlichen Phase sich befindet.

Das Behandlungsprinzip, das nach verschiedenen experimentellen Vorläufern im In- und Ausland (Literatur unter anderem bei [24, 25, 28, 38]) besonders von

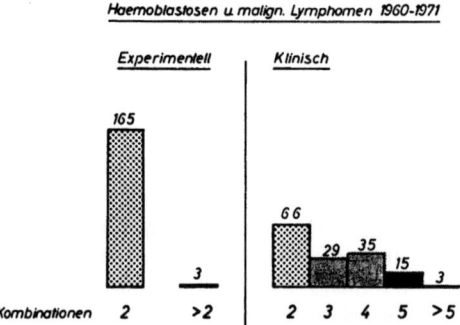

Abb. 6. Zahl der Kombinationen der Hämoblastosen und malignen Lymphomen. Links: experimentelle Arbeiten, rechts: klinische Arbeiten (nach [15])

meinem Mitarbeiter Dr. Klein und Privatdozent Dr. Lennartz vom Pathologischen Institut der Univ.-Klinik Köln zur Klinikreife entwickelt und von uns seit 2 Jahren klinisch angewandt wird [23, 25], kann man als phasengerechte Behandlung teilchronisierter Tumorzellen, kurz als „*Synchronisationsbehandlung*" bezeichnen. Sie basiert auf der Verbindung folgender Methoden (s. auch Abb. 7):

1. Durch ein nicht zu hoch dosiertes Cytostatikum — wir geben dazu den Metaphasenblocker Vincristin (Oncovin) in mittlerer Dosierung zweimal, mit einem Intervall von 12 Std bei rasch wachsenden, zweimal mit einem Intervall von 24 Std bei langsamer wachsenden Tumoren — werden die Teilungen vorübergehend in der Metaphase arretiert, so daß die asynchronen Teilungen in dieser Phase auflaufen. Nach Erschöpfung der Wirkung geht der Proliferationscyclus weiter, aber (wie experimentell nachgewiesen) nunmehr für die meisten proliferierenden Tumorzellen gleichzeitig („Teilsynchronisation").

2. Durch ein von Klein u. Lennartz [22, 24, 28, 29] sinnvoll weiterentwickeltes Verfahren der Doppelmarkierung mit H^3- und C^{14}-Thymidin [18] an Kurzkulturen aus Probeexcisionen oder Probepunktaten können in vitro die mittlere Generationszeit, d. h. die Dauer des Zellcyclus, und die der einzelnen Phasen mit einer für klinische Bedürfnisse ausreichenden Genauigkeit bestimmt werden.

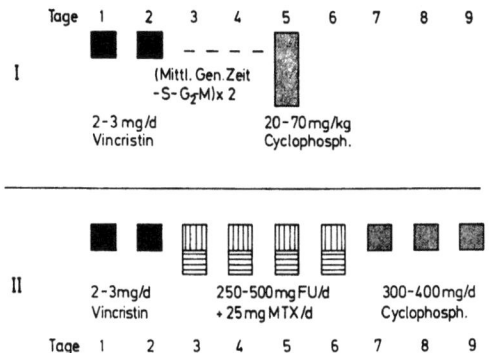

Abb. 7. Schemata einer synchronisierten Behandlung an der Med. Univ.-Klinik Köln. *I* Schema bei rasch wachsenden Tumoren, *II* Schema einer kombinierten Behandlung bei langsamer wachsenden Tumoren. (Nach Klein et al., s. bei [14])

Die nun gleichzeitig in die empfindliche Synthesephase eintretenden Tumorzellen werden zeitgerecht von einem Behandlungsstoß mit einem Synthesegift getroffen (bei uns meist Cyclophosphamid = Endoxan in einer Dosierung von 20 bis 50 mg/kg Gewicht). Selbstverständlich muß die Verzögerung der Generationszeit durch die Arretierung in die Berechnung eingehen. Eine Unsicherheit liegt in der Schwierigkeit, den Anteil der proliferierenden Zellen, d. h. die Wachstumsfraktion zu ermitteln, die für die Ausbreitung des Tumors wie für die Berechnung der günstigsten Zeit wichtiger ist als Verschiebungen innerhalb des Generationscyclus. Je langsamer die Tumoren wachsen, um so stärker variiert auch das optimale Intervall. In solchen Fällen wird die Cyclophosphamiddosis aus Gründen der Sicherheit auf mehrere Tage verteilt oder eine Kombination verschieden ansetzender Cytostatika angewandt (s. auch Abb. 7). Abbildung 8 zeigt optimale Behandlungsintervalle für einige Tumoren [22].

Die von der normalen Hämatopoese abweichende Generationszeit vieler Tumorzellpopulationen gestattet es auch häufig, diese in einer Phase zu treffen, in der z. B. das (mitsynchronisierte) Knochenmark oder andere Mausergewebe nicht in der entsprechenden empfindlichen Phase sind.

Bei den bisher behandelten 53 Tumorleiden verschiedener Art und Ausdehnung liegen genügend große Erfahrungen oder alternierende Reihen für statistische Aussagen noch nicht vor. Für Carcinome läßt das bisherige, nicht auslesefreie Krankengut Vollremissionen bei etwa 20%, Teilremissionen bei weiteren 40 bis

50% erkennen (vergleiche dazu auch Tabelle 2). Noch günstiger sind die Ergebnisse bei malignen Lymphomen (M. Hodgkin, Lymphosarkom, Redothelsarkome — ohne die nichtchronisiert behandelten chronischen Lymphadenosen) mit 60 bis 70% Vollremissionen und weiteren 20% Teilremissionen. Sie übertreffen damit die von uns früher für konventionelle Dosen (2,5 bis 3 mg/kg E. D. täglich) und auch die von uns [44] mit ultrahohen Einzeldosen (60 bis 100 mg/kg alle 20 bis 30 Tage) von Cyclophosphamid ermittelten Resultate. Soweit Vergleiche schon möglich sind, werden auch die mit Polychemotherapie in der Literatur mitgeteilten Ergebnisse erreicht oder übertroffen.

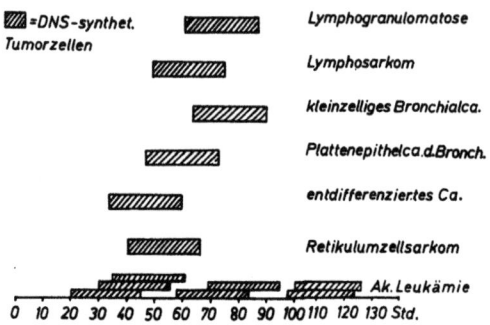

Abb. 8. DNS-Synthesezeit in verschiedenen Tumoren in Abhängigkeit von der Synchronisation zum Zeitpunkt 0. Die schraffierten Räume bedeuten zugleich die optimale Zeit für die Anwendung von Synthesegiften. Einzelheiten s. Text. (Nach Messungen von Klein et al. [22, 25])

V. Zusammenfassung

1. Die Chemotherapie stellt keine Konkurrenz, sondern eine Ergänzung der chirurgischen und der radiologischen Behandlung dar. Ihre Domäne sind primär generalisierte Tumorleiden oder multiple, nicht zu große Metastasen.

2. Bei Carcinomen sind die Ergebnisse wesentlich schlechter als bei systemartig ausgebreiteten Lymphomen und Leukosen. Ein Teil der Ursachen für diese Unterschiede liegt in der verschiedenen Tumorbiologie. Darüber hinaus sind bei den Hämoblastosen neue und aussichtsreiche Methoden in viel breiterem Umfang angewandt worden als bei den soliden Tumoren.

3. Dazu gehören zum besseren Schutz der Kranken — neben den konventionellen Methoden — die Übertragung großer Leukocyten- und Plättchenmengen mit dem Blutzellseparator, Knochenmarktransfusionen, Gnotobiose.

4. Eine stärkere Beeinflussung der Tumorzellen ist — neben Substanzen mit besserem chemotherapeutischen Index und einer am Anfang stehenden Immuntherapie — vor allem von der Polychemotherapie und der phasengerechten Behandlung teilsynchronisierter Tumoren zu erwarten. Diese Methoden werden kritisch besprochen.

Literatur

1. Bernard, E. (Présid.): Presse méd. 74, 1089 (1966). — 2. Biskamp, K., Stille, W., Schubert, J. C. F., Martin, H.: Aktuelle Therapie akuter Leukosen. Ein Beitrag zur Infektprophylaxe. II. Intern. Arbeitsg. Chemo- und Immuntherapie der Leukosen und malignen Lymphome. Wien 20. bis 23. 3. 1972 (im Druck). — 3. Brock, A.: Cyclophosphamid bei Tumoren. Vergleich der Ergebnisse bei konventioneller Dosierung, ultrahoher Stoßbehandlung und Synchronisation mit Vincristin. Inaug. Diss., Köln (in Vorbereitung). — 4. Brunner, K. W.: Med. Klin. 63, 662 (1968). — 5. Brunner, K.: Report EORTC Bronchial Carcinoma Group, Brüssel 6. 11. 1971 [EORTC News Letter 19, 2 (1972)]. — 6. Burchenal, J. H.: Cancer Res. 27, 2616 (1967). — 7. Clarkson, B. D., Fried, J.: Med. Clin. N. Amer. 55, 561 (1971). — 8. Dold, N., Schmidt, C. G.: Internist 12, 136 (1971). — 9. Dowling, M. D., Krakoff, J. H.,

Karnofsky, D. A.: Mechanism of action of anti-cancer drugs. In: Cole, W. H. (Ed.), Chemotherapy of cancer. Philadelphia: Lea and Febiger 1970. — 10. Druckrey, H.: Türk. J. Kanser 1, 131 (1970). — 11. Goodman, L. S., Wintrobe, M. M., Dameshek, W., Goodman, M. J., Gilman, A., McLennan, M. T.: J. Amer. med. Ass. **132**, 126 (1946). — 12. Gross, R.: Ärztl. Mitt. (Köln) **59**, 2099 (1962). — 13. Gross, R.: Med. Welt **19**, 2731 (1968). — 14. Gross, R.: Internist **12**, 109 (1971). — 15. Harnisch, K. H.: Diss. Köln (in Vorbereitung). — 16. Havermann, K., Schmidt, M., Malchow, H., Sodomann, C. P.: Internist **11**, 441 (1970). — 17. Henderson, E. S., Samaka, R. J.: Cancer Res. **29**, 2272 (1969). — 18. Hilscher, W., Maurer, W.: Naturwissenschaften **49**, 352 (1962). — 19. Jacquillat, Ch., Weil, M., Tanzer, J.: Presse méd. **70**, 253 (1970). — 20. Jameson, B., Gramble, D. R., Lynch, J., Kay, H. E. M.: Lancet **1971 I**, 1034. — 21. Karrer, K.: Münch. med. Wschr. **24**, 1320 (1967). — 22. Klein, H. O.: In vivo- und in vitro-Untersuchungen zur Zellkinetik und Synchronisation tierischer und menschlicher Tumorzellen. Ihre Bedeutung für die zytostatische Chemotherapie. Habil. Schrift, Köln 1972. — 23. Klein, H. O., Gross, R., Lennartz, K. J.: Verh. dtsch. Ges. inn. Med. **77**, 738 (1971). — 24. Klein, H. O., Lennartz, K. J., Habicht, W., Eder, M., Gross, R.: Klin. Wschr. **48**, 1001 (1970). — 25. Klein, H. O., Lennartz, K. J., Gross, R., Eder, M., Fischer, R.: Dtsch. med. Wschr. 1972 (im Druck). — 26. Larionov, L. F.: Cancer Chemotherapy. In: Manuila, L., Moles, S., Rentchnik, P.: New trends in the treatment of cancer. Berlin-Heidelberg-New York: Springer 1967. — 27. Lehrer, R. J., Cline, M. C.: Cancer **27**, 1211 (1971). — 28. Lennartz, K. J.: Untersuchungen zum Wachstumsverhalten von Tumorzellen. Habil. Schrift, Köln 1967. — 29. Lennartz, K. J., Klein, H. O., Feaux de la Croix, W., Klein, P. J.: Verh. dtsch. Ges. Path. **55**, 591 (1971). — 30. Lennartz, K. J., Maurer, W.: Z. Zellforsch. **63**, 478 (1964). — 31. Mathé, G. (Ed.): Aseptic environments and cancer treatment. Berlin-Heidelberg-New York: Springer 1970. — 32. Mittermayer, Ch.: Der untotische Zyklus und seine Beeinflussung durch Zytostatica. In: Schmidt, C. G., Wetter, O. (Hrsg.), Fortschritte der Krebsforschung. Molekularbiologie, Wachstum, Klinik. Stuttgart: Schattauer 1969. — 33. Nathanson, L., Hall, C. H., Schilling, A., Miller, Sh.: Cancer Res. **29**, 419 (1969). — 34. Paterson, E., Haddow, A., Thomas, J. A., Watkinson, J. M.: Lancet **1946 I**, 677. — 35. Perry, S.: Cancer Res. **29**, 2319 (1969). — 36. Preisler, H. D., Goldstein, J. M., Henderson, E. S.: Cancer **26**, 1076 (1970). — 37. Rajewski, M. F., Hülser, D. F., Fabricius, E.: Z. Krebsforsch. **76**, 266 (1971). — 38. Rajewsky, M. F.: Z. Krebsforsch. 1972 (im Druck). — 39. Rhoads, C. P.: J. Amer. med. Ass. **131**, 656 (1946). — 40. Ricken, D., Schumacher, K. (Hrsg.): Medikamentöse Immunsuppression. Stuttgart: Thieme 1971. — 41. Schmähl, D.: Entstehung, Wachstum und Chemotherapie maligner Tumoren. Aulendorf: Cantor 1969. — 42. Schmidt, C. G.: Internist **12**, 119 (1971). — 43. Schmidt, C. G.: Therapiewoche **9**, 689 (1971). — 44. Schmitz, G., Gross, R.: Med. Welt (N.F.) **18**, 985 (1967). — 45. Schumacher, K., Ricken, D.: Internist **12**, 142 (1971). — 46. Schwiede, K.: Ergebnisse der Tumorbehandlung mit Cyclophosphamid an der Med. Univ.-Klinik Köln 1958 bis 1965. Inaugural Diss., Köln 1970. — 47. Senn, H.: Infektabwehr bei Hämoblastosen. Berlin-Heidelberg-New York: Springer 1972. — 48. Skipper, H. E.: Cancer Res. **27**, 2636 (1967). — 49. Talley, R. W.: Systemic chemotherapy of human malignant neoplasms. In: Cole, W. H. (Ed.), Chemotherapy of cancer. Philadelphia: Lea and Febiger 1970. — 50. Wilmanns, W.: Internist **12**, 127 (1971).

1. Rundtischgespräch

Die Immunologie in Pathogenese, Diagnostik und Therapie von Tumoren

Moderator: OETTGEN, H. F., New York

Teilnehmer: BEGEMANN, H., München; GALLMEIER, W. M., Essen; GRUNDMANN, E., Münster; v. KLEIST, S., Paris; LEHMANN, F.-G., Marburg; SCHEURLEN, P. G., Homburg a. d. Saar

Beitrag von GRUNDMANN, E. (Pathol. Institut der Universität Münster)

Die Beobachtung, daß bösartige Tumoren, insbesondere Carcinome, in der Regel von Lymphocyten u. a. Rundzellen umgeben sind, ist schon seit vielen Jahrzehnten als morphologischer Ausdruck der körpereigenen Abwehr gewertet worden. Erst durch die modernen Erfahrungen der Immunologie wurde es aber möglich, eine genauere Interpretation zu geben. Die heutige Auffassung wird am besten durch das Schlagwort von der „immunologischen Überwachung" gekennzeichnet. Dieser Begriff, der zuerst von Thomas (1959) eingeführt wurde, ist in den letzten Jahren von mehreren Arbeitsgruppen aufgenommen und ausgeweitet worden (vgl. z. B. Burnet, 1970).

Diese „immunologische Überwachung" impliziert die Vorstellung, daß im Organismus vor allem des älteren Menschen häufig primäre Carcinome entstehen, daß diese aber durch Immunregulationen am Wachstum gehemmt werden. Der Ausbruch eines morphologisch oder klinisch manifesten bösartigen Tumors zeigt an, daß diese „immunologische Überwachung" versagt hat.

Als Begründungen für die Existenz dieser „immunologischen Überwachung" werden im wesentlichen sechs Beobachtungen angeführt:

1. Statistisch treten bösartige Tumore gehäuft in zwei Lebensphasen auf, und zwar einmal in der frühen Jugend, zum anderen im fortgeschrittenen Alter. Da während der frühen Jugend der Organismus mit einer Fülle von Antigenen in Berührung kommt und er auf diese Weise seine immunologische Aktivität entwickelt, liegt es nahe, daß er bei einem verstärkten Auftreten von Antigenen eine noch nicht ausreichend entwickelte Abwehrlage besitzt. Die gehäuften Infektionskrankheiten in der Jugend gelten als Beleg dafür. Im hohen Alter atrophiert der Thymus als wahrscheinliche Hauptquelle der Lymphocyten. Dies ist von einer allgemeinen Schwäche des Immunapparates begleitet.

2. Immunsuppressive Behandlung z. B. nach Nierentransplantationen, insbesondere durch Antilymphocytenserum, steigert das Risiko für die Ausbildung bösartiger Tumoren. In einer von Penn (1970) vorgelegten Untersuchung von 3000 Patienten nach Nierentransplantationen wird festgestellt, daß in relativ kurzer Zeit 37 bösartige Tumoren entstanden sind, darunter 13 Plattenepithelcarcinome und 12 Reticulumzellensarkome. Diese Tumorhäufigkeit liegt weit über dem Erwartungswert.

3. Die — relativ seltenen — angeborenen Immundefekte beim Menschen führen durchweg zu einer Häufung bösartiger Tumoren. Als Beispiele sind hier zu nennen:

a) Die primäre A-Gamma-Globulinämie vom Typ Bruton führt häufig zu lymphatischen Leukämien.

b) Erworbene A-Gamma-Globulinämien des Erwachsenen haben eine hohe Incidenz von Sarkomen, aber auch von Carcinomen.

c) Beim Wiskott-Aldrich-Syndrom, bei dem nach heutiger Auffassung die T-Lymphocyten fehlen, treten bevorzugt lymphoretikuläre Sarkome auf.

d) Das gleiche wird beobachtet bei der Chediak-Higashi-Anomalie.

e) Beim Ataxi-Teleangiektasiesyndrom sterben 10% aller Kinder an lymphoretikulären Sarkomen. Diese Erkrankung ist durch einen Mangel an humoralen und sessilen Antikörpern gekennzeichnet.

f) Mehrere klinische Beobachtungen zeigen, daß die cytotoxischen Antikörper gegen maligne Melanome bei noch relativ kleinen Primärtumoren in großer Zahl nachweisbar sind, im Stadium der Tumormethastasierung dagegen weitgehend verschwinden.

4. Im Tierexperiment fördert die neonatale Thymektomie die Onkogenese. Gelingt es, Mäuse nach neonataler Thymektomie am Leben zu erhalten, treten bei bis 50% der Tiere lymphoretikuläre Sarkome auf.

5. Andere experimentelle Immundefekte, wie z. B. die Graft versus host-Reaktion, führt ebenfalls in einer hohen Rate zu lymphoretikulären Sarkomen, nach Untersuchungen von Hobik (1972) in unserem Arbeitskreis in 78,3% der Tiere. Das gleiche gilt für die genetisch immundefekten Mäuse der NZB/NZW-Stämme (Grundmann, 1971).

6. Die meisten carcinogenen Substanzen sind zugleich auch Immunsupressiva.

Die Voraussetzung für die Entwicklung einer „immunologischen Überwachung" ist die Bildung von Antikörpern gegen die Zellen bösartiger Tumoren. Es ist heute gesichert, daß auch der Mensch gegen seine Tumorzellen Antikörper bildet (vgl. z. B. Oettgen, Old u. Boyse, 1971). Trotzdem ist die Bedeutung der „immunologischen Überwachung" heute noch offen. Läßt sich doch folgendes gegen die oben genannte Theorie einwenden:

1. Es entstehen unter Immunstörungen beim Menschen und im Tierexperiment vorwiegend lymphoretikuläre Sarkome. Die Masse der menschlichen bösartigen Tumoren sind aber Carcinome.

2. Wenn man im Tierexperiment chemische Cancerogene prüft und zugleich Immunsuppressiva gibt, findet sich keine Steigerung der Tumorrate (z. B. Schmähl, 1971).

3. Antilymphocytenserum kann in einzelnen Fällen das Angehen bösartiger Tumoren bremsen. Dies fanden Lappé u. Blair (1970) bei Untersuchungen am spontanen Mammacarcinom der Maus.

4. Bei unseren eigenen Untersuchungen über die Cytogenese des Krebses (Grundmann u. Sieburg, 1962; Grundmann u. Seidel, 1965) fanden wir keinen Anhalt für sog. ruhende Krebszellen. Selbst kleinste Tumorzellgruppen, die unter Einwirkung cancerogener Substanzen etwa in der Leber entstehen, beginnen sofort zu wachsen und haben meist erst sekundär einen Lymphocytenwall. Auch beim Menschen hat z. B. das Carcinomo in situ in der Regel keine Lymphocyteninfiltration. Die letztere findet sich erst dann, wenn die Tiefeninfiltration des bösartigen Tumors schon fortgeschritten ist. Die Beobachtung von multiplen kleinen Primärcarcinomen bei etwa 60% älterer Männer in der Prostata (Liavag, 1972) bedarf noch weiterer Untersuchungen.

5. Immunologische Reaktionen sind nicht immer ungünstig für das Tumorwachtum. In nicht wenigen Fällen fand sich, daß Antikörper die immunkompetenten Lymphocyten neutralisieren und damit das Tumorwachstum begünstigen. Hier handelt es sich um das sog. „Enhancement-Phänomen", das man nicht ernst genug nehmen kann.

Zusammenfassend ist festzustellen, daß eine „immunologische Überwachung" mit großer Wahrscheinlichkeit existiert. Das Immunsystem ist aber in den meisten Fällen nicht in der Lage, sich gegen die Proliferationskraft der bösartig wachsenden Zellen durchzusetzen. Es handelt sich hier um einen typischen Bilanzzustand oder ein jeweils wechselndes Gleichgewicht zwischen der biologischen Wachstumskraft der bösartigen Tumoren und der „immunologischen Überwachung". Die Probleme sind heute nur z. T. erkennbar, und es bedarf weiterer, gründlicher Studien, um hier Klarheit zu bringen.

Literatur

1. Burnett, F. M.: The concept of immunological surveillance. In: Schwartz, R. S. (Ed.), Progr. exp. Tumor Res. (Basel) 13, p. 1. Basel: Karger 1970. — 2. Grundmann, E., Sieburg, H.: Beitr. path. Anat. 126, 57 (1962). — 3. Grundmann, E., Seidel, H. J.: Beitr. path. Anat. 132, 188 (1965). — 4. Grundmann, E.: Langenbecks Arch. Chir. 329, 264 (1971). — 5. Hobik, H. P.: 1972 (noch unveröffentlicht). — 6. Lappé, M. A., Blair, P. B.: Proc. Amer. Ass. Cancer Res. 11, 47 (1970). — 7. Liavag, I.: Revent Res. in Cancer Res. 1972 (im Druck). — 8. Oettgen, H. F., Old, L. J., Boyse, E. A.: Med. Clin. N. Amer. 55, 671 (1971). — 9. Penn, I.: Recent Res. in Cancer Res. 35, (1970). — 10. Schmähl, D., Wagner, R., Scherf, H. R.: Arzneimittel-Forsch. 21, 403 (1971). — 11. Thomas, L.: Cellular and humoral aspects of the hypersensitive state, p. 529. London 1959.

Beitrag von LEHMANN, F.-G. (Med. Univ.-Klinik Marburg a. d. Lahn)

Mit der Besprechung carcinomembryonaler Antigene kommen wir zu dem ersten anwendbaren Bereich der Tumorimmunologie in der Klinik. Wenn ich ihnen auch noch nicht den Wunschtraum jeden Arztes erfüllen kann, über eine Diagnose aller malignen Tumoren auf immunologischer Basis zu berichten, so kann ich jedoch eine heute gesicherte serologische Diagnose von zwei malignen Tumoren, dem primären Leberzellcarcinom und dem Teratoblastom, vorstellen.

Es handelt sich hierbei um das a_1-Fetoprotein, welches 1944 durch Pedersen im fetalen Kälberserum und 1956 durch Bergstrand u. Czar in fetalem menschlichem Serum entdeckt wurde; der Schritt zur Tumorpathologie gelang 1963 durch die Entdeckung von Abelev, der dieses Tumorantigen auch in experimentell induzierten Hepatomen der Maus fand. 1964 wies Tatarinov a_1-Fetoprotein in menschlichen Hepatomen nach. Erste diagnostische Berichte folgten durch Tatarinov, Abelev, Uriel u. Masopust (1965 bis 1968). Einen vorläufigen Abschluß fand diese Entwicklung durch die Reindarstellung sowohl durch ein immunologisches Verfahren im Jahre 1970 durch Nishi u. Hirai in Japan, als auch unabhängig davon und gleichzeitig in unserem Labor durch ein kombiniertes biochemisch-immunologisches Verfahren, welches auch zur Isolierung größerer Mengen des a_1-Fetoproteins und zur erstmaligen Kristallisation eines menschlichen Tumorantigens führte.

Ich möchte meine Ausführungen über die diagnostischen Möglichkeiten des a_1-Fetoproteins in zwei Abschnitte gliedern; zunächst werde ich Ihnen über die Möglichkeiten in einem relativ einfachen immunologischen Verfahren, der Doppeldiffusion (Mikro-Ouchterlony-Technik) berichten, das in jedem Krankenhauslaboratorium durchgeführt werden kann, und sodann erörtern, welche Schlußfolgerungen sich aus den Ergebnissen empfindlicherer Techniken für die Praxis ergeben.

1. Präcipitationstechniken (Doppeldiffusion)

Es darf heute als gesichert angesehen werden, daß 50 bis 70% aller primären Lebercarcinome in der Doppeldiffusion in Serum, Ascites, Pleurapunktat u. a. biologischen Flüssigkeiten sowie im Tumorextrakt nachgewiesen werden können. Über 25 Arbeitskreise aus Afrika, Asien, Europa und Amerika haben übereinstimmend darüber berichtet. Sekundäre Lebercarcinome, cholangiocelluläre Carcinome, gutartige Lebertumoren u. a. maligne Tumoren ergeben stets einen negativen Befund. Eine Ausnahme bilden Teratome und Teratoblastome. Im Erwachsenenalter zeigen 20% dieser Tumoren ebenfalls positive Befunde; bei Patienten unter 15 Jahren liegt der Prozentsatz positiver Ergebnisse wesentlich höher (über 70%). Andere „embryonale" Tumoren wie Seminome, Chorionepitheliome, Dysgerminome u. a. zeigen kein a_1-Fetopreotein im Serum. Der Prozentsatz positiver Befunde wird vom Alter des Patienten sowie der Größe des Tumors beeinflußt. Je jünger der Patient, um so größer die Chance eines positiven Ergebnisses, wie Sie bereits am Beispiel der Teratome gesehen haben. Diese Überlegungen spielen für primäre Lebercarcinome in Deutschland keine wesentliche Rolle, da diese Tumoren bei uns fast ausschließlich im mittleren Lebensalter vorkommen. Bei sieben primären Leberzellcarcinomen, die wir nach der Autopsie in toto präpariert und extrahiert haben, lag die a_1-Fetoproteinkonzentration zwischen 12 μg und 630 μg/g Feuchtgewicht; je „entdifferenzierter" histologisch ein Tumor ist, um so höher ist die a_1-Fetoproteinkonzentration im Tumorgewebe. In Primärtumor und Metastasen desselben Patienten hingegen ist der Tumorantigengehalt gleich hoch (Abb. 1a).

Es besteht eine positive Beziehung zwischen a_1-Fetoproteingesamtgehalt im Tumorgewebe auf der einen und a_1-Fetoproteinkonzentration auf der anderen Seite (Abb. 1b). Die beiden kleinsten von uns beobachteten Tumoren besaßen einen so niedrigen a_1-Fetoproteingehalt, daß die Serumkonzentration in einer so unempfindlichen Technik wie der Doppeldiffusion nicht nachgewiesen werden konnte.

Den Kliniker interessieren im wesentlichen zwei Fragen:

a) Wie groß muß ein Tumor werden, damit er in der Doppeldiffusion gerade nachgewiesen werden kann und b) welche Möglichkeiten „falsch"-positiver Ergebnisse gibt es?

Wie ich eben darlegte, ist es wegen der sehr großen Variabilität in verschiedenen Tumoren nicht möglich, einen allgemein gültigen Wert für eine Mindesttumor-

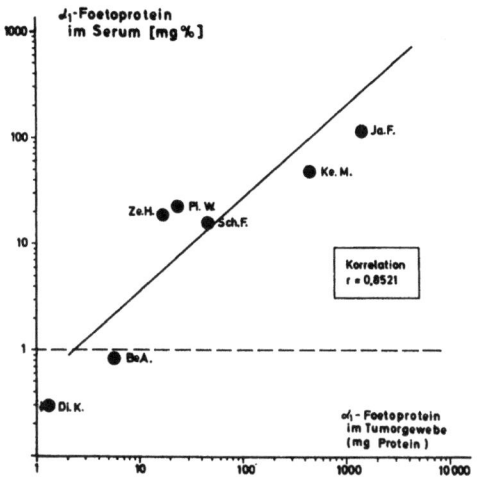

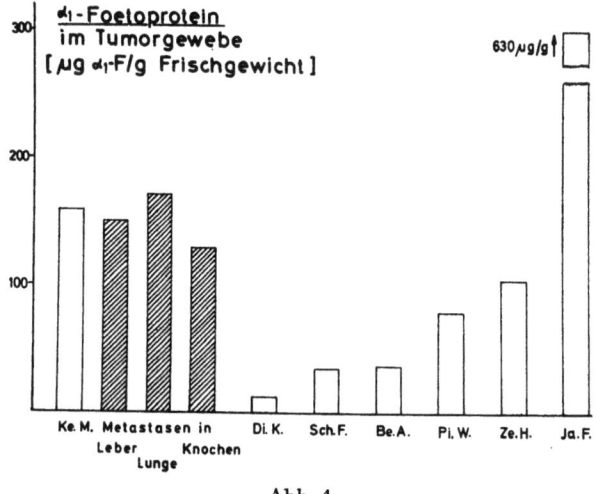

Abb. 1

größe anzugeben. Wir haben jedoch an Hand der Korrelation unserer sieben präparierten Tumoren (in Abb. 1) extrapoliert, wie groß diese Tumoren gewesen sind, als die von ihnen induzierte Serumkonzentration in der Doppeldiffusion gerade nachweisbar war. Sie betrug im günstigsten Falle 4 g und im ungünstigsten Falle 208 g; ich glaube, dies sagt Ihnen alles über Möglichkeiten und Grenzen dieser serologischen Tumordiagnostik aus.

Zur zweiten Frage ist zu sagen, daß eine Zusammenstellung der Literatur zeigt, daß bisher 18 Patienten mit histologisch entdifferenzierten Carcinomen (davon 14 mit einem Magencarcinom), fast ausschließlich mit ausgedehnter Lebermetastasierung, mit positivem a_1-Fetoproteinbefund in der Doppeldiffusion beobachtet wurden.

Leider ist ein Teil dieser Patienten histologisch nicht oder nicht ausreichend belegt. Man kann jedoch kalkulieren, daß das Vorkommen positiver a_1-Fetoproteinbefunde in einem Kollektiv von Carcinompatienten weit unter 1% liegt. Bei benignen Lebererkrankungen liegen fünf Einzelbeobachtungen bei akuter Virushepatitis vor, bei denen transitorisch für einige Tage a_1-Fetoprotein nachweisbar war. Hier kann man das Gesamtvorkommen unter 0,5% aus einer Sammelstatistik der Literatur errechnen, wobei wiederum dieser Wert wahrscheinlich weit unter 0,5% liegt. Ein Spezialfall stellt die Regeneration von Lebergewebe im Säuglingsalter, z. B. bei infektiöser Mononucleose, toxischer Hepatitis oder angeborener Gallengangsatresie, dar. Hier kann a_1-Fetoprotein bis zum Ende des 1. Lebensjahres nachgewiesen werden. Bei der wahrscheinlich hereditären kindlichen Cirrhose in Indien wurde a_1-Fetoprotein bis zum Ende des 3. Lebensjahres beobachtet, ein Problem, das uns glücklicherweise in Deutschland nicht zu beschäftigen braucht.

2. Empfindliche Techniken

Wir kommen nur zur Besprechung der Ergebnisse, die man mit empfindlicheren Techniken erhalten kann. Im Radioimmunoassay (Ruoslathi u. Seppälä, 1972) können $2,5 \times 10^{-10}$, in der passiven Hämagglutination $3,0 \times 10^{-8}$, in der Autoradiographie $5,0 \times 10^{-8}$ (Abelev et al., 1971), in der Latexagglutination $1,4 \times 10^{-6}$, in der Überwanderungselektrophorese $3,6 \times 10^{-6}$, in der Makro-Ouchterlony-Technik $5,2 \times 10^{-6}$ und in der Mikro-Ouchterlony-Technik $1,0 \times 10^{-5}$ g a_1-Fetoprotein/ml bei Titration mit kristallinem Tumorantigen nachgewiesen werden.

Wie Sie bereits vermuten, führt der Einsatz empfindlicher Techniken auch zu einer besseren diagnostischen Ausbeute. So fanden wir bei 25 unselektionierten Patienten mit primären Leberzellcarcinomen a_1-Fetoprotein in 60% in der Mikro-Ouchterlony-Technik, in 75% in der Latexagglutination, in 87,5% in der Überwanderungselektrophorese und in 100% in der passiven Hämagglutination.

Ich möchte mich hier auf eigene Ergebnisse beschränken, die wir in der passiven Hämagglutination ermittelten, die ca. 400mal empfindlicher als Doppeldiffusion ist. Sie sehen (Abb. 2), daß 35% der Seren bei anderen Carcinomen (außer Hepatomen), 27% bei Lebercirrhose, 11% bei akuter Virushepatitis und 20% bei chronischer aggresiver und chronischer persistierender Hepatitis einen Titer von 1:4 und höher in der passiven Hämagglutination zeigen. Bei Berücksichtigung der Titerhöhen ergibt sich jedoch, daß diese malignen Tumoren und benignen Lebererkrankungen selten Titerhöhen von 1:64 erreichen und niemals Titerhöhen von 1:500 übersteigen. Primäre Leberzellcarcinome haben sehr häufig Titeranstiege über 1:500 und erreichen Titerhöhen bis zu 1:100 Millionen. a_1-Fetoprotein ist somit, wie auch andere carcinoembryonale Tumorantigene zwar tumorcharakteristisch im Sinne eines exzessiven Konzentrationsanstieges bei Hepatomen und Teratoblastomen, jedoch nicht, wie man bis vor wenigen Monaten glaubte, streng tumorspezifisch.

Wie soll man sich als Kliniker in diesem Dilemma verhalten? Ich würde vorschlagen, routinemäßig bei den Patienten, bei denen sich klinisch der Verdacht auf ein primäres Leberzellcarcinom ergibt, zunächst einen qualitativen Text, vorzugsweise die Überwanderungselektrophorese durchzuführen; ein positiver Befund ist quasi pathognomonisch für ein primäres Leberzellcarcinom (oder Teratom), wenn man von den wenigen Ausnahmen absieht, die ich vorhin ausführlich dargestellt habe. Ein negatives Ergebnis schließt jedoch diesen Tumor nicht aus (Tabelle 1). Ein sicherer Ausschluß ist durch den Einsatz einer empfindlicheren Technik, z. B. des Radioimmunoassays oder der passiven Hämagglutination möglich. Was den

Schnelltest durch Agglutination von Latexpartikeln betrifft, so ist vor Diagnosestellung bei positivem Ergebnis wegen der sehr häufigen falschpositiven Ergebnisse, insbesondere bei Vorkommen von anti-Human-γ-Globulin (Rheumafaktor-positive Seren, Autoimmunerkrankungen, usw.) unbedingt ein qualitativer Test

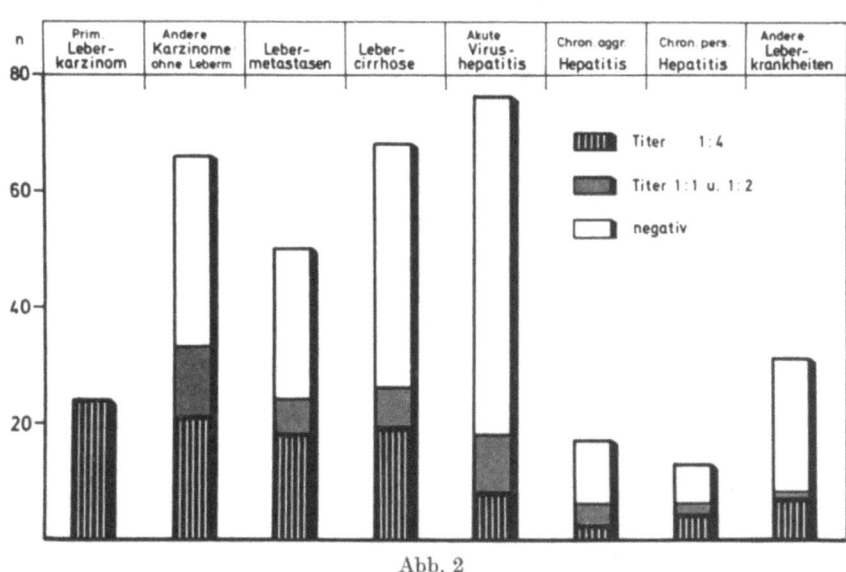

Abb. 2

Tabelle 1. *Primäres Leberzellcarcinom. Methodisches Vorgehen bei der Bestimmung von a_1-Fetoprotein*

1. *Qualitativer Test*
   Mikro-Ouchterlony: 60% der Seren positiv
   Überwanderungselektrophorese: ca. 80% der Seren positiv
   Ein negatives Ergebnis schließt ein primäres Lebercarcinom nicht aus
2. *Semiquantitativer Test*
   Passive Hämagglutination
   Radioimmunoassay
   Ein negatives Ergebnis schließt ein primäres Lebercarcinom aus
   Ein positives Ergebnis (< 10 µg a_1-Fetoprotein/ml) bedeutet V. a. prim.
   Lebercarcinom: Kontrollen!
3. *Schnelltest* (als Suchmethode)
   Latexagglutinationstest
   Cave: Prozoneneffekt, häufig falsch-positive Ergebnisse: Immer Kontrolle durch einen qualitativen Test
4. *Quantitative Bestimmung*
   Radiale Immunodiffusion
   Elektroimmunodiffusion

anzuschließen. Quantitative Bestimmungen sind zur Verlaufskontrolle, insbesondere bei cytostatischer oder operativer Therapie, wertvoll. Nach der Operation eines Tumors verschwindet a_1-Fetoprotein aus dem Serum, Rezidive oder Metastasen führen zu einem erneuten Anstieg.

Die diagnostische Bedeutung des Nachweises dieses Tumorantigens ist in Gegenden, in denen Hepatome die häufigsten malignen Tumoren sind, wie in Süd- und

Ostafrika und Südostasien, evident; in Deutschland sollte dieser Test nichts als Screening-Methode, sondern in erster Linie bei klinischer Indikationsstellung durchgeführt werden. Darüber hinaus steht nach der Reindarstellung erstmals ein Tumorantigen für kontrollierte Studien der Grundlagenforschung in der Tumorimmunologie zur Verfügung.

Beitrag von BEGEMANN, H., THEMEL, H., WINNEWISSER, M. (Städt. Krankenhaus München-Schwabing)

Bei unseren Untersuchungen gingen wir von zwei Prämissen aus:
1. Die Tumorimmunologie wird wahrscheinlich stärker von den cellulären Immunreaktionen beeinflußt als von humoralen.
2. Die Qualität der cellulären Immunreaktion ist in vitro durch die Lymphocytenstimulierbarkeit durch PHW zu messen.

Es ist inzwischen bekannt geworden, daß die Lymphocytenstimulierbarkeit bei Patienten mit Tumorerkrankungen oft reduziert ist (z. B. Garioch u. a.; Nagel, Hersh u. a.).

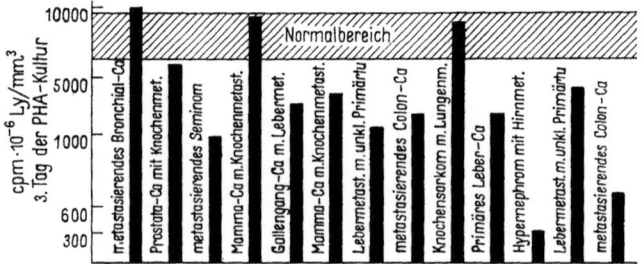

Abb. 1. PHA-Stimulation unbehandelter Tumorpatienten

Für uns war die Frage, wie sich die cytostatische Therapie zusätzlich auf die celluläre Immunreaktion bei Tumorpatienten auswirkt, gemessen an der PHA-Stimulierbarkeit in vitro. Wir hofften, auf diese Weise bessere Hinweise zu bekommen für die Abstände zwischen den verschiedenen cytostatischen Stoßbehandlungen, evtl. aber auch Hinweise darauf, ob eine Kombinationsbehandlung von cytostatischen Substanzen mit einer aktiven Immuntherapie möglich sei.

Unsere Ergebnisse werden durch drei Diapositive verdeutlicht.

Von 13. Patienten mit z. T. unterschiedlichen malignen Tumoren werden vor Behandlungsbeginn Lymphocytenkulturen unter PHA-Stimulierung gemacht. Sämtliche Tumoren waren inoperabel, auch kam eine Strahlentherapie nicht mehr in Betracht. Es handelte sich ausschließlich um solide Tumoren. Die Kulturen werden mit ³H-markierten Thymidin versetzt und mittels eines Szintillationszählers die inkorporierte Radioaktivität bestimmt. In den 13 Kulturen erreichen nur die Lymphocyten von drei Patienten normale Werte (= Stimulierbarkeit von Lymphocyten gesunder Versuchspersonen. Diese sind in der Abbildung durch eine schraffierte Zone gekennzeichnet). Die Stimulierbarkeit der Lymphocyten der zehn restlichen Patienten ist gegenüber Normalpersonen erniedrigt.

Diese Befunde lassen verschiedene Möglichkeiten der Erklärung zu: Entweder besteht bei einer großen Zahl von Tumorpatienten ein immunologischer Primärdefekt, der die Lymphocytenstimulierbarkeit reduziert, oder es besteht ein sekundärer Tumoreffekt (= Sponge effect von Nagel) oder es könnte ein Serumfaktor durch den Tumor ausgeschieden werden, der depressorisch auf die Lymphocytenstimulierbarkeit wirkt (Literaturhinweise bei Vanky, Golob, Silk, Trubowitz, Hashimoto, McCarthy).

Es ist bisher noch nicht zu entscheiden, ob die Verminderung der Stimulierbarkeit der Lymphocyten in Beziehung gesetzt werden kann zur Ausbreitung des jeweiligen Tumors. Doch ist diese Möglichkeit bisher nicht von der Hand zu weisen.

Ein Zusammenhang zwischen der Art des Tumors und der verminderten Lymphocytenstimulierbarkeit ist bei unserem bisherigen Krankengut noch nicht festzustellen. Nach den jetzt vorliegenden Untersuchungen erscheint uns ein derartiger Zusammenhang eher unwahrscheinlich.

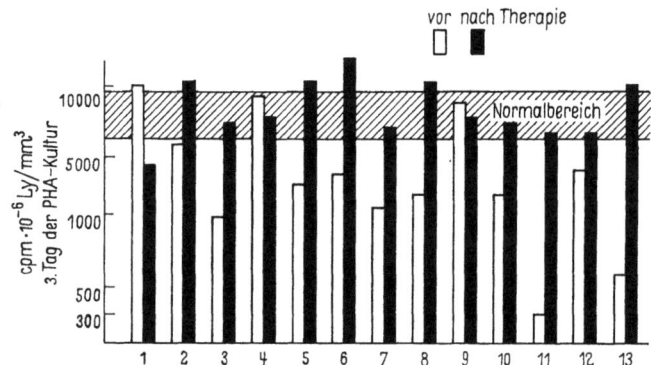

Abb. 2. Maximale Steigerung der PHA-Stimulierbarkeit nach cytostatischer Therapie. *1* Metastasierendes Bronchialcarcinom, *2* Prostatacarcinom mit Knochenmetastasen, *3* Metastasierendes Seminom, *4* Mammacarcinom mit Knochenmetastasen, *5* Gallengangcarcinom mit Lebermetastasen, *6* Mammacarcinom mit Knochemetastasen, *7* Lebermetastasen mit unklarem Primärtumor, *8* Metastasierendes Coloncarcinom, *9* Knochensarkom mit Lungenmetastasen, *10* Primäres Lebercarcinom, *11* Hypernephrom mit Hirnmetastasen, *12* Lebermetastasen mit unklarem Primärtumor, *13* Metastasierendes Coloncarcinom

Es wurde jeweils neben dem Ausgangswert der Lymphocytenkultur des unbehandelten Tumorpatienten (= weiße Säule) der Wert eingetragen, der nach der Behandlung mit verschiedenen Cytostatika (meistens wurde eine Dreierkombination, bestehend aus Velbe, Methotrexat und Endoxan verwendet) die höchsten counts erreichte. Dabei wurde der Zeitpunkt, an dem dieser höchste Wert erreicht wurde, vernachlässigt. Aus der Kurve gehen zwei Befunde deutlich hervor:

1. Die drei Patienten, die vor der Behandlung eine normale Lymphocytenstimulierbarkeit aufwiesen (= Patienten 1, 4 und 9), erreichten diese Werte nach der cytostatischen Therapie nicht wieder.

2. Die restlichen zehn Patienten, die vor der Behandlung eine reduzierte Lymphocytenstimulierbarkeit zeigten, erreichten nach der cytostatischen Behandlung ohne Ausnahme normale Werte oder überstiegen diese sogar. Es ist aber darauf hinzuweisen, daß dieses Maximum der Stimulierbarkeit sich meist in Form eines „pique" äußerte und nicht als „plateau" zu verstehen ist.

Aus diesen Beobachtungen lassen sich folgende Rückschlüsse ableiten:

1. Die pressorische Wirkung der Cytostatika pfropft sich auf einen schon vorhandenen Immundefekt nicht zusätzlich auf. Durch die Therapie wird meist eine

— wenn auch zeitlich begrenzte — Steigerung der Stimulierbarkeit der Lymphocyten und damit eine echte Besserung der Immunabwehr erzielt.

2. Es ist bisher nicht möglich, eine Beziehung zwischen Tumorart und -größe einerseits und Lymphocytenstimulierbarkeit bzw. ,,Rebound-Effekt'' andererseits herzustellen.

Diese Abbildung berücksichtigt den Zeitfaktor zwischen cytostatischer Therapie und dem in Abb. 2 gezeigten ,,Rebound-Effekt''.

Um die Werte zu glätten, wurden sie jeweils in Prozenten des Ausgangswertes, der hier als Nullinie dargestellt ist, ausgedrückt. Als Ausgangswert wurde jeweils der count gewählt, der vor dem ersten, zweiten oder dritten Stoß gemessen wurde, und zwar je nach dem, nach welchem dieser Behandlungsstöße der ,,Rebound-Effekt'' zu verzeichnen war. Die Ziffern an den einzelnen Kurven geben wiederum die einzelnen Patienten an.

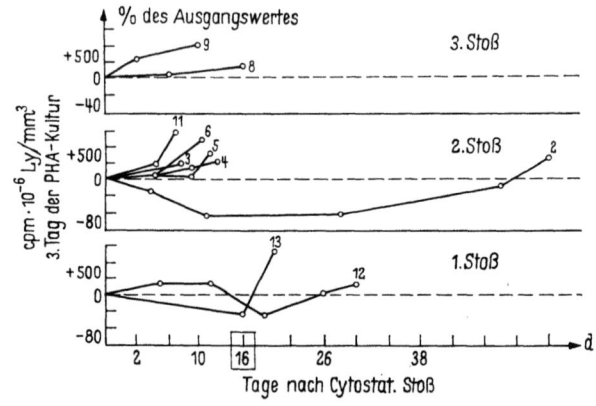

Abb. 3. PHA-Stimulierbarkeit nach cytostatischer Behandlung

Die Abbildung verdeutlicht, daß durchschnittlich bis zum 16. Tag nach der cytostatischen Stoßtherapie mit dem ,,Rebound-Effekt'' zu rechnen ist. Patient Nr. 2. erreichte diesen Wert, der über seinem Ausgangswert liegt, erst 8 Wochen nach dem zweiten Stoß. Er bildet bislang eine Ausnahme. Die drei Kranken, welche die Normalwerte nicht mehr erreichten, sind in dieser Abbildung nicht berücksichtigt. Die hier dargestellten Befunde geben folgende Hinweise:

1. Die Zeitintervalle zwischen den einzelnen cytostatischen Stößen sollten sich zwischen 2 und 3 Wochen bewegen.

2. Es ist zu erwägen, auf den Höhepunkt der Lymphocytenstimulierbarkeit, der gleichbedeutend mit einem Höhepunkt der Immunreaktion sein dürfte, die Patienten zusätzlich mit einer aktiven Immuntherapie zu behandeln.

Zusammenfassung

1. Die meisten untersuchten Tumoren haben vor Beginn der Behandlung einen Immundefekt, der sich in einer verminderten PHA-Stimulierbarkeit in der Lymphocytenkultur äußert.

2. Die cytostatische Therapie hat anfänglich einen deutlichen immunosupressiven Effekt.

3. Alle Patienten mit einem primären Immundefekt zeigen — unabhängig von Art und Ausmaß des Tumors — unter der cytostatischen Therapie einen sog. ,,Rebound-Effekt'' der Lymphocytenstimulierbarkeit. Dieser ,,Rebound-Effekt'' bleibt bei Tumorpatienten ohne primären Immundefekt aus.

4. Diese überschießende Stimulierbarkeit der Lymphocyten in der Kultur (= „Rebound-Effekt") wird durchschnittlich bis zum 16. Tag nach einem cytostatischen Stoß erreicht.

5. Es ist zu erwägen, dieses Phänomen des „Rebound-Effektes" sinnvollerweise zeitlich mit den Intervallen der cytostatischen Stoßtherapie zu kombinieren oder für die Durchführung einer aktiven Immuntherapie zu nutzen.

PAULISCH, R. (Hämatol.-onkol. Abteilung Klinikum Westend, Freie Universität Berlin): **Gutartige Paraproteinämien**

Paraproteine unterscheiden sich von den normalen Serumproteinen durch ihre molekulare Primärstruktur, ihre Antigenität und Funktion. Sie sind bisher nur als Varianten der normalen Immunglobuline nachgewiesen worden. Man kennt bis heute fünf verschiedene Immunglobuline (IgG, IgA, IgM, IgD, IgE) und dementsprechend fünf verschiedene Paraproteine. Mit den heutigen Methoden ist allerdings nicht auszuschließen, daß die Paraproteine in geringer Konzentration auch im Serum Gesunder vorhanden sind.

Die Gruppe der Paraproteinämien wird ihrem klinischen Bild nach aufgeteilt in bösartige Paraproteinosen (obligate Paraproteinämie beim multiplen und lymphoiden Myelom M. Waldenström sowie nicht obligate bei Reticulosarkom und Lymphosarkom) und in gutartige Paraproteinämien als möglicherweise belanglose Begleiterscheinungen bei Neoplasien, chronischen Hepatitiden und Gesunden sowie bei unterschiedlichsten Krankheiten wie Erythematodes, hämolytischen Anämien, Myelofibrosen usw. Nach Scheurlen [1] und nach den eigenen Ergebnissen [2, 3], weisen gutartige Paraproteinämien enge Beziehungen zu den chronischen Erkrankungen der Leber auf. Darüber hinaus wurden in den letzten Jahren auch passagere Paraproteinämien beschrieben [4].

Die gutartigen Paraproteinämien sind dadurch gekennzeichnet, daß ihnen die richtungsweisende Symptomatik für einen malignen Prozeß des plasmacellulären bzw. lymphoiden pools fehlt. Das heißt:

1. Es fehlen Hepatosplenomegalie und Lymphome.
2. Die BSG ist normal oder nur leicht erhöht bzw. läßt sich durch eine andere Grundkrankheit erklären.
3. Die Konzentration der normalen Immunglobuline ist kaum vermindert.
4. Anämie und Eisenmangel, Hyperproteinämie und Bence-Jones-Proteinurie, Kachexie, Knochenschmerzen, Osteolysen und ausgeprägte Osteoporosen sowie die hämorrhagische Diathese fehlen oder lassen sich anderweitig erklären.
5. Im Knochenmark ist keine wesentliche Hyperplasie der Plasmazellen oder lymphoiden Reticulumzellen nachzuweisen.

Das Symptom der Paraproteinämie ist gekennzeichnet durch einen schmalbasigen, hohen M-Gradienten in der Papierelektrophorese sowie durch die positive Immunelektrophorese. Der diagnostische Wert der Ultrazentrifugenuntersuchung ist bei der IgA- und IgG-Paraproteinämie umstritten, unbestritten dagegen bei der IgM-Paraproteinämie. Diese beiden Parameter sind jedoch nicht immer ausreichend für den Nachweis einer Paraproteinämie. Eine genaue Analyse von isolierten Paraproteinen hinsichtlich ihrer Antigen- oder Molekularstruktur läßt sich nicht routinemäßig durchführen, so daß zur Abgrenzung der gutartigen Paraproteinämie von den Paraproteinosen im wesentlichen nur die klinische Symptomatik zur Verfügung steht. Dies läßt jedoch die Antwort auf die Frage ungeklärt, ob eine gutartige Paraproteinämie prinzipiell nicht nur das symptomfreie Vorstadium einer malignen Paraproteinose ist, da ganz vereinzelt bei längerer Überwachungszeit Übergänge in die maligne Form beobachtet wurden.

Auf Grund der verfeinerten und regelmäßigen angewandten proteinserologischen Diagnostik wurde in den letzten Jahren häufiger über das Vorkommen gutartiger Paraproteinämien berichtet; so fand Waldenström [5] gutartige Paraproteinämien bei 3% aller Schweden über 70 Jahre. Gleiches berichtet Hallen [6].

1968 beschrieb Waldenström 32 gutartige Paraproteinämien, ähnliche Fälle wurden 1962 von Hurlimann u. Martin (5 Fälle), 1963 von Merkli u. Wuhrmann (6 Fälle), 1963 von Scheurlen [12], 1964 von Riva (33 Fälle, usw.) berichtet [8]. Auffällig war dabei die häufige Kombination der gutartigen Paraproteinämien mit einem bösartigen Tumor der verschiedensten Lokalisation ohne ersichtliche Schwerpunkte hinsichtlich Tumorart oder Ausbreitung. Wir selbst beobachteten 13 Patienten mit einer gutartigen Paraproteinämie, wobei Beobachtungszeiten bis zu 10 Jahren vorliegen. Die Klassifizierung als gutartige Paraproteinämie erfolgte nach klinischen Kriterien. Es handelt sich um 10 Männer, aber nur 3 Frauen. Die Altersverteilung entsprach der bei den malignen Paraproteinämien: 8% zwischen 41 und 50, 31% zwischen 51 und 60, 38% zwischen 61 und 70 und 23% zwischen 71 und 80 Jahren. Der Gipfel liegt also zwischen dem 61. und 70. Lebensjahr. Vergleicht man die Häufigkeit der einzelnen Paraproteinämietypen bei malignen Paraproteinosen mit denen der benignen Formen, so ergibt sich ein

Tabelle 1. *Paraproteinämietypen*[a]

	Fälle	IgG	IgA	IgM
Gesamtmaterial	232	139 = 60%	47 = 20%	46 = 20%
Gutartige Paraproteinämien	33	20 = 61%	10 = 30%	3 = 9%
	13	8 = 62%	2 = 15%	3 = 23%

[a] Angaben nach Riva.

ähnliches Verteilungsmuster: 62% IgG, 15% IgA und 23% IgM-Paraproteinämien. Fünf unter 13 Patienten wiesen neben der Paraproteinämie einen neoplastischen Prozeß auf, jedoch niemals im hämopoetischen Bereich; es handelt sich um 3 Bronchialcarcinome, 1 Schilddrüsencarcinom und 1 Larynxcarcinom. Bei 3 Patienten ging die Paraproteinämie mit einer chronischen Hapatitis einher, während die restlichen 5 bisher als klinisch völlig gesund bezeichnet werden müssen.

Bei allen Patienten war eine Ursache der Paraproteinbildung nicht zu klären, d. h. es fehlte stets jeder Hinweis für eine erhebliche insbesondere neoplastische Hyperplasie im Bereich des immunglobulinproduzierenden Zellsystems. Von Riva [8] wurde 1964 vermutet, daß durch Mutation von Lymphocyten oder Plasmazellen zwar die Bildung von Paraproteinen ausgelöst werden kann, die Mutation jedoch nicht ausreicht, die paraproteinbildenden Zellen zur malignen Proliferation anzuregen. Hierbei würde wie beim Plasmozytom ein einziger Zellklonus ausreichen, große Mengen eines einzigen abnormen Immunglobulins zu produzieren. Neben der Fehlproduktion wäre dann allerdings noch eine Störung der Regulation anzunehmen. Eine andere Erklärungsweise wäre die Annahme einer genetischen Anomalie; hierfür sprechen Berichte der letzten Jahre über eine familiäre Häufung beim Morbus Waldenström [8]. In einem Fall konnten wir im letzten Jahr ebenfalls bei einer malignen Paraproteinämie ein sog. Waldenström-Chromosom nachweisen. Großes Interesse beansprucht jedoch die Tatsache der Häufung von benignen Paraproteinämien bei Carcinomen. Nach Scheurlen [6] ist die Beziehung zwischen γ-Globulinatypien und malignen Tumoren enger als die mögliche Beziehung zwischen Plasmozytom und Carcinom. Aus autoptischen

Untersuchungen ist die ektopische Bildung bestimmter Wirkstoffe bekannt, wie beispielsweise die Bildung von Parathormon in malignen Lungentumoren. Ein direkter Kausalzusammenhang zwischen Neoplasie und Paraproteinämie setzt jedoch voraus, daß alle Zellen des Organismus einen genetischen Schlüssel zur Produktion sämtlicher im Körper vorkommender Proteine besitzen; diese Spezialisierung zur Synthese eines Proteins wäre dann über eine regulative Hemmung erklärbar. Bei der Tumorzelle müßte diese Hemmung ausfallen oder fehlgesteuert sein. Mit Hilfe der Fluorescenztechnik müßten Paraproteine in den Tumorzellen nachzuweisen sein. Dies ist jedoch bisher nicht geglückt.

Gutartige Paraproteinämien bedürfen keiner speziellen Therapie. Eigene Versuche, die Paraproteinämie durch eine Dauerbehandlung mit alkylierenden Substanzen und Corticosteroiden zu beeinflussen, verliefen stets negativ. Anscheinend sind zur Unterdrückung der Paraproteinbildung extreme Dosen notwendig, die bei den im übrigen Gesunden nicht zu verantworten sind. Wichtig dagegen sind regelmäßige Verlaufskontrollen zur Früherfassung eines möglichen Umschlagens der benignen Paraproteinämie in die maligne Form. Derartiges war jedoch bei keinem unserer Patienten zu beobachten. Da jedoch die prähämoblastische Phase bei Plasmozytomen nach früheren Untersuchungen unseres Arbeitskreises 7 bis 15 Jahre beträgt, ist ein abschließendes Urteil noch nicht möglich. Insofern muß die gutartige Paraproteinämie zunächst noch als ein Symptom ohne wesentlichen klinischen Krankheitswert gedeutet werden.

Literatur
1. Scheurlen, P. G.: Referat der Schriftleitung nach einem Vortrag während des Dtsch. Krebskongresses in Berlin, DÄ. Nr. 4/25. 1. 1969, S. 183. — 2. Hon-Bing Tai: Blut X, 67 (1964). — 3. Gerhartz, H.: Zur Problematik der reaktiven und leukämischen Retikulosen. Sonderdruck: Krebsforschung und Krebsbekämpfung V, (1964). — 4. Koch, D., Kindler, U.: Dtsch. med. Wschr. 92 (18), 838. — 5. Waldenström, J.: Mitteilung während eines Fortbildungsvortrags im Klinikum Westend in Berlin, Dezember 1971. — 6. Scheurlen, P. G.: Klinik und Therapie der Paraproteinosen (Sonderdruck). — 7. Meyns, H.: Doktorarbeit: Gutartige Paraproteinämien. — 8. Riva, G.: Helv. med. Acta 4/5, 285 (1964).

FRÖHLICH, D., LOHRMANN, P., ZIEGLER, R., HEIMPEL, H. (Abt. für Hämatologie und Abt. für Endokrinologie und Stoffwechsel des Zentrums für Innere Medizin und Kinderheilkunde der Universität Ulm): **Hypercalcämie und Niereninsuffizienz als Frühsymptome akuter Leukämien**

Bei zwei jugendlichen, an akuter Leukämie erkrankten Pat. entstanden durch eine klinisch im Vordergrund stehende Hypercalcämie mit Niereninsuffizienz differentialdiagnostische Schwierigkeiten. Ein 17jähriges Mädchen (G. R.) ohne wesentliche Vorerkrankungen litt seit 4 Monaten unter heftigen Gliederschmerzen, die schließlich zu nahezu vollständiger Bewegungsunfähigkeit führten. Die Aufnahmeuntersuchung erbrachte außer schmerzhafter Bewegungseinschränkung der Extremitäten und einer Hepatomegalie keine Besonderheiten. Die wesentlichen pathologischen Laborwerte zeigt Tabelle 1. Weitere, differentialdiagnostisch wesentliche Untersuchungen verliefen negativ (Leberstatus, Rheumaserologie, Antikernfaktoren, Nachweis von Paraproteinen). Die Niereninsuffizienz war rasch progredient (Tabelle 1), das Kalium fiel auf 2,8 mval/l. Zusätzlich bildeten sich zunehmende Kraftlosigkeit, Obstipation, starker Durst, Übelkeit und häufiges Erbrechen aus. Da eine das Krankheitsbild erklärende Diagnose nicht gestellt werden konnte und sich der Zustand des Mädchens rasch verschlechterte, wurde eine offene Nierenbiopsie durchgeführt. Der zunächst auffallendste Befund war eine Nephrocalcinose. Zwischenzeitlich war auch eine Erhöhung des Serumcalciums festgestellt worden, so daß das Krankheitsbild jetzt als hypercalcämische Niereninsuffizienz mit zwischenzeitlich eingetretener leichter renaler Anämie gedeutet wurde. Trotz des normalen Phosphats nahmen wir das Vorliegen eines primären Hyperparathyreoidismus an. Zum Ausschluß eines neoplastischen Prozesses führten wir nach erfolglosem Aspirationsversuch eine Knochenbiopsie durch. Die Architektur des Knochenmarks war vollständig aufgehoben, die Zelldichte betrug nahezu 100%. Das Gewebe bestand aus kleinen, monomorphen Zellen mit chromatindichtem Kern und schmalem Cytoplasmasaum. Auffallend war der hohe Fasergehalt. Normale Hämopoese war kaum zu erkennen. Die Unterscheidung zwischen einer akuten Leukämie und einem kleinzelligen Sarkom war aus dem histomorphologischen Bild nicht möglich. Unter der Behandlung mit Vincristin und Prednison normalisierten sich Calciumspiegel und Nierenfunktion in wenigen Tagen, die Pat. wurde vollkommen beschwerdefrei. Wegen Fortschreiten von inzwischen nachweisbaren Osteolysen und Schmerzen in der rechten Hüfte wurde noch eine Cyclophosphamidstoßtherapie angeschlossen. Die Pat. ist jetzt seit 11 Monaten in Vollremission und hat zwischenzeitlich Abitur gemacht.

Eine ähnliche Symptomatik beobachteten wir bei einem 14jährigen Jungen (B. M. R.), der uns bereits mit der Diagnose primärer Hyperparathyreoidismus überwiesen wurde. Auch dieser Pat. war wegen extremer Gliederschmerzen nahezu bewegungsunfähig. Außer auffallender Blässe und sehr starkem Druckschmerz aller Knochen war die übrige körperliche Untersuchung ohne Besonderheiten. Die wichtigsten pathologischen Laborwerte zeigt Tabelle 1. Paraproteine konnten wiederum nicht nachgewiesen werden. Röntgenologisch fanden sich in allen untersuchten Knochen Osteolysen. Knochenmark konnte wiederum nicht aspiriert werden. Im durch Stanzbiopsie gewonnenen Material (Abb. 1) ergab sich ein sehr ähn-

Tabelle 1

	Pat. G. R. 14. 4. 1971	22. 4. 1971	Pat. B. M. R. 27. 8. 1971
BSG	53/73	66/138	92/142
Hämatokrit	41	31	18
Thrombocyten	—	137000	90000
Leukocyten	9500	9300	5100
Differentialblutbild			
Myelocyten	1	1	—
Metamyelocyten	—	—	3
Stabkernige	3	—	12
Neutrophile	77	77	27
Eosinophile	1	1	1
Lymphocyten	18	18	37
Monocyten	—	3	2
Blasten	—	—	12
Kreatinin (mg-%)	2,1	4,0	3,2
Endogene Kreatininclearance (ml/min)	38	6	22
Harnsäure (mg-%)	11	8,3	13
Kalium (mval/l)	3,9	2,8	2,4
Calcium (mval/l)	—	8,4	8,9
Phosphat (mval/l)	—	4,5	4,3
Hydroxyprolin (mg/m^2/24 Std)	—	58	101

liches Bild wie im ersten Fall. Der größte Teil der Zellen — wie im Stanzenabstrich sichtbar — besaß einen kleinen, chromatindichten Kern mit schmalem Cytoplasmasaum. Daneben fanden sich unreifere Formen des gleichen Zelltyps. Mit Vincristin und Prednison, Furosemid und Spironolacton sowie kombinierte zytostatische Therapie (Prednison, Vincristin, Cyclophosphamid, Natulan) führte rasch zur Normalisierung. Bei Entlassung bestand hämatologisch lediglich noch eine Anämie. Zur vereinbarten Fortsetzung der Behandlung kam der Pat. nicht in die Klinik. Vier Wochen später trat zu Hause ein Rezidiv der klinischen Symptomatik auf. Er verstarb nach wenigen Tagen. Eine Sektion wurde nicht durchgeführt.

Auf Grund des klinischen Verlaufes und des morphologischen Bildes in Knochenmark und peripherem Blut handelt es sich bei beiden Patienten um akute Leukämien. Eine relativ seltene Komplikation ist das Auftreten einer Hypercalcämie. Diese war in beiden Fällen für die eindrucksvolle Frühsymptomatik verantwortlich. Ähnliche Fälle sind in der Literatur selten beschrieben (Übersicht [1]). Für weitere differentialdiagnostisch abzugrenzende Tumoren (Lymphosarkom), Reticulumzellsarkom, Rhabdomyosarkom, atypisches Myelom) ergab sich klinisch und morphologisch kein Anhalt, jedoch kann die Unterscheidung schwierig sein [2]. Die Hypercalcämie bei Neoplasie beruht auf einer die Exkretionsfähigkeit der Niere überschreitenden Calciumfreisetzung aus dem Knochen [3]. Ursächlich kommt in Frage: 1. mechanische Osteolyse durch Tumorzellinfiltration und 2. humoral induzierte Skeletresorption durch tumorsezernierte osteolytische Faktoren [4, 5, 6].

Das Syndrom der biochemischen Konstellation eines Hyperparathyreoidismus bei Malignomen ohne Skeletmetastasen oder -infiltrationen wurde auch als ,,Pseudohyperparathyreoidismus'' bezeichnet [4]. Die bei Hämoblastosen selten beschriebene Hypercalcämie kann meist — wie auch in unseren Fällen — als Folge der Osteolysen durch Tumorinfiltration erklärt werden [1, 7]. Bei einigen

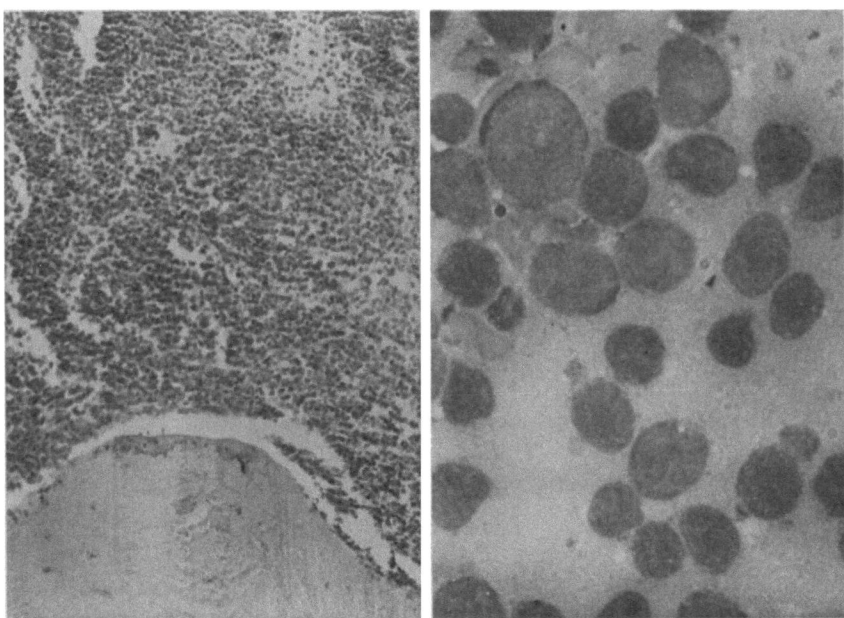

Abb. 1

Fällen ist auch das Vorliegen eines Pseudohyperparathyreoidismus vorstellbar [8, 9, 10]. Eine weitere Möglichkeit stellte die leukämische Infiltration der Epithelkörperchen mit hierdurch induzierter Parathormonsekretion dar [11].

Die Therapie der Hypercalcämie ist auf verschiedene Weise möglich:

1. Behandlung einer neoplastischen Grundkrankheit durch Cytostatika und/oder NNR-Steroide.

2. Steigerung der renalen Calciumausscheidung mit Kochsalz- oder Sulfatinfusionen [4, 12] und durch Furosemid [13].

3. Verminderung der Calciumresorption durch calciumarme Diät und orale Phosphatgaben.

Droht eine hypercalcämische Krise, so ist die Phosphatinfusion [15] das Mittel der Wahl.

Hypercalcämie bewirkt an der Niere unter anderem Verminderung der glomerulären Filtrationsrate, beeinträchtigte Wasserrückresorption, erhöhte Natrium- und Kaliumverluste sowie Hyposthenurie (Übersicht [16]). Alle diese Veränderungen sind durch Normalisierung des Calciumspiegels reversibel. Für die Niereninsuffizienz war in unseren Fällen möglicherweise eine retrospektiv auch in der Nierenbiopsie nachweisbare leukämische Infiltration mit verantwortlich.

Literatur

1. Haskell, C. M., de Vita, V. T., Canellos, G. P.: Cancer **27**, 872 (1971). — 2. Calabro, J. J., Castleman, B.: New Engl. J. Med. **286**, 205 (1972). — 3. Muggia, F. M., Heinemann, H. O.: Ann. intern. Med. **73**, 281 (1970). — 4. Lafferty, F. W.: Medicine (Baltimore) **45**, 247 (1966). — 5. Knill-Jones, R. P., Buckle, R. M., Parsons, V.: New Engl. J. Med. **282**, 704 (1970). — 6. Gordon, G. S.: Hormonal effects of nonendocrine tumors with special reference to the hypercalcemia of breast cancer. In: Segaloff, A., Meyer, K. K., de Bakey, S. (Eds.), Current concepts in breast cancer, p. 132. Baltimore: Williams and Williams Co. 1967. — 7. Steinberg, M. D., Osofsky, M., Rubin, A. D.: N.Y. St. J. Med. **71**, 583 (1971). — 8. Myers, W. P. L.: Cancer **9**, 1135 (1956). — 9. Rosenberg, S. A., Diamond, H. D., Jaslowitz, B.: Medicine (Baltimore) **40**, 31 (1961). — 10. Stein, R. C.: J. Pediat. **78**, 861 (1971). — 11. Schwarz, G., Hoffmeister, W., Loewe, K. R.: Dtsch. med. Wschr. **91**, 2153 (1966). — 12. Chakmakjian, Z. H., Bethune, J. E.: New Engl. J. Med. **275**, 862 (1966). — 13. Suki, W. N., Yium, J. J., von Minden, M.: New Engl. J. Med. **283**, 836 (1970). — 14. de Siebenthal, J., Jenny, M.: Schweiz. med. Wschr. **97**, 1755 (1967). — 15. Goldsmith, R. S., Ingbar, S. H.: New Engl. J. Med. **274**, 1 (1966). — 16. Epstein, F. H.: Amer. J. Med. **45**, 700 (1968).

ALEXANDER, M., JELEN, S. (Infektionsabt. der Med. Klinik der Freien Universität Berlin im Klinikum Westend): **Tierexperimentelle Untersuchungen über den Sabin-Feldman-Test bei Mäusevirusleukämien**

In den letzten Jahren wurden mehrfach auch an unserer Klinik Patienten mit Hämoblastosen beobachtet, die hohe Titer im Sabin-Feldman-Test aufwiesen, ohne daß klinisch oder bei der Obduktion Anzeichen für eine Toxoplasmoseerkrankung gefunden wurden (Tabelle 1). Es stellte sich daher die Frage, ob Hämo-

Tabelle 1. *Positive Sabin-Feldman-Titer bei Hämoblastosen ohne klinische Erscheinung einer Toxoplasmose*

Im Rahmen der Hämoblastoseambulanz der Med. Klinik der Freien Universität im Klinikum Westend	Fälle	Im Rahmen der Verstorbenenkartei der Hämoblastoseambulanz der Med. Klinik der Freien Universität im Klinikum Westend	Fälle
Lymphogranulomatosen	22	Lymphogranulomatosen	18
Retothelsarkom	4	Lymphadenosen	13
Chronische Lymphocytenleukämie	2	Plasmocytome	5
Ungeklärter M. Hodgkin	2	Chronisch-leukämische Myelosen	5
Chronische Myelocytenleukämie	1	Retikulosen	4
Lymphosarkom	1	Retothelsarkome	4
Insgesamt	32	Paramyeloblastenleukämien	4
		Osteomyelofibrose	1
		Insgesamt	54

blastosen entgegen der geltenden Lehrmeinung zu einem unspezifischen Titeranstieg im Sabin-Feldman-Test führen könnten. Es sollte daher experimentell an Mäuseleukämien untersucht werden, ob Hämoblastosen den Sabin-Feldman-Test in irgendeiner Weise beeinflussen.

Die Virusleukämien der Maus zeigen im klinischen Bild und Verlauf, in den pathologisch-anatomischen und hämatologischen Veränderungen keine prinzipiellen Unterschiede zu menschlichen Leukämien und eignen sich daher mit gewissen Einschränkungen als Modellversuche. Sie sind durch Viren verursacht, die zu den RNS-Viren mittlerer Größe gehören und morphologisch den Myxoviren ähneln.

Zur Anwendung gelangten Rauscher-Leukämie, Friend-Leukämie und Graffi-Leukämie.

Versuch 1; Verwendet wurden 19 bis 30 g schwere Balb/c-Mäuse, die zu je zehn Tieren unter Standardfutter und Wasser ad libitum bei kontrollierten Umweltbedingungen gehalten wurden. Nach Abnahme eines negativen Kontroll-Sabin-Feldman-Testes wurden 70 weibliche und 70 männliche Mäuse mit Rauscher-Virus infiziert. Davon entwickelten 46 weibliche und 48 männliche Tiere eine hämatologisch und histologisch gesicherte Leukämie. Etwa 10 bis 15 Tage nach Übertragung der Leukämie war bei den meisten Mäusen ein Milztumor palpabel. Sie starben zwischen dem 21. und 30. Tag. Am 30. Tag wurden die nicht erkrankten Tiere sowie die nicht infizierten 20 Kontrolltiere getötet.

Differentialblutbilder und Sabin-Feldman-Test wurden am 9. oder 10. sowie zwischen dem 21. und 30. Tag post infectionem durchgeführt. Häufigere Blutentnahmen waren nicht möglich, da die Maus nur ein Blutvolumen von ca. 2,5 ml besitzt.

Insgesamt wurden 172 Sabin-Feldman-Teste bei erkrankten, 92 bei infizierten aber nicht erkrankten Mäusen und 20 bei Kontrolltieren ausgewertet. Alle Sabin-Feldman-Teste waren bei einem Ansatz von 1:4 negativ.

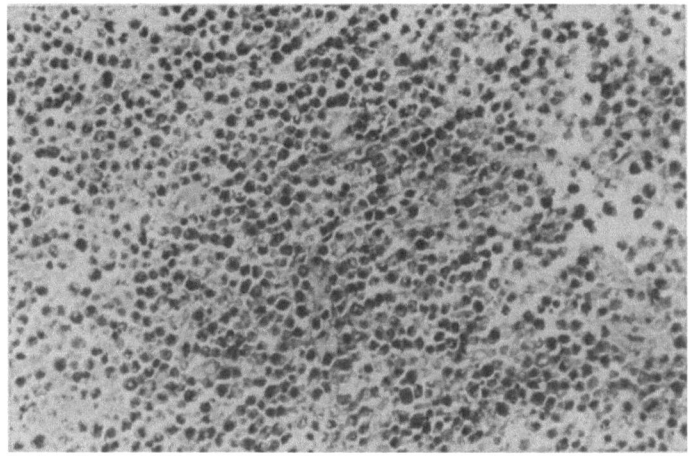

Abb. 1. Graffi-Leukämie. Lymphknoten durchsetzt von leukotischen, meist unreifen Zellen, vereinzelt Mitosen (200 × vergrößert)

Versuch 2; 50 weibliche Mäuse vom Stamm Groppel aus toxoplasmosefreier Zucht wurden von der Firma Hoechst zur Verfügung gestellt. Sie hatten je 0,2 ml einer mit physiologischer NaCl-Lösung 1:10 verdünnten Milzsuspension von Friend-Leukämie erhalten. Die Leukämie wurde hämatologisch und histologisch gesichert. Es entwickelten sich erhebliche Splenomegalien mit fleckförmigen Hämorrhagien. Insgesamt wurden bei 38 Mäusen 81 Sabin-Feldman-Teste durchgeführt, die sämtlich bei einem Ansatz von 1:4 negativ waren.

Versuch 3; Vom Institut für Krebsforschung der deutschen Akademie der Wissenschaften wurden 10 erwachsene Mäuse vom Stamm Agnes Bluhm mit einer Graffi-Leukämie zur Verfügung gestellt. Die Tiere wurden getötet, die stark vergrößerten Lymphknoten und der Thymus entnommen und in Kälte unter Zusatz von physiologischer Kochsalzlösung im Verhältnis 1:10 mit dem Mörser homogenisiert. Diese Aufschwemmung wurde 10 min bei 3000 U pro min zentrifugiert und der Überstand mit der Wasserstrahlpumpe durch ein Schott-G 4-Filter gesaugt. Je 0,15 ml dieses Filtrates wurde 65 Mäusen vom Stamm Balb/c vorsichtig intraperitoneal injiziert. Die Infektion erfolgte zwischen dem 2. und 5. Tag nach der Geburt. Die erste Blutentnahme erfolgte im Alter von 10 bis 11 Wochen, danach im Abstand von 14 Tagen. Bei 38 Mäusen, bei denen sich eine Graffi-Leukämie entwickelt hatte, wurden insgesamt 117 Sabin-Feldman-Teste durchgeführt, die sämtlich bei einem Titer von 1:4 negativ waren. Auch die bei den nicht erkrankten Tieren abgenommenen 105 Sabin-Feldman-Teste waren ebenso wie die Teste bei zehn Kontrolltieren, bei einem Titer von 1:4 eindeutig negativ. (Abb. 1).

Wir konnten demnach bei unseren Tierversuchen mit drei verschiedenen Mäuseleukämien keinen Anhaltspunkt für unspezifische Titersteigerungen im Sabin-Feldman-Test gewinnen.

Die Ursache für das häufigere Vorkommen positiver Sabin-Feldman-Teste bei menschlichen Hämoblastosen und malignen Erkrankungen — besonders solchen des lymphatischen Systems — könnte darin liegen, daß toxoplasmotisch entzündete Lymphknoten aus noch unbekannten Gründen besonders anfällig für eine maligne Entartung sind. Andererseits wäre es auch möglich, daß ein Teil der positiven Sabin-Feldman-Teste durch Blutübertragungen zustande gekommen ist. Solche passiv übertragenen Antikörper können allerdings nur zu niedrigen Titern führen und sind nach wenigen Wochen nicht mehr nachweisbar.

Andere Faktoren, die den Sabin-Feldman-Test beeinflussen könnten, wären Veränderungen im Bereich der γ-Globuline. Staib stellte fest, daß im Sabin-Feldman-Test nachweisbare Toxoplasmoseantikörper z. T. zu den 19 S-Makroglobulinen, z. T. zu den 7 S-Immunglobulinen gehören. Bei experimentell infizierten Mäusen traten schon wenige Tage nach der Infektion mit Toxoplasma gondii zwei Mercaptoäthanol-empfindliche 19 S-Antikörper auf, die nicht zur ständig andauernden Immunität führen. Die gegen Toxoplasma gondii hochempfindlichen Mäuse verstarben, bevor es zur Ausbildung von Immunantikörpern kam. Bei Kaninchen wurde festgestellt, daß nach den 19 S-Antikörpern auch 2 Mercaptoäthanol-resistente 7 S-Antikörper auftraten. Diese Tiere verstarben nicht an der Infektion.

Auch bei Menschen fand Staib teilweise 19 S-Antikörper, teilweise 7 S-Antikörper. Zur Zeit werden bei uns Untersuchungen zu der Frage durchgeführt, ob es sich bei Titererhöhungen im Sabin-Feldman-Test bei Hämoblastosen und lymphatischen Systemerkrankungen um 19 S-Mikroglobuline oder um 7 S-Immunantikörper handelt.

Literatur

Alexander, M., Maeder, H. U., Müllenbrock, P.: Verh. dtsch. Ges. inn. Med. **74**, 660 (1968). — Staib, F.: Z. med. Mikrobiol. Immunol. **154**, 344 (1969). — Staib, F., Seeliger, H., Cura, J.: Z. med. Mikrobiol. Immunol. **153**, 20 (1969).

Bauke, J., Kaiser, G., Schöffling, K. (Abt. für Hämatologie, Zentrum für Innere Medizin und Kinderheilkunde Universität Ulm): **Chromosomenuntersuchungen beim Plasmocytom und bei der Plasmazell-Leukämie**[*]

Die bisher vorliegenden cytogenetischen Untersuchungen beim Plasmocytom des Menschen haben recht unterschiedliche Befunde ergeben. Bei der Mehrzahl der Patienten wurden normale Chromosomensätze der Knochenmarkzellen beschrieben. Bei einigen Patienten fanden sich numerische und strukturelle Aberrationen in einzelnen Zellen, bei anderen aber auch hypodiploide, hyperdiploide, hypertriploide und hypotetraploide Stammlinien, die z. T. durch Marker-Chromosomen gekennzeichnet waren. Uns interessierte nun die Frage, ob sich wirklich diploide und aneuploide Plasmocytome unterscheiden lassen und ob möglicherweise eine Korrelation zwischen Karyotyp und Paraproteintyp besteht.

Wir untersuchten daher 8 Pat.: 5 IgG-Plasmocytome, 1 IgA-Plasmocytom, 1 Leichtkettenplasmocytom vom $\varkappa$-Typ und eine Plasmazell-Leukämie mit einer IgD-Paraproteinämie. Die Auswahl der Pat. erfolgte nach den Richtlinien des National Cancer Institute (Bergsagel u. Mitarb., 1968). Sämtliche Pat. waren zum Zeitpunkt der Untersuchung noch nicht cytostatisch behandelt worden. Zur Bestimmung des Plasmazellanteils im Knochenmark wurden jeweils 1000 Zellen differenziert.

Bei dem Pat. mit der Plasmazell-Leukämie handelte es sich um einen 50 Jahre alten Mann, der wegen einer Anämie und einer Lebervergrößerung zu uns geschickt wurde. Wir erhoben folgende Befunde: BSG 141/150, Gesamteiweiß 11,5 g-%, γ-Globuline 38%, Leukocyten 30000, davon Plasmazellen 71%. Das Knochenmark enthielt 85% Plasmazellen. Das Ver-

---

[*] Mit Unterstützung der Deutschen Forschungsgemeinschaft

hältnis myeloische Mitosen:Plasmazellmitosen betrug 1:15. Immunelektrophorese: IgD-Paraproteinämie, Antikörpermangelsyndrom. Skelet: diffuse Osteoporose, Kreatinin 5,6 mg-%.

Die Chromosomenuntersuchungen erfolgten an Hand von Knochenmarkdirektpräparationen.

Ergebnisse

Insgesamt wurden 839 Metaphasen ausgewertet. Es wurden pro Fall 50 bis 100 Metaphasen ausgezählt und jeweils 10 bis 50 Zellen karyotypiert. Die Ergebnisse sind in Tabelle 1 zusammengefaßt. Die modale Chromosomenzahl lag bei allen acht Patienten bei 46 und die Mehrzahl der analysierten Metaphasen zeigte einen normalen diploiden Karyotyp. Ein abnormer Klon war in keinem Fall nachweisbar. Extrachromosomen traten in einzelnen hypodiploiden, pseudodiploiden und hyperdiploiden Zellen auf. Sie fanden sich in allen Chromosomengruppen, bevorzugt in den Gruppen C und G. C-Trisomie bestand in insgesamt 15 Zellen, eine G-Trisomie in insgesamt 8 Zellen von verschiedenen Patienten. Ein submetazentrisches Extrachromosom der A-Gruppe wurde nur in zwei Zellen einer Patientin beobachtet. Auch innerhalb der hypodiploiden Zellen war keine einheitliche Zellinie erkennbar.

Verlaufsbeobachtungen bei der Patientin Nr. 4 zeigten, daß mit der Abnahme des Plasmazellanteils im Knochenmark die Extrachromosomen der C-Gruppe verschwanden, die zuvor in einigen Zellen nachweisbar gewesen waren. Somit war bei dieser Patientenserie keine Aberration so konstant, als daß sie als charakterictisch für das Plasmocytom angesehen werden könnte.

Diskussion

Bei der Interpretation dieser Befunde drängt sich zunächst die Frage auf, welcher Zellreihe die untersuchten Metaphasen zuzuordnen sind. Bekanntlich gehen bei der zur Chromosomenanalyse erforderlichen hypotonen Behandlung die cytologischen Erkennungsmerkmale der Zellen verloren. Erfahrungsgemäß entstammt bei niedrigem Plasmazellanteil im Knochenmark die Mehrzahl der Mitosen der Myelopoese und der Erythropoese. Chromosomenanomalien in vereinzelten Zellen könnten dennoch aneuploiden Plasmocytomzellen entsprechen. Die niedrige Frequenz der Anomalien wäre durch die langsame Proliferation der Plasmazellen zwar durchaus zu erklären, aber eine sichere Aussage über den Karyotyp dieser Zellen ist in dieser Situation nicht möglich.

Bei einem hohen Anteil von Plasmazellen im untersuchten Knochenmark werden hingegen auch Plasmazellmitosen bei der Chromosomenanalyse erfaßt. Die Patienten Nr. 4, 6 und 8 wiesen einen Plasmazellanteil von 85 bis 96% auf. Abgesehen von einer Tendenz zur Hypodiploidie bei der Patientin Nr. 6 fanden sich keine systematischen Veränderungen. Zumindest bei diesen Patienten erscheint es demnach gerechtfertigt, einen diploiden Karyotyp der Plasmazellen anzunehmen.

In den Jahren 1959 bis 1971 wurden annähernd 58 Plasmocytompatienten genauer cytogenetisch untersucht und beschrieben (Tabelle 2). Davon waren 20 Fälle aneuploid. Meist waren hypodiploide Klone vorhanden mit einer modalen Chromosomenzahl von 39, 42, 43, 44 oder 45 und mit metazentrischen (m), submetazentrischen (sm) und telozentrischen (t) Marker-Chromosomen. Seltener waren hyperdiploide Stammlinien mit Chromosomenzahlen von 52, 75 oder 86. Nur einer Untersuchergruppe (Masera u. Mitarb., 1970) gelang es, ein Beispiel einer klonalen Evolution mit eng verwandten Stammlinien zu beobachten.

Sowohl die Angaben in der Literatur als auch unsere eigenen Befunde lassen keine Korrelation zwischen dem Karyotyp und dem Paraproteintyp oder dem klinischen Verlauf des Plasmozytoms erkennen.

Tabelle 1. *Verteilung der Chromosomenzahl und modaler Karyotyp von acht Plasmocytompatienten*

Pat.	Alter	Paraprotein	Plasma-zellen %	Material	Chromosomenzahl										3n	4n	P	Total	k	Modaler Karyotyp
					<43	43	44	45	46	47	48	57								
1	55	IgG	37	KM	5	5	5	15	105	3	—	—			—	3	2	143	31	46, XY
2	56	IgA	13	KM	5	1	6	11	86	1	—	—			—	2	—	112	30	46, XY
3	57	IgG	24	KM	4	2	1	6	86	—	—	—			—	—	—	99	20	46, XY
4	62	IgG	42	KM	4	1	2	3	22	6	1	—			—	3	11	46	16	46, XX
			85	KM	3	1	3	8	77	2	—	—			—	3	6	108	37	46, XX
			5	KM	3	1	4	3	49	—	—	—			—	—	—	62	11	46, XX
5	68	Kappa	10	KM	2	1	—	7	46	2	—	—			2	3	3	66	30	46, XX
6	55	IgG	96	KM	4	1	10	6	19	—	—	—			—	1	1	42	15	46, XX
7	46	IgG	24	KM	—	1	3	1	13	—	—	1			—	—	1	20	10	46, XX
8	50	IgD	50	PB-2d	5	3	5	6	93	—	—	—			—	1	—	112	38	46, XY
			85	KM	5	2	1	2	18	—	—	—			—	1	—	29	10	46, XY

Abschließend kann festgestellt werden, daß es keine spezifische Chromosomenaberration des Plasmocytoms gibt, wohl aber eine Instabilität des Genoms. Die beobachteten Aberrationen sind durchaus vergleichbar mit denen der akuten Leukämie. Diploide und aneuploide Karyotypen werden bei akuten Leukämien etwa gleich häufig gefunden.

Die Ursache der Chromosomenanomalien ist heute noch unbekannt. Möglicherweise wird die maligne Transformation durch eine oder mehrere Mutationen ausgelöst. Die Aneuploidie könnte als Folge der malignen Transformation aufgefaßt werden, scheint jedoch nicht obligat zu sein. Inwieweit sich bei den „diploiden" Plasmocytomen Veränderungen des banding pattern der Chromosomen ergeben, bleibt zukünftigen Untersuchungen vorbehalten.

Tabelle 2. *Chromosomenanomalien beim Plasmocytom*[a]

Autor	Untersuchte Fälle	Aneuploide Fälle	Cytogenetischer Befund
Baikie, 1959	2	—	
Richmond, 1961	2	—	
Pfeiffer, 1962	1	—	
Bottura, 1963	5	1	Klon 45, XY, G-
Lewis, 1963	3	3	Klon 75, XY/hyperdiploide Zellen
Castoldi, 1963	1	1	Klon 44, XX, mar (m)
Ponti, 1965	4	—	
Dubrova, 1967	1	1	Klon 42, XY
Kanzow, 1967	9	—	
Siebner, 1967	2	—	
Tassoni, 1967	15	9	Hyperdipliode Zellen/mar (t, sm)
Moore, 1968	1	1	Klon 39, XY, mar (m, sm, t)
Mancinelli, 1969	1	1	Klon 42, XX, mar (sm, t)
Cardini, 1970	1	1	Klon 45, XY, mar (t)
Masera, 1970	2	1	Klon 52, XY/klonale Evolution
Rochon, 1971	8	1	Klon 43, XY, mar (sm)/86, XXYY
	68	20	

[a] Abkürzungen mar= Marker-Chromosom, m = metazentrisch, sm= submetazentrisch, t= telozentrisch.

Literatur

Baikie, A. G., Court Brown, W. M., Jacobs, P. A., Milne, J. S.: Lancet **1959** II, 425. — Bergsagel, D., Carbone, P. P., Costa, G., Engle, R. L., Gehan, E., Griffith, K., Huguley, C. M., Steinfeld, J., Weiner, L., Jones, B. L.: Cancer Chemother. Rep. 1, 17 (1968). — Bottura, C.: Acta haemat. (Basel) **30**, 274 (1963). — Cardini, G., Bersi, M., Gasparini, C.: Nouv. Rev. franc. Hémat. **10**, 787 (1970). — Castoldi, G. L., Ricci, N., Punturieri, E., Bosi, L.: Lancet **1963** I, 839. — Dubrova, S. E.: Genetika **6**, 54 (1967). — Kanzow, U., Lange, B., Niederalt, G., Gropp, A.: Klin. Wschr. **45**, 1076 (1967). — Lewis, F. J. W., Fraser, I. L., MacTaggart, M.: Lancet **1963** II, 1013. — Mancinelli, S., Durant, J. R., Hammack, W. J.: Blood **33**, 225 (1969). — Masera, P., Benzio, G., Pagliardi, G. L., Tarocco, R. P., Gabutti, V.: Minerva Med. **61**, 2005 (1970). — Moore, G. E., Kitamura, H.: N.Y. St. J. Med. **68**, 2054 (1968). — Pfeiffer, R. A., Kosenow, W., Bäumer, A.: Klin. Wschr. **40**, 342 (1962). — Ponti, G. B., Valentini, R., Carrara, P. M., Eridani, S.: Acta haemat. (Basel) **34**, 36 (1965). — Richmond, H. G., Ohnuki, Y., Awa, A., Pomerat, C. M.: Brit. J. Cancer **15**, 692 (1961). — Rochon, M., Cadotte, M., Pretty, H. M., Long, L. A.: Un. méd. Can. **100**, 1750 (1971). — Siebner, H.: Ärztl. Forsch. **21**, 359 (1967). — Tassoni, E. M., Durant, J. R., Becker, S., Kravitz, B.: Cancer Res. **27**, 806 (1967).

HOSSFELD, D. K., SCHMIDT, C. G., SANDBERG A. A. [Innere Klinik und Poliklinik (Tumorforschung) der Ruhr-Universität Bochum und Roswell Park Memorial Institute, Buffalo (USA)]: **Die „F"-Chromosomenanomalie in Erkrankungen des erythropoetischen Systems**

Einleitung

Die Arbeitsgruppe von S. Lawler [3, 4] beobachtete, daß in etwa 15% ihrer Patienten mit Polycythämie vera (PV) ein wechselnder Prozentsatz der Knochenmarkzellen eine bestimmte Chromosomenanomalie besitzt, welche als Deletion eines F-Chromosoms definiert wurde. Visfeldt et al. [6] beschrieben ein abnormes F-Chromosom in 2 von 15 Fällen mit PV. Strukturelle Anomalien eines F-Chromosoms wurden auch in erworbenen sideroblastischen Anämien gefunden [2]. Wir möchten über zwei weitere Fälle mit der F-Anomalie berichten.

Material und Methode

Fall 1; Geboren 1902. Diagnose einer PV im Juni 1970. Zwischen August 1970 und Mai 1971 mehrere Aderlässe; am 26. 5. 1971 5 mC ^{32}P.

Fall 2; Geboren 1929. Diagnose eines Di Guglielmo-Syndroms (refraktäre Anämie) im Oktober 1967. Stationäres Krankheitsbild während der folgenden 3 Jahre mit 50 bis 70% Erythroblasten und 5 bis 10% Myeloblasten im Knochenmark. Therapieversuche mit Vitaminen B_6, B_{12}, Folsäure und Eisen. Ende Dezember 1970 Therapieversuch mit Cytosin-Arabinosid und Thioguanin. Ende Januar 1971 Exitus infolge cerebraler Blutung und Sepsis.

Die Chromosomenanalyse der Knochenmarkzellen erfolgte nach der direkten Methode. Die Chromosomenanalyse der Lymphocyten des peripheren Blutes wurde nach 72stündiger Inkubation von Vollblut in Chromosomenmedium 1 A (Gibco) durchgeführt.

Ergebnisse

Fall 1: Die Chromosomenanalyse der Knochenmarkzellen wurde am 10. 2. 71 durchgeführt. Der M:E-Quotient betrug an diesem Tag 1,3/1. 30 Metaphasen wurden mikroskopisch, davon 8 karyotypisch analysiert. Die Modalzahl war 46. In 28 der 30 Metaphasen waren nur drei normale F-Chromosomen vorhanden. Das fehlende F-Chromosom wurde durch ein subakrozentrisches Marker-Chromosom ersetzt, dessen lange Arme den Armen eines F-Chromosoms entsprachen (Abb. 1). Die Anomalie glich der von Lawler et al. [3, 4] beschriebenen und wurde entsprechend als Deletion eines F-Chromosoms aufgefaßt. Der Umfang der Deletion erschien variabel. Sämtliche 20 von stimulierten Lymphocyten abstammenden Metaphasen zeigten einen normalen weiblichen Chromosomensatz.

Fall 2: Die erste Chromosomenanalyse der Knochenmarkzellen erfolgte am 10. 12. 69 bei einem M:E-Quotienten von 0,3/1. 39 Metaphasen wurden mikroskopisch, davon 7 karyotypisch analysiert. 80% der Metaphasen hatten 47; 5% hatten 48 Chromosomen. In 38 der 39 Metaphasen wurde ein F-Chromosom durch zwei kleine metazentrische Marker-Chromosomen ersetzt, die in Größe und Morphologie identisch waren (Abb. 2). In einer Metaphase mit 46 Chromosomen und fehlendem F war das abnorme Chromosom nur einfach vorhanden. Die Metaphasen mit 48 Chromosomen hatten ein zusätzliches C-Chromosom. Die Chromosomenanalyse wurde im März 1970 bei gleichen Knochenmarkverhältnissen wiederholt. Bei einer Modalzahl von 47 besaßen von 56 Metaphasen 55 die beiden metazentrischen Marker-Chromosomen. Die letzte Chromosomenanalyse im Januar 1971 bei 67% Erythroblasten und 10% Myeloblasten im Knochenmark ergab unter 25 Metaphasen 24 mit 47 Chromosomen plus 2 Marker. Die Chromosomenkonstitution stimulierter Lymphocyten des peripheren Blutes war normal.

Diskussion

Mit einer Ausnahme waren alle Patienten mit PV, bei denen die F-Anomalie bislang beschrieben wurde, mit radioaktivem Phosphor therapiert worden. Die

Ausnahme betrifft einen nur mit Busulfan behandelten Patienten. Lawler et al. [3, 4] konnten deshalb die Möglichkeit nicht ausschließen, daß es sich um eine therapieinduzierte Chromosomenanomalie handelt. Bei Fall 1 waren bis zu dem Zeitpunkt der Chromosomenanalyse nur Aderlässe durchgeführt worden, so daß

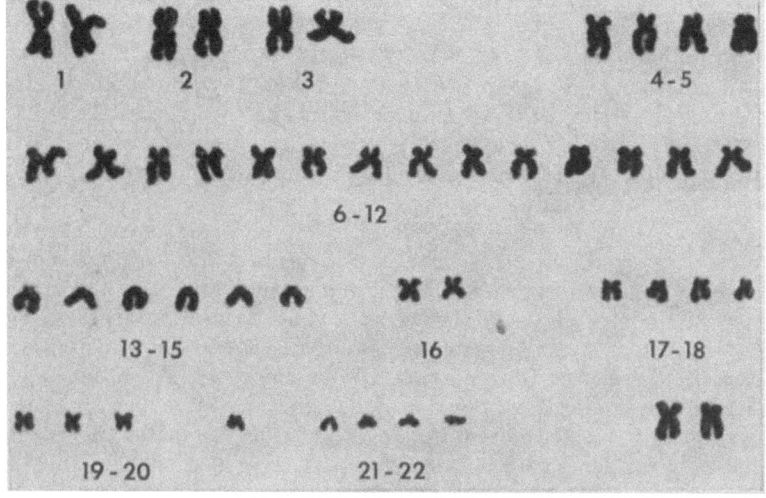

Abb. 1

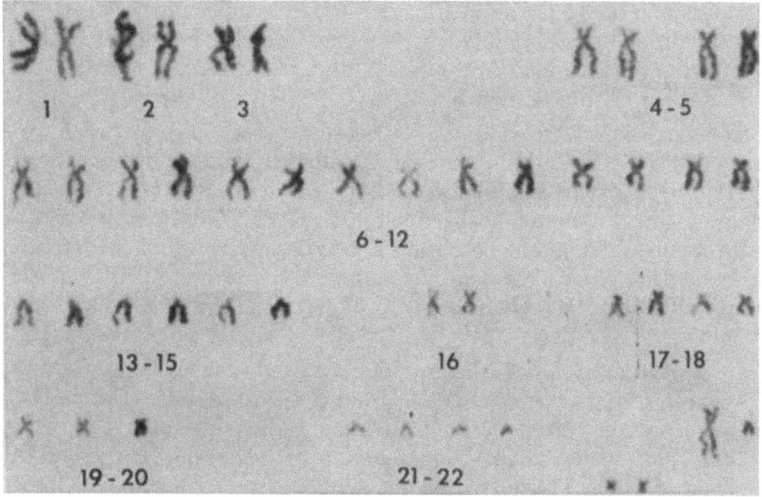

Abb. 2

zumindest in diesem Fall die F-Anomalie mit der myeloproliferativen Erkrankung und nicht mit therapeutischen Maßnahmen in Beziehung steht.

In 9 der 12 mit der F-Anomalie einhergehenden Fälle [3, 4] war diese auf einen Teil der Metaphasen beschränkt, um im Laufe der Erkrankung an Häufigkeit zuzunehmen. Wie bei der Ph[1]-Anomalie wiesen im Fall 1 schon kurze Zeit nach der Diagnose fast 100% der Metaphasen die F-Anomalie auf. Der unterschiedliche

Prozentsatz „F"-positiver Metaphasen bei verschiedenen Patienten könnte mit einer wechselnden Penetrationsgeschwindigkeit des „F"-Zellklons oder mit der Induktion der F-Anomalie auf verschiedenen Zellebenen zusammenhängen.

Durch Korrelation des cytologischen und cytogenetischen Befundes kann in unseren Beobachtungen postuliert werden, daß das rote wie auch das weiße Knochenmarksystem von der F-Anomalie betroffen waren. Die F-Anomalie entstünde somit in der Stammzelle. Die Analogie der F-Anomalie zur Ph^1-Anomalie kann möglicherweise auch dahin ausgedehnt werden, daß diese wie jene in der Remission erhalten bleibt.

Fall 2 entspricht in vielem der besonders von Dreyfus et al [1] definierten refraktären Anämie und ist den von de Grouchy et al. [2] vorgestellten Fällen vergleichbar. Ob es sich bei den beiden Marker-Chromosomen tatsächlich um eine durch Endoreduplikation oder Non-Disjunktion hervorgegangene doppel-F-Anomalie handelt, kann auf Grund des Fehlens eines F-Chromosoms zunächst nur vermutet werden. Die F-Anomalie scheint jedoch in mehreren Strukturvarianten auftreten zu können. Kay et al. [3] beobachteten, daß beide Arme verkürzt sein können; de Grouchy et al. [2] interpretieren die F-Anomalie in drei Fällen als perizentrische Inversion, in einem Fall als totale Deletion eines Armes. In unserem Fall kann eine Deletion beider Arme angenommen werden. Diesem Ereignis folgte die Verdoppelung des deletierten Chromosoms. Die so charakterisierten Zellen gewannen einen Selektionsvorteil gegenüber den Zellen mit der einfachen F-Anomalie. In diesem Vorgang ist eine weitere Analogie zur Ph^1-Anomalie zu erkennen, die ebenfalls während der Evolution der chronisch myeloischen Leukämie zur Verdoppelung neigt.

Die diagnostische und pathogenetische Signifikanz der F-Anomalie scheint weit unter der der Ph^1-Anomalie zu liegen. Von 127 cytogenetisch untersuchten PV's wurden bei 93 Fällen keine Chromosomenanomalien in den Knochenmarkzellen gefunden. Von 34 PV's mit Chromosomenveränderungen hatten 8 Fälle die F-Anomalie als einzige Anomalie; in 4 Fällen war die F-Anomalie mit anderen Chromosomenveränderungen kombiniert, und in 22 Fällen waren bei intakter F-Gruppe andere Chromosomen betroffen.

Es ist bemerkenswert, daß die F-Anomalie fast ausschließlich in solchen Erkrankungen des myeloproliferativen Syndroms beobachtet wurde, die sich klinisch vorwiegend in Proliferationsstörungen des erythropoetischen Systems manifestieren. Die F-Anomalie ist jedoch mit großer Wahrscheinlichkeit nicht auf das erythropoetische System beschränkt, sondern tritt schon in der Stammzellkategorie auf. Daß es sich bei dem Di Guglielmo-Syndrom und PV um Stammzellenerkrankungen handelt, deuten auch hämatologische und encymatische [1] Gesichtspunkte an.

Ob die F-Anomalie als solche mit der Entwicklung einer akuten Leukämie kausal verknüpft ist [2], erscheint an Hand der vorliegenden Daten zweifelhaft. Mit einer Ausnahme traten nämlich in allen Fällen mit dem Übergang in die leukämische Phase zusätzliche Anomalien auf; auch das chromosomal völlig regellose Bild in dieser Phase spricht gegen einen Kausalzusammenhang.

Durch den Nachweis, daß in allen vier untersuchten Fällen die F-Anomalie das gleiche Chromosomenpaar, nämlich F_{20} betraf, wird die Signifikanz dieser Anomalie unterstrichen [5]. Würde sich die F-Anomalie an einem größeren Patientenmaterial anderer Laboratorien bestätigen lassen, sollte man ihr gemäß den Richtlinien der Denver-Konferenz den Namen „London-Chromosom" (L^1-Chromosom) geben.

Dr. J. F. Holland, Roswell Park Memorial Institute, Buffalo (USA), danken wir für die Überlassung des Falls 2.

Literatur

1. Dreyfus, B., Rochant, H., Sultan, Cl.: Nouv. Rev.franç. Hémat. **9**, 65 (1969). — 2. de Grouchy, J., de Nava, C., Zittoun, R., Bousser, J.: Nouv. Rev. franç. Hémat. **6**, 367 (1966). — 3. Kay, H. E. M., Lawler, S. D., Millard, R. E.: Brit. J. Haemat. **12**, 507 (1966). — 4. Lawler, S. D., Millard, R. E., Kay, H. E. M.: Europ. J. Cancer **6**, 223 (1970). — 5. Reeves, B. R., Lobb, S. D., Lawler, S. D.: Hum. Genet. **14**, 159 (1972). — 6. Visfeldt, J., Franzén, S., Tribukait, B.: Acta path. microbiol. scand., Sect. A, **78**, 80 (1970).

SCHEURLEN, P. G., SCHNEIDER, W., PAPPAS, A. (Med. Univ.-Klinik und Poliklinik. Lehrstuhl Innere Medizin I., Homburg a. d. Saar): **Identifizierung eines Lymphocytenhemmfaktors im Serum von Patienten mit malignen Tumoren**

Durch mehrere Untersuchungen ist belegt, daß die Lymphocytentransformation in vitro nach Stimulation mit Mitogenen, z. B. Phytohämagglutinin (PHA), bei Patienten mit forgeschrittener Lymphogranulomatose, bei chronisch-lymphatischer Leukämie und bei zahlreichen malignen Tumoren vermindert ist (Übersicht bei [1]). Wie wir früher zeigen konnten, ist die Hemmung der Lymphocytentransformation mitverursacht durch einen Faktor, der im Plasma bzw. Serum der Patienten enthalten ist und der die Blastenbildung bzw. Thymidininkorporation normaler Lymphocyten nach PHA-Stimulation hemmt [2, 3, 4].

PHA kann durch einzelne Serumproteine, z. B. α_2-Makroglobulin gebunden werden [5]; dadurch könnte die mitogene Wirkung des PHA blockiert werden und es sich also bei diesem Hemmfaktor nur um einen methodischen Fehler handeln. Es war deshalb zu prüfen, ob der Hemmfaktor mit einem Serumprotein identisch ist und ob diese Hemmung auch nachweisbar ist, wenn zur Stimulation nicht PHA, sondern spezifische Antigene verwendet werden.

Methoden

Die Lymphocyten einer gesunden, tuberkulinpositiven Person wurden wie üblich nach Absedimentierung aus heparinisiertem Vollblut gewonnen und in einer Suspension von 2000/µl in Medium Difco TC-199 (8 ml) kultiviert. Den Kulturen wurden Patientenplasma bzw. die chromatographisch gewonnenen (2 ml) zusammen mit 150 µg PPD zugegeben; in den Kontrollen wurde autologes Plasma eingesetzt. Die Kulturen wurden über 5 Tage bei 37 °C gehalten. 90 min vor Beendigung der Kultur wurde C 14-Thymidinmethyl zugefügt. Die Messung der Thymidininkorporation erfolgte mit der Flüssigkeitsszintillationsspektrometrie (s. Methode bei [6, 7]).

Die chromatographische Trennung des Serums erfolgte über Sephadex G 200 in 0,1 Mol Tris (pH 7,4). Vier Fraktionen (peak I bis IV) wurden erhalten (s. Abb. 1a). Fraktion I, II und III entsprechen den üblichen Serumproteinfraktionen. Fraktion IV wurde in weiteren Versuchen über Sephadex G 25 superfine in Aqua destillata rechromatographiert (Abb. 1b). Sämtliche Fraktionen wurden vor ihrer Zugabe zu den Kulturen (s. oben) auf die Ausgangskonzentration mittels des Rotationsverdampfers eingeengt. Eine Dialyse wurde vermieden.

Ergebnisse

Um die Ergebnisse vergleichen zu können, haben wir auf Tabelle 1 die Inkorporationsraten (gemessen in dpm) in Prozent der jeweils gleichzeitig angesetzten Kontrollen (100%) angegeben. Nach chromatographischer Trennung des Patientenserums zeigte sich, daß der Hemmfaktor in peak IV enthalten ist, während mit den Fraktionen I, II und III keine bzw. nur in einem Fall eine minimale Hemmung zu beobachten war. Gleiches wurde auch in den Versuchen 12, 13b), 14 und 15 beobachtet sowie in den drei Fällen nach PHA-Stimulation (Fall PHA a, b, c).

Aus diesen Versuchen ist zu entnehmen, daß die transformationshemmende Wirkung nicht von einer im Eluat I, II oder III enthaltenen Serumfraktionen ausgeht, also auch nicht identisch sein kann mit dem in I enthaltenen α_2-Makroglobulin. Vielmehr wurde festgestellt, daß der Hemmfaktor mit Fraktion IV eluiert wird. Wir haben daher in weiteren Versuchen diese Fraktion über G 25 chromatographiert und die auf Abb. 1 b) charakterisierten drei Fraktionen (IV a, IV b, IV c) untersucht. In den meisten Fällen wurde durch Fraktion a und/oder b eine Hemmung hervorgerufen.

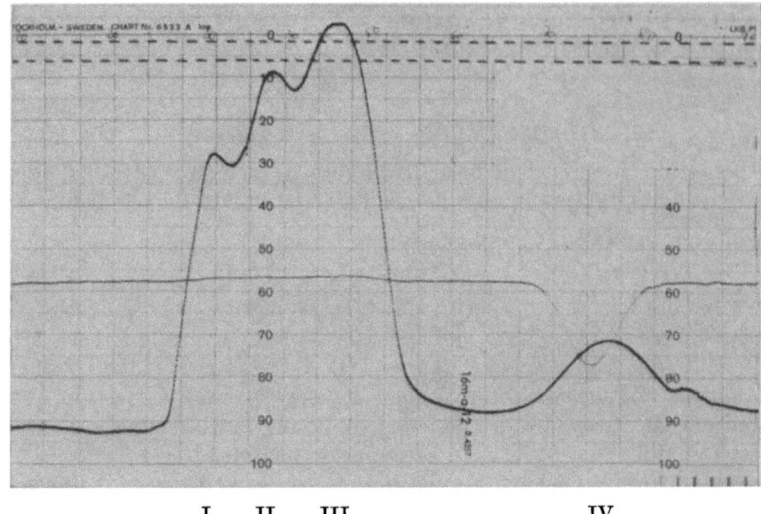

Abb. 1. a Chromatographie von Serum über Sephadex G 200. 0,1 Mol Tris pH 7,4

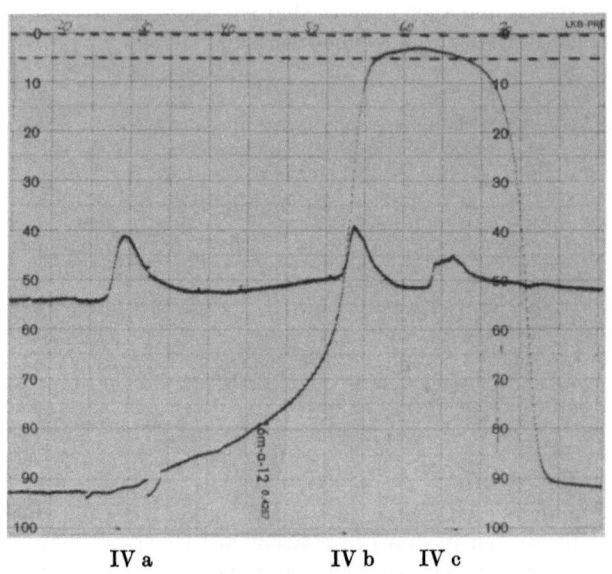

Abb. 1. b Chromatographie über Sephadex G 25 superfine. Aqua destillata. Der Hemmfaktor ist in Fraktion IV bzw. in Fraktion IV a und/oder IV b enthalten

Auf Grund der chromatographischen Analyse kann angenommen werden, daß der Hemmfaktor ein niedriges Molekulargewicht besitzt. Möglicherweise handelt es sich um ein Peptid oder ein Nucleoproteid, über dessen Natur wir noch keine weiteren Angaben machen können.

Mit der gleichen Versuchsanordnung wurden die Plasmen gesunder Personen bzw. anderer Tumorkranker untersucht. In keinem Falle beobachteten wir eine

Hemmung weder durch G 200- noch durch G 25-Fraktionen, wenn das Vollplasma der Patienten keine Transformationshemmung bewirkte. Daraus ist unter anderem auch zu schließen, daß es sich bei dem peak IV bzw. dessen G 25-Fraktionen nachgewiesenen Hemmfaktor nicht um ein Kunstprodukt, etwa einen Salzeffekt, handeln kann.

Unsere Untersuchungen erlauben noch weitere Feststellungen: Die Analyse der Fälle zeigte, daß der Hemmfaktor nur bei bestimmten Tumorerkrankungen zu beobachten ist (s. Tabelle 2), z. B. bei Lymphogranulomatose, metastasierenden Tumoren verschiedener Herkunft, akuter Leukämie und in den zwei bisher untersuchten Fällen von Gravidität. Er war nicht nachzuweisen (weder im Vollplasma

Tabelle 1. *C 14-Thymidininkorporation in PPD-stimulierte Lymphocyten gesunder, tuberkulinpositiver Personen nach Zusatz von Vollplasma bzw. G 200- oder G 25-Fraktionen des Serums von Pat. Bei den Kontrollen wurde das autologe Plasma zugesetzt. Auf der Tabelle sind die Inkorporationsraten in % der Kontrollen (= 100%) angegeben. Untersuchte, jedoch nicht hemmende Fraktionen wurden mit einem — gekennzeichnet*

Pat.-Nr.	Vollplasma	G 200-Fraktion (Serum)				G 25-Fraktion von IV		
		I	II	III	IV	a	b	c
10	18	—	—	—	30			
11	23	—	—	—	18			
24	9	—	—	—	35			
25	10	72	—	—	22			
19		—	—	—	74			
13 a)	18	—	—	—	13			
13 b)	32	—	—	—		54	—	—
12	11	—	—	—		19	—	—
14	25	—	—	—		40	—	—
15	24	—	—	—		14	37	—
27						62	48	—
28						61	—	—
29						—	48	—
30						—	52	—
31						—	—	65
4		—	—	—	—	—	65	—
PHA a)	9	—	—	—		9	12	
PHA b)	23	—	—	—		5	18	
PHA c)	36	—	—	—		30	41	

Thymidininkorporation (in %). Kontrolle = 100%.

noch in dessen Fraktionen) bei Gesunden, bei chronischen Leukämien (CML bzw. CLL) und bei Adenocarcinomen. Die Beobachtung, daß Plasma von Patienten mit Adenocarcinom die Transformation antigenstimulierter normaler Lymphocyten nicht hemmt, stimmt überein mit unseren früheren Befunden an Magencarcinomen [7, 8]. Hier ist die C 14-Thymidininkorporation in PHA-stimulierten Lymphocyten bei Patienten mit Adenocarcinomen nicht gehemmt, — ganz im Gegensatz zu endifferenzierten Magen- und Oesophaguscarcinomen. Der Nachweis des Hemmfaktors bei *metastasierten* Carcinomen entspricht unseren früheren Befunden, wonach die Lymphocyten dieser Patienten durch PHA nicht bzw. nur gering stimuliert werden können [3, 4]. Gleiches trifft zu für die Beobachtung an Hodgkin-Kranken, bei welchen wir früher in Übereinstimmung mit anderen Autoren [9] eindeutig nachweisen konnten, daß die Transformation der Lymphocyten in fortgeschrittenen Stadien der Erkrankung deutlich eingeschränkt ist, während sie im Stadium I und II normal ausfallen kann [1, 3, 10].

Zusammenfassung

Die Lymphocytentransformation, gemessen an der C 14-Thymidininkorporation, ist bei einigen Tumorerkrankungen gehemmt. Diese Hemmung wird durch einen Faktor bedingt, der im Plasma bzw. Serum der Patienten enthalten ist und der nach chromatographischer Analyse des Serums über Sephadex G 200 in einer von den üblichen Serumproteinfraktionen verschiedenen niedermolekularen Fraktion (peak IV) enthalten ist. Diese Fraktion wurde nach Chromatographie über

Tabelle 2. *Übersicht über die untersuchten Fälle*

Nr.	Diagnose
Hemmung bei	
10	Lymphogranulomatose IV
11	Lymphogranulomatose IV
12	Lymphogranulomatose IV
13 a) + b)	Lymphogranulomatose IV
14	Hodgkin-Sarkom
28	Reticulumzellsarkom
15	Akute Leukose
29	Hypernephrom
PHA a)	Metastasierendes Hypernephrom
24	Metastasierendes Portiocarcinom
31	Metastasierendes Portiocarcinom
25	Metastasierendes Prostatacarcinom
27	Metastasierendes Coloncarcinom
30	Metastasierendes Magencarcinom
PHA b)	Metastasierendes Lebercarcinom
4	Gravidität
PHA c)	Gravidität
19	Benigne IgG-Paraproteinämie
Keine Hemmung	
1	Gesund
2	Gesund
3	Gesund
5	Nabelschnurblut
16	CML
17	CML
18	CLL
23	Adenocarcinom
20	Adenocarcinom
21	Adenocarcinom
22	Hodenteratom

Sephadex G 25 weiter untersucht. In keinem Fall wurde eine Hemmung durch eine der chromatographischen Fraktionen beobachtet, wenn nicht gleichzeitig eine Hemmung durch Vollplasma eintrat.

Die chromatographischen Fraktionen von Plasma bzw. Serum gesunder Personen enthielten keinen Hemmfaktor. Wie wir bereits in früheren Untersuchungen feststellten, ist der Hemmfaktor nur bei bestimmten Tumorkranken nachweisbar, in erster Linie bei Lymphogranulomatose (Stadium III und IV), bei metastasierten Carcinomen, bei Reticulumzellsarkomen und bei akuter Leukämie. Im Unterschied dazu war der Hemmfaktor bei den hier untersuchten Fällen von nichtmetastasierten Adenocarcinomen, bei CML und in einem Fall von CLL nicht festzustellen.

Literatur

1. Pappas, A.: Die Lymphozytenkultur. Habil. Schrift, Homburg 1971. — 2. Pappas, A., Scheurlen, P. G.: Verh. dtsch. Ges. inn. Med. 74, 1254 (1968). — 3. Scheurlen, P. G.: 10th

Intern. Cancer Congress, Houston, 1970, Abstract p. 191. — Scheurlen, P. G., Pappas, A.: Verh. dtsch. Ges. inn. Med. 77, 149 (1971). — 4. Scheurlen, P. G., Schneider, W., Pappas, A.: Lancet **1971** II, 1265. — 5. Havemann, K., Dosch, H. M., Bürger, S.: Z. ges. exp. Med. **153**, 297, 308 (1970). — 6. Scheurlen, P. G., Pappas, A., Wegener, D.: Klin. Wschr. **47**, 299 (1969). — 7. Pappas, A., Reikowski, H., Gerwert, U., Scheurlen, P. G.: Med. Welt (N.F.) **22**, 1270 (1971). — 8. Pappas, A., Reikowski, H., Scheurlen, P. G.: 9eme Congres Intern. de Gastroenterologie Paris (im Druck). — 9. Hersh, E. M., Oppenheim, J. J.: New Engl. J. Med. **273**, 1006 (1965). — 10. Scheurlen, P. G., Pappas, A., Ludwig, T.: Klin. Wschr. **46**, 483 (1968).

VAUPEL, P., GÜNTHER, H., ERDMANN, W., KUNKE, S., THEWS, G. (Physiol. Institut der Universität Mainz): **Dreidimensionale Registrierung stationärer P_{O_2}-Werte im Tumorgewebe unter in vivo-Bedingungen bei Verwendung von Multi-Goldmikroelektroden**

Zur Ermittlung der O_2-Partialdruckverteilung im Gewebe stehen zwei Verfahren zur Verfügung. Eine erste Möglichkeit ist durch die mathematische Analyse der O_2-Versorgungsbedingungen auf der Grundlage der bekannten Diffusionsgesetze gegeben. Eine zweite Möglichkeit besteht in der Anwendung der polarographischen Mikroelektrodentechnik. Eine Messung der regionalen O_2-Partialdrucke im Mikrobereich ermöglichen Einstichelektroden aus Platin oder Gold mit sehr feinen Spitzen (Durchmesser: 1 bis 5 µm). Mit Einzelelektroden kann jedoch nur ein lineares P_{O_2}-Profil erfaßt werden, ohne daß es möglich ist, P_{O_2}-Gradienten zu dem umgebenden Gewebe zu messen. Mit einer neuen Mehrfachelektrode (vgl. Erdmann et al., 1971) ist es inzwischen möglich, eine dreidimensionale Registrierung stationärer P_{O_2}-Werte im gewebsisolierten Tumorgewebe durchzuführen.

Als Versuchstiere dienen Sprague-Dawley-Ratten, denen in Nembutalnarkose (30 mg/kg Körpergewicht) nach subcutaner Verlagerung der linken Niere 0,10 bis 0,15 ml Ascitestumorzellen eines DS-Carcinosarkoms an verschiedenen Stellen ins Nierenparenchym überimpft werden (vgl. Vaupel et al., 1971). Die in einem Parafilmbeutel wachsenden Implantationstumoren ersetzen nach 7 bis 9 Tagen das Nierengewebe vollständig und werden ausschließlich durch die ehemaligen Nierengefäße versorgt bzw. drainiert.

Nach der Freipräparation des Tumors und Halterung mit einem fixierbaren, angepaßten Manipulator kann unter standardisierten in vivo-Bedingungen das Multielektrodensystem mit Hilfe eines Mikromanipulators kontinuierlich (1 µm/sec) oder diskontinuierlich ins Tumorgewebe eingefahren werden. Einen Einfluß dieser Halterung auf die O_2-Versorgung des Tumorgewebes wurde vorher in Kontrollversuchen bei den narkotisierten, spontan atmenden Versuchstieren ausgeschlossen. Das Multielektrodensystem besteht aus sechs glasisolierten Golddrähten (1 bis 5 µm Spitzendurchmesser), die in gleichem Abstand voneinander (r= 50 µm) in Form eines Sechsecks angeordnet sind und einer siebten Mikroelektrode im Zentrum des Sechsecks als tragendem Kern der Multielektrode. Die Referenzelektrode befindet sich auf der Glascapillare in Form einer dünnen Leitsilberschicht (vgl. Abb. 1). Die Elektroden sind in einen polarographischen Meßkreis mit einem 7fach-Nanoampèremeter eingeschaltet. Die Meßwerte werden auf einem direktschreibenden Registriergerät aufgezeichnet. Zur elektrischen Abschirmung erfolgen die Messungen in einem entsprechend dimensionierten Faraday-Käfig.

Nach dem angegebenen Verfahren werden die lokalen O_2-Drucke im Mikrobereich von Implantationstumoren der Rattenniere gemessen. Um den Einfluß der O_2-Diffusion aus der Umgebungsluft ins Gewebe bei der Beurteilung der Versorgungsverhältnisse in vivo auszuschließen, verwenden wir nur Meßwerte unterhalb der Grenzschichtdicke von 250 µm (vgl. Günther et al., 1972). Durch die Anordnung der Einzelelektroden erfaßt man bei einem linearen Vorschub der Multielektrode in die Tiefe einen Gewebscylinder mit einem Durchmesser von 100 µm, wobei jede Elektrode ihr individuelles P_{O_2}-Profil im Gewebe registriert und gleichzeitig P_{O_2}-Gradienten zwischen den einzelnen Elektroden bestimmt werden können.

In kapselnahen Anteilen der Tumoroberfläche außerhalb der Grenzschichtdicke, in denen noch eine relativ gute Vascularisation mit kleinen Intercapillardistanzen vorliegt, erkennt man in den P_{O_2}-Profilen noch starke regionale Unterschiede und unregelmäßige Variationen der P_{O_2}-Werte von 50 mmHg bis zu kleinsten O_2-Druckwerten nahe 0 mmHg. Zwischen den einzelnen Elektroden bestehen in diesen Gebieten relativ steile P_{O_2}-Gradienten. Durchfährt man diese Regionen, so stellen sich in 1,0 bis 1,5 mm Einstichtiefe alle O_2-Drucke auf ein niedriges Niveau (0 bis 8 mmHg) ein und zeigen dabei nur noch ganz geringe regionale Unterschiede mit sehr vereinzelt auftretenden Maxima und Minima, bei denen die Elektrodenspitzen arterielle und venöse Einzugsgebiete des Capillarnetzes passieren. P_{O_2}-Gradienten zwischen den einzelnen Elektroden sind nicht mehr ausgeprägt, liegen insgesamt auf niedrigem Niveau, werden jedoch beim zufälligen Passieren einer besser versorgten Region wieder steiler.

Um einen quantitativen Überblick über die vorkommenden P_{O_2}-Werte zu erhalten, haben wir Häufigkeitsverteilungskurven der Meßdaten, sog. P_{O_2}-Histo-

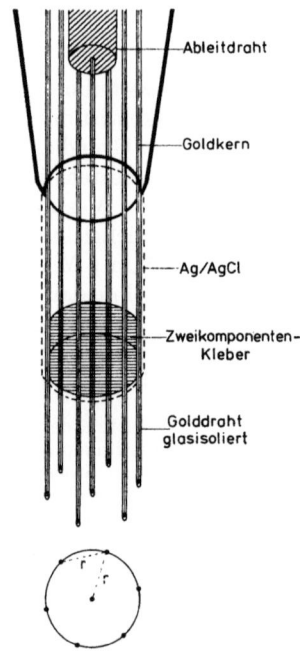

Abb. 1. Schematische Darstellung der Multigoldmikroelektrode zur P_{O_2}-Messung im Gewebe. In einem Sechseck von 100 μm Durchmesser sind hierbei sieben Goldmikroelektroden äquidistant voneinander angeordnet (r = 50 μm), wobei in der Abbildung das Verhältnis von freier Elektrodenlänge (1 bis 2 mm) zum Durchmesser der Multielektrodeneinheit aus Gründen der Übersichtlichkeit nicht maßstabgerecht wiedergegeben ist

gramme, aufgestellt, wobei alle P_{O_2}-Verteilungskurven der Tumoren eine ausgeprägte Linksschiefe aufweisen und die unterste Klasse (0 bis 5 mmHg) am stärksten besetzt ist. Mit steigendem Tumorgewicht werden die P_{O_2}-Werte in dieser untersten Klasse zunehmend häufiger. Aus allen in einem Gewebe bestimmten Meßwerten können durch Mittelbildung mittlere P_{O_2}-Werte ($\overline{P}_{O_2}$) gewonnen werden, die einen weiteren Überblick durch über die O_2-Versorgungsverhältnisse geben. Dabei findet man für junge, leichte Tumoren (3,4 bis 5,0 g) noch Mittelwerte von 13,5 bis 10,0 mmHg, die im Verlaufe des weiteren Tumorwachstums (11 bis 13 g) bis auf 4,0 bis 3,5 mmHg reduziert werden. Aus Abb. 2 erkennt man, daß die mittleren O_2-Drucke mit zunehmendem Tumorgewicht von 3,4 bis etwa 7 g, entsprechend einem Alter von 8 bis etwa 12 Tagen, besonders steil abfallen, um dann in der späteren Wachstumsphase nur noch wenig abzusinken. Wenn man außerhalb des Einzugsbereiches des Luftsauerstoffs die O_2-Versorgungsverhältnisse im

Tumorgewebe, wo die örtliche P_{O_2}-Verteilung im Gewebe vor allem von der Lage der Capillaren und den vorliegenden P_{O_2}-Werten des Blutes bestimmt wird, analysiert, so zeichnet sich dieses Gewebe durch besonders niedrige mittlere O_2-Drucke und verhältnismäßig kleine regionale Variationen aus. Ein hoher Anteil (etwa 50% bei jüngeren Tumoren und 80% bei älteren Tumoren) der gemessenen Werte fällt in den P_{O_2}-Bereich von 0 bis 5 mmHg. Ausgeprägte Maxima und Minima und steile P_{O_2}-Gradienten zwischen den einzelnen Elektroden bei der dreidimensionalen Registrierung finden sich nur in oberflächlichen, 1 bis 1,5 mm dicken Gewebeschichten und ganz selten inselförmig verstreut im Zentrum des Tumors. Verglichen mit der P_{O_2}-Verteilung im Wirtsorgan (Cortex renalis) oder

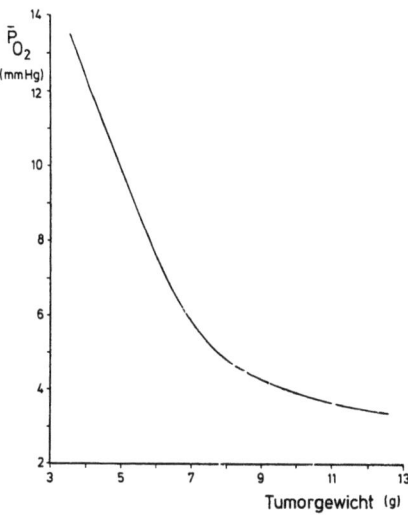

Abb. 2. Abhängigkeit des mittleren O_2-Druckes ($\bar{P}_{O_2}$) im Tumorgewebe vom jeweiligen Gewicht des Tumors. Die eingetragene Mittelwertskurve repräsentiert die Meßergebnisse an 25 Implantationstumoren eines DS-Carcinosarkoms

im Gehirn (Erdmann et a., 1971), wo ausgeprägte Maxima und Minima und steile P_{O_2}-Gradienten zwischen den Elektroden dem P_{O_2}-Profil einen typischen Charakter geben, herrscht im Tumorgewebe ein monotones Muster sehr niedriger P_{O_2}-Werte vor.

Aus den Ergebnissen darf man zwanglos folgern, daß die geringe Sauerstoffaufnahme des DS-Carcinosarkoms (vgl. Vaupel et al., 1971) nicht allein durch die maximale Umsatzrate des Zellstoffwechsels sondern zusätzlich durch die O_2-Transportbedingungen im Gewebe bestimmt wird. Wenn man als kritischen mitochondrialen Druck im Tumorgewebe 1 bis 3 mmHg annimmt (Hegner u. Glossmann, 1965), so müssen nach den gefundenen O_2-Druckverteilungen größere Bezirke innerhalb des Tumorgewebes vorkommen, in denen die Atmungsfermente untersättigt sind. In diesen Bezirken wird der O_2-Verbrauch im wesentlichen durch die O_2-Nachlieferung per diffusionem bestimmt. Insbesondere am venösen Capillarende können Zonen der O_2-Mangelversorgung sehr ausgedehnt sein, und der örtliche P_{O_2}-Gradient hat nur noch einen flachen Verlauf. Diese Versorgungsverhältnisse dürften schon bei jungen Tumoren vorliegen. Sie werden jedoch noch ungünstiger, wenn im Verlauf des Tumorwachstums die Capillarabstände erheblich größer werden (vgl. Vaupel et al., 1971). Die Zonen, in denen der kritische O_2-Druck unterschritten wird, nehmen dann in ihrer Ausdehnung zu. Der mittlere O_2-Druck des Gewebes sinkt weiter ab und gleichzeitig kommt es als Folge der Mangelversorgung zu einer Einschränkung der mittleren, auf die Gewichtseinheit des Gewebes bezogene O_2-Aufnahme des gesamten Tumors (vgl. Vaupel et al., 1971).

Literatur

Erdmann, W., Kunke, S., Krell, W.: Tissue-P_{O_2} and cell function. An experimental study with multimicroelectrodes in the rat brain. In: Oxygen transport in tissue (Kessler, M., Bruley, D. F., Clark, L. C., Lübbers, D. W., Silver, I. A., Strauss, J., Eds.). München, Berlin, Wien: Urban u. Schwarzenberg (im Druck). — Günther, H., Vaupel, P. Metzger, H., Thews, G.: Z. Krebsforsch. **77**, 26 (1972). — Hegner, D., Glossmann, H.: Z. Naturforsch. **20 b**, 234 (1965). — Vaupel, P., Günther, H., Grote, J., Aumüller, G.: Z. ges. exp. Med. **156**, 283 (1971).

GÜNTHER, H., VAUPEL, P., THEWS, G. (Physiol. Institut der Universität Mainz): **Einfluß der Durchblutung auf den Atemgas- und Glucosestoffwechsel von Implantationstumoren (DS-Carcinosarkom)**

Durchblutung, Sauerstoff- und Glucosestoffwechsel von Tumoren sind klinisch und pathophysiologisch von Interesse. Die Größe der Tumordurchblutung hat zum einen eine pharmakologische Bedeutung, da Cytostatika in schlecht durchbluteten Tumorarealen wahrscheinlich keine therapeutisch wirksamen Konzentrationen erreichen können. Zum anderen wurde von radiologischer Seite (Atkins u. Mitarb., 1965; Cater u. Silver, 1960; Gray u. Mitarb., 1953; Howard-Flanders u. Scott, 1960) berichtet, daß die Strahlenempfindlichkeit von Tumoren von der z. Z. der Bestrahlung im Gewebe gelösten Sauerstoffmenge abhängig ist. Letztlich bestimmen die Versorgungsbedingungen des Tumorgewebes dessen Energiestoffwechsel und damit auch das Wachstum der Blastome. Ziel unserer Untersuchung war es, den Einfluß einer verminderten Durchblutung auf die Sauerstoff- und Glucoseversorgung gewebsisolierter Impftumoren in vivo in Abhängigkeit vom Tumorgewicht zu analysieren.

Die Versuche wurden an einem DS-Carcinosarkom der Rattenniere (Sprague-Dawley-Ratten, F. W. 49, Biberach) durchgeführt. In Nembutalnarkose (30 mg/kg Körpergewicht) wird eine dosierte Menge von Ascitestumorzellen (0,1 ml, 10^5 Zellen/µl) in die subcutan verlagerte linke Niere überimpft. Die Tumoren wachsen in einer Plastikhülle gewebsisoliert, nach etwa 7 bis 9 Tagen ist das Nierenparenchym vollständig durch Tumorgewebe ersetzt, das ausschließlich durch die ehemaligen Nierengefäße versorgt bzw. drainiert wird. 10 bis 15 Tage nach der Implantation werden die Untersuchungen durchgeführt. Nach Kanülierung der A. carotis, der V. jugularis und der Tumorvene werden im arteriellen und tumorvenösen Blut die Atemgasgrößen polarographisch sowie die Lactat-, Pyruvat- und Glucosekonzentration nach einem Mikroverfahren (Vaupel u. Günther, 1971) bestimmt. Die Tumordurchblutung konnte mit einem Bubble-Flowmeter gemessen werden. Die schrittweise Durchblutungsminderung der Tumoren bis auf 15% des Ausgangswertes wird durch kontrolliertes Entbluten der Versuchstiere erreicht, durch Reinfusion werden die Ausgangsbedingungen wiedereingestellt. Aus den gemessenen Daten konnten anschließend die arterio-venösen O_2- und Glucosekonzentrationsdifferenzen, die O_2- und Glucoseaufnahme des Tumorgewebes und der tumorvenöse Lactat-Pyruvatquotient errechnet werden. Die Untersuchungen sind an 11 jungen, leichten Tumoren (mittleres Tumorgewicht= $4{,}9\pm 0{,}4$) und an 10 alten, schweren Tumoren (mittleres Tumorgewicht= $8{,}7\pm 0{,}6$) durchgeführt worden.

Ergebnisse

Das Verhalten der arterio-venösen Differenz für O_2 (avD-O_2) und Glucose (avD-Gl) unter einer schrittweisen Reduzierung der Tumordurchblutung bis auf 15% des Ausgangswertes zeigt Abb. 1. Die leichten Tumoren haben eine wesentliche geringere avD-O_2 (5,1 Vol-%) als die schweren Tumoren (7,8 Vol-%). Mit Abnehmender Durchblutung steigt die avD-O_2 der jungen, leichten Tumoren an und erreicht bei 15% der Ausgangsblutung die avD-O_2 der schweren, alten Tumoren, die während der Durchblutungsreduzierung unverändert geblieben ist. Die Glucoseausschöpfung des Blutes ist bei den alten Tumoren größer als bei den jungen Tumoren (s. Abb. 1). Die avD-Gl nimmt bei den jungen Tumoren unter der Durchblutungsminderung von 30,0 auf 44,2 mg-% zu, während sie bei den alten Tumoren mit etwa 50 mg-% durchblutungsabhängig bleibt.

Die mittlere Glucoseaufnahme der kleinen Tumoren liegt bei 4,8 mg/100 g · min während die der großen Tumoren nur noch 2,3 mg/100 g · min beträgt (s. Tabelle). Bei der Durchblutungsminderung sinkt die Glucoseaufnahme beider Tumor-

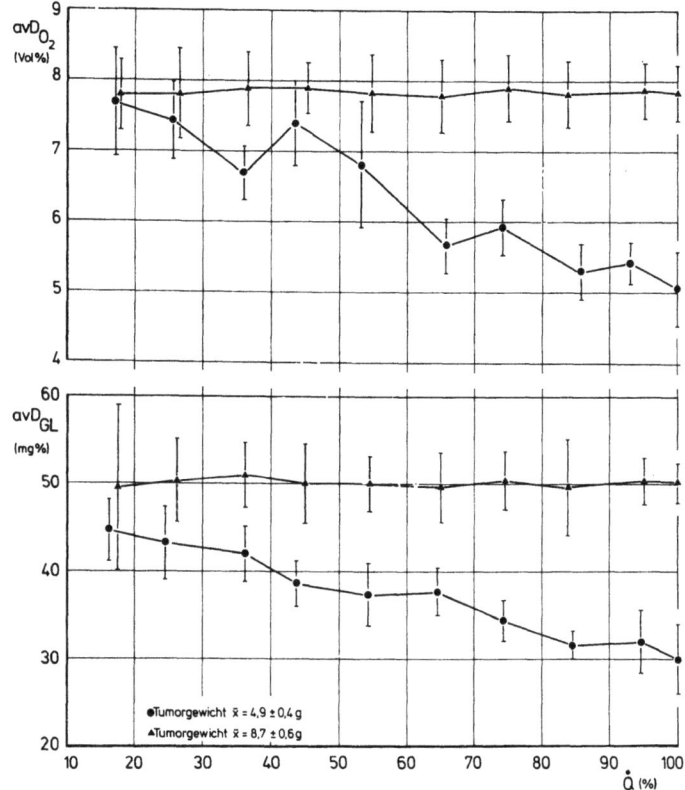

Abb. 1. Beziehung zwischen relativer Durchblutung in Prozenten der Ausgangsdurchblutung und der avD-O_2 (Vol-%) (obere Ordinate) bzw. der avD-Glucose (mg-%) (untere Ordinate). Eingezeichnet sind die Mittelwerte und die Standardabweichung der Mittelwerte. Die oberen Kurven (Dreiecke) repräsentieren jeweils die Werte für die schweren Tumoren (Tumorgewicht $\bar{x}$ = 8,7 g), die unteren Kurven (Punkte) die für die leichten Tumoren (Tumorgewicht $\bar{x}$ = 4,9 g). Nur die leichten Tumoren zeigen mit abnehmender Durchblutung eine Zunahme der avD-O_2 und avD-Glucose

gruppen kontinuierlich bis auf 1,0 bzw. 0,4 mg/100 g · min ab. Analoges Verhalten zeigt die mittlere O_2-Aufnahme des Tumorgewebes. Die jungen Tumoren gaben einen deutlich größeren O_2-Verbrauch mit 1,1 ml/100 g · min als die schweren, alten Tumoren mit 0,3 ml/100 g · min. Mit sinkender Tumordurchblutung nimmt der O_2-Verbrauch kontinuierlich ab, bis auf Werte von 0,3 bzw. 0,05 ml/100 g · min bei den kleinen bzw. großen Tumoren (s. Tabelle). Der mittlere tumorvenöse Lactat-Pyruvatquotient liegt bei den schweren Tumoren mit 41 höher als bei den leichten Tumoren mit 28. Mit der Durchblutungsabnahme nimmt in beiden Tumorgruppen der Lactat-Pyruvatquotient kontinuierlich zu bis er den Wert von 67 bei den schweren und 54 bei den leichten Tumoren erreicht, d. h. der Anteil der anaeroben Energiegewinnung im Tumorgewebe steigt an (s. Tabelle).

Tabelle 1. *Glucose- und Sauerstoffaufnahme sowie tumorvenöser Lactat-Pyruvatquotient der leichten und schweren Tumoren bei der relativen Durchblutung von 100, 80, 60, 40 und 20%. Aufgeführt sind die Mittelwerte und die Standardabweichung der Mittelwerte*

	Mittleres Tumorgewicht	Relative Durchblutung, bezogen auf den Ausgangswert (100%)				
		100%	80%	60%	40%	20%
$\dot{V}_{Gl}$ (mg/100 g · min)	4,9 ± 0,4	4,8 ± 0,8	4,1 ± 0,9	2,9 ± 0,9	1,7 ± 0,2	1,0 ± 0,2
	8,7 ± 0,6	2,3 ± 0,5	1,5 ± 0,3	1,9 ± 0,4	1,1 ± 0,2	0,4 ± 0,1
$\dot{V}_{O_2}$ (ml/100 g · min)	4,9 ± 0,4	1,10 ± 0,14	0,94 ± 0,14	0,57 ± 0,11	0,51 ± 0,07	0,31 ± 0,08
	8,7 ± 0,6	0,33 ± 0,04	0,25 ± 0,07	0,21 ± 0,02	0,15 ± 0,01	0,05 ± 0,01
Lactat/Pyruvat	4,9 ± 0,4	28,4 ± 3,2	31,6 ± 1,2	34,0 ± 1,9	36,5 ± 3,8	54,0 ± 8,2
	8,7 ± 0,6	40,6 ± 3,9	46,5 ± 3,1	50,8 ± 2,8	55,4 ± 4,2	67,2 ± 11,1

Das von Gullino u. Grantham (1961) entwickelte und von uns modifizierte Modell (Vaupel u. Mitarb., 1971) eines gewebsisoliert wachsenden Impftumors mit nur je einem zu- und abführenden Gefäß erlaubt es, unter in vivo-Bedingungen die O_2- und Glucoseversorgung des Tumorgewebes in Abhängigkeit von der Durchblutung zu untersuchen.

Eine schrittweise Reduzierung der Tumordurchblutung bis auf 15% der Ausgangsdurchblutung führt in der Gruppe der leichten Tumoren zu einer vermehrten O_2- und Glucoseausschöpfung des Blutes d. h. zu einer Zunahme der avD. Demgegenüber zeigt die Gruppe der schweren Tumoren eine durchblutungsunabhängige avD für Sauerstoff und Glucose. Wie an früher durchgeführten morphometrischen Untersuchungen (Aumüller u. Mitarb., 1971) gezeigt werden konnte, nehmen die Intercapillardistanzen von 50 auf 85 µm und die Capillarlängen von 70 auf 90 µm mit steigendem Tumorgewicht zu. Nur bei kleinen, jungen Tumoren sind noch Gewebsareale mit relativ engem Capillarnetz, d. h. einer besseren Versorgung, vorhanden, so daß eine Durchblutungsminderung durch eine vermehrte O_2- und Glucoseausschöpfung des Blutes noch teilweise kompensiert werden kann. Mit fortschreitendem Tumorwachstum nehmen die von einer Capillare versorgten Gewebsareale zu und die O_2- und Glucose-avD wird größer. Eine zusätzliche Durchblutungsminderung führt jedoch wider Erwarten zu keiner weiteren Zunahme der avD-O_2 bzw. avD-Glucose. Da kein homogenes Capillarmodell dieses Verhalten der schweren Tumoren zu deuten erlaubt, muß man annehmen, daß mit sinkender Durchblutung immer größere Tumorbereiche von der Versorgung völlig ausgeschlossen werden, während das Blut das noch versorgte Kompartiment mit der gleichen regionalen Durchblutung und damit konstanten avD passiert.

Trotz der Kompensationsmöglichkeit jungen Tumoren über die avD nimmt mit abnehmender Durchblutung die O_2- und Glucoseaufnahme in beiden Tumorgruppen ab. Die geringe Sauerstoff- und Glucoseaufnahme des Tumorgewebes und die Abnahme bei Durchblutungsreduzierung wird auf eine Verschlechterung der Versorgungsbedingungen durch die Abnahme des O_2- und Glucoseangebotes und durch die Vergrößerung der Versorgungsbezirke der einzelnen Capillaren mit zunehmendem Tumorgewicht zurückgeführt. Die schlechte Versorgungslage des Tumorgewebes wird auch aus anderen Befunden deutlich. So haben Gullino u. Mitarb. (1967) im interstitiellen Raum des Tumorgewebes nur sehr geringe Glucosekonzentrationen gefunden. Gewebs-O_2-Druckmessungen mit Mikroelektroden haben im Tumorgewebe ebenfalls nur niedrige O_2-Partialdrucke gezeigt (vgl. Cater u. Silver, 1960; Jamiesson u. van den Brenk, 1963; Cater, 1964; Kolstad, 1964) die mit fortschreitendem Tumorwachstum weiter zu niederen O_2-Drucken verlagert werden (Günther u. Mitarb., 1972). Die Versorgungsbedingungen für Sauerstoff scheinen schlechter zu sein als für Glucose, so daß im Tumorgewebe der Energiegewinn auf eine vermehrte anaerobe Glykolyse umgestellt wird, was in einer Zunahme des Lactat-Pyruvatquotienten deutlich wird (vgl. Schmidt, 1970).

Unter in vivo-Bedingungen sind die unzureichenden Versorgungsbedingungen
— vor allem eine schlechte Durchblutung und Capillarisierung des Tumorgewebes
— bei Implantationstumoren als limitierender Faktor für die Sauerstoff- und Glucoseaufnahme des Tumorgewebes anzusehen.

Literatur

Aumüller, G., Vaupel, P., Günther, H.: Etude morphologique su la vascularisation de tumeurs rénales implantées chez le rat. 56me Congr. Ass. Anatom., Nantes 1971. — Atkins, H. L., Seman, W. B., Jacox, H. W., Matteo, R. S.: Amer. J. Roentgenol. **93**, 651 (1965). — Cater, D. B., Silver, I. A.: Acta radiol. (Stockh.) **53**, 233 (1960). — Cater, D. B.: Tumori **50**, 435 (1964). — Gray, L. H., Conger, A. D., Ebert, M., Hornsey, S., Scott, O. C. A.: Brit. J. Radiol. **26**, 638 (1953). — Gullino, P. M., Grantham, F. H.: J. nat. Cancer Inst. **27**, 679 (1961).

— Gullino, P. M., Grantham, F. H., Courtney, A. H.: Cancer Res. **27**, 1031 (1967). — Günther, H., Vaupel, P., Metzger, H., Thews, G.: Z. Krebsforsch. **77**, 26 (1972). — Howard-Flanders, P., Scott, O. C. A.: Radiology **74**, 956 (1960). — Jamieson, D., van den Brenk, H. A. S.: Brit. J. Cancer **17**, 70 (1963). — Kolstad, P.: Vascularization, oxygen tension, and radiocurability in cancer of the cervix. Norwegian monographs on medical science. Oslo: Universitetsforlaget 1964. — Schmidt, C. G.: Z. Krebsforsch. **73**, 223 (1970). — Vaupel, P., Günther, H.: Pflügers Arch. **323**, 351 (1971). — Vaupel, P., Günther, H., Grote, J., Aumüller, G.: Z. ges. exp. Med. **156**, 283 (1971).

SCHULZ, V., VAUPEL, P., GÜNTHER, H., THEWS, G. (Physiol. Institut und II. Med. Klinik, Mainz): **Gesamtdurchblutung (tTBF) und regionale Gewebsdurchblutung (rTBF) isolierter Impftumoren (DS-Carcinosarkom) in vivo**

Die Wirksamkeit radiologischer und chemotherapeutischer Behandlung maligner Tumoren ist neben anderen Faktoren von deren Durchblutungsgröße abhängig. Neben dem O_2-Verbrauch und der Capillarmorphometrie des Tumorgewebes bestimmt unter anderem der jeweilige O_2-Antransport über die Durchblutung die im neoplastischen Gewebe vorliegende O_2-Partialdruckverteilung, von der die Strahlenempfindlichkeit der Tumoren abhängig ist [1, 3, 4, 9]. Ebenso limitiert die Durchblutung den Effekt cytostatischer Behandlung, wenn man eine konzentrationsabhängige Wirksamkeit voraussetzt.

Da bisher nur wenige quantitative Angaben über den Parameter Tumordurchblutung vorliegen [6, 7, 8], haben wir entsprechende Untersuchungen durchgeführt, um ihre mögliche Wertigkeit in der Tumorbehandlung besser abschätzen zu können.

Die Versuche wurden an Albinoratten (Sprague-Dawley F. W. 49, Biberach) durchgeführt. Nach einer von Gullino u. Grantham [5] angegebenen, von uns modifizierten Methode [13] wurde jeweils die linke Niere der Versuchstiere mit DS-Carcinosarkomzellen beimpft. Nach in der Regel 7 bis 8 Tagen war die Niere vollkommen von dem infiltrierend wachsenden Tumorzellen ersetzt. Zu- und abführende Gefäße des gewebsisoliert gewachsenen Tumors waren ausschließlich die ehemalige Art. und V. renalis. Das nach Kanulierung aus der Tumorvene ausfließende Blut wurde druck- und volumenkonstant über ein Pumpensystem in die V. jugularis des Tieres zurückgeführt. Die Bestimmung der Tumorgesamtdurchblutung (tTBF) erfolgte bei konstanten Durchblutungsverhältnissen über eine geeichte Meßcapillare. Gleichzeitig wurde an verschiedenen Stellen der Tumoroberfläche die regionale Gewebsdurchblutung (rTBF) mit Hilfe der Kr-85- Inertgas-Clearance gemessen. Der diffusible Indikator Kr 85 wurde nach der Originalmethode von Ingvar u. Lassen [10] über einen in die Aorta eingebundenen Katheter infundiert bis das Tumorgewebe aufgesättigt war. Der Aktivitätsverlauf bis zum Erreichen eines Gleichgewichts und die folgende Auswaschkurve konnten mit Hilfe eines Halbleiterdetektors und eines Ratemeters auf einem Kompensationslinienschreiber verfolgt werden. Die linear geschriebenen Clearancekurven wurden auf halblogarithmisches Papier übertragen, die Zeitkonstanten aus dem initialen Abfall der Kurven bestimmt und nach Ingvar u. Lassen [10] die regionale Gewebsdurchblutung ermittelt. Die Clearancekurven einer gesunden und einer von Tumorgewebe ersetzten Rattenniere sind in Abb. 1 gegenübergestellt. Die Injektionstechniken beider Ein- bzw. Auswaschkurven sind unterschiedlich. Die Registrierung der Clearancekurve über der Nierenrinde erfolgte nach Stoßinjektion des Indikators [15], ein Verfahren, das bei schlecht durchbluteten Organen nicht angewandt werden kann, da auch bei hoher Aktivität des Indikators zu große Injektionsvolumina notwendig sind. Es wurde daher zur Messung der regionalen Tumordurchblutung Kr 85 infundiert. Aus dem Verlauf der Auswaschkurven kann man für das Wirtsorgan (Cortex renalis) bei einer Halbwertszeit der logarithmierten Kurve von 10,6 sec eine regionale Durchblutung von 392 ml/100 g · min errechnen. Nach Ersatz des Wirtsorgans durch die infiltrierend und destruierend wachsenden Tumorzellen sinkt die regionale Durchblutung sehr stark ab. Die Halbwertszeit der logarithmierten Kurve steigt auf 6,0 min an, was bei diesen 7 g schweren, 12 Tage alten Tumor eine regionale Tumordurchblutung von 12,4 ml/100 mg · min ergibt.

In Abb. 2 sind die jeweiligen Werte der regionalen Gewebsdurchblutung (rTBF) in Abhängigkeit vom Gewicht der Tumoren aufgetragen (verglichen werden diese Werte mit der Tumorgesamtdurchblutung tTBF; gestrichelte Mittelwertskurve). Es ist zu erkennen, daß die Tumorgesamtdurchblutung eine auffällige Gewichtsabhängigkeit zeigt. Jüngere, leichte Tumoren weisen in der Regel eine viel höhere Durchblutung auf als ältere, schwere Tumoren. Die Tumorgesamtdurchblutung fällt von etwa 28 ml/100 g · min bei leichten Tumoren schnell auf Werte von 8 bis 12 ml/100 g · min, denen Tumoren mit einem Gewicht von 6 bis 8 g zuzuord-

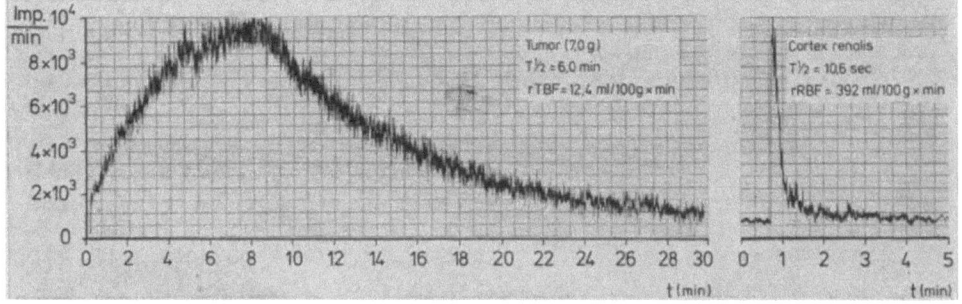

Abb. 1. Originalregistrierungen von Kr 85-Auswaschkurven zur Bestimmung der regionalen Tumordurchblutung rTBF (linke Bildhälfte) und vergleichsweise der regionalen Nierendurchblutung rRBF (rechte Bildhälfte). Neben der Unterschiedlichkeit der Injektionstechniken wird besonders die Differenz des Clearanceeffektes und hiermit der regionalen Gewebsdurchblutung deutlich

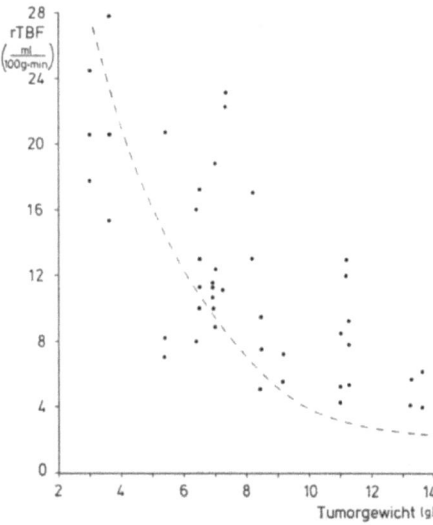

Abb. 2. Veränderungen der regionalen Tumordurchblutung (rTBF) mit zunehmendem Tumorgewicht. Neben einer starken Inhomogenität der Mikrozirkulation fällt vor allem eine deutliche Gewichtsabhängigkeit auf. Verglichen werden dabei die regionale Tumordurchblutung mit der Mittelwertkurve der Tumorgesamtdurchblutung tTBF (gestrichelte Kurve)

nen sind, um dann bei schweren Tumoren bis zu 14 g weiter geringfügig abzusinken. Die an unterschiedlichen Orten der Tumoroberfläche gemessenen regionalen Gewebsdurchblutungen streuen stark um die jeweilige Tumorgesamtdurchblutung. Die regionale Gewebsdurchblutung der Tumoren ist nicht gleichförmig, sondern über den Tumor verteilt sehr inhomogen. Die einzelnen Werte, die jeweils bei identischer Tumorgesamtdurchblutung registriert wurden, differieren z. T. um den Faktor 2. Trotzdem ist, verfolgt man die Punkteschar, auch im Bereich der Mikrozirkulation die Gewichtsabhängigkeit der Durchblutung erhalten.

Nach diesen Befunden, die Untersuchungen von Gullino u. Grantham [7], Cataland et al. [2], Gump u. White [8] und Wollman u. Reed [14] bestätigen, weisen zumindest Implantationstumoren eine charakteristische niedrige Durchblutung auf, die gewichtsabhängige aber unabhängig vom histologischen Typ und der Wachstumsgeschwindigkeit des Tumors sein soll. Der Inhomogenitätsgrad der Durchblutung in verschiedenen Tumorarealen ist dabei sehr groß. Eine Erklärung für die im Vergleich zu parenchymatösen Organen niedrige Tumordurchblutung und deren Gewichtsabhängigkeit bietet das Verhalten des Capillarsystems während des Tumorwachstums. Schon bei jungen, leichten Tumoren ist das sog. prozentuale Capillarvolumen gegenüber dem Wirtsorgan (Cortex renalis) um fast das dreifache erniedrigt [11, 12]. Mit steigendem Tumorgewicht fällt das prozentuale Capillarvolumen von etwa 3 Vol-% bis auf einen Wert von 0,5 Vol-% ab. Der Tumor bildet kein eigenes Capillarnetz, sondern er übernimmt das des Wirtsorgans und weitet dieses im Sinne einer allgemeinen Gefäßreduktion lediglich durch sein expansives Wachstum so aus, daß die gewichtsbezogene Durchblutung abnehmen muß.

Wenn sich auch diese Ergebnisse nicht ohne weiteres auf alle spontan wachsenden Tumoren übertragen lassen, so kann jedoch die Tatsache einer allgemein geringen Tumordurchblutung in der humanen Onkologie unter Umständen eine mangelnde Strahlensensibilität oder einen fehlenden cytostatischen Effekt erklären. Zum anderen muß man bei der von uns festgestellten Inhomogenität der Durchblutungsverteilung lokale Unterschiede in der Ansprechbarkeit in Betracht ziehen.

Literatur

1. Atkins, H. L., Seaman, W. B., Jacox, H. W., Matteo, R. S.: Amer. J. Roentgenol. **93**, 651 (1965). — 2. Cataland, S., Cohen, C., Sapirstein, L. A.: J. nat. Cancer Inst. **29**, 389 (1962). — 3. Cater, D. B., Silver, J. A.: Acta radiol. (Stockh.) **53**, 233 (1960). — 4. Gray, L. H., Conger, A. D., Ebert, M., Hornsey, S., Scott O. C. A.: Brit. J. Radiol. **26**, 638 (1953). — 5. Gullino, P. M., Grantham, F. H.: J. nat. Cancer Inst. **27**, 679 (1961). — 6. Gullino, P. M., Grantham, F. H.: J. nat. Cancer Inst. **27**, 1465 (1962). — 7. Gullino, P. M., Grantham, F. H.: J. nat. Cancer Inst. **28**, 211 (1962). — 8. Gump, F. E., White, R. L.: Cancer **21**, 871 (1968). — 9. Howard-Flanders, P., Scott, O. C. A.: Radiologie **74**, 956 (1960). — 10. Ingvar, D. H., Lassen, N. A.: Acta physiol. scand. **54**, 325 (1962). — 11. Kügelgen, A. v., Braunger, B.: Z. Zellforsch. **57**, 766 (1962). — 12. Schulz, V., Vaupel, P., Aumüller, G., Schwarz, W., Günther, H., Thews, G.: (in Vorbereitung). — 13. Schwarz, W., Schulz, V., Kersten, M., Wörz, R., Vaupel, P.: Z. Krebsforsch. **75**, 161 (19171). — 14.Wollman, S. H., Reed, F. E.: J. nat. Cancer Inst. **31**, 1479 (1963). — 15. Zierler, K. E.: Circulat. Res. **16**, 309 (1965).

BECKER, G., DECKNER, K., HORNUNG, C., KUYTZ, U. [Innere Klinik und Poliklinik (Tumorforschung) am Klinikum Essen der Ruhr-Universität Bochum]: **Szintigraphische Tumordiagnostik mit 67-Galliumcitrat**

In dem Bestreben, einen weitgehend tumorspezifischen Indikator für szintigraphische Untersuchungen zu finden, wurden zahlreiche Substanzen geprüft. Eine Zufallsbeobachtung von Edwards u. Hayes ließ erhoffen, daß man in Radiogallium eine derartige Substanz gefunden habe. Diese Hoffnung hat sich in dem erwarteten Umfang nicht bestätigt. Trotzdem stellt die Galliumszintigraphie eine wertvolle Hilfe für die onkologische Diagnostik und Therapieplanung dar, wenn man die Ergebnisse mit der notwendigen Kritik und unter Berücksichtigung des klinischen Bildes interpretiert.

Man kann heute sagen, daß 67-Galliumcitrat kein tumorspezifischer Indikator ist. Unsere biochemischen Untersuchungen, über die bereits mehrfach berichtet wurde, zeigen, daß fast jede Zelle des Körpers in der Lage ist, Gallium in unterschiedlicher Konzentration im Cytoplasma anzureichern. Allerdings zeichnen sich Tumorzellen durch eine besonders hohe Anreicherungsrate bis zum 30fachen der Umgebungskonzentration aus. Dabei fanden wir bei verschiedenen Linien derselben Tumorart beträchtliche Unterschiede. Gelegentlich ergeben auch entzündliche Prozesse, wie z. B. bei Abscessen und tuberkulösen Herden, szintigraphisch erkennbare Anreicherungsquoten. Ein positives Galliumszintigramm darf also nicht ohne weiteres mit der Diagnose eines malignen Prozesses gleichgesetzt werden. Andererseits schließt ein negatives Galliumszintigramm das Vorliegen eines Malignoms nicht aus. Da außerdem das Auflösungsvermögen der Szintigraphiegeräte begrenzt ist und Herde von einer Mindestgröße über 2 cm Durchmesser mit den Routinegeräten erst erkennbar sind, kann die Galliumszintigraphie kein Mittel der Frühdiagnostik sein.

Welche Bedeutung kommt nun der positiven Tumorszintigraphie mit 67-Ga-Citrat zu ?

Nach unseren Erfahrungen an nunmehr knapp 200 Patienten dürfen wir in Übereinstimmung mit anderen Autoren feststellen, daß bei einem nicht ausgewählten Patientenkollektiv etwa 70% aller unbehandelten Tumorträger ein positives Szintigramm ergeben. Dabei hatten wir die höchste Trefferquote bei Bronchialcarcinomen und lymphoretikulären Systemerkrankungen. Die niedrigste Rate positiver Szintigramme fanden wir bei Malignomen des Magen-Darmkanals und des Urogenitaltraktes.

Im Falle einer positiven Tumordarstellung mit 67-Ga ist es möglich, die Größe des Primärtumors und den Grad der Metastasierung ohne das Risiko einer aggressiven Diagnostik festzustellen.

Bei den lymphoretikulären Systemerkrankungen, Morbus Hodgkin, Lymphosarkom und Reticulosarkom, ist diese Feststellung im Hinblick auf die Therapieplanung von besonderer Bedeutung. Bei Patienten mit Mediastinalverbreiterung und oberer Einflußstauung üben wir bezüglich der Lymphographie Zurückhaltung, da wir mehrmals Zwischenfälle in Form einer Ateminsuffizienz oder eines Lungenödems beobachtet haben. Hier beginnen wir sofort mit der oberen Abschnittsbestrahlung und holen nach Möglichkeit die Lymphographie später nach.

Unter bestimmten Umständen kann man aber bei diesem Vorgehen wertvolle Zeit verlieren. Bei zwei Patienten mit Morbus Hodgkin, die histologisch als Typ VI-retikuläre Form mit lymphocytärer Depletion nach Lukes zu klassifizieren waren, kam es noch während der oberen Abschnittsbestrahlung zu einem rapiden Fortschreiten der Lymphogranulomatose in den anderen Regionen.

Mit Hilfe der 67-Ga-Szintigraphie hätte man höchstwahrscheinlich den weiteren Befall der abdominalen Lymphknoten erkannt und den Patient zumindest in Stadium III einstufen müssen. Sicher wäre ein besserer Erfolg erzielt worden, wenn man nach Beseitigung der Einflußstauung sofort cytostatisch behandelt hätte.

Ähnliche Beobachtungen konnten wir auch bei Patienten mit Lympho- und Reticulosarkom machen.

Um optimale Szintigramme zur Stadieneinteilung zu erhalten, bedienen wir uns folgender Methodik.

Nach Injektion von 2 mCi 67-Ga-Citrat wird zwischen dem 2. und 2. Tag die maximale Speicherungsrate Tumor Umgebung erreicht.

Abb. 1a zeigt den Verlauf des Anreicherungsquotienten Zelle : Umgebenden Medium im Tierversuch.

Abb. 1 b, c u. d zeigen die Verlaufsszintigramme bei einer Patientin mit Lymphosarkom, 24, 48 und 72 Std nach Galliuminjektion. Man erkennt deutlich, wie sich die befallenen Lymphknotenregionen aus einer zunächst diffusen Aktivitätsverteilung mit fortschreitender Zeit herausheben. Zur Szintigraphie des Abdomens sind besondere Vorbereitungen notwendig, da Radiogallium sowohl im Harn als auch durch den Stuhl ausgeschieden wird.

Jousif konnte zeigen, daß die störenden abdominalen Aktivitätsanreicherungen nicht durch eine Einlagerung von Gallium in das Darmgewebe hervorgerufen werden, sondern Ausdruck der Stuhlradioaktivität sind. Aus diesem Grund verabreichen wir den Patienten nach der

Gallium-Injektion täglich Laxantien und reinigen den Darm vor der Szintigraphie durch einen hohen Einlauf.

Abb. 2a zeigt das Szintigramm des Abdomens ohne die genannten Maßnahmen. Man erkennt deutlich den Verlauf des Colons.

Abb. 2b zeigt ein normales Szintigramm des Abdomens nach vorausgegangener Darmreinigung.

Der 58jährige Pat., bei dem histologisch ein Lymphosarkom festegestellt worden war, kam in einem sehr schlechten Allgemeinzustand mit hochgradiger Atemnot und oberer Einflußstauung zur Aufnahme. Wir begannen sofort mit der Bestrahlung der Mediastinalverbreiterung und der Halslympnome. Nach Eintritt einer leichten Besserung des Zustandes führten wir eine Galliumszintigraphie durch. Zunächst war geplant, die axillären Herde und den inguinalen Herd strahlentherapeutisch anzugehen. Es kam jedoch bereits während der Bestrahlung der Halsregion und des Mediastinums zu einer Größenzunahme der axillären und inguinalen Lymphknoten. Das Galliumszintigramm zeigte weiterhin einen Befall der paraaortalen und parailiacalen Lymphknoten sowie eine isolierte Aktivitätsanreicherung im rechten Leberlappen, die signifikant höher ist als in den übrigen Leberregionen. Ein gleichzeitig geschriebenes Radiogoldszintigramm ergab in diesem Bezirk einen deutlichen Defekt. Wir mußten also eine Generalisation des Prozesses annehmen und begannen nach Beseitigung der Einflußstauung sofort mit der kombinierten Chemotherapie (Vincristin, Endoxan, Methotrexat und Prednison). Bereits nach zwei Kursen waren die prominenten Lymphknoten eingeschmolzen und das Allgemeinbefinden des Patienten hatte sich soweit gebessert, daß die weitere Chemotherapie ambulant durchgeführt werden konnte.

Das nächste Dia zeigt das Galliumszintigramm eines 32jährigen Patienten, der seit 1968 immer wieder über Schmerzen und Schwellungen des rechten Hodens geklagt hatte. Im Juli 1971 traten diese Beschwerden erneut auf. Einweisung in eine Urologische Klinik. Am 20. 8. 1971 wurde die Semikastratio rechts wegen Verdachts auf Nebenhodentuberkulose vorgenommen. Histologisch ergab sich am Hoden außer einer intestitiellen Fibrose kein pathologischer Befund. Am 10. 12. 1971 bemerkte der Patient eine Lymphknotenschwellung links supraclaviculär. Am 30. 12. wurde der Lymphknoten entnommen. Die histologische Untersuchung ergab die Metastase eines zellreichen malignen Tumors, der sich nicht sicher klassifizieren ließ. Der Patient wurde uns zur weiteren Klärung der Diagnose am 25. 1. 1972 überwiesen. Er befand sich in einem sehr schlechten Allgemeinzustand. Man tastete Lymphome supraclaviculär. Die Röntgenuntersuchung der Thoraxorgane ergab keinen pathologischen Befund. Im Abdomen tastete man höckerige Resistenzen. Es bestand eine Anämie von 9 g-% Hb. BSG 65/106. LDH auf 2422 E erhöht. Die Galliumszintigraphie zeigte eine ausgedehnte Aktivitätsanreicherung im Abdomen, außerdem einen Herd im oberen Mediastinum und links supraclaviculär. Eine zweite PE aus den Halslymphknoten ergab histologisch die Diagnose „Reticulosarkom". Mit Hilfe der Galliumszintigraphie konnte der Abdominaltumor gut eingestellt werden. Wir ließen ihn mit 2000 r bestrahlen. Es kam zu einer deutlichen Verkleinerung des Abdominaltumors, während die Halslymphknoten eine Wachstumstendenz zeigten. Aus diesem Grund schlossen wir sofort eine kombinierte Chemotherapie mit Vincristin, Endoxan, Methotrexat und Prednison an. Bereits nach einem Kurs zu zwei Stößen kam es zu einem Anstieg der Hb-Werte auf 12,3 g-% ohne zusätzliche Bluttransfusion und zu einem Abfall der BSG auf 15/28 und die LDH sank auf 144 E ab. Auch dieser Patient konnte zur ambulanten Chemotherapie entlassen werden.

Bei dem nächsten Pat. handelt es sich um einen Morbus Hodgkin, der vor 2 Jahren mit einer Abschnittsbestrahlung behandelt wurde. Es kam jetzt zu einer B-Symptomatik mit Fieber und Juckreiz und zum Auftreten humoraler Aktivitätszeichen mit Anämie, α_2-Globulinerhöhung, BSG-Beschleunigung, Erniedrigung des Serumeisens und Erhöhung des Kupferspiegels im Serum. Das Röntgenbild zeigte eine Verdichtung im rechten Oberfeld, die zunächst als Strahlenreaktion gedeutet wurde.

Das nächste Dia zeigt das Galliumszintigramm. Wir finden in dem Bereich dieser röntgenologisch sichtbaren Verdichtung eine deutliche Aktivitätsanreicherung, die als Hodgkinbefall zu deuten ist. Nach unseren Erfahrungen zeigt eine reine Strahlenfibrose keine Galliumanreicherung.

Die Serie dieser Patienten, bei denen die Galliumszintigraphie die Ausdehnung der Systemerkrankung erkennen ließ oder röntgenologisch nicht erkennbare Herde aufdeckte, ließe sich noch weiter fortführen.

Zusammenfassend kann man aus diesen Erfahrungen feststellen, daß die Galliumszintigraphie in Zusammenhang mit dem histologischen Bild und dem klinischen Befund geeignet ist, die Stadieneinteilung einer lymphoretikulären Systemerkrankung weiter zu sichern. Sie ergänzt die röntgenologische Exploration. Bei Patienten, bei denen eine Lymphographie nicht durchführbar ist, gibt die

Galliumszintigraphie Auskunft über den Befall der abdominalen Lymphknoten. Mit ihrer Hilfe wird die Entscheidung, ob man allein eine Strahlentherapie durchführt oder ob man gezwungen sein wird, frühzeitig eine Chemotherapie einzuleiten, erleichtert. Bei kritischer Beurteilung der Ergebnisse stellt die Galliumszintigraphie eine wertvolle Ergänzung der Diagnostik lymphoretikulärer Systemerkrankungen dar.

(Abbildungen nicht eingegangen.)

GLAUBITT, D., SCHNEIDER, J., MARX, E., SCHÄFER, H., GERHARTZ, H., EIGENBROD, R. (Nuclearmed. Abt. und Hämatol.-onkol. Abt. der Med. Klinik im Klinikum Westend der Freien Universität Berlin): **Knochenmarkszintigramme bei Kranken mit Retothelsarkom**

Die Knochenmarkszintigraphie mit radioaktiv markierten Kolloiden ermöglicht Aussagen über die Ausdehnung und das Volumen sowie gleichzeitig über die Funktion des phagozytierenden reticuloendothelialen Systems (= RES) im Knochenmark. Kolloidales ^{198}Au oder ^{99m}Tc-Schwefelkolloid reichern sich in diesem Anteil des Knochenmarks erheblich stärker an als in dem blutbildenden Anteil, dessen Szintigraphie mit dem heute in erster Linie verfügbaren Radioisotop ^{59}Fe wegen der hohen Strahlenbelastung nur ausnahmsweise gerechtfertigt erscheint. In diesem Zusammenhang ist zu erwähnen, daß nach i.v. Injektion von ^{59}Fe-Eisencitrat und ^{99m}Tc-Schwefelkolloid die räumliche Verteilung der Radioaktivität im menschlichen Knochenmark einander sehr ähnlich sein kann (Nelp u. Bower, 1969). Im folgenden soll nur von der Szintigraphie des RES-haltigen Anteils im menschlichen Knochenmark die Rede sein. Bisher erschienen wenige Mitteilungen über die Knochenmarkszintigraphie mit kolloidalem ^{198}Au (Edwards u. Mitarb., 1964) und ^{99m}Tc-Schwefelkolloid [Atkins u. Mitarb., 1966 (1, 2); Nelp u. Bower, 1969; Fischer u. Mitarb., 1971]. Ursachen für die bis jetzt geringe Anwendung dieser Methode sind die erhebliche Strahlenbelastung durch Radiogoldkolloid und das Fehlen eines rasch herstellbaren, für die Knochenmarkszintigraphie geeigneten Präparates von ^{99m}Ts-Schwefelkolloid.

Nachdem erstmals zur Herstellung von ^{99m}Tc-Schwefelkolloid — mit einem Anteil ausreichend kleiner kolloidaler Teilchen (Marx u. Glaubitt, 1971) — ein Besteck mit vorgegebenen Mengen pyrogenfreier und steriler Reagentien in den Handel gebracht worden war, nahmen wir mit diesem Präparat und zum Vergleich außerdem mit kolloidalem ^{198}Au Knochenmarkszintigramme bei Kranken mit Retothelsarkom vor. Bei den unter einer medikamentösen Behandlung stehenden Kranken waren Ausdehnung, Volumen und Funktion des RES-Anteils des Knochenmarks von Interesse.

Methodik

Wir untersuchten 4 Patienten und 3 Patientinnen im Alter von 52 bis 69 Jahren, bei denen 5 bis 41 Monate lang ein Retothelsarkom bekannt war. 3 Patienten und 1 Patientin wurden mit Cyclophosphamid behandelt, sämtliche Kranken mit Vinblastinsulfat. Zur Zeit der Knochenmarkszintigramme betrug im Blut der Kranken die Hämoglobinkonzentration durchschnittlich 13,4 g/100 ml (Extremwerte: 12,4 bis 14,2 g/100 ml), die Erythrocytenzahl durchschnittlich 4,08 Millionen/mm³ (Extremwerte: 3,70 bis 4,70 Millionen/mm³), die Leukocytenzahl durchschnittlich 3900/mm³ (Extremwerte: 2200 bis 5300/mm³) und die Thrombocytenzahl durchschnittlich 162000/mm³ (Extremwerte: 128000 bis 216000/mm³). Die Knochenmarkszintigramme mit ^{99m}Tc-Schwefelkolloid (unter Verwendung von Technetope und Tesuloid; E. R. Squibb & Sons, Inc., New Brunswick, N.J., USA, beziehungsweise Chemische Fabrik von Heyden, München 19) begann 30 bis 60 min nach i.v. Injektion von 8 bis 10 mCi dieses Präparates. Weitere Knochenmarkszintigramme erfolgten 60 min nach i.v. Injektion von 1 mCi kolloidalem ^{198}Au mit einer mittleren Teilchengröße von 5 nm (= 50 Å), in Einzelfällen auch mit einer mittleren Teilchengröße von 30 nm (Farbwerke Hoechst AG, Frankfurt-

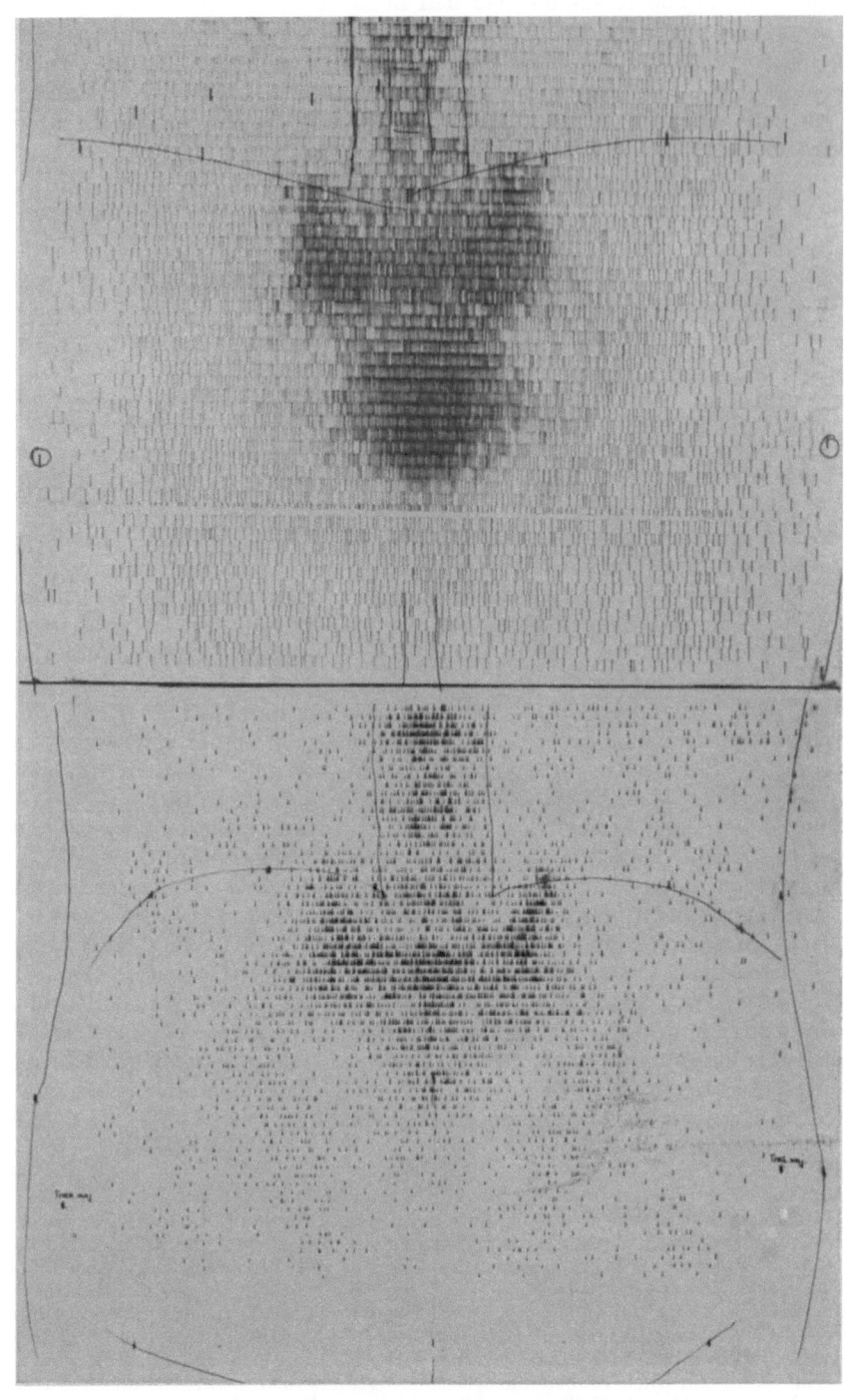

Abb. 1. Normales Knochenmarkszintigramm. Oben: mit ^{99m}Tc-Schwefelkolloid, unten: mit kolloidalem ^{198}Au

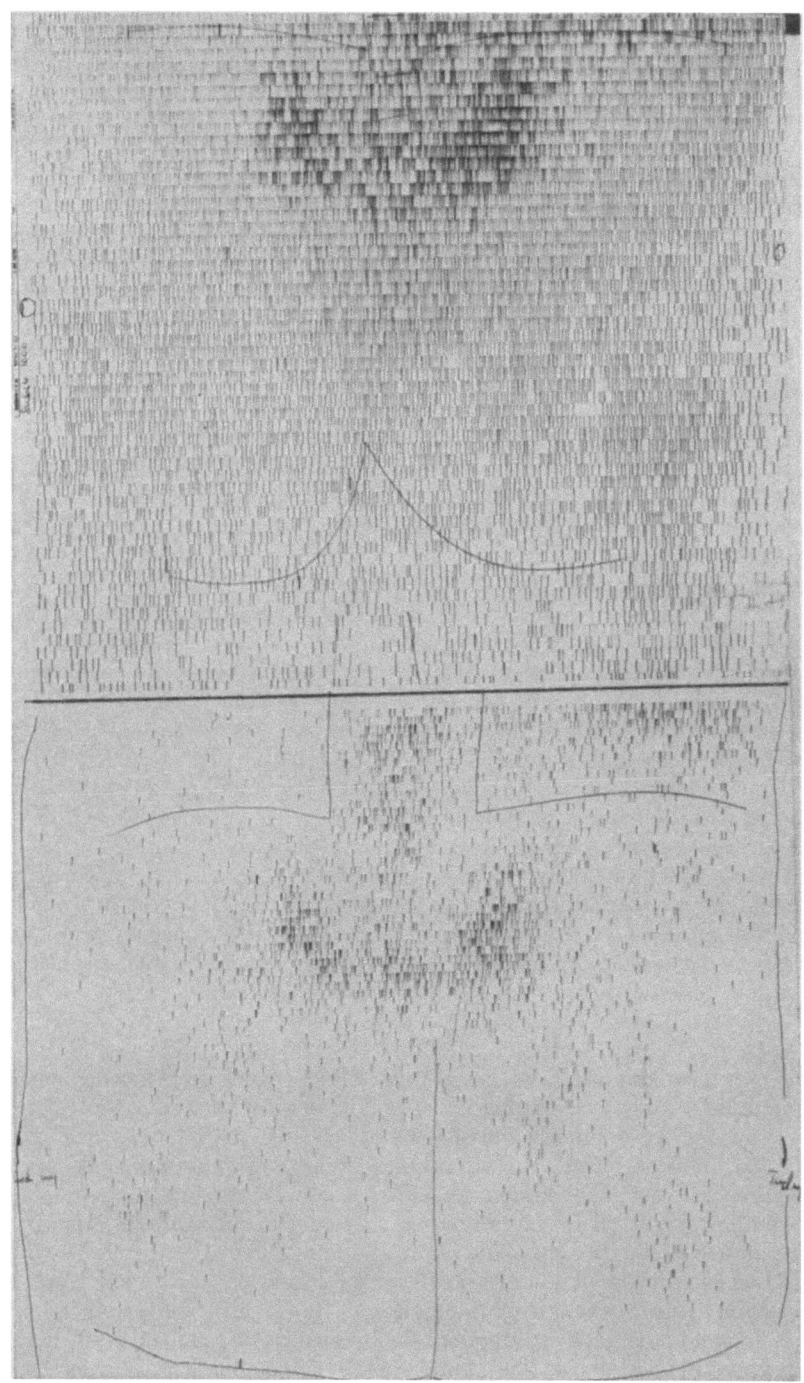

Abb. 2. Knochenmarkszintigramm bei einem Pat. mit Retothelsarkom. Oben: mit ^{99m}Tc-Schwefelkolloid, unten: mit kolloidalem ^{198}Au

Höchst). Die Knochenmarkszintigramme wurden in Bauchlage sowie manchmal außerdem in Rückenlage der Untersuchten im Bereich des Kreuzbeins und der übrigen Beckenknochen, der caudalen Lendenwirbel, des proximalen Drittels beider Femora und vereinzelt des cranialen Drittels des Brustbeins angefertigt. Wir verwendeten den Szintigraphen FHT 807 A (Berthold-Frieseke GmbH, Karlsruhe-Durlach) mit einem 5 × 2-Zollkristall und einem fokussierenden Kollimator Nr. 7).

Ergebnisse

Normalerweise sind auf den Knochenmarkszintigrammen mit ^{99m}Tc-Schwefelkolloid das Kreuzbein und die caudalen Lendenwirbel zu erkennen, angedeutet auch das übrige knöcherne Becken; eine deutlich bessere Darstellung des knöchernen Beckens, vor allem des Kreuzbeins, sowie der caudalen Lendenwirbel und des proximalen Teils der Femora erhält man auf Knochenmarkszintigrammen mit Radiogoldkolloid (Abb. 1). Diese Unterschiede bei der Anwendung von ^{99m}Tc-Schwefelkolloid und kolloidalem ^{198}Au zeigen sich auch bei unseren Kranken, doch ist hier ausnahmslos die im RES-Anteil des Knochenmarks angereicherte Radioaktivität in unterschiedlichem Ausmaß geringer als normalerweise (Abb. 1). Bei Gesunden und Kranken erscheint zuweilen etwa 30 min oder später nach i.v. Injektion von ^{99m}Tc-Schwefelkolloid Radioaktivität im Bereich der Blase (s. Abb. 1 oben u. 2 oben); sie ist nach Wasserlassen nicht mehr nachweisbar und kommt offensichtlich durch renal ausgeschiedenes ^{99m}Tc zustande. Auch bei Rückenlage der Kranken liefert die Knochenmarkszintigraphie mit kolloidalem Radiogold ein genaueres Bild als die mit ^{99m}Tc-Schwefelkolloid; vereinzelt stellt sich der RES-Anteil des Knochenmarks im Bereich des Darmbeins und Schambeins nach ^{99m}Tc-Schwefelkolloid in größerer Ausdehnung dar als nach kolloidalem ^{198}Au. Während Knochenmarkszintigramme mit ^{99m}Tc-Schwefelkolloid verhältnismäßig dicht über dem Beckenkamm und nach cranial bis zum Corpus sterni die in der Leber gespeicherte Radioaktivität erkennen lassen, ist dieses Organ bei Anwendung von Radiogoldkolloid erheblich besser abgrenzbar. Im cranialen Bereich des Brustbeins reichert sich bei Knochenmarkszintigrammen nur wenig Radioaktivität an, so daß diagnostische Aussagen nicht möglich sind. Im Bereich des proximalen Drittels beider Oberschenkel erfolgt bei Gesunden und Kranken eine geringe Speicherung von Radioaktivität, dieser Bereich ist jedoch nach i.v. Injektion von Ragiogoldkolloid stärker sichtbar als nach Verabreichung von ^{99m}Tc-Schwefelkolloid. Knochenmarkszintigramme mit kolloidalem ^{198}Au liefern bei einer mittleren Größe der kolloidalen Teilchen von 5 nm eine genauere topographische Darstellung als bei einer mittleren Teilchengröße von 30 nm.

Diskussion

Bei den Kranken mit Retothelsarkom ist auf Grund der Knochenmarkszintigramme mit ^{99m}Tc-Schwefelkolloid oder kolloidalem ^{198}Au eine pathologische Verminderung der Ausdehnung und des Volumens des RES-Anteils des Knochenmarks bei gleichzeitiger Einschränkung seiner Speicherfähigkeit gegenüber kolloidalen Teilchen anzunehmen. Es läßt sich schwer abschätzen ob diese Befunde der Grundkrankheit allein zuzuschreiben sind oder darüber hinaus Auswirkungen der medikamentösen Therapie, die unter anderem zu einer mäßigen Verringerung der durchschnittlichen Leukocytenzahl im Blut geführt hat. Trotz verminderter Speicherung von Radioaktivität bei Knochenmarkszintigrammen mit ^{99m}Tc-Schwefelkolloid oder Radiogoldkolloid im Bereich des Kreuzbeins fällt bei mehreren Kranken die gesteigerte Aufnahme von 99^mTc im Bereich des Darmbeins und Schambeins auf, so daß in diesen Teilen des knöchernen Beckens eine Ausbreitung des RES-Anteils des Knochenmarks in Betracht kommt. Unsere Ergebnisse liefern keinen Anhalt für eine zentrifugale Ausbreitung des roten Marks im Bereich der Femora. In diesem Zusammenhang ist die Altersabhängigkeit der Ausdehnung des Knochenmarks (Burkhardt u. Demmler, 1969) zu berücksichtigen.

Bei dem von uns benutzten ^{99m}Tc-Schwefelkolloid sind die erhebliche Anreicherung von Radioaktivität in der Leber und die stellenweise unzureichende Darstellung des RES-Anteils des Knochenmarks nachteilig. Im Vergleich zum ^{99m}Tc-Schwefelkolloid erlaubt kolloidales ^{198}Au genauere Aussagen über Ausdehnung, Volumen und Funktion des RES-Anteils des Knochenmarks, bedingt jedoch eine erheblich höhere absorbierte Strahlendosis. Aus Strahlenschutzgründen haben wir eine für Knochenmarkszintigramme sehr niedrige Dosis von Radiogoldkolloid gewählt. Verständlicherweise werden mit unserem Präparat (mittlere Teilchengröße 5nm) nur verhältnismäßig grobe topographische Veränderungen erfaßt. Edwards u. Mitarb. (1964) konnten bei ausgewählten Kranken mit jeweils 2,5 mCi kolloidalem Radiogold den RES-Anteil im Knochenmark gut darstellen; sie hatten keinen Anhalt für frühe Strahlenschäden der Untersuchten, wiesen jedoch ausdrücklich auf die hohe Strahlenbelastung hin. Eine erhöhte Speicherung von kolloidalem ^{198}Au im Knochenmark erfolgt bei manchen Kranken mit Lebercirrhose (McAfee u. Mitarb., 1965; Bekermann u. Gottschalk, 1971) oder Krankheiten des blutbildenden Systems (Bekermann u. Gottschalk, 1971).

Es ist zu hoffen, daß die Weiterentwicklung von ^{99m}Tc-Schwefelkolloiden, möglicherweise auch von Kolloiden des ^{113m}In (Adatepe u. Mitarb., 1971), zu Verbesserungen der Knochenmarkszintigraphie führt, da nach i.v. Injektion dieser Verbindungen die absorbierte Strahlendosis im Organismus sehr niedrig ist. Fischer u. Mitarb. (1971) erzielten wertvolle Ergebnisse mit einem ^{99m}Tc-Schwefelkolloid, das unter Zusatz von stabilem Rhenium zur Herabsetzung der Partikelgröße hergestellt worden war. Die Knochenmarkszintigraphie mit ^{99m}Tc-Schwefelkolloid oder Radiogoldkolloid bereichert jedoch schon heute die Diagnostik, wie auch an unseren Untersuchungen an Kranken mit Retothelsarkom deutlich wird.

Zusammenfassung

Bei 4 Patienten und 2 Patientinnen im Alter von 52 bis 69 Jahren mit medikamentös behandeltem Retothelsarkom wurden Knochenmarkszintigramme mit ^{99m}Tc-Schwefelkolloid oder kolloidalem ^{198}Au angefertigt. Bei allen Kranken ergaben sich mit beiden kolloidalen Präparaten Hinweise auf eine pathologische Verminderung der Ausdehnung und des Volumens sowie der Funktion des phagozytierenden RES-Anteils des Knochenmarks. ^{99m}Tc-Schwefelkolloid und kolloidales Radiogold ergänzen sich hierbei in ihrer diagnostischen Aussage.

Literatur

Adatepe, M. H., Welch, M., Evens, R. G., Potchen, E. J.: Amer. J. Roentgenol. 112, 701 (1971). — Atkins, H. L., Richards, P., Schiffer, L.: (1) Nucl. Applications 2, 27 (1966). — Atkins, H. L., Schiffer, L., Greenberg, M. L., Richards, P.: (2) J. nucl. Med. 7, 346 (1966). — Bekermann, C., Gottschalk, A.: J. nucl. Med. 12, 237 (1971). — Burkhardt, R., Demmler, K.: Z. Geront. 2, 263 (1969). — Edwards, C. L., Andrews, G. A., Sitterson, B. W., Kniseley, R. M.: Blood 23, 741 (1964). — Fischer, J., Brod, K. H., Gamm, H., Wolf, R.: Verh. dtsch. Ges. inn. Med. 77, 409 (1971). — Marx, E., Glaubitt, D.: Kinetische Untersuchungen der initialen Verteilung von ^{99m}Tc-Schwefelkolloid unter besonderer Berücksichtigung des RES. 9. Jahrestagung Ges. Nuclearmed., Antwerpen 1971 (im Druck). — McAfee, J. G., Ause, R. G., Wagner, H. N., Jr.: Arch. intern. Med. 116, 95 (1965). — Nelp, W. B., Bower, R. E.: Blood 34, 276 (1969).

HENGST, W. (Med. Klinik des Akademischen Krankenhauses Nordwest, der Stiftung Hospital zum Heiligen Geist, Frankfurt a. M.): **Klinische Erfahrungen in der Knochenmetastasensuche mit Radionukliden in der Inneren Medizin**

Bereits seit mehr als 10 Jahren kennt man in der Nuclearmedizin die Anwendung knochensuchender Radionuklide. Bauer, Charkes, Sklarogg und Corey [1, 31, 32, 36, 37] wiesen auf die Möglichkeit der Darstellung von Knochenumbauzonen hin. Später untersuchten sie und andere Autoren die klinische Anwendbarkeit der Methode mit den Radionukliden [85]Sr, [87m]Sr und [18]F [2, 3, 4, 6, 8, 9, 10, 11, 13, 15, 18, 20, 27, 34, 35]. Damit hatte die Röntgendiagnostik eine wertvolle Ergänzung gefunden. Im Vordergrund steht heute die Früherfassung bösartiger Tumoren im Skelet, von denen besonders Metastasen des Bronchus-, Mamma-, Prostata- und Nasen-Rachenraumcarcinoms günstige Voraussetzungen bieten [9]. Seitdem man weiß, daß die röntgenologische Erfassung eines Knochenherdes erst bei einer Demineralisierung von 30 bis 50% [25] möglich wird, während mittels knochensuchender Radionuklide bereits bei beginnendem Knochenumbau durch verstärkte Einlagerung ein Nachweis möglich ist, erregt diese Methode allseitiges Interesse und hat sich bereits vielerorts bewährt.

Auch in der internen Klinik fragen wir immer häufiger nach einer ergänzenden Skeletuntersuchungsmethode insbesondere, wenn es sich um eine erhöhte Blutsenkungsgeschwindigkeit handelt, deren Ursache bisher ungeklärt geblieben war, die aber häufig eine bösartige Erkrankung vermuten läßt. Die röntgenologischen Übersichtsaufnahmen lassen uns oft im Stich, erst die Verabreichung knochensuchender Nuklide ermöglicht das Auffinden von Knochenherden, die dann einer weiteren Diagnostik durch Zielaufnahmen, Schichtaufnahmen oder durch eine Biopsie zugänglich gemacht und histologisch abgeklärt werden können.

An geeigneten Radionukliden stehen uns das mittellanglebige Strontium 85 (T/2:65 d) und die kurzlebigen Strontium 87m (T/2:2,8 h) und Fluor 18 (T/2:1,8 h) zur Verfügung, letzteres nur in unmittelbarer Nähe eines Reaktors oder Cyclotrons. Nach i.v. Gabe von 50 bis 100 uCi [85]Sr bzw. 5 bis 10 mCi der kurzlebigen Isotope stehen uns drei verschiedene Untersuchungsmethoden zur Verfügung, die wir im „Strontium-Test" zusammengefaßt haben:

1. Herdsuche durch Profil- oder konventionelle Szintigraphie, Schnellscanneraufnahmen oder γ-Kameratechnik. Gelegentlich kann auch die orientierende Herdsuche durch Abhören des Monitorgeräusches am Szintigraphen, der manuell über das Skelet geführt wird, erfolgen.

2. Darstellung schon bekannter Herde durch die Szintigraphie.

3. Bestimmung des Aktivitätsquotienten (AQ) bzw. der Absolutimpulszahl (Cpm) über Herden oder verdächtigen Bezirken zur semiquantitativen Abschätzung der Nuklideinlagerungsverhältnisse [2, 3, 13, 19, 33, 37].

Die besten Ergebnisse erzielten wir insbesondere bei dem schwieriger zu analysierenden Stammskelet 5 bis 7 Tage nach Verabreichung von [85]Sr, während für die Extremitäten schon wenige Stunden nach der Injektion der kurzlebigen Isotopen sehr gute Abgrenzungen möglich sind. Die Anwendung neuerer, kurzlebiger Radionuklide wie Erbium 171, Samarium 153, Barium 135m, Barium 131 und Technetium-[99m]Natriumtripolyphosphat bleibt zunächst nur wenigen Forschungszentren vorbehalten [6, 7, 12, 17, 24, 26, 28]. Die Strahlenbelastung beträgt bei Anwendung des mittellanglebigen Strontium 85 und einer Dosis von 100 uCi etwa 1 bis 4 rad. Sie liegt bei den kurzlebigen Nukliden (^{18}F und [87m]Sr) bei der Dosis von etwa 10 mCi etwa um eine Zehnerpotenz niedriger. Bezogen auf gleiche Dosen liegt die Dosis um zwei Zehnerpotenzen niedriger [2, 26]. Dabei wird eine Skeleteinlagerung von 50% der verabreichten Dosis angenommen.

Nur zwei klinische Beispiele mögen aus Zeitmangel die Methode und ihren klinischen Wert erläutern:

1. Eine 69jährige Pat., die sich vor 10 Jahren einer Mammaamputation unterziehen mußte (solides Mammacarcinom), klagte über Atemnot, Schmerzen in der Wirbelsäule, im rechten Hüftgelenk und Oberschenkel. Röntgenologisch wurden Lungen- und Wirbelsäulenmetastasen nachgewiesen, doch im Oberschenkel war kein Herd zu erkennen. Erst nach Verabreichung von Strontium 85 fand sich im Oberschenkel eine starke Speicherung von Strontium, die sich später durch Zielaufnahmen auch röntgenologisch bestätigen ließ. Wegen der drohenden Spontanfraktur war die Erkennung dieses Herdes von besonderer Wichtigkeit.

2. Ein 56jähriger Pat. kam wegen allgemeinen Kräfteverfalls und Schmerzen im Halsbereich und am Sternum. Früher waren häufig Osteomyelitiden bekannt und an den Extremitäten fanden sich röntgenologisch entsprechende Veränderungen, die sich jedoch szintigraphisch nicht als aktive Herde mit Knochenumbau erwiesen. Im Bereich des Sternums waren bei normaler Aufnahmetechnik keinerlei Anhaltspunkte für eine Osteodestruktion zu gewinnen. Im „Strontiumtest" fand sich schließlich eine starke Anreicherung im Bereich des linken Sternoclaviculargelenkes und des Manubriums und Corpus sterni besonders linksseits. Nachträglich angefertigte Schichtaufnahmen des Sternums zeigten Aufhellungen im Bereich des Sternoclaviculargelenkes links. Das Corpus sterni wies jedoch nach wie vor keinen pathologischen Befund auf. Der Pat. kam einige Wochen später ad exitum, und es wurde histologisch ein Reticulosarkom gefunden (Tabelle 1).

Auf Grund der Erfahrungen ergeben sich daher folgende Indikationen zum Strontiumtest:

1. Abklärung von Schmerzzuständen im Skeletbereich bei negativem Röntgenbefund.

2. Untersuchung des Skelets bei Patienten mit klinisch operablen Malignomen (insbesondere Bronchial-, Mamma-, Prostata-, Schilddrüsenmalignom und Malignom im Kopfbereich) zur Erkennung von Metastasen, deren Nachweis die Indikation zu einer bevorstehenden Radikaloperation wesentlich einschränken könnte.

Tabelle 1. *Vergleich von Röntgenbild und Knochenscan. Zusammenstellung von 2152 Fällen aus der Literatur (24 Autoren) einschließlich 285 eigene Fälle*

	Szintigramm	
	+	−
Röntgenbild +	774	72
−	439	867
Insgesamt	2152	

Radionuklide: ^{85}Sr, ^{87m}Sr, ^{18}F.

3. Kontrolle des Skeletsystems in bestimmten zeitlichen Abständen nach einer Radikaloperation zur Früherfassung von asymptomatischen Knochenmetastasen oder Rezidiven.

4. Bestimmungen der Ausdehnung einer röntgenologisch festgestellten Metastasierung vor der Planung einer radiologischen Therapie.

5. Verlaufskontrolle bei bekannten Herden nach Behandlung mit Strahlen, Cytostaticis oder Hormonen [29].

6. Suche von Herden im Bereich des Sternums, das häufig szintigraphisch eher einen Hinweis auf Herde ergibt als röntgenologisch.

7. Suche einer geeigneten Stelle zur Entnahme einer Knochenbiopsie.

8. Raschere Kontrolle des gesamten Skelets bei wesentlich geringerer Strahlenbelastung des Patienten.

9. Untersuchung des Skelets bei Malignomverdacht ohne bisherigen Anhaltspunkt für den Sitz des Tumors.

Bei allen Knochenstudien mit Radioisotopen sei eindringlich darauf hingewiesen, daß es sich bei dieser Untersuchungsmethode um keinen carcinomspezifischen Test, sondern um eine unspezifische Nachweismethode von Knochenherden handelt, die auch benigner Natur sein können. Das Untersuchungsergebnis ist in jedem Fall mit dem klinischen Befund und dem Röntgenbild zu korrelieren. Diese Methode hat sich als Suchtest außerordentlich bewährt und ist nicht mehr aus dem diagnostischen Repertoir einer großen Klinik wegzudenken. Vor allem als

Screening-Test sollte er bei Patienten mit Malignomverdacht häufiger Anwendung finden als bisher.

Auf Grund von 285 aufgeschlüsselten, eigenen Untersuchungen aus den Jahren 1967 bis 1971 und unter Zusammenfassung vergleichbarer Studien aus der Literatur [2, 6, 8, 10, 11, 12, 14, 15, 16, 17, 18, 21, 22, 23, 24, 27, 28, 30, 31, 32, 34) konnten 2152 Patienten erfaßt werden, die die Bedeutung dieser Methode demonstrieren sollen (Tabelle 1).

Dabei sei besonders darauf hingewiesen, daß nur etwa 5% (und 12 von 65 eigenen Fällen) aller Szintigramme bei positivem Röntgenbild keine Darstellung zeigte. Hierbei handelte es sich um anaplastische Knochentumoren oder Metastasen, die keinerlei Knochenneubildungsreaktion induzierten und daraus keine gesteigerte Mineraleinlagerungstendenz resultierte. Von den Fällen mit nachgewiesenen Knochenmetastasen (1285 Fälle von insgesamt 2152) ergaben 36% (nach eigenen Untersuchungen 14 von 65 Fällen) ein positives Szintigramm, das auf einen Knochenherd schließen ließ, während das Röntgenbild noch normal war. Die unterschiedlichen Relationen zwischen eigenen und fremden Untersuchungen sind auf die unterschiedliche Anzahl von untersuchten Patienten ohne Knochenherde zurückzuführen. Von allen 2152 Fällen (285 eigene Fälle) waren 774 (33 eigene) im Röntgenbild und Scan positiv, während 86 (212 eigene) Fälle mit keiner Methode Metastasen erkennen ließen.

Zusammenfassung

An einem internistischen Krankengut von über 400 Patienten (1967 bis 1971) wurde im Rahmen einer Skeletmetastasensuche die Brauchbarkeit des „Strontium-Testes" geprüft. Durch Verwendung der zur Routinediagnostik verfügbaren Isotope, wie Strontium 85 und Strontium 87m, können auf einfache Weise Knochenmetastasen und Primärgeschwülste sichtbar gemacht werden. Zur Untersuchung sind Meßgeräte wie ein konventioneller Szintigraph bzw. ein Schnell-Scanner oder eine γ-Kamera erforderlich. Zusätzlich sollten durch Oberflächenmessungen mit einem Digitalzähler und durch die Profilszintigraphie die erhobenen Befunde ergänzt bzw. noch weitere Herde aufgesucht werden. Auf Grund der Oberflächenmessungen kann ein Aktivitätsquotient für verdächtige Skeletbereiche gebildet werden, wodurch häufig zwischen einer noch normalen und schon pathologischen Strontiumeinlagerung unterschieden werden kann. Die Untersuchung dient in der Klinik als wichtige Methode zur Früherkennung von Knochenherden mit aktivem Knochenumbau, die mittels der Röntgendiagnostik noch nicht oder in ihrem Umfang nicht vollständig erfaßbar sind. In der Therapie von Malignomen des Skelets gibt der Test wichtige Hinweise auf ihren Erfolg. Häufig kann der Test auch zur Abklärung ungeklärter Krankheitsbilder wesentlich beitragen, die sich lediglich in einer erhöhten BSG und in Krankheitsgefühl manifestieren. Der Strontiumtest ist nicht malignomspezifisch und bedarf in jedem Fall einer kritischen Bewertung im Zusammenhang mit dem klinischen Bild und den Röntgenbefunden. Der ambulant durchführbare Test belästigt den Patienten nicht, ist oft wiederholbar und hat sich auch im Rahmen einer allgemein internistischen Untersuchung bewährt. Vor allem als Screening-Test sollte er bei Erkrankungen mit Malignomverdacht öfter Anwendung finden als bisher.

Literatur

1. Bauer, G. H. C., Wendeberg, B.: J. Bone Jt. Surg. 41 B, 558 (1959). — 2. Bessler, W.: Amer. J. Roentgenol. 102, 899 (1968). — 3. Bessler, W.: Röfo 116, 64 (1972). — 4. Bessler, W.: Röfo 106, 43 (1967). — 5. Beyer, K. H.: Strontiumanalyse beim progressiven Mammacarcinom (100 Pt.). Erfahrungsbericht. Ges. für Nuclearmed., Antwerpen 1971. — 6. Blau, M., Laor, Y., Bender, M. A.: Isotope scanning with fluorine-18 for the early detection of bone tumors. Symp. on. Med. Rad. Scan., Salzburg, August 1968. SM 108/81. — 7. Blau, M., Ganatra, R., Bender, M. A.: Sem. Nucl. Med. II, 31 (1972). — 8. Briggs, R. C.: Cancer (Philad.) 20, 392 (1967). — 9. deNardo, G. L., Jacobson, S. J., Raventos, A.: Sem. Nucl. Med. II, 18 (1972). —

10. de Nardo, G. L.: Ann. intern. Med. 65, 44 (1966). — 11. Faber, D. D., Wahman, G. E., Bailey, T. A., Flocks, R. H., Culp, D. A., Morrison, R. T.: J. Urol. (Baltimore) 97, 526 (1967). — 12. French, R. J., McCready, V. R.: Brit. J. Radiol. 40, 655 (1967). — 13. Frey, K. W., Sonntag, A., Scheybani, Sch., Fuchs, P.: Szintigraphie mit Strontium 85 zur Diagnostik von Knochenerkrankungen. Rad. Isot. in d. Lokal. Diagn., 5. Tag. Ges. Nucl. Med., Heidelberg 1966, S. 421. Stuttgart: F. K. Schattauer 1967. — 14. Galasko, C. B. S., Westerman, B., Li, J., Sellwood, R. A., Jan Burn, J.: Brit. J. Surg. 55, 613 (1968). — 15. Gnekow, W. C., de Nardo, G. L., Poole, G. J., Kriss, J. P.: Review of a 5 year experience with the radiostrontium scintiscan (353 cases) (Unpublished) (zit. nach [9]). — 16. Greenberg, E. J., Weber, D. A., Pochaczevsky, R., Kenny, P. J., Myers, W. P. L., Laughlin, J. S.: J. nucl. Med. 9, 613 (1968). — 17. Harmer, C. L., Burns, J. E., Sams, A., Spittle, M.: Clin. Radiol. 20, 204 (1969). — 18. Hengst, W., v. d. Ohe, M.: Röfo 106, 728 (1967). — 19. Hengst, W.: Untersuchung zur Beurteilung von Knochenumbauvorgängen mittels der Aktivitätsquotientenbestimmung. 7. Jahrestagg. Ges. Nucl. Med., Zürich 1969 (im Druck). — 20. Kolar, J., Bek, V., Janko, L., Vyhnanek, L., Babicky, A., Drapelova, D.: Fortschr. Röntgenstr. 106, 216 (1966). — 21. Kostamis, P., Constantinides, C., Papavasiliou, C., Binopulos, Dr., Sfonturis, J., Malamos, B.: Early detection of bone lesions by photoscanning with radioactive Strontium-87m. Symposium on Med. Radioisot. Szintigr. Salzburg, August 1968, SM 108/3. — 22. Kutzner, J.: Röfo 108, 89 (1968). — 23. Legge, D. A., Tauxe, W. N., Pugh, D. G., Utz, D. C.: Proc. Mayo Clin. 45, 755 (1970). — 24. McCready, V. R., Rosemany French, J., Gwyther, M. M.: The use of short lived isotopes in bone scanning. Radioisot. i. d. Lokalis. Diagn. 4. Jahrestagg. Ges. Nucl. Med., Oktober 1966, S. 407; — Nucl.-Med. (Stuttg.) Suppl. 6, 407 (1969). — 25. Milch, R. A., Changus, G. W.: Cancer 9, 340 (1956). — 26. O'Mara, R. E., Subramanian, G.: Sem. Nucl. Med. II, 38 (1972). — 27. Papworth, M. P., Andrews, J. T.: J. Nucl. Med. 8, 723 (1967). — 28. Scheer, K. E., Harbst, H., Kampmann, H., z. Winkel, K., Maier-Borst, W., Lorenz, W. I., Bilaniuk, L.: Bone scintigraphy with ^{18}F and ^{87m}Sr. Symp. on Med. Rad. Scint. Salzburg, August 1968, SM 108/59. — 29. Schmidt, J.: Strahlentherapie 141, 69 (1971). — 30. Simpson, W. J., Orange, R. P.: Canad. med. Ass. J. 93, 1237 (1965). — 31. Sklaroff, D. M., Charkes, N. D.: Cancer (Philad.) 20, 734 (1967). — 32. Sklaroff, D. M., Charkes, N. D.: Amer. J. Roentgenol. 99, 415 (1967). — 33. Taskinen, P. J., Vähätalo, S.: Nucl.-Med. (Stuttg.) X/3, 256 (1971). — 34. Zita, G., Summer, K.: Erweiterte Diagnostik von Knochenerkrankungen mit ^{85}Sr. Rad. Isot. i. d. Lokal. Diagn. 4. Tagg. Ges. Nucl. Med. 1966, S. 415. Stuttgart: F. K. Schattauer 1967. — 35. Rosenthall, L.: Radiology 84, 75 (1965). — 36. Charkes, N. D., Sklaroff, D. M.: J. Nucl. Med. 5, 168 (1964). — 37. Corey, K. R., Kenny, P., Greenberg, E., Laughlin, E. S.: J. Nucl. Med. 3, 454 (1962).

Wüst, G. P., Norpoth, K., Witting, U., Prang, L. (Med. Univ.-Klinik Münster und Hygiene-Institut der Universität Münster): **In vitro- und in vivo-Untersuchungen zur Wirkung der Hyperthermie auf bösartige Tumoren und normale Gewebe**

Beobachtungen über Regressionen bösartiger Tumoren durch Überwärmung sind von klinischer und experimenteller Seite schon lange bekannt [5, 6, 7, 10]. Andererseits wird dagegen der krebsspezifische Wärmeeffekt — wie z. B. von Schmähl u. Nöring [13] — bezweifelt. Durch die Überwärmung werden außerdem eine Reihe von biochemischen und physikalischen Parametern verändert, wie v. Ardenne [1] u. a. Autoren [3, 6, 9, 11] nachweisen konnten.

Mit einer in vitro-Versuchsanordnung, wie wir sie zur Testung von Cytostatika verwenden, haben wir den Einfluß der Wärme auf die Inkorporation von Nucleinsäureprecursoren in experimentelle und humane Tumoren sowie in normale adulte Rattengewebe, embryonale Gewebe und hepatektomierte Rattenlebern geprüft.

Methodik

1. Rattenleber: Diese stammt von konventionellen, männlichen Wistar-Ratten, 100 bis 120 g schwer, die mit Höveler Spezialfutter ernährt wurden.
2. Regenerierende Rattenleber: Konventionelle, männliche Wistar-Ratten, 100 bis 120 g schwer, wurden in Äthernarkose $^2/_3$-hepatektomiert und nach einer Regenerationszeit von 24 Std in Äthernarkose getötet. Die regenerierende Leber wurde herauspräpariert und sofort mit einer Gewebeschneidemaschine für den Versuch zerkleinert.
3. Embryonale Leber:
a) Hühnerembryonen: Verwendet wurden 50 g schwere Bruteier eines White Leghorn-Stammes. Am 17. Bebrütungstag wurden die Embryonen aus dem Ei herauspräpariert und

dekapitiert. Nach Herausnahme der Leber wurde das Gewebe in oben angegebener Weise zerkleinert.

b) Embryonale Rattenleber: 24 Std alten Wistar-Ratten wurde nach Tötung in Äthernarkose die Leber entnommen und sofort für den Versuch zerkleinert.

c) Embryonale Mäuseleber: 24 Std alten NMRI-Mäusen wurde nach Tötung in Äthernarkose die Leber entnommen und sofort für den Versuch zerkleinert.

d) Embryonale Rattenmilz: 24 Std alten Wistar-Ratten wurde in Äthernarkose die Milz herauspräpariert und sofort für den Versuch zerkleinert.

4. Das Jensen-Sarkom[1] und das Walker-Carcinom[1] wurden auf männlichen Wistar-Ratten mit einem Gewicht von 100 bis 120 g gezüchtet.

5. Für die Transplantation des Tumors GW 39[1] (heterotransplantiertes humanes Sigmacarcinom, histologisch: Schleimbildendes Adenocarcinom) verwendeten wir männliche und weibliche Syrische Goldhamster mit einem Durchschnittsgewicht von 90 g. Die Tiere erhielten Höveler Spezialfutter und wurden in Makrolon-Tierkäfigen gehalten.

6. Frisches Material von humanen Tumoren, das sofort verarbeitet wurde, erhielten wir aus den Operationssälen der Chirurgischen Univ.-Klinik und der Univ.-Klinik für HNO-Krankheiten[2].

Für die Versuche werden die Gewebe schnell und steril entnommen und in eine Schale mit physiologischer Kochsalzlösung eingebracht. Danach werden die Gewebe sofort mit einer Gewebeschneidemaschine (McIlwain tissue shopper) in Stückchen geschnitten, die eine Kantenlänge von etwa 1 cm haben und einen gleichmäßigen Durchmesser von 400 μ aufweisen. Etwa 10 bis 15 derartiger Tumorschnitte bilden in Eagles Basal Medium mit ^{3}H-Thymidin (5 ml Medium enthalten 15 μC ^{3}H-Thymidin mit 3000 bis 5000 mC/mM bzw. ^{3}H-Uridin (5 ml Medium enthalten 15 μC ^{3}H-Uridin mit 3000 bis 5000 mC/mM) einen Versuchsansatz. Nach Anreicherung des Mediums mit Carbogen ($O_2/CO_2 = 95/5$ Vol.-%) für 10 min bei + 4 °C, wird bei + 37,0 °C 1 Std bzw. 4 oder 6 Std inkubiert. Die Inkubation erfolgt im Schüttelthermostaten bei gleichbleibender Temperatur von 37,0, 39,0 und 41,0 °C.

Der pH-Wert des Mediums mit den zugefügten Tumorschnitten liegt im Mittel bei pH 7,4. Er unterliegt während des Versuches gewissen Schwankungen und kann maximal bis pH 7,2 absinken.

Die in das Gewebe eingebauten Impulse werden im Packard Tri Carb. Liquid. Szintillationsspektrometer (Model 3375) gezählt und in Counts/min/mg Tumortrockengewicht ausgedrückt.

Während sich die in vitro-Einbauquoten von ^{3}H-Thymidin und ^{3}H-Uridin in normale adulte Rattengewebe (Leber, Milz, Niere, Skeletmuskulatur) trotz der Erhöhung der Temperatur des Inkubationsmediums von 37,0 über 39,0 auf 41,0 °C nicht ändern, kommt es bei höheren Temperaturen in Tumorschnitten verschiedener experimenteller und humaner Tumoren zu einer deutlichen Hemmung des Einbaus der Nucleinsäureprekursoren. Ein ähnlicher Effekt tritt auf, wenn embryonale Gewebe von Ratten und Mäusen bzw. hepatektomierte Rattenlebern untersucht werden. Auch der Frage eines Addierungseffektes von Überwärmung und Gabe eines Cytostatikum unter in vitro-Bedingungen wurde einer Prüfung unterzogen. Die Kombination von Hyperthermie und Bleomycin in verschiedenen Konzentrationen führt beim Tumor GW-39 zu keinem Additionseffekt. Dagegen ist ein Additionseffekt von Überwärmung und Hydroxyharnstoff (Litalir) für den Thymidineinbau in den Tumor GW-39 nachweisbar.

Generell kann somit gesagt werden, daß der in vitro-Einbau von Nucleinsäureprekursoren in Zellen schnell proliferierender Gewebe, wie Tumorgewebe, embryonale Gewebe und regenerierende Leber durch Erhöhung der Temperatur im Inkubationsansatz deutlich gebremst wird. Die Hemmung des Einbaues ist etwa proportional der Temperaturhöhe und Dauer der Temperatureinwirkung. Da entsprechende Temperatureinflüsse bei ruhenden Geweben nicht nachgewiesen werden können, scheint die Temperaturempfindlichkeit eine Besonderheit schnell proliferierender Gewebe zu sein. Die graduellen Differenzen in der Einbauhemmung zwischen den verschiedenen Tumoren möchten wir auf eine unterschiedliche

---

[1] Wir danken Herrn Prof. Gericke, Farbwerke Hoechst, Frankfurt am Main, für die Überlassung der Tumoren.

[2] Wir danken Herrn Prof. Dr. Sunder-Plaßmann, Direktor der Chirurg. Univ.-Klinik Münster, und Herrn Prof. Dr. Mündnich, Direktor der Univ.-Klinik für HNO-Krankheiten Münster, für die Überlassung des Materials.

Thermosensibilität zurückführen. Eine Bestätigung unserer Annahme sehen wir in den Befunden von Bender u. Schramm [2], die in der Gewebekultur eine individuelle Wärmeempfindlichkeit am neoplastischen Substrat von Tumorzellen verschiedener Provenienz ermittelten.

Für die von uns beobachtete Thermosensibilität rasch proliferierender Gewebe liegen verschiedene Erklärung auf der Hand. Vor allem ist die Möglichkeit einer temperaturabhängigen Penetration von Nucleosiden durch die Zellmembran zu diskutieren. Ebenso wäre ein Einfluß auf die Proliferationskinetik neoplastischer Zellsysteme denkbar, d. h. ein Eingriff in die Nucleinsäuresynthese. Falls Wärme die Kinetik der Zellen beeinflußt, müßte einer thermosensiblen Zeitspanne innerhalb des Generationscyclus große Wahrscheinlichkeit eingeräumt werden. Eine

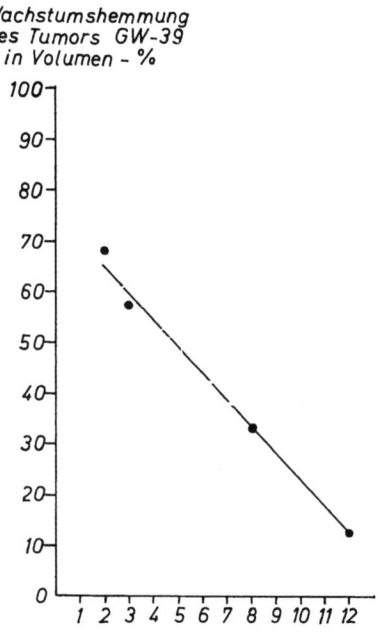

Abb. 1. Beginn der Ganzkörperhyperthermie nach der Transplantation in Tagen

Optimierung der Wärmetherapie an einer partiell synchronisierten Tumorzellpopulation wäre dann mit zeitgerecht vorgenommener Hyperthermie zu erreichen.

Um uns ein Bild vom Einfluß der Hyperthermie auf das Wachstum von Tumoren in vivo zu verschaffen, haben wir auch in vivo-Versuche am Tumor GW-39 vorgenommen. Dieses in der Hamsterbackentasche wachsende heterotransplantierte human Sigmacarcinom eignet sich in idealer Weise zur Messung des Effektes der Ganzkörperhyperthermie, da dieser Tumor einer direkten Beobachtung und vor allem einer fortlaufenden Messung zugängig ist.

In Vorversuchen wurde die maximal verträgliche Temperatur des Syrischen Goldhamsters mittels Ganzkörperhyperthermie ermittelt, wobei wir in ähnlicher Weise wie Lampert [7] und v. Ardenne [1] vorgingen. Die maximal verträgliche Temperatur beträgt 41,0 °C für 60 min bei einer rectalen Ausgangstemperatur von 33,0 bis 34,0 °C. Die Tumoren wurden mit der Schublehre dreidimensional gemessen. Die Berechnung der Tumorvolumina erfolgte nach der Formel Länge × Breite × Höhe × $1/2$.

Unser methodisches Vorgehen und das Fazit unseres Experiments kann am besten aus der folgenden Graphik (Abb. 1) abgelesen werden. Beginnt man mit der

Ganzkörperhyperthermie bereits am 2. Tag nach der Transplantation der Tumorzellen und führt im Anschluß daran noch 6 bis 8 Überwärmungsbäder durch, dann ist am Ende des Versuches eine Wachstumshemmung von etwa 70 Vol-% gegenüber einer unbehandelten Kontrollgruppe zu verzeichnen. Beginnt man mit der Überwärmung am 3. Tage nach der Überimpfung, dann beträgt die Wachstumshemmung gegenüber einer Kontrollgruppe knapp 60 Vol-%. Wird mit der Überwärmung 8 bzw. 12 Tage nach der Transplantation begonnen, so beträgt die Wachstumshemmung lediglich noch etwa 30 bzw. 15 Vol-%.

Diese Graphik verdeutlicht somit die Abhängigkeit der Wachstumshemmung vom Beginn der Überwärmung nach der Transplantation der Tumorzellen.

Die gefundenen Ergebnisse eines Effektes der Hyperthermie im Frühstadium des Geschwulstwachstums liefern an einem Tumor noch keinen voll überzeugenden Beweis. Es müssen noch weitere Tumoren, vor allem autochtone Tumoren für die Untersuchungen herangezogen werden.

Für die in der älteren wie neueren Literatur dissedierenden Befunde der Extremhyperthermie auf die Wachstumseigenschaften von Tumoren verschiedener Provenienz bieten sich unseres Erachtens zwei Erklärungen an. Soweit wir die Literatur überblicken, sind Hyperthermiebehandlungen sowohl bei Tier als auch beim Menschen bisher nur bei fortgeschrittenen Tumoren vorgenommen worden. Mit unserer Versuchsanordnung konnten wir zeigen, daß im inzipienten Stadium des Tumors ein Hemmeffekt auf das Wachstum zu erzielen ist und nicht im Spätstadium. Den zweiten Grund für das recht unterschiedliche Ansprechen von Tumoren auf Überwärmung sehen wir darin, daß auf Grund unserer in vitro-Ergebnisse und der anfangs erwähnten Befunde von Bender u. Schramm in der Gewebekultur graduelle Unterschiede gegenüber Wärme bestehen.

Literatur

1. v. Ardenne, M.: Theoretische und experimentelle Grundlagen der Krebsmehrschritt-Therapie, 2. stark erw. Aufl. Berlin: VEB Verlag Volk und Gesundheit 1970/71. — 2. Bender, E., Schramm, T.: Acta biol. med. germ. 17, 515 (1966). — 3. Jung, F.: 1. Internationales Symposium zu den theoretischen und experimentellen Grundlagen der Krebsmehrschritt-Therapie, S. 329. Dresden, 10.—12. November 1966; zit. nach (Z). — 4. Hoffmann, M.: Arch. Geschwulstforsch. VI, 186 (1953). — 5. Hoffmann, M.: Arch. Geschwulstforsch. VIII, 20 (1955). — 6. Langen, P.: Zit. nach v. Ardenne, M.: Theoretische und experimentelle Grundlagen der Krebsmehrschritt-Therapie. — 7. Lampert, H.: Überwärmung als Heilmittel. Stuttgart: Hippokrates-Verlag 1948. — 8. Leighton, J., Immarino, R. M., Mark, R.: Induced dissociation of Walker tumour 256 into its "carcinomatous" and "sarcomatous" patterns of growth. M: Mechanismus of invasion in cancer. UICC-Monograph Series 6, 212 (1967). — 9. Lohmann, K.: 1. Internationales Symposium zu den Grundlagen der Krebsmehrschritt-Therapie, S. 329. Dresden, 10.—12. November 1966; zit. nach (Z). — 10. Lyman, Ch. P., Fawcett, D. W.: Cancer Res. 14, 25 (1954). — 11. Rapoport, S.: 1. Internationales Symposium zu den theoretischen und experimentellen Grundlagen der Krebsmehrschritt-Therapie, S. 328. Dresden, 10.—12. November 1966; zit. nach (Z). — 12. Rajewsky, M. F.: Biophysik 3, 65 (1966). — 13. Schmähl, D., Nöring, L.: Z. Krebsforsch. 69, 335 (1967). — 14. Wüst, G. P., Matthes, K. J.: Z. Krebsforsch. 73, 204 (1970).

Wüst, G. (Med. Univ.-Klinik Münster/Westf.): **Methoden und Ergebnisse von Sensibilitätstestungen mit Cytostatika an bösartigen Tumoren**

Die Individualität eines Tumors bei gleicher Histologie und Cytologie bezieht sich nicht nur auf seine Wachstumsgeschwindigkeit, auf seinen Metastasierungstyp und auf andere Eigenschaften, sondern sie gilt in gleicher Weise auch für seine therapeutische Ansprechbarkeit. Es ist somit seit langem das erklärte Ziel, Methoden auszuarbeiten, um vor Therapiebeginn aus der immer breiter werdenden Palette von Verbindungen mit onkolytischem Effekt das Medikament der Wahl zu selektionieren.

Für die selektive Chemotherapie sind verschiedene methodische Wege beschritten worden und weitere Verbesserungen werden angestrebt. Im deutschen Schrifttum wird von „Sensibilitätsprüfung", „Resistenztest" oder „Onkobiogramm" gesprochen, im anglo-amerikanischen Sprachraum hat sich der Begriff „Testmodel" oder „Screening" eingebürgert.

Die Gewebekultur ist die älteste und am häufigsten benutzte Methode zur Austestung onkolytischer Drogen. Das durch Operation oder Biopsie gewonnene Tumorgewebe wird kultiviert und gegen eine Reihe von Cytostatika unter Verwendung unterschiedlicher Konzentrationen ausgetestet. Als Medikament der Wahl gilt das Medikament, welches in der geringsten Konzentration die stärksten morphologischen Veränderungen an den Tumorzellen hervorruft.

Die Vor- und Nachteile dieser Methode möchte ich auf Grund eigener Erfahrungen folgendermaßen skizzieren: Die Ergebnisse der Sensibilitätsprüfung werden je nach dem Auswachsen der Tumorzellen in der Gewebekultur nach etwa 8 bis 14 Tagen erhalten, wobei die Angehrate je nach Geschwulsttyp 50 bis 80% beträgt. Sollen Sensibilitätstestungen dieser Art an einem breiten Spektrum verschiedener Organtumoren mit recht unterschiedlicher Morphologie vorgenommen werden, dann ist die Entscheidung, ob maligne oder normale Zellen in der Kultur auswachsen, häufig schwer zu fällen. Diese Gefahr besteht vor allem dann, wenn die Explantate außer Tumorzellen verhältnismäßig viele normale Zellen enthalten. Voraussetzung für derartige Untersuchungen ist vor allem eine profunde Kenntnis der Cytomorphologie und des Wachstumsverhaltens bösartiger und normaler Zellen in der Gewebekultur. Wenn der Untersucher eine breite Skala verschiedener Organtumoren zu testen hat, wie z. B. der Internist oder der Chirurg, dann ist gegen diese Methode aus den oben genannten Gründen Bedenken anzumelden. Der Untersucher, der nur die Geschwülste eines Organs zu beurteilen hat, wie z. B. der Gynäkologe, wird unter der Voraussetzung, daß er auch die Morphologie des normalen Epithels beherrscht, mit einem hohen Grad von Wahrscheinlichkeit zwischen gut- und bösartigen Zellen unterscheiden können.

Über die längste Erfahrung auf dem Gebiet der Sensibilitätstestung von Tumoren verfügt die Gruppe von Wright u. Mitarb. [7]. In Deutschland testen schon seit langem Limburg u. Mitarb. [3] routinemäßig Cytostatika an menschlichen Primärkulturen gynäkologischer Carcinome[1].

Die Überlegenheit der cytostatischen Therapie mit vorheriger Austestung von Cytostatika gegenüber einer Behandlung ohne Sensibilitätstest wird an Hand einer Arbeit von Limburg u. Mitarb. [3] demonstriert, die ein Patientenkollektiv mit fortgeschrittenen gynäkologischen Carcinomen in drei Gruppen unterteilten: Zytostatisch nicht behandelte Fälle, cytostatisch behandelte Fälle und auf Grund der Ergebnisse des Vortestes cytostatisch behandelte Fälle. Dabei ist die Überlebenszeit der unbehandelten Fälle am kürzesten, die cytostatisch behandelten Patienten ohne Austestung leben insgesamt länger. Die besten Überlebenszeiten erreicht man jedoch mit Cytostatika, die vorher in der Gewebekultur ausgetestet wurden. Ähnlich liegen die Verhältnisse beim Ovarialcarcinom. Die Überlebenszeiten der Patienten ohne Chemotherapie ist sehr kurz, mit Chemotherapie ohne Sensibilitätsprüfung länger, am längsten jedoch, wenn das Pharmakon der Wahl vorher in der Gewebekultur ausgetestet wurde. Diese Untersuchungen zeigen, daß durch Selektionierung des Medikamentes die Überlebenszeiten progressiver Tumoren des Uterus und des Ovars verlängert werden.

Ein weiteres Verfahren, dessen Anwendung zur Vortestung heute diskutiert wird, ist die Organkultur. Nach Tchao u. Mitarb. [5] beträgt die Angehrate etwa

---

[1] Dem Problem der Cytostatikatestung in der Gewebe- bzw. Organkultur hat sich in den letzten Jahren auch Tanneberger [4] gewidmet.

56%, wobei die Tendenz zum Auswachsen in vitro in Abhängigkeit von der Art des Tumors sehr verschieden ist. Eigene Versuche in dieser Richtung mit der von Tchao angegebenen Methode [5] schlugen in den meisten Fällen fehl, d. h. wir erreichten kein Auswachsen des Gewebes im Medium. Somit erscheint dieser Weg wegen des erheblichen methodischen Aufwandes und der meist schlechten Angehrate der Tumoren für klinische Zwecke nicht brauchbar.

Ein neuer Weg zur Sensibilitätstestung von Tumoren wird mit der in vitro-Messung einzelner Stoffwechselkomponenten beschritten. Als Parameter des Cytostatikaeffektes eignet sich am besten die Messung des Einbaues von Nucleinsäurevorläufern in Tumorexplantate, da zahlreiche Cytostatika in den Metabolismus der Nucleinsäuren eingreifen [2, 8, 9].

An einigen Beispielen wird die Einbauhemmung von ^{3}H-Thymidin und ^{3}H-Uridin in Tumoren der verschiedensten Art durch nucleinsäurewirksame Medikamente demonstriert. Das Maß der Einbauhemmung ist dabei abhängig von der Konzentration der Medikamente in vitro und vom Ansprechen des Tumors auf das Medikament, d. h. von der individuellen Sensibilität der bösartigen Geschwulst. Die Ergebnisse liegen innerhalb von 3 bis 4 Tagen vor, was als besonderer Vorteil dieser Methode zu werten ist. Sie hat andererseits den Nachteil, daß Mitoseblocker nicht getestet werden können.

Weitere Verfahren, deren Anwendung diskutiert wird, sind in vivo-Testungen. Bei der in vivo-Testung, wie sie Heckmann [1] empfiehlt, werden Tumorstückchen in einer Diffusionskammer in die Peritonealhöhle von Ratten eingebracht und die Tiere dann mit Cytostatika behandelt. In eigenen Versuchen ist es uns nicht gelungen, die Vitalität dieser Tumorstückchen auch ohne Cytostatika zu erhalten. Was die heterologe Transplantation von humanen Tumoren in die Backentaschen des Goldhamsters anlangt, so ist ihre Angehrate leider nur sehr gering. Insgesamt scheiden diese Methoden für die Klinik wegen der oben genannten Schwierigkeiten aus.

Zum Schluß soll auf die Arbeiten von Wilmans [6] hingewiesen werden, der die Möglichkeiten einer gezielten Therapie von Leukosen mittels Untersuchung des Nucleotidstoffwechsels an isolierten Leukämiezellen aufzeigt.

Zusammenfassung

Das Referat befaßt sich mit Sensibilitätstestungen von Cytostatika an Tumoren zur gezielten individuellen Therapie humaner Tumoren. Es wurde versucht, den derzeitigen Stand der Methoden zu umreißen und die bisherigen klinischen Ergebnisse vorgetragen. Die am häufigsten angewendete Methode besteht in der Austestung von Cytostatika in der Gewebekultur, auf deren Grenzen hingewiesen wird. An Hand von einigen Beispielen wird ein neuer Weg zur verfeinerten Sensibilitätstestung aufgeführt, der in der Messung einzelner Stoffwechselkomponenten besteht.

Literatur

1. Heckman, U.: Dtsch. med. Wschr. **90**, 932 (1967). — 2. Kummer, D.: Z. Krebsforsch. **76**, 124 (1971). — 3. Limburg, H., Heckmann, U.: J. Obstet. Gynaec. Brit. Cwlth **75**, 1246 (1968). — 4. Tanneberger, St., Gummel, H.: Dtsch. Gesundh.-Wes. **37**, 1725 (1970). — 5. Tchao, R., Easty, G. C., Ambrose, E. J., Raven, R. W., Bloom, H. J. G.: Europ. J. Cancer **4**, 39 (1968). — 6. Wilmanns, W.: Verh. dtsch. Ges. inn. Med. **74**, 822 (1968). — 7. Wright, J. C., Medrek, T. C., Walker, D. G., Lyons, M. M.: Progr. clin. Cancer **264**, (1955). — 8. Wüst, G. P., Matthes, K. J.: Z. Krebsforsch. **73**, 204 (1970). — 9. Wüst, G. P.: Verh. dtsch. Ges. inn. Med. **76**, 190 (1970).

BÜCHNER, TH., GÖHDE, W., DITTRICH, W., BARLOGIE, B. (Med. Klinik und Poliklinik der Universität und Institut für Strahlenbiologie der Universität Münster): **Proliferationskinetik von Leukämien vor und unter Therapie anhand der Impulscytophotometrie***

Vor einem Jahr haben wir an dieser Stelle über die ersten, mit der Impulscytophotometrie erhaltenen Befunde an menschlichen Blut- und Knochenmarkzellen berichtet, die sich aus der Zusammenarbeit der Medizinischen Klinik Münster mit den Urhebern der Methode, Dittrich und Göhde [1, 2] ergeben hatten [3]. Diese und weitere Resultate [4, 5, 6, 7] ließen klar erkennen, daß die ICP durch ihre Leistungsfähigkeit, die hohe Meßgenauigkeit und den geringen Zeitaufwand eine Möglichkeit zum quantitativen Nachweis proliferierender Zellen einer Population darstellt und sich zudem in der klinischen Routine realisieren läßt. Inzwischen konzentriert sich ihre Anwendung auf Fragen, die sich bei der Behandlung der Leukämie ergeben.

Die vom Impulscytophotometer aufgezeichneten DNS-Cytogramme zeigen die Anteile an Zellen 1. in der G_1-Phase, 2. in der S-Phase und 3. in der G_2-Phase und Mitose, wodurch der zum Zeitpunkt der Abnahme proliferierende Teil der Zellpopulation vollständig erfaßt wird.

Unsere bisherigen Beobachtungen bestätigen die in den letzten Jahren vielfach gemachten Feststellungen über die Charakteristika der Zellvermehrung bei Leukämien und zeigen daneben für die Klinik wesentliche Therapieeffekte.

1. Bei akuten Leukämien fanden sich im Knochenmark in der Regel weniger proliferierende Zellen als normal. Von Fall zu Fall ergaben sich jedoch deutliche Unterschiede. Die Therapie kann also darin nicht immer von gleichen Voraussetzungen ausgehen.

2. Bei Myeloblastenleukämie mit verminderter Proliferation der leukämischen Zellen konnten wir im Schub mit zunehmendem Blastenanteil eine Abnahme der Proliferation und mit Eintritt in die Remission eine Zunahme der normal proliferierenden Zellen registrieren.

3. Cytostatische Effekte ließen sich selbst im peripheren Blut, das zur Untersuchung beliebig oft zugänglich ist, nachweisen, sofern dort überhaupt proliferierende Zellen enthalten waren. Nach 5tägiger Infusion von Cytosinarabinosid verschwanden im Fall einer Myeloblastenleukämie die proliferierenden Zellen völlig bei noch unverändertem Differentialblutbild.

4. Knochenmarkzellen wurden bei den ohnehin fälligen Punktionen mituntersucht. Bei einem Patienten mit Lymphoblastenleukämie mit fast 100% Blasten war der proliferierende Anteil relativ hoch (Abb. 1). Nach Anwendung von Prednisolon ergab sich darin keine Änderung. Erst nach der Gabe von Cytostatika (Rubidomycin, Vincristin, 6-Mercaptopurin) verschwanden die proliferierenden Zellen bei unverändertem cytologischen Befund; eine Remission trat nicht ein. Bei einer Myeloblastenleukämie mit geringer Proliferation (Abb. 1) zeigte das Mark vor der cytostatisch bewirkten Aplasie mit fehlender Proliferation und der anschließenden Remission zunächst eine merkliche Zunahme von Zellen mit höherem DNS-Gehalt, ohne daß cytologisch noch eine Vermehrung normaler hämatopoetischer Zellen festzustellen war. Dagegen waren typische Megaloblasten in der Erythropoese und Riesenstabkernige zu sehen. Der impuls-cytophotometrische Befund war also durch eine medikamentös bewirkte megaloblastische Reifungsstörung zu erklären und entsprach damit unserer Beobachtung bei perniciöser Anämie [3].

---

* Mit Unterstützung der Stiftung Volkswagenwerk.

5. Ein besonderes Anliegen der Chemotherapie bildet heute die therapeutisch herbeigeführte Zellsynchronisation. Bei einer Studie von Göhde an Mäuse-Ascitestumorzellen [8], die eine bei menschlichen Leukämien nicht zu beobachtende, starke Proliferation aufwiesen, wurden innerhalb von 48 Std nach der Injektion

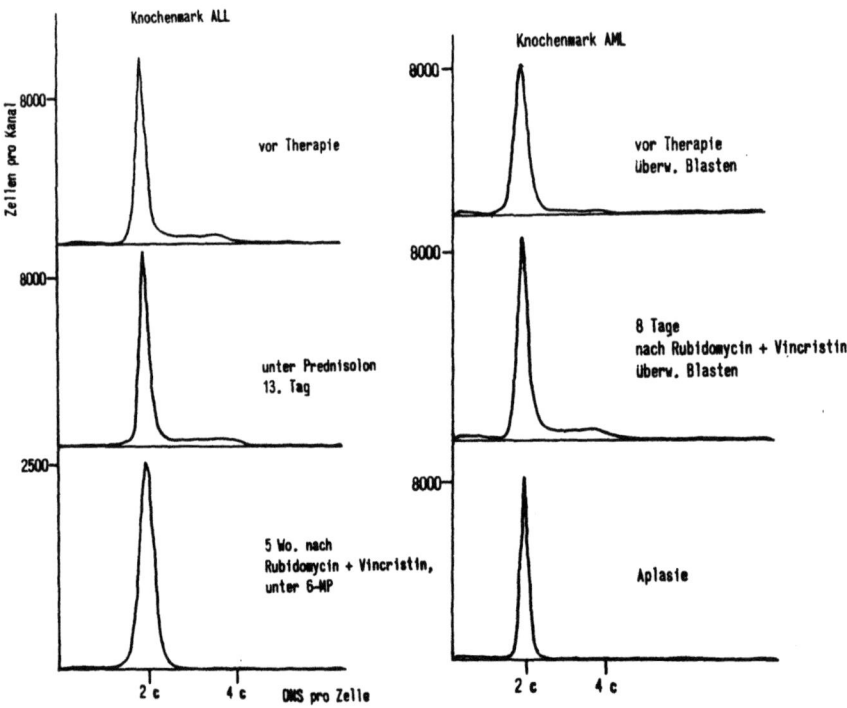

Abb. 1. DNS-Cytogramme des Knochenmarks von Leukämien vor und unter Therapie. Links: Akute Lymphoblastenleukämie mit relativ hohem Anteil von Zellen in der G_2-Phase und Mitose (bei 4c) sowie in der S-Phase (zwischen 2c und 4c); keine Änderung unter Prednisolon 150 mg/die; Schwund der proliferierenden Zellen nach Rubidomycin und Vincristin und unter 6-Mercaptopurin bei cytologisch unverändertem Blastenmark. Rechts: Bei akuter Myeloblastenleukämie Zunahme der Zellen mit höheren DNS-Werten infolge megaloblastischer Reifungsstörung nach Rubidomycin und Vincristin. 6 Wochen später Aplasie mit Schwund der proliferierenden Zellen

von Adriamycin fast sämtliche Zellen zum doppelten DNS-Gehalt übergeführt. Bei Leukämien des Menschen sind feinere Unterschiede zu beachten, gleichwohl nachweisbar. So ergab sich bei einer Myeloblastenleukämie unter Vincristin eine Zunahme der Zellen mit doppeltem DNS-Gehalt von 4% auf 20% [6], also eine Teilsynchronisation.

6. Noch interessanter für die Therapie erscheint eine Blockierung am Beginn der S-Phase wegen der direkt anschließenden, cytostatikasensiblen DNS-Synthesephase. Wir versuchten eine derartige Teilsynchronisation mittels 5-Fluorouracil bei einer chronischen myeloischen Leukämie, da bei dieser Krankheit der Wirkungsablauf auch an den relativ zahlreichen und leicht zugänglichen proliferierenden Zellen im Blut verfolgt werden kann. Abb. 2 zeigt, daß 5 Std nach der Infusion des Medikaments die proliferierenden Zellen im Blut verschwanden und nach 11 Std Zellen in der S-Phase wieder auftraten und deutlich vermehrt waren,

so daß der Zeitpunkt für die Anwendung eines S-Phase-spezifischen Cytostatikums rechtzeitig erkennbar war.

Die ICP bietet damit ein Mittel, die Wirkung von Cytostatika auf die Zellproliferation bei Leukämien nachzuweisen, bevor oder ohne daß cytologisch oder

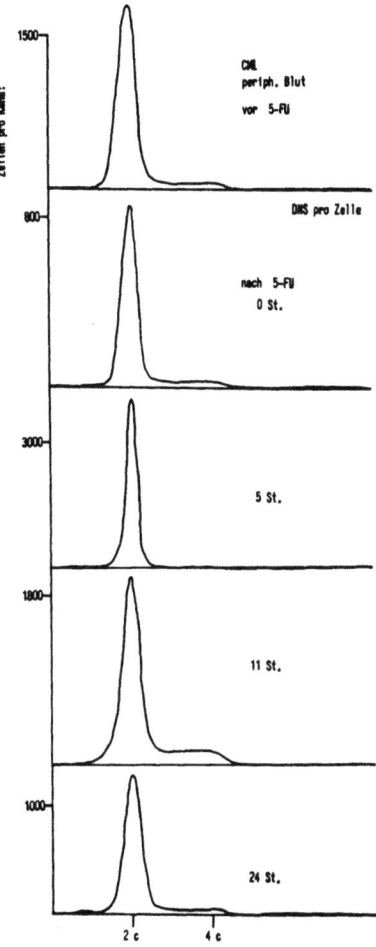

Abb. 2. Teilsynchronisation der Zellen im peripheren Blut bei chronischer myeloischer Leukämie durch 5-Fluorouracil. Direkt nach 12stündiger Infusion von 1 g 5-FU noch kein Effekt nachweisbar; nach 5 Std Schwund der proliferierenden Zellen infolge Blockierung bei Eintritt in die S-Phase. 11 Std später ist die Blockierung aufgehoben, wodurch die Zellen, und zwar deutlich vermehrt, in die S-Phase eingetreten sind. Zu diesem Zeitpunkt wäre eine gesteigerte Wirksamkeit eines S-Phase-spezifischen Cytostatikums anzunehmen. Nach 24 Std ist der Effekt abgeklungen

klinisch ein Effekt zu erkennen ist. Diese Informationen könnten für die rechtzeitige Entscheidung über die Weiterführung der Therapie von Nutzen sein.

Für die zeitlich gezielte Kombinationstherapie („timing") mit Cytostatika kann die ICP den notwendigen ständigen Einblick in die Proliferationsverhältnisse der Leukämiezellen bringen. Wenn man sich von der therapeutischen Zellsynchronisation einen Gewinn an Wirkung verspricht, müßte dieses Vorgehen zeitlich genau abgestimmt, individuell und deshalb kontrolliert stattfinden. Die Kontrolle einer solchen Behandlung erscheint durch die ICP möglich.

Literatur

1. Dittrich, W., Göhde, W.: Impulsfluorometrie bei Einzelzellen in Suspension. Z. Naturforsch. **246**, 360—361 (1969). — 2. Dittrich, W., Göhde, W.: Phase progression in two dose response ascites tumor cells. Atomkernenergie **15**, 174—176 (1970). — 3. Büchner, Th., Dittrich, W., Göhde, W.: Impulscytophotometrie von Blut- und Knochenmarkszellen. Verh. dtsch. Ges. inn. Med. **77**, 416—418 (1971). — 4. Büchner, Th., Dittrich, W., Göhde, W.: Die Impulscytophotometrie in der hämatologischen Cytologie. Klin. Wschr. **49**, 1090—1092 (1971). — 5. Büchner, Th., Dittrich, W., Göhde, W.: Die Impulscytophotometrie von Blut-und Knochenmarkszellen bei verschiedenen Leukämien im Vergleich mit der DNS-Autoradiographie und dem Mitoseindex. 4th Internat. Congress of Cytology, London 1971. — 6. Büchner, Th., Dittrich, W., Göhde, W.: Automatische DNS-Messungen zur Zellkinetik von Leukämien mit Hilfe der Impulscytophotometrie. In: Sonderband „Leukämie". Berlin-Heidelberg-New York: Springer 1971. — 7. Büchner, Th., Göhde, W., Dittrich, W., Barlogie, B.: The use of pulse cytophotometry for proliferation kinetic studies in leukemias. Abstr. XIV. Internat. Hematol. Congr. Sao Paulo 1972. — 8. Göhde, W.: Automation in der quantitativen Zytologie mit dem Impulscytophotometer. Vortrag in Essen anläßlich des 80. Geburtstags von Herrn Prof. Dr. Dr. h.c. W. Flaskamp.

PLATT, D., HERING, F. (Med. Kliniken und Polkliniken der Universität Gießen):
Aktivitätsmessungen lysosomaler Enzyme in durch Diäthylnitrosamin erzeugten Lebertumoren und ihre Beeinflussung durch Calciparin — ein Beitrag zur Frage des expansiven Tumorwachstums

Magee u. Barnes [1] konnten 1956 erstmals zeigen, daß Nitrosamine eine starke hepatocanzerogene Wirkung haben. In der Folgezeit wurde von zahlreichen Arbeitsgruppen, vor allem von Druckrey u. Mitarb. [2] gezeigt, daß die Applikation von N-Nitrosoverbindungen selektiv zur Entstehung von Tumoren in bestimmten Organen führt. Diese organotrope Wirkungen der Nitrosamine lassen sich sowohl durch genetische Eigenheiten einer Tierspecies, als auch durch den chemischen Aufbau der betreffenden Substanz erklären (Druckrey u. Mitarb.).

Beim expansiven Wachstum eines Tumors müssen die im Randgebiet liegenden Tumorzellen die sie umgebende Grundsubstanz durchbrechen. Das chemische Äquivalent der Grundsubstanz stellen Mucopolysaccharidproteinkomplexe dar. Der Abbau dieser Makromoleküle erfolgt durch zwei Guppen von Enzymen, die Glykosidasen, Hyaluronidase, β-Glucuronidase und β-Acetylglucosaminidase. sowie durch die Gruppe der Peptidyl-Peptidhydrolasen Kathepsin D und saure Carboxypeptidase. Es erschien daher sinnvoll der Frage nachzugehen, ob die am Abbau dieser Makromoleküle beteiligten lysosomalen Enzyme im Tumorbereich höhere Aktivitäten aufweisen, als im umgebenden Lebergewebe.

Die Untersuchungen wurden an 65 Albinoratten durchgeführt, die über einen Zeitraum von 85 Tagen 5 mg Diäthylnitrosamin (DAENA)/kg Körpergewicht per Schlundsonde erhielten. Am 70. Tag der Dosierung waren noch 47 Ratten im Versuch. Da wir in früheren Untersuchungen zeigen konnten, daß das Starterenzym des Mucopolysaccharidabbaus, die Hyaluronidase durch Heparin kompetitiv gehemmt wird, wurden die verbleibenden 47 Tiere in vier Gruppen eingeteilt. Drei Gruppen erhielten in steigender Konzentration für einen Zeitraum von 30 Tagen Calciparin, eine vierte Gruppe diente als Kontrollgruppe und wurde für weitere 15 Tage mit DAENA behandelt. Am Ende der Versuchsserie wurden die Tiere durch Nackenschlag und Entbluten getötet, die Leber sofort entnommen und für die morphologischen und biochemischen Untersuchungen präpariert. Um zu untersuchen, ob im Vergleich zwischen Tumorzentrum, Tumorrandzone und tumorfreiem Gebiet Enzymaktivitätsunterschiede meßbar sind, wurden die Tumoren in entsprechende Gruppen eingeteilt. Gleichzeitig wurden die Aktivitäten der genannten Enzyme in der Leber tumorfreier Ratten bestimmt.

Die *Ergebnisse* zeigen, daß die Hyaluronidase des tumorfreien Gebietes der tumorhaltigen Leber gegenüber den entsprechenden Leberpräparationen von Kontrolltieren eine signifikante Aktivitätserhöhung aufweist. Ebenso findet man in der Tumorperipherie für alle untersuchte Enzyme mit Ausnahme der β-Acetylglucosaminidase gegenüber Leberpräparationen von Kontrolltieren signifikant höhere Enzymaktivitäten. Im Tumorzentrum weist die Aktivität der Hyaluronidase und der β-Acetylglucosaminidase signifikant höhere Werte auf, als Leberpräparationen tumorfreier Tiere. Für alle drei untersuchten lysosomalen Enzyme — Hyaluronidase, β-Glucuronidase und β-Acetylglucosaminidase — zeigte die Tumorperipherie gegenüber dem angrenzenden tumorfreien Lebergewebe signifikant höhere Aktivitäten. Diese biochemisch gewonnenen Ergebnisse wurden durch histochemische Darstellung der β-Glucuronidase und β-Acetylglucosamini-

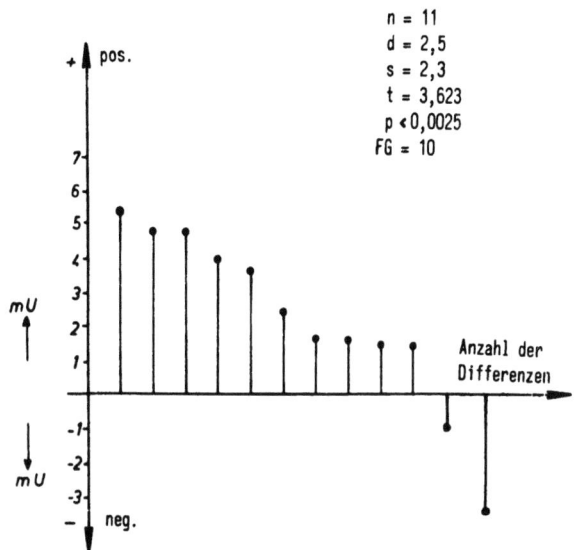

Abb. 1. Differenz (Tumorperipherie — tumorfreies Gebiet) der β-Glucuronidaseaktivität im Lysosomensedimentüberstand. Positive Werte: Überwiegen der Tumorperipherie, negative Werte: Überwiegen des tumorfreien Gebiets

dase bestätigt, aus denen hervorgeht, daß die Peripherie die höchsten Intensitäten der Reaktionsprodukte aufwies.

Mit Calciparin (312,5 IE/48 Std bzw. 635 IE/72 Std) behandelte Tiere zeigten im Vergleich zu den entsprechenden unbehandelten tumortragenden Tieren eine signifikante Verkleinerung des Tumordurchmessers sowie eine signifikante Abnahme der Tumoranzahl. Bei allen mit Calciparin behandelten Tieren lagen die Aktivitäten der Hyaluronidase und der β-Glucuronidase signifikant niedriger als die entsprechenden Aktivitäten tumortragender unbehandelter Tiere.

Literatur
1. Magee, P. N., Barnes, J. M.: Brit. J. Cancer 10, 114 (1956). — 2. Druckrey, H., Preußmann, R., Ivancovic, S., Schmähl, D.: Z. Krebsforsch. 69, 103 (1967).

SCHNEIDER, J., GERHARTZ, H. (Hämatol.-onkol. Abt. im Klinikum Westend der Freien Universität Berlin): **Zur Behandlung von Plattenepithelcarcinomen mit Bleomycin**

Bleomycin ist ein cytostatisch wirksames Antibiotikum, das 1962 von Umezawa, Tokio, aus Streptomyces verticillus isoliert wurde und seit 1965 klinisch erprobt wird. Seine chemische Struktur ist bisher nur teilweise bekannt. Es handelt sich um einen Komplex aus 13 basischen Peptiden, die papierchromatographisch in die Gruppen A und B unterschieden werden, wobei A 2 mit 50% bei weitem überwiegt. Bleomycin verbindet sich mit DNA, rollt die DNA-Doppelhelix auf, verhindert den Einbau von Thymidin, hemmt dadurch die weitere DNA-Synthese und so die Zellteilung. Es ist gut wasserlöslich, bei Zimmertemperatur lange stabil und kann sowohl i.v. als auch i.m. oder lokal verabfolgt werden.

Parenteral verabreicht wird Bleomycin gut resorbiert und erreicht bei klinisch durchschnittlicher Verabreichung von 15 mg i.v. maximal Serumspiegelwerte von 3,3 γ/ml. Innerhalb von 2 Std sinkt der Serumspiegel auf etwa $1/_{10}$ ab, bleibt aber noch 72 Std lang nachweisbar. Daraus ergibt sich daß die Verabreichung mindestens alle 72 Std vorgenommen werden muß. Die Kumulation ist jedoch deutlich, so daß die Abstände zwischen den einzelnen Dosen zunehmend verlängert werden müssen. Bleomycin wird in hoher Konzentration über die Nieren ausgeschieden, es finden sich aber auch hohe Konzentrationen im Bereich der Cutis, der Lungen, des Peritoneums und der Lymphe.

Tabelle 1

Bleomycin	n	Teilremission		Versager
		> 50%	< 50%	
Plattenepithelcarcinom				
Oesophagus	4			4
Uterus	2	2		
Penis	1		1	
Lunge	2		1	1
Larynx	2		1	1
Haut	1		1	
Mammacarcinom	1	1		
Hypernephrom	1			1
Leberzellcarcinom	1			1
Reticulosarkom	2		2	
Lymphogranulom III—IV	8	4	2	2
	25			

Dieses Verteilungsmuster des Medikamentes im Organismus bestimmt aber nicht nur das Indikationsfeld, sondern auch die Nebenwirkungen.

Nach den bisherigen Erfahrungen werden die besten klinischen Ergebnisse bei Plattenepithelcarcinomen, aber auch bei benignen Hauttumoren erzielt, um so besser, je verhornender sie sind. Darüber hinaus erweist sich Bleomycin als gut wirksam auch bei malignem Lymphom, insbesondere bei fortgeschrittenen Lymphogranulomatosen.

Der vorliegenden Untersuchungsreihe liegen 26 Kuren bei 25 Patienten zugrunde. Darunter 12 Plattenepithelcarcinome unterschiedlichster Lokalisation (Tabelle 1).

Bleomycin wurde in Einzeldosen von 15 mg bis zu einer mittleren Gesamtdosis von 253 mg verabreicht; die mittlere Behandlungsdauer betrug 31,5 Tage. Bei einer Patientin führten wir zwei Kuren durch, wobei insgesamt 975 mg innerhalb von 5 Monaten verabfolgt wurden. Bei sechs Lymphogranulomatosepatienten kombinierten wir Bleomycin mit kleinsten Dosen von Vincristin in Einzeldosen von 0,5 mg.

Gute Remission mit einer Tumorverkleinerung um mehr als 50% erzielten wir bei einem Vulvacarcinom mit inguinaler Lymphknotenmetastasierung und einem Coloncarcinom mit peritonealer Aussaat; begrenzte Remissionen bei einem Peniscarcinom mit Lokalrezidiv und ausgedehnter Lymphknotenmetastasierung sowie bei einem Larynxcarcinom mit Lungenmetastasen, bei einem generalisiert metastasierendem operativ entfernten Basalcarcinom des Beines und einem metastasierenden Bronchialcarcinom.

Bei 6 von 8 Lymphogranulomatosen Stadium III/IV erreichten wir ebenfalls objektivierbare Remissionen, bei 4 von ihnen sogar länger anhaltende erhebliche Rückbildungen peripherer Lymphome. Erwähnenswert ist zusätzlich der deutlich positive Effekt bei einem Patienten mit CCL mit bisher therapieresistenter Psoriasis vulgaris bereits nach einer Dosis von 45 mg innerhalb von 6 Tagen.

Unter der angegebenen Dosierung, d. h. durchschnittlich 0,28 mg/kg Körpergewicht, standen im Vordergrund der Nebenwirkungen eine allgemeine Mattigkeit mit Kreislaufstörungen, leichtem Blutdruckabfall und Kopfschmerzen; tierexperimentell traten dagegen Blutdruckabfall und unbedeutender Herzfrequenzanstieg erst nach weit höheren i.v. Dosen ab 4 mg/kg Körpergewicht auf. Das Körpergewicht, Serumcholesterin, Transaminasen und alkalische Phosphatase

Tabelle 2. *Nebenwirkungen unter Bleomycin (n= 26 Pat.)*

	Pat.		Pat.
Mattigkeit	11	Angiopathie	7
Gewichtsverlust	10	Allergie	6
Kopfschmerz, Übelkeit	10	Lungenfibrose	1
Stomatitis	3	Pneumonie	5
Conjunctivitis	2	Andere Infekte	3
Cystitis	5	Fieber nach Injektion	2
Proteinurie	2	Thrombophlebitis	2
Ödeme	1	Haarausfall	9

sowie Gerinnungsfaktoren und Gesamteiweiß wurden, wie wöchentliche Kontrollen ergaben, durch Bleomycin nur unwesentlich beeinflußt. Nur die γ-Globuline zeigten bei zehn Patienten einen deutlichen Anstieg (Tabelle 2).

Außerdem begünstigte Bleomycin das Auftreten von Sekundärinfekten, wie Stomatitis, Bronchitis, Pneumonie, Conjunctivitis und Cystitis. Bei einem Reticulosarkom verschlimmerte sich ein Erysipel unter Bleomycin deutlich.

Als Ausdruck einer renalen Toxicität sahen wir bei einem Patienten eine Proteinurie, Cylindrurie, und einen Anstieg des Serumkreatinins von 0,9 auf 2,7 mg-% sowie bei zwei weiteren Patienten einen Anstieg des Serumkreatinins von jeweils 0,9 auf 1,8 bzw. 1,9 mg-%.

Auffallenderweise kam es bei zwei Patienten regelmäßig etwa 2 Std nach der Injektion zu hohem Fieber und Schüttelfrost, Brechreiz und Kopfschmerzen, was im Zusammenhang mit dem Eiweißcharakter des Bleomycins gesehen werden muß.

Auffallend und möglicherweise die Therapie limitierend erschienen uns die in der Literatur beschriebenen pneumonischen Infiltrate in etwa 7%, Lungenfibrosen in etwa 3,4% der Fälle, wohl infolge der hohen Konzentration von Bleomycin im Bereich der Lungen. Wir sahen Pneumonien bei fünf Patienten, die jedoch eindeutig tumorbedingt waren. Die möglichst vor und nach Behandlung durchgeführten Lungenfunktionsprüfungen erbrachten nur bei einem Patienten nach 225 mg Bleomycin eine deutliche Verschlechterung der Vitalkapazität mit Anzeichen einer mittelschweren Restriktion. Röntgenologisch wurden teils streifige, teils narbige Verdichtungen der Lungenstruktur möglicherweise im Sinne einer Fibrose erkennbar, ohne daß eine spätere Obduktion ein eindeutiges pathologischanatomisches Korrelat erbrachte.

Bemerkenswert und die klinische Anwendung des Bleomycins deutlich beeinträchtigend waren die auftretenden Durchblutungsstörungen insbesondere im Bereich der Hände, geringeren Grades auch im Bereich der Füße, die bei sechs unserer Patienten beobachtet werden konnten. Dabei trat nach Art eines Palmarerythems eine fleckige Rötung der Handflächen und Finger auf. Bald darauf deutliche Schwellung der Finger mit schmerzhaftem Spannungsgefühl und Parästhesien. Diese Beschwerden verstärkten sich etwa 5 Std nach jeder Injektion für die Dauer mehrerer Stunden. Insbesondere die Innenflächen der Finger waren hyperämisch, von feuchtem Glanz und neigten zur entzündlichen, zuweilen nektrotisierenden Knötchenbildung in der Subcutis; die Beweglichkeit der Finger wurde zunehmend eingeschränkt. Nach Beendigung der Therapie kam es nur langsam und unter Schuppenbildung zur Abheilung. Gelegentlich war der Lokalbefund weniger gefäßreich, die faltige, trockene Haut zeigte eine vermehrte

Tabelle 3. *Minimum der Leukopenie (15. Tag)*

Bleomycin	Behandlung		Minderung	Anstieg
	vor	nach	um > 10% bei Pat.	
Hb g-%	12,6	12,9	9	5
Thrombocyten	215000	212000	15	5
Leukocyten	6800	8400	5	11
Granulocyten	74%	82%	2	9
Lymphocyten	16%	8%	12	3

Pigmentierung, insbesondere in den Handfurchen und dorsal im Bereich der Hautfalten über den Gelenken, die bei einer Patientin auch auf den Unterarm bis zum Ellenbogengelenk übergriff. Sowohl die Durchblutungsstörungen als auch die Pigmentverschiebungen sind wohl als Ausdruck der tierexperimentell beschriebenen vermehrten peripheren Durchblutung und gesteigerten Permeabilität im Bereich der Hautcapillaren zu sehen.

Die Beeinflussung der Hämopoese durch Bleomycin war gering; Hb, Erythrocyten und Thrombocyten wurden nur leicht gemindert, die Leukocytenzahl stieg sogar bei der Mehrzahl der Patienten mehr oder minder deutlich an, und zwar zugunsten der Granulocyten, während die Lymphocyten auf fast die Hälfte absanken. Eine seltener beobachtete Minderung der Leukocyten erreichte ihr Minimum mit durchschnittlich 4700 Leukocyten am 15. Tag (Tabelle 3).

Zusammenfassend empfiehlt sich, insbesondere wegen der Nebenwirkungen, die sich nur langsam und begrenzt zurückbilden und damit im allgemeinen nur eine Behandlungskur gestatten, Bleomycin nur bei Plattenepithelcarcinomen, carcinomatösen Ergüssen und fortgeschrittenen Lymphogranulomatosen anzuwenden, nicht aber bei Lungenmetastasen. Auf Grund letzter Erfahrungen scheint die Kombination mit kleinsten Vincristindosen den therapeutischen Effekt des Bleomycins deutlich zu verstärken.

DRINGS, P., FRITSCH, H. (Med. Univ.-Klinik Heidelberg): **Erfahrungen mit Iphosphamid in hoher Einzeldosis bei metastasierten soliden Tumoren**

Das Alkylans Iphosphamid wird seit einigen Jahren klinisch erprobt. Nach einem ersten Erfahrungsbericht [6] scheint die Substanz in der üblichen Dosierung bei malignen soliden Tumoren und Hämoblastosen dem Cyclophosphamid und Trophosphamid in ihrem antineoplastischen Effekt zu entsprechen.

Der chemische Unterschied zum Cyclophosphamid wird in der Strukturformel deutlich. Am Iphosphamid stehen beide Chloräthylgruppen nicht mehr am gleichen N-Atom, sondern sind getrennt [1]. Die Substanz ist wie Cyclophosphamid in vitro inaktiv. Nach Untersuchungen von Brock [4] ist sie wegen einer stärkeren Kumulation der kurativen und verminderten Kumulation der toxischen Komponente dem Cyclophosphamid und den meisten anderen Alkylantien überlegen.

Die klinische Anwendung des Iphosphamid in ultrahoher Dosis (100 bis 150 mg/kg Körpergewicht) stützt sich auf experimentelle Ergebnisse. Durch i.v. Injektion einer Einzeldosis von 120 mg/kg Iphosphamid ließen sich das therapierefraktäre DS-Carcinosarkom und eine Cyclophosphamid-resistente Variante des Yoshida-Sarkom der Ratte heilen [5, 7]. Scheef [9] berichtete 1971 erstmals über hohe Erfolgsquoten einer cytostatischen Therapie solider Tumoren des Menschen mit Iphosphamid in einer Einzeldosis von 120 bis 150 mg/kg.

Tabelle 1. *Darstellung der behandelten Tumoren*

Diagnose	Zahl	VR	TR	TV	V
Bronchialcarcinom kleinzellig	2	—	1	—	—
Bronchialcarcinom Adeno-		—	1	—	—
Mammacarcinom	8	—	1	3	2 (2 †)
Hypernephrom	5	1	—	2	2
Ovarialcarcinom	3	—	—	3	—
Hodentumor Seminom	1	—	1	—	—
Hodentumor Trophoblast. Teratom	1	—	—	1	—
Leber- und Gallenblasencarcinom	3	—	—	2	1
Coloncarcinom	2	—	—	2	—
Sarkome	3	—	1	1	— (1 †)
Sonstige Tumore	2	—	—	1	1
Summe	30	2	4	15	6 (3 †)

Wir behandelten mit diesem Präparat in der Zeit von April 1970 bis Januar 1972 30 Pat. mit verschiedenen malignen Tumoren. Es handelte sich um 14 Männer und 16 Frauen im Alter von 21 bis 65 Jahren. In jedem Fall war der Tumor fernmetastasiert. Die Gesamtdosis des Cytostatikum betrug 4,5 bis 32 g. Bei einem Therapieerfolg erhielten die Pat. anschließend eine Erhaltungstherapie mit Trophosphamid. Die jeweilige Einzeldosis von 120 mg/kg Iphosphamid wurde über einen Zeitraum von 2 Std infundiert. Um eine ausreichende Elimination von Metaboliten zu garantieren, wurden den Patienten einer Empfehlung von Blumenberg u. Scheef [2] folgend in den ersten 24 Std 2 bis 3 l Flüssigkeit in Kombination mit einem Diuretikum zugeführt und durch einen Blasendauerkatheter zur lokalen Entgiftung das SH-Gruppen enthaltende Medikament Reducdyn mehrfach instilliert. Nach Möglichkeit wurde die cytostatische Behandlung in Abständen von 2 bis 3 Wochen bis zu dreimal wiederholt.

Das Therapieergebnis wurde als Vollremission, Teilremission, Teilversagen und Versagen definiert. Bei einer Vollremission mußten alle Krankheitszeichen für einen Zeitraum von mindestens 4 Wochen vollständig verschwunden sein. Eine Teilremission bedeutete Rückbildung der Krankheitssymptome um mehr als 50% für mindestens 4 Wochen. Hatten sich nur einzelne Krankheitssymptome bei stationärem Verhalten anderer zurückgebildet, wurde ein Teilversagen angenommen. Die Therapie hatte vollständig versagt, wenn die Tumoren unter der Behandlung an Zahl und Größe zunahmen.

In der Tabelle 1 ist eine Übersicht über die behandelten Tumoren dargestellt. Bei 18 Patienten war der Chemotherapie in großem zeitlichem Abstand eine Strahlenbehandlung vorangegangen. Sechs Patienten hatten bereits vor der Behandlung mit Iphosphamid ein anderes Cytostatikum erhalten.

Wir konnten zwei Vollremissionen erzielen. Bei einer 47jährigen Patientin gelang es, disseminierte Lungenmetastasen eines Hypernephroms nach $3 \times 6{,}5$ g Iphosphamid innerhalb von 6 Wochen vollständig zum Verschwinden zu bringen. Gleichzeitig besserte sich der klinische Zustand der Patientin. Nach einem beschwerdefreien Intervall von 5 Monaten verstarb die Patientin jedoch an einer Hirnmetastasierung. Als Beweis einer seinerzeit erfolgreichen Chemotherapie wurden bei der Sektion disseminierte, bis pffeferkorngroße, unregelmäßig begrenzte Bindegewebsnarben in beiden Lungen mit schütteren Tumorzelleinschlüssen gefunden. Bei vier weiteren Patienten mit dem gleichen Tumor versagte das Iphosphamid.

Die zweite Vollremission wurde bei einem Patienten mit Weichteilmetastasen an Hals und Thoraxwand, ausgehend von einem Adenocarcinom der Lunge erreicht. Nach 21 g Iphosphamid, verteilt auf drei Einzelgaben innerhalb 6 Wochen, waren die Tumoren verschwunden. Unter einer Erhaltungstherapie mit Endoxan hielt die Vollremission für 9 Monate an. Das Rezidiv war gegenüber Iphosphamid resistent, ließ sich aber mit Mitomycin C erfolgreich therapieren.

Tabelle 2.
Nebenwirkungen der cytostatischen Therapie

Symptom	N = 30
Übelkeit, Erbrechen	26
Alopecie	20
Leukopenie $< 3000/mm^3$	12
Thrombopenie $< 100\,000/mm^3$	5
Mikrohämaturie	12
Makrohämaturie	4
Proteinurie	6
Harnstoffanstieg	2

Viermal kam es zu Teilremissionen. Sie verteilen sich auf ein Mammacarcinom, ein kleinzelliges Bronchialcarcinom, ein Seminom und ein Rundzellsarkom. Bei 21 Patienten mit verschiedenen soliden Tumoren konnte kein objektiver Therapieerfolg erreicht werden. Die mittlere Überlebenszeit aller Patienten betrug 30 Wochen (1 Tag bis 83 Wochen).

Drei Patienten verstarben in zeitlichem Zusammenhang mit der Therapie: Eine Frau mit diffus metastasiertem Mammacarcinom am Tage nach der Infusion an den Folgen eines Hirnödems bei Hirnmetastasen, ein Mann mit ausgedehnter Lungenmetastasierung eines Spindelzellsarkoms unter den Symptomen einer fulminanten Lungenarterienembolie. In beiden Fällen nehmen wir keinen kausalen Zusammenhang mit der Chemotherapie an. Bei einer 42jährigen Frau mit generalisiertem Mammacarcinom entwickelte sich bei einem bereits bestehenden Harnwegsinfekt mit einem Serumharnstoff von 65 mg-% eine therapeutisch nicht zu beeinflussende Urämie, der die Patientin am 7. Tag nach Beginn der Chemotherapie erlag. Wegen heftigster Schmerzzustände hatten wir uns zur Chemotherapie entschlossen. Man muß annehmen, daß die cytostatische Behandlung die bestehende Nierenfunktionsstörung deletär beeinflußte, obwohl sich keine Hämorrhagie in den ableitenden Harnwegen nachweisen ließ. Nach dieser Erfahrung möchten wir uns den Empfehlungen anderer Autoren [9] anschließen, bei einem bestehenden Harnwegsinfekt von der Behandlung mit Iphosphamid Abstand zu nehmen.

Unter den Nebenwirkungen (Tabelle 2) waren Übelkeit, Erbrechen und Alopecie am häufigsten. Die Knochenmarkdepression war deutlich geringer als beim Cyclophosphamid in vergleichbarer Dosierung. Schubert u. Mitarb. [11]

beobachteten bei 42 Patienten im Anschluß an eine ultrahohe Stoßtherapie mit Cyclophosphamid (40 bis 100 mg/kg) in jedem Falle einen Leukocytenabfall unter 3000/mm^3. Bei 60% der verstorbenen Patienten diagnostizierten die Autoren einen Infekt als Todesursache. Wir sahen im Zusammenhang mit der Iphosphamid-Therapie keine Infekte. Unter den Nebenwirkungen steht die Möglichkeit einer hämorrhagischen Cystitis im Vordergrund. Trotz der genannten prophylaktischen Maßnahmen sahen wir 12mal eine Mikrohämaturie und 4mal eine Makrohämaturie. Sechsmal wurde gleichzeitig eine Proteinurie nachgewiesen. Erstaunlicherweise wurde das Präparat beim zweiten und dritten Stoß oft besser toleriert als zu Beginn der Behandlung.

Die günstigsten Ergebnisse von Scheef [9] (29 Vollremissionen und 21 Teilremissionen bei 105 Patienten mit soliden Tumoren) mit Iphosphamid in ultrahoher Dosierung konnten wir nicht reproduzieren. Das ist möglicherweise darauf zurückzuführen, daß Scheef in jedem Fall die cytostatische Therapie mit einer Strahlentherapie kombinierte und so einen synergistischen Effekt erzielte. Nach unseren Ergebnissen scheint die Anwendung einer ultrahohen Dosis die Wirksamkeit des Iphosphamid verglichen mit den Ergebnissen einer üblichen Dosierung [6] nicht zu verbessern. Wir kommen, wenn wir die Resultate anderer Autoren mit einer Endoxanstoßtherapie vergleichen [3, 8, 10, 11), zu dem Ergebnis, daß Indikationsbereich und Remissionsrate von Iphosphamid und Cyclophosphamid vergleichbar sind. Im Gegensatz zum Cyclophosphamid ist beim Iphosphamid nicht der knochenmarkdepressorische Effekt, sondern die hämorrhagische Cystitis der limitierende Faktor. Die Beobachtung, daß Patienten mit in der Regel Cyclophosphamid-resistenten Tumoren auf eine hochdosierte Iphosphamidtherapie noch positiv reagieren können, bestätigen die beiden Vollremissionen bei einem Hypernephrom und einem Adenocarcinom des Bronchus. Es ist zu hoffen, daß sich die Wirksamkeit des Iphosphamid durch Kombination mit anderen Substanzen und Variation der Injektionszeiten noch verbessern läßt.

Literatur

1. Arnold, H.: 5. Intern. Kongr. Chemotherapie, Wien 1967, Verh. II/2, S. 751. — 2. Blumenberg, F.-W., Scheef, W.: Med. Welt (N.F.), **20**, 2024 (1969). — 3. Bock, H. E., Allner, R., Gross, R.: Dtsch. med. Wschr. **92**, 641 (1967). — 4. Brock, N.: 5. Intern. Kongr. Chemotherapie, Wien 1967, Verh. II/1, S. 155. — 5. Brock, N.: 7. Intern. Kongr. Chemotherapie, Prag 1971. — 6. Drings, P., Allner, R., Brock, N., Burkert, H., Fischer, M., Fölsch, E., Gerhartz, H., Götzky, P., Hoppe, I., Kanzler, G., Klein, H. O., Mainzer, K., Martin, H., Obrecht, P., Palme, G., Paulisch, H., Riegg, H., Schubert, J. C. F., Treske, U., Weise, W., Willems, D., Wilmanns, H., Witte, S., Wohlenberg, H.: Dtsch. med. Wschr. **95**, 491 (1970). — 7. Druckrey, H.: Tenovus Cancer Symposium, Cardiff 1969. — 8. Gross, R.: Therapiewoche **14**, 368 (1964). — 9. Scheef, W.: 7. Intern. Kongr. Chemotherapie, Prag 1971. — 10. Schmitz, G., Gross, R.: Med. Welt (N.F.) **16**, 985 (1967). — 11. Schubert, J. C. F., Fischer, M., Hilbert, L.: Dtsch. med. Wschr. **94**, 2583 (1969).

DOLD, U. W. [Innere Klinik und Poliklinik (Tumorforschung) der Ruhr-Universität Klinikum Essen], GAERTNER, H.-J. (Med. Klinik der Universität Tübingen): **Das pharmakokinetische Verhalten von Cyclophosphamid (Endoxan) im menschlichen Organismus**

Cyclophosphamid nimmt unter den alkylierenden Cytostatika aus zwei Gründen eine Sonderstellung ein.

1. Es hat keine cytostatische Aktivität und wird erst durch metabolische Veränderung im Warmblüterorganismus cytostatisch aktiv.

2. Es ist unter allen alkylierenden Cytostatika mit dem geringsten Nebenwirkungsrisiko anzuwenden.

Schwere und anhaltende Leukocytendepressionen sind ausgesprochen selten. Die verwendete und wirksame Dosierung liegt zwischen 0,1 und 18,0 g/Dosis, d. h. sie variiert um einen Faktor von 100 bis 200.

Die metabolische Umwandlung des cytostatisch unwirksamen Cyclophosphoamids in cytostatisch wirksame, alkylierende Substanzen erfolgt vorwiegend in der Leber mit Hilfe des Arzneimittel-metabolisierenden Enzymsystems (Brock u. Hohorst, 1962).

Als erster Schritt erfolgt eine Hydroxylierung am Ring und in der Folge zu einem geringen Teil eine Oxydation zu einer Ketoverbindung überwiegend eine Ringöffnung und weitere Oxydation zur Carbonsäure (Hohorst et al., 1971).

Alle diese Folgeprodukte sind alkylierungsfähig und damit cytostatisch wirksam. Wahrscheinlich sind es jedoch Verbindungen von geringerem Molekulargewicht aus spontanen Folgereaktionen, die die wirksame cytostatische Aktivität in der Zelle ausmachen.

Das pharmakokinetische Verhalten eines Medikamentes im Organismus ist eine Seite seines pharmazeutischen Wirkungsprofils, die die Verfügbarkeit im Blut und im Gewebe widerspiegelt.

Pharmakologische und biochemische Untersuchungen über Cyclophosphamid wurden bisher vorwiegend am Laboratoriumstier vorgenommen. Aus solchen Ergebnissen stammen auch die Therapieempfehlungen (Druckrey et a., 1963). Untersuchungen am Menschen wurden nur vereinzelt mitgeteilt (Hall, 1967; Saunders, 1967; Mellet, 1969; Brock et al., 1971).

Wir haben uns seit einigen Jahren mit dem pharmakokinetischen Verhalten von Cyclophosphamid im menschlichen Organismus beschäftigt und zum Vergleich auch Untersuchungen an Kaninchen durchgeführt.

Cyclophosphamid wurde jeweils i.v. zugeführt. In bestimmten Zeitabständen wurden Blutproben entnommen, außerdem wurde Urin und in einigen Fällen auch Galle untersucht. Zur qualitativen Analyse diente die Papierchromatographie und die Hochspannungselektrophorese. Es wurde auch C^{14}-Ring-markiertes Cyclophosphamid verwendet. Zur quantitativen Bestimmung diente die p-Nitrobenzyl-Pyridinreaktion auf alkylierende Aktivität in einer Modifizierung der Methode von Friedman u. Boger (1961). Das unveränderte Cyclophosphamid wurde durch salzsaure Hydrolyse reaktionsfähig gemacht.

Die Isolierung der Cyclophosphamidmetabolite ergab regelmäßig 3, maximal bis zu 7 verschiedene Metabolite, die im Auftreten und in der quantitativen Relation zueinander zwischen Mensch und Kaninchen keine besonders auffälligen Unterschiede zeigten.

Stickstoff-Lost war in frischen Untersuchungsproben nicht nachweisbar (Nachweisbarkeitsgrenze unter 1% Cyclophosphamid). Nach längerem Stehen der Proben besonders im Urin wurde Stickstoff-Lost nachweisbar.

Im pharmakokinetischen Verhalten von Cyclophosphamid fanden wir zwischen Kaninchen und Mensch deutliche Unterschiede. Die Eliminationshalbwertzeit betrug beim Kaninchen im Mittel 40 min, beim Menschen 285 min.

Beim Kaninchen sank die Cyclophosphamidkonzentration im Blut nach 4 Std an die Nachweisbarkeitsgrenze, beim Menschen war diese Nachweisbarkeitsgrenze nach etwa 20 Std erreicht. Die höchste Konzentration cytostatisch aktiver Substanz wurde beim Kaninchen nach ca. 30 min erreicht, beim Menschen zwischen 2 und 4 Std. Das Verhältnis der Konzentration inaktiven Cyclophosphamid zu alkylierend aktiver Substanz im Serum betrug bei Kaninchen 3:1 und beim Menschen 11:1 (Abb. 1).

Damit ist aufgezeigt, daß Cyclophosphamid beim Laboratoriumstier rasch, aber beim Menschen deutlich verzögert ausgeschieden wird. Es ist relativ schlecht nierengängig. Ca. 30% der gesamten Ausscheidungsmenge waren sowohl beim Kaninchen wie beim Menschen unverändertes Cyclophosphamid.

Limitierende Reaktion ist danach offenbar die metabolische Umwandlung in der Leber. Dies ist kein Sonderfall. Die enzymatische Hydroxylierungsaktivität des Arzneimittel-metabolisierenden Enzymsystems ist bei allen Versuchstieren wesentlich höher als beim Menschen. Dies zeigen die Eliminationshalbwertzeiten anderer Substanzen an, die ebenfalls über dieses Enzymsystem metabolisiert werden. So beträgt z. B. die Halbwertzeit von Hexobarbital beim Kaninchen 60 min, beim Menschen aber 360 min und die Halbwertzeit von Phenylbutazon beim Kaninchen 3 Std und beim Menschen 72 Std.

Ein Vergleich der Eliminationskurven von Cyclophosphamid beim Kaninchen und beim Menschen zeigt nur beim Kaninchen den typischen Verlauf einer e-Funktion. Beim Menschen entspricht der Verlauf eher einer Geraden. Ein solcher

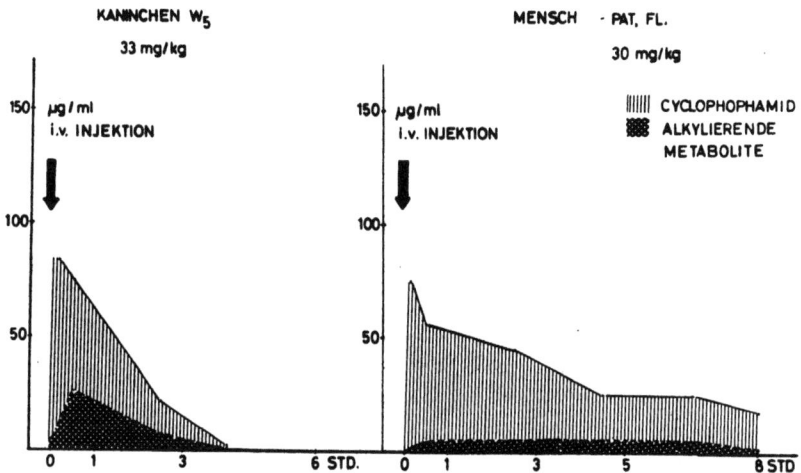

Abb. 1. Unterschiede in der Ausscheidung von Cyclophosphamid und in der Bildung der alkylierenden Metaboliten

Verlauf wird bei Substratsättigung des Enzyms gefunden. Beim Menschen kennen wir einen solchen Eliminationsverlauf für die Äthylalkoholelimination, die beim Versuchstier wiederum auch einer e-Funktion entspricht.

Das Produkt aus Konzentrationshöhe und Zeitdauer der Anwesenheit cytostatisch aktiver Substanz im Blutserum zeigt annähernd gleichgroße Werte bei Mensch und Kaninchen. Dieses Maß wird häufig als Wirkungsäquivalent eines Medikamentes zwischen verschiedenen Species verwendet. Eine solche Annahme ist jedoch nicht unbedingt zulässig.

Folge eines beim Menschen erreichten Sättigungsbereiches der Cyclophosphamidaktivierung ist eine Begrenzung der Höchstkonzentration an cytostatisch aktiven Substanzen. Wir haben eine solche Begrenzung auch regelmäßig gefunden. Das bedeutet, daß im Bereich höherer Dosierung beim Menschen keine proportionalen Konzentrationen an aktiven Substanzen gefunden werden. Beim Kaninchen dagegen fanden wir regelmäßig bis in höchste Konzentrationsbereiche zur zugeführten Cyclophosphamiddosis proportionale Konzentrationen an cytostatisch aktiven Substanzen im Blut (Abb.2).

Wenn ich unsere Ergebnisse zur Pharmakokinetik von Cyclophosphamid zusammenfasse, so sind folgende Punkte hervorzuheben.

1. Die Elimination erfolgt bei Versuchstieren erheblich schneller als beim Menschen.
2. Die limitierende Reaktion ist beim Menschen das arzneimittelmetabolisierende Enzymsystem.
3. Infolgedessen ist die maximal erreichbare Konzentration an aktivierter Substanz beim Menschen niedriger als beim Versuchstier; sie ist aber über längere Zeit im Organismus vorhanden.

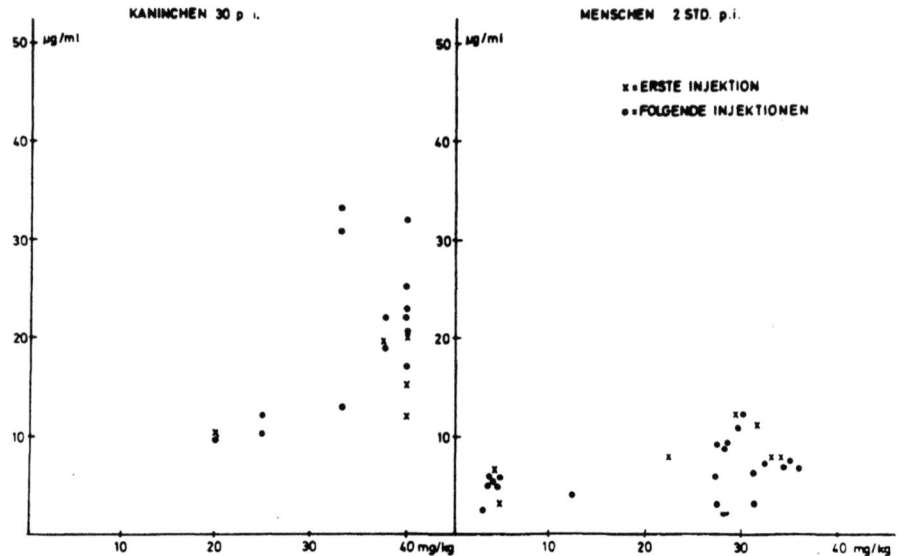

Abb. 2. Korrelation zwischen Dosis per Körpergewicht und höchster alkylierender Aktivität im Plasma

4. Da die Aktivierung zur cytostatischen Aktivität eine limitierte Größe ist, wird die relativ gefahrlose Anwendung in einem sehr großen Dosisbereich verständlich. Endoxan ist das Cytostatikum mit automatischer Notbremse.

Literatur

1. Brock, N., Hohorst, H. J.: Naturwissenschaften **24**, 610 (1962). — 2. Brock, N., Gross, R., Hohorst, H. J., Klein, H. O., Schneider, B.: Cancer **27**, 1512 (1971). — 3. Druckrey, H., Steinhoff, D., Nakayama, M., Preussmann, R., Anger, K.: Dtsch. med. Wschr. 88, 651, 715 (1963). — 4. Freireich, E. J., Gehan, E. A., Rall, D. P., Schmidt, L. H., Skipper, H. E.: Cancer Chemother. Rep. **50**, 219 (1966). — 5. Friedmann, O. M., Boger, E.: Anal. Chem. **33**, 906 (1961). — 6. Hall, T. C. Cancer Chemother. Rep. **51**, 335 (1967). — 7. Mellet, L. B.: Progr. Drug Res. **13**, 136 (1969). — 8. Saunders, J. P.: Fed. Proc. **26**, 1071 (1967).

Roos, D., Nowakowski, H. (II. Med. Univ.-Klinik und Poliklinik Hamburg-Eppendorf): **Die Beeinflussung der Rezidivrate operativ behandelter Hypophysenvorderlappenadenome mit Testosteron u. a. anabolen Steroiden**

Seit Anfang der 50er Jahre werden die endokrinen Ausfälle bei in Hamburg an Hypophysenadenomen operierten Patienten in der II. Medizinischen Klinik substituiert. Außer meist vital indizierten Glucocorticoiden und Schilddrüsenhormon ist die Verabreichung von Testosteron u. a. anabolen Steroiden erforderlich, um schweren Osteoporosen vorzubeugen [6] und die Vitalität der Patienten zu verbessern.

Mehrfache Rezidive bei einigen der sexualhormonbehandelten Patienten ließen jedoch den Verdacht aufkommen, daß durch Testosteron die Rezidivneigung gefördert würde. Diesen Eindruck stützen auch die Ergebnisse der experimentellen Tumorforschung, wo Hypophysenadenome durch Verfütterung von Oestrogen bei Mäusen und Ratten erzeugt werden können [2, 3, 5]. Obwohl von Tönnis [8] und Brilmayer [1] früher auf Grund des histologischen Bildes von Mischtypadenomen ein rezidivhemmender Effekt des Testosterons speziell bei diesen Adenomen gefolgert wurde, schien uns doch die Frage des Einflusses dieser klinisch wichtigen Substitutionstherapie noch offen und bedurfte der dringenden Abklärung. Wenn im Folgenden von Substitution die Rede ist, so ist damit die Verabreichung von Testosteron und diesem entsprechenden anabolen Steroiden gemeint.

Will man den Einfluß eines Merkmals auf einen Krankheitsverlauf feststellen, so läßt sich dieser am besten durch eine prospektive Studie klären. Zwei Patientenkollektive, die sich nur in dem zu prüfenden Merkmal unterscheiden sollten, werden statistisch miteinander verglichen. In unserem Fall hätte jedoch dieses ideale Untersuchungsverfahren auf Grund der geringen Erkrankungsrate und erforderlicher mehrjähriger Verlaufsbeobachtung zu lange gedauert. Die Gefahr gravierender Fehler, die eine retrospektive statistische Auswertung von Untersuchungsbefunden durch mangelnde Strukturgleichheit der zu vergleichenden Stichproben mit sich bringt, ist groß. Sie mußte jedoch in Kauf genommen und durch besonders sorgfältiges Vorgehen weitgehend reduziert werden.

Um Repräsentationsgleichheit und möglichst große Homogenität des Untersuchungsmaterials zu erreichen, wurden nur Pat. in die Untersuchung einbezogen, die in der Neurochirurg. Klinik Hamburg mit transfrontaler Operationstechnik von 1949 bis 1964 operiert wurden und deren Adenome nach einheitlichen Gesichtspunkten durch Tzonos u. Müller [58] als chromophobe oder Mischtypadenome klassifiziert worden waren.

Zwei schriftliche Umfragen in den Jahren 1966 und 1968 ergänzten die Daten aus Krankengeschichten und Poliklinikunterlagen über Anamnese, Operation, Tumorhistologie, postoperative Therapie und Verlauf der insgesamt 128 Pat. Nach entsprechender Aufbereitung wurden sie auf Magnetbändern gespeichert.

Die Erstellung von Auswerteprogrammen erfolgt wie bei prospektiven Studien unabhängig von den Daten. Geringe zu erwartende Patientenzahlen ließen nur wenige statistische Testverfahren geeignet erscheinen. Vierfeldertests wurden nach Fisher mit der Korrektur nach Tocher [7] ausgewertet, der Vergleich von quantitativen oder Rangdaten erfolgte im U-Test. Die Auswertung läßt sich in folgende Stufen gliedern:

Vorversuche dienten dazu, die auf Grund von Literaturhinweisen oder eigenen Überlegungen vermuteten Einflußfaktoren und ihre Einflußrichtung (rezidivhemmend oder -fördernd) an Hand von nicht substituierten Pat. zu überprüfen. Um auch den Verdacht eines Einflusses statistisch zu erfassen, wurde hierbei ein Signifikanzniveau von 10% angenommen. Signifikannte Ergebnisse traten vor allem bei Merkmalen auf, die teilweise von der Wachstumsaktivität des Tumors abhängen, wie Anamnesedauer und Quotient aus geschätzter Tumorgröße und Anamnesenlänge. Männer erleiden häufiger Rezidive als Frauen, eine Differenz ergibt sich auch bei unterschiedlicher Operationsradikalität.

Weitere Vorversuche dienten der Festlegung eines relativen Nachuntersuchungszeitpunktes für die Hauptuntersuchung. Viele retrospektive Studien kommen deshalb zu keinem oder einem falschen Ergebnis, weil die Überlegung fehlt, wie mathematische und medizinische Bedingungen gleichermaßen günstig gewählt werden können. Dies sei am Beispiel der Abb. 1 erläutert.

Kurve I stellt die prozentuale Rezidivrate der chromophoben Adenome zu unterschiedlichen postoperativen Untersuchungszeiten dar. Man sieht, daß entgegen anderen Mitteilungen [4] bei vielen Patienten ein Rezidiv erst zwischen 5. und 10. postoperativen Jahr klinisch in Erscheinung tritt. Andererseits ist mit zunehmender Verlaufsdauer die Fallzahl (Abb. 1, II) rückläufig und führt damit zu späten Nachuntersuchungszeiten zu ungünstigen Bedingungen. Abnehmendes Gesamtmaterial und zunehmende Rezidivrate lassen die größte Gesamtwirksamkeit der Untersuchung im mittleren Bereich (in unserem Fall etwa 5 bis 6 Jahre post operationem) erwarten. Ein rezidivfördernder Einfluß wird sich in der Verschiebung der Kurve I nach links auswirken, bei einem rezidivhemmenden Einfluß ist die Verschiebung nach rechts zu erwarten. Die senkrechte Differenz zwischen beiden gestrichelten Kurven entspricht dann der prozentualen Rezidivdifferenz, wie sie zu dem entsprechenden Nachuntersuchungszeitpunkt gefunden würde.

Für die *Hauptuntersuchung* wurde dieser auf 5 Jahre festgelegt. Die 44 Patienten verteilten sich wie folgt:

	ohne Rezidiv	mit Rezidiv
Klasse 1: ohne Substitution	21 (75%)	7 (25%)
Klasse 2: mindestens 6 Monate lang substituiert	16 (100%)	0 (0%)

Im Fisher-Test war die beobachtete Rezidivdifferenz zwischen Klasse 1 und 2 mit einer Wahrscheinlichkeit von 0,03 statistisch signifikant, also *nicht* zufällig Da es jedoch nicht möglich war, wie bei einer prospektiven Studie, durch Randomi-

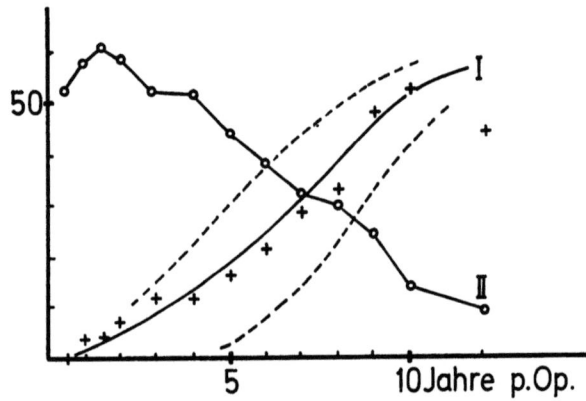

Abb. 1. Prozentuale Rezidivrate (I) und absolute Fallzahl (II) der chromophoben HVL-Adenome zu unterschiedlichen postoperativen Nachuntersuchungszeiten

sierung in beiden Klassen Strukturgleichheit zu erzielen, wurden die Verteilungen der für relevant gehaltenen Merkmale in beiden Klassen überprüft Tatsächlich konnten hierbei für einige Merkmale deutliche Verteilungsunterschiede festgestellt werden Das Ergebnis der Voruntersuchung zeigte jedoch, daß diese Merkmale entweder keinen Einfluß auf die Rezidivneigung haben oder ihre Einflußrichtung eher zu einem Ausgleich der Rezidivdifferenz hätte führen müssen Bei Strukturgleichheit beider Klassen wäre also eine noch größere Rezidivdifferenz zu erwarten gewesen

Die Untersuchung wurde in vier verschiedenen Modifikationen durchgeführt, auf deren Erläuterung jedoch verzichtet werden kann, da alle Ergebnisse gleichsinnig waren.

Da die Hauptuntersuchung nur einen Untersuchungszeitpunkt berücksichtigen konnte, sollte durch eine *Zusatzuntersuchung* festgestellt werden, ob ein gleiches Resultat auch zu anderen Untersuchungszeitpunkten gefunden worden wäre.

In Abb. 2 ist die prozentuale Rezidivrate wie in Abb. 1, jedoch getrennt für Substituierte (+) und Nichtsubstituierte (∅) dargestellt. Tatsächlich kam es zu einer Dissoziation der ursprünglichen Kurve in zwei deutlich gegeneinander verschobene Rezidivkurven mit Rechtsverschiebung derjenigen bei Hormonbehandlung. Wie erwartet, konnte jedoch nur zu einem günstigen Untersuchungszeitpunkt die beobachtete Differenz auch durch den statistischen Test als signifikant nachgewiesen werden (in Abb. 2 mit S markiert).

Schlußfolgerungen

1. Behandlung mit Testosteron oder anabolen Steroiden hemmt eher die Rezidivneigung bei chromophoben oder Mischtypadenomen der Hypophyse, als daß sie sie fördert. Diese begründete Annahme eines Schutzeffektes muß jedoch durch eine prospektive Studie weiter erhärtet werden.

2. Geeignete Untersuchungsanordnungen müssen sicherstellen, daß der beschriebene Effekt nicht bei anderen Untersuchungen auf diesem Gebiet falsche Ergebnisse vortäuscht.

3. Um Fehlinterpretationen der Ergebnisse retrospektiver Studien zu vermeiden, ist neben einer sorgfältigen Auswahl des Untersuchungsmaterials der Festlegung des relativen Nachuntersuchungszeitpunktes besondere Beachtung zu schenken. Größte Effektivität der Untersuchung ist nur dann zu erreichen, wenn sowohl medizinische wie statistische Erwägungen ausreichend berücksichtigt sind.

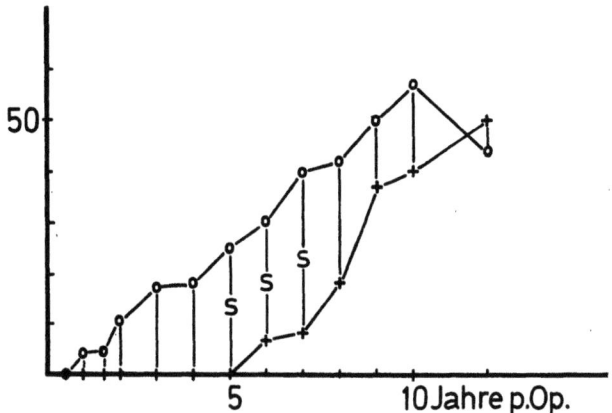

Abb. 2. Prozentuale Rezidivrate chromophober HVL-Adenome bei sexualhormonsubstituierten (+) und nicht substituierten (∅) Pat. zu unterschiedlichen postoperativen Nachuntersuchungszeiten

4. Das Problem, bei retrospektiven Untersuchungen Strukturgleichheit im Untersuchungs- und Vergleichskollektiv zu erhalten, läßt sich teilweise durch Abschätzung der Auswirkung ungleich verteilter Merkmale umgehen. Auf diese Weise kann auch die für den Kliniker aus Zeitgründen häufig noch notwendige retrospektive Studie zu wertvollen Ergebnissen führen, die allerdings durch prospektive Studien überprüft werden sollten.

Literatur

1. Brilmayer, H.: Zur Endokrinologie des Mischtypadenoms der Hypophyse. 4. Symp. dtsch. Ges. Endokrin. 1956, S. 78. — 2. Ershoff, B. H.: Exp. Med. Surg. 22, 28 (1964). — 3. Giok, K. H.: An experimental study of pituitary tumors. Genesis. Cytology and hormon content. Berlin-Göttingen-Heidelberg: Springer 1961. — 4. Marguth, F., Nover, A.: Acta neurochir. (Wien) 11, 716 (1964). — 5. Noble, R. L.: Tumors and hormons. The Hormons, Vol. V. — 6. Nowakowski, H.: Dtsch. med. Wschr. 50, 2216 (1958). — 7. Siegel, S.: The Fisher exact probability test. Nonparametric statistics for the behavioral sciences. New York: McGraw-Hill Book Comp. Inc. 1956. — 8. Tönnis, W.: Anzeigestellung zur Behandlung der partiellen Hypophysenvorderlappeninsuffizienz. 4. Symp. dtsch. Ges. Endokr. 1956, S. 62. — 9. Tzonos, T., Müller, W.: Klinik und Morphologie der aktiven und inaktiven Hypophysenadenome. Neurochirurgen-Kongreß, Berlin 1966.

HEDRICH, E., HAVEMANN, K., DOSCH, H. M., RÜTHER, W., SODOMANN, C.-P. (Med. Univ.-Klinik Marburg a. d. Lahn): **Der Einfluß von Serumfraktionen und von Polynucleotiden (Poly I:C) auf die Knochenmarksregeneration subletal bestrahlter Ratten**

In den letzten Jahren wurden eine Reihe von Substanzen beschrieben, die in der Lage sind, das Wachstum verschiedener Zellsysteme unspezifisch zu fördern. So konnte in Untersuchungen unserer Arbeitsgruppe an Lymphocytenkulturen gezeigt werden [6], daß bestimmte Serumproteinfraktionen in der Lage sind, ein unspezifisch stimuliertes Lymphocytenwachstum zu fördern. Durch Chromatographie von Serum über Sephadex G 200 lassen sich drei, nach dem Molekulargewicht unterschiedene Proteinfraktionen gewinnen. Diese Serumfraktionen zeigen gegenüber einer Kontrolle ohne Serumzusatz die folgende Wirkung: Die albuminreiche Fraktion III (4S) steigert die mit Phythämagglutinin (PHA) induzierte Lymphocytenproliferation auf das dreifache, ein Effekt, der mit großer Wahrscheinlichkeit auf das in dieser Fraktion enthaltene α_1-Antitrypsin zurückzuführen ist. Die weniger deutliche Wirkung der makromolekularen Fraktion I war α_2-Makroglobulin zuzuordnen. Dagegen zeigte Fraktion II (7 S) einen hemmenden Effekt auf die PHA-induzierte Lymphocytenproliferation.

In weiteren Untersuchungen war eine proliferationsfördernde Wirkung von Polynucleotiden auf antigenstimulierte Lymphocyten in vitro nachzuweisen. So wurde von Friedman [4] die Steigerung der Reaktion auf Tuberkulin mit Poly A:U beschrieben, ein Effekt der von uns mit dem Polynucleotid Poly I:C bestätigt werden konnte. Poly I:C ist ein synthetisches Kopolymer aus Polyinosyl-Polycytidylsäure und gehört zu den stärksten, z. Z. bekannten Interferoninduktoren.

Zur Klärung der Frage, ob die proliferationsfördernde Wirkung dieser Substanzen auch an anderen wachstumsaktiven Zellen und in vivo erkennbar ist, wurde die hämatopoetische Regeneration nach subletaler Bestrahlung untersucht. Ergebnisse anderer Autoren [7, 9] deuten darauf hin, daß die Regeneration nach subletaler Bestrahlung über eine Aktivierung hämatopoetischer Stammzellen erfolgt.

Weibliche Wistar-Ratten wurden mit 400 r subletal bestrahlt. An den folgenden 8 Tagen wurden Erythrocyten- und Leukocytenzahl sowie Thymus- und Milzgewicht fortlaufend bestimmt. In dem durch Femurmarkspülung gewonnenen Knochenmark wurde die Zellzahl und der Einbau von ^{3}H-Thymidin in die DNS nach 4 Std Inkubation ermittelt. Abbildung 1 zeigt die hämatopoetische Regeneration an Hand der erwähnten Parameter. Unmittelbar nach Bestrahlung kommt es zu einem starken Abfall aller Werte. Als beste und gut reproduzierbare Größen erwiesen sich auch in den weiteren Untersuchungen die Zellzahl und der Einbau von ^{3}H-Thymidin in die Knochenmarkszellen. Die einsetzende Regeneration zeigt sich am Anstieg der ^{3}H-Thymidininkorporation in die DNS am 3. Tag, dem Knochenmarkszellzahl und speriphere Leukocyten 2 Tage später folgen. Nach einem Maximum um den 6. Tag p.r. wird dieser erste Regenerationsschub mit einem Abfall der Knochemarksaktivitäten am 8. Tag p.r. beendet. Nur Thymus- und Milzgewicht erreichen bereits zu diesem Zeitpunkt die Ausgangswerte. In den folgenden Abbildungen wurden diese zu dem jeweiligen Zeitpunkt ermittelten Werte der Kontrolltiere als 100% gesetzt und zu der Wirkung der getesteten Substanzen in Beziehung gesetzt.

Nach i.v. Injektion von Poly I:C 2 Std vor Bestrahlung kommt es nach einem deutlichen Abfall gegenüber den Kontrollen am 2. Tag zu einem Anstieg von Knochenmarkszellzahl und Thymidineinbau am 4. Tag und zu einem erneuten Abfall unter die Werte der Kontrollen am 6. Tag p.r. Somit ist diese Regenerationsphase, wie auch schon von anderen Autoren bei anderen Substanzen beschrieben [10, 12], um 2 Tage beschleunigt und im Ausmaß gegenüber dem Regenerationsmaximum der Kontrollen am 6. Tag signifikant gesteigert.

Bei Applikation von Poly I:C 2 Std nach Bestrahlung ist der Effekt wesentlich geringer. Die stärkste proliferationsfördernde Wirkung und mit einem Anstieg der Knochenmarkszellzahl auf das Doppelte und einer Erhöhung des ^{3}H-Thymidineinbaues auf über 500% wurde dann erreicht, wenn Poly I:C 2 Std vor sowie am 1. und 2. Tag nach Bestrahlung bei gleicher Gesamtdosis verabreicht wurde (Abb. 2a). Die typische Verkürzung des Regenerationsschubes bleibt erhalten und

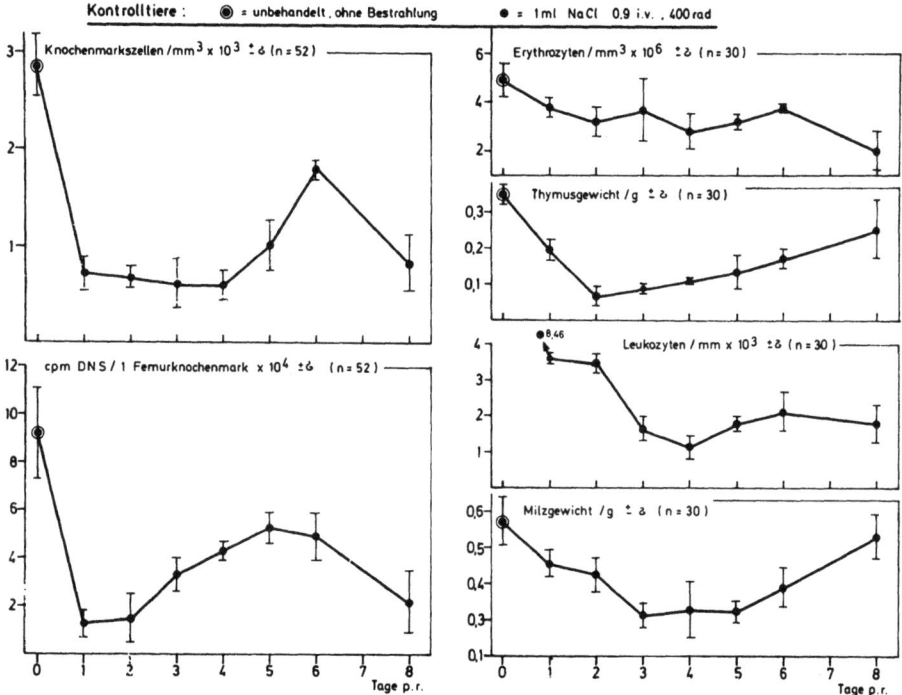

Abb. 1. Effekt subletaler Bestrahlung auf die hämatopoetische Regeneration von Ratten. Nach Bestimmung der Zellzahl wurde durch Femurspülung gewonnenes Knochenmark für 4 Std mit H3-Thymidin inkubiert und danach der Einbau in die DNS bestimmt. Erythrocyten- und Leukocytenzahlen wurden durch maschinelle Zählung ermittelt (Coulter Counter). Die Thymus- und Milzgewichte stellen Feuchtgewichte dar

die bei der Einzelapplikation nachweisbare Erniedrigung der Werte am 2. Tag p.r. ist nicht mehr zu beobachten. Wurde die Bildung der Doppelhelix durch Hitzebehandlung der Einzelstränge verhindert, so war nur noch ein geringer Effekt ohne Phasenverkürzung zu beobachten.

In einer weiteren Untersuchungsserie wurde menschliches Serum über Sephadex G 200 aufgetrennt und jede der erhaltenen drei Proteinfraktionen in dem beschriebenen System getestet. Während die makromolekulare Fraktion I keine Wirkung zeigte, führte die 7S-Fraktion zu einer Verminderung der Knochenmarkszellzahl und zu einer Hemmung des ^{3}H-Thymidineinbaues während des entscheidenden 4. Tages p.r. Gleichzeitig trat eine noch unklare Erhöhung des Milzgewichtes auf. Im Gegensatz dazu war mit der 4S-Fraktion (Fraktion III) eine deutliche Steigerung, besonders des ^{3}H-Thymidineinbaues zu verzeichnen. Ein ähnlicher Effekt wie von Fraktion III ist mit dem in dieser Fraktion vorhandenen α_1-Antitrypsin zu erzielen (Abb. 2b), was annehmen läßt, daß die Wirkung von Fraktion III vorwiegend durch α_1-Antitrypsin bedingt ist.

Zusammenfassend ist festzustellen, daß die in früheren in vitro-Untersuchungen an Lymphocytenkulturen beobachtete proliferationsfördernde Wirkung von bestimmten Serumfraktionen und von Polynucleotiden sich auch an einem anderen Zellsystem in vivo nachweisen läßt. Der von anderen Autoren wie Berenblum [2] und Nettesheim [12] beschriebene fördernde Effekt von α_2-Makroglobulin bzw.

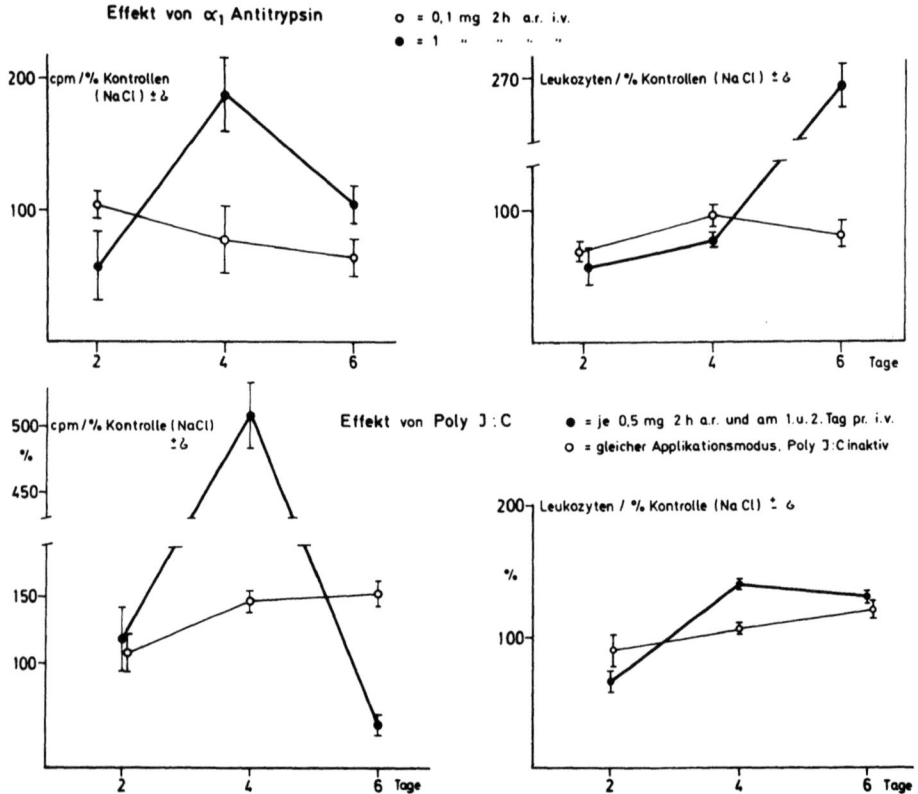

Abb. 2. Wirkung von α_1-Antitrypsin und von Poly I:C (unten) auf die Knochenmarksregeneration subletal bestrahlter Ratten. Niedrige Dosen α_1-Antitrypsin und künstlich gealtertes Poly I:C ohne die Fähigkeit zur Ausbildung eines RNS-Doppelwendels bleiben praktisch ohne Wirkung

Fraktion I auf die Knochenmarksregeneration der Maus konnte von uns bei der Ratte nicht bestätigt werden. Dagegen war eine proliferationsfördernde Wirkung der albuminreichen 7S-Serumfraktion III zu verzeichnen, die mit größter Wahrscheinlichkeit auf α_1-Antitrypsin zu beziehen ist. Eine ähnliche proliferationsfördernde Wirkung von α_1-Antitrypsin wurde bei in vitro-Untersuchungen auch an adaptierten Insektenzellinien und in Kulturen von Affennierenzellen von Landureau [8] und Wallis [13] beschrieben. Ähnlich wie in den Untersuchungen von Jullien [7] besaß Poly I:C auch in unserem System während der ersten 2 Tage p.r. einen hemmenden Effekt auf die hämatopoetische Regeneration. Danach kam es jedoch zu einer deutlichen Steigerung und Beschleunigung der Knochenmarksbildung. Diese Befunde werden durch eigene Untersuchungen an je 100 letal bestrahlten Ratten und Mäusen unterstrichen. Nach letaler Bestrahlung überlebten nach 30 Tagen noch rund 50% der unbehandelten Tiere, während nach Poly I:C-Behandlung nach 90 Tagen noch über 80% der Tiere überlebten.

Die Frage nach dem Wirkungsmechanismus der beiden gänzlich verschiedenen Substanzen α_1-Antitrypsin und Poly I:C bleibt vorerst offen. In anderen Untersuchungen an ähnlichen Systemen wurde weiterhin ein proliferationsfördernder Effekt von Endotoxin [3, 1, 10], PHA [9, 11] und Freundschem Adjuvans [5] beobachtet. Da proliferierende Lymphocyten, Knochenmarkszellen oder auch andere Zellsysteme von verschiedenen Wirbeltieren und Insektenarten durch diese Substanzen in ihrem Wachstum gefördert werden, ist ein Zell- und speciesunspezifischer Wirkungsmechanismus am wahrscheinlichsten.

Literatur

1. Benacerraf, B., Sebestyen, M. M.: Fed. Proc. 16, 860 (1957). — 2. Berenblum, I., Burger, M., Knyszynski, A.: Nature (Lond.) 217, 857 (1968). — 3. Berry, J., Smythe, D. S., Colwell, L. S., Schoengold, R. J., Actor, P.: Inf. and Immun. 3, 444 (1971). — 4. Friedman, H. M., Johnson, A. G., Pan, P.: Proc. Soc. exp. Biol. (N.Y.) 132, 3 (1969). — 5. Haskill, J. S., Moore, M. A. S.: Nature (Lond.) 226, 853 (1970). — 6. Havemann, K., Dosch, H.-M., Bürger, S.: Z. ges. exp. Med. 153, 297 (1970). — 7. Julien, P., Maeyer-Guignard, de, J.: Int. J. Cancer 7, 468 (1971). — 8. Landureau, J. C., Steinbuch, M.: Z. Naturforsch. 25 b, 231 (1970). — 9. Mauro, F., Madoc-Jones, H.: Cancer Res. 30, 1397 (1970). — 10. Metcalf, D., Moore, M. A. S.: Hämopoietic cells. Amsterdam-London: North-Holland Publ. Comp. 1971. — 11. Micklem, H. S., Loutit, J. F.: New York-London: Academic Press 1966. — 12. Nettesheim, P., Hanna, M. G., Jr., Fisher, W. D.: Radiat. Res. 35, 378 (1968). — 13. Wallis, C., Ver, B., Melnick, J. L.: Exp. Cell Res. 58, 271 (1969).

GOEBELL, H., HAVEMANN, K., HERBERT, V. (Med. Univ.-Klinik Marburg a. d. Lahn und Veterans Administration Hospital, Bronx, New York): **Megaloblastäre Anämie bei selektiver Störung der Vitamin B 12-Resorption mit Proteinurie und Antikörpermangelsyndrom — ein genetischer Defekt**

Als Ursachen megaloblastärer Anämien im Kindes- oder Jugendalter werden nach Ausschluß nutritiver Faktoren und einer Wurmerkrankung drei Syndrome unterschieden:

1. Echte perniziöse Anämie mit Atrophie der Magenschleimhaut und Intrinsic-Faktor (IF) -Mangel.

2. Kongenitaler Mangel an IF bei normaler Magenschleimhaut- und Magensekretion.

3. Kongenitale selektive Malabsorption von Vitamin B 12 bei normaler Sekretion von IF.

Alle drei Syndrome sind sehr selten. Das letztere Krankheitsbild wurde zuerst 1959 von Imerslund [1] und Gräsbeck et al. [2] in Skandinavien beschrieben. Bis 1972 sind 65 Fälle bekannt geworden. In Deutschland wurde 1967 über zwei Erkrankungen aus dem Freiburger Raum berichtet [3]. Wir teilen einen weiteren Fall mit, bei dem wir die Diagnose im Alter von 17 Jahren stellen konnten und bei dem sich als Besonderheit ein familiäres Antikörpermangelsyndrom fand.

Fallbeschreibung

Peter K., 17jährig. Im Alter von 2 Jahren Feststellung einer Proteinurie, die bis heute konstant besteht. Seit dieser Zeit wiederholt niedriger Serumgehalt an γ-Globulinen (7 bis 10 relativ %). Rezidivierend fieberhafte Infekte, jährlich mehrmals bis heute. Mit 5 Jahren Feststellung einer megaloblastären Anämie. Bis heute fünf stationäre Behandlungen wegen neuer Anämieschübe, die auf parenterale Vitamin B 12-Gabe sofort in volle Remission kommen. 1971 erste Aufnahme in unserer Klinik. Es finden sich eine körperliche Retardierung (53,4 kg bei 167 cm Größe), Knochenalter in der mittleren Norm eines 12jährigen sowie Pubertas tarda mit niedriger Gonadotropinausscheidung. Hb 10,1 g-%, Erythrocyten 2,6

Millionen, HbE 37 γγ. Eine Zusammenfassung der hämatologischen Befunde und der Ergebnisse der Schilling-Teste findet sich in Tabelle 1. Die Vitamin B 12-Resorption war hochgradig gestört und ließ sich mit heterologem IF nicht normalisieren. Antikörper gegen IF oder Parietalzellen waren im Serum nicht nachweisbar. IF war im Magensaft normal enthalten. Magensaft-HCl, Histologie der Magen- und Jejunalschleimhaut, Xylose-Test, Fettbilanz, Figlu-Test und die Röntgenuntersuchung des Magen-Darmtraktes waren normal. Konstante Proteinurie (ca. 300 mg/Tag; 74% Albumin). Clearance für Inulin, Kreatinin, PAH normal. Intravenöses Pyelogramm normal. Pathologisch erhöhte Ausscheidung von Asparagin und Arginin im Urin. *Antikörpermangelsyndrom;* Bei 6,5 g-% Gesamteiweiß betrug der γ-Globulinanteil 10,5 relativ %. Die quantitative Analyse der Immunglobuline ergab eine Verminderung von IgG auf 387 mg-% (normal 800 bis 1800 mg-%), IgA auf 39 mg-% (normal 90 bis 450 mg-%) bei normalem IgM (108 mg-%; (normal 65 bis 265 mg-%). Tuberkulin-Test bis 10^{-2} negativ.

Familienuntersuchung: Schilling-Test bei den Eltern und den zwei Schwestern normal. Die Mutter hat eine geringe Proteinurie (Ursache unbekannt). Bei der Mutter besteht reproduzierbar eine Verminderung von IgG (656 mg-%) und IgA (62 mg-%), bei beiden Schwestern eine Verminderung von IgA (62 bzw. 67 mg-%).

Diskussion

Das beschriebene Krankheitsbild ist gekennzeichnet durch eine selektive Malabsorption von Vitamin B 12 bei normaler Sekretion von IF im auch sonst normalen Magensaft.

Parenterale Zufuhr von Vitamin B 12 führte zur vollständigen Remission der megaloblastären Anämie. Der Krankheitsverlauf und die Befunde entsprechen völlig dem von Imerslund [1] und Gräsbeck et al. [2] zuerst beschriebenen Syndrom der kongenitalen selektiven Malabsorption von Vitamin B 12 mit Proteinurie. Die benigne Ausscheidung von Protein in den Nieren wurde mit zwei Ausnahmen bei allen bisher beschriebenen 65 Kranken beobachtet. Sie vermag, wie in unserem Fall, vor Entwicklung der Anämie aufzutreten, kann sich aber auch später manifestieren. Die Proteinurie wird durch Vitamin B 12-Therapie nicht beeinflußt. Die Nierenfunktion wurde stets normal gefunden, bei einem Teil der Patienten lagen Fehlbildungen der ableitenden Harnwege und/oder eine pathologische Aminoacidurie vor. Das letztere Symptom fand sich auch bei unserem Kranken. Der angeborene Charakter des Syndroms wurde von einigen Autoren in eingehenden Studien gezeigt [4, 5]. Die 65 bekannten Fälle kommen in 48 Familien vor. Es besteht ein autosomal recessiver Vererbungsgang. Konsanguinität der Eltern ist häufig nachweisbar.

Ein Antikörpermangelsyndrom wurde bei unserem Patienten in Verbindung mit dem Syndrom der selektiven Malabsorption von Vitamin B 12 erstmals beobachtet. Der Junge leidet seit frühester Kindheit rezidivierend an Infekten. Es fand sich eine Verminderung von IgA und IgG bei ihm und der Mutter, sowie bei zwei Schwestern eine Verminderung von IgA. Im Urin ließen sich trotz der Proteinurie keine Immunglobuline entdecken. Es handelt sich also nicht um ein Verlustsyndrom.

Literatur

1. Imerslund, O.: Acta paediat. scand. **49**, Suppl. **119**, 1 (1960). — 2. Gräsbeck, R., Gordin, R., Kantero, I., Kuhlbäck, B.: Acta med. scand. **167**, 289 (1960). — 3. Jacobi, H., Heimpel, H., Cremer, H.-J., Künzer, W.: Dtsch med. Wschr. **92**, 1853 (1967). — 4. Mohamed, S. D., McKay, E., Galloway, W. H.: Quart. J. Med. N. S. **25**, 433 (1966). — 5. Gräsbeck, R., Kvist, G.: Münch. med. Wschr. **109**, 1936 (1967).

CYTOLOGIE

GRUNZE, H. (Inn. Abt. d. Städt. Krankenanstalt. Düren)

Einführung

Die gemeinsame Tagung der Deutschen Gesellschaft für Innere Medizin und der Deutschen Gesellschaft für Cytologie findet zu einem Zeitpunkt statt, der dadurch gekennzeichnet ist, daß die Cytodiagnostik nach Durchlaufen einer Entwicklungszeit sich nun entgültig als eine anerkannte morphologische Methode etabliert hat. Darüber hinaus ist es nach Zeiten einer fruchtlosen, teils polemischen Auseinandersetzung mit Vertretern der Histopathologie jetzt zu einer dem Patienten dienlichen, sich ergänzenden Zusammenarbeit zwischen Cytologen und Histologen gekommen.

Für das Gebiet der Gynäkocytologie sind diese neuen Tatbestände auf Grund der großen Erfolge der Krebsvorsorge schon nachhaltig bei Ärzten und in der Öffentlichkeit bekannt.

Weniger weiß man dagegen von den derzeitigen Leistungen und Entwicklungsaussichten der Cytodiagnostik in der Inneren Medizin. Sachkennern ist bekannt, daß vor allem die Schwierigkeiten bei der Gewinnung von Untersuchungsmaterial auf diesem Gebiete bisher hinderlich waren, ja, sich so negativ auswirkten, daß man von einer eigentlichen Krebsvorsorge mittels Cytodiagnostik in der Inneren Medizin z. Z. noch nicht sprechen kann, sondern lediglich in der Lage ist, auf den klinischen Nutzen in Diagnose und Differentialdiagnose, der heute schon gegeben ist, hinzuweisen.

Den derzeitigen Leistungsstand der Cytologie in Klinik und Praxis der Inneren Medizin zu dokumentieren und sich anbahnende weiterführende neue Entwicklungen erfahrenskritisch abgesichert zu skizzieren, dazu sind wir an diesem Morgen zusammengekommen.

Jeder, der an der Pionierzeit der Cytodiagnostik teil hatte und sich für deren Durchsetzung nicht selten mit persönlichem Einsatz engagieren mußte, wird gleich mir als Vorsitzendem darüber glücklich sein, daß für die wissenschaftlichen Themen dieses Tages bekannte und verdiente Cytologen sowohl aus der Klinik wie auch der Histopathologie gewonnen werden konnten.

Bedeutung der Ultrastruktur der Zelle für die klinische Cytologie

CAESAR, R., MÜLLER-HERMELINK, H. K. (Pathol. Institut, Städt. Krankenanstalten Braunschweig)

Referat

Fortschritt in der Medizin ist heute meist direktes oder indirektes Resultat neuer Methoden und nur selten durch neue Denkansätze bedingt. In meinem Vortrag möchte ich darüber berichten, in welcher Weise die Elektronenmikroskopie als jüngstes methodisches Kind der Morphologie auf die klinische Cytologie befruchtend wirken kann. Die klinische Cytologie ist als Methode zwar etwa 100 Jahre alt, ihre Wiedergeburtsstunde, angeregt durch die Arbeiten von Papanicolaou, fällt etwa mit dem Datum der Konstruktion brauchbarer Elektronenmikroskope zusammen. Mit Hilfe des Elektronenmikroskops ist unser Zellbild entscheidend vertieft und präzisiert worden. Der theoretische Erkenntniswert der neuen Dimension, welche sich uns durch das Elektronenmikroskop erschlossen hat, ist sehr hoch zu veranschlagen. Wie steht es aber mit dem praktischen Nutzen der Elektronenmikroskopie? Für das weitere Verständnis ist es notwendig, einige technische Voraussetzungen der Elektronenmikroskopie zu rekapitulieren. Das Elektronenmikroskop arbeitet mit Elektronenstrahlen, die bekanntlich eine sehr kleine Wellenlänge besitzen. Das Auflösungsvermögen eines Mikroskopes ist prinzipiell von der benutzten Wellenlänge abhängig. Man erreicht daher im Elektronenmikroskop eine wesentlich bessere Auflösung als mit dem Lichtmikroskop. Diese hohe Auflösung ist zwei Zehnerstellen niedriger anzusetzen als die des Lichtmikroskops. Ist es etwa noch vertretbar, lichtmikroskopische Präparate bei 100facher Vergrößerung anzuschauen, so sind im Elektronenmikroskop 100000fache Vergrößerungen durchaus noch sinnvoll und möglich. Eine 10 μ im Durchmesser messende Zelle würde aber bei Ausnutzung der vollen Leistungsfähigkeit eines Elektronenmikroskops eine Fläche von 10 m Durchmesser bedecken. Mit der extremen Vergrößerung handelt man sich naturgemäß eine starke Einengung des Blickfeldes ein. Aus verständlichen Gründen ist gerade die Einengung des Blickfeldes bei der Anwendung des Elektronenmikroskopes in der klinischen Cytologie sehr nachteilig.

Voraussetzung für eine elektronenmikroskopische Untersuchung sind immer eine Fixation des biologischen Präparates und eine Entwässerung, da die Untersuchung mit Elektronenstrahlen im Vakuum stattfinden muß. Mit Osmiumtetroxyd und Glutaraldehyd stehen uns Fixationsmedien zur Verfügung, die ein sehr naturgetreues Äquivalentbild einer lebenden Zelle zu erhalten scheinen. Eine ganze Zelle ist aber nach guter Fixation für eine elektronenmikroskopische Untersuchung noch nicht geeignet. Die Elektronenstrahlen durchdringen nur sehr dünne Schichten. Man muß daher von einer Zelle Dünnschnitte anfertigen. Dies gelingt heute relativ einfach nach Plastikeinbettung von Geweben und Zellen. Die Schnitte müssen etwa eine Dicke von 50 mμ haben. Um von einer 10 μ dicken Zelle ein vollständiges dreidimensionales Bild entwerfen zu können, müßte man etwa 200 Schnitte von dieser Zelle anfertigen. Dies ist schwierig und mit großem Zeitaufwand verbunden. Aus dem Vergrößerungsmaßstab, dem beschränkten Blickfeld, aus der Notwendigkeit der Anfertigung von dünnen Schnitten resultieren Grenzen, die, sehen wir einmal vom Personal- und Kostenaufwand für die Elektronenmikroskopie ab, die Anwendung des Elektronenmikroskops in der klinischen Cytologie leider arg limitieren. Diese Grenzen werden auch in Zukunft schwer zu überspringen sein. Das Bestechende an der klinischen Cytologie ist meines Erachtens gerade der außerordentlich geringe Zeit- und Materialaufwand im Verhältnis zum Wert der klinischen Cytologie als diagnostisch fruchtbarer Methode. Die Elektronenmikroskopie ist dagegen mit einem hohen Zeitaufwand verbunden, damit ist auf jeden Fall die Elektronenmikroskopie als Routinemethode für die klinische Cytologie ungeeignet oder läßt sich nur in Einzelfällen sinnvoll anwenden.

Bevor ich im einzelnen auf Anwendungsmöglichkeiten des Elektronenmikroskops in der praktischen Cytologie eingehe, schicke ich einen kurzen Abriß des heutigen Zellbildes auf Grund von elektronenmikroskopischen Dünnschnittuntersuchungen an Zellen voraus.

Bei einer etwa 8000fachen Vergrößerung liefert uns das Elektronenmikroskop folgendes schematische Äquivalent: Jede tierische Zelle ist von einer dünnen Zellmembran von etwa 80 Å Dicke umhüllt. Das Cytoplasma enthält eine ganze Reihe von charakteristisch angeordneten, bestimmte Kompartimente umgebenden Membransystemen. Diese Membransysteme, welche in jeder Zelle in ähnlicher Anordnung wiederkehren, bilden die sog. Zellorganellen: Mitochondrien, Golgi-Apparat, endoplasmatisches Reticulum, Lysosomen und evtl. Centriolen. Alle diese Zellorganellen waren bereits den lichtmikroskopischen Untersuchungen des letzten Jahrhunderts bekannt. Die genaue Strukturerforschung und die zuverlässige Zuordnung zu bestimmten Zellfunktionen gelang aber erst nach der Verwendung des Elektronenmikroskops in der Zellforschung. Die Mitochondrien sind mit Atmungsfunktionen betraut, der Golgi-Apparat ist in Verbindung mit dem endoplasmatischen Reticulum als Sekretionsapparat anzusehen, die Lysosomen als Verdauungsapparat der Zellen. Die Untersuchung der cytoplasmatischen Matrix steckt noch in den Anfängen. Umfangreiche elektronenmikroskopische Untersuchungen gelten den Orten der Proteinsynthese im Cytoplasma, den Ribosomen. Die Ribosomen sind etwa 150 Å große Partikel, welche teilweise Membranen des endoplasmatischen Reticulum anliegen, teilweise frei im Cytoplasma, nicht membrangebunden, liegen. Zellen mit einer echten Sekretionsleistung, d. h. Drüsenzellen, sind mit reichlich membrangebundenen Ribosomen ausgestattet, freie Ribosomen werden eher für die zelleigene Enzymsynthese benötigt. Besonders aufschlußreich — auch für unsere Fragestellung — erwies sich das Studium der Strukturen, an welche spezifische Zelleistungen geknüpft sind, Strukturen wie das basale Labyrinth der Nierenepithelien, das uns morphologisch die Rückresorption der Tubuluszellen verständlich macht, das Studium der Myofibrillen als Träger der contractilen Eigenschaften der glatten und quergestreiften Muskelzellen, der Herzmuskelzellen, das Studium der Neurofibrillen, der synaptischen Strukturen der Nervenzellen, der Tonofibrillen im Plattenepithel, der Sekretgranula in Drüsenzellen, der verschiedenen Pigmente, z. B. des Melanins. Auch corpusculäre paraplastische Substanzen, z. B. Glykogen und Fettropfen stellen sich elektronenmikroskopisch gut dar.

Der Zellkern ist lange Zeit Stiefkind der Elektronenmikroskopie geblieben, in einem gewissen Sinn ist das lichtmikroskopische Bild des Zellkerns aufschlußreicher als das elektronenmikroskopische Kernbild. In letzter Zeit hat zwar auch die elektronenmikroskopische Erforschung der Kernstrukturen Fortschritte gebracht, morphologisch lassen sich aber die zweifellos vorhandenen funktionellen Beziehungen zwischen genetischem Material des Zellkerns und den Proteinsynthesestrukturen des Cytoplasmas bislang nicht präzisieren. Über den Austausch von Kern und Plasma spielen nach allgemeiner Überzeugung Poren in der Kernmembran eine Rolle. Im einzelnen besteht das Nucleoplasma aus Chromatin, einer Interchromatinsubstanz, aus Interchromatingranula und aus Perichromatingranula. In normalen Zellen ist das Chromatin entlang der Kernmembran verteilt, eine kleine Menge ist mit dem Nucleolus assoziiert. Die Interchromatinsubstanz ist aus feinsten Fibrillen zusammengesetzt, chemisch handelt es sich überwiegend um Proteine. Die chemische Zusammensetzung der Interchromatingranula (200 bis 250 Å groß), in Ketten oder Haufen in der Interchromatinsubstanz gelegen, ist nicht genau bekannt. Die Perichromatingranula haben einen Durchmesser von 300 bis 350 Å, man schätzt ihre Zahl im Zellkern auf 500 bis 2000, sehr wahrscheinlich enthalten sie Nucleoproteine mit RNS. Ihnen wird eine Bedeutung beim Transport von Material von Chromatin in Richtung Nucleolus oder Kernmembran beigemessen. Der Nucleolus enthält prinzipiell ein Nucleonema und eine Pars amorpha, das Kernkörperchen wird von assoziiertem Chromatin umgeben. Im Nucleonema liegen eine fibrilläre und granuläre Komponente, die zusammen ein dichtes Maschenwerk bilden. Die granuläre Komponente enthält nach allgemeiner Überzeugung die RNS-Komponente. Auch die Klärung der Topochemie der verschiedenen Nucleolenteile steckt noch in den Anfängen.

Für die klinisch-cytologische Diagnostik erweist sich die genauere Kenntnis der verschiedenen Oberflächendifferenzierungen der Zellen, der Bürstensäume in Form von Mikrozotten an Oberflächenepithelien, der Cilien und vor allem der verschiedenen Formen der Oberflächendifferenzierungen von miteinander in Kontakt stehenden Zellen als wertvoll. Je nach Intensität des mechanischen Kontaktes kommen zwischen den im Verband liegenden Zellen charakteristisch gebaute Haftpunkte an den sich gegenüberliegenden Zellmembranen vor (Desmosomen, junktionale Komplexe, Halbdesmosomen). Diese werden gelegentlich durch Fibrillen, welche ins Cytoplasma einstrahlen, verstärkt.

Versucht man, gewisse cytoplasmatische Grundtypen unter den verschiedenen animalischen Zellen herauszuarbeiten, so ist es zweckmäßig, die spezifischen Proteinsynthesestrukturen und die zellspezifischen metaplasmatischen Differenzierungen zu berücksichtigen.

Es gibt den Typ der ribosomenreichen Zelle ohne spezielle metaplasmatische Differenzierungen. Die Ribosomen liegen nicht membrangebunden — frei — im Cytoplasma. Dieser Zelltyp bildet reichlich Protein, das gebildete Protein wird zum Bau von cytoplasmatischen Membranen verwendet oder stellt Enzymeiweiß dar. Eine Abgabe von Eiweiß an eine freie Oberfläche ist aus dem morphologischen Bild nicht abzulesen. Zu dieser Zellkategorie gehören embryonale Zellen oder Entwicklungsstadien von Zellen (z. B. Myoblasten, Plasmazellvorstufen, Erythroblasten).

Mit einsetzender Differenzierung treten im Grundplasma der an freien Ribosomen reichen Zelle spezifische proteinhaltige Plasmadifferenzierungen (z. B. Myofibrillen, Tonofibrillen und Neurofibrillen) oder spezifische Granula (z. B. in Blutzellen) auf oder bestimmte Lipoproteidmembranen werden gebildet (z. B. in Nierenepithelien). Mit zunehmender Ausdifferenzierung treten die Proteinsynthesestrukturen an Ausdehnung zurück, die metaplasmatischen Differenzierungen bestimmen das Cytoplasmamuster.

In einem dritten Zelltyp sind Proteinsynthesestrukturen einseitig auf eine Abgabe des reichlich gebildeten Proteins aus der Zelle an eine Oberfläche ausgerichtet, es ist dies der Typ der ergastoplasmareichen Zelle, mit reichlich zumeist stapelförmig aneinander geordneten Membranen des endoplasmatischen Reticulum und den Membranen angelagerten Ribosomen. Diese Zellen sind oft polardifferenziert, auf einer Basalmembran gelegen. In den Membranstapeln oder Zisternen des endoplasmatischen Reticulums findet sich ein eiweißhaltiges Sekretionsprodukt. Der Golgi-Apparat liegt distal vom Zellkern. Die Zellen geben das gebildete Eiweiß an eine freie Oberfläche ab. Prototypen solcher Zellen sind die verschiedenen Drüsenzellen, auch Plasmazellen gehören dazu. Charakteristisch für die embryonale Zelle ist die dürftige Entwicklung des intercellulären Kontaktapparates. Desmosomenstrukturen kommen zwischen den embryonalen Zellen nicht vor.

Im zweiten Teil meines Vortrags möchte ich auf die unmittelbaren Anwendungsmöglichkeiten eines Elektronenmikroskops in der praktischen Cytologie eingehen und mich dabei auf das Hauptanwendungsgebiet der klinischen Cytologie, auf die Tumordiagnostik beschränken.

Nehmen wir eine ernüchternde Feststellung vorweg: Die von einigen Pathologen gehegte Hoffnung, es gebe im submikroskopischen Bereich ein morphologisches Spezifikum der malignen Tumorzelle, hat sich nicht bestätigt. Alle Strukturelemente der normalen Zelle kommen auch in Tumorzellen vor. Dies ist nicht verwunderlich. Eine rasch wachsende und sich rasch vermehrende Zelle wie die Krebszelle muß über entsprechende Zellorganellen verfügen, ohne die sie nicht lebensfähig wäre. Tumorzellen können ebenso wie normale Zellen nach der Art ihres proteinsynthetisierenden Apparates klassifiziert werden. Zellen eines hoch differenzierten Tumors ähneln stark den Zellen ihres normalen Mutterbodens. Zum Beispiel fällt es bei hochdifferenzierten Plattenepithelcarcinomen schwer, zu bestimmen, in welcher Beziehung die Zelle „nicht normal", sondern „maligne" ist. In anaplastischen Tumoren stellt man Zeichen einer Cytoplasmadesorganisation fest, die aber nur sehr schwer von regressiven Veränderungen im Tumor abzugrenzen ist. Das endoplasmatische Reticulum ist dürftiger entwickelt, die Mitochondrien sind abgerundet, ihr internes Membransystem zeigt Defekte, im Hinblick auf die Malignität einer Zelle besagt das nichts. Mit zunehmender

Entdifferenzierung eines Tumors nimmt die Geschwulstzelle mehr und mehr das Cytoplasmamuster der retinierenden Zelle an, die Zahl der freien Ribosomen nimmt zu. Auch dies ist kein Malignitätskriterium, es bedeutet nur, daß die Zelle ihre Syntheseenergie auf die Bildung von Proteinen für Zellbestandteile und zur Teilung ausrichtet. Mit den Entdifferenzierungsvorgängen im Cytoplasma geht häufig die Zahl der intercellulären Kontaktpunkte zwischen den Zellmembranen der Tumorzellen zurück. Dies ist teilweise auf die hohe Teilungsaktivität in Tumorzellen zurückzuführen (bei der Mitose wird die Zelle mobiler, die Haftpunkte schwinden), teilweise auf einen echten Verlust von solchen Haftpunkten im Rahmen der Entdifferenzierung eines Tumors. Dieser Haftpunktsverlust kann so weit gehen, daß praktisch freie Zellen im Tumor auftreten.

Es gibt auch keine *speziellen* Strukturen, welche eine Unterscheidung von Tumorzellen und normalen Zellen zuließen. In malignen Tumoren des Menschen, z. B. Mammacarcinomen, sind von einigen Autoren virusähnliche Einschlüsse mit dem Elektronenmikroskop beobachtet worden. Zum gegenwärtigen Zeitpunkt ist es noch gänzlich ungewiß, ob solche virusähnlichen Partikel mit der Carcinogenese menschlicher Tumoren in Zusammenhang stehen. Nur für eine Reihe maligner Tumoren bei Tieren ist eine Virusgenese belegt (z. B. Leukosen bei Vögeln, Nierencarcinomen bei Amphibien, der Kaninchenpapillomatose, dem Mammacarcinom der Maus und der Leukose bei Mäusen). Die Hoffnung, mit dem Elektronenmikroskop krebsspezifische Zelleinschlüsse, z. B. Viren, zu erfassen, hat beim Menschen bislang getrogen. Man muß also einräumen, daß das Elektronenmikroskop zur cytologischen Malignitätsdiagnose nicht geeignet ist, auf jeden Fall ist es aber dem Lichtmikroskop weitgehend unterlegen. Die klassischen Papanicolaouschen Kriterien der Identifikation einer malignen Zelle, die Anisocytose, die Anisokariose, die Hyperchromasie, das Vorkommen von atypischen Mitosen sind lichtmikroskopisch aus rein methodischen Gründen viel leichter zu finden als im Elektronenmikroskop.

Gibt es dann aber überhaupt Anwendungsmöglichkeiten des Elektronenmikroskops in der klinischen Cytologie und insbesondere bei der cytologischen Krebsdiagnostik?

Mittlerweile ist eine große Zahl von malignen Tumoren des Menschen elektronenmikroskopisch untersucht worden. Dabei hat sich gezeigt, daß das Elektronenmikroskop in zahlreichen Fällen zur Klärung der Histogenese der Tumoren, d. h. der Ableitung aus einem wohldefinierbaren Mutterboden geeignet ist. Glücklicherweise geht im allgemeinen die Entdifferenzierung eines Tumors im submikroskopischen Bereich nie so weit, wie es lichtmikroskopisch den Anschein hat. In vielen lichtmikroskopisch-anaplastisch-undifferenzierten Tumoren finden sich zumeist noch elektronenmikroskopisch cytoplasmatische Hinweise auf den Mutterboden. Die Nomenklatur der malignen Tumoren ist stets mit vielen subjektiven Eindrücken, Empfindungen und Analogien belastet gewesen. Es steht zu hoffen, daß mit zunehmender Kenntnis der Feinstruktur von malignen Tumoren eine reproduzierbare histogenetische Klassifikation der Tumoren möglich ist.

Ich möchte dies an Hand weniger Beispiele erläutern: Bei der elektronenmikroskopischen Untersuchung von kleinzelligen Bronchialcarcinomen wurden im Cytoplasma der Tumorzellen Granula nachgewiesen, welche den serotoninhaltigen Granula von Kultschitzky-Zellen, den Feyterschen hellen Zellen des Bronchialbaumes völlig gleichen. Aus dem Vorkommen solcher morphologisch charakteristischen Strukturen in kleinzelligen Bronchialcarcinomen wird mit Recht postuliert, daß das kleinzellige Bronchialcarcinom als die besonders maligne Variante eines Bronchialcarzinoids anzusehen ist. Verbesserte Einsichten in die Histogenese hat das Studium von Muskelgeschwülsten, von Nierencarcinomen, von Speicheldrüsentumoren, von malignen Tumoren der Gonaden, von Mammacarcinomen, von Sarkomen und insbesondere von malignen Lymphomen geliefert.

Hat man mit dem Lichtmikroskop in einem histologischen oder cytologischen Präparat Malignitätskriterien erfaßt, dann läßt sich in vielen Fällen die Artdiagnose des Tumors mit dem Elektronenmikroskop besser präzisieren. Beispielsweise gelingt es auch in Pleura- oder Peritonealpunktaten oder Lymphknotenpunktaten einwandfrei, Plattenepithelcarcinommetastasen von Adenocarcinommetastasen zu differenzieren. Die Zahl der undifferenzierten Carcinome, einer Diagnose, die in pathologisch-histologischen Befunden so häufig wiederkehrt, läßt sich auf einen kleinen Prozentsatz von ausgesprochen anaplastischen Tumoren reduzieren.

Eine fundierte Klassifikation der malignen Tumoren, die nun einmal auf morphologischen Kriterien beruht, kann nie Selbstzweck sein, man denke nur an die morphologische Klassifikation der Leukämien. Eine differenzierte Therapie von malignen Tumoren ist ohne eine fundierte histogenetische Zuordnung der Tumoren nicht möglich. Hier liegt zweifellos noch ein weites Anwendungsgebiet für die Elektronenmikroskopie vor uns, auch wenn Personal- und Zeitaufwand der Elektronenmikroskopie in der praktischen Tumordiagnostik gewisse Schranken auferlegen werden.

Literatur

Bensch, K., Corrin, B., Pariente, R., Spenger, H.: Cancer **22**, 1163 (1968). — Bernhard, W., Granboulan, N.: Exp. Cell Res. Suppl. **9**, 19 (1963). — Bourne, C. E. (Ed.): Cytology and cell physiology. New York: Academic Press 1964. — Brody, I.: J. Ultrastruct. Res. **33**, 60 (1970); — J. Ultrastruct. Res. **30**, 601 (1970). — Busch, W., Merker, H. J.: Elektronenmikroskopische Untersuchungen an menschlichen Mammacarzinomen. Virch. Arch. path. Anat. **344**, 356 (1968). — Cornog, J. L., Gonatas, N. K.: J. Ultrastruct. Res. **20**, 433 (1967). — Cronker, D. J., Murad, T. M.: Cancer **23**, 891 (1969). — Dmochowski, L., Semau, G., Gallagher, St.: Cancer **24**, 1241 (1969). — Echevarria, R. A.: Cancer **20**, 563 (1967); — Cancer **22**, 323 (1968). — Fisher, E., Fisher, B.: Cancer **24**, 39 (1969). — Fisher, E. R.: Cancer **24**, 312 (1969). — Grubb, Ch., Hackemann, M., Hill, K. R.: J. Ultrastruct. Res. **22**, 458 (1968). — Grunze, H,: Klinische Cytologie der Thoraxkrankheiten. Stuttgart: Enke 1955. — Hackemann, M., Grubb, Ch., Hill, K. R.: J. Ultrastruct. Res. **22**, 443 (1968). — Hosi, J., Toda, K., Pathak, M. A., Clark, W. H., Fitzpatrick, Th. B.: J. Ultrastruct. Res. **25**, 109 (1968). — Hübner, G., Kleinasser, O., Klein, H. J.: Virch. Arch. path. Anat. **346**, 1 (1969). — Jessen, H.: J. Ultrastruct. Res. **33**, 95 (1970). — Kierszenbaum. A. L.: J. Ultrastruct. Res. **29**, 459 (1969). — Koss, L. G.: Diagnostic cytology and its histopathologie basis, 2. Aufl. Philadelphia: Lippincott 1968. — Lichtiger, B., Mackay, B., Tessmer, C. F.: Cancer **26**, 1311 (1970). — Martinez-Paloma, A.: Lab. Invest. **22**, 605 (1970). — Mennerson, A., Bernhard, W.: J. Ultrastruct. Res. **27**, 266 (1969). — Mercer, E. A.: Proc. roy. Soc. Med. **54**, 1057 (1961). — Ming, S. G., Goldmann, H., Freimann, Dt.: Cancer **20**, 1418 (1967). — Mishima, Y.: Cancer **24**, 185 (1969). — Mori, Y., Lennert, K.: Electron microscopic atlas of lymph node cytology and pathology. Berlin-Heidelberg-New York: Springer 1969. — Oberling, Ch., Bernhard, W.: In: The cell (Brachet, J., Mirsky, A., Eds.). New York: Academic Press 1961. — Obiditsch-Mayer, I., Breitfellner, G.: Cancer **21**, 945 (1968). — Ozzello, L.: Ultrastructure of the human mammary gland. In: Pathology annual 6 (Sommers, S. C., Ed.). London: Butterworth 1971. — Recher, L., Whitescarrer, J., Briggs, L.: J. Ultrastruct. Res. **29**, 1 (1969). — Robert, D. K., Marshall, R. B.: Cancer **25**, 947 (1969). — Salazar, H., Totten, R. S.: Cancer **25**, 178 (1969). — Spriggs, A. I., Boddington, M. M.: The cytology of effusion, 2. Ed. London: Heinemann 1968. — Stoebner, P., Cussac, Y., Porte, A., le Gal, Y.: Cancer **20**, 286 (1967). — Stoll, P., Jaeger, J., Dallenbach-Hellweg, G.: Gynäkologische Cytologie. Berlin- Heidelberg-New York: Springer 1968. — Streicher, H. J., Sandkühler, St.: Klinische Cytologie. Stuttgart: Thieme 1953. — Swift, H.: Exp. Cell Res. Suppl. **9**, 54 (1963). — Takahashi, M.: Color atlas of cancer cytology. Stuttgart: Thieme 1971. — Tani, E., Ametani, T., Kawamusa, Y., Handa, H.: Cancer **24**, 617 (1969). — Toker, O.: Cancer **21**, 1164, 1171 (1968). — Wechsler, W.: Verh. dtsch. Ges. Path. **48**, 129 (1964). — Wilson, G. B., Morrison, J. H.: Cytology, 2. Ed. London: Reinhold Publ. Corp. 1966.

Vitalstrukturen und Farbstoffaffinitäten als Basis der lichtmikroskopischen Diagnose

WITTEKIND, D. (Anatomisches Institut der Universität Freiburg i. Br.)

Referat

Dieses Referat wird zweckmäßig durch eine Erläuterung seines Titels eingeleitet. Man hätte auch die Überschrift „Bemerkungen zur Vitalfärbung und zu ihrer diagnostischen Bedeutung" wählen können.

Unter Vitalstrukturen verstehen wir die Gesamtheit geformter Bestandteile lebender Zellen, also Zellkerne und Nucleolen einerseits, die mit dem Cytoplasma andererseits, seiner „Grundsubstanz" und der Fülle seiner häufig membranumgrenzten Einschlüsse in einer Wechselwirkung stehen. Aus der Fülle der Stoffe, die an diesem ständig ablaufenden Austausch teilnehmen, seien die Nucleinsäuren besonders hervorgehoben, einmal wegen ihrer zentralen Stellung in der Proteinsynthese, zum anderen wegen ihrer Bedeutung als Substrat zahlreicher histologischer sowie cytologischer — qualitativer und neuerdings in zunehmendem Maße auch quantitativer — Färbungen, und wir gehen bereits in medias res, wenn wir feststellen, daß in *lebenden* Zellen die Nucleinsäuren, sowohl DNS als auch RNS, den Farbstoffen in ungleich geringerem Maße zugänglich sind als in fixierten Zellen.

Zur Farbstoffaffinität von Kernen lebender Zellen: In lebenden Zellen — und dies gehört zu den weniger beachteten Kriterien ihrer Vitalität — stehen eben die meisten Strukturen nicht zur Adsorption für die Farbstoffe zur Verfügung, sondern sind „maskiert" durch Proteine, insbesondere Histone. So ist es auch eine gesicherte Erfahrung der Altmeister der Vitalfärbung, daß Zellvitalität und Färbbarkeit des Zellkerns einander ausschließen (v. Möllendorff, 1920; Nassonow, 1930; Alexandrov, 1933; Makarov, 1934).

Es sei hier angemerkt, daß ein Fehlen der Kernfärbung nicht identisch sein muß mit Abwesenheit von Farbstoffen überhaupt: Kationische Hellfeldfarbstoffe mögen im Kernbereich in so geringer Konzentration anwesend sein, daß sie nicht Licht absorbieren. Fluorescierende aromatische Verbindungen (Fluorochrome) können in durchaus genügender, zu schwerer Chromosomenschädigung ausreichender Konzentration an Nucleoproteiden haften, zeigen aber infolge π-elektronischer Wechselwirkung mit diesen das Phänomen der Fluorescenzlöschung („Fremdlöschung", Förster, 1951).

Fluorochrome sind Hellfeldfarbstoffen in der Vitalfärbung meist vorzuziehen, da sie bereits in wesentlich geringerer Konzentration kontrastgebend sind als die letzteren. Nur sehr wenige kationische Fluorochrome sind jedoch zur Darstellung der Kerne lebender Zellen geeignet, eine Feststellung, die uns von einer anderen Seite her zu unserem Thema führt:

Eine große Zahl von Farbstoffen — kationische und anionische — ist berufen zur Färbung der Kerne toter Zellen, aber eben nur wenige sind auserwählt zu ihrer Markierung im Leben, und zwar solche, die bestimmte chemische und physikalischchemische Eigenschaften aufweisen:

1. Sie sind Träger einer positiven Ladung, sind also Kationen. Für anionische Farbstoffe ist die Zellmembran in der Regel undurchlässig (Zeiger, 1938; Stockinger, 1964), ein weniger häufig beachtetes Kriterium der Vitalität. Abgesehen von wenigen, hier nicht zu besprechenden Ausnahmen (z. B. Trypanblau) sind deshalb anionische Farbstoffe in der Vitalfärbung ohne Interesse.

2. Sie haben als Grundkörper den aromatischen Anthracenheterocyclus Acridin.

3. Sie tragen einen oder mehrere Aminosubstituenten in bestimmten Positionen am Acridinring:

Es handelt sich um die Acridinderivate 3-Aminoacridin, 3,6-Diaminoacridin und ihre alkylsubstituierten Homologe, zu denen als das am meisten bekannte Tetramethyldiaminoacridin „Acridinorange" gehört (Abb. 1).

Wir bleiben im Thema, wenn wir die Sonderstellung jener Acridinderivate mit physikalisch-chemischer Argumentation begründen: Die mesomeriefähigen Doppelbindungen der drei annelierten Benzolringe zwingen das Ringsystem in eine Ebene. Den platten Acridingrundkörper mit seinen gleichermaßen ausgerichteten Aminosubstituenten denkt man sich eingelagert zwischen je ein Basenpaar der Desoxyribonucleinsäurehelix (Lerman, 1961, 1963). Neben den Coulombschen Kräften, die die positive Ladung des Farbstoffkations durch Vermittlung der Aminosubstituenten am Acridinring an die anionischen Phosphatgruppen der DNS binden, sind zwischen den Molekülionen des Acridinderivates und den eng benachbarten Basen (bevorzugt wohl Guanin und Cytosin) van der Waalsche Kräfte wirksam (Abb. 2). Im einzelnen können wir hier auf diese interessanten, im Zentrum der molekularbiologischen Forschung stehenden Probleme nicht ein-

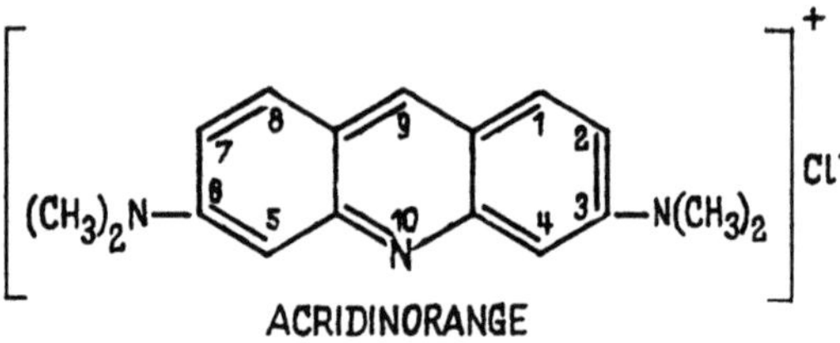

ACRIDINORANGE

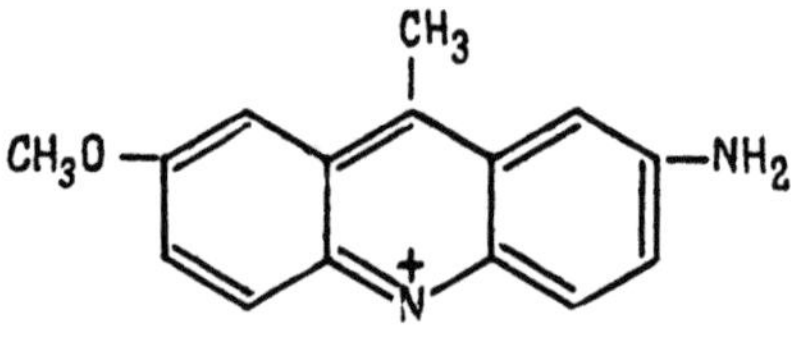

7-METHOXY-9-METHYL-2-AMINO
ACRIDIN

Abb. 1. Oben: Chemische Formel des Acridinorange (als Chlorid), unten: Derivat des 2-Aminoacridin (s. Text)

gehen, es sei zur Einführung auf die Originalarbeiten von Lerman (1961, 1963, 1964), Peacocke u. Skerrett (1956), Steiner u. Beers (1956) sowie Rigler (1966) hingewiesen.

Welche physikalisch-chemischen Voraussetzungen erfüllt sein müssen, damit Acridine mit Aminosubstituenten in Positionen 3 und/oder 6 auch in lebenden Zellen fluorescieren, ist noch nicht hinreichend geklärt. Seit einer kurzen Betrachtung von Morthland, de Bruyn et al. (1954) zu dieser Frage ist ihr dann später vielleicht nicht mehr die verdiente Beachtung geschenkt worden. Sicher tragen Aminosubstituenten in den genannten Positionen zur Resonanzstabilisierung des Moleküls bei, dies geschieht aber auch durch eine Aminogruppe in Position 9, allerdings liegt diese nicht in der Längsachse des Moleküls. Verglichen mit anderen Aminoacridinen und verschiedenen nur alkylsubstituierten Derivate hat 9-Aminoacridin auf DNS sogar einen besonders ausgeprägt stabilisierenden Effekt gegen thermische Denaturierung (Riva, 1966). Womöglich ist eben die sehr feste Bindung des 9-Aminoacridin an Phosphatgruppen und Basen der DNS-Helix die Ursache der im Kernbereich lebender Zellen beobachteten Fluorescenzlöschung (vergl. Abb. 3 u. 4).

Ein Fehlen der Fluorescenz am Zellkern ist aber auch nach Anwendung des 2-Aminoacridins zu beobachten, einer Substanz, die nicht in gleichem Maße Ladungsresonanz aufweisen kann wie Acridine mit Aminosubstituenten in Positionen 3 und 9. Eigene Untersuchungen (Wittekind, 1972) haben nun gezeigt, *daß bestimmte, durch Methyl- und/oder Methoxygruppen in Positionen 7 und 9* substituierte Derivate des 2-Aminoacridins (Abb. 1) *in fixierten und in lebenden Zellen selektiv im Bereich der Zellkerne orangefarbene Fluorescenz zeigen.*

Es konnte hinreichend gesichert werden, daß diese Kernfluorescenz auf der Anwesenheit von DNS beruht. Orangerot fluorescieren diese Verbindungen in

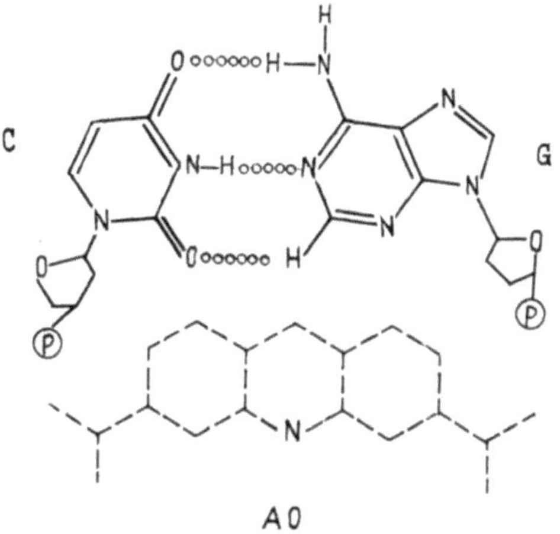

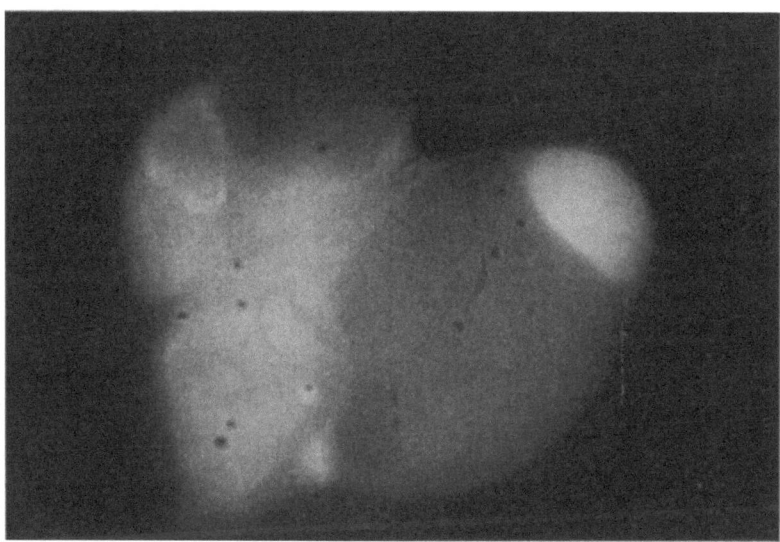

Abb. 2. Oben: Ausschnitt aus der DNS-Helix. *C* Cytosin, *G* Guanin, Desoxyribose = ⌒O⌒, ℗ = Phosphat, H-Brücken = oooo. Unten: Acridinorangemolekül (AO), maßstabgerecht eingezeichnet. Abstände zwischen den NH_2-Substituenten des AO und den ℗ der Helix etwa gleich. (Modif. nach Lerman, 1961)

Abb. 3. Bronchialcarcinom, Peritonealmetastasen. Vitalfluorochromierung mit Acridinorange. ↟ Zellkerne, ↥ rotfluorescierende, große Vacuolen

ihrer kationischen Form bei pH 3 und 4 in Lösung. Aus noch zu klärender Ursache vermag im biologischen pH-Bereich nur die DNS des Zellkerns die orangefarbene Fluorescenz der Kations zu erhalten, nicht die RNS des Cytoplasmas. Die hier beobachtete Grünfluorescenz in lebenden Zellen (und bei pH 7 fixierten) wurde auf die Fluorochromierung cytoplasmatischer Proteine durch das Neutralmolekül zurückgeführt. 2-Aminoacridine als schwache Basen existieren im Neutralbereich zu über 90% in ihrer Molekülform.

Die diagnostische Bedeutung des 7-Methoxy-9-Methyl-2-Aminoacridins ist in seiner Eignung zur raschen, selektiven Markierung der Kerne lebender Zellen begründet. Sein geringer substituiertes Homologes, 9-Methyl-2-Aminoacridin, fluorochromiert selektiv nur phagocytierte Zellkerne. Wir wissen, daß an diesen Depolymerisationsvorgänge ablaufen (Leuchtenberger, 1950).

Nicht nur wegen ihrer spezifischen Affinität zu Zellkernen kommt jenen Derivaten des 2-Aminoacridins Interesse zu, sondern auch wegen ihrer Anreicherung in den Granula der eosinophilen Leukocyten, die sie in grüner Fluorescenzfarbe

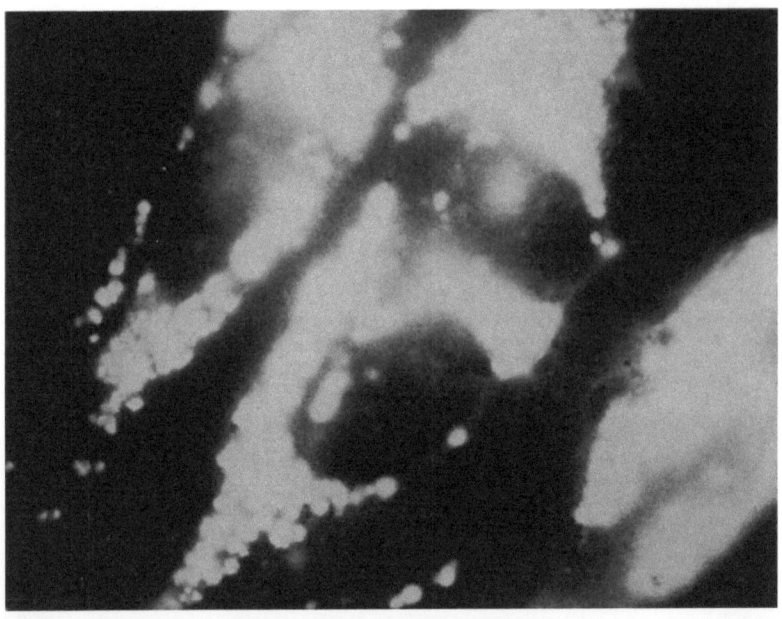

Abb. 4. HeLa-Zelle, auf Deckglas gezüchtet. Vitalfluorochromierung mit 9-Aminoacridin. ⋏ Zellkerne (Fluorescenzlöschung). Im Cytoplasma zahlreiche gelb (metachrom.) fluorescierende Autolysosomen

darstellen, so daß ein etwa 7-Methoxy-9-Methyl-2-Aminoacridin gefärbter eosinophiler Leukocyt „umgekehrt" fluorochromiert ist als mit Acridinorange. Diese letztere Substanz stellt die Zellkerne grün und die Granula rot dar.

Über die Natur der Affinität von Farbstoffen zu lebender Substanz: Im Rahmen des Hauptthemas können wir diesem „Nebenthema" nicht ausweichen, wir können es aber auch nicht annähernd ausschöpfen, sondern müssen uns darauf beschränken, mit einigen, den Kliniker angehenden Beispielen zu ihm beizutragen. Im Falle des *Zellkerns* ist dies in einer notwendigerweise flüchtigen tour d'horizon bereits geschehen.

Bleiben wir jetzt für einen Augenblick bei der fluorescenzmikroskopischen Darstellung der *eosinophilen Granula*. „Eosinophil" weist auf die Affinität dieser *fixierten* Leukocyten zum anionischen Farbstoff Eosin hin. Die cellulären Reaktionspartner des sauren Eosins sind basische, argininreiche Proteine.

In *lebenden* eosinophilen Leukocyten beruht die Rotfluorescenz der Granula bei Anwendung des basischen Acridinorange auf *metachromatischer* Anfärbung des

Phospholipidanteils der granulären Einschlüsse, naturgemäß nicht auf einer Bindung des Acridinorange an die ebenfalls basischen Proteine.

Metachromasie, ein für die klinische Cytodiagnostik wichtiger Begriff, auf den noch einzugehen ist, begegnete uns allen erstmals sehr früh im Studium, und zwar im histologischen Praktikum bei Gelegenheit der Darstellung der Nissl-Substanz etwa in den Vorderhornzellen des Rückenmarks. In der Nissl-Substanz sind Träger der Metachromasie, die Ribonucleoproteide der membrangebundenen Ribosomen im rauhwandigen ergoplasmatischen Reticulum.

Die Grünfluorescenz der eosinophilen Granula nach ihrer Exposition gegen das *2-Aminoacridinderivat* beruht hingegen nicht auf Metachromasie. Auch diese Substanz wird an den Granula angereichert. Es fehlt aber die mit der Steigerung der Konzentration zu fordernde Verschiebung der Farbe, hier der Fluorescenz, zu größeren Wellenlängen und dementsprechend die Verschiebung des Absorptionsmaximums im sichtbaren Bereich zum kurzwelligen, wie wir es in typischer Weise auch bei der rot(-violetten) Anfärbung der Nissl-Substanz durch Toluidinblau beobachten.

Warum die anionischen Phosphatgruppen der eosinophilen Granula durch die Derivate des 2-Aminoacridins nicht ebenso wie in der DNS durch orangerote Fluorescenz markiert wird, wissen wir noch nicht. Der helikalen Struktur der DNS-Makromoleküle im Zellkern dürfte eine große, wenn auch noch ungeklärte Bedeutung zukommen. Auch diese orangerote Kernfluorescenz beruht nicht auf Metachromasie. Orangerot ist bereits die Eigenfarbe des Kations im pH-Bereich 4 bis 5, eine Verschiebung des Absorptionsmaximums in den Bereich tief dunkelrot mit steigender Konzentration der Substanz in Lösung ist nicht beobachtet worden und auf Grund der chemischen Struktur jener Verbindungen auch nicht zu erwarten.

Metachromasie. Wegen seiner großen Bedeutung für die morphologische Diagnostik müssen wir diesen nun schon mehrfach verwendeten Begriff kurz definieren. Was ist Metachromasie ? Man versteht unter Metachromasie die Anfärbung von Strukturen ,,in einer von dem angewandten Farbton abweichenden Nuance'' (P. Ehrlich, 1877, Literatur 1885), wobei es unter dem Einfluß zugesetzter Substanzen zu einer reversiblen Verschiebung im Spektrum des organischen Farbstoffs kommt (Booij, Deierkauf et al., 1953). Wesentliche Voraussetzung für das Zustandekommen dieses Farbwechsels ist die Assoziation der in verdünnten Lösungen in monomerer Form vorliegenden kationischen Farbstoffmoleküle zu Dimeren oder Polymeren (Metachromasie bei Verwendung von Farbstoff*anionen* ist in der Histochemie ohne Bedeutung) (s. hierzu Toepfer, 1970). Die physikalisch-chemischen Voraussetzungen der prinzipiell auch in wäßrigen Lösungen ablaufenden Assoziation sind von Scheibe (1939), am Beispiel des Acridinorange in grundlegenden Studien von Zanker [1952 (1), (2), 1954], für die Thiazine von Toepfer (1970), u. a. studiert worden. Den zur Metachromasie ,,befähigten'' Farbstoffen mit einem Anthracenheterocyclus als Grundgerüst ist gemeinsam, daß sie in symmetrischen Positionen elektronenabgebende Aminosubstituenten tragen — z. B. Acridinorange, Methylenblau, Thionin, Brillantkresylblau, Neutralrot — fast alle für den Kliniker wichtigen kationischen Farbstoffe gehören diesem Grundtypus an — wodurch sie zu einer starken langwelligen Absorption kommen, das Brücken-N-Atom des Rings und die N-Atome beider Aminogruppen tragen gemeinsam *eine* positive Ladung (Ladungsresonanz). Die Londonschen Dispersionskräfte, die die Molekülassoziation bewirken, sind dann besonders stark. Hingegen sind sie sehr schwach bei Verbindungen mit geringer Absorption im langwelligen Bereich, die keiner ausreichenden Ladungsresonanz ihrer Elektronensysteme entspricht (Förster, 1951). 2-Aminoacridin und seine Derivate gehören zu diesen aromatischen Verbindungen mit nur angedeutet vorhandenem Farbstoffcharakter.

Grundkenntnisse in der Deutung von Absorptionsspektren mögen auch dem morphologisch tätigen Kliniker nützlich sein, sie erlauben ihm gewisse Voraussagen, eben auch mit Hinblick auf das Phänomen Metachromasie.

Viel bedeutungsvoller als Metachromasie in Lösungen ist für den Morphologen jene Metachromasie, die durch Zell- und Gewebsbestandteile bewirkt wird. Es sind dies Polyanionen, sog. Chromotrope, in denen die Träger der negativen Ladungen Sulfonsäure (Heparin in den Granula der Mastzellen), Phosphate (RNS in Nucleolen und Cytoplasma), auch Carboxylgruppen sind.

Die $-SO_3H$-Gruppen des Heparins der Mastzellgranula bedingen die sehr starke metachromatische Rotfluorescenz bei Anwendung des Acridinorange, hingegen *Fluorescenzlöschung* mit den Methyl-, Methoxy-substituierten Derivaten des 2-Aminoacridins, ein weiteres Beispiel für die sehr differenzierten Beziehungen zwischen cellulären Reaktionspartnern und Farbstoffen.

Solche Beziehungen finden in der molekularen Pharmakologie seit etwa einem Jahrzehnt große Beachtung. Sie werden nach Art und Ausmaß bestimmt von physikalisch-chemischen und chemischen Eigenschaften (z. B. Ladung, Größe und Konfiguration) der Moleküle von Pharmaka (hier speziell von Farbstoffen) und cellulären Receptoren und mit den Ausdrücken ,,Affinität" und ,,intrinsic activity" (Ariëns, van Rossum u. Simonis, 1956) beschrieben (s. auch Furchgott, 1955; Holland, Klein u. Briggs, 1967).

1. Beispiele für die klinische Bedeutung der Metachromasie. Die von Heilmeyer et al. (1932) zu allgemeiner Anwendung gebrachte *Reticulocytenfärbung* ist eine Vitalfärbung, eigentlich die letzte, die noch unumstrittene klinische Bedeutung besitzt. Für dieses Verfahren wesentlich ist die Reaktion zwischen den Farbstoffkationen und den in Ribosomen bzw. Polyribosomen der Proerythrocyten (Reticulocyten) lokalisierten anionischen Ribonucleoproteide. Der in den lebenden Zellen sich bildende Farbstoffribonucleotidkomplex wird dann in fädigen oder mehr globulären Strukturen in der ,,Substantia granulofilamentosa" (Abb. 5) präcipitiert. Brilliantkresylblau zeigt an der Substantia granulofilamentosa Metachromasie. Wir vergessen sie meist, weil nach Pappenheim nachgefärbt wird und das Methylenblau bzw. seine ebenfalls kationischen Derivate, die Azure, die stabil gewordenen Präcipitate dunkelblau umfärben.

Wenn wir von ,,Substantia granulofilamentosa" sprechen, wird uns kaum bewußt, daß dieser deskriptive Terminus nur jenem Sonderfall eines Präcipitates gerecht wird, der eben unter dem Einfluß des Brilliantkresylblau entsteht. Mit anderen kationischen Verbindungen, z. B. 9-Aminoacridin, Methylblau, Neutralrot, usw., lassen sich ebenfalls die Ribonucleoproteide im lebenden Reticulocyten ausfällen, nur kommt es dann zu Niederschlägen, die weder ,,granulär" noch ,,filamentös" erscheinen, sondern oft nur klumpige, schollige Einschlüsse (Abb. 6) darstellen (Wittekind u. Rentsch, 1965). Die farbstoffabhängigen Strukturverschiedenheiten bleiben auch in der elektronenmikroskopischen Dimension erhalten (Staubesand, Wittekind u. Rentsch, 1966).

Zwischen kationischen Farbstoffen und proerythrocytären Ribonucleotiden bestehen nicht nur die erwähnten qualitativen, sondern auch ebenso interessante quantitative Beziehungen: So ist die Zahl der Reticulocyten aus einer Blutprobe größer, wenn mit dem besonders wirksamen Acridinorange, als wenn mit Brilliantkresylblau gefärbt wird (Wittekind u. Rentsch, 1965). Dem Kliniker, der die Reticulocytenfärbung ausführt, ist der verwendete Farbstoff vor allem ein echter Wirkstoff — seine Wirkung besteht im Präcipitieren von Ribonucleoproteiden — und erst dann eine Substanz zur Markierung von Strukturen, wie für den Histologen.

2. Bildung autophagischer Vacuolen unter dem Einfluß bestimmter kationischer Aromate. Ein weiteres Beispiel für die diagnostische Bedeutung der Metachromasie sei nur kurz erwähnt; es hat wenig Beachtung im Laboralltag gefunden. Wir haben früher einmal auf seine diagnostische Brauchbarkeit hingewiesen (Wittekind, 1958, 1960).

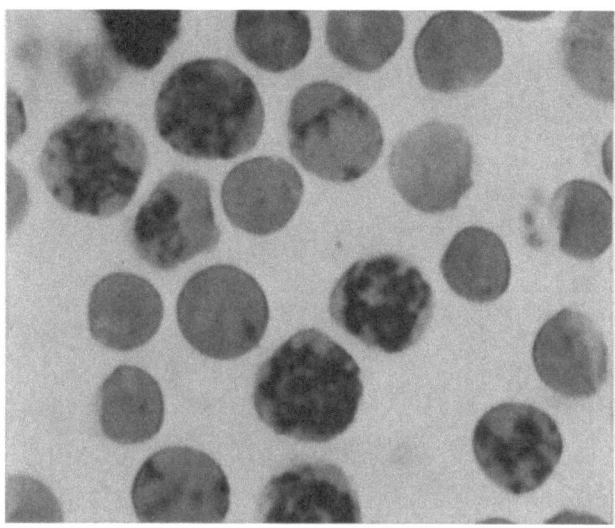

Abb. 5. Meerschweinchenblut. Vermehrung der Reticulocyten nach Phenylhydrazin i.p. Vitalfluorochromierung mit Brilliantkresylblau: Substantia granulofilamentosa

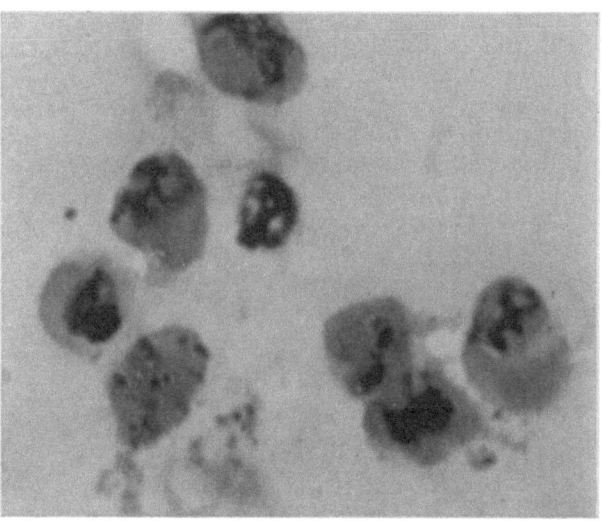

Abb. 6. Blut wie in Abb. 5. Vitalfluorochromierung mit 9-Aminoacridin: grobschollige Präcipitate in Reticulocyten

Es handelt sich um die Konzentration von kationischen Farbstoffen in Vacuolen, die im lichtmikroskopischen Sinne neu entstanden, in elektronenmikroskopischer Dimension jedoch vorgebildet sind und dem Golgi-Apparat zugehören (Abraham, Hendy et al., 1968; Fedorko, Cohn et al., 1968; Wittekind, Staubesand et al., 1970; u. a.).

Sie erfahren unter Aufnahme des Farbstoffes und des an ihn gebundenen cellulären Reaktionspartners — es handelt sich mit Wahrscheinlichkeit vorwiegend um saure Phospholipide (Dingle u. Barrett, 1969) — jene Größenzunahme bis weit in den lichtmikroskopischen Bereich (Abb. 4). In Abhängigkeit von dem zur Vitalfärbung verwendeten Farbstoff zeigen die neugebildeten Vacuolen strukturelle Verschiedenheiten, die sich auch durch das Verhalten dieser autophagischen Vacuolen gegenüber Fixantien nachweisen lassen (Wittekind u. Kretschmer, 1972).

Die autophagischen Vacuolen sind Autolysosomen, d. h. am Abbau zelleigener Substanz beteiligte, membranumgrenzte Cytoplasmaeinschlüsse. Die Autolysosomen können klinische Bedeutung erlangen: Das kationische Pharmakon Resochin (Chloroquin) reichert sich in der Retina an und führt durch Lysosomenbildung zu irreversiblen Schäden (Abraham u. Hendy, 1970).

Die diagnostische Verwendbarkeit der Lysosomenbildung beruht auf einem zuvor schon kurz erwähnten Sonderfall des Phänomens: In carcinomatösen Exsudaten der Peritoneal- und Pleurahöhlen finden sich sehr häufig tumorverdächtige Zellen mit großen, optisch leeren Vacuolen, die wahrscheinlich einer „Segregation von Zellwasser in präexistente Lysosomen" (Langer u. Thoenes, 1969) ihre Entstehung verdanken. Die Autoren haben durch histochemische Untersuchungen die lysosomale Natur dieser bereits von Altmann (1955) als hydropische Vacuolen beschriebenen Cytoplasmaeinschlüsse geklärt.

Die hydropischen Vacuolen, die in abgeschilferten Exsudattumorzellen wahrscheinlich auf Grund einer reversiblen Stoffwechselstörung entstehen, werden nun von kationischen Farbstoffen zur Anreicherung benutzt (Abb. 3). Es ist sehr gut möglich, daß sich der Farbstoff bei Anwesenheit der hydrophobischen Vacuolen eher in diesen konzentriert, als daß er neue Lysosomen bildet (Wittekind, 1960). Es muß in diesem Zusammenhang nicht erörtert werden, ob der Farbstoff den zur Entstehung der Metachromasie notwendigen, anionischen cellulären Partner mitbringt, oder ob er ihn in den Vacuolen vorfindet.

Die oft sehr großen, nach Fluorochromierung rotleuchtenden Vacuolen können in *lebenden* Exsudatzellen unmittelbar nach der Punktion leicht nachgewiesen werden. Sie erlauben die Verdachtsdiagnose „maligner Tumor". Peritonealepithel enthält die Vacuolen in der Regel nicht, gewiß nicht mit dem Durchmesser (bis zu 8 und 9 μm), wie er in tumorverdächtigen Zellen häufig erreicht wird.

Schlußfolgerungen und Zusammenfassung

Wir haben im Vorangehenden den Begriff „Farbstoff" mit Selbstverständlichkeit verwendet. Wir haben hier allgemeine Kenntnis dessen, was einen Farbstoff ausmacht, vorausgesetzt. Ob das erlaubt ist, sei dahingestellt.

Es mag sich für den im Labor tätigen Arzt als nützlich erweisen, die Grundbegriffe der Farbstofflehre zu kennen. Wir müssen uns hier auf einige Andeutungen beschränken und verweisen im übrigen auf die Literatur (z. B. Fierz-David u. Blangey, 1952; Harms, 1969; Conn, 1970; Toepfer, 1970).

Wichtige Elemente eines Farbstoffes sind in schematischer Form am Beispiel des zuvor erwähnten Brilliantkresylblau[1] dargestellt (Abb. 7). Wesentlich sind die mesomeriefähigen Doppelbindungen im heteroaromatischen Grundgerüst, die die Oscillation der π-Elektronen entlang dem Molekül und damit dessen Lichtabsorption ermöglichen. Ein solches „Chromogen" ist farbig, wird aber zum Farbstoff durch Substituenten, die ihre freien Elektronen entweder an den aromatischen Grundkörper abgeben (z. B. -NH_2, -OH) oder Elektronen anziehen (z. B. -NO_2). Solche Substituenten werden als *Auxochrome* bezeichnet. Je nachdem, ob sie positiv (z. B. -NH_2) oder negativ (z. B. -OH) sind, wird der Farbstoff basisch oder

---

[1] Die in Abb. 7 wiedergegebene Formel ist nicht die allein mögliche (s. Conn, 1970).

sauer. Es ist zuvor wiederholt auf die grundlegende Bedeutung dieser Unterscheidung für Cytologen und Histologen hingewiesen worden.

Zur Reinheit der biologischen Farbstoffe: Ein wichtiger, leider jedoch noch viel zu wenig bekannter Aspekt der Anwendung von Farbstoffen muß hier noch erwähnt werden: In der Regel bezieht man Farbstoffe und Chemikalien beim gleichen Lieferanten und glaubt, auch die Farbstoffe seien „pro analysi", d. h. rein. Die Gesellschaft für Histochemie hat sich auf ihrem letzten Symposium (Düsseldorf 1971) mit dieser Frage befaßt. In überzeugender Weise wurde der Nachweis erbracht, daß der Farbstoff, „das unbekannte Wesen", nur selten rein auf den Markt kommt und Verunreinigungen auf morphologische Diagnosen in verhängnisvoller Weise Einfluß nehmen können. Der Vortrag von Toepfer über die für uns alle so wichtige May-Grünwald-Giemsa-Färbung wird hierzu wohl mit Beispielen beitragen.

In der Vitalfärbung sind Farbstoffe Wirkstoffe. Manche aromatischen Verbindungen sind zugleich Farbstoffe (bzw. Fluorochrome) und Pharmaka: z. B.

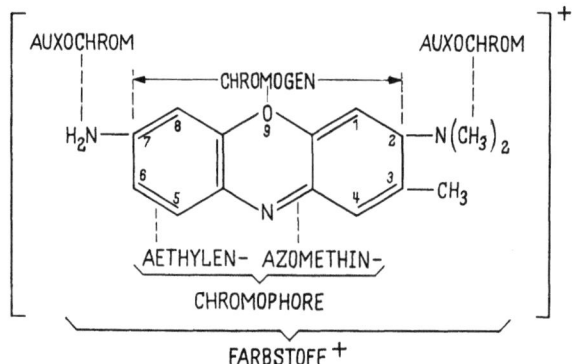

Abb. 7. Bestandteile eines Farbstoffes, skizziert am Beispiel des Brilliantkresylblau

Methylenblau (narkosepotenzierender Effekt — Konzett, 1938); Atebrin (Malariatherapie); u. a.

Über die Vitalfärbung fand P. Ehrlich (1885, Literatur) den Weg zur Pharmakologie. Was die Vitalfärbung in begrenzten Maße zeigt, nämlich die Verteilung von Stoffen in lebenden Zellen und Geweben, regte ihn zum Studium der Dynamik von Pharmaka an. Die Pharmakologie verdankt der Vitalfärbung viel. Leider läßt sich dieser Satz nur sehr bedingt umkehren. Die Erforschung von Farbstoffaffinitäten zu Vitalstrukturen ist aber noch nicht am Ende angelangt. Neue Farbstoffe eröffnen die Aussicht auf neue morphologische Bilder. Um sie zu deuten, verfügen wir über eine Fülle neuer Methoden und dürfen weitere erwarten. Insbesondere von den in den letzten Jahren so hoch entwickelten Verfahren der Fluorescenzcytophotometrie (s. auch Battelle Conference on Quantitative Fluorescence Technique as Applied in Cell Biology, Seattle 1972) darf der Cytologe neue Einblicke auch mit Hinblick auf Art und Ausmaß der Einwirkung therapeutischer Maßnahmen auf celluläre Strukturen erhoffen.

Literatur

Abraham, R., Hendy, R., Grasso, P.: J. exp. mol. Path. **9**, 212 (1969). — Abraham, R., Hendy, R.: J. exp. mol. Path. **12**, 185 (1970). — Alexandrov, W.: Protoplasma **17**, 161 (1933).

— Altmann, H. W.: In: Allgemeine morphologische Pathologie des Cytoplasmas. In: Handb. Allg. Path., II/1. Berlin-Göttingen-Heidelberg: Springer 1955. — Booij, H. L., Deierkauf, F. A., Hegnauer-Vogelenzang, M.: Acta physiol. pharmakol. neerl. **3**, 113 (1953). — Conn, H. J., Lillie, R. D.: Biological stains, VIIIth ed. Baltimore: Williams and Wilkins Comp. 1969. — Dingle, J. T., Barrett, A. J.: Proc. roy. Soc. **169**, 85 (1969). — Ehrlich, P.: Das Sauerstoffbedürfnis des menschlichen Organismus. Berlin: A. Hirschwald 1885. — Fedorko, M., Hirsch, J. G., Cohn, Z. A.: J. Cell Biol. **38**, 377, 392 (1938). — Fierz-David, H. E., Blangey, L.: Farbenchemie. Wien: Springer 1952. — Förster, Th.: Fluoreszenz organischer Verbindungen. Göttingen: Vandenhoeck und Rupprecht 1951. — Harms, H.: Handbuch der Farbstoffe für die Mikroskopie. Staufen-Verlag 1965. — Heilmeyer, L., Westhäuser, R.: Z. klin. Med. **121**, 361 (1932). — Konzett, H.: Arch. exp. Path. Pharmak. **188**, 349 (1938). — Langer, K. H., Thoenes, W.: Verh. dtsch. Ges. Path. **53**, 394 (1969). — Lerman, L. S.: J. molec. Biol. **3**, 18 (1961); — Proc. nat. Acad. Sci. (Wash.) **49**, 94 (1963); — J. molec. Biol. **10**, 367 (1964). — Leuchtenberger, C.: Chromosoma (Berl.) **3**, 449 (1950). — Marakov, P.: Protoplasma (Wien) **20**, 530 (1934). — v. Möllendorf, W.: Ergebn. Physiol. **18**, 141 (1930). — Morthland, F., de Bruyn, P. P., Smith, N.: Exp. Cell Res. **7**, 201 (1954). — Nassonow, D.: Z. Zellforsch. **11**, 179 (1930). — Peacocke, A. R., Skerrett, J. N. H.: Trans. Faraday Soc. **52**, 261 (1956). — Rigler, R.: Acta physiol. scand. **67**, Suppl. 267 (1966). — Riva, S. C.: Biochem. biophys. Res. Commun. **23**, 606 (1966). — Staubesand, J., Wittekind, D., Rentsch, G.: Z. Zellforsch. **69**, 344 (1966). — Steiner, R. F., Beers, R. F.: Polynucleotides. Amsterdam: Elsevier Publ. Cie. 1961. — Stockinger, L.: Vitalfärbung und Vitalfluorochromierung tierischer Zellen. In: Protoplasmatologia, Handb. Protoplasmaforsch., II/D 1. Wien: Springer 1964. — Toepfer, K.: Progr. Histochem. Cytochem. **1**, 277 (1970). — Wittekind, D.: Dtsch. Arch. klin. Med. **205**, 411 (1958); — Virch. Arch. path. Anat. **333**, 311 (1960); — Conference on quantitative fluorescence techniques as applied in cell biology. Battelle Seattle Research Center, Seattle 1972. — Wittekind, D., Rentsch, G.: Z. Zellforsch. **68**, 217 (1965). — Wittekind, D., Staubesand, J., Kretschmer, V., Möhring, E.: Cytobiologie **2**, 275 (1970). — Wittekind, D., Kretschmer, V.: Z. Zellforsch. **126**, 518 (1972). — Zanker, V.: Z. physik. Chem. **199**, 225; **200**, 250 (1952); N.F. **2**, 52 (1954). — Zeiger, K.: Wiss. Forsch. Ber. **48**, (1938). — Zeiger, K., Schmidt, W.: Z. Zellforsch. **45**, 578 (1957).

Wertigkeit von Schnitt und Ausstrich

LENNERT, K. (Pathol. Inst. d. Univ. Kiel)

Referat

Wenn man heute unter Klinikern und Pathologen eine Umfrage nach ihrer Einschätzung der diagnostischen Cytologie halten würde, so wäre das Ergebnis keinesfalls einheitlich: Wir würden bei Klinikern und Pathologen alle Abstufungen zwischen enthusiastischer Zustimmung, vorsichtiger Skepsis und kategorischer Ablehnung finden.

Daher scheint die Frage berechtigt, ja geradezu brennend: Was leistet die Cytologie wirklich im Vergleich zur Histologie? Leistet sie Besseres oder weniger Gutes als die Histologie, ist dies vielleicht von Organ zu Organ verschieden?

Wir wollen auf diese Fragen Antworten suchen, indem wir zunächst feststellen, wodurch sich das cytologische von dem histologischen Präparat unterscheidet. Erst wenn wir dies wissen, können wir abschätzen, was die methodisch bedingten Differenzen für die Diagnostik bedeuten. Danach werden wir überprüfen müssen, ob Unterschiede im Aussagewert der verschiedenen Verfahren, der Exfolativ- und Punktatcytologie, bestehen.

Es wird nicht möglich sein, alle Organe hinsichtlich ihrer rein cytologischen Analysierbarkeit abzuhandeln. Es kann nur Sinn dieses Referates sein, einige grobe Richtpunkte zur Diskussion zu stellen. Und auch diese Richtpunkte werden notwendigerweise stark subjektiv geprägt sein; denn kaum ein Wissensgebie t der Medizin ist derartig überladen von Emotionen und nicht objektivierbaren Ansichten, daß es dem nüchternen Beschauer oft nur mit Mühe gelingt, zwischen Wunschdenken und Tatsachen zu unterscheiden. So wird das dargebotene Kionzept eher den Charakter eines Glaubensbekenntnisses als einer wissenschaftlich begründeten Überzeugung tragen.

1. Der morphologische Unterschied von Ausstrich und Schnitt

a) Die differente Morphologie der Zellen im Ausstrich

Wie die Abb. 1 zeigt, unterscheiden sich die Zellen des Ausstriches von den Zellen des Schnittes vor allem durch ihre Größe und ihre Kernstruktur: Im luftgetrockneten Ausstrich oder Tupfpräparat sind die Zellen größer als in Wirklichkeit. Sie erscheinen nicht als Kugel, sondern als flache Scheibe, weil sie bei dem Trocknungsvorgang ihr Wasser weitgehend abgeben, gleichzeitig aber an der Unterlage festkleben. Bei feuchter Fixierung bleibt die kugelige Gestalt erhalten, so daß die Zellen morphologisch den Zellen des Schnittpräparates weitgehend entsprechen. Durch das Zusammensintern des Kernes rücken die Chromatinbrocken, die im Schnitt über die ganze Kugel locker verteilt sind, nahe zusammen. Es erscheint ein dichtes Chromatingerüst, der Kern ist kaum transparent im Gegensatz zu dem Kern des Schnittpräparates. Auch werden die Nucleolen oft von dem Chromatin verdeckt. Wenn man sie erkennt, so läßt sich der Grad ihrer Basophilie besser ermitteln als im Schnitt.

Auch das Cytoplasma sintert auf dem luftgetrockneten Ausstrich zusammen. Da es außerdem stärker ausgebreitet ist als im Schnitt, lassen sich feine Cyto-

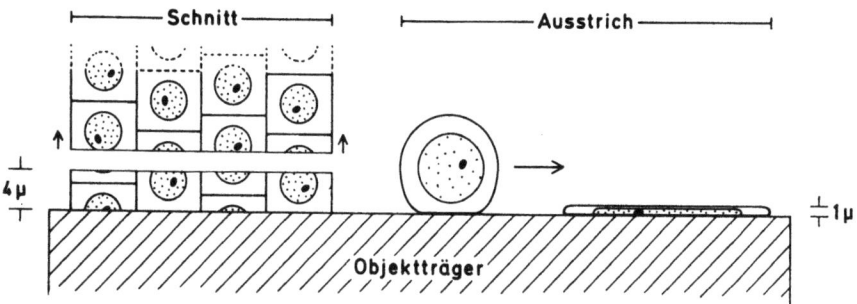

Abb. 1. Schematische Darstellung des Unterschiedes der Zellen im Schnitt und Ausstrich

plasmaorganellen, z. B. Granula, im Ausstrich oft besser erkennen als im Schnitt. Auch sind wasserlösliche Cytoplasmabestandteile, z. B. Granula der basophilen Granulocyten oder Glykogen, im Ausstrich gut erhalten und darzustellen. Endlich zeigt das Cytoplasma im Ausstrich feinere Abstufungen der Baso- bzw. Eosinophilie als im Schnittpräparat.

Im Ausstrich sind also die Zellen größer, die Kerne dichter und das Plasma in Einzelheiten besser erkennbar. Das bedeutet, daß die Beurteilung der Einzelzelle im Ausstrich gewisse Vorteile gegenüber dem Schnitt bietet. Diese Vorteile lassen sich durch eine adäquate Technik, insbesondere durch eine Giemsa-Färbung nach guter Fixierung und Einbettung, für den Schnitt weitgehend kompensieren, so daß in einem technisch einwandfreien histologischen Präparat die Vorteile des Ausstriches fast vollkommen aufgehoben werden.

b) Färberische Differenzen

Für die Färbung der Ausstrichpräparate stehen die Methode von Papanicolaou und die übliche hämatologische Technik (Giemsa-, Pappenheim-Färbung usw.) zur Verfügung. Die einzelnen cytologischen Schulen neigen mehr dem einen oder anderen Prinzip zu. Meines Erachtens haben die Papanicolaou- und die hämatologischen Färbungen Vorzüge, die je nach dem Untersuchungsobjekt überwiegen.

Die Papanicolaou-Technik ist wohl am besten geeignet für die Exfoliativcytologie, da insbesondere die abgeschilferten Plattenepithelien an ihren starken Farbunterschieden gut differenziert werden können.

Dagegen scheint mir die Giemsa- oder Pappenheim-Färbung für die Punktionsdiagnostik (Aspirationscytologie) geeigneter. Sie stellt außerdem die Brücke zu dem reichen Erfahrungsschatz der Hämatologie dar. Auch gelingt es leicht, das Bild des Giemsa- oder Pappenheim-gefärbten Ausstriches mit dem Bild des Giemsa-gefärbten Schnittpräparates zu korrelieren, wenn man nur die angeführten cytologischen Unterschiede des Ausstrich- und Schnittpräparates berücksichtigt (Lennert, 1952, 1961).

Zu diesen Färbungen an fixierten Zellen kommt noch die Darstellung lebensfrischer Zellen im Phasenkontrast- und Fluorescenzmikroskop, wofür etliche weitere Färbemethoden zu Verfügung stehen.

Durch cytochemische Methoden läßt sich der morphologische Befund gelegentlich noch weiter differenzieren, z. B. durch den Nachweis von reichlich saurer Phosphatase in Zellen des Prostatacarcinoms. Dies ist zwar grundsätzlich auch im Schnittpräparat möglich, doch erfordert die Enzymhistochemie zumeist frisches, unfixiertes Untersuchungsgut, das bei längerem Transport der Präparate nicht zur Verfügung steht. Cytochemische Methoden, die auch am formolfixierten Gewebe und solche, die auch am Paraffinschnitt möglich sind, können nicht mit der Zahl der im Ausstrich und Kryostatschnitt durchführbaren Methoden konkurrieren, wenn man von einigen wenigen Standardverfahren absieht. Als solches Standardverfahren hat sich die Naphthol-AS-D-Chloracetatesterasereaktion am Paraffinschnitt (Leder, 1964) bestens bewährt.

c) Die Beurteilung der Gewebsarchitektur

Die pathologisch-histologische Diagnose stützt sich oft weniger auf die Cytologie als auf das grob-strukturelle Bild. Dies gilt für die Beurteilung von Organveränderungen ebenso wie für die Erkennung von Tumoren. Besonders wichtig ist das histologische Kriterium des infiltrierend destruierenden Wachstums, das von den Altmeistern der Pathologie so hoch gewertet wurde, daß sie eine rein cytologische Diagnose grundsätzlich ablehnten. Dieses Dogma hat den Einbau der cytologischen Diagnostik in das Rüstzeug des deutschen Pathologen lange Zeit verhindert.

In der Tat hat dieses Dogma einen wahren Kern. Es wird niemand bestreiten, daß bei manchen Tumorlokalisationen cytologisch nicht sicher genug zwischen prämalignen und malignen Proliferationen unterschieden werden kann. Als bekanntestes Beispiel sei das Carcinoma in situ und das invasive Carcinom der Portio genannt. Ähnlich ist es etwa im Magen oder Darm: Atypische Regenerate von Ulcusrändern sind ebensowenig sicher einzustufen wie atypische Epithelien von manchen präcancerösen Dickdarmpolypen. Hier ist die ergänzende histologische Untersuchung unerläßlich.

Auch bei der cytologischen Beurteilung von Organveränderungen ist die Kenntnis der Architektur unter Beteiligung einzelner Untereinheiten eines Organs oft bedeutsam. Man kann hier manche strukturelle Veränderung aus dem Zellbild vermuten, aber hier arbeitet der Cytologe doch meist nur mit hohen oder geringen Wahrscheinlichkeiten — oder er kann unter Umständen gar nichts aussagen.

Besonders nachteilig wirkt sich die ungenügende Beurteilbarkeit der Architektur und der einzelnen geweblichen Komponenten bei der Lymphknotendiagnostik aus. Zwar gelingt es meist rein cytologisch, die Existenz von Keimzentren zu erschließen (Lennert, 1958), doch sind die übrigen geweblichen Anteile des Lymphknotens im Ausstrich nicht exakt zu definieren. Dies macht es unmöglich, etwa die funktionell differenten Bereiche, wie Rinde, Paracorticalzone, Sinus usw., in ihren Reaktionen zu erfassen und zu interpretieren. Dies ist aber heute wichtiger als zu einer Zeit, da man noch nichts von thymusabhängigen und thymusunabhängigen Strukturen des Lymphknotens wußte.

Wir wollen nun der Frage nachgehen, wie weit sich die genannten Unterschiede auf die Diagnostik auswirken und wollen versuchen, dabei die Wertigkeit der Cytodiagnostik gegenüber der Histodiagnostik in verschiedenen Organen abzuschätzen.

Tabelle 1. *Die derzeit wichtigsten Objekte der Exfoliativcytologie*

	Ausstrich	Einbettung
Portio-Vagina	+	−
Sputum	+	+ +
Ergüsse (Pleura, Peritoneum, Perikard, Gelenke)	+	+
Mund-/Rachenhöhle	+	−
Oesophagus	+	−
Magen	+	−
Duodenalsaft	+	−
Rectum	+	−
Mammasekret	+	−
Urin	+	−
Liquor	+	−

Tabelle 2. *Die derzeit wichtigsten Objekte der Punktatcytologie*

	Feinnadelpunktion	Grobnadelpunktion	Probeexcision (+ Trepanat.)
Knochenmark	−	+ +	+ +
Lymphknoten	+	(+)	+ +
Speicheldrüsen	+ +	−	+
Schilddrüse	+ +	−	+
Mamma	+	−	+
Lunge	+ +	(+)	−
Leber	+	+ +	−
Milz	+ +	(+)	−
Nieren <Tumor	+ +	(+)	−
Nieren <Parenchymschaden	(+)	+ +	−
Prostata	+	+	+
Haut	(+)	−	+ +
Diverse Tumoren, Cysten usw. (in Knochen, Ovar ...)	+ +	−	+

− nicht indiziert, (+) evtl. indiziert, + indiziert, + + zuerst indiziert.

2. Die Anwendungsgebiete der Cytologie und ihre Bewertung

Wenn wir uns ein Urteil über die Leistungsfähigkeit der Cytodiagnostik bilden wollen, so empfiehlt es sich, die zwei Hauptgruppen der angewandten Cytologie getrennt abzuhandeln, nämlich a) die Exfoliativcytologie einschließlich der Cytologie von Flüssigkeiten (s. Tabelle 1) und b) die Aspirations- oder Punktatcytologie einschließlich der Abklatschcytologie (s. Tabelle 2).

Zu a) Exfoliativcytologie

Wer heute die großen Erfolge der Exfoliativcytologie, etwa in der Früherkennung des Cervixcarcinoms, nicht anerkennt, setzt sich dem berechtigten Vorwurf aus, blind oder voreingenommen zu sein. Was wiegt schon der *theoretisch* richtige Einwand, daß man in den abgeschilferten Zellen nichts über ein etwaiges infiltrierendes Wachstum aussagen kann; die *Praxis* beweist, daß bei genügend entwickelter Sachkenntnis und Kritik cytologische Befunde oft wegweisend für die Diagnose und Therapie sind.

Freilich werden wir die cytologische Diagnose, soweit wie möglich, noch durch die histologische Untersuchung, etwa eine Probeexcision, ergänzen, um auf festen Füßen zu stehen. Dies ist unerläßlich bei Portioabstrichen, um zu klären, ob ein invasives Carcinom oder ein Carcinoma in situ vorliegt. Die histologische Kontrolle durch eine Biopsie mag bei massiven Befunden — z. B. im Sputum — und sehr erfahrenen Untersuchern einmal unterbleiben, die histologische Kontrolle des Operationspräparates darf man jedoch in keinem Falle unterlassen, nicht zuletzt, um dem Cytodiagnostiker mehr Sicherheit zu geben oder — ihn gegebenfalls unsicher zu machen.

Was die Untersuchung der *Magen*schleimhaut anlangt, so hat die kritische Anwendung von Cytologie und Histologie durch die Erlanger Schule um Henning u. Witte exakte und objektive Daten zur Leistungsfähigkeit beider Methoden erbracht (Henning u. Witte).

Beide Methoden ergänzen sich hier und sollten jeweils gleichzeitig eingesetzt werden. Mit der cytologischen Technik überblicken wir größere Bereiche der Oberfläche (Gewinnung mit der Bürste!) als durch multiple kleine Excisate. Freilich bleibt bei der rein cytologischen Untersuchung die Unsicherheit bezüglich atypischer Epithelregenerate.

Insgesamt stellt die histologische Untersuchung in den meisten Organen keine echte Konkurrenz der Exfoliativcytologie dar, sie folgt — wo irgend möglich — im zweiten Schritt der cytologischen Untersuchung oder läuft parallel. Für viele Anwendungsbereiche der Exfoliativcytologie (s. Tabelle 1) stellt sich nur die Alternative: Sollen wir überhaupt untersuchen oder nicht?, nachdem eine histologische Untersuchung aus technischen Gründen nicht möglich ist. Dies gilt insbesondere für die Cytodiagnostik von Flüssigkeiten. Hier wird selbst der eingefleischte Histologe nicht um die Konzession herumkommen, daß man die Zellen doch wenigstens anschauen sollte. Angesichts der diagnostischen und therapeutischen Konsequenzen, die etwa aus einem cytopositiven Urinbefund erwachsen, wird man dem Streit um die Sicherheit einer solchen Diagnose nur noch begrenzten Wert beimessen. Man wird untersuchen *müssen*, auch wenn die Diagnosen oft nur den Wahrscheinlichkeitscharakter der üblichen, klinischen Diagnosen tragen.

Dagegen muß man für einige Gebiete der Exfoliativcytologie diskutieren, ob man die in der Klinik geübte Ausstrichtechnik anwendet oder ob man die in pathologischen Instituten oft praktizierte *Einbettungstechnik* — etwa nach Kahlau — gebraucht. Diese Einbettungstechnik kommt praktisch nur für die Aufbereitung von Sputa und Ergüssen in Betracht.

Hier würde ich für das Sputum nach vergleichenden Untersuchungen an Ausstrichen und „Schnitten" der Einbettungstechnik Kahlaus den Vorzug geben, weil bei gleicher Treffsicherheit erstens die Auswertung viel schneller vonstatten geht: Wir brauchen im Durchschnitt 5 min statt mindestens 30 min für die Ausstrichuntersuchung; zweitens weil auch von auswärtigen Kliniken Sputa untersucht werden können, da durch Zusatz von Formalin eine autolytische Zersetzung der übermittelten Sputa verhindert werden kann.

Ich könnte noch weitere Gründe anführen (s. Lennert, 1970, 1971), die mich darin bestärken, die Einbettungstechnik als rationeller und eher sicherer einzuschätzen als das Ausstrichverfahren, das mühsamer, jedoch in der geübten Hand auch durchaus erfolgreich ist (Grunze, Atay u. Mitarb.).

Bei der Beurteilung von *Ergüssen* ist die Entscheidung, ob Ausstrich oder Einbettung vorzuziehen sei, sehr viel schwieriger zu treffen. Bei beiden Techniken bleiben gewisse diagnostische Schwierigkeiten, insbesondere bei der Abgrenzung der Mesothelien von Tumorzellen. In allen übrigen Fällen stellt die Ausstrichuntersuchung die einzig mögliche oder doch optimale Technik dar.

Lassen Sie mich zum Abschluß der Besprechung der Exfoliativcytologie noch eine unumstößliche Regel anführen, die für den Cytodiagnostiker eine Binsenweisheit ist, die aber bei der Übernahme einer cytologischen Diagnose durch den Kliniker nicht immer beachtet wird: In der Cytodiagnostik zählen nur *positive* Befunde, negative Befunde können auch bedeuten, daß aus den verschiedensten Gründen Tumorzellen oder andere diagnostisch wichtige Zellen nicht im Präparat enthalten oder erkennbar sind, obwohl tatsächlich ein Tumor oder eine andere definierte Läsion besteht.

Zu b) Punktat-(Aspirations-)Cytologie einschließlich Abklatschcytologie

Während sich die Exfoliativcytologie ihren festen Platz in der klinischen Diagnostik — und hier vor allem in der Tumordiagnostik bereits erkämpft hat, steckt die Punktatcytologie noch mitten in der Auseinandersetzung mit den klassischen bioptischen Methoden. Sie hat sich nicht nur gegenüber der histologischen Diagnostik zu bewähren, sondern hat auch ihre Vorteile gegenüber der Punktion mit der dicken Nadel, etwa der Menghinischen Nadel, und anschließender histologischer Verarbeitung unter Beweis zu stellen.

Wenn man versucht, hier nach der vorhandenen Literatur das Für und Wider abzuwägen, so steht man vor einer nicht lösbaren Aufgabe: Fast alle Statistiken vergleichen unvergleichbare Kollektive. So ist es an der Tagesordnung, sog. cytologische Diagnosen des untersuchenden Klinikers den histologischen Diagnosen des Pathologen gegenüberzustellen. Das ist jedoch unzulässig. Denn erstens stellt der Kliniker in der Regel seine Diagnose unter Berücksichtigung des klinischen Gesamtbildes, des Lokalbefundes *und* der Cytologie, von einer rein cytologischen Diagnose kann also meist keine Rede sein! Zweitens publiziert der klinische Cytologe häufig als Spezialist der jeweils dargestellten Organe, der zugehörige Pathologe ist zumeist nicht auf die gleichen Organe spezialisiert. Zudem fehlen dem Pathohistologen meist die klinischen Daten, zumeist aber der klinische Eindruck als wichtiges Adjuvans der Diagnosestellung.

Wenn wir also eine *objektive* Meinung über die Wertigkeit der rein cytologischen und histologischen Untersuchung gewinnen wollen, müssen wir im Blindversuch Ausstriche und Schnitte auswerten, und zwar jeweils *ohne* klinische Daten und mit *identischen* klinischen Daten. Nur so kommen wir zu einem sachgerechten Urteil. Solange solche Daten aber nicht vorliegen, können wir nur ungefähre Abschätzungen vornehmen. Dies soll im folgenden geschehen (s. Tabelle 2). Wir wollen dabei die Wertigkeit der Feinnadelpunktion mit der histologischen Auswertung der Grobnadelpunktion und der Probeexcision vergleichen.

In der Spalte 1 ist die Indikation zur Feinnadelpunktion aufgeführt. Dabei sind mit + + alle jene Organe bezeichnet, bei denen das Ausstrichpräparat eine orientierende Diagnose bietet, wodurch das therapeutische Handeln, speziell die Art des operativen Eingriffes, bestimmt wird. Als erstes Beispiel ist die *Speicheldrüse* aufgeführt, für die Zajicek u. Mitarb. überzeugend nachgewiesen haben, daß ihre Geschwülste in einem hohen Prozentsatz aus dem Punktat diagnostiziert werden können, woraus eine mehr oder weniger schonende Operation mit optimalen Behandlungsergebnissen gefolgert werden kann. Die endgültige Diagnose erfolgt dann histologisch am Operationspräparat.

Ähnlich hoch ist wohl nach den überzeugenden Arbeiten der Schulen von Stockholm, Malmö und Zagreb die *Schilddrüsen*punktion einzuschätzen. Sie gestattet nicht nur, sog. kalte Knoten rasch und recht zuverlässig in ihrer Natur aufzuklären, sondern erlaubt es auch, Thyreoiditiden zu klassifizieren oder sogar

Aussagen über die Schilddrüsenfunktion zu machen, wie Hauptmann immer wieder gezeigt hat.

Bei der *Lungen*punktion gibt der positive oder negative Tumorbefund eine wichtige Information für den Operateur. Zwar wird jeder Rundherd am besten operativ entfernt, doch hängt die Technik von der Art des Prozesses ab. Die Leistungsfähigkeit der Lungenpunktion wurde von Grunze, Lopes-Cardozo und vielen anderen unter Beweis gestellt.

Schließlich ist bei tumorartiger Verschattung in der *Niere* und *sonstigen tumorartigen Befunden* die Feinnadelpunktion eine einfache und harmlose Methode, um rasch eine Information zu erhalten. So bleiben dem Patienten — und dem Krankenhausträger — größere diagnostische Maßnahmen erspart, wenn z. B. die Punktionsnadel aus einem Nierenherd Cysteninhalt zutage fördert und nicht etwa Tumorzellen.

Nicht so eindeutig scheint mir die Situation bei der Punktion anderer Organe, z. B. der *Mamma*. In Schweden schätzt man die Mammapunktion sehr hoch ein, unter anderem weil nach der cytologischen Carcinomdiagnose eine Vorbestrahlung des Tumors durchgeführt werden könne, bevor die radikale Operation erfolgt. Wenn dadurch tatsächlich die Heilungsquote des Mammacarcinoms zu steigern ist, hat die Methode ihre Berechtigung. Wenn nicht, würde die histologische Schnellschnittuntersuchung dem Operateur eine mehr als gleichwertige und zuverlässigere Information geben als die rein cytologische Untersuchung. Wo eine solche Schnellschnittuntersuchung — mangels eines eigenen Pathologen — nicht möglich ist, kann man sich auch mit Abklatschpräparaten des Tumors behelfen, die dann von einem Cytodiagnostiker befundet werden könnten. Grundsätzlich steht jedoch einer breiten Anwendung der Mammapunktion zunächst noch die Sorge um die mögliche Zahl der falsch negativen Befunde entgegen. Es wäre daher eine Statistik über die Häufigkeit falsch negativer Befunde erwünscht, die insbesondere bei nicht ganz suffizienter Punktionstechnik und cytologischer Erfahrung zustande kommen. Man kann diese Skepsis zurückstellen, wenn ein negativer Befund auch hier nicht als Orakelspruch aufgenommen wird, sondern zu weiterer klinischer Überwachung Anlaß gibt.

Ebenso zurückhaltend möchte ich mich hinsichtlich der Wertigkeit der *Lymphknoten*punktion äußern. Ich habe früher (1961) ausführlich dazu Stellung genommen und die Vor- und Nachteile der Lymphknotenpunktion gegenüber der Schnittuntersuchung abgewogen. Nachdem in letzter Zeit immer wieder recht optimistische Äußerungen über die hohe Leistungsfähigkeit der Lymphknotenpunktion gemacht wurden (z. B. Stobbe), kann ich doch — trotz aller eigenen Hochschätzung der Lymphknotencytologie — diesen Optimismus nicht teilen. Meines Erachtens ist die Lymphknotenpunktion diagnostisch dem Lymphknotenschnitt in keinem Falle überlegen, gleiche Vorbedingungen wie gute Technik, gute diagnostische Ausbildung und genügende klinische Information vorausgesetzt. Im Gegenteil, für eine Reihe von Erkrankungen ist die histologische Diagnostik der cytologischen ganz sicher überlegen.

Dies gilt für spezifische Entzündungen ebenso wie für maligne Lymphome und Lymphknotenmetastasen. Dazu seien einige Beispiele genannt:

Eine Lymphknotenlues ist an den Gefäßveränderungen ausschließlich histologisch erkennbar, cytologische Äquivalente gibt es nicht. Das maligne Lymphom (Castleman) ist rein cytologisch nicht diagnostizierbar.

Der Morbus Hodgkin muß heute nach den allgemein akzeptierten Kriterien subklassifiziert werden. Dies gelingt im Punktat nur andeutungsweise und nicht sicher genug.

Das follikuläre Lymphom (Morbus Brill-Symmers) ist im Punktat zumeist nicht als solches erkennbar.

Manche Tumormetastasen kann man im Lymphknotenausstrich sicher ebenso leicht erkennen wie im Schnitt (z. B. die Metastase eines malignen Melanoms oder eines kleinzelligen Bronchialcarcinoms). Für eine Reihe von Tumoren ist aber das histologische Gesamtbild geeigneter für die Rubrizierung der Geschwulst als die Cytologie.

Damit soll nicht die Lymphknotencytologie in Bausch und Bogen abgelehnt werden. Sie hat erhebliche klinische Bedeutung, wie unter anderem Lopes-Cardozo, Zach, u. a. eindeutig gezeigt haben. Man kann etwa die Ausbreitung eines Tumors feststellen oder eine schnelle Diagnose, manchmal sogar eine endgültige, zu therapeutischen Konsequenzen berechtigte Diagnose stellen, wie etwa bei einer eitrigen Lymphadenitis. Die rein cytologische Lymphknotendiagnostik hat jedoch nur dort ihre Berechtigung, wo man sich ihrer Grenzen bewußt ist, d. h. wo man um die Mehrdeutigkeit aller cytologischen Reaktionen weiß und wo man zur Klassifikation maligner Lymphome und metastatischer Geschwülste auch die Histologie zu Rate zieht, es sei denn, harte cytologische Kriterien machten dies — ausnahmsweise — überflüssig.

Ein solches hartes cytologisches Kriterium ist z. B. die L.E.-Zelle. Findet man sie im Tupfpräparat oder Ausstrich, so kann auch die zusätzliche histologische Untersuchung keine neue diagnostisch bedeutsame Information mehr bringen.

Ähnlich vorsichtig wie bei der Lymphknotendiagnostik muß man bei der cytologischen *Milz*diagnostik sein. Jedoch ist die Feinnadelpunktion in Tabelle 2 höher eingestuft, weil die Grobnadelpunktion wesentlich gefährlicher und eine histologische Untersuchung durch Probeexcision unmöglich ist. Man erhält zwar durch die rein cytologische Milzuntersuchung eine Reihe von Informationen, wie Söderström an einem großen Krankengut gezeigt hat, doch sind die Diagnosen nicht immer von der Eindeutigkeit, die man etwa von einer histologischen Diagnose erwartet. Sie stellen aber ein wertvolles Glied in der Reihe der klinisch-diagnostischen Kriterien dar und geben oft für die abschließende Beurteilung einer Erkrankung den Ausschlag.

Für die *Prostata*punktion scheint es noch nicht genügend geklärt, ob die Feinnadelpunktion mit Untersuchung des Ausstriches oder die Grobnadelpunktion mit histologischer Bearbeitung die besseren Ergebnisse zeitigt. Hier dürfte weniger die morphologische Methode als vielmehr die Hand des punktierenden Arztes den Ausschlag geben. Mehr als bei anderen cytologischen Diagnosen ist das Ergebnis in erster Linie von der Präparatgewinnung abhängig. Aber auch bei guten Präparaten bleiben noch Probleme, etwa die Abgrenzung gegenüber dem „ruhenden" Carcinom.

Bei der *Leber* dürfte z. Z. die Punktion mit der Menghini-Nadel mehr Informationen erbringen. Doch kann auch die Feinnadelpunktion signifikante Befunde liefern, z. B. myeloische Infiltrate oder Tumorzellen zutage fördern. Besonders eindrucksvoll ist für den Histologen, daß man im Ausstrich des Feinnadelpunktats auch Amyloid recht sicher erkennen kann, wie Dannmeier jüngst in vier Fällen zeigen konnte. Die Feinnadelpunktionsdiagnostik der Leber scheint jedenfalls noch entwicklungsfähig zu sein.

Lassen Sie mich noch die wichtigsten Indikationen der Feinnadelpunktion zusammenfassend nennen, es sind die folgenden:

1. Die Punktion von Organen oder tumorartigen Bildungen, die operativ oder durch Grobnadelpunktion nicht oder nur schwer anzugehen sind (Lunge, Milz).

2. Entzündliche oder tumorartige Läsionen, die rasches Handeln erfordern.

3. Die präoperative orientierende Diagnose eines Tumors, wonach der Operationsplan abzustellen ist (Speicheldrüse).

4. Ermittlung der Ausbreitung von Tumoren und Metastasen zur Feststellung der Bestrahlungsfelder.

Zahlreiche weitere Indikationen mit ausgesprochenen klinischem Akzent wurden von Lopes-Cardozo u. a. begründet und in ihrer Berechtigung beleuchtet.

Schluß

Ziehen wir am Ende unserer Aufzählung der einzelnen Anwendungsgebiete der Cytologie Bilanz, so werden wir übereinstimmen in einer differenzierten Bejahung der Cytodiagnostik, d. h. in einer kritischen Abwägung von Indikationen und Fehlermöglichkeiten gegenüber der histologischen Methodik.

Cytologie und Histologie sind zwei konkurrierende Methoden, aber: Die Konkurrenz hebt das Geschäft.

Cytologie und Histologie sollten wetteifern, mit möglichst geringen, jedoch immer den adäquaten Mitteln möglichst sichere Diagnosen zu stellen.

Dann wird aus dem Entweder-Oder der Vergangenheit ein zukunftweisendes Sowohl-Als-Auch!

Das gestellte Thema wäre unvollständig abgehandelt, würden wir außer der *Sache* nicht auch noch kurz die *Personen*, die die Sache betreiben, in den Blick nehmen. Cytologie ist schwieriger als Histologie, weil die morphologischen Unterschiede im allgemeinen geringer und die Kriterien entsprechend feiner sind. Die Zahl derer, die solche feinen Unterschiede wahrzunehmen vermögen, ist sehr begrenzt. Sicher kann nicht jeder Arzt auch Cytologe sein! Außerdem sind die Untersuchungsobjekte so vielfältig, daß es für *einen* Kliniker oder Allgemeinpathologen unmöglich ist, alle Gebiete der Cytologie voll zu übersehen.

Cytologische Diagnostik gehört also in die Hand eines Fachmannes, der nicht nur die Fähigkeit zur Unterscheidung feiner morphologischer Differenzen besitzt, sondern der auch eine solide morphologische Grundausbildung hinter sich hat.

Ich möchte mit allem Nachdruck davor warnen, daß die Leichtigkeit, mit der man cytologische Präparate gewinnt, und der überschießende Optimismus mancher cytologischer Enthusiasten zu dem falschen Schluß verführt, Cytologie sei einfach und sei rasch zu erlernen. Wir würden damit das Lebenswerk der Pioniere der Cytodiagnostik unglaubwürdig machen und die diagnostische Cytologie in die Gefahr weiterer Diskriminierung bringen.

Insofern bitte ich, alle Äußerungen, die ich über *die* Cytologie machte, als Äußerungen über eine *qualifizierte*, wissenschaftlich fundierte Cytologie aufzunehmen. Nur diese wird in der Auseinandersetzung um Histologie und Cytologie Bestand haben.

Literatur beim Verfasser.

Exfoliativcytologie der Atemorgane

KAHLAU, G. (Pathol. Institut, Krankenhaus Nordwest, Frankfurt a. M.)

Referat

Bei der Exfoliativcytologie der Atemorgane handelt es sich in erster Linie und im wesentlichen um die Krebserkennung. Freilich läßt sich cytologisch auch eine schleimig-eitrige Bronchitis diagnostizieren, nicht aber z. B. eine Tuberkulose und praktisch auch kein gutartiger Tumor (Bronchusadenom, Karzinoid) wegen seines homogenen Zellenbestandes und der meist fehlenden Exfoliation. Inhalt meines Berichtes wird also die cytologische Diagnostik des Lungenkrebses sein.

Da der Wert dieser Diagnostik bereits mitbestimmt wird durch die Gewinnung und Verarbeitung des Materials, lassen Sie mich hierauf zunächst kurz eingehen, auch auf die Gefahr hin, daß ich manchem von Ihnen bereits Bekanntes sage. Aber auf Grund eigener Erfahrungen halte ich es für angebracht, auf folgendes hinzuweisen: Das Substrat ist entweder spontan expektoriertes Material (Sputum), abgesaugtes oder ausgewaschenes Bronchialsekret. Wie ich schon vor Jahren festgestellt habe und wie von anderen Autoren (Otto u. Grünbeck; Morawetz; Morawetz u. Schnetz) später bestätigt wurde, ist die Sputumcytologie diagnostisch ertragreicher als die des Bronchialsekretes. Vorausgesetzt natürlich, daß das Sputum im wesentlichen aus der Lunge und nicht nur aus der Mundhöhle stammt. Nach einer Mitteilung von Takahashi, Hashimoto u. Osada soll bei ungenügender Expektoration $\alpha =$ Chymotrypsin, i.m. oder durch Ärosol verabfolgt, die Abschilferung maligner Zellen verstärken und damit zu einer größeren positiven Ausbeute führen. Es empfiehlt sich, nach gründlicher Reinigung der Mundhöhle des Patienten, das Morgensputum direkt in ein Gefäß mit 5%igem Formalin expektorieren zu lassen. Das Meterial ist dann beliebig lange haltbar, also versandfähig. Im allgemeinen sollten mindestens drei Sputumproben von verschiedenen — nicht unbedingt aufeinanderfolgenden — Tagen untersucht werden.

Zu den klinischen Angaben auf den Begleitscheinen für die Einsendungen cytologischen Untersuchungsmaterials wäre noch etwas zu sagen: In den meisten Fällen fehlen sie, in manchen Fällen sind sie etwas dürftig und selten finden sich präzise Angaben mit gezielter Fragestellung. In der Unzulänglichkeit klinischer Angaben ist nicht unbedingt eine Nachlässigkeit zu sehen, ich nehme vielmehr an, daß der schweigende Kliniker den Untersucher möglichst nicht beeinflussen möchte. Das ist verständlich. Andererseits ist es aber so, daß man in Fällen, wo die mitgeteilte klinische Symptomatik für das Vorliegen eines Lungenkrebses spricht, wesentlich intensiver nach Tumorzellen sucht und möglichst nicht eher ruht, als bis man sie gefunden hat. Auch das ist verständlich. Eine Sputumeinsendung mit der Angabe des Klinkers ,,zum Ausschluß eines Bronchialcarcinoms" ist unverständlich; denn kein Autor hat bisher eine 100%ige cytodiagnostische Treffsicherheit erreicht, so daß man — auch nicht mit noch so vielen Untersuchungen — das Vorliegen eines Lungenkrebses cytologisch überhaupt nicht ausschließen kann. Ob mit, ob ohne klinische Angaben, auf jeden Fall sollte dem Untersucher die Art des eingesandten Materials — namentlich bei Punktaten! — mitgeteilt werden; denn für die Cytodiagnostik ist es unumgänglich notwendig zu wissen, was man untersucht.

Zu den cytologischen Untersuchungsergebnissen, auf die später detailliert einzugehen sein wird, möchte ich folgendes vorausschicken, um von Klinikern nicht mißverstanden zu werden. Manche Untersucher begnügen sich bei ihrer Diagnose mit der Alternative: Tumorzellen — keine Tumorzellen. Ich bin der Meinung, daß man mit dieser Schwarz-Weißdiagnostik nicht auskommt und daß es vielmehr der Nuancierungen, also der Zwischenwerte, bedarf. So pflegen wir zu unterscheiden zwischen ,,Zellen einer malignen Geschwulst", ,,Zellen, die wahrscheinlich von einer malignen Geschwulst stammen", ,,Zellen, die verdächtig sind auf eine maligne Geschwulst" und ,,Tumorzellen nicht nachweisbar". Zu der ersten Formulierung ,,Zellen einer malignen Geschwulst" pflegen wir — falls cytologisch überhaupt möglich — eine nähere Klassifizierung des Tumors hinzuzufügen, die in Klammern gesetzt wird, um ihren Aussagewert etwas abzubremsen. Die eingeklammerte Klassifizierung erscheint mir deshalb von Bedeutung, weil sich bekanntlich Plattenepithelkrebse von den kleinzelligen Carcinomen in ihrer Malignität wesentlich unterscheiden, was ebenso wichtig ist für den Klinker wie für den Patienten. Dabei kommt es vor, daß die Angaben zur Klassifizierung bei wiederholten Untersuchungen wechseln. Das liegt nicht nur an der Unsicherheit einer cytologischen Klassifizierung, sondern auch an dem eigensinnigen Wachstum der Lungencarcinome: Sie können kleinzellig sein mit plattenepithelialen Formationen, sie können auch vorwiegend plattenepithelial sein mit adenoiden Formationen. Zur Bedeutung der Wahrscheinlichkeitsdiagnose ist nichts weiter zu sagen, derartige Diagnosen sind ja auch in der Klinik nicht gerade unbekannt. Daß die bloße Verdachtsdiagnose sehr vage ist und dem Kliniker eigentlich nichts besagt, ist mir durchaus klar. Wenn wir sie trotzdem gebrauchen, dann eben weil die Cytologie ganz unsicher ist und wir zugleich die hintergründige Absicht damit verbinden, daß der Kliniker den Patienten zunächst nicht aus den Augen lassen und die Untersuchung wiederholen möge. Auf keinen Fall sollte eine cytologische Verdachtsdiagnose zu therapeutischen Konsequenzen (Lungenresektion) führen! Wenn keine Tumorzellen gefunden werden, ist — wie bereits gesagt — das Vorliegen eines Lungencarcinom nicht ausgeschlossen.

Die Leistungsfähigkeit der cytologischen Lungenkrebsdiagnostik, also ihre praktische Brauchbarkeit, läßt sich an Hand einer Kasuistik demonstrieren und statistisch objektiv ermitteln. Aus unserer umfangreichen cytodiagnostischen Tätigkeit möchte ich Ihnen zunächst einige Fälle beispielhaft vorführen.

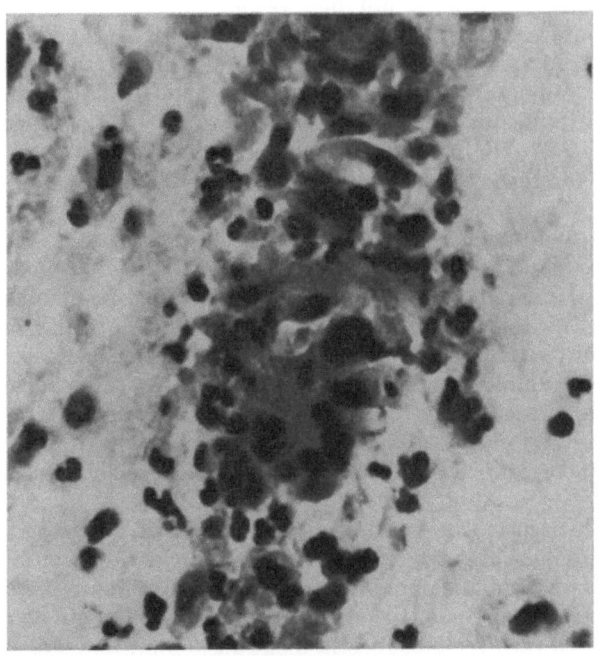

Abb. 1. Sputum eines 72jährigen Mannes mit Zellen einer malignen Geschwulst (Plattenepithelcarcinom)

Bei dem ersten Fall (E.-Nr. 3367/72, Abb. 1) handelt es sich um das Sputum eines 72jährigen Mannes mit Zellen einer malignen Geschwulst (Plattenepithelcarcinom). Auf die morphologischen Charakteristika, die es gestatten, Tumorzellen zu diagnostizieren, brauche ich hier nicht einzugehen. Das hat W. Sandritter auf der 19. Deutschen Therapiewoche in Karlsruhe bereits ausführlich getan. Zu diesem Fall wurde mitgeteilt, daß der Röntgenbefund zwar äußerst verdächtig auf ein Bronchialcarcinom sei, die laborchemischen Untersuchungen aber an dieser Diagnose zweifeln ließen (BSG 22/48, geringgradige Anämie, Serumeisen im Normbereich, desgl. alkalische Phosphatase und Elektrophoresediagramm). Diese Zweifel konnten durch die Zytodiagnostik ausgeräumt werden.

Das nächste Sputum von einem 67jährigen Mann (E.-Nr. 16 712/71) enthält ebenfalls Zellen einer malignen Geschwulst (Plattenepithelcarcinom). In der resezierten Lunge fand sich ein auf der größten Schnittfläche 1 × 1,5 cm großes Carcinom am Abgang des Oberlappenbronchus.

In dem Sputum eines 70jährigen Mannes (E.-Nr. 2731/70) wurden unterschiedlich große Zellen gefunden und ein undifferenziertes Carcinom diagnostiziert. In der operativ entfernten Lunge befand sich ein 3 cm im Durchmesser großes, subpleurales Carcinom.

Selten enthalten Sputen nicht nur isolierte Krebszellen, sondern sogar winzige Zellenverbände eines Plattenepithelcarcinoms (E.-Br. 4686/72, 76jähriger Mann).

In dem Sputum eines 67jährigen Mannes (E.-Nr. 13023/71) wurden relativ kleine Zellen einer malignen Geschwulst gefunden und — in Klammern — ein kleinzelliges Bronchialcarcinom diagnostiziert. In dem Pneumonektomiepräparat fand sich ein 2 cm im Durchmesser großes, kleinzelliges Carcinom am Abgang des Unterlappenbronchus.

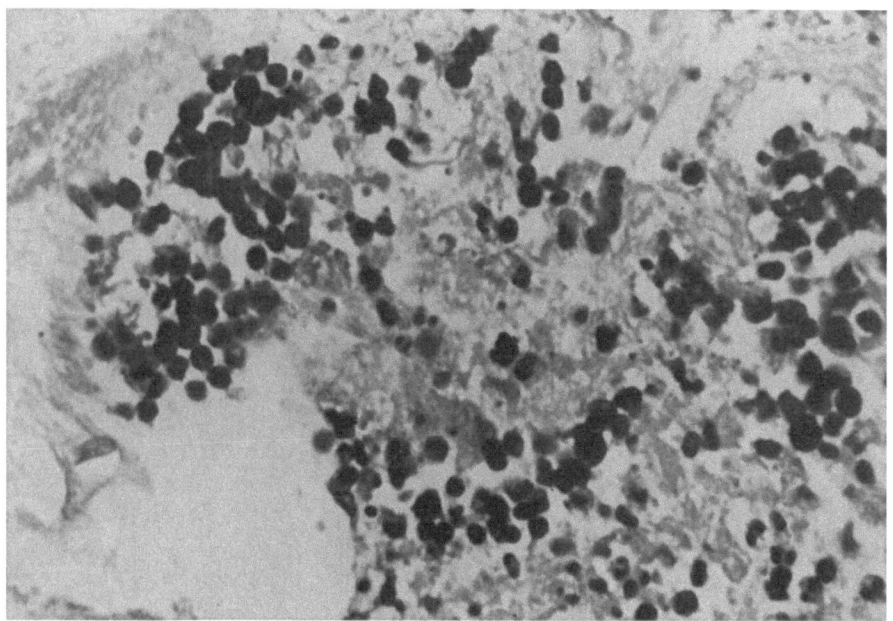

Abb. 2. Sputum eines 59jährigen Mannes mit vielen relativ kleinen Zellen einer malignen Geschwulst (kleinzelliges Bronchialcarcinom). Primärtumor 5 mm Durchmesser

Viele Zellen eines kleinzelligen, malignen Tumors wurden auch in dem folgenden Sputum eines 59jährigen Mannes (E.-Nr. 1793/70, Abb. 2) diagnostiziert. Die Diagnose konnte an Hand der resezierten Lunge bestätigt werden: Sie enthielt ein nur 5 mm im Durchmesser großes Carcinom im Bereich eines Oberlappensegmentbronchus (E.-Nr. 2234/70).

Zu den Bronchialsekreten nur ein Beispiel. Es handelt sich um die Bronchusabsaugung eines 35jährigen Mannes (E.-Nr. 1814/72) mit zahlreichen relativ kleinen Zellen einer malignen Geschwulst, also eines kleinzelligen Bronchialcarcinoms.

Das letzte Sputum eines 70jährigen Mannes (E.-Nr. 2731/71, Abb. 3) enthält ebenfalls Zellen einer malignen Geschwulst, die wegen ihres Aussehens und ihrer Anordnung zu der Verdachtsdiagnose einer Lungenadenomatose Anlaß gaben. Auch diese Diagnose konnte an dem Pneumonektomiepräparat bestätigt werden: Es fand sich im Oberlappen subpleural ein 3 cm im Durchmesser großer Tumor, histologisch vom charakteristischen Bau einer Lungenadenomatose oder eines Alveolarzellencarcinoms (E.-Nr. 6733/71, Abb. 4).

Zum Schluß noch einen Fall, der nur indirekt etwas zu tun hat mit der Exfoliativcytologie der Atmungsorgane, der dafür aber diagnostisch um so inter-

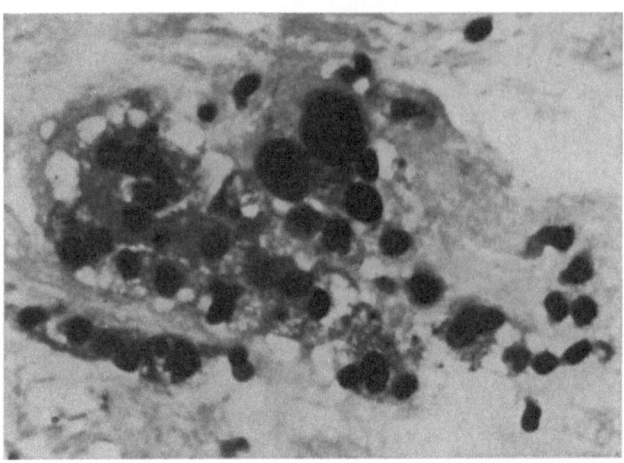

Abb. 3. Sputum eines 70jährigen Mannes mit Zellen einer malignen Geschwulst (Lungenadenomatose). S. Abb. 4

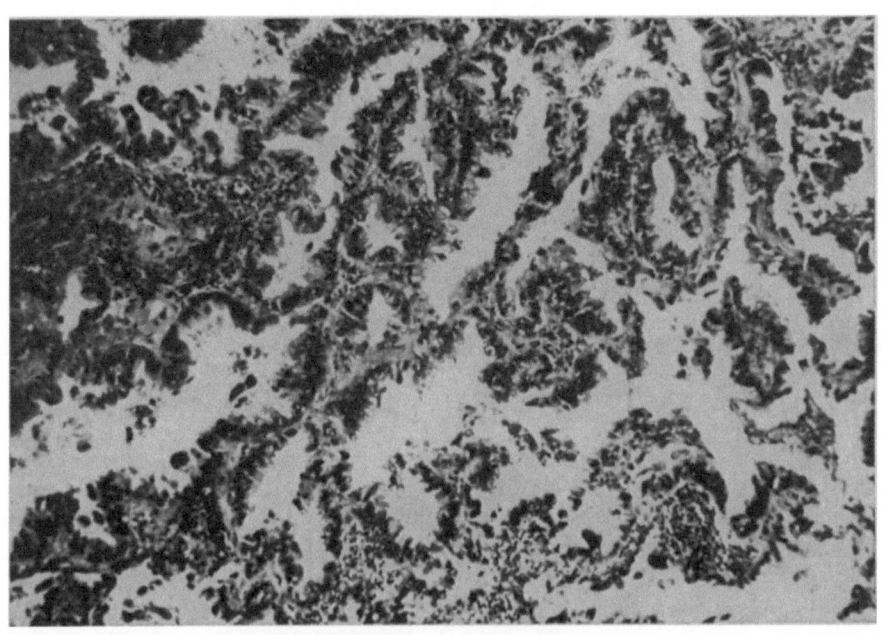

Abb. 4. 3 cm im Durchmesser große, subpleurale Lungenadenomatose (Alveolarzellencarcinom) in der resezierten Lunge

essanter ist. Es handelt sich um das Kniegelenkspunktat eines 52jährigen Mannes (E.-Nr. 3397/72, Abb. 5), das uns mit der klinischen Mitteilung eingesandt wurde: „Verdacht bzw. Ausschluß eines metastasierenden Bronchial- bzw. Lungencarcinom oder Hypernephrom?". Mikroskopisch konnten wir Tumorzellen nachweisen, die nicht denen eines Hypernephrom entsprachen, sondern eher an ein kleinzelliges Bronchialcarcinom denken ließen. Daraufhin wurde uns von der Klinik mitgeteilt, daß in der Tat ein pathologischer Röntgenbefund vorläge und dann konnten wir auch im Sputum einmal tumorverdächtige Zellen nachweisen.

Diese kurze Kasuistik, die sich beliebig erweitern ließe, soll Ihnen zeigen, daß Lungencarcinome ohne weiteres cytologisch diagnostizierbar sind. Diese Feststellung erscheint mir unter anderem deshalb wichtig, weil namhafte Pathologen wie Robert Rössle, Max Borst, Walter Fischer und vor gar nicht langer Zeit Erich Letterer behauptet haben, Tumorzellen könnten im Sputum praktisch nicht gefunden werden und überhaupt könne man isolierten Zellen ihren Malignitätscharakter nicht ansehen. Das Wort dieser bedeutenden Fachvertreter hatte natürlich Gewicht und damit ist wohl auch zu erklären, daß sich die cytologische Lungenkrebsdiagnostik bei uns in Deutschland nur sehr langsam im Laufe von Jahren durchsetzen konnte.

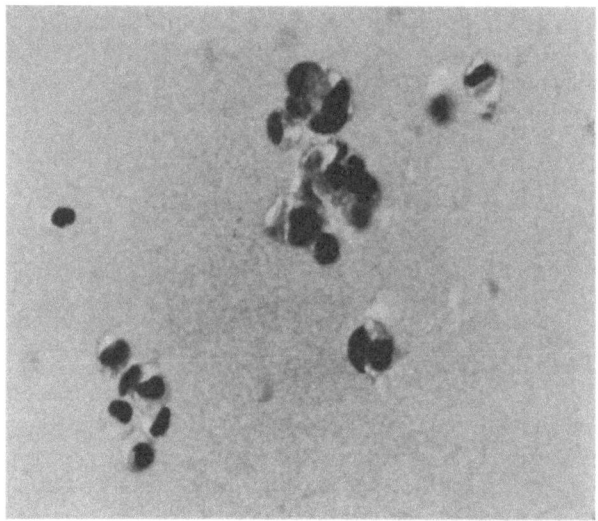

Abb. 5

Außer der Tatsache, daß Lungencarcinome grundsätzlich cytologisch diagnostizierbar sind, gehen aus der gezeigten Kasuistik noch zwei weitere, wesentliche Schlußfolgerungen hervor, nämlich erstens, daß nicht nur hilusnahe, also bronchoskopisch erreichbare Tumoren, cytologisch erkannt werden, sondern auch die peripheren, subpleuralen, bronchoskopisch nicht erkennbaren Geschwülste, und daß zweitens Carcinome von mehreren Millimetern bis zu wenigen Zentimetern Größe cytologisch durchaus erfaßbar sind.

Diese letztere Feststellung leitet unmittelbar über zur Frage der cytologischen Frühdiagnostik des Lungenkrebses. Frühdiagnostik ist ja ein problematischer und nicht exakt definierbarer Begriff. Versteht man darunter die Erkennung möglichst kleiner, organbeschränkter und in jedem Falle metastasenfreier Tumoren, dann muß man die Cytologie als ein sehr gut geeignetes Instrument für die Frühdiagnostik bezeichnen.

An Hand einer Kasuistik läßt sich nur die individuelle Leistung der Cytodiagnostik zeigen. Zur Ermittlung ihrer generellen Leistungsfähigkeit bedarf es der Statistik. Hierfür stehen mir aus den 8 Jahren (1964 bis 1971) insgesamt 743 kontrollierte Fälle zur Verfügung, davon 613 Lungencarcinome und 130 tumorfreie Lungen. Als Kontrollfälle wurden für meine Statistik ausschließlich solche herangezogen, von denen eine einwandfreie histologische Diagnose vorlag, sei es auf Grund einer positiven bronchoskopischen Biopsie, einer positiven Mediastinumbiopsie, eines Lungenresektionspräparates oder schließlich auch eines Sektionsfalles. Von den Lungencarcinomen liegen 552 Sputumbefunde vor, von denen 341mal Tumorzellen und 67mal wahrscheinlich Tumorzellen diagnostiziert

Tabelle 1. *Sputumbefunde von 552 Lungencarcinomen*

Tumorzellen	341 (62 %)	⎫ 74 %
Wahrscheinlich Tumorzellen	67 (12 %)	⎭
Verdächtige Tumorzellen	62 (11 %)	
Keine Tumorzellen	82 (15 %)	

wurden (Tabelle 1). In 62 Fällen wurden verdächtige und in 82 Fällen keine Tumorzellen gefunden. Faßt man die positiven Diagnosen und die Wahrscheinlichkeitsdiagnosen, die ja fast so gut wie positive sind, zusammen, so ergibt das für die Sputen eine Treffsicherheit von 74%, d. h. also drei Viertel aller Lungencarcinome werden cytologisch erkannt. Nur 15% der Tumoren wurden cytologisch nicht erfaßt. Mittels der Bronchialsekretuntersuchungen in 417 Fällen wurden 215 Car-

Tabelle 2. *Bronchialsekretbefunde von 417 Lungencarcinomen*

Tumorzellen	215 (52 %)	⎫ 56 %
Wahrscheinlich Tumorzellen	15 (4 %)	⎭
Verdächtige Tumorzellen	21 (5 %)	
Keine Tumorzellen	166 (39 %)	

cinome sicher und 15 wahrscheinlich diagnostiziert, was insgesamt einer Treffsicherheit von 56% entspricht (Tabelle 2). Demgegenüber schneidet also auch in dieser Statistik die Sputumdiagnostik mit ihren 74% deutlich besser ab (Tabelle 3).

Die statistische Beurteilung der cytodiagnostischen Treffsicherheit wäre unvollständig und unkritisch, wenn man nicht die *positiven* Fehldiagnosen mit berücksichtigen würde. Von 422 positiven und wahrscheinlichen Tumorzellen-

Tabelle 3. *Tumorzellen und wahrscheinlich Tumorzellen*

Im Sputum	74 %
Im Bronchialsekret	56 %

diagnosen im Sputum waren 14 falsch, es lag in diesen Fällen also kein Lungencarcinom vor. Danach beträgt der Anteil der falschen positiven Diagnosen 3,3%. Bei den Bronchialsekreten ist der Anteil der falschen positiven Diagnosen mit 2,5% sogar noch niedriger. Wie eine sorgfältige Nachprüfung dieser Fehldiagnosen ergeben hat, kommen sie nicht bei gesunden Lungen vor, sondern immer nur dann, wenn die Lungen in irgendeiner Weise chronisch krank sind, z. B. bei chronischer Bronchitis, Bronchiektasen, chronischen Tuberkulosen u. a. Das hängt damit zusammen, daß alle möglichen chronischen Lungenerkrankungen häufig mit einer Metaplasie und einer mehr oder weniger ausgeprägten Atypie des Bronchialepithels einhergehen. Diese atypischen Metaplasien können manchmal so bedeutend sein, daß sie cytologisch eine maligne Geschwulst vortäuschen. Die positiven Fehldiagnosen sind also letzten Endes durch ein abartiges Verhalten des Bronchialepithels bedingt und nicht auf eine Unachtsamkeit oder Fehlentscheidung des Untersuchers zurückzuführen, vorausgesetzt, daß dieser erfahren ist!

Da heutzutage die Vorsorgeuntersuchung sehr aktuell und nahezu in aller Munde ist, möchte ich im Rahmen, meines Themas hierzu folgendes sagen: Sie ist bezüglich der Lunge nicht gleichermaßen durchführbar wie in der Gynäkologie, wo ja jede Frau zu jeder Zeit untersucht werden kann. Der gesunde Mensch räuspert sich zwar und spuckt auch, er expektoriert aber nicht, so daß kein diagnostisch brauchbares Exfoliativmaterial zur Verfügung steht. Wenn ein Mensch im krebsgefährdeten Alter aber irgend etwas an der Lunge hat und expektoriert, sei es auch nur eine — zunächst jedenfalls harmlos erscheinende — Bronchitis, dann sollte vorsichtshalber cytologisch untersucht werden, zumal diese Diagnostik den Patienten in keiner Weise belastet. Man könnte dann von einer bedingten oder eingeschränkten Vorsorgeuntersuchung sprechen.

Wenn abschließend festzustellen ist, daß nach Kasuistik und Statistik die Cytologie ein ausgezeichnetes Mittel ist zur Erkennung des Lungenkrebses, das auch wesentlich und entscheidend beitragen kann zu seiner Frühdiagnostik, dann sage ich heute eigentlich nichts Neues. Als ich aber vor etwas über 20 Jahren versuchte, eine von Silverstolpe angegebene Methode zur cytologischen Untersuchung von Punktionsflüssigkeiten auf Sputen — Bronchusabsaugungen gab es damals kaum — anzuwenden, in der Hoffnung, man könne damit diagnostisch weiterkommen, begegnete ich bei meinem damaligen Chef und den Mitarbeitern des Institutes nur einem mitleidigen Lächeln. Wenn sich damals überhaupt jemand zu diesen cytodiagnostischen Bemühungen äußerte, dann geschah es mit der fast stereotypen Bemerkung: „Dabei kommt doch nichts raus". Nun, inzwischen hat sich diese Einstellung grundlegend gewandelt, wie schon allein aus der Tatsache hervorgeht, daß ich heute vor Ihnen über die Exfoliativcytologie der Atemorgane berichten durfte, wofür ich Ihrem Herrn Präsidenten zum Schluß meinen Dank sagen möchte.

Literatur

Kahlau, G.: Therapiewoche 12, 491 (1968). — Morawetz, F.: Krebsarzt 21, 81 (1966). — Morawetz, F., Schnetz, E.: Wien. klin. Wschr. 79, 730 (1967). — Otto, H., Grünbeck, O.: Münch. med. Wschr. 1595 (1959). — Sandritter, W.: Therapiewoche 12, 483 (1968).

Aspirationscytologie im Thoraxbereich

GRUNZE, H. (Inn. Abt. d. Städt. Krankenanstalten Düren)

Referat

Die Ergebnisse dieses Referates über die Aspirationscytologie im Thoraxbereich gründen sich auf eine mehr als 20jährige Zusammenarbeit mit H. J. Brandt. Weiterhin waren meine früheren Mitarbeiter J. Villnow, A. Papageorgiu [7], E. Fölsch [8], J. Kirstädter [18], Z. Atay [1, 2] und A. Schagen [24] an der Erfahrungssammlung beteiligt.

Punktionen der inneren Organe des Brustkorbes sind risikobeladen. Diese Erkenntnis gehört zum ärztlichen Allgemeinwissen. Welche Gründe sind nun maßgebend, daß diese diagnostische Methode trotzdem nicht der Vergessenheit anheimfiel, wie es eine Zeitlang schien, sondern im Gegenteil kontinuierliche Bemühungen um technische Verbesserungen zu ihrer Entschärfung und ihrem Ausbau zu verzeichnen sind?

1. Am Beispiel der Lungencarcinome, einem wichtigen Teilgebiet der Diagnostik dieser Körperregion wird klar, daß die Exfoliativcytologie allein gerade bei den Tumorformen unzuverlässig wird, um die wir uns aus Gründen besserer Behandlungschancen besonders bemühen, nämlich die rundherdartigen Initialstadien (Tabelle 1).

2. Berücksichtigt man auf der Habenseite der Exfoliativcytologie die zusätzlichen Möglichkeiten der Katheterabsaugungen und subtrahiert auf der Negativseite schlecht oder nicht exfoliierende metastatische Carcinome, Sarkome, maligne Lymphome, gut- und bösartige Mischtumoren sowie Veränderungen des Mediastinums, so resultiert ohne Anwendung der Punktionsdiagnostik eine mit Mitteln der inneren Medizin nicht abklärbare Blindquote von 30% allein auf dem Geschwulstsektor. Diese Zahl entspricht dem früheren Anteil von Probethorakotomien.

Probethorakotomien zu reduzieren ist jedoch Bemühen jedes Internisten und alleiniges Ziel der Aspirationscytologie. Denn dieser chirurgische Eingriff trifft aus Altersgründen häufig gerade jene Patienten, die am Rande der kardiopulmo-

Tabelle 1. *Positive cytologische Lungencarcinomdiagnosen in Abhängigkeit von der Anzahl der Einsendungen*

Sputumeinsendungen	1 ×	2 ×	3 ×	4 ×	5 ×	6 bis 10 ×	Pat.-Zahl
	%						
Grunze et al. (1966) [14]	48,9	59,9	65,9	70,7	73,4	74,8	147
Koss et al. (1964) [14]	45,6	59,6	67,2	70,5	72,3	76,0	649
Frenzel u. Papageorgiu (1964) [7]	45,0					59,0	38 Rundherde
Grunze (1969) [15]	5,0					25,0	20 Rundherde ⌀ bis 2 cm

nalen Leistungsinsuffizienz stehen, durch die Folgen der Operation (Adhäsionen, Pneumonien) dann in sie hineingeraten und mehr oder weniger immobil werden. Auch noch fatalere Folgen, über deren Frequenz unterschiedliche Zahlenangaben vorliegen, sei hier nicht weiter eingegangen (Übersicht bei Brandt [6], Grunze [9, 10, 11, 13], Lauby [20]).

3. Der Arbeitszeitaufwand für die mikroskopische Auswertung von Punktaten pro Patient ist um ein Vielfaches geringer als bei Exfoliativmaterialien. Nur $1/5$ bis $1/15$ der Präparate fällt, verglichen mit der Exfoliativcytologie, an. Solange die Automation in der Cytologie noch nicht etabliert ist, hat dieser Praktikabilitätsfaktor erhebliche Bedeutung.

4. Unter Verwendung feinster Nadeln, etwa des Franzén-Bestecks, die eine freizügige Indikationsstellung für Punktionen im Thoraxbereich gestatten, gelingt es mittels Abstrich-, Katheterisierung- und Punktionscytologie im „Einschrittverfahren" während der Beatmungsbronchoskopie in 80 bis 90% der Tumoren und bei seltenen Erkrankungen sofort eine Diagnose zu stellen. Die früheren, für diese klinischen Fragestellungen obsoleten röntgenologischen Beobachtungsserien, gehören der Vergangenheit an; darüber hinaus sind diagnostische Punktionen nützlich während Mediastinoskopie und Probethorakotomie in Situationen, die präparativ nur schwierig anzugehen sind [2].

Versucht man, diesen vier Punkten Rechnung zu tragen und verzichtet auf die initiale Neigung beim Ausprobieren neuer diagnostischer Verfahren, alles mit einer Methode oder — was noch schlimmer ist — mit den klinikgängigen, manchmal einseitig orientierten Untersuchungen aufzuklären, so resultiert aus der Überlegung, daß die Bronchoskopie bei jedem Problemfall angestrebt werden sollte, eine Gruppierung in bronchoskopierbare und nicht bronchoskopierbare Patienten mit daraus abzuleitender Reihenfolge der diagnostischen Maßnahmen (Tabelle 2).

Tabelle 2. *Empfohlener Untersuchungsgang zur ätiologischen Klärung bei Verdacht auf Lungentumor*

Bronchoskopierbare, evtl. operable Pat.	Nicht bronchoskopierbare Pat.
Für die Cytodiagnostik Bronchoskopie in Beatmungsnarkose unter Röntgenkontrolle: Bronchialabstriche, gezielte Absaugung, evtl. zuvor Kürettage (Katheterbiopsie). Perbronchiale Punktion-, Carinapunktion[a], perthorakale Punktion[a], Probeexcisionsabstrich. Falls negativ, 5 × Sputum, evtl. nach Provokation	5 × Sputum, evtl. nach Provokation. Perthorakale Punktion mittels dünner Franzén-Nadel

Cytologisches Material immer parallel bakteriologisch untersuchen, wenn möglich.
[a] Punktionen in Atemstillstand während Intubationsnarkose.

Geht man in dieser Weise vor, so ergibt sich, daß nur die perthorakale Punktion in etwa 15% allein in der Lage war, ohne Probethorakotomie die Diagnose in den Jahren 1957 bis 1965 zu sichern. Diese Quote liegt bei dem neueren, aber erst 130 Fälle zählenden Dürener Krankengut jetzt sogar bei 20%. Tabelle 3 verdeutlicht, daß man bei sehr arbeitsintensiven Sputumuntersuchungen auch zu annehm-

Tabelle 3. *Cytodiagnose bei 2931 Thoraxpat. (1957 bis 1965), davon 748 maligne, 22 benigne, 18 metastat. Tumoren und 6 maligne Systemerkrankungen* [14]

Lungenklinik „Heckeshorn"	%	II. Med. Univ.-Klinik der Freien Universität	%
530 Tumoren	100	264 Tumoren	100
Sputum (79 Pat./24 positiv)	4,52	(1031/81)	33,33
Bronchialsekret, -spülung; Pertrachiale+ -bronchiale Punktion (859 Pat./194 positiv)	36,59		14,76
Transthorakale Punktion	15,28		4,10
Pleuraergüsse	15,28		15,33
Andere Punktionsorte	6,50		6,47
Richtige positive Diagnosen	77,17		74,25
Falsche positive Diagnosen	2 ×		2 ×

Diagnosen der restlichen Pat. histologisch nach Bronchoskopie, Mediastinoskopie, Thorakotomie oder Autopsie.

baren Ergebnissen kommen kann, aber mit einer rationellen Arbeitsweise hat dies nichts mehr zu tun. Diese nun schon überholte und zurückliegende Erfahrung in Berlin wurde übrigens kürzlich auch aus Helsinki berichtet [17], wo die gut organisierte Speziallungenklinik sich ebenfalls der Medizinischen Univ.-Klinik überlegen zeigte, weil auch dort der Patient zu den Spezialisten und nicht die Spezialisten zum Patienten — wie es zweckmäßiger ist — d. h. zu einem gemeinsamen thoraxdiagnostischen Arbeitsplatz zu gehen hat.

Die Treffsicherheit der transthorakalen Punktion allein mit anschließender cytologischer Auswertung liegt bei 60 bis 85%, sofern bei negativem ersten Ergebnis eine Wiederholungspunktion nicht gescheut wird. Drei Fünftel der Diagnosen sind Ersterkennungen. Zwei Fünftel werden gleichzeitig mit anderen diagnostischen Maßnahmen oder auch kurz danach erreicht, d. h. daß die vorsorglich durchgeführte Lungenpunktion in 40% nicht unabdingbar gewesen wäre (Tabelle 4).

Geringer, weil auch ohne klinischen Verdacht routinemäßig durchgeführt, ist die positive Ausbeute von Carina-, seltener perbronchialen und pertrachealen

Tabelle 4. *Transthorakale Lungenpunktionen nach Brandt (1968)* [6]

	Zahl	positiv %
Mit verschiedenen Nadeln (1963 bis 1965)	107	78,0
Mit Franzén-Nadeln	240	82,7
Insgesamt	347	81,5

Punktionen, welche — risikoarm — in erster Linie dem Ausschluß von Lymphknotenmetastasen dienen oder — seltener — der Bestätigung von malignen Systemerkrankungen. Nicht häufig ausgeführte, thorakoskopisch gezielte Punktionen [3, 5] haben einen hohen Treffergrad.

Falsche negative Resultate erklären sich meist aus Fehlern bei der Punktion (Herd nicht getroffen, ungenügendes Material) und nur selten durch Verkennung einzelner kleiner Geschwulstzellen oder Fehldeutung von nekrotischem Material. Solche falsch negativen, auf die mikroskopische Auswertung zu beziehenden Resultate von Lungenpunktionen machen in unserem Krankengut 0,3% aus,

Tabelle 5. *Sicherung der Diagnose bei 539 Pat. nach Grunze u. Schagen (1969)* [24]

Nur durch Punktion	107 × = 19,9 % ⎫
Durch Punktion vor anderen Maßnahmen	14 × = 2,6 % ⎬ 33,8 %
Gleichzeitig durch Punktion u. a. Maßnahmen	55 × = 10,2 %
Durch Punktion nach anderen Maßnahmen	6 × = 1,1 % ⎭
Nur durch andere Maßnahmen	326 × = 60,4 %
Diagnose nicht gesichert oder die Lunge nicht betreffend	31 × = 5,8 %

übrigens genau so häufig, wie die falsch positiven. Die letzteren sind in besonderer Weise abhängig von der Erfahrung des Untersuchers. Die Plattenepithelmetaplasie und die atypische alveoläre Proliferation sind die häufigsten Ursachen für falsche positive Resultate [15]. In der Lungenklinik Heckeshorn waren es im Jahre 1966 bei 236 Untersuchungen von Geschwulstträgern 0,85%, die Histologie hatte keine falsch positiven Ergebnisse in dieser Periode aufzuweisen. Sieht man aber in der gleichen Statistik, daß es nur in 21,18% der Fälle möglich war, präoperativ histologisches Material für richtige positive histologische Ergebnisse zu erreichen, während es für die Cytologie in 90,6% gelang, so muß dieser methodische Fehler in Kauf genommen werden.

Dies gilt um so mehr, weil gleichzeitig festzustellen ist, daß seit Anwendung der Franzén-Nadel überhaupt keine ernsthaften Zwischenfälle mehr vorgekommen sind. Brandt [6] fand bei 493 Lungenpunktionen in 12,3% einen asymptomatischen und in 10,3% einen symptomatischen Pneu. Luftembolien, Blutungen (kurzfristige Sputumsanguinolenz leichten Grades ausgenommen) oder andere fatale Reaktionen waren nicht mehr zu verzeichnen. In einer eigenen kleineren Serie war die Nebenreaktionsquote noch geringer.

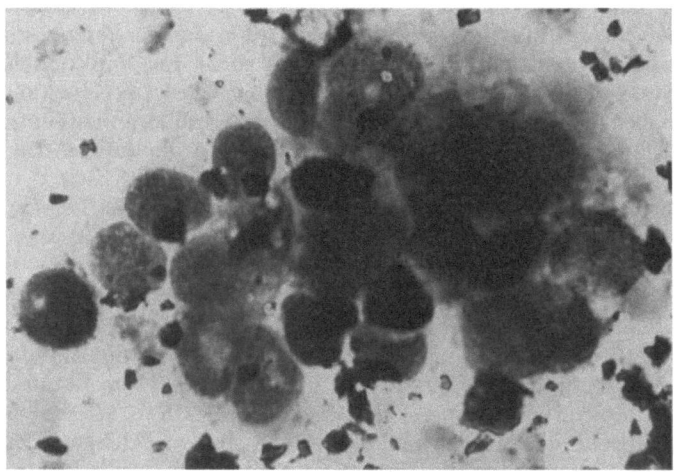

Abb. 1. Lungenpunktat eines hilusnahen Rundherdes bei sonst unauffälligem Röntgenbefund (Giemsa-Färbung). Relativ großkernige Zellgruppe mit unregelmäßiger Lagerung. Im Bildhintergrund kristalline körnige Niederschläge. Da zuvor so großkernige einkernige kubische respiratorische Epithelien nicht beobachtet worden waren und der Niederschlag als Verunreinigung mißdeutet wurde, kam es zu der falschen positiven Diagnose: Plattenepithelcarcinom vom Basalzelltyp. Die Operation ergab eine sehr seltene silikotische Solitärschwiele. Die Zellen entsprachen kubischen respiratorischen Epithelien und der körnige Niederschlag Silicatkristallen

Zur Geschichte der diagnostischen Thorax-, insbesondere Lungenpunktionen sei vermerkt, daß diese seit den 80er Jahren des vorigen Jahrhunderts in der Literatur erwähnt werden, meist im Zusammenhang mit der Gewinnung bakterio-

Tabelle 6. *Zwischenfälle bei 493 Transthorakal-Punktionen nach Brandt (1968)* [6]

	%
Asymptomatischer Pneu	12,3
Pneu mit klinischen Symptomen	8,3
Spannungspneu	2,0
Luftembolie	0,0
Blutung (Sanguinolenz leichten Grades ausgenommen)	0,0
Nicht lungengebundene Symptome (Kollaps usw.), harmlos	1,8
	24,2

logischen Untersuchungsmaterials von Pneumoniekranken [21]; später, während der letzten 40 Jahre, dann zunehmend auch auf dem Geschwulstsektor [22].

Die mit feiner Nadel ausgeführten Eingriffe für bakteriologische Zwecke verliefen ohne nennenswerte Komplikationen; in der Tumordiagnostik dagegen kam es bei Verwendung stärkerer Nadeln zu so vielen Zwischenfällen, daß die Methode bis in die 50er Jahre mit Recht gefürchtet war [23]. Todesfälle wurden berichtet (Berichte und Übersichten bei [6, 9, 10, 11, 20, 25]). Durch die von uns mit geförderte Einführung dünnster Nadeln und die Anwendung der risikoabschirmenden, patientenschonenden Beatmungsbronchoskopie ist die Lungenpunktion jetzt so sicher geworden, daß sie bei vorliegender Indikation jederzeit verantwortbar, ja, empfehlenswert ist [19]. Mit nachfolgender cytologischer Auswertung des Aspirats gehört sie heute zu den Routineeingriffen der modernen Lungenklinik. Dies gilt nach Meinung des Verfassers jedoch nicht für Punktionen mit dickkalibrigen Stanzen, welche die Gewinnung histologischen Untersuchungsmaterials zum Ziele haben. Ihre Domäne sind bei strengerer Indikationsstellung — sofern nicht eine Thorakotomie in Betracht gezogen wird — die diffusen Lungenkrankheiten, welche eine histologische Untersuchung erfordern [16].

In jedem Falle ist vor Thoraxpunktionen eine gründliche Untersuchung des Patienten durchzuführen. Zu beachten sind alle Kontraindikationen, die einer Narkose entgegenstehen, weiterhin nicht beeinflußbare schwere Hypertonie, schwere Einflußstauung, Blutgerinnungs und -stillungsdefekte sowie deutlich verminderte Atemfunktion (ein nicht schnell zu beherrschender Pneu würde sich fatal auswirken). Absolute Kontraindikationen stellen die kontralaterale Pneumonektomie, das großbullöse Emphysem und cystische Lungenkrankheiten dar.

Zusammenfassend ist zu sagen, daß die Komplikationsrate und die ehemals häufig beschworene Gefahr der Metastasierung in den Stichkanal in direktem Verhältnis zum Durchmesser der Punktionsnadel stehen — die früher verwandte Vim Silvermann-Nadel mißt 2,4 mm, die Franzén-Nadel 0,6 mm im Durchmesser.

Metastasierungen in den Stichkanal sind bei Verwendung dünnkalibriger Nadeln weder von Brandt, Knoche, noch vom Autor selbst während der letzten 10 Jahre beobachtet worden, Brandt sagt deshalb mit Recht, das Risiko (für den Patienten) besteht darin, daß eine indizierte Punktion unterbleibt.

Literatur

1. Atay, Z.: Med. Klin. 65, 2097 (1970). — 2. Atay, Z., Freise, G., Gabler, A., Schüler, W.: Med. Klin. 63, 1839 (1968); — Pneumologie 145, 423 (1971). — 3. Auersbach, K., Grunze, H., Trautmann, F.: Tuberk.-Arzt 7, 123 (1953). — 4. Brandt, H. J.: Beiträge zur Technik der Materialgewinnung für die zytologische Untersuchung bei Thoraxkrankheiten. In: Grunze, H.: Klinische Zytologie der Thoraxkrankheiten. Stuttgart: Enke 1955. — 5. Brandt, H. J.: Beitrag zur Technik der Materialgewinnung. In: Grunze, H.: Tumoren der Thoraxorgane. Diagnostik der Geschwulstkrankheiten (Bartelheimer, H., Maurer, H. J., Hrsg.). Stuttgart: Thieme 1962. — 6. Brandt, H. J., Atay, Z., Gabler, A.: Ges. z. Bekämpfung der Krebskrankheiten, Düsseldorf, Heft 2, p. 157 (1968). — 7. Frenzel, H., Papageorgiu, A.: Dtsch. med. Wschr. 89, 368 (1964). — 8. Fölsch, E.: Tagungsbericht dtsch. Ges. Zytologie, p. 31. München: Verlag Dr. E. A. Müller 1963. — 9. Grunze, H.: Klinische Zytologie der Thoraxkrankheiten. Stuttgart: Enke 1955. — 10. Grunze, H.: Cytologie. In: Handb. d. Inn. Med., Bd. 4, 1. Teil. Berlin-Göttingen-Heidelberg: Springer 1956. — 11. Grunze, H.: Acta cytol. (Philad.) 1, 175 (1960). — 12. Grunze, H.: Cytologische Geschwulstdiagnostik. In: Diagnostik der Geschwulstkrankheiten, S. 40 (Bertelheimer, H., Maurer, H. J., Hrsg.). Stuttgart: Thieme 1962. — 13. Grunze, H.: Tumoren der Thoraxorgane. In: Diagnostik der Geschwulstkrankheiten. Stuttgart: Thieme 1962. — 14. Grunze, H.: Dtsch. med. Wschr. 91, 1476 (1966). — 15. Grunze, H.: Acta cytol. (Philad.) 1972 (im Druck). — 16. Hausser, R.: Mitteilungsdienst der Ges. z. Krebsbekämpfung Nordrhein-Westfalen, Düsseldorf, Heft 2, p. 128 (1968). — 17. Järvi, O. H., Hormia, M. S., Autio, J. V. K., Kangas, S. J., Tilvis, K.: Acta cytol. (Philad.) 11, 477 (1967). — 18. Kirstaedter, H. J.: Internist 12, 437 (1971). — 19. Knoche, E.: Mitteilungsdienst der Ges. z. Krebsbekämpfung Nordrhein-Westfalen, Düsseldorf, Heft 2, p. 131 (1968). — 20. Lauby, Burnett, Rosemond, Tyson: J. thorac. cardiovasc. Surg. 49, 159 (1965). — 21. Leyden, T.: Dtsch. med. Wschr. 9, 52 (1883). — 22. Martin, H. W., Ellis, E. B.: Ann. Surg. 92, 169 (1930). — 23. Rosemond, G. P., Burnett, W. E., Hall, J. H.: Radiology 52, 506, I (1949). — 24. Schagen, A.: Kritische Betrachtung zytodiagnostischer Ergebnisse von Punktionsausstrichen bei Lungen- und Mediastinalveränderungen. Inaug. Diss., F.U. Berlin 1970. — 25. Smetana, H. P.: Amer. J. clin. Path. 24, 395 (1954). — 26. Woolf, C. R.: Dis. Chest. 25, 286 (1954).

Cytodiagnostik intrathorakaler Tumoren unter besonderer Berücksichtigung seltener Neoplasien

ATAY, Z. (Department für Pathologie der Med. Hochschule Hannover und Städt. Klinik für Lungenkranke Heckeshorn, Berlin)

Referat

Eine frühzeitige Diagnose intrathorakaler Tumoren erfordert gezielte Materialgewinnungsmethoden, die nur in Spezialkliniken durchgeführt werden können. Die cytologische Auswertung der so gewonnenen Materialien erfaßt dann nicht nur maligne Tumoren, sondern alle krankhaften Veränderungen im Thoraxraum. Im folgenden soll die Leistungsfähigkeit der Cytologie an einem größeren Untersuchungsgut demonstriert werden.

Tabelle 1. *Einfluß von Tumorlokalisation, Tumorstadium und Tumorgröße auf die Trefferquote in Sputum und Absaugung*

UNTERSUCHUNGSMATERIAL BESCHAFFENHEIT DER NEUBILDUNG		SPUTUM		ABSAUGUNG	
		TREFFER/n	%	TREFFER/n	%
TUMORLOKALISATION	PERIPHER	139/340	40	273/603	45
	ZENTRAL	63/104	60	257/282	79
TUMORSTADIUM NACH TNM-SYSTEM	T1	13/39	33	18/66	27
	T2	62/175	35	169/340	50
	T3	76/141	54	217/340	64
	T4	51/89	56	86/139	62
TUMORGRÖSSE (BEI RUNDHERDEN)	0–3 cm	26/77	34	50/144	35
	3,1–6 cm	58/143	41	47/94	50
	6,1 u. darüber	15/33	45	15/29	52

In der Tabelle 1 ist das Gesamtmaterial der intrathorakalen Tumoren aufgeschlüsselt nach Histogenese und Wachstumsverhalten. Unter etwa 5200 Patienten fanden sich 1900 Tumoren, wobei nur 183 mesenchymaler Herkunft waren. Noch seltener waren die benignen Tumoren im Vergleich zu den Malignomen. Die Leistungsfähigkeit der einzelnen Methoden cytologischer Materialgewinnung sehen Sie in der nächsten Tabelle. Während in der ersten Spalte die Gesamtzahl

Tabelle 2. *Leistungsfähigkeit der einzelnen Untersuchungsmethoden ausgedrückt in Trefferquote und falsch-positiv-Rate (n = Carcinom-Fälle)*

ERGEBNISSE MATERIALIEN	ZAHL DER UNTERSUCHUNG	TREFFER/n	%	FALSCH POSITIV	UNGEKLÄRT
SPUTUM	5576	378/723 (1x)	52	–	4
		(3x)	76		
ABSAUGUNG	2322	565/998	56		1
PE-ABSTRICH VON BROCHUS	992	393/401	98	–	–
PERBRONCHIALE PUNKTION	1883	294/350	84	–	–
TRANSTHORAKALE PUNKTION	728	283/373 (1x)	75	1 (Hamartom)	
		(3x)	99,5		
PUNKTION BEI THORAKOTOMIE	150	89/90	99	1 (Hamartom)	

aller Untersuchungen je Materialgewinnung aufgeführt ist, erscheinen in Spalte 2 die absoluten und prozentualen Zahlen der Krebsfindungsrate. Für die Praxis ist wohl die Erkenntnis wichtig, daß nach dreimaliger Sputumuntersuchung immerhin 76% aller Malignome entdeckt werden können. Bei der Materialgewinnung durch Bronchoskopie soll besonders der Wert der perbronchialen Punktion hervorgehoben werden, da sie in 84% der Fälle Lymphknotenmetastasen oder mediastinale Tumoren erfassen kann.

Von Probeexcisionen aus dem Bronchus sollten immer Abstriche gemacht werden, da einerseits die cytologische Ausbeute sehr hoch ist, nämlich 98%, und andererseits erfahrungsgemäß in etwa 5 bis 10% der Fälle cytologisch ein Malignom gefunden wird bei zunächst negativer Histologie. Die Cytologie der transthorakalen Punktion ebenso wie die Punktion bei der Thorakotomie erreicht bei hinreichender Erfahrung der Cytologen und bei repräsentativer Materialgewinnung die Sicher-

Tabelle 3. *Gesamtmaterial, aufgeschlüsselt nach Dignität und Histogenese (Lungenklinik Heckeshorn, Berlin 1966—1969)*

HISTOGENESE \ DIGNITÄT	MALIGNE PRIMÄR	SEKUNDÄR	BENIGNE	SUMME
EPITHELIALE TUMOREN	1537	168	16	1721
MESENCHYMALE TUMOREN	94	32	57	183
SUMME	1631	200	73	1904
SONSTIGE FÄLLE				3350
GESAMTZAHL DER UNTERSUCHTEN FÄLLE				5254

heit einer histologischen Diagnose. Im Hinblick auf die sehr niedrige Falschpositivrate (wie Sie in der Spalte 4 sehen), wurden in der Lungenklinik Heckeshorn in Berlin allein auf Grund einer positiven Cytologie operative oder strahlentherapeutische Eingriffe durchgeführt.

Während die Krebsfindungsrate bei der bioptischen Materialgewinnung sehr hoch liegt, unterliegt sie bei Exfoliativmaterial Einschränkungen, wie in Tabelle 3 aufgeführt ist. Insgesamt liefert die Absaugung etwas bessere Ergebnisse als das Sputum. Je zentraler und je größer — im TNM-System oder in Zentimetern ausgedrückt — ein Tumor ist, um so besser ist dabei die Ausbeute. Bisher habe ich Ihnen die Leistungsfähigkeit der Cytologie in trockenen Zahlen demonstriert. Abschließend soll Ihnen die Leistungsfähigkeit der Cytomorphologie selbst an Hand einiger seltener intrathorakaler Neubildungen vor Augen geführt werden: 1. Splenosis in der Lunge, 2. Pseudolymphom bzw. benignes Lymphom, 3. Histiocytosis X, 4. Hämangioendotheliom.

In allen Fällen wurde die primäre cytologische Diagnose später histologisch bestätigt.

Eigene und allgemeine Erfahrungen bei Versuchen zu einer cytologischen Frühdiagnose des Bronchialcarcinoms

SASSY-DOBRAY (I. Lungenabt. und Bronchocytologisches Laboratorium, Hauptstädt. János-Krankenhaus Budapest)

Referat

Es häufen sich die Beobachtungen über die cytologische Diagnose der sog. „frühen" Carcinomfälle. Wir sammelten nebst unseren 4 eigenen 112 Fälle in der Weltliteratur [2, 4, 7, 9, 10, 11, 13, 14, 19, 18, 20, 21, 22, 23, 24, 27, 28, 29, 30, 34, 35, 37, 39, 40, 41, 42].

Wir glauben, daß in der Praxis außer dem in situ-intraepithelialen Carcinom auch jene kleinen Geschwülste in diesen Begriffskreis einzuordnen sind, welche zwar das Epithel überschritten haben, in die Bronchialwand (frühe oder mikroinvasive Krebse), evtl. etwas ins Peribronchium dringen, aber noch keinen selbständigen Röntgenschatten geben. Diesen Standpunkt vertreten auch andere Verfasser, wie Grunze [1, 13], Nasiell [24], usw.

Die Frage hinsichtlich der Definition des Frühcarcinoms ist, ob der Tumor selbst oder nur die umgebende Entzündung schattenbildend ist. Dies hängt auch von der Lokalisation ab, denn in einem kleinen Bronchus verursacht auch eine kleine Geschwulst eine Obstruktion mit Folgen. Die Größe der Geschwulst ist erst nachträglich durch die pathologische oder histologische Untersuchung feststellbar.

Der positive cytologische Befund kann einige Jahre dem Auftreten des Röntgenschattens vorangehen. Diese Zeitspanne schwankt in den Publikationen zwischen 5 Jahren und einigen Monaten, in einem unserer Fälle betrug sie $1^1/_2$ Jahre.

Die publizierten Fälle waren teils beschwerdefrei, teils hatten sie verschiedene Symptome, wie Hämoptoe, bronchitische oder pneumonische Beschwerden vor der positiven cytologischen Untersuchung. Auch für unsere Fälle trifft dies zu.

Nasiell [24] hat unter 57 von mehreren Autoren (Holman, Kahlau, Melamed, Nasiell, Papanicolaou, Pearson, Umiker, Woolner) gesammelten Frühfällen bei 39 (68%) eine frühe Invasion entdecken können und nur 32% der Fälle waren in einem präinvasiven Stadium, d. h. in situ. Unter unseren eigenen Fällen war wahr-

Tabelle 1. *Bestätigung des Lungenkrebsverdachtes bei 26 in situ und 52 mikroinvasiven Carcinomen*[a]

Anzahl der Fälle	Cytologie positiv	Bronchoskopische Biopsie positiv	Resekabilitätsrate
78	71	39	40 (64%)

[a] Fälle von Grunze, Holman, Kahlau, Melamed, Nasiell, Papanicolaou, Pearson, Sassy-Dobray, Umiker und Woolner.

scheinlich ein Carcinoma in situ (Serienschnitte wurden nicht durchgeführt), zwei waren Mikrocarcinome: der vierte Fall kam $1^1/_2$ Jahre nach der cytologischen Diagnose als invasives Carcinom zur Lobektomie. Überwiegend war bei den Frühfällen die Cytologie erfolgreich, so auch bei unseren eigenen Fällen (Tabelle 1).

Holman u. Okinaka [34] schlagen zur Lokalisation der Geschwulst vor, 3monatlich eine Bronchoskopie und Schichtaufnahmen durchzuführen. Wir glauben, daß die zweiseitige Bronchographie unter allen Umständen zur Grunduntersuchung gehört, obwohl Pearson u. Thompson darin keinen Vorteil sahen.

Die Verläßlichkeit der lokalisierenden Maßnahmen ist dadurch in Frage gestellt, daß exfoliierte Tumorzellen nicht nur auf der Seite der Geschwulst zu finden sind. Neidhart [26] hat bei 34 Fällen (38%) auch in den übrigen Lappen der durch Pneumonektomie entfernten Lunge maligne Zellen gefunden. Die Schwierigkeiten zeigen sich darin, daß die Autoren nur ungefähr in der Hälfte bis zu zwei Dritteln die Carcinome bei der ersten Untersuchung lokalisieren konnten. Die erst später lokalisierbaren Geschwülste waren meistens inoperabel. Instruktiv ist der Fall von Oswald u. Mitarb [2]. Der Patient hatte einen verdächtigen Schatten im rechten Unterlappen. Nach der Lobektomie erwies er sich als tuberkulöse Narbe mit Metaplasien. Ein Jahr später erschien der Krebs im gegenseitigen Unterlappen.

Die Operationsergebnisse der okkulten Carcinomfälle haben eine bessere Überlebensquote als die invasiven Fälle. Bei den 28 Fällen von Woolner u. Mitarb. [40, 41] sind drei Postresektionsrezidive vorgekommen, aber zwei waren darunter multizentrische Carcinome. Unter den 8 Fällen von Pearson u. Thompson [30] kamen nach der Operation zwei Rezidive vor, von denen eines durch Resektion, das andere durch Radiotherapie geheilt wurde. Unter den 12 negativen Röntgenfällen von Melamed u. Mitarb. [21] konnten 4 operiert werden.

Von unseren eigenen vier operierten Patienten ist einer gestorben. Bei ihm wurde trotz des positiven cytologischen Befundes wegen des intraoperativen Palpations- und Gefrierschnittbefundes nur eine Segmentektomie durchgeführt.

Die Erfahrungen mit der cytologischen Diagnose der Mikrocarcinome zeigen unzweifelhaft in die Richtung der cytologischen Reihenuntersuchungen.

Selbständige cytologische Reihenuntersuchungen sind aber derzeitig wegen ihres enormen Aufwandes an Arbeit und Fachleuten nicht durchführbar, wie auch Grunze [6,7] erörtert, zusätzlich weist er darauf hin, daß wegen der großen Anzahl falschnegativer Befunde falsches Sicherheitsgefühl entstehen würde.

Auch die cytologischen Untersuchungen von ausgewählten Gruppen lieferten nicht genügende Erfolge (Tabelle 2). Pearson u. Mitarb. [31] haben durch cytologische Reihenuntersuchungen bei 1586 Rauchern über 40 Jahre in 10% Dyskaryose, in elf Fällen Tumorzellen gefunden. Unter letzteren konnte man nur drei lokalisieren, aber keinen davon behandeln. Valaitis u. Mitarb. [38] haben unter

Tabelle 2. *Cytologische Reihenuntersuchungen*

Verfasser	Anzahl der Untersuchungen	Atyp. Metapl. %	Tumor	Lokalisierung gelungen	Resektion
Boucot u. Mitarb.	1 600		11	3	—
Pearson u. Mitarb.	1 586	10	11	3	—
Lilienfeld	31 050	PIII 0,5	0,28 %		
Nasiell	650	7,9 / PIII 0,5	3 / 0,5 %	1	1
Valaitis u. Mitarb.	3 123		11		2
Nasiell	1 400		6		2
Insgesamt					

3123 symptomlosen Rauchern durch die Cytologie 11 Krebse gefunden, von denen man 2 operieren konnte. Nasiell [24] hat durch die cytologische Untersuchung von 656 symptomlosen Rauchern drei frühe Krebse gefunden. Hiervon wurde einer sofort lokalisiert und operiert, einen konnte man über 3 Jahre nicht lokalisieren, der dritte wurde infolge eigenen Fehlers inoperabel. Neuen Angaben gemäß fand er unter 1400 Rauchern insgesamt sechs Frühcarcinome [25]. Lilienfeld [15] hat bei 31050 Personen Reihenuntersuchungen durchgeführt. Der Befund war bei 0,28% positiv, bei 0,5% verdächtig, bei 1,3% zweifelhaft und bei 98% negativ.

Auch die Röntgenreihenuntersuchungen waren nicht erfolgreich genug (Tabelle 3). Boucot u. Mitarb. [3] haben 6197 Probanden untersucht, unter denen sie 92 Krebsfälle entdeckten. 50% wiesen auch Symptome auf, von diesen lebten nur zwei länger als 2 Jahre. Gemäß Brun u. Mitarb. [4] sowie Gilbertsen [5] verbessern die Röntgenreihenuntersuchungen die postoperative Überlebensstatistik nicht wesentlich. Dieser Auffassung entgegengesetzt sind die Meinungen von Ungár [37] sowie Szántó u. Mitarb. [36].

Da weder die cytologischen noch die Röntgenreihenuntersuchungen genügend erfolgreich sind und außerdem mehr als die Hälfte der so entdeckten Patienten schon Beschwerden hatte, sollte man, so lange die cytologischen Reihenuntersuchungen nicht realisierbar sind, danach streben (Abb. 1) den Kreis der cytologischen Untersuchungen auf jene Patienten zu begrenzen, die a) Männer, besonders Raucher, über 40 Jahre mit *Beschwerden* sind, und/oder b) bei denen die

Röntgenreihenuntersuchungen einen auf Lungenkrebs verdächtigen Schatten ergeben haben. Selbst dieses Programm kann nur ein Programm der Zukunft sein und zu seiner Vorbereitung ist eine beträchtliche Erhöhung der Leistungsfähigkeit der cytologischen Laboratorien erforderlich.

Unerläßliche Vorbedingung ist die „carcinozentrische Einstellung" der Hausärzte, Lungenfachärzte und Internisten und die darauf gerichtete sorgfältige und verfeinerte Krankenbeobachtung sowie die fließende Aufklärung der Bevölkerung.

Tabelle 3. *Röntgenreihenuntersuchungen*

Verfasser	Anzahl der Untersuchungen	Krebsfälle	Symptome bei	Resektion	Leben über 2 Jahre
Gilbertsen					
I.	12174	4			
II.	41602	6			
Boucot u. Mitarb.	6197	92	50 %	66	2
Reihenuntersuchungen in Ungarn	7,3 M	1,7 %			

Tabelle 4 zeigt den enttäuschenden Anteil von in situ und mikroinvasiven Lungencarcinomen bei cytologisch untersuchten, auf Carcinom verdächtigen Patienten.

Wir müssen außer der Vergrößerung der Kapazität der cytologischen Untersuchungsmöglichkeiten deren zielbewußte Verwendung planen und sie im Sinne von Grunze [6] für jene Patienten vorbehalten, bei denen die histologische Untersuchung erfolglos war oder nicht durchführbar ist. Wir müssen also mit der cytologischen Methode sparsamer umgehen, um sie bei einer größeren Anzahl von

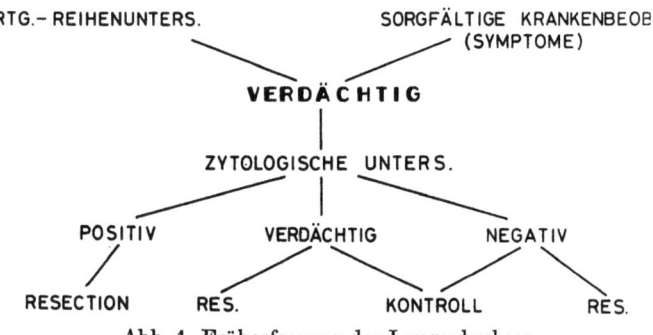

Abb. 1. Früherfassung des Lungenkrebses

Kranken *gezielt* zur Anwendung bringen zu können. Es muß bei jedem Patienten die erfolgversprechendste Methode der Materialgewinnung ausgewählt werden. Die cytologische Kapazität wird auch dadurch erhöht, daß der Kliniker sich selbst um verwertbaren Auswurf oder qualitativ gutes Aspirations- oder Punktionsmaterial bemüht. Zum Beweis hierzu möchte ich zwei Tabellen zeigen (Tabelle 5 u. 6), um den Unterschied zwischen den Erfolgen im Gesamtmaterial und jenen der eigenen Abteilung zu demonstrieren. Die Sputum-Cytologieuntersuchungen haben, in genügender Zahl durchgeführt, einen guten Effekt, sind aber sehr zeitraubend. Man sollte deshalb öfter mit *dünner* Nadel gewonnenes Punktionsmaterial untersuchen. In unserem Klinikum ist die Cytodiagnose auch allein Basis für operative Eingriffe.

Wir haben gesehen, daß bei der Hälfte der durch Boucot u. Mitarb. [3] mittels Röntgenreihenuntersuchungen erfaßten, bei 82% der von Nasiell [24] gesammelten und bei unseren vier Frühfällen längere Zeit bronchitische Symptome bestanden.

Tabelle 4. *Anteil von in situ und mikroinvasiven Lungencarcinomen bei cytologisch untersuchten, auf Carcinom verdächtigen Pat.*[a]

	Pat. insgesamt	Lungen-carcinom-träger	In situ und Mikro-fälle
Grunze u. Mitarb. (1966)	2931	749	4 (4 × Cytologie positiv, 2 × Biopsie positiv)
Sassy-Dobray u. Mitarb. (1970)	4392	1482	4 (4 × Cytologie positiv, Biopsie ∅)
Woolner u. Mitarb. (1971)	unbekannt		28 (21 × Cytologie positiv, 2 × verdächtig, 5 × negativ, 18 × Biopsie positiv)

[a] Kriterium: Kein oder kein tumoröser Röntgenschatten (nach Grunze)

Tabelle 5. *Der Wert der diagnostischen Methoden bei 1526 Pat. mit primären und metastatischen Thoraxgeschwülsten, die verwertbares Untersuchungsmaterial hatten*

Erfolgreiche Methode	Anzahl der Fälle	Erfolgreich %
Cytologie	835	54,7
Cytologie allein	544	35,6
Bronchoskopische Biopsie	328	21,5
Bronchoskopische Biopsie allein	134	8,8
Sonstige histologische Biopsien	93	6,1
Sonstige histologische Biopsien allein	43	2,8

Tabelle 6. *Der Wert der diagnostischen Methoden bei 235 Pat. mit primären und metastatischen Thoraxgeschwülsten der I. Lungenabteilung*

Erfolgreiche Methode	Anzahl der Fälle	Erfolgreich %
Cytologie	178	75,7
Cytologie allein	115	48,9
Bronchoskopische Biopsie	29	12,3
Bronchoskopische Biopsie allein	1	0,4
Sonstige histologische Biopsien	13	5,3
Sonstige histologische Biopsien allein	6	2,5
Gesamte histologische Biopsien	50	21,2

Die katamnestische Betrachtung unseres 10jährigen Lungenkrebskrankengutes zeigte, daß ein Drittel der Kranken schon längere Zeit bronchitische Beschwerden hatte. Dieser Umstand unterstreicht die Verantwortung und Bedeutung sowie die Rolle des Hausarztes, der Lungenbetreuungsstelle und des Internisten bei der Entdeckung des Lungenkrebses.

Wir müssen z. Z. feststellen, daß die Lungencytologie sich weiterhin nur auf die *krebsverdächtigen* Fälle beschränken kann. Wir müssen aber die allgemeine ärztliche Anschauung revidieren und nicht nur den Patienten mit manifesten Röntgenveränderungen als verdächtig betrachten, um wirklich frühe, kurable Fälle entdecken zu können. Die Bedeutung der Cytologie liegt darin, daß die Stellung der frühen Diagnose meistens nur durch die cytologischen Untersuchungen möglich ist.

Literatur

1. Atay, Z., Grunze, H., Schagen, A.: Med. Klin. **65**, 1 (1970). — 2. Bartelheimer, H., Frenzel, H.: Münch. med. Wschr. **107**, 1340 (1965). — 3. Boucot, K. R., Cooper, D. A., Weiß, W.: Amer. intern. Med. **54**, 363 (1961). — 4. Brun, J., Kofman, J., Magnin, F.: Poumon **XXV**, 113 (1969). — 5. Gilbertsen, V. A.: J. Amer. med. Ass. **188**, 1082 (1964). — 6. Grunze, H.: Dtsch. med. Wschr. **91**, 1476 (1966). — 7. Grunze, H.: G. B. K. Mitteilungsdienst **2**, 82 (1968). — 8. Grunze, H.: Cytodiagnosis in tumors of the chest. 4th Intern. Congress of Cytology. Congress lecture. London 1972. — 9. Haam, E. von: Acta cytol. (Philad.) **6**, 508 (1962). — 10. Holman, C. W., Okinaka, A.: J. thorac. cardiovasc. Surg. **47**, 466 (1964). — 11. Kahlau, G.: Zytologische Lungenkrebsbekämpfung, 4. Bd., S. 231. München: Urban u. Schwarzenberg 1962. — 12. Koss, L. G., Melamed, M. R., Goodner, J. T.: Acta cytol. (Philad.) **8**, 104 (1964). — 13. Lacoste, G.: Presse méd. **73**, 133 (1965). — 14. Lerner, M. A., Rosbach, H., Frank, H. A., Fleischner, F. G.: New Engl. J. Med. **264**, 480 (1961). — 15. Lilienfeld, A.: Cancer Res. **26**, 2083 (1966). — 16. Lopes Cardozo, P., Degraaf, S., de Boer, M. J., Doesburg, N., Kapsenberg, P. D.: Acta cytol. (Philad.) **11**, 120 (1967). — 17. Matsuda, M., Nishihara, H., Kamatsu, T., Terazawa, T., Tanaka, H., Takaishi, T.: Nippon Kyobu Rinsho **26**, 732; — ref. Amer. Rev. resp. Dis. **98**, 168 (1968). — 18. Mavrommatis, F. S.: Schweiz. med. Wschr. **92**, 1094 (1962). — 19. Mavrommatis, F. S.: Thoraxchirurgie **11**, 4 (1963). — 20. MacDonald, J. R., Ryan, R. F.: Proc. Mayo Clin. **31**, 478 (1956). — 21. Melamed, M. R., Koss, L. G., Clifton, E. E.: Cancer **16**, 1537 (1963). — 22. Meyer, J. A., Bechtold, E., Jones, D.B.: J. thorac. cardiovasc. Surg. **57**, 318 (1969). — 23. Molina, Cl., Delage, J., Cheminet, J. Cl., Petit, R.: J. franç. Méd. Chir. thor. **19**, 437 (1965). — 24. Nasiell, M.: Early Cancer of the lung. Intern. Health Conference 1968. Adresses and Papers. Roy. Soc. Health, London. — 25. Nasiell, D. S.: Pers. Mitteil. — 26. Neidhardt, H. W., Tetzuo Monzen, Griffith, K. M., Russel, W. O.: Acta cytol. (Philad.) **5**, 177 (1961). — 27. Oswald, V. C., Hinson, K. F. W., Canti, G., Miller, A. B.: Thorax **26**, 623 (1971). — 28. Overholt, R. N., Cady, B.: Ann. N.Y. Acad. Sci. **119**, 811 (1964). — 29. Papanicolaou, G. N., Koprowska, J.: Cancer **4**, 141 (1951). — 30. Pearson, F. G., Thompson, D. W.: Canad. med. Ass. J. **94**, 825 (1966). — 31. Pearson, F. G., Thompson, D. W., Delarue, N. C.: J. thorac. cardiovasc. Surg. **54**, 371 (1967). — 32. Sassy-Dobray, G.: Összehasonlitó biopsiás és cytologiai vizsgálatok a tüdőrák diagnosztikájában. (Vergleichende bioptische und zytologische Untersuchungen in der Diagnostik des Lungencarcinoms.) Habilitationsschrift, Budapest 1966. — 33. Sassy-Dobray, G.: Orv. Hetil. **110**, 337 (1969). — 34. Sassy-Dobray, G.: Acta cytol. (Philad.) **14**, 95 (1970). — 35. Sassy-Dobray, G., Kompolthy, K., Lukács, J., Szalai, I., Takács, K., Steiner, K.: Pneumonologie **146**, 189 (1971). — 36. Szántó, S., Hankovszky, M., Nyerges, G.: Tüdőbet. **XIX**, 363 (1966). — 37. Umiker, W., Storey, C.: Cancer **5**, 369 (1952). — 38. Ungár, I.: Orv. Hetil. **105**, 961 (1964). — 39. Volaitis, J., McGrew, E. A., Chomet, B., Corell, N., Head, J.: J. thorac. cardiovasc. Surg. **57**, 325 (1969). — 40. Wiermann, W. H., McDonald, I., R. Clagett, O. T.: Surgery **35**, 335 (1954). — 41. Woolner, L. B., Andersen, H. A., Bernatz, P. E.: Dis. Chest. **37**, 278 (1960). — 42. Woolner, L. B., David, E., Fontana, R. S., Andersen, H. A., Bernatz, Ph. E.: J. thorac. cardiovasc. Surg. **60**, 275 (1970).

Cytodiagnostik in der Gastroenterologie unter besonderer Berücksichtigung gezielter endoskopischer Materialentnahmen

WITTE, S. (Med. Abt., Diakonissenkrankenhaus Karlsruhe-Rüppurr)

Referat

Die gastroenterologische Cytodiagnostik ist ein Teilgebiet der klinischen Exfoliativcytologie. Sie hat sich schon von ihren Anfängen an von anderen Teilgebieten der Exfoliativcytologie, etwa der Gynäkologie oder der Sputumuntersuchung, dadurch unterschieden, daß bei der Zellgewinnung die Exfoliation instrumentell gefördert wurde. Das gilt in erster Linie für das wichtigste Organ, den Magen. Als konventionelle Techniken wurden Abrasiv- und Spülmethoden entwickelt. Sie erfassen die Mageninnenwand mehr oder weniger vollständig und liefern zum Unterschied von der diagnostisch wertlosen spontanen Zellabschilferung ein gut verwertbares Zellmaterial, das den Aufbau einer Magencytodiagnostik ermöglichte [6, 7, 12, 13]. Es ließen sich bei diffusen Magenschleimhautveränderungen mannigfaltige cytologische Befunde erheben, in erster Linie an den Schleimhautdeckepithelien. Ihre Kenntnis ist die Grundlage für die Erfassung der cytologischen Befunde bei Magenkrebs. Im Laufe des Ausbaues dieser konventionellen Magencytodiagnostik konnten 70 bis 90% der Fälle von klinisch erkennbarem Magenkrebs erfaßt werden [8, 19].

In den letzten Jahren hat nun die Magencytologie durch die endoskopische Technik wichtige neue Impulse bekommen. Mit Hilfe der Glasfaseroptiken wurden zahlreiche Instrumente entwickelt, die meist folgende Haupteigenschaften gemein-

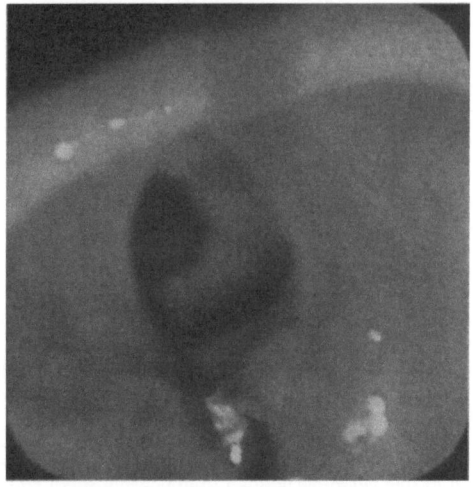

Abb. 1. Zellbürste in situ an einem kleinen Krebs der großen Kurvatur des Antrum ventriculi

sam haben: Die Instrumente sind voll flexibel und für den Patienten deshalb wenig belästigend. Sie haben einen Instrumentierkanal, durch den man verschiedene Sonden unter endoskopischer Sicht in den Magen einführen kann. Instrument und Sonde lassen sich von außen getrennt dirigieren. Auf diese Weise sind alle Teile des Magens zu sehen und mit Sonden unter endoskopischer Sicht zu erreichen. Es ist also eine Vorbedingung für diese Techniken, daß man endoskopisch im Magen einen umschriebenen Befund erkennen kann. Die optischen Systeme bilden kleinste Schleimhautveränderungen von einigen Millimetern Durchmesser befriedigend ab. Für die Kardiaregion eignen sich Instrumente mit Geradeaussicht, während man im Magen in der Regel prograde Optiken verwendet.

Zur Zellgewinnung lassen sich, wie auch bei der sog. „blinden" Magencytologie, Spül- und Abrasivmethoden verwenden. So kann man mit einem Spülkatheter einen scharfen Flüssigkeitsstrahl auf die Schleimhaut richten und sammelt die Spülflüssigkeit danach entweder mit der Endoskopiesonde oder nach Entfernen des Instruments mit einem Magenschlauch. Für die instrumentelle Abrasion gibt es Sonden mit einer kleinen Bürste, mit der man über eine endoskopisch eingestellte Läsion mehrmals entlangstreift (Abb. 1). Entsprechend der Bürstengröße kann man einen Schleimhautbezirk von einigen Quadratzentimetern erfassen.

Das Zellmaterial bleibt in der Bürste hängen. Man zieht sie in den Anfangsteil des Gastroskops zurück und beendet die Untersuchung. Die Bürste wird dann abgespült und das Sediment gesammelt. Es lassen sich immer Zellen in großer Zahl und ausgezeichnetem Erhaltungszustand gewinnen. Komplikationen haben wir bei über 3jährigem täglichen Gebrauch nicht gesehen [20].

Bezüglich der mikroskopischen Technik möchte ich mich kurz fassen. Wir legen seit vielen Jahren besonderen Wert auf eine doppelte Untersuchung der Zellausstriche. Wir beschränken uns also nicht auf die Standardfärbung nach Papanicolaou, sondern benutzen stets noch eine Nativmethode. Man kann dazu die gleichen Ausstrichpräparate verwenden, die später fixiert und gefärbt werden. Die Phasenkontrastuntersuchung des unfixierten Materials läßt nicht nur die Kernmembran, die Nucleolen und die Cytoplasmastrukturen optimal beurteilen, sie steigert auch die Ausbeute an Tumorzellen. Zudem ist sie praktisch wegen ihrer Schnelligkeit und einfachen Technik von Vorteil [16].

Tabelle 1. *Die Ergebnisse der vergleichenden endoskopisch gezielten Cytologie und Biopsie bei 455 Magenkranken, davon 70 katamnestisch gesicherten malignen Tumoren*

Tumorfälle	70
Cytologisch falsch negativ	4 (5,7%)
Cytologisch allein positiv	11 (15,7%)
Bioptisch falsch negativ	16 (22,9%)
Bioptisch allein positiv	4 (5,7%)
Benigne Magenbefunde	385
Cytologisch falsch positiv	11 (2,8%)
Bioptisch falsch positiv	2 (0,5%)

Bei der Suche nach Tumorzellen kombinieren wir sie mit der intravitalen Fluorescenzanfärbung mit Akranil oder Atebrin [17]. Diese Diaminoacridinfarbstoffe haben eine besondere Affinität zu Cytoplasmastrukturen von Tumorzellen [1, 2].

Die Nativcytodiagnostik setzt allerdings einen engen Kontakt zwischen endoskopischem Untersuchungszimmer und cytologischem Laboratorium voraus. Der Kontakt muß topographisch und zeitlich gegeben sein, nach Möglichkeit auch personell. Nur so läßt sich die Technik der Materialgewinnung auf einem hohen Stand halten. Auch die Beurteilung und Auswertung der Präparate gewinnt von einem derartigen wechselseitig engen Kontakt, der die Vorteile der Cytodiagnostik als einer klinischen Methode erst ganz zur Geltung bringen kann.

Die Indikation zur endoskopisch gezielten cytologischen Untersuchung an Speiseröhre und Magen ergibt sich immer dann, wenn makroskopisch eine Veränderung der Schleimhaut mit röntgenologischen oder endoskopischen Techniken erkannt oder vermutet wird. Die Cytologie sollte dabei immer mit einer bioptischhistologischen Untersuchung kombiniert werden, was technisch leicht möglich ist [4, 15]. Cytologie und Histologie sind hier wie auch sonst keine konkurrierenden Methoden, sondern ergänzen sich. Sie führen erst bei gleichzeitiger Anwendung zu einer optimalen mikroskopischen Diagnostik. Man sollte deshalb bei einer statistischen Auswertung der Leistungsfähigkeit cytodiagnostischer Methoden immer die bioptische Histologie vergleichend mit berücksichtigen.

Unter diesen Gesichtspunkten haben wir unsere Erfahrungen an 455 Fällen ausgewertet (Tab. 1). Unter ihnen befanden sich 70 katamnestisch gesicherte

Carcinomfälle. Von diesen wurden cytologisch 66 erfaßt, falsch-negativ blieben also 5,7%. Diese Zahl entspricht auch den Erfahrungen japanischer Autoren, die in 85 bis 96% mit der endoskopischen gezielten Spülung Tumorzellen fanden [5, 22]. Noch wichtiger als diese Zahlen ist für unsere Fragestellung die Beobachtung, daß bei etwa jedem siebten Fall allein die Cytologie den Tumor mikroskopisch sichern konnte. Einen vorhandenen Tumor hat die Histologie wesentlich öfter nicht gefunden als die Cytologie. Als Erklärung läßt sich anführen, daß die Biopsie ihrem Wesen nach eine anatomisch punktförmige Methode ist, die nur einen umschriebenen kleinen Schleimhautbezirk erfaßt, der von der Zangengröße begrenzt wird. Selbst bei mehrfachen Biopsien, die man immer vornehmen wird, kann auch unter endoskopischer Kontrolle nicht das gesamte endoskopisch suspekte Areal erfaßt werden, so daß ein kleiner Tumorbezirk verfehlt werden kann, oder auch nur Nekrosen zutage gefördert werden.

Es ist jetzt noch das Problem der sog. falsch-positiven Tumorbefunde zu besprechen, d. h. die Annahme eines Tumors, der sich bei der späteren Operation oder dem weiteren Verlauf nicht bestätigte. Die Cytologie mußte 2,8% derartige Tumorfehlbeurteilungen unter 385 Fällen nicht-maligner Befunde hinnehmen. Bioptisch wurde ein falscher Tumorverdacht nur zweimal ausgesprochen.

Wir sehen daraus zusammenfassend, daß die bioptische Histologie eher mit sog. falsch-negativen Befunden belastet ist als die Cytologie. Die Cytologie muß ihre höhere Tumorbefundquote dagegen mit der größeren Gefahr sog. falschpositiver Tumordiagnosen erkaufen. Klinisch wiegen falsch-negative Befunde natürlich schwerer als falsch-positive Tumorfehldiagnosen. Wir berühren hier die Grenze der endoskopisch-mikroskopischen Tumorerkennung. Die histologischen Tumorkriterien des infiltrierenden Wachstums werden zunehmend unschärfer, je mehr es sich um Frühformen handelt, den „early cancer", der auf die Mucosa beschränkt ist [9]. Hier müssen auch im histologischen Schnitt vorwiegend celluläre Kriterien gewertet werden. Die Grenzen der gesicherten klinischen Diagnostik erreicht man schließlich entsprechend dem heutigen Stand bei einer Befundgruppe von umschriebenen Herden mit atypischen Epithelveränderungen, die im histologischen Schnitt nicht mehr eindeutig als maligne klassifiziert werden können [11]. Außerdem gibt es Anhaltspunkte dafür, daß sog. Oberflächenkrebse am Magen, oft vergesellschaftet mit benignen Geschwürsleiden, nicht selten sind, histologisch jedoch nur bei besonderer Untersuchungstechnik am resezierten Organ gefunden werden können. Mason [10] hat sie in 10% aller wegen Ulcus resezierten Mägen entdeckt, und auch in den besten japanischen Serien werden in einigen Prozent der mit allen Methoden gut durchuntersuchten Fälle im Resektionspräparat der wegen benignen Ulcera oder Polypen operierten Mägen kleine Carcinome entdeckt. Der kleinste, präoperativ richtig diagnostizierte Magenkrebs maß übrigens 1×1 mm [14].

Die cytologische Unschärfe in der Erkennung des Magencarcinoms ergibt sich aus den Zellveränderungen bei manchen Formen von atrophischer Gastritis, chronischem Ulcus oder Magenpolyp. Es erhob sich deshalb die Frage, ob die modernen Entwicklungen der quantitativen Cytophotometrie, die sich in der cytologischen Erfassung des Cervixcarcinoms bereits bewährt haben [3], auch auf den Magen übertragen werden können. Die dabei besonders interessierenden Nucleinsäuren kann man übrigens jetzt unter klinischen Bedingungen im Ultraviolettmikroskop unter Bildwandlerkontrolle direkt beobachten [18]. Man erkennt die nativen Chromatinstrukturen der unfixierten Zellkerne und findet Unterschiede zwischen dem Epithel bei Gastritis und Magentumorzellen.

In Zusammenarbeit mit Sprenger u. Sandritter haben wir begonnen, den DNS-Gehalt in unseren Gastrocytogrammen zu messen. Abb. 2 zeigt, daß die Epithelzellkerne bei einem Fall von Gastritis im sog. Histogramm DNS-Werte aufweisen, die sich symmetrisch um einen diploiden DNS-Gehalt (2c) gruppieren. Die ausgefüllte Säule repräsentiert Granulocyten, die im gleichen Präparat mitgemessen wurden und wie bekannt einen hypodiploiden DNS-Mittelwert ergeben. Das Histogramm von 179 Zellkernen eines Magencarcinompräparates läßt viele Kerne mit erhöhtem DNS-Gehalt erkennen. Sie reichen bis über 8c hinaus. Es ist interessant, daß im hypodiploiden Bereich die Tumorzellen ein Maximum haben, entsprechend den Granulocyten, ein diploider Gipfel fehlt und viele Tumorzellen dann einen höherploiden DNS-Gehalt aufweisen. Im Prinzip läßt sich also die DNS-Cytophotometrie auch in der Magencytodiagnostik anwenden, so daß ein weiterer Ausbau dieser Verfahren aussichtsreich erscheint.

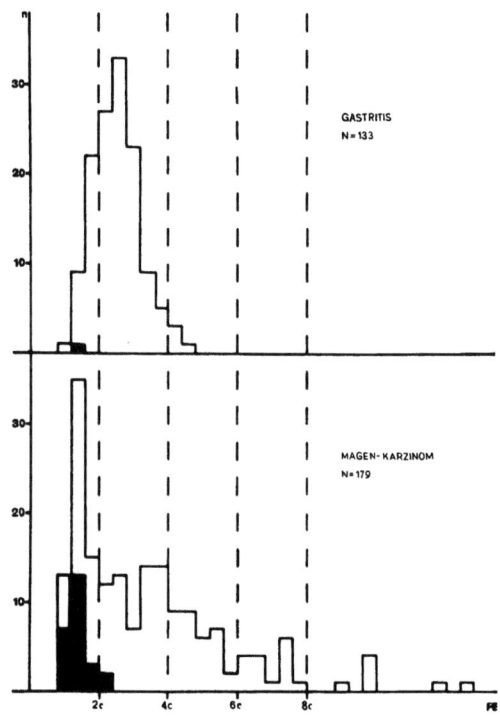

Abb. 2. Histogramme des DNS-Gehaltes von Magenzellausstrichen, oben bei Oberflächengastritis, unten bei Magenkrebs

Die vollflexiblen Faseroptiken haben auch das Duodenum der Endoskopie routinemäßig zugänglich gemacht. Für unsere Fragestellung ist dabei weniger die Erfassung der sehr seltenen Duodenaltumoren von Interesse als die Möglichkeit, die Vatersche Papille aufzusuchen und zu sondieren. Sie ist mit prograder Optik regelmäßig zu finden als ein mamillenförmig prominentes Gebilde mit charakteristischer lamellen- bis wärzchenartiger Struktur. Durch den Instrumentenkanal des Duodenoskops läßt sich eine dirigierbare Sonde vorschieben und in den Ausführungsgang der Papille einführen (Abb. 3). Dem Cytologen eröffnet sich somit erstmals die Möglichkeit, nach entsprechender Provokation mit Cholecystokinin, Secretin oder Decholin, Blasengalle, Bauchspeichel oder Lebergalle rein und frei von Verunreinigungen zu gewinnen. Der cytodiagnostische Wert dieser neuen Methode muß sich noch erweisen.

Der tiefere Dünndarm und das proximale Colon haben sich zwar in letzter Zeit ebenfalls dem Endoskopiker eröffnet, cytologische Erfahrungen über endoskopisch gezielte Materialentnahmen aus diesen Darmabschnitten sind jedoch noch nicht bekannt geworden.

Dagegen ist das Rectum der bereits am längsten der endoskopischen Zellgewinnung zugängliche Teil des Magen-Darmkanals. Die Rectumcytologie liefert diagnostisch verläßliche Ergebnisse, die allerdings noch viel zu wenig praktisch genutzt werden. Sie erstrecken sich sowohl auf die Erkennung maligner Tumoren wie auch auf den Nachweis und den Ausschluß entzündlicher Dickdarmprozesse. Der Abstrich von einer tumorverdächtigen Läsion mit einem Watteträger durch das Rectoskop hindurch ergibt nach unseren Erfahrungen praktisch in jedem Fall von Rectumcarcinom Tumorzellen. Auch Sonderformen wie das Lymphosarkom oder das Plattenepithelcarcinom lassen sich unterscheiden.

Darüber hinaus konnten wir nachweisen, daß die Cytologie in der Abgrenzung der Colitis simplex, der Colitis ulcerosa und der Colica mucosa eine wichtige Rolle spielt, ja die verläßlichste Aussage ergibt [21]. Die Colitis wird an der stark gesteigerten Abschilferung des Schleimhautepithels erfaßt, die bei normaler Schleimhaut sehr gering ist. Die ulceröse Colitis liefert Massen von Leukocyten, je nach Krankheitsstadium untermischt mit Plasmazellen, Makrophagen oder basophilen

Abb. 3. Papilla Vateri ohne und mit eingeführter Sonde zur gezielten Gewinnung von Galle und Bauchspeichel

Epithelzellen. Bei der Colica mucosa ergibt der Zellabstrich den einzigen morphologischen Befund dieser Krankheit in Gestalt der sog. Colicazellen, sehr charakteristisch veränderter Degenerationsformen des Darmepithels mit Karyorhexis und hyalinen Cytoplasmaeinschlüssen. Die Biopsie erwies sich uns in ihrer diagnostischen Aussagekraft als viel problematischer. Das gilt einmal für die Abgrenzung der gesunden Schleimhaut von der einfachen Colitis, zum anderen auch für die Sicherung des ulcerösen Charakters einer Entzündung und vollends für die Erfassung der Colica mucosa, die histologisch überhaupt nicht möglich ist.

Die endoskopisch gezielten Entnahmetechniken haben der gastroenterologischen Cytodiagnostik somit wichtige Impulse gegeben. Die Entwicklung ist noch nicht zum Abschluß gekommen. Eine gastroenterologische Tumorerkennung kann auf die Cytologie jedoch schon heute nicht mehr verzichten.

Literatur

1. Ackermann, N. B., Haldorsen, D. K., Tendick, F. H., Elslager, E. F.: J. med. Chem. **11**, 315 (1968). — 2. Brilmayer, C., Kohler, A., Mack, A., Stordeur, K.: Z. Krebsforsch. **60**, 334 (1955). — 3. Caspersson, O.: Acta cytol. (Philad.) **8**, 45 (1964). — 4. Elster, K., Kudlich, W.: Endoscopy **3**, 126 (1971). — 5. Fukuda, T., Sawada, Y., Shida, S.: 4th intern. Congr. Cytol., London 1971. — 6. Gibbs, D. D.: Exfoliative cytology of the stomach. London: Butterworth 1968. — 7. Henning, N., Witte, S.: Atlas der gastroenterologischen Cytodiagnostik, 1. Aufl.

1957, 2. Aufl. Stuttgart: Thieme 1968. — 8. Henning, N., Witte, S., Bressel, D.: Acta cytol. (Philad.) 8, 121 (1964). — 9. Kuru, M.: Atlas of early carcinoma of the stomach. Tokyo: Nakayama-Shoten 1967. — 10. Mason, M. K.: Gut 6, 185 (1965). — 11. Nakamura, K., Sugano, H., Takagi, K., Fuchigami, A.: Gann 57, 613 (1966). — 12. Papanicolaou, G. N.: Atlas of exfoliative cytology. Cambridge, Mass.: Harvard Univ. Press 1954. — 13. Schade, R. O. K.: Gastric cytology. London: Arnold 1960. — 14. Shida, S., Yasui, A., Murakami, T.: 2nd World Congr. gastrointest. Endoscopy, Rome 1970. — 15. Stadelmann, O., Elster, K., Chi, Ph. H., Ottenjann, R.: Dtsch. med. Wschr. 94, 839 (1969). — 16. Witte, S.: Dtsch. med. Wschr. 92, 1777 (1967). — 17. Witte, S.: Acta cytol. (Philad.) 12, 15 (1968). — 18. Witte, S.: Verh. dtsch. Ges. inn. Med. 74, 617 (1968). — 19. Witte, S.: In: Fortschritte der Krebsforschung, S. 145. Stuttgart-New York: Schattauer 1969. — 20. Witte, S.: Endoscopy 2, 88 (1970). — 21. Witte, S., Haugg, J.: Z. Gastroent. 9, 229 (1971). — 22. Yamagata, S., Ishioka, K., Yamagata, J.: 4th Intern. Congr. Cytol., London 1971.

GEORGII, A., OSTERTAG, H., ATAY, Z., SEIFERT (Pathol. Institut und Department für Innere Medizin, Hannover): **Komparative Auswertung von Cytologie und Histologie für die Erkennung des Magencarcinoms**

Wir kommen gern der Aufforderung nach, das Referat von Herrn Witte u. Mitarb. durch Erfahrungen unseres Arbeitskreises in Hannover zu ergänzen. Unsere Erfahrungen stützen sich auf die vergleichende Auswertung von cytologischer mit histologischer Untersuchung von der gleichen endoskopisch gewonnenen Biopsie sowie auf spätere histologische Beurteilungen des operativ entfernten Magenpräparates. Aus unserem laufenden Untersuchungsgut haben wir die letzten 1000 Endoskopien des Magens genommen und darin 192 Magencarcinome gefunden. Alle endoskopisch gewonnenen Präparate wurden zu Tupfpräparaten für die cytologische und zu Schnittpräparaten für die histologische Untersuchung aufbereitet und durch zwei unabhängige Untersucher befundet. Dabei ergab sich folgendes:

a) Histologischer Carcinomnachweis: 169 von 192 + 3 Verdachtsfälle = 89,6%.
b) Cytologischer Carcinomnachweis: 186 von 192 = 96,9%.
c) Übereinstimmender Carcinomnachweis bei beiden Verfahren 166 von 192.
d) Dazu folgende Überschneidungen: 20 Fälle nur in der Cytologie positiv, 6 Fälle nur in der Histologie positiv.

Die Addition der übereinstimmend positiven 166 Fälle plus der ausschließlich cytologisch positiven Fälle plus der ausschließlich histologisch positiven Fälle ergibt die Gesamtzahl von 192 Carcinomen. Alle diese Fälle wurden durch die histologische Untersuchung des resezierten Magens oder durch die Obduktion des Verstorbenen bzw. durch den klinischen Verlauf gesichert.

Diese Auswertung ergibt eine Überlegenheit der cytologischen gegenüber der histologischen Diagnostik, obwohl letztere durch die Serienschnittuntersuchung der Biopsien bis an die Grenze der Möglichkeit verbessert worden ist. Die dann bei der histologischen Untersuchung bleibenden falsch negativen Fälle müssen so wenige Tumorzellen enthalten haben, daß sie durch die Anfertigung des Tupfpräparates verlorengegangen sind. Entweder sind das Carcinome von minimaler Ausdehnung oder aber es waren Fälle, von denen nur der Rand des Tumors biopsiert worden ist. Aber auch die Methode der Cytologie ergibt falsch negative Fälle. Insgesamt haben wir durch Kombination beider Untersuchungsverfahren alle Carcinome im ersten Untersuchungsgang entdeckt. Wir haben damit eine so wesentliche Verbesserung der endoskopisch-morphologischen Carcinomerkennung erreicht, daß dieses Verfahren unbedingt zu empfehlen ist. Unsere Ergebnisse sind somit besser als das größte bisher publizierte Untersuchungsgut von Yoshi u. Mitarb. oder andere Auswertungen wie die von Kierstaedter u. Mitarb.

Aber das ist nicht der wesentliche Grund, unsere Ergebnisse vorzutragen, sondern wir haben für die Empfehlung unseres Vorgehens a) praktisch-klinische und b) wissenschaftlich interessierende Gründe:

a) die komplizierten Veränderungen von Mucosacarcinom, Early-Carcinoma und tiefer infiltrierendem Carcinom können nur histologisch, nicht dagegen cytologisch unterschieden werden. Die schwierige Abgrenzung zwischen einfachen Atypien, Dysplasien und Anaplasien ist cytologisch wesentlich sicherer als histologisch zu treffen.

b) Die komparative Auswertung scheint uns eine entscheidende Methode zur Suche nach Frühveränderungen der Carcinombildung zu sein. Dabei gehen wir von der Vorstellung aus, daß es erkennbare Veränderungen gibt, die noch vor dem manifesten Frühcarcinom des Magens liegen. Wir stellen uns weiter vor, daß diese Frühveränderungen nicht nur monotop, sondern polytop vorkommen können. Vielleicht in Form der atypischen Epithelveränderungen einer chronisch-atrophierenden Gastritis. Solche Nachweise polytoper Zellatypien, -dysplasien oder -anaplasien können aber nicht allein durch das immens aufwendige Verfahren histologischer Massenuntersuchungen von lamellierten Resektionspräparaten eines Magens gewonnen werden, sondern die cytologische Untersuchung von Tupfpräparaten ist als vorausgehende Screening-Methode besonders geeignet. Unsere Vorstellung von polytopen Carcinomvorläufern steht in guter Analogie zu den Erfahrungen mit frühen Carcinomen in der Mamma und an der Cervix uteri, und weiter zu unseren eigenen Befunden bei der experimentellen Krebserzeugung durch onkogenes Virus.

Diese angeschnittenen Fragen von Vorstadien vor dem Early Cancer, ihrer Zusammenhänge mit den Epithelatypien bei chronischer Gastritis und vor allem die Polytopie der Cancerisierung von Gruppen einer Zellrasse scheinen uns auch für das klinische Verständnis des Magencarcinoms recht wichtig zu sein. Darüber hinaus berühren die erwähnten Fragen einige Grundphänomene für das Verständnis von malignem Wachstum. Deshalb ist hier eine Chance für die angewandte Cytologie, gemeinsam mit der Histologie über ihre rein deskriptive diagnostische Funktion hinaus auch zur Beantwortung grundsätzlicher Fragen beizutragen.

Aussprache

Herr H. DANNMEIER (Neumünster):

Zu Herrn WITTE: 1. Wird bei der gastroskopischen Materialentnahme mit Hilfe der Bürste diese durch den Instrumentierkanal zurückgezogen, mit der Gefahr, daß Material dort abgestreift wird, oder erfolgt die Herausnahme mit der Bürste mit dem Gerät in toto?

2. In wieviel Prozent der Fälle gelingt die Sondierung der Papilla Vateri?

Cytodiagnostik im Gastrointestinaltrakt

MAASS, E. G. (München)

Korreferat

Aus anatomischen und technischen Gründen sind nicht alle Bereiche des Gastrointestinaltrakts endoskopisch kontrollierter Materialentnahme zur cytodiagnostischen Untersuchung ohne Schwierigkeiten zugänglich.

Carcinome des Pankreas und der Galle ableitenden Wege sind mit Hilfe des Duodenoskops nur im Bereich der Papilla Vateri einstellbar. Die diagnostische Reichweite dieses Instruments ist z. Z. noch Gegenstand klinischer Forschung. Aus diesem Grund möchte ich auf bewährte, sog. blinde Gewinnungsmethoden cytologischen Materials eingehen.

In der Diagnostik oben genannter Carcinome hat man mit der Drainage des Duodenalsaftes nach Stimulierung mit Secretin und Pankreozymin und der cytodiagnostischen Untersuchung des Saftsediments erwähnenswerte Erfolge erzielt.

Wie bei der Magencytologie wird von ersten cytologischen Untersuchungen im Duodenalbereich zu Beginn dieses Jahrhunderts berichtet. Aber erst im Zuge der erfolgreichen gynäkologischen Cytodiagnostik kam es zu intensiveren Bemühungen. 1949 wiesen Lemon u. Byrnes erstmals auf die klinische Bedeutung dieser Untersuchung hin. Nach Herstellung i.v. applizierbarer Sekretstimulatoren (Secretin und Pankreozymin) erhielt die Untersuchung klinisches Gewicht.

Bei der Durchführung der Duodenaldrainage stehen zwei Probleme im Vordergrund: Die Sondenplazierung und die Cytolyse. Unter Ausnutzung der anatomischen Gegebenheiten oder Peristaltik fördernder Maßnahmen kann die Sondenplazierung beschleunigt werden. Eine von H. F. Raskin [1] ausgearbeitete Folge von Positionen, die der sitzende oder liegende Patient nacheinander einnimmt, führt in den meisten Fällen in etwa 20 min zur korrekten Sondenlage.

Die Sonde muß mindestens 75% des Sekretionsvolumens erfassen. Das Aspirat soll frei von Magensaftbeimengungen sein. In Erfüllung dieser Forderungen sind die Doppellumensonden den einläufigen eindeutig überlegen. Sowohl das Modell nach Lagerlöf als auch die Ballonsonde nach Bartelheimer finden Verwendung.

Eine intermittierend arbeitende Saugpumpe drainiert getrennt Magen und Duodenum. Die korrekte Sondenlage ist radiologisch und chemisch kontrollierbar. Der schattengebende Schlauch verläuft in charakteristischer Sinusschwingung vom linken Oberbauch in den rechten Mittelbauch. Die metalldichte Trennungsmarke zwischen Magen- und Duodenallauf liegt im vermuteten Bereich des Pylorus. Das Duodenalaspirat ist klar und meist gallig verfärbt. Der pH liegt im alkalischen Bereich.

Die Cytolyse durch Pankreasfermente und Lysozyme läßt sich durch schnelle Verarbeitung einschränken, die proteolytische Aktivität durch Kühlung in Eiswasser bremsen oder durch Zusatz von Äthylendiamintetraacetat (EDTA) und Trasylol partiell blockieren.

Nach i.v. Secretinapplikation von 1 E/kg Körpergewicht tritt prompt eine Steigerung des Sekretflusses ein, der durch Spülwirkung die Exfoliation von Tumorzellen bewirkt.

Das nach Sedimentierung erhaltene Zellmaterial kann vor Fixierung in 70% Alkohol im Phasenkontrastmikroskop nativ beurteilt werden. Unter den Färbemethoden erweist sich die Papanicolaoufärbung wegen ihrer Schleim penetrierenden Eigenschaft als optimal.

Cytodiagnostisch wird eine anschließende Pankreozymininjektion nur bei Verdacht auf einen malignen Prozeß im Gallenblasenbereich oder im Bereich des Galle ableitenden Systems notwendig. Die Dosierung beträgt 1,5 E/kg Körpergewicht. Pankreasfunktionsuntersuchungen können mit der cytodiagnostischen Untersuchung kombiniert werden, wenn die umgehende Sedimentierung und Zellfixierung nach Abschluß der einzelnen Sammelphasen garantiert ist und die Pankreassekretstimulierung durch i.v. Applikation des Stimulators erfolgt.

Die Treffsicherheit in der Diagnose von Malignomen im Drainagebereich ist auf der tabellarischen Übersicht angegeben (Tabelle 1 u. 2). Angesichts der bis heute bestehenden schlechten diagnostischen Zugänglichkeit des Pankreas und seiner Nachbarorgane stellt die Duodenalcytodiagnostik einen wertvollen komplementären Untersuchungsgang dar.

Ein positiver Befund ist diagnostisch, ein negativer Befund ist wegen der großen falsch-negativen Quote nicht verwertbar. Mit zwei repräsentativen Zellbildern möchte ich die Duodenalcytodiagnostik abschließen.

Tabelle 1. *Treffsicherheit der Duodenalcytodiagnostik*

Autor, Puplikationsjahr	Pat.-Zahl	Carcinom	Gutartige Erkrankung	Tumorzellnachweis	Falschpositiv
Lemon u. Byrnes, 1954	151	36	115	13 (36%)	—
Raskin et al., 1958	356	55	301	33 (60%)	1
Bowden u. Papanicolaou, 1960	191	60	131	47 (78%)	1
Dreiling, 1970	325	130	195	100 (77%)	29

Tabelle 2. *Treffsicherheit der Magencytodiagnostik, cytodiagnostische Magenspülung*

Autor/Publikationsjahr	Pat.-Zahl	Carcinom	Gutartige Erkrankung	Tumorzellnachweis	Falschpositiv
Schade, 1960		282		252 (90%)	
Table et al., 1965	1866	282	1584	229 (81%)	4
Brandborg, 1967	1247	241	1006	223 (93%)	5
Halter et al., 1970	160	32	128	14 (47%)	2

Das normale Zellbild zeigt hochprismatische schlanke Zellen mit basalliegendem Kern, dessen Chromatin mit Hämatoxylin homogen angefärbt ist. (Abb. 1). In der Aufsicht umgibt ein schmaler Saum von Cytoplasma den Kern.

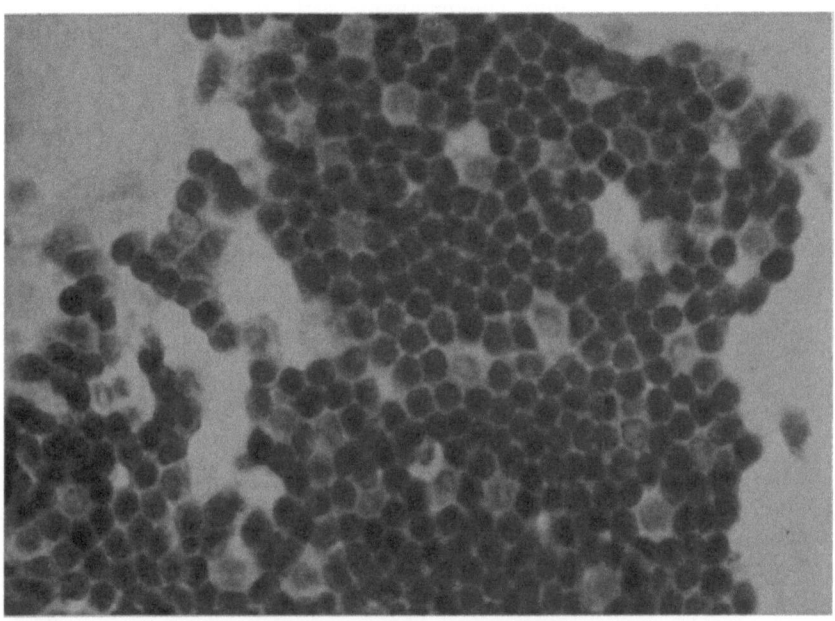

Abb. 1. Normales duodenales Zellbild, Vergr. 400 ×

Wenn die Exfoliation reichlich ist und die Kerne ein granuliertes Chromatinmuster annehmen, dürfen entzündliche Veränderungen der Duodenalschleimhaut vermutet werden. Veränderungen der Kern/Cytoplasmarelation, die zugunsten des Kerns verschoben ist, Chromatinvergröberung, Kernpolymorphie und Nucleolen kennzeichnen das maligne Zellbild (Abb. 2).

Die Diskussion um blinde cytodiagnostische Entnahmeverfahren aus dem Gastrointestinaltrakt proximal vom Pylorus ist fast verstummt. Die konstant hohe Trefferquote der Cytodiagnostik des Magens bei endoskopischer Entnahmetechnik drängte die blinde Entnahmetechnik in den Hintergrund.

Wo endoskopisch ein pathologischer Befund nur unsicher oder gar nicht zu erheben ist, z. B. bei Frühcarcinomen, die im Schleimhautniveau liegen oder in endoskopisch schwer zugänglichen Magenanteilen lokalisiert sind, bietet sich vielleicht noch eine Indikation für die diagnostische Magenspülung. Das gerade Frühcarcinome infolge reichlicher Exfoliation mittels blinder Magenspülung zuverlässig diagnostizierbar sind, beweisen R. O. K. Schades Untersuchungsergeb-

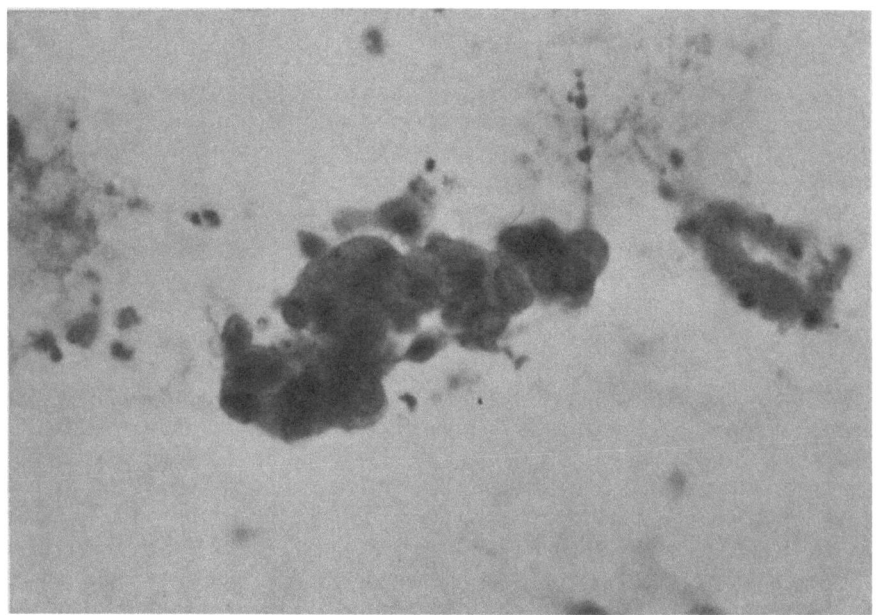

Abb. 2. Malignes Zellbild, histologisch verifiziertes Pankreaskopfcarcinom, Vergr. 400 ×

nisse, der unter 282 Carcinomträgern 60 Frühcarcinome entdeckte. Eignet sich somit die blinde Spülcytodiagnostik als Vorsorgeuntersuchung im Magen?

Im vorliegenden Referat sollen Probleme wie Aufstellung einer wohldefinierten Risikogruppe, Einstellung des Risikoklientels zu Sondenuntersuchungen und Verhältnis des Personalaufwands zur Häufigkeit des Carcinomnachweises unberücksichtigt bleiben und nur speziell die Cytodiagnostik betreffende Schwierigkeiten erörtert werden.

Bei niedrigen Investitionskosten und Deligierbarkeit der Untersuchung an cytotechnisches Personal ist bei dem großen Anfall sedimentierten Materials die mikroskopische Durchmusterung der gefärbten Präparate zu zeitraubend. Pro Patient sind 60 min zu veranschlagen.

Zweitens steht der Kliniker bei fehlenden carcinomspezifischen morphologischen Kriterien einem positiven Befund mit großem Vorbehalt gegenüber, wenn dieser Befund nicht durch Endoskopie und Biopsie bestätigt werden kann. Allein auf den cytodiagnostischen Befund bauend wird er seinem Patienten keine Gastrektomie vorschlagen. Loux u. Zamcheck [2] umreißen diese Problematik am

Beispiel von zwei Patienten, bei denen 5 bzw. 6 Jahre vor klinischer Diagnose eines Magencarcinoms maligne Zellen im Spülsediment nachweisbar waren.

Die angegebenen Gründe schließen die Brauchbarkeit zur Vorsorgeuntersuchung weitgehend aus und räumen der blinden Entnahmetechnik nur noch einen zweitrangigen Platz ein.

Literatur

1. Raskin, H. F.: Arch. Surg. **76**, 507 (1958). — 2. Loux, H. A., Zamcheck, Ü.: Gastroenterologia (Basel) **57**, 173 (1969).

FAUL, P., RABES, H. (Urol. Klinik und Poliklinik und Pathol. Institut der Universität München): **Thymidin-^{3}H-Autoradiographie an cytologischen Prostatapunktaten des Menschen***

Unter der Behandlung des Prostatacarcinoms mit Oestrogenen treten charakteristische Veränderungen im Carcinomgewebe auf, die histologisch sowie cytologisch im Feinnadelpunktat nachgewiesen werden können (Bainborough; Fergusson u. Franks; Jacob u. Rothauge; Nesbit et al., Staehler).

Neben Karyorhexis, Karyolysis und Pyknose der Zellkerne kommt es im weiteren Verlauf zu einer vacuolären Degeneration des Cytoplasmas und Einlagerung von Glykogen (Esposti, Faul et al., Takeuchi).

In ausgeprägten Fällen ist das ganze cytologische Präparat von blasig aufgetriebenen glykogenspeichernden Zellen übersät. Ein Carcinom ist cytologisch nicht mehr zu diagnostizieren.

Seit 3 Jahren bedienen wir uns der transrectalen Feinnadelbiopsie und führen an hormonbehandelten Prostatacarcinomträgern regelmäßige cytologische Kontrolluntersuchungen durch. Diese lassen eine Aussage über den jeweils vorliegenden therapeutischen Hormoneffekt zu. Der Hormoneffekt wird dabei durch das Verhältnis zwischen noch vorhandenen Carcinomzellen und sog. glykogenspeichernden Zellen bestimmt (Esposti, Faul et al.).

Trotz einer offenbar direkten Korrelation zwischen vermehrtem Auftreten von Speicherzellen und dem Therapieerfolg konnte bisher nicht sicher beurteilt werden, ob die beschriebenen morphologischen Veränderungen der Zellen unter der Oestrogentherapie Ausdruck einer Inaktivierung der Tumorzellen darstellen und mit einem Verlust ihrer Proliferationsaktivität verbunden sind.

Durch Inkubation von Feinnadelpunktaten der Prostata in Nährmedien mit Zusatz von tritiiertem Thymidin, einem spezifischen Vorläufer der DNS (Reichard u. Estborn), gelingt es, im Autoradiogramm des cytologischen Ausstrichs die Zellen als Thymidin-^{3}H-markiert zu erkennen, die sich während der Inkubation in der DNS-Synthese befanden. Im cytologisch-autoradiographischen Präparat ist mit dieser Methode die Möglichkeit gegeben, sowohl den Anteil der unterschiedlichen Zelltypen an der Gesamtpopulation als auch ihren Markierungsindex (Zahl markierter Zellen pro Gesamtzellzahl) als quantitatives Maß für ihre Proliferationsaktivität zu bestimmen. Über erste Ergebnisse soll berichtet werden.

Material und Methode

Die Gewinnung des cytologischen Materials erfolgte durch transrectale Feinnadel- bzw. Aspirationsbiopsie, wie sie von Franzén (1960) erstmalig beschrieben wurde.

Das aus der Prostata aspirierte Zellmaterial wurde je zur Hälfte für das cytologische Ausstrichpräparat und zur anderen Hälfte für die Autoradiographie verwendet.

* Die Untersuchungen wurden aus Mitteln des Bundesministeriums für Jugend, Familie und Gesundheit gefördert.

Untersucht wurden bisher insgesamt 20 Kranke. Sie gliederten sich in folgende Gruppen:
1. Patienten mit rectal völlig unauffälligem Befund und der cytologischen Diagnose eines Adenoms oder normalen Prostataepithelzellgewebes.
2. Patienten mit histologisch und cytologisch diagnostiziertem Prostatacarcinom.
3. Oestrogenbehandelte Prostatacarcinomträger mit morphologisch sichtbarem Hormoneffekt (Abb. 1 u. 2).

Technik der Gewebsinkubation und der Autoradiographie

Unmittelbar nach der Punktion wurde das Zellmaterial in ein Nährmedium gegeben, das 20% Serum des Patienten und 80% TCM 199 (Morgan, Morton u. Parker), Streptomycin und Penicillin sowie 2 µCi Thymidin-6-³H (spezifische Aktivität 5 Ci/mM, Radiochemical Centre Amersham) pro ml enthielt. Das Punktat wurde nach Carbogenbegasung (5% CO_2, 95% O_2) bei 37,8 °C für 60 min bis 3 Std im Brutschrank inkubiert. Nach Zentrifugierung (3 min, 1500 U/min) und mehrfacher Resuspension und Zentrifugierung in 0,9%iger NaCl-Lösung bei + 4 °C wurde das Sediment auf Objektträger ausgestrichen, getrocknet und in Alkohol-Äther fixiert. Die Autoradiographie wurde nach der Stripping Film-Methode mit Kodak AR 10 durchgeführt. Die Expositionszeit betrug 14 bis 21 Tage. Nach Entwicklung und Fixierung wurden die Präparate durch den Film hindurch schwach mit Hämatoxylin gefärbt.

Ergebnisse

Zellen, die sich während der Inkubation in Thymidin-³H-haltigem Nährmedium in der DNS-Synthesephase befinden, nehmen den markierten Vorläufer der DNS auf und sind im Autoradiogramm durch Silberkornbelegung des Zellkernes zu erkennen. Derartig markierte Zellkerne konnten im Gewebsausstrich aller bisher untersuchten Patienten gefunden werden. Ihre Zahl differierte jedoch stark.

Patienten der Gruppe I mit normalen Prostataepithelzellgruppen oder Adenomyomatose zeigten einen Thymidin-³H-Markierungsindex der Prostataepithelien, der noch unter 0,1% lag. Gelegentlich konnte bei den Patienten mit Adenomyomatose der Prostata erst nach Durchmusterung des Materials von drei Punktionen eine einzige Thymdin-³H-markierte Zelle gefunden werden.

Wesentlich höhere Markierungsindices zeigten Zellen von cytologisch und histologisch gesicherten Prostatacarcinomen der Gruppe II. Der Anteil Thymidin-³H-markierter Zellen schwankte zwischen 0,5 und 40%. Die höchsten Markierungsindices wurden bei entdifferenzierten Prostatacarcinomen mit polymorphem Kernbild beobachtet (Abb. 1).

Bei Patienten der Gruppe III, die wegen eines gesicherten Prostatacarcinoms mit Oestrogenen behandelt wurden und im cytologischen Bild einen guten Hormoneffekt erkennen ließen, wurde der Thymidin-³H-Markierungsindex getrennt für die blasig aufgetriebenen glykogenhaltigen Zellen und die weitgehend glykogenfreien Epithelien bestimmt. Während die im Gewebsverband liegenden Epithelien ohne Glykogenspeicherung gelegentlich markiert waren (Abb. 2), konnten über den glykogenhaltigen Zellen keine Markierungen gefunden werden.

Diskussion

Der Nachweis markierter Zellen im Punktat von Prostatagewebe nach Inkubation in Thymidin-³H-haltigem Medium erlaubt den Schluß, daß unter den gewählten Inkubationsbedingungen auch am cytologischen Material der Prostata nach der Entnahme aus dem Organismus die in vivo begonnene DNS-Synthese in vitro fortgesetzt wird, wie an anderen Geweben von Helpap u. Maurer (1967) durch ³H-¹⁴C-Doppelmarkierung gezeigt werden konnte. Es ist nicht zu erwarten, daß während des kurzen Inkubationsintervalles Zellen in nennenswertem Umfang in vitro neu in die DNS-Synthese eintreten, so daß angenommen werden kann,

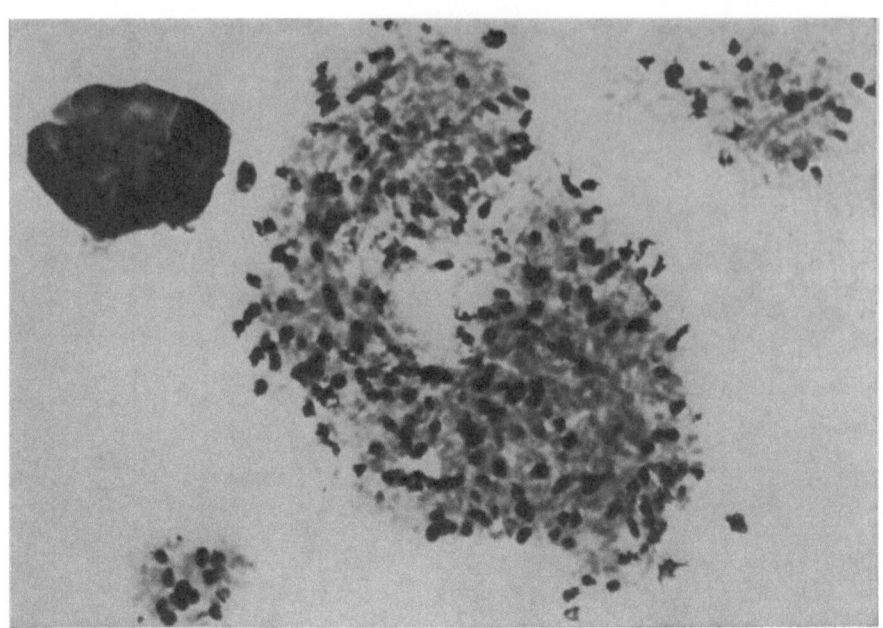

Abb. 1. Hoher Markierungsindex im Thymidin-^{3}H-Autoradiogramm eines unbehandelten niederdifferenzierten Prostatacarcinoms. Ausstrich eines Feinnadelpunktates nach Inkubation (120 min) in Thymidin-^{3}H-haltigem Nährmedium. Expositionsdauer des Autoradiogramms 21 Tage (Vergr. 100 ×)

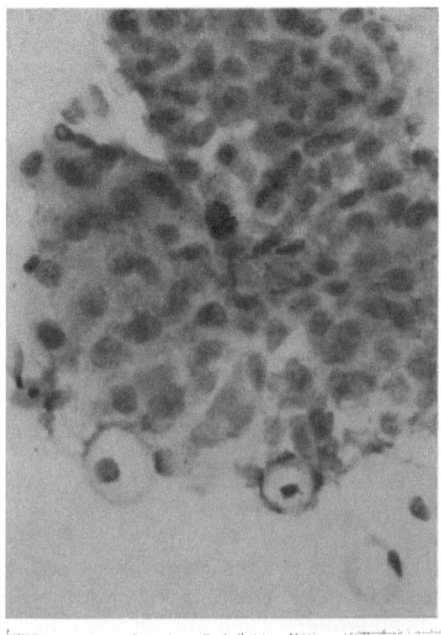

Abb. 2. Thymidin-^{3}H-Autoradiogramm eines Feinnadelpunktates der Prostata 3 Monate nach Beginn einer Oestrogenbehandlung wegen Prostatacarcinom. Ausstrich nach 120 min. Inkubation in Thymidin-^{3}H-haltigem Nährmedium. Im epithelialen Zellverband ist nur eine markierte Zelle (oberhalb der Bildmitte) zu erkennen. Glykogenspeichernde Zellen (unterer Bildrand) sind nicht markiert. Expositionszeit 14 Tage (Vergr. 400 ×)

daß der in vitro gewonnene Thymidin-³H-Markierungsindex ein Maß für die Proliferationsaktivität in vivo darstellt.

Unter dieser Voraussetzung der Übertragbarkeit der Ergebnisse in vitro auf die Verhältnisse in vivo kann aus diesen vorläufigen Befunden am inkubierten Prostatagewebe des Menschen folgendes abgeleitet werden: Carcinomgewebe unterscheidet sich vom Adenom durch eine stark erhöhte Zahl von proliferierenden Zellen. Die Proliferationsaktivität ist offenbar invers proportional zum Differenzierungsgrad der Tumorzellen. Höchste Thymidin-³H-Markierungsindices wurden an entdifferenzierten Tumoren gefunden.

Unter der kontrasexuellen Hormontherapie kommt es zu einer morphologisch sichtbaren Modifizierung eines Teiles der Tumorzellen in blasig aufgetriebene glykogenspeichernde Zellen. Dieser Vorgang ist mit einem Verlust der Proliferation verbunden. Eine DNS-Synthese wird bei den glykogenspeichernden Zellen nicht gefunden. Die Fähigkeit zur DNS-Synthese ist bei den glykogenspeichernden Zellen der bisher untersuchten Fälle ausnahmslos, bei den übrigen Tumorzellen unter Oestrogentherapie jedoch nur teilweise verloren gegangen.

Die Erweiterung der cytologischen Untersuchungen der Prostata durch die hier geschilderte Methode der Autoradiographie ermöglicht die genauere Charakterisierung von Tumorzellen nach ihrer Proliferationsaktivität und könnte die quantitative Erfassung eines Therapieeffektes verbessern sowie im Zweifelsfall bei der Diagnosestellung des Prostatacarcinoms behilflich sein.

Literatur

Bainborough, A. R.: J. Urol. (Baltimore) 68, 329 (1952). — Esposti, P. L.: Scand. J. Urol. Nephrol. 5, 199 (1971). — Faul, P., Klosterhalfen, H., Schmiedt, E.: Urologe 3, 120 (1971). — Fergusson, J. D., Franks, L. M.: Brit. J. Surg. 40, 422 (1953). — Franzén, S., Giertz, G., Zajicek, J.: Brit. J. Urol. 32, 193 (1960). — Helpap, B., Maurer, W.: Verh. dtsch. Ges. Path. 51, 262 (1967). — Jacob, H., Rothauge, C. F.: Z. Urol. 49, 301 (1956). — Morgan, J. F., Morton, H. J., Parker, R. C.: Proc. Soc. exp. Biol. (N.Y.) 73, 1 (1950). — Nesbit, R. M., Pazzos, R., Cummings, R. H.: J. Urol. (Baltimore) 52, 570 (1944). — Reichard, P., Estborn, B.: J. biol. Chem. 188, 839 (1951). — Staehler, W.: Neue med. Welt 11, 369 (1950). — Takeuchi, H.: Usefulness of transrectal aspiration biopsy for assessment of the effect of estrogen treatment on prostatic cancer. Vortrag auf dem Internationalen Zytologie-Kongreß, London 1971. Abstract No. 175.

KIRSTAEDTER, H.-J. (Med. Klinik und Poliklinik, Hämatol. Abt., Klinikum Steglitz Universität Berlin): **Exfoliativcytologie von Nieren und ableitenden Harnwegen**

1945 veröffentlichte Papanicolaou [11] eine erste Arbeit über die Exfoliativcytologie der ableitenden Harnwege. Er untersuchte gefärbte Urinsedimentausstriche. In den 50er Jahren versuchten andere Autoren [5] über Filtrierverfahren methodische Verbesserungen zu erreichen, die sich aber bisher nicht recht durchsetzen konnten. Statistische Auswertungen urologisch-cytologischen Materials wurden von der Gruppe um Papanicolaou [5] sowie von Esposti [4] u. a. Autoren [3, 8, 9] mitgeteilt. Bei diesen Untersuchungen, z. B. von Esposti, konnten vorhandene Carcinome der Harnblase im ersten Urin im Schnitt zu 68% gesichert werden. Bei differenzierten Carcinomen war dies nur zu 51%, dafür aber bei undifferenzierten Carcinomen sogar zu 86% möglich. Bei relativ weiten Schwankungen liegen die Angaben in der Literatur aber etwa in der gleichen Größenordnung. Wir haben dies durch eigene Untersuchung gemeinsam mit Kelâmi bestätigen können [9, 10].

Die Tabelle 1 zeigt eine repräsentative Zusammenstellung aus der Literatur zur Urincytologie bei Blasencarcinomen. Die Tabelle wurde aus einer Arbeit von

Kastner [8] übernommen, leicht modifiziert und durch jüngere Untersuchungen ergänzt. Es handelt sich um eine Zusammenstellung von Fällen, bei denen ein Blasencarcinom tatsächlich vorhanden ist, mit der Angabe, in welchem Prozentsatz diese Diagnose cytologisch positiv zu sichern war bzw. in welchen Prozentsätzen die cytologische Untersuchung zweifelhaft oder negativ ausfiel.

Es fällt auf, daß die mitgeteilten Fallzahlen im Verlauf der Jahre immer noch relativ klein sind, obwohl die cytologische Untersuchung des Spontanurins eine einfache und den Patienten nicht belastende Untersuchung darstellt. Ferner erkennt man die relativ breiten Schwankungen bezüglich der Treffsicherheit, vorhandene Blasencarcinome durch cytologische Untersuchung des Urins zu sichern. Rechnerisch ergibt sich aus der Sammelstatistik, daß 71% vorhandener Blasencarcinome cytologisch zu sichern sind. Diese Zahl erscheint auf den ersten Blick relativ gering, insbesondere wenn man sie mit den Zahlen cytologischer Untersuchungen beim Portiocarcinom vergleicht. 71% diagnostische Sicherung eines klinisch vermuteten Blasencarcinoms sind aber doch eine große Hilfe, wenn man

Tabelle 1. *Ergebnisse cytologischer Untersuchungen bei Harnblasencarcinomen*

Autor/Erscheinungsjahr	Cytologischer Befund			
	Fallzahl	positiv	suspektiv	negativ
Papanicolaou, 1947	55	44 (76%)	6 (11%)	7 (13%)
Chute u. Williams, 1948	29	19 (66%)		10 (34%)
Harrison u. Mitarb., 1951	67	67 (100%)		0 (0%)
Deden, 1954	50	46 (92%)	1 (2%)	3 (6%)
Feeney u. Mitarb., 1958	34	14 (41%)		20 (59%)
Elwi u. Mitarb., 1962	42	11 (26%)	3 (7%)	28 (67%)
Umiker, 1964	28	24 (86%)	4 (14%)	0 (0%)
Kelâmi u. Mitarb., 1969	68	43 (63%)		25 (37%)
Esposti u. Mitarb., 1970	128	87 (68%)	22 (17%)	19 (15%)
Breinl u. Mitarb., 1971	43	41 (95%)		2 (5%)
Kastner u. Mitarb., 1971	56	29 (52%)	12 (21%)	15 (27%)
	600	425 (71%)	48 (8%)	129 (21%)

bedenkt, daß es sich hier um eine einfache und schnelle, den Patienten nicht belastende Untersuchung des Spontanurins handelt. In vielen Fällen wird es möglich sein, durch Untersuchungen der Blasenspülflüssigkeit, von Aspiraten oder Abstrichen auch noch einen größeren Teil der restlichen 30% cytologisch zu sichern, wie das auch aus der Literatur und eigenen Erfahrungen bekannt ist. Wir haben es in der Harnblase nicht nur mit eindeutigen Carcinomen zu tun, sondern auch mit Papillomen, bei denen das Epithel sehr unterschiedlich differenziert sein kann oder anders ausgedrückt, bei denen die Epithelzellen und auch ihr schichtweiser Aufbau mehr oder weniger deutlich von den normalen Gegebenheiten des die ableitenden Harnwege auskleidenden Übergangsepithels abweicht. Die Cytologie ist eine aus der Klinik heraus entstandene Methode, die sich als gegenüber der Histologie jüngere Methode am histologischen Befund orientiert, besonders wenn es um die Frage der Malignität oder Benignität eines Tumors geht. Cytologie und Histologie sollten aber, wie das Beispiel des Carcinoma in situ der Portio vaginalis uteri aus der Gynäkologie gezeigt hat, als einander ergänzende Methoden betrachtet werden, um zu einer optimalen morphologischen Diagnose zu kommen, insbesondere zu einer Diagnose, die sich auch im Verlauf als richtig erweist.

Die Blasenpapillome geben Anlaß, auf diesen Umstand besonders hinzuweisen. Einige Autoren bezeichnen papillomatöse Neubildungen der Harnblase nur als Carcinome, wenn eine Infiltration jenseits der Lamina propria nachzuweisen ist und damit ein wesentlich histologisches, von vielen als notwendig betrachtetes Carcinomkriterium des invasiven und destruierenden Wachstum erfüllt ist. Es wird jedoch in der Literatur immer wieder über papilläre Harnblasentumoren berichtet, die einen bösartigen Verlauf nehmen, obwohl histologisch ein invasives Wachstum nicht nachgewiesen werden konnte. Es ist deswegen von Bergkvist [1] für papilläre Blasentumoren eine neue Klassifikation aufgestellt worden, die sich allein auf den Grad der cellulären Atypie in den untersuchten Gewebsproben gründet. Bergkvist u. Mitarb. beobachteten 300 Patienten mit einem Verlauf von mindestens 8 Jahren, die an papillomatösen Neubildungen des Übergangsepithels der Harnblase litten. Zu 21% waren das histologisch benigne als Grad „0 bis 1" bezeichnete Tumoren, die restlichen von 79% wurden als Carcinome klassifiziert und als Grad „2 bis 4" bezeichnet. Wenn man die Infiltration der Lamina propria als notwendiges Kriterium für ein carcinomatöses Papillom ansieht, würden unter Umständen im Urin auftretende cytologische Malignitätskriterien aufweisende Zellen dazu führen, daß der Fall cytologisch als falsch positiv registriert wird. Auf der anderen Seite würde die Rate falsch positiver cytologischer Befunde praktisch gegen Null gehen, wenn alle papillomatösen Neubildungen des Übergangsepithels als Carcinome angesehen würden, dafür würden dann die falsch negativen cytologischen Diagnosen stark ansteigen, bedingt durch den Prozentsatz der Papillome mit regelhaftem oder kaum atypischem Epithel. Nach den genannten Untersuchungen muß davon ausgegangen werden, daß Papillome des Uroepithels mit deutlicheren Unregelmäßigkeiten und Atypien als Frühcarcinome oder als Präcancerosen angesehen werden müssen. Trotz dieser Problematik schwanken die Angaben von falsch positiven Cytodiagnosen bezüglich eines Blasencarcinoms in der Literatur nur um 0 bis 5%.

Kalnins u. Mitarb. [7] haben den Versuch unternommen, an Hand von 24 isolierten cytologischen Parametern von Zellen und Zellstrukturen mit Computertechniken zu errechnen, welche Kombination von Parametern am sichersten zur Diagnose führt. Grundlage dieser Untersuchung waren 20 histologisch nachgewiesene Carcinome des Übergangsepithels der Harnblase und 10 Fälle gutartiger urologischer Erkrankungen. Die 24 verschiedenen Parameter sind aus der Tabelle 2 (nach Kalnins u. Mitarb. [7]) ersichtlich.

Die Untersuchungen ergaben, daß 9 der 24 Parameter besonders typisch bei Bösartigkeit waren. Das signifikanteste Kriterium war Nr. 23: unregelmäßig geformte Nucleolen. Die anderen acht in abnehmender Bedeutung lauteten:

Nr. 17: ungleichmäßig verteiltes Chromatin
Nr. 16: grobkörniges Chromatin
Nr. 22: große Nucleolen
Nr. 13: vergrößerte Kerne
Nr. 14: Kernwandhyperchromasie
Nr. 24: multiple Nucleolen
Nr. 18: degenerativ veränderte Kerne
Nr. 3: dichte Zellverbände

Bei gutartigen Veränderungen waren besonders häufig:

Nr. 1: flächige Zellverbände
Nr. 21: unauffällige Nucleolen und
Nr. 15: feingranuliertes Kernchromatin

Es ergeben sich also für bösartige Tumoren des Epithels der ableitenden Harnwege ganz ähnliche cytologische Malignitätskriterien wie sie aus anderen Gebieten der Exfoliativcytologie bekannt sind.

Der Urin ist das natürliche Untersuchungsmaterial für die Exfoliativcytologie von Niere und ableitenden Harnwegen. Die im Urin befindlichen abgeschilferten

Zellen können aus den Nieren, den Nierenbecken, den Ureteren, der Harnblase und der Harnröhre sowie als Beimengung auch aus einigen Abschnitten des männlichen und weiblichen Genitaltrakts stammen. Eine schematische Übersicht hierzu gibt die Abb. 1. Die Zellen aus der Niere stammen meistens aus den Tubuli und Sammelröhren. Sie stellen sich cytologisch als kleine abgerundete Epithelien dar, sie ähneln z. T. den Basalzellen des Übergangsepithels. Ihre diagnostische Bedeutung ist im allgemeinen gering. Bossen [3] hat in einigen Fällen versucht, aus diesen Zellen und ihren Veränderungen und gemeinsamen Auftreten mit Erythrocyten und Lymphoidzellen die Frühdiagnose einer Abstoßungskrise bei Nierentransplantationen zu stellen. Cytologische Untersuchungen bei Erkrankungen des Nierenparenchyms haben sonst praktisch aber keinen diagnostischen Wert. Cyto-

Tabelle 2. *Cytologische Parameter exfolierter Übergangsepithelien (nach Kalnins u. Mitarb., aus dem Englischen übersetzt)*

Verteilung der Zellen	1. flächige Verbände
	2. Gruppen von Einzelzellen
	3. dichte Verbände
	4. Einzelzellen
Cytoplasma	5. rund oder oval
	6. unregelmäßig geformt
	7. wenig
	8. vacuolisiertes Cytoplasma
	9. Einschlüsse
	10. lytische Veränderungen
Zellkerne	11. rund oder oval
	12. *unregelmäßig geformt*
	13. *vergrößerte Kerne*
	14. Kernwandhyperchromasie
	15. feingranuliertes Chromatin
	16. grobkörniges Chromatin
	17. *ungleichmäßig verteiltes Chromatin*
	18. Degenerationsphänomene
	19. Hyperchromasie
	20. Vielkernigkeit
Nucleolen	21. unauffällig
	22. *groß*
	23. *unregelmäßig geformt*
	24. multiple

logische Untersuchungen des Harns bei Nierentumoren lassen nach übereinstimmender Meinung in der Litaratur [8, 9, 10, 12] eine Diagnose des Tumors meist nicht zu, da hierfür ein Einbruch des Tumors in die ableitenden Harnwege Voraussetzung ist, damit überhaupt Tumorzellen in den Urin gelangen. Diese Tumoreinbrüche erfolgen aber nur relativ selten oder erst spät.

Bei Tumoren der Nierenbecken und des Ureters liegen die Verhältnisse im Prinzip ähnlich wie bei Tumoren der Harnblase, die Ergebnisse sind hier ähnlich gut wie bei Blasentumoren.

In den meisten Fällen genügt es, Spontanurin zu untersuchen, die Untersuchung von Katheterharn bringt keine Vorteile, hierbei könnte es zu iatrogenen Infektionen kommen. Am besten wird wie folgt vorgegangen: Der Patient verwirft den Morgenurin, in dem sich ja schon vor einigen Stunden abgelöste lytisch veränderte, cytologisch nur mit Einschränkung beurteilbare Zellen finden. Anschließend trinkt er etwa 0,5 l. Die nächste Urinportion, die meist etwa nach einer Stunde entleert werden kann, wird ganz oder teilweise zentrifugiert und das Sediment cytologisch aufgearbeitet.

In besonderen Fällen, in denen die Untersuchung des Spontanurins nicht zum Nachweis des klinisch vermuteten Tumors führt, kann man durch cytologische Untersuchung der Blasenspülflüssigkeit die Zellausbeute erhöhen oder sogar gezielt bestimmte Blasenabschnitte unter Druck spülen, um besonders von suspekten Schleimhautpartien Zellen zu lösen. Die Zellausbeute wird durch diese Techniken größer und die diagnostische Treffsicherheit besser. Auch Abstriche von Probeexzisaten lassen sich cytologisch gut auswerten. Diese parallel zur Histologie laufenden Untersuchungen sind keine sinnlosen Paralleluntersuchungen, da ja, wie schon ausgeführt, cytologische und histologische Untersuchungen einander ergänzen sollen, damit eine optimierte morphologische Diagnose erhalten wird. Im allgemeinen wird man Ureterenkatheterurin für cytologische Unter-

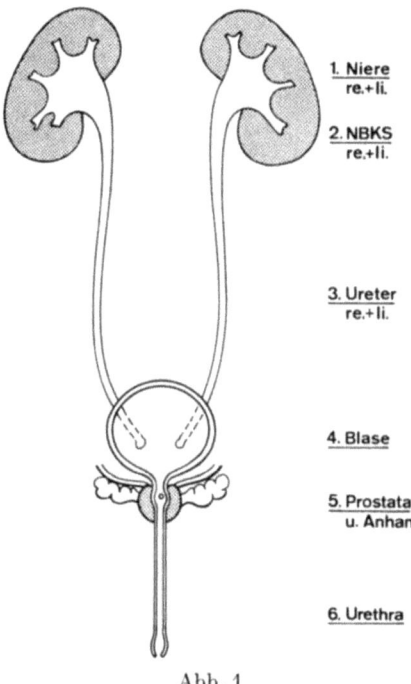

Abb. 1

suchungen wegen des Infektionsrisikos nur erhalten, wenn der Ureterenkatheter aus anderen diagnostischen Gründen, wie z. B. bei einem retrograden Pyelogramm gelegt wurde. Hier empfiehlt es sich dann allerdings, durch Spülungen die Zellausbeute zu erhöhen.

Eine Zeitlang wurde versucht, cytologische Untersuchungen des Urins auch in die Diagnostik der Tumoren der Prostata mit einzubauen. Die Ergebnisse waren jedoch unbefriedigend; genauso unbefriedigend wie die cytologische Untersuchung des Prostataexprimats. Aspirationsbiopsien mit cytologischen Untersuchungen des Aspirats sind hier die Methode der Wahl.

Cytologische Untersuchungen des Urins stellen eine gut erprobte, den Patienten nicht belastende Untersuchung dar, besonders wenn klinisch der Verdacht auf einen bösartigen Tumor besteht oder gewerbehygienisch Expositionen bekannt sind. Die diagnostische Aussagekraft kann bei Blasentumoren als sehr gut und bei Tumoren der Nierenbecken und Harnleiter als gut bezeichnet werden, während bei Nierentumoren die diagnostische Relevanz weniger gut ist. Bei gezielter Entnahme

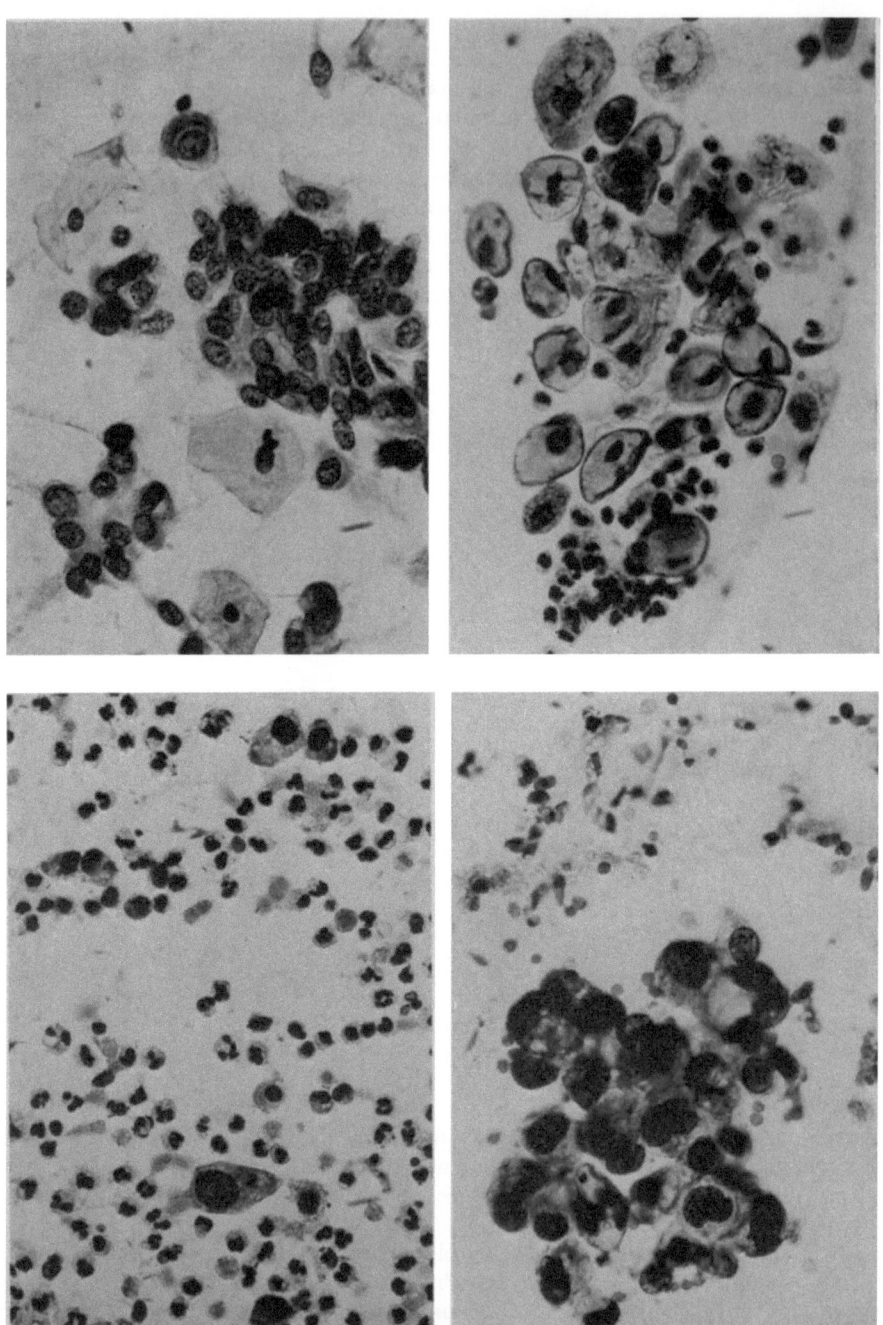

Abb. 2. Urinsedimente/Papanicolaou-Färbung (Vergr. 330fach). Oben links: Drei große reife plattenepitheliale Zellen, zahlreiche Zellen des Übergangsepithels, meist intermediärer Zelltyp. Oben rechts: Dys- bzw. metaplastische, teilweise lytische Epithelveränderungen, besonders unten links reichlich segmentkernige Leukocyten. Unten links: Reichlich segmentkernige Leukocyten, im unteren Teil eine noch gut beurteilbare Carcinomzelle. Unten rechts: Carcinomzellhaufen (einige Leukocyten und Erythrocyten)

über Ureterenkatheter und Spülungen verbessert sich die diagnostische Ausbeute. Die Untersuchung von Abstrichen, z. B. von Exzisaten ist sinnvoll.

Verlaufsbeobachtungen bei Papillomen und nach Operationen von Tumoren sind ohne Belastung des Patienten möglich. Urine und Spülflüssigkeiten müssen möglichst schnell, am besten innerhalb einer Stunde zentrifugiert und das Sediment ausgestrichen und luftgetrocknet oder fixiert werden. Für den Postversand an cytologische Laboratorien sind luftgetrocknete, Äther/Alkohol- oder sprayfixierte Ausstriche zu verwenden, mit konservierenden Zusätzen versehener Urin ist weniger geeignet, nativer Urin ist für den Postversand nicht geeignet. Je nach Material bzw. Vorbehandlung sind dann am besten die Pappenheim-Färbung oder die Färbung nach Papanicolaou, wenn möglich aber beide Färbungen zu verwenden. Die weiteren Abbildungen geben ein Beispiel für die normale Exfoliativcytologie des Urins, für leichtere Zellatypien bei Entzündungen und/oder Papillomen sowie für das cytologische Bild des Urinsediments bei einem Übergangsepithelcarcinom der Harnblase.

Literatur

1. Bergkvist, A., Ljungsqvist, A., Moberger, G.: Acta chir. scand. **130**, 371 (1965). — 2. Breinl, H., Dehnhard, F.: Öst. Z. Erforsch. u. Bekämpf. Krebskrankh. **26**, 419 (1970). — 3. Bossen, E. H., Johnston, W. W., Amatulli, J., Rowlands, D. T., Jr.: Acta cytol. (Philad.) **14**, 176 (1970). — 4. Esposti, P. L., Moberger, G., Zajicek, J.: Acta cytol. (Philad.) **14**, 145 (1970). — 5. Failde, M., Eckert, W. G., Patterson, J. M.: Acta cytol. (Philad.) **7**, 199 (1963). — 6. Foot, N. C., Papanicolaou, G. N., Holmquist, N. D., Seybolt, J. F.: Cancer (Philad.) **11**, 127 (1958). — 7. Kalnins, Z. A., Rhyne, A. L., Morehead, R. P., Carter, B. J.: Acta cytol. (Philad.) **14**, 243 (1970). — 8. Kastner, H., Haas, P., Bajardi, F.: Öst. Z. Erforsch. u. Bekämpf. Krebskrankh. **26**, 419 (1970). — 9. Kelâmi, A., Kirstaedter, H.-J.: Z. Urol. **62**, 519 (1969). — 10. Kirstaedter, H.-J., Kelâmi, A.: Diagnostik **2**, 312 (1969). — 11. Papanicolaou, G. N., Marshall, V. F.: Science **101**, 519 (1945). — 12. Wiggishoff, C. C., McDonald, J. H.: J. Urol. (Baltimore) **102**, 170 (1969).

ATAY, Z. (Department für Pathologie der Med. Hochschule Hannover): **Cytomorphologische Befunde im Urin bei Abstoßungskrisen nierentransplantierter Patienten**

Eine frühzeitige Diagnose der Abstoßungskrise nach Nierentransplantation ist klinisch sehr schwierig. Im Rückblick auf über 800 Urinuntersuchungen bei 16 nierentransplantierten Patienten hat sich jedoch gezeigt, daß die Cytomorphologie des Harnsedimentes eine zusätzliche, sehr wertvolle diagnostische Hilfe bei der Diagnose der Abstoßung darstellt.

Bei insgesamt acht Patienten mit cytologisch diagnostizierten Abstoßungskrisen, die auch klinisch und histologisch verifiziert wurden, fanden sich folgende morphologische Merkmale: Die Zellzahl im Sedimentausstrich bzw. im Filterpräparat ist mäßig bis stark erhöht, wobei Tubulusepithelien und Lymphocyten deutlich überwiegen neben Erythrocyten, Epithelcylindern und Kernschatten. Die Tubulusepithelien — häufig in papillärer Anordnung — weisen eine starke Anisokaryose, prominente Nucleolen auf und eine Zellpolymorphie, die gelegentlich zur Verwechslung mit Tumorzellen führen kann.

Nach entsprechender Behandlung normalisiert sich das Zellbild wieder. Liegt eine chronische Abstoßung vor, so sind fortlaufend Tubulusepithelien mit ihren Atypien zu finden.

Die Cytologie des Harnsedimentes erlaubt neben der frühzeitigen, d. h. sämtlichen klinischen Parametern vorausgehenden Diagnose einer Abstoßung auch die Differentialdiagnose gegenüber Harnwegeinfektion und den Tubulusnekrosen unterschiedlicher Genese.

DROESE, M. (Institut für Klin. Cytologie der TU München): **Aspirationscytologie des männlichen Urogenitaltraktes**

Erkrankungen der Niere, des Hodens, des Nebenhodens und vor allem der Prostata können durch Feinnadelpunktion cytologisch diagnostiziert werden. Führend auf diesem diagnostischen Feld ist Schweden.

Die Feinnadelpunktion kann in der Diagnostik der Nierentumoren eine wichtige Ergänzung röntgenologischer und angiographischer Verfahren sein. Sie kann einen Beitrag leisten zur Differentialdiagnose cystischer und solider Tumoren. Nach von Schreeb u. Franzén [15] ist die cytologische Diagnose des hypernephroiden Carcinoms in hohem Maße verläßlich. Der cytologische Differenzierungsgrad kann eine tragfähige Basis für die Prognose sein. Die Feinnadelpunktion ist ungeeignet für die Erkennung nichtneoplastischer Erkrankungen der Niere, da Glomerulumstruktur und Gefäßbild cytologisch nicht erfaßt werden.

Leicht zugänglich für die Feinnadelpunktion sind Schwellungen des Hodens und Nebenhodens. Die Punktate ermöglichen die cytologische Diagnose Hydrocele, Spermatocele, unspezifische und granulomatöse Entzündung sowie Seminom [7, 18]. Erfahrungsberichte über die Treffsicherheit der Methode liegen jedoch noch nicht vor. Persson u. Mitarb. [12] haben neben der histologischen Methode die Feinnadelpunktion des Testis in der Diagnostik der Azoospermie erprobt. Für die Beurteilung der Aktivität der Spermiogenese sind beide Methoden gleichwertig.

Die transrectale Feinnadelpunktion der Prostata hat breite Anwendung gefunden. Sie wird ausgeführt nach der erstmals 1960 von Franzén, Giertz u. Zajicek beschriebenen Tecknik [8]. Das Instrumentarium besteht aus einer 10 ml-Spritze, versehen mit einem Bügel, der die Aspiration mit einer Hand erleichtert, einer nahezu 22 cm langen Nadel mit einem Außendurchmesser von 0,7 mm und einer leicht gebogenen Metallführungshülse. Das distale Ende der Führungshülse trägt einen Ring für den palpierenden Zeigefinger. Eine verstellbare Metallplatte, die auf dem Daumenballen ruht, dient der Stützung der Führungshülse. Der Patient liegt bei der Punktion in Steinschnittlage. Unter Führung der palpierenden Fingerspitze wird die Nadel in den verdächtigen Prostatabezirk vorgeschoben. Die Aspiration des Gewebsmaterials erfolgt durch Retraktion des Spritzenkolbens. Unter Aufrechterhaltung des negativen Drucks wird die Nadel mehrfach schnell bei geringer Richtungsabweichung vor und zurück geführt. Der negative Druck muß ausgeglichen werden, bevor die Nadel aus der Prostata zurückgezogen wird. So wird verhindert, daß Darminhalt aspiriert wird und das aspirierte Prostatamaterial aus der Nadel in die Spritze gerät, wo es für den Ausstrich verloren ist. Die Spritze wird nach Abnahme der Nadel mit Luft gefüllt. Die Nadel wird erneut aufgesetzt und das aspirierte Material wird mit einem geschliffenen Deckglas oder einem zweiten Objektträger unter leichtem Druck ausgestrichen. Der luftgetrocknete Ausstrich wird nach Pappenheim, der in Alkohol fixierte nach Papanicolaou gefärbt.

Die transrectale Feinnadelpunktion der Prostata ist nur indiziert bei suspekten Tastbefunden. Sie sollte nicht in der Diagnostik der Prostatitis angewandt werden. Der transrectale Weg ist besonders geeignet, da 99% der Carcinome subkapsulär und überwiegend an der dorsalen Circumferenz entstehen [16].

Bei der Punktion des normalen, atrophischen und adenomatösen Prostatagewebes findet man in den Punktatausstrichen einschichtige Epithelverbände mit Honigwabenstruktur, seltener mehrschichtige Zellhaufen und aus dem Verband gelöste Zellen. Die Kerne sind rund oder oval. Die Chromatinstruktur ist granulär und 1 bis 2 kleine Nucleoli können sichtbar sein (Abb. 1).

Degenerative Zellveränderungen, Granulocyten, Lymphocyten, Plasmazellen, Histiocyten und Makrophagen kennzeichnen das cytologische Bild der Prostatitis. Metaplastische Plattenepithelien und Riesenzellen vom Fremdkörpertyp werden häufig beobachtet. Besondere Beachtung verdient die eosinophile granulomatöse Prostatitis, die mit derben Knoten einhergeht und palpatorisch nicht von einem Carcinom abgrenzbar ist. Cytologisch findet man Epitheloidzellen, Fremdkörperriesenzellen und eosinophile Granulocyten. Epitheloidzellen werden auch bei der tuberkulösen Prostatitis gesehen.

Zellatypien, Veränderungen der Architektur der Zellverbände und eine verstärkte Zelldissoziation sind die cytologischen Kriterien eines Prostatacarcinoms. Die wichtigsten Zeichen der Zellatypie sind Kernpolymorphie, nackte Zellkerne, Irregularitäten der Chromatintextur und prominente Nucleoli mit deutlicher Varianz in Form und Größe. Das wichtigste Strukturelement sind die mikroadenomatösen Komplexe [6]. Die Kerne sind ringförmig um eine zentrale strukturlose Cytoplasmamasse angeordnet.

Nach Esposti [6] sind cytologisch drei Differenzierungsgrade des Prostatacarcinoms zu unterscheiden. Hochdifferenzierte Carcinome zeigen mikroadeno-

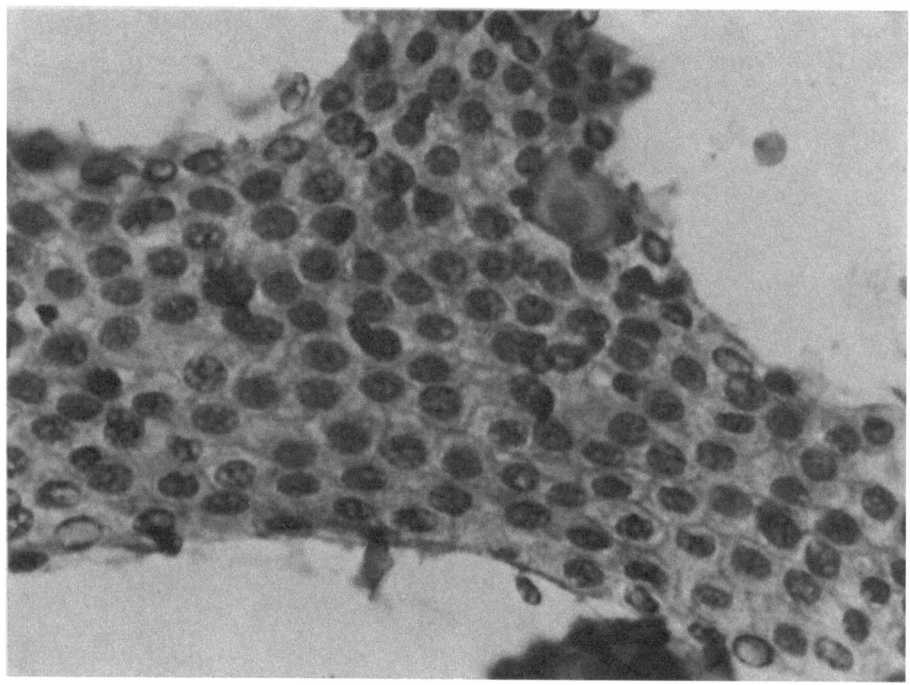

Abb. 1. Normaler Prostataepithelverband (Papanicolaou, 540 ×)

matöse Strukturen, manchmal eine leichte Kernpolymorphie und keine oder nur eine geringe Zelldissoziation. Die mäßig differenzierten Carcinome dagegen zeigen neben mikroadenomatösen Komplexen eine deutliche Kernpolymorphie und eine vermehrte Zelldissoziation (Abb. 2). Das typische Merkmal eines undifferenzierten Carcinoms sind überwiegend oder total dissoziierte polymorphe Tumorzellen, die oft nacktkernig sind und prominente polymorphe Nucleoli haben.

Sowohl Esposti [6] als auch Ekman u. Mitarb. [4] konnten eine gute Übereinstimmung von cytologischem und histologischem Differenzierungsgrad der Prostatacarcinome feststellen. Esposti [6] konnte auch den Nachweis erbringen, daß die Oestrogenansprechbarkeit bei cytologisch hochdifferenzierten höher als bei mäßig differenzierten Carcinomen ist. Die meisten undifferenzierten Carcinome zeigen keine celluläre Reaktion. Die Oestrogenansprechbarkeit läßt sich cytologisch ablesen an regressiven Veränderungen der Tumorzellen und am Auftreten metaplastischer Plattenepithelien und sog. Glykogenzellen (Abb. 3). Diese Ver-

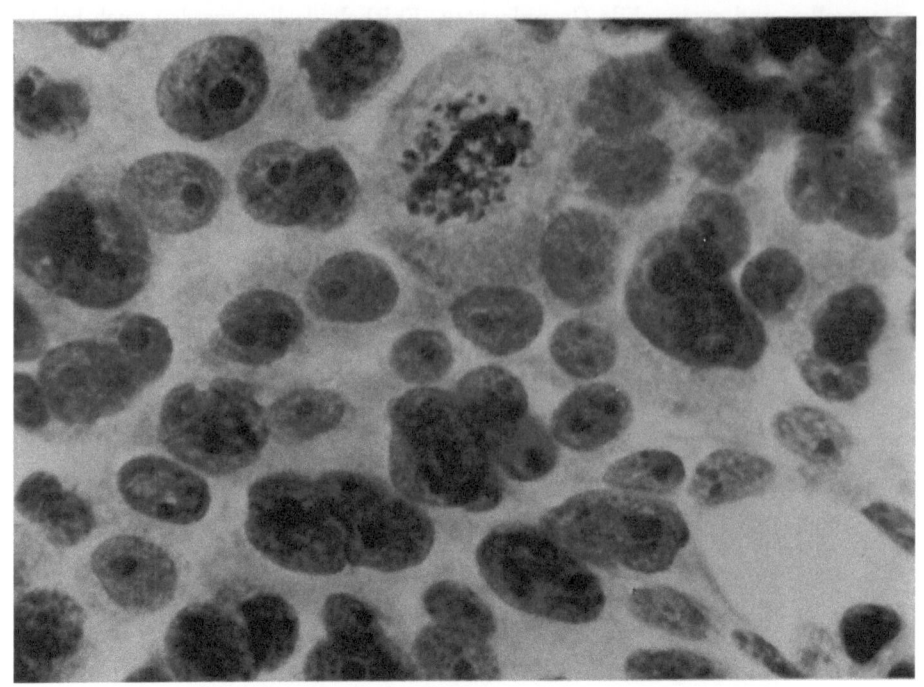

Abb. 2. Mäßig differenziertes Prostatacarcinom (Papanicolaou, 540 ×)

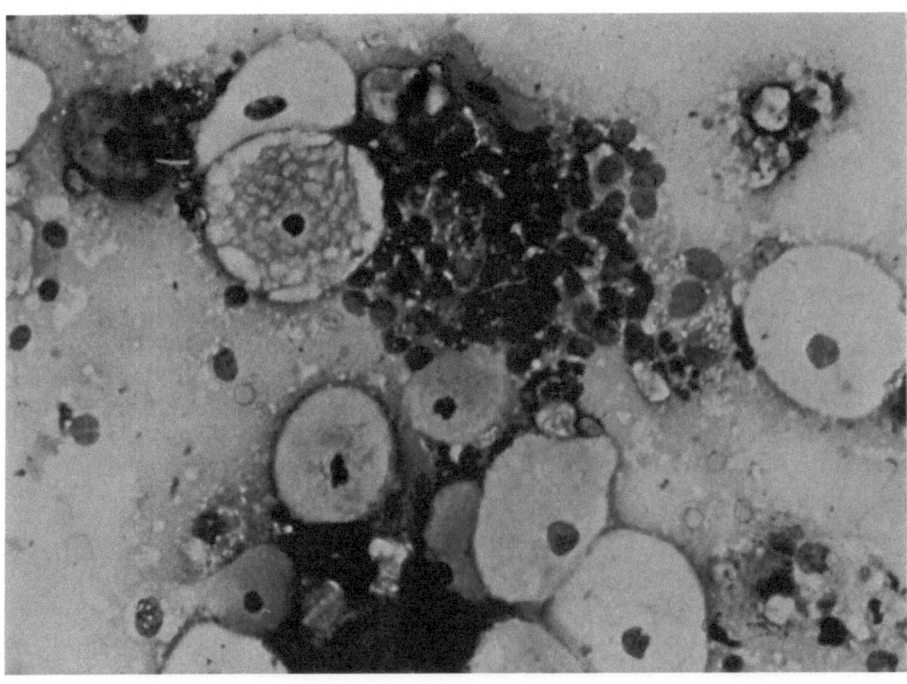

Abb. 3. Tumorzellen und Glykogenzellen nach 6wöchiger Oestrogenbehandlung eines mäßig differenzierten Prostatacarcinoms (May-Grünwald-Giemsa, 540 ×)

Tabelle 1. *Treffsicherheit der cytologischen Diagnose bei transrectaler Feinnadelpunktion suspekter Tastbefunde der Prostata*

Autoren	Fälle mit cytologischer und histologischer Untersuchung	Fälle mit histologischer Diagnose Prostatacarcinom	Cytologischer Befund			unzureichendes Material
			positiv	verdächtig	negativ	
Esposti, 1966	162	60	54 (90%)	1 (1,7%)	5 (8,3%)	
Andersson u. Mitarb., 1967	64	29	18 (62%)	?	?	
Ekman u. Mitarb., 1967	100	45	34 (75,5%)	5 (11,1%)	3 (6,7%)	3 (6,7%)
Schnürer u. Mitarb., 1969	163	82	76 (92,6%)	2 (2,4%)	4 (5%)	
Sparwasser u. Mitarb., 1970	?	24	22 (91,7%)		2 (8,3%)	
Kaulen u. Mitarb., 1971	155	46	40 (87%)	4 (8,7%)	2 (4,3%)	

änderungen werden bereits nach 2 bis 3 Wochen oder aber erst 3 bis 4 Monate nach Therapiebeginn beobachtet.

Das bisher größte Untersuchungsmaterial wurde 1966 von Esposti [5] veröffentlicht. Bei 1110 Patienten mit suspektem Palpationsbefund wurde cytologisch in 30% der Fälle ein Prostatacarcinom nachgewiesen. In 6% der Fälle wurde eine cytologische Verdachtsdiagnose gestellt.

Die Treffsicherheit der Feinnadelpunktion kann bei einwandfreier Punktionstechnik und Erfahrung in der Prostatacytologie mit etwa 90% veranschlagt werden (Tab. 1). Mit etwa 10% falsch negativen Ergebnissen ist zu rechnen. Dieser Prozentsatz läßt sich ganz entscheidend durch eine Wiederholungspunktion senken. Bei hormonell vorbehandelten Carcinomen ist die Trefferquote deutlich niedriger [9, 17].

Über sicher falsch positive Ergebnisse wurde nur vereinzelt berichtet [13]. Bei einwandfreier Technik und ausreichender Punktionserfahrung muß in 2 bis 5% der Fälle mit unzureichendem Ausstrichmaterial gerechnet werden [5, 3, 4, 10].

Ernste Komplikationen sind bei der transrectalen Feinnadelpunktion bisher nicht beobachtet worden. Eine Mikrohämaturie und leichte Temperaturerhöhung traten gelegentlich auf. Die perineale und transrectale Stanzbiopsie mit histologischer Untersuchung des Stanzcylinders zeigen eine Trefferquote von etwa 80 bis 90% [11, 2]. Die cytologische Untersuchung mit der transrectalen Feinnadelpunktion kann demnach als gleichwertig betrachtet werden. Die Vorteile der Feinnadelpunktion sind:

Vorbereitungen, wie ein Reinigungseinlauf, sind nicht notwendig;
eine Anästhesie ist entbehrlich;
die Punktion wird nahezu ausnahmslos gut toleriert;
die Punktion ist jederzeit wiederholbar;
die Punktion ist ambulant durchführbar;
bei einer Sitzung sind mehrere Aspirationsbiopsien möglich.

Die Feinnadelpunktion empfiehlt sich somit als überlegenes Verfahren für die ambulante Diagnostik. Als Alternative bietet sich seit kurzem die Tru-Cut-Nadel Travenol an. Die transrectale Biopsie mit dieser Nadel wird ebenfalls ohne Anästhesie durchgeführt und es wird ein für die histologische Untersuchung ausreichender Gewebscylinder gewonnen. Nachteile gegenüber der Feinnadelpunktion sind erhebliche Schmerzen bei etwa ein Fünftel der Patienten und eine nicht so große Treffsicherheit kleiner suspekter Knoten, da die Nadelführung durch den palpierenden Finger weniger exakt ist als bei der transrectalen Feinnadelpunktion. Eine abschließende Bewertung der Tru-Cut-Nadel steht jedoch noch aus.

Die transrectale Feinnadelpunktion wird sich wahrscheinlich auf Grund ihrer praktischen Vorzüge und ihrer diagnostischen Zuverlässigkeit in der Vorsorgemedizin durchsetzen. Die kleine Zahl wiederholt negativer und suspekter cytologischer Befunde bei verdächtigem Palpationsbefund sollte immer der histologischen Klärung zugeführt werden. Die cytologische Diagnose Prostatacarcinom bildet in Schweden eine verläßliche morphologische Basis für die Therapie. Sparwasser u. Lüchtrath [19] halten einschränkend alle erforderlichen therapeutischen Maßnahmen nur dann für gerechtfertigt, wenn neben dem positiven cytologischen Resultat auch andere klinische Befunde eindeutig auf ein Prostatacarcinom hinweisen.

Literatur

1. Alken, C. E.: Leitfaden der Urologie, 5. Aufl. Stuttgart: Thieme 1970. — 2. Andersson, L., Jönsson, G., Brunk, U.: Scand. J. Urol. Nephrol. **1**, 227 (1967). — 3. Bachmann, K.: Schweiz. med. Wschr. **99**, 291 (1969). — 4. Ekman, H., Hedberg, K., Persson, P. S.: Brit. J. Urol. **39**, 544 (1967). — 5. Esposti, P.-L.: Acta cytol. (Philad.) **10**, 182 (1966). — 6. Esposti, P.-L.: Scand. J. Urol. Nephrol. **5**, 199 (1971). — 7. Esposti, P.-L.: Mündl. Mitt. (1971). — 8. Franzén, S., Giertz, G., Zajicek, J.: Brit. J. Urol. **32**, 193 (1960). — 9. Faul, P., Kloster-

halfen, H., Schmiedt, E.: Urologe A **9**, 120 (1970). — 10. Kaulen, H., Droese, M., Brinkmann, B., Davidts, H. M.: Vergleichende Untersuchungen zwischen Prostata-Cytologie und -Histologie. Vortrag, 17. Tagg. der Nordrh.-Westf. Ges. f. Urologie. Bonn 18. u. 19. Juni 1971. — 11. Lutzeyer, W., Schiffer, A.: Urologe A **9**, 303 (1970). — 12. Persson, P. S., Åhrén, G., Obrant, K. O.: Scand. J. Urol. Nephrol. **5**, 22 (1971). — 13. Rheinfrank, R. E., Nulf, T. H.: Endoscopy **1**, 27 (1969). — 14. Schnürer, L. B., Fritjofsson, Å., Lindgren, A., Magnusson, P.-H., Pettersson, S.: Feinkalibrige Aspirationsbiopsie und Stanzkanülenbiopsie in der Diagnostik des Prostatakarzinoms. Eine zytologische-histologische Vergleichsstudie. Vortrag 5. Tagung Schweiz. Ges. f. Klin. Cytologie gemeinsam mit Dtsch. Ges. f. Zytologie und Österr. Ges. f. angew. Zytologie, 27.—29. März, Sils-Maria. — 15. von Schreeb, T., Franzén, S., Ljungqvist, A.: Scand. J. Urol. Nephrol. **1**, 265 (1967). — 16. Schröder, F. H., Burwick, P.: Urologe A **10**, 126 (1971). — 17. Schulte-Wissermann, H., Lüchtrath, H.: Virchows Arch. path. Anat. **352**, 122 (1971). — 18. Söderström, N.: Fine-needle aspiration biopsy: Used as a direct adjunct in clinical diagnostic work. Stockholm: Almqvist and Wiksell 1966. — 19. Sparwasser, H., Lüchtrath, H.: Urologe A **9**, 281 (1970).

HAUPTMANN, E., ČREPINKO, I., ŠKRABALO, Z. (Interna Klinika „O. Novosel", Med. fakultet, Zagreb): **Aspirationscytologie der Schilddrüse**

Von den zwei in der Klinik meist angewandten morphologischen diagnostischen Methoden, der Cytologie und der Histologie, ist die erste im Vorteil, weil sie das Studium der Einzelheiten der Zellen besser ermöglicht; ihr Nachteil ist, daß sie nichts über die Struktur des Gewebes und das Verhalten der Zellen zueinander aussagen kann. Das ist der Vorteil der Histologie und außerdem ihre lange Erfahrung, die sich über Jahrzehnte erstreckt. Beide Methoden vervollständigen sich, können aber auch einzeln zu diagnostischen Zwecken in der Klinik verwendet werden, wobei natürlich die Histologie im Vorteil ist. Die Schilddrüse ist jedoch eines jener Organe, bei dem oft die Diagnose allein cytologisch gestellt wird.

Über die Aspirationscytologie der Schilddrüse sind in allen Teilen der Welt mehr als 50 Arbeiten geschrieben worden. Angefangen mit den Pionierpublikationen, die zu gleicher Zeit (1948) in Polen (Tempka, Aleksandrowitz u. Till) und in Uruguay (Piaggio-Blanco, Paseyro, Grosso) erschienen, denen die Arbeiten von Söderström, Persson, Lopes Cardozo, Škrabalo, Scheusener und vieler anderer folgten, bis auf die heutigen Tage.

Was sieht nun der Cytologe im Material der Schilddrüse? Die funktionelle Einheit des Parenchyms dieser Drüse stellt eine einschichtige Lage von Zellen dar — das follikuläre Epithel —, welches eine zentrale Masse von Eiweiß umfaßt — das Kolloid. Die Zelle des follikulären Epitheliums, der Thyreocyt, erscheint im Ausstrich in zwei Formen, die wir als inaktiven und aktiven Thyreocyten bezeichnen. Der inaktive Thyreocyt ist eine kleine Zelle von der Größe eines Lymphocyten und hat einen runden, meist nackten Zellkern mit etwas grob strukturiertem Chromatin. Diese Thyreocyten können manchmal in konzentrischen Gruppen liegen und etwas Kolloid enthalten, Mikrofollikel genannt. Dieser stellt ein rundes, scharf begrenztes, rot-violettes Gebilde dar, dessen Größe zwischen 50 und einigen hundert μ variiert. Der aktive Thyreocyt hat einen etwas größeren runden Kern mit körnigem Chromatin, 8 bis 10 μ im Durchmesser; im Zellkern findet man oft 1 bis 2 Nucleolen, während das Cytoplasma unscharf begrenzt und meistens schwach basophil ist und vereinzelt zarte Granula enthält. Wenn diese Zelle in einen hyperaktiven Zustand übergeht, dann ist sie durch eine körnige Granulation gekennzeichnet, die teilweise paravacuolär liegt, die „paravacuoläre Granulation", wie sie von vielen Autoren genannt wird (hyperaktiver Thyreocyt). Umgekehrt, in einer hypoaktiven Phase, wird das Cytoplasma ganz farblos, die Granula schwinden gänzlich, und es erscheint eine Makronucleose im Ausstrich (hypoaktiver Thyreocyt).

Als nächste Zelle, die in der Schilddrüse gefunden wird, ist der Phagocyt zu nennen. Er ist durch einen mehr oder weniger peripher gelagerten Kern und schaumiges Cytoplasma („foamy cell") gekennzeichnet. Das Cytoplasma enthält aber oft auch dunkel gefärbtes Pigment. Die Frage nach der Herkunft dieser Zelle ist ungelöst: ist sie thyreogener Herkunft oder gehört sie dem Reticulum an?

Das Kolloid, eine homogene, nach MGG rötlich bis violett gefärbte Masse, ist ein weiteres Element im Ausstrich.

Ob der Onkocyt (Hürthlesche Zelle, Askanazy-Zelle) eine spezifische Schilddrüsenzelle ist, oder auch in anderen Drüsen vorkommt, ist cytologisch eine unbeantwortete Frage. Es ist eine relativ große Zelle, 20 bis 50 µ im Durchmesser, mit rundem, oft peripher gelegenem Kern und von polygonaler Form; das Cytoplasma ist schwach acidophil bis schwach basophil.

Einen weiteren Schritt in dem Studium der Zelle und ihrer Funktion bieten die Cytochemie, die Elektronenmikroskopie und die Autoradiographie. Wir verfügen nur über cytochemische Erfahrungen und können daher die Resultate der Elektronenmikroskopie und Autoradiographie hier nicht einschließen. Cytochemisch versuchten wir Kohlehydrate, Lipide und neutrale Fette, Proteine sowie Ribo- und Desoxyribonucleinsäure darzustellen, außerdem Enzyme, wie saure und alkalische Phosphatase, und die Peroxydase.

Mit der PAS-Färbung auf verschiedene Kohlehydrate färben sich normale Thyreocyten kaum. Aktive und hyperaktive Thyreocyten jedoch deutlich rötlich und besonders deren Granula. Diese Granula entsprechen wahrscheinlich den sog. „colloid droplets" die elektronenmikroskopisch sichtbar sind und deren Zahl in der hyperaktiven Phase der Follikel ansteigt. Das Kolloid ist deutlich PAS-positiv. Es ist stärker färbbar in der inaktiven Phase des Follikelepithels. Die Phagocyten zeigen Anhäufungen von PAS-positivem Material, bedingt durch die Menge des phagocytierten Kolloids. Hypoaktive Schilddrüsen, also jene von Hypothyreosen, zeigen keine PAS-positiven Granula.

Die Aktivität der Thyreocyten macht sich auch mit der Methylgrün-Pyroninmethode bemerkbar; auch hier färbt sich bei Hyperthyreosen das Cytoplasma stärker als im euthyreotischen Zustand. Auch die Färbung auf Lipide und neutrale Fette (Sudan B-black, und Sudan III) zeigt Färbungsphänomene jedoch nur in den Phagocyten, wo mit Sudan B deutlich schwarz verfärbte Granula oft in großer Zahl sichtbar sind. Die anderen Zellen bleiben ungefärbt oder zeigen nur einen grauen Hauch. Mit Sudan III sieht man jedoch sehr schön die orangegelbe Färbung der Fette in den Thyreocyten und deren Übergang zu Fett enthaltenden Phagocyten. Es liegt durch diese Färbung sehr nahe, daß wenigstens ein Teil der Phagocyten in der Schilddrüse thyreogener Herkunft ist.

Der Nachweis von proteingebundenen Sulfhydrilgruppen mit der Ferroferricyanidmethode verfärbt das Cytoplasma der Thyreocyten leicht grau, unabhängig von dem Funktionszustand der Zelle, die Phagocyten enthalten blau gefärbte Granula, während das Kolloid ungefärbt oder kaum gefärbt bleibt.

Der Nachweis von Enzymen — der Peroxydase, der alkalischen Phosphatase und der sauren Phosphatase — zeigte nur bei Färbung auf saure Phosphatase in den Thyreocyten Veränderungen, während die Färbungen auf die anderen zwei Enzyme nur schwächere oder stärkere Färbung in den Phagocyten zeigten. Die Färbung auf saure Phosphatase mit der Azo-Farbstoffmethode zeigt jedoch im Cytoplasma der Thyreocyten braune, verstreute Granula; die Zahl dieser Granula und ihre Größe wächst mit der Aktivität der Thyreocyten an und ist bei Hyperthyreosen ausgesprochen. Auch die Phagocyten färben sich deutlich mit dieser Methode.

Wenn wir also die cytochemischen Befunde an Schilddrüsenpunktaten resümieren, dann geht daraus hervor, daß die PAS-Färbung zum Nachweis von

Kohlehydraten, die Methylgrün-Pyroninmethode zum Nachweis von DNS und RNS, und die Azo-Farbstoffmethode zum Nachweis der sauren Phosphatase von dem funktionellen Zustand der Zellen abhängen, während die übrigen hier angeführten Färbungsmethoden keine wesentlichen Befunde zur Feststellung des Funktionsstadiums der Zelle ergeben.

Außer zur Erkennung funktioneller Stadien des Schilddrüsenepithels ist die Aspirationscytodiagnostik auch in der Erkennung verschiedener pathologischer Prozesse, wie Entzündungen, benigner und maligner Tumoren, von Bedeutung. An einem 11jährigen Schilddrüsenpunktionsmaterial von 9577 Punktionen an 9053 Patienten wurden folgende cytologische Diagnosen gestellt (Tab. 1). Funktionelle Veränderungen, wie Hyper-, Hypo- und Euthyreosen, machen den größten Teil unseres Materials aus; dann kommen verschiedene Entzündungen — Thyreoiditis acuta, de Quervain und lymphomatosa — und endlich Tumore (Hürthlesche Tumore und Carcinome). Wie man am Ende der Tabelle sieht, waren 1402 Punktate, d. h. 14,7% aller Punktionen nicht verwertbar, teils wegen Mangels an Material oder durch Beschädigung der Zellen.

Tabelle 1. *Cytologische Befunde von Schilddrüsenpunktaten (1959 bis 1970)*

Euthyreosis	7050 (7050)[a]
Hyperthyreosis	427 (427)
Hypothyreosis	42 (42)
Thyreoiditis acuta	47 (39)
Thyreoiditis de Quervain	77 (62)
Thyreoiditis Hashimoto	402 (192)
Hürthle-Tumor	56 (39)
Carcinoma	74 (62)
Nicht verwendbar	1402 (1140)[b]
	9577 (9053)

[a] Anzahl der Fälle.
[b] 14,7% aller Punktate.

In den Ausstrichen von Thyreoiditis acuta findet man neben stark beschädigten Thyreocyten zahlreiche neutrophile Granulocyten und oft auch Mikroorganismen. Dieses cytologische Bild ist bei wiederholten Punktionen spätestens 3 Wochen nach Beginn der Behandlung geschwunden.

Die Punktate von Thyreoiditis de Quervain waren durch Fremdkörperriesenzellen und Anhäufungen von Epitheloidzellen charakterisiert; auch fanden sich lymphatische Zellen im Ausstrich, während nur wenig Thyreocyten sichtbar waren, oft mit degenerativen Veränderungen. Dieses cytologische Bild persistierte längere Zeit; einmal fanden wir es noch 14 Monate nach der ersten Punktion.

Die Schilddrüsenpunktate von Thyreoiditis lymphomatosa zeigten zahlreiche lymphatische Zellen, und es bestand oft die Ähnlichkeit im Ausstrich mit der einer hyperplastischen Lymphdrüse. Neben Lymphocyten wurden Prolymphocyten, Lymphoblasten, Plasmazellen und Reticulumzellen gesehen, dazwischen kleinere und größere Anhäufungen von Thyreocyten. Obwohl es größtenteils normale Thyreocyten waren, fanden sich oft auch solche, die wir hypoaktive nennen. Auch Hürthlesche Zellen wurden in einigen Präparaten gefunden. Das cytologische Bild der Thyreoiditis lymphomatosa hat sich bei den Patienten im Laufe der Behandlung relativ wenig geändert. Bei vier Kranken hatten wir nach 5jähriger Beobachtungsdauer noch immer das gleiche cytologische Bild. Das, was sich ändert, sind die Thyreocyten: die Zahl der hypoaktiven Thyreocyten wächst an: auch mehr Hürthlesche Zellen wurden in den späteren Punktaten gefunden. Die Ausstriche von Thyreoiditis lymphomatosa wurden auch mit der PAS-Methode und der Azo-Farbstoffmethode behandelt, um Einsicht in den funktionellen Zustand der Thyreocyten zu bekommen. Beide Methoden ergaben nur schwach positive Resultate.

Bei den primären Carcinomen der Schilddrüse kann man cytologisch einen follikulären, einen papillären und einen undifferenzierten Typ unterscheiden. Der follikuläre Typ zeigt runde oder längliche Zellen mit relativ reichhaltigem Cytoplasma und deutlichen Nucleolen im Kern; der papilläre Typ hat kleinere Zellen, die in Anhäufungen liegen, teilweise Thyreocyten ähnlich sind mit mäßig ausgeprägter Anisocytose und Anisonucleose; stellenweise findet man aber auch sehr große Zellen. Das Bild des undifferenzierten Carcinoms zeigt eine wilde Wucherung der Zellen mit stark ausgeprägter Anisonucleose, Deformierungen des Kernes und anderen Atypien. Die saure Phosphatase ist in den Carcinomzellen ausgesprochen positiv.

Einen besonderen Tumor der Schilddrüse stellt der Hürthlesche Tumor dar, der als Adenom oder Carcinom bezeichnet wird. Er ist aus Hürthleschen Zellen aufgebaut, die durch scharf begrenztes, azidophiles Cytoplasma und einem ca. 8 bis 10µ großen Kern gekennzeichnet sind. Es sind die gleichen Zellen, die man auch sonst in der Schilddrüse vereinzelt sieht, unter anderem bei der Thyreoiditis lymphomatosa. Von einem Tumor kann jedoch nur gesprochen werden, wenn diese Zellen die dominierenden im Ausstrich sind. Bei der carcinomatösen Form dieses Tumors fällt die Anisocytose und noch mehr die Anisonucleose auf.

Wenn es gelungen ist, mit diesen Darstellungen zu zeigen, was der Cytologe in Schilddrüsenpunktaten sieht, so eröffnen sich gleichzeitig neue Fragen und Probleme, die, wie anderen Orts in der Medizin, auch in der Cytologie niemals enden.

Literatur

Einhorn, J., Franzén, S.: Acta radiol. (Stockh.) **58**, 321 (1962). — Lopes Cardozo, P.: Arch. Anat. path. **12**, 25 (1964). — May, E., Netter, A., Bloch-Michel, H.: Ann. Endocr. (Paris) **12**, 632 (1951). — Neumann, K.: Die Morphokinetik der Schilddrüse. Stuttgart: G. Fischer 1963. — Persson, S. P.: Acta med. scand. Suppl. **1967**, 483. — Piaggio-Blanco, R. A., Paseyro, P., Grosso, O. F.: Arch. urog. med. **32**, 81 (1948). — Schleusener, H., Schultz, R., Grunze, H.: Med. Klin. **60**, 709 (1965). — Škrabalo, Z.: Citokemijska ispitivanja funkcionalnih stanja štitnjače. Disertacija. Medicinski fakultet Zagreb, 1966. — Škrabalo, Z., Črepinko, I., Dimitrov, N., Hauptmann, E.: Die Anwendung von cytomorphologischen und cytochemischen Methoden in der Diagnostik der Struma. 13. Symposion der Dtsch. Ges. für Endokrinologie, S. 231 (1967). — Škrabalo, Z., Črepinko, I., Grgić, Z., Hauptmann, E.: Lijetn, vjesn. **83**, 1035 (1961). — Škrabalo, Z., Črepinko, I., Hauptmann, E.: Zdravstv. Novine **16**, 154 (1963). — Söderström, N.: Acta med. scand. **144**, 237 (1952). — Štulhofer, M., Črepinko, I., Škrabalo, Z., Urbanke, A., Hromatko, M.: Medicina (Rijeka) **5**, 197 (1968). — Tempka, T., Aleksandrowicz, J., Till, M.: Sang **19**, 336 (1948).

Aussprache

Herr H. DANNMEIER (Neumünster):

Zu Herrn HAUPTMANN: 1. Ergänzender Hinweis auf typisches Bild der Struma factitia mit Riesenkernbildungen.

2. Kerngröße nur bei sauberer Technik als Kriterium zu verwenden, da Verwechslung mit Schrumpfartefakten möglich.

Herr E. HAUPTMANN (Zagreb):

1. *Entsprechender Hinweis auf typisches Bild der Struma factitia mit Riesenkernbildungen.*

Antwort: Unter Behandlung mit thyreostatischen Substanzen ändert sich das cytologische Bild der Schilddrüse. So schwinden unter dieser Therapie bei Fällen von Hyperthyreosen nicht nur die hyperaktiven Thyreocyten, sondern treten — bei langdauernder Behandlung — auch mehr und mehr hypothyreotische Thyreocyten auf, also solche mit großen Kernen.

2. *Kerngröße nur bei sauberer Technik als Kriterium zu verwenden, da Verwechslung mit Schrumpfartefakten möglich.*
Antwort: Es ist besonders zu betonen, daß nur tadellose Präparate, bzw. tadellose Stellen in Präparaten zur cytologischen Analyse verwertet werden dürfen.

ZAJICEK, I., F.I.A.C. (Karolinska sjukhuset Stockholm): **Die Anwendung der Punktionscytologie bei der Diagnostik tastbarer Brustdrüsenveränderungen**

Der Wert der Punktionscytologie bei der Diagnostik des Mammacarcinoms ist in der Literatur viel diskutiert worden (eine Übersicht findet sich unter Nummer 1 des Literaturverzeichnisses). Die Meinungen schwanken von restloser Ablehnung der Methode bis zu begeisterter Bejahung. In bestimmten Fällen ist aber die Aspirationsbiopsie eine allgemein anerkannte diagnostische Methode. Beim inoperablen Mammacarcinom gilt die Nadelbiopsie als Methode der Wahl,

Tabelle 1. *Cytologische Befunde bei 2111 Fällen histologisch verifizierter Veränderungen der Brustdrüse*

Cytologische Befunde	Histologische Befunde								Total
	Benigne				Präcancerose		Carcinom[b]		
	Fibroadenom[a]		Andere						
	No.	%	No.	%	No.	%	No.	%	
Fett, Blut oder zellfreies Material	16	5,5	118	16,5	1	2,9	33	3,1	168
Cysteninhalt (Flüssigkeit)	6	2,0	252	35,2	7	20,6	6	0,6	271
Inflammatorische Zellen	2	0,7	37	5,2	—	—	—	—	39
Benignes Epithel	79	27,0	234	32,7	13	38,2	45	4,2	371
Fibroadenom	177	60,4	18	2,5	3	8,8	5	0,5	203
Zellatypien	—		41	5,7	1	2,9	17	1,6	59
Carcinomverdacht	13	4,4	15	2,1	5	14,7	139	13,0	172
Carcinom	—		1	0,1	4	11,8	823	77,0	828
Total	293		716		34		1068		2111

[a] In vier Fällen bestand histologisch Verdacht auf Fibrosarcoma phylloides.
[b] In sechs Fällen bestand histologisch Verdacht auf invasives Carcinom.

um die Diagnose vor der Strahlentherapie abzusichern. Ebenfalls überlegen ist die Aspirationsbiopsie bei der Unterscheidung einer diffus eitrigen Mastitis von einem Carcinom mit schwerer Begleitentzündung.

Bei anderer Fragestellung mag die Indikationsstellung zur Aspirationsbiopsie von Klinik zu Klinik schwanken. In einzelnen Arbeitsgruppen ist die Anwendung auf die Entleerung von Cysten beschränkt. Hat sich der Tastbefund nach der Punktion normalisiert, so kann dieses Vorgehen als therapeutisch angesehen werden, und eine chirurgische Behandlung erübrigt sich. Andere Arbeitsgruppen verwenden die Aspirationsbiopsie zur Abklärung fraglich maligner Befunde, die so einer Operation zugeführt werden können. Einem positiven cytologischen Befund folgt dann ohne zusätzliche histologische Absicherung die Mastektomie.

Um die Brauchbarkeit der Aspirationsbiopsie bei der cytologischen Mammadiagnostik beurteilen zu können, haben wir über 4700 Aspirationsbiopsien der Brust aus den Jahren 1955 bis 1964 zusammengestellt [2]. Bei 2111 Brüsten — das entspricht 45% der Untersuchungsreihe — folgte der Nadelbiopsie eine chirurgische Behandlung, so daß excidiertes Gewebe histologisch untersucht werden konnte. In diesen Fällen wurde das Ergebnis der cytologischen und histologischen Diagnostik miteinander verglichen (Tab. 1). Im folgenden werden auf Grund dieser

Zusammenstellung die cytologischen Befunde bei einigen Brustdrüsenveränderungen wie Mastitis, Dysplasie, Fibroadenom und Carcinom beschrieben werden.

Mastitis. Das Aspirat einer diffus eitrigen Mastitis besteht meistens aus mäßig festem Material, das zahlreiche Entzündungszellen wie Granulocyten, Lymphocyten, Monocyten, Schaumzellen und Phagocyten enthält. Die Diagnose ist dann einfach. Manchmal stellen aber größere Verbände von Schaumzellen und Histiocyten mit vergrößerten Nucleolen den weniger erfahrenen Diagnostiker vor Probleme. Ohne weiteres läßt sich aber bei Berücksichtigung des gesamten Zellbildes der gutartige Charakter der beobachteten Zellen nachweisen. Derartige Übergangsformen von Schaumzellen und Histiocytengruppen liegen in der Regel mit normalen Mammaepithelien zusammen.

Gutartige Dysplasie der Mamma. Jüngst hat die Nomenklaturkommission der Weltgesundheitsorganisation vorgeschlagen, folgende Veränderungen unter dem Begriff der gutartigen Dysplasie der weiblichen Brust zusammenzufassen: 1. Cyste, 2. Adenose, 3. regelrechte Epithelproliferation in Gängen und Drüsenläppchen, 4. Milchgangsektasie und 5. Fibrosklerose.

Das Material weist 1009 Fälle mit histologisch gesicherten gutartigen Brustdrüsenveränderungen auf (Tabelle). In 37% der Aspirationsbiopsien dieser Fälle fand sich eine gelbe oder braune Cystenflüssigkeit, sie konnte auch blutig gefärbt sein.

Bei der cytologischen Untersuchung derartiger Zystenflüssigkeiten beobachtet man gewöhnlich nur schaumige Phagocyten. Die Punktionsflüssigkeit kann aber auch zellreich sein und sowohl Entzündungszellen als auch Phagocyten enthalten, besonders wenn nach der Punktion noch eine tastbare Veränderung vorhanden ist. In einzelnen Ausstrichen können auch Epithelzellen in papillärer Anordnung mit unterschiedlichen Graden von Atypien vorkommen.

Das Vorhandensein einer oder mehrerer Cysten erschwert die Erhebung eines Tastbefundes an der Brust. Wenn die Cystenflüssigkeit durch Punktion abgezogen ist, kann die Veränderung leichter beurteilt werden. Wenn keine tastbare Resistenz zurückbleibt, kann entsprechend der Gepflogenheit der Klinik die Cyste belassen oder entfernt werden. Bleibt nach Punktion der Cyste noch eine tastbare Resistenz zurück, so wird in jedem Fall der Knoten exstirpiert. Das weitere Vorgehen wird hierbei also nicht durch den cytologischen Befund beeinflußt. Eine Ausnahme bilden jene seltenen Fälle, in denen Carcinomzellen aus der Cystenwand in der Punktionsflüssigkeit gefunden wurden.

Bei gutartiger Dysplasie enthalten die Ausstriche meist nur wenige Gruppen aus dichtgepackten Milchgangsepithelien. Einzeln liegende Milchgangsepithelien kommen selten vor und sind dann gewöhnlich degenerativ verändert. In 12% der Fälle findet man apokrine Zellen. Häufig sind bipolare Zellformen, die sich wahrscheinlich von den Myoepithelien ableiten.

In den meisten Ausstrichen mit gutartiger Mammadysplasie kommen keine schwerwiegenden Zellatypien vor und die cytologische Diagnose einer gutartigen Veränderung ist unproblematisch. In 15 Fällen wurde cytologisch ein Carcinomverdacht geäußert und der verdächtige Knoten mit dem umgebenden Gewebe exstirpiert. Auf Grund der gegenwärtigen cytologischen Erfahrung bei der Beurteilung von Aspirationsbiopsien würde heute nur noch in 8 der 15 Fälle ein Malignomverdacht geäußert. In einem dieser acht Fälle wurden 2 Jahre nach der Gewebsentnahme unmittelbar unter dem Operationsfeld Carcinomgewebe und in den axillären Lymphknoten Metastasen gefunden. Die verbleibenden 7 Pat. mit cytologischem Carcinomverdacht sind in einem Beobachtungszeitraum von 5 bis 8 Jahren carcinomfrei geblieben.

Fibroadenom. In der untersuchten Serie fanden sich 293 histologisch diagnostizierte Fibroadenome.

Bei der klinischen Untersuchung findet man charakteristischerweise einen festen freibeweglichen Knoten, welcher jedoch mit einer Cyste oder einem Lipom, bei älteren Pat. auch mit einem Carcinom, verwechselt werden kann. Charakteristisch ist das Vorliegen eines cytologischen Ausstriches mit regelrechten Brustdrüsenepithelien. Die differentialdiagnostisch in Frage kommenden Veränderungen würden Cystenflüssigkeit, Fett oder Carcinomzellen zeigen.

68% der cytologisch beobachteten Fibroadenome zeigten zahlreiche Epithelzellen und 34% zusätzlich noch Stromafragmente. Im Gegensatz hierzu waren die Aspirate bei gutartiger Mammadysplasie im allgemeinen zellarm. In 4% der Fälle mit gutartiger Mammadysplasie fanden sich zahlreiche Epithelzellen im Abstrich. Stromafragmente konnten nur in 2% nachgewiesen werden.

Bei Berücksichtigung der Zellhäufigkeit und des Vorhandenseins von Stroma läßt sich in etwa 70% der Fälle die Verdachtsdiagnose eines Fibroadenoms stellen. Da aber in einzelnen Fällen mit gutartiger Mammadysplasie fälschlich die Diagnose eines Fibroadenoms gestellt wird, bedarf die cytologische Diagnose eines Fibroadenoms der histologischen Absicherung.

Carcinom. In 1068 Fällen wurde nach Punktion und Operation histologisch ein Mammacarcinom nachgewiesen. In 823 Fällen (77%) war zuvor cytologisch durch Aspirationsbiopsie die gleiche Diagnose gestellt worden. Ein Carcinomverdacht war cytologisch in etwa 13% geäußert worden. Zellatypien waren in etwa 2% aufgefallen. In 10% von insgesamt 1068

Fällen war cytologisch kein Krebsnachweis gelungen (im Jahre 1962 war dieser Wert auf 6% abgesunken).

Die nochmalige Durchsicht der Ausstriche, die zu einer falsch negativen Diagnose geführt hatten, zeigt, daß mangelnde diagnostische Erfahrung besonders in den ersten Jahren der Untersuchung in einem Drittel der Fälle zu einer falschnegativen Diagnose geführt hatte.

Übung bei der Vornahme der Aspirationsbiopsie sowie beim Beurteilen der Ausstrichpräparate und bei der Entscheidung, ob ein Fall noch einmal punktiert werden muß, sind die Voraussetzung für noch bessere Ergebnisse. Da auch wiederholt negative cytologische Befunde nicht beweisend für eine gutartige Veränderung sind, ist eine histologische Abklärung in allen klinisch zweifelhaften Fällen notwendig.

Literatur

1. Franzén, S., Zajicek, J.: Acta radiol. (Stockh.) Vol. 7, Fasc. 4, 241 (1968). — 2. Zajicek, J., Caspersson, T., Yakobsson, P., Kudynowski, J., Linsk, J., US-Krasovec, M.: Acta cytol. (Philad.) Vol. 14, No. 7, 370 (1970). — 3. Scarff, R. W., Torloni, H.: Histological typing of breast tumors. Geneva: World Health Organization 1968.

MORAWETZ, F. (II. Med. Abt., Wilhelminenspital Wien): **Die Mesotheliomdiagnose unter besonderer Berücksichtigung der Cytodiagnose**

Das Mesotheliom ist eine vom Deckepithel der serösen Häute ausgehende Geschwulst mit ausgeprägter Tendenz zu flächenhaftem Wachstum. Mesotheliome kommen in der Brust- und Abdominalhöhle sowie im Perikard vor. Die Pleuramesotheliome umwachsen die Lungenlappen in Form einer geschwulstigen Pleuraschwarte, wuchern zentripedal entlang der Interlobärspalten bis zum Hilus, überziehen das Zwerchfell und greifen auf die Brustwandmuskulatur über. Schließlich werden die Lungen von einer panzerähnlichen Schale umschlossen.

Alle diese Veränderungen bieten sich dem Pathologen. Ganz anders sieht es aber in der Klinik aus. Pleuramesotheliome tarnen sich nur allzuoft in Form eines scheinbar harmlosen pleuralen Ergusses, die Allgemeinbeschwerden des Kranken sind häufig nur geringfügig. Charakteristisch ist aber die *Beständigkeit* der Ergußbildung und die rasche Wiederauffüllung der Pleurahöhle mit Flüssigkeit nach der Punktion. Das Pleurapunktat ist oft gelblich, leicht trüb und fadenziehend, manchmal gummi-arabicum-ähnlich, gelegentlich auch hämorrhagisch.

Außer diesen diffus wachsenden, zumeist mit Erguß einhergehenden Pleuramesotheliomen kennen wir auch knotige Formen, bei welchen die Knotenbildungen allmählich an Größe zunehmen und im Röntgenbild schließlich zu einer kompletten Verschattung einer Lungenhälfte führen.

Um die Diagnose eines Pleuramesothelioms ist es im allgemeinen schlecht bestellt: Dies aus folgenden Gründen:

a) das häufigste Frühsymptom, die Pleuritis, wird fast immer als spezifische Pleuritis, als Lungeninfarkt oder als idiopathische Pleuritis fehlgedeutet, mehr oder weniger lange erfolglos behandelt, wodurch wertvolle Zeit für die Therapie verloren geht.

b) sind die von der Geschwulst exfoliierten Tumorzellen nur schwierig von den reaktiven (basophilen) Mesothelzellformen wie etwa bei Lungeninfarkt, cardialer Dekompensation und Entzündung zu unterscheiden.

Es gibt aber spezielle morphologische Kriterien, die die Diagnose eines Pleuramesothelioms ermöglichen. Dazu folgende Beispiele:

Beobachtung 1: F. Juliane, geb. 1908. Anamnese: Dezember 1971 Fieber und Hustenreiz, Pleuritis exsudativa links. Im Röntgenbild 2 Monate später eine etwa kindskopfgroße Rundschattenbildung der hinteren Thoraxwand aufsitzend.

Cytologische Untersuchung des Pleurapunktates: Zellreiche Ausstriche, in welchen sich größtenteils Pleuramesothelzellen finden. Immersionsvergrößerung: Einzelne größere Mesothelzellen mit randständig gelegenen, etwas unregelmäßig begrenzten, hyperchromatischen Kernen und unregelmäßiger Chromatinstruktur. Das Cytoplasma ist basophil, homogen, die Kernplasmarelation zugunsten der Kerne verschoben.

Pleurale Endoskopie: Die Pleura pulmonalis ist von einer geschwulstartigen Schwarte von bläulich-weißer Farbe überzogen.

Pleurale PE aus der Pleura pulmonalis: Abklatschpräparat: Ausgedehnte Pleuradeckzellenverbände, die bei Übersichtsvergrößerung noch keine eindeutigen Beweise für ein Mesotheliom liefern. In der Immersionsvergrößerung finden sich jedoch stärkere Kernunregelmäßigkeiten, auch hier Verschiebung der Kernplasmarelation zugunsten der Kerne, Kernhyperchromasie, morphologische Kriterien, die nun eindeutig für ein Pleuramesotheliom sprechen.

Pleurale PE, histologische Untersuchung: Pleuramesotheliom mit epithelähnlicher Lagerung der Tumorzellen und adenomaähnlichen Strukturen.

Beobachtung 2: Br. Karoline, geb. 1905. Anamnese: 1964 Belastungsdyspnoe. Schmerzen in der rechten Brusthälfte. Thoraxröntgen: Rechter Halbthorax in seiner unteren Hälfte durch einen bogenförmigen, entlang der lateralen Thoraxwand ansteigenden Ergußschatten abgeschattet.

Cytologische Untersuchung des Pleurapunktates: In sämtlichen Ausstrichen findet man nur eine Zellart, es sind dies Pleuramesothelzellen die z. T. einzeln gelagert sind, z. T. maulbeerähnliche Formationen bilden. Immersionsvergrößerung: Einzelne Zellen zeigen ein abweichendes Verhalten, die Kerne sind beträchtlich vergrößert, unregelmäßig konstruiert, das Chromatingerüst ungleichmäßig angeordnet, das Cytoplasma intensiv basophil.

Spezielle cytochemische Untersuchungen: Saure Phosphatase: Stark positive Reaktion. Fluorescenzuntersuchungen mit Akriflavin- und Perjodsäure: Intensive leuchtend gelbliche Fluorescenz des Cytoplasmas.

Cytologische Diagnose: Pleuramesotheliom.

Die Pat. wurde im Februar 1965 an der 2. Chirurg. Abteilung des KH Lainz von Prof. Dr. Salzer thorakotomiert, dabei fanden sich im Bereiche der Pleura diaphragmatica grau-weißliche, stellenweise konfluierende Knötchen, ähnliche Veränderungen wurden auch im Bereiche der Pleura visceralis getastet, worauf von Prof. Dr. Salzer eine Pleuropneumonektomie mit Resektion des rechten Diaphragmas durchgeführt wurde.

Histologische Untersuchung des Resektates (Prim. Dr. Wuketich, Vorstand des Pathol. Institutes des KH Lainz): Pleuramesotheliom.

Bei diesen beiden demonstrierten Fällen handelt es sich morphologisch um sog. *differenzierte* Pleuramesotheliome. Die Tumorzellen dieses Typus bieten bei Übersichtsvergrößerung die Merkmale von gewöhnlichen Mesothelzellen, während bei stärkerer Vergrößerung spezielle Veränderungen der Kernstrukturierung, ferner Kernvergrößerung, Kernverlagerung sowie Verschiebung der Kernplasmarelation zugunsten der Kerne als eigentliche Malignitätskriterien gewertet werden können.

Ungeachtet der schwierigen und noch immer uneinheitlichen Histiogenese kennen wir Cytologen auch einen anderen Typus, nämlich den des *entdifferenzierten* Mesothelioms. Tumorzellen eines entdifferenzierten Mesothelioms bieten im wesentlichen die Aspekte eines Adenocarcinoms und sind nur mit Schwierigkeiten von einem Bronchusadenocarcinom mit pleuraler Ausbreitung oder von einem extrapulmonalen, in die Pleura metastasierenden Adenocarcinoms (z. B. Ovar, Pankreas, Gallenblase o. ä.) zu unterscheiden.

Die Kriterien des entdifferenzierten Mesothelioms sind: rosettenförmige und auch schlauchförmige Zellformationen, stärkere Anisocytose und Anisokaryose, Plasmavacuolenbildungen sowie vielkernige Riesenzellen und stark vergrößerte Kerne mit unregelmäßiger retikulärer oder strähniger Chromatinstruktur.

Dazu folgende Beobachtung:

Beobachtung 3: M. Coloman, geb. 1909. Anamnese: April 1969 Beklemmungsgefühl im Bereiche der rechten Brusthälfte und Atemnot. Thoraxröntgen: Pleuraler Erguß rechts, lateral bis zur Spitze ansteigend.

Cytologische Untersuchung des Pleurapunktates: Geschwulstzellformationen vom Typ eines Adenocarcinoms.

Klinischer Verlauf: Trotz lokaler und allgemeiner cytostatischer Therapie Fortschreiten des Tumorwachstums. Auftreten eines pleuralen Ergusses auch links. Am 1. 12. 1969 Exitus letalis.

Obduktionsbefund (Dozent Dr. O. Pendl): Vorwiegend rechtsseitiges Pleuramesotheliom mit Übergreifen auf die linke Brusthälfte und Fibrose des Mediastinums.

Pleuramesotheliome galten bisher als seltene Tumoren. In Sektionsstatistiken wird eine Häufigkeit mit 0,1 bis 0,2% angegeben. An unserer Abteilung konnten

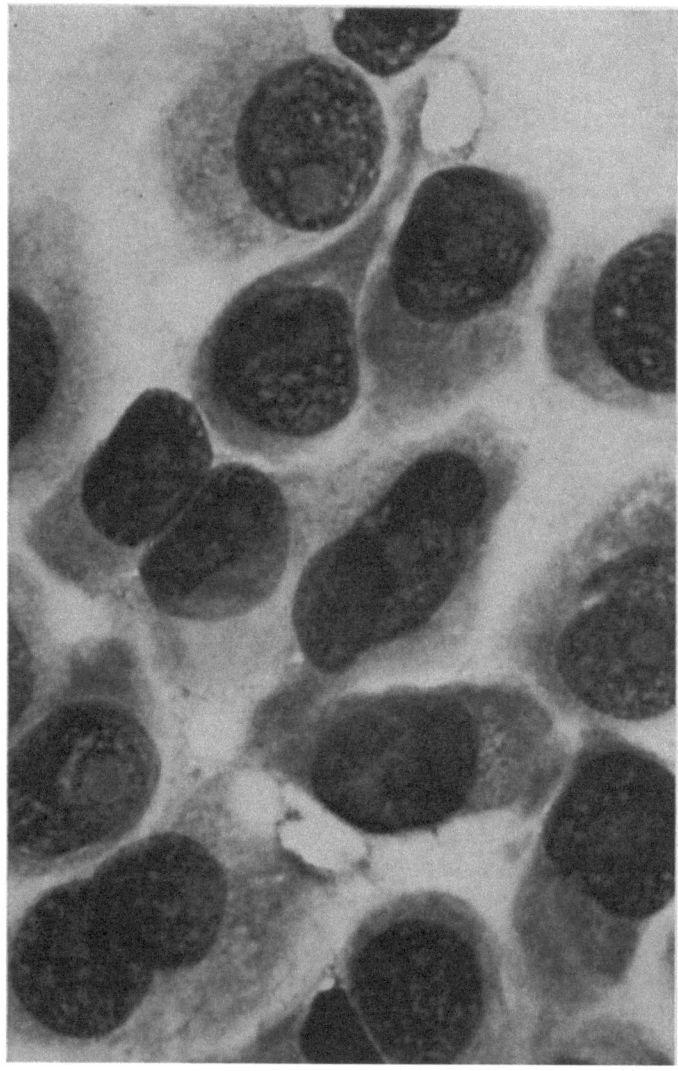

Abb. 1. Zu Fall 2: Pleurapunktat, Giemsa-Färbung. Zellverband eines „differenzierten" Pleuramesothelioms. Im Gegensatz zu gutartigen Mesothelzellen der Pleura zeigen die einzelnen Tumorzellen eine beträchtliche Verschiebung der Kern-Plasmarelation zugunsten der Kerne. Das Kernchromatingerüst aufgelockert. Vereinzelt doppelkernige Tumorzellen

wir von 1960 bis 1972 insgesamt 26 Fälle von Pleuramesotheliomen beobachten, darunter einen Krankheitsfall von Pleuramesotheliom + abdominellem Mesotheliom sowie einen Fall von isoliertem abdominellem Mesotheliom.

Es besteht jedoch kein Zweifel, daß das Pleuramesotheliom in den vergangenen Jahren im Zunehmen begriffen ist (Hain u. Mitarb., Uehlinger). In letzter Zeit nimmt auch das Interesse am Pleuramesotheliom im Zusammenhang mit einer Asbeststaubexposition zu. Für die Entstehung von Mesotheliomen haben nämlich Wagner u. Mitarb. (1962) bei 75 Fällen Asbeststaub verantwortlich machen können. Newhous u. Thompson fanden bei 51 von 83 Londoner Mesotheliompatienten die gleiche Schädlichkeit. Zu ähnlichen Resultaten aus dem Hamburger

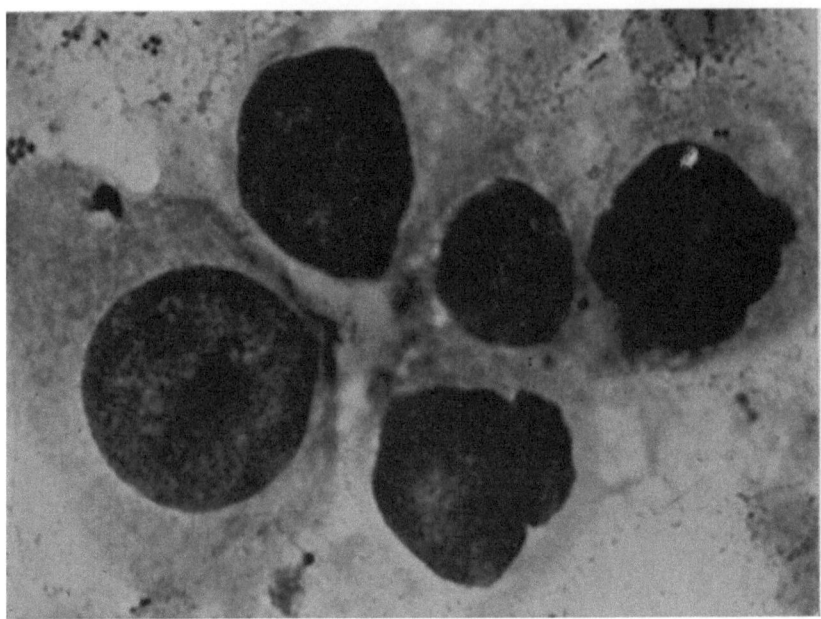

Abb. 2. Zu Fall 3: Kleiner, rosettenähnlicher Geschwulstzellverband eines „entdifferenzierten" Pleuramesothelioms. Unregelmäßige Kernkonturierung, Anisokaryose wesentlich deutlicher als beim „differenzierten Typus"

Raum kamen Dalquen u. Mitarb. bei 119 Krankheitsfällen von Pleuramesotheliom. Wir konnten bei unseren 26 Fällen dreimal eine etwa 20 Jahre zurückliegende Asbeststaubexposition eruieren. Welche Stellung man auch immer zum Problem Asbestexposition—Mesotheliomentstehung einnimmt, so kann doch mit genügender Sicherheit ausgesagt werden, daß Mesotheliome dort häufiger auf-

Tabelle 1.

Gesamtzahl der Patienten mit Pleuramesotheliom	26
Eingehend cytologisch untersucht (Pleurapunktat, pleurale PE, Abklatschpräparat)	24
Positives cytologisches Ergebnis	20
Positives cytologisches Ergebnis ohne Angabe des Geschwulsttypus	4

treten, wo eine asbestverarbeitende Industrie zu Hause ist, vor allem dort, wo Schiffbau betrieben wird.

Zusammenfassend läßt sich sagen, daß das Pleuramesotheliom vom diagnostischen, vom pathogenetischen und histogenetischen Gesichtspunkt nach wie vor eine Herausforderung darstellt. Leider werden diese Tumoren zumeist erst im fortgeschrittenen Stadium diagnostiziert, in welchem eine Therapie nur wenig aussichtsreich erscheint. Cytologische Untersuchungen von Pleuraexsudat, im

Verein mit pleuraler Endoskopie und Biopsie sowie spezielle radiologische Verfahren, sind die aussichtsreichsten diagnostischen Methoden, welche heute die Frühdiagnose eines Pleuramesothelioms ermöglichen. Grundvoraussetzung ist aber:

Wachsamkeit des Internisten, der bei rezidivierendem oder nach Punktion sich rasch nachfüllendem pleuralen Erguß an die Möglichkeit eines Mesothelioms denkt, vor allem aber das Vertrautsein des Cytologen mit den besonderen morphologischen Kriterien, aber auch Tücken dieser ungewöhnlichen Geschwulstform.

Literatur

Dalquen, P. A., Dabbert, A. F., Hinz, I.: Prax. Pneumol. **23**, 547 (1969). — Hain, E.: Schriftenreihe Arbeitsmed. Sozialmed. Arbeitshyg. **36**, 101 (1969). — Newhouse, M. L., Thompson, H.: Brit. J. industr. Med. **22**, 261 (1965). — Uehlinger, E.: Bibl. tuberc. (Basel) **18**, 132 (1963). — Wagner, J. C., Sleggs, C. A., Marchand, P.: Brit. J. industr. Med. **17**, 260 (1960).

Ursprung und cytologisches Bild von metastatisch bedingten Ergüssen

LOPES CARDOZO, P. (Institut für Hämatologie und klin. Cytologie, Med. Univ.-Klinik Leiden)

Referat

Die Cytodiagnostik der Ergüsse ist wie in anderen Organgebieten über die Anfänge hinaus und beschränkt sich bei der Krebsdiagnostik nicht mehr auf die Feststellung, ob bösartig oder nicht, sondern versucht, darüber hinausgehend wie in der Histologie auch Angaben zur histologischen Qualität und dem Organursprung zu machen.

Die von mir vorzutragenden Ergebnisse auf diesem Gebiete gründen sich auf die in Tabelle 1 wiedergegebenen Gesamtuntersuchungszahlen in den Leidener Medizinischen Kliniken der Jahre 1947 bis 1971.

Tabelle 1. *Cytologische Untersuchung von Pleuraergüssen bei 2071 Patienten mittels 4074 Einsendungen aus den Med. Kliniken Leiden*

Cytodiagnose	Pat.	Enddiagnose Krebs	
		Pat.	Korrekturanteil %
Kein Tumorzellnachweis	1265	258	20 (Falsch) negativ
Verdacht auf Tumorzellen	134	60	45
Nachweis von Tumorzellen	674	671	99,5 Richtig positiv
			0,5 Falsch positiv
Patienten insgesamt	2071	989	

Aus den Zahlen von Tabelle 1 ersehen Sie, daß 989 von 2071 Patienten aus medizinischen Kliniken, deren Pleuraerguß Anlaß zu einer diagnostischen Punktion gab, von einer bösartigen Krankheit befallen waren. Das sind rund 47%. Insgesamt waren 4079 Untersuchungen erforderlich.

Stellen wir die Frage, mit welcher Häufigkeit die verschiedenen Organe oder Gewebssysteme Ursprung dieser metastatischen Pleuritiden waren, so gibt die nun folgende Tabelle 2 darüber Auskunft.

Obenan stehen die Organe des Respirationstraktes bei den Pleuritiden. Dies hängt sicherlich mit den begünstigenden regionären Faktoren hinsichtlich der

Tabelle 2. *Bestätigte cytologische Malignitätsdiagnosen bei 671 Patienten mit Pleuraergüssen (Med. Klinik Leiden)*

	Pat.	%
Respirationstrakt, einschließlich Mesotheliome	311	46,3
Brustkrebs	151	22,5
Weibliches Genitale	54	8
Verdauungstrakt mit Anhangsorganen	50	7,4
Maligne Systemerkrankungen, einschließlich Leukämien	44	6,5
Männliches Genitale	10	1,4
Nieren und harnleitende Organe	8	1,1
Bösartige Tumoren verschiedenen Ursprungs	43	6,4
In der selben Zeit falsche positive Diagnosen	3	0,4
Insgesamt	674	100

Lymphdrainage, der Blutzirkulation und der Möglichkeit des Kontakteinbruches in den Pleuraraum zusammen. Dahinter kommen in der Häufigkeit das Mammacarcinom, der weibliche Genitalkrebs, die Tumoren des Verdauungssystems und dann schon die malignen Systemerkrankungen. Dieser Befund weist speziell darauf hin, daß wir es mit Zahlen zu tun haben, die aus medizinischen Kliniken kommen. In einer Frauenklinik wären diese ganz anders.

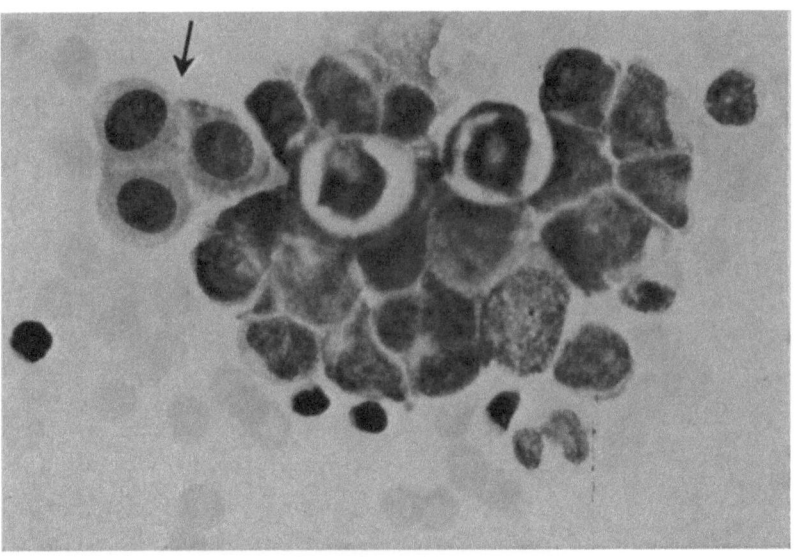

Abb. 1. a Kleinzellig-anaplastisches Carcinom im Pleuraexsudat. Beim Pfeil: 3 Mesothelzellen, 2 helle Zellen in Mitose, Giemsa-Färbung

Beim Vergleich von Frequenzstatistiken ist also immer darauf zu achten, daß nur gleiche Fachdisziplinen gegenübergestellt werden können.

Nun zu den Zahlen über die Bauchhöhlenergüsse (Tabelle 3).

Mit einem Blick wird klar, wie wichtig das eben Gesagte über die Bedeutung regionärer Faktoren hinsichtlich der Lymph- und Blutzirkulation sowie die Kontaktnähe sind, denn die Carcinome der Lunge sind im Ascites völlig unbedeutend und das Ovar steht obenan, dahinter kommen Carcinome des Magen-Darmtraktes und dann die der Mamma. Es sei unterstrichen, daß Spriggs in Oxford

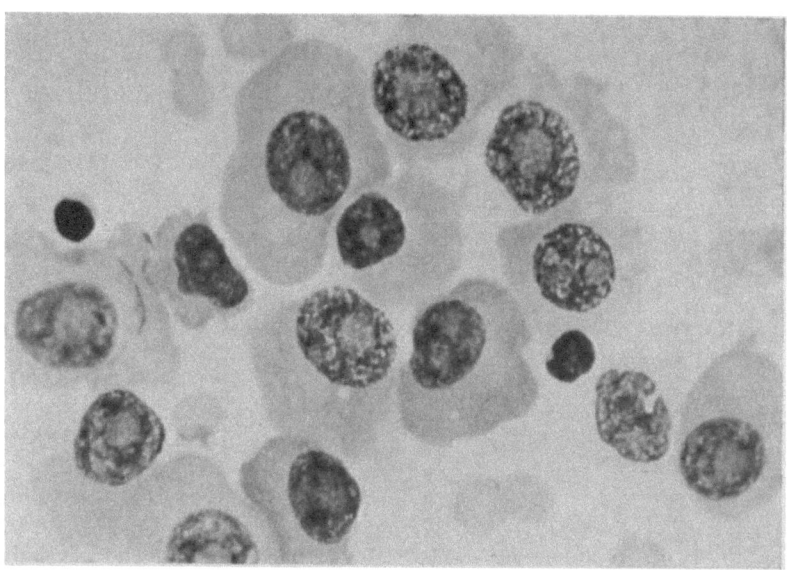

Abb. 1. b Mäßig stark entdifferenziertes multiples Myelom, das zu einem Pleuraerguß geführt hat. Giemsa-Färbung

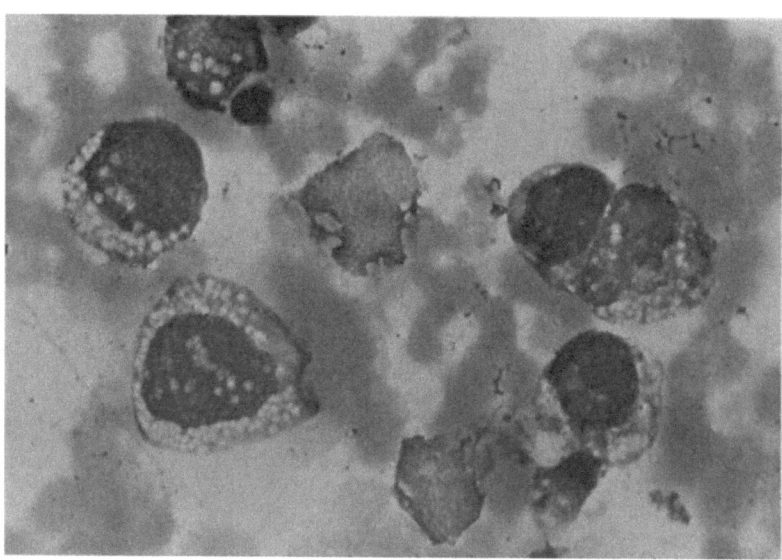

Abb. 1. c Seminomzellen in Pleuraerguß. Zur Differentialdiagnose gegenüber dem Reticulosarkom kann bei Zweifel die starke PAS-Positivität der Seminomzellen verwendet werden. Giemsa-Färbung

an einem ebenfalls großen Patientengut zu der gleichen Reihenfolge gekommen ist. Diese Befunde sind also repräsentativ.

Nun zur speziellen Fragestellung, wieweit und auf Grund welcher cytodiagnostischen Kriterien es möglich ist, Aussagen hinsichtlich der histologischen Qualität und evtl. des Organursprungs von metastatischen Ergüssen der mit Serosa ausgekleideten Körperhöhlen zu machen?

Tabelle 3. *Tumorursprung bei 180 Krebspatienten mit Ascites*

Organursprung	Anzahl der Pat.	Cytodiagnose positiv	(falsch) negativ
Ovar	63	59	4
Magen	45	38	7
Colon	15	7	8
Pankreas	15	8	7
Gallenblase	3	3	—
Brust	17	13	4
Leber	10	2	8
Respiratorische Organe	1	1	—
(Para)hämatologische Krankheiten	7	6	1
Andere	4	3	1
Total	180	140	40

Die Frage der histologischen Qualität läßt sich relativ leicht an Hand von statistischen Zahlen darlegen, bei der Frage des Organursprungs liegen die Verhältnisse dagegen schwieriger, wie wir noch sehen werden.

Tabelle 4. *Histologische Typisierung auf Grund der Cytodiagnose bei 671 Krebspatienten mit Ergüssen (Pleura)*

Histologische Typisierung	Anzahl	Histologische Typisierung	Anzahl
Adenocarcinome	334	Plattenepithelcarcinome	139
Lunge	64	Lunge	136
Mamma	150	Oatcell-Carcinom	76
Weibliches Genitale	53	Mesotheliome	31
Ovarium	(50)	(Para)hämatologische Krankheiten	44
Verdauungstrakt	49	Verschiedene Tumoren	21[a]
Männliches Genitale	10	Keine Angabe möglich	26
Nieren und harnleitende Organe	8		
Total	334		337 = 671

Typenbestimmung insgesamt korrekt oder stark eingeengt	630 =	93,9 %
Keine Typenangabe möglich	26 =	3,9 %
Falsch orientierend	15 =	2,2 %

[a] Verschiedene Tumoren	21
Spinaliom, Haut	1
Sarkome	6
Neurofibrosarkom	1
Melanome	4
Thyroidcarcinom	1
Parotiscarcinom	2
Cylindrom, Parotis	1
Synoviom	1
Zungencarcinom	1
Chorionepitheliome	2
Neurinom	1
	21

Zunächst eine Aufstellung über die prozentuale Häufigkeit, mit welcher bei unserem Beobachtungsgut Hinweise zur histologischen Qualität gegeben wurden.

Aus den aufgeführten Zahlen (Tabelle 4) ersehen Sie, daß entsprechend der Häufigkeit der Organursprünge die Adenocarcinome weit überwiegen und die klinisch sonst häufigen Plattenepithelcarcinome selten sind, ja, die verhornenden Oberflächenzelltypen eine Rarität darstellen.

Schwierig, genauso schwierig wie für den Histologen, ist dagegen die Beantwortung der Frage nach dem Organursprung. Eine ganz einfache, für Histologie und Cytologie aufzumachende Rechnung erklärt dies: Es gibt z. B. für Adenocarcinome im wesentlichen fünf Gruppen, die soliden, die stark sezernierenden und die klein- und großzelligen sowie die adenopapillären. Demgegenüber stehen ungefähr 15 Organursprünge. Nur einige von ihnen haben wiederkehrende mikroskopische Charakteristika, die ihre Identifikation erleichtern, aber auch diese können sich bei starker Entdifferenzierung verschleiern. Dies erklärt, daß ohne klinische Daten eine der Klinik dienliche Ursprungsangabe oder wenigstens Einengung des Ursprungsortes meist nicht möglich ist.

Bei der Frage nach dem Organursprung können folgende Kriterien angelegt werden:

1. Die Zellgröße: großzellig, mittelgroßzellig, kleinzellig, anisokaryotisch bzw. häufige Riesenzellbildung;

2. Solide, cystisch, acinös oder adenopapillär;

3. Nicht schleimbildend oder schleimbildend und letzteres in verschiedenem Maße oder gar in besonderer Weise (Cylindrome und Kolloidkrebse);

4. Die drei Entdifferenzierungsgrade sind: gut, mäßig und schlecht differenziert oder anaplastisch.

Zu diesen Kriterien kann man noch die Cytochemie und eventuelle andere Techniken heranziehen.

Weil es sich aber um etwa zehn häufig vorkommende und weitere seltene Organursprünge handelt, kann man ohne klinische Daten und detaillierte Fragestellung eine der Klinik dienliche Ursprungsangabe oder zumindest eine wesentliche Einengung der Ursprungsorte oft nicht geben. Hier wird deutlich, daß der Cytologe eine Anwort gibt auf Fragen des Klinikers. Frage und Antwort gehören zusammen. Je deutlicher und mit zutreffender Information versehen die Frage ist, um so klarer und verwendbarer ist in der Regel die Antwort.

Bei guten klinischen Daten, oft wesentlich unterstützt durch vorangegangene cytologische Untersuchungen desselben Patienten, habe ich in meinen Cytodiagnosen in ungefähr 93,9% eine Angabe über den möglichen Ursprung einer Geschwulst gemacht oder wenigstens eine beträchtliche Einengung der differentialdiagnostisch noch möglichen Ursprungsorgane gegeben.

Tabelle 5 führt beispielhaft einige Organtumoren und ihre möglichen cytodiagnostischen Kriterien an.

Zusammenfassung

Wenn Tumorzellen nachgewiesen sind, vermag der Cytologe oft zusätzliche Angaben über den Primärtumor mitzuteilen. Im Zusammenspiel mit den klinischen Daten vermag er den Ursprung teils mit Sicherheit, teils mit Wahrscheinlichkeit anzugeben oder auch nur eine differentialdiagnostische Wahrscheinlichkeitsfolge anzubieten.

Auch das Ausschließen einiger differentialdiagnostischer Möglichkeiten kann wesentlich sein.

Tabelle 5. *Einige orientierende cytodiagnostische Hinweise für den Organursprung*

Organ	Tumortyp	Cytodiagnostische Zeichen
Lunge	Plattenepithelcarcinom	(Mittel)großzellig, kleine polygonale Nucleolen, Präkeratinsaum. Mehrkernige Riesenzellbildung mit kleinen Nucleolen
Lunge	Großzelliges anaplastisches Carcinom	Separat liegende Zellen, darunter Riesenzellen
Melanom	Großzelliges anaplastisches Carcinom	Cytoplasmabegrenzung unscharf (Dopa-Reaktion und Schmorl-Färbung pos.)
Lunge	Kleinzelliges anaplastisches Carcinom	Kleinzellige kompakte Zellgruppen, fast ohne Cytoplasma, mit Mitosen
Magen	Großzelliges Adenocarcinom	Mit Schleimbildung
Hypernephrom	Großzelliges Adenocarcinom	Mit wabiger Vacuolisation und großem Cytoplasma
Colon	Großzelliges Adenocarcinom	Angedeutet von papillärem Aufbau
Mamma	Mittelgroßzelliges Adenocarcinom	
Lunge	Mittelgroßzelliges Adenocarcinom	Wenig Anisokaryose
Pankreas	Mittelgroßzelliges Adenocarcinom	
Prostata	Mittelgroßzelliges Adenocarcinom	(Saure Phosphatasefärbung + +)
Colon	Mittelgroßzelliges Adenocarcinom	Anisokaryose mit Riesenzellen
Ovarium	Mittelgroßzelliges adenopapilläres, oft schleimbildendes Carcinom	(Alkalische Phosphatase + und PAS-Färbung + +)
Thyreoidea	Kleinzelliges papilläres Adenocarcinom	Papilläre Zellverbände
Parotis	Kleinzelliges papilläres Adenocarcinom	
Pankreas	Kleinzelliges papilläres Adenocarcinom	(Selten)
Mesotheliome	Cytologisch oft Zweifel zwischen Carcinom und Sarkom	Großzellig, atypische mehr oder weniger rundliche Anordnung. Viele Zellen liegen separat
(Para)hämatologische Krankheiten	Leukämie, Lymphosarkom, M. Hodgkin, Reticulosarkom usw.	Aus der Hämatocytologie bekannt

Die Qualität der Antwort ist abhängig von der Güte der klinischen Informationen. Sie sind nicht nur wichtig für gezielte Antworten, sondern auch für gezieltes technisches Angehen des Falles, z. B. durch Spezialfärbungen.

Gewisse differentialdiagnostische Merkmale sieht man besser mit kleinen Vergrößerungen (10 ×), andere mit stärkeren (20, 40, 63 ×).

Statistiken unterbauen das Dargelegte.

SANDRITTER, W. (Pathol. Institut der Universität Freiburg i. Br.): **Zukunftsaspekte der Cytologie**

Wenn man heute die Zukunft eines Fachgebietes anvisieren will, so bleibt nur die Möglichkeit, durch Ansatzpunkte, die natürlicherweise nahe beieinander liegen, eine Linie zu ziehen, von der man annimmt, daß sie gerade ansteigend verläuft. Der Anstiegswinkel wird nicht genau zu bestimmen sein, der Ansatzort kann falsch sein und die Gradlinigkeit wird zu bezweifeln sein.

Wenn Sie in diesen Voraussetzungen mit mir übereinstimmen, kann ich versuchen, die Zukunftsaspekte der Cytologie aus meiner Sicht zu umreißen. Die Zellenlehre hat sich seit Rudolf Virchow einen unbestrittenen Platz in der Medizin erobert. Die angewandte Cytologie ist als Krebsfährtensuche seit G. Papanicolaou heute erweitert durch die Punktatcytologie, ein unentbehrliches Hilfsmittel in der Gesundheitsvorsorge und Routinediagnostik geworden. Die große Zahl von Untersuchungen zwingt uns dazu, nach neuen Methoden zu suchen, die es erlauben, schnell und genau Zellen zu identifizieren, um z. B. größere Bevölkerungskreise einer rationellen Vorsorgeuntersuchung zuzuführen. Damit in engem Zusammenhang stehen Fragen der theoretischen Cytologie, die darin einmünden, inwieweit es gelingen kann, das morphologische Zellkernbild auf seine biologische Wertigkeit hin zu interpretieren und gleichzeitig von subjektiven Deutungen freizumachen. Wer Diskussionen von Morphologen über einen fraglichen Befund miterlebt hat, weiß was ich meine.

Zum ersten Punkt: Schnelle und genaue Methoden für die Erkennung krebsverdächtiger Zellen. Seitdem wir wissen, daß Tumoren im allgemeinen, und insbesondere die Krebsvorstadien an der Portio, einen erhöhten DNS-Gehalt und sog. DNS-Stammlinien aufweisen (Sandritter u. Mitarb., 1946, 1966), war die Möglichkeit gegeben, diesen Parameter als Merkmal für krebsverdächtige Zellen zu benützen. Die Entwicklungen haben dahin geführt, Zellsuspensionen mit Fluorescenzfarbstoffen für DNS spezifisch anzufärben, in einer Durchflußkammer in die optische Achse des Mikroskopes zu bringen, wobei der Fluorescenzimpuls registriert wird (Dittrich u. Mitarb., 1969; Sprenger u. Mitarb., 1971) Die bisherigen Untersuchungen unseres Arbeitskreises an etwa 600 Fällen haben gezeigt, daß man mit dieser Methode etwa 50 bis 60% der negativen Vaginalproben maschinell aussortieren kann, während etwa 40% noch von einem Cytologen kontrolliert werden müssen. Bisher wurde kein positiver Fall von der Maschine als negativ registriert.

Inwieweit dieses Durchflußfluorescenzphotometer (Impulsphotometer, Phywe) auch für andere cytologisch-diagnostische Fragestellungen benutzt werden kann, muß offen bleiben. In Voruntersuchungen über das DNS-Verteilungsmuster von Tumoren wird zu klären sein, ob die infrage kommenden Tumoren genügend hohe DNS-Werte über dem diploiden Standard aufweisen. Beim kleinzelligen Bronchialcarcinom z. B. mit oft hypodiploiden Werten wird die Methode versagen. In Zukunft wird es sicher auch möglich sein, andere Merkmale der Zellen als DNS mit

---

* Mit Unterstützung der Deutschen Forschungsgemeinschaft und des Bundesgesundheitsministeriums.

dieser Methode zu erfassen (Protein, Zellvolumen usw.) um evtl. aus mehreren Informationen in Korrelation zu genaueren Parametern zu kommen.

In der theoretischen Cytologie beginnen sich neben der Histochemie und elektronenmikroskopischen Histochemie Entwicklungslinien abzuzeichnen, die auf den allgemeinen Problemen der Bildanalyse („pattern recognition") aufbauen. Strukturerkennung und Objektivierung wird heute nicht nur in der Röntgendiagnostik oder EKG-Auswertung betrieben, sondern bei der automatischen Auswertung von Luftbildern, Fingerabdrücken, Mondstaubanalysen, Wetteranalysen usw. (Übersicht bei Casey u. Mitarb., 1971). In den letzten Jahren wurden auf diesem Gebiet 1,5 Millionen Patente angemeldet!

In der Cytologie geht es einmal darum, Zellen zu beschreiben (Description), sie voneinander zu unterscheiden (Diskriminierung) und, soweit möglich, einer Funktionsanalyse zuzuführen (Sandritter u. Mitarb., 1967; Wied u. Mitarb., 1970; vgl. auch Ann. N. Y. Acad. Sci. **157**, 1969). Man kann dabei so vorgehen, daß z. B. ein Feulgen-gefärbter Zellkern mit einem Scanning-Cytophotometer von 0,5 µ ausgemessen wird, die optische Dichte wird registriert und die Daten in einem Computer verarbeitet. Aus diesen Meßdaten lassen sich dann Kriterien erarbeiten, wie sie z. B. bei der Vermessung von Gebirgslandschaften angewandt werden. (wie hoch sind die Berge = Höhe der optischen Dichte; wie tief die Täler; wie ist die Verlaufsrichtung — Nord—Süd; bestehen Beziehungen zwischen den höchsten Bergen usw.?) Erste Ergebnisse zeigen, daß man mit dieser Methode z. B. Leberzellen von Kupferschen Sternzellen, Lymphocyten von Lymphoblasten unterscheiden kann (Sandritter u. Mitarb., 1967) und der Kondensationsgrad des Chromatins mit der genetischen Aktivität in Beziehung gebracht werden kann. Lymphocyten haben z. B. 80% Heterochromatin, was durch biochemische Untersuchungen bestätigt wird. Wir konnten zusammen mit G. und R. Kiefer zeigen, daß bei verschiedenen Arten von Mäusen der Anteil von Heterochromatin mit der DNS-Menge korreliert ist. Bei Zellkernen des Carcinoma in situ der Portio (Sprenger u. Mitarb., 1972) wurde gefunden, daß Barr positive und negative Zellen die gleiche Menge an kondensiertem Chromatin aufweisen und bei Zellkernen mit großen Mengen an Heterochromatin der größte Teil des Materials im Zentrum des Zellkerns gelegen ist. Unsere weiteren Arbeiten sollen sich damit beschäftigen, inwieweit es mit dieser Methode möglich sein wird, Funktionsstrukturen des Zellkerns aufzuklären. (Sandritter, 1970). Andere Arbeitsgruppen (Wied u. Mitarb., 1970; Mendelsohn u. Mitarb., 1968) beschäftigen sich mehr mit Diskriminierungsproblemen, z. B. der Unterscheidung von Tumorzellen und normalen Zellen, automatischer Chromosomenanalyse oder der Analyse von Blutzellen.

Es ist meines Erachtens vorauszusehen, daß diese Methoden in absehbarer Zeit als Routineuntersuchungsmethoden in den Laboratorien Eingang finden und damit ein weiterer Schritt zur Objektivierung von Phänomenen der Natur möglich ist.

Literatur

Casey, R. G., Nagy, G.: Sci. Amer. **224**, 4, 56 (1971). — Dittrich, W., Göhde, W.: Z. Naturforsch. **24**, 360 (1969). — Mendelsohn, M. L., Hungerford, D. A., Mayall, B. H., Derry, B., Conway, T., Prewitt, J. M. S.: In: Advances in optical electron microscopy, p. 77 (Barer, R., Coslett, V. E., Eds.). Academic Press 1968. — Sandritter, W., Lobel, B. L., Kiefer, G.: J. nat. Cancer Inst. **32**, 1221 (1964). — Sandritter, W.: In: Introduction to quantitative cytochemistry, p. 159 (Wied, G. L., Ed.). Academic Press 1966. — Sandritter, W., Kiefer, G., Schlüter, F., Moore, W.: Histochemie **10**, 341 (1967). — Sandritter, W.: Med. Welt (Stuttg.) **21**, 1 (1970). — Sprenger, E., Böhm, N., Sandritter, W.: Histochemie **26**, 238 (1971). — Sprenger, E., Sandritter, W., Böhm, N., Schaden, M., Hilgarth, M., Wagner, D.: Beitr. path. Anat. **143**, 323 (1971). — Sprenger, E., Moore, G. W., Naujoks, H., Schlüter, G., Sandritter, W.: Acta cytol. (Philad.) (im Druck). — Wied, C. L., Bahr, G. F.: Automated cell identification and cell sorting. New York: Academic Press 1970.

6. Rundtischgespräch

Aktuelle Fragen in der Cytodiagnostik

Moderator: ZINSER, K. H., Köln
Teilnehmer: GRUNZE, H., Düren; HAUPTMANN, D., Zagreb; KAHLAU, G., Frankfurt am Main; LENNERT, K., Kiel; SASSY-DOBRAY, G., Budapest; SOOST, A. I., München; SANDRITTER, W., Freiburg i. Br.; WITTEKIND, D., Freiburg i. Br.; ZAJICEK, I., Stockholm

Den Teilnehmern am Rundtischgespräch sind drei Fragen vorgelegt worden:
1. Welche cytodiagnostischen Möglichkeiten für eine echte Krebsfrüherkennung gibt es in der Inneren Medizin?
2. Welche Aussichten bestehen für eine automatische Auswertung cytologischer Präparate?
3. Ist der Erfolg der Cytodiagnostik von arbeitsaufwendigen und speziellen Methoden, wie z. B. der Autoradiographie und Cytochemie, abhängig?

Die Antworten auf diese Fragen lauten:

Zu Frage 1

GRUNZE, H. (Düren):

Die Erkennung von Carcinomfrühstadien in der Inneren Medizin ist vorläufig auf die Klinik beschränkt und, gemessen an den Ergebnissen der Gynäkologie, zahlenmäßig unbedeutend. Mit Ausnahme der gewerbehygienischen Vorsorgeuntersuchungen bei Arbeitern in Farbenfabriken in Hinsicht auf evtl. entstehende Blasencarcinome ergeben sich bisher keine Möglichkeiten für eine Anwendung der Cytodiagnostik als Screening-Verfahren in der Inneren Medizin.

Dessen ungeachtet leistet die Cytodiagnostik in Einzelfällen im Rahmen der Klinik, z. B. bei gezielt entnommenem gastroenterologischen Untersuchungsmaterial oder auch bei der Punktion von einzelnen Schilddrüsenveränderungen schon gute Dienste beim Aufspüren von relativ frühen Carcinomstadien. Die bisher noch nicht überwundenen Schwierigkeiten auf diesem Gebiete ergeben sich aus Problemen, die einer gezielten, leicht wiederholbaren Materialgewinnung bei inneren Organen entgegenstehen.

SASSY-DOBRAY, G. (Budapest):

Solange die cytologischen Massenreihenuntersuchungen nicht realisierbar sind, muß der Kreis der cytologisch zu Untersuchenden auf alle jene Patienten beschränkt werden, die erstens über 40 Jahre alt sind, die Beschwerden angeben (Männer, besonders Raucher), und zweitens, bei denen die Röntgenreihenuntersuchung einen auf Lungenkrebs verdächtigen Schatten ergeben hat.

Um dieses Programm zu erfüllen, muß die cytologische Kapazität beträchtlich erhöht, die Röntgenreihenuntersuchung jährlich durchgeführt und die lungenfachärztliche und hausärztliche Tätigkeit verfeinert und auf die Carcinomfährtensuche eingestellt werden. Es müssen ferner besonders die Patienten mit chronischer Bronchitis betreut werden, weil sie stärker gefährdet sind.

Es ist ferner notwendig, die cytologische Kapazität für jene Patienten vorzubehalten, bei denen die histologische Untersuchung erfolglos ist, oder nur durch einen größeren Eingriff oder überhaupt nicht durchgeführt werden kann. Es sollen die weniger zeitraubenden Aspirations- und mit dünner Nadel gewonnenen Punktionsmaterialien öfters untersucht werden, dann bliebe auch mehr Kapazität in den cytologischen Untersuchungsstellen für die Sputumuntersuchungen der auf

Frühcarcinom verdächtigen Fälle. Zur Zeit muß festgehalten werden, daß die Lungencytologie sich weiterhin nur auf krebsverdächtige Fälle beschränken kann. In der ärztlichen Praxis sollte aber dieser Verdacht viel häufiger geschöpft und die cytologische Untersuchung veranlaßt werden.

SANDRITTER, W. (Freiburg i. Br.):

Definitionsgemäß handelt es sich bei der Früherkennung des Krebses mit cytologischen Methoden um den cytomorphologischen Nachweis von Früh-, d. h. Vorstufen eines invasiv wachsenden Carcinoms. Eine derartige Frühdiagnostik liegt bei der Krebsvorsorgeuntersuchung zur Aufdeckung des Cervixcarcinoms und seiner Vorstufen vor. In der internistischen Praxis bedeutet Frühdiagnostik Abklärung erster tumorverdächtiger Symptome. Neben den klassischen Methoden cytologischer Diagnostik, wie dem Tumorzellnachweis in Ergüssen oder im Sputum, haben neue Untersuchungstechniken Umfang und Aussagekraft der cytologischen Diagnostik gewaltig erweitert. Die allgemeine Anwendung endoskopischer Techniken gestattet, neben der Entnahme einer Biopsie, durch Verwendung kleiner Nylonbürsten die Gewinnung von Material für die Cytodiagnostik. Wie Witte am Magen zeigen konnte, ist die Cytologie durch die Möglichkeit, mit einer Bürste Abstrichmaterial von größeren Arealen zu gewinnen, statistisch der Biopsie bei dem Nachweis von Tumoren überlegen.

Eine weitere Möglichkeit, klinische Frühsymptome des Krebses durch den Einsatz der Cytologie abzuklären, bietet die Gewinnung von Untersuchungsmaterial durch die Feinnadelpunktion von Schilddrüse, Lymphknoten, Speicheldrüsen, Mamma, Prostata und, wie Grunze zeigen konnte, transthorakal von der Lunge. Der größte Teil dieser Feinnadelpunktionen kann ambulant, ohne Narkose durchgeführt werden. Das gewonnene Material erlaubt in vielen Fällen ein Tumorgrading, d. h. eine Klassifizierung des Tumors im Hinblick auf sein Wachstumsverhalten und seine therapeutische Beeinflußbarkeit. So konnte die Arbeitsgruppe um Zajicek am Radiumhemmet in Stockholm zeigen, daß Patienten mit entdifferenzierten Prostatacarcinomen eine deutlich schlechtere Überlebensrate in einem Dreijahreszeitraum besitzen als Patienten mit hochdifferenzierten Prostatacarcinomen. Außerdem ergaben die Untersuchungen eine unzureichende Wirksamkeit der alleinigen Oestrogentherapie bei entdifferenzierten Prostatacarcinomen.

Diese Beispiele zeigen die erweiterten Dimensionen cytologischer Diagnostik, die über die frühzeitige und damit rechtzeitige Tumorerkennung hinaus auch noch den Schlüssel zu einer optimalen Auswahl der Therapie liefert.

WITTEKIND, D. (Freiburg i. Br.):

Die Anwendung cytodiagnostischer Verfahren zur Krebsfrüherkennung ist in erheblichem Maße abhängig von der Beschaffenheit des zu beurteilenden Materials. So wird das meist viscöse Sputum, mit in der Regel sehr ungleicher Verteilung der in ihm suspendierten Zellen, stets größere Schwierigkeiten bieten als etwa Exsudate oder Vaginalsekret.

Ausschlaggebend ist letztlich die Erfahrung des untersuchenden Cytologen. Je größer sie ist, desto mehr Präparate wird er pro Zeiteinheit durchmustern können. Auf das Können des Cytologen kommt es um so mehr an, je mehr es sich um eine wirkliche *Früh*diagnose handeln soll. Wenn bereits im Stadium des Carcinoma in situ morphologisch untersucht wird, kommt es auf jede einzelne, im Untersuchungsgut als verdächtig erkannte Zelle an.

SOOST, H. I. (München):

Die cytodiagnostischen Möglichkeiten für eine echte Krebsfrüherkennung in der Inneren Medizin sind auf mehreren Gebieten hervorragend, aber nicht im Sinne von Massen-Screenings. Gründe für die Einschränkung: 1. Schwierigkeiten bei der Gewinnung des Untersuchungsmaterials. 2. Aufwand bei der technischen Bearbeitung und Diagnostik. Deshalb ist der Einsatz der Methoden nur vertretbar: 1. Wenn Hinweise auf Erkrankung durch Anamnese oder Befund gegeben sind, 2. bei gefährdeten Personengruppen (z. B. Raucher für Lungencarcinom, Perniciosa für Magencarcinom, Anilinarbeiter für Blasencarcinom).

Erfolgreicher Einsatz der Punktionscytologie, besonders bei Prostata, Schilddrüsen, Lungenrundherden und Lymphknoten.

ZAJICEK, I. (Stockholm):

Die Krebsfrüherkennung hat nur dann einen Sinn, wenn die Möglichkeit besteht, entdeckte Vorstadien auch entsprechend behandeln zu können. Der Erfolg der exfoliativen Cytologie in der Gynäkologie beruht nicht nur darauf, daß wir heute die Vorstadien des Portiocarcinoms erkennen können, sondern auch darauf, daß sich das erkrankte Gewebe leicht entfernen läßt. Bei Carcinomen anderer Organe wie Harnblase oder Lunge ist die Lage nicht so günstig. Carcinomata in situ dieser Organe sind schwer genau zu lokalisieren. Die chirurgische Behandlung eines Carcinoma in situ würde daher die Entfernung des ganzen Organs bedeuten. Ein solcher Eingriff ist im Vergleich zum Portiocarcinom viel weitreichender. Da wir außerdem nicht wissen, ob sich jedes Carcinoma in situ dieser Organe zu einem invasiven Carcinom weiterentwickelt, veranlaßt z. Z. die Diagnose eines nicht invasiven Carcinoms durch exfoliative Cytologie nur eine sorgfältige Überwachung des Patienten, bis durch Histologie ein invasives Carcinom nachgewiesen wird.

Bei der Punktionscytologie ist die Lage völlig anders. Durch die Punktionscytologie werden nur palpable Veränderungen untersucht. Diese sind in der Regel abgrenzbar und chirurgisch leicht zu entfernen. Bei einem solitären Knoten in der Thyreoidea z. B. kommen als Differentialdiagnosen ein Hämatom, eine Cyste, ein kolloiddegenerierter Nodulus, eine herdförmige Entzündung oder ein Neoplasma, d. h. ein Adenom oder Carcinom in Frage. Der große Wert der Punktionscytologie bei Veränderungen in der Thyreoidea liegt vor allen Dingen darin, daß ein nicht neoplastischer Prozeß von einem Neoplasma unterschieden werden kann. Ein durch Punktion erkanntes Adenom wird chirurgisch entfernt und die Möglichkeit einer malignen Degeneration kann dann histologisch untersucht werden. Der Wert der Cytologie liegt hier in der Vorauswahl der Patienten für einen chirurgischen Eingriff mit nachfolgender histologischen Diagnostik. In diesem Zusammenhang ist zu erwähnen, daß ungefähr 80% der Carcinome in der Thyreoidea schon bei der Untersuchung der Punktate mit Sicherheit diagnostiziert werden.

HAUPTMANN, E. (Zagreb):

Wenn man über cytodiagnostische Möglichkeiten für eine Krebsfrüherkennung spricht, so soll man dies von zwei Gesichtspunkten betrachten: Erstens, ist die Methode praktisch, d. h. in einem täglichen poliklinischen Betrieb ohne übermäßigen Aufwand an Zeit, Personal, Apparatur, usw., durchführbar, und zweitens wie verläßlich sind ihre Resultate. Beide Bedingungen scheinen sowohl die exfoliative als auch die aspiratione Cytodiagnostik zu erfüllen. Der Unterschied liegt in dem Wort „früh". Während bei der exfoliativen Cytodiagnostik die Möglichkeit besteht, makroskopisch unsichtbare maligne Prozesse zu entdecken bzw. zu beweisen, muß bei der aspirationen Cytodiagnostik ein sichtbares oder tastbares morphologisches Substrat bestehen (tastbare Lymphdrüse, ein intrathorakaler Schatten im Röntgenbild, eine Resistenz im Absomen, usw.)

Ich möchte das mit einigen Bildern illustrieren. Eine palpable Halslymphdrüse zeigt im Punktionsausstrich Sternberg-Zellen — es handelt sich um die

Hodgkinsche Krankheit; ein Knoten in der Schilddrüse zeigt Hürthlesche Zellen — es besteht ein Hürthlescher Tumor; eine vergrößerte Leber wird punktiert — es werden neben Hepatocyten große pigmenthaltige Zellen entdeckt, die ein Lebermelanom darstellen, oder eine Masse im Abdomen wird punktiert und im Ausstrich zeigen sich Carcinomzellen. Solche Beispiele gibt es viele.

Demnach bedeutet bei der Aspirationscytodiagnostik das Wort „früh" einen späteren Zeitpunkt als bei der exfoliativen. Es ist aber dennoch eine Frühentdeckung, denn die Diagnose oder mindestens die Gruppendiagnose wird schneller, d. h. früher als mit anderen Methoden gestellt einschließlich auch der histologischen.

Andere cytodiagnostische Möglichkeiten für eine echte Krebsfrüherkennung wie Elektronenmikroskopie, Autoradiographie und evtl. die Cytochemie sind derzeit, wenn ich so sagen darf, Methoden der zweiten Kampflinie, da der notwendige Arbeitsaufwand weit größer ist.

Zu Frage 2

GRUNZE, H. (Düren):

Für das Gebiet der Inneren Medizin bestehen im Augenblick noch keine erkennbaren realisationsfähigen Möglichkeiten.

SANDRITTER, W. (Freiburg i. Br.):

Bei einer Analyse über die Anwendbarkeit von cytomorphologischen Diagnostikautomaten muß man zwei Aufgabenstellungen scharf trennen: Erstens automatische Prescreening-Techniken und zweitens Methoden zur automatischen Erstellung von Enddiagnosen.

Prescreening-Techniken sollen durch maschinelles Aussortieren der sicher gesunden Fälle den Anteil derjenigen Fälle reduzieren, die von einem geschulten Cytomorphologen überprüft werden müssen. Das klassische Anwendungsgebiet für Prescreening-Techniken sind Großreihenuntersuchungen der Krebsvorsorge mit einem deutlich unter 10% liegenden Anteil an Präkanzerosen und Tumoren. Unsere Arbeitsgruppe konnte mit der Durchflußfluorescenzcytophotometrie als Prescreening-Technik an Abstrichmaterial von der Cervix uteri 50 bis 60% der untersuchten Fälle als sicher unverdächtig aussortieren. Wichtig ist, daß kein positiver Fall fälschlich als negativ bezeichnet wird, denn negative Fälle werden keiner weiteren Nachprüfung unterzogen, während als verdächtig klassifiziertes Material durch den Cytomorphologen abgeklärt wird. Neben diesen automatischen Vormustern von cytologischem Untersuchungsmaterial wird auch die automatische Festlegung der endgültigen cytologischen Diagnose angestrebt. Diese automatischen Zellbilderkennungsmethoden, die in der Lage sein müssen, einen Steckbrief der Tumorzelle zu erfassen, wurden in der Arbeitsgruppe um Wied und in unserem Team weiterentwickelt. Obwohl bisher schon einige Merkmale der Tumorzelle erfaßbar sind, liegt augenblicklich eine automatische Enddiagnose noch außerhalb des Erreichbaren.

Automatische Prescreening-Techniken und Verfahren zur automatischen Enddiagnose befinden sich in einer stürmischen Entwicklung. Routinemethoden sind es bis jetzt noch nicht. Die Verantwortung gegenüber dem Patienten und die diagnostische Sicherheit der bisherigen Techniken schreiben einen hohen Leistungsstand der Diagnostikautomaten und eine kritische Prüfung zwingend vor.

WITTEKIND, D. (Freiburg i. Br.):

Wiederum ist hier auf die (physikalische) Beschaffenheit des Untersuchungsgutes hinzuweisen. Sind die Voraussetzungen für eine automatische Auswertung erfüllt, so kann man, mit gewissen Vorbehalten, der automatischen Auswertung eine einigermaßen gute Prognose stellen. Was die zur automatischen Diagnose angebotenen Methoden anbetrifft, so hat meines Erachtens das von N. Böhm u. E. Sprenger ausgearbeitete Verfahren, die automatisierte Fluorescenzcytophotometrie, die besten Zukunftsaussichten. Das Problem der meßtechnischen Erfassung der Fluorescenzemission auf der Basis der pro Zelle vorhandenen DNS erscheint bei dieser Methode am besten gelöst. Letztlich entscheidend für die Beurteilung wird aber der Test an einem statistisch ausreichenden Patientengut sein.

Soost H. J. (München):

Aussichten für eine automatische Auswertung cytologischer Präparate sind nach dem gegenwärtigen Stand der Entwicklung mit allen Methoden (Vickers Cytologie Screening Apparatus — VCSA, Quantimed-Hussein, Impulscytophotometrie) schlecht. Über Erfahrungen mit dem VCSA wird berichtet. Kurze Beschreibung von Methode und Prinzip. In 28% wurden, trotz Vorhandenseins zahlreicher atypischer und dyskaryotischer Zellen, diese nicht vom Apparat gefunden. Kritische Beurteilung aber auch, nach geringen eigenen Erfahrungen, gegenüber Impulsphotocytometrie angebracht.

Hinweise auf die bevorstehende Verabschiedung der Richtlinien der USA-Gesundheitsbehörden für die Zulassung von Apparatur für die automatische Diagnostik cytologischen Untersuchungsmaterials! Ausbildung von Cytologieassistentinnen darf wegen der z. Z. unbegründeten Hoffnungen auf automatische Vormusterung nicht vernachlässigt werden.

Zu Frage 2 und 3

Zajicek J. (Stockholm):

Meiner Meinung nach können weder die automatische Auswertung cytologischer Präparate noch andere spezielle und „arbeitsaufwendige" Methoden wie Autoradiographie oder Cytochemie bei der Cytodiagnostik z. Z. Hilfe leisten. Eine Ausnahme mögen Gewebekulturen sein. Wir wenden Gewebekulturen bei der Diagnose von Lymphdrüsenerkrankungen an. Mit unseren gegenwärtigen Kenntnissen ist es nicht möglich, ein hochdifferenziertes Lymphosarkom durch morphologische Untersuchung des Punktates von einer chronischen Lymphadenitis zu unterscheiden. Wenn man lymphatische Zellen, die durch Punktion einer Lymphdrüse erhalten wurden, in Gewebekulturen mit einem Zusatz von Phytohämagglutinin inkubiert, erfolgt, falls das Punktat von einer entzündlichen Lymphdrüse entnommen wurde, eine Transformation der Lymphocyten in sog. Immunoblasten. Wenn das Punktat dagegen von einer Lymphdrüse mit Lymphosarkom stammt, unterbleibt eine solche Transformation, oder sie ist nur sehr geringfügig. Dies ist ein Beispiel für die Verwendung eines biologischen Tests in der Cytodiagnostik.

Zu Frage 3

Grunze, H. (Düren):

In der Regel besteht solch eine Abhängigkeit nicht. Besonders was die grundsätzliche Diagnose, ob bösartige Geschwulst oder nicht, angeht. Die Cytochemie hilft zuweilen bei der Differenzierung von positiven Befunden hinsichtlich ihrer wahrscheinlichen histologischen Klassifikationen. Die PAS-Färbung wäre zu diesem Punkte besonders zu nennen.

Sandritter, W. (Freiburg i. Br.):

Generell läßt sich feststellen, daß für die cytologische Routineuntersuchung in der Papanicolaou-Färbung eine völlig ausreichende Untersuchungstechnik zur

Verfügung steht. In einzelnen Fällen kann sie durch die primär in der Hämatologie beheimatete May-Grünwald-Giemsa-Färbung ergänzt werden. Eine Ausnahme bildet die hämatologische Diagnostik. Hier ist eine histochemische Differentialdiagnostik unentbehrlich geworden. Autoradiographie, quantitative Nucleinsäurebestimmung und Encymhistochemie sind auch heute noch ganz überwiegend Forschungsmethoden.

WITTEKIND, D. (Freiburg i. Br.):

Weder die Autoradiographie noch die Cytochemie werden meines Erachtens in der Krebsfrüherkennung zu wesentlichem Einfluß kommen. Gründe für diese Meinung: 1. Zu großer präparativer Aufwand; 2. zu großer Aufwand an qualifiziertem Personal; 3. zu hohe Kosten.

SOOST, H. J. (München):

Cytochemie und Autoradiographie sind interessante Untersuchungsmethoden für die Grundlagenforschung. In der praktischen Diagnostik habe sie uns bisher nicht weitergebracht.

HAUPTMANN, E. (Zagreb):

Ich möchte mich mit meiner Antwort nur auf die Cytochemie beschränken, da wir mit anderen Methoden keine Erfahrung haben. Obwohl diese Methode auf dem Gebiet der Hämatologie (Leukosen) festen Fuß gefaßt hat — ich erinnere an die Peroxydase, die Esterasen, die PAS-Reaktion, die alkalische Phosphatase —, scheint sie dem Erfolg der Cytodiagnostik nicht leukämischer maligner Erkrankungen derzeit wenig beizutragen. Obwohl auch PAS-positive Zellen in malignen Lymphomen auftreten (s. die Sternberg-Zellen), die α-Naphthylesterase deutlich positiv in Reticulosarkomen ist, aber auch bei Carcinomen. So tragen diese Methoden zur Diagnostik in der Cytologie, bzw. zur feineren Differenzierung der einzelnen malignen Prozesse nach unseren bescheidenen Erfahrungen wenig bei.

TOEPFER, K. (III. Anatom. Institut der FU Berlin): **Analyse der May-Grünwald-Giemsafärbung als Beitrag zur Notwendigkeit des Arbeitens mit reinen, definierten Farbstoffen**

Durch eigene Untersuchungen in den letzten 6 Jahren konnten sehr genaue Kenntnisse über die Thiazinfarbstoffe (Methylenblau, Azur B, Azur A, Azur C, Thionin) gewonnen werden. Durch analytische, spektralphotometrische, dünnschichtchromatographische und andere Untersuchungen konnten physikalisch-chemische Daten von dieser in der Histologie und Histochemie wichtigen Farbstoffgruppe erhalten werden. Diese Erkenntnisse versetzten uns in die Lage, für die Thiazine das erste Normblatt (DIN 58981) für Farbstoffe zu entwickeln. Wenn man die Qualität der von der Industrie für wissenschaftliche Zwecke angebotenen Farbstoffe kennt, wird man die Bedeutung von entsprechenden Normen richtig einschätzen.

Die Thiazinfarbstoffe bilden neben dem Eosin die Hauptkomponente für sämtliche in der praktischen Medizin vorkommenden Blutfärbungen wie Jenner, May-Grünwald, Giemsa usw. Von hämatologischer Seite wurde angeregt, diese Farblösungen einmal genauer auf ihre Zusammensetzung zu untersuchen, da auch auf diesem Gebiet eine erhebliche Unzufriedenheit mit den von der Industrie angebotenen Produkten besteht. Am häufigsten wird heute die Giemsa-Lösung in Kombination mit May-Grünwald oder auch allein nach Fixation in Methanol verwendet.

Nach dem Originalrezept von Giemsa (1904) enthält die Farbstammlösung nur die Thiazinfarbstoffe Methylenblau und Azur B in einer Lösung von gleichen Teilen Methanol und Glycerin. Beide Thiazine liegen dabei z. T. als eosinsaure Salze vor. Stellt man diese Lösung unter Verwendung von normgerechten Farbchargen her, so ist das Bild der Färbung in keiner Weise befriedigend. Zellkerne und Cytoplasma sind mit einem einzigen blauen Farbton dargestellt, der jede Differenzierung erschwert. Für ein „polychromatisches" Differentialblutbild sind die violett bis rötlichen Farbtöne anderer Thiazinhomologe erforderlich. Diese werden von den Herstellern der Farbstofflösungen ohne jegliche Angaben in die sog. Giemsa-Lösung hineingegeben. Eine Giemsa-Lösung nach dem Originalrezept wird überhaupt nicht hergestellt und wäre auch nahezu unbrauchbar.

Die heutige Situation dieser Farblösungen wird am besten durch die historische Entwicklung erklärt. In den Jahren um 1900 wurden die Thiazinfarbstoffe von Parasitologen, Bakteriologen und Hämatologen wissenschaftlich zur Anwendung gebracht. Diese Farbstoffe wurden in dieser Zeit in großen Mengen von der Textilindustrie verwendet. Die Brauchbarkeit für medizinische Zwecke wurde von den Wissenschaftlern teilweise durch abenteuerliche Prozeduren erreicht. So wurde von Romanowsky Methylenblaulösung erst dann als besonders gut brauchbar bezeichnet, wenn die Farblösung von Schimmelpilzen bedeckt war und Leishman empfahl die „Reifung" der Lösung ausschließlich in Tropensonne. Nach der heutigen Kenntnis der Chemie dieser Farbstoffe liegt all diesen Methoden zur „Reifung der Farbstoffe" hauptsächlich nur ein Prinzip zugrunde, nämlich die partielle Demethylierung des Thiazinmoleküls in wäßriger Lösung durch alkali-abgebendes Glas. Dieser Vorgang führt vom Methylenblau (662 nm) als einem Tetramethylthionin über Azur B (645 nm), Azur A (630 nm), Azur C (615 nm) schließlich im extremen Fall bis zu Thionin (595 nm), wobei für jeden Schritt der Verlust einer Methylgruppe verantwortlich ist, der sich spektral in einer kurzwelligen Verlagerung des Absorptionsmaximums im sichtbaren Bereich darstellt (in Klammern sind jeweils die Absorptionsmaxima der einzelnen Farbstoffe in dünner wäßriger Lösung angegeben).

Da die Demethylierung von Methylenblau als spontane Reaktion begünstigt durch alkali-abgebendes Glas für die Industrie heute ein zu umständliches Verfahren darstellt, mischen die einzelnen Hersteller von vornherein die verschiedenen Thiazinhomologe in die Stammlösung ein. Wie untragbar die Situation heute für die kommerziellen „Giemsa"-Produkte geworden ist, soll an Hand von 16 industriellen Farbstoffchargen aus Deutschland, Ungarn, der Schweiz, Italien, Frankreich und Holland kurz erläutert werden. Die quantitative Analyse von Thiazingemischen ist zwar spektralphotometrisch nicht möglich, jedoch sind beim Vergleich der industriellen Farblösungen deutliche Unterschiede zu erkennen (Abb. 1a). Bei diesen erheblichen Unterschieden in der Qualität der Farblösungen fällt die quantitative Zusammensetzung kaum noch ins Gewicht. Der Thiazingehalt schwankt in den untersuchten Präparaten zwischen $3,2 \times 10^{-4}$ und $2,7 \times 10^{-3}$ molar, d. h. also um mehr als den zehnfachen Wert. Für Eosin liegen die Konzentrationen zwischen $8,0 \times 10^{-6}$ und $3,2 \times 10^{-5}$ molar.

Eine dünnschichtchromatographische Untersuchung von Thiazingemischen ist durch die Empfindlichkeit des Thiazinmoleküls prinzipiell schon schwierig und die Aussagen solcher Befunde sind nur in der Relation zwischen verschiedenen Gemischen bzw. entsprechenden mituntersuchten Kontrollen bekannter Zusammensetzung möglich. Die Abb. 1b zeigt deutlich die großen Unterschiede zwischen den einzelnen Lösungen. Die Giemsa-Lösungen bieten durch die Tatsache, daß hier Glycerin-Methanolgemische vorliegen, für die DC ein zusätzliches Problem, da die aufgetragenen Spots nicht zu trocknen sind und das Glycerin mit der Laufmittelfront über einen gewissen Bereich mitgezogen wird. Weitergehende

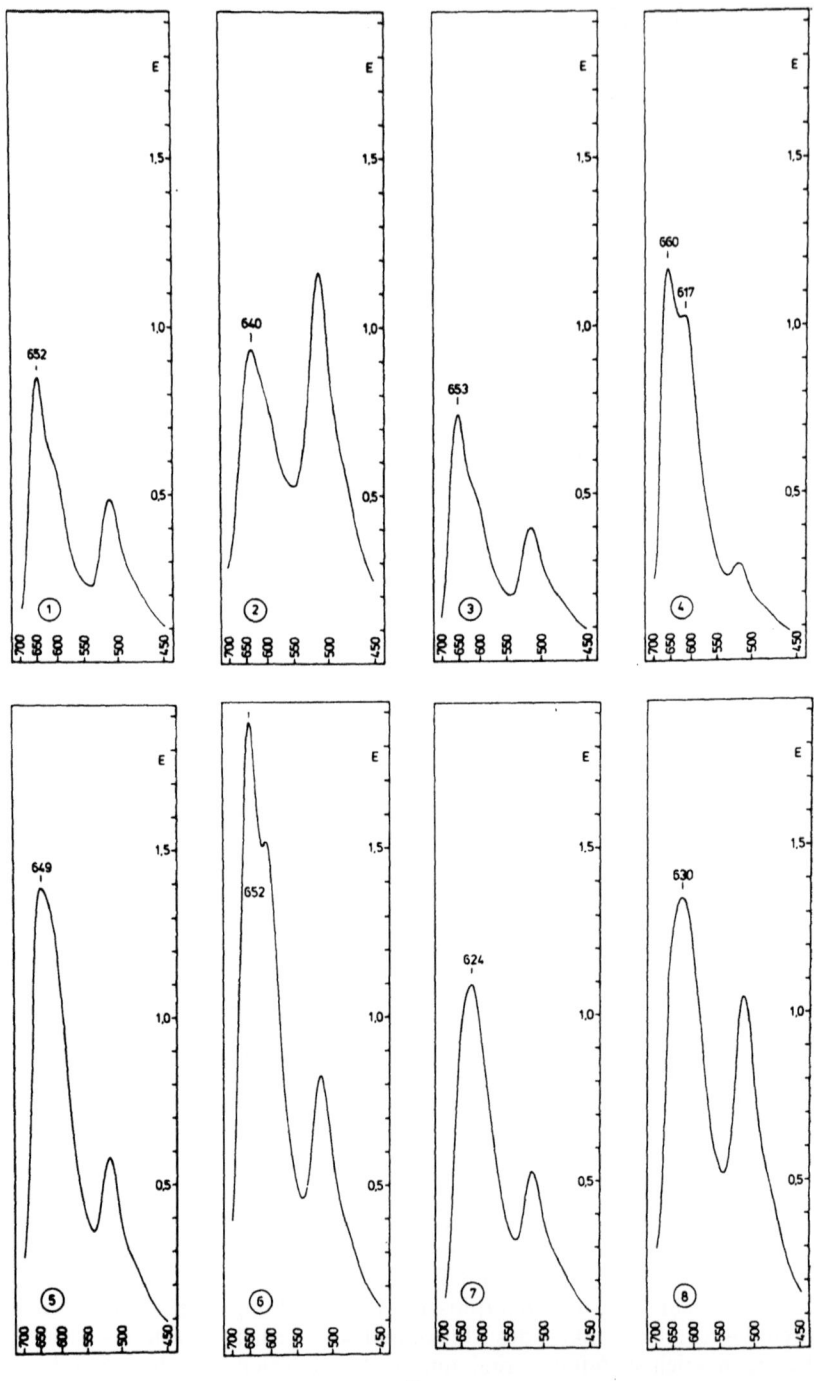

Abb. 1. a u. b Absorptionskurven von 16 kommerziellen Giemsa-Präparaten im Bereich von 700 bis 450 nm in wäßriger Lösung; Konzentration: $1/1000$ Stammlösung; S = 20 mm

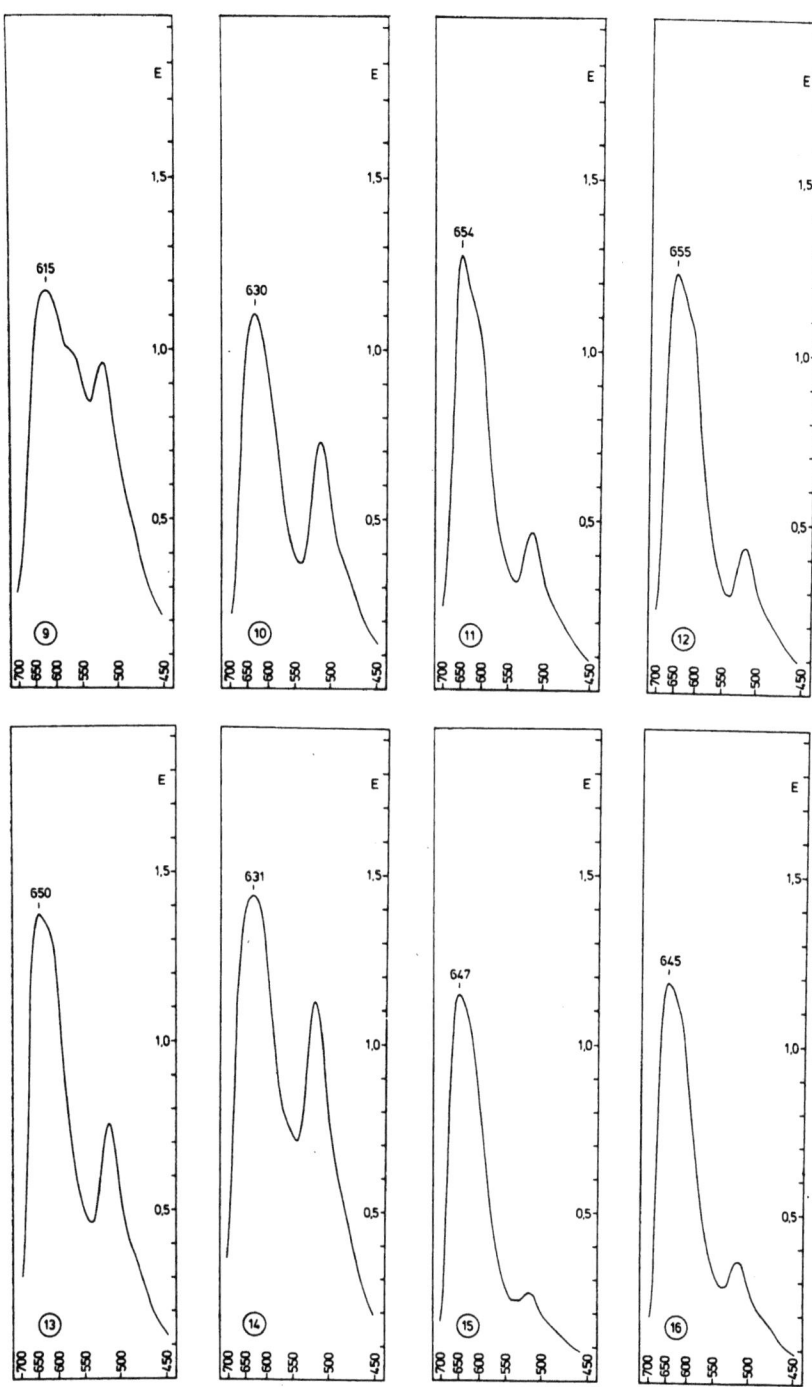

b

Anstrengungen zur Überwindung dieser Schwierigkeiten wurden nicht unternommen, da die genaue Analyse der einzelnen industriellen Chargen nicht zur Lösung des Problems einer genormten Giemsa-Lösung, die international vergleichbare Ergebnisse garantiert, beitragen kann.

Nach diesen Befunden ist es verständlich, daß der Hämatologe heute sowohl in der Praxis der Routineuntersuchung als auch bei wissenschaftlicher Problemstellung gezwungen ist, sich auf die Eigenart einer industriellen Giemsa-Lösung, also das spezifische Gemisch eines Herstellers, mehr oder weniger gut einzustellen, um evtl. bei der nächsten Lieferung der gleichen Firma erneuten Schwierigkeiten gegenüberzustehen. Der Ausweg aus dieser vom heutigen wissenschaftlichen Standpunkt unhaltbaren Situation kann nur durch die Entwicklung einer entsprechenden Norm gefunden werden. Dabei muß neben dem Färbevorgang unter Berücksichtigung der automatischen Färbung vor allem die Zusammensetzung der zu verwendenden Farblösung genau festgestellt werden. Diese Farblösung kann in keinem Fall mehr dem von Giemsa (1904) angegebenen Rezept entsprechen, da eine Mischung nur aus Methylenblau und Azur B keine befriedigenden Resultate ergibt, sofern diese Farbstoffe nicht durch erhebliche Homologenbeimengungen verunreinigt sind. Deshalb wurden verschiedene Mischungen von Thiazinfarbstoffen mit Eosin hergestellt, die z. Z. noch in Zusammenarbeit mit mehreren Hämatologen geprüft werden. Im Gegensatz zu den industriellen Produkten haben wir für die Farblösungen in definierter Menge Thiazinfarbstoffe verwendet, die die bestehende Norm erfüllen, sodaß diese Gemische jederzeit einwandfrei zu reproduzieren sind. Bei den bisherigen Untersuchungen wurde auf eine Vorfärbung durch die Fixierung nach May-Grünwald bewußt verzichtet, um nach Fixation durch Methanol den Ausfall der Färbung besser beurteilen zu können.

Aus einer ersten Serie von 20 versuchsweise hergestellten Gemischen haben sich in der Vorauswahl fünf als brauchbar herausgestellt. Auf dieser Grundlage wurden die einzelnen Bestandteile nur noch in sehr geringem Umfang variiert. Dabei sind geringe Veränderungen in der Zusammensetzung teilweise schon von erstaunlichem Einfluß auf den Ausfall der Färbungen. Insgesamt wird bei gleichen Teilen Methylenblau und Azur B ein Anteil von Azur A unter 10% der Thiazingesamtmenge erforderlich sein. Ein „polychromatisches Methylenblau" der Industrie enthält dagegen bereits bis zu 30% demethylierte Homologe (Azur A und Azur B).

Literatur

Boroviczeny, K. G. v.: Färbemethoden. In: Handbuch der Inneren Medizin, 5. Aufl., Bd. II, 1. (Schwiegk, H., Hrsg.). Berlin-Heidelberg-New York: Springer 1968. — Giemsa, G.: Zbl. Bakt., I Abt. Orig. **37**, 308 (1904); **91**, 343 (1924). — Harms, H.: Handbuch der Farbstoffe für die Mikroskopie. Kamp-Lintfort: Staufen-Verlag 1959 bis 1965. — Toepfer, K.: Die Standardisierung von Thiazinfarbstoffen. Acta histochem. Suppl. (im Druck) (1969). XIII. Symposion der Ges. für Histochemie, 17. bis 21. September 1969 in Graz.; (1) Erg.-H., Anat. Anz. **126**, 93 (1970); — (2) Acta histochem. (Jena) (1970); — (3) Die Thiazinfarbstoffe. Eigenschaften und Verhalten unter experimentellen Bedingungen. In: Progress in histochemistry and cytochemistry, Vol. I/No. 5 (Graumann, W., Lojda, Z., Pearse, A. G. E., Schiebler, T. H., Hrsg.). Stuttgart: Fischer 1970; — (1) Die Normung von Farbstoffen — Voraussetzungen, Normverfahren. XV. Sympsion der Ges. für Histochemie, 8. bis 12. September 1971 in Düsseldorf. Acta histochem. (Jena) Suppl. (im Druck) (1971); — (2) Reinheitsgrad und Verunreinigungen von Handelsfarbstoffen. Störender Einfluß auf histologische und histochemische Färbeverfahren. XV. Symposion der Ges. für Histochemie, 8. bis 12. September 1971 in Düsseldorf. Acta histochem. (Jena) Suppl. (im Druck) (1971); — (3) Farbstoffe in Medizin und Biologie. Thiazine. Normblatt 58981/1; Deutsche Normen 1971.

FRAHM, H., DAMMANN, W. (II. Med. Univ.-Klinik und Poliklinik Hamburg-Eppendorf): **Vergleich zwischen cytologischen Beurteilungen von Schilddrüsenaspirationspunktaten und Radiojoddiagnostik sowie histologischen Befunden bei verschiedenen Schilddrüsenerkrankungen**

Seit 1963 ist an unserer Klinik die Schilddrüsencytologie fester Bestandteil des diagnostischen Spektrums bei allen Strumen und Schilddrüsenerkrankungen. Bei mehr als 4000 Patienten wurden Aspirationspunktionen mittels dünner Kanüle vorgenommen. Die Zuverlässigkeit dieser Methode wird in der noch spärlichen Literatur überwiegend hoch eingeschätzt [1, 5, 5, 7, 9]. Das entspricht unseren Erfahrungen [2, 4]. Experimentell und statistisch konnten wir für bestimmte Bedingungen einen hohen Wahrscheinlichkeitsgrad an Zuverlässigkeit nachweisen [3, 8]. Gegenstand dieser Mitteilung ist der Vergleich zwischen cyto-

Tabelle 1. *Vergleich zwischen cytologischer Beurteilung und ^{131}J-Diagnostik bei Eu- und Hyperthyreose*

Cytologie	^{131}J-Diagnostik		
Euthyreose n = 210	Abweichungen n = 43 (= 21%)	abgelaufene Thyreoiditis	n = 3
		chron. Thyreoiditis	n = 1
		Hyperthyreoid	n = 8
		Überfunktion	n = 15
		tox. Adenom	n = 2
		komp. tox. Adenom	n = 2
		Jodfehlverwertung	n = 7
		komp. Jodfehlverwertung	n = 5
Hyperthyreose n = 62	Abweichungen n = 15 (= 24%)	Euthyreose	n = 9
		Euthyreose mit warm. Bezirk	n = 1
		Hyperthyreoid	n = 1
		komp. Jodfehlverwertung	n = 1
		Jodexposition	n = 2
		Vollständige Blockade	n = 1

logischen Beurteilungen und Ergebnissen des ^{131}J-Test sowie histologischen Befunden eines größeren Krankengutes mit verschiedenen Strumaformen und Schilddrüsenerkrankungen.

Methodik und Krankengut

Die Aspirationspunktion der Schilddrüsen, die Färbungen der Ausstrichpräparate und die mikroskopischen Auswertungen erfolgten nach den bekannten Verfahren [4, 7, 9]. Verglichen wurden die cytologischen Beurteilungen mit den histologischen Untersuchungsergebnissen von 131 operierten Pat. und den Resultaten der Radiojoddiagnostik in 411 Fällen. Es wurden ausschließlich solche cytologischen Befunde herangezogen, die eindeutig vor der ^{131}J-Untersuchung erhoben worden waren. Das Alter der Pat. bewegt sich zwischen 18 und 84 Jahren.

Ergebnisse

Die Resultate zeigen, daß die Cytologie in 79% für die Euthyreose und in 76% für die Hyperthyreose mit der Radiojoddiagnostik übereinstimmt (Tabelle 1). Bei der nodulären euthyreoten Struma wurde sogar eine Übereinstimmung von 86% erreicht. Bemerkenswert ist, daß falsch positive oder negative cytologische Resultate in einem hohen Prozentsatz solche Fälle betreffen, die auch in der Radiojoddiagnostik nicht immer eindeutig sind, z. B. Hyperthyreoid, beschleunigte Jodaufnahme mit Verdacht auf Überfunktion. Jodfehlverwertungen der Schilddrüse sind cytologisch nicht mit ausreichender Sicherheit zu verifizieren, insbesondere nicht bei nodulären Strumen. Dagegen liegt die Stärke der Cytologie im Nachweis von Cysten oder regressiven Veränderungen, die durch eine Anhäufung von Schaumzellen oder Phagocyten charakterisiert sind. Sie wurden in 101 Fällen diagnostiziert. Scintigraphisch waren sog. kalte Bezirke beschrieben worden. In 23 Fällen mit cytologischem Verdacht auf Zellatypien erbrachte das Radiojodstudium ebenfalls stumme Regionen in den punktierten Bereichen. Das gleiche Ergebnis fand sich bei 7 von 11 Patienten mit cytologischem Verdacht auf Malignität. Histologisch fanden sich bei 37 Patienten mit cytologischem Verdacht auf Atypien in 8 uninodulären Strumen u. a. 2 papilläre Carcinome und 2 mikrofollikuläre Adenome und bei 4 multinodulären Strumen 1 trabeculäres Carcinom und 2 mikrofollikuläre Adenome (Tabelle 2). Die Histologie zeigte in 2 Fällen mit klinisch diffusen Strumen und cytologischem Verdacht auf Malignität eine Mammacarcinom-Metastase und ein Adenoma mikrofollikularis, bei 9 Fällen von uninodulärer Struma ein trabeculäres, 1 entdifferenziertes Carcinom, 1 Ad.

Tabelle 2. *Vergleich zwischen Cytodiagnostik, ^{131}J-Test und Histologie bei cytologischem Verdacht auf Zellatypien bzw. Malignität*

Cytologie	^{131}J-Diagnostik	Histologie	
			n = 11
Verdacht auf Atypie n = 37	Euthyreose mit kaltem Bezirk n = 13 Euthyreose mit warmem Bezirk n = 5	Adenoma follicularis Adenoma trabecularis tuberkulöser Lymphknoten Thyreoiditis Hashimoto Metastase trabeculäres Carcinom	5 1 1 2 1 1
			n = 10
Verdacht auf Malignität n = 25	Euthyreose mit kaltem Bezirk n = 7	Adenoma follicularis Adenoma papillaris Thyreoiditis Hashimoto Thyreoiditis Riedel Lymphknoten mit Strukturauflös. Neurinom Metastase großzelliges Carcinom entdifferenziertes Carcinom trabeculäres Carcinom	1 1 1 1 1 1 1 1 1 1

trabecularis, 1 Ad. mikrofollikularis. Bei 3 multinodulären Strumen mit cytologischem Verdacht auf Malignität wies der histologische Befund ein großzelliges Carcinom, 1 Ad. papillaris und eine Thyreoiditis Hashimoto auf.

Diskussion

Die Resultate zeigen, daß die Schilddrüsencytologie auch für die funktionelle Beurteilung der Thyreoidea ihren Wert hat. Die Stärke der Cytologie liegt im Nachweis von Cysten und regressiven Veränderungen, die scintigraphisch als stumme Bezirke imponieren. Die histologisch als maligne verifizierten Veränderungen wurden cytologisch alle als malignitätsverdächtig bzw. als atypisch beschrieben. Die große Zahl der Fälle, bei denen Zellatypien gefunden wurden, bezieht sich auf histologisch nachgewiesene trabeculäre oder mikrofollikuläre Adenome. Hier wird das Problem der Zuordnung dieser Adenome in benigne oder semimaligne Veränderungen berührt.

Zusammenfassung

Wir sehen unsere Auffassung bestätigt, daß die Schilddrüsencytologie als ergänzendes Verfahren ihren berechtigten Platz im Spektrum der Schilddrüsendiagnostik hat. Die cytologische Beurteilung allein kann jedoch nicht die Indikation für weiterreichende therapeutische Maßnahmen sein. Ihre Stärke liegt in der Diagnostik von Cysten und regressiven Veränderungen.

Literatur

1. Einhorn, J., Franzén, S.: Acta radiol. (Stockh.) 58, 321 (1962). — 2. Frahm, H., Parada, J.: Rev. méd. Chile 95, 119 (1967). — 3. Frahm, H., Smejkal, V., Schulz, F.: Helv. med. Acta 35, 158 (1969). — 4. Frahm, H., Smejkal, V., Schuhmacher, P.: Med. Welt 22, 746 (1971). — 5. Hawk, W. A., Crile, G., Hazard, J. B., Barrett, D. L.: Surg. Gynec. Obstet. 122, 1053 (1966). — 6. Nilsson, L. R., Persson, P. S.: Acta paediat. (Uppsala) 53, 333 (1964). — 7. Smejkal, V., Frahm, H., Schulz, F.: Z. ges. inn. Med. 25, 240 (1970). — 8. Skrabalo, Z.: Dtsch. Ges. Endokrinol. Berlin-Göttingen-Heidelberg-New York: Springer 1964. — 9. Söderström, N.: Fine needle aspiration biopsy. Stockholm: Almqvist and Wiksell, 1966.

Aussprache

Herr H. Dannmeier (Neumünster):

Zu den Herren Frahm und Dammann: 1. Füllen sich leerpunktierte Cysten wieder auf? 2. Gibt es die Möglichkeit die Schilddrüsencytologie mit auftretenden nekrobiotischen Veränderungen bei Kontrollen nach Radiojodresektion zur Therapiekontrolle zu verwenden?

Kirstaedter, H.-J., Kelâmi, A., Göbel, J., Elszel, B. (Med. Klinik und Poliklinik, Hämatol. Abt., Klinikum Steglitz der FU Berlin): **Die Franzén-Feinnadelaspirationsbiopsie zur Cytodiagnostik der Prostata in Klinik und ambulanter Praxis**

Die Prostata ist ein palpatorisch abschnittsweise gut zugängliches Organ. Da der Urologe mit dem tastenden Finger häufig carcinomverdächtige Knoten und Verhärtungen des Organs fühlt, lag es nahe, diese Veränderungen direkt anzupunktieren, um die klinische Verdachtsdiagnose morphologisch zu untermauern. Diesem Gedanken folgend, entwickelte Franzén [3] 1960 ein einfaches Spezialinstrumentarium zur direkten transrectalen Feinnadel-Aspirationsbiopsie verdächtiger Prostatabezirke. Diese Untersuchung ist für den Geübten relativ einfach, ambulant und ohne Narkose durchführbar. Sie kann zu Verlaufsbeobachtungen beliebig oft wiederholt werden. Es sind damit unseres Erachtens gegenüber der älteren Methode, der transperinealen Biopsie mit der Vim-Silverman-Nadel, die eine Narkose und einen kurzen stationären Aufenthalt erforderte und außerdem zu gelegentlichen Komplikationen führte, deutliche Vorteile gegeben [1, 2]. Im Gegensatz zur Vim-Silverman-Nadel, die einen größeren mit histologischen Techniken untersuchbaren Stanzzylinder liefert, wird aber bei der Franzén-Feinnadel-Aspirationsbiopsie Material gewonnen, das sich nur cytologisch aufarbeiten läßt. In jüngerer Zeit wurde von der Fa. Travenol eine Nadel zur transrectalen Histobiopsie der Prostata auf den Markt gebracht, die einfacher und risikoloser anwendbar ist als die Vim-Silverman-Nadel, aber doch mehr traumatisiert als die Franzén-Nadel. Eine Vergleichsstudie zwischen Franzén-Nadelbiopsie und Travenol-Nadelbiopsie läuft z. Z. In unserem Haus verwenden die Urologen seit 1968 die von Franzén [3] angegebene Technik, und wir haben 1969 gemeinsam mit Kelâmi [4] über die ersten 60 bis zum März 1969 gewonnenen cytologischen Ergebnisse berichtet. Wir fanden cytologisch 20 Carcinome, die histologisch durch die parallel ausgeführte Vim-Silverman-Biopsie oder durch Operation alle bestätigt wurden. Vierzigmal ergab sich cytologisch kein Hinweis auf ein Carcinom, bei den histologischen Kontrollen zeigte sich, daß wir nur einen Fall falsch negativ beurteilt hatten.

Ermutigt durch größere Statistiken [1, 2, 5, 6] und die eigenen Ergebnisse [4] wurde die Methode der transrectalen Feinnadelaspirationsbiopsie der Prostata dann von den Urologen unseres Hauses klinisch und besonders auch poliklinisch breit angewendet. Seit 1970 untersuchen wir auch Punktatausstriche, die mit dieser Technik in einer Berliner urologischen Fachpraxis an ambulanten Patienten gewonnen wurden. Wir überblicken jetzt insgesamt 810 Punktate bei 707 Patienten; die bezüglich der Patienten gestellten cytologischen Diagnosen sind aus der Tabelle ersichtlich.

Die Ergebnisse von 140 histologischen Untersuchungen bei diesen Patienten konnten inzwischen ermittelt werden. Histologisch untersucht wurden dabei sowohl Punktatcylinder, gewonnen mit der Vim-Silverman-Nadel als auch in neuerer Zeit Cylinder, die mit einer Einmalnadel von Travenol erhalten wurden und weiterhin Operationspräparate. Es handelt sich dabei um 54 Carcinome, um 6 zweifelhafte Befunde und um 80 Adenome, gelegentlich mit entzündlichen Veränderungen. Der Vergleich mit den vorher erhobenen cytologischen Befunden ergab fünf falsch negative cytologische Befunde und zwei positive cytologische Befunde. Es ist hierbei zu berücksichtigen, daß sich die Angabe „falsch" immer dann ergibt, wenn der histologische Befund konträr dem cytologischen lautete. Leider läßt sich hieraus keine absolute Wertigkeit ablesen, da selbstverständlich Punktatcylinder, sicher überwiegend durch die Entnahmetechnik bedingt, auch bei tatsächlich vorhandenen Carcinomen der Prostata im histologischen Bild die Diagnose einer gutartigen Veränderung ergeben. Es ist in

Tabelle 1. *Cytologische Diagnosen bei 707 Patienten an Hand von 810 Prostatapunktaten (1968 bis Dezember 1971)*

148 Carcinomfälle
58 Fälle mit starkem Verdacht auf Carcinom
40 Fälle mit stärkeren Zellatypien, zweifelhafter Befund
135 Fälle mit geringen bis mäßigen nicht malignitätsverdächtigen Zellveränderungen mit oder ohne entzündlichen Zusatzbefunden
56 Fälle mit entzündlichen Vorgängen
160 Fälle mit normalem unverdächtigem Befund
110 Fälle, bei denen kein Material aus der Prostata gewonnen wurde, bzw. eine Cytodiagnose unmöglich war
707

einer laufenden Untersuchung geplant, durch Weiterbeobachtung und epikritische Betrachtung der Einzelverläufe vollständigere Relationen zwischen der cytologischen Diagnose und der tatsächlichen Enddiagnose herzustellen.

Im nach Pappenheim gefärbten Ausstrich des Franzén-Punktats der Prostata stellen sich die normalen ortsüblichen Epithelien des Organs einzeln, meist aber in kleinen Haufen oder kleineren Verbänden dar. Das Cytoplasma ist relativ hell, von blauer bis blaugrauer Farbe, teils homogen, teils feinkörnig und meist ohne deutlich sichtbare Grenze. Die Kerne der Epithelien sind rund und mittelständig, das Kernchromatin ist fein bis mittelkörnig, seltener etwas wolkig. Kleine, oft singuläre punktförmige, nicht von Chromatin überdeckte Nucleolen können vorkommen. Zellen des fibromuskulären Gewebes der Prostata kommen im normalen Ausstrich nur selten vor. Sekrettropfen bzw. Eiweißmaterial kommt häufiger vor und kann die Beurteilung beeinträchtigende Überlagerungs- und Färbeartefakte hervorrufen. Das cytologische Bild der Prostatacarcinome ist verschieden, offenbar sind je nach dem Differenzierungsgrad des Carcinoms die Abweichungen vom normalen Epithel mehr oder weniger deutlich. Diagnostisch bedeutungsvoll sind in erster Linie stark vergrößerte singuläre oder multiple oder besonders entrundete Nucleolen, Kernentrundungen, relative Kernvergrößerungen, Hyperchromasie der Zellkerne und des Zellplasmas und schlierige Strukturen des oft noch schlechter als beim normalen begrenzbaren Cytoplasmas.

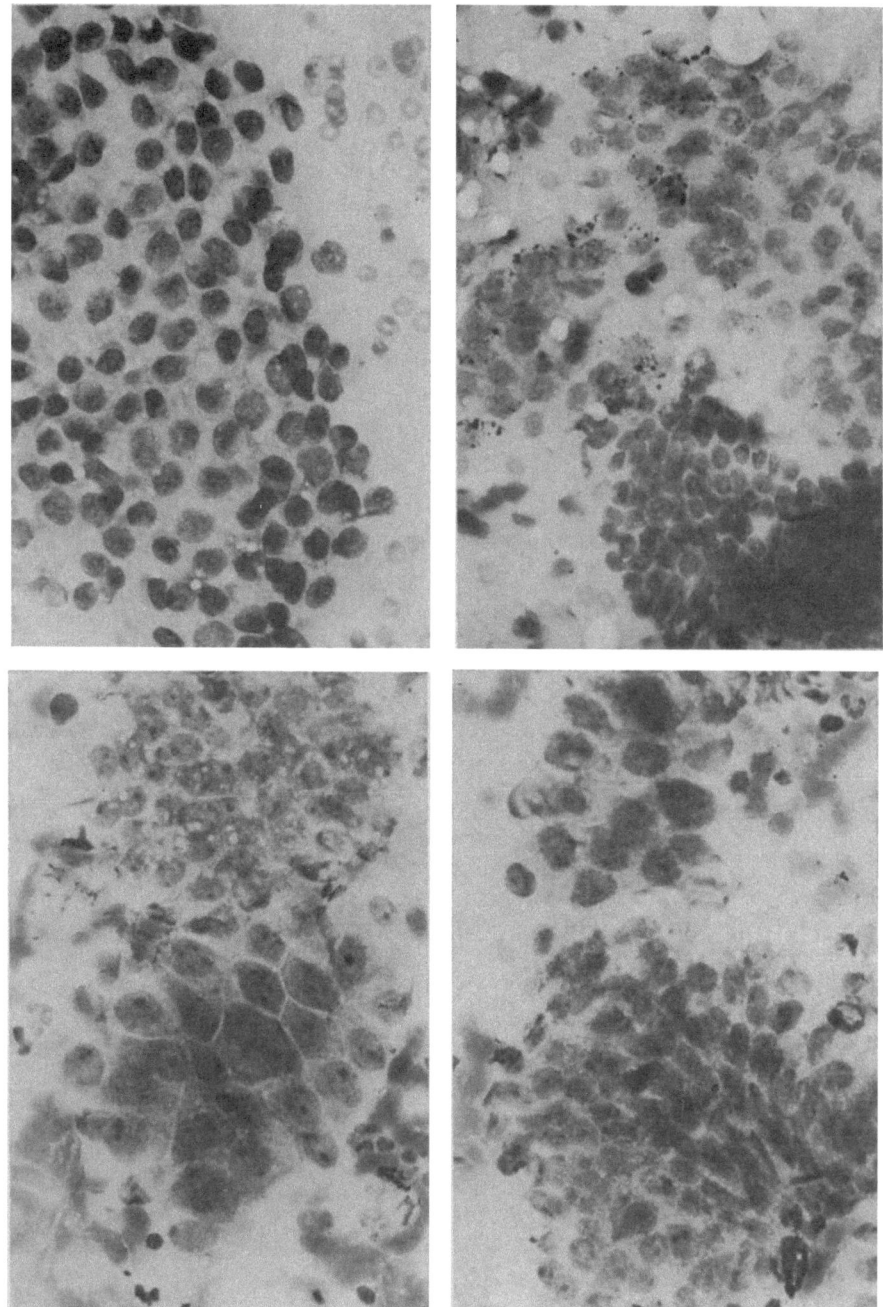

Abb. 1. Prostatapunktatausstriche (Vergr. 330fach). Oben links: Gleichmäßig gestaltete normale Epithelien, Erythrocyten. Oben rechts: Epithelien mit Schwankungen in Größe, Form und Färbbarkeit ohne Malignitätskriterien wie z. B. bei Adenomen. Unten rechts und links: Verschieden gestaltete Carcinomzellen an unterschiedlichen Stellen desselben Ausstrichs

Bei manchen Adenomen und bei manchen entzündlichen Veränderungen werden geringe bis mäßige Atypien der Epithelien beobachtet, in einigen Fällen ließ sich deshalb kein eindeutiger Befund erstellen.

Erhebliche Zellveränderungen werden bei den meisten mit gegengeschlechtlichen Hormonen behandelten Patienten beobachtet, bis zu einem gewissen Grad unabhängig davon, ob die Hormone zur Behandlung eines Adenoms oder eines Carcinoms gegeben wurden. Die Veränderungen bestehen auf der einen Seite in plattenepithelialen Metaplasien und auf der anderen Seite in Form von meist relativ grob vacuoliger Degeneration des Cytoplasmas. Die Struktur des Kernchromatins verliert an Schärfe, so daß die Kerne z. T. fast opak erscheinen können. Bei Verlaufsbeobachtungen konnten wir feststellen, daß ursprünglich klar diagnostizierbare Prostatacarcinome wegen dieser Veränderungen zunehmend schwerer oder überhaupt nicht mehr cytologisch diagnostiziert werden konnten und sich die Bilder hormonbehandelten Adenomen anglichen.

Gelegentlich konnten wir aus der cytologischen Beurteilung eines Prostatapunktatausstrichs auch Hinweise auf spezifisch entzündliche Veränderungen geben.

Literatur

1. Alfthan, O., Klintrup, H.-E., Koivuniemi, A., Taskinen, E.: Duodecim (Helsinki) 84, 506 (1968) (finnisch); — Referat in: Exc. med. Urol. 2.9, 10.2. Cancer (1968). — 2. Ekman, H., Hedberg, K., Persson, P. S.: Brit. J. Urol. 39, 544 (1967). — 3. Franzén, S., Giertz, G., Zajicek, J.: Brit. J. Urol. 22, 193 (1960). — 4. Kelâmi, A., Kirstaedter, H.-J.: Urol. int. 24, 560 (1969). — 5. Söderström, N.: Stockholm-Göteborg-Uppsala: Almquist & Wiksell 1966. — 6. Williams, J. P., Still, B. M., Pugh, R. C. B.: Brit. J. Urol. 39, 549 (1967).

KIRSTAEDTER, H.-J., GEHRMANN, C., SCHULZKE, R. (Med. Klinik und Poliklinik, Hämatol. Abt. Klinikum Steglitz der FU Berlin): **Die percutane Feinnadelaspirationsbiopsie und Cytologie tastbarer Tumoren**

Die percutane Feinnadel-Aspirationsbiopsie gewinnt seit einigen Jahren zunehmend an Bedeutung bei der Diagnostik verschiedener Erkrankungen [6, 7]. Insbesondere die Punktion palpatorisch zugänglicher Organe und Tumoren ist risikoarm und kann fast immer ambulant durchgeführt werden. Ausnahmen hiervon sind nur abdominale Tumoren und Organe.

Von März 1969 bis Dezember 1971 wurden insgesamt 1905 Punktate gewonnen und untersucht. Komplikationen traten dabei nicht auf. 80% der Patienten waren ambulant. Der cytologische Befund wurde als Klartext verfaßt, der sofort im Anschluß an die Befundung nach einem Zahlenschema verschlüsselt wurde, um die spätere Auswertung zu erleichtern und subjektive Momente bei späterer Interpretation des Textes auszuschalten. Die Tabelle enthält die Ergebnisse der cytologischen Punktatuntersuchung.

Die Schilddrüsenpunktate betreffen im Gegensatz zu unserer früheren Untersuchung [4] zwar überwiegend, aber nicht ausschließlich kalte Knoten, es wurden auch sonstige klinisch verdächtige Schilddrüsenabschnitte punktiert. Dies erklärt die gegenüber der früheren Untersuchung, in der rund 4% bösartige Geschwulste gefunden wurden, geringere Häufigkeit von bösartigen Neubildungen in der hier gezeigten Zusammenstellung. Die Gruppe der degenerativen und entzündlichen Schilddrüsenveränderungen umfaßt überwiegend regressiv abgewandelte Adenome und cystische Veränderungen. Entzündliche Veränderungen, wie die Thyreoiditis de Quervain, die Hashimoto-Thyreoiditis und akute entzündliche Veränderungen lassen sich cytologisch meist gut erkennen, machen in dem untersuchten Material aber nur einen kleinen Teil aus.

Über die Ergebnisse der Prostatapunktate wurde bereits vorher berichtet [2, 5]. Es handelt sich um transrectale Punktate aus palpatorisch verdächtigen Prostataabschnitten mit der von Franzén angegebenen Nadel. Die Aspirationsbiopsien wurden überwiegend bei ambulanten Patienten gewonnen, die oft lediglich zur Vorsorgeuntersuchung beim Urologen erschienen waren.

Die Mammapunktate betreffen palpatorisch oder mammographisch auffällige Bezirke.

Die Hoden wurden überwiegend im Rahmen von Fertilitätsuntersuchungen punktiert. Es gelingt hierbei, cytologisch Aussagen über die Spermiogenese zu machen. Vergleiche, die wir zwischen parallelen histologischen Untersuchungen durchgeführt haben [1, 3] zeigen, daß sich bezüglich der Spermiogenese cyto-

Tabelle 1. *Percutane Feinnadelaspirationsbiopsien bei 1905 tastbaren Tumoren und cytologische Befunde (März 1969 bis Dezember 1971)*

	Schilddrüse	Prostata	Mamma	Hoden	Lymphknoten	Milz	Sonstige Tumoren, Cysten usw.
Kein Material oder nicht auswertbar	47	106	31	12	27	1	34
Ortsübliches Zellmaterial	159	180	32	17	33	6	53
Degenerierende und entzündliche Veränderungen	345	58	42	24	73	2	25
Zelldysplasien, Zellmetaplasien	32	141	2	—	4	—	4
Zweifelhafter Befund	18	52	2	1	3	—	2
Verdacht auf Bösartigkeit	4	68	2	1	7	—	3
Bösartigkeit Carcinome, Sarkome, usw.	6	137	14	1	56	2	36
Insgesamt 1905	611	742	125	56	203	11	157

logisch Aussagen treffen lassen, die dem histologischen Befund in diagnostischer Sicherheit fast gleich kommen.

Die Lymphknotenpunktate betreffen etwa zur Hälfte stationäre und ambulante Patienten unserer hämatologischen Abteilung. Die gestellten cytologischen Diagnosen wurden fast immer durch vorangehende oder nachfolgende histologische Untersuchungen bzw. durch den klinischen Verlauf und ggf. durch die Autopsie bestätigt. Falsch positive Befunde wurden nicht beobachtet. Falsch negative Befunde sind sehr selten. Eine prozentuale Angabe ist jedoch nicht exakt zu machen, da diese Patienten von uns meist nur kurzzeitig, aber nicht über einen längeren Zeitraum beobachtet wurden.

Die Milzpunktate betreffen percutane blinde Milzbiopsien tastbarer Milzen bei Patienten, bei denen eine Laparaskopie aus verschiedenen Gründen nicht indiziert schien.

Die Gruppe der sonstigen tastbaren Tumoren und Cysten betrifft die Speicheldrüsen, branchiogene Cysten, cutane und subcutane Knoten verschiedener Lokalisation, tastbare oder röntgenologisch sichtbare Knochenherde sowie einige

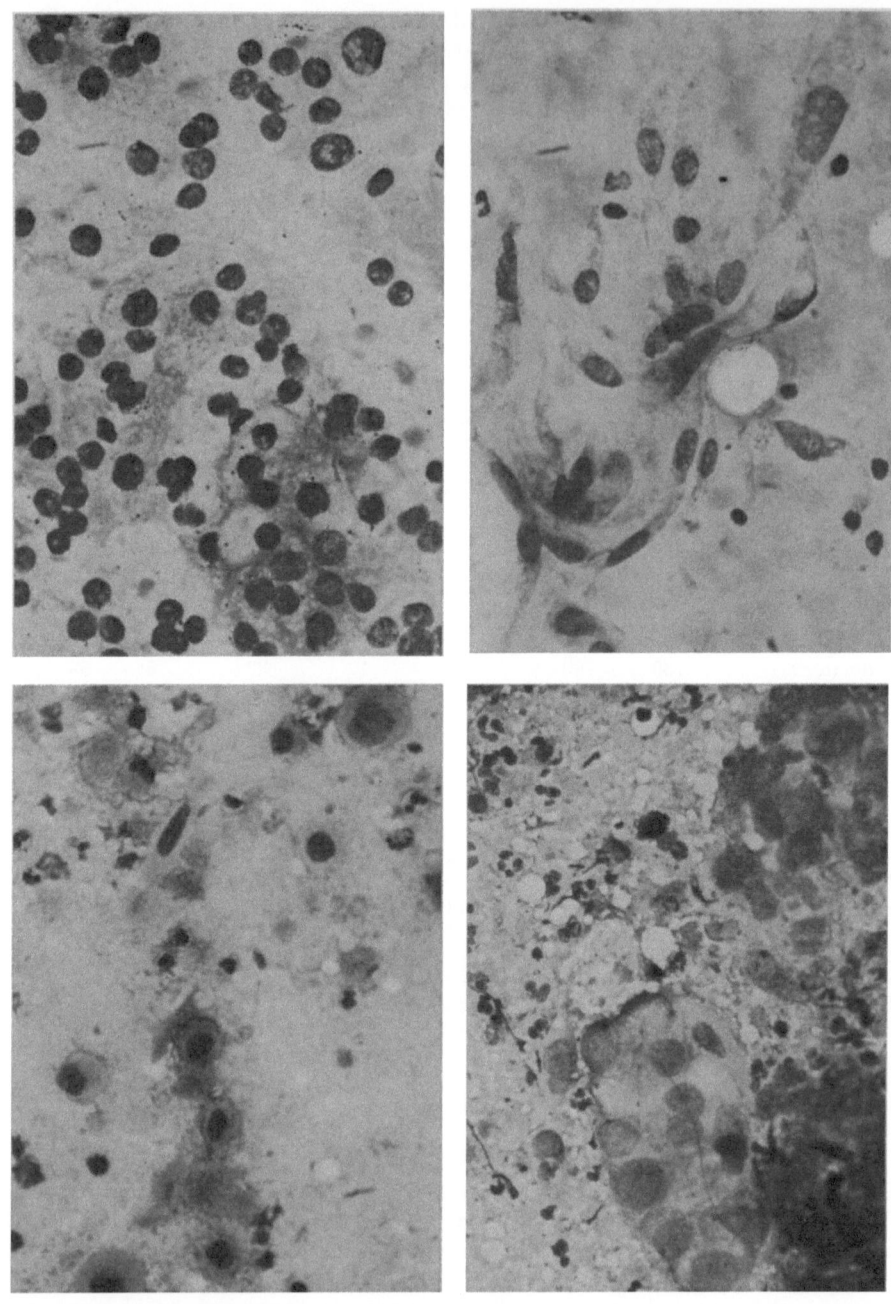

Abb. 1. Punktatausstriche (Vergr. 330fach). Oben links: Metastase eines hypernephroiden Carcinoms im Radius. Oben rechts: Spindelzellsarkom des Handrückens. Unten links: Metastase eines zerfallenden Plattenepithelcarcinoms in der Leiste. Unten rechts: Metastase eine Adenocarcinoms am Hals

intraabdominale Tumoren der Leber, der Niere und Tumoren anderer Organzugehörigkeit.

Technisch wurden die Punktionen ganz überwiegend mit der 12er Kanüle (⌀ außen 0,7 mm, ⌀ innen 0,32 mm) und einer gewöhnlichen 10 ml-Einmalspritze ausgeführt. Die Tumoren wurden praktisch grundsätzlich in kraniocaudaler bis ventrodorsaler Richtung vom gesunden Gewebe her punktiert. Eine Anästhesie war meist nicht nötig. Es wurde dabei die Stichrichtung vor Erreichen des Tumors ein- oder zweimal etwas geändert, damit später beim Herausziehen der Nadel kein gerader Stichkanal resultiert, sondern sich die einzelnen Abschnitte des im Gesunden befindlichen Anteils des Stichkanals kulissenartig gegeneinander verschieben. Im Tumor selbst wurde die Nadel rasch — ggf. in verschiedene Richtungen — vorgestoßen und simultan mit der Spitze ein Vakuum hergestellt. Bei dieser Technik haben wir bei der Punktion tuberkulöser Veränderungen keine Fistelbildungen beobachtet, es traten auch sonst keine Fisteln und keine nennenswerten Blutungen auf. Metastasen im Stichkanal haben wir nicht beobachtet. Die beschriebene Anwendung der Feinnadel-Aspirationsbiopsie war praktisch frei von Komplikationen. Bei der Punktion bösartiger Neubildungen wird immer wieder die Frage nach einer durch die Punktion ausgelösten Metastasierung aufgeworfen. Auch wir können diese Frage weder positiv noch negativ beantworten, sind aber mit Söderström [6], Witte u. a. der Meinung, daß das Risiko diesbezüglich sehr gering ist. Es ist nach Meinung einiger Autoren mit dem Risiko einer kräftigen Palpation vergleichbar und unseres Erachtens nicht größer als das einer chirurgischen Probeexcision oder Entnahme einer Gewebsstanze zur histobioptischen Untersuchung. Die Traumatisierung, die der Patient erfährt, ist aber sicher geringer, ein stationärer Aufenthalt meist nicht nötig, das Ergebnis kann erforderlichenfalls schon nach rund $1/2$ Std vorliegen und es lassen sich z. T. andere risikoreichere, langwierigere oder kostspieligere Untersuchungen vermeiden, so daß mindestens einige Vorteile der Feinnadel-Aspirationsbiopsie klar auf der Hand liegen. Mehrere Vergleichsuntersuchungen haben gezeigt, daß die cytologischen Diagnosen mit den histologischen gut korrelieren. Voraussetzung für die Sicherheit der cytologischen Diagnose ist allerdings, daß Gewinnung, Aufarbeitung und Auswertung des Materials durch kritische, gut ausgebildete, cytologisch erfahrene Mitarbeiter und Ärzte erfolgen. Eine enge Zusammenarbeit zwischen den diagnostisch und therapeutisch tätigen Kollegen ist notwendig.

Die Abbildungen zeigen Beispiele verschiedener cytologischer Bilder von nach Pappenheim gefärbten Punktatausstrichen.

Literatur
1. Kaden, R., Kelâmi, A., Kirstaedter, H.-J.: Verh. dtsch. Ges. Urol. **23**, 270 (1971). — 2. Kelâmi, A.-J. Kirstaedter, H.-J.: Urol. int. (Basel) **24**, 560 (1969). — 3. Kelâmi, A., Kirstaedter, H.-J., Kaden, R., Schmidt, K.: Verh. dtsch. Ges. Urol. **23**, 267 (1971). — 4. Kirstaedter, H.-J., Engel, W., Gehrmann, C.: Verh. dtsch. Ges. inn. Med. **76**, 492 (1970). — 5. Kirstaedter, H.-J.: Verh. dtsch. Ges. inn. Med. 78, (1972) (im Druck). — 6. Söderström, N.: Stockholm-Göteborg-Uppsala: Almquist & Wiksell 1966. — 7. Zach, J.: Stuttgart: Thieme 1972.

LÖFFLER, H. (Med. Klinik und Poliklinik Gießen): **Cytologische Befunde beim Sézary-Syndrom**

Sézary u. Mitarb. beschrieben 1938 ein Krankheitsbild, das durch eine generalisierte schuppende Erythrodermie, Lymphknotenschwellungen und Ausschwemmung atypischer mononucleärer Zellen in das periphere Blut charakterisiert ist. Sézary vertrat später die Ansicht, daß es sich bei den in das periphere

Blut ausgeschwemmten pathologischen Zellen um Reticulumzellen aus der Haut handele. Über die bisher größte Serie von Patienten mit Sézary-Syndrom [7] berichteten Taswell u. Winkelmann, 1961. In der Folgezeit sind aus der ganzen Welt Einzelbeobachtungen mitgeteilt worden, bisher etwa 30 Fälle.

Das Krankheitsbild erhielt einen neuen Aspekt durch die elektronenmikroskopischen Untersuchungen von Lutzner u. Jordan: diese Autoren charakterisierten einen besonderen Zelltyp, der sich bereits lichtmikroskopisch abgrenzen läßt. Die jüngste Beobachtung derselben Zellart bei Mycosis fungoides durch Brownlee u. Murad liefert neue Ansätze zur Diskussion.

Im folgenden werden die cytologischen und cytochemischen Befunde mitgeteilt, die bei der Untersuchung von Blut, Knochenmark und Lymphknoten von neun Patienten mit Sézary-Syndrom erhoben wurden.

Tabelle 1. *Einige Eigenschaften der Sézary-Zellen im Vergleich zu Lymphocyten und Monocyten*

	Normale Lymphocyten	Sézary-Zelle	Normale Monocyten
Phagocytose	0	0	+
PHA-Transformation	+ +	+	0
Umwandlung in Makrophagen	0	0	+
Oberflächenhaftung	0	0	+ +
Peroxydase und Chloracetatesterase	0	0	0 − +
Naphthylacetatesterase[a]	+/0	+/0	0/ + + +
Saure Phosphatase[a]	+/0	+/0	+ +/ + +
β-Glucuronidase[a]	+/0	+/0	+/ + +
PAS[a]	+/0	+/0	(+)/ +

[a] Granuläre Reaktion/diffuse Reaktion

Cytologie

Die charakteristische Zellart, welche ausschlaggebend für die Diagnose war, zeichnet sich durch folgende Merkmale aus:

Die Größe liegt zwischen kleinen Lymphocyten und Monocyten (zwischen 8 und 15 μ), die Kern-Plasmarelation ist deutlich zu Gunsten des Kernes verschoben — im Unterschied zu Monocyten, die einen deutlich breiteren Cytoplasmasaum besitzen — das Cytoplasma ist hellblau, meistens glatt begrenzt, es enthält keine Granula, relativ häufig sieht man kleine Vacuolen. Entscheidend für die Identifizierung der Zellen ist die Kernstruktur, die nur in dünnen, exakt gefärbten Ausstrichen deutlich wird: Das Chromatin wird von scharf voneinander abgesetzten Rillen durchzogen, so daß der Eindruck von multiplen Falten und Windungen entsteht, gelegentlich sind deutliche Einbuchtungen des Kernes zu erkennen. Dieser Eindruck wird durch die elektronenmikroskopischen Befunde bestätigt, die von Lutzner u. Jordan eingehend beschrieben wurden.

Dieser Zelltyp wird regelmäßig im peripheren Blutausstrich gefunden, sein Anteil liegt in der Regel bei mehr als 50% der Gesamtleukocyten. Im Knochenmarkausstrich sieht man nur vereinzelt Sézary-Zellen, so daß ihr Vorkommen wahrscheinlich durch Beimischung peripheren Blutes zu erklären ist. Dagegen werden in Lymphknotentupfpräparaten und Lymphknotenschnitten sowie in der Haut erhebliche Mengen dieser Zellen gefunden. In diesem Zusammenhang ist die Beobachtung nicht unwichtig, daß bei einem unserer Patienten lymphographisch ein Befall der inguinalen, iliacalen und aortalen Lymphknotengruppen nachzuweisen war.

Cytochemie

Folgende Reaktionen fielen negativ aus: Peroxydase, Naphthol-AS-D-Chloracetatesterase, alkalische Phosphatase, Adenosintriphosphatase, Fettnachweisverfahren (Oil-Red O- sowie Sudanschwarz-B-Methode).

Die PAS-Reaktion ergab in einem wechselnden Anteil der Zellen eine deutliche granuläre Anfärbung und fehlende diffuse Anfärbung im Cytoplasma, die unabhängig von den bei Pappenheim-Färbung gelegentlich erkennbaren Vacuolen auftrat, in einem Teil der Zellen fand sich eine deutliche granuläre Reaktion beim Nachweis der :-Glucuronidase, der unspezifischen Esterase (Substrat: α-Naphthylacetat), eine etwas schwächere granuläre Reaktion ergab der Nachweis der sauren Phosphataseaktivität.

Diskussion

Die beim Sézary-Syndrom im peripheren Blut, Lymphknoten und in der Haut nachweisbaren Zellen sind typisch aber nicht spezifisch. Durch elektronenmikroskopische Untersuchungen ist es gelungen, denselben Zelltyp bei der Mycosis fungoides nachzuweisen (Brownlee u. Murad). Klinische Beobachtungen bei drei Patienten (gemeinsam mit Meyhöfer, unveröffentlicht) haben den Übergang des Sézary-Syndroms in ein tumoröses Stadium gezeigt, das von der Mycosis fungoides weder klinisch noch histologisch zu unterscheiden ist. Wir halten das Sézary-Syndrom deshalb für eine leukämische Variante der Mycosis fungoides. Die charakteristischen, in das periphere Blut ausgeschwemmten Zellen zeigen in den wesentlichen Merkmalen und Eigenschaften Übereinstimmung mit den Zellen der lymphatischen Reihe (Tabelle).

Literatur

Brownlee, Th. R., Murad, T. M.: Cancer **26**, 686 (1970). — Lutzner, M. A., Jordan, H. W.: Blood **31**, 719 (1968). — Sézary, A.: Ann. Derm. Syph. (Paris) **9**, 5 (1949). — Sézary, A., Bouvrain, Y.: Bull. Soc. franç. Derm. Syph. **45**, 254 (1938). — Taswell, H. F., Winkelmann, R. K.: J. Amer. med. Ass. **177**, 465 (1961).

MANITZ, G. (Med. Klinik und Poliklinik der Universität Münster): **Erfahrungen mit der percutanen Nierenbiopsie**

Der Wert der percutanen Nierenbiopsie für Diagnose, Prognose und Therapie ist heute unbestritten. — Viele Kliniker begegnen jedoch der Nierenpunktion noch mit erheblicher Skepsis wegen der Gefahr ernstlicher Komplikationen. Deshalb wird von manchen die chirurgische Probeexcision befürwortet, die allerdings bei Kindern eine Traumatisierung darstellt und nicht beliebig wiederholt werden kann. Die meisten Autoren bedienen sich der blinden Punktionsmethode nach Kark und Muehrke. Sie wird von einzelnen Autoren bereits als „nicht mehr vertretbar" angesehen. Tatsächlich führt dieses blinde Verfahren häufig zu frustranen Punktionsversuchen oder kann mit Komplikationen einhergehen, so daß immer wieder neue Variationen für eine bessere Lokalisierbarkeit der Nieren angegeben werden, wie z. B. im vergangenen Jahr die Verwendung eines Ultraschallgerätes hier vor diesem Forum. Wir haben alle bisher angegebenen Methoden nachgeprüft, sind aber stets zu unserem eigenen, seit 1956 angewandten Verfahren zurückgekehrt. Es besteht in der vorherigen Anlegung eines Pneumoretroperitoneums (PRP) und in der radioskopisch kontrollierten, also gezielten percutanen Punktion unter Verwendung einer Bildverstärker-Fernsehkette.

Bei dem auf dem Röntgentisch und auf der Seite liegenden Patienten wird zunächst ein einseitiges PRP mit Stickoxydul angelegt. Nach Umlagerung in Bauchlage wird röntgenologisch kontrolliert, ob sich die für die Biopsie vorgesehene Niere einwandfrei gegen ihre Umgebung abgrenzen läßt. Ist dies der Fall, erfolgt nach entsprechender Anästhesierung die gezielte Punktion. Dabei kann die Menghini-Nadel genau an der gewünschten Stelle, nämlich im Bereich des caudallateralen Randgebietes der Niere in das Parenchym vorgeschoben werden. Anschließend wird die punktierte Niere noch für 10 bis 15 min mit flach aufgelegter Hand komprimiert. Kurze Durchleuchtungskontrollen nach erfolgter Gewebsentnahme haben uns gezeigt, daß man bei Verwendung eines PRP eine perirenale Blutung röntgenologisch feststellen kann. Wir betrachten dies als einen weiteren Vorteil dieser Methode.

Die Vorzüge dieses Verfahrens lassen sich also folgendermaßen zusammenfassen:

1. In der geschilderten Form der Technik wird die percutane Nierenbiopsie zu einer gezielten Gewebsentnahme.

2. Eine Verletzung des Nierenstiels oder der Nachbarorgane läßt sich fast mit Sicherheit vermeiden.

3. Die zusätzliche Verwendung eines Ausscheidungsurogramms oder einer perirenalen Kontrastmittelinstillation, eines Bleirasters oder Ultraschallgerätes sind nicht erforderlich.

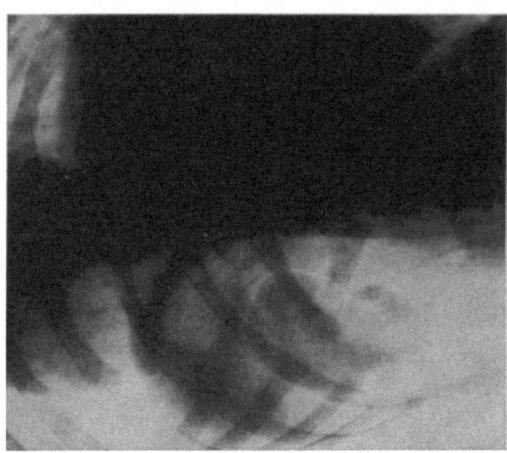

Abb. 1

4. Eine evtl. nach der Punktion auftretende perirenale Blutung ist bei Verwendung eines PRP röntgenologisch sichtbar.

5. Die Punktion kann links ebenso wie rechts erfolgen.

6. Eine Mitarbeit des Patienten erübrigt sich, ein Umstand, der bei sedierten Patienten und bei Kindern in Narkose von Bedeutung ist.

Wir haben mit diesem Vorgehen bisher 160 Kinder jeglichen Alters sowie 600 Jugendliche und Erwachsene punktiert. Bei etwa 10% der Krankheitsfälle wurde eine Kontrollbiopsie vorgenommen, bzw. in zweiter Sitzung die andere Niere punktiert, bei einer Reihe von Patienten erfolgte zwecks Verlaufs- und Therapiekontrolle noch eine dritte Gewebsentnahme. In sechs Fällen fand die Biopsie nach Nierentransplantation wegen Verdacht auf Abstoßungsreaktionen statt. Die histologische Beurteilung erfolgte von 1956 bis 1968 durch Herrn Prof. Giese u. Mitarb. in Münster, seit 1969 vorwiegend durch Herrn Prof. Bohle u. Mitarb. in Tübingen. Die Gesamtbetrachtung ist dadurch etwas erschwert. Die Auswertung der Befunde hat uns viele wichtige Erkenntnisse erbracht.

Das Hauptkontingent unseres Krankengutes stellen mit 76% die verschiedenen Formen der Glomerulonephritis. Für sie ist die Nierenpunktion sowohl in diagnostischer als auch in therapeutischer Hinsicht oft von ausschlaggebender Bedeutung; eine Steroidtherapie ist z. B. hauptsächlich indiziert bei der akuten membranösen Glomerulonephritis, die nur histologisch exakt zu diagnostizieren ist. Oft ist eine genaue Differenzierung der Frühformen oder eines nephrotischen Syndroms infolge Glomerulonephritis nur histologisch zu erbringen. Die Frage der Ausheilung einer Glomerulonephritis nach Abklingen aller klinischen Symptome oder beim Vorliegen einer Resthämaturie bzw. Restproteinurie läßt sich oft nur bei Kenntnis *aller* klinischen Funktionsproben *und* des histologischen Befundes einigermaßen stichhaltig beantworten. Entzündlich proliferative morphologische Veränderungen finden sich oft noch Monate und sogar Jahre nach Abklingen sämtlicher klinischen Erscheinungen und können rasch exacerbieren.

Ideal wäre es, wenn von jedem Punktat neben der histologischen auch eine elektronenmikroskopische Beurteilung durchgeführt werden könnte. Es ist dies vor allem eine Frage der Ausbeute bei der Punktion.

Die hohe Anzahl von Glomerulonephritiden in unserem Krankengut drückt sich auch im Durchschnittsalter der Patienten aus. Es beträgt bei den männlichen Patienten 29 Jahre, bei den weiblichen 22 Jahre. Auf der Summenhäufigkeitskurve kommt das eindringlich zur Darstellung. Stark beeinflußt wird diese Kurve durch die Einbeziehung von 160 Kindern.

Wichtigste Indikation für die Biopsie stellen also die primär glomerulären Erkrankungen dar. Daneben bestehen noch Indikationen in Folgendem:

Differentialdiagnose akuter Niereninsuffizienz und akuten Nierenversagens unbekannter Genese; Differentialdiagnose: genuine Gestose oder Pfropfgestose, Hypertension unklarer Genese; Verdacht auf Abstoßungsreaktionen, auf Nierenversagen, auf Rezidiv einer Glomerulonephritis nach Transplantation; Verdacht auf latente chronische Pyelonephritis und deren Abgrenzung gegenüber larvierter Glomerulonephritis.

Im vorliegenden Krankengut finden sich 70 Fälle, d. h. also 10%, histologisch gesicherter Pyelonephritis. Der Prozentsatz der falsch negativen Befunde, bei denen klinisch eine Pyelonephritis diagnostiziert worden war, histologisch jedoch nicht bestätigt wurde, beträgt knapp 20%.

Unseres Erachtens besitzt die percutane Nierenpunktion großen Wert für die Klinik und stellt eine Bereicherung der modernen Diagnostik dar. Voraussetzung für eine häufigere Anwendung ist die weitere Senkung des Punktionsrisikos, eine Forderung, die uns zu der heutigen Berichterstattung über unsere Methode veranlaßt hat. Wenn es gelingt, eine noch weitgehendere Korrelation zwischen Struktur und klinischen Funktionsproben herzustellen, wird vielleicht eines Tages die histologische Beurteilung von Nierenpunktaten zur Präzisierung der Diagnose nur noch in seltenen Fällen erforderlich sein.

Aussprache

Herr H. DANNMEIER (Neumünster):

Zu Herrn MANITZ: Warum ist Anlegung eines Retropneumoperitoneums erforderlich, wenn die Lokalisation des Punktionsortes durch IV-Pyelogramm unter Fernsehröntgenkontrolle gelingt?

Es wird die Blutungsgefahr dadurch eher größer. Bei der indirekten Punktion der Leber nach Menghini warten wir ja auch das Verschwinden eines Pneumoperitoneums, etwa nach Laparoskopie ab, bevor punktiert wird.

WILDMEISTER, W., KURZ, E., HORSTER, F. A., BERGER, H., HORSTMANN, H., BAUST, P. (II. Med. Klinik und Poliklinik der Universität Düsseldorf, II. Anatom. Institut): **Zur diagnostischen Bedeutung der Schilddrüsenaspirationspunktion und Cytologie bei Schilddrüsenkrankheiten**

Zur Klärung der Frage, ob die *Funktion* der Schilddrüse normal oder gestört ist, stehen zahlreiche Methoden zur Verfügung, z. B. Radiojodtest mit Suppressionstest, in-vitro-Untersuchungen mit radioaktiven Schilddrüsenhormonen, Bestimmung von PBI oder BEI [7, 8].

Schwierigkeiten bereitet dagegen die Differentialdiagnose bei gewissen Abweichungen in der *Form* der Schilddrüsen. Vor allem umschriebene Formveränderungen lassen stets an einen bösartigen Prozeß denken, so daß eine möglichst schnelle ambulante Untersuchung erforderlich ist [9].

Inspektion und Palpation geben bereits über Größe, Lokalisation, Verschieblichkeit und Schmerzempfindlichkeit Auskunft. Schluckbeschwerden, Stridor und gestaute Halsgefäße weisen auf einen verdrängenden Prozeß hin, so daß eine röntgenologische und HNO-fachärztliche Untersuchung angebracht erscheint.

Ergeben Inspektion und Palpation einen auffälligen Lokalbefund, ist eine Szintigraphie der Schilddrüse bzw. Struma unumgänglich. Eine gesteigerte, abgeschwächte oder fehlende Speicherung des Radionuklids in einem abgrenzbaren Schilddrüsenbezirk gibt zwar Auskunft über dessen Teilnahme am Jodstoffwechsel, nicht aber über die Morphologie [1, 10]. Hier bietet sich besonders bei sog. „kalten", d. h. radioaktiv stummen Bezirken oder Knoten eine weitere Untersuchungsmethode, die Aspirationspunktion mit Cytologie an. Dieses Verfahren wird von zahlreichen Untersuchern angewendet [3, 12, 13, 14].

Tabelle 1. *Gradeinteilung des cytologischen Befundes bei Schilddrüsenaspirationspunktion*

Grad 0: Punktion ohne cytologische Diagnose
Grad I: Thyreocyten
Grad II: Benigne regressive Veränderungen
Grad III: Verdacht auf Malignität

Methode

Die Punktion wird am sitzenden oder — besser — liegenden Patienten durchgeführt: Mit einer normalen Kanüle wird — ohne Lokalanästhesie — der fragliche Bezirk oder Knoten punktiert und Material mit einer Spritze aspiriert. Einzelheiten zur Methode der Punktion und anschließenden Färbung wurden bereits von anderen Autoren beschrieben [2, 3, 4].

Die von uns gewählte Färbung nach Pappenheim erlaubt vor allem Aussagen zur Gut- oder Bösartigkeit des Punktates, während die verschiedenen Formen der Schilddrüsenentzündungen offenbar durch andere Verfahren besser erfaßt werden können [5, 6, 10] und deshalb hier unberücksichtigt bleiben.

Die Punktion wird von uns seit 1965, in systematischer Regelmäßigkeit seit 1970 durchgeführt. Alle Patienten werden zunächst körperlich untersucht, wobei der Lokalbefund im Halsbereich schriftlich niedergelegt und skizziert wird. Die speziellen Untersuchungen (Radiojodtest, Szintigraphie, in vitro-Test) wurden z. T. bereits andernorts durchgeführt, lagen aber stets zur Einsichtnahme vor.

Zur Erleichterung der diagnostischen Aussage wurden die Ergebnisse von Punktion und Cytologie in verschiedenen Gruppen eingestuft (Tab. 1).

Grad 0: Bei der Punktion wird keinerlei Zellmaterial aspiriert, sondern nur z. B. Cystenflüssigkeit, so daß eine cytologische Diagnose entfällt.

Grad I: Im Punktat finden sich normale Thyreocyten; handelt es sich um szintigraphisch kalte Knoten, wird eine Wiederholung der Punktion empfohlen, da unter Umständen der kalte Bezirk bei der Punktion verfehlt wurde.

Grad II: Hier handelt es sich ausschließlich um sog. szintigraphisch kalte Bezirke, bei denen stets durch die Aspiration thyreoidales Zellmaterial gewonnen wurde. Die Cytologie zeigte in keinem Fall malignomverdächtige Zellen, d. h. es fanden sich gutartige, regressive Veränderungen: Das Bild wird beherrscht von Phagocyten, deren Cytoplasma auffällig vacuolisiert ist und dunkelpigmentiertes Material enthält. Die Kerngröße ist variabel, das Chromatingerüst ist grob strukturiert, Nucleolen sind erkennbar.

Grad III: Er umfaßt die malignomverdächtigen Zellen, deren Kriterien bekannt sind: Das Plasma begrenzt oder zerfließend, stark basophil, Kernkannibalismus oder Autophagocytose werden beobachtet. Die Vacuolisierung des Plasmas ist ausgeprägt. Der Kern ist hyperchromatisch und stark basophil, grob strukturiert. Zellteilungsstadien sind vermehrt. Die Zellen sind erheblich polymorph gestaltet, insbesondere die Riesenzellen. Basophile Nucleolen können einzeln oder multipel vorhanden sein.

Ergebnisse

Tab. 2 gibt einen Vergleich zwischen cytologischen und szintigraphischen Befunden einerseits und histologischen Befunden andererseits, soweit wir diese erhalten konnten.

Grad 0: Bei 30 Patienten lag eine frische Cyste vor, die punktiert wurde; eine cytologische Diagnose war nicht möglich.

Grad I: Bei diesen 71 Patienten wurde normales Zellmaterial aspiriert, bei 30 Patienten mit „kaltem Bezirk" konnte dieses Ergebnis nicht befriedigen; 22 dieser Patienten wurden operiert, bei 8 von ihnen konnte der histologische Befund eingesehen werden: Bei 7 Patienten handelte es sich um gutartige regressive Veränderungen, bei einem Patienten wurde ein folliküläres Schilddrüsencarcinom mit geringer Tendenz zur Proliferation nachgewiesen.

Tabelle 2. *Ergebnisse der Schilddrüsenaspirationspunktionen bei 755 Patienten*

Cytologie			Szintigraphie		Histologie		
Grad	Anzahl	%	Warmer Bezirk	Kalter Bezirk	Mit der Cytologie		Anzahl
					übereinstimmend	nicht übereinstimmend	
0	65	8,5	31	34	—	—	—
I	71	9,4	41	30	0	8	8
II	536	71,1	0	536	69	4	73
III	83	11	29	54	36	7	43
Gesamt	755	100	101	654	105	19	124

Vergleich zwischen cytologischen und szintigraphischen Befunden einerseits und histologischen Befunden andererseits

Grad II: Bei allen Patienten zeigte sich im Szintigramm ein kalter Bezirk, dessen Funktion mit einer Cytologie verbunden werden konnte. Bei 73 Patienten wurde postoperativ das histologische Ergebnis bekannt: 4 der Patienten hatten ein bösartiges Schilddrüsenadenom.

Grad III: Bei diesen Patienten wurde auf Grund des cytologischen Befundes ein Malignomverdacht ausgesprochen und zu einer schnellen Operation geraten. Der Verdacht wurde postoperativ bei 7 von insgesamt 83 Patienten nicht bestätigt; hier handelt es sich um gutartige regressive Veränderungen.

Diskussion

Die Ergebnisse unserer Untersuchungen zeigen die Möglichkeiten und Grenzen einer Cytodiagnostik bei Formveränderungen der Schilddrüse auf, insbesondere bei sog. kalten Knoten. Wenn man die 754 Punktionen von szintigraphisch kalten Bezirken berücksichtigt, so konnte bei 64 Punktionen (Grad 0 und Grad 1 = 10%) eine befriedigende cytologische Aussage nicht gemacht werden. Bei 90% der kalten Bezirke konnte ein cytologischer Befund erhoben werden. Bei einem Vergleich mit postoperativen histologischen Befunden zeigte sich in 82% eine Übereinstimmung und in 18% eine Divergenz, wobei cytologisch bei 4 Patienten ein bösartiges Adenom nicht erkannt und bei 7 Patienten der Malignomverdacht nicht bestätigt wurde. Unsere Ergebnisse weisen weiter darauf hin, daß man nicht nur sog. kalte Knoten der Schilddrüse, sondern auch andere bei der Inspektion und Palpation auffällige Bezirke punktieren sollte, wenn das Szintigramm auffällig ist. Körperliche Untersuchung, Szintigraphie und Cytologie sind drei diagnostische Möglichkeiten, die ambulant, kurzfristig und ohne Belastung des Patienten durchgeführt werden können; dabei kann ein Malignomverdacht bestätigt oder entkräftet [24, 11], eine Cyste oder eine Entzündung nachgewiesen werden. Diese Befunde erleichtern die Wahl der Therapie und vor allem die Entscheidung, ob eine Operation sofort oder später oder garnicht indiziert ist.

Zusammenfassung

Es wird über das Ergebnis von 754 Schilddrüsenaspirationspunktionen berichtet und eine Gruppierung vorgeschlagen, die eine Bewertung der cytologischen Befunde eines thyreoidalen Aspirationspunktates erleichtert.

Literatur

1. Börner, W., Lautsch, M., Moll, E., Romen, W.: Med. Welt **1965**, 892. — 2. Cardozo, L. P.: Regensburg. Jb. ärztl. Fortbild. XII, 161 (1964). — 3. Frahm, H., Smejkal, V., Schumacher, P.: Med. Welt **1971**, 746. — 4. Galvan, G.: Dtsch. med. Wschr. **95**, 1631 (1970). — 5. Hamlin, E., Jr., Vickey, A. L.: New Engl. J. Med. **16**, 742 (1956). — 6. Hazard, J. B., Barrett, D. L.: Surg. Gynec. Obstet. **122**, 1053 (1966). — 7. Klein, E.: Die Schilddrüse. Stuttgart: Thieme 1969. — 8. Oberdisse, K., Klein, E.: Die Krankheiten der Schilddrüse. Stuttgart: Thieme 1967. — 9. Pörtner, J., Ungeheuer, E.: Med. Welt **1967**, 1302. — 10. Schleusner, H., Schultz, R., Grunze, H.: Med. Klin. **60**, 709 (1965). — 11. Scrabalo, Z., Crepinko, J., Dimitrov, N., Hauptmann, E.: Die Anwendung von cytomorphologischen und cytochemischen Methoden in der Diagnostik der Struma. In: Klein, E., Das Testosteron — die Struma, S. 231. Berlin-Heidelberg-New York: Springer 1968. — 12. Söderström, N.: Acta med. scand. **144**, 237 (1952). — 13. Söderström, N.: Fine-needle aspiration biopsy. Stockholm: Almqvist Wiksell 1966. — 14. Spiessens, H., Bruggemann, H., de Roo, M., Steeno, O., Ostyn, F.: Significance of a cold mass in the thyroid. J. belge Radiol. **54**, 493 (1971).

ROHDE, D. (Cytol. Zentrallaboratorium der Ges. zur Bekämpfung der Krebskrankheiten Nordrhein-Westfalen): **Grenzen und Möglichkeiten der cytologischen Diagnostik gutartiger Mammaerkrankungen**

Die Cytologie der Mamma gewinnt mit der Ausdehnung der Krebsvorsorgeuntersuchungen an Bedeutung. Das Material für die cytologische Untersuchung kann auf drei Wegen gewonnen werden, nämlich:

1. durch Ausstreichen des Spontansekretes bzw. des Exprimates,
2. durch Punktion und
3. durch Abstreichen von der Schnittfläche des operativ gewonnenen Materials (die sog. Abklatschpräparate).

Zu 1. Die cytologische Untersuchung des Mammasekretes bietet ein typisches Zellbild mit Schaumzellen und Ductusepithelien und kann die klinische und röntgenologische Diagnose einer gutartigen Mammaerkrankung bekräftigen. Im Jahre 1971 enthielten allerdings 21,4% der von uns untersuchten Sekretausstriche kein Zellmaterial. Diese Sekrete sind nicht als cytologisch negativ zu verwerten.

Die benignen Erkrankungen lassen sich mit Ausnahme der Entzündung cytologisch schwer oder nicht unterscheiden. Entzündliche Sekrete sind zellreich und enthalten vor allem Leukocyten oder auch Histiocyten. Die Epithelien lassen sich durch die Überlagerungen oft nicht mehr erkennen, so daß Tumorzellen übersehen werden können.

Positive Mammasekrete sind selten. Wir fanden im Ausstrichmaterial von 2132 Frauen nur 1,2% positive und 1,7% zweifelhafte Befunde. Da nach unterschiedlichen Literaturangaben nur 1,9 bis 7% der Brustkrebse sezernieren, kommt der cytologischen Untersuchung des Mammasekretes bei der Diagnose des Mammacarcinoms nur eine ergänzende Bedeutung zu.

Bei Verlaufsuntersuchungen läßt sich zuweilen jedoch ein beginnendes intraductales Carcinom als erstes durch die Cytologie nachweisen, weshalb die cytologische Überwachung gutartiger, sezernierender Mammaveränderungen trotz der seltenen positiven Befunde zu vertreten ist.

Auch bei benignen Mammaerkrankungen kommen suspekte cytologische Befunde vor. Zellen vom Milchgangspapillom, von einer schweren Mastopathie oder von einer sklerosierenden Adenose lassen sich zuweilen nur schwer oder nicht von den atypischen Zellen aus einem Carcinom unterscheiden.

Zu 2. Durch die gezielte Punktion von Mammaveränderungen kann man nicht nur ein Ca. nachweisen, wobei wegen der möglichen Verfehlung eines kleinen Malignoms ein negativer Befund den Carcinomverdacht nicht widerlegt, sondern auch nichtmaligne Erkrankungen lassen sich durch ihr typisches Zellbild bestätigen.

In Punktataustrichen finden sich überwiegend Ductusepithelien, im Cysteninhalt finden sich Schaumzellen und vereinzelt auch differenzierte, sekretorische Epithelien. Adenome bzw. Fibroadenome lassen sich cytologisch nicht sicher von den Indurationen bei der Mastopathie unterscheiden. Suspekte Befunde findet man vereinzelt bei der schweren Mastopathie, bei der sklerosierenden Adenose und beim Cystosarcoma phylloides.

Die Cytologie kann nicht nur zur Erstdiagnostik herangezogen werden, sondern auch bei der Verlaufsbeobachtung nach einer PE oder Carcinomtherapie wertvolle Dienste leisten.

Zu 3. Die cytologische Untersuchung von ungefärbten Abklatschpräparaten im Phasenkontrastmikroskop kann als Schnellverfahren für die Diagnose eines malignen Tumors eingesetzt werden.

Die Untersuchung ist sofort im Operationssaal möglich. Gefärbt unterscheidet sich das Zellbild nicht von Punktataustrichen. Nichtmaligne Veränderungen lassen sich im Phasenkontrast als „negativ" erkennen. Eine Differenzierung ist nicht sicher möglich.

ATAY, Z., ZOBL, H., GEORGII, A. (Department für Pathologie der Med. Hochschule Hannover): **Validität der cytologischen Befunde im Urin nierentransplantierter Patienten**

Für die erfolgreiche Therapie einer Abstoßungskrise nach Nierentransplantation ist eine frühe Erkennung entscheidend. Trotz aller Bemühungen, die Abstoßungskrisen aus klinischen und labortechnischen Befunden zu erkennen, ist die rechtzeitige Diagnose immer noch unbefriedigend. In letzter Zeit sind zwei Methoden in den Vordergrund des Interesses getreten, die klinisch-chemische Analyse des Urins (Bockhorn u. Mitarb., 1971) und die cytologische Auswertung (Hume u. Mitarb., 1963; Bockhorn u. Mitarb., 1971). Wir haben hierzu Kriterien herausgearbeitet, die eine cytomorphologische Diagnose der beginnenden Abstoßungsreaktion aus dem Harnsediment vor dem Einsetzen klinischer Symptome erlauben; unsere Untersuchungen stützen sich dabei besonders auf Vergleiche zwischen Cytologie und Histologie der Nierenpunktate mit dem Harnsediment.

Material und Methodik

Die Untersuchungen erstreckten sich über ein Jahr, in dem die Urinsedimente von 16 nierentransplantierten Patienten fortlaufend cytomorphologisch untersucht wurden. Die Zahl der Untersuchungen schwankte zwischen 10- und 70mal pro Patient und lag im Mittel um 50. In den ersten Tagen nach der Nierentransplantation oder während drohender Abstoßungskrisen wurden die cytologischen Untersuchungen bis zu zweimal täglich, nach Rückgang der Veränderungen wöchentlich einmal durchgeführt. Vom Morgenurin wurden 25 ml mit 50%igem Äthylalkohol versetzt, das gewonnene Sediment von 2000 U/min ausgestrichen und nach Papanicolaou, teilweise auch nach Pappenheim gefärbt. Bei allen Patienten wurden auch Nierenpunktate, die durch Nadelbiopsien gewonnen wurden, histologisch untersucht.

Ergebnisse

In cytologischen Tupfpräparaten der Nierenpunktate steht während der Abstoßung als Ausdruck der Immunreaktion eine Vermehrung von Lymphocyten, Plasmazellen und lymphatischen pyroninophilen Reizformen (sog. Immunoblasten) im Vordergrund (Abb. 1). Die Veränderungen am Tubulusepithel sind im akuten Stadium der Abstoßung durch nekrobiotische Erscheinungen bestimmt: An den Kernen durch Kernwandhyperchromasie, verwaschener und verklumpter Chromatinstruktur, vergrößerten Nucleolen und Einrissen der Kernwand, am Cytoplasma durch Vacuolisierung, Granulierung, gelegentliche Eosinophile und

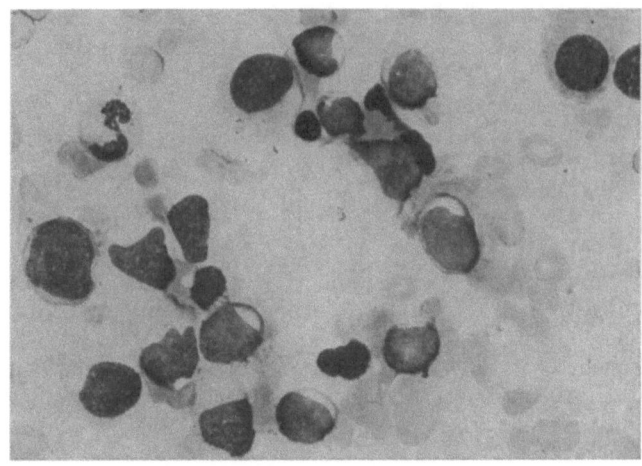

Abb. 1. Tupfpräparat eines Nierenpunktates bei Abstoßungskrise; Lymphocyten, ihre Reizformen und Plasmazellen. Vergr. 1:560

Plasmaauflösung bis zur Nacktkernigkeit. Im fortgeschrittenen Stadium der Abstoßung treten regenerative und hyperplastische Veränderungen am Tubulusepithel auf mit Mehrkernigkeit, Anisokaryose, Hyperchromasie und Papillenbildung.

Die Cytomorphologie des Harnsedimentes hat im Vergleich zu dieser geschilderten Punktatcytologie folgendes zu berücksichtigen: Die Quantität der Zellarten kann in diesem Exfoliativmaterial stark variieren, was von der Abschilferungsrate der Zellen wie vom Stadium der Erkrankung abhängt. Qualitativ sind die cytologischen Befunde aber konstant; sie sind ebenfalls gekennzeichnet durch abgeschilferte Tubulusepithelien und lymphoide Zellen. Hyperplastische Tubulusepithelien und Anisokaryose, Mehrkernigkeit und papillomatöse Gruppierung sind auch im Sediment regelmäßig zu finden (Abb. 2). Das Cytoplasma ist häufig vacuolisiert, gelegentlich mit eosinophilen Einschlußkörpern. Immer finden sich degenerierte neben intakten Tubulusepithelien. Lymphoide Zellen findet man in der ersten Phase der Abstoßung kaum; sie treten immer erst nach der Exfoliation der Tubulusepithelien auf; deshalb ist die frühe Abstoßungsreaktion im cytologisch untersuchten Harnsediment zunächst nur auf Grund der Abschilferungsrate von Tubulusepithelien zu erkennen; erst später kann sie durch Zunahme der beigemengten Lymphocyten von einer Tubulusnekrose anderer Genese unterschieden werden. Trotz dieser Schwierigkeit haben wir aus dem Harnsediment 8 von 10 Abstoßungskrisen frühzeitig und ohne Kenntnis klinischer und labortechnischer Parameter sicher diagnostizieren können. Hinzuzufügen ist allerdings, daß die Harnbefunde während einer solchen beginnenden Abstoßungskrise bei einem Patienten stark variieren können und deshalb wiederholte cytologische Untersuchungen notwendig sind. Von größter Bedeutung ist die Frage, wann cytomorphologische Hinweise aus dem Harnsediment auf eine Abstoßungsreaktion erkennbar werden. In unserem Untersuchungsgut war die Diagnose 3 bis 7 Tage vor einer klinischen Verschlechterung und vor dem Anstieg des Serumkreatinins möglich. Auch haben wir Hinweise, daß die cytologischen Harnveränderungen manchmal eindrucksvoller und stärker ausgeprägt sind als sie in den entsprechenden histologischen Punktatuntersuchungen bestanden haben. In zwei von unseren zehn Fällen konnten wir die Abstoßungskrise nicht erkennen;

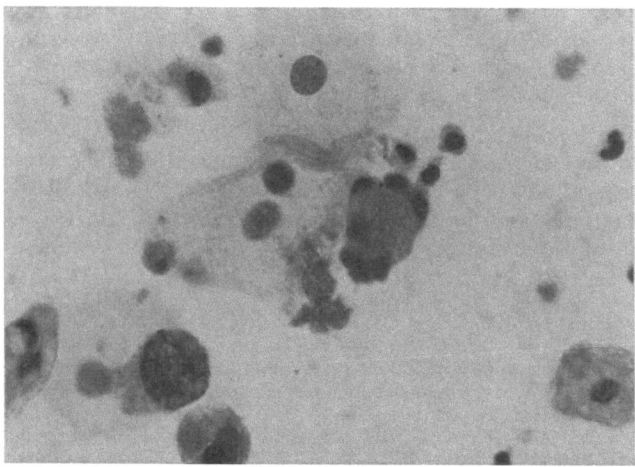

Abb. 2. Derselbe Fall. Urinsediment: Tubulusepithelien mit ihren Atypien (Papanicolaou). Vergr. 1:560

wir hatten negative, uncharakteristische cytologische Befunde. Derartige Fälle sind aus der histologischen Untersuchung von Abstoßungsreaktionen bekannt; sie sind vorwiegend vasculär und glomerulär ausgebildet und verlaufen ohne wesentliche lymphocytäre Zellinfiltration, was wir histologisch nachweisen konnten. Über ähnliche Schwierigkeiten wurde auch von anderen berichtet (Bossen u. Mitarb. sowie Taft u. Mitarb.) Die chronische Abstoßungsreaktion ist nur bei fortlaufenden cytomorphologischen Untersuchungen des Harnsedimentes möglich. Sie unterscheidet sich cytologisch von den akuten Abstoßungen dadurch, daß sich ganz vorwiegend Tubulusepithelien mit verschiedenen Formen der Kern- und Cytoplasmaveränderungen finden, während Lymphocyten häufig weitgehend fehlen.

Von besonderem Interesse sind diejenigen Veränderungen, die ähnliche cytomorphologische Befunde verursachen können und deshalb differentialdiagnostisch abgegrenzt werden müssen. Dies ist bei dieser morphologischen Untersuchungsform natürlich in erster Linie die Infektion der Niere und der ableitenden Harnwege. Cytologisch findet sich hier im Harnsediment ein Vorherrschen von segmentkernigen Granulocyten sowie Zelltrümmern, Makrophagen und abgeschilferten Übergangsepithelien. Differentialdiagnostisch ist weiter daran zu denken, daß eine ischämische oder toxische Transplantatschädigung mit Tubulusnekrosen Schwierigkeiten machen kann, wobei solchen Nierenschädigungen allerdings der nachfolgende Anstieg der Lymphocyten ganz fehlt.

Diskussion

Hume u. Mitarb. haben erstmals auf die Möglichkeit einer sehr frühen Erfassung der Abstoßungskrise durch cytomorphologische Untersuchung des Harnsedimentes hingewiesen. Wir können diese Befunde nicht nur bestätigen, sondern an unserem Untersuchungsgut erweitern; auf die Sicherheit dieser diagnostischen Methode, insbesondere der Diagnosemöglichkeit vor den bisher bekannten klinischen und laborchemischen Untersuchungswerten ist besonders hinzuweisen. Vor allem aber ist die sichere Möglichkeit hervorzuheben, aus der Cytomorphologie des Harnsedimentes zwischen einer frühen Abstoßungsreaktion und der Infektion einer Transplantatniere zu unterscheiden. Zuzugeben ist, daß die Untersuchungsmethode eine besondere Erfahrung in der Cytomorphologie des Harnsedimentes verlangt. Andererseits ist sie technisch gesehen die einfachste Untersuchungsmethode und ihre weitere Entwicklung läßt hoffen, die Anwendung der den Patienten wesentlich stärker belastenden Punktionshistologie etwas einschränken zu können.

Zusammenfassung

Durch fortlaufende cytologische Untersuchungen des Harnsedimentes von 16 nierentransplantierten Patienten konnten bei acht von zehn Abstoßungskrisen in Übereinstimmung mit der Histologie erfaßt werden. Die charakteristischen Zellbilder im Ausstrich von Nierenpunktaten und im Harnsediment werden beschrieben.

Literatur

Bockhorn, H., Atay, Z., Weise, M., Honold, H., Schmidt-Wiederkehr, P., Bahlmann, J., Pichlmayr, R.: Diagnostische Kriterien einer Abstoßungsreaktion im Urin bei Patienten nach Nierentransplantation. VIII. Symposium der Gesellschaft für Nephrologie, Aachen 23.—25. September 1971. — Bossen, E. H., Johnston, W. W., Amatulli, J., Rowlands, D.: Acta cytol. (Philad.) 14, 176 (1970). — Hume, D. M., Maggee, J., Kaufman, M., Rittenbury, M., Prout, G. R.: Ann. Surg. 158, 608 (1963). — Taft, P. E., Flax, M. H.: Transplantation 4, 195 (1966).

GRUMBRECHT, C. (Frauenklinik Universität Mannheim): **Die Schnelldiagnose mittels Phasenkontrastmikroskopie in der gynäkologischen Sprechstunde**

Die gynäkologische Untersuchungstechnik in der Praxis wird heute in immer größerem Umfang durch den Einsatz der Cytodiagnostik erweitert. Für den behandelnden Arzt, der über cytologische Grundkenntnisse verfügt, besteht die Möglichkeit, einen Abstrich unmittelbar in der Sprechstunde zu beurteilen. Für diese cytologische Schnelldiagnose in der Sprechstunde hat sich die Phasenkontrastmikroskopie bewährt. Diese Methode gestattet bei Anwesenheit der Patientin unmittelbar im Untersuchungsstuhl eine rasche Orientierung. Sie ist für folgende Fragestellungen geeignet:

1. Bestimmung der Ovarialfunktion aus dem Vaginalsekret gemäß den von Papanicolaou angegebenen morphologischen Kriterien der Plattenepithelzellen.
2. Bestimmung der Mikrobiologie der Vagina mit grober Klassifizierung der Keime, insbesondere zur Differentialdiagnose bei Fluor und zur Kontrolle des Behandlungserfolges bei Fluorpatientinnen.
3. Bei getrennter Entnahme von Vaginal- und Cervicalsekret zur Lokalisation einer Entzündung (Vaginitis, Endocervicitis, Endometritis).
4. Fahndung nach Tumorzellen im Vaginal- oder Cervicalsekret.

5. Zusätzliche Bestimmung der Cyclusphase im Cervicalschleim durch Prüfung des Kristallisationsphänomens (Farnkrauttest).

6. Untersuchung der Mobilität von Spermien im Cervicalsekret (Sims-Huhner-Test).

Das Plattenepithel der Vagina verändert sich unter dem Einfluß der Ovarialhormone cyclisch in seinem Aufbau. In der Proliferationsphase werden alle fünf Epithelschichten voll ausdifferenziert, es erscheinen daher überwiegend Superfizialzellen im Ausstrich. Es handelt sich um große, flach ausgebreitete Einzelzellen mit gutem Zellturgor und pyknotischem Kern. Im Abstrich sind fast keine Leukocyten. In der Sekretionsphase wird das Vaginalepithel nur bis zur mittleren Schicht aufgebaut, es finden sich jetzt sog. Intermediärzellen. Diese zeigen eine ausgeprägte Aufrollung und Auffaltung der Zellränder, sie liegen in Haufenbildung, der Kern ist bläschenförmig. Es sind reichlich Leukocyten beigemischt, der Ausstrich wirkt im ganzen verwaschen und schmutzig. In der frühen Menopause oder bei starker Reduktion der hormonellen Ovarialfunktion wird der androgene Ausstrich angetroffen, d. h., das Vaginalepithel wird nur noch bis zur Parabasalschicht voll aufgebaut, darüber liegt eine dünne, zum Teil unvollständige Intermediärschicht. Im Ausstrich erscheinen ausschließlich Parabasal- und Intermediärzellen, die im allgemeinen isoliert liegen, nur selten in Haufen. Leukocyten sind meist vorhanden.

Einen zusätzlichen Hinweis auf die Cyclusphase gibt das sog. Farnkrautphänomen. Unter der maximalen Oestrogeneinwirkung erhöht sich kurz vor der Ovulation die Spinnbarkeit des Cervixschleims, mikroskopisch werden farnkrautähnliche Strukturen als Zeichen der Kristallisation beobachtet.

Derartige cytologische Bestimmungen der Ovarialfunktion sind beispielsweise in der Sterilitätsberatung von Bedeutung. Einer weiblichen Sterilität kann außerdem eine funktionelle Störung der Cervix zugrundeliegen. Diese läßt sich mit dem Sims-Huhner-Test klären. Die Sekretentnahme aus dem Cervicalkanal erfolgt innerhalb eines Zeitraumes bis zu 12 Std nach einer Kohabitation. Der Test soll möglichst in der präovulatorischen Phase und nach 3- bis 5tägiger Karenzzeit des Mannes vorgenommen werden. Im positiven Falle findet man im Cervicalsekret Spermien in lebhafter Bewegung, deren Fortbewegung über einen längeren Zeitraum beobachtet werden kann.

Voraussetzung zum Erreichen einer Konzeption ist eine intakte Vaginalflora. Sie ist gekennzeichnet durch das Vorhandensein von Döderlein-Stäbchen. Es handelt sich um plumpe, kurze und längliche Stäbchen, die zwischen oder auf den Zellen liegen. Glykogenhaltige Intermediärzellen sind häufig von Döderleinkeimen besetzt. Nicht selten wird bei sterilen Frauen eine Trichomonadenvaginitis beobachtet. Man erkennt diese Protozoen an ihrem Geißelschlag, der ihnen ruckartige Bewegungen verleiht. In den meisten Fällen besteht neben den Trichomonaden eine ausgeprägte Mischflora mit verschiedenen Arten von Kokken. Vaginalmykosen treten gehäuft bei Diabetikerinnen sowie bei Frauen auf, die über längere Zeit Ovulationshemmer eingenommen haben. In typischen Fällen findet man ein dichtes Geflecht von Pilzfäden, meist sind zahlreiche Leukocyten vorhanden. In anderen Fällen sind Sproßpilze und Fadenbakterien nachweisbar.

Bei der Fahndung nach Tumorzellen im Vaginal- oder Cervicalsekret gibt die Phasenkontrastmikroskopie des Vaginalsekretes Hinweise, ersetzt jedoch nicht die Laboratoriumscytologie nach Papanicolaou.

MÖBIUS, W. (Univ.-Nervenklinik Köln): **Cytodiagnostik im Liquor cerebrospinalis**

Mit der Einführung der Sedimentkammermethode durch Sayk, 1954, hat sich die Zelldifferenzierung als diagnostische Methode durchgesetzt. Dieses technisch einfache Verfahren bringt bei entzündlichen Erkrankungen des Zentralnervensystems, Blutungen, Tumoren und metastasierenden Prozessen oft wichtige Aufschlüsse.

Entzündliche Erkrankungen des Nervensystems können erhebliche differentialdiagnostische Schwierigkeiten bereiten. Dieses gilt weniger für die bakteriellen Meningitiden, die in der Regel mit starken Pleocytosen einhergehen. Im Liquorzellpräparat findet man dabei fast ausschließlich neutrophile Granulocyten. Liegt hingegen die Zellzahl bei einer bakteriellen Meningitis zwischen 300 und 3000/3, kommt der Zelldifferenzierung eine wesentliche Bedeutung zu. Das rein leukocytäre Zellbild weist auf die bakterielle Genese hin. Wir haben Fälle beobachtet, die bei relativ niedrigen Zellzahlen — ausschließlich neutrophile Granulocyten — massenhaft Keime nach Art einer sog. Bouillonkultur im Präparat zeigt.

In den letzten Monaten verfolgten wir bei zwei Fällen den Liquor, der trotz antibiotischer Therapie im Zellpräparat vorwiegend Granulocyten aufwies. Bei beiden Patienten lag eine Soormeningitis vor, die in einem Fall autoptisch, in dem anderen mikrobiologisch bestätigt wurde.

Der Nachweis von eosinophilen Zellen im Liquor wirft immer ganz bestimmte differentialdiagnostische Fragen auf. Vereinzelte eosinophile Zellen fanden wir bei der tuberkulösen Meningitis, der Periarteriitis nodosa, bei abakteriellen Meningitiden und nach Hirnoperationen. Alarmierend sind Werte von mehr als 10%. In diesen Fällen ist in erster Linie an einen Parasitenbefall des Nervensystems zu denken. Sechs von unseren acht Fällen — der Anteil der Eosinophilen lag zwischen 10 und 35% — hatten eine Cystizerkose. Bei einem Patienten lag eine Toxocara canis-Myelitis vor. Bei dem achten Fall war auch zunächst an eine Parasitose gedacht worden. Die entsprechenden serologischen Untersuchungen verliefen jedoch negativ. In diesem Fall nahmen wir an, daß die Torkildsen-Drainage zu einer allergischen Reaktion im Meningealraum geführt hatte.

Bei bakteriellen Meningitiden ist der Anteil der neutrophilen Granulocyten meist gering. Es herrschen kleine und große Lymphocyten, monocytäre und retikuläre Zellen und im chronischen Stadium solcher Erkrankungen auch Plasmazellen vor. Vom Zellbild her kann dann allenfalls auf die Akuität des Prozesses geschlossen werden. Die ätiologische Zuordnung muß in diesen Fällen offenbleiben. Plasmazellen beweisen den chronisch-entzündlichen Prozeß auch bei der häufigsten chronischen Erkrankung des Zentralnervensystems, nämlich der Encephalomyelitis disseminata. So fand Bischoff bei 111 Patienten in 63% der Fälle Plasmazellen, Wiczorek bei 404 Fällen in 67%.

Blutungen in den Subarachnoidealraum lösen eine sog. Fremdkörpermeningitis aus. Die Reaktion der weichen Hirnhäute hängt von der Stärke der Blutung ab. Bereits nach 24 Std lassen sich retikuläre Zellen nachweisen, die Erythrocyten, Lymphocyten und Hämosiderin speichern können. Diese sog. Makrophagen können Größen bis zu 40 bis 50 µ erreichen. Auf keinen Fall dürfen solche Zellen als Tumorzellen verkannt werden.

Grundsätzlich unterscheidet sich die Tumorzelldiagnostik im Liquor nicht von der in anderen Körperflüssigkeiten. Die Besonderheit liegt hier in der Möglichkeit der Behandlung mit Cytostatika, wenn eine Meningitis sarcomatosa oder Meningiosis leucaemica vorliegen. Bei den bedingt gutartigen Tumoren — den Meningeomen, Hypophysenadenomen und Astrocytomen — sahen wir niemals Tumorzellen. Pleocytosen sind in solchen Fällen als Reizpleocytosen aufzufassen. Bei den bösartigen Hirngeschwülsten, zu denen die Glioblastome, Pinealome und

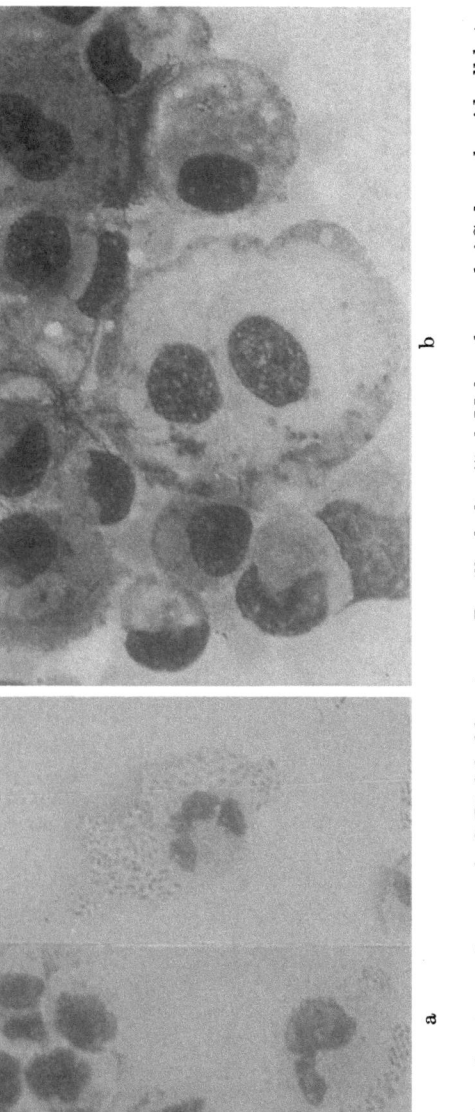

Abb. 1. a Neutrophile-Granulocyten und massenhaft Diplokokken (sog. „Bouillonkultur"). b Makrophagen bei Subarachnoidealblutung

Medulloblastome gehören, können Tumorzellen dann beobachtet werden, wenn die Tumoren den Liquorraum erreichen. In solchen Fällen muß auch mit Abtropfmetastasen im Liquorraum gerechnet werden.

Bei metastasierenden Prozessen ist oft die Infiltration der Meningen das erste Zeichen einer Beteiligung des Zentralnervensystems an der Grundkrankheit. So

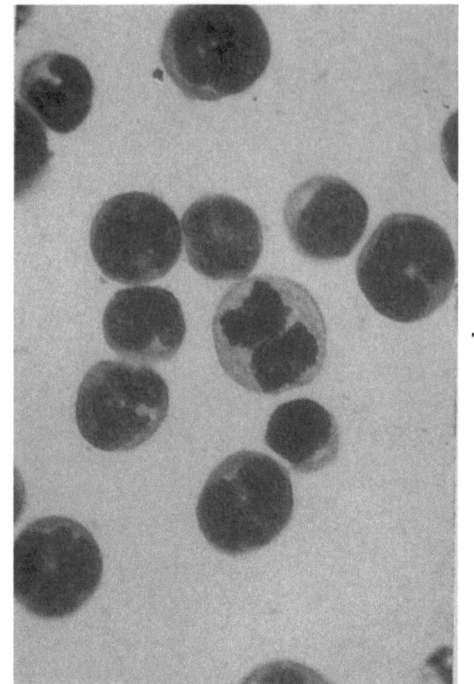

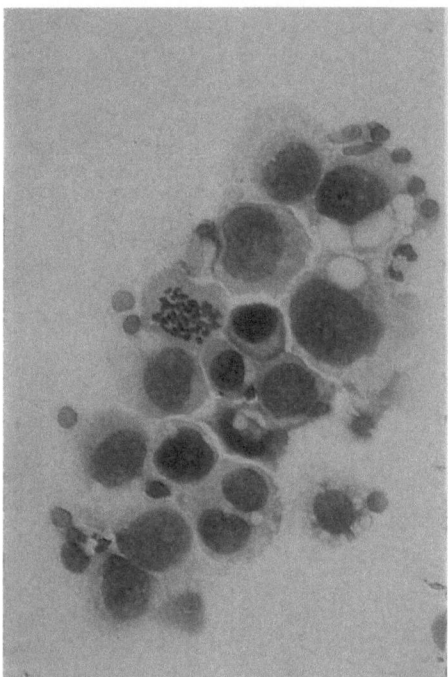

Abb. 2. a Meningitis carcinomatosa bei Magencarcinom. b Meningitis sarcomatosa (Lymphosarkom)

wurden wir bei zwei Patienten mit einer Meningitis carcinomatosa erst dadurch auf das Carcinom aufmerksam gemacht. Bei beiden Kranken hatte sich vom klinischen Befund her die Differentialdiagnose eines Gefäßprozesses ergeben.

Auch bei Pleocytosen von 10 bis 15000/3 Zellen können neurologische Ausfälle und selbst die Nackensteifigkeit fehlen.

Die Behandlung der Wahl bei der Meningitis sarcomatosa und der Meningiosis leucaemica ist die intrathecale Gabe von Methotrexat. Amerikanische und französische Autoren führen heute bereits zusätzlich eine Röntgenbestrahlung des Schädels durch. Die möglichst frühzeitige Erfassung der Blastomzellen wird bei solchen Krankheitsbildern die Erfolgschancen vergrößern.

Literatur

Möbius, W., Hellriegel, K. P., Terheggen, H. G.: Verh. dtsch. Ges. inn. Med. 77, (1971). — Sayk, J.: Cytologie der Cerebrospinalflüssigkeit. Jena: Fischer 1960.

MOLEKULARBIOLOGIE IN DER MEDIZIN

Molekulare Biologie in der Medizin

Einführung

HESS, B. (Max-Planck-Institut für Ernährungsphysiologie Dortmund)

Die Entwicklung des Konzepts der molekularen Medizin begann vor 25 Jahren mit der Entdeckung eines Hämoglobindefektes, der in der „Deutschen Medizinischen Wochenschrift" von den Herren Dr. Hörlein und cand. med. G. Weber 1947 publiziert wurde und in kurzer Zeit zu dem Konzept der molekularen Krankheit durch Linus Pauling (1949) geführt hat. Linus Pauling postulierte, daß auch nur kleinste Änderungen in dem molekularen Bau von Eiweißkörpern zu krankhaften oder tödlichen Folgen im Stoffwechsel und im ganzen Organismus führen müssen und prägte damit den Begriff der molekularen Krankheiten.

Nach den abgelaufenen mehr als zwei Dekaden besteht kein Zweifel, daß das Denken der Medizin der zweiten Hälfte dieses Jahrhunderts durch dieses Konzept stark beherrscht wird. Der Fortschritt der molekularen Medizin hängt heute vom Fortschritt der molekularen Biologie ab. Diese Verhandlung hat daher als Gegenstand die molekulare Biologie in der Medizin. Sie versucht, die neuen Erkenntnisse der molekularen Biologie für die innere Medizin darzustellen und nutzbar zu machen. In unserer Begriffsbildung schließen wir uns einem Kommissionsbericht der englischen biochemischen Gesellschaft an, als deren Vorsitzender Prof. Dr. Sir Hans Krebs vor einiger Zeit fungierte. Nach diesem Bericht versteht man heute schlechthin unter molekularer Biologie die Biochemie von Makromolekülen, einer Definition, mit der wir hier ohne weiteres auskommen können.

Das Konzept der molekularen Medizin ist von großem heuristischen Wert. Das Konzept signalisiert den konsequenten Fortschritt des primär differenzierenden, analytischen Verfahrens der medizinischen Forschung. Das Konzept der molekularen Medizin entwickelt sich konsequent auf dem Boden des Konzeptes der Cellularpathologie Virchows, das über ein Jahrhundert die Medizin sicher getragen hat.

So wie das Virchowsche Konzept durch den Übergang einer makroskopischen zur mikroskopischen Betrachtung geboren wurde, so steht die Molekularmedizin am Übergang von der mikroskopischen zur submikroskopischen und atomaren Analyse und konzentriert sich auf die Mikron- und Å-Bereiche unseres Längenmaßes. Mit anderen Worten, die Gründe der Krankheitsentstehung werden auf eine molekulare Pathologie zurückgeführt. Wir lernen, molekulare Dimensionen als Ursachen von Krankheiten abzuschätzen und erkennen, daß die Fehlstellung eines einzelnen Atoms im Hämoglobinmolekül makroskopisch bereits eine Krankheit hervorruft.

Mit der Konzentration des wissenschaftlichen Interesses auf die Abarten im molekularen Strukturbereich werden gleichlaufend molekulare Funktionsprobleme bearbeitet, die gewöhnlich durch Untersuchung von Umsatzgrößen in der Zeiteinheit erfaßt werden können, zum Beispiel: Die Entdeckung der Blutzuckerbelastungskurven bei Normalpersonen unter physiologischen Bedingungen führte bald zu dem Nachweis von pathologischen Belastungskurven, damit zu pathogenetischen Überlegungen und diagnostischen Ansätzen. Heute versucht man, das Zustandekommen dynamischer Stoffwechselveränderungen auf Grund der Regulation einzelner enzymkatalysierter Reaktionsketten in den Organen mit Umsatzzeiten im Bereich von Sekunden und Millisekunden perfekt zu verstehen und bei Fehlsteuerung die pathologischen Elemente in den Enzymsequenzen an den Strukturen einzelner Enzyme zu lokalisieren.

Diese Betrachtungen bringen selbstverständlich einen hohen Grad von Unanschaulichkeit für den praktizierenden Mediziner mit sich. Die Verfahren sind indirekt und man meint, die Übersicht zu verlieren. Dennoch sollte betont werden, daß die Forschung eben versucht, die integrierten Systemeigenschaften auf der Grundlage des Verständnisses der Einzelvorgänge zu erfassen.

Bei der Zusammenstellung des heutigen Themas wurde versucht, einen möglichst bieiten Bereich des Gesamtthemas zu erfassen. Wir sind den Kollegen dankbar, daß sie sich für diese Aufgabe zur Verfügung gestellt haben.

HOFSCHNEIDER, P. H. (Max-Planck-Institut für Biochemie München, z. Z. Nuttley, N. Y.): **Viren als „programmierte Instruktion"**

Autoreferat

Die Molekularbiologie hat die Aufgabe, eine Synopsis der Struktur und Funktion biologisch relevanter Moleküle zu geben und auf diese Weise dem Leben zugrundeliegende, molekulare Mechanismen zu verstehen. Werden ihre Untersuchungen auf pathologische Prozesse ausgedehnt, kann man von „molekularer Pathologie" sprechen. So gesehen, zeigt sich, daß die Molekularbiologie fundamentalen Einfluß auf die medizinische Denkweise gewinnen könnte, ähnlich wie es seinerzeit für die Zell-Lehre infolge der Begründung der Zellpathologie durch Rudolf Virchow der Fall war.

Die molekulare Genetik als Teilgebiet der molekularen Biologie beschäftigt sich mit der chemischen Natur der genetischen Substanz und der Frage, wie eine Zelle durch ihre Gene bzw. ihre genetische Information so instruiert wird, daß ihre Entwicklung nach einem bestimmten Programm abläuft. Dieses Programm ist z. T. dadurch vorgegeben, daß bereits die genetische Information als solche programmiert ist; sie ist z. B. nur in ganz bestimmten Reihenfolgen abrufbar. Man kann sie deshalb als eine programmierte Instruktion für die Zelle ansprechen. Zum anderen besitzen Genprodukte, wie bestimmte Enzyme, die Fähigkeit zur Selbstprogrammierung und ergänzen auf der Stoffwechselebene die auf der genetischen Ebene vorgegebene Programmierung. Viren sind für die Medizin in erster Linie als Krankheitserreger wichtig. Für die Molekulargenetik sind sie Träger programmierter Instruktion, niedergelegt in leicht isolierbaren einzelnen Nucleinsäuremolekülen. Diese kann man als einfachste „Chromosomen" ansprechen, die sich in der Zelle replizieren, sich aber im übrigen, eingepackt in Viruspartikel, selbständig gemacht haben.

An Beispielen sollen die Elemente der programmierten Instruktionen eines Viruschromosoms aufgezeigt und der Weg zur Realisierung des Programms beschrieben werden. Dabei kann die virusspezifische Instruktion zum Auslöschen oder zur Umprogrammierung der zelleigenen Instruktion führen. Sie hat nicht immer zwangsläufig Virusneusynthese oder Zelltod zur Folge, sondern sie kann „ungenau" sein und der Zelle mehrere Antworten offen lassen, darunter die Integration der Virusinstruktion in die zelleigene.

Als praktische Konsequenz derartiger Untersuchungen erwartet man, den Prozeß der Virusreplikation besser verstehen und einmal therapeutisch beeinflussen zu können; aber man hofft ebenso, Einblick in die Strategie zu erhalten, mit welcher die zelleigene programmierte Instruktion arbeitet. Denn in ihrer Kenntnis dürfte ein Schlüssel zum Verständnis maligner Entartung sowie von genetischen und degenerativen Erkrankungen liegen.

Enzymdefekte als molekulare Krankheiten

AEBI, H. (Med.-Chem. Institut der Universität Bern)

Referat

Bereich und Grenzen molekularer Variation

Es ist gar nicht so lange her, daß man die Vielfalt der Proteine hinsichtlich Primärstruktur (Aminosäuresequenz) und Teilchengestalt (Konformation) als biochemisches Korrelat für die Vielfalt der Arten erkannt hat. Dementsprechend schenkte man dem gut in dieses Konzept passenden Axiom von der Einheitlichkeit des artspezifischen Bauplanes blind Glauben. Dies ist um so erstaunlicher als bereits Garrod Zweifel an der Uniformität des Bauplanes Mensch geäußert hat. Die vier von ihm beschriebenen angeborenen Irrtümer (Albinismus, Alkaptonurie, Cystinurie und Pentosurie) sind zwar heute noch Raritäten, ebenso die etwa 130 seither neu dazu gekommenen „inborn errors" [2, 18]. Das weitblickende Urteil des Entdeckers hat sich als richtig erwiesen: Es sind dies lediglich extreme Formen molekularer Variation, wie sie bei allen Arten und in jeder Population zu finden sind. Diese biochemische Individualität erstreckt sich auf alle Körperbausteine. So wie sich die Menschen durch ihr Aussehen oder ihre Blutgruppenzugehörigkeit unterscheiden, so differieren sie bei genauer Untersuchung auch in ihrem Enzymmuster. Was aus der Sicht des Klinikers als „Norm" bezeichnet wird, umschließt somit einen nicht unbeträchtlichen Bereich molekularer Variationsmöglichkeiten. Dies gilt vor allem für die Enzyme, obgleich diese im Hinblick auf ihre Wirkungs- und Substratspezifität besonders hohen Strukturanforderungen zu genügen haben. Trotz verschiedener Primärstruktur infolge von Aminosäuresubstitutionen brauchen katalytische Wirkung und Stabilität derartiger Enzymvarianten nicht wesentlich von derjenigen der Normalform abzuweichen. Die Zahl der bekannten Enzymvarianten ist gerade in den letzten Jahren sprunghaft angestiegen. Dies berechtigt zur Feststellung, daß auch bei den Enzymen das Konzept von der Uniformität des Bauplanes durch dasjenige der Heterogenität abgelöst worden ist. Gerade weil Enzymdefekte als Extremfall dieser molekularen Variation anzusehen sind, rechtfertigt sich eine Betrachtung aller Übergangsformen, angefangen bei den Varianten, die dem Normbereich zugeordnet werden dürfen, bis zu den Erbkrankheiten, die auf einen weitgehenden bis völligen Ausfall eines Enzyms zurückzuführen sind.

Verschiedene Formen der Enzymheterogenität

Das Bestehen verschiedener molekularer Formen ein und desselben Enzyms kann verschiedene Ursachen haben (Abb. 1). Das gleichzeitige Vorkommen mehrerer Enzymtypen in den Geweben und Organellen desselben Individuums (= Isoenzyme) ist meist darauf zurückzuführen, daß verschiedene Genloci strukturell verschiedene Polypeptidketten synthetisieren, wobei die gebildeten Untereinheiten in variierter Proportion zur Bildung des aktiven Enzyms zusammentreten (z. B. Lactatdehydrogenase: Tetramer, Kreatinphosphokinase: Dimer). Die Organspezifität des Isoenzymmusters, das sich für die klinische Enzymdiagnostik als großer Fortschritt erwiesen hat, kann allerdings dadurch kompliziert werden, daß zusätzlich auftretende Isoenzyme das Produkt sekundärer Modifikationen (z. B. Desaminierung von Glutamin, Phosphorylierung von Serin etc.) sein können. Das Bild wird weiter kompliziert durch das Auftreten alternativer molekularer Formen (= Konformere). Diese finden sich bei der Untersuchung bzw. Isolierung eines Proteins dann, wenn ein Polypeptidfaden von bestimmter Aminosäuresequenz verschiedene Konformationszustände erlaubt (z. B.

Katalase). Eine genaue Kenntnis des Isoenzymmusters und der Möglichkeiten zur Bildung von Konformeren ist Voraussetzung für die Charakterisierung und Differenzierung nahe verwandter Enzyme bzw. Enzymvarianten [9, 10].

Demgegenüber ist die Enzymheterogenität, wie sie beim Vergleich verschiedener Individuen zu beobachten ist, ein Ausdruck dafür, daß von allelen Genen ähnliche Enzyme mit praktisch denselben katalytischen Eigenschaften syntheti-

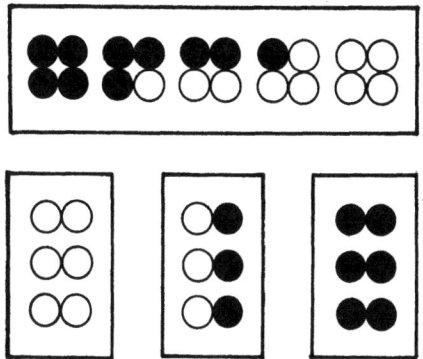

Abb. 1. Heterogenität von Enzymen. Multiple molekulare Formen sind Ausdruck von: A Organ-/Organe 11-Spezifität (meist mehrere nicht allele Gene) = Isoenzyme. B Biochemische Individualität (multiple Allelie) = Enzympolymorphismen = Enzymdefekte

siert werden (= Enzympolymorphismen). Selbst geringfügige Strukturunterschiede können heute mit Hilfe geeigneter Untersuchungsverfahren erfaßt werden, ohne daß die vollständige Sequenz des Enzymproteins bekannt zu sein braucht. Beim Studium der Enzymvarianten haben sich vor allem die in Tabelle 1 zusammengestellten Untersuchungsmethoden — da relativ einfach und nur wenig Untersuchungsmaterial erfordernd — als überaus praktisch und nützlich erwiesen. Diese Feststellung ändert allerdings nichts an der Tatsache, daß die letztliche Fest-

Tabelle 1. *Möglichkeiten zur Erfassung von Enzymvarianten*

Nettoladung:	Elektrophoretische Mobilität
Stabilität:	Geschwindigkeit der Hitzeaktivierung
Kinetik:	Verschiedene Affinität zu Substrat oder Coenzym verschiedenes pH-Optimum
Hemmbarkeit:	Verschiedene Empfindlichkeit gegen Inhibitoren
Antigennatur:	Identität oder Nichtidentität (Cross-reactivity)
„Fingerprint":	Abnorme Spots auf Fleckenkarte
AS-Sequenz:	Substitution einzelner Aminosäuren

legung einer Enzymvariante durch das Fingerprintverfahren bzw. die Sequenzanalyse zu geschehen hat. In der Praxis werden die Verhältnisse recht kompliziert, wenn beide Heterogenitätsformen kombiniert auftreten, d. h. Isoenzyme und Enzymvarianten nebeneinander vorkommen. Dies ist z. B. bei der sauren Phosphatase (Erythrocyten) [6, 7], der Alkoholdehydrogenase (Leber) [17, 19a] oder der Phosphoglucomutase (Erythrocyten) [13, 14] der Fall.

Das Studium der Enzympolymorphismen, die Auffindung und Klärung der Eigenschaften neuer Enzymvarianten hat vor allem dank der engen Zusammenarbeit zwischen Kliniker und Biochemiker geradezu erstaunliche Fortschritte gemacht. Waren z. B. noch vor 6 Jahren lediglich fünf Varianten Glucose-6-Phosphatdehydrogenase bekannt, ist die Zahl der bis heute beschriebenen Varianten für dieses klinisch bedeutungsvolle Enzym auf über 90 angestiegen (Tabelle 2) [2, 12]. Je nachdem, ob eine Enzymvariante nicht allzu stark von der Norm abweichende Eigenschaften aufweist oder einen praktisch vollständigen Aktivitätsausfall bewirkt, spricht man von einem Enzympolymorphismus bzw. einem

Tabelle 2. *Multiple Allele von Strukturgenen. Zahl bekannter Varianten, Mensch (1970)*

Glucose-6-Phosphatdehydrogenase	90
Hämoglobin (22 in α, 42 in β)	64
Transferrin	18
Phosphoglucomutase (PGM_1 5, PGM_2 3)	8
Serumcholinesterase (E_1-locus)	4
Saure Erythrocytenphosphatase	3
Alkoholdehydrogenase (Leber)	2

Enzymdefekt. Zwischen beiden besteht ein fließender Übergang; die Grenzziehung ist willkürlich. Die beiden Kriterien, die zur Abgrenzung herangezogen werden, sind die im Vergleich zur Norm bestehende Enzymaktivität einerseits und die Genfrequenz der Enzymvariante andererseits (Abb. 2). Es sind z. Z. etwa zwei Dutzend Enzyme bekannt, die einen Polymorphismus aufweisen [9]. Sie

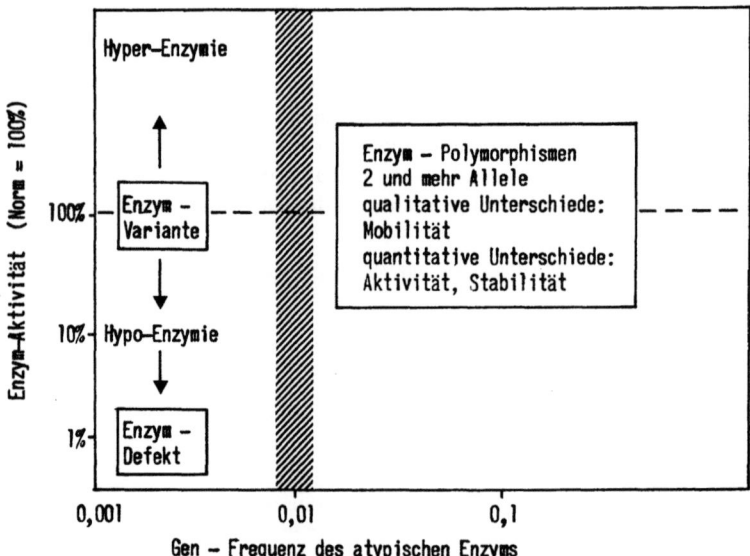

Abb. 2. Beziehungen zwischen Enzympolymorphismen und Enzymdefekten

werden heute in der Genetik und in der forensischen Medizin etwa im gleichen Sinn eingesetzt, wie dies von den Blutgruppen her bekannt ist. Von besonderem Interesse sind diejenigen seltenen Allele, die sich im homocygoten Zustand als Enzymvarianten mit über der Norm liegender oder unternormaler oder nur verschwindend kleiner Aktivität manifestieren. Daß zwischen allen diesen Formen ein fließender Übergang besteht, läßt sich am Beispiel der Glucose-6-Phosphatdehydrogenase eindrücklich zeigen.

Varianten der Glucose-6-Phosphatdehydrogenase als belanglose Anomalie oder als Krankheitsursache

Die Glucose-6-Phosphatdehydrogenase (E.C. 1.1.1.49) ist das Schlüsselenzym für den Hexose-monophosphat-shunt und nimmt daher im Intermediärstoffwechsel und dessen Regulation eine zentrale Stellung ein. Obgleich dieses Enzym praktisch in allen Geweben vorkommt, manifestiert sich ein G-6-PD-Ausfall vor allem beim roten Blutbild [12]. Der Shunt ist zwar beim Erythrocyten im Mittel nur zu etwa einem Viertel am Gesamtenergieumsatz beteiligt; dem dabei produzierten NADPH kommt aber besondere Bedeutung zu, weil diese zur Aufrechterhaltung eines reduzierenden Milieus (= SH-Form des Glutathions) zum Schutze von Hämoglobin, SH-Enzymen und SH-Gruppen der Stroma- und Membranproteine dient. (vgl. Abb. 3). Die Intensität der am Shunt beteiligten Umsetzungen ist je nach Inanspruchnahme obiger Schutzmechanismen beträchtlichen Schwankungen unterworfen. Eine Stimulierung der Shuntaktivität bewirken insbesondere Substanzen, wie Ascorbat, Methylhydrazin, Primaquin etc.,

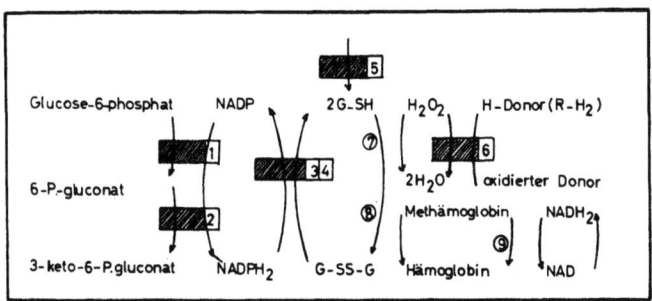

Abb. 3. Lokalisation einiger Enzymdefekte im Bereich des Hexosemonophosphat-Shunt und damit zusammenhängender Redoxreaktionen. *1* G-6-PD, *2* 6-Phosphogluconatdehydrogenase, *3* G-SH-Reduktase, *4* G-SH-Reduktaseisoenzym, *5* G-SH-Synthese, *6* Katalase, *7* G-SH-Peroxidase, *8* Methämoglobinreduktion (NADPH$_2$ oder G-SH-abhängig), *9* Methämoglobin-Reduktion (NADH$_2$-abhängig)

welche stark oxydierend wirkende Reaktionsprodukte freisetzen. An der Unschädlichmachung derartiger Agentien sind Glutathionperoxidase und Katalase gleichermaßen beteiligt [3]. Dabei ist von Interesse, daß Enzymdefekte, die auf einen Mangel an Glucose-6-Phosphatdehydrogenase, Glutathionreduktase oder Glutathionsynthetase beruhen, ein durchaus ähnliches Bild aufweisen: Leitsymptom ist in allen Fällen eine hämolytische Anämie.

Je nach klinischem Bild und biochemischem Befund lassen sich die 90 z. Z. bekannten Glucose-6-Phosphatdehydrogenasevarianten in fünf Klassen unterteilen [20]. Die auf Vorschlag von Yoshida, Beutler u. Motulsky von der WHO übernommene Klassifizierung (Tabelle 3) basiert auf der Schwere der Symptome und der Höhe der im Vergleich zur Norm im Blut vorhandenen Restaktivität. Allerdings mußte in vielen Fällen die Zuordnung mangels exakter biochemischer Informationen offengelassen oder konnte nur provisorisch vorgenommen werden. Zur Charakterisierung einer G-6-PD-Variante müssen mindestens folgende Daten bekannt sein: Affinität zu Substrat und Coenzym (Km für Glucose-6-Phosphat und NADP), Affinität zu Substratanalogen (z. B. für 2-Desoxyglucose-6-Phosphat bzw. Deamino-NADP) sowie Hitzestabilität und pH-Optimum. Zwischen Enzymvarianten mit praktisch fehlender Aktivität und solchen, die diejenige der häufigsten Form um das Vierfache übertreffen, sind alle Übergänge zu finden. Wenn es sich hier auch um ein besonders gut untersuchtes und überaus anschauliches

Beispiel handelt, das nicht vorbehaltlos auf alle andern Enzyme übertragen werden kann, besteht gleichwohl guter Grund zur Annahme, daß dieses Verhalten nicht der Ausnahme, sondern möglicherweise eher der Regel entspricht [9, 10]. Zu den Hämoglobinvarianten besteht insofern eine Parallele, als auch die G-6-PD-Varianten die Folge von Punktmutationen zu sein scheinen. Jedenfalls unterscheiden sich die beiden G-6-PD-Varianten, deren Primärstruktur geklärt werden konnte, lediglich in einer einzigen Aminosäure von der Normalform. Bei der G-6-PD-Varianten A ist ein Asparginrest durch Aspartat ersetzt (Desaminierung ?), bei der weit über die Norm aktiven G-6-PD-Varianten Hektoen ist ein Histidinrest durch einen Tyrosinrest ersetzt worden.

Die Klärung der Frage, welche Aminosäurereste überhaupt ohne Aktivitätsverlust mutieren können und welcher Art die AS-Substitution zu sein hat, gehört mit zu den Zukunftsaufgaben, die sich bei der Erforschung der biochemischen

Tabelle 3. *Klassifizierung der G-6-PD-Varianten*

Klasse	Symptome (Restaktivität)	Beispiele
1	Praktisch vollständiger Enzymausfall mit chronischer hämolytischer Anämie	Bat-Yam, Alberquerque, Chicago, Freiburg
2	Desgl., Symptome nur bei Provokation (Restaktivität < 10% der Norm)	Mediterrane Variante
3	Mäßiger Enzymmangel (10 bis 60% der Norm)	Athen, Mexico, Seattle
4	Aktivität normal oder wenig herabgesetzt (60 bis 100% der Norm)	Negroide Variante (A +)
5	Aktivität über Norm (> 200%)	Hektoen

Individualität stellen. Vermutlich beeinflussen AS-Substitutionen die Funktion eines Enzyms um so stärker, je mehr sich die beiden Aminosäurereste in ihren Eigenschaften unterscheiden, je näher die mutierte Aminosäure am aktiven Zentrum liegt bzw. eine wichtige strukturerhaltende Funktion ausübt.

Enzymdefekte: Struktur-Genmutanten oder Regulator-Genmutanten

Es besteht guter Grund zur Annahme, daß nicht nur die Bakterien, sondern auch höher organisierte Lebewesen, inklusive Mensch, bei der Proteinsynthese bzw. der Enzymregulation streng koordiniert vorgehen. Ein typisches Beispiel dafür ist die von Bücher beobachtete Proportionskonstanz des Enzymquintetts im verzweigungsfreien Bereich der Glykolyse. Diese und andere Beobachtungen stützen die Annahme, daß das Operonkonzept auch für den Menschen Gültigkeit hat. Demzufolge kommt es zum konzertierten Einsatz ganzer Gruppen von Strukturgenen, wobei diese in einer funktionellen Einheit zusammengefaßt und einer gemeinsamen Kontrolle durch Regulatorgene unterstellt sind. Theoretisch ist somit der Ausfall eines Enzyms entweder auf eine Struktur-Genmutation oder eine Regulator-Genmutation zurückzuführen (Tabelle 4) [1, 2, 18].

Im ersten Fall wird eine praktisch inaktive Enzymvariante synthetisiert; im zweiten Fall ist die Matrize, d. h. das Strukturgen zwar vorhanden, doch wird auf Grund einer Störung im System der genetischen Regulation, bzw. infolge Repression unterlassen davon Gebrauch zu machen. Ursprünglich war man bereit den Großteil der Enzymdefekte, welche auf ein praktisch völliges Fehlen der Enzymaktivität zurückzuführen sind, als Regulator-Genmutationen anzusprechen (vgl. z. B. Übersicht von Parker u. Bearn) [16]. Dies geschah vermutlich in der ersten Begeisterung über die Operonhypothese, welche dieses Phänomen scheinbar zwanglos zu erklären schien. Das Blatt hat sich seither gewendet: Je eingehender derartige Enzymdefektkrankheiten auf das Vorhandensein von Restaktivität untersucht worden sind, um so öfter ist es gelungen selbst kleinste Reste davon zu isolieren, zu analysieren und als Enzymvarianten anzusprechen [18]. Auf Grund eigener Erfahrung (Beispiel Akatalasie) muß festgestellt werden, daß z. B. der Nachweis einer anscheinenden Antigenidentität zwischen normalem Enzym und Restaktivität beim homozygoten Defektträger nicht genügt, um das Vorliegen einer Enzymvariante bzw. Struktur-Genmutanten auszuschließen [3]. Während der Beweis für das Vorliegen einer Regulator-Genmutation letzten Endes nur dadurch erbracht werden kann, daß die völlige Identität der beiden miteinander verglichenen Proteine unter Beweis gestellt wird, gelingt der Nachweis des Vorliegens einer Enzym-Varianten unter Benützung der in Tabelle 1 wiedergegebenen Verfahren relativ leicht.

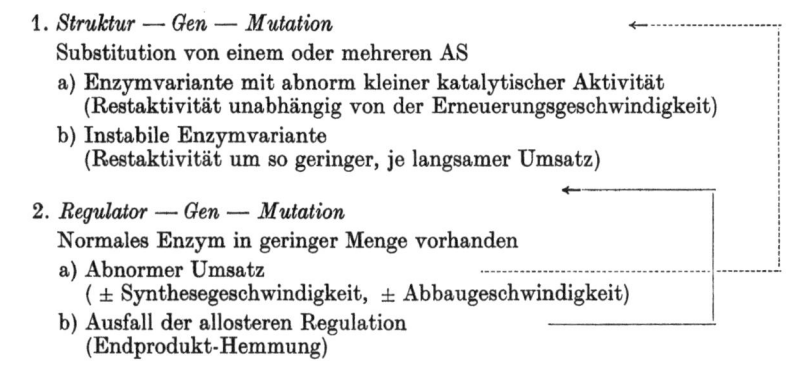

Tabelle 4. *Mögliche Ursachen eines „Enzymdefektes"*

1. *Struktur — Gen — Mutation*
   Substitution von einem oder mehreren AS
   a) Enzymvariante mit abnorm kleiner katalytischer Aktivität
      (Restaktivität unabhängig von der Erneuerungsgeschwindigkeit)
   b) Instabile Enzymvariante
      (Restaktivität um so geringer, je langsamer Umsatz)

2. *Regulator — Gen — Mutation*
   Normales Enzym in geringer Menge vorhanden
   a) Abnormer Umsatz
      (± Synthesegeschwindigkeit, ± Abbaugeschwindigkeit)
   b) Ausfall der allosteren Regulation
      (Endprodukt-Hemmung)

Nicht wesentlich schwieriger ist die Zuordnung zu einer der beiden Untergruppen von Struktur-Genmutanten. Die Aktivität eines Enzyms kann beim Vorliegen einer Enzymvarianten aus zwei Gründen stark herabgesetzt sein:
1. Es wird ein Enzym gebildet, dessen katalytisches Zentrum durch die Mutation stark „in Mitleidenschaft" gezogen worden ist. Dies hat zur Folge, daß die Affinität zum Substrat oder Coenzym stark herabgesetzt ist und (oder) die enzymatische Umsetzung nur stark verzögert ablaufen kann.
2. Es wird eine zwar normal aktive, jedoch überaus unbeständige Enzymvariante synthetisiert.
Für beide Typen von Enzymvarianten gibt es zahlreiche anschauliche Beispiele [8]: Eine Modifizierung der katalytischen Eigenschaften, vor allem eine massive Herabsetzung der Affinität ist bei bestimmten Formen von Pyruvatkinasemangel, Citrullinämie oder bei der Suxamethoniumempfindlichkeit (Serumcholinesterasevariante) zu beobachten. Bei den beiden letzterwähnten Defekten ist die Affinität Enzym-Substrat gegenüber der Norm um rund das Hundertfache herabgesetzt (z. B. Citrullinämie: Norm $Km = 4 \times 10^{-4}$ m; Variante $Km = 5 \times 10^{-2}$ m). Eine instabile Enzymvariante ist dagegen die Ursache verschiedener Formen von G-6-PD-Mangel oder von Akatalasämie. Während die Halbwertszeit der normalen G-6-PD im Erythrocyten ca. 62 Tage beträgt, ist diese bei den instabilen G-6-PD-Varianten stark herabgesetzt. Sie beträgt bei der negroiden Form der Anomalie (Variante A-) ca. 12 Tage und bei der mediterranen Form (vgl. Tabelle 3) etwa 1 Tag. Die stark verkürzte „Lebensdauer" dieser Enzym-

varianten erklärt, weshalb die im Blut gefundene G-6-PD-Aktivität im ersten Fall etwa 15%, im zweiten Fall nur 2 bis 3% der Norm beträgt. Beide Beispiele, G-6-PD-Mangel und Akatalasämie lehren, daß beide Typen von Struktur-Genmutanten ein ähnliches klinisches Bild zur Folge haben können. Andererseits sind es gerade derartige geringfügige Unterschiede, welche das heterogene Bild der meisten Defektkrankheiten zu erklären vermögen. So liefert z. B. der Nachweis der Existenz einer Enzymvariante von geringer Aktivität eine befriedigende Erklärung dafür, weshalb in bestimmten Defektträgerfamilien die im Blut und Gewebsproben gefundene Restaktivität gleich niedrig ist, wogegen bei Trägern instabiler Varianten nur im Blut, nicht aber in den Geweben abnorm niedrige Werte gefunden werden. Dies ist darauf zurückzuführen, daß die Erneuerungsgeschwindigkeit der meisten Enzyme in den Geweben (im Gegensatz zu denjenigen im Erythrocyten) relativ hoch ist (Halbwertszeiten von wenigen Tagen). Bei den Akatalasiefällen vom Typ III konnte das Vorliegen einer labilen Enzymmutante durch Analyse der Restaktivität, Reifungsversuche in vitro unter Verwendung Reticulocyten-angereicherten Fraktionen sowie durch Nachweis eines Pseudomosaizismus im Blutausstrich unter Beizug chemischer und immunologischer Methoden gezeigt werden [3].

Faktoren, welche die Manifestierung von Ausfallserscheinungen bestimmen

Bei vielen Enzymdefekten fällt auf, wie sehr die Schwere des Krankheitsbildes, der Zeitpunkt des Auftretens der ersten Symptome sowie auch die biochemischen Befunde von Familie zu Familie schwanken. Ob der durch Mutation verursachte Ausfall eines Enzyms im Einzelfalle letal ist, ob es sich um eine Enzymanomalie handelt oder ob ihm lediglich der Charakter eines Zufallbefundes beim Gesunden zukommt, hängt von folgenden Faktoren ab: 1. von der Bedeutung des blockierten Stoffwechselweges; 2. von der Verfügbarkeit alternativer Stoffwechselwege, welche zwecks Umgehung des Hindernisses als „metabolische Kollateralen" zu dienen vermögen; 3. von der Toxicität des oberhalb des Blocks angestauten Substrates oder anderer Vorläufer oder der Unentbehrlichkeit der Folgeprodukte; 4. vor allem aber vom Grad der Vollständigkeit des Blocks [2, 18].

Auf Grund dieser Feststellungen dürfte die Schwere der Ausfallserscheinungen in erster Linie durch die Höhe der Restaktivität gegeben sein. Dabei kann die Situation je nach der Bedeutung des betreffenden Enzyms in einem Organ bzw. Zelltyp eine ganz verschiedene sein. Tritt in einer Enzymfolge oder in einem Cyclus ein Engpaß auf, können bereits geringfügige Unterschiede in der Höhe der Restaktivität darüber entscheiden, ob ein Defekt manifeste Folgen hat oder stumm bleibt. So ist die bei homozygoten Akatalasiefällen zu beobachtende Gangrän der Mundhöhle, verbunden mit Zahnausfall und tiefgreifenden Ulcerationen (Takaharasche Krankheit) bisher einzig bei Angehörigen derjenigen Familien beobachtet worden, deren Fibroblasten sich durch eine besonders geringe Katalase-Restaktivität auszeichnen [3].

Je nach der biologischen Funktion des defekten Enzyms steht die eine oder andere Folgeerscheinung im Vordergrund (Tabelle 5). Die Lokalisierung eines Enzymdefektes durch entsprechende Enzymbestimmungen in Erythrocyten, Leukocyten, Amnionzellen, Fibroblasten oder Biopsiematerial erlaubt eine präzise Diagnosestellung. Für die Klinik sind eher die sekundären Störungen maßgebend, da die Gesamtheit dieser mittelbar auftretenden metabolischen Veränderungen das klinische Bild prägt. Mit Abstand die folgenschwerste Komplikation, die in etwa 25% aller bisher bekannten Enzymdefekte auftreten kann, ist die Störung der Gehirnentwicklung, verbunden mit Retardation oder Idiotie [11]. Dies ist denn auch der wichtigste Grund, weshalb heute größte Anstrengungen zur Früherfassung homozygoter Träger von Enzymdefekten unternommen werden [4, 5].

Sind Enzymdefektkrankheiten therapeutisch beeinflußbar?

Daß es bei einer ganzen Reihe von Defektkrankheiten durch entsprechende Diät gelingt den durch den Engpaß bedingten Rückstau zu mildern und damit die Sekundärveränderungen (besonders Schädigungen des Zentralnervensystems) zu vermeiden, ist allgemein bekannt. Eine diätetische Behandlung, bzw. eine Prophylaxe der gefürchteten Sekundärveränderungen ist bisher bei zwölf Defektkrankheiten, vor allem solchen im Bereich des Aminosäure- und Kohlenhydratstoffwechsels, mit wechselndem Erfolg praktiziert worden [11]. Da eine derartige Behandlung, solange nicht kommerziell hergestellte Produkte zur Verfügung stehen, mit einem großen Aufwand verbunden ist und man sich nur dann eine Wirkung davon versprechen kann, wenn rechtzeitig damit begonnen wird, kommt einer möglichst frühen Diagnose dieser seltenen Fälle entscheidende Bedeutung zu. Dasselbe gilt sinngemäß für eine Substitutionstherapie zur Kompensierung auffallender Metaboliten, z. B. bei Defekten im Bereich der Synthese von Steroidhormonen.

Viel gewonnen wäre bereits, wenn es gelänge eine Enzymtherapie in der Weise zu betreiben, daß das fehlende Enzym in stabilisierter Form, als Depot von außen

Tabelle 5. *Folgen eines Enzymdefektes*

1. Rückstau:	Speicherkrankheiten (Thesaurosen), z. B. Lipidspeicherkrankheiten, Glykogenspeicherkrankheiten
2. Ausfall von Metaboliten + Synthesehemmung:	Endokrine Anomalien („Hypofunktionen"), z. B. Synthese von Cortisol, Thyroxin Gestörte Pigmentbildung (Albinismus)
3. Bildung pathologischer Produkte:	Störung der ZNS-Entwicklung ⟶ Idiotie Intoleranz bei Belastung
4. Ausfall der Feedback-Hemmung + Synthesesteigerung:	Gestörte Regulation, z. B. Purinsynthese (Lesch-Nyhan-Syndrom)

zugeführt werden könnte. Derartige Versuche sind vereinzelt durchgeführt worden; der Erfolg war bescheiden [7a]. Da gereinigte Enzyme im Handel erhältlich sind und geeignetes Ausgangsmaterial in genügender Menge zur Verfügung steht (Erythrocytensediment, Placenta), sollten die in dieser Richtung unternommenen Bemühungen allen Einwänden und Rückschlägen zum Trotz fortgesetzt werden. In diesem Sinne dürfte der vor kurzem praktizierte Einsatz von gereinigter Human-Cholinesterase bei der Behandlung eines Falles von akuter Parathionvergiftung als ermutigender Anfangserfolg gewertet werden [8].

Niemand kann die großen Schwierigkeiten verkennen, die sich einer ätiologischen Therapie von Enzymdefektkrankheiten entgegenstellen, zu allerletzt die Biochemiker. Dies enthebt sie allerdings nicht von der Verpflichtung weiter an diesem hochgesteckten Ziel zu arbeiten. Da es bekanntlich gelungen ist einzelne Gene zu isolieren (z. B. das Lac operon aus E. Coli durch die Gruppe Beckwith, Harvard-Universität) oder Gene durch Totalsynthese herzustellen (durch Khorana, Universität von Wisconsin), sind gezielte Veränderungen der Erbmasse — so etwas wie eine Genchirurgie! — in den Bereich des Möglichen gerückt. Auch das letzte Hindernis auf dem Weg, nämlich das Einbringen künstlicher Gene in die natürliche Gengarnitur des Menschen, konnte letztes Jahr überwunden werden. Versuchsobjekt dieser erstmaligen Zellreparatur war allerdings nicht der Mensch selbst, sondern eine Kultur von in vitro gezüchteten Fibroblasten. Merill, Geier u. Petricciani (NIH, Bethesda) benützten für ihre Experimente Fibroblasten aus einer Hautbiopsie von einem Fall von Galaktosämie [15]. Unter Einsatz von Bakteriophagen ist es durch Transduction gelungen das für die Synthese von Galaktose-1-Phosphat-Uridyltransferase verantwortliche Strukturgen in das defekte Genom dieser Zellen einzubringen. Diesem Experiment kommt insofern grundsätzliche Bedeutung zu, als es gezeigt hat, daß es auch bei Zellen vom Menschen durchaus möglich ist von außen in den Vererbungsvorgang einzugreifen. Hüten wir uns vor Illusionen, denn von der Komplettierung der Erbinformation in gezüchteten Fibroblasten bis zur Heilung eines an Galaktosämie erkrankten Kindes liegt ein weiter beschwerlicher Weg; von den ethischen Problemen ganz zu schweigen[7a]!

Gerade weil die Aussichten auf eine ätiologische Therapie im Sinne einer Genomkorrektur oder einer Enzymsubstitution äußerst gering sind, kommt der genetischen Beratung, gestützt auf die Erfassung klinisch gesunder heterozygoter Defektträger um so größere praktische Bedeutung zu. Da bei den meisten Enzymdefekten ein Gendosiseffekt besteht (Heterozygote weisen im Vergleich zur Norm nur etwa die halbe Enzymaktivität auf) und das Enzymmuster im Erythrocyten, Leukocyten oder Fibroblasten dieselben quantitativen und qualitativen Veränderungen zeigt, wie dasjenige der primär betroffenen Organe (z. B. Leber, Gehirn etc.), lassen sich heute Reihenuntersuchungen in den betroffenen Sippen routinemäßig durchführen [4, 5].

Auswirkungen der biochemischen Individualität auf die Praxis

Das Interesse des Arztes für die Existenz multipler molekularer Formen bei Enzymen und anderen Proteinen darf sich nicht auf die Enzymdefektkrankheiten beschränken. Mit der Entdeckung neuer Formen von Enzymdefekten lassen sich spektakuläre wissenschaftliche Erfolge erzielen. Die frühzeitige Erkennung eines homozygoten Defektträgers und die Vermeidung schwerwiegender Sekundärveränderungen stellen umsichtiges ärztliches Handeln im besten Sinne des Wortes dar. Andererseits hat die Erkenntnis, daß zahlreiche Enzyme und Strukturproteine in multiplen molekularen Formen auftreten können, das Bild der biochemischen Individualität dem Verständnis näher gebracht. Sofern es gelingt die zahlreichen Polymorphismen noch besser zu charakterisieren und damit ein Individuum einem bestimmten Phänotypus zuzuordnen, wird sich der Aussagewert vieler klinisch-chemischer Untersuchungen durch eine entsprechende Einengung des normalen Streubereiches nicht unbeträchtlich steigern lassen [9, 10].

Erfahrungen auf dem Gebiet der Pharmakogenetik zeigen, daß die medikamentöse Behandlung in steigendem Maße durch genetisch determinierte Faktoren beeinflußt wird: Entweder handelt es sich um Unverträglichkeiten, welche als Folge eines Enzymdefektes auftreten können (z. B. Primaquin- und Suxamethoniumempfindlichkeit) [8, 12] oder es besteht ein verschiedenes Verhalten gegenüber Medikamenten als Ausdruck einer unterschiedlichen Aktivität des abbauenden Enzymsystems. So kann bei der Behandlung mit Isoniacid (Isonicotinsäurehydrazid) zwischen raschen und langsamen Ausscheidern bzw. Acetylierern unterschieden werden [1]. Dieser individuelle Unterschied im Verhalten gegenüber einem Heilmittel ist kein Einzelfall, sondern scheint verbreitet zu sein. So verfügen z. B. 15% der Schweizer Bevölkerung über ein atypisches Gen, welches die Synthese einer Alkoholdehydrogenasevarianten in der Leber bewirkt. Träger dieser atypischen ADH-Variante verfügen zwar in der Leber über eine ADH-Aktivität, welche gegenüber der Norm um das Mehrfache erhöht ist, vermögen aber — wie Belastungsversuche mit Äthanol zeigen — infolge Begrenzung der Gesamtreaktion durch die Regeneration von NAD nur in sehr beschränktem Ausmaß aus dieser Besserstellung praktischen Nutzen zu ziehen [16a].

Viele weitere derartige Polymorphismen dürften sich, da stumm, dem Nachweis bisher entzogen haben. Es handelt sich bei allen diesen Erscheinungsformen der molekularen Variation um überaus aufschlußreiche Experimente der Natur: Sie vermitteln dem Biochemiker zusätzliche Einblicke in die überaus komplizierten Struktur-Funktionsbeziehungen und in das Wesen katalytischer Umsetzungen. Die weite Verbreitung von Enzympolymorphismen bringt es mit sich, daß nach Berechnungen von H. Harris jedes sechste Individuum heterozygoter Träger einer der bereits bekannten Enzymvarianten ist [9, 10]. Die biochemische Individualität ist heute nicht mehr Vermutung, sondern ein gut faßbares Faktum. Sie ist höchstwahrscheinlich ein Zeichen dafür, daß die Evolution, verbunden mit der fortwährenden Schaffung neuer Mutanten und der Auseinandersetzung zwischen alten und neuen Genen im Sinne der Selektion und Retention auch heute noch andauert [19]. Die Konsequenz, die es für die ärztliche Praxis aus der molekularen Heterogenität des Bauplanes Mensch zu ziehen gilt, besteht vor allem in der Erkenntnis, daß jegliches ärztliche Handeln nie Konfektionsarbeit werden kann, sondern stets individuell ausgerichtete Arbeit nach Maß bleiben muß.

Literatur

1. Aebi, H.: Medizinisches Prisma, Nr. 10. Ingelheim am Rhein: C. H. Boehringer Sohn 1963. — 2. Aebi, H.: Ann. Rev. Biochem. 36, 271 (1967). — 3. Aebi, H., Suter, H.: Advanc. Hum. Genet. 2, 143 (1971). — 4. Bütler, R., Gitzelmann, R.: Schweiz. Ärzteztg. 16, 460 (1970). — 5. Colombo, J. P., Bütler, R.: Méd. et Hyg. (Genève) 26, 1486 (1968). — 6. Fisher, R. A., Harris, H.: Ann. Hum. Genet. (Lond.) 34, 431 (1971). — 7. Fisher, R. A., Harris, H.: Ann. Hum. Genet. (Lond.) 34, 439 (1971). — 7a. Friedmann, T., Roblin, R.: Science 175, 949 (1972). — 8. Goeddle, H. W., Altland, K.: Ann. N.Y. Acad. Sci. 179, 695 (1971). — 9. Harris, H.: Canad. J. Genet. Cytol. 13, 381 (1971). — 10. Harris, H.: J. med. Genet. 8, 444 (1971). — 11. Hsia, D. Y. Y., Berman, J. L., Justice, P., Nadler, H. L., O'Flynn, M. E.: Pediat. Clin. N. Amer. 15, 889 (1968). — 12. Kirkman, H. N.: Advanc. Hum. Genet. 2, 1 (1971). — 13. McAlpine, P. J., Hopkinson, D. A., Harris, H.: Ann. Hum. Genet. (Lond.) 34, 61 (1970). — 14. McAlpine, P. J., Hopkinson, D. A., Harris, H.: Ann. Hum. Genet. (Lond.) 34, 169 (1970). — 15. Merril, C. R., Geier, M. R., Petricciani, J. C.: Nature (Lond.) 233, 398 (1971). — 16. Parker, W. C., Bearn, A. G.: Amer. J. Med. 34, 680 (1963). — 16a. Schenker, T. M., Teeple, L. J., von Wartburg, J. P.: Europ. J. Biochem., 24, 271 (1971). — 17. Smith, M., Hopkinson, D. A., Harris, H.: Ann. Hum. Genet. (Lond.) 34, 251 (1971). — 18. Stanbury, J. B., Wyngaarden, J. B., Fredrickson, D. S. (Eds.): The metabolic basis of inherited disease, 3rd ed. New York: McGraw-Hill Book Comp. 1972. — 19. Verhandlungsbericht über das Symposium „Heutige und zukünftige Aufgaben der Humangenetik". 3.—4. Februar 1972, Basel. Bull. der Schweiz. Akademie der Med. Wiss., 1972 (im Druck). — 20. Yoshida, A., Beutler, E., Motulsky, A. G.: Bull. Wld Hlth Org. 45, 243 (1971).

Regulation der Protein-Biosynthese

STÖFFLER, G., WITTMANN, H. G.

(Max-Planck-Institut für molekulare Genetik, Berlin-Dahlem)

Referat

Um grundsätzliche Prinzipien eines Lebensprozesses zu erkennen, ist es notwendig, die chemischen Mechanismen, denen dieser Prozeß unterliegt, im Detail zu verstehen. Jede lebende Zelle bedient sich unter anderem verschiedenster Arten von subcellulären Strukturen, sog. Organellen, um mit deren Hilfe verschiedenartige, hochspezialisierte Funktionen, regulierbar und geordnet, durchzuführen. Zum Beispiel wird die Produktion cellulärer Energie von einer solchen Organelle, nämlich dem Mitochondrion, ausgeführt und die Translation der genetischen Information, d. h. die Protein-Biosynthese, von den Ribosomen.

Dieser Vortrag gliedert sich in zwei Teile. Der erste gibt eine Zusammenfassung des heutigen Wissenstandes über Struktur und Funktion der Ribosomen aus Escherichia coli. Im zweiten Teil sollen die bisher auf molekularer Ebene bekannten Wirkungen verschiedener Antibiotica auf Bakterienribosomen behandelt werden.

Sie alle kennen den berühmten Ausspruch von Francis Crick „if you cannot study function, study structure". Beim Studium solch komplexer Organellenstrukturen muß dieser Ausspruch abgewandelt werden und sollte lauten: „in order to study function, study first the structure".

In den letzten 2 Jahrzehnten konnte gezeigt werden, daß eine fast erschreckende Anzahl verschiedener Makromoleküle am Prozeß der Protein-Biosynthese beteiligt sind. Dies sind die t-RNS-Moleküle, ferner die Aminoacylsynthetasen, welche jeweils ihre spezifische t-RNS mit einer Aminosäure beladen; außerdem eine Vielzahl verschiedener Faktoren, verantwortlich für Proteinkettenanfang, Kettenprologation und Proteinkettenstop (Termination); zusätzlich noch die m-RNS und schließlich fast 60 verschiedene ribosomale Komponenten. Zusammengenommen sind dies über 150 verschiedene Makromoleküle [1].

Auch wenn wir wissen, daß die Nucleotidsequenz der DNS, nach den Regeln des genetischen Kodes, über m-RNS am Ribosom in die entsprechende Aminosäuresequenz der Proteine übersetzt werden, ist uns über die eigentlichen Mechanismen der Protein-Biosynthese noch sehr wenig bekannt. Die einzelnen Schritte der Proteinketteninitiation, Prologation und Termination im Detail zu besprechen, würde den zeitlichen Rahmen dieses Vortrages weit überschreiten [2].

Wie ist nun eigentlich das Ribosom aufgebaut und welche Rolle spielt es in der Protein-Biosynthese ?

Das Ribosom aus kernlosen Zellen wurde zuerst nach der Geschwindigkeit, mit welcher es im Schwerefeld einer Zentrifuge wandert, durch den sog. Sedimentationskoeffizienten oder kurz S-Wert genannt, definiert. Diese Sedimentationskonstante liegt für Ribosomen aus Prokaryonten bei 70 S. Hingegen sind die Ribosomen kernhaltiger Zellen größer und sedimentieren mit 80 S. Bei Erniedrigung der Magnesium-Ionenkonzentration teilt sich dieses 70 S-Ribosom in zwei ungleich große Untereinheiten, die 30 S- und die 50 S-Untereinheit. Die Summe der S-Werte beider Untereinheiten ist deshalb nicht gleich dem S-Wert des Gesamtribosoms, da in die Sedimentationskoeffizienten nicht nur Gewicht sondern auch die Gestalt der Partikel eingehen.

Seit dem Ende der 50er Jahre weiß man, vornehmlich aus Untersuchungen von Jim Watson und Alfred Tissières, daß das Ribosom zu $^2/_3$ aus Ribonucleinsäuren und zu $^1/_3$ aus Proteinen besteht. Obgleich bereits 1960 Jean Waller [3] mit elektrophoretischen Untersuchungen zeigen konnte, daß das Ribosom eine Vielzahl von mindestens 30 bis 40 Proteinen enthält, wurde dieses klare Ergebnis über fast 10 Jahre von den großen Molekularbiologen angezweifelt. *Denn warum so viele Proteine?* Versteht man die Funktion eines Enzyms als Knüpfung oder Spaltung einer kovalenten Bindung, besitzt das Ribosom tatsächlich nur eine einzige enzymatische Funktion: nämlich die Verknüpfung der Carboxylgruppe einer Aminosäure mit der Aminogruppe einer anderen — also die Bildung einer Peptidbindung.

In den letzten 3 Jahren haben Untersuchungen in vier verschiedenen Laboratorien am Ende übereinstimmend gezeigt, daß die 30 S-Untereinheit aus einem RNS-Molekül, der 16 S-RNS, und 21 verschiedenen Proteinen besteht [4]. Die doppelt so große 50 S-Untereinheit hingegen, besteht aus zwei RNS-Molekülen (23 S und 5 S) und 34 verschiedenen Proteinen. Über diese Zahl besteht nunmehr Einigkeit zwischen den Gruppen um Chuc Kurland in Uppsala, Alfred Tissières in Genf, M. Nomura in Madison (Wisconsin) und Heinz-Günter Wittmann in

Berlin. Die einfachste und klarste Methode, diese Proteine analytisch zu trennen, wurde von Kaltschmidt u. Wittmann (1970 [5] mit einer zweidimensionalen Polyacrylamidgelelektrophorese entwickelt. Mittels dieser Methode kann man elektrophoretisch die 21 Proteine der 30 S-Untereinheit, sowie die 34 Proteine der 50 S-Untereinheit eindeutig trennen.

Jedes einzelne Protein wurde hinsichtlich folgender physikalischer, chemischer und immunologischer Kriterien charakterisiert: 1. Molekulargewicht, 2. Aminosäurezusammensetzung, 3. isoelektrische Punkte, 4. aminoterminale Endgruppen, 5. α-Helixgehalt, 6. Fingerprints, 7. Zusammensetzung und teilweise Sequenzanalyse der Peptide, 8. Stöchiometrie, 9. Bindung an ribosomale RNS, 10. immunologisch, durch spezifische Antiseren gegen alle 21 verschiedenen Proteine der 30 S-Untereinheit, sowie gegen 28 isolierte Proteine der 50 S-Untereinheit [6], 11. Veränderung ribosomaler Proteine in Mutanten.

Die Aufklärung der Sequenz der aus etwa 1800 Nucleotiden bestehenden 16 S-RNS steht im Labor von Peter Fellner in Straßburg vor dem Abschluß [7].

Die Nucleotidsequenz der 5 S-RNS wurde im Labor von Sanger in Cambridge bereits vor 3 Jahren komplettiert [8].

Auf zwei bedeutsame Unterschiede zwischen der 30 S-Untereinheit und der 50 S-Untereinheit kann ich hier nur insoweit eingehen, sie phänomenologisch zu beschreiben. Berechnet man für die 30 S-Untereinheit die molaren Verhältnisse zwischen den einzelnen Proteinen und der 16 S-RNS ergibt sich, daß nur etwa 10 Proteine in einem molaren Verhältnis 1:1 vorkommen: Also eine Kopie eines Proteins pro einem Molekül 16 S-RNS. Die restlichen Proteine sind in molaren Verhältnissen, welche kleiner als 1 sind, vorhanden. Daraus zogen Kurland u. Mitarb. den Schluß, daß die 30 S-Untereinheit heterogen zusammengesetzt ist [9]. In der 50 S-Untereinheit hingegen sind die meisten Proteine in einem äquimolaren Verhältnis, bezogen auf die 23 S-RNS, von 1:1 enthalten. Zusammen mit Kurland konnten wir allerdings zeigen, daß ein Protein in drei Kopien pro 50 S-Untereinheit vorkommt [10]. Solche Widerholungsstrukturen sind für die Interpretation verschiedener Funktionsmodelle des Ribosoms auch erforderlich.

Zum Studium der Funktion einzelner ribosomaler Komponenten werden im großen Ganzen vier Methoden herangezogen:

1. *Rekonstitutionsmethoden:* 1969 gelang es Pater Traub, der heute am Max-Planck-Institut in Wilhelmshaven tätig ist, zusammen mit Nomura, die 30S-Untereinheit in ihre molekularen Bestandteile auseinanderzunehmen und sie im Reagenzglas wieder zu einer physikalisch und funktionell intakten 30S-Untereinheit zu rekonstituieren [11]. Man nimmt intakte 30S-Untereinheiten, trennt sie mittels verschiedener chemischer Methoden zuerst in Proteine und RNS. Dann kann man die Proteine säulenchromatographisch fraktionieren, mischt nun die Einzelkomponenten wieder zusammen und erhält in einem bestimmten Salzmedium, unter Hitzeaktivierung, wieder 30S-Untereinheiten zurück (Abb. 1). Diese Rekonstitution zeigt, daß alle Information zum Aufbau einer so komplexen Organellenstruktur in den Einzelkomponenten der 30S-Untereinheit selbst enthalten ist und dazu keinerlei extraribosomale Komponenten notwendig sind.

Auf den ersten Blick schien dieses Rekonstitutionssystem zu erlauben, die Funktion von Einzelkomponenten zu untersuchen, ganz einfach dadurch, daß man aus dem Rekonstitutionsgemisch jeweils eine Komponente (z. B. ein Protein) wegläßt und fragt, welche Funktion kann ein solches, defektes Partikel noch ausführen. Solche Untersuchungen wurden von Mizushima u. Nomura durchgeführt [12]. Das Weglassen einiger Einzelproteine führte zwar zur physikalischen Rekonstitution eines 30S-Partikels, doch wurden meistens, durch Weglassen eines Proteins, fast alle Funktionen der 30S-Untereinheit beeinflußt und ließen daher keine endgültigen Schlüsse auf die Funktion von Einzelkomponenten zu. Die Weglassung anderer Einzelproteine verhinderte sogar eine physikalische Rekonstitution der 30S-Untereinheit. Beide Befunde deuten auf eine hohe Kooperativität verschiedener Einzelkomponenten, zur Erfüllung einer einzelnen Funktion, hin.

So brachte uns, in dieser Hinsicht, eine vom Konzept her geniale Versuchsanordnung nur wenig Information über die Funktion einzelner ribosomaler Proteine. Die Rekonstitution erlangte jedoch eine unentbehrliche Bedeutung in der später zu besprechenden Aufklärung von Resistenz gegenüber verschiedenen Antibiotica.

2. *Eine zweite Konzeption* entsprang der vorhin erwähnten Tatsache, daß in der 30S-Untereinheit die Hälfte der ribosomalen Proteine in weniger als einer Kopie vorkommen. Diese Experimente seien unter dem Überbegriff „*Additionsversuche*" zusammengefaßt. Gibt man zu einem 30S-Partikel unter Rekonstitutionsbedingungen einzelne solcher „fractional"-Proteine zu, bekommt man eine Stimulierung spezifischer 30S-Fraktionen. So konnte gezeigt werden, daß das Protein S1 zur Bindung der m-RNS erforderlich ist, während drei Proteine (S2, S3 und S14) die Bindung von t-RNS an die t-RNS-Bindungsstelle der 30S-Untereinheit stimulieren [13]. Mit dieser Versuchsanordnung konnte die Kooperativität verschiedener Proteine hinsichtlich einer einzelnen Funktion deutlich gemacht werden.

3. *Ein weiterer Experimentalansatz* ist immunochemischer Natur. Wir haben in unserem Labor, zusammen mit Gilbert Tischendorf, monospezifische Antikörper gegen fast alle ribosomalen Einzelproteine hergestellt [6]. Aus diesen Antiseren wurden 7S-Antikörper isoliert und mittels Papain, monovalente Fab-Fragmente[1] präpariert. Bringt man nun ein solches gegen ein Einzelprotein gerichtetes Fab-Fragment mit dem Ribosom zusammen, wird der monovalente Antikörper nur an das Protein gebunden, gegen welches er gerichtet ist. Durch diese Bindung kann es nun zu einer Beeinträchtigung oder zu einem Ausfall der Funktion des

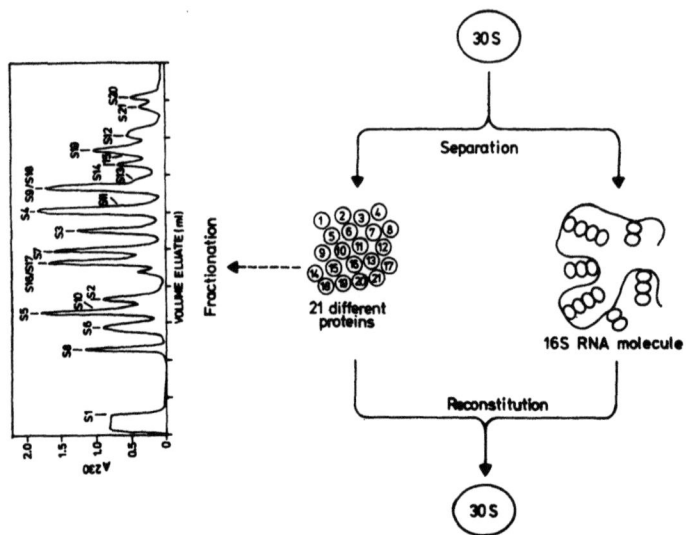

Abb. 1. Reconstitution of the 30 S subunit from a mixture of 21 ribosomal proteins and a 16S rRNA molecule

betreffenden Proteins kommen, und man kann daraus schließen, an welchem Funktionsschritt dieses Protein beteiligt ist. Mit solchen Methoden konnten ähnliche Fragen gestellt werden, wie sie gerade für die Additionsexperimente beschrieben wurden. Außerdem wurde noch untersucht, welche spezifischen Antikörper die Bindung verschiedenster Antibiotica, wie z. B. Streptomycin, Spectinomycin oder Puromycin, an das Ribosom verhindern (Übersicht bei [1]).

Zusätzlich erlaubte es diese Methode noch, in erster Annäherung Schlüsse zu ziehen, welche der 55 ribosomalen Proteine sich überhaupt an der Oberfläche des Ribosoms befinden [1].

4. *Verschiedene Antibiotica* wirken dadurch, daß sie eine bestimmte Funktion des Bakterienribosoms hemmen. Man kann resistente Bakterien züchten, welche in Gegenwart eines bestimmten Antibioticums wachsen können und untersucht in solchen Mutanten, welche ribosomalen Strukturelemente sich als Folge der Resistenz verändert haben. Wir skizzieren nunmehr kurz die einzelnen experimentellen Schritte, die zur Auffindung des molekularen Angriffspunktes eines Antibioticums erforderlich sind: Nach Selektionierung einer resistenten Bakterienkolonie prüft man, ob die Wirkung des Antibioticums nur auf lebende Bakterien erfolgt, oder auch die zellfreie Proteinbiosynthese *in vitro* gehemmt wird. Wirkt das Antibioticum *in vitro*, wird der Zellextrakt in der Ultrazentrifuge in sedimentierbare Ribosomen und nicht sedimentierende Enzyme und Faktoren aufgetrennt. Im Austauschversuch mit der Enzymfraktion aus gegen das Antibioticum empfindlichen Bakterien, ermittelt man, ob das Antibioticum tatsächlich auf das Ribosom wirkt. Im positiven Falle wird wiederum im

---

[1] Fab = *a*ntigen *b*inding *f*ragment.

Austauschversuch geprüft, ob der Wirkungsort an der 30S- oder 50S-Untereinheit liegt. Ist man so weit angelangt, läßt sich im Rekonstitutionsversuch ermitteln, ob der Proteinanteil oder die RNS der Angriffspunkt des Antibioticums ist. Ist dies, wie im Falle der Resistenz gegen Streptomycin, durch den Proteinanteil der 30S-Untereinheit bedingt, wird in einem kombinierten Austausch- und Rekonstitutionsversuch das spezifische Protein ermittelt (Abb. 1).

Das Protein, welches für die Resistenz gegen Streptomycin verantwortlich ist, wird in der internationalen Nomenklatur als Protein S 12 bezeichnet [4]. Vor allem aus Untersuchungen von Luigi Gorini [14] wissen wir, daß die Wirkung dieses Antibioticums auf einer erhöhten falschen Ablesung der m-RNS beruht. So wird z. B. das Triplett UUU, welches normalerweise für Phenylalanin kodiert, auch in Isoleucin (AUU) oder Serin (UCU) oder Tyrosin (UAU) oder Leucin (UUA) übersetzt. Das bedeutet, daß nicht nur die Phenylalanyl-t-RNS mit ihrem komplementären Anticodon AAA, sondern auch vier andere t-RNS-Moleküle, mit je

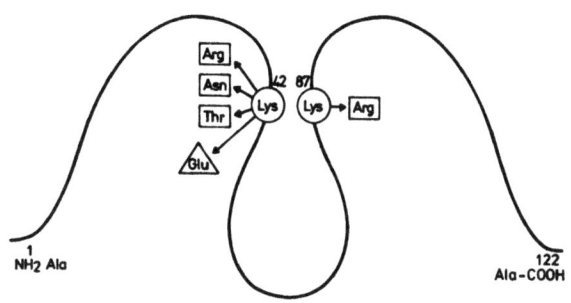

Abb. 2a. The amino acid exchanges in the protein S12 conferring streptomycin resistance or dependence

einem nicht komplementären Nucleotid, an das Triplett UUU binden können. Dadurch werden in Gegenwart von Streptomycin, von sensitiven Bakterien in alle neu synthetisierten Proteine, falsche Aminosäuren eingebaut. Die daraus resultierenden Proteine sind daher funktionsunfähig. Das resistente Bacterium hingegen gestattet dieses sog. „misreading" nicht. Genetische Untersuchungen von Gorini haben schon vor einigen Jahren ergeben, daß das Auftreten von Resistenz gegen Streptomycin durch Aminosäureaustausche an zumindest zwei, voneinander entfernten Positionen, innerhalb des Proteins S 12, verursacht werden kann.

Die Ermittlung der Aminosäuresequenz von S 12 durch Funatsu u. Wittmann [15] bestätigen diese genetische Voraussage. Das Protein S 12 besteht aus 122 Aminosäuren und wir finden an Position 42 und 87 zwei Lysinmoleküle (Abb. 2a). Diese sind in der Abb. 2a durch Kreise gekennzeichnet. Verschiedene S 12-Proteine, welche aus einigen Streptomycin-resistenten Bakterien isoliert wurden, zeigen nur Austausche in diesen beiden Positionen (Abb. 2a). Rein spekulativ könnte man annehmen, daß Streptomycin mit diesen beiden Lysinen eine Wechselwirkung eingeht, welche die Bindung des Antibioticums an das Ribosom erlauben. Im Falle einer mutationsbedingten Alteration kann nunmehr im resistenten Bacterium Streptomycin nicht mehr binden. Ein solches molekulares Verständnis könnte es dem pharmazeutischen Chemiker erlauben, neue Streptomycinanaloge zu synthetisieren, welche dann in der Lage wären, die Resistenz des Bacterium zu durchbrechen. So würde die genaue Kenntnis molekularer Angriffspunkte von Antibiotica auch eine gezielte Synthese neuer, chemotherapeutisch verwendbarer Substanzen, ermöglichen (s. Vortrag J. Drews).

Im Falle des Antibioticums Streptomycin können resistente Bakterien sogar von der Anwesenheit des Antibioticums abhängig werden, d. h., sie können nur mehr in Gegenwart des Antibioticums weiter wachsen. Auch dieser phänotypischen Veränderung liegt molekular eine Mutation im Gen des Proteins S 12 zugrunde, und äußert sich in der Aminosäuresequenz durch den Austausch des Lysins in Position 42 zu Glutaminsäure (Abb. 2a).

Sehr vereinfachte mikrobiologische Untersuchungen erlauben keine Unterscheidung von Streptomycinresistenz und Streptomycinabhängigkeit, denn jede dieser beiden Bakterienmutanten wächst in Gegenwart des Antibioticums. Im Falle einer Infektion mit resistenten Bakterien, würde man die Therapie abbrechen und auf ein anderes Antibioticum übergehen. Handelt es sich aber um eine Infektion mit Bakterien, deren Wachstum von der Gegenwart von Streptomycin abhängig ist, würde allein das Absetzen des Antibioticums zum Therapieerfolg führen. Allerdings hat die Bakterienzelle auch hier einen Ausweg zu überleben. Es konnte gezeigt werden, daß durch spontane Mutationen in den Genen zweier anderer Proteine — S 4 und S 5 — die Bakterienzelle wieder unabhängig von Streptomycin wird [1]. Die Aminosäuresequenz des Proteins S 4 ist mittler-

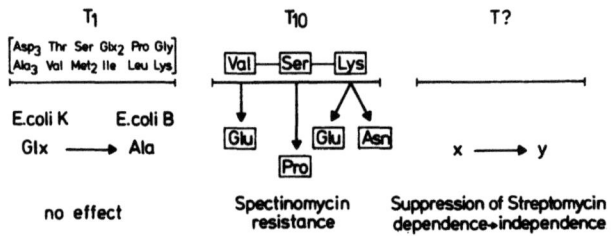

Abb. 2 b. Mutational alterations in protein S5

weile ebenfalls teilweise aufgeklärt (H. G. Wittmann et al., unveröffentlichte Ergebnisse). Im Falle der Reversion von Streptomycin-Abhängigkeit zu Unabhängigkeit, kommt es vor allem zu Veränderungen im C-terminalen Teil des Proteins [16].

Zum Abschluß möchte ich noch auf das Protein S 5 zu sprechen kommen (Abb. 2b). Mutationsbedingte Alterationen in diesem Protein führen zur Ausbildung einer Resistenz gegenüber dem Antibioticum Spectinomycin [17]. Im Gegensatz zum Protein S 12 liegen hier alle zur Resistenz führenden Aminosäureaustausche in einer kontinuierlichen Region des Proteins S 5, die nur drei Aminosäuren umfaßt [18]. Wie bereits früher erwähnt, führen aber Veränderungen in einem anderen Teil des S 5-Moleküls zur Aufhebung der durch eine S 12-Veränderung bedingten Abhängigkeit von Streptomycin [1]. Diese Veränderungen werden gerade untersucht. Schließlich besteht zwischen zwei E. coli-Stämmen (K und B), in wieder einer anderen Region dieses Moleküls, ein Aminosäureaustausch (Glu → Ala) [19], welcher weder die Empfindlichkeit gegenüber Spectinomycin noch Streptomycin verändert (Abb. 2b).

Ähnliche Untersuchungen sind auch für andere am Ribosom angreifende Antibiotica im Gange, sind aber bei weitem noch nicht soweit fortgeschritten. Einen Sonderfall bietet das Antibioticum Erythromycin. Auf Grund unseres bisherigen Wissens beruht Erythromycinresistenz einerseits auf Veränderungen in der Bakterienmembran, andererseits wird Erythromycinresistenz aber auch durch Veränderungen in der 50 S-Untereinheit bedingt. Proteinchemische Untersuchungen zusammen mit Osawa u. Apirion (H. G. Wittmann, unveröffentlichte Ergebnisse) haben ergeben, daß zwei Proteine der 50 S-Untereinheit, nämlich L 4 und L 22, in Erythromycin-resistenten E. coli-Mutanten verändert sind.

Andererseits ergaben genetische Untersuchungen, daß für die Erythromycinresistenz von Staphylococcus aureus eine Veränderung in der 23 S-RNS verantwortlich ist. Obschon alle diese Ergebnisse zeigen, daß die Erythromycinresistenz — in vitro — durch Veränderungen in der 50 S-Untereinheit begründet liegt, bestünde hier spekulativ die Möglichkeit, daß Erythromycin die Wechselwirkung von Proteinen und RNS beeinflußt (Übersicht bei [1]).

Auch für einige weitere Antibiotica, wie die Tetracycline, auf welche Herr Drews in seinem Vortrag eingehen wird, sowie für die Antibiotica Puromycin und Kasugamycin, sind bereits molekulare Angriffspunkte etwas genauer bekannt, jedoch noch wesentlich weiter von der endgültigen Aufklärung entfernt (Übersicht bei [1]).

Viele von ihnen werden nun sicher bedauern, daß diese Untersuchungen ausgerechnet an einem medizinisch so uninteressanten Bacterium — wie Escherichia coli — durchgeführt wurden. Mit immunochemischen Untersuchungen, die wir zusammen mit Marina Geisser durchführen, sind wir jedoch in der Lage, auf Grund partieller immunologischer Kreuzreaktionen, die entsprechenden Proteinen anderer auch pathogener Bakterien mit einem wesentlich einfacheren methodischen Aufwand zu erfassen. Dies verleitet uns zu der Hoffnung, daß die von uns betriebene Grundlagenforschung auch neue Ansatzpunkte für die angewandte Wissenschaft erbringt.

Literatur

1. Wittmann, H. G., Stöffler, G.: The mechanism of protein synthesis and its regulation in "protein biosynthesis" (Bosch, L., Ed.). North Holland Publ. Comp. 1972 (in press). — 2. Lipmann, F.: Science **164**, 1024 (1969). — 3. Waller, J. P., Harris, J. I.: Proc. nat. Acad. Sci. (Wash.) **47**, 18 (1961). — 4. Wittmann, H. G., Stöffler, G., Hindennach, I., Kurland, C. G., Randall-Hazelbauer, L., Birge, E. A., Nomura, M., Kaltschmidt, E., Mizushima, S., Traut, R. R., Bickle, T. A.: Molec. gen. Genet. **111**, 327 (1971). — 5. Kaltschmidt, E., Wittmann, H. G.: Proc. nat. Acad. Sci. (Wash.) **67**, 1276 (1970). — 6. Stöffler, G., Wittmann, H. G.: J. molec. Biol. **62**, 407 (1971). — 7. Fellner, P.: Biochimie (1972) (in press). — 8. Brownell, G. G., Sanger, F., Barrel, B. G.: Nature (Lond.) **215**, 735 (1967). — 9. Kurland, C. G., Voynow, P., Hardy, S. J. S., Randall, L., Lutter, L.: Cold Spr. Harb. Symp. quant. Biol. XXXIV, 17 (1969). — 10. Thammana, P., Deusser, E., Weber, J., Maschler, R., Stöffler, G., Kurland, C. G., Wittmann, H. G.: Proc. nat. Acad. Sci. (Wash.) (1972) (in press). — 11. Traub, P., Nomura, M.: Cold Spr. Harb. Symp. quant. Biol. XXXIV, 63 (1969). — 12. Nomura, M., Mizushima, S., Ozaki, M., Traub, P., Lowry, C. V.: Cold Spr. Harb. Symp. quant. Biol. XXXIV, 49, (1969). — 13. Kurland, C. G.: Ann. Rev. Biochem. (1972) (in press). — 14. Gorini, L.: Sci. Amer. **214**, 4, 102 (1966). — 15. Funatsu, G., Wittmann, H. G.: In preparation. — 16. Funatsu, G., Puls, W., Schiltz, E., Reinbolt, J., Wittmann, H. G.: Molec. gen. Genet. **115**, 131 (1972). — 17. Bollen, A., Helser, T., Yamada, T., Davies, J.: Cold Spr. Harb. Symp. quant. Biol. XXXIV, 95 (1969). — 18. Funatsu, G., Schiltz, E., Wittmann, H. G.: Molec. gen. Genet. **114**, 106 (1971). — 19. Wittmann-Liebold, B., Wittmann, H. G.: Biochim. biophys. Acta (Amst.) **251**, 44 (1971).

HILSCHMANN, N., PONSTINGL, H., BARNIKOL, H.-U., WATANABE, S., BACZKO, K., LEIBOLD, W., BRAUN, M. (Max-Planck-Institut für experimentelle Medizin Göttingen): **Molekulare Grundlagen der Antikörperbildung**

Autoreferat

Die Frage nach der Herkunft der Antikörperspezifität ist so alt wie die Immunologie selbst. Zur Debatte stehen im wesentlichen zwei Möglichkeiten: entweder ist die Information für die verschiedenen möglichen Immunantworten genetisch fixiert, oder aber sie entsteht in jeder Antikörper bildenden Zelle durch somatische Mutation neu. Ein Weg, diese Frage zu klären, ist die Strukturanalyse monoklonaler Immunglobuline.

Monoklonale Immunglobuline liegen in den Myelomglobulinen, den Bence-Jones-Proteinen und dem Makroglobulin Waldenström vor, bei denen es sich nicht, wie früher vermutet, um pathologische oder aberrante Proteine handelt, sondern um völlig normale, jedoch chemisch einheitliche Bestandteile des Immunglobulinspektrums.

Vergleichende Strukturanalysen von monoklonalen Immunglobulinen haben gezeigt, daß
1. Antikörper aus Untereinheiten (L- und H-Ketten) bestehen,
2. die Spezifität der Antikörper durch die unterschiedliche Aminosäuresequenz der variablen Teile bedingt ist,
3. diese variablen Teile bei den L- und H-Ketten gleich groß sind und etwa die N-terminalen 100 Aminosäuren umfassen. Sie bilden die Haftstelle, mit der die Antikörper mit den Antigenen reagieren,
4. die konstanten, C-terminalen Abschnitte bei den L-Ketten ebenso lang, bei den H-Ketten drei- bis viermal so lang sind wie die variablen Teile. Sie tragen genetische Merkmale (Inv- und Gm-Faktoren). Sie sind verantwortlich dafür, was nach der Antigen-Antikörperreaktion mit den Antigen-Antikörperkomplexen geschieht (z. B. Bindung des Komplements).

Besonders aufschlußreich für die genetische Interpretation der Antikörperspezifität ist der Befund, daß die Aminosäureaustausche in den variablen Teilen nach bestimmten Regeln erfolgen, die Rückschlüsse auf den Entstehungsmechanismus zulassen. Danach ist bereits vorherbestimmt und genetisch fixiert, welche Antikörper ein Organismus bilden kann. Die große Vielfalt in der Immunantwort beruht danach darauf, daß für jeden Ketten-Typ ein ganzer Satz von Genen zur Verfügung steht, die bestimmen, welche Sequenzen in die variablen Teile der Immunglobuline eingebaut sind. Diese vielen Gene sind durch Genduplikation und unabhängige Mutation aus einem gemeinsamen Vorläufer im Laufe der Entwicklungsgeschichte entstanden. Dieser Vielfalt bei den variablen Teilen steht jeweils ein Gen (oder einige wenige Gene) für die konstanten Teile gegenüber. Damit ist die genetische Kontrolle der Immunglobuline zugleich einfach und kompliziert. Einfach deshalb, weil auch die Spezifität der Antikörper letztlich wie jedes andere Protein der genetischen Kontrolle eines Strukturgens unterliegt. Kompliziert deshalb, weil nämlich der variable und der konstante Abschnitt *einer* Proteinkette unter getrennter genetischer Kontrolle stehen. Es ist möglich, daß diese Art von genetischer Kontrolle dafür verantwortlich ist, daß aus einer omnipotenten Keimzelle letztlich eine unipotente Antikörper bildende Zelle wird.

FISCHER, H. (Max-Planck-Institut für Immunologie Freiburg i. Br.): **Molekulare Aspekte der Immunantwort**

Autoreferat

Seit der Jahrhundertwende sind Hypothesen aufgestellt worden, wie und warum höhere Organismen im Stande sind, eine unbegrenzt erscheinende Zahl von Fremdsubstanzen durch Bildung spezifischer Immunglobuline (Antikörper) und „Antizellen" zu beantworten. Heute sieht man klarer; man weiß, daß verschiedene Zellarten an der Fremderkennung, der Proliferation und Differenzierung beteiligt sind, ferner, daß spezifische und unspezifische Regenerationsfaktoren diese Vorgänge steuern.

Die sehr komplexe Situation ist in einer Analyse auf cellulärer und molekularer Ebene zugänglich, da es seit kurzem möglich ist, die „Immunfabrik" in vitro mit definierten Antigenen und Zell(arten) in Gang zu bringen und in Betrieb zu halten.

Solche Versuche haben über den theoretischen Aspekt hinaus eine weitreichende medizinische Bedeutung; mit Hilfe von Gewebekulturen sollte man nicht nur — wie bisher schon in begrenztem Maße — Immundefekte genetischer oder erworbener Natur genau diagnostizieren können. Es sollte vielmehr möglich sein, fehlende Immunreaktionen zu indizieren, schwache zu verstärken, sowie Transfer- und Toleranzfaktoren in vitro zu synthetisieren.

MUNK, K. (Institut für Virusforschung, Deutsches Krebsforschungszentrum Heidelberg): **Molekularbiologische Aspekte der Tumorentstehung**

Autoreferat

Im Ablauf der Tumorentstehung lassen sich zwei ihrem Wesen nach abgrenzbare Phasen erkennen. In der ersten entsteht die Tumorzelle. Hier spielen molekularbiologische Vorgänge in der Zelle, Veränderungen cellulärer Synthesevorgänge sowie Änderungen der Zelleigenschaften eine entscheidende Rolle in der Prägung der charakteristischen Merkmale einer Tumorzelle. In der zweiten Phase entwickelt sich dann im Organismus aus der entstandenen Tumorzelle ein Tumor. Diese Phase wird nur z. T. von den Eigenschaften der Tumorzelle beeinflußt. Zum überwiegenden Teil wird sie von zahlreichen Funktionen des Gesamtorganismus, wie immunologische Reaktionen und anderen Wechselwirkungen bestimmt.

Die Umwandlung einer normalen Zelle in eine Tumorzelle, d. h. die neoplastische Zelltransformation, kann durch verschiedene Faktoren induziert werden. Hierzu gehören chemische und physikalische Faktoren sowie die tumorerzeugenden, onkogenen Viren. Die Kenntnisse von der Wirkungsweise dieser cancerogenen Faktoren in der Zelle, vor allem die, die man heute von den onkogenen Funktionen der Viren besitzt, sollen hier dargestellt und erörtert werden. Dabei wird auch versucht gewisse Parallelen in den Wirkungsmechanismen zu finden.

Die neoplastische Transformation einer Zelle beruht primär auf Störungen biochemischer und genetischer Zellprozesse. Sie haben die überschüssige Zellteilung, das unkoordinierte Verhalten im Geweberverband und teilweise die Entdifferenzierung der Zelle und ihre strukturelle Umwandlung zur Folge. Sie sind genetisch fixiert, von Zelle zu Zelle vererbbar und lassen sich auch an den abgewandelten Genendprodukten erkennen, wie an den tumorspezifischen Zelloberflächenantigenen. Das zeigen besonders die virusinduzierten Tumoren.

Aus den molekularbiologischen Untersuchungen der Zellvorgänge und der Umwandlung der Zelleigenschaften haben sich neue Kenntnisse ergeben, die nicht ohne Einfluß auf die Diagnostik, wenn nicht sogar auf eine künftige Therapie der Krebsleiden sein werden.

Die Selbststeuerung der Enzyme und Enzymketten

HESS, B. (Max-Planck-Institut für Ernährungsphysiologie Dortmund)

Referat

1. Einleitung

Justus Liebig hat mit seinem Buch „Über die Tierchemie oder die organische Chemie in ihrer Anwendung auf die Physiologie und Pathologie" eine Entwicklung eingeleitet, deren konsequente Fortsetzung in der modernen molekularmedizinischen Theorie von Krankheitsursache und Krankheitsentstehung gipfelt. Bei der modernen Betrachtung bleibt der klassische, im letzten Jahrhundert erkannte Rahmen einer cellulären und organismischen Strukturform lebender

Systeme unverändert gültig und fruchtbar. Die moderne Forschung zielt dahin, die atomaren und molekularen Organisationsformen der beiden elementaren biologischen Einheiten zu definieren, die in gegenseitiger Wechselwirkung stehen: die spezifische Struktur von Nucleinsäure als Einheit der Information, die spezifische Struktur des Proteins als Einheit der Funktion. Die Funktionseinheit Protein ist schlechthin das Enzym. Makroskopisch imponiert die Funktion von Tausenden von Enzymen als fließender chemischer und physikalischer Prozesse: Prozesse zur Synthese von Genmolekülen (DNA), Prozesse zur Synthese von Enzymen (Proteine), Prozesse zur Synthese von Membranen (Lipide, Kohlenhydrate): Prozesse, die in einem integrierten System ablaufen und durch Kopplung mit Energie-liefernden Abbauprozessen (Abbau von Kohlenhydraten, Fetten und Aminosäuren, Citratcyclus und Atmungskette) ermöglicht werden.

Jeder dieser Prozesse hat selbststeuernde Eigenschaften. Die Selbststeuerung der Prozesse wird durch das Rückkopplungsprinzip realisiert, das in der cyclischen

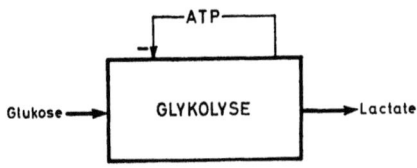

Abb. 1. Blockdiagramm der Glykolyse

Anlage der chemischen Prozesse des Zellstoffwechsels zum Ausdruck kommt (Citratcyclus, Harnstoffcyclus, ATP-Cyclus usw.). Durch die Vernetzung der Prozesse mit Hilfe steuernder Liganden (ATP, AMP, cyclisches AMP, FDP, Acetyl-CoA, usw.) werden die Umsatzgeschwindigkeiten der Enzyme durch negative Rückkopplung, positive Vorwärtskopplung, Kreuzkopplung usw. den Bedürfnissen der Zelle angepaßt. Dabei ist jedes Enzym eines Prozesses für sich eine selbststeuernde Einheit.

Im folgenden sollen einige Prinzipien der Steuerung und Umschaltung von Prozessen besprochen werden. Betrachten wir zunächst die Glykolyse, dann ihre Umkehr, die Glucogenese und Glykogenneogenese weiter als Beispiel eines regulierenden Enzyms, die allosterische Pyruvatkinase. Schließlich möchte ich die strenge Koordination und Kopplung zweier Prozesse, nämlich der Glykolyse und Fettsäuresynthese darstellen.

2. Glykolyse

Die Eigenschaften eines enzymkatalysierten Prozesses lassen sich am einfachsten am klassischen Beispiel des anaeroben Zuckerabbaues, der Glykolyse, veranschaulichen, dessen Bilanz auf der Abb. 1 in einem Blockdiagramm dargestellt ist. Das Diagramm besagt, daß Glucose durch ein Multienzymsystem stöchiometrisch in Milchsäure umgesetzt wird. Das Diagramm illustriert sogleich einen Mechanismus, der den glykolytischen Umsatz kontrolliert. Die Rückkopplung von ATP, das bei der Glykolyse entsteht, sorgt für eine Selbsthemmung des glykolytischen Umsatzes. Steigt der ATP-Spiegel in der Zelle über einen Schwellenwert, so wird der Umsatz gebremst. Diese negative Rückkopplung verhindert ein Entgleisen des glykolytischen Umsatzes über einen maximalen Schwellenwert und eine völlige Entleerung der Glykogenspeicher der Zelle.

Die Glykolyse operiert mit etwa 13 Enzymen. Vereinfacht man das System unter Beachtung irreversibler enzymatischer Schritte und läßt einen Teil der Enzyme weg, so kann man die wesentlichen Wechselwirkungen in einem Kontrollnetz übersichtlich zusammenfassen (s. Abb.2). Man erkennt in den Blöcken, die

Enzyme darstellen, die dephosphorylierenden und phosphorylierenden Enzyme sowie die Dehydrogenasen, durch deren Funktion das System in sich gekoppelt ist, da die Metaboliten Adenosintriphosphat und NAD im zweiten Teil des Prozesses produziert werden und im ersten Teil des Prozesses stöchiometrisch rückwirken. Sie werden damit zu Gliedern eines chemischen Kreisprozesses. Zusätzlich ist noch die Atmungsfunktion, das Kreatinase- und ATPasesystem sowie das Glykogenolysesystem eingezeichnet.

Man sieht neben der Vernetzung des Systems durch das Adenosintriphosphat- — und NAD-System — noch eine zusätzliche Kontrolle, die durch die gestrichelten Verbindungen illustriert ist. So aktiviert AMP das Enzym Phosphofructokinase. Fructosediphosphat, das Produkt von Phosphofructokinase aktiviert seinerseits Pyruvatkinase. Fructosediphosphat vermittelt hier die Funktion einer Vorwärtskontrolle. Beim Anstieg des Spiegels von Fructosediphosphat in der Zelle wird Pyruvatkinase zunehmend über einen Schwellenwert aktiviert. Der Metabolit

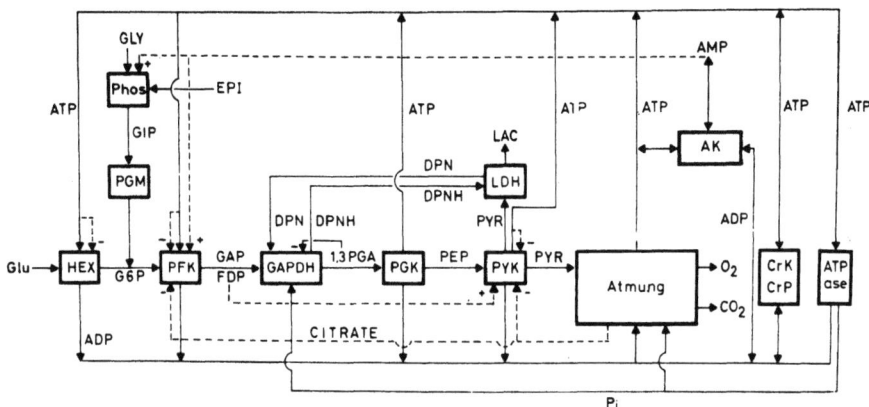

Abb. 2. Blockdiagramm des Energiestoffwechsels. Die durchgezogenen Linien geben stöchiometrische, gestrichelte Linien informative Wechselwirkungen an (Hess, 1967)

Fructosediphosphat wirkt über eine Distanz von sieben enzymatischen Schritten und aktiviert seinen eigenen Verbrauch. Dabei ist bemerkenswert, daß Pyruvatkinase Fructosediphosphat nicht umsetzt, sondern lediglich die Konzentration von Fructosediphosphat in der Zelle als chemisches Signal verwertet. Dieses Beispiel zeigt, daß Enzyme neben ihrer katalytischen Funktion auch Zentren besitzen, die auf Steuersignale ansprechen.

Wir erkennen an diesem Beispiel weiterhin, daß die Enzyme der Glykolyse z. T. einer doppelten Steuerung unterliegen. Dies ist auf Grund des kybernetischen Postulats zu erwarten, das besagt, daß eine optimal funktionelle Integrität vitaler regulatorischer Cyclen nur durch Redundanz zustande kommen kann. Wir sehen, daß die Aktivität einzelner Enzyme sowohl durch positive aktivierende Wirkungen wie durch negative, hemmende Wirkungen dem Umsatzbedarf angepaßt ist. Jeder Anfall von Glucose oder Glucose-6-Phosphat aus dem Glykogenspeicher wird innerhalb von etwa 2 sec mit einer Beschleunigung des glykolytischen Umsatzes beantwortet.

3. Glykoneogenese und Glykolyse

Von essentieller Bedeutung für das Verständnis der Steuerung des Kohlenhydratstoffwechsels ist die Frage der Umschaltung von Zuckerabbau auf Zuckeraufbau, mit anderen Worten, von Glykolyse in Gluconeogenese oder Glykogenneogenese, die in der Leber und der Niere für die Blutzuckerregulation essentiell sind. Das Problem ist auf dem Blockdiagramm von Abb. 3 illustriert. Der Prozeß kann in zwei Zuständen existieren, die durch Aktivierung bzw. Inaktivierung zweier gegensinnig operierender Enzymgruppen eingestellt werden. Während alle anderen glykolytischen Enzyme reversibel arbeiten können, d. h. in beiden Reaktionsrichtungen, können diese beiden Enzymgruppen nur jeweils in der einen oder anderen Richtung katalytisch wirksam werden. Ist die Glykolyse aktiv, bei raschem Anfall von Glucose oder Glykogen oder in Antwort auf eine hormonelle Wirkung, so wird der Prozeß über die Enzyme Phosphofructokinase und Pyruvatkinase unter Bildung von Pyruvat und Milchsäure ablaufen. Phosphofructokinase und Pyruvatkinase sind maximal aktiv, während die gegensinnig operierenden Enzyme FDPase, Pyruvatcarboxylase und PEP-Carboxykinase (in den schraffierten Blöcken) inaktiv sind und ein Rücklaufen der umgesetzten Stoffmengen verhindert wird.

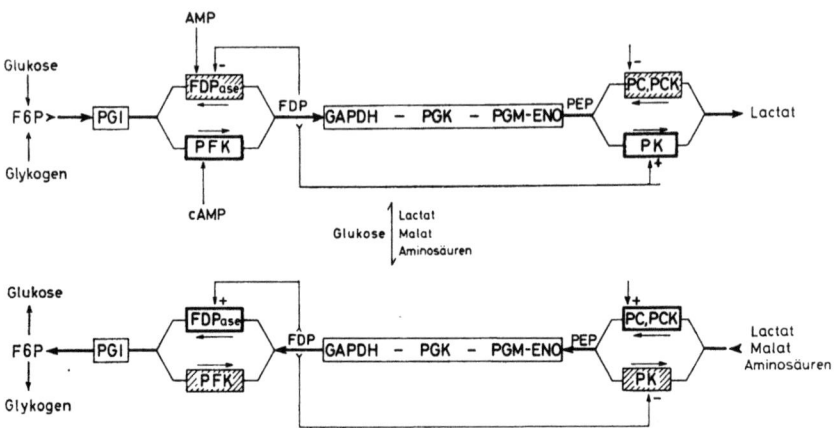

Abb. 3. Flip-flop-Mechanismus der Glykoneogenese und Glykolyse (Hess u. Barwell, 1971)

Bei Umschaltung auf Glykoneogenese tritt der in dem unteren Diagramm angegebene Fall ein. Sobal durch Anfall von Metaboliten zur Glykoneogenese oder Gluconeogenese sowie durch entsprechende hormonelle Signale umgeschaltet ist, werden die Enzyme PFK und PK inaktiv, die Enzyme FDPase, Pyruvatcarboxykinase aktiv. Der Fluß geht glatt von rechts nach links. Durch Inaktivierung der in den schraffierten Blöcken angegebenen Enzyme wird ein unfruchtbarer Stoffkreislauf (futile cycle) vermieden.

Wie auf dem Diagramm dargestellt ist, spielt bei diesem Schaltprozeß die Konzentration des endogenen Metaboliten Fructosediphosphat eine wesentliche Rolle. Bei der Aktivierung der Glykolyse (s.o.) steigt der FDP-Spiegel in der Zelle an und aktiviert das Enzym Pyruvatkinase. Damit ist der Prozeß auf Glykolyse geschaltet. Die in den schraffierten Blöcken dargestellten Enzyme sind stillgelegt. Bei Abfall des FDP-Spiegels stellt sich der im unteren Teil des Diagramms dargestellte Zustand ein.

Dieser Mechanismus konnte in der letzten Zeit an Modelluntersuchungen an Hefezellen in unserem Institut nachgewiesen werden. Durch geeignete Zuchtbedingungen können Hefezellen soweit getrimmt werden, daß sie die Eigenschaften von Glykolyse und Glykoneogenese von Leberzellen qualitativ wiedergeben. Untersucht man die Metabolitmuster der Hefezellen unter den beiden hier dargestellten Bedingungen, so entdeckt man, daß sich in der Tat der Fructosediphosphatspiegel bei beiden Zuständen um zwei Größenordnungen unterscheidet, wie auf der Tabelle 1 dargestellt ist. Man sieht aus der Tabelle auch, daß sich unter beiden Bedingungen der ATP-Spiegel nicht ändert. Lediglich kleine Änderungen der Spiegel von Glucose-6-Phosphat, Fructose-6-Phosphat und Phosphoenolpyruvat werden beobachtet, wie zu erwarten ist. Sie fallen jedoch quantitativ im Vergleich zu der extremen Änderung des Spiegels von Fructosediphosphat nicht ins Gewicht. Das wesentliche Element der Selbststeuerung im Umschaltprozeß ist die Konzentration von Fructosediphosphat. Interessant ist, daß neben der FDP-Kontrolle der Pyruvatkinaseaktivität auch eine Vermehrung von

Tabelle 1. *Konzentration von Metaboliten in Hefe unter Bedingungen des endogenen Stoffwechsels von Glykoneogenese und Glykolyse (Barwell u. Hess, 1971)*

µMol/ml	Endogen	Glykoneogenese	Glykolyse
G6P	>0	*1,18*	*3,73*
F6P	>0	0,37	0,88
$\Gamma = \left[\dfrac{F6P}{G6P}\right]^a$	—	0,31	0,24
FDP	0,02	**0,04**	**4,31**
PEP	3,60	0,45	0,26
ATP	3,20	*3,36*	*3,12*
ADP	2,68	2,08	2,00
AMP	0,59	0,37	0,37

a $K_{eq} = \left[\dfrac{\overline{F6P}}{\overline{G6P}}\right] = 0,28$ at 25°, pH 6,4.

Pyruvatkinase unter den Bedingungen der Glykolyse im Vergleich zur Glykogenneogenese beobachtet wird. Die Menge des Enzyms in der Hefezelle reagiert somit in gleicher Weise auf die Bedingungen der cellulären Ernährung, wie auch die Enzymmenge von Pyruvatkinase in der Rattenleber, wie bereits vor langer Zeit von Krebs u. Eggelston (1965) beobachtet wurde. In diesem Rahmen kann auf die Frage der hormonellen Steuerung dieses Schaltprozesses, die dem Mechanismus der Selbststeuerung überbaut ist, nicht eingegangen werden.

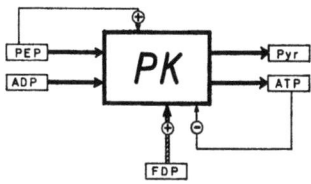

Abb. 4. Reaktion und Kontrolle von Hefepyruvatkinase (Hess u. Mitarb., 1966)

4. Pyruvatkinase

Die Schlüsselfunktion von Pyruvatkinase bei der Umschaltung von Glykoneogenese auf Glykolyse hat uns vor längerer Zeit veranlaßt, die molekularen Eigenschaften und Steuerungscharakteristiken des Enzyms näher zu untersuchen. Das Enzym ist ein klassisches Beispiel allosterischer Enzyme. Mit einem Molekulargewicht von 190000, bei vier identischen Untereinheiten, verfügt es über eine große funktionelle Kapazität. Jede Untereinheit hat ein katalytisches und ein steuerndes Zentrum und bindet sieben Liganden. Wie auf Abb. 4 schematisch dargestellt ist, katalysiert das Enzym die Umwandlung von Phosphoenolpyruvat zu Pyruvat unter Übertragung der Phosphatgruppe des Phosphoenolpyruvats auf

Adenosindiphosphat unter Bildung von Adenosintriphosphat. Das Enzym wird durch sein eigenes Substrat Phosphoenolpyruvat im Sinne einer Selbstaktivierung aktiviert, es wird weiter durch Fructosediphosphat aktiviert und durch das Produkt ATP stark gehemmt. Die einfache kinetische Charakteristik des Enzyms ist auf Abb. 5 für zwei Grenzfälle wiedergegeben. Man erkennt:

1. Daß das Substrat Phosphoenolpyruvat in kleinen Konzentrationen nur wenig wirksam ist und mit zunehmender Konzentration die Umsatzgeschwindigkeit (Ordinate) wie bei einer Autokatalyse zunehmend erhöht. Mit zunehmender Konzentration an dem Substrat wächst die Affinität zum Enzym.

2. Der Ligand Fructosediphosphat beeinflußt nicht wesentlich die Maximalgeschwindigkeit, sondern vor allem die Affinität des Enzyms zu seinem Substrat Phosphoenolpyruvat.

Die volle Sättigungsfunktion des Enzyms ist auf Grund der experimentellen Daten nach einem Computerfit auf Abb. 6 wiedergegeben. Je nach der anliegenden Konzentration an Adenosintriphosphat, FDP oder Phosphoenolpyruvat operiert

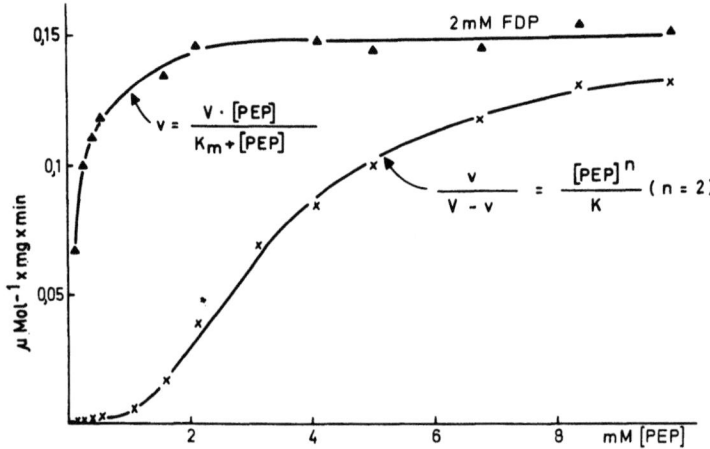

Abb. 5. Michaelis- und Hill-Charakteristik von Hefepyruvatkinase (Hess u. Johannes, 1966)

das Enzym mit einer Aktivität, die durch das charakteristische Feld gegeben ist. Dabei ist zu beachten, daß die Affinitätsänderungen des Enzyms zu seinem Substrat Phosphoenolpyruvat (Abszisse) molekular durch kleinste Änderungen der intramolekularen Abstände von Aminosäureresten im aktiven Zentrum des Moleküls nach den Ligandenbedingungen reguliert wird. Wir wissen z. B. von den Untersuchungen von Perutz (1971), daß ein wesentlicher Unterschied zwischen der arteriellen Form und venösen Form von Hämoglobin (Oxyhämoglobin und Deoxyhämoglobin) in der Verschiebung von zwei Untereinheiten gegeneinander zustande kommt, so daß in der arteriellen Form ein Tyrosinrest eine Wechselwirkung mit einem Aspartatrest eingehen kann, was aus sterischen Gründen bei der venösen Deoxyhämoglobinform unmöglich ist. Ähnliche Verschiebungen werden wir auch bei den Zustandsänderungen von Pyruvatkinase zu erwarten haben. Durch Untersuchung des aktivierten und inhibierten Enzyms mit der Methode der Röntgenkleinwinkelstreuung, die wir zusammen mit Prof. Kratky in Graz durchgeführt haben, hat sich ergeben, daß das Enzym, ein Rotationsellipsoid, in einer Dimension bei der Hemmung um etwa 4 Å schrumpft, wie auf Tabelle 2 dargestellt ist.

Hemmung und Aktivierung des Enzyms durch ATP bzw. FDP kann man in einem gekoppelten enzymatischen Test direkt demonstrieren. Wie auf Abb. 7

demonstriert ist, wird der Umsatz bei Titration mit ATP inhibiert und bei nachfolgender Zugabe von FDP zum Reaktionsgemisch unmittelbar wieder aktiviert. So läßt sich je nach dem Spiegel der beiden Komponenten die Aktivität des

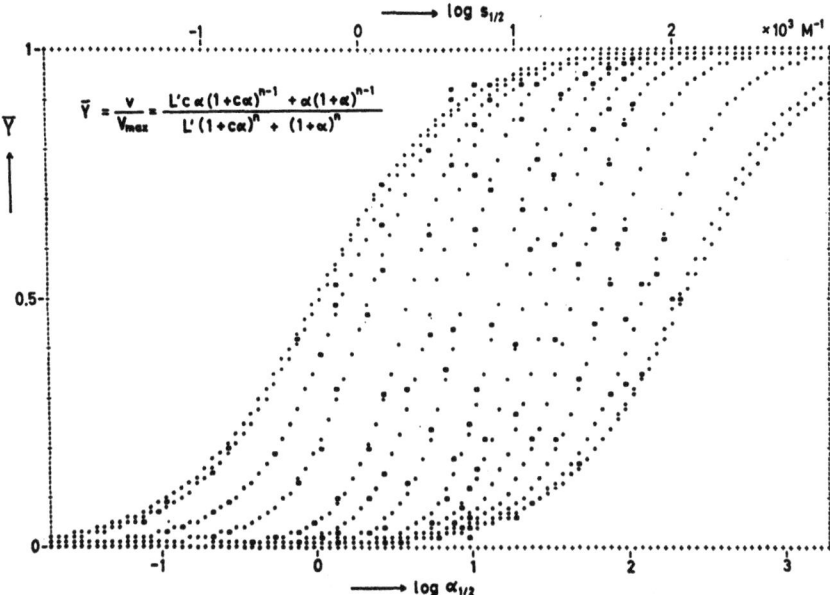

Abb. 6. Computerdarstellung der Sättigungsfunktion von Hefepyruvatkinase: Ordinate relative Aktivität in Prozent. Abszisse Logarithmus der Halbsättigungskonzentration des Substrats von Phosphoenolpyruvat (oben), normalisiert (unten). Die Punkte geben die experimentell erhaltenen Werte wieder, die Sternchen beschreiben die Bindungsfunktionen entsprechend der angegebenen Gleichung (Hess u. Johannes, 1971)

Enzyms reversibel verstärken oder abschwächen. Das Verhältnis von Aktivitäten im aktiven und gehemmten Zustand liegt maximal bei fast 1500.

Pyruvatkinasen von Ratten- und Schweinelebern verhalten sich im Prinzip ähnlich. Vor einiger Zeit konnten wir die Bindung von FDP an eine Konformation

Tabelle 2. *Absolute Größen der Halbachsen a und b sowie der Höhe (h) des elliptischen Cylinders von Pyruvatkinase aus Hefe (YPK) in Gegenwart und Abwesenheit von FDP (Müller, Kratky, Röschlau u. Hess, 1972)*

Å	YPK	YPK + FDP
a	50,5	49,0
b	67,4	65,3
h	37,8	40,5

von Schweineleberpyruvatkinase mit einem isoelektrischen Punkt von 5,33 direkt nachweisen (Hess u. Kutzbach, 1971). Darüber hinaus haben wir in der letzten Zeit Anomalien von Pyruvatkinase in verschiedenen Tumoren beobachten können.

5. Glykolyse und Fettsäuresynthese

Die Steuerung von Enzymaktivitäten innerhalb von Enzymketten garantiert die Koordination mehrerer enzymatischer Prozesse, die gewöhnlich durch Kreuzkopplung über Nucleotide miteinander vernetzt sind. Von großer Bedeutung ist die

Frage nach der Kopplung von Glykolyse und Fettsäuresynthese in den Fettzellen, die in unserem Institut von der Arbeitsgruppe von Herrn PD Dr. K. Brand in der letzten Zeit untersucht worden ist. Die Frage hängt eng zusammen mit der Frage nach dem Mechanismus der Steuerung der Fettsäuresynthese, vor allem in Abhängigkeit vom Ernährungszustand.

Seit langem weiß man, daß Glucose allein aus thermodynamischen Gründen spontan in Fettsäuren überführt werden kann. Die Bilanz der Reaktion ist auf

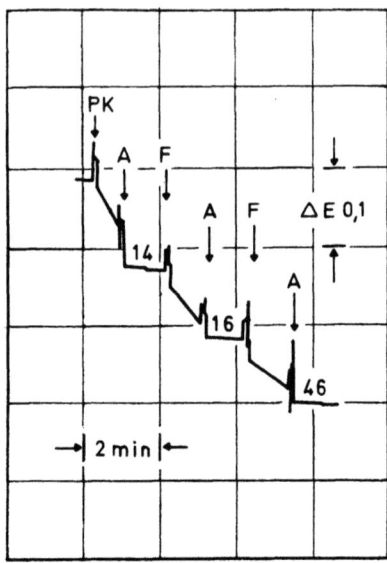

Abb. 7. Aktivierung und Hemmung von Hefepyruvatkinase durch FDP (F) und ATP (A). Abnahme von NADH nach unten, Zeitachse nach rechts, die Zahlen geben Kontrollverhältnisse an (Hess u. Haeckel, 1966)

Abb. 8 wiedergegeben. Aus 2,7 g Glucose werden 1,0 g Fett unter Freisetzung von 1,05 Kcal. Dieser durch die Thermodynamik gegebenen Tendenz steht jedoch die Steuerung und Hemmung der daran beteiligten Enzyme entgegen. Der Prozeß läuft nicht spontan, sondern kontrolliert ab. Der Mechanismus der Umwandlung ist auf Abb. 9 wiedergegeben. Aus Glucose entsteht glykolytisch Brenztraubensäure (Pyruvat), die wiederum durch Pyruvatdehydrogenase in Acetyl-CoA, dem Baustein der Fettsäuren überführt wird. Zur Synthese der Fettsäuren werden

$$2{,}7 \text{ g Glucose} \longrightarrow 1{,}0 \text{ g Fett} + 1{,}05 \text{ kcal } (-\varDelta H)$$

Abb. 8. Stöchiometrie der Umwandlung von Glucose in Fett unter anaeroben Bedingungen

Reduktionsaequivalente benötigt, die zu etwa 60% durch direkte Oxidation von Glucose-6-Phosphat über den Pentosecyclus herangeführt werden. Der Rest von etwa 40% wird aus der Decarboxylierungsreaktion von Pyruvat in der Bilanz freigesetzt.

Untersucht man die Umwandlung von Glucose in Fettsäuren in den Fettzellen von Ratten, so findet man eine starke Abhängigkeit der Umwandlung vom Ernährungszustand und von der hormonellen Lage. Die Verhältnisse sind auf der Tabelle 3 aufgrund der Untersuchungen von Dr. K. Brand wiedergegeben. Man sieht, daß unter Hungerbedingungen nur ein Bruchteil von Glucose in Fett umgewandelt wird. Unter diesen Bedingungen ist auch die Kopplung zwischen Glykolyse und Fettsäuresynthese über das NADPH-System vollkommen unterbrochen. Diese Entkopplung kommt wahrscheinlich durch Hemmung von Pyruvatdehydrogenase zustande, die von Prof. O. Wieland, München, vor einiger Zeit unter diesen Bedingungen in der Fettzelle beobachtet wurde.

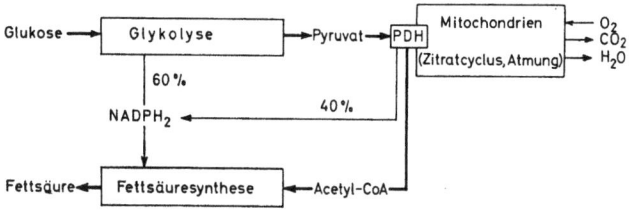

Abb. 9. Regulation der Lipidsynthese in Fettzellen. (Nach Brand u. Kather, 1972)

Unter normalen Ernährungsbedingungen, wie sie für unsere Ratten gewählt wurden, werden etwa 13% der verwerteten Glucose in Fettsäuren überführt. Füttert man die Tiere ad libitum und untersucht die Reaktion der Fettzellen auf Insulin, so beobachtet man eine starke Zunahme der Glucoseverwertung bei gleichzeitiger Verdopplung der prozentualen Glucoseanteile, die zur Fettsäuresynthese verwertet werden. Noch ausgeprägter sind diese Verhältnisse, wenn eine

Tabelle 3. *Glucoseverwertung und Fettsäuresynthese in Fettzellen von Ratten (Brand u. Kather, 1971)*

Diät- und Hormonzusatz	Glucose-verwertung[a]	Fettsäure-synthese in % der Glucose-verwertung	NADPH-verbrauch[a] für Fettsäure-synthese	NADPH-Produktion	
				durch den Pentose-phosphatweg in % des Verbrauchs	durch Citrat-Shuttle in % des Verbrauchs
48 Std Fasten	1100	1	60	190	—
ad libitum gefüttert	1200	13	800	61	
48 Std Fasten, 48 Std Wiederauffütterung	1500	19	1500	60	≈ 40%
ad libitum + Insulin	3400	22	4000	60	
48 Std Fasten, 48 Std Wiederauffütterung + Insulin	3800	29	5800	58	

[a] In nMol pro 100 µMol Triglyceridgehalt.

Fastenperiode diesem Zustand vorangeht. Unter diesen Bedingungen werden fast 30% der verwerteten Glucose in Fettsäuren überführt.

Mit Ausnahme des Hungerzustandes besteht in jedem Fall eine strenge Korrelation zwischen der verwerteten Menge an Glucose und der zur Fettsäuresynthese verbrauchten NADPH-Menge. Man sieht auf der Abb. 10 zwei Umsatzbereiche, einen Bereich, der für Bedingungen normaler Ernährung eingestellt wird, sowie einen durch Insulin bestimmten höheren Umsatzbereich. In ähnlicher Weise wurde eine strenge Kopplung zwischen dem Anteil der Fettsäuresynthese an der

Glucoseumsetzung und dem prozentualen Anteil der Aktivität des Pentosephosphatweges am Glucosestoffwechsel gefunden (Abb. 11). Diese Experimente demonstrieren die Koordinaten zwischen Glucoseabbau und Fettsäuresynthese in den Fettzellen. Zur Zeit wird versucht, die für die Kopplung entscheidenden

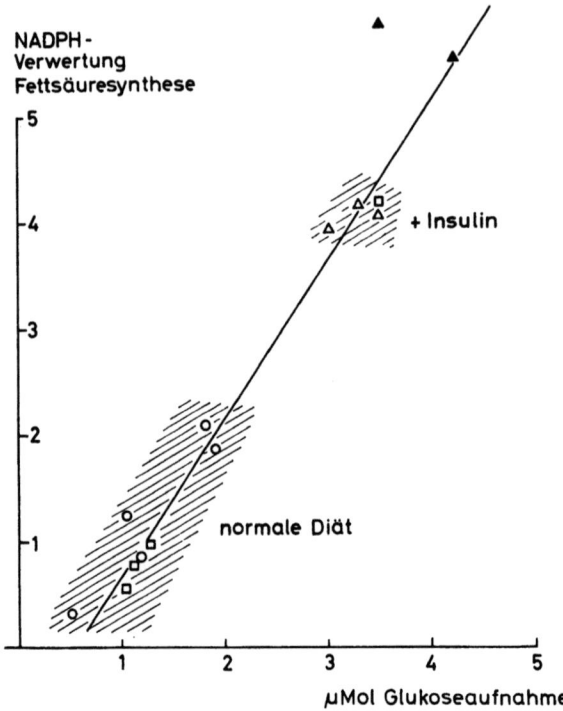

Abb. 10. Glucoseaufnahme und Fettsäuresynthese in Fettzellen (Ratten). (Nach Brand u. Kather, 1972)

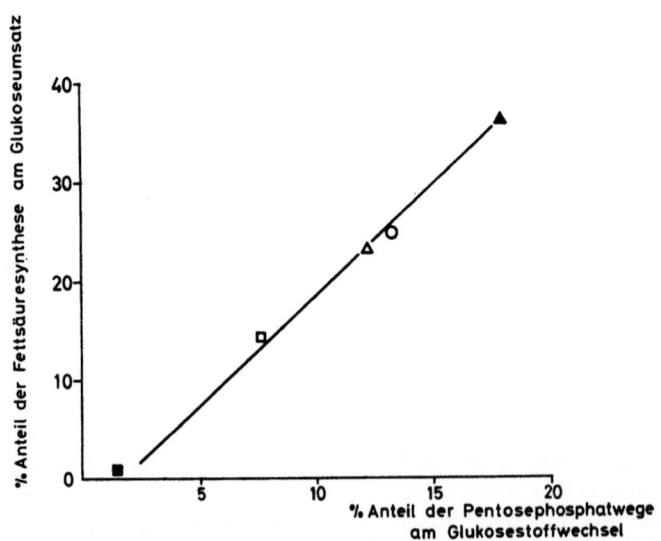

Abb. 11. Glucoseverwertung zur Fettsäuresynthese in Fettzellen. (Brand u. Kather, 1972)

enzymatischen Elemente zu lokalisieren. Die selbststeuernden Eigenschaften beider Prozesse sind eine Voraussetzung für die strenge Koordination von glykolytischem Abbau und Fettsäuresynthese. Die Prozesse können nur funktionieren, wenn die einzelnen Prozesse in sich selbst nach „Angebot und Nachfrage" reguliert sind.

6. Ausblick

Die selbststeuernden Eigenschaften der cellulären enzymatischen Prozesse sind eine Voraussetzung für die Organisation der Stoffwechselprozesse im höheren Organismus, in dem Glykolyse, Fettsäuresynthese und viele andere Prozesse in den verschiedenen Organen mit spezifischen Enzymmustern ablaufen, und hormonelle Wirkungen die metabolischen Flüsse in den einzelnen Organen durch Eingriffe an spezifischen Schaltstellen regulieren und damit die Verteilung von Stoffen im Organismus in Antwort auf Belastung mit der Nahrung oder physiologischer Arbeit erledigen. Das Problem des Mechanismus der durch cyclisches AMP vermittelten intracellulären und extracellulären Steuerung ist hier ausgelassen. Es wird in dem folgenden Vortrag behandelt. Ebenso wurde das Problem der Regulation der Eiweißsynthese nicht behandelt. Es ist jedoch zu betonen, daß der von Schönheimer entdeckte Proteinumsatz die hier vereinfacht dargestellten Verhältnisse zwar experimentell kompliziert, in vivo jedoch für die außerordentliche zusätzliche Präzision der biologischen Regulation mitverantwortlich ist.

Literatur kann vom Verfasser angefordert werden.

Abkürzungen

ADP	Adenosindiphosphat	G6P	Glucose-6-Phosphat
AK	Adenylatkinase	GAP	Glycerinaldehydphosphat
AMP	Adenosinmonophosphat	Glu	Glucose
ATP	Adenosintriphosphat	Gly	Glykogen
ATPase	Adenosintriphosphatase	Hex	Hexokinase
KrK	Kreatinkinase	Lac	Lactat
KrP	Kreatinphosphat	LDH	Lactatdehydrogenase
DPN	Nicotinamidadenindinucleotid	PC	Pyruvatcarboxylase
DPNH	Nicotinamidadenindinucleotid, reduziert	PCK	PEP-Carboxykinase
		PEP	Phosphoenolpyruvat
Eno	Enolase	1,3 PGA	1,3-Diphosphoglycerat
Epi	Epinephrin	PGI	Phosphoglucoseisomerase
F6P	Fructose-6-Phosphat	PGK	Phosphoglyceratkinase
FDP	Fructose-1,6-Diphosphat	PGM	Phosphoglyceratmutase
FDPase	Fructose-1,6-Diphosphate	Phos	Phosphorylase

Molekulare Endokrinologie

WIELAND, O. (Klin.-Chem. Institut am Krankenhaus München-Schwabing)

Referat

Mindestens 35 Hormone wirken zusammen, um die normale Entwicklung des Menschen, seine Anpassung an die Umwelt und seine Fortpflanzung zu gewährleisten. Dabei greift jedes dieser Hormone spezifisch in den Stoffwechsel der verschiedenen Körpergewebe ein und seit langem steht die Aufklärung der hierbei zugrundeliegenden Mechanismen im Mittelpunkt endokrinologischer Forschung. Weitere, z. T. eng mit dem Wirkungsmechanismus verknüpfte Fragen betreffen Struktur, Biosynthese, Sekretion und Transport der Hormone. So umfaßt das Gebiet der molekularen Endokrinologie ein sehr weites Feld, das hier nur an Hand einiger Beispiele beleuchtet werden kann. Wenn hierbei meine Wahl vornehmlich auf die Hormone des Pankreas fiel, so nicht nur weil dies der eigenen Arbeitsrichtung am nächsten liegt, sondern auch deshalb, weil kaum ein anderes Gebiet der Endokrinologie so intensiv erforscht wurde, wie das des Insulins und des Glucagons.

Struktur und Biosynthese des Insulins

Die Aufklärung der Primärstruktur des Insulins nach Sanger [1], die 1955 abgeschlossen wurde, ist ein Markstein in der Geschichte nicht nur der Endokrinologie, sondern der Molekularbiologie überhaupt, da hier zum ersten Male die vollständige Aminosäuresequenz eines Proteins bekannt wurde (Abb. 1a). Darüber

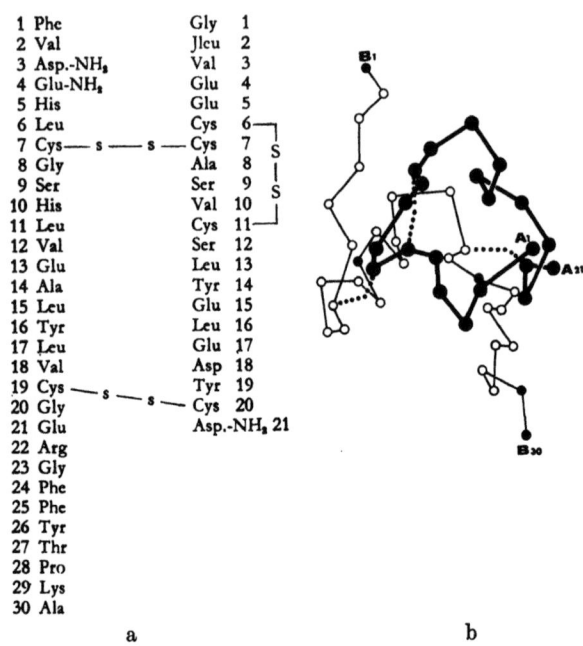

Abb. 1a u. b. Primärstruktur (nach Sanger) (a) und Tertiärstruktur (nach Adams et al. [2]) (b) des Insulins

hinaus gehört das Insulin auch zu den wenigen Proteinen, deren dreidimensionale Struktur durch die röntgenkristallographischen Arbeiten von Hodgkin und ihre Mitarbeiter sichtbar gemacht wurde [2]. Abbildung 1b soll einen Eindruck der räumlichen Anordnung der A- und B-Ketten des Schweineinsulinmoleküls vermitteln. Der besseren Übersicht halber sind nur die Positionen der α-Kohlenstoffatome entlang der Peptidketten ohne die Seitenkettenreste dargestellt. Die A-Kette ist fett gezeichnet. Sie bildet eine stark gefaltete, kompakte Einheit, um welche die B-Kette herumgewickelt ist. Die Zusammenhänge zwischen Tertiärstruktur und Wirkung des Moleküls sind im einzelnen noch schwer durchschaubar. Es scheint aber, daß die spezifische Konformation bestimmter Bezirke der Moleküloberfläche, die sich aus den invarianten, d. h. in allen Insulinarten stets wiederkehrenden Aminosäureresten zusammensetzen, von wesentlicher Bedeutung ist [3].

In diesem Zusammenhang ergibt sich sogleich die für die Praxis wichtige Frage nach der synthetischen Herstellung des Hormons. Durch die aufsehenerregenden Berichte der bekannten Arbeitsgruppe in Amerika, China und Deutschland

Mitte der 60er Jahre wurde klar, daß es grundsätzlich möglich ist, Insulin aus seinen Bausteinen im Reagensglas herzustellen, jedoch erlangten diese Bemühungen wegen der geringen Ausbeuten keine praktische Bedeutung. Inzwischen wissen wir durch die Entdeckung des Proinsulins durch Steiner [4], daß die Peptidchemiker auf der falschen Spur waren und daß die Natur einen anderen Weg der Insulinsynthese gewählt hat. Dieser ist schematisch in Abb. 2 wiedergegeben. Demnach werden A- und B-Ketten nicht jede für sich aufgebaut und erst dann miteinander verknüpft, wie das die Chemiker versucht hatten. Vielmehr synthetisiert die β-Zelle primär eine einzige Polypeptidkette, die sich bereits in offener Form so faltet, daß die Cysteinreste in Nachbarschaft treten und die Schwefel-

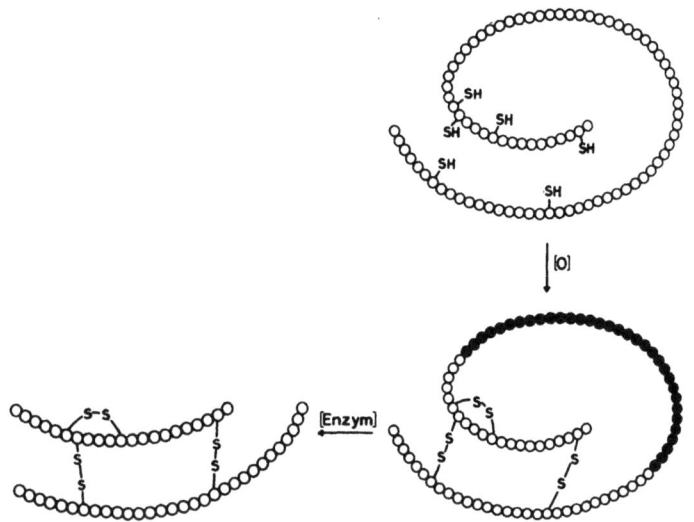

Abb. 2. Proinsulin als Vorstufe des Insulins. (Nach Nehen, Föhles: Jahrb. d. Landesamtes f. Forschung Nordrhein-Westf. Opladen: Westdeutscher Verlag 1970

brücken mühelos unter Entstehung des Proinsulinmoleküls geschlossen werden können. Durch proteolytische Abspaltung des Verbindungsgliedes, des sog. C-Peptides, entsteht schließlich das fertige Insulinmolekül.

Die biologische Wirksamkeit des Proinsulins ist sehr gering und die Vermutung lag nahe, daß ein Defekt in der Umwandlung von Proinsulin in Insulin beim Diabetes eine ursächliche Rolle spielen könne. Diese Erwartung hat sich jedoch bis heute nicht erfüllt. Nur bei Insulinkranken wurden in einigen Fällen auffallend hohe Proinsulinspiegel im Plasma beobachtet [5], jedoch erscheint die Gesetzmäßigkeit dieses Befundes noch nicht gesichert. Immunologisch verhält sich Proinsulin wie Insulin und scheint sogar eine wesentlich stärkere Antigenizität zu besitzen. Dies ist von praktischer Bedeutung, da die im allgemeinen in der Therapie verwendeten Insulinpräparate immer noch kleine Mengen von Proinsulin enthalten. Nach Schlichtkrull [6] könnte durch Verwendung von Insulin, daß keinerlei andere Komponenten mehr enthält, die Antikörperbildung auf ein Minimum reduziert werden. Die Überlegenheit solch hochgereinigter Monokomponenteninsuline muß sich jedoch erst nach umfangreicheren klinischen Erfahrungen bestätigen. Ein letzter Schritt zur Vervollkommnung der Insulintherapie wäre natürlich die Totalsynthese des Humaninsulins, ein Ziel, das heute nicht mehr unerreichbar erscheint.

Insulinmodelle

Dessen ungeachtet bleibt die Suche nach einfacher gebauten Verbindungen, die das Insulin in seiner Wirkung ersetzen könnten, ein brennendes Problem. Durch gezielte chemische Veränderungen des Insulinmoleküls haben sich bestimmte Gesetzmäßigkeiten zwischen Struktur und Wirkung herausgestellt. So kommt z. B. nach Weitzel u. Mitarb. dem Argininrest in Position 22 der B-Kette eine wesentliche Rolle für die biologische Wirkung des Hormons zu [7]. Die Autoren prüften deshalb den Effekt verschiedener Arginylverbindungen und nicht argininhaltiger Guanidinderivate auf die Glucoseaufnahme des Rattenzwerchfells sowie auf die Glucoseoxydation und Lipolyse von Rattenfettgewebszellen.

Wie aus Tabelle 1 hervorgeht, zeigten einige dieser Verbindungen deutliche insulinähnliche Wirkungen, und zwar auf alle drei der genannten Stoffwechselparameter.

Als besonders wirksam zeichnet sich das 4-Aminobutylguanidin oder Agmatin aus. Nach eigenen Untersuchungen können wir den insulinähnlichen Wirkungen des

Tabelle 1. *Insulinähnliche Wirkungen einiger Argininverbindungen. Angaben in Prozenten der Kontrollwerte*

Verbindung	Rattenzwerchfell Glucoseaufnahme	Rattenfettzellen	
		Glucoseoxydation	Lipolyse[a]
Insulin	500—700	660—900	—50
L-Argininbutylester	280	150	—
L-Arginin-N-Benzylamid	200	280	—30
Agmatin = 4-Aminobutylguanidin	340	320	—60
Arg-Gly-Phe-Phe-NH$_2$	500	155	?
L-Arginin	100	100	0

[a] Adrenalinstimulierte Lipolyse = 100% [Nach Weitzel, G., Renner, R., Guglielmi, H.: Hoppe-Seylers Z. physiol. Chem. **352**, 1617, 1735 (1971)].

Agmatins eine weitere hinzufügen. Sie betrifft die Aktivität des für die Brenztraubensäureoxydation verantwortlichen Enzyms Pyruvatdehydrogenase, das in den Mitochondrien in einer aktiven und einer inaktiven Form vorkommt. In Übereinstimmung mit Randle [8] fand L. Weiss, daß Insulin *in vitro* am Fettgewebe den Übergang von inaktiver in aktive Pyruvatdehydrogenase stimuliert (Abb. 3). Wie aus den Daten der Tabelle 2 hervorgeht, kommt dem Agmatin ein ähnlicher aktivierender Effekt auf den Pyruvatdehydrogenasekomplex zu, wie dem Insulin. In Tab. 3 finden sich noch weitere Substanzen, für die insulinartige Wirkung auf Lipolyse und Glucosetranspoert nachgewiesen wurden. Gewiß sind solche Ergebnisse vorerst mehr von theoretischer als von praktischer Bedeutung. Sie sollten jedoch ermutigen, weiter nach einfach gebauten Substanzen Ausschau zu halten, die vielleicht dereinst als oraler Insulinersatz in der Therapie des Diabetes Verwendung finden könnten.

Insulinsekretion

Die Hormone der Pankreasinseln haben mit den Hormonen der Hypophyse, des Nebennierenmarkes und der Schilddrüse gemeinsam, daß sie in den Muttergeweben in beträchtlichen Mengen gespeichert werden. Die Mechanismen, die zur Abgabe der Hormone in die Blutbahn führen, gehören zu den Kardinalproblemen molekular-endokrinologischer Forschung. Was die funktionell-morphologischen Zusammenhänge betrifft, so hat hier die Elektronenmikroskopie entscheidende Einblicke eröffnet. Wohl am weitesten gediehen sind unsere Vor-

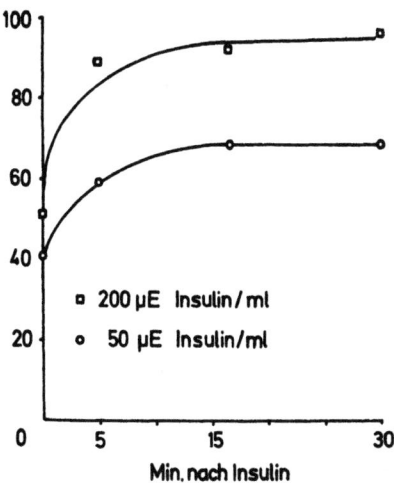

Abb. 3. Umwandlung von inaktiver in aktive Pyruvatdehydrogenase im Rattenfettgewebe bei Inkubation mit Insulin. Methodische Einzelheiten s. Weiss, L. et al.: FEBS-Letters 15, 229 (1971)

Tabelle 2. *Effekt von Insulin, Agmatin und Nicotinsäure auf die Pyruvatdehydrogenase-Interkonvertierung in Rattenfettgewebe, in vitro. Enzymaktivitäten angegeben in mμMol Acetyl-CoA gebildet pro g Feuchtgewicht/min bei 25 °C. ± S.E.M. Glycerinfreisetzung in μMol/g Feuchtgewicht/30 min bei 37 °C*

Zusätze	Keine n = 8	Insulin 1mU/ml n = 8	Agmatin 5×10^{-3}M n = 5	Nicotinate 10^{-4}M n = 6
PDH[a]	30,0 ± 3,1	102,4 ± 9,5[a]	61,3 ± 9,6[b]	81,3 ± 7,3[a]
PDH total	125,4 ± 13,0	145,1 ± 12,0	116,4 ± 8,4	163,4 ± 14,0
PDH[a] in % of total	24,6 ± 2,3	70,8 ± 4,0[a]	51,8 ± 5,0[a]	49,8 ± 0,7[a]
Glycerin freigesetzt	1,03 ± 0,09	0,42 ± 0,05	0,72 ± 0,05	0,47 ± 0,13

[a] $p < 0,001$. [b] $p < 0,005$.

Tabelle 3. *Substanzen mit insulinartiger Wirkung auf Lipolyse und Glucosetransport*

Thiole bzw. Disulfide -SH, S-S	Arginylverbindungen, Monoguanidine R-NH-C(= NH)-NH$_2$	Polymethylendiamine -CH$_2$-NH-(CH$_2$)$_n$-NH-CH$_2$-
L-Cystein 2-Mercaptoäthanol Gluthathion Dithiothreitol	Ester, z. B. L-Argininbutylester Amide, z. B. L-Arginin-N-Benzylamid Agmatin = 4 Aminobutylguanidin Argininpeptide, z. B. Arg-Gly-Phe-Phe-NH$_2$	Spermin Spermidin
Lavis, Williams: J. biol. Chem. **245**, 23 (1970). Renner: Unveröffentl. (1971).	Weitzel et al.: Hoppe-Seylers Z. physiol. Chem. **352**, 1617, 1735 (1971).	Lockwood et al.: Biochem. biophys. Res. Commun. **44**, 600 (1971).

stellungen im Falle der Organisation der β-Zelle, wofür Lacy das in Abb. 4 gezeigte Modell entwickelt hat [9]. Der Reihenfolge nach spielen sich demnach folgende Vorgänge ab: Im endoplasmatischen Reticulum vollzieht sich die Synthese des Proinsulins, welches dann — entweder direkt, oder in Vesikeln verpackt — zum Golgi-Apparat befördert wird. Dort erfolgt wahrscheinlich die Umwandlung in Insulin und die Bildung der β-Granula. Mit einer Membranhülle versehen, gelangen die reifen β-Granula in das Cytoplasma und steht auf Abruf zur Insulinabgabe bereit. Für diese letzte und eigentliche Sekretionsphase steht ein besonderer Apparat, das mikrotubuläre-mikrofilamentöse System zur Verfügung. Es handelt sich dabei um ein geordnetes, auf die Plasmamembran hingerichtetes System contractiler Strukturen, an die die β-Granula vor ihrer Entladung in Reihen

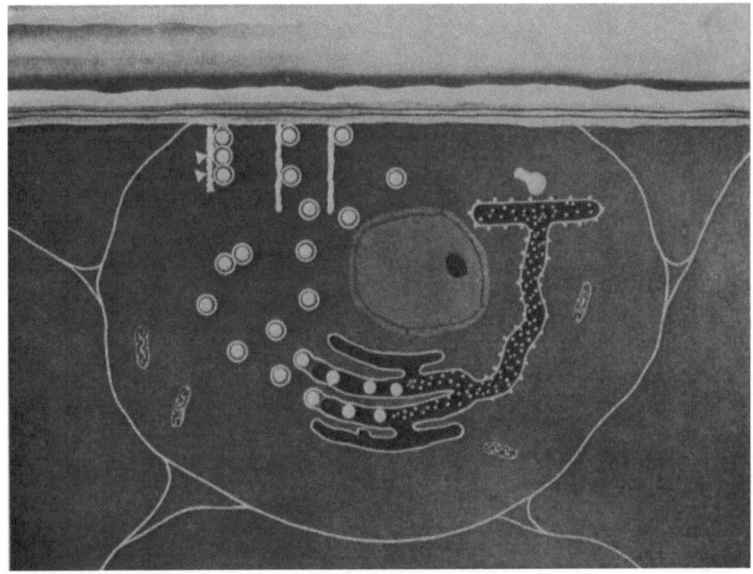

Abb. 4. Biosynthese und Sekretion von Insulin in der β-Zelle, schematisch nach Lacy, P. E. [9]. Beschreibung s. Text

angelagert werden. Das Signal zum Ausstoß könnte durch Akkumulation von Calcium — vielleicht energetisch gespeist durch den Stoffwechsel der Glucose — vermittelt werden, wodurch die Mikrotubuli zur Kontraktion gebracht werden. Man kann sich vorstellen, daß die Granula auf diese Weise an die Zelloberfläche herangeschoben und schließlich durch Emiocytose in den Extracellulärraum befördert werden. Die Einschaltung des contractilen mikrotubulären Systems ist ein besonders attraktiver Aspekt der Lacyschen Vorstellungen, weil hierdurch räumliche Orientierung, Mechanik und Chemismus des Sekretionsvorganges auf einen gemeinsamen Nenner gebracht werden.

Der Vorgang der Emiocytose selbst ist durch die räumliche Darstellung der Zelloberflächen in besonders anschaulicher Weise sichtbar gemacht worden [10]. Abbildung 5a—b zeigt elektronenmikroskopische Bilder von β-Zellen, hergestellt mit der Gefrier-Ätzmethode. In Abb. 5a erkennt man die zahlreichen cytoplasmatisch lokalisierten Sekretionsgranula. Nach Glucosereiz (Abb. 5b) werden in der Membranoberfläche zahlreiche Stomata sichtbar, die die Austrittsstellen der Insulingranula anzeigen.

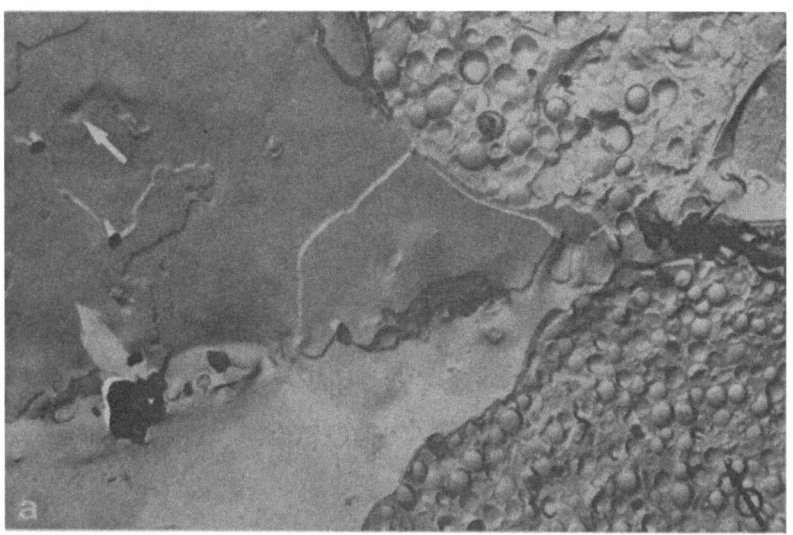

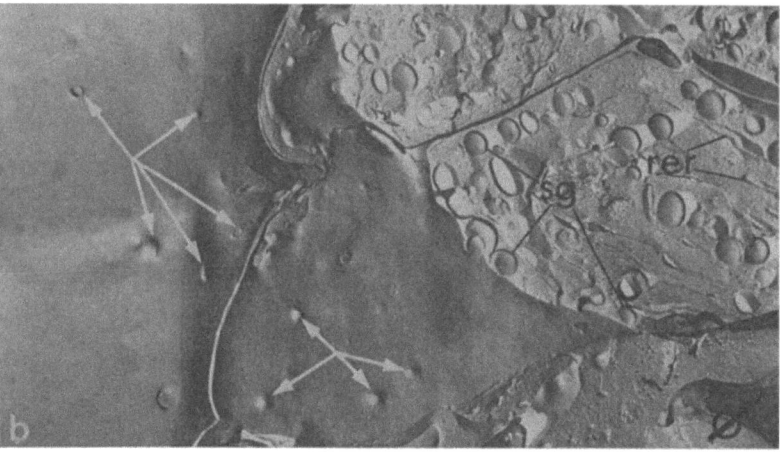

Abb. 5a u. b. 4 Tage alte Kulturen von fetalem Rattenpankreas. Elektronenmikroskopische Aufnahmen von Präparaten, die mit der Gefrier-Ätztechnik hergestellt wurden. Die umkreisten Pfeile zeigen die Richtung der Metallkontrastierung an. (Aus Orci et al.: Colloque hormones pancréatiques, hormones de l'eau des électrolytes, p. 15—40. Centre de recherches INSERM-Hôpital St. Antoine, 17.—19. Mai 1972.) a Explantat nach 2stündiger Inkubation in Krebs-Ringer-Bicarbonatpuffer enthaltend 6 mM Kalium. Die Bruchfläche durch die β-Zellen hat ausgedehnte Bezirke der Plasmamembran und des Cytoplasmas freigelegt. Die zahlreichen kugeligen Elemente in den cytoplasmatischen Bezirken stellen vorwiegend Sekretionsgranula dar. Der Pfeil weist auf ein emiocytotisches Stoma hin. Vergr. 13500 ×. b Explantat nach 2stündiger Inkubation in Krebs-Ringer-Bicarbonatpuffer, enthaltend 5,5 mM Glucose, 48 mM Kalium und 10 mM Coffein. Die Pfeile markieren die Aufsicht auf zahlreiche emiocytotische Stomata in der Plasmamembran. *rer* Rauhes endoplasmatisches Reticulum, *sg* sekretorische Granula. Vergr. 13500 ×

Biochemie der Insulinsekretion

Weit weniger klar, als die morphologisch erkennbaren Zusammenhänge sind die biochemischen Mechanismen, welche die Ausschüttung des Insulins regulieren. Es gibt eine Vielzahl von Substanzen, die sich im Experiment als Stimulatoren der Insulinsekretion erwiesen haben und ständig kommen neue hinzu. Bisher besteht jedoch keine Veranlassung von der Vorstellung abzugehen, daß die Glucose den spezifischen physiologischen Effektor darstellt. Auf welche Weise die Glucose die β-Zelle zur vermehrten Insulinabgabe anregt, ist im Grunde immer noch unbekannt. Folgende Meinungen werden z. Z. vertreten:

1. Nicht Glucose selbst, sondern ein spezifisch im Zuge des Glucosestoffwechsels entstehendes Produkt ist der Auslöser (Metabolithypothese).

2. Glucose tritt mit spezifischen Receptoren der Zelloberfläche in Berührung, wodurch die zur Insulinsekretion führende Kette von Reaktionen in Gang gesetzt wird (Receptorhypothese).

3. Beide Mechanismen wirken zusammen (kombinierte Metabolit-Receptorhypothese).

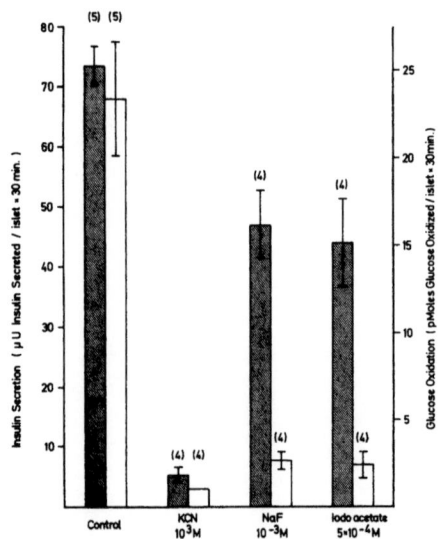

Abb. 6. Unterschiedlicher Effekt von Glykolyseblockern auf die Insulinsekretion ▨ und Glucoseoxydation ▢ isolierter Inseln aus Rattenpankreas. Präparation der Inseln nach Lacy, P. E., Kostianovsky, M. K.: Diabetes **16**, 35 (1967). Inkubation in Krebs-Ringer-Bicarbonatpuffer, 0,5% Albumin, Glucose 13,3 mM, Glutamat und Pyruvat je 1 mM. Messung der Glucoseoxydation mit U-^{14}C-Glucose. Insulinbestimmung radioimmunologisch (Löffler, G.: unveröffentlicht)

Vor allem durch die Untersuchungen der Arbeitsgruppe von Matschinsky hat die Metabolithypothese neuerdings an Boden verloren. Mit den Methoden der quantitativen Histochemie, die an Artistik grenzen, bestimmten diese Autoren alle wichtigen Glykolyseintermediate in einzelnen Pankreasinseln. Sie fanden jedoch keinerlei Unterschiede zwischen ruhenden und Glucose-stimulierten Inselzellen [11]. Ein weiteres Argument gegen die Metabolithypothese ist die Beobachtung von Hellman u. Mitarb., wonach die Glucoseaufnahme von Inselzellen durch Phlorrhizin gehemmt werden kann, ohne daß die Stimulierung der Insulinsekretion beeinträchtigt wird [12]. Von der Arbeitsgruppe Löffler an unserem Institut konnte ebenfalls mit isolierten Pankreasinseln gezeigt werden, daß man mit Fluorid die Glykolyse weitgehend blockieren kann, ohne die Insulinsekretion in vergleichbarem Maße herabzusetzen, d. h. Glykolyse und Sekretion sind hier voneinander dissoziiert (Abb. 6). Unter diesen Bedingungen muß also die Glucose unabhängig von ihrer Rolle als Stoffwechselsubstrat zur Insulinausscheidung geführt haben, was mit der Metabolithypothese schwer zu vereinbaren ist. Unter physiologischen Bedingungen dürfte das Glucosemolekül wahrscheinlich in beider Hinsicht wirksam werden, nämlich sowohl über einen Receptor als auch als energielieferndes Substrat. Bekanntlich ist die Störung der Dynamik der Insulinsekretion, von Pfeiffer u. a. Autoren als „Sekretionsstarre" bezeichnet, eine charakteristische Erscheinung bei bestimmten Diabetesformen. Es liegt auf der Hand, daß nur die Kenntnis der molekularen Grundlagen der Steuerung der Hormonabgabe aus der β-Zelle zum Verständnis der Ursachen solcher Störungen verhelfen kann.

Wirkungsmechanismus von Hormonen

Endziel endokrinologischer Forschung ist die Aufklärung des Wirkungsmechanismus der Hormone, d. h. der Übertragung der hormonellen Information auf die Empfängerzelle. Verallgemeinernd darf man mit Hechter davon ausgehen,

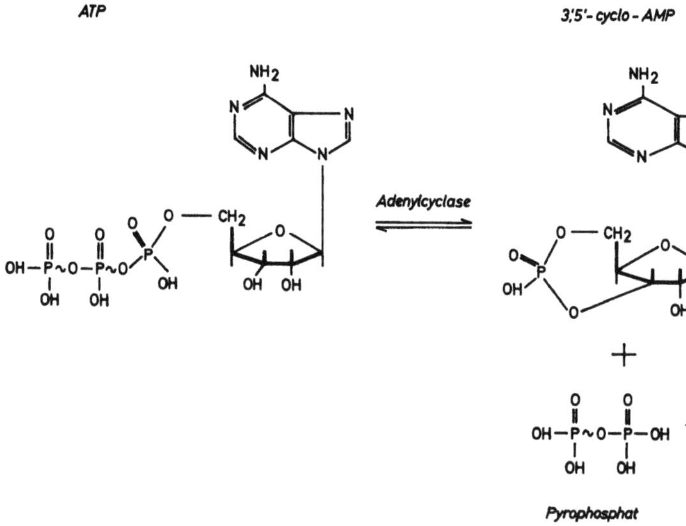

Abb. 7. Bildung von 3'5'-cyclo AMP aus ATP

daß die Hormone zunächst an spezifische Receptoren der betreffenden Gewebe gebunden werden und daß dieser Kontakt alle folgenden Ereignisse auslöst [13]. Diese sind nun sehr verschiedenartiger Natur, und es blieb lange Zeit verwehrt, hier ein bestimmtes Prinzip zu erkennen. Den Durchbruch brachten die genialen Arbeiten Sutherlands und seiner Mitarbeiter über die glykogenolytische Wirkung von Epinephrin und Glucagon in der Leber. Bei Inkubation von Leberhomogenaten beobachteten sie, daß in Anwesenheit der Hormone und ATP in der partikulären Fraktion ein hitzestabiler Faktor gebildet wurde, der im Stande war, die Glykogenphosphorylase zu aktivieren [14]. Dieser Faktor wurde bald darauf als das cyclische 3',5-Adenosinmonophosphat, kurz cyclo-AMP, erkannt [15], dessen Struktur Abb. 7 zeigt. Es entsteht aus ATP durch das Enzym Adenylcyclase. Dies war die Geburtsstunde des „second messenger" Konzepts, das sich dann von solch eminenter Tragweite erweisen sollte. Seine Grundzüge sind in Abb. 8 wiedergegeben. Im Mittelpunkt steht das in der äußeren Zellmembran lokalisierte Adenylcyclasesystem, daß die Umwandlung von ATP in cyclo-AMP katalysiert. Durch Einwirkung des Hormons (first messenger) kommt es zur Aktivierung der Adenylcyclase und damit zur vermehrten Bildung von cyclo-AMP, dessen Konzentration in der Zelle ansteigt. Als second messenger kann dann cyclo-AMP auf weitere Enzymsysteme einwirken und damit das vom Auslöserhormon empfangene Signal auf den Zellstoffwechsel übertragen. Ein wichtiges

Kontrollglied in diesem System stellt das Enzym Phosphodiesterase dar, das cyclo-AMP zu AMP spaltet und dadurch inaktiviert.

In Tabelle 4 sind diejenigen Hormone aufgeführt, von denen man heute annehmen kann, daß sie über das Adenylcyclasesystem in den Stoffwechsel eingreifen. Betrachtet man die Verschiedenartigkeit dieser Hormone und ihrer Wirkungen, so erhebt sich die Frage, worauf ihre Spezifität begründet ist. Um dies zu erklären, muß man sich den molekularen Aufbau des Adenylcyclasesystems vor Augen führen, wie er in Abb. 9 schematisch dargestellt ist. Nach diesem von Rodbell vorgeschlagenen Modell [16] besteht das Cyklasesystem aus drei funktionellen Einheiten. einer regulatorischen Einheit, einer Übertragereinheit und einer katalytischen Einheit. Die regulatorische Untereinheit sitzt an der Außenseite der Plasmamembran und entspricht dem Hormonreceptor. Sie ist von Gewebe zu Gewebe verschieden und bestimmt somit die Spezifität der Hormonwirkung. Die katalytische Untereinheit ist dem Zellinneren zugewandt und wahr-

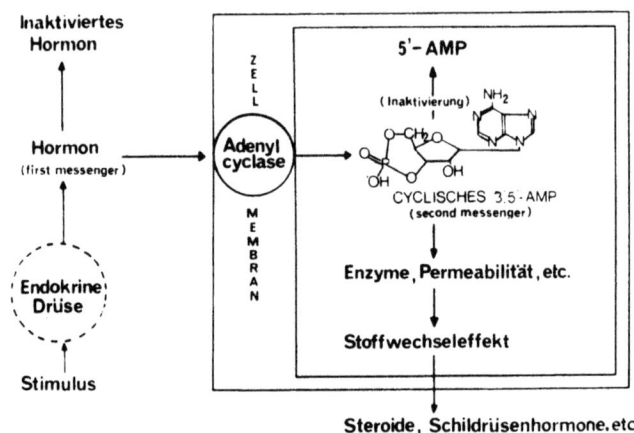

Abb. 8. Second messenger Konzept der Hormonwirkung. (Nach Sutherland, W. E. et al.: 18. Coll. ges. Biol. Chem., S. 1. Mosbach 1967. Berlin-Heidelberg-New York: Springer 1967)

scheinlich in allen Geweben dieselbe. Sie wird immer dann aktiviert, wenn es zur spezifischen Wechselwirkung zwischen Hormon und Receptoreinheit kommt mit dem Resultate der vermehrten Bildung von cyclo-AMP. Für die Weiterleitung des hormonellen Impulses an die katalytische Einheit ist der Überträger verantwortlich. Die Spezifität der Hormone erklärt sich also bildlich gesprochen dadurch, daß sich die verschiedenen hormonsensitiven Gewebe den passenden Partner aus dem Gemisch der im Körper kreisenden Hormone herausfischen.

Diese Vorstellungen beruhen ganz wesentlich auf Untersuchungen mit isolierten Fettgewebszellen bzw. daraus gewonnenen Membranpräparationen — sog. Ghosts —, wie sie von Rodbell eingeführt wurden. Hier war die wichtige Beobachtung gemacht worden, daß die Wirkung des Adrenalins u. a. lipolytischer Hormone durch Insulin unterdrückt werden kann. Da dies mit einer Abnahme des cyclo-AMP-Spiegels einherging, konnte man vermuten, daß der antilipolytische Effekt des Insulins im Bereich des Adenylcyclasesystems zu suchen sei. Messungen der Adenylcyclaseaktivität in Fettgewebs-„ghosts" durch Hepp u. Renner haben nunmehr diese Annahme experimentell begründet [17]. Wie aus ihren Daten in Abb. 10 hervorgeht, kommt es in Anwesenheit von Insulin zu einer deutlichen Hemmung der durch Glucagon oder Epinephrin stimulierten Adenylcyclase. Dies legt den Schluß nahe, daß das Insulin in noch nicht näher bekannter Weise die

Erregung des Cyclasesystems durch die lipolytischen Hormone verhindert. Diese Befunde wurden inzwischen von anderen Autoren bestätigt [18].

Funktionen des second messenger

Die Wirkungen, die von cyclo-AMP als dem Vermittler hormoneller Informationen ausgehen sind äußerst vielgestaltig. Eine Zusammenstellung gibt Tabelle 5. Angesichts dieser Ubiquität könnte man das cyclische AMP als den universellen

Tabelle 4. *Durch cyclo-AMP vermittelte Hormonwirkungen*

Gewebe	Hormon	Wirkung auf
Corpus luteum	Luteinisierungshormon (LH)	↑ Progesteronsynthese
Corpus pineale	Katecholamine	↑ Melatoninsynthese
Erythrocyten	Katecholamine	↑ K^+-Aufnahme
Fettgewebe	Katecholamine, Glucagon, ACTH, LH, Secretin, Insulin	↑ Lipolyse ↓ Lipolyse
Gehirn	Katecholamine, Histamin, Serotonin	Unbekannt
Haut (Frosch)	Melanocytenstimulierendes Hormon (MSH)	↑ Melanocytendispersion
	Melatonin	↓ Melanocytendispersion
Herzmuskel	Katecholamine, Glucagon, Thyroxin	↑ Glykogenolyse, ↑ Kontraktionskraft
Hypophyse (VL)	TSH-Releasing Hormone	↑ TSH-Sekretion
Knochen	Parathormon	↑ Ca^{++}-Mobilisierung
Leber	Katecholamine, Glucagon	↑ Glykogenolyse, Gluconeogenese
	Insulin	↓ Glykogenolyse, Gluconeogenese
Magen	Histamin, Gastrin	↑ HCL-Sekretion
Nierenrinde	ACTH	↑ Glucocorticoidsynthese
Nierenmark	Vasopressin	↑ Ausscheidung von H_2O und Na^+
Nebennierenrinde	Parathormon	↑ Phosphatausscheidung, ↑ Gluconeogenese
Pankreasinseln (β-Zellen)	Glucagon, Katecholamine, Enterohormone	Insulinsekretion
Parotis	Katecholamine	↑ Amylasesekretion
Schilddrüse	Thyreotropes Hormon (TSH)	↑ Thyroxinsekretion
	Glucagon, Katecholamine	↑ Calcitoninsekretion
Testis	ICSH	↑ Androgensynthese
Verschiedene Gewebe	Prostaglandine	Verschiedene Prozesse

„Informationsüberträger" bezeichnen — in Analogie zum ATP als dem universellen „Energieüberträger" biologischer Systeme. Was den Mechanismus der Informationsübertragung betrifft, so zeichnet sich hier abermals ein bestimmtes Prinzip ab, das möglicherweise am Anfang vieler — wenn nicht aller — durch cyclo-AMP ausgelösten Prozesse steht, nämlich das Prinzip der Proteinphosphorylierung durch Proteinkinasen. Proteinkinasen sind Enzyme, die die Übertragung von Phosphat aus ATP auf Proteine katalysieren. Die kovalente Einführung der Phosphatgruppe in das Proteinmolekül geht mit Veränderungen seiner Eigenschaften einher, z. B. im Falle von Enzymen mit Veränderungen ihrer katalytischen Aktivität. So werden z. B. Glykogenphosphorylase und Triglyceridlipase durch Phosphorylierung aktiviert, die Glykogensynthetase dagegen inaktiviert. Die Zusammenhänge zwischen cyclo-AMP und Enzymregulation wurden erstmals klar durch die Erbeiten von E. Krebs, der eine Proteinkinase entdeckte, deren

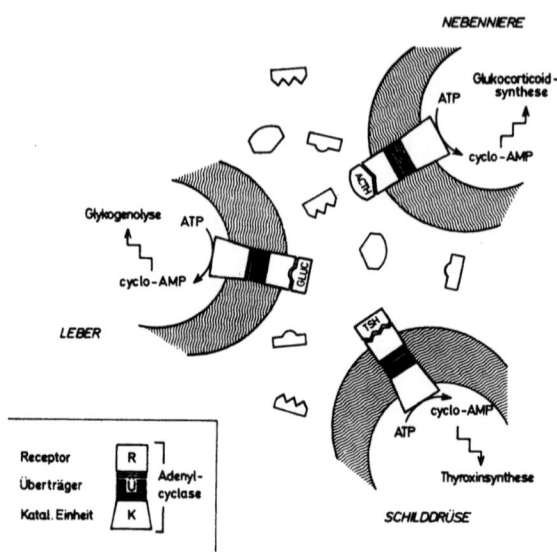

Abb. 9. Aufbau und Receptorspezifität des Adenylcyclasesystems hormonsensitiver Gewebe

Aktivität absolut an die Gegenwart von cyclo-AMP gebunden ist [18]. Die Funktion dieses Enzyms ist schematisch in Abb. 11 dargestellt. Demnach besteht die cyclo-AMP abhängige Proteinkinase aus zwei Untereinheiten, einer regulatorischen und einer katalytischen, die zusammen den inaktiven Enzymkomplex

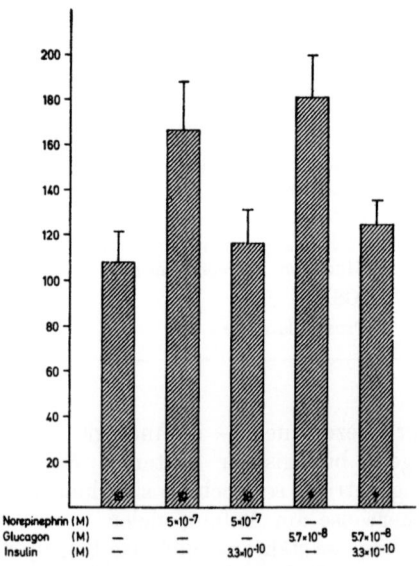

Abb. 10. Hemmung der hormonstimulierten Adenylcyclase in Fettzell-Ghosts durch Insulin. Adenylcyclaseaktivität (Ordinate) in nMol/g Protein · min. (Nach [17])

ergeben. Wird nun cyclo-AMP an die regulatorische Untereinheit gebunden, so kommt es zu einer Dissoziation des Komplexes und Freisetzung der katalytischen Untereinheit. Die somit aktivgewordene Proteinkinase kann nunmehr die ATP-abhängige Phosphorylierung von Proteinen katalysieren. Die drei bekannten Enzymsysteme, die auf diese Weise reguliert werden, sind ebenfalls in Abb. 11 aufgeführt.

Am schönsten läßt sich die Kette der Ereignisse vom hormonellen Anstoß bis zum Stoffwechseleffekt am Beispiel der durch Katecholamine oder Glucagon

Tabelle 5. *Biologische Wirkungen von cyclo-AMP*

Aktivitäten von Enzymen
RNS- und Proteinsynthese
Sekretionsprozesse (Hormone, Enzyme, HCL)
Membranpermeabilität (Ionen- und Wassertransport)
Contractilität (Muskel, contractile Proteine, Thrombocyten)
Neurotransmission
Zellaggregation, Morphogenese

ausgelösten Phosphorylaseaktivierung und Synthetaseinaktivierung verfolgen. Die Zusammenhänge sind schematisch in Abb. 12 dargestellt.

Das durch den Hormonreiz gebildete cyclo-AMP setzt das Kaskadensystem der Glykogenmobilisierung in Bewegung, indem es durch Stimulierung einer Proteinkinase, der Phosphorylasekinase Kinase die Umwandlung von inaktiver Phosphorylasekinase in die aktive Form beschleunigt. Aktive Phosphorylase-

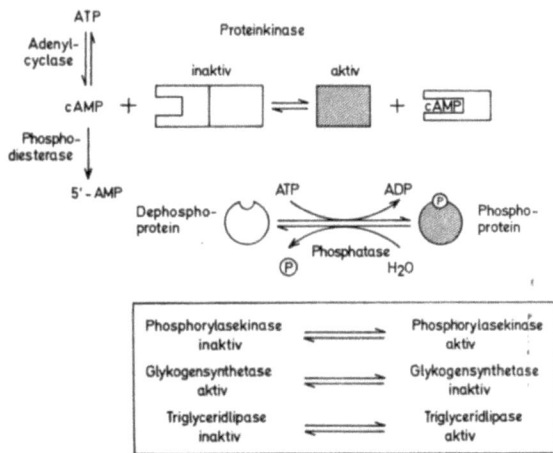

Abb. 11. Mechanismus der Proteinkinaseaktivierung durch cyclo-AMP

kinase katalysiert sodann die Umwandlung von inaktiver in aktive Glykogenphosphorylase und diese setzt nun die Glykogenspaltung in Gang. Im gleichen Zuge mit der Aktivierung des Phosphorylasesystems wird durch cyclo-AMP das Synthetasesystem abgeschaltet. Dies vollzieht sich durch Aktivierung der Synthetasekinase (wahrscheinlich identisch mit der Phosphorylasekinase Kinase), die die Glykogensynthetase phosphoryliert. Da die Glykogensynthetase — im Gegensatz zur Phosphorylase — in der phosphorylierten Form inaktiv ist, wird sie auf diese Weise abgeschaltet. Diese Form der Kontrolle erscheint sinnvoll, da hierdurch erreicht wird, daß Glykogensynthese und Glykogenolyse nicht zu gleicher Zeit ablaufen können.

Die Entdeckung der cyclo-AMP abhängigen Proteinkinasen hat — ähnlich wie die Entdeckung des cyclo-AMP selbst — ein Tor in die noch unübersehbaren Gefilde der molekularen Informationsübertragung aufgestoßen. Es ist damit zu rechnen, daß noch andere Enzymsysteme gefunden werden, die nach diesem Prinzip durch Hormone reguliert werden, und daß möglicherweise auch andere biologische Vorgänge, wie Membrantransport oder Membranstruktur durch Phosphorylierungs- und Dephosphorylierungsprozesse gesteuert werden.

Eigene Arbeiten, die im vorliegenden erwähnt sind, wurden mit großzügiger Unterstützung durch die Deutsche Forschungsgemeinschaft, Bad Godesberg, durchgeführt. Herrn Prof. Dr. Lelio Orci, Genf, möchte ich an dieser Stelle für die freundliche Überlassung und Beschreibung der elektronenmikroskopischen Bilder meinen besten Dank aussprechen.

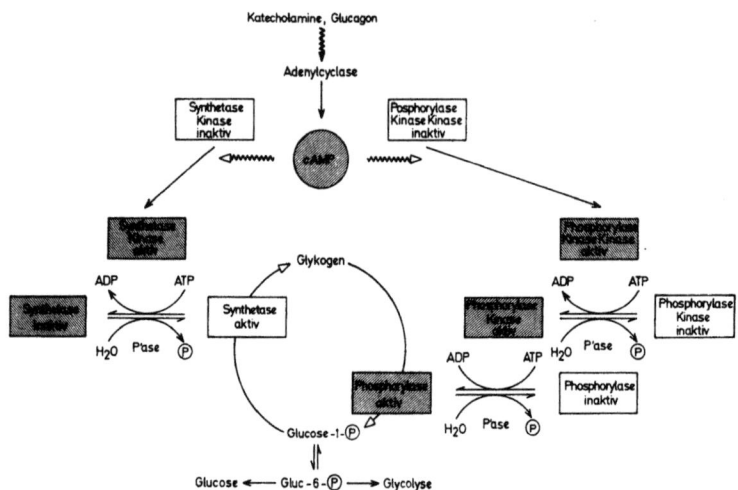

Abb. 12. Regulation des Glykogenstoffwechsels durch cyclo-AMP abhängige Enzymphosphorylierung

Literatur

1. Ryle, A. P., Sanger, F., Smith, L. F., Kitai, R.: Biochem. J. **60**, 541 (1955). — 2. Adams, M. J., Blundell, T. L., Dodson, E. J., Dodson, G. G., Vijahan, M., Baker, E. N., Harding, M. M., Hodgkin, D. G., Rimmer, B., Sheat, S.: Nature (Lond.) **224**, 491 (1969). — 3. Blundell, T. L., Dodson, G. G., Dodson, E. J., Hodgkin, D. G., Vijahan, M.: Recent. Progr. Hormone Res. **27**, 1 (1971). — 4. Steiner, D. F., Oyer, P.: Proc. nat. Acad. Sci. (Wash.) **57**, 473 (1967). — 5. Gutman, R. A., Lazarus, N. R., Penhos, J. C., Recant, L., Fajans, S. S.: Diabetes **19**, 360 (1970). — 6. Schlichtgrull, J.: 6th Annual Meeting of the European Association für the Study of Diabetes, Warsaw, September 1970. — 7. Weitzel, G., Renner, R., Guglielmi, H.: Hoppe-Seylers Z. physiol. Chem. **352**, 1617 (1971). — 8. Denton, R. M., Coore, H. G., Martin, B. R., Randle, P. J.: Nature (Lond.) **231**, 115 (1971). — 9. Lacy, P. E.: Diabetes **19**, 895 (1970). — 10. Orci, L., Lambert, A. E., Kanazawa, Y., Stauffacher, W., Rouiller, Ch., Renold, A. E.: Diabetes **20**, suppl. 1, 326 (1971). — 11. Matschinsky, F. M., Ellermann, J. E., Krzanowski, J., Kotler-Brajtburg, J., Landgraf, R., Fertel, R.: J. biol. Chem. **246**, 1007 (1971). — 12. Hellman, B., Lernmark, A., Sehlin, J., Täljedal, J.: Metabolism **21**, 60 (1972). — 13. Hechter, O., Yoshinaga, I., Halkerston, D. K., Colm, C., Dodd, P.: In: Walaas, P.: Molecular basis of some aspects of mental activity, p. 291. New York: Academic Press 1966. — 14. Rall, T. W., Sutherland, E. W., Berthet, J.: J. biol. Chem. **224**, 463 (1957). — 15. Sutherland, E. W., Rall, T. W.: J. biol. Chem. **232**, 1077 (1958). — 16. Rodbell, M.: J. biol. Chem. **239**, 375 (1964). — 17. Hepp, K. D., Renner, R.: FEBS-Letters **20**, 191 (1972). — 18. Illiano, G., Cuatrecasas, P.: Science **175**, 906 (1972). — 19. Walsh, D. A., Perkins, J. P., Krebs, E. G.: J. biol. Chem. **243**, 3763 (1968).

Molekulare Aspekte der Gerinnungsvorgänge

Deutsch, E. (I. Med. Univ.-Klinik Wien)

Referat

Die Gerinnungsfaktoren sind abgesehen von der Thrombokinase, die ein Phospholipoproteinmicell ist, Glykoproteine mit verschieden großen Kohlenhydratanteilen. Fibrinogen (Huseby u. Bang, 1971) ist ein Linearproteid mit einem Molekulargewicht von 340000 (bei Mensch und Rind), einem Kohlenhydratgehalt von 3% und einer Länge von 450 bis 500 Å (weitere physikalisch-chemische. Angaben s. Tabelle 1, Aminosäurezusammensetzung s. Tabelle 2). Auf Grund elektronenmikroskopischer Untersuchungen stellt man sich vor, daß das Fibrinogenmolekül aus drei Kugeln in einem Abstand von 140 bis 165 Å besteht. Der

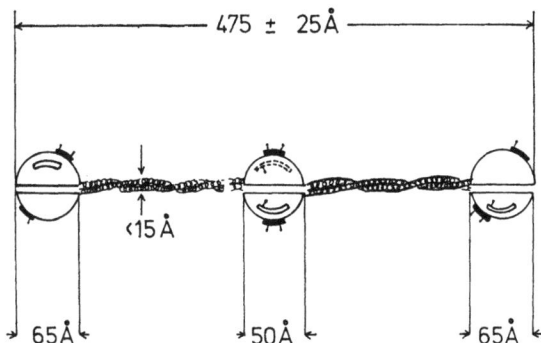

Abb. 1. Fibrinogenmolekül. (Nach Hall u. Slayter, 1959 und nach Mester, 1969)

Durchmesser der äußeren Kugeln beträgt 65, jener der inneren 50 Å (Hall u. Slayter, 1959; Mester, 1969) (Abb. 1). Diese Vorstellung wird allerdings nicht allgemein akzeptiert. So nimmt Bang (1963) das Vorliegen von Ellipsoiden an, während Köppel (1967) sich Fibrinogen als einen Dodekaeder mit pentagonalen Flächen vorstellt, was auf Grund der Tertiärstruktur durchaus möglich ist. Verschiedene physikochemische Maßzahlen entsprechen diesem Modell besser als jenem von Hall u. Slayter (Lederer u. Finkelstein, 1970). Nach Pouit et al. (1972) besteht das Fibrinogen bzw. Fibrinmolekül aus gefalteten und entfalteten Anteilen, die sich während der Polymerisation umorientieren. Ursprünglich finden sich kugelige Anteile, die durch dünne Fäden miteinander verbunden sind, mit einem Durchmesser von 230 Å und einer Periodik von 300 Å. Nach vollendeter Polymerisation beträgt der Durchmesser der Kugeln nur 30 Å und die Periode 230 Å.

Fibrinogen besteht aus zwei symmetrisch angeordneten Untereinheiten (Abb. 2) mit einem Molekulargewicht von 170000 (Capet-Antonini u. Guinand, 1967), von denen jede aus den drei mit α, β und γ bezeichneten Peptidketten aufgebaut ist (Henschen, 1964). Es sind jedoch nur zwei N-terminale Aminosäuren nachweisbar: Tyrosin und Alanin beim menschlichen Fibrinogen und Tyrosin und Glutaminsäure beim Rinderfibrinogen, da die endständige Aminosäure der β-Kette sich dem Nachweis entzieht (Pyroglutaminsäure). Thrombin spaltet 4 Arginyl-glycyl-Bindungen im Fibrinogenmolekül, wobei vom N-terminalen Ende jeder α-Kette ein Fibrinpeptid A mit 16 Aminosäuren und von jeder β-Kette ein als Fibrinopeptid B bezeichnetes mit 14 Aminosäuren abgespaltet wird. Das Fibrinogenmolekül wird durch $[\alpha(A), \beta(B), \gamma]_2$ symbolisiert. Das durch die Ab-

Tabelle 1. *Physikochemische Angaben*

Faktor	Molekulargewicht		Kohlen-hydrate (%)		$S_{20,w}$ Svedberg E		$D_{20,w}$ $10 \text{ cm}^2 \text{ sec}^{-1}$
	Mensch	Rind	M	R	M	R	R
I	340000		3		7,7—7,9		2,02
II Prethrombin[6]	68700[10] 70000[5]	68500[3,4] 68000[6] 52000	10	11,2[9] 11,6	5,11[7]	5,22[3] 4,6 3,93	6,25[4] 5,6
Thrombin Rechrom.[14]	26000 350000	33700[3] 22800	5—6	9,68[9] 5,02		3,76[3] 3,2	8,70[3]
VII (Plasma)		55000[17] 59000[16] ± 6100				4,61[16] ±0,41	
VII (Serum)		34300[15] 44700[16] ± 4300 33900 ± 3,390[5]		51[16]		3,34[15] 4,11[16] ±0,25	
IX[19]	116000[42]	49900		20[20]		4,33	7,45
X[21] Auto III		87000 74000[6] 55000[22] 52600[23]				4,23 3,4[24]	4,57
Xa[21] Auto C[25]		36000 21500 25000		10,8		2,8 2,27	6,2 8,4
V[26]		290000 180000[27] 97000[28]		1,4		8,68 4,2	
VIII	2×10^6 [30] $2,8 \times 10^6$ [33]	196000[29] $5 \times 10^6 - 1,5 \times 10^7$ [34]		3,6[35]	19[32]	6,65[31]	3,3[29]
XII[36, 37]		82000 140000		15,1 3,4		7,08 7,04 4,5[38]	7,14 4,45
XIII[40]	300000[41]	350000	4,9		8,4 3,4	9,9 4,6	2,5 3,9
Subunit		110000			4,9		

[1] Huseby u. Bang (1971)
[2] Mammen (1971)
[3] Harmison et al. (1961) nach [2]
[4] Lamy u. Waugh (1953) nach [2]
[5] Tishkoff et al. (1968) nach [2]
[6] Murano (1968) nach [2]
[7] Tishkoff et al. (1970)
[8] Thomas u. Seegers (1960) nach [2]
[9] Schwick u. Schultze (1959) nach [2]
[10] Lanchantin et al. [1968 (1)] nach [2]
[11] Magnusson [1965 (5)]nach [2]
[12] Seegers et al. [1966 (1)] nach [2]
[13] Magnusson (1970)
[14] Seegers et al. (1968) nach [2]
[15] Harmison et al. (1965) nach [2]
[16] Gladhaug u. Prydz (1970)
[17] Deutsch et al., nach [2]
[18] Högenauer et al. (1966)
[19] Harmison u. Seegers (1962 nach [2]
[20] Mammen et al. [1960 (1)] nach [2]
[21] Esnouf u. Williams [1962 (2)] nach [2]
[22] Jackson u. Hanahan (1968) nach [2]

über die Gerinnungsfaktoren

v ml/g M	v ml/g R	μ ml/g R	Länge Å R	Breite Å R	N-terminal M	N-terminal R	C-terminal M	C-terminal R	Isoelektr. P pH M	Isoelektr. P pH R
0,725	0,705	0,23—0,25	450—500		Tyr, Ala, (Asp)	Tyr, Glu				
	0,71[4]	0,041	119[4]	34[4]	Ala–Asp	Ala[6]		Tyr–Gly[8]	3,4	4,25
	0,70		134[3]	35[3]		Lys Thr				5,5
	0,69[3]	0,0376	84[3]	30[3]		Thr[6]		Arg[13]		5,75[12]
						Ile		Ser		
						Gly[18] Ser		Gly[18] Ser		
	0,708		93	35		Pro[20]		Tyr[20]		
	0,738					Ala[22], Gly, Ser, Gly[18]		Ser[18] Gly		4,75
	0,695					Ala[21], Gly, Leu		Ala[6], Gly, Ser		
	0,73									5,3
										6,4
	0,7 0,74	0,054[37]			Arg	Gly, Val[36]		Met[39]		7,8[37]
0,725	0,725		61	36						

[23] Seegers et al. (1969) nach [2]
[24] Seegers et al. [1967 (2)] nach [2]
[25] Seegers et al. [1963 (1)] nach [2]
[26] Esnouf u. Jobin (1965, 1967) nach [2]
[27] Hussain u. Newcomb (1963) nach [2]
[28] Aoki et al. (1963) nach [2]
[29] Shulman et al. (1960)
[30] Aronson et al. (1963) nach [2]
[30] Ratnoff et al. (1969)
[31] Mammen [1964 (3)] nach [2]
[32] Hershgold u. Sprawls (1966) nach [2]
[33] Hershgold et al. (1967) nach [2]
[34] Casillas et al. (1971)
[35] Seegers et al. (1957) nach [2]
[36] Schoenmakers et al. (1965) nach [2]
[37] Mammen et al. (1970)
[38] Donaldson u. Ratnoff (1965) nach [2]
[39] Speer et al. (1965) nach [2]
[40] Loewy et al. (1961) nach [2]
[41] Schwick et al. (1967), Bohn (1970)
[42] Natelson et al. (1971)

Tabelle 2. *Aminosäurezusammensetzung der Gerinnungsfaktoren (nach Mammen, 1971)*

Faktor	Fibrinogen[1]	I-4[1]	I-8[1]	Prothrombin[4]	Prethrombin[5]	3,7 S Thrombin[5]	3,2 S Thrombin[6]	VII[7]	IX[8]	X[4]	Xa[4]	V[9]	XII[10]	XIII[11]
Herkunft	Rind	Mensch		Rind										Mensch
Bezugspunkt	Mol/100000 g			Aminosäure bezogen auf Methionin										Aminosäurereste auf 100 Aminosäuren
Aminosäure														
APS	104,1	93,3	100,4	9,0	9,0	7,0	5,3	15,0	7,7	7,8	7,0	7,4	9,0	10,4
Ser	61,3	75,1	61,8	6,2	5,0	3,5	3,7	9,6	3,5	5,5	4,3	6,6	11,0	7,2
Thr	56,0	56,5	49,7	5,0	4,0	3,2	2,7	6,9	2,7	4,5	3,7	5,0	14,0	7,2
Glu	94,4	92,8	89,6	12,8	10,0	7,2	6,7	15,1	8,0	10,2	7,3	9,2	10,0	12,7
Pro	41,3	40,6	38,1	5,0	5,2	3,5	3,0	7,5	4,0	4,3	3,3	5,6	7,0	5,7
Gly	81,0	83,9	74,1	8,3	7,2	5,2	5,0	12,1	6,2	6,7	5,0	5,8	8,0	7,9
Ala	37,5	44,0	41,3	6,0	5,0	3,0	3,0	9,3	4,5	5,3	3,7	4,4	6,0	4,1
Cys (halb)	22,0	19,9	16,6	2,0	2,0	1,5	2,0	5,0	1,0	3,2	2,7	2,3	3,0	—
Val	41,2	34,7	38,0	6,2	5,2	4,0	2,7	8,1	4,2	4,7	4,3	4,5	11,0	7,5
Met	15,5	18,9	17,8	1,0	1,0	1,0	1,0	1,0	1,0	1,0	1,0	1,0	1,0	2,0
Ile	34,4	29,8	29,6	3,3	2,7	2,7	2,7	2,6	2,2	2,3	2,0	3,2	3,0	4,8
Leu	47,0	48,6	49,9	7,6	6,7	6,0	5,3	9,5	5,2	5,8	5,0	5,0	8,0	7,3
Tyr	29,6	29,9	28,9	4,2	3,2	2,5	2,3	4,3	1,7	2,7	2,3	2,8	4,0	5,0
Phe	24,6	27,0	24,2	3,8	3,2	2,5	2,7	4,9	2,2	3,8	3,0	2,7	3,0	3,9
Lys	62,1	62,2	60,0	5,8	5,0	4,5	3,7	4,4	4,3	4,0	4,2	—	6,0	6,3
His	16,4	15,8	14,1	1,6	1,5	1,3	1,3	1,9	1,0	1,5	1,3	3,0	2,0	2,5
Arg	44,9	46,4	44,2	8,2	5,8	4,2	4,3	7,7	4,3	3,8	2,7	2,6	4,0	5,5
Try	20,9	19,9	19,6	1,8	2,8	1,5	2,0	1,0	1,5	1,7	1,7	1,4	—	—
Ammonium	87,1	86,1	85,0											
α-Helix	30—34 %		37—40 %	%										
Zucker	Mol/Mol Fibrinogen													
Galaktose	29 M[1]			3,06[12]		2,34[12]		16,8[13]			7[4]		1,95[10]	
Mannose				1,53		1,17							0,20	
Fucose				0,09		0,07							0,87	
Hexosamin	9 M			2,3		2,2	1,15	6,7			3,8			
Neuraminsäure	10 M			4,2		3,9	1,7	1,2					0,37	

spaltung entstandene Fibrinmonomer besitzt nun die zwei endständigen Tyrosinreste der γ-Kette und vier Glycinreste und wird mit $[\alpha, \beta, \gamma]_2$ symbolisiert (Blombäck, 1969). Nicht alle Fibrinogenmoleküle sind gleich. Es besteht eine Mikroheterogenität infolge von Unterschieden in der α-Kette beim Menschen. Bei einem Teil ist das Serin in Stellung 14 phosphoryliert (Peptid AP), bei einem

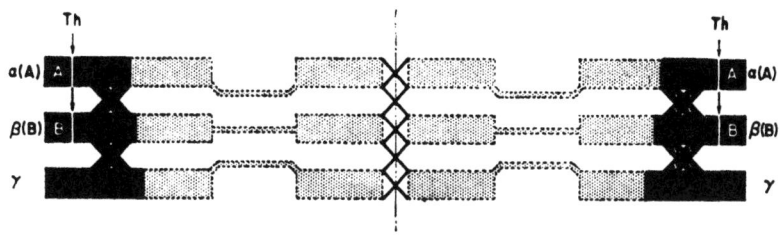

Abb. 2. Schema des Fibrinogenmoleküls und des Disulfitknotens. (Nach Blombäck, 1969). Der Disulfitknoten schwarz gezeichnet, Pfeil mit Th: Stelle des Angriffspunktes des Thrombins, A, B Fibrinpeptide

kleinen Teil fehlt das Alanin 16, so daß Asparagin endständig wird (Peptid AY) (Blombäck, 1966) (Abb. 3). Das Fibrinpeptid A wurde bereits total synthetisiert (Johnson u. May, 1969).

Die drei Peptidketten sind am N-terminalen Ende durch mindestens vier Disulfidbrücken miteinander fest verknüpft (Blombäck, 1969). Dieser Disulfid-

Aminosäuresequenz der Fibrinpeptide des Menschen

Peptid A
  H–Ala–Asp–Ser–Gly–Glu–Gly–Asp–Phe–Leu–Ala–Glu–Gly–Gly–Gly–Val–Arg–OH
Peptid AP $OPO-H_2$
  H–Ala–Asp–Ṡer–Gly–Glu–Gly–Asp–Phe–Leu–Ala–Glu–Gly–Gly–Gly–Val–Arg–OH
Peptid AY
  H–Asp–Ser–Gly–Glu–Gly–Asp–Phe–Leu–Ala–Glu–Gly–Gly–Gly–Val–Arg–OH
Peptid B
  Pyroglu–Gly–Val–AsN–Asp–AsN–Glu–Glu–Gly–Phe–Phe–Phe–Ser–Ala–Arg–OH

Abb. 3. Aminosäuresequenz der Fibrinpeptide A und B. (Nach Blombäck, 1966)

knoten kann durch Cyanogenbromid vom übrigen Molekül abgetrennt werden, hat ein Molekulargewicht von 26000 und enthält bei einem Gewichtsanteil von 15% 36% der Halbcystine. Der α(A)-Kettenrest umfaßt 50 bzw. 49 Aminosäuren, der γ-Kettenrest 78 Aminosäuren, die beide in ihrer Sequenz aufgeklärt sind, während die Sequenz des β(B)-Kettenrestes mit 63 bis 64 Aminosäuren noch nicht bekannt ist. Am Asparagin 52 der γ-Kette hängt eine Kohlenhydratkette aus

---

Fußnoten zu Tabelle 2.
[1] Huseby u. Bang (1971)
[4] Seegers et al. (1969)
[5] Seegers et al. [1967 (2)]
[6] Seegers et al. (1968)
[7] Harmison et al. (1965)
[8] Harmison u. Seegers (1962)
[9] Esnouf u. Jobin (1967)
[10] Mammen u. Grammens (1967)
[11] Bohn (1970)
[12] Schwick u. Schultze (1959)
[13] Gladhaug u. Prydz (1970)

zehn Molekülen. Das Gesamtmolekül enthält noch vier weitere derartige Kohlenhydratseitenketten (Blombäck u. Blombäck, 1969). Über den Aufbau der übrigen Teile des Fibrinogenmoleküls ist noch nichts bekannt.

Das menschliche Fibrinogen ist auch in den reinsten Präparaten abgesehen von der bereits besprochenen Mikroheterogenität nicht völlig homogen. Finlayson u. Mosesson (1963) fanden in chromatographischen Untersuchungen jeweils einen zweiten Peak, der etwa 15% des Fibrinogens enthielt. Diese besser lösliche, als I-8 bezeichnete Fraktion, die mit Thrombin unter Abspaltung von Fibrinpeptid A und B gerinnt, hat ein Molekulargewicht von nur 269000, hat normale α(A)- und β(B)-Ketten, aber zwei verschiedene γ-Ketten und dürfte durch intravitale, intravasale Proteolyse mit Abspaltung eines Polypeptids aus dem eigentlichen Fibrinogen entstanden sein (Finlayson u. Mosesson, 1970; Huseby et al., 1970). Auf weitere molekulare Veränderungen beim proteolytischen Abbau und deren Auswirkungen kann hier nicht eingegangen werden.

Die weitestgehenden Informationen liegen über das bovine Thrombin vor (Magnusson, 1970; Mammen, 1971). Es ist eine Serinprotease wie Chymotrypsin, Trypsin und Elastase mit gleichem aktivem Zentrum, spaltet jedoch sehr spezifisch vier Arginyl-glycyl-Bindungen im Fibrinogen, außerdem eine solche Bindung im Secretin (Mutt et al., 1965) und Pankreozymin (Mutt u. Jorpes, 1968). Das Molekulargewicht für Rinderthrombin wird mit 32000 bis 33700 (Harmison et al., 1961; Murano, 1968), für menschliches mit 26000 bis 35000 (Magnusson, 1970; Lanchantin et al., 1965; Kezdy et al., 1965; Aronson u. Preiss, 1962) angegeben (s. Tabelle 1 u. 2). Die N-terminalen Gruppen sind Thyreonin und Isoleucin, die C-terminalen Arginin und Serin. Demgemäß besteht Thrombin aus zwei Peptidketten. Die α-Kette umfaßt 49 Aminosäuren und ist vollkommen in ihrer Sequenz aufgeklärt: Thr-Ser-Glu-Asn-His-Phe-Glu-Pro-Phe-Phe-Asn-Glu-Lys-Thr-Phe-Gly-Ala-Gly-Glu-Ala-Asp-Cys-Gly-Leu-Arg-Pro-Leu-Phe-Glu-Lys-Lys-Gln-Val-Glx-Asx-Glq-Thr-Gln-Lys-Glu-Leu-Phe-Glu-Ser-Tyr-Ile-Glu-Gly-Arg.

Die β-Kette besteht aus 264 Aminosäuren, trägt das aktive Zentrum und den Kohlenhydratanteil (5 bis 6%) und ist nahezu vollkommen in ihrer Sequenz aufgeklärt: Ile-Val-Glu-Gly-Gln-Asp-Ala-Glu-Val-Gly-Leu-Ser-Pro-Trp-Gln-Val-Met-Leu-Phe-Arg-Lys-Ser-Pro-Gln-Glu-Leu-Leu-Cys-Gly-Ala-Ser-Leu-Ile-Ser-Asp-Arg-Trp-Val-Leu-Thr-Ala-Ala-HIS-Cys-Leu-Leu-Tyr-Pro-Trp, Pro, Asx, Lys, Asn, CBH, Phe)-Thr-Val-Asx-Asx-Leu-Leu-(Val, Glu, Ser, Val, Arg), (Ile-Gly-Lys), His-Ser-Arg-Thr-Arg-Tyr-Glu-Arg-Lys-Val-Glu-Gln-Lys-Ile-Ser-Met-Leu-Asp-Lys-Ile-Tyr-His-Pro-Ile-Arg-Tyr-Asn-Trp-Lys-Glu-Asn-Leu-Asp-Arg-ASP-Ile-Ala-Leu-Leu-Lys, (Ala-Ser-Thr-Arg), (Thr-Thr-Ser-Val-Ala-Glu-Val-Gln-Pro-Ser-Val-Leu), (Gln-Val-Val-Asn-Leu-Pro-Leu), (Val-Glu-Arg-Pro-Val-Cys-Lys), (Val-Ala-Ile-Trp), (Lys-Gly-Arg-Val-Thr-Gly-Trp-Gly-Asn-Arg), (Leu-Leu-His-Ala-Gly-Phe-Lys), Gln-Thr-Ala-Ala-Lys-Leu-Lys-Arg-Pro-Ile-Glu-Leu-Ser-Asp-Tyr-Ile-His-(Cys, Pro, Val, Leu, Pro, Asx)-Lys-Arg-Ile-Arg-Ile-Thr-Asp-Asn-Met-Phe-Cys-Ala-Gly-Tyr-Lys-Pro-Gly-Glu-Gly-Lys-Arg-Gly-ASP-Ala-Cys-Glu-Cys-Glu-Gly-ASP-SER-Gly-Gly-Pro-Phe-Val-Met-Lys-Ser-Pro-Tyr-Asn-Arg-Trp-Tyr-Gln-Met-Gly-Ile-Val-Ser-Trp-GLY-Glu-Gly-Cys-Asp-Arg-Asn-Gly-Lys-Tyr-GLY-Phe-Tyr-Thr-His-Val-Trp-(Arg-Leu-Lys)-Lys-Trp-Ile-Gln-Lys-Val-Ile-Asp-Arg-Leu-Gly-Ser (Magnusson, 1970). Es scheint jedoch nicht der gesamte Peptidanteil für die Funktion erforderlich zu sein, da Seegers et al. (1968) aus 5,7 S-Thrombin durch Rechromatographie ein Rinderthrombin (3,2 S-Thrombin) mit nur 183 Aminosäuren, gleichen N-terminalen Gruppen, 5,02% Kohlenhydrat und nahezu doppelter Aktivität herstellen konnte. Zu völlig abweichenden Ergebnissen kam Laki (1965), der für Thrombin ein Molekulargewicht von 8000 bei 62 Aminosäuren fand. Da diese Einheit nur ein Histidin enthält, zur Funktion aber zwei Histidinmoleküle erforderlich sind, könnte Thrombin nur als Dimer wirksam werden.

Das Prothrombin ist ein Glykoprotein mit 11,5% Kohlenhydraten und besteht nur aus einer Peptidkette von 550 bis 600 Aminosäuren mit N-terminalem Alanin und C-terminalem Tyrosin-Glycin. Es hat bei Mensch und Rind ein Molekulargewicht von 68000 bis 70000 (Magnusson, 1970; Mammen, 1971; Cox u. Hanahan, (1970) (s. Tabelle 1 u. 2). Bei dsr Aktivierung zerfällt das Prothrombin in mehrere Teile, wobei der C-terminale Teil wahrscheinlich die β-Kette des Thrombins bildet, während die α-Kette näher dem N-Terminus lokalisiert sein dürfte. Aus den Zwischenprodukten der Aktivierung konnte ein Fragment isoliert werden, das als Prethrombin bezeichnet wird, bereits zwei Peptidketten aufweist, ein Molekulargewicht von 55000 hat, aber noch keine Thrombinaktivität besitzt. Es kann nur unter Zusatz von Faktor X zu Thrombin aktiviert werden, während für die Aktivierung des Ausgangsproduktes die Zugabe von Faktor X nicht erforderlich ist (Marciniak u. Seegers, 1966; Mammen, 1971). Über das Schicksal der restlichen Anteile des Prothrombinmoleküls gehen die Ansichten auseinander. Zur Diskussion steht, daß es sich hierbei um inaktiven Faktor X (Autoprothrombin III) handeln könnte, weshalb Zugabe von Faktor X bei der Aktivierung des ursprünglichen Prothrombins nicht nötig ist, oder daß ein zweites Thrombinmolekül enthalten sein könnte. Magnusson (1969) glaubt das Vorliegen eines Dimers ausschließen zu können und tendiert zu der ersteren Auffassung; Seegers entwickelt sein Anschauung in umgekehrter Richtung. Es scheint jedoch weitgehend sicher zu sein, daß seine ursprüngliche Anschauung, daß die Faktoren VII, IX und X (Autoprothrombin I, II und III nach Seegers) aus dem Prothrombinmolekül entstehen, nicht mehr haltbar ist. Dafür spricht auch, daß Antisera hergestellt werden können, die nur mit einem dieser Faktoren reagieren (Shapiro, 1968; Josso et al., 1967; Goldstein u. Schindler, 1968; Prydz, 1965).

Prothrombin wird in der Leber in Gegenwart von Vitamin K gebildet. Bei Mangel an Vitamin K oder Wirkung von Dicumarinderivaten wird nur eine inaktive aus der Peptidkette bestehende Vorstufe gebildet, von der ein kleiner Teil auch in die Zirkulation gelangt. Vitamin K bewirkt die Vereinigung der Peptidkette mit dem Kohlenhydratanteil zum Glucoproteid (Johnson et al., 1971; Hill et al., 1968; Pereira u. Couri, 1971; Ranhotra u. Johnson, 1970; Suttie, 1970). Diese kann durch Staphylocoagulase schnell, durch Prothrombinase nur sehr langsam zu Thrombin aktiviert werden (Josso et al., 1970, 1971).

Über die übrigen Vitamin K-abhängigen Gerinnungsfaktoren (VII, IX, X) liegen viel weniger Informationen vor (s. Tabelle 1 u. 2). Man weiß, daß der Faktor VII im Plasma mit Molekulargewicht von etwa 55000 größer ist als der Faktor VII im Serum (44700 bis 34300 und daß er aus zwei Peptidketten besteht (Högenauer et al., 1968). Faktor IX wurde aus menschlichem Plasma wohl zu therapeutischen Zwecken ausreichend gereinigt, aber nicht so weit, daß er physikochemisch chrakterisiert werden könnte. Er soll ein Molekulargewicht von 116000 haben (Natelson et al., 1971). Es liegen nur wenige Angaben über das aus Prothrombinpräparaten gewonnene Autoprothrombin II vor (Tabelle 1). Der inaktive Faktor X ist etwa doppelt so groß (Molekulargewicht 52000 bis 87000) als der aktive Faktor Xa (Molekulargewicht 21500 bis 36000) (s. Tabelle 1 u. 2). Faktor X besteht ebenfalls aus zwei Peptidketten mit Glycin und Serin als C- und N-terminale Gruppen (Högenauer et al., 1968). Die Fingerprints von Faktor VII und Faktor X sind ziemlich ähnlich (Högenauer et al., 1968), während die Fingerprints von Faktor II und X sehr verschieden sind (Aronson et al., 1969). Faktor Xa ist eine Protease, in deren aktivem Zentrum kein Serin enthalten ist. Auch von Faktor VII (Goodnight et al., 1971), Faktor IX (Lechner, 1971, 1972; Veltkamp et al., 1971) und Faktor X (Gaudernack u. Prydz, 1971; Prydz u. Gladhaug, 1971) werden bei Vitamin K-Mangel Vorstufen gebildet, die auch in kleinen Mengen in die Zirkulation gelangen. Bei Fehlen von Vitamin K entsteht ein abnormer Faktor X, der durch den Komplex VIII-IX-Calciumphospholipid oder durch VII a zu einer inaktiven Prothrombinase aktiviert wird und das Faktor X-Reaktionssystem stark, das System zur Faktor V- und VII-Bestimmung schwach hemmt (Hemker, 1963, 1968; Veltkamp et al., 1971). Dieses Material wird als PIVKA (*P*rotein *I*nduced by *V*itamin *K* *A*bsence) bezeichnet. Nach Veltkamp et al. (1971) ist es mit der von ihnen als gemeinsam für die Faktoren II, VII, IX und X angenommenen Vorstufe identisch.

Nur wenige sichere Angaben liegen über den molekularen Aufbau der Faktoren V, VIII und XII vor, wobei die Ergebnisse der Einzelarbeiten weit auseinandergehen, so daß man in Frage stellen muß, ob die Autoren tatsächlich identische Plasmafraktionen in den Händen hatten (Tabelle 1 u. 2). Die Angaben über das Molekulargewicht von Faktor V liegen zwischen 97000 (Aoki et al., 1963) und 290000 (Esnouf u. Jobin, 1965, 1967), was möglicherweise auf der Bildung von Oligomeren einer Subeinheit beruht, die von Philip et al., (1970) mit Molekulargewicht von 38000 bestimmt wurde. Aber auch die Aminosäureanalysen (Aoki et al., 1963; Esnouf u. Jobin, 1967) gehen stark auseinander. Bei Faktor VIII schwanken die Angaben über das Molekulargewicht zwischen 196000 (Shulman et al., 1960; Aronson et al., 1962) und mehreren Millionen (Casillas et al., 1971; Ratnoff et al., 1969). Von Faktor XII liegen detaillierte Untersuchungen mit sehr diskrepanten Ergebnissen vor (Schoenmakers et al., 1965; Speer et al., 1965; Mammen et al., 1970; Grammens et al., 1970). Auch besteht keine einheitliche Ansicht darüber, ob Faktor XII eine Esteraseaktivität besitzt.

Genauere Angaben liegen über Faktor XIII vor (Tabelle 1 u. 2), der ein Molekulargewicht von etwa 300000 bis 350000 aufweist und nach Loewy et al. (1961) aus drei gleichgroßen, nach Schwick et al. und Bohn (1967, 1970) aus zwei ungleich großen Untereinheiten besteht. Er unterscheidet sich hinsichtlich Amino- und Kohlenhydratzusammensetzung sowie des Molekulargewichtes stark von Faktor XIII aus Plättchen, obwohl der wirksame Anteil beider Faktoren gleich sein dürfte, da sie eine gemeinsame antigene Determinante aufweisen. Nach Schwartz et al. (1971) besteht Faktor XIII aus zwei Untereinheiten mit einem Molekulargewicht von ungefähr 81000. Die α-Kette ist dem Plasma und Thrombocytenfaktor gemeinsam, reagiert mit Thrombin und enthält kein Kohlenhydrat, die β-Kette findet sich nur im Plasmafaktor, enthält Kohlenhydrate und reagiert nicht mit Thrombin.

Das für den Gerinnungsablauf erforderliche Phospholipid stammt im endogenen System aus den Thrombocyten (Thrombocytenfaktor 3) und im exogenen System aus dem Gewebe. Die Gewebethrombokinase ist ein Riesenmolekülkomplex, dessen Molekulargewicht im Falle der Lungenthrombokinase von Chargaff et al. (1944) mit 167000000 angenommen wurde. Deutsch et al. (1964) haben die Hirnthrombokinase in einen Lipidanteil und einen Eiweißanteil zerlegt und konnten diesen rekombinieren, was von Hvatum u. Prydz (1966, 1968), Nemerson (1968); Hecht u. Wijngaards (1968) bestätigt wurde. Der Lipidanteil enthält Phosphatidyläthanolamin, Phosphatidylserin, Phosphatidylcholin, Sphingomyelin, Lysophosphatityläthanolamin, der Eiweißanteil Arginin, Lysin, Asparaginsäure, Glutaminsäure, Serin, Glycin, Cystin, Threonin, Alanin, Histidin, Prolin, Tyrosin, Valin, Leucin und Phenylalanin. Sein Molekulargewicht wurde von Hvatum u. Prydz (1968) mit 50000 angegeben. Der Phospholipidanteil allein ist im exogenen System unwirksam und vermag nur im endogenen System eine Wirkung zu entfalten, die jener des Plättchenextraktes analog ist. Für die charakteristische Gewebethrombokinasewirkung im exogenen System ist die Kombination mit dem

Eiweißanteil erforderlich. Dieser konnte bisher durch kein anderes Eiweiß ersetzt werden und ist für die Speciesspezifität der Thrombokinase verantwortlich. Die Funktion des Phospholipidanteiles wird wesentlich von der Länge der Fettsäureketten beeinflußt und erfordert das Vorhandensein ungesättigter Bindungen in diesen (Deutsch u. Kain, 1958).

Im endogenen System wirkt das Phospholipidmicell des Thrombocytenfaktors 3, das durch ein Micell aus mindestens zwei verschiedenen Phospholipiden ersetzt werden kann (Diskussion bei Mammen, 1971).

Die Gerinnung kann über das endogene oder das exogene System aktiviert werden (Abb. 4). Im endogenen System wird Faktor XII an benetzbare Oberflächen — in vitro an Glas oder Adsorbentien, in vivo an Kollagen (Wilner et al., 1968), Elastin (Niewiarowski et al., 1965), Phospholipide aus Thrombocyten oder Erythrocyten (Mammen, 1971) — adsorbiert, wobei sich das Molekül entfaltet, hydrophobe Bindungen (Vroman, 1968) oder ein aktives Zentrum eines Fermentes

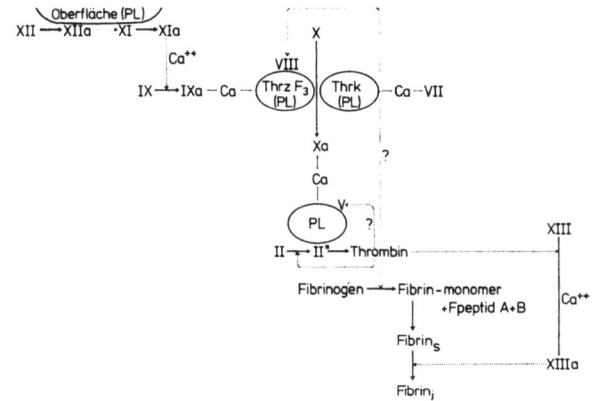

Abb. 4. Gerinnungsschema. PL: Phospholipid, Thrz F_3: Thrombocytenfaktor 3, Thrk: Thrombokinase, II*: Prethrombin, F Peptid = Fibrinpeptid, Fibrin$_s$: Lösliches Fibrin, Fibrin$_i$: Unlösliches Fibrin

freigelegt werden, welche letztere Annahme jetzt wieder eher in Frage gestellt wird. Faktor XI wird auf Grund seiner hydrophoben Bindungen dazuadsorbiert, so daß ein Komplex Oberfläche (Phospholipid)—Faktor XIIa—Faktor XI entsteht, von dem Faktor XIa, eine Serinprotease, abgegeben wird, die in Gegenwart von Calcium Faktor IX aktiviert (Ratnoff u. Davie, 1962). Diese Reaktion kann durch DFP oder Heparin gehemmt werden. Der endgültige Beweis für diese Hypothese steht noch aus, da die Faktoren XIa, IX und IXa bisher nicht in entsprechender Weise isoliert worden sind.

Im nächsten Schritt wird Faktor IXa über Calcium an ein Phospholipidmicell (Thrombocytenfaktor 3) gebunden. Faktor VIII, der wahrscheinlich vorher durch Thrombin aktiviert wird (Østerrud u. Rapaport, 1970, 1971), wird daneben adsorbiert (Houghie et al., 1967; Barton, 1967; Hemker u. Kahn, 1969; Kahn, 1969). Dieser Komplex hat proteolytische Aktivität und aktiviert Faktor X, dessen Molekül auf etwa die Hälfte verkleinert wird und gleichzeitig proteolytische Aktivität erwirbt, die nicht durch FDP, aber durch SBTI gehemmt werden kann.

Im exogenen System wird Faktor VII über Calcium an Gewebethrombokinase adsorbiert. Hierbei scheint ein kleiner Teil des Faktor VII-Moleküls abgesprengt zu werden, da Serumfaktor VII kleiner als Plasmafaktor VII ist. Dieser Komplex aktiviert ebenfalls Faktor X (Nemerson, 1966, 1968; Barton, 1967).

Auch der letzte Schritt der Thrombinbildung erfolgt an der Oberfläche eines Phospholipidmicells, an das Faktor Xa über Calcium, Faktor V und Prothrombin direkt angelagert sind (Hanahan et al., 1969). Wahrscheinlich wird das Prothrombin vorher durch Thrombin, dessen autokatalytische Wirkung in dieser Reaktion schon lange bekannt ist, durch Spaltung zweier Peptidbindungen in der einen Peptidkette des Prothrombins in Prethrombin umgewandelt, das mit Thrombin bereits die zwei Peptidketten und einen N-terminalen Threoninrest gemeinsam hat (Murano, 1968; Seegers et al., 1967). Ob Faktor V vorher durch Thrombin aktiviert werden muß und welche Aufgabe er bei dieser Reaktion überhaupt hat, ist noch unklar (Barton u. Hanahan, 1967; Colman, 1969; Kahn, 1969) (Literatur und Kritik bei Mammen, 1971).

Thrombin spaltet per Mol Fibrinogen 2 Mol Fibrinpeptid A und etwas langsamer 2 Mol Fibrinpeptid B ab. Die so entstandenen Fibrinmonomere lagern sich mit teilweise seitlicher Überlagerung zum Fibrinpolymer aneinander (Bang, 1963). In Abhängigkeit vom pH kann allerdings auch eine End-zu-End oder Seit-zu-Seit-Aggregation erfolgen. Dieses in Harnstoff lösliche Gerinnsel wird durch den als Transglutaminase wirkenden aktivierten Faktor XIII quervernetzt, wobei unter Austritt von je einem Mol NH_3 eine feste Bindung zwischen einer ε-Aminogruppe eines Lysins eines Fibrinmonomers und einer Glutaminsäure eines anderen Fibrinmonomers entsteht. An der Quervernetzung beteiligen sich nur die α- und γ-Ketten des Fibrins und es entstehen etwa 2 Mol ε-(γ-Glutamyl)-lysinbindungen per Mol Fibrin (Pisano et al., 1970; Lorand, 1970). Bevor Faktor XIII wirksam wird, muß er durch Thrombin und Calcium aktiviert werden, wobei ein Peptid mit Molekulargewicht 100000 abgespalten wird (Bohn, 1970; Schwick et al., 1967).

Während bisher angenommen wurde, daß die Coagulopathien ausschließlich durch Verminderung oder Fehlen des betroffenen Gerinnungsfaktors bedingt sind, konnte mit Hilfe immunologischer Methoden gezeigt werden, daß zumindest beieinem Teil der Fälle ein abnormer, biologisch wenig oder nicht wirksamer Gerinnungsfaktor vorliegt, der aber mit dem normalen noch seine antigenen Determinanten gemeinsam hat. Es muß einstweilen dahingestellt bleiben, ob bei der ersten Gruppe der Gerinnungsfaktor wirklich fehlt oder nur so schwer verändert ist, daß er sich auch dem immunologischen Nachweis entzieht. Man muß annehmen, daß für den ersten Mechanismus eine Mutation des Operatorgens oder das Auftreten eines Depressors verantwortlich ist, während der zweite Mechanismus auf einer Mutation eines Strukturgens beruhen dürfte, also ein ähnliches Verhalten wie es bei Thalassämie einerseits und Hämoglobinopathien andererseits gefunden wird.

Die einfachste Situation besteht bei der Hämophilie A, bei der etwa 10% der Patienten einen inaktiven Faktor VIII besitzen (Hämophilie A+), der mit einem vom Patienten mit Hemmkörperhämophilie gebildeten Antikörper nachweisbar ist (Hoyer u. Breckenridge, 1968, 1970; Denson et al., 1969; Feinstein et al., 1969; Larrieu u. Meyer, 1971). Autoren, die bei Tieren hergestellte Antihuman-Faktor VIII-Seren verwenden, finden ein positives Ergebnis in allen Fällen (Zimmerman et al., 1970; Bennett u. Huehns, 1970). Unklar ist in genetischer Hinsicht, wieso A+- und A−-Fälle in derselben Familie gefunden werden konnten (Denson et al., 1969; Larrieu u. Meyer, 1971). Bei der Hämophilie B finden sich mit 20% B+-Fälle häufiger (Roberts et al., 1968; Larrieu u. Meyer, 1971; Pfueller et al., 1969; Denson, 1971). Kreuzreagierendes Material konnte Lechner auch bei Patienten mit Dicumarinbehandlung und Vitamin K-Mangel finden, während bei Patienten mit schweren Leberparenchymschäden und unter Asparaginasetherapie die biologisch und immunologisch bestimmte Aktivität gut übereinstimmten. Das kreuzreagierende Material konnte bei Hämophilie A+ (Hoyer u. Breckenridge, 1970) und bei Hämophilie B+ (Somer u. Castaldi, 1970) aus derselben Fraktion wie der normale Faktor isoliert werden. Bei der Hämophilie B wird außerdem eine Variante gefunden, bei der das abnorme Faktor IX-Molekül das exogene Gerinnungssystem hemmt, wenn eine Rinderhirnthrombokinase verwendet wird (Hämophilie B_M Hougie u. Twomey, 1967; Denson, 1971; Josso et al., 1971). Larrieu u. Meyer (1971) beobachteten auch bei Fällen mit Hämophilie B+ eine Verlängerung der Gerinnung im exogenen System.

Als Prothrombin Barcelona wird eine Prothrombinvariante bezeichnet, welche mit Thrombokinase nur außerordentlich langsam (in 6 Std), mit Staphylocoagulase jedoch normal aktiviert werden kann. Es verhält sich im Ouchterlony-Test wie normales Prothrombin, wandert aber stärker anodisch (Josso et al., 1971). Prothrombin Cardezza kann biologisch nicht aktiviert werden, wandert elektrophoretisch wie normales Prothrombin, wurde jedoch mit Staphylocoagulase nicht getestet. Diese Patienten hatten neben dem pathologischen Prothrombinmolekül noch eine kleine Menge normales (Shapiro et al., 1969). Bei Faktor VII-Mangel

Tabelle 3. *Familien mit Faktor X-Mangel*

	Faktor X-Aktivierung			Faktor X-Antikörper-Neutralisationstest
	endogen	exogen	Russels Viperngift	
Rufus St.	P	P	P	—
M. M.	P	P	P	—
G. S.	P	(P)	(P)	—
L. S.	P	P	P	—
Prower	P	P	P	+ + +
R. E. D.	(P)	P	(P)	+
D. E. C.	P	P	N	+ + +
M. P.	P	P	N	+ + +
M. Giu	P	P	N	+ + +
F. G.	P	P	N	+ + +

N = normal, P = abnorm, (P) = gering abnorm.

konnte ebenfalls eine Familie mit kreuzreagierendem Material beobachtet werden (Goodnight et al., 1971). Beim Faktor X-Mangel, früher auch unter der Bezeichnung Stuart-Prower-Faktormangel bekannt, findet sich ein weitergehender Polymorphismus der Faktor X-Moleküle, wenn das Verhalten in den drei Systemen, in denen Faktor X aktiviert werden kann (endogenes System, exogenes System, artifizielles System mit Russell-Viperngift) berücksichtigt wird. In der Familie Stuart besteht ein echter Faktor X-Mangel mit gestörter Aktivierung in allen drei Systemen (Tabelle 3). Bei einem Patienten mit echtem Faktor X-Mangel war die Störung nicht in allen Systemen gleich schwer (Tabelle 3, Fall 4). Bei Patient Prower ist die Aktivierung ebenfalls in allen drei Systemen gestört, aber es ist eine normale Menge des inaktiven Faktor X-Moleküls immunologisch nachweisbar. In zwei weiteren Familien mit inaktivem Faktor X erfolgt die Aktivierung durch Russell-Viperngift normal (Faktor X-Friuli) (Denson et al., 1970; Girolami et al., 1970, 1971). Shapiro et al. (1970) beschreiben eine doppelte Heterozygotie für Verminderung und immunologisch nachweisbaren, inaktiven Faktor X. Unter Anticoagulantienbehandlung und bei Vitamin K-Mangel konnte mit Prothrombin kreuzreagierendes, Calcium nicht bindendes Material neben normalem (Ganrot u. Nilehn, 1968) nachgewiesen werden, das sich wie Prothrombin Barcelona verhielt (Josso et al., 1970), ferner mit Faktor VII kreuzreagierendes Material (Goodnight et al., 1971) sowie mit Faktor X kreuzreagierendes Material gefunden werden.

Tabelle 4.

Fibronogen	Dettori Parma (1960)	Ménaché Paris I (1963)	Hasselblach Vancouver (1963)	Beck Baltimore (1964)	Felten Zürich I (1965/66)	Mammen Detroit (1968)	Forman Cleveland (1968)	Sherman (1968)	Samama Paris II (1969)
Gerinnungszeit	∞	11—14′	⊥	p	⊥	26′	18′	n	⊥
Recurrenszeit	3¹/-′	⊥	–	–	⊥	⟩10′	–	–	–
Quick	p	p	69%	p	p	∞	p	p	p
Fibrinogen Claus (mg-%)	–	0	–	35	50	0	332	178	90
Hitze	–	–	–	~100	400	–	297	–	270
Biuret	–	–	–	–	250	–	–	–	–
Immun.	–	–	–	180	–	960	–	–	300
chem.	60	–	78	100	400	300	–	–	270
Thrombinzeit	∞	∞	p	p	p	∞	p	p	p
Ca¹)	–	+	–	±	+	–	±	–	±
Reptilasezeit	–	∞	–	p	p	–	p	–	p
Faktor XIII	–	⊥	–	⊥	⊥	⊥	⊥	⊥	⊥
Fibrinolyse	⊥	–	–	⊥	⊥	⊥	⊥	⊥	⊥
Retraktion	–	–	p	⊥	⊥	+	+	–	–
Hemmung	nein	+–++	nein	nein	±	+	+	+	+
TEG	r ∞	r ∞	–	m_a ↓	r ⊥ m_a ⊥	r↗ k↗ m_a	r, k m_ap	–	m_a ↓
Immunelektr.	–	p	weniger kath.	abweichend	⊥	schneller	kathod.	N	N
DEAE Zellulose	–	–	–	verspätet	–	–	–	n	±
Veränderung	–	N-term. Tyr:Gey = 1,78	–	polym. $S_{20,w}$↗	–	polym. α19 Arg–Ser	polym.	polym.	polym.
F-Peptide	–	–	–	⊥	–	⊥	⊥	–	⊥
Kohlenhydrate	–	p	–	p	–	p	–	–	–
Häm. Diath.	++	neg.	++	mild	neg.	++	neg.	–	neg.
Thrombose	–	–	–	venös	–	–	–	–	–

– nicht untersucht, + vorhanden, p pathologisch, N normal, ¹ + normalisiert, ± teilweise

Dieses soll nach Hemker (1970) und Veltkamp et al. (1971) durch Bildung eines inaktiven Faktor Xa (inaktive Prothrombinase) die Prothrombinaktivierung zumindest in verschiedenen Testsystemen hemmen. Der exakte Beweis für die Identität mit den Prothrombinvorstufen ist nicht erbracht.

Bei Faktor XIII-Mangel wird kreuzreagierendes Material bei allen diesbezüglich untersuchten Fällen nachgewiesen (Duckert, 1969; Aguercif et al., 1971).

Der weitestgehende Polymorphismus findet sich beim Fibrinogen. Dementsprechend sind die klinische Symptomatologie und die Laboratoriumsbefunde der Dysfibrinogenämie sehr unterschiedlich: Symptomlos bis schwere hämorrhagische Diathese, normale Gerinnungszeit bis Ungerinnbarkeit des Blutes. Bei immunologisch bestimmten normalem Fibrinogenspiegel liefern Gerinnungsmethoden viel zu niedrige Werte. Im Immundiffusionstest zeigen die Fibrinogenvarianten Antigengleichheit mit normalem Fibrinogen. In der Immunelektrophorese wandern Fibrinogen Baltimore, Paris I, Detroit und Vancouver mit veränderter

Dysfibrinogenämien

Fantl, (1969)	Funk, Zürich II (1970)	Hampton, Oklahoma (1970)	Ulutin, Istanbul (1970)	Streiff, Nancy (1971)	Soria, Metz (1971)	Troyes (1971)	Winkelmann, Wiesbaden (1971)	Kreuse, Gießen (1971)	Tamsweg (1972)
⊥	–	n	–	⊥	p	⊥	–	–	⊥
⊥	–	–	–	–	–	–	–	–	⊥
⊥	p	–	p	(p)	p	(p)	p	p	p
85	p	195	0	270	0	55	p	45	73
–	⊥	–	230	–	250	250	n	–	–
–	⊥	–	–	290	300	240	n	215	128
–	⊥	65	–	380	0	210	p	140	–
p	p	n	∞	p	∞	p	∞	p	p
–	–	–	–	+	neg.	±	–	+	neg.
⊥	⊥	p	–	p	∞	p	∞	p	p
–	–	50%	–	⊥	⊥	⊥	⊥	⊥	⊥
–↗	–	–	–	⊥	⊥	⊥	⊥	⊥	⊥ Abriß
–	–	+	–	p	p	⊥	–	–	⊥
±	+	–	–	+	neg.	neg.	++	–	⊥
–	–	–	–	⊥	p	n	p	m_a↖r, k↗	±↗m_a ↗
N	n	n	–	anodisch	kathod.	⊥	n	p	⊥
–	–	–	–	p	–	–	–	–	–
–	polym.	Fingerprints p 4 Ketten	–	polym.	Peptid A nicht gesp.	polym.	polym. p(A) p?	–	polym.
⊥	–	–	–	⊥	⊥	–	–	–	–
–	–	–	–	p	–	–	–	–	–
neg.	neg.	++	–	neg.	+	neg.	+ Thromb.	±	+
–	–	–	–	–	–	–	–	–	–

normalisiert.

Geschwindigkeit anodisch, Fibrinogen Cleveland kathodisch. Fibrinogen Detroit und Cleveland zeigen zwei Fraktionen. Die Elution von DEAE-Säule erfolgt bei Fibrinogen Baltimore, Paris II und Nancy verzögert, bei Fibrinogen Baltimore wurde auch eine etwas höhere Sedimentationskonstante gefunden (Mosesson u. Beck, 1969). Bei Anfertigung von Fingerprints von Fibrinogen Detroit fehlte der Peptidfleck 9, der Peptidfleck 7 wies eine andere Färbung auf. Schließlich wurde gefunden, daß in der α(A)-Kette an Stelle 19 vom N-terminalen Ende ein Arginin durch eine Serin ersetzt ist. Bei Fibrinogen Paris I ist das Verhältnis der Endgruppen Tyrosin zu Glycin mit 1,78 vom Normalwert von 2,02 signifikant verschieden. Eine veränderte Zusammensetzung des Kohlenhydratanteiles konnte bei Fibrinogen Baltimore, Paris I, Detroit und Nancy nachgewiesen werden (Mester, 1970). Die Struktur der entstehenden Fibringerinnsel wurde häufig abnorm gefunden. Das aus Fibrinogen Tamsweg entstandene Gerinnsel löst sich im Thrombelastographen auf, obwohl keine fibrinolytische Aktivität in der Probe nachweisbar ist. Sofern entsprechende Untersuchungen durchgeführt wurden, fand man eine normale Abspaltung und Zusammensetzung der Fibrinpeptide, aber eine Störung der Polymerisation der Fibrinmonomere. Nur bei Fibrinogen Metz wurde Peptid A verzögert freigesetzt. Fibrinogen Zürich I, Paris I, Detroit, Cleveland, Paris II, Wiesbaden und Nancy hemmen die Gerinnung von Normalplasmen, wobei es bisher nicht gelungen ist, den genauen Angriffspunkt zu lokalisieren (Fibrinogen Baltimore: Beck et al., 9965; Zürich I: Felten et al., 1965; Cleveland: Forman et al., 1968; Zürich II: Funk et al., 1970; Oklahoma: Hampton u. Morton, 1970; Pavia: Imperator et Dettori, 1960; Tamsweg: Lechner, 1972; Detroit: Mammen et al., 1969; Paris I: Ménaché, 1963, 1970; Paris II: Samama et al., 1969; Troyes, Metz: Soria et al., 1971, 1972; Nancy: Streiff et al., 1971; Istanbul: Ulutin, 1970; Wiesbaden: Winckelmann et al., 1971 sowie Fantl, 1969).

Weitere Untersuchungen werden erforderlich sein, um zu zeigen, welche dieser Fibrinogenvarianten miteinander identisch sind und worin die molekularen Unterschiede bestehen.

Künzer nimmt an, daß es analog zum Hämoglobin auch ein fetales Fibrinogen gibt. Dieses soll schneller gerinnen, drei abweichend wandernde Peptidflecke in den Fingerprints aufweisen (25, 26, 27) und mehr Phosphor bei normalem Kohlenhydratanteil enthalten (Künzer, 1961; Witt et al., 1968; Witt u. Müller, 1970). Diese Befunde konnten von anderen nicht bestätigt (Felten u. Straub, 1969), aber auch nicht widerlegt werden (Gmür et al., 1970). Von diesen Autoren wird das abweichende Verhalten der Gerinnung von Nabelschnurvenenblut auf das Vorhandensein von Fibrinabbauprodukten zurückgeführt, womit man aber kaum eine schnellere Gerinnung erklären kann.

Trotz der Vielfalt der bereits vorliegenden Ergebnisse stehen wir mit der molekularbiologischen Forschung in der Blutgerinnung erst am Anfang. Viel Arbeit wird erforderlich sein, um tiefer in die Geheimnisse der Moleküle der Gerinnungsfaktoren einzudringen.

Literatur

Aguercif, M., Nigg, O. M., Lopez, J. M., Bouvier, C. A.: Nouv. Rev. franç. Hémat. 11, 841 (1971). — Aoki, N., Harmison, Ch. R., Seegers, W. H.: Canad. J. Biochem. Physiol. 41, 2409 (1963). — Aronson, D. L., Mustafa, A. J., Mushinski, J. F.: Biochim. biophys. Acta (Amst.) 188, 25 (1969). — Aronson, D. L., Preiss, J. W.: Radiat. Res. 16, 138 (1962). — Aronson, D. L., Preiss, J. W., Mosesson, M. W.: Thrombos. Diathes. haemorrh. (Stuttg.) 8, 270 (1962). — Bang, N. U.: Thrombos. Diathes. haemorrh. (Stuttg.) 13, 73 (1964). — Bang, N. U., Beller, F. K., Deutsch, E., Mammen, E. F.: Thrombosis and bleeding disorders. Stuttgart: Thieme 1971. — Barton, P. G.: Nature (Lond.) 215, 1508 (1967). — Barton, P. G., Hanahan, D. J.: Biochim. biophys. Acta (Amst.) 133, 506 (1967). — Beck, E. A., Charache, P., Jackson, D. P.: Nature (Lond.) 208, 143 (1965). — Bennett, E., Huehns, E. R.: Lancet 1970 II, 956. — Blombäck, B.: Thrombos. Diathes. haemorrh. (Stuttg.) Suppl. 20, 201 (1966); Suppl. 35, 161 (1969); — Brit. J. Haemat. 17, 145 (1969). — Blombäck, B., Blombäck, M.: The formation of the fibrin clot from fibrinogen. In: Hemker, H. C., Loeliger, E. A., Veltkamp, J. J. (Eds.): Human blood coagulation, p. 7. Leiden: Univ. Press 1969. — Bohn, H.: Thrombos. Diathes. haemorrh. (Stuttg.) 23, 455 (1970). — Capet-Antonini, F., Guinand, S.: Zit. nach Bang et al. (1971). — Casillas, G., Simonetti, C., Pavlovsky, A.: Purification and some properties of highly purified bovine factor VIII, p. 8. II. Congr. internat. Soc. on Thromb. a. Haem., Oslo 1971. — Chargaff, E., Bendich, A., Cohen, S. S.: J. biol. Chem. 156, 161 (1944). — Colman, R. W.: Biochemistry 8, 1438 (1969). — Cox, C. A., Hanahan, D. J.: Biochim. biophys. Acta (Amst.) 207, 49 (1970). — Denson, K. W. E.: Thrombos. Diathes. haemorrh. (Stuttg.) Suppl. 43, 19 (1971). — Denson, K. W. E., Biggs, R., Haddon, M. E., Borrett, R., Cobb, K.: Brit. J. Haemat. 17, 163 (1969). — Denson, K. W. E., Lurie, A., de Cataldo, F., Mannucci, P. M.: Brit. J. Haemat. 18, 317 (1970). — Deutsch, E., Irsigler, K., Lomoschitz, H.: Thrombos. Diathes. haemorrh. (Stuttg.) 12, 12 (1964). — Deutsch, E., Wawersich, E., Franke, G.: The relation of different platelet factors to brain thromboplastin, p. 477. Proc. 6th Congr. Internat. Soc. Haemat. 1956. — Donaldson, V. H., Ratnoff, O. D.: Science 150, 754 (1965). — Duckert, F.: Thrombos. Diathes. haemorrh. (Stuttg.) Suppl. 34, 11 (1969). — Esnouf, M. P., Jobin, F.: Biochem. J. 102, 660 (1967). — Esnouf, M. P., Williams, W. J.: Biochem. J. 84, 62 (1962). — Fantl, P.: Austral. Ann. Med. 18, 43 (1969). — Feinstein, D., Chong, M. N. V., Kasper, C. K.,

Rapaport, S. I.: Science **163**, 1071 (1969). — Felten, A., Duckert, F., Frick, P.: Schweiz. med. Wschr. **95**, 1453 (1965). — von Felten, A., Straub, P. W.: Thrombos. Diathes. haemorrh. (Stuttg.) **22**, 273 (1969). — Finlayson, J. S., Mosesson, M. W.: Vox Sang. (Basel) **8**, 108 (1963); — Studies on the peptide structure of chromatographically separable human fibrinogens, p. 312. XIII. Congr. Hematol., München 1970. — Forman, W. B., Ratnoff, O. D., Boyer, M. H.: J. Lab. clin. Med. **72**, 455 (1968). — Funk, C., Stocker, K., Straub, P. W.: Reptilase in diagnosis and evaluation of dysfibrinogenemias with observations in a new fibrinogen variant. p. 13. XIII. Int. Congr. Hematol. München 1970. — Ga nrot, P. N., Nilehn, J. E.: Scand. J. clin. Lab. Invest. **22**, 23 (1968). — Gaudernack, G., Prydz, H.: A study of the action of warfarin in the monkey (M. Mulatta), p. 20. II. Congr. Internat. Soc. on Thromb. a Haem., Oslo 1971. — Girolami, A., Lazzarin, M., Scarpa, R., Brunetti, A.: Blood **37**, 534 (1971). — Girolami, A., Molaro, G., Lazzarini, M., Scarpa, R., Brunetti, A.: Brit. J. Haemat. **19**, 179 (1970). — Gladhaug, A., Prydz, H.: Biochim. biophys. Acta (Amst.) **215**, 105 (1970). — Gmür, J. P., von Felten, A., Straub, P. W.: Thrombos. Diathes. haemorrh. (Stuttg.) **23**, 347 (1970). — Goldstein, R., Schindler, G.: Immunochemical differentiation of Factors II, IX and X, p. 11. XII. Congr. Int. Soc. Hemat. New York 1968. — Goodnight, S. H., Feinstein, D. I., Osterud, B., Rapaport, S.: Blood **38**, 1 (1971). — Grammens, G. L., Prasad, A. S., Mammen, E. F.: Physicochemical properties of bovine Hageman factor, p. 368. XIII. Int. Congr. Hematol. München 1970. — Hall, C. E., Slayter, H. S.: J. biophys. biochem. Cytol. **5**, 11 (1959). — Hampton, J. W., Morton, R. O.: Fibrinogen Oklahoma. Recharacterization of a familial bleeding diathesis, p. 313. XIII. Int. Congr. Hematol. München 1970. — Hanahan, D. J., Barton, P. G., Cox, A.: The interaction of prothrombin and factors V and X with phospholipids and calcium ions. In: Hemker, H. C., Loeliger, E. A., Veltkamp, J. J. (Eds.): Human blood coagulation, p. 24. Leiden: Univ. Press 1969. — Harmison, Ch. R., Landaburu, R. H., Seegers, W. H.: J. biol. Chem. **236**, 1693 (1961). — Harmison, Ch. R., Schroer, H., Seegers, W. H.: Thrombos. Diathes. haemorrh. (Stuttg.) **13**, 587 (1965). — Harmison, Ch. R., Seegers, W. H.: J. biol. Chem. **237**, 3074 (1962). — Hecht, E., Wijngaards, G.: Thrombos. Diathes. haemorrh. (Stuttg.) **21**, 546 (1969). — Hemker, H. C.: Nouv. Rev. franç. Hémat. **10**, 645 (1970). — Hemker, H. C., Kahn, M. J. P., Devilee, P. P.: Thrombos. Diathes. haemorrh. (Stuttg.) **24**, 214 (1970). — Hemker, H. C., Muller, A. D.: Thrombos. Diathes. haemorrh. (Stuttg.) **20**, 78 (1968). — Hemker, H. C., Veltkamp, J. J., Hensen, A., Loeliger, E. A.: Nature (Lond.) **200**, 589 (1963). — Henschen, A.: Arkiv för Kemi **22**, 397 (1964). — Hershgold, E. J., Sprawls, S.: Fed. Proc. **25**, 317 (1966). — Hill, R. B., Gaetani, S., Paolucci, A. M., Rama, Rao P. B., Alden, R., Ranhotra, G. S., Shah, D. V., Shah, V. K., Johnson, B. C.: J. biol. Chem. **243**, 3930 (1968). — Högenauer, E., Lechner, K., Deutsch, E.: Thrombos. Diathes. haemorrh. (Stuttg.) **19**, 304 (1968). — Hougie, C., Denson, K. W. E., Biggs, R.: Thrombos. Diathes. haemorrh. (Stuttg.) **18**, 211 (1967). — Hougie, C., Twomey, J. J.: Lancet **1967 I**, 698—700. — Hoyer, L. W., Breckenridge, R. T.: Blood **32**, 962 (1968); **35**, 809 (1970). — Huseby, R. M., Bang, N. U.: Fibrinogen. In: Bang, N. U., Beller, F. K., Deutsch, E., Mammen, E. F. (Eds.): Thrombosis and bleeding disorders, p. 22. Stuttgart: Thieme 1971. — Huseby, R. M., Mosesson, M. W., Murray, M.: Physiol. Chem. & Physics **2**, 374 (1970). — Hussain, Q. Z., Newcomb, T. F.: Zit. nach Bang et al. (1971). — Hvatum, M., Prydz, H.: Biochim. biophys. Acta (Amst.) **130**, 92 (1966); — Thrombos. Diathes. haemorrh. (Stuttg.) **21**, 217 (1969). — Imperato, C., Dettori, A. G.: Le malattie da difetto di fibrinogeno nel bambino. Napoli: Edizinoni scientifiche italiane 1960. — Jackson, C. M., Hanahan, D. J.: Zit. nach Bang et al. (1971). — Johnson, B. J., May, W. P.: J. pharm. Sci. **58**, 1568 (1969). — Johnson, H. V., Martinovic, J., Johnson, B. C.: Biochem. biophys. Res. Commun. **43**, 1040 (1971). — Josso, F., Beguin, S., Weilland, i C.: Thrombos. Diathes. heamorrh. (Stuttg.) Suppl. **43**, 17 (1971). — Josso, F., Lavergne, J. M., Soulier, J. P.: Nouv. Rev. franç. Hémat. **10**, 633 (1970). — Josso, F., Lavergne, J. M., Weilland, C., Soulier, J. P.: Thrombos. Diathes. haemorrh. (Stuttg.) **18**, 311 (1967). — Josso, F., Monasterio de, Sanchez, J., Lavergne, J. M., Ménaché, D., Soulier, J. P.: Blood **38**, 9 (1971). — Kahn, M. J. P.: Studies on blood coagulation factor V. Diss., Leiden 1969. — Kezdy, F. J., Lorand, L., Miller, K. D.: Biochemistry **4**, 2302 (1965). — Köppel, G.: Z. Zellforsch. **77**, 443 (1967). — Künzer, W.: Klin. Wschr. **39**, 536 (1961). — Laki, K.: Fed. Proc. **24**, 794 (1965). — Larrieu, M. J., Meyer, D.: Thrombos. Diathes. haemorrh. (Stuttg.) Suppl. **43**, 11 (1971). — Lechner, K.: Thrombos. Diathes. haemorrh. (Stuttg.) **27**, 19 (1972). — Lechner, K., Deutsch, E.: Immune reactive factors VIII and IX in hemophilia A, Hemophilia B and von Willebrand's disease. Proc. VIIth congress of the world Fed. Haem. Teheran 1971. — Lederer, K., Finkelstein, A.: Biopolymers **9**, 1553 (1970). — Loewy, A. G., Dahlburg, A., Dunathan, K., Kriel, R., Wolfinger, H. C.: J. biol. Chem. **236**, 2634 (1961). — Lorand, L.: Thrombos. Diathes. haemorrh. (Stuttg.) Suppl. **39**, 75 (1970). — Magnusson, S.: Biochem. J. **115**, 2P (1969); — Thrombos. Diathes. haemorrh. (Stuttg.) Suppl. **38**, 97 (1970). — Mammen, E.: Physiology and biochemistry of blood coagulation. In: Bang, N., Beller, K., Deutsch, E., Mammen, E. (Eds.): Thrombosis and bleeding disorders, p. 1. Stuttgart: Thieme 1971. — Mammen, E., Grammens, G., Prasad, A., Barnhart, M.: Thrombos. Diathes. haemorrh. (Stuttg.) **25**, 405 (1971). — Mammen, E. F., Prasad, A. S., Barnhart, M. I., Au, C. C.: J. clin. Invest. **48**, 235 (1969). —

Marciniak, E., Seegers, W. H.: Characteristics of the prethrombin subunit of prothrombin. 14. Ann. Symp. on Blood, Detroit, 25.—27., 1966. — Ménaché, D.: Thrombos. Diathes. haemorrh. (Stuttg.) Suppl. **13**, 173 (1963); — **39**, 307 (1970). — Mester, L.: Bull. Soc. Chem. Biol. **51**, 635 (1969). — Mester, L., Szabados, L.: Nouv. Rev. franç. Hémat. **10**, 679 (1970). — Mosesson, W. M., Beck, E. A.: Clin. Invest. **48**, 1656 (1969). — Murano, G.: Some biochemical aspects of the prothrombin complex. Ph. D. Dissertation, Wayne State University, Detroit 1968. — Natelson, E. A., de Lallo, L. J., Coltman, Ch. A.: J. Lab. clin. Med. **78**, 846 (1971). — Niewiarowski, St., Bankowski, E., Rogowicka, I.: Thrombos. Diathes. haemorrh. (Stuttg.) **14**, 387 (1965). — Nilehn, J. E., Ganrot, P. O.: Scand. J. clin. Lab. invest. **22**, 17 (1968). — Østerud, B., Rapaport, S. I.: Biochemistry **9**, 1854 (1970); — The need of thrombin for the intrinsic Factor X activator activity. II. Congr. Internat. Soc. on Thromb. a Haem., Oslo 1971, p. 66. — Pereira, M., Couri, D.: Biochim. biophys. Acta (Amst.) **237**, 348 (1971). — Pfueller, S., Somer, J. B., Castaldi, P. A.: Coagulation **2**, 213 (1969). — Philip, G., Moran, J., Colman, W. R.: Biochemistry **9**, 2212 (1970). — Pisano, J. J., Finlayson, J. S., Peyton, M. P.: Thrombos. Diathes. haemorrh. (Stuttg.) Suppl. **39**, 113 (1970). — Pouit, L., Marcille, G., Suscillon, M., Hollard, D.: Thrombos. Diathes. haemorrh. (Stuttg.) **27**, (1972). — Prydz, H.: Scand. J. clin. Lab. Invest. **17**, 66 (1965). — Prdyz, H., Gladhaug, A.: Thrombos. Diathes. haemorrh. (Stuttg.) **25**, 157 (1971). — Ranhotra, G. S., Johnson, B. C.: Life Sci. **9**, 79 (1970). — Ratnoff, O. D., Kass, L., Lang, P. D.: J. clin. Invest. **48**, 957 (1969). — Roberts, H. R., Grizzle, J. E., McLester, W. D., Penick, G. D.: J. clin. Invest. **47**, 360 (1968). — Samama, M., Soria, J., Soria, C., Bousser, J.: Nouv. Rev. franç. Hémat. **9**, 817 (1969). — Schoemakers, J. G. G., Matze, R., Haanen, C., Zilliken, F.: Biochim. biophys. Acta (Amst.) **101**, 166 (1965). — Schwartz, M. L., Pizzo, S. V., Hill, R. L., McKee, P. A.: J. Lab. clin. Med. **78**, 848 (1971). — Schwick, H. G., Bohn, H., Haupt, H., Klockow, M.: Protides Biol. Fluids **15**, 597 (1967). — Schwick, G., Schultze, H. E.: Clin. Chim. Acta **4**, 26 (1959). — Seegers, W. H., Marciniak, E., Kipfer, R. K., Yasunaga, K.: Arch. Biochem. **121**, 372 (1967). — Seegers, W. H., Murano, G., McCoy, L., Marciniak, E.: Zit. nach Bang et al. (1971). — Seegers, W. H., Schröer, H., Marciniak, E.: Blood clotting enzymology, p. 103 (Seegers, W. H., Ed.). New York: Academic Press 1967. — Shapiro, S. S.: Science **162**, 127 (1968). — Shapiro, S. S., Chodosh, B. T., Aronson, D. L.: J. clin. Invest. **49**, 87a (1970). — Shapiro, S. S., Martinez, J., Holburn, R. H.: J. clin. Invest. **48**, 2251 (1969). — Shulman, S., Landaburu, R. H., Seegers, W. H.: Thrombos. Diathes. **4**, 336 (1960). haemorrh. (Stuttg.). — Somer, J. B., Castaldi, P. A.: Brit. J. Haemat. **18**, 147 (1970). — Soria, J., Samama, M., Soria, C., Conrad, J., Kling, C., Poirot, E., Bousser, J.: Two new cases of congenital dysfibrinogenemia. II. Congr. Internat. Soc. on Thromb. a Haem., Oslo 1971, p. 58. — Soria, J., Soria, C., Samama, M., Josso, F.: Thrombos. Diathes. haemorrh. (Stuttg.) **24**, 356 (1970). — Soria, J., Soria, C., Samama, M., Poirot, E.: Thrombos. Diathes. haemorrh. (Stuttg.) **27** (1972). — Speer, R. J., Ridgway, H., Hill, J. M.: Thrombos. Diathes. haemorrh. (Stuttg.) **14**, 1 (1965). — Streiff, F., Alexandre, P., Vigneron, C., Soria, J., Soria, C.: Thrombos. Diathes. haemorrh. (Stuttg.) **26**, 565 (1971). — Suttie, J. W.: Arch. Biochem. **141**, 571 (1970). — Tishkoff, G. H., Williams, L. C., Brown, D. M.: J. biol. Chem. **243**, 4151 (1968). — Ulutin, O. N., Ulutin, S. B.: Hematoloji I, 153 (1970). — Veltkamp, J. J., Muis, H., Muller, A. D., Hemker, H. C., Loeliger, E. A.: Thrombos. Diathes. haemorrh. (Stuttg.) **24**, 312 (1971). — Vroman, L.: Zit. nach Bang et al. (1971). — Williams, W. J., Esnouf, M. P.: Biochem. J. **84**, 52 (1962). — Wilner, G. D., Nossel, H. L., Le Roy, E. C.: J. clin. Invest. **47**, 2608 (1968). — Winckelmann, G., Augustin, R., Bandilla, K.: Congenital dysfibrinogenemia. Report of a new family (Fibrinogen Wiesbaden), p. 64. II. Congr. Internat. Soc. on Thromb. a. Haem., Oslo 1971. — Witt, I., Müller, H.: Phosphorus and hexose content of human foetal fibrinogen. Biochim. biophys. Acta (Amst.) **221**, 402 (1970). — Witt. I., Müller, H., Künzer, W.: Thrombos. Diathes. haemorrh. (Stuttg.) **22**, 101 (1969). — Zimmermann, Th. S., Ratnoff, O. D., Powell, A. E.: J. clin. Invest. **49**, 106a (1970).

Aussprache

Herr G. STÖFFLER (Berlin):

Zu Herrn DEUTSCH: Bei 6% Ihres Patientengutes an Hämophylie A und B beschreiben Sie das Vorhandensein der entsprechenden inaktiven, aber immunologisch noch kreuzreagierenden, Faktoren. F. Melchers u. W. Messer beschrieben eine Aktivierung der Enzymaktivität inaktiver β-Galaktosidase aus verschiedenen E. coli-Mutanten durch spezifische Antikörper, gerichtet gegen β-Galaktosidase aus Wildtyp. Es bestehen mehrere Hinweise, die eine Generalisierung einer solchen Aktivierung von inaktiven Mutantenenzymen durch spezifische Antikörper vermuten lassen. Haben Sie Ihre Fälle von Hämophykie A + und B + in dieser Hinsicht untersucht?

Molekulare Aspekte der Chemotherapie

Drews, J., Eich, F., Högenauer, G. (Sandoz Forschungsinstitut Wien)

Referat

Eine Beschreibung der Beziehungen zwischen Chemotherapie einerseits und Molekularbiologie andererseits muß von dem Versuch ausgehen, diese beiden Disziplinen der medizinisch-biologischen Forschung zu definieren.

Für die Chemotherapie fällt eine solche Definition relativ leicht: Es handelt sich bei der Chemotherapie um den Zweig der Pharmakologie, der sich mit der gezielten Schädigung von vermehrungsfähigen krankheitsverursachenden Agentien, also von Viren, Bakterien, Pilzen, Protozoen und Helminthen durch chemische Verbindungen befaßt. In dieser Definition ist bereits die Maxime enthalten, daß die Schädigung des Parasiten selektiv zu sein hat, also ohne eine gleichzeitige negative Beeinflussung des Wirtsorganismus erreicht werden muß. Angesichts der Tatsache, daß Krebszellen als parasitäre Zellen aufgefaßt werden können, fällt es nicht schwer, eine Ausdehnung des Begriffes der Chemotherapie auf die medikamentöse Behandlung von Geschwülsten hinzunehmen, zumal die Möglichkeit einer Krebsentstehung durch Viren heute wieder sehr ernsthaft erwogen werden kann.

Weitaus schwieriger ist es, den Begriff der Molekularbiologie zu umreißen. Francis Crick hat sich dieser Aufgabe einmal mit dem Hinweis entledigt, Molekularbiologie sei das, was im Journal of Molecular Biology stünde. Selbst einem Mann, der wie Crick so entscheidend zur Entwicklung dieses Fachgebietes beigetragen hat, fällt es also nicht leicht, die Molekularbiologie gegenüber der Biochemie oder der Biophysik abzugrenzen. Wie immer diese Abgrenzung auch ausfallen mag — zu den Aufgaben der Molekularbiologie gehört mit Sicherheit die Aufklärung der Struktur, der Funktion sowie der Biosynthese biologischer Makromoleküle, insbesondere informationstragender Makromoleküle, also der Nucleinsäuren und der von ihnen determinierten Proteine. Diese Aufgabe wird dann als erfüllt zu betrachten sein, wenn biologische Vorgänge, an denen derartige Makromoleküle beteiligt sind, also Zellteilung, Wachstum und Differenzierung auf molekularer Ebene und damit in chemischen Kategorien beschrieben werden können.

Lassen wir es bei diesen Versuchen einer Definition bewenden und fragen wir nach den Beziehungen zwischen Chemotherapie und Molekularbiologie. Wenn man die Notwendigkeit, krankheitserzeugende Parasiten selektiv — also ohne Nebenwirkungen auf den Wirtsorganismus — zu schädigen, als oberstes Prinzip der Chemotherapie anerkennt, dann gilt heute wie vor 64 Jahren das Postulat Paul Ehrlichs, die Chemotherapie müsse „chemisch zielen lernen" [1]. Aufgabe der Molekularbiologie aber wäre es in diesem Zusammenhang, den Parasiten in seinen molekularen Details so genau zu beschreiben, daß Ziele erkennbar werden. Geeignete Ziele wären essentielle Strukturen, die für den Parasiten typisch sind, wie z. B. die Peptidoglycanstruktur der bakteriellen Zellwand, bestimmte Faktoren der bakteriellen Proteinsynthese, viruskodierte Enzyme oder das bakterielle Ribosom. Wenn die Beschreibung dieser Ziele so genau sein könnte, daß sich aus ihr die chemische Struktur der Pharmaka, die zu ihrer Blockierung benötigt würden, mit einer gewissen Zwangsläufigkeit ergäbe, dann wäre in den Beziehungen zwischen Molekularbiologie und Chemotherapie ein Idealzustand erreicht. Von einer solchen paradiesischen Symbiose der beiden Disziplinen sind wir jedoch noch weit entfernt.

Kaum eines der heute in der Therapie verwendeten Chemotherapeutica verdankt seine Existenz der Molekularbiologie. Die Entwicklung der Sulfonamide, der Antibiotica, der Nitrofurane und der Nalidixinsäure fand zunächst ganz unabhängig von Erwägungen des Wirkungsmechanismus dieser Substanzen statt. Erst geraume Zeit nach der Einführung der Sulfonamide in die antibakterielle Therapie wiesen Woods [2, 3] und Fildes [4] auf die strukturelle Verwandtschaft zwischen Sulfanilamid und p-Aminobenzoesäure hin und charakterisierten damit die Sulfonamide als Antimetaboliten der bakteriellen Folsäuresynthese. Erst lange nach der Einführung des Chloramphenicols, des Streptomycins oder der Tetracycline wurde der Wirkungsmechanismus dieser Substanzen formal aufgeklärt. Dabei erwiesen sich diese Antibiotica als außerordentlich wertvolle Werkzeuge bei der Erforschung der Proteinbiosynthese. Mit dem Penicillin wurde nicht nur das bisher wirksamste Antibioticum überhaupt sondern später auch eine entscheidende methodische Hilfe bei der Aufklärung der bakteriellen Zellwandstruktur geschaffen. An diesen Beispielen aus der antibakteriellen Chemotherapie kann

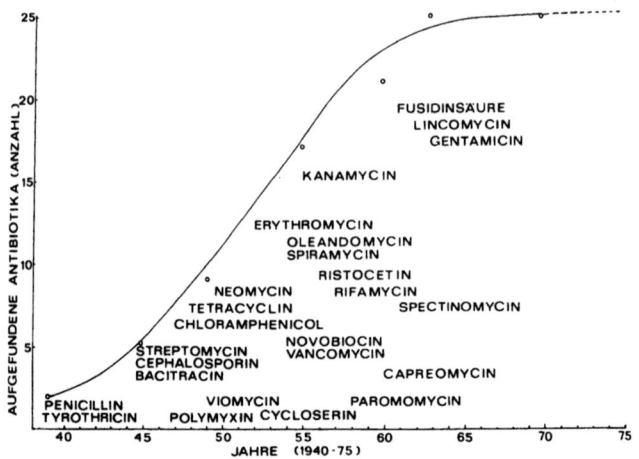

Abb. 1. Zeitlicher Ablauf für die Auffindung therapeutisch wichtiger Antibiotica. Die Anzahl der zwischen 1940 und 1972 entdeckten Antibiotica ist für den genannten Zeitraum additiv dargestellt. Die Projektion des Anfangsbuchstabens jedes Antibioticums auf die Abszisse ergibt das Jahr, in dem die betreffende Substanz gefunden wurde

also gezeigt werden, daß der therapeutische Durchbruch kaum jemals das Ergebnis einer molekularen Analyse war, umgekehrt aber die molekularbiologische Forschung sehr häufig durch Substanzen, die als Therapeutica bereits etabliert waren, stimuliert wurde. Nicht die Chemotherapie hätte also der Molekularbiologie zu danken, sondern die Molekularbiologen der Chemotherapie.

Es gibt nun Hinweise dafür, daß dies nicht so bleiben wird. Zunächst darf man aus rein statistischen Gründen voraussagen, daß die Häufigkeit der Auffindung neuer und besserer Antibiotica abnehmen wird, weil die Zahl dieser Substanzen a priori als begrenzt angesehen werden muß und weil die Methoden zu ihrer Auffindung seit Mitte der 40er Jahre die gleichen geblieben sind. Wenn man die Zahl der therapeutisch wichtigen Antibiotica, die seit der Einführung des Penicillins bekanntgeworden sind, kumulativ über eine Zeitachse aufträgt, erhält man eine sigmoide Kurve mit einem flachen Anfangsteil in den 40er Jahren und einen ebenfalls flacheren Verlauf in den vergangenen 10 Jahren. Die fruchtbarste Periode für die Auffindung neuer Antibiotica war die Zeit zwischen 1950 und 1960 (Abb. 1). Wenn man andererseits davon ausgeht, daß die Kenntnis biologischer Strukturen und Biosyntheseketten Anlaß zur Synthese chemotherapeutisch wirksamer analoger Verbindungen sein kann — die Folsäureantagonisten sowie die

Purin- und Pyrimidinanalogen sind Beispiele — dann muß die Voraussage erlaubt sein, daß die Ergebnisse der Molekularbiologie in Zukunft die Grundlage für die Synthese neuer Chemotherapeutica abgeben werden und daß wir heute ganz am Beginn dieser Entwicklung stehen.

Welcher Art die Schwierigkeiten sein werden, die dabei auftreten, sei am Beispiel der Wirkung von Tetracyclin auf die Proteinbiosynthese erläutert. Erste Arbeiten über die Wirkungsweise dieser 1948 entdeckten und seither in Form verschiedener Derivate in der Therapie verwendeten Substanzen erschienen zwischen 1950 und 1955 und betrafen: 1. die aktive Chelierung von Kationen [5, 6], 2. die Hemmung verschiedener mikrobieller Enzyme [7, 8, 9] und 3. die Inhibierung der Proteinbiosynthese [10, 11, 12].

Es kann heute keinem Zweifel mehr unterliegen, daß die zuletzt genannte Wirkung sich am besten mit den antibakteriellen Effekten der Tetracycline korrelieren läßt. Hahn stellte 1958 eine Reihe von Kriterien auf, die erfüllt sein müssen, bevor die Hemmung einer einzelnen biochemischen Reaktion als entscheidend für die Gesamtwirkung einer Substanz angesehen werden kann [13]:

1. Die gehemmte Reaktion muß für die Zelle von vitaler Bedeutung sein.

2. Die Hemmung muß spezifisch in den Organismen zu beobachten sein, deren Wachstum durch die betreffende Substanz gehemmt wird.

3. Die Hemmung muß durch eine Hemmstoffkonzentration erreicht werden, die in der selben Größenordnung liegt wie die zur Inhibierung des Wachstums benötigte Konzentration.

4. Der Grad der Hemmung muß sich einer Alles- oder Nichtswirkung annähern.

5. Die Hemmung muß von der spezifischen chemischen Struktur des Hemmstoffes in analoger Weise abhängen wie die Hemmung des Wachstums.

Diese Forderungen sind für die Hemmung der Proteinbiosynthese durch Tetracyclin und seine Derivate weitgehend erfüllt. Gale u. Folkes [11, 12] berichteten 1953, daß die Behandlung gewaschener Zellen von Staphylococcus aureus mit bactericiden Konzentrationen von Chlortetracyclin und Oxytetracyclin zu einer völligen Unterbrechung des Einbaus radioaktiver Aminosäuren in säurefällbares Material führte. Auch in einem Homogenat aus Staph. aureus wurde die Inkorporation von Glycin in Protein durch diese beiden Tetracycline in Konzentrationen von 10^{-5} bis 10^{-3} M stark gehemmt [14]. Demgegenüber konnten andere Hemmwirkungen der Tetracycline, die die Oxydation von Glucose, Pyruvat, Acetat und Succinat betrafen, erst durch sehr viel höhere Konzentrationen erzielt werden [15, 16]. Der Einsicht, daß Tetracycline in niedrigen Konzentrationen die Proteinbiosynthese hemmen, folgte die Frage nach der eigentlichen Natur dieser Hemmung. Es stellte sich heraus, daß die Aktivierung von Aminosäuren und die Übertragung der aktivierten Aminosäuren auf die zugehörigen Transferribonucleinsäuren durch diese Antibiotica nicht beeinträchtigt wurden [17].

Abbildung 2 veranschaulicht die Tatsache, daß die volle Hemmwirkung von Tetracyclin sich in zellfreien Systemen nachweisen läßt, die unabhängig von der enzymatischen Beladung des tRNA mit Aminosäuren funktionieren. Bringt man Ribosomen aus E. coli mit Polyuridylsäure (poly U), Elongationsfaktoren und [^{3}H]Phenylylalanyl-tRNA in einem Inkubationsgemisch zusammen, so wird die Synthese von Polyphenylalanin in Abhängigkeit von der Tetracyclinkonzentration gehemmt. Analog wird der Einbau von [^{3}H]Phenylalanin in einem System beeinträchtigt, das Polysomen aus E. coli enthält, in dem die Proteinsynthese also durch endogene messenger RNA programmiert wird (Abb. 3). Der zuletzt erwähnte Befund enthält implicite den Hinweis, daß Tetracyclin in erster Linie in die Verlängerung und Komplettierung bereits begonnener Peptidketten eingreifen muß: das hier verwendete E. coli-Polysomensystem ist nämlich zu einem Kettenstart

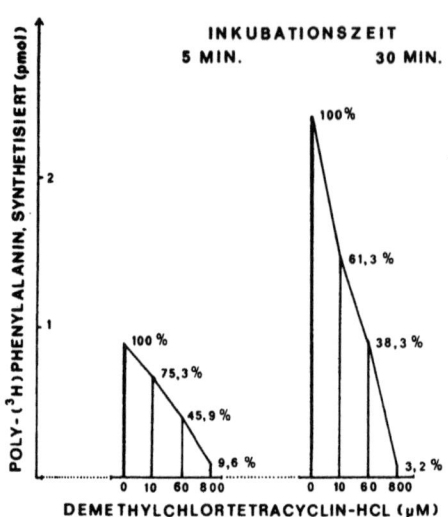

Abb. 2. Polyuridylsäure-abhängige Synthese von Polyphenylalanin. Hemmung durch Demethylchlortetracyclin. Jeder Reaktionsansatz enthielt in 0,1 ml: 12 p · mol E. coli-Ribosomen, 10 µg Polyuridylsäure, 49 p · mol [³H] Phe-tRNA^Phe, 26 µg von Faktor $T_{u,s}$ und Faktor G, 0,1 M Tris · HCl pH 7,8, 0,05 M KCl, 1 mM ATP, 0,2 mM GTP und 20 mM $MgCl_2$. Der Hemmstoff wurde in den auf der Abszisse angegebenen Konzentrationen zugesetzt

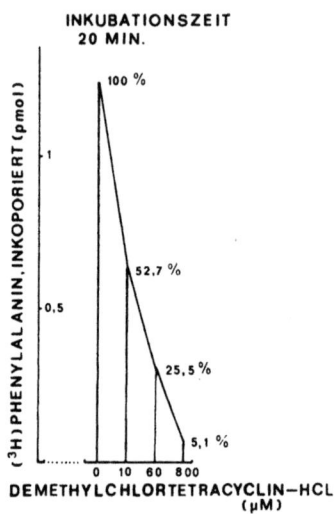

Abb. 3. Hemmung der Kettenelongation im Polysomensystem von E. coli (D 10) durch Demethylchlortetracyclin. Jeder Reaktionsansatz enthielt in 0,1 ml Vol.: 0,5 A_{260} E E. coli-Polysomen, 80 mM NH_4Cl, 20 mM Tris pH 7,5, 4 mM MgOAc, 1 mM Glutathion und 0,2 mM GTP, je 26 µg der beiden Elongationsfaktoren und 25 p · mol einer homologen [³H] Phe-tRNA^Phe sowie 33 p · mol nicht markierter Aminoacyl-tRNA (ohne Phenylalanin). Hemmstoffkonzentrationen wie auf der Abszisse angegeben

nicht mehr fähig, dürfte also durch einen Inhibitor derKetteninitiation nicht beeinträchtigt werden. Die Einzelschritte der Kettenelongation sind heute einer quantitativen Untersuchung mit einfachen Tests zugänglich. Man kann die Bindung der Aminoacyl-tRNA an die A-Position des Ribosoms prüfen [18]; ebenso ist die Knüpfung der Peptidbindung [19, 20] und die anschließende Translokation

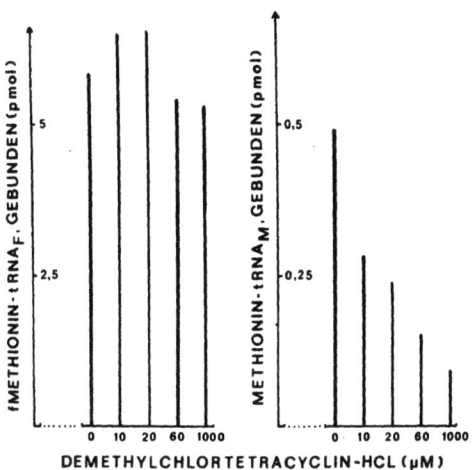

Abb. 4. Bindung von f-Met-tRNA$_f^{Met}$ durch Initiationsfaktoren und von Met-tRNA^{Met} durch Faktor T$_{u,s}$. Hemmbarkeit durch Demethylchlortetracyclin. Jeder Ansatz enthielt in 0,1 ml: 44 p · mol Ribosomen, 0,54 A$_{260}$ E ApUpG, 7,5 mM MgOAc, 50 mM NH$_4$Cl, 100 mM Tris · HCl pH 7,5, und 1 mM GTP und entweder 11,2 p · mol [^{35}S] Met-tRNA$_f^{Met}$ und 50 μg Initiationsfaktoren oder 8,8 p · mol [^{35}S] Met-tRNA^{Met} und 26 μg Faktor T$_{u,s}$. Hemmstoffkonzentrationen wie auf der Abszisse angegeben

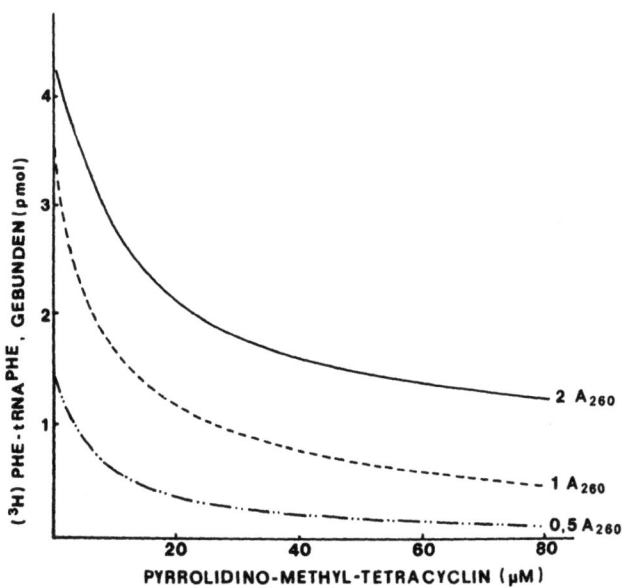

Abb. 5. Hemmung der enzymatischen Bindung von [^{3}H] Phe-tRNA an E. coli-Ribosomen durch steigende Konzentrationen von Pyrrolidino-Methyl-Tetracyclin (Rolitetracyclin). Die Reaktionsansätze enthielten in einem Gesamtvolumen von 0,1 ml: 0,5, 1 oder 2 A$_{260}$ E Ribosomen, 10 μg Polyuridylsäure, 10 μg T$_u$, 100 mM Tris · HCl pH 7,4, 10 mM NH$_4$Cl, 1 mM Dithioerythritol, 1 mM GTP, 6 mM MgCl$_2$ und 7 p · mol [^{3}H] Phe-tRNA. Hemmstoffkonzentrationen wie auf der Abszisse angegeben. Inkubationszeit 30 min bei 30 °C

der neugebildeten Peptidyl-tRNA in die ribosomale P-Position prüfbar [21, 22]. Weder die Translokation noch die Transpeptidierung werden durch Tetracyclin in Konzentrationen von 10^{-6} bis 10^{-4} M beeinflußt [19]. Hingegen wird die durch Transferase bewirkte enzymatische Anheftung von Aminoacyl-tRNA an die ribosomale A-Position durch Tetracyclin gehemmt [23]. Die für diesen Effekt benötigten Tetracyclinkonzentrationen liegen um mehr als eine Größenordnung unter den Konzentrationen, die zur Blockierung der Bindung von Initiator-tRNA (f-Met-tRNA$_f^{Met}$) an die P-Position des Ribosoms benötigt werden [24] (Abb. 4). Das Ausmaß, in dem die enzymatische Bindung von Phe-tRNA an die ribosomale A-Position gehemmt werden kann, ist einerseits abhängig von der Tetracyclinkonzentration, zum anderen von der Anzahl der im Reaktionsgemisch vorhandenen

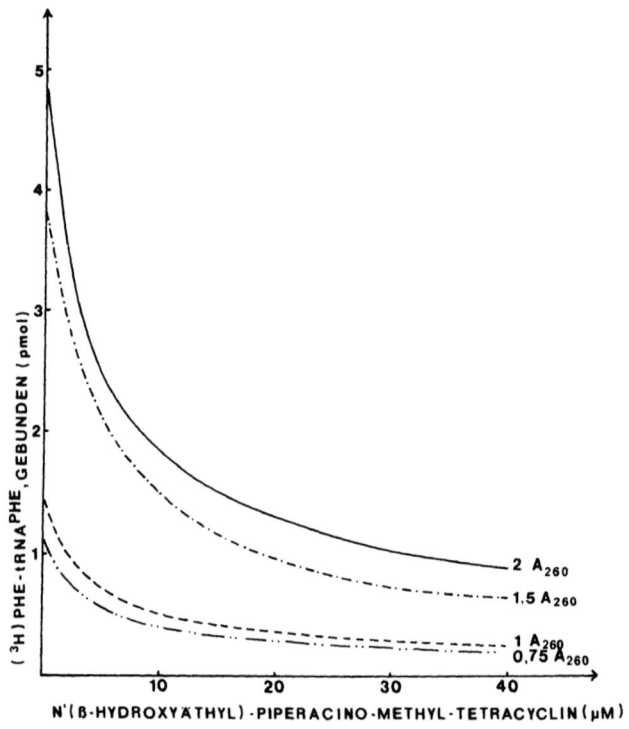

Abb. 6. Hemmung der enzymatischen Bindung von [³H] Phe-tRNA^{Phe} an Ribosomen von E. coli durch Piperacinyltetracyclin bei verschiedenen Ribosomenkonzentrationen. Die Reaktionsansätze enthielten in 0,1 ml: 0,75, 1, 1.5 und 2 A$_{260}$ E Ribosomen, 12 p · mol [³H] Phe-tRNA^{Phe} und alle übrigen unter Abb. 5 genannten Bestandteile

Ribosomen. Diese Interdependenz ist für zwei Tetracyclinderivate in den Abb. 5 und 6 festgehalten. Die Tetracyclinkonzentrationen, die zur Erzielung einer halbmaximalen Hemmung der Bindung von Phe-tRNA an Ribosomen benötigt werden, verhalten sich innerhalb eines bestimmten Konzentrationsbereiches annähernd linear zu der Konzentration der im Reaktionsgemisch anwesenden Ribosomen. Man kann die enzymatische Bindung von Phe-tRNA an die ribosomale A-Position vereinfacht als eine Reaktion zwischen Enzym (Codon tragendes Ribosom) und Substrat (Phe-tRNA^{Phe}) darstellen. Die Hemmbarkeit dieser Reaktion durch verschiedene Tetracyclinderivate ließe sich dann durch die Dissoziationskonstante zwischen dem Enzymkomplex und dem Inhibitor, also dem Tetracyclinderivat, ausdrücken. Diese Konstante läßt sich graphisch ermitteln, indem man die in den Abb. 5 und 6 gezeigten Hemmkurven nach Dixon [25] halbreziprok aufträgt. Hierbei ergeben sich für die gewählten Ribosomenkonzentrationen mehrere Grade mit unterschiedlicher Neigung, deren Schnittpunkt links von der Ordinate liegt. Der auf der Abszisse ablesbare Abstand zwischen der Ordinate und dem Schnittpunkt entspricht der negativen Inhibitorkonstanten. Je stärker die Bindung zwischen Inhibitor und Enzym, je ausgeprägter also die Hemmwirkung des verwendeten Tetracyclinderivates, desto kleiner ist die zugehörige Inhibitorkonstante (Abb. 7 u. 8).

Aus Tabelle 1 ergibt sich für vier verschiedene Tetracycline eine gute Übereinstimmung zwischen der minimalen Hemmkonzentration dieser Derivate und den

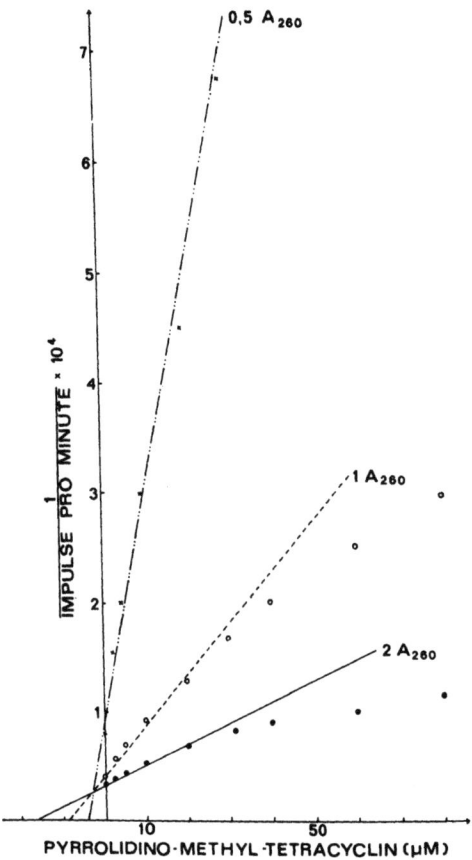

Abb. 7. Halbreziproke Wiedergabe des in Abb. 5 gezeigten Experiments nach Dixon [25]. Die Projektion des Schnittpunktes der Geraden auf die Abszisse ergibt die negative Inhibitorkonstante für Rolitetracyclin ($-K_i$)

für diese Substanzen ermittelten Inhibitorkonstanten. Damit kann, zumindest für die hier getesteten Derivate, das 5. von Hahn aufgestellte Postulat als erfüllt gelten (s.o.).

An der ribosomalen Bindung der Aminoacyl-tRNA sind zwei Reaktionen beteiligt: die Interaktion zwischen Codon und komplementären Anticodon und die Interaktion zwischen tRNA Ribosom. Aus den bisher gezeigten Daten kann man nicht entnehmen, welcher dieser beiden Parameter von der Tetracyclinwirkung in erster Linie betroffen ist. Durch die Bemühungen zweier Arbeitsgruppen ist es jedoch in den letzten Jahren möglich geworden, die Interaktion zwischen Codon und Anticodon unabhängig von der Fixierung dieser beiden Reaktionspartner an die ribosomale Oberfläche durch Gleichgewichtsdialyse zu bestimmen [26, 27].

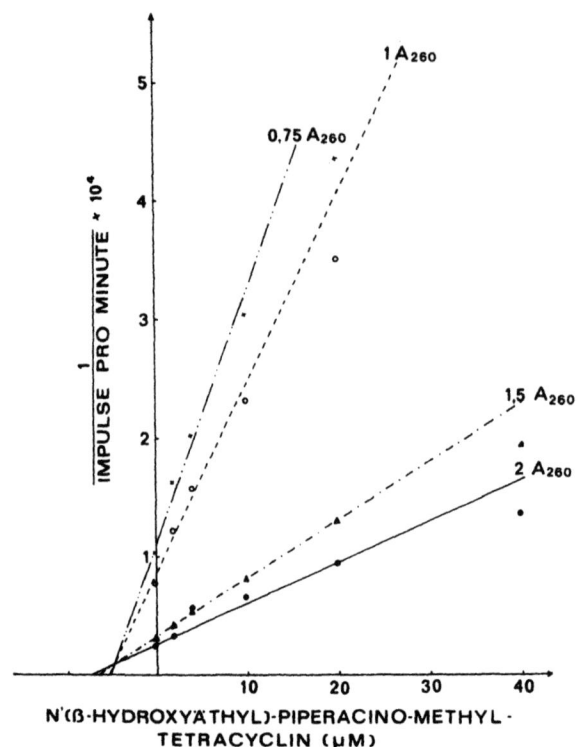

Abb. 8. Halbreziproke Darstellung des in Abb. 6 gezeigten Experiments nach Dixon [25]

Erste Studien mit diesem System, die in unseren Laboratorien durchgeführt wurden, haben ergeben, daß Tetracycline die Interaktion zwischen Codon und Anticodon auch im ribosomenfreien Bindungssystem hemmen, während Streptomycin, ein anderes die Proteinbiosynthese beeinträchtigendes Antibioticum, in dieser Versuchsanordnung unwirksam ist [28]. Die zur Hemmung der Codon-

Tabelle 1. *Beziehung zwischen minimaler Hemmkonzentration und Inhibitorkonstante (K_i) für verschiedene Tetracycline*[a]

Tetracyclinderivat	Mol.-Gew.	Mittlere Hemmkonzentration (E. coli D 10)		Enzym-Inhibitorkonstante (nach Dixon) µM
		µg/ml	µM	
Tetracyclin-HCL	444,4 + 36	4,06	8,45	2,5
Ledermycin (Demethylchlor-Tetracyclin-HCL)	491,8 + 36	4,06	7,69	2,5
Rolitetracyclin (Pyrrolidino-Methyl-Tetracyclin)	527,3	5,63	10,68	3
N(β-Hydroxyäthyl)-Piperazino-Methyl-Tetracyclin	586,6	11,2	19,09	5

[a] Die experimentellen Bedingungen für die Errechnung der K_i für Rolitetracyclin und Piperacinyltetracyclin sind unter den Abb. 5 und 6 wiedergegeben. Für Tetracyclin und Demethyltetracyclin wurde in analoger Weise verfahren.

Anticodoninteraktion im Dialysesystem benötigten Konzentrationen von Tetracyclin liegen um eine Größenordnung höher als die zur Blockierung der enzymatischen Bindung an die ribosomale A-Position benötigten Konzentrationen (Tabelle 2). Diese Tatsache spricht nicht gegen die Spezifität der beobachteten Wirkung, wenn man bedenkt, daß Tetracyclin durch Ribosomen gebunden wird, daß also in einem Ribosomenbindungssystem die Tetracyclinkonzentration an der Ribosomenoberfläche und besonders im Bereich der Codon-Anticodonbindungsstelle wesentlich höher sein kann als im übrigen Reaktionsgemisch [29, 30]. Die Hemmung der Codon-Anticodoninteraktion in Lösungen sollte dem entsprechend nur dann zu beobachten sein, wenn die Tetracyclinkonzentration in der Lösung der lokalen Konzentration an der ribosomalen Bindungsstelle entspricht. Somit wäre die Hemmung der bakteriellen Proteinbiosynthese durch Tetracycline schließlich auf die Inhibierung der Codon-Anticodoninteraktion im Bereich der ribosomalen A-Position eingeengt.

Was ist mit dieser Aussage gewonnen? Ein wichtiger Wirkungsparameter der Tetracycline ist auf die Hemmung der Interaktion zweier Reaktionspartner redu-

Tabelle 2. *Hemmung der Wechselwirkung zwischen $tRNA_f^{Met}$ aus E. coli und ApUpG durch Rolitetracyclin*[a]

Molare Konzentration von Rolitetracyclin	Bindung von ApUpG an $tRNA_f^{Met}$ in %
0	100
5×10^{-4}	89
1×10^{-3}	87
5×10^{-3}	50,5
1×10^{-2}	40
5×10^{-2}	11

[a] Für die ungehemmte Reaktion wurde eine Bindungskonstante von $2,1 \times 10^3 \, M^{-1}$ ermittelt (100%) [28].

ziert worden, deren Primärstruktur bekannt ist. Eine chemisch eindeutige Definition dieses Vorganges ist dennoch heute nicht möglich. Zwar konnte nachgewiesen werden, daß tRNA Tetracyclin bindet [28]. Die Art dieser Bindung und der Mechanismus, der zu einer Abschwächung der Codon-Anticodoninteraktion führt, bleiben jedoch noch verborgen.

Der Stand unserer Erkenntnisse über den Wirkungsmechanismus der Tetracycline ist in gewisser Weise typisch für die Beziehungen zwischen Molekularbiologie und Chemotherapie: Der Angriffspunkt eines bestimmten Wirkstoffes im subcellulären oder molekularen Bereich kann benannt werden; trotzdem ist die Interaktion des Hemmstoffes mit den Makromolekülen der Target-Zelle chemischmechanistisch nicht darstellbar. Damit bleibt aber auch das „maßgeschneiderte" Chemotherapeuticum, dessen Struktur sich mit gewisser Zwangsläufigkeit aus der Struktur der biologischen Receptormoleküle ergäbe, fürs erste noch eine Utopie. Trotzdem ist die Molekularbiologie auch heute schon in der Lage, zur Entwicklung neuer und besserer Chemotherapeutica beizutragen. Der mit der Synthese neuer Verbindungen befaßte Chemiker ist nicht mehr auf die Klassifizierung seiner Substanzen nach einem konventionellen biologisch-phänomenologischen Wirkungsbegriff angewiesen, der sich in Bezeichnungen wie „antibakteriell", „antiviral", „cytostatisch" niederschlägt. Er kann seine Arbeit in immer stärkerem Maße an Modellen orientieren, die zwar nur *einen* Aspekt einer biologischen Wirkung repräsentieren, dafür aber mit Parametern der chemischen Struktur weitaus besser korrelierbar sind als konventionelle Modelle, die nur globale Aussagen gestatten. Jahrelang hat die Molekularbiologie aus den praktischen Erfolgen der Chemotherapie theoretischen Gewinn gezogen. Heute schickt sie sich an, den ihr gewährten Kredit in therapeutisch und klinisch gültiger Münze zurückzuzahlen.

Literatur

1. Ehrlich, P.: Ber. dtsch. Chem. Ges. **42**, 17 (1909). — 2. Woods, D. D.: Brit. J. exp. Path. **21**, 74 (1940). — 3. Woods, D. D.: J. gen. Microbiol. **29**, 687 (1962). — 4. Fildes, P.: Lancet **1940** I, 955. — 5. van Meter, J. C., Oleson, J. J.: Science **113**, 273 (1951). — 6. van Meter, J. C., Spector, A., Oleson, J. J., Williams, J. H.: Proc. Soc. exp. Biol. (N.Y.) **81**, 215 (1952). — 7. Saz, A. K., Marmur, J.: Proc. Soc. exp. Biol. (N.Y.) **82**, 783 (1953). — 8. Saz, A. K., Slie, R. B.: J. biol. Chem. **210**, 407 (1954). — 9. Osteux, R., Laturaze, J., Brick, J.: Compt. rend. **235**, 554 (1952). — 10. Gale, E. F., Paine, T. F.: Biochem. J. **47**, XXVI (1950). — 11. Gale, E. F., Folkes, J. P.: Biochem. J. **55**, 721 (1953). — 12. Gale, E. F., Folkes, J. P.: Biochem. J. **55**, 730 (1953). — 13. Hahn, F. E.: Modes of action of antibiotics. Proc. Fourth. Congr. Biochem. Vienna 1958, **5**, 104 (1959). — 14. Gale, E. F., Folkes, J. P.: Biochem. J. **67**, 507 (1957). — 15. Katagiri, H., Tochikura, T., Suzuki, Y.: Bull. Agr. Chem. Soc. Japan **23**, 322 (1959). — 16. Katagiri, H., Suzuki, Y., Tochikura, T.: Antibiotics, Japan, Ser. A **14**, 134 (1961). — 17. Franklin, T. J.: Biochem. J. **87**, 449 (1963). — 18. Ravel, J. M.: Proc. nat. Acad. Sci. (Wash.) **57**, 1811 (1967). — 19. Traut, R. R., Monro, R. E.: J. molec. Biol. **10**, 63 (1964). — 20. Maden, B. H., Traut, R. R., Monro, R. E.: J. molec. Biol. **35**, 333 (1968). — 21. Brot, N., Ertel, R., Weissbach, H.: Biochem. biophys. Res. Commun. **31**, 563 (1968). — 22. Conway, T. U., Lipman, F.: Proc. nat. Acad. Sci. (Wash.) **52**, 1462 (1964). — 23. Lucas-Lenard, J., Haenni, A. L.: Proc. nat. Acad. Sci. (Wash.) **59**, 554 (1968). — 24. Zagorska, L., Dondon, J., Lelong, J. C., Gros, F., Grunberg-Manago, M.: Biochimie **53**, 63 (1971). — 25. Dixon, M.: Biochem. J. **55**, 170 (1953). — 26. Högenauer, G.: Europ. J. Biochem. **12**, 527 (1970). — 27. Uhlenbeck, O., Ballen, J., Doty, P.: Nature (Lond.) **225**, 508 (1970). — 28. Högenauer, G.: (1972). In Vorbereitung. — 29. Day, L. E.: J. Bact. **91**, 1917 (1966). — 30. Day, L. E.: J. Bact. **92**, 197 (1966).

2. Rundtischgespräch

Akutuelle Fragen der Molekularbiologie

Moderator: HESS, B., Dortmund

Teilnehmer: AEBI, H., Bern; DEUTSCH, E., Wien; DREWS, J., Wien; SIR KREBS, H., Oxford; SCHWICK, H. G., Marburg; WIELAND, O., München

Manuskript nicht eingegangen.

ANGIOLOGIE-HIRNARTERIENVERSCHLÜSSE

Morphologisches Substrat der arteriellen Verschlußkrankheit

BENEKE, G.
(Abt. Pathologie II, Zentrum für Biologie u. Theor. Medizin, Universität Ulm)

Referat

Arterielle Blutgefäßstenosen und -verschlüsse sind meist die Ursache für die heute außerordentlich häufigen Herz- und Kreislauferkrankungen. Man kann sie in akute und chronische Verschlüsse einteilen. Der Begriff der arteriellen Verschlußkrankheit umfaßt mehr die chronischen Stenosen und Verschlüsse, von denen in diesem Referat die Rede sein soll. Von der Entstehungsweise her kann man sie in drei Hauptgruppen einteilen:

a) Eine Gruppe entsteht durch *Differenzierungsstörungen der Blutgefäßwände*. Sie haben erst in den letzten Jahrzehnten Bedeutung erlangt, seitdem man sie richtig erkannte und teilweise verstehen lernte.

b) Eine zweite Gruppe entsteht durch Veränderungen, die man nach den Begriffen der Allgemeinen Pathologie als *degenerativ* bezeichnen muß. Damit sind jene chronischen Arterienverschlüsse und -stenosen gemeint, die durch Arteriosklerose und Thrombose hervorgerufen werden. Sie sind am häufigsten und deshalb wird von ihnen im Rahmen dieses Referates in erster Linie die Rede sein.

c) Schließlich sind die *entzündlichen Erkrankungen der Arterien* zu nennen, die relativ selten auftreten und hier nicht behandelt werden sollen.

Arterienstenosen und -verschlüsse erlangen meist erst eine, dann allerdings schwerwiegende klinische Bedeutung, wenn sie Folgeveränderungen an den nachgeschalteten Organen hervorrufen. Durch die Folgen also wird der Arzt häufig erst auf den Gefäßprozeß aufmerksam werden. Insbesondere sind wegen eben dieser Folgeveränderungen vier arterielle Stromgebiete praktisch wichtig:

a) die Stenosen und Verschlüsse der Hirnaterien,
b) die Stenosen und Verschlüsse der Arterien der unteren Extremitäten,
c) die Stenosen und Verschlüsse der Coronararterien,
d) die Stenosen und Verschlüsse der Nierenarterien.

Auf die Verschlußkrankheit der Hirnarterien werde ich nicht näher eingehen, weil sie ausführlich in den folgenden Referaten behandelt wird. Die Morphologie der chronisch arteriellen Gefäßstenosen und -verschlüsse hat seit langem schon Interesse gefunden. Die Fragestellungen dieser zahlreichen Untersuchungen richteten sich dabei mehr auf den Versuch, die Pathogenese zu klären. Als es aber Schoop u. Mitarb. (1968) vor einigen Jahren erstmals gelang mit konservativen thrombolytischen Maßnahmen chronische Arterienstenosen und -verschlüsse aufzulösen, wurde das Interesse der Morphologen erneut geweckt. Diesmal richtete sich der Blick mehr auf die Eigenschaften des Verschlußmaterials im Sinne eines chemisch zu verstehenden Substrates, um so vielleicht Aussagen über mögliche therapeutische Konsequenzen zu ermöglichen. Vor allem unter dieser Blickrichtung soll im folgenden die Morphologie des Substrates der arteriellen Verschlußkrankheiten betrachtet werden.

I. Arterienstenosen und -verschlüsse im Bereich der unteren Extremitäten

Zuerst soll auf die Arterienverschlüsse an den unteren Extremitäten eingegangen werden. Für solche Untersuchungen eignen sich besonders durch Endarteriektomie gewonnene Desobliterate. Sie gestatten an Hand des meist vorliegenden Angiogramms Untersuchungen gezielt vorzunehmen, während bei

Serienuntersuchungen an Leichenarterien meist kein Angiogramm zur Verfügung steht. Dieses Untersuchungsgut gestattet auch, da es lebensfrisch gewonnen wird, die Anwendung spezieller Untersuchungsmethoden. Deshalb soll an diesem Untersuchungsmaterial auch ausführlicher auf die Natur der Verschlußsubstrate eingegangen werden.

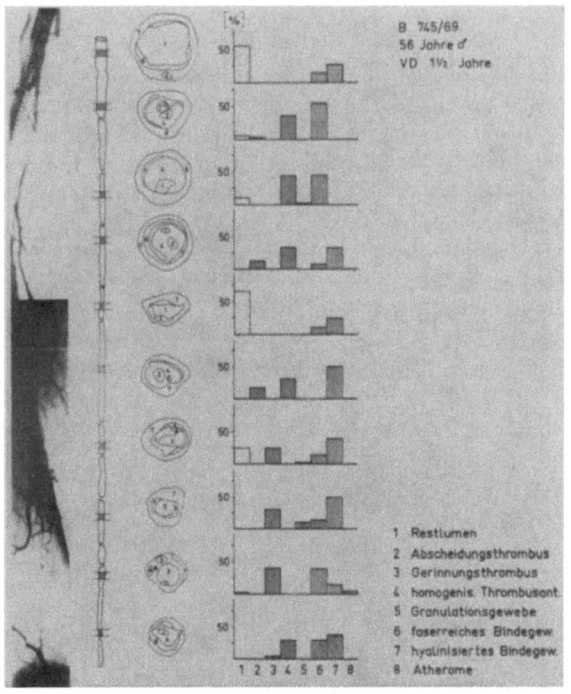

Abb. 1 a—d. Darstellung der histometrischen Aufarbeitung von Desobliteraten. a Angiogramm (vor der Operation), ⇅ Verschlußstrecke (rechts A. femoralis). b Topographisch getreue Anordung der desobliterierten Verschlußcylinder mit eingezeichneten Höhen der histometrischen Untersuchung. c Planimetrierte Flächen der verschiedenen morphologischen Verschlußsubstrate. d Prozentuale Anteile der verschiedenen Verschlußsubstrate am Gesamtverschluß. (Aus Schmitt u. Mitarb., 1971)

1. Welche Arten von Substraten findet man bei dieser Form der arteriellen Verschlußkrankheit?

a) *Die Art des Verschlußsubstrates*

Um diese Frage zu beantworten, sind wir folgendermaßen vorgegangen (Abb. 1). Die Desobliterate wurden an Hand der Angiogramme, die die Verschlußstrecke markieren, topographisch getreu angeordnet. In verschiedenen Höhen, die in dieser Abbildung schraffiert markiert sind, wurden histologisch Querschnitte hergestellt. Von diesen Querschnitten konnten Zeichnungen angefertigt werden, wobei die verschiedenen Verschlußsubstrate, die innerhalb des Gefäßlumens lagen, gesondert eingezeichnet wurden. Als äußere Begrenzung des Gefäßlumens wurde die Elastica interna gewählt. Nun konnte der Anteil der Verschlußsubstrate am verschlossenen Gefäßlumenquerschnitt planimetrisch quantitativ ermittelt werden. Er ist als prozentualer Anteil am gesamten Gefäßlumenquerschnitt in der nebenstehenden Tabelle ausgedrückt. In einigen Höhen waren noch Restlumina vorhanden. Obgleich die Verschlußsymptomatik nach den klinischen Angaben 18 Monate betrug, fand sich noch recht reichlich Thrombusmaterial als Verschlußsubstrat, wobei frische Abscheidungs- und Gerinnungsthromben, vor allem aber alte homogenisierte Thromben, nachweisbar waren. Einen recht großen Anteil nahmen aber auch die bindegewebigen Verschlußsubstrate ein, die in verschieden alte Bindegewebe unterschieden werden müssen.

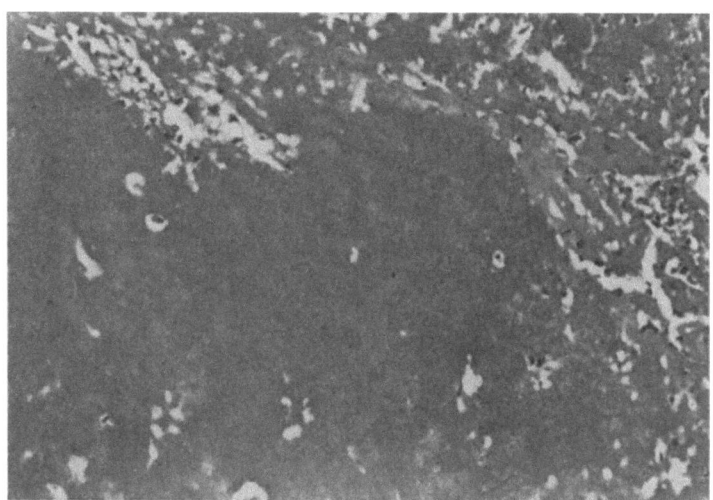

Abb. 2. Mikroskopische Aufnahme von homogenisierten Thromben. Färbung: H.E., Vergrößerung: 200, Aufnahme-Nr.: VI/174/26. (Aus Beneke, 1968)

Auffallend ist der geringe Anteil von Atheromen als Verschlußsubstrat. Dies steht mit den seit langem bekannten Befunden in Einklang, nach denen die Arteriosklerose der Extremitätenarterien nur selten die atheromatöse Variante, sondern vielmehr die fibroblastische Komponente, bevorzugt.

b) Die biologischen Eigenschaften der Verschlußsubstrate

Von praktischer Bedeutung sind die biologischen Eigenschaften der verschiedenen Verschlußsubstrate.

ba) Die biologischen Eigenschaften der thrombotischen Anteile am Verschlußsubstrat. Für eine mögliche thrombolytische Therapie gewinnen die biologischen Eigenschaften der thrombolytischen Anteile am Verschlußsubstrat besonderes Interesse. Es soll hier nicht über Struktur und Löslichkeit von frischen Abscheidungs- und Gerinnungsthromben berichtet werden. Diese Fragen sind durch zahlreiche Untersuchungen weitgehend geklärt (Sandritter u. Mitarb., 1954, 1958, 1962). Da bei der chronischen Verschlußkrankheit aber in einem recht hohen Anteil das *alte homogenisierte Thrombusmaterial* angetroffen wird und dessen Eigenschaften wenig bekannt sind, haben wir uns damit eingehender beschäftigt.

baa) Was ist homogenisiertes Thrombusmaterial? Makroskopisch ist es hellgrau, zäh und hat eine speckige glänzende Beschaffenheit. Deshalb wird es auf Grund dieser makroskopischen Beschaffenheit oft für Bindegewebe gehalten. Lichtmikroskopisch (Abb. 2) ist es homogen, läßt keine Innenstruktur erkennen und ist weitgehend zellfrei.

bab) Die histochemischen Eigenschaften der homogenisierten Thromben. Man kann mit histochemischen Proteinreaktionen versuchen die Eigenschaften dieses Materials zu klären (Tabelle 1). Man findet dann eine starke Reaktion mit der Millon-

Tabelle 1. *Zusammenstellung des Ergebnisses der histochemischen Proteinreaktionen an homogenisierten Thromben*

Methode	Autoren der Methode	Nachgewiesene Aminosäure	Reaktionsergebnis
Dimethylaminobenzaldehyd-Reaktion	Adams (1957)	Tyrosin	+ + +
Millon-Reaktion	Rash u. Swift (1960)	Tryptophan	+ + +
	Bachmann u. Seitz (1961)	Histidin	+ + +
Sakaguchi-Reaktion	Deitch (1961)	Arginin	+ +

schen Reaktion auf Tyrosin, mit der Dimethylaminobenzaldehyd-Reaktion nach Adams auf Tryptophan, mit der Histidin-Reaktion nach Bachmann und Seitz und mit der histochemischen Sakaguchi-Reaktion nach Deitch. Der Nachweis der Aminosäuren Tyrosin und Tryptophan läßt erkennen, daß es sich nicht um Kollagen handeln kann, da die Aminosäuren Tryptophan und Tyrosin im Kollagen nicht vorkommen. Vielmehr kann auf Grund dieses histochemischen Ergebnisses

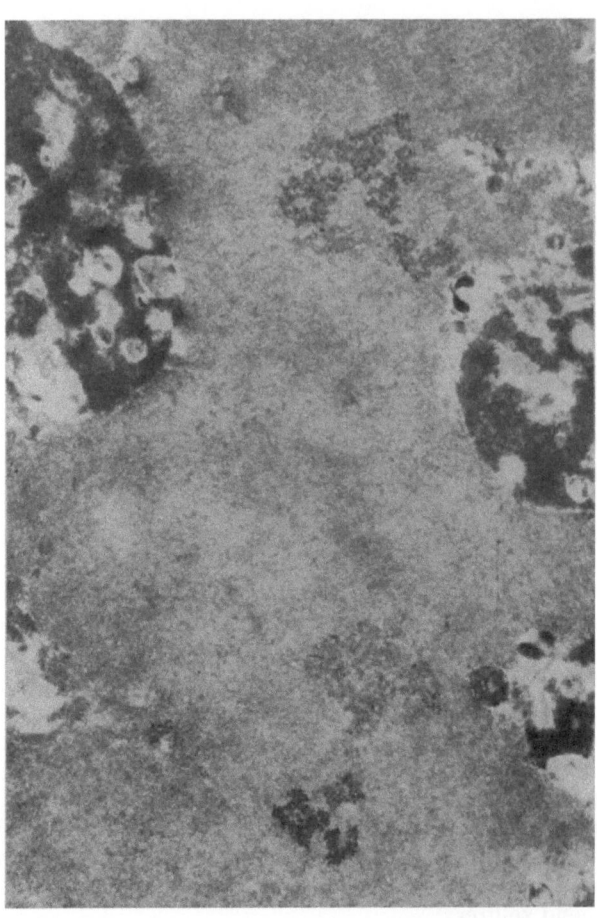

Abb. 3. Elektronenmikroskopische Aufnahme von homogenisierten Thromben. Rest zerfallener Zellen, dazwischen feingranuliertes Material. Vergrößerung: 19000, Aufnahme-Nr.: B/113 a/3

schon der Verdacht ausgesprochen werden, daß homogenisiertes Thrombusmaterial vielmehr aus Plasmaproteinen bestehen muß.

bac) Die elektronenmikroskopische Struktur der homogenisierten Thromben. Diese Annahme bestätigte sich auf Grund elektronenmikroskopischer Untersuchungen. Der größte Anteil besteht aus Resten zerfallener Zellen (Abb. 3). Dazwischen findet sich ein feingranuläres Material, wobei es sich im wesentlichen um Plasmaproteine handeln dürfte. Daneben findet man aber auch fibrilläre

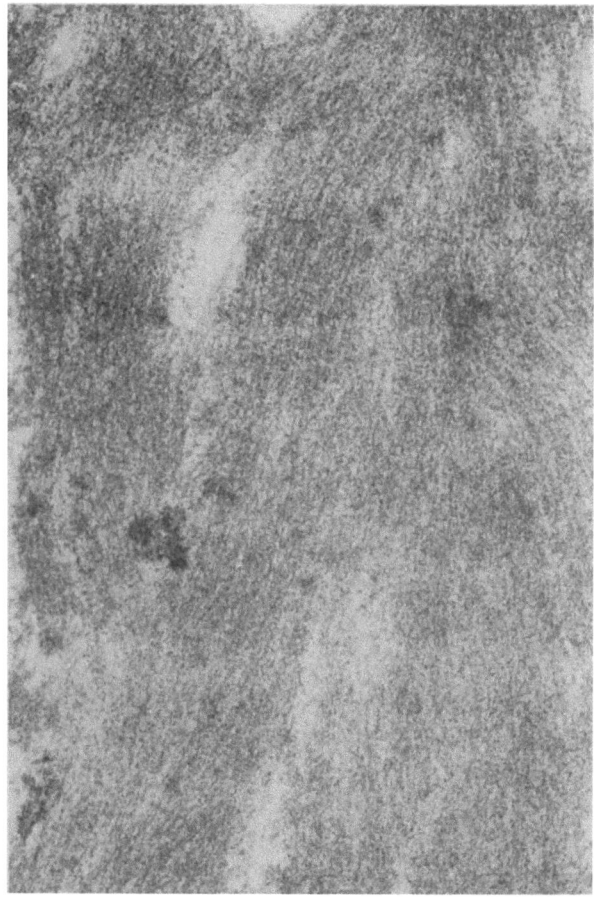

Abb. 4. Elektronenmikroskopische Aufnahme von homogenisierten Thromben. Fibrilläre Strukturen. Vergrößerung: 37800, Aufnahme-Nr.: B/113 a/9

Strukturen (Abb. 4), die auf Grund ihrer Periodik Fibrinfibrillen sind. Homogenisierte Thromben sind also zusammengesinterte, geronnene Plasmaproteine, die Reste zerfallener Blutzellen einschließen.

bad) Warum bleibt das homogenisierte Thrombusmaterial als Verschlußsubstrat so lange erhalten? Wenn man das klinisch festgestellte Alter der Verschlußsymptomatik in Beziehung zu den nachgewiesenen Verschlußsubstraten setzt, dann fällt auf, daß auch bei lange Zeit bestehender Verschlußsymptomatik in einem relativ hohen Anteil homogenisiertes Thrombusmaterial vorhanden ist (Tabelle 2). Dies könnte einmal durch die schubweise Entstehung der Verschlußkrankheit erklärt werden. Es ergeben sich aber auch Anhaltspunkte dafür, daß dieses Thrombusmaterial im Rahmen des sonst üblichen Organisationsprozesses schlechter aufgelöst werden kann. Für die Erklärung dieses Phänomens müssen ebenso Eigenschfaten dieses Materials wie Wandveränderungen im Rahmen des arteriosklerotischen Prozesses verantwortlich gemacht werden. Normalerweise geht der Organisationsprozeß von Kapillaren und Bindegewebszellen aus, die schon nach wenigen Tagen aus der Blutgefäßwand in den Thrombus einsprossen (Irniger, 1963).

Dieser Vorgang ist aber offensichtlich bei bereits bestehender arteriosklerotischer Gefäßwandveränderung gestört. Für diese Annahme können mehrere Anhaltspunkte herangezogen werden. Ebenso wie Mittelmeier (1959) konnten wir (Beneke, 1968, 1970; Beneke u. Schmitt, 1971; Schmitt u. Mitarb., 1971) feststellen, daß dort, wo eine Intimasklerose besteht, die Organisationsvorgänge lange Zeit stagnieren und dadurch der Thrombus erhalten bleibt. Dort aber, wo die Intima nicht verdickt ist, läuft der Organisationsvorgang weitgehend normal ab. Daher sieht man im Bereich der sklerotischen Beete fast keine celluläre Reaktion. Der Thrombus kann also in diesen Regionen altern und bleibt somit lange Zeit erhalten. Kommt aber schließlich doch eine Organisation zustande,

Tabelle 2. *Häufigkeit des Vorkommens verschiedener Thrombusformen in Abhängigkeit von der Dauer der Verschlußkrankheit*

Dauer der Verschluß-krankheit nach klinischen Angaben	Häufigkeit des Vorkommens						Gesamt-zahl
	Abscheidungs-thromben		Gerinnungs-thromben		Homogenisierte Thrombusanteile		
	Anzahl	%	Anzahl	%	Anzahl	%	
1 Tag bis 6 Monate	5	21,7	7	30,4	16	69,6	23
6 bis 12 Monate	1	6,3	5	31,3	10	62,5	16
1 bis 3 Jahre	5	11,4	17	38,6	28	63,6	44
3 bis 5 Jahre	0	0,0	2	11,7	5	29,4	17
über 5 Jahre	0		0		0		0

dann zeigen die für den Organisationsprozeß wichtigen kleinen Blutgefäße bald auch eine Hyalinose ihrer Wand. Sie erfahren dann ähnliche Veränderungen, wie sie für den bestehenden zum Verschluß führenden Grundprozeß charakteristisch sind. Solche Blutgefäße sind für den Organisationsprozeß biologisch wenig geeignet. Schließlich ist das homogenisierte Thrombusmaterial selbst ein wenig geeignetes Substrat für die organisierenden Zellen. So findet man innerhalb der wenigen Zellen, die meist nur am Rand der homogenisierten Thrombusanteile zu sehen sind, relativ häufig mehrkernige Riesenzellen. Man weiß, daß diese Art der cellulären Reaktion als Ausdruck für eine schlechte Phagocytose- und Lyseeigenschaft eines Materials anzusehen ist.

Insgesamt kann man also feststellen, daß die bestehende Arteriosklerose die Organisation der auf dem Boden der Arteriosklerose entstandenen Thromben wesentlich verzögert. Dadurch können die Thromben altern und werden zu homogenisierten Thromben. Dieses Thrombusmaterial ist aber für den cellulären Organisationsprozeß kein so geeignetes Material wie frische Thromben.

bae) Die Löslichkeit des homogenisierten Thrombusmaterials durch die von außen induzierte Fibrinolyse. Wir hatten gesehen, daß einerseits in chronisch arteriellen Stenosen und Verschlüssen Thrombusanteile lange Zeit erhalten bleiben, die aber andererseits wegen ihrer besonderen biologischen Eigenschaften für die organisierenden Zellen und ihre Enzymsysteme schwer angreifbar sind. Somit bleibt die Frage, wie sich die alten homogenisierten Thromben bei einer z. B. mit Streptokinase induzierten Fibrinolyse verhalten. Rossoleck (1961, 1963) konnte bis zu 18 Tage alte extravasal hergestellte Blutkoagel sowie arterielle und venöse Thromben, deren Alter auf Wochen bis Monate geschätzt wurde, was natürlich außerordentlich schwierig ist, in vitro durch Zusatz von Streptokinase lysieren. Gottlob u. Mitarb. (1964, 1965, 1966, 1968) erreichten meist eine vollständige Lyse operativ gewonnener menschlicher Thromben, die bis zu vier Wochen alt waren, nach Inkubation in Streptokinase. Nach den Untersuchungen von Gottlob u. Mitarb. (1964, 1965, 1966, 1968) hat man sogar den Eindruck, daß sich ältere Thromben besser auflösen lassen als jüngere. Zu diesen Untersuchungen ist aber zu bemerken, daß die Altersbestimmung von Thromben außerordentlich schwierig und dadurch das Bezugssystem unsicher ist. Wir haben zusammen mit Hey (Beneke u. Hey, 1965; Hey u. Mitarb., 1966) in in vitro-Untersuchungen unter der Sicht des Mikroskopes die Löslichkeit der alten homogenisierten Thromben untersucht (Tabelle 3). Nach diesen Ergebnissen ist in vitro das homogenisierte Thrombusmaterial nach Zusatz von aktiviertem Plasmin rasch und vollständig, nach alleinigem Streptokinasezusatz aber nicht aufzulösen.

Tabelle 3. *Fermentative Löslichkeit von homogenisierten Thrombusabschnitten*

Versuchsansatz	Homogenisierte Thrombusanteile
Kontrolle (nur Lösungsmittel)	0
Streptokinase 100 E/ml	0
Streptokinase 100 E/ml + Humanserum 0,2%	0
Plasmin 75000 E/ml	+ +
Chymotrypsin 0,025%	+ + +
Trypsin 0,25	+ + +
Kollagenase 1%	(+)

0 = Kein Auflösungseffekt innerhalb von 120 min. (+) = Unvollständige Auflösung innerhalb von 120 min. + = vollständige Auflösung innerhalb von 120 min. + + = Vollständige Auflösung innerhalb von 30 min. + + + = Vollständige Auflösung innerhalb von 15 min.

baf) Die variierende Verschlußsubstratzusammensetzung in verschiedenen Höhen des Substrates. Da sich praktisch alle Thrombussubstrate, auch das homogenisierte Material im Prinzip durch eine induzierte Thrombolyse auflösen lassen, müßte man vermuten, daß generell chronische arterielle Stenosen und Verschlüsse durch eine Thrombolyse beseitigt werden können. Dies gelingt aber nur, wie die Berichte von Schoop u. Mitarb. (1968), Alexander u. Mitarb. (1968), Ehringer u. Fischer (1968), Zeitler u. Mitarb. (1969), Ehringer u. Mitarb. (1970), Martin u. Mitarb. (1970) zeigten, bei einem Teil der Fälle. Die Ursache dafür liegt unserer Meinung nach an den sehr unterschiedlichen Verschlußsubstraten. Obgleich sich bei jedem chronisch-arteriellen Verschluß Thromben nachweisen lassen, variiert ihre Menge von Fall zu Fall und in verschiedenen Verschlußhöhen. Während bei manchen Verschlüssen in allen Höhen in recht beträchtlichen Mengen Thromben zu finden sind, gibt es andere, bei denen in mehreren oder in einer Höhe der Verschluß vollständig aus Bindegewebe besteht. Bei diesen Verschlüssen wird mit thrombolytischen Maßnahmen keine Wiederherstellung des Strombettes zu erreichen sein.

bb) Die biologischen Eigenschaften der Bindegewebsanteile am Verschlußsubstrat. Es erscheint notwendig, auch noch auf das Bindegewebe als Verschlußsubstrat einzugehen. Es ist nicht einheitlich, sondern man kann die bindegewebigen Anteile am Verschlußsubstrat in Granulationsgewebe, faserreiches Bindegewebe und hyalinisiertes Bindegewebe einteilen. Sie sind einmal durch den arteriosklerotischen Intimaprozeß zum anderen durch die Organisation der Thromben entstanden. Diese Bindegewebe machen einen sehr hohen Anteil, der natürlich von Fall zu Fall variiert, am Gesamtverschlußsubstrat aus. An insgesamt 327 untersuchten Querschnitten von verschlossenen oder stenosierten Arterien der unteren Extremitäten konnten wir feststellen, daß im Mittel zwischen 50% und 70% des ehemaligen Arterienlumens bereits durch Bindegewebe verschlossen ist. Diese Zahlen variieren etwas, aber unbedeutend, mit dem Verschlußalter, d. h. wie lange die klinisch feststellbare Verschlußsymptomatik besteht. Das bedeutet gleichzeitig, daß zum Zeitpunkt des Auftretens der Verschluß- oder Stenosesymptome ein beträchtlicher Anteil des Arterienlumens bereits durch Bindegewebe verschlossen ist.

Der Hauptbestandteil dieses Bindegewebes, nämlich bis zu 80% seines Trockengewichtes, ist Kollagen. An kollagenem Bindegewebe verschiedener Herkunft haben wir die enzymatische Löslichkeit, besonders die mit dem Plasminsystem, untersucht. Kollagen ist natürlich mit Kollagenase löslich. Mit Trypsin kann Kollagen nur in denaturiertem Zustand aufgelöst werden. Plasmin löst dagegen weder natives noch denaturiertes Kollagen.

Betrachtet man einerseits den hohen Anteil von Bindegewebe am Verschluß, andererseits die biologischen Eigenschaften seines Hauptbestandteils, des Kollagens, dann wird wohl vom Verschlußsubstrat her an den Extremitätenarterien in den meisten Fällen eine chirurgische Therapie ins Auge gefaßt werden müssen, um einen ausreichenden hämodynamischen Erfolg sicherzustellen. Dies schließt nicht aus und ist ein Ausdruck der Variabilität der Verschlußsubstrate, daß in einigen Fällen eine thrombolytische Therapie zum Erfolg führen kann. Die Schwierigkeit wird sicher darin liegen, diese Fälle von den anderen diagnostisch zu trennen.

II. Arterienstenosen und -verschlüsse im Bereich der Coronararterien

Entgegen der Ansicht, die heute gelegentlich, so z. B. von Kern (1969), vertreten wird, bleibt man auf dem Boden der Realitäten, wenn man davon ausgeht, daß der Herzinfarkt auf Coronararterienstenosen und -verschlüsse zurückzuführen ist. Zu dieser in der ganzen Welt anerkannten Erkenntnis hat die Pathologische Anatomie durch unzählige Untersuchungen beigetragen. An dieser Feststellung ändert auch nichts, daß wir alle jene *seltenen Einzelfälle* kennen, bei denen der Pathologische Anatom trotz manifestem Herzinfarkt kein geeignetes Substrat an den Arterien vorweisen kann.

Die Topographie der Coronararterienstenosen und -verschlüsse wurde mehrfach beschrieben (Hallermann, 1962; Halpert u. Mitarb., 1956; Amon, 1958; Schoenmakers, 1963, 1964, 1967; Wegener, 1969) und soll hier nicht weiter erörtert werden. Vielmehr soll auf die verschiedenen Stenose- und Verschlußsubstrate an den Coronararterien eingegangen werden, die sich etwas von denen der Extremitätenarterien unterscheiden.

1. Die subendothelialen Fibroblastenproliferation bei Coronararterienstenosen und -verschlüssen junger Menschen

Hauptsächlich bei jungen Menschen können durch erhebliche subendotheliale Fibroblastenproliferationen (Moon u. Rinehart, 1952) Stenosen und Verschlüsse entstehen. Von Albertini (1938) wurde diese pathologische Form der Coronararterienveränderung Arteriitis stenosans coronariae, von Doerr (1970) juvenile Coronararteriensklerose genannt. Das Substrat besteht bei dieser Stenoseform aus einem zellreichen jungen Bindegewebe (Abb. 5). Wie jedes junge Bindegewebe enthält es einen Anteil an sauren Mucopolysacchariden. Deshalb wird ihm, unter verschiedenen Einflüssen, eine besondere Quellfähigkeit zugeschrieben, wodurch akute Verschlüsse entstehen können. Auf Grund verschiedener Besonderheiten handelt es sich sicherlich um eine Sonderform stenosierender Coronarangiopathie.

2. Die gewöhnlichen Coronararterienstenosen und -verschlüsse

Gegenüber dieser Sonderform gibt es bei den gewöhnlichen Coronararterienstenosen und -verschlüssen hauptsächlich drei verschiedene Substrate: Sklerose, Atherome und Thrombosen.

a) Skleroseherd als Stenosesubstrat

Ein häufiges Stenosesubstrat sind die Skleroseherde. Sie finden sich herdförmig und sind meist exzentrisch angeordnet. Ihre Ausdehnung kann sehr unter-

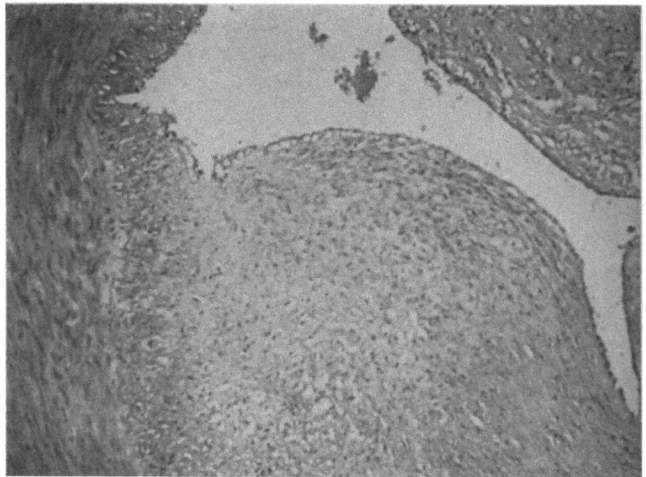

Abb. 5. Coronararterienstenose bei juveniler Coronararterienstenose mit subendothelialer Proliferation von jungem Bindegewebe. Färbung: H.E., Vergrößerung: 68, Aufnahme-Nr.: B 171/33

schiedlich sein. Es gibt alle Übergänge von flachen parietalen Sklerosen (Abb. 6a) über solche, die das Gefäßlumen bereits erheblich stenosieren (Abb. 6b) bis zu jenen, die die Coronararterie fast völlig verschließen (Abb. 6c). Mikroskopisch bestehen sie aus einem zellarmen, hyalinisierten kollagenen Bindegewebe, das wenig saure Mucopolysaccharide enthält. Deshalb ist es unwahrscheinlich, daß solche Skleroseherde durch Quellung zu einem akuten Verschluß führen können. Vielmehr erfolgt durch progredientes „Wachstum" eine langsame Zunahme der Stenose.

b) Atherome als Stenose- und Verschlußsubstrat

Im Gegensatz zu den Extremitätenarterien sind in den Coronararterien Atherome ein häufiges Stenosesubstrat. Darunter versteht man die Ablagerung von Lipiden in die verbreiterte und herdförmig nekrotische Intima. Atherome sind immer herdförmig angeordnet und neigen besonders zu Verkalkungen. Obgleich Atherome eigentlich nur Stenosesubstrate sind, können sie die Bedingungen für einen akuten Verschluß liefern. Nicht selten blutet es nämlich in die Atherome

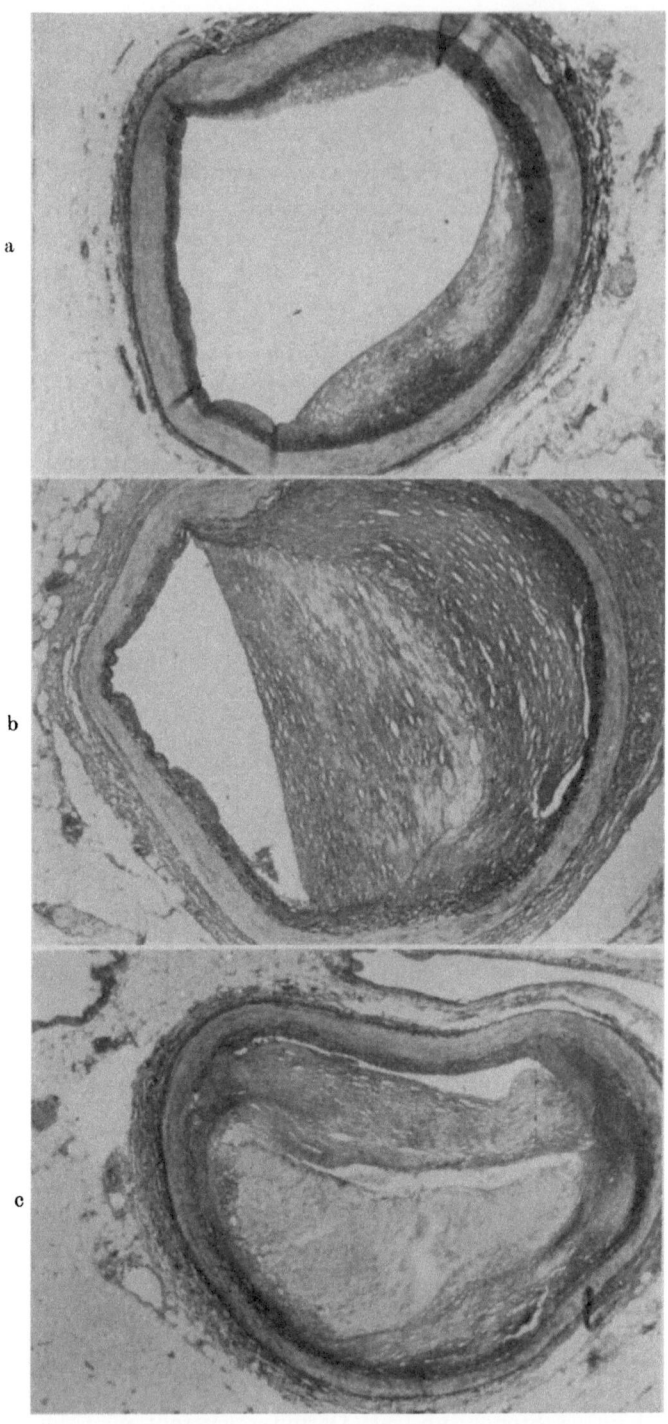

Abb. 6a—c. Coronararterienstenosen durch unterschiedlich stark entwickelte Skleroseherde. a Färbung: Elastica, Vergrößerung: 12, Aufnahme-Nr.: B 167/18. b Färbung: Elastica, Vergrößerung: 28, Aufnahme-Nr.: B 167/6. c Färbung: Elastica, Vergrößerung: 12, Aufnahme-Nr.: B 167/58

(Winternitz u. Mitarb., 1937; Geiringer, 1951; Morgan, 1956; Wegener, 1969). Die Blutungen können zweierlei Quellen haben. Es kann einmal aus den transmedial an das Atherom herangeführten Capillaren (Morgan, 1956) bluten. Diese Blutungen sollen jedoch niemals so stark sein, daß sie akute Gefäßverschlüsse in Szene setzen können (Wegener, 1969). Die zum akuten Verschluß führende Blutung kommt meist aus dem Gefäßlumen, wenn Intimarisse über den Atheromen (Wegener, 1969) entstehen. Auf Grund dieser Eigenschaften stellt das Stenosesubstrat einen potentiellen Herd für einen akuten Verschluß dar.

c) *Thrombose als Stenose- und Verschlußsubstrat*

Besondere Aufmerksamkeit fanden in den letzten Jahren wieder, besonders im Zusammenhang mit der thrombolytischen Therapie des Herzinfarktes, die Thrombosen der Coronararterien. Thromben der Coronararterien können sowohl Stenosewie auch Verschlußsubstrat sein.

ca) *Häufigkeit der Coronararterienthrombose.* Die Häufigkeit der Thrombose in den Coronararterien als Stenose- und Verschlußsubstrat wird in der Literatur sehr unterschiedlich angegeben (Abb. 4), wofür mehrere Gründe angeführt werden

Tabelle 4.
Häufigkeit von Coronarthrombosen

Länge obturierender Thromben (cm)	Häufigkeit
0,5	1/11
1,0	5/11
2,0	2/11
2,5	1/11
7,0	1/11
7,5	1/11

können. Dies hängt einmal von der Untersuchungsmethode ab, mit der die Häufigkeit der Coronarthromben ermittelt wurde. Zweitens wird in den Literaturangaben das Bezugssystem unterschiedlich gewählt. So wird z. T. die Thrombosehäufigkeit auf alle Herztodesfälle bezogen. Andere Untersucher beziehen sie entweder auf Herztodesfälle ohne nachweisbaren Infarkt oder nur auf Fälle mit Herzinfarkt. Schließlich berücksichtigen einige Autoren nur die obturierenden Thromben, andere aber auch parietale, nicht verschließende Thromben.

Coronararterienthromben wurden selten (14,0%) bei Fällen gefunden, die nicht an einem akuten Herztod verstorben sind. Die Häufigkeit von Coronararterienthromben liegt im Mittel bei 41,4% bei allen Fällen von akutem Herztod, bei denen morphologisch kein Herzinfarkt nachgewiesen werden konnte. Liegt dagegen ein morphologisch nachweisbarer Herzinfarkt vor, steigt die Häufigkeit der Coronararterienthrombose auf 60,2% im Mittel an, wobei allerdings einige Autoren nur 44,0%, andere 93,3%, ermittelten.

cb) *Formen und Art der Thrombose.* Die Form der Coronararterienthrombose kann sehr unterschiedlich sein (Abb. 7), worauf besonders Sinapius (1965) hingewiesen hat. Man unterscheidet zweckmäßigerweise:

cba) Flache, wenig einengende *parietale* Thromben.

cbb) *Stenosierende, parietale* Thromben, wobei durch den Thrombus mindestens $1/3$ des Arterienlumens verlegt sein muß.

cbc) Polypöse, stark *stenosierende, parietale* Thromben. Bei dieser Form ist nur noch eine enge Restlichtung des Gefäßes erhalten.

cbd) Sekundär *obturierende* Thromben. Sie sind in Schüben entstanden, an ihrer Basis findet sich meist ein alter parietaler Thrombus.

cbe) Primär *obturierende* Thromben, die in einem Schub entstanden sind und meist nur aus Gerinnungsthromben bestehen.

Die Coronararterienthrombose kann also zur Stenose und zum Verschluß der Arterien führen. Die Thromben bestehen aus Abscheidungs-, Gerinnungs- und homogenisierten älteren Thromben. Nach Untersuchungen von Sinapius (1965) beträgt die Länge der verschließenden Thromben am häufigsten 1 cm (Tabelle 5).

cc) Prädilektionsstellen der Thrombosen. Die Coronararterienthrombose ist weniger über den Atheromen zu finden sondern häufiger über solchen Intimastellen, die eine ödematöse Aufquellung zeigen (Krauland, 1964, 1965; Anitschkow, 1960).

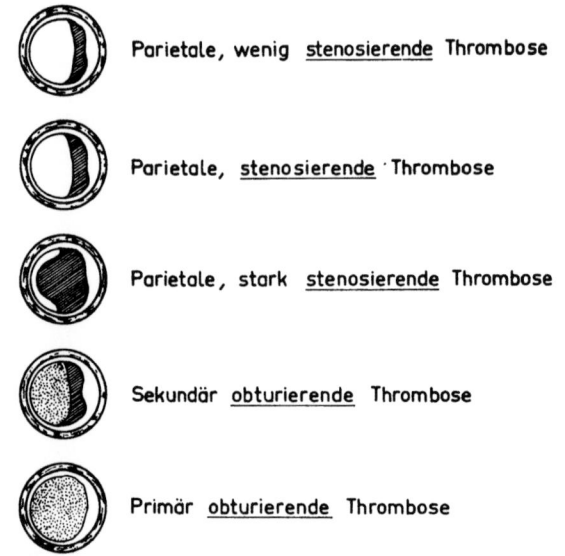

Abb. 7. Schematische Darstellung der Formen der Coronararterienthrombose

III. Arterienstenosen und -verschlüsse im Bereich der Nierenarterien

Schließlich soll noch auf die Stenosen der Nierenarterien eingegangen werden, wobei zwischen Stenosen am Abgang der Nierenarterien und solchen im extrarenalen Arterienhauptstamm zu unterscheiden ist.

1. Die Nierenarterienabgangsstenose

Die Nierenarterienabgangsstenose soll nicht weiter behandelt werden. Es handelt sich dabei, wie die morphologischen Untersuchungen zeigten, um eine arteriosklerotische Stenose, aus der natürlich auch durch eine komplizierende Thrombose ein Verschluß werden kann.

2. Die Nierenarterienstenosen im extrarenalen Verlauf der Nierenarterien

Dagegen sind im extrarenalen Hauptstamm nach den Untersuchungen von Brolin (1967) die arteriosklerotisch bedingten stenosierenden Prozesse, die früher als einzige bekannt waren, viel seltener als am Nierenarterienabgang. Es ist das Verdienst von McCormack u. Mitarb. (1966) auf einige zur Nierenarterienstenose führende Prozesse hingewiesen zu haben, die bis dahin in der pathologisch-anatomischen Literatur nicht beschrieben worden sind. Sie sollen deshalb Erwäh--

nung finden, weil hier ganz andere als die bisher besprochenen Substrate für die Stenosierung verantwortlich gemacht werden müssen, weil häufig junge Menschen betroffen sind, die meist eine nephrogene Hypertonie (92,2%; Gill u. Meaney, 1969) haben, und bei Fortbestand anatomische Nierenveränderungen die Folge sein können und weil eine chirurgische Therapie diese Gefäßveränderungen korrigieren kann.

Man unterscheidet mehrere Formen (McCormack u. Mitarb., 1966: Fibroelastose der Intima; Riede u. Zollinger, 1970; Williams, 1956; Buck, 1961: Fibromuskuläre Hyperplasie der Media; Blatt u. Page, 1939: Adventitiasklerose: Hunt u. Mitarb., 1962; Brolin, 1967), wobei im Rahmen dieses Referates nur auf die fibromuskuläre Hyperplasie der Media eingegangen werden soll. Im Angiogramm

Tabelle 5. *Länge obturierender Thromben nach Angaben von Sinapius* (1965)

Bezugsbasis	Autoren	Relative Häufigkeit %	Durchschnittliche relative Häufigkeit
Unausgewähltes Material	Ehrich u. Shinohara (1964)	14,0	14,0
Alle Herztodesfälle (mit und ohne nachweisbaren Myokardinfarkt)	Goder (1960)	44,1	
	Spain u. Bradess (1960)	22,0	
	Sinapius (1965)	75,9	
			47,3
Akute Herztodesfälle ohne nachweisbaren Myokardinfarkt	Wright-Smith (1936)	7,4	
	Müller (1949)	48,0	
	Müller (1964)	53,0	
	Sinapius (1965)	57,1	
			41,4
Morphologisch nachgewiesener Myokardinfarkt	Foord (1948)	85,0	
	Branwood u. Montgomery (1956)	59,0	
	Spain u. Bradess (1960)	54,5	
	Horn (1963)	45,0	
	Ehrich u. Shinohara (1964)	44,0	
	Ehrich u. Shinohara (1964)	50,0	
	Müller (1964)	64,0	
	Schettler (1964; Literaturzusammenstellung, 20 Autoren)	59,2	
	Sinapius (1965)	93,3	
	Eigene Untersuchungen	47,5	
			60,2

fallen ringartige Einschnürungen auf, zwischen denen aneurysmatische Erweiterungen des Gefäßlumens liegen. Makroskopisch sieht man in dem aufgeschnittenen Gefäßrohr meist zirkulär verlaufende Wulstbildungen (Abb. 8a), die das Substrat für die ringartigen Einschnürungen im Angiogramm darstellen. Gelegentlich ist zu beobachten, daß bei dieser Angiopathie die Nierenarterienabgänge aus der Aorta weiter medial erfolgen (Abb. 8b) als bei normalen Verhältnissen. Bei mikroskopischer Untersuchung finden sich pilzförmige Vorwölbungen in das Lumen (Abb 9). Die Intima ist, wie die Elastica interna anzeigt, normal breit. Die pilzförmigen Vorwölbungen, die die Stenose bedingen, sind Bestandteil der Media. Sie bestehen aus glatter Muskulatur und kollagenem Bindegewebe. Zwischen den pilzförmigen Vorwölbungen ist die Media sehr schmal oder fehlt vollständig, wodurch

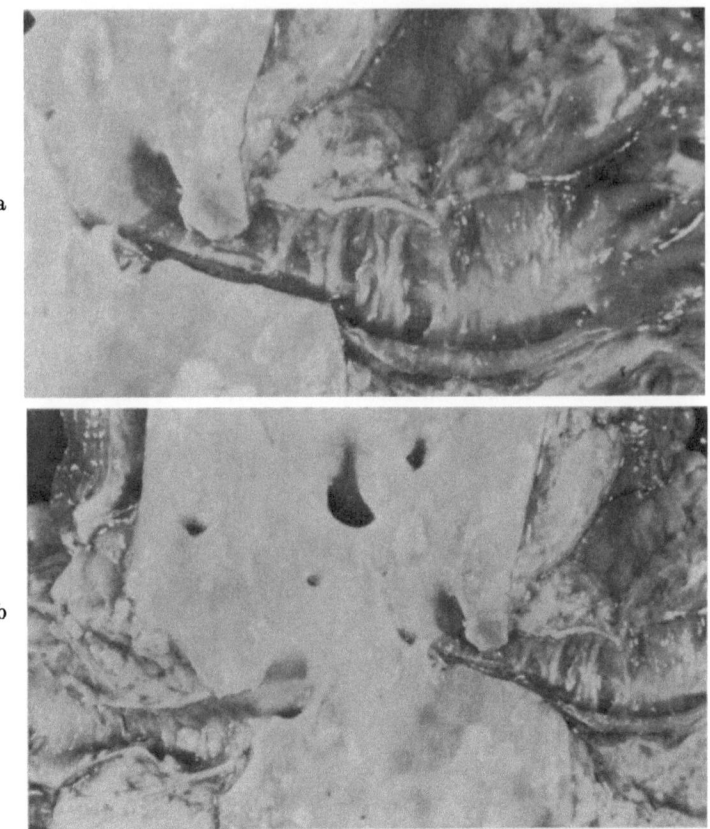

Abb. 8a u. b. Fibromuskuläre Hyperplasie der Media von Nierenarterien. a Querverlaufende wulstförmige Bildungen, die das Lumen stenosieren. b Stark nach ventral verlagerter Abgang der Nierenarterien

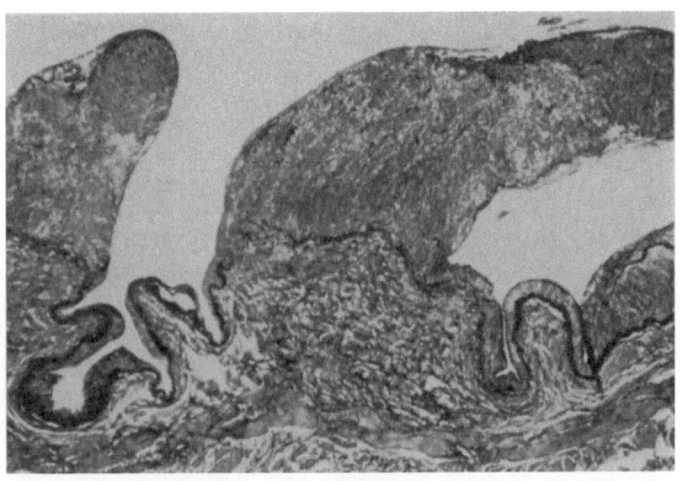

Abb. 9. Fibromuskuläre Hyperplasie der Nierenarterie. Färbung: Elastica/van Gieson, Vergrößerung: 80, Aufnahme-Nr.: B 18/56

die normal gestaltete Adventitia ausgebuchtet werden kann und sich somit die aneurysmatischen Strukturen im Angiogramm erklären.

Die Ursache dieser Angiopathie (Tabelle 6) ist noch weitgehend unklar. Sie kommt bei Frauen (81,3%) häufiger vor als bei Männern (18,7%; Gill u. Meaney, 1969) und hat ihr Häufigkeitsmaximum in der 5. Lebensdekade. In 59,1% der Fälle ist diese Nierenarterienveränderung beidseitig, in 34,5% einseitig rechts

Tabelle 6. *Zusammenstellung der Altersverteilung, der Geschlechtsverteilung und der Sinnverteilung der FMH nach Angaben aus der Literatur*

Altersverteilung der FMH

Lebensalter	Anzahl der Fälle	Prozentuale Häufigkeit
0— 9	0	0,0
10—19	1	0,5
20—29	4	2,0
30—39	24	11,8
40—49	107	52,7
50—59	41	20,2
60—69	21	10,3
70—79	5	2,5
Gesamt	203	100,0

Geschlechtsverteilung der FMH

Geschlecht	Anzahl der Fälle	Prozentuale Häufigkeit
männlich	38	18,7
weiblich	165	81,3
Gesamt	203	100,0

Seitenverteilung der FMH

Seite	Anzahl der Fälle	Prozentuale Häufigkeit
Einseitig links	13	6,4
Einseitig rechts	70	34,5
Doppelseitig	120	59,1
Gesamt	203	100,0

und in 6,4% einseitig links ausgebildet. Obwohl diese Angiopathie am häufigsten in den Nierenarterien vorkommt, wurde sie aber auch in der A. coeliaca (Palubinskas u. Ripley, 1964; Palubinskas u. Mitarb., 1966), in der A. mesenterica (Palubinskas u. Mitarb., 1966) und in der A. carotis interna (Connett u. Lansche, 1965; Palubinskas u. Mitarb., 1966) beobachtet. Von einigen Autoren wird auf eine gehäufte, überzufällige Kombination von fibromuskulärer Hyperplasie der Nierenarterien und intrakraniellen Hirnarterienaneurysmen hingewiesen (Palubinskas u. Mitarb., 1966). Diese Form der Arterienstenose ist also durch ein ganz anderes Substrat bedingt als die vorher besprochenen.

Im Rahmen dieses Referates mußten natürlich Schwerpunkte gesetzt werden, es kann daher keine vollständige Übersicht über die Morphologie der arteriellen Verschlußkrankheit vermitteln. Es war aber das Anliegen, folgendes darzustellen:

1. Es gibt kein einheitliches Substrat für arterielle Stenosen und Verschlüsse, sondern die Stenose- und Verschlußsubstrate sind verschieden und haben unterschiedliche biologische Eigenschaften.

3. Der quantitative Anteil der verschiedenen Substrate an Stenose und Verschluß von Arterien variiert von einer Gefäßprovinz zur anderen Gefäßprovinz, von einem Fall zum anderen und sogar oft in verschiedenen Höhen desselben arteriellen Verschlusses.

So lange wir die arterielle Verschlußkrankheit noch nicht verhindern können, ist die Kenntnis der Verschlußsubstrate und vor allem ihrer biologischen Eigenschaften wichtig, weil sich davon möglicherweise therapeutische Konsequenzen ableiten lassen.

Literatur

Albertini, A. von.: Schweiz. Z. Path. **1**, 163 (1938). — Alexander, K., Buhl, V., Holsten, D., Poliwoda, H., Wagner, H. H.: Med. Klin. **63**, 2067 (1968). — Amon, H.: Verh. dtsch. Ges. Path. **41**, 131 (1958). — Anitschkow, N.: Acta path. microbiol. scand. **49**, 426 (1960). — Beneke, G.: Löslichkeit verschiedener Substrate chronischer arterieller Gefäßverschlüsse. Vortrag auf dem 1. Angiologischen Kolloquium in der Angertalklinik Engelskirchen, 22. 11. 1968; — Morphologie des Substrates für die Lyse von Thromben durch Streptase. Vortrag auf dem Colloque international sur la streptokinase in Lyon, 6.—8. 3. 1970. In: Treatment des thrombes artérielles et veineuses (S.P.E.I., Ed.). Department Editions Médicales, Paris 1970. — Beneke, G., Hey, D.: Histochemie **5**, 366 (1965). — Beneke, G., Schmitt, W.: Therapiewoche **21**, 3239 (1971). — Blatt, E., Page, J. H.: Ann. intern. Med. **12**, 1690 (1939). — Branwood, A. W., Montgomery, G. L.: Scot. med. J. **1**, 367 (1956). — Brolin, I.: Acta radiol. (Stockh.) **6**, 401 (1967). — Buck, R. C.: Circulat. Res. **9**, 418 (1961). — Connett, M. C., Lansche, J. M.: Ann. Surg. **162**, 59 (1965). — McCormack, L. J., Poutasse, K. F., Meaney, T. F., Noto, T. J., Dustan, H. P.: Amer. Heart. J. **72**, 188 (1966). — Doerr, W.: Allgemeine Pathologie der Organe des Kreislaufs. In: Altmann, H. W., Büchner, F., Cottier, H., Grundmann, E., Holle, G., Lettere, E., Masshoff, W., Meessen, H., Roulet, F., Seifert, G., Siebert, G., Studer, A.: Handbuch der Allgemeinen Pathologie, Bd. 3/4, III. Berlin-Heidelberg-New York: Springer 1970. — Ehrich, J. C., Shinohara, Y.: Arch. Path. **78**, 432 (1964). — Ehringer, H., Fischer, M.: Med. Welt (Stuttg.) **19**, 1726 (1968). — Ehringer, H., Fischer, M., Lechner, K., Mayrhofer, E.: Dtsch. med. Wschr. **95**, 610 (1970). — Foord, A. G.: J. Amer. med. Ass. **138**, 1009 (1948). — Geiringer, E.: J. Path. Bact. **63**, 201 (1951). — Gill, W. M., Meaney, T. F.: Radiology **92**, 861 (1969). — Goder, G.: Z. Kreisl.-Forsch. **49**, 105 (1960). — Gottlob, R., Blümel, G.: Klin. med. (Wien) **19**, 405 (1964); — **20**, 353 (1965); — TThrombos. Diathes, haemorrh. (Stuttg.) **15**, 570 (1966); **19**, 94 (1968); — Gottlob, R., Blümel, G., Piza, F., Brücke, P., Böhmig, H. J.: Thrombos. Diathes. haemorrh. (Stuttg.) **19**, 516 (1968); — Wien. med. Wschr. **118**, 222 (1968). — Hallermann, W.: Drsch. Z. ges. gerichtl. Med. **52**, 393 (1962). — Halpert, B., Erickson, E. E., Gyorkey, F.: Arch. Path. **62**, 391 (1956). — Hey, D., Beneke, G., Sandritter, W.: Klin. hschr. **44**, 770 (1966). — Horn, R. C.: Circnlation **28**, 1. (1963). — Hunt, J. C., Harrison, E. G., Kincaid, O. W., Bernatz, P. E., Davis, G. D.: Proc. Mayo Clin. **37**, 181 (1962). — Iniger, W.: Virchows Arch. path. Anat. **336**, 220 (1963). — Kern, S.: Der Myokard-Infarkt. Heidelberg: K. F. Haug-Verlag 1969. — Krauland, W.: Dtsch. Z. ges. gerichtl. Med. **54**, 384 (1964); — Med. Welt (Stuttg.) **16**, 1101 (1965). — Martin, M., Schoop, W., Zeitler, E.: Thrombolyse bei chronischer Arteriopathie. Bern: Huber-Verlag 1970. — Meadows, R.: Med. J. Aust. **2**, 409 (1965). — Mittelmeier, H.: Pathologische Anatomie der obliterierenden Gefäßerkrankungen. In: Hess, H., Die obliterierenden Gefäßerkrankungen unter besonderer Berücksichtigung der arteriellen Durchblutungsstörungen der Extremitäten. München-Berlin: Urban u. Schwarzenberg 1959. — Moon, H. D., Rinehart, J. F.: Circulation **6**, 481 (1952). — Morgan, A. D.: The pathogenesis of coronary occlusion. Oxford: Blackwell 1956. — Müller, E.: Beitr. path. Anat. **110**, 103 (1949); — Autoptische Häufigkeit der Koronarthrombose bei Myokardinfarkt. In: Fritze, E., Colloquium über Koronarthrombose und Myokardinfarkt. Bochum 1964. — Palubinskas, A. J., Ripley, R.: Radiology **82**, 451 (1964). — Palubinskas, A. J., Perloff, D., Newton, T. H.: Amer. J. Roentgenol. **98**, 907 (1966). — Riede, U. N., Zollinger, H. U.: Virchows Arch. path. Anat., Abt. A **351**, 99 (1970). — Rossoleck, H.: Klin. Wschr. **39**, 440 (1961); — Thrombos. Diathes. haemorrh. (Stuttg.) **9**, 459 (1963). — Sandritter, W., Bergerhof, H. D.: Frankfurt. Z. Path. **65**, 127, 330 (1954); — Sandritter, W., Bergerhof, H. D., Kroker, R.: Frankfurt. Z. Path. **65**, 342 (1954). — Sandritter, W., Hupert, M., Schlüter, G.: Klin. Wschr. **36**, 651 (1958). — Sandritter,

W., Benstz, W., Schlüter, G., Kleinschmidt, A. K.: Med. Welt (Stuttg.) **31**, 1613 (1962). — Schettler, G.: Über den Herzinfarkt. Stuttgart: Schattauer 1964. — Schmitt, W., Wack, H.-O., Beneke, G.: Dtsch. med. Wschr. **96**, 1522 (1971). — Schoenmakers, J.: Koronararterien. Herzinfarkt. In: Bargmann, W., Doerr, W., Das Herz. Stuttgart: Thieme 1963; — Lokalisation der Koronarthrombose und deren Abhängigkeit von Sitz und Ausdehnung arteriosklerotischer Prozesse (lokalisierte bzw. diffuse Koronarsklerose) und vom koronaren Versorgungstyp. In: Fritze, E., Colloquium über Koronarthrombose und Myokardinfarkt. Bochum 1964; — Path. et Microbiol. (Basel) **30**, 561 (1967). — Schoop, W., Martin, M., Zeitler, E.: Dtsch. med. Wschr. **93**, 2312 (1968); — Verh. dtsch. Ges. Kreisl.-Forsch. **34**, 287 (1968); — Dtsch. med. Wschr. **93**, 1629 (1968). — Sinapius, D.: Klin. Wschr. **43**, 37 (1965). — Spain, D. M., Braddess, V. A.: Amer. J. med. Sci. **240**, 701 (1960). — Wegener, K.: Arch. Kreisl.-Forsch. **58**, 102 (1969). — Williams, G.: J. Path. Bact. **72**, 569 (1956). — Winternitz, M., Thomas, R. M., Le Compte, P. M.: Amer. Heart J. **14**, 399 (1937). — Wright-Smith, R. J.: Roy. Melb. Hosp. clin. Rep. **7**, 71 (1936). — Zeitler, E., Martin, M., Schoop, W.: Fortschr. Röntgenstr. **111**, 498 (1969).

Aussprache

Herr W. DOERR (Heidelberg):

Zu Herrn BENEKE: Die Verschlüsse der Arterien der unteren Extremitäten werden in 70% der Fälle vorwiegend durch bindegewebige Proliferate der Gefäßinnenhaut verursacht, in 30% vorwiegend durch Thromben. Nur diejenigen Gerinnsel, welche „knorriges Fibrin" (v. Albertini) führen, also gealtert sind, sind einer thrombolytischen Therapie zugänglich. In wieviel Prozent aller Fälle hat also eine thrombolytische Therapie eine echte Chance? — Hat Herr Beneke auch solche Amputationspräparate untersucht, in denen klinisch „Verschlüsse" zwar angenommen worden waren, bei denen es anatomisch nicht gelang, einen „Verschluß" zu realisieren.

Risikofaktoren der arteriellen Verschlußkrankheiten

EPSTEIN, F. H. (Center for Research in Diseases of the Heart, University of Michigan)

Referat

Dieses Referat wird sich mit den Verschlußkrankheiten der Coronararterien befassen. Das Thema der Risikofaktoren, welche die Coronarkrankheit voraussagen, hat nun mindestens seit 10 Jahren im Vordergrund des Interesses gestanden. Es besteht wohl kein Zweifel mehr, daß die hauptsächlichen Einflüsse, nämlich der Cholesterinspiegel, Blutdruck und Zigarettenrauchen, eng mit den Ursachen der Coronarkrankheit verbunden sind. Daher wäre es gewiß kaum erwünscht, einen großen Teil der kurzen Zeit damit zu verbringen, wohlbekannte Tatsachen sozusagen wieder aufzuwärmen. Eher scheint es, daß dies gewissermaßen eine Zeit zur wissenschaftlichen Einkehr ist, um ruhig aber zielbewußt den gegenwärtigen Stand der Dinge zu übersehen. Welche Fragen sind mehr oder weniger gelöst? Was sind die praktischen Konsequenzen dieses Wissens? Was sind neue Kenntnisse und wo liegt die Notwendigkeit zur weiteren Forschung [1]?

Die Hauptrisikofaktoren

Zur Einführung ist es wichtig und zweckmäßig, wenn auch nur kurz und bündig in Anbetracht des eben Gesagten, von den wichtigsten Risikofaktoren zu sprechen. Die Daten beziehen sich auf das sog. „Pooling Project" [2], unter der Ägide der American Heart Association, in welchem die Studien von Framingham, Albany, Minnesota, Chicago, Los Angeles und Tecumseh einbezogen sind, unter der respektiven Leitung von Kannel, Dawber, Doyle, Keys, Taylor, Blackburn, Paul, Stamler, Chapman und unserer Gruppe in Ann Arbor. Ungefähr 10000 Männer im mittleren Alter sind einbezogen, aber die eine oder andere Gruppe mag aus technischen Gründen in einigen der Aufstellungen ausgelassen worden sein. Die Grundbevölkerung und neuen Fälle sind somit bei weitem zahlreicher als in irgend einer einzelnen epidemiologischen Langzeituntersuchung. Die Beobachtungsperiode ist 10 Jahre.

Cholesterin allein zeigt ein zunehmendes Risiko mit ansteigender Serumkonzentration, so daß die Wahrscheinlichkeit eines Myokardinfarkts oder plötzlichen Herztodes zweimal so hoch ist, wenn der Spiegel um 270 mg-% als unter 200 mg-% liegt. Etwa ein Drittel dieser Männer zwischen 30 und 60 Jahren haben Werte über 250 mg-% und ungefähr die Hälfte der Fälle kommen bei diesem Drittel der Bevölkerung vor.

Hypertonie zeigt eine ähnliche Beziehung. Wenn der diastolische Blutdruck unter 85 mmHg ist, liegt eine Incidenz von etwa 50 Fällen pro 1000 Männern innerhalb von 10 Jahren vor. Mit Blutdruck zwischen 95 und 105 mmHg ist die Wahrscheinlichkeit eines Infarktes fast 100 — daher zweimal höher. 19% solcher Männer machen fast ein Drittel der neuen Fälle aus. Die Messung des Cholesterins wie auch des Blutdruckes ist also weder sehr sensitiv noch sehr spezifisch, was der klinischen Erfahrung entspricht, obwohl, was sehr zu betonen ist, der Zusammenhang zwischen der Krankheit und den erwähnten Risikofaktoren höchst signifikant ist.

Der Einfluß des Zigarettenrauchens ist klar, wenn man Männer, bei denen keiner der drei Hauptrisikofaktoren hoch liegt, mit Rauchern vergleicht, die weder Hypercholesterolämie noch Hypertonie aufweisen; die Incidenz pro 1000 bei den letzteren ist 45, bei den ersteren nur 20. Am anderen Ende des Spektrums ist die Incidenz 171, wenn alle drei Risikofaktoren hoch liegen, aber nur 85, wenn ein Mann mit hohem Cholesterin und Blutdruck ein Nichtraucher ist.

Schließlich betrachtet man die Situation bei der zwei oder alle drei Risikofaktoren erhöht sind. Nicht weniger als 59% der neuen Fälle treten bei diesen Männern auf. Es ist von Wichtigkeit, daß fast 40% (38%) der Männer in diesem Alter in den Vereinigten Staaten in diese Kategorie fallen. Wie man weiß, ist die Häufigkeit erhöhter Risikofaktoren in Westeuropa ähnlich.

Alles bisher Gesagte ist im großen Umriß seit mindestens 10 Jahren bekannt, obwohl die genauen quantitativen Beziehungen erst jetzt mit solcher Gewißheit beschrieben werden können. Die quantitativen Beziehungen sind vielleicht nicht ganz die gleichen in verschiedenen Ländern und Kontinenten, aber im großen und ganzen dürften die eben gezeigten Zusammenhänge auf die meisten Länder mit hohem Lebensstand zutreffen.

Das heutige Problem ist also nicht, daß der Einfluß des Cholesterinspiegels, des hohen Blutdruckes und des Rauchens in Frage steht. Die brennende Frage ist, ob deren Erniedrigung und, entsprechend, das Nichtrauchen dem Herzschlag vorbeugen können [3].

Vorbeugungsforschung

Die Resultate einer erheblichen Anzahl prophylaktischer Versuchsreihen lassen annehmen, daß Reduktion des Cholesterinspiegels vorbeugenden Einfluß hat. Dies bezieht sich sowohl auf Untersuchungen, bei denen diätetische Maßnahmen vorgenommen wurden, als auch auf Medikamente. Manche Studien waren echte primäre Prävention, d. h. mit Personen ohne Coronarkrankheit, während andere sich mit Patienten befaßten, die einen Infarkt überlebten oder an Angina litten (Sekundarprophylaxe). Eine gute Zusammenfassung gab Stamler bei dem Internationalen Herz-Kongreß in London im September 1970 [4]; seitdem sind einige weitere Resultate bekannt geworden. In bezug auf den Blutdruck ist bewiesen, daß die Sterblichkeit und Apoplexie durch blutdruckerniedrigende Mittel reduziert werden können, aber ein spezifischer Einfluß auf den Herzinfarkt ist bisher noch nicht bewiesen worden. Nur in Großbritannien ist eine große Studie im Gang, in welcher gezeigt werden soll, ob Männer, die das Zigarettenrauchen aufgeben dadurch ihr Risiko heruntersetzen [5].

Es ist klar, daß ein kausaler Zusammenhang zwischen der Coronarkrankheit und den drei Kardinalrisikofaktoren nur durch systematische Präventivversuchsreihen bewiesen werden kann. Es ist allgemein anerkannt, daß die bisherigen Untersuchungen keine definitive Antwort zulassen, sondern lediglich einen günstigen Effekt stark vermuten lassen. Daher hat in Europa das Weltgesundheitsamt die Initiative ergriffen, in einer Anzahl von Zentren kontrollierte, prophylaktische Versuchsreihen in großen Bevölkerungsgruppen zu planen. In erster Linie werden die Zentren beteiligt sein, wo bereits prospektiv alle neuen Herzinfarkte registriert werden. Die Wichtigkeit dieser Unternehmen kann nicht überschätzt werden. Das Protokoll sieht vor, Männer im mittleren Lebensalter, die Risikofaktoren aufweisen, in experimentelle und Kontrollgruppen aufzuteilen und prophylaktisch den Fettspiegel (hauptsächlich durch Diät), den Blutdruck, die Rauchgewohnheiten und die körperliche Untätigkeit zu behandeln. Solche Untersuchungen sind bereits in Gothenburg und London im Gang [6]. Das Weltgesundheitsamt unternimmt auch eine andere Art Untersuchungen in Rotterdam und Kaunas, wo Fettspiegel, Blutdruck und Blutzucker mittels Medikamenten reduziert werden; gleichzeitig werden psychologische und soziale Einflüsse gemessen, die vermutlich mitbestimmen, ob ein solches Vorbeugungsprogramm erfolgreich ist und warum menche Menschen daran Interesse verlieren [7]. In der Endanalyse ist Prophylaxe eine Funktion der Motivierung. Man würde gerne denken, daß der Mensch von Natur aus gut ist und daß Busch Unrecht hat, wenn er sagt: ,,Tugend will ermuntert sein, Bosheit kann man schon allein". Wenn man aber das Wort Bosheit mit Schwerfälligkeit ersetzt, wäre es richtig: der Schlüssel zur Tugend, in dieser Beziehung, ist die Überwindung der Schwerfälligkeit, wie natürlich auch des Unwissens.

Die Vereinigten Staaten waren Pioniere auf dem Gebiet der Coronarskleroseprophylaxe. Die wichtige National Diet-Heart Study begann 1962 und befaßte sich hauptsächlich mit der Methodik von sehr umfangreichen Versuchsreihen; etwa 2000 Männer nahmen Teil. Die Resultate wurden in einer Sondernummer von ,,Circulation" 1968 veröffentlicht [8]. Lange, schwierige und manchmal heftige Argumente folgten, ob, wann und wie eine definitive Studie mit vielleicht 50000 bis 75000 Männern über eine Zeitspanne von 5 Jahren unternommen werden soll. Die Gedankengänge sind anderswo diskutiert und zusammengestellt worden, und es erübrigt sich, sie zu wiederholen, da sie nicht im Mittelpunkt dieses Vortrages stehen [9]. Nur am Rande sei bemerkt, daß die Art der Versuchsreihe, welche, wie gesagt vom Weltgesundheitsamt unternommen wird, in den Vereinigten Staaten bis vor kurzem allgemein als unwissenschaftlich betrachtet wurde. Es wurde gesagt, daß unter Umständen, wo alle Risikofaktoren gleichzeitig prophylaktisch behandelt werden, man nie wissen kann, welche der verschiedenen Maßnahmen hauptsächlich wirksam waren. Dieser Standpunkt ist an sich vollkommen richtig, falls die Versuchsreihe nicht ein sog. ,,factorial design" hat. Trotzdem hat nun gerade das National Heart and Lung Institute angefangen, definitive, prophylaktische Versuchsreihen in den Vereinigten Staaten zu organisieren, in welchen gleichzeitig Fettspiegel, Blutdruck und Rauchen behandelt werden sollen. Manche Wissenschaftler betrachteten von Anfang an einen solchen Versuchsplan nicht als unwissenschaftlich! Er ist gewiß pragmatisch und praktisch, obwohl es ebenso gewiß besser wäre, den Einfluß der Ernährung, der Blutdruckkontrolle und der Aufgabe des Rauchens einzeln zu messen. Aus Gründen, auf die hier nicht eingegangen werden kann, waren aber die Alternative entweder, eine solche oder aber überhaupt gar keine prophylaktische Versuchsreihe zu haben! Der Kompromiß ist sicher in diesem Fall das kleinere Übel, denn die Antwort zur wichtigsten Frage wird sein: Kann der Coronarkrankheit vorgebeugt werden und welche Behandlungskombinationen sind effektiv?

Der praktizierende Arzt und die Behörden, die für das öffentliche Gesundheitswesen verantwortlich sind, haben nun ein schwieriges Problem, denn es dauert sicher fast 10 Jahre, bis die Ergebnisse dieser verschiedenen prophylaktischen Untersuchungen ausgewertet sein werden. Was kann und soll jetzt — heute — getan werden ? Bevor versucht wird, die Gedankengänge klarzulegen, auf Grund welcher eine Entscheidung getroffen werden kann, ist es angebracht, auf das Thema der Risikofaktoren zurückzukommen, denn es ist nun möglich, Gefährdete im voraus mit größerer Sicherheit zu identifizieren als dies früher möglich war. Eine solche Voraussage ist für die individuelle Prophylaxe — im Gegensatz zur Bevölkerungsprophylaxe, wie später besprochen werden wird — von größter Bedeutung [10].

Voraussagekraft der Risikofaktoren

Die maximale Voraussagungskraft der Hauptrisikofaktoren, d. h. Cholesterin, Blutdruck und Rauchen, kann sehr einfach dargestellt werden. 1000 Männer ohne klinisch nachweisbare Herzkrankheit mittleren Alters werden 10 Jahre lang beobachtet. Ein Fünftel der Männer, nämlich 200, haben auf Grund einer willkürlichen Definition das größte Risiko. 100 Männer werden im Verlauf der 10 Jahre einen Myokardinfarkt bekommen; die Hälfte wird bei dem Fünftel mit dem größten Risiko vorkommen, und 15 der 50 (d. h. 30%) werden plötzlich (d. h. binnen 1 Std) sterben. Bei den übrigen 800 Männern werden auch 50 Fälle vorkommen, aber nur 20% werden plötzlich sterben, denn es scheint, z. B. auf Grund unveröffentlichter Beobachtungen in Tecumseh, daß das Risiko, plötzlich zu sterben, größer ist, wenn die Risikofaktoren höher liegen. Eine solche Voraussagekraft ist erstaunlich groß und hat keine Parallele bei irgendeiner anderen chronischen Krankheit, sozusagen die Apotheose der Epidemiologie! Vielleicht wird man sagen: „ja, aber die restlichen 50 Fälle konnten *nicht* vorausgesagt werden". Das ist jedoch nicht so; die restlichen 800 Männer haben keineswegs niedrige Risikofaktoren, sie sind lediglich weniger hoch!

Eine solche Voraussagekraft kann mit den gewöhnlichen Methoden der Klassifizierung, die vorher gezeigt wurden, nicht erzielt werden. Diskriminantanalyse wurde seit einigen Jahren auf diesem Gebiet angewendet, aber es war erst Cornfield, der mit seiner „multiple logistic function" die große Nützlichkeit der Multivariantenanalyse demonstrierte [11]. Diese biomathematische Funktion erlaubt es, jeder Person in einer gegebenen Reihe eine Wahrscheinlichkeit zuzusprechen, d. h. ein Risiko, in einer gewissen Zeitspanne einen Herzschlag zu erleiden und diese Wahrscheinlichkeit als Funktion des Wertes gleichzeitig berücksichtigter, multipler Risikofaktoren auszudrücken.

Die Aufstellung der Daten zeigt, daß das vorherige Bild eine tatsächliche Grundlage hat. Vier prospektive epidemiologische Langzeitstudien sind zusammengefaßt. Cholesterin, Blutdruck und Rauchen sind überall inbegriffen und es kann gezeigt werden, daß diese Faktoren, außer dem Alter, weithin ausschlaggebend sind. Die Endpunkte, wie auch die Anzahl der Fälle, sind angegeben. Aus der letzten Kolonne geht hervor, daß in der Tat mindestens die Hälfte der Fälle in dem obersten Fünftel der Bevölkerung mit dem größten Risiko vorkommen. Das früher erwähnte „Pooling Project", in welchem auch andere Studien inbegriffen sind, zeigt übrigens ganz ähnliche Daten (unveröffentlicht).

Die Daten von Keys, Taylor und Blackburn u. Mitarb. in verschiedenen Ländern, sind besonders zu erwähnen [12]. Die Hauptrisikofaktoren sind ebenso in Europa wie auch in Amerika voraussagend. Keys hat aber bewiesen, daß ein Mann in Europa mit den gleichen Risikofaktorwerten wie ein gleichaltriger Mann in Amerika im Vergleich mit dem Amerikaner nur die halbe Chance hat, einen Herzschlag zu bekommen! Es scheint, daß in Europa Einflüsse bestehen, höchstwahrscheinlich umweltbestimmt, welche das Herz „beschützen". Zu sagen, daß dieser Unterschied psychologisch bedingt ist oder etwas mit körperlicher Tätigkeit zu tun hat, wäre reine Spekulation, jedoch ist es möglich, daß es so ist! In ähnlicher Weise wurde kürzlich von der Evans County Studie, an der Professor Heyden beteiligt ist, mitgeteilt, daß das niedrigere Infarktrisiko von Negern, im Vergleich mit Weißen, nicht dadurch erklärt werden kann, daß Neger weniger hohe Risikofaktoren aufweisen [13]. Diese zwei Befunde sind von größter Wichtigkeit, denn sie lassen vermuten, was man schon seit Jahren dachte: nämlich, daß geographische Unterschiede in der Häufigkeit der Coronarkrankheit nur z. T., aber keineswegs ausschließlich, durch Verschiedenheiten im Wert der Hauptrisikofaktoren erklärt werden können.

Risikofaktoren: Überblick

Der Kreis ist nun fast geschlossen und es ist Zeit zum Überblick. Die Haupt-Risikofaktoren wurden so genannt, weil sie auf Grund des heutigen Wissens wirklich zum großen Teil für das Ausmaß der Coronarkrankheit verantwortlich sind. Auf Grund der letzten Abbildung und Tabelle könnte man vielleicht sagen, daß etwa die Hälfte der Fälle des Herzschlags durch die Hauptrisikofaktoren sozusagen „erklärt" sind. Darüber hinaus ist es durchaus möglich und sogar wahrscheinlich, daß Cholesterinspiegel, Blutdruck und Rauchen einen noch wesentlich größeren Anteil haben, denn die vorhandenen Daten beziehen sich auf Männer mittleren Alters. Wenn dem Anstieg des Cholesterins und des Blutdruckes schon in der Jugendzeit vorgebeugt würde, und junge Menschen aufhörten mit dem Rauchen anzufangen, dann wäre der Einfluß dieser drei Faktoren gewiß von noch größerer Wichtigkeit als dies z. Z. bewiesen werden kann. Es wird immer mehr und mehr nun eingesehen, daß die Atherosklerose in Wirklichkeit ein pädiatrisches Problem ist, in dem Sinne, daß die Prophylaxe in der Jugend und daher im Familienkreis beginnen muß.

Wie dem auch sei, dürfen andere Risikofaktoren nicht unterschätzt werden; man muß sich auch bewußt sein, daß sie weniger intensiv als die Hauptrisikofaktoren untersucht worden sind. Ein Zusammenhang zwischen Hypertriglyceridämie und der Coronarkrankheit ist weniger klar als für die Hypercholesterinämie. Jedoch weisen eine Anzahl von Beobachtungen darauf hin, daß erhöhte Triglyceride vom Cholesterin unabhängige Voraussagekraft haben [14]. Die Framingham-Gruppe zeigte kürzlich, daß die leichten S_f 20-400-Lipoproteine, die einen hohen Gehalt an Triglyceriden haben, nur bei Frauen, aber nicht bei Männern Voraussagewert für die ischämischen Herzkrankheiten haben [15]. In diesem Referat ist leider keine Zeit, von der Coronarkrankheit bei Frauen zu berichten. Andere Daten von der Framingham-Studie, aber auf andere Weise analysiert, zeigen aber zweifellos einen solchen Effekt auch bei Männern, wenn auch weniger ausgeprägt wie für das Cholesterin [16]. Das ganze Gebiet der Lipoproteine hat durch die Forschungen von Fredrickson u. Mitarb. neue Ausblicke eröffnet, auf die bei dieser Tagung an anderer Stelle eingegangen wird.

Ähnliche Erwägungen gelten für die Hyperglykämie. Die Beobachtungen von der Tecumseh-Studie [1], sowohl wie auch andere Untersuchungen zeigen einen solchen Einfluß ganz deutlich. Es muß aber zugegeben werden, daß es noch nicht sicher ist, zu welchem Grad dieser Zusammenhang durch gleichzeitige Erhöhung anderer Risikofaktoren zu erklären sein mag. Dies ist ein wichtiges Gebiet für weitere Forschung. Übergewicht ist absichtlich in der gleichen Gruppe wie Hypertriglyceridämie und Hyperglykämie angeführt, denn Obesitas spielt bei beiden Zuständen eine Rolle. Übrigens zeigt sich in der Tecumseh-Studie auch eine nennenswerte Korrelation zwischen Hypertonie und Hypertriglyceridämie, sowohl wie auch den anderen zwei soeben angeführten Faktoren (unveröffentlichte Daten).

Daß erbliche Einflüsse von Bedeutung sind, steht außer Frage, denn alle der besprochenen Risikofaktoren zeigen innerhalb von Familien größere Ähnlichkeit als bei nicht verwandten Leuten [18]. Ein Teil dieser Ähnlichkeit ist sicher genetisch bedingt, doch haben Familienmitglieder nicht nur Gene sondern auch Angewohnheiten gemeinsam. Vom praktischen Standpunkt bedeutet eine genetische Prädisposition, daß die davon Betroffenen ihre Umwelt günstig gestalten müssen, denn die Lebensweise, wie z. B. die tägliche Kost, beeinflussen das Niveau der Risikofaktoren. Es bedarf der Entschuldigung, etwas so offensichtliches zu erwähnen!

Das Gleiche gilt in bezug auf die Lebensweise im allgemeinen. Psychische und neurogene Mechanismen wurden letzten Sommer während einer Konferenz in Stresa, von der International Society of Cardiology organisiert, besprochen [19], und es erübrigt sich zu wiederholen, wie wenig noch epidemiologisch auf diesem Gebiet bekannt ist. Alles weist darauf hin, daß körperliche Untätigkeit nicht gesund sein kann [20], doch wiederum ist es schwierig, wissenschaftlich-epidemiologisch einen Beweis dafür zu erbringen. Der Schwerpunkt dieses Referats liegt eher auf dem, was man zu wissen glaubt, als auf dem, was man wissen möchte!

Der wirkliche Zweck dieses Überblicks ist die Ansicht zu äußern, daß die Hauptrisikofaktoren die Hauptrolle in der Bevölkerungsprophylaxe spielen, daß aber andere und weitere Einflüsse, *abgesehen von den Hauptrisikofaktoren*, oft — und d. h. vielleicht in der Hälfte der Fälle — von ausschlaggebender Wichtigkeit für die individuelle Präventivmedizin sind. Für den individuellen Patienten — oder besser den noch-nicht-Patienten — mag ein hoher Blutzucker oder ein hohes prä-beta-Lipoprotein, oder sogar eine innerlich selbstzerstörende Lebensweise, wichtiger als prädisponierender Faktor sein, als ein mittelhoher Blutdruck oder ein etwas erhöhter Cholesterinspiegel.

Ausblick

Vom klinischen Standpunkt des praktizierenden Arztes fragt man sich, worauf seine Entscheidung zum Handeln beruht. Die Streukurve eines bestimmten Risikofaktors oder des Wertes auf Grund einer biomathematischen Risikofunktion ist angegeben. Wenn der Wert hoch liegt — und es wird offengelassen, wie die Definition von „hoch" sein soll — ist es klar, daß Vorbeugungsmaßnahmen notwendig sind. Auf Grund heutigen Wissens wäre es unethisch, den Vogel Strauß zu spielen und nicht zu handeln. In der Mittelgruppe wären Vorbeugungsmaßnahmen wünschenswert. Je mehr man an einen Kausalzusammenhang glaubt, ohne auf die Resultate der großen Vorbeugungsreihen zu warten, desto mehr wird man in dieser mittleren Gruppe geneigt sein, schon jetzt Risikofaktorenwerte zu erniedrigen. Beim linken Schenkel der Streukurve denkt man, daß prophylaktische Maßnahmen von den Umständen abhängen. Man nehme an, daß der Vater einen Cholesterinspiegel von nur 195 hat, aber der Wert bei der Mutter um 300 mg-% liegt. Zwei der fünf Kinder weisen eine Serumkomzentration von ungefähr 225 mg-% auf, obwohl sie nur 14 und 16 Jahre alt sind. Diese Kinder werden höchstwahrschenlich später Hypercholesterolämie entwickeln, falls ihre Diät nicht ziemlich drastisch sofort geändert wird. Soll nun der Vater, mit niedrigem Cholesterinwert, lustig weiter Eier und Speck essen, während die Mutter (obwohl sie durch ihre weiblichen Hormone teilweise geschützt ist) und zwei der fünf Kinder nur ungesättigte Fettsäuren vertilgen? Die Antwort wird sich wohl erübrigen!

Der Präventivmediziner, der dafür verantwortlich ist, diese bedrohende Seuche in der Gesamtbevölkerung zu vermindern und der Coronarsklerose vorzubeugen, hat ein anderes Gesichtsfeld. Es ist für ihn bedeutungslos, ob Herr X einen hohen, mittleren oder niedrigen Cholesterinspiegel oder Blutdruck hat. Er weiß, um die Seuche zu beseitigen, ist es notwendig, den Risikofaktorenwert der *ganzen* Bevölkerung weitgehend nach links zu verschieben! Dies ist praktisch nur möglich, wenn der Hauptteil der *ganzen* Bevölkerung seine Lebensweise ändert. Die beiden Gesichtspunkte, die eben skizziert wurden, sind keineswegs widersprüchlich, im Gegenteil, komplementär.

Es war von Risikofaktoren die Rede. Die Coronarkrankheit ist sicher nicht einfach die Summe einer Reihe von Risikofaktoren. Wie stets in der biologischen und wohl auch in der physikalisch-chemischen Sphäre ist das Ganze mehr als die Summe der einzelnen Teile. Man kann noch nicht die allermeisten Fälle auf Grund bekannter oder vermuteter Risikofaktoren erklären. Es wurde jedoch gezeigt, daß eine solche Voraussage bereits in einem erstaunlich hohen Grade möglich ist. Weiterhin ermöglicht dieses Wissen, prädisponierte Menschen durch Vorbeugungsmaßnahmen individuell zu beschützen und die Grundlagen zur Gesamtbevölkerungsprophylaxe in das Gesundheitswesen einzubauen.

Literatur

1. Epstein, F. H.: Coronary heart disease epidemiology — current aspects of research, prevention and community programs. In: Trends in epidemiology, community health and tropical medicine (Stewart, G. T., Ed.). Springfield, Ill.: Charles C. Thomas (in press). — 2. Inter-Society Commission für Heart Disease Resources. Circulation **42**, A 55 (1970). — 3. Stamler, J., Epstein, F. H.: Coronary heart disease: risk factors as guides to preventive action. Preventive Medicine (im Druck). — 4. Stamler, J.: Brit. Heart J. **33**, 145 (1971). — 5. Rose, G. A., Reid, D. D.: Pers. Information. — 6. Report of a WHO Working Group. Methodology of multifactor preventive trials in ischemic heart disease. Rome, Nov. 1970. EURO 5011(3) Regional Office for Europe. WHO Copenhagen, 1971. — 7. Glasunov, I.: Pers. Information. — 8. The National Diet-Heart Study: Circulation **37**, No. 3, Suppl. No. 1 (1968). — 9. Mass Field Trials of the Diet-Heart Question: Their significance, time-lineness, feasibility and applicability. American Heart Association. Monograph No. 28. New York: American Heart Association, Inc. 1969. — 10. Epstein, F. H.: Coronary heart diesase revisited — clinical lessons from epidemiology. The Fourth Annual George C. Griffith Lecture, October 1971 (in Bearbeitung). — 11. Truett, J., Cornfield, J., Kannel, W.: J. chron. Dis. **20**, 511 (1967). — 12. Keys, A.: Circulation (im Druck). — 13. Kleinbaum, D. G., Kupper, L. L., Cassel, J. C., Tyroler, H. A.: Arch. intern. Med. **128**, 943 (1971). — 14. Epstein, F. H.: Bull. N.Y. Acad. Med. **44**, 916 (1968). — 15. Kannel, W. B., Castelli, W. P., Gordon, T., McNamara, P. M.: Ann. intern. Med. **74**, 1 (1971). — 16. Kannel, W. B., Castelli, W. P., McNamara, P. M.: Minn. Med. **52**, 1225 (1969). — 17. Ostrander, L. D., Jr.: Hyperglycemia and vascular disease in Tecumseh, Mich. Proceedings of the first International Symposium on Early Diabetes, Marbella, Spain. October 23—26, 1968. Academic Press. Early diabetes, 1970, p. 365. — 18. Deutscher, S., Epstein, F. H., Kjelsberg, M. O.: Circulation **33**, 911 (1966). — 19. Epstein, F. H.: Epidemiology of cardiovascular disease: respective role of neural and non-neural factors. In: Symposium on Neural and Psychological Mechanisms in Cardiovascular Disease. Proceedings of a Conference under the auspices of the International Society of Cardiology, Stresa, Italy, July 10—21, 1971. — 20. Fox, S. M., III, Naughton, J. P.: Physical activity and the prevention of coronary heart disease. Preventive Medicine (im Druck).

Epidemiologie cerebraler Gefäßverschlüsse

HEYDEN, S. (Duke University Med. Center,
Department of Comm. Health Sciences Div. of Epidemiology, Durham)

Referat

Einleitung

Ein für die Vorbereitung dieses Referates notwendiger Überblick über das Größenausmaß des Problems der cerebrovasculären Erkrankungen in der Bundesrepublik erbrachte ein unerwartetes Resultat: Unter allen europäischen Ländern liegt die BRD in der standardisierten Mortalitätsrate an Gehirnblutung und Cerebralinfarkt pro 100000 pro Jahr mit an der Spitze. Wir kommen zu dieser Feststellung bei Berücksichtigung zweier voneinander unabhängiger Publikationen, dem Gesundheitswesen der BRD 1970 und dem Statistical Bulletin der Metropolitan Life Insurance Company vom August 1971.

Damit wird die Notwendigkeit der epidemiologischen Erforschung dieser Erkrankungen dramatisch akzentuiert. Im internationalen Vergleich unter Berücksichtigung des Altersaufbaues der Bevölkerung führt bei den Sterblichkeiten an den Gehirngefäßkrankheiten, wie seit langem bekannt, Japan und an zweiter Stelle die Negerbevölkerung der USA. Da die schwarze Bevölkerung nur einen Prozentsatz von 10% der amerikanischen Gesamtbevölkerung ausmacht, sind die Durchschnittsraten der Todesursachen an cerebrovasculären Erkrankungen der USA immer noch niedriger als die Durchschnittsraten in der BRD. In Deutschland steht die Apoplexiemortalität mit 12% an dritter Stelle unter allen Todesursachen (Leutner, 1969).

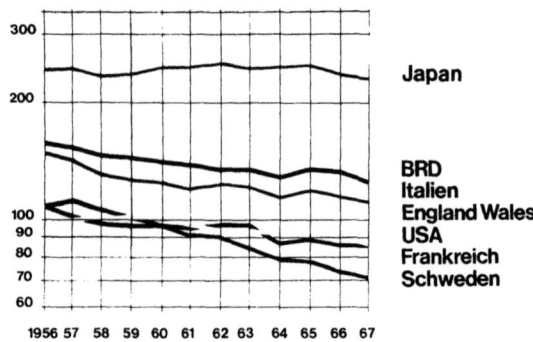

Abb. 1. Standardisierte Sterbeziffern an Gefäßstörungen des ZNS

Methodik

Der erste Schritt nach Feststellung des epidemischen Ausmaßes einer Krankheit ist immer die epidemiologische Abklärung zur Suche nach Assoziationen von Lebensgewohnheiten und prämorbiden Zuständen, die die Entstehung der Krankheit fördern — der zweite Schritt ist die angewandte Epidemiologie zur Verhütung der Krankheit. Wir befinden uns jetzt in den USA in diesem zweiten Stadium der Erforschung, und ich möchte Ihnen von unseren Erfahrungen berichten.

Epidemiologische Studien sind immer dort am lohnendsten, wo die zu untersuchende Krankheit besonders häufig, d. h. epidemisch auftritt. Krankheits- und Todesratenunterschiede bei den kardiovasculären Krankheiten zwischen Regionen sind von vielen Ländern bekannt, z. B. in Schottland höher als in Südengland, in Ostfinnland höher als in Westfinnland, im Südosten der USA höher als im Norden und Westen — aber für Deutschland sind derartige Vergleiche meines Wissens nicht bekannt.

Totenscheinuntersuchungen, Vergleiche von Sektionsprotokollen und Krankenhausaufnahmediagnosen zwischen dem Südosten der Vereinigten Staaten und den Weststaaten der USA hatten in der Vergangenheit einen Hinweis auf das häufige Vorkommen von Apoplexien in den drei Südstaaten North Carolina, South Carolina, Georgia gegeben, womit der Begriff „Schlaganfallgürtel" seine Berechtigung zu haben schien. Es fehlte nur noch eine Bevölkerungsstudie im Zentrum dieses Schlaganfallgürtels mit einem Minimum von 8jähriger Beobachtung. Diese wurde von unserer Gruppe in Zusammenarbeit mit zwei anderen Universitäten (Duke University, Emory University, University of North Carolina in Chapel Hill) von 1960 bis 1970 durchgeführt (Heyman et al., 1971; Heyden u. Hames, 1971). Welche Gesichtspunkte mußten vor Beginn solch einer prospektiven Langzeitstudie beachtet werden ?

Fünf Elemente sind wichtig, um zu aussagekräftigen Schlußfolgerungen kommen zu können:

1. Eine klar definierte Bevölkerung, am besten auf Grund einer Volkszählung, definiert nach Altersaufbau, Geschlechtsverteilung, Berufen und sozialökonomischer Situation.

2. Eine Mindestzahl von 3000 Erwachsenen über 40 Jahre, da die zu untersuchende Krankheit ihren Häufigkeitsgipfel jenseits des 60. Lebensjahr hat.

3. Relative Seßhaftigkeit der zu untersuchenden Bevölkerung in den Altersjahrgängen über 40 Jahre, um innerhalb von 8 Jahren Nachuntersuchungen von dem Großteil zu diesem Zeitpunkt noch lebenden Personen zu ermöglichen.

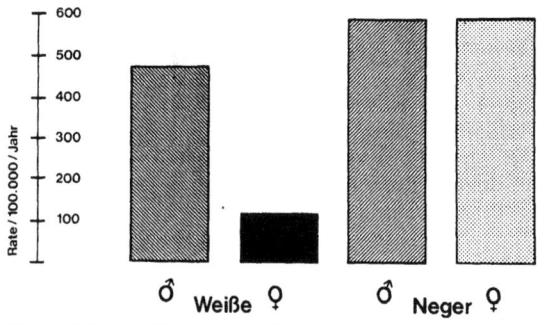

(Altersberichtigt für die USA-Bevölkerung 1950)

Abb. 2. Evans County-Studieincidenz an Apoplexien

4. Größtmögliche Standardisierung aller Untersuchungsmethoden und Fragebögen zur Vermeidung von Beobachtervariabilität und, je nach Zeit und finanziellen Mitteln, eine Batterie von Labortests.

5. Mitwirkung von Neurologen bei der Feststellung von neuen Fällen.

Diese Vorbedingungen waren in unserer Evans-County-Studie in Georgia erfüllt. Die im folgenden präsentierten Ergebnisse der Incidenzstudie zeigen sofort deutlich die Hauptrisikofaktoren. Wir benutzen zur Auffindung der Faktoren die Befunde bei der Erstuntersuchung der Bevölkerung im Jahre 1960.

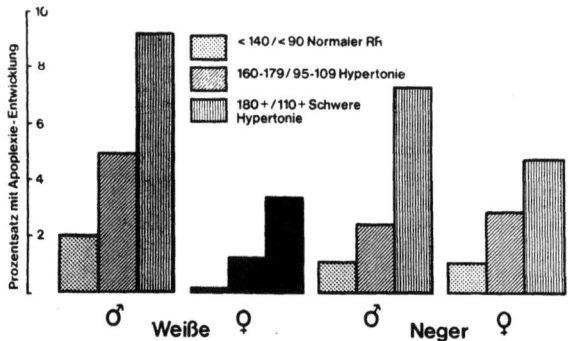

Abb. 3. Apoplexierisiko entsprechend drei Blutdruckgruppen (RR bei der Erstuntersuchung) (altersberichtigt)

Ergebnisse

Die Apoplexie-Incidenzrate ist besonders hoch unter weißen Männern (mit 4,7 pro 1000 pro Jahr fast viermal so hoch wie bei weißen Frauen) und ist nur etwas höher bei schwarzen Männern und Frauen (5,8 pro 1000).

Welche Risikofaktoren gehören zu dem Profil der cerebrovasculären Erkrankungen?

1. Hypertonie

Bei Analyse der Ausgangsblutdruckwerte, wie sie zu Beginn dieser Langzeitstudie festgestellt wurden, waren deutlich drei Gruppen unterscheidbar: Diejenigen mit den niedrigen Blutdruckwerten 1960 hatten im Verlauf der nachfolgenden 8 Jahre die niedrigsten Apoplexieraten; diejenigen mit mäßig hohen Blutdruckwerten hatten eine deutlich höhere Apoplexie-Incidenzrate und die schweren Hypertoniker die höchsten Raten.

Interessanterweise lag das Risiko für Apoplexie in allen drei Blutdruckgruppen bei weißen Männern am höchsten, d. h. bei Vergleich von Personen verschiedenen Geschlechts und verschiedener Rasse fand sich bei gleichem Blutdruckwert immer bei den weißen Männern die höchste Incidenz.

Sämtliche bisher durchgeführten prospektiven Langzeitstudien stimmen überein in der Identifizierung der Hypertonie als den über alle Erwartung hinausgehenden Exzeß-Risikofaktor für die Apoplexieentwicklung. Unsere eigenen ebenso wie die Untersuchungen in Framingham haben nachgewiesen, daß Hypertonie ein für cerebrovasculäre Erkrankungen wichtigerer Prädiktor ist als für ischämische Herzerkrankungen. In Framingham erhöhte Hypertonie die Wahrscheinlichkeit für die Entwicklung von Cerebralthrombosen um das Vierfache im Vergleich zu normalen Blutdruckwerten (Kannel et al., 1970). In der 10jährigen Beobachtung der Tecumseh-Bevölkerung war nicht nur Hypertonie der dominierende Risikofaktor für Apoplexie, sondern konnte darüber hinaus gezeigt

Diastol. RR (mm Hg)	Alter 40-49 J. (n=3421)	Alter 50-59 J. (n=1971)
< 85	47	111
85-94	58	133
95-104	**124**	**259**
> 104	**406**	**765**

Abb. 4. Apoplexieraten pro 10000/10 Jahre (Paul, 1971)

werden, daß diejenigen, die innerhalb 24 Std an der Apoplexie starben, d. h. in der überwiegenden Mehrzahl hämorrhagische Apoplexien, die höchsten Blutdruckwerte hatten, während die, die später an der Apoplexie starben oder überlebten, d. h. in der überwiegenden Mehrzahl thrombotische Hirninfarkte, vergleichsweise relativ niedrigere, aber immer noch erhöhte Blutdruckwerte bei der Erstuntersuchung aufgewiesen hatten (Johnson, 1970).

Die im sog. Pooling-Projekt zusammengefaßten Resultate der Untersuchungen der Albany-Population in New York, bei den Chicago-Elektrizitätsarbeitern und den Chicago-Gaswerkarbeitern, in der Los Angeles-Population, der Minneapolis-Bevölkerung und der Framingham-Bevölkerung, bei Berücksichtigung nur der Daten von 6640 weißen Männern im Alter von 30 bis 59 Jahren, zeigen das Risiko für die Entwicklung letaler und nicht-letaler Apoplexien innerhalb von 10 Jahren auf Grund der diastolischen Blutdruckwerte auf.

Bei 50jährigen ist die Apoplexieincidenz, wie zu erwarten, doppelt so hoch wie bei 40jährigen bei diastolischen Blutdruckwerten von 95 bis 104 mmHg. Bei diastolischen Blutdruckwerten von 40jährigen ab 105 mmHg aufwärts ist die Apoplexierate 100fach erhöht gegenüber diastolischen Blutdruckwerten unter 85 mmHg (Paul, 1971).

2. Prädisponierende, kardiovasculäre, pathologische Befunde

Eine Bestätigung für die Hochdruck-Apoplexiebeziehungen zeigt sich in dem Anstieg des Apoplexierisikos auf über das Doppelte bei denjenigen Personen, die bei der ersten Untersuchung linksventrikuläre Hypertrophie im EKG aufwiesen.

Die signifikantesten Unterschiede in der Apoplexieincidenz finden sich wiederum bei den weißen Männern mit und ohne linksventrikuläre Hypertrophie (LVH) im EKG. Wenn man andere pathologische elektrokardiographische Befunde nach Ausschluß der LVH bei der ersten Untersuchung in Evans County berücksichtigt, d. h. Q-Wellen, Linksabweichung der elektrischen Herzachse, ST- und T-Wellenabflachungen oder Inversionen, intraventrikuläre Leitungsverzögerungen und P-R

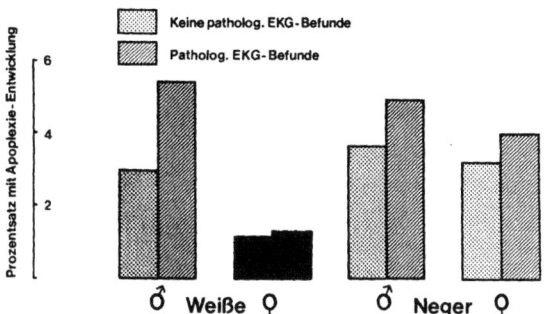

Abb. 5. Apoplexierisiko entsprechend pathologischen EKG-Befunden bei der Erstuntersuchung (altersberichtigt)

Intervallverlängerung, stehen wiederum weiße Männer weitaus an der Spitze: zweimal so viele Männer mit pathologischem EKG im Vergleich mit normalem EKG bei der Eintrittsuntersuchung machten im Verlauf der 8jährigen Beobachtungsperiode Apoplexien durch.

Die Tecumseh-Studie ergab, daß zwei Drittel der späteren Apoplektiker bei der ersten EKG-Untersuchung einen oder mehrere pathologische EKG-Befunde

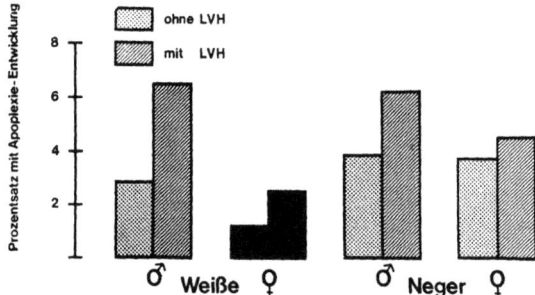

Abb. 6. Apoplexierisiko entsprechend EKG-Veränderungen linksventrikulärer Hypertrophie bei der Erstuntersuchung (altersberichtigt)

hatten, u. a. Myokardinfarkt, Schenkelblock oder unspezifische ST- und T-Wellenveränderungen sowie signifikant häufig Arrhytmien mit Vorhofflimmern, prämature Vorhof- bzw. Ventrikelkontraktionen und paroxysmale Tachykardien (Jonson, 1970).

Die Framingham-Studie wies nach, daß Hypertoniker mit EKG-Befunden von ischämischer Herzerkrankung ein fünffach erhöhtes Risiko für Apoplexie trugen als Personen ohne diese Befunde (Kannel et al., 1971). Eine ähnliche Beziehung läßt sich für dekompensierte Herzerkrankungen zeigen — etwa 20% der Apoplektiker in Framingham waren damit vor der Apoplexie behaftet —, was nicht überrascht, da der wichtigste Einzelfaktor in der Kontrolle der Gehirngefäßzirkulation das Schlagvolumen des Herzens ist.

3. Diabetes mellitus

17% der Apoplektiker in Framingham waren symptomatische Diabetiker bei der Erstuntersuchung. Aber nicht nur Diabetiker, sondern bereits Personen mit Hyperglykämien von 120 mg-% mit oder ohne Glucosurie hatten ein Exzeßrisiko, d. h. über Erwarten erhöhtes Risiko für die Apoplexie. Ein identisches Ergebnis erbrachte die Tecumseh-Studie (Johnson, 1970). Zwei Drittel der später an der Apoplexie Verstorbenen hatten Blutzuckerspiegel, die über dem Durchschnittswert lagen, den die übrige Bevölkerung hatte. Leider konnten wir in Evans County diese Probleme des latenten Diabetes mellitus als Risikofaktoren nicht nachprüfen, da wir uns an die anamnestischen Angaben der Untersuchungspersonen hielten mit entweder positiver oder negativer Diagnose Diabetes mellitus. Die Apoplexierate lag doppelt so hoch bei weißen Männern mit Diabetes mellitus

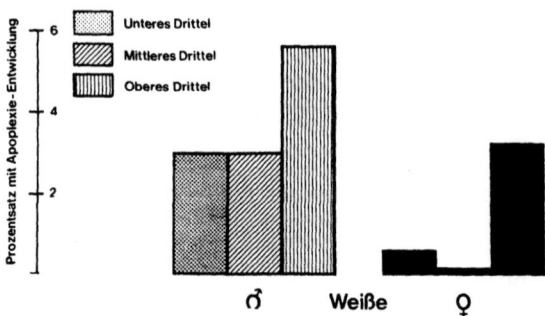

Abb. 7. Apoplexierisiko entsprechend drei Gewichtsgruppen (Quetelet-Index) (altersberichtigt)

im Vergleich zu weißen Männern, die keinen Diabetes hatten. Bei weißen Frauen war die Apoplexieincidenz sogar sechsfach höher gegenüber Frauen ohne Diabetes mellitus.

4. Adipositas

Die Beziehung zwischen Übergewicht bzw. Obesitas und der Entwicklung einer Apoplexie sind bisher noch nicht genügend erforscht, besonders weil es schwierig ist, die Gewichtsanamnese in der Bevölkerungsstudie akkurat zu erheben. Bei alleiniger Berücksichtigung des Gewichtes und der Größe unserer Evans-County-Bevölkerung im Jahre 1960 und der Apoplexieentwicklung in den nachfolgenden 8 Jahren ergab sich eine deutliche Assoziation zwischen erheblichem Übergewicht und Apoplexie. Bei Einteilung der Population in drei Gewichtsklassen entsprechend Größe und Gewicht machten die in der dritten Gewichtsklasse mit dem höchsten Gewicht behafteten Personen doppelt so häufig Apoplexien durch wie die übrigen zwei Gewichtsklassen. Bei Frauen ist der Effekt der Fettsucht auf die Apoplexieincidenz in den nachfolgenden 8 Jahren noch eindrucksvoller als bei Männern, vergleichsweise wie beim Diabetes mellitus, wo Frauen mit Diabetes sechsmal häufiger Apoplexien bekamen als Nichtdiabetikerinnen.

Es ist offensichtlich, daß die einmalige Feststellung des Gewichtes bei der Erstuntersuchung nur einen Teilaspekt der lebenslänglichen Gewichtsanamnese darstellt und daß dieser statische Befund uns keinen guten Einblick in die wirklichen Beziehungen zwischen Gewichtsbewegungen und der Entwicklung einer Apoplexie gewinnen läßt. Es ist zwar wahr, daß die meisten übergewichtigen Personen während ihres ganzen Lebens adipös bleiben und daß somit die Mehrzahl der Adipösen in einer Bevölkerungsstudie auch in einer nur einmaligen Untersuchung erfaßt wird; wir glauben jedoch, daß unter Umständen potentiell wichtige Unterschiede in den Gewichtsanamnesen verdeckt werden könnten, wenn nur das Gewichtsmaß zu einem bestimmten Zeitpunkt bekannt ist, insbesondere hinsichtlich des Gewichtes bei Ende des Größenwachstums zwischen dem 17. und 20. Lebensjahr und dem maximalen Gewichtsanstieg vom 20. Lebensjahr an. Man kann auf der anderen Seite argumentieren, daß, wenn wir nach diesen anamnestischen Angaben fragen und wir uns auf das vage Erinnerungsvermögen unserer Patienten verlassen müssen, unsere Analysen auf bekanntlich sehr ungenauen Informationen basieren. Bei Erhebung der Gewichtsanamnese in unserer Bevölkerungsstudie waren wir jedoch beeindruckt von dem Grad der Sicherheit, mit der die meisten Männer ihr Gewicht im 20. Lebensjahr sowie das Maximalgewicht

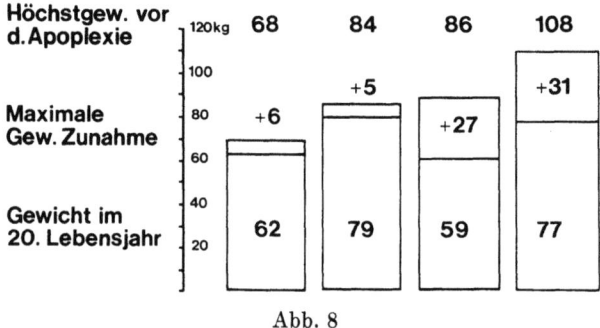

Abb. 8

angeben konnten, das sie nach dem 20. Lebensjahr erreicht hatten. Das Gewicht im 20. Lebensjahr traf bei den meisten Männern mit dem Zeitpunkt der Einberufung zum Wehrdienst oder dem Beginn des Collegestudiums zusammen. Der Nachteil dieses Vorgehens lag lediglich darin, daß wir nur überlebende Männer, die zum Zeitpunkt der Zweituntersuchung lebten, nach ihren früheren Gewichten befragen konnten und somit alle Fälle von plötzlichem Tod insbesondere Apoplexietod ausgeschieden sind.

Wir unterteilten die Männer in vier Untergruppen: Die erste Normalgewicht im 20. Lebensjahr und nahezu gewichtsstabil; Gruppe 2 bereits im 20. Lebensjahr übergewichtig, aber ebenfalls mit nur geringer Gewichtszunahme, d. h. mehr oder weniger gewichtsstabil; Gruppe 3 Normalgewicht im 20. Lebensjahr mit erheblicher Gewichtszunahme; Gruppe 4 übergewichtig im 20. Lebensjahr mit hochgradiger Gewichtszunahme in den folgenden Jahren.

Wenn man jetzt die durchschnittlichen Höchstgewichte vor Eintritt der Apoplexie mit den Incidenzzahlen pro 1000 vergleicht, ergibt sich eine auffällige Parallelität mit graduellem Anstieg von den niedrigsten zu den Höchstgewichten. Die biologische Erklärung für diese epidemiologische Beobachtung ist naheliegend:

Eine statistisch signifikante Beziehung zwischen dem Gewichtsanstieg nach dem 20. Lebensjahr und systolischem und diastolischem Blutdruck wurde konstatiert (Heyden u. Hames, 1971; Heyden et al., 1971). Der Effekt der Gewichtszunahme auf die Apoplexieentstehung wird durch den Blutdruckanstieg bewerkstelligt.

Dieser Befund ist statistisch signifikant, d. h. kann nicht durch eine Zufallsbeobachtung hervorgerufen worden sein. Das Gewicht im 20. Lebensjahr selbst, bei Abschluß des Muskelskelet-Größenwachstums, ist offenbar weniger mitbeteiligt bei der Verursachung der Hypertonie als die Gewichtszunahme. Die Beziehung zwischen Gewicht und diastolischem Blutdruck ist auch aus der Veröffentlichung des Pooling-Projects ablesbar, wobei die Männer mit den Höchstgewichten, d. h. mehr als 21% Übergewicht, die höchsten Prozentanteile diastolischer Blutdruckwerte aufwiesen. Die Tabelle von Paul (1971) ist von links

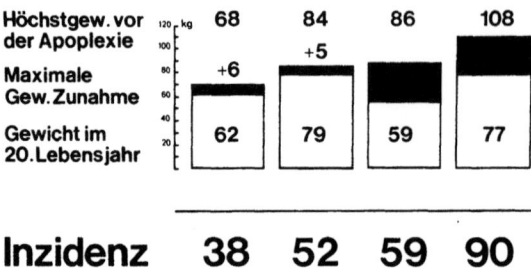

Abb. 9. Altersberichtigte Incidenz der nichttödlichen Apoplexie von Männern (pro 1000) entsprechend dem Gewicht im 20. Lebensjahr und Grad der Gewichtszunahme

	Gewichtszunahme	Gew. im 20. Lebensj.
Systolischer Blutdruck	0,118	0,011
Diastolischer Blutdruck	0,285	0,028

Abb. 10. Korrelationskoeffizienten für Gewicht und Blutdruck

Diastol. RR (mm Hg)	Relatives Gewicht		
	<1.10 (n=2648)	1.10-1.21 (n=1821)	>1.21 (n=2171)
<85	67%	53%	39%
85-94	23%	30%	33%
95-104	8%	12%	18%
>104	2%	5%	10%

Abb. 11. Diastolische Hypertonie und Übergewicht (Paul, 1971)

nach rechts zu lesen, von der Normalgewichtigengruppe über die mäßig Übergewichtigengruppe zur Gruppe der Fettsüchtigen.

5. Erhöhte Hämatokritwerte

Unsere Untersuchung in Evans County hat den Befund der Framingham-Gruppe (Kannel et al., 1971) bestätigt, wonach „relative Polycythämie in Folge der erhöhten Blutviskosität nicht selten assoziiert ist mit Cerebralinfarkt". In Evans County hatten weiße Männer mit Hämatokritwerten über 50% und Frauen mit Hämatokritwerten über 48% doppelt so viele Apoplexien wie Personen mit normalen Hämatokritwerten. Wir können z. Z. nicht sagen, inwieweit Hämatokritwerte im oberen Normbereich bzw. über 50% mit Obesitas assoziiert sind;

aber es sollte aus dem bisher Gesagten ziemlich klar geworden sein, daß Übergewicht eine wichtige Rolle bei den diskutierten Risikofaktoren spielt.

Demgegenüber stellen wir Faktoren, die mit einer an Sicherheit grenzenden Wahrscheinlichkeit keinen oder nur marginalen Einfluß auf die Apoplexieentstehung haben.

Serumcholesterinkonzentrationen

Die Höhe der Serumcholesterinkonzentration bei der Erstuntersuchung in Evans County war ohne Einfluß auf die Apoplexieincidenz. Männer und Frauen hatten bei Cholesterinspiegeln unter 220 mg-% ebenso oft oder sogar häufiger als Männer und Frauen mit höchsten Cholesterinwerten (260 mg-% und darüber) Apoplexien in den folgenden 8 Jahren durchgemacht. Wir analysierten die Befunde separat für Personen, die z. Z. der Untersuchung unter 55 und über 55 Jahre alt waren und sahen ebenfalls keinen Effekt der Höhe der Cholesterinkonzentration auf die Apoplexieincidenz. Dieser Befund steht in deutlichem Gegensatz zu der Häufigkeit des Myokardinfarktes bei Männern und Frauen mit hohen Cholesterinspiegeln.

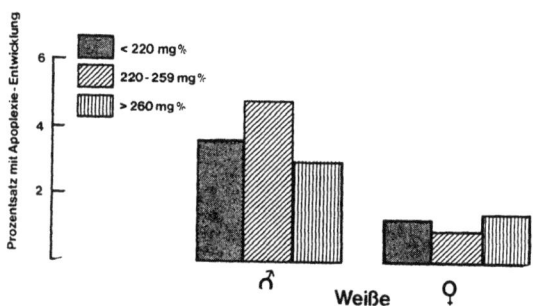

Abb. 12. Apoplexierisiko entsprechend drei verschiedenen Serum-Cholesterinkonzentrationen bei der Erstuntersuchung (altersberichtigt)

Auch die Resultate der Tecumseh-Untersuchung stimmen in dieser Beziehung mit unseren Ergebnissen überein (Johnson, 1970), ebenso die 10-Jahres-Incidenzstudie des Pooling-Projects an 6640 Männern von 30 bis 59 Jahren, in deren Schlußfolgerung es wörtlich heißt: „Bei Unterteilung der Männer in zwei Gruppen, mit Werten über und mit Werten unter 255 mg-%, ließ sich kein Unterschied in der Incidenz cerebrovasculärer Erkrankungen innerhalb der vier diastolischen Blutdruckgruppen nachweisen" (Paul, 1971). Ich betone, daß ich diese zusammenfassende Feststellung auf Grund von nicht weniger als acht prospektiven 10jährigen Studien[1] an über 8000 Männern getroffen habe. Dem kann ich eine sogar noch größere Zahl klinischer retrospektiver Studien nach Eintritt der Apoplexie mit Vergleich von Patienten und Kontrollpersonen hinzufügen, die ebenfalls Hypercholesterinämie bei den Apoplektikern vermissen lassen (Heyden, 1969). Es ist deshalb nicht einzusehen, warum das Exekutivkomitee des Ausschusses für cerebrovasculäre Erkrankungen der amerikanischen Kardiologengesellschaft bei einer Besprechung der Risikofaktoren in Form eines Profils u. a. die Erhöhung des Cholesterinspiegels anführt (Kannel et al., 1971).

Die Ergebnisse der Framingham-Studie schienen zunächst darauf hinzudeuten, daß die Serumcholesterinkonzentration von gewisser Aussagefähigkeit für die potentielle Entwicklung von Cerebralinfarkten war, wenn die Cholesterinbestimmung unter 50 Jahren durchgeführt wurde. Dagegen stellten Kannel u. Mitarb.

---

[1] Albany, N.Y.; Chicago electricity workers; Chicago gas work workers; Evans County, Ga.; Framingham, Mass.; Los Angeles, Calif.; Minneapolis, Minn. and Tecumseh, Mich.

(1970) später fest, daß „selbst bei jüngeren Personen, prospektiv gesehen, Hypertonie bei weitem der stärkste Faktor bleibt. Wenn der Blutdruck und Cholesterinspiegel gleichzeitig berücksichtigt werden, verbleibt tatsächlich nur eine sehr geringe zusätzliche Risikogefährdung für Hirninfarkt. Es bleibt zunächst noch spekulativ, ob bei normotensiven Personen ein hoher Cholesterinspiegel für die Entwicklung von cerebrovasculären Erkrankungen wichtig ist, da normale Blutdruckwerte hierbei zu selten beobachtet werden". Graphisch gesehen läßt sich das eben Gesagte auf Grund der Erfahrungen der Los Angeles-Studie (Chapman, 1970) wie folgt aufzeichnen: Gleichgültig, ob der Cholesterinwert erhöht oder erniedrigt ist, die Apoplexieincidenz ist nur dann hoch, wenn der Blutdruck hoch ist.

Nikotininhalation

Bei dem Zigarettenrauchen wurde eine mitverantwortliche Rolle zunächst vermutet. So sehr ich persönlich gehofft hatte, diese für den Myokardinfarkt überzeugenden kausalen Beziehungen mit dem Nikotinabusus auch für die Apoplexie zu beweisen, so enttäuschend sind die diesbezüglichen Ergebnisse. Die Framingham-Gruppe (Gordon u. Mitarb., 1971) kam auf Grund der Multivariantenanalyse zu der Schlußfolgerung, daß Zigarettenrauchen nur bei Männern,

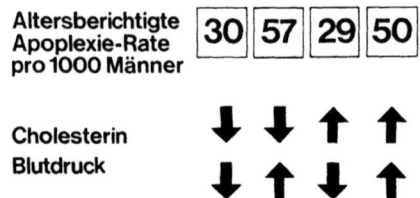

Abb. 13. Apoplexieincidenz in 11 Jahren in der Los Angeles-Studie (Chapman, 1970)

aber überhaupt nicht bei Frauen, von Bedeutung ist bei der Apoplexieentstehung. Auch die Tecumseh-Untersuchung stimmt in dieser Beobachtung überein, da „kein Unterschied gesehen wurde zwischen dem Anteil von Zigarettenrauchern unter den Apoplexiepatienten mit Zigarettenrauchern in der Allgemeinbevölkerung" (Johnson, 1970). Der Hauptgrund für das Fehlen eines klaren Zusammenhanges ist die negative Korrelation zwischen Zigarettenrauchen und Höhe des Blutdruckes, d. h. Zigarettenraucher haben niedrigere Blutdruckwerte als Nichtraucher.

Hyperurikämie

Erhöhte Harnsäurespiegel und Gicht stehen lediglich auf der Verdachtsliste. In der Tecumseh-Population, wo wahrscheinlich die besten derzeit verfügbaren Langzeitbeobachtungen über das Verhalten der Harnsäure in der Allgemeinbevölkerung existieren, wurde kein Zusammenhang zwischen Höhe des Harnsäurespiegels und der Apoplexie festgestellt (Johnson, 1970).

Diskussion

1969, als wir mit Professor Schettler das Textbuch „Atherosklerose" schrieben, waren erste Hinweise auf das Apoplexieprofil ähnlich dem Myokardprofil in der Literatur zu finden, aber sichere Angaben fehlten (Heyden, 1969). Diese gewisse Unsicherheit ist heute überholt, und die Hinweise aus den epidemiologischen Studien lassen ein klares Profil erkennen, womit es möglich geworden ist, in die zweite Phase, der Intervention und Prävention, einzusteigen. Wir müssen uns vergegenwärtigen, daß epidemiologische Bevölkerungsstudien weder angiographische Befunde noch Liquoruntersuchungen bei Apoplektikern und nur in seltenen Fällen Sektionen des Gehirns bei Verstorbenen mit einschließen. Aus diesem Grunde ist es schwierig, präzise Angaben über die zweifellos bestehenden Unterschiede in den Risikofaktoren (Kuller u. Reisler, 1971) der nicht-embolischen Verschlüsse der extrakranialen und der intrakranialen Arterien zu machen. Wie wir jedoch im Rahmen einer angiographischen Studie an hospitalisierten Apoplexiepatienten zeigen konnten (Heyden et al., 1970), sind die Unterschiede nur graduell: Prinzipiell sind Hypertonie, präexistente kardiovasculäre Erkrankungen und Diabetes mellitus die führenden Risikofaktoren sowohl des nicht-embolischen A. carotis-Verschlusses wie auch des nicht-embolischen Verschlusses der A. cerebri media. Auffällig ist nur, wie ungleich viel häufiger Patienten mit extracranialen Karotisthrombosen ischämische Herzerkrankungen (Angina pectoris und Myokardinfarkt) entweder vor dem Cerebralinfarkt, seltener während der Apoplexieerkrankung oder Jahre nach der Apoplexie durchmachen. Andererseits sind die intracranialen Infarkte definitiv häufiger bei relativ jüngeren Patienten zu beobachten, während die extracranialen Gefäßverschlüsse vorwiegend bei älteren Personen vorkommen.

Nicht-embolische Okklusionen	A. cerebri med.	A. carot.
Ischaemische Herzerkrankung	17 %	47 %
Claudicatio intermittens	4 %	15 %
Serum-Cholesterin > 350 mg %	0 %	6 %
Diabetes mellitus	13 %	18 %
Hyperglykaemie	23 %	33 %
Hypertonie	65 %	75 %
(Hochgrad Hypertonie)	(35 %	33 %)
Herzinsuffizienz	17 %	7 %

Abb. 14

Das zentrale Problem bei der Prävention der intra- wie extracranialen Cerebralerkrankungen ist zweifellos die Langzeitbehandlung der Hypertonie. Die Apoplexie ist, u. a. weil sie in den höheren Altersstufen auftritt, eine Krankheit mit hochgradig letalem Ausgang. Von 94 Fällen in Evans County starben 41 innerhalb der ersten 4 Wochen nach Eintritt der Apoplexie; von 81 Fällen in Tecumseh starben 54 innerhalb der ersten Woche nach Beginn der Erkrankung (Johnson, 1970).

Medikamentöse Behandlung nach Eintritt der Apoplexie hat sich in mehreren Langzeitstudien nicht bewährt, u. a. die Östrogen-Hormonbehandlung, wobei sogar in der Placebogruppe weniger Reinfarkte und Todesfälle zu beobachten waren als in der Experimentalgruppe.

Daß hochdosierte Östrogentherapie sich nicht nur nicht-positiv auswirkt, sondern gefährlich sein kann, hat die Veterans'-Administration-Studie der Prostatabehandlung mit Östrogen gezeigt. Die Placebogruppen hatten in allen Stadien des Prostatacarcinoms nur halb so viele Fälle von cerebrovasculären Erkrankungen. Ebenso erfolglos, wenn nicht sogar sinnlos, war die Regelanbehandlung der Veterans'-Administration-Cooperative-Studie. In einer 2jährigen Doppelblindstudie von 530 männlichen Apoplektikern oder Patienten mit cerebrovasculärer Insuffizienz in zwei Gruppen mit Regelan und mit Placebo traten 21 Todesfälle in der Experimentalgruppe und 28 Todesfälle in der Placebogruppe auf. Von 67 Patienten mit einer zweiten Apoplexie bzw. Myokardinfarkt waren

39 Patienten in der Regelangruppe und 28 in der Placebogruppe. Weder Myokardinfarkt noch Wiederauftreten von Apoplexien wurden demnach durch Regelan verhindert (Greenhouse et al., 1971).

Rehabilitation

Die 5-Jahres-Überlebensrate nach Apoplexie ist heute schlechter als bei vielen Krebsformen, und eine Rehabilitation ist, von Einzelfällen abgesehen, schwer möglich bzw. rechtfertigen die mageren Resultate in keiner Weise die finanziellen

Langzeitstudie mit 605 Männern m. Zerebralinfarkt	305 mit Premarin	300 mit Placebo
Reinfarkte oder zerebrovaskuläre Insuffizenz innerhalb von 5 Jahren	107	89
Todesfälle nach 18 Monaten	26 %	19 %

Abb. 15. Oestrogen- und Placebobehandlung bei Patienten mit Cerebralinfarkt

und personellen Aufwände. Die nahezu unüberwindlichen Schwierigkeiten der Rehabilitation sind keineswegs unerwartet, wenn man daran denkt, welche Begleitkrankheiten und prämorbiden Zustände mit der Entwicklung der Apoplexie assoziiert sind, in erster Linie Hypertonie, symptomatische kardiovasculäre Erkrankungen bzw. pathologische EKG-Befunde, Diabetes mellitus und Erythrocytose. Wir sind heute noch weit entfernt von der wissenschaftlichen Nachprüfung von Rehabilitationsresultaten. Peacock u. Raffel (1972) haben ein Beispiel gegeben, wie eine gut kontrollierte Studie zwischen Routine- oder Standardrehabili-

	Stadium I - II		Stadium III - IV			
Fallzahl	142	146	449	443	444	428
Bhdlg.:	Prostatektomie		Placebo	Östrogen	Orchiektomie	Orchiektomie
	+ Placebo	+ Östrogen				+ Östrogen
zerebrovaskuläre Erkrankungen	1	9	7	14	6	14

Abb. 16. Auswirkungen der Oestrogenbehandlung bei Prostatacarcinomen

tation und intensiver multidisziplinärer Rehabilitation durchzuführen ist. Der neurologische Status, Alter, Geschlecht und Sozialklasse der Patienten müssen vergleichbar sein. Die Patienten werden dann nach dem Zufallsausleseverfahren in zwei Gruppen, der intensiven multidisziplinären Rehabilitation und der Standardrehabilitation, wie sie z. B. an einer Universitätsklinik durchgeführt wird, zugeteilt. Nach ihrer eigenen Studie wurde das Optimum potentieller Rehabilitation von mehr Apoplektikern in der Intensiv-Rehabilitationsgruppe als in der Standard-Rehabilitationsgruppe erreicht; aber, wie die Autoren wörtlich feststellen, ,,trotz dieser ermutigenden Resultate war die Schlußfolgerung, daß sich die relative Effektivität einer langzeitigen und teuren Rehabilitation in diesem Projekt nicht von Wert gezeigt hat". Sie bezeichnen die Ergebnisse als einen signifikant negativen Befund, der für die Planung zukünftiger Rehabilitationsprogramme wichtig ist.

Langzeittherapie der Hypertonie

Wieviel rationeller und weniger kostspielig ist es, eine Apoplexie durch Hypertoniebehandlung zu verhüten als einem paralysierten Hand- und/oder Armmuskel seine Funktion zurückzugeben? Die Hypertonie kann auf zweifache Weise angegangen werden: diätetisch und medikamentös oder in Kombination.

a) diätetische Behandlung

Da nach den Schätzungen von Chiang, Perlman u. Epstein (1969) etwa ein Drittel aller Hypertoniker in der erwachsenen Bevölkerung übergewichtig ist, bietet sich die Methode der Gewichtsreduktion für dieses beträchtliche Segment der Hypertoniker an. Die Betonung liegt hier auf Beeinflussung von Hypertonikern in der Allgemeinbevölkerung, *nicht* in der Praxis oder Klinik.

Wir haben im August 1971 in Evans County mit einem Gewichtsreduktionsprogramm bei 63 Hypertonikern begonnen und 64 Hypertoniker als Kontrollgruppe ohne die Diätbehandlung weiter verfolgt.

Versuchsanordnung

Alle Hypertoniker waren bei unserer Incidenzstudie 1967 bis 1969 diagnostiziert worden. Durchschnittsalter 55 Jahre, Mindestgewicht bei Männern 82 kg und darüber, bei Frauen 72 kg und darüber; mäßige Hypertonie: zwischen 96 und 109 mgHg diastolischer Blutdruckwert, schwere Hypertonie: 110 mmHg und darüber.

Bei Kalorienbeschränkung auf 700 cal, Salzbeschränkung auf < 1 g sowie intermittierendem Fasten und wöchentlichen Kontrollen wurden in der Experimentalgruppe 500 kg innerhalb von drei Monaten reduziert, d. h. ein Durchschnittsgewichtsverlust von 8 kg mit weiten Unterschieden von nur 1 bis 30 kg, abhängig von den Ausgangsgewichten. Bei den Kontrollpersonen wurde nur zweimal monatlich der Blutdruck gemessen, und sie wurden dazu angehalten, in ärztliche Behandlung zu gehen. Die medikamentöse Behandlung der Kontrollpatienten stieg demzufolge von anfangs 40% auf 59% an.

Ergebnis

Bei Beginn des 4. Monats hatten über die Hälfte = 54% der Experimentalgruppe normale Blutdruckwerte < 160 mmHg systolisch *und* < 90 mmHg diastolisch, und zwar ohne Hospitalisierung, ohne Unterbrechung ihrer Berufsarbeit, mit einem Minimum an Medikamenten. Davon waren 73% der Personen mit mäßig hohem diastolischem Blutdruck und 31% mit schwerer Hypertonie. Im Gegensatz dazu waren nur 21% der Kontrollgruppe normotensiv, d. h. 67% derjenigen mit mäßiger Blutdruckerhöhung und 7% derjenigen mit schwerer Hypertonie. Interessanterweise konnte der individuelle Gewichtsverlust nicht mit der Blutdruckerniedrigung korreliert werden. Ein normotensiver Blutdruck wurde in den meisten Fällen bereits nach 8 Wochen erzielt. Die andere Hälfte der Hypertoniker in der Behandlungsgruppe zeigte zwar substantielle Blutdrucksenkungen, aber nicht Normotonie.

Schlußfolgerung

1. Der Gebrauch eines strikten Diätregimes ist in der arbeitenden allgemeinen Bevölkerung durchführbar.

2. Diätetische Behandlung ist ein wichtiger Faktor in der Reduktion der Schweregrade der Hypertonie.

3. Kochsalzbeschränkung ist höchstwahrscheinlich der wichtigere Faktor als Gewichtsabnahme bei der Normalisierung der Hypertonie.

b) Medikamentöse Behandlung

Seit Einführung der wirkungsvolleren Medikamente in den 50er Jahren hat sich die primäre Apoplexieprävention durch antihypertensive Langzeittherapie bewährt. Die Reduktion der Apoplexiehäufigkeit, insbesondere der hämorrhagischen Formen, sowie des Nierenversagens durch medikamentöse Behandlung, gehören zu den echten Errungenschaften der modernen Medizin (Freis, 1971). Diese Tatsache ist durch eine Anzahl gut geplanter Kontrollstudien mit Medikamenten- und mit Placeboverabreichung gut belegt (Heyden u. Gerber, 1969, Veterans'-Administration-Cooperative-Studie, 1970). Diese in den 60er Jahren ausgeführten Studien mit Placebokontrollen sind bei dem Stande des heutigen Wissens ethisch nicht mehr vertretbar. Das große Problem, dem wir uns jetzt gegenübersehen, ist, daß nur ein Bruchteil der gefährdeten Hypertoniker adäquate Behandlung erhält. Es kann angenommen werden, daß die Verhältnisse in der BRD denen in den USA ähneln. Mindestens 20 Millionen der erwachsenen Amerikaner sind Hypertoniker. Es wird geschätzt, daß nur 60% aller Hypertoniker etwas von ihrem erhöhten Blutdruck wissen. Von den 60%, denen ihr Blutdruck bekannt ist, ist etwa die Hälfte in Behandlung (Wilber u. Barrow, 1969). Von diesen 30% der hypertensiven Gesamtbevölkerung wird aber weniger als die Hälfte lege artis, d. h. mit der individuell notwendigen Dosis und/oder Kombination von Präparaten und regelmäßig behandelt. In unserer Evans-County-Studie stellte sich heraus, daß von 488 weißen Männern und Frauen, die mit Hypertonie 1960 diagnostiziert und darüber informiert worden waren, nach Ablauf von 8 Jahren nur 6,5% normale Blutdruckwerte hatten und gesund waren, d. h. mit Blutdruck unter 160 mmHg systolisch und unter 95 mmHg diastolisch (Heyden et. al., 1971). Diese unbefriedigende therapeutische Situation verlangt nach drastischen Änderungen unserer derzeitigen Handhabung der Hypertonie.

Die moderne Medizin steht vor einer doppelten Aufgabe:

1. die Auffindung asymptomatischer Hypertoniker in der Allgemeinbevölkerung ähnlich der Diabetesfahndung und

2. die Motivierung dieser noch Gesunden zur Langzeitbehandlung.

Die Überbrückung des Diskrepanz zwischen unserer Fähigkeit, Hypertonie effektvoll zu behandeln und unserer derzeitigen, mehr als bescheidenen Anwendung dieses Wissens und Vermögens ist das entscheidende Problem der primären Apoplexieprävention. Kardiologen und Internisten finden sich heute mehr und mehr in der Rolle des Gesundheitserziehers. Die Motivierung von potentiellen Patienten ohne zu beunruhigen, die Überredung zur Selbstverantwortung für die eigene Gesundheit ohne missionarisch zu wirken und die Kraft der Überzeugung, ohne den Patienten mit wissenschaftlichen Fakten zu überhäufen, ist eine Kunst. Es ist gut möglich, daß diese Kunst in den kommenden Jahren eine Haupteigenschaft des Arztes auf dem Gebiet der Prävention chronischer Krankheiten wird.

Zusammenfassung

Bei dem Vergleich von altersstandardisierten Zahlen der an cerebrovasculären Erkrankungen (thrombotische Hirninfarkte und Gehirnblutung) *Verstorbenen in mehreren europäischen Ländern* (Italien, England und Wales, Frankreich, Schweden) *liegt die BRD an der Spitze.* Zugegebenermaßen hat die Vergleichbarkeit altersstandardisierter Zahlen ihre Grenzen[2], aber diese *Altersstandardisierung ändert nichts an der Rangfolge der Länder.*

Es ist in diesem Zusammenhang vermutlich unberechtigt, die BRD als Einheit zu betrachten, da mit an Sicherheit grenzender Wahrscheinlichkeit die Unterschiede zwischen einzelnen Bundesländern mindestens so groß sind wie der Unterschied zwischen einigen Nachbarländern einerseits und der BRD andererseits (M. Pflanz, persönliche Mitteilung, 1972). Wir stimmen in der Schlußfolgerung mit Pflanz überein, daß die auffälligen Ziffern der BRD nur zu interpretieren sind, wenn man die Unterschiede zwischen den Bundesländern kennt. Große Differenzen in den cerebravasculären Mortalitätszahlen sind z. B. zwischen Schottland und Süd-England bekannt oder zwischen dem Südosten der USA und dem Nordwesten der USA, aber Vergleiche zwischen Schleswig-Holstein und Bayern oder Westfalen und Baden-Württemberg fehlen und würden einen wichtigen Beitrag zu diesem Problem darstellen. In Ost-Deutschland sind bei dieser Krankheit bereits aufschlußreiche lokale Unterschiede festgestellt worden.

Andererseits besteht kein Zweifel, daß die in unserer epidemiologischen Langzeitstudie im Südosten der USA gefundenen ätiologischen Faktoren der Gehirngefäßerkrankungen auch in Mitteleuropa in gleichem Ausmaß von Bedeutung sind. An erster Stelle in diesem multifaktoriellen Ursachenbündel stehen Hypertonie, kardiovasculäre Symptome und Befunde incl. linksventrikuläre Hypertrophie und andere pathologische EKG-Befunde; an zweiter Stelle Diabetes mellitus, Adipositas und erhöhte Hämatokritwerte, während Hyperlipämien, Hyperurikämie, Nikotinabusus nur von geringer Bedeutung zu sein scheinen.

Obwohl vom klinischen Standpunkt die *cerebrovasculäre Insuffizienz* als Warnungszeichen für Cerebralinfarkt angesehen wird, fehlen z. Z. noch epidemiologische Untersuchungen in größeren Bevölkerungsgruppen. Unsere eigene Prävalenzstudie auf cerebrovasculäre Insuffizienz von 2450 Erwachsenen, frei von Apoplexie, war in dieser Hinsicht enttäuschend. Wir fanden bei strikter diagnostischer Begrenzung der Symptome dieser kurzfristigen neurologischen Ausfallerscheinungen auf Paralyse der Extremitäten, Sprachstörungen, Sensibilitätsstörungen, Amaurosen oder Diplopien, die innerhalb von 24 Sdt völlig behoben waren, nur 27 definitive Fälle (altersberechtigte Prävalenzen 16 pro 1000 weiße Männer, 10 pro 1000 weiße Frauen). Weitere 14 Personen hatten Symptome, die an die cerebrovasculäre Insuffizienz denken ließen, aber wegen ihrer Assoziation mit psycho-somatischen Befunden von der Analyse ausgeschlossen wurden. Schwindelerscheinungen und andere subjektive vage Symptome wurden nicht mitberücksichtigt. Es ist offensichtlich, daß wir bei nur 27 definitiven Fällen bei einer Gesamtpopulation mit 2450 Erwachsenen keine Aussagen über das Risiko für die Entwicklung von Apoplexien machen können.

Aus klinischen Studien geht jedoch hervor, daß ca. 30% der Patienten mit cerebrovasculärer Insuffizienz, meist innerhalb eines Jahres nach Beginn ihrer Symptome, Apoplexien durchmachen, während weitere 30% für viele Jahre kurzdauernde neurologische Ausfallerscheinungen ohne Apoplexie haben und bei einem weiteren Drittel der Patienten diese Störungen spontan aussetzen. Den vom A. carotis-Gebiet ausgehenden cerebrovasculären Insuffizienzerscheinungen wird eine größere pathognomonische Bedeutung zugemessen als denen, die als A. vertebrobasilaris-Typ bezeichnet werden. Im Hinblick auf die Zugänglichkeit für chirurgische Maßnahmen im extracranialen Bereich kommt der Diagnose der cerebrovasculären Insuffizienz vom A. carotis-Typ erhöhte Bedeutung zu (S. Heyden u. C. J. Gerber, 1969).

---

[2] Doll, R.: Prevention of cancer. Pointers from epidemiology. Nuffield Provincial Hospitals Trust, 1967.

Literatur

Bundesministerium f. Jugend, Familie u. Gesundheit: Das Gesundheitswesen der Bundesrepublik Deutschland, Bd. 4 (1970). — Chapman, J. M.: Discussion in: Dayton, S., Chapman, J. M., Pearce, M. L., Popjak, G. J.: Ann. intern. Med. 72, 97 (1970). — Chiang, B. N., Perlman, L. V., Epstein, F. H.: Circulation 39, 403 (1969). — Freis, E. D.: Circulat. Res. 28/29, 70 Suppl. II (1971). — Gordon, T., Sorlie, P., Kannel, W. B.: Section 27. Coronary heart disease, atherothrombotic brain infarction, intermittent claudication. A multivariate analysis of some factors related to their incidence: The framingham study. An epidemiological investigation of cardiovascular disease (Kannel, W. B., Gordon, T., Eds.), May 1971. Washington, D.C.: Superintendent of Documents, U.S. Government Printing Office, 20402. — Greenhouse, A. H., Miller, I. J., David, N. J., Feringa, E. R., Shaw, L. W.: Circulation 43/44, 94 (1971). — Heyden, S.: Epidemiology. In: Atherosclerosis (Schettler, F. G., Boyd, G. S., Eds.). Amsterdam and New York: Elsevier Publ. Comp. 1969. — Heyden, S., Gerber, C. J.: Amer. J. Med. 46, 763 (1969). — Heyden, S., Hames, C. G.: Dtsch. med. J. 22, 401 (1971). — Heyden, S., Hames, C. G., Bartel, A., Cassel, J. C., Tyroler, H. A., Cornoni, J. C.: Arch. intern. Med. 128, 956 (1971). — Heyden, S., Heyman, A., Goree, J. A.: Stroke 1, 363 (1970). — Heyden, S., Walker, L., Hames, C. G., Tyroler, H. A.: Arch. intern. Med. 128, 982 (1971). — Heyman, A., Karp, H. R., Heyden, S., Bartel, A., Cassel, J. C., Tyroler, H. A., Hames, C. G.: Arch. intern. Med. 128, 949 (1971). — Johnson, B. C.: Stroke experience in a total community study (Tecumseh, Michigan). Presented at the Joint Meeting of the Council on Cerebrovascular Disease and the Council on Epidemiology of the American Heart Association, New Orleans, Louisiana, March 4, 1970. — Kannel, W. B., Blaisdell, F. W., Gifford, R., Hass, W., McDowell, F., Meyer, J. S., Millikan, C. H., Rentz, L. W., Seltser, R.: Stroke 2, 423 (1971). — Kannel, W. B., Wolf, P. A., Verter, J., McNamara, P. M.: J. Amer. med. Ass. 214, 301 (1970). — Kuller, L., Reisler, D. M.: Amer. J. Epidem. 93, 1 (1971). — Leutner, K.: Wirtschaft u. Statistik 5, 214 (1969). — Paul, O.: Brit. Heart J. 33, 116 (1971). — Peacock, P. B., Raffel, S. C.: The Birmingham stroke epidemiology and rehabilitation study (to be published, 1972). — Statistical Bulletin (metropolitan life). Mortality from cerebral vascular disease, ages 45 to 74 (United States, Canada, and selected European countries, 1966—67). Vol. 52, August 1971. — Veterans Administration Cooperative Study Group on Antihypertensive Agents: J. Amer. med. Ass. 213, 1143 (1970). — Wilber, J. A., Barrow, J. G.: Minn. Med. 52, 1303 (1969).

WIDMER, L. K., GLAUS, L., DA SILVA, A. (Med. u. Chirurg. Univ.-Kliniken Basel): **Epidemiologie der chronischen Verschlußprozesse im Gliedmaßenbereich**

Autoreferat

Die Autoren berichten über die Häufigkeit von Stenosen und Verschlüssen von Gliedmaßenarterien sowie über deren Verteilung bezüglich Geschlecht, Alter und Risikofaktoren bei 6400 Berufstätigen der Basler-Studie. Der Vergleich klinischer und aortographischer Befunde bei 125 aortographierten Patienten zeigt, daß nicht die Anamnese, wohl aber die Kombination von Arterienauskultation und Oszillographie die Frühdiagnose dieser Veränderungen ermöglicht. Sie sind oft das erste faßbare Zeichen einer Erkrankung, die in vielen Fällen auch die Coronararterien betrifft.

Somit ermöglicht die Untersuchung der Gliedmaßenarterien oft den frühzeitigen Einsatz prophylaktischer und therapeutischer Maßnahmen. Durch Verlaufsbeobachtungen bei mehrfach aortographierten Patienten wird belegt, daß die relativ rasche Progression der Arterienveränderungen durch bestimmte Maßnahmen gehemmt wird.

Aussprache

Herr W. DOERR (Heidelberg):

Zu Herrn WIDMER: Ich möchte kein Wasser in das Feuer der Begeisterung gießen, Arterienverschlüsse auszurotten. Ich hatte vor 10 Jahren gemeinsam mit Dr. Fred Hartmann (Kiel) bei 100 Verstorbenen (Pathol. Institut Kiel, mittleres Sterbealter 62 Jahre) die Gliedmaßenarterien genauestens geprüft. Die Verstorbenen litten *nicht* an Kreislaufstörungen; sie waren aus anderer Ursache zu Tode gekommen. Wir fanden in 18 Fällen echte „Verschlüsse" der Schenkelarterien! Ich meine also, Herr Widmer müßte, um die Dignität seiner Verschlußbefunde klarzustellen, noch irgend etwas zur funktionellen Seite sagen; der Verschlußnachweis als solcher kann noch nicht genügen, ernstere Konsequenzen zu ziehen, es muß noch irgend etwas bedacht werden, was die Kompensationsmechanismen (Kollateralkreislauf) angeht!

Diagnostische Methoden bei Hirnarterienverschlüssen

HUBER, P. (Neuroradiol. Abt. Zentrales Strahleninstitut der Universität Bern)

Referat

Bei der Abklärung von cerebrovasculären Erkrankungen sollten möglichst wenig Untersuchungen durchgeführt werden, um den Patienten unnötige Belastungen und Kosten zu ersparen. Die diagnostischen Methoden, die zur Anwendung kommen, müssen deshalb in einem Untersuchungsgang viele und präzise Auskünfte vermitteln.

Auf die älteste, einfachste und billigste Methode, die zudem absolut gefahrlos ist und trotzdem hervorragende Resultate liefern kann, wage ich kaum einzugehen, da sie Ihnen allen bestens bekannt ist: es sind die genaue Anamnese und ein exakter neurologischer Status. Ich möchte mit dieser Voranstellung einer so alten Sache nur mit allem Nachdruck betonen, daß noch lange nicht jeder Patient mit einer cerebrovasculären Erkrankung einer zusätzlichen Untersuchung zugeführt

Tabelle 1. *Hilfsuntersuchungen bei Verdacht auf cerebrovasculäre Erkrankungen*

Liquoruntersuchung
Elektroencephalographie
Echoencephalographie
Rheoencephalographie
Thermographie
Fluoresceintest, Arm — Retina
Ophthalmodynamometrie
Szintigraphie
Regionale Strömungsmessung
Cerebrale Angiographie

werden muß. Diese sollten für diejenigen Fälle reserviert bleiben, bei denen Fragen, die für eine erfolgversprechende Therapie von Bedeutung sein könnten, nur ungenügend oder überhaupt nicht geklärt werden können. Leider erfüllen mehrere in der Tabelle aufgeführten Hilfsuntersuchungen in der Regel diese Forderung nur in sehr beschränktem Ausmaß oder überhaupt nicht.

Bei gesichertem Insult besteht in einer kleinen Anzahl von Fällen die Möglichkeit eines aktiven gefäßchirurgischen Vorgehens, für das natürlich die genaue Kenntnis vom Sitz der Läsion, seiner Art, hämodynamischen Störungen und evtl. bereits erfolgter spontaner Korrektur durch Kollateralkreisläufe unerläßlich ist.

Ausgewählte Untersuchungsmethoden

In zwei Dritteln der Fälle mit Carotisverschlüssen oder hämodynamisch bedeutungsvollen Carotisstenosen findet man mit der *Ophthalmodynamometrie* deutliche Seitenunterschiede der Pulsationsvolumina des Orbitainhaltes. In einem Drittel der Fälle liefert die Untersuchung allerdings falsch positive oder falsch negative Resultate. Sie gibt uns somit lediglich einen Hinweis, ob bei einem cerebrovasculären Insult mit einer Strömungsbehinderung im extrakraniellen Gefäßverlauf zu rechnen ist. Das gleiche gilt für die Thermographie und den Fluoresceintest.

Wegen der Risikofreiheit und der geringen Belastung des Patienten ist die *Szintigraphie* die Screening-Methode der Wahl, die in einem Untersuchungsgang unter den wenig belastenden Methoden am meisten Auskünfte vermittelt. Nach i.v. Verabreichung von radioaktiven Isotopen, z. B. Technetium 99, wird mit extrakraniellen Detektoren die Verteilung der Aktivität im Hirn registriert. Eine Aktivitätsanreicherung in einem Bezirk mit gestörter Blut-Hirnschranke, z. B. in einem Infarkt, kann damit gut erfaßt werden. Mit dieser herkömmlichen Technik ist allerdings eine Differenzierung zwischen einem Infarkt und einem Tumor häufig nicht möglich, es sei denn, die Untersuchung werde in Intervallen von einigen Tagen oder Wochen wiederholt, wobei dann aus dem Verhalten der Aktivitätsanreicherung Rückschlüsse auf die Natur des Prozesses gezogen werden können. In einem Infarktbezirk erreicht die Aktivitätsanreicherung ihr Maximum ungefähr in der 2. bis 3. Woche und klingt dann wiederum ab, während sie in einem Tumor gleichbleibt oder sogar zunimmt. Verfolgt man aber mittels einer Kamera mit rascher Bildfolge den Durchgang des Aktivitätsbolus durch die cerebrale Strombahn, dann sind präzisere Aussagen über Lokalisation und Ausdehnung einer Zirkulationsstörung schon in der Frühphase möglich. In einem gewissen Sinn erhalten wir also ein dem Angiogramm vergleichbares Bild, das allerdings wegen des schlechteren Auflösungsvermögen nicht die Aussagekraft der Angiographie erreicht (Abb. 1). Immerhin lassen

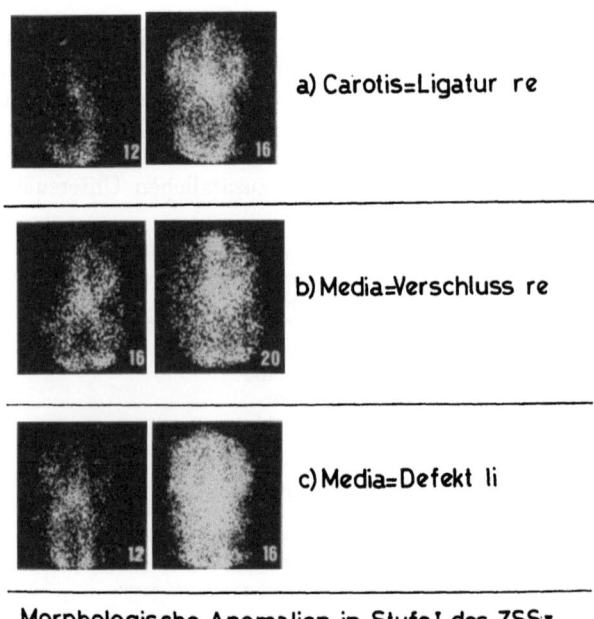

Morphologische Anomalien in Stufe I des ZSSz.

Abb. 1a—c. Cerebrale Serienszintigraphie, Kameraaufnahmen in a.p.-Richtung. a Carotisverschluß rechts (Status nach operativer Carotisligatur). Die Aufnahme 12 sec nach Technetiuminjektion zeigt den Ausfall der A. carotis interna rechts. Auf der Aufnahme nach 16 sec sind über die linke A. carotis interna die linke Mediagruppe und über den Circulus Willisi die rechte Mediagruppe sehr gut dargestellt. b Mediaverschluß rechts. Beide Carotiden sind gut gefüllt, rechts fehlt die Mediagruppe sowohl auf der Aufnahme nach 16 als auch nach 20 sec. c Mangeldurchblutung der Mediagruppe links bei partiellem Mediaverschluß. Beide Carotiden und die rechte Mediagruppe stellen sich auf der Aufnahme nach 12 sec gut dar, die linke Mediagruppe dagegen ist nur schwach sichtbar. Auf der Aufnahme nach 16 sec gute Abbildung auch der linken Mediagruppe (sämtliche Fälle angiographisch verifiziert)

sich infarzierte Bezirke szintigraphisch häufig besser abgrenzen als angiographisch. Wesentlich mehr Informationen vermitteln die beiden folgenden Untersuchungen, die aber für den Patienten auch belastender sind, da sie eine Arterienpunktion erfordern.

Zur Bestimmung der *regionalen Hirndurchblutung* wird meist Xenon 133 direkt in die A. carotis interna injiziert und die Auswaschung aus dem Gehirn mit Kollimatoren oder einer γ-Kamera registriert. Die regionale Strömung kann auf Grund der Auswaschkurven in ml/100 g Hirnsubstanz/min in kleinen Regionen errechnet werden. Es handelt sich um die Methode der Wahl zur quantitativen Strömungsbestimmung, die zudem auch Funktionsprüfungen bei verschiedenem Kohlensäurepartialdruck oder Blutdruck ermöglicht. Die Gefäße als solche werden allerdings nicht sichtbar und somit fehlen unter Umständen wichtige morphologische Einzelheiten. Verlagerung durch raumfordernde Prozesse sind kaum zu erfassen und in der Differentialdiagnose können deshalb immer noch erhebliche Unsicherheiten bestehen, da auch Tumoren zu einer regionalen Strömungszunahme oder -Verminderung führen können. Die Methode ist deshalb für die Klinik von geringerer Bedeutung als für die Wissenschaft und sollte deshalb nur in Kombination mit der Angiographie durchgeführt werden, damit die Carotiden nur einmal punktiert werden müssen.

Die *Angiographie* ist zweifellos die belastendste und risikoreichste Methode, gibt uns aber in einem einzigen Untersuchungsgang auch am meisten klinisch wichtige Informationen, indem sie uns nicht nur über morphologische Einzelheiten wie Lage und Ausdehnung von Gefäßverschlüssen oder Stenosen sowie über das Vorhandensein von raumfordernden Prozessen und evtl. pathologischen Gefäßen orientiert, sondern auch eine qualitative Beurteilung von Zirkulationsstörungen mit lokalisierten Verzögerungen und Kollateralkreisläufen ermöglicht (Abb. 2 u. 3).

Durchführung der angiographischen Untersuchung

Die angiographische Untersuchung kann sowohl durch direkte Punktion eines der großen Halsgefäße in Lokalanästhesie oder Allgemeinnarkose durchgeführt werden als auch durch Katheterisierung dieser Gefäße von der A. femoralis oder den großen Armarterien aus. Sowohl die gezielte Katheterisierung als auch die direkte Punktion der Halsgefäße erfordern eine hohe Geschicklichkeit und lange Übung, wenn sie rasch, mit geringstem Risiko und aussagekräftig durchgeführt werden sollen. Es erübrigt sich deshalb, verbindliche Regeln für die Untersuchungstechnik aufzustellen. Es ist vielmehr wichtig, daß der Untersucher seine Technik — welche immer es auch sei — beherrscht.

Es ist lediglich zu bedenken, daß schwere Stenosen durch arteriosklerotische Plaques an der Bifurkation der A. carotis communis fünf bis sechsmal häufiger sind als am Siphon, was uns dazu zwingt, in jedem Fall die A. carotis communis und ihre Bifurkation darzustellen. Eine Reduktion des Druckes und der Strömung in der A. carotis interna treten aber erst bei Stenosen von weit über 70% auf. Schwerere neurologische Ausfälle sind fast immer auf Störungen distal vom Circulus Willisi zurückzuführen. Schließlich besteht die Wahrscheinlichkeit, daß in $1/3$ der Fälle mit einer Plaque an der A. carotis interna auch die gegenseitige A. carotis communis oder interna atheromatöse Veränderungen aufweist.

Daraus ergeben sich folgende *Konsequenzen:*

1. Die Darstellung der Carotisbifurkation ist unerläßlich und beim Nachweis einer Plaque ist die Darstellung der Gegenseite wünschenswert, sofern ein operatives Vorgehen geplant wird. Die Katheterisierung von der A. femoralis aus mit Darstellung des Aortenbogens und der großen Halsgefäße wäre deshalb an sich das einfachste. Dabei kommen aber die Hirngefäße oft nur ungenügend zur Darstellung und Feinheiten sind kaum zu beurteilen.

2. Fast noch wichtiger als die Darstellung der großen Halsgefäße ist aber häufig die Beurteilung der Hirnarterien im engeren Sinne, was unzweifelhaft mit der selektiven Carotisdarstellung besser möglich ist. Mindestens in einem Drittel der Fälle mit Carotisstenosen findet man noch zusätzliche Verschlüsse der kleineren Hirnarterien, die nicht selten durch Embolien bedingt und für das klinische Bild meist bedeutungsvoller sind als die Stenosen der Carotiden.

Gerade bei arteriosklerotischen Patienten wird eine gezielte Katheterisierung der verschiedenen großen Gefäße am Halse häufig nicht einfach sein. Risiko der Untersuchung und Versagerquote sind wahrscheinlich nicht geringer als bei direkter Gefäßpunktion — gute Beherrschung der Technik immer vorausgesetzt.

Da bei weitem nicht jeder Patient mit einem cerebrovasculären Insult für einen gefäßchirurgischen Eingriff in Frage kommt, wird es für die klinischen Bedürfnisse meist am zweckmäßigsten sein, bei älteren Patienten zunächst durch Kommunispunktion die Situation abzuklären. Kommt auf Grund der so erhobenen Befunde, z. B. beim Nachweis eines Mediaverschlusses, kein operatives Vorgehen in Frage, so kann auf die weitere Abklärung verzichtet werden, da sie wahrscheinlich die Therapie nicht wesentlich beeinflußt.

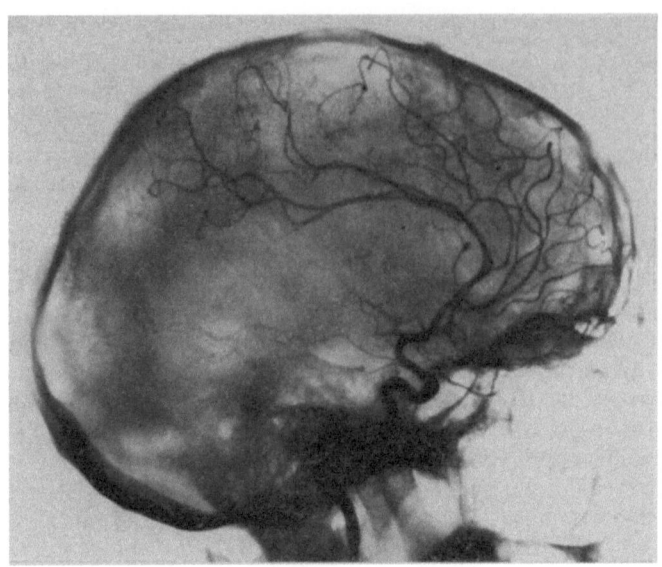

Abb. 2a—d. G. H.-P., 36jährig, Carotisangiographie, Profilaufnahmen. Frischer Verschluß der A. cerebri media links. a Frühe arterielle Phase mit vollständigem Ausfall der A. cerebri media. Beide Aa. pericallosae gut gefüllt

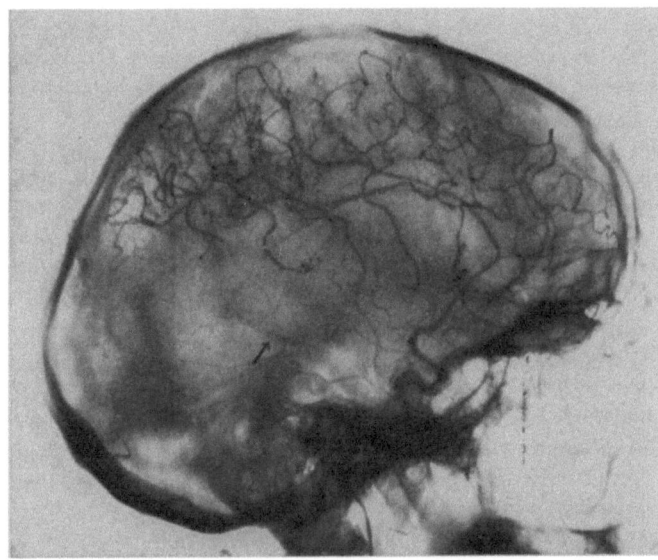

Abb. 2b. Von den Ästen der A. pericallosa aus strömt kontrastmittelhaltiges Blut durch die leptomeningealen Anastomosen retrograd in die peripheren Abschnitte der Mediaseitenäste ein. Schon in dieser Phase wird ganz schwach die V. basilaris Rosenthal (Pfeil) sichtbar

Erscheint aber ein gefäßchirurgischer Eingriff erfolgversprechend, so ist die dem speziellen Fall angepaßte Form der Weiterabklärung durch 3- oder 4-Gefäßangiographien weiterzutreiben, wobei aber für das Vorgehen keine verbindlichen Regeln aufgestellt werden können. In dieser Situation kann die Wahl der Punktionsstellen durch die Ergebnisse der Ophthalmo-Dynamometrie oder Thermo-

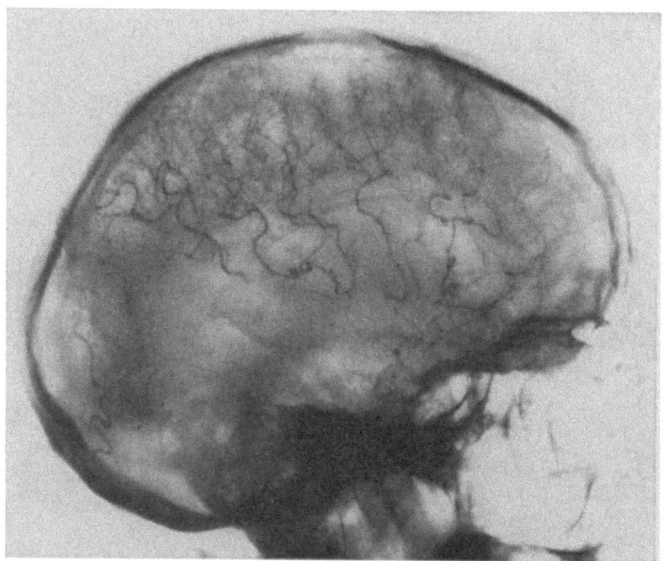

Abb. 2c. Die retrograd gefüllten Mediaseitenäste sind gut gefüllt, während das kontrastmittelhaltige Blut aus der A. pericallosa und ihren Seitenästen bereits weitgehend abgeflossen ist. Die V. basilaris ist nun sehr gut sichtbar

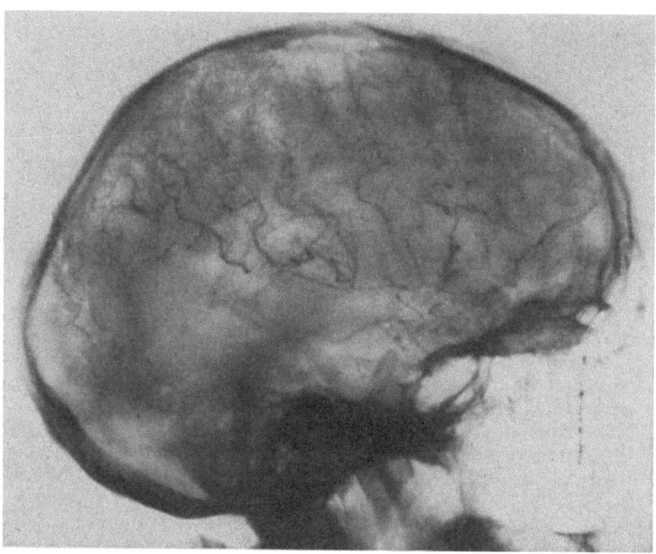

Abb. 2d. Die retrograd gefüllten Mediaäste sind immer noch gut sichtbar, während sich in der Mantelkantenregion bereits die aszendierenden Venen darstellen. Die V. basilaris ist gut gefüllt, dagegen fehlt eine Darstellung der temporalen Venen. Die Serie zeigt somit einen guten Kollateralkreislauf bei einem Mediaverschluß, eine vorzeitige Füllung der V. basilaris und die starke Zirkulationsverzögerung im retrograd gefüllten Stromgebiet der A. cerebri media

graphie mitbestimmt werden, indem z. B. beim Nachweis deutlicher Seitendifferenzen der Pulsationsvolumina und normalem Befund an der Carotisbifurkation die Darstellung des Aortenbogens erforderlich wird.

Komplikationen der Angiographie

Leider ist die Angiographie mit Komplikationen behaftet, von denen die häufigsten rein technischer Art sind. Klinisch können sich diese Komplikationen als flüchtige oder dauernde Lähmungen, die unter Umständen sogar zum Tode führen, manifestieren.

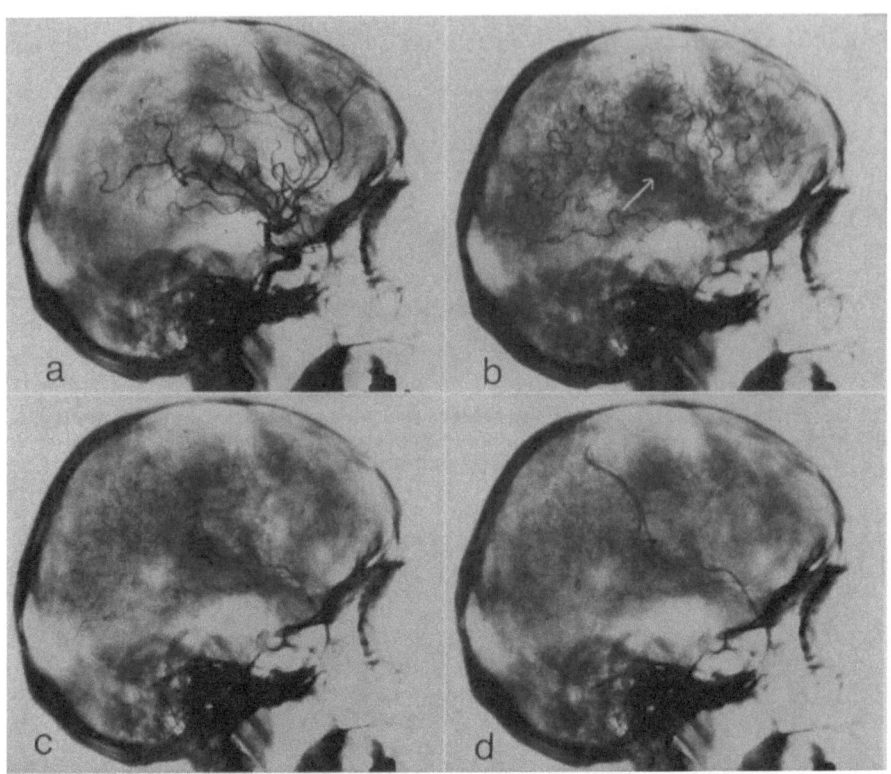

Abb. 3a—d. L. E., 38jährig, Carotisangiogramm links 6 Tage nach flüchtiger Lähmung des rechten Armes und motorischer Aphasie. Profilserie mit 4 Aufnahmen/sec. a Arterielle Phase, kein sicherer Gefäßverschluß faßbar. b Spätarterielle Phase mit schummeriger Anfärbung in der unteren Zentralregion (Pfeil). c Vorzeitige Venenfüllung, ausgehend von der schummerigen Anfärbung in der unteren Zentralregion. Parietal und occipital enthalten die Arterien noch Kontrastmittel. d Deutliche Darstellung der V. Rolandi und der V. fossae Sylvii, während in den übrigen Hirnabschnitten noch die capilläre Phase vorherrscht. Eine vorzeitige Venenfüllung kann somit das einzige Zeichen eines frischen Insultes sein. Ein Arterienverschluß ist in diesem Fall nicht oder nicht mehr nachweisbar, wahrscheinlich infolge spontaner intravasaler Thrombolyse

Die *Dissektion der Arterienwand* tritt meist während der Kontrastmittelinjektion bei nicht ganz korrekter Nadellage auf. Da bei der Gefäßpunktion, die auch für eine Katheterisierung nicht zu umgehen ist, ein kleiner Einriß der Intima entsteht, ist es möglich, daß auch nach abgeschlossener Untersuchung sich noch Blut in die Gefäßwand einwühlen kann und so zu einem Aneurysma dissecans führt.

Seltener sind arteriovenöse Fisteln, die am ehesten noch nach direkter Punktion der A. vertebralis auftreten.

Durch Anstechung von arteriosklerotischen Plaques können *Embolien* ausgelöst werden. Sowohl bei direkter Gefäßpunktion als auch bei der Kathetermethode können sich ferner im Katheter oder in der Nadel frische Fibringerinnsel bilden, die dann bei der Kontrastmittelinjektion in die cerebrale Strombahn gelangen. Diese Embolien führen glücklicherweise nur selten zu schweren neurologischen Ausfällen, da sie durch die intravasale Fibrinolyse sehr rasch wiederum aufgelöst werden.

Komplikationen infolge der *Kontrastmittelunverträglichkeit* sind eine ausgesprochene Rarität. Gelegentlich einmal treten flüchtige Amaurosen nach einer Vertebralisangiographie auf, und zwar sowohl nach Katheterisierung als auch bei direkter Punktion. Gefäßverschlüsse werden dabei nicht beobachtet und der genaue Mechanismus dieser Komplikationen ist noch ungeklärt.

Die Häufigkeit der Komplikationen ist mindestens teilweise abhängig von der Geschicklichkeit des Untersuchers. Bei geübten Untersuchern ist mit einer Komplikationsrate von ca. 0,2 bis 5% zu rechnen.

Die Möglichkeit der Komplikationen stellt uns vor das heikle Problem der *Aufklärungspflicht*. Bei strenger Indikationsstellung zur Angiographie darf man von der Voraussetzung ausgehen, daß keine andere Untersuchungsmethode die gleichen für die Diagnose und weitere Therapie erforderlichen Auskünfte liefert. Um die Patienten nicht unnötig zu ängstigen, dürfte es in den meisten Fällen genügen, wenn man ihnen mitteilt, daß die Untersuchung zwar nicht völlig harmlos sei, daß aber nur in einem sehr geringen Prozentsatz mit Komplikationen zu rechnen sei und daß die Risiken bei Unterlassung der Untersuchung größer seien als bei deren Durchführung. Wünscht der Patient auf diese Angaben hin nähere Aufklärung über die Art der Risiken, so ist der Arzt verpflichtet, diese zu geben.

Zusammenfassend können wir die *Indikation zur Angiographie* im Rahmen der cerebrovasculären Erkrankungen folgendermaßen umreißen:

1. Eine Angiographie ist erforderlich bei unklarer Diagnose, wobei lediglich erwähnt sei, daß sich Tumoren nicht selten unter dem Bild eines Insultes manifestieren können. Von Bedeutung ist die Angiographie in denjenigen Fällen, bei denen ein Sturz eine Rolle spielt, wobei aus der Anamnese nicht eindeutig hervorgeht, ob der Sturz als Folge einer Bewußtlosigkeit aufgetreten ist oder ob umgekehrt sich nach einem Sturz eine Bewußtlosigkeit eingestellt hat. Wir haben nicht wenige Fälle gesehen, bei denen angenommen worden ist, daß der Patient wegen eines Unwohlseins gestürzt sei, bei dem dann aber die Angiographie entweder ein traumatisches Epi- oder Subduralhämatom oder aber ein Aneurysma aufgedeckt hat.

2. Eine Angiographie ist erforderlich, wenn auf Grund des klinischen Befundes bei einem cerebrovasculären Insult eine Gefäßoperation aussichtsreich erscheint und deshalb die anatomischen Verhältnisse geklärt werden müssen. Man wird also bei flüchtigen Lähmungen, bei denen eine stenosierende Plaque vermutet wird, die entweder hämodynamisch wirksam ist oder die als Streuherd für Embolien in Betracht kommt, angiographieren, allerdings nicht in der akuten Phase.

Nur die Angiographie gibt Gewißheit über die anatomischen Verhältnisse. Streng genommen erübrigen sich in dieser Situation die anderen Voruntersuchungen. Bestehen aber Zweifel, ob überhaupt eine extracranielle Stenose vorliegt, so können vorgängig der Angiographie die Ophthalmo-Dynamometrie oder die Thermographie durchgeführt werden.

Man wird auch bei einem progredienten Insult angiographieren, zum Ausschluß von einem Tumor oder einem Hämatom, und zwar sobald als möglich.

3. Dagegen ist eine Angiographie meist überflüssig bei einer bereits etablierten Lähmung, speziell auch bei Herzpatienten, bei denen Embolien durch einen Herzklappenfehler erklärt sind und bei Patienten, die seit dem Insult komatös sind, da sich meist keine lokalen therapeutischen Konsequenzen ergeben.

Entstehung der cerebralen Ausfälle

GÄNSHIRT, H. (Neurol. Univ.-Klinik, Heidelberg)

Referat

Zwischen dem Verschluß einer Arterie und seinen klinischen Folgen stehen pathophysiologische Vorgänge von einer außerordentlichen Vielfalt und Komplexität; zwischen Verschluß und Funktionsstörung im abhängigen Organ können Sekunden, aber auch Jahre vergehen.

Der Arzt begegnet in den seltensten Fällen zuerst dem Gefäßverschluß und dann seinen Folgen, er wird in der Regel zuerst mit den Folgen konfrontiert. Diese Folgen am Gehirn sind Lähmungen, Reizerscheinungen, Enthemmungssyndrome oder psychische Auffälligkeiten. Lähmungen betreffen die Motorik, die Sensibilität oder höhere cerebrale Leistungen sensorischer, koordinativer oder sprachlicher Art. Unter Reizerscheinungen versteht man Konvulsionen in Form von generalisierten oder fokalen Krampfanfällen. Enthemmungssymptome sind selten, man kennt parkinsonistische, choreatische, ballistische und athetotische. Das psychische Grundsyndrom vasculärer Genese ist eine Persönlichkeitsveränderung und schließlich, wie bei Gehirnkrankheiten anderer Ursache, also unspezifisch, der dementive Abbau.

Tabelle 1
Gründe für die lockere Korrelation zwischen Gefäßverschluß und Funktionsausfall des Gewebes

Keine Funktionsstörung trotz Verschluß (kollaterale Blutversorgung)
Akute Funktionsstörung trotz chronischem Verschlußvorgang (hämodynamische Krise)
Akute Funktionsstörung trotz hämodynamisch unwirksamer Stenose
  (Fibrin- und Blutplättchenembolie)
Akute Funktionsstörung ohne vorgeschaltete Arterienverlegung
  [Blutverteilungsstörung („Steal")]

Art und Verteilung der cerebralen Ausfälle lassen Rückschlüsse auf Lokalisation und Ausdehnung des ischämischen Gebietes zu, aber nur sehr bedingt Rückschlüsse auf den Ort und den Grad der Arterienverlegung. Diese mangelnde Korrelation hat mehrere Gründe (Tabelle 1).

1. Langsam entstehende arterielle Verschlüsse können kollateral umgangen werden, und zwar um so besser, je herznäher der Arterienverschluß sitzt. Nicht der Verschluß, sondern die Insuffizienz der vikariierenden Zirkulation führt zum Funktionsausfall.

2. Blutflußverlangsamung hinter einer Stenose oder Durchblutungsminderung in Kollateralen wirken sich erst von einem bestimmten Grad des Blutmangels an im Gewebe aus. Akute Änderungen im Systemkreislauf, nämlich Absinken des Blutdrucks, führt dann erst zum Unterschreiten der Störschwelle der Funktion.

3. Verschlüsse, vor allem aber Stenosen an extracraniellen Hirngefäßen, können zum Quellgebiet von Emboli aus Cholesterol, Lipiden, Blutplättchen, Fibrin oder Thrombenteilen werden. Das ins Gehirn eingeschwemmte Material verursacht dann den örtlichen akuten Blutmangel, und Sitz, Größe und Fragilität des Embolus entscheiden über Art, Ausmaß und Dauer der Funktionsstörung.

4. Verschlüsse im Stromgebiet einer Arterie können Infarkte im Stromgebiet einer anderen, einwandfreien Arterie entstehen lassen, wenn diese letztere einen zu großen Teil des Territoriums der verschlossenen Arterie mitversorgen muß (altruistische Ischämie, intracerebraler „Steal") oder wenn das Blut, das dem Gehirn zugeführt werden soll, überhaupt nicht dorthin gelangt (Subclavia-„Steal"). Über diese intracerebralen Blutverteilungsstörungen mit Infarktfolge sind wir noch recht wenig unterrichtet, wahrscheinlich deshalb, weil der Schlüssel

zu ihrem Verständnis in Anomalien des großen Anastomosenringes an der Hirnbasis, der Circulus arteriosus cerebri zu suchen ist, den die cerebrale Angiographie mit den herkömmlichen Einstellungen nur sehr unvollständig zu Gesicht bringt.

Der Blutkreislauf im Gehirn hat die Aufgabe, das Gewebe mit Sauerstoff, Glucose und Elektrolyten zu versorgen, Stoffwechselendprodukte abzuführen, den Wasserhaushalt des Organs zu regulieren und für die Liquorproduktion und -resorption zu sorgen. Bei einem Blutmangel im Gehirn gerät immer zuerst die Sauerstoffversorgung in einem Engpaß. Der Ablauf der cerebralen Störungen bei einer Ischämie ist deshalb in vieler Hinsicht der gleiche wie bei einem Sauerstoffmangel. Wird das Blut- oder Sauerstoffangebot zum Gehirn gedrosselt, so beobachtet man zunächst ein störungsfreies Intervall, in dem die Durchblutung bis auf die Hälfte der Norm absinken kann, der Sauerstoffverbrauch aber nicht ein-

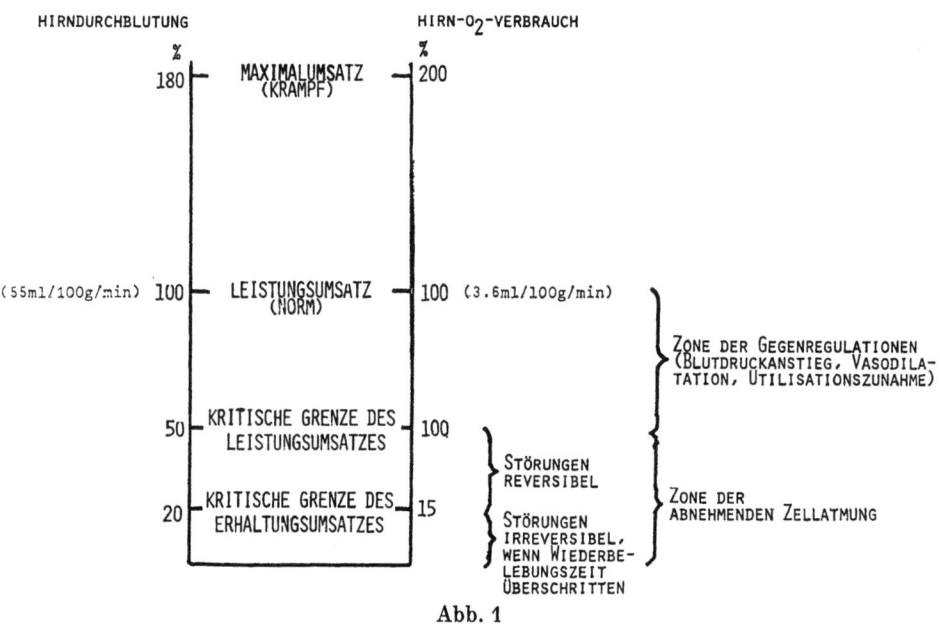

Abb. 1

geschränkt wird. Darunter befindet sich eine Zone, in der reversible Funktionsstörungen auftreten, weil der Leistungsumsatz nicht mehr garantiert, der Erhaltungsumsatz des Gewebes aber noch gedeckt ist. Erst unterhalb einem Fünftel der Normdurchblutung und unterhalb einem Siebtel des Normsauerstoffverbrauchs treten regressive Veränderungen am Gewebe auf, die schon nach kurzer Zeit — am Gehirn nach 3 bis 4 min — nicht mehr reversibel sind. Man spricht hier von der Wiederbelebungszeit des Gehirns (Abb. 1).

Wird die Koordinate der Zeit einbezogen, so gelangt man zu drei Grundtypen einer cerebralen Durchblutungsminderung mit fehlenden bzw. mit vollständig reversiblen Funktionsstörungen (Abb. 2).

1. Die klinisch symptomlose Durchblutungsminderung, die lange Zeit bestehen kann, und die erklärt, daß selbst Fälle von doppelseitigem Carotisverschluß, soeben noch ausreichend kollateral umgangen, keine aufdringlichen cerebralen Symptome aufweisen müssen und verhältnismäßig lange Zeit frei von einem Infarkt bleiben können.

2. Die Durchblutungsminderung bis unter den Leistungsumsatz, aber nicht unter den Erhaltungsumsatz.

3. Der kurzfristige, 3 min nicht überschreitende Blutmangel unter den Erhaltungsumsatz.

Die Beispiele 2 und 3 erklären die Gegebenheiten bei den transitorischen Insulten. Wird die Wiederbelebungszeit in einer Gehirnregion überschritten, kommt es zum Funktionsausfall und zum Infarkt. Die Lokalisation des Infarktes

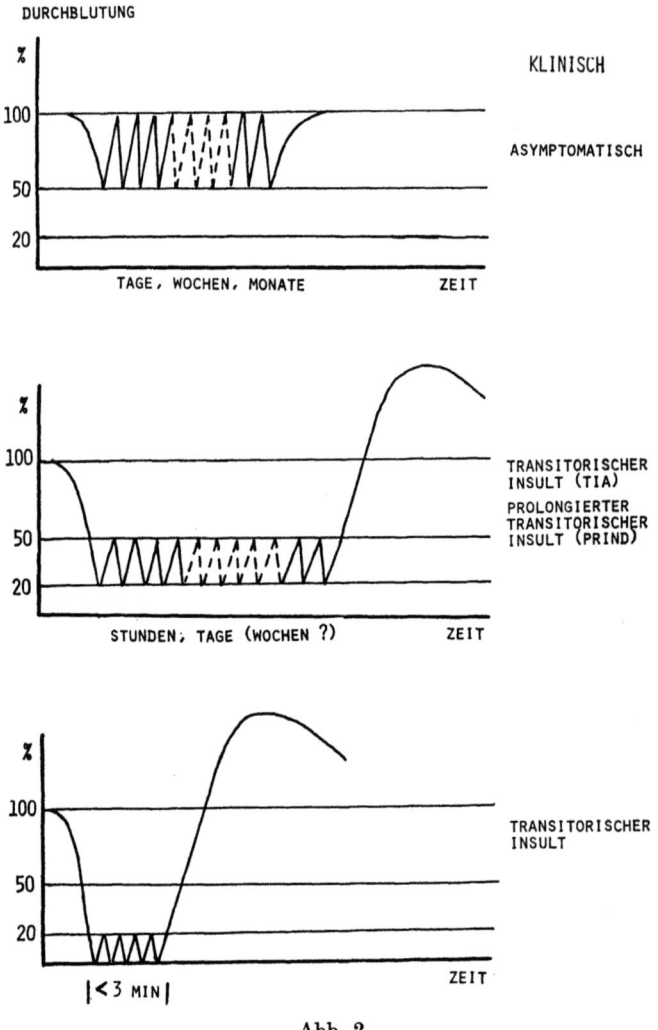

Abb. 2

bestimmt die Art der Störung: Lähmung, Aphasie, Koordinationsstörung, Gesichtsfeldstörung oder andere.

Führen wir uns die Folgen der Hirnarterienverschlüsse jetzt im einzelnen vor Augen, so haben wir zu unterscheiden (Tabelle 2): hämodynamische, rheologische, solche an den Gefäßen selbst und schließlich die Folgen am Gewebe.

Die hämodynamischen Folgen: lokaler Blutdruckabfall und Blutverteilungsstörung, und die rheologischen Folgen in ihrer Gesamtheit führen zu einer Blutströmungsverlangsamung hinter dem Hindernis. Die Änderung der Druckgradienten in Kollateralen und die damit verbundene partielle Strömungsumkehr verbessern ihrerseits wieder den Blutstrom zum abhängigen Gewebe, im optimalen Falle gleichen sie ihn vollständig aus. Der Verlust der Reaktivität auf Blutdruckänderungen und auf den spezifischen Dilatator der Hirngefäße, CO_2, beides an den kleinen intracerebralen Arterien und Arteriolen im Gebiet des Blutmangels auftretend, verschlimmert die Gefahr auf zweifache Weise: einmal vermag der ohnehin kreislaufgestörte Bezirk einen sinkenden Systemblutdruck nicht gegenzuregulieren, zum anderen läßt sich die gestörte Region bei Erweiterung von Arterien in gesunden Arealen, etwa bei einer Atmungsstörung mit CO_2-Anhäufung im arteriellen Blut, mangels eigener Dilatationsfähigkeit das Blut stehlen, d. h. der Verlust der Gefäßreaktivität auf CO_2 im Herd wird zur Ursache einer intracerebralen Blutverteilungsstörung. Die Capillarpermeabilitätsstörung, die übrigens nicht nur bei Ischämie eine Rolle spielt, sondern auch beim exzessiven

Tabelle 2. *Folgen der Hirnarterienverschlüsse*

Hämodynamisch:	Lokaler Blutdruckabfall, Änderung von Druckgradienten in Kollateralen, partielle Strömungsumkehr in Kollateralen, Blutverteilungsstörung (Blutentzug, „Steal")
Rheologisch:	Stase, Zellaggregation, Hämokonzentration, Viscositätssteigerung
Vasculär:	Verlust der Reaktivität auf Blutdruckänderungen (Lähmung der Autoregulation), Verlust der Reaktivität auf CO_2, Capillarpermeabilitätsstörung
Gewebe:	Sauerstoffmangel, Acidose, Verlust der metabolischen Kontrolle von O_2-Angebot und O_2-Verbrauch, Verlust der energiereichen Phosphate, Depolarisierung der Zellmembranen, Ödeme

Hochdruck, ist der Schrittmacher für das Gewebsödem. Im Gewebe selbst bringt der Sauerstoffmangel, die Acidose, die überwiegend eine Lactacidose ist, und der Verlust der energiereichen Phosphate den Energiestoffwechsel und damit die Leistung zum Erliegen, und zwar in der ersten Phase über eine Depolarisierung der Zellmembranen, weil die Energie für den Ionentransport fehlt, der Voraussetzung für die Aufrechterhaltung der Potentialdifferenzen und damit der Erregbarkeit nervöser Strukturen ist. Der Verlust der metabolischen Kontrolle von Sauerstoffangebot und Sauerstoffverbrauch führt zu der Erscheinung der Luxusperfusion, das arterielle Blut fließt am Gewebe weitgehend ungenutzt vorbei. Das Ödem schließlich wiederholt alle genannten ungünstigen Folgen des Arterienverschlusses im Bereich der Mikrozirkulation, weil es die Capillaren verschließt und den Metabolitabtransport nicht nur vasculär, sondern auch gewebsseitig erschwert.

Gemäß der Bedeutung des Themas innerhalb der anderen Referate waren die Ursachen der cerebralen Funktionsstörung bei Hirnarterienverschlüssen nur in ihren Grundzügen zu vermitteln. Die Grundzüge begreifen heißt nämlich nicht nur die Zusammenhänge zwischen Gefäßverschluß und klinischem Bild verstehen, sondern auch zutreffende Prognosen stellen und eine sinnvolle Therapie arterieller Verschlußkrankheiten treiben.

Aortenbogensyndrom

Rau, G. (Deutsche Klinik für Diagnostik, Wiesbaden)

Referat

Klagt ein Patient über vorübergehende, an die Orthostase gebundene oder mit Armarbeit gekoppelte cerebrale Ausfälle allgemeiner Art wie Schwindel, Sehstörung, Ohnmacht, kann man wenigstens an einem Arm den Puls nicht oder nur mit Mühe fühlen und ist der Blutdruck nicht meßbar oder deutlich niedriger

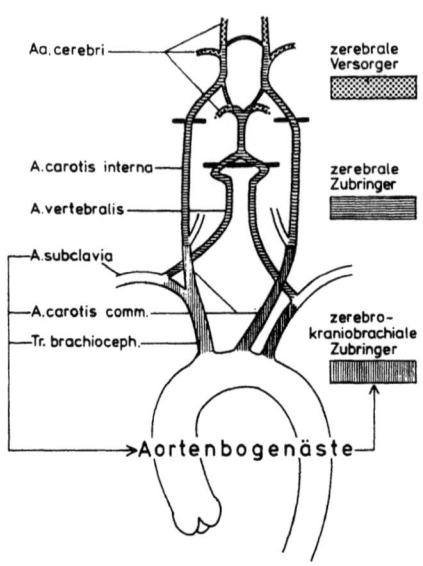

Abb. 1. Die drei Etagen der arteriellen Hirnstrombahnen: *1* Distale Etage: Versorgerarterien (Aa. cerebri ant., med. und post; kleine Äste der A. carotis int. und der A. basilaris). Intrakranieller Verlauf. Funktionelle Endarterien. *2* Mittlere Etage: Cerebrale Zubringerarterien (A. carotis int., A. vertebralis, A. basilaris, Circulus Willisii). Teilweise intrakranieller, teilweise extrakranieller Verlauf. Verhalten sich bei Verschluß häufig nicht wie Endarterien, kollaterale Kompensation möglich. *3* Proximale Etage: Aortenbogenäste (Tr. brachiocephalicus = gemeinsamer cerebro-kraniobrachialer Zubringer, A. carotis com. = gemeinsamer cerebrokranialer Zubringer, A. Subclavia bis zum Abgang der A. vertebralis = gemeinsamer cerebrobrachialer Zubringer). Extrakranieller Verlauf. Verhalten sich bei Verschluß fast nie wie Endarterien. Kollaterale Kompensation in der Regel möglich

als auf der Gegenseite, dann sollte der Verdacht auf ein Aortenbogensyndrom [83], ein Verschlußsyndrom der Aortenbogenäste [64, 65] wach werden, für das diese Kombination einer cerebrovasculären Insuffizienz mit Durchblutungsstörungen der oberen Extremitäten typisch ist.

Gefäßanatomie und Definition

An den Hirnarterien sind drei Etagen zu unterscheiden (Abb. 1):

1. Die distale Etage: Die Versorgungsarterien im engeren Sinne (Aa. cerebri anteriores, mediae und posteriores, kleine Äste der A. carotis interna und der A. basilaris). Sie liegen in ihrem ganzen Verlauf intrakraniell.

2. Die mittlere Etage: Die cerebralen Zubringerarterien, die linke und die rechte A. carotis interna, beide Aa. vertebrales und ihre Fortsetzung, die A. basilaris sowie der sie verbindende Gefäßring, der Circulus arteriosus Willisii. Im Gegensatz zu den Versorgungsarterien verlaufen die cerebralen Zubringerarterien teilweise innerhalb und teilweise außerhalb des knöchernen Schädels.

3. *Die proximale Etage:* Die sog. Aortenbogenäste. Auch sie gehören zur Kategorie der Zubringerarterien, unterscheiden sich aber von denen der mittleren Etage insofern, als sie noch gemeinsame Blutstromstrecke für Arme, Schädel und Gehirn sind: Die A. carotis communis: Gemeinsame cerebrokranielle Stromstrecke, die A. subclavia bis zum Abgang der A. vertebralis: Gemeinsame cerebrobrachiale Stromstrecke und der Truncus brachio-cephalicus: Gemeinsame cerebrokranio-brachiale Stromstrecke. Von den Arterien der drei Etagen liegen nur die Aortenbogenäste im ganzen Verlauf extrakraniell.

Die normale Astabgangsfolge: 1. Truncus brachio-cephalicus, 2. linke A. carotis communis, 3. linke A. subclavia wird nur in etwa 80% angetroffen. In immerhin 10% entspringt auch die linke A. carotis communis vom Truncus brachiocephalicus, in 1 bis 2% besteht beiderseits ein Truncus brachiocephalicus und in 0,2 bis 1% entsendet der Aortenbogen überhaupt nur einen Ast, einen Truncus

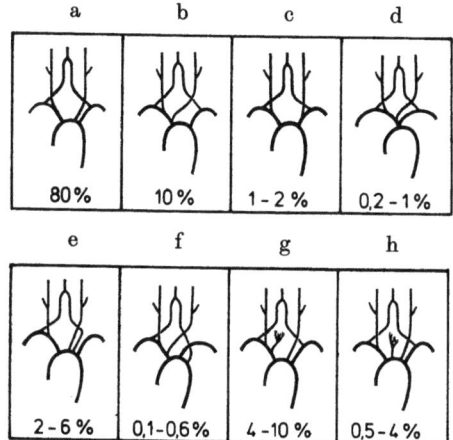

Abb. 2a—h. Varianten der Astabgänge am Aortenbogen: a Normalanatomie. b—d Varianten mit reduziertem Astabgang. e—h Varianten mit einem zusätzlichen Astabgang (Rau, 1970)

brachiocephalicus communis, der sich dann in die vier Aortenbogenäste aufzweigt (Abb. 2). Für diese Varianten, bei denen die Zahl der Abgangsöffnungen aus dem Aortenbogen von drei auf zwei oder sogar auf eine reduziert ist, muß ein Verschlußprozeß am Aortenbogen eine besondere Gefährdung darstellen. Auf der anderen Seite existieren Varianten mit einem zusätzlichen Astabgang (Abb. 2): Zum Beispiel entspringt die linke A. vertebralis in 2 bis 6% direkt aus der Aorta, entweder zwischen der A. carotis communis und der A. subclavia oder weit seltener distal vom Subclavia-Abgang und bisweilen wird die Schilddrüse über eine zusätzliche A. thyreoidea ima direkt aus dem Aortenbogen versorgt. Solche zusätzlichen Astabgänge können bei einer verschließenden Aortenwanderkrankung entscheidende Kollateralfunktion übernehmen.

Pathophysiologie

Diese Einteilung der Hirnarterien in drei Etagen erweist sich aus pathophysiologischer, klinischer und therapeutisch-gefäßchirurgischer Sicht als sinnvoll und fruchtbar.

Die Versorgungsarterien der distalen Etage verhalten sich im Regelfall wie Endarterien. Nicht nur beim akut, sondern auch beim chronisch auftretenden Arterienverschluß ist die Kollateralreserve gering. Gefäßverschluß bedeutet Untergang des topographisch zugeordneten Gebietes, der identisch ist mit einem neurologisch scharf umrissenem, irreversiblem und stets verschlußbezogenem Ausfall.

Im Gegensatz hierzu verhalten sich die Arterien der proximalen Etage, die Aortenbogenäste im Regelfall nicht wie Endarterien. Weder bei chronischer noch

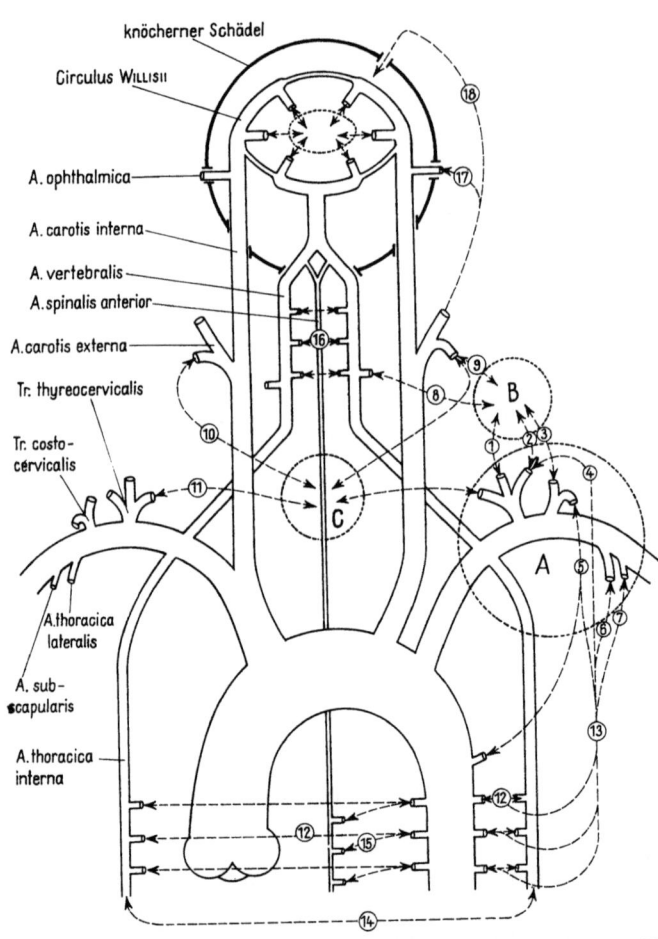

Abb. 3. Schema der intra- und extrakraniellen Kollateralbahnen, die bei Verschluß von Aortenbogenästen Bedeutung erlangen. *A* Subclaviaschaltstelle, *B* Hals-Nackenschaltstelle, *C* Thyreoidalschaltstelle, *1* A. cervicalis ascendens, *2* A. cervicalis superficialis, *3* A. cervicalis profunda, *4* A. transversa colli (Ramus descendens), *5* A. intercostalis suprema, *6* A. thoracica lateralis, *7* A. subscapularis, *8* Nackenäste der A. vertebralis, *9* A. occipitalis, *10* A. thyreoidea superior, *11* A. thyreoidea inferior, *12* Aa. intercostales → Aa. thoracicae internae, *13* Aa. intercostales → A. subclavia (über 4—7), *14* Anastomosen zwischen den Aa. thoracicae internae, *15* Aa. intercostales → A. spinalis anterior, *16* Anastomose zwischen den Aa. vertebrales, *17* Anastomosen zwischen A. carotis externa und A. ophthalmica, *18* Anastomosen zwischen A. carotis externa und A. meningica media

bei akuter Verschließung eines Aortenbogenastes geht Hirngewebe zugrunde. Selbst der Verschluß sämtlicher Aortenbogenäste hat keinen umschriebenen Gewebsuntergang zur Folge, sofern der Verschlußprozeß nur langsam abläuft. Die Voraussetzungen für den Ausbau einer kollateralen Zirkulation sind bei Verschlüssen in der proximalen Etage besonders günstig, da die descendierende Aorta und der Körperstamm zahlreiche Spenderarterien zur Verfügung stellen, die Anschluß an die Äste der wieder offenen Abschnitte der Hirn-, Hals- und Kopfarterien finden (Abb. 3). Allerdings ist eine normale Hirndurchblutung bei vermindertem Perfusionsdruck nur möglich unter Inanspruchnahme der cerebralen Zirkulationsreserve, d. h. durch Vasodilatation der cerebralen Endstrombahn. Die Hirndurchblutung gerät mit zunehmender Obliteration der Zubringerarterien in einen kritischen Bereich, in dem bei dem geringsten durchblutungssenkenden Anlaß (z. B. leichter zentraler Blutdruckabfall bei Orthostase) für die „letzten Wiesen" der Bedarf des Funktionsstoffwechsels unterschritten wird (Abb. 4.) Die unterschiedlichsten, häufig neurologisch wenig umschriebenen, nicht verschlußbezogenen und zunächst stets reversiblen cerebralen Ausfälle sind die Folge.

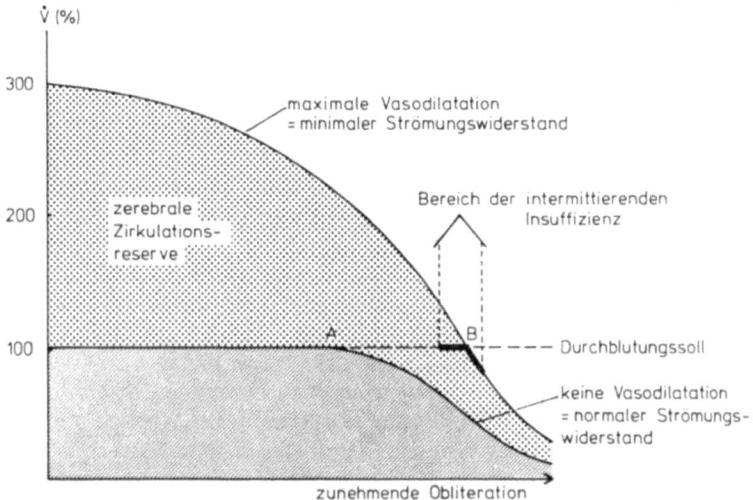

Abb. 4. Der cerebrale Strömungswiderstand kann unter normalen Verhältnissen auf ein Drittel und weniger gesenkt, die Durchblutung um den Faktor 3 gesteigert werden. Mit zunehmender Obliteration der cerebralen Zubringerarterien würde ohne kompensatorische Vasodilatation das Durchblutungssoll unterschritten (A). Zur Aufrechterhaltung der Solldurchblutung muß die cerebrale Zirkulationsreserve in Anspruch genommen werden (A—B), die aber mit zunehmender Obliteration der Zubringer ebenfalls immer geringer wird. Bei B ist die gesamte geschrumpfte Reserve zur Aufrechterhaltung der Solldurchblutung verbraucht. Der geringste durchblutungsmindernde Anlaß (z. B. zentraler Blutdruckabfall bei Orthostase) kann die Durchblutung und den Bedarf des Funktionsstoffwechsels senken und zur intermittierenden cerebralen Insuffizienz führen

Zwischen den Extremen der proximalen und distalen Etage ist der Verschluß einer Zubringerarterie in der mittleren Etage (A. carotis interna, A. vertebralis) einzureihen. Bei normaler Durchgängigkeit der drei übrigen cerebralen Zubringer und bei adäquater Ausbildung des Circulus Willisii wird der Verschluß kompensiert bleiben. Ist aber der Circulus Willisii nicht „regelrecht" angelegt, womit in 80% der Fälle meistens auf Grund von Engpässen an den Aa. communicantes gerechnet werden muß [82], kann beim akut und auch beim chronisch auftretenden Verschluß eine cerebrale Erweichung im Versorgungsgebiet die Folge sein.

Allgemein gilt jedenfalls die Regel: Der cerebrale Funktionsausfall ist neurologisch um so schärfer umrissen, um so irreversibler und läßt sich um so exakter einer bestimmten Verschlußlokalisation zuordnen, je weiter distal, also je näher am Organ der Verschluß liegt. Umgekehrt gilt: Je proximaler, also je organferner der Verschluß, um so weniger scharf ist der cerebrale Funktionsausfall neurologisch umrissen, um so besser ist er rückbildungsfähig und um so weniger sicher läßt er sich auf eine bestimmte Verschlußlokalisation beziehen.

Aus therapeutisch-chirurgischer Sicht ist diese Unterteilung in drei Etagen ebenfalls sinnvoll: In der distalen Etage, an den intrakraniellen Versorgungsarterien sind Stenosen und Verschlüsse nur ausnahmsweise operabel, in der mittleren Etage, d. h. an dem extrakraniellen Abschnitt der cerebralen Zubringer, können in der Regel alle Gefäßstenosen, nicht aber die Verschlüsse operiert werden, wogegen in der proximalen Etage, an den Aortenbogenästen sowohl Stenosen wie Verschlüsse der Rekonstruktion zugängig sind.

Klinisch unterscheidet sich die Verschlußerkrankung der Aortenbogenäste von der Verschlußlokalisation in der mittleren und in der distalen Etage häufig durch die Kombination der cerebrovasculären Insuffizienz mit Durchblutungsstörungen der Arme.

Beschwerden — Symptome

Nach dem Beschwerdebild, dem Untersuchungsbefund und auf Grund der angiographischen Darstellung läßt sich die große Gruppe des Aortenbogensyndroms in drei angiologisch einigermaßen umrissene Symptomenkomplexe gliedern:

1. Das Teilsyndrom bei Verschluß lediglich einer A. carotis communis, das zu dem typischen Bild der transitorischen Carotisinsuffizienz führen kann (s. Referat Dorndorf).

2. Das Teilsyndrom des einseitigen Subclaviaverschlusses mit dem Resultat einer intermittierenden Durchblutungsinsuffizienz im vertebrobasilären Versorgungsgebiet des Gehirns. Diese entsteht durch Umkehr der Blutstromrichtung in der verschlußseitigen A. vertebralis. Der Arm zapft das Gehirn an und es kann — besonders bei belastungsbedingter oder postischämischer Mehrdurchblutung des Armes — durch diesen Steal-Effekt zu den Symptomen eines vertebrobasilären Durchblutungsmangels kommen. Wir haben dieses Teilsyndrom, das auch durch einen Truncusverschluß hervorgerufen sein kann (Abb. 5), als Anzapfsyndrom der A. vertebralis bezeichnet [55]. Es entsteht gelegentlich auch iatrogen, wenn die A. subclavia aus therapeutischen Gründen unterbunden oder bei der Fallotschen Tetralogie durchtrennt und mit der Pulmonalaterie verbunden wird. (Vertebrobasiläre Symptomatik s. Referat Dorndorf).

3. Das Aortenbogenvollsyndrom, d. h. das Aortenbogensyndrom im engeren Sinne mit Verschluß von drei oder vier Aortenbogenästen (Abb. 6), das Savory [91] bereits 1856 in allen Einzelheiten beschrieben hat. Wegen der besonders guten kollateralen Kompensation der Verschlüsse in der proximalen Etage sind die bei Verschluß in der distalen und in der mittleren Gefäßetage, aber auch bei den Aortenbogenteilsyndromen bezeichnenden Herdsymptome beim Aortenbogenvollsyndrom selten. Die neurologische Untersuchung ist daher of unergiebig. Es kommt vielmehr meistens zu einer erst zeitweisen, später andauernden diffusen Mangeldurchblutung des Gehirns mit Schwindelerscheinungen, Schwarzsehen, Bewußtseinstrübung, Bewußtseinsverlust und Kopfschmerzen (Tabelle 1). Bezeichnenderweise treten die Beschwerden vorwiegend bei aufrechter Haltung auf und lassen sich durch Hinlegen sofort beseitigen. Überstreckung und Drehung von Kopf und Hals können provozierend wirken, wahrscheinlich durch die dabei auftretende Kompression, Knickung oder Streckung der verbleibenden Gefäße und der Kollateralbahnen. Zur Vermeidung der bewegungsabhängigen Durchblutungsminderung nehmen die Kranken eine charakteristische starre Schonhaltung ein mit unbeweglichem, leicht vorwärts geneigtem Kopf. Die orthostatische Synkope klingt in der Regel ohne Residuen ab. Sie kann mit generalisierten oder herdförmigen epileptiformen Krampfanfällen einhergehen, die typischerweise ohne Einnässen und Zungenbiß verlaufen und zusammen mit der

Synkope unverzüglich aufhören, wenn der Kranke hingestürzt ist, wie sie auch fast niemals im Liegen oder im Schlaf auftreten, da die Hirndurchblutung in Horizontallage noch ausreicht. Erst mit weiterem Fortschreiten kommt es im Bereich der „letzten Wiesen" auch zum Zelluntergang. Man beobachtet ein allmähliches Nachlassen der geistigen Fähigkeiten, der Konzentrationsleistung und des Kritikvermögens. Im Spätstadium kann ein Zustand stupider Demenz folgen.

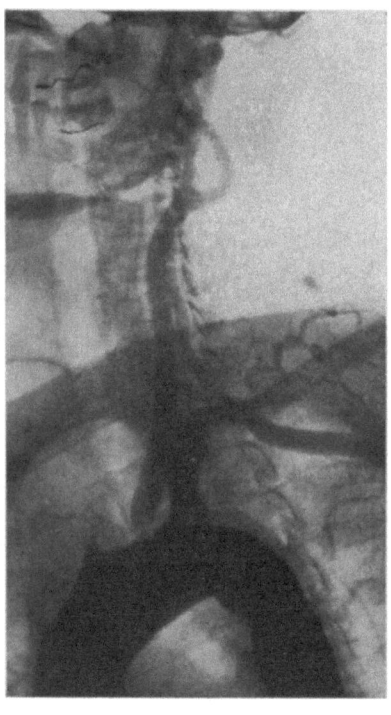
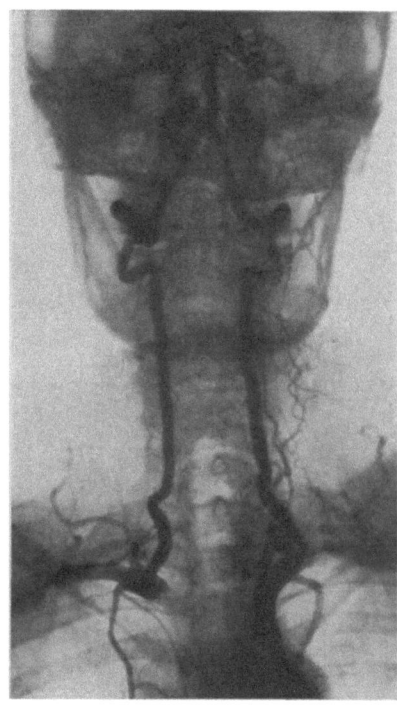

a   b

Abb. 5a u. b. R. W., 55 Jahre, ♀: Luetisches Aortenbogensyndrom. Verschluß des Tr. brachiocephalicus, Abgangsstenose der linken A. carotis communis und der linken A. subclavia. Konturunregelmäßigkeit und Verdickung der Aortenwand. Außerdem Verschluß der A. axillaris und der A. brachialis rechts. Vertebralis-Anzapfsyndrom. Passagere linksseitige Hemiparesen, Zeichen der vertebrobasilären Insuffizienz. Nach Desobliteration des Tr. brachiocephalicus mit Patch-Plastik beschwerdefrei. a Übersichtsaortogramm, Frühbild. b Selektive Kontrastmittelinjektion in die linke A. subclavia zur Darstellung der vertebrovertebralen Kollateralbahn

Gelegentlich fallen ischämische Schädigungen von Hirnnerven auf, vor allem des Nervus statoacusticus.

In etwa gleicher Häufigkeit wie Schwindel und Synkopen liegen Beschwerden und Symptome von Seiten der Augen vor. Auch hier kommt es lageabhängig als Folge einer vorübergehenden Mangeldurchblutung der Retina zum passageren Nachlassen oder zum Erlöschen der Sehkraft (Amaurosis fugax). Manchmal besteht eine ausgesprochene Photophobie. Wie die Synkopen, so treten auch die amaurotischen Phasen besonders bei raschem Aufstehen oder nach längerem Gehen auf (visuelle Claudicatio). Sie lassen sich in der Regel durch sofortiges Hinlegen beenden.

Eine Claudicatio masticatoria ist typisches Zeichen einer Mangeldurchblutung des Schädels. Später kommt es zu trophischen Störungen der Haut und der

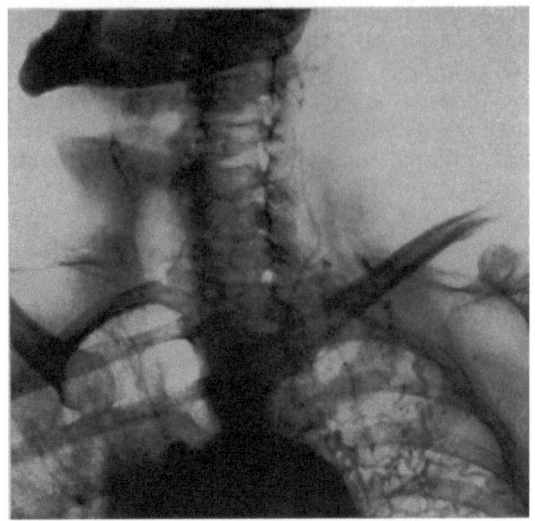

a

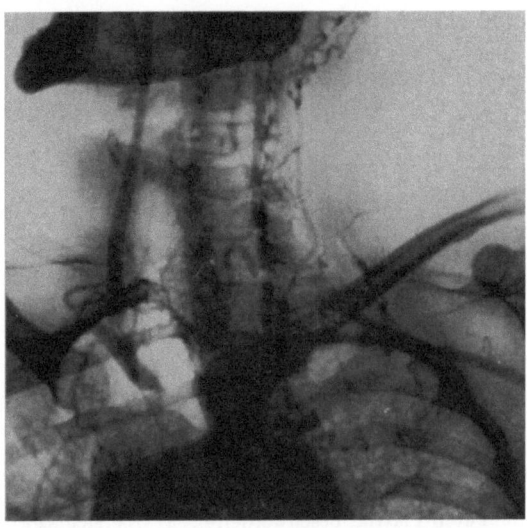

b

Abb. 6a u. b. H. V., 44 Jahre, ♀: Aortoarteriitis mit Verschluß sämtlicher Aortenbogenäste. Etwa 2 cm vom Astabgang entfernt sind alle Gefäße wieder durchgängig. Kollateralbahnen: *1* A. intercostalis suprema → Tr. costocervicalis → A. cervicalis profunda → A. carotis externa → A. carotis interna; *2* Intercostalarterien → A. thoracia interna, A. thoracia lateralis, A. subscapularis → A. subclavia → A. carotis dextra bzw. Aa. vertebrales auf beiden Seiten (Schaltstelle A in Abb. 3). Außerdem Durchblutungsstörungen der Beine vom Beckentyp Stadium II und leichter Diabetes mellitus. Belastungsinsuffizienz der Arme, orthostatischer Schwindel. Amaurose beider Augen durch Katarakt. Augenhintergrund nicht mehr einsehbar. Linksseitige Facialisparese. Perforation des Nasenseptums. a Übersichtsaortogramm, Frühbild. b Übersichtsaortogramm, Spätbild

Haare, zum Haarausfall, zur Resorption des subcutanen und des retrobulbären Fettgewebes. Schließlich können sich Nekrosen an der Nasenspitze, an der Lippe, an den Ohren, am Gaumen, aber auch an der Haut von Stirn und Schädel ausbilden.

Diagnostik

Die Diagnose der verschiedenen Formen des Aortenbogensyndroms ist nicht schwierig und mit simplen Mitteln zu stellen. Erster Hinweis ist nicht selten ein nicht meßbarer oder deutlich seitendifferenter Blutdruck. Ergänzend sollte dann immer eine Druckmessung an den Beinen erfolgen. Bei zusätzlicher Erkrankung der Nierenarterien oder bei tiefsitzender suprarenaler Stenose der Aorta kann man neben niedrigen Blutdruckwerten an erkrankten Extremitäten an einem gesunden Gefäßabschnitt eine renovasculär bedingte Hypertonie feststellen.

Die Arterienpulsationen werden orientierend zunächst an der Schläfe und am Handgelenk geprüft. Bei Pulsausfall tastet man auch die übrigen Schlagadern, wobei man sich der Einschränkung bewußt sein muß, daß die A. carotis interna

Tabelle 1.

Beschwerden und Befunde bei 62 Fällen von Takayasu-Arteriitis unter Ausnahme ophthalmologischer Befunde [SANO und AIBA *(1966)*]

	Fallzahl	%
Kein Radialis-Puls	62	100
Erhöhte Erythrocyten-Senkungsgeschwindigkeit	62	100
Keine Pulsationen der A. carotis communis	54	87
„Überempfindlichkeit" des Carotissinus	54	87
Synkopen und Schwindel	54	87
Orthostatische cerebrale Symptome	52	84
Charakteristische Kopfhaltung	39	63
Tachykardie	39	63
Gefäßgeräusche am Hals	38	61
Sehstörungen	35	56
Kopfschmerz	35	56
Photophobie und Tränenfluß	29	47
Steife Schulter	27	44
Augenschmerzen	26	42
Leukocytose	25	40
Haarausfall	23	37
paroxysmale cerebrale Symptome	18	29
Perforation des Nasenseptums	17	27
Sprachstörungen	10	16
Struma	5	0,8
Hemiplegie	4	0,6

palpatorisch nicht sicher abzugrenzen ist. Fehlende bzw. abgeschwächte Pulse an der oberen, bei kräftigen Pulsationen an der unteren Körperhälfte sind bezeichnend und haben dem Krankheitsbild auch den zwar einprägsamen, aber wenig sinnvollen Namen „umgekehrte Isthmusstenose" [29, 60, 62, 105] oder „Pulslose Krankheit" [93] verschafft.

Es folgt die Auskultation der Carotisgabel am Kieferwinkel und der großen Gefäßstämme, d. h. im Verlauf der A. carotis communis, in der Supra- und Infraclaviculargrube und in der Axilla zur Aufdeckung von Stenosegeräuschen (Abb. 7). Die Intensität der Stenosegeräusche nimmt zunächst mit dem Stenosegrad zu. Gleichzeitig verlagert sich das Geräuschmaximum in die späte Pulssystole und schließlich reicht das Geräusch, wenn der Druckgradient lange genug anhält, bis in die Diastole hinein. Bei hochgradigen Stenosen nimmt die Geräuschintensität dann wieder ab. Die Auskultation versagt beim Gefäßverschluß: Kein Geräusch kann sowohl gesunde wie total verschlossene Arterie bedeuten. Ergänzend fahndet man nach Kollateralgeräuschen, z. B. über dem Augapfel oder im Nacken. Die Zuordnung eines in der Supra-Claviculargrube hörbaren

Geräusches gelingt recht einfach durch Kompression einzelner Arterien. Wird das Geräusch bei Kompression der A. axillaris leiser, nach Freigabe der Arterie aber besonders laut, muß es an einer Stenose der A. subclavia entstehen. Bleibt es dagegen unverändert oder vermindert es sich bei Kompression der A. carotis communis, entspricht es einer Stenose dieser Arterie.

Die Lagerungsprobe der Arme gibt weitere Auskunft, der Einsatz des Carotis-Kompressionstests, über den an anderer Stelle berichtet wird, ist in der Regel nur bei den Aortenbogenteilsyndromen von Wert.

Man mache es sich zur Regel, bei der Diagnose eines Aortenbogensyndroms immer eine komplette angiologische Untersuchung mit Palpation und Auskulta-

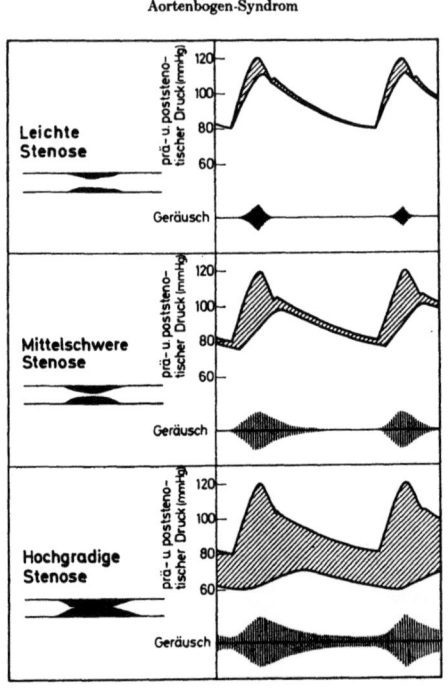

Abb. 7. Prä- und poststenotischer Druckverlauf und aus der Druckdifferenz ableitbare Strömungsgeräusche bei leichter, mittelschwerer und hochgradiger Stenose

tion auch der übrigen Körperpartien vorzunehmen. Gerade im Abdominalbereich (Nierenarterien, Darmarterien, atypische Stenosen der Aorta) ergibt die Auskultation die beste Information.

Bei der ophthalmologischen Untersuchung (Tabelle 2) ergeben sich für das Aortenbogenvollsyndrom die bezeichnenden Befunde der „Ophthalmoangiopathia hypotonica" [19]. Den zunächst reversiblen passageren Sehstörungen liegt eine vorübergehende Mangeldurchblutung der Retina zugrunde, die für den Strukturstoffwechsel noch ausreicht, den Bedarf des Funktionsstoffwechsels aber bereits unterschreitet. Im Anfall findet man dementsprechende dünne, leicht komprimierbare Arterien und weite wurstkettenförmig deformierte Venen, in denen der langsame Strom einer zum Teil fragmentierten Blutsäule zu beobachten ist. Legt man den Kranken hin, können alle Veränderungen schnell rückläufig sein. Mit fortschreitender Durchblutungsminderung bleiben die Veränderungen auch im Liegen bestehen, hinzu gesellen sich zahlreiche Mikroaneurysmen, die sich nach histologischen Untersuchungen an den Venolen und an den Arteriolen entwickeln. Alle bisher beschriebenen Befunde sind durch gefäßchirurgische Verbesserung der Hirndurchblutung ohne Relikt rückbildungsfähig [10, 104]. Bei weiterer Progredienz aber setzen irreversible Veränderungen ein. In der Peripherie beginnend und nach zentral fortschreitend veröden die Retinalarterien zu weißen Strängen. Damit einhergehend entwickeln sich im Endbereich der Retinalgefäße arteriovenöse Anastomosen, die schließlich im Spätstadium girlandenförmig die Papille umgeben. Die Papille selbst wird blaßgelb, ihr Rand ist unscharf begrenzt und von einem Netz neugebildeter Gefäße überlagert. Gleiche capillare Wundernetze bilden sich auch an der Macula, die zudem Zeichen der Degeneration aufweist.

Tabelle 2.
Häufigkeit oculärer Symptome (%)

	Ross u. McKusick (1953) 40 Fälle	Currier u. Mitarb. (1954) 32 Fälle	Pinkham (1955) 87 Fälle	Wagener (1958) 127 Fälle	Sano u. Alba (1966) 62 Fälle
Conjunctivale u. episklerale Hyperämie			26		69
Arteriovenöse Anastomosen der Retina			39	39	63
Subjektive Sehstörungen	43	100	70	58	56
Photophobie u. Tränenfluß					47
Augenschmerzen					42
Enophthalmus			18		39
Retinablutungen			38	36	
Mikroaneurysmen der Retina	8		33	32	
Mydriasis			32		
Verminderter Bulbusdruck					27
Verminderter Retinalarteriendruck				14	
Katarakt	30	48	45	41	27
erweiterte, wurstkettenförmige Retinalvenen			23	28	
Gesichtsfeldeinschränkung					21
Netzhautablösung			18		
Irisatrophie	18		38	33	17
Opticusatrophie		33		8	

In dem noch durchbluteten Bereich des Fundus fallen ferner Blutungsherde und Exsudate auf. Diese fortschreitende Degeneration der Retina führt zur Einengung des Gesichtsfeldes, zum Sehverlust und schließlich zur vollständigen Erblindung.

Innerhalb von 4 Jahren nach Beginn der ersten Augensymptome entwickelt sich gewöhnlich eine nucleäre oder komplizierte Katarakt. Infolge Mangeldurchblutung wird die Iris atrophisch und büßt an Stroma ein. Folge der Atrophie ist eine reaktionsträge weite bis mittelweite Pupille. Im Gegensatz zum gefäßarmen Fundus sind die Conjunktival-, Episkleral- und Ciliargefäße weit und reich verzweigt, wahrscheinlich als Ausdruck ihrer Kollateralfunktion.

Weitere technisch-klinische Untersuchungen wie Ophthalmodynamographie, globale oder regionale Hirndurchblutungsmessungen u. a. ergänzen den Befund, liefern aber keine wesentlichen neuen Gesichtspunkte. Die konventionelle Röntgenuntersuchung kann Rippenusuren durch kollateral erweiterte und geschlängelte Intercostalarterien aufdecken und Verkalkungen in der Aortenwand demonstrieren, die nicht nur für die Lues und für die Arteriosklerose, sondern gerade auch für eine länger bestehende Takayasu-Arteriitis typisch sind. Auch ein Aneurysma der thorakalen Aorta und ihrer Äste wird auf der Thoraxaufnahme zu erkennen sein.

Die einzige unentbehrliche und entscheidend wichtige Untersuchung aber zur Klärung von Lokalisation und Ausdehnung der Verschlüsse und zur Überprüfung der Operationsmöglichkeit ist die Aortoarteriographie. In der Regel müssen

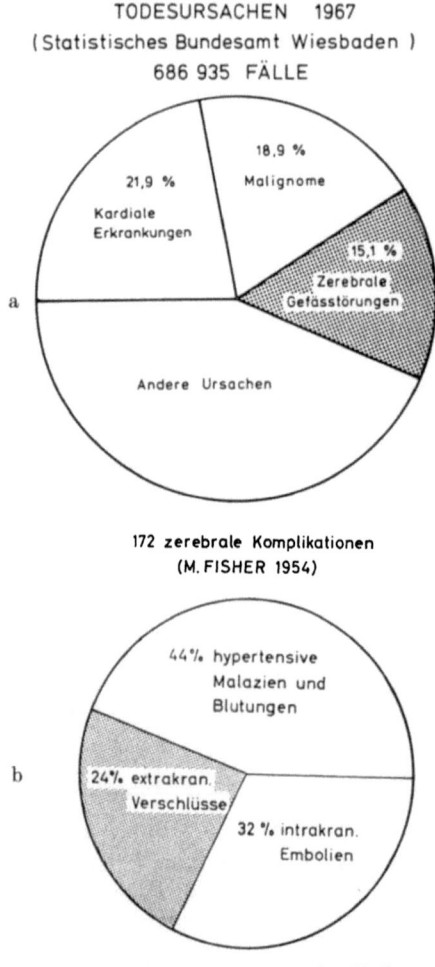

Abb. 8. a Häufigkeit cerebraler Gefäßstörungen unter den Todesursachen (Giessler, 1900) und b Häufigkeit extrakranieller Hirnarterienverschlüsse unter den vasculärbedingten cerebralen Komplikationen (Fisher, 1954)

beim Aortenbogensyndrom eine Übersichtsaortographie und selektive Darstellungen der noch offenen Äste vorgenommen werden. Solange der Zugang über eine A. femoralis oder eine A. axillaris noch möglich ist, wird man einen Katheter nach der Seldinger-Technik in die Aorta ascendens und in die offenen Äste einführen. Ist dieser Zugang nicht mehr möglich, so bleibt die Kontrastmittelinjektion in die linke Herzkammer über einen Katheter, der in die V. femoralis eingeführt und nach Punktion des Vorhofseptums in den linken Ventrikel vorgeschoben wird.

Häufigkeit, Verschlußverteilung

Trotz älterer Beschreibungen (Kussmaul, 1872; Pentzold, 1880) wurde die Bedeutung extrakranieller Gefäßverschlüsse erst zunehmend bekannt, nachdem Chiari, 1905 auf dem Deutschen Pathologenkongreß darauf hingewiesen hat, daß sie nicht selten Ursache einer cerebralen Ischämie sind. Fischer hat 1954 gezeigt (Abb. 8a), daß 25% aller vasculär bedingten cerebralen Defekte auf extrakranielle Verschlüsse von Hirnarterien zurückgehen. Nimmt man weiterhin zur Kenntnis, daß nach Angaben des Statistischen Bundesamtes cerebrale Gefäßstörungen 15% aller Todesursachen ausmachen (Abb. 8a), so errechnet man einen Anteil extrakranieller Verschlußprozesse an den Todesursachen von 4%.

In dem bisher größten, nach einheitlichen Gesichtspunkten untersuchten Kollektiv der „Joint-Study" [5, 9, 22, 23, 38] waren nach arteriographischen Kriterien atwa 50% aller Verschlüsse extrakraniell lokalisiert und operabel, 40% der Kranken hatten sowohl extra- wie intrakranielle Verschlußprozesse, so daß

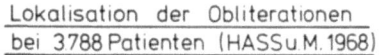
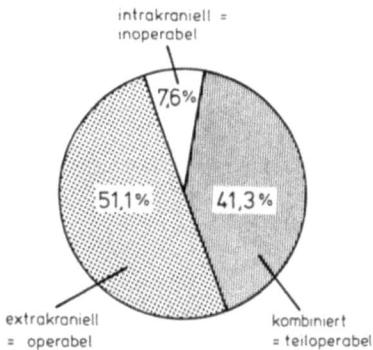

Abb. 9. Arteriographisch gesicherte Lokalisation der Verschlußprozesse bei 3788 Kranken (Hass u. Mitarb., 1968)

bestenfalls Teiloperabilität bestand, und nur bei 7,6% der Kranken lagen die Gefäßverschlüsse ausschließlich intrakraniell (Abb. 9).

Die Häufigkeit der extrakraniellen Verschlußprozesse auf die mittlere und auf die proximale Etage fällt unterschiedlich aus, abhängig davon, inwieweit das Krankengut neurologisch selektioniert ist. So ergibt sich aus den Angaben der „Joint-Study", daß nur 20,7% der extrakraniellen Stenosen und 17,5% der Verschlüsse auf die Aortenbogenäste entfallen, während bei den von Zeitler angiographierten nicht neurologisch selektionierten Kranken der angiologisch orientierten Aggertalklinik sogar 47,0% der Stenosen und 59,4% der Verschlüsse an den Aortenbogenästen lokalisiert sind (Abb. 10). Auch in den Abb. 11 u. 12. kommt dieser Unterschied zum Ausdruck. Außerdem stellen sich hier typische Seitendifferenzen dar: Während die Seitenverteilung der mittleren Etage annähernd symmetrisch ist, fallen in der proximalen Etage, vor allem bei den Verschlüssen, die absolut und im Seitenvergleich häufige Erkrankung der linken A. subclavia (Verschlußverhältnis links:rechts = 3:1) und die gegenüber rechts häufigere Erkrankung der linken A. carotis communis auf.

Ätiologie

Weitaus häufigste Ursache von Verschlüssen der Aortenbogenäste ist in unseren Breiten die Arteriosklerose [7, 64, 65, 79]. Bezeichnenderweise führt sie fast nie zu einem Aortenbogenvollsyndrom, sondern eher zu Teilsyndromen und außerdem befällt sie kennzeichnenderweise in der Regel zusätzlich andere Gefäßprovinzen, bleibt also nicht auf den Aortenbogen beschränkt. Der Erkrankungsgipfel liegt um das 60. Lebensjahr, 70% der Kranken sind Männer (Abb. 13). Fehlen schwerwiegende Allgemeinsymptome vor allem entzündlicher Art, so braucht

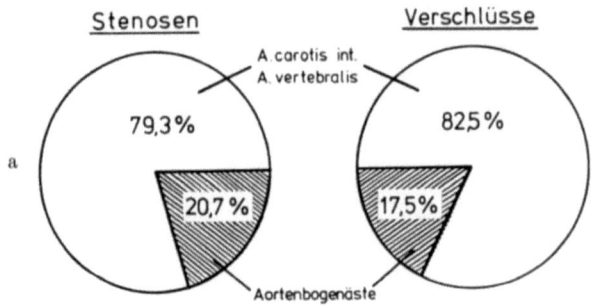

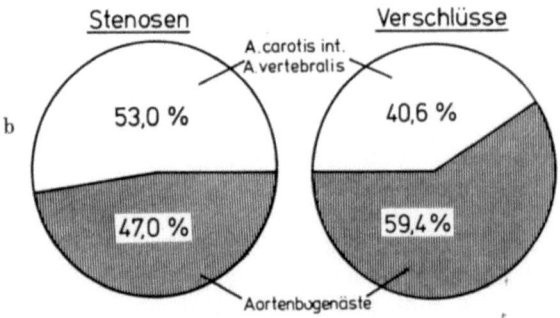

Abb. 10a u. b. Verteilung der Verschlußprozesse auf die mittlere und auf die proximale Etage. a In einem teilweise neurologisch selektionierten Krankengut (Hass u. Mitarb., 1968). b In einem allgemeinen angiologischen Krankengut (Zeitler, 1972)

differentialdiagnostisch lediglich die Aortenlues in Betracht gezogen zu werden, bei der sich der Verschlußprozeß wie bei keinem anderen Krankheitsbild auf die Ostien der Aortenbogenäste beschränkt. Die Serumreaktionen, der Immobilisationstest und der Absorptionstest (FTA) werden die Grundkrankheit zu erkennen geben, die gelegentlich auch durch Bildung eines Aortenaneurysmas mit thrombotischer Verlegung oder Abknickung der daraus entspringenden Aortenbogenäste ein Aortenbogensyndrom veranlassen kann.

Unspezifische Gefäßwandentzündungen der Aorta [67] oder der Aortenbogenäste sind zwar an Zahl gering, ihrer Früherkennung kommt aber wegen der guten Beeinflußbarkeit durch die internistische Therapie allergrößte Bedeutung zu.

Die nach dem japanischen Ophthalmologen Takayasu [101] benannte Aortitis wird auch in Europa mehr und mehr beobachtet [2, 7, 26, 62, 64, 65, 78, 79, 86], wenn sie auch im Orient, Indien und Japan unvergleichlich viel häufiger ist [13, 52, 53, 61—63, 69—71, 74, 79, 89, 90, 93, 96, 97, 99, 100, 102—104) und zahlenmäßig in manchen Gegenden sogar vor der Arteriosklerose rangiert. Sie befällt

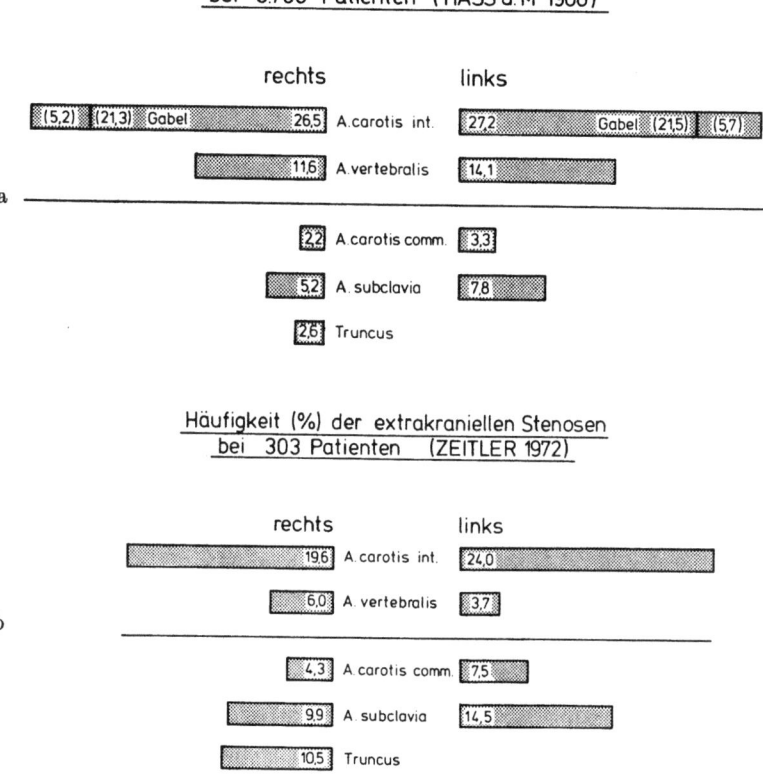

Abb. 11a u. b. Verteilung der Gefäßstenosen auf die Arterien der mittleren und proximalen Etage. a Bei teilweise neurologisch selektioniertem Krankengut (Hass u. Mitarb., 1968). b Bei einem allgemeinen angiologischen Krankengut (Zeitler, 1972)

vorwiegend (90%) Mädchen und junge Frauen (young female arteritis [83]), der Morbiditätsgipfel liegt zwischen 20 und 30 Jahren (Abb. 13).

Die zweite unspezifisch entzündliche Gefäßwanderkrankung, die zu Aortenbogenastverschlüssen führen kann, ist die Riesenzellenarteriitis [4, 6, 8, 14, 16, 31, 33, 39, 42, 50, 51, 56, 72, 80, 85, 87, 98], auch Temporal- oder Cranialarteriitis genannt (Hutchinson-Horton [43, 44, 46]). Entgegen früheren Vorstellungen bleibt die Vasculitis nicht auf die A. temporalis bzw. auf die Kopfarterien begrenzt. Vielmehr muß man immer eine generalisierte Arteriitis annehmen, der Befall der Kopfarterien ist nicht einmal obligat. Wegen des späten Häufigkeitsgipfels — er liegt bei 70 bis 80 Jahren — hat man der Riesenzellenarteriitis auch den Namen Arteriitis der Alten, Arteriitis senilis, gegeben [1, 72]. Frauen erkranken nur wenig häufiger als Männer (Abb. 13).

Wie die Arteriosklerose, so bleiben auch die Takayasu-Arteriitis und die Riesenzellenarteriitis oft nicht auf den Aortenbogen und seine Äste beschränkt, sondern befallen auch andere Gefäßregionen. So können alle dem Aortenbogensyndrom zugrunde liegenden Gefäßerkrankungen isoliert oder in Kombination auch eine renovasculäre Hypertonie, ein Leriche-Syndrom, eine Angina abdominalis, eine Angina pectoris oder eine atypische Aortenstenose [48, 57] hervorrufen (Tabelle 3).

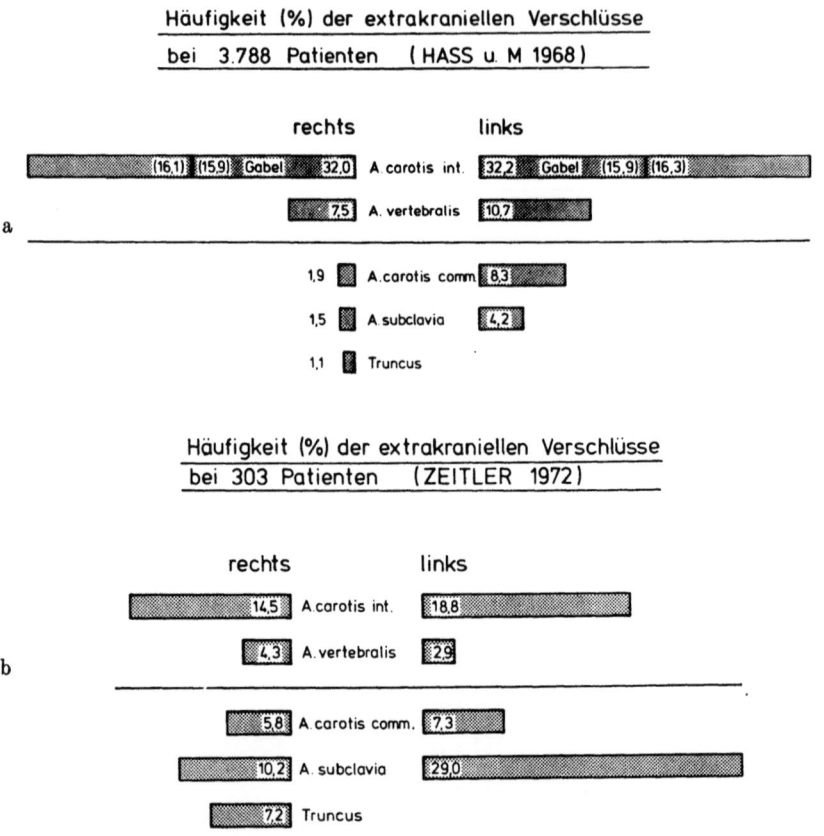

Abb. 12a u. b. Verteilung der Gefäßverschlüsse auf die Arterien der mittleren und proximalen Etage. a Bei teilweise neurologisch selektioniertem Krankengut (Hass u. Mitarb., 1968). b Bei einem allgemeinen angiologischen Krankengut (Zeitler, 1972)

Trotz der sauber abtrennbaren Altersgipfel haben die beiden unspezifischen Arteritiden klinisch soviel gemeinsame Züge, daß man eine einheitliche kausale Pathogenese erörtert hat, zumal auch histologisch fließende Übergänge die Unterscheidung oft unmöglich machen. Beiden Arteritiden ist eine präokklusive Krankheitsphase eigen, die mit einer erheblichen Beeinträchtigung des Allgemeinbefindens, mit Fieber, Nachtschweiß, Tachykardie, Myalgien, Arthralgien, Inappetenz, Abmagerung, Husten, Pleura- oder Perikardschmerz einhergeht.

Die befallenen Arterien schmerzen spontan oder auf Druck. Die Laboruntersuchungen ergeben bei beiden im Initialstadium eine oft extrem erhöhte Blutsenkungsgeschwindigkeit, die mit der Dauer der Erkrankung langsam wieder niedriger wird (Abb. 14), eine mäßige normochrome bis hypochrome Anämie, eine meist nur leichte Leukocytose und in der Elektrophorese eine Albuminverminderung bei α_2- und γ-Globulinvermehrung. Fibrinogen und Immunglobulin G werden erhöht gefunden [68]. Der Rheumafaktor, LE-Zellen, LE-Phänomen und antinucleäre Faktoren sind in der Regel nicht nachzuweisen.

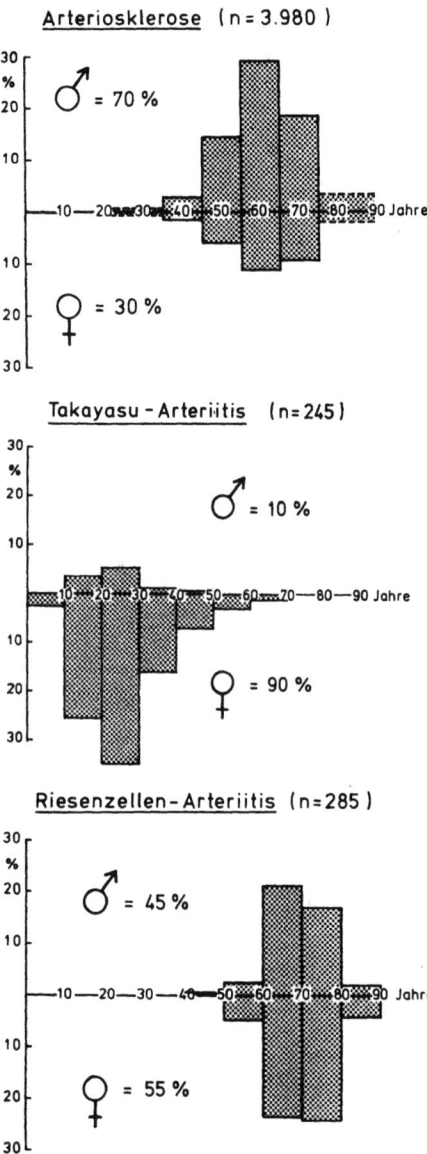

Abb. 13. Alters- und Geschlechtsverteilung der obliterierenden Arteriosklerose, der Takayasu-Arteriitis und der Riesenzellenarteriitis. Unter Verwendung der Angaben von [5, 22, 23, 33, 38, 39, 49, 68, 72, 85, 89, 99]

Bezeichnend für die Riesenzellenarteriitis und andererseits bei der Takayasu-Arteriitis unbekannt ist neben dem Temporal- und Occipitalkopfschmerz infolge Erkrankung der meist auch schmerzhaft tastbaren gleichnamigen Arterien die Vorerkrankung an Polymyalgia rheumatica [3, 11, 12, 18, 20, 34—36, 40, 45, 54,

72, 77, 107), wobei zwischen dieser und dem Ausbruch der Gefäßerkrankung ein Intervall von mehreren Jahren liegen kann [33, 45].

Nicht jeder Riesenzellenarteriitis geht allerdings eine Polymyalgia rheumatica voraus und nicht jede Polymyalgia rheumatica ist zwangsläufig Vorläufer einer Vasculitis. Typisch für die Riesenzellenarteriitis ist ferner die häufige Erblindung

Tabelle 3.
Syndrome bei generalisierter Verschlußerkrankung der Aorta und ihrer Äste

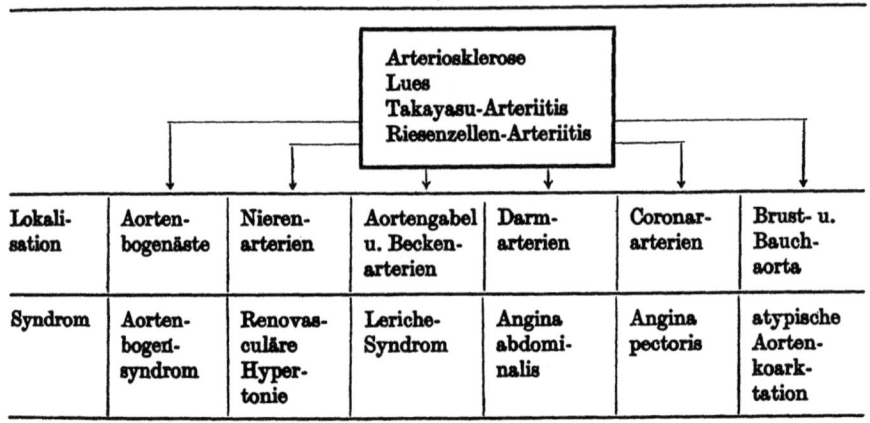

Lokali-sation	Aorten-bogenäste	Nieren-arterien	Aortengabel u. Becken-arterien	Darm-arterien	Coronar-arterien	Brust- u. Bauch-aorta
Syndrom	Aorten-bogen-syndrom	Renovas-culäre Hyper-tonie	Leriche-Syndrom	Angina abdomi-nalis	Angina pectoris	atypische Aorten-koark-tation

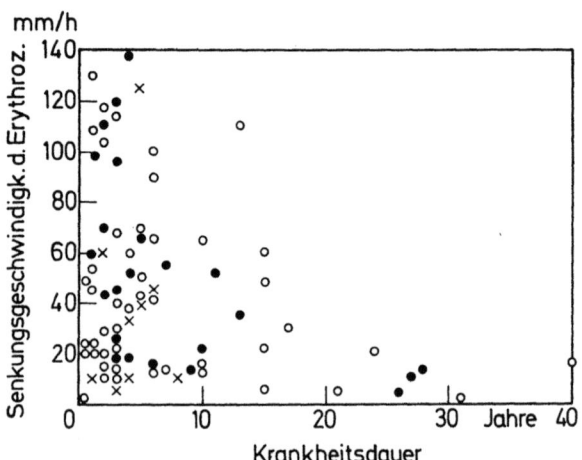

Abb. 14. Verhalten der Erythrocytensenkungsgeschwindigkeit in Abhängigkeit von der Krankheitsdauer bei Kranken mit Takayasu-Arteriitis. Aortenbogensyndrom. Generalisierte Form. Erkrankung der A. thoracica descendens und der A. abdominalis (Nakao u. Mitarb., 1967)

durch Befall der A. ophthalmica. Mit der Biopsie einer oberflächlichen Kopfarterie sollte man großzügig sein, da auch bei klinisch unauffälligem Gefäß das histologische Ergebnis oft positiv ist [1, 8, 30, 36].

Beide Krankheiten, Riesenzellenarteriitis und Polymyalgia rheumatica, scheinen Phänomene des gleichen Grundprozesses zu sein. Die Ursache der Riesenzellenarteriitis ist bisher ebenso unbekannt wie die der Takayasu-Arteriitis. Wenn auch vieles im Phänotypus beider Krankheitsbilder, in der Konstellation der Laborergebnisse und in ihrer Histologie dafür spricht, daß krankhafte immunologische Reaktionen im Sinne der Autoaggression eine Rolle spielen, ist diese Pathogenese bis heute nicht bewiesen [32, 41, 47, 49, 68—70, 76, 81, 89, 90, 94, 100]. Auffallend häufig werden in der Vorgeschichte oder gleichzeitig Krankheiten aus dem rheumatischen Formenkreis [88, 92], aber auch Sklerodermie [84], Lupus erythematodes [95], Polymyositis, Colitis ulcerosa [96], Ileitis terminalis [27], Hashimoto-Thyreoiditis [37] und andere heute auf Autoaggression zurückgeführte Krankheiten beschrieben.

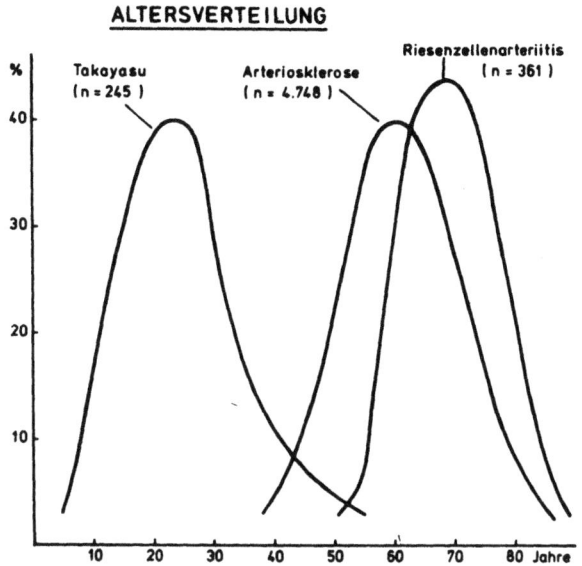

Abb. 15. Altersverteilung der obliterierenden Arteriosklerose, der Takayasu-Arteriitis und der Riesenzellenarteriitis. Unter Verwendung der Angaben von [5, 22, 23, 25, 33, 38, 39, 49, 68, 72, 85, 89, 99]

Bei der geschilderten Befundkonstellation sollte man neben den anderen Krankheiten mit ähnlicher Symptomatik: Malignom, Myelom, Periarteriitis nodosa, Lupus erythematodes, bakterielle Endokarditis immer an die Takayasu-Arteriitis und an die Riesenzellenarteriitis denken.

An seltenen Ursachen eines Aortenbogenteilsyndroms sind die Kompression durch Tumoren, durch eine Halsrippe, durch ein Hämatom, durch ein Aneurysma oder durch überschießende Callusbildung nach Frakturen zu erwähnen, ferner das Aneurysma dissecans und Anomalien des Aortenbogens und seiner Äste.

Therapie

Klinischer Befund, Vorgeschichte und Laborwerte werden es meistens erlauben, den Patienten einer bestimmten Grundkrankheit zuzuordnen. Die Überlappung der Altersverteilung von Arteriosklerose und Riesenzellenarteriitis (Abb. 15) stellt kein Problem dar, da die letzte durch ihre typische Vorgeschichte und die allgemeinen Symptome gekennzeichnet ist. Stellt man die Diagnose einer unspezifisch entzündlichen Arteriitis, so muß die Therapie mit Corticosteroiden ohne Verzug eingeleitet werden. Auch jede Polymyalgia rheumatica ist als potentielle Riesenzellenarteriitis anzusehen und damit absolute Indikation für die Corticosteroidtherapie. Unter dieser Behandlung wird der entzündliche Gefäßwandprozeß in der Regel rückläufig und eine Ausheilung vor Eintritt schwerwiegender Schäden zu erreichen sein (Abb. 16). Auf die sonstigen Möglichkeiten der internistischen Therapie wird Herr Gottstein eingehen. Sind Okklusionen aufgetreten und ist bei den Arteritiden der Entzündungsprozeß ausgebrannt, kann unabhängig von der Ätiologie für alle Verschlußkrankheiten nach allgemein gültigen Richtlinien die Indikation zur rekonstruktiven Gefäßoperation überprüft werden, ein Thema, dem die Referate von Herrn Vollmar und Herrn Yasagil gewidmet sind.

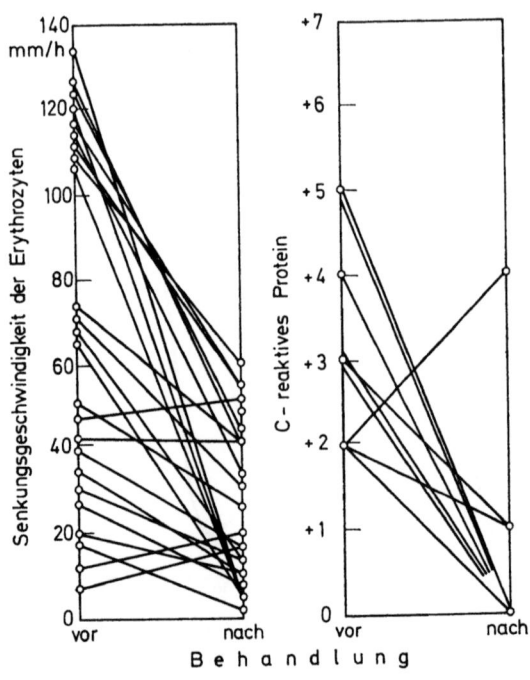

Abb. 16. Erythrocytensenkungsgeschwindigkeit und CRP bei Takayasu-Arteriitis vor und nach Behandlung mit Corticosteroiden (Nakao u. Mitarb., 1967)

Literatur

1. Alestig, K., Barr, J.: Lancet **1963** I, 1228. — 2. Ask-Upmark, E.: Acta med. scand. **149**, 161 (1954). — 3. Barber, St. H.: Ann. rheum. Dis. **16**, 230 (1957). — 4. Barnard, W. G.: J. Path. Bact. **40**, 433 (1935). — 5. Bauer, R. B., Meyer, J. S., Fields, W. S., Remington, R., Macdonald, M. C., Callen, P.: J. Amer. med. Ass. **208**, 509 (1969). — 6. Baumann, J. M.: Z. klin. Med. **158**, 22 (1964). — 7. Bernsmeier, A., Held, K.: Z. Kreisl.-Forsch. **59**, 97 (1970). — 8. Bevan, A. T., Dunnill, M. S., Harrison, M. J. G.: Ann. rheum. Dis. **27**, 271 (1968). — 9. Blaisdell, W. F., Clauss, R. H., Galbraith, J. G., Imparato, A. M., Wylie, E. J.: J. Amer. med. Ass. **209**, 1889 (1969). — 10. Bouzas, M. A.: Bull. Soc. Ophtal. Paris **69**, 560 (1969). — 11. Bruce, W.: Brit. med. J. **2**, 811 (1888). — 12. Bruk, M. I.: Ann. rheum. Dis. **26**, 103 (1967). — 13. Caccamise, W. C., Whitman, J. F.: Amer. Heart J. **44**, 629 (1952). — 14. Chasnoff, J., Vorzimer, J. J.: Ann. intern. Med. **20**, 327 (1944). — 15. Chiari: Verh. dtsch. path. Ges. **9**, 326 (1905). — 16. Cooke, W. T., Cloake, P. C. P., Govan, A. D. T., Colbeck, J. C.: Quart. J. Med. **15**, 47 (1946). — 17. Currier, R. D., de Jong, R. N., Bole, G. G.: Neurology (Minneap.) **4**, 818 (1954). — 18. de Sèze, St., Lequesne, M., Veber, A.: Sem. Hôp. Paris **41**, 711 (1965). — 19. Dodo, T.: Jb. Kurashiki Zentral Hosp. **21**, 2 (1950). — 20. Editorial: Lancet **1967** II, 926. — 21. Falicov, R. E., Cooney, D. F.: Arch. intern. Med. **114**, 594 (1964). — 22. Fields, W. S., Maslenikov, V., Meyer, J. St., Hass, W. K., Remington, R. D., Macdonald, M.: J. Amer. med. Ass. **211**, 1993 (1970). — 23. Fields, W. S., North, R. R., Hass, W. K., Galbraith, J. G., Wylie, E. J., Ratinov, G., Burns, H. M., Macdonald, M. C., Meyer, J. S.: J. Amer. med. Ass. **203**, 153 (1968). — 24. Fisher, C. M.: Arch. Neurol. Psychiat. (Chic.) **72**, 187 (1954). — 25. Fogelholm, R.: Acta neurol. scand. **42**, 46 (1970). — 26. Frövig, A. G.: Bilateral obliteration of the common carotid artery. Thrombangiitis obliterans. Kopenhagen: Kunkgaard 1946. — 27. Gateau,

Ph., Hecht, Y., Caroli, J.: Rev. méd.-chir. Mal. Foie **45**, 135 (1970). — 28. Giessler, R., Gehl, H., Heberer, G.: Chirurg **40**, 433 (1969). — 29. Giffin, H. M.: Proc. Mayo Clin. **14**, 561 (1949). — 30. Gillanders, L. A., Strachan, R. W., Blair, D. W.: Ann. rheum. Dis. **28**, 267 (1969). — 31. Gilmour, J. R.: J. Path. Bact. **53**, 263 (1941). — 32. Goodman, H. C., Fahey, J. L., Malmgren, R. A.: J. clin. Invest. **39**, 1595 (1960). — 33. Hamilton, C. R., Shelley, W. M., Tumulty, Ph. A.: Medicine (Baltimore) **50**, 1 (1971). — 34. Hamrin, B., Jonsson, N., Landberg, T.: Lancet **1964 I**, 397. — 35. Hamrin, B., Jonsson, N., Hellsten, S.: Ann. rheum. Dis. **27**, 397 (1968). — 36. Hamrin, B., Jonsson, N., Landberg, T.: Lancet **1965 I**, 1193. — 37. Hashimoto, H.: Langenbecks Arch. klin. Chir. **97**, 219 (1912). — 38. Hass, W. K., Fields, W. S., North, R. R., Kricheff, I. I., Chase, N. E., Bauer, R. B.: J. Amer. med. Ass. **203**, 961 (1968). — 39. Hauser, W. A., Ferguson, R. H., Holley, K. E., Kurland, L. T.: Mayo Clin. Proc. **46**, 597 (1971). — 40. Healey, L. A., Parker, F., Wilske, K. R.: Arthr. and Rheum. **14**, 138 (1971). — 41. Hirsch, M. S., Aikat, B. K., Basu, A. K.: Bull. Johns Hopk. Hosp. **115**, 29 (1964). — 42. Hollenhorst, R. W., Brown, J. R., Wagener, H. P., Shick, R. M.: Neurology (Minneap.) **10**, 490 (1960). — 43. Horton, B. T., Magath, T. B.: Proc. Mayo Clin. **12**, 548 (1937). — 44. Horton, . T., Brown, G. E.: Proc. Mayo Clin. **7**, 700 (1932). — 45. Hunder, G. G., Disney, Th. F., Ward, L. E.: Proc. Mayo Clin. **44**, 849 (1969). — 46. Hutchinson, J.: Lancet **1884 I**, 297. — 47. Ikeda, M.: Jap. Circulat. J. (Ni.) **30**, 87 (1966). — 48. Inada, K., Yokoyama, T., Nakaya, R.: Angiology **14**, 506 (1963). — 49. Ito, I.: Jap. Circulat. J. (Ni.) **30**, 75 (1966). — 50. Jennings, G. H.: Brit. med. J. **1948 II**, 443. — 51. Jennings, G. H., Camb, M. B.: Lancet **1938 I**, 424. — 52. Judge, R. D., Currier, R. D., Gracie, W. A., Figley, M. M.: Amer. med. J. **32**, 379 (1962). — 53. Kalmansohn, R. B., Kalmansohn, R. W.: Circulation **15**, 237 (1957). — 54. Kattwinkel, N., Fernandez-Herlihy, L.: Lahey Clin. Bull. **19**, 41 (1970). — 55. Kersten, H. G., Rau, G., Hoeffken, W., Heberer, G.: Med. Welt (Stuttg.) **1964**, 1526. — 56. Kimmelstiel, P., Gilmour, M. T., Hodges, H. H.: Arch. Path. **54**, 157 (1952). — 57. Konvar, N. R., Chaudhury, D. C. R., Basu, A. K.: Amer. Heart J. **49**, 257 (1955). — 58. Kussmaul, A.: Deutsche Klinik **24**, 461 (1872). — 59. Kussmaul, A.: Deutsche Klinik **24**, 473 (1872). — 60. Lampen, H., Wadulla, H.: Dtsch. med. Wschr. **75**, 144 (1950). — 61. Lessof, M. H., Glynn, L. E.: Lancet **1959 I**, 799. — 62. Lewis, T., Stokes, J.: Brit. Heart J. **4**, 57 (1942). — 63. Maekawa, M., Ishikawa, K.: Jap. Circulat. J. (Ni.) **30**, 79 (1966). — 64. Martorell, F., Fabré-Tersol, J.: Med. clin. (Barcelona) **2**, 26 (1944). — 65. Martorell, F., Fabré, J.: Angiology **5**, 39 (1954). — 66. Mowat, A. G.: Lancet **1971 I**, 1358. — 67. Munoz, N., Correa, P.: Amer. Heart J. **80**, 319 (1970). — 68. Nakao, K., Ikeda, M., Kimata, S. I., Nitani, H., Miyahara, M., Ishimi, Z. I., Hashiba, K., Takeda, Y., Ozawa, T., Matsushita, K., Kuramochi, M.: Circulation **35**, 1141 (1967). — 69. Nasu, T.: Angiology **14**, 225 (1963). — 70. Nasu, T., Mamiya, N.: Jap. Circulat. J. (Ni.) **30**, 68 (1966). — 71. Oota, K.: Trans. Soc. Path. Jap. **30**, 680 (1940). — 72. Paulley, J. W., Hughes, J. P.: Brit. med. J. **2**, 1562 (1960). — 73. Penzoldt, F.: Dtsch. Arch. klin. Med. **28**, 80 (1880). — 74. Perrin, A., Berthou, J., Gonin, A., Duquesnel, J., Froment, R.: Ann. Cardiol. Angiol. (Paris) **19**, 315 (1970). — 75. Pinkham, R. A.: Acta XVII Concilium Ophthalmologicum Canada and U.S.A. **1**, 348 (1955). — 76. Plachecka, M., Kopec, M., Kowalska, M.: Acta rheum. scand. **12**, 29 (1966). — 77. Plotz, Ch. M., Spiera, H.: Bull. rheum. Dis. **20**, 578 (1969). — 78. Raeder, J. G.: Klin. Mbl. Augenheilk. **78**, 63 (1927). — 79. Rau, G.: Ergebn. inn. Med. Kinderheilk. **29**, 75 (1970). — 80. Reiner, M., Wyss, J.: Praxis **58**, 1524 (1969). — 81. Riehl, J.-L., Brown, W. J.: Arch. Neurol. (Chic.) **12**, 92 (1965). — 82. Riggs, H. E., Rupp, Ch.: Arch. Neurol. (Chic.) **8**, 8 (1963). — 83. Ross, R. S., McKussick, V. A.: Arch..intern. Med. **92**, 701 (1953). — 84. Roth, M., Kissane, J. M.: Amer. J. clin. Path. **41**, 287 (1964). — 85. Roux, J. L.: Helv. med. Acta **21**, Suppl. 34 (1954). — 86. Ruiz, A. F.: Zur Problematik der Abgrenzung der Takayasuschen Arteriitis. Inaugural-Dissertation Köln (1969). — 87. Russel, R. W.: Quart. J. Med. **28**, 471 (1959). — 88. Sandring, H., Welin, G.: Acta med. scand. **170**, 1 (1961). — 89. Sano, K., Aiba, T.: Jap. Circulat. J. (Ni.) **30**, 63 (1966). — 90. Sano, K., Aiba, T., Sajto, I.: Patiology **94**, 69 (1970). — 91. Savory, S.: Med. chir. Trans. **39**, 205 (1856). — 92. Serre, H., Labauge, R., Simon, L., Barjon, M. C.: Rev. Rhum. **33**, 567 (1966). — 93. Shimizu, K., Sano, K.: J. Amer. med. Ass. **145**, 1095 (1951). — 94. Shionoya, S., Griss, P.: Virchows Arch. path. Anat. **348**, 269 (1969). — 95. Siguier, F., Godeau, P., Benichou, C., Imbert, J. C., Herreman, G., Reinert, Ph.: Ann. méd. Interne (Paris) **212**, 531 (1970). — 96. Soloway, H., Moir, Th. M., Linton, D. S.: Amer. J. Cardiol. **25**, 258 (1970). — 97. Sproul, E. E., Hawthorne, J. J.: Amer. J. Path. **13**, 311 (1937). — 98. Stevens, J. C., Kavanaugh, G. J., McIlrath, D. C.: Minn. Med. **53**, 623 (1970). — 99. Strachan, R. W.: Quart. J. Med. **33**, 57 (1964). — 100. Strachan, R. W., Wigzell, F. W., Anderson, J. R.: Amer. J. med. **40**, 560 (1966). — 101. Takayasu, M.: Acta. Soc. Ophthal. Jap. **12**, 554 (1908). — 102. Ueda, H.: J. chron. Dis. **23**, 449 (1970). — 103. Ueda, H., Sakamoto, T., Yamada, T., Kobayashi, Z., Kawai, N., Inoue, K., Katto, G.: Jap. Heart J. **7**, 3 (1966). — 104. Ueda, H., Sugiura, M., Iro, I., Saito, Y., Morooka, S.: Jap. Heart J. **8**, 107 (1967). — 105. Volhard, F.: Neue med. Welt **1950**, **3**. — 106. Wagener, H. P.: Amer. J. med. Sci. **235**, 220 (1958). — 107. Weissenbach, R., Nobillot, A., Freneaux, R., Coste, F.: Sem. Hôp. Paris **39**, 2073 (1963). — 108. Zeitler, E.: 1. Kongreß der Deutschen Gesellschaft für Thorax-, Herz- und Gefäßchirurgie, 1972.

Extrakranielle Verschlüsse der Hirnarterien

DORNDORF, W. (Neurol. Univ.-Klinik, Heidelberg)

Referat

Die Häufigkeit atherosklerotischer Wanderkrankungen extrakranieller Hirnarterien als Ursache von Schlaganfällen im mittleren und höheren Lebensalter ist erst eine Erkenntnis der letzten 2 bis 3 Jahrzehnte. In diese Zeit fallen eine Reihe systematischer postmortaler Untersuchungen, der verstärkte Einsatz der cerebralen Angiographie in der Diagnostik und Fortschritte der rekonstruktiven Gefäßchirurgie, mit denen neue Wege der Bekämpfung des Hirninfarktes möglich geworden sind.

Schätzungen über das Vorkommen stenosierender Prozesse an den extrakraniellen Hirnarterien in der gesamten Schlaganfallpopulation bewegen sich um 30 bis 40%, sind aber unzuverlässig. Postmortale Untersuchungen von Yates u. Hutchinson (1961) an Kranken, die transitorische oder persistierende ischämische

Tabelle 1. *Häufigkeit extrakranieller Stenosen und Verschlüsse der Hirnarterien (Ergebnisse postmortaler Untersuchungen)*

Autor	Zahl der Autopsien	Autopsiegut	Zahl der Fälle mit	
			Carotis-okklusionen %	Obliterationen insgesamt (⌀ 50% Lumenein-engung) %
Hultqvist (1942)	3500	unausgewählt	2,5	—
Fisher (1954)	432	unausgewählt	10,0	—
Martin u. Mitarb. (1961)	100	unausgewählt	—	40
Yates u. Hutchinson (1961)	100	mit cerebro-vasculären Symptomen	15,0	56

cerebrovasculäre Symptome hatten, kamen jedenfalls zum Ergebnis, daß in nahezu 60% aller Fälle ausgeprägte Strombahneinengungen einer oder mehrerer Hauptgefäße zu finden waren, die zum Gehirn führen. Eine beachtliche Häufung ausgeprägter atherosklerotischer Wandveränderungen an diesen Arterien ist nach den Untersuchungen von Martin u. Mitarb. (1961) aber schon in einem unausgewählten Autopsiegut jenseits des 50. Lebensjahres anzutreffen (Tabelle 1), nämlich bei 40% aller Gestorbenen Verschlüsse oder Stenosen, die das Lumen mindestens einer Hirnarterie um mehr als die Hälfte verlegen, obwohl nur bei jedem Dritten davon auch ein Hirninfarkt nachweisbar ist.

Kaum eine andere klinische Studie hat ein so großes Zahlenmaterial über Vorkommen und Verteilung extrakranieller Arterienverschlüsse zusammengetragen und zugleich Möglichkeiten der chirurgischen Therapie berücksichtigt als die gemeinschaftliche Untersuchung von 24 Institutionen in den USA an mehreren Tausend Kranken. Von 3788 Patienten mit ischämischen Hirndurchblutungsstörungen (Tabelle 2) hatten 75% entweder nur extrakranielle Stenosen und Okklusionen im Angiogramm, die zudem chirurgisch erreichbar waren (41%) oder Gefäßobstruktionen dieser Lokalisation kombiniert mit intrakraniellen (33%). Jede dritte dargestellte Carotisbifurkation war stenosiert um wenigstens 30% und jeder fünfte Ursprung der Vertebralarterie. Die Prozentsätze auf der Abb. 1 beziehen sich jeweils auf die Zahl der im Angiogramm dargestellten Arterienabschnitte. Stenosen an den genannten beiden Prädilektionsstellen waren etwa viermal häufiger als Verschlüsse, und zwei von drei Kranken hatten Lumeneinengungen mehrerer Arterien. Informationen über Langzeitergebnisse der

Tabelle 2. *Häufigkeit extrakranieller Stenosen und Verschlüsse der Hirnarterien (Ergebnisse klinischer Untersuchungen). (Nach Hass, W. K. u. Mitarb., 1968)*

Ergebnis der cerebralen Angiographie (4 Gefäßdarstellung)	Zahl der Pat. in %	
Normaler Befund am Hirngefäßsystem	19,4	} 25
Chirurgisch unerreichbare Stenosen und Verschlüsse	6,1	
Chirurgisch erreichbare Stenosen und Verschlüsse	41,2	} 75
Chirurgisch zugängliche, aber auch unerreichbare Stenosen und Verschlüsse	33,3	
3788 Kranke mit cerebrovasculärer Insuffizienz	100,0	

chirurgischen Therapie, die diese Studie im Laufe der Zeit geliefert hat, haben den Nutzen der Carotisendarteriektomie als vorbeugende Maßnahme gegen einen Hirninfarkt überzeugend bewiesen, allerdings nur für streng ausgewählte Patienten mit ausgeprägter Strombahneinengung sowie mit der Einschränkung, daß Opera-

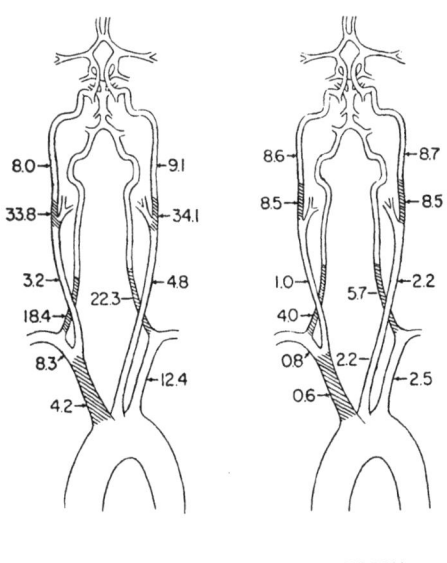

STENOSE   OKKLUSION

Abb. 1. Häufigkeitsverteilung chirurgisch zugänglicher Stenosen und Verschlüsse; 4748 Patienten mit cerebrovasculärer Insuffizienz (Hass u. Mitarb., 1968)

tionsmortalität und -morbidität gering gehalten werden können (Fields u. Mitarb., 1968; Hass u. Mitarb., 1968; Bauer u. Mitarb., 1970; Fields, 1972).

In den letzten Jahren haben auch nichtobstruierende atheromatöse Wandveränderungen an der Carotisbifurkation stärkere Beachtung gefunden, nachdem es gute Gründe gibt für die Hypothese, daß viele Patienten cerebrale oder okuläre ischämische Episoden haben, veranlaßt durch Plättchen- oder Fibrinembolien, die aus einem atheromatösen Ulcus stammen (Abb. 2), auf dessen Oberfläche sich jederzeit Thromben entwickeln können (David u. Mitarb., 1963; Gunning u. Mitarb., 1964; Moore u. Mitarb., 1968; Wylie u. Ehrenfeld, 1970; Ross Russel, 1969). Daraus werden Ansätze abgeleitet für eine neuartige medikamentöse Therapie mit Acetylsalicylsäure und anderen pharmakologischen Substanzen, die thrombocytenaggregationshemmende Eigenschaften besitzen (Fields u. Hass 1971). Kontrollierte Therapieversuche damit sind im Gang.

Gegenüber der dominierenden Rolle der Arteriosklerose sind andere Krankheiten verhältnismäßig selten verantwortlich für Obstruktionen extrakranieller Hirnarterien: große Emboli aus dem linken Vorhof, Arteriitis, spontan dissezierende Aneurysmen, fibromuskuläre Hyperplasie oder Traumen. Die Beeinträchtigung des Blutflusses in den Halsarterien durch Kompression, Zug- oder Knickbildung ist dagegen keine Seltenheit. Damit finden Hirndurchblutungs-

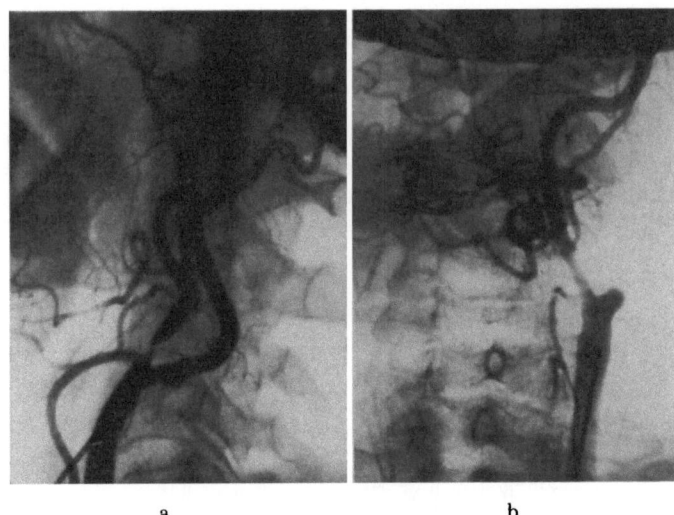

a   b

Abb. 2. a Atheromatöses Ulcus am Ursprung der A. carotis int., zugleich Abgangsstenose der äußeren Carotis. b Kompletter Verschluß der A. carotis int. unmittelbar nach dem Abgang

störungen ihre Erklärung, die während bestimmter Kopfhaltungen auftreten. Dem entspricht der Nachweis einer Durchblutungsminderung von 11 bis 27% in der Carotis und der Vertebralarterie bei Kopfdrehung zur Gegenseite (Hardesty u. Mitarb., 1961 und 1963). Während sich eine abnorme Knickbildung ("Kinking") im Halsteil der A. carotis interna und an der Ursprungsstelle der A. vertebralis (Abb. 3a bis d) hämodynamisch oft wie eine Stenose auswirkt, sind Schleifenbildung ("Tortuosity") oder Schlängelung ("Coiling") der Carotis im allgemeinen weniger bedeutsam, obwohl sie bei bestimmter Kopfhaltung auch gelegentlich in Knickbildung übergehen und den Blutstrom behindern können (Weibel u. Fields, 1965). Die Kompression der Vertebralarterien durch Osteophyten der Halswirbelsäule ist ein bekannter Anlaß ischämischer Episoden im vertebrobasilären System (Weibel u. Fields, 1969).

Für die Entstehung lokaler Hirndurchblutungsstörungen durch Krankheitsprozesse an den Hauptgefäßen, die Blut zum Gehirn leiten, kommen grundsätzlich folgende, voneinander unabhängige, Möglichkeiten in Frage: Einmal die Blockade einer regionalen Hirnarterie, z. B. durch Embolie (Abb. 4) infolge akuter Carotisthrombose, oder durch Propagation eines Thrombus bis in das intrakranielle Gefäßbett. Die Alternative ist eine Ischämie bei offenen intrakraniellen Arterien

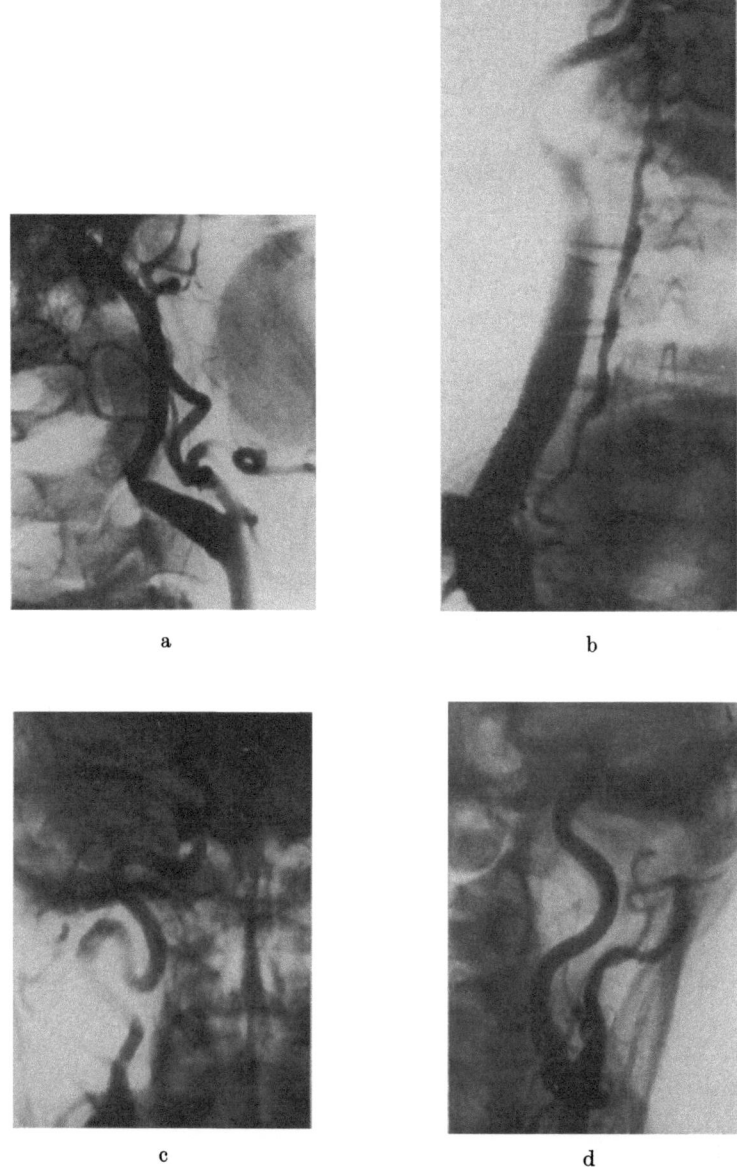

Abb. 3. a Knickbildung („Kinking") der A. carotis int. 3 cm oberhalb der Carotisbifurkation. b Knickbildung der A. vertebralis am Ursprung und Einengungen der Arterie durch Osteophyten der Halswirbelsäule. c Schleifenbildung („Tortuosity"). d Schlängelung („Coiling") der A. carotis int.

durch ein Versagen des Kollateralkreislaufes oder durch Verteilungsstörungen des Blutes, wie das Beispiel des Subklavia-Stealsyndromes (Abb. 5a bis c) lehrt.

Bei der Wahl der Therapie müssen aber mehr Kriterien berücksichtigt werden als nur Ursachen und Entstehung der cerebralen Ischämie. Das eine ist der zeitlich variable Ablauf der neurologischen Symptome, das zweite deren Reversibilität. An beiden Momenten orientiert sich heute die Terminologie der Schlaganfallentwicklung von den ersten temporären Funktionsstörungen bis zum Hirninfarkt (Abb. 6). Ischämische Attacken sind flüchtige Insulte mit plötzlichem Beginn relativ geringer neurologischer Störungen, die gewöhnlich nur wenige Minuten lang anhalten, höchstens 24 Std, und die Tendenz haben, sich zu wiederholen. Es sind die typischen Vorläufer eines Hirninfarktes, deren weithin ver-

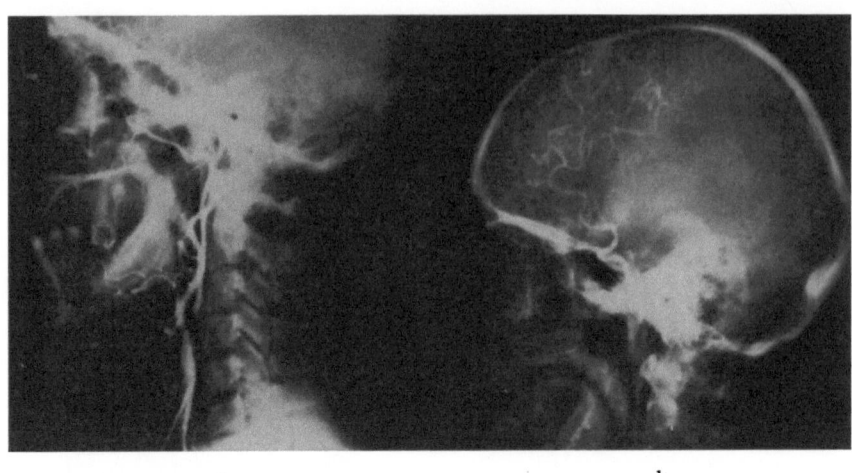

Abb. 4. a Filiforme Stenose der A. carotis int. am Halsabschnitt und b gleichzeitiger Verschluß der A. cerebri media durch Embolisation

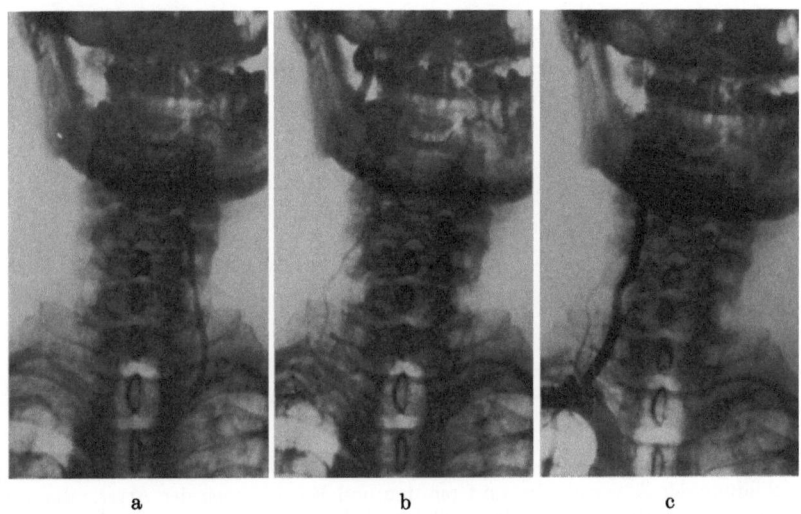

Abb. 5a—c. Subklavia-„steal" rechts. a Anterograde Füllung der linken Vertebralarterie. b Übertritt des Kontrastmittels in die rechte Vertebralarterie. c Retrograde Füllung der rechten A. vertebralis

breitete Unterschätzung zum Versäumnis nicht mehr nachholbarer, prophylaktischer Maßnahmen führt. Unter einem prolongierten reversiblen Insult versteht man Störungen, die etwas länger dauern als eine Attacke, aber ungefähr binnen einer Woche wieder verschwunden sind. Da keine Residualsymptome verbleiben, wäre es klinisch nicht gerechtfertigt, von einem Hirninfarkt zu reden, der sich jedoch jederzeit anschließen kann. Ein progredienter Insult beginnt subakut mit ernsten neurologischen Ausfällen, die kontinuierlich oder schubförmig im Verlauf weniger Tage fortschreiten und sich ausdehnen. Solange diese Entwicklung nicht stillsteht, bleibt noch Zeit zu dem Versuch, sie medikamentös oder chirurgisch aufzuhalten. Wenn die Ausfälle persistieren, weil der Gewebsuntergang im ischä-

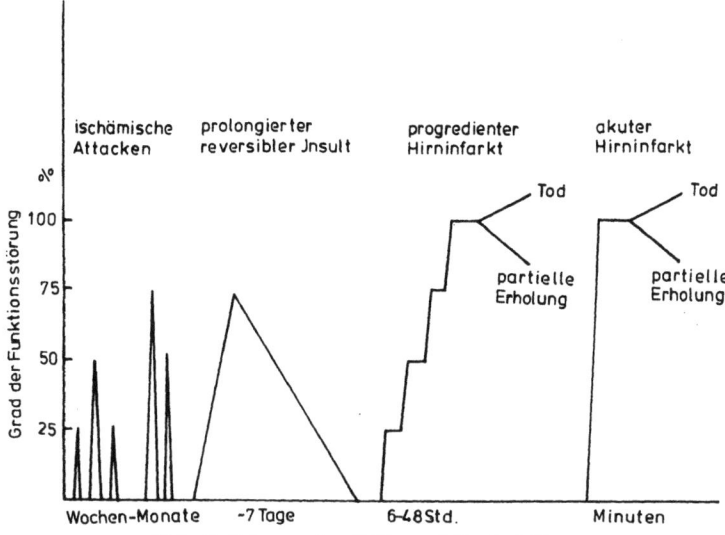

Abb. 6. Schema der Schlaganfallentwicklung

mischen Gebiet zum Abschluß gekommen ist, spricht man vom kompletten Hirninfarkt, gleich ob er langsam progredient oder akut innerhalb von Sekunden bis wenigen Minuten entstanden ist.

Ischämische Attacken kommen überwiegend bei Strombahneinengungen extrakranieller Hirnarterien vor, wahrscheinlich in einer Größenordnung von

Tabelle 3. *Spontanverlauf ischämischer Attacken (nach Acheson u. Hutchinson, 1971)*

	Männer	Frauen	Insgesamt
Zahl der Patienten	118	33	151
Nur ischämische Attacken	45	12	57
Mittleres Lebensalter		(56,5)	
Mittlere Krankheitsdauer		(4,7)	
Ischämische Attacken mit späterem Hirninfarkt	73	21	94
Mittleres Lebensalter		(56,4)	
Mittlere Krankheitsdauer		(4,86)	

30 bis 40% (De Bakey u. Mitarb., 1965; Riishede, 1967; Toole u. Patel, 1967). Der psychologische Effekt des Ausdruckes ‚drohender Schlaganfall' unterstreicht den prognostischen Ernst dieser nur scheinbar so harmlosen Ereignisse (Regli, 1971). Über die Naturgeschichte solcher Schlaganfallvorboten ist kürzlich eine Untersuchung von Acheson u. Hutchinson (1971) veröffentlicht worden, wonach fast zwei Drittel aller Patienten 4 Jahre später einen Hirninfarkt gehabt haben (Tabelle 3). Andere Autoren haben dasselbe Schicksal zwar schon nach 3 Jahren, aber nur an jedem fünften Kranken ermitteln können (Baker u. Mitarb., 1968)

oder noch seltener. Diese Widersprüche beruhen vermutlich nicht nur auf differenter Auswahl der Patienten, sondern auch auf verschiedenen Ursachen der Attacken. Es gibt jedenfalls beim derzeitigen Stand unseres Wissens keine konkreten Anhaltspunkte, die es erlauben würden, zuverlässig vorauszusagen, wer von den Kranken einen Hirninfarkt zu erwarten hat und zu welcher Zeit (Dorndorf u. Gänshirt, 1972). Manchmal verringern sich die Abstände zwischen einzelnen Episoden vor dem Infarkt und dauern zusehends länger, aber oft beträgt das Intervall bis zum Hirninfarkt überhaupt nur Tage oder wenige Wochen. Attacken auf der Basis einer temporären Ischämie im vertebrobasilären System werden prognostisch günstiger beurteilt als solche, die auf einer Carotisinsuffizienz beruhen, das jedoch nur so lange sie mit keiner alternierenden Lähmung oder mit Tetraparesen einhergehen (Marshall, 1969).

Temporäre Ischämien im Carotiskreislauf äußern sich in flüchtigen Paresen, vorwiegend des Armes und der Hand, mit oder ohne sensible Beteiligung, seltener in Sensibilitätsstörungen allein, aber auch in passagerer Dysphasie. Sonderfall einer ischämischen Episode im Carotissystem ist der homolaterale monokuläre Visusverlust. Der Begriff Amaurosis fugax hebt die Flüchtigkeit des Ereignisses der partiellen oder totalen Erblindung auf einem Auge hervor, die meist nur 5 bis 10 min lang anhält, aber in permanenten Visusverlust münden kann (Fischer, 1959; Hollenhorst, 1966; Marshall u. Meadows, 1968; Sugar u. Mitarb., 1950). Häufigstes Ausfallsyndrom des Carotisverschlusses, das praktisch kaum zu unterscheiden ist vom Syndrom des Verschlusses der A. cerebri media, ist die akut oder unter dem Bild eines progredienten Insultes zustandegekommenen kontralaterale brachiofaciale oder brachiofacialbetonte Hemiparese oder Hemiplegie, meist ohne Bewußtseinsstörung. Weitere Symptome sind sensible Ausfälle vom epikritischen Typ, manchmal Hemianopsie und bei Ischämie der dominanten Hemisphäre Aphasie. Konvulsionen sind die Ausnahme. Ausgesprochen selten ist die homolaterale Opticusatrophie. Wenn die verschlossene Carotis beide Aa. cerebri anteriores versorgte, so ist mitunter ein großer gleichseitiger Hirninfarkt und ein Infarkt des kontralateralen Stirnhirnes die Folge, was sich klinisch in einem zusätzlichen frontalen Psychosyndrom ausdrückt. Existiert nur eine A. cerebri anterior, die beide Seiten speist, kann eine Paraplegie entstehen (Fisher, 1961). Begleiterscheinungen des Carotisverschlusses sind bisweilen ipsilaterale Miosis, Horner-Syndrom und Anhidrose (O'Dogerty u. Green, 1958; Carter, 1964). Ferner gibt es langsam progrediente klinische Bilder, die nicht auf einem Hirninfarkt beruhen, sondern auf einer ischämischen Hirnatrophie, und mit Veränderungen der Persönlichkeit einhergehen (Pailles u. Bonnal, 1953). Schließlich sollen 20 bis 40% der einseitigen extrakraniellen Verschlüsse der A. carotis interna frei von cerebralen Erscheinungen bleiben (Fisher u. Mitarb., 1965). Selbst bilaterale Verschlüsse können neurologisch stumm sein.

Als Frühsymptom vertebrobasilärer Insuffizienz gelten Hinterkopfschmerzen, die auf druckpassiver Dehnung von Kollateralen oder Ischämien der Nackenmuskulatur beruhen sollen. Ischämische Attacken äußern sich gewöhnlich in Anfällen von Drehschwindel mit Übelkeit, Erbrechen und Nystagmus und werden auf eine transitorische Ischämie der Bogengänge oder der Vestibulariskerne bezogen. Passagere Gang- und Standunsicherheit sowie Hemiataxie sind auf flüchtige Ischämie des Kleinhirns und seiner Verbindungen zum Hirnstamm zurückzuführen. Typisch sind Blitzsynkopen ('drop-attacks'), plötzliches unvermeidbares Hinfallen ohne Bewußtseinsverlust. Drop-attacks sind wahrscheinlich eine häufige Ursache für Stürze älterer Menschen auf der Straße. Zugrunde liegt ein akuter Tonusverlust in den Beinen auf Grund momentanen Versagens der im Hirnstamm lokalisierten Systeme der Haltungs- und Tonusregulation (Kremer, 1958; Kubala u. Millikan, 1964; Sheldon, 1960). Zweithäufigstes Symptom vertebrobasilärer

Insuffizienz sind passagere Sehstörungen (Denny-Brown, 1960; Meyer u. Mitarb., 1960; Siekert u. Millikan, 1955), einmal in Form flüchtiger Gesichtsfeldstörungen vom Verschwommensehen über optische Halluzinationen bis zur kurzfristigen Blindheit auf beiden Augen, zum anderen im Doppelbildsehen infolge transitorischer Augenmuskelparese oder Blickparese, selten in Störungen der Raumkoordination mit Verzerrt- oder Verkehrtsehen (Pach, 1972). Vereinzelt wird über pseudobulbäre Symptome, wie Dysarthrie und Dysphagie geklagt, aber öfter über Parästhesien, bezeichnenderweise bilateral im Gesicht oder in den Gliedmaßen, doch manchmal auch einseitig. Gelegentlich kommt es zu Paresen, die dem alternierenden Verteilungsmuster folgen oder sogar alle vier Extremitäten betreffen. Wahrscheinlich sind auch manche psychomotorische, Uncinatus- und Grand-mal-Anfälle im höheren Lebensalter durch eine vertebrobasiläre Insuffizienz bedingt, insbesondere bei Patienten, die zudem mit transitorischem Schwindel, Sehstörungen oder Taubheit im Gesicht zu tun haben (Philips, 1964; Cameron u. Wright, 1964; Williams u. Wilson, 1962). Persistierende Symptome beim Verschluß der A. vertebralis fehlen oft solange, bis auch die kontralaterale Arterie weitgehend stenosiert oder verschlossen ist. Falls ein Infarkt entsteht, sitzt er gern im Versorgungsgebiet der A. cerebelli inferior posterior, dem Hauptast der Vertebralarterie, d. h. in der lateralen Medulla oblongata und verursacht ein Wallenberg-Syndrom (Dorndorf u. Kahrweg, 1969; Fisher u. Mitarb., 1961). Initiale Beschwerden sind dann heftiger Drehschwindel mit Steh- und Gehunfähigkeit, Übelkeit, Erbrechen, Singultus, Heiserkeit, Dysphagie und gelegentlich Dysarthrie. Konstanteste Dauersymptome sind homolaterales Horner-Syndrom, Nystagmus, gekreuzte dissoziierte Sensibilitätsstörung, im Gesicht herdseitig, und homolaterale cerebellare Ataxie. Andere bulboponto-mesencephale Gefäßsyndrome spielen klinisch keine überragende Rolle und sind in reiner Form nur selten zu sehen. Wenn sie hier nur gestreift werden, dann auch deshalb, weil Versorgungsstörungen dieser Hirnstammregionen zwar durch Verschlüsse der Vertebralarterien entstehen können, die Ausfallserscheinungen aber letztlich identisch sind mit dem Syndrom des Basilararterienverschlusses. Selten verursacht die Obliteration der Vertebralarterie das Syndrom eines hohen Verschlusses der A. spinalis anterior (Pazzaglia u. Mitarb., 1969).

Rückschlüsse aus Art und Verteilung neurologischer Störungen oder Ausfälle auf den Ort der Strombahnblockade sind nur bedingt zuverlässig. So wird eine ausgeprägte Carotisstenose z. B. vertebrobasiläre Insuffizienzerscheinungen hervorrufen können wenn die eine Vertebralarterie verschlossen ist, während die andere mit der A. cerebelli inferior posterior endet. Bei fortgeschrittener Obliteration mehrerer extrakranieller Arterien (Abb. 7) kann die ohnehin schon geminderte Hirndurchblutung unter bestimmten Umständen soweit gedrosselt werden, daß manchmal als einziges Symptom ein synkopaler Anfall durch Hirnischämie entsteht. Auslöser können sein: schnelles Aufstehen, brüske Kopfwendung, Aufwärtsblicken mit zurückgeneigtem Kopf, Husten, Lachen oder Miktion.

Einfachste Untersuchungsmethoden bei der Fahndung nach Strombahneinengungen extrakranieller Hirnarterien sind die Palpation und Auskultation der Halsregion und die Blutdruckkontrolle an beiden Armen. Fehlt der Carotispuls, ist ein Verschluß der A. carotis communis wahrscheinlich, während die verminderte Pulsation eine Okklusion der inneren Carotis nicht ausschließt. Abnorme Arterienpulsationen im Gesicht kommen beim Carotisverschluß durch Erweiterung kollateraler Äste der A. carotis externa zustande (Fisher, 1970). Ein systolisches Geräusch hoher Frequenz über der Carotisbifurkation spricht für eine Stenose der inneren oder äußeren Carotis an dieser Stelle, sofern es nicht vom Herzen ausgeht. Beim proximalen Verschluß der Vertebralarterie kann ein Geräusch in der Supraclaviculargrube gehört werden. Stenosen des Truncus brachiocephalicus und der A. subclavia sind gelegentlich auch infraclaviculär zu hören. Konstant nachweisbare Puls- und Blutdruckdifferenzen an den Armen in Verbindung mit ischämischen Armsymptomen verhelfen zur Diagnose einer Obliteration der Subclavia. Weitere für die Diagnose und Differentialdiagnose wichtige Befunde vermögen Ophthalmodynamographie (Pach u. Mitarb., 1971), Echo- und Elektroencephalographie, Hirnszintigramm und Thromboszintigraphie der Carotiden (Paal u. Mitarb., 1971) zu liefern. Sie sind aber noch kein Ersatz für die cerebrale Angiographie, deren Aufgabe es nicht nur ist, die vasculären Verhältnisse zu klären, sondern auch die Differentialdiagnose gegenüber einem

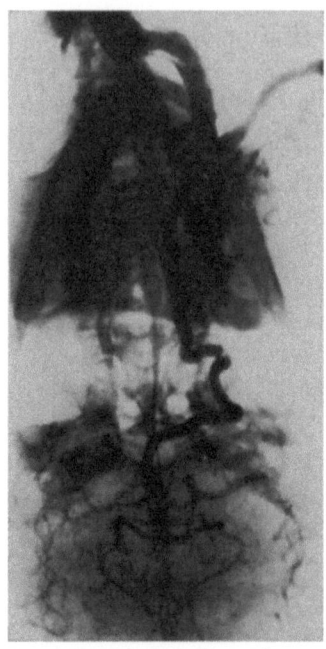

Abb. 7. Bilateraler Verschluß der A. carotis communis. Der gesamte intrakranielle Gefäßbaum stellt sich über die rechte A. vertebralis dar

Hirntumor oder einer Hirnblutung zu stellen. Ein der individuellen Situation angepaßtes Behandlungsprogramm kann im allgemeinen erst nach der Angiographie aufgestellt werden.

Literatur

Acheson, J., Hutchinson, E. C.: Quart. J. Med. **40**, 15 (1971). — Baker, R. N., Ramseyer, J. C., Schwartz, W. S.: Neurology (Minneap.) **18**, 1157 (1968). — Bauer, R. B., Meyer, J. S., Fields, W. S., Remington, R. D., Macdonald, M. C., Callen, P.: J. Amer. med. Ass. **208**, 509 (1969). — Cameron, D. J., Wright, I. S.: Ann. intern. Med. **61**, 128 (1964). — Carter, A. B.: Cerebral infarction. Oxford: Pergamon 1964. — David, N. J., Klintworth, G. K., Friedberg, S. S., Dillon, M.: Neurology (Minneap.) **13**, 708 (1963). — De Bakey, M. E., Crawford, E. S., Cooley, D. A., Morris, G. C., Jr., Garrett, H. E., Fields, W. S.: Ann. Surg. **161**, 921 (1965). — Denny-Brown, D.: Arch. Neurol. (Chic.) **2**, 194 (1960). — Dorndorf, W., Gänshirt, H.: Die Klinik der arteriellen zerebralen Gefäßverschlüsse. In: Der Hirnkreislauf (Gänshirt, H., Hrsg.). Stuttgart: Thieme 1972. — Dorndorf, W., Kahrweg, A.: Nervenarzt **40**, 107 (1969). — Fields, W. S., North, R. R., Hass, W. K., Galbraith, J. G., Wylie, E. J., Ratinov, G., Burns, M. H., Macdonald, M. C., Meyer, J. S.: J. Amer. med. Ass. **203**, 954 (1968). — Fields, W. S., Maslenikov, V., Meyer, J. S., Hass, W. K., Remington, R. D., Macdonald, M. C.: J. Amer. med. Ass. **211**, 1993 (1970). — Fields, W. S., Hass, W. K.: Aspirin, platelets and stroke — background for a clinical trial. St. Louis, Miss.: W. H. Green, Inc. 1971. — Fields, W. S.: Z.

Neurology (Minneap.) **9**, 333 (1959); — Clinical syndromes in cerebral arterial occlusion. In: Pathogenesis and treatment of cerebrovascular disease (Fields, W. S., Ed.). Springfield, Ill.: Thomas 1961; — Neurology (Minneap.) **20**, 476 (1970). — Fisher, C. M., Karnes, W. E., Kubik, C. S.: J. Neuropath. exp. Neurol. **20**, 323 (1961). — Fisher, C. M., Gore, I., Okabe, N., White, P. D.: J. Neuropath. exp. Neurol. **22**, 274 (1965). — Gunning, A. J., Pickering, G. W., Robb-Smith, A. H. T., Ross Russell, R.: Quart. J. Med. **33**, 155 (1964). — Hardesty, W. H., Brooke, R., Toole, J. F., Royster, H. P.: Surgery **49**, 251 (1961). — Hardesty, W. H., Whitacre, W. B., Toole, J. F., Randall, P., Royster, H. P.: Surg. Gynec. Obstet. **116**, 662 (1963). — Hass, W. K., Fields, W. S., North, R. R., Kricheff, I. I., Chase, N. E., Bauer, R. B.: J. Amer. med. Ass. **203**, 061 (1968). — Hollenhorst, R. W.: Trans. Amer. ophthal. Soc. **59**, 252 (1966). — Hultqvist, G. T.: Über Thrombose und Embolie der Arteria carotis interna und hierbei vorkommende Gehirnveränderungen. Jena: Fischer 1942. — Kremer, M.: Brit. med. J. **1958** II, 63. — Kubala, M. J., Millikan, C. H.: Arch. Neurol. (Chic.) **11**, 107 (1964). — Marshall, J., Meadows, S.: Rrain **91**, 419 (1968). — Marshall., J.: Indications for and complications of anticoagulant therapy in extracranial cerebrovascular disease. In: Extracranial cerebrovascular disease and its management (Gillespie, J. A., Ed.). London: Butterworths 1969. — Martin, M. J., Whismant, J. P., Sayre, G. P.: Arch. Neurol. (Chic.) **3**, 530 (1961). — Meyer, J. S., Sheehan, S., Bauer, R. B.: Arch. Neurol. (Chic.) **2**, 27 (1960). — Moore, W. S., Hall, A. D.: Amer. J. Surg. **116**, 237 (1968). — O'Doherty, D. S., Green, J. B.: Neurology (Minneap.) **8**, 842 (1958). — Paal, G., Kampmann, H., Sinn, H.: Z. Neurol. **199**, 277 (1971). — Pach, J., Dorndorf, W., Gänshirt, H.: Z. Neurol. **199**, 224 (1971). — Pach, J.: Nervenarzt **43**, 44 (1972). — Paillas, J. E., Bonnal, J.: Rev. neurol. **89**, 514 (1953). — Pazzaglia, P., Giordano, G. B., Lugaresi, E.: Sist. nerv. **21**, 36 (1969). — Philips, B. M.: Brit. med. J. **1964** II, 1104. — Regli, F.: Dtsch. med. Wschr. **96**, 525 (1971). — Riishede, J.: Canad. med. Ass. J. **97**, 151 (1967). — Ross Russell, R. W.: Cerebral embolism: pathogenesis and clinical features. In: Extracranial cerebrovascular disease and its management (Gillespie, J. A., Ed.). London: Butterworths 1969. — Sheldon, J. H.: Brit. med. J. **1960** II, 1685. — Siekert, R. G., Millikan, C. H.: Neurology (Minneap.) **5**, 625 (1955). — Sugar, H. S., Webster, H. E., Gurdjian, E. S.: Arch. Ophthal. **44**, 923 (1950). — Toole, J. F., Patel, A. N.: Cerebrovascular disorders. New York: McGraw-Hill 1967. — Weibel, J., Fields, W. S.: Neurology (Minneap.) **15**, 2 (1965); — Neurology (Minneap.) **15**, 462 (1965); — Atlas of arteriography in occlusive cerebrovascular disease. Stuttgart: Thieme 1969. — Williams, D., Wilson, T. G.: Brain **85**, 741 (1962). — Wylie, E. J., Ehrenfeld, W. K.: Extracranial occlusive cerebrovascular disease. Diagnosis and management. Philadelphia, London, Toronto: W. B. Saunders Comp. 1970. — Yates, P. O., Hutchinson, E. C.: Cerebral infarction: The role of stenosis of the extracranial cerebral arteries. Medical research report Nr. 300. London: Her Majesty's stationary office 1961.

Intrakranielle Verschlüsse der Hirnarterien

MUMENTHALER, M., ROBERT, I.-L.
(Neurol. Klinik u. Neurochirurg. Klinik, Universität Bern)

Referat

1. Vorbemerkung

In den nachfolgenden Ausführungen sollen Überschneidungen mit anderen Referaten der heutigen Tagung vermieden werden. Das Ziel der vorliegenden Darlegungen ist somit ein begrenztes. Die Syndrome beim Verschluß der einzelnen intrakraniellen Hirnarterien sollen in bezug auf relative Häufigkeit, auf Spezifität der Symptomatologie, auf ihre klinische Nachweisbarkeit und auf den Verlauf dargelegt werden. Der Begriff „Verschluß" steht hier eigentlich als repräsentativ auch für andere pathogenetische Mechanismen: eine Unterscheidung zwischen eigentlichem Verschluß, einer peripheren Gefäßstenose oder einer Erweichung ohne faßbare morphologische Gefäßveränderung im Stromgebiet einer peripheren Arterie ist klinisch nicht möglich.

2. Häufigkeit eines Verschlusses einzelner Hirnarterien

Zuverlässige Angaben über die Häufigkeit eines Verschlusses bestimmter Gehirngefäße resultieren einzig aus den angiographischen Untersuchungen. Pathologisch-anatomische Analysen erlauben zwar zuverlässig die Lokalisation einer Erweichung im Gehirnparenchym festzulegen, sie umfassen aber meistens nicht die sorgfältige Untersuchung aller zuführender Arterien bis zu den extrakraniellen supraaortalen Gefäßen. Selbst die Ergebnisse angiographischer Untersuchungen dürfen aber aus verschiedenen Gründen nicht unbedingt Anspruch auf Allgemeingültigkeit erheben:

— Die der Angiographie zugeführten Patienten stellen in der Regel eine Selektion aus dem Krankengut mit Schlaganfällen dar. Die Auswahlkriterien sind regional unterschiedlich.
— Die Untersuchungstechnik ist nicht einheitlich. Wird beispielsweise lediglich vom Aortenbogen aus die Angiographie durchgeführt, so ist die Darstellung der peripheren kleinen Gefäße nicht immer befriedigend. Periphere Verschlüsse können deshalb übersehen werden [2, 38, 41].
— Die Anwendung von schnellen Bildserien erlaubt einem Untersucher gelegentlich pathologische Vorgänge im Ausbreitungsgebiet peripherer Gefäße zu erfassen, die bei der gewöhnlichen Bilderfolge nicht sichtbar sind. Die zwei letztgenannten Argumente lassen die Berechtigung der Forderung nach gründlicher angiographischer Abklärung besonders im Hinblick auf allfälliges gefäßchirurgisches Vorgehen [12] erkennen.
— Schließlich ist die Interpretation der Angiogramme bei Zirkulationsbehinderung in kleinen intrakraniellen Gefäßen nicht einfach [41]. Die zahlreichen anatomischen Varianten und die projektionsbedingte Überlagerung der Gefäße erschweren die Beurteilung. Selbst der geübte Neuroradiologe muß zugeben, daß ihm nicht selten erst bei späterer erneuter Analyse der zunächst als normal abgegebenen Bilder Gefäßverschlüsse auffallen. Géraud u. Mitarb. [16] haben z. B. bei 200 vasculären Insulten ursprünglich 92mal pathologische Veränderungen gesehen, davon 21mal lokalisierte Verschlüsse. Erst bei einer späteren, gezielten Analyse aller Bilder fanden sie zusätzlich 32 weitere Gefäßverschlüsse.

Diese grundsätzlichen Vorbehalte müssen berücksichtigt werden, wenn einige Angaben über die Häufigkeit intracerebraler Gefäßverschlüsse gemacht werden. Bei einer früheren eigenen Untersuchung [36] wurden von 406 hospitalisierten Apoplexiefällen 169 angiographiert. 74 davon zeigten pathologische Veränderungen, wovon 54 grundsätzlich operabel waren. Aus verschiedenen Gründen wurden aber nur 43 operiert. Bei 54 von 76 Patienten Marshalls [33] mit ischämischen Attacken wurden angiographiert. 26 davon (= 49%) hatten einen pathologischen Befund an den extrakraniellen Gefäßen. Wieviele intrakranielle Gefäßverschlüsse aufwiesen, wird nicht gesagt. Bei den 28 Patienten mit etabliertem Insult, hatten 15 Veränderungen an der extrakraniellen Carotis. Géraud u. Mitarb. [16] angiographierten 200 Fälle, die klinisch einen Verschluß im Mediastromgebiet vermuten ließen. 104mal war das Angiogramm normal. 25mal lag ein Carotisverschluß vor, 12mal ein Verschluß des Mediahauptstammes, 17mal multiple Mediaverschlüsse und 42mal isolierte. Die Verteilung der 42 isolierten Mediaverschlüsse war wie folgt: A. temporalis 7mal, A. gyri angularis 7mal, A. parietalis posterior 7mal, Arteria des Sulcus centralis 10mal, Kandelaberarterien 3mal, gemeinsamer Stamm der A. angularis und A. temporalis 4mal, der A. angularis und A. parietalis 2mal, der Kandelaberarterie und der Arterie des Sulcus centralis 2mal. Von den 21 Mediaeinzelastverschlüssen Waddingtons u. Rings [45] entfielen auf die A. orbito-frontalis einer, die A. operculo-frontalis 5, A. sulcus centralis 5, A. parietalis posterior 2, A. gyri angularis 2 und die A. temporalis posterior 6.

Am eigenen Material gingen wir von 92 angiographisch nachgewiesenen Verschlüssen intracerebraler Arterien aus. Die Verteilung auf die einzelnen Äste ergibt sich aus Tabelle 1. Die befallene Seite sowie die Altersgruppierung der 92 Patienten mit angiographisch nachgewiesenem intrakraniellem Gefäßverschluß und die Verteilung auf die beiden Geschlechter geht aus Tabelle 2 hervor. Das Überwiegen der Frauen bei den jüngeren Patienten trotz der geringeren Gesamtzahl von Frauen im eigenen Krankengut wurde an anderer Stelle diskutiert [35, 44].

3. Symptomatologie beim Verschluß eines bestimmten cerebralen Gefäßes

3.1. Allgemeines

Der Aufbau und die funktionelle Organisation des Gehirns läßt erwarten, daß zum Verschluß eines bestimmten cerebralen Gefäßes auch eine genau umschriebene

Tabelle 1. *Häufigkeit von Verschlüssen einzelner cerebraler und cervicaler Gefäße bei Patienten mit Schlaganfall*

	Autoren				
	Géraud et al.[a]	Waddington u. Ring[b]	Dorndorf[c]	Marshall (1968)	Eigene Fälle[d]
Normal (bzw. andere Pathologie)	104	149		54	
A. carotis	25	38	120	14	
A. cerebri anterior u. pericallosa		8	6	2	7
A. cerebri media					
Hauptstamm	12	8	36	8	47
Einzelne Äste, z. T. mehrere	59	34	32		28
A. cerebri posterior		4	4		8
Vertebralis- und Basilararterie		11	4	2	2
Total	**200**	**252**	**202**	**80**	**92**

[a] Klinisch Insulte im Mediastromgebiet.
[b] Ausgangsmaterial: Vasculäre Insulte.
[c] Kranke mit nachgewiesenen Gefäßverschlüssen.
[d] Ausgangsmaterial: Angiographisch nachgewiesene *intracerebrale* Gefäßverschlüsse.

Tabelle 2. *Alter, Geschlecht und befallene Seite bei 92 arteriographisch nachgewiesenen intracerebralen Gefäßverschlüssen*

Lokalisation	Weiblich	Männlich
A. cerebri anterior und Äste		
rechts	3	2
links		2
A. cerebri media, Hauptast		
rechts	7	19
links	11	10
A. cerebri media, Seitenäste		
rechts	5	8
links	6	9
A. cerebri posterior		
rechts	1	5
links	1	1
A. basilaris	1	1
Total	35	57
	92	

klinische Symptomatologie gehört. So haben z. B. schon vor 45 Jahren Foix u. Lévy [13] in einer klassischen pathologisch-anatomisch-klinischen Studie diese Beziehungen für das Mediastromgebiet beschrieben. Auch in der Folgezeit wurden typische Gefäßsyndrome hervorgehoben [1, 7, 24, 29, 30, 31, 38, 39, 43]. Deratigen „Punkt-zu-Punkt-Relationen" sind in der Praxis Grenzen gesetzt, einerseits durch die starke Variabilität der einzelnen cerebralen Gefäßäste, andererseits durch die sehr unterschiedliche Ausbildung der Kollateralen und der leptomeningealen Anastomosen und schließlich durch die z.T. damit zusammenhängende Variabilität der Ödembildung und vorübergehenden funktionellen Ausschaltung der Randgebiete einer Erweichung. Trotz dieser Einschränkungen soll

Tabelle 3. *Typische Symptome bei*

Gefäß	Bewußtsein	Epileptische Anfälle	Motorik
A. carotis am Hals			
A. cerebri anterior	Meist intakt	Evtl. Adversivanfälle	Proximaler Verschluß: Hemiplegie. Distaler Verschluß: Monoparese Bein, schlaff. Evtl. Greifreflex
A. cerebri media, Hauptstamm	Oft tiefes Koma	Möglich	Spastische Hemiplegie
A. praerolandica und orbito-frontalis	Meist nicht gestört	Möglich	Gesicht- und Zungenparese. Evtl. schlaffe Armparese
A. rolandica	Meist nicht gestört	Möglich, fokal	Armparese, schlaff, evtl. Gesicht und Zunge
Arterien des Sulcus interparietalis	Meist nicht gestört	Möglich	Nur diskrete Hemiparese
A. parietalis posterior, A. gyri angularis	Meist nicht gestört	Unwahrscheinlich	Höchstens diskrete Hemiparese
A. temporalis posterior	Meist nicht gestört	Unwahrscheinlich	Meist intakt
A. cerebri posterior	Meist nicht gestört	Unwahrscheinlich	Hemiparese möglich, evtl. Hemiballismus
A. vertebralis und basilaris	in ca. 15% gestört	Keine	Beidseitige, bzw. die Seite wechselnde Paresen

im folgenden Abschnitt auf die großen Züge der „typischen" Symptomatologie bestimmter Gefäßverschlüsse hingewiesen werden. Die wichtigsten Charakteristika sind in Tabelle 3 zusammengefaßt.

Die *Apoplexien im Großhirnbereich* machen nur etwa 85% der vasculären cerebralen Insulte aus. Eine Störung des Bewußtseins kommt in etwa einem Drittel bis der Hälfte der Fälle vor [4, 32], ist somit also keineswegs obligat. Die objektiven neurologischen Ausfälle sind alle auf der Gegenseite der betroffenen Gehirnhemisphäre zu suchen, im Gegensatz zu den Insulten im vertebrobasilären Gebiet. Es können außerdem Störungen des Gesichtsfeldes, Sprach- und Kommunikationsstörungen sowie (fokale) epileptische Anfälle (bei ca. 10% der Großhirninsulte) in Erscheinung treten.

Verschluß einzelner cerebraler Gefäße

Sensibilität	Gesichtsfeld	Hirnnerven	Sprache und Kommunikation	Besonderes
				Meist Mediasyndrom
Evtl. Bein	Nicht gestört	Nicht gestört	Evtl. motorische Aphasie	Evtl. Sphincterstörung
Hemianästhesie	Homonyme Hemianopsie	(Zentrale Facialisparese)	Tiefgriefende Aphasie	Mit Leben kaum vereinbar
Intakt	Nicht gestört	(Zentrale Facialisparese)	Evtl. motorische Aphasie	
Oft intakt	Meist nicht gestört	(Evt. zentrale Facialisparese)	(Evtl. motorische Aphasie)	Selten isoliert
Hemihypästhesie	Nicht gestört	Intakt	Intakt	
Auslöschphänomen	Homonyme Hemianopsie, evtl. Quadrant nach unten	Intakt	Astereognosie, optische Agnosie	Parietallappensyndrom
Meist intakt	Homonyme Hemianopsie oder Quadrantenanopsie nach oben	Intakt	Sensorische Aphasie	
Hemihypästhesie möglich	Homonyme Hemianopsie (Macula evtl. ausgespart). Evtl. isolierte Hemianopsie	Intakt	Intakt	Sehr variabel
Evtl. dissoziiert betroffen	Evtl. durch Beteiligung der Posterior befallen. Unter Umständen corticale Blindheit	Sehr oft mitbetroffen. Gekreuzt zu Extremitätensymptomen	Evtl. bulbäre oder pseudobulbäre Sprachstörung	S. Tabelle 4

Das *Elektroencephalogramm* ist bei akuten cerebralen Zirkulationsstörungen im allgemeinen durch generalisierte oder fokale Verlangsamung charakterisiert. Oft sind auch fokale spikes und steile Wellen vorhanden [5]. Es sei aber betont, daß gelegentlich die Ableitungen auch völlig normal sein können [5, 11] und daß z. B. auch vollständige Mediaverschlüsse mit einem normalen EEG einhergehen können [27]. Bei cerebraler Ischämie ist die α-Aktivität vermindert, es treten langsamere Frequenzen auf mit eingestreuten schnelleren. Der Befund ist besonders im initialen Stadium keineswegs charakteristisch und nur der Verlauf erlaubt eine Unterscheidung z. B. gegenüber einem Hirntumor. Beim vasculären Insult bildet sich der δ-Herd innerhalb einiger Wochen zurück. Es bleibt während längerer Zeit, gelegentlich sogar dauernd, eine α-Reduktion zurück.

3.2. Ischämie im Mediastromgebiet

Indem im oben stehenden Untertitel ausdrücklich nicht von einem Verschluß im Mediastromgebiet, sondern lediglich von einer Ischämie in dieser Zone gesprochen wurde, soll angedeutet werden, daß die recht charakteristische Symptomatologie eines Mediainsultes nicht nur bei Verschluß eines Mediaastes oder des Mediastammes vorkommt, sondern ebenso bei weiter herzwärts gelegenen Hindernissen möglich ist. Dies gilt besonders auch für die Verschlüsse der A. carotis [9, 27].

Die meisten cerebralen Erweichungen spielen sich im Mediastromgebiet ab. Dieses Gefäß versorgt mit seinen Ästen nicht nur den größten Teil des Cortex der

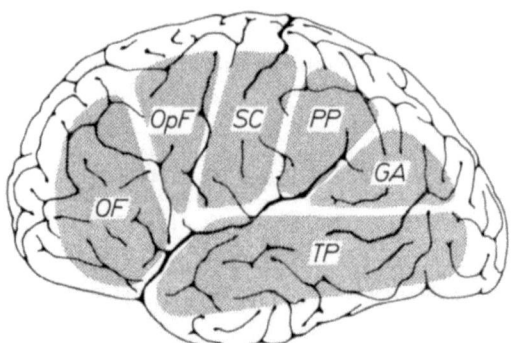

Abb. 1. Äste der A. cerebri media

Großhirnkonvexität, sondern in die Tiefe dringend die Insula und das Centrum semiovale, durch die A. lenticulo-striatae große Teile des Putamens, das Caudatum, außer in seiner unteren Partie und dessen Kopf, sowie die oberen drei Fünftel der Capsula interna [22]. Eine totale Erweichung des ganzen Medistromgebietes ist nicht mit dem Leben vereinbar. Dennoch wird mancher totale Verschluß des Hauptstammes der Media überlebt, weil durch leptomeningeale Anastomosen eine mehr oder weniger weitgehende hämodynamische Kompensation möglich ist. Bei ausgedehnten Erweichungen wird man eine hochgradige Hemiplegie, betont an Gesicht und oberer Extremität, erwarten, eine Hemianästhesie, eine Hemianopsie und bei linksseitiger Lokalisation eine massive aphasische Störung.

Die Symptomatologie *bei Ausfall einzelner Mediaäste* wurde u. a. von Foix u. Lévy (1927) sorgfältig beschrieben. Sie gewinnt heute insofern an Bedeutung, als eine differenzierte Beurteilung der einzelnen Mediaäste im Carotisarteriogramm besonders nach der Methode von Ring [38, 39, 44] heute möglich ist [16, 41, 43]. In der Abbildung ist diese Röntgenanatomie cerebraler Gefäße dargestellt. Auch hat die Heranziehung differenzierter neuropsychologischer Untersuchungsmethoden [24] der Zuordnung bestimmter Symptome zu umschriebenen vasculären Herden eine weitere Stütze verliehen.

Die *Symptomatologie bei Mediaastverschlüssen* sei nur kurz angeführt. Der Verschluß der proximal von den zwei ersten Zentimetern des Mediastammes abgehenden *tiefen Mediaäste* führt zu einer Hemiplegie, wobei im Gegensatz zu den Erweichungen bei distalerem Mediainfarkt auch das Bein mitbetroffen ist (oberster Teil der Capsula interna). Keine oder nur geringfügige sensible Ausfälle, keine Hemianopsie. Bei Sitz in der dominanten Hemisphäre, motorische Aphasie.

Ein Infarkt in den *corticalen Mediaästen* bewirkt eine cortico-subcorticale Erweichung, welche den größten Teil des Centrum semiovale erfaßt. Es findet sich klinisch eine Hemiplegie mit Betonung des Armes und mit eher leichten, an der oberen Extremität betonten sensiblen Ausfällen. Eine Hemianopsie fehlt meist, es sei denn, daß auch die Tiefe des Parietotemporallappens miterweicht ist. Es liegt meist eine motorische Aphasie und oft auch eine ideomotorische Apraxie (bei Läsion des Gyrus supramarginalis) vor.

Eine Erweichung im Bereiche der *hinteren Mediaäste* (Rami parieto-posteriores, A. temporalis posterior und A. gyri angularis) erstreckt sich keilförmig in die Tiefe bis zum Ventrikel und erfaßt damit unter anderem die Radiatio optica. Dies bewirkt unter anderem eine mehr oder weniger vollständige Hemianopsie. Außerdem bestehen oft apraktische Störungen und eine sensorische Aphasie (hinteres Drittel der oberen Schläfenwindung). Eine zusätzliche Hemiplegie (vor allem Arm und Gesicht) findet sich, wenn auch das Gebiet der A. parietalis anterior mitbetroffen ist.

Bei Betroffensein der *Arteria des Sulcus interparietalis* entsteht eine vordere parietale Erweichung mit pseudothalamischen Symptomen, diskreter Hemiparese, Hemihypästhesie, Instabilität der Hand und ohne Hemianopsie.

Ein Befall der *A. rolandica* allein ist eher selten. Dies führt zu einer motorischen Armparese, unter Umständen zu einer Monoplegie von Gesicht und Zunge mit entsprechender Sprachstörung.

Wenn die *A. praerolandica (und A. orbito-frontalis)* betroffen sind, ist vor allem die Parese der Zunge und des Gesichtes eindrücklich, während trotz Beteiligung der vorderen Zentralwindung eine nur geringfügige Hemiparese der Extremitäten besteht. Bei Befall der dominanten Hemisphäre liegt auch eine motorische Aphasie vor.

3.3. Die A. cerebri anterior

Die A. cerebri anterior versorgt durch perforierende striäre Äste (A. striata medialis von Heubner) die präoptische Region, das Trigonum olfactorium, Teile des orbitalen Cortex, dann aber auch das Caput nuclei caudati und das benachbarte Putamen sowie den vorderen Schenkel der Capsula interna. Durch die A. cerebri anterior fließt im weiteren das Blut zur Rinde des rostralen Frontallappens, des Frontalpoles, der rostralen drei Viertel der interhemisphärischen Großhirnrinde und insbesondere auch zur Mantelkantenregion mit der motorischen Repräsentationszone des Beines. Ein Verschluß der A. cerebri anterior darf trotz fehlender Darstellung des Gefäßes bei nur einseitig ausgeführter Carotisangiographie nicht diagnostiziert werden. So läßt sich die A. calloso-marginalis nur in ca. 67% der Fälle homolateral darstellen und die A. pericallosa ist in ca. 16% der Fälle homolateral nicht zu sehen [28].

Die *klinischen Symptome des Anteriorverschlusses* [7] bestehen vor allem in einer ohne Störung des Bewußtseins auftretenden motorischen Monoplegie des Beines mit Pyramidenzeichen, meist ohne sensiblen Ausfall und ohne Störung des Gesichtsfeldes oder der Sprache, sofern das Gefäß nach Abgang der Heubnerschen Arterie ausgefallen ist. Sitzt der Verschluß hingegen unmittelbar am Hauptstamm, so findet sich zusätzlich eine (kapsuläre) spastische Armparese, eine déviation conjugée, bei Läsion der dominanten Hemisphäre eine motorische Aphasie, ein Greifreflex, Demenz und durch Beteiligung des Lobulus paracentralis auch Sphincterstörungen.

3.4. Die A. cerebri posterior

Die A. cerebri posterior wird zwar in etwa zwei Dritteln der Fälle über die A. basilaris gespeist, aber ihre Verzweigung ist supratentoriell und sie wird daher als Fortsetzung des ersten intrakraniellen Carotisastes, der A. communicans posterior, betrachtet und somit zu den Gefäßen des Carotisgebietes gezählt. Ihre

Tabelle 4. *Die wichtigsten vasculären Hirnstammsyndrome*

Bezeichnung	Lokalisation	Symptome Homolateral	Kontralateral	Besonderheiten
Chiray-Foix-Nicolesco-Syndrom (oberes Ruber-Syndrom)	Mittelhirn, Nucleus ruber	Keine Oculomotoriusparese	Evtl. Hemiataxie, Hyperkinesie, Intentionstremor, Hemiparese (oft kein Babinski), aber evtl. mit Sensibilitätsstörungen	Schwankender Gang
Benedikt-Syndrom (oberes Ruber-Syndrom)	Mittelhirn, Nucleus ruber	Oculomotoriusparese, evtl. Blickparese nach Herdseite	Evtl. Hemiataxie, Intentionstremor, Hemiparese (oft kein Babinski)	
Claude-Syndrom (unteres Ruber-Syndrom)	Mittelhirn, Nucleus ruber	Oculomotoriusparese	Hemiataxie oder Hemiasynergie, Hemiparese	Keine Hyperkinesie
Weber-Syndrom	Mittelhirnfuß	Oculomotoriusparese	Motorische Hemiparese	
Parinaud-Syndrom	Vierhügelregion			Blicklähmung nach oben (rostrale Vierhügel), Blicklähmung nach unten (caudale Vierhügel)
Nothnagel-Syndrom	Vierhügelgegend	Oculomotoriusparese	Hemiataxie	
Raymond-Céstan-Syndrom	Orale Brückenhaube	Blicklähmung nach Herdseite	Sensibilitätsstörung (evtl. auch Trigeminus), evtl. Hemiparese	
Gasperini-Syndrom	Caudale Brückenhaube	Facialis-, Abducens-, Trigeminus- und Acusticuslähmung	Sensibilitätsstörung	Evtl. Nystagmus
Millard-Gubler-Syndrom	Caudale Brückenhaube	(Periphere) Facialisparese	Motorische Hemiparese	
Brissaud-Syndrom	Caudale Brückenhaube	Facialiskrampf	Motorische Hemiparese	

Syndrom	Lokalisation	Symptome		
Foville-Syndrom	Caudale Brückenhaube	Abducens- und evtl. Facialislähmung	Motorische Hemiparese	
Babinski-Negeotte-Syndrom	Dorsolaterale Partie des pontobulbären Überganges	Cerebelläre Ataxie, Horner-Komplex	Motorische Hemiparese, Sensibilitätsstörungen	Nystagmus, Lateropulsion (Gebiet der A. cerebelli posterior inferior)
Wallenberg-Syndrom	Dorsolaterale Oblongata	Horner-Komplex, Stimmbandparese, Gaumensegel- und Rachenhinterwandparese, Trigeminusausfall, Hemiataxie	Dissoziierte Sensibilitätsstörung	Nystagmus. Gebiet der A. cerebelli posterior inferior
Céstan-Chenais-Syndrom	Laterale Oblongata	Horner-Komplex, Stimmbandlähmung, Gaumensegel- und Rachenhinterwandparese, Hemiataxie	Motorische Hemiparese, Hemihypästhesie	
Avellis-Syndrom	Laterale Oblongata	Gaumensegel- und Rachenhinterwandparese, Stimmbandlähmung	Motorische Hemiparese, Hemihypästhesie	
Schmidt-Syndrom	Laterale Oblongata	Gaumensegel- und Rachenhinterwandparese, Stimmbandlähmung, Sternokleido- und obere Trapeziusparese, Zungenlähmung	Motorische Hemiparese, Hemihypästhesie	
Tapia-Syndrom	Laterale Oblongata	Gaumensegel- und Rachenhinterwandparese, Stimmband- und Zungenlähmung	Motorische Hemiparese, Hemihypästhesie	
Vernet-Syndrom	Laterale Oblongata	Gaumensegel- und Rachenhinterwandparese, Sternokleidomastoideusparese, Hemiageusie hinteres Zungendrittel, Hemihypästhesie Schlund	Motorische Hemiparese	
Jackson-Syndrom	Untere Oblongata	Zungenparese	Motorische Hemiparese	

[a] Aus Mumenthaler, M.: Neurologie für Ärzte und Studierende, 4. Aufl. Stuttgart: Thieme 1972.

Äste verzweigen sich als perforierende Äste zu Teilen des Diencephalons, des Nucleus subthalamicus und einen Teil der Formation reticularis, des Thalamus, des Plexus chorioideus, der Seiten- und des dritten Ventrikels, den medialen Cortex des Occipitallappens und hier insbesondere auch zur Sehrinde, sowie den Temporallappen mit Ausnahme seines Pols und des Gyrus temporalis superior (A. cerebri media). Die Gefäßversorgung der Sehrinde kann beträchtliche Variationen erfahren, die durch genaue Analyse der Angiogramme klinisch faßbar sind [31].

Eine Erweichung im Bereiche der A. cerebri posterior bewirkt je nach mitbetroffenen Ästen und Qualität des Kollateralkreislaufes unterschiedliche klinische Erscheinungen [32]. Bei voll ausgebildetem Syndrom findet sich eine Hemiparese, vor allem mit Hemihypästhesie und eine Hemianopsie (Befall des hinteren Anteiles der Capsula interna), eine Alexie sowie ein Thalamussyndrom und unwillkürliche Bewegungen. Letztere können bei Verschluß perforierender Äste ganz im Vordergrund stehen (z. B. Hemiballismus bei Erweichung im Nucleus subthalamicus Luisii). Liegt der Verschluß distal vom Abgang dieser perforierenden Äste an der Basis, so entsteht unter Umständen lediglich das Bild einer homonymen Hemianopsie. Diese zeigt in klassischen Fällen eine Aussparung des zentralen Gesichtsfeldes, weil die Repräsentation der Macula im rostralen Teil der Calcarina auch von der A. cerebri media versorgt werden kann [31].

3.5. Die beiden Aa. vertebrales, bzw. die aus diesen hervorgehende A. basilaris

Die beiden Aa. vertebrales, bzw. die aus diesen hervorgehende A. basilaris und ihre Äste versorgen den cranialsten Anteil des Rückenmarkes, die Oblongata, die Brücke, das Kleinhirn und durch die A. labyrinthica das Innenohr. Daß die Aa. cerebri posteriores vielfach ihr Blut aus dem Basilariskreislauf empfangen, wurde oben schon gesagt.

Eine Erweichung im Vertebralis-Basilarisgebiet ist für ca. 15% der Apoplexien verantwortlich [25]. Die *Klinik der vertebrobasilären Insulte* [3, 10, 17, 18, 21, 25, 26, 37, 42] ist durch einige Besonderheiten charakterisiert. Selbst bei ausgeprägten neurologischen Ausfällen tritt der Insult in der Regel ohne Beeinträchtigung des Bewußtseins auf. Krämer fand nur in 16% seiner Fälle eine meist nur geringgradige Bewußtseinstrübung. Eine Ausnahme stellt die massive Basilaristhrombose dar. Ein akuter Schwindelanfall, das Auftreten von Doppelbildern, ein Nystagmus, weisen immer auf eine Erweichung im genannten Gebiete hin. Auch beidseitige Ausfallsymptome, z. B. beidseitige Pyramidenzeichen, sind auf eine Hirnstammläsion verdächtig. Besonders charakteristisch ist eine gekreuzte Symptomatologie: eine Erweichung in einer Hälfte von Pons oder Oblongata kann durch direkten Befall eines Hirnnervenkerngebietes entsprechende homolaterale (periphere) Ausfälle erzeugen und durch gleichzeitige Läsion der hier vorbeiziehenden Pyramidenbahn, welche erst weiter caudal auf die Gegenseite hinüberkreuzt, eine kontralaterale Hemiparese. Im EEG zeigt sich nur bei ca. einem Viertel der Hirnstamminsulte ein verlangsamter oder fehlender α-Rhythmus [5].

Die speziellen *Charakteristika einiger vasculärer Syndrome des Hirnstammes* [18] sind in Tabelle 4 zusammengefaßt. Es sollen nur noch einige praktisch wichtige kurz beschrieben werden.

Bei einer Ischämie im Ausbreitungsgebiete der *A. cerebelli posterior inferior*, einem Seitenast der A. vertebralis, kommt es zum sog. Wallenberg-Syndrom [3, 10, 18, 21]. Diese Erweichung im dorsolateralen Anteil der Oblongata setzt ohne Bewußtseinsstörungen mit einem plötzlichen heftigen Schwindelanfall ein, der oft von Erbrechen begleitet ist und den Patienten zu Boden werfen kann. Es tritt Heiserkeit auf (Nucleus ambiguus vagi). Bei der Untersuchung fällt ein zur Läsion homolaterales Horner-Syndrom auf (zentrale Sympathicusbahn) sowie ein Nystagmus (Nucleus vestibularis descendens). Ebenfalls homolateral besteht eine Sensibilitätsstörung im Gesicht für alle Qualitäten (austretende Trigeminuswurzel), eine

Gaumensegel- und Rachenhinterwandparese mit Kulissenphänomen und entsprechender Schluckstörung (Vagus- und Glossopharyngicuskerne) sowie eine Extremitätenataxie (Tractus spino-cerebellaris ventralis). Gekreuzt hingegen liegt eine dissoziierte Sensibilitätsstörung von Rumpf und Extremitäten vor (Tractus spino-thalamicus lateralis). Es liegt also keine motorische Parese vor, keine Reflexdifferenzen und keine Pyramidenzeichen, da die ventral in der Oblongata verlaufenden Pyramidenbahnen durch die dorsolateral gelegene Erweichung nicht betroffen werden. Nicht selten liegt der Verschluß allerdings keineswegs in der A. cerebelli posterior inferior selber, sondern in der A. vertebralis [3, 10, 28].

Von einer *akuten Bulbärparalyse* spricht man, wenn eine ausgedehnte Erweichung in der Oblongata eine Zerstörung der Kerngebiete der caudalen Hirnnerven zur Folge hatte. Dies bewirkt einerseits eine „periphere" Lähmung der Mund- und Schlundmuskulatur mit schlaffer Parese und Atrophie und entsprechender Sprach- und Schluckstörung. Andererseits führt die zugrundeliegende ausgedehnte Erweichung immer auch zu einer Beeinträchtigung der langen Bahnen, d. h. vor allem zu einer hochgradigen beidseitigen Extremitätenparese mit Pyramidenzeichen. In diesem Zusammenhang seien das bei Beeinträchtigung der Substantia reticularis in der Brücke auftretende Coma vigile und der akinetische Mutismus erwähnt: Der Patient ist scheinbar wach, blickt herum, spricht aber nicht und reagiert nicht adäquat. Eine Schädigung der zentralen Haubenbahn oder des Dentatums kann zu dem für Hirnstammläsionen typischen rhythmischen Gaumensegelnystagmus führen.

Die eigentliche *Basilaristhrombose* [17, 26, 42] ist eine äußerst schweres, mit tiefem Koma einhergehendes, so gut wie immer letal verlaufendes Krankheitsbild. Die tiefe Bewußtseinsstörung, beidseitige Pyramidenzeichen, Störungen der Augenmotilität, eine Unterbrechung der vestibulooculären Reaktionen (Fehlen eines provozierten Nystagmus) und evtl. ein ocular

Tabelle 5. *Prognose bei Apoplexie*

	Robinson et al. (1959)	Dorndorf (1969)
1. Insult letal	$1/5$	$1/6$ (95% Wahrscheinlichkeit)
Übrige	50% † in 4 Jahren (N: 18%) 85% † an Gefäßleiden (53% † an Insult)	41—63% † in 5 Jahren (95% Wahrscheinlichkeit) 67—95% † in 10 Jahren (95% Wahrscheinlichkeit)

bobbing (rhythmische vertikale Augenbewegungen) lassen die Diagnose vermuten. Der angiographische Nachweis ist beweisend.

Auch die *Pseudobulbärparalyse* sei hier kurz erwähnt. Sie ist die Folge einer beidseitigen (meist vasculären) Läsion der corticobulbären Bahnen und stellt somit eine „zentrale Parese" der Mund- und Schlundmuskulatur dar. Die Beidseitigkeit ist allerdings Voraussetzung für eine Funktionsstörung, da die Kerne der caudalen Hirnnerven eine beidseitige zentrale Innervation empfangen. Entsprechend der zentralen Natur dieser Lähmung findet sich im Gegensatz zur echten Bulbärparalyse (bei Befall der Kerngebiete dieser Muskeln) keine Atrophie. Die Parese geht mit einer Steigerung der Eigenreflexe im Mundbereich einher (periorale Reflexe, Masseterreflex). Die Sprache ist dysarthrisch verwaschen, schlecht artikuliert. Die Zunge wird unvollständig herausgestreckt und wenig bewegt. Der Schluckakt ist verzögert und Speisereste bleiben meist lange im Munde zurück. Meist bestehen beidseitige Pyramidenzeichen und eine auffallende Affektlabilität mit Zwangsweinen und Zwangslachen. Im Hinblick auf die Notwendigkeit einer beidseitigen Läsion findet sich nicht selten in der Vorgeschichte ein Insult mit vorübergehender Hemiplegie. Erst eine zweite Erweichung — auf der Gegenseite — erzeugt dann plötzlich die pseudobulbären Symptome.

4. Verlauf und Prognose vasculärer Insulte bei intrakraniellen Gefäßverschlüssen
[4, 6, 8, 9, 14, 19, 23, 27, 29, 34, 40]

Es sei vorausgeschickt, daß Verlauf und Prognose bei anatomisch gleichartiger Lokalisation eines Gefäßverschlusses sehr unterschiedlich sein können. Hier spielen die Ausbildung des Kollateralkreislaufes und die Revascularisation eine entscheidende Rolle. Robinson u. Mitarb. [4] werteten eine Gruppe von mehr als 1000 Patienten mit Schlaganfall statistisch aus. Dorndorf hat den Verlauf bei mehr als 200 Kranken mit nachgewiesenem cerebralem Arterienverschluß analysiert. Die Ergebnisse dieser zwei Arbeiten sind in Tabelle 5 zusammengefaßt. Aus diesen und aus anderen Arbeiten ergibt sich, daß im Durchschnitt etwa ein Fünftel der Patienten mit Encephalomalacie die erste Episode nicht überleben [40], bzw. daß mit einer Wahrscheinlichkeit von 95% jeder Sechste innerhalb 4 Wochen dem Insult erlegen ist [9].

Bei den überlebenden vier Fünftel sterben etwa die Hälften innerhalb von 4,1 Jahren, im Vergleich mit nur 18% einer vergleichbaren Bevölkerungsgruppe. 85% der Kranken, die nicht an ihrem ersten Insult starben, erliegen schlußendlich einem cerebralen oder anderen Gefäßleiden, 53% der Todesfälle sind durch einen erneuten Insult bedingt. Dorndorf folgert, daß mit 95%iger Wahrscheinlichkeit 41 bis 63% der Insultpatienten mit nachgewiesenem Carotis- oder Mediaverschluß innerhalb der ersten 5 Jahre nach dem ersten Ereignis sterben und innerhalb 10 Jahren sind es zwischen 67 und 96%.

Als im Einzelfall prognostisch ungünstig sind tiefe und langdauernde Bewußtlosigkeit, besonders schwere neurologische Ausfälle, angiographisch nachgewiesene Massenverschiebung einer Hemisphäre während der initialen Ödemphase und höheres Lebensalter oder Demenz zu betrachten [4]. Männer haben oft eine schlechtere Prognose als Frauen. Kardiovasculäre Leiden verdüstern die Prognose [6, 30], insbesondere auch eine arterielle Hypertonie [9, 19, 23]. Embolien scheinen eine schlechtere Prognose als thrombotische Infarkte zu haben [4].

Für gewisse, wohldefinierte Gefäßverschlüsse bestehen spezielle prognostische Erwartungen, die allerdings wiederum im Einzelfall variieren können. So wurde die sehr schlechte Prognose der Basilarisverschlüsse erwähnt. Von der Gesamtheit vertebrobasilärer Insulte verlaufen etwa ein Fünftel tödlich oder lassen schwere Restsymptome zurück [25]. Ein proximaler Verschluß des Mediahauptstammes hat bei alten Patienten eine schlechte Prognose [27, 29, 34], während jüngere Patienten auch totale Mediaverschlüsse befriedigend überstehen können [27]. Eine vollständige Revascularisation mit Durchgängigkeit des vorher angiographisch verschlossenen Mediastammes konnte in 15% der Fälle nachgewiesen werden [15]. Allerdings geht dies keineswegs einer entsprechenden klinischen Erholung parallel. Der Nachweis eines guten leptomeningealen Kollateralkreislaufes allein läßt noch keine Rückschlüsse auf die Rückbildungsfähigkeit der neurologischen Ausfälle zu. Es ist hierfür vielmehr wesentlich, in welchem Zeitpunkt dieser Kollateralkreislauf nachgewiesen wird. Kann er schon in der Ödemphase angiographisch festgestellt werden, so scheint dies prognostisch ein günstiges Zeichen zu sein [20]. Ein Verschluß der A. cerebri anterior ist in der Regel nicht tödlich.

5. Schlußbemerkungen

Die Kenntnis der spezifischen gefäßgebundenen Ausfälle erlaubt, klinisch eine topische Diagnose der ischämischen Zone. Sie gestattet allerdings nicht unbedingt einen Rückschluß auf den Ort des eigentlichen Gefäßverschlusses. Hämodynamische Faktoren, das Gefäßkaliber und der Kollateralkreislauf sind für die Lokalisation der Ischämie von entscheidender Bedeutung. Nur die Arteriographie erlaubt bei entsprechender Technik und großer diagnostischer Erfahrung des Neuroradiologen sichere Aussagen über den Ort des Gefäßverschlusses. Dieses präzise Wissen ist wichtig zur Erfassung jener Fälle von extrakranieller Gefäßstenose, die einer operativen Therapie zugänglich sind [12].

6. Zusammenfassung

An Hand von 92 angiographisch nachgewiesenen intrakraniellen Arterienverschlüssen sowie auf Grund der medizinischen Literatur wird ein Überblick über die neurologische Symptomatologie und ihre Beziehung zu bestimmten Erweichungsgebieten gegeben. Es wird die Anatomie der Gefäßversorgung der einzelnen Gehirnbezirke durch die hauptsächlichsten cerebralen Arterien kurz dargelegt und daraus die bei Erweichungen entstehenden neurologischen Ausfälle abgeleitet. Die Problematik eines Rückschlusses aus Erweichungsort auf das verschlossene Gefäß wird hervorgehoben und es wird auf die Bedeutung des Kollateralkreislaufes hingewiesen. Im Hinblick auf mögliche gefäßchirurgische Maßnahmen bei extrakraniellen Verschlüssen wird die Bedeutsamkeit einer sorgfältigen arteriographischen Abklärung hervorgehoben. Die allgemeine Prognose cerebraler vasculärer Insulte und die speziellen prognostischen Faktoren bei bestimmten Verschlußlokalisationen werden aufgeführt.

Literatur

1. Aimard, G., Dehcaume, J.-P., Bouvier, Cl.: Presse méd. **75**, 1931 (1967). — 2. Althaus, U., Medici, V., Senn, A., Mumenthaler, M.: Katamnestische Untersuchungen nach chirurgischen Eingriffen im Bereiche supraaortaler Äste. — 3. Baker, A. B.: Neurology (Minneap.) **11**,

852 (1961). — 4. Carter, A. B.: Cerebral infarction. Oxford: Pergamon 1964. — 5. Christian, W.: Klinische Elektroencephalographie. Lehrbuch und Atlas. Stuttgart: Thieme 1968. — 6. Cooper, E. S., Ipsen, J., Brown, H. D.: Geriatrics 18, 3—9 (1963). — 7. Critchley, M.: Brain 53, 120 (1930). — 8. Currier, R. D., Giles, G. L., Westerberg, M. R.: Neurology (Minneap.) 8, 664 (1958). — 9. Dorndorf, W.: Verlauf und Prognose bei spontanen zerebralen Arterienverschlüssen. Theoretische und klinische Medizin in Einzeldarstellungen, Bd. 46. Heidelberg: Hüthig 1969. — 10. Dorndorf, W., Kahrweg, A.: Nervenarzt 40, 107 (1969). — 11. Duus, P., Ungeheuer, E.: Diagnostik und Therapie der zerebralen Gefäßverschlüsse. Stuttgart: Thieme 1971. — 12. Fields, W. S.: Z. Neurol. 201, 95 (1972). — 13. Foix, Ch., Lévy, M.: Rev. neurol. 11, 1—51 (1927). — 14. Ford, A. B., Katz, S.: Medicine (Baltimore) 45, 223 (1966). — 15. Galibert, P., Delcour, J., Grunewald, P.: Neurochirurgie 17, 166 (1971). — 16. Géraud, J., Rascol, A., Bes, A.: Rev. Neurol. 123, 387 (1970). — 17. Hansen, J.: Dtsch. Z. Nervenheilk. 177, 527 (1958). — 18. Hassler, R.: Erkrankungen der Oblongata, der Brücke und des Mittelhirns. In: Handb. Inn. Med., 4. Aufl., Bd. V/3, S. 552 (Bergmann, G., Frey, W., Schwiegk, H., Hrsg.). Berlin-Göttingen-Heidelberg: Springer 1953. — 19. Howard, F. A., Cohen, P., Hickler, R. B.: J. Amer. med. Ass. 183, 921 (1963). — 20. Huber, P.: Fortschr. Röntgenstr. 104, 82 (1966). — 21. Kaeser, H.: Dtsch. Z. Nervenheilk. 173, 322 (1955). — 22. Kaplan, H. A., Ford, D. H.: The brain vascular system. Amsterdam: Elsevier 1966. — 23. Katz, S., Ford, A. B., Chinn, A. B., Newill, V. A.: Medicine (Baltimore) 45, 236 (1966). — 24. Kohlmeyer, K.: Die neuropsychologische Symptomatologie lokaler Hirngefäßausfälle mit besonderer Berücksichtigung der Media-Ast-Läsionen. Neuropsychologische, neuroradiologische und klinisch-neurologische Vergleichsuntersuchungen. Habilitationsschrift. — 25. Krämer, W.: Med. Klin. 64, 2073 (1969). — 26. Krayenbühl, H., Yasargil, M. G.: Schweiz. med. Wschr. 91, 1504 (1961). — 27. Krayenbühl, H., Yasargil, M. G.: Schweiz. Arch. Neurol. Neurochir. Psychiat. 94, 287 (1964). — 28. Krayenbühl, H., Yasargil, M. G.: Die zerebrale Angiographie. Lehrbuch für Klinik und Praxis, 2. Aufl. Stuttgart: Thieme 1965. — 29. Lascelles, R. G., Burrows, E. H.: Brain 88, 85 (1965). — 30. Manigand, G.: Syndromes artériels encéphaliques. Paris: Expansion Scientifique 1968. — 31. Margolis, M. T., Newton, T. H., Hoyt, W. F.: Neuroradiology 2, 127 (1971). — 32. Marshall, J.: The management of cerebrovascular disease, 2nd. Ed. London: Churchill 1968. — 33. Marshall, J.: Lancet 1971 I, 719. — 34. Müller, N.: Med. Klin. 57, 2169 (1962). — 35. Mumenthaler, M., Huber, P., Grandjean, Ph.: Z. Neurol. 198, 46 (1970). — 36. Mumenthaler, M., Senn, A., Gasser, R.: Rev. neurol. 112, 479 (1963). — 37. Rau, H.: Schweiz. med. Wschr. 100, 1369 (1970). — 38. Ring, B. A., Waddington, M. M.: Radiology 88, 924 (1967). — 39. Ring, B. A., Waddington, M. M.: J. Amer. med. Ass. 205, 303 (1968). — 40. Robinson, R. W., Cohen, W. D., Higlano, N.: J. Amer. med. Ass. 169, 1149 (1959). — 41. Salamon, G., Ganzalés, J., Raybaud, Ch.: Neuro-chirurgie 17, 177 (1971). — 42. Siekert, R. G., Millikan, C. H.: Proc. Staff Meet. Mayo Clin. 30, 93 (1955). — 43. Sindermann, F., Dichgans, J., Bergleiter, R.: Brain 92, 607 (1969). — 44. Toole, J. F., Mossy, J., Janeway, R. (Eds.): Cerebral vascular diseases. New York: Grune and Stratton 1971. — 45. Waddington, M. M., Ring, B. A.: Brain 91, 685 (1968).

Differentialdiagnose Hirninfarkt — Hirnblutung

REISNER, H. (Neurol. Univ.-Klinik, Wien)

Referat

Die Differentialdiagnose cerebraler Insulte muß erstens in der Richtung Blutung—Erweichung erfolgen und zweitens, auf die Feststellung der Ursache der Blutung, bzw. die Pathogenese der Erweichung abzielen.

Die klassische intracerebrale Massenblutung ist in ihrer Genese weitgehend geklärt. Vor allem bei intracerebralen Blutungen Jugendlicher soll aber immer daran gedacht werden, daß ihre Ursache eine Gefäßmißbildung (Angiom, Aneurysma) oder die Blutung in einem Tumor sein kann. Nachdem die Therapie mit Anticoagulantien heute bei Patienten nach einem Herzinfarkt oder mit Gefäßerkrankungen verschiedener Art weit verbreitet ist, muß bei Hirnblutungen bedacht werden, daß sie auch durch die genannten Substanzen verursacht werden können. Sehr selten treten sie im Rahmen von Blutungsübeln auf. Weiters kann im Rahmen einer Anticoagulantientherapie eine weiße Malazie in eine rote übergehen, was klinisch meist das Bild einer Hirnblutung verursacht. Bei der Aufgliederung der Pathogenese des Hirninfarktes gibt es die klassischen Möglichkeiten Thrombose, Embolie und Verschluß durch Gefäßwanderkrankung neben

Tabelle 1. *Differentialdiagnose des cerebralen Insultes*

	Blutung intracerebrale (Massen-)Blutung	Encephalomalacie infolge cerebraler vasculärer Insuffizienz (c.v.I.)	infolge cerebraler Insuffizienz	infolge cerebraler Thrombose	infolge cerebraler Embolie
Häufigkeit	Seltener, verläuft primär eher tödlich	Häufig, primäre Mortalität nieder	Nicht allzu häufig, primäre Mortalität gering		Selten, primäre Mortalität gering
Lebensalter	Jenseits 50 zunehmend	Wie bei Blutung	Wie bei Blutung	Wie bei Blutung	Bevorzugt in jüngeren und mittleren Jahren
Anamnese	Selten bereits überstandene Insulte	Häufig Insulte verschiedener Intensität und Lokalisation absolviert	Selten bereits überstandene Insulte		Bisweilen bereits überstandene Insulte
Zeitpunkt des Auftretens	Häufig im Wach-, sehr selten im Schlafzustand	Vorwiegend im Schlaf, beim Erwachen, seltener im Wachzustand	Im Schlaf- und Wachzustand		Eher im Wachzustand
Tempo des Auftretens	Meist plötzlich, selten langsam progredient	Plötzlich, langsam progredient oder in Schüben	Vorwiegend langsam progredient auch in Schüben, seltener plötzlich		Plötzlich
Klinische Befunde, Allgemeinbefund	Arteriosklerose in Retinal- oder peripheren Gefäßen oder andere Zeichen kardiovasculärer Erkrankungen	Wie bei Blutung, häufig Herz- oder Kreislaufinsuffizienz, Blutdruckabfall	Wie bei Blutung, Herzinsuffizienz selten		Rheumatische Herzaffektion, Endokarditis, Vorhofflimmern, Embolien auch anderweitig
Bewußtseinslage	Meist schwere Benommenheit bis Koma (bei Ventrikeldurchbruch), epileptische Anfälle	Bewußtsein erhalten, evtl. Benommenheit oder Dösigkeit	Von klarem Bewußtsein bis starker Benommenheit, selten, Bewußtlosigkeit		Alle Abstufungen bis Bewußtlosigkeit, Verwirrtheit, epileptische Anfälle

Hirndrucksymptome	Meistens	Keine	Sehr selten	Fallweise
Lokalisation	Meist kapsulärer Herd (striolentikuläre Gefäße), seltener Herde in Großhirnmark oder Kleinhirn	Seltener an ein Gefäß gebundener Herd, häufiger mehr diffuse Herde	Gefäßgebundener Herd	Gefäßgebundener Herd
Meningeale Reize	Häufig	Niemals	Sehr selten	Gelegentlich
Bei Vorliegen einer Halbseitenlähmung	Tonus und Sehenenreflexe in gelähmten Extremitäten gesteigert, Pyramidenzeichen, Quadruplegie bei Ventrikeldurchbruch (pseudoschlaff)	Tonus und Sehnenreflexe herabgesetzt, keine Pyramidenzeichen (nur bei frischem Insult und wenn kein Insult vorangegangen ist)	Wie bei c.v.I.	Eher wie bei Blutung
Klivus-Kantensyndrom (innere bzw. innere und partielle äußere Oculomotoriuslähmung) homolateral	Gelegentlich, bei Ventrikeldurchbruch fast immer	Niemals	Selten	Gelegentlich
Augenhintergrund	Sklerose, manchmal frische Netzhautblutungen	Sklerose, sehr selten Blutungen	Sklerose, sehr selten Blutungen	Uncharakteristisch
Blutdruck	Fast immer Hypertonie	Neben Hypertonie häufig Normaldruck oder Hypotonie	Wie bei c.v.I.	Variabel
Liquor cerebrospinalis	Frisch blutig bis xanthochrom, evtl. nur mikroskopisch Erythrocyten nachweisbar, bei abgekapselter Blutung kann Liquorbefund anfangs normal sein, bei Durchbruch in Ventrikel oder Subarachnoidalraum massiv blutig	Normal oder leichte Pleocytose mit geringer Eiweißvermehrung	Wie bei c.v.I., bei roter Erweichung Erythrocyten und Xanthochromie	Klar oder xanthochrom, mäßige Pleocytose und Anstieg des Eiweißgehaltes, besonders bei infiziertem Embolus

der funktionell bedingten Mangeldurchblutung, welche vorwiegend dem Begriff der cerebrovasculären Insuffizienz subsummiert wird. Voraussetzung für jeden cerebralen Insult ist eine Läsion von Gefäßwand oder/und Gefäßinhalt, die zu Obliteration oder Einengung des Volumens eines arteriellen Hirngefäßes führt. Die häufigsten Gefäßerkrankungen sind Arteriosklerose und Hyalinose bei Hypertonie, selten die Thrombangiitis obliterans, die Gefäßlues und die Periarteriitis nodosa. Weiters muß beachtet werden in welchen Abschnitten der arteriellen Hirngefäße die Läsion sitzt, wobei zwischen den vom Aortenbogen bis zur Schädelbasis reichenden extrakraniellen und den intrakraniellen Gefäßen zu unterscheiden ist. Die Veränderungen überwiegen bei Verstorbenen zu einem Drittel im extrakraniellen, zu einem Drittel im intrakraniellen Bereich und sind im Rest annähernd gleichmäßig über beide Abschnitte verteilt (H. Reisner, Th. Reisner, Pollizer und Spängler). Für die Ausprägung des Hirninfarktes nun ist von Bedeutung das Tempo der Entwicklung des Gefäßverschlusses, seine Lokalisation und das Vorhandensein oder die Möglichkeit der Ausbildung von Kollateralkreisläufen. Hierzu kommen noch Faktoren, welche vom Funktionszustand des Herzens und peripheren Kreislaufes abhängen. Diese führen zu funktionell bedingten Hirninfarkten und werden der cerebralen vasculären Insuffizienz zugeordnet.

Für die *Differentialdiagnose* Hirnblutung—Hirninfarkt gibt es eine Reihe von klinischen Kriterien, welche z. T. auf Grund eigener Auswertung von rund 8000 Fällen erarbeitet wurden. (Reisner). Sie ermöglichen gemeinsam mit dem Liquorbefund in 95% die richtige Diagnose. Nur über diese soll berichtet werden.

Intracerebrale Massenblutungen sind seltener als Erweichungen. Das Verhältnis bei Verstorbenen beträgt im eigenen Krankengut 29:71, also etwas mehr als 1:3, bei Überlebenden 13,8:86,2, entsprechen etwa 1:6. Es sind daher Malacien viel häufiger zu erwarten, als Blutungen. Pathogenetisch überwiegen im intrakraniellen Bereich die funktionell bedingten Erweichungen weit die durch thrombotische oder arteriosklerotische Verschlüsse verursachten Hirninfarkte und die durch kardiogene Embolien bedingten. Die Zahlen sind bei Verstorbenen 65:32:3, bei Überlebenden 79:17,7:3:3 (Felger, Reisner u. Scherzer). Das Verhältnis der angiographischen Nachweisbarkeit von Gefäßverschlüssen und Einengungen zwischen extra- und intrakraniellen arteriellen Abschnitten ist ungefähr folgendes: In einem Drittel überwiegen die intrakraniellen, im zweiten die extrakraniellen Verschlüsse und Stenosen, während sie im dritten Drittel fehlen, oder die letzteren wegen ihrer Geringfügigkeit hämodynamisch wirkungslos bleiben. Bei dieser Gruppe sind vorwiegend funktionelle Mechanismen von führender pathogenetischer Bedeutung. Die Relation entspricht annähernd der oben zitierten beim autoptischen Material.

Das Lebensalter des Erkrankten läßt differentialdiagnostische Schlüsse in folgenden Richtungen zu: Bei Hirnblutungen Jugendlicher muß an Gefäßmißbildungen bzw. Hirntumoren gedacht werden, bei malacischen Insulten an solche, die durch Embolien, z. B. im Rahmen einer Endokarditis auftreten können und an die Thrombangiitis obliterans. Durch den verbreiteten Gebrauch von Ovulationshemmern kommt es bei jungen Frauen jetzt häufiger zum Auftreten unblutiger cerebraler Insulte als früher. In der Zeit zwischen Januar 1968 und März 1972 konnten 18 Fälle beobachtet werden, von denen 10 ein positives Angiogramm hatten. An anamnestischen Daten ist die Tatsache schon früher durchgemachter Insulte eher für Malacien zu werten. Hier wird vor allem an eine rezidivierende cerebrovasculäre Insuffizienz vielleicht bei einem stenosierenden Prozeß im Halsabschnitt eines Hirngefäßes oder Embolien zu denken sein. Der Zeitpunkt des Auftretens eines Insultes läßt folgende Schlüsse ziehen: Ein Gehirnschlag welcher aus dem Schlaf heraus oder knapp nach dem Aufstehen auftritt, hat meist das anatomische Substrat einer Encephalomalacie. Blutungen treten viel häufiger im Wachzustand auf, sie können durch Ereignisse, welche den intrakraniellen Druck steigern und bisweilen durch psychische Alterationen ausgelöst werden. Das Tempo der Entwicklung eines Schlaganfalles hat nur bedingten differentialdiagnostischen Wert. Cerebrale Embolien und die oft fälschlich als Gehirnschläge diagnostizierten spontanen Subarachnoidealblutungen entwickeln sich immer plötzlich, Blutungen in den meisten Fällen sehr rasch, unter Umständen in zwei Schüben, selten mit epileptischen Anfällen. Thrombosen zeigen meist einen protrahierten Verlauf. Es kann sich aber auch dieses Krankheitsbild in Schüben entwickeln oder plötzlich auftreten. Hier wird dann eine funktionelle intracerebrale Komponente im Rahmen einer cerebralen vasculären Insuffizienz der schon bestehenden Thrombose die auslösende Ursache sein. Wenn Kranke mit blutigen Insulten überleben, zeigen sie oft eine auffallend gute Remission. Die kritische Zeit quoad vitam ist hier die erste, bei Encephalomalacien die zweite und dritte Woche.

An klinischen Befunden ist die Beeinträchtigung der Bewußtseinslage von ausschlaggebender Bedeutung für die Differentialdiagnose. Je stärker diese eingeengt ist, um so wahrscheinlicher wird die Diagnose Hämorrhagie. Es gibt praktisch keine Hirnblutung ohne starke Benommenheit des Kranken, die sich bis zu Bewußtlosigkeit und Koma steigern kann. Bei kleineren Hirninfarkten im Stromgebiet der Carotiden ist die Bewußtseinslage oft kaum verändert. Benommenheit wird nur bei Verschlüssen großer arterieller oder venöser Gefäße auftreten, Bewußtlosigkeit vor allem bei Thrombosen im Stromgebiet der Arteria basilaris. Zeichen gesteigerten Hirndruckes mit Erbrechen, starken Kopfschmerzen und bei erhaltenem Bewußtsein Schmerz im Nacken, sprechen genauso wie der Nachweis meningealer Reize für Blutung. Alle diese stehen bei der Subarachnoidealblutung, die meist aus Aneurysmen stammt, im Vordergrund. Bei cerebralen Embolien in größeren Gefäßen können manchmal Hirndrucksymptome und epileptische Anfälle auftreten, ebenso bei intrakraniellen Hirnvenenthrombosen, die Hirntumore imitieren können. Eine erweiterte Pupille (Clivus-Kanten-Syndrom) spricht eher für eine Blutung auf der selben Seite, als für eine Erweichung. Schlechte Palpation der Arteria carotis communis oder der Carotis interna muß besonders dann, wenn Stenosegeräusche zu hören sind an eine Einengung dieses Gefäßes denken lassen. Sie sind aber nicht hierfür beweisend. Bisweilen kann man aus der Lokalisation des Krankheitsherdes differentialdiagnostische Schlüsse ziehen. Spricht die klinische Symptomatologie dafür, daß ein Hirninfarkt das gesamte Stromgebiet oder das eines großen Astes einer Arterie betrifft, so kann man annehmen, dies sei durch einen Verschluß bedingt. Bei der cerebralen vasculären Insuffizienz halten sich die klinischen Ausfälle nicht exakt an das Stromgebiet eines Gefäßes und sind dementsprechend nicht so ausgestanzt. Die typische intracerebrale Massenblutung lokalisiert sich im Bereich der Stammganglien. Andere Lokalisationen sind selten. Liegt eine Halbseitenlähmung vor, treten spastische Symptome bald, d. h. häufig schon in den ersten Stunden nach dem Insult auf, wenn dessen Ursache eine Blutung ist. Bei malacischen Insulten in der Regel tritt die Spastizität erst nach Tagen auf, wenn es sich nicht um einen Zweitinsult handelt. Bei Hirnblutungen findet man Hämorrhagien am Augenhintergrund häufiger als bei Malacien. Der Blutdruck kann in seiner Höhe nur insofern verwertet werden, als Blutungen, wenn sie nicht aus Gefäßmißbildungen erfolgen, fast nur bei Hypertonikern vorkommen. Im eigenen Krankengut ist der Blutdruck in rund einem Drittel normal, in den beiden anderen herabgesetzt bzw. erhöht. Von größter Bedeutung für die Differentialdiagnose ist der Liquorbefund. Bei Hirninfarkten ist er in den meisten Fällen unauffällig. Cerebrale Thrombosen verursachen manchmal eine Eiweißvermehrung, fast niemals eine Pleocytose. Dagegen kann es bei Enzephalomalacien, die auf Basis einer Embolie zustande kommen, besonders dann, wenn der Embolus infiziert ist, zu einer deutlichen Zellvermehrung kommen; bei der cerebrovasculären Insuffizienz ist der Liquor normal. Liegt eine rote Malacie vor, findet man verschieden alte Erythrocyten, der Liquorbefund kann dem bei einer Hirnblutung ähneln. Die klinische Symptomatologie gestattet aber dann die Diagnose der roten Erweichung. Auch bei Hirnvenenthrombosen kann der Liquor neben einer Eiweißvermehrung Blutelemente aufweisen. Hirnblutungen verursachen von Anfang an einen blutigen Liquor, wenn die Blutung in den Liquorraum durchgebrochen ist. Es gibt aber auch abgekapselte intracerebrale Hämorrhagien, bei denen die Rückenmarksflüssigkeit anfänglich normal ist und erst im Laufe von Tagen verschieden alte Blutbestandteile und Blutpigment sichtbar werden. Bei der spontanen Subarachnoidealblutung ist der Liquor immer blutig und es hängt nur vom Zeitpunkt der Punktion ab, in welchem Stadium der Alterung sich die Erythrocyten befinden.

Will man die Dignität der angeführten differentialdiagnostischen Kriterien einschließlich der Liquoruntersuchung ihrem Wert nach aufzählen, ergibt sich folgende Reihung:
    1. Beurteilung der Bewußtseinslage,
    2. Nachweis von Hirndrucksymptomen und meningealen Reizen,
    3. Liquorbefund,
    4. Zeitpunkt des Auftretens der cerebralen Symptome,
    5. Tempo ihres Auftretens,
    6. Lokalisation des Krankheitsherdes,
    7. Clivus-Kantensyndrom,
    8. Blutdruck.

Im allgemeinen wird man die Differentialdiagnose zwischen Hirninfarkt und Hirnblutung weder in Hinsicht auf ihre Pathogenese, noch auf die einfache Unterscheidung zwischen blutigem und unblutigem Insult auf Grund eines der angeführten Kriterien allein stellen können. Die einzige Ausnahme wäre ein frisch blutiger Liquor. Berücksichtigt man aber die einzelnen angeführten Kriterien gemeinsam, so ist die Abtrennbarkeit blutiger von unblutigen Insulten, rein klinisch und liquormäßig, wie schon eingangs angeführt, in rund 95% der Fälle möglich. Die Differenzierung der einzelnen Unterformen gelingt dagegen zwangsläufig in einem viel niedrigeren Prozentsatz, welcher sich um ca. 75 bewegt.

Für die genaue Abklärung der einzelnen pathogenetischen Mechanismen, vor allem bei der Encephalomalacie sind dann von Nöten: Angiographie der intra- und extracerebralen arteriellen Gefäße, Hirnszintigraphie, EEG, Echoencephalographie und Impedanzmethoden. Mit diesen gelingt dann nicht nur die Differentialdiagnose Hirninfarkt—Hirnblutung und ihre Abgrenzung gegen andere intrakranielle Prozesse, die einen Insult vortäuschen können, sondern auch die Klärung der Ätiologie dieser beiden Krankheitsbilder.

Literatur

Felger, G. P., Reisner, H., Scherzer, E.: Wien. klin. Wschr. **73**, 397 (1961). — Politzer, P., Reisner, H., Reisner, Th., Spängler, P.: Wien. Z. Nervenheilk. **0/1215** (im Erscheinen). — Reisner, H.: Wien. med. Wschr. **116**, 787 (1966); — In: Handbuch der praktischen Geriatrie, Bd. I (Doberauer, W., Hittmair, A., Nissen, R., Schulz, F. H., Hrsg.). Stuttgart: Enke 1965.

Allgemeine Behandlungsrichtlinien einer medikamentösen Therapie der Hirnarterienverschlußfolgen

GOTTSTEIN, U. (Med. Klinik des Bürgerhospitals Frankfurt am Main)

Referat

Der Hirnkreislauf ist heute nicht mehr ein Buch mit sieben Siegeln, sondern nur noch eines voller interessanter Fragen, die eine nach der anderen gelöst werden und werden müssen. Der Hirnkreislauf ist nicht mehr ein unerforschbares Objekt, überlassen der Intuition und Spekulation, sondern ein erforschbarer Teil des Gesamtkreislaufs und wahrlich nicht der unwichtigste. Das haben in den letzten Jahren zunehmend auch die Internisten bemerkt, wie auch dieser Kongreß zeigt, und das ist gut so, denn vorwiegend bei uns Internisten liegen die Kranken mit Hirnarteriendurchblutungsstörungen und bedürfen einer internistischen Therapie.

Wo und wie kann unsere Therapie angreifen, nachdem es zu einem Hirnarterienverschluß kam? Die Abb. 1 zeigt die *wichtigsten pathophysiologischen Fakten*, aus denen sich Symptomatik und Therapie ableiten: Der Arterienverschluß führt zu einem *Druckabfall* hinter dem Verschluß, und das Ausmaß des Druckabfalls ist abhängig von dem Vorhandensein oder Fehlen von Kollateralen. So wird die resultierende *Mangeldurchblutung* entweder hochgradig sein und zum irreversiblen *Hirninfarkt* führen, oder die Mangeldurchblutung wird eine Vita minima ermöglichen, so daß die Ganglienzellen am Leben bleiben, lediglich die Funktion gestört ist. Eine *reversible Störung der Ganglienzellfunktion* resultiert, denn der Strukturstoffwechsel beträgt nur etwa ein Zehntel des Funktionsstoffwechsels. Man kann also als Arzt am Krankenbett nicht entscheiden, ob etwa die Halbseitenparese oder Bewußtlosigkeit Folge einer irreversiblen oder einer reversiblen Funktionsstörung ist. Eine Therapie muß also stets versucht werden, um die Chance einer Wiederherstellung der Funktionen zu nutzen. Der früher oft gelehrte Satz: „Wenn die Lähmungen erst mal da sind, kommt die Therapie zu spät" stimmt heute nicht mehr.

Was geschieht nun bei solch einer postocclusionellen Mangeldurchblutung weiter? Die *Blutgefäße* sind nicht verengt, wie man früher glaubte, sondern *erweitert.* Dies ist einmal Folge des erniedrigten intravasalen Drucks, der über die spezifischen Eigenschaften der Arteriolenmuskulatur, auf Blutdruckabfall zu erschlaffen, eine Vasodilatation bewirkt. Wir sprechen vom Bayliss-Effekt. Die Vasodilatation ist ferner Folge der lokalen Gewebsacidose, d. h. vor allem der Lactatanhäufung im hypoxischen Areal.

Eine Konsequenz ist uns also sofort klar: Vasodilatantien oder die Anwendung der vasodilatierend wirkenden Kohlensäure sind nicht indiziert und zur Wirkungslosigkeit verurteilt. Ich werde Ihnen das später an Hand von Messungen noch einmal demonstrieren.

Folge des erniedrigten Druckes ist ferner eine *Strömungsverlangsamung, die zur Zellaggregation bis hin zur Stase der Blutsäule in den Capillaren und Venolen führt*

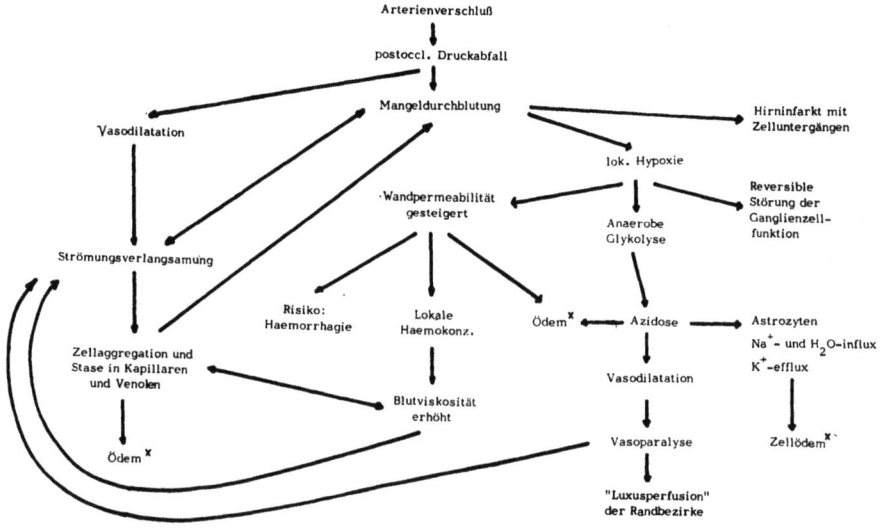

Abb. 1. Schematische Darstellung der Hirnarterienverschlußfolgen

[25, 26, 28]. Es resultiert daraus sowohl ein lokales ischämiebedingtes Ödem, das die Durchblutung weiter verschlechtert, als auch über die erhöhte Blutviscosität eine weitere Strömungsverlangsamung und eine Mangeldurchblutung, die nun als zweite Folge des primären Arterienverschlusses zum irreversiblen Hirninfarkt führen kann. Es kann aber auch über die lokale Hypoxie die Capillarwandpermeabilität stark gesteigert werden, und wieder resultiert das ungünstige *Ödem*, Folge ist eine lokale *Hämokonzentration* mit konsekutiver *Blutviscositätserhöhung* und wieder schließt sich ein Teufelskreis, der zu weiterer Durchblutungsverschlechterung führt. Weiterhin kann die primäre Mangeldurchblutung über die lokale Acidose verschlechtert werden, die einerseits zum Ödem führt und andererseits zur Vasodilatation und damit zur Strömungsverlangsamung, und wieder resultieren die ungünstigen Faktoren, die eine Hirnischämie vergrößern können. Oder aber es kommt zur sekundären *Einblutung*, etwa bei schwerer *Herzinsuffizienz* mit hohem Venendruck, unter dem Einfluß von *Anticoagulantien*, oder bei der Wiedereröffnung eines Verschlusses durch *Spontanfibrinolyse bei hohem arteriellem Blutdruck*.

Nach diesem Überblick der pathophysiologischen Mechanismen will ich versuchen, einige Behandlungsrichtlinien zu geben und zu begründen. In ca. 70 bis 80% der Kranken mit Hirninfarkt handelt es sich um *Hypertoniker*, wie die Framingham-Studie [19] in Übereinstimmung mit unseren Ergebnissen [1] zeigt. Der weiterhin bestehende Hochdruck stellt auch nach dem Arterienverschluß eine große Gefahr dar, da er das Hirnödem fördert, subintimale Blutungen hervorruft oder sekundäre Einblutungen in einen weißen Infarkt bewirkt, so daß der rote Infarkt resultiert. Damit sinkt die Prognose.

Unsere *erste therapeutische Forderung beim Hypertoniker* lautet daher: Blutdrucksenkung auf etwa 160 bis 170 mmHg systolisch, z. B. mit Reserpin i.m.

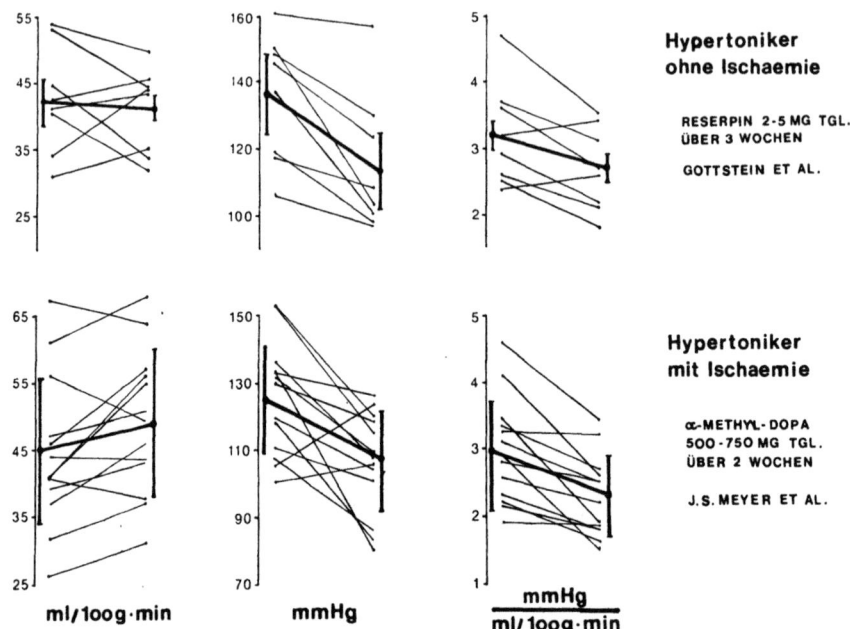

Abb. 2. Trotz medikamentöser Blutdrucksenkung bleibt die Hirndurchblutungsgröße sowohl bei Kranken mit Hypertonus ohne Ischämie als auch bei Hypertonikern mit akuter cerebraler Ischämie weitgehend konstant, der Strömungswiderstand (CVR) nimmt also ab

Müssen wir dann keine Verminderung der Hirndurchblutung befürchten? Die Abb. 2 zeigt, daß dieses *Risiko nicht groß* ist: Sowohl bei Hypertonikern ohne, als auch mit akuter cerebraler Ischämie kann der Blutdruck deutlich gesenkt werden, ohne daß die Hirndurchblutung kritisch abfällt [9, 10, 20]. Allerdings muß diese Blutdrucksenkung unter ärztlicher Kontrolle stattfinden, um eine etwaige Verschlechterung der Symptomatik sofort zu beobachten.

Normalerweise bleibt eine Blutdrucksenkung bis auf 70 mmHg Mitteldruck ohne Einfluß auf die Hirndurchblutung [10], der Druckabfall wird autoregulativ durch Vasodilatation kompensiert, aber *unter posthypoxischen-acidotischen Bedingungen ist die Autoregulation* gestört [7, 14, 24], und nun findet sich ein druckpassives Verhalten der Durchblutung (Abb. 3). Der Blutdruck darf also nicht zu akut und zu stark gesenkt werden. Die klinische Erfahrung lehrt aber, daß ein auf ca. 160 bis 170 mmHg gesenkter Blutdruck gut toleriert wird, selbst wenn er jahrelang zuvor über 200 mmHg lag.

In den selteneren Fällen ist der arterielle Blutdruck zu niedrig, also unter 120 mmHg systolisch. Hier kann eine vorsichtige Druckerhöhung günstig sein, wie die klinische Erfahrung und die Meßergebnisse zeigen (Abb. 4): Die Hirndurchblutung wird normalerweise durch Blutdrucksteigerung nicht beeinflußt, bei hypotoner Ausgangslage jedoch steigt die Zirkulationsgröße mit dem Blutdruck an [9, 10].

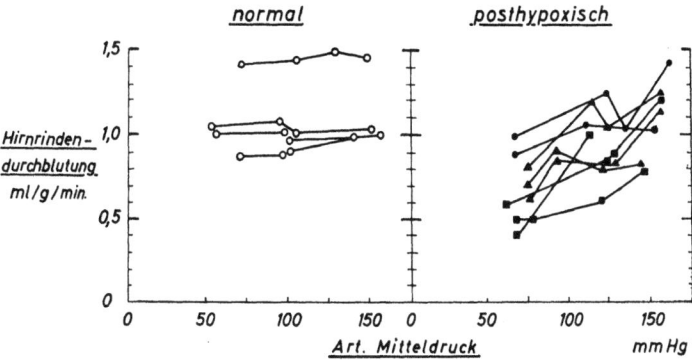

Abb. 3. Unter Normalbedingungen bleibt die Hirnrindendurchblutung von Hunden konstant, selbst bei einem Blutdruckabfall von 150 bis auf 60 mmHg. Im posthypoxischen Zustand jedoch findet sich eine Druckabhängigkeit der Hirndurchblutung

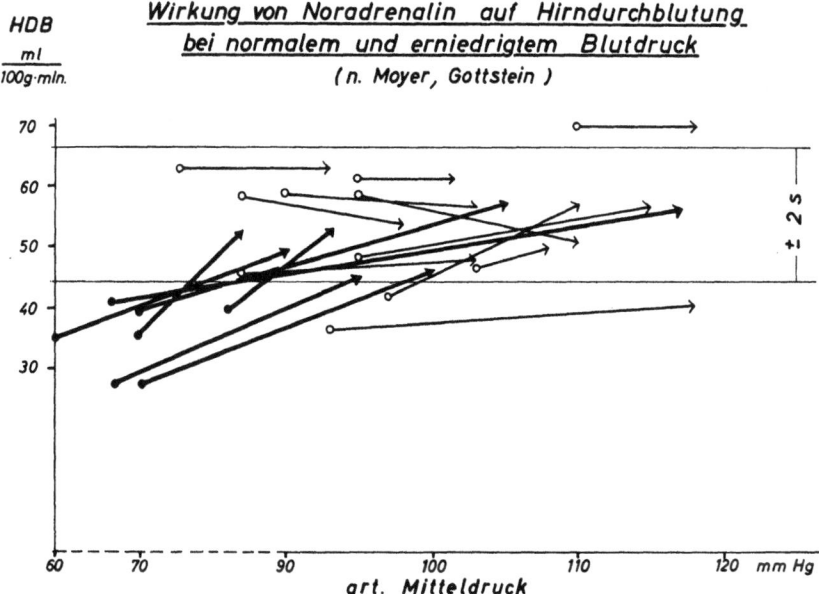

Abb. 4. Die Hirndurchblutung des Menschen bleibt auch bei Drucksteigerung nach Noradrenalin konstant. Bei erniedrigten Blutdruckausgangswerten jedoch steigt die Hirndurchblutung mit dem Blutdruck an

Dieser Befund ließ sich auch bei *Messungen der regionalen Hirndurchblutung* nachweisen (Abb. 5): In den ungestörten Hirnarealen blieb die Durchblutung bei Drucksteigerung vermöge der Autoregulation konstant, in den *ischämischen Arealen aber stieg die regionale Durchblutung mit dem Blutdruck an* [17, 24].

Einfluß von Aramin i.v. auf Hirndurchblutung in gesunden und ischaemischen Arealen

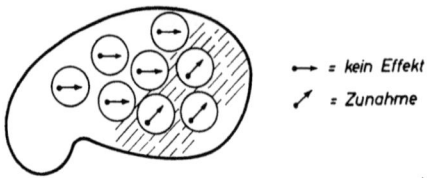

(n. Hoedt-Rasmussen u. Lassen 1966)

Abb. 5. In normalen Hirnarealen steigt die regionale Durchblutung nach pharmakologischer Blutdrucksteigerung nicht an, in ischämischen Arealen jedoch zeigt sich eine Druckpassivität der regionalen Durchblutung

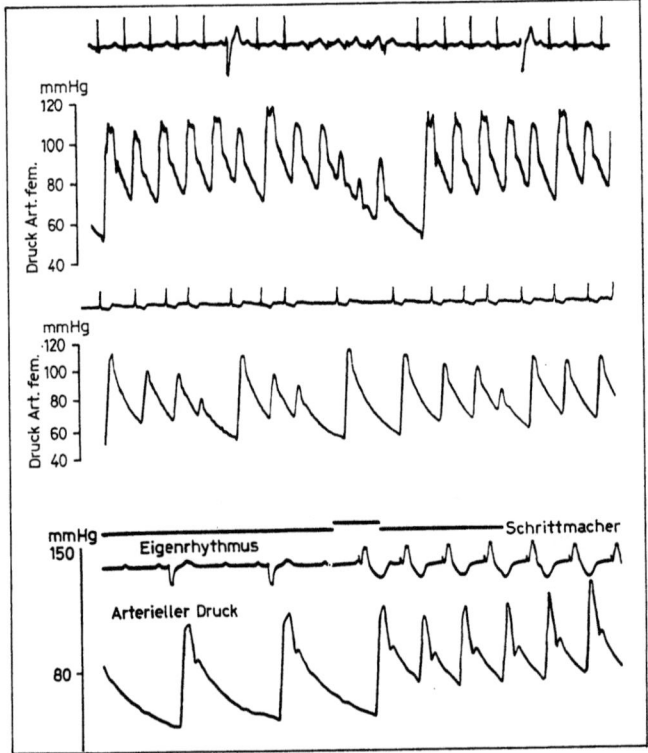

Abb. 6. Durch Extrasystolie, Vorhofflimmern oder starke Bradykardie bei totalem AV-Block wird eine starke Unregelmäßigkeit auch des arteriellen Blutdrucks verursacht

Diese Erkenntnis ist nicht nur für die medikamentöse Blutdruckstabilisierung wichtig, sondern auch für die Therapie der *Herzinsuffizienz und der Herzrhythmusstörungen* (Abb. 6): Viele unserer Kranken haben nicht nur eine cerebrovasculäre, sondern auch eine coronare Insuffizienz, die zu gehäufter Extrasystolie, Vorhofflimmern oder zu einer AV-Blockierung führt. Diese Unregelmäßigkeiten des Herzschlages bewirken, wie auf der Druckregistrierung erkennbar, auch *Unregelmäßigkeiten des arteriellen Blutdrucks*. Diese sind hämodynamisch ungünstig und oft auslösende Ursache einer Hirnischämie [10].

Den Einfluß einer starken *Bradykardie* bei Kranken mit *totalem AV-Block* auf die Hirndurchblutung haben Held u. Mitarb. in unserer Arbeitsgruppe geprüft: Ein Teil der Kranken mit starker Bradykardie hat eine cerebrale Mangeldurchblutung mit all ihren ungünstigen Folgen. Wenn die Bradykardie beseitigt wird, medikamentös oder hier mit dem Schrittmacher, steigt in vielen Fällen die Hirndurchblutung stark an [16].

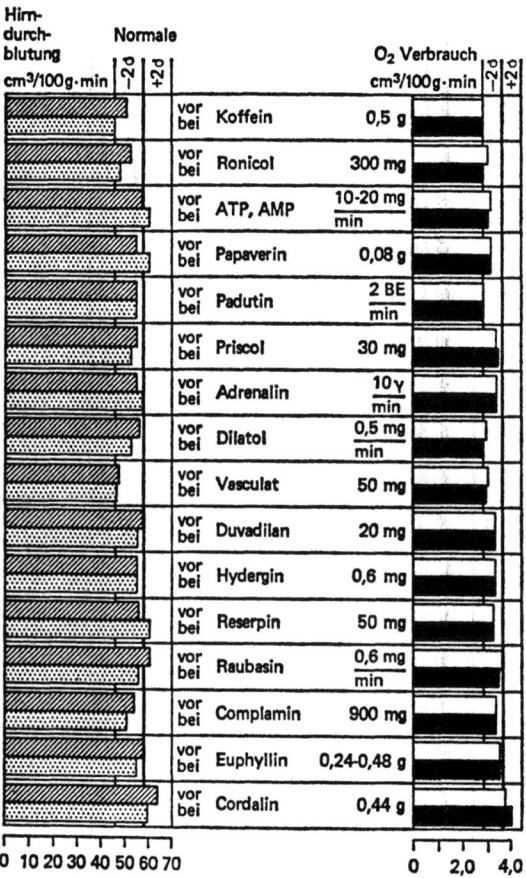

Abb. 7a. Die Hirndurchblutung des Menschen und der cerebrale Sauerstoffverbrauch werden durch i.v. Applikation dieser Pharmake nicht signifikant gesteigert. Lediglich bei Papaverin ist eine flüchtige Zunahme erkennbar, während bei den Theophyllinkörpern gesicherte Abnahmen der Durchblutung registriert werden

Ich hatte schon erwähnt, daß *gefäßerweiternde Substanzen* bei der cerebralen Ischämie nicht indiziert sind, da ja keine Vasoconstriction Folge der Ischämie ist, eher eine Vasodilatation. Und dennoch wird die Frage nach der Indikation gefäßerweiternder Pharmaka aus Ärztekreisen am meisten gestellt, weswegen auf dieses Problem hier gesondert eingegangen werden soll: Schon vor über 10 Jahren habe ich diese *Meßergebnisse* veröffentlicht [9], die damals stark attackiert, heute international bestätigt sind [24] (Abb. 7): Mit i.v. Injektionen und Infusionen all dieser Präparate gelingt es entweder nicht oder kaum, die cerebrale Durchblutung zu steigern. Die Theophyllinkörper vermindern sogar die Hirndurchblutung signifikant [9, 10, 24].

Mit *Injektionen direkt in die Art. carotis* (Abb. 8) gelang uns eine starke Zunahme der Hirndurchblutung, dabei blieb der cerebrale Sauerstoffverbrauch konstant, und wir sahen klinisch weder bei cerebralen noch bei retinalen Durchblutungsstörungen eine Besserung [9, 10].

Die Kopenhagener Arbeitsgruppe um Lassen überprüfte letztes Jahr unsere Befunde und bestätigte sie: *Papaverininfusionen in die Art. carotis* führten zu einer starken *Zunahme der regionalen Hirndurchblutung, allerdings nur in den gesunden Arealen.* In den therapiebedürftigen ischämischen Arealen hingegen blieb die Steigerung der Zirkulationsgröße aus [23].

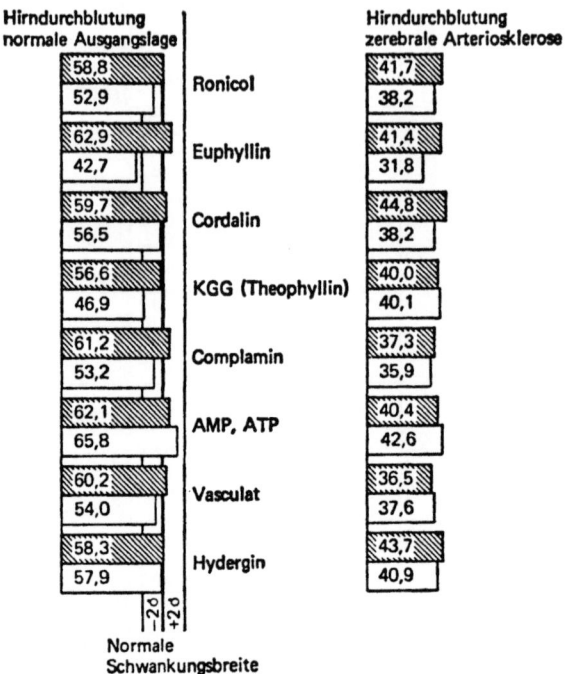

Abb. 7b. Aufschlüsselung der Durchblutungswerte von Patienten mit normalen und verminderten Ausgangswerten. Gerade auch bei den Kranken mit cerebraler Arteriosklerose sind signifikante Zunahmen der Durchblutung nicht erzielt worden

Entsprechendes gilt für den wirksamsten cerebralen Vasodilatator, die *Kohlensäure* [9, 10]: Inhalationen von 5% CO_2 führten zur Mehrdurchblutung in den gesunden Arealen, aber zu keinem Effekt oder sogar zur Abnahme in den Ischämiearealen [17, 24] (Abb. 9). *Wir sehen also, daß sog. vasodilatierende Maßnahmen nicht sinnvoll sind.*

Was können wir aber weiter neben der Herz- und Blutdrucktherapie sinnvolles tun? Jede cerebrale Ischämie führt zum lokalen Hirnödem, das innerhalb weniger Minuten beginnt und nach etwa 4 Std bereits deutlich ausgeprägt ist. Dieses *Ödem führt* (vgl. Abb. 1) *zur weiteren Störung der Gewebsdurchblutung und des Zellstoffwechsels*, denn es beeinträchtigt die Capillar- und Venolendurchblutung und damit den Antransport von Sauerstoff und Glucose und den Abtransport der sauren Metabolite.

Der Grund ist in dem *Anstieg des Hirngewebedrucks* zu sehen (Abb. 10): Normalerweise fällt der Blutdruck von den Arterien bis zu den Capillaren bis auf etwa 30 mmHg ab. Da der Gewebedruck bei ca. 10 mmHg liegt, bleibt eine Druckdifferenz von 20 mmHg; dies ist der eigentliche Hirngewebeperfusionsdruck. Hat ein Arterienverschluß zu einem Druckabfall auf z. B. 50 mmHg geführt, so mag der Capillardruck nur noch bei 20 mmHg liegen. Ist der Gewebsdruck normal, so

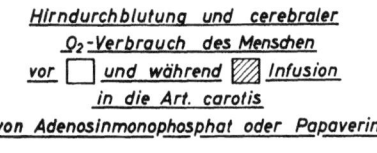

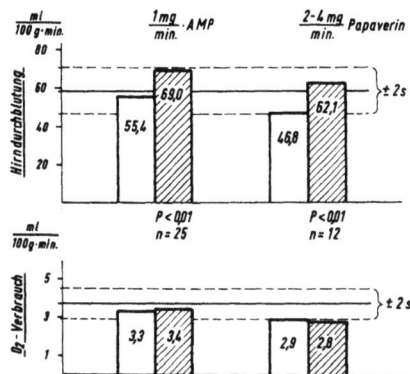

Abb. 8. Infusionen von Adenosinmonophosphat oder von Papaverin direkt in die Art. carotis interna bewirken eine signifikante Zunahme der Hirndurchblutung, aber der cerebrale Sauerstoffverbrauch bleibt konstant

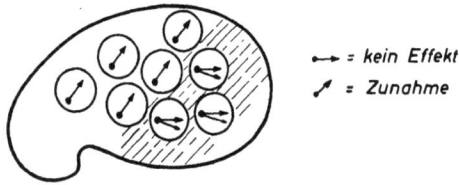

(n. Hoedt-Rasmussen u. Lassen 1966)

Abb. 9. Beatmung mit 5% CO_2 führt zu einer Zunahme der Durchblutung nur in den gesunden Hirnarealen, während in den ischämischen Arealen entweder keine Mehrdurchblutung oder sogar eine Verminderung der Durchblutung als Folge eines intracerebralen Steal-Syndroms resultiert

bleibt die Zirkulation intakt. Hat aber das Ödem den Gewebedruck auf 20 mmHg erhöht, so fällt der eigentliche *Hirngewebeperfusionsdruck* auf 0 mmHg ab, die Durchblutung kommt zum Stillstand [3].

Es gilt also, das Ödem und den Umgebungsdruck zu senken. Kurzfristig kann dies durch eine *Lumbalpunktion* geschehen, wie auf dieser Abbildung mit den *Meßresultaten der regionalen Hirndurchblutung* von Brock [3] zu erkennen ist

(Abb. 11): Sie sehen hier bei Abfall des Liquordrucks um 4 mmHg eine Steigerung der regionalen Hirndurchblutung in den Ischämiearealen des Gehirns um + 4 bis + 60%.

		Normal	Arterienverschluß	Hirnödem
Blutdruck	arteriell	130 – 100 mmHg	~ 50 mmHg	~ 50 mmHg
"	arteriolär	80 - 40 mmHg	~ 30 mmHg	~ 30 mmHg
"	kapillär	~ 30 mmHg	~ 20 mmHg	~ 20 mmHg
Intracranieller Druck (Liquordruck, Gewebedruck)		– ~ 10 mmHg	– ~ 10 mmHg	– ~ 20 mmHg
Hirngewebeperfusionsdruck (n. BROCK, 1971)		~ 20 mmHg	~ 10 mmHg	~ 0 mmHg

Abb. 10. Bei Arterienverschluß und gleichzeitigem Hirnödem ist das Risiko groß, daß der sog. Hirngewebeperfusionsdruck auf 0 mmHg abfällt

Medikamentös kann diese Hirngewebedrucksenkung durch i.v. Infusionen hyperosmolarer Lösungen geschehen, wie z. B. mit 40%igem Sorbit oder 20%igem Manitol. Uns hat sich das Osmofundin besonders bewährt, das eine starke Liquordrucksenkung über viele Stunden zu bewirken vermag. Das sehen Sie hier auf

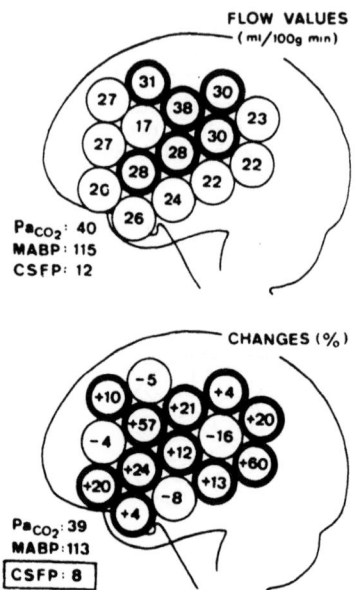

Abb. 11. Messung der regionalen Hirndurchblutung bei einem Patienten mit cerebrovasculärer Insuffizienz (aus Brock). Nach Senkung des Liquordrucks von 12 auf 8 mmHg kommt es in den meisten Arealen zu einer Steigerung der Durchblutung um + 4 bis + 60%

einer *Druckregistrierung* von Wise [29] (Abb. 12). Auch Bruce et al. [4] in den USA erhoben diesen günstigen Befund und konnten gleichzeitig eine deutliche Steigerung der regionalen Hirndurchblutung nach i.v. Infusion von Manitol registrieren. Die Autoren registrierten kein Rebound-Phänomen.

Ich kann hier auf viele Sonderfragen der Hirnödemtherapie aus zeitlichen Gründen nicht eingehen, doch ist nach den Untersuchungen der Literatur das Risiko eines sog. Rebound-Phänomens, d. h. einer sekundären Zunahme des lokalen Hirnödems, nicht groß, wenn eine Überinfusion mit zusätzlichen Kristalloidlösungen vermieden wird [4, 18, 29].

Bei Schlaganfallpatienten (Abb. 13) haben kürzlich J. S. Meyer et al. in den USA den *Liquordruckverlauf nach i.v. Infusionen von Glycerol* fortlaufend gemessen und ebenfalls kein Rebound-Phänomen beobachtet [21]. Die klinischen Ergebnisse sind nach den Erfahrungen der Autoren günstig.

Einen weiteren Fortschritt in der Behandlung cerebraler Zirkulationsstörungen stellt die Therapie mit i.v. Infusionen von *niedermolekularen Dextranen* dar [12]. Zusammen mit Held konnten wir (Abb. 14) sowohl bei Kranken mit normalen als auch mit stark verminderten Werten der Hirndurchblutung nach i.v. Infusionen von *500 ml Rheomacrodex eine starke Steigerung der Hirndurchblutung* erzielen [11].

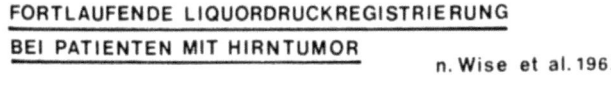

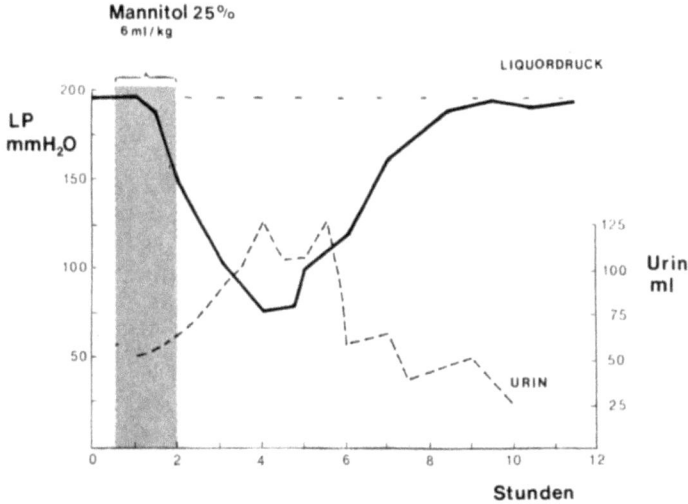

Abb. 12. I.v. Infusion von Mannitol führt zu einem starken Abfall des Liquordrucks über 8 Std mit entsprechender Urinausscheidung. Kein Rebound-Phänomen

Da diese Steigerung der Durchblutung als Folge der verbesserten Flußeigenschaften des Blutes einsetzt, nicht aber zu einer Steigerung des Ganglienzellstoffwechsels führt und auch nicht führen soll, ist es selbstverständlich, daß der cerebrale Sauerstoff- und Glucoseverbrauch des Gesamtgehirns konstant blieben. Der Mechanismus der Durchblutungssteigerung ist keine Vasodilatation, sondern die Herabsetzung der Blutviscosität durch Senkung des Hämatokrit [11, 12], des Fibrinogenspiegels [6] und durch die Dispersion von Erythrocytenaggregaten, die bei langsamem Fluß entstehen [25, 26, 28]. Eine solche therapeutische Hämodilution müßte aus theoretischen physiologischen Gründen überall im Hirn durchblutungsfördernd wirken, unabhängig von der Güte der regionalen Durchblutung und der Weite der vorgeschalteten Gefäße.

Ich bat daher die Wiener Kollegen Heiss u. Prosenz um Kontrolle unserer Ergebnisse (Abb. 15): Mit ihrer Isotopenmethode konnten sie, wie die Abbildung zeigt, unsere Ergebnisse bestätigen. In *sämtlichen Durchblutungsfeldern des Gehirns, in normalen wie in durchblutungsgestörten, kam es nach der i.v. Rheomacrodexinfusion zu einer deutlichen Steigerung der Durchblutung* [15].

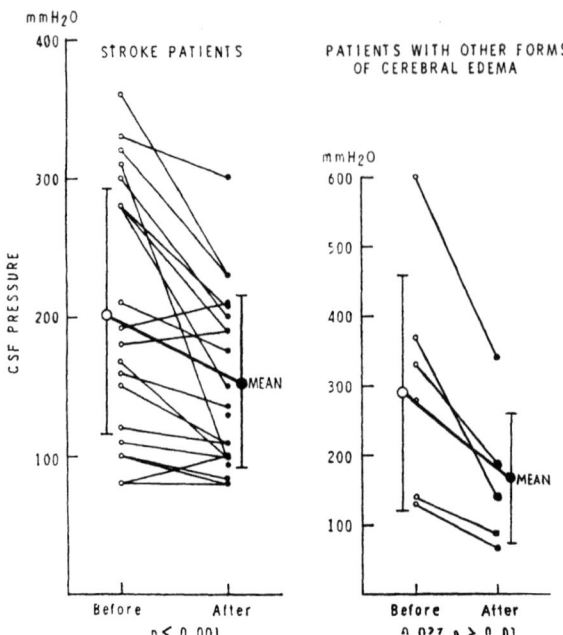

Abb. 13. Nach i.v. Infusionen von Glycerol fällt sowohl bei Patienten mit akutem Schlaganfall als auch bei Patienten mit anderen Formen cerebralen Ödems der Liquordruck deutlich ab. Es wurden keine Rebound-Phänomene beobachtet. (Aus Meyer, J. S. et al., 1971)

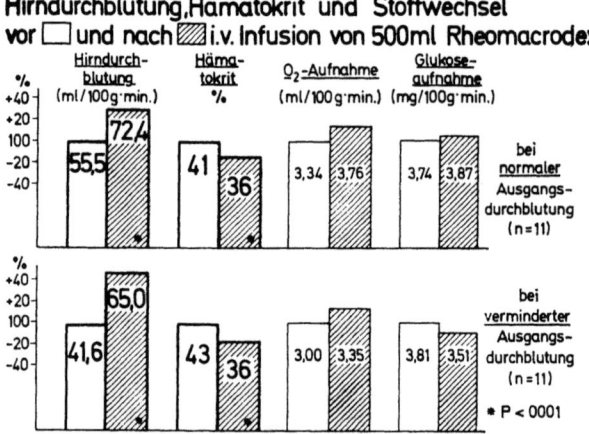

Abb. 14. Nach i.v. Infusion von 500 ml Rheomacrodex innerhalb von 45 min steigt die Hirndurchblutung sowohl bei normaler wie verminderter Ausgangsdurchblutung stark und signifikant an. Der Hämatokrit sinkt signifikant ab, die cerebrale Sauerstoff- und Glucoseaufnahme bleiben konstant

Auch *tierexperimentell* wurden günstige Resultate gewonnen [2, 5, 13, 27]. Dieses Dia (Abb. 16), das ich den amerikanischen Kollegen Sundt u. Waltz von der Mayo-Clinic verdanke [25], zeigt die starke Zellaggregation in Piavenen der Katzenhirnoberfläche nach Verschluß der Art. cerebri media. Links unten ist die *Auflösung der Aggregate* nach Rheomacrodex i.v. erkennbar, aber nach knapp 6 Std ist die günstige Wirkung abgeklungen.

```
            22 26 38 28 27 25
Control     28 34 31 35 24 27 25 29
left       18 28 26 25 26 28 24 34 23 30
         23 21 36 27 24 23 20 28 24 23 24 21
         29 27 26 25 22 25 23 25 24 30 22 26
       19 24 27 21 24 21 20 26 27 20 21 26 27
       10 25 29 24 25 22 21 26 27 25 20 26 24
front. 12 13 23 26 25 23 26 20 23 26 18 30   occip.
```

```
              37 27 32 26 33 34
Dextran 40    32 34 28 30 34 31 35 30
left         29 33 33 33 30 29 28 29 31 30
           25 33 33 33 28 29 31 31 34 31 33 33
           27 26 31 32 30 30 31 33 35 34 32 33
         22 28 30 34 29 30 32 32 34 31 32 31 33
         21 26 30 33 30 33 36 33 38 35 31 31 33
front.   18 28 36 31 35 34 34 34 35 38 36 33 33   occip
```

Abb. 15. Regionale Hirndurchblutungswerte der linken Hemisphäre eines Patienten mit rechtsseitiger Hemiparese und motorischer Aphasie bei ausgeprägter cerebraler Arteriosklerose und Demenz. Nach Rheomacrodex i.v. steigt die Durchblutung sowohl in den normalen wie in den ischämischen Arealen an. (Aus Heiss, Prosenz, Tschabitscher u. Lasek, 1971)

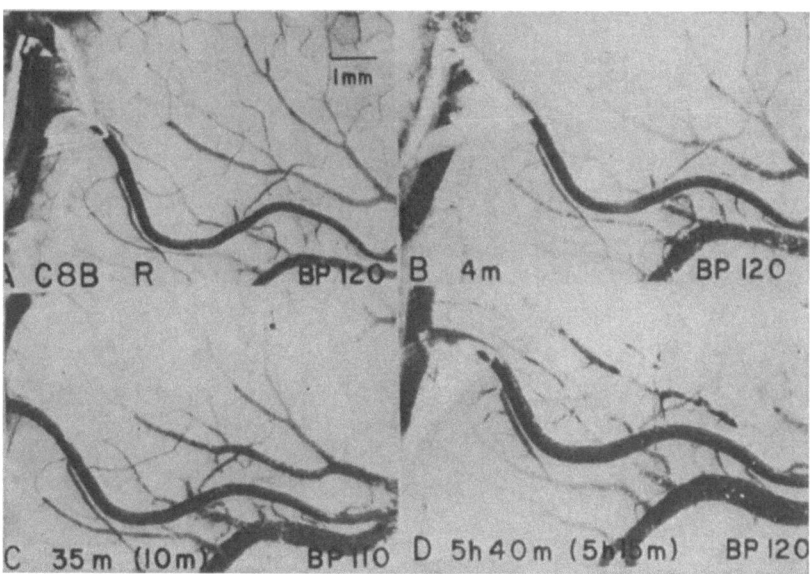

Abb. 16 A—D. Hirnrindenphotographie einer Katze. A Ausgangslage. B 4 min nach Verschluß der Art. cerebri media. Man erkennt eine verlangsamte körnige Strömung mit Zellaggregaten und Stasen. C 10 min nach i.v. Injektion von Rheomacrodex sind die Zellaggregate verschwunden, die Durchblutung ist wieder weitgehend unauffällig. D 5½ Std später sind wiederum ausgeprägte Zellaggregate und venöse Stasen erkennbar. (Aus Sundt u. Waltz, 1967)

Dieser desaggregierende Effekt hält natürlich nicht auf die Dauer an, denn das Rheomacrodex wird ja über die Nieren ausgeschieden. Es muß also mehrfach verabfolgt werden. Dennoch ist die Therapie vorteilhaft, wie die Ergebnisse von

Cyrus [5] (Abb. 17) zeigen: *Bei Hunden mit Art. cerebri media-Verschluß* war die Quote an *Hirninfarkten und Einblutungen in der Rheomacrodexgruppe viel niedriger*, als in der Kontrollserie.

Schließlich haben nun auch Gilroy u. Meyer in den USA die notwendige *klinische Statistik beim akuten Hirninfarkt des Menschen* veröffentlicht (Abb. 18):

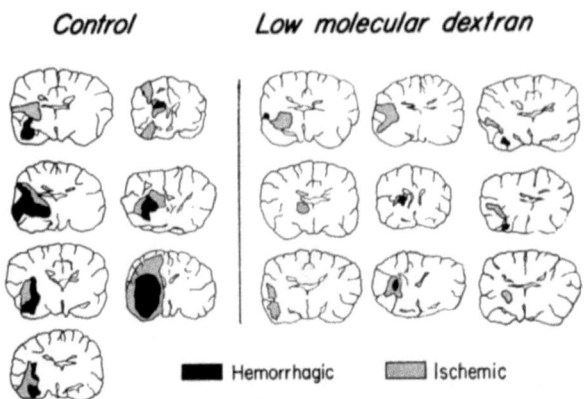

Abb. 17. Schematische Darstellung der Hirnschäden von Hunden nach experimentellem Verschluß der Art. cerebri media. Im Vergleich mit der Kontrollserie sind die weißen und hämorrhagischen Infarkte in der Behandlungsgruppe mit niedermolekularem Dextran signifikant geringer. (Aus Cyrus et al., 1962)

Sie fanden eine verminderte Mortalität und bessere klinische Resultate in der Rheomacrodexgruppe, im Vergleich mit der Kontrollserie, bei der 5% Glucose angewandt worden war [8].

In der Zwischenzeit haben wir fast 200 Kranke mit akuter cerebraler Ischämie mit i.v. Rheomacrodexinfusionen behandelt und keine Verschlechterungen ge-

	DEXTRAN 40	5%GLUKOSE
n	46	54
besser	83 %	57 %
unverändert	6,5%	15 %
schlechter	6,5%	13 %
✠	4 %	15 %

(aus Gilroy et al. 1969)

Abb. 18. Klinische Ergebnisse in der Behandlung des akuten Hirninfarkts durch Rheomacrodex

sehen, sondern viele gute Resultate. Zum doppelten Blindversuch vermochte ich mich nicht mehr zu entschließen, da ich vom Nutzen der Infusionen überzeugt bin.

Lassen Sie mich zum Schluß noch die Problematik der *Anticoagulantientherapie* erwähnen (Abb. 19): Bei der *intermittierenden cerebralen Ischämie* hat sich die Anticoagulantienprophylaxe sehr bewährt. Nach diesen amerikanischen Statistiken bekamen nur 0 bis 7% einen bleibenden Hirninfarkt, während der Prozentsatz ohne Anticoagulantien bei 10 bis 35% lag [22].

Schwieriger ist das Problem beim *frischen Infarkt, dessen neurologisches Bild noch nicht abgeschlossen ist*, beim sog. *progressing stroke* (Abb. 20): Diese amerikanischen Autoren sahen unter Anticoagulantientherapie in einem kleineren Prozent-

	n		Zeit (Monate)		Rezidivfrei		Hirninfarkt		Hirninfarkt ✠		Hirnblutung	
	o.	m.	o.	m.	o.	m.	o.	m.	o.	m.	o.	m.
Siekert 1963	160	175	60	60	52%	75%	32%	4%	16	3	6	12
Baker 1962	20	24	20	18			25%	4%	1	0	0	2
Fisher 1958	23	29		30			34%	3%	0	0	0	0
Pearce 1965	20	17	11	11	55%	41%	10%	5%				
Baker 1966	30	30	41	38			23%	7%				
Friedman 1969	23	21	27	27			35%	0%	0	0	1	0

Abb. 19. Bei der intermittierenden cerebralen Ischämie führt die Anticoagulantienprophylaxe zur signifikanten Verminderung von Hirninfarkten

satz Hirninfarkttodesfälle und Zunahmen der neurologischen Ausfälle, als in der Kontrollserie [22], doch vermögen wir diese Therapie nicht zu empfehlen, da wir Einblutungen in den frischen Infarkt beobachtet haben.

Das ist auch nicht verwunderlich, wenn wir die letzte Tabelle (Abb. 21) betrachten, in der die Patienten mit „*completed stroke*" zusammengefaßt sind, bei

(Beginn vor wenigen Stunden, „progressing stroke")

	n		Zeit (Monate)		Hirninfarkt ✠		Tod durch Hirnblutung		Hirninfarkt Zunahme	
	o.	m.	o.	m.	o.	m.	o.	m.	o.	m.
Millikan 1965	60	181	12	12	40%	7%	0	0	13%	14%
Carter 1961	38	38	6	6	17%	7%	0	0	33%	24%
Baker 1962	67	61	15	12	15%	8%	0	1	31%	13%
Fisher 1961	49	51	7	6	7%	4%	0	1	29%	14%

Abb. 20. Beim akuten cerebralen Infarkt, der erst vor wenigen Stunden begann, waren die Hirninfarkttodesfälle in der Anticoagulantiengruppe geringer, als in der Kontrollserie. Die neurologischen Ausfälle bei den Überlebenden schienen ebenfalls in der Anticoagulantiengruppe geringer zu sein

denen also die *Hirnischämie älter als 72 Std ist*. Hier fehlen nicht nur die günstigen Resultate, sondern die Zahl der *Hirnblutungskomplikationen* ist zu groß. Für uns aber ist es aus dem Verständnis der Pathophysiologie und Morphologie der Hirnischämie klar, daß keine scharfe Grenze zwischen progressing und completed stroke gezogen werden kann. Wir wenden daher Anticoagulantien nur bei der intermittierenden Ischämie an und nur in seltenen Fällen nach einem Hirninfarkt, aber nur dann, wenn ein Zeitraum von mindestens 2 Wochen verstrichen ist.

Zum Abschluß meines Referates möchte ich zusammenfassen: In der Behandlung der Hirnarterienverschlußfolgen muß die Höhe des arteriellen Blutdrucks besonders beachtet werden, d. h. bei Hypertonie ist eine vorsichtige Senkung des Blutdrucks und bei Hypotonie eine vorsichtige Steigerung des Blutdrucks zu bewirken. Besonders wichtig ist die Therapie der Herzinsuffizienz und der Herzrhythmusstörungen. Der Bekämpfung der Zellaggregation und Stase in den Ischämiearealen durch i.v. Infusionen von Rheomacrodex kommt eine große Bedeutung zu. Durch diese Therapie gelingt es, über eine Senkung der Blutviscosität und Dispersion der Aggregate die Durchblutung zu fördern und zusätzlich das Hirnödem zu vermindern. Bei klinischem Hinweis auf ein sehr stark ausgeprägtes Hirnödem ist die Anwendung von hirndrucksenkenden hyperosmolaren Lösungen indiziert.

Die Therapie der Hirnarterienverschlußfolgen, meine sehr verehrten Damen und Herren, verlangt Erfahrung, pathophysiologisches Denken und Wissen, Sorg-

(älter als 72 Stunden, „completed stroke")

	n		Zeit (Monate)		bleibender Ausfall		Hirninfarkt		Hirnblutung	
	o.	m.	o.	m.	o.	m.	o.	m.	o.	m.
Baker 1962	60	72	16	10	27%	42%	8%	8%	0%	10%
Hill 1962	65	66	31	28	29%	33%	2%	8%	0%	11%
McDowell 1965	99	92	34	42	22%	1%	7%	1%	2%	8%
Enger 1965	49	51	39	23	16%	8%	6%	2%	0%	6%
Howell 1964	92	103	36	16	30%	7%			0%	4%

Abb. 21. Beim Hirninfarkt mit abgeschlossener neurologischer Symptomatik, älter als 72 Std, sind Anticoagulantien nicht indiziert. Bei nicht sicher günstigem Einfluß auf die neurologische Symptomatik ist die Komplikationsrate durch Hirnblutung in der Anticoagulantiengruppe zu hoch

falt, Überwachung, Zeitopfer und Liebe zur Arbeit. Die Behandlung der Hirnarterienverschlußfolgen ist nicht möglich mit dem Rezept „man nehme 3mal täglich ...".

Literatur

1. Bernsmeier, A., Gottstein, U., Held, K., Niedermayer, W.: Ann. Life Insur. Med. 3, 165 (1967). — 2. Boschenstein, F. K., Reilly, J. A., Yahr, M. D., Correll, J. W.: Arch. Neurol. Psychiat. (Chic.) 14, 288 (1966). — 3. Brock, M., Hadjidimos, A. A., Deruaz, J. P., Fischer, F., Dietz, H., Kohlmeyer, K., Poll, W., Schürmann, K.: Cerebrovasc. Dis. 1971, 114. — 4. Bruce, D. A., Miller, J. D., Langfitt, T. W., Goldberg, H. J., Stanek, A. E., Vapalahtj, M.: Panminerva med. 13, 205 (1971). — 5. Cyrus, A. E., Close, A. St., Foster, L. L., Brown, D. H., Ellison, E. H.: Surgery 52, 25 (1962). — 6. Ehrly, A. M.: Bibl. haemat. (Basel) 37, 309 (1971). — 7. Freeman, J., Ingvar, D.: Scand. J. clin. Lab. Invest. 1968, Suppl. 102. — 8. Gilroy, J., Barnhart, M. J., Meyer, J. S.: J. Amer. med. Ass. 210, 293 (1969). — 9. Gottstein, U.: Der Hirnkreislauf unter dem Einfluß vasoaktiver Substanzen. Heidelberg: Hüthig 1962. — 10. Gottstein, U.: In: Hartmann v. Monakow, K.: Therapie der Zirkulationsstörungen des Gehirns und des Rückenmarks. Basel, New York: Karger 1969. — 11. Gottstein, U., Held, K.: Dtsch. med. Wschr. 94, 522 (1969). — 12. Gottstein, U., Held, K., Sedlmeyer, I.: In: Hemodilution. Basel: Karger 1971. — 13. Hardin, C., Hendren, Th. H., Faris, A. A., Poser, Ch. M.: Arch. Neurol. Psychiat. (Chic.) 5, 473 (1963). — 14. Harper, A. M.: Brit. J. Anaesth. 37, 225 (1965). — 15. Heiss, W. D., Prosenz, P., Tschabitscher, H., Lasek, C.: Panminerva med. 13, 200 (1971). — 16. Held, K., Niedermayer, W., Gottstein, U.: Verh. dtsch. Ges. Kreisl.-Forsch. 34, 421 (1968). — 17. Hoedt-Rasmussen, K., Skinhoj E., Paulson, O., Ewald, J., Bjerrum, J. K., Fahrenkrog, A., Lassen, N. A.: Arch. Neurol. Psychiat. (Chic.) 17, 271 (1967).

— 18. Hooshmand, H., Dove, J., Houff, S., Suter, C.: Arch. Neurol. Psychiat. (Chic.) **21**, 499 (1969). — 19. Kannel, W. B., Wolf, Ph. A., Verter, J., McNamara, P. M.: J. Amer. med. Ass. **214**, 301 (1970). — 20. Meyers, J. S., Sawada, T., Kitamura, A., Toyoda, M.: Neurology (Minneap.) **18**, 772 (1968). — 21. Meyer, J. S., Charney, J. Z., Rivera, V. M., Mathew, N. T.: Lancet **1971 II**, 993. — 22. Millikan, C.: Stroke **2**, 201 (1971). — 23. Oleson, J., Paulson, O.: Stroke **2**, 148 (1971). — 24. Paulson, O. B.: Stroke **2**, 327 (1971). — 25. Sundt, Th. M., Waltz, A. G.: Neurology (Minneap.) **17**, 230 (1967). — 26. Schmid-Schönbein, H., Goldstone, J., Wells, R. E.: In: Effert, S., Wiemers, K.: Anaesthesiology and resuscitation, Vol. 48. Berlin-Heidelberg-New York: Springer 1970. — 27. Tzonos, T.: In: Kienle, G.: Hydrodynamik, Elektrolyt- und Säure-Basen-Haushalt im Liquor und Nervensystem. Stuttgart: Thieme 1967. — 28. Waltz, A. G., Sundt, Th. M.: Brain **90**, 681 (1967). — 29. Wise, B. L., Chater, N.: J. Neurosurg. **19**, 1038 (1962).

Operative Behandlung von extrakraniellen Hirnarterienverschlüssen

VOLLMAR, I. (Department für Chirurgie der Universität Ulm)

Referat

Die Fortschritte der rekonstruktiven Gefäßchirurgie machten im Laufe der letzten 10 Jahre eine gründliche Neuorientierung in der Diagnostik und Therapie der cerebralen Durchblutungsinsuffizienz notwendig. Drei Erfahrungstatsachen sind hierfür verantwortlich.

1. 20 bis 30% der cerebralen Durchblutungsstörungen kommen durch Verschlußprozesse im extrakraniellen Gefäßabschnitt, d. h. in den vier Zubringerarterien zwischen Aortenbogen und Schädelbasis zustande.

2. Die Erkennung dieser Verschlußform ist beim Gros der Fälle ohne besondere technische Hilfsmittel am Krankenbett möglich.

3. Rund 75% dieser Gefäßläsionen können heute mit einem vertretbaren Risiko chirurgisch korrigiert werden.

Jahr für Jahr sterben in der Bundesrepublik Deutschland 70000 Menschen an einem ischämischen Hirninsult. Mutmaßlich 20000 der Betroffenen hätten durch einen rechtzeitigen gefäßchirurgischen Eingriff gerettet werden können. Die effektive Zahl lag für das Jahr 1969 in Westdeutschland bei 400 derartigen Eingriffen. Hieraus geht klar hervor: die Möglichkeiten der chirurgischen Prophylaxe und Therapie des Schlaganfalls sind dem Gros der praktizierenden Ärzte gar nicht oder viel zu wenig bekannt.

Mit welchen *Verschlüssen* haben wir es hier zu tun? Jeder zweite extrakranielle Arterienverschluß hat seinen Sitz an der *Carotisgabel*. In der Häufigkeit folgen mit ca. 25% die Abgangsstenosen der drei großen supraaortischen Äste. Der Verschluß sämtlicher Hauptarterien, d. h. das komplette Aortenbogensyndrom stellt demgegenüber eine ausgesprochene Rarität dar: *Ätiologisch* steht im eigenen Krankengut die *Arteriensklerose* mit einer Häufigkeit von 83% an erster Stelle.

Die *Operationsindikation* hängt in erster Linie von zwei Parametern ab: 1. Von der *Lokalisation* und *Ausdehnung* des *Verschlußprozesses* und 2. vom *Schweregrad* der bereits eingetretenen ischämischen Hirnschädigung. Aus gefäßchirurgischer Sicht unterscheiden wir hierbei *vier Stadien* (Abb. 1).

Im asymptomatischen *Stadium I* besteht ein voll suffizienter Kollateralkreislauf, dementsprechend liegen noch keine Beschwerden oder neurologische Ausfallserscheinungen vor. Eine Operationsindikation sehen wir als gegeben, wenn die Gefäßstenose zu einer Lumeneinengung von mehr als 50% geführt hat und wenn die Kriterien der allgemeinen Operabilität erfüllt sind.

Im *Stadium II*, dem der intermittierenden Insuffizienz, besteht noch keine strukturelle Hirnschädigung, d. h. die Wiederherstellung der Strombahn führt in der Regel zu einer vollständigen Auslöschung der neurologischen Symptomatik. Die Operationsindikation ist für diese Kranken vordringlich, sind sie doch unmittelbar vom ischämischen Insult bedroht.

Das *Stadium III* beinhaltet den *frischen Schlaganfall*. Die Operationsindikation war bis vor kurzem für dieses Stadium umstritten. Eine chirurgische Korrektur ist unseres Erachtens unter zwei Voraussetzungen gerechtfertigt: 1. Wenn keine tiefe Bewußtlosigkeit besteht; 2. wenn der Kranke noch innerhalb der 6- bis 12 Stundengrenze die Klinik erreicht.

Im *Endstadium IV* (completed stroke) finden sich neurologische Dauersymptome als Ausdruck des definitiven Gewebeuntergangs. Eine Gefäßrekonstruktion ist nur dann indiziert, wenn es gilt, konkomitierende Verschlüsse anderer

	Gefässbahn	Klinik	Op.-indikation
Stad. I	Stenose oder vollkompensierter Verschluss	(asymptomatisch)	†
Stad. II	Stenose oder nicht vollkomp. Verschluss	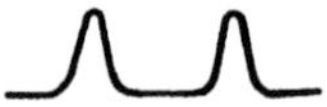 intermittierende Insuffizienz	† † †
Stad. III	Multiple Stenosen oder Totalverschluss	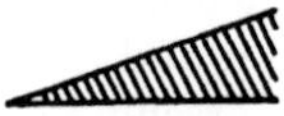 «progressive stroke»	(†) 1.—6. Std.
Stad. IV	Multiple Stenosen oder Totalverschluss	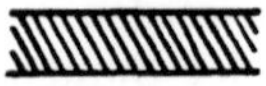 «completed stroke»	—

Abb. 1. Schweregrade der cerebralen Durchblutungsinsuffizienz und ihre Beziehung zur Operationsindikation. (Aus Vollmar, J.: Fortschr. Med. 84, 857 (1966)]

supraaortaler Äste zu beseitigen, um einen zweiten, dann meist tödlichen Insult zu verhindern.

Die *Verschlußprozesse* im *Bereich der Carotisgabel* zeigen in über 90% der Fälle ausgesprochen segmentären Charakter. Die offene Ausschälplastik stellt heute die Methode der Wahl dar (Abb. 2). Als *protektive Maßnahme* zur Vermeidung einer ischämischen Hirnschädigung während der Arterienrekonstruktion hat sich die Benutzung eines intraluminalen Shunts mit Abstand am besten bewährt.

Die *Erfolgsaussichten* der operativen Rekonstruktion sind im Stadium der Stenose am günstigsten.

Wesentlich ungünstiger liegen die Verhältnisse beim *Totalverschluß* der Carotis interna. Als Ursache ist die akute arterielle Thrombose zweimal häufiger anzutreffen als ein embolischer Verschluß. In den folgenden 24 bis 48 Std schreitet das okkludierende Gerinnsel kopfwärts bis zum Abgang des näschst größeren Seitenastes fort. Ist der intrakranielle Gefäßabschnitt mit verschlossen, so bedingt dies meist lokale Inoperabilität. Die Carotis interna stellt neben der A. cerebri media die klassische Schlaganfallarterie des Menschen dar.

Ein *chirurgischer Schlaganfall* ist differentialdiagnostisch in Erwägung zu ziehen (Tabelle 1): 1. bei der klinischen Trias: *akute Carotisinsuffizienz* plus *erhaltenes Bewußtsein* plus *inkomplette Lähmung;* 2. bei Nachweis *supraaortischer Gefäßzeichen*, d. h. Pulsausfälle, Stenosegeräusche über den supraaortischen Arterien, Blutdruckdifferenz zwischen den Armen; 3. bei kurzem *Zeitintervall* (nicht größer als 6 bis 12 Std.

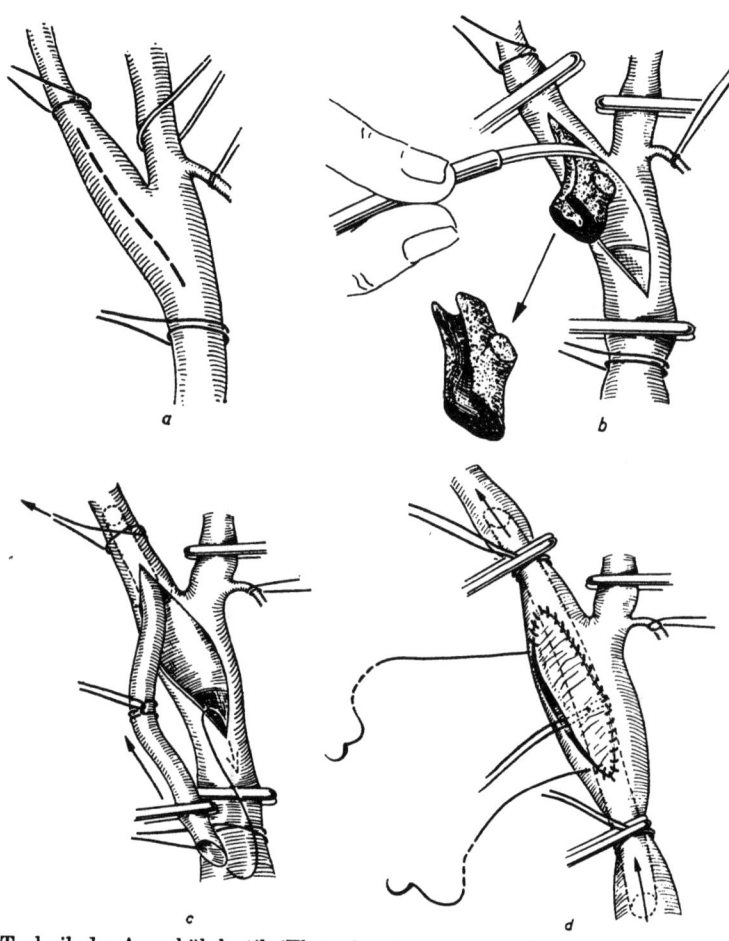

Abb. 2. a Technik der Ausschälplastik (Thrombendarteriektomie) im Bereich der Carotisgabel. b Offene Ausschälung des stenosierenden Intimacylinders von einer Längsarteriotomie aus in vollständiger Blutstromunterbrechung. c Als protektive Maßnahme erfolgt die Insertion eines intraluminalen Shunts. Die Abklemmzeit läßt sich auf diese Weise für den Akt des Arterienverschlusses [mit oder ohne Streifentransplantat (d)] wesentlich abkürzen. Durch die Restlücke der Naht wird vor den letzten Stichen der intraluminale Shunt wieder entfernt. (Aus Vollmar, J.: Rekonstruktive Chirurgie der Arterien. Stuttgart: Thieme 1967)

Der *Wettlauf mit der Zeit* setzt kurze Transportwege und eine telephonische Voranmeldung des Patienten voraus. Dort können dann bereits alle Vorbereitungen zur Arteriographie und einer evtl. Operation getroffen werden. Die Arteriographie liefert die *definitive Diagnose.*

Der *Eingriff* besteht in der instrumentellen Entfernung der blockierenden Gerinnsel und der stenosierenden Intima mit Hilfe eines Ringstrippers, eines Ballonkatheters oder eines Saugkatheters (Abb. 3).

Tabelle 1. *Diagnostische Sofortmaßnahmen beim frischen Schlaganfall*

1. Anamnese
   Claudicatio intermittens?
   Transitorischer Insult (flüchtige Parese, Aphasie u. a.)
2. Neurologische Untersuchung
   Carotisinsuffizienz?
   Basilarisinsuffizienz?
3. Kardiologische Untersuchung
   Embolusstreuherd?
4. Angiologische Untersuchung
   Pulsstatus, Auskultation
5. Angiographie

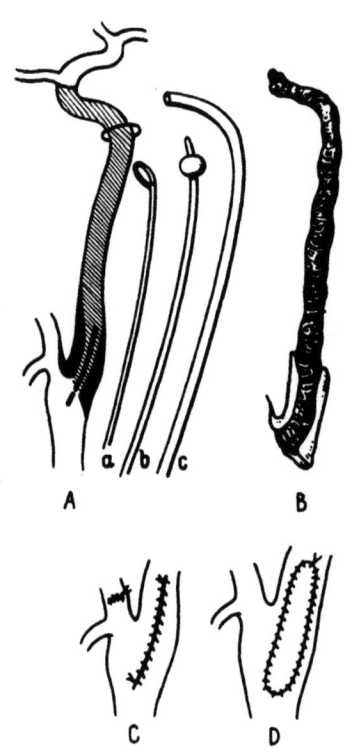

Abb. 3A—D. Technik der Desobliteration eines akuten thrombotischen Verschlusses der A. carotis interna. A Längsarteriotomie im Bereich der Carotisgabel. Offene Ausschälung der arteriosklerotisch verdickten Intimamanschette. Durch orthograde Einführung eines flexiblen Ringstrippers (a), Ballonkatheters (b) oder eines Saugkatheters (c) wird der descendierende Thrombus auch aus dem intrakraniellen Carotisabschnitt mobilisiert und nach unten entfernt. B Entfernte Intimamanschetten mit Stagnationsthrombus. C Verschluß der Gefäßöffnung durch fortlaufende Gefäßnaht. D Verschluß durch ein Streifentransplantat (autoplastische Vene). Letzteres Vorgehen ist nur bei engkalibriger Carotis interna erforderlich. [Aus Vollmar, J.: Münch. med. Wschr. **112**, 566 (1970)]

Ein primär tiefes Koma verbietet jeden chirurgischen Eingriff. 20 Frühoperationen nach den genannten Kriterien waren 9mal von einer vollständigen, 6mal von einer weitgehenden Rückbildung der Hemiplegie gefolgt (Tabelle 2). Hier beispielsweise ein Kranker, der noch innerhalb der 4 Stundengrenze die Klinik erreichte: bei der Aufnahme leicht benommen, aphasisch mit kompletter Halbseitenlähmung. Unmittelbar nach dem Eingriff bildete sich Aphasie und Hemiplegie vollständig zurück. Mit wachsendem Zeitintervall verschlechterten sich die Behandlungsergebnisse merklich, obgleich auch noch jenseits der 12 Stundengrenze in jedem Falle die chirurgische Wiederherstellung gelang (Tabelle 3). Die Spätdesobliteration jenseits der 24 Stundengrenze ist durch die Gefahr einer Einblutung in den ischämischen Hirnbezirk belastet und daher abzulehnen.

Tabelle 2. *Behandlungsergebnisse bei 20 akuten Carotis interna-Verschlüssen*[a]

Art des Verschlusses	Zahl der Fälle	Vollständige Restitution	Besserung	Keine Änderung oder Verschlechterung	Exitus
Thrombose	16	7	5	2	2
Embolie	4	2	1	—	1
Total	20	9	6	2	3

[a] Aus Vollmar, J.: Münch. med. Wschr. 112, 566 (1970).

Die *Behandlungsergebnisse* der Carotisgabelrekonstruktion im Stadium I und II schneiden wesentlich günstiger ab: die Letalität dieser Eingriffe lag bei 180 Eingriffen der Heidelberger und Ulmer Klinik bei 3%. Haupttodesursache: Herzinfarkt. Von den prophylaktisch Operierten blieben rund 90% bei einer Nachbeobachtungszeit von 5 Jahren asymptomatisch für das rekonstruierte Stromgebiet; von jenen mit einer intermittierenden Insuffizienz verhielten sich postoperativ 80% asymptomatisch oder entscheidend gebessert. Die Wiederher-

Tabelle 3. *Behandlungsergebnisse bei 20 akuten Carotis interna-Verschlüssen in Abhängigkeit von der Latenzzeit zwischen Auftreten des Schlaganfalles und der Operation*[a]

Zeitintervall	Zahl der Fälle	Vollständige Restitution	Besserung	Keine Änderung oder Verschlechterung	Exitus
1. bis 4. Std	5	2	2	0	1
5. bis 6. Std	4	3	0	0	1
7. bis 8. Std	6	3	2	1	0
9. bis 24. Std	5	1	2	1	1
Zusammen	20	9	6	2	3

[a] Aus Vollmar, J.: Münch. med. Wschr. 112, 566 (1970).

stellungsoperation im Stadium IV erlaubte praktisch in keinem Falle eine überzeugende Änderung des neurologischen Status.

Bei Verschlüssen der drei supraaortischen Stammarterien ist die *Umgehungs-* oder *Bypass-Operation* zum vorherrschenden Rekonstruktionsprinzip geworden. Von den 57 Operationen dieser Gruppe erfolgten 17 transthorakal und 40 (d. h. 70%) extrathorakal.

Dieses Aortogramm gehört einem Fernsehredakteur und zeigt einen Truncusverschluß sowie eine Subclaviaabgangsstenose links. Der Patient war vollständig berufsunfähig infolge einer intermittierenden Basilarinsuffizienz mit Schwindelattacken, Doppelsehen und geistiger Leistungsschwäche. Ein zweischenkeliger Dacronbypass von der Aorta ascendens zur Truncusendstrecke mit Abzweigung zur linken Subclavia brachte die Symptome seit 4 Jahren vollständig zum Verschwinden. Liegt ein singulärer Verschluß etwa der A. subclavia oder einer A. carotis communis vor, so kann die Wiederherstellung auf extrathorakalem Wege ohne große Belastung für den Patienten erfolgen, beispielsweise wie hier bei einem beidseitigen A. subclavia-Verschluß mit hochgradigem Subclavian-Steal-Syndrom durch eine Transplantatumgehung supraclaviculär von der Carotis communis zur Subclavia (Abb. 4).

Die chirurgische Korrektur von Abgangsstenosen der A. *vertebralis* ist nur selten angezeigt, 1. bei bilateralen Abgangsstenosen, 2. bei der Kombination Abgangsstenose mit kontralateralem Totalverschluß. Der einseitige Vertebralisverschluß wird durch die gegenseitige Arterie meist voll kompensiert und bedarf daher keiner Korrektur. Als Operationsverfahren steht die offene Ausschälplastik an erster Stelle.

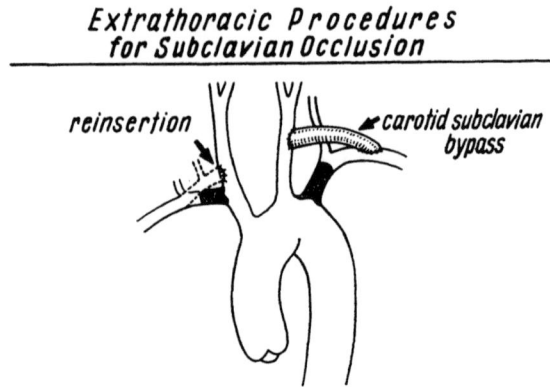

Abb. 4. Extrathorakale Operationsverfahren zur Korrektur eines Arteria subclavia-Verschlusses

Hinsichtlich der funktionellen *Spätergebnisse* schneiden die Wiederherstellungsoperationen an den supraaortalen Stammarterien günstiger ab, als jene an der Carotis interna.

Bei einer Nachbeobachtungszeit von 5 Jahren sind 95% der Gefäße offen, rund 90% der Patienten entweder asymptomatisch oder gebessert.

Zusammenfassung

1. Die rekonstruktiven Eingriffe an den extrathorakalen Zubringerarterien des Gehirns stellen mit Abstand die wirkungsvollste Apoplexieprophylaxe dar. Die operativen Behandlungserfolge stehen und fallen mit der Früherkennung der extrakraniellen Gefäßbahnblockade durch den erstbehandelnden Arzt.

2. Auch im Stadium des frischen Schlaganfalls ist eine chirurgische Behandlung unter zwei Voraussetzungen voll indiziert: der Patient darf nicht bewußtlos sein und muß den Chirurgen innerhalb der ersten 6 bis 12 Stunden erreichen.

3. Für den protektiven Effekt dieser Eingriffe sprechen vor allem zwei gewichtige Indizien:

a) Die Absterbekurve der Operierten verläuft flacher als die der Nichtoperierten.

b) der Hirntod tritt als Todesursache bei den Operierten zahlenmäßig ganz zurück zugunsten anderweitiger Komplikationen des Grundleidens.

Mikrotechnische Behandlung der Hirnarterien-Verschlüsse

YASARGIL, M. G. (Neuro-Chirurg. Univ.-Klinik, Zürich)

Referat

Jacobson u. Mitarb. (1960, 1965) und Buncke u. Mitarb. (1965, 1966) haben bei experimentellen Tieroperationen erstmals an peripheren Arterien und Venen sowie an Coronararterien die Mikrotechnik entwickelt. Diese Technik wurde vom

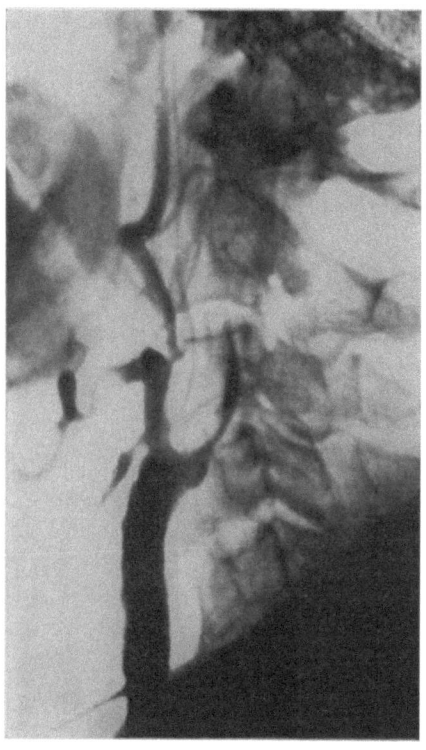

Abb. 1

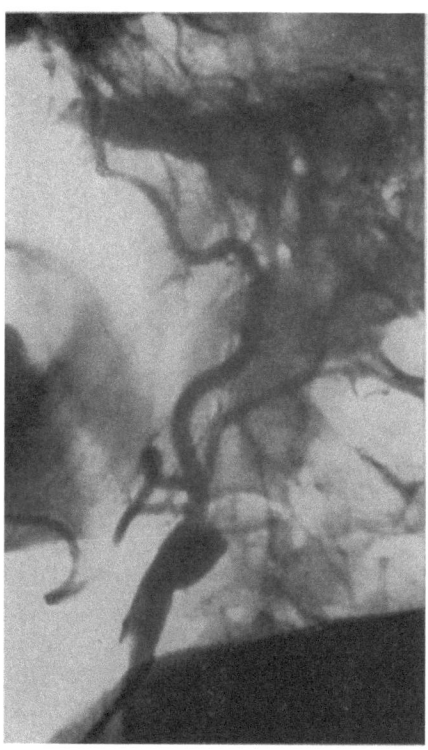

Abb. 2

Abb. 1. 52jähriger Patient, erlitt den ersten Insult im Juni 1969 mit transitorischer, linksseitiger Hemiparese, den zweiten Insult im August 1969, und wies 6 Monate später beim Klinikeintritt immer noch eine distal betonte, mäßige Hemiparese auf. Der rechtsseitige Carotisangiogramm zeigt einen Verschluß der Arteria carotis interna am Hals

Abb. 2. Das linksseitige Carotisangiogramm zeigt auch einen Verschluß der Arteria carotis interna

Autor (1966) für noch kleinkalibrigere Hirnarterien (0,8 bis 1,0 mm) an Hunden weiter ausgebaut. Für die dazu notwendige Hämostase wurde die bipolare Mikrocoagulation eingeführt. Diese Technik erwies sich in der Behandlung von sackförmigen Hirnaneurysmen, Gefäßmißbildungen des Zentralnervensystems und bei der Operation von Schädel-Hirnbasistumoren, vor allem von Acusticusneurinomen seit 1967 als sehr effizient. Für die rekonstruktiven Eingriffe an verschlossenen intrakraniellen Hirnarterien wird diese Technik nach wie vor jedoch nur bei einzelnen, nach strengen Kriterien ausgewählten Hirnschlagpatienten angewendet. Bei Stenosen und frischen Okklusionen von Hirnarterien im extrakraniellen Abschnitt wird seit den ersten Arbeiten von de Bakey u. Mitarb. (1965) die Indikation zur rekonstruktiven Gefäßchirurgie im Hinblick auf die Gefahr weiterer Hirnembolien aus den ulcerösen, sklerotischen Plaques und zur Wiederherstellung der Hirndurchblutung als gegeben erachtet. Es wurden bisher mehrere tausend Patienten mit dieser Technik operiert. Diese bereits klassische Technik konnte aber bei intrakraniellen Verschlüssen und bei bestimmten extrakraniellen Okklusionen nicht routinemäßig eingesetzt werden. Einzelne Fälle wurden ohne Mikrotechnik von Welch (1956), Shillito (1961), Driesen (1962), Scheibert (1962),

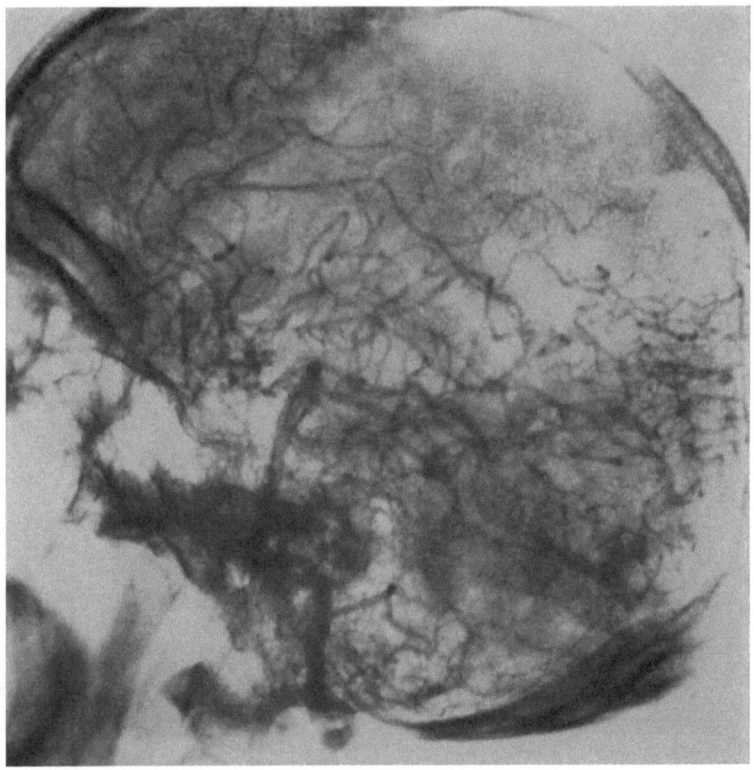

Abb. 3. Das linksseitige Vertebralisangiogramm belegt, daß Kollateralen zum Versorgungsgebiet der Arteriae carotides internae bestehen, welche jedoch auf die Dauer für die notwendige Blutversorgung des Gehirns anscheinend nicht ausreichen

Chou (1963), Woringer u. Mitarb. (1963) und mit Hilfe der Mikrotechnik von Jacobson u. Donaghy (1962) und Lougheed u. Mitarb. (1965) operiert. Nach der Verbesserung der Mikrotechnik wurde bisher eine größere Anzahl von Patienten operiert, welche etwa 120 bis 150 Fälle in der ganzen Welt ausmachen (Armenise, Bacci, Donaghy, Gratzl, Griffith, Kikuchi, Peerless, Reichman).
  Der Grund der bisherigen Zurückhaltung liegt vor allem darin, daß nach wie vor eine klare, überzeugende Indikation zur Operation fehlt. Die z. Z. zur Verfügung stehenden Untersuchungsmethoden wie die Angiographie der Hirngefäße und die Messung der regionalen Hirndurchblutung bei Apoplexiepatienten stellen zwar sehr wertvolle Untersuchungsmethoden dar, können aber keine Auskunft darüber geben, ob im gegebenen Hirnschlagfall eine irreversible, d. h. substantielle Hirnschädigung oder aber nur eine reversible cerebrale bzw. cerebrovasculäre

Dysfunktion vorliegt. Im ersteren Fall wäre die Operation zu spät, im letzteren Fall evtl. angezeigt. Die bisher in unserer Klinik angewandten Richtlinien seien hier zusammenfassend beschrieben:

Direkte Eingriffe an der Arteria cerebri media

Bei Verschluß der Art. cerebri media werden die Patienten in der akuten Phase der Erkrankung nicht operiert in der Annahme, daß im Infarktgebiet ein lokales Hirnödem mit Acidose und Dilatation der Arteriolen vorliegt, so daß die Wieder-

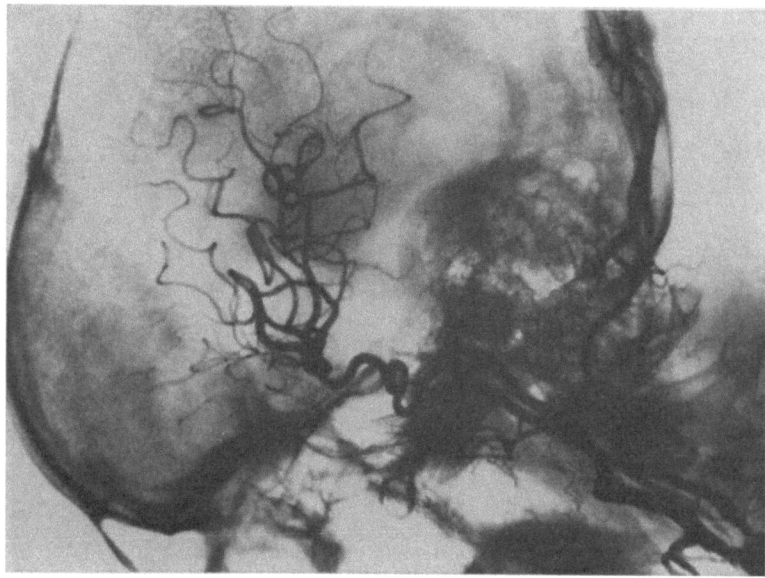

Abb. 4. Die extra-intrakranielle Anastomose wurde im Februar 1970 zwischen der Arteria temporalis superficialis und einer corticalen temporalen Arterie angelegt. In der postoperativen Phase erholte sich der Patient von der Hemiparese vollständig, bekam innerhalb der folgenden 2 Jahre keine neuen Insulte mehr. Das 18 Monate später durchgeführte Kontrollangiogramm auf der rechten Seite zeigt Intaktheit der Anastomose; das Kontrastmittel fließt über die dilatierte Arteria temporalis superficialis in das Vascularisationsgebiet der Arteria cerebri media

herstellung der Blutstrombahn eine postoperative Hämorrhagie im Ischämiegebiet nach sich ziehen könnte, wie wir dies bei einem Fall erlebt haben. Das Abklingen der akuten Phase wird abgewartet (1 bis 3 Monate); zeigt der Patient keinerlei Zeichen einer Regression seiner Symptome, wird die Operation nicht vorgenommen. Ebenso werden die Patienten nicht operiert, welche nach einmaligem Insult sich teilweise oder gänzlich erholen und keine intermittierenden Symptome mehr aufweisen. Zurück bleibt eine kleine Gruppe von Patienten, welche trotz der angiographisch dargestellten Kollateralen nach dem ersten Insult einen intermittierenden Verlauf mit weiteren transitorischen Attacken aufweisen. Sollten die Kontrollangiogramme bei diesen Patienten keine spontane Rekanalisation zeigen, was in etwa 20 bis 25% der Fälle der Fall ist, wird die Möglichkeit der Operation mit dem Patienten und seinen Angehörigen diskutiert. Es wurden bisher, außer dem oben erwähnten akuten Fall, weitere 12 Patienten operiert, wobei bei 5 die Embolektomie und bei 7 eine Thrombektomie ausgeführt wurde. In dieser Gruppe starb ein Patient an den Folgen einer fulminanten Lungenembolie, nachdem er erstmals 2 Monate nach seiner Erkrankung aufgestanden war. 11 Patienten haben die Operation überlebt; 6 davon zeigten in klinischer Hinsicht eine Besserung, 5 Patienten blieben unverändert. Die Kontrollangiogramme zeigten in der ersten Gruppe 5mal einen Erfolg, einen Mißerfolg, während in der zweiten Gruppe 2mal ein Erfolg und 3mal ein Mißerfolg beobachtet wurde. Diese geringe Anzahl ist selbstverständlich statistisch nicht signifikant. Wir haben die direkten Eingriffe an der Art. cerebri media zugunsten einer Anastomoseoperation zur Verbesserung des kollateralen Systems fallengelassen, um die erkrankte Strecke zu umgehen.

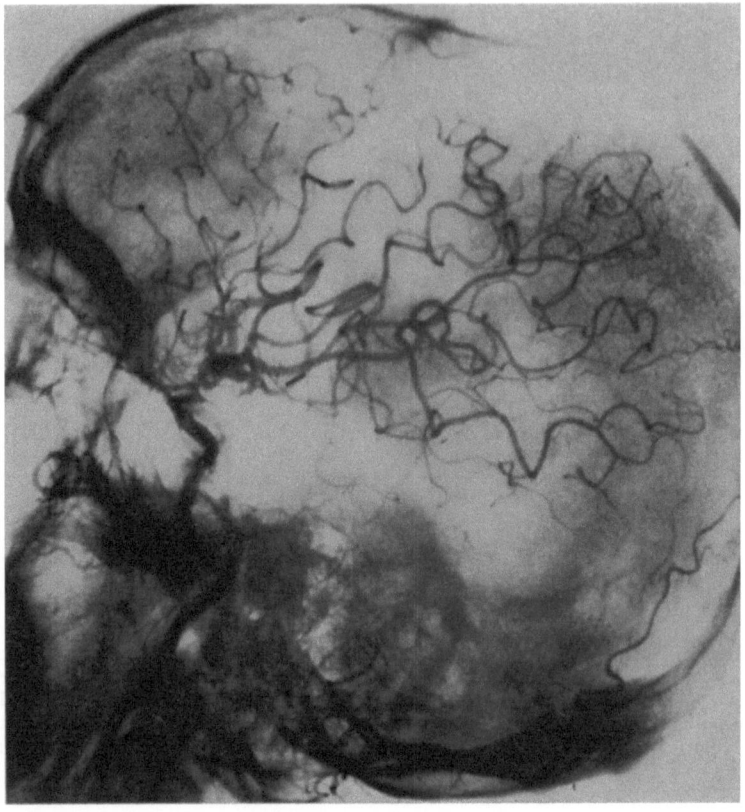

Abb. 5. In der Spätphase des Angiogramms ist die Darstellung der distalen Äste der Arteria cerebri media zu sehen

Extrakranielle Anastomosen

Nachdem die End-zu-Seit-Anastomosen zwischen der Art. temporalis superficialis und einer corticalen temporalen Arterie beim Hund experimentell erfolgreich angelegt werden konnten, wurden diese Operationen auch beim Menschen ausgeführt. Diese Anastomoseoperation wird nur bei Patienten ohne Risikofaktoren (starke Hypertonie, kardiale Insuffizienz, schwerer Diabetes mellitus, Polycythämie und Alter über 65 Jahre) vorgenommen, welche klinisch rezidivierende, transitorische Insulte aufweisen, und bei denen die angiographischen Untersuchungen eine eindeutige Insuffizienz des Kollateralkreislaufes ergaben. Die Patienten, die über kürzere oder längere Zeit bestehende schwere Ausfälle (Hemiplegie mit oder ohne Aphasie und Gesichtsfeldausfälle) ohne Rückbildungstendenz aufweisen, werden nicht operiert. Nach unseren bisherigen Erfahrungen an 32 Patienten scheinen die folgenden Fälle für einen Eingriff geeignet zu sein:

1. Patienten mit multiplen extrakraniellen Okklusionen (Verschluß beider Arteriae carotides internae und einer Arteria vertebralis); die noch intakte Arteria vertebralis ist bei diesen Patienten offensichtlich den Belastungen des Alltags nicht gewachsen, so daß rezidivierende, transitorische Insulte auftreten. Bei zwei solchen Patienten wurde eine extraintrakranielle Anastomose zwischen der A. temporalis superficialis und einer oberflächlichen corticalen temporalen Arterie angelegt. Der postoperative Verlauf zeigte, daß sich die Insulte

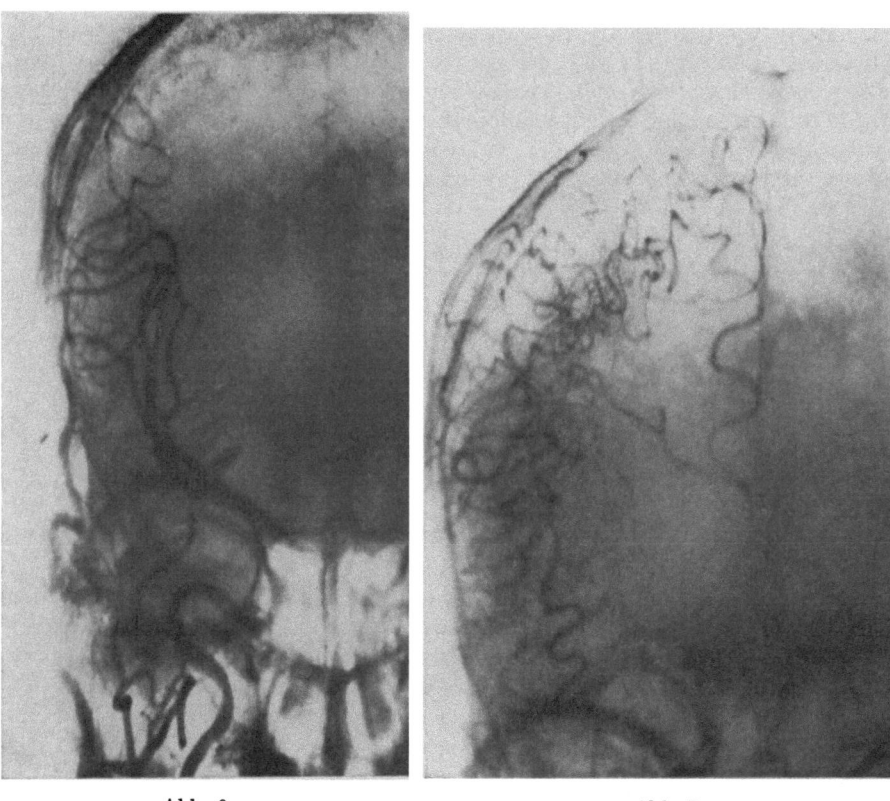

Abb. 6   Abb. 7

Abb. 6. Anteroposteriore Aufnahme des Carotisangiogramms: Die anastomosierte Arteria temporalis superficialis (Pfeil) führt zur Darstellung der Inselarterien

Abb. 7. Spätphase des Angiogrammes: Darstellung der distaleren Mediaäste und Rückfluß des Kontrastmittels in das Gebiet der Arteria cerebri anterior (Pfeile)

nicht wiederholten, und zwar in einem Falle während 2 Jahren und im anderen Falle während $4^{1}/_{2}$ Jahren. Die Kontrollangiogramme ergaben Intaktheit bzw. gute Funktion der anastomosierten Arterien mit Dilatation der Arteria temporalis superficialis und Füllung der Arterien einer Hemisphäre.

2. Günstige Ergebnisse wurden auch bei einer Gruppe von jüngeren Patienten (8 bis 21 Jahre) beobachtet, die eine progrediente Stenose des oberen Siphonschenkels der A. carotis interna mit Übergreifen auf die A. cerebri anterior und media zeigten. Die extraintrakranielle arterielle Anastomose führte bei diesen Fällen zum Sistieren der rezidivierenden Insulte und zur weitgehenden Rückbildung der präoperativen Ausfälle. Die Kontrollangiogramme zeigten die Intaktheit und Dilatation der Anastomose.

Postoperative Kontrollangiogramme wurden bisher bei 22 von 32 Patienten Monate bzw. Jahre später vorgenommen.

Von 16 klinisch gebesserten Patienten zeigten die Angiogramme in 14 Fällen Intaktheit der Anastomose, in 2 Fällen einen Verschluß, während bei den klinisch ungebesserten Fällen die Anastomose zweimal Intaktheit, dreimal Verschluß ergab.

Der Vorteil dieser Operationsmethode liegt darin, daß die krankhafte Strecke der Hirnschlagader operativ nicht direkt angegangen, sondern eine Kollaterale im Bereich der gesunden Gefäßgebiete angelegt wird. Der jüngste mit dieser Methode operierte Patient ist 8 Jahre, der älteste 66 Jahre alt.

Diese Technik befindet sich noch in der Experimentierphase und bedarf vor allem der Unterstützung der noch einzuführenden Untersuchungsmethoden, welche eine bessere und überzeugendere Indikation zur Operation zu geben imstande wären.

Die Anlegung von extraintrakraniellen Venen-Grafts (aus der V. saphena oder V. tibialis) zwischen der Art. carotis communis und Art. carotis interna wurde von Lougheed u. Mitarb. (1971) sowie von Neblett (1972) ausgeführt, wie sie bereits 1963 von Woringer u. Kunlin erstmals vorgenommen worden war. Diese Methode wurde in unserer Klinik nicht gebraucht, weil wir bei Tierversuchen in Langzeitbeobachtungen Thrombosen der arteriellen und venösen Grafts beobachteten. Zudem erfordert die Anbringung der Anastomose am oberen Siphonschenkel die

Tabelle 1

	Anzahl der anastomosierten Patienten 32	Gebessert 22	Unverändert 9	Verschlechtert 1
Keine Angiographie	10	6	4	—
Angiographie				
Anastomose offen	16	14	2	—
Anastomose verschlossen	6	2	3	1

temporäre Ligatur der Art. carotis interna bzw. ihrer Äste wie Art. ophthalmica, Art. communicans posterior, Art. chorioidea anterior und zahlreicher kleinerer, perforierender Arteriolen. Wir halten, abgesehen von der ohnehin sehr unsicheren Indikation für solche Operationen, diese Technik für sehr belastend.

Literatur

Armenise, B.: Pers. Mitteilung. — Bacci, F.: Pers. Mitteilung. — Buncke, H. J., Schulz, W. P.: Plast. reconstr. Surg. **36**, 62 (1965); — Brit. J. plast. Surg. **19**, 15 (1966). — Chou, S. N.: J. Neurosurg. **20**, 161 (1963). — de Bakey, M. E., Crawford, E. S., Cooley, D. A., Morris, G. C., Jr., Garrett, H. E., Fields, W. S.: Ann. Surg. **161**, 921 (1965). — Donaghy, R. M. P., Yasargil, M. G.: Microvascular surgery. Sturrgart: Thieme and St. Louis: C. V. Mosby Comp. 1967. — Driesen, W.: Acta neurochir. (Wien) **10**, 462 (1962). — Gratzl, O.: Pers. Mitteilung. — Griffith, H. B.: Pers. Mitteilung. — Jacobson, J. H., II, Suarez, E. L.: Surg. Forum **11**, 243 (1960). — Jacobson, J. H., II, Donaghy, R. M. P.: J. Neurosurg. **19**, 106 (1962). — Jacobson, J. H., Katsumura, T.: J. cardiovasc. Surg. **6**, 157 (1965). — Kikuchi, H.: Pers. Mitteilung. — Krayenbühl, H., Yasargil, M. G.: Münch. med. Wschr. **35**, 1931 (1968). — Lougheed, W. M., Gunton, R. W., Barnett, H. J. M.: J. Neurosurg. **22**, 607 (1965). — Lougheed, W. M.: Pers. Mitteilung (1970). — Neblett: Pers. Mitteilung. — Peerless, S. J.: Pers. Mitteilung. — Reichman, O. H.: Pers. Mitteilung. — Scheibert, C. D.: Middle cerebral artery surgery for obstructive lesions. Presented at the Meeting of Harvey Cushing Society, New Orleans, La. May 2, 1962. — Shillito, J., Jr.: Postgrad. med. J. **30**, 537 (1961). — Welch, K.: J. Neurosurg. **13**, 73 (1965). — Woringer, E., Kunlin, J.: Neuro-chirurgie **9**, 181 (1963). — Yasargil, M. G.: Méd. et Hyg. (Genève) **27**, 530 (1969); — Microsurgery applied to neurosurgery. Stuttgart: Thieme and New York and London: Academic Press 1969. — Yasargil, M. G., Krayenbühl, H., Jacobson, J. H., II: Surgery **67**, 221 (1970).

3. Rundtischgespräch
Differentialdiagnose des sog. Schlaganfalles

Moderator: GÄNSHIRT, H., Heidelberg

Teilnehmer: DORNDORF, W., Heidelberg; GOTTSTEIN, U., Frankfurt am Main; HUBER, P., Bern; MUMENTHALER, M., Bern; RAU, G., Wiesbaden; REISNER, H., Graz; VOLLMAR, J., Ulm; YASARGIL, M. G., Zürich

Manuskript nicht eingegangen.

Pathophysiologie arterieller Verschlußkrankheiten

HESS, H. (Med. Poliklinik der Universität München)

Referat

Segmentale arterielle Strombahnhindernisse sind das anatomische Substrat der Verschlußkrankheiten der Gliedmaßen und aller anderen Lokalisationen dieser generalisiert möglichen Leiden. Ausgehend von der Pathophysiologie der manifesten Verschlußprozesse möchte ich versuchen, zu jenen Vorgängen zu kommen, die am Beginn der Erkrankung stehen.

Aus dem Poiseuilleschen Gesetz konnte Martin ableiten, daß das Lumen der großen Becken- und Beinschlagadern so dimensioniert ist, daß eine solitäre segmentäre Querschnittsminderung bis zu 75% in einem dieser Gefäße auch bei Muskelarbeit noch keine Änderung des Druckgefälles über das Strömungshindernis verursacht. Zu einem ähnlichen Ergebnis kam Bollinger, der in vergleichenden Untersuchungen mit Arteriographie und Venenverschlußplethysmographie den „kritischen Restdurchmesser" einer singulären Stenose derselben Gefäße zwischen 2,5 und 1,5 mm ermittelte. Bei Stenosierungen geringeren Grades sind Ruheblutstrom und reaktive Hyperämie gleich wie bei einem Gefäßgesunden. Die Durchblutungsreserve ist noch nicht eingeschränkt. Solche Stenosen machen demnach auch bei erhöhtem Blutbedarf unter Belastung keine Symptome. Klinisch ist dies das Stadium I der arteriellen Verschlußkrankheiten.

Erst bei einer weiteren Lumeneinengung kommt es unter Ruhebedingungen zu einem poststenotischem Druckabfall. Spontane autoregulatorische Reduzierung funktioneller Widerstände peripher des Strombahnhindernisses und eine kraft der neuen Druckbedingungen ebenfalls spontan entstandene kollaterale Zirkulation sind jetzt kompensierend eingetreten.

Bei 80% aller Patienten mit Femoralis- und/oder Iliacaobliterationen besteht durch diese spontanen Kompensationsmaßnahmen ein Ruheblutstrom in der Wade (Hess) und eine lokale Stoffwechselsituation wie bei Gefäßgesunden. Nur ein kleiner Teil von Patienten ohne Ruheschmerzen hat einen gering verminderten Ruheblutstrom in der betreffenden Extremität und gleicht dann immer die verminderte oxydative Energiegewinnung durch eine Steigerung der Glykolyse aus, meßbar an einer mäßigen Erhöhung des Lactat/Pyruvatquotienten (Hild, Brecht u. Zolch).

Alle diese Patienten sind in Ruhe beschwerdefrei. In ihrer Gehleistung sind sie aber eingeschränkt, weil ein Teil der dazu notwendigen Durchblutungsreserve schon zur Kompensation der Ruhedurchblutung eingesetzt ist. Sie können bei Bedarf das Stromvolumen in der betroffenen Extremität nicht mehr wie der Gefäßgesunde oder der Patient im Stadium I mit hämodynamisch irrelevanter Stenose auf das 10- bis 20fache des Ruheblutstroms steigern, sondern in Abhängigkeit von der Güte des Ersatzkreislaufes nur noch einen mehr oder weniger großen Teil davon aufbringen. In jedem Fall aber sind sie noch einer reaktiven Hyperämie bei Bedarf fähig. Dementsprechend tritt das für dieses Stadium II charakteristische Symptom des intermittierenden Hinkens nach einer mehr oder weniger großen Gehstrecke bzw. -geschwindigkeit auf, und die Beschwerden gehen mit Verminderung des O_2-Bedarfs beim Stehenbleiben rasch zurück.

Dem in Ruhe metabolisch kompensierten Stadium II der arteriellen Verschlußkrankheit folgt das schon in der Ruhe metabolisch dekompensierte Stadium III. Hier besteht bei ungenügendem kollateralen Kreislauf eine erhebliche Verminderung des Ruheblutstroms und dadurch ein anhaltendes Mißverhältnis zwischen Blutangebot und- bedarf. Die für die Zellfunktionen notwendigen Energien können durch Oxydation und Glykolyse nicht mehr ausreichend gewonnen werden. Der Lactat/Pyruvatquotient steigt an, lokale Acidose — der entscheidende Faktor für den Ruheschmerz — ist die Folge.

Wenn schließlich auch die für die Erhaltung der Zellstrukturen erforderlichen Energien nicht mehr bereitgestellt werden können, kommt es zu Nekrosen, dem Stadium IV.

Die wichtigsten Kompensationsmaßnahmen sind Entwicklung eines Kollateralkreislaufs und Reduzierung des Widerstandes peripher des Verschlusses.

Mit dem Eintritt eines hämodynamisch wirksamen segmentalen Strombahnhindernisses entsteht ein Druckgradient, der über anatomisch präformierte Verbindungen das Blut von den Ästen proximal zu den Ästen distal der Obliteration strömen läßt. Der gegenüber vorher erhöhte Blutstrom durch diesn kollateralen Gefäße ist der adäquate Reiz zu deren struktureller Weitung, die innerhalb von Tagen und Wochen aus den ursprünglich englumigen Verbindungen hämodynamisch ins Gewicht fallende Gefäße werden läßt.

Der Gesamtquerschnitt der Kollateralen bestimmt die Güte des Ersatzkreislaufs, nicht aber allein schon die Güte der Durchblutung. Weitere maßgebende Faktoren dafür sind der Druck vor dem Kollateralkreislauf und der Widerstand peripher davon.

Im Prinzip gilt auch für die Blutströmung das Hagen-Poiseuillesche Gesetz.

$$V/t = \frac{\Delta p \cdot r^4 \cdot \pi}{8 \cdot L \cdot \eta}.$$

Kein Pumpsystem der Welt nützt alle in der Hagen-Poiseuilleschen Formel gegebenen Möglichkeiten zur Regulation einer Flüssigkeitsströmung auch nur annähernd so großartig und ökonomisch aus wie der Blutkreislauf. Der Organismus verfügt dazu über ein komplexes Reglersystem, das nicht nur in den verschiedenen Segmenten des Gefäßbaumes die Gefäßweite, sondern gleichzeitig auch den Faktor n, also die Viscosität des Blutes im Dienste der Blutverteilung zweckmäßig zu verändern vermag. Dabei fallen Viscositätsänderungen um so mehr ins Gewicht, je kleiner der Radius eines Gefäßes ist. Gefäßwand und Blut sind in diesem System eine funktionelle Einheit.

Auf einen erhöhten lokalen Sauerstoffbedarf reagiert der Organismus nicht nur mit örtlicher Vasodilatation, sondern gleichzeitig auch mit einer Verminderung der Blutviscosität in dieser Region.

Die Reduzierung des peripheren Widerstandes zur Kompensation eines Strombahnhindernisses kommt durch gleichzeitige Verminderung des lokalen Vasomotorentonus und Abnahme der örtlichen Viscosität zustande, was sich an Patienten mit einseitigen Beinarterienverschlüssen gut demonstrieren läßt.

Änderungen der Viscosität des Blutes sind unterschiedlich rasch zu bewerkstelligen und ebenso zurückzubilden. Die Zeitspanne reicht nach den Untersuchungen von Dintenfass (1966) von Bruchteilen von Sekunden bis Stunden und Tagen.

Reversible Änderungen der Fließeigenschaften des Blutes können durch verschiedene Mechanismen bewerkstelligt werden:
1. Durch Veränderung des lokalen Hämatokritwertes.
2. Durch Veränderung der Strömungsgeschwindigkeit und damit der Schergeschwindigkeit des Blutes, einer Nicht-Newtonschen Lösung.
3. Durch reversible Aggregation von roten Blutkörperchen.
4. Durch Veränderung der Verformbarkeit der roten Blutkörperchen.
5. Durch Strukturveränderungen des Plasmas.
6. Durch reversible Variation der Klebrigkeit der Thrombocyten bzw. der von ihnen entfalteten Aktivität.

Welcher dieser Mechanismen jeweils zur Auswirkung kommt, ist Gegenstand des besonderen Interesses der Forschungen der letzten Jahre. Für die Mechanismen 1 bis 4 liegen grundlegende Arbeiten vor (Fåreus; Wells, Danton u. Merill; Dintenfass; Schmidt-Schönbein).

Für die ständig ablaufenden physiologischen Viscositätsänderungen und — wie ich hoffe, gleich noch zeigen zu können — für die Pathogenese der arteriellen Durchblutungsstörungen sind die Veränderungen der plasmatischen Strukturen und der Blutplättcheneigenschaften anscheinend von besonderer Bedeutung. Da alle diese Vorgänge latent ablaufen und z. T. sehr flüchtig sind, ist ihre Erfassung äußerst schwierig und unser Wissen davon noch sehr gering.

Lasch u. Róka haben als Erste auf ständig intravasal ablaufende latente Gerinnung und Lyse hingewiesen. Indizien dafür sind der Befund von Defektpolymerisaten im Normalblut (Schultze u. Schwieck; Streichele, Herschlein u. Woerner) und der rasche Umsatz aller Fibrinogenmoleküle innerhalb von $2^1/_2$ Tagen (Adelson). Ehrly konnte die Abhängigkeit der Blutviscosität vom Fibrinogenspiegel nachweisen.

Zur Steuerung des endovasalen Fibrinogenpolymers stehen dem Organismus das Thrombin-Antithrombin- und das Plasmin-Antiplasminsystem zur Verfügung (Róka).

In diesem Zusammenhang ist wichtig, daß die Intima verschiedener Gefäßsegmente offenbar recht unterschiedliche Lyseaktivitäten zu entwickeln vermag und unterschiedliche Mengen an Inhibitorsubstanzen enthält (Kappert).

Über die Regulierung der Viscosität durch Veränderungen der Thrombocyten wissen wir ebenfalls noch wenig. Es stehen jedenfalls physiologischerweise eine ganze Reihe von Stoffen und Systemen zur Verfügung, die die Adhäsions- und Aggregationsbereitschaft der Thrombocyten und damit auch die Viscosität beeinflussen können mit z. T. unterschiedlicher Wirksamkeit in verschiedenen Provinzen und Segmenten des Gefäßbaums. In Frage kommen: Katecholamine, Histamin, Serotonin, Kinine, das Adenylsäuresystem, Prostaglandine, Fibrinogen, Heparin, Blutfette, Enzyme (Plasmin, Thrombin, Aggregin).

Born u. Mitarb. haben in grundlegenden Untersuchungen die Beziehungen des Adenylsäuresystems zu den Thrombocyten aufgezeigt. Der eigene Arbeitskreis hat sich vorwiegend mit dem Wirkungskomplex der Katecholamine beschäftigt.

Die wichtigsten humoralen Akteure in den Arterien und Arteriolen sind Adrenalin und vor allem Noradrenalin. Adrenalin bewirkt Constriction der Hautgefäße und Dilatation der Muskelgefäße, Noradrenalin Vasoconstriction in Haut und Muskulatur (Barnett u. Mitarb.).

Adrenalin und Noradrenalin bewirken aber nicht nur Lumenänderungen muskulärer Gefäße, sondern gleichzeitig auch eine Steigerung der Plättchenadhäsivität (Marx) und eine Zunahme der Viscosität des Blutes bis zur Stase. Ein Tropfen einer Adrenalin- oder Noradrenalinlösung 1:10000 auf das Rattenmesenterium gebracht, führt dort entweder zu einer wesentlichen Verlangsamung der Blutströmung (Modell für Regulation) oder schon in dieser Dosis, in jedem

Fall aber bei einer Konzentration von 1:10000 zu einer vollständigen 4 bis 15 min anhaltenden lokalen Stase, ohne daß es dabei zu einer Lumeneinengung der Gefäße kommt. Dieser Vorgang ist reversibel und wiederholbar und stellt ein Modell für eine funktionelle Durchblutungsstörung dar.

Die Berührung einer großen muskulären Arterie eines Kaninchens oder eines Minischweins mit einem mit Adrenalinlösung 1:1000 getränkten Tupfer verursacht lokale deutlich sichtbare Constriction und gleichzeitig auf dem intakten Endothel des Gefäßes Adhäsionen von Thrombocyten.

Der gleiche Effekt ist durch lokale Berührung einer Arterie mit Eis zu erzielen (Modell für Kälteangiitis), aber auch durch systemische Reize wie Inhalation von Zigarettenrauch (Modell für Endangiitis obliterans), oder Cholesterinfütterung (Modell für obliterierende Arteriosklerose) (Hess u. Frost).

Mit einer eigenen Mikromethode, über die meine Mitarbeiter Marshall u. Mallasch auf diesem Kongreß ausführlicher berichtet haben, versuchen wir Einblick in den Haushalt der biogenen Amine in der Gefäßwand und in den vorbeiströmenden Thrombocyten zu gewinnen[1].

Es handelt sich dabei um eine histochemische Methode, bei der nach Maßgabe der in den inneren Gefäßwandschichten bzw. in Thrombocyten enthaltenen Mengen an Adrenalin, Noradrenalin, Dopamin und Serotonin durch argentaffine oder chromaffineen Reaktion Silber bzw. Chrom zur Ablagerung gebracht wir.

Die Untersuchungen solcher Gefäß- bzw. Thrombocytenpräparate mit einem Rasterelektronenmikroskop in Kombination mit einem Halbleiterdetektor und einem Vielkanalanalysator ermöglicht die Herstellung von Oberflächenbildern und gleichzeitig eine gezielte energiedispersive Röntgenmikroanalyse der in beliebigen Arealen dieser Präparate enthaltenen Elemente von Natrium bis Uran.

Die Analysen in biologischen Objekten gehen in eine Tiefe von 15 µm, was in Gefäßen dem Endothel und einem Teil der Intima entspricht.

In den so gewonnenen integralen Röntgenspektren heben sich dann unter anderem in den für Silber bzw. Chrom charakteristischen Energiebereichen Intensitätsmaxima aus dem Bremskontinuum ab, wenn eines dieser Elemente im analysierten Probenvolumen enthalten ist.

Bei gleichen Objekten ist der Quotient aus der Höhe des silber- oder chromspezifischen Gipfels über dem Bremskontinuum zur Höhe des Bremskontinuums in diesem Bereich ein relatives Maß für die Menge des betreffenden Elementes und damit der Quantität der reagierenden biogenen Amine (Abb. 1).

Die für die Pathophysiologie der arteriellen Durchblutungsstörungen wichtigsten Ergebnisse unserer bisherigen Untersuchungen mit dieser Methode an Gefäßen des Minischweins und an Thrombocyten des Menschen sind:

1. Der Noradrenalingehalt des Endothels und der subendothelialen Anteile der Intima ist in der Brustaorta wesentlich geringer als in den muskulären Verteilerarterien.

2. Adrenalin ist, wenn überhaupt, nur in geringen Mengen im Endothel und der Intima von Arterien enthalten.

3. Lokaler Eisreiz führt zu einer akuten Verminderung des Noradrenalingehaltes der Gefäßwand (Abb. 1).

4. Während des Rauchens einer Zigarette nimmt der Gehalt der menschlichen Thrombocyten an Noradrenalin im Blut der A. femoralis und z. T. auch im Blut aus Fußrückenvenen meßbar zu (Abb. 2) und gleichzeitig damit die Viscosität des Blutes.

Nimmt man alle hier kurz geschilderten Beobachtungen über Effekte von Adrenalin und Noradenalin und über den Gehalt der Gefäße und Thrombocyten

---

[1] Die Untersuchungen wurden z. T. mit Unterstützung durch die Deutsche Forschungsgemeinschaft durchgeführt.

an diesen biogenen Aminen zusammen, dann können mit allen Vorbehalten, die die vorerst noch geringe Zahl der Untersuchungen notwendig macht, folgende Schlüsse gezogen werden:

Exogenes und endogenes Noradrenalin bzw. Adrenalin vermögen die Viscosität des Blutes bis zur (reversiblen) Stase zu steigern. Gleichzeitig verursachen sie eine Störung in der Stabilität der Thrombocyten bis hin zum Adhärentwerden derselben an sonst intaktem Endothel.

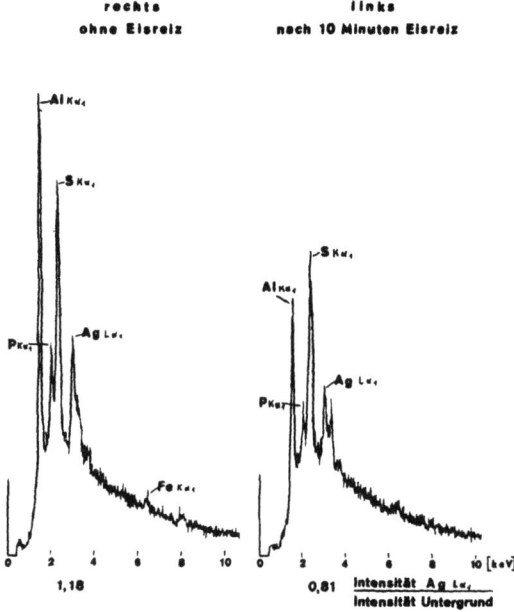

Abb. 1. Integrale Röntgenspektren gewonnen von der Endothelseite der beiden Arteriae femorales eines Minischweins. Beide Gefäße wurden vital entnommen; die rechte Beinarterie ungereizt, die linke unmittelbar nach 10 min lokalem Eisreiz. Sie wurden unter Bedingungen weiterverarbeitet unter denen praktisch allein in Zellen vorhandenes Noradrenalin eine argentaffine Reaktion eingeht. Der Quotient $\frac{\text{Intensität Ag L}\alpha 1}{\text{Intensitätsuntergrund}}$ ist vor Eisreiz mit 1,18 wesentlich höher als danach mit 0,81. Gemessen an der Argentaffinität hat die Gefäßwand etwa ein Drittel ihres Noradrenalins durch den Eisreiz verloren

Je reicher ein Gefäßsegment an Noradrenalin ist, desto mehr kann offenbar ein, diesen Stoff liberierender Reiz wie Kälte oder Rauchen im Sinne einer Labilisierung der vorbeiströmenden Thrombocyten wirken.

Unter physiologischen Bedingungen der Kreislaufregulation gehen die Strukturveränderungen des Blutes nicht so weit, daß Thrombocyten an der Gefäßwand adhärent werden. Pathologischerweise kann aber jeder der beiden Partner, die Gefäßwand oder das Blut, solche Adhäsionen provozieren. Es spricht Vieles dafür, daß das initiale Ereignis in der formalen Pathogenese der arteriellen (und venösen) Verschlußkrankheiten der verschiedensten Ätiologie und Lokalisation die Thrombocyten betrifft, die instabil werden und damit eine Neigung zum Anhaften an der Gefäßwand bekommen.

Lokalisation, Ausdehnung und Progredienz der hier als zentrales Geschehen postulierten Abscheidungsthromben hängen davon ab, wo der Reiz wirksam wird, wie lange, wie häufig und wie intensiv er wirkt und schließlich in welchem Ausmaß der Organismus effektive Gegenmaßnahmen zur Verfügung hat.

Das Schicksal der Adhäsionen kann von der Ablösung bzw. spurlosen Integration in die Intima über Endothelialisierung wandständiger Thromben bis hin zum vollständig obliterierenden Gerinnungsthrombus gehen.

Der Organismus reagiert auf solche Störungen zweckmäßig. Die möglichen Gegenmaßnahmen gehen so weit, daß in seltenen Fällen sogar länger bestehende segmentale Strombahnhindernisse, vergleichbar einer Spätlyse, spontan wieder zur Auflösung kommen.

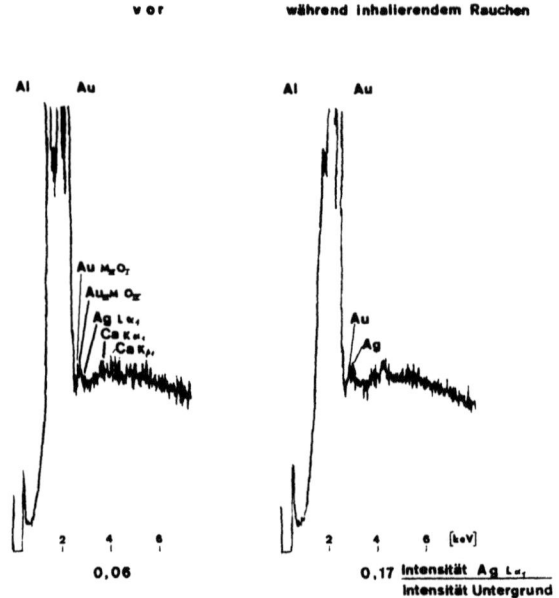

Abb. 2. Integrale Röntgenspektren gewonnen aus je einem einzelnen Thrombocyten aus Fußvenenblut vor und während des Rauchens einer Zigarette. Die Präparate wurden zum Nachweis von Noradrenalin nach Chloralhydratfixierung 30 sec in ammoniakalischer Silberlösung inkubiert. Die Spektren sind abgesehen von dem deutlich größeren Gipfel bei 2,98 keV (Ag Lα1-Linie) deckungsgleich. Der Quotient $\frac{\text{Intensität AgL}\alpha 1}{\text{Intensität/Untergrund}}$ ist vor dem Rauchen 0,06, während des Rauchens 0,17. Typischerweise ist das Calcium als wesentliches Element in den Thrombocyten beider Präparate in gleicher Weise nachweisbar

So kann zwanglos die oft lange, symptomlose Tolerierbarkeit exogener und endogener Noxen erklärt werden.

Die verschiedenen arteriellen und venösen Durchblutungsstörungen sind der Preis für unser hochdifferenziertes und damit ökonomisch optimales Regulationssystem der Durchblutung. Dieses Regulationssystem ist in den verschiedenen Organen und Segmenten des Gefäßbaumes gegen endogene und exogene Reize unterschiedlich empfindlich und unterschiedlich störanfällig.

So spannt sich ein Bogen von der physiologischen Regulation der Durchblutung mittels spontan immer reversibler Strukturveränderungen der Gefäßwand und im Blut bei intakter Homoiostase über funktionelle Durchblutungsstörungen mit passagerer Störung der Gefäßwand-Bluthomoiostase bis hin zur obliterierenden Arteriosklerose mit anfangs noch reversiblen, aber schließlich irreversiblen Veränderungen der Gefäße.

Literatur

Adelson, E.: Fed. Proc. **24**, 810 (1965); zit. bei Róka (1967). — Barnett, A. J., Blacket, R. B., Depoorter, A. E., Sanderson, P. H., Wilson, G. M.: Clin. Sci. **9**, 152 (1950). — Bollinger, A.: Schweiz. med. Wschr. **97**, 439 (1967). — Dintenfaß, L.: Arch. intern. Med. **118**, 427 (1966); — Haematologia **2**, 19 (1968). — Ehrly, A. M.: Die gelben Hefte. Immunologische Informationen der Behring-Werke AG **19**, 973 (1970). — Fåhraeus, R.: Dtsch. med. Wschr. **86**, 2266 (1961). — Hess, H.: Die obliterierenden Gefäßerkrankungen. München-Berlin: Urban u. Schwarzenberg 1959. — Hess, H., Frost, H.: Verh. dtsch. Ges. Kreisl.-Forsch. **1969**, 333. — Hess, H., Mallasch, M., Marshall, M., Klingele, H.: Klin. Wschr. (1972) (im Druck). — Hild, R., Brecht, Ch., Zolg, H.: Klin. Wschr. **44**, 44 (1966). — Kappert, A.: Behring-Werk-Mitt. **44**, 29 (1964). — Lasch, H. H., Róka, L.: Klin. Wschr. **32**, 460 (1954). — Martin, M.: Z. Kreisl.-Forsch. **53**, 453 (1964). — Róka, L.: Dtsch. med. J. **18**, 349 (1967). — Schmid-Schönbein, H.: Habilitationsschrift, München 1970. — Schultze, H. E., Schwieck, G.: Behring-Werk-Mitt. **35**, 57 (1958); — Klin. chem. Acta **4**, 15 (1959). — Steichele, D. F., Herschelin, H. J., Woerner, J.: Klin. Wschr. **44**, 228 (1966). — Wells, R. E., Denton, R., Merrill, E. W.: J. Lab. clin. Med. **57**, 646 (1961). — Born, G. V. R.: Brit. J. Haemat. **12**, 37 (1966).

Klinik der peripheren arteriellen Durchblutungsstörungen

HILD, R. (Med. Univ.-Klinik, Heidelberg)

Referat

Periphere arterielle Durchblutungsstörungen beruhen hauptsächlich auf chronisch obliterierenden Gefäßveränderungen. Das klinische Bild dieser sog. „arteriellen Verschlußkrankheiten" (Ratschow, 1959) wird im wesentlichen von der Lokalisation und Ausdehnung des Strömungshindernisses bestimmt, die ihrerseits einige pathogenetische Besonderheiten aufweisen. Die daraus resultierenden Ischämiesyndrome sollen im folgenden differentialdiagnostisch voneinander und gegen die funktionellen Zirkulationsstörungen abgegrenzt werden.

Aus bislang unzureichend geklärten Gründen betreffen neun Zehntel aller chronischen Obliterationen bekanntlich die unteren Gliedmaßen (Hasse, 1959; Widmer, 1963). Nach weitgehend übereinstimmenden Mitteilungen verteilen sie sich mit der in Abb. 1a wiedergegebenen Häufigkeit auf die verschiedenen Gefäßetagen, wobei die kombinierten, d. h. hintereinandergeschalteten Verschlüsse überwiegen (Hasse, 1959; Hess, 1959; Krautwald u. Völpel, 1960; Münster et al., 1966; Heinrich, 1967; Linke, 1969). Diagnostisch richtungsweisende Symptome sind der Latenzschmerz, der von fast 90% unserer ambulanten Patienten angegeben wird, ferner rasche Ermüdbarkeit, Ruheschmerz, Parästhesien und schließlich Potenzstörungen. Das Gros der Kranken kommt dementsprechend wegen einer Claudicatio intermittens zum Arzt, also im Stadium II der gebräuchlichen Schweregradeinteilung nach Fontaine (1954), seltener wegen Ruheschmerz (Stadium III) oder gar ischämische Läsionen (Stadium IV) (Abb. 1b). Mitunter wird ein Arterienverschluß als Zufallsbefund erhoben. Um so bemerkenswerter erscheint das Ergebnis der Basler Studie, demzufolge 59% aller Patienten mit klinisch nachgewiesenen Gliedmaßenarterienverschlüssen beschwerdefrei waren (Stadium I), teils infolge nur geringfügiger Stenosen, häufiger wegen Bewegungsmangels (Widmer et al., 1967).

Da sich der Arterienverschluß naturgemäß nur im nachgeschalteten Versorgungsgebiet auswirkt, erlaubt das Beschwerdebild im Zusammenhang mit dem Palpations- und Auskultationsbefund eine ungefähre Lokalisation des Strömungshindernisses.

Verschlüsse der aortoiliacalen Gefäßstrecke finden sich in Form einer partiellen oder totalen Verlegung der Aortengabel, wie sie dem Leriche-Syndrom zugrunde liegt. Diese kann mitunter bis zum Abgang der Nierenarterien aufsteigen. Andere

Erscheinungsformen sind Segmentverschlüsse der distalen Aorta oder der Beckenarterien. Das Beschwerdebild hängt von der jeweiligen Kollateralbildung ab, für welche die aortoiliacale Etage günstige anatomische Voraussetzungen bietet. Leitsymptom dieses Verschlußtyps ist ein Latenzschmerz der Gluteal- und Oberschenkelmuskulatur, die sog. Beckenklammer (Ratschow, 1959), jedoch wird häufig auch die Wadenmuskulatur miteinbezogen. Bei etwa einem Fünftel der Patienten führt ein beidseitiger Verschluß der A. iliaca interna bzw. der vorgeschalteten Gefäßstrecke zur Impotentia erigendi (Vollmar, 1967). Ruheschmerz oder gar ischämische Läsionen, entstehen nahezu ausschließlich bei einer akuten Blockade der Strombahn durch thromboembolische Ereignisse oder infolge zu-

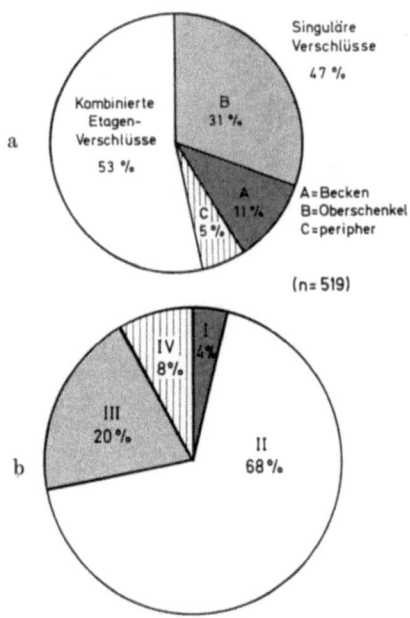

Abb. 1. a Häufigkeitsverteilung singulärer und kombinierter Etagenverschlüsse im Krankengut der angiologischen Ambulanz der Med. Univ.-Klinik Heidelberg (n = 400). b Häufigkeitsverteilung der Stadien arterieller Verschlußkrankheit der unteren Gliedmaßen im Krankengut der angiologischen Ambulanz der Med. Univ.-Klinik Heidelberg (n = 519)

sätzlicher Verschlüsse im distalen Gefäßabschnitt. In extrem seltenen Fällen kommt es infolge eines hohen Kollateralstromvolumens über die mesentericoiliacalen Gefäßbrücken beim Gehen zum Blutentzug aus den Eingeweiden, was sich in schneidendem Leibschmerz äußert, der beim Stehenbleiben rasch wieder anklingt (mesenteriales Entzugssyndrom) (Vollmar, 1967; May u. Nissl, 1965). Typisches Beschwerdebild, ein- oder beidseitiges Fehlen bzw. Abschwächung der Femoralispulse sowie Stenosegeräusche über den Becken- und Femoralarterien lassen Verschlußprozesse des aortoiliacalen Abschnittes ohne weiteres erkennen und von durch Krankheiten der Wirbelsäule, des Rückenmarks oder des Hüftgelenks verursachten Beschwerden abgrenzen. Differentialdiagnostisch sind außerdem die verschiedenen Formen der Coarctatio aortae in Betracht zu ziehen.

In der *femoropoplitealen Gefäßetage* überwiegen Obliterationen der A. femoralis superficialis, deren im Adduktorenschlitz verlaufender Abschnitt am häufigsten betroffen wird (Vollmar, 1967). Infolge ausgezeichneter Kollateralkompensation über die A. profunda femoris bleiben solche Patienten oft über Jahre beschwerdefrei. Nicht selten tastet man distal des Verschlusses einen positiven Kollateralpuls. Im weiteren Verlauf kommt es beim Gehen zu krampfartigen Schmerzen der Wadenmuskulatur, der typischen Claudicatio intermittens. Diese unterscheidet sich durch ausgelöschte Poplitea- und Fußpulse von der sog. Claudicatio nervosa (Reischauerm 1958), welche auf einer neurovasculären Störung infolge Kompression der Lumbalwurzel L 5/S 1 beruht und durch ischialgiformen Schmerz beim Gehen, Kältegefühl des Fußes sowie segmentale Hypästhesie gekennzeichnet ist. Schweregrad und Prognose des Oberschenkeltyps verschlechtern sich erheblich, wenn der Profundaabgang in den Verschlußprozeß einbezogen wird oder zusätzliche Okklusionen der vor- bzw. nachgeschalteten Gefäßetage hinzutreten (Ratschow, 1962). In diesem Falle kommt es in der Regel schon unter Ruhebedingungen zu Schmerz, vor allem in Horizontallage, anhaltendem Kältegefühl und schließlich zu acralen Gewebsläsionen.

Verschlüsse der Unterschenkelarterien verlaufen, sofern sie die Aa. tibialis anterior oder fibularis allein betreffen, im allgemeinen ohne nennenswerte Beschwerden. Die Verlegung beider Arterien verursacht jedoch Kältegefühl, Schmerz und Nekrosen im Bereich der Zehen sowie des Fußrückens. Hingegen klagen die meisten Patienten bei einer Okklusion der A. tibialis posterior über belastungsabhängigen bohrenden Schmerz im Fußgewölbe, bei proximaler Ausdehnung des Verschlusses auch über Wadenschmerz. Der *plantare Verschlußtyp*, welchen Obliterationen der Aa. plantaris medialis bzw. lateralis zugrunde liegen, ist durch Parästhesien der Zehen und Claudicationsschmerz der Fußsohle gekennzeichnet. Da die arterielle Versorgung des Fußes zahlreiche anatomische Varianten kennt (Silvermann, 1946; Ratschow, 1962; Strigl, 1970), darf das Fehlen eines Fußpulses nur im Zusammenhang mit einem typischen Beschwerdebild und nach apparativer bzw. angiographischer Abklärung auf eine Verlegung der Strombahn bezogen werden. Differentialdiagnostisch sind vor allem die zahlreichen statisch bedingten Beschwerden, ferner ein Calcaneussporn und schließlich die seltene ischämische von Volkmannsche Kontraktur auszuschließen.

Eine Bevorzugung der peripheren Strombahnabschnitte wird von zahlreichen Autoren bei der *diabetischen Makroangiopathie* beschrieben, die als Sonderform der Arteriosklerose aufzufassen ist (Emmerich, 1965; Harders, 1968; Widmer u. Studer, 1966; Alexander, 1967, 1970; Strandness et al., 1970). Dies gilt jedoch wahrscheinlich nur für den klinisch manifesten Diabetes. Bei Patienten mit arteriellen Durchblutungsstörungen und pathologischem Glucosetoleranztest, den wir in Übereinstimmung mit Knick (1968) immerhin in der Mehrzahl der Fälle finden, zeigt sich die gleiche Häufigkeitsverteilung der verschiedenen Lokalisationstypen wie bei Verschlußkranken mit normalem Zuckerstoffwechsel (Abb. 2a). Infolge der peripheren Lokalisation des Strömungshindernisses wird eine typische Claudicatio intermittens oft vermißt (Anschütz, 1966). Das Beschwerdebild ist außerdem meist von einer *diabetischen Neuropathie* beeinflußt. Die Kranken klagen verhältnismäßig selten über Kältegefühl, im Gegenteil, meist sogar über ausgesprochen warme brennende Füße. Anhaltende und weitgehend belastungsunabhängige Schmerzen sind eher Ausdruck einer nervalen Beteiligung als der Gefäßkrankheit. Dies gilt besonders für eine oft sockenförmig begrenzte Hypästhesie. Bagatelltraumen, Fußmykosen und bakterielle Infektionen führen frühzeitig zu Gewebsnekrosen, wofür jedoch nicht nur die ungünstigen Kollateralverhältnisse dieses Verschlußtyps, sondern vor allem auch das Hinzutreten einer *diabetischen Mikroangiopathie* verantwortlich zu machen sind. Darüber hinaus spielt auch die stoffwechselbedingte Resistenzminderung eine Rolle. Wir fanden selbst bei Patienten mit subklinische Diabetes Gewebsnekrosen fünfmal häufiger als bei solchen ohne gestörte Glucosetoleranz (Abb. 2b). Im Gegensatz zu den ischämischen Läsionen bei arteriosklerotischen Verschlüssen neigen die diabetischen

Ulcera zu rascher Ausbreitung und führen so zum typischen Bild der feuchten *diabetischen Gangrän*. Diese unterscheidet sich durch ausgedehnten Gewebszerfall, oft unter osteomyelitischer Beteiligung der Phalangen sowie durch ein heißes entzündliches Randödem unschwer von der schärfer demarkierten, zur Mummifikation neigenden trockenen Gangränform, welcher meist arteriosklerotische Mehretagenverschlüsse zugrunde liegen.

Auf arteriosklerotischer Basis kommt der periphere Verschlußtyp verhältnismäßig selten und im wesentlichen nur im höheren Lebensalter vor. Bei jüngeren Patienten ist er geradezu typisch für eine *Endangiitis obliterans*. Die Existenz der sog. Buergerschen Krankheit als nosologische Einheit ist in morphologischer wie klinischer Hinsicht problematisch (Wessler, 1961; Horwitz, 1961). Dennoch halten

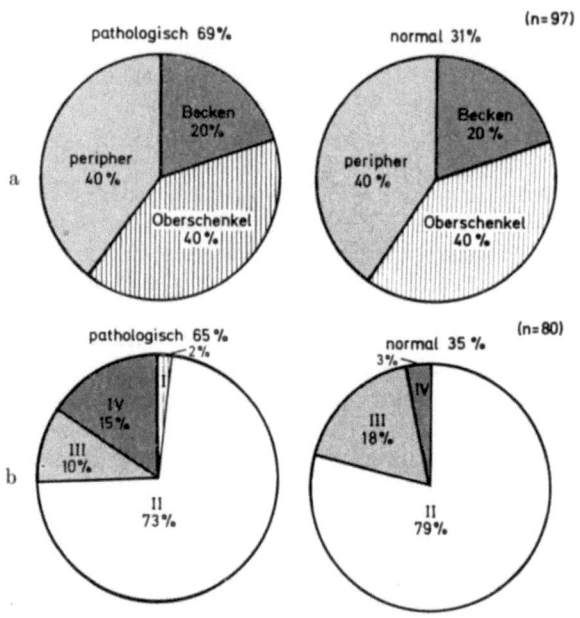

Abb. 2. a Häufigkeitsverteilung der Verschlußlokalisationen bei pathologischer und normaler Glucosetoleranz (n = 97). b Häufigkeitsverteilung der Stadien bei pathologischer und normaler Glucosetoleranz (n = 80)

wir es in Übereinstimmung mit zahlreichen Autoren für berechtigt, ausschließlich auf Grund einiger klinischer Kriterien an diesem Krankheitsbegriff festzuhalten, ohne dabei eine zuverlässige Aussage über die Pathogenese des zugrunde liegenden Gefäßprozesses treffen zu können (Ratschow, 1959; Barker, 1962; McKusick et al., 1962; Juergens, 1963). Die Endangiitis manifestiert sich in der Regel im 3. und 4. Lebensjahrzehnt und bevorzugt Männer in noch deutlicherem Maße als die obliterierende Arteriosklerose. Bei beiden Geschlechtern handelt es sich oft um asthenische Konstitutionstypen mit Neigung zu Hypotonie, ausgeprägter vegetativer Labilität und nahezu ausschließlich um mehr oder weniger starke Zigarettenraucher (Hasse, 1965). Eine auffallend periphere Verschlußlokalisation findet sich nicht nur im Bereich der Beine, sondern auch der Arme. Schon frühzeitig kommt es zu schmerzhaften Zehennekrosen, vor allem auch interdigital, wobei die fast immer bestehende Hyperhidrose als Schrittmacher von Mykosen und bakteriellen Infektionen gelten mag. Charakteristisch ist eine Beteiligung der oberflächlichen Venen im Sinne der *Phlebitis migrans sive saltans*, die in Form kleiner, anfänglich stark schmerhafter roter Knötchen auftritt und schubartig verläuft. Allerdings wird diese für den Morbus Buerger pathognomonische Phlebitis nur in 10% der Fälle erfaßt (Ratschow, 1959). Aber auch oberflächliche und tiefe Thrombophlebitiden der größeren Beinvenen sind keine seltenen Begleiterscheinungen einer Endangiitis obliterans (Ratschow, 1962). Arteriographisch impo-

Tabelle 1. *Arteriographische Unterscheidung zwischen M. Buerger und obliterierender Arteriosklerose (nach McKusick et al.)*

	M. Buerger	Arteriosklerose
Größe der betroffenen Arterien	kleine und mittlere	kleine, mittlere und große
Betroffene Gliedmaßen	obere und untere Extremitäten	vorwiegend untere Extremitäten
Ausdehnung der Verschlußprozesse	segmental	diffus
Beschaffenheit der Arterie oberhalb des Verschlusses	zart begrenzte Gefäße von gleichmäßigem Kaliber	Intimaunregelmäßigkeiten und Kaliberschwankungen
Form der Kollateralen	wurzelförmige Anordnung um den Verschluß	nicht speziell
Hinweis auf Atherom in größeren Gefäßen	fehlt	vorhanden

nieren der ausgesprochen segmentale Befall vorwiegend der peripheren Abschnitte der Extremitätenarterien, bei freier Durchgängigkeit und glatter Konturierung der proximalen Gefäßstrecke. Der Verschlüsse sind von einem Netz korkzieherförmig geschlängelter Kollateralen engen Kalibers umgeben (Hasse, 1965). Eine Gegenüberstellung der wichtigsten angiographischen Kriterien der Endangiitis obliterans und der obliterierenden Arteriosklerose zeigt Tabelle 1. Die Labordaten

Tabelle 2. *Immunologische und serologische Befunde bei 30 Patienten mit Endangiitis obliterans*

	%
ANF positiv	0
Interstitiell positiv	47
Bei Nachuntersuchung nach 6 Monaten	27
IgM erhöht	27
IgA erhöht	67
IgG erhöht	50
CRP positiv	57
ASL erhöht	10
AST erhöht	3
Latex positiv	0

geben in der Regel keinen Hinweis auf das Vorliegen von Diabetes mellitus, Fettstoffwechselstörungen oder Gicht. Vermißt werden jedoch auch allgemeine Entzündungszeichen, wie BKS-Beschleunigung, Leukocytose mit Linksverschiebung, Anämie oder Veränderungen des Elektrophoresediagramms, es sei denn, daß lokale Gewebsentzündungen oder Nekrosen vorliegen. Orientierende Untersuchungen an einem Kollektiv von 31 ausschließlich nach klinischen Kriterien diagnostizierten Fällen von M. Buerger ergaben die in Tabelle 2 zusammengefaßten immunologischen Daten. Da bislang ein spezifisches Antigen als pathogenetischer

Faktor nicht bekannt ist, sind diese Befunde als unspezifischer Indikator eines zusätzlichen immunologischen Geschehens aufzufassen. All dies kann nicht darüber hinwegtäuschen, daß eine zuverlässige Differenzierung des M. Buerger von der Arteriosklerose vielfach auch klinisch schwierig, in den höheren Altersklassen sogar meist histologisch unmöglich ist. Unterschiede bestehen auch hin-

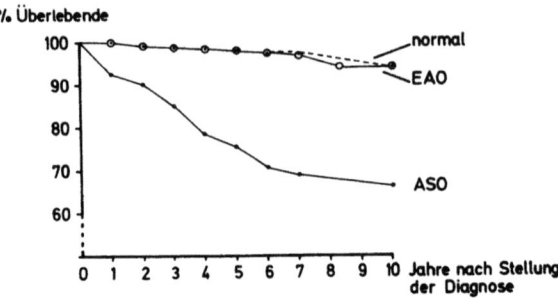

Abb. 3. Überlebensrate von Patienten mit Endangiitis obliterans (EAO) und Arteriosclerosis obliterans (ASO) im Vergleich mit derjenigen einer normalen Population. (Nach McPherson, Juergens u. Gifford)

sichtlich der Prognose. Während Patienten mit Endangiitis obliterans eine weitaus höhere Amputationsrate aufweisen als solche mit arteriosklerotischen Verschlußkrankheiten (Juergens, 1963; Tillgren, 1965), entspricht ihre Lebenserwartung praktisch derjenigen der Durchschnittsbevölkerung (Abb. 3). Diese Tatsache sowie das wesentlich seltenere Vorkommen von pathologischen EKG- und Augenfundusveränderungen (Jaquet u. Meyer-Burgdorf, 1962) stellen in Frage, ob es

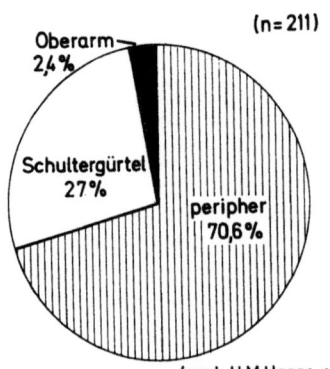

Abb. 4. Häufigkeitsverteilung der Verschlußlokalisationen der oberen Gliedmaßen. (Nach Hasse, H. M. u. Raiser, M.)

sich bei der Endangiitis obliterans der Gliedmaßenarterien tatsächlich um die Teilmanifestation einer arteriellen Systemkrankheit handelt.

Die oberen Gliedmaßen werden von chronischen Verschlußprozessen rund zehnmal seltener betroffen als die unteren (Hasse, 1959; Widmer, 1963). Wie die am Krankengut der Max Ratschow-Klinik Darmstadt gewonnene Häufigkeitsverteilung zeigt (Abb. 4), überwiegen die distal der Ellenbeuge lokalisierten Obliterationen bei weitem. Wesentlich weniger häufig findet sich der sog. Schultergürteltyp. Verlegungen der A. brachialis bedeuten eine Rarität (M. Raiser, 1969).

Auf Grund der gemeinsamen Gefäßstrecken der großen Zubringerarterien des Kopfes und der Arme sowie des häufigeren Befalles mehrerer Aortenbogenäste, wirken sich Verschlußprozesse dieses Bereichs vielfach auf beide Versorgungsgebiete aus. Das klinische Bild des sog. Schultergürteltyps ist dementsprechend oft mit Symptomen einer cerebrovasculären Insuffizienz verbunden, welche ganz im Vordergrund stehen kann. Die verschiedenen Formen der durch extrakranielle Gefäßverschlüsse hervorgerufenen Durchblutungsmangelzustände des Gehirns waren Verhandlungsthemen des gestrigen Kongreßtages, so daß sich die folgenden Ausführungen auf die Zirkulationsstörungen der Arme beschränken.

Stenosen und singuläre *Verschlüsse der Aa. subclavia und axillaris* verursachen im allgemeinen keine oder nur geringfügige Beschwerden. Schweregefühl, rasche Ermüdbarkeit bei Muskelarbeit, die sich bis zum Claudicationsschmerz steigern kann, sowie Kälteempfindlichkeit des Armes sind häufig erster Hinweis auf Verschlußprozesse im proximalen Strombahnabschnitt der Extremität. Diese lassen sich durch Pulsverlust, rauhe systolische Stenosegeräusche in der Supraclaviculargrube oder Achselhöhle sowie durch eine Seitendifferenz des Blutdrucks an den Oberarmen von mehr als 30 mmHg ohne weiteres erfassen. Differentialdiagnostisch ist in erster Linie an das Vorliegen *neurovasculärer Schultergürtelsyndrome* zu denken, die auf einer Kompression der A. subclavia bzw. auf einer Irritation des Plexus brachialis beruhen. Im Gegensatz zum definitiven Verschluß kommt es beim *Halsrippen-, Scalenus anticus-, Kostoclavicular- und Pectoralis minor-Syndrom* meist nur während bestimmter Haltungen des Schultergürtels zur Abschwächung oder Aufhebung der distalen Arterienpulse, mitunter auch zu Stenosegeräuschen über der A. subclavia. Dementsprechend treten Schmerz, Parästhesien, Kältegefühl und Muskelschwäche weitgehend positionsabhängig auf (Kappert, 1969). Das Halsrippensyndrom, das ebenso wie das Kalenus anticus-Syndrom durch parietale Thrombenbildung an der Kompressionsstelle zur akuten Verlegung der Arterie oder zu Embolien der peripheren Gefäßstrecke führen kann (Hasse, 1965), ist röntgenologisch leicht abzugrenzen. Relevante Hinweise auf das Vorliegen beider Syndrome gibt auch der Adson-Test, bei welchem im positiven Falle nach tiefer Inspiration, Rückbeugung und Drehung des Kopfes zur kranken Seite die Pulsationen der Armarterien abgeschwächt oder ausgelöscht werden. Differentialdiagnostisch sind schließlich das Hyperabduktions- und Malpositionssyndrom zu erwägen, die auf einer Abknickung der A. axillaris bei extremer Haltungen der Arme beruhen (Kappert, 1969).

Die sehr seltenen isolierten *Verschlüsse der A. brachialis* verlaufen im allgemeinen symptomarm. Wird hierbei jedoch der Abgang der A. profunda brachii oder der A. collateralis ulnaris mitbetroffen, so entwickelt sich ein schweres Ischämiesyndrom mit acraler Gangrän (Ratschow, 1959).

Der periphere Typ, welchem obliterierende *Prozesse der Unterarm-, Hohlhandbogen, und Digitalarterien in* steigender Reihenfolge zugrunde liegen (Hasse et al., 1968), zeigt hinsichtlich seiner Pathogenese und klinischen Symptomatologie einige Besonderheiten. Im Gegensatz zu den überwiegend arteriosklerotisch bedingten Okklusionen der proximalen Strombahn, manifestiert sich dieser Verschlußtyp wesentlich früher; sein Häufigkeitsmaximum liegt vor dem 40. Lebensjahr (Abb. 5). In Umkehrung der von allen übrigen Lokalisationsformen der arteriellen Verschlußkrankheit bekannten Geschlechtsverteilung, werden Frauen dreimal häufiger betroffen als Männer (I. Raiser, 1969). Auffallend ist eine bevorzugte Kombination mit peripheren Verschlüssen der unteren Gliedmaßen. Der Prozentsatz pathologischer EKG-Veränderungen liegt deutlich unter demjenigen von Verschlußkrankheiten überwiegend arteriosklerotischer Natur (Hasse, 1959; Heidelmann, 1960; Hild et al., 1966). Diese Gegebenheiten lassen darauf schließen, daß es sich bei den Obliterationen des peripheren Strombahnabschnittes der oberen Extremitäten weitaus seltener um die Teilmanifestation eines generalisierten Gefäßleidens handelt, als dies für die Mehrzahl arterieller Verschlußkrankheiten zutrifft.

Das durch Verschlüsse der Unterarm-, Hohlhandbogen- und Digitalarterien hervorgerufene Ischämiesyndrom erfordert eine Abgrenzung gegen einige vaso-

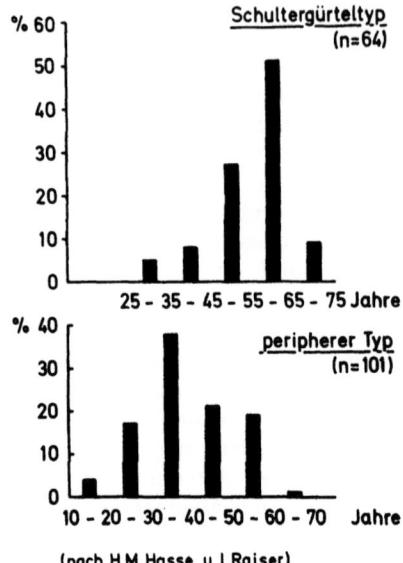

Abb. 5. Manifestationsalter bei arterieller Verschlußkrankheit der oberen Gliedmaßen. (Nach Hasse, H. M. u. Raiser, I.)

spastische Zirkulationsstörungen. Unter diesen besitzen der *M. Raynaud und der Digitus mortuus* klinisch die größte Bedeutung. Der M. Raynaud umfaßt die primär durch Constriction der kleinen Arterien und Arteriolen der Haut bedingten Ischämien der Hände, etwas weniger häufig auch der Füße (Gifford u. Hines, 1957). In typischer Ausprägung kommt es dabei anfallsweise zu extremer Blässe der

Tabelle 3. *Kriterien des M. Raynaud (primäres Raynaud-Phänomen) (nach Allen u. Brown)*

1. Auslösung durch Kälte oder psychische Erregung
2. Bilaterales Auftreten
3. Keine ischämischen Läsionen oder nur an kleinsten Hautarealen
4. Ausschluß organischer Ursachen
5. Dauer der Symptomatik länger als 2 Jahre

Hände, anfänglich oft unter Aussparung des Daumens, welche mit Parästhesien und Schmerz einhergeht. Diese Episoden dauern im allgemeinen nicht länger als 30 min und weichen sodann einer intensiven Cyanose, mitunter schließlich einer hyperämischen Rötung (Ratschow, 1959; Gifford, 1963). Die von Allen u. Brown (1932) an Hand umfangreicher klinischer Befunde erarbeiteten Kriterien sind in Tabelle 3 wiedergegeben. Ob es allerdings lediglich infolge eines Vasospasmus zum Gewebsuntergang kommen kann, soll dahingestellt bleiben. Wir wissen inzwischen durch angiographische Beobachtungen, daß der M. Raynaud schon früh mit obliterierenden Veränderungen der Digitalarterien einhergehen kann (Vogler, 1954). In den Spätstadien finden sich oft sogar ausgedehnte Fingerkuppennekrosen. Insofern bezieht sich der von Allen u. Brown postulierte Ausschluß organischer Ursachen nur auf solche Faktoren, welche primäre Gefäßverlegungen hervorrufen bzw. deren Entstehung begünstigen. Als sechstes Kriterium wäre hinzuzufügen, daß der M. Raynaud vorwiegend das weibliche Geschlecht betrifft und die zweite bis vierte Lebensdekade bevorzugt (Gifford u. Hines, 1957). Es handelt sich dabei meist um nervöse, emotional und vegetativ labile Persönlichkeiten mit Neigung zu kalten und feuchten Händen.

Im Gegensatz zu den vasospastischen Ischämien der acralen Gliedmaßenbereiche bezeichnen wir die primär durch Gefäßverschlüsse hervorgerufenen Durchblutungsmangelzustände als sekundäres *Raynaud-Phänomen*. Dieses wird in rund 10% durch arteriosklerotische und in 20% durch endangiitische Veränderungen verursacht (Kappert, 1969), welches sich meist nicht nur auf die Digitalarterien, sondern auch auf die proximalen Gefäße erstrecken. Dementsprechend finden sich zum Unterschied vom M. Raynaud vielfach auch im beschwerdefreien Intervall Ausfälle des Ulnaris-, seltener des Radialispulses. Die Ischämie tritt in der Regel nicht symmetrisch auf, sondern beschränkt sich auf einzelne oder mehrere Finger einer Hand. Sie ist durch Handarbeit auslösbar, weshalb die Faustschlußprobe und ihre Modifikation in Form des Allen-Tests meist eine Differenzierung gegenüber den rein funktionellen Zirkulationsstörungen erlaubt. In den fortgeschrittenen Stadien, welchen häufig multiple Verschlüsse zugrunde liegen, kommt es zu chronischer Ischämie mit anhaltendem Schmerz, Wachstumsstörungen der Nägel, Nagelbetteiterungen und schließlich zu ausgeprägten Nekrosen der Fingerkuppen oder Endglieder.

In seltenen Fällen sind acrale Verschlußprozesse Teilsymptome von *Kollagenosen* (Portwich, 1965). Man findet sie bei der *Periarteriitis nodosa*, hier stets in Verbindung mit einer Hypertonie, bei der ihr pathogenetisch nahestehenden *Wegenerschen Granulomatose*, bei der *Dermatomyositis*, der *rheumatischen Polyarthritis*, beim *Lupus erythematodes* (Siegenthaler u. Hegglin, 1956; Metz et al. 1971) und in besonderer Form schließlich bei der *progressiven Sklerodermie*. Diese ist im Frühstadium häufig durch rein funktionelle Zirkulationsstörungen der Hände und Füße gekennzeichnet, welche sich bislang weder klinisch noch angiographisch vom echten M. Raynaud unterscheiden lassen. Oft kommt es erst nach Jahren zum definitiven Verschluß der Digital-, Hohlhandbogen- oder gar Unterarmarterien. In diesem Stadium bestehen meist progrediente Veränderungen der Haut im Sinne einer *Atrophie* und *Sklerodactylie* mit schmerzhaften Läsionen an den Fingerkuppen oder in Gelenknähe, ferner Paronychien sowie Destruktionen der Endphalangen. Nunmehr findet sich häufig auch ein Befall der inneren Organe. Eine besondere Verlaufsform stellt das *Thibiérge-Weissenbach-Syndrom* dar. Es ist durch Calciumablagerungen in der Subcutis charakterisiert, die z. T. unter Hinterlassung schlecht heilender, stark schmerzhafter Ulcera nach außen sequestriert werden.

Acrale Läsionen kommen gelegentlich auch im Rahmen einer chronischen *Kälteagglutininkrankheit* vor. Die durch Präcipitation von γ-Makroglobulinen an der Erythrocytenoberfläche bedingten Hyperviscositätsphänomene, welche unter dem des M. Raynaud oder der Akrocyanose ähnlichen Bildern verlaufen, sind zunächst reversibel. Durch sekundäre Gerinnungsvorgänge können sie in definitive Verschlüsse umgewandelt werden und acrale Nekrosen zur Folge haben. Ähnliches gilt für die *Kryoglobulinämie*, die *Polycythämie* und die *essentielle Thrombophilie* (Harders, 1957; Ratschow, 1959; Vorländer, 1967).

Arterienverschlüsse im Bereich der Hand wurden auch bei Blei- und Phenolintoxikationen sowie nach Einnahme ergotaminhaltiger Medikamente beschrieben

(Pader, 1967; Hess u. Frost, 1970). Sie können schließlich durch mechanische Einflüsse entstehen, so z. B. infolge Erschütterungstraumen bei Preßlufthammerarbeit oder in Form der ,,Anklopferkrankheit" bei der Schuhfabrikation.

Dieser Überblick erhebt keinen Anspruch auf Vollständigkeit. Es läßt einige funktionelle Zirkulationsstörungen, wie etwa die Akrocyanose, die Livedo oder die Erythromelalgie bewußt außer Betracht, deren Erkennung und Differenzierung in der Praxis kaum auf Schwierigkeiten stößt. Ich hoffe, daß es mit gelungen ist, einen Eindruck von der Fülle dessen zu vermitteln, was sich unter dem Sammelbegriff peripherer arterieller Durchblutungsstörungen subsumiert.

Literatur

Alexander, K.: Arch. Klin. Med. **213**, 173 (1967); — Münch. med. Wschr. **112**, 690 (1970). — Allen, E. V., Brown, G. E.: Amer. J. med. Sci. **183**, 187 (1932); — Ann. intern. Med. **5**, 1384 (1932). — Allen, E. V., Barker, N. W., Hines, E. A.: Peripheral vascular disorders, 2nd Ed. Philadelphia: Saunders Co. 1962. — Anschütz, F.: Dtsch. med. J. **17**, 634 (1966). — Barker, N. W.: Circulation **25**, 1 (1962). — Emmerich, R.: Münch. med. Wschr. **107**, 2277 (1965). — Fontaine, R., Kim, M., Kieny, R.: Helv. chir. Acta **21**, 499 (1954). — Gifford, R. W.: Circulation **26**, 970 (1963). — Gifford, R. W., Hines, E. A.: Circulation **16**, 1012 (1957). — Hasse, H. M.: Statistische Daten zur Prognose der arteriellen Verschlußkrankheiten. In: Ratschow, M., Angiologie. Stuttgart: Thieme 1959. — Hasse, H. M.: Regensburg. Jb. ärztl. Fortbild. **13**, 4 (1965); — Dtsch. med. J. **18**, 337 (1967). — Hasse, H. M., Raiser, I., Raiser, M.: Verh. dtsch. Ges. Kreisl.-Forsch. **34**, 323 (1968). — Harders, H.: Schweiz. med. Wschr. **87**, 11 (1957); — Fortschr. Med. **86**, (1968). — Heidelmann, G.: Z. ges. inn. Med. **15**, 516 (1960). — Hess, H.: Die obliterierenden Gefäßerkrankungen. München-Berlin: Urban &. Schwarzenberg 1959. — Hess, H., Frost, H.: Fortschr. Med. **88**, 408 (1970). — Heinrich, F.: Dtsch. med. J. **18**, 300 (1967). — Hild, R., Brecht, Th., Zolg, H.: Klin. Wschr. **44**, 44 (1966). — Horwitz, O.: Ann. intern. Med. **55**, 341 (1961). — Jaquet, G. H., Meyer-Burgdorf, G.: Thoraxchirurgie **10**, 75 (1962). — Juergens, J. L.: Circulation **27**, 964 (1963). — Kappert, A.: Lehrbuch und Atlas der Angiologie. Bern-Stuttgart-Wien: Hans Huber-Verlag 1969. — Knick, B.: Med. Welt (N.F.) **18**, 2793 (1968). — Krautwald, A., Völpel, W.: Dtsch. med. Wschr. **85**, 1531 (1960). — Linke, H.: Münch. med. Wschr. **111**, 2137 (1969). — May, R., Nissl, R.: Fortschr. Röntgenstr. **103**, 743 (1965). — McKusick, V. A., Harris, W. S., Ottesen, O. P., Goodmann, R. M., Shelley, W. M., Bloodwell, R. D.: J. Amer. med. Ass. **181**, 5 (1962). — McPherson, J. R., Juergens, J. L., Gifford, R. W., Jr.: Zit. nach Juergens, J. L. Circulation **27**, 964 (1963). — Metz, G., Schubert, E., Metz, J.: Münch. med. Wschr. **113**, 729 (1971). — Münster, W., Wierny, J., Porstmann, W.: Dtsch. med. Wschr. **91**, 2073 (1966). — Pader, O.: Vasc. Disorders **4**, 380 (1967). — Portwik, F.: Internist **6**, 225 (1965). — Raiser, M.: Inaugural-Dissertation, Heidelberg 1969. — Raiser, I.: Inaugural-Dissertation, Heidelberg 1969. — Ratschow, M.: Angiologie. Stuttgart: Thieme 1959; — Verh. dtsch. Ges. inn. Med. **67**, 246 (1962). — Reischauer, F.: Med. Klin. **1958**, 579. — Siegenthaler, W., Hegglin, R.: Ergebn. inn. Med. Kinderheilk. **7**, 373 (1956). — Silvermann, J. J.: Amer. Heart J. **32**, 82 (1946). — Strandness, D. E., Priest, R. E., Gibbons, G. E.: Diabetes **13**, 366 (1970). — Strigl, R.: Münch. med. Wschr. **112**, 322 (1970). — Tillgren, C.: Acta med. scand. **178**, 103 (1965). — Vogler, E.: Fortschr. Röntgenstr. **81**, 479 (1954). — Vollmar, J.: Rekonstruktive Chirurgie der Arterien. Stuttgart: Thieme 1967. — Vorländer, K. O.: Internist 8, 94 (1967). — Widmer, L.-K.: Bibl. cardiol. (Basel) **13**, 67 (1963). — Widmer, L. K., Studer, P.: Med. Welt (N.F.) **17**, 2719 (1966). — Widmer, L. K., Cikes, M., Kolb, P., Ludin, H., Elke, M., Schmitt, H. E.: Schweiz. med. Wschr. **97**, 102 (1967). — Wessler, S.: Circulation **23**, 165 (1961).

Apparative Untersuchungsmethoden bei Patienten mit Verschlüssen der Gliedmaßenarterien

BOLLINGER, A. (Department für Innere Medizin der Universität Zürich)

Referat

Die apparativen Untersuchungen des peripheren Kreislaufs werden eingesetzt
1. Zur Triage auf Stenosen und Verschlüsse der Gliedmaßenarterien sowie zur gezielten Indikationsstellung zur Angiographie und
2. Zur objektiven Messung des Schweregrades einer Durchblutungsstörung.

In der klinischen Angiologie beruht die Bestimmung des Ischämiegrades distal arterieller Strombahnhindernisse vorwiegend auf der Anwendung unblutiger Verfahren zur Druck- und Durchflußmessung. Zusätzliche Angaben über die Gliedmaßenfunktion ergeben metabolische Untersuchungen und die Ergometrie.

I. Triage und Indikationsstellung zur Angiographie

Seit Jahren wird die mechanische *Oscillographie* [19] und die Oscillographie in Form einer elektronisch verstärkten Pulsschreibung [17] zur Triage und approximativen Lokalisation arterieller Verschlüsse und Stenosen verwendet. Die elek-

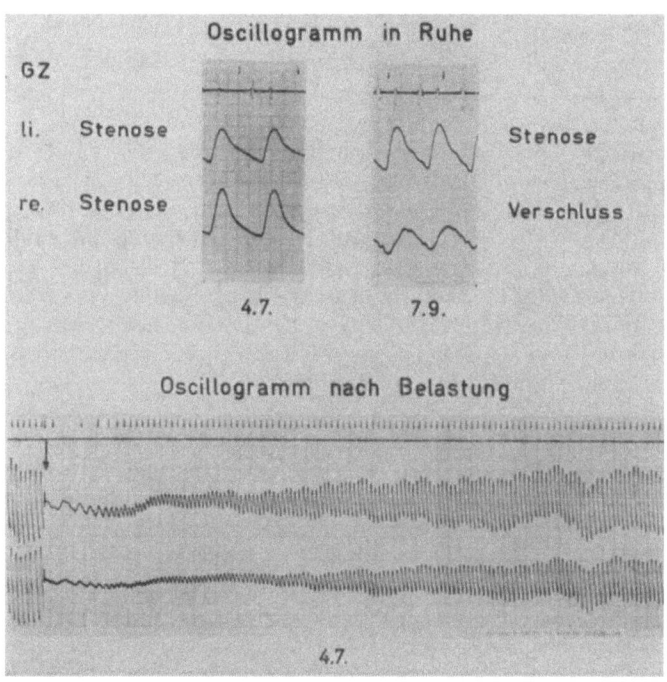

Abb. 1. Elektronisches Oscillogramm in Ruhe und nach Belastung an beiden Großzehen. Während das Ruheoscillogramm noch praktisch normale Pulsformen ergab, nahm die Amplitude der Ausschläge nach Belastung durch Bewegungen im Fußgelenk gegen einen Widerstand beidseits stark ab und erholte sich nur allmählich. Arteriographisch fand sich eine Stenose der A. femoralis superficialis beidseits

tronische Oscillographie hat den Vorteil, daß Meßgrößen wie Pulswellenverlauf- und Gipfelzeit sowie die Pulsform ausgewertet werden können, daß die Registrierung an Zehen und Fingern möglich ist und daß die Aufnahme der Kurven unter einem niedrigen Manschettendruck von 50 bis 60 mmHg erfolgt [17]. Ergibt die Ruheoscillographie einen unauffälligen Befund, wird zusätzlich unter Belastung untersucht. Fällt die Amplitude der Großzehenpulse nach Belastung durch Bewegungen im Sprunggelenk, die bis zur Ermüdung gegen einen Widerstand durchgeführt werden, um 50% oder mehr ab [17], so liegt ein pathologisches Arbeitsoscillogramm vor (Abb. 1). Mit der mechanischen Oscillographie wird in der Regel oberhalb des Knöchels nach Zehenstandsübungen registriert [19].

Besonders aufschlußreich ist die Kombination von klinischer Untersuchung und Oscillogramm. Ein Strömungsgeräusch an der Oberschenkelinnenseite bei gleichzeitig pathologischer Belastungsreaktion im Oscillogramm spricht z. B.

für das Vorliegen einer Stenose der A. femoralis superficialis. Bei acralen Verschlüssen der unteren und oberen Extremitäten kommt auch der Lagerungs- bzw. Faustschlußprobe Triagefunktion zu. Eine verzögerte Rötung einzelner Finger bei palpablen Armpulsen und einem pathologischen Fingeroscillogramm sind typisch für Verschlüsse im Hand- und Fingerbereich.

Bei gesicherter arterieller Verschlußkrankheit hilft die Segmentoscillographie mit, den Prozeß approximativ zu lokalisieren, d. h. dem Becken-, Oberschenkel- oder Unterschenkeltyp zuzuordnen. Findet sich z. B. im distalen Oberschenkelbereich bereits ein ausgeprägt pathologischer Befund bei kräftig palpabler A. femoralis und fehlenden Geräuschen im Beckengebiet, so besteht Verdacht auf einen Verschluß der Femoralisgabel (sowohl A. femoralis superficialis als auch A. profunda femoris betroffen).

Die präzise Lokalisation einer Stenose oder eines Verschlusses ist der *Angiographie* vorbehalten. Letztere ist die Methode der Wahl zur Darstellung der intraluminalen Topographie. Da sie immer wieder überraschende Befunde aufdeckt (z. B. Aneurysmen), ist ihre Durchführung in all jenen Fällen anzustreben, in welchen durch die klinische Untersuchung und durch die Oscillographie der Verdacht auf eine arterielle Durchblutungsstörung erhärtet wurde. Als Triagemethode eignet sich die Arteriographie nicht. Dazu ist sie zu aufwendig. Die erwähnten einfachen Methoden sind treffsicher genug. Eventuell kann man dann auf die radiologische Darstellung eines Verschlußprozesses verzichten, wenn bei älteren Patienten eine funktionell leichte Durchblutungsstörung vorliegt. Bei schwerer Ischämie ist sie nicht zu umgehen und liefert die notwendige Unterlage zur Festlegung einer differenzierten Therapie.

Grundsätzlich sollte in jedem Fall eine Aortographie (translumbal oder retrograd) durchgeführt werden, auch wenn der Verschlußprozeß distal des Leistenbandes vermutet wird. Von dieser Regel kann abgewichen werden, wenn das Oscillogramm im Oberschenkelgebiet noch unauffällig ist, die A. femoralis kräftig pulsiert und im Beckengebiet keine Geräusche hörbar sind. Dabei muß man sich bewußt sein, daß bei alleiniger Femoralisarteriographie gelegentlich ein Aneurysma der Aorta verpaßt werden kann. Andererseits ist es oft schwer, bei der translumbalen Aortographie, die auch die Nierenarterien zur Darstellung bringt, die Unterschenkelarterien genügend mit Kontrastmittel zu füllen. In Ausnahmefällen wird eine optimale angiographische Abklärung nur durch Kombination einer Aortagraphie mit einer Femoralisarteriographie erreicht. Die Darstellung der supraaortischen Äste erfordert eine Katheterangiographie, diejenige der Hand- und Fingerarterien eine Armarteriographie durch Punktion der A. cubitalis, die meist in Narkose durchgeführt wird.

II. Periphere Hämodynamik

Die objektive Messung des Schweregrades einer Durchblutungsstörung erfordert Bestimmungen des arteriellen Drucks und des Durchflusses. Bei Totalverschlüssen von Arterienstämmen können an Hand geeigneter Größen die Leistungsfähigkeit des Kollateralkreislaufs, bei Stenosen deren hämodynamische Bedeutung ermittelt werden. Es stehen heute nicht nur aufwendige Methoden zur Verfügung, sondern auch Verfahren, die sich für kleinere Spitäler und Laboratorien eignen.

Unter den in der klinischen Angiologie gebräuchlichen Methoden zur Durchflußmessung sind vor allem die Venenverschlußplethysmographie [2, 7, 9, 15, 21, 22], die Gewebsclearance mit radioaktivem Xenon [18, 25] und das „Build-up"-Verfahren [26] zu erwähnen. Bei der Venenverschlußplethysmographie wird der Volumenanstieg in einem Gliedmaßensegment nach Blockierung des venösen Rückstroms gemessen. Der Anstiegswinkel im Initialteil der Kurve ist proportional dem arteriellen Einstrom, der in ml/100 ml Gewebe/min berechnet werden kann.

Zur Bestimmung der auftretenden Volumenänderungen werden Wasser- oder Luftplethysmographen herangezogen. Quecksilberdehnungs-Meßstreifen erfüllen denselben Zweck und erlauben unter Verwendung besonderer Fühler die Bestimmung der Fingerdurchblutung (Abb. 2). Messungen während Arbeit und die Differenzierung zwischen Haut- und Muskeldurchblutung sind mit dieser Methode nicht möglich, wohl aber mit der Clearance von Xenon 133. Andererseits benötigt letztere Methode die Injektion einer markierten Substanz, und die erhaltenen Werte sind nicht so gut reproduzierbar. Das „Build-up"-Verfahren wird vor allem dort eingesetzt, wo Verteilungsprobleme untersucht werden sollen [26].

Die Entwicklung einfacher Methoden zur unblutigen Messung des systolischen *arteriellen Drucks* haben die Möglichkeiten zur Beurteilung der peripheren Hämodynamik wesentlich bereichert. Der systolische Knöchelarteriendruck läßt sich rasch und zuverlässig mit Doppler-Ultraschallgeräten erfassen [3, 4, 6, 24, 27]. Wie bei der Riva-Rocci-Methode wird der Druck in der Manschette langsam abgelassen, bis über der A. tibialis posterior oder der A. dorsalis pedis die ersten Strö-

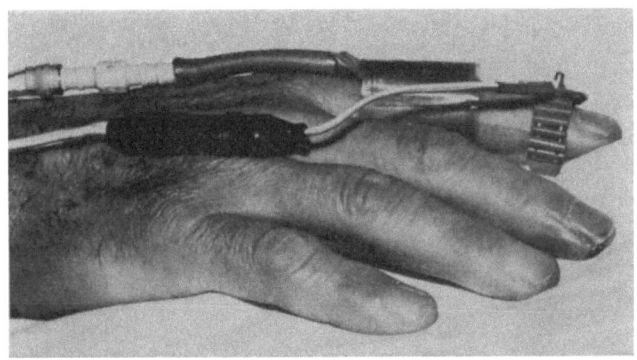

Abb. 2. Venenverschlußplethysmographie am Finger mit Quecksilberdehnungsmeßstreifen (Gutmann, U. G., Eurasburg, Obb.)

mungssignale abgeleitet werden können (Abb. 3). Zur Messung des systolischen Drucks in Zehen und Fingern gelangen Quecksilberdehnungsmeßstreifen zur Anwendung [13], wobei die Durchblutung als Indikator dient.

In *Ruhe* ist die Wadendurchblutung bei leichter oder mittelschwerer Ischämie nicht [2, 7, 9, 15] oder nur wenig [11] verändert. Aus der Ruhedurchblutung läßt sich deshalb nur bei schweren Durchblutungsstörungen ein Hinweis auf den Ernst der Situation gewinnen, besonders wenn sie acral an Fuß oder Fingern gemessen wird. Im Gegensatz dazu ist der systolische Druck distal kritischer Stenosen bereits unter Ruhebedingungen erniedrigt. An Hand der systolischen Blutdruckwerte in Ruhe kann der Schweregrad einer Durchblutungsstörung zuverlässig bestimmt werden [3, 4, 24, 27]. Werte in der A. tibialis posterior von 50 mmHg und darunter sprechen für eine schwere bis sehr schwere Ischämie, Werte von 90 mmHg und darüber für eine leichte Durchblutungsinsuffizienz. Liegt eine Mediasklerose der Knöchelarterien vor (besonders bei Patienten mit Diabetes mellitus), kann es vorkommen, daß die Arterien durch die Manschette nur schwer komprimierbar sind. In diesen Fällen (Röntgenbild!) werden fälschlich zu hohe Werte ermittelt [24]. Bei Patienten mit Verschlüssen der Beinstammarterien und Hypertonie erreicht der systolische Knöchelarteriendruck im Vergleich zur Durchblutungsreserve (s. unten) höhere Werte als bei normotonen Patienten (Abb. 4). Das Gegenteil trifft für die Aortenisthmusstenose zu, bei welcher trotz relativ

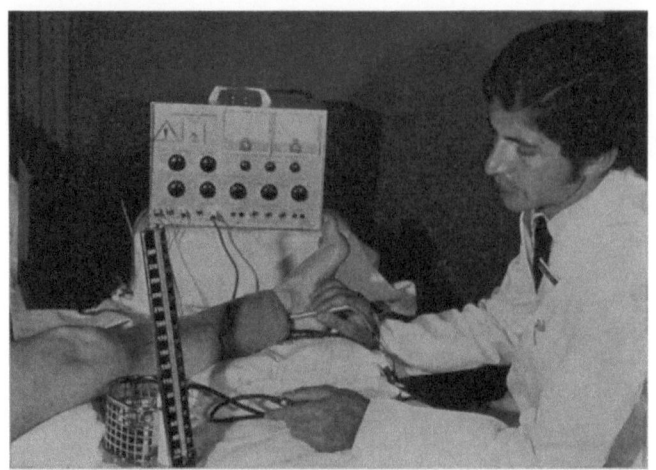

Abb. 3. Messung des systolischen Knöchelarteriendrucks mit einem Doppler-Ultraschallgerät (Parks Electronics, Beaverton, Oregon, USA). Auch von nicht mehr palpablen Knöchelarterien lassen sich meist Strömungssignale ableiten. Der systolische Druck der A. tibialis posterior entspricht demjenigen Manschettendruck, bei welchem beim Ablassen die ersten Signale hörbar werden

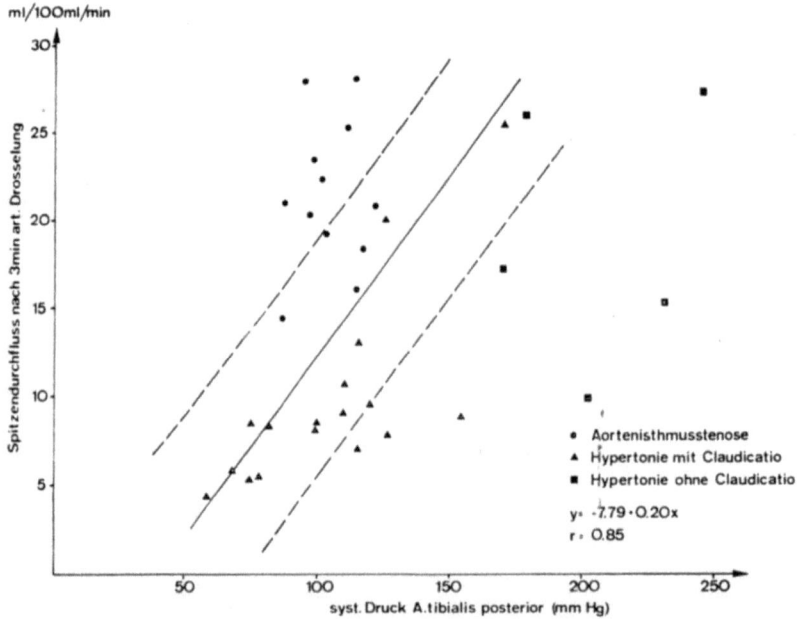

Abb. 4. Beziehung zwischen systolischem Druck der A. tibialis posterior und Spitzendurchfluß nach 3 min arterieller Drosselung. Die eingezeichnete Regressionsgerade mit den 95%igen Vertrauensgrenzen entspricht den Werten, die bei 33 Patienten mit Verschlüssen der Beinstammarterien ohne Hypertonie gewonnen wurden [3]. Der Unterschied zwischen den Patienten mit Aortenisthmusstenose und mit Verschlüssen der Beinstammarterien sowie Hypertonie ist deutlich (s. Text)

tiefen systolischen Knöchelarteriendrucken eine annähernd normale Durchblutungsreserve vorhanden ist [3]. Besonders bewährt hat sich die Bestimmung des systolischen Druckunterschieds zwischen Arm- und Knöchelarterien (Abb. 5), der approximativ dem Druckgradienten entlang der Kollateralen entspricht. Da der Systemblutdruck Schwankungen unterworfen ist, eignet sich dieser Parameter besser zu Verlaufsuntersuchungen als der absolute Druckwert.

Am zuverlässigsten lassen sich die Veränderungen der Hämodynamik distal arterieller Strombahnhindernisse nach arterieller Drosselung, während oder nach Arbeit beurteilen. Mit Hyperämietests gelingt es, die im Einzelfall vorhandene *Durchblutungsreserve*, d. h. die noch vorhandene Fähigkeit zur Vasodilatation, zu erfassen.

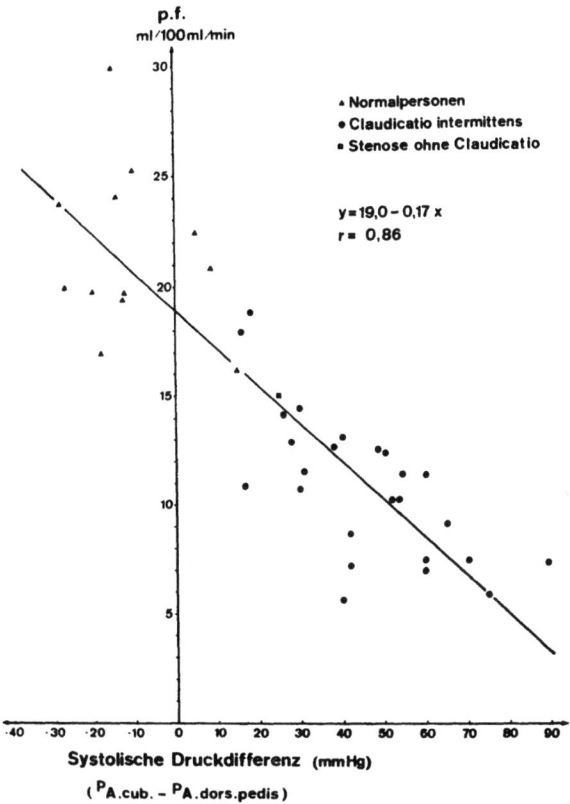

Abb. 5. Beziehung zwischen systolischer Druckdifferenz (A. brachialis minus A. dorsalis predis) und Wadendurchfluß nach 3 min arterieller Drosselung [3]. Bei der Mehrzahl der Patienten mit Verschlüssen der Beinstammarterien findet sich eine Druckdifferenz von mehr als 20 mmHg

Gut standardisierbar ist die *reaktive Hyperämie nach 3 bis 5 min dauernder arterieller Sperre* [1, 2, 7, 9, 10, 11, 15, 21, 22). Als Einzelparameter im Verlauf der Durchblutungsreaktion werden vor allem der erste Wert ca. 10 bis 15 sec nach Ende der arteriellen Drosselung („first flow") und der Spitzendurchfluß („peak flow") verwendet. Die Zeit, die bis zum Erreichen des Spitzendurchflusses verstreicht, kann ebenfalls als Maß für den Schweregrad einer Durchblutungsstörung herangezogen werden [10, 15, 21]. Bei Patienten ohne arterielle Insuffizienz fallen an Unterarm und Wade „first" und „peak flow" regelmäßig zusammen, während an Fuß und Finger schon normalerweise der Spitzendurchfluß etwas verzögert gemessen wird. Bei schwerer Ischämie liegt der Wadendurchfluß nach 3 min arterieller Drosselung unter 5 ml/100 ml/min, bei leichter Durchblutungsstörung über 10 ml/100 ml/min [2, 21]. Die Normalwerte betragen zwischen 15 bis 30 ml/100 ml/min.

Druck- und Durchflußmessungen während [25] und nach standardisierter *Arbeit* (z. B. auf dem Laufbandergometer) geben ebenfalls umfassend Auskunft über die hämodynamischen Auswirkungen arterieller Verschlüsse oder Stenosen [23]. In Abb. 6 ist das Beispiel eines Patienten mit mittelschwerer, in Abb. 7 mit schwerer Durchblutungsstörung wiedergegeben. Systolischer Knöchelarteriendruck und Wadendurchfluß verhalten sich spiegelbildlich [23]. Die Durchblutungsreaktion nach körperlicher Belastung verläuft protrahierter als nach arterieller Drosselung [16], obwohl die Spitzendurchflußwerte in derselben Größenordnung

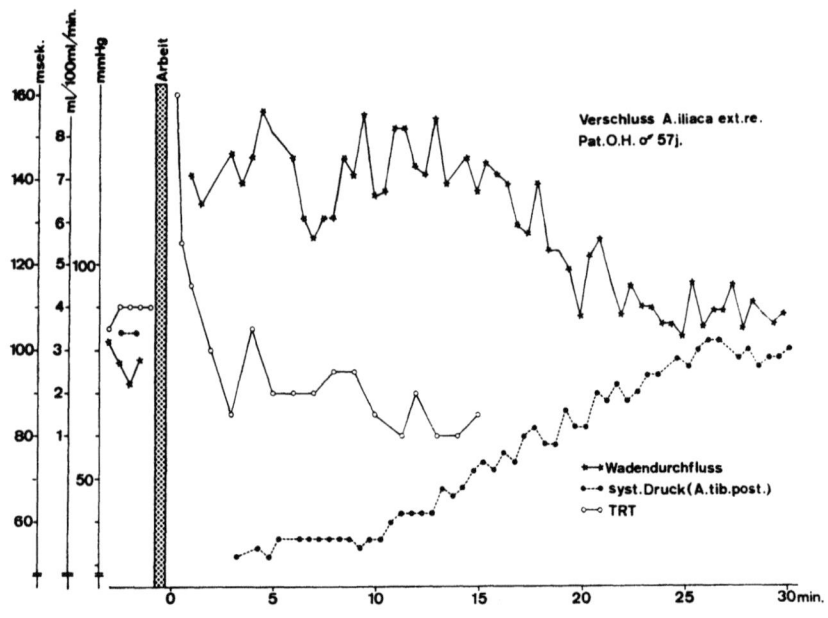

Abb. 6. Wadendurchfluß (Venenverschlußplethysmographie), systolischer Druck der A. tibialis posterior (Doppler-Ultraschall) und Zeit bis zur halben Erschlaffung des Achillessehnenreflexes (TRT) vor und nach Arbeit auf dem Laufbandergometer bis zur Claudicatio intermittens. Die Befunde sprechen für eine mittelschwere Durchblutungsstörung

liegen. Im Beispiel von Abb. 7 wurde ca. 14 min nach Arbeitsende an der Wade der erste Durchblutungswert meßbar, der erste systolische Knöchelarteriendruck sogar noch später.

III. Ergometrie

Die Beurteilung der freien Wegstrecke, die ein Patient bis zum Auftreten einer Claudicatio intermittens zurücklegen kann, wird seit langem als Maß für die Funktionsbehinderung durch Verschlüsse der Beinstammarterien verwendet [20]. Allerdings kann die Pseudoclaudicatio, die z. B. bei der Diskopathie oder bei der Meralgia paraesthetica vorkommt, durch einen einfachen Gehtest nicht von der Claudicatio der Durchblutungsinsuffizienz getrennt werden. Dies ist durch die Kombination von Ergometrie und Registrierung des Achillessehnenreflexes vor und nach Auslösung der typischen Beschwerden möglich geworden [12]. Verkürzt sich bei einem Patienten, der sowohl an einer Diskopathie als auch an einer arteriellen Durchblutungsstörung leidet, die Erschlaffungsphase des Reflexes (Abb. 8a), so ist eine Pseudoclaudicatio anzunehmen, verlängert sie sich hingegen (Abb. 8b), so liegt eine durchblutungsbedingte Muskelfunktionsstörung vor. Ein Beispiel findet sich in Abb. 9. Am besten eignet sich das Laufbandergometer, mit welchem Steigung, Meterzahl und Geschwindigkeit genau reguliert werden können, zu dieser Untersuchung.

Neben der Differenzierung zwischen echter Claudicatio und Pseudoclaudicatio kann die Gehleistung, bei welcher eine definierte Verlängerung der Wadenmuskelerschlaffung auftritt, zu Verlaufsuntersuchungen herangezogen werden [12]. Dabei ist zu beachten, daß zwar Druck- und Durchflußverhältnisse die Möglichkeiten zur Leistung begrenzen, daß aber innerhalb dieser Grenze je nach Trainingszustand, Gehtyp und Koordination einzelner Muskelgruppen die Leistungsfähig-

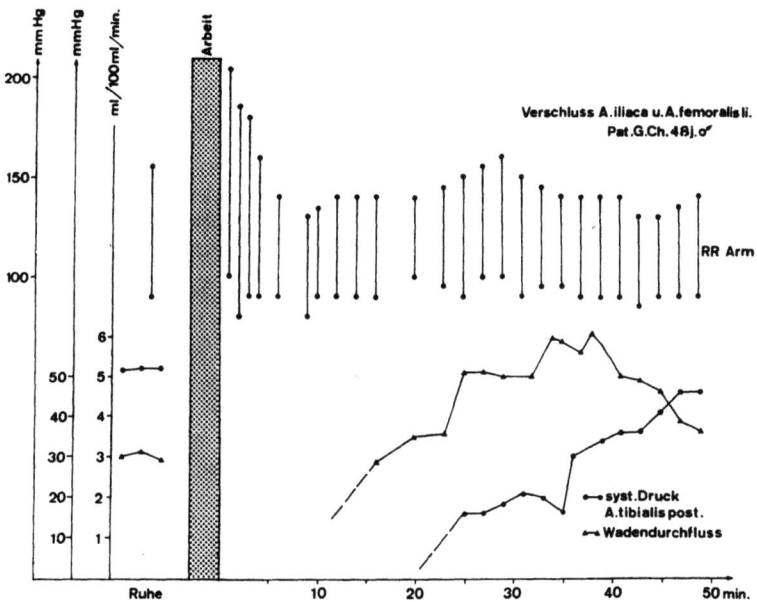

Abb. 7. Armarteriendruck (Riva-Rocci), systolischer Druck der A. tibialis posterior (Doppler-Ultraschall) und Wadendurchfluß (Venenverschlußplethysmographie) vor und nach Arbeit auf dem Laufbandergometer bis zum Auftreten einer Claudicatio intermittens. Im Aortogramm fanden sich sowohl Verschlüsse der Becken- als auch der Oberschenkelarterien (Beispiel für eine schwere Durchblutungsstörung)

keit recht verschieden sein kann. Wie unterschiedlich sich Gehfunktion, hämodynamische Parameter und arteriographischer Befund innerhalb eines Jahres verhalten können, zeigt Abb. 10. Bei identischem Arteriographiebefund (erneute Angiographie am Ende der Beobachtungsperiode), einem Segmentverschluß der A. femoralis superficialis, kam es unter konsequentem Gehtraining zu einer Abnahme des systolischen Druckgradienten zwischen Arm- und Knöchelarterien und zu einem leichten Anstieg der reaktiven Hyperämie nach 3 min arterieller Drosselung. Wesentlich eindrücklicher aber war die Besserung der untersuchten Muskelparameter. Neben der Zeit bis zur halben Erschlaffung, die sich unter identischer Belastung auf dem Laufbandergometer praktisch normalisierte, wurde die maximale willkürliche isometrische Plantarflexionskraft des Fußes (Tmax) gemessen [5]. Auch diese Meßgröße, die bei Gefäßkrankheiten im Gegensatz zu Gesunden nach einer adäquaten Belastung abfällt, lag am Ende der Beobachtungsperiode deutlich über den Ausgangswerten.

Die erwähnten Veränderungen der Muskeldynamik spiegeln sich auch in metabolischen Vorgängen wider. Eine Belastung bis zur Claudicatio intermittens bewirkt einen Anstieg der Transaminasen und der Keratinphosphokinase sowie anderer Enzyme im Blut [1]. Erhöhte Lactat- und Pyruvatspiegel im femoralvenösen Blut lassen sich bei Patienten mit Ruheschmerz und Gangrän nachweisen [14], während bei Patienten im Stadium II nach Fontaine der Lactat- und Pyruvatspiegel nur unter Belastung pathologische Werte erreicht [17a]. Nach konsequentem Gehtraining vermindert sich der Anstieg der erwähnten metabolischen Größen [17a].

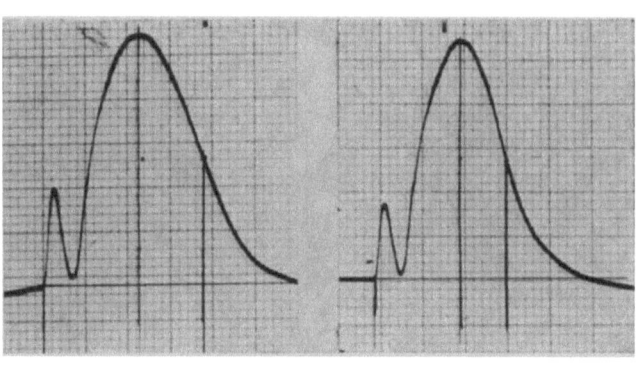

a

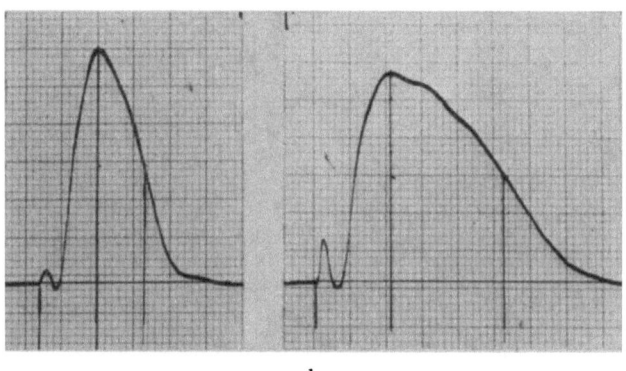

b

Abb. 8a u. b. Achillessehnenreflex in Ruhe und nach Arbeit bei einem Gefäßgesunden (a) und bei einem Patienten mit Beinarterienverschlüssen (b)

Ist die Triagefrage im Sinne des Vorliegens eines arteriellen Strombahnhindernisses abgeklärt und die Topographie der Verschlüsse oder Stenosen angiographisch festgehalten, so läßt sich durch die Kombination hämodynamischer und ergometrischer Untersuchungen die funktionelle Situation präzis umreißen. Differenzierte Verlaufsuntersuchungen nach verschiedenen therapeutischen Verfahren sind möglich geworden (Abb. 10). Ein weiteres Beispiel, das die Situation vor und nach Wiedereröffnung eines 6 Wochen alten Verschlusses der A. poplitea durch Streptokinase illustriert, findet sich in Abb. 11. Während vor Behandlung nach einer Gehstrecke von 129 m auf dem Laufbandergometer eine ausgeprägte Verlängerung der Zeit bis zur halben Wadenmuskelerschlaffung beobachtet wurde, trat nach Therapie bei identischer Belastung eine Verkürzung der Relaxation auf.

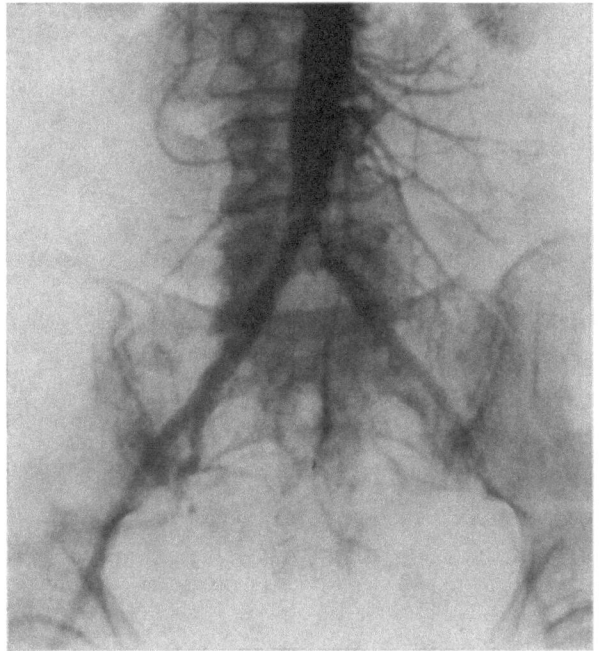

a

Abb. 9a—c. Patientin mit einer Stenose der Beckenstammarterien beidseits, links ausgeprägter als rechts (a) und einer Kyphoskoliose und Spondylosis deformans der Lendenwirbelsäule (b). Die Frage, welcher Affektion die Gehbehinderung zuzuordnen ist, konnte an Hand des Gehtests mit Registrierung des Achillessehnenreflexes entschieden werden. Die Verlängerung der Zeit bis zur halben Wadenmuskelerschlaffung gegenüber den Ausgangswerten spricht für das Vorliegen einer vasculär bedingten Claudicatio intermittens (c)

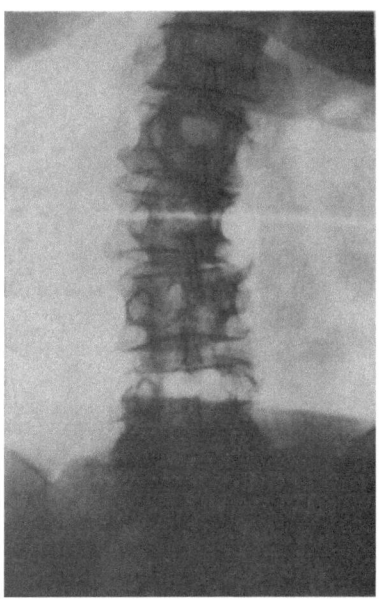
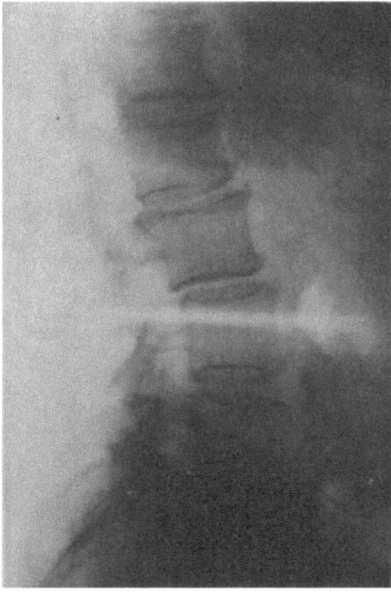

b

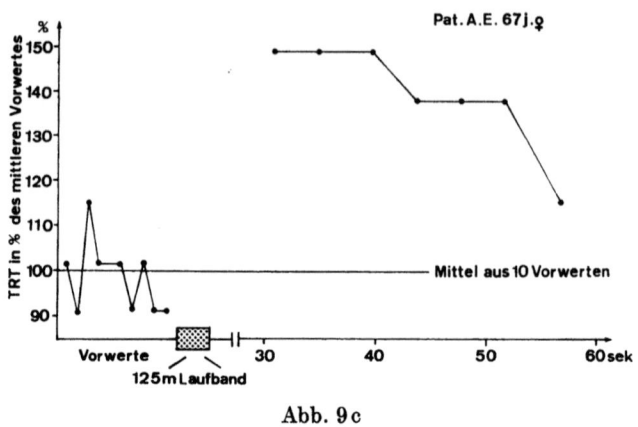

Abb. 9c

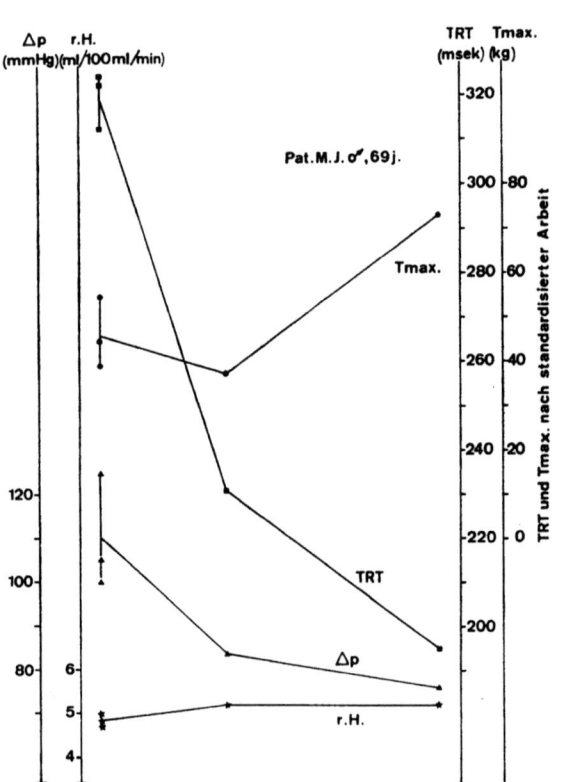

Abb. 10. Wirkung des Gehtrainings auf Hämodynamik [Druckunterschied zwischen Arm- und Knöchelarterien (Δp), reaktive Hyperämie nach 3 min arterieller Drosselung (r.H.)] und Muskelparameter [Zeit bis zur halben Wadenmuskelerschlaffung (TRT), maximale willkürliche isometrische Plantarflexionskraft des Fußes (Tmax)] bei einem Patienten mit Verschluß der A. femoralis superficialis

Der systolische Knöchelarteriendruck in Ruhe und besonders nach Arbeit besserte sich entscheidend, doch wies der relativ kurzdauernde Abfall nach Belastungsende auf eine Reststenose hin, deren Vorliegen angiographisch bestätigt wurde.

Unter identischer Belastung kam es demnach zu keiner Störung der Muskelfunktion mehr, wohl aber zu einem pathologischen Abfall des systolischen Blutdrucks. Die Kombination von hämodynamischen und ergometrischen Untersuchungen bereichert unser Verständnis der funktionellen Vorgänge bei Patienten mit Verschlüssen der Gliedmaßenarterien.

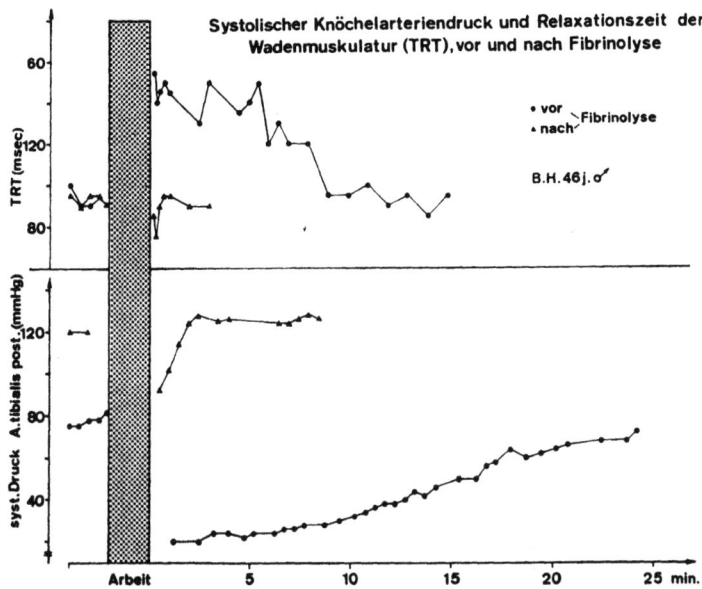

Abb. 11. Verhalten des systolischen Knöchelarteriendrucks und der Zeit bis zur halben Relaxation der Wadenmuskulatur (TRT) vor und nach erfolgreicher Fibrinolyse eines 6 Wochen alten Popliteaverschlusses

Literatur

1. Alexander, K., Fabel, H., Hundeshagen, H., Feuerhake, I.: Arch. Kreisl.-Forsch. **60**, 261 (1969). — 2. Bollinger, A.: Durchblutungsmessungen in der klinischen Angiologie. Bern-Stuttgart-Wien: H. Huber 1969. — 3. Bollinger, A., Mahler, F., Grüntzig, A.: Angiology **22**, 354 (1971). — 4. Bollinger, A., Mahler, F., Zehender, O.: Dtsch. med. Wschr. **95**, 1039 (1970). — 5. Bollinger, A., Grüntzig, A., Schär, H. U.: Schweiz. med. Wschr. **102**, 451 (1972). — 6. Carter, S. A.: J. Amer. med. Ass. **207**, 1869 (1969). — 7. Dahn, I.: Acta chir. scand. **130**, 61 (1965). — 8. Delius, W.: Z. Kreisl.-Forsch. **58**, 319 (1969). — 9. Ehringer, H., Deutsch, E.: Durchblutungsstörungen, Meßmethoden und Pharmakotherapie. Stuttgart-New York: F. K. Schattauer 1970. — 10. Ehringer, H.: Die relative Hyperämie nach arterieller Sperre. In: Bollinger, A., Brunner, U. (Hrsg.), Meßmethoden bei arteriellen Durchblutungsstörungen, S. 20. Bern-Stuttgart-Wien: H. Huber 1971. — 11. Gottstein, U., Sedlmeyer, I., Schöttler, M.: Z. Kreisl.-Forsch. **58**, 332 (1969). — 12. Grüntzig, A., Bollinger, A.: Z. Kreisl.-Forsch. **60**, 247 (1971). — 13. Gundersen, J.: Angiology **22**, 191 (1971). — 14. Hild, R., Brecht, Th., Zolg, H.: Klin. Wschr. **44**, 44 (1966). — 15. Hillestad, L. K.: Acta med. scand. **174**, 23 (1963). — 16. Hillestad, L. K.: Acta med. scand. **174**, 671 (1963). — 17. Kappert, A.: Lehrbuch und Atlas der Angiologie. Bern-Stuttgart-Wien: H. Huber 1969. — 17a. Köhler, M.: Klin. Wschr. **49**, 1210 (1971). — 18. Lassen, N. A., Lindbjerg, I. F., Dahn, I.: Circulat. Res. **16**, 287 (1965). — 19. Schoop, W.: Angiologie-Fibel. Stuttgart: Thieme 1964. — 20. Schoop, W.: Bedeutung der Gehstrecke für die Beurteilung von arteriellen Durchblutungsstörungen und Therapieeffekten. In: Ehringer, H., Deutsch, E., Durchblutungsstörungen, Meßmethoden und Pharmakotherapie. Stuttgart-New York: F. K. Schattauer 1970. — 21. Schütz, R.-M.: Beurteilung des Schweregrades peripherer arterieller Durchblutungsstörungen mit der Venenverschlußplethysmographie. In: Bollinger, A., Brunner, U. (Hrsg.), Meßmethoden bei arteriellen Durchblutungsstörungen, S. 58. Bern-Stuttgart-Wien: H. Huber 1971. — 22. Siggaard-Andersen, J.: Venous occlusion plethysmography on the calf. Kopenhagen: Munksgaard 1970. — 23. Sumner, D. S., Strandness, D. E.: Surgery **65**, 763 (1969). — 24. Thulesius, O.: Beur-

teilung des Schweregrades arterieller Durchblutungsstörungen mit dem Doppler-Ultraschallgerät. In: Bollinger, A., Brunner, U. (Hrsg.), Meßmethoden bei arteriellen Durchblutungsstörungen, S. 44. Bern-Stuttgart-Wien: H. Huber 1971. — 25. Tønnesen, K. H.: Circulation **37**, 402 (1968). — 26. Widmer, L. K., Raps, E., Glaus, L., Madar, G.: Zur Leistungsfähigkeit des Build-up-Verfahrens. In: Bollinger, A., Brunner, U. (Hrsg.), Meßmethoden bei arteriellen Durchblutungsstörungen. Bern-Stuttgart-Wien: H. Huber 1971. — 27. Yao, S. T., Hobbs, J. T., Irvine, W. T.: Brit. J. Surg. **56**, 676 (1969).

Konservative Therapie chronischer Gliedmaßenarterienverschlüsse

NOBBE, F.

(Zentrum für Innere Medizin und Kinderheilkunde der Universität Ulm)

Referat

Da der chronische Gliedmaßenarterienverschluß nur im Rahmen einer Systemerkrankung zu betrachten ist, muß die frühzeitige Erkennung und Behandlung von Risikofaktoren und prädisponierenden Erkrankungen, auf die ja von Widmer bereits ausführlich eingegangen wurde, am Beginn aller ärztlichen Bemühungen stehen. Bei den sehr viel selteneren entzündlichen Gefäßerkrankungen und Immunangiopatien ist eine antiphlogistische bzw. immunsuppressive Therapie einzuleiten, auf die näher einzugehen, den Rahmen dieses Referates sprengen würde. Da infolge der Systemerkrankung bei einem großen Teil der Patienten eine latente oder manifeste Herzinsuffizienz vorliegt, ist in der rechtzeitigen und ausreichenden Digitalisierung sicherlich die einzige unumstrittene medikamentöse Durchblutungsverbesserung zu sehen, die allen anderen Maßnahmen vorausgehen sollte [41, 42].

Während die Polyätiologie der arteriellen Verschlußkrankheit in einer differenzierten und kausalen Basistherapie ihre Konsequenz hat, gelten für die symptomatische Behandlung der obliterierenden Angiopathien gleiche pathophysiologische Bedingungen. Die Art des therapeutischen Vorgehens wird bestimmt durch den Schweregrad der Durchblutungsinsuffizienz, die Verschlußlokalisation und den Spontanverlauf der Grundkrankheit.

Da — wie im Referat von Hess bereits herausgestellt — natürliche Kompensationsmechanismen bestehen, die — zumindest in den Frühstadien der arteriellen Verschlußkrankheit — eine Angleichung der eingeschränkten Durchblutung an die bei Ruhe und Belastung unterschiedlichen metabolischen Erfordernisse ermöglichen, sollte es Ziel aller therapeutischen Bemühungen sein, sinnvoll in diese natürlichen Regelvorgänge einzugreifen.

Geht man davon aus, daß — dem Hegen-Poiseulleschen Gesetz entsprechend — sich das Stromzeitvolumen (V/t) proportional dem Druckgefälle (ΔP) und der vierten Potenz des Radius (r), aber umgekehrt proportional der Viskosität (y) und der Länge (l) des Gefäßrohres verhält, so wird erklärlich, daß Aufrechterhaltung bzw. Erhöhung des Druckgradienten, Vergrößerung des Gefäßquerschnitts im Sinne einer Vasodilatation und eine vor allem für die Mikrozirkulation bedeutungsvolle Senkung der Viskosität therapeutische Ansatzpunkte sind [32, 33].

$$V/t = \frac{\Delta P \cdot r^4 \cdot \pi}{8 \, l \cdot \eta}.$$

Unter Berücksichtigung dieser physikalischen Vorstellung wird auch der folgende Kompensationsmechanismus erklärlich. In den hypoxischen Bezirken einer zirkulationsgestörten Extremität kommt es durch die kompensatorisch zur Deckung des Energiebedarfs forcierte Glykolyse zu einer Ansammlung saurer

Metabolite am Ort der Durchblutungsnot. Die als Folge der lokalen Acidose auftretende Vasodilatation mit konsekutiver Viskositätssenkung — meist im Bereich der Muskelarteriolen — bewirkt eine Zunahme des Druckgradienten und damit eine Steigerung des Perfusionsdruckes und gleichzeitig der Strömungsgeschwindigkeit, die als formativer Reiz für die Ausbildung eines Umgehungskreislaufs gilt [5, 31, 33, 34, 41, 45].

Ausbildung und Funktion des Kollateralkreislaufs zu fördern, ist daher ein wesentliches therapeutisches Anliegen.

Da Muskelarbeit als stärkster Vasodilatationsreiz für die Muskelstrombahn überhaupt gilt mit einer Steigerung des arteriellen Einstroms bis zum 25fachen der Ruhedurchblutung [23], ist verständlich, daß, seitdem Wilhelm Erb im Jahre 1898 zum erstenmale forciertes Gehen zur Theraphie des intermittierenden Hinkens empfahl [18], die Bewegungstherapie im Sinne eines aktiven Gefäßtrainings [34] ihren festen und unumstrittenen Platz in der Behandlung der arteriellen Verschlußkrankheit hat und sich allen anderen Maßnahmen überlegen zeigte [6, 8, 31, 38, 42, 44, 46, 47, 48]. Allerdings ist einschränkend zu bemerken, daß O_2-Verbrauch und Durchblutungsgröße im weiten Bereich linear mit der Muskelleistung ansteigen und die Senkung des peripheren Widerstandes eine beträchtliche, reflektorische Herzminutenvolumenvergrößerung bedingen [23], so daß eine noch ausreichende Durchblutungsreserve und Suffizienz des Herzens vorausgesetzt werden müssen, diese Therapie also nur in den Frühstadien der arteriellen Verschlußkrankheit in Betracht kommt [34, 41].

Die Widerstandssenkung im Bereich der Muskelstrombahn ist um so größer, je mehr Muskeln der zirkulationsgestörten Extremität belastet werden [38, 47]. Die Wahl der nach Art eines wohldosierten Intervalltrainings durchgeführten Bewegungstherapie richtet sich nach dem Sitz der Okklusion. So sind bei Armarterienverschlüssen Faustschlußübungen, beim Beckentyp zum Training der Oberschenkelmuskulatur Radfahren oder fahrradergometrische Belastungen, bei Obliterationen im femoro-poplitealen Bereich Geh- und Zehenstandsübungen oder die isolierte Belastung der Wadenmuskulatur mit einem in Heidelberg konstruierten Beinergometer und bei peripheren Verschlüssen eine gezielte Fuß- und Zehengymnastik angebracht [38, 44]). Die von Ratschow empfohlenen Fußrollübungen stellen eine sinnvolle Ergänzung dar [43a].

Die Übungen sollten mehrmals täglich durchgeführt werden und jeweils bei Beginn des Ischämieschmerzes bis zum völligen Abklingen der Beschwerden unterbrochen werden. Das Gehtraining sollte bei individueller Wahl der Schrittlänge in gleichmäßigem — möglichst metronom gesteuerten — Tempo von 60 bis 120 Schritten pro Minute — je nach Belastbarkeit — durchgeführt werden und gilt in Form des Gehtestes darüber hinaus ebenso wie die Beinergometrie als guter Parameter für eine Verlaufskontrolle [46, 47].

Trotz des unbestrittenen Effektes der Bewegungstherapie auf die Kollateralfunktion schlossen Köhler [38] und Schoop [46, 47] aus der Diskrepanz zwischen der deutlich verbesserten Gehstrecke und praktisch unbeeinflußter Maximaldurchblutung auf eine Beeinflussung der Gehleistung durch durchblutungsunabhängige Faktoren. Diese Annahme wird im Schrifttum bestätigt [4, 6, 23, 44]. Trotz zunehmender Capillarisierung im durch gezielte Übungsbehandlung hypertrophierten Muskel kann die Durchblutung beim Trainierten um 50% unter der des Untrainierten liegen, weil der Wirkungsgrad der Muskulatur entsprechend verbessert wird [23, 47]. Gollnick u. King [24] sahen darüber hinaus im Tierversuch nach physikalischer Belastung eine Vermehrung und Vergrößerung der Mitochondrien mit entsprechender Steigerung der Enzymaktivität in der Muskelzelle, wodurch eine metabolische Adaptation erklärlich wird [24, 28, 43, 47].

Eine wesentliche Beeinflussung der Gehleistung besteht sicherlich auch noch in einer veränderten Gehtechnik, wobei normal durchblutete Muskelgruppen die Funktion der minderdurchbluteten Areale mitübernehmen können. So lernt der Kranke bei einseitigem Femoralisverschluß sein Gewicht und sein Bewegungsmaximum mehr auf das gesunde Bein zu übertragen [38, 47].

Trotz der nachgewiesenen Effizienz der Bewegungstherapie ist die Verordnung gefäßerweiternder Medikamente immer noch die gebräuchlichste Maßnahme. Ein ständig wachsendes Angebot vasoaktiver Pharmaka steht zur Verfügung. Diese

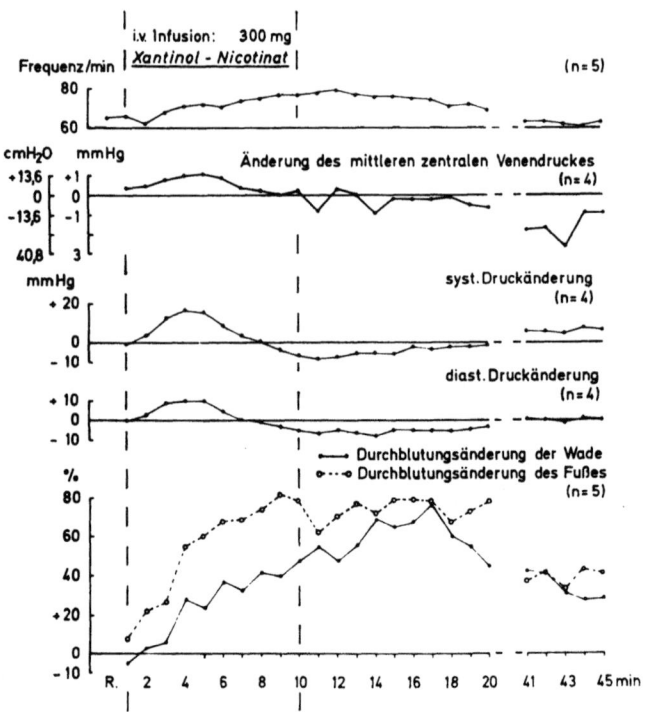

Abb. 1. Mittlere Änderungen der Pulsfrequenz, des zentralen Venendrucks, des arteriellen Blutdrucks und der Waden- und Fußdurchblutung (Verschlußplethysmographie) nach i.v. Infusion von 300 mg Xantinolnicotinat bei Gesunden. (Aus Nobbe, F.: Habilitationsschrift, Heidelberg 1971)

Medikamente unterscheiden sich jedoch in Angriffspunkt und Wirkungsmechanismus beträchtlich. Die meisten handelsüblichen Pharmaka bewirken eine Stromvolumenzunahme in der Haut, häufig auf Kosten der Muskeldurchblutung. Bei systematischer Applikation kommt es darüber hinaus durch die Erweiterung großer Kreislaufgebiete zu einer Senkung des Systemdrucks und damit zu einer Blutverteilungsänderung zu Ungunsten des bereits minderdurchbluteten Gewebsbezirkes (Hämatometakinese) [3, 7, 8, 11, 12, 14, 17, 20, 21, 29, 30, 31, 34, 41, 49].

Gersmeyer u. Nicolay wiesen an einem verzweigten Röhrenmodell nach, daß unter gewissen Bedingungen dennoch mit therapeutischem Erfolg gerechnet werden kann [19]. Über den Kollateralkreislauf werden nicht nur ischämische, sondern auch gesunde Gewebsbereiche versorgt. Eine dort noch mögliche Arteriolenerweiterung bewirkt eine Steigerung des Stromvolumens, die auf die Dauer

Tabelle 1. *Der Einfluß systemisch verabreichter Vasodilatantien auf die Durchblutung der unteren Extremitäten (nach Bernsmeier u. Gottstein 1965)*

Präparat i.v.	Muskeldurchblutung Unterschenkel	Hautdurchblutung Fuß und Unterschenkel	Wadendurchblutung quantitativ	Fußdurchblutung
I. Sympathikolytika				
Opilon (30 mg)		Abnahme in 77 % (Hess)		
Hydergin (1 ml)		Zunahme in 25 %, Abnahme in 50 % (Hess)		
Priscol	Abnahme (Hensel et al., Murphy et al.)	Zunahme (Hensel et al.)	Zunahme in 40 %, Abnahme in 35 % (Hess)	Zunahme (Murphy et al., Crowley et al.)
Reserpin	Kein Effekt (Bock et al.)	Zunahme (Bock et al.)		
Raubasin	Zunahme (Gilsdorf et al.)	Zunahme (Gilsdorf et al.)	Zunahme (Ehringer)	Zunahme (Ehringer)
II. Nicotinsäurederivate				
Ronicol	Abnahme in 50 % (Murphy et al., Gottstein et al.)	Zunahme in 60 % (Gottstein et al.)	Abnahme in 100 % (Hess)	Zunahme in 20 % (Murphy et al.)
Niconacid	Abnahme oder kein Effekt (Hild)	Zunahme (Hild)		
Complamin	Abnahme oder kein Effekt (Gottstein et al., Nobbe)	Zunahme (Gottstein et al., Nobbe)	Zunahme (Gottstein et al., Nobbe)	Zunahme (Gottstein et al., Nobbe)

auch der kranken Gefäßprovinz zugute kommt, selbst wenn sie während der unmittelbaren Präparateinwirkung vorübergehend minderdruchblutet wird [19, 41].

In den folgenden Tabellen sind die gebräuchlichsten Vasodilatantien — nach Angriffspunkt und Wirkungsmechanismus geordnet — zusammengefaßt.

Die Sympathicolytica bewirken eine Mehrdurchblutung der Haut, während das Muskelstromvolumen abnimmt oder unbeeinflußt bleibt (Tabelle 1) [3, 29, 30, 31, 34a, 41]. Eine Ausnahme ist in dem Rauwolfiaalkaloid Raubasin zu sehen. Bei Kreislaufgesunden kommt es zu einer deutlichen Zunahme von Haut- und

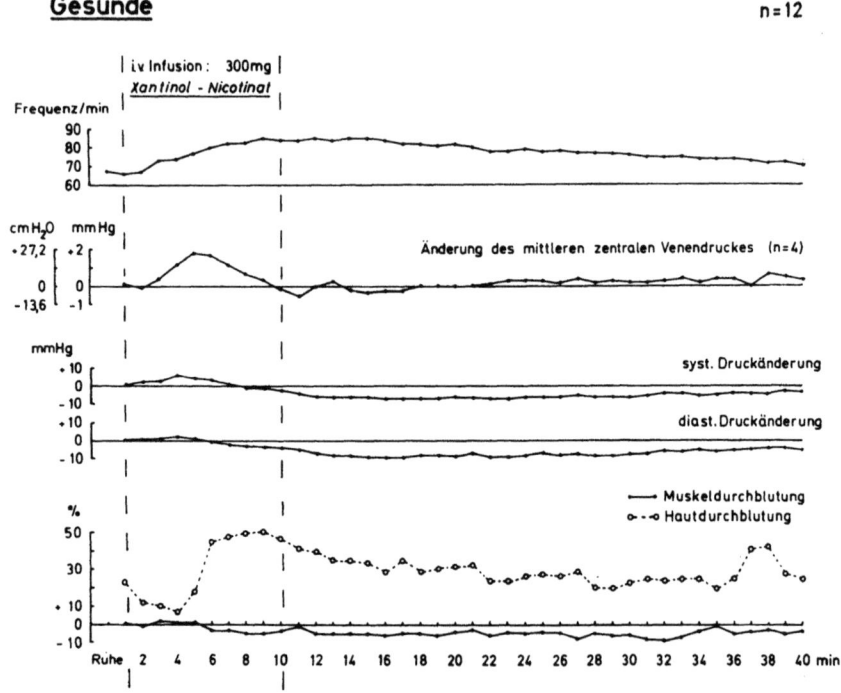

Abb. 2. Mittlere Änderungen des Blutdrucks, der Pulsfrequenz, des zentralen Venendrucks, der Muskel- und Hautdurchblutung nach i.v. Infusion von 300 mg Xantinolnicotinat bei 12 gesunden Probanden. (Aus Nobbe, F.: Habilitationsschrift, Heidelberg 1971)

Muskeldurchblutung bei nahezu konstantem Blutdruck und erhöhtem Herzzeitvolumen [13, 14, 22, 40, 41, 50].

Ähnlich wie die Sympathicolytika wirken die Nikotinsäurepräparate (Tabelle 1) [3, 6, 31, 34a, 41].

Unter intravenöser Infusion von Xantinolnicotinat (Abb. 1) zeigt sich bei Gesunden eine deutliche Zunahme des arteriellen Einstroms in Fuß und Wade, die jedoch — wie Untersuchungen mit Wärmeleitelementen (Abb. 2) an den gleichen Versuchspersonen beweisen — lediglich einer vermehrten Hautdurchblutung zuzuschreiben ist. Als Ausdruck der kräftigen Vasodilatation kommt es nach flüchtigem Anstieg zu einem geringen Abfall des Blutdrucks, der jedoch durch kompensatorische Steigerung des Herzzeitvolumens wieder ausgeglichen wird. Bei Kranken (Abb. 3) zeigt sich ebenfalls eine deutliche — wenn auch wesentlich geringere — Stromvolumenzunahme bei allerdings recht erheblichem

Druckabfall, der lediglich durch eine lang anhaltende Frequenzsteigerung wieder kompensiert werden kann [41].

Die dritte Gruppe (Tabelle 2) von Vasodilatantien besteht aus chemisch sehr unterschiedlichen Präparaten, denen jedoch der direkte Angriffspunkt an der glatten Gefäßmuskulatur gemeinsam ist. Während Papaverin und das Nucleotid-

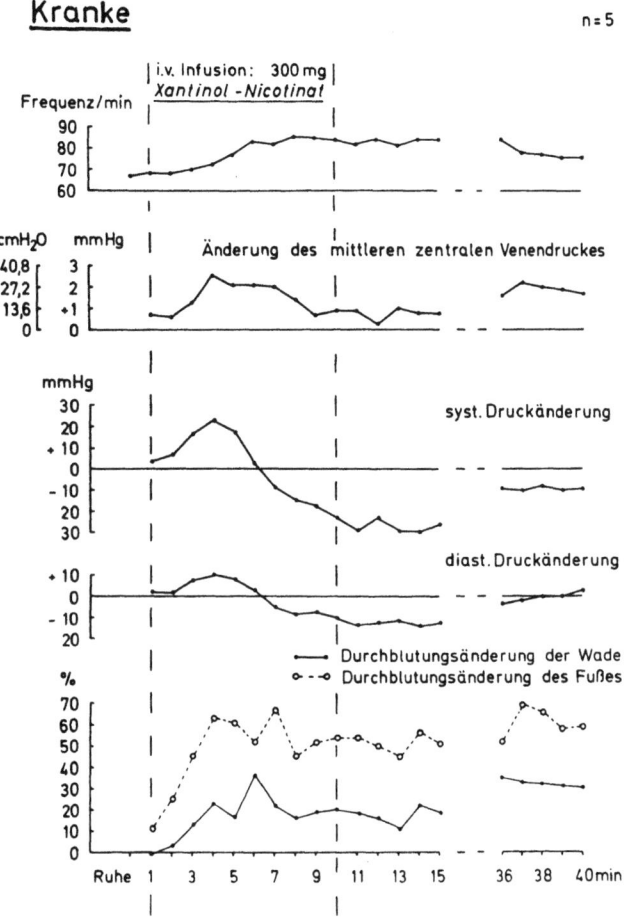

Abb. 3. Mittlere Änderungen der Pulsfrequenz, des zentralen Venendrucks, des arteriellen Blutdrucks, der Waden- und Fußdurchblutung (Verschlußplethysmographie) nach i.v. Infusion von 300 mg Xantinolnicotinat bei fünf Patienten mit obliterierender Angiopathie. (Aus Nobbe, F.: Habilitationsschrift, Heidelberg 1971)

Nucleosidgemisch Laevadosin bei systemischer Applikation wie die vorher geschilderten Gruppen lediglich auf die Hautdurchblutung einwirken, zeigt sich unter dem Einfluß von Naftidrofuryl an Gesunden (Abb. 4) und an Kranken (Abb. 5) kein wesentlicher hämodynamischer Effekt.

Die Wirkung der adrenergen Substanzen (Tabelle 2) sei am Beispiel des Bamethan demonstriert (Abb. 6). Die Mehrdurchblutung des Muskels unter Abfall des diastolischen Drucks und Anstieg der Pulsfrequenz spricht für eine Erweiterung der Muskelgefäße. Darüber hinaus läßt die Zunahme des Amplituden-Frequenzproduktes eine Steigerung des Herzzeitvolumens einschließlich des

Tabelle 2

Präparat i.v.	Muskeldurchblutung Unterschenkel	Hautdurchblutung Fuß und Unterschenkel	Wadendurchblutung quantitativ	Fußdurchblutung
III. Medikamente mit direktem Angriff an der Gefäßmuskulatur				
Papaverin	Abnahme oder kein Effekt (Murphy et al.)		Kein Effekt (Hess)	Zunahme in 50 % (Murphy et al.)
ATP, AMP bzw. Nucleotid-Nucleosid-gemisch Phosaden	Flüchtige Zunahme oder kein Effekt (Schoop, Gottstein et al.)	Geringe Zunahme oder kein Effekt (Schoop, Gottstein et al.)	Zunahme in 1 %, Abnahme in 1 % (Hess)	
Laevadosin	Abnahme (Hild)	Zunahme (Hild)		
Dusodril	Flüchtige, geringe Zunahme (Nobbe)	Kein Effekt (Nobbe)	Geringe Zunahme (Nobbe)	Geringe Zunahme (Nobbe)
IV. Adrenerge Substanzen				
Dilatol	Flüchtige, geringe Zunahme (Hensel et al., Gottstein et al., Winsor et al.)	Kein Effekt (Hensel et al., gottstein et al.)	Zunahme in 50 %, Abnahme in 30 % (Hess) Zunahme (Winsor et al.)	
Vasculat	Zunahme (Nobbe)	Abnahme (Nobbe)	Zunahme (Ehringer, Nobbe)	geringe Zunahme oder kein Effekt (Nobbe), leichte Zunahme (Ehringer)
V. Vasoaktive Polypeptide				
Padutin	Kein Effekt (Hensel et al.)	Kein Effekt (Hensel et al.)	Zunahme in 30 %, Abnahme in 40 % (Hess)	

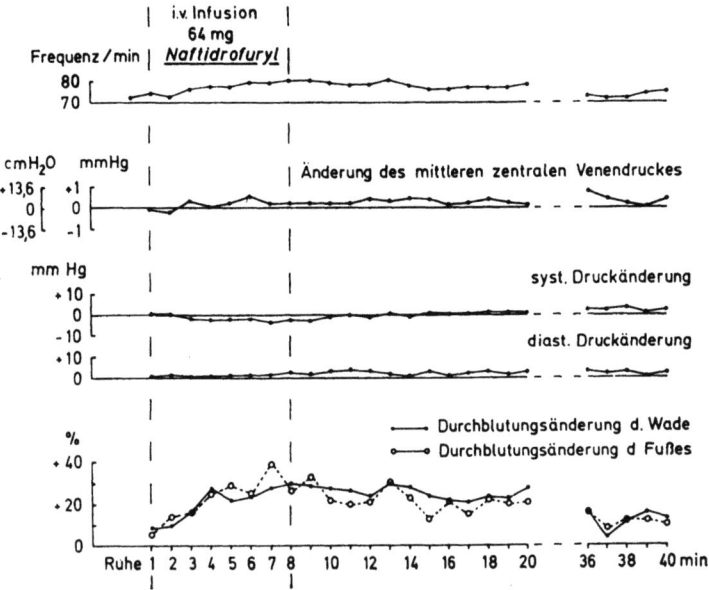

Abb. 4. Mittlere Änderungen der Pulsfrequenz, des zentralen Venendrucks, des arteriellen Blutdrucks und des Stromvolumens in Wade und Fuß (Verschlußplethysmographie) während und nach i.v. Infusion von 64 mg Naftidrofuryl bei neun gesunden Probanden. (Aus Nobbe, F.: Habilitationsschrift, Heidelberg 1971)

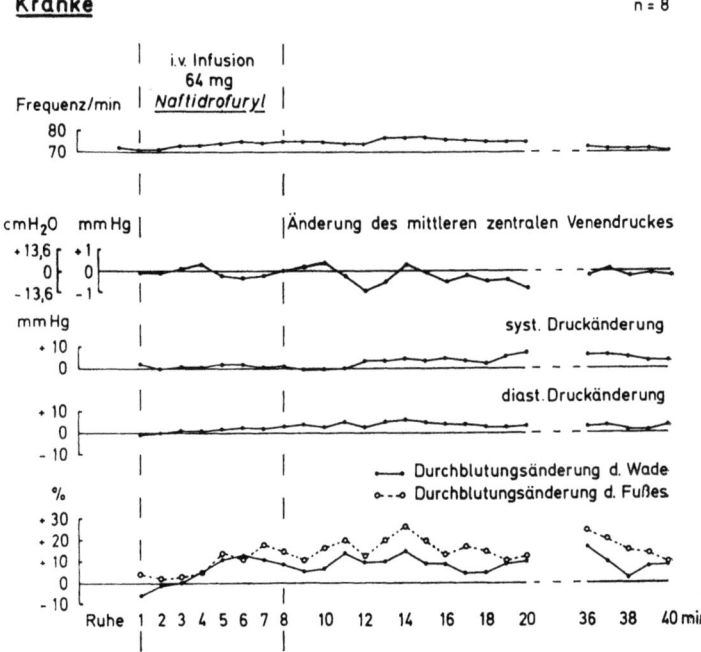

Abb. 5. Mittlere Änderungen der Pulsfrequenz, des zentralen Venendrucks, des arteriellen Blutdrucks, der Durchblutung in Wade und Fuß (Verschlußplethysmographie) während und nach i.v. Infusion von 64 mg Naftidrofuryl bei acht Patienten mit arterieller Verschlußkrankheit (Stadium II). (Aus Nobbe, F.: Habilitationsschrift, Heidelberg 1971)

Schlagvolumens annehmen. Die Abnahme des Hauptstromvolumens bezogen wir auf einen Adrenalineffekt [41]. Die bei den gleichen Versuchspersonen durchgeführten verschlußplethysmographischen Messungen zeigten ebenfalls eine deutliche Erhöhung des arteriellen Einstroms in die Wade (Abb. 7), [12, 41].

Diversionen sind grundsätzlich unter dem Einfluß aller Vasodilatantien möglich. Es wird von der Durchblutungsreserve abhängen, inwieweit sie — im Sinne der Theorie von Gersmeyer [19] von einer minderdurchbluteten Extremität toleriert werden und ihr letzten Endes sogar zugute kommen [34a, 41]. Es sei

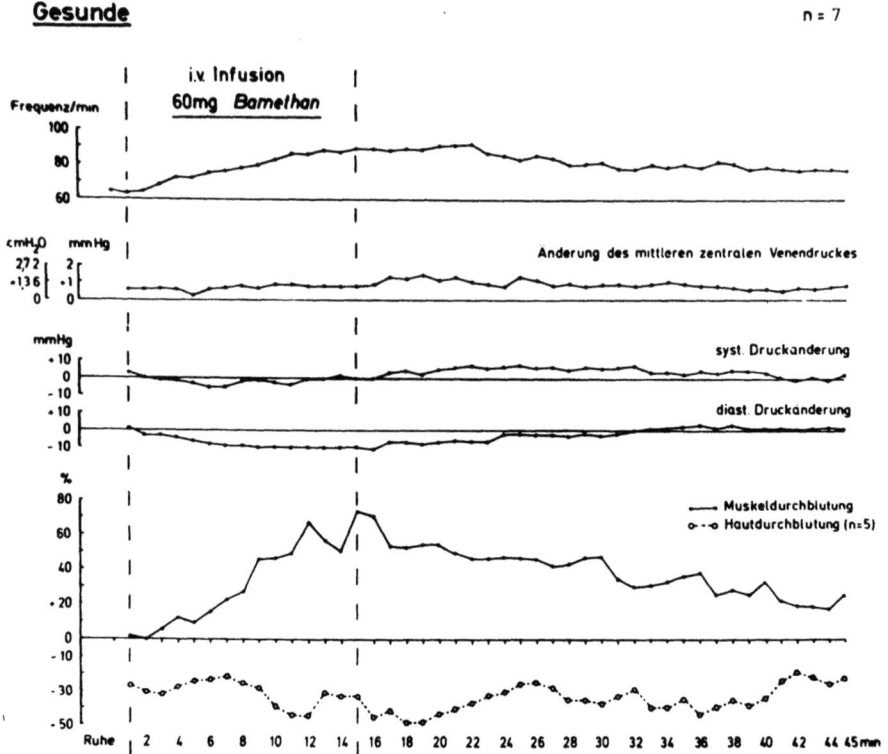

Abb. 6. Mittlere Änderungen der Pulsfrequenz, des zentralen Venendrucks, des arteriellen Blutdrucks, der Muskel- und Hautdurchblutung während und nach i.v. Infusion von 60 mg Bamethan bei sieben gesunden Probanden. (Aus Nobbe, F.: Habilitationsschrift, Heidelberg 1971)

jedoch eindrücklich betont, daß unter Berücksichtigung der Tatsache, daß die Arteriosklerose eine Systemerkrankung ist, ein Abfall des arteriellen Drucks — wie er oben bei einem Kollektiv Verschlußkranker unter dem Einfluß eines Vasodilatators gezeigt wurde — nicht nur eine Extremität in Gefahr bringen, sondern bei stenosierenden Prozessen im Bereich der Cerebral- und Coronararterien lebensbedrohliche Komplikationen bewirken kann [41].

Die systemische Anwendung vasodilatierender Substanzen ist also problematisch und sollte außerordentlich kritisch gehandhabt werden [34a]. Ihrem Angriffspunkt entsprechend haben Sympathicolytika und Nicotinate ihre Indikation bei funktionellen Zirkulationsstörungen und acralen Verschlußprozessen, bei denen im überwiegenden Maße die Hautdurchblutung herabgesetzt ist [31, 41].

Eine lokale Durchblutungsverbesserung ohne wesentliche Beeinflussung des Gesamtkreislaufs läßt sich am besten durch die direkte Applikation von Präparaten mit kurzer Halbwertszeit [34] in die Versorgungsarterie der betroffenen Extremität erzielen [1, 10, 14, 26, 29, 30, 34, 34a, 35, 36, 37]. Bei sehr peripheren Obliterationen kann jedoch auch infolge intraarterieller Infusionen eine Hämatometakinese auftreten, da durch die proximal des Verschlußprozesses erfolgende Drucksenkung bei nicht mehr möglicher peripherer Vasodilatation wiederum eine Senkung des Druckgefälles erfolgt [34, 41]. Eine Fehlinjektion in die Arteria profunda femoris

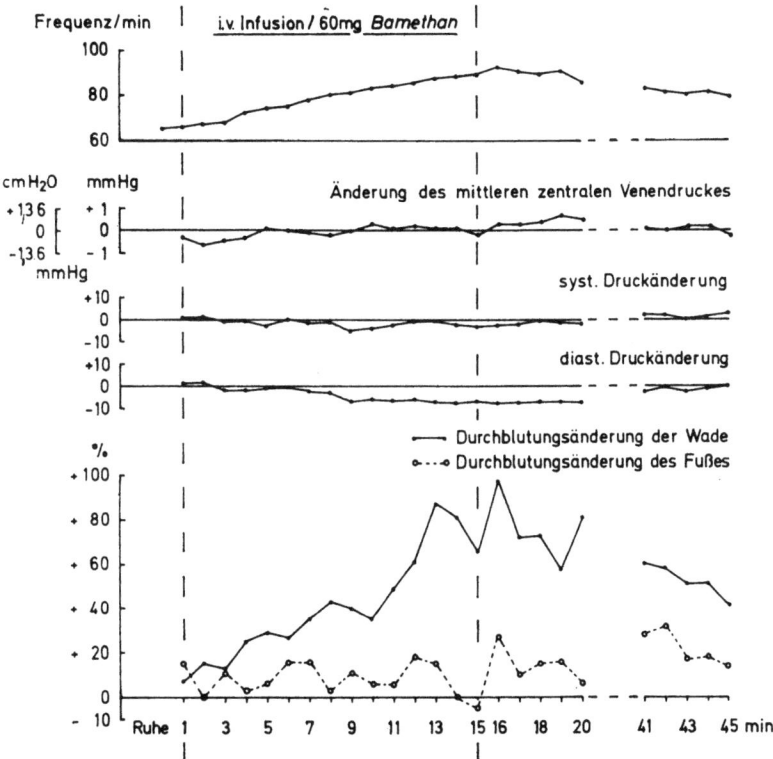

Abb. 7. Änderungen der Pulsfrequenz, des zentralen Venendrucks, des arteriellen Blutdrucks, der Durchblutung der Wade und des Fußes (Verschlußplethysmographie) bei fünf gesunden Probanden. (Aus Nobbe, F.: Habilitationsschrift, Heidelberg 1971)

kann darüber hinaus eine Stromvolumenzunahme in Haut und Muskulatur des Oberschenkels auf Kosten der Unterschenkeldurchblutung bewirken [41, 51].

Während die Abb. 8 nach intravenöser Infusion eines Nucleotid-Nucleosidgemisches eine Zunahme der Hautdurchblutung auf Kosten des Muskelstromvolumens zeigt, der Lactat/Pyruvatquotient im Sinne einer Verstärkung der lokalen Acidose ansteigt, sehen wir (Abb. 9) nach intraarterieller Infusion eine Stromvolumenzunahme in Haut und Muskulatur bei Abnahme des poststenotischen Druckes in der Arteria femoralis und (Abb. 10) eine entsprechende Verbesserung der metabolischen Situation [34].

In Anbetracht des deutlichen hämodynamischen Effekts enttäuschen allerdings die nur geringen metabolischen Veränderungen. Geht man aber davon aus, daß bei Patienten im Stadium II ein normaler Ruhestoffwechsel besteht, so wird verständlich, daß eine Verbesserung der lokalen Stoffwechselsituation kaum möglich scheint [10, 34, 34a, 35, 36, 37]. Erst eine entsprechende ergometrische Belastung schafft ein Mißverhältnis von O_2-Angebot und -Bedarf, gekennzeichnet durch erheblichen Anstieg des venösen Lactats und geringe Erhöhung des Pyruvats als Ausdruck der gesteigerten Glykolyse bei inhibierter Zellatmung. Durch gleichzeitige intraarterielle Infusion des Nucleotid-Nucleosidgemischs läßt sich die lokale Acidose wesentlich bessern. Daraus ergibt sich die von Hild u. Mitarb. [10, 34,

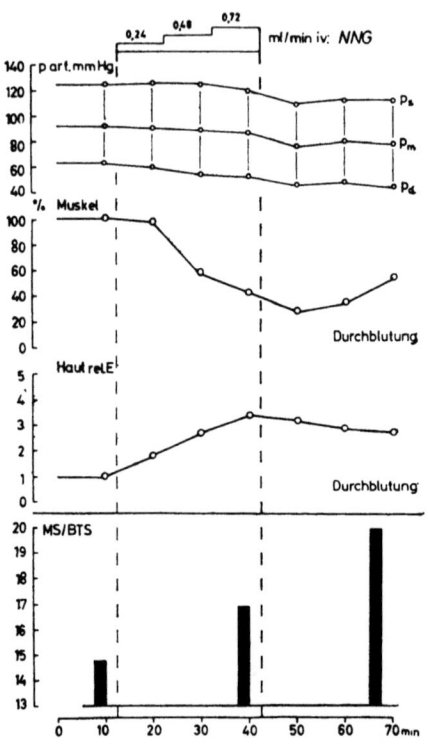

Abb. 8. Änderungen des Blutdrucks, der Durchblutung der Wadenmuskulatur und der Haut im Bereich des Vorfußes sowie des Lactat/Pyruvatquotienten im Blut der V. femoralis während und nach einer i.v. Infusion von Nucleotid-Nucleosidgemisch. (Aus Hild, R.: Habilitationsschrift, Heidelberg 1962)

34a, 35, 36, 37, 41] als besonders zweckmäßig angegebene Kombination von aktivem und passivem Gefäßtraining [34].

Der therapeutische Effekt einer aktiven Übungsbehandlung und einer medikamentösen Therapie hängt in jedem Falle von der vorhandenen Durchblutungsreserve und von der kardialen Leistungsfähigkeit ab [41].

Die Beseitigung chronischer arterieller Stenosen oder Okklusionen war bisher Domäne der Gefäßchirurgie. In jüngerer Zeit wurde jedoch von Schoop u. Mitarb. [48, 48a], Alexander u. Mitarb. [2] und Ehringer u. Fischer [15] über Erfolge einer fibrinolytischen Therapie bei subakuten und chronischen Verschlüssen im Bereich der Becken- und Oberschenkelarterien berichtet. Lysierbar waren naturgemäß nur wenig organisierte und fibrinhaltige Thromben in großlumigen Gefäßen. Stenosen auf dem Boden arteriosklerotischer Wandveränderungen mußten unbeeinflußt bleiben.

Wenn auf die von Zeitler [52] nach der Dotter-Methode propagierten Lumeneröffnungen mit Hartgummikathetern hier nicht näher eingegangen werden kann, so deshalb, weil dieses in manchen Fällen recht erfolgreiche Verfahren streng genommen nicht in den Rahmen der konservativen Therapie gehört.

In den fortgeschrittenen Stadien der arteriellen Verschlußkrankheit ist die therapeutische Breite erheblich eingeengt. Physikalische Maßnahmen und die systemische Applikation von Vasodilatantien sind kontraindiziert und können bei bereits vorhandener metabolischer Dekompensation zu irreversiblen Gewebs-

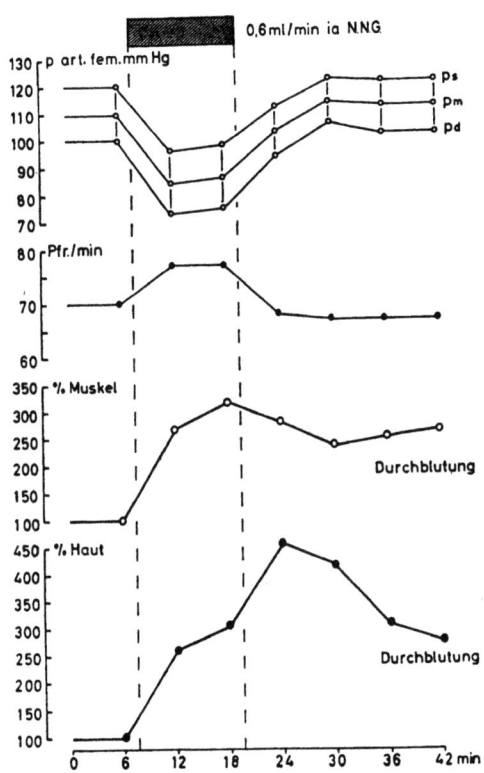

Abb. 9. Änderungen des poststenotischen Druckes in der A. femoralis, der Pulsfrequenz sowie der Durchblutung der Wadenmuskulatur und der Haut am Vorfuß während einer intraarteriellen Infusion von Nucleotid-Nucleosidgemisch. (Aus Hild, R.: Habilitationsschrift, Heidelberg 1962)

schädigungen führen [34a, 41, 42]. Die Gliedmaßen bedürfen der Ruhigstellung und der Tieflagerung zur Förderung des arteriellen Einstromes durch Erhöhung des hydrostatischen Drucks [6, 31, 34a, 41, 43a]. Lassen u. Mitarb. [39] gelang es, durch eine medikamentöse Erhöhung des Druckgradienten eine meßbare Steigerung des Stromvolumens und klinische Besserung ischämischer Gliedmaßen zu erzielen. Bei Gabe von Desoxycorticosteroiden stieg der arterielle Mitteldruck um 15 mmHg an.

Als einzige vertretbare vasodilatierende Maßnahme ist bei der metabolisch dekompensierten Form der arteriellen Verschlußkrankheit [34] die intraarterielle Infusion mit Substanzen kurzer Halbwertzeit vertretbar, allerdings unter sorgfältiger Beachtung evtl. Diversionsphänomene, die zum sofortigen Abbruch dieser Therapie Veranlassung geben sollten [11, 27, 34, 34a, 35, 41].

Bei ischämischen Gewebsläsionen, deren Vermeidung allergrößte pflegerische Sorgfalt gelten sollte, ist eine gezielte antibiotische Lokalbehandlung — unter Umständen unterstützt durch intraarterielle Gabe eines Antibiotikums — nach Anfertigung eines Antibiogramms mit Resistenzbestimmung notwendig [34a].

Erlauben Sie mir zum Schluß noch einmal auf das Hagen-Poiseullesche Gesetz zurückzukommen. Auch wenn die Viscosität nur als einfache Größe in den Nenner eingeht, so gewinnt sie mit abnehmendem Gefäßradius, also in der terminalen Strombahn, immer mehr an Bedeutung. Unter diesem Gesichtspunkt wurde schon seit längerem niedermolekulares Dextran zur Senkung der Viscosität bei Angio-

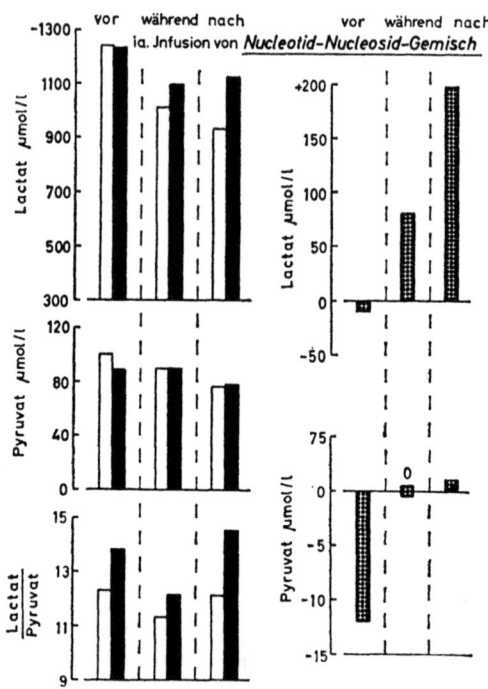

Abb. 10. Änderungen der arteriellen ⬜ und venösen ⬛ Lactat- und Pyruvatkonzentrationen, ihrer arterio-venösen Differenzen ▨ und des Lactat/Pyruvatquotienten während und nach intraarterieller Nucleotid-Nucleosidgemischinfusion bei Kranken. (Aus Hild, R.: Habilitationsschrift, Heidelberg 1962)

pathien empfohlen und von einigen Autoren auch eine Zunahme des Stromvolumens plethysmographisch nachgewiesen [9, 26], auch wenn in diesen Fällen dem zugeführten Volumen (500 ml) ein gewisser Einfluß beigemessen werden muß. Neue therapeutische Wege scheinen sich zu öffnen mit der Applikation von Arvin, dem Gift der malaiischen Grubenviper, dessen viscositätssenkende Eigenschaften bereits 1963 von dem britischen Tropenmediziner Reid beschrieben wurden [43b]. Arvin bewirkt durch fast völlige Defibrinierung eine enorme Senkung der Blutviscosität, hemmt die Aggregation der Erythrocyten und verbessert die Fließeigenschaften des Blutes damit erheblich [43b, 16, 17]. Ehringer u. Mitarb. [15, 16] konnten bei Patienten im Stadium III und IV eine eindeutige Beseitigung ischämischer Beschwerden und eine meßbare Zunahme der Ruhedurchblutung nachweisen und sahen besonders günstige Ergebnisse in einer Kombinationsbehandlung mit Streptokinase [16]. Es ist sicherlich noch zu früh, aus diesen sehr interessanten Ergebnissen bereits therapeutische Konsequenzen ziehen zu wollen. Ein kleiner Hoffnungsschimmer für die Behandlung der häufig so schwer zu beeinflussenden Ischämiestadien scheint dennoch erlaubt.

Die Diskussion über die Beeinflussung der Fließeigenschaften des Blutes, Fibrinolyse und Hemmung der Thrombocytenaggregation, sowie die von uns sehr befürwortete Daueranticoagulation — unter strenger Beachtung der Kontraindikationen — werden diese Ausführungen im Rundtischgespräch des heutigen Nachmittags ergänzen.

Literatur

1. Alexander, K., Fabel, H., Hundeshagen, H., Feuerhake, I.: Arch. Kreisl.-Forsch. **60**, 261 (1969). — 2. Alexander, K., Buhl, V., Holsten, W., Poliwoda, H., Wagner, H. H.: Med. Welt (N.F.) **19**, 2067 (1968). — 3. Bernsmeier, A., Gottstein, U.: Internist **6**, 5, 207 (1965). — 4. Blümchen, G., Landry, F., Kiefer, H., Schlosser, V.: Cardiology **55**, 114 (1970). —5. Bollinger, A.: Verh. dtsch. Ges. Kreisl.-Forsch. **32**, 238 (1966). — 6. Bollinger, A.: Schweiz. med. Wschr. **100**, 774 (1970). — 7. Bollinger, A.: Periphere Zirkulation. In: Siegenthaler, Klinische Pathophysiologie. Stuttgart: Thieme 1970. — 8. Bollinger, A., Lüthy, E.: Schweiz. med. Wschr. **97**, 37, 1220 (1967). — 9. Bollinger, A., Simon, H. J., Köhler, R., Lüthy, E.: Z. Kreisl.-Forsch. **57**, 5, 456 (1968). — 10. Brecht, Th., Hild, R., Fux, H. D.: Münch. med. Wschr. **108**, 48, 2458 (1966). — 11. de Bakey, M. E., Burch, G., Ray, Th., Ochsner, A.: Ann. Surg. **126**, 850 (1947). — 12. Ehringer, H.: Med. Welt **17**, 696 (1966). — 13. Ehringer, H.: Med. Welt **20**, 148 (1969). — 14. Ehringer, H., Deutsch, E.: Durchblutungsstörungen Stuttgart-New York: F. K. Schattauer 1970. — 15. Ehringer, H., Dudczak, R., Kleinberger, G., Lechner, K., Reiterer, W.: Schlangengift als neue Therapiemöglichkeit bei Durchblutungsstörungen. Offizielles Protokoll Ges. der Ärzte in Wien, **83**, 22, 411 (1971). — 16. Ehringer, H., Dudczak, R., Lechner, K.: Verh. dtsch. Ges. inn. Med. (1972) (im Druck). — 17. Ehrly, A. M., Breddin, K.: Verh. dtsch. Ges. inn. Med. (1972) (im Druck). — 18. Erb, W.: Dtsch. Z. Nervenheilk. **13**, 1 (1889). — 19. Gersmeyer, E. F., Nicolay, M.: Med. Welt **15**, 741 (1965). — 20. Gillespie, J. A.: Lancet **1959**, 995. — 21. Gillespie, J. A.: Fortschr. Med. **85**, 5, 175 (1967). — 22. Gilsdorf, U., Nobbe, F., Hild, R.: Münch. med. Wschr. **109**, 40, 2085 (1967). — 23. Golenhofen, K.: Skeletmuskel. In: Schütz, E., Bauereisen, E., Physiologie des Kreislaufs. Berlin-Heidelberg-New York: Springer 1971. — 24. Gollnik, P. O., King, D. W.: Amer. J. Physiol. **216**, 1502 (1969). — 25. Gottstein, U., Felix, R., Flad, H. D., Sedlmeyer, I.: Z. Kreisl.-Forsch. **55**, 10, 970 (1966). — 26. Gottstein, U., Sedlmeyer, I., Schöttler, M., Gölk, V.: Dtsch. med. Wschr. **39**, 95, 1955 (1970). — 27. Grüntzig, A., Bollinger, A.: Dtsch. med. Wschr. **35**, 96, 1383 (1971). — 28. Holloszy, J. O.: J. biol. Chem. **242**, 2278 (1967). — 29. Hess, H.: Z. klin. Med. **153**, 35 (1955). — 30. Hess, H.: Z. klin. Med. **154**, 165 (1956). — 31. Hess, H.: Die obliterierenden Gefäßerkrankungen. München: Urban u. Schwarzenberg 1959. — 32. Hess, H.: Verh. dtsch. Ges. Kreisl.-Forsch. **333**, (1969). — 33. Hess, H.: Fortschr. Med. **20**, 21, 24, 88, (1970). — 34. Hild, R.: Habilitationsschrift, Heidelberg 1962. — 34a. Hild, R.: Dtsch. med. J. **10**, 18, 306 (1967). — 35. Hild, R., Brecht, Th., Zolg, H., Hess, B.: Verh. dtsch. Ges. inn. Med. **67**, 683 (1961). — 36. Hild, R., Brecht, Th., Zolg, H., Bakhtanassar, N.: Fortschr. Med. **82**, 7, 239 (1964). — 37. Hild, R., Brecht, Th., Zolg, H.: Klin. Wschr. **7**, 44, 388 (1966). — 38. Köhler, M.: Klin. Wschr. **49**, 1210 (1971). — 39. Lassen, N. A., Larsen, O. A., Sörensen, A. W., Hallbrök, T., Dahm, J., Nilsen, R., Westling, H.: Lancet **1968** I, 606. — 40. Nobbe, F.: Über Beeinflussung von Blutstrom, Haut und Muskeldurchblutung unter Raubasin. In: Ehringer/Deutsch, Durchblutungsstörungen. Stuttgart: F. K. Schattauer **1970**. — 41. Nobbe, F.: Habilitationsschrift, Heidelberg 1971. — 42. Nobbe, F.: Med. Welt **13**, 21, 462 (1972). — 43. Petersen, P., Schroeder, W.: Z. Kreisl.-Forsch. **60**, 1034 (1971). — 43a. Ratschow, M.: Angiologie. Stuttgart: Thieme 1959. — 43b. Reid, H. A., Chan, H. E., Thean, P. C.: Lancet **1963** I, 621. — 44. Schmidtke, I., Schröder, I.: Progr. Phys. Therapy **1**, 285 (1970). — 45. Schoop, W.: Med. Welt **1964**, 502. — 46. Schoop, W.: Bedeutung der Gehstrecke für die Beurteilung von arteriellen Durchblutungsstörungen und Therapieeffekten. In: Ehringer, H., Deutsch, E., Durchblutungsstörungen. Stuttgart-New York: F. K. Schattauer 1970. — 47. Schoop, W.: Dtsch. med. J. (1972) (im Druck). — 48. Schoop, W., Martin, M., Zeitler, E.: Verh. dtsch. Ges. Kreisl.-Forsch. **34**, 346 (1968). — 48a. Schoop, W., Levy, H., Zeitler, E.: Dtsch. med. Wschr. **36**, 95, 1827 (1970). — 49. Schütz, R. M.: Herz/Kreislauf **5**, 209 (1970). — 50. Schütz R. M., Kramer, H.: Med. Welt **22**, 554 (1971). — 51. Widmer, L. K., Hürlimann, F.: Z. Kreisl.-Forsch. **55**, 4, 410 (1966). — 52. Zeitler, E.: Fortschr. Röntgenstr. **111**, 3, 345 (1969).

Chirurgische Therapie chronischer Gliedmaßenarterienverschlüsse

TREDE, M., LAUBACH, K., SAGGAU, W. (Chirurg. Univ.-Klinik Heidelberg)

Referat

Dies ist das Bild eines 33jährigen Patienten — es zeigt ihn 1 Tag ante finem in einer amerikanischen Klinik (Abb. 1). Seit seinem 18. Lebensjahr hat dieser Gefäßkranke nicht weniger als 18 verschiedene Amputationen bzw. Darmresektionen erdulden müssen. Geblieben sind ihm zwei Oberarm- und zwei Oberschenkelstümpfe — und eine Zigarette, die bezeichnenderweise auch auf diesem Bild nicht fehlt (Cabezas-Moya, 1970).

Dieses Schicksal illustriert *einen* Aspekt der chirurgischen Therapie peripherer arterieller Verschlüsse — das älteste und für lange Zeit einzige Verfahren: Die

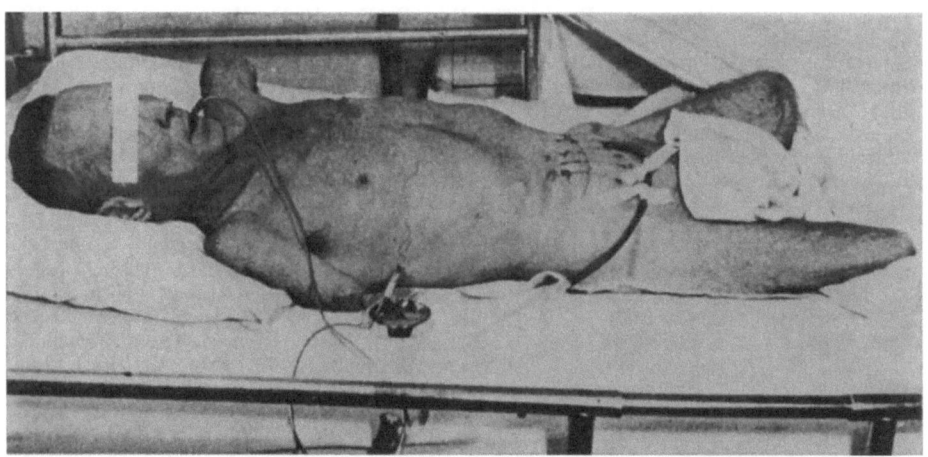

Abb. 1. 33jähriger Patient mit Thrombangiitis obliterans, der seit seinem 18. Lebensjahr 18 Amputationen bzw. Laparotomien durchgemacht hatte. (Aus Cabezas-Moya et al., 1970)

Gliedmaßen-Amputation. Diese und auch eine zweite Waffe aus dem Arsenal chirurgischer Therapiemöglichkeiten — die hyperämisierenden Eingriffe — sollen aus Zeitmangel hier nur knapp erwähnt werden (Tabelle 1). Im Mittelpunkt des Interesses stehen nämlich die *rekonstruktiven* Gefäßplastiken, wenn sie auch schätzungsweise nur bei jedem fünften Gefäßkranken anwendbar sind.

Tabelle 2 soll die verschiedenen Operationsverfahren in Beziehung zum arteriellen Verschlußtyp und zu einander stellen. Hieraus geht hervor, daß die *Sympathektomie* heute auf Obliterationen distal von Kniegelenk oder Ellenbeuge beschränkt bleibt. Hier, besonders bei Digitalarterienverschlüssen, hat sich z. B. die thorakale Sympathektomie ausgezeichnet bewährt. 70 thorakale Grenzstrangresektionen unserer Klinik brachten bei 92% der Gliedmaßen Beschwerdefreiheit oder zumindest die Ausheilung vorhandener Nekrosen (Laubach, 1972).

Bei Kombinationsverschlüssen etwa vom Ober- und Unterschenkeltyp kann die lumbale Sympathektomie sinnvoll mit einer Korrektur des femoropoplitealen Verschlusses kombiniert werden.

Zwei Tatsachen sind bei der Indikation zur *Amputation* zu berücksichtigen:
1. Die Operationsletalität liegt z. B. nach einer Oberschenkelamputation mit 24% weit über dem Risiko einer Gefäßrekonstruktion (Vollmar, 1971).

2. Die Amputationsrate beträgt bei Arteriosklerotikern mit einer Claudicatio im Spontanverlauf etwa 7% in den ersten 5 Jahren und erhöht sich auf 12% nach 10 Jahren (Boyd, 1962; Widmer, 1966).

Die Indikation zur Amputation wird also nur dann gestellt, wenn alle anderen Maßnahmen versagt haben oder offensichtlich von vornherein keinerlei Aussicht auf Erfolg bieten.

Darüberhinaus wird die klassische Ober- bzw. Unterschenkelamputation immer mehr von der sog. Grenzzonenamputation verdrängt, wobei die Absetzung sparsam

Tabelle 1. *Möglichkeiten chirurgischer Therapie bei chronischen Arterienverschlüssen*

A. *Rekonstruktion*
 1. Ausschälplastik (dos Santos, 1947)
 2. Überbrückung (Kunlin, 1949)

B. *Hyperämisierung*
 1. Sympathektomie (Leriche, Adson, 1925)
 2. Arteriektomie (Leriche, 1917)
 3. Adrenalektomie (Oppel, 1921)
 4. Scarifizierung (Sauerbruch, 1924)
 5. A-V-Fistel (Fontaine, 1962)

C. *Amputation*
 1. Ablatio femoris aut cruris
 2. Grenzzonenabtragung

genau in der nekrobiotischen Grenzzone erfolgt. Selbstverständlich sind derartige konservative Amputationen nur dann erfolgversprechend, wenn eine vorausgegangene Gefäßrekonstruktion vorgeschaltete Strombahnhindernisse beseitigen konnte.

Unter mehr als 3500 rekonstruktiven Arterieneingriffen wurden an der Heidelberger Klinik in den letzten 12 Jahren über 2500 wegen eines chronischen arteriellen Verschlusses durchgeführt (Abb. 2). Die Hälfte hiervon entfiel auf Verschluß-

Tabelle 2. *Operationsverfahren bei chronischen Arterienverschlüssen der unteren Extremität in Beziehung zum Verschlußtyp*

	Beckentyp	Oberschenkeltyp	Unterschenkeltyp
Gefäßplastik	+	+	(+)
Sympathektomie	ø	ø	+
Amputation	ø	ø	+

prozesse im femoro-poplitealen Abschnitt (1332 Eingriffe bei 1195 Patienten). Demgegenüber traten Verschlüsse und Stenosen der oberen Extremität (mit 64 Gefäßplastiken bei 58 Patienten) zahlenmäßig weit in den Hintergrund.

In *äthiologischer Hinsicht* steht die Arteriosklerose mit 83% an erster Stelle.

Die Endangiitis obliterans wird in unserem chirurgischen Krankengut immer seltener diagnostiziert.

Traumatische Arterienthrombosen als Spätfolgen einer übersehenen oder inadäquat versorgten Arterienverletzung kamen sechsmal vor.

Während an den oberen Gliedmaßen Kompressionen durch Halsrippe oder Scalenus anterior-Muskel schon lange bekannt sind, erscheinen Berichte über das sog. Kompressionssyndrom der Arteria poplitea erst in jüngster Zeit immer häufiger (Trede, 1972). Wir konnten im vorigen Jahr gleich drei derartige Fälle beobachten, bei denen die medial verlagerte Kniekehlenschlagader durch den tibialen Gastrocnemiuskopf komprimiert war. Lokalisierte Verschlüsse oder Aneu-

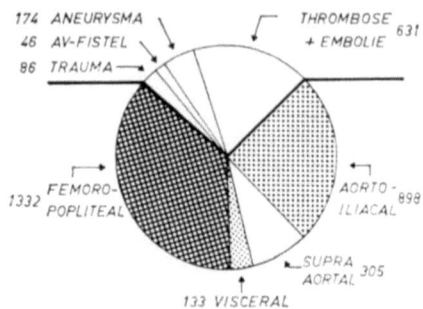

Abb. 2. Aufschlüsselung von 3605 rekonstruktiven Arterieneingriffen der Chirurg. Univ.-klinik Heidelberg (1959 bis 31. 12. 1971

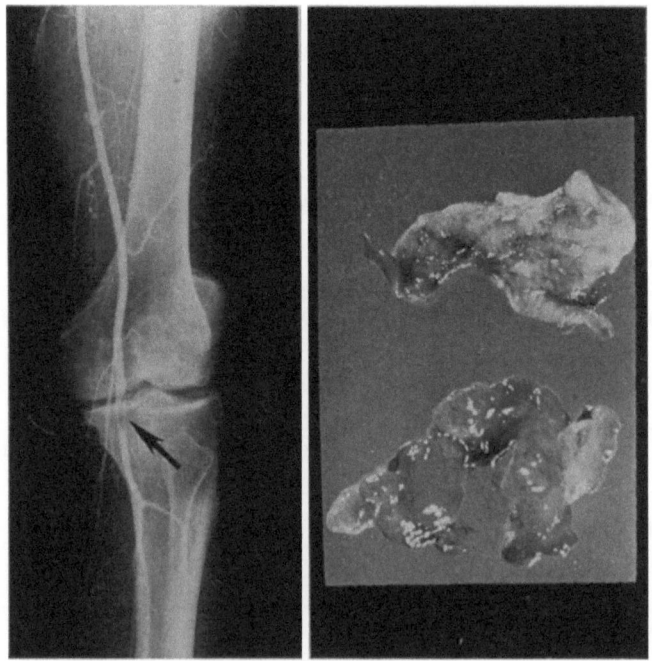

Abb. 3. Pat. T. F., ♂, 44 Jahre, Reg.-Nr. 3143. Cystische Adventitiadegeneration der rechten A. poplitea. Links: Präoperative Arteriographie. Rechts: Gallertartiger Cysteninhalt

rysmen sind die Folgen. Zahlenmäßig zwar noch selten, ist die Erkennung dieser Anomalie für den Einzelnen deshalb so entscheidend, weil es sich meist um jüngere und gefäßgesunde Menschen handelt, bei denen die Gefäßrekonstruktion einen Dauererfolg erwarten läßt.

Unter den Popliteaverschlüssen verrät sich die cystische Adventitiadegeneration durch die glatt begrenzte Aussparung im Angiogramm (Abb. 3). Die

Entleerung des gallertartigen Cysteninhalts reicht oft nicht aus für die Strombahnwiederherstellung. Erst die Erweiterungsplastik durch Venenpatch stellt das normale Gefäßkaliber wieder her.

Eine kritische Einstellung zur *chirurgischen Indikation* muß dem erreichbaren Ziel einer Gefäßrekonstruktion Rechnung tragen: Die Erhaltung einer funktionstüchtigen Gliedmaße so lange wie möglich. Hierbei lassen wir uns von einer „3-Punkte-Indikation" leiten (Tabelle 3), (Vollmar, 1967):

1. Klinische Indikation. Prophylaktische Desobliterationen im Stadium I haben ihre Berechtigung bei lebenswichtigen Organarterien (vor allem der A. carotis), nicht aber bei peripheren Verschlüssen.

Die Indikation im Stadium II ist umstritten, scheint aber unseres Erachtens vertretbar, wenn der Betroffene in Beruf oder persönlicher Aktivität stark eingeschränkt ist. Dieses Kriterium ist wichtiger als die Festlegung einer arbiträren schmerzfreien Gehstrecke. Im Stadium III und IV ist ein Rekonstruktionsversuch

Tabelle 3. *Gesichtspunkte bei der Indikationsstellung zur Rekonstruktion chronisch arterieller Verschlüsse*

I. Klinik
  Schweregrad   I (asymptomatisch): keine
               II (Claudicatio): relativ
              III (Ruheschmerz): absolut
               IV (Nekrose): absolut

II. Angiographie und Ultraschallsonde
  = lokale Operabilität
  N.B. Gefäßkaliber
  Freier „run-in" und „run-off"

III. Risikofaktoren
  Coronare, cerebrale, renale Insuffizienz
  Diabetes
  Hypertonie
  Adipositas

immer absolut indiziert. Hier ist ja die Alternative eine ungleich riskantere Amputation.

2. Die Angiographie entscheidet über die technische Durchführbarkeit der Gefäßplastik. Durch die Möglichkeiten neuer mikrochirurgischer Verfahren ist das Gefäßkaliber von geringerer Bedeutung als ein freier Abfluß aus dem rekonstruierten Gefäßsegment. Hier läßt die Angiographie oft im Stich; sie täuscht Verschlüsse vor, wo die Doppler-Ultraschallsonde doch noch die Durchgängigkeit ganz peripherer Gefäße erkennen läßt. Die Kriterien eines sog. freien „run-off's" werden im Stadium III und IV immer weiter gesteckt. Oft genügt allein die Revascularisation eines isolierten Popliteasegments oder der Arteria femoralis profunda, um eine periphere Nekrose zur Abheilung zu bringen oder einen Ruheschmerz zu beseitigen. Dasselbe gilt für den femoro-cruralen Venenbypass mit tiefem Anschluß an eine einzige offene Unterschenkelarterie.

3. *Risikofaktoren*, die sich vornehmlich aus anderweitigen Komplikationen der generalisierten Grundkrankheit — Arteriosklerose — ergeben, setzen der Indikation im Stadium II sehr enge Grenzen. Sie können aber bei Vorliegen von Ruheschmerz oder Nekrosen weitgehend vernachlässigt werden, weil uns heute relativ schonende Operationsverfahren zur Verfügung stehen, die in Lokal- bzw. Periduralanästhesie ohne Kreislaufbelastung auch bei älteren Patienten durchführbar sind.

Als Beispiel dieser 77jährige Patient mit Becken- und Oberschenkelarterienverschlüssen links im Stadium IV bei Coronarinsuffizienz, Hypertonie und Diabetes (Abb. 4). Ein Direktangriff auf die obliterierte Beckenetage war natürlich ausgeschlossen. Aber durch zwei kleine Leistenincisionen in Periduralanästhesie konnte ein Anschluß der linken A. profunda an die offene rechte A. femoralis communis durch suprapubischen femoro-femoralen Dacronbypass erreicht

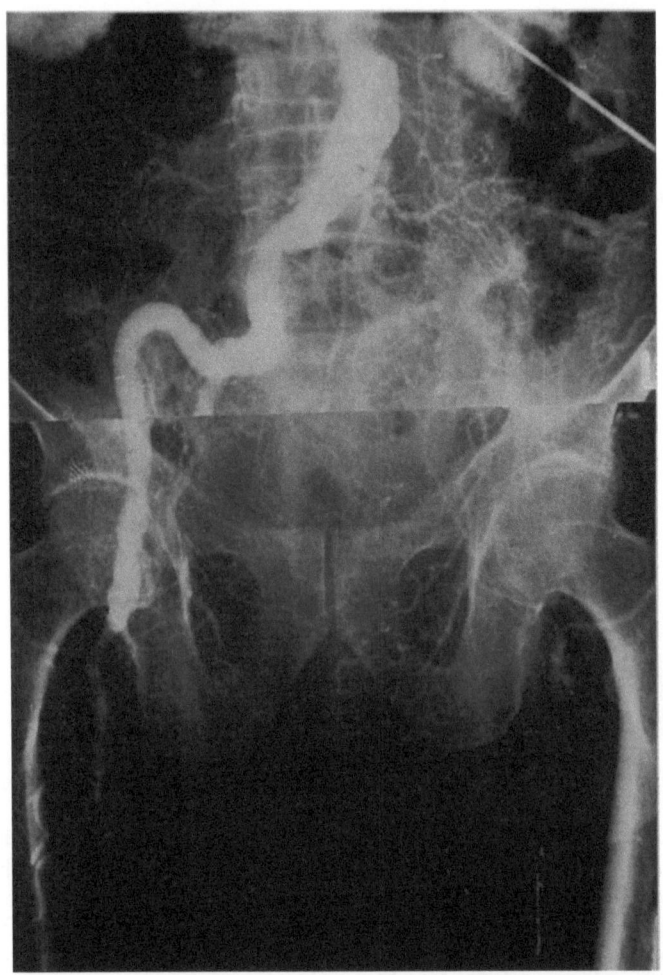

Abb. 4. Pat. J. F., ♂, 77 Jahre, Reg.-Nr. 3142. Die lumbale Aortographie zeigt einen kompletten Verschluß der linksseitigen Becken- und Oberschenkelarterien bei schwacher Wiederauffüllung des Profunda femoris-Kreislaufes über Kollateralen

werden (Abb. 5). Der Ruheschmerz verschwand noch am Operationstag und die Nekrose heilte ab.

Fluß- und Druckmessungen bei offener und abgeklemmter Querverbindung konnten bei mehreren Patienten zeigen, daß praktisch kein Entzugseffekt an der gesunden Gliedmaße zu registrieren ist.

Für die *Rekonstruktion* chronischer peripherer Verschlüsse stehen grundsätzlich zwei konkurrierende Verfahren zur Verfügung:
   1. Die Überbrückung,
   2. die Ausschälplastik.

Abb. 6 gibt einen Überblick über die Entwicklung der verschiedenen Methoden bei 1332 Eingriffen im femoro-poplitealen Abschnitt.

Der *alloplastische Dacronbypass* wird seit 1963 an unserer Klinik nur noch ausnahmsweise angewandt. Er hat sich für langstreckige Überbrückungen distal der Leistenbeuge nicht bewährt. Von 71 auswertbaren Plastiken sind nach 8 Jahren

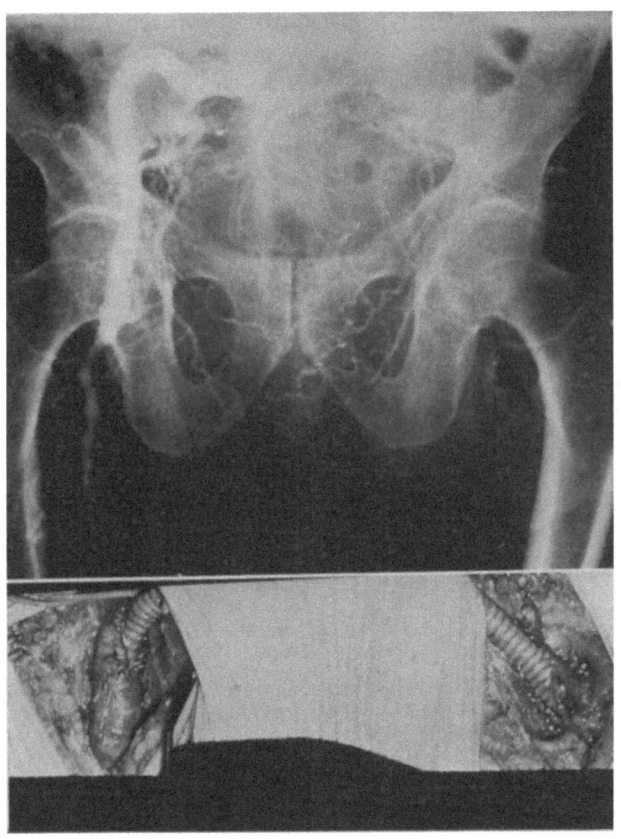

Abb. 5. Pat. J. F., ♂, 77 Jahre, Reg.-Nr. 3142. Operationssitus nach Anlegen eines queren femorofemoralen Dacron-Bypass (s. Text)

nur noch drei offen geblieben (4,3%). Allerdings war es möglich einen Teil der Rezidivverschlüsse durch Einsetzen eines Venentransplantats ein zweites Mal zu korrigieren.

Die *halbgeschlossene Thrombenendarteriektomie* — lange Zeit das Verfahren der Wahl (Vollmar, 1967) — wird heute nur noch unter zwei Bedingungen durchgeführt:

a) Unter streng differenzierter Indikationsstellung und

b) nur unter peroperativer angiograpischer Kontrolle des desobliterierten Gefäßabschnitts.

Die Ausschälplastik ist in erster Linie Segmentverschlüssen der A. femoralis superficialis oder proximaler A. poplitea bei frei durchgängiger Peripherie im Stadium II vorbehalten. Abb. 7 zeigt einen solchen Fall mit präoperativem Angiogramm, dem ausgeschälten Verschlußcylinder und der intraoperativen Kontrolle.

Der Wert der peroperativen Angiographie konnte an Hand von über 100 konsekutiven Befunden unter Beweis gestellt werden. Bei fast jedem zweiten Fall mußte auf Grund des Röntgenbefundes eine sofortige Nachkorrektur vorgenommen werden.

So zeigte bei diesem Patienten die intraoperative Gefäßdarstellung nach anscheinend glatter Ausschälplastik eines Femoralis-Segmentverschlusses (und danach freier arterieller Strombahn) als Überraschungsbefund nicht *ein* sondern *zwei* Gefäße (Abb. 8). Das Angiogramm hatte eine durch den Ringstripper verursachte av-Fistel zwischen Femoralis superficialis und einer dilatierten Begleitvene aufgedeckt, die sich dann durch eine Naht leicht beheben ließ.

Häufiger fanden sich losgelöste Plaques, die ohne intraoperative Gefäßdarstellung unentdeckt geblieben und sichere Ausgangspunkte für einen Rezidivverschluß geworden wären.

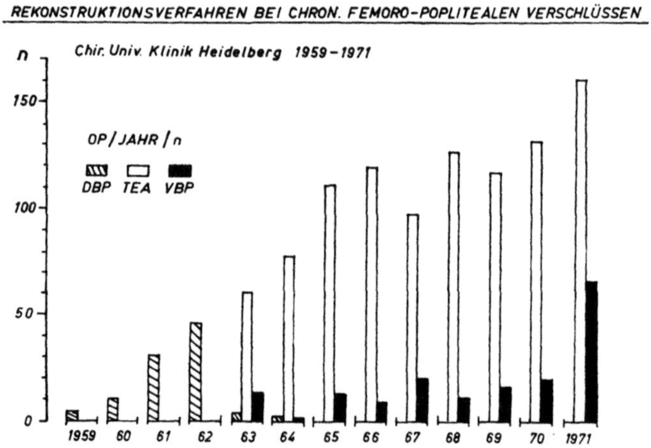

Abb. 6. 1332 Rekonstruktionsverfahren bei chronischen femoropoplitealen Verschlüssen. *DBP* Dacron-Bypass, *TEA* Thrombendarteriektomie, *VBP* Venen-Bypass (Chirurg. Univ.-klinik Heidelberg 1959 bis 1971)

Die Unzulänglichkeit der unkontrollierten halbgeschlossenen Thrombendarteriektomie wird durch die Häufung von Rezidivverschlüssen im ersten halben Jahr nach dem Eingriff deutlich. Sie müssen in erster Linie technischen Mängeln angelastet werden. Seit Anwendung der angiographischen Kontrolle haben wir keinen einzigen sog. Frühverschluß mehr gesehen. Die späteren Rezidive dagegen gehen auf das Konto der fortschreitenden Grundkrankheit, wie sie durch die Spätkontrollen belegt sind (Abb. 9). Demgegenüber stehen angiographische Kontrollen 6,6 und 4 Jahre nach Anlage eines *femoro-poplitealen Venenbypass* (Abb. 10). Das autologe Transplantat bleibt vollkommen glatt und frei von degenerativen Wandveränderungen. So ist der primäre Venenbypass auch bei uns zum Verfahren der Wahl geworden bei allen langstreckigen Verschlüssen mit Befall der distalen Poplitea oder Unterschenkelarterien, bei Verkalkung oder dilatierender Arteriosklerose, sowie natürlich bei Rezidivverschlüssen.

Problematisch wird die Überbrückung allerdings bei obliterierter oder varicös veränderter V. saphena. Hier gibt es eine ganze Reihe von Ausweichmöglichkeiten (Tabelle 4), von denen keine ganz befriedigt. Die mäßigen Langzeitergebnisse mit homotransplantierten Venen sind auf immunologische Abwehrreaktionen zurückzuführen und lassen sich offenbar allein schon durch Übereinstimmung der AB0-Blutgruppen verbessern (Ochsner, 1971).

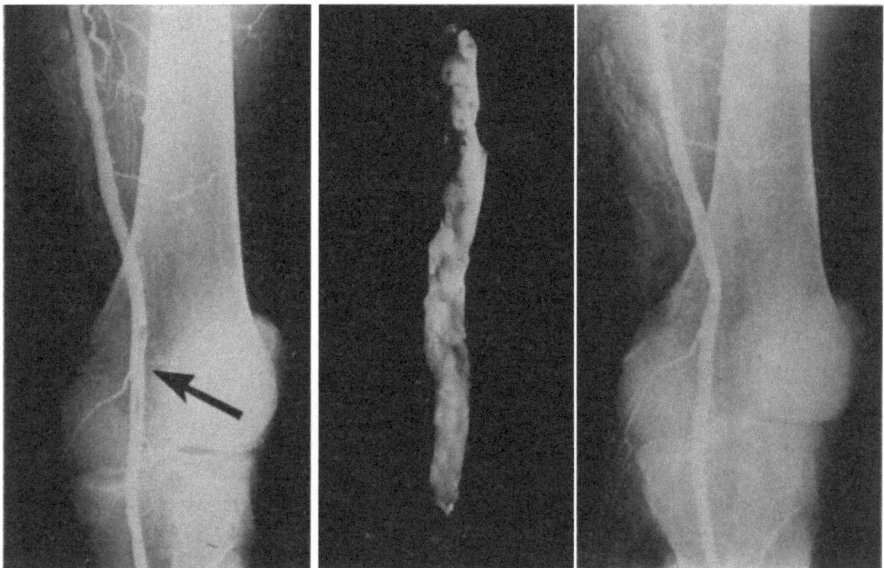

Abb. 7. Pat. O. T., ♂, 60 Jahre, Reg.-Nr. 3223. Links: Intraoperative angiographische Kontrolle nach halbgeschlossener Thrombendarteriektomie eines Femoralis superficialis-Verschlusses. Man erkennt oberhalb des Kniegelenkspaltes eine Aussparung. Mitte: Zurückgebliebener losgelöster Plaque, der im ersten Angiogramm erkennbar war und deshalb entfernt werden konnte. Rechts: Abschließende intraoperative Kontrolle zeigt glatte Durchgängigkeit der A. poplitea

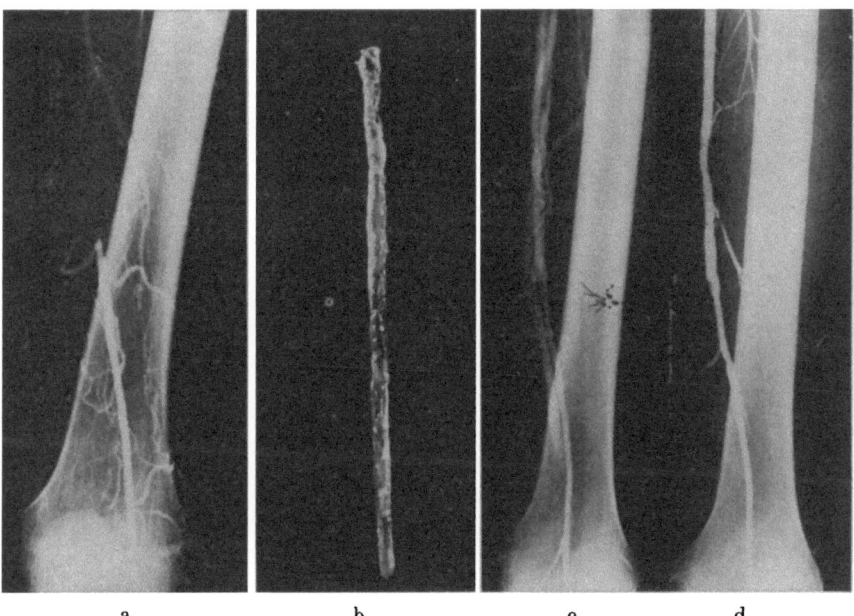

a   b   c   d

Abb. 8a—d. Pat. G. H., ♂, 54 Jahre, Reg.-Nr. 2780. a Segmentverschluß der A. femoralis superficialis. b Durch Ringstripping entfernter Verschlußcylinder. c Intraoperatives Angiogramm nach Thrombendarteriektomie mit Darstellung einer av-Fistel zwischen desobliterierter A. femoralis superficialis und einer Begleitvene. d Intraoperatives Angiogramm nach Korrektur der av-Fistel

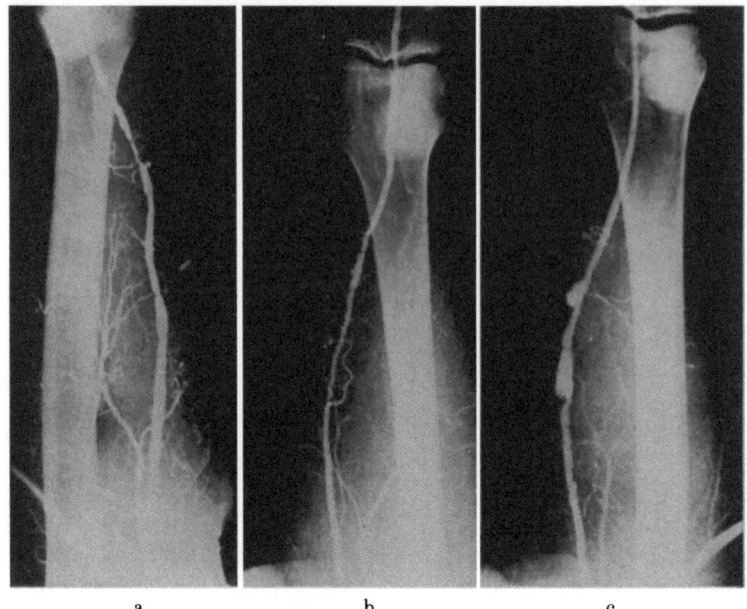

Abb. 9a—c. Angiographische Spätkontrollen nach Korrektur von drei Segmentverschlüssen der A. femoralis superficialis durch halbgeschlossene Thrombendarteriektomie. a Pat. H. D., ♂, 63 Jahre, Reg.-Nr. 289. Ausschälplastik vor 8 Jahren. b Pat. T. F., ♂, 68 Jahre, Reg.-Nr. 465. Ausschälplastik vor 7 Jahren. c Pat. H. G., ♂, 73 Jahre, Reg.-Nr. 2056. Ausschälplastik vor 2 Jahren. Alle drei Patienten waren bei (noch) tastbaren Fußpulsen beschwerdefrei

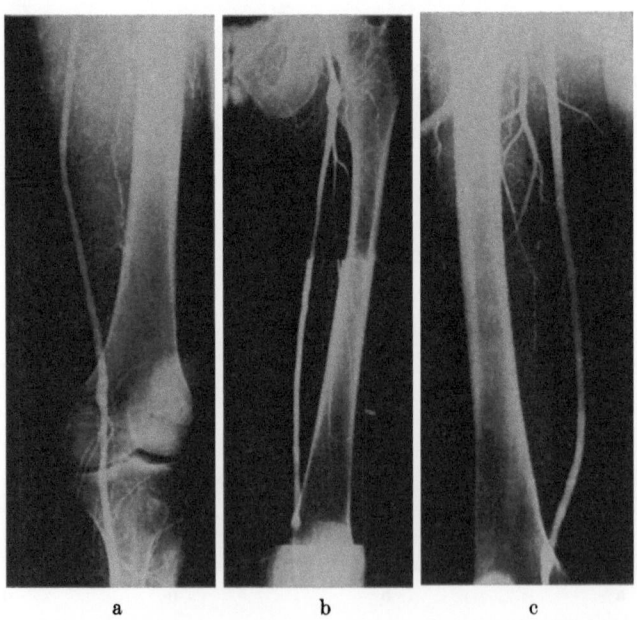

Abb. 10a—c. Angiographische Spätkontrollen nach Anlage eines femoropoplitealen Venen-Bypass. a Pat. H. B., ♂, 56 Jahre, Reg.-Nr. 750. Venen-Bypass vor 6 Jahren. b Pat. E. N., ♂, 58 Jahre, Reg.-Nr. 622. Venen-Bypass vor 6 Jahren. c Pat. F. Sch., ♂, 53 Jahre, Reg.-Nr. 1236. Venen-Bypass vor 4 Jahren

Vielversprechend sind dagegen klinische Erfahrungen mit speziell präparierten Rinderarterien. Diesen Heterotransplantaten wird durch enzymatische Einwirkung die Antigenizität genommen (Rosenberg, 1966). Wir haben sie bisher nur in zwei verzweifelten Fällen anwenden können.

Tabelle 4. *Chirurgische Möglichkeiten für die Überbrückung chronischer femoropoplitealer Arterienverschlüsse*

I. Autoplastik
   1. V. saphena magna
   2. V. cephalica
   3. Subcutisrohr (mit Platzhalter)
   4. A. iliaca interna

II. Homoioplastik
   1. V. saphena (Lebend-, Leichenspender)
   2. A. iliaca aut femoralis

III. Heteroplastik
   Rinderarterien (desantigenisiert)

IV. Alloplastik
   Dacron (Velour)

Zusammenfassend seien noch einmal die Ergebnisse nach Rekonstruktion im femoro-poplitealen Abschnitt bei einer Nachbeobachtungszeit von 4 Jahren gegenübergestellt (Abb. 11). Abgesehen vom Kunststoffbypass sind rund 75% der operierten Gefäße offen.

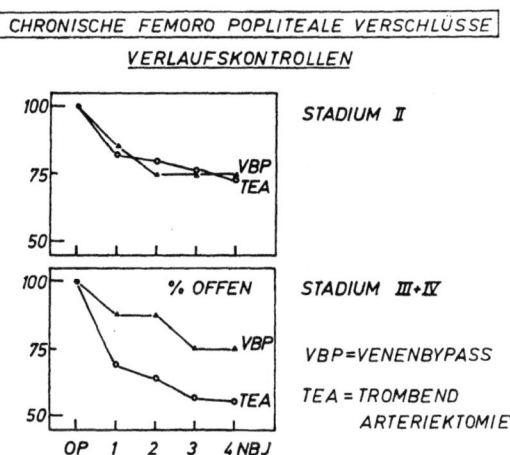

Abb. 11. Verlaufskontrollen nach Rekonstruktion chronischer femoropoplitealer Verschlüsse (s. Text)

Erst der Vergleich im Stadium III und IV stellt die Überlegenheit des Venenbypass (75% offen) im Vergleich zu Ausschälplastik (56% offen) klar heraus.

Hier sei noch einmal betont, daß zahlreiche Versager trotz Rezidivverschluß entweder beschwerdefrei blieben, geringere Beschwerden als vor dem Eingriff angaben, oder aber einer zweiten erfolgreichen Gefäßoperation zugeführt werden konnten.

So lag die Amputationsrate für alle Wiederherstellungsverfahren (unter Einschluß der Stadien III und IV) bei 4,2%. Werden die z. T. iatrogenen Amputationen nach Dacronbypass ausgeklammert, so liegt sie mit 2,4% noch weit unter der Amputationsrate des Spontanverlaufs.

Die Krankenhausletalität betrug bei allen 1195 operierten Patienten 2,2%. Hierbei sind auch Todesfälle nach großen Rekonstruktionen bei Kombinationsverschlüssen der Becken- und Oberschenkeletage enthalten. Die Letalität nach alleiniger Wiederherstellung des femoro-poplitealen Gefäßabschnitts betrug 1%. Haupttodesursache war der Herzinfarkt als Komplikation des Grundleidens.

Abschließend dürfen wir feststellen, daß eine kritische Indikationsstellung — kombiniert mit subtiler Technik — der operativen Strombahnwiederherstellung einen vorrangigen Platz in der Therapie peripherer arterieller Verschlüsse gesichert hat.

Literatur

Boyd, A. M.: Proc. roy. Soc. Med. **55**, 591 (1962). — Cabezas-Moya, R., Dragstedt II, L. R.: Arch. Surg. **101**, 632 (1970). — Laubach, K., Linder, F., Piotrowski, W.: Dtsch. med. Wschr. (im Druck). — Ochsner, J. L., de Camp, P. T., Leonhard, G. L.: Ann. Surg. **173**, 933 (1971). — Rosenberg, N., Martinez, A., Sawyner, P. N., Wesolowski, S. A., Postlethwait, R. W., Dillon, M. L.: Ann. Surg. **164**, 247 (1966). — Trede, M., Laubach, K., Saggau, W., Perera, R.: Thoraxchirurgie u. Vasc. Chirurgie (im Druck). — Vollmar, J., Laubach, K., Trede, M.: Langenbecks Arch. klin. Chir. **318**, 102 (1967). — Vollmar, J.: Rekonstruktive Chirurgie der Arterien. Stuttgart: Thieme 1967. — Vollmar, J., Marquardt, E., Schaffelder, G.: Chir. Praxis **15**, 183 (1971). — Widmer, L.: Verlauf des chronischen Verschlusses von Gliedmaßenarterien. Folgerungen für die chirurgische Therapie. 5. Jahresvers. Schweiz. Ges. Angiologie, Zürich 1966.

Pathogenese und Klinik des akuten Verschlußsyndroms

KAPPERT, A. (Angiol. Labor Inselspital Bern)

Referat

Der akute Verschluß der Gliedmaßenarterien spielt zahlenmäßig eine wichtige Rolle und erhält durch die Dringlichkeit der Situation einen besonderen Akzent. In größeren klinischen Krankenkollektiven mit organischen Arteriopathien muß in etwa 15% mit akuten bzw. subakuten und in 70% mit chronischen Verschlußsyndromen der Extremitäten gerechnet werden [19]. Aus noch zu besprechenden Gründen entgeht allerdings ein gewisser Prozentsatz der akuten Formen einer Diagnose, so daß sie sich zahlenmäßig nicht genau errechnen lassen.

1. Pathogenese

Eine Reihe von Ursachen können zu einem akuten Verschluß einer Stammarterie oder einer ihrer Äste führen. In praxi sind aber über 90% dieser Fälle durch eine arterielle Embolie oder Thrombose bedingt. Die Relation zwischen den beiden Hauptformen ist schwer festzulegen und zeigt in den verschiedenen Statistiken starke Schwankungen. Jedes Krankenkollektiv hat eine andere Zusammensetzung. Daneben weist aber die arterielle Thrombose eine nicht unbeträchtliche Dunkelziffer auf, weil viele Fälle wegen ihrer atypischen oder rudimentären Symptomatologie klinisch nicht erfaßt werden. Die arterielle Embolie dagegen stellt meist ein mehr oder weniger dramatisches Geschehen dar. Im eigenen Krankengut war das Verhältnis Embolie—Thrombose etwa 3:2.

Ein Trauma kann durch verschiedene Mechanismen zu akuter Arterienobliteration führen, so durch Zerreißung des Gefäßes, Kompression von außen, Wandkontusion mit intramuralem Hämatom, Einrollung der Intima und Anritzung oder vollständige Dissektion der Wandung. Zu warnen ist in diesem Zusammenhang vor der Diagnose eines rein spastischen akuten Arterienverschlusses, welcher sehr selten ist. Er ist als „segmentärer Gefäßkrampf" bekannt. Wir finden ihn ausnahmsweise nach versehentlicher intraarterieller Injektion eines intimareizenden Medikamentes oder nach Punktion bzw. Katheterisierung einer Arterie. Aber auch hier entsteht über den Prozeß der Thrombocytenaggregation an der geschädigten Intima rasch eine umschriebene Thrombose. Wenn sich daher nach einem Trauma oder einer Kanullierung einer Arterie ein akutes Ischämiesyndrom trotz Schmerz- und Schockbekämpfung nicht innerhalb von 1 bis 3 Std zurückbildet, muß durch Arteriographie oder Revision des Gefäßes die Situation rasch geklärt werden: Ein thrombotischer Propf oder eine Obliteration durch Einrollung eines Intimafragmentes können einen Spasmus vortäuschen.

Spontane Dissektion der Arterienwandung mit Unterbrechung der Strombahn findet sich bei Ruptur eines peripheren Aneurysmas oder beim dissezierenden Aortenaneurysma. Bei letzterem entstehen intraparietale Hämatommassen, welche sich nach distal ausbreiten können und dann zu Blockierung der Abgänge der Aa. iliacae communes führen. Eine Verwechslung mit einer Bifurkationsembolie der Aorta ist möglich.

Die Phlegmasia coerulea dolens wird auch als ischämische Form der Phlebothrombose bezeichnet. Nach den heutigen Erkenntnissen sind allerdings nur ausnahmsweise arteriell-spastische Prozesse, sondern die Kompression der kleineren Arterien und Arteriolen im venös kongestionierten Gewebe für die Symptome der zusätzlichen Gliedmaßenischämie verantwortlich. Einen interessanten hämodynamischen Mechanismus stellt die akute periphere Durchblutungsnot bei arteriovenösen Fisteln dar. Der arteriovenöse Kurzschluß in proximalen Extremitätenabschnitten kann bei raschem Entstehen zu einem Anzapfphänomen in der Peripherie führen und eine Lumenverlegung vortäuschen. Solche Phasen finden sich hie und da auch bei chronischen angeborenen oder erworbenen Fisteln, allerdings dann häufiger in Form eines Raynaud-Phänomens. Bekannt ist ja die paradoxe Reaktion nach intraarterieller Injektion von Vasodilatantien in die A. profunda femoris, welche zu Weitstellung der gefäßreichen Oberschenkelbezirke und zu vorübergehender Ischämie des Fußes führen kann. Bei einem vorgeschädigten Arteriensystem mit Strombahneinengungen, vor allem bei klinisch noch latenter Arteriosklerose, bewirkt das akute Absinken des zentralen Perfusionsdruckes, z. B. im Schock oder bei rasch einsetzender Herzinsuffizienz, unter Umständen ebenfall periphere Ischämie und acrale Nekrosen. Solche Zustände sind u. a. bei einem Kugelthrombus des linken Vorhofs bei Knopflochstenose der Mitralklappen bekannt. Ein akut auftretendes Raynaud-Phänomen einer Hand oder eines Fußes gibt Veranlassung zu einer Reihe differentialdiagnostischer Überlegungen: Zuerst ist wiederum an embolische oder thrombotische Genese zu denken, wobei letztere sich nicht auf Arteriosclerosis obliterans beschränkt, sondern auch für nichtdegenerative Arteriopathien (Periarteriitis nodosa, Kollagenkrankheiten usw.), für hämatogene Erkrankungen (Kälteagglutininkrankheit, Hyperviscositätssyndrom bei Polycythämie usw.) und für iatrogen ausgelöste Unterschreitung des „critical opening pressure" (intravenöse Verabreichung von Noradrenalin usw.) Geltung hat. Die thrombotische Mikroangiopathie nach Moschcowitz und andere diffuse Erkrankungen der Endstrombahn führen hie und da zu peripherer symmetrischer Gängrän. Schließlich können degenerative Angiopathien der großen Stammgefäße, wie die ulcerierende Aortensklerose oder ein Arterienaneurysma mit thrombotischen Wandveränderungen, z. B. der A. subclavia bei Schultergürtelsyndromen, zu multiplen Mikroembolien in der Peripherie führen. Dabei entsteht eine klassische Trias, bestehend aus acraler Ischämie mit Nekrosen, Cyanose einer Fußsohle oder Handfläche und zusätzlicher Livedo reticularis der proximaleren Extremitätenabschnitte.

Zusammenfassend werden wir uns bei unseren pathogenetischen Überlegungen auf die Differenzierung zwischen einer Verlegung eines Stammgefäßes oder der peripheren Strombahn konzentrieren und durch die klinische Untersuchung eine Lokalisierung des akuten Durchblutungsstopps vornehmen. Generell überwiegt dabei eindeutig die primäre Verstopfung des Arterienlumens durch eingeschwemmte oder in situ entstandene Blutgerinnsel. Daneben muß aber noch ein zweiter Mechanismus in Betracht gezogen werden: die Abschnürung der arteriellen Blutzufuhr durch Kompression der Strombahn von außen, das sog. ,,internal compartment compression syndrome". Neben Hämatommassen kann auch ein Ödem von Muskulatur und Bindegewebe eine solche Wirkung entfalten. Wir kennen diesen Vorgang beim ,,Tibialis-anterior-Syndrom", das sich u. a. durch Gewebeödem nach einem anstrengenden Marsch ohne primäre Arterienerkrankung in der durch eine straffe Fascienscheide umgebenen Streckerloge des Unterschenkels entwickeln und zu Nekrose der Muskulatur sowie der darüber liegenden Haut führen kann. Auch der ischämische Anteil der Phlegmasia coerulea dolens beruht vorwiegend auf diesem Mechanismus. Umgekehrt kann das postischämische Muskelödem, welches im Rahmen des ,,Tourniquet-Syndroms" nach Wiedereröffnung einer über längere Zeit akut obliterierten Stammarterie auftritt, die sich anbahnende Erholung der Gewebstrophik zunichte machen.

2. Pathophysiologische Grundlagen

Zum Verständnis der klinischen Erscheinungen sind einige pathophysiologische Hinweise notwendig. Je nach Intensität der Symptomatologie unterscheiden wir akute Arterienverschlüsse der Gliedmaßen mit vollständiger oder unvollständiger Ischämie. Erstere entspricht einem totalen Durchblutungsstopp, welcher nicht durch kompensatorische Reaktionen, wie die Entwicklung eines Kollateralkreislaufes, abgeschwächt wird. Die befallene Gliedmaße durchläuft dabei drei Phasen: 1. Die maximale Funktionszeit, innerhalb welcher die verschiedenen Gewebestrukturen je nach ihrer Empfindlichkeit gegenüber dem ischämischen Zustand stufenweise ihre funktionelle Aktivität verlieren. Am anfälligsten ist das Nervengewebe, welches in den ersten Minuten mit einer kurzen Erregungsphase (Schmerzen, Paraesthesien) reagiert. Innerhalb von 15 bis 30 min kommt es zu Sensibilitätsverlust und dann zu motorischem Funktionsausfall, welcher nach 2 bis 4 Std vollständig ist und rasch von Degeneration und schließlich nach 12 bis 24 Std von Nekrose der Nervenstrukturen gefolgt ist. Zeitlich etwas verzögert reagieren in gleicher Weise die Muskeln, die Wandung der Blutgefäße und das Bindegewebe, während die Haut erst nach 20 bis 48 Std in Nekrose übergeht. Im Stadium II besteht als Folge des Erstickungsstoffwechsels mit anaerober Glykolyse eine totale funktionelle Lähmung. Wird hier die Durchblutung durch therapeutische Maßnahmen wieder eingeschaltet, erholen sich die Gewebestrukturen, so daß wir von Wiederbelebungszeit sprechen. Ohne rechtzeitige Behandlung erfolgt im Stadium III der irreversible Gewebetod mit autolytischem Zellstrukturzerfall und Coagulationsnekrose.

Hämodynamisch bewirkt der akute Arterienverschluß einen plötzlichen starken Abfall des intravasalen Perfusionsdruckes und des arteriellen Stromvolumens in der erkrankten Gliedmasse. Ersterer ist ein guter Parameter, um die Intensität des Geschehens zahlenmäßig festzuhalten. Sinkt er im Knöchelbereich unter das ,,kritische Druckniveau" von etwa 50 mmHg ab, ist die capilläre periphere Durchblutung gefährdet. Bei Werten um 30 mmHg und darunter kommt es im geschilderten Ablauf zum Gewebetod.

Das wechselnde Verhalten einer Extremität gegenüber einem akuten Arterienverschluß hängt von zahlreichen Faktoren ab, unter denen die zum Zeitpunkt des Ereignisses zur Verfügung stehenden Kollateralen den wichtigsten darstellen. Der Sitz der Okklusion mit seinen anatomischen Gegebenheiten ist damit von besonderer Bedeutung. Weiterhin entscheidet die Ausdehnung des Verschlusses über den weiteren Verlauf, wobei die Miterfassung wichtiger Kollateralen eine große Rolle spielt. Als Beispiel sei der akute Verschluß der A. femoralis communis erwähnt, der beim gleichzeitigen Ausfall der A. profunda femoris zu einem katastrophalen Ereignis wird, bei Offenbleiben dieses Kollateralgefäßes aber unter Umständen nur zu leichteren klinischen Symptomen führt. Verhängnisvoll werden natürlich zusätzliche organische Veränderungen der Umgehungsgefäße (Arteriosclerosis obliterans usw.) und gleichzeitige Senkung des zentralen Perfusionsdruckes durch Schock oder Herzinsuffizienz. Umgekehrt kann die bei arteriellen Embolien in etwa 18% erfolgende Spontanlyse [7] eine Wendung zum guten herbeiführen, während nutritive, durch das minderdurchblutete Gewebe ausgelöste Reflexe sowie die von Anfang an zweckmäßige internistische Behandlung schon vor der Beseitigung des Strombahnhindernisses Zeitgewinn bedeuten. Die sog. ,,embolie manquée" läßt sich allerdings auch durch Fragmentierung und Weiterwanderung des Verschlußpropfes und nicht nur durch Spontanlyse oder Abklingen eines heute kaum mehr anerkannten arteriellen Spasmus erklären.

Von eminenter Bedeutung ist der Zeitfaktor. Nach einem akuten Ereignis setzt im günstigen Fall die Einschaltung der Kollateralen ein. Gleichzeitig entwickelt sich aber manchmal rasch eine Sekundärthrombose im verschlossenen

Tabelle 1. *Die Diagnose der vollständigen Extremitätenischämie (6mal P)*

Pain	= Schmerz
Paleness	= Blässe (Unterkühlung)
Parestesia	= Gefühlsstörung
Paralysis	= Bewegungsverlust
Prostration	= Schock
Pulselessness	= Pulslosigkeit

Gefäß. Deren proximale Ausdehnung ist in der Regel ohne Bedeutung, da sie meist auf der Höhe der ersten größeren Kollaterale infolge der hier herrschenden Strömung zum Stillstand kommt. Dagegen kann die distale Propagation durch Einbeziehung wichtiger Nebenäste eine sich anbahnende Kompensation wieder zunichte machen. In der Wandung des Hauptgefäßes treten zudem je nach den zeitlichen Verhältnissen mehr oder weniger ausgeprägte histopathologische Veränderungen auf, welche vor allem Adventitia und Intima betreffen und im postoperativen Verlauf zu Rethrombosierung führen können.

3. Klinik

Das klinische Bild der akuten vollständigen Ischämie einer Gliedmaße ist bekannt: Plötzlicher heftiger Schmerz, der zu Beginn als ,,peitschenschlagartig" in etwa 50% auf der Höhe des Verschlusses empfunden wird und in die hypoxämisch bedingten Mißempfindungen distal der Okklusion (schmerzhafte Paraesthesien, tiefer und bohrender Schmerz bei gleichzeitigem Verlust der Berührungsempfindung usw.) übergeht. Die voll entwickelte Symptomatologie ist nicht zu verkennen und kann in den ,,6 P's" der Angelsachsen zusammengefaßt werden (Tab. 1). Dazu kommt noch die Unterkühlung. Damit genügen die einfachen Mittel der Anamnese, der Inspektion, der groben Prüfung der Hauttemperatur und des Pulstastens, um die Diagnose zu stellen. Als erstes objektives Zeichen ist das Verschwinden der peripheren Pulse nachweisbar. Bei mageren Patienten ist ausnahmsweise eine Embolie als druckempfindliche Verdickung innerhalb des Arterienrohres zu palpieren. Die rasch sich entwickelnde wächserne Blässe ist bei voller Ausbildung nach proximal ziemlich scharf abgegrenzt, wobei der Übergang etwa handbreit unterhalb der Verschlußstelle liegt und für die Lokalisierung der Obliteration von Bedeutung ist. Die oberflächlichen Venen des Hand- bzw. Fußrückens sind kollabiert (Symptom des „trockenen Flußbettes"). Die Hautischämie ist ausgeprägter, wenn die Extremität vor dem Verschlußereignis noch intensiv bewegt worden ist. Sie kann in unsicheren Fällen durch die Lagerungsprobe (Elevation der befallenen Extremität) provoziert werden.

Auch der distal beginnende ischämische Schmerz breitet sich allmählich nach proximal aus. Er dauert in seiner heftigen Form etwa 3 bis 4 Std und wird dann von einem unangenehmen, nicht näher zu definierenden Gefühl abgelöst (neuropathischer Schmerztyp). Ausnahmsweise herrschen die Manifestationen einer ischämischen Neuritis vor, was u. a. zur Fehldiagnose einer Discushernie führen kann. In gegen 30% kommt es überhaupt nicht zur Schmerzempfindung, vor allem bei bettlägrigen Patienten mit geringer Solldurchblutung, so daß eine periphere Embolie als Zweiterkrankung unter Umständen nicht erfaßt wird. Das gilt z. B. postoperativ für die Kette Myokardinfarkt — Embolisierung aus Herzthromben — peripherer Gefäßverschluß. Hier muß schon plötzlich auftretendes Kältegefühl in einem Fuß als verdächtiges Indiz gewertet werden. Das Taubheitsgefühl beginnt ebenfalls in den acralen Partien. Es dehnt sich bei totaler Ischämie pro Minute etwa 3 bis 5 cm nach proximal aus und beruht auf einer funktionellen Schädigung der peripheren Nervenendigungen. Eine Anästhesie in „Handschuh"- oder „Sockenform" zeigt eine ausgeprägte Durchblutungseinschränkung an. Bleibt sie bis oberhalb der Knöchel- bzw. der Handgelenksgegend bestehen, sind Fuß bzw. Hand gefährdet; eine rasche Wiederherstellung der Strombahn ist notwendig. Bei nur auf die Acren beschränkter Anästhesie muß in der Regel nicht mit der Entwicklung einer Gangrän gerechnet werden. Die motorische Schwäche schreitet ebenfalls proximalwärts fort. Nach einer Ischämiezeit von 4 bis 6 Std, bei Hochlagerung der Extremität manchmal schon früher, setzen umschriebene Muskelinfarzierungen ein. Sie äußern sich in Rigidität bzw. Druckempfindlichkeit umschriebener Muskelpartien, Schmerzen bestimmter Muskeln bei passiver Dehnung und motorischer Schwäche der Zehen bzw. Finger. Der Nachweis beginnender Muskelkontrakturen ist sehr wichtig bei traumatisch bedingter Unterbrechung des Arterienlumens (Fraktur, Hämatom usw.) und verlangt sofortige Revision, besonders bei Kindern und jüngeren Erwachsenen.

In den späteren Stadien macht die Leichenblässe einer fleckigen Cyanose Platz. Wird erst in dieser Phase untersucht, so ist die Fehldiagnose einer Phlebothrombose bzw. einer Phlegmasia coerulea dolens möglich.

Von großer Bedeutung ist die Allgemeinuntersuchung. Ein bestehender Schock, Herzinsuffizienz, Myokardinfarkt, Anämie, Exsiccose usw. können den Ablauf der vollständigen Ischämie beschleunigen. Eine rasche Behandlung der Allgemeinfaktoren verbessert auch die Prognose quoad extremitatem. Mit der allgemeinen Untersuchung ist häufig schon die Pathogenese des akuten Arterienverschlusses zu bestimmen: Nachweis einer Emboliequelle, welche in über 95% im linken Herzen liegt (rheumatische Klappenfehler, insbesondere Mitralstenose mit Vorhofflimmern, coronare Herzkrankheit mit Infarkt bzw. Vorhofflimmern, Endocarditis usw.); bei einem eigentlichen Morbus embolicus sind anamnestisch vorangegangene Schübe (cerebral, renal, mesenterial, peripher) zu eruieren; seltene Ursachen von Embolien, wie Fremdkörper und Tumorpartikel, sind hier auszuklammern. Umgekehrt sprechen Zeichen einer vorbestehenden Arteriopathie (Claudicatio intermittens, Pulslosigkeit oder pathologische Lagerungsprobe auf der Gegenseite usw.) für eine thrombotische Genese.

In einem in Zusammenarbeit mit Senn u. Krneta [9] aufgeschlüsselten Krankengut von 400 operativ gesicherten peripheren arteriellen Embolien ergaben sich folgende Daten: nur ca. 50% der Patienten wiesen ein vollständiges Ischämiesyndrom auf. Das Durchschnittsalter betrug 68,4 Jahre (2 bis 92 Jahre). Die Geschlechtsverteilung war etwa 1:1. Vorhofflimmern war in 66% vorhanden. Rezidivierende Embolien im Sinne eines Morbus embolicus ließen sich in 30% nachweisen. Die Sterblichkeit, vor allem infolge konkomitierender Erkrankungen, betrug 10%. Die Amputationsrate war ca. 10%, davon 4% innerhalb der 10 Std-Grenze und 16% bei Spätoperationen. Die Lokalisation war: Aortenbifurkation 5%, A. iliaca comm. 5%, A. iliacae ext. et femor. comm. 15%, A. femoralis superfic. 41%, A. poplitea und Aufzweigungen 19%, A. axillaris 4%, A. brachialis und Aufzweigungen 11%.

Wir müssen daher sogar bei arterieller Embolie in etwa der Hälfte der Fälle mit einem unvollständigen Ischämiesyndrom rechnen, welches alle Stufen bis zu weitgehend asymptomatischem Verlauf mit mäßigen Parästhesien oder vorübergehendem Kältegefühl umfassen kann. Bei arterieller Thrombose ist diese Gruppe prozentual noch höher. Man kann sich daher häufig nicht auf die geschilderte dramatische Symtomatologie verlassen, sondern muß schon in Verdachtsfällen durch zusätzliche Untersuchungen eine rasche Klärung herbeiführen. Leichtes Initialstadium bedeutet erfahrungsgemäß nicht ohne weiteres gute Prognose quoad extremitatem.

Beim unvollständigen Ischämiesyndrom müssen zur Sicherung der Diagnose einige Spezialuntersuchungen herangezogen werden. Am einfachsten ist die elektronische acrale Oscillographie, wobei die an den Zehen- oder Fingerkuppen angelegten Fühler bei Arterienverschluß an Stelle der normalen Ausschläge kleine, unregelmäßige Oscillationen oder ein annähernd strichförmiges Kurvenbild aufzeichnen. Der schon besprochene Meßparameter Perfusionsdruck kann an den Armen durch vergleichende Blutdruckmessung bestimmt werden, wobei sich aber wie bei entsprechender Oscillographie am Unterschenkel der Manschettendruck bei akuter Durchblutungsnot als schmerzhaft erweist. An den unteren Extremitäten läßt sich der systolische Perfusionsdruck heute plethysmographisch bestimmen: an einer Großzehe wird ein Dehnungsstreifen („strain gauge") angelegt. Bei Ablassen einer über dem Knöchel fixierten Druckmanschette entspricht der beim Auftreten der ersten peripheren plethysmographischen Welle abgelesene Manschettendruck dem Perfusionsdruck im Malleolarbereich. Etagenweise kann über der ganzen Extremität gemessen und so auch die Höhe des Verschlusses bestimmt werden. Wird an Stelle des Plethysmographen ein Ultraschallgerät verwendet, so gibt in gleicher Weise das mit einem Doppler-Detektor registrierte bzw. auskultierte erste Strömungsgeräusch über der A. tibialis post. ebenfalls den intravasalen Druckwert auf Knöchelhöhe bzw. in proximaleren Extremitätenpartien an.

Schließlich ist noch auf die Aorto- bzw. Arteriographie als wichtige Untersuchungsmethode einzugehen. Auf diese kann bei einem embolisch bedingten vollständigen Ischämiesyndrom in der Regel verzichtet werden. Hier ist die Höhenlokalisation des Verschlusses meist an Hand der proximalen Begrenzung der Hautblässe möglich, wobei das klassische Hängenbleiben der Embolien an Gefäßaufgabelungen weitere Indizien liefert. Thrombotisch und traumatisch bedingte akute Obliterationen sind dagegen grundsätzlich zu angiographieren, um das therapeutische Vorgehen festlegen zu können. Dabei ist besonders auf die gefährlichen Verschlüsse der A. poplitea hinzuweisen, welche eine rasche Klärung und bei Trauma auch baldige Revision erfordern. Verdacht auf Aneurysma dissecans der Aorta terminalis verlangt eine vorsichtige, meist retrograde Katheteraortographie, weil eine translumbale Punktion der Hauptschlagader deletäre Folgen haben könnte. Bei akuten acralen Verschlußsyndromen hat die Angiographie mehr wissenschaftliches Interesse, während das Schwergewicht auf die Erfassung der Grundkrankheit zu legen ist. Umgekehrt ist bei der Phlegmasia coerulea dolens eine Phlebographie angezeigt, um die Möglichkeit der venösen Thrombektomie zu klären.

Abschließend muß noch mit Nachdruck auf die Bedeutung der systematischen Nachkontrolle nach erfolgreicher Beseitigung eines akuten Arterienverschlusses durch Operation oder Lyse hingewiesen werden. Rethrombosierung des Gefäßes und bei verschleppten Verschlüssen das Tourniquet-Syndrom mit postischämischem Muskelödem, Myoglobinämie, Hyperkaliämie, Acidose, Nierenversagen und Schock stellen die gefährlichsten Komplikationen dar. Regelmäßiges Einsetzen der erwähnten Routineverfahren einschließlich der wiederholten Bestimmung des Perfusionsdruckes und die Allgemeinuntersuchung dürfen daher in der Nachkontrolle nicht vernachlässigt werden.

Zusammenfassung

Wichtigste Ursachen des akuten Arterienverschlusses der Gliedmaßen sind die vor allem aus dem linken Herzen stammende Embolie und die thrombotische Lumenverlegung bei vorbestehender Arteriopathie. In der Differentialdiagnose müssen aber auch die wesentlich selteneren traumatischen und neurovasculären Formen sowie spezielle Verschlußereignisse (dissezierendes Aortenaneurysma, Tibialis-anterior-Syndrom, acrale Verschlußsyndrome usw.) einbezogen werden. Wichtig ist die Erkennung bestimmter hämodynamischer Situationen und zu Thrombose disponierender Allgemeinerkrankungen. — Klinisch manifestiert sich die akute Lumenverlegung einer Stammarterie in vollständiger oder unvollständiger Ischämie der befallenen Gliedmaße. Die Diagnose kann in der Regel mit einfachen Mitteln gestellt werden. Besonders bei unvollständiger Ischämie stehen moderne Untersuchungsmethoden, wie elektronische acrale Oscillographie sowie Messung des Perfusionsdruckes mit Hilfe von Plethysmographie oder Ultraschalldetektoren zur Verfügung. Die Angiographie muß nur in einem Teil der Fälle eingesetzt werden. Eine systematische Nachkontrolle ist zur rechtzeitigen Erfassung von Komplikationen wichtig.

Literatur

1. Bollinger, A.: Durchblutungsmessungen in der klinischen Angiologie. Bern-Stuttgart: H. Huber 1969. — 2. Bollinger, A., Brunner, U.: Meßmethoden bei arteriellen Durchblutungsstörungen. Bern-Stuttgart-Wien: H. Huber 1971. — 3. Dembowski, U.: Akuter Arterienverschluß. In: Thrombose und Embolie. Nauheimer Fortbildungslehrgänge, Bd. 34. Darmstadt: Steinkopff 1969. — 4. Eastcott, H. H. G.: Arterial surgery. London: Pitman Medical Publ. 1969. — 5. Gross-Brockhoff, F. (Hrsg.): Pathologische Physiologie, 2. Aufl. Berlin-Heidelberg-New York: Springer 1969. — 6. Hardin, C. A., Hendren, Th. H.: Vasc. dis. **2**, 11 (1965). — 7. Hiemeyer, V. (Hrsg.): Therapeutische und experimentelle Fibrinolyse. Stuttgart-New York: F. K. Schattauer 1969. — 8. Kappert, A.: Der akute Arterienverschluß der Extremitäten. Bern-Stuttgart: H. Huber 1960. — 9. Kappert, A.: Helv. med. Acta Suppl. **50**, 12 (1970). — 10. Kappert, A.: Lehrbuch und Atlas der Angiologie, 6. Aufl. Bern-Stuttgart-Wien: H. Huber 1972. — 11. Kazmier, F. J., Sheps, Sh. G., Bernetz, Ph. E., Sayre, G. P.: Vasc. dis. **3**, 12 (1966). — 12. Krneta, A.: Helv. chir. Acta **33**, 194 (1966). — 13. Malan, E., Tattoni, G.: J. cardiovasc. Surg. **4**, 212 (1963). — 14. Ratschow, M.: Angiologie. Stuttgart: Thieme 1969. — 15. Redisch, W., Tangco, F. F.: Peripheral circulation in health and disease. New York: Grune and Stratton 1957. — 16. Rob, C.: J. cardiovasc. Surg. **4**, 249 (1963). — 17. Rushmer, R. F., Baker, D. W., Stegall, H. F.: J. appl. Physiol. **2**, 554 (1966). — 18. Strandness, D. E., Jr. (Ed.): Collateral circulation in clinical surgery. Philadelphia-London-Toronto: W. B. Saunders 1969. — 19. Vollmar, J.: Rekonstruktive Chirurgie der Arterien. Stuttgart: Thieme 1967. — 20. Wimblad, J. N., Reemtsma, K., Vernhet, J. L., Laville, L. P., Creech, O., Jr.: Surgery **45**, 105 (1959).

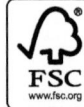

MIX
Papier aus verantwortungsvollen Quellen
Paper from responsible sources
FSC® C105338

If you have any concerns about our products,
you can contact us on
ProductSafety@springernature.com

In case Publisher is established outside the EU,
the EU authorized representative is:
**Springer Nature Customer Service Center GmbH
Europaplatz 3, 69115 Heidelberg, Germany**

Printed by Libri Plureos GmbH
in Hamburg, Germany

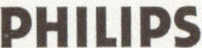

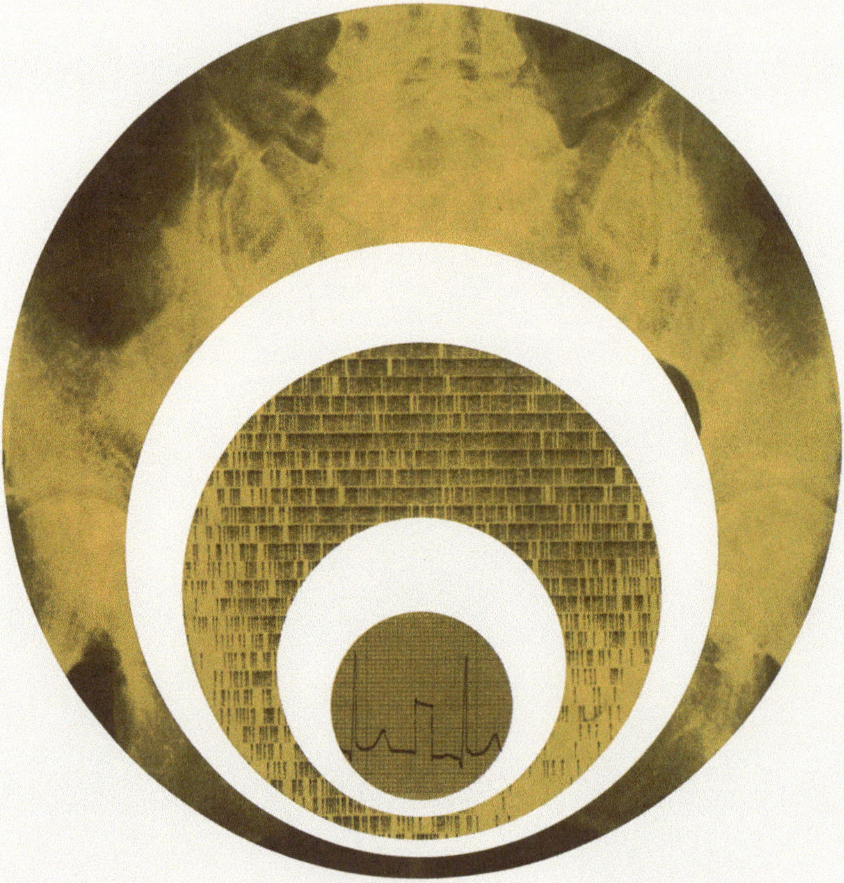

Röntgen

Einrichtungen
für alle Anwendungen in der
Röntgen-Diagnostik und
Therapie.
Kobalt-Bestrahlungsgeräte.
Linearbeschleuniger.

Nuklear-Medizin

Anlagen für
Lokalisations-Diagnostik,
Funktions-Untersuchungen,
in-vitro-Messungen und
Strahlungskontrolle.

Medizin-Elektronik

Medizin-elektronische
Einrichtungen für die
Patientenüberwachung,
Funktionsdiagnostik
und Therapie.

C. H. F. Müller GmbH
2 Hamburg 1, Alexanderstraße 1

VERHANDLUNGEN DER DEUTSCHEN GESELLSCHAFT FÜR INNERE MEDIZIN

ACHTUNDSIEBZIGSTER KONGRESS

1972

VERHANDLUNGEN DER
DEUTSCHEN GESELLSCHAFT FÜR INNERE MEDIZIN

HERAUSGEGEBEN
VON DEM STÄNDIGEN SCHRIFTFÜHRER
PROFESSOR DR. **B. SCHLEGEL**
WIESBADEN

ACHTUNDSIEBZIGSTER KONGRESS
GEHALTEN ZU WIESBADEN VOM 9. APRIL — 13. APRIL 1972

MIT 852 ABBILDUNGEN UND 305 TABELLEN

Enthält u. a. Referate zu folgenden Hauptthemen:

Onkologie, Cytologie, Molekularbiologie, Angiologie,
Hämatologie und Gerinnung, Immunpathologie, Plötzlicher Herztod und Kardiologie,
Arteriosklerose, Lipid- und Lipoprotein-Metabolismus, Gastroenterologie,
Nephrologie und Endokrinologie, Drogenmißbrauch, Pharmakologie,
Kommunikation zwischen Klinik und Praxis

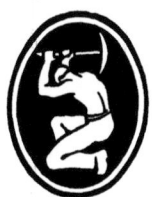

Springer-Verlag Berlin Heidelberg GmbH
1972

ISBN 978-3-8070-0287-3   ISBN 978-3-642-85448-4 (eBook)
DOI 10.1007/978-3-642-85448-4

Das Werk ist urheberrechtlich geschützt. Die dadurch begründeten Rechte, insbesondere die der Übersetzung, des Nachdruckes, der Entnahme von Abbildungen, der Funksendung, der Wiedergabe auf photomechanischem oder ähnlichem Wege und der Speicherung in Datenverarbeitungsanlagen bleiben, auch bei nur auszugsweiser Verwertung, vorbehalten.

Bei Vervielfältigungen für gewerbliche Zwecke ist gemäß § 54 UrhG eine Vergütung an den Verlag zu zahlen, deren Höhe mit dem Verlag zu vereinbaren ist.

Catalog Card Number 72-96719

© Springer-Verlag Berlin Heidelberg 1972
Ursprünglich erschienen bei J.F. Bergmann-Verlag (München) 1972
Softcover reprint of the hardcover 1st edition 1972

Inhaltsverzeichnis

Vorsitzender 1972—1973 XXIII
Vorstand 1972—1973 XXIII
Vorstand 1971—1972 XXIII
Ehrenmitglieder XXIII
Verzeichnis der Vorsitzenden seit 1882 XXVI
Korrespondierende Mitglieder XXVII
Diplommitglieder XXVII
Ständiger Schriftführer XXVII
Kassenführer XXVIII
Mitglieder des Ausschusses 1972—1973 XXVIII

Festvortrag: Wissenschaftliche Forschung in der heutigen Medizin. Von Krebs, H. A. (Oxford) 1
Begrüßungsansprache des Vorsitzenden G. Schettler (Heidelberg) 8
Totenehrung 9
Theodor Frerichs-Preis 1972 12
Eröffnungsansprache des Vorsitzenden der Deutschen Gesellschaft für innere Medizin. Von Schettler, G. (Heidelberg) 13

Referate, Vorträge und Aussprachen
ONKOLOGIE

Cancerogene Faktoren in der Umwelt. Schmähl, D. (Heidelberg) (Referat) 25
Mechanismen der Onkogenese. Grundmann, E. (Münster) 34
Cytologie und Cytogenetik in der Frühdiagnose von Tumoren. Spriggs, A. I. (Oxford) (Referat) 45
Isotope in der Tumordiagnostik. Oeser, H. (Berlin) (Referat) 56
Fortschritte in der Tumorchirurgie I. Hegemann, G. (Erlangen) (Referat) .. 62
Fortschritte in der Tumorchirurgie II. Linder, F. (Heidelberg) (Referat) . 72
Fortschritte der Strahlentherapie. Scherer, E. (Essen) (Referat) 83
Fortschritte in der Chemotherapie von Tumoren: Grundlagen. Fölsch, E. (Bonn) (Autoreferat) 92
Fortschritte in der Chemotherapie von Tumoren. Gross, R. (Köln) (Referat) . 93
1. Rundtischgespräch. Die Immunologie in Pathogenese, Diagnostik und Therapie von Tumoren. Moderator: Oettgen, H. F. (New York) 105
Gutartige Paraproteinämien. Paulisch, R. (Berlin) 115
Hypercalcämie und Niereninsuffizienz als Frühsymptome akuter Leukämien. Fröhlich, D., Lohrmann, P., Ziegler, R., Heimpel, H. (Ulm) 117
Tierexperimentelle Untersuchungen über den Sabin-Feldman-Test bei Mäusevirusleukämien. Alexander, M., Jelen, S. (Berlin) 120
Chromosomenuntersuchungen beim Plasmocytom und bei der Plasmazell-Leukämie. Bauke, J., Kaiser, G., Schöffling, K. (Ulm) 122
Die „F"-Chromosomenanomalie in Erkrankungen des erythropoetischen Systems. Hossfeld, D. K., Schmidt, C. G., Sandberg, A. A. (Bochum und Buffalo/USA) . 126
Identifizierung eines Lymphocytenhemmfaktors im Serum von Patienten mit malignen Tumoren. Scheurlen, P. G., Schneider, W., Pappas, A. (Homburg a. d. Saar) . 129
Dreidimensionale Registrierung stationärer P_{O_2}-Werte im Tumorgewebe unter in vivo-Bedingungen bei Verwendung von Multi-Goldmikroelektroden. Vaupel, P., Günther, H., Erdmann, W., Kunke, S., Thews, G. (Mainz) 133

Einfluß der Durchblutung auf den Atemgas- und Glucosestoffwechsel von Implantationstumoren (DS-Carcinosarkom). GÜNTHER, H., VAUPEL, P., THEWS, G. (Mainz) 136

Gesamtdurchblutung (tTBF) und regionale Gewebsdurchblutung (rTBF) isolierter Impftumoren (DS-Carcinosarkom) in vivo. SCHULZ, V., VAUPEL, P., GÜNTHER, H., THEWS, G. (Mainz) 140

Szintigraphische Tumordiagnostik mit 67-Galliumcitrat. BECKER, G., DECKNER, K., HORNUNG, C., KUYTZ, U. (Bochum) 142

Knochenmarkszintigramme bei Kranken mit Retothelsarkom. GLAUBITT, D., SCHNEIDER, J., MARX, E., SCHÄFER, H., GERHARTZ, H., EIGENBROD, R. (Berlin) 145

Klinische Erfahrungen in der Knochenmetastasensuche mit Radionukliden in der inneren Medizin. HENGST, W. (Frankfurt a. M.) 149

In vitro- und in vivo-Untersuchungen zur Wirkung der Hyperthermie auf bösartige Tumore und normale Gewebe. WÜST, G. P., NORPOTH, K., WITTING, U., PRANG, L. (Münster) 153

Methoden und Ergebnisse von Sensibilitätstestungen mit Cytostatika an bösartigen Tumoren. WÜST, G. (Münster) 156

Proliferationskinetik von Leukämien vor und unter Therapie anhand der Impulscytophotometrie. BÜCHNER, TH., GÖHDE, W., DITTRICH, W., BARLOGIE, B. (Münster) 159

Aktivitätsmessungen lysosomaler Enzyme in durch Diäthylnitrosamin erzeugten Lebertumoren und ihre Beeinflussung durch Calciparin — ein Beitrag zur Frage des expansiven Tumorwachstums. PLATT, D., HERING, F. (Gießen) 162

Zur Behandlung von Plattenepithelcarcinomen mit Bleomycin. SCHNEIDER, J., GERHARTZ, H. (Berlin) 163

Erfahrungen mit Iphosphamid in hoher Einzeldosis bei metastasierten soliden Tumoren. DRINGS, P., FRITSCH, H. (Heidelberg) 166

Das pharmakokinetische Verhalten von Cyclophosphamid (Endoxan) im menschlichen Organismus. DOLD, U. W. (Essen), GAERTNER, H.-J. (Tübingen) 169

Die Beeinflussung der Rezidivrate operativ behandelter Hypophysenvorderlappenadenome mit Testosteron u. a. anabolen Steroiden. ROOS, D., NOWAKOWSKI, H. (Hamburg-Eppendorf) 172

Der Einfluß von Serumfraktionen und von Polynucleotiden (Poly I:C) auf die Knochenmarksregeneration subletal bestrahlter Ratten. HEDRICH, E., HAVEMANN, K., DOSCH, H. M., RÜTHER, W., SODOMANN, C.-P. (Marburg a. d. Lahn) 176

Megaloblastäre Anämie bei selektiver Störung der Vitamin B 12-Resorption mit Proteinurie und Antikörpermangelsyndrom — ein genetischer Defekt. GOEBELL, H., HAVEMANN, K., HERBERT, V. (Marburg a. d. Lahn und Bronx/New York) 179

CYTOLOGIE

Einführung. GRUNZE, H. 181

Bedeutung der Ultrastruktur der Zelle für die klinische Cytologie. CAESAR, R., MÜLLER-HERMELINK, H. K. (Braunschweig) (Referat) 181

Vitalstrukturen und Farbstoffaffinitäten als Basis der lichtmikroskopischen Diagnose. WITTEKIND, D. (Freiburg i. Br.) (Referat) 187

Wertigkeit von Schnitt und Ausstrich. LENNERT, K., (Kiel) (Referat) 196

Exfoliativcytologie der Atemorgane. KAHLAU, G. (Frankfurt a. M.) (Referat) 204

Aspirationscytologie im Thoraxbereich. GRUNZE, H. (Düren) (Referat) 211

Cytodiagnostik intrathorakaler Tumoren unter besonderer Berücksichtigung seltener Neoplasien. ATAY, Z. (Hannover und Berlin) (Referat) 217

Eigene und allgemeine Erfahrungen bei Versuchen zu einer cytologischen Frühdiagnose des Bronchialcarcinoms. SASSY-DOBRAY (Budapest) (Referat) 218

Cytodiagnostik in der Gastroenterologie unter besonderer Berücksichtigung gezielter endoskopischer Materialentnahmen. WITTE, S. (Karlsruhe-Rüppurr) (Referat) . . 223

Komparative Auswertung von Cytologie und Histologie für die Erkennung des Magencarcinoms. GEORGII, A., OSTERTAG, H., ATAY, Z., SEIFERT (Hannover) 229

Aussprache: Herr DANNMEIER, H. (Neumünster) 230

Cytodiagnostik im Gastrointestinaltrakt. MAASS, E. G. (München) (Korreferat) 230

Thymidin-^{3}H-Autoradiographie an cytologischen Prostatapunktaten des Menschen. FAUL, P., RABES, H. (München) 234

Exfoliativcytologie von Nieren und ableitenden Harnwegen. KIRSTAEDTER, H.-J. (Berlin) 237
Cytomorphologische Befunde im Urin bei Abstoßungskrisen nierentransplantierter Patienten. ATAY, Z. (Hannover) 243
Aspirationscytologie des männlichen Urogenitaltraktes. DROESE, M. (München) . . . 244
Aspirationscytologie der Schilddrüse. HAUPTMANN, E., ČREPINKO, I., ŠKRABALO, Z. (Zagreb) 249
Aussprache: Herr DANNMEIER, H. (Neumünster) (Zagreb) 252
Die Anwendung der Punktionscytologie bei der Diagnostik tastbarer Brustdrüsenveränderungen. ZAJICEK, I., F.I.A.C., (Stockholm) 253
Die Mesotheliomdiagnose unter besonderer Berücksichtigung der Cytodiagnose. MORAWETZ, F. (Wien) 255
Ursprung und cytologisches Bild von metastatisch bedingten Ergüssen. LOPES CARDOZO, P. (Leiden) (Referat) 259
Zukunftsaspekte der Cytologie. SANDRITTER, W. (Freiburg i. Brsg.) 265
6. Rundtischgespräch. Aktuelle Fragen in der Cytodiagnostik. Moderator: ZINSER, K. H. (Köln) 267
Analyse der May-Grünwald-Giemsafärbung als Beitrag zur Notwendigkeit des Arbeitens mit reinen, definierten Farbstoffen. TOEPFER, K. (Berlin) 272
Vergleich zwischen cytologischen Beurteilungen von Schilddrüsenaspirationspunktaten und Radiojoddiagnostik sowie histologischen Befunden bei verschiedenen Schilddrüsenerkrankungen. FRAHM, H., DAMMANN, W. (Hamburg-Eppendorf) 277
Aussprache: Herr DANNMEIER, H. (Neumünster) 279
Die Franzén-Feinnadelaspirationsbiopsie zur Cytodiagnostik der Prostata in Klinik und ambulanter Praxis. KIRSTAEDTER, H.-J., KELÂMI, A., GÖBEL, J., ELSZEL, B. (Berlin) 279
Die percutane Feinnadelaspirationsbiopsie und Cytologie tastbarer Tumoren. KIRSTAEDTER, H.-J., GEHRMANN, C., SCHULZKE, R. (Berlin) 282
Cytologische Befunde beim Sézary-Syndrom. LÖFFLER, H. (Gießen) 285
Erfahrungen mit der percutanen Nierenbiopsie. MANITZ, G. (Münster) 287
Aussprache: Herr DANNMEIER, H. (Neumünster) 289
Zur diagnostischen Bedeutung der Schilddrüsenaspirationspunktion und Cytologie bei Schilddrüsenkrankheiten. WILDMEISTER, W., KURZ, E., HORSTER, F. A., BERGER, H., HORSTMANN, H., BAUST, P. (Düsseldorf) 289
Grenzen und Möglichkeiten der cytologischen Diagnostik gutartiger Mammaerkrankungen. ROHDE, D. (Nordrhein-Westfalen) 292
Validität der cytologischen Befunde im Urin nierentransplantierter Patienten. ATAY, Z., ZOBL, H., GEORGII, A. (Hannover) 293
Die Schnelldiagnose mittels Phasenkontrastmikroskopie in der gynäkologischen Sprechstunde. GRUMBRECHT, C. (Mannheim) 296
Cytodiagnostik im Liquor cerebrospinalis. MÖBIUS, W. (Köln) 298

MOLEKULARBIOLOGIE IN DER MEDIZIN

Molekularbiologie in der Medizin. HESS, B. (Dortmund) 302
Viren als „programmierte Instruktion". HOFSCHNEIDER, P. H. (München und Nuttley/N. Y.) (Autoreferat) 303
Enzymdefekte als molekulare Krankheiten. AEBI, H. (Bern) (Referat) 304
Regulation der Protein-Biosynthese. STÖFFLER, G., WITTMANN, H. G. (Berlin-Dahlem) (Referat) 313
Molekulare Grundlagen der Antikörperbildung. HILSCHMANN, N., PONSTINGL, H., BARNIKOL, H.-U., WATANABE, S., BACZKO, K., LEIBOLD, W., BRAUN, M. (Göttingen) (Autoreferat) 319
Molekulare Aspekte der Immunantwort. FISCHER, H. (Freiburg i. Br.) (Autoreferat) . . 320
Molekularbiologische Aspekte der Tumorentstehung. MUNK, K. (Heidelberg) (Autoreferat) 321
Die Selbststeuerung der Enzyme und Enzymketten. HESS, B. (Dortmund) (Referat) . . 321

Molekulare Endokrinologie. WIELAND, O. (München) (Referat) 331
Molekulare Aspekte der Gerinnungsvorgänge. DEUTSCH, E. (Wien) (Referat) 345
    Aussprache: Herr STÖFFLER, G. (Berlin) 360
Molekulare Aspekte der Chemotherapie. DREWS, J., EICH, F., HÖGENAUER, G. (Wien) (Referat) 361
2. Rundtischgespräch. Aktuelle Fragen der Molekularbiologie. Moderator: HESS, B. (Dortmund) 370

ANGIOLOGIE — HIRNARTERIENVERSCHLÜSSE

Morphologisches Substrat der arteriellen Verschlußkrankheit. BENEKE, G. (Ulm) (Referat) 371
    Aussprache: Herr DOERR, W. (Heidelberg) 387
Risikofaktoren der arteriellen Verschlußkrankheiten. EPSTEIN, F. H. (Michigan) (Referat) 387
Epidemiologie cerebraler Gefäßverschlüsse. HEYDEN, S. (Durham) (Referat) 393
Epidemiologie der chronischen Verschlußprozesse im Gliedmaßenbereich. WIDMER, L. K., GLAUS, L., DA SILVA, A. (Basel) (Autoreferat) 408
    Aussprache: Herr DOERR, W. (Heidelberg) 408
Diagnostische Methoden bei Hirnarterienverschlüssen. HUBER, P. (Bern) (Referat) . . 409
Entstehung der cerebralen Ausfälle. GÄNSHIRT, H. (Heidelberg) (Referat) 416
Aortenbogensyndrom. RAU, G. (Wiesbaden) (Referat) 420
Extrakranielle Verschlüsse der Hirnarterien. DORNDORF, W. (Heidelberg) (Referat) . . 440
Intrakranielle Verschlüsse der Hirnarterien. MUMENTHALER, M., ROBERT, I.-L. (Bern) (Referat) 449
Differentialdiagnose Hirninfarkt — Hirnblutung. REISNER, H. (Wien) (Referat) . . . 461
Allgemeine Behandlungsrichtlinien einer medikamentösen Therapie der Hirnarterienverschlußfolgen. GOTTSTEIN, U. (Frankfurt a. M.) (Referat) 466
Operative Behandlung von extrakraniellen Hirnarterienverschlüssen. VOLLMAR, I. (Ulm) (Referat) 481
Mikrotechnische Behandlung der Hirnarterien-Verschlüsse. YASARGIL, M. G. (Zürich) (Referat) 487
3. Rundtischgespräch. Differentialdiagnose des sog. Schlaganfalles. Moderator: GÄNSHIRT, H. (Heidelberg) 493
Pathophysiologie arterieller Verschlußkrankheiten. HESS, H. (München) (Referat) . . 493
Klinik der peripheren arteriellen Durchblutungsstörungen. HILD, R. (Heidelberg) (Referat) 499
Apparative Untersuchungsmethoden bei Patienten mit Verschlüssen der Gliedmaßenarterien. BOLLINGER, A. (Zürich) (Referat) 508
Konservative Therapie chronischer Gliedmaßenarterienverschlüsse. NOBBE, F. (Ulm) (Referat) 520
Chirurgische Therapie chronischer Gliedmaßenarterienverschlüsse. TREDE, M., LAUBACH, K., SAGGAU, W. (Heidelberg) (Referat) 534
Pathogenese und Klinik des akuten Verschlußsyndroms. KAPPERT, A. (Bern) (Referat) . 544
Der akute Verschluß der Gliedmaßenarterien. Sofortmaßnahmen in der Praxis und konservative Therapie. HASSE, H. M. (Darmstadt) (Referat) 551
Chirurgische Therapie akuter Verschlußprozesse. VAN DONGEN, R. J. A. M. (Utrecht) (Referat) 554
Arterielle Verschlußkrankheit der Eingeweideschlagadern. Diagnostisches Vorgehen. WENZ, W. (Heidelberg) (Referat) 561
Pathogenese und Klinik der Verschlußkrankheit von Eingeweideschlagadern. SENN, A., BURI, P. (Bern) (Referat) 567
Ernährungsstörungen bei Verschlüssen der Eingeweidearterien und ihre Behandlung. ZÖLLNER, N. (München) (Referat) 574
Chirurgische Therapie der Eingeweidearterienverschlüsse und der Bauchaortenaneurysmen. HEBERER, G. (Köln-Lindenthal) (Referat) 580

Zur Aussagefähigkeit plethysmographischer Meßzahlen in der Funktionsbeurteilung der arteriellen Peripherie. SCHÜTZ, R. M. (Lübeck) 585

Zur Dignität einiger Maßzahlen pulsationsabhängiger Meßverfahren für die angiologische Funktionsdiagnostik. SCHÜTZ, R. M. (Lübeck) 589

Ultrahistochemische Untersuchungen an Gefäßendothelien (Nachweis von biogenen Aminen). MARSHALL, M., HESS, H., MALLASCH, M., HAGEN, R., KRAWIETZ, W. (München) 593

Beziehungen zwischen Durchblutungsgrößen in den unteren und oberen Extremitäten bei verschiedenem Schweregrad der arteriellen Verschlußkrankheit. CAESAR, K. (Tübingen) 596

Seitenvergleichende Messungen der Unterarmdurchblutung in Ruhe und nach arterieller Drosselung bei Patienten mit operativem arterio-venösem Shunt an einer Extremität. SEBOLDT, H., BUNDSCHU, H. D., GEISBE, H., HENSEL, G., CAESAR, K. (Tübingen) . 599

Keimbesiedlung und antibiotische Empfindlichkeit bei ischämischen Läsionen der Gliedmaßen. IWAND, A., HILD, R., SPAAN, G., WAGNER, E. (Heidelberg) 603

Vergleichende Untersuchungen der peripheren Durchblutung und verschiedener Stoffwechselgrößen bei jugendlichen Patienten mit essentieller Hypertonie, Diabetes mellitus oder organischen Angiopathien. NICOLESCU, R., NIEMCZYK, H., KREMER, G. J., REIMER, F., DISTLER, A., STEINBACH, P. D., MUELLER, D. (Mainz) 606

Das Verhalten einiger Stoffwechselparameter im Blut der A. und V. femoralis bei verschiedenen Schweregraden der arteriellen Verschlußkrankheit. SPAAN, G., HILD, R., HORSCH, A., WAGNER, E. (Heidelberg) 609

Metabolische und hämodynamische Untersuchungen zum Intervalltraining des durchblutungsgestörten Skeletmuskels. KÖHLER, M. (Engelskirchen) 612

Medikamentöse Beeinflussung des hypoxischen Stoffwechsels durchblutungsgestörter Gliedmaßen. HORSCH, A., HILD, R., SPAAN, G., WAGNER, E. (Heidelberg) 614

Das Verhalten der Blutviskosität bei der Therapie mit Salidiuretika. EHRLY, A. M. (Frankfurt a. M.) 617

Verbesserung der Fließeigenschaften des Blutes durch Arwin. EHRLY, A. M., BREDDIN, K. (Frankfurt a. M.) 620

Therapeutische Defibrinierung mit Schlangengift (Arwin) bei arteriellen Durchblutungsstörungen. EHRINGER, H., DUDCZAK, E., LECHNER, K., WIDHALM, F. (Wien) 624

4 Jahre Erfahrung mit der thrombolytischen Therapie chronischer Arterienokklusionen. Früh- und Spätergebnisse bei 350 Kranken mit Streptokinase behandelten Verschlußkranken. LEVY, H., SCHOOP, W., ZEITLER, E., SCHMIDTKE, I. (Engelskirchen) 627

Ergebnisse der Katheterbehandlung (Dottertechnik) arterieller Obliterationen an den unteren Extremitäten. ZEITLER, E., SCHOOP, W., SCHMIDTKE, I., HENNIGES, D., ROTTER, A. (Engelskirchen) 631

Über den Wert der Langzeitanticoagulation nach rekonstruktiven Gefäßoperationen im Becken-Beinarterienbereich. MÜLLER-WIEFEL, H., JIPP, P., BORM, D., BRUHN, H.-D., SCHELLMANN, J., SEDLMEIER, I. (Kiel) 636

Motivation und Widerstand in der Langzeittherapie von Patienten mit Gliedmaßenarterienverschlüssen. KÖHLE, K. (Ulm) (Autoreferat) 638

Computergerechte Auswertung postoperativer Gefäßkontrollen nach arterieller Gefäßrekonstruktion. WEIDINGER, P., MANNHEIMER, E., PIZA, F. (Wien) 641

Verlaufsbeobachtungen bei chronischen Verschlüssen der Aortenbogengefäße. HELD, K., JIPP, P. (Kiel) 645

Klinische und arteriographische Befunde beim Subclavian Steal-Syndrom. WAPPENSCHMIDT, J., BÜCHELER, E. (Bonn) (Autoreferat) 647

Der Einfluß der akuten Blutdrucksteigerung auf die Hirnzirkulation. Angiographische Untersuchungen bei Patienten mit normalem und pathologischem Angiogramm. HUBER, P. (Bern) 648

Physiologische und elektronenmikroskopische Befunde an der Hirnrinde beim experimentellen Endotoxinschock. SCHMAHL, F. W., SCHLOTE, W., HEUSER, D., BETZ, E. (Gießen und Tübingen) 650

Untersuchungen zum cerebralen Stoffwechsel von Kohlenhydraten und Aminosäuren bei Patienten mit Hirnarteriosklerose. MILLER, B., RAMMLER, V., KNAUFF, H. G. (Marburg) 654

Der Wert des Hirnszintigrammes für die Diagnose und Differentialdiagnose cerebraler Gefäßverschlüsse. KAMMERER, V., PIEPGRAS, U. (Homburg/Saar) 656

Ophthalmodynamographische Untersuchung zur Frage der Kollateralversorgung von Stenosen und Verschlüssen der A. carotis interna. PAUL, H.-A., RIELING, K., RITTMEYER, K. (Göttingen) 659

Über die Objektivierung orthostatischer Schwindelzustände und die Möglichkeiten einer differenzierten Therapie. TOBIASCH, V. (Neutrauchburg) (Autoreferat) 662

Optic Neuritis, Symptomology and Medical Management. MONNINGER, R. H. G. (Illinois/USA) 663

Durchblutung und Stoffwechsel des menschlichen Gehirns nach akuter cerebraler Ischämie. HELD, K., GOTTSTEIN, U. (Frankfurt a. M.) 665

Häufigkeit von Hyperlipoproteinämien bei Patienten mit ischämischem cerebralem Insult. SCHMIDT, R. C., KLEMENS, U. H. (Berlin) 668

Vergleichende Untersuchungen über klinische und angiographische Befunde mit Ergebnissen der regionalen Hirndurchblutungsmessung mit Xenon-133 bei persistierenden und spontan rekanalisierten Hirnarterienverschlüssen. KOHLMEYER, K. (Gießen) . . 672

Ergebnisse der Anticoagulantienlangzeitbehandlung bei cerebralen Zirkulationsstörungen. LEHMANN, H., FIEGLE, B., HELD, K. (Kiel) 675

Indikationen und Ergebnisse thrombolytischer Behandlung von Verschlüssen im Carotis interna-Stromgebiet. DAHLMANN, W., PRILL, A., KÖSTERING, H. (Göttingen) 678

7. Rundtischgespräch. Anticoagulation und Fibrinolyse in der internistischen Praxis. Moderatoren: LASCH, H. G. (Gießen), KOLLER, F. (Basel) 680

HÄMATOLOGIE UND GERINNUNG

Mittlerfunktionen polymorphkerniger Leukocyten bei der mitogeninduzierten Proliferation autologer Lymphocyten. AREND, P., MALCHOW, H., CAPELLER, D., BECKER, CH. (Marburg a. d. Lahn) 681

Wirkung von Phytohämagglutinin (PHA) und Pokeweed-Mitogen (PWM) auf das lymphatische System und die Serumproteine der Ratte. PAPPAS, A., WOLFF, CHR., SCHROTH, H.-J., SCHEURLEN, P. G. (Homburg/Saar) 684

Lymphocytentransformation und Hexokinasehemmung. SCHNEIDER, W., PAPPAS, A., SCHEURLEN, P. G. (Homburg/Saar) 688

Über toxinbedingte Proliferationsveränderungen hämatogener und mesenchymaler Zellen. MÜLLER, U. ST., SCHMITT, G., HAUSS, W. H. (Münster) 689

Beeinflussung der Nucleinsäuresynthese menschlicher Leukocyten durch synthetische Polynucleotide. RAINER, H., MOSER, K. (Wien) 693

Neue Befunde zur Nucleinsäuresynthese in menschlichen Blutplättchen. SCHNEIDER, W., DRIES, R., SCHEURLEN, P. G. (Homburg/Saar) 696

Untersuchungen zum Mechanismus der Hämiglobinbildung durch Salicylazosulfapyridin (Azulfidine). MILLER, B., SANDROCK, K., GOEBEL, K. M., ENGLHARDT, A., MARTINI, G. A. (Marburg) 698

Verminderter Lysolecithinabbau als Ursache der Menbramveränderung bei hereditärer Sphärocytose? POHL, A., MOSER, K. (Wien) (Autoreferat) 700

Radionuklide zur Hämatokrit-Methode (der Radiohämatokrit). BURCK, H.-CHR. (Tübingen) 701

Ultrahistochemische Untersuchungen an Thrombocyten (Nachweis von biogenen Aminen). MALLASCH, M., HESS, H., MARSHALL, M. (München) 704

Die fortlaufende photometrische Messung der spontanen Plättchenaggregation. JÄGER, W., KUTSCHERA, J., MARKOWSKI, B. (Frankfurt a. M.) 707

Inaktiver Faktor VIII bei Hämophilie A und Willebrandscher Erkrankung. LECHNER, K. (Wien) 710

Hämorrhagische Diathese bei primärer Amyloidose. HEY, D., HEENE, D., MÜLLERBERGHAUS, G., LASCH, H. G. (Gießen) 713

Die Reaktionskinetik der Aktivatorbildung bei Streptokinase-induzierter Fibrinolyse. MARTIN, M. (Bonn) 717

Zur diagnostischen Bedeutung der Fibrinogen-Derivatanalyse. SCHWABE, G., HEENE, D. L., KRAUSE, W. (Gießen) 719

Untersuchungen zur Anwendung von Acetylsalicylsäure bei Patienten unter oraler Langzeitanticoagulantienbehandlung. BARTH, P., WALTER, E., WEBER, E. (Heidelberg) 723
Hypercoagulabilität durch Colamin-Kephalin. BRUHN, H. D., JIPP, P., RAVENS, K. G. (Kiel) 726

IMMUNPATHOLOGIE IN DER MEDIZIN

Die Immunantwort. BRAUN, D. G. (Basel) (Referat) 729
Morphologische Aspekte der Immunantwort. HAFERKAMP, O. (Ulm) (Referat) 733
Defekte der Immunantwort. BARANDUN, S., HESS, M. W., COTTIER, H. (Bern) (Referat) 741
The Autoimmune Disease of Organs. ROITT, J. M. (London) 749
Autoimmunerkrankungen in der Hämatologie. MIESCHER, P. A., LAMBERT, P. H. (Genf) (Autoreferat) 750
Neue Aspekte der Arzneimittelallergie. DE WECK, A. L. (Bern) (Autoreferat) 750
Immunreaktionen auf Krebsantigene. OETTGEN, H. F. (New York) (Referat) 751
Aussprache: Herr WOLLHEIM, E. (Würzburg) 755
4. Rundtischgespräch. Suppression immunpathologischer Reaktionen. Moderator: SCHEIFFARTH, F. (Erlangen) 755
Immunopathology of the Central and Peripheral Nervous Systems. BORNSTEIN, M. B. (New York) (Referat) 777
Immunologie Hepatic Injury. POPPER, H., PARONETTO, F. (New York) (Referat) . . . 790
Die Immunpathologie der Magen- und Darmerkrankungen. RAPP, W. (Heidelberg) (Referat) 797
Immunpathologie der Glomerulonephritiden. ROTHER, K. (Heidelberg) (Referat) . . . 804
Die Immunpathologie des entzündlichen Rheumatismus. MÜLLER, W. (Basel) (Referat) 816
5. Rundtischgespräch. Diagnostik der Autoimmunerkrankungen. Moderator: MIESCHER, P. (Genf) 826
Chronische Kälteagglutininkrankheit: Bedeutung als monoklonale Gammopathie. ROELCKE, D., JUNGFER, H., EBERT, W., METZ, J., WEICKER, H. (Heidelberg) . . . 827
Serologie und Biochemie der mit Kälteautoantikörpern korrespondierenden Erythrocytenantigene. EBERT, W., METZ, J., ROELCKE, D., WEICKER, H. (Heidelberg) . . 829
Probleme der „Komplement"(β_{1A})-Bestimmung in der Klinik. MARSTELLER, H. J., RICKEN, D. (Bonn) 833
Komplementbindungsreaktion mit Proteoglykanen aus Kniegelenkknorpel im autologen und homologen System. BRUNOTTE, E., KRIEGEL, W., TILLMANN, K. (Kiel/Bad Bramstedt) 836
Die Bedeutung der Komplementfixation (C 3 und C 4) an den Erythrocyten bei Immunhämolyse. KRETSCHMER, V., LUKAS, W., MUELLER-ECKARDT, CH. (Gießen) . 839
Neue immunologische Techniken und quantitative Bestimmung von α_1-Fetoproteinen in der Tumordiagnostik. LEHMANN, F.-G., LEHMANN, D. (Marburg a. d. Lahn) . 841
Über den immunologischen Nachweis eines sauren α_1-Glykoproteins in in vivo neutralisiertem Magensaft (NMS) von Patienten mit Magencarcinom und metaplastischen Schleimhautveränderungen. VON MIKULICZ-RADECKI, J., HEIM, M., RAPP, W. (Heidelberg) 845
Autoantikörperbedingte Verminderung der Serum-α-Lipoproteine bei Carcinompatientten. RIESEN, W., NOSEDA, G., NYDEGGER, U. (Bern) 847
Toleranz und spezifische Antiseren gegen menschliche Immunglobulin-L-Ketten. SCHWARZ, J. A., NEU, H., SCHEURLEN, P. G. (Homburg/Saar) 851
Vergleichende kinetische Untersuchungen über die Suppression der primären cellularen Immunantwort durch verschiedene immunsuppressive Substanzen. HERMANN, G., LITTMANN, E., SESTERHENN, K., DOSTAL, G. (Köln-Lindenthal) 853
Die immunsuppressive Therapie bei 25 Patienten mit idiopathischer Lungenfibrose. DIERKESMANN, R., MEIER-SYDOW, J., GEISS, E., TACKE, E. (Frankfurt a. M.) . . . 857
Aussprache: Herr HENNEMANN, H. H. (Mannheim) 859
Nachweis von Autoantikörpern bei Myokardiopathien. SACK, W., WACHSMUTH, E. D. (München/Basel) 859
Immunologische Untersuchungen bei Patienten mit Arteriosklerose. INTORP, H. W. (Münster) 862

Autoantikörperbildung nach Gefäßtransplantation. INTORP, H. W., LIE, T. S. (Bonn) . 865

Histologische Beurteilung des Erythematodes visceralis aus dem Knochenmark. VYKOUPIL, K. F., DEICHER, H., GEORGII, A. (Hannover) 867

Aussprache: Herr HENNEMANN, H. H. (Mannheim) 870

Beckenkammbiopsie nach Burkhardt bei Lupus erythematodes visceralis. KRULL, P., VYKOUPIL, F. K., KALDEN, J., DEICHER, H. (Hannover) 870

Lupus nephritis. GARANCIS, J. C., BERNHARD, G. C. (Milwaukee-Wisconsin) 872

In vitro-Untersuchungen zur zellvermittelten Immunität gegenüber Kernbestandteilen bei Patienten mit Lupus erythematodes. HELMKE, K., FEYEN, H., FEDERLIN, K. (Ulm). 874

Untersuchungen zur cellulären Immunreaktion in vitro gegen Nierenantigen bei Patienten mit chronischer Nierenentzündung. BÜRKLE, P. A., BRETZEL, R., FRANZ, H. E., FEDERLIN, K. (Ulm) 877

Quantitative Untersuchungen über den IgE-Spiegel im Serum klinisch gesunder Kontrollpersonen aus verschiedenen Altersgruppen sowie bei Patienten mit Allergien. VELCOVSKY, H. G., BÜRKLE, P. A., FEDERLIN, K. (Ulm) 881

Lymphocytotoxische Antikörper bei Autoimmunerkrankungen. KLINGELHÖFER, H. L., MALCHOW, H., HAVEMANN, K., BÖRNGEN, U. (Marburg a. d. Lahn) 884

Celluläre Immunantwort auf Streptokokkenantigene. SODOMANN, C.-P., HAVEMANN, K., SCHMIDT, M. (Marburg) 887

Inhibierende humorale und celluläre Mechanismen in der Erkennung von unterschiedlichen Transplantationsantigenen bei Autoimmun- und lymphoproliferativen Erkrankungen. MALCHOW, H. (Marburg) 892

Ein Lupus erythematodes ähnliches Syndrom mit antimitochondrialen Antikörpern. MAAS, D., MERZ, K. P., HAHN, J., SCHUBOTHE, H. (Freiburg i. Br.) 895

Rezidivierende autoimmunhämolytische Anämie bei schwerer Hypo-γ-globulinämie mit Megalosplenie. MERZ, K. P., WESTERHAUSEN, M., OEHLERT, W. (Freiburg) . . 898

Transferrin-Autoimmunsyndrom. Ein neues pathogenetisches Prinzip. WESTERHAUSEN, M., KICKHÖFEN, B., WERNET, P., GERMANN, H.-J. (Freiburg) 901

Chinin- und Rifampicin-spezifische Antikörper mit hämolytischem Effekt. SCHUBOTHE, H., SEUFFERT, C. D., WEBER, S. (Freiburg i. Br. und Göttingen) 905

Immunproliferative Erkrankung mit komplexem Immundefekt. GERMANN, H.-J., WESTERHAUSEN, M., MAAS, D. (Freiburg i. Br.) 908

Aussprache: Herr H. H. HENNEMANN (Mannheim) 911

Charakterisierung einer Agammaglobulinämie an Hand immunologischer in vitro-Untersuchungen. HOPF, U., KNOLLE, J., BAUCHINGER, M., MEYER ZUM BÜSCHENFELDE, K. H. (Mainz und München) 911

Immunhämatologische Veränderungen bei Cephalosporintherapie. SPATH, P., GARRATTY, G., LEVIN, S. A., PETZ, L. D., FUDENBERG, H. H. (Innsbruck/Harkness-San Francisco) 914

Zirkulierende Plaque-bildende Zellen nach Rhesussensibilisierung. BAENKLER, H. W., SCHEIFFARTH, F., SCHRENK, K., SCHRICKER, K. TH. (Erlangen-Nürnberg) 917

Untersuchungen zum Nachweis cellulärer Immunphänomene bei entzündlichen Lebererkrankungen. WARNATZ, H., SCHEIFFARTH, F., RÜTERS, J., BAENKLER, H. (Erlangen-Nürnberg) 919

Untersuchungen über das Vorkommen von Au-Antigen und antinucleären Faktoren bei der chronisch-aggressiven Hepatitis. BERTHOLD, H., MAAS, D., OEHLERT, W., MERZ, K. P., DISCHLER, W. (Freiburg i. Br.) 922

Australia-Antigen und Autoantikörper bei chronischen Lebererkrankungen. MÜLLER, R., KALDEN, J., DEICHER, H. (Hannover) 926

Nachweis von Cytomegalievirusantikörpern bei der Au(SH)-Ag-positiven und der Au(SH)-Ag-negativen Hepatitis. BAALS, H., BÜLOW, B., FREISENHAUSEN, H. D., MAI, K. (Hamburg-Eppendorf) 928

Die Bedeutung des Nachweises von Epstein-Barr-Virus (EBV)- bzw. Cytomegalievirus (CMV)-Antikörper für den Nachweis der infektiösen Mononucleose (IM). SCHMITZ, H. (Freiburg i. Br.) 930

Untersuchungen über die Entstehung von Long-acting thyroid stimulator. SCHEMMEL, K., MOKMOL, V., WEISBECKER, L., NORDEN, H. J. (Kiel) 933

PLÖTZLICHER HERZTOD — KARDIOLOGIE

Plötzlicher Herztod — Identifizierung sehr gefährdeter Gruppen. VEDIN, J. A., ELMFELDT, D., TIBBLIN, G., WILHELMSEN, L., WILHELMSSON, C. (Göteborg) (Referat) . 936
Plötzlicher Herztod — Morphologische Aspekte. DOERR, W. (Heidelberg) (Referat) . . 944
Forensische Aspekte zum plötzlichen Herztod. KRAULAND, W. (Berlin) (Referat) . . . 969
Plötzlicher Herztod — Mechanismen und Ätiologie. EFFERT, S. (Aachen) (Referat) . . 975
Plötzlicher Herztod — Klinisches Bild unter Berücksichtigung katamnestischer Erhebungen. LOOGEN, F. (Düsseldorf) (Referat) 984
Plötzlicher Herztod beim Sport. JOKL, E. (Lexington/USA) (Autoreferat) 995
Der akute Herztod; prophylaktische und therapeutische Maßnahmen. GILLMANN, H. (Ludwigshafen/Rhein) (Referat) 999
11. Rundtischgespräch. Zum Verhalten des Herzens unter vita maxima-Bedingungen. 1007
12. Rundtischgespräch. Der Herzstillstand in der ärztlichen Praxis. Moderator: SCHETTLER, G. (Heidelberg) 1011
Prodromalerscheinungen des Herzinfarktes. HEHL, F.-J., NÜSSEL, E. (Heidelberg) . . 1011
   Aussprache: Herr WOLLHEIM, E. (Würzburg) 1014
Morbidität und Letalität des Herzinfarktes. NÜSSEL, E., HEHL, F.-J. (Heidelberg) . 1014
   Aussprache: Herr WOLLHEIM, E. (Würzburg), Herr SCHNEIDER, K. W. . . . 1016/1017
Die Treffsicherheit einer Fragebogendiagnose bei coronarer Herzkrankheit mit der selektiven Coronarangiographie als Referenztest. GRÜNTZIG, A., SCHÖNBECK, M., WINZELER, A., LICHTLEN, P., RUTISHAUSER, W. (Zürich) 1017
Transferfunktion des Coronargefäßbettes. SIGWART, U., HIRZEL, H., BURIAN, W., RUTISHAUSER W. (Zürich) 1020
Bewegungsabläufe und Wanddickenänderungen in dyskinetischen und akinetischen Myokardbezirken. SCHELBERT, H. R., KREUZER, H., SPILLER, P., LOOGEN, F. (Düsseldorf) 1023
Myokardiale Noradrenalinspeicher bei experimentellem Herzinfarkt. MATHES, P., GUDBJARNASON, S., BING, R. J. (Detroit, Mainz) 1027
Auswirkungen eines herzspezifischen β-Blockers (Practolol) nach akutem experimentellem Coronarverschluß. STEPHAN, K., MEESMANN, W., AMANN, L., TACKE, E., TÜTTEMANN, J. (Bochum) 1029
Konzentrationsänderungen der freien Fettsäuren in der Frühphase nach einem Myokardinfarkt. RAVENS, K. G., JIPP, P. (Kiel) 1033
Lidocain zur Arrhythmieprophylaxe beim frischen Infarkt. BLEIFELD, W., MERX, W., HEINRICH, K. W., EFFERT, S. (Aachen) 1035
Klinisch-experimentelle Befunde zur Fibrinolysetherapie des frischen Herzinfarktes. BREDDIN, K., EHRLY, A. M., KRZYWANEK, H. J. (Frankfurt) 1039
Streptokinasebehandlung des frischen Herzinfarkts. Ergebnisse einer Doppelblindstudie. KRZYWANEK, H. J., BREDDIN, K. (Frankfurt a. M.) 1042
Frühmobilisation von Herzinfarktkranken und prognostischer Index. JESCHKE, D., HAASIS, R., CAESAR, K. (Tübingen) 1044
Ursachen des akuten Herztodes beim Jugendlichen. HAASIS, R., JESCHKE, D. (Tübingen) 1048
Plötzlicher Herztod bei Myokardsarkoidose. DUVERNOY, W. F. C., GARCIA, R. (Detroit) 1049
Zellwasser, Zellkalium- und -Natrium von Herz- und Skeletmuskulatur im chronischen Kaliummangel. BOLTE, H.-D., LÜDERITZ, B., ERDMANN, E., STEINBECK, G. (Göttingen) 1052
Coronararteriographie bei Idiopathischer Kardiomyopathie. MACKEN, M. F., DUVERNOY, W. F. C., DRAKE, E. H. (Detroit) 1056
Unterschiedliches Verhalten von Magnesium, Calcium, Kalium und Natrium im Serum, Herz- und Skeletmuskel bei einer erblichen Kardiomyopathie. LOSSNITZER, K., BAJUSZ, E., STAUCH, M. (Ulm-Montreal) 1059
Myokardiale Aspekte der Aldactonewirkung. STRAUER, B. E. (Göttingen) 1063
Zur kardialen Wirkung der Aldosteronantagonisten — elektrophysiologische Messungen am Papillarmuskel des Herzens. LÜDERITZ, B., NAUMANN D'ALNONCOURT, C., AVENHAUS, H., BOLTE, H.-D. (Göttingen) 1066

Diagnose des latenten, manifesten und dekompensierten Cor pulmonale. MATTHYS, H., SCHLEHE, H., RÜHLE, K. H., KONIETZKO, N., HÄRICH, B., STRICKSTROCK, K. H. (Ulm) 1070

Kausalitätsnachweis der durch Aminorexfumarat induzierten primär vasculären pulmonalen Hypertonie. GREISER, E., GAHL, K. (Hannover) 1073

Die Bedeutung von EKG-Untersuchungen für die Diagnose und Prognose der Contusio cordis. LOUVEN, B., THELEN, M., STRAATEN, G., PETERSEN, E., OEST, S. (Bonn) . . 1076

Aussprache: Herr SCHNEIDER, K. W. 1079

Das Ultraschall-Doppler-Kardiogramm bei rechtsseitigem flottierendem Vorhoftumor. SEIPEL, L., GLEICHMANN, U., LOOGEN, F. (Düsseldorf) 1080

Zur Diagnostik rechts- und linksatrialer Tumoren. SEBENING, H., HENSELMANN, L., SEBENING, F. (München) (Autoreferat) 1084

Phonokardiographische Besonderheiten beim Ebstein-Syndrom unter besonderer Berücksichtigung des Schweregrades. So, C. S., BLÖMER, H. (München) 1084

Aussprache: Herr SCHNEIDER, K. W. 1088

Klinische Erfahrungen mit der Apexkardiographie bei Patienten mit Herzklappenprothesen. MÄURER, W., GLEICHMANN, U., BOTH, A. (Düsseldorf) 1088

Zum Verhalten des Sinusknotens bei der Vorhofstimulation. GROHMANN, H. W., THEISEN, K., HALBRITTER, R., JAHRMÄRKER, H. (München) 1091

Aussprache: Herr DIEDERICH, K.-W. (Lübeck) 1095

Die Beeinflussung von Bedarfsschrittmachern durch Muskelpotentiale. WIRTZFELD, A., LAMPADIUS, M., RUPRECHT, E.-O. (München) 1095

Herztherapie mit Zink-Protamin-Glucagon. KAINDL, F., KÜHN, P., HOLZHEY, P., NIEDERBERGER, M. (Wien) 1099

Aussprache: Herr JESSE, R. (Würzburg) 1101

Katecholamine bei tachykarden und bradykarden Rhythmusstörungen. BRISSE, B., BENDER, F. (Münster) 1101

Vorhofflattern mit 1:1 Überleitung. DUVERNOY, W. F. C., MISRA, S., BRENEMAN, G. M. (Detroit) 1104

Prognostische Bedeutung ventikulärer Erregungsausbreitungsstörungen vom Typ des fasciculären oder Hemiblocks. LANG, K. F., ROSELLEN, E., LIMBOURG, P., RECKE, S., JUST, H. (Mainz) 1107

Der bifasciculäre Block als Warnzeichen und Vorstufe des totalen AV-Blocks; therapeutische Konsequenzen. KLEY, H. K. (Düsseldorf), GREVEN, G. (Hannover) 1110

Studien zum negativen-inotropen Wirkungsmechanismus von Antiarrhythmika: Effekt von Lidocain auf die Adenylatzyklase des Myokards. DIETZE, G., HEPP, K. D., MEHNERT, H. (München) 1113

Untersuchungen zum Wirkungsmechanismus von Verapamil. KLEMPT, H.-W., BACHOUR, G., REPLOH, H. D., GRADAUS, D., BRISSE, B., BENDER, F. (Münster) . . 1116

Herzstillstand bei diagnostischen und therapeutischen Eingriffen. BÜCHNER, CH., SCHNELLBACHER, K. (Freiburg i. Br.) 1120

ARTERIOSKLEROSE

Regressive and Progressive Changes of Intimal Smooth Muscle Cells im Atherosclerosis. HAUST, M. D. (London/Canada) (Referat) 1124

The Role of the Endothelium in Atherogenesis. CONSTANTINIDES, P. (Vancouver/Canada) (Autoreferat) 1139

Endothelschädigungen und Abscheidungen von Elementen des strömenden Blutes als initiales Geschehen in der Pathogenese der Arteriosklerose. FROST, H. (München) (Referat) 1139

Intimal Smooth Muscle Cells and their Role in Mesenchymal Activation. HAUST, M. D. (London/Canada) (Autoreferat) 1146

Subendotheliale Schaumzellen und ihre Herkunft. SINAPIUS, D. (Göttingen) (Referat) . . 1147

Mesenchymzellen und die Entwicklung der arteriosklerotischen Läsionen. HAUSS, W. H. (Münster) (Referat) 1152

Aussprache: Herr MEYER, W. W. (Mainz) 1165

Regressive und progressive arterielle Reaktionen bei Atherosklerose: 5. Veränderungen im extracellulären Kompartment. LINDNER, J. (Hamburg) (Referat) 1166

Arterienwandstoffwechsel und Arteriosklerose. SANWALD, R. (Heidelberg) (Referat) . . 1176
Veränderungen im Stoffwechsel von Desoxyribonucleinsäure (DNS), sulfatierten Mucopolysacchariden (sMPS) und Kollagen in arterioklerotischen Wandläsionen, dargestellt im Autoradiogramm. WEGENER, K. (Heidelberg) (Referat) 1179
Funktionelle Strukturen der Arterienwand als pathogenetischer Faktor. MEYER, W. W. (Mainz) (Referat) 1198
Aetiology and Pathogenesis of Atherosclerosis — Current Concepts. Studies in Perfused Arteris on the Uptake of Lipid Precursors. BOWYER, D. E. (Cambridge) (Autoreferat) 1204
Versuche mit „markierten" Substanzen. STEIN, O. (Jerusalem) 1205
The Wall and Plate Lets — Present Status. BORN, G. V. R. (London) (Autoreferat) . . 1205
Gefäßwand und Fibrin. BLEYL, U. (Heidelberg) (Autoreferat) 1206
Beziehungen unter ausgewählten experimentellen Bedingungen. FRITSCH, H. (Heidelberg) (Referat) 1207
Interaction between Arterial Smooth Muscle Cells, Serum and Other Blood Constituents. WISSLER, W., DZOGA, K., JONES, R., BORENSZTAJN, J. (Chicago) (Autoreferat) . . 1211
Die Bedeutung der glatten Muskelzellen für die Organisation arterieller Thromben. KNIERIEM, H.-J. (Düsseldorf) (Referat) 1212
Aetiology and Pathogenesis of Atherosclerosis Current Concepts. GRESHAM, G. A. (Cambridge) (Referat) 1220
8. Rundtischgespräch. Die Beziehungen der äthiologischen Faktoren in ihren Auswirkungen auf die Pathogenese der Arteriosklerose. Moderator: HAUST, M. D., ... 1223
   Aussprache: Herr FROST, H. (München), Herr MEYER, W. W. (Mainz), Herr DOERR, W. (Heidelberg) . . . . 1023—1025
Biochemische und elektronenoptische Untersuchungen an der menschlichen Aortenwand — ein Beitrag zur Pathogenese des Initialödems. PLATT, D., LUBOEINSKI, H.-P., SCHNORR, B. (Gießen) 1225
Messung der Steroidausscheidung bei Ratten unter einer ACTH-Medikation zur Erzeugung einer experimentellen Atheromatose. HARTMANN, F., OLTMANN, A., SIMON-HOLTORF, G. (Kiel) 1227
Die Wirkung von Pyridinolcarbamat auf Serum- und Gefäßwandlipoide des Kaninchens. SANWALD, R., WAGENER, H., SCHLIERF, G., DORNBUSCH, TH., SANN, E. (Heidelberg) 1230
Glucosetoleranz und Insulinsekretionsmuster im Serum bei Patienten mit peripheren Durchblutungsstörungen. WAGENER, H., ZIERDEN, E., GRAZ, G., JUNGE-HÜLSING, H., HAUSS, W. H. (Münster) 1232
Auswertung und Beurteilung epidemiologisch-klinischer Befunde mit Hilfe multivariater Statistik. OBERWITTLER, W. (MÜNSTER) 1234
Histochemie und Enzymhistochemie der Media- und Adventitiaverfettung bei Atherosklerose der Coronararterien. BRÜNDEL, K.-H., SINAPIUS, D. (Göttingen) 1237
   Aussprache: Herr DOERR, W. (Heidelberg) 1241
Atherogenic Effects of Exposure to Carbon Monoxide and to Hypoxia. Physiological and Biochemical Aspects. ASTRUP, P. 1241
Atherogenic Effects of Exposure to Carbon Monoxide and to Hypoxia. Morphological Aspects. KYELDSEN, K. 1242
Elastase, Elastin and Atherosclerosis. ROBERT, A. M., ROBERT, L. (Paris) 1242
Distribution of Ingested ^{14}C-Cholesterol in the Macromolecular Fractions of Rat Connective Tissues. SIZIGETI, M., BEAUMONT, J. L. 1242
The Effect of Essential Phospholipids on Plasma Lipid and Fatty Acids in Hyperlipidemia. BLATON, V., VANDAMME, D., PEETERS, H. (Brugge/Belgien) 1242
Critical Evaluation of the Phenotyping of Hyperlipidaemias on Paper, Agarose and Electrochromatography. BLATON, V., PEETERS, H. (Brugge/Belgien) 1245
Prevalence and Types of Hyperlipoproteinemias in a Random Sample of Hospitalized Patients. SCHLIERF, G., WEINANS, H., KRÖNER, T. (Heidelberg) 1245
Triglyceride Metabolism in Diabetes. MANCINI, M. (Neapel) 1245
Effect of Intravenous Polyunsaturated Phosphatidyl Choline in Experimental Atherosclerosis. HOWARD, A. N., PATELSKI, J. (Cambridge — Poznan/Poland) 1245

Fat Cell Size and Free Cholesterol Content in Adipose Tissue of Subjects with Asymptomatic Hyperlipidemia and Coronary Heart Disease. WALLDIUS, G. (Uppsala/Schweden) 1248
Schnellbestimmung der Blutglucose durch reflektometrische Auswertung von Teststreifen. SIMON, B., HASLBECK, M., MEHNERT, H. (München) 1253
Blutzuckerbestimmung bei reflektometrischer Auswertung von Dextrostixstreifen. BOTTERMANN, P. (München) 1256
Untersuchungen zum Einfluß von Insulin auf die Glucoseresorption beim Menschen. GOTTESBÜREN, H., MENGE, H., BLOCH, R., LORENZ-MEYER, H., RIECKEN, E. O. (Marburg) 1259
Verbesserung der oralen Glucosetoleranz durch vorherige Gabe von Aminosäuren. BÜBER, V., FELBER, J.-P. (Lausanne/Schweiz) 1262
Untersuchungen zur Beeinflussung des Stoffwechsels durch Mannit im Vergleich zu anderen Zuckern und Zuckeralkoholen. HASLBECK, M., GERBITZ, K., MEHNERT, H. (München-Schwabing) 1264
Studien zum Wirkungsmechanismus des Insulins am Fettgewebe: Antagonismus zwischen Insulin und lipolytischen Hormonen am Aktivierungssystem der Adenylzyklase. HEPP, K. D., RENNER, R., MEHNERT, H. (München-Schwabing) 1266
Zur Bestimmung des freien und gebundenen Insulins sowie der maximalen Insulinkapazität im Serum bei insulinbedürftigen Diabetikern. LÖFFLER, G., GRUBER, R., BRAUCH, M.,WIELAND, O., MEHNERT, H. (München-Schwabing) 1269
Zur Frage der Insulinsekretion nach oraler und intravenöser Applikation verschiedener Sulfonylharnstoffderivate der 1. und 2. Generation in äquipotenter Dosierung. HAUPT, E., KÖBERICH, W., ROSAK, C., CORDES, U., BEYER, J., SCHÖFFLING, K. (Frankfurt) 1272
Vergleichende Untersuchungen zum Wirkungsmechanismus von AR 3—ARDF 26, einem neuen betacytotrop wirkenden Sulfonylharnstoffderivat und Tolbutamid. ZILKER, TH., BOTTERMANN, P. (München) 1275
Untersuchungen zur β-cytotropen und antilipolytischen Wirkung von Grenzdosen des Tolbutamids und Glibenclamids. ROSAK, C., HAUPT, E., BARTELT, K. M., BEYER, J., SCHÖFFLING, K. (Frankfurt) 1278
Kohlenhydrattoleranz und Insulinsekretion bei der akuten Pankreatitis. ADLUNG, J., RITTER, U. (Lübeck) 1281
Insulinsekretion und Störungen im Kohlenhydratstoffwechsel bei Patienten mit coronarer Herzerkrankung. SCHENK, K. E., QUABBE, H. J., SCHRÖDER, R. (Berlin) 1284
Aussprache: Herr KAFFARNIK, H. (Marburg) 1288
Zur Bedeutung von Gewichtsreduktion und erhöhten Serumtriglyceridwerten beim Protodiabetes. LAUBE, HL., PFEIFFER, E. F. (Ulm) 1288

LIPID UND LIPOPROTEIN-METABOLISMUS

Function and Structure of Plasma Lipoproteins. FREDRICKSON, D. (Bethesda) 1292
Plasma Lipoproteins in Patients with Familial Plasma Lecithin: Cholesterol Acyltransferase Deficiency: Apolipoprotein Composition of Isolates Fractions. SEIDEL, D. (Heidelberg) (Autoreferat) 1292
Some Functional Aspects of the Plasma Apolipoproteins. BROWN, W. V. (LaHoya/Calif.) (Autoreferat) 1292
Biosynthesis and Degradation of Plasma Lipoproteins. STEIN, Y. (Jerusalem) (Autoreferat) 1293
Turnover of Plasma Lipoproteins. LEVY, R. I. (Bethesda/USA) (Autoreferat) 1293
Production and Removal of Plasma Triglycerides in Hypertriglyceridemia. NIKKILÄ, E. (Helsinki) (Autoreferat) 1293
Triglyceride Production in Man. BOBERG, J. (Uppsala) 1294
Der Einfluß der Schilddrüsenhormone auf die Gewichtsreduktion und den Fettstoffwechsel bei Adipösen unter einer Nulldiät. HOFMANN, G. G., LAMPL, L. L., HORN, K., RALPHS, V., SCHWARZ, K. (München) 1294
Untersuchungen zur Resorption mittelkettiger Fettsäuren am Dünndarm der Ratte. BLOCH, R., DENNHARDT, R., LINGELBACH, B., LORENZ-MEYER, H. (Marburg) . . 1298
Primäre Synthese von Monohydroxygallensäuren in der Leber. BACK, P., SCHUMACHER, H., GEROK, W. (Freiburg) 1300

Zur diagnostischen Bedeutung der Trehalosebelastung bei Malassimilationssyndromen.
BOLTE, J. P., SCHÖNHAGE, F., FÖRSTER, E., KNOLLE, J., MEYER ZUM BÜSCHENFELDE, K. H. (Mainz) 1303

Untersuchungen zur Regulation der Cholesterinsynthese in der Rattenleber unter dem Einfluß Serumcholesterin-senkender Medikamente. KAISER, W., ZÖLLNER, N. (München) 1307

Veränderungen einiger Strukturlipide und Fettsäuren im menschlichen Gehirn bei Alkohol-toxischer Lebercirrhose. LESCH, P. (Hannover) 1310

Hyperkatabole Hypo-β-Lipoproteinämie infolge Autoantikörper. NOSEDA, G., RIESEN W., MORELL, A., SCHLUMPF, E. (Bern) 1313

Frühzeitige Erkennung der familiären Hyperlipoproteinämie Typ II (Nabelschnurblut β-Cholesterin). GRETEN, H., WENGELER, H., WAGNER, M. (Heidelberg). 1316

Über den regulatorischen Einfluß der freien Fettsäuren auf die nächtliche Ausschüttung von Wachstumshormon. LUCKE, C., GLICK, S. M. (Hannover-Brooklyn) . . 1318

Methoden und klinische Aspekte der Lipoproteidlipase des menschlichen Plasmas. GIRLICH, M., ENGLHARDT, A. (Marburg) 1321

Untersuchungen über die Wirkung von Insulin und Proinsulin auf die Lipidsynthese in der Rattenleber. THUN, K.-J., GÖTZ, G., DITSCHUNEIT, H. (Ulm) 1323

Vergleichende Untersuchungen des Harnsäure- und Phosphatspiegels bei Gesunden und Patienten mit manifester Gicht während mehrstündiger intravenöser Fructosezufuhr. HEUCKENKAMP, P.-U., HAGEN, K., MAHRENHOLZ, H., ZÖLLNER, N. (München) . . 1326

Untersuchungen über Lipide und Lipoproteine bei Leberkrankheiten. VOGT, N., GREINER, M., WIENBECK, M., DÖLLE, W., ENGLHARDT, A. (Marburg) 1330

Der intravenöse Fettoleranztest — eine einfache Modifikation und Ergebnisse nach Belastung mit Äthanol. HANSEN, W., ZÖLLNER, N. (München) 1332

Zur Häufigkeit primärer und sekundärer Hyperlipoproteinämien. WOLLENWEBER, J., WOHLENBERG, H., SCHLIERF, CH. (Wiesbaden) 1334

Zur Häufigkeit und Verteilung der Hyperlipoproteinämie. HUTH, K., BLUMENTHAL, J., BÖCKER-STUMM, U., REIMERS, H. J. (Gießen) 1337

Familienuntersuchungen bei Hyperlipoproteinämien vom Typ I. DITSCHUNEIT, H., BREMER, H. J., ECKART, M., FAULHABER, J.-D., HILLER, G., KLÖR, U., RAKOW, A. D., THUN, H. J. (Ulm) 1339

Primäre Hyperlipoproteinämien bei Patienten mit Coronarerkrankung und peripheren arteriellen Durchblutungsstörungen. KLEMENS, U. H., KISSLING, E. VON LÖWIS OF MENAR, P., SCHRÖDER, R., BREMER, A. (Berlin) 1342

Häufigkeitsverteilung der verschiedenen Hyperlipoproteinämiemuster bei Patienten mit manifestem Diabetes mellitus oder peripheren Durchblutungsstörungen. KREMER, G. J., REIMER, F., NICOLESCU, R., NIEMCZYK, H., MÜLLER, D. (Mainz) . 1346

Die Häufigkeit von Hyperlipoproteinämien im Krankengut der Univ.-Klinik Ulm. KLÖR, U., MERTENS, H. R., VAN EIMEREN, W., WACK, H.-O., DITSCHUNEIT, H. H., DITSCHUNEIT, H. (Ulm) 1349

GASTROENTEROLOGIE

Beziehungen zwischen intraerythrocytärer Konzentration von 2.3-Diphosphoglycerat (DPG) und dem Halbsättigungswert (T_{50}-Wert) bei Patienten mit Lebercirrhose. BALTZER, G., AUER, H., ARNDT, H., ENGLHARDT, A., MARTINI, G. A. (Marburg) . 1353

Das Verhalten des Retinol-bindenden Proteins im Serum bei der Hepatitis. KINDLER, U. (Düsseldorf) 1356

Untersuchungen zum Einfluß von Aldactone auf Arzneimittel abbauende Enzyme im endoplasmatischen Reticulum der Leber der Ratte und des Menschen. LEBER, H. W., HARDERS, P., SCHÜTTERLE, G. (Gießen) 1358

Fremdstoff-induziertes Wachstum und Regeneration der Leber unter dem Einfluß von Hemmstoffen des Arzneimittelabbaues. SCHLICHT, I., SCHULTE-HERMANN, R., KORANSKY, W., EULENSTEDT, C. (Berlin und Marburg) 1362

Einbau von 4-14-C-Cholesterol in die Cholesterol-Esterfraktionen von HDL, LDL und VLDL bei Lebercirrhose. WEIZEL, A. (Heidelberg) 1365

Tierexperimentelle Untersuchungen zur Wirkung eines verminderten Angebotes unveresterter Fettsäuren auf den Kohlenhydratstoffwechsel der Leber während Nahrungskarenz. TALKE, H., KERSTEN, M. (Freiburg) 1367

Die Bedeutung von Nicotinsäureamit für die Biosynthese von NAD in der isoliert perfundierten Rattenleber. KELLER, J., LIERSCH, M., GRUNICKE, H. (Freiburg) . . . 1371

Die Wirkung von Gallensäuren auf die Cholesterinsynthese in der perfundierten Rattenleber. BARTH, CH., LIERSCH, M., HACKENSCHMIDT, J., ULLMANN, J., DECKER, K. (Freiburg) 1373

Zur Bedeutung der Aktivität von Enzymen der Pyrimidinbiosynthese für die Entwicklung der Galaktosaminschädigung der Leber. PAUSCH, J., KEPPLER, D., DEKKER, K. (Freiburg) 1375

Funktion lysosomaler Enzyme bei der Galaktosaminhepatitis. HEISSMEYER, H., STEIN, U. (Freiburg) 1377

Die Beeinflussung der akuten Galaktosaminschädigung der Ratte durch bilaterale Adrenalektomie. LESCH, R., DEUS, B., REUTTER, W. (Freiburg) 1380

Das Lecithin-Cholesterin-Acyl-Transferasesystem im menschlichen Plasma bei Leberparenchymerkrankungen. ADLKOFER, F., FÖRG, W., (Berlin) 1384

Störungen der Entgiftungsfunktion der Leber bei 536 histologisch gesicherten Fettleberkranken. KORN, U., FISCHER, R., MÜTING, D. (Bad Kissingen-Hausen) . . . 1386

Die Wirkung hochdosierter intravenöser und oraler Zufuhr essentialer Phospholipide auf den Eiweiß- und Fettstoffwechsel sowie Enzymaktivitäten chronisch Leberkranker. MÜTING, D., DOHN, P., REIKOWSKI, J. (Bad Kissingen-Hausen) 1389

Die Hypercholesterolämie nach Gallengangsverschluß. WEIS, H. J., BAAS, E. U. (Mainz) 1392

Die Bedeutung der γ-Glutamyltranspeptidase (GGTP) in der klinischen Diagnostik. HEGNER, D., ENGLHARDT, A., DÖLLE, W. (Marburg) 1395

Quantitative Bestimmung des Gallensäuremusters in den subcellulären Fraktionen der Leber. WILDGRUBE, H. J., LEUSCHNER, U., AL-FUREYH, A. (Frankfurt) 1398

Untersuchungen über Veränderungen des Gallensäurenstoffwechsels bei Coma und Preacoma hepaticum. ERB, W., HAASE, A., WALCZAK, M., LEUSCHNER, U. (Frankfurt) 1401

Arzneimittelmetabolismus bei tierexperimenteller Cholestase. RICHTER, E., GRÜN, M., ZILLY, W., BRACHTEL, D., KÜHN, H. A. (Würzburg) 1402

Prospektive Untersuchungen zur Hepatitisfrequenz nach HLM-Operationen mit Au (SH)-negativen Bluttransfusionen. SCHLAAK, M., LEHMANN, H. (Kiel) . . . 1405

Die Interferenz gastrointestinaler Hormone auf die Magensaftsekretion. KAESS, H., HEINZMANN, D., KURZHALS, R. (Heidelberg) 1407

Plasmagastrinkonzentration bei Normalpersonen sowie Patienten mit Erkrankungen des Magens, der Leber, der Nieren und des Pankreas. DÖRNER, M., LACKAS, S., KAESS, H. (Heidelberg) 1409

Über den Einfluß vagaler Reize auf die Serumgastrinkonzentration beim Menschen. FEURLE, G., KETTERER, H., BECKER, H. D., FUCHS, K., CREUTZFELDT, W. (Heidelberg und Göttingen) 1411

Der Lactase/Phlorizin-Hydrolasekomplex des menschlichen Dünndarms. LORENZ-MEYER, H., BLUM, A., SEMENZA, G. (ZÜRICH) 1413

Experimentelle und klinische Untersuchungen zum Mechanismus der Carbenoxolonwirkung. 3. Einfluß von Carbenoxolon auf die Magen-Mucussekretion des Menschen. GHEORGHIU, TH., FROTZ, H., KLEIN, H.-J. (Köln) 1415

Untersuchungen über die Fettverdauungsstörung bei Pankreasinsuffizienz. SIEDE, W., ERB, W. (Frankfurt) 1418

Untersuchungen zu den Beziehungen zwischen exkretorischer Pankreasfunktion und Calciumhaushalt beim Menschen. HOTZ, J., MINNE, H., ZIEGLER, R. (Ulm) 1420

Untersuchungen zum Hemmeffekt von Glucagon auf die Pankreassekretion des Menschen. STEFFEN, CH., GOEBELL, H., BALTZER, G., DÜRR, H. K. (Marburg) 1423

Die Bedeutung der immunologischen Hämopexinbestimmung für die Diagnostik der hämorrhagischen Pankreatitis. BRAUN, H. J., (Tübingen) 1426

Ein Vergleich von Funktionsproben des menschlichen Ileums. FROMM, H., HOFMANN, A. F. (Rochester/USA) 1429

Der Einfluß einer Hypophysektomie auf die Funktion und Morphologie der Dünndarmschleimhaut der Ratte. MENGE, H., BLOCH, R., WARM, K., LORENZ-MEYER, H., RIECKEN, E. O. (Marburg) 1432

Bedeutung und Differentialdiagnose gutartiger, ringförmiger Engen im Röntgenbild des distalen Oesophagus. HEITMANN, P., DOMBROWSKI, H. (Marburg) 1434

Rectoskopie als Vorsorgeuntersuchung? KANZLER, G., BECK, K., GRUNER, H. J., H. J., OTTENJANN, R., REMMELE, W., STRAUCH, M. (Wiesbaden) 1436

NEPHRO-ENDOKRINOLOGIE

Beitrag zur Diagnostik der urämisch bedingten Osteopathie durch Absorptionsmessung mit einem ^{125}J-Profil-Scanner. GREHN, S., GRIEBEL, L., BÖRNER, W., MOLL, E., REINERS, CHR., KLÜTSCH, K. (Würzburg) 1440

Der Anteil des Shunt-Volumens am Herzminutenvolumen bei regelmäßig hämodialysierten Patienten. KULT, J., HOLTZ, G., GROSSWENDT, J., KLÜTSCH, K. (Würzburg) . 1443

Zur Behandlung der renalen Osteopathie mit Vitamin D_3 und 25-Hydroxycholecalciferol (25-HCC): Einfluß auf Serumcalcium, -phosphat, (Ca) (PO$_4$)-Produkte und auf die intestinale Calciumabsorption. HENNING, H. V., HESCH, R.-D., HÜSKEN, W. S., QUELLHORST, E., SCHELER, F. (Göttingen) 1446

Änderungen der Calciumfraktionen in Plasma, Dialysat und Ultrafiltrat unter der Hämodialysebehandlung. QUELLHORST, E., FUCHS, CH., HENNING, H. V., PASCHEN, K., SCHELER, F. (Göttingen) 1448

Zum Mechanismus der Calciumresorption bei Urämie. CASPARY, W. F., MAY, J. (Göttingen) 1450

Ausscheidung mono- und bivalenter Ionen im Pankreassaft bei experimenteller Urämie. Untersuchungen an 5/6 nephrektomierten Ratten. HEIDBREDER, E., ECKLE, A., HENNEMANN, H., HEIDLAND, A. (Würzburg) 1453

Osteopathie bei Dauerdialyse. Diagnostische Parameter und pathogenetische Faktoren. RITZ, E., KREMPIEN, N., ANDRASSY, K. (Heidelberg) 1456

Urokinase; proteinchemische und fibrinautographische Untersuchungen. ANDRASSY, K., SEIDEL, D., BUCHHOLZ, L., RITZ, E. (Heidelberg) 1460

Verhalten der Guanidinbernsteinsäure unter diätetischer Eiweißrestriktion. LIEBNER, H., NABAKOWSKI, R., PLÜCKHAHN, P., MÜLLER, H., KLUTHE, R. (Freiburg) ... 1463

β_{1A}-Globulin und Aktivitätsdiagnostik glomerulärer Nierenerkrankungen. MÜLLER, H., WEINGARD, D., RUESCHER, E., KLUTHE, R. (Freiburg) 1466

Diagnostik und Therapie der Nierenamyloidose. WEINGARD, D., KOCK, D. (Freiburg), MISSMAHL, H. P. (Hamburg), OECHSLEND, D., KLUTHE, R. (Freiburg) 1469

Aussprache: Herr DANNMEIER, H. (Neumünster) 1472

Beziehungen zwischen Insulin, Wachstumshormon und Hyperlipoproteinämie bei chronischer Niereninsuffizienz. SORGE, F., SCHWARZKOPFF, W., CASTRO, L. A., KESSEL, M., NAGEL, A., HOFFMANN, H. (Berlin) 1472

Zur Pathophysiologie und Klinik der bilateralen Nierenrindennekrose. HEIMSOTH, V. H., GRAFFE-ACHELIS, CH. (Essen) 1476

Beeinflussung der Nierendurchblutung durch Furosemid. REPLOH, H. D., GRADAUS, D., BENDER, F. (Münster) 1480

Die Bedeutung der Metabolisierung von p-Aminohippurat für Clearanceuntersuchungen. GIRNDT, J., MÁLYUSZ, M., MÁLYUSZ, G., OCHWALDT, B., SCHELER, F. (Göttingen/Kiel) (Autoreferat) 1482

Differentialdiagnose der rasch zur Niereninsuffizienz führenden Glomerulonephritis. REICHEL, W., WIGGER, W., MIETZSCH, G., QUELLHORST, E., SCHELER, F. (Göttingen) 1482

Aussprache: Herr WOLLHEIM, E. (Würzburg) 1485

Wirkung eines natriuretischen Faktors im menschlichen Urin auf den Natriumtransport der isolierten Froschhaut und einzelner Nephronabschnitte. PÖHLER, E., RESSEL, CH., STUMPE, K. O., KRÜCK, F. (Homburg) 1486

Untersuchungen zur Existenz eines natriuretischen Hormons. KRAMER, H. J., KRÜCK, F. (Homburg/Saar) 1489

Natriumresorption in oberflächlichen Nephronen und intrarenale Filtratverteilung bei herzinsuffizienten Ratten. KLEIN, H., HABERMANN, W., STUMPE, K. O., KRÜCK, F. (Homburg/Saar) 1493

Stimulation renalvenöser Plasmareninaktivitäten mit Apresolin in der Diagnostik des renovasculären Hochdrucks. ROSENTHAL, J., GOTTWICK, M., HOLLANDER, W. (Boston) 1495

Stimulation und Suppression von Angiotensin I und II bei arterieller Hypertension.
RAVE, O., WENNING, N., LONAUER, G., BÖCKEL, K., HRUBESCH, M., WESSELS, F.,
WAGNER, H., HAUSS, W. H. (Münster) 1499

Störungen der Blutdruckregulation bei Hypertonikern. v. EIFF, A. W., KASHIWAGI, S.,
KOCH, U., PFEIFF, A. (Bonn) 1502

Der Einfluß des Antihypertensivums Guanethidin (Ismelin) auf die Ausscheidung von
Vanillinmandelsäure im Harn von Hypertonikern. RAHN, K. H., BOHR, P. (Mainz) 1505

Exakte Messung subnormaler Reninkonzentrationen bei primärem Aldosteronismus
mittels radioimmunologischen Nachweises von Angiotensin I. BECKERHOFF, R.,
WILKINSON, R., LUETSCHER, J. A., VETTER, W., SIEGENTHALER, W. (Stanford/Ca.-
Zürich) 1508

Renin-Angiotensin in Extrarenal Tissues. GANTEN, D., GANTEN, U., GRANGER, P.,
HAYDUK, K., BOUCHER, R., GENEST, J. (Montreal) 1510

Direkter Radioimmunologischer Nachweis von Aldosteron im Plasma. VETTER, W.,
HABER, E., BECKERHOFF, R., SIEGENTHALER, W. (Boston/Zürich) 1513

Funktionsdiagnostik des Hypothalamus-Hypophysen-Nebennierensystems mit Hilfe
der radioimmunologischen ACTH-Bestimmung. FEHM, H. L., VOIGT, K. H.,
PFEIFFER, E. F. (Ulm) 1515

Speichelelektrolyte und Flußrate in der Diagnostik des Bartter, Pseudo-Bartter- und
Conn-Syndroms. KREUSSER, W., HENNEMANN, H., HEIDLAND, A., WIEGAND, M.
(Würzburg) 1518

Über den diabetogenen Effekt von Vasopressin. MARTIN, W., TANIGUCHI, H., GESTE-
FELD, K., KÜHNAU, J. JR. (Hamburg-Eppendorf) 1522

Untersuchungen zum hormonalen Status nach Hypophysektomie. WEISBECKER, L.,
SCHEMMEL, K., KINET, M., STÖWSAND, D., LEYBOLD, K., LAHRTZ, H., MOKMOL, V.,
ZEPF, S. (Kiel) 1525

Hyperthyreose durch TSH-produzierendes chromophobes Hypophysenadenom.
HRUBESCH, M., BÖCKEL, K., VOSBERG, H., WAGNER, H., HAUSS, W. H. (Münster) 1529

Plasmaproteinveränderungen bei unbehandelter und behandelter Hyperthreose.
MEDAU, H. J., BRODKORB, K., KELLERMANN, D., REMPE, N., BACHMANN, G. W.
(Gießen) 1532

Über eine Erweiterung der Gonaden-Nebennierenrindendiagnostik durch gleichzeitige
Messung von Testosteron, 5a-Dihydrotestosteron und Androstendiol im menschlichen Plasma. DEMISCH, K., MAGNET, W., NEUBAUER, M., SCHÖFFLING, K. (Frankfurt) 1535

9. Rundtischgespräch. Internistische Aspekte des Drogenmißbrauchs. Moderator:
DENGLER, H. J. (Gießen) 1537

PHARMAKOLOGIE

Ovulationshemmer und Cholestase. RICHTER, J., OHLEN, J., BALLETSHOFER, CH.,
PAUSE, H. (München) 1538

Vergleichende Untersuchungen über die Auslösung der Thrombocytenaggregation
durch Prokollagen, Serotonin und ADP und ihre gegenseitige Beeinflussung.
SCHARRER, I., KREFT, U., BREDDIN, K. (Frankfurt) 1539

Die Beeinflussung der Vasomotorik in den Extremitäten über die β-Receptoren.
WESTERMANN, K. W., LANGBEHN, A. F., RICHTER- v. ARNAULD, H. P., JOHANNES,
E. (Hamburg-Eppendorf) 1542

Quantitative Bestimmung der β-Receptorenblockade beim Menschen. SCHWEIGER, J.,
NICOLESCU, R. F., RAHN, K. H. (Mainz) 1544

Wirkungen von Antihypertensiva auf die Muskeldurchblutung und Hautdurchblutung
des Menschen. MERGUET, P., BOCK, K. D. (Essen) 1547

Kreislaufwirkungen verschiedener Applikationsformen von Glucagon. LYDTIN, H.,
LEIDL, L., SCHEWE, ST., DANIEL, W., SCHIERL, W., LOHMÖLLER, G. (München) . . 1551

Aussprache: Herr JESSE, R. (Würzburg) 1554

Hämodynamische Wirkungen von Bay a 1040 vor und nach Atropingabe. LYDTIN, H.,
LOHMÖLLER, R. (München) 1554

Die Wirkung von Prenylamin auf die Hämodynamik im akuten Versuch und bei
Langzeitbehandlung. STAUCH, M., HÄRICH, B. K. S. (Ulm) 1559

Quantitative Bestimmung des Ifosfamids und eines Ifosfamidmetaboliten im Patientenurin. NORPOTH, K., WÜST, G., WITTING, U. (Münster) 1561

Zur Liquorgängigkeit von Ethambutol. GUNDERT-REMY, U., WEBER, E., KLETT, M. (Heidelberg) 1564

Über den Einfluß von Cholestyramin auf die Resorption einiger Arzneimittel beim Menschen. HAHN, K.-J., WEBER, E. (Heidelberg) 1567

Über die Pharmakokinetik von Heparin und Heparinoiden. METZ, J., STAU, T., TAUGNER, R. (Heidelberg) 1570

Zur Erfassung von Arzneimittelnebenwirkungen in einer Medizinischen Univ.-Klinik. WEBER, E., GUNDERT-REMY, U., HAHN, K.-J., SCHAUMANN, E., WALTER, E., NEBEL, G., DIDIER, W., DEYNET, G. (Heidelberg) 1574

Fortral synthetisches Morphinderivat mit morphinantagonistischer Komponente. KUBICKI, ST., HAAS, J., STÖLZEL, R. (Berlin) 1577

Kollagenprolinhydroxylase; Proenzym, Aktivierungsmechanismen und klinische Bedeutung. LANGNESS, U. (Kiel) 1582

Untersuchungen zum Stoffwechsel der Proteoglycane bei der progressiven Sklerodermie. KREYSEL, H. W., KLEINE, T. O., KÖHLER, N. (Hamburg) 1584

Enzymatische und morphologische Befunde bei Transplantationen von Milzen an Hunden. SENNEKAMP, J., SAVIC, B., SCHULZ, D., RICKEN, D. (Bonn-Venusberg) 1585

Langzeituntersuchungen über das Verhalten von Urinlysozym bei nierentransplantierten Patienten. SENNEKAMP, J., KOZUSCHEK, W., LAY, E., RICKEN, D. (Bonn-Venusberg) 1587

Verlaufsformen der Fluid-lung. ESSER, H., SIMON, H., FRICKE, G. (Bonn) 1589

Computer-Szintigraphie der Lungenperfusion. Methode und Anwendung. FELIX, R., ASSHEUER, J., SIMON, H., WINKLER, C. (Bonn) 1592

„STOP-PRESS KONFERENZ

Hämoglobin D-Punjab bei einem deutschen Patienten. KOHNE, E., KÖNIG, E., ROGGENBACH, H. J., AUGENER, W., BRITTINGER, G., KLEIHAUER, E. (Ulm-Essen) 1596

Hemmung der Transport-ATPase bei chronischer Niereninsuffizienz. KRAMER, H. J., GOSPODINOV, D., KRÜCK, F. (Homburg/Saar) 1597

Konservierung von Knochenmark. SCHAEFER, U. W., DICKE, K. A. (Essen-Rijswijk/Niederlande) 1601

Speichelelektrolyte (Natrium, Kalium, Calcium) bei Herzglykosidbehandlung. BOLTE, H.-D., LANKISCH, P. G., BUCHESFELD, R., LARBIG, D. (Göttingen) 1603

Eine einfache radioimmunologische Methode zur Bestimmung der Aldosteronausscheidung im Urin. DECK, K. A. (Köln) 1605

Neue Befunde zur Spezifität von Aldosteronantikörpern. VETTER, W., HABER, E., FREDELENDER, E., BECKERHOFF, R., SIEGENTHALER, W. (Boston-Zürich) 1607

Untersuchungen zur Pathogenese des Hochdrucks bei primärem Aldosteronismus. DISTLER, A., JUST, H. J., PHILIPP, TH. (Mainz) 1610

Veränderungen der Nierenfunktion und -morphologie unter Langzeitinfusion eines hochdosierten Proteinaseninhibitors (Trasylol). Tierexperimentelle Befunde. GLASER, E., HEY, D., NEUHOF, H., LASCH, H. G. (Gießen) 1612

Erzeugung von Mikrogerinnseln durch Infusion von Arwin beim Kaninchen. MÜLLER-BERGHAUS, G., HOCKE, M., LASCH, H. G. (Gießen) 1614

Bedrohliche Reaktion bei diskontinuierlicher Rifampicingabe. KRÖNIG, B., WEIHRAUCH, TH., FIEGEL, P., HÖFFLER, D., ARNDT-HANSER, A., JAHNECKE, J. (Mainz) 1617

Vorläufige Ergebnisse einer Behandlung von Hyperlipidämien mit einem neuen D-Thyroxin-Präparat. BOMMER, J., EHRKE, V., SPEDERS, H. (Heidelberg) 1619

Therapie der Hyperlipoproteinämie-Typen II a und II b mit Dextro-Thyroxin oder mit D, L-α-Methyl-Thyroxin-Äthylester. SCHWARTZKOPF, W. (Berlin) 1621

Wirkung von hochgereinigtem D-Thyroxin („Dyno") bei Hyperlipoproteinämien Typ II a und II b. v. LÖWIS OF MENAR, P., KLEMENS, U. H. (Berlin) 1623

Über den Einfluß der Neutralisation des Magensaftes durch Magnesiumhydroxyd auf die Gastrinkonzentration bei Patienten mit Ulcus duodeni. FEURLE, G. (Heidelberg) 1625

Die Identifizierung von Monohydroxygallensäuren bei intrahepatischer Schwangerschaftscholestase. BACK, P., SJÖVALL, J. (Freiburg-Stockholm) 1626

Die Wirkung von Äthanol auf den Lipoproteinstoffwechsel der isoliert durchströmten Rattenleber. GARBE, U., PAPENBERG, J. (Heidelberg) 1630

Untersuchungen zum Nachweis der HAA-Antigens mit dem Latextest. SAUERBRUCH, T., DÖRNER, M., BARTSCH, U., SANWALD, R. (Heidelberg) 1632

Übertragung des Australia-Antigens durch Insekten (Platta americana) — ein möglicher Infektionsweg der Serumhepatitis. ZEBE, H., SANWALD, R., RITZ, E. (Heidelberg) 1633

Obstruktive Bronchopneumopathie, Cor pulmonale und Gicht bei zwei Patienten mit homozygot ererbtem α_1-Antitrypsinmangel. FRUHMANN, G., FRITZ, H., BERGSTERMANN, H. (München) 1635

Die Prüfung der Ventrikelsteuerung implantierter Herzschrittmacher. WICK, E., BELL, U., BAHNER, E. (Gießen) 1637

Altersabhängige Abnahme der Reninkonzentration im menschlichen Plasma. KRAUSE, D. K., HAYDUK, K., KAUFMANN, W., HUENGES, R., SCHILLMÖLLER, U., UNBEHAUN, V. (Tübingen) 1644

Kreislaufveränderungen im anaphylaktischen Schock. WEGMANN, A., RENKER, H. (Bern) 1647

Untersuchungen zu einem neuen Fall von Dysfibrinogenämie. KRAUSE, W., HEENE, D., HEINRICH, D., RÓKA, L., LASCH, H. G. (Gießen) 1651

10. Rundtischgespräch. Kommunikationen zwischen Praxis und Klinik. Moderator: E. FRITZE, Bochum 1654

Namenverzeichnis 1656

Sachverzeichnis 1662

Vorsitzender 1972—1973	Prof. Dr. med. H. BEGEMANN – München
Vorstand 1972—1973	Prof. Dr. med. H. BEGEMANN – München Prof. Dr. med. G. SCHETTLER – Heidelberg Prof. Dr. med. H. P. WOLFF – Mainz Prof. Dr. med. P. SCHÖLMERICH – Mainz Prof. Dr. med. B. SCHLEGEL – Wiesbaden
Vorstand 1971—1972	Prof. Dr. med. G. SCHETTLER – Heidelberg Prof. Dr. med. F. GROSSE-BROCKHOFF – Düsseldorf Prof. Dr. med. H. BEGEMANN – München Prof. Dr. med. H. P. WOLFF – Mainz Prof. Dr. med. B. SCHLEGEL – Wiesbaden

Ehrenmitglieder

1891	Geh. Med. Rat Prof. Dr. med. R. VIRCHOW – Berlin
1894	Dr. Prinz LUDWIG FERDINAND VON BAYERN
1902	Wirkl. Geh. Med. Rat Prof. Dr. med. E. v. LEYDEN – Berlin
1907	Wirkl. Geh. Rat Prof. Dr. med. E. v. BEHRING – Marburg Geh. Rat Prof. Dr. med. H. CURSCHMANN – Leipzig Geh. Rat Prof. Dr. med. P. EHRLICH – Frankfurt a. M. Geh. Rat Prof. Dr. med. W. ERB – Heidelberg Geh. Rat Prof. Dr. med. E. FISCHER – Berlin Geh. Rat Prof. Dr. med. R. KOCH – Berlin Geh. Rat Prof. Dr. med. v. LEUBE – Würzburg Geh. Rat Prof. Dr. med. A. MERKEL – Nürnberg Geh. Rat Prof. Dr. med. NAUNYN – Baden-Baden Geh. San.-Rat Dr. med. E. PFEIFFER – Wiesbaden Geh. Rat Prof. Dr. med. PFLÜGER – Bonn Geh. Rat Prof. Dr. med. QUINCKE – Kiel Prof. Dr. med. v. RECKLINGHAUSEN – Straßburg Prof. Dr. med. SCHMIEDEBERG – Straßburg Wirkl. Geh. Rat Prof. Dr. med. M. SCHMIDT – Frankfurt a. M.
1912	Geh. Rat Prof. Dr. med. C. F. v. RÖNTGEN – München
1923	Geh. Rat Prof. Dr. med. BÄUMLER – Freiburg Geh. Rat Prof. Dr. med. LICHTHEIM – Bern
1924	Geh. Rat Prof. Dr. med. v. STRÜMPELL – Leipzig Geh. Rat Prof. Dr. med. SCHULTZE – Bonn Geh. Rat Prof. Dr. med. R. STINTZING – Jena Geh. Rat Prof. Dr. med. F. PENZOLDT – Erlangen
1927	Geh. Rat Prof. Dr. med. F. KRAUS – Berlin Geh. Rat Prof. Dr. med. O. MINKOWSKI – Wiesbaden
1928	Geh. Rat Prof. Dr. med. GOLDSCHEIDER – Berlin

1932	Geh. Rat Prof. Dr. W. His – Berlin
	Geh. Rat, Ob.-San.-Rat Prof. Dr. med. R. Ritter v. Jaksch – Prag
	Prof. Dr. med. G. Klemperer – Berlin
	Prof. Dr. med. Koranyi – Budapest
	Geh. Rat Prof. Dr. med. L. v. Krehl – Heidelberg
	Geh. Rat Prof. Dr. med. F. Moritz – Köln
	Geh. Rat Prof. Dr. med. F. v. Müller – München
	Prof. Dr. med. E. v. Romberg – München
	Prof. Dr. med. R. F. Wenckebach – Wien
1935	Geh. Rat Prof. Dr. med. W. Zinn – Berlin
	Prof. Dr. med. O. Naegeli – Zürich
1936	Prof. Dr. med. L. Brauer – Wiesbaden
	Prof. Dr. med. Mollow – Sofia
1938	Prof. Dr. med. Förster – Breslau
	Prof. Dr. med. L. R. Müller – Erlangen
	Prof. Dr. med. Pässler – Dresden
	Prof. Dr. med. F. Volhard – Frankfurt a. M.
1949	Prof. Dr. med. G. v. Bergmann – München
	Prof. Dr. med. A. Schittenhelm – München
1950	Prof. Dr. med. H. Dietlen – Saarbrücken
1951	Prof. Dr., Dr. med. h. c., Dr. phil. h. c. G. Domagk – Elberfeld
	Prof. Dr. med. et theol. et phil. A. Schweitzer – Lambarene (Kongo)
1952	Prof. Dr. med. W. Heubner – Berlin
1954	Prof. Dr. med. M. Nonne – Hamburg
	Prof. Dr. med. R. Rössle – Berlin
	Prof. Dr. med. O. Rostoski – Dresden
	Prof. Dr. med. W. Frey – Zollikon/Zürich (Schweiz)
	Sir Henry Dale – London
1955	Prof. Dr. med. et theol. R. Siebeck – Heidelberg
	Prof. Dr. med. S. J. Thannhauser – Boston (USA)
1956	Prof. Dr. med. F. A. Schwenkenbecher – Marburg
	Prof. Dr. med. E. Grafe – Würzburg
	Prof. Dr. med. E. Franck – Istanbul
	Dr. med. h. c. Dr. phil. h. c. F. Springer – Heidelberg
1957	Prof. Dr. med., Dr. med. h. c., Dr. med. h. c., Dr. rer. nat. h. c. M. Bürger – Leipzig
	Prof. Dr. med. Ph. Klee – Wuppertal
	Prof. Dr. med. C. Oehme – Heidelberg
	Prof. Dr. med. Dr. med. h. c. W. Stepp – München
	Prof. Dr. med. H. Schmidt – Wabern b. Bern (Schweiz)
	Prof. Dr. med. C. D. de Langen – Utrecht (Holland)
	Prof. Dr. med. E. Lauda – Wien
	Prof. Dr. med. W. Loeffler – Zürich (Schweiz)
1958	Prof. Dr. med. E. P. Joslin – Boston/Mass. (USA)
	Prof. Dr. med. Dr. med. h.c. G. Katsch – Greifswald
	Prof. Dr. med. Dr. med. h. c. Dr. med. h. c. A. Weber – Bad Nauheim
1959	Prof. Dr. med. P. Martini – Bonn
	Prof. Dr. med. W. Weitz – Hamburg
1960	Prof. Dr. med. H. H. Berg – Hamburg
	Prof. Dr. med. Fr. Kauffmann – Wiesbaden

1961	Prof. Dr. med. R. Schoen – Göttingen
1962	Prof. Dr. med. H. Pette – Hamburg Prof. Dr. med. K. Hansen – Neckargemünd
1963	Prof. Dr. med. W. Brednow – Jena Prof. Dr. med. H. Reinwein – Gauting b. München Prof. Dr. med. H. H. Bennhold – Tübingen
1964	Prof. Dr. med. Dr. med. h. c. Dr. rer. nat. h. c. H. W. Knipping – Köln
1965	Prof. Dr. med. Dr. h. c. J. Grober – Bad Bodendorf Prof. Dr. med. Dr. med.h. c. F. Lommel – Endorf/Obb. Prof. Dr. med. vet. Dr. h. c. J. Nörr – München
1966	Prof. Dr. med. N. Henning – Erlangen Prof. Dr. med. A. Hittmair – Innsbruck Prof. Dr. med. F. Hoff – Frankfurt (Main) Prof. Dr. med. H. Kalk – Kassel Prof. Dr. med. K. Voit – Ammerland (Starnberger See)
1967	Prof. Dr. med., Dr. med. h. c. L. Heilmeyer – Freiburg/Brsg. Prof. Dr. med. W. Kittel – Wiesbaden
1968	Prof. Dr. med. G. Bodechtel – München Prof. Dr. med. J. Jacobi – Hamburg
1969	Prof. Dr. med. W. Hadorn – Bern (Schweiz) Prof. Dr. med. A. Jores – Hamburg Prof. Dr. med. J. Waldenström – Malmö (Schweden)
1970	Prof. Dr. med. A. Sturm – Wuppertal
1971	Prof. Dr. med., Dr. sc. h. c., Dr. med. vet. h. c. H. Freiherr v. Kress – Berlin Prof. Dr. med. E. Wollheim – Würzburg Prof. Dr. med. G. Budelmann – Hamburg
1972	Prof. Dr. med. R. Aschenbrenner – Hamburg Prof. Dr. med. H. E. Bock – Tübingen Sir H. Krebs, M.D., M.A., F.R.S., F.R.C.P. – Oxford

Verzeichnis der Vorsitzenden seit 1882

1. 1882 ⎫
2. 1883 ⎬ Wirkl. Geh. Ob.-Med.-Rat Prof. Dr. med. Th. v. Frerichs – Berlin
3. 1884 ⎭
4. 1885 Geh. Hofrat Prof. Dr. med. C. Gerhardt – Würzburg
5. 1886 ⎫
6. 1887 ⎬ Wirkl. Geh. Med.-Rat Prof. Dr. med. E. v. Leyden – Berlin
7. 1888 ⎭
8. 1889 Prof. Dr. med. v. Liebermeister – Tübingen
9. 1890 Hofrat Prof. Dr. med. v. Nothnagel – Wien
10. 1891 Wirkl. Geh. Med.-Rat Prof. Dr. med. E. v. Leyden – Berlin
11. 1892 Geh. Med.-Rat Prof. Dr. med. H. Curschmann – Leipzig
12. 1893 Prof. Dr. med. H. Immermann – Basel
    1894 kein Kongreß
13. 1895 Geh. Rat Prof. Dr. med. v. Ziemssen – München
14. 1896 Geh. Hofrat Prof. Dr. med. Bäumler – Freiburg i. Brsg.
15. 1897 Wirkl. Geh. Med.-Rat Prof. Dr. med. E. v. Leyden – Berlin
16. 1898 San.-Rat Prof. Dr. med. M. Schmidt – Frankfurt a. M.
17. 1899 Geh. Rat Prof. Dr. med. H. Quincke – Kiel
18. 1900 Ob.-San.-Rat Prof. Dr. med. R. Ritter v. Jaksch – Prag
19. 1901 Geh. Rat Prof. Dr. med. Senator – Berlin
20. 1902 Geh. Rat Prof. Dr. med. Naunyn – Straßburg
    1903 kein Kongreß
21. 1904 Ob.-Med.-Rat Prof. Dr. med. A. v. Merkel – Nürnberg
22. 1905 Geh. Rat Prof. Dr. med. W. Erb – Heidelberg
23. 1906 Geh. Med.-Rat Prof. Dr. med. v. Strümpell – Breslau
24. 1907 Wirkl. Geh. Med.-Rat Prof. Dr. med. E. v. Leyden – Berlin
25. 1908 Prof. Dr. med. F. v. Müller – München
26. 1909 Geh. Med.-Rat Prof. Dr. med. Fr. Schultze – Bonn
27. 1910 Geh. Med.-Rat Prof. Dr. med. Fr. Kraus – Berlin
28. 1911 Geh. Rat Prof. Dr. med. L. v. Krehl – Straßburg
29. 1912 Geh. Med.-Rat Prof. Dr. med. R. Stintzing – Jena
30. 1913 Geh. Rat Prof. Dr. med. F. Penzoldt – Erlangen
31. 1914 Prof. Dr. med. E. v. Romberg – Tübingen
    1915 kein Kongreß
    1916 außerordentliche Tagung (Kriegstagung) in Warschau
        Vors.: Geh. Med.-Rat Prof. Dr. med. W. His – Berlin
    1917 kein Kongreß
    1918 kein Kongreß
    1919 kein Kongreß
32. 1920 Geh. Rat Prof. Dr. med. O. Minkowski – Breslau
33. 1921 Prof. Dr. med. G. Klemperer – Berlin
34. 1922 Prof. Dr. med. L. Brauner – Hamburg
35. 1923 Prof. Dr. med. K. F. Wenckebach – Wien
36. 1924 Geh. Rat Prof. Dr. med. M. Matthes – Königsberg
37. 1925 Geh. Rat Prof. Dr. med. F. Moritz – Köln
38. 1926 Prof. Dr. med. H. Pässler – Dresden
39. 1927 Prof. Dr. med. O. Naegeli – Zürich
40. 1928 Prof. Dr. med. L. R. Müller – Erlangen
41. 1929 Geh. Rat. Prof. Dr. med. W. Zinn – Berlin
42. 1930 Prof. Dr. med. F. Volhard – Frankfurt a. M.
43. 1931 Prof. Dr. med. G. v. Bergmann – Berlin
44. 1932 Prof. Dr. med. P. Morawitz – Leipzig
45. 1933 ⎫ Prof. Dr. med. A. Schittenhelm – Kiel
46. 1934 ⎬ (Prof. Dr. med. L. Lichtwitz – Altona, ist satzungsgemäß im Jahr 1934 ausgeschieden, ohne den Vorsitz geführt zu haben)
47. 1935 Prof. Dr. med. H. Schottmüller – Hamburg
48. 1936 Prof. Dr. med. F. A. Schwenkenbecher – Marburg
49. 1937 Prof. Dr. med. R. Siebeck – Heidelberg

50. 1938 Prof. Dr. med. ASSMANN – Königsberg
51. 1939 Prof. Dr. med. Dr. h. c. W. STEPP – München
52. 1940 Prof. Dr. med. H. DIETLEN – Saarbrücken
    1941/42   keine Kongresse
53. 1943 Prof. Dr. med. H. EPPINGER – Wien
    1944—1947 keine Kongresse
54. 1948 Prof. Dr. med. P. MARTINI – Bonn
55. 1949 Prof. Dr. med. C. OEHME – Heidelberg
56. 1950 Prof. Dr. med. W. FREY – Oberhofen (Schweiz)
57. 1951 Prof. Dr. med. M. BÜRGER – Leipzig
58. 1952 Prof. Dr. med. PH. KLEE – Wuppertal
59. 1953 Prof. Dr. med. G. KATSCH – Greifswald
60. 1954 Prof. Dr. med. H. H. BERG – Hamburg
61. 1955 Prof. Dr. med. H. PETTE – Hamburg
62. 1956 Prof. Dr. med. R. SCHOEN – Göttingen
63. 1957 Prof. Dr. med. K. HANSEN – Lübeck
64. 1958 Prof. Dr. med. H. REINWEIN – Kiel
65. 1959 Prof. Dr. med. W. BREDNOW – Jena
66. 1960 Prof. Dr. med. H. BENNHOLD – Tübingen
67. 1961 Prof. Dr. med. J. JACOBI – Hamburg
68. 1962 Prof. Dr. med. F. HOFF – Frankfurt a. M.
69. 1963 Prof. Dr. med. H. Frhr. v. KRESS – Berlin
70. 1964 Prof. Dr. med. Dr. med. h. c. L. HEILMEYER – Freiburg i. Brsg.
71. 1965 Prof. Dr. med. A. STURM – Wuppertal-Barmen
72. 1966 Prof. Dr. med. et phil. G. BODECHTEL – München
73. 1967 Prof. Dr. med. A. JORES – Hamburg
74. 1968 Prof. Dr. med. H. E. BOCK – Tübingen
75. 1969 Prof. Dr. med. D. JAHN – Höfen
76. 1970 Prof. Dr. med. K. OBERDISSE – Düsseldorf
77. 1971 Prof. Dr. med. F. GROSSE-BROCKHOFF – Düsseldorf
78. 1972 Prof. Dr. med. G. SCHETTLER – Heidelberg

Korrespondierende Mitglieder
1939
    Prof. Dr. med. FANCONI – Zürich
    Prof. Dr. med. HESS – Zürich
    Prof. Dr. med. INGWAR – Lund
    Prof. Dr. med. MEULENGRACHT – Kopenhagen
    Prof. Dr. med. SCHÜFFNER – Amsterdam
    Prof. Dr. med. DIAZ – Rio de Janeiro

1961
    Prof. Dr. med. W. EHRICH – Philadelphia
    Prof. Dr. med. E. KOMIYA – Tokio

1965
    Prof. Dr med. CASTEX – Buenos Aires

1970
    Prof. Dr. med. V. MALAMOS – Athen
    Prof. Sir G. W. PICKERING – Oxford
    Dr. med. I. H. PAGE – Cleveland/Ohio

1971
    Prof. Dr. med. G. BIÖRCK – Stockholm
    Prof. Dr. med. K. LUNDBAEK – Aarhus

1972
    Prof. Dr. med. R. J. BING – Pasadena
    Dr. med. D. S. FREDRICKSON – Bethesda
    Prof. Dr. med. A. LAMBLING – Paris
    Prof. Dr. med. H. N. NEUFELD – Tel Aviv
    Prof. Dr. med. I. SHKHVATSABAJA – Moskau

Diplommitglieder
    Dr. med. J. WIBEL – Wiesbaden
    Dr. med. h. c. J. F. BERGMANN, Verlagsbuchhändler – Wiesbaden

Ständige Schriftführer
    1882—1914 Geh. San.-Rat. Dr. med. E. PFEIFFER – Wiesbaden
    1914—1920 Prof. Dr. med. W. WEINTRAUD – Wiesbaden
    1921—1943 Prof. Dr. med. A. GÉRONNE – Wiesbaden
    1948—1960 Prof. Dr. med. Fr. KAUFFMANN – Wiesbaden
    ab 1961   Prof. Dr. med. B. SCHLEGEL – Wiesbaden

Kassenführer	1882—1884 San.-Rat Dr. med. A. PAGENSTECHER – Wiesbaden 1885—1920 Dr. med. J. WIBEL – Wiesbaden 1921—1927 Dr. med. W. KOCH – Wiesbaden 1928—1939 Dr. med. E. PHILIPPI – Wiesbaden 1940—1954 Dr. med. ACHELIS – Wiesbaden 1955—1967 Prof. Dr. med. W. KITTEL – Wiesbaden ab Mai 1967 Dr. med. K. MIEHLKE – Wiesbaden
Mitglieder des Ausschusses 1972—1973	Prof. Dr. med. W. SIEGENTHALER – Zürich Prof. Dr. med. E. STEIN – Braunschweig Prof. Dr. med. M. BROGLIE – Wiesbaden Prof. Dr. med. K. SEIGE – Halle Prof. Dr. med. W. HOLLMANN – Potsdam Prof. Dr. med. R. WENGER – Wien Prof. Dr. med. E. BUCHBORN – München Prof. Dr. med. E. FRITZE – Bochum Prof. Dr. med. K. JAHNKE – Wuppertal Prof. Dr. med. H. GILLMANN – Ludwigshafen Prof. Dr. med. H.-A. KÜHN – Würzburg Dr. med. W. RUGE – Hannover Dr. med. H. LINS – Düsseldorf-Holthausen Prof. Dr. med. H.-G. LASCH – Gießen Prof. Dr. med. H. J. DENGLER – Bonn Prof. Dr. med. J. SCHIRMEISTER – Karlsruhe Prof. Dr. med. S. EFFERT – Aachen Prof. Dr. med. F. KAINDL – Wien Priv.-Doz. Dr. med. P. SCHOLLMEYER – Freiburg Prof. Dr. med. A. PRILL – Berlin Dr. med. H. ZOLLIKOFER – Zürich Dr. med. E. SCHÜLLER – Düsseldorf Prof. Dr. med. F. ANSCHÜTZ – Darmstadt Prof. Dr. med. E. F. PFEIFFER – Ulm Prof. Dr. med. C.-G. SCHMIDT – Essen

Der akute Verschluß der Gliedmaßenarterien.
Sofortmaßnahmen in der Praxis und konservative Therapie

HASSE, H. M. (Angiol. Klinik, Max Ratschow-Klinik Darmstadt)

Referat

In der ärztlichen Praxis ist der akute Arterienverschluß stets als Notfallsituation anzusehen. Schnelles Erkennen und sofortiges Handeln entscheiden über das Schicksal der betroffenen Gliedmaße, nicht selten über Leben und Tod des Erkrankten [1, 2, 3]. Diese Feststellung hat volle Gültigkeit behalten, obwohl die Prognose durch Einsatz ideenreicher operativer Verfahren und Anwendung gezielter konservativer Maßnahmen in den letzten Jahren sich günstiger gestaltete [5, 10, 13]. Daher richtet sich der Apell an den praktischen Arzt zur primären, oft entscheidenden Mithilfe. Die Sofortmaßnahmen in der Praxis können mit der Beantwortung des telefonischen Anrufes beginnen. Im Verdachtsfall erteilen wir den Angehörigen eine Kurzanweisung. Diese lautet: Nichts tun! Komme sofort! Auf diese Weise lassen sich die früher häufig gesehenen primären Therapieschäden mit größerer Sicherheit vermeiden. Leider werden sie gelegentlich noch immer durch Laien oder Pseudoheilkundige in Form lokaler Wärmeanwendung verursacht.

Es ist für den Hausarzt in der Regel leicht, eine exakte Diagnose bereits am Krankenbett zu stellen. Durch den typischen Inspektionsbefund und durch Fehlen der arteriellen Pulse im betroffenen Gliedmaßenabschnitt. Gezielte Fragen z. B. nach rheumatischen Vorkrankheiten und nach intermittierenden Gehbeschwerden, anschließende Auskultation des Herzens und Blutdruckmessung geben oft brauchbare Anhaltspunkte für die Differentialdiagnose „embolischer Verschluß" oder „autochthone arterielle Thrombose". Auf die abgrenzenden Merkmale der Phlegmasia coerulea dolens sei deshalb betont hingewiesen, weil das Krankheitsbild in letzter Zeit häufiger gesehen wurde und auch hier der frühestmögliche Therapiebeginn den Krankheitsverlauf entscheidet.

Die Erkennung dieser Venenerkrankung ist einfach, wenn man die fast immer vorangehenden Phlebitiden beachtet mit folgenden gegenwärtigen Zeichen: Die Haut ist nicht blaß, sondern düster-rot bis cyanotisch, die Gliedmaße ist durch Ödembildung oft massiv geschwollen, tastbare Hautvenen sind nicht entleert, sondern infolge Stauung prominent.

Die folgenden fünf Punkte skizzieren die Grundlage des therapeutischen Sofortprogrammes:
1. Schmerzbekämpfung,
2. Schockbekämpfung,
3. Lagerung und Schutz der betroffenen Gliedmaße,
4. Heparinisierung,
5. umgehende Klinikeinweisung.

Bei akuter massiver Blockierung der arteriellen Strombahn mit Verlegung von Schlüsselpositionen können nur stark wirkende Analgetika oder Opiate den „Erstickungsschrei der Gewebe" dämpfen. Wir bevorzugen Dolantin S 25 bis 50 mg. Die Applikation erfolgt subcutan, nicht intramuskulär, da erfahrungsgemäß eine nachfolgende medikamentöse Anticoagulation ausgedehnte Hämatome auslösen kann!

Größte Aufmerksamkeit ist der allgemeinen kardiovasculären Situation zu schenken. Wir haben gehört, daß etwa 80% der akuten Arterienverschlüsse an den Gliedmaßen durch Embolien hervorgerufen werden. Ihre Quelle ist fast ausschließlich das organisch erkrankte Herz [12]. Die plötzliche Änderung der gesamten Hämodynamik und anhaltende Schmerzattacken können zum Schock, ja zu akuter Lebensbedrohung führen. Aus diesem Grunde ist die Schockbekämpfung schon im Frühstadium anzustreben. Diese Empfehlung findet ihre weitere

Begründung in der Ungewißheit darüber, mit welchem Tempo das Verschluß-substrat in der Peripherie sich nach zentral ausdehnt, weitere Schlüsselpositionen der großen Stammarterien blockiert und damit einen verhängnisvollen Circulus vitiosus von cardialer und vasculärer Dekompensation induziert.

Diese Zusammenhänge rechtfertigen die Einleitung einer Infusionsbehandlung, z. B. mit einem Plasmaexpander durch den Hausarzt. Gern erfüllen wir dabei die Bitte unserer Anästhesisten, eine breite Verweilkanüle, z. B. die Braunüle zu benutzen und nach Möglichkeit eine Vene des *rechten* Unterarmes zu punktieren — denn: Im Vorstadium des Schocks sind die Venen noch nicht kollabiert, mit einer Dislokation der Kanüle ist am Unterarm weniger zu rechnen als in der Cubitalgegend; schließlich ist bei drohendem Herzversagen der Kardiologe dankbar, wenn man ihm den Zugang zum Herzen über die großen Venen des *linken* Armes offen hält.

Eine wichtige Maßnahme ist die abhängige Lagerung der betroffenen Gliedmaße auf weichgepolsterter Unterlage. Durch Erhöhung des hydrostatischen Druckes kann die Überwindung des kritischen Verschlußdruckes und damit auch eine Schmerzlinderung erreicht werden. Drucknekrosen der Haut werden vermieden.

Nach Ausschluß möglicher Kontraindikationen erscheint die Einleitung einer Anticoagulantientherapie mit Heparin von 10000 bis 20000 E gerechtfertigt. Man kann damit rechnen, daß hierdurch einer möglichen Appositionsthrombose vorgebeugt, andererseits die gestörte Fließeigenschaft der Endstrombahn im Bereich der ischämischen Gewebsbezirke reguliert wird.

Danach ist unverzüglich die klinische Einweisung zu veranlassen unter Mitsendung eines Kurzberichtes über die bisher durchgeführte Therapie. In Anbetracht der fortschrittlichen Behandlungsmethoden, aber auch mit Rücksicht auf die nicht vorhersehbaren Gefahren und Komplikationen, die dem Patienten drohen, ist eine hausärztliche Behandlung nicht mehr vertretbar.

Die Voraussetzungen für eine aussichtsreiche Behandlung in der Klinik sehen wir dann erfüllt, wenn der Chirurg und der Internist gemeinsam über den einzuschlagenden Weg beraten.

Auch in diesem Zusammenhang ist darauf hinzuweisen, daß der akute Verschluß der Gliedmaßenarterien (je nach Einzugsgebiet) in 70 bis 80% der Beobachtungsfälle durch eine arterielle Embolie verursacht wird [4]. Hier am Beispiel die Zählergebnisse einer großen chirurgischen Klinik, in diesem Fall der Universitätsklinik Heidelberg. Die Daten hat uns dankenswerterweise Herr Laubach [6] zur Verfügung gestellt.

Wir sehen: Rund 70% sind arterielle Embolien; 20% akute arterielle Thrombosen und etwa 10% traumatisch bedingte Arterienverschlüsse.

Ein zahlenmäßig vergleichbares Kollektiv aus unserer Klinik mit konservativ-therapeutischen Zielsetzungen können wir aus gutem Grund nicht vorlegen. Dieses Eingeständnis kennzeichnet die Situation. 90 bis 95% unserer Kranken mit akutem Arterienverschluß führen wir der operativen Behandlung zu!

Wir sind bisher damit zugunsten unserer Patienten gut gefahren! In der Tat — die konservative Behandlung bei akuten Arterienverschlüssen ist bei einem nur ganz geringen Teil der Erkrankten gerechtfertigt. Nach derzeitigem Stande scheint uns folgende abgestufte Anzeigestellung zuzutreffen:

Die Erfolge konservativer Therapie sind in hohem Maße unwahrscheinlich bei Vorliegen einer kompletten Ischämie. Hier spinnt sich ein Wettlauf mit der Zeit an! Weiteres Zuwarten oder ineffektive Maßnahmen können in kurzer Zeit zu irreversiblen Gewebsschäden mit Gliedmaßenverlust, Schock und akuter Lebensbedrohung führen. Keine derzeit bekannte, ausreichend erprobte, konservative Behandlungsmaßnahme wäre in der Lage, mit der chirurgischen Intervention zu konkurrieren. Die Begründung: Das operative Vorgehen gewährleistet die größere Sicherheit und das geringere Risiko. Konservative Maßnahmen sind allenfalls indiziert in Extremsituationen des Kranken, wenn es sich darum handelt, eine manifeste Herzinsuffizienz bzw. ein fortgeschrittenes Schockstadium zu beheben mit dem Ziel, den Patienten operationsfähig zu machen.

Konservative Behandlungserfolge sind möglich bei peripherer Lokalisation des Verschlußsubstrates. Distal der Kniekehle und der Ellenbeuge gelingt die operative Desobstruktion in manchen Fällen nicht, weil die schmalen Gefäßkaliber das technische Vorgehen erschweren. Hier bietet sich ein medikamentöser Behandlungsversuch der Thrombolyse mit Streptokinase an [11]. Beispiel: Ein 39jähriger kaufmännischer Angestellter erleidet bei abklingendem Grippeinfekt — noch bettlägerig — eine akute Ischämie im Unterschenkel. Die Angiographie dokumentiert eine Blockierung der drei Unterschenkelarterien. Kein Anhalt für Mitralvitium, keine absolute Arrhythmie oder organische Herzmuskelschädigung. Nach Applikation von 2 Millionen Streptase Wiederkehren des Tibialis posterior-Pulses, völlige Behebung der Ischämie, später angiographischer Nachweis für Wiederherstellung der Strombahn, vollständig in der Tibialis posterior, partiell der Tibialis anterior und Peronaea.

Mit Wahrscheinlichkeit kann die konservative Therapie zu befriedigenden Erfolgen führen bei Vorliegen einer inkompletten Ischämie. In diesen Fällen stehen wir nicht mehr unter Zeitdruck. Die Entscheidung darüber, ob im Einzelfall rekonstruktive operative oder konservative Maßnahmen den Vorzug verdienen, ist vom Grad der Minderdurchblutung, von der Durchblutungsreserve bzw. von der Leistungsminderung des Kranken abhängig. In chancengleichen Grenzfallsituationen lassen wir den Patienten — je nach seinen Erwartungen und Wünschen — selbst entscheiden.

Der Gefäßchirurg kann nach Wochen und Monaten im Zuge einer sog. Intervalloperation die Strombahn wieder herstellen. Die Voraussetzungen hierzu muß der Internist genau kennen. Sie wurden uns von Herrn Trede im Prinzip prägnant vorgetragen. Weitere Detailinformationen dürfen wir von Herrn van Dongen erwarten.

Die überraschende Erfahrung, daß durch Streptokinaseinfusionen auch langfristig verschlossene Arterien wieder durchgängig werden können, hat inzwischen ihre klinische Bewährungsprobe bestanden.

Aus dem Arbeitskreis der Aggertal-Klinik unter Herrn Schoop, die das größte Beobachtungsgut aufzuweisen hat, ist eindeutig belegt, daß die Lysierbarkeit von arteriellen Thromben unter anderem abhängig ist von ihrem Alter und von ihrer Lokalisation innerhalb des Arteriensystems [7].

Dieses Schema, das Herr Martin freundlicherweise zur Verfügung stellte, belegt, daß thrombische Verschlußprozesse der Arteria femoralis noch nach mehreren Wochen durch Streptase rückbildungsfähig sind [8]. Stenosen und Obstruktionen im Aorta-Ilicabereich können sogar noch Monate und Jahre später erfolgreich lysiert werden.

Was bleibt für die konservative Therapie, wenn eine Thrombolyse aus klinischer Erfahrung nicht indiziert ist oder aus anderen Gegengründen der Kontraindikation sich verbietet?

In diesen Fällen werden wir alle die Maßnahmen heranziehen, die sich im Stadium III und IV der chronischen arteriellen Verschlußkrankheit bewährt haben. Herr Nobbe hat uns die Möglichkeiten aufgezeigt. Seine Ausführungen können wir bestätigen. Sie treffen weitgehend auch für das Folgestadium der akuten inkompletten Ischämie zu. Insbesondere ist darauf hinzuweisen, daß in fortgeschrittenen Stadien der Durchblutungsinsuffizienz eine intraarterielle Infusion mit Substanzen kurzer Halbwertszeit bei erstmaliger Applikation zwar ungünstige Effekte in den bereits minderdurchbluteten Gewebsbezirken auslösen kann [14]. Dennoch möchten wir daraus nicht unbedingt eine Kontraindikation dieser Verfahrensweise in diesem Stadium ableiten.

Tatsächlich sahen wir unter vorhergehender Injektion eines α-Blockers (Priscol) und wiederholter Durchführung der genannten Infusionen (Triadenyl) überzeugend günstige Beeinflussung des permanenten Ruheschmerzes und vorhandener bislang therapieresistenter Gewebsläsionen.

Gestatten Sie mir zum Schluß die Mitteilung zweier Beobachtungen akuter Arterienverschlüsse, die leider zu verheerenden Folgen führten.

Zu dieser 46jährigen Apothekerin, deren Fuß wir hier im Bilde zeigen, wurden wir gerufen, nachdem sich im Verlauf einer akuten Gastroenteritis ein komplettes Ischämiesyndrom des rechten Beines entwickelt hatte. Die Patientin war bereits 3 Tage nach dem akuten Ereignis hospitalisiert. Sie hatte quälende Ruheschmerzen. Das Bein war auf einer Braunschen Schiene hochgelagert und festgebunden! Die leider nun erst veranlaßte chirurgische Desobliteration des Arteria poplitea und der verschlossenen Arteria tibialis posterior gelang zwar technisch perfekt, konnte jedoch eine Reanimation des schwergeschädigten Gewebes nicht mehr erwirken. Es kam zur Unterschenkelamputation!

Diese Hand stammt von einer 22jährigen Erstgebährenden. Sie sehen die erschreckende Komplikation nach einer versehentlichen intraarteriellen — statt intravenösen — Applikation eines Kurznarkoticums. In Sekundenschnelle kam es zur ausgedehnten Thrombosierung im arteriellen Versorgungsbereich. Die Möglichkeit einer thrombolytischen Behandlung war seinerzeit noch nicht gegeben. Der Versuch einer derartigen Sofortbehandlung könnte heute wahrscheinlich Hilfe bringen.

Wichtiger scheint uns die aus den Beobachtungen abzuleitende Konsequenz: Eine große Zahl von Komplikationen bei akuten vasculären Erkrankungen sind durch Kenntnis und Beachtung der pathophysiologischen Zusammenhänge zu *vermeiden!*

Literatur

1. Dembowski, U.: Angiologie, S. 659 (Ratschow, M., Hrsg.). Stuttgart: Thieme 1959. — 2. Dembowski, U.: Verh. dtsch. Ges. Kreisl.-Forsch. **31**, 343 (1965). — 3. Hasse, H. M.: Verh. dtsch. Ges. Kreisl.-Forsch. **31**, 337 (1965). — 4. Hasse, H. M.: 3. Angiol. Symposion, Kitzbühel, S. 9, 1968. — 5. Kappert, A.: Lehrbuch und Atlas der Angiologie, S. 375. Bern-Stuttgart-Wien: H. Huber 1969. — 6. Laubach, K., Chirurg. Univ.-Klinik Heidelberg: Pers. Mitteilung. — 7. Martin, M., Schoop, W., Zeitler, E.: Thrombolyse bei chronischer Arteriopathie. Aktuelle Probleme in der Angiologie, 8. Bern-Stuttgart-Wien: H. Huber 1970. — 8. Martin, M.: Schweiz. Rundschau Med. (Praxis) **60**, 1534 (1971). — 9. Senn, A.: Die chirurgische Behandlung der akuten und chronischen arteriellen Verschlüsse. S. 20. Bern-Stuttgart: H. Huber 1963. — 10. Schmutzler, R.: Internist **10**, 21 (1969). — 11. Schmutzler, R.: Therapiewoche **21**, 3254 (1971). — 12. Stein, E., Schölmerich, P., Dohmen, M.: Verh. dtsch. Ges. inn. Med. **67**, 302 (1961). — 13. Vollmar, J.: Rekonstruktive Chirurgie der Arterien, S. 192. Stuttgart: Thieme 1967. — 14. Widmer, L. K., Detti, L., Waibel, P., Schaller, M.: Verh. dtsch. Ges. Kreisl.-Forsch. **30**, 376 (1964).

Chirurgische Therapie akuter Verschlußprozesse

van Dongen, R. J. A. M. (Utrecht)

Referat

Bei einem akuten Arterienverschluß ist nicht nur die betroffene Extremität direkt gefährdet, sondern es liegt auch eine akute Bedrohung des Lebens des Patienten vor. Aus diesem Grund ist eine schnelle Erkennung des Krankheitsbildes und ein sofortiges therapeutisches Vorgehen erforderlich.

Genauso wichtig ist es, daß man der Ursache des akuten Verschlusses baldmöglichst auf die Spur kommt, da die Therapie bei den verschiedenen Arten von akutem Arterienverschluß unterschiedlich ist.

Die Differentialdiagnose zwischen Embolie, akuter Thrombose, Phlegmasia coerulea dolens und akutem Verschluß einer Extremitätenarterie durch ein Aneurysma dissecans kann manchmal schwierig sein.

Die Embolie ist die mit Abstand häufigste Ursache des akuten arteriellen Verschlusses, wie auch aus unserem Material ersichtlich ist. Fast 64% aller akuten Verschlüsse wurden durch Embolien verursacht. Von diesen 545 Embolien wurden 476 (87%) operativ behandelt. Die oberen Zahlen in Abb. 1 beziehen sich auf die Fälle, die chirurgisch, die unteren Zahlen auf die Patienten, die konservativ behandelt wurden.

Sie sehen — erstens — daß bei den peripheren embolischen Verschlüssen, d.h. den Verschlüssen der Unterarm- und Unterschenkelarterien, die konservative Behandlung im Vordergrund stand. Bei den Embolien der A. brachialis hielten konservative und chirurgische Behandlung sich die Waage. Bei allen anderen

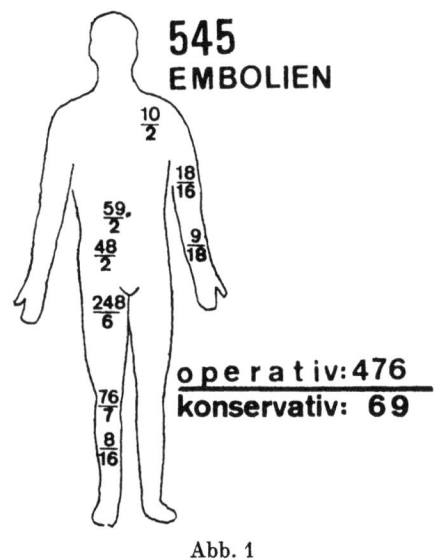

Abb. 1

weitlumigen Arterien wurde hauptsächlich operative Therapie angewandt. Nur in einigen Fällen, wobei der Zustand des Patienten schlecht war, und nur ein partielles ischämisches Syndrom bestand, wurde konservative Behandlung vorgezogen.

Wenn man die Behandlung im Bereich der oberen Extremität mit der unteren Extremität vergleicht, sieht man einen deutlichen Unterschied. Von den Embolien der oberen Extremitäten wurden 50% konservativ behandelt, von den der unteren Körperhälfte nur 7%.

Wenn wir die Altersverteilung unserer Emboliepatienten betrachten, können wir feststellen, daß es sich in der Mehrzahl um Kranke zwischen 60 und 90 Jahren handelt. Daß die chirurgische Therapie auch bei den alten Patienten möglich ist, verdanken wir neuen operativ-technischen Entwicklungen auf dem Gebiet der Embolektomie in den letzten 8 Jahren.

Die Technik der Embolusentfernung ist mit der Einführung der Fernembolektomie mittels Ballonkatheter nach Fogarty oder mittels Dormiakatheter wesentlich vereinfacht und zuverläßlicher geworden. Die Technik wird kurz besprochen. Der Fogarty-Katheter wird in nicht gefülltem Zustand möglichst weit in die

Arterie eingeführt bis vorbei an dem Embolus und dem Appositionsthrombus, wird dann aufgeblasen und zurückgezogen, wobei die Thromben entfernt werden.

Als Beispiel ein Patient mit embolischem Verschluß der A. femoralis communis-Bifurkation. Die Arterie wird in der Leiste geöffnet. Der Embolus wird entfernt. Der Katherter wird möglichst weit in die Peripherie eingeführt, aufgeblasen und zurückgezogen, wobei die Thrombenmassen zum Vorschein kommen. Dann wird der Katheter nochmals in zentraler Richtung eingeführt. Und schließlich wird die Arteriotomie direkt, oder mit Hilfe eines Venenstreifens geschlossen.

Es ist eine einfache Operation, die nur wenig Zeit kostet. Das Operationstrauma ist klein. Praktisch alle Embolien können von einer leicht zugänglichen Stelle aus entfernt werden, und, was wichtig ist, eine örtliche Betäubung genügt! Wichtig ist auch, daß eine genaue präoperative Lokalisationsdiagnostik nicht notwendig ist. Eine Angiographie zur Feststellung der Lokalisation ist nicht erforderlich. So können alle Embolien im Bereich der unteren Körperhälfte, von der Aortenbifurkation bis in die Unterschenkelarterien, zusammen mit den Appositionsthromben, durch retrograde oder orthograde Fernembolektomie entfernt werden, von einer Arteriotomie aus, welche in der Leiste, in der A. femoralis communis durchgeführt wird.

Für frische Embolien eignet sich am besten der Fogarty-Katheter. Bei älteren Embolien leistet der Dormiakatheter gute Dienste. Die schon an der Wand anhaftenden Thromben können durch die spiralenförmigen elastischen Stahldrähte des um seine Achse gedrehten Katheters leicht von der Wand gestreift, gefangen und entfernt werden.

Wie gesagt können auch die gefürchteten Bifurkationsembolien in Lokalanästhesie von den Leisten aus entfernt werden. Ab und zu kann man jedoch feststellen, daß der Thrombus nicht aus großen Seitenästen entfernt werden kann, namentlich aus den Arteriae hypogastricae. Oder vielleicht werden diese Seitenäste sogar durch den passierenden Ballonkatheter zugeschmiert.

Dazu ein Beispiel. Beidseitiger Verschluß der A. hypogastrica und aller Äste nach Entfernung eines Bifurkationsembolus. Dieses „Schneepflugphänomen" ist ein kleiner Nachteil dieser Technik.

Ein großer Embolus bricht manchmal auf der Aortenbifurkation in zwei Teile, die dann Verschlüsse der Arteriae iliacae externae verursachen können. Die Entfernung von den beiden Leisten aus kostet wenig Mühe und Zeit.

Manchmal bricht ein Stück vom Embolus ab. Dieses kann einen zweiten Verschluß mehr nach distal verursachen, wie an einem Beispiel gezeigt wird. Übrigens möchte ich Sie darauf aufmerksam machen, daß sich hier kein Appositionsthrombus gebildet hat, obwohl dieses Bild 5 Tage nach dem akuten Ereignis hergestellt wurde. Das ist dem Umstand zu verdanken, daß der Hausarzt unmittelbar nach der Entdeckung — und das war 1 Std nach dem Entstehen des Verschlusses — und ehe er den Patienten ins Krankenhaus verlegte, Heparin gespritzt hat. Nach der Aufnahme wurde dann die Anticoagulantienbehandlung noch 5 Tage fortgesetzt. Das Kontrollaortogramm nach operativer Entfernung der beiden Embolien zeigt eine gute Durchgängigkeit der behandelten Gefäßstrecken.

Auch Embolien der distalen A. poplitea werden von einer Arteriotomie in der Leiste aus mittels Fogarty- oder Dormiakatheter entfernt. Die Eröffnung der A. tibialis anterior gelingt auf diese Weise fast nie.

Dank des Fogarty-Katheters haben wir in den letzten Jahren auch mehrmals mit gutem Erfolg die Embolektomie aus den kleinen Arterien des Unterschenkels und aus der A. radialis und ulnaris vorgenommen. Die kleinsten Fogarty-Katheter haben sich dabei gut bewährt. Unserer Meinung nach soll man bei diesen peripheren Verschlüssen zuerst eine konservative Behandlung einsetzen, die manchmal recht erfolgreich ist. Zeigt sich jedoch innerhalb von 24 Std keine Besserung, so ist operative Behandlung angezeigt.

Die Indikation ist selbstverständlich vom Grad der Ischämie und von der Lokalisation abhängig. Ist die Ischämie schwer, dann kann sofortige chirurgische Therapie notwendig sein.

Auch bei Brachialisverschlüssen kann man zuerst konservative Therapie versuchen, vor allem wenn die Arteriae circumflexae humeri frei sind. Meistens ist dann eine gute kollaterale Zirkulation gewährleistet. Nur bei schwerer Ischämie kann sofortige chirurgische Therapie notwendig sein.

Bei embolischen Verschlüssen im Bereich des Ellenbogens soll man nicht zu lange mit der Operation warten, denn die Möglichkeiten für die Entwicklung von kollateralen Gefäßen sind klein.

Die früher angegebene Zeit von 6 oder 10 Std, innerhalb welcher eine Embolektomie noch als durchführbar betrachtet wurde, wird jetzt von den meisten

Tabelle 1. *Ergebnisse von 439 Embolektomien der unteren Körperhälfte (1.1.1962 bis 31.12.1971)*

Alter des Embolus	Anzahl der Embolektomie	Gestorben	%	Amputation	%	Glied erhalten			
						Teilerfolg	%	Pulse +	%
Frühembolektomie									
0 bis 10 Std	258	23	8,9	8	3,1	46	18,0	181	70,0
Spätembolektomie									
10 bis 24 Std	89	10	11,2	4	4,4	14	15,7	61	68,5
1 bis 7 Tage	58	9	15,5	5	8,7	31	53,4	13	22,4
8 bis 14 Tage	34	5	14,7	4	11,8	15	44,1	10	29,4
	439	47	10,7	21	4,8	106	24,1	265	60,4
						371 (84,5%)			

Chirurgen nicht mehr eingehalten. Auch bis zu 14 Tage und länger bestehende embolische Verschlüsse können chirurgisch mit Erfolg behandelt werden.

Um festzustellen wie die Ergebnisse der Embolektomien kurz nach dem akuten Ereignis im Vergleich zu den Spätembolektomien sind, haben wir unsere Patienten, bei denen eine Embolektomie der unteren Körperhälfte innerhalb den letzten 10 Jahren durchgeführt wurde, in vier Gruppen eingeteilt (Tabelle).

Die Mortalität ist relativ hoch, aber diese bezieht sich zweifellos nicht auf die Operation, die, wie ich schon betonte, risikoarm ist, sondern auf die Grundkrankheit, den schlechten Allgemeinzustand und insbesondere auf den schlechten Zustand des Herzens der meisten Emboliepatienten.

Die Bifurkationsembolie, die 14% der Embolektomien der unteren Körperhälfte ausmacht, hat die höchste Mortalität, weil sie immer von einem schweren Schockzustand begleitet wird.

Die Mortalität ist bei den Embolektomien in späten Stadien größer als bei der Frühembolektomie. Das ist begreiflich. Bei Spätembolektomien nach schwerer und lang dauernder Mangeldurchblutung können die Erscheinungen eines partiellen oder kompletten Tourniquet-Syndroms auftreten, wenn die verschlossene Strombahn plötzlich wieder geöffnet wird, wodurch schädliche Produkte des Ischämiestoffwechsels in den Kreislauf geschwemmt werden. Schock, Hämokonzentration, Hypovolämie sowie Hyperkaliämie, Acidose und Nierenversagen sind die Folgen.

Auch die Amputationsrate ist bei den Embolektomien in späten Stadien bedeutend höher als bei den Embolektomien innerhalb den ersten 24 Std, zweifellos als Folge der Tatsache, daß in den späten Stadien beim Zeitpunkt des Eingriffes meistens schon sehr ernsthafte und irreparabele ischämische Veränderungen bestehen. Auch dann kann eine gelungene Embolektomie die Amputation manchmal nicht verhindern.

Bei insgesamt 85% aller Embolektomien blieb das Leben des Patienten und das betroffene Glied erhalten. Der Vergleich zwischen Früh- und Spätembolektomie zeigt auch hier eindeutig bessere Resultate zu Gunsten der Frühembolektomie.

Obwohl eine Embolektomie auch nach 24 Std und später erfolgreich durchgeführt werden kann, ist es doch eindeutig: je früher man embolektomiert, um so besser die Überlebenschancen für den Patienten, um so besser auch die Chancen für das Glied. Es ist also wichtig, daß nach der Feststellung der Diagnose keine Zeit verloren geht.

Wenn man diese Übersicht vergleicht mit den Ergebnissen vor dem Zeitalter des Fogarty-Katherters, muß man feststellen, daß der Unterschied groß ist. Das ist nicht nur der verbesserten chirurgischen Technik zu verdanken, sondern auch der Tatsache, daß es möglich geworden ist Schock und Herzversagen tatkräftiger zu behandeln.

Bei länger als 14 Tage bestehenden embolischen Verschlüssen wird grundsätzlich, wenn der Allgemeinzustand es zuläßt, eine Gefäßplastik durchgeführt.

Bis jetzt habe ich auf zwei Teile der Behandlung hingewiesen.

1. Bekämpfung von Schock und Herzversagen.
2. Beseitigung der Verlegung der arteriellen Strombahn.

Das dritte Ziel ist genauso wichtig, um die häufig auftretenden Rezidivembolien zu vermeiden, nämlich die Ausschaltung des Emboliestreuherdes. Ein Mitralklappenvitium wird baldmöglichst korrigiert, eine Flimmerarrythmie durch elektrische Entflimmerung beseitigt. Bei einem streuenden Aneurysma ist eine baldige Resektion angezeigt. Bei Halsrippen oder kostoclaviculären Kompression, wobei nicht selten Embolien im Arm auftreten, muß Extirpation der Halsrippe oder der ersten Rippe durchgeführt werden.

Dank dieser Maßnahmen war es uns möglich die Anzahl der Rezidive zu vermindern. Bei Patienten, bei denen der Streuherd nicht ausgeschaltet worden war, trat durchschnittlich bereits nach 5 Monaten ein Rezidiv auf; bei den anderen Patienten dagegen erst nach 5 Jahren.

Es kann schwierig und klinisch unmöglich sein, einen embolischen Verschluß von einer akuten Thrombose zu unterscheiden. Ja, selbst bei geöffneter Arterie bleibt der Chirurg die Antwort auf die Frage „Embolie oder akute Thrombose" manchmal schuldig. Für die Indikation zur sofortigen Operation macht das übrigens nichts aus. Auch bei einer akuten Thrombose soll man, wenn man sich zur Operation, und nicht zur Thrombolyse entschließt, möglichst früh operieren. Nur das operativ-taktische Vorgehen ist anders als bei der Embolie.

Für die akuten Thrombosen im Aorta-Iliacabereich gibt es drei Möglichkeiten. Viele Chirurgen bevorzugen eine primär totalwiederherstellende Operation. Alle möglichen Wiederherstellungsmethoden kommen in Betracht. Einmal gelingt es mit Hilfe von Endarteriektomie die Strombahn wiederherzustellen, ein anderes Mal sind komplizierte Gefäßrekonstruktionen notwendig, um ein gutes Ergebnis zu erhalten. Man muß aber bedenken, daß dies alles große Operationen sind, und daß vor allem die Laparotomie, die notwendig ist, das Risiko bei den sich meistens in schlechtem Zustand befindlichen Patienten vergrößert.

Oft bevorzugen wir deshalb eine zweite Möglichkeit, die Behandlung in zwei Etappen. Im akuten Stadium wird der frische Thrombus von den Leisten aus in örtlicher Betäubung mit Hilfe des zarten Fogarty-Katheters entfernt, mit dem

Ziel, durch eine partielle Eröffnung der Strombahn einer Ischämie vorzubeugen. Dazu ein Beispiel Abb. 2a zeigt den Zustand vor dieser ersten Operation; in Abb. 2 ist das Aortogramm nach gelungener Entfernung des Thrombus dargestellt. Nach einigen Tagen oder Wochen (selbstverständlich wird der Patient inzwischen mit Anticoagulantien behandelt, und man hat Zeit sich der Behandlung des Allgemeinzustandes zu widmen) geht man dazu über die Ursache, nämlich die erkrankten Arterien, zu behandeln. Hier wurde eine halbgeschlossene Endarteriektomie mit drei Streifenplastiken durchgeführt (Abb. 2c).

Dann gibt es noch eine dritte Möglichkeit, die wir vor allem anwenden bei Patienten, bei denen nicht zu erwarten ist, daß eine totalwiederherstellende Operation je möglich ist. In solchen Fällen wählen wir eine axillofemorale Bypassoperation. Eine Laparotomie wird dann umgangen. Der Eingriff kann, wenn nötig, in Lokalanästhesie durchgeführt werden und ist wenig belastend.

Bei akuten Thrombosen im femoropoplitealen Bereich sind die Probleme kleiner. Da ist eine totale Strombahnwiederherstellung durch Endarteriektomie oder besser Bypassverfahren weniger belastend und kann meistens im akuten Stadium durchgeführt werden.

Die Tatsache, daß bei Patienten mit akuter Thrombose eines Tages eine Gefäßplastik vorgenommen werden muß, macht eine angiographische Untersuchung unerläßlich, im Gegensatz zu den embolischen Verschlüssen, wobei eine Angiographie selten notwendig ist.

Bei unseren 162 Patienten, die für eine akute Thrombose auf Grund pathologischer Gefäße der unteren Körperhälfte chirurgisch behandelt wurden, fand 72mal eine primäre Totalwiederherstellung statt; 79mal wurde das Zweietappenverfahren angewandt. Die Zahlen sprechen zugunsten des Zweietappenverfahrens: weniger Tote, weniger Amputationen, bessere Ergebnisse, was die Erhaltung der Beine anbelangt. Übrigens sehen Sie, daß die Ergebnisse bei den Patienten mit akuter Thrombose überhaupt besser sind als bei den embolischen Verschlüssen. Die Mortalität ist niedriger. Das hängt zweifellos damit zusammen, daß es sich hier um Patienten mit kranken Gefäßen handelt. Es sind manchmal auch Herzkranke, aber das Herzleiden steht nicht so im Vordergrund als bei den Emboliepatienten. Auch die Amputationsrate ist niedriger als bei den Emboliepatienten. Bei Patienten mit akuter Thrombose hat sich ja doch meistens schon eine Kollateralzirkulation entwickelt.

Es ist selbstverständlich, daß bei akuten Verschlüssen innerhalb der ersten 48 Std eine Thrombolysebehandlung mit der operativen Therapie konkurriert, vorausgesetzt, daß die Kompensation so gut ist, daß der Verschluß noch einige Tage bestehen kann, ohne zu irreversiblem Schaden zu führen. Bei schwerer Ischämie jedoch ist die Operation die alleinrettende Maßnahme.

Das relativ seltene Krankheitsbild der Phlegmasia coerulea dolens wird durch einen massiven Venenverschluß charakterisiert. Sekundär kommt es zu einer Blockade der arteriellen Strombahn. Der vollständige Kreislaufstillstand in dem betroffenen Gliedmaß kann schließlich das Auftreten von Nekrosen zur Folge haben.

Die baldmöglichste Erkennung des Krankheitsbildes ist wichtig, da nur eine sofortige Behandlung Rettung bringen kann. Chirurgisch kommt eine Ausräumung der tiefen Venen in Kombination mit Fasciotomie in Betracht.

Von den 6 Patienten aus unserem Krankengut konnte bei 5 das Bein erhalten bleiben. Es blieb ein ausgeprägtes postthrombotisches Syndrom zurück. Ein Patient mit doppelseitigem Venenverschluß erlag seiner Krankheit.

Auch ein Aneurysma dissecans der Aorta kann, wenn die Dissektion in distaler Richtung fortschreitet, zum Verschluß der Aortenbifurkation führen.

Von 26 Patienten aus unserem Krankengut zeigten bei der Einlieferung 9 das Krankenbild eines akuten Aortenbifurkationsverschlusses. Bei 6 bestand eine vollständige Verlegung einer Art. iliaca communis, und bei 4 Patienten waren die Verschlüsse der Art. iliaca communis intermittierend. Die Differentialdiagnose gegenüber Embolie und akuter Thrombose kann außerordentlich schwierig sein. Manchmal wird die Diagnose erst sicher durch Aortographie: Doppelung der Kontrastmittelsäule, abnorme Begrenzung der Kontrastmittelsäule, abnorme

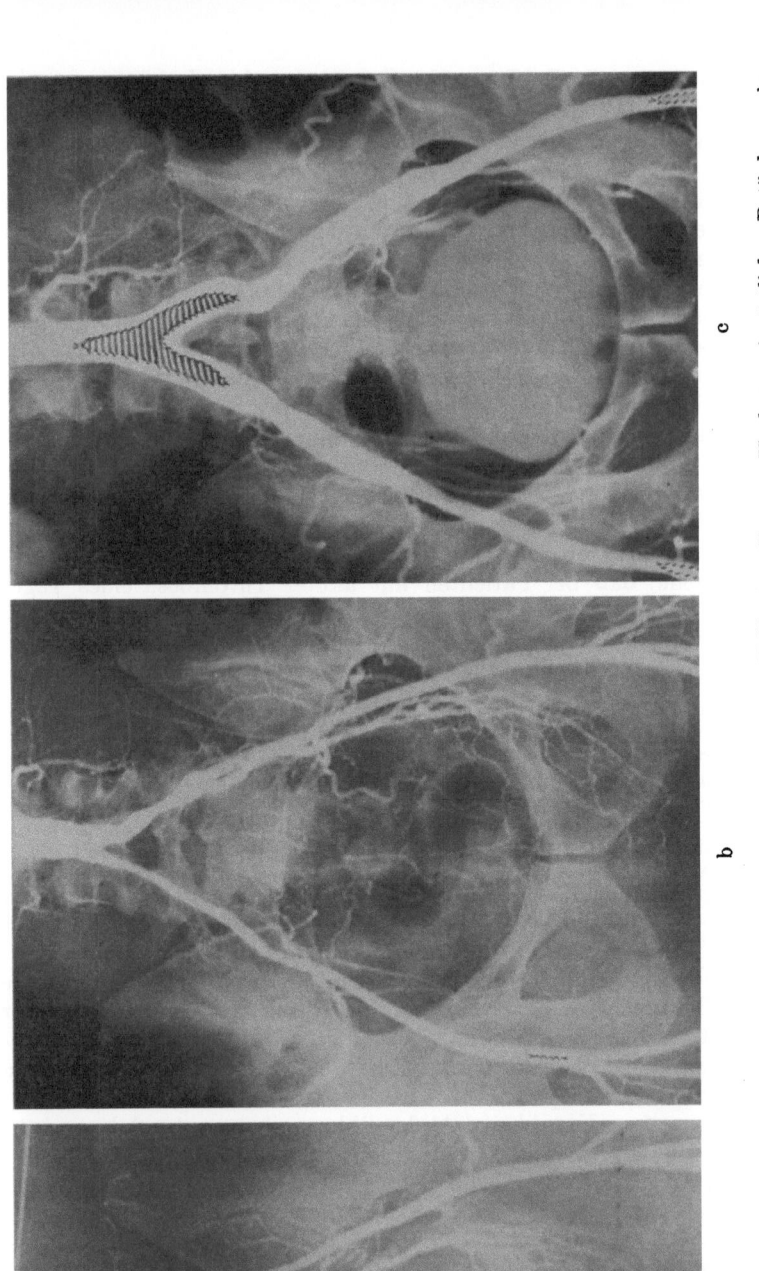

Abb. 2. a Akuter Verschluß der rechten Art. iliaca und femoralis communis. Behandlung mit Hilfe eines Fogarty-Katheters in örtlicher Betäubung, im akuten Stadium. b Aortogramm nach der ersten Operation. Es ist eine Durchgängigkeit der thrombosierten Arterien erreicht. c Einige Wochen später totalwiederherstellende Operation (Kombination von offener und halbgeschlossener Endarteriektomie). Gute Durchgängigkeit der behandelten Arterien

Flußverhältnisse sind sichere Anhaltspunkte. Dissektion in die visceralen Äste der Aorta oder in die supraaortalen Arterien ist möglich. Wenn die Diagnose gestellt ist, kann man durch Operation versuchen, dem Patienten zu helfen. Der chirurgische Behandlungserfolg steht oder fällt mit der Frühdiagnose. Zwei Operationsmethoden stehen zur Verfügung: 1. Die vollständige oder partielle Resektion des dissezierten Aortenabschnittes, 2. die Fensterungsoperation.

Die akuten arteriellen Verlegungen durch Verletzungen, zum Schluß, bieten wenig differentialdiagnostische Schwierigkeiten. Intimaläsionen mit Thrombenbildung können nach stumpfer Gewalteinwirkung gesehen werden. Ausgedehnte Gefäßquetschungen und -zerreißungen können als Begleitverletzungen bei Frakturen vorkommen. Sie werden leider immer wieder verkannt und oft als Arteriospasmen fehlgedeutet. Bei jeder größeren Verletzung der Extremitäten, sei es scharfe oder stumpfe, soll man die arterielle Zirkulation prüfen. Beim Fehlen der peripheren Pulsationen ist eine angiographische Untersuchung und manchmal eine Probefreilegung angezeigt.

Als Therapie kommt nur eine strombahnwiederherstellende Gefäßplastik in Betracht, wobei meistens venöse Transplantate unerläßlich sind.

Bei akuten Verschlüssen der Arterien kommt es darauf an, daß man versucht, möglichst schnell der Ursache auf die Spur zu kommen durch genaue Abschätzung der anamnestischen Befunde und genaue Untersuchung des Patienten. Eine Angiographie soll man nur durchführen, wenn es unbedingt notwendig ist. Die Entscheidung, ob man zuerst konservativ vorgeht oder sofort operiert, soll von Fall zu Fall getroffen werden, wobei man in Erwägung zieht:

1. Ob die obere oder die untere Extremität betroffen ist.
2. Ob die Verlegung durch eine akute Thrombose verursacht wird, oder durch Embolie, ein Aneurysma dissecans, eine Phlegasia oder eine Verletzung.
3. Ob das Ischämiesyndrom vollständig ist oder nur partiell. Der Grad der Ischämie entscheidet darüber wie lange man evt. konservativ behandeln kann.

Nicht zuletzt soll der Allgemeinzustand des Patienten in Erwägung gezogen werden. Die Gliedmaßen der Patienten, und oft auch das Leben des Patienten sind von diesen schnellen Entscheidungen abhängig.

Arterielle Verschlußkrankheit der Eingeweideschlagadern. Diagnostisches Vorgehen

WENZ, W. (Chirurg. Univ.-Klinik Heidelberg)

Referat

An den Extremitäten ist der arterielle Verschluß schon mit einfachen klinischen Mitteln zu diagnostizieren. Die Erkennung obliterativer Veränderungen an den Visceralarterien ist erheblich schwieriger. Mangelnde Kenntnis pathogenetischer Zusammenhänge und schlechte therapeutische Erfolge besonders bei Embolie und akuter Thrombose haben lange Zeit dafür gesorgt, daß diesem so interessanten Kapitel abdomineller Erkrankungen wenig oder überhaupt kein klinisches Interesse entgegengebracht worden ist.

Akutes Verschlußsyndrom

Pathogenetisch liegen dem akuten Verschluß folgende Ursachen zugrunde:
1. Embolie, 2. Thrombose, 3. Aneurysma, 4. Trauma.

Vier verschiedene Ursachen und dennoch meist ein einheitliches klinisches Erscheinungsbild: das *akute Abdomen*. Unter dieser Einweisungsdiagnose erreichen die meisten Patienten die Klinik. Die Schwere der klinischen Erscheinungen hängt ab von der Verschlußlokalisation und der Funktionsfähigkeit des Kollateralkreislaufs. Ist das Umgehungssystem ungenügend, resultiert eine Ischämie im

Versorgungsbereich der verschlossenen Arterie. Nekrose und Darmbrand mit der meist tödlich ausgehenden Durchwanderungsperitonitis sind die Folgen.

Die Trias, 1. plötzlicher Abdominalschmerz, 2. Schock, 3. Darmkrämpfe, oft mit Blutung, sollte den Weg zur Erkennung der akuten, visceralen Durchblutungsinsuffizienz weisen.

Die *Initialsymptome* in den beiden ersten Stunden sind uncharakteristisch, werden aber völlig verwischt vom trügerischen Stadium des *stummen Intervalls* bis zu 12 Std nach Einsetzen des akuten Geschehens. Im Stadium des *manifesten Ileus* auf dem Boden der ausgedehnten Peritonitis kommt praktisch jede Hilfe zu spät.

Wie geht man diagnostisch vor?

Nach den vieldeutigen klinischen Befunden liegt das Schwergewicht der Diagnostik auf der *Röntgenuntersuchung*.

Die *Abdomenübersichtsaufnahme* dient in erster Linie der Differentialdiagnose: Perforation, Ileus, Fremdkörper, schattengebende Konkremente usw.

Voraussetzung jeder zielgerichteten und frühzeitigen Therapie ist aber die schnelle und exakte Lokalisation des Strombahnhindernisses mit Hilfe der unverzüglich vorgenommenen, *visceralen Angiographie*. Sie muß zu jeder Tages- und Nachtzeit in der Nähe einer Intensivpflegestation bzw. eines Operationstraktes durchführbar sein.

Methode der Wahl ist die Kathetertechnik nach Seldinger von der Femoralarterie aus. Selektive Sondierung der großen Visceraläste ist vorzuziehen. Folgende Gründe sprechen dafür: Rund 90% der Embolien und akuten Visceralarterienthrombosen spielen sich in der leicht zu sondierenden A. mesenterica superior ab. Das Kontrastmittel läßt sich überlagerungsfrei einbringen, so daß selbst der Verschluß kleiner Arterienäste übersichtlich beurteilt werden kann. Gleiches gilt für die Darstellung des venösen Abflusses, da die Unterbrechung der arteriellen Strombahn nicht selten mit einer Stase im venösen Schenkel kombiniert ist.

Die akute Pfortaderthrombose wird man entweder in der Spätphase einer visceralen Arteriographie oder durch die Splenoportographie nachweisen.

Stenosen und Verschlüsse der Beckenarterien umgeht man entweder durch die subdiaphragmale Aortographie oder durch das Einführen eines Katheters über eine Brachial- oder Axillararterie.

Zur Darstellung des *akuten Aneurysmas* — meist mit Ruptur in den Retroperitonealraum — gibt es keine einhellige Meinung. Einige Autoren wie Heberer halten die Angiographie für völlig überflüssig, da der tastbare, pulsierende Tumor nicht zu übersehen sei. Andere sehen in der Aortographie die Voraussetzung für eine sinnvolle operative Intervention. Der Zugangsweg über die subdiaphragmale Aortenpunktion kann wegen der Nähe zum Aneurysmasack gefährlich sein; andererseits birgt das Vorschieben eines Katheters von der Beinarterie aus die Gefahr einer Loslösung von Thromben in sich. Im eigenen Krankengut haben wir allerdings mit beiden Techniken keine Komplikationen erlebt.

Bleibt noch das *Trauma* als Ursache des akuten Eingeweidearterienverschlusses. Gewiß ist der Abriß eines Visceralgefäßes im Anschluß an die stumpfe Bauchverletzung relativ selten. Das Bauchtrauma selbst aber wird mit steigender Unfallrate im Straßenverkehr häufiger und bringt eine Menge schwerer Organverletzungen mit sich.

Embolie, Thrombose, Aneurysmaruptur und Gefäßtrauma sind demnach heute bereits vor der diagnostischen Laparotomie zu erkennen, wenn an die Möglichkeit einer intraabdominellen Gefäßläsion gedacht wird und ein Angiographieteam Tag und Nacht bereitsteht.

Chronisches Verschlußsyndrom

In rund 90% ist die Ursache des chronischen Visceralarterienverschlusses die Arteriosklerose auf degenerativer oder gemischt-degenerativer — entzündlicher Basis. Verkalkungen und Parietalthrombosen stehen im Vordergrund.

Aber auch fibromuskuläre Wandhyperplasien, externe Arterienkompression, konnatale Stenosen und arterio-venöse Kurzschlüsse können das Bild der chronischen Visceralarterieninsuffizienz hervorrufen.

Die Diagnose einer solchen abdominalen Durchblutungsstörung kann vermutet werden, wenn folgende Trias festgestellt wird:

1. Angina abdominalis, 2. Malabsorptionssyndrom, 3. Gefäßgeräusche.

Obwohl in typischen Fällen die Diagnose rein klinisch gestellt werden kann, insbesondere wenn postprandiale Schmerzen ohne Zeichen eines Gastroduodenalulcus bestehen, kommen dennoch die meisten Patienten nach zahlreichen, ergebnislos verlaufenden anderen Untersuchungen zur Gefäßdarstellung. Diese klärt nicht nur die Diagnose, sondern erhellt meist auch die Pathogenese der Erkrankung.

Den besten Überblick verschafft die *Katheterorthographie* in zwei Ebenen, da Verschlüsse und Stenosen am Abgang der nach ventral gerichteten Visceralarterien im Seitbild am besten zu erfassen sind. Neben dem Abbruch der Kontrastmittelsäule fehlt die Kontrastierung des dahinter liegenden Darmabschnittes oder die Darstellung erfolgt mit mehr oder minder deutlicher zeitlicher Verschiebung über Kollateralen.

Eindeutige Klärung über die Flußrichtung innerhalb der Kollateralen erhält man im allgemeinen durch die *selektive Arteriographie,* die sich dem Übersichtsaortogramm anschließen sollte.

Die Eingeweideschlagadern, Truncus coeliacus, A. mesenterica superior et inferior sind in drei Etagen angeordnet und stehen über natürlich präformierte Brückengefäße miteinander in Verbindung. Die wichtigsten intervisceralen Verbindungsgefäße sind in kraniocaudaler Richtung:

1. Vordere und hintere *pancreatico-duodenale Arkade* zwischen Coeliaca und Mesenterica superior.
2. *Riolansche Anastomose,* ein Verbindungsgefäß zwischen der A. colica media und sinistra und damit zwischen oberer und unterer Mesenterialarterie.
3. *Verbindungen zwischen der A. haemorrhoidalis superior und der linken Iliaca interna* beim Verschluß der linken Beckenarterie. Die Becken- und Beingefäße können unter Belastung bei gut ausgebildetem Kollateralkreislauf dem Mesenterialsystem so viel Blut entziehen, daß eine relative Durchblutungsinsuffizienz des Intestinums entsteht. Vollmar spricht hier vom sog. *ileomesenterialen Entzugssyndrom.*

Die Anastomosen sind normalerweise schmalkalibrig und dienen allein der Blutversorgung in ihrem Ausbreitungsbereich. Unter bestimmten pathologischen Voraussetzungen entstehen aber aus diesen unbedeutenden Gefäßbahnen große Kollateralen mit einer oft erstaunlichen Leistungsfähigkeit. Dieser kompensatorische Effekt der Kollateralen bildet den Schlüssel zum Verständnis für die meist erhebliche Diskrepanz zwischen dem Grad der gestörten Durchblutung und der vielfach fehlenden, klinischen Manifestation (Kriessmann, 1967).

Dazu ein Zahlenbeispiel: Im eigenen Krankengut haben wir bei der Auswertung von 769 abdominalen Aorto/Arteriographien 127 Patienten mit Stenosen und Verschlüssen an den Eingeweidearterien gefunden. Aber nur 55 Kranke, das sind 7% klagten z. Z. der Angiographie über abdominale Beschwerden und nur sechs wurden in diesem Zeitraum wegen einer visceralen Durchblutungsinsuffizienz operiert. Da es sich vorwiegend um Patienten mit arterieller Verschlußkrankheit an den unteren Extremitäten handelte, darf diese Zahl natürlich nicht auf einen größeren Bevölkerungsquerschnitt übertragen werden. Eines aber dürfte sicher sein: Eine große Zahl von Stenosen und Verschlüssen an den Eingeweidearterien verläuft klinisch stumm und führt zeitlebens zu keinerlei subjektiven Beschwerden.

Jene Patienten aber, bei denen es zu einer schlecht kompensierten Mangeldurchblutung im Ausbreitungsbereich einer oder mehrerer Eingeweidearterien kommt, werden in den weitaus meisten Fällen zu spät als Gefäßkranke erkannt. Zu wenig wird nach Gefäßgeräuschen auch im Abdomen gefahndet.

Im allgemeinen gilt die Auffassung, daß nur der Verschluß von mindestens zwei größeren Visceralästen zu klinischen Ausfallserscheinungen führe. Charakte-

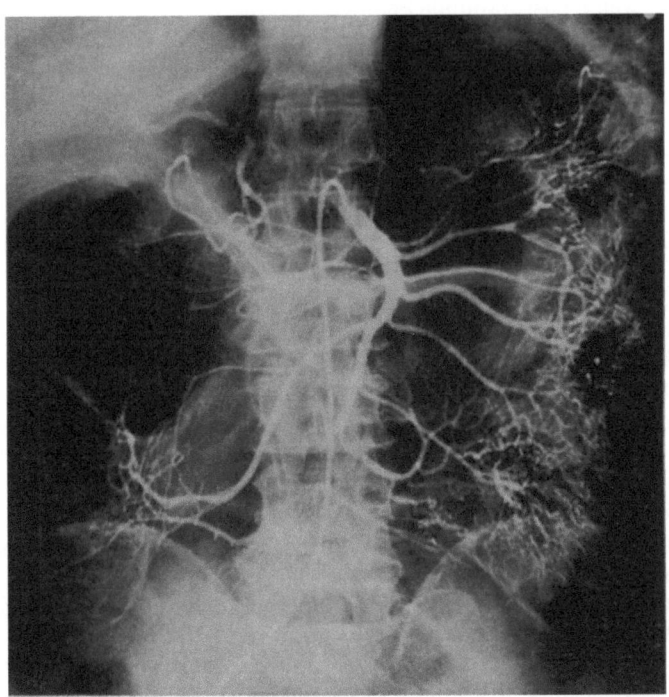

Abb. 1. Embolischer Verschluß der A. mesenterica superior. Das Gebiet des Ileums zeigt keinerlei Kontrastierung. Glatt begrenzter Kontrastmittelstopp

ristisch hierfür ist eine filiforme Coeliacastenose, die wir zusammen mit einer hochgradigen Einengung der Mesenterica superior beobachtet haben. Es gibt aber zweifellos Ausnahmen, wie am Beispiel einer isolierten Coeliacastenose durch eine atypisch verlaufende, strangulierende A. gastrica sinistra aufgezeigt werden kann. Die operative Durchtrennung der schleifenförmig stenosierenden Arterie brachte schlagartig die schweren Symptome — postprandiale Schmerzen, wechselnde Obstipation und Diarrhoe und das nicht zu überhörende Gefäßgeräusch — zum Verschwinden.

Von entscheidender Bedeutung können in manchen Fällen Kollateralen über Systemarterien sein. Es handelt sich um die Aa. intercostales, epigastricae, lumbales und die schon genannte Aa. iliacae internae.

Diese Gefäße treten z. B. bei der *Coarctatio aortae abominalis* in Erscheinung! Meist bestehen neben der Einengung des Aortenrohres zusätzliche Stenosen an den Visceralarterien, die nicht zuletzt über intercostale und lumbale Kollateralen kompensiert werden.

Bei einem Jungen wurde im Alter von 13 Monaten anläßlich der Entfernung eines großen rechtsseitigen Nierentumors die Aorta unterbunden. 6 Jahre später zeigt die lumbale Aortographie ein strickleiterartiges Kollateralsystem, das den Totalverschluß der Bauchaorta unterhalb der Nierenarterie überbrückt und neben der guten Kontrastierung der Beckenarterien auch eine Darstellung der unteren Mesenterialarterie zeigt.

Die röntgenologische Gefäßdarstellung gewährt schließlich auch hervorragende Einblicke in die Pathophysiologie von *Kurzschlußverbindungen* zwischen arteriel-

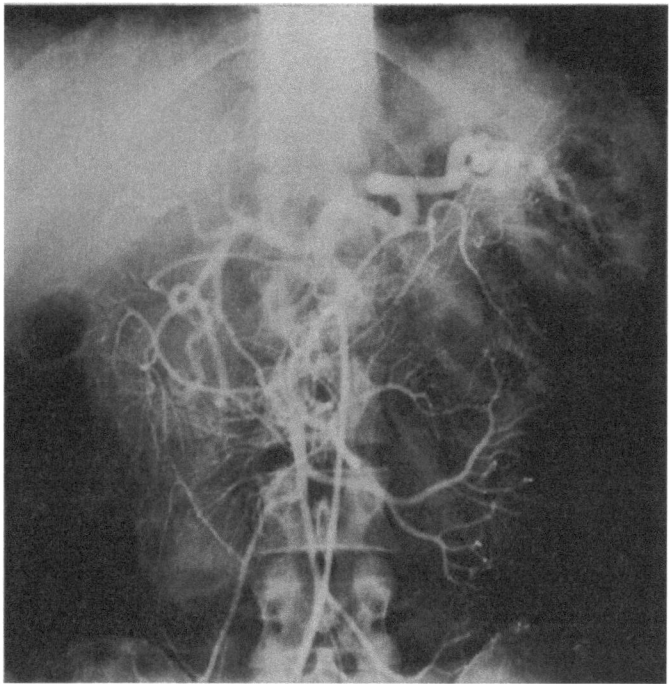

Abb. 2. Coeliacaverschluß. Darstellung des Coeliacagebietes bei einer Mesenterikographie über die sog. Pankreasarkaden

lem und venösem Gefäßschenkel. Der Shunt zwischen Aorta und unterer Hohlvene 19 Jahre nach Nephrektomie rechts führte zum Systemhochdruck bei typischem Maschinengeräusch und zur aneurysmatischen Erweiterung der Cava inferior.

Beim Kurzschluß zwischen Systemarterie und portalem Niederdrucksystem resultiert ein Volumenhochdruck der Pfortader: Bei unserer ersten Beobachtung handelte es sich um eine angeborene Fistel zwischen Milzarterie und -vene, bei einem weiteren Kranken war nach einer Magenresektion eine arterio-portale Fistel aufgetreten. In beiden Fällen bildeten sich auf dem Boden der erheblichen portalen Hypertonie Oesophagusvaricen mit erheblichen Gastrointestinalblutungen. Das deutlich vernehmbare systolisch-diastolische Maschinengeräusch im Oberbauch gab jeweils zusammen mit Symptomen einer portalen Hypertension Anlaß zur sofortigen, selektiven Angiographie des Truncus coeliacus mit dem Nachweis der Fistel und damit der Klärung der Pathogenese.

Zusammenfassung

Gemessen an anderen abdominellen Erkrankungen kommt das akute und chronische Verschlußsyndrom der Eingeweideschlagader relativ selten vor. Trotzdem muß bei jedem akuten Abdomen unklarer Genese an die Möglichkeit eines Gefäßverschlusses gedacht werden insbesondere wenn Emboliestreuquellen bekannt sind. Die Verbesserung der bisherigen außerordentlich schlechten chirurgischen Behandlungserfolge ist nur über die frühere Diagnose möglich und diese

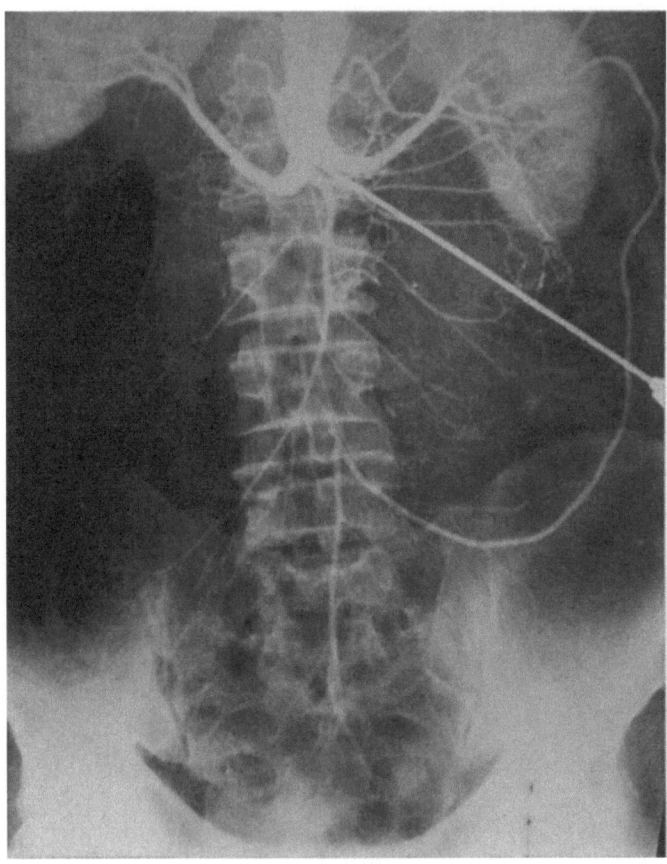

Abb. 3. Aortenverschluß im Niveau der Nierenarterien (lumbale Aortographie). Auffüllung der A. mesenterica superior über eine sog. Riolansche Kollaterale, welche die Versorgung von der A. mesenterica superior sicherstellt. Das Gefäß ist an einem bogenförmigen Verlauf am linken Bildrand zu erkennen

wiederum nur durch den möglichst frühzeitigen Einsatz der visceralen Angiographie. Sie wird auch bei der zunehmenden Zahl von Bauchtraumen in den letzten Jahren immer häufiger vor der diagnostischen Laparotomie eingesetzt. — Die chronische Verschlußkrankheit visceraler Arterien führt nur in einem sehr geringen Prozentsatz zu klinischen Beschwerden. Postprandial auftretende Schmerzzustände, Zeichen der Malabsorption und der Nachweis eines Gefäßgeräusches sollten an die Möglichkeit einer visceralen Durchblutungsstörung denken lassen. Die Funktionsfähigkeit eines Kollateralsystems ist maßgebend, ob klinische Symptome und in welcher Stärke auftreten. Dreh- und Angelpunkt der gesamten Diagnostik ist die unverzüglich einzuleitende viscerale Angiographie in Form der Katheteruntersuchung. Sie sollte möglichst selektiv vorgenommen werden und wird nur bei Verlegung der Beckenarterien durch die Direktpunktion der Aorta ersetzt.

Literatur

Wenz, W.: Abdsominale Angiographie. Berlin-Heidelberg-New York: Springer 1972.

Pathogenese und Klinik der Verschlußkrankheit von Eingeweideschlagadern

SENN, A., BURI, P. (Klinik für Thorax-, Herz- und Gefäßchirurgie, Bern)

Referat

Der arterielle Kreislauf des Magen-Darmtraktes gliedert sich in drei Etagen, die untereinander durch Kreislaufbrücken verbunden sind und von denen die beiden endständigen über Kollateralen wiederum mit der Aorta bzw. den Beckenarterien kommunizieren. Im obersten Geschoß entspringt die A. coeliaca mit kurzem Stamm und gabelt sich rasch in große Äste. Sie steht in enger Nachbarschaft zur Zwerchfellzwinge, zum Plexus solaris und Pankreasoberrand. Die A. mesenterica cranialis, Stammarterie des Mittelgeschosses, mündet durch-

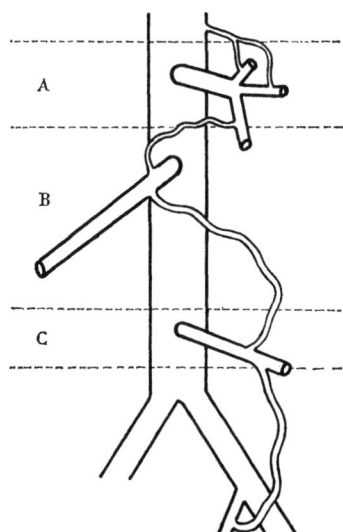

Abb. 1. Schematische Darstellung der Blutversorgung der Baucheingeweide. Die drei durch Stammarterien gekennzeichneten Geschosse (A Truncus coeliacus, B A. mesenterica cranialis, C A. mesenterica caudalis) sind untereinander durch einen von cranial nach caudal an Leistungsfähigkeit zunehmenden Kollateralkreislauf verbunden

schnittlich 15 mm weiter caudal in spitzem Winkel von 45° aus der Aorta, zeigt einen längeren Hauptstamm, grenzt ebenfalls ans Pankreas und speist ein ausgedehntes Verteilernetz. Die Gefäßprovinz der A. mesenterica caudalis schließt sich als die kleinste caudal an. Der Kollateralweg hat ein von cranial nach caudal zunehmendes Fassungsvermögen (Abb. 1). Seine Engpässe liegen in der Kardia-Fundusgegend, in den pancreato-duodenalen Arterien und der Riolanschen

Arterie am Punkt von Griffiths im Bereich der Flexura lienalis des Colons [44]. Im Verlauf einer chronischen Verschlußkrankheit kann der Brückenkreislauf zur Hauptstrombahn werden und schließlich den Verschluß aller Stammarterien ausgleichen [19, 31, 45]. Die normale Gefäßanlage ist wandelbar: Besondere Bedeutung kann z. B. dem Ursprung der A. mesenterica cranialis aus der A. coeliaca zukommen, wie er bei 2% der Bevölkerung vorliegen soll [28].

Die Kreislaufregelung im mesenterialen Strombett unterliegt dem autonomen Nervensystem, dem Einfluß von Verdauungshormonen wie Gastrin und Sekretin und anderer vasoaktiver Substanzen, ist eng mit dem Herzminutenvolumen gekoppelt [7] und variiert außerdem mit der Atmung [43], dem Dehnungszustand des Darmes [5], mit Schwankungen der Blutviscosität [49] des Elektrolytgleichgewichtes usf. Beim Hund ist nach einer Mahlzeit zu beobachten, daß der Blutfluß in der A. mesenterica cranialis um 71% zunimmt [9], ohne daß sich das Herzminutenvolumen erhöht. Andererseits gehört das Gefäßsystem der Einge-

Tabelle 1. *Pathogenese der Verschlußkrankheit von Eingeweideschlagadern und klinische Korrelate*

Klinische Formen	
Akutes Ischämiesyndrom des Darmes	Intermittierende Mangeldurchblutung des Darmes
Mesenterialinfarkt	*Angina intestinalis*
Ischämische Enterocolitis	
transitorisch strikturierend gangränös	

weide zu den Spargebieten, indem durch Drosselung des Durchflusses in Ausnahmesituationen Reserven zur Speisung vitaler Zentren freigemacht werden können [8]. Diese kurzen Ausblicke auf Anatomie und Physiologie sollen zur Pathophysiologie von arteriellen Durchblutungsstörungen der Eingeweide überleiten.

Hier lassen sich sinnvolle Parallelen zu den besser bekannten Verhältnissen in der Gliedmaßenpathologie ziehen und das akute Ischämiesyndrom von der chronischen, meist intermittierenden Mangeldurchblutung abgrenzen. Im ersten Fall wird das für das Überleben des Organs benötigte Mindestangebot an Sauerstoff infolge gestörter Durchblutung unterschritten; die Ischämie trifft hier einen unvorbereiteten Darm ohne Kompensationsmöglichkeiten, was jenseits der ischämischen Toleranz im Gewebetod endet.

Bei der intermittierenden Mangeldurchblutung dagegen ist der Ernährungskreislauf gesichert, doch kann der Mehrbedarf bei gesteigerter Funktion nicht mehr gedeckt werden. Die zeitlich verzögerte Entwicklung ermöglicht, daß Kompensationsvorgänge anlaufen können. Die entscheidenden klinischen Korrelate heißen Mesenterialinfarkt, Angina intestinalis und ischämische Enterocolitis, letztere stehen bald mehr mit chronischer, bald mehr mit akuter Verschlußkrankheit in Beziehung (Tab. 1).

Weder über die absolute noch die relative Häufigkeit mesenterialer Durchblutungsstörungen lassen sich z. Z. verläßliche Angaben gewinnen. In Autopsiestatistiken beträgt die Incidenz nachgewiesener Mesenterialarterienverschlüsse 2,5% [53]. Funktionelle Formen sind aber darin oft nicht berücksichtigt, und gerade sie scheinen in starker Zunahme begriffen. Andererseits besteht keine strenge Relation zwischen Mesenterialarterienverschluß und klinisch manifester

Krankheit. Die autopisch festgestellten Engnisse und Verschlüsse von Eingeweideschlagadern sind weit häufiger als die Fälle einer zu Lebzeiten erfaßten Mangeldurchblutung [24]. Über die akuten Verschlußformen orientiert das Schema von Jackson (Abb. 2). Es ist heute dahin zu berichten, daß die funktionelle Obstruktion einen wichtigen Platz einnimmt und wahrscheinlich die Embolien an Bedeutung übertrifft. Auf die Mesenterialvenenthrombose [21, 32, 37, 38, 50] kann im Rahmen des gestellten Themas nicht eingegangen werden. Wenden wir uns deshalb den Entstehungsbedingungen und anschließend der Klinik der akuten intestinalen Ischämie zu.

Im Tierexperiment wechselt die ischämische Toleranz mit der untersuchten Spezies, beträgt für Magen und Dünndarm bei Körpertemperatur 2 Std, für das Pankreas das Doppelte, die Leber aber nur $^1/_2$ bis $^3/_3$ Std [26, 27, 33, 39]. Der Dickdarm vermag der Durchblutungsnot besser zu widerstehen als der Dünndarm. Die angegebenen Zeiten sind auf den Menschen übertragbar, aber im akuten

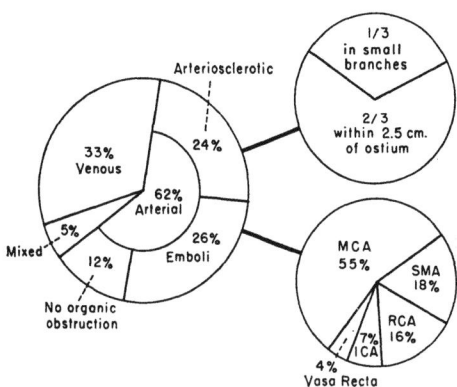

Abb. 2. Formen und Häufigkeitsverteilung akuter intestinaler Durchblutungsstörung. *MCA* Hauptstammverschluß am Abgang der A. colica media, *SMA* zentraler Hauptstammverschluß, *RCA* distaler Hauptstammverschluß am Abgang der A. colica dextra, *ICA* Verschluß der A. ileocolica. (Aus Jackson, B. B.: Surgery of acquiered vascular disorders. Springfield, Ill.: C. C. Thomas, Publ. 1969)

Krankheitsfall nur teilweise verbindlich, da vorerst nie eine vollständige Durchblutungssperre vorliegt. Der anoxämische Gewebsschaden betrifft vorab die Darmschleimhaut und hier die Oberflächenschichten, während die Krypten zuerst erhalten bleiben und als Grundlage für die Regeneration dienen können. Mitochondriale Veränderungen sind innerhalb 30 min ausgeprägt [1]. Mit dem Ausfall der cellulären Ionenpumpe verliert die Schleimhaut ihre natürliche Schutzfunktion. Damit sind einerseits dem Flüssigkeits-, Salz- und Plasmaverlust, andererseits der Resorption schädigender und vasoconstrictorischer Substanzen die Tore geöffnet. Pathologisch-anatomisch stehen Schleimhautblutungen, massives Ödem und fleckförmiger Untergang der Innenschichten im Vordergrund. Verhältnismäßig spät werden die Außenschichten des Darmes von der Nekrose erfaßt, so daß die Peritonitis erst in der Spätphase der Erkrankung zu erwarten ist. Ob der Prozeß noch reversibel ist, wird vorab durch den Zustand des Gefäßbettes und das Ausmaß der Nekrose bestimmt. Beim Menschen lehrt die Erfahrung der Bauchchirurgie, daß bei gesunden Gefäßen und intakten Kollateralen Unterbindungen der A. coeliaca und A. mesenterica caudalis in der Regel ohne Dauerschaden ertragen werden [8]. Dagegen führt der akute Verschluß der A. mesenterica cranialis regelmäßig zum Infarkt, so daß diese funktionell als Endarterie anzusehen ist. Eine akute mesenteriale Durchblutungsnot kann unter folgenden Bedingungen auftreten:

Die *Thrombose* entwickelt sich bei mindestens zwei Drittel der Patienten mündungsnahe in den Hauptstämmen und entsteht plötzlich oder verzögert auf dem Boden vorhandener arteriosklerotischer Engnisse. Der unmittelbare Anlaß kann, wie bei der Coronarthrombose, in subendothelialen Blutungen, abrupter Quellung von Intimapolstern oder geschwürigem Zerfall von Atheromen gelegen sein. Durch das Tempo des Verschlusses und die Leistungsfähigkeit des Kollateralkreislaufes wird bestimmt, ob es zum Infarkt kommt oder nicht. Die *funktionelle oder angiospastische mesenteriale Ischämie,* von den Angelsachsen als non thrombotic oder non organic occlusion oder auch non occlusive infarction bezeichnet, verdient vor allem das Interesse des Internisten. In der Literatur häufen sich die Berichte über derartige Verschlußformen [6, 8, 23, 35, 36], die bei Patienten über 65 Jahren in Verbindung mit Herzinsuffizienz, akuten Rhythmusstörungen, Myokardinfarkt, Aortenfehlern, bei Überdigitalisierung, massiver Ausschwemmung, Hämokonzentration sonstiger Ursache, aber auch im Schock beobachtet werden [15, 22, 25]. Ein entscheidender Kausalfaktor scheint im Abfall des Herzminutenvolumens zu liegen. Im Hundeexperiment läßt sich nachprüfen, daß künstlich erzeugtes Vorhofflimmern den mesenterialen Blutfluß um 35% herabsetzt [7]. In Verbindung mit Störungen der Mikrozirkulation durch Eindickung oder Volumenmangel und durch überschießende spastische Gefäßdrosselung kann der Durchfluß unter die nutritive Durchblutung des Darmes abfallen, was zum Infarkt führt, ohne daß organische Strömungshindernisse vorhanden sind. Bei vielen Herzpatienten scheint eine Hemmwirkung von Digitalis auf die Adenosintriphosphatase mitzuspielen. Schließlich sind funktionelle Infarkte auch nach Korrektur von Aortenisthmusstenosen [20] und bei Phäochromocytom [48] in Verbindung mit akutem Druckanstieg beobachtet worden.

Die *Mesenterialembolie,* fast ausschließlich die A. mesenterica cranialis betreffend, schafft die reinsten Bedingungen akuter intestinaler Ischämie. Mehr als die Hälfte der Emboli sitzt im Anfangsteil dieser Schlagader, und zwar am Abgang der A. colica media als sog. Hauptstammverschluß (s. Abb. 2) [8, 46, 47, 48]. Wenn dieser zirkulatorische Flaschenhals verstopft wird, verfallen der Großteil des Dünndarms und zumeist auch das Colon ascendens der Infarzierung.

Unter den peripheren Embolieformen, die segmentale Infarkte erzeugen und eine viel günstigere Prognose aufweisen, sind die Atheromembolien [34] hervorzuheben. Zu den *seltenen Ursachen* akuter Minderdurchblutung gehören Aneurysma dissecans, Ruptur eines mesenterialen Aneurysma [51], ausgedehnte Anticoagulantienblutung, Trauma, versehentliche Unterbindung oder Verletzung usw.

Die *Klinik* umfaßt das Krankheitsbild des akuten Mesenterialinfarktes. Die akuten Coeliacaverschlüsse lassen sich darin nicht eindeutig abgrenzen. Dagegen läßt sich die seltene akute Verlegung der A. mesenterica caudalis evtl. dadurch ausscheiden, daß sich ihre Symptome auf den linken Unterbauch beschränken [40, 48].

Der klassische Ablauf der Erkrankung umfaßt ein Anfangs-, Latenz- und Spätstadium [8, 47]. Unter den Initialsymptomen steht der abdominale Gefäßschmerz obenan. Er beginnt abrupt, setzt mit voller Heftigkeit ein, ist vernichtend, kaum auszuhalten, schwer zu lokalisieren, von Schweißausbrüchen und Schockzeichen begleitet, aber manchmal auch auffallend mild und kurzdauernd. Übelkeit und Erbrechen sind häufig, ebenso Stuhldrang. Kleine blutige Stuhlentleerungen oder spärlich rotes Blut am untersuchenden Handschuhfinger können auf die Spur führen. Schmerz, Prostration und Blutstühle werden auch als Initialtrias [47] bezeichnet. Andere Autoren [16] fassen unter diesem Begriff Schmerz,

Erbrechen und fehlende abdominale Krankheitszeichen zusammen. Der Gesamteindruck einer schweren Krankheit steht im Gegensatz zum bescheidenen Lokalbefund: Die Druckempfindlichkeit des Bauches ist gering, Abwehrspannung fehlt, die Peristaltik findet sich zu Beginn eher vermehrt. Das Abdomenleerbild zeigt einen auffallend entleerten Bauchraum [17]. Nach wenigen Stunden beruhigt sich die Lage in einen Zustand des „faulen Friedens" mit abklingenden Schmerzen Völle- und Krankheitsgefühl und Erlahmen der Darmtätigkeit. Objektiv ist meist etwas Peritonismus bei spärlicher Peristaltik und evtl. Fieber vorhanden. Das Labor zeigt eine hohe, später wieder absinkende Leukocytose, die sich auch bei der Peritoneallavage bestätigt. Ein Anstieg der Transaminasen und alkalischen Phosphatase [30] ist vieldeutig. Das Latenzstadium wird nach 1 bis 2 Tagen durch das Endstadium mit Peritonitis und Ileus abgelöst und endet etwa am 3. bis 4. Tag mit dem Tod. Außer diesem kurz skizzierten Vollbild ergeben sich leichtere Verlaufsformen mit abortiver Symptomatologie, verzögertem Ablauf und ohne klar faßbare Stadienteilung. Andererseits können Vorläufer in Form der Angina intestinalis und von früher festgestellten Gefäßgeräuschen an die Möglichkeit einer Thrombose denken lassen. Überhaupt ist der Vorzustand der entscheidende Wegweiser zur Diagnose: Vorhofflimmern, sonstige bekannte Emboliequellen, durchgemachte Thromboembolien in Gliedmaßenschlagadern, weibliches Geschlecht und jüngeres Alter erwecken hohen Verdacht auf mesenteriale Thromboembolie, wenn ein akutes abdominales Schmerzbild vom beschriebenen Charakter auftritt. Andererseits sprechen kongestive Herzinsuffizienz, Alter über 65 Jahren, Verabreichung von Digitalis und stattgehabte Entwässerung gegebenenfalls eher für eine funktionelle Genese. Da die akute mesenteriale Ischämie unbehandelt fast immer zum Tode führt, und reelle Heilungschancen nur in den ersten Stunden der Erkrankung bestehen, muß die Diagnose mit allen Mitteln vorangetrieben werden. Der Schlüssel liegt in der *Angiographie*, sofern diese keinen unzumutbaren Zeitverlust bedeutet. Sie vermag die operablen von den nicht chirurgischen Verschlußformen zu scheiden, läßt also unnötige Eingriffe vermeiden. Im Zweifel ist der rasche Entschluß zur Laparotomie gerechtfertigt. Nur sie schafft bei Embolien wirkliche Heilungsaussichten.

Bei der chronischen mesenterialen Durchblutungsinsuffizienz sind in einem verzögerten zeitlichen Ablauf dieselben Mechanismen wirksam, die vorher gestreift wurden. Auch hier können neben den organischen rein funktionelle Zirkulationshindernisse vorliegen.

Stenosen am Abgang der Stammarterien sind in unausgewählten Autopsiereihen bei Patienten über 60 Jahren sehr häufig, die übrigen inneren Engnisse wie fibromuskuläre Gefäßpolster oder aktinische Wandbeschädigung sind von untergeordneter Bedeutung. Isolierte, langsam fortschreitende Einengungen bleiben funktionell oft ohne Einfluß, da sie durch allmählichen Übergang auf den Kollateralweg ausgeglichen werden können [41]. In der Regel bedarf es mehrfacher Einengung bzw. eines Zusammenspieles von Stenosen und Verschlüssen, um eine klinisch manifeste Durchblutungsinsuffizienz herbeizuführen. In der Übersicht von Jackson (Abb. 3) sind die Verschlußtypen nach ihrer Häufigkeit gegliedert. Hier ist die Kombination von Stammverschlüssen und Aneurysmen hervorzuheben [42]. Unter den äußeren Engnissen stehen schnürende Bänder und Nervengeflechte obenan. Bekannt ist vor allem die Constriction der A. coeliaca durch die Zwerchfellzwinge, d. h. das Ligamentum arcuatum [10, 13, 14]. Dieselbe Wirkung kann von Prozessen im Pankreas oder ganz allgemein im Retroperitonealraum ausgehen. Dem Darmtrakt kann eine intermittierende Durchblutungsnot ferner daraus erwachsen, daß ihm Blut zugunsten anderer Gefäßprovinzen entzogen wird. Diese Verteilungsstörung wurde bei der Besprechung der funktionellen Infarkte schon anvisiert. Hierher gehören das Anzapfphänomen bei zentralen Beckenarterienverschlüssen und die arterio-venösen mesenterialen Kurzschlüsse, wobei die letzteren auch in rein funktioneller Form, z. B. am überdehnten Darm, vorliegen können [5].

Im Gegensatz zu den häufigen morphologischen Veränderungen ist das klinische Gegenstück einer Angina intestinalis selten. Die Symptome sind hier streng auf den Zeitraum des vermehrten Blutbedarfes, also auf die Phase der Verdauungshyperämie beschränkt. Sie äußern sich subjektiv in postprandialem Schmerz, in Völlegefühl, daraus erwachsend Furcht vor dem Essen und nachfolgend Abmagerung. Die gestörte Darmbeweglichkeit verrät sich durch Koliken, Blähungen, Stuhlunregelmäßigkeiten und Brechreiz. Objektiv lassen sich neben den Zeichen einer Mangelernährung manchmal Hinweise auf den zugrunde liegenden Gefäßprozeß in Form von Strömungsgeräuschen und Äußerungen arteriosklerotischer Verschlußkrankheit an den Extremitäten gewinnen. Der Darm ist in seiner exkretorischen, resorptiven und Transportfunktion geschädigt. Maldigestion und Malabsorption lassen sich durch entsprechende Versuchsanordnungen und

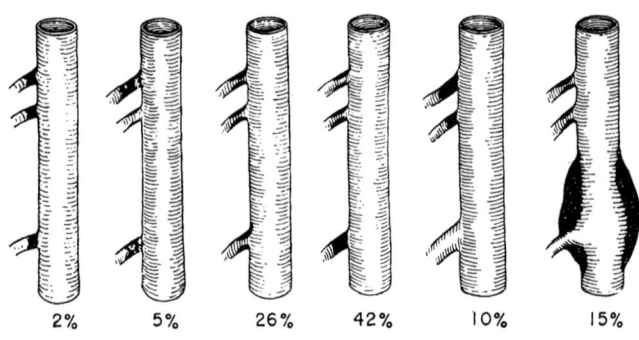

Abb. 3. Verschlußformen bei chronischer Minderdurchblutung der Baucheingeweide. (Aus Jackson, B. B.: Surgery of acquired vascular disorders. Springfield, Ill.: C. C. Thomas, Publ. 1969)

Laborproben erfassen. Neben den Ischämieschmerzen scheinen auch Schmerzen infolge direkter Reizung vegetativer Nervengeflechte vorzukommen, dies vor allem bei Coeliacastenosen durch äußere Einschnürung. Stützpfeiler der Diagnostik ist die Angiographie, wobei vor allem das Seitenbild entscheidet. Für die therapeutische Indikationsstellung sind Röntgenbilder allein nicht verbindlich. Sie müssen durch eine passende Symptomatologie und den Nachweis gestörter Funktion ergänzt sein [3, 11, 29].

Als letzte Krankheitsgruppe sind die regionalen ischämischen Enterocolitiden [2, 44] zu erwähnen. Ob funktionelle Durchblutungsminderung, regionale Thrombose oder periphere Embolien vorliegen, immer handelt es sich um segmental bedingte, unter Umständen multipel auftretende Erkrankungen, die vorübergehende Schleimhautulceration, bleibende Striktur oder evtl. das Absterben eines Darmteiles bewirken. Es handelt sich also um Infarkte in verkleinerter und gemilderter Form. Am Colon treten derartige Zustände differentialdiagnostisch mit der Enteritis regionalis sowie der Colitis ulcerosa in Konkurrenz [2, 52]. Sie zeigen radiologisch gut umrissene Bilder, wobei je nach Ausmaß des ischämischen Schadens das Schleimhautödem mit Faltenvergröberung (sog. „Daumenabdrücke") [12], der segmentale Muskelkrampf (vorübergehende segmentale Verengerung) oder die Narbenstriktur nach ischämischer Geschwürbildung im Vordergrund stehen. Im letztgenannten Fall kann am Dickdarm eine Tumorstenose vorgetäuscht werden (Abb. 4). Analoge Bilder finden sich aber auch am Dünndarm, wobei hier häufig ein Bestrahlungsschaden die Minderdurchblutung eingeleitet hat [4].

Zusammenfassung

Nach Ausblicken auf Anatomie und Physiologie werden die Entstehungsbedingungen akuter und chronischer mesenterialer Durchblutungsstörungen skizziert. Klinisch handelt es sich um die Bilder des Mesenterialinfarktes, der Angina intestinalis und die erst in jüngerer Zeit richtig erfaßte Gruppe der ischämischen Enterocolitiden. Bei den akuten Verschlußsyndromen wird die Unterscheidung von organischen und rein funktionellen Durchblutungshindernissen herausgestellt

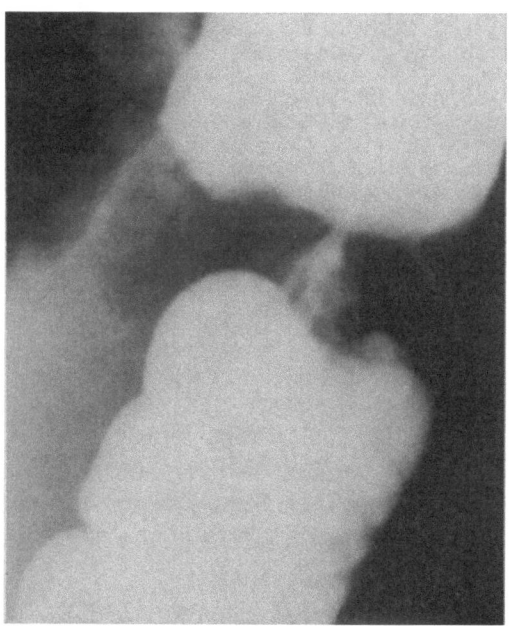

Abb. 4. Strikturierende Form ischämischer Colitis infolge örtlicher Innenschichtnekrose des Dickdarmes mit Narbenschrumpfung und mechanischem Ileus

und die zunehmende Bedeutung des sog. spastischen Infarktes unterstrichen. Die notfallmäßige Angiographie bildet hier den entscheidenden Wegweiser für die Behandlung. Andererseits sollen röntgenologisch gesicherte chronische Einengungen von Eingeweideschlagadern nicht zu übereilten Operationen führen, da sie keinen brauchbaren Gradmesser für die effektive Durchblutungsminderung abgeben und nur in Verbindung mit einer angepaßten Symptomatologie und Semiotik zu verwerten sind.

Literatur

1. Ahonen, J., Scheinin, T. M.: Europ. Surg. Res. (Basel) **2**, 88 (1970). — 2. Allen, A.: Amer. J. Gastroent. **55**, 347 (1971). — 3. Bergan, J. J., Dry, L., Conn. J., Jr., Trippel, D. H.: Ann. Surg. **169**, 120 (1969). — 4. Bierens de Haan, B., Boumghar, M.: Praxis **61**, 207 (1972). — 5. Boley, S. J., Agrawal, G. P., Warren, A. R., Veith, F. J., Levowitz, B. S., Treiber, W., Dougherty, J., Schwartz, S. S., Gliedman, M. L.: Amer. J. Surg. **117**, 228 (1969). — 6. Britt, L. G., Hopson, W. B.: Sth. med. J. (Bgham, Ala) **58**, 1073 (1965). — 7. Britt, L. G., Cheek, C.: Ann. Surg. **169**, 704 (1969). — 8. Buri, P., Nachbur, B., Senn, A.: Helv. chir. Acta **33**, 178 (1966). — 9. Burns, G. P., Schenk, W. G., Jr.: Arch. Surg. **98**, 790 (1969). — 10. Curl, J. H., Thompson, N. W., Stanley, J. C.: Ann. Surg. **173**, 314 (1971). — 11. Dardik, H., Seidenberg, B., Parker, J. G., Hurwitt, E. S.: J. Amer. med. Ass. **194**, 1206 (1965). — 12. Davis, J. E.: Ann. Surg. **171**, 789 (1970). — 13. Debray, C., Leymarios, J.: Sem. Hop. Paris **44**, 2455 (1968). —

14. Dunbar, J. D., Molnar, W., Bemann, F. F., Marable, S. A.: Amer. J. Roentgenol. **95**, 731 (1965). — 15. Fogarty, T. J., Fletcher, W. S.: Amer. J. Surg. **111**, 130 (1966). — 16. Galloway, J. M. D., Walker, P. A., Mavor, G. E.: Brit. J. Surg. **56**, 431 (1969). — 17. Girvin, G. W.: Amer. Surg. **32**, 561 (1966). — 18. Grosh, J. L., Mann, R. H., O'Donnell, W. M.: Amer. med. Sci. **250**, 613 (1965). — 19. Hoffmann, K., Consiglio, L., Reschke, H.: Minerva chir. **23**, 661 (1968). — 20. Ibarra Perez, C., Lillehei, C. W.: J. thorac. cardiovasc. Surg. **58**, 135 (1969). — 21. Inahara, T.: Ann. Surg. **174**, 956 (1971). — 22. Jordan, P. H., Jr., Boulafendis, D., Guinn, G. A.: Ann. Surg. **171**, 189 (1970). — 23. Kligermann, M. J., Vidone, R. A.: Amer. J. Cardiol. **16**, 562 (1965). — 24. Koikkalainen, K., Laustela, E., Tala, P.: Ann. Chir. Gynaec. Fenn. **57**, 234 (1968). — 25. Larsen, A.: Acta chir. scand. **136**, 227 (1970). — 26. Lillehei, R. C., Goott, B., Miller, A.: Ann. Surg. **150**, 543 (1959). — 27. Lillehei, R. C., Longerbeam, J. K., Scott, W. R.: J. Amer. med. Ass. **183**, 861 (1963). — 28. MacDonald, C. A., Holt, P. R.: Ann. intern. Med. **64**, 1057 (1966). — 29. Marston, A.: Proc. roy. Soc. Med. **64**, 1079 (1971). — 30. Marston, A., Marcuson, R. W., Chapman, M., Arthur, J. F.: Gut **10**, 121 (1969). — 31. Matz, E. M., Kahn, P. C.: Vasc. Dis. **5**, 130 (1968). — 32. Miller, D. R.: Ann. Surg. **173**, 135 (1971). — 33. Moser, R. H., Meili, H. U., Largiadèr, F.: Z. ges. exp. Med. **143**, 266 (1967). — 34. Mulliken, J. B., Bartlett, M. K.: Ann. Surg. **174**, 145 (1971). — 35. Musa, B. U.: Ann. intern. Med. **63**, 783 (1965). — 36. Ottinger, L. W., Austen, W. G.: Surg. Gynec. Obstet. **124**, 251 (1967). — 37. Polk, H. C., Jr.: Ann. Surg. **163**, 432 (1966). — 38. Quandalle, P., Capoen, J. P.: Arch. Mal. Appar. dig. **56**, 390 (1970). — 39. Rafucci, F. L., Wangensteen, O. H.: Surg. Forum **1**, 191 (1950). — 40. Rettori, R.: Annal. Gastroent. Hepatol. **7**, 251 (1971). — 41. Rob, C.: Arch. Surg. **93**, 21 (1966). — 42. Rob, C., Snyder, M.: Surgery **60**, 1141 (1966). — 43. Rossmann, P., Vavra, I.: Angiologica **6**, 326 (1969). — 44. Saegesser, F., Gardiol, D., Hessler, C., Rausis, C.: Praxis **61**, 220 (1972). — 45. Sautot, J., Duquesnel, J.: Mém. Acad. Chir. **91**, 944 (1965). — 46. Seltzer, M. H., Roberts, B.: Ann. Surg. **169**, 498 (1969). — 47. Senn, A.: Die Mesenterialembolie. In: Die chirurgische Behandlung der akuten und chronischen arteriellen Verschlüsse. Bern-Stuttgart: H. Huber 1963. — 48. Senn, A.: Ther. Umsch. **27**, 243 (1970). — 49. Stallworth, J. M., Ramirez, A., Barrington, B. A., Jr., Bradham, R. R.: Ann. Surg. **169**, 694 (1969). — 50. van Way, III, C. W., Brockman, S. K., Rosenfeld, L.: Ann. Surg. **173**, 561 (1971). — 51. Violago, F. C., Downs, A. R.: Ann. Surg. **174**, 207 (1971). — 52. Williams, L. F., Bosniak, M. A., Wittenberg, J., Manuel, B., Grimes, E. T., Byrne, J. J.: Amer. J. Surg. **117**, 254 (1969). — 53. Zhukova, E. I., Belyaev, M. P.: Klin. Med. (Mosk.) **47**, 103 (1969).

Ernährungsstörungen bei Verschlüssen der Eingeweidearterien und ihre Behandlung

ZÖLLNER, N. (Med. Univ.-Poliklinik München)

Referat

Daß Verdauen müde macht, wußten schon die Alten. Die lakonische Formulierung im Regimen sanitatis Salerni „Plenus venter non studet libenter" ist, wenn nicht die älteste, so gewiß die geläufigste Schilderung dieses Sachverhaltes. Heute deuten wir die alte Feststellung als Ausdruck einer Konkurrenz um Durchblutung. Damit ist sie die erste Beschreibung eines Steal-Syndroms, eines „abdominal steal", basierend auf der Hypothese, daß bei der Verdauung der Nahrung die Durchblutung der entsprechenden Gefäßprovinzen zunimmt.

Manche andere Hypothese könnte man sich als Erklärung für den alten salernitanischen Satz zurechtlegen; das vielfältige Ineinandergreifen von Beeinflussungen und Regelkreisen erlaubt viele Deutungen. Anders ist es, wenn die Natur das Experimentum crucis anstellt und uns die Konsequenzen eines einzelnen Ausfalls zu erkennen gibt.

Im Folgenden werden die Folgen chronischer Verschlüsse, chronischer Durchblutungsstörungen der Eingeweidearterien auf den Ernährungszustand des Menschen diskutiert. Die extremen Positionen des ursächlichen Zusammenhangs sind eindeutig: Am Anfang steht die zunehmende Einengung einer oder mehrerer Eingeweidearterien, am Ende jener arme Patient, der rasch immer weniger wird und im ausgeprägten Fall das deutliche Bild der Unter- oder Fehlernährung bietet. Gelingt die eigentliche kausale Therapie, nämlich die rechtzeitige und endgültige Beseitigung der Verschlüsse, so braucht die zwischen Ursache und Effekt liegende pathogenetische Kette nicht sonderlich zu interessieren. Der Patient erholt sich und wird wieder gesund wie zuvor. In vielen Fällen steht aber vor, nach oder anstelle dieser eigentlich-kausalen Therapie, die heute noch Sache des Chirurgen ist, eine weniger ambitionierte, konservative, symptomatische, die es sich zur Aufgabe macht, Ernährungs- und Kräftezustand zu heben. Damit diese Therapie erfolgversprechend sei, muß sie in die Pathogenese der Ernährungsstörung eingreifen; die Frage wie Durchblutungs- und Ernährungsstörungen im einzelnen zusammenhängen können, erhält so Bedeutung. Mein Referat wird leider zeigen, daß unsere Kenntnisse hier noch lückenhaft sind.

Über die Art der Ernährungsstörungen bei Verschlüssen der Eingeweidearterien bestehen keine einheitlichen Vorstellungen. Die einfachste Hypothese besagt, daß der Patient die postprandialen Schmerzen durch Verringerung der Nahrungszufuhr zu verhüten lerne, die komplizierteste, daß es durch die chronische Mangeldurchblutung zu einer Schädigung aller Teilfunktionen der Verdauung komme. Die objektive Abklärung wäre durch Ernährungserhebungen sowie Resorptions- und Ausnutzungsstudien nicht allzu schwer. Tatsächlich hat die Untersuchung des Stuhls in einem Teil der Fälle das Bestehen einer Steatorrhoe bewiesen. Darüber hinaus ist bekannt, daß Ischämie im Darmepithel Strukturveränderungen hervorrufen kann, auf welche eine Störung der Resorption folgt. Es ist also nicht unwahrscheinlich, daß bei der Ernährungsstörung der Patienten alle in Betracht gezogenen Faktoren eine Rolle spielen können.

Durchblutung und Sauerstoff pro Zeit- und Gewichtseinheit sind im „ruhenden" Darm wesentlich höher als im ruhenden Skeletmuskel, ein Hinweis auf enorm große innere Oberflächen und die komplexeren Funktionen des Organs. Erwähnenswert ist die im Vergleich zu Hirn und Muskulatur kleinere arteriovenöse Sauerstoffdifferenz. Sie zeigt eine Reserve in der Sauerstoffversorgung des ruhenden Darms an, die zur Erklärung der Seltenheit der klinischen Symptomatik, speziell unter Nahrungskarenz beiträgt.

Nahrungsaufnahme führt zu einer Mehrdurchblutung der A. mesenterica superior und Abnahme des Gefäßwiderstandes in diesem Bereich. Entsprechende Versuche, die erst in allerletzter Zeit am wachen Tier durchgeführt wurden, zeigen, daß die Durchblutungsänderungen 5 bis 15 min nach Fütterung beginnen und 3 bis 7 Std anhalten. Physiologisch wie therapeutisch gleich bedeutsam ist Hemmung der mesenterialen Vasodilation durch Atropin, nicht aber adrenerge α- oder β-Blocker.

Die Mediatoren der Durchblutungssteigerung in der A. mesenterica superior sind z. T. bekannt. Sekretion und Cholecystokinin können sie auslösen, ebenso die intraduodenale Instillation von Öl oder Phenylalanin.

Mehrere Arbeiten berichten, daß die Kombination von körperlicher Belastung und Verdauung das Herzminutenvolumen nicht höher ansteigen läßt, als Belastung der nüchternen Versuchsperson. Das zirkulierende Blutvolumen nehme aber im Vergleich zu Nüchternen um 5% ab, die Herzfrequenz steige stärker an.

Die drei wesentlichen Teilfunktionen des Verdauungstrakts, nämlich Propulsion des Chymus, Sekretion und Resorption, laufen in allen seinen Abschnitten gleichzeitig, wenngleich in von Ort zu Ort wechselnder Qualität und Quantität ab. Man kann also nicht wie in manchen anderen Organen die Durchblutung eines bestimmten Gefäßes einer bestimmten Funktion zuordnen. Dies mache es — speziell im Bereich des Magens und Dünndarms — schwer, den Anteil einer Teilfunktion an der Durchblutung festzulegen, denn man ist auf die unsichere Übertragung der Ergebnisse von Experimenten, bei denen eine Teilfunktion isoliert geprüft werden konnte, angewiesen.

Von den sekretorischen Leistungen wird ein Teil in den Anhangsdrüsen geleistet. Wesentliche Teile der Enzymsekretionen, vor allem auch eine erhebliche Wasser- und Elektrolytbewegung geschieht aber im Magen-Darmtrakt selber.

Über die Zusammenhänge zwischen Durchblutung und Sekretion sind wir gut unterrichtet. Schon Claude Bernand konnte — an der Speicheldrüse — zeigen, daß bei entsprechender nervaler Stimulierung Sekretion und Durchblutung zunehmen. Heute gilt es als gesichertes Wissen der Physiologie, daß vermehrte sekretorische Aktivität auch des Magens und des Pankreas mit einer Zunahme der Durchblutung einhergeht. Hierzu liegen eindrucksvolle neue Studien vor, die auch zeigen, daß Sekretin, Cholecystokinin, Pentagastrin diese Durchblutungssteigerung hervorrufen und deshalb wohl als Mediatoren in Frage kommen. Sogar am menschlichen Pankreas konnte man die Gefäßerweiterung durch Sekretin angiographisch nachweisen.

In der Klinik (z. B. in therapeutischer Absicht) läßt sich die mit der Sekretion verbundene Durchblutungszunahme verhindern bzw. verringern durch Vermeidung bzw. Verkleinerung des entsprechenden Sekretionsreizes, letzten Endes also der Nahrungsaufnahme. Dieses Prinzip der Ruhigstellung durch Vermeidung der Stimulierung ist ja aus der Therapie der Pancreatitis geläufig. Sinnlos ist dagegen die auf der Vorstellung einer ,,Entlastung" oder ,,Schonung" beruhende Enzymsubstitution. Ob die Verabreichung niedermolekularer Nährstoffe (z. B. Aminosäuren statt Eiweiß) in diesem Zusammenhang nützlich sein kann, hängt nicht damit zusammen, daß sie ohne Mitwirkung von Enzymen vom Körper aufgenommen werden, sondern allein davon ab, ob sie die Sekretion stimulieren oder nicht.

Die Zusammenhänge zwischen Motilität und Durchblutung sind komplexerer Natur, insofern als im Experiment der durchblutungsfördernden Wirkung neurohumoraler und metabolischer Stimuli der Muskelkontraktion eine durchblutungsmindernde Wirkung der Kontraktion selber gegenübersteht. Passive Dehnung durch Gas oder Flüssigkeit führt zu einer Minderung der Durchblutung, die z. B. im Falle der Überdehnung bei Ileus ein wichtiger Faktor bei der Entstehung der Gangrän ist. Eine Tonusvermehrung in der Darmwand dürfte die Ursache für die Erhöhung des Gefäßwiderstandes sein.

Über die Beeinflussung der Durchblutung durch die während der Verdauung auftretenden Kontraktionen lassen sich nur Vermutungen äußern. Auch hier dürfte die Durchblutung die Resultante aus den oben genannten, einander entgegengerichteten Vektoren sein, wobei zusätzlich zu berücksichtigen ist, daß der durch eine nicht ausreichende Sauerstoffversorgung betroffene Zellmetabolismus durch die *Erhöhung der örtlichen* Konzentration von Metaboliten auch noch eine gewisse durchblutungsfördernde Wirkung ausübt. Wir müssen aber festhalten, daß wir nicht sicher wissen, ob durch die (gedanklich isolierte) Zunahme der Partialfunktion Motilität die Durchblutung des Darms zunimmt! Es mag durchaus sein, daß der vermehrte Sauerstoffbedarf der sich rhythmisch kontrahierenden Muskulatur durch bessere Ausschöpfung, d. h. Vergrößerung der arteriovenösen Sauerstoffdifferenz gewonnen werden muß.

Die Zusammenhänge zwischen Resorption und Durchblutung sind für unsere Diskussion ausreichend geklärt. Die Durchblutung kann die Resorption auf mehreren Wegen beeinflussen, nämlich durch Abtransport von Substanzen, speziell solcher die passiv diffundieren, durch Sauerstoffzufuhr für energieabhängige Transportvorgänge und durch Aufrechterhaltung der für den aktiven Transport vieler Nährstoffe notwendigen Strukturen. Ob andererseits Resorption zu einer Vermehrung der Durchblutung führt, ist ungewiß; einige Versuche sprechen dafür; besser erforscht ist der umgekehrte Sachverhalt, daß bei Unterschreiten eines kritischen Sauerstoffpartialdrucks der aktive Transport aufhört. Alles in allem findet man eine Abhängigkeit der Resorption von der Größe der Durchblutung ebenso wie von der Art der zu resorbierenden Substanz.

Fassen wir die hier kurz besprochenen Zusammenhänge nochmals zusammen:

1. Der Verdauungstrakt ist ein im Vergleich zur Muskulatur auch in Ruhe kräftig durchströmtes Gebiet mit geringer arteriovenöser Sauerstoffdifferenz im Bereich des Darms.

2. Die Zuordnung von Teilgrößen der Durchblutung bzw. des Sauerstoffverbrauchs zu Teilfunktionen der Verdauung und Resorption ist nicht möglich, weil die Teilfunktionen am gleichen Ort und zur gleichen Zeit ablaufen. Dagegen kann aus Tierversuchen erschlossen werden, welche Funktionsänderungen mit Änderungen der Durchblutung einhergehen.

3. Im einzelnen kann man dazu sagen, daß

a) vermehrte Sekretion mit vermehrter Durchblutung einhergeht,

b) Zunahme der motorischen Aktivität mit einer Durchblutungszunahme einhergehen kann, jedoch auch mit einer Abnahme, und

c) Resorption durchblutungsabhängig ist, die Anwesenheit resorbierbarer Substanzen wahrscheinlich aber auch ihrerseits die Durchblutung steigert.

4. Ob die aus Tierversuchen übertragenen Schlußfolgerungen die Beziehungen zwischen Verdauung und Durchblutung beim Menschen richtig beschrieben haben, wissen wir nicht. Erfolg oder Mißerfolg unserer Therapie werden uns einen Hinweis darauf geben.

Ziel der Behandlung sind Schmerzfreiheit und adäquate Ernährung. Schmerzfreiheit wird durch schonende Diätformen, adäquate Ernährung durch Berücksichtigung der Regeln der klinischen Ernährungslehre erreicht.

Die Calorienzufuhr wird man, unabhängig vom später gewählten Ernährungsregime, so einrichten, daß das Körpergewicht an der unteren Grenze der Norm liegt. Die Calorienverteilung darf der Norm entsprechen, 13 bis 20% als Eiweiß (oder Aminosäuren), 25 bis 40% als Fett, 40 bis 60% als Kohlenhydrat. Bei Malabsorption liegt der zusätzliche Calorienverlust (berechnet aus publizierten Fällen) nur ausnahmsweise über 200 Calorien pro Tag, kann also bei der Festsetzung einer Diät zunächst unberücksichtigt bleiben; die Feineinstellung der Calorienzufuhr sollte ohnedies mit Hilfe des Gewichtsverhaltens und nicht auf Grund einer Sollwertsberechnung erfolgen.

Anders ist die Frage der Zufuhr von essentiellen Nährstoffen und Mineralien wie Vitaminen zu sehen. Ihre Malabsorption ist anfangs nicht leicht zu erkennen. Der geringste Verdacht (z. B. Hyposiderinämie, Megaloblastenämie, aber bereits extremes Untergewicht, speziell, wenn es neu aufgetreten ist) sollte mit einer wohldosierten parenteralen Zufuhr aller wesentlichen essentiellen Spurensubstanzen behandelt werden. Diese Zufuhr wird oft übersehen, bei denen, die daran denken, besteht die Tendenz, sie zu übertreiben. Die Dosierung orientiert sich an den Bedarfszahlen. Man wird einem erwachsenen Mann nicht mehr als 0,5 bis 1 mg Eisen täglich, d. h. eine Injektion, die 50 mg Eisen enthält, alle 2 Monate verabreichen, die wasserlöslichen Vitamine in den entsprechenden Präparaten guter Firmen einmal wöchentlich. Diese Zahlen erhöhen sich, wenn ein Nachholbedarf besteht.

Von der Möglichkeit zur Ruhigstellung des Magen-Darmtrakts durch parenterale Ernährung sollte häufiger Gebrauch gemacht werden. Die Verbesserung der Überlebenschancen bewußtloser Patienten bei chirurgischen ebenso wie bei internistischen Indikationen ist seit einer Reihe von Jahren nachgewiesen, auch haben langfristige Versuche an Patienten mit ausgedehnten Darmresektionen ebenso wie Tierversuche, die nun schon in die zweite Generation von Hunden gehen, gezeigt, daß eine vollständige parenterale Ernährung grundsätzlich zeitlich unbeschränkt möglich ist. Aus unseren eigenen Erfahrungen kann ich berichten, daß die komplette Ruhigstellung des Darms mit parenteraler Ernährung die Heilungsaussichten von schweren Darmkrankheiten, z. B. der Colitis ulcerosa, deutlich verbessern. Letzten Endes wird bei der Erwägung der Möglichkeiten der parenteralen Ernährung zu selten bedacht, daß es zwischen einer parenteralen und einer oralen Ernährung nicht nur die Alternative, sondern auch das „Sowohl als auch" gibt. Der Patient der ißt, aber nicht genug ißt, kann mit parenteral zugeführten Calorien und Nährstoffen sehr wohl in eine in allen Beziehungen positive Ernährungsbilanz gebracht werden.

Details der parenteralen Ernährung müssen den entsprechenden wissenschaftlichen Monographien (und den z. T. ordentlichen einschlägigen Firmenbroschüren) entnommen werden. Einige Grundzüge seien jedoch erläutert (nicht zuletzt deshalb, weil Firmenbroschüren verständlicherweise auf die jeweiligen Produkte abheben).

Anstelle der Eiweiße in der normalen, oral aufgenommenen Ernährung kommen bei der parenteralen nur freie Aminosäuren in Frage. Von den angebotenen Präparaten verwende man nur solche, die ausschließlich aus L-Aminosäuren bestehen und keine Peptide enthalten. Das entsprechende Angebot ist begrenzt. Noch ungelöst ist die Frage nach der optimalen Zusammensetzung. In der Praxis hilft man sich zunächst am besten damit, daß man mit der Anwendung nicht zu sparsam ist, um jedenfalls eine positive Stickstoffbilanz zu erreichen. Die Zufuhr von Albumin bzw. Erythrocyten stellt in Fällen, in denen hierzu eine Indikation besteht, die richtige Substitution dar, darf aber keinesfalls als eine Form parenteraler Ernährung angesehen werden. Aminosäuren müssen sehr langsam verabreicht werden, damit nicht ein Teil durch die Nieren verlorengeht. Darüber hinaus sollte in engem zeitlichem Zusammenhang, wenn auch nicht unbedingt gleichzeitig, zur besseren Verwertung Energie zugeführt werden. Die Wahl der in den Aminosäurenlösungen enthaltenen zusätzlichen Calorienlieferanten erfolgt aber in erster Linie aus technischen Erwägungen. Tatsächlich spricht von ernährungsphysiologischer Seite aus sehr wenig oder nichts für die verschiedenen meist verwendeten Alkohole, früher Äthanol oder Glycerin, jetzt häufiger -ite und -itole, manches spricht dagegen.

Die Frage, ob essentielle Fettsäuren in eine komplette parenterale Ernährung gehören, ist auf Grund unserer Stoffwechseluntersuchungen über Linolsäuremangel, der Beschreibung eines einschlägigen Falles von *Collins* in Australien, endgültig mit Ja zu beantworten, speziell wenn diese Ernährung über längere Zeit (mehr als 2 Wochen) fortgesetzt wird.

Bleibt die Frage nach der Wahl der quantitativ wesentlichen Calorienspender. 15% der Calorien sollen durch Aminosäuren gedeckt werden. Für den Rest bieten sich Fettemulsionen und Kohlenhydratlösungen an. Auch hier ist zu oft in Alternativen gedacht worden. Richtiger ist es, Fett und Kohlenhydrat in Proportionen, die bei oraler Ernährung üblich sind, zu verabreichen.

Fettemulsionen haben den Vorzug, in kleinen Volumina reichlich Calorien zu enthalten. Ihre osmotische Wirkung ist zu vernachlässigen und verstoffwechselt werden sie so, daß eine vorübergehend überschießende Zufuhr nicht schadet. Moderne Präparate haben die Nachteile, die man ihnen im Hinblick auf ihre Vorläufer nachsagt, längst abgelegt. Tatsächliche Nachteile bleiben der Preis und eine gewisse, schwer zu kontrollierende Instabilität bei Transport im Frost und bei zu langer Aufbewahrung.

Die ausschließliche Calorienzufuhr durch Infusionen von Glucose und/oder Fructose ist nicht unbedenklich. Bei hohen Zufuhrraten, z. B. 1,5 g/kg/Std, mit denen etwa ein Fünftel des Tagesbedarfs pro Stunde gedeckt wird, sind Nebenwirkungen beschrieben. Die Infusion der Zucker in Mengen, welche den berechneten Bedarf nicht überschreiten, muß also langsam, d. h. über mindestens einen halben Tag, erfolgen. Zuckerlösungen haben den Nachteil, daß isotonische Lösungen wenig Calorien bringen; 1 l 5%ige Glucose oder Fructose liefert ein Zehntel des Tagesbedarfs. Dürfen größere Flüssigkeitsbelastungen nicht riskiert werden, so muß zur Katheterisierung einer zentralen Vene gegriffen werden, damit hochprozentige Lösungen infundiert werden können.

Nach der theoretisch idealen Ernährungsform sei die praktikabelste diskutiert, nämlich die orale Ernährung mit konventionellen Lebensmitteln. Hier müssen wir davon ausgehen, daß die Symptome des Patienten mit seiner bislang durchgeführten Ernährungsform zusammenhängen, müssen also danach trachten, diese Ernährung im Lichte dessen, was wir eingangs diskutiert haben, sinnvoll umzustellen. Eine solche sinnvolle Umstellung zielt auf Verringerung der Sekretionsreize, geringe Anregung der Motorik und vollständige Resorption. Bei Ernährungsumstellungen müssen immer zwei Möglichkeiten in gleicher Weise bedacht werden, nämlich die Wahl der Nahrungsmittel und der Rhythmus der Verabreichung. Speziell die Möglichkeiten zur Verbesserung der Verabreichungsfolge werden in der Diätetik viel zu wenig ausgenützt.

Was die Wahl der Lebensmittel betrifft, so sollten solche mit unverdaulichen Bestandteilen, sog. schlackenreiche Lebensmittel, ausgeschlossen werden. „Schlakken" vermehren die Stuhlmenge und führen dadurch zu zusätzlicher Beanspruchung der Peristaltik mit dem entsprechenden Sauerstoffverbrauch. Dabei ist zu berücksichtigen, daß nicht nur makroskopisch sichtbare Schlacken, wie z. B. eine Tomatenschale, das Stuhlvolumen vermehren, sondern jeder unverdauliche Nahrungsbestandteil, also jeder Nahrungsbestandteil, der von den menschlichen Enzymen nicht aufgelöst und nicht anschließend resorbiert wird, mehr oder weniger als Schlacke zur Wirkung kommt.

In allen Fällen, in denen die Angina abdominalis eine Rolle spielt, aber auch in Fällen von Malabsorptionen sollte man die Anforderung an eine Mehrdurchblutung des Magen-Darms so gering wie möglich machen. Da auf die erforderliche Calorienmenge nicht verzichtet, die Summe aller Stimuli also nicht unbegrenzt verringert werden kann, bedeutet das, daß man die Intensität der Stimulierung verringern muß, die Nahrungszufuhr ist möglichst gleichmäßig über einen möglichst großen Zeitraum zu verteilen. Dabei ist es wichtig, den gesamten wachen Tag auszunützen und während dieser Zeit wenigstens sechs gleich große, genau genommen sechs gleiche kleine Mahlzeiten in regelmäßigen Abständen zu verabreichen. Leider werden aber in unseren Krankenhäusern die klassischen Mahlzeiten wie eine heilige Kuh behandelt. Der Inder ist unterernährt, weil er die heilige Kuh nicht schlachtet, viele unserer Patienten könnten diätetisch besser geführt werden, wenn wir von den klassischen Mahlzeiten abgehen würden.

Ein Sonderfall schlackenarmer bzw. schlackenfreier Ernährung sind die verschiedenen Formeldiäten. In ihrer idealen Zusammensetzung sind sie praktisch rückstandslos. Sie haben außerdem den Vorteil, daß ihre Zufuhr ohne Rücksicht auf die Küche leicht über den ganzen Tag zu verteilen ist.

Solche Formeldiäten lassen sich mit Hilfe eines Mixgerätes oder eines Homogenisators leicht herstellen; auch käufliche Sondennahrungen können geeignet sein.

Die neuesten Formeldiäten, die anstelle von Eiweißen, Gemische von L-Aminosäuren, enthalten, werden unter den Schlagwörtern „Astronautendiät" und „Bilanzierte Ernährung" angeboten. Ihre Verwendung bei einer Zahl von Indikationen ist sicher sinnvoll; z. B. dann, wenn die Ruhigstellung des Colons ein wesentliches therapeutisches Ziel ist. Ob diese Diäten bei den hier betrachteten Formenkreis von Durchblutungsstörung des Magen-Darmtrakts nützlich sein werden, bleibt jedoch abzuwarten. Wir wissen zu wenig, wie Sekretion und Motorik auf das massive Angebot niedermolekularer Substanzen reagieren. Jedenfalls darf nicht von vornherein unterstellt werden, daß bei der Verwendung dieser neuen und auch nicht ganz billigen Diätformen eine Durchblutungssteigerung im Splanchnicusgebiet ausbleibt. Die in ihr enthaltenen Substanzen können die Sekretion kräftig anregen und der verhältnismäßig hohe osmotische Druck ihrer Lösung muß aller Erfahrung nach erhebliche Wasserverschiebungen im Bereich des Dünndarms hervorrufen. Die tatsächliche Erfahrung wird zeigen, ob solche Befürchtungen berechtigt sind.

Lassen Sie mich auch den therapeutischen Teil noch einmal kurz zusammenfassen:

1. Die Ernährung von Patienten mit Verschlüssen der Eingeweidearterien muß die wichtigsten Konsequenzen dieser Verschlüsse, nämlich den anginösen Schmerz und die Ernährungsstörung beseitigen.

2. Parenterale Ernährung ist die wissenschaftlich logischste Therapieform und beim heutigen Stand der Wissenschaft auch auf lange Zeit praktikabel. Umständlichkeit und Preis sind ihre wesentlichsten Hindernisse.

3. Bei sorgfältiger Auswahl einer schlackenarmen Diät kombiniert mit einer möglichst gleichmäßigen Zufuhr dieser Diät über den ganzen Tag kann die Mehrdurchblutung in Grenzen gehalten werden. Diese Art der Ernährung, auch als flüssige Formeldiät, sollte den ersten Therapieversuch darstellen. Gegebenenfalls kann sie mit parenteraler Zusatzernährung kombiniert werden.

4. Die therapeutische Brauchbarkeit von Formeldiäten, die aus niedermolekularen Nährstoffen zusammengesetzt sind, kann noch nicht beurteilt werden. Unter kritischer Beobachtung mag sich ein Versuch aber durchaus lohnen.

Literatur

Ahrens, E. H., Jr.: Advanc. Metabolic Disorders **4**, 297 (1970). — Aune, S., Semb, L. S.: Acta physiol. scand. **76**, 406 (1969). — Castenfors, H.: Scand. J. clin. Lab. Invest. **13**, Suppl. 62 (1961). — Fronek, K., Stahlgren, L. H.: Circulat. Res. **23**, 687 (1968). — Goodhead, B., Himal, H. S., Zanbilowicz, J.: Gut **11**, 62 (1970). — Jacobson, E. D.: Secretion and blood flow in the gastrointestinal tract. In: Handbook of Physiology, II, Sect. 6, 1043 (1967); — Ann. Rev. Physiol. **30**, 133 (1968). — Jacobson, E. D., Brobmann, G. F., Brecher, G. A.: Gastroenterology **58**, 575 (1970). — Johnson, P. C.: Circulat. Res. **14**, Suppl. 1, 225 (1964). — Lang, K., Fekl, W., Berg, G.: Bilanzierte Ernährung in der Therapie. Internationales Symposion in Nürnberg 1970. Stuttgart: Thieme 1971. — Last, G.: Münch. med. Wschr. **114**, 147 (1972). — Meng, H. C., Law, D. H.: Parenteral nutrition. Proceedings of an International Symposium in Nashville, Tennessee. Springfield, Ill.: C. C. Thomas 1970. — Uden, R.: Acta radiol. Diagn. **8**, 497 (1969). — Varro, V.: Internist **7**, 250 (1966). — Vatner, S. F., Franklin, D., van Citters, R. L.: Amer. J. Physiol. **219**, 170 (1970). — Winitz, M., Seedman, D. A., Graff, J.: Amer. J. clin. Nutr. **23**, 525 (1970). — Winne, D.: Med. Welt (N.F.) **22**, 632 (1971).

Chirurgische Therapie der Eingeweidearterienverschlüsse und der Bauchaortenaneurysmen

HEBERER, G. (Chirurg. Univ.-Klinik und Poliklinik Köln-Lindenthal)

Referat

I. Akute Verschlüsse der Eingeweidearterien

Akute Verschlüsse der Eingeweidearterien, meist embolischer oder arteriosklerotisch-thrombotischer Ursache, bedeuten stets unmittelbare Lebensgefahr. Keine andere Embolielokalisation führt mit einer derart hohen Wahrscheinlichkeit von über 90% zum tödlichen Ausgang wie die klinisch bedeutungsvollste Embolie in den Stamm der A. mesenterica superior. *Embolektomie* bzw. *rekonstruktive Eingriffe* an den Visceralarterien sind nur bald nach dem akuten Verschlußereignis noch erfolgversprechend. Die mit der rekonstruktiven Gefäßchirurgie bisher nach dem Schrifttum bei etwa 120 Patienten erzielten Ergebnisse, mit einer Überlebensquote von über 50%, lassen für die Zukunft eine Besserung der Behandlungsresultate bei frühzeitigem Eingreifen erhoffen. Auch in der späteren Phase wurden bei 30 weiteren veröffentlichten Beobachtungen eine Embolektomie bzw. Gefäßplastik in Kombination mit der Darmresektion durchgeführt, wobei noch 19 Patienten überlebten.

Die weitaus meisten Kranken kommen jedoch erst nach 4 bis 6 Std, also nach der ischämischen Toleranzzeit des Gastrointestinaltraktes, oder im Stadium der Peritonitis in chirurgische Behandlung. Wenn überhaupt, so kann dann nur noch die kompromißlose *Resektion großer Darmabschnitte* das Leben erhalten. Entgegen früherer Annahmen kann die Resektion auch derart ausgedehnter Dünn- und Dickdarmabschnitte mit dem Leben durchaus vereinbar sein, wenn das postoperative Stadium durch eine gezielte Substitutionstherapie überwunden wird. So ist z. B. eine von mir vor über 11 Jahren wegen Embolie in die A. mesenterica superior operierte Patientin (A.H.) — der Dünndarm mußte bis auf 60 cm, der Dickdarm bis zur Mitte des Quercolons entfernt werden —, unter entsprechender Substitution und Überwachung in einem ausgeglichenen Allgemeinzustand und als Hausfrau leistungsfähig.

Der schlechten Prognose und absoluten Operationsindikation des akuten Verschlußsyndroms steht eine günstigere Prognose der *chronischen Stenosen und Verschlüsse der Eingeweidearterien* mit ihren relativen und prophylaktischen Indikationen zur gefäßchirurgischen Korrektur gegenüber. Bei klinischem Verdacht ist die angiographische Untersuchung der abdominalen Aorta und ihrer großen Äste in zwei Ebenen, insbesondere im seitlichen Strahlengang, für die Klärung der exakten Lokalisation und Ätiologie des Gefäßleidens, aber auch für die Indikation und Wahl des Eingriffes entscheidend.

Das Ziel der Strombahnwiederherstellung ist die Beseitigung der Angina visceralis, aber auch die Prophylaxe des Mesenterialinfarktes. Man wird daher bei singulären oder kombinierten Stenosen bzw. Verschlüssen der drei Visceralarterien mit typischen Symptomen einer Angina intestinalis die *therapeutische Operationsindikation* möglichst frühzeitig und weit stellen, zumal Leitsymptome der chronischen Mangeldurchblutung in über 50% dem akuten Mesenterialverschluß vorausgehen. So starb z. B. dieser 57jährige Kranke mit Stenosen des Truncus coeliacus und der A. mesenterica superior und dem klinischen Bild einer Angina intestinalis 1$^{1}/_{2}$ Jahre nach angiographischer Sicherung der Diagnose außerhalb am akuten Darminfarkt. Die *prophylaktische operative Korrektur* von klinisch stummen Obliterationsprozessen ist bei Doppelverschlüssen oder hochgradigen Stenosen der Stämme des Truncus coeliacus und der A. mesenterica superior zu erwägen, gegebenenfalls auch in Verbindung mit Rekonstruktionen am Aorta-Iliacaabschnitt. Klinisch stumme singuläre Verschlußprozesse stellen dagegen noch keine Operationsanzeige dar. Wenn auch die isolierte Stenose des Truncus coeliacus im allgemeinen asymptomatisch bleibt, so gibt es aber doch Beobachtungen mit einem erheblichen Beschwerdebild einer chronischen intermittierenden Durchblutungsinsuffizienz der Abdominalorgane. Hierbei ist die Operation angezeigt. Andere Oberbaucherkrankungen, vor allem chronische Pankreatitis sowie Ulcera ventriculi et duodeni, sind allerdings vorher auszuschließen.

Kontraindikationen zur gefäßchirurgischen Korrektur bestehen, wenn die allgemeinen Kriterien der Operabilität nicht erfüllt sind, z. B. bei ausgeprägter cerebraler oder coronarer Mangeldurchblutung, bei schwerem Diabetes mellitus und hochgradiger Adipositas.

Operationsverfahren. Etwa 90% der chronischen Verschlußprozesse sind an der Anfangsstrecke der drei Visceralarterien lokalisiert und werden damit einer intestinalen Gefäßrekonstruktion relativ leicht zugänglich. Grundsätzlich stehen folgende vier Rekonstruktionsverfahren zur Verfügung:

1. Die direkte Desobliteration oder Thrombendarteriektomie mit oder ohne Lumenerweiterung (Streifenplastik).
2. Die Umgehungs- oder Bypass-Verfahren mit autologen Venen, Arterien oder Dacronprothesen.
3. Die Reimplantation des Gefäßstammes in die Aorta bzw. eine periphere Seit-zu-Seit-Anastomose mit der infrarenalen Aorta.

4. Die Dekompression des Truncus coeliacus bei externer Einengung durch Zwerchfellschenkel oder neurofibrotische Stränge.

Hierfür drei typische *Beispiele:*

1. Diese 53jährige Kollegin (H. B.) klagte seit einem halben Jahr über zunehmende Oberbauchbeschwerden, die zunächst als Colitis, später als Pankreatitis gedeutet wurden. Das Stenosegeräusch im Epigastrum führte schließlich zur Verdachtsdiagnose und das selektive Zöliakogramm zeigte eine hochgradige Stenose des Truncus coeliacus mit deutlicher poststenotischer Dilatation. Nach der Revascularisation des Truncus coeliacus mit einer 8 mm-Dacronprothese ist die Pat. nun seit über 3 Jahren beschwerdefrei.

2. Bei diesem 31jährigen Kranken (N. O.) lag gleichzeitig eine Kompressionsstenose des Truncus coeliacus und eine chronische Pankreatitis mit einer Nekrosehöhle im Schwanzbereich vor. Die retrograde Darstellung des Pankreasganges zeigte keinen weiteren krankhaften Befund. Die Dekompression des Truncus coeliacus bei externer Einengung mit Druckausgleich zwischen Aorta und Truncus sowie die Pankreaschwanzresektion führten zur Beschwerdefreiheit. Das Kontrollangiogramm 4 Monate später bestätigte die Dekompression des Truncus coeliacus.

Bei *gleichzeitigen obliterativen Veränderungen der beiden oberen Visceralarterienstämme* genügt es in der Regel, die A. mesenterica superior zu revascularisieren. Fehlen im Angiogramm kräftige, natürliche Kollateralen, so kann man gleichzeitig einen Prothesenarm zum Thruncus coeliacus abzweigen, wobei wir der Umleitung mit einem autologen Venentransplantat den Vorzug geben. Weitere *Verschlußprozesse im Aorta iliaca-Bereich* können ggf. gleichzeitig beseitigt werden, worauf dieses Beispiel hinweisen soll:

3. 58jähriger Pat. (J. M.), der wegen Carcinomverdachtes im Oktober 1969 auswärts probelaparotomiert wurde und bis Mai 1971 eine weitere Gewichtsabnahme von insgesamt 18 kg hatte. Es bestand eine ausgeprägtes klinisches Bild einer Angina intestinalis mit heftigen Schmerzattacken 15 bis 20 min nach der Nahrungsaufnahme. Gefäßgeräusche waren deutlich hörbar. Außerdem lag ein arterielles Verschlußleiden vom Beckentyp beidseits vor mit einer Gehstrecke von ca. 200 m. Neben den Verschlüssen von Truncus coeliacus und A. mesenterica superior lagen noch eine Abgangsstenose der A. mesenterica inferior sowie eine hochgradige Einengung der Aortenbifurkation und der Beckenstrombahn beidseits vor. Bei der Operation wurde die Aorta-iliaca-Strombahn durch Desobliteration wiederhergestellt, die Visceralarterien konnten mit einem autologen V. saphena-Transplantat rekonstruiert werden, das End-zu-Seit in die infrarenale Aorta, Seit-zu-Seit in die A. mesenterica superior und End-zu-Seit in den Truncus coeliacus eingepflanzt wurde. Außerdem wurde mit einem ovalären V. saphena-Streifen noch die Abgangsstenose der A. mesenterica inferior beseitigt. Nach glattem postoperativen Verlauf ist der Patient seit einem Jahr beschwerdefrei, Gewichtszunahme 5 kg.

Ergebnisse

Im eigenen Krankengut beobachteten wir in den vergangenen 4 Jahren 14 Patienten mit chronischer Mesenterialarterieninsuffizienz, bei 9 Patienten wurden Rekonstruktionseingriffe durchgeführt: achtmal mit Erfolg, d. h. es konnte eine weitgehende Beschwerdefreiheit und Gewichtsnormalisierung erzielt werden. Ein 54jähriger Patient (R. B.) verstarb, nach glatter Revascularisation von Truncus coeliacus und A. mesenterica superior, am 9. postoperativen Tage an einem Herzinfarkt.

Seit der ersten erfolgreichen operativen Behandlung einer chronischen Mesenterialarterieninsuffizienz durch Shaw u. Mainard (1957) liegen bis einschließlich 1. März 1972 insgesamt 357 kasuistische Mitteilungen über Eingriffe bei Verschlußprozessen der Visceralarterien im Schrifttum vor. Ihre Analyse durch meine Mitarbeiter Dostal und Hoffmann ergab, daß nur in 246 Fällen genaue Angaben über Verschlußkonstellation und angewandte Operationsverfahren vorliegen (Tabelle). Operationsrisiko und Ergebnisse werden sehr wesentlich von Ätiologie und Verschlußkonstellation sowie dem Alter der Kranken bestimmt. Die Dekompression des Truncus coeliacus als kleiner, lokaler Eingriff, bei einem Durchschnittsalter der Patienten von etwa 40 Jahren, ist fast risikolos. Dagegen hat die Operation in der Gruppe der Arteriosklerosekranken, die durchschnittlich 15 bis 20 Jahre älter sind und oft multilokuläre Prozesse aufweisen, ein höheres Risiko. Insgesamt betrug die *intraoperative Letalität* 2%, die *Frühletalität* innerhalb der ersten 6 Wochen 6,5%. Das Operationsrisiko erscheint aber im Vergleich zur schlechten Prognose des akuten Mesenterialarterienverschlusses tragbar.

Auf Grund der Mitteilungen über insgesamt 357 gefäßrekonstruktive Eingriffe und 9 eigene Beobachtungen bei chronischer Visceralarterieninsuffizienz konnte in etwa 85% Beschwerdefreiheit und Gewichtsnormalisierung erzielt werden. Bei Nachbeobachtungszeiten bis zu 5 Jahren traten *Rezidivverschlüsse* relativ selten auf; über *Spätergebnisse* bis zu 10 Jahren liegen erst wenige Mitteilungen vor. Wenn daher das Kriterium der Infarktprophylaxe auch noch nicht sicher beurteilt werden kann, so darf man doch feststellen, daß die Strombahnwiederherstellung heute die wirksamste Behandlung der chronischen Visceralarterieninsuffizienz darstellt. Voraussetzungen dafür sind Früherkennung des Krankheitsbildes, rechtzeitige Indikation und richtige Wahl des nach der biologischen Wertigkeit ausgesuchten besten Operationsverfahrens.

Auf die seltene *suprarenale Stenose der Aorta mit Hypertonie*, die meist Folge einer erworbenen unspezifischen Aortitis und Periaortitis ist, sei nur kurz hingewiesen. Bei fünf bisher operierten Patienten im Alter zwischen 19 und 39 Jahren hatten alle zwar eine Hypertonie, aber kein Kranker wegen des ausreichenden Kollateralkreislaufes eine Angina intestinalis. Nach einer aorto-aortalen Prothesenumleitung — hier z. B. bei einer 26jährigen Patientin vor und 4 Monate

Tabelle 1. *Ergebnisse der Revascularisationsverfahren bei 246 von insgesamt 357 operierten Kranken mit Angina intestinalis (Sammelstatistik von 1958 bis Februar 1972)*

Operationsverfahren	Anzahl	Operations-letalität	Keine Besserung	Heilung
Dekompression (Truncus coeliacus)	137	—	15	122
(Thromb-)Endarteriektomie	32	9	3	20
Bypass				
Dacronprothese	29	4	—	25
Autologes Venen- oder Arterientransplantat	17	—	3	14
Reimplantation	10	3	—	7
Aneurysmaresektion (Visceralarterien)	6	—	1	5
Übrige Verfahren	15	—	—	15
Gesamt	246	16 (6,5%)	22 (8,9%)	208 (84,5%)

nach dem Eingriff — normalisierte sich der Blutdruck bei allen fünf Patienten. Bei klinischem Verdacht ist stets auf genaue Lokalisation, Ausdehnung und Beziehung eines solchen Stenoseprozesses der hohen abdominalen Aorta zu den Eingeweideschlagadern zu achten, die gegebenenfalls gleichzeitig von der aorto-aortalen Prothesenumleitung aus revascularisiert werden können.

II. Abdominale Aortenaneurysmen

Im zweiten Teil meines Referates soll zur chirurgischen Therapie des meist infrarenal gelegenen, spindelförmigen Bauchaortenaneurysmas Stellung genommen werden. Als schwerwiegende Manifestation der Arteriosklerose und wegen der schlechten Prognose gehört das Krankheitsbild stärker in das Blickfeld des Arztes, zumal es zunehmend beobachtet werden kann.

Indikationsstellung und Therapieplan werden durch folgende *Besonderheiten des Krankheitsbildes* beeinflußt:

1. Die an einem umfangreichen Krankengut durchgeführten *Langzeitbeobachtungen von Spontanverläufen* diagnostizierter Bauchaortenaneurysmen zeigen, daß von nicht operierten Patienten nach 5 Jahren durchschnittlich nur noch 17% und nach 10 Jahren nur noch etwa 2% lebten; über ein Drittel der innerhalb der ersten 5 Jahre Verstorbenen verbluten an einer Ruptur des Aneurysmas.

2. Der *Tod an cerebralen und kardiovasculären Komplikationen* ist die zweite wichtigste Ursache für den deletären Verlauf bei nicht behandelten Patienten.

3. Die operative Behandlung des Bauchaortenaneurysmas ist überwiegend eine *Chirurgie am älteren Menschen* mit ihren Risiken, analog dem Manifestationsalter der Arteriosklerose im 6. und 7. Lebensjahrzehnt. Auch Carcinome sollten dabei nicht übersehen werden.

Angesichts dieser Besonderheiten des Krankheitsbildes erhebt sich auf Grund der *Analyse des eigenen Krankengutes und eines Literaturüberblicks seit 1951* — dem ersten Eingriff von Dubost — die Frage nach der Leistungsfähigkeit und Wertigkeit der Aneurysmaresektion.

Wiederherstellungseingriffe wegen Bauchaortenaneurysmen stellen im Kölner Krankengut seit 1959 etwa *6% unter unseren über 2300 Arterienrekonstruktionen* dar. Von insgesamt 158 beobachteten Pat. mit abdominalen Aortenaneurysmen wurden bis heute 131 operiert, bei einer Gesamtletalität von 21%. Werden die Aneurysmen im Stadium der Ruptur aus diesem Kollektiv eliminiert, so reduziert sich für die *elektive Resektion die Letalität* auf 13%.

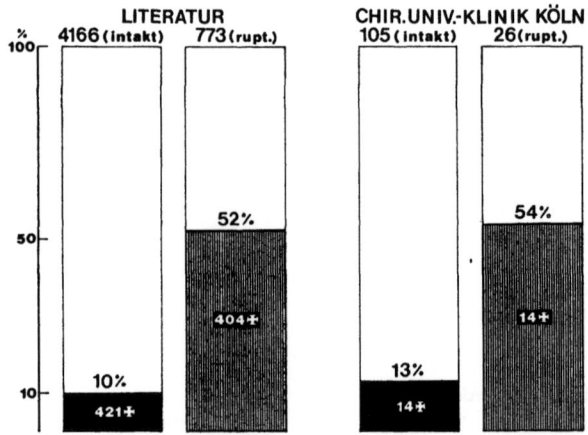

Abb. 1. Die Letalität bei elektiv und im Stadium der Ruptur operierten arteriosklerotischen Bauchaortenaneurysmen

Sie liegt damit im Bereich der aus einer Sammelstatistik von 4166 Fällen errechneten postoperativen Sterberate von etwa 10%. Die im *Stadium der gedeckten und freien Ruptur* eingelieferten Patienten haben naturgemäß eine wesentlich schlechtere Prognose. Die Letalität ist hier mit 54% etwa vierfach größer, in annähernder Übereinstimmung mit einer Sammelstatistik des Schrifttums bei 52% (Abb. 1).

Bei der *Operation* wird versucht, die Interposition eines Dacron-Rohres einer Bifurkationsprothese vorzuziehen. Diese Technik ist einfacher, eine große distale Anastomose ersetzt zwei kleinere Anastomosen an kleineren Gefäßen. Postoperative Verschlüsse eines Prothesenschenkels bzw. Prothesenaneurysmen an der A. femoralis — wie z. B. hier nach 4 Jahren — werden dadurch vermieden. Bei gleichzeitigen distalen Stenosen und Verschlüssen der Beckenstrombahn, insbesondere bei relativ jungen Patienten, ist deren Desobliteration bis zur Femoralisgabel mit der Ringsonde unseres Erachtens empfehlenswerter als die Anlage einer aortofemoralen Prothesenumleitung, wie bei diesem 55jährigen Kranken. Zustand nach Iliaca femoralis-Desobliteration und Protheseninterposition nach Resektion des Aortenaneurysmas. In über 80% konnte im eigenen Krankengut der prothetische Gefäßersatz intraperitoneal vorgenommen werden.

Bei Vorhandensein einer *aortocavalen Fistel*, die wir im eigenen Krankengut fünfmal beobachteten, kann der Cavadefekt am besten vom Inneren des Aneurysmas aus mit Hilfe der Fingertamponade rasch und sicher verschlossen werden. Danach erfolgt der Aortenersatz, wie z. B. bei einem 70jährigen Kranken mit diesem Aneurysma; hier der Fistelbereich mit sofortiger Füllung der V. cava inferior und Zustand nach Fistelverschluß mit Überbrückung des Aorta-Iliaca-Defektes durch eine Dacronbifurkationsprothese.

Die *Exstirpation eines seltenen, sackförmigen Aneurysmas* mit Wiederherstellung der Strombahn durch Aneurysmorrhaphie ist nur selten anwendbar. Wir erlebten es nur einmal (1955) bei einer 65jährigen Patientin. Das sackförmige Aneurysma war in das Duodenum durchgebrochen und führte zur rezidivierenden Meläna und Anämie. Die jetzt 81jährige Patientin ist heute, 16 Jahre nach Excision des Aneurysmas mit Nahtverschluß von Aorta und Duodenum, noch körperlich und geistig relativ rüstig.

Operationstechnische Schwierigkeiten und ein größeres Risiko ergeben sich besonders bei *höher lokalisierten abdominalen* bzw. *thorakoabdominalen Aneurysmen.* Hierbei ist stets die Aortographie für den Therapieplan entscheidend. So haben wir z. B. bei dieser 48jährigen Patientin mit arteriosklerotischen Aneurysmen am Aortenabschnitt III, IV und V nur dieses über kindskopfgroße, in die Lendenwirbelkörper penetrierte, infrarenale Aneurysma entfernt: Intraoperativer Situs mit Thrombenmassen im Aneurysmasack und Zustand nach Implantation einer Dacronbifurkationsprothese. Seit über einem Jahr ist die Patientin als Hausfrau voll leistungsfähig.

Im suprarenalen Aortenabschnitt IV wird im allgemeinen die Resektion nach dem sog. *Umwandlungsverfahren* durchgeführt, mit Anschluß der beiden Visceralarterien. Beispiel: Abdominothorakales Aortenaneurysma bei einem 59jährigen Kranken mit Angina intestinalis infolge Verschlüsse von Truncus coeliacus und A. mesenterica superior; gleichzeitig Arrosion der Wirbelkörper Th 11 und 12. Nach der Resektion des Aneurysmas mit Hilfe des aortoaortalen Umwandlungsverfahrens erfolgten noch die Anschlüsse von Truncus coeliacus und A. mesenterica superior. Das Kontrollaortogramm nach 11 Wochen zeigte die Durchgängigkeit aller Dacronprothesen. Heute, fast 2 Jahre nach dem Eingriff, ist der Kranke beschwerdefrei, die Malabsorption beseitigt; die Gewichtszunahme beträgt 8 kg.

Abschließend noch ein Wort zu den *Spätergebnissen* nach operativer Behandlung von Bauchaortenaneurysmen. Diese Abbildung zeigt auf Grund mehrerer größerer Statistiken, daß durch elektive Resektion des Aneurysmas die Lebenserwartung der Patienten nach einem Jahr von 54% auf 85%, nach 5 Jahren von 17 auf 54% und nach 10 Jahren von 2 auf 29% ansteigt. Daß aber die Überlebenschance nach 10 Jahren trotzdem nur halb so groß ist wie der normalen Bevölkerung, liegt im wesentlichen am Verlauf der Grundkrankheit der generalisierten, progredienten Arteriosklerose, die zum Tode durch Herzinfarkt, Apoplexie und andere Begleiterkrankungen führt; seltener sind Spätfolgen der Operation (10%) dafür verantwortlich zu machen.

SCHÜTZ, R. M. (II. Med. Klinik und Poliklinik der Med. Akademie Lübeck):
Zur Aussagefähigkeit plethysmographischer Meßzahlen in der Funktionsbeurteilung der arteriellen Peripherie

Einzige quantitative Untersuchungsmethode zur unblutigen Bestimmung des Stromzeitvolumens in der Peripherie ist die Venenverschlußplethysmographie in ihren verschiedenen meßtechnischen Varianten. Ihr Prinzip beruht darauf, daß — bei blockiertem venösem Rückfluß — der freie arterielle Bluteinstrom zu einer Volumenänderung des untersuchten Gliedmaßenabschnittes führt und diese Änderung sich — unter Beachten bestimmter Voraussetzungen — über kürzere Zeit direkt proportional der einströmenden Blutmenge verhält [1, 4].

Der funktionelle Aussagewert dieses Verfahrens hängt davon ab, ob sich seine Maßzahlen „Ruhedurchblutung" und „reaktive Hyperämie" in akuten und in Langzeitbeobachtungen als hinreichend konstant, d. h. reproduzierbar erweisen; mit welcher Frequenz Einzelmessungen aufeinanderfolgen können, ohne daß hierdurch die Werte im Sinne einer Bahnung oder Summation beeinflußt werden; schließlich wie weit simultan an korrespondierenden Gliedmaßenabschnitten Kreislaufgesunder ermittelte Parameter übereinstimmen.

Zur Beantwortung der Frage, ob diese Voraussetzungen zutreffen, wurden Untersuchungen an kreislaufgesunden Männern zwischen 21 und 40 Jahren sowie an männlichen Angiopathikern im Stadium II nach Fontaine mit angiographisch erwiesenem isolierten Verschluß der A. femoralis superficialis vorgenommen.

(Soweit es sich um Lübecker Patienten handelt, danke ich Herrn Prof. Dr. Remé, Direktor der Chirurg. Klinik der MAL, für die Erlaubnis, die in seiner Klinik angiographierten Patienten untersuchen zu dürfen). Als durchblutungsändernden Reiz verwendeten wir — sofern nicht anders vermerkt — stets eine totale arterielle Drosselung von 3 min Dauer (RH_3). Alle Messungen wurden unter Grundumsatzbedingungen und bei einer Raumtemperatur von 22 bis 24 °C an den Waden durchgeführt. Wir benutzten das Gerät „Vasoscript" nach Barbey, Hersteller Boucke, Tübingen.

Ruhedurchblutung — Mittelwert aus jeweils fünf Einzelmessungen, durchgeführt alle 5 min — und reaktive Hyperämie — gemessen alle 15 min nach totaler arterieller Drosselung von 3 min Dauer — wiesen über einen Zeitraum von 4 Std

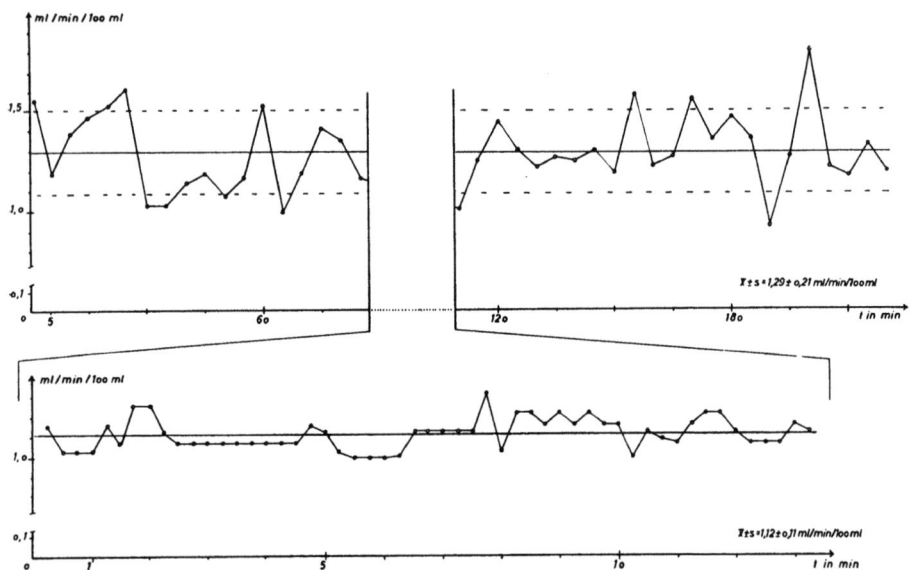

Abb. 1. Schwankungen der Ruhedurchblutung in Abhängigkeit von der Untersuchungsdauer: 26jähriger, kreislaufgesunder Mann. Die Parameter des oberen Bildteiles wurden alle 5 min aus fünf Einzelmessungen ermittelt. Im unteren Bildteil beträgt der zeitliche Abstand der Einzelmessungen jeweils 15 sec. $\bar{x} \pm s$ = arithmetrisches Mittel und Standardabweichung der jeweiligen Meßreihe

sowohl beim Einzelpatienten als auch innerhalb des gesamten Kollektivs eine zufriedenstellende Konstanz auf. Die Einzelwerte konnten im Maximalfalle mit etwa 20% um das jeweils zugehörige arithmetische Mittel schwanken. Eine gerichtete Tendenz dieser Schwankungen mit der Dauer der Messung ließ sich weder im Sinne einer konstanten scheinbaren Durchblutungszunahme noch eines vorgetäuschten dauernden Absinkens des Stromzeitvolumens erkennen. Die Abb. 1 belegt anhand der Meßwerte eines 26jährigen kreislaufgesunden Studenten diese Aussage.

Führte man über 15 min repetierende Messungen der Ruhedurchblutung mit einem zeitlichen Abstand von jeweils 15 sec aus, zeigte sich ein prinzipiell gleiches Verhalten: nur die Schwankungsbreite der Einzelwerte war bei diesem kurzen Meßzeitraum deutlich geringer. Auf Grund der Versuchsanordnung war auszuschließen, daß diese Fluktuationen exogen, z. B. durch psychische Irritation, bedingt waren. Ihnen liegen unseres Erachtens am ehesten kreislaufeigene Regelmechanismen zugrunde, etwa im Sinne von Spontanschwankungen des Vasomotorentonus [4], deren mit anderen Methoden objektivierbaren Größenordnungen sie entsprechen. Iatrogen induzierte durchblutungsfördernde Reize endlich überschreiten diese Fluktuationen um ein Vielfaches, wie man am quantitativen Ablauf einer reaktiven Hyperämie nach arterieller Drosselung oder nach intraarterieller Injektion eines vasoaktiven Pharmakons erkennen kann[5]. Messungen an symmetrischen Gliedmaßenabschnitten schließlich erbrachten absolut identische Maßzahlen.

Auf Grund dieser Ergebnisse halten wir uns zu der Feststellung für berechtigt, daß die Venenverschlußplethysmographie von methodischer Seite her zu funktionell relevanten Parametern verhelfen könnte. Läßt sich diese Annahme für den klinischen Einsatz des Verfahrens bestätigen?

Wir sind mit anderen Untersuchern der Ansicht [1, 2, 3], daß die Ruhedurchblutung nur einen begrenzten funktionellen Aussagewert hat: mit ihrer Hilfe lassen sich akut pharmakologisch gesetzte Durchblutungsänderungen gut erfassen. Diagnostisch ist sie hingegen ohne Aussagekraft: denn es besteht, abgesehen von ganz hochgradiger Durchblutungsnot, weder eine signifikante Differenz zwischen den Ruhedurchblutungswerten von Gesunden und Angiopathikern noch eine sichere Beziehung zwischen dem Grad der reaktiven Hyperämie und der Ruhedurchblutung am gleichen Patienten [6].

Die reaktive Hyperämie nach totaler arterieller Drosselung dagegen weist für einzelne Verschlußlokalisationen recht charakteristische Hyperämiemaxima auf, wie insbesondere Bollinger [1] sowie Ehringer [2] eindeutig belegt haben. Entsprechend Angaben der Literatur [vgl. 1] sahen wir nach einer 5 min dauernden totalen arteriellen Drosselung höhere Hyperämiewerte als nach einer solchen von 3 min. Eine bessere Konstanz der Meßwerte — ermittelt als Summenkurven — in Langzeitbeobachtungen war hierdurch aber nicht zu erzielen: sie schwankten bei beiden Modifikationen mit etwa 20 bis 30% um den jeweiligen arithmetischen Mittelwert. Da zudem bei Patienten mit höhergradiger arterieller Mangeldurchblutung schon unter einem arteriellen Stau von 3 min Ischämieschmerzen auftreten können, haben wir uns auf eine Occlusionsdauer von 3 min beschränkt.

Die immerhin mögliche Gefahr, durch diese Schwankungen bei nur einmaligem Bestimmen der reaktiven Hyperämie als Summenkurve am Gesunden scheinbar pathologische Durchblutungsreaktionen und umgekehrt bei leichten Krankheitsfällen normal erscheinende Werte zu messen, läßt sich bannen durch zeitliche Dispersion des Reaktionsablaufes, d. h. durch Ermitteln der sog. „peak-flow-time" sowie der Abklingzeit der RH_3. Unter diesen Maßzahlen versteht man die Zeitpunkte, zu denen das Hyperämiemaximum erreicht bzw. das Ausklingen der Mehrdurchblutung auf den Ruhewert gemessen werden. Diese Parameter unterscheiden sich bei Gesunden und Angiopathikern eindeutig. Wir fanden, daß bei Gesunden der „peak-flow" immer innerhalb von 15 sec nach Ende der arteriellen Drosselung nachweisbar, d. h. die „peak-flow-time" kleiner oder gleich 15 sec war. Patienten mit isoliertem Femoralisverschluß und angiographisch erwiesenem guten Kollateralkreislauf besaßen eine „peak-flow-time" von im Mittel 43,5 sec, Patienten mit schlechter Kollateralisation von im Mittel 97 sec [6] (vgl. Abb. 2).

Deutlicher als die „peak-flow-time" unterscheidet sich in diesen einzelnen Gruppen die Abklingzeit der Mehrdurchblutung nach totaler arterieller Drosselung von 3 min Dauer: Kreislaufgesunde erreichten die Ruhedurchblutung nach im Mittel 98 sec, Patienten mit guter Kollateralisation nach durchschnittlich 192 sec, solche mit schlechtem Umgehungskreislauf aber erst nach im Mittel 469 sec (Abb. 2). Die Maßzahlen der Abklingzeit differieren in allen drei Gruppen statistisch signifikant voneinander. Sowohl „peak-flow-time" als auch Abklingzeit erwiesen sich am einzelnen Patienten auch über längere Zeit als recht konstant. Da bei Angiopathikern mit gutem Umgehungskreislauf vereinzelt eine „peak-flow-time" von 15 sec ermittelt wurde — bei dann allerdings immer signifikant verlängerter Abklingzeit —, halten wir diese Abklingzeit für den sichersten Parameter zur differenzierten Beurteilung des Schweregrades einer arteriellen Blutumlaufstörung.

In seltenen Grenzfällen, in denen — trotz Verwenden aller bisher besprochenen Parameter der Venenverschlußplethysmographie — Zweifel über die Ausprägung einer Mangeldurchblutung bestehen bleiben, führt das Ermitteln der Hyperämie

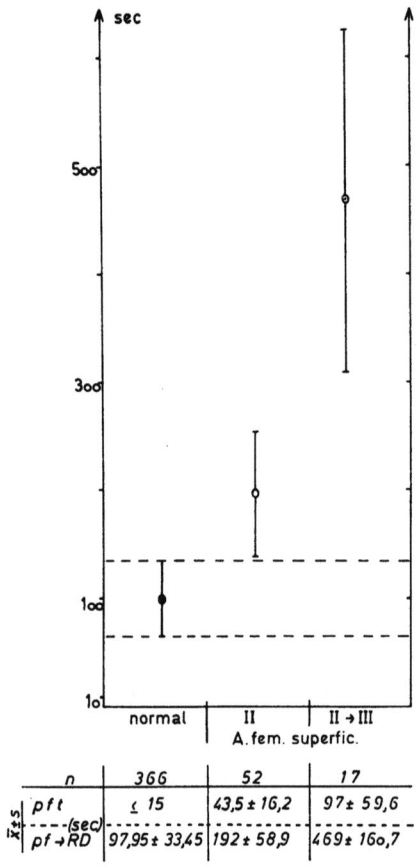

Abb. 2. Abklingzeit der reaktiven Hyperämie nach totaler arterieller Drosselung von 3 min Dauer: Graphische Darstellung der arithmetischen Mittelwerte mit Standardabweichungen aus Messungen an Kreislaufgesunden und Angiopathikern mit angiographisch erwiesenem isolierten Verschluß der A. femoralis superficialis (vgl. auch [6]). n Anzahl der untersuchten Patienten. p/t „peak-flow-time". pf → RD Abklingzeit in sec

nach einer dosierten standardisierten Arbeitsbelastung zur Klärung. Wir bevorzugen — um die Maßzahlen aller Patienten komparabel zu halten — eine nichtischämische Arbeit der Unterschenkelmuskulatur, bei welcher der Patient im Liegen eine Leistung von 30 kpm/min über 2 min erbringt. Dieses Vorgehen bietet außerdem den Vorteil, daß eine generalisierte Belastung des ganzen Organismus ausgeschlossen ist, unter welcher aus Gründen der Wärmeregulation die Hautdurchblutung erheblich zunehmen und damit verfälschend in das Meßergebnis eingehen würde. Unter Arbeitsbedingungen unterscheiden sich „peak-flow-time" als auch Abklingzeit eines Kranken immer signifikant von denen eines Gesunden.

Eine durch Arbeit zu erzielende Hyperämie weist nach unseren bisherigen Erfahrungen die geringste Schwankungsbreite des „peak-flow" auf: sie ist also besonders gut reproduzierbar und damit für Langzeitkontrollen zu bevorzugen. Sie spiegelt ferner ziemlich genau das Verhalten der lokalen Muskeldurchblutung wider und vermindert so den methodischen Nachteil der Venenverschlußplethysmographie, die ja normalerweise nur ein Summenbild der Durchblutungsabläufe aller von der Meßmanschette umschlossenen Gewebearten wiedergibt.

Ich hoffe glaubhaft dargelegt zu haben, daß die Venenverschlußplethysmographie Rückschlüsse auf funktionelle Reserven erkrankter Gliedmaßenabschnitte gewinnen und deren Änderungen in der Zeit meßbar verfolgen läßt. In akuten und in Routineuntersuchungen dienen „peak-flow", „peak-flow-time" und Abklingzeit nach totaler arterieller Drosselung als Maßzahlen. In Zweifelsfällen und für Langzeitbeobachtungen ermitteln wir zusätzlich die Hyperämie nach dosierter Arbeit. Wir sprechen von schweren Angiopathien, wenn eine arterielle Drosselung zu „peak-flow"-Werten unter 5 ml/min/100 ml führt, von mittelgradigen bei Werten zwischen 5 bis 10 ml/min/100 ml und von leichten Fällen, wenn das Hyperämiemaximum zwischen 10 bis 15 ml/min/100 ml Weichteilgewebe liegt (vgl. auch 1].

Literatur
1. Bollinger, A.: Durchblutungsmessungen in der klinischen Angiologie. Bern: Huber-Verlag 1969. — 2. Ehringer, H.: In: Ehringer, H., Deutsch, E., Durchblutungsstörungen, S. 95ff. Stuttgart: Schattauer-Verlag 1970. — 3. Hess, H.: Klin. Wschr. 32, 175 (1954). — 4. Schütz, R.-M.: Aussagefähigkeit und Grenzen angiologischer Meßmethoden für Diagnostik und Therapie peripherer arterieller Durchblutungsstörungen. Habil.-Schrift, Lübeck 1968. — 5. Schütz, R.-M.: Verh. dtsch. Ges. inn. Med. 75, 926 (1969). — 6. Schütz, R.-M.: In: Bollinger, A., Brunner, U., Meßmethoden bei arteriellen Durchblutungsstörungen, S. 58ff. Bern: Huber-Verlag 1971.

Schütz, R. M. (II. Med. Klinik und Poliklinik der Med. Akademie Lübeck):
Zur Dignität einiger Maßzahlen pulsationsabhängiger Meßverfahren für die angiologische Funktionsdiagnostik

Der Nachweis, daß ein angiologisches Untersuchungsverfahren zur Diagnostik verwertbar ist, berechtigt noch nicht zu der Annahme, damit sei seine Aussagefähigkeit auch für eine Funktionsbeurteilung oder für das Erfassen pharmakologisch induzierter Wirkabläufe erwiesen. Daß diese Feststellung in besonderem Maße für pulsationsabhängige Meßmethoden gilt, soll im folgenden belegt werden.

Als diagnostisch wichtige Kriterien dienen bei diesen Verfahren Änderungen der Kurvenform, der Zeitwerte: Pulswellenlaufzeit, Gipfelzeit, Incisurzeit, Inklinationszeit sowie des sog. oscillometrischen Index. Seitendifferenzen in der Amplitude sind nur bei deutlicher Ausprägung verwertbar [1]. Man weiß, daß gerade dieser letzte Parameter von vielen durchblutungsunabhängigen Faktoren beeinflußt werden kann, wie z. B. von der Anlage der Meßmanschette, von Umfangsdifferenzen der Gliedmaßen infolge von Ödemen oder größeren Narbenzügen, von Körperhaltung oder Atmung, sowie schließlich, daß er Spontanschwankungen von ± 10 bis 20% um den jeweiligen Mittelwert aufweisen kann [2]. Dennoch werden immer wieder aus Amplitudenabweichungen Aussagen über ablaufende Durchblutungsänderungen abgeleitet: Amplitudenzunahmen werden dann als Zeichen einer Mehrdurchblutung, Abnahmen als solche einer Minderdurchströmung gedeutet.

Wir haben in einer früheren Mitteilung den Beweis dafür vorgelegt [3], daß bei oscillographischen Dauerregistrierungen aus wechselnden Amplitudenhöhen keinerlei Rückschlüsse auf akut ablaufende Durchblutungsänderungen möglich sind. — Als Vergleichsmethoden dienten seinerzeit die Venenverschlußplethysmographie sowie Messungen mit der Wärmeleitsonde nach Hensel. Oscillographische Dauerregistrierungen führen aber zu Ermüdungserscheinungen, die evtl. eine Verfälschung der Meßwerte hervorrufen könnten. Wir haben deshalb in einer zweiten Versuchsreihe nur noch Routineoscillogramme mit abfallendem Druck angefertigt und diese Messungen unmittelbar vor und nach einer totalen arteriellen Drosselung von 3 min Dauer sowie weiter in Abständen von je 1 min bis zu insgesamt 10 min ausgeführt (Oscillograph von Boucke-Brecht). Ferner wurde das Verhalten der Amplitude, Pulswellenlaufzeit, Incisurzeit und Gipfelzeit vor und nach einer arteriellen Drosselung auch mit der Rheographie (Universalrheograph nach Gutmann) und Volumenpulsregistrierung (Vasogrammadapter nach Völker) überprüft. Der Durchblutungsablauf wurde immer simultan mit der Venenverschlußplethysmographie (Barbey) erfaßt. Die vorzulegenden Ergebnisse wurden an kreislaufgesunden Männern von 21 bis 40 Jahren sowie an Angiopathikern im Stadium II nach Fontaine mit angiographisch bewiesenem isoliertem Verschluß der A. femoralis superficialis ermittelt. Alle Messungen wurden an symmetrischen Gliedmaßenabschnitten vorgenommen: sie erfolgten in der Regel an der größten, d. h. muskelreichsten Circumferenz der Wade, da hier erfahrungsgemäß maximale Amplituden zu erhalten sind. Lediglich die Untersuchungen mit dem Vasogrammadapter mußten aus technischen Gründen an den Zehen ausgeführt werden. Den durchblutungsändernden Reiz ,,totale arterielle Drosselung von 3 min Dauer" setzten wir bei Gesunden jeweils am rechten Bein. Das linke diente als intraindividuelle Kontrolle.

Welche Amplitudenänderungen lassen pulsationsabhängige Verfahren unter einer arteriellen Drosselung erkennen? Lassen Sie uns zunächst das Verhalten der Oscillographie auf diesen Reiz beobachten. Bei Dauerregistrierungen mit einem Manscheteninnendruck, der dem totalen Entlastungsdruck (OI) entspricht, stellen sich nach Ende der Drosselung zunächst immer Amplitudenabnahmen ein, die dann später regelmäßig in eine leichte Überhöhung gegenüber dem jeweiligen Ausgangswert umschlagen. Die maximale Amplitudensteigerung ist nach im Mittel 87 sec nachweisbar, der Ruhewert wird nach etwa $7^1/_2$ min wieder erreicht. Unter diesen Bedingungen liegt also während der maximalen Hyperämie ein Amplitudenminimum vor, während eine Amplitudenzunahme erst bei nahezu abgeklungener Mehrdurchblutung faßbar wird.

Fertigt man anstelle von Dauerregistrierungen Routineoscillogramme mit abfallendem Druck an, dann tritt unter diesen Bedingungen ebenfalls sofort nach Lösen der arteriellen Stauung eine eindeutige Amplitudenabnahme am Meßbein auf, während das Kontrollbein eine solche Reaktion vermissen läßt. Im weiteren Verlauf zeigt sich am Meßbein wieder eine geringe Amplitudenüberhöhung (Abb.1).

Es ist bekannt, daß eine arterielle Drosselung u. a. zu einer Abnahme des peripheren Gefäßwiderstandes führt. Durch eine solche wird aber der sog. lokale Rückprall der Pulswelle — d. h. einer der Faktoren von Einfluß auf die Amplitudenhöhe — reduziert, so daß sich auf diese Weise die initiale inverse Amplitudenabnahme nach Drosselung erklären ließe. Daß diese im Modellversuch bestätigte Annahme tatsächlich auch in der Klinik gilt, war durch eine Modifikation der Meßanordnung zu belegen. Wurde nämlich eine Abnahme des peripheren Widerstandes während des ganzen Meßvorganges durch eine distal der Meßstelle durchgeführte andauernde arterielle Drosselung mit 300 mmHg Manscheteninnendruck kompensiert, dann kam es erwartungsgemäß zu keiner Amplitudenabnahme mehr: vielmehr bestand jetzt sofort nach Ende der proximalen arteriellen Drosselung und Freigabe des Bluteinstroms eine Amplitudenerhöhung, allerdings von Fall zu Fall sehr wechselnden Ausmaßes. Eine Amplitudenabnahme wurde jetzt nie gemessen. Quantität und zeitlicher Ablauf der reaktiven Hyperämie entsprachen — ausweislich der Venenverschlußplethysmographie — während dieser

Modifikation dem jeweils ohne distale Drosselung am gleichen Patienten ermittelten Wert. Trotz gleichgebliebener Blutstromvolumina waren also sehr unterschiedliche Oscillationsbefunde ermittelt worden (Abb. 1).

Volumenpulsregistrierungen führten zu übereinstimmenden Ergebnissen. Am Meßbein besteht nach Lösen einer arteriellen Stauung zunächst immer eine Amplitudenabnahme, die als eher noch ausgeprägter denn jene in der Oscillo-

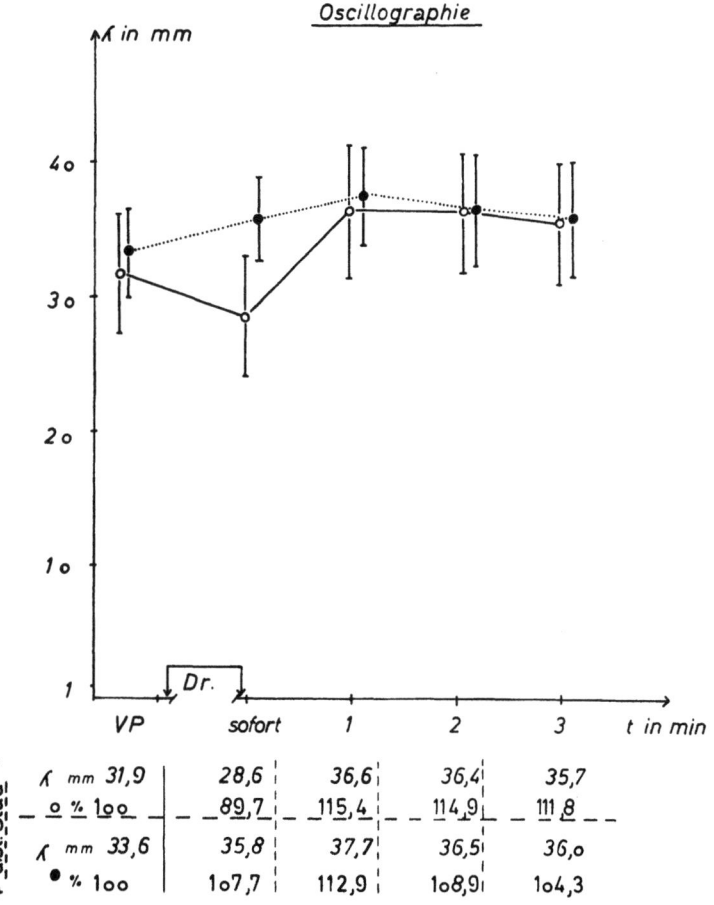

Abb. 1. Verhalten der Amplitudenhöhe (λ) in Oscillogrammen vor (VP) und nach einer totalen arteriellen Drosselung von 3 min Dauer (Dr.), registriert mit abfallendem Manscheteninnendruck. ● Mittelwerte einer Meßreihe, in welcher distal der Meßstelle eine zusätzliche arterielle Drosselung angelegt war (vgl. Text). ○ Mittelwerte aus Untersuchungen ohne zusätzliche arterielle Drosselung distal der Meßstelle

graphie imponierte (Abb. 2). Der Übergang in eine Amplitudenzunahme erfolgte etwas schneller und auch deutlicher erkennbar. Diese Werte unterscheiden sich von denen des Kontrollbeines nur in der ersten Minute nach Ende der arteriellen Sperre signifikant. Bei Vergleich mit den Maßzahlen der simultan ausgeführten Venenverschlußplethysmographie erkennt man auch hier wieder, daß während des Hyperämiemaximums (Venenverschlußplethysmographie) ein Amplitudenminimum vorliegt und umgekehrt.

Die bisherigen Feststellungen gelten gleichermaßen für die Rheographie. Sie haben ferner Gültigkeit für Patienten mit arteriellen Durchblutungsstörungen, wobei hier besonders auffällt, daß — im Gegensatz zum Hyperämieablauf in der Venenverschlußplethysmographie — die zeitlichen Reaktionsabläufe praktisch denen von Gesunden entsprechen.

Dieses Faktum beweist unseres Erachtens einmal mehr, daß Amplitudenänderungen nur in Abhängigkeit von Variationen des peripheren Widerstandes ablaufen, ohne daß die hierdurch mitbedingten Durchblutungsänderungen eine Rolle zu spielen scheinen.

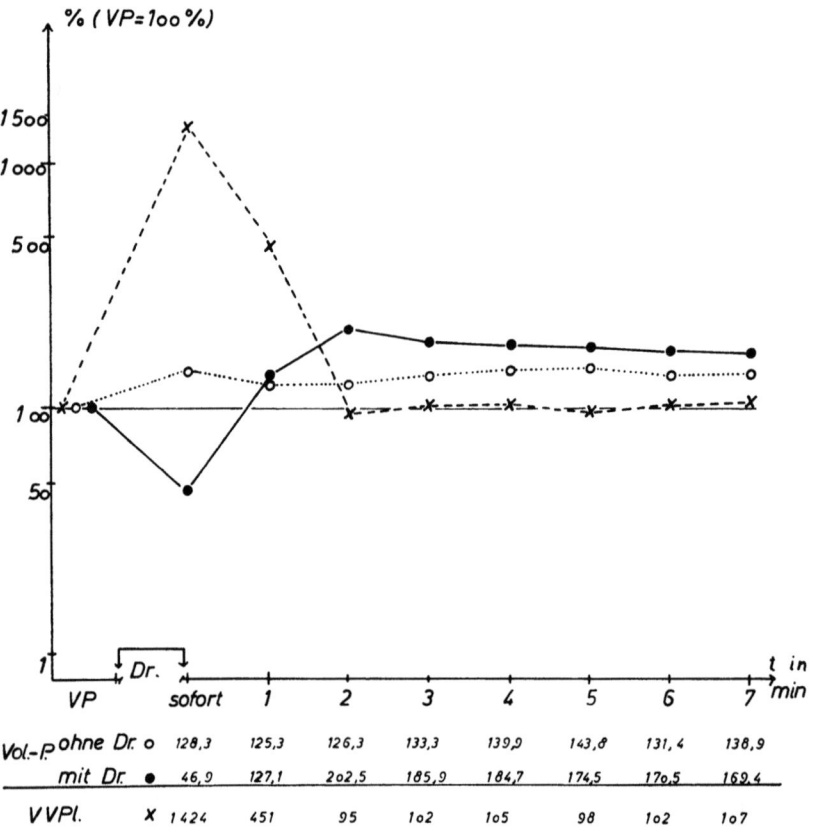

Abb. 2. Vergleichende Gegenüberstellung der reaktiven Hyperämie nach einer totalen arteriellen Drosselung von 3 min Dauer (Dr.) aus Simultanmessungen mit der Venenverschlußplethysmographie (VVPl) und der acralen Sphygmographie (Vol.-P.). Zum Zeitpunkt der maximalen Mehrdurchblutung in der VVPl (×) liegt am gleichen Bein ein Amplitudenminimum der acralen Pulse (●) vor. Am Kontrollbein (○) fehlt ein entsprechender Befund [4]

Ein letzter möglicher Einwand gegen diese Ergebnisse, daß nämlich eine andere Induktionsform für eine Hyperämie evtl. zu von den bisherigen Ergebnissen abweichenden Befunden hätte führen können, läßt sich ebenfalls entkräften. Intraarterielle Injektionen sog. vasoaktiver Pharmaka rufen nämlich ein absolut identisches Verhalten hervor: in der Oscillographie — als pars pro toto genommen — besteht wiederum ein Amplitudenminimum z. Z. des „peak-flow" in den beiden anderen Meßmethoden.

Treten unter einer arteriellen Drosselung sicher verwertbare Unterschiede an Pulswellenlaufzeit, Gipfelzeit oder Incisurzeit gegenüber Ruhe auf? Die Pulswellenlaufzeit läßt in der Rheographie und der Volumenpulskurve kein vom Ausgangswert abweichendes Verhalten erkennen. Gipfelzeit und Incisurzeit erfahren dagegen in beiden Methoden eine Änderung: beide werden nach Ende einer arteriellen Stauung am Meßbein länger. Bei den kreislaufgesunden Probanden unterscheidet sich diese Abweichung in der ersten Minute nach Lösen der arteriellen Sperre signifikant vom Kontrollbefund, bei Patienten mit isoliertem Femoralissuperficialis-Verschluß besteht keine signifikante Differenz der Gipfelzeit; die Incisurzeit ist hier nicht mehr zu ermitteln.

Auf Grund der vorgelegten Maßzahlen pulsationsabhängiger Meßverfahren halten wir uns zu der Schlußfolgerung für berechtigt, daß akut induzierte Durchblutungsabläufe sich weder durch entsprechende Änderungen der Amplitude noch solche der Zeitwerte erfassen lassen. Schwankungen dieser Parameter sprechen unseres Erachtens lediglich für eine noch vorhandene Reagibilität der Gefäßperipherie, eignen sich aber weder als Maß noch als Hinweis auf die Richtung einer ablaufenden induzierten Durchblutungsänderung.

Literatur
1. Kappert, A.: Leitfaden und Atlas der Angiologie. Bern: Huber-Verlag 1960. — 2. Schütz, R.-M.: Aussagefähigkeit und Grenzen angiologischer Meßmethoden für Diagnostik und Therapie peripherer arterieller Durchblutungsstörungen. Habil.-Schrift, Lübeck 1968. — 3. Schütz, R.-M.: Verh. dtsch. Ges. inn. Med. 75, 926 (1969). — 4. Schütz, R.-M.: Der prakt. Arzt 9, 61 (1972).

MARSHALL, M., HESS, H., MALLASCH, M., HAGEN, R., KRAWIETZ, W. (Med. Poliklinik Universität München): **Ultrahistochemische Untersuchungen an Gefäßendothelien (Nachweis von biogenen Aminen)**

Mit dem Rasterelektronenmikroskop konnten in den letzten Jahren wertvolle Einblicke in die Ultrastrukturen von Oberflächen gewonnen werden [2]. Bislang aber waren mit diesem Gerät nur morphologische Untersuchungen möglich. Der Primärelektronenstrahl bewirkt nicht nur Sekundär- und Rückstreuelektronen, die zur Bildherstellung verwendet werden, sondern regt darüberhinaus auch Röntgenstrahlen an. In Kombination mit einem Halbleiterdetektor und einem Vielkanalanalysator ermöglicht das Rasterelektronenmikroskop so die Herstellung von Oberflächenbildern bis zu einer Vergrößerung von 20000:1 und gleichzeitig eine gezielte energiedispersive Röntgenmikroanalyse der in diesen und noch kleineren Arealen enthaltenen Elemente von Natrium bis Uran [5, 6].

Neben den in den betreffenden Geweben enthaltenen Elementen lassen sich durch histochemische Reaktionen bestimmte Elemente zur Ablagerung bringen und auf gleiche Art nachweisen. So können, wie hier gezeigt werden soll, z. B. entsprechend den in biologischen Präparaten enthaltenen Mengen an Adrenalin, Noradrenalin, Dopamin oder Serotonin durch argentaffine oder chromaffine Reaktion Silber bzw. Chrom zum Niederschlag gebracht [3] und mit Hilfe der Röntgenmikroanalyse halbquantitativ nachgewiesen werden [4].

Material und Methode

Vital entnommene Arteriensegmente des Miniaturschweins[1] [8] wurden den argentaffinen bzw. chromaffinen Reaktionen ausgesetzt [1].

Die in Speichervesikeln vorhandenen biogenen Amine vermögen ammoniakalische Silberlösung mit unterschiedlicher Geschwindigkeit zu metallischem Silber zu reduzieren. Zum Nachweis von Adrenalin und Noradrenalin mittels *argentaffiner Reaktion* wird das unfixierte Präparat eine min in ammoniakalischer Silberlösung inkubiert und anschließend fixiert. Wird das Präparat zuerst in Glutaraldehyd fixiert und dann 30 sec in ammoniakalischer Silber-

---
[1] Die Hanford-Minischweine wurden dankenswerterweise von der Deutschen Forschungsgemeinschaft zur Verfügung gestellt.

lösung inkubiert, wirkt nur Noradrenalin argentaffin. Wird ein solches Präparat 30 min inkubiert, dann bringen zusätzlich Dopamin und Serotonin metallisches Silber zum Niederschlag. In Abhängigkeit von der Fixierungsart gehen Noradrenalin, Dopamin und Serotonin auch eine unterschiedliche *chromaffine Reaktion* ein. Nach Glutaraldehydfixierung reagieren alle drei genannten biogenen Amine, nach Formalinfixierung nur noch Serotonin, innerhalb von 30 min vollständig mit Kaliumbichromat.

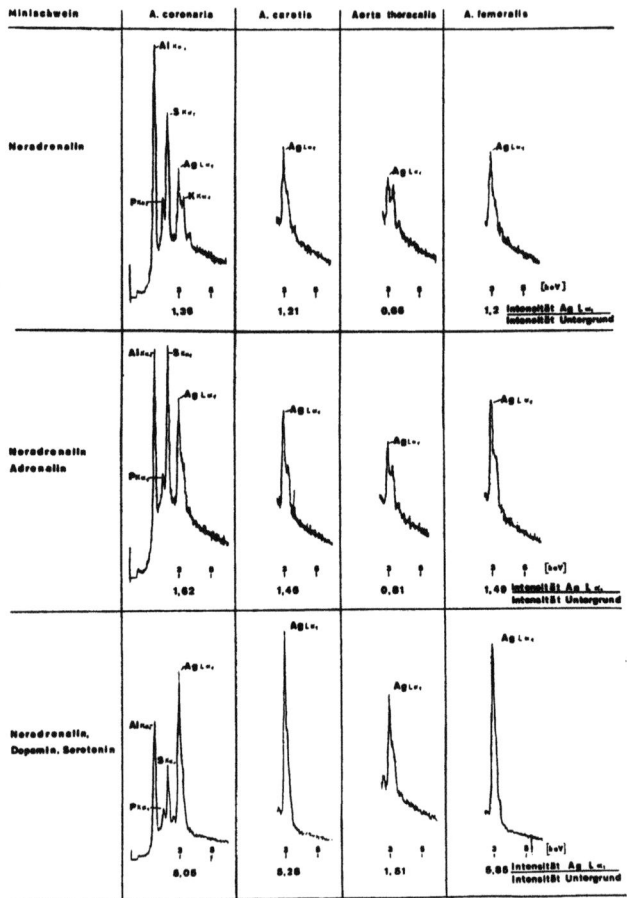

Abb. 1. Nachweis von Noradrenalin, von Noradrenalin + Adrenalin und von Noradrenalin, Dopamin + Serotonin durch argentaffine Reaktion in verschiedenen Arteriensegmenten des Minischweins

Nach Beendigung der argentaffinen bzw. chromaffinen Reaktionen werden die Gefäßsegmente in der aufsteigenden Alkoholreihe entwässert und in üblicher Weise zur Untersuchung im Rasterelektronenmikroskop weiterverarbeitet (Kohle- und Aluminiumbedampfung) (ausführliche Darstellung der Methodik bei [4]).

Ergebnisse und Diskussion

Abb. 1 zeigt Ausschnitte aus den integralen Röntgenspektren einer Coronararterie, einer A. carotis, der Brustaorta und einer A. femoralis eines 3 Jahre alten Minipigs (palmitinsäurereich ernährt). Die Gefäße waren einer argentaffinen Reaktion zum Nachweis der verschiedenen biogenen Amine ausgesetzt.

In den Spektren heben sich aus dem Bremskontinuum (Untergrund) folgende Intensitätsmaxima [5] ab: Aluminium: $Al_{K\alpha 1}$ bei 1,48 keV, $Al_{K\beta 1}$ bei 1,55 keV

(Al-Bedampfung); Phosphor: $P_{K\alpha1}$ bei 2,01 keV, $P_{K\beta1}$ bei 2,14 keV; Schwefel: $S_{K\alpha1}$ bei 2,31 keV, $S_{K\beta1}$ bei 2,46 keV; Silber: $Ag_{L\alpha1}$ bei 2,96 keV; Kalium: $K_{K\alpha1}$ bei 3,31 keV.

Durch Bildung des Quotienten $\dfrac{\text{Intensität } Ag_{L\alpha1} \text{ über dem Untergrund}}{\text{Intensität Untergrund}}$ erhält man ein halbquantitatives Maß für den Gehalt an Silber im analysierten Proben-

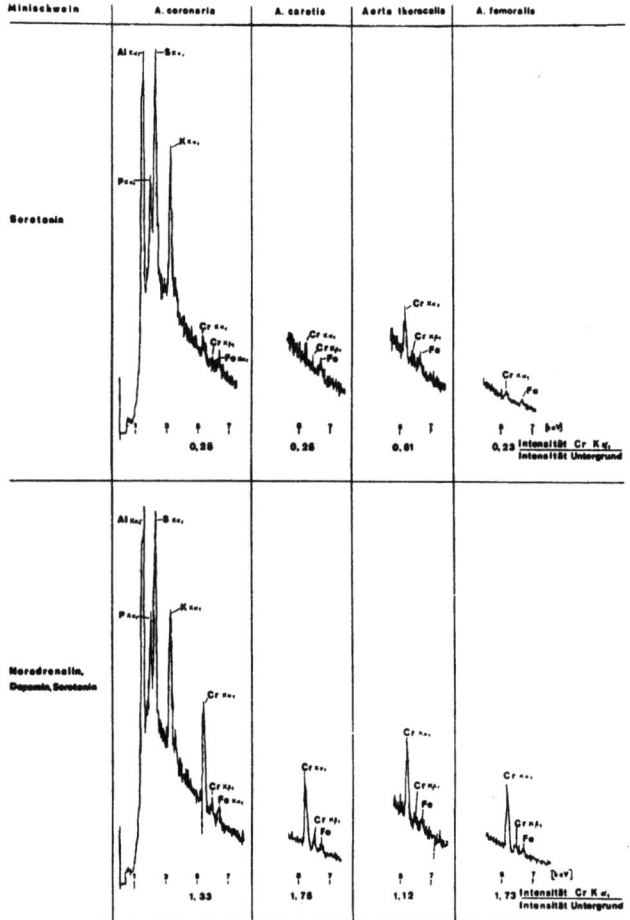

Abb. 2. Nachweis von Serotonin und von Noradrenalin, Dopamin + Serotonin durch chromaffine Reaktion in verschiedenen Arteriensegmenten des Minischweins

volumen. Die Analyse reicht in diesen Präparaten bis zu einer Tiefe von 15 μm [9] und erfaßt damit das Endothel und einen Teil der Intima (Anregungsspannung des Primärelektronenstrahls 30 kV).

Der Quotient Intensität $Ag_{L\alpha1}$: Intensität Untergrund ist in der Coronararterie, der A. femoralis und A. carotis für Noradrenalin und Adrenalin sowie für Serotonin, Dopamin + Noradrenalin zusammen etwa gleich. In der Brustaorta ist der Quotient bei allen diesen Reaktionen wesentlich geringer. Der erhebliche Unterschied in der Größe des Quotienten für Noradrenalin + Adrenalin einerseits und für Serotonin, Dopamin + Noradrenalin andererseits dürfte sich durch die unterschiedlich lange Inkubation in der ammoniakalischen Silberlösung erklären — bei den ersten beiden Reaktionen nur 30 sec, bei der letzten dagegen 30 min — wodurch ein unterschiedlich tiefes Eindringen der Silberlösung bedingt sein dürfte.

Durch Subtraktion des Quotienten für Noradrenalin vom Quotient Noradrenalin+Adrenalin läßt sich ein relatives Maß für den Gehalt an Adrenalin gewinnen, das demnach nur etwa 10 bis 20% der Argentaffinität des Noradrenalins ausmacht, was gut mit Angaben der Literatur über das Verhältnis von Adrenalin: Noradrenalin in Geweben übereinstimmt [10, 11].

Abb. 2 zeigt das Ergebnis der chromaffinen Reaktion mit den gleichen Gefäßsegmenten. Der $Cr_{K\alpha 1}$-Gipfel liegt bei 5,41 keV, der $Cr_{K\beta 1}$-Gipfel bei 5,95 keV. Der Quotient Intensität $Cr_{K\alpha 1}$:Intensität Untergrund ist für Serotonin allein in der Brustaorta höher als in den übrigen Gefäßen. Für die chromaffine Reaktion, die Serotonin, Dopamin + Noradrenalin nachweist, ist dieser Quotient in der Brustaorta wieder wesentlich kleiner als in den übrigen Gefäßen.

Die Reproduzierbarkeit dieser Ergebnisse erwies sich bei gleichartigen Untersuchungen an drei Minischweinen als gut. Auch lassen sich überzeugende halbquantitative Ergebnisse gewinnen, wie im folgenden gezeigt wird:

Reserpin führt bekanntlich zu einer Verarmung der Gewebe an Noradrenalin. Dies ließ sich auch an der A. femoralis eines 3 Monate alten Minischweins mit der Röntgenmikroanalyse nachweisen. Vor Reserpingabe betrug der Quotient $Ag_{L\alpha 1}$:Untergrund für Noradrenalin 1,79, für Serotonin + Dopamin, Noradrenalin 9,84, nach Verabreichung von 0,1 mg Reserpin/kg KG/d über 7 Tage betrugen die entsprechenden Quotienten noch 1,05 bzw. 4,07.

Der Vorteil der geschilderten Methode liegt darin, den Gehalt an biogenen Aminen in der entscheidenden Kontaktzone zwischen Gefäßwand und Blut an sehr kleinen Gewebeproben halbquantitativ bestimmen zu können. Da gleichartige Untersuchungen an Zellen des Blutes möglich sind [4, 7], erhoffen wir uns von dieser Methode neue Einblicke in die Wechselwirkungen zwischen Gefäßwand und Blut.

Literatur

1. Coupland, R. E., Hopwood, D.: J. Anat. (Lond.) 100, 227 (1966). — 2. Frost, H., Hess, H., Richter, J.: Klin. Wschr. 46, 1099 (1968). — 3. Geyer, G.: Ultrahistochemie. Stuttgart: Fischer-Verlag 1969. — 4. Hess, H., Mallasch, M., Marshall, M., Klingele, H.: Eine neue Möglichkeit ultrahistochemischer Untersuchungen. (im Druck). — 5. Klingele, H.: Metall 26, 22 (1972). — 6. Malissa, H.: Elektronenstrahlmikroanalyse. Wien-New York: Springer 1966. — 7. Mallasch, M., Hess, H., Marshall, M.: Verh. dtsch. Ges. inn. Med. 78 (1972). — 8. Marshall, M., Lydtin, H., Krawietz, W., Hagen, R., Schuckert, G., Hess, H., Zöllner, N.: Z. ges. exp. Med. (im Druck). — 9. Seiler, H.: B. J. Hochschultaschenbücher (428/428a), Mannheim-Zürich 1968. — 10. Terry, E. N., Clauss, R. H., Redisch, W.: J. cardiovasc. Surg. 9, 353 (1968). — 11. Weiner, N.: In: Pincus (Hrsg.), The hormones, Vol. 4, p. 403. New York: Academic Press 1964.

CAESAR, K. (Med. Univ.-Klinik Tübingen): **Beziehungen zwischen Durchblutungsgrößen in den unteren und oberen Extremitäten bei verschiedenem Schweregrad der arteriellen Verschlußkrankheit**

Die chronische arterielle Verschlußkrankheit ist als Erkrankung des gesamten Arteriensystems durch den Befall mehrerer Gefäßabschnitte gekennzeichnet. Häufigkeit und Lokalisation von gefäßobliterierenden Prozessen sind aus Zusammenstellungen klinischer und angiographischer Befunde bekannt [3, 7, 8, 9, 10]. Wichtiger noch als die Lokalisation der Gefäßerkrankung ist für die Indikation und Beurteilung therapeutischer Maßnahmen sowie die Prognose der Erkrankung die Kenntnis der hämodynamischen Auswirkungen auf die distalen Gefäßbezirke. Von Bedeutung erscheint dabei die Verteilung der quantitativen Durchblutungsgrößen an unteren und oberen Extremitäten und deren Beziehungen zueinander bei verschiedenem Schweregrad der arteriellen Verschlußkrankheit.

Bei stationär behandelten Patienten unserer Klinik mit Verdacht oder bereits bekannter chronischer arterieller Verschlußkrankheit wurden daher venenverschlußplethysmographische Messungen an allen vier Extremitäten vorgenommen. Verwendet wurde ein luftgefüllter Manschettenplethysmograph nach Barbey [1] (Fa. Boucke, Tübingen), der die gleichzeitige Registrierung an zwei Extremitäten erlaubt. Die Durchführung der Messungen und die Auswertung der plethysmographischen Einflußkurven erfolgte nach den von Barbey [1] und Graf [6] angegebenen Richtlinien.

Bei 204 von 267 untersuchten Patienten fand sich eine arterielle Durchblutungsstörung an einer oder mehreren Extremitäten. Und zwar 57 mal an den oberen und 345mal an den unteren Extremitäten. Nur 15% der Patienten waren Frauen.

Dem Vorschlag von Bollinger [4] folgend, wurde nach der Größe der reaktiven Hyperämie nach 3 min arterieller Drosselung die Durchblutungsinsuffizienz der Unterschenkel in drei Schweregrade eingeteilt: Leichte Durchblutungsinsuffizienz mit einer reaktiven Hyperämie von 10 bis 15 ml/100 ml/min, mittelschwere mit einer reaktiven Hyperämie von 5 bis 10 ml/100 ml/min und schwere bis sehr schwere mit einer reaktiven Hyperämie von weniger als 5 ml/100 ml/min. Die leichte Durchblutungsinsuffizienz ist dem klinischen Schweregrad I bis II nach Fontaine, die mittelschwere dem Stadium II und die schwere dem III. bis IV. Stadium des Ruheschmerzes und der Gewebsnekrose zuzuordnen [4].

Teilt man die venenverschlußplethysmographischen Meßwerte der 345 durchblutungsgestörten Unterschenkel von 203 Patienten nach diesem Schema ein, so bestätigen sich die bekannten Befunde [2, 4], daß die Ruhedurchblutung auch in der Gruppe der schwersten Durchblutungsinsuffizienz im Durchschnitt mit $2{,}16 \pm 1{,}03$ ml/100 ml/min noch nicht signifikant erniedrigt ist. Nach unseren früheren Untersuchungen [5] ist die Durchblutung der Unterschenkel in Ruhe erst dann herabgesetzt, wenn für die reaktive Hyperämie Werte von weniger als 2,0 bis 2,5 ml/100 ml/min gemessen werden.

Bei der weiteren Betrachtung der Verteilung des hämodynamischen Schweregrades der chronischen arteriellen Verschlußkrankheit wurde daher allein von den Meßwerten der reaktiven Hyperämie ausgegangen.

Eine bevorzugte Seitenverteilung der peripheren Durchblutungsstörungen war bei unseren Patienten nicht zu finden, in Übereinstimmung mit den statistischen Angaben von Hasse 1959 [7]. An den 345 Unterschenkeln war die Durchblutungsinsuffizienz 177mal rechts und 168mal links lokalisiert, eine Verteilung innerhalb des Zufälligkeitsbereichs. Auch bei weiterer Berücksichtigung des hämodynamischen Befundes anhand der Größe der reaktiven Hyperämie bleibt die seitengleiche Verteilung aller drei Schweregrade der Erkrankung exakt erhalten.

Unabhängig von der Seitenlokalisation ist für das therapeutische Vorgehen und die Prognose das Vorhandensein und das Ausmaß einer peripheren Durchblutungsinsuffizienz in dem kontralateralen Unterschenkel wesentlich. Bei der Einteilung nach dem schwersten Befund an einer der unteren Extremitäten (Abb. 1) waren von den 203 Patienten mit Durchblutungsinsuffizienz an einem oder beiden Unterschenkeln 73 Patienten der Gruppe der leichten, 78 Patienten der mittelschweren und 52 Patienten der Gruppe der schweren bis sehr schweren Durchblutungsstörungen zuzuordnen. War die Durchblutungsinsuffizienz leicht, so fand sich in etwas mehr als der Hälfte der Fälle am kontralateralen Unterschenkel ein normaler Befund. Jedoch bei 46,5% war auch schon in dieser Gruppe der leichten Durchblutungsstörungen an beiden unteren Extremitäten ein krankhafter Befund zu erheben. Bestand eine mittelschwere arterielle Durchblutungs-

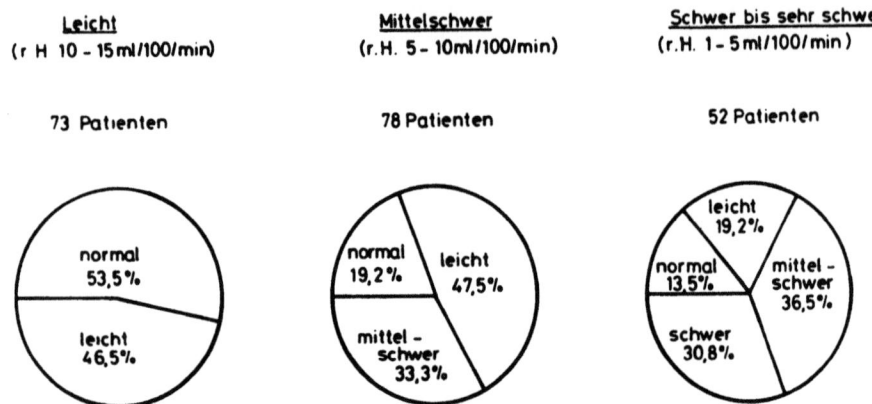

Abb. 1. Häufigkeit und Ausmaß der arteriellen Durchblutungsinsuffizienz am kontralateralen Unterschenkel bei verschiedenem Schweregrad der chronischen arteriellen Verschlußkrankheit

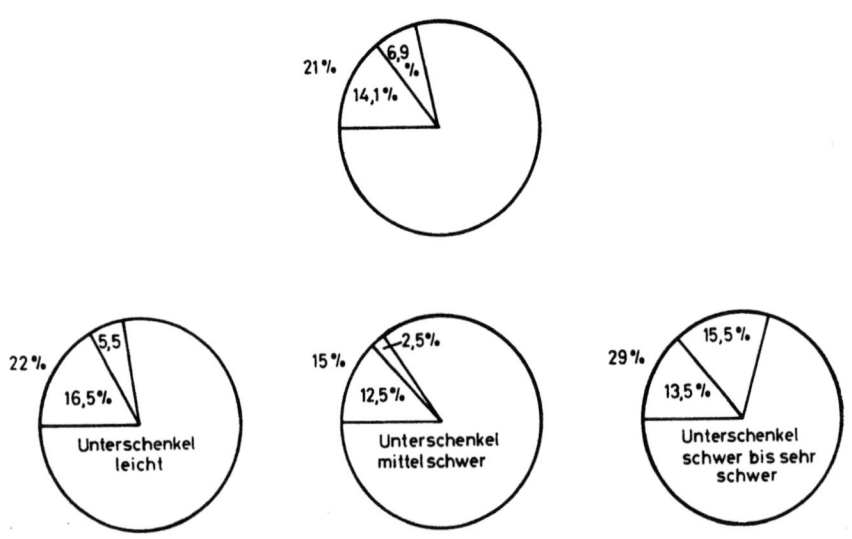

Abb. 2. Störungen der arteriellen Durchblutung an einem (untere Sektoren) und beiden Unterarmen (obere Sektoren) gemeinsam mit arteriellen Durchblutungsstörungen der Unterschenkel von unterschiedlichem Schweregrad

störung, so war der Befund am anderen Unterschenkel nur mehr in 19,2% normal. Bei einem großen Prozentsatz dieser Gruppe, nämlich bei etwas mehr als 80%, bestand an beiden Beinen eine Insuffizienz der Blutversorgung der Unterschenkel unter Belastung. Bei knapp der Hälfte lag an der kontralateralen Extremität eine leichtere Form der Erkrankung vor, bei einem Drittel der Fälle war die Durchblutungsstörung sogar beiderseits gleich schwer.

Bei unseren Patienten mit schwerer und sehr schwerer arterieller Verschlußkrankheit waren in nahezu 90% beide Unterschenkel betroffen. Nur bei einem geringen Anteil war die kontralaterale Extremität leicht erkrankt, bei etwa je einem Drittel war auch am anderen Bein die reaktive Hyperämie mittelschwer oder sogar schwer eingeschränkt (Abb. 1).

Die Beteiligung der oberen Extremitäten bei der chronischen arteriellen Verschlußkrankheit ist bekanntlich gering. Bei 204 Patienten fand sich nur einmal eine Durchblutungsstörung allein an einem Unterarm. Bei immerhin 21% bestand gemeinsam mit einer Durchblutungsinsuffizienz der Unterschenkel auch eine pathologische Erniedrigung der Belastungshyperämie an den Armen (reaktive Hyperämie < 15,0 ml/100 ml/min), und zwar bei 14,1% einseitig und nur bei 6,9% beidseitig (Abb. 2). Die Häufigkeit der Beteiligung der oberen Extremitäten und der Prozentsatz eines pathologischen venenverschlußplethysmographischen Befundes an beiden Unterarmen nehmen zu, wenn an den Unterschenkeln eine schwere oder sehr schwere arterielle Durchblutungsinsuffizienz vorlag. Hier bestand bei fast einem Drittel der Patienten an den oberen Extremitäten eine Störung der arteriellen Blutversorgung, bei mehr als der Hälfte davon an beiden Armen.

Zusammenfassung

Bei venenverschlußplethysmographischen Untersuchungen der Verteilung des hämodynamischen Schweregrades der peripheren Durchblutungsinsuffizienz bei Patienten mit chronischer arterieller Verschlußkrankheit waren signifikante Links-Rechts-Unterschiede an den Extremitäten nicht zu finden. Schon bei leichten Durchblutungsstörungen an den Unterschenkeln muß auch an der kontralateralen Extremität bei etwa der Hälfte der Patienten eine krankhaft verminderte Blutversorgung erwartet werden. Bei schweren Fällen der arteriellen Verschlußkrankheit sind in nahezu 90% beide Unterschenkel befallen, und zwar überwiegend auch mit einer schweren bis sehr schweren arteriellen Durchblutungsinsuffizienz. Die Beteiligung der oberen Extremitäten nimmt ebenfalls mit dem Schweregrad des hämodynamischen Befundes an den unteren Extremitäten zu.

Literatur

1. Barbey, K., Barbey, P.: Z. Kreisl.-Forsch. **52**, 1129 (1963). — 2. Barbey, K., Barbey, P., Loose, K. E., Terjung, I.: Dtsch. med. Wschr. **88**, 1556 (1963). — 3. Bernsmeier, A., Gottstein, U.: Internist **6**, 207 (1965). — 4. Bollinger, A.: Durchblutungsmessungen in der klinischen Angiologie. Bern: Huber-Verlag 1969. — 5. Caesar, K.: Med. Klin. **64**, 317 (1969). — 6. Graf, K., Westersten, A.: Acta physiol. scand. **46**, 1 (1959). — 7. Hasse, H. M.: In: Ratschow, M., Angiologie. Stuttgart: Thieme 1959. — 8. Krautwald, A., Völpel, W.: Z. Kreisl.-Forsch. **48**, 575 (1959). — 9. Schoop, W., Köhler, W. H.: Verh. dtsch. Ges. Kreisl.-Forsch. **32**, 233 (1966). — 10. Widmer, L. K.: Bibl. cardiol. (Basel) **13**, 67 (1963).

Seboldt, H., Bundschu, H. D., Geisbe, H., Hensel, G., Caesar, K. (Med. Univ.-Klinik und Chirurg. Univ.-Klinik Tübingen): **Seitenvergleichende Messungen der Unterarmdurchblutung in Ruhe und nach arterieller Drosselung bei Patienten mit operativem arterio-venösen Shunt an einer Extremität**

Der arterio-venöse Kurzschluß einer größeren Extremitätenarterie bedeutet für die betroffene Gliedmaße tiefgreifende Veränderungen der peripheren Hämodynamik, da ein den eigentlichen Widerstandsgefäßen parallel geschalteter zusätzlicher Kreislauf mit stark erniedrigtem Strömungswiderstand existiert [2, 3. 10, 11, 13, 21]. Dabei ist das pro Zeiteinheit durch den Shunt fließende Blutvolumen in erster Linie vom Widerstand des Kurzschlusses abhängig [12].

Am Beispiel operativ angelegter arterio-venöser Shunts bei Dauerdialysepatienten sollten durch seitenvergleichende Messungen der Unterarmdurchblutung hämodynamische Veränderungen am Shuntarm und der kontralateralen Seite aufgezeigt werden.

Krankengut und Methodik

Untersucht wurden zwölf Dauerdialysepatienten mittleren Alters. Sämtliche Patienten hatten einen modifizierten Cimino-Shunt mit End-zu-End-Anastomose der Art. radialis mit der benachbarten größeren Handrückenvene proximal vom Handgelenk. Bei einem Teil der Patienten bestand eine Anämie sowie Hypertonie, jedoch ohne manifeste Herzinsuffizienz. Sämtliche Patienten waren soweit rehabilitiert, daß sie einer regelmäßigen Tätigkeit nachgehen konnten.

Gemessen wurde bei liegenden Patienten im dialysefreien Intervall mit einem Zweikanal-Venenverschlußplethysmographen nach Barbey [1] gleichzeitig an beiden Unterarmen der

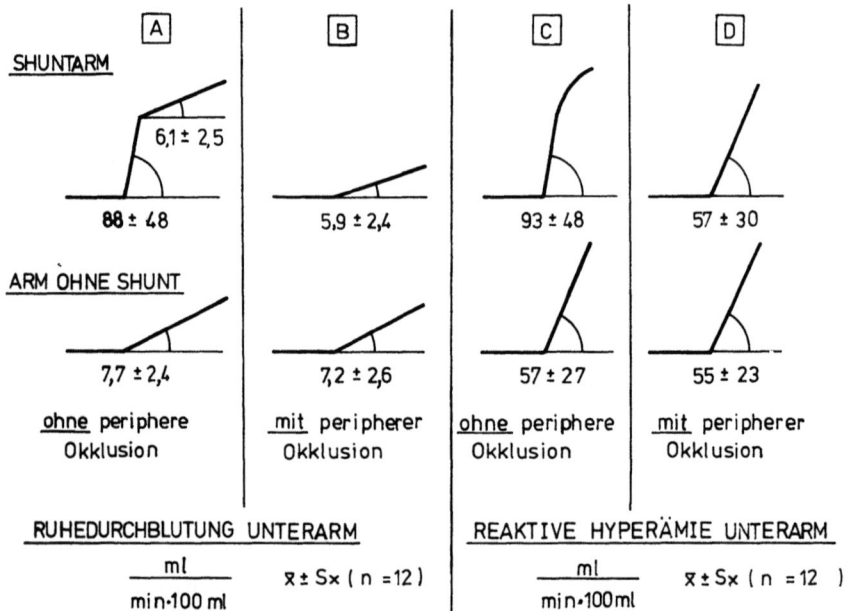

Abb. 1. Schemata der verschiedenen plethysmographischen Kurven für die Ruhedurchblutung und die reaktive Hyperämie. Eingezeichnet die jeweiligen Mittelwerte und die Streuung der Einzelwerte von allen zwölf Patienten

arterielle Einstrom in Ruhe und nach 3 min arterieller Drosselung mit und ohne periphere übersystolische Okklusion zum wahlweisen Ausschluß des Shunts durch Kompression. Die Staumanschette befand sich hoch oben am Oberarm, die Meßmanschette am größten Umfang des Unterarms, die distale Okklusionsmanschette über dem Shunt proximal vom Handgelenk.

Ergebnisse

Eine Zusammenfassung der bei den verschiedenen Methoden gewonnenen plethysmographischen Einflußkurven unter Ruhebedingungen und nach arterieller Drosselung sowie der gewonnenen Mittelwerte und der Streuung der Einzelwerte von allen zwölf Patienten ist in Abb. 1 dargestellt. Bei offenem Shunt ergibt sich unter Ruhebedingungen am Shuntarm ein initialer linearer Steilanstieg, der plötzlich winkelig in ein ebenfalls lineares flaches Teilstück übergeht. Am Arm ohne Shunt, sowie bei beidseitiger peripherer übersystolischer Okklusion und Shuntkompression, finden wir normale Formen der Einflußkurven. Auch nach 3 min Ischämie zeigt sich am Shuntarm bei offenem Shunt wieder ein initialer Steilanstieg ähnlich wie unter Ruhebedingungen, aber im Gegensatz dazu ohne plötzliche winklige Abknickung. Auf der kontralateralen Seite sowie bei beiderseitiger peripherer Okklusion und Shuntkompression zeigen sich übliche Bilder der reaktiven Hyperämie. Bei der statistischen Auswertung (T-Test für Paardifferenzen) konnten keine signifikanten Unterschiede gefunden werden zwischen der Durchblutung am Shuntarm, errechnet aus dem flachen Anteil der Ruhekurve bei offenem Shunt und der Ruhedurchblutung bei peripherer Okklusion und Shuntkompression am gleichen Arm, zwischen der Durchblutung am Shuntarm errechnet aus dem initialen Steilstück bei offenem Shunt unter Ruhebedingungen und nach 3 min Ischämie, zwischen den auf der kontralateralen Seite bei den Methoden mit und ohne periphere Okklusion erzielten Werten der Ruhedurchblutung und zwischen den Werten der reaktiven Hyperämie am Shuntarm bei Shuntkompression und der Gegenseite bei mit und ohne periphere Okklusion.

Hoch signifikant dagegen waren die Unterschiede der Ruhedurchblutung bei peripherer Okklusion mit Shuntkompression zwischen Shuntarm und kontralateraler Extremität mit einer Erniedrigung der Durchblutung im Schnitt um 18 % ($p < 1‰$).

Korreliert man die Werte der Ruhedurchblutung am Shuntarm mit denen der Gegenseite bei beiderseitiger peripherer Okklusion und Shuntkompression ($r = 0{,}97$), so finden wir eine Regressionsgerade ($y = 0{,}13 + 1{,}19\,x$), die steiler (51°) als die hypothetische 45°-Linie verläuft und Ausdruck der in jedem Fall am Shuntarm gegenüber der kontralateralen Seite erniedrigten Ruhegewebsdurchblutung ist.

Zusammengefaßt resultieren aus den Ergebnissen folgende Aussagen:

Weder die Ruhedurchblutung noch die reaktive Hyperämie am Unterarm ohne Shunt erfuhren durch die Anwendung einer peripheren übersystolischen Okklusion signifikante Veränderungen [9, 19].

Am Shuntarm machte sich das in dem Meßbereich über oberflächliche Venen zurückströmende Shuntblut sowohl in der plethysmographischen Ruhekurve wie in der reaktiven Hyperämie dadurch bemerkbar, daß im Augenblick der subdiastolischen Okklusion am Oberarm bei offenem Shunt ein schlagartiges Auffüllen der oberflächlichen mit der Art. radialis im Kurzschluß verbundenen Venen erfolgte, wodurch in den plethysmographischen Einflußkurven ein initialer über wenige Pulsschläge linearer Steilanstieg resultierte. Die daraus errechnete Durchblutung stand mit durchschnittlich 168 ± 84 ml/min in Übereinstimmung mit den durch andere Methoden direkt gewonnenen Shuntvolumina unserer Patienten. Auf Grund dieser relativ hohen Volumina war die Füllkapazität der am Oberarm okkludierten oberflächlichen Venen, die das Shuntblut aufnahmen, schnell erreicht, so daß es zu einem plötzlichen Abknicken der plethysmographischen Kurven kam. Der anschließende flache lineare Abschnitt der Kurven unterschied sich nicht signifikant von den plethysmographischen Ruhekurven, die bei Shuntkompression gewonnen wurden, und die damit den eigentlichen gewebsversorgenden Anteil der Ruhedurchblutung am Shuntarm repräsentieren. Somit können aus der plethysmographischen Ruheeinflußkurve des Shuntarms bei offenem Shunt sowohl das Shuntvolumen der distalen arteriell-venösen Fistel als auch der eigentliche gewebsversorgende Anteil der Unterarmdurchblutung am Shuntarm berechnet werden. Auch in den Kurven der reaktiven Hyperämie am Shuntarm war bei offenem Shunt ein initialer Steilanstieg nachweisbar. Jedoch ließ sich der durch die Ischämie gesteigerte Anteil der Gewebsdurchblutung nicht in ähnlicher Weise wie unter Ruhebedingungen trennen. Das Shuntvolumen selbst konnte durch die 3 min Ischämie gegenüber dem Ruhewert nicht signifikant gesteigert werden, da durch die arteriell-venöse Kurzschlußverbindung schon unter Ruhebedingungen im parallel geschalteten Shuntkreislauf eine maximale Widerstandserniedrigung vorlag. Beachtet man die Gesetze parallel geschalteter Kreisläufe, so muß man bei den gefundenen Seitendifferenzen der Ruhedurchblutung bei Shuntkompression zu dem Ergebnis kommen, daß im Bereich des Shuntarms der Strömungswiderstand des gewebsversorgenden Kreislaufs gegenüber der kontralateralen Extremität erhöht ist. Dies muß als Gegenregulation zu der operativ gesetzten maximalen Widerstandserniedrigung im Shuntkreislauf gedeutet werden und nicht als Folge von Gefäßveränderungen am Shuntarm, da die reaktive Hyperämie beider Arme unter denselben Bedingungen keine signifikanten Seitendifferenzen aufweist. Korreliert man das Shuntvolumen mit der gewebsversorgenden Durchblutung am selben Arm und der Durchblutung der kontralateralen Seite, so findet man (Abb. 2) mit steigenden Shuntvolumina beidseits eine zunehmende Ruhe-

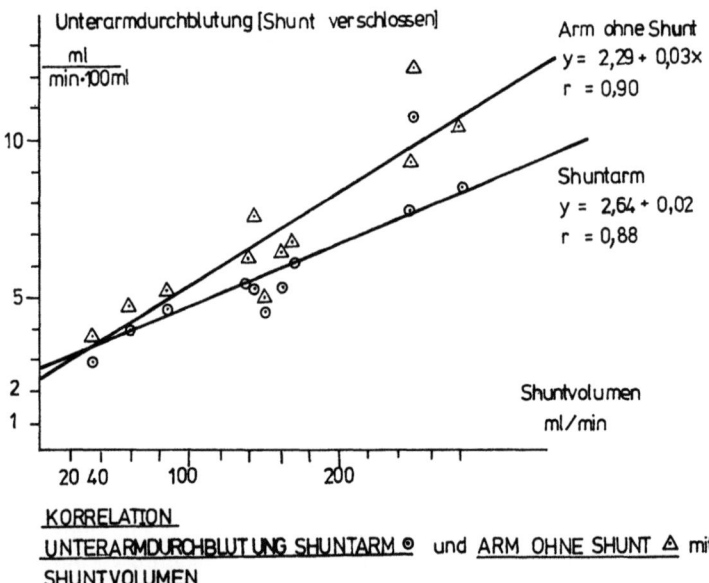

Abb. 2. Korrelation Unterarmdurchblutung Shuntarm und Arm ohne Shunt mit Shuntvolumen bei beidseitiger peripherer übersystolischer Okklusion und Shuntkompression

gewebsdurchblutung. Die Seitendifferenzen als Ausdruck der Gegenregulation am Shuntarm nehmen bei größeren Shuntvolumina absolut gesehen zu, jedoch in gleichem Verhältnis.

Zwischen der Dauer des Bestehens des Shunts und dem Ausmaß der Gegenregulation sowie der beidseitigen Ruhedurchblutung ergaben sich keine Beziehungen.

Im Vergleich zu den Werten eines Normalkollektivs (Ruhedurchblutung $4,94 \pm 2,81$; reaktive Hyperämie $29,4 \pm 10,8$ — jeweils Unterarm in ml/min/100 ml Gewebe —) ergab sich beidseits eine leicht erhöhte Ruhedurchblutung, sowie eine beinahe verdoppelte reaktive Hyperämie.

Letzteres deuten wir als Folge der durch die starke Anämie unserer Patienten herabgesetzten Blutviscosität und schlechteren O_2-Versorgung der Peripherie, sowie als Folge der teilweise erhöhten HZV's und möglicherweise als Folge der katabolen Stoffwechsellage bei chronischer Urämie [3, 4, 5, 6, 7, 10, 14, 15, 16, 17, 18, 20, 22]. Im Rahmen dieser Arbeit konnte jedoch darauf nicht näher eingegangen werden.

Literatur
1. Barbey, K., Parbey, P.: Z. Kreisl.-Forsch. **52**, 1129 (1963). — 2. Bertelsen, A., Dohn, K.: Acta chir. scand. **105**, 448 (1953). — 3. Bollinger, A.: Durchblutungsmessungen in der klinischen Angiologie. Stuttgart-Bern: Huber-Verlag 1969. — 4. Edholm, O. G., Howarth, S., McMichael: J. clin. Sci. **5**, 249 (1945). — 5. de Fazio, V., Christensen, R. C., Regan, T. J., Baer, L. J., Morita, Y., Hellems, H. K.: Circulation **20**, 190 (1959). — 6. Fowler, N. O., Holmes, J. C.: Amer. Heart J. **68**, 204 (1964). — 7. Frank, C. W., Wang, H., Lammerant, J., Miller, R., Wegria, R.: J. clin. Invest. **34**, 722 (1955). — 8. Gauer, O., Linder, F.: Klin. Wschr. 1—8 (1948). — 9. Graf, K.: Acta physiol. scand. **60**, 70 (1964). — 10. Heberer, G., Rau, G., Löhr, H. H.: Aorta und große Arterien. Berlin-Heidelberg-New York: Springer 1966. — 11. Henrie, J. N., Johnson, E. W., Wakim, K. G., Orvis, A. L.: Surg. Gynec. Obstet. **108**, 591 (1959). — 12. Holman, E.: Circulation **32**, 1001 (1965). — 13. Kappert, A., Senn, A.: Acta chir. scand. **1**, 153 (1966). — 14. Lequime, J., Denolin, H.: Circulation **215** (1955). — 15. Lequime, J.: Arch. Kreisl.-Forsch. **46**, 49 (1965). — 16. Replogle, R. L., Kundler, H., Gross, R. E.: J. thorac. cardiovasc. Surg. **50**, 658 (1965). — 17. Schenk, W. G., Delin, N. A., Domanig, E., Hahnloser, P., Hoyt, R. K.: Arch. Surg. **89**, 783 (1964). — 18. Schwiegk, H., Lang, N.: Verh. dtsch. Ges. Kreisl.-Forsch. **17**, 290 (1951). — 19. Siegelova, J., Rieckert, H.: Z. Kreisl.-Forsch. **56**, 1115 (1967). — 20. Sill, V.: Verh. dtsch. Ges. inn. Med. **75**, 152 (1969). — 21. Wakim, K. G., Janes, J. M.: Arch. phys. med. **39**, 431 (1958). — 22. Youmans, W. B.: Ann. intern. med. **41**, 747 (1954).

IWAND, A., HILD, R., SPAAN, G., WAGNER, E. (Med. Univ.-Klinik Heidelberg):
Keimbesiedlung und antibiotische Empfindlichkeit bei ischämischen Läsionen der Gliedmaßen

Die Prognose der arteriellen Verschlußkrankheiten verschlechtert sich mit Auftreten ischämischer Gewebsläsionen entscheidend und stellt in diesem deletären Endstadium ein hohes Risiko für die erkrankten Gliedmaßen und das Leben des Patienten dar. Als häufige Komplikation spielt die bakterielle Infektion des durchblutungsgestörten Gewebes eine große Rolle. Eine oft gleichzeitig bestehende diabetische Stoffwechselstörung kann die Keimbesiedlung des in seiner Resistenz geminderten ischämischen Gewebes begünstigen. Nicht selten ist eine Mykose der Schrittmacher für eine zusätzliche bakterielle Infektion vor allem im Bereich der Interdigitalräume.

Aus diesen Gründen nimmt die gezielte antibakterielle Behandlung neben den bekannten therapeutischen Grundsätzen wie Tieflagerung, Wärme- und Kälteschutz sowie Trockenbehandlung den wichtigsten Platz ein.

Im folgenden wird über die mikrobiologischen Untersuchungsergebnisse berichtet, die an 105 Patienten mit verschiedenen Formen ischämischer Läsionen gewonnen wurden.

Wie das erste Diapositiv zeigt, bestand eine fast vollständige Übereinstimmung in der bakteriellen Besiedlung acraler Gewebsläsionen bei Nichtdiabetikern und Diabetikern. Bei Nichtdiabetikern ließen sich zu 80% pathogene Keime nachweisen, die Rate der Mischinfektionen lag bei 22,5%, während die Diabetiker zu 76% infizierte Nekrosen mit 28% bakterieller Mehrfachbesiedlung aufwiesen.

In 15% bzw. 16% der Fälle fanden sich apathogene Keime, 5% bzw. 8% der Abstriche blieben steril.

In den Bakterienpopulationen waren grampositive und gramnegative Erreger zu gleichen Teilen vertreten. Hämolysierende Staphylokokken lagen mit über 30% an erster Stelle der Häufigkeitsverteilung gefolgt von E. coli und Pseudomonas aeruginosa, die zu 22% bzw. 18% isoliert wurden.

Eine zahlenmäßig kleinere Gruppe stellten die Streptokokkeninfektionen einschließlich Enterokokken dar. Proteus vulgaris fand sich nur in 9 bis 11% der Fälle.

Wie eingangs berichtet, unterschieden sich beide Patientengruppen lediglich im Hinblick auf die Anzahl mischinfizierter Nekrosen, die bei Diabetikern etwas häufiger beobachtet wurden.

So wiesen die Staphylokokkeninfekte bei Diabetikern zu zwei Drittel Mischinfektionen gegenüber einem Drittel bei Nichtdiabetikern auf. Ähnlich signifikante

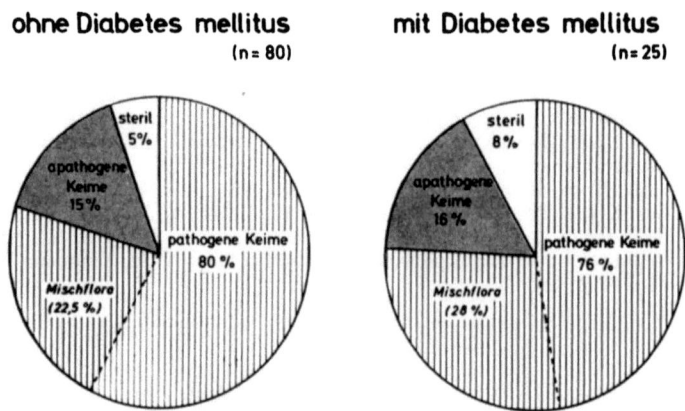

Abb. 1. Keimbesiedlung ischämischer Läsionen

Unterschiede lagen bei der Streptokokkengruppe vor. Auch hier war der höhere Anteil an bakterieller Mehrfachbesiedlung bei Patienten mit Diabetes mellitus zu beobachten.

Demgegenüber wiesen die mit gramnegativen Erregern infizierten acralen Läsionen weniger deutliche Unterschiede auf.

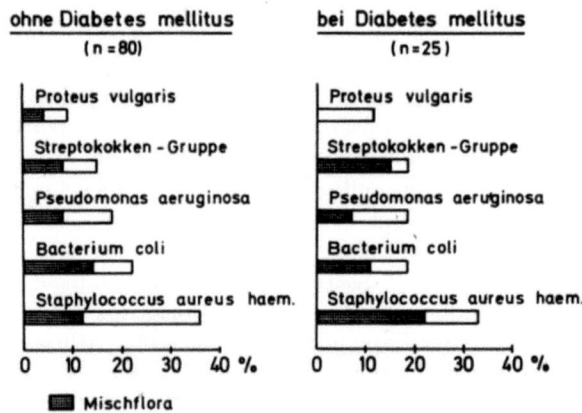

Abb. 2. Häufigkeitsverteilung pathogener Keime bei ischämischen Läsionen

Durch das charakteristische Wachstum von Proteus vulgaris gelingt es häufig nicht, weitere Erreger zu isolieren. Damit sind unsere Angaben mehr im Hinblick auf Infektionen durch indolpositive Proteusstämme zu bewerten.

Diese Untersuchungsergebnisse stimmen mit den Beobachtungen von L. K. Widmer, P. Waibel, M. Schaller und H. Reber überein. Auch sie stellten mikrobiologisch nur geringe Unterschiede im Hinblick auf Keimbesiedlung, Häufigkeitsverteilung pathogener Erreger und Mischinfektionen bei Nichtdiabetikern und Diabetikern fest.

Nach dem soeben Dargelegten wird verständlich, daß für die Wahl des in die Therapie einzusetzenden Antibioticums bzw. Chemotherapeuticums ein für jeden Erreger isoliert durchgeführtes Antibiogramm die notwendige Voraussetzung ist.

Diese Tabelle stellt eine Übersicht der Erregersensibilität gegenüber 13 verschiedenen Antibiotica und der Sulfonamidgruppe dar. Sie wurde aus den Antibiogrammen der einzelnen pathogenen Erreger zusammengestellt.

Staphylokokken und Streptokokken einschließlich Enterokokken zeigten die höchste Empfindlichkeit von 100% gegenüber Dicloxacillin und Cephalotin, in 89% gegenüber Erythromycin und 84% gegenüber Penicillin.

E. coli, Pseudomonas aeruginosa und Proteus vulgaris waren in 92% gegenüber Gentamycin, in 75% gegenüber Colistin, in 69% gegenüber Neomycin, in

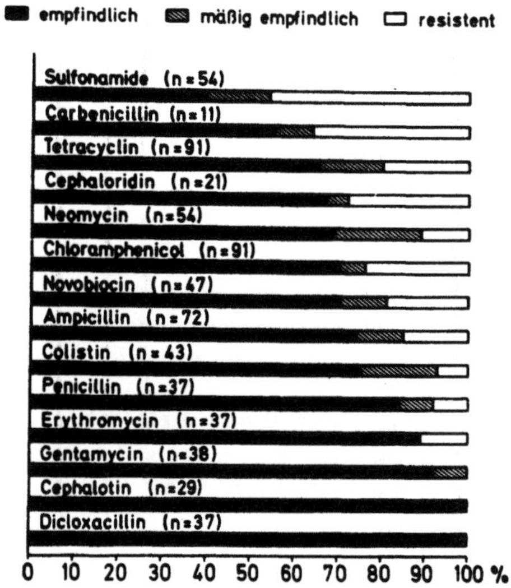

Abb. 3. Empfindlichkeit pathogener Keime bei ischämischen Läsionen gegenüber Antibiotica und Chemotherapeutica

67% gegenüber Cephaloridin und nur in 39% der Fälle gegen Sulfonamide empfindlich.

Grampositive und gramnegative Erreger weisen gegen Ampicillin eine Sensibilität in 73% der Fälle auf, gegen Chloramphenicol in 70% und gegen Tetracyclin in 65%.

Pseudomonas aeruginosa ergab bei zusätzlicher Testung gegen Carbenicillin nur 55% sensible Stämme, während hämolysierende Staphylokokken und Proteus vulgaris gegen Novobiocin zu 70% empfindlich waren.

Insgesamt stellten wir eine überraschend niedrige Resistenzquote gegenüber den meisten Antibiotica, dagegen eine relativ hohe gegen Sulfonamide fest.

Die durch vorliegende Studie der Angiologischen Ambulanz der Med. Univ.-Klinik Heidelberg gewonnenen Informationen über Keimbesiedlung ischämischer Läsionen und deren Sensibilitäten bilden die Grundlage für eine gezielte Antibioticatherapie.

Ein optimales Therapieergebnis ist verständlicherweise nur dann zu erwarten, wenn das Antibioticum oder die Antibioticakombinationen neben der lokalen und auch systemischen Gabe intraarteriell appliziert werden können.

Literatur

Hild, R.: Dtsch. med. J. 18, 329 (1967). — Schettler, F. G., Boyd, G. S.: Atherosclerosis. Amsterdam-London-New York: Elsevier 1969. — Widmer, L. K., Waibel, P., Schaller, M., Reber, H.: Schweiz. med. Wschr. 94, 1782 (1964). — Widmer, L. K., Studer, P.: Med. Welt 1966 II, 2719.

NICOLESCU, R., NIEMCZYK, H., KREMER, G. J., REIMER, F., DISTLER, A., STEINBACH, P. D., MUELLER, D. (II. Med. Univ.-Klinik Mainz; I. Med. Univ.- Klinik Mainz; Univ.-Augenklinik Mainz; Institut für Med. Statistik und Dokumentation, Universität Mainz): **Vergleichende Untersuchungen der peripheren Durchblutung und verschiedener Stoffwechselgrößen bei jugendlichen Patienten mit essentieller Hypertonie, Diabetes mellitus oder organischen Angiopathien**

I.

Die Coincidenz von organischen arteriellen Verschlußkrankheiten mit Hypertonie, Diabetes mellitus, Fett- und Kohlenhydratstoffwechselstörungen bei älteren Menschen sind eine bekannte Tatsache. Zur Prüfung der Frage, inwieweit derartige Erkrankungen schon im jugendlichen Alter als Risikofaktoren wirksam werden können, haben wir Durchblutungsmessungen bei Jugendlichen mit essentieller Hypertonie und jugendlichen Diabetikern vorgenommen; als Vergleichsgruppen dienten jugendliche Patienten mit bekannten organischen Angiopathien sowie eine Gruppe jugendlicher Probanden ohne Hypertonie, ohne Glucosetoleranzstörungen, ohne Hyperlipidämie und ohne nachweisbare coronare oder periphere Angiopathien. Es handelt sich bei den hier vorgetragenen Befunden um vorläufige Ergebnisse einer auf mehrere Jahre geplanten, vergleichenden Studie.

II. Material und Methodik

Insgesamt wurden 92 Personen, deren Alter unter 35 Jahren lag, untersucht, nämlich 22 sog. Normalpersonen, 32 Patienten mit essentieller Hypertonie, 28 jugendliche Diabetiker und 12 Patienten mit organischen Angiopathien. Durchblutungsmessungen wurden vorgenommen mit Hilfe eines Venenverschlußplethysmographen LPM Gutmann, als weitere Methoden der

* Mit Unterstützung der Deutschen Forschungsgemeinschaft, SFB 36.

Tabelle 1. *Zusammenstellung einiger Unter-*

	N		Alter	Gew. Ind.	Durchblutung (ml/100 ml Gewebe/min)					
					U.A. prox.		U.A. distal.		U.S. prox.	
					R	PF	R	PF	R	PF
Normalpersonen	22	x̄	27	0,99	3,0	16,6	2,8	14,3	2,0	24,1
		s	3,6	0,11	1,1	5,9	1,9	7,6	0,6	6,1
Hypertoniker	32	x̄	25	1,18	2,7	15,4	2,7	10,9*	1,9	20,9
		s	5,5	0,17	2,1	7,1	1,6	4,4	0,7	6,5
Diabetiker	28	x̄	28	1,04	2,8	14,5	2,1	9,3*	2,0	21,9
		s	6,4	0,16	1,5	8,5	1,3	5,4	0,9	9,9
Org. Angiopathien	12	x̄	29	1,08	3,0	19,2	3,2	13,1	1,7	16,8**
		s	4,2	0,20	1,5	9,6	2,3	7,4	0,5	5,0

Angewandte statistische Verfahren: Varianzanalyse, t-Test. Die mit * ($p < 0,05$) und ** normalen Kollektiv wider. U.A. = Unterarm, U.S. = Unterschenkel, R = Ruhedurchblutung,. quenz, TG = Triglyceride mg/100 ml, CHOL. = Cholesterin mg/100 ml.

angiologischen Diagnostik wurden herangezogen: elektronische Oscillographie, Fluorescenzangiographie der Augen, ggf. Angiographie. Bei allen Untersuchten, mit Ausnahme von neun Patienten mit schweren primären Angiopathien wurde ein standardisiertes Belastungs-EKG am Fahrradergometer im Liegen durchgeführt. Außerdem wurde bei allen Personen ein Serumlipidogramm einschließlich Lipidelektrophorese durchgeführt sowie mit Ausnahme der Diabetiker, ein i.v. Glucosetoleranztest mit Bestimmung des Seruminsulins vorgenommen. Als sicher pathologisch erhöht gelten Cholesterinwerte über 280 mg-%, Triglyceridwerte über 180 mg-%; im Falle des Glucosetoleranztestes wurde neben dem K-Wert der insulinogene Index nach Seltzer ermittelt. Der Schweregrad des Hochdruckes wurde bei den Patienten mit essentieller Hypertonie nach dem Severity Index (Freis) festgestellt. Es handelt sich um Patienten mit essentieller Hypertonie leichten Grades.

III. Ergebnisse

In Tabelle 1 sind die wichtigsten Ergebnisse zusammengestellt. Bezüglich Lebensalter, Körpergewicht bestehen keine signifikanten Unterschiede zwischen den einzelnen Gruppen. Statistisch signifikante Unterschiede der maximalen Durchblutung fanden wir bei Hypertonikern und Diabetikern im Bereich der oberen Extremitäten; auch im Bereich der unteren Extremitäten liegen die Mittelwerte der maximalen Durchblutung deutlich niedriger als beim Vergleichskollektiv, wenngleich eine statistische Signifikanz sich nicht sichern ließ. Erwartungsgemäß besteht eine statistisch hochsignifikante Einschränkung der maximalen Durchblutung im Bereich der unteren Extremitäten bei Patienten mit primären organischen Angiopathien. Bei 42% der Hypertoniker zeigten sich pathologische Gefäßveränderungen am Augenhintergrund im fluorescenzangiographischen Bild. Bei Diabetikern betrug dieser Prozentsatz 60%; bei primär-organischen Angiopathien zeigten 33% Augenhintergrundveränderungen. 25% der Hypertoniker sowie 30% der Diabetiker ließen organische Gefäßveränderungen an den Arterien der Extremitäten erkennen; funktionell bedingte Durchblutungsstörungen wurden mittels elektronischer Oscillographie bei 62% der Hypertoniker, bei 53% der Diabetiker und bei 75% der primärorganischen Angiopathien nachgewiesen. Auffallend ist ferner die hochsignifikante Einschränkung der Dauer der Belastbarkeit bei Hypertonikern und Diabetikern im Vergleich zum Kollektiv der sog. Normalpersonen. Bezüglich des mittleren Cholesterin- und Triglyceridspiegels bestehen zwischen den vier Gruppen keine signifikanten Unterschiede; allerdings fällt höherer mittlerer Cholesteringehalt bei Diabetikern und Patienten mit organischen Angiopathien

suchungsergebnisse (Einzelheiten s. Text)

U.S. distal		Blutdruck in Ruhe (RR)		HF in Ruhe	Maximale Belastung				TG.	Chol.
R	PF	syst.	diast.		min	HF	RR syst.	diast.		
0,8	7,2	130	80,0	61	19,5	139	210	82,0	90	195
0,5	2,1	8,9	5,4	11	3,0	15,3	23,7	11	43	40,2
1,6	6,8	145,2**	87,3	77	16,5**	153	219,6	95,7	128,8	193,2
0,5	2,8	14,2	11,9	14	3,4	16,7	35,2	17,4	63,8	53,5
									(N = 30)	
1,7	5,4	131,4	81,8	74	15,7**	149	200	95,2	90,9	238,9
1,0	2,3	20,0	13,4	14	3,5	18,8	36,4	19,2	43,4	28,8
0,9	4,8**	130	77,5	71	15,7	157	202,5	87,5	165,9	215,9
0,4	2,1	7,1	17,7	0,6	4,6	11,3	24,7	17,7	119,3	76,8
					(N = 3)	(N = 3)	(N = 3)	(N = 3)		

(p < 0,01) bezeichneten Ergebnisse geben statistisch signifikante Unterschiede gegenüber dem PF = maximale Durchblutung nach 3minütiger suprasystolischer Stauung; HF = Herzfre-

auf. Hyperlipoproteinämien kamen bei 9% des Vergleichskollektivs und bei 20% in den Patientengruppen zur Beobachtung. Die Mittelwerte der insulinogenen Indices sowie der K-Wert zeigten keine statistisch signifikanten Unterschiede zwischen den einzelnen Gruppen, auch nicht innerhalb der Hypertoniegruppe zwischen Patienten mit und ohne pathologischem Augenhintergrundbefund im fluorescenzangiographischen Bild bzw. peripheren arteriellen Organopathien. Als letzter auffallender Befund (Tabelle 2) sei erwähnt, daß Diabetiker mit pathologischem Augenhintergrundsbefund im Vergleich zu jenen mit normalem Augenhintergrund unter maximaler Ergometerbelastung einen statistisch signifikant höheren Anstieg des systolischen und diastolischen Blutdrucks aufweisen; in ähn-

Tabelle 2. *Gegenüberstellung einiger Befunde von jugendlichen Hypertonikern und jugendlichen Diabetikern mit und ohne Augenhintergrundveränderungen im fluorescenzangiographischen Bild. Abkürzungen und statistische Signifikanz wie in Tabelle 1*

		Durchblutung (ml/100 ml Gewebe/min)				TG.	Chol.	Maximale Belastung		
		U.S.		U.S.				Blutdruck (RR)		min
		R	PF	R	PF			syst.	diast.	
Hypertoniker mit pathol. Augenhintergrund	$\bar{x}$ s N	2,3 0,7 11	22,1 5,1	1,6 0,6	7,6 2,1	154,2 72,1	197,0 57,8	225,5 37,0	102,7* 12,9	17,5 3,0
Hypertoniker mit normalem Augenhintergrund	$\bar{x}$ s N	1,7* 0,7 15	20,5 6,4	1,6 0,6	6,4 3,0	117,3 50,0	190,3 54,1	216,5 36,2	89,2 18,4	16,4 3,6
Diabetiker mit pathol. Augenhintergrund	$\bar{x}$ s N	1,5 0,5 9	22,5 13,6	1,2 0,6	6,3 2,5	79,3 24,6	233,7 11,4	241,3** 39,9	120,0** 14,7	15,3* 2,1
Diabetiker mit normalem Augenhintergrund	$\bar{x}$ s N	1,5 0,7 6	21,2 6,7	1,1 0,9	4,7 2,1	68,0 37,2	260,0 111,9	171,0 24,1	83,0 15,7	12,0 3,2

licher Weise steigt bei Hypertonikern mit pathologischem Augenhintergrundsbefund im fluorescenzangiographischen Bild lediglich der diastolische Blutdruck unter Belastung auf signifikant höhere Werte an.

IV. Diskussion

Ohne im einzelnen auf alle dargestellten Befunde näher einzugehen, kann man in Anbetracht der kleinen Fallzahl mit gewissen Vorbehalten folgendes feststellen:

1. Fettstoffwechselstörung spielt offensichtlich keine entscheidende Rolle als Risikofaktor in dieser Altersgruppe für die Entwicklung von organischen Angiopathien. Möglicherweise bedarf die postulierte pathogene Wirkung der Hyperlipidämie einer längeren Einwirkungsdauer.

2. Die diabetische Stoffwechsellage und die Hypertonie als solche sind nach unseren Befunden bereits in diesem jugendlichen Alter als Risikofaktor für organische Gefäßveränderungen anzusehen.

3. Als sehr bemerkenswerter Befund ist der hohe Prozentsatz von vasospastischer Diathese sowohl bei jugendlichen Hypertonikern als auch bei Diabe-

tikern anzusehen. Inwieweit es sich dabei um ein Frühsymptom oder ein Begleitsymptom einer sich entwickelnden organischen Angiopathie handelt, ist uns jetzt nicht möglich zu entscheiden.

4. Der höhere Prozentsatz von Augenhintergrundveränderungen im fluorescenzangiographischen Bild bei Diabetikern sowie der signifikant stärkere Anstieg des systolischen und diastolischen Blutdruckes dieser Patienten unter maximaler Ergometerbelastung läßt darauf schließen, daß in diesem Kollektiv eine größere Anzahl von latenten Hypertonikern enthalten ist. Demnach liegt bei diesen Patienten neben dem Diabetes mellitus eine Hypertonie als zusätzlicher Risikofaktor vor, wodurch die höhere Quote an peripheren Angiopathien bei Diabetikern erklärt werden könnte.

5. Abschließend möchten wir auf Grund unserer Befunde auf die Notwendigkeit hinweisen, schon bei jugendlichen Diabetikern und Hypertonikern ausführliche angiologische Untersuchungen vorzunehmen.

Literatur

Bollinger, A.: Durchblutungsmessungen in der klinischen Angiologie. Bern-Stuttgart: Huber-Verlag 1969. — Buehler, F., da Silva, A., Widmer, L. K.: Schweiz. med. Wschr. **98**, 1932 (1968). — Duff, R. S.: Brit. med. J. **1956** II, 974. — Ghilchik, M. W., Morris, A. S.: Lancet **1971** II, 1229. — Graf, K.: Acta physiol. scand. 60, 120 (1964). — Greenhalgh, R. M., Rosengarten, D. S., Mervart, I., Louis, B., Calman, J. S., Martin, P.: Lancet **1971** II, 947. — Kaltenbach, M., Martin, K. L., Hengst, W.: Klin. Wschr. 5, 238 (1968). — Leren, P., Haarbrekke, O.: Acta med. scand. 189, 511 (1971). — Slezak, H., Kenyeres, P.: Wien. klin. Wschr. **40**, 686 (1970). — Seltzer, H. S., Allen, E. W., Herron, A. L., Brennan, M. T.: J. clin. Invest. **46**, 323 (1967). — Sloan, J. M., Mackay, J. S., Sheridan, B.: Brit. med. J. 4, 586 (1970). — Waibel, P., Widmer, L. K.: Epidemiologie kardiovaskulärer Krankheiten. Bern-Stuttgart-Wien: Huber-Verlag 1970. — Widmer, L. K.: Bibl. cardiol. (Basel) **13**, 67 (1963). — Widmer, L. K., Kaufmann, L., Hartmann, G., Reber, H., Breil, H., Kueng, H. L., Pletscher, W., Schalch, W. R., Buess, H.: Schweiz. med. Wschr. **97**, 99 (1967). — Widmer, L. K., Hartmann, G., Duchosal, F., Plechel, S.-Ch.: Dtsch. med Wschr. **94**, 1107 (1669).

SPAAN, G., HILD, R., HORSCH, A., WAGNER, E.: (Med. Univ.-Klinik Heidelberg, Ludolf Krehl-Klinik): **Das Verhalten einiger Stoffwechselparameter im Blut der A. und V. femoralis bei verschiedenen Schweregraden der arteriellen Verschlußkrankheit**

Mit der Messung der Hämodynamik läßt sich grundsätzlich nicht beurteilen, inwieweit sich eine arterielle Mangeldurchblutung auf den Stoffwechsel einer durchblutungsgestörten Extremität auswirkt. Bisher konnten anhand der vom cytoplasmatischen Nicotinamid-adenin-dinucleotid-System abhängigen humoralen Konzentrationsverhältnisse der Metabolite Lactat/Pyruvat Hinweise auf die intracelluläre O_2-Situation gewonnen werden [1]. Das Lactat/Pyruvat-System erwies sich dabei weniger als Parameter des Ruhestoffwechsels als der der Belastung. Der unzureichende O_2-Transport in der durchblutungsgestörten Extremität führt zu einem Mangel an Endacceptoren für die bei der Oxydation von Substrat anfallenden H^+-Ionen, wodurch sich sämtliche Redoxsysteme der Zelle in Richtung auf ihren reduzierten Zustand ändern. Das Substratredoxpaar β-Hydroxybutyrat/Acetoacetat, welches mit dem mitochondrialen NAD-System in einem Quasigleichgewicht [2] steht, sollte ergänzend auf seine Aussagekraft hinsichtlich der Stoffwechselumstellung bei verschiedenen Schweregraden der arteriellen Verschlußkrankheit mit und ohne Diabetes mellitus geprüft werden.

Abb. 1 gibt die mittlere Konzentration von β-Hydroxybutyrat und Acetoacetat sowie deren Quotienten im Blut der A. und V. femoralis bei einem unausgewählten Patientengut und einem Vergleichskollektiv Gesunder wieder. Die Untersuchungen erfolgten unter Grundumsatzbedingungen. Die venöse Metabolitkonzentration ist entsprechend dem Verbrauch in der Peripherie etwas niedriger als in der Arterie. Die höchsten Werte weisen Patienten mit Diabetes mellitus als Ausdruck der zugrunde liegenden Stoffwechselstörung auf. Kranke im Stadium II und III + IV zeigen etwas höhere Konzentrationen als Gesunde. Abweichungen der Metabolitkonzentration können allein durch verschiedene Kontaktzeit des Blutes am Ort des Stoffaustausches zustande kommen. Jede Abweichung des venösen vom arteriellen Konzentrationsverhältnis muß auf eine veränderte Relation der von der Zelle abgegebenen Metabolite beruhen. Abb. 1 zeigt, daß die arterio-venöse Differenz der Quotienten von β-Hydroxybutyrat/Acetoacetat mit dem Schweregrad der Durchblutungsinsuffizienz zunimmt. Bei dem Vergleich aller Kollektive nähern sich nur die Unterschiede zwischen Gesunden und Kranken in fortgeschrittenen Stadien und mit Diabetes mellitus der statistischen Signifikanz.

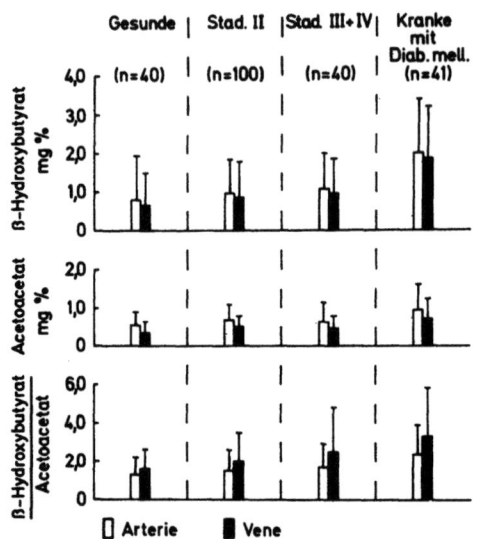

Abb. 1. β-Hydroxybutyrat- und Acetoacetatkonzentration im Blut der A. und V. femoralis Gesunder und Patienten mit arterieller Verschlußkrankheit

Wir möchten diesen Befund als Ausdruck der hypoxischen Stoffwechselumstellung im Stadium III und IV deuten, während für das Stadium II eine Änderung des Stoffwechsels nicht erkennbar ist. Das Kollektiv der Patienten mit diabetischer Angiopathie, welches sich aus allen Schweregraden der arteriellen Verschlußkrankheit zusammensetzt, unterscheidet sich nicht signifikant vom Schweregrad III und IV. Die Beurteilung der intracellulären Sauerstoffsituation anhand des β-Hydroxybutyrat/Acetoacetat-Systems scheint von einem gleichzeitig vorliegenden Diabetes mellitus nicht beeinflußt zu werden. Es sei hier nochmals ausdrücklich darauf hingewiesen, daß die Höhe der absoluten Metabolitkonzentration und deren Quotienten eine quantitative Aussage über die Intensität der lokalen Stoffwechselstörung nicht zuläßt.

Bei einer Reihe von Patienten wurde die Aktivität der Kreatinkinase und der Myokinase (Adenylatkinase) im Blut der A. und V. femoralis bestimmt [3]. Hierbei ergab sich in beiden Gefäßen kein auffälliger Unterschied. Wie Abb. 2 zeigt, liegt die mittlere Myokinaseaktivität — trotz einer erheblichen Streuung — bei Gefäßkranken über derjenigen Gesunder. Die bei verschiedenen Schweregraden der arteriellen Verschlußkrankheit und Diabetes mellitus gefundenen Unterschiede lassen sich statistisch nicht sichern. Die Kreatinkinase hingegen weist bei Gesunden eine höhere Aktivität als bei Kranken auf, wobei alle Mittelwerte im Normbereich liegen. Dieses kommt noch deutlicher in der prozentualen Abweichung der Enzymwerte vom Normbereich zur Darstellung (Abb. 3). Eine erhöhte Myokinaseaktivität wird ausschließlich bei Kranken gefunden. Dagegen ist die CPK-Aktivität bei Patienten mit obliterierender Arteriopathie prozentual weniger erhöht als bei

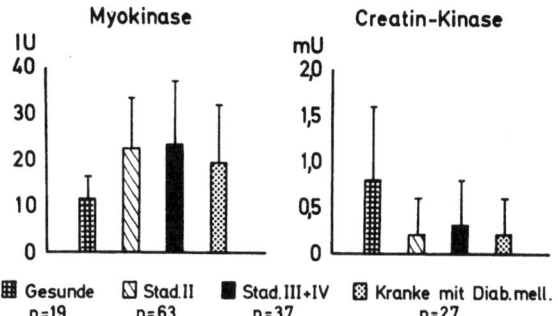

Abb. 2. Myokinase- und Kreatinkinaseaktivität bei Gesunden und Patienten mit arterieller Verschlußkrankheit

Gesunden. Während die bei Kranken geringere Aktivität der CPK mit einer geringeren Muskeltätigkeit gegenüber Gesunden erklärt werden könnte, ist der bezüglich der Myokinase erhobene Befund nicht ohne weitere Untersuchungen zu interpretieren. Als möglicher Ursprungsort des Enzyms käme eine vermehrte Freisetzung im durchblutungsgestörten Bereich aus Blutzellen oder eine vermehrte Anreicherung bei verlangsamter Blutströmung in Frage. Es wäre jedoch auch

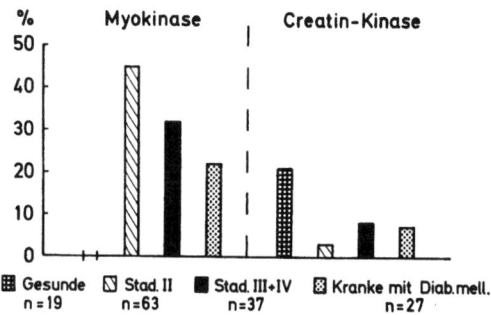

Abb. 3. Prozentualer Anteil erhöhter Myokinase- und Kreatinkinasewerte

denkbar, daß die Myokinase dem hypoxischen Gewebe entstammt, in welchem die inhibierte Zellatmung durch gesteigerte Glykolyse kompensiert wird. Die hierbei eingeschränkte Gewinnung energiereichen Phosphates könnte eine vermehrte Katalyse von ATP und infolgedessen eine gesteigerte Myokinaseaktivität zur Folge haben.

Im Rahmen laufender Stoffwechseluntersuchungen wurden außerdem die pathogenetischen Beziehungen zwischen Serumcholesterin, Triglyceride, freien Fettsäuren und den verschiedenen Schweregraden der arteriellen Verschlußkrankheit sowie Diabetes mellitus überprüft. Erwartungsgemäß wurden arterio-venöse Konzentrationsunterschiede nicht festgestellt. Ebensowenig ergab sich eine auffällige Korrelation für Cholesterin und Triglyceride. Lediglich Kranke mit Diabetes mellitus weisen in verhältnismäßig hohem Prozentsatz eine Hypertriglyceridämie auf (35%).

Die Konzentration der nicht veresterten Fettsäuren, deren Bestimmung unter ambulanter Bedingung problematisch ist, läßt einen nennenswerten Unterschied nicht erkennen.

Literatur
1. Hild, R.: Verh. dtsch. Ges. Kreisl.-Forsch. **198** (1963). — 2. Williamson, D. H., Mallenby, J., Krebs, H. A.: Biochem. J. **82**, 90 (1962). — 3. Schmidt, F. H.: Klin. Wschr. **42**, 476 (1964).

KÖHLER, M. (Aggertalklinik der LVA Rheinprovinz, Klinik für Gefäßerkrankungen, Engelskirchen): **Metabolische und hämodynamische Untersuchungen zum Intervalltraining des durchblutungsgestörten Skeletmuskels**

Die physiologischen Grundlagen und die Struktur des Intervalltrainings unter den Bedingungen des Leistungssportes sind eingehend untersucht [3 bis 5]. Es hat sich gezeigt, daß die Wirkung der wiederholten stoßweisen Belastung vorzugsweise auf eine Verbesserung der anaeroben-sauerstoffunabhängigen Energiebereitstellung zielt. Für den erfolgreichen Trainingsablauf sind Leistungsintensität und -geschwindigkeit wesentliche Elemente.

Wie nachgewiesen werden konnte, ist diese Trainingsart auch für den durchblutungsgestörten Skeletmuskel von Bedeutung, da in dieser Situation eine günstigere anoxydative Kapazität von Wert ist [6]. Die Trainingsintensität und die Intervalle müssen allerdings modifiziert und der verlangsamten Energierestitution angepaßt werden, um Schaden zu verhüten. Wir haben zur Kenntnis der Trainingsstruktur bei limitiertem Blutstrom metabolische und hämodynamische Untersuchungen durchgeführt. Über die Ergebnisse und deren Bedeutung soll im folgenden berichtet werden.

Patienten und Methodik

Untersucht wurden neun Patienten mit einer einseitigen Okklusion einer Arteria femoralis im Stadium der Claudicatio intermittens (II). Die Diagnose wurde klinisch und oscillographisch gestellt sowie angiographisch gesichert. Fünf gesunde Probanden dienten als Vergleichskollektiv. *Lactat* und *Pyruvat* wurden im femoralvenösen Blut nach dem Prinzip der enzymatischen Analyse mit Hilfe des Lactat-Dehydrogenasesystems bestimmt [2]. Der *postokklusive Muskelblutstrom* (Wade) wurde mit der Venenverschlußplethysmographie unter Verwendung eines luftgefüllten Systems gemessen [1]. Der *systolische Blutdruck* der Arteria tibialis posterior wurde mit der Ultraschall-Doppler-Technik festgestellt [7]. Die Ruhewerte wurden nach einer Liegezeit von $1/2$ Std gemessen. Die Belastung der Waden- und Fußmuskulatur erfolgte mit einem Spezialergometer. Dabei mußte Arbeit gegen einen Federwiderstand geleistet werden. Die Arbeit wurde rhythmisch in einem vorgegebenen Tempo (Metronom: Tempo 76/min) durchgeführt. Die geforderte Leistung entsprach 5,5 kpm · min^{-1}, das sind 0,90 (ca. 1) Watt. Das Arbeitsende war bei Patienten mit gestörter Durchblutung charakterisiert durch das Auftreten des maximalen Hypoxieschmerzes. Bei den gesunden Extremitäten wurde der gleiche Modus durchgeführt, die Belastungsdauer war bei ihnen jedoch standardisiert.

Die Metabolite wurden während (maximaler Schmerzpunkt) und 3 min (Intervalldauer) nach Arbeitsende bestimmt. Der maximale muskuläre Blutstrom (MBF) wurde aus technischen Gründen nur in den Intervallen gemessen (peak flow). Der systolische Blutdruck der Arteria tibialis posterior wurde als Differenz (Δp) zum Ausgangswert 15 sec und 3 min nach Belastungsende berechnet. Insgesamt wurden 5 Belastungs- und 5 Intervallphasen untersucht, vereinzelt jeweils 4 Phasen bei den Stoffwechseluntersuchungen. Raumtemperatur 20 bis 25 °C.

Ergebnisse und Diskussion

Die Stoffwechselmetabolite Lactat und Pyruvat weisen im femoralvenösen Blut bei Okklusion der Arteria femoralis im einzelnen verschiedene Verhaltensmuster auf, wobei aber immer im Intervall die Metabolitenkonzentration größer war als während Belastung. Im Ablauf der Intervallphasen konnten sowohl eine Konzentrationszunahme oder aber auch -abnahme festgestellt werden (Abb. 1). Bei der Berechnung der Mittelwerte ergab sich bei Lactat, Pyruvat und dem

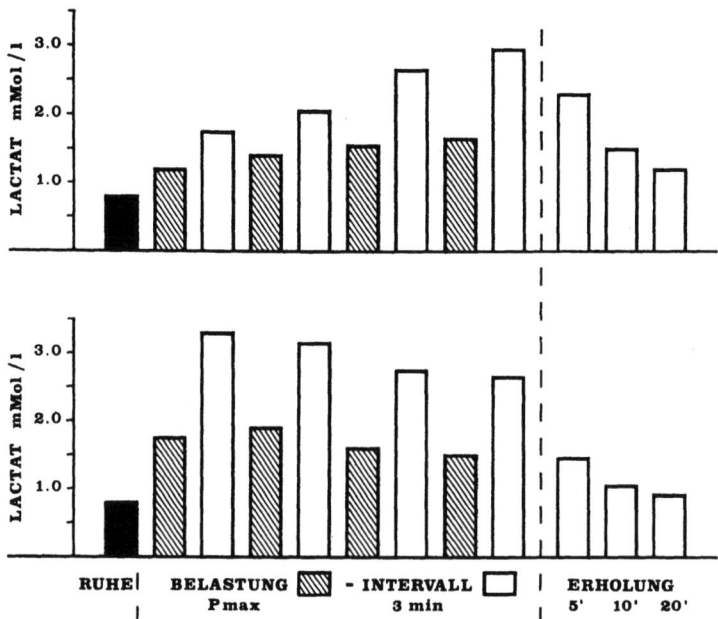

Abb. 1. Unterschiedliche Reaktionsmuster bei der Lactatproduktion (femoralvenöses Blut) während bzw. nach Intervallarbeit bei Okklusion der Arteria femoralis. Ansteigende (oben) und absteigende (unten) Konzentrationen in Abhängigkeit von der Intervalldauer

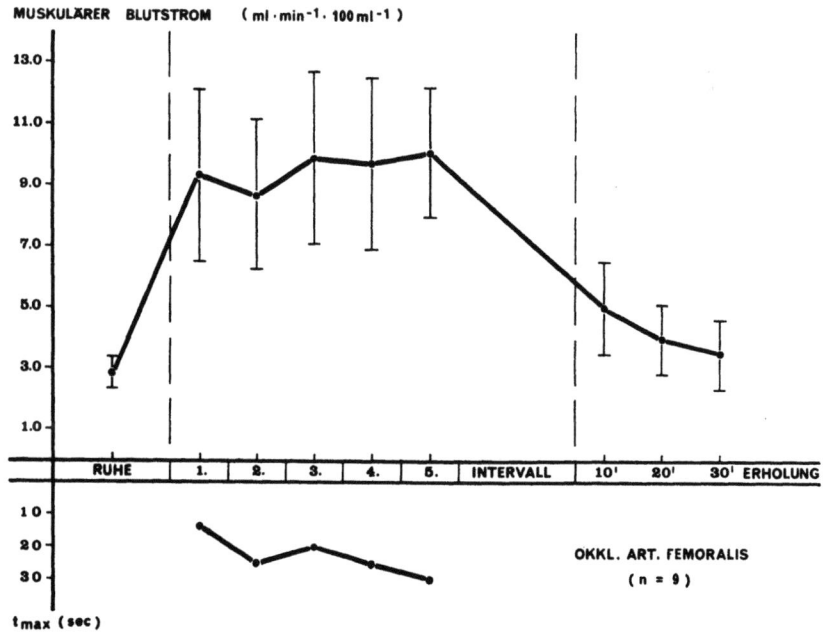

Abb. 2. In den Intervallen zunehmender Anstieg des maximalen muskulären Blutstroms hinter dem Strombahnhindernis. Auch die Zeit bis zum Eintritt des MBF (tmax) nimmt zu

Lactat-Pyruvat-Quotienten eine absteigende Tendenz der Konzentrationen in Abhängigkeit von den Belastungs- bzw. Ruhephasen. Im Normalkollektiv waren die Metabolitenkonzentrationen während der geringen Arbeit (250 kpm) höher als in den Intervallen. Der Blutstrom (Mittelwert) hinter dem Verschluß nach Belastung wurde von Intervall zu Intervall mit Ausnahme der 2. Pause größer, ebenso die Zeit vom Arbeitsende bis zum Eintritt des maximalen Blutstromes (Abb. 2). Die Erholungszeit war 30 min nach Arbeit noch nicht beendet. Die poststenotische systolische Blutdruckdifferenz betrug 15 sec nach Belastungsende etwa 40 mm-Hg, 3 min später etwa 12 mm-Hg. Diese Werte zeigten keine wesentlichen Änderungen in den einzelnen Intervallphasen. Die Erholungszeit war 30 min nach Arbeitsende erreicht. Im Normalkollektiv bestanden unter der Standardbelastung keine systolische Druckdifferenz.

Unsere Befunde lassen erkennen, daß bei einem modifizierten, der Durchblutungssituation der Gefäßkranken angepaßten Intervalltraining sowohl während Belastung als auch in den Ruhepausen mit intensiven Trainingsreizen gerechnet werden kann. Die Intervalle von 3 min Dauer sind im allgemeinen der verzögerten Energiesituation adäquat. Eine Kumulation von Stoffwechselmetaboliten in den Ruhepausen ist nicht nachweisbar.

Literatur

1. Barbey, K., Barbey, P.: Z. Kreisl.-Forsch. 52, 1129 (1963). — 2. Bergmeyer, H. U. (Hrsg.): Methoden der enzymatischen Analyse. Weinheim (Bergstr.) 1970. — 3. Gerschler, W.: Sportarzt u. Sportmed. 19, 499 (1968). — 4. Keul, J., Doll, E., Keppler, D., Reindell, H.: Sportarzt u. Sortmed. 18, 493 (1967). — 6. Köhler, M.: Klin. Wschr. 49, 1210 (1971). — 7. Köhler, M., Hinger, H. U., Zahnow, W.: Z. Kreisl.-Forsch. (1972) (im Druck).

HORSCH, A., HILD, R., SPAAN, G., WAGNER, E. (Med. Univ.-Klinik Heidelberg, Ludolf Krehl-Klinik): **Medikamentöse Beeinflussung des hypoxischen Stoffwechsels durchblutungsgestörter Gliedmaßen**

Die Beurteilung arterieller Durchblutungsstörungen anhand von Stoffwechselparametern geht von der Tatsache aus, daß eine verringerte Sauerstoffzufuhr im Gewebe eine Inhibition der Zellatmung und damit eine Steigerung der Glykolyse bewirkt. Die Endprodukte der Glykolyse, Lactat und Pyruvat, fallen vermehrt an und führen zu einer Acidose. Gleichzeitig ändern sich die Redoxsysteme der Zelle in Richtung auf ihren reduzierten Zustand. Die Metabolitpaare Lactat/Pyruvat und β-Hydroxybutyrat/Acetoacetat stehen mit den cytoplasmatischen oder mitochondrialen Pyridinnucleotiden, NAD-NADH, in einem quasi Gleichgewicht, und infolge der starren Kopplung der Substratredoxpartner lassen sich aus dem Konzentrationsverhältnis der genannten Metabolitpaare Einblicke in die intracelluläre Sauerstoffsituation gewinnen [1].

Aus hämodynamischen Gründen läßt die gemessene Metabolitkonzentration keine quantitative, sondern nur eine qualitative Aussage über die Intensität der lokalen Stoffwechselstörung zu [2]. Ausdruck der metabolischen Umstellungen ist der Lactat/Pyruvat- und der Hydroxybutyrat/Acetoacetatquotient [3] im Blut der Femoralgefäße. Wenn eine medikamentöse Beeinflussung der hypoxischen Stoffwechselsituation erfolgt, muß sie in diesem Indikatorsystem sichtbar werden und kann anhand der arteriovenösen Differenz (AVD) der Quotienten beurteilt werden.

Methodik

Die Bestimmung von Lactat, Pyruvat, β-Hydroxybutyrat und Acetoacetat erfolgte enzymatisch [4]. Es wurden vier Substanzen mit unterschiedlicher pharmakodynamischer Wirkung geprüft, es handelte sich um Actimaemyl, Hexanitol, Raubasin (Lamuran) und Bamethan (Vasculat). Die Untersuchungen erstreckten sich auf insgesamt 31 Patienten mit arterieller Verschlußkrankheit verschiedener Schweregrade (Durchschnittsalter 47 Jahre) sowie auf 25 gesunde Versuchspersonen (Durchschnittsalter 25 Jahre). Bei Patienten der Stadien III und IV wurden ausschließlich unter Ruhebedingungen, bei Kranken des Stadiums II und bei Gesunden außerdem unmittelbar und 30 min nach Belastung an einem Wadenergometer [5] Blutproben aus der Arteria und Vena femoralis entnommen. Zur Kontrolle wurde bei ergometrischer Belastung noch eine Blutentnahme aus der Femoralvene des unbelasteten Beines vorgenommen. Anschließend infundierten wir die Testsubstanzen mit einem Perfursor[1] intraarteriell bzw. i.v. in mittlerer Dosierung[2] über einen Zeitraum von 40 bis 90 min. Nur Vasculat wurde per os verabreicht. Unter der Therapie erfolgte eine erneute Blutentnahme, bei Patienten des Stadiums II und bei den gesunden Versuchspersonen war diese mit einer zweiten ergometrischen Belastung verbunden. Die letzte Blutentnahme wurde bei allen Gruppen 30 min nach Infusionsende und Belastung vorgenommen.

Ergebnisse

Bei Gesunden (Abb. 1) bewirkt die intraarterielle Actihaemylinfusion eine geringe aber kontinuierliche Abnahme der arteriovenösen Differenz (AVD) des Lactat/Pyruvat-Quotienten (LPQ), die sich bis zu 30 min nach Infusionsende beobachten läßt.

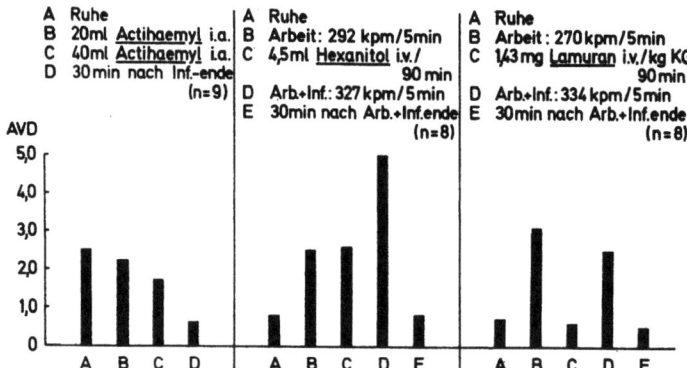

Abb. 1. Änderung der arterio-venösen Differenz des Lactat/Pyruvatquotienten bei Gesunden

Unter Hexanitol kommt es während ergometrischer Belastung zu einer wesentlich stärkeren Zunahme der AVD des LPQ als bei vergleichbarer Arbeit ohne Infusion.

Auch Lamuran bewirkt einen geringen Anstieg der AVD. Bei beiden Substanzen nähert sich die AVD 30 min nach der zweiten Belastung wieder ihrem Ausgangswert.

Die AVD des β-Hydroxybutyrat/Acetoacetatquotienten (BHAQ) zeigt für Actihaemyl und Lamuran ein vergleichbares Verhalten, während sie bei Hexanitol 30 min nach ergometrischer Belastung und Infusion auffallend ansteigt.

Bei Patienten (Abb. 2) mit Ruheschmerz und ischämischen Läsionen nimmt die AVD des LPQ bei einmaliger und bei wiederholter Verabreichung von Actihaemyl zu, um nach Infusionsende wieder auf die Ausgangswerte abzufallen. Diese Wirkung ist im Langzeitversuch ausgeprägter. Die AVD des BHAQ bleibt von der Therapie unbeeinflußt. Bei Belastung der durchblutungsgestörten Gliedmaßen wird die AVD des LPQ im akuten Versuch mit Hexanitol größer, während sie im chronischen Versuch einen geringen Anstieg zeigt, woraus auf eine Verbesserung der Sauerstoffsituation geschlossen werden kann.

---

[1] Firma Braun (Melsungen).
[2] Actihaemyl: 40 ml/die, Hexanitol: 10 ml/die, Lamuran: 1,43 mg/kg/Körpergewicht, Vasulat: 50 mg/die über 5 Wochen.

Die AVD des BHAQ verringert sich im akuten wie im chronischen Versuch kontinuierlich und steigt nach Infusionsende plötzlich an. Eine sichere Deutung dieses Verhaltens erscheint derzeit nicht möglich.

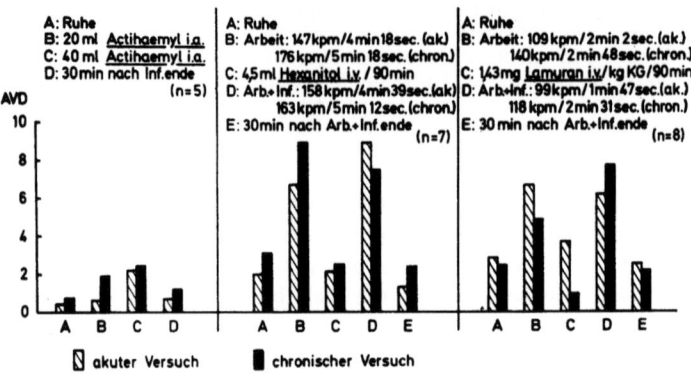

Abb. 2. Änderung der arterio-venösen Differenz des Lactat/Pyruvatquotienten bei Kranken

Unter dem Einfluß von Raubasin kommt es bei vergleichbarer Arbeit zu keiner Verringerung der AVD des LPQ im akuten Versuch. Im chronischen Versuch ist die AVD des LPQ bei ergometrischer Belastung unter der Infusion größer als bei

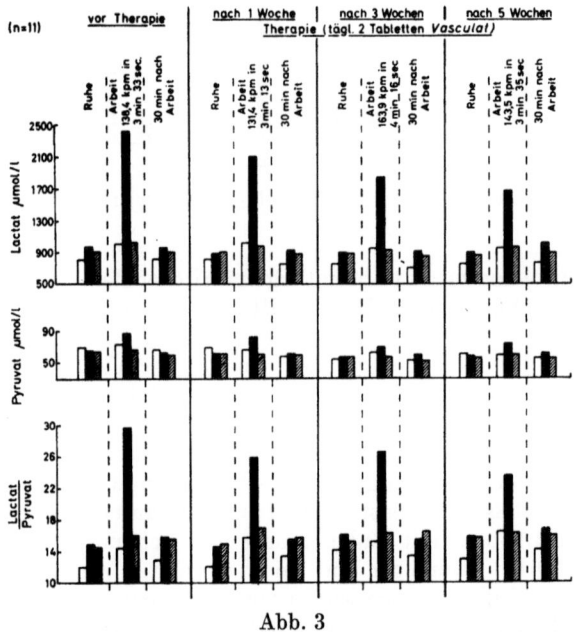

Abb. 3

Belastung vor der Therapie. Dieser Anstieg weist auf eine Verstärkung der hypoxischen Stoffwechsellage hin.

Bamethan (Vasculat) erbrachte im Langzeitversuch (Abb. 3) bei gleichbleibender Arbeit in einem Zeitraum von 5 Wochen eine zunehmende Verringerung der AVD des LPQ als Ausdruck einer günstigen Beeinflussung des hypoxischen Stoffwechsels. Die AVD des BHAQ zeigt ein analoges Verhalten.

Abschließend sei hervorgehoben, daß die vorgelegten Befunde lediglich als Ausdruck der pharmakodynamischen Wirkung der Testsubstanz aufgefaßt werden dürfen, welche nicht mit dem therapeutischen Effekt gleichzusetzen ist. Der zu erwartende therapeutische Effekt sollte aber nicht nur anhand der hämodynamischen Wirkungen beurteilt werden, sondern auch dem pharmakodynamischen Verhalten Rechnung tragen.

Zusammenfassung

Die Befunde deuten darauf hin, daß Hexanitol und Vasculat den Stoffwechsel der durchblutungsgestörten Gliedmaßen günstig beeinflussen, während Actihaemyl keine Wirkung zeigt und Lamuran zu einer Intensivierung der lokalen Hypoxie führt.

Literatur

1. Hohorst, H. J., Kreutz, F. H., Bücherl, Th.: Biochem. Z. **332**, 18 (1959). — 1a. Hohorst, H. J., Kreutz, F. H., Reim, M.: Biochem. biophys. Res. Commun. 4, 159 (1961). — 2. Hild, R.: Zur Pathophysiologie der arteriellen Verschlußkrankheit. Habilitationsschrift, Heidelberg 1962. — 3. Wilde, K.: Das Hydroxybutyrat/Acetoacetatsystem als Indikator des lokalen Gewebestoffwechsels bei Gesunden und Patienten mit arterieller Verschlußkrankheit mit und ohne Diabetes. Inauguraldissertation, Heidelberg 1969. — 4. Hess, B.: Biochem. Z. **328**, 110 (1956). — 5. Hild, R., Zolg, H., Brecht, Th., Huber, U.: Med. Welt **1964**, 614.

EHRLY, A. M. (Zentrum der Inneren Medizin, Universität Frankfurt): **Das Verhalten der Blutviscosität bei der Therapie mit Salidiuretika**

Bei der Therapie mit Salidiuretika kommt es innerhalb einer kurzen Zeit zu einem erheblichen Flüssigkeitsverlust über die Niere. Aus rheologischer Sicht stellt sich die Frage, ob es nicht zu einer Hämokonzentration kommen müßte, da die mit dem Harn abgegebene Flüssigkeitsmenge zunächst dem Plasmaraum entzogen wird. Eine Hämokonzentration würde die Durchblutung im Bereich der Mikrozirkulation beeinträchtigen, in den größeren Gefäßen die Blutviscosität erhöhen und dadurch zu einer Strömungsverlangsamung führen. Eine solche Strömungsverlangsamung des Blutes bei gleichzeitiger Eindickung des Plasmas und einer Erhöhung der Konzentration der Gerinnungsfaktoren würden ein erhebliches Risiko im Sinne von thromboembolischen Erkrankungen bedeuten [1].

Bei der Klärung dieser Fragen wurde zunächst gefunden, daß die üblichen Diuretika in vitro keinen Effekt auf die Blutviscosität aufweisen. Weiter wurde die rheologische Wirkung von Furosemid (Lasix) gegenüber Placebo bei drei Gruppen von Probanden geprüft. Es handelte sich dabei um gesunde freiwillige Versuchspersonen, Patienten mit kardialen Ödemen, und Patienten mit Ascites bei Lebererkrankungen. Während bei den Patienten Furosemid nur intravenös und in einer Dosierung von 20 mg gegeben wurde, wurden bei den gesunden Probanden auch verschiedene Dosierungen und Applikationsarten untersucht. Hierbei konnten auch die Wirkungen des rasch und stark auf die Diurese wirkenden Furosemid mit dem retardiert wirkenden Thiabutazid (Saltucin) bei oraler Einnahme verglichen werden.

Es wurden folgende Parameter untersucht: Messung der Blutviscosität mit dem Ostwaldschen Capillarviscosimeter, in einzelnen Fällen auch zusätzlich mit dem Wells-Brookfield-Viscosimeter; Plasmaviscosität: Ostwald-Viscosimeter, Hämatokrit: Mikrohämatokritmethode, Erythrocytenzählung mit einem Coulter Counter Modell B, Bestimmung des Gesamteiweißes mit der Biuretmethode; Fibrinogen nach der Hitzefibrinmethode, und Bestimmung der Erythrocytenflexibilität mit der Filtrationsmethode nach Ehrly und Roßbach [2].

Die Probanden waren angehalten, am Morgen des Versuches wenig zu essen und zu trinken und während der Versuchsdauer nüchtern zu bleiben. Das Blut wurde aus der V. cubitalis mittels einer Braunüle entnommen. Neben einem Leerwert erfolgten die Blutentnahmen 30, 60, 90 und 120 min bei intravenöser Gabe von Furosemid, und nach 1, 2, 3, 4 und 5 Std bei oraler Diuretikagabe. Als Anticoagulans wurde Natriumcitrat (1 ml 3,8% Natrium citricum zu 9 ml Blut) verwandt. Die Messungen erfolgten unmittelbar nach den Blutentnahmen und wurden bei 23 °C durchgeführt.

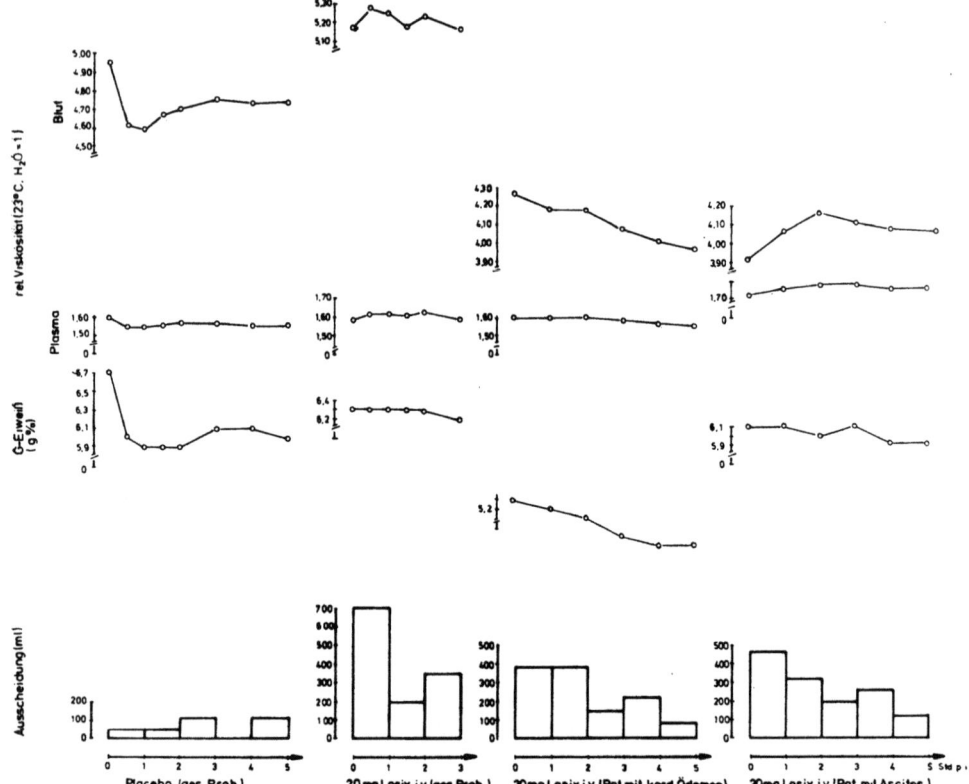

Abb. 1. Veränderungen der Blutviscosität, der Plasmaviscosität, des Gesamteiweißes und der Urinausscheidung (jeweils arithmetische Mittelwerte) bei Gesunden nach der Injektion von Placebo (Spalte 1), bei Gesunden nach der Injektion von 20 mg Lasix (Spalte 2), bei Patienten mit kardialen Ödemen nach 20 mg Lasix i.v. (Spalte 3) und bei Patienten mit Ascites nach 20 mg Lasix i.v. (Spalte 4) in Abhängigkeit von der Zeit nach der Injektion

Wie Abb. 1, Spalte 1 zeigt, sind die rheologischen Größen bei gesunden Probanden nach Injektion eines Placebos (2 ml physiologische Kochsalzlösung) im Verlauf von 5 Std keineswegs konstant, sondern zeigen eine abfallende Tendenz (arithmetische Mittelwerte aus acht Fällen). Bei geringen Ausscheidungsmengen findet sich ein gleichartiges Verhalten von Blutviscosität, Plasmaviscosität, Hämatokrit, Plasmaeiweiß und Fibrinogenkonzentration. Die Wirkungen von 20 mg Furosemid intravenös auf theologische Parameter waren demnach immer im Vergleich zum Placeboversuch zu sehen.

Während, wie aus der Spalte 2 der Abb. 1 ersichtlich, absolut gesehen nur eine minimale Erhöhung der rheologischen Werte resultierten, ist bei der gegenüber Placebo deutlichen Zunahme der Harnmengen eine relative Erhöhung der Blut-

und Plasmaviscosität zu beobachten, die jedoch im Mittel nicht über 10% lag und nach 1 Std wieder eine rückläufige Tendenz zeigte.

Das Ausmaß der Veränderungen der Blutviscosität nach Diuretikagabe beim Gesunden ist abhängig von der Dosis und der Applikationsart (Abb. 2). Aus dieser Abbildung ist ferner ersichtlich, daß auch das verzögert wirkende Thiabutazid zu einer, wenn auch geringfügigen relativen Erhöhung der Viscositätswerte gegenüber Placebo führt. Die stärkste Wirkung auf die rheologischen Parameter hat, wie erwartet, die intravenöse Injektion einer hohen Dosis (40 mg) Furosemid beim Gesunden. Hier kommt es gegenüber Placebo zu einer Erhöhung der Blutviscosität um im Mittel 18%; dieses Maximum ist nach 1 Std erreicht, danach normalisieren sich die Werte wieder. Die Prüfung der Flexibilität der Erythrocyten mit dem Filtrationstest ergab bei fünf gesunden Probanden, daß es nach der Injektion von

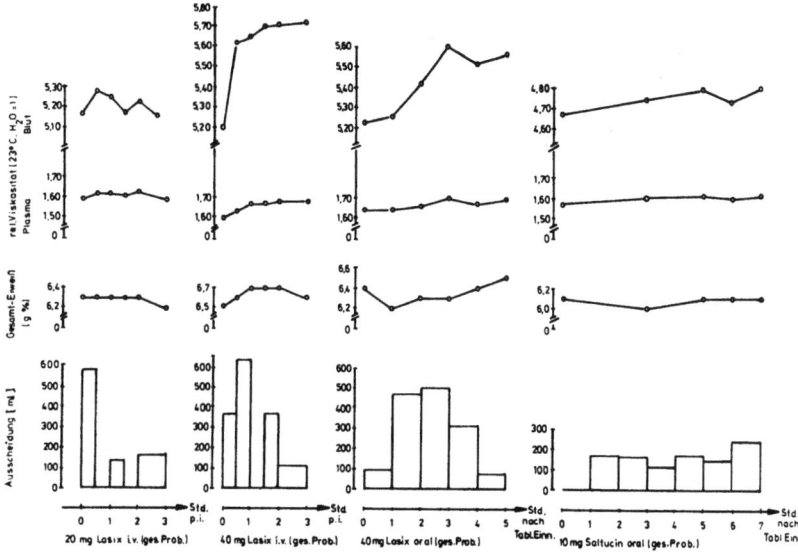

Abb. 2. Veränderungen der Blutviscosität, der Plasmaviscosität, des Gesamteiweißes und der Urinausscheidung (jeweils arithmetische Mittelwerte) bei gesunden Probanden bei verschiedener Dosierung und Applikationsart zweier Diuretika

20 mg Furosemid i.v. zu keiner Einschränkung des Fließverhaltens der Einzelerythrocyten kommt.

Anders als bei gesunden Probanden verhalten sich die rheologischen Größen nach der Gabe von Diuretika bei Patienten. Die Abb. 1, dritte Spalte, zeigt, daß nach der Gabe von 20 mg Furosemid i.v. bei neun Patienten mit kardialen Ödemen die Viscositätswerte von Blut und Plasma nicht erhöht sind, und daß es trotz einer erheblichen Ausscheidung nicht zu einer Hämokonzentration kommt.

Parallel zu dem Verhalten der Blut- und Plasmaviscosität nehmen auch das Gesamteiweiß, die Fibrinogenkonzentration und der Hämatokrit leicht ab. Die Einzelkurven ließen erkennen, daß sich die Blutviscosität nach der Injektion von 20 mg Furosemid i.v. praktisch genau so verhält wie bei den entsprechenden Placeboversuchen bei eben diesen Patienten. Patienten mit Ascites wiederum reagieren mit ihrer Blutviscosität auf eine Injektion von Furosemid ähnlich wie gesunde Probanden (4. Spalte der Abb. 1). Es kommt, im Vergleich zu den Placeboversuchen bei den gleichen Patienten zu einem geringfügigen Anstieg der Blut- und Plasmaviscosität. Eine statistische Analyse zweier ausgewählter Gruppen zeigte bei Gesunden nach Gabe von 40 mg Furosemid eine statistisch zu sichernde Erhöhung der Blutviscosität gegenüber Placebo.

Bei Patienten mit kardialen Ödemen ließ sich mit dem verbundenen T-Test und dem Wilcoxon-Test keine signifikante Veränderung der Viscositätswerte gegenüber Placebo erkennen.

Diskussion

Die Frage einer Hämokonzentration und möglicher thromboembolischer Komplikationen im Verlaufe einer Diuretikatherapie war bisher mangels geeigneter Untersuchungen offen geblieben. Unsere Untersuchungen zeigen, daß es bei Patienten mit kardialen Ödemen, bei denen die Gabe von Diuretika indiziert ist, trotz erheblicher Ausscheidungsmengen von Harn nicht zu einer Erhöhung der Blutviscosität kommt. Der Körper ist in der Lage, die in den Ödemen deponierte Flüssigkeit mit derselben Geschwindigkeit zu mobilisieren, mit der die Harnausscheidung vonstatten geht. Daher kommt es nicht zur Hämokonzentration. Anders verhalten sich die Dinge bei Gesunden, wo es, möglicherweise auch wegen der Flüssigkeitskarenz, zu einem zeitlich begrenzten Anstieg der Blutviscosität kommt. Analog dazu sind die Verhältnisse bei Patienten mit Ascites, weil offenbar die Ascitesflüssigkeit nicht so schnell mobilisiert werden kann. Hier allerdings liegen die Ausgangswerte der Blutviscosität wegen der bestehenden Anämie so niedrig, daß eine geringgradige Hämokonzentration hämodynamisch und rheologisch nicht ins Gewicht fällt.

Frühere Befunde von Völker u. Eichler [3], wonach die Blutviscosität nach Diuretikagabe z. T. um 100% erhöht und unabhängig von der Art des Mittels und der Applikationsform sein soll, konnten wir in keinem der untersuchten Fälle bestätigen.

Als klinische Konsequenz unserer Untersuchungen ergibt sich, daß bei Patienten mit kardialen Ödemen auch nach der Gabe von *stark* wirkenden Diuretika in üblicher Dosierung nicht mit einer Hämokonzentration und einer daraus abzuleitenden Thromboemboliegefahr zu rechnen ist. Auch die Mikrozirkulation wird nicht negativ beeinflußt, da neben der Blut- und Plasmaviscosität auch die Verformbarkeit der Erythrocyten unter Furosemid nicht verändert wird.

Die Untersuchungen an Gesunden zeigen jedoch, daß darauf geachtet werden sollte, daß mit dem Verschwinden der Ödeme die Diuretika abgesetzt oder die Dosis reduziert werden sollte, um eine zusätzliche Belastung des Kreislaufs durch eine erhöhte Blutviscosität, und um eine durch Hämokonzentration bedingte Thromboemboliegefahr zu verhindern.

Literatur

1. Ehrly, A. M.: Hemorheology and thrombosis. IInd. Congress Internat. Soc. on Thrombosis and Hemostasis. Oslo 1971. — 2. Ehrly, A. M., Roßbach, P.: Erythrocyte filtration test: an in vitro model simulating the sequestration of red cells in the human spleen. 14th Internat. Congr. of Hematology, Sao Paulo 1972. — 3. Völker, R., Eichler, K.: Dtsch. med. Wschr. **90**, 2150 (1965).

EHRLY, A. M., BREDDIN, K. (Zentrum der Inneren Medizin, Universität Frankfurt): **Verbesserung der Fließeigenschaften des Blutes durch Arwin**

Die konservative Therapie peripherer arterieller Durchblutungsstörungen muß zum Ziele haben, die stark eingeschränkte periphere Zirkulation und damit die klinische Symptomatik zu verbessern. Die medikamentöse Behandlung mit rein gefäßerweiternden Mitteln hat insgesamt die in sie gesetzten Erwartungen kaum erfüllt, da eine verstärkte Hautdurchblutung, steal Effekte und eine Blutdrucksenkung die muskuläre Perfusion der erkrankten Extremitäten sogar vermindern kann. Wir möchten deshalb ein neues Konzept der medikamentösen Therapie der arteriellen Durchblutungsstörungen vorlegen, das darin besteht, die Fließeigenschaften des Blutes über eine Senkung der Blutviscosität und eine Desaggregation von Erythrocytenaggregaten zu verbessern. Die theoretische Möglichkeit dafür ist nach dem Hagen-Poiseuilleschen Gesetz vorhanden, wobei einer Senkung der Blutviscosität eine Erhöhung des Strom-Zeitvolumens entspricht.

Frühere Untersuchungen, die mit Streptokinase durchgeführt wurden [1] zeigten, daß es möglich ist, mit dieser Substanz die Viscosität des Blutes in vitro und in vivo signifikant zu senken. Die rheologische Wirkung der Streptokinase ließ sich besonders bei stark verlangsamter Blutströmung und dadurch bedingten niedrigen Schergraden nachweisen. Eine Reihe nichtthrombolytischer klinischer Effekte der Streptokinasetherapie dürfte auf eine Verbesserung der Fließeigenschaften des Blutes zurückzuführen sein [2, 3, 4]. Da es unter der Therapie mit Arwin, einer gereinigten Fraktion des Giftes der malayischen Grubenviper ähnlich wie bei der Streptokinase zu einer Senkung des Plasmafibrinogens kommt, war zu erwarten, daß Arwin eine günstige Wirkung auf die rheologischen Eigenschaften des Blutes haben würde.

Bei zwölf Patienten mit peripherer arterieller Verschlußkrankheit wurde Arwin in einer Dosierung von anfangs täglich 490 bis 560 Einheiten Arwin mit dem Perfusor, als Erhaltungsdosis 350 bis 420 Einheiten direkt intravenös gegeben. Blut wurde aus der V. cubitalis entnommen und mit Heparin ungerinnbar gemacht. Folgende Parameter wurden gemessen: Blutviscosität mit dem Ostwald-Capillarviscosimeter und mit dem Brookfield-Viscosimeter; Plasmaviscosität mit dem Ostwald-Viscosimeter. Die Erythrocytenaggregation wurde auf sog. Blasausstrichen mikroskopisch beurteilt. Die Hämatokritmessungen erfolgten mit einer Mikrohämatokritzentrifuge. Die Flexibilität der Erythrocyten wurde nach der Filtrationsmethode von Ehrly u. Roßbach [5] geprüft.

Ergebnisse

Die Abb. 1, obere Hälfte, zeigt das Verhalten der Blutviscosität bei zwölf Patienten vor und nach der Gabe von Arwin. Schon wenige Stunden nach der ersten Applikation kommt es zu einer Senkung der Blutviscosität, die nach 24 Std ihren Tiefpunkt erreicht. Von einer Ausnahme abgesehen, ist dieses Vorgehen uniform. Die Viscositätssenkung hält bei fortgesetzter Therapie über 14 Tage und länger an. Nach Beendigung der Medikation bleiben die Viscositätswerte am 2. Tag zunächst noch niedrig, sind am 7. Tag jedoch schon wieder weitgehend normalisiert. Die stärker gezeichnete Linie entspricht dem arithmetischen Mittelwert. Danach sinkt die relative Blutviscosität im Mittel von vorher 4,74 auf 4,41 nach 24stündiger Therapie ab. In diese Senkung der Blutviscosität geht auch der leichte Abfall des Hämatokrits ein; im Einzelfall ist jedoch auch bei konstanten Hämatokritwerten eine Senkung der Blutviscosität zu beobachten.

Auch die Plasmaviscosität erreicht 24 Std nach Beginn der Therapie mit Arwin ein sehr niedriges Niveau und erreicht praktisch die Werte von Serum (Abb. 1, untere Hälfte). Die Senkung der Plasmaviscosität ließ sich statistisch sichern ($P \leq 0,005$), bei einem Variabilitätskoeffizienten der Methode von 0,136%. Im Mittel fiel die Plasmaviscosität im Verlaufe von 24 Std bei fortgesetzter Arwintherapie von 1,68 auf 1,57 ab. Diese Senkung der Plasmaviscosität hält bei fortlaufenden Gaben von Arwin über 14 Tage und länger an, um erst einige Tage nach Absetzen des Präparates wieder anzusteigen. Abb. 2 zeigt die Veränderungen der Fibrinogenkonzentration, der BSG (1. Stunde) und des Hämatokrit während der Therapie mit Arwin (Mittelwerte). Synchron mit der Senkung des Plasmafibrinogens auf kaum meßbare Werte wird die BSG kleiner und erreicht Normalwerte. Der Hämatokrit nimmt während der Therapie leicht ab, was durch die multiplen

Blutentnahmen erklärt werden kann. Beeindruckend ist die Normalisierung einer gesteigerten Aggregationstendenz der Erythrocyten durch Arwin.

In allen untersuchten Fällen kam es unabhängig vom Grad der Erythrocytenaggregation zur Desaggregation von Geldrollenaggregaten. 24 Std nach Beginn

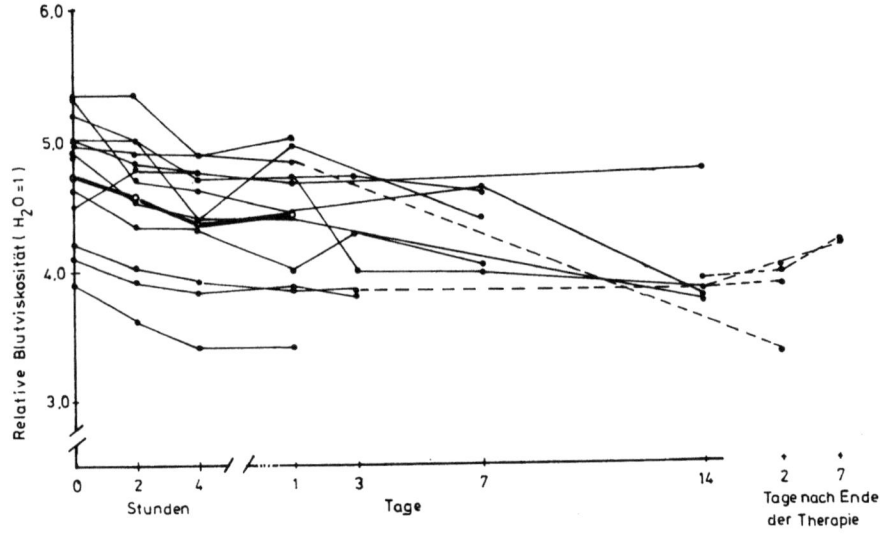

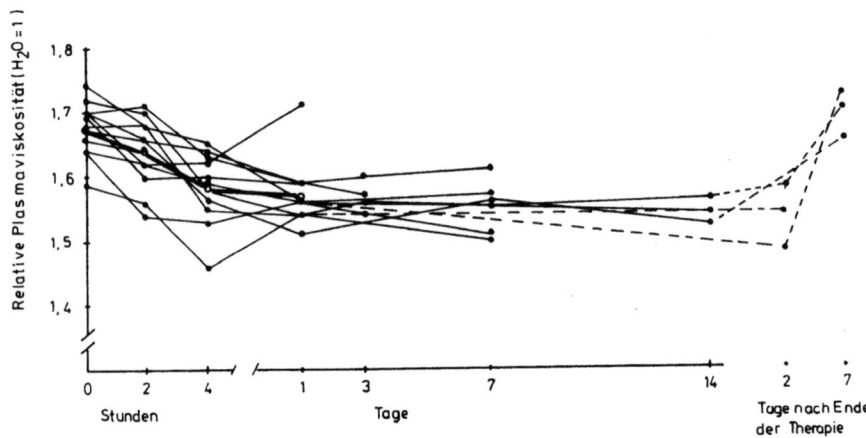

Abb. 1. Verhalten der relativen Blutviscosität (oben) und der Plasmaviscosität (unten) bei zwölf Patienten unter der Therapie von Arwin (Dickgezeichnete Kurve: arithmetische Mittelwerte)

der Arwintherapie läßt sich auf Blasausstrichen keine pathologische Erythrocytenaggregation mehr nachweisen. Mit der 8 µ-Filtrationsmethode ließ sich keine Einschränkung der Flexibilität der Erythrocyten im Verlaufe einer Therapie mit Arwin finden.

Diskussion

Die bereits früher anhand einer kleinen Fallzahl erhobenen und mitgeteilten rheologischen Befunde [6] konnten jetzt bestätigt und statistisch gesichert werden. In strengem zeitlichen Zusammenhang mit der Arwintherapie kommt es zu einer

Senkung der Blut- und Plasmaviscosität. Nach dem Hagen-Poiseuilleschen Gesetz führt diese herabgesetzte Viscosität zwangsläufig zu einer Erhöhung des Strom-Zeitvolumens in den Gefäßen. Von besonderer Bedeutung für die Mikrozirkulation dürfte die praktisch vollständige Desaggregation von Erythrocytenaggregaten durch Arwin sein. Gerade im Bereich einer gestörten Mikrozirkulation distal von arteriellen Verschlüssen wirkt sich der Wegfall hemmender Aggregate günstig aus. Gleichzeitig wird die bei langsamem Fließen auftretende Strukturviscosität entscheidend gesenkt. Die Integrität der einzelnen Erythrocyten und deren Membran wird nicht gestört.

Auf Grund der jetzt vorliegenden Kenntnis des rheologischen Wirkungsmechanismus von Arwin lassen sich klinische Indikationen ableiten. Arwin dürfte dort

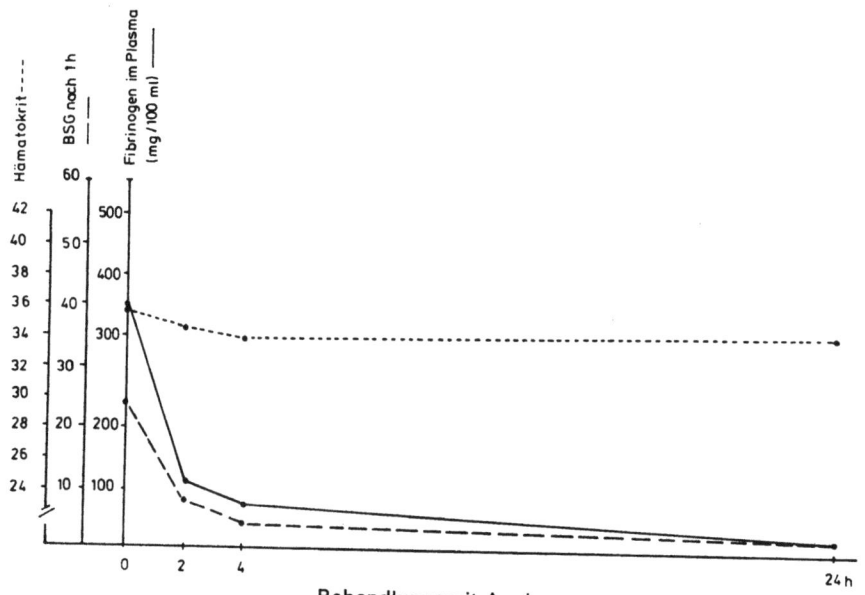

Abb. 2. Verhalten der Fibrinogenkonzentration, der BSG und des Hämatokrit während einer Arwintherapie (Mittelwert aus zwölf Untersuchungen)

indiziert sein, wo ein low flow-Zustand in der Peripherie besteht, also bei konservativ zu behandelnden arteriellen Durchblutungsstörungen und möglicherweise auch beim venösen Syndrom. Bei unseren zwölf Fällen handelte es sich um periphere arterielle Verschlußkrankheiten. Wie schon früher mitgeteilt [6], fanden wir bei einigen Patienten unter der Therapie anhand der Venenverschlußplethysmographie eine Mehrdurchblutung. Klinisch waren die Extremitäten besser durchblutet und in einigen Fällen war in zeitlichem Zusammenhang mit der Therapie ein Nachlassen oder Verschwinden des Ruheschmerzes zu beobachten. Statistische Aussagen über die klinischen Erfolge der Arwintherapie werden noch zu erbringen sein. Als Nebenwirkung sahen wir einmal eine Magenblutung, die zur Auffindung und rechtzeitigen Operation eines Frühcarcinoms führte. Ein Patient starb kurz nach Absetzen von Arwin an der Grunderkrankung Pankreascarcinom.

Literatur

1. Ehrly, A. M., Lange, B.: Reduction in blood viscosity and disaggregation of erythrocyte aggregates by streptokinase. In: Clinical and theoretical hemorheology (Hartert, H. H., Copley, A. L., Hrsg.). Proc. of the II. Int. Conf. on Hemorheology, Heidelberg 1969. — 2. Ehrly, A. M.: Gelbe Hefte [Behringwerke Marburg (Lahn)] 19, 973 (1970). — 3. Benda, L.,

Redtenbacher, L., Spieß, A., Steinbach, Th.: Dtsch. med. Wschr. **96**, 771 (1971). — 4. Ehrly, A. M., Roßbach, P.: Erythrocyte filtration test: An in vitro model simulating the sequestration of red cells in the human spleen. 14th Internat. Congress of Hematology, Sao Paulo 1972. — 5. Ehrly, A. M.: Therapie der venösen Stauung durch Verbesserung der Fließeigenschaften des Blutes. 4. Internat. Kongreß für Phlebologie, Luzern 1971. — 6. Ehrly, A. M.: Zur Wirkung von Arwin auf die Fließeigenschaften des Blutes (vorläufige Mitteilung). Herrenalber Angiologisches Gespräch 1971.

EHRINGER, H., DUDCZAK, E., LECHNER, K., WIDHALM, F. (Angiol. Abt. I. Med. Univ.-Klinik Wien): **Therapeutische Defibrinierung mit Schlangengift (Arwin)* bei arteriellen Durchblutungsstörungen**

Es wurde gezeigt, daß die gereinigte Fraktion des Giftes der malayischen Grubenotter (agkistrodon rhodostoma), welches als *Arwin* zur Verfügung steht, durch Bildung offenbar minderwertiger Gerinnsel und deren rasche Beseitigung durch sekundäre Fibrinolyse zu einer Afibrinogenämie führt [1, 4, 6, 9, 10, 11, 12, 16, 17]. Klinisch ist daher eine antithrombotische Wirkung durch Substratmangel zu erwarten, was bisher vor allem bei venösen Thrombosen ausgenützt wurde [1, 7, 9, 12].

Im folgenden seien die rheologischen Effekte des Arwin und seine therapeutischen Möglichkeiten bei arterieller Verschlußkrankheit aufgezeigt.

Methoden und Patientengut

1. Die Vollblut- und Plasmaviscosität wurden mit Hilfe eines Brookfield-Wells Conusplatte-Viscosimeters bei 37 °C und bei fünf Schergeschwindigkeiten gemessen [13].
2. Als hämodynamische Kontrollparameter wurden verwendet: Ruhedurchblutung und reaktive Hyperämie des Unterschenkels und des Fußes gemessen mit einem automatisch und mehrfach registrierenden Venenverschlußplethysmographen [3]; arterieller Perfusionsdruck gemessen mit dem Ultraschall-Doppler-Flow Detector (Parks Electronics) [2].
3. Alle Patienten wurden angiographiert.
4. Dosierung von Arwin: Initialdosis von 134 E Arwin in Form einer i.v. Infusion innerhalb von 6 Std; ab dem 2. Behandlungstag wurden 12stündlich 134 E Arwin als Kurzinfusion i.v. gegeben. Die Therapiedauer betrug teils 10 und teils 20 Tage. Diese Therapie wurde vor allem bei Patienten mit arterieller Verschlußkrankheit im Stadium III (Ruheschmerz) durchgeführt.
5. Dosierung bei der Kombination Streptokinase (SK) plus Arwin. SK: Initialdosis von 400000 E innerhalb von 50 min, Erhaltungsdosis: 100000 E/Std. Arwin: Initialinfusion von 134 E in 6 Std unmittelbar nach Beendigung von SK, dann 12stündlich 134 E. Beendigung nach Eintritt der Wirkung (Thrombotest, PTZ, Thrombinzeit) von Marcumar, welches ab dem 3. Tag der Arwintherapie in üblicher Weise gegeben wurde. Diese Therapie wurde bei Patienten mit jüngeren Gliedmaßenarterienverschlüssen (Verschlußalter bis 6 Wochen) durchgeführt.

Ergebnisse

1. Die Wirkung von *Arwin* auf die *Vollblutviscosität* ist in Abb. 1 in Form einer Durchschnittskurve ± mittlerem Fehler des Mittelwertes (N = 10) wiedergegeben; die Behandlungsdauer betrug 10 Tage.

Die Veränderung der Viscosität in Centipoise ist mit dem Hämatokrit und dem Fibrinogen verglichen. Die beträchtliche Verminderung der Blutviscosität konnte schon 2 Std nach Beginn der Initialinfusion und während der gesamten Dauer der Therapie mit *Arwin* nachgewiesen werden. Der tägliche leichte Anstieg während der Nacht und der neuerliche Abfall der Viscosität 2 Std nach der täglichen morgendlichen Infusion von *Arwin* ist leicht erkennbar. Vor und nach der Abendinfusion wurde nicht gemessen. Die Verminderung der Blutviscosität geht im wesentlichen parallel mit der Verminderung des Fibrinogen und z. T. auch mit der leichten Verminderung des Hämatokrites. Die Verminderung der Blutviscosität sollte aber auch zu einer Verbesserung der peripheren Durchblutung führen.

* Arwin wurde von der Knoll AG, Ludwigshafen, zur Verfügung gestellt.

2. *Die klinische und hämodynamische Wirkung von Arwin bei Patienten mit Arterienverschlüssen* wurde daher bei 16 Patienten während einer 10tägigen Therapie überprüft. Neun dieser Patienten hatten Ruheschmerz infolge multipler, nichtoparabler, großteils älterer Arterienverschlüsse. Bei 6 von 9 Patienten kam es während der *Arwin*-Therapie bald zu einer Linderung und schließlich zum Verschwinden des Ruheschmerzes. Gleichzeitig konnte auch eine Zunahme der peripheren Durchblutung gemessen werden, welche schon 2 Std nach Beginn der Initialinfusion oder später einsetzte und dann während der gesamten Zeit der Arwintherapie — also z. Z. der Viscositätssenkung — anhielt. Man würde eigentlich erwarten, daß der Ruheschmerz nach Behandlungsende durch die Normalisierung der Viscosität wieder auftritt. Dies wurde in einem Fall wenige Tage nach

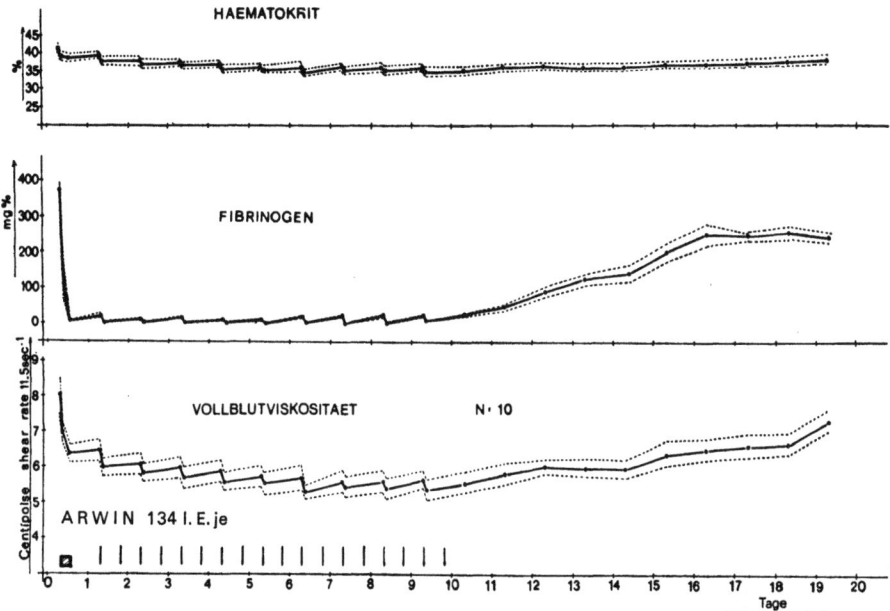

Abb. 1. Durchschnittskurve ± mittlerer Fehler des Mittelwertes des Hämatokrits, des Fibrinogen und der Vollblutviscosität vor, während und nach einer 10tägigen Arwintherapie (Initialdosis: 134 E innerhalb von 6 Std, anschließend 12stündlich 134 E Arwin)

Therapieende beobachtet. Aber in 5 von 9 Fällen hielt der Therapieeffekt längere Zeit — in einem Fall bisher 9 Monate — an. Dies kann nur durch eine die akute Viscositätsänderung überdauernde Verbesserung der peripheren Zirkulation entweder durch Verbesserung des Kollateralkreislaufes oder durch Thrombolyse kleinster, für den Ruheschmerz aber wichtiger Arterienverschlüsse oder Stenosen erklärt werden. Man müßte in diesen Fällen also eine Verbesserung der Transportkapazität der Arterien erwarten. Abb. 2 zeigt, daß die reaktive Hyperämie (nach 5 min arterieller Sperre) nach Beendigung der Arwintherapie und nach Normalisierung der Blutviscosität in einem Teil der Patienten tatsächlich deutlich zugenommen hatte. Da es sich dabei um eine ausgesprochen negative Selektion von Patienten handelte, ist dieses Ergebnis sehr überraschend.

3. Der *Einfluß von Arwin* auf die Erfolgsrate der *Streptokinase (SK)-Therapie* bei Arterienverschlüssen ist in der Tabelle wiedergegeben.

Dabei wurde Arwin als Thromboseschutz anstelle von Heparin beim Übergang von SK auf Marcumar verwendet. Wie die Tabelle 1 zeigt, war die primäre Lyserate

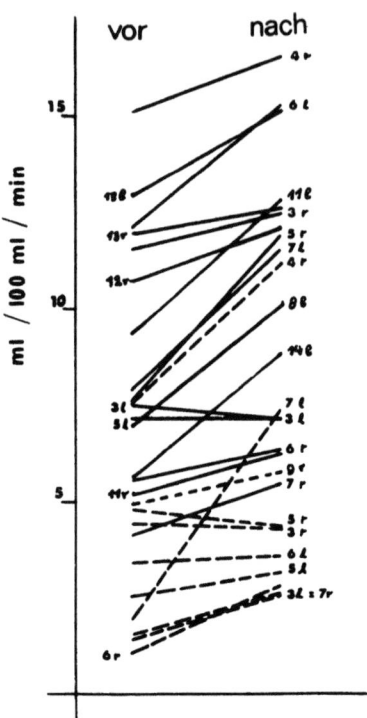

Abb. 2. Maximale reaktive Hyperämie des Unterschenkels (——) und des Fußes (- - -) nach einer 5 min dauernden arteriellen Sperre vor und nach einer 10tägigen Arwintherapie

mit 23 von 30 und 11 von 14 Fällen in beiden Gruppen gleich. Beim Übergang auf Marcumar kam es in der Heparingruppe aber 7mal zu einem Frührezidiv; Heparin hatte in diesen Fällen wegen Blutungskomplikationen abgesetzt werden müssen oder war in der üblichen Dosierung primär nicht ausreichend antithrombotisch wirksam. In der Arwingruppe wurde kein Rezidivverschluß gesehen. Daher war die Lyserate bei der Entlassung in der Arwingruppe mit 11 von 14 viel besser als in der Heparingruppe (16 von 30). Diese Ergebnisse wurden allerdings nicht in einer randomisierten Studie erhoben; sie erscheinen uns aber doch außerordentlich interessant.

Tabelle 1. *SK-Therapie bei Arterienverschlüssen (Einfluß von Arwin auf die Erfolgsrate).*
Gruppe 1: Verschlußalter: 6 Tage bis 6 Wochen

Therapieschema	Fälle N	Lyse	Keine Lyse	Rezidiv	Lyseergebnis 1 Woche nach SK
a) SK-*Heparin*-Cumarin	30	23	7	7	**16/30**
b) SK-*Arwin*-Cumarin	14	11	3	0	**11/14**
Gesamt	44	34	10	7	**27/44**

4. *Komplikationen*: Wie zu erwarten, wurde während der Afibrinogenämie eine erhöhte Blutungsneigung beobachtet, welche vorwiegend durch Blutung aus Stichkanälen, Hautblutungen, Mikrohämaturie in Erscheinung trat. In der Regel war dies nicht beunruhigend, weil dieselben Kontraindikationen wie für die SK-Therapie streng beachtet wurden. In einem Fall kam es allerdings durch Blutung in der Leber zum subkapsulären Hämatom, Einriß der Leberkapsel, Hämaskos und Exitus. Dieser Fall gehört nach der Sachlage sicherlich zu den unvermeidbaren Risiken einer wirksamen antithrombotischen oder thrombolytischen Therapie und dürfte wohl nicht spezifisch für Arwin sein. In diesem Zusammenhang sei überdies darauf hingewiesen, daß Fehlbildungen der Lebergefäße auch spontan zu einem rupturierenden Leberhämatom mit Hämaskos und Exitus führen können [19]. In drei Fällen wurden eigentümliche strangförmige Infiltrationen ähnlich einer oberflächlichen Thrombophlebitis beobachtet, welche nach wenigen Tagen trotz Fortsetzung der Therapie wieder verschwanden.

Zusammenfassung

Arwin führt zu einer beträchtlichen Verminderung der Blutviscosität, wie dies auch Ehrly [6] fand, und zu einer Verbesserung der peripheren Zirkulation. Es bietet dadurch eine neue Möglichkeit der Behandlung der nicht operablen arteriellen Verschlußkrankheit Stadium III (Ruheschmerz). Bei der thrombolytischen Therapie mit Streptokinase dürfte es dem Heparin beim Übergang auf Cumarine deutlich überlegen sein.

Literatur

1. Bell, W. R., Pitney, W. R., Goodwin, J. F.: Lancet **1968**, 490. — 2. Bollinger, A., Mahler, F., Zehender, O.: Dtsch. med. Wschr. **19**, 1039 (1970). — 3. Ehringer, H.: Automatische mehrfache Venenverschlußplethysmographie mit gleichzeitiger Messung der Venenkapazität. In: Ehringer, H., Deutsch, E. (Hrsg.), Durchblutungsstörungen: Meßmethodik und Pharmakotherapie, S. 95. Stuttgart-New York: F. K. Schattauer-Verlag 1970. — 4. Ehringer, H., Dudczak, R., Kleinberger, G., Lechner, K., Reiterer, W.: Wien. klin. Wschr. **83**, 411 (1971). — 5. Ehringer, H., Fischer, M., Lechner, K., Mayrhofer, E.: Dtsch. med. Wschr. **95**, 610 (1970) [= Germ. med. Mth. **15**, 621 (1970). — 6. Ehrly, A. M.: Zur Wirkung von Arwin auf die Fließeigenschaften des Blutes. Vortrag beim Herrenalber Angiologisches Gespräch, 30. 5. 1971. — 7. Esnouf, M. P., Tunnah, G. W.: Brit. J. Haemat. **13**, 581 (1967). — 8. Kakkar, V. V., Flanc, C., Hewe, C. T., O'Shea, M., Flute, P. T.: Brit. med. J. **1969 I**, 806. — 9. Lechner, K., Ehringer, H., Nießner, H., Sonneck, G., Stych, H., Thaler, E.: Wien. klin. Wschr. **83**, 411 (1971). — 10. Pitney, W. R., Bell, W. R., Bolton, G.: Brit. J. Haemat. **16**, 165 (1969). — 11. Reid, H. A., Thean, P. C., Chan, K. E., Baharom, A. R.: Lancet **1963**, 618. — 12. Reid, H. A., Chan, K. E.: Lancet **1968**, 485. — 13. Sharp, A. A., Warren, B. A., Baxton, A. M., Allington, M. J.: Lancet **1968**, 493. — 14. Wells, R. E., Denton, R., Merril, E. W.: J. Lab. clin. Med. **57**, 646 (1961). — 15. Ehringer, H., Dudczak, R., Lechner, K.: Thrombolyse subakuter und chronischer Gliedmaßenarterienverschlüsse. Fortschritte der Thrombolysetherapie (Symposium, Graz 4. 3. 1972). Wien: Verlag Holinek. — 16. Lechner, K., Ehringer, H., Ludwig, E., Niessner, H., Stych, H., Thaler, E.: Das fibrinolytische System unter Streptokinase- und Arwin-Therapie. Fortschritte der Thrombolysetherapie (Symposium, 4. 3. 1972). Wien: Verlag Holinek. — 17. Stych, H.: Charakterisierung von Fibrinspaltprodukten unter Streptokinase und Arwin. Fortschritte der Thrombolysetherapie (Symposium, Graz 4. 3. 1972). Wien: Verlag Holinek. — 18. Ehringer, H., Dudczak, R., Lechner, K.: Angiology (im Druck). — 19. Deutsch, E., Fischer, M., Kucsko, L.: Beitr. path. Anat. **130**, 369 (1964).

LEVY, H., SCHOOP, W., ZEITLER, E., SCHMIDTKE, I. (Aggertalklinik der LVA Rheinprovinz, Engelskirchen): **4 Jahre Erfahrung mit der thrombolytischen Therapie chronischer Arterienokklusionen. Früh- und Spätergebnisse bei 350 Kranken mit Streptokinase behandelten Verschlußkranken**

Über die Möglichkeit einer thrombolytischen Beseitigung auch älterer Arterienverschlüsse und -stenosen mit Streptokinase haben wir vor 4 Jahren [8] erstmals berichtet. Seither wurden in mehreren Gefäßzentren [1, 2, 9] ähnliche Befunde erhoben, die zusammen mit weiteren eigenen Erfahrungen [3, 4, 7] folgendes ergaben:

Die besten Chancen für einen Therapieerfolg bieten anscheinend hochgradige Stenosen im Aorta-Iliacabereich; bei den Verschlüssen bestehen Aussichten für eine thrombolytische Lumeneröffnung im Bereich der A. femoralis in den ersten Wochen, in den großen Beckenarterien auch noch später, besonders innerhalb des ersten Jahres nach erfolgter Obliteration. Erklären läßt sich diese zunächst überraschende Beobachtung durch eine verzögerte Oragnisation arterieller Thromben in sklerotischen Gefäßabschnitten [6], vor allem im Bereich der Aorta-Iliaca [5].

Im folgenden möchten wir berichten über die Ergebnisse der thrombolytischen Therapie chronischer Arterienokklusionen bei inzwischen 350 Gefäßkranken und über die Spätergebnisse der Therapie, d. h. über Verlaufsbeobachtungen erfolgreich behandelter Patienten.

Die *Auswahl der Patienten* zur Streptokinasetherapie erfolgte unter dem Gesichtspunkt einer theoretischen Lysechance. Mit zunehmender Erfahrung engte sich die Indikationsstellung ein und beschränkte sich in den letzten Jahren:

1. auf hochgradige Stenosen im Aorta-Iliacabereich mit bestimmten angiographischen Kriterien [10], von denen das wichtigste eine unregelmäßige Oberfläche darstellt.

2. auf Verschlüsse der Aorta abdominalis und/oder von Iliacaarterien, vorwiegend wenn sie auf Grund der Anamnese noch nicht länger als 2 Jahre bestanden,

3. auf einige, wenige Wochen alte Femoralisverschlüsse.

Durchführung der Streptokinasetherapie

Die Patienten erhielten zunächst die titrierte Initialdosis, mindestens aber 150000 E langsam innerhalb von 20 min i.v. Anschließend wurden stündlich 100000 E mit Hilfe einer Infusionspumpe kontinuierlich zugeführt. Von etwa der 18. Stunde an enthielt die Infusionslösung zusätzlich Heparin, 1000 bis 1500 E/Std. Die Dauer der Streptokinasezufuhr betrug meistens 72 Std, bei einem Teil der erfolgreich behandelten Stenosen nur 2 Tage. Nach Absetzen der Streptokinase wurde die Infusion mit Heparin noch 24 Std fortgesetzt, bis die vorher eingeleitete Anticoagulantientherapie wirkte.

Nebenwirkungen

Während der Streptokinasetherapie waren relativ häufig in erster Linie Temperatursteigerungen, vorübergehende Beeinträchtigungen des Allgemeinzustandes und leichte Haut- und Schleimhautblutungen zu beobachten. Drei unserer Patienten starben, der eine von ihnen während der Streptokinasetherapie unter dem Bild einer intracerebralen Blutung, die beiden anderen einige Tage nach der Behandlung unter akuten septischen Erscheinungen, ausgehend wahrscheinlich von einer bakteriellen Phlebitis am infundierten Arm. Von ernsteren Komplikationen sind noch drei günstig verlaufende Subarachnoidalblutungen zu nennen, außerdem einige starke Blutungen in die Glutealmuskulatur nach vorausgegangener intramuskulärer Injektion, so daß die Therapie abgebrochen werden mußte. Hinweise auf embolische Verlegungen kleinerer oder auch größerer peripherer Arterien bei erfolgreich behandelten Patienten sahen wir relativ häufig; die hierdurch ausgelösten akuten Durchblutungsstörungen klangen fast immer innerhalb weniger Tage ab. In der ersten Zeit mehrfach beobachtete Verschlußreaktionen in stark stenosierten Arterienabschnitten veranlaßten uns zu der zusätzlichen Heparinbehandlung, die diese Komplikationen weitgehend verhinderte.

Kontrolle des Behandlungsergebnisses

Von allen Kranken lagen vor der Streptokinasetherapie Arteriogramme vor. Als einfachste und sicherste Kontrollmethode erwies sich die Oscillographie (in

Ruhe und nach Belastung), die — während der Behandlung täglich vorgenommen — den Beginn einer thrombolytischen Lumenerweiterung oder -eröffnung erkennen ließ und einen Therapieerfolg objektivierte.

Kontrollangiogramme wurden in den ersten beiden Jahren bei den meisten Kranken durchgeführt, später bei den offenbar erfolglos Behandelten nur noch ausnahmsweise.

Frühergebnisse

Die ersten, an noch kleinen Fallzahlen erzielten Behandlungsergebnisse bestätigten sich an einem größeren Kollektiv. Die Chancen für eine thrombolytische Lumenerweiterung bei Patienten mit hochgradigen Stenosen im Aorta-Iliacaabschnitt liegen um 60% (bei 70% der Stenosen der Aorta abdominalis, bei 63% der A. iliaca communis und bei 57% der A. iliaca externa, jedoch nur bei 23% der A. femoralis-Stenosen). Bei vielen Kranken bleibt allerdings eine hämodynamisch wirksame Stenose zurück, anscheinend der bereits organisierte Anteil der chronischen Lumeneinengungen (in etwa einem Viertel der Fälle).

Nur etwa halb so groß sind die Erfolgschancen bei den für eine Streptokinasetherapie ausgewählten Patienten mit chronischen Verschlüssen: eine Eröffnung von Aorta- und A. iliaca communis-Verschlüssen gelang in 27% der Fälle, von solchen der A. iliaca communis in 26%, der A. iliaca interna in 24% und bei Verschlüssen der gesamten A. iliaca in 13%. Auch hier sind es also in erster Linie die Obliterationen im Aorta-Iliacabereich, die durch Streptokinase angreifbar sind. Neben der Verschlußlokalisation spielt auch das Alter der Obliteration eine wichtige Rolle. Innerhalb des 1. Jahres sind die Aussichten besser, jenseits des 2. Jahres nur noch gering. Ausnahmsweise können allerdings auch viel ältere Obliterationen angreifbar bleiben.

Spätergebnisse

Nach einer erfolgreichen thrombolytischen Therapie bleibt stets eine stark veränderte Arterienwand zurück, oft auch eine ausgeprägte Stenose. Die Frage liegt daher nahe, wie lange ein solcher Arterienabschnitt offen bleibt. Tatsächlich kommt es in Einzelfällen bereits einige Tage nach der thrombolytischen Arterieneröffnung zu einer Reobliteration, nach eigenen Erfahrungen besonders dann, wenn keine genügende Steigerung der Blutstromgeschwindigkeit erreicht wurde.

Über das weitere Schicksal erfolgreich mit Streptokinase behandelter Gefäßkranker geben die folgenden Abbildungen Auskunft. Von 35 Patienten, bei denen die Beseitigung von Verschlüssen gelungen war, konnten 28 nachuntersucht werden (Abb. 1). Bei vier von ihnen war es zu einer Reobliteration gekommen, 3mal innerhalb der ersten 8 Monaten nach der Behandlung, und zwar einmal bei einer A. poplitea, einer A. femoralis und einem Verschluß im Bereich der Aorta-Iliaca. Einmal erfolgte die Reobliteration einer A. iliaca nach etwa 3 Jahren, während die gleichfalls eröffnete Aorta und die andere A. iliaca weiterhin durchgängig blieben.

Nicht so günstig waren die Spätergebnisse bei den Kranken, bei denen Stenosen erfolgreich thrombolysiert worden waren (Abb. 2). Von 69 Kranken (78 Stenosen) konnten 55 mit 61 Stenosen nachuntersucht werden. Inzwischen war es bei 11 von ihnen zu einem Verschluß gekommen, bei 7 zu einer Restenosierung wie vor der thrombolytischen Therapie. Da der Zeitpunkt der Reobliteration selten eindeutig zu fixieren war, wurde der Befund für die zurückliegende Zeit als fraglich bezeichnet. Die Tendenz zur Reobliteration ist also nach Verschlußeröffnung wesentlich geringer als nach Stenoseweitung.

Die bekannten Risikofaktoren der arteriellen Verschlußkrankheit scheinen für das Spätergebnis ohne Bedeutung zu sein.

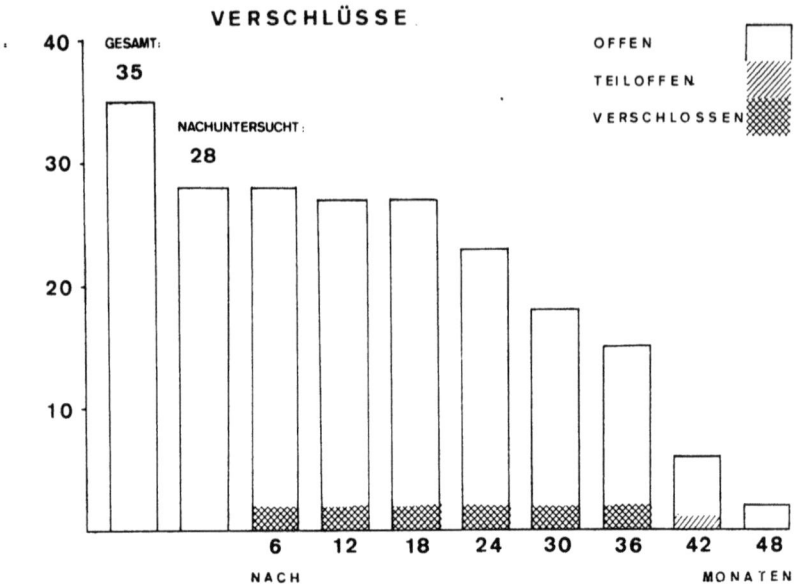

Abb. 1. Verlaufsbeobachtung bei 28 von 35 Kranken, bei denen eine thrombolytische Verschlußeröffnung gelungen war und bei Entlassung noch bestanden hatte

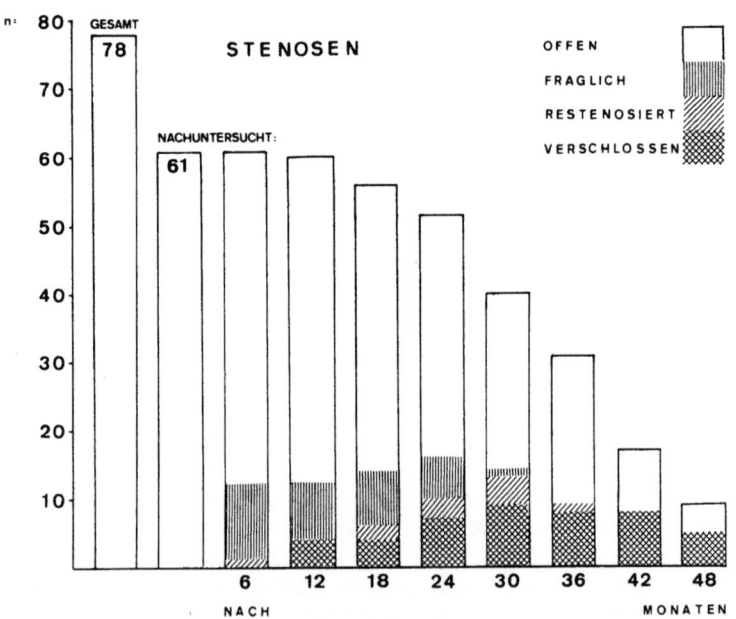

Abb. 2. Ergebnis der Nachuntersuchung von 55 Kranken, bei denen 61 Stenosen durch Thrombolyse beseitigt oder verkleinert worden waren

Einen gewissen Wert hat dagegen offenbar die Daueranticoagulation. Zwar befinden sich unter den positiven Langzeitergebnissen etwa gleich viele Patienten mit und ohne Marcumar. Die vollständige Obliteration einer Stenose kam jedoch nur bei nicht anticoagulierten Patienten vor.

Abschließend kann man heute wohl sagen, daß die thrombolytische Therapie chronischer Arterienokklusionen bei entsprechender Indikationsstellung einen festen Platz in der Behandlung der chronischen Arteriopathie einnimmt.

Literatur

1. Alexander, K., Buhl, V., Holstein, D., Poliwoda, H., Wagner, H. H.: Med. Klin. **63**, 2067 (1968). — 2. Ehringer, H., Fischer, M.: Med. Welt (N.F. **19**, 1726 (1968). — 3. Martin, M., Schoop, W., Zeitler, E.: Thrombolyse bei chronischer Arteriopathie. Bern: Huber-Verlag 1970. — 4. Martin, M., Schoop, W., Zeitler, E.: J. Amer. med. Ass. **211**, 1169 (1970). — 5. Mittelmeier, H.: Pathologische Anatomie der obliterierenden Gefäßerkrankungen (Hess, H., Hrsg.). In: Die obliterierenden Gefäßerkrankungen. München-Berlin: Urban u. Schwarzenberg 1959. — 6. Schmutzler, R., Beneke, G., Eisenreich, F., Heinrich, F.: Thrombolytische Therapie des chronischen thrombotischen Arterienverschlusses. In: Marx, R., Thiess, H. A. (Hrsg.), Thrombose und Embolie. Stuttgart-New York: F. K. Schattauer-Verlag 1970. — 7. Schoop, W.: Thrombolyse chronisch arterieller Stenosen und Verschlüsse. In: Petzold, F. A. (Hrsg.), Fibrinolyse — Therapie heute. New York: F. K. Schattauer-Verlag 1970. — 8. Schoop, W., Martin, M., Zeitler, E.: Verh. dtsch. Ges. Kreisl.-Forsch. **34**, 346 (1968). — 9. Verstraete, M., Vermylen, J., Donati, M. B.: Ann. intern. Med. **74**, 377 (1971). — 10. Zeitler, E., Martin, M., Schoop, W.: Fortschr. Röntgenstr. **111**, 498 (1969).

ZEITLER, E., SCHOOP, W., SCHMIDTKE, I., HENNINGES, D., ROTTER, A. (Aggertalklinik, Klinik für Gefäßerkrankungen, Engelskirchen): **Ergebnisse der Katheterbehandlung (Dottertechnik) arterieller Obliterationen an den unteren Extremitäten**

Die Methode der percutanen Beseitigung arterieller Obliterationen mit der zur Angiographie üblichen Kathetertechnik haben Dotter u. Judkins als erste im Jahre 1964 beschrieben [1, 2, 3]. Das Prinzip der Behandlung besteht darin, daß

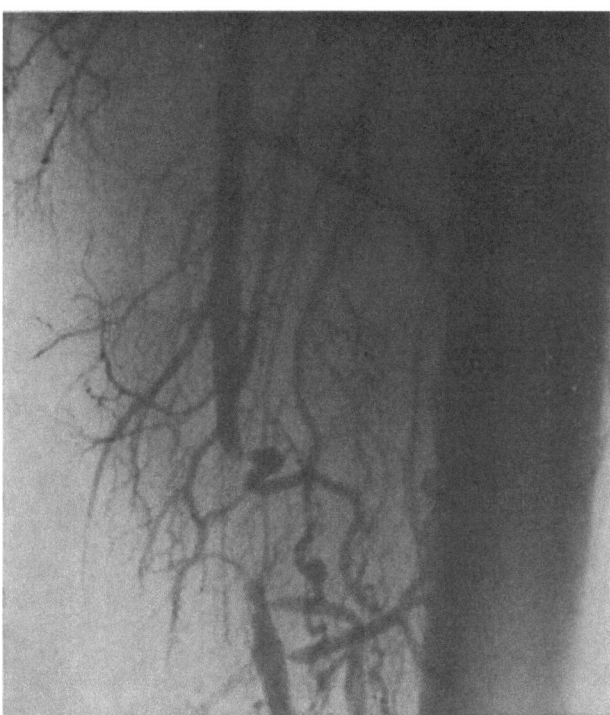

A

Abb. 1 A—C. Segmentverschluß der A. femoralis superficialis vor (A), unmittelbar nach (B), und 7 Monate nach Rekanalisation mit Katheter (C)

nach percutaner Punktion von Arterien in Richtung auf die Obliteration hin eine arterielle Katheterisation mit der Seldinger-Technik erfolgt. Unter Kontrolle mit Röntgen-Fernsehdurchleuchtung wird eine an der Spitze flexible Metallspirale durch die arterielle Obliteration hindurchgeführt, bis sie im freien Arterienlumen jenseits der obliterierten Region lokalisiert werden kann. Über der sicher im Gefäß liegenden Spirale können Kunststoffkatheter aus Teflon mit unterschiedlicher Stärke durch die Obliteration hindurchgeführt werden. Dabei wird das thrombotische Material in sich komprimiert, an der inneren Gefäßoberfläche verteilt und

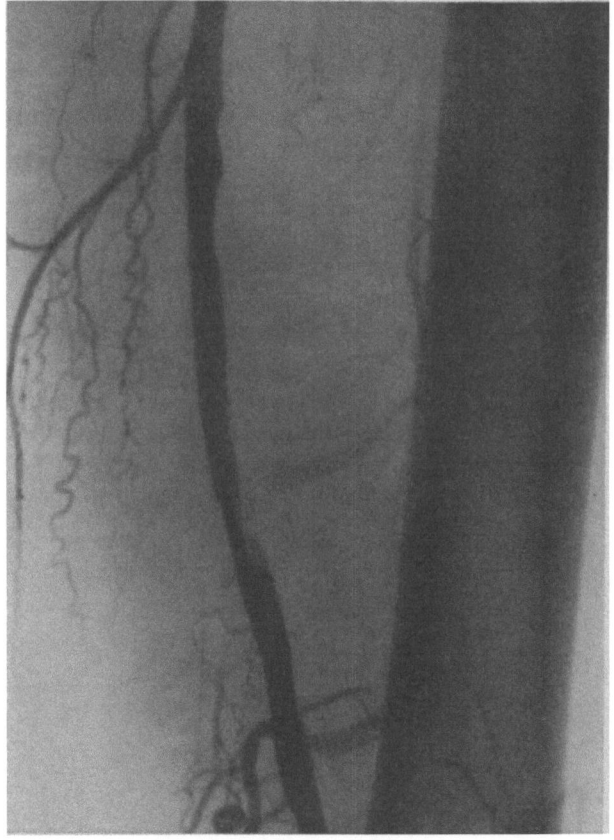

B

gegen die kompressible Media gedrückt. Die Kompressibilität des Obliterationsmaterials nimmt mit der Organisation und dem zunehmenden Alter der Obliteration ab und der innere Reibungswiderstand wird um so größer, je länger ein Verschluß ist.

Die zusätzliche pharmakologische Behandlung war bei unseren bisherigen Patienten nicht einheitlich. So haben wir nach einer Serie mit ausschließlicher Heparinbehandlung allen Patienten vor der mechanischen Rekanalisation 2 bis 3 Tage Acetylsalicylsäurepräparate verabfolgt und von den rekanalisierten Patienten erhielt alternierend jeder zweite zusätzlich eine Heparininfusion über 48 Std mit nachfolgender Sintrombehandlung.

Die primäre Erfolgsbeurteilung erfolgte angiographisch und der weitere Verlauf wurde mit der Belastungsoscillographie, der Ultraschall-Dopplertechnik [6, 7], der Pulspalpation und Gefäßauskultation überwacht. Bei Patienten mit unklarem Befund wurden Angiogramme angefertigt. Die morphologische Befundänderung durch die „transluminale Gefäßplastik" ist am deutlichsten in Angiogrammen erkennbar. So zeigt die Abb. 1 einen Femoralisverschluß vor und nach Rekanalisation mit Katheter.

Bisher haben wir bei 366 Patienten 436 derartige Behandlungsversuche durchgeführt (Tabelle). Die infrainguinale antegrade Punktion hat in 18 Fällen nicht die Femoralis superficialis erreicht und eine Katheterisation mit nachfolgender Rekanalisation konnte nicht

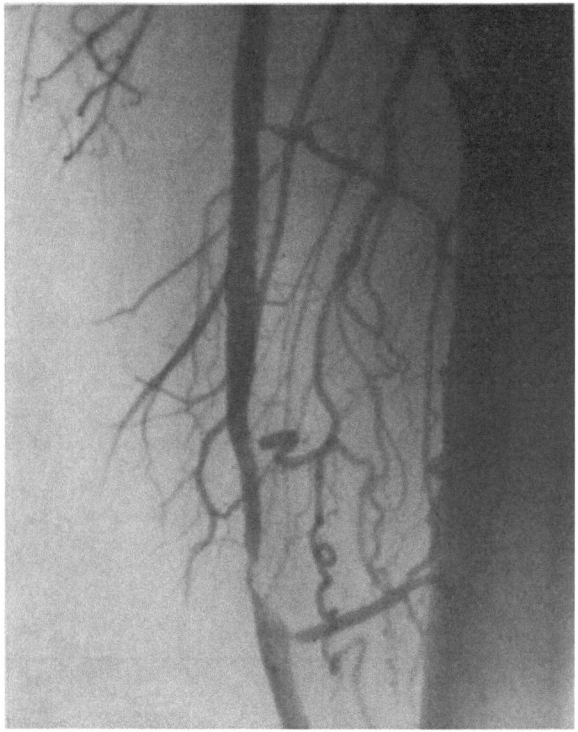

c

erfolgen. Ein Befund der nachdrücklich unterstreicht wie wichtig die Röntgendurchleuchtungskontrolle ist. Von den 418 Behandlungen konnte in 17,3 % primär keine Rekanalisation erzielt werden, und bei 82,7 % war eine gute oder partielle Rekanalisation erzielt worden. Die weitaus günstigsten Ergebnisse wurden bei Stenosen der Beckenarterien und A. femoralis superficialis erzielt. Bei singulären Stenosen war in weniger als 5 % keine Verbesserung zu erzielen. Im Bereich der A. poplitea waren die Erfolge durch Komplikationen weniger gut.

Der Segmentverschluß der Femoralis superficialis, der eine geringere Länge als 10 cm hatte, konnte bei 16 % von 142 Behandlungen, und der Femoralisverschluß mit einer größeren Länge als 10 cm in 33 % von 76 Behandlungsversuchen nicht beseitigt werden. Die positiven Ergebnisse bei Popliteaverschlüssen und langen Femoralisverschlüssen sind mit 53 bzw. 54 % annähernd gleich.

Komplikationen, die einer operativen Behandlung bedurften, haben wir 12mal erlebt (2,7 %). Es handelt sich dabei um 3 Popliteaverschlüsse, 3mal um Blutungen an der Punktionsstelle, 3 Aneurysmen an der Punktionsstelle, je einen Iliaca- und Femoralis-Verschluß bei Stenosebehandlung und eine Popliteaperforation.

Über erste Nachuntersuchungen bei Patienten nach Stenosebehandlung im Bereich der Beckenarterien konnten wir 1971 in Nauheim berichten [8]. Nach 12 Monaten war eine erneute Verschlechterung in 5,5 % und nach 2 Jahren von 12 % festzustellen.

An dieser Stelle soll das vorläufige Ergebnis der Nachuntersuchungen von Patienten mit Femoralisverschlüssen im Stadium II mitgeteilt werden, die zwischen Dezember 1968 und 30. November 1971 behandelt wurden, und bei denen das primär positive Ergebnis zum Zeitpunkt der Entlassung noch nachweisbar war. Erfaßt wurden Privatpatienten sowie die über LVA Rheinprovinz und LVA Westfalen eingewiesenen. Es handelt sich dabei um 65 Patienten mit Behandlung von

Tabelle 1. *Frühergebnisse der Katheterrekanalisation*

Befund	+	(+)	O	Summe
Femoralisstenose				
singulär	38,(80%)	7	2 (4,2%)	47
multipel	14,(77%)	2	2 (11%)	18
Iliacastenose				
singulär	59 (74%)	16	4 (5%)	79
multipel	12 (85%)	1	1 (7%)	14
Popliteastenose	4 (57%)	1	2 (28%)	7
Profundastenose	1	–	–	1
Nierenarterienstenose	–	1	–	1
Subclaviastenose	–	1	–	1
Femoralisverschluß < 10 cm	106 (74,6%)	13	23 (16%)	142
Femoralisverschluß > 10 cm	41 (54%)	10	25 (33%)	76
Popliteaverschluß	14 (53%)	5	7 (27%)	26
Trunc.-tibialis-posterior-Verschluß	1	–	–	1
Iliacaverschluß	–	–	4	4
Profundaastverschluß	1	–	–	1
	291	57	70	418
	82,7%		**17,3%**	
Katheter nur in A. profunda femoris			18	
	366 Patienten			436

24.9.1968 - 15.3.1972   Aggertalklinik, Engelkirchen

68 Beinen. 16 weitere aus dieser Gruppe konnten aus technischen Gründen noch nicht untersucht werden, 2 Patienten waren in der Zwischenzeit verstorben.

Die Beurteilung erfolgte nach hämodynamischen Gesichtspunkten durch den Pulstastbefund, Gefäßauskultation, Ruhe- und Belastungsoscillogramm und in einigen Fällen angiographisch. Stenosen wurden als offen betrachtet und nicht gesondert aufgeführt. Der Zeitpunkt des Reverschlusses erfolgte auf Grund der Angaben des Patienten hinsichtlich erneuter Gehverschlechterung. Als fraglich wurden die Fälle gewertet, bei denen die Patienten keine Angabe über eine Verschlechterung geben konnten und die Nachuntersuchung einen Verschluß zeigte.

Die Graphik (Abb. 2) gibt die Zahl der behandelten Femoralisverschlüsse aufgetragen gegen die Anzahl der Monate nach der Behandlung wieder. Danach sind nach 1 Jahr 33% und nach 2 Jahren 57% reobliteriert. Nach 3 Jahren ist einer von 3 behandelten Femoralisverschlüssen noch frei durchgängig. Die prozentuale Darstellung der offenen Femoralarterien nach percutaner Rekanalisation mit Katheter zeigt, daß bei etwa 50% der Patienten mit Femoralisverschluß nach

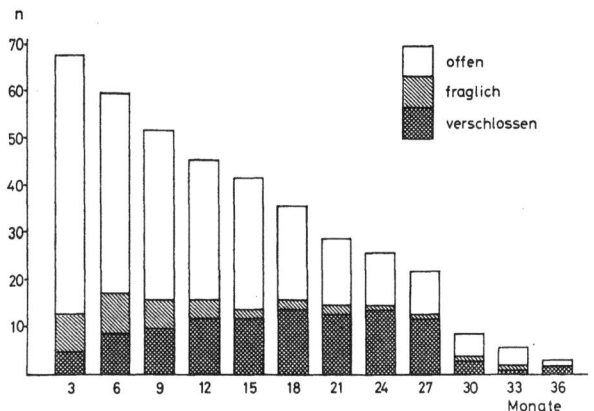

Abb. 2. Ergebnisse der Nachuntersuchung von 68 Femoralis-Verschlüssen im Stadium II

2 Jahren eine freie Durchgängigkeit besteht. In dieser Darstellung sind keine Differenzierungen hinsichtlich Verschlußlänge, zusätzlicher medikamentöser Behandlung noch Berücksichtigung von Risikofaktoren enthalten.

Zusammenfassung

Die Nachuntersuchung von 65 Patienten, bei denen 68 Femoralisverschlüsse percutan mit der Kathetertechnik nach Dotter erfolgreich beseitigt wurden, werden mitgeteilt. Es handelt sich um ein nichtselektiertes, regionales Krankengut. Nach einem Jahr waren noch 66,7% und nach 2 Jahren 42,3% der Femoralarterien offen. Diese Ergebnisse zeigen, daß auch beim Femoralisverschluß immer dann, wenn die operative Therapie nicht möglich ist, eine Katheterrekanalisation als palliative Therapie versucht werden sollte, da sie in der Lage ist, die hämodynamische Situation unmittelbar und auf Zeit zu verbessern. Der Eingriff kann wiederholt ausgeführt werden.

Literatur

1. Dotter, C. T., Judkins, M. P.: Circulation **30**, 654 (1964). — 2. Dotter, C. T., Judkins, M. P.: Radiology **84**, 631 (1965). — 3. Dotter, C. T., Judkins, M. P., Rösch, J.: Fortschr. Röntgenstr. **109**, 125 (1968). — 4. Müller, R., Zeitler, E.: Verh. dtsch. Ges. Kreisl.-Forsch. **35**, (1969). — 5. Zeitler, E., Müller, R.: Fortschr. Röntgenstr. **111**, 345 (1969). — 6. Zeitler, E.: Akt. Chir. **6**, 143 (1971). — 7. Zeitler, E., Schoop, W., Zahnow, W.: Radiology **99**, 19 (1971). — 8. Zeitler, E., Hüring, H. G., Schoop, W., Schmidtke, I.: Mechanische Behandlung von Beckenarterienstenosen mit der perkutanen Kathetertechnik. Dtsch. Ges. Kreisl.-Forsch, Bad Nauheim 1971. — 9. Schoop, W., Schmidtke, I., Aboudan, Zeitler, E.: Herz-Kreislauf.

MÜLLER-WIEFEL, H., JIPP, P., BORM, D., BRUHN, H.-D., SCHELLMANN, J., SEDLMEIER, I. (I. Med. Klinik und Chirurg. Klinik der Universität Kiel): **Über den Wert der Langzeitanticoagulation nach rekonstruktiven Gefäßoperationen im Becken-Beinarterienbereich**

Während die chirurgische Technik zur Rekonstruktion chronisch verschlossener Arterien heute weitgehend standardisiert ist, besteht über den Wert der postoperativen Anticoagulantienbehandlung bislang keine einheitliche Meinung [1 bis 5], weswegen eine eigene Untersuchungsreihe aufgenommen wurde.

Unsere Studie umfaßte 198 stationär behandelte Patienten der I. Medizinischen und der Chirurgischen Univ.-Klinik Kiel mit chronischen Verschlüssen der Becken- und Beinarterien.

Im einzelnen handelte es sich um 179 Männer und 19 Frauen, deren Altersverteilung eine Häufung zwischen dem 50. und 70. Lebensjahr aufwies mit einem Durchschnittsalter von 61 Jahren.

Arteriographisch gesicherte, hämodynamisch signifikante Veränderungen fanden sich in verschiedenen Segmenten von 333 Becken- und Beinarterien. Der Grad der Durchblutungsinsuffizienz entsprach in der Mehrzahl der Fälle dem Stadium II nach Fontaine.

Bei 95 Kranken wurden rekonstruktive Operationen durchgeführt, wobei 130 Segmentverschlüsse an 116 Extremitäten beseitigt werden konnten. Bei Verschlüssen der Aorta, der Arteria iliaca communis sowie bei kurzstreckigen femoropoplitealen Obturationen bevorzugten wir die offene Thrombendarteriektomie. Lagen Obliterationen einer ganzen Beckenstrombahn vor oder aber längere Verlegungen am Oberschenkel, so wurde das halbgeschlossene Ringstripping angewandt. Nur bei lokaler Inoperabilität für die Thrombenarteriektomie wurde im aortoiliacalen Bereich das Bypass-Verfahren mit Kunststoffprothesen und distal des Leistenbandes mit autologen Venen eingesetzt.

Die Anticoagulation der im Femoropoplitealbereich operierten Patienten erfolgte unmittelbar postoperativ zunächst mit Heparin. Nach 72 Std leiteten wir die Cumarinprophylaxe parallel zur Heparinbehandlung ein. Sobald der Prothrombinwert 30% betrug, wurde das Heparin abgesetzt.

Nach Operationen im Aortoiliacalbereich erfolgte unmittelbar postoperativ wegen der Gefahr einer unkontrollierbaren Nachblutung keine Heparinbehandlung. Hier wurde erst am dritten postoperativen Tag mit der Cumarinprophylaxe begonnen.

Wir kontrollierten die Thromboplastinzeit nach der Entlassung aus der Klinik zunächst in wöchentlichen, dann 4wöchigen Abständen. Der angestrebte optimale therapeutische Bereich lag zwischen 15 und 30% Quickwert.

Die Qualität der Anticoagulation wurde an Hand eines Quotienten beurteilt. Im Zähler erschien die Anzahl der im therapeutischen Bereich gelegenen Quickwerte, während in dem Nenner die Zahl der über 30% Quickwert liegenden Bestimmungen einging. Eine gute Anticoagulation lag vor, wenn der Quotient 10 oder mehr betrug, eine schlechte, wenn der Quotient kleiner als 10 war.

Die Nachuntersuchung der Patienten erfolgte 5 bis 36 Monate, im Mittel 19,3 Monate, nach Behandlungsbeginn. Der Therapieerfolg wurde an der Änderung des Pulsstatus und des Grades der Durchblutungsinsuffizienz gemessen. Bei einer Verschlechterung erfolgte Wiederaufnahme zur Kontrollangiographie.

Abb. 1 zeigt den Behandlungserfolg, gemessen am Grad der Durchblutungsinsuffizienz. Dem präoperativen Status sind die Befunde bei der Nachuntersuchung gegenübergestellt. Während präoperativ an 97 Extremitäten Beschwerden im Sinne einer Claudicatio intermittens vorlagen und 19mal das Stadium III und IV bestand, waren bei der Nachuntersuchung 79 Extremitäten symptomfrei. Nur noch 32 Extremitäten wiesen eine Claudicatio intermittens auf. Es konnte also eine eindeutige Besserung der Durchblutung erreicht werden.

Unter Hinzunahme des Pulsstatus läßt sich der Therapieerfolg folgendermaßen zusammenfassen: Alle 9 rekonstruierten Aortenabschnitte waren durchgängig geblieben. Von den 41 rekonstruierten iliacalen Segmenten waren 37, das sind 90%, und von den 80 rekonstruierten femoro-poplitealen Segmenten waren 61, das sind 76%, zum Zeitpunkt der Nachuntersuchung offen.

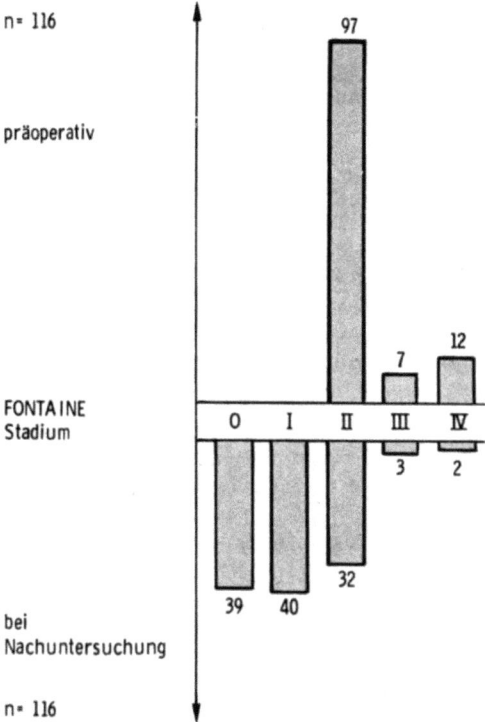

Abb. 1. Behandlungserfolg gemessen an der Änderung des klinischen Schweregrades der Durchblutungsinsuffizienz

Wurden die Ergebnisse unter dem Gesichtspunkt der Anticoagulantienprophylaxe aufgeschlüsselt, so ergab sich ohne Berücksichtigung der Verschlußlokalisation das folgende Bild (Abb. 2):

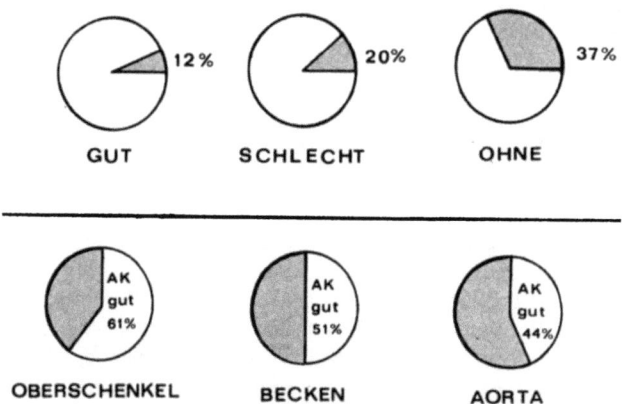

Abb. 2. Wiederverschlußrate in Abhängigkeit von der Qualität der Anticoagulation sowie deren Bedeutung für das jeweilige Operationsgebiet

Bei guter Anticoagulation waren von den erfolgreich operierten Verschlüssen bei der Nachuntersuchung 12% (8 von 68) wieder verschlossen. Bei schlechter Anticoagulation betrug die Verschlußrate 20% (9 von 46) und ohne Anticoagulation 37% (6 von 16).

Stellte man die Zahl der postoperativ durchgängigen Segmente mit und ohne Anticoagulantienprophylaxe einander gegenüber, so war der Unterschied statistisch signifikant (p < 0,05).

Es wurde weiter geprüft, welche Bedeutung die Qualität der Anticoagulation für die Aufrechterhaltung des postoperativen Resultates im jeweiligen Operationsgebiet besaß. Dabei zeigte sich, daß die durchgängig gebliebenen Segmente im Femoro-Poplitealbereich in 61% (37 von 61) gut anticoaguliert worden waren. Im Beckenbereich waren dies 51% (19 von 37) und im Aortenabschnitt nur 44% (4 von 9).

Im Femoro-Poplitealbereich war also bei erhaltenem Operationsresultat der Anteil der gut anticoagulierten Segmente prozentual am höchsten. Aus dieser zahlenmäßigen Tendenz läßt sich die Folgerung ableiten, daß die Langzeitanticoagulation im Femoro-Poplitealbereich zur Wahrung des Operationsergebnisses von relativ größerer Bedeutung ist als in den anderen Operationsgebieten.

Aus unseren Befunden ergibt sich eine *zweifelsfreie Indikation und Empfehlung zur Anticoagulantienprophylaxe nach rekonstruktiven Gefäßoperationen. Besondere Bedeutung* kommt dieser Prophylaxe dabei im *Femoro-Poplitealbereich* zu. Dieses Gefäßgebiet ist durch eine hohe Rethrombosierungsrate belastet. Durch eine Cumarinanticoagulation wird sie entscheidend vermindert. Die Langzeitprophylaxe sollte, falls im späteren Verlauf keine Kontraindikationen entstehen, *lebenslang fortgesetzt* werden, da die Disposition zur Verschlußkrankheit unverändert weiterbesteht.

Literatur
1. Carstensen, G.: Langenbecks Arch. klin. Chir. **313**, 807 (1965). — 2. Kremer, K.: Chirurgie der Arterien. Stuttgart: Thieme 1959. — 3. Linder, F., Vollmar, J., Schmitz, W.: Dtsch. med. Wschr. 88, 766 (1963). — 4. Schneider, K., Senning, A.: Langenbecks Arch. Chir. **328**, 50 (1970). — 5. Waibel, P.: Postoperative management of arterial bypass. In: Pathogenesis and treatment of thromboembolic diseases (Koller, F., Duckert, F., Streuli, F., Eds.), S. 377. Stuttgart: F. K. Schattauer 1966.

KÖHLE, K. (Zentrum für Innere Medizin und Kinderheilkunde der Universität Ulm): **Motivation und Widerstand in der Langzeittherapie von Patienten mit Gliedmaßenarterienverschlüssen**

Autoreferat

Die Ergebnisse internistischer Langzeittherapie chronisch Kranker sind von der Kooperationsbereitschaft bzw. -fähigkeit der Patienten selbst mit abhängig. Die psychologische Motivation und psychologischen Widerstände der Patienten beeinflussen diese Kooperationsbereitschaft; prämorbide Persönlichkeitsstruktur, reaktive psychologische Vorgänge im Anpassungsprozeß an die Erkrankung und die Bedingungen der Behandlungssituation bestimmen in dynamischer Wechselwirkung die Einstellungen der Patienten zur Langzeittherapie.

Im Rahmen einer größeren psychosomatischen Untersuchung an 54 jüngeren Patienten mit Gliedmaßenarterienverschlüssen konnten Patienten, die eine geplante Langzeitbehandlung vorzeitig abbrachen, mit solchen verglichen werden, die zu einer dauerhaften Teilnahme an einer Langzeitbehandlung unter poliklinischen Bedingungen motiviert waren. Alle Patienten wurden mit folgender Methodik untersucht: psychoanalytisch orientiertes Interview, Thematic-Apperceptiontest und Szondi-Test. Die Testergebnisse erlaubten eine Objektivierung psychologischer Unterschiede zwischen den beiden untersuchten Patientengruppen. Diskutiert wird der Zusammenhang zwischen den gefundenen Persönlichkeitsvariablen und den situativen Bedingungen, unter denen die Langzeittherapie stattfand.

BUCHWALSKY, R., KÖHRLE, U., SCHLOSSER, V., BLÜMCHEN, G., HARNASCH, P., BARMEYER, J., BAUMEISTER, L., MÄNNEL, V., SCHMIEDLE, M.* (Med. Univ.-Klink und Abt. für Herz- und Gefäßchirurgie an der Chirurg. Univ.-Klinik Freiburg): **Verlauf der peripheren arteriellen Verschlußkrankheit (Oberschenkeltyp, Stadium II) 15 Monate nach Gefäßoperation (n = 52 Patienten) und nach 17 Monaten Langzeittraining (n = 44 Patienten)**

Bei Patienten mit peripherer arterieller Verschlußkrankheit der Beine im Stadium II nach Fontaine, also mit typischer Claudicatio intermittens, schlugen wir zwei unterschiedliche therapeutische Wege ein:

1. Wenn eine regelmäßige Teilnahme gewährleistet war, wurden diese Patienten in einem 3jährigen Programm, finanziert durch die Stiftung Volkswagenwerk, täglich unter krankengymnastischer Anleitung in unserer Klinik trainiert.
2. War aus beruflichen oder verkehrstechnischen Gründen die Teilnahme am Trainingsprogramm nicht möglich — meist handelte es sich um Patienten aus der

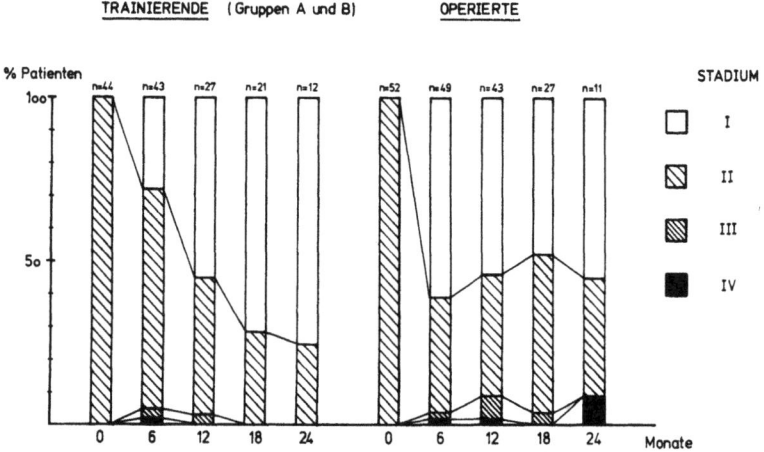

Abb. 1. Stadieneinteilung (Fontaine) nach 6, 12, 18 und 24 Monaten

weiteren Umgebung von Freiburg —, dann rieten wir zur Gefäßoperation, wie auch bei allen Patienten mit ischämischen Ruheschmerzen und Nekrosen.

Zum Vergleich der Behandlungsergebnisse wählten wir von den 60 trainierenden und den 140 operierten Patienten diejenigen aus, bei denen die Symptomatik durch einen arteriographisch nachgewiesenen Femoralarterienverschluß verursacht wurde. Bezüglich durchschnittlichen Lebensalters, Beobachtungszeit, Risikofaktorenverteilung waren beide Gruppen vergleichbar.

Beurteilt man die Behandlungsergebnisse nach den Beschwerden, wie sie von den Patienten bei Untersuchungen und auf Fragebögen geäußert wurden, dann ergibt sich das folgende Bild (Abb. 1):

Nach dem Einteilungsprinzip von Fontaine befanden sich alle Patienten vor der Behandlung im Stadium II. Durch das Training wurde nach mehreren Monaten ein zunehmend größerer Anteil der Patienten in das Stadium I übergeführt, das bedeutete, daß diese Patienten unter den üblichen Bedingungen des Alltages beschwerdefrei waren.

---

* Wir danken für die Mitarbeit von Frau S. Konrad-Graf, Frl. C. Schwander und Frl. R. Dräger.

Durch die Gefäßoperation wurden sofort 61% der Patienten beschwerdefrei; in den folgenden Monaten verringerte sich aber dieser Anteil durch Reobliterationen bei 14 Patienten, also bei 27%. Bei 5 Patienten wurde eine erfolgreiche Zweitoperation durchgeführt.

Bei 2 der trainierenden und bei 2 der operierten Patienten traten neue Arterienverschlüsse an der ursprünglich gut durchbluteten Extremität auf. — Nur bei einem der trainierenden Patienten verschlechterte sich die Durchblutung an der durchblutungsgestörten Extremität trotz Training derart, daß eine Gefäßoperation nachträglich notwendig wurde; es hatten Insektenstiche zu Nekrosen geführt.

Im Vergleich zu der eindrucksvollen subjektiven Besserung der Beschwerden unter Training zeigten objektive Parameter nur geringe Änderungen. So stieg die absolute Gehstrecke, die bei einer Schrittzahl von 120 Schritten pro Minute am Arm eines Untersuchers auf einem ebenen Krankenhausflur geprüft wurde, im 1. Trainingsjahr zwar kontinuierlich an, betrug aber im Mittel nur 40%. Allerdings hatten alle Patienten durch ein mehrmonatiges Vortraining ihre Gehleistung be-

Tabelle 1. *Therapieergebnisse der PAVK-Os-Typ II*

	Vorteile	Nachteile
Training	1. <u>Kontinuierliche Besserung</u> nach 17 Monaten 52% beschwerdefrei 2. <u>Allgemeiner Trainingseffekt</u>	1. <u>Überlastungsschäden des Bewegungsapparates:</u> Myelosen Wirbelsäulensyndrom Arthrosen 2. <u>Zeitlicher Aufwand</u> und persönlicher Einsatz von Patienten und Personal
Operation	1. <u>Sofortige Besserung</u> nach 15 Monaten 49% beschwerdefrei 2. <u>Anatomiegerechte Wiederherstellung</u> der arteriellen Strombahn	1. <u>Operative Risiken:</u> Reobliterationen venöse Komplikationen Sekundärheilungen Op-Mortalität 2. <u>Operativer Aufwand</u> mit durchschnittlich 25 Tagen stationärer Behandlung

reits verdoppelt, bevor sie in einem steady state in das Programm aufgenommen wurden. Auffallend war eine abnehmende Gehleistung nach 1 Jahr Training; es bleibt abzuwarten, ob sich dieser Trend weiter fortsetzt. — Leider verfügen wir bei den operierten Patienten nicht über objektive Gehstreckenprüfungen; es ist aber anzunehmen, daß bei erfolgreicher Operation hier der Effekt maximal ist.

Während sich die Besserung der klinischen Symptomatik und der Gehleistung nach operativer Gefäßrekonstruktion auf die Normalisierung der arteriellen Durchblutung zurückführen läßt, gelang es uns trotz umfangreicher Untersuchungen nicht, einen entscheidenden Effekt des Trainings auf die Beindurchblutung nachzuweisen. Im mechanischen Oscillogramm in Ruhe und nach Belastung und auch im acralen Oscillogramm sprachen Parameter für eine Durchblutungsverschlechterung. Die quantitative globale Durchblutungsmessung von Haut und Muskulatur bei der Venenverschlußplethysmographie zeigte ebenfalls eine Abnahme der maximalen Durchblutung nach Ischämie. Bei der isolierten Muskeldurchblutungsmessung mit der Xenon-133-Clearancemethode war im 1. Trainingsjahr nur eine geringfügige, statistisch nicht signifikante Zunahme der reaktiven Hyperämie festzustellen; allerdings fiel ein statistisch signifikant früheres Einsetzen der reaktiven Hyperämie nach ischämischer Arbeit auf. Vielleicht ist diese Änderung der Blutkinetik ein entscheidender Trainingseffekt neben anderen Faktoren, wie Änderung des Gehverhaltens, Ökonomisierung der Muskelarbeit und Beeinflussung der psychologischen Einstellung des Patienten zu seiner Krankheit.

Anzumerken ist noch, daß die Patienten in zwei Gruppen A und B unterschiedlich intensiv trainierten. Dabei war durch ein gezieltes Training mit Zehenständen und Fahrradergometerbelastungen bis an die ischämische Schmerzschwelle in Form eines Intervalltrainings kein größerer Effekt zu erzielen, als durch die einfachen gymnastischen Übungen der Gruppe B, die niemals bis an den ischämischen Schmerz heranführten.

Zusammenfassend können wir feststellen, daß die rekonstruktive Gefäßoperation und ein regelmäßiges Training zum gleichen subjektiven Behandlungsergebnis führten. Man muß den zeitlichen Aufwand und die nur allmähliche und oftmals nicht vollständige Besserung der Gehleistung nach Training den operativen Risiken gegenüberstellen (Tabelle). In unserem Krankengut kam es nach Gefäßoperation in 27% der Fälle zu Reobliterationen, in 17% zu behandlungsbedürftigen venösen Insuffizienzen, in 14% zu Sekundärheilungen und ein Patient verstarb unmittelbar postoperativ an einem Herzinfarkt. — Falls aus beruflichen oder sozialen Gründen nicht eine sofortige und vollständige Wiederherstellung der Gehleistung erforderlich ist, erscheint uns deshalb das Training bei der arteriellen Verschlußkrankheit vom Oberschenkeltyp im Stadium II die Behandlungsmethode der Wahl, auch wenn dadurch keine objektive Durchblutungssteigerung oder Einfluß auf die Progredienz des Gefäßleidens zu erzielen ist. Regelmäßige gymnastische Übungen scheinen sich dabei auf die Symptomatik ebenso günstig auszuwirken wie ein gezieltes Intervalltraining der Beine bis an die ischämische Schmerzschwelle.

WEIDINGER, P., MANNHEIMER, E., PIZA, F. (Kardiol. Univ.-Klinik, II. Med. Univ.-Klinik und I. Chirurg. Univ.-Klinik Wien): **Computergerechte Auswertung postoperativer Gefäßkontrollen nach arterieller Gefäßrekonstruktion**

Die Mehrzahl der Gefäßoperationen stellen von der arteriellen Hämodynamik her betrachtet wohl einen kausalen Eingriff dar, jedoch können Genese und die Progressionstendenz der Grundkrankheit nicht beeinflußt werden. Aus diesem Grunde sind regelmäßige Kontrollen in den folgenden postoperativen Monaten und Jahren notwendig. Die qualitative Messung des arteriellen Druck- und Volumenpulses sowie die quantitative Bestimmung der Ruhe- und Belastungsdurchblutung der operierten Extremität sind einfach und unblutig durchzuführen und gehen als funktionelle Meßwerte mit der klinischen Symptomatik parallel. Durch Übertragung dieser Daten auf einen Lochkartenbeleg ist eine exakte statistische Auswertung durch den Computer möglich.

In der 1. Gruppe (Tabelle 1) dieses Lochkartenbeleges (Spalte 1 bis 24) sind neben Kliniknummer und Kartenart die persönlichen Daten des Patienten wie Patientennummer mit der Operationszahl, Alter, Geschlecht, Kontrollmonat, Datum, sowie Angaben der jeweils untersuchten Extremität, Schrittdistanz und Operationsart angeführt. Geschlecht, Seite der untersuchten Extremität, Ödemneigung und Operationsart sind codifiziert. Die 2. Gruppe (Spalte 25 bis 34) umfaßt die mittels Oszillometrie gewonnenen Druckpulswerte des gesamten Ober- und Unterschenkelbereiches. Der Lochkartenbeleg enthält in der 3. Gruppe (Spalte 35 bis 56) die Auswertung des rheographisch gewonnenen Volumenpulses [1, 2], wobei relatives Pulsvolumen, Verhältnis Pulskurvenanstiegszeit zur Pulsperioden-

Tabelle 1. *Lochkartenbeleg einer postoperativen Gefäßkontrolle eines Patienten*
Kardiologische Univ.-Klinik (Vorstand: Prof. Dr. F. Kaindl)
Lochkartenbeleg — Postoperative Gefäßkontrollen

Name: Datum: Adresse:

#	Bezeichnung	Wert	Spalten
1	Kliniknummer	3 8	1— 2
2	Kartenart	2 5 0	3— 5
3	Patientennummer/Operationszahl		6— 9
4	Alter		10—11
5	Sex		12
6	Kontrolle		13—14
7	Monat		15—16
8	Jahr		17—18
9	Rechts/links		19
10	Ödem		20
11	Schrittdistanz		21—22
12	Operation		23
13	Anticoagulantien		24
14	Oscillometrie proximal OS		25—26
15	Oscillometrie medial OS		27—28
16	Oscillometrie distal OS		29—30
17	Oscillometrie US		31—32
18	Oscillometrie Knöchel		33—34
19	Rheographie RP (Bein)		35—37
20	Rheographie RP (US)		38—40
21	PKAZ/PPD (Bein)		41—42
22	PKAZ/PPD (US)		43—44
23	A_2/A_1 in % (Bein)		45—46
24	A_2/A_1 in % (US)		47—48
25	A_3/A_1 in % (Bein)		49—50
26	A_3/A_1 in % (US)		51—52
27	d (Bein)		53—54
28	d (US)		55—56
29	Venenverschluß-Rheo (US-Ruhe)		57—59
30	Venenverschluß-Rheo (US-Belastung)		60—62
31	Art der Angiographie		63
32	Aorta abdominalis		64—65
33	A. iliaca		66—67
34	A. femoralis profunda		68—69
35	A. femoralis superficialis		70—71
36	A. poplitea		72—73
37	A. tibialis anterior		74—75
38	A. tibialis posterior		76—77
39	A. interossea		78—79
40	Weitere Therapie		80

dauer sowie das aus dem 1. rheographischen Differentialquotient errechnete Verhältnis der elastischen Nachwellen zur Hauptschwankung als absolute Werte aufscheinen. Die nächste Gruppe (Spalte 57 bis 62) umfaßt ebenfalls in absoluten Angaben die mittels der Venenverschlußrheographie [3 bis 9] gemessene Ruhe- und Belastungsdurchblutung der operierten Extremität. In der letzten Spalte (63 bis 79) ist bei Durchführung einer Kontrollangiographie diese codifiziert eingetragen. Der Code der Angiographie ist so eingeteilt, daß pro Gefäßabschnitt — A. iliaca, A. fem. prof., A. fem. superfic., A. poplitea, A. tib. ant., A. tib. post., A. interossea — zwei Stellen zur Eintragung der Verschlußlokalisation gegeben sind. In der Einerstelle wird — mit den Zahlen 1 bis 9 codifiziert — eine Stenose oder ein totaler Stop nach den Gesichtspunkten des jeweiligen Arteriendrittels, bzw. der Kombinationsmöglichkeiten derselben vermerkt. Die Zehnerstelle ist für die codifizierte Angabe der kollateralen Überbrückung aus angiographischer Sicht reserviert. In der Spalte 80 wird der weitere Therapieverlauf mittels Code ausgedruckt.

Um alle funktionellen Angaben in Relation zum morphologischen Befund untereinander korrelieren zu können, haben wir einen Funktionsindex geschaffen. Durch Korrelation mit einer großen Vergleichsgruppe von Normalpersonen und angiographisch verifizierten Gefäßverschlüssen, kann allen postoperativen absoluten Meßgrößen ein Funktionswert 0, 1 oder 2 zugeordnet werden. Obwohl Mittelwert und Standardabweichung der Vergleichsgruppen berücksichtigt werden, ist rein statistisch gesehen die Grenze zwischen dem Normbereich 2 und dem Verschlußbereich 0 und 1 willkürlich. Die Trennung der Verschlußgruppe in eine funktionell schlechte Gruppe (0) und funktionell bessere Gruppe (1) ist wieder trotz Halbierung der möglichen Funktionsbreite statistisch willkürlich.

In der Abbildung (Tabelle 2) ist der Ausdruck zweier Patienten unter Berücksichtigung dieses Funktionsindex, als Bruch der Summe der Einzelfunktionen durch die untersuchte Gesamtzahl gegeben. Dem niedrigen präoperativen Index — MON 0 — von 0,54 entspricht in der codifizierten Angiographie ein totaler Stopp im mittleren und distalen Drittel der A. femoralis superficialis. Unmittelbar postoperativ erfolgt ein deutlicher Anstieg dieses Funktionsindex bis in den Normbereich, angiographisch werden nur mehr einzelne Wandunregelmäßigkeiten (Code 11) im Operationsgebiet gesehen. Im 6. postoperativen Monat, in dem der Funktionsindex wieder auf 1,31 abgefallen ist, können in der Angiographie deutliche Kaliberschwankungen des operierten Gefäßabschnittes (Code 10) nachgewiesen werden. Im Laufe des 2. und 3. postoperativen Jahres sinkt der Funktionsindex in den eindeutig pathologischen Bereich ab, in der Angiographie wird eine Rethrombosierung im mittleren Drittel der A. femoralis superficialis verifiziert.

Die Meßwertklassifizierung des 2. Patienten zeigt wieder die gute Übereinstimmung des Funktionsindex mit den morphologischen Angaben, diesmal jedoch bei der Kontrolle nach drei Operationen. Unmittelbar postoperativ zeigt der hohe Funktionsindex immer die gelungene Operation an, das rasche Absinken des Funktionswertes entspricht dem neuerlichen Verschluß im selben Arterienabschnitt, wohl mit verschiedener Drittellokalisation. Nach der 3. Operation bleibt der Funktionsindex über längere Zeit auf gleichem Niveau. Auffällig ist lediglich das nicht völlige Erreichen des Normbereiches, welches sich jedoch aus der Kontrollangiographie erklärt; im Operationsgebiet trat wieder eine Stenose im distalen Drittel (Code 3) auf.

An Hand dieser Funktionsabläufe muß dem Patient auch nach der 3. Operation wieder eine schlechte Prognose im Sinne einer neuerlichen Rethrombosierungstendenz gestellt werden. Der Erfolg der 3. Operation bestand somit lediglich nur in einer Verlängerung dieses Rethrombosierungsintervalls.

Tabelle 2. *Computergerechte Meßwertklassifizierung zweier Patienten. An der Ordinate sind die Kontrollmonate, an der Abszisse die den 13 verschiedenen Messungen zugeordneten Funktionswerte aufgetragen. Rechts der Funktionsindex als Mittelwert, daneben die codifizierte Angiographie*

Meßwertklassifizierung — Pat.-Nr. 013

Mon.	Index													Mittel	Angiographie							
	1	2	3	4	5	6	7	8	9	10	11	12	13		1	2	3	4	5	6	7	8
0	2	2	0	0	0	0	0	1	1	0	0	1	0	,54		0	0	6	0	11	0	8
1	2	2	2	2	2	2	1	2	2	1	1	1	0	1,54		0	0	11	0	0	0	0
3	2	2	2	2	2	2	2	2	2	2	2	2	2	2,00								
6	2	2	2	2	1	1	0	1	1	1	1	2	0	1,31		0	0	10	0	0	0	0
9	2	2	1	1	0	0	0	1	1	1	2	2	0	,92								
12	1	1	1	0	0	0	0	1	1	1	0	2	1	,77								
15	0	0	0	0	0	0	0	1	1	1	1	2	1	,62								
18	2	2	1	0	0	0	0	1	1	1	1	1	1	,77		0	0	8	0	0	0	0
24	2	2	0	0	0	0	0	1	1	1	1	1	0	,69								
30	2	2	2	0	0	0	0	1	1	1	2	2	1	,92								
36	2	2	1	1	0	1	1	1	1	1	1	2	1	1,08								

Meßwertklassifizierung — Pat.-Nr. 011

Mon.	1	2	3	4	5	6	7	8	9	10	11	12	13	Mittel		1	2	3	4	5	6	7	8	
0	2	2	1	0	0	1	0	1	1	1	1	0	0	,77			0	0	9	0	0	0	0	← 1. Operation
1	2	2	1	1	1	2	2	1	1	1	1	2	1	1,38			0	0	2	0	0	0	0	
3	2	1	0	0	0	1	0	0	0	1	1	1	0	,54			0	0	8	0	0	0	0	← 2. Operation
1	2	2	2	2	1	1	1	1	1	2	2	0	1	1,38										
3	2	1	0	1	1	1	0	2	2	2	2	1	0	1,23										
9	1	1	1	2	1	2	1	2	1	1	1	0	0	,92										
12	1	1	1	1	1	1	1	1	1	1	1	0	0	,85			0	0	9	0	11	0	0	← 3. Operation
15	1	1	0	1	0	1	1	1	0	1	1	0	0	,62										
3	1	1	2	1	1	2	1	1	1	2	2	1	1	1,23										
6	2	2	2	1	1	1	1	2	1	2	2	0	1	1,38										
9	2	2	2	2	1	1	1	2	2	1	1	1	2	1,54			0	0	3	0	11	0	0	
12	2	2	2	2	2	2	2	1	1	2	2	2	1	1,77										
18	2	2	2	2	1	1	1	1	1	2	2	1	1	1,46										
21	1	2	2	1	0	2	1	1	1	2	2	0	1	1,31										

Zusammenfassung

Die aus allen absoluten Funktionsangaben mittels Computer errechneten Funktionsindices sind in Korrelation zur Angiographie sehr gut imstande, den postoperativen Verlauf eines jeden Patienten exakt zu erfassen. Durch Vergleich eines schon länger kontrollierten Kollektives von Patienten gleicher präoperativer Verschlußlokalisation und gleicher Operationstechnik kann eine — wenn auch vorsichtige — Prognose gestellt werden. Zusätzlich wird dadurch die Indikation für eine evtl. neuerliche Operation wesentlich erleichtert.

Literatur

1. Kaindl, F., Polzer, K., Schuhfried, F.: Rheographie. Darmstadt: Steinkopf 1959. — 2. Kaindl, F., Polzer, K., Schufried, F.: Wien. klin. Wschr. **176**, 134 (1964). — 3. Kaindl, F., Polzer, K., Schuhfried, F., Tiso, B., Weidinger, P.: Biomed. Technik **5**, 185 (1971). — 4. Kaindl, F., Polzer, K., Schuhfried, F., Tiso, B.: Z. Kreisl.-Forsch. **55**, 795 (1966). — 5. Kaindl, F., Polzer, K., Schuhfried, F., Tiso, B.: Z. Kreisl.-Forsch. **55**, 1178 (1966). — 6. Kaindl, F., Polzer, K., Schuhfried, F., Kautek-Ogris, E., Tiso, B.: Wien. Z. inn. Med. **4**, 129 (1967). — 7. Weidinger, P.: Med. Welt **21**, 403 (1970). — 8. Kaindl, F., Polzer, K., Schuhfried, F., Tiso, B., Weidinger, P.: Durchblutungsstörungen. Stuttgart: Schattauer-Verlag 1970. — 9. Kaindl, F., Polzer, K., Schuhfried, F., Tiso, B., Weidinger, P.: Wien. Z. inn. Med. **5**, 257 (1971).

HELD, K., JIPP, P. (I. Med. Univ.-Klinik Kiel): **Verlaufsbeobachtungen bei chronischen Verschlüssen der Aortenbogengefäße**

Gefäßerkrankungen der oberen Körperhälfte sind seltener als solche im Bereiche der Arterien der unteren Extremitäten. Sie gewinnen ihre besondere Bedeutung jedoch durch die Beteiligung hirnversorgender Arterien mit nachfolgenden cerebralen Ausfallserscheinungen. Um einen Anhalt über den Verlauf der Gefäßerkrankungen im Aortenbogenbereich zu gewinnen und um den Wert einer Anticoagulantienbehandlung bei Angiopathien in diesem Areal zu prüfen, haben wir 43 Patienten mit Veränderungen der Subclaviaarterien und 22 Kranke mit einem Aortenbogensyndrom über im Mittel 4 Jahre verfolgt.

Bei den 43 Kranken mit obturierenden und stenosierenden Prozessen im Bereich der Subclaviaarterien fanden sich die Veränderungen 13mal auf der rechten und bei 30 Kranken auf der linken Seite. Die auffällige Bevorzugung der linken Arteria subclavia, die auch andere Autoren beobachtet haben [5, 15], mag durch die besondere hämodynamische Situation an der Abzweigung dieses Gefäßes aus der Aorta mitbestimmt werden [8, 12—14]. Ein Steal-Effekt bestand bei 13 der 43 Kranken mit Veränderungen der Subclaviaarterien und bei 5 der 22 Patienten mit einem Aortenbogensyndrom. Während bei den einseitigen Subclaviaprozessen das männliche Geschlecht leicht überwiegt, handelt es sich bei den Patienten mit einem Aortenbogensyndrom in der Mehrzahl um Frauen. Untersucht man das Gesamtkollektiv von 65 Patienten, unabhängig von der Lokalisation des Gefäßprozesses, hinsichtlich der Progredienz, dann fällt auf, daß die weiblichen Patienten einen eindeutig anderen Verlauf aufweisen, als die Männer. Diese Beobachtung war Anlaß, die Patienten mit einseitigen obturierenden und stenosierenden Subclaviaarterienprozessen und die Kranken mit einem Aortenbogensyndrom als *eine* Gruppe zu behandeln und auf die geschlechtsspezifischen Besonderheiten hin zu untersuchen.

Von den insgesamt 65 Patienten konnten 45 Kranke, und zwar 18 Männer und 27 Frauen regelmäßig nachuntersucht werden, so daß sich unsere Aussagen nur auf den Verlauf dieser Patienten beziehen (Abb. 1).

Die Zahl der weiblichen Patienten mit Erkrankungen im Bereiche des Aortenbogens und der herznahen großen Gefäße ist größer als die der Männer. Besonders auffallend ist ihr relativ jugendliches Erkrankungsalter, das im Mittel 16 Jahre unter dem der Männer liegt. Überdies haben sie eine dreimal so lange Anamnesedauer. Während eines Beobachtungszeitraumes von 4 Jahren zeigt sich bei 14 Frauen, aber nur bei 2 Männer, eine Progredienz des Gefäßleidens. Sie ist insbesondere durch eine zunehmende motorische Schwäche, durch Parästhesien sowie durch eine Zunahme der Puls- und Blutdruckdifferenzen gekennzeichnet. Darüber hinaus bleibt die Mortalitätsrate bei den Männern konstant, während bei den Frauen ein Anstieg zu beobachten ist.

Welche Aussage lassen diese klinische Beobachtung zu ?

Das niedrigere Erkrankungsalter der Frauen spricht in Verbindung mit auffallend häufiger anzutreffenden pathologischen humoralen Veränderungen am ehesten für eine entzündliche Genese der Veränderungen im Bereiche des Aortenbogens oder der herznahen großen Gefäße [1, 6]. Der Verlauf ist zu Beginn schleichend und wird deswegen erst nach einer Laufzeit von im Mittel 6 Jahren diagnostiziert. Sind dann aber hämodynamisch signifikante Ausfälle manifest geworden, verläuft der ganze Prozeß, gemessen an klinischen Kriterien, rascher als bei den Männern, die nach einer Beobachtungszeit von 4 Jahren kaum eine wesentliche Progredienz erkennen lassen. Das höhere Durchschnittsalter der Männer in

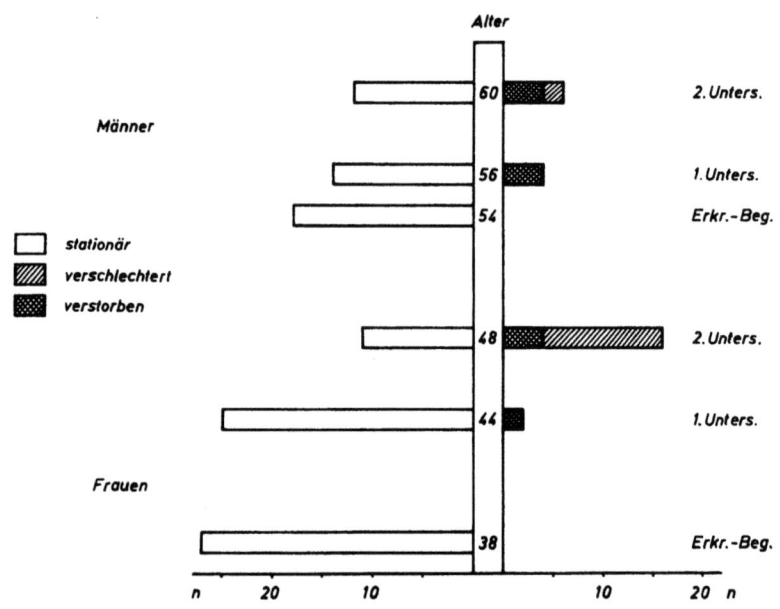

Abb. 1. Verlauf bei Verschlüssen der Aortenbogengefäße. Ordinate: Mittleres Lebensalter von Männern (oben) und Frauen (unten) bei Erkrankungsbeginn (Erkr.-Beg.) sowie zum Zeitpunkt der Erst- und Zweituntersuchung (1. Unters., 2. Unters.). Abszisse: Anzahl der Patienten. Weiße Säulen = Anzahl der Patienten bei Erkrankungsbeginn und stationärem Befund bei der 1. und 2. Untersuchung. Einfach scharaffierte Säulen = Anzahl der Patienten mit progredientem Verlauf, doppelt schraffierte Säulen = Anzahl der verstorbenen Patienten

Verbindung mit den meist kissen- und polsterartigen Stenosen in den angesprochenen Gefäßarealen und dem Fehlen humoraler Veränderungen läßt am ehesten daran denken, daß bei ihnen bevorzugt degenerative Gefäßwandprozesse vorliegen. Die unterschiedlich rasche Progredienz in den beiden Kollektiven wird also vorwiegend durch differente ätiologische Momente bestimmt.

Unsere Befunde zeigen, daß bei Frauen im Bereiche des Aortenbogens und der herznahen großen Arterien eher entzündliche Gefäßwandprozesse angehen, die prognostisch ungünstiger sind als die bei Männern bevorzugt auftretenden degenerativen Gefäßwandveränderungen [1]. Dies mag dadurch bedingt sein, daß sich dem entzündlichen Prozeß ein degenerativer Gefäßwandschaden aufpfropft.

Trotz divergierender ätiologischer Momente bei degenerativen und entzündlichen Gefäßwandveränderungen kommt es aber bei beiden Erkrankungen zu mikrothrombotischen Abscheidungen auf der Gefäßwandoberfläche. Wir haben deswegen den Wert der Anticoagulantienbehandlung bei den über 4 Jahre verfolgten Patienten geprüft. Sämtliche Patienten waren zum Zeitpunkt der Erstuntersuchung auf das Anticoagulans Marcumar eingestellt worden. Die Anticoagulation wurde jedoch nur bei 21 Patienten über die gesamte Zeit fortgeführt, während 18 Kranke diese Behandlung vorzeitig abbrachen. Damit ergab sich die Möglichkeit, den Einfluß der Anticoagulantientherapie auf den Spontanverlauf der entzündlichen und degenerativen Erkrankungen des Aortenbogens und der herznahen großen Gefäße zu prüfen. Es zeigte sich, daß bei den 21 anticoagulierten Patienten mit Ausnahme von 2 Kranken der Gefäßprozeß stationär blieb. Im Gegensatz dazu war bei den 18 nur kurzfristig mit Marcumar behandelten Kranken in 14 Fällen eine eindeutige Verschlechterung nachweisbar, während sich nur bei 4 Patienten keine sichere Progredienz zeigte. Aus dieser Tendenz läßt sich ebenso wie bei den obturierenden Angiopathien der unteren Extremitäten [2 bis 4, 7, 10, 11, 16] eine Empfehlung zur Anticoagulantienbehandlung auch bei entzündlichen und degenerativen Erkrankungen des Aortenbogens und der herznahen großen Gefäße ableiten [1, 6].

Literatur

1. Bernsmeier, A., Held, K.: Z. Kreisl.-Forsch. **59**, 97 (1970). — 2. Bruhn, H. D., Jipp, P., Schellmann, J., Dedlmeyer, I., Müller-Wiefel, H., Borm, D.: Med. Klin. (1972) (im Druck). — 3. Goossens, N.: Antikoagulantien-Langzeitbehandlung der arteriellen Durchblutungsstörungen. In: Langzeitbehandlung mit Antikoagulantien. VI. Hamburger Symposium über Blutgerinnung, S. 53 (Zukschwerdt, L., Thies, H. A., Hrsg.). Stuttgart: Schattauer 1964. — 4. Goossens, N.: Z. ges. inn. Med. **21**, 216 (1966). — 5. Heidrich, H.: Arch. Kreisl.-Forsch. **57**, 190 (1968). — 6. Held, K., Jipp, P.: Med. Klin. **65**, 845 (1970). — 7. Hess, H.: Therapiewoche **17**, 1617 (1967). — 8. Müller-Mohnssen, H.: Münch. med. Wschr. **113**, 604 (1971). — 9. Schmidt, H., Heine, H., Raskovic, M.: Med. Wschr. **109**, 777 (1967). — 10. Schneider, K., Senning, A.: Langenbecks Arch. Chir. **328**, 50 (1970). — 11. Tillgren, C.: Acta med. scand. **178**, 2, 203 (1965). — 12. Timm, C.: Z. Biol. **101**, 79 (1942). — 13. Timm, C.: Z. Biol. **101**, 157 (1943). — 14. Timm, C.: Pflügers Arch. ges. Physiol. **249**, 261 (1947). — 15. Vollmar, J., El Bayar, M., Kolmar, D., Pfleiderer, Th., Diezel, P. B.: Dtsch. med. Wschr. **90**, 8, (1965). — 16. Waibel, D.: Postoperative management of arterial bypass. In: Pathogenesis and treatment of thromboembolic diseases, p. 377 (Koller, F., Duckert, F., Streuli, F., Eds.). Stuttgart: Schattauer 1966.

WAPPENSCHMIDT, J., BÜCHELER, E. (Neurochirurg. Klinik der Universität Bonn): **Klinische und arteriographische Befunde beim Subclavian Steal-Syndrom**

Autoreferat

Die breite Anwendung der thorakalen Übersichtsaortographie hat gezeigt, daß cerebrale Insuffizienzerscheinungen mit neurologischen Ausfällen zu einem erheblichen Prozentsatz durch obliterierende Prozesse an den brachiocephalen Arterien verursacht sind.

Von den supraaortalen Stenosen und Verschlüssen sollen die proximal des Abganges der Vertebralarterien gelegenen Okklusionen herausgegriffen werden, da sie zu einem besonderen Krankheitsbild, zum sog. Subclavian Steal-Syndrom führen. Dieses charakterisiert sich durch eine vasculäre cerebrale Insuffizienz und eine Minderdurchblutung einer oberen Extremität. Angiographisch läßt sich neben dem Subclacia- bzw. Truncus brachiocephalicus-Verschluß ein retrograder Flow in der Vertebralarterie auf der betroffenen Seite, der für die cerebralen Ausfallserscheinungen verantwortlich ist, nachweisen.

Unsere Beobachtungen der letzten Jahre stützen sich auf 20 Fälle, die zum größten Teil unter dem Verdacht eines intrakraniellen Prozesses zur Untersuchung kamen. Klinische Untersuchungen und arteriographisch festgestellte Störungen der Blutverteilung werden mitgeteilt, wobei nicht in allen Fällen Klinik und angiographische Befunde übereinstimmen.

Huber, P. (Neuroradiol. Abt. des Zentralen Strahleninstitutes der Universität Bern): **Der Einfluß der akuten Blutdrucksteigerung auf die Hirnzirkulation. Angiographische Untersuchungen bei Patienten mit normalem und pathologischem Angiogramm**

Unter normalen Bedingungen bleibt die Hirndurchblutung bei Blutdruckänderungen praktisch konstant, da bei sinkendem Blutdruck eine Vasodilatation, bei steigendem Blutdruck dagegen eine Vasoconstriction ausgelöst wird. Dieses Phänomen wird als Autoregulation bezeichnet. Unter verschiedenen pathologischen Bedingungen wie z. B. Blutdruckabfall unter einen kritischen systolischen Wert von etwa 70 mm-Hg, schwerer Hyperkapnie und im frischen Stadium von cerebrovasculären Insulten ist diese Autoregulation beeinträchtigt oder sogar aufgehoben, was zur Folge hat, daß die Hirndurchblutung mehr oder weniger parallel dem Blutdruck folgt.

Uns hat die Frage interessiert, ob sich angiographisch bei akuter Blutdrucksteigerung Veränderungen des Gefäßdurchmessers und der Zirkulationsgeschwindigkeit nachweisen lassen. Wir haben deshalb schnelle angiographische Serien, die wir unter Normalbedingungen bei normotensiven Patienten verschiedenen Alters angefertigt haben, mit Serien verglichen, die in der gleichen Sitzung nach Steigerung des Blutdruckes, jedoch sonst unter identischen Bedingungen, aufgenommen wurden. Das zeitliche Intervall zwischen diesen beiden Serien betrug im Minimum 10 min. Der systolische Blutdruck wurde durch intravenöse Injektion von 7 bis 10 mg Effortil Boehringer um ungefähr 50 mm-Hg gesteigert. Die angiographischen Serien wurden während der maximalen Blutdruckerhöhung, also ungefähr 3 bis 5 min nach der Effortilinjektion, aufgenommen. Aus Sicherheitsgründen wurden von diesen Testen Hypertoniker oder Patienten mit Verdacht auf intrakranielle Blutungen ausgeschlossen.

Resultate

1. Die Kontrollgruppe bestand aus elf Patienten mit normalem angiographischem Befund und ohne klinische Hinweise auf das Bestehen einer cerebrovasculären Erkrankung. Das Durchschnittsalter dieser Patienten war 43 Jahre, der initiale systolische Blutdruck lag zwischen 90 und 120 mm-Hg und stieg nach der Effortilinjektion um durchschnittlich 55 mm-Hg an.

Während der hypertensiven Phase kam es zu einer deutlichen Engerstellung der größeren und kleineren Hirnarterien sowie der Äste der A. carotis externa. Zirkulationszeit und Strömung in der A. carotis interna, die wir densitometrisch bestimmt hatten, blieben dagegen unverändert (Tabelle 1).

2. Die zweite Gruppe bestand aus 14 Patienten mit einem frischen cerebrovasculären Insult, der nicht älter als 1 Woche war und bei denen angiographisch ein Gefäßverschluß, meist im Territorium der A. cerebri media, nachgewiesen werden konnte. Das Durchschnittsalter dieser Patienten war 41,5 Jahre, der initiale systolische Blutdruck betrug im Mittel 123 mm-Hg und die Blutdrucksteigerung 53,2 mm-Hg. Diese Daten entsprechen somit weitgehend denjenigen der ersten Gruppe.

Meist fanden wir in dieser Patientengruppe während der Blutdrucksteigerung eine Dilatation der Arteriensegmente proximal von den Stenosen oder Verschlüssen. Distal von Stenosen kam es ebenfalls zu einer leichten Vasodilatation, allerdings in recht unterschiedlichem Ausmaß. In Regionen, die von den Verschlüssen oder Stenosen nicht direkt betroffen waren, zeigten die Gefäße eine Vasoconstriction, die allerdings meist geringer war als in der Kontrollgruppe (Tabelle 2).

Bei 9 Patienten dieser Gruppe fanden wir unter Normotension eine vorzeitige Venenfüllung. Bei 6 dieser Patienten erschienen diese vorzeitigen Venen unter Hypertension noch früher oder traten überhaupt erst unter Hypertension auf. Die arteriovenöse Zirkulationszeit war in dieser Gruppe unter Normotension länger als bei der Kontrollgruppe. Bei 10 dieser 14 Patienten war die Zirkulation distal der Stenose während der Hypertension schneller und die Arterien stellten sich weiter in die Peripherie dar.

Tabelle 1. *Kontrollgruppe. Normotensive Patienten mit normalem Carotisangiogramm*

Gefäßdurchmesser unter normalem Blutdruck	Veränderung des Gefäßdurchmessers in % während akuter Hypertension	Anzahl Gefäße
Über 1,5 mm	− 15,7 (± 6,3)	22
Unter 1,0 mm	− 13,5 (± 7,5)	21
Äste der A. carotis ext.	− 18,0 (± 7,8)	7

3. Die 3. Gruppe bestand aus 4 Patienten, deren Infarkt älter als 1 Monat war. In diesen Fällen trat unter Hypertension wiederum eine gute Vasoconstriction sowohl in den normalen Gefäßterritorien als auch im Kollateralsystem auf. Zirkulationsgeschwindigkeit und Strömung in der A. carotis interna wurden durch die Blutdrucksteigerung wie in der Kontrollgruppe nicht beeinflußt.

Zusammenfassend können wir sagen, daß in frischen Infarktbezirken angiographisch tatsächlich ein Verlust der Kontraktionsfähigkeit der Arterien unter

Tabelle 2. *Gefäßveränderungen während akuter Blutdrucksteigerung bei Patienten mit frischem Infarkt*

	Veränderung des Gefäßdurchmessers in % während akuter Hypertension	Anzahl Gefäße
Arterienabschnitte proximal von Stenosen oder Verschlüssen	+ 20,2 (± 3,2)	4
Arterienabschnitte distal von Stenosen	− 4,9 (± 8,9)	11
Kollateralen	+ 5,1 (± 8,5)	14
Hirnarterien außerhalb Infarktbezirk (Durchmesser über 1,5 mm)	+ 7,5 (± 6,9)	28
Äste der A. carotis ext.	− 16,1 (± 10,4)	19

Blutdrucksteigerung zu beobachten ist und daß es als Folge dieser Vasoparalyse sogar zu einer Vasodilatation kommen kann. Von Bedeutung scheint uns die Tatsache, daß die Zirkulation distal von Stenosen unter Blutdrucksteigerung schneller wird und sich die Gefäße weiter in die Peripherie darstellen. Dieser Befund unterstreicht die klinisch bekannte Tatsache, daß Infarktpatienten im akuten Stadium auf Blutdruckabfälle besonders empfindlich sind. Nach etwa 1 Monat haben die Gefäße ihre Reaktionsfähigkeit auf Blutdruckschwankungen wahrscheinlich wieder zurückgewonnen.

Zum Schluß möchten wir festhalten, daß wir nicht sagen können, bis zu welchem Grad die von uns beobachteten Gefäßreaktionen während eines akuten, vorübergehenden Blutdruckanstieges mit den Gefäßreaktionen während einer hypertonischen Krise, der sog. hypertensiven Encephalopathie, in Beziehung gesetzt werden können. Wie eingangs erwähnt, haben wir Hypertoniker von diesen Testen aus Sicherheitsgründen ausgeschlossen.

SCHMAHL, F. W., SCHLOTE, W., HEUSER, D., BETZ, E. (Med. Kliniken und Polikliniken Gießen, Abt. für submikroskop. Pathologie und Neuropathologie und Physiol. Institut (I) der Universität Tübingen): **Physiologische und elektronenmikroskopische Befunde an der Hirnrinde beim experimentellen Endotoxinschock***

In früheren Untersuchungen über den Endotoxinschock der Katze — als tierexperimentelles Modell des septischen Schocks — hatten wir zeigen können, daß ein erheblicher Abfall der energiereichen Phosphate KrP^1 und ATP in der Hirnrinde der Versuchstiere eintrat, wenn der arterielle Mitteldruck in der Spätphase des Endotoxinschocks im Zeitraum bis zu 10 Std nach Endotoxininjektion bis in einen Bereich von 55 bis 40 mm-Hg oder tiefer abfiel, der für die Autoregulation der Hirnrinde kritische Bereich von etwa 70 mm-Hg also unterschritten wurde [Schmahl et al., 1970 (1)].

In weiteren Experimenten versuchten wir, durch Messungen der corticalen Sauerstoffdrücke und der regionalen Durchblutung der Hirnrinde in Korrelation zu den biochemischen Analysen — sowie durch elektronenmikroskopische Untersuchungen — zu klären, ob eine unmittelbare Schädigung des energieliefernden Stoffwechsels durch Endotoxin vorliegt, oder ob diese sekundär durch eine mangelhafte Durchblutung und Sauerstoffversorgung der Hirnrinde bedingt ist.

Methodik

Katzen beiderlei Geschlechts erhielten i.v. 1 mg/kg Endotoxin, das nach der Boivinschen Methode aus Escherichia coli 0 55 extrahiert worden war[2]. Die Katzen wurden mit Pentobarbitalnatrium (Nembutal) narkotisiert; sie erhielten eine Anfangsdosis von 25 mg/kg. Danach wurde wiederholt Pentobarbitalnatrium (5 bis 10 mg/kg i.v.) nachgegeben, um eine ausreichend tiefe Narkose während der ganzen Versuchsdauer (bis zu 12 Std ab Narkosebeginn) sicherzustellen. Im Mittel erhielten die Tiere insgesamt eine Dosis von 50,2 mg/kg[3].

Der corticale Sauerstoffdruck wurde an mehreren Stellen der Hirnoberfläche mit einer Platinmehrdrahtelektrode (zehn Platindrähte mit jeweils 15 μ Durchmesser) gemessen (Einzelheiten der Operationstechnik und der Sauerstoffdruckmessung s. Schmahl et al., 1965, 1966). Die Messungen des corticalen Sauerstoffdrucks wurden auf dem Gyrus suprasylvicus bzw. marginalis in demselben Areal vorgenommen, in dem später bei Versuchsende Gewebsproben für die biochemischen Analysen sowie die elektronenmikroskopische Untersuchung entnommen wurden (Technik der Frierstoppgewebsentnahme für die Metabolitanalysen s. Schmahl et al., 1965).

Bei einem Teil der Versuchstiere wurde außerdem die lokale corticale Durchblutung mit Oberflächenwärmeleitelementen fortlaufend registriert (Einzelheiten der Methode bei Betz et al., 1966; Betz u. Schmahl, 1966).

Endotoxine sind hochmolekulare Lipopolysaccharide. In der Literatur werden Molekulargewichte von etwa 10^6 bis zu $20 \cdot 10^6$ (Aggregate von kleineren Einheiten) genannt. (Vgl. Schramm et al., 1952; Göing u. Kaiser, 1966; Nowotny, 1969).

* Mit Unterstützung der Deutschen Forschungsgemeinschaft.
[1] Abkürzungen: ATP = Adenosintriphosphat, ADP = Adenosindiphosphat, Kr = Kreatin, KrP = Kreatinphosphat, Lac = Lactat, NAD = Nicotinamid-adenindinucleotid, NADH = reduziertes Nicotinamid-adenindinucleotid, Pyr = Pyruvat.
[2] Für die Herstellung und freundliche Überlassung des Endotoxins danken wir Herrn Priv.-Doz. Dr. B. Urbaschek, Institut für Hygiene und Med. Mikrobiologie der Universität Heidelberg, Klinikum Mannheim.
[3] Bei längerer Versuchsdauer mit Erhöhung der Gesamtdosis von Barbiturat liegen KrP- und ATP-Spiegel in der Hirnrinde höher, der Lactatspiegel niedriger als bei früheren Versuchen mit kürzerer Versuchsdauer und einer einmaligen Injektion von 25 mg/kg Pentobarbitalnatrium (vgl. Schmahl et al., 1965). Ähnliche Befunde haben Gatfield et al. (1966) am Gesamtgehirn der Ratte erhoben.

In Anbetracht des hohen Molekulargewichtes ist es unwahrscheinlich, daß Endotoxin primär die Bluthirnschranke durchdringt. Es wäre aber denkbar, daß diese durch Endotoxin zerstört bzw. geschädigt wird und danach Endotoxin in das Gehirngewebe eindringt. Es wurde wiederholt beobachtet, daß Endotoxin in anderen Abschnitten des Blutgefäßsystems das Endothel schädigt bzw. die Loslösung von Endothelzellen aus der Endothelauskleidung der Blutgefäße auslösen kann (Hoff et al., 1967; McGrath u. Stewart, 1969; Frost, 1970).

Bei unseren Experimenten wurden zu verschiedenen Zeitpunkten nach der Endotoxininjektion Gewebsentnahmen für elektronenmikroskopische Untersuchungen aus der Hirnrinde des Gyrus suprasylvicus bzw. marginalis entnommen.

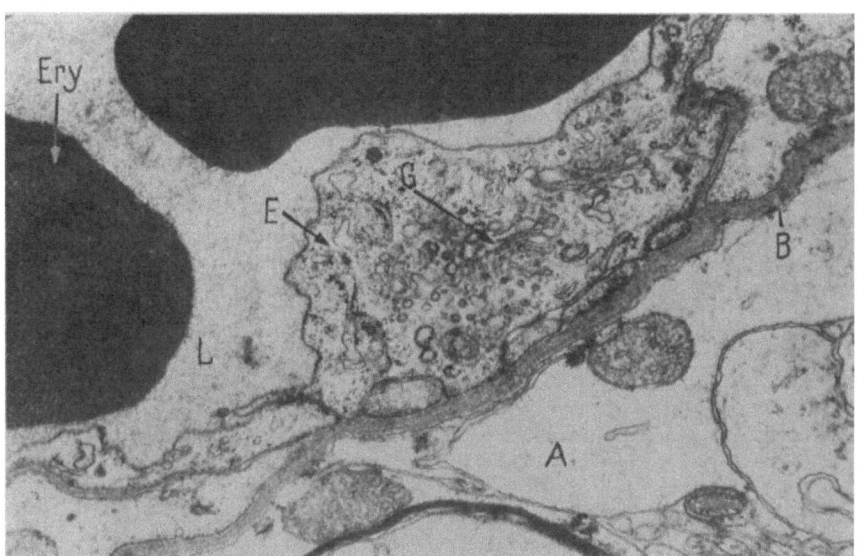

Abb. 1. Reaktive Endothelveränderungen an einer Präcapillare der Hirnrinde 610 min nach 1 mg/kg Endotoxin i.v. Vermehrung der Golgi-Felder und des glatten und rauhen endoplasmatischen Reticulums. Plasmamembranen intakt. Leichte Schwellung der pericapillären Astrocytenfortsätze. Osmiumtetroxydfixierung. Vergr. 24500:1. *A* Perivasculärer Astrocytenfortsatz, *B* Basalmembran, *E* Endothelzellplasma, *Ery* Erythrocyt, *G* Golgi-Feld, *L* Gefäßlumen

Die elektronenmikroskopischen Untersuchungen ließen keine strukturelle Schädigung der morphologischen Substrate der Bluthirnschranke (Endothelien, Basalmembran und perivasculäre Glia) durch Endotoxin erkennen.

Die Endothelien zeigten lediglich sog. ,,reaktive Veränderungen", insbesondere eine Vermehrung der Organellen, die als Zeichen einer aktiven Auseinandersetzung der Endothelzellen mit dem auf sie einwirkenden Endotoxin gedeutet werden (Abb. 1). Eine andersartige Reaktion des Endothels des Hirngefäßsystems auf Endotoxin im Vergleich zu anderen Bereichen der Blutstrombahn im Organismus ist verständlich, wenn wir uns vor Augen halten, daß die Endothelien der Hirngefäße ein Bauelement der Bluthirnschranke sind und morphologische und funktionelle Besonderheiten gegenüber den Endothelien anderer Gefäßbereiche aufweisen (Hager, 1961; Karnovsky, 1967).

Insgesamt ergeben die morphologischen Untersuchungen keinen Anhalt für ein Eindringen des Endotoxins durch die Bluthirnschranke im Bereich der Hirnrinde und eine direkte Schädigung des corticalen Gewebes.

Damit im Einklang stehen die Messungen der corticalen Sauerstoffdrücke und der lokalen corticalen Gewebsdurchblutung. Die Registrierung dieser physiologischen Parameter in Korrelation zu den Bestimmungen der energiereichen Phosphate KrP und ATP ergab den Nachweis, daß der in der Spätphase des Endotoxinschocks beobachtete Abfall der energiereichen Phosphate nicht direkt durch

Tabelle 1. *Messung corticaler Sauerstoffdrücke (Tabelle 1 a) und Metabolitanalysen (Tabelle 1 b) bei derselben Katze (Einzelheiten s. Text)*

Tabelle 1 a. *Messung corticaler Sauerstoffdrücke*

Vor Injektion von Endotoxin	9 Std 10 min bis 9 Std 15 min nach Injektion von Endotoxin (1 mg/kg i.v.)
Torr	Torr
1. 19	1. 1
2. 35	2. 3
3. 52	3. 2
4. 37	4. 1
5. 44	5. 1
6. 34	6. 4
7. 33	
8. 16	
9. 28	
Mittelwert 33,1 Torr	Mittelwert 2,0 Torr

In Tabelle 1 b sind in Spalte A^0 zum Vergleich die Metabolitanalysen einer Kontrollgruppe von elf Katzen angegeben, die kein Endotoxin erhielten — bei sonst gleichen Versuchsbedingungen [aus Schmahl et al., 1970 (2)]. Es sind die Mittelwerte und mittleren Fehler der Mittelwerte eingetragen

Tabelle 1 b. *Metabolitgehalte in der Hirnrinde (10^{-6} Mol/g Frischgewicht)*

	A_0 Kontrollgruppe ohne Endotoxin (n = 11)	B Metabolitanalysen im Einzelversuch 9 Std 16 min nach Endotoxin (1 mg/kg i.v.)
KrP	3,90 ± 0,14	0,99
ATP	1,72 ± 0,06	0,87
Lac	1,22 ± 0,10	12,00
KrP/Kr	0,54 ± 0,02	0,12
ATP/ADP	4,4 ± 0,2	2,0
Lac/Pyr	15,2 ± 1,1	53,8

Endotoxin ausgelöst wird, sondern nur dann eintritt, wenn eine mangelhafte Sauerstoffversorgung der Hirnrinde auf Grund der endotoxininduzierten Blutdrucksenkung und Ischämie des Gehirngewebes besteht.

Als Beispiel ist in Tabelle 1 ein charakteristischer Versuch dargestellt, bei dem in der Terminalphase des Endotoxinschocks der arterielle Mitteldruck bis auf 32 mm-Hg abgesunken war (9 Std, 10 min nach Injektion von 1 mg/kg Endotoxin). Die corticale Durchblutung war bei Versuchsende hochgradig abgefallen. Die Wärmetransportzahl als Maß der mit einem Wärmeleitelement registrierten lokalen Durchblutung der Hirnrinde lag zu diesem Zeitpunkt mit $\gamma = 12,4 \cdot 10^{-4}$

$\cdot$ cal $\cdot$ cm^{-1} $\cdot$ sec^{-1} $\cdot$ °C^{-1} nur noch wenig höher als der mittlere „Totwert" (γ_0 = 12,06 ± 0,36 $\cdot$ 10^{-4} $\cdot$ cal $\cdot$ cm^{-1} $\cdot$ sec^{-1} $\cdot$ °C^{-1}), d. h. die am toten, nicht mehr durchströmten Gehirn gemessene Wärmetransportzahl (vgl. Neumann et al., 1970).

Bei Versuchsende betrug der corticale pO$_2$ — gemessen mit der Platinmehrdrahtelektrode — an mehreren Stellen der Hirnrinde zwischen 1 und 4 Torr (Tabelle 1a). Bei einer derartig starken Reduktion der corticalen Sauerstoffdrücke (jede Messung gibt den Mittelwert des lokalen pO$_2$ an den von den zehn Drähten der Elektrode erfaßten Stellen der Hirnoberfläche an!) — wird für einen Teil der Hirnrindenzellen der für die Atmung der Mitochondrien kritische pO$_2$ von 1 bis 2 Torr unterschritten (vgl. Lübbers, 1968; Schmahl, 1971).

Dies ist an den biochemischen Analysen erkennbar (vgl. Tabelle 1b): Bei der unmittelbar nach den letzten Ablesungen des corticalen Sauerstoffdrucks durchgeführten Frierstopp-Gewebsentnahme fanden wir einen hochgradigen Abfall des Spiegels von KrP und ATP sowie der Phosphorylierungsgrade KrP/Kr und ATP/ADP, außerdem die Zeichen einer erheblich gesteigerten Glykolyse (stark erhöhter Lactatgehalt und Lac/Pyr-Quotient) als Folge der mangelhaften Sauerstoffversorgung des Gewebes.

Der Zusammenhang zwischen biochemischen Analysen und den physiologischen Parametern corticaler pO$_2$ und Durchblutung wird — e negativo — auch aus folgenden Befunden deutlich: Bei Versuchstieren, bei denen in dem Zeitraum bis zu 10 Std nach Endotoxininjektion der arterielle Mitteldruck nicht unter 70 mm-Hg abfiel, ließ die Messung der corticalen Sauerstoffdrücke sowie die fortlaufende Registrierung der lokalen Durchblutung der Hirnrinde keine deutliche Verschiebung zu niedrigeren Werten erkennen. Die Metabolitanalysen zeigten keine signifikanten Veränderungen von KrP, ATP und Lactat [Schmahl et al., 1970 (2)].

Zusammenfassend können wir feststellen, daß der in der Spätphase des Endotoxinschocks beobachtete Abfall der energiereichen Phosphate durch die hypoxische Hypoxydose des Hirnrindengewebes bedingt ist — als Folge des Abfalls des arteriellen Blutdrucks und der corticalen Durchblutung. Unter unseren Versuchsbedingungen ergeben die untersuchten Parameter keine Hinweise für eine direkte schädigende Einwirkung des Endotoxins.

Literatur

Betz, E., Ingvar, D. H., Lassen, N. A., Schmahl, F. W.: Acta physiol. scand. **67**, 1 (1966). — Betz, E., Schmahl, F. W.: Pflügers Arch. ges. Physiol. **287**, 368 (1966). — Frost, H.: The effect of endotoxin on the terminal vascular system. Studies of the glomerulus of the rabbit conducted with the electron scan microscope. 6th Europ. Conf. Microcirculation, Aalborg 1970. Basel-New York: Karger (in press). — Gatfield, P. D., Lowry, O. H., Schulz, D. W., Passoneau, J. V.: J. Neurochem. **13**, 185 (1966). — Göing, H., Kaiser, P.: Ergebn. Mikrobiol. **39**, 243 (1966). — Hager, H.: Acta neuropath. (Berl.) **1**, 9 (1961). — Hoff, H. F., Gottlob, R., Blümel, G.: Naturwissenschaften **54**, 287 (1967). — Karnovsky, M. J.: J. Cell. Biol. **35**, 213 (1967). — Lübbers, D. W.: The oxygen pressure field of the brain and its significance for the normal and critical oxygen supply of the brain. In: Oxygen transport in blood and tissue, p. 124 (Lübbers, D. W., Luft, U. C., Thews, G., Witzleb, E., Eds.). Stuttgart: Thieme 1968. — McGrath, J. M., Stewart, G. J.: J. exp. Med. **129**, 833 (1969). — Neumann, L., Betz, E., Benzing, H.: Int. Z. angew. Physiol. **29**, 29 (1970). — Nowotny, A.: Bact. Rev. **33**, 72 (1969). — Schmahl, F. W.: Effects of endotoxin shock on the oxygen supply and the levels of energy-rich phosphates of the cerebral cortex. In: Workshop on oxygen transport in tissue, Dortmund 1971. München-Berlin: Urban u. Schwarzenberg (im Druck). — Schmahl, F. W., Betz, E., Dettinger, E., Hohorst, H. J.: Pflügers Arch. ges. Physiol. **292**, 46 (1966). — Schmahl, F. W., Betz, E., Heuser, D.: (2) The effect of endotoxin-induced shock on the energy-metabolism of the cerebral cortex. In: Research on the cerebral circulation. Proceedings of the Fifth International Salzburg Conference of the World Federation of Neurology, Salzburg, 1970. Springfield, Ill.: Ch. C. Thomas Publ. (in press). — 16. Schmahl, F. W., Betz, E., Talke, H., Hohorst, H. J.: Biochem. Z. **342**, 518 (1965). — (1) Schmahl, F. W., Heuser, D., Neumann, L., Betz, E.: Verh. dtsch. Ges. inn. Med. **76**, 202 (1970). — Schramm, G., Westphal, O., Lüderitz, O.: Z. Naturforsch. **7 b**, 594 (1952).

MILLER, B., RAMMLER, V., KNAUFF, H. G. (Med. Klinik der Universität Marburg): **Untersuchungen zum cerebralen Stoffwechsel von Kohlenhydraten und Aminosäuren bei Patienten mit Hirnarteriosklerose**

Normales Energiesubstrat des cerebralen Stoffwechsels ist die Glucose. Bei Glucosemangel infolge Hypoglykämie [1, 5] sowie bei cerebralen Glucoseverwertungsstörungen, wie sie bei Hirnarteriosklerose [4], Diabetes mellitus [2, 5], Leberinsuffizienz [1, 2], Urämie [2] sowie bei Morbus Wilson und bei der Wernicke-Encephalopathie [1] gefunden wurden, ist die Glucoseaufnahme in das Gehirn stärker erniedrigt als der Sauerstoffverbrauch, so daß angenommen werden muß, daß auch andere Substrate in diesen Situationen zur Energiegewinnung herangezogen werden. Bei Insulin-Hypoglykämie sowie bei Morbus Wilson konnten wir bereits früher zeigen, daß das Gehirn vermehrt freie Aminosäuren aus dem Blut aufnimmt [9]. Bei Patienten mit Hirnarteriosklerose konnten Gottstein u. Mitarb. [6] zeigen, daß sich unter einer kombinierten Glucose-Insulininfusion der veränderte Kohlenhydratstoffwechsel weitgehend normalisiert. Wir verwendeten die gleiche Versuchsanordnung, um an diesem Modell zu untersuchen, 1. ob die Glucoseverwertungsstörung des cerebralsklerotischen Gehirns ebenfalls mit einer vermehrten Aminosäurenaufnahme in das Gehirn einhergeht, und 2. ob die rasche Änderung im Kohlenhydratstoffwechsel unter der Glucose-Insulininfusion auch zu Änderungen im Aminosäurenstoffwechsel führt.

Die Untersuchungen wurden an neun cerebralsklerotischen Patienten im Alter von 65 bis 92 Jahren durchgeführt, die keinen behandlungsbedürftigen manifesten Diabetes mellitus hatten und bei denen andere Stoffwechselerkrankungen ausgeschlossen waren. Am nüchternen Patienten wurden zunächst simultan mittels Motorspritzen aus der Arteria femoralis und dem Bulbus superior der Vena jugularis interna je 20 ml Blut in 10 min entnommen. Anschließend wurden über eine Infusionspumpe 50 ml einer 50%igen Glucoselösung, der 24 E Altinsulin zugesetzt waren, mit einer Einlaufgeschwindigkeit von 1,5 ml/min in eine Cubitalvene infundiert. Zwischen der 20. und 30. Minute dieser Infusion wurden wiederum synchron je 20 ml Blut aus der Femoralarterie und der Hirnvene entnommen. In diesen Blutproben bestimmten wir die Glucose mit der substratspezifischen Glucoseoxydase-Peroxydasemethode (Farbtest TC-M der Fa. Boehringer/Mannheim), die freien Plasmaaminosäuren elutionschromatographisch mit dem Technicon-Autoanalyser. In gesondert entnommenen Blutproben wurde der Sauerstoff- und Kohlendioxydgehalt manometrisch nach der Methode von Peters u. van Slyke bestimmt.

Die arterielle Glucosekonzentration stieg während der Infusion im Mittel von 108 mg-% auf 246 mg-% an. Die arterio-hirnvenöse Glucosedifferenz nahm von durchschnittlich 10,6 mg-% auf 15,4 mg-% zu ($p < 0,05$). Da die arteriovenöse Sauerstoffdifferenz (entsprechend dem Sauerstoffverbrauch) sich nicht änderte, vergrößerte sich der Quotient aus Glucoseverbrauch:Sauerstoffverbrauch von 1,51 auf 2,37 ($p < 0,005$). Die Kohlendioxydabgabe nahm nicht zu. Entsprechend zeigte auch der cerebrale respiratorische Quotient keine signifikante Änderung (1,02 vor und 1,17 während der Infusion). Diese Diskrepanz zu den Befunden von Gottstein u. Mitarb. [6], deren Einzelwerte ebenfalls weit streuen, ist sicher durch die kleine Zahl unserer Probanden mitbedingt.

Für die freien Plasmaaminosäuren fanden wir in beiden Untersuchungsperioden im Einzelfall sowohl positive als auch negative arterio-hirnvenöse Differenzen Während jedoch vor der Infusion die positiven Differenzen entsprechend einer Aminosäurenaufnahme ins Gehirn die negativen Differenzen, also die Abgaben an das Blut, im Mittel um fast das siebenfache überstiegen, kehrte sich unter der Infusion das Verhältnis um, so daß jetzt dreimal soviel Aminosäuren vom Gehirn abgegeben wurden als von ihm aus dem Blut extrahiert wurden (Abb. 1). Vernachlässigt man das Vorzeichen und betrachtet die Summe von Aminosäuren-,,Aufnahme" und ,,Abgabe" als ,,Aminosäurenaustausch" entsprechend der Amino-

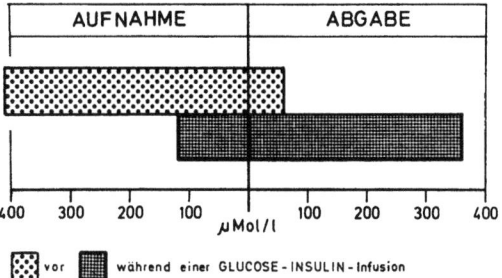

Abb. 1. Cerebrale Aminosäurenaufnahme und -abgabe (Summe der positiven bzw. negativen arterio-venösen Differenzen der Einzelaminosäuren) vor und während einer Glucose-Insulininfusion bei Patienten mit Hirnarteriosklerose

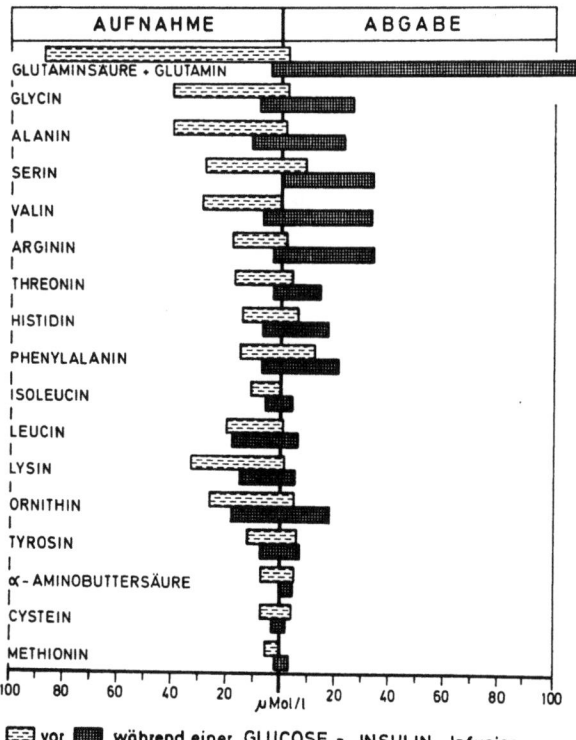

Abb. 2. Cerebrale Aminosäurenbilanz bei acht Patienten mit Hirnarteriosklerose vor und während einer Glucose-Insulininfusion (durchschnittliche arterio-hirnvenöse Aminosäurendifferenzen)

säurenmenge, die die Bluthirnschranke in beiden Richtungen passiert [9], so zeigt sich, daß diese Größe in beiden Untersuchungsperioden gleich ist. Abb. 2 zeigt das Gleiche für die individuellen Aminosäuren. Etwa ein Viertel der Aminosäurenaufnahme bzw. -abgabe vor und während der Infusion entfiel auf Glutamin/Glutaminsäure (aus methodischen Gründen wurde für beide nur ein gemeinsamer Wert ermittelt). Die Umkehr der cerebralen Aminosäurebilanz von Aufnahme zu Abgabe während der Glucose-Insulininfusion war am stärksten bei den Aminosäuren Glutamin/Glutaminsäure, Glycin, Alanin, Serin, Valin, Arginin, Threonin und Histidin ausgeprägt. Es handelt sich dabei um jene Aminosäuren, die über Pyruvat, α-Ketoglutarat und Glutamat besonders enge Beziehungen zum Kohlenhydratstoffwechsel aufweisen. Glutamat ist im Gehirn wahrscheinlich direkt als Intermediärprodukt am Citronensäurecyclus beteiligt [10].

Die Ergebnisse lassen sich wie folgt zusammenfassen:

1. Bei Hirnarteriosklerose geht die Glucoseverwertungsstörung mit einer vermehrten Aufnahme von freien Aminosäuren aus dem Blut in das Gehirn einher. Die Abnahme des Gesamt-α-Aminostickstoffs von der Arterie zur Vene betrug in dem vorliegenden Kollektiv mit einem Durchschnittsalter von 72 Jahren etwa 20%. Früher fanden wir bei einem größeren Kollektiv mit einem Durchschnittsalter von 51 Jahren eine arterio-hirnvenöse Aminosäurenabnahme von 5% [9]; Hoyer [8] fand bei Studenten im Durchschnittsalter von 25 Jahren eine ausgeglichene cerebrale Aminostickstoffbilanz. Mit zunehmendem Alter scheint die Aminosäurenaufnahme in das Gehirn zu steigen.

2. Die Normalisierung der Glucoseverwertungsstörung bei Hirnarteriosklerose während einer kurzfristigen Glucose-Insulininfusion [6] geht mit einer Umkehr der cerebralen Aminosäurenbilanz von der überwiegenden Aufnahme zur überwiegenden Abgabe einher.

3. Dieser Befund, sowie Befunde von Gottstein u. Mitarb. [7], die kürzlich zeigen konnten, daß bei Zuständen mit verminderter Glucoseaufnahme das Gehirn vermehrt Ketonkörper utilisiert, und daß dadurch die Lücke in der cerebralen Energiebilanz geschlossen wird, lassen es fraglich erscheinen, ob die von uns beobachteten Veränderungen des cerebralen Aminosäurenstoffwechsels bei verminderter Glucoseaufnahme Ausdruck eines kompensatorischen Einspringens von Aminosäuren als Energiesubstrat sind. Wahrscheinlich sind sie als Folge von Änderungen der intermediären Stoffwechselkinetik zu deuten, und unterstreichen die engen Wechselbeziehungen zwischen Kohlenhydrat- und Aminosäurenstoffwechsel im Gehirn.

Literatur

1. Erbslöh, F., Bernsmeier, A., Hillesheim, H. R.: Arch. Psychiat. Nervenkr. **196**, 611 (1958). — 2. Gottstein, U.: Verh. dtsch. Ges. inn. Med. **72**, 185 (1966). — 3. Gottstein, U., Bernsmeier, A., Sedlmeyer, I.: Klin. Wschr. **41**, 943 (1963). — 4. Gottstein, U., Bernsmeier, A., Sedlmeyer, I.: Klin. Wschr. **42**, 310 (1964). — 5. Gottstein, U., Held, K.: Klin. Wschr. **45**, 18 (1967). — 6. Gottstein, U., Held, K., Sebening, H., Walpurger, G.: Klin. Wschr. **43**, 965 (1965). — 7. Gottstein, U., Müller, W., Berghoff, W., Gärtner, H., Held, K.: Klin. Wschr. **49**, 406 (1971). — 8. Hoyer, S.: Klin. Wschr. **48**, 1239 (1970). — 9. Knauff, H. G., Gottstein, U., Miller, B.: Klin. Wschr. **42**, 27 (1964). — 10. Sacks, W.: J. appl. Physiol. **20**, 117 (1965).

KAMMERER, V., PIEPGRAS, U. (Homburg, Saar): **Der Wert des Hirnszintigrammes für die Diagnose und Differentialdiagnose cerebraler Gefäßverschlüsse**

Die Szintigraphie des Gehirnes gewann in den letzten Jahren zunehmend die Bedeutung einer Standardmethode bei der Diagnostik cerebraler Durchblutungsstörungen. Sie liefert diagnostische, differentialdiagnostische, therapeutische und auch prognostische Informationen mit einer technisch einfachen, risikofreien Untersuchung ohne Beeinträchtigung des Patienten. Positive szintigraphische Befunde bei Patienten mit den klinischen Symptomen einer cerebrovasculären Insuffizienz fanden sich in unserer Klinik bei rund 42% der Untersuchten (Schmidt-Wittkamp u. Piepgras). Die Möglichkeit, das Resultat einer Erstuntersuchung zu überprüfen, ist ohne Einschränkung gegeben; gerade die Verlaufskontrolle trägt in zweifelhaften Fällen zur Klärung der Diagnose bei.

Die szintigraphische Darstellung des Hirninfarktes:

Das ischämisch geschädigte Hirngewebe wird im Szintigramm als Zone einer pathologisch gesteigerten Nuklidakkumulation direkt dargestellt. Der szintigraphische Herd ist an die Nekrose gebunden und gibt somit Aufschluß über den Zustand des Hirngewebes, unabhängig von der Art und Lokalisation von Gefäßverschlüssen oder -stenosen an den extra- oder intrakraniellen Hirnarterien und ihren Ästen. In typischen Fällen sind Form und Lage des Herdes charakteristisch als ovale, band- oder rautenförmige „heiße" Zone, die meist Anschluß an die physiologischerweise aktivitätsreiche Region der Schädelkalotte hat. Entsprechend der relativen Häufung von Verschlüssen oder stenosierenden Veränderungen an der art. cerebri media und ihren Ästen liegt der szintigraphische Herd meist temporal bis temporo-parietal im Ausbreitungsgebiet dieser Gefäße. Allerdings muß die Nekrose eine bestimmte Mindestgröße überschreiten, um darstellbar zu sein. Bei Verschlüssen der kurzen, perforierenden Arterien, besonders der striolentikulären Äste, und von Ästen der art. cerebri ant., werden negative Szintigramme beobachtet als Folge der zu geringen Ausdehnung der Infarkte und der Überlagerung durch die immer kräftig dargestellten Längsblutleiter. Ähnliches gilt für Infarkte im Ausbreitungsgebiet der art. basilaris (Rhoton et la., 1966).

Ursache der gesteigerten Nuklidspeicherung im Infarktbereich nach intravenöser Injektion von Technetium 99m (oder anderen geeigneten Isotopen) ist eine Störung der Bluthirnschranke sowohl in der hypoxisch geschädigten poststenotischen Gefäßstrecke als auch in neugebildeten Capillaren im Infarktrandgebiet. Ob außer der verstärkten Durchlässigkeit der Gefäßwand lokale, permeationserhöhende Substanzen oder Vehikelproteine eine Rolle bei der vermehrten Anreicherung der Nuklide spielen, ist noch Gegenstand der Diskussion.

Die *Verlaufsbeobachtung* des szintigraphischen Herdes ist aufschlußreich: Das Szintigramm zeigt in der Regel zwischen dem 3. und dem 6. Tag nach Beginn der klinischen Symptome erstmals einen positiven Befund. Die lokale Anreicherung des Nuklids erreicht ein Maximum in der 2. Woche, danach sinken die Speicherungswerte im Verlauf von einigen Wochen bis zu 6 Monaten wieder auf den Normalwert ab. In der Folgezeit ist das Szintigramm unauffällig, obwohl nach einem cerebralen Gefäßverschluß immer eine lokale Minderdurchblutung resultiert, auch wenn neurologische Defektsymptome fehlen (Abb. 1 und 2).

Die szintigraphische Verlaufskontrolle des Hirninfarktes erlaubt *prognostische* Aussagen: Tritt ein szintigraphischer Herd spät auf, bleibt er schwach ausgeprägt und bildet er sich in kurzer Zeit zurück, so ist die Prognose bezüglich der Rückbildung der neurologischen Ausfälle als günstig zu betrachten. Kommt es hingegen zu einer frühzeitigen pathologischen Speicherung, die sich kräftig ausbildet oder sich im Verlauf der Beobachtung verstärkt oder sehr lange anhält, so ist mit einer Defektheilung mit bleibenden neurologischen Symptomen zu rechnen (Usher u. Quinn, 1969; Deisenhammer u. Jellinger, 1969; Guttermann u. Shenkin, 1969; Deisenhammer, 1971).

Auf Grund der direkten Abhängigkeit des szintigraphischen Befundes von der Ausdehnung der Malacie und der hypoxischen Schädigung der Gefäße gibt das Hirnszintigramm auch *therapeutische* Hinweise, die es erlauben, etwa die Aussichten einer rekonstruktiven oder desobliterierenden Operation an den extrakraniellen Hirngefäßen von vornherein abzuschätzen. Untersuchungen von Brinkmann (1970) und anderen Autoren zeigen, daß sich der Zustand solcher Patienten mit cerebro-vasculärer Insuffizienz wegen stenosierender Veränderungen der extrakraniellen Hirnarterien, die einen positiven szintigraphischen Befund aufgewiesen hatten, nach einer operativen Therapie sehr oft verschlechterte. Autop-

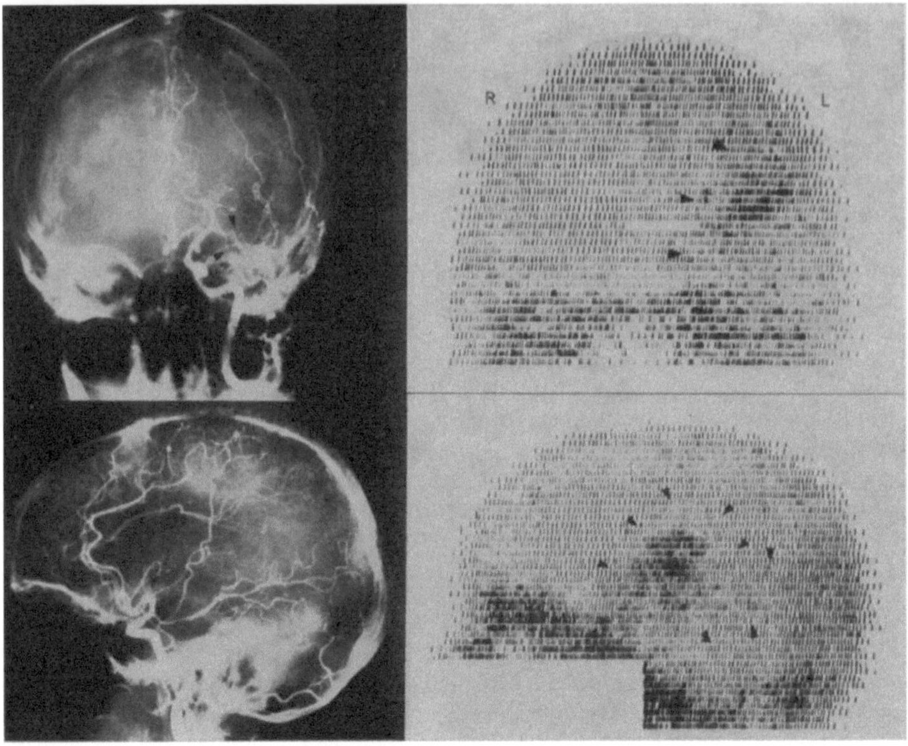

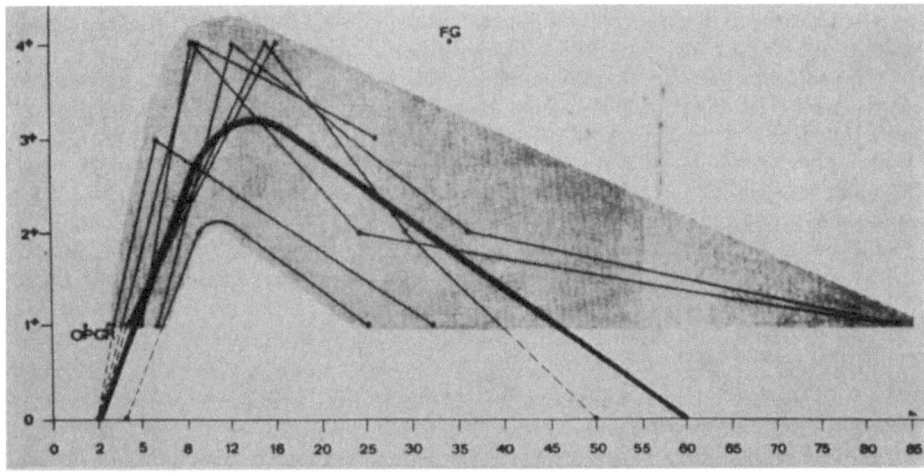

Abb. 1. Szintigraphische Darstellung eines malacischen Insultes links temporoparietal. Im Hirnangiogramm ist der Teilverschluß der linken Art. cerebri media dargestellt. Szintigraphische Untersuchung am 10. Tag nach einer Apoplexie

Abb. 2. Anstieg und Abfall der Speicherungsintensität in einem Hirninfarkt in Abhängigkeit von der Zeit. Dick ausgezogene Kurve: Mittelwert aus sieben Einzeluntersuchungen. [Aus Williams, J. K., Beiler, D. D.: Neurology (Minneap.) **16**, 1159 (1966)]

tisch fanden sich gehäuft frische, postoperativ aufgetretene Blutungen in den früheren Infarkt. Hingegen war der postoperative Verlauf bei jenen Patienten, bei denen keine pathologische Speicherung eingetreten war, günstig. Offensichtlich korreliert der szintigraphische Befund auch mit dem Grad und der Ausdehnung einer poststenotischen Gefäßwandschädigung. Ist diese erheblich, so ist die Gefäßwand nicht in der Lage, nach Beseitigung eines vorgeschalteten Strombahnhindernisses, dem vollen arteriellen Blutdruck standzuhalten. Als weiterer Risikofaktor wird die Entwicklung eines intracerebralen Entzugssyndroms durch Umverteilung der Blutvolumina nach der Beseitigung einer Stenose diskutiert (Brock et al., 1969).

Die *Differentialdiagnose* eines pathologischen szintigraphischen Befundes umfaßt in erster Linie Blutungen und Tumore. Traumafolgen (Hämatome der Kopfschwarte, sub- oder epidurale Hämatome, Kontusionsblutungen) sind auf Grund der Anamnese auszuschließen oder, soweit es sich um periphere pathologische Speicherbezirke handelt, durch die Darstellung in mehreren Ebenen zu lokalisieren. Als führendes Charakteristikum des vasculären Insultes gilt seine Verlaufsform mit initial negativem oder diskretem Befund, dem später eine zunehmend deutliche Darstellung des malacischen Herdes mit anschließendem Rückgang der pathologischen Speicherung folgt. Bei Blutungen in das Hirnparenchym tritt der szintigraphische Herd etwas früher (2. bis 4. Tag) als bei Infarkten (3. bis 6. Tag) auf (Oeconomos, 1968). Aus dem aktuellen Bild eines einzelnen Szintigrammes ist daher eine sichere Differenzierung zwischen einem Hirninfarkt und einem andersartigen pathologischen Prozeß nicht möglich, so daß bei dringlicher Diagnostik die Hirnangiographie durchgeführt werden muß. Gegenüber einem Hirntumor mit apoplektiformer Symptomatik kann eine Abgrenzung auf Grund der Tatsache durchgeführt werden, daß ein szintigraphisch freies Intervall hier fehlt, so daß ein Tumor sofort nach einem Insult im Szintigramm erkennbar wird. Auch aus der Form eines szintigraphischen Herdes sind — mit dem erforderlichen Vorbehalt — differentialdiagnostische Schlüsse möglich: Ein ovaler Herd entspricht eher, mit einer Treffsicherheit von etwa 2:1 (Heiser u. Quinn, 1966), einer Malacie als einem Tumor, welcher sich meist als runder Herd darstellt. Auf Grund unserer eigenen Erfahrungen möchten wir aber darauf hinweisen, daß auch „infarkttypisch" konfigurierte Herde tumorbedingt sein können, so daß der Form des Herdes keine verläßliche Bedeutung zukommt.

Literatur

Brinkmann, C. A.: Amer. J. Surg. **119**, 452 (1970). — Brock, M. A., Hadjidimos, M., Ellger, K., Kohlmeyer, K., Schürmann, K.: Radiologe **9**, 451 (1969). — Deisenhammer, E., Jellinger, K.: Ärztl. Forsch. **23**, 399 (1969). — Deisenhammer, E.: Szintigraphische Untersuchungen in Neurologie und Neurochirurgie. Wien: Hollinek 1971 (dort weitere Literatur). — Guttermann, P., Shenkin, H. A.: J. Amer. med. Assoc. **207**, 145 (1969). — Heiser, W. J., Quinn, J. K.: Arch. Neurol. Psychiat. (Chic.) **15**, 125 (1966). — Oeconomos, D.: Progr. Brain Res. **30**, 201 (1968). — Rhoton, A. L., Klinkerfuß, G. K., Lilly, D. R., Ter-Pogossian, M. M.: Arch. Neurol. Psychiat. (Chic.) **14**, 506 (1966). — Schmidt-Wittkamp, E., Piepgras, U.: Scanning of cerebro-vascular diseases. A survey of 308 cases. (Im Druck). — Usher, M. S., Quinn, J. L.: Amer. J. Roentgenol. **105**, 728 (1969). — Williams, J. K., Beiler, D. D.: Neurology (Minneap.) **16**, 1159 (1966).

PAUL, H.-A., RIELING, K., RITTMEYER, K. (Neurol.Klinik und Poliklinik der Universität Göttingen): **Ophthalmodynamographische Untersuchung zur Frage der Kollateralversorgung von Stenosen und Verschlüssen der A. carotis interna**

Die Ophthalmodynamographie nach Hager ist die unblutige Messung des Blutdrucks und des Pulsationsvolumens der A. ophthalmica etwa 7 bis 8 mm distal des Abganges dieser Arterie aus dem Carotissiphon beim Eintritt in die Orbita.

Zur Methodik verweisen wir auf die Veröffentlichungen von Hager, Finke und Bettelheim. Es handelt sich hierbei im wesentlichen um die oscillographische Registrierung des Bulbus-Orbitapulses über eine dem Orbitarand dicht anliegende Kapsel.

Während das ODG von Hager, Bettelheim und anderen zunächst als ophthalmologischer Beitrag zur Differentialdiagnose des sog. Schlaganfalles beschrieben wurde, hat Finke seine diagnostische Anwendbarkeit im Rahmen der neurologischen Untersuchungsmethoden unterstrichen, jedoch zunächst unter dem besonderen Aspekt des Nachweises von intra- und extrakraniellen Gefäßverschlüssen. Bei routinemäßiger Anwendung der Ophthalmodynamographie entsprachen die Ergebnisse aber nicht den zunächst gehegten Erwartungen. Ein größerer Prozentsatz von angiographisch nachgewiesenen Verschlüssen und vor allem Stenosen der A. carotis interna entzieht sich dem ophthalmodynamographischen Nachweis, ähnlich wie nach den Untersuchungen z. B. von Deisenhammer u. Mitarb. nur ein loser Zusammenhang zwischen Verschlüssen der Carotis interna und EEG-Befunden besteht.

Tabelle 1. *Klinische Befunde bei 33 Patienten mit Carotis interna-Stenose bzw. -Verschluß*

ODG Seitenhinweis	EEG Seiten- oder Herdhinweis			Carotis-Angio.		Neurologischer Befund		Anamnese	
				Verschluß	Stenose	ausgeprägt	diskret	kurz	lang
	+	(+)	ø					Beginn akut	subakut
+	11	2	2	10	5	13	2	10	5
(+)	3	1	1	3	2	3	2	3	2
ø	3	1	9	4	9	2	11	5	8

Hager, Bettelheim u. a. haben die sog. falsch-negativen ophthalmodynamographischen Befunde bei Carotisverschlüssen dem sich entwickelnden Kollateralkreislauf über die A. carotis externa und A. ophthalmica angelastet. Sindermann und auch Fogelholm u. Mitarb. konnten jedoch zeigen, daß es erst relativ spät zur Ausbildung von Kollateralen über die A. ophthalmica kommt und daß der Nachweis von Kollateralen über die A. ophthalmica sogar als prognostisch ungünstiges Zeichen anzusehen sei. Die Ophthalmica-Kollateralgefäße sollen nach Sindermann nicht in der Lage sein, eine ausreichende Versorgung der betroffenen Hemisphäre zu übernehmen. Nach diesen Untersuchungen könnte demnach ein sog. falsch-negativer ophthalmodynamographischer Befund mit einer ausgeprägten neurologischen Halbseitensymptomatik einhergehen.

Aus dem laufenden Krankengut unserer Klinik übersehen wir 33 Patienten mit angiographisch nachgewiesenen deutlichen Stenosen oder Verschlüssen der A. carotis interna, die außerdem ophthalmodynamographisch und elektroencephalographisch untersucht wurden (Tab. 1). Bei gleichzeitiger Berücksichtigung der anamnestischen Angaben und des erhobenen neurologischen Befundes haben wir versucht, diese Fälle in ein grobes Schema einzuordnen. Dabei wird deutlich, daß positive wie negative ODG- und EEG-Befunde korrelieren. Einerseits besteht eine auffällige Parallele zwischen einer ausgeprägten neurologischen Symptomatik, kurzer Anamnese mit teilweise apoplektiformem Beginn und deutlichen EEG- und ODG-Befunden, andererseits finden sich die negativen ODG- und EEG-Befunde vorwiegend bei Patienten mit längerer Krankheitsvorgeschichte und nur diskreten neurologischen Erscheinungen. Es scheint uns nicht zufällig, daß sich in der 1. Gruppe überwiegend Carotisverschlüsse, in der 2. Gruppe überwiegend Carotisstenosen finden. Von letzteren ist bekannt, daß sie sich langsam auf dem Boden von atheromatösen Wandveränderungen bilden und damit ausreichend Zeit zur Ausbildung von Kollateralen bleibt.

Bei keinem unserer Patienten konnten wir ophthalmodynamographisch bei Kompression der A. carotis communis der betroffenen Seite einen nennenswerten Kollateralkreislauf von kontralateral her nachweisen, d. h. die Pulsationen bei Kompression homolateral verschwanden. Hinzuweisen wäre auch noch auf die Tatsache, daß wir nur in einer kleinen Anzahl von Untersuchungen, nämlich bei 5 von 33 Fällen angiographisch Kollateralverbindungen von der A. carotis externa über die A. ophthalmica nachweisen konnten, wobei sich eine etwa gleichmäßige Verteilung auf die oben genannten beiden Gruppen ergab.

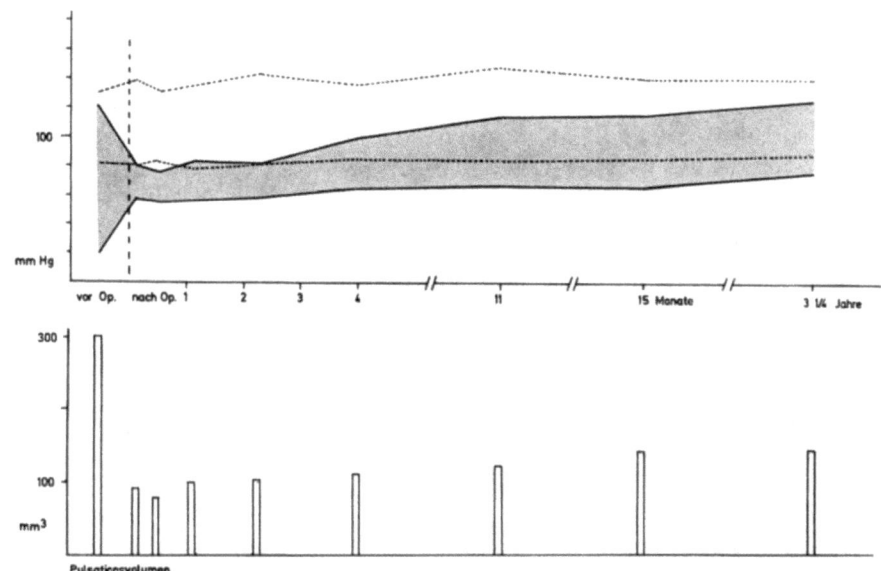

Abb. 1. Ophthalmodynamographische Verlaufsbeobachtung eines operativen Carotisverschlusses. —— = systolischer und diastolischer Ophthalmicadruck, - - - = systolischer und diastolischer Brachialisdruck

Auch unsere sog. falsch-negativen ophthalmodynamographischen Befunde sind allein durch Kollateralausbildung über die A. ophthalmica ausreichend zu erklären, wie bereits von Hager und Bettelheim beschrieben. Es ist jedoch die Coincidenz mit negativen EEG-Befunden und nur diskreten neurologischen Symptomen ohne Annahme weiterer Kollateralen nicht möglich. Zu diskutieren wären vor allem Kollateralverbindungen über die Mantelkantengefäße und die A. occipitalis. Die im Rahmen dieser Untersuchungen beobachteten Carotisstenosen sind überwiegend so ausgeprägt, daß mit ihrem Restlumen allein keine ausreichende Minimalzirkulation anzunehmen ist. Ein Nachweis von Kollateralgefäßen bei gleichzeitiger Darstellung von Carotis-interna- und -externastromgebiet gelang mit der von uns geübten angiographischen Technik in keinem Fall.

Bekanntlich ist es bei ausreichend langer Anpassungszeit und nicht nennenswert atheromatös verändertem Gefäßsystem möglich, Stenosen und Verschlüsse der A. carotis nahezu symptomlos oder mit nur geringer Beeinträchtigung zu tolerieren. In den relativ seltenen Fällen eines Sinus-Cavernosus-Aneurysmas, teilweise bekannt als pulsierender Exophthalmus, wird aus dieser Erfahrung therapeutischer Nutzen gezogen. Nach teilweise mehrwöchigem kontollierten Carotiskompressionstraining werden A. carotis communis und A. carotis interna unterbunden.

Die Entwicklung eines Kollateralkreislaufes aus dem Versorgungsgebiet der kontralateralen A. carotis zeigen wir exemplarisch für drei von uns beobachtete Fälle an einem jetzt 56jährigen Patienten, den wir mehr als $3^1/_4$ Jahre in poliklinischer Betreuung haben (Abb. 1). Bei diesem Patienten kommt es bei Carotiskompression der Gegenseite zum völligen Sistieren der Ophthalmicapulsation, wonach anzunehmen ist, daß ein nennenswerter Füllungseffekt des verschlossenen Carotisstromgebietes über die Basilarisstrombahn nicht vorliegt.

Die Ophthalmodynamographie ist unseres Erachtens in der Lage, unter gleichzeitiger Anwendung der kontrollierten Carotiskompression Hinweise an cerebrale Zirkulationsverhältnisse zu geben, die über das eng umgrenzte Versorgungsgebiet der A. ophthalmica hinausgehen. Während bei *kompensierten* Stenosen und Verschlüssen der A. carotis interna das ODG ebenso wie das EEG überwiegend *unauffällig* bleiben, können beide Methoden durch *pathologische Werte* auf *dekompensierte* Zirkulationsverhältnisse hinweisen. Auch bei angiographisch nachgewiesenen Kollateralen über die A. ophthalmica ergeben sich doch bei dekompensierten Gefäßverschlüssen die charakteristischen ophthalmodynamographischen Befunde. Wie unsere mehrjährige Beobachtung des erwähnten operativen Carotisverschlusses zeigt, bietet sich die Ophthalmodynamographie auf Grund ihrer leichten Handhabung und geringen Beeinträchtigung des Patienten besonders zur ambulanten Verlaufsbeobachtung von Verschlüssen der Carotis interna und zur Ergänzung der übrigen Befunde an.

Literatur
Bettelheim, H.: Nervenarzt **37**, 224 (1966); — Wien. klin. Wschr. **82**, 841 (1970). — Deisenhammer, E., Prosenz, P.: Wien. Z. Nervenheilk. **26**, 147 (1968). — Finke, G.: Neurochirurgia (Stuttg.) **10**, 59 (1967). — Fogelholm, R., Vuolio, M.: Acta neurol. scand. **45**, 78 (1969). — Hager, H.: Ber. dtsch. ophthal. Ges. **62**, 141 (1959); — Mbl. Augenheilk. **141**, 801 (1962); — Triangel De. **VI**, 259 (1964). — Sindermann, F.: Arch. Psychiat. Nervenkr. **209**, 207 (1967); — J. Neurol. Sci. **5**, 9 (1967).

TOBIASCH, V. (Institut zur Erforschung präventivmed. Fragen, Neutrauchburg): **Über die Objektivierung orthostatischer Schwindelzustände und die Möglichkeiten einer differenzierten Therapie**

Autoreferat

Der Schwindel ist ein häufiges Begleitsymptom zahlreicher Erkrankungen. Bei akuten Infektionskrankheiten, Intoxikationen, Hepatitiden usw. verschwindet er in der Regel mit Abklingen der anderen Krankheitszeichen. Bei anderen pathophysiologischen Zuständen können sich aber Schwindelzustände gewissermaßen zu einem selbständigen Leiden entwickeln; sie können jahrelang als einzige Beschwerde bestehen und Leistungsfähigkeit und Wohlbefinden des Betroffenen erheblich beeinträchtigen.

Es soll über eine Methode berichtet werden, mittels derer es möglich ist a) orthostatische Schwindelzustände zu objektivieren, b) den Einzelfall einer differenzierten Behandlung zuzuführen.

In älteren Untersuchungen haben wir mit dem Steh-Ophthalmodynamogramm (ODG) bei 100 Kreislaufgesunden die normale Schwankungsbreite der Einzeldaten des Ophthalmodynamogrammes (cerebraler Blutdruck, Pulsationsvolumina pro Schlag und pro Minute) im Liegen und Stehen ermittelt und die Ergebnisse mit den Werten bei 100 Patienten mit orthostatischen Kreislaufregulationsstörungen verglichen (Mansour). In weiteren Versuchsreihen wurden die Einflüsse verschiedener pharmakologisch wirksamer Substanzen (Rauchen, Kaffee, zahlreiche Kreislaufmittel) bei Patienten untersucht, die über Schwindelzustände klagten. Das Untersuchungsgut stützt sich besonders auf zwei Gruppen von Patienten: 1. jüngere Kreislauflabile, 2. ältere, mit den Symptomen einer beginnenden cerebralen Gefäßsklerose. Von diesen klagten im Rahmen der bekannten Beschwerden (Vergeßlichkeit, Konzentrationsschwäche, Müdigkeit usw. — Tabelle 300 M, 100 Fr) über 70% über Schwindel.

Die Steh-ODG wurden nach der ersten Untersuchung, zum zweiten Mal nach einmaliger Verabreichung der Präparate (per os, Inhalation, Injektion) und/oder nach 8tägiger Gabe des Mittels angefertigt.

Dabei gelang es erste Anhaltspunkte für eine differenzierte Anwendung kreislaufwirksamer Präparate bei den verschiedenen Beschwerdebildern (tachycarde — bradycarde Kreislaufstörungen, junge — alte Patienten) zu ermitteln.

MONNINGER, R. H. G. (Lake Forest, Medical Center, Illinois, USA): **Optic Neuritis, Symptomology and Medical Management**

By definition optic neuritis is an inflammatory lesion of the optic nerve which is located somewhere between the optic disk and the optic chiasm. The process can be purulent and acutely destructive or it can involve interstitial tissue proliferation and degeneration of the nerve fibers. If it affects the nerve sheaths it is actually a perineuritic meningitis. When the inflammation involves the disk a papillitis is produced. It is often difficult to distinguish this reaction from a papilledema caused by increased intracranial pressure. However in papillitis the swelling is rarely more than (two) diopters, neighborhood hemorrhage and venous engorgement is less, there is a central scotoma rather than an enlarging blind spot, the scotoma is pronounced for colors, and vision loss is sudden and acute. When the lesion is located beyond the disk it is called retrobulbar neuritis. The functional findings are the same but the ophthalmoscopic examination is negative. Chiasmal neuritis presents the same symptoms but the visual and field defects are usually bilateral. Any of the preceding conditions can result in disk changes and pallor which constitute a type of optic atrophy.

The causes of optic neuritis are numerous and some are obscure or unknown and to attempt to list all of them is beyond the scope of this paper. To illustrate the point retrobulbar neuritis can be due to alcohol and tobacco sensitivity, multiple sclerosis, diabetes, pernicious anemia, syphilis, plumbism, post-partum hemorrhage, and congenital amblyopia to mention some of the origins. A general classification such as that of Duke-Elder makes more sense when one wants to consider etiology. Antecedent to this is some bacterial, fungal, viral, parasitic, traumatic, or toxic influence. Local inflammatory conditions include uveitis, retinitis, meningitis, sinus and orbital infections, and sympathetic ophthalmitis. Among general inflammatory conditions are those of the central nervous system such as encephalitis, neuromyelitis optica (Devic's Disease), disseminated sclerosis, poliomyelitis, herpes zoster, rabies inoculation, tuberculosis, and syphilis. Another category is endogenous and exogenous toxins. The former includes measles, mumps, influenza, pneumonia, malaria, and sepsis from teeth, sinuses, and tonsils; and metabolic changes from pregnancy, lactation, avitaminosis, anemia, and diabetes. Exogenous intoxications result from methyl and ethyl alcohol, tobacco, arsenic and lead, apiol and thallium, quinine and quinidine, ergot, and a number of other substances.

The dominant and main symptom in clinical optic neuritis is loss of vision. Most often it affects the central vision and produces a central scotoma in visual field test. It is usually unilateral. It occurs irrespective of the appearance of the optic disk and surrounding retina. The optic disk may be normal as it is often found to be in retrobulbar optic neuritis; or it may be edematous if the inflammatory lesion is near the disk; or it may be inflamed as it is in papillitis and accompanied by a macular edematous star and some venous engorgement and homorrhage. Nausea and cephalalgia may precede the loss of visual acuity. The loss of vision can vary in degree from slight disturbance to absence of light perception. And a few patients have normal vision. Accompanying the cardinal symptom often is a history of associated pain and tenderness in the eye and behind the eye. Movement of the eye increases the pain. Direct and consensual light reflexes are present but contraction is not maintained by bright light confrontation and the pupil dilates slowly despite continued light stimulus. Dark adaptation is lowered. Fortunately the visual prognosis is good with recovery in about 90% of the cases. The reason for this is that although conduction is reduced in the nerve fibers, the axis cylinders are very durable and with the resolution of the disease process conduction is rapidly restored. The findings usually last from one to four weeks. There are variations of these symptoms as might be expected. For example the scotoma might be scetorial, caeco-central, paracentral, or annular. It might be relative for colors or absolute. If the inflammatory process is severe enough to destroy nerve fibers there will be some pallor or atrophic changes of the disk with permanent and corresponding visual defect. Again the patient might not be aware of this if his residual vision is adequate.

In making a differential diagnosis some things should be kept in mind. First of all when one encounters a patient with loss of vision due to a central scotoma he must rule out conditions such as chiasmal arachnoiditis or a neoplasm (both of which can exert enough pressure upon the optic nerve to influence its conduction) and vascular lesions. A history of slow onset and a gradual increase in the intensity of the symptoms are important clews. The tendency to recover is minimal. Visual field analysis and isolation of the source of pressure will suggest the diagnosis. In elderly patients with vascular disease there are usually sector defects rather than a central scotoma and progression is the rule. The local ocular inflammatory conditions previously mentioned are usually easy to diagnose even though the etiology may resist specific identification. What part sinus disease plays is open to conjecture and it has been over-emphasized in the past. Multiple sclerosis, encephalitis, and neuro-myelitis optica are the most common central nervous system diseases encountered which cause optic neuritis. The retrobulbar lesion is most characteristic in these conditions. Tuberculosis and syphilis present positive clinical and laboratory findings but the neuritis can occur anytime in the course of the disease. Papillitis, papilledema, and periphlebitis and perivascular sheathing can be seen with the ophthalmoscope. Leber's disease is rare and if it is seen it is found in young and otherwise healthy males. The central scotoma has a dense nucleus and a segment sector-shaped despression. Gonorrhea is on the increase again and it must be included in the neuritic group which stem from endogenous toxic substances. In the chronic forms of this category there is peripheral field contraction and some other variations. Alcohol-tobacco amblyopia presents a bilateral centro-cecal scotoma wherein the margins are not well defined and there are dense nuclei near the horizontal meridian. There is a greater defect for red than for white. Optic atrophy is rarely complete and total. Other sources of exogenous intoxication have been enumerated. They too have some peculiar clinical features which serve to identify them. Lead poisoning is becoming a serious problem in United States due to environmental conditions which lend themselves to paint nibbling by infants and young children. It involves both eyes, the lesion is sometimes retrobulbar, or there is a gross papillitis with hemorrhage and exudation.

Atrophic changes occur and in about 10% of the cases blindness is total. Many children succumb to the intoxication.

In discussing the medical management of optic neuritis one must keep in mind the many possible causes of it. One must also regard it as part of a presenting symptomatology and not as a total primary disease entity. The eye examination should be thorough and should include visual acuity and refraction, slitlamp and fundoscopic analyses, and detailed visual field testing with white, blue, red, and green target objects. This is best performed as part of a team effort including internist and neurologist, and pathologist. The treatment may be surgical in selected cases. That the underlying disease must be treated is obvious. In some cases the pathology is irreversible. Uveitis is a vexing problem and treatment of it is empirical most of the time. Fever therapy, steroids, and some other drugs are used depending upon the experience of the physician and the response of the patient. Optic neuritis associated with syphilis is treated with penicillin. Late neurosyphilis with primary optic atrophy is treated with a combination of fever therapy and penicillin or another chemotherapeutic agent. Cessation of use of tobacco and alcohol is the first step in treating the amblyopia. B complex including thiamine is used because it is observed in experimental animals that optic atrophy occurs in diets deficient in the vitamin complex. The metabolic dyscrasias such as anemia and diabetes respond to adequate treatment. Tuberculosis therapy is becoming more effective. Acute infective diseases such as measles, malaria, and influenza are modified by medications. Exogenous toxic inflammations are treated first by removal of the source of intoxication. Each chemical has some agent which will neutralize it — at least in theory. For example methyl alcohol poisoning results in an acidoses due to the formation of formic acid. It is combated by giving alkaline agents. Effective anti-viral therapy will enhance the treatment of some of the optic neurites. The fact that the visual prognosis is so good in optic neuritis places emphasis on its being an important symptom. The basic pathology must be delineated and treated. The management will then include a specific regimen and individual substances as they are indicated in treating the disorders.

HELD, K., GOTTSTEIN, U. (I. Med. Univ.-Klinik Kiel und Med. Klinik des Bürgerhospitals Frankfurt): **Durchblutung und Stoffwechsel des menschlichen Gehirns nach akuter cerebraler Ischämie**

In der modernen Intensivmedizin gelingt es durch Reanimationsverfahren zwar häufig vitale Funktionen, wie Kreislauf-, Atmungs- und Temperaturregulation wieder herzustellen. Die passagere Ischämie führt aber vielfach zu cerebralen Funktionsstörungen, die vom reversiblen Koma über Defektzustände, wie z. B. das apallische Syndrom, bis zum sog. dissoziierten Hirntod reichen.

· Bei diesen Patienten hat es sich trotz technischer Zusatzuntersuchungen, wie EEG und Carotisangiographie, oft als schwierig erwiesen, im akuten Stadium zu prognostischen Aussagen zu gelangen. Da man aus tierexperimentellen Untersuchungen weiß, daß eine gewisse Korrelation zwischen dem Sauerstoffverbrauch, den energiereichen Phosphaten und der Atmungskette des Gehirns besteht [2], wäre eine anhaltende starke Verminderung der cerebralen Sauerstoffaufnahme nach einer akuten Ischämie als ein ernstes Zeichen zu werten [7].

Wir haben daher in der vorliegenden Untersuchung geprüft, ob sich aus der Bestimmung der Hirndurchblutung und des cerebralen Stoffwechsels prognostische Aussagen ableiten lassen.

Dazu wurden die arterio-hirnvenösen Sauerstoffdifferenzen und die Hirndurchblutung mit der Stickoxydulmethode bestimmt. Das Produkt dieser Meßwerte ergibt den cerebralen Sauerstoffverbrauch, der normalerweise recht konstant gehalten wird.

Hirndurchblutung und Sauerstoff-av-Differenz verhalten sich umgekehrt proportional. Bei hohen Durchblutungswerten finden wir eine niedrige Sauerstoffausschöpfung, die dann kompensatorisch ansteigt, wenn die cerebrale Zirkulationsgröße abnimmt. Durch diesen Mechanismus bleibt die Sauerstoffversorgung des Gehirns auch bei Schwankungen der Hirndurchblutung gewährleistet. Nur bei

Cerebrales Coma

I. **Irreversibles Coma**   n = 8

| Herzstillstand | 7 |
| Strangulation | 1 |

Mittl. Überlebensdauer: 5 Tage

II. **Partiell reversibles Coma**   n = 7

Herzstillstand	4
CO - Intoxikation	1
Hirninfarkt	2

Mittl. Überlebensdauer: 26 Tage

III. **Reversibles Coma**   n = 5

| Hirninfarkt | 3 |
| Subarachnoidalblutung | 2 |

Gebessert entlassen

Abb. 1. Aufschlüsselung des Kollektivs von 20 Patienten mit cerebralem Koma nach dem klinischen Verlauf

einem starken Abfall der Hirndurchblutung reicht der kompensatorische Anstieg der Sauerstoffausschöpfung nicht mehr aus, der Sauerstoffverbrauch des Gehirns nimmt ab und es kommt zur Bewußtlosigkeit. Wenn die cerebrale Zirkulationsgröße nur kurzfristig unter einen kritischen Wert absinkt, wie beim Adams-Stokes-Anfall, ist die Bewußtseinsstörung voll reversibel [8]. Eine akut einsetzende und länger anhaltende cerebrale Minderdurchblutung führt dagegen zu einer energetischen Mangelsituation des Gehirns, aus der sich rasch morphologische Schäden entwickeln [7]. Wie wir nachher noch sehen werden, kann ein Koma aber auch mit hohen cerebralen Durchblutungswerten bei gleichzeitig niedriger Sauerstoff-av-Differenz einhergehen.

Die Zusammensetzung unseres Untersuchungskollektivs zeigt die Abb. 1. Bei 11 Patienten gelang eine Reanimation nach Herzstillstand infolge Asystolien oder Kammerflimmern, bei 2 weiteren Kranken nach einer Strangulation bzw. einer CO-Intoxikation. Bei den restlichen 7 Fällen handelte es sich um cerebrale Gefäßprozesse. Bei allen Patienten bestand zum Zeitpunkt der Untersuchung, die innerhalb der ersten 3 Tage nach dem akuten Ereignis erfolgte, eine tiefe Bewußtlosigkeit. Wir haben die Patienten hier nach dem klinischen Verlauf aufgeschlüsselt. Alle 8 Patienten der ersten Gruppe blieben tief komatös und verstarben nach durchschnittlich 5 Tagen. Von ihnen wiesen 3 die Zeichen des Hirntodes auf.

Die zweite Gruppe enthält sieben Patienten, die nach durchschnittlich $3^{1}/_{2}$ Wochen sekundären Komplikationen erlagen. Von ihnen blieben 4 somnolent, 2 entwickelten das klinische Bild eines apallischen Syndromes und nur 1 Patient wurde vorübergehend wieder ansprechbar. Bei den fünf Kranken der dritten Gruppe schließlich kam es zu einer vollständigen Normalisierung des Bewußtseins.

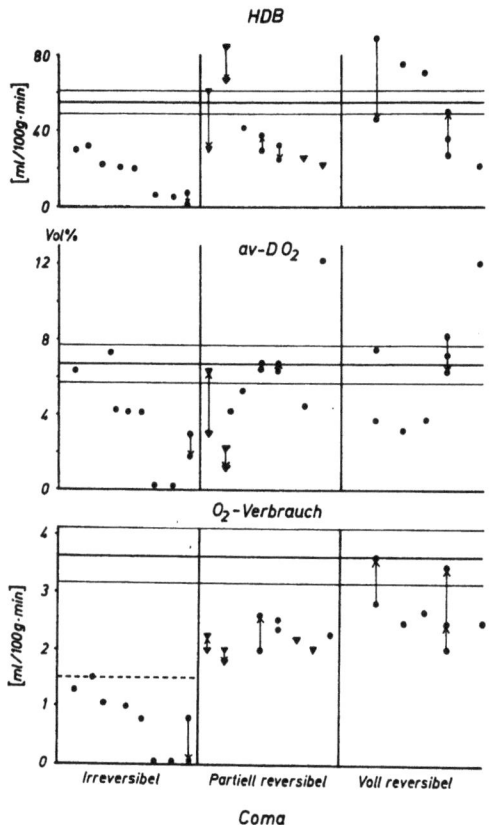

Abb. 2. Hirndurchblutung (HDB), arterio-hirnvenöse Sauerstoffdifferenz (av-DO_2) und cerebraler Sauerstoffverbrauch (O_2-Verbrauch) im cerebralen Koma. Die mit Pfeilen verbundenen Punkte stellen Meßwerte bei wiederholten Untersuchungen dar. Die Dreiecke (--) in der zweiten Gruppe bezeichnen die vier Patienten, die somnolent blieben

Nun zu unseren Meßergebnissen (Abb. 2). Betrachten wir zunächst die Sauerstoff-av-Differenz, so ist keine sichere Korrelation der Meßwerte zum klinischen Verlauf zu erkennen, da wir bei allen drei Patientengruppen normale und erniedrigte Werte fanden. In Übereinstimmung mit anderen Autoren [1, 3, 9, 11] können wir lediglich feststellen, daß eine Sauerstoff-av-Differenz unter 2 Vol.-% ein prognostisch ernstes Zeichen ist.

Aufschlußreicher sind schon die Werte der Hirndurchblutung, die in der Patientengruppe mit irreversiblem Koma stark vermindert sind und in drei Fällen praktisch nicht mehr meßbar waren. Hier handelt es sich um das sog. no-reflow-Phänomen, d. h. trotz Wiederherstellung ausreichender Kreislaufbedingungen wird das Gehirn nicht mehr durchblutet, wie sich auch angiographisch zeigen läßt [5,6]. Ursache dieses Phänomens ist wahrscheinlich ein extrem hoher Hirndruck. Die prognostische Bedeutung dieses Befundes ist offenkundig.

Das Gegenteil, eine z. T. stark erhöhte Hirndurchblutung, fällt bei einigen Patienten der beiden anderen Gruppen auf. Wie die Verlaufsbeobachtungen zeigen, kehren diese Werte nach einigen Tagen zur Norm oder sogar zu niedrigen Werten zurück. Da sich in diesen Fällen ein hellrotes hirnvenöses Blut als Ausdruck einer geringen Sauerstoffausschöpfung findet, wird von einer Luxusperfusion des Gehirns gesprochen, die als regionales Phänomen schon länger bekannt ist, die aber auch global, d. h. im Gesamthirn auftreten kann [4, 10]. Nach unseren Beobachtungen ist eine solche cerebrale Hyperämie nicht etwa als ein prognostisch günstiges Zeichen zu bewerten: Wir fanden es im akuten Stadium auch bei den Patienten, die im weiteren Verlauf nur eine partielle Besserung ihrer Bewußtseinsstörung aufwiesen.

Für die prognostische Beurteilung erwies sich — jedenfalls im negativen Sinn— am zuverlässigsten die Bestimmung des cerebralen Sauerstoffverbrauches. Patienten, die noch Stunden oder Tage nach dem akuten Ereignis Werte um oder unter 1,5 ml/100 g × min aufwiesen, blieben tief komatös und verstarben unter den Zeichen cerebraler Regulationsstörungen nach durchschnittlich 5 Tagen.

Wie die Werte der beiden anderen Gruppen zeigen, läßt sich dagegen bei einem Sauerstoffverbrauch zwischen 2 und 3 ml/100 g × min während des Komas keine Aussage darüber treffen, ob es zu einer partiellen oder vollständigen Besserung der Bewußtseinsstörung kommt.

Zusammenfassend läßt sich also feststellen, daß die Bestimmung der Hirndurchblutung und des cerebralen Sauerstoffverbrauches als eine weitere wichtige Zusatzuntersuchung bei reanimierten Patienten mit persistierendem Koma anzusehen ist. Bei einer nicht mehr meßbaren cerebralen Zirkulationsgröße, einer arterio-hirnvenösen Sauerstoffdifferenz unter 2 Vol-% und einem cerebralen Sauerstoffverbrauch unter 1,5 ml/100 g × min ist nach unseren Befunden, die mit den Untersuchungen anderer Autoren übereinstimmen [1, 3, 4, 7, 9, 11], eine auch nur partielle Wiederherstellung des Bewußtseins nicht zu erwarten.

Literatur

1. Bes, A., Vergnes, J. P. M., Escande, M., Delpha, M., Charlet, J. P.: Cerebral blood flow and metabolism in three types of coma: apoplectic coma, barbituric coma, "comas dépassées". In: Brain and blood flow. London: Pitman Publ. Co. 1971. — 2. Betz, E.: Energieversorgung und elektrische Aktivität des Gehirns. In: Der Hirntod. Stuttgart: Thieme 1969. — 3. Brodersen, P.: Critical levels of blood flow and oxygen utilization in the brain. II. Internat. Sympos. on Nuclear Medicine. Karlowy Vary, 1971. — 4. Gordon, E., Greitz, T., Widen, L.: Global luxury perfusion in deeply comatose patients. In: Brain and blood flow. London: Pitman Publ. Co. 1971. — 5. Hadjidimos, A. A., Brock, M., Baum, P., Schürmann, K.: Cessation of cerebral blood flow in total irreversible loss of brain function. In: Cerebral blood flow. Berlin-Heidelberg-New York: Springer 1970. — 6. Heiskanen, O.: Acta neurol. scand. Suppl. 7, 40 (1964). — 7. Held, K.: Med. Welt 21, 903 (1970). — 8. Held, K., Niedermayer, W., Gottstein, U.: Verh. dtsch. Ges. Kreisl.-Forsch. 34, 421 (1968). — 9. Hoyer, S., Wawersik, J.: Langenbecks Arch. klin. Chir. 322, 602 (1968). — 10. Lassen, N. A.: Lancet 1966 II, 1113. — 11. Shalit, M. N., Beller, A. J., Feinsod, M., Drapkin, A. J., Cotev, S.: Neurology (Minneap.) 20, 740 (1970).

SCHMIDT, R. C., KLEMENS, U. H. (Neurol. Abt. und Med. Klinik und Poliklinik der FU Berlin): **Häufigkeit von Hyperlipoproteinämien bei Patienten mit ischämischem cerebralen Insult**

Einleitung

Die Bedeutung verschiedener Risikofaktoren für die Genese degenerativer Gefäßerkrankungen wurde durch Prospektivstudien erkannt [1, 2, 3, 4]. Besondere Beachtung fanden hierbei zunächst die Coronarerkrankungen und peripheren arteriellen Durchblutungsstörungen, erst in zweiter Linie die cerebrovasculären Erkrankungen. Einer dieser Risikofaktoren sind die Hyperlipidämien. Die Kenntnisse über diese Stoffwechselstörungen haben sich in den letzten Jahren besonders durch die Arbeiten von Fredrickson et al. [5] beträchtlich erweitert. Man unterscheidet fünf verschiedene Hyperlipoproteinämietypen, wobei der Typ II in neuester Zeit in einen Typ II a und II b weiter unterteilt wird. Die Bedeutung dieser Hyperlipoproteinämietypen als Risikofaktoren cerebrovasculärer Erkrankungen ist völlig unklar.

Wir untersuchten, wie häufig Hypercholesterinämien und Hypertriglyceridämien bei Patienten mit ischämischen cerebralen Insult vorkommen und nahmen eine Typendifferenzierung nach Fredrickson [5] vor. Außerdem untersuchten wir, ob Zusammenhänge zwischen Hyperlipoproteinämietyp und Manifestationsalter bestehen.

Methodik

Patientenauswahl: Untersucht wurden in der Neurol. Abteilung und der Med. Klinik und Poliklinik im Klinikum Steglitz in Berlin 104 Patienten, die nach Klinik und Verlauf einen ischämischen cerebralen Insult erlitten hatten [6, 7]. Das Ereignis lag mindestens 4 Wochen und bis zu 6 Jahren zurück. In allen Fällen waren noch neurologische Ausfallerscheinungen vorhanden oder es lagen eindeutige Befunde wie z. B. Angiographien über einen durchgemachten ischämischen cerebralen Insult vor. Von den 104 Patienten hatten 3 ein angiographisch gesichertes ,,Subclavian-Steal-Syndrom" [8], 13 eine Ischämie im Versorgungsgebiet der Aa. vertebrales-basilaris [9], der Rest hatte Ausfälle im Versorgungsgebiet der A. carotis, darunter waren zu über 50 % A. cerebri media-Syndrome. Der überwiegende Teil der Patienten wurde ambulant untersucht.

Als Vergleichskollektiv wurden 350 stichprobenartig ausgewählte Patienten der Med. Poliklinik ohne nachweisbare degenerative Gefäßprozesse in einer etwa vergleichbaren Alters- und Geschlechtsverteilung untersucht.

Der Zeitpunkt von 4 Wochen nach Eintritt des Insultereignisses wurde aus zwei Gründen gewählt: 1. Wächst mit Abstand vom akuten Ereignis die diagnostische Sicherheit; 2. normalisieren sich erfahrungsgemäß erhöhte Triglyceridwerte bei Nahrungskarenz oder hypocalorischer Ernährung wie sie in den ersten Tagen nach einem Schlaganfall im allgemeinen vorliegen. Wir fanden analog zu Katsuki et al. [10] ein deutliches Ansteigen der Triglyceridwerte von der 1. Woche bis zur 4. Woche nach Eintritt des Insultes.

Lipidanalytik: Jedem Patienten wurde zweimal im Abstand von 2 bis 3 Wochen nach 12stündiger Nahrungskarenz Blut abgenommen. Im Plasma wurden die Triglycerid- [11, 12] und Gesamtcholesterinkonzentrationen bestimmt (Testkombinationen der Fa. Boehringer u. Söhne, Mannheim). Bei erhöhten Lipidwerten wurden Elektrophoresen auf Celluloseacetatmembranen durchgeführt; Anfärbung mit Ölrot O. Bei gleichzeitiger Triglycerid- und Cholesterinerhöhung wurde zur weiteren Differenzierung eine präparative Ultrazentrifugierung ausgeführt (genaue Beschreibung der Methoden andernorts [13, 14, 15, 16]). Als obere Grenzkonzentrationen setzten wir für die Triglyceride 200 mg/100 ml fest, für Cholesterin in Anlehnung an Schilling [17] in Abhängigkeit vom Lebensalter zwischen 250 und 300 mg/100 ml.

Grunderkrankungen, bei denen sekundäre Lipiderhöhungen beschrieben wurden [5], wurden durch entsprechende klinische und laborchemische Untersuchungen nachgewiesen oder ausgeschlossen.

Ergebnisse

Eine Erhöhung der Lipidwerte bei Patienten mit ischämischem cerebralen Insult über die angegebenen Grenzkonzentrationen für Triglyceride und/oder Cholesterin fand sich mehr als doppelt so häufig wie beim Vergleichskollektiv. Bei 23% der Patienten lag zwar ein manifester Diabetes mellitus vor, die Lipiduntersuchungen wurden jedoch bei gut eingestellter diabetischer Stoffwechsellage durchgeführt, so daß die gefundenen Hyperlipidämien definitionsgemäß als primär zu bezeichnen waren. Andere Grunderkrankungen mit sekundären Hyperlipidämien lagen nicht vor.

Patienten, bei denen sich der Insult in einem relativ frühen Lebensalter manifestierte, hatten häufiger Hyperlipidämien. So konnten bei Patienten unter 50 Jahren in 55% der Fälle erhöhte Lipidwerte gefunden werden, aber nur in 46% der über 60jährigen. Hypertriglyceridämien kamen häufiger vor als Hypercholesterinämien (Abb. 1a). Bei den Triglyceridwerten lagen 20% zwischen 200 und 300 und 23% über 300 mg/100 ml; grenzwertige Triglyceride (160 bis 200 mg/ 100 ml) hatten 19%. Jeweils etwa 10% der Patienten hatten Cholesterinwerte zwischen 270 und 300, 300 und 330 und über 330 mg/100 ml.

Von den verschiedenen Hyperlipoproteinämietypen war der Typ IV bei Patienten mit ischämischem cerebralen Insult am häufigsten nachweisbar, es folgte der Typ II. Nur bei 2 Patienten lag ein Typ III vor. Die Typen I und V konnten nicht nachgewiesen werden (Abb. 1 b). Auch bei einer Einteilung der Patienten in Gruppen nach dem Manifestationsalter überwiegt jeweils der Typ IV.

Diskussion

Die Rolle von Hyperlipidämien bei der Entstehung cerebrovasculärer Erkrankungen wird unterschiedlich beurteilt. Eine wesentliche Erschwernis für die Ver-

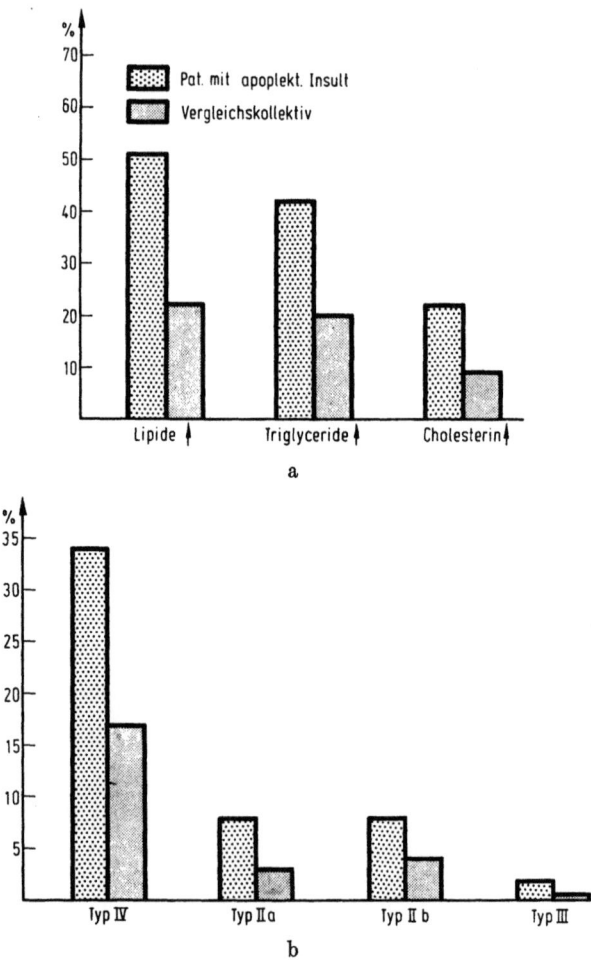

Abb. 1. Häufigkeit von a) Hyperlipidämien und b) Hyperlipoproteinämien bei Patienten mit ischämischem cerebralem Insult und einem Vergleichskollektiv ohne nachweisbare degenerative Gefäßkrankheiten. Die Prozentangaben beziehen sich auf die Gesamtzahl der untersuchten Patienten beider Gruppen (= 100%)

gleichbarkeit der Ergebnisse verschiedener Autoren stellt die Tatsache dar, daß im Bereich der Hirngefäße nicht immer eindeutige Befunde für das Vorliegen einer Ischämie zu erhalten sind. Andererseits können mehrere pathogenetisch völlig verschiedene Krankheitseinheiten unter dem Bild eines ,,Schlaganfalls" verlaufen.

Einige Autoren stellten bei Patienten mit cerebrovasculären Erkrankungen häufiger hohe Cholesterinwerte fest als bei Vergleichsgruppen [18, 19, 20, 21]. Auch in Prospektivstudien konnte nachgewiesen werden, daß bei erhöhtem Cholesterinspiegel im Alter unter 50 Jahren das Risiko, später cerebrovasculär zu erkranken, ansteigt [22, 23]. Diese Befunde blieben jedoch nicht unwidersprochen [24, 25, 26, 27, 28]. Diese divergierenden Ergebnisse können unseres Erachtens z. T. dadurch erklärt werden, daß Begleiterkrankungen bei den untersuchten Patientengruppen nicht mitberücksichtigt wurden. Bei unseren Patienten, die nur einen cerebralen ischämischen Insult hatten, fanden wir Hypercholesterinämien nicht wesentlich häufiger als bei unserem Vergleichskollektiv. Lagen dagegen zusätzlich Coronarerkrankungen oder periphere arterielle Durchblutungsstörungen vor, so war der prozentuale Anteil an Hypercholesterinämien ungleich höher; entsprechend häufiger kamen die Hyperlipoproteinämietypen IIa und IIb vor (Abb. 2). Bei den Hypertriglyceridämien zeigten sich dagegen keine wesentlichen Unterschiede. Der Typ IV war in allen Gruppen mehr als doppelt so häufig wie

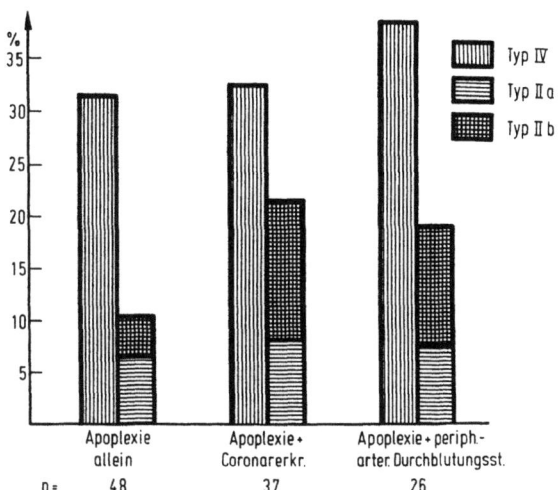

Abb. 2. Häufigkeit der verschiedenen Hyperlipoproteinämietypen bei Patienten mit ischämischem cerebralem Insult und gleichzeitigem Vorliegen degenerativer Erkrankungen anderer Gefäßsysteme. Die Prozentangaben beziehen sich auf die Gesamtzahl der untersuchten Patienten jeder Gruppe (= 100 %)

beim Vergleichskollektiv. Eine ähnliche Häufigkeit von Hypertriglyceridämien wurde auch von anderer Seite bereits beschrieben [10, 19, 21, 29, 30, 31].

Die vorliegenden Ergebnisse lassen keine Aussagen über Kausalzusammenhänge zwischen Hyperlipoproteinämien und cerebrovasculären Erkrankungen zu. Sie sind rein deskriptiv, andere Risikofaktoren müssen mitberücksichtigt werden und können unter Umständen eine entscheidendere Rolle spielen.

Literatur

1. Kannel, W. B., Dawber, T. R., Kagan, A.: Ann. intern. Med. 55, 33 (1961). — 2. Kannel, W. B., Dawber, T. R., Friedman, G. D., Glennon, W. E., McNamara, R. M.: Ann. intern. Med. 61, 888 (1964). — 3. Epstein, F. H., Ostrander, L. D., Johnson, B. C.: Ann. intern. Med. 62, 1170 (1965). — 4. Chapman, J.-M., Massey, F. J.: J. chron. Dis. 17, 933 (1964). — 5. Fredrickson, D. S., Levy, R. I., Lees, R. S.: New Engl. J. Med. 276, 34, 94, 148, 215, 273 (1967). — 6. Aring, C. D.: Arch. intern. Med. 113, 195 (1964). — 7. Finke, J.: Dtsch. med. Wschr. 89, 1983 (1964). — 8. Vollmar, J.: Dtsch. med. Wschr. 90, 8 (1965). — 9. Krämer, W.: Med. Klin. 64, 2073 (1969). — 10. Katsuki, S., Uzawa, H., Fujimi, S.: Jap. Heart J.: 5, 101 (1964). — 11. Eggstein, M., Kreutz, F. H.: Klin. Wschr. 44, 262 (1966). — 12. Schmidt, F. H., Dahl, K. von: Z. klin. Chem. 6, 156 (1968). — 13. de Lalla, O. F., Gofman, J. W.: Meth. biochem. Anal. 1, 459 (1954). — 14. Havel, R. J., Eder, H. A., Bragdon, J. H.: J. clin. Invest. 34, 1345 (1955). — 15. Klemens, U. H., Schmalbeck, J.: Z. klin. Chem. 7, 540 (1969). — 16. Klemens,

U. H., Löwis of Menar, P. v., Bremer, A., Wnuck, E. v., Schröder, R.: Klin. Wschr. 50, 139 (1972). — 17. Schilling, F. J., Christakis, G., Orbach, A., Becker, W. H.: Amer. J. clin. Nutr. 22, 133 (1969). — 18. Robinson, M., Higano, N., Cohen, W.: Ann. intern. Med. 59, 180 (1963). — 19. Randrup, A., Pakkenberg, H.: J. Atheroscler. Res. 7, 17 (1967). — 20. Steinmann, B.: Schweiz. med. Wschr. 99, 1098 (1969). — 21. Pearce, J., Aziz, H.: J. Neurol. Neurosurg. Psychiat. 33, 88 (1970). — 22. Kannel, W. B., Dawber, T. R., Cohen, M. E., MacNamara, P. M.: Amer. J. publ. Hlth 55, 1355 (1965). — 23. Kannel, W. B.: Cerebral vascular disease, p. 53 (Millikan, C. H., Siekert, R. G., Whisnant, J. P., Eds.). New York: Grune and Stratton 1966. — 24. Heyman, A., Karp, H. R., Heyden, S.: Arch. intern. Med. 128, 949 (1971). — 25. Chapman, J. M., Reeder, L. G., Borun, E. R.: Amer. J. publ. Hlth 56, 191 (1966). — 26. Gertler, M. M., Rusk, H. A., Whiter, H. H.: Geriatrics 23, 135 (1968). — 27. Dayton, S., Chapman, J., Pearce, M. L., Popják, G.: Ann. intern. Med. 72 (1970). — 28. Heyden, S., Hames, C. G.: Dtsch. med. J. 22, 401 (1971). — 29. Ponnoussamy, Boigne, J.-M., Abaza, A.: Presse méd. 71, 2131 (1963). — 30. Feldman, R., Albrink, M.: Arch. Neurol. Psychiat. (Chic.) 10, 91 (1964). — 31. Jakobson, T.: Acta med. scand. 182, 233 (1967).

KOHLMEYER, K. (Neurol. Univ.-Klinik Gießen): **Vergleichende Untersuchungen über klinische und angiographische Befunde mit Ergebnissen der regionalen Hirndurchblutungsmessung mit Xenon-133 bei persistierenden und spontan rekanalisierten Hirnarterienverschlüssen**

Frühere Untersuchungen an 170 Fällen von lokalen cerebralen Ischämiesyndromen mit Verschlüssen oder Stenosen in der Arteria cerebri media oder ihren Ästen haben gezeigt, daß bestimmten Verschlußlokalisationen im Carotisangiogramm charakteristische klinische Syndrome zugeordnet werden können. Sehr vereinfacht dargestellt und ohne die motorischen und sensiblen Halbseitensyndrome gesondert zu erwähnen, gehört zum Orbitofrontalis-Prärolandicasyndrom die vorwiegend motorische Aphasie, zum Syndrom der Arteria rolandica nur eine Dysarthrie, zum Parietalis posterior/Gyri-angularis-Syndrom die vorwiegend amnestische Aphasie, kombiniert mit Symptomen des sog. Gerstmann-Syndroms und zum Ausfall der Arteria temporalis posterior die sensorische Aphasie. Der Mediastammverschluß führt in typischer Form zur Totalaphasie. Wir haben diese vergleichenden Untersuchungen durch die Messung der regionalen Hirndurchblutung mit radioaktivem Xenon-133 ergänzt, um einen weiteren lokalisierenden Parameter für eine cerebrale Zirkulationsstörung zu gewinnen. Dazu werden in eine Arteria carotis interna 2 bis 3 mC Xenon-133 rasch injiziert. Durch 16 lateral vom Schädel plazierte Szintillationszähler wird simultan über 16 Arealen von etwa 12 mm Durchmesser die Ankunft des Isotops in diesem Areal und seine Auswaschgeschwindigkeit registriert und in Form von 16 logarythmisch geschriebenen Clearancekurven dargestellt. Die mit dieser und anderen Methoden ermittelten Normwerte der Hirndurchblutung betragen 50 bis 60 ml/100 g Hirngewicht pro min $\pm$ 10%. Die regionalen Unterschiede zwischen den 16 gemessenen Arealen schwanken bei Gesunden um $\pm$ 10%.

Der normale Hirnkreislauf wird vor allem von der CO_2-Spannung im arteriellen Blut reguliert, wobei pCO_2-Abnahme Durchblutungsverminderung und umgekehrt bedeutet. Mit seiner Fähigkeit zur Autoregulation ist der Hirnkreislauf von Schwankungen des Systemblutdruckes weitgehend unabhängig. Um diese cerebralen Kreislauffunktionen zu prüfen, wird einer Untersuchung im Ruhezustand eine zweite während Hyperventilation mit CO_2-Verminderung und eine dritte unter Hypertension mittels Akrinor gegenübergestellt.

Regionale Störungen der Hirndurchblutung stellen sich dann wie folgt dar:

Von einem ischämischen oder hyperämischen Focus wird gesprochen, wenn in einem herdförmigen Bezirk, aber registriert mit mindestens zwei Kanälen, die Durchblutungswerte mehr als 15% unter- oder oberhalb des Wertes für die Gesamthemisphäre bleiben.

Eine fokale Störung der CO_2-Reaktivität stellt sich als ein herdförmiges Ausbleiben der unter Hyperventilation abnehmenden Gesamthemisphärendurchblutung dar. In manchen Fällen kommt es zu einer herdförmigen Zunahme der Durchblutung bei im übrigen vorliegender Durchblutungsverminderung, das Inversestealsyndrom.

Eine fokale Störung der Autoregulation ist vorhanden, wenn bei der Untersuchung in Hypertension eine herdförmige Durchblutungszunahme als Ausdruck des lokalen druckpassiven Verhaltens der Durchblutung erfolgt bei im übrigen gleichbleibenden Gesamthemisphärendurchblutung, die fokale Vasoparalyse.

Mit dieser Methode wurden 53 Patienten mit cerebralen Gefäßverschlüssen untersucht: 2 mit einem Verschluß von A. orbitofrontalis und prärolandica, 3 mit einem Rolandicaverschluß, 10 mit einem Ausfall von A. parietalis posterior und A. gyri angularis, 4 mit Verschluß der A. temporalis posterior, 9 mit Verschluß der A. parietalis posterior, gyri angularis und temporalis posterior, 5 mit

Tabelle 1. *Focus bei Mediaastausfällen*

Med. Äste	lokal korresp.	nicht korresp.	kein Focus	Gesamt
Orb. front. Praerol.	2	∅	∅	2
Rolandica	2	∅	1 (normal)	3
Par. ang. Gruppe	7	2	1	10
Temp. post.	3	1	∅	4
Par. ang. temp. Gruppe	6	3	∅	9
Ascend. Äste	∅	2	3	5
	20	8	5	33

Ausfall der gesamten suprasylvischen Mediagruppe, 11 mit Verschlüssen und 9 mit Stenosen im Mediastamm. 17 dieser Patienten erwiesen sich bei Zweitangiographie als spontan rekanalisiert.

Die Tabelle 1 demonstriert, wie oft bei Verschlüssen in den Mediaästen dazu korrespondierende Fokalbefunde bei der regionalen Hirndurchblutungsmessung erhoben werden. In 20 von insgesamt 33 Fällen beschränkten sich die zirkulatorisch gestörten Foci auf das Areal des verschlossenen Mediaastes. 8 Patienten hatten einen nicht korrespondierenden Focus, der allerdings niemals in vom Gefäßverschluß entfernten Arealen lag, sondern sich, insbesondere bei den Funktionstests, als ausgedehnter präsentierte als nach dem angiographischen und klinischen Befund zu erwarten war. Für diese Fälle nehmen wir bei einer begrenzten Ischämie in deren Randzonen eine nur funktionelle Störung der Zirkulation an, die für die Entstehung des klinischen Syndroms von keiner großen Bedeutung ist. 85% dieser Fälle sind also durch eine vollständige oder weitgehende lokale Übereinstimmung zwischen klinischem und neuroradiologischem Herdbefund mit dem der regionalen Hirndurchblutungsmessung gekennzeichnet.

Bei Mediastammverschlüssen ist in mehr als der Hälfte der Fälle die Durchblutung global gleichmäßig vermindert und entsprechend schwer und komplex ist auch das klinische Bild. Bei den restlichen 5 Patienten entsprach die Klinik einem der Mediaastsyndrome und entsprechend korrespondierte auch der jeweilige Focus. Bei cerebralen Ischämiesyndromen infolge Mediastammstenose verteilen sich die klinischen und fokalen Befunde der Hirndurchblutungsmessung gleichmäßig auf die Versorgungsgebiete aller Mediaäste. Die Areale der sog. letzten Wiesen sind nicht gehäuft betroffen. Die Pathogenese der lokalen Schwerpunkte einer cerebralen Zirkulationsstörung bei Obstruktionen im Mediastamm mit begrenztem neurologischem Lokalsyndrom scheint uns darum von unbekannten, z. Z. als zufällig imponierenden Faktoren abhängig zu sein. Wir denken vor allem daran, daß die Stenose selbst als hämodynamisch-pathogenetischer Faktor kaum eine Rolle spielt, sondern daß sie die Quelle von Mikroembolien in einen der Mediaäste abgibt.

Die Tabelle 2 gibt über die Beziehungen zwischen Schwere eines cerebralen Allgemeinsyndroms, Verschlußlokalisation und Hirndurchblutungsbefund Auskunft. Schwere Allgemeinsyndrome, wie Bewußtseinsveränderungen und exogene Psychosen, liegen stets mit ihrer Gesamtdurchblutung sehr niedrig, einen fokalen

Tabelle 2. *Hirnorganisches Allgemeinsyndrom, Gesamt-CBF-Werte und Anteil der Fokalbefunde bei 53 cerebralen Arterienverschlüssen*

	Ges. CBF				Focus		Med. Stamm Verschl.	Med. Stamm Stenosen	Med. Äste
	20–29	30–34	35–40	>40	+	Ø			
Schweres Allg. Syndrom	8	2	Ø	Ø	6	4	6	2	2
Mäßiges Allg. Syndrom	1	11	3	Ø	11	4	5	3	7
Leichtes oder kein Allg. Syndrom	Ø	1	6	21	26	2 (1norm.)	Ø	4	24

Befund findet man häufig nicht, und es handelt sich überwiegend um Mediastammverschlüsse. Bei den nur leicht somnolenten Patienten liegt die Durchblutungserniedrigung in den mittleren Bereichen, Focusbildungen sind in der größten Zahl der Fälle nachweisbar und die Verschlußlokalisationen sind meist weniger ausgedehnt. Ein nur cerebrales Herdsyndrom korreliert weitgehend mit Mediaastverschlüssen im Carotisangiogramm, mit Focusbildungen bei der Hirndurchblutungsmessung und überwiegend mit noch etwa oder ganz im Normbereich liegenden Gesamtdurchblutungswerten.

Zusammenfassend ist dieser Tabelle zu entnehmen, daß nur etwa 40% der Schlaganfallspatienten infolge eines Gefäßverschlusses im Mediabereich außerhalb ihres Focus eine im Normbereich liegende Gesamthirndurchblutung haben, daß in den übrigen Fällen die Zirkulation in der ganzen Hemisphäre mäßig und seltener auch schwer beeinträchtigt ist und in Parenthese sei vermerkt, daß 3 Patienten der 1. Gruppe — oben links in der Tabelle — einer doppelseitigen Messung unterzogen wurden und in der klinisch und angiographisch nicht betroffenen Hemisphäre ebenfalls nur Werte von 30 bis 35 ml Gesamtdurchblutung hatten.

Von den 53 Patienten wurden 29 in einem Zeitraum von 14 Tagen bis zu 2 Jahren nachangiographiert. Dabei erwiesen sich 17 als spontan rekanalisiert. Obwohl mehr als die Hälfte von ihnen klinisch voll oder weitgehend symptomfrei war, wurden bei regionaler Hirndurchblutungsmessung in allen Fällen, besonders aber bei den Funktionstests Hyperventilation und Hypertension, fokale Befunde in den Versorgungsgebieten des früher verschlossenen Gefäßes erhoben. Das zeigt, daß auch nach remittierten lokalen cerebralen Ischämiesyndromen mit Rekanalisation eines Hirnarterienverschlusses fokale funktionelle Gefäßstörungen zurückbleiben können.

Zusammenfassung

Die Messung der regionalen Hirndurchblutung braucht keine nur theoretische Methode mehr darzustellen, sondern als diagnostisch aussagekräftige Methode über die fokale Pathologie des Hirnkreislaufes kann und sollte sie in die gesamte klinisch-apparative Diagnostik bei cerebralen Zirkulationsstörungen integriert werden.

LEHMANN, H., FIEGLE, B., HELD, K. (I. Med. Klinik der Universität Kiel): **Ergebnisse der Anticoagulantienlangzeitbehandlung bei cerebralen Zirkulationsstörungen**

Der Begriff Schlaganfall ist heute nur noch als ein übergeordneter Sammelbegriff berechtigt, da man nicht nur nach Pathogenese und klinischer Symptomatik, sondern auch nach der Prognose drei Formen cerebraler Zirkulationsstörungen unterscheiden kann [2].

Die hohe Letalität und die große Zahl bleibender Ausfallserscheinungen kennzeichnen das Schicksal der Patienten mit einer Hirnblutung und einem Hirninfarkt (Abb. 1). Bei der intermittierenden cerebralen Ischämie kommt es dagegen zunächst zu einer vollständigen Rückbildung der neurologischen Störungen. Diese flüchtigen Ischämien gewinnen ihre Bedeutung aber besonders dadurch, daß sie als ein Vorläufer des Hirninfarktes anzusehen sind, der sich bei etwa jedem Dritten dieser Patienten entwickelt.

Wenn es gelingt, diese Progredienz zu verhindern, könnte durch die Prophylaxe des Hirninfarktes die heute noch ernste Gesamtprognose cerebraler Durchblutungsstörungen wesentlich gebessert werden.

Dazu bietet sich, wie bei den Zirkulationsstörungen der peripheren und coronaren Gefäße, die Anticoagulantienbehandlung an, deren Ziel es ist, thrombotische Ablagerungen am arteriosklerotisch oder entzündlich veränderten Gefäßsystem vorzubeugen und Embolien kardialer und vasculärer Genese zu verhindern [3 bis 6]. Gerade bei cerebralen Gefäßerkrankungen wird die Marcumar-Therapie aber wegen des Blutungsrisikos mit Vorbehalten betrachtet [1].

	Intermitt.cerebrale Ischämie	Hirninfarkt	Hirnblutung
n =	2o7	33o	113
Bei Entlassung:			
vollständig gebessert	97 %	6 %	4.4 %
unvollständig gebessert	-	24 %	21.5 %
unverändert	-	13 %	1.1 %
verschlechtert	-	-	-
gestorben	3 %	57 %	73 %

Abb. 1. Prognose cerebraler Zirkulationsstörungen

Wir haben daher in einer prospektiven Studie zwei Fragen geprüft.:
1. Ist bei der Anticoagulantienbehandlung cerebraler Zirkulationsstörungen mit einem höheren Blutungsrisiko zu rechnen als bei Patienten, die aus anderen Gründen anticoaguliert werden ? und
2. kann die Marcumarbehandlung das gehäufte Auftreten intermittierender cerebraler Ischämien, ihre Entwicklung zum Hirninfarkt und schließlich die erneuten cerebralen Durchblutungsstörungen nach einem Hirninfarkt verhindern ?

Diesen Fragen sind wir an einem Krankengut von 50 Patienten nachgegangen, das sich aus 14 Frauen und 36 Männern mit einem Durchschnittsalter von 54 Jahren zu Behandlungsbeginn zusammensetzt. Die jüngste Patientin war 18 Jahre, der älteste Kranke 71 Jahre alt. Der mittlere Beobachtungszeitraum betrug 27 Monate und reichte von 2 bis 104 Monaten.

Von diesen 50 Patienten hatten sich bei 39 Kranken flüchtige cerebrale Symptome spätestens nach 24 Std vollständig zurückgebildet, während 11 Kranke einen Hirninfarkt mit bleibenden neurologischen Ausfällen durchgemacht hatten. Ursache der cerebralen Zirkulationsstörungen waren bei 41 Patienten angiographisch nachgewiesene Stenosen und Verschlüsse an den hirnversorgenden Gefäßen und in neun Fällen Hirnembolien bei Herzklappenfehlern.

Um die erste Frage nach dem Blutungsrisiko bei unseren Patienten zu untersuchen, haben wir die 50 Kranken mit cerebralen Zirkulationsstörungen einem gleich großen Kollektiv gegenübergestellt, das wegen einer coronaren Gefäßerkrankungen anticoaguliert wurde.

Während sich beide Gruppen in der Geschlechtsverteilung und im Durchschnittsalter geringfügig unterscheiden, ist die Beobachtungsdauer mit 27 bzw. 28 Monaten praktisch gleich lang. Im Verlauf der rund 11 Behandlungsjahre kam es in beiden Gruppen gleich häufig zu unbedeutenden Blutungen aus dem Urogenitaltrakt, dem Nasenrachenraum und im Bereich der Haut, die hier aber nicht mit aufgeführt sind. Wesentlich erscheinen uns nur die schweren oder gar tödlichen Blutungen, die zu einer stationären Aufnahme und Beendigung der Anticoagulantienbehandlung zwangen. Derartige Komplikationen beobachteten wir dreimal in unserem Untersuchungskollektiv, die jedoch in keinem Fall tödlich verliefen. In der Kontrollgruppe verstarb dagegen ein Patient an einer Hirnmassenblutung, bei einem weiteren kam es zu einer massiven Magenblutung.

Wir können danach feststellen, daß das Blutungsrisiko unter der Anticoagulantienbehandlung innerhalb des bisherigen Beobachtungszeitraums von 27 Monaten bei den Patienten mit cerebralen Zirkulationsstörungen nicht größer ist als bei dem Kontrollkollektiv coronarer Gefäßerkrankungen.

Unsere zweite Frage nach der Wirksamkeit der Marcumartherapie haben wir an einer Vegleichsgruppe von 18 Frauen und 22 Männern mit intermittierenden cerebralen Ischämien geprüft, die ohne eine Anticoagulantienbehandlung über 24 Monate verfolgt wurde (Abb. 2).

Beide Gruppen weisen in der Geschlechtsverteilung und im mittleren Alter geringfügige Unterschiede auf. Trotz der um 3 Monate längeren Beobachtungszeit ist es aber bei den mit Marcumar behandelten Kranken in *keinem* Falle zu erneuten intermittierenden cerebralen Ischämien gekommen, während sie in fast der Hälfte des Kontrollkollektivs zumeist gehäuft weiter auftraten. Auch die Progredienz der flüchtigen cerebralen Durchblutungsstörungen zu einem Infarkt konnte bei *allen* anticoagulierten Patienten verhindert werden, in der Kontrollgruppe entwickelte sich dagegen in 7 Fällen ein Hirninfarkt mit bleibenden Ausfallserscheinungen. Die Letalität ist mit 8 Patienten im Kontrollkollektiv fast dreimal höher als in unserer Untersuchungsgruppe, in der 3 Patienten an coronaren, aber keiner an cerebralen Durchblutungsstörungen verstarben. Bei den nicht anticoagulierten Patienten verlief der Hirninfarkt dagegen in 5 Fällen tödlich.

Von den 11 Patienten, die nach einem Hirninfarkt unter einer Anticoagulantien-Langzeitbehandlung standen, erkrankte keiner mit erneuten cerebralen Zirkulationsstörungen, die wir dagegen in etwa der Hälfte eines großen Kollektivs von mehr als 500 Patienten mit einem Hirninfarkt beobachteten. Einen weiteren Hinweis für die Wirksamkeit der Anticoagulantienbehandlung gibt das Schicksal von 5 Kranken, bei denen die Anticoagulantienbehandlung unzureichend war oder vorzeitig abgebrochen wurde. Bei allen kam es innerhalb von durchschnittlich 10 Monaten zu einem Rezidiv der cerebralen Zirkulationsstörung, das in 2 Fällen tödlich verlief.

Fassen wir unsere Ergebnisse zusammen, so lassen sich die eingangs gestellten Fragen dahingehend beantworten, daß die Blutungskomplikationen bei der Anticoagulantienbehandlung cerebraler Zirkulationsstörungen nicht höher sind als bei der weitverbreiteten Marcumar-Therapie coronarer Gefäßerkrankungen. Unsere bisherigen Ergebnisse an einem begrenzten Krankengut zeigen übereinstimmend mit anderen Autoren [7], daß es durch die Anticoagulation gelingt, die Rezidivhäufigkeit cerebraler Durchblutungsstörungen zu verringern, ihrer Progredienz zum Hirninfarkt vorzubeugen und auf diese Weise die Gesamtprognose cerebraler Gefäßerkrankengn zu verbessern.

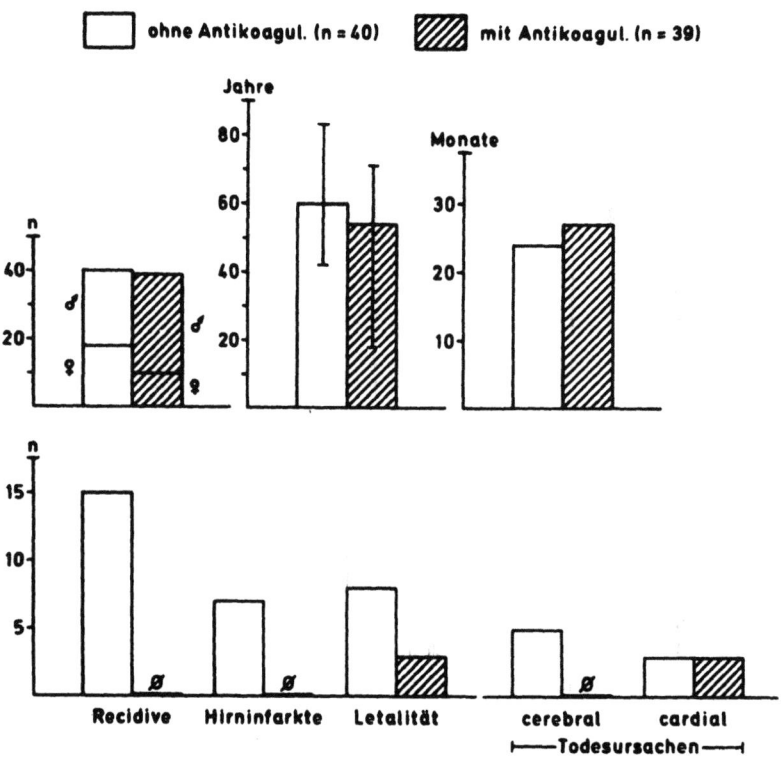

Abb. 2. Ergebnisse der Anticoagulantienlangzeitbehandlung bei intermittierenden cerebralen Ischämien. Obere Reihe: (v. l. n. r.) Vergleichskollektiv mit Geschlechtsverteilung, durchschnittliches Alter zu Behandlungsbeginn mit Schwankungsbreiten und durchschnittliche Dauer der Beobachtungszeit. Untere Reihe: Vergleich zwischen behandelten und nicht behandelten Patienten

Literatur

1. Angstwurm, H., Frick, E.: Münch. med. Wschr. 109, 1103 (1967). — 2. Bernsmeier, A., Gottstein, U.: Internist 4, 55 (1963). — 3. Bruhn, H. D., Jipp, P., Schellmann, J., Sedlmeyer, I., Müller-Wiefel, H., Borm, D.: Med. Klin. (1972) (im Druck). — 4. Gottstein, U., Held, K.: Therapiewoche 19, 1609 (1967). — 5. Held, K., Jipp, P.: Verh. dtsch. Ges. inn. Med. 78, 645 (1972). — 6. Held, K.: Ärztl. Fortbild. 18, 295 (1970). — 7. Millikan, C. H.: Stroke 2, 201 (1971).

DAHLMANN, W., PRILL, A., KÖSTERING, H. (Neurol. Univ.-Klinik und Med. Univ.-Klinik Göttingen): **Indikationen und Ergebnisse thrombolytischer Behandlung von Verschlüssen im Carotis interna-Stromgebiet**

Vor etwa 15 Jahren wurde Streptokinase als fibrinolytisch wirksame Substanz zur Behandlung arterieller und venöser Gefäßverschlüsse bekannt. Jedoch wird noch immer die Indikation zur thrombolytischen Therapie von Verschlußerkrankungen cerebraler Gefäße mit großer Zurückhaltung gestellt. Die Hauptbefürchtung gilt den Komplikationsmöglichkeiten einer intracerebralen Massenblutung in das Infarktgebiet.

Aus neurologischer Sicht wollen wir an Hand von fünf Arteria cerebri media-Verlegungen die Indikationen zu einer möglichen thrombolytischen Therapie arterieller extra- und intracerebraler Gefäßverschlüsse diskutieren.

Bei plötzlicher Verlegung der A. carotis interna bzw. A. cerebri media treten Halbseitenlähmungen, gegebenenfalls mit Hirnwerkzeug-, vor allen Dingen Sprachstörungen, auf. Deren Restitutionstendenz ist mitunter bereits bei Jugendlichen, vor allen Dingen aber bei älteren Personen oft nur gering. Spontanrekanalisationen — vor allem nach A. cerebri media-Verschlüssen — kommen zwar vor, erfolgen jedoch meistens erst innerhalb einiger Tage nach dem thrombembolischen Ereignis. Sie können sich somit nur selten noch günstig auf die Restitution der Symptomatologie auswirken. Dies lediglich dann, wenn ein Rest- bzw. schnell funktionstüchtig gewordener Kollateralkreislauf vorliegt.

Die Indikation zu einer Thrombolyse basiert auf folgenden Fakten:
1. 1950 berichteten Opitz u. Schneider über den relativ weiten Spielraum zwischen cerebralem Funktions- und Strukturstoffwechsel. Somit kann also auch eine initial komplette Halbseitenlähmung bei günstiger kollateraler Blutversorgung, d. h. bei einem noch erhaltenen Restkreislauf im Infarktbezirk teilweise oder sogar überwiegend funktionell bedingt und darum auch weitgehend reversibel sein. Grundbedingung ist eine möglichst schnelle verbesserte Blutzufuhr.

2. Während der Verlegung der A. carotis interna im Halsabschnitt kollaterale Zuflüsse zur Infarktregion teilweise auch extracraniell, d. h. über die A. occipitalis und die A. ophthalmica erfolgen, ist bei Verschlüssen der A. cerebri media ein retrograder Zufluß lediglich über leptomeningiale Arterien aus der A. cerebri anterior und A. cerebri posterior möglich. Diese Anastomosen stehen — nach Dichgans u. Voigt — bereits nach wenigen Minuten, vielleicht sogar nach Sekunden zur Verfügung. Damit sind von vornherein sowohl die klinischen Ausfallserscheinungen als auch die spontanen Restitutionschancen bei Verschlüssen der A. cerebri media stärker ausgeprägt bzw. ungünstiger als bei extracraniellen Verschlüssen der A. carotis interna.

3. Für die Erhaltung des Strukturstoffwechsels im Infarktgebiet kann sich in der pathologischen Ausgangssituation unter Umständen ferner die wegen der Anreicherung saurer Stoffwechselprodukte aufgehobene Autoregulation der arteriellen Gefäße günstig auswirken, und zwar dann, wenn bei nunmehr druckpassiver Regulierung für die maximal weit gestellten Gefäße ein ausreichend hoher intracranieller, d. h. grundsätzlich auch systemischer Blutdruck garantiert ist.

4. Auf dieser Basis kann nach dem thrombembolischen Ereignis zunächst über mehrere Stunden der Strukturstoffwechsel im Infarktgebiet aufrechterhalten bleiben. Gleiches gilt aber auch für die Blutgefäße im betroffenen Areal, da deren Zustand letzten Endes darüber entscheidet, ob sie bei erfolgreicher Thrombolyse wieder dem Blutdruck standhalten können und somit die gefürchtete Massenblutung nicht auftritt. Es darf in dieser Situation nicht übersehen werden, daß die Ausdehnung und Intensität des sich in jedem Fall entwickelnden Hirnödems die

Aufrechterhaltung eines Restkreislaufes und damit generell die Restitutionsmöglichkeiten einschränkt.

Aus diesen Grundfakten ergeben sich folgende Konsequenzen für die Indikation thrombolytischer Therapie cerebraler Gefäßverschlüsse:

1. Jede Absicht einer Thrombolyse setzt die Durchführung einer cerebralen Serienangiographie voraus: Einmal um den Gefäßverschluß gegenüber anderen intracraniellen cerebro-vasculären, aber auch andersartigen Funktionsstörungen — u. a. apoplektiforme Hemiparesen nach Tumorblutungen — zu verifizieren, zum anderen um Auskunft über das Ausmaß der evtl. vorliegenden generalisierten Gefäßsklerose sowie über die Rest- bzw. Kollateralkreislaufverhältnisse und den Entwicklungszustand des Hirnödems zu erhalten.

2. Trotz Aufrechterhaltung eines Restkreislaufes ist — nicht zuletzt wegen des fortschreitenden Hirnödems — der Zeitfaktor entscheidend, wann die Verbesserung der cerebralen Durchblutung einsetzt. Dieses Argument spricht für die Thrombolyse, soweit diese bei Beachtung der Kontraindikationen durchführbar ist.

3. Damit ergibt sich die Frage nach dem Zeitintervall einer risikolos durchführbaren Therapie. Schmutzler empfiehlt die 6-Stundengrenze nicht zu überschreiten. Unseres Erachtens ist diese Zeitgrenze zu global gezogen. Vor allen Dingen, wenn die thrombembolischen Verlegungen das Gefäßsystem nur partiell ausschalten, ist auch ein längeres Intervall zu verantworten. Kässmeyer u. Widok führten bei zwei Carotis interna-Verschlüssen noch nach 25 bis 35 Std komplikationslos Thrombolysen mit nachfolgender rascher neurologischer Besserung durch. Bei unseren Kranken erfolgte die thrombolytische Behandlung in der Zeitspanne von 5 bis spätestens 11 Std nach dem Insult.

4. Kontraindikationen für eine thrombolytisch-fibrinolytische Therapie cerebraler Thromboembolien sind a) jede Art generalisierter Gefäßerkrankung, vornehmlich also schwere Arteriosklerosen sowie Gefäßmißbildungen im Sinne von Angiomen oder Aneurysmen, b) manifester Hypertonus mit diastolischen Druckwerten über 120 Torr und c) eine absolute Arrhythmie.

Somit ergeben sich unseres Erachtens folgende Indikationen:

Jeder Kranke, bei dem

a) durch klinisch- und cerebral-angiographische Untersuchung eine der genannten Kontraindikationen ausgeschlossen,

b) ein Verschluß der A. carotis interna bzw. der A. cerebri media verifiziert ist und

c) der klinische Befund eine Hemiparese oder Hirnwerkzeugstörungen ohne spontane Restitutionstendenz innerhalb von 6 bis 12 Std zeigt,

kommt für eine thrombolytische Therapie in Frage, sofern alle Voruntersuchungen innerhalb der Zeitgrenze bis zu 12 Std abgeschlossen sind. Aus einer Schwangerschaft ergeben sich keine Kontraindikationen zur Thrombolyse.

Über die entsprechende Therapie von Verschlüssen der vornehmlich den Hirnstamm versorgenden A. basilaris besitzen wir keine eigenen Erfahrungen. Die Indikationen sind — sofern nicht die A. cerebri posterior verschlossen ist — unseres Erachtens eingeschränkt: a) wegen des gegenüber der Carotisangiographie erhöhten Risikos der Gefäßdarstellung der A. basilaris, sei es über die linke A. brachialis oder unmittelbar vom Aortenbogen aus, b) wegen Mangel an ausreichend funktionstüchtigen Kollateralgefäßen im Stromgebiet der A. basilaris und damit Fehlen eines Restkreislaufes, c) wegen des erhöhten, praktisch letal ausgehenden Risikos einer evtl. sekundären Hirnstammblutung.

Von unseren 5 thrombolytisch therapierten Patienten im Alter von 27 bis 59 Jahren mit Verlegung der A. cerebri media hatten 3 komplette und 2 partielle Verschlüsse des Gefäßbaumes. Die Therapie wurde mit einer initialen Streptokinasedosis von 750000 E eingeleitet und stündlich mit je 100000 E über insgesamt 10 bis 46 Std fortgeführt. Nachfolgend wurde für 2 Tage Heparin und anschließend Marcumar gegeben.

Zwar verstarben zwei Patienten an mittel- bzw. unmittelbaren Ursachen der Grundkrankheit, jedoch ergab in beiden Fällen die Obduktion keine Blutung in das cerebrale Infarktgebiet. Die zuvor angiographisch verifizierten Gefäßverschlüsse bestanden nicht mehr.

Bis auf einen der verstorbenen Kranken mit ausgedehnter cerebraler Infarktnekrose zeigte sich bei allen Behandelten innerhalb von $3^1/_2$ bis 6 Std nach Beginn der Streptokinasetherapie eine klinisch signifikante Besserung gegenüber dem Initialstatus mit kompletter Hemiparese und teilweise Aphasie. Nach einigen Monaten waren die Ausfallserscheinungen vollständig restituiert und die Kranken wieder arbeitsfähig.

7. Rundtischgespräch

Anticoagulation und Fibrinolyse in der internistischen Praxis

Moderatoren: LASCH, H. G., Gießen; KOLLER, F., Basel

Teilnehmer: BREDDIN, K., Frankfurt am Main; HESS, H., München; LOELIGER, Leyden; SCHMUTZLER, R., Gießen; VAN DE LOO, Köln; VERSTRATE, Leuven

Manuskript nicht eingegangen.

HÄMATOLOGIE UND GERINNUNG

AREND, P., MALCHOW, H., CAPELLER, D., BECKER, CH. (Med. Univ.-Klinik Marburg a. d. Lahn): **Mittlerfunktionen polymorphkerniger Leukocyten bei der mitogeninduzierten Proliferation autologer Lymphocyten.** (Die Bedeutung von Protease-Antiprotease- und Esterase-Antiesterasesystemen für das Wachstum)

Auf der Suche nach serumfreien Kulturbedingungen stellte sich heraus, daß autologe Erythrocyten gelegentlich schnell hämolysiert werden und daß diese Hämolyse allein abhängig ist von der Anzahl der in der Kultur anwesenden polymorphkernigen Leukocyten. Die der Hämolyse vorausgehenden frühen Membranveränderungen wurden bereits von uns beschrieben [1, 2, 3]. So verursachen polymorphkernige Leukocyten eine rasche Zerstörung des „homologen" N-Receptors autologer und homologer Erythrocyten, ohne daß gleichzeitig ein Verlust der M- und der *Vicia graminea*-Aktivität beobachtet werden kann. Sie bewirken außerdem das Auftreten „neuer" Erythrocytenreceptoren (Tabelle). So kommt es unabhängig vom ursprünglichen Antigenmosaik zur Entwicklung von H- und Lewisgruppenähnlichen Spezifitäten. Diese Veränderungen von Erythrocytenoberflächen wurden mit der gesteigerten phytohämagglutinininduzierten Proliferation in Zusammenhang gebracht, die Lymphocyten in Abhängigkeit von der Anzahl der in der Kultur anwesenden polymorphkernigen Leukocyten entwickeln. Es wurde angenommen, daß auch an Lymphocytenmembranen „neue" Receptorengruppen auftreten bzw. die Anzahl der Mitogenreceptoren vermehrt wird. Es ergaben sich Hinweise, daß sowohl an den Erythrocytenveränderungen als auch an der gesteigerten phytohämagglutinininduzierten Lymphocytenproliferation Proteasen bzw. Esterasen beteiligt sind, die entweder primär oder sekundär an noch nicht näher bestimmbare Partikel polymorphkerniger Leukocyten gebunden sein müssen [1, 2, 3].

In den folgenden Untersuchungen wird der Frage nachgegangen, ob polymorphkernige Leukocyten tatsächlich eine Vermehrung der Mitogenreceptoren an der Lymphocytenmembran bewirken. Denn auch wachstumsfördernde Mediumveränderungen müssen in Erwägung gezogen werden. So ist bekannt, daß Leukocytenproteasen und Leukocytenesterasen aus Plasmaproteinen Kinine freizusetzen vermögen, die wegen ihrer Wirkungen auf Membranen das Lymphocytenwachstum beeinflussen könnten. Als Modell dient die durch PHA aus *Phaseolus vulgaris* induzierte Proliferation.

Methodik

Lymphocyten gesunder Personen werden mit Hilfe gewaschener Nylonwatte von polymorphkernigen Leukocyten getrennt, 2×10 min bei 37 °C in 0,7 m NH_4Cl, 0,5 m Tris-HCl, pH 7,7 inkubiert, nach dieser Behandlung, mit welcher Erythrocytenreste zerstört werden in Hank's Balanced-Solution gewaschen, in TC 199 zu Suspensionen von 1×10^6-Zellen aufgeschwemmt, aber nur dann im Experiment verwendet, wenn diese Suspensionen aus mindestens 97 bis 99% mononucleären Zellen bestehen. Die polymorphkernigen Leukocyten werden bei 4 °C aus der Nylonwatte mit Hilfe eines Elutionsmittels eluiert, das folgende Zusammensetzung hat: 6×10^{-4} m EDTA, 6×10^{-3} m Glucose, $1,4 \times 10^{-2}$ m NaCl, 5×10^{-3} m KCl, 5×10^{-4} Na_2HPO_4, 4×10^{-3} m KH_2PO_4, 4×10^{-3} m $NaHCO_3$, pH: 6,25. Nach der Elution und dreimaliger Wäsche in Hank's Balanced-Solution werden die polymorphkernigen Leukocyten in TC 199 suspendiert, aber auch nur dann im Experiment verwendet, wenn die Verunreinigung mit mononucleären Zellen nicht mehr als 3 bis 4% beträgt; wie Entfernung von Erythrocytenresten wird als Kontrolle jeweils die Hälfte der Zellen — wie die Lymphocyten — einer NH_4Cl-Behandlung unterzogen. Das Anlegen von $1,5 \times 10^6$ Zellen enthaltenden Lymphocytenkulturen und die Durchführung von Proliferationsstudien mit Hilfe des ^3H-Thymidineinbaues in Gegenwart definierter Zahlen polymorphkerniger Leukocyten erfolgt nach bekannten Routinevorschriften.

Ergebnisse

Die durch PHA (*Phaseolus vulgaris*, Phytohämagglutinin-P-, Difco) induzierte Lymphocytenproliferation erweist sich als in hohem Grade abhängig von der Anzahl der in der Kultur anwesenden autologen polymorphkernigen Leukocyten. Schon 5% verursachen eine deutliche Steigerung der Proliferation bzw. des hierfür übereinkunftsgemäß als Maß herangezogenen ^{3}H-Thymidineinbaus. Bis zu einem

Tabelle 1. *Wirkungen polymorphkerniger Leukocyten auf autologe Erythrocytenmembranen (frühe Veränderungen von Erythrocytenreceptoren)*[a]

Ursprüngliche Rezeptoren		Anti-M	Anti-N	Vicia graminea	Laburnum alpinum	Ulex europaeus	Rezeptorenverlust	"Neue" Rezeptoren
A_1	MN: Kontrolle	2-2	2-2	2-2	-	-	-	-
	lymphocytenbehandelt	2-2	2-2	2-3	u	-	-	-
	PKL-behandelt	2-2	-	2-3	2-5	2-7	N	H
B	MN: Kontrolle	2-2	2-3	2-2	-	-	-	-
	lymphocytenbehandelt	2-1	2-3	2-2	-	u	-	-
	PKL-behandelt	u	-	2-4	2-4	2-6	N(M)	H
A_1B	MN: Kontrolle	2-3	2-2	2-2	-	-	-	-
	lymphocytenbehandelt	2-2	2-2	2-2	-	u	-	-
	PKL-behandelt	2-3	u	2-3	2-4	2-6	N	H
A_1B	MN: Kontrolle	2-2	2-3	2-3	-	-	-	-
	lymphocytenbehandelt	2-3	2-2	2-3	-	-	-	-
	PKL-behandelt	2-2	-	2-4	2-5	2-5	N	H
A_1B	MN: Kontrolle	2-3	2-2	2-2	-	-	-	-
	lymphocytenbehandelt	2-3	2-2	2-3	-	-	-	-
	PKL-behandelt	2-1	-	2-4	2-5	2-6	N(M)	H
A_1	MN: Kontrolle	2-3	2-3	2-3	-	-	-	-
	lymphocytenbehandelt	2-2	2-2	2-3	-	-	-	-
	PKL-behandelt	2-3	-	2-4	2-6	2-5	N	H
A_1	MM: Kontrolle	2-3	-	-	-	-	-	-
	lymphocytenbehandelt	2-4	-	-	-	-	-	-
	PKL-behandelt	2-3	-	u	2-4	2-6	-	H
B	MM: Kontrolle	2-4	-	-	-	-	-	-
	lymphocytenbehandelt	2-3	-	u	-	-	-	-
	PKL-behandelt	2-3	-	2-1	2-5	2-7	-	H
A_1	NN: Kontrolle	-	2-4	2-4	-	-	-	-
	lymphocytenbehandelt	-	2-4	2-3	-	u	-	-
	PKL behandelt	-	u	2-4	2-6	2-6	NN	H
A_1B	NN: Kontrolle	-	2-4	2-3	-	-	-	-
	lymphocytenbehandelt	-	2-4	2-3	-	-	-	-
	PKL-behandelt	-	u	2-4	2-6	2-6	NN	H

[a] Werden Erythrocyten 3 Std bei 37 °C mit autologen Lymphocyten und autologen polymorphkernigen Leukocyten (PKL) inkubiert, so zeigen nur letztere einen receptorverändernden Effekt. Dieser besteht in einer frühen Zerstörung des N_{hu}-Receptors ohne einen gleichzeitigen Verlust des M_{hu}- und des V_g-Receptors [Arend, P., Malchow, H.: Europ. J. Immunol. III (1972) (in press).

Verhältnis von 5×10^{-5} polymorphkernigen Leukocyten/$1,5 \times 10^6$ Lymphocyten ergibt sich eine beinahe lineare Abhängigkeit, wie sie in Abb. 1 dargestellt ist. Mitgeführte Kontrollkulturen polymorphkerniger Leukocyten zeigen, daß diese selbst oder aber in ihren Suspensionen noch vorhandene mononucleäre Zellen nicht an dem bis etwa zum achtfachen gesteigerten ^{3}H-Thymidineinbau beteiligt sind. Zur Sicherung der Befunde sind jedoch Zelldichtestudien notwendig. Den $1,5 \times 10^6$ Lymphocyten enthaltenden Kulturen werden zusätzlich steigende Mengen weiterer Lymphocyten zugeführt und die dadurch gesteigerte Proliferation wird mit derjenigen verglichen, die durch entsprechende Mengen zugesetzter polymorphkerniger Leukocyten erzielt wird. Hierfür werden NH_4Cl-behandelte Zellen verwendet, so daß in diesem Zusammenhang die Wirkung der NH_4Cl-Behandlung auf die wachstumsstimulierende Eigenschaften polymorphkerniger Leukocyten mituntersucht wird. Es stellt sich heraus, daß die Zelldichte einen starken Einfluß hat, daß aber der durch polymorphkernige Leukocyten verursachte Effekt hiermit nicht erklärt wird. Man sieht ferner, daß NH_4Cl-Behandlung von polymorphkernigen Leukocyten deren wachstumsstimulierende Eigenschaft zwar erheblich mindert, jedoch keinesfalls aufhebt.

Die proliferationssteigernde Wirkung polymorphkerniger Leukocyten hat eine Beziehung zu den durch sie hervorgerufenen Receptormodifikationen an Erythro-

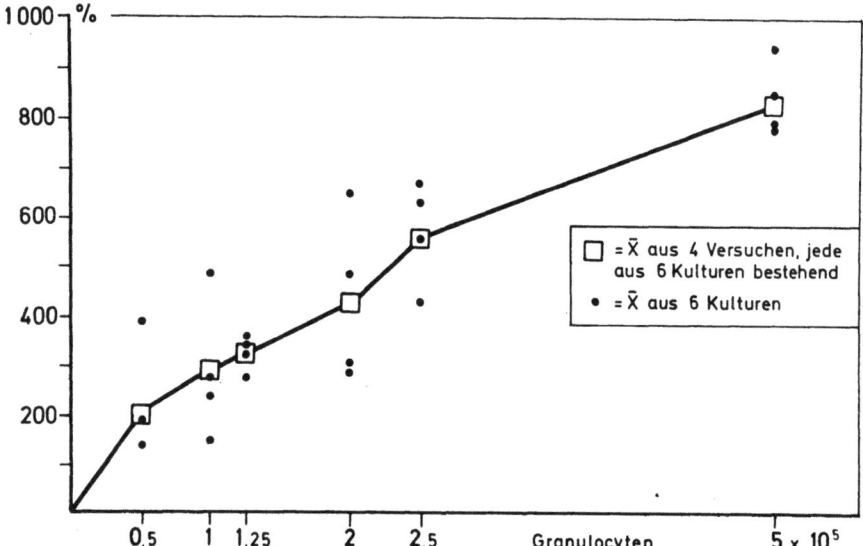

Abb. 1. Die phytohämagglutinininduzierte Lymphocytenproliferation erweist sich als hochgradig abhängig von der Anzahl der in der Kultur anwesenden polymorphkernigen Leukocyten. Die Proliferationssteigerungen bzw. erhöhten ^{3}H-Thymidineinbauraten sind in Prozenten angegeben, die aus den Mittelwerten des ^{3}H-Thymidineinbaus in Lymphocyten errechnet wurden, die ohne polymorphkernige Leukocyten inkubiert worden waren

cyten. Denn beide Erscheinungen sind durch Antiproteasen wie α-Antitrypsin sowie durch proteaseblockierende Polypeptide, z. B. Trasylol, unterdrückbar. Bei weiteren Untersuchungen stellt sich jedoch heraus, daß die receptormodifizierende Eigenschaft (56°) thermostabil, das proliferationsfördernde Prinzip hingegen thermolabil ist. Ein weiterer Unterschied besteht in der mechanischen Resistenz; Receptorveränderungen sind auch mit ultraschallbehandelten Zellhomogenaten noch zu erreichen, Proliferationssteigerungen nicht mehr. Ultraschallbehandelte polymorphkernige Leukocyten entfalten gelegentlich sogar hemmende Effekte. Dies läßt erwarten, daß das proliferationsfördernde Prinzip entweder primär oder sekundär an intakte Oberflächenstrukturen gebunden sein muß, bei deren Zerstörung die wachstumsfördernden enzymatischen Eigenschaften mitvernichtet werden. Weitere Inhibitionsteste lassen erkennen, daß diese Eigenschaften an andere proteolytische bzw. esterolytische Wirkungen geknüpft sein müssen. So läßt sich die Lymphocytenproliferation durch den $C'1$-Esteraseinhibitor signifikant hemmen, der andererseits keinerlei Einfluß auf die durch polymorphkernige

Leukocyten verursachten Receptorveränderungen hat. Somit muß eine proliferationsfördernde Leukocytenesterase existieren, die vielleicht sogar mit jenem Esterasesystem identisch ist, das bei der Leukotaxis eine entscheidende Rolle spielt [4, 5]. Außerdem muß aber auch die durch α_1-Antitrypsin hemmbare Protease an den Proliferationssteigerungen beteiligt sein. Dies zeigen Versuche, in welchen Lymphocyten und polymorphkernige Leukocyten im serumfreien Milieu und in Gegenwart der genannten Inhibitoren vorinkubiert wurden. Es wird erwartet, daß diese Protease die Antigenfixierung und somit die in der Anfangsphase der Stimulation notwendigen Zellkontakte begünstigt, während die Esterase im Kininsystem kaskadenartig ablaufende Reaktionen induziert, wobei z. Z. nicht näher bestimmbare wachstumsfördernde Faktoren freigesetzt werden. Untersuchungen mit leukocytenbehandelten Seren machen einen solchen Mechanismus sehr wahrscheinlich

Die durch polymorphkernige Leukocyten vermittelte indirekt „mitogene" Aktivität ist nicht auf das hier beschriebene PHA-induzierte Wachstum beschränkt, sondern ist nach weiteren eigenen Untersuchungen auch bei der tuberkulininduzierten, spezifischen Lymphocytenproliferation wirksam [6]. Es handelt sich somit um ein allgemeingültiges wachstumsförderndes Prinzip. Lymphocyten mögen zur Bildung eines ähnlichen Prinzips befähigt sein. Dies ist jedoch experimentell insofern schwer beweisbar, als es unmöglich ist Lymphocytensuspensionen zu präparieren, die völlig frei sind von „adherent cells".

Literatur

1. Arend, P., Malchow, H.: 3. Tagung der Gesellschaft für Immunologie, Marburg 11.—13. 10. 1971 (Abstracta). — 2. Malchow, H., Arend, P., Becker, Chr., Cappeller, D.: 3. Arbeitstagung über Leukozytenkulturen, Tübingen 17.—18. 3. 1972 (Abstracta). — 3. Arend, P., Malchow, H.: Europ. J. Immunol. III (1972) (in press). — 4. Ward, P. A., Becker, E. L.: J. exp. Med. 127, 693 (1968). — 5. Becker, E. L.: J. exp. Med. 135, 376 (1972). — 6. Arend, P., Cappeller, D.: (In Vorbereitung).

PAPPAS, A., WOLFF, CHR., SCHROTH, H.-J., SCHEURLEN, P. G. (Med. Univ.-Klinik und Poliklinik Homburg, Saar, Innere Medizin I): **Wirkung von Phytohämagglutinin (PHA) und Pokeweed-Mitogen (PWM) auf das lymphatische System und die Serumproteine der Ratte***

In den letzten Jahren wurde PHA bisweilen mit sehr verschiedenen Ergebnissen therapeutisch verwendet, ohne jedoch genügend tierexperimentell erforscht worden zu sein. Die anfangs optimistischen, guten Erfolge [1] bei der Behandlung der aplastischen Anämie ließen sich später nicht bestätigen [2, 3, 4]. Eine protektive Wirkung bzw. eine Verhinderung der Leukopenie durch PHA bei mit Cytostatika und Bestrahlungen behandelten Carcinomkranken wurde ebenfalls diskutiert [5, 6, 7]. Darüber hinaus sind unseres Wissens nur spärliche und widersprechende Beobachtungen über die Toxicität der Mitogene PHA und PWM vorhanden, und die bis jetzt vorliegenden Arbeiten zeigen in der histologischen Beurteilung recht unterschiedliche Resultate.

Die vorliegenden Untersuchungen wurden an 195 weiblichen, erwachsenen (250 bis 300 g) Spraque-Dawley-Ratten (Rasse CD, Charles River, Farm USA) durchgeführt.

Nach i.v. Verabreichung von gereinigtem PHA Wellcome (Batch 676-80-B) bzw. PWM Gibco bestimmten wir zunächst die letale Dosis 50 (LD_{50}). Dafür wurden 70 Ratten mit einer einmaligen Dosis PHA — 6,25 mg bis 12,5 mg/kg Körpergewicht — i.v. behandelt. Eine zweite Gruppe von 70 Tieren erhielt 6 mg

---
* Mit Unterstützung der Deutschen Forschungsgemeinschaft (Pa 129/2).

bis 63 mg PWM/kg Körpergewicht i.v. Die statistische Analyse für die Bestimmung der LD_{50} wurde nach der Methode von Spearman u. Kärber [20] durchgeführt.

Zwei weitere Kollektive bestanden aus 26 Ratten, denen 6,25 mg PHA/kg Körpergewicht in einmaliger Dosis i.v. verabreicht wurde, und aus 29 Tieren, die mit einmaliger Dosis von 150 mg PHA/kg Körpergewicht, intraperitoneal behandelt worden waren. Körpergewicht, Blutbild, Lymphknoten-,,Tupf"- bzw. ,,Quetsch"-Präparate, Leukocytenzählungen und Mikrozonenelektrophorese (Sartorius-Membranfolien im Beckman-Mikrozonensystem) wurden in regelmäßigen Abständen bei diesen Tieren untersucht. Die cervicalen und axillären Lymphknoten wurden am 2., 4., 5. und 8. Tag nach der einmaligen PHA- oder PWM-Injektion in Paraffinschnitten und Ultradünnschnitten (5 μm) untersucht. Die Paraffinschnitte wurden nach Giemsa, die Ultradünnschnitte mit Methylenblau-Polychrom gefärbt. Nach einer einmaligen i.v. Injektion von 8,81 mg gereinigtem PHA Wellcome/kg Körpergewicht starben 50% der Ratten innerhalb 24 Std nach Behandlung. Die LD_{50} betrug also 8,81 mg PHA/kg Körpergewicht. Todesursache war eine Erythroagglutination. Die überlebenden Tiere wiesen Apathie, verminderte Nahrungsaufnahme und struppiges Fell auf. Im Gegensatz zu den mit PHA behandelten Tiere zeigten die mit PWM gespritzten Ratten fast keine toxische Symptomatik. Auch bei einer sehr hohen Dosierung mit 63 mg/kg Körpergewicht PWM beobachteten wir keine Letalität. Auch bei intraperitonealer Verabreichung von 150 mg/kg Körpergewicht PHA und i.v. Applikation von hohen Dosen PWM sahen wir die oben beschriebenen toxischen Erscheinungen, welche sich aber nach 24 bis 48 Std zurückbildeten.

Am 2., 4. und 5. Tag nach einer einmaligen i.v. Applikation von 6,25 mg PHA/kg Körpergewicht wiesen 80% der Tiere eine deutliche Vergrößerung der untersuchten axillären und mandibulären Lymphknoten um das Dreifache auf. Histologische Präparate zeigten ein Ödem der Lymphknoten und eine signifikante Vermehrung der Plasmazellen (Abb. 1). Die Lymphocytenpopulation nahm ab, und zahlreiche primitive Reticulumzellen beherrschten das histologische Bild. Gleichzeitig und insbesondere am 5. Tag nach der Injektion verloren die Follikel ihre typische Struktur, und die primitiven Reticulumzellen und Plasmazellen waren im gesamten Lymphknoten verteilt. Auch in den ,,Tupf"- bzw. ,,Quetsch"-Präparaten konnte eine deutliche Vermehrung der plasmacellulären Elemente festgestellt werden. Diese Reaktionen waren reversibel; denn 8 Tage nach der Injektion zeigte sich eine Rückbildung der bereits beschriebenen Veränderungen.

Die intraperitoneale Verabreichung von 150 mg PHA/kg Körpergewicht verursachte ebenfalls eine Vermehrung der Plasmazellen und der primitiven Reticulumzellen, aber kein Ödem oder starke Auflockerung der Lymphfollikel.

Gleiche Ergebnisse ergab die Applikation von PWM, bei der überdies ein besonders starkes Auftreten von phagocytierenden Zellen zu beobachten war (Abb. 2).

Die Leukocytenzahl stieg bei PHA-behandelten Tieren sehr stark an und zeigte einen Gipfel am 2. und 4. bzw. 5. Tag nach der einmaligen Injektion von 6,25 mg/kg Körpergewicht (nicht behandelte Tiere im Mittel 9966 Leukocyten/cmm; PHA-behandelte Tiere am 2. Tag im Mittel 14600 Leukocyten/cmm; am 4. Tag 12500 Leukocyten/cmm; am 8. Tag 6800 Leukocyten/cmm). Im Differentialblutbild beobachteten wir eine starke Vermehrung von Lymphoblasten (über 20%), wobei diese Zellen morphologisch wenig Gemeinsames mit den in der in vitro-Kultur entstehenden ,,Phyto"-Zellen aufweisen.

Eine einmalige i.v. Injektion von Phytohämagglutinin Wellcome (6,25 mg/kg Körpergewicht) führte zu einer Steigerung der Immunglobulinkonzentration und zu einer Vermehrung der α^1- und α^2-Globuline. Zwei Tage nach der Behandlung

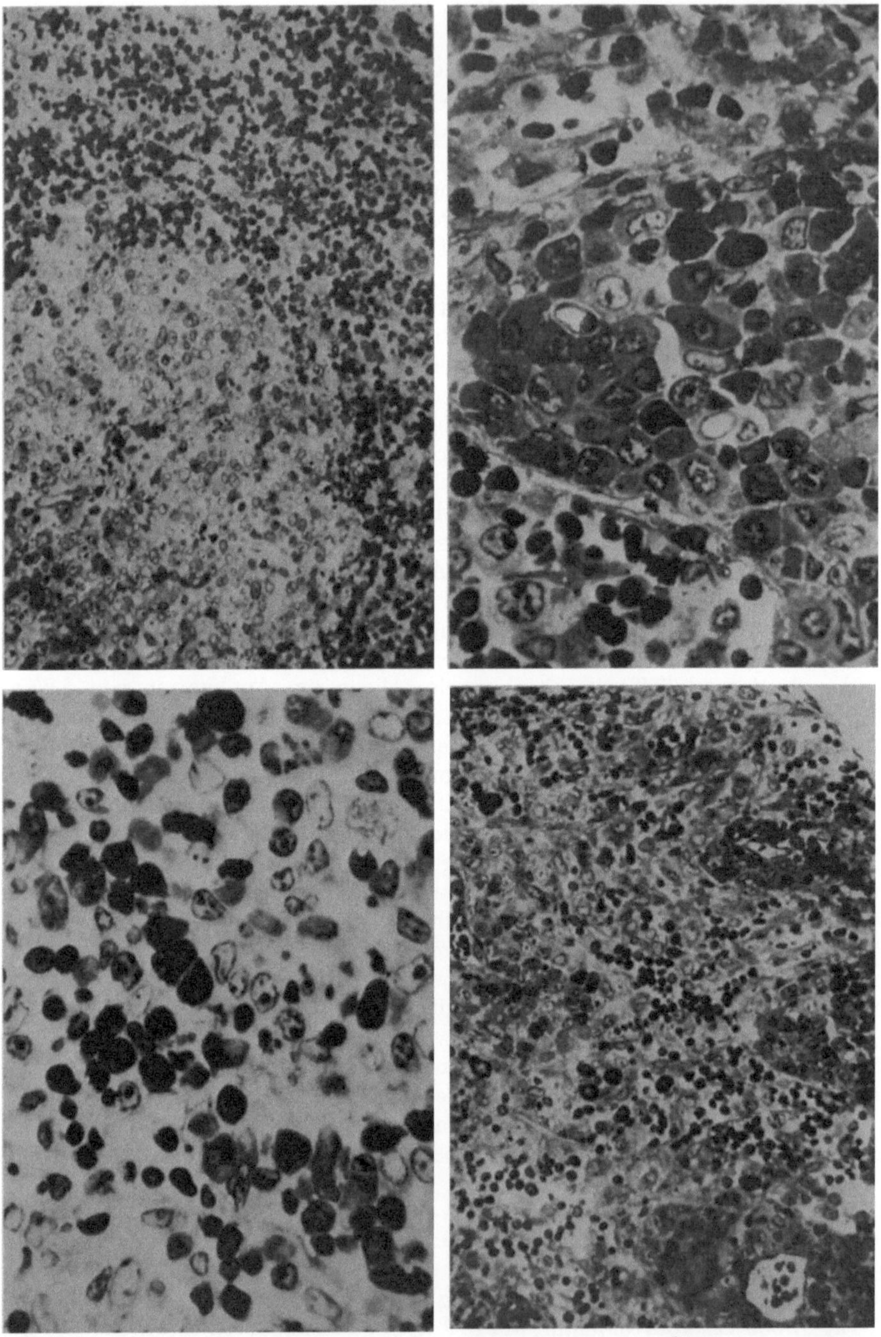

Abb. 1. a Axillarlymphknoten eines nicht behandelten Tieres. b, c, d Lymphknotenpräparate mit 6,25 mg PHA/kg Körpergewicht behandelten Tieres. Der Lymphknoten verlor seine typische Struktur, und es kam zu einer Vermehrung der pyroninophilen Zellen und der plasmacellulären Elemente sowie der Mastzellen (d). c = 3 Tage nach der einmaligen Injektion, b u. d = 5 Tage nach der PHA-Injektion. Ultradünnschnitte, Färbung: Methylenblaupolychrom

stieg in allen untersuchten Tieren die Immunglobulinkonzentration um 4 bis 9% (im Mittel 4,5%); am 4. Tag kam es zu einer Verminderung und am 7. und 8. Tag zu einer erneuten Vermehrung der Immunglobuline, die über 16 Tage erhöht blieb.

Die toxischen Symptome nach Verabreichung von hohen Dosen PHA Wellcome i.v. entsprechen den von Noris u. Marshall [8] beschriebenen Erscheinungen bei Meerschweinchen. Die statistisch gesicherte LD_{50} mit 8,81 mg/kg Körpergewicht bei den Spraque-Dawley-Ratten liegt viel höher als die von anderen Autoren angegebene Dosierung [9, 10]. Unsere Beobachtungen über die Wirkung von Phytohämagglutinin auf das lymphoretikuläre System wurden unter therapeutischen Dosierungen durchgeführt. Während unsere Ergebnisse über die Veränderungen im peripheren Blut und teilweise in den Lymphknoten mit den bereits

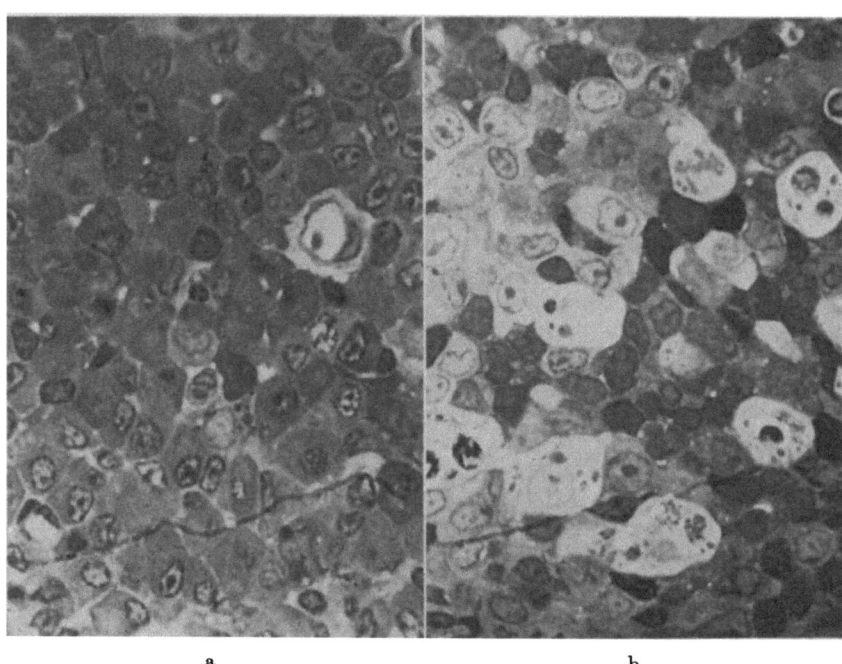

a   b

Abb. 2a u. b. Axillarlymphknoten eines Tieres nach einmaliger Injektion von 30 mg PWM/kg Körpergewicht i.v. a Vermehrung der Plasmazellen, b phagocytierenden Zellen. Ultradünnschnitte, Färbung: Methylenblaupolychrom

beschriebenen Beobachtungen von anderen Autoren [11, 12, 13, 14] übereinstimmen, sahen wir überraschenderweise bei unseren Tieren eine deutliche Vermehrung der Plasmazellen in den Lymphknoten, eine Beobachtung, welche bis jetzt nur unter Pokeweed-Mitogenapplikation in vivo beschrieben wurde [15]. Dieses Ergebnis läßt annehmen, daß nicht nur die thymusabhängigen Lymphocyten [16, 17], sondern auch die knochenmarksabhängigen Lymphocyten [18] durch Phytohämagglutinin stimuliert werden können. Unsere Beobachtungen weisen ferner darauf hin, daß durch Phytohämagglutinin das lymphoretikuläre System aktiviert wird. Eine weitere Studie zur Kinetik dieser Reaktion mit $5\text{-}2'\text{-}J^{131}$-Desoxyuridin, welche wir vor kurzem begonnen haben, scheint diese Ergebnisse zu bestätigen [19].

Literatur

1. Humble, J. G.: Lancet **1964** I, 1345; — In: Elves, M. W.: The biological effects of phytohaemagglutinin. Oswestry (England) 1966. — 2. Baker, G. P., Oliver, R. A. M.: Lancet I,

438. — 3. Hayes, D. M., Spurr, C. L.: Blood **27**, 78 (1966). — 4. Gruenwald, H., Taub, R. N., Wong, F. M., Kiossoglou, K. A., Dameshek, W.: Lancet **1965 I**, 962. — 5. Brocard, H., Akoun, G.: Presse méd. **75**, 413 (1967). — 6. Brocard, H., Akoun, G., Turpin, G., Gendre, J. P.: Presse méd. **75**, 413 (1967). — 7. Brocard, H., Akoun, G., Turpin, G., Gendre, J. P.: Soc. méd. Hop., Paris **118**, 139 (1967). — 8. Norins, L. C., Marshall, H. W.: Lancet **1964 II**, 648. — 9. Lozzio, B. B., Machado, E. A., Chernoff, A. I.: Acta haemat. (Basel) **41**, 349 (1969). — 10. Spreafico, F., Lerner, E. M.: J. Immunol. **98**, 407 (1967). — 11. Dukor, P., Dietrich, F. M.: Int. Arch. Allergy **32**, 521 (1967). — 12. Gamble, C. N.: Blood **28**, 175 (1966). — 13. Harveit, F.: Acta path. microbiol. scand. Sect. A **78**, 525 (1970). — 14. Lozzio, B. B., Machado, E. A., Chernoff, A. I.: Acta haemat. (Basel) **41**, 349 (1969). — 15. Bakor, B. E.: In: Hemic cells in vitro, p. 64 (Farnes, P., Ed.). Symposium of the Tissue Culture Association. Baltimore: The Williams and Wilkins Comp. 1969. — 16. Rieke, W. O.: Science **152**, 535 (1966). — 17. Greaves, M. F., Roitt, J. M., Rose, M. E.: Nature (Lond.) **220**, 293 (1968). — 18. Blomgren, H., Svedmyr, E.: J. Immunol. **106**, 835 (1971). — 19. Pappas, A., Oberhausen, E., Schroth, H.-J., Scheurlen, P. G.: (In Vorbereitung). — 20. Sachs, L.: Statistische Auswertungsmethoden. Berlin-Heidelberg-New York: Springer 1969.

SCHNEIDER, W., PAPPAS, A., SCHEURLEN, P. G. (Med. Univ.-Klinik und Poliklinik Homburg, Saar): **Lymphocytentransformation und Hexokinasehemmung***

In vorausgegangenen Untersuchungen [1] konnten wir nachweisen, daß Acetylsalicylsäure (ASA) im Thrombocytenstoffwechsel zu einer selektiven Hexokinasehemmung mit Herabsetzung der Flußraten im Embden-Meyerhof-Weg und im Pentose-Phosphatshunt führt. Dieser Stoffwechseleffekt des Medikamentes könnte die Ursache für die nach Acetylsalicylsäuregaben auftretende, erworbene Thrombocytenfunktionsstörung sein. Ein ähnlicher Effekt läßt sich bei Erythrocyten nicht nachweisen. Dies hängt möglicherweise mit der völlig andersartig aufgebauten Membran menschlicher Erythrocyten zusammen. Leukocyten dagegen entsprechen in einer Reihe von Membraneigenschaften, wie Adhäsievität und Phagocytosefähigkeit den Thrombocyten, und seit langem ist bekannt, daß Salicylate nicht nur die Entzündungsreaktion im Gewebe, sondern auch Antigen-Antikörpermechanismen unterdrücken und die Antikörperbildung herabsetzen können [2]. Es lag daher nahe, den Einfluß von ASA auf Stoffwechsel und Transformierbarkeit menschlicher Lymphocyten zu untersuchen.

Tatsächlich läßt sich zeigen, daß bereits die Hexokinaseenzymkapazität reiner, isolierter und durch Ultraschall homogenisierter menschlicher Lymphocyten durch ASA beeinträchtigt wird. Ohne Vorinkubation sind Konzentrationen von 2 bis 3 mMol/l zum Nachweis eines Effektes erforderlich. In gleicher Weise wie bei Thrombocyten läßt sich auch hier ein Glucose-kompetitiver Hemmtyp nachweisen. Bei Resuspension insolierter Lymphocyten im synthetischen Medium führen ganz entsprechende ASA-Konzentrationen zu einer zunehmenden Herabsetzung der Decarboxylierungsrate bei Verwendung von u-C 14-Glucose als Substrat.

Entsprechend der Beeinträchtigung des Energiestoffwechsels geht auch die C 14-Thymidininkorporationsrate PHA-stimulierter Lymphocyten unter steigenden ASA-Konzentrationen rasch zurück. Entsprechend dem Glucose-kompetitiven Hemmtyp des Medikamentes läßt sich jedoch die durch ASA ausgelöste Hemmung des Thymidineinbaus durch Erhöhung der Glucosekonzentration im Kulturmedium trotz Anwesenheit der Hemmsubstanz wieder rückgängig machen.

Unsere Befunde zeigen, daß ganz wie beim Thrombocyten auch beim Lymphocyten ASA den Glucosestoffwechsel beeinträchtigt und dadurch mit der Hemmung der Lymphocytentransformation zu einer schwerwiegenden Funktionsstörung der Zelle führt. Sie könnte Ausdruck einer immunsuppressiven Wirkung der ASA sein.

Allerdings ist bekannt, daß ASA durch Acetylierungs- oder Aspirylierungsvorgänge zu Veränderungen der Strukturen von Plasma- oder Membranproteinen

---

* Mit Unterstützung der Deutschen Forschungsgemeinschaft.

führen kann [3]. Es erschien daher zunächst nicht sicher, ob die im Glucosestoffwechsel nachweisbaren Hemmeffekte der ASA ursächlich mit der parallel gehenden Funktionsbeeinträchtigung in Zusammenhang stehen. Wir untersuchten deshalb weiterhin den Einfluß von 2-Desoxyglucose auf Stoffwechsel und Transformierbarkeit menschlicher Lymphocyten. Diese, der Glucose analoge Substanz ist ebenfalls ein kompetitiver Hexokinaseinhibitor, der jedoch die Nebeneffekte auf Plasma- oder Membranproteine nicht zeigt [4]. Bei 2stündiger Inkubation menschlicher Lymphocyten kommt es in Gegenwart von PHA zu einer leichten Steigerung der Glucose-1-C 14- und der Glucose-6-C 14-Decarboxylierung. Erwartungsgemäß geht unter diesen Bedingungen bei steigender Konzentration an 2-Desoxyglucose trotz weiterbestehender PHA-Stimulation die $C^{14}O_2$-Bildung in zunehmendem Maße zurück. Parallel damit nimmt auch die Thymidininkorporationsrate sowie die Zahl der blastenartig transformierten Zellen bei morphologischer Kontrolle im 72 Std-Kulturansatz ab. 2-Desoxyglucose und Acetylsalicylsäure führen somit zu gleichartigen Hemmeffekten im Lymphocytenstoffwechsel wie in der Lymphocytentransformation. Nachdem wir bereits früher [5] auch entsprechende Beeinträchtigungen der Thrombocytenfunktion unter diesen Substanzen nachweisen konnten, wird damit wahrscheinlich, daß die Steuerung der Thrombocyten- und Lymphocytenfunktion von einer optimalen Umsatzrate der Hexokinasereaktion abhängig ist. Diese Folgerung überrascht nicht, nachdem bekannt ist, daß die Hexokinase als kontrolliertes Enzym [6] den Glucosestoffwechsel und so den Energiegehalt und die Syntheseleistung der Zelle bestimmt [7]. Der so bedingte Abfall des cytoplasmatisch kompartimentierten ATP dürfte gleichzeitig eine Herabsetzung der Bildung cyklischen AMP zur Folge haben. Gerade diesem aber kommt beim Lymphocyten offenbar eine wichtige Bedeutung als Überträger zwischen dem an der Membran stattfindenden Stimulationsvorgang und den koordinierten Funktionsänderungen im Stoffwechsel des transformierenden Lymphocyten zu [8].

Damit könnte der von uns nachgewiesene Effekt der Acetylsalicylsäure auf den Lymphocytenstoffwechsel die Erklärung für die immer wieder erwähnte immunsuppressive Wirkung des Medikamentes [2] sein.

Literatur
1. Schneider, W., Doenecke, C., Scheurlen, P. G., Gross, R.: Med. Welt (N.F.) 22, 1262 (1971). — 2. Woodbury, D. N.: In: The pharmacological basis of therapeutics, 4. Ed., p. 312 (Goodman, L. S., Gilman, A., Eds.). New York, London, Toronto: The McMillan Company 1967. — 3. de Weck: Dtsch. med. Wschr. 96, 1109 (1971). — 4. Webb, J. L.: Enzyme and metabolic inhibitors, Vol. II, p. 386. New York u. London: Academic Press 1966. — 5. Schneider, W., Niemeier, G.: In: Stoffwechsel und Membranpermeabilität von Erythrozyten und Thrombozyten, S. 254 (Deutsch, E., Gerlach, E., Moser, K., Hrsg.). Stuttgart: Thieme 1968. — 6. Rapoport, S.: Bibl. haemat. (Basel) 29, 133 (1968). — 7. Grignani, F., Löhr, G. W.: Klin. Wschr. 38, 796 (1960). — 8. Cross, M. E., Ord, M. G.: Biochem. J. 120, 21 P (1970).

Müller, U. St., Schmitt, G., Hauss, W. H. (Med. Klinik und Poliklinik der Universität Münster und Institut für Arterioskleroseforschung): **Über toxinbedingte Proliferationsveränderungen hämatogener und mesenchymaler Zellen**

Die unverzügliche und außerordentlich heftige Reaktion mesenchymaler Zellen auf verschiedene Reizeinwirkungen wurde in ausführlichen Untersuchungen an der Synthesesteigerung von Sulfomucopolysacchariden und von Kollagen nachgewiesen und für die Pathogenese primär im Bindegewebe lokalisierter Erkrankungen, wie z. B. die Arteriosklerose, als initiales pathologisches Geschehen erkannt [5, 7].

Die stabile Zellkernmarkierung mit ^{3}H-Thymidin gewährleistet die Beobachtung der Proliferationstendenz und von Ortsveränderungen markierter Zellen aller

Gewebe [9]. In den vorliegenden Untersuchungen soll der Einfluß von Toxinapplikation auf das Proliferationsverhalten mesenchymaler Zellen überprüft werden.

Versuchsanordnung und Methode

Die Untersuchungen wurden an männlichen Inzucht-Wistarratten [Züchter: Fa. Wündrich, Altenberge (Westf.) mit einem durchschnittlichen Körpergewicht von 180 g durchgeführt. Während der Versuche waren die Tiere konstanten Bedingungen von Fütterung (Fa. Höveler, Standardfutter K 810, Wasser ad libidum) und Milieu ausgesetzt. Die Versuchsgruppen bestanden aus 2 bis 7 Tieren.

Der Toxinreiz wurde durch die intraperitoneale Applikation von 0,1 E Staphylolysin bzw. 4,0 E Streptolysin [Behring-Werke, Marburg (Lahn)] hervorgerufen. Zu unterschiedlichen Zeitpunkten nach Reizeinwirkung wurden die Tiere getötet (Abb. 1). ^{3}H-Thymidin (Spez. Akt. 5 Ci/mmol) wurde bei Vormarkierung 24 Std vor Toxinapplikation, bei Nachmarkierung eine Std vor Tötung der Tiere verabreicht.

Von Blutausstrichen und Gewebsschnitten wurden Autoradiogramme nach der früher beschriebenen Methode angefertigt [6]. Aus den Blutausstrichen wurde der Markierungsindex mononucleärer Rundzellen in markierte Zellen/100 gezählte Zellen und aus den Gewebsautoradiogrammen die Markierungsrate im Myokard in markierte Zellen/100 Blickfelder (100 mikroskopische Felder, Vergrößerung 400:1) ermittelt.

Die statistische Berechnung auf Signifikanz erfolgte mit dem Vierfeldertest über Chi^2. Die Signifikanzschwelle wurde beim Markierungsindex mit einer Sicherheitsschwelle von 95% ($p < 0,05$) und bei der Markierungsrate von 99% ($p < 0,01$) angesetzt.

Ergebnisse

1. Staphylolysinapplikation:

Der Markierungsindex der mononucleären Rundzellen stieg nach der Staphylolysininjektion unter ^{3}H-Thymidinvormarkierung signifikant gegenüber Kontrolltieren an. Unter ^{3}H-Thymidinnachmarkierung war gegenüber der Norm keine Veränderung festzustellen (Abb. 1).

Im Myokard war die Markierungsrate durch die Toxinapplikation sowohl bei ^{3}H-Thymidinvor- als auch bei Nachmarkierung gegenüber Normaltieren signifikant erhöht (Abb. 1).

2. Streptolysinapplikation:

Der Markierungsindex der mononucleären Rundzellen erfuhr unter ^{3}H-Thymidinvormarkierung nach Streptolysininjektion eine signifikante Steigerung. Bei ^{3}H-Thymidinnachmarkierung lagen die Werte der Streptolysintiere im Normbereich (Abb. 2).

Sowohl unter ^{3}H-Thymidinvormarkierung als auch unter Nachmarkierung war nach der Verabreichung von Streptolysin eine signifikante Steigerung der Zellmarkierungsrate im Myokard der Toxintiere gegenüber den Kontrollratten zu verzeichnen (Abb. 2).

Besprechung der Ergebnisse

Der hohe Markierungsindex mononucleärer Rundzellen und die hohe Markierungsrate im Myokard bei Vormarkierung mit ^{3}H-Thymidin zeigen die hämatogene Beteiligung an der Toxinreaktion besonders zu frühen Zeitpunkten nach Toxinapplikation. Markierte mononucleäre Rundzellen werden verstärkt aus dem hämopoetischen System in die Blutbahn ausgeschleust, was an dem Markierungsmaximum 24 Std nach Toxinapplikation zu erkennen ist. Sie wandern anschließend in Organe, z. B. das Myokard, ein und sind dort teilweise in diffuser, teilweise in infiltrativer Verteilung zu finden.

Neben dieser hämatogenen Reaktion kommt es als Folge der Toxininjektion zu einer gesteigerten Proliferationsrate in loco, d. h. im Gewebe, die durch die ^{3}H-Thymidinnachmarkierung erfaßt wird. Nach Verabreichung von Streptolysin ist diese bis zum 10. Tag nach der Reizeinwirkung nachweisbar. Vormarkierte Zellen sind dagegen zu diesem Zeitpunkt kaum mehr zu finden.

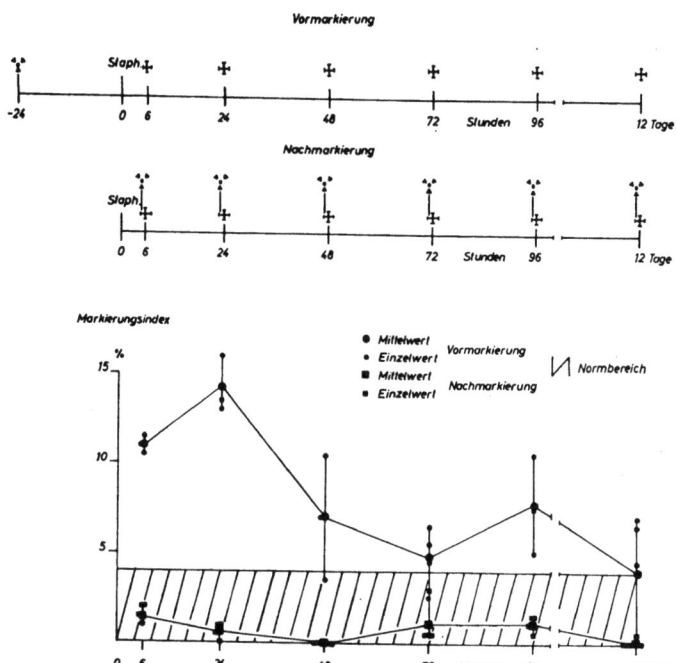
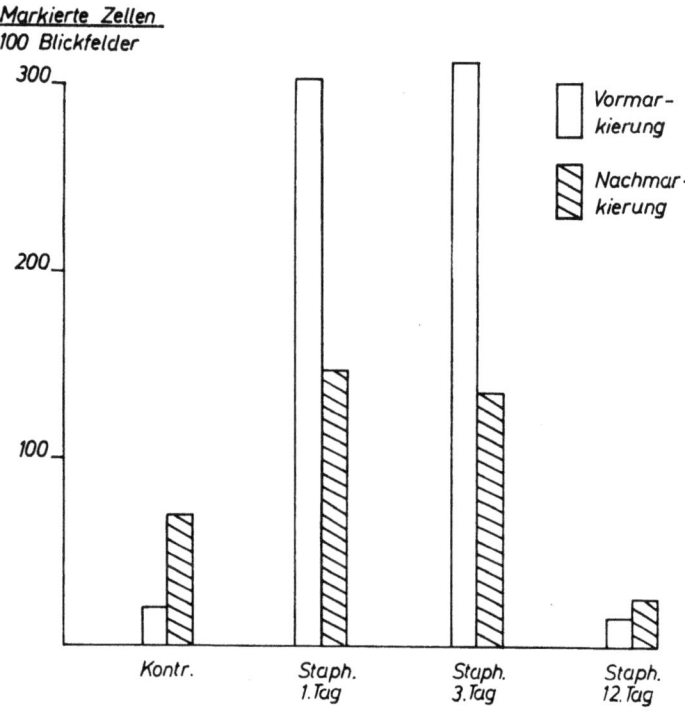

Abb. 1. Einfluß einer Staphylolysininjektion (0,2 E) auf den Markierungsindex mononucleärer Rundzellen im Blut und auf die Zellmarkierungsrate im Myokard von Ratten. Oberer Teil: Darstellung der Versuchsanordnung. Mittlerer Teil: Darstellung des Markierungsindex mononucleärer Rundzellen. Unterer Teil: Darstellung der Zellmarkierungsrate im Myokard

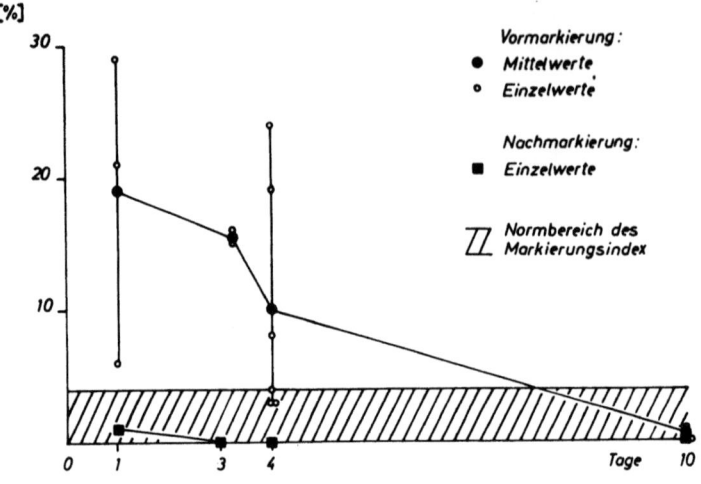
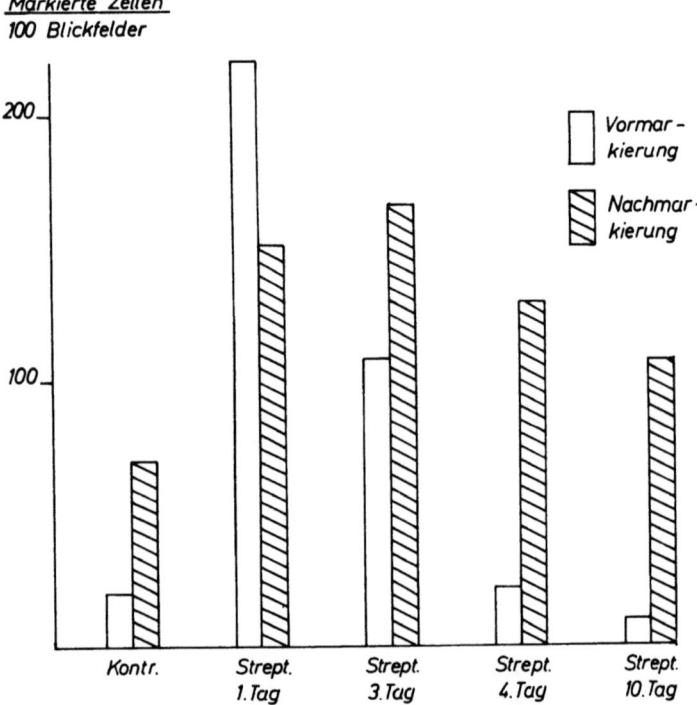

Abb. 2. Einfluß einer Streptolysininjektion (4,0 E) auf den Markierungsindex mononucleärer Rundzellen im Blut und auf die Zellmarkierungsrate im Myokard von Ratten. Oberer Teil: Darstellung des Markierungsindex mononucleärer Rundzellen. Unterer Teil: Darstellung der Zellmarkierungsrate im Myokard

Van Gieson-gefärbte Präparate zeigen nach einigen Tagen bei den Toxintieren im' Vergleich zu den Kontrollen vermehrt vormarkierte Fibroblasten mit einer Anhäufung von Kollagen um ihr Cytoplasma. In Verbindung mit der hohen Einwanderungsrate hämatogener Zellen und zellkinetischen Untersuchungen an

Granulationsgewebe [1] ist dieser Befund als Transformationsphänomen mononucleärer Rundzellen zu Bindegewebszellen zu deuten.

Die Fähigkeit mononucleärer Rundzellen, sich zu Bindegewebszellen zu transformieren, kann heute als gesichert angesehen werden [1, 2, 3, 4, 6]. Welcher Provenienz diese Zellen sind, ist bis heute noch nicht geklärt. Bestrahlungsversuche schlossen die Herkunft transformationspotenter Zellen aus dem Knochenmark weitgehend aus [8]. So liegt die Annahme nahe, daß diese Zellen, wie wir an anderer Stelle angaben [6], dem thymolymphatischen System entstammen.

Zusammenfassung

1. Sowohl nach der Applikation von Staphylolysin als auch von Streptolysin ist der Markierungsindex mononucleärer Rundzellen im Blut bei Vormarkierung der Tiere mit ³H-Thymidin gegenüber Kontrolltieren signifikant erhöht. ³H-Thymidinnachmarkierung führt zu keiner Veränderung des Markierungsindex der mononucleären Rundzellen.
2. Beide Toxine führen zu einer Steigerung der Zellmarkierungsrate im Myokard, die in diffuser Verteilung und in infiltrativer Form gefunden wird. Im Gegensatz zu den Befunden im Blut ist die gesteigerte Markierungsrate im Gewebe auch unter ³H-Thymidinnachmarkierung zu finden.
3. Die Befunde zeigen die hämatogene Beteiligung an der ortsständigen Proliferationsreaktion in Form eingewanderter mononucleärer, transformationspotenter Rundzellen.
4. Es wird die thymolymphatische Provenienz dieser Rundzellen angenommen.

Literatur

1. Büchner, Th.: Entzündungszellen im Blut und im Gewebe. Stuttgart: Fischer 1971. — 2. Fichtelius, K. E., Olerud, S.: Acta path. microbiol. scand. **50**, 297 (1960). — 3. Gillman, T., Wright, L. J.: Nature (Lond.) **209**, 263 (1966). — 4. Gillman, T., Wright, L. J.: Nature (Lond.) **209**, 1086 (1966). — 5. Hauss, W. H., Junge-Hülsing, G., Gerlach, U.: Die unspezifische Mesenchymreaktion. Stuttgart: Thieme 1968. — 6. Hauss, W. H., Schmitt, G., Müller, U. St., Tillmann, P.: Med. Welt **22**, 627 (1971). — 7. Junge-Hülsing, G.: Untersuchungen zur Pathophysiologie des Bindegewebes. Heidelberg: Hüthig 1965. — 8. Ross. R., Everett, N. B., Tyler, R.: J. Cell Biol. **44**, 645 (1970). — 9. Schultze, B.: Die Orthologie und Pathologie des Nukleinsäurestoffwechsels der Zelle im Autoradiogramm. Handb. Allg. Path., II, V. Berlin-Heidelberg-New York: Springer 1968.

RAINER, H., MOSER, K. (I. Med. Univ.-Klinik Wien): **Beeinflussung der Nucleinsäuresynthese menschlicher Leukocyten durch synthetische Polynucleotide**

Ein- und doppelsträngige Polynucleotide zeigen ein differentes biologisches Verhalten. Es ist bekannt, daß doppelsträngige Polynucleotide die Interferonbildung induzieren, während einsträngige Ketten dazu nicht in der Lage sind [3, 6]. Für das einsträngige Ribohomopolymer Polyuridylsäure (Poly U) wurde eine Hemmung der „Reverse Transcriptase" nachgewiesen [14]. Die Bildung von Interferon oder die Hemmung der RNA-abhängigen DNA-Polymerase ließen Spekulationen über eine mögliche Verwendung dieser Substanzen in der Behandlung von Leukämie zu. Wir haben aus diesem Grunde vorerst die in vitro Beeinflussung der Nucleinsäuresynthese und des Sedimentationsmusters der schnell markierenden RNA-Anteile untersucht.

Die Methoden für diese Untersuchungen haben wir in einer vorausgegangenen Arbeit genau beschrieben [9].

Ergebnisse

Wie in Abb. 1 gezeigt wird, beeinflussen ein- und doppelsträngige Polynucleotide die Nucleinsäuresynthese in verschiedener Weise. Das einsträngige Ribohomopolymer Polyuridylsäure führt in der angegebenen Versuchsanordnung eher zu einer Aktivitätszunahme des säureunlöslichen Präzipitates und der gereinigten RNA-Fraktion der Leukocyten. Das doppelsträngige Polymer Polyinosin-Polycytidylsäure (Poly IC) bewirkt hingegen eine signifikante Aktivitätsabnahme der beiden genannten Größen.

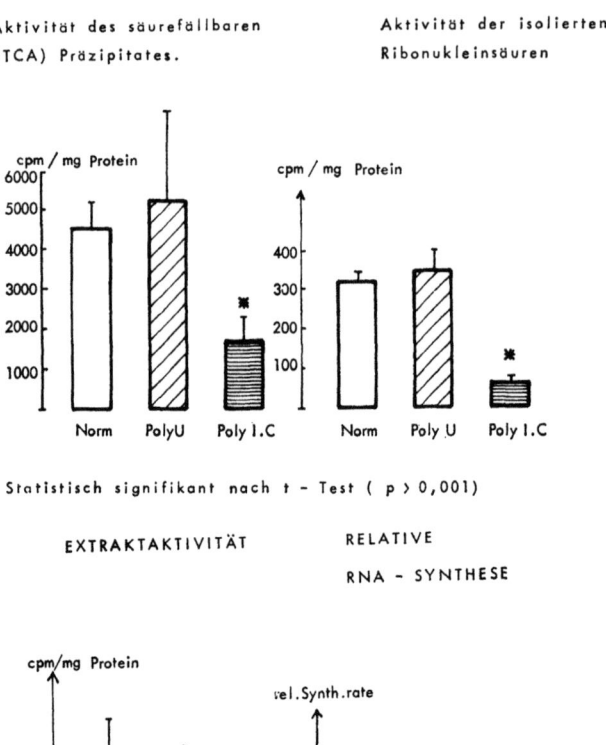

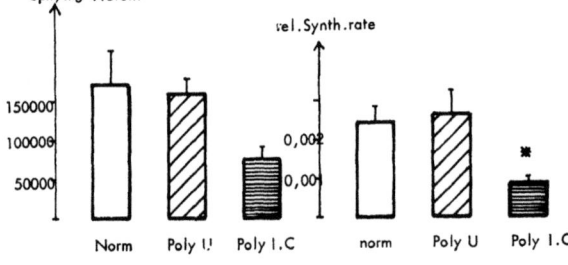

Abb. 1. Beeinflussung der Adenin C^{14}-Inkorporation menschlicher Leukocytenkulturen (TC 199-Medium) durch Zugabe von Polyuridylsäure (200 µg/ml) bzw. Polyinosin-Polycytidylsäure (0,5 A_{260} E/ml). Mittelwerte ± SEM. Angaben in cpm/mg Zellprotein

Um auszuschließen, daß die gemessene Aktivitätszu- bzw. -abnahme nicht einer unspezifischen Veränderung des radioaktiven Precursorpools entspricht, haben wir die Extraktaktivität der Leukocytenkulturen und die Syntheseraten der Nucleinsäureproduktion bestimmt. Wie aus Abb. 1 zu ersehen ist, sind die Extraktaktivitäten in keinem Fall signifikant verändert. Die Ribonucleinsäuresyntheserate nimmt nach Poly U-Vorbehandlung eher zu, während sie nach Poly IC-Applikation signifikant kleiner wird. Ähnliche Ergebnisse wie für Poly U wurden auch für das einsträngige Ribohomopolymer Poly A ermittelt (ohne Abbildung).

Um die gefundene Ribonucleinsäuresyntheseänderung näher zu charakterisieren, haben wir die extrahierten Ribonucleinsäuren aus unseren Leukocytenkulturen im linearen Sucrosegradienten weiter aufgetrennt. Poly U führt dabei zu einer leichten Zunahme des 4 S-Bereiches — dieser beinhaltet möglicherweise Transfernucleinsäuren — und des 18 S-Bereiches — welcher möglicherweise ribosomalen Vorstufen RNA-Anteilen entspricht —. Poly IC beeinflußt das Sedimentationsmuster dieser RNA-Anteile gegensätzlich (Abb. 2).

Zwischen der Stoffwechselbeeinflussung und der zugesetzten Poly IC-Menge besteht eine Dosisbeziehung (ohne Abbildung).

Diskussion

Die erfolgreiche Beseitigung eines Enzymdefektes in vitro durch Phagentransduktion [7] und unsere eigenen Untersuchungen über die Aufnahme von exogenen Nucleinsäuren durch Blutzellen, die in undegradierter Form dann teilweise intracellulär vorliegen [10], könnten dafür sprechen, daß Polynucleotide weitgehende Bedeutung für die Therapie erlangen könnten [1].

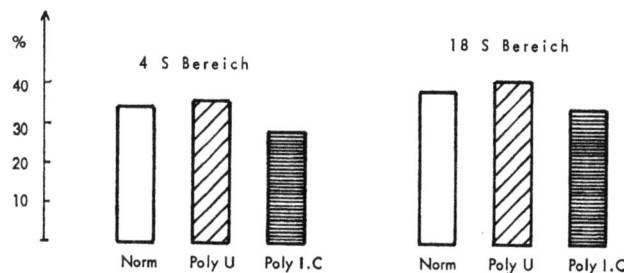

Abb. 2. Veränderungen des Ribonucleinsäuresedimentationsprofiles menschlicher Leukocytenkulturen durch Inkubation mit Polyuridylsäure (200 µg/ml) bzw. Polyinosin-Polycytidylsäure (0,5 A_{260} E/ml). Dargestellt sind der 18 S- und der 4 S-Bereich. Die einzelnen Säuren stellen den prozentualen Anteil eines Bereiches an der Gesamt-RNA-Aktivität dar

Es erscheint in diesem Zusammenhang bemerkenswert, daß ein- und doppelsträngige Polyribonucleotide die RNA-Synthese in verschiedener Art beeinflussen. So nimmt durch Poly A und Poly U die Nucleinsäuresynthese eher zu.

Das doppelsträngige Polynucleotid Poly IC verursacht demgegenüber eine Hemmung der Nucleinsäuresynthese menschlicher Leukocyten. Auf diese Weise könnte der Antitumor.Effekt und die antileukämische Wirksamkeit allein durch metabolische Blockierung der Nucleinsäuresynthese erklärt werden [7]. Es erscheint bemerkenswert, daß besonders der Umsatz von Transfernucleinsäuren und die Neuproduktion ribosomaler Vorstufen (18 S-Anteil) RNA blockiert werden. Ähnliche Stoffwechselveränderungen werden auch von „natürlich vorkommenden doppelsträngigen RNA-Ketten", den Viren, verursacht.

Änderungen des Sedimentationsmusters von Nucleinsäuren im Sucrosegradienten wurden von Drews et al. [5] in Zusammenhang von Zellwachstum und -differenzierung beobachtet. Diese Veränderungen könnten dafür sprechen, daß Poly IC-Applikation molekularbiologisch Ähnlichkeiten mit einer Virusinfektion aufweist.

Die Untersuchungen von Schell [13] konnten zeigen, daß in Analogie zur Virusinfektion Poly IC intakt von Säugerzellen aufgenommen werden kann. Unter der Voraussetzung, daß diese Substanz intracellulär an genetisch entscheidenden Punkten in entsprechender Konzentration vorliegt, wäre ähnlich wie bei Virusinfektion an eine „gene amplification" zu denken.

Die unterschiedliche Beeinflussung der Nucleinsäuresynthese durch ein- und doppelsträngige Polynucleotide könnte auf den unterschiedlichen Permeabilitätsbedingungen beruhen. Schell [13] konnte zeigen, daß doppelsträngige Polynucleotide ausgezeichnet, einsträngige hingegen von Ehrlich-Ascitezellen nicht aufgenommen werden können. Poly U wird dabei an der Zelloberfläche adsorbiert und degradiert, wobei Abbauprodukte dann in die Zelle gelangen. Möglicherweise wird wegen des erhöhten Angebotes von Nucleinsäurebasen die Neuproduktion von Nucleinsäuren via salvage pathway gesteigert. Im Falle von Poly IC würde der Zelle eine zusätzliche genetische Information vermittelt, die besonders wirksame Änderungen des Stoffwechsels bedingen könnte.

Zusammenfassung

Studien der Adenininkorporation in die Ribonucleinsäuren menschlicher Leukocyten nach Zusatz einsträngiger (Polyuridylsäure, Polyadenylsäure) und doppelsträngiger Polynucleotide (Polyinosin-Polycytidylsäure) ergaben eine unterschiedliche Stoffwechselbeeinflussung nach in vitro Zusatz. Einsträngige Homoribopolynucleotide bewirkten in unserer Versuchsanordnung eine Aktivierung der Nucleinsäureproduktion, namentlich der Transfernucleinsäureanteile. Doppelsträngige Ribonucleotide verursachten dagegen eine Hemmung der Neusynthese von Nucleinsäuren, wobei Transfernucleinsäuren und ribosomale Vorstufen RNA (18 S-Anteil) in geringerem Maße produziert wurden. Die Ursachen dieser Veränderungen werden diskutiert.

Literatur
1. Busch, H., Starbuck, W. C.: Cancer Res. **29**, 2454 (1969). — 2. Crooke, St. T., Okada, S., Busch, H.: Proc. Soc. exp. Biol. (N.Y.) **137**, 837 (1971). — 3. de Clerq, F., Merigan, T. C.: Ann. Rev. Med. **21**, 17 (1970). — 4. Drews, J., Brawerman, G.: J. biol. Chem. **242**, 801 (1967). — 5. Herrera, F., Adamson, R. H., Gallo, R. C.: Prov. nat. Acad. Sci. (Wash.) **67**, 1943 (1970). — 6. Hillemann, M. R.: Arch. intern. Med. **126**, 109 (1970). — 7. Levy, H. B., Riley, F.: Proc. Soc. exp. Biol. (N.Y.) **135**, 141 (1970). — 8. Meril, C. R., Geier, M. R., Petricciani, J. C.: Nature (Lond.) **223**, 389 (1971). — 9. Rainer, H., Moser, K., Schwarzmeier, J.: Acta haemat. (Basel) (im Druck). — 10. Rainer, H., Ganzinger, U., Stacher, A., Moser, K.: Enhancement of tRNA uptake during gene activation by phytohaemagglutinin and leukemic degeneration. (In Vorbereitung). — 11. Schell, P. L.: Z. Naturforsch. **22** b, 529 (1967). — 12. Schell, P. L.: Z. Naturforsch. **23** b, 995 (1967). — 13. Schell, P. L.: Z. Naturforsch. **23** b, 1117 (1968). — 14. Tuominen, F. W., Kenney, F. T.: Proc. nat. Acad. Sci. (Wash.) **68**, 2198 (1971).

SCHNEIDER, W., DRIES, R., SCHEURLEN, P. G. (Med. Univ.-Klinik und Poliklinik, Homburg, Saar): **Neue Befunde zur Nucleinsäuresynthese in menschlichen Blutplättchen***

Trotz Fehlens eines Zellkerns sind menschliche Blutplättchen zur Proteinsynthese befähigt [1]. Diese Proteinsynthese ist zu einem ungewöhnlich hohen Prozentsatz — der bis zu einem Drittel der Gesamtsyntheserate geschätzt wird [2] — mit der Neubildung des für alle Thrombocytenfunktionen bedeutsamen [3] kontraktilen Proteins befaßt. Das Vorhandensein einer Proteinsynthese in den kernlosen Blutplättchen wird mit der Anwesenheit einer besonders stabilen, noch aus den Megakaryocyten stammenden Messenger-RNA erklärt. Eine Neusynthese von Nucleinsäuren in Thrombocyten wird auf Grund experimenteller Befunde bisher abgelehnt.

Tatsächlich läßt sich zeigen, daß ein Thymidineinbau in eine höhermolekulare, aus Thrombocyten extrahierbare Fraktion nicht stattfindet. Ursache hierfür ist nicht etwa eine fehlende intracelluläre Aufnahme der markierten Substanz. Verglichen mit anderen Präkursoren wie Orotsäure oder Glycin wird sie sogar mit

---
* Mit Unterstützung der Deutschen Forschungsgemeinschaft.

relativ hoher Inkorporationsrate in die Thrombocyten aufgenommen. Bei dünnschichtchromatographischer Analyse des Gewebsextraktes intakter Thrombocyten oder von Thrombocytenhomogenat mit Zusatz von ATP und $MgCl_2$ ist jedoch eine Phosphorylierung des markierten Thymidin zu Thymidinmonophosphat nicht nachweisbar. Damit kann ein Thymidineinbau in eine Nucleinsäurefraktion nicht stattfinden. Nach diesen Befunden fehlt menschlichen Blutplättchen das phosphorylierende Enzym, die Thymidinkinase. Dieser Befund überrascht nicht, da es sich bei diesem Enzym um ein charakteristisches Enzym proliferierender Zellen handelt, der Thrombocyt aber auf Grund des Fehlens eines Zellkerns zur Proliferation nicht befähigt ist.

Im Gegensatz zu Thymidin läßt sich für Uridin jedoch sowohl in intakten Blutplättchen als auch im mit ATP und $MgCl_2$ ergänzten Zellhomogenat die Umwandlung in Uridin-Phosphatide nachweisen. Dabei läuft im Zellhomogenat die Phosphorylierungsreaktion nur solange ab, bis alles zugesetzte ATP in ADP und AMP umgewandelt ist. Entsprechend diesem Nachweis einer Uridinkinase in Thrombocyten läßt sich nun sehr wohl der Einbau von markiertem Uridin in eine mit kalter Perchlorsäure ausfällbare und mit warmer Perchlorsäure extrahierbare hochmolekulare Fraktion nachweisen. Werden die mit markiertem Uridin inkubierten Plättchen nach mehreren Stunden Inkubationszeit mit phenolhaltiger Pufferlösung extrahiert, so ergibt sich nach Gelfiltration an Sephadex G 75 eine radioaktive Markierung bis zum Molekulargewicht von einigen Tausend. Daß es sich hierbei tatsächlich um Nucleinsäure handelt, konnte durch Behandlung des höhermolekularen Radioaktivitätsgipfels mit RNase und erneuter Rechromatographie an Sephadex G 75 bestätigt werden. Nach der Behandlung mit diesem ribonucleinsäurespaltenden Enzym verschieben sich die ursprünglich relativ geringen Elutionsvolumina zu wesentlich höheren Werten. Damit ist gezeigt, daß es sich bei dieser in Thrombocyten neugebildeten Nucleinsäure um RNA handelt.

Wie läßt sich nun eine solche Nucleinsäuresynthese in den kernlosen menschlichen Blutplättchen erklären? Unser Befund, daß durch Actinomycin D in Konzentration zwischen 10^{-4} und 10^{-5} Mol/l die Nucleinsäuresynthese gehemmt werden kann, spricht für eine DNA-abhängige RNA-Synthese. In den kernlosen menschlichen Blutplättchen kann es sich damit nur um eine mitochondriale Nucleinsäure- bzw. Proteinsynthese handeln. Tatsächlich konnten wir nachweisen, daß die Proteinsynthese im Thrombocyten — gemessen am Einbau radioaktiv markierter Aminosäuren in eine mit Perchlorsäure fällbare hochmolekulare Fraktion — durch Rifamycin deutlich hemmbar ist. Dieser Befund ist eine weitere Bestätigung unserer Annahme, daß es sich bei der Nucleinsäure- bzw. Proteinsynthese in menschlichen Blutplättchen um eine mitochondriale Syntheseleistung handelt.

Nucleinsäuresynthese und Proteinsynthese im Thrombocyten sind vom Energiestoffwechsel abhängig und lassen sich durch Stoffwechselinhibitoren gleichsinnig beeinträchtigen. So führt z. B. 2-Desoxyglykose, ein kompetitiver Hexokinaseinhibitor, zu einer deutlichen Herabsetzung der Syntheseleistung. Dieser Inhibitor wirkt sich insbesondere auf den Uracileinbau in die Nucleinsäurefraktion aus. Dieser Befund könnte ein Hinweis darauf sein, daß die Ribosylpyrophosphatbildung für die Syntheseleistung in der Nucleinsäuresynthese von grundlegender Bedeutung ist. Eine deutliche Aktivierung der Nucleinsäuresyntheseleistung dagegen läßt sich durch cyclisches AMP erzielen. Wegen der leichteren Membranangängigkeit verwendeten wir in unseren Untersuchungen das dibutyrilierte Präparat.

Die Befunde, die bisher scheinbar gegen die Möglichkeit einer Nucleinsäure-Neusynthese im Thrombocyten sprechen, sind unseres Erachtens nach experimentell bedingt und halten einer Nachprüfung nicht stand. So beweist die Nichtinkorporation von Thymidin in eine Nucleinsäurefraktion nur das Nichtvorhandensein einer Thymidinkinase, spricht jedoch nicht einmal gegen das Vorhandensein einer DNA-Neusynthese, da die Biosynthese von Thymidin über Uridin erfolgt. Das Fehlen eines Uridineinbaus in eine höhermolekulare Fraktion konnten wir ebenso wie das scheinbare Fehlen einer Nucleotid-Neusynthese in menschlichen Blutplättchen widerlegen. So gelang uns sowohl mit markierter Asparaginsäure als auch mit markierter Orotsäure als Vorstufe die Bildung von Uridinphosphaten nachzuweisen. Auch konnten wir mit markiertem Glycin als auch mit markiertem Acetat die Neuentstehung markierter Purinnucleotide wahrscheinlich machen.

Die damit von uns nachgewiesene Nucleinsäuresynthese in menschlichen Thrombocyten stellt unseres Erachtens nach ein wichtiges Bindeglied zwischen den die Thrombocytenfunktionen auslösenden Veränderungen im Energiestoffwechsel und dem die Funktionsäußerungen des Thrombocyten ermöglichenden kontraktilen Protein dar. Sie könnte damit von grundlegender Bedeutung für den Hämostasemechanismus und die im Verlaufe thromboembolischer Komplikationen auftretenden Thrombocytenreaktionen sein.

Literatur
1. Gross, R., Schneider, W.: In: The circulating platelet, p. 123 (Johnson, S. A., Ed.). New York- London: Academic Press 1971. — Schneider, W., Lampe, K., Scheurlen, P. G.: Verh. dtsch. Ges. inn. Med. 77, 400 (1971). — 2. Booyse, F. M., Rafelson, M. E.: Biochim. biophys. Acta (Amst.) 166, 689 (1968). — 3. Wilmans, W.: Klin. Wschr. 45, 10, 505 (1967).

MILLER, B., SANDROCK, K., GOEBEL, K. M., ENGLHARDT, A., MARTINI, G. A. (Med. Klinik und Med. Poliklinik der Universität Marburg): **Untersuchungen zum Mechanismus der Hämiglobinbildung durch Salicylazosulfapyridin (Azulfidine)**

Vor einem Jahr berichteten wir an dieser Stelle über Hämiglobinbildung unter Azulfidinetherapie [2]. Etwas mehr als die Hälfte der mit Azulfidine wegen einer Colitis ulcerosa oder eines Morbus Crohn behandelten Patienten haben erhöhte Hämiglobinwerte. Ziel der vorliegenden Untersuchungen war es erstens zu klären, welche individuellen Faktoren hierbei zur Hämiglobinämie prädisponieren, und zweitens, ob Salicylazosulfapyridin selbst, oder eines seiner im Organismus gebildeten Stoffwechselprodukte [1] zur Hämiglobinbildung führen.

Um zu entscheiden, ob das Auftreten erhöhter Hämiglobinwerte an Erythrocyteneigenschaften (z. B. Enzymdefekte) oder an Serumeigenschaften (z. B. unterschiedlichen Gehalt an hämiglobinbildenden Substanzen infolge individueller Unterschiede in der Pharmakodynamik des Salicylazosulfapyridin) gebunden ist, führten wir in vitro folgende Inkubationsversuche durch. Eyrthrocyten von Personen, die unter Azulfidineeinnahme Hämiglobin gebildet hatten, als auch von Personen, bei denen Azulfidineeinnahme keine erhöhten Hämiglobinwerte bedingt hatte, wurden kreuzweise mit Seren von Hämiglobinbildnern und Nicht-Hämiglobinbildnern inkubiert, die sowohl während Azulfidineeinnahme („Azulfidine-Serum") als auch ohne Azulfidineeinnahme gewonnen worden waren. Nur die Erythrocyten von Hämiglobinbildnern zeigten bei Inkubation mit „Azulfidine-Serum" in vitro eine Hämiglobinbildung, gleichgültig ob das Serum selbst von einem Hämiglobinbildner oder einem Nicht-Hämiglobinbildner stammte. Danach steht fest, daß das Auftreten erhöhter Hämiglobinwerte unter Azulfidineeinnahme von erythrocytären Faktoren abhängt. Bei der Inkubation von Erythrocyten von 14 gesunden Blutspendern mit „Azulfidine-Serum" kam es 6mal zu vermehrter Hämiglobinbildung in vitro. Das entspricht etwa dem gleichen Anteil unserer Patienten, die bei Azulfidineeinnahme in vivo erhöhte Hämiglobinwerte zeigten.

Normalerweise entsteht im Erythrocyten ständig aus Hämoglobin durch Oxydation des zweiwertigen zum dreiwertigen Eisen Hämiglobin, das durch kontinuierliche enzymatische Reduktion wieder in Hämoglobin zurückgeführt wird. Diese Reduktion erfolgt durch eine NADH-abhängige Diaphorase (Hämiglobinreduktase). Die Bereitstellung von NADH geschieht durch die Glycerinaldehyd-3-phosphat-dehydrogenase. In vitro kann nach Lactatzusatz auch die Lactatdehydrogenase als NADH-Lieferant dienen. Eine zweite, NADPH-abhängige Diaphorase wird nur durch Vermittlung von Redoxsubstanzen, wie z. B. Methylenblau, wirksam. Wir bestimmten die Aktivität der Hämiglobinreduktase nach der Methode von Tönz [6a] im optischen Test mit 2,6 Dichlorophenolindophenol als Substrat. Abb. 1 zeigt das Ergebnis bei einem Normalkollektiv von 34 gesunden

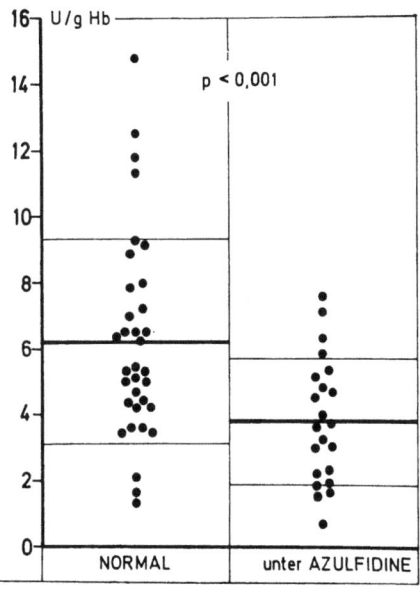

Abb. 1. Aktivität der Hämiglobinreduktase bei einem Normalkollektiv (n = 34) und bei Patienten während Azulfidineeinnahme (n = 22)

Blutspendern der Blutspendezentrale Marburg und bei 22 Patienten, die Azulfidine in einer Dosis zwischen 2 und 8 g/Tag einnahmen. 14 dieser Patienten hatten leicht erhöhte Hämiglobinwerte (1,3 bis 3,2%). Der Mittelwert des Azulfidinekollektivs liegt signifikant niedriger ($p < 0,001$) als der des Kontrollkollektivs. Da jedoch die Einzelwerte noch zum größten Teil im unteren Normbereich liegen, und da die Reduktaseaktivitäten weder mit dem Hämiglobingehalt ($r = -0,33$; $p > 0,1$) noch mit der Azulfidinedosis ($r = 0,28$; $p > 0,1$) korrelierten, scheint eine Erniedrigung der Hämiglobinreduktaseaktivität zumindest nicht die alleinige Ursache der erhöhten Hämiglobinwerte unter Azulfidinetherapie zu sein. Bei Inkubation von Erythrocyten mit „Azulfidine-Serum" veränderte sich die Reduktaseaktivität auch bei Hämiglobinbildung nicht. Nachdem wir früher bereits Defekte an den Erythrocytenenzymen der Glykolyse und des Pentosephosphatcyclus ausschließen konnten [2], und die Spektralanalysen des Hämoglobins [6(2)] von Hämiglobinbildnern normale Hämoglobin-A-Spektren zeigten, muß die Frage nach den erythrocytären Ursachen der Hämiglobinämie während Azulfidineeinnahme weiter offen bleiben.

Mehr Erfolg hatten wir bei der Bestimmung der hämiglobinbildenden Substanz. Wir inkubierten dazu menschliche Erythrocyten mit Salicylazosulfapyridin sowie dessen beiden Hauptmetaboliten 5-Aminosalicylsäure und Sulfapyridin [1]. Dem Inkubationsansatz mußte noch Rattenleberhomogenat zugesetzt werden, da bekannt ist, daß erst die infolge N-Hydroxylierung durch ein mikrosomales Enzym entstehenden Hydroxylamine die eigentlichen hämiglobinbildenden Substanzen sind [4, 5]. Abb. 2 zeigt, daß eine wesentliche Hämiglobinbildung nur bei Inkubation mit Sulfapyridin auftritt. 5-Aminosalicylsäure löst überhaupt keine Hämiglobinbildung aus; die geringe Hämiglobinbildung bei Inkubation mit Salicylazosulfapyridin geht wahrscheinlich auf eine teilweise Aufspaltung der Azobindung

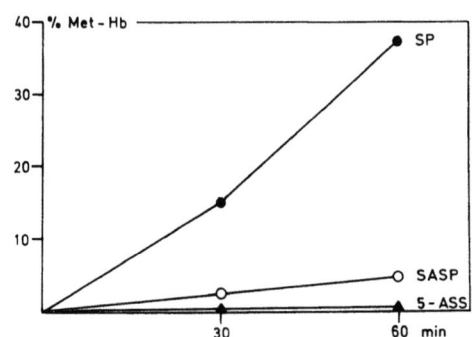

Abb. 2. Hämiglobinbildung in menschlichen Erythrocyten bei Inkubation mit Salicylazosulfapyridin (Sasp). 5-Aminosolicylsäure (5-ASS) und Sulfapyridin (SP) unter Zusatz von Rattenleberhomogenat

und damit auf die Freisetzung von Sulfapyridin während der Inkubation zurück. Sulfapyridin ist bereits aus der Anfangszeit der Sulfonamidära als potenter Hämiglobinbildner bekannt [3].

Unsere Befunde lassen sich wie folgt zusammenfassen:

1. Die Hämiglobinbildung während Azulfidineeinnahme wird bewirkt durch das Hydroxylamin des Sulfapyridins, das durch Aufspaltung der Azobindung und nachfolgende N-Hydroxylierung aus Salicylazosulfapyridin entsteht.

2. Die Erythrocyten etwa der Hälfte der Bevölkerung weisen eine erhöhte Empfindlichkeit gegenüber dieser hämiglobinbildenden Substanz auf, ohne daß ein eindeutiger Defekt der an der Hämiglobinreduktion beteiligten Enzyme nachweisbar wäre.

Literatur

1. Hanngren, A., Hansson, E., Svartz, N., Ullberg, S.: Acta med. scand. **173**, 391 (1963). — 2. Miller, B., Englhardt, A., Goebel, K. M., Schmidt, J., Martini, G. A.: Verh. dtsch. Ges. inn. Med. **77**, 1326 (1971). — 3. Moeschlin, S.: Schweiz. med. Wschr. **70**, 786 (1940). — 4. Thauer, R. K., Meiforth, A., Uehleke, H.: Naunyn-Schmiedebergs Arch. exp. Path. Pharmak. **252**, 291 (1965). — 5. Thauer, R. K., Stöffler, G., Uehleke, H.: Naunyn-Schmiedebergs Arch. exp. Path. Pharmak. **252**, 32 (1965).

POHL, A., MOSER, K. (I. Med. Univ.-Klinik Wien): **Verminderter Lysolecithinabbau als Ursache der Membranveränderung bei hereditärer Sphärocytose?**

Autoreferat

Lysophosphatide stehen im Mittelpunkt des Phospholipidstoffwechsels der Erythrocytenmembran. Wegen des schnellen Austausches dieser Verbindung zwischen Plasma und Zellmembran stellt die Acylierung der Lysophospholipide innerhalb der Membran einen Erneuerungsmodus für abgebaute Diacylphosphatide dar. Ein weiterer Mechanismus der Neubildung von Strukturphosphatiden ist die energieunabhängige Dismutation zweier Lysolecithinmolekel zu Lecithin und Glycerophosphorylcholin.

Auf Grund der beobachteten Aktivitätsverminderung lysolecithinumsetzender und damit membranstabilisierender Enzymsysteme bei hereditärer hämolytischer Kugelzellenanämie und biochemischen Untersuchungen von Kationentransport und Permeabilität der Sphärocytenmembran wird eine neue Vorstellung über eine der möglichen pathogenetischen Ursachen der Sphärocytose entwickelt.

BURCK, H.-CHR. (Med. Univ.-Klinik Tübingen): **Radionuklide zur Hämatokrit-Methode (der Radiohämatokrit)**[*]

Die Bestimmung des Zellpackungsvolumen gehört zum labortechnischen Minimalprogramm einer internistischen Praxis. In unserer Klinik werden bei 290 belegten Betten pro Woche rund 520 Hämatokritbestimmungen durchgeführt. Damit steht die Methode an 4. Stelle unter den apparativen Laborbestimmungen. Bei der Bedeutung dieses Verfahrens ist es verwunderlich, daß in der 90jährigen Geschichte dieser Gesellschaft noch nie in Wiesbaden darüber vorgetragen wurde.

Die in der Praxis gebräuchliche Bezeichnung ,,Hämatokrit" geht auf Hedin (1891) zurück, der damit eine abgewandelte Zentrifuge bezeichnete, durch die in graduierten Röhrchen eine Trennung von Zellen und Plasma erreicht wurde. Der Begriff für diesen Apparat hat einen Sinnwandel durchgemacht derart, daß man Hämatokrit mit dem Zellpackungsvolumen gleichsetzt. Es dürfte hoffnungslos sein, den alten Hämatokritbegriff wieder aufleben zu lassen. So sei auch hier darunter das prozentuale Volumenverhältnis der Erythrocyten im Vollblut verstanden.

Im allgemeinen wird der Hämatokritwert heute mit einer Zentrifuge in Capillaren bei 12000 g ermittelt. Gegenüber dem Bleibtreuschen Stickstoffverfahren (1892), dem sog. chemischen Hämatokrit, ist dieser ,,physikalischen Hämatokrit" schnell und einfach zu ermitteln. Durch die Entnahmetechnik und vor allem durch Plasmareste, die zwischen den gepackten Zellen verbleiben, kommt es zu Fehlern, die nicht kalkulierbar (Burck, 1971) und für manche wissenschaftliche Fragestellungen nicht tragbar sind. Ziel unserer Bemühungen war eine Verbesserung der Hämatokritmethode in Form größerer Genauigkeit bei möglichst gleichem personellen Aufwand.

Methodisch handelt es sich bei dem von uns der Einfachheit halber als ,,Radio-Hämatokrit" bezeichneten Vorgehen [Burck, 1970 (1)] um eine Isotopenverdünnungsanalyse. Man läßt 3 bis 4 ml Vollblut in ein heparinisiertes Zentrifugenglas laufen. Bei annähernd gleicher Genauigkeit kommt man auch mit 1,5 ml in einem heparinisierten Mikroreaktionsgefäß (Eppendorf) aus. Nach sorgfältigem Zumischen eines Radionuklids werden 500 µl (bzw. 100 µl) Vollblut und nach kurzem Zentrifugieren die gleiche Menge Plasma jeweils in ein Zählröhrchen gegeben. Auf Grund der Berechnung handelt es sich eigentlich um eine Plasmakritmethode:

$$HK = 100 - \frac{\text{Vollblutimpulsrate} \times 100}{\text{Plasmaimpulsrate}}.$$

Das methodische Problem liegt in der Wahl des Radionuklids. Dieses muß extracellulär bleiben, chemisch stabil sein, den Plasmaraum voll ausfüllen, darf nicht an Eiweiß gebunden werden, nicht hämolysierend wirken und nicht an die Röhrchenwand adsorbiert werden. Wir wählten auf Grund früherer Erfahrungen

---

[*] Mit Unterstützung durch die Deutsche Forschungsgemeinschaft.

[Burck, 1970 (2)] den γ-Strahler ^{51}Cr-EDTA. Eine Inkorporation oder Adsorption an Erythrocyten war bereits experimentell ausgeschlossen worden (Burck, 1971). Das andere methodische Problem liegt in der Einhaltung isochorer Bedingungen, d. h. das Volumen von Vollblut und Plasma muß absolut übereinstimmen. Experimentelle Vergleiche haben gezeigt, daß gasdichte Hamilton-Spritzen mit weniger als 0,1% Fehler arbeiten und den — ebenfalls brauchbaren — Marburg-Pipetten vorzuziehen sind (Burck, 1971).

Der methodische Fehler des Radiohämatokrit wurde an dem Blut einer Kontrollperson ermittelt (Tabelle, Reihe 1). Bei völlig übereinstimmenden zehn Zentrifugenhämatokritwerten lag der Radiohämatokrit um 2,7 rel.% niedriger und hatte eine Standardabweichung von 0,6%. Mit Hilfe der Doppelisotopentechnik wurde der Radiohämatokrit durch ^{51}Cr-EDTA mit dem durch ^{122}J-Albumin an neun Kranken durch Paardifferenz verglichen (Tabelle, Reihe 2). Bei Radioalbumin lag der Mittelwert um 8,2% niedriger als bei ^{51}Cr-EDTA. Auf Grund von Untersuchungen über das Verhalten von Radioalbumin zur Markierung des eingefangenen Plasma (Burck, 1971) möchte ich annehmen, daß durch Albuminverdrängung aus dem Sediment die Impulsdichte im Plasma beim Zentrifugieren zunimmt. Radioalbumin scheint nach diesen Versuchen als Tracer für den Radiohämatokrit nicht geeignet zu sein.

Da sich der Einstrom von ^{22}Na in die Erythrocyten bei Bestimmungen des eingefangenen Plasma nicht störend bemerkbar gemacht hat (Love u. Burch, 1953; Burck, 1971), haben wir damit Vergleiche zu ^{51}Cr-EDTA angestellt (Tabelle, Reihe 3 bis 5). Bei zehn Gesunden fanden wir mit Doppelisotopentechnik (Tabelle, Reihe 3) einen zwar kleinen, aber hoch signifikanten Unterschied. Daß der mit ^{22}Na bestimmte Radiohämatokrit höher ausgefallen ist, läßt sich eigentlich nicht erklären. Denn bei einer Aufnahme von ^{22}Na in Erythrocyten würde der ^{22}Na-Hämatokrit kleiner ausfallen als der mit Hilfe von ^{51}Cr-EDTA. Da die Doppelisotopentechnik mit ^{22}Na und ^{51}Cr schwierig und störanfällig ist, wollten wir einen nur methodisch bedingten Fehler durch weitere Untersuchungen ausschließen. In den beiden anderen Serien (Tabelle, Reihe 4 u. 5) wurde der Radiohämatokrit mit ^{22}Na und ^{51}Cr-EDTA in getrennten Proben derselben Versuchsperson bestimmt. Jetzt war die Differenz statistisch nicht mehr signifikant. Diese Übereinstimmung der Werte war insofern zu erwarten, als nach eigenen nicht publizierten Befunden 1 l Erythrocyten/Std nur 1,5% einer im Plasma angebotenen ^{22}Na-Aktivität aufnehmen. In den 2 min der Bearbeitung könnten höchstens 0,05% der Plasmaaktivität in die Erythrocyten gelangen. Dies kann aus meßstatistischen Gründen nicht erfaßt werden. Sowohl ^{51}Cr-EDTA als auch ^{22}Na sind nach diesen Untersuchungen zur Durchführung eines Radiohämatokrit geeignet.

Die Brauchbarkeit der Methode sei an einigen Beispielen erläutert. Bei einem Vergleich zwischen dem sog. Capillarhämatokrit (Physikal. HK) und dem Radiohämatokrit lag bei 16 Gesunden der Radiohämatokrit um 5,2% niedriger als der Zentrifugenhämatokrit, wobei im einzelnen eine Differenz bis 15% beobachtet wurde (Tabelle, Reihe 6). Der dabei gemessene Unterschied kommt allein durch wechselnde Mengen an eingefangenem Plasma in der Zellsäule zustande. Auf Grund ihrer Form bleiben auch bei Ultrazentrifugation Zwickel zwischen den Zellen, in denen nach eigenen Untersuchungen abhängig von der Packungsdichte mindestens 1,5 vol.%, in der Regel 2,0 vol.% Plasma eingefangen werden. Über dieses Plasma nehmen die Zentrifugalkraft, Zentrifugationsdauer, die Form der Capillaren, das spezifische Gewicht der Zellen und des Plasma, die Erythrocytenzahl, ihr Volumen, ihre Form und Oberfläche, das Blut-pH und die Senkungsgeschwindigkeit Einfluß auf den Hämatokrit (Burck, 1971). Indem statt des Sedimentes beim Radiohämatokrit das Plasma gemessen wird, werden alle diese Fehlerquellen ausgeschaltet.

Tabelle 1. *Zusammenstellung der Ergebnisse verschiedener Hämatokritmethoden*

Nr.	Versuchsart	n	Physikal. HK	Δ	^{51}Cr-EDTA-HK	Δ	^{125}J-Alb. HK	^{22}Na-HK	Coulter-Counter S
1.	HK-Genauigkeit (1 Gesunder)	10	44 ± 0	1,19	42,81 ± 0,27				
2.	HK-Vergleich (Patienten)	9			37,02 ± 5,93	3,06ª	33,96 ± 5,61		
3.	HK-Vergleich (Gesunde)	19			44,40 ± 0,14	0,67ª		45,07 ± 0,35	
4.	HK-Vergleich (Patienten)	10			37,27 ± 5,93	0,43		37,70 ± 5,93	
5.	HK-Vergleich (Patienten)	10			38,41 ± 6,86	0,63		39,04 ± 6,88	
6.	HK-Vergleich (Gesunde)	16	44,75 ± 1,73	2,31	42,44 ± 2,80				
7.	HK-Vergleich (Patienten)	10	42,32 ± 6,28	2,06ª	40,26 ± 6,97	0,67			40,93 ± 5,02

ª Differenz mit $p < 0{,}01$ statistisch signifikant.

Bei einem Vergleich zwischen dem physikalischen Hämatokrit, dem Radiohämatokrit und dem Hämatokrit eines Coulter-Counter S weicht der physikalische wieder um 5% (maximal +5,68 bis +0,68 Vol-%) ab, während die Maschine im Mittel zwar nur 1,7 Vol-%, im Einzelfall aber von +4,10 bis —5,68 Vol-% abwich (Tab. 1, Reihe 7). Wie groß die Differenz zum Coulter-Counter ist, erkennt man an der Standardabweichung von 500%.

Wo liegt nun der klinische Nutzen eines solchen Verfahrens? Ein dem Capillarhämatokrit überlegenes Hämatokritverfahren ist immer dann aufschlußreich, wenn das eingefangene Plasma im Sediment groß ist oder variiert. Das ist vor allem bei hämatologischen Erkrankungen (z. B. Sphärocytose, Perniciosa), bei hoher Blutsenkungsgeschwindigkeit und bei Anämien der Fall. So fanden wir bei renaler Anämie signifikant mehr eingefangenes Plasma im Erythrocytensediment als bei gesunden Kontrollen (Burck, 1971). Zum anderen eignet sich die Methode zum Aufspüren kleiner Hämatokritdifferenzen. So konnten wir im Capillarblut der Fingerbeere einen um 4% niedrigeren Hämatokritwert messen als im Venenblut.

Im Vergleich zum Radiohämatokrit, wie er mit ^{51}Cr-EDTA oder ^{22}Na durchgeführt werden kann, geben der physikalische Capillarhämatokrit und der Coulter-Counter nur orientierende Werte. Dadurch wird aber diese bewährte „bed-side"-Methode im klinischen Alltag weder abgewertet noch überholt.

Literatur

Bleibtreu, M., Bleibtreu, L.: Arch. Physiol. 51, 151 (1892). — Burck, H. C.: Klin. Wschr. 48, 105, 881 (1970); — Die Elektrolytkonzentrationen in menschlichen Erythrozyten. Habil., Schrift, Tübingen 1971. — Hedin, S. G.: Scand. Arch. Physiol. 2, 134 (1891). — Love, W. D.- Burch, G. E.: J. Lab. clin. Med. 41, 337 (1953).

MALLASCH, M., HESS, H., MARSHALL, M. (Med. Poliklinik der Universität München): **Ultrahistochemische Untersuchungen an Thrombocyten** (Nachweis von biogenen Aminen)

Mit der in unserem Beitrag „Ultrahistochemische Untersuchungen an Gefäßendothelien" beschriebenen Methode haben wir auch Bestimmungen der in menschlichen Thrombocyten enthaltenen biogenen Amine versucht.

Das Prinzip ist kurz folgendes: Luftgetrocknete Thrombocytenpräparate werden chromaffinen bzw. argentaffinen Reaktionen ausgesetzt und zur rasterelektronenmikroskopischen Untersuchung weiter verarbeitet.

In einem Rasterelektronenmikroskop kombiniert mit einem geeigneten Detektor und einem Vielkanalanalysator läßt sich dann eine gezielte energiedispersive Röntgenmikroanalyse kleinster Areale dieser Präparate durchführen. Die so gewonnenen Röntgenspektren entsprechen einer Summenanalyse der im untersuchten Areal vorhandenen Elemente von Natrium bis Uran. Die Intensitätsmaxima der Hauptlinien von Chrom bzw. Silber sind dann ein Maß für das durch die betreffende Reaktion zum Niederschlag gekommene Metall.

Ergebnisse

Abb. 1 zeigt in einer Vergrößerung 4500:1 eine Anhäufung von Thrombocyten und daneben einzelne Blutplättchen. Das Präparat wurde nach Glutaraldehydfixierung 30 min in 3% Kaliumbichromatlösung inkubiert. Unter diesen Bedingungen wirken nach den Erfahrungen der Licht- und Transmissionselektronenmikroskopie zellständiges Noradrenalin, Dopamin und Serotonin chromaffin.

Entlang einer Horizontalen durch dieses Präparat wurden an acht Punkten Röntgenmikroanalysen durchgeführt (Abb. 2). Die Punkte 1, 2 und 8 entsprechen

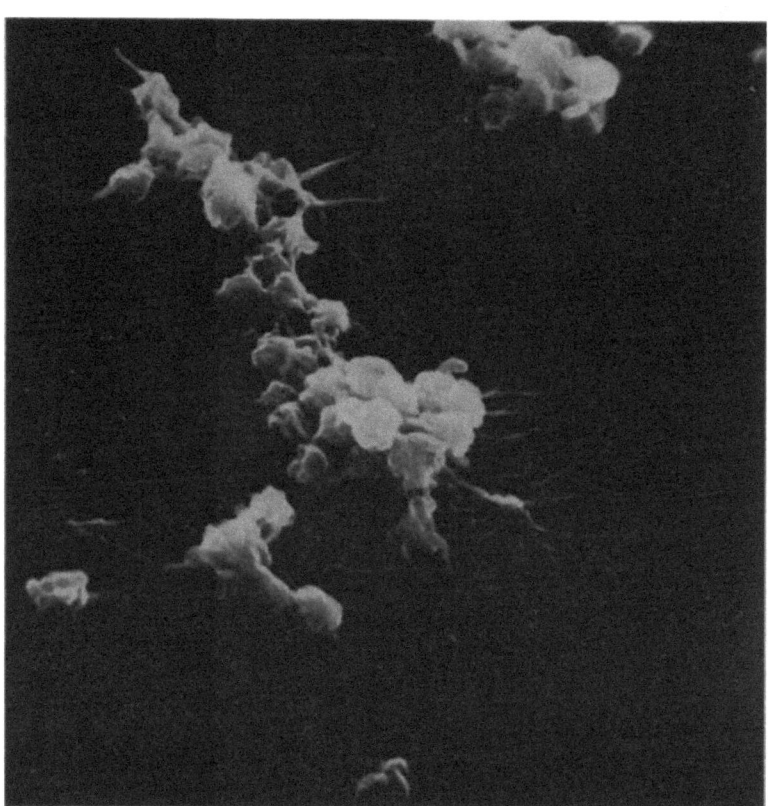

Abb. 1. Menschliche Thrombocyten auf Aluminiumunterlage. Das Präparat wurde zum Nachweis von Noradrenalin, Dopamin und Serotonin nach Glutaraldehydfixierung in Kaliumbichromat inkubiert. Eine morphologische Veränderung durch die chromaffine Reaktion ist nicht feststellbar (Arch.-Nr. 19796, elektronenmikroskopische Vergr.: 4500:1)

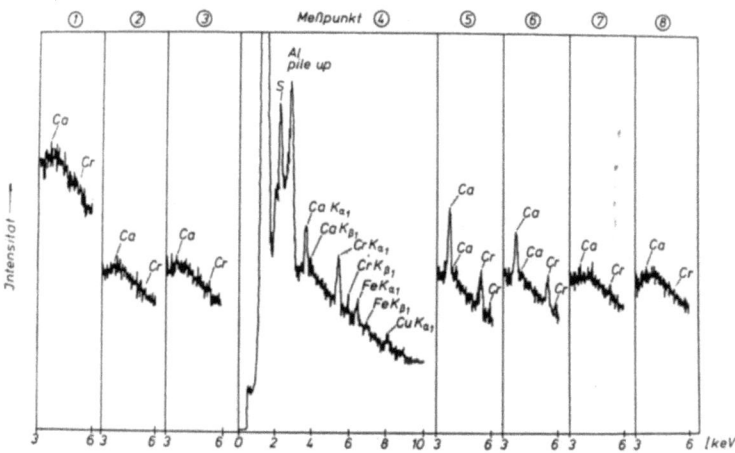

Abb. 2. Integrale Röntgenspektren, gewonnen durch Analysen von den Punkten 1 bis 8 des Präparateausschnittes, den Abb. 1 zeigt. Es handelt sich um eine chromaffine Reaktion mit Noradrenalin, Dopamin und Serotonin. Vom Meßpunkt 4 ist das ganze Spektrum wiedergegeben, von den anderen Meßpunkten nur ein Ausschnitt, um $Cr_{K\alpha 1}$ und $Cr_{K\beta 1}$. Hohe Impulsrate für $Al_{K\alpha 1}$ (1,49 keV) führt zum pile up-Effekt mit Gipfel bei der doppelten Energie der $Al_{K\alpha 1}$-Linie (= 2,98 keV)

thrombocytenfreien Arealen. In den Punkten 3 und 7 zielte der stehende Primärelektronenstrahl auf einen einzelnen Thrombocyten bzw. unmittelbar neben den Thrombocytenhaufen, in den Punkten 4, 5 und 6 direkt in denselben.

In den integralen Röntgenspektren sind folgende Intensitätsmaxima bemerkenswert:
$Cr_{K\alpha 1} = 5{,}41$ keV, $Cr_{K\beta 1} = 5{,}95$ keV, $Ca_{K\alpha 1} = 3{,}69$ keV und $S_{K\alpha 1} = 2{,}61$ keV.

Durch Bildung des Quotienten $\frac{\text{Intensität } Cr_{K\alpha 1}}{\text{Intensität Untergrund}}$ erhält man ein halbquantitatives Maß für den Gehalt an Chrom an den einzelnen Punkten dieses Präparates.

Dieser Quotient beträgt im Meßpunkt 3 0,07, in Punkt 4 0,38, in Punkt 5 0,36, in Punkt 6 0,26 und in Punkt 7 0,04. In den Analysen der Meßpunkte 1, 2 und 8, die thrombocytenfreie Areale trafen, ist keine Chromzacke nachweisbar. Demnach entspricht der Quotient der Menge der in Reaktion gegangenen biogenen Amine, die wiederum von der Tiefe des in die Analyse eingegangenen Thrombocytenhaufens abhängt. Die Intensität der Calciumlinie ist ebenfalls von der Menge der Thrombocyten abhängig.

Fixiert man das Präparat statt mit Glutaraldehyd mit Formaldehyd, dann wirkt nur Serotonin allein noch chromaffin. In solchen Präparaten fanden wir höchstens ganz diskrete Chromzacken, vielfach war ein Chromnachweis überhaupt nicht möglich.

Aus dem Röntgenbremskontinuum heben sich elementspezifische Impulse nur dann ab, wenn sie in ausreichender Häufigkeit auftreten. Bei einer Zählzeit von 300 sec, wie wir sie verwendet haben, und 30 kV Anregungsspannung ist dies erst der Fall, wenn das betreffende Element mit wenigstens 0,1 Gew.-% in dem in die Analyse eingehenden Probenvolumen enthalten ist. Das Verfahren eignet sich also nicht zum Nachweis von Spuren eines Elementes.

Die in Speichervesikeln vorhandenen biogenen Amine vermögen ammoniakalische Silberlösungen mit unterschiedlicher Geschwindigkeit zu metallischem Silber zu reduzieren.

Adrenalin und Noradrenalin tun dies in unfixierten Geweben innerhalb von 30 sec.

Nach Glutaraldehydfixierung wirken Noradrenalin, Dopamin und Serotonin argentaffin, nicht dagegen Adrenalin. Adrenalin reagiert bei Glutaraldehydfixierung sehr langsam mit dem Fixierungsmittel. Es diffundiert deshalb vorher aus den Zellen heraus. Noradrenalingranula sind bereits nach 30 sec Inkubation in ammoniakalischer Silberlösung zu über 90% versilbert, während Dopamin und Serotonin dazu länger brauchen. Bei Serotonin kann erst nach 30 min mit einem maximalen Effekt gerechnet werden.

Bei allen Präparaten wurden auch Analysen von thrombocytenfreien Arealen durchgeführt. Dabei wurde Chrom und Silber in einem Teil der Präparate offenbar in Abhängigkeit von der Dicke der Plasmaschicht nachgewiesen. Die Impulse waren aber immer wesentlich geringer als bei Analysen aus Thrombocyten.

Wenn in unseren Untersuchungen die Menge des durch die jeweils abgelaufenen Reaktionen niedergeschlagenen Chroms bzw. Silbers in einer festen Beziehung steht zur Menge der in den Zellen vorhandenen biogenen Amine, dann können mit dieser Methode Adrenalin, Noradrenalin, Serotonin und Dopamin in Geweben halbquantitativ bestimmt werden.

Die Ergebnisse der hier vorgelegten Untersuchungen an Thrombocyten bestätigen anscheinend diese Annahme. Der Vorteil dieser Methode ist offensichtlich, wenn man bedenkt, daß damit an einem einzigen Thrombocyten biochemische

Informationen zu gewinnen sind, für die mit konventionellen chemischen Methoden 100 ml Blut und mehr notwendig sind.

Nach den Angaben der Geigy-Tabellen enthalten 10^9 menschliche Thrombocyten 0,13 bis 0,77 µg Serotonin und nach den Untersuchungen von Schievelbein u. Zitzelsberger die gleiche Menge Thrombocyten von Kaninchenblut 0,02 bis 0,04 µg Katecholamine.

In einem einzelnen Thrombocyten kann demnach mit durchschnittlich $0,5 \times 10^-$ µg Serotonin bzw. $0,03 \times 10^{-9}$ µg Katecholaminen gerechnet werden. Bis zu diesen Größenordnungen hinunter scheint die neue Methode empfindlich zu sein.

Literatur

Geyer, G.: Ultrahistochemie. Stuttgart: Fischer 1969. — Girard, J.-P.: Schweiz. med. Wschr. **93**, 1456 (1963); — Zit. nach Documenta Geigy, wiss. Tabellen, 7. Aufl., Basel 1968. — Schievelbein, H., Zitzelsberger, B.: Med. exp. (Basel) **11**, 239 (1964).

JÄGER, W., KUTSCHERA, J., MARKOWSKI, B. (Zentrum der Inneren Medizin, Universität Frankfurt am Main): **Die fortlaufende photometrische Messung der spontanen Plättchenaggregation**

Die bisher verwendeten Methoden zur Beurteilung der Plättchenaggregation unterscheiden sich neben ihrem technischen Aufbau noch prinzipiell dadurch, daß sie entweder spontane Änderungen der Aggregationsneigung der Thrombocyten erfassen (Wright, Moolten, Hellem, Salzman, Swank, Poliwoda und Breddin) oder daß die Messung der Thrombocytenaggregation erst nach Zugabe von aggregationsauslösenden Substanzen (ADP, Kollagen usw.) möglich ist (Born, Heinrich und Roka).

Wir versuchten die Schnelligkeit und Objektivierbarkeit der photometrischen Messung mit den Vorteilen des Plättchenaggregationstestes (PAT) nach Breddin zu verbinden, bei dem eine Zugabe aggregationsauslösender Substanzen nicht notwendig ist.

Prinzip der Methode (Abb. 1)

Das in einem rotierten Kölbchen aggregierende Plasma wird kontinuierlich abgesaugt, die entstandenen Aggregate werden, soweit sie nicht im Kölbchen liegen bleiben, in einem Mikrosieb (20 × 20 µ) abgefangen, und in einer Durchflußcuvette wird der Extinktionsabfall entsprechend der Abnahme der Zahl der freien Plättchen gemessen. Der Winkel α gilt als Maß für den Abfall der Extinktion innerhalb der Rotationszeit von 10 min. Gleichzeitig muß stets

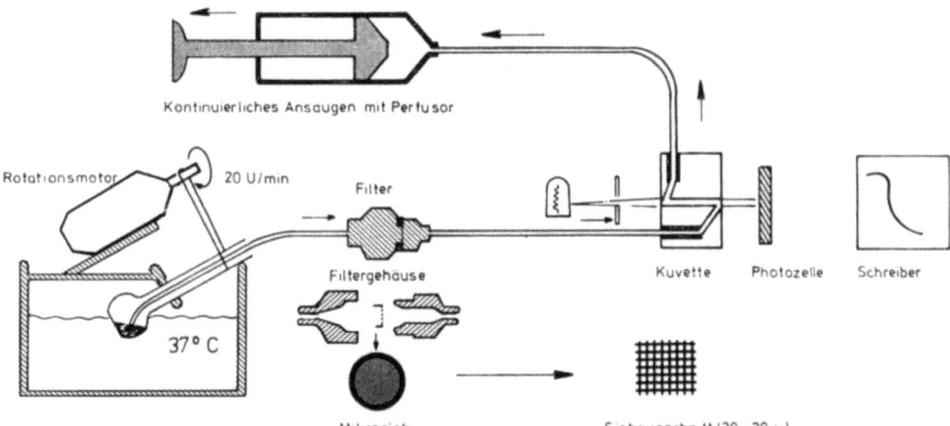

Abb. 1. Messung der spontanen Plättchenaggregation. Prinzip der Methode

die Thrombocytenzahl ermittelt werden, die beim PAT als nicht quantitativem Test eine zu vernachlässigende Rolle spielt.

Die Untersuchung von nicht ausgewählten Plasmen ergab für die PAT-Stufe 2: einen Winkel α von 78,4° s ± 6,18° (n = 10), PAT-Stufe 3: α 58,4° s ± 11,9° (n = 16), PAT-Stufe 4: α 35,2° s ± 6,6° (n = 15) und PAT-Stufe 5: α 29,0° s ± 4,15° (n = 10).

Bei relativ großer Streubreite des Winkels zeigen die PAT-Stufen 2 und 3 vorwiegend reversible Aggregation und die PAT-Stufen 4 und 5 bei geringerer Streubreite irreversible Aggregation an.

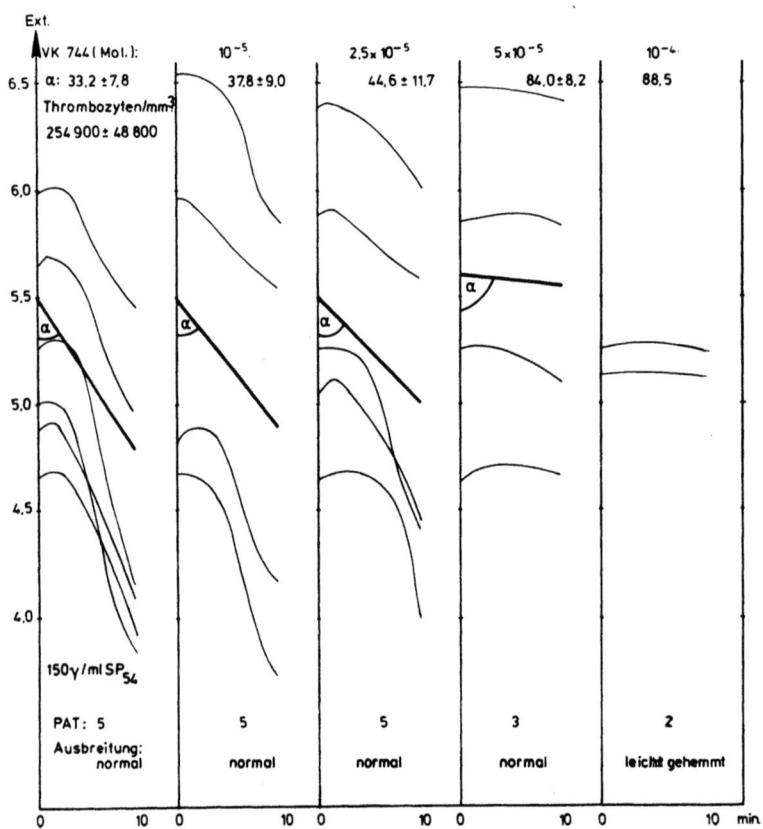

Abb. 2. Prüfung von VK 744 in vitro an $S^{54}P$ aktiviertem Mischplasma. Nach Aktivierung der Plättchenaggregation durch SP-- (150 γ/ml) zeigt VK 744 in 2,5 × 10^{-5} molarer Konzentration bei photometrischer Messung einen leichten aggregationshemmenden Effekt, der vom PAT nicht erfaßt wird. Erst bei 5 × 10^{-5} molarer Konzentration zeigt auch der PAT eine Aggregationshemmung an

Zur Prüfung von Aggregationshemmern in vitro verwendeten wir aus praktischen Gründen meist durch $S^{54}P$ (150 γ/ml) aktiviertes Mischplasma, da sich durch Polyschwefelsäureester ein plättchenaggregierender Faktor aktivieren läßt, der sich weitgehend gleichartig wie der spontan plättchenaggregierende Faktor aus dem Plasma Gefäßkranker verhält.

V-K 744[1] [2-(-Aminoäthyl)amino-4-morpholinothieno (3,2-d) pyrimidin-dihydrochlorid] (Abb. 2) wirkt an dem mit $S_{54}P$ (150 γ/ml) aktiviertem Plasma photometrisch bereits bei der Konzentration 2 × 10^{-5} molar gering aggregationshemmend. In der Konzentration 5 × 10^{-5} zeigt auch der PAT die Aggregationshemmung an.

In vivo (200 mg i.v.) fanden wir photometrisch nach 5 sec eine deutliche Hemmwirkung, die nach 60 sec noch nicht völlig abgeklungen war. Der PAT erfaßte diese Änderungen nicht.

---

[1] Dr. Karl Thomae GmbH, Biberach (Riß).

Diskussion

Es ist bekannt, daß eine nahezu lineare Beziehung zwischen der Thrombocytenzahl und der optischen Dichte des Plasmas in dem hier vorliegenden Bereich besteht.

Bei der Auswertung der Ergebnisse zeigte sich, daß keine Korrelation zwischen dem Winkel α und der Thrombocytenzahl bei Plasmen je einer PAT-Stufe besteht.

Diese Beobachtung läßt sich dadurch erklären, daß der Winkel α eine Funktion zweier Variablen ist, nämlich der Thrombocytenzahl und der plättchenaggregierenden Aktivität des Plasmas. Es ist daher unbedingt notwendig, bei einer quantitativen Bestimmung der plättchenaggregierenden Aktivität des Plasmas die Thrombocytenzahl und den Winkel α anzugeben. In einem Nomogramm kann der Winkel α als Funktion der Thrombocytenzahl in Form einer Kurve dargestellt werden, wobei sich für verschieden stark aggregierende Plasmen je eine neue Kurve in diesem Diagramm ergibt. Bei festgelegter Thrombocytenzahl könnte der Winkel α ein direktes Maß für die plättchenaggregierende Aktivität des Plasmas sein.

In Anlehnung an den künstlichen Kreislauf von Heinrich und Róka haben wir das Mikrosieb in der Vorstellung verwandt, daß die Thrombocytenaggregate hier hängen bleiben würden und nur so eine gut meßbare Extinktionsdifferenz entstehen könnte. Da wir jedoch ein offenes System verwenden, können große, auch makroskopisch sichtbare Aggregate bis zum Ende der Rotation im Kölbchen liegen bleiben ohne das Sieb zu erreichen, während kleinere Aggregate den Filter und die Küvette passieren, ohne den Meßvorgang wesentlich zu stören. Das Mikrosieb ist somit kein notwendiger Bestandteil des Systems zur Messung der spontanen Plättchenaggregation.

Die Wirkung von Aggregationshemmern findet sich sowohl in vitro als auch in vivo photometrisch in Konzentrationen, die im PAT noch nicht wirksam sind.

Der Grund hierfür dürfte sein, daß bei der photometrischen Messung die Aggregation bzw. Desaggregation während eines Fließvorganges gemessen wird, während beim PAT keine Fließvorgänge ablaufen.

Bei der Untersuchung der Aggregation und Desaggregation von Erythrocyten wurde gefunden (Ehrly u. Müller), daß Aggregationshemmer in geringen Konzentrationen im Blut in einem statischen System noch keine Desaggregation verursachen, während dagegen in einem fließenden System bei gleichen Konzentrationen der Wirksubstanz eine deutliche desaggregierende Wirkung nachzuweisen war [dynamische Desaggregation (Ehrly)].

Für reversible Thrombocytenaggregate können analoge Verhältnisse angenommen werden. Findet, wie in unserem System, in den Schläuchen und in der Meßküvette ein Fließvorgang statt, so wird ein Teil der reversiblen Aggregate rein mechanisch durch die vorhandenen Scherkräfte desaggregiert.

Diese „dynamische" Desaggregation wird schon durch geringe Konzentrationen eines Aggregationshemmers erleichtert, während die „statische" Aggregation der Plättchen im PAT noch unbeeinflußt bleibt.

Die hier beschriebene Methode, die praktisch die photometrische Messung des PAT ist, ist daher bei der Messung der spontanen Plättchenaggregation mit und ohne Aggregationshemmer empfindlicher und genauer als der ursprüngliche PAT. Die Untersuchungen ergaben charakteristische Unterschiede zwischen Gesunden und Gefäßkranken ohne Zugabe aggregationsauslösender Substanzen. Die Methode ist daher im Gegensatz zu den bisher bekannten photometrischen Verfahren (Born, O'Brien, Heinrich u. Róka) auch klinisch anwendbar. Klinische Reihenuntersuchungen werden z. Z. vorgenommen.

Literatur

Born, G. V. R.: J. Physiol. (Lond.) **162**, 67 (1962); — Nature (Lond.) **194**, 927 (1962). — Born, G. V. R.: Cross, M. J.: J. Physiol. (Lond.) **166**, 29 (1962). — Breddin, K.: Die Thrombocytenfunktion bei hämorrhagischen Diathesen, Thrombosen und Gefäßkrankheiten. Stuttgart: Schattauer-Verlag 1968. — Chandler, A. B.: Lab. Invest. **7**, 110 (1958). — Ehrly, A. M., Müller, H. E.: Acta haemat. (Basel) **36**, 323 (1966). — Ehrly, A. M.: Disaggregation of erythrocyte aggregates. 6th Europ. Congr. Microcirculation, Aalborg 1970, pp. 57. Basel: Karger 1971. — Haanen, C., Holdronet, A.: Exp. Biol. Med. **3**, 164 (1968). — Heinrich, D. L., Róka: Klin. Wschr. **4**, 235 (1969). — Hellem, A. J.: Scand. J. clin. Lab. Invest. Suppl. **51**, 1 (1960). — Moolten, S. E., Vroman, L.: Amer. J. clin. Path. **19**, 701 (1949). — O'Brien, J. R., Finch, W., Clark, E.: J. clin. Path. **23**, 522 (1970). — Payling-Wright, H.: J. Path. Bact. **53**, 255 (1941). — Poliwoda, H., Hagemann, G., Jacobi, E.: Klin. Wschr. **48**, 443 (1970). — Salzman, E. W.: J. Lab. clin. Med. **62**, 724 (1963). — Swank, R. L., Davis, E.: Circulation **33**, 617 (1966).

Lechner, K. (Zentrales Gerinnungslabor, I. Med. Klinik Universität Wien):
Inaktiver Faktor VIII bei Hämophilie A und Willebrandscher Erkrankung

Die im Gerinnungslaboratorium üblicherweise angewandten Methoden zur Bestimmung von Faktor VIII sind darauf ausgerichtet, die biologische Aktivität von Faktor VIII zu messen, indem festgestellt wird, bis zu welchem Grad das Plasma des zu untersuchenden Patienten die Gerinnungszeit eines bekannten und wohldefinierten Mangelplasmas normalisiert. Eine auf diese Weise festgestellte Verminderung der biologischen Aktivität von Faktor VIII ist zwar für die Klinik relevant, sagt aber nichts darüber aus, ob die verminderte Aktivität auf eine verminderte Synthese eines normalen Faktor VIII-Proteins oder auf die Synthese eines strukturell abnormen, funktionell minderwertigen Proteins zurückgeht. Eine Möglichkeit der Differenzierung ist dann gegeben, wenn es gelingt, die Konzentration von Faktor VIII auf andere Weise als über die biologische Aktivität zu messen, z. B. durch immunologische Methoden.

Untersuchungen von Hoyer u. Breckenridge [5] und Denson et al. [3] haben gezeigt, daß eine immunologische Bestimmung von Faktor VIII mit Hilfe natürlicher Antikörper gegen Faktor VIII möglich ist. Das Prinzip der Methode besteht darin, daß das zu untersuchende Plasma mit einem Faktor VIII-Inhibitor bestimmter Stärke inkubiert wird. Bei der Inkubation wird Faktor VIII durch den Inhibitor neutralisiert, aber gleichzeitig bei dieser Reaktion auch Inhibitor inaktiviert. Durch Bestimmung der nach der Inkubation restierenden Inhibitoraktivität läßt sich daher feststellen, wieviel Inhibitor bei der Inkubation neutralisiert wurde, was wiederum von der Menge an Faktor VIII-Protein abhängt.

Praktisch wird der Inhibitorneutralisationstest von uns in folgender Weise durchgeführt: 0,1 ml eines Faktor VIII-Inhibitors (20 E/ml) werden mit 0,9 ml des zu testenden Plasmas eine Std bei 37 °C und über Nacht bei 4 °C im Plastikröhrchen inkubiert. Zur gleichen Zeit wird der Faktor VIII-Inhibitor statt mit Plasma mit Puffer in gleicher Weise inkubiert. Am nächsten Tag wird in beiden Proben der noch vorhandene Inhibitor bestimmt. Die Bestimmung des Inhibitors erfolgt mit einer modifizierten Methode nach Biggs [2], wobei als Faktor VIII Quelle menschliches Kryopräcipitat verwendet wird.

Mit dieser Methode wurden 117 Plasmen von Patienten mit Hämophilie A oder Willebrandscher Erkrankung auf das Vorhandensein von immunologisch reagierendem Faktor VIII untersucht. Bei Präinkubation mit Puffer, bei der kein Inhibitor neutralisiert wird, war der restierende Inhibitor 1,95 ± 0,18 E/ml. Wurde mit einem Standard Faktor VIII-Mangelplasma, das keinen immunologisch reagierenden Faktor VIII enthielt, präinkubiert, betrug der restierende Inhibitor 1,99 ± 0,16. Bei Testung von 48 Plasmen von Patienten mit schwerer Hämophilie A ergab sich im Mittel ein restierender Inhibitor von 2.01 ± 0,19. Alle Werte dieser Patienten lagen innerhalb der 3 ς-Grenze der Pufferwerte. Man kann daher mit großer

---

* Unterstützt durch die Österreichischen Fonds zur Förderung der wissenschaftlichen Forschung (Nr. 903).

Wahrscheinlichkeit sagen, daß in keinem dieser Plasmen mit dieser Methode Faktor VIII-Protein nachweisbar ist.

Für die Testung von Plasmen von 53 Patienten mit mittelschwerer und leichter Hämophilie war es zunächst erforderlich, eine Beziehung zwischen Faktor VIII-Aktivität und neutralisiertem Inhibitor herzustellen. Dies wurde durch Testung verschiedener Verdünnungen von Normalplasma erreicht. Dabei ergab sich, daß zwischen der Faktor VIII-Aktivität und dem neutralisierten Inhibitor eine lineare Beziehung besteht. Von der Regressionslinie wurden die 95 und 99% Vertrauensgrenzen für Einzelbeobachtung berechnet. Werden die mit den einzelnen Patientenplasmen erhaltenen Werte der Inhibitorneutralisierung im linearen System gegen die biologische Aktivität aufgetragen, so zeigt sich, daß der Großteil der ge-

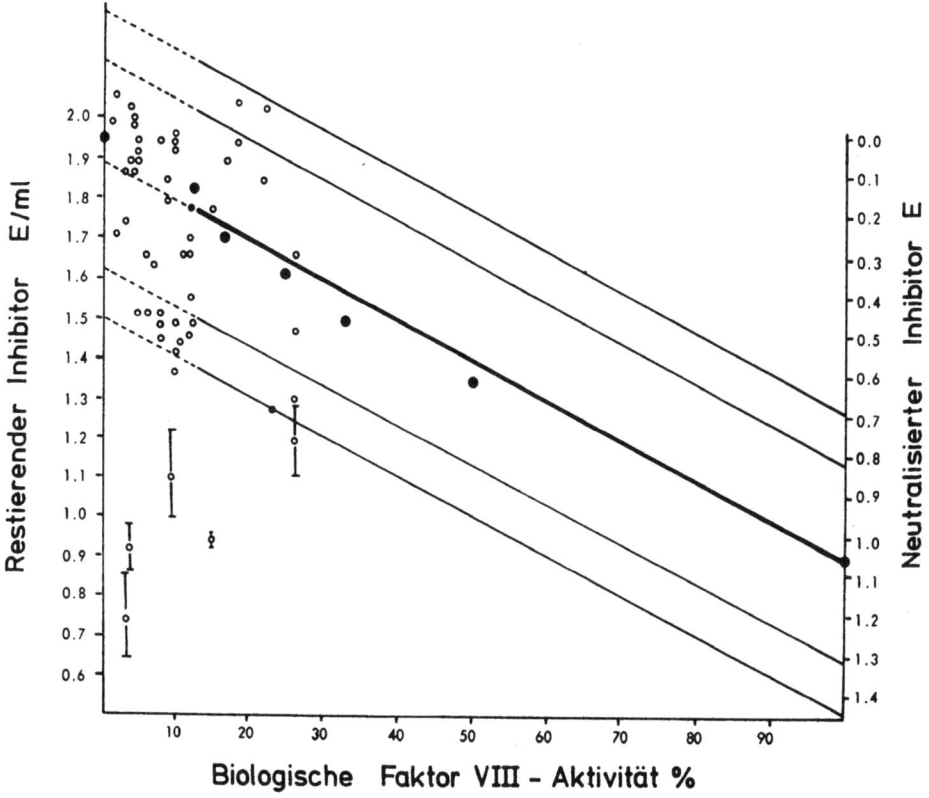

Abb. 1. Faktor VIII-Inhibitorneutralisierung bei Patienten mit Hämophilie A (Faktor VIII > 1 %)

fundenen Werte innerhalb der 99% Vertrauensgrenzen der Regressionslinie liegen (Abb. 1). Für diese Plasmen kann man annehmen, daß die immunologisch nachweisbare Menge an Faktor VIII der durch Testung im biologischen System ermittelten Aktivität entspricht. Bei sechs Plasmen ergaben sich jedoch Werte, die außerhalb der 99% Vertrauensgrenze lagen. Das bedeutet, daß diese Plasmen mehr Inhibitor neutralisieren als von der biologischen Aktivität zu erwarten war. Man muß also annehmen, daß bei diesen Patienten Faktor VIII-Protein vorhanden ist, das zwar mit dem Inhibitor reagiert, aber biologisch nicht oder weniger aktiv ist. Diese Form der Hämophilie A bezeichnet man nach einem Vorschlag von Denson [5] als Hämophilie A+, während jene Fälle, bei denen die immunologische Aktivität der biologischen entspricht, als Hämophilie A− bezeichnet werden.

Bei den 16 untersuchten Patienten mit Willebrandscher Erkrankung lagen alle Punkte innerhalb der 99% Vertrauensgrenze, so daß anzunehmen ist, daß bei allen diesen Fällen die immunologisch nachweisbare Menge an Faktor VIII der biologischen Aktivität entspricht (Abb. 2).

Unter den von uns untersuchten 101 Patienten mit Hämophilie A waren somit 6 Patienten mit Hämophilie A+, das entspricht einer Frequenz von 5,95%. Andere Untersucher [3, 4, 5, 6] fanden eine Häufigkeit der Hämophilie A+ zwischen 3,8 und 17%. Diese Unterschiede sind wahrscheinlich durch die unterschiedliche Zusammensetzung des Patientenmaterials zu erklären.

Wenn man die einzelnen Patienten mit Hämophilie A+ noch im Detail analysiert, ergeben sich einige recht interessante Aspekte:

1. Unter unseren 6 Patienten sind 2 Patienten aus der gleichen Familie. Die Hämophilie A+ tritt also familiär auf.

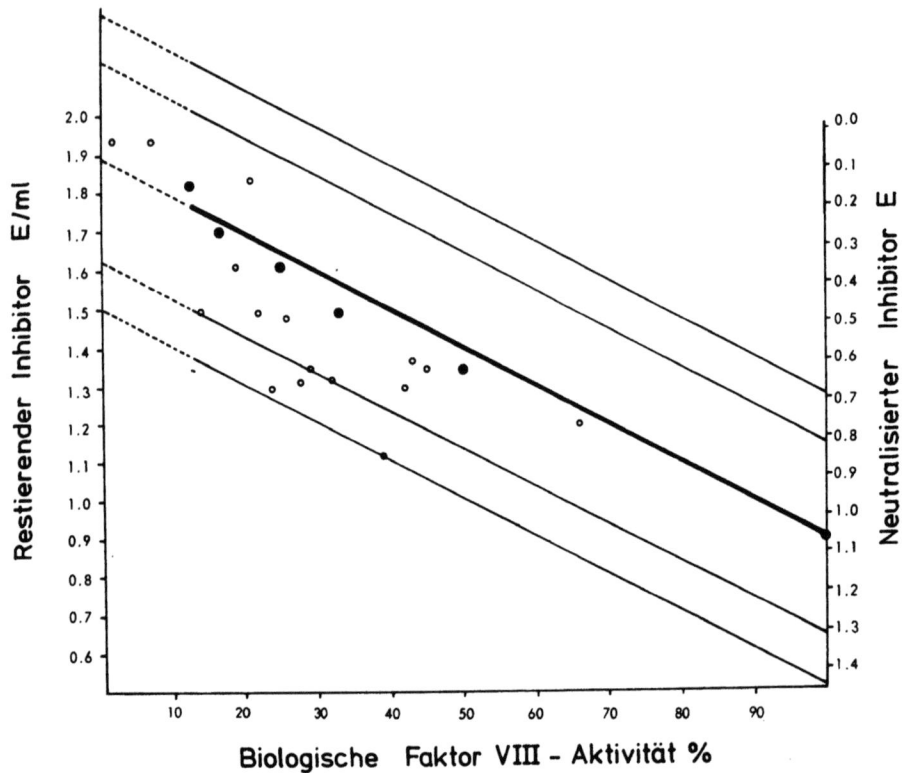

Abb. 2. Faktor VIII-Inhibitorneutralisierung bei Patienten mit Willebrand-Syndrom

2. Die Menge an immunologisch nachweisbarem Faktor VIII bei Patienten mit Hämophilie A+ kann normal, subnormal oder sogar übernormal sein, unabhängig von der biologischen Aktivität.

3. Dementsprechend ist auch die Menge an inaktivem Faktor VIII von Patient zu Patient verschieden und ist sogar bei den beiden Brüdern nicht ganz identisch.

Diese Befunde sagen natürlich nichts darüber aus, ob in Fällen von Hämophilie A+ eine kleine Menge an normal funktionierendem Faktor VIII gebildet wird und dazu eine bestimmte Menge an vollkommen inaktivem Faktor VIII, oder ob der gesamte gebildete Faktor VIII strukturell abnorm ist und jedes Faktor VIII-Molekül nur einen Bruchteil der normalen Aktivität hat.

Die Verhältnisse werden noch kompliziert durch die Untersuchungen von Zimmermann et al. [7] und Bennet u. Huehns [1]. Diese Autoren haben gezeigt, daß bei Verwendung von Kaninchenantiseren gegen hochgereinigten Faktor VIII sich bei allen Patienten mit Hämophilie A Faktor VIII-Protein nachweisen läßt.

Diese Diskrepanz könnte man sich so erklären, daß der natürliche Antikörper gegen Faktor VIII, wie er bei Hämophilen entsteht und von uns verwendet wurde, nur mit einer bestimmten Stelle des Moleküls reagiert, während ein beim Kaninchen erzeugter Antikörper gegen mehrere antigene Determinanten des Moleküls gerichtet ist. Man muß also annehmen, daß in jedem Fall einer Hämophilie ein strukturell abnormales Protein gebildet wird, daß aber der Grad der strukturellen Abnormität von Fall zu Fall verschieden ist.

Literatur
1. Bennet, E., Huehns, E. R.: Lancet **1970**, 956. — 2. Biggs, R., Bidwell, E.: Brit. J. Haematol. **5**, 379 (1959). — 3. Denson, K. W., Biggs, E. R., Haddon, M. D., Barrett, R., Cobb, K.: Brit: J. Haematol. **17**, 163 (1969). — 4. Feinstein, D., Chong, M. N. Y., Kasper, C. K., Rapaport, S. I.: Science **163**, 71 (1969). — 5. Hoyer, L. W., Breckenridge, R. T.: Blood **32**, 962 (1968). — 6. Larrieu, M. J., Meyer, D.: Thromb. Diathes. haemorrh. (Stuttg.) Suppl. **63**, 11 (1971). — 7. Zimmermann, T. S., Ratnoff, O. D., Powell, A. E.: J. clin. Invest. **50**, 255 (1971).

Hey, D., Heene, D., Müller-Berghaus, G., Lasch, H. G. (Med. Klinik und Poliklinik Universität Gießen): **Hämorrhagische Diathese bei primärer Amyloidose**

Eine hämorrhagische Diathese wird nicht selten bei primärer und auch sekundärer Amyloidose gesehen, sie wird normalerweise mit den durch das Grundleiden bedingten Gefäßveränderungen in Zusammenhang gebracht. Meist werden diese oft periorbitalen Blutungen durch Mikrotraumen ausgelöst.

In der Literatur gibt es einige Angaben über niedrige Quickwerte (Berris u. Mitarb.), gesteigerte Fibrinolyse (Redleaf u. Mitarb.), niedrige Fibrinogenspiegel und isolierte Mangelzustände von Faktor X (Howell, Korsan-Bengsten, Ménaché, Pechet usw.) bei Amyloidose.

Die sekundären Amyloidosen bei Plasmacytom und die in diesem Zusammenhang beobachteten und auch bekannten Gerinnungsstörungen sollten hier außer acht gelassen werden.

Bowie u. Mitarb. berichteten 1969 über einen Patienten mit weitgehend gesicherter chronischer intravasculärer Gerinnung bei gleichzeitiger generalisierter Amyloidose sowie Lebercirrhose und schwerer Blutungsneigung. Bei der Lebercirrhose sind chronische Verbrauchsreaktionen praktisch obligat und die Rolle der Amyloidose beim Zustandekommen der Verbrauchscoagulopathie in diesem Falle ist somit unsicher.

Im folgenden wird über einen Patienten mit nachgewiesenem chronischem Verbrauch der Gerinnungsfaktoren und offensichtlich sekundärer Fibrinolyse berichtet, bei dem als Grundkrankheit lediglich eine schwere Amyloidose vorlag.

Fallbeschreibung

Der 50jährige Patient war bis 1968 immer gesund gewesen, weder bei ihm noch bei seinen Blutsverwandten war eine hämorrhagische Diathese aufgefallen. Er hatte bis zu diesem Zeitpunkt regelmäßig Blut gespendet. Im August 1968 fielen erstmals diffuse eher flächige Haut- und Schleimhautblutungen auf. Damals fand die zunächst behandelnde Klinik einen Quickwert von 22%, der durch Vitamin K-Gaben nicht beeinflußbar war. Die Blutungszeit und die Gerinnungszeit waren deutlich verlängert, die Thrombocytenzahl war normal. Die hämorrhagische Diathese erforderte mehrfach Gaben eines Prothrombinkomplexes. Im Sommer 1969 kam es zu einer schweren intestinalen Blutung. Der Patient mußte kollaptisch, anämisch und im schlechten Allgemeinzustand in die Klinik aufgenommen werden. Blutungs- und Gerinnungszeit waren erneut erheblich verlängert, die Thrombocytenzahl lag bei 310000. Auch nach Gaben von sechs Konzentraten von Prothrombinkomplex konnte der Quickwert nicht verbessert werden. Der Patient wurde deshalb zur weiteren Abklärung in unsere Klinik verlegt.

Bei der Aufnahmeuntersuchung fielen teils frische, teils ältere Hämatome der Haut und der Schleimhäute auf, Leber und Milz waren mäßig vergrößert und etwas konsistenzvermehrt. Die Gerinnungsanalyse zeigte das in Abb. 1 angegebene Bild. Es bleibt zu erwähnen, daß der Patient vor dieser Analyse bereits mehrere Flaschen Prothrombinkomplex erhalten hatte. Unter den Laborwerten fiel weiterhin neben einer leicht erhöhten LDH (289 mU) eine mäßig erhöhte saure Phosphatase (11 bis 13 mU/25°) auf.

Im Zusammenhang mit den Gerinnungsanalysen wurde deshalb zunächst an ein Prostatacarcinom gedacht, sowohl der lokale als auch der bioptische Befund ergaben jedoch keinen Hinweis für eine derartige Erkrankung. Ähnliche Gerinnungsanalysen liegen bei schweren Lebercirrhosen vor, weder blutchemisch noch laparoskopisch konnte jedoch eine Cirrhose nachgewiesen werden. Die Leber wurde bläulich-rötlich gefeldert beschrieben, Hinweise für

TEC					
R-Zeit	9^{30} (12')	8'	9^{15}	9'	10^{30}
K-Zeit	4^{15} (6')	3'	7^{30}	3'	4^{30}
M_E	50 (45–55)	58 mm	62 mm	70 mm	52 mm
Quick	8 (100 %)	42 %	50 %	42 %	28 %
PTT	71 (34–42")	61"	53,6	61"	64,8
Thromb.-zeit	35 (18–20")	23"	24"	23"	24"
Fakt. II	53 (100 %)	38 %	85 %	49 %	33 %
Fakt. V	44 (100 %)	78 %	80 %	78 %	55 %
Fakt. VII	25 (100 %)	37 %			85 %
Fbg.	100 mg (250 mg %)	305 mg%	275 mg%	240 mg%	215 mg%
Astrup-platte	0,82 mm²	0,33 mm²	0,56 mm²		
Euglob. lyse-Zeit	1^{05} (≥2^h)	1^{35}	≥2^h		
Thrombo-zyten	384 000	284 000	319 000	267 000	240 000
	9.8.1969 Ausgangswert	12.9.1969 (nach Heparin-Therapie)	27.11.1969 (nach 3 Tagen Heparin-Therapie)	5.3.1970 (nach Heparin-Therapie)	8.10.1970

Abb. 1. Gerinnungsanalysen bei einem Patienten mit schwerer primärer Amyloidose vor und nach Heparintherapie. Normwerte in Klammer

eine entzündliche Reaktion bzw. eine portale Hypertension fanden sich nicht. Die Milz war deutlich vergrößert, die Oberfläche glatt und unauffällig.

Bei einer Reihe weiterer Erkrankungen kommen gelegentlich ähnliche Gerinnungsveränderungen vor: Eine maligne Systemerkrankung, ein Plasmocytom oder auch ein umschriebenes Tumorleiden konnte durch entsprechende Untersuchungen unwahrscheinlich gemacht werden. Bei leicht erhöhter LDH im Serum — entsprechend einer Vermehrung der Isoenzyme I, II und geringer auch IV — fanden sich jedoch keine Hinweise für eine Immunhämolyse bzw. eine paroxysmale nächtliche Hämoglobinurie.

Es bleibt noch zu erwähnen, daß bei der Rectumbiopsie keine Amyloidose nachgewiesen werden konnte, der Verdacht war wegen einer massiven Proteinurie erhoben worden.

Der Nachweis, daß es sich bei dem Blutungsübel um eine chronische Verbrauchscoagulopathie handelte, konnte durch eine Heparininfusion mit 18000 E/die geführt werden. Abb. 2 zeigt, daß der Fibrinogenspiegel unter der Heparininfusion deutlich bis in den Normbereich anstieg, die vorher ausgeprägte hämorrhagische Diathese, die ständige Substitution von Prothrombinkomplex und auch mehrfache Bluttransfusionen erforderlich machte, sistierte und unter 2×7500 E Calciparin subcutan blutete der Patient auch in der Folgezeit nicht mehr. Es ist auffällig, daß die normalerweise bei einer Verbrauchsreaktion recht empfindlich mitreagierenden Thrombocyten hier von der Zahl her keine Reaktion zeigten, ihre vorher deutlich eingeschränkte Funktion verbesserte sich jedoch unter der Heparintherapie ebenfalls nachhaltig. Abb. 1 zeigt die Entwicklung der Gerinnungsbefunde im Verlauf des nächsten Jahres. Man erkennt, daß die Globalwerte (Quick und partielle Thromboplastinzeit) zwar nicht vollständig normalisiert waren, insgesamt waren jedoch alle Befunde deutlich gebessert, die zunächst verkürzte Euglobulin-Lysezeit und der Lysehof auf der Astrup-Platte waren später nicht mehr nachweisbar.

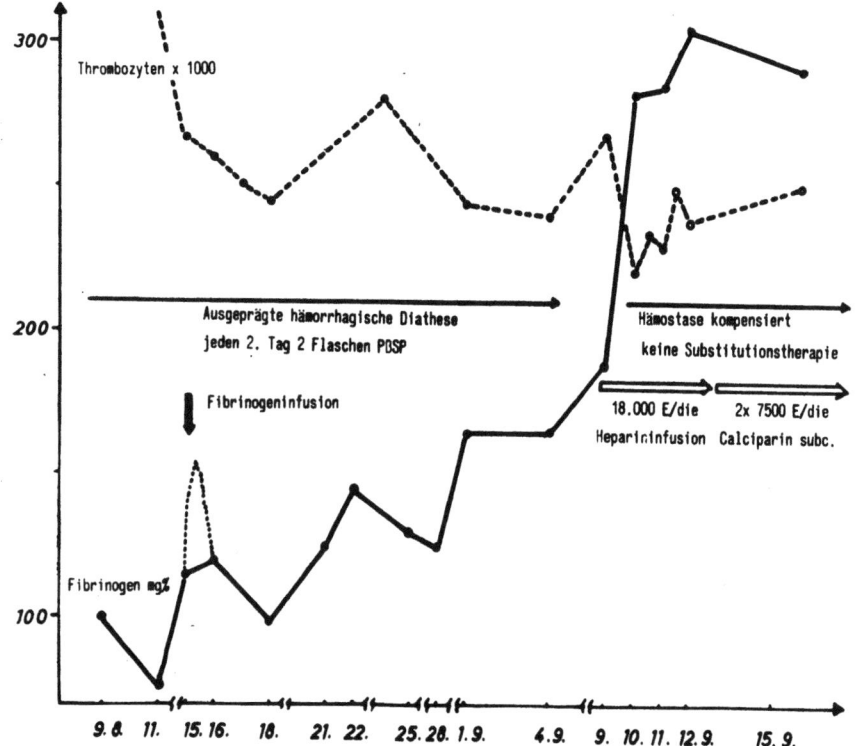

Abb. 2. Verhalten der Fibrinogenspiegel und der Thrombocytenzahlen bei einem Patienten mit schwerer primärer Amyloidose unter Heparininfusion bzw. Calciparintherapie

Im Verlauf des nächsten Jahres verschlechterte sich der Gesamtzustand des Patienten zunehmend, im Rahmen des nephrotischen Syndroms kam es zu einer Retention harnpflichtiger Substanzen und der Patient verstarb Ende Oktober 1970.

Es bleibt noch ein weiterer auffälliger blutchemischer Befund, nämlich die Entwicklung eines Gallestausyndroms ohne Vermehrung des Bilirubinspiegels zu erwähnen. Die alkalische Phosphatase, die LAP, die γ-GT waren massiv vermehrt, Transaminasen und GLDH waren normal. Die vermehrte Aktivität der sauren Phosphatase blieb ebenfalls bis zum Ende bestehen.

Pathologisch-anatomisch fand sich als Grundleiden eine generalisierte primäre Amyloidose mit massivem Befall der Leber und der Milz, deutlich befallen waren auch praktisch alle anderen Organe wie Herz, Lunge, Prostata, Pankreas, Darm, Nebenschilddrüse, Lymphknoten, Schilddrüse und Nebenniere. Es bestand eine sog. Amyloidnephrose. Histologisch war die Milzstruktur nicht mehr erkennbar, zwischen dem hyalinen Material lagen in unterschiedlicher Dichte Sinusoide, in der Niere war das Amyloid interstitiell, aber auch im Bereich der Gefäßwand abgelagert. Die massiven Amyloidablagerungen in der Leber konzentrierten sich auf die Sinusoide, auch die portalen Gefäße zeigten in ganzer Breite Amyloidablagerungen. Es bestand eine deutliche Atrophie der Leberbälkchen. In ähnlicher Weise war das Amyloid auch in den übrigen Organen angeordnet, es wurde deshalb eine primäre Amyloidose diagnostiziert.

Diskussion

Die Gerinnungsanalysen mit pathologischen Globaltests, verminderten Aktivitäten der Faktoren und niedrigen Fibrinogenspiegeln ließen eine Umsatzstörung im Gerinnungssystem im Sinne einer Verbrauchscoagulopathie vermuten. Verlängerte Thrombinzeit, verkürzte Euglobulin-Lysezeit und deutliche Lysehöfe auf der Astrup-Platte belegten eine gleichzeitige Fibrinolysesteigerung. Eigenartigerweise waren die häufig besonders empfindlich reagierenden Thrombocyten nicht vermindert. Die Freisetzung des Plättchenfaktors 3 war jedoch deutlich eingeschränkt, so daß zwar keine quantitative aber eine qualitative Thrombocytenschädigung vorlag. Der Beweis, daß die hämorrhagische Diathese durch einen offensichtlich gesteigerten Umsatz ausgelöst war, konnte durch den deutlichen Anstieg des Fibrinogenspiegels unter der Heparininfusion erbracht werden. Gleichzeitig wurde die vorher bestehende gefährliche Blutungsneigung durch die Dauerheparinisierung über fast 1 Jahr mit Calciparin völlig beseitigt. Unter dieser Dauerheparinisierung kam es neben der Anhebung des Fibrinogenspiegels zu einer deutlichen Besserung der gesamten Gerinnungsanalyse und zu einer Normalisierung der pathologisch gesteigerten Fibrinolyse. Auch die Thrombocytenfunktion konnte normalisiert werden.

Die chronische Verbrauchscoagulopathie ist weit weniger bekannt als die akute Form dieser Gerinnungsstörung. Sie wird deshalb häufig nicht erkannt, zumal sie nur in selteneren Fällen zur ausgeprägten hämorrhagischen Diathese führt. Sie ist eine häufige Komplikation des Prostatacarcinoms, aber auch anderer Tumorleiden, häufig bei der Promyelocytenleukämie, beim Riesenhämagiom, bei der fortgeschrittenen Lebercirrhose und bei immunhämolytischen Anämien und cyanotischen Herzfehlern. Bei generalisierter Amyloidose wurde sie unseres Erachtens nach hier erst zum zweiten Mal diagnostiziert. Man muß allerdings annehmen, daß bei den von Redleaf bzw. Berris berichteten Fällen ähnliche Veränderungen vorlagen. Es bleibt systematischen Untersuchungen vorbehalten, die Gesamthäufigkeit der Verbrauchscoagulopathie bei systemischer Amyloidose aufzudecken. Darüber hinaus erhebt sich die Frage nach dem pathophysiologischen Mechanismus, der den vermehrten Umsatz im Gerinnungssystem induziert. Dabei bieten sich mindestens drei Denkmodelle an: Bowie u. Mitarb. stellen den disseminierten Schaden der Gefäßwand im Rahmen der Amyloidose in den Vordergrund ihrer Überlegungen. Unserer Ansicht nach beeinträchtigt der massive Befall der Sinusoide von Leber und Milz, also nahezu des gesamten reticulo-endothelialen Systems das Klärvermögen eben dieses Systems für die aktivierten Gerinnungsproteine, die im Rahmen des Basisumsatzes des Systems ständig im strömenden Blut anfallen. Auf diese Weise kann das Gerinnungssystem seinen normalen biologischen Kontrollmechanismen entgleiten und wie in unserem Falle über einen weitgehenden Verbrauch der Einzelfaktoren dekompensieren. Das offensichtlich regulativ aktivierte fibrinolytische System dekompensiert in ähnlicher Weise und die Fibrinolyse wird systemisch meßbar.

Die während des gesamten Beobachtungszeitraumes deutlich erhöhte saure Phosphatase verleitet zu einer weiteren dritten Überlegung hinsichtlich auslösender Mechanismen der Verbrauchscoagulopathie im beschriebenen Falle. Die gleichfalls stark erhöhten, einen Gallestau oder „intrahepatischen Verschluß" anzeigenden Enzymaktivitäten der alkalischen Phosphatase, der LAP und der γ-GT belegen eine schwere Beeinträchtigung der Leberfunktion. Von Weber u. Wegmann wird die erhöhte saure Phosphatase bei schweren Lebererkrankungen als lysosomal angesehen. Platt u. Leinweber konnten zeigen, daß bei diesen Erkrankungen die Aktivitäten weiterer lysosomaler Enzyme (Hyaluronidase, β-Glucuronidase und β-Acetylglucoseaminidase) im Serum signifikant vermehrt sind. Es liegt nahe, Parallelen zu den chronischen Verbrauchscoagulopathien bei Prostatacarcinom zu ziehen. Auch hier wird die saure Phosphatase als Parameter für die Aktivität des Carcinoms gewertet und vor allem diese hier vermehrten lysosomalen Enzyme als Auslöser der Verbrauchsreaktion im Gerinnungssystem angesehen. Nur durch entsprechende experimentelle Untersuchung ist jedoch eine Aufklärung der Aktivierungsmechanismus des Gerinnungssystems bei primärer Amyloidose letztlich möglich.

Literatur

Berris, B., Wolff, H. J.: Gastroenterology **13**, 67 (1949). — Bowie, J. W., Maldonado, E., Brown, A. L., Didisheim, P., Owen, C. A., Jr.: Intravascular coagulation in systemic amyloidosis in disseminated intravascular coagulation, p. 305. Stuttgart-New York: F. K. Schattauer 1969. — Howell, M.: Blood **21**, 739 (1963). — Korsan-Bengsten, K., Hjort, P. E., Ygge, I.: Thromb. Diathes. haemorrh. (Stuttg.) **7**, 558 (1962). — Platt, D., Leinweber, B.: Acta hepato-splenol. (Stuttg.) **5**, 325 (1969). — Redleaf, P. D., Davies, R. B., Kucinski, C., Hoilund, L., Gans, H.: Ann. intern. Med. **58**, 347 (1963). — Weber, H., Wegmann, T.: Atlas der klinischen Enzymologie. Stuttgart: Thieme 1968.

MARTIN, M. (Med. Univ.-Poliklinik Bonn): **Die Reaktionskinetik der Aktivatorbildung bei Streptokinase-induzierter Fibrinolyse**

Die nachfolgenden Ausführungen beschäftigen sich mit der Frage, ob der aus Streptokinase und Plasminogen gebildete Aktivator als festgefügter Komplex im Plasma angesehen werden kann oder ob ein bestimmter Dissoziationsgrad bezüglich der Streptokinase- und Plasminogenanteile vorliegt.

Aktivator wurde hierbei mit Hilfe eines thrombelastographischen (TEG) Ansatzes semiquantitativ gemessen. Das Prinzip dieser Meßmethode beruht auf dem von zahlreichen Autoren beschriebenem Phänomen, daß bovines, an Rinderfibrinogen adsorbiertes Plasminogen nur durch Aktivator (d. h. der äquimolaren Streptokinase-Plasminogenverbindung) nicht aber durch Streptokinase allein zu Plasmin aktiviert wird. Hierdurch steht die produzierte Plasminmenge und damit die Lysezeit eines unter Anwesenheit von Aktivator gebildeten Rinderfibrin-Testgerinnsels in direkter Abhängigkeit zur Menge des beigegebenen Aktivators.

Im Einzelnen gingen wir bei der semiquantitativen Aktivatorbestimmung folgendermaßen vor: 0,10 ml einer Aktivatorlösung unbekannter Konzentration wurde mit 0,10 ml Rinderfibrinogenlösung aufgezogen und mit 0,05 ml Thrombinlösung zur Gerinnung gebracht. Die im TEG gemessene Lysezeit war reziprok mit der in das Gerinnsel eingebrachten Aktivatorkonzentration korreliert. Um zu quantitativen Aussagen zu kommen, wurde eine *Aktivatorstandardlösung* von 20000 E Streptokinase/ml Plasma in 0,04%iger, 0,2%iger, 1,0%iger und 5%iger Verdünnung ausgetestet. Auf diese Weise entsprach jeder Aktivatorstärke eine bestimmte Lysezeit bzw. es war möglich, aus Lysezeiten auf den Aktivatorgehalt in Prozent der vorgegebenen Aktivatorstandardlösung zu schließen.

In den folgenden Versuchen wurde von einem äquimolaren Streptokinase-Plasminogengemisch ausgegangen. Die Konzentration sowohl für Streptokinase als auch für Plasminogen betrug $1,5 \cdot 10^{-12}$ Mol/ml. Einer derartigen Mischung entsprachen 8 E Streptokinase/ml eines 1:2500 verdünnten Plasmas. Drei weitere Ansätze kamen durch sukzessive Erhöhung des Streptokinaseanteils um jeweils den Faktor 5 bei gleichbleibender Plasmaverdünnung zustande (Tabelle). Die

Tabelle 1. *Streptokinase und Plasminogen in verschiedenem Mischungsverhältnis und die daraus resultierenden Aktivatorkonzentrationen in Prozent einer Standardaktivatorlösung*

Streptokinase E/ml	Mol/ml		Plasminogen Plasma	Mol/ml		Lysezeit (min)	Aktivatorstärke (%)	
8	$1{,}5 \cdot 10^{-12}$		1: 2500	$1{,}5 \cdot 10^{-12}$		48	0,04	
40	$7{,}5 \cdot 10^{-12}$	·125	1: 2500	$1{,}5 \cdot 10^{-12}$		24	0,09	·5
200	$37{,}5 \cdot 10^{-12}$		1: 2500	$1{,}5 \cdot 10^{-12}$		14	0,15	
1000	$187{,}5 \cdot 10^{-12}$		1: 2500	$1{,}5 \cdot 10^{-12}$		11	0,20	
8	$1{,}5 \cdot 10^{-12}$		1: 2500	$1{,}5 \cdot 10^{-12}$		48	0,04	
8	$1{,}5 \cdot 10^{-12}$		1: 500	$7{,}5 \cdot 10^{-12}$	·125	19	0,11	·7,5
8	$1{,}5 \cdot 10^{-12}$		1: 100	$37{,}5 \cdot 10^{-12}$		11	0,19	
8	$1{,}5 \cdot 10^{-12}$		1: 20	$187{,}5 \cdot 10^{-12}$		8	0,30	

Streptokinasemenge wurde in drei Schritten insgesamt um den Faktor 125 erhöht. Wie verhielt sich unter dieser Versuchsbedingung die Aktivatorstärke?

Unter Annahme, daß Aktivator in undissoziierter Form vorliegt, dürfte eine Streptokinasekonzentrationserhöhung über das äquimolare Verhältnis des ersten Ansatzes mit je $1{,}5 \cdot 10^{-12}$ Mol/ml keinen weiteren Aktivatorgewinn nach sich

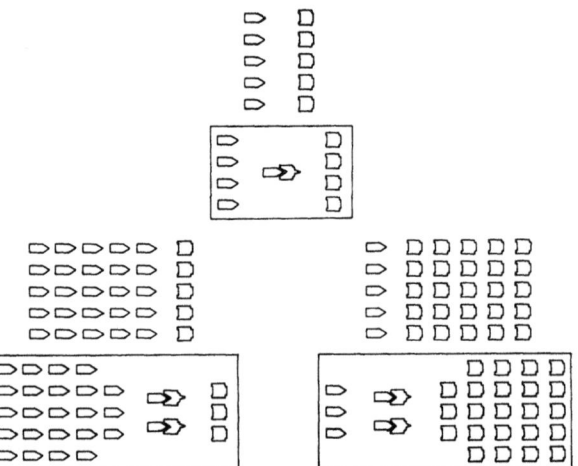

Abb. 1. Konzept der Aktivatorbildung bei äquimolarem Streptokinase-Plasminogenverhältnis (oben) und differentmolarer Streptokinase-Plasminogenzusammensetzung (unten) im Schema. Im ersten Fall kommt es zur Aktivatorbildung bei gleichzeitiger Persistenz freier Streptokinase- und Plasminogenmoleküle. Im zweiten Fall führt die Vermehrung eines Reaktionsteilnehmers (Streptokinase links, Plasminogen rechts) unter Bindung der frei zur Verfügung stehenden Streptokinase- oder Plasminogenanteile zu weiterer Aktivatorkonzentrationszunahme. Pfeil = Streptokinase, Kästchen = Plasminogen, Pfeil + Kästchen = Aktivator

ziehen. Die Tab. 1 zeigt jedoch, daß die Lysezeit im TEG mit Zunahme der Streptokinasekonzentration auf jeder Stufe abnahm, d. h. Aktivator-reicher wurde. Mit Hilfe der quantitativen Aktivatorbestimmung ließ sich ermitteln, daß die Aktivatorstärke insgesamt nach 125facher Streptokinasekonzentrationserhöhung um den Faktor 5 zugenommen hatte (von 0,04 auf 0,20%). Dies konnte als erster Hinweis für eine Dissoziation des Aktivatorkomplexes mit ungebundenen Plasminogenanteilen angesehen werden. Offenbar lagen bei äquimolarer Streptokinase-Plasminogenmischung neben Aktivator noch mindestens vier Fünftel der Plasminogenmoleküle in freier Form vor, die mit Streptokinase im Überschuß zusätzliche Aktivatormengen bildeten.

Zur Stützung der These einer weitgehenden Dissoziation des Aktivatorkomplexes mußte nun auch der Nachweis für freie *Streptokinase*moleküle geführt werden. Hierzu wurde zu einer wiederum äquimolaren, $1,5 \cdot 10^{-12}$ Mol/ml enthaltenden Streptokinase-Plasminogenlösung der Plasminogenanteil dreimal um den Faktor 5 verstärkt. Dies war durch Konzentrierung der ursprünglich 1:2500 verdünnten Plasmalösung möglich. Wie die Tabelle erkennen läßt, kam es auch in diesem Fall alleine durch Erhöhung der Plasminogenkonzentration zu einer Zunahme der Aktivatorstärke, hier um den Faktor 7,5. Daraus muß geschlossen werden, daß nicht nur mindestens vier Fünftel aller Plasminogenmoleküle sondern auch mindestens sechs Siebtel aller Streptokinasemoleküle in freier Form vorlagen.

Die Abb. 1 erläutert die geschilderten Befunde noch einmal schematisch: Bei Vorhandensein gleich vieler Streptokinase- und Plasminogenmoleküle (links Streptokinase, rechts Plasminogen) bildet nur ein Bruchteil dieser Reaktionsteilnehmer Aktivator (Mitte). Es bleiben noch reichlich freie Plasminogen und Streptokinasemoleküle in Lösung. Wird nun die Konzentration einer der beiden Reaktionsteilnehmer (auf der linken Seite wurde Streptokinase, auf der rechten Plasminogen gewählt) isoliert erhöht und das äquimolare in ein differentmolares Mischungsverhältnis überführt, so resultierte ein meßbarer Aktivatorgewinn. Der Aktivatorkomplex stellt somit nach diesen Ergebnissen eine dissoziierte Größe der Form

Streptokinase (SK) + Humanplasminogen (HP) $\rightleftarrows$ Aktivator (SK-HP)

dar. Die Tatsache, daß eine x-fache Vermehrung von Aktivator sowohl durch eine y-fache Vermehrung von Streptokinase als auch durch eine etwa gleichgroße Vermehrung von Plasminogen zustande kommt, deutet auf eine Massenwirkungsgesetzähnliche Kinetik:

$$\frac{[SK][HP]}{[SK-HP]} = \text{konst.}$$

Diese Annahme muß allerdings, solange nur semiquantitative Aktivatormeßmethoden durchgeführt werden und eine Berechnung der Dissoziationskonstanten nicht vorliegt, z. Z. noch hypothetischen Charakter besitzen. Möglicherweise könnten die geschilderten Beobachtungen aber für das Verständnis der Gerinnselauflösenden Mechanismen im Rahmen der therapeutischen Fibrinolyse bzw. für gezielte Variationen im Streptokinase-Dosierungsschema Bedeutung erlangen.

SCHWABE, G., HEENE, D. L., KRAUSE, W. (Med. Univ.-Klinik Gießen): **Zur diagnostischen Bedeutung der Fibrinogen-Derivatanalyse**

Zahlreiche Krankheitsprozesse sind von quantitativen Änderungen der Plasma-Fibrinogenkonzentration gekennzeichnet, die verursacht werden entweder a) durch eine Synthesestörung oder b) durch einen vermehrten Umsatz des Fibrinogens. Im Rahmen von Umsatzstörungen der Hämostase wie Verbrauchscoagulopathie und sekundärer Fibrinolyse entstehen intravasal infolge der Proteolyse durch Thrombin und Plasmin Umwandlungsprodukte des Fibrinogens, deren Nachweis von entscheidender diagnostischer Bedeutung in Bezug auf den Typ der im Vordergrund stehenden Umsatzsteigerung sein kann. An Hand der hier vorgelegten Untersuchungen soll geklärt werden, welche diagnostische Aussage über verschiedene qualitative und halbquantitative Testmethoden möglich ist, die als Indikatoren solcher Fibrinogenderivate gelten.

Zur Prüfung einer gleichzeitigen Abhängigkeit der hier angewandten Untersuchungsmethoden von der Fibrinogenkonzentration des Plasmas erfolgte die Auswahl des Krankengutes nach folgenden Kriterien:
1. Hyperfibrinogenämie, 2. Hypercoagulabilität und 3. Verbrauchscoagulopathie und/oder sekundäre Fibrinolysesteigerung, soweit sie gemäß klinisch-diagnostischer Gesichtspunkte als solche angesprochen werden konnten.

Das *Krankengut* umfaßte 104 Patienten aus verschiedenen Krankheitsgruppen (Myokardinfarkte 18, Niereninsuffizienz 17, portal dekompensierte Lebercirrhose 19, Schock verschiedener Genese 20, geburtshilfliche Komplikationen 3, maligne Erkrankungen 15, andere 12). Bei 20 Patienten wurde das Vorliegen einer Verbrauchscoagulopathie und/oder sekundären Fibrinolyse im Zusammenhang mit der klinischen Symptomatik und der gerinnungsanalytischen Diagnostik gesichert.

Methodik

Die Erfassung folgender Fibrinogenderivate gilt als spezifischer Nachweis für das Vorliegen der genannten Umsatzstörungen:
1. Derivate der Thrombinwirkung wie Fibrinmonomer.
2. Derivate der Plasminwirkung wie hochmolekulare (X, Y) und niedermolekulare (D, E) Spaltprodukte (FDP).
3. Komplexe nach a) abgelaufener Thrombinwirkung wie Fibrinmonomer-Fibrinogenkomplexe sowie b) nach abgelaufener Thrombin- und Plasminwirkung Fibrinmonomerspaltproduktkomplexe.

Die Analyse umfaßte folgende Testmethoden, die als spezifisch gegenüber den oben genannten Fibrinogenderivaten angesehen werden:
A. Im Plasma: 1. Äthanoltest [1], 2. Protaminsulfattest in zwei Modifikationen [2, 3], 3. Thrombinzeit, 4. Reptilasezeit.
B. Im Serum: 1. Staphylococcus-Clumping-Test [4], 2. Präcipitintest [5].

Außerdem wurden routinemäßig folgende gerinnungsanlytischen Parameter bestimmt: Thrombocytenzahl, Thrombelastographie, Thromboplastinzeit, partielle Thromboplastinzeit, Faktoren II, V, VIII und X.

Ergebnisse

A. Äthanoltest und Protaminsulfattest: Beide Methoden erheben den Anspruch Indikatoren der durch Thrombinwirkung entstehenden Fibrinogenderivate Fibrinmonomer und Fibrinmonomer-Fibrinogenkomplexe zu sein, die über die Auslösung des sog. Paracoagulationsphänomens analytisch zugänglich sind. Auch Spaltprodukt X sowie dessen Komplex mit Fibrinmonomer geht in diese Methoden mit ein. Im einzelnen wurden bestimmt: 1. Äthanoltest im Plasma, qualitativ und quantitativ, Endkonzentration 12% Alkohol; 2. Protaminsulfattest im Plasma und 3. dessen Modifikation mittels der Hämatokritmethode im Citratblut, Endkonzentration 0,09% Protaminsulfat.

Abb. 1 zeigt die Beziehung zwischen Protaminsulfattest und Fibrinogenkonzentration im Plasma unter Berücksichtigung positiver und negativer Äthanoltests in den entsprechenden Plasmaproben. Die Auswertung ergab eine signifikante Korrelation zwischen Protaminsulfatpräzipitation und Fibrinogenkonzentration (vgl. FG/PS-T in Tabelle A). Darüber hinaus ist zu erkennen, daß bei Fibrinogenkonzentrationen von 500 mg-% und darüber die Zahl der positiven Äthanoltests deutlich zunimmt.

Wie aus der Tab. 1 A hervorgeht, lassen sich vergleichbare Beziehungen des Protaminsulfat-Hämatokrittests (FG/PS-HK-T) sowie des quantitativ auswertbaren Äthanoltests (ÄT/FG) zur Fibrinogenkonzentration des Plasmas nachweisen. Darüber hinaus zeigt der Protaminsulfat-Hämatokrittest mit Werten von 1,5% und mehr (Normalwert $0{,}86 \pm 0{,}27\%$, $n = 15$) eine signifikante Korrelation zu positiven Äthanoltests (ÄT/PS-HK-T). Diese scheinbare Beziehung ist jedoch durch deren gemeinsame Abhängigkeit von der Fibrinogenkonzentration des Plasmas erklärbar.

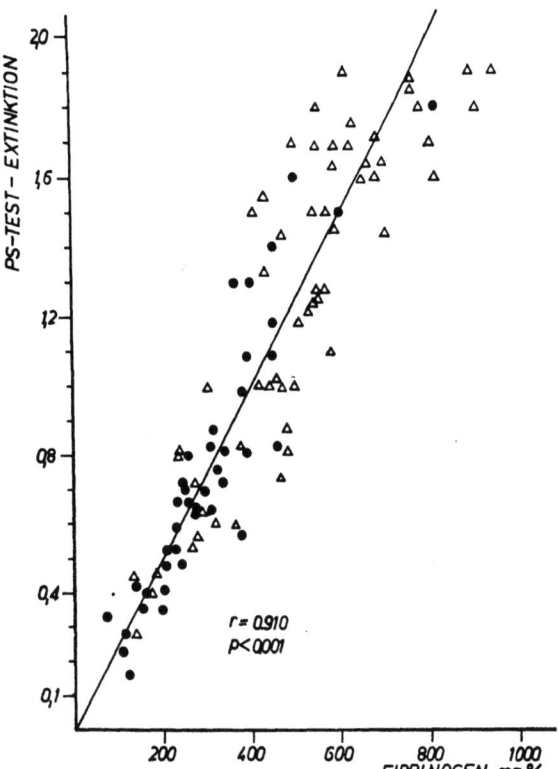

Abb. 1. Beziehung zwischen Fibrinogenkonzentration des Plasmas und Protaminsulfattest unter Berücksichtigung positiver und negativer Äthanoltests. △ = Protaminsulfattest bei gleichzeitig positivem Äthanoltest. ● = Protaminsulfattest bei gleichzeitig negativem Äthanoltest

Tabelle 1
A) Beziehung zwischen Fibrinogenkonzentration des Plasmas (FG), Protaminsulfattest (PS-T, PS-HK-T) und Äthanoltest (ÄT)

Vergleich	n	r	p
FG/PS-T	104	0,91	<0,001
FG/PS-HK-T	100	0,653	<0,001
ÄT/FG	33	0,741	<0,001
ÄT/PS-HK-T	33	0,78	<0,001

B) Beziehung zwischen Staphylococcus-Clumping-Test (SCT), Thrombinzeit (TZ), Reptilasezeit (RZ) und Präcipitintest (PRT)

Vergleich	Titerstufe	n	r	p
SCT/TZ	2—9	95	0,69	<0,005
	2—5	47	0,261	>0,05
	6—9	48	0,702	<0,005
SCT/RZ	2—12	100	0,71	<0,005
	2—5	47	0,265	>0,05
	6—12	53	0,629	<0,005
SCT/PRT		35	0,784	<0,005

In Anbetracht der Tatsache, daß zwischen Äthanoltest und Protaminsulfattest und der Plasma-Fibrinogenkonzentration signifikante Beziehungen bestehen, ist herauszustellen, daß: a) die Ergebnisse dieser Tests nur unter Berücksichtigung der zugehörigen Fibrinogenkonzentration interpretiert werden können, und b) der positive Ausfall dieser Tests nur dann die Anwesenheit entsprechender Fibrinogenderivate nach abgelaufener Thrombinwirkung vom Typ des Fibrinmonomers und der Fibrinmonomer-Fibrinogenkomplexe anzeigt, wenn die Fibrinogenkonzentration weniger als 500 mg-% beträgt.

B. Thrombinzeit, Reptilasezeit und Staphylococcus-Clumping-Test: Fibrinogenderivate nach Plasminwirkung bzw. nach Thrombin- und Plasminwirkung zeichnen sich gerinnungsanalytisch im wesentlichen durch ihre Ungerinnbarkeit, ihren Antithrombin- und Polymerisations-hemmenden Effekt aus. Ihre Anwesenheit im Plasma verursacht eine Verlängerung der Thrombin- und Reptilasezeit, ihre hochmolekularen Anteile (X, Y) und Komplexe mit Fibrinmonomer sind auf Grund ihrer Ungerinnbarkeit im Serum vorhanden und werden mittels des Staphylococcus-Clumping-Tests erfaßt. Die niedermolekularen Spaltprodukte (D, E) sind darüberhinaus immunologischen Nachweismethoden wie dem Präzipitintest analytisch zugänglich.

Die Reagenzien für den Staphylococcus-Clumping-Test wurden uns freundlicherweise von den Behring-Werken (Marburg) zur Verfügung gestellt. Die Prüfung von 15 Normalseren erbrachte eine positive Verklumpungsreaktion bis zu Titern von $1:16$ ($\log_2 3 \pm 1$). Die Austestung von Pool-Plasmen mit bekanntem Fibrinogengehalt ergaben noch erkennbare positive Reaktionen bei Konzentrationen von 0,5 µg/ml (0,05 mg-%).

Tab. 1 B gibt die statistischen Beziehungen zwischen Staphylococcus-Clumping-Test und Thrombinzeit bzw. Reptilasezeit wieder. Die Aufschlüsselung in Titerbereiche des Staphylococcus-Clumping-Tests belegt, daß erst bei einer Titerstufe von 6 (1:64) aufwärts signifikante Korrelationen zum Ausmaß der Thrombinzeit- (SCT/TZ) bzw. Reptilasezeit-(SCT/RZ)-verlängerung bestehen. Die vergleichende Anwendung von Staphylococcus-Clumping-Test und Präzipitintest im Serum ergab eine signifikante Beziehung zwischen quantitativ bestimmbaren Präzipitaten und den entsprechenden Titerstufen des Staphylococcus-Clumping-Tests (SCT/PRT).

Diskussion

Im Hinblick auf die diagnostische Bedeutung der sog. Fibrinogen-Derivatanalyse lassen sich auf Grund der Ergebnisse folgende Punkte herausstellen:

1. Die Aussagekraft des Äthanoltests ist limitiert und nur bei Fibrinogenwerten unter 500 mg-% diagnostisch für eine Verbrauchscoagulopathie verwertbar. Unter Berücksichtigung dieser Voraussetzung ließen sich innerhalb des untersuchten Krankengutes, in dem nur bei 20 Fällen eine Umsatzstörung eindeutig objektiviert werden konnte, von 63 positiven Äthanoltests nur 5 der Diagnose einer Verbrauchscoagulopathie zuordnen.

2. Der Protaminsulfattest und seine Modifikation weist eine so eindeutige Abhängigkeit von der Plasma-Fibrinogenkonzentration auf, daß er als relevante Nachweismethode für Fibrinmonomer und dessen Komplexe abzulehnen ist.

3. Entgegen den von Lipinski u. Mitarb. [6] mitgeteilten Ergebnissen lassen unsere Untersuchungen eine signifikante Beziehung zwischen Thrombinzeit, Reptilasezeit und Staphylococcus-Clumping-Test erkennen. An Hand dieser Testkombination, die vorwiegend die Anwesenheit hochmolekularer Spaltprodukte und deren Fibrinmonomerkomplexe anzeigt, gelingt es, das Vorliegen einer klinisch relevanten sekundären Fibrinolyse mit ausreichender Sicherheit zu dokumentieren. Unter den genannten Voraussetzungen waren von 54 positiven Staphylococcus-

Clumping-Tests 16 mit Titerwerten von 1:128 und mehr als Indikator sekundärer Fibrinolysen einzuordnen, dagegen ließen sich alle weiteren Tests mit Titerwerten von 1:64, die als positiv zu bezeichnen sind, unter Berücksichtigung der zugehörigen Ergebnisse der Thrombin- und Reptilasezeit nicht zur Diagnose einer Umsatzstörung heranzuziehen.

4. Auf Grund des geringen technischen und zeitlichen Aufwandes sind diese hier zur Fibrinogen-Derivatanalyse zusammengestellten Methoden zur Schnelldiagnostik von Umsatzstörungen und zur Verlaufskontrolle unter der Therapie geeignet. Die Einbeziehung der Reptilasezeit erlaubt eine Beurteilung auch unter der Heparintherapie.

Literatur
1. Godal, H. C., Abildgaard, U.: Scand. J. Haemat. **3**, 342 (1966). — 2. Lipinski, B., Worowski, K.: Thrombos. Diathes. haemorrh. (Stuttg.) **20**, 44 (1968). — 3. Lipinski, B., Kotelba-Witkowska, B., Zajdel, M.: The level of soluble fibrin monomer complexes in blood of healthy humans. Abstracts XIII. Intern, Congr. Haematol., S. 74. Munich 1970. — 4. Hawiger, J., Niewiarowski, S., Gurewich, V., Thomas, D. P.: J. Lab. clin. Med. **75**, 93 (1970). — 5. Merskey, C. G., Kleiner, A. J., Johnson, A. J.: Blood **28**, 1 (1966). — 6. Lipinski, B., Nowak, A., Ordzywolska, A., Dosiak, J., Thrombos. Diathes. haemorrh. (Stuttg.) **26**, 83 (1971).

BARTH, P., WALTER, E., WEBER, E. (Med. Univ.-Klinik Heidelberg): **Untersuchungen zur Anwendung von Acetylsalicylsäure bei Patienten unter oraler Langzeitanticoagulantienbehandlung**

Seit den ersten Mitteilungen darüber, daß Acetylsalicylsäure (ASS) die Thrombocytenfunktion hemmen kann, ist in zahlreichen Untersuchungen diese Wirkung in vitro bestätigt worden (Quick, 1966; Weiss, 1968; Zucker, 1968; Scharrer, 1969). Die mit verschiedenen Methoden gemessene erhöhte Thrombocytenklebrigkeit und Ausbreitungsfähigkeit wird nach Verabreichung von 1 bis 1,5 g ASS deutlich vermindert. Da den Blutplättchen bei der Entstehung von arteriellen Thrombosen (Mustard, 1961), aber auch von venösen Thrombosen (Salzmann, 1971) eine besondere Bedeutung zukommt, liegt es nahe, ASS zur Thrombose- und Emboliephrophylaxe anzuwenden. Von klinisch toxikologischer Seite erscheint auf Grund der über 70jährigen Erfahrung mit diesem Medikament, die Anwendung der ASS in Dosen von 1,5 g/die unbedenklich. Von besonderem Vorteil ist, daß eine Kontrolle der Therapie, wie bei den herkömmlichen Anticoagulantien, nicht notwendig ist.

Zu der Frage, ob ASS nicht nur eine erhöhte Plättchenklebrigkeit, die im in vitro-Test nachweisbar ist, beeinflußt, sondern, ob auch tatsächlich die Zahl von thromboembolischen Geschehen vermindert wird, kann bisher noch nicht eindeutig Stellung genommen werden. Größere gut kontrollierte Studien sind noch nicht abgeschlossen. Die Untersuchung von Salzmann an einem begrenzten Krankengut zeigt jedoch, daß die ASS bezüglich Auftreten von Lungenembolien nach Hüftgelenksprothesenoperationen einen ähnlich guten Schutz gewährt wie die herkömmlichen Cumarinpräparate. Bei beiden Behandlungsarten traten aber noch Thrombembolien auf. — Es liegt daher nahe zu untersuchen, ob beide Behandlungsarten kombiniert werden können, zumal die Substanzen auf ganz verschiedene Weise in den pathophysiologischen Ablauf der Thrombogenese eingreifen.

Allerdings stand dem Versuch, beide Medikamente zu kombinieren, eine Warnung einer Interferenz zwischen Cumarinen und ASS entgegen, die schon aus den Anfängen der Anwendung der oralen Anticoagulantientherapie stammt (Link, 1943, 1948). Diese Warnung wurde jedoch ursprünglich auf Grund theoretischer

---
* Mit Unterstützung der Deutschen Forschungsgemeinschaft.

Überlegungen ausgesprochen und nach Einzelbeobachtungen bei Anwendung hoher Dosen von ASS ohne weitere Prüfung weitergegeben.

Die strukturelle Ähnlichkeit zwischen Salicylsäurederivaten und Hydroxycumarinen ließ vermuten, daß beide Substanzen in ähnlicher Weise wirken, wenn auch die ursprüngliche Vermutung, daß Cumarine nach Abbau zu Salicylaten als solche auf die Vitamin K-abhängigen Faktoren wirken, nicht aufrechterhalten werden konnte. Es wurde ferner immer wieder auf das Auftreten von Blutungen bei hohen Dosen von ASS, wie z. B. bei Aspirinvergiftungen hingewiesen. Das Auftreten von gastrointestinalen Blutungen bei ASS-Therapie kann nicht über eine Störung des plasmatischen oder thrombocytären Gerinnungssystems erklärt werden, sondern es ist die Folge kleinster Erosionen im Magen, wie endoskopische und autoptische Befunde zeigen (Duthwaitte, 1938; Murier, 1955). Es ist allerdings fraglich, ob diese Blutungen, die schon bei Dosen von 2,4 g täglich beobachtet werden, durch eine zusätzliche Senkung der Prothrombinaktivität durch Vitamin K-Antagonisten verstärkt werden.

Die Frage, ob ASS den Quick-Wert bei Cumarintherapie beeinflußt, ist erst in neuester Zeit systematisch untersucht worden. O'Reilly fand dabei, daß 1,95 g keinen Einfluß auf den Quick-Wert hatten. Erst bei einer Dosis von 3,9 g zeigten 2 von 5 Versuchspersonen nach 3 Tagen eine deutliche Verlängerung des Quick-Wertes.

Nach diesen Vorbefunden erschien es uns notwendig, die Kombination von ASS und Cumarinen dahingehend zu prüfen, ob eine Aktivitätsminderung von Gerinnungsaktivitäten nachweisbar ist. Ferner sollte untersucht werden, ob bei gleichzeitiger Inhibierung des plasmatischen und thrombocytären Hämostasemechanismus eine erhöhte Rate an Blutungskomplikationen eintritt.

30 Patienten einer allgemeinen Thromboseambulanz, die unter Langzeitanticoagulantienbehandlung mit Phenprocoumon (Marcumar) standen, wurden rein zufällig einer Behandlungsgruppe und einer Placebogruppe zugeteilt. Es wurden solche Patienten ausgewählt, die einen konstanten Phenprocoumonbedarf über mindestens 2 bis 3 Therapieperioden aufwiesen. Nach Abnahme eines Leerwertes erhielten die Patienten dreimal täglich 0,5 g mikroverkapselte ASS, die Placebogruppe entsprechend gleichaussehende Tabletten[1]. Gerinnungsstudien erfolgten im Abstand von 7 Tagen über 3 Wochen. In der 1. Woche wurde aus Sicherheitsgründen eine zusätzliche Kontrolle des Quick-Wertes und der PTT durchgeführt. Der behandelnde Arzt der Gerinnungsambulanz kannte entsprechend einer Doppelblindstudie die Zuordnung zu den Behandlungsgruppen nicht. Die Ergebnisse der Gerinnungsanalysen und Thrombocytenfunktionsteste sowie der quantitativen Erythrocytenbestimmung im Urin wurde mit Hilfe einer doppelten Varianzanalyse statistisch ausgewertet[2].

Die Ergebnisse sind in den folgenden Tabellen zusammengefaßt. Bei der Untersuchung von neun Gerinnungsparametern (Tabelle 1) zeigte sich in keinem Fall eine Gerinnungsverlängerung, also eine Aktivitätsabnahme. Insbesondere ließ sich bei Bestimmung des Quick-Wertes kein Unterschied zwischen Therapie und Placebogruppe sichern. Dem entsprach auch eine konstante Phenprocoumondosis über die Versuchsdauer in beiden Gruppen. Eine Ausnahme betraf einen Patienten, der während der Versuchsdauer aus der stationären Behandlung entlassen wurde und dann 4,5 mg/Woche mehr Phenprocoumon brauchte. Zwei Teste zeigten eine Aktivitätszunahme unter ASS, und zwar die PTT und die Bestimmung des KAP, ohne Oberflächenkontakt, d. h. also die nicht aktivierten Kontaktfaktoren. Auch in vitro ließ sich eine Verkürzung der PTT im Blut von Patienten nachweisen,

---

[1] Wir danken der Firma Bayer, Leverkusen für die Überlassung von Verum und Placebo.
[2] Wir danken Herrn Prof. Immich für die computermäßig ausgeführte statistische Berechnung.

wenn unter Konstanthaltung des pH ASS zugesetzt wurde. Daß es sich dabei um eine Aktivierung des Kontaktsystems handelt, ist unwahrscheinlich, da die Bestimmung des KAP ohne Oberflächenkontakt (Bestimmung der aktivierten Kontaktfaktoren) keine signifikante Veränderung erkennen ließ.

Die Tabelle 2 zeigt die Beeinflussung der Thrombocytenzahl und Thrombocytenfunktionstests. Wie erwartet, wurden unter ASS die Klebrigkeit, gemessen

Tabelle 1. *Veränderungen von Gerinnungsparametern bei Patienten, die unter oraler Anticoagulantientherapie mit Phenprocoumon standen, bei gleichzeitiger Gabe von 1,5 g ASS über 3 Wochen. n.s. = zwischen Therapie und Placebogruppe sind keine Unterschiede zu sichern. + = zwischen Therapie und Placebogruppe ist ein Unterschied auf dem 5%-Niveau zu sichern. + + = es ist ein Unterschied auf dem 1%-Niveau zu sichern. Die ASS-Gruppe zeigt eine Verkürzung der PTT und des KAP-Tests ohne Oberflächenkontakt verglichen mit der Placebogruppe*

Fbg.	n.s.
F II.	n.s.
F V.	n.s.
F VIII.	n.s.
F IX.	n.s.
F X.	n.s.
PTT.	+ Verkürzung
KAP. o.	+ + Verkürung
Quick	n.s.

mit der Rotationstechnik nach Wright, und der PAT-Test nach Breddin positiv verändert. Unbeeinflußt blieb dagegen die Blutungszeit (nach Duke). Nicht erwartet war, daß die Thrombocytenzahl unter ASS anzusteigen schien.

Besonders erwähnenswert erscheint, daß die quantitative Bestimmung der Erythrocyten im Urin keinen Unterschied zwischen beiden Gruppen erkennen ließ.

An Nebenwirkungen der ASS-Medikation wurde von den Patienten, die regelmäßig befragt wurden, einmal Nasenbluten bei gleichzeitig vorübergehendem

Tabelle 2. *Veränderungen von Thrombocytenfunktionstests, Thrombocytenzahl und Erythrocytenausscheidung im Urin. Versuchsbedingungen s. Tab. 1. Blutungszeit und quantitative Erythrocytenbestimmung im Urin verhalten sich nicht unterschiedlich in Therapie und Placebogruppe. Die Plättchenzahl erscheint in der Behandlungsgruppe vermehrt, die Plättchenklebrigkeit und der PAT vermindert (jeweils auf dem 1%-Niveau)*

Blutungszeit	n.s.
Plättchenzahl	+ +
Plättchenklebrigkeit	+ +
PAT	+ +
Quantitative Erythrocytenbestimmung im Urin	n.s.

Blutdruckanstieg auf 240 mmHg systolisch angegeben. Ein Patient klagte über vorübergehenden Magendruck.

Zusammenfassend läßt sich feststellen, daß bei kurzzeitiger Prüfung über 3 Wochen die gleichzeitige Anwendung von 1,5 g ASS und Cumarin in therapeutisch wirksamen Dosen zu keinen labormäßig oder klinisch feststellbaren Zeichen einer hämorrhagischen Diathese führt. Zwar ist nach den vorliegenden Untersuchungen die Unbedenklichkeit der Kombinationstherapie nicht sicher bewiesen, aber es erscheint doch gerechtfertigt, eine längerlaufende Studie durchzuführen und einen Erfolgsvergleich mit der herkömmlichen Anticoagulantientherapie anzustellen.

Literatur

Douthwaitte, A. H., Lintott, G. A. M.: Lancet **1938** II, 1222. — Link, K. P.: Chicago Med. Soc. Bull. **51**, 53 (1948). — Link, K. P., Overman, R. I., Sullivan, W. R., Huebner, C. F., Scheel, L. D.: J. biol. Chem. **147**, 463 (1943). — Muir, A., Cossair, I. A.: Brit. med. J. 2. 7. 1955. — Mustard, J. F.: Canad. med. Ass. J. **85**, 621 (1961). — O'Reilly, R. A., Sahud, M. A., Aggeler, P. M.: Ann. N. Y. Acad. Sci. **179**, 173 (1971). — Quick, A. J.: Amer. J. med. Sci. **252**, 265 (1966). — Salzman, E. W., Harris, W. H., de Sanctis, R. W.: New Engl. J. Med. **284**, 1287 (1971). — Scharrer, I., Schepping, M., Breddin, K.: Klin. Wschr. **47**, 1318 (1969). — Weiss, H. J., Alefort, L. M., Kochwa, J.: J. clin. Invest. **47**, 2169 (1968). — Zucker, M. B., Peterson, J.: Proc. Soc. exp. Biol. (N.Y.) **127**, 547 (1968).

Bruhn, H. D., Jipp, P., Ravens, K. G. (I. Med. Klinik der Universität Kiel): **Hypercoagulabilität durch Colamin-Kephalin**[*]

Bei Patienten mit einer Coronarsklerose und Kranken mit arteriosklerotischen Obturationen der Extremitätenarterien finden sich charakteristische Veränderungen des Plasmaphosphatidmusters. Insbesondere fällt eine deutliche Erhöhung der mittleren Colamin-Kephalinkonzentration auf [3, 4, 5, 9, 11]. Ähnliche Veränderungen zeigen sich bei Patienten mit einem nephrotischen Syndrom [7, 8] und bei Frauen nach Einnahme des oralen Ovulationshemmers Eugynon [6]. In allen diesen Fällen besteht eine Hypercoagulabilität mit einer vermehrten Neigung zu thromboembolischen Komplikationen [7, 8]. Da bekannt ist, daß das Colamin-Kephalin eine gerinnungsfördernde Wirkung hat [2, 12, 13], liegt es nahe, eine kausale Beziehung zwischen der erhöhten Colamin-Kephalinkonzentration im Plasma und der Hypercoagulabilität zu suchen. Dabei interessiert der Angriffspunkt des Phospholipids Colamin-Kephalin an der Reaktionskette des endogenen Gerinnungssystems. Außerdem ist nicht geklärt, ob das Fibrinolysesystem mitbetroffen wird. Zur Klärung dieser Fragen wurden in vitro-Untersuchungen mit Colamin-Kephalin aus Escherichia Coli, Eigelb, Humanplasma und einem synthetischen Präparat der Fa. Koch-Light durchgeführt.

Colamin-Kephalin wurde dem untersuchten Humanplasma jeweils in einer Konzentration von 0,1 mg/ml zugesetzt, d. h. in einer bei Gefäßkranken und bei Patienten mit einer Hypercoagulabilität beobachteten Konzentration. Abb. 1 demonstriert, wie die in silikonisierten Röhrchen gemessene mittlere Vollblutgerinnungszeit durch Zusatz von 0,1 mg Colamin-Kephalin zu 1 ml Blut von 12,1 min auf 5,8 min verkürzt wird. Dementsprechend wurde auch die Recalcifizierungszeit in silikonisierten Röhrchen durch Colamin-Kephalin signifikant verkürzt. Offensichtlich kommt also auch dem Colamin-Kephalin die von mehreren Autoren bei verschiedenen Phospholipiden beobachtete kontaktaktivierende Wirkung [10] zu. Barth (1969) beschrieb eine dem Celite vergleichbare Oberflächenwirkung von Plättchenfaktor 3. Entsprechend der bekannten katalytischen Wirkung von frei verfügbarem Phospholipid auf verschiedene gerinnungsenzymatische Reaktionen sind jedoch noch weitere Angriffspunkte dieses Phospholipids im Gerinnungssystem anzunehmen.

Darüber hinaus konnten wir in vitro einen Einfluß des Colamin-Kephalin auf das Fibrinolysesystem nachweisen. Nach Zusatz von 0,1 mg Colamin-Kephalin zu 1 ml Citratplasma kommt es zu einer deutlichen Verlängerung der Euglobulinlysezeit (Abb. 2). Weiterhin gelang es, im caseinolytischen Testsystem eine Hemmung der Plasminogenaktivierung und der Plasminaktivität durch Colamin-Kephalin nachzuweisen, gemessen an Hand einer Hemmung der Urokinaseaktivierung des Plasminogens und außerdem an einer Hemmung der proteolytischen Wirkung von in 50% Glycerol aktiviertem und stabilisiertem Plasmin. Die Be-

[*] Mit Unterstützung der Deutschen Forschungsgemeinschaft.

funde belegen, daß das Phospholipid Colamin-Kephalin nicht nur über eine Aktivierung des Gerinnungssystems, sondern auch durch eine Hemmung des Fibrinolysesystems eine Hypercoagulabilität erzeugen kann. Dabei zeigen sämtliche unter-

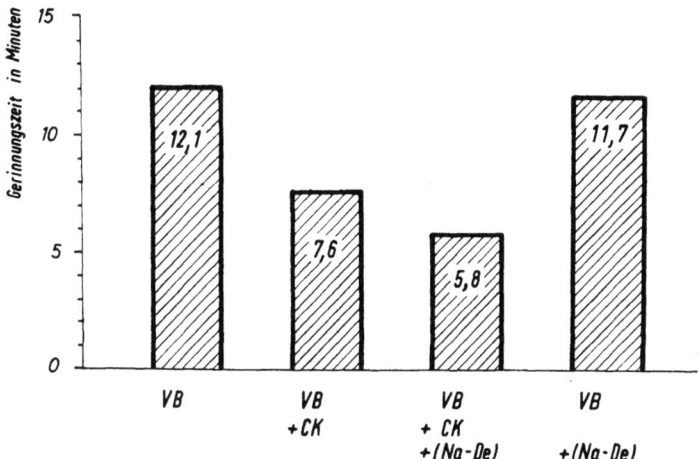

Abb. 1. *VB* Vollblut: 1 ml; *CK* Colamin-Kephalin: 0,1 mg; *Na-De* Natrium-Desoxycholat: 0,1 mg

suchten Colamin-Kephalinpräparationen eine prinzipiell gleichartige Wirkung, allerdings in unterschiedlicher Intensität. Wir prüften weiterhin, welchem Anteil des Phospholipidmoleküls die gerinnungsaktivierende Wirkung zukommt. Hierbei

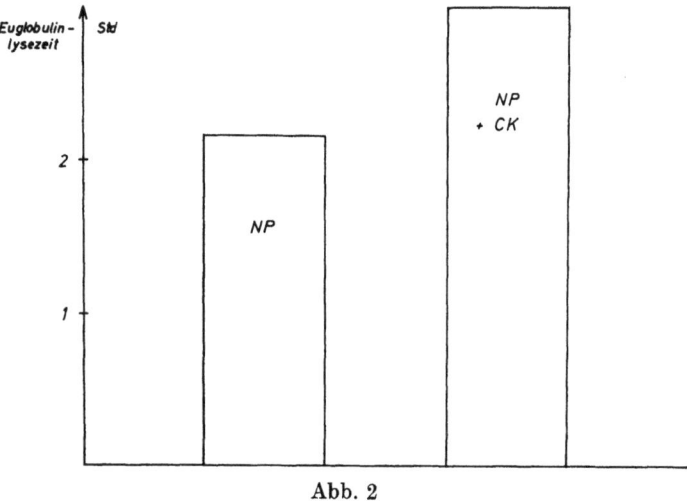

Abb. 2

stellte sich heraus, daß mit dem Äthanolaminanteil keine Gerinnungsverkürzung induziert werden konnte. Untersuchungen mit den Fettsäureresten und zwar mit Palmitinsäure, Stearinsäure, Margarinesäure und Ölsäure ergaben dagegen bei Konzentrationen von 0,1 mg/ml Plasma eine stärkere gerinnungsverkürzende Wirkung als mit Kolamin-Cephalin.

Zusammenfassung

Verschiedene Zustände der Hypercoagulabilität gehen mit einer Erhöhung des Colamin-Kephalinspiegels im Plasma einher. Durch in vitro-Untersuchungen konnte gezeigt werden, daß das Colamin-Kephalin eine gerinnungsfördernde Wirkung hat. Dieser Effekt dürfte hauptsächlich auf eine Aktivierung des Kontaktsystems der Blutgerinnung zurückzuführen sein. Daneben sind jedoch weitere Angriffspunkte im endogenen Gerinnungssystem anzunehmen, entsprechend der bekannten katalytischen Wirkung von frei verfügbarem Phospholipid auf verschiedene gerinnungsenzymatische Reaktionen. Außerdem ließ sich in vitro eine fibrinolysehemmende Wirkung des Colamin-Kephalin nachweisen, welche als weiterer wichtiger Mechanismus der Colamin-Kephalin-Hypercoagulabilität anzusehen ist. In vivo ergaben unsere Untersuchungen an Patienten mit erhöhtem Colamin-Kephalin-Plasmaspiegel eine verkürzte mittlere Vollblutgerinnungszeit in silikonisierten Röhrchen und eine verlängerte mittlere Euglobulinlysezeit [7]. Wir möchten daher zur Diskussion stellen, ob die in vivo nachweisbare Hypercoagulabilität und Hypofibrinolyse bei erhöhtem Colamin-Kephalin-Plasmaspiegel nicht zumindest teilweise durch dieses Phospholipid induziert sein könnte.

Literatur
1. Barth, P., Kommerell, B., Oswald, M.: Thrombos. Diathes. haemorrh. (Stuttg.) **21**, 508 (1969). — 2. Bruhn, H. D.: Gerinnungshemmung und Fibrinolyseaktivierung als antithrombotische Maßnahmen. Habilitationsschrift, Kiel 1972. — 3. Jipp, P.: Dtsch. med. Wschr. **94**, 530 (1969). — 4. Jipp, P.: Verh. dtsch. Ges. inn. Med. **75**, 896 (1969). — 5. Jipp, P.: Klin. Wschr. **48**, 231 (1970). — 6. Jipp, P.: Beeinflussung der Plasmaphosphatide durch hormonelle Kontrazeptiva. In: Sexualhormone und Blutgerinnung, S. 141 ff. Stuttgart: F. K. Schattauer 1971. — 7. Jipp, P., Bruhn, H. D., Ravens, K. G.: Plasmaphosphatide und Hyperkoagulabilität beim nephrotischen Syndrom. In Vorbereitung (1972). — 8. Kendall, A. G., Lohmann, R. C., Dossetor, J. B.: Arch. intern. Med. **127**, 1021 (1971). — 9. Kunz, F., Stummvoll, W.: Atherosclerosis **13**, 413 (1971). — 10. Lüscher, E. F.: Kontaktaktivierung, biologisch gesehen. In: Verhandlungen der Deutschen Arbeitsgemeinschaft für Blutgerinnungsforschung, S. 79, Würzburg 1966. Stuttgart: F. K. Schattauer 1968. — 11. Nothman, M. M., Proger, S.: Med. Welt **15**, 190 (1964). — 12. O'Brien, J. R.: J. clin. Path. **9**, 47 (1956). — 13. Rouser, G., Schloredt, D.: Biochim. biophys. Acta (Amst.) **28**, 81 (1958).

IMMUNPATHOLOGIE IN DER MEDIZIN

Die Immunantwort

Braun, D. G. (Institut für Immunologie Basel)

Referat

Ein Antigenstimulus veranlaßt im allgemeinen Zellproliferation und zeitlich später auftretende zirkulierende spezifische Antikörpermoleküle im Serum von Mensch und Laboratoriumstier. Diesem Prozeß liegt ein außerordentlich komplexes biologisches Geschehen zugrunde; eine Anzahl verschiedenster Faktoren bestimmen Art und Ausmaß dieses als Immunantwort bezeichneten Vorgangs. Hierzu gehören u. a. die Natur des Antigens — ob Protein oder Polysaccharid in gelöster oder partikulärer Form —, Antigendosis und -zufuhr, primärer oder wiederholter Kontakt mit dem gleichen oder einem kreuzreagierenden Antigen, Wechselwirkungen zwischen zwei Zellformen, den Thymus abgeleiteten (T-) und den Knochenmark abgeleiteten (B-) Lymphocyten sowie die Unterscheidung zwischen der zellgebundenen und humoralen Immunität. Eine Erörterung der Immunantwort wäre unvollständig, wenn das Phänomen der Immuntoleranz nicht in sie einbezogen würde.

Antikörper reagieren mit ihrem induzierenden oder homologen Antigen determinantenspezifisch. Da Antigene generell durch eine Vielzahl von immunodeterminierenden Gruppen charakterisiert sind, ist ohne weiteres einzusehen, daß eine Vielzahl von Antikörpern gegen jedes Antigen gebildet wird. Heterogenität von spezifischen Antikörpern wird aber auch dann beobachtet, wenn man gegen eine chemisch wohldefinierte Determinante, die isoliert Haptencharakter besitzt, auf einem Proteinträger immunisiert.

Die Analyse dieser komplexen Zusammenhänge der Immunantwort erfordert daher ein Modell mit Antikörperinduktion, welches die üblicherweise beobachtete Heterogenität systematisch reduziert. Dieser Sonderfall ist jetzt verfügbar. Darum soll der Vortrag sich auf die Beschreibung dieses Modells und die daraus ableitbaren Folgerungen beschränken; denn Antikörper mit molekularer Homogenität sind aus einer Vielzahl von Erwägungen heraus für die moderne Immunoglobulinforschung unerläßlich. Die heute zugänglichen Einblicke in die Struktur der Immunoglobuline waren nur möglich, weil die Natur durch jedes multiple Myelom monoklonale Immunoglobuline in reichlichem Umfang für Strukturstudien zur Verfügung stellt. Allerdings besteht eine ganz wesentliche Einschränkung: Der überwiegenden Mehrzahl der Myelomglobuline läßt sich noch keine Antigenspezifität zuordnen. Wenn wir aber die Details der Wechselwirkungen zwischen dem Antigen und dem Antikörper verstehen wollen, brauchen wir die spezifische Antigendeterminante für die ihr zugeordnete Antikörperhaftstelle. Da der Satz gilt, daß die Antigenspezifität eines Antikörpermoleküls durch die Primärstruktur bestimmt wird [1], sind quantitativ vernünftige Mengen homogener Antikörper mit definierter Antigenspezifität für diese Studien Bedingung.

Experimentell induzierte homogene, spezifische Antikörper werden aber auch benötigt — und dieser Aspekt scheint mir mindestens ebenso wichtig wie der vorige —, wenn man Immunoglobulingenetik betreiben will. Myelomproteine stammen her von einer genetisch heterogenen Population. Die Beweisführung für eine evtl. Vererbbarkeit von spezifischen Antikörpermolekülen von einer Elterngeneration auf ihre Nachkommen ist damit nicht zu führen. Gelänge es jedoch, für spezifische Antikörper, d. h. für ihre variablen Teile, einen Erbgang zu definieren, so wäre ein entscheidender Schritt zum Verständnis der Mannigfaltigkeit von Antikörpermolekülen getan.

Unsere Versuche, die 1966 im Laboratorium von Dr. R. M. Krause, The Rockefeller University, begonnen wurden, konzentrierten sich aus den aufgeführten Gründen darauf, zunächst ein tierexperimentelles Modell für die Induktion molekularer einheitlicher Antikörper zu schaffen. Das gelingt, wenn man Kaninchen und bestimmte Mausinzuchtstämme mit Streptokokkengruppen-Polysaccharidantigenen i.v. hyperimmunisiert. Die Immunisation erfolgt mit gewaschenen, hitzeinaktivierten und pepsinierten Streptokokken der serologischen Gruppen A, A-variant, B oder C [2]. Da die isolierten, chemisch reinen Polysaccharidantigene des Streptococcus pyogenes nicht immunogen, wohl aber das Antigen für homologe Antikörper sind, muß mit Vaccinen immunisiert werden. Das Gruppenpolysaccharid als Bestandteil der Zellwand der toten Vaccine ist nach dieser Vorbehandlung das Oberflächenantigen der kugeligen Bakterienleiber. Dieses scheint ein Grund für seine *dominierende Immunogenität* auf einer solchen Bakterienzelle zu sein, deren übrige Bestandteile nicht entfernt werden und potentiell immunogen sind; denn bis zu 95 % des gesamten Immunoglobulins eines Kaninchens, das einen 4wöchigen Immunisationskurs mit einer solchen Vaccine erhalten hat, konstituieren Antikörper gegen das Polysaccharidantigen. Die Masse der immuniserten Kaninchen zeigt, wie in allen anderen Systemen, außerordentlich heterogene gruppenspezifische Polysaccharidantikörper, die sich in Form eines breiten, mehr oder minder stark erhöhten Gammaglobulingipfels bei Densitometrie eines Serumelektrophoresestreifens zu erkennen geben. In den Antiseren von weniger als 10 % der Kaninchen lassen sich jedoch scharf umrissene und in ihrer Konzentration wechselnde Immunoglobulinbanden darstellen, die in etwa 1 % der Kaninchen eine ungewöhnlich hohe Konzentration von bis zu 50 mg/ml zeigen. Die elektrophoretische Position dieser spezifischen Antikörper ist von Tier zu Tier wechselnd, für ein gegebenes Tier jedoch konstant.

Wie sieht nun die Kinetik solcher ungewöhnlicher Antikörperantworten aus? Im nächsten Diapositiv ist die Kinetik in Form der densitometrisch auf einem Serumelektrophoresestreifen erfaßten Proteinkonzentrationen für ein bestimmtes Kaninchen dargestellt [3]. Präimmun ist das Serum eines solchen Kaninchens unauffällig. Am Tage 22 nach Beginn der Immunisation läßt sich eine scharf umrissene, noch nicht sehr prominente Antikörperbande identifizieren, deren Konzentration am Beginn der 5. Woche höher werden kann als die des Albumins. Zu diesem Zeitpunkt wird nicht mehr immunisiert. Etwa 10 Wochen nach Immunisationsbeginn ist bei solchen Kaninchen nur noch ein gering erhöhter Immunoglobulinspiegel mit einer schwachen residualen Bande nachweisbar. Wir entnehmen daraus, daß solche ungewöhnlich hohe und elektrophoretisch restringierte Antikörperbanden ein transitorisches Ereignis sind. Wichtig ist aber festzuhalten, daß erneute Stimulation mit identischem Antigen nach 3- bis 6monatiger Immunisationspause diesen Antikörper wieder auf vergleichbare Konzentrationen ansteigen läßt. Solche Antikörper verhalten sich wie *monoklonale Immunoglobuline*. Das ist zu belegen durch das elektrophoretische Verhalten ihrer leichten Polypeptidketten in Harnstoff-Polyacrylamidgelen. Die L-Ketten homogener Antikörper wandern als *eine Bande*. Neben anderen Homogenitätskriterien ist ein weiteres, sehr wesentliches Indiz für Homogenität der Befund der antigenen *Individualspezifität* oder *Idiotypie*. Dieser Nachweis wird durch Verwendung heterologer bzw. homologer Antiseren geführt, die durch Immunisation mit dem isolierten homogenen Antikörper spezifisch erzeugt werden. Anti-Idiotypen-Antiseren reagieren nach ausreichender Absorption spezifisch nur mit dem auslösenden Antigen, also etwa einem homogenen gruppenspezifischen Antikörper, und markieren die individuellen Determinanten eines solchen Antikörpers auf den Fab-Fragmenten, also den variablen Teilen von leichten und schweren Polypeptidketten [4]. Kreuzreaktionen partieller oder kompletter Art mit anderen, ebenfalls homogenen Antikörpern gleicher Spezifität werden in den herkömmlichen Systemen nicht beobachtet. Ließe sich eine Kreuzreaktion dennoch nachweisen, so wäre daraus eine große strukturelle Ähnlichkeit oder gar Identität zweier Antikörper zu schließen.

Der sicherste Homogenitätsbeweis wird durch die Aminosäuresequenz geliefert. Der Nachweis einer einzelnen Aminosäure pro Sequenzschritt an isolierten, z. T. modifizierten Polypeptidketten und an isolierten Peptiden dieser Ketten erlaubt ohne jeden Zweifel die Feststellung, daß es sich bei diesen spezifischen Antikörpern um Moleküle eines einzelnen Plasmazellklons handelt [5, 6]. Wiederholte Immunisation eines Kaninchens mit demselben Antigen ermöglichte weiterhin den Nachweis der *Persistenz* eines dominierenden, spezifischen Plasmazellklons über nunmehr 18 Monate. Versuche mit thymuslosen Mäusen haben gezeigt, daß *Dominanz* eines spezifischen Antikörperklons etwa 11 bis 12 Wochen nach dem Primärkontakt mit dem Antigen erreicht wird. Nach dieser Zeit fand sich im Serum einer Maus eine Konzentration dieses Antikörpers von 9 mg/ml [7].

Nur eine kleine Fraktion eines Kaninchenkollektivs reagiert mit hohen Konzentrationen spezifischer, zuweilen monoklonaler Antikörper auf die Immunisation mit Streptokokkenvaccinen. Analysiert man für jedes Kaninchen die Konzentrationen gruppenspezifischer Antikörper nach 4wöchigem oder primärem Immunisationskurs, so beobachtet man eine bimodale Häufigkeitsverteilung der Antikörpertiter eines nicht-selektionierten Kaninchenkollektivs. Das legt den Verdacht nahe, daß Erbfaktoren die Antikörperkonzentration beeinflussen könnten [2]. In der Tat ist von verschiedenen anderen Systemen bekannt, daß das Ausmaß der Immunantwort durch genetische Faktoren kontrolliert wird. Wir selektionierten daher unsere Kaninchen für eine gezielte Zucht nach folgenden Gesichtspunkten: Aus den Gruppen der Kaninchen mit niedriger und hoher Immunantwort wurden Zuchtpaare ausgewählt und die Weiterzucht der Nachkommen auf der Basis derselben selektiven Kriterien durch Bruder-Schwester-Inzucht fortgeführt. Nach der ersten Generation selektiver Züchtung ließ sich bereits eine deutliche Frequenzsteigerung der hohen Immunantworten nachweisen. Demgegenüber konnte eine Titersteigerung der Niedrigresponder nicht im vergleichbaren Maße gezeigt werden. Für die Weiterführung der Linie mit hohen Immunantworten wurden nur Kaninchen mit Antikörpertitern um oder oberhalb des arithmetischen Mittelwertes ausgewählt. Für die Weiterzucht von Nachkommen mit geringer Immunantwort wurden entsprechend Tiere unterhalb des arithmetischen Mittelwertes der Antikörperkonzentration ausgewählt. Die Steigerung des arithmetischen Mittelwertes der Antikörperkonzentration bei Nachkommen guter Responder und der Abfall bei den schlechten Respondern gestattet den eindeutigen Schluß, daß komplette Segregation in hohe und niedrige Responder schon in der zweiten Generation selektiver Züchtung möglich ist. Dieses Resultat macht die Kontrolle der Immunantwort auf das Gruppe C-Polysaccharid mit nur wenigen Immundeterminanten durch eine begrenzte Anzahl von Genen außerordentlich wahrscheinlich [8].

Unerwartet an diesen Befunden ist jedoch die Tatsache, daß durch selektive Züchtung auch die Segregation von heterogenen Niedrigrespondern und monoklonalen Respondern mit hohen spezifischen Antikörperkonzentrationen gelingt. Nachkommen von Kaninchen mit niedriger, heterogener Immunantwort zeigen wie die Elterngeneration serumelektrophoretische Analysen mit diffus vermehrtem Immunoglobulin. Deutlich unterscheiden sich davon die Nachkommen monoklonaler Hyperresponder. Ihre Immunseren verhalten sich zu etwa 25% monoklonal, zu knapp 50% in ihrer Heterogenität eingeschränkt und zu etwa 25% polyklonal, also heterogen [8]. Führt man von dieser und der vorigen Familie sowie von Kaninchen mit spezifischen Antikörperbanden von < 10 mg/ml die Nachzucht durch geeignete Kombinationen fort, dann lassen sich für das System

der Immunantworten auf das Streptokokken-Polysaccharidantigen C im Kaninchen folgende Respondertypen selektiv züchten:
1. Kaninchen mit geringer und heterogener Immunantwort,
2. Kaninchen mit hoher und heterogener Immunantwort,
3. Kaninchen mit niedriger und in ihrer Heterogenität eingeschränkten Immunantwort,
4. Kaninchen mit hoher und monoklonaler Immunantwort.

Demnach scheinen die Größe der Immunantwort und ihre Restriktion im Hinblick auf die Antikörperheterogenität unabhängig voneinander variieren zu können. Andere Antigen-Antikörpersysteme haben nahegelegt, daß der Umfang der Immunantwort in den frühen Stadien der Antigenerkennung durch Gene kontrolliert wird, die mit den Histokompatibilitätsgenotypen gekoppelt sind [9]. Genetische Faktoren, die die Antikörperheterogenität reduzieren, scheinen einen direkten Einfluß auf die Antikörperstruktur auszuüben; denn in den spezifisch gezüchteten Kaninchenfamilien mit hoher Frequenz monoklonaler Antipolysaccharid-C-Antikörper wurden gemeinsame Individualspezifitäten von Antikörpern gleicher Spezifität in verschiedenen Tieren gefunden [10].

Fassen wir das Ergebnis dieser Beobachtung immunologischer Kreuzspezifität von Antikörpern zusammen: In einer beschriebenen Kaninchenfamilie mit vererbbarem monoklonalen Immunantworten zeigten 7 von 42 Kaninchen gemeinsame Individualspezifität. Kreuzspezifität mit Gruppe C-spezifischen Antikörpern von 48 nichtverwandten Kaninchen wurde nicht nachgewiesen, so daß also Verwandtschaftszucht die Identifikation von gruppenspezifischen Antikörpern mit ungewöhnlicher Ähnlichkeit ermöglicht. Bereits die Präimmunseren solcher Kaninchenfamilien enthalten ähnliche Moleküle, unabhängig davon, ob ein gegebenes Tier dieser Familie einen Gruppenantikörper mit gemeinsamer Individualspezifität synthetisiert. Dieses Faktum der hohen Incidenz relativ hoher Konzentration kreuzspezifischer Moleküle in den Präimmunseren läßt vermuten, daß selektive Verwandtschaftszucht in Kaninchen die idiotypische Variabilität reduziert. Man ist daher berechtigt anzunehmen, daß Inzucht in Kaninchen das Spektrum idiotypischer Alternativantikörper gegen das Gruppe C-Polysaccharid des Streptococcus einengt. Ein ähnlicher Befund zeichnet sich für die Immunantwort auf der Gruppe A-variant Polysaccharid ab in geschlossenen Kaninchenfamilien [11]. Führt man solche Versuche in Mausinzuchtstämmen fort, so identifiziert man Inzuchtstämme mit analogem Verhalten [12]. In BALB/c Mäusen ließ sich wahrscheinlich machen, daß die Stimulation großer Mengen, in ihrer Variabilität stark eingeschränkter Gruppe A-Polysaccharidantikörper nicht mit bestimmten Histokompatibilitätsgenotypen gekoppelt ist [7]. Hier kann wie in den spezifisch gezüchteten Kaninchenfamilien die idiotypische Variabilität experimentell zielgerecht vermindert werden, so daß der spezifische Antigenstimulus nur die Wahl hat zwischen Antikörpern mit sehr ähnlichen oder identischen variablen Teilen auf leichten und schweren Ketten. Die Konservierung dieser Idiotypen mit bestimmten Antigenbindungseigenschaften über mehrere Generationen ist ein starkes Argument gegen die Annahme, daß somatische Mutationsprozesse als Generator der Variabilität idiotypischer Determinanten die Hauptbedeutung zukommt. Aus diesen Versuchen mit monoklonalen Antipolysaccharid-Antikörpern gegen Streptokokkengruppenantigene ist für das Kaninchen und bestimmte Inzuchtmäusestämme vielmehr zu folgern, daß jeder Idiotyp, also wahrscheinlich die gesamte individuelle Aminosäuresequenz der variablen Teile von leichten und schweren Polypeptidketten, ein Genprodukt ist, das vererbt wird.

Literatur

1. Haber, E.: Proc. nat. Acad. Sci. (Wash.) **52**, 1099 (1964). — 2. Braun, D. G., Eichmann, K., Krause, R. M.: J. exp. Med. **129**, 809 (1969). — 3. Osterland, C. K., Miller, E. J., Karakawa,

W. W., Krause, R. M.: J. exp. Med. **123**, 599 (1966). — 4. Braun, D. G., Krause, R. M.: J. exp. Med. **128**, 969 (1968). — 5. Hood, L., Eichmann, K., Lackland, H., Krause, R. M., Ohms, J.: Nature (Lond.) **228**, 1040 (1970). — 6. Braun, D. G., Jaton, J.-C.: N-terminale Aminosäuresequenzbestimmung an leichten Polypeptidketten homogener Kaninchenantikörper. 3. Tag. Ges. Immunologie. Marburg, Oktober 1971. — 7. Braun, D. G., Kindred, B., Jacobson, E. B.: Europ. J. Immunol. 1972 (im Druck). — 8. Eichmann, K., Braun, D. G., Krause, R. M.: J. exp. Med. **134**, 48 (1971). — 9. McDevitt, H. O., Benacerraf, B.: Advanc. Immunol. **11**, 31 (1969). — 10. Eichmann, K., Kindt, T. J.: J. exp. Med. **134**, 532 (1971). — 11. Braun, D. G., Kjems, E.: Unveröffentlichte Beobachtung. — 12. Cramer, M., Braun, D. G.: Unveröffentlichte Beobachtung.

Morphologische Aspekte der Immunantwort

HAFERKAMP, O. (Abt. für Pathologie I, Universität Ulm)

Referat

Die immunologische Kompetenz ist cellulären Ursprungs: sie beruht auf besonderen immunkompetenten Zellen, deren Stammzellen aus den Blutbildungsstätten (Knochenmark usw.) kommen; diese Stammzellen, die wie Lymphocyten aussehen, besitzen noch keine Immunkompetenz; eine solche Kompetenz erhalten sie erst, nachdem sie entweder in der Thymusdrüse oder bei Vögeln der Bursa Fabricii, bei Mensch und Säugetier im Äquivalent der Bursa Fabricii veredelt worden sind (Übersicht bei Haferkamp, 1972).

Die in der Thymusdrüse veredelten und danach immunkompetenten Zellen werden T-(= Thymus) Lymphocyten genannt (Cooper u. Mitarb., 1971). Die T-Lymphocyten sind verantwortlich für die zellgebundene Überempfindlichkeit, um bei der humoralen Immunantwort als sog. Helferzellen an der Bildung von Antikörpern gegen Erythrocyten, Eiweiße, Bakterien helfend tätig zu sein. Dementgegen beeinträchtigt ihr Fehlen die Antikörperbildung etwa gegen Pneumokokken-Polysaccharide und Hämocyanin nicht. Das morphologische Verhalten der T-Zellen bei dieser Helferfunktion ist bisher nicht geklärt, wenn auch Hypothesen nicht fehlen (Möller, 1971) und Zusammenhänge im Hinblick auf Spezifität in letzter Zeit klargestellt wurden (Rubin u. Coons, 1972; Mitchel u. Mitarb., 1972; Playfair, 1971, 1972; Mosier, 1969; Hoffmann u. Kappler, 1972). Schließlich sind die T-Lymphocyten noch Trägerzellen des immunologischen Gedächtnisses, was für einen zweiten Antigenkontakt und die dann nachweisbare schnellere Antikörperbildung wichtig ist (Mitchel u. Mitarb., 1972). Ein morphologischer Befund für die Gedächtnistätigkeit liegt noch nicht vor. Für alle drei Funktionen kommen den T-Lymphocyten, die bis zu 10 Jahre alt werden sollen, hauchartig dünne (meist Ig_M-) Immunglobulinbeladungen ihrer Oberfläche zugute, die erst kürzlich von Hämmerling u. Rajewsky (1971) sowie von Nossal u. Mitarb. (1972) beschrieben worden sind und den von Burnet (1969) geforderten Receptoren zur selektiven Bildung eines Antigens entsprechen dürften.

Die so mit Receptoren ausgestatteten T-Lymphocyten besiedeln periphere Immunorgane; in Lymphknoten lassen sie sich in den marknahen, d. h. tiefen Rindenregionen nieder; in der Milz umscheiden sie mantelartig die Arteriolen. Diese „thymusabhängigen" Gebiete in Lymphknoten und Milz zeichnen sich bei einem Fehlen oder einer Hypoplasie der Thymusdrüse durch einen Mangel an (T-)Lymphocyten aus; solche Individuen sind nicht zu einer zellgebundenen Immunantwort fähig.

Die bei Vögeln zur Bursa Fabricii geleiteten und dort zu immunkompetenten Lymphocyten veredelten Zellen werden B-(= Bursa-)Lymphocyten genannt; morphologisch sind sie nicht von T-Lymphocyten zu unterscheiden, was mit immunologischen Methoden gelingt; tragen doch die T-Lymphocyten ein besonderes Antigen (θ). Auf ihrer Oberfläche besitzen die B-Lymphocyten einen 100mal dichter ausgeprägten Receptorbelag aus Immunglobulin (vorwiegend Ig_M-) zur Reaktion mit einem Antigen als T-Lymphocyten (Nossal u. Mitarb., 1972). Die Bursa Fabricii baut sich aus lymphoepithelialem Gewebe auf und liegt in unmittelbarer Nachbarschaft der Kloake am Enddarm. Bei Mensch und Säugetier fehlt sie; hier soll das lymphatische Gewebe des Darmes und der Tonsillen Bursa-Äquivalent darstellen (Cooper u. Mitarb., 1966), was jedoch nicht unwidersprochen geblieben ist (Joel u. Mitarb., 1971). Die B-Lymphocyten sind der Plasmazellreihe verpflichtet, welche bekanntlich für das humorale Immunsystem die Antikörperbildung und die Sekretion der Antikörper in das Serummilieu durchführt. Ebenso wie die T-Zellen aus dem Thymus begeben sich die B-Lymphocyten auf Wanderschaft zu peripheren Immunorganen; in Milz und Lymphknoten sammeln sie sich in Follikeln (Durkin u. Mitarb., 1972), in Lymphknoten auch in Marksträngen an. Fehlt die Bursa Fabricii, so können Vögel keine Antikörper bilden; es fehlen die Keimzentren in Milz und Lymphknoten; auch sind keine Plasmazellen in diesen Organen vorhanden. Ähnliche Bilder sieht man beim Menschen bei Fällen mit Aplasie oder Hypoplasie der Tonsillen und des lymphatischen Gewebes des Darmes.

Vermutlich begibt sich ein Teil der B-Zellen auch in Schleimhäute, wo sie dann Veranlassung zur Bildung eines besonderen IgA-Immunglobulins (mit einem speziellen Transportstück) geben würden, in Fett- und Bindegewebe, etwa des Omentum (s. Ax u. Mitarb., 1966; Kaboth u. Mitarb., 1966), oder in ein Entzündungsgebiet, etwa bei Synovialitis (Jasin u. Ziff, 1969).

Ist nun das periphere Immunsystem mit den T- und B-Lymphocyten installiert, so können zellgebundene und humorale Immunantworte ausgelöst werden. Hierfür ist der erste und entscheidende Schritt die Aufnahme des antigenen Substrates durch Makrophagen (Frei u. Mitarb., 1964). Ist das Antigen löslich, so wird nach Endocytose in lysosomalen phagocytischen Vacuolen die Hauptmenge des antigenen Substrates enzymatisch katabolisiert (Unanue u. Mitarb., 1969). Untersuchungen von Kölsch u. Mitchison (1969) sowie von Unanue u. Mitarb. (1968) machten es wahrscheinlich, daß ein kleiner Teil der aufgenommenen löslichen Antigene außerhalb von phagocytischen Vacuolen dem Abbau durch lysosomale Hydrolasen entgeht. Catanzaro u. Mitarb. (1969) zeigten dann elektronenoptisch, daß lösliches Antigen tatsächlich extralysosomal im perinucleären Raum und im rauhen endoplasmatischen Reticulum der Zellperipherie lokalisiert sein kann, wo ein für die Übertragung auf Antikörper-bildende Zellen offenbar notwendiger Kontakt des Antigens mit RNS leicht möglich ist (Fishman u. Mitarb., 1963; Jacherts u. Drescher, 1970; Duke u. Mitarb., 1972). Schließlich fanden Unanue u. Mitarb. (1969) noch, daß eine kleine Menge löslichen Antigens überhaupt nicht von den Makrophagen aufgenommen, sondern auf der Oberfläche dieser Zellen bleibt.

Heymer u. Mitarb. (1971) sowie Cruchaud u. Unanue (1971) verfolgten mit verschiedenen Methoden partikuläre Antigene in Makrophagen. Heymer u. Mitarb. (1971) fanden nach der Injektion von Streptokokken der Gruppe A noch nach Wochen in Kupfferschen Sternzellen der Leber den Streptokokken-Zellwandkomplex aus Mucopeptid und dem gruppenspezifischen C-Carbohydrat dieser Bakterien; dieser Komplex war zwar in phagocytischen Vacuolen lokalisiert, jedoch dort wegen Mangel an passenden Enzymen nicht sogleich abbaubar. An dem 6. Tag nach der Streptokokkeninjektion umrandeten geradezu granulomartig mittelgroße Lymphocyten die Streptokokken-speichernden Kupfferschen Sternzellen. Zur gleichen Zeit wurde offenbar von Lymphocyten in diesen Granulomen (Abb. 1) an Fluoresceinisothiocyanat gekoppeltes C-Carbohydrat von Gruppe A-

Streptokokken (Abb. 2) gebunden und im Serum der Nachweis präzipitierender Antikörper gegen eben dieses Kohlenhydrat möglich. Mittels der Phagocytose von Erythrocyten durch Peritonealmakrophagen fanden Cruchaud u. Mitarb., daß antigenes Material aus diesen Erythrocyten den Abbau in phagocytischen Vacuolen entgeht und sich auf der Oberfläche der Peritonealmakrophagen niederläßt. Gleichzeitig wird in der Peritonealflüssigkeit auch Erythrocyten-spezifisches Antigen nachweisbar.

Trifft das in Makrophagen aufbereitete, entweder auf Makrophagenoberflächen fixierte oder in gelöster Form von diesen Zellen abgegebene antigene Material nun seinen antigenen Receptor bloß auf T-Lymphocyten, so kommt es zu einer zell-

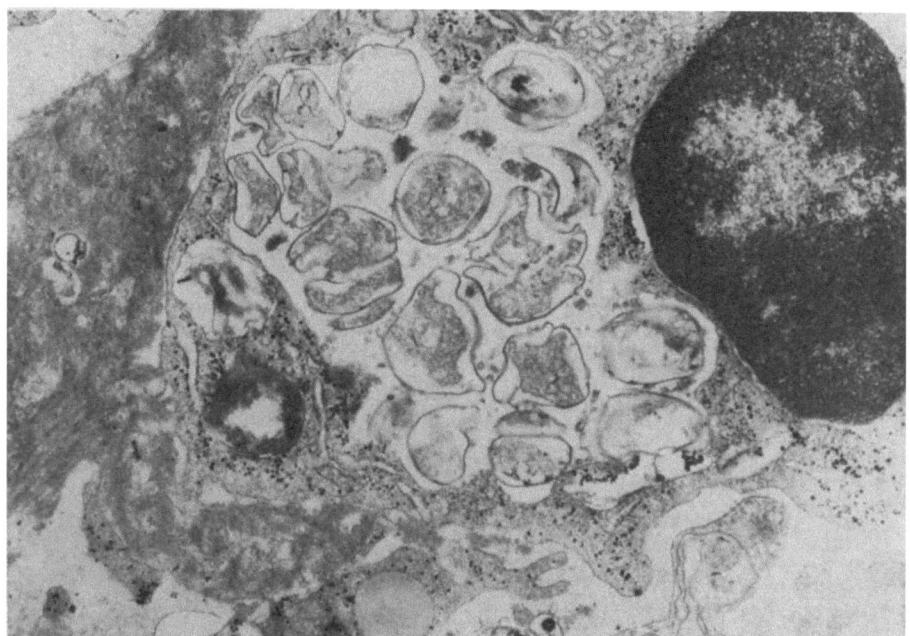

Abb. 1. Streptokokkenzellwände aus Mucopeptid und dem gruppenspezifischen Kohlenhydrat der Gruppe A $^{1}/_{2}$ Wochen nach i.v. Injektion lebender Gruppe A-Streptokokken und von Penicillin in einer phagocytischen Vacuole einer Kupfferschen Sternzelle, die — im Bild nicht sichtbar — granulomartig von Lymphocyten und Monocyten umrandet wird (Präparat Doz. Dr. Heymer und Dr. Galle, Ulm). Vergr.: 20400 ×

gebundenen Immunantwort, wie etwa bei Infektallergie einer Tuberkulose oder nach einer Transplantation. Die genauen morphologischen Vorgänge der ersten Interaktion zwischen dem von Makrophagen aufbereiteten Antigen und den Lymphocyten sind besonders für das menschliche Gewebe noch so unbekannt, daß man bloß eine lichtmikroskopisch nachweisbare Vermehrung von Lymphocyten und Lymphoblasten (s. Turk, 1967; Sutherland u. Mitarb., 1970) in den sich verbreiternden tiefen, d. h. marknahen Regionen der Lymphknoten und in periarteriellen Gebieten in der Milz zu erwähnen hat, wobei die Lymphocyten häufig in Mitose sind (Cline u. Sewtt, 1968) (Abb. 3). Gleichzeitig werden die Randsinus mit Lymphocyten vollgestopft. Aus dieser Hyperplasie geht eine steigende Zahl von T-Lymphocyten hervor, die als Angehörige eines Zellklones auf ihrer Oberfläche Receptoren gegen dieses Antigen besitzen, mit dem der Organismus soeben Bekanntschaft gemacht hat. Solche T-Zellen sind dann eben sensibilisiert,

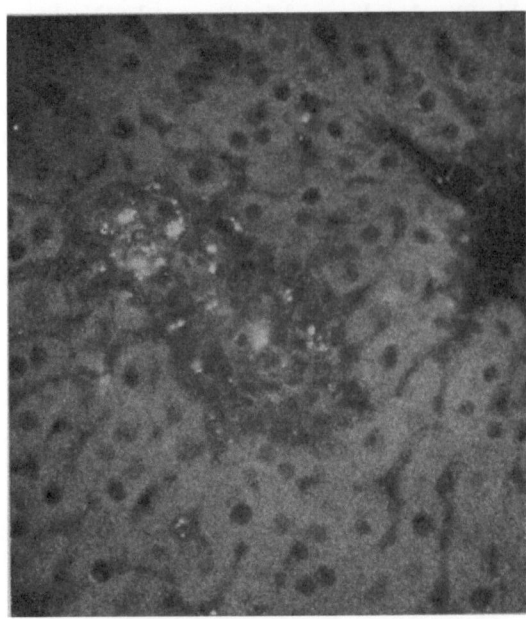

Abb. 2. Bindung eines enzymatisch aus Zellwänden von Gruppe A. Streptokokken extrahierten und danach an Fluoresceinisothiocyanat gekoppelten Kohlenhydrates an Zellen aus Lymphocyten, Monocyten und Kupfferschen Sternzellen bestehender, granulomartiger Herde der Leber (ca. 3 Wochen nach i.v. Injektion von abgetöteten Streptokokken der Gruppe A) (Präparat Doz. Dr. Heymer, Ulm). Vergr.: 150 ×

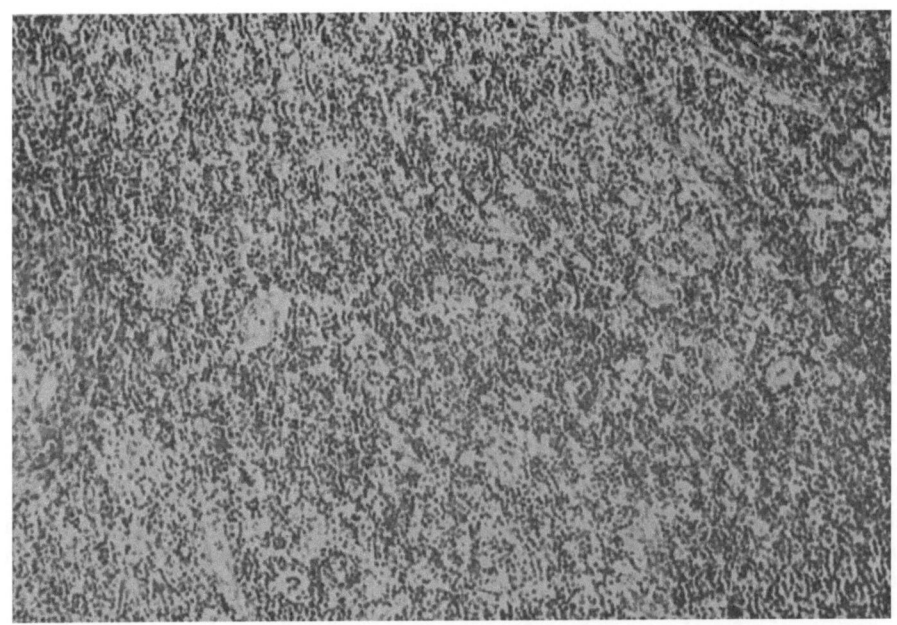

Abb. 3. Hyperplasie der tiefen corticalen Zonen, wie nach antigener Stimulierung im Rahmen einer zellgebundenen Immunantwort (T-Zellen) Hämatoxylin-Eosinfärbung (HEF) 160 ×

wonach sie dem Organismus für eine immunologische Reaktion zur Verfügung stehen. Als Beispiel sei der Tuberkulinhauttest oder eine Transplantatverwerfung hier angeführt.

Drainiert man den Ductus thoracicus, so kann man wandernde, sensibilisierte T-Lymphocyten abfangen und in vitro nach erneutem Antigenkontakt Faktoren mit unterschiedlichen Wirkungsmechanismen von ihrer Oberfläche freisetzen, die man Lymphokinine nennt (Dumond u. Mitarb., 1969). Diese sollen die Reaktion einer zellgebundenen Immunantwort im Gewebe erklären. So eindrucksvoll aber die Lymphokinine mit ihren verschiedenen Wirkungsspektren auf Makrophagen (Phagocytoseförderung, Chemotaxis, Makrophagenwanderungshemmung usw.), Lymphocyten (Blastentransformation, Lysis usw.), Tumorzellen (Lysis) und Transplantatgewebe („Killer-cells"; Miller, 1971) in vitro zu demonstrieren sind, so unklar ist jedoch noch ihr Zusammenspiel bei einer durch sensibilisierte T-Lymphocyten charakterisierten zellgebundenen Immunantwort im Gewebe.

Findet das in Makrophagen aufbereitete Antigen seinen Receptor auf B-Lymphocyten, so wird — gegebenenfalls unter Hinzuziehung der Helferzellen — die Antikörperbildung angeregt. Hierbei kann man deutlich eine Reaktion auf einen ersten Antigenkontakt, eine sog. Primärreaktion von einer solchen auf einen zweiten Kontakt mit dem gleichen Antigen, d. h. eine Sekundärreaktion unterscheiden, an der sich auf noch nicht morphologisch geklärte Art und Weise T-Gedächtniszellen beteiligen. Milz und Lymphknoten bei einer Primärreaktion (Condon, 1964; Movat u. Fernando, 1965), so sieht man eine starke Vermehrung von Lymphocyten, pyrinophilen Lymphoblasten und Plasmazellen mit ihren Vorstufen in und um Follikel. Der Vermehrung der Lymphocyten folgt die follikuläre Hyperplasie, als die Entwicklung von Keimzentren nach. Drainiert man die efferente Lymphe, die aus einem Lymphknoten nach einer solchen ersten antigenen Stimulation stammt, so erhält man einen Überblick über die in Zirkulation gehenden, Antikörper-bildenden Zellen. In der 1. Std zeigen sich nur wenige kleine und mittelgroße Lymphocyten, die geringe Antikörpermengen an der Oberfläche tragen; trotz fehlenden endoplasmatischem Reticulum finden sich auch intracytoplasmatisch Antikörper gegen das stimulierende Antigen im perinucleären Raum dieser Zelle (Murphy u. Mitarb., 1972). Etwa 120 Std nach der Antigeninjektion treten vorwiegend große, pyroninophile Blasten auf, die pro Zelle 20mal mehr Antikörper bilden als die zuerst aufgetretenen kleinen Lymphocyten.

Die Übergänge zwischen den kleinen Lymphocyten, den mittelgroßen Lymphocyten, den Lymphoblasten und den Plasmazellen (s. Abb. 4) oder den verschiedenen, an der Antikörperbildung beteiligten Zellen, sind bisher für das Gewebe nicht klar etabliert, obwohl die Zahl entsprechender Schemata fast unzählbar ist. Daß Lymphocyten in vitro zur Umwandlung in Plasmazell-ähnliche Elemente geeignet sind, zeigen Untersuchungen von Lerner u. Mitarb. Diese Autoren bestätigen einmal frühere Ergebnisse von Bosman u. Mitarb. (1969) sowie von Nossal u. Mitarb. (1968), daß Lymphocyten trotz fehlendem endoplasmatischem Reticulum Immunglobulin produzieren können. Mit fortschreitender Differenzierung in Richtung Plasmazelle verändert sich das Schicksal des neugebildeten Immunglobulins (Antikörper). Während in der Ruhephase einer Lymphocytenkultur dieses Immunglobulin als Receptor in der äußeren Zellmembran verankert bleibt, beginnt nach Teilung der Zellen und Umwandlung in pyroninophile Blasten eine Abgabe der Immunglobuline in das Kulturmedium. Kommt es nun nach einem erneuten Kontakt mit einem gleichen Antigen zu einer Sekundärreaktion, bei der bekanntlich die Antikörperbildung wesentlich schneller und kräftiger vonstatten geht, so tritt die Hyperplasie der Follikel mit ihrer Bildung von Keimzentren in Lymphknoten und Milz (Abb. 5) ganz in den Vordergrund (Cottier u. Sordat, 1971). Dabei sollen nach Cottier u. Mitarb. auch lymphoide Zellen der Keimzentren als

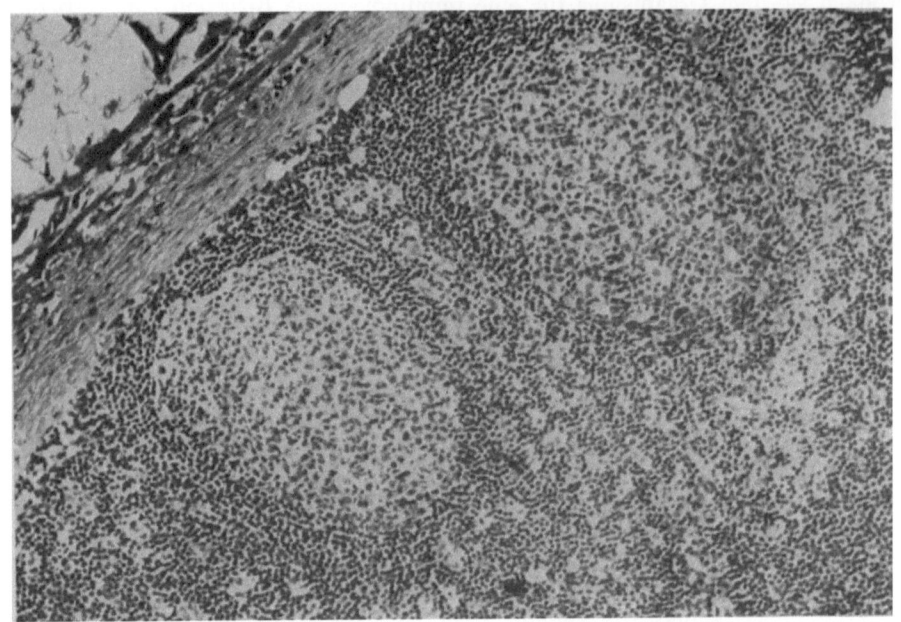

Abb. 4. Folliculäre Hyperplasie eines Lymphknotens, wie bei Sekundärreaktion nach erneuter Applikation eines Antigens im Rahmen einer humoralen Immunantwort (B-Zellen). HEF 200 ×

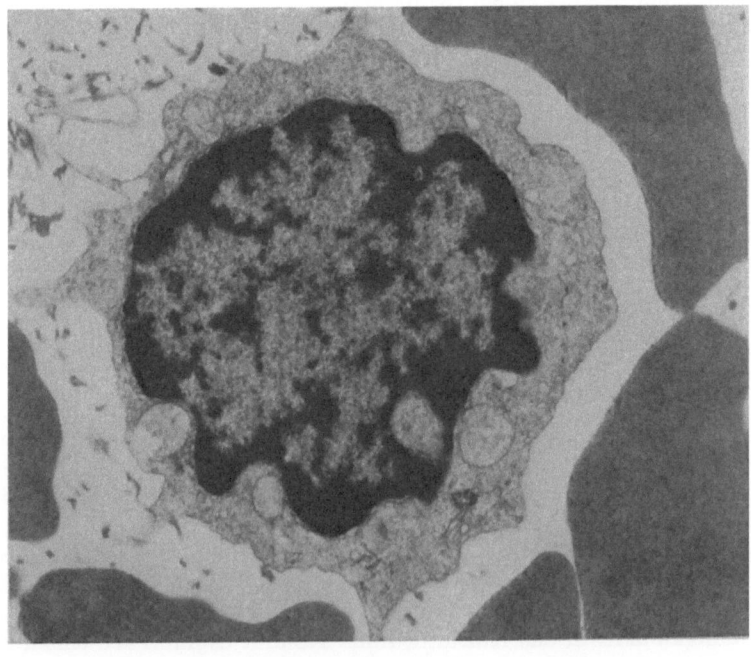

a

Abb. 5a—c. Elektronenmikroskopische Aufnahmen von a einem Lymphocyten (ohne endoplasmatisches Reticulom), b einem großen Blasten (mit bereits vorhandenem endoplasmatischem Reticulum) und c einer Plasmazelle (mit ausgeprägtem endoplasmatischem Reticulum). Vergr.: a 14000 ×, b 13900 ×, c 10000 ×

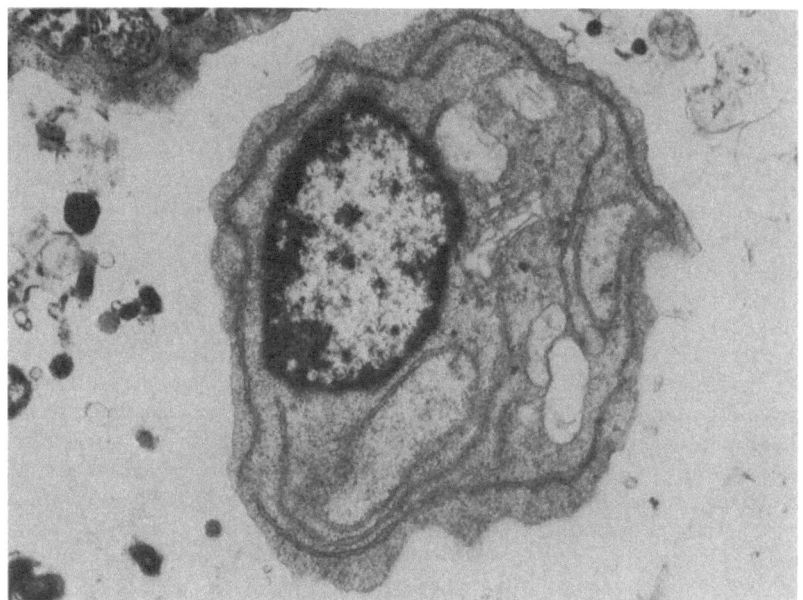

b

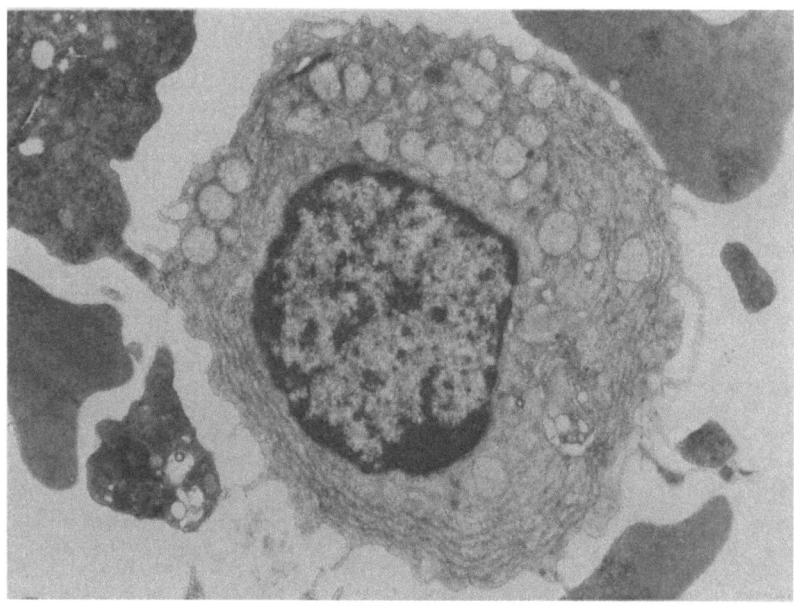

c

Vorläufer von Plasmazellen in Frage kommen. Nach Nossal u. Mitarb. (1968) sind die retikulären Zellen der Keimzentren für den Fortbestand der Immunantwort gegen ein Antigen von besonderer Bedeutung. Diese Zellen stellen mit ihren dentritischen Ausläufern geradezu Fallen für lösliche Antigen-Antikörperkomplexe dar, die auf Grund einer ungeklärten „Klebrigkeit" auf den Ausläufern hängen bleiben. Solche Antigen-Antikörperkomplexe zirkulieren besonders bei einer

Sekundärantwort in Blut und Lymphe. Befindet sich das Antigen in diesen „gefangenen" Komplexen im Überschuß, so können Lymphocyten, welche ständig Keimzentren durchwandern (Burnet, 1969), mit diesem Antigen reagieren und nach Teilung Veranlassung zu einer weiteren Bildung von Antikörpern geben. Voraussetzung ist, daß Lymphocyten mit dem für das Antigen zuständigen Receptor in genügender Zahl vorhanden sind.

Werden bei einer Sekundärreaktion die efferenten Lymphgefäße aus einem betroffenem Lymphknoten drainiert, so sind bis zu 40% der Zellen große pyroninophile Blasten, von denen zwei Drittel Antikörper gegen das erneut injizierte Antigen aufweisen. Bei entsprechenden elektronenmikroskopischen Untersuchungen von Murphy u. Mitarb. (1972) wurden Antikörper im perinucleärem Raum, im endoplasmatischen Reticulum und im Golgi-Apparat dieser Blasten nachgewiesen, was für Plasmazellen schon lange bekannt ist. Plasmazellen verließen nach Murphy u. Mitarb. (1972) zu keiner Zeit den Lymphknoten auf dem Wege der efferenten Lymphgefäße. Auch nachdem keine Antikörper-bildenden Zellen mehr in der efferenten Lymphe nachweisbar waren, blieben Antikörper-sezernierende Plasmazellen noch lange in den Lymphknoten nachweisbar. Dies erklärt offenbar, daß Antikörper noch lange nach einer Immunisation im Organismus nachweisbar sind, wo sie für Schutz und Überempfindlichkeitsreaktionen dann zur Verfügung stehen.

Literatur

Ax, W., Kaboth, U., Fischer, H.: Z. Naturforsch. 21 ,b 782 (1966). — Bosman, C., Feldman, J. D., Pick, E.: J. exp. Med. 129, 1029 (1969). — Catanzaro, Ph. J., Graham, R. C., Schwartz, H. J.: J. Immunol. 103, 618 (1969). — Cline, M. J., Swett, V. C.: J. exp. Med. 128, 1309 (1968). — Congdon, Ch.: Arch. Path. 78, 83 (1964). — Cooper, M. D., Kincade, P. W., Lawton, R.: In: Immunologic incompetence, p. 81 (Kagan, B. M., Stiehm, E. R., Eds.). Chicago: Year Book Medical Publishers 1971. — Cottier, H., Sordat, B.: In: Morphological and functional aspects of immunity, p. 203 (Lindahl-Kiessling, K., Alm, G., Hanna, M. G., Jr., Eds.). New York-London: Plenum Press 1971. — Cruchaud, A., Unanue, E. R.: J. Immunol. 107, 1329 (1971). — Duke, L. J., Miller, C., Harshman, S.: Nature (Lond.) New Biol. 235, 180 (1972). — Dumonde, D. C., Wolstencroft, R. A., Panayi, G. S., Matthew, M., Morles, J., Howson, W. T.: Nature (Lond.) 224, 38 (1969). — Durkin, H. G., Theis, G. A., Thorbecke, G. J.: Nature (Lond.) New Biol. 235, 118 (1972). — Fishman, M., Hammerstrom, R. A., Bond, V. P.: Nature (Lond.) 198, 549 (1963). — Frei, P. C., Benacerraf, B., Thorbecke, G. F.: Proc. nat. Acad. Sci. (Wash.) 53, 20 (1965). — Haferkamp, O.: Med. Welt 23, 543 (1972). — Hämmerling, U., Rajewsky, K.: Europ. J. Immunol. 1, 447 (1971). — Heymer, B., Schäfer, H., Schachenmayr, W,. Haferkamp, O., Schachenmayr, W. C.: Arch. Path. 92, 84 (1971). — Hoffmann, M., Kappler, J. W.: J. Immunol. 108, 261 (1971). — Jacherts, D., Drescher, J.: J. Immunol. 104, 746 (1970). — Jasin, H. E., Ziff, M.: J. Immunol. 102, 355 (1969). — Joel, D. D., Hess, M. W., Cottier, H.: In: Morphological and functional aspects of immunity, p. 141 (Lindahl-Kiessling, K., Alm, G., Hanna, M. G., Jr., Eds.). New York-London: Plenum Press 1971. — Kaboth, U., Ax, W., Fischer, H.: Z. Naturforsch. 21 b, 789 (1966). — Kölsch, E., Mitchison, J. A.: J. exp. Med. 128, 1059 (1968). — Lerner, R. A., McConahey, P. J., Jansen, J., Dixon, F. J.: J. exp. Med. 135, 136 (1972). — Miller, A., de Luca, D., Decker, J., Ezzel, R., Sercarz, E. E.: Amer. J. Path. 65, 451 (1971). — Mitchel, G. F., Chan, E. L., Noble, M. S., Weissman, I. L., Mishell, R. I., Herzenberg, L. A.: J. exp. Med. 135, 165 (1972). — Möller, G.: Transplant. Proc. III, 15 (1971). — Mosier, D. E.: J. exp. Med. 129, 351 (1969). — Movat, H. Z., Fernando, N. V. P.: Exp. molex. Path. 4, 155 (1965). — Murphy, M. J., Hay, J. B., Morris, B., Bessis, M. C.: Mer. J. Path. 66, 25 (1972). — Nossal, G. J. V., Abbot, A., Mitchell, J., Lummus, Z.: J. exp. Med. 127, 277 (1968). — Nossal, G. J. V., Warner, M. L., Lewis, H., Sprent, J.: J. exp. Med. 135, 405 (1972). — Playfair, J. H. L.: Clin. exp. Immunol. 8, 839 (1971). — Playfair, J. H. L.: Nature (Lond.) New Biol. 235, 115 (1972). — Rubin, A. S., Coons, A. H.: J. exp. Med. 135, 437 (1972). — Sutherland, D. E. R., McKneally, M. F., Kellum, L. M. J., Good, R. A.: Int. Arch. Allergy 38, 6 (1970). — Turk, J. L.: Amsterdam: North Holland Publishing Comp. 1967. — Unanue, E. R., Askonas, B. A.: J. exp. Med. 127. 915 (1968). — Unanue, E. R., Cerotti, J. C., Bedford, M.: Nature (Lond.) 222, 1193 (1969).

Defekte der Immunantwort

BARANDUN, S., HESS, M. W., COTTIER, H.
(Institut für klin.-experim. Tumorforschung
und Pathol. Institut der Universität Bern)

Referat

Einleitung

Wenn man vor die Aufgabe gestellt wird, den Stand unserer derzeitigen Kenntnisse über die Störungen der Immunantwort in einem Referat zusammenzufassen, so sieht man sich einer solchen Flut von kasuistischen Beobachtungen, experimentellen Resultaten und pathogenetischen Deutungsversuchen gegenüber, daß eine erschöpfende und allen Forschungsergebnissen gerecht werdende Darstellung der Sachverhalte unmöglich erscheint. Man ist somit gezwungen — unter Verzicht auf die Würdigung mancher grundlegenden Arbeiten und Prioritäten — einige wenige, für das Verständnis der Problematik essentielle Erkenntnisse herauszugreifen. Und was wäre vor diesem Auditorium naheliegender, als die wichtigsten klinischen Krankheitsbilder, die in den letzten 20 Jahren entdeckt wurden, Revue passieren zu lassen, jene seltenen, aber gut definierten primären Defektsyndrome vor allem, die als Extremfälle der zahlreichen Abstufungen und Spielarten menschlicher Immunopathien, die wesentlichen klinischen und immunbiologischen Gegebenheiten am deutlichsten veranschaulichen.

Um an Bekanntes anzuknüpfen, möchten wir vorerst einige der grundlegenden, im Tierexperiment gewonnenen Ergebnisse und Arbeitshypothesen, wie sie heute in der Literatur allgemein Eingang gefunden haben, in Erinnerung rufen [11, 12, 21]: Durch Exstirpation des Thymus und/oder der Bursa Fabricii beim frisch geschlüpften Küken, ist es Good und seiner Arbeitsgruppe [11, 12] in Minneapolis gelungen, selektiv, entweder die zellgebundenen oder die humoralen Immunmechanismen, bzw. die diesen Leistungen zugrunde liegenden Zellsysteme, oder auch beide Komponenten gleichzeitig weitgehend auszuschalten und so verschiedene Formen der menschlichen Immunopathien mit ihren Ausfallserscheinungen nachzuahmen. Auf diesen Versuchen basiert die bekannte, von Good u. Mitarb. formulierte Hypothese [12] von zwei, entwicklungsgeschichtlich, morphologisch und funktionell weitgehend unabhängigen Komponenten des immunologisch aktiven Apparates, nämlich eines vom Thymus abhängigen, für die zellgebundenen Reaktionen und eines von der Bursa abhängigen, für die humoralen Mechanismen verantwortlichen Immunsystems. Die entsprechenden Zellinien werden neuerdings nach ihrer Herkunft kurz als T (Thymus) bzw. B (Bursa) Zellen bezeichnet. Auch beim Menschen soll — nach dieser Auffassung — die Fähigkeit zellgebundene Immunreaktionen zu vollziehen, an die Integrität des Thymus, die Fähigkeit zur Immunglobulin- und Antikörpersynthese hingegen an die Existenz eines beim Säuger noch hypothetischen Bursaäquivalentes gebunden sein. In Anlehnung an das Goodsche Konzept wird die Bezeichnung T- und B-Zellen auch beim Menschen verwendet, wobei hier aber B nicht für „Bursa", sondern für „bone marrow" steht, da nach einer neueren Auffassung beim Säuger das Knochenmark das seit langem gesuchte Bursaäquivalent darstellen soll [1]. Wie es sich im Verlaufe dieser Ausführungen indessen noch zeigen wird, läßt sich die Goodsche Hypothese, vor allem das Postulat eines in seiner Entwicklung unabhängigen „Bursasystems", mit den in der Humanmedizin anzutreffenden Gegebenheiten nicht oder nur schwer in Einklang bringen. Cottier und seine Arbeitsgruppe (Übersicht bei [21]) haben deshalb schon vor Jahren dieser Hypothese eine Alternative gegenübergestellt, die besagt, daß der Thymus zeitlebens der hauptsächlichste, wenn nicht alleinige

Lieferant immunologisch kompetenter Vorläuferzellen darstellt, und zwar sowohl für die kleinen, antigenresponsiven Lymphocyten wie möglicherweise auch für die antikörperproduzierenden Keimzentren- und Plasmazellen. Jedenfalls konnten bis dahin noch keine überzeugenden Argumente dafür erbracht werden, daß sich Vorläufer der antikörperbildenden Zellen in keiner Phase der Ontogenese im Thymus aufhalten. Umgekehrt haben kürzlich Joel, Hess u. Cottier [24, 25] an neugeborenen Mäusen zeigen können, daß der überwiegende Anteil des bisher als Bursaäquivalent betrachteten lymphatischen Parenchyms der Peyerschen Platten aus dem Thymus stammt. Eine Entwicklungs- oder Leistungsstörung des antikörperproduzierenden Apparates wäre nach dieser Auffassung „postthymisch", d. h. weiter peripher zu suchen, wobei die Frage noch offen bleibt, ob es sich dabei um ein Fehlen der entsprechenden Vorläuferzellen handelt, oder ob diese wohl vorhanden sind, sich aber wegen eines unbekannten Defektes nicht in Keimzentren- und/oder Plasmazellen transformieren können (vgl. [13]).

In der uns zur Verfügung stehenden Zeit ist es nicht möglich, eingehender auf die komplexen und noch keineswegs klargestellten Probleme der Immunogenese im Allgemeinen und der Pathogenese menschlicher Immunopathien im Speziellen einzutreten. Im Folgenden möchten wir uns darauf beschränken, die klinischen und immunbiologischen Tatbestände so darzustellen, wie sie heute auf Grund der umfangreichen Kasuistik und der uns zur Verfügung stehenden Untersuchungsmethoden zugänglich sind.

Weniger aus theoretischen, als vielmehr aus praktischen Überlegungen, ist es auch für den Kliniker zweckmäßig, zellgebundene und humorale Immunreaktionen sowie deren Störungen klar auseinanderzuhalten. Es ergibt sich damit eine Gliederung der menschlichen Immunopathien in solche, die vorwiegend auf eine Verminderung oder funktionelle Störung der kleinen antigensensiblen Lymphocyten (Immunocytenmangelsyndrom), oder auf eine Verminderung der Immunglobuline und Antikörper (Antikörpermangelsyndrom) oder aber auf einen kombinierten Defekt zurückzuführen sind [6]. Diese Dreiteilung drängt sich auch deshalb auf, weil die verschiedenen Syndrome mit ganz verschiedenen klinischen Ausfallerscheinungen einhergehen, eine unterschiedliche Prognose bedingen und auch besondere therapeutische Maßnahmen erfordern.

Zur Erfassung und Charakterisierung der verschiedenen Defektsyndrome stehen uns heute, neben der Beurteilung des klinischen Krankheitsbildes, eine ganze Reihe von *in vivo-* und *in vitro-*Untersuchungen zur Verfügung, die im Folgenden kurz aufgezählt werden sollen:

Nachweis einer Störung der zellvermittelten Immunmechanismen

Am einfachsten ist die Bestimmung der absoluten Zahl der Lymphocyten im peripheren Blut, wobei allerdings zu bedenken ist, daß diese Zellen eine äußerst heterogene Population von Elementen mit und ohne immunologischer Kompetenz darstellen. Obgleich die Normwerte beim Säugling und Kleinkind um ein Mehrfaches über demjenigen des Erwachsenen liegen, ist nur eine extreme und konstante Lymphopenie diagnostisch verwertbar (Zahlen unter $1000/mm^3$). Pathognomonisch ist indessen das Ausbleiben der allergischen Reaktionen vom verzögerten Typus: Durch Applikation sensibilisierender Substanzen wie Dinitrofluorobenzol (DNFB) oder Dinitrochlorobenzol (DNCB) läßt sich keine Kontaktallergie erzeugen und auch nach wiederholter natürlicher oder diagnostischer Exposition mit verschiedenen Bakterien-, Virus- oder Pilzantigenen (Streptokinase, Streptodornase, Mumps, Soor, Tuberkulin usw.) bleiben die Cutanteste negativ. Typisch ist vor allem die Unfähigkeit der Patienten, fremde Haut oder auch andere Gewebs- und Zelltransplantate in normaler Weise abzustoßen. Allogene Lymphocyten, die diaplacentar oder durch Blut- und Knochenmarkstransfusionen in einen derart „areaktiven" Organismus gelangen, können — ihrerseits durch Antigene des Empfängers zur Proliferation angeregt — eine Transplantat-anti-Wirt- (graft-versus-host) Reaktion auslösen. Klinisch imponiert diese Störung als „Auszehrkrankheit" (Sekundärkrankheit), die mit typischen Hautveränderungen und mit einer rasch zunehmenden Leber- und Milzvergrößerung einhergeht.

Eine Störung der zellgebundenen Immunreaktionen läßt sich mehr oder weniger spezifisch auch *in vitro* nachweisen: Die im Blute noch vorhandenen Lymphocyten sind durch mitogene Substanzen wie vor allem durch Phythämagglutinin (PHA) oder durch abgetötete allogene Lymphocyten u. a. kräftige Antigene nicht zur Transformation und Proliferation anzuregen. Im Gegensatz zu normalen (stimulierten) antigensensiblen Lymphocyten ist in diesen Fällen weder das Auftreten von „Blasten", noch ein gesteigerter Einbau von radiomarkierten DNS-Vorläufern (^{3}H-Thymidin) festzustellen. In jüngster Zeit ist die Erforschung und Diagnostik menschlicher Immunopathien durch eine neue Untersuchungsmethode bereichert worden, die ganz neue Aspekte der Physiologie und Pathophysiologie immunologisch aktiver Zellen eröffnet [13, 33, 40]. Mit Hilfe von fluorochrom- oder radiomarkierten Antikörpern gelingt es an der Oberfläche solcher Zellen Determinanten nachzuweisen, die für deren Funktion spezifisch zu sein scheinen. So lassen die lymphoiden Vorläufer der Plasmazellen in ihrer Membran fleckförmig angeordnete Immunglobuline erkennen, von denen angenommen wird, daß sie als Antigenreceptoren die Zelle zur Transformation und Proliferation und schließlich zur Sekretion von Immunglobulinen anregen. Die für die zellgebundenen Immunreaktionen verantwortlichen kleinen Lymphocyten besitzen demgegenüber an ihrer Oberfläche keine oder nur Spuren von Immunglobulinreceptoren. Im Gegensatz zum Menschen sind in der Membran der T-Zellen der Maus spezifische Oberflächenantigene (θ-Antigen) vorhanden, die in der Membran von B-Zellen nicht nachzuweisen sind [7, 32, 34, 35]. Der Immunocytenmangel macht sich schließlich auch klinisch in charakteristischer Weise bemerkbar: Die Patienten zeigen eine erhöhte Anfälligkeit vor allem gegen Pilz- und Virusinfekte sowie gegen fakultativ intracellulär lebende Bakterien (B. coli, Salmonellen, säurefeste Bakterien, Listerien, Brucellen usw.). Länger überlebende Patienten scheinen überdies sehr viel häufiger als erwartet an bösartigen Geschwülsten, insbesondere an Neoplasien des lymphoretikulären Gewebes zu erkranken [18].

Nachweis einer Störung durch Antikörper vermittelten Immunreaktionen

Der Serumelektrophorese zur Bestimmung der relativen γ-Globulinkonzentration und der Immunoelektrophorese zum qualitativen Nachweis der drei Hauptimmunglobulinklassen (IgG, IgA, IgM) kommen hier nach wie vor die größte Bedeutung zu. Zur quantitativen Bestimmung der drei genannten Immunglobuline im Serum und in den Sekreten wird im Allgemeinen die radiale Immunodiffusionstechnik nach Mancini, zur Bestimmung von IgD, IgE und den verschiedenen Unterklassen andere, insbesondere aber Inhibitionsverfahren angewendet. Entscheidend für die Diagnose eines Antikörpermangels bleibt indessen der Nachweis, daß die Patienten nicht in der Lage sind, einen natürlichen oder probatorischen Antigenstimulus mit der Produktion korrespondierender Antikörper zu beantworten [3]. Es ist in solchen Fällen streng darauf zu achten, keine Lebendvaccinen zu verwenden, da besonders bei einem kombinierten Immundefekt ein hohes Risiko von Impfkomplikationen besteht. Die Frage schließlich, ob und in welchem Ausmaß einer Immunglobulinverminderung eine Synthesestörung oder ein erhöhter Katabolismus bzw. ein Eiweißverlust zugrunde liegen, kann durch Turnover-Studien mit radiomarkierten Immunglobulinen abgeklärt werden.

Fluorescenzmikroskopische Untersuchungen der Blutlymphocyten ergeben in typischen Fällen — trotz normaler Lymphocytenzahl — eine signifikante Reduktion oder auch das vollständige Fehlen von Membran-positiven Lymphocyten [13]. Bei gewissen, nicht geschlechtsgebunden vererbten Formen des Antikörpermangelsyndroms, ist die Membranfluorescenz positiv. Auch das Antikörpermangelsyndrom (AMS) zeigt typische klinische Ausfallserscheinungen: Die Patienten sind besonders anfällig für bakterielle, extracellulär sich vermehrende Keime (Pneumokokken, Streptokokken, Staphylokokken, Haemophilus influencae, Pseudomonas usw.), während Virusarten, Pilzen und Tuberkelbakterien gegenüber keine besondere Anfälligkeit zu bestehen scheint [3].

Klinische Krankheitsbilder
a) Die schweizerische Form der Agammaglobulinämie (Übersicht bei [22])

Die klinischen und immunbiologischen Ausfälle sind — erwartungsgemäß — am schwersten bei einer kombinierten Störung sowohl der zellgebundenen wie der humoralen Immunmechanismen. Unter diesen stellt der sog. „schwere kombinierte Immundefekt" ohne Zweifel die am besten untersuchte und auch am besten definierte Krankheit dar. Das schwere, familiär auftretende Leiden des Säuglingsalters wurde erstmals im Jahre 1950 von Glanzmann u. Riniker in Bern beobachtet [20]. Am auffälligsten war eine extreme Verminderung der Lymphocyten im peripheren Blut und in den lymphoretikulären Organen. Klinisch standen schwere Infekte, insbesondere eine generalisierte Soormykose im Vordergrund. Wie schon aus der Bezeichnung der Krankheit als „Lymphocytophthise" hervorgeht, führten die Autoren das Leiden auf einen massiven Zelluntergang infolge einer abnormen Verletzlichkeit der Lymphocyten zurück. Es ist wohl dieser pathogenetisch wenig überzeugenden Deutung zuzuschreiben, daß die Krankheit vorerst wenig Beachtung fand, bis dann Cottier 7 Jahre später bei zwei Geschwistern der von Glanzmann u. Riniker beschriebenen Fälle dasselbe typische Krankheitsbild mit derselben extremen Lymphopenie beobachtete [14, 39]. Als erster erkannte er, daß diesem Leiden primär ein Entwicklungsdefekt des lymphoretikulären Gewebes, insbesondere des Thymus zugrunde liegt. In der Tat wurde der Thymus unvollständig deszendiert gefunden, wobei das Thymusrudiment zusätzliche, massive Strukturdefekte aufwies. Beim älteren der beiden Kinder, einem 7 Monate alten Knaben, wurde außerdem eine totale Agammaglobulinämie und histopathologisch ein vollständiges Fehlen der Keimzentren und der Plasmazellen gefunden. Dieser Befund stellte insofern eine Überraschung dar, als die damals schon gut bekannte Brutonsche Agammaglobulinämie [8] weder mit einer Lymphopenie noch mit einer Thymushypoplasie einhergeht und die betroffenen Knaben kein auch nur annähernd so schweres Krankheitsbild aufweisen. Auf Grund dieser Besonderheiten, vor allem der extremen Lymphopenie, wurde das Syndrom in der Folge als selbständige nosologische Einheit von der Brutonschen Agammaglobulinämie und verwandten Antikörpermangelzuständen abgetrennt und als kombinierte Störung „sowohl der humoralen wie der cellulären Abwehrmechanismen" interpretiert [3]. Heute ist das Leiden unter dem Begriff der „schweizerischen Form der Agammaglobulinämie" [22] oder nach dem Vorschlage einer WHO-Nomenklaturkommission als „schwerer kombinierter Immundefekt" [17] bekannt. Seit den ersten Beobachtungen in Bern sind wohl gegen 100 typische Fälle beschrieben und durch weitere morphologische, immunologische und klinische Befunde ergänzt worden. Daneben sind auch weniger ausgeprägte Formen (formes frustes) und atypische Fälle mitgeteilt worden [23], auf die wir hier aber nicht näher eintreten möchten.

Vom immunologischen Standpunkt aus betrachtet, ist bei der schweizerischen Form der Agammaglobulinämie der gleichzeitige Ausfall aller meßbaren Immunreaktionen bemerkenswert und einzigartig: Den Patienten fehlt jede Fähigkeit zur humoralen Antikörperbildung, zur Reaktion vom verzögerten Typus und zur Transplantatabstoßung. Häufig finden sich die Zeichen einer graft-versus-host-Reaktion. Die noch vorhandenen Lymphocyten sind *in vitro* weder durch PHA noch durch starke Antigene zur Transformation und Proliferation anzuregen; die Membranfluorescenz erweist sich als völlig negativ.

Klinisch stehen die überaus schweren, generalisierten Infekte im Vordergrund. Als Erreger werden die verschiedensten Bakterien-, Virusarten und Pilze, vor allem Soor, gefunden. Schon in den 1. Lebenswochen wird das völlige Darniederliegen jeder Infektabwehr augenfällig: Eine eitrige Rhinitis, hochfieberhafte, therapeutisch kaum beeinflußbare bronchopulmonale Infekte, begleitet von einem hartnäckigen „pertussoiden" Husten und zunehmender, schwerer Dyspnoe beherrschen das Krankheitsbild. Hinzu kommen unstillbare Durchfälle, die zu einem raschen Gewichtsverlust und schließlich zu einer extremen Dystrophie führen. Besonders charakteristisch sind Hauterscheinungen, wie sie bei der Brutonschen Agammaglobulinämie nie beobachtet werden: Morbiliforme Exantheme, eine „Dermatitis seborrhoides" oder Veränderungen, wie sie bei lipoider Degeneration beschrieben werden. Man hat Grund zur Annahme, daß es sich dabei um den Ausdruck einer graft-versus-host-Reaktion handelt, die unter anderem mit einer wesentlichen Vergrößerung der Leber und der Milz einhergeht und dem Leiden den Charakter einer rasch progredienten, malignen lymphoretikulären Krankheit verleiht. Häufig sind ferner Pyodermien, nekrotisierende Prozesse und vor allem ein ausgedehnter Befall der Haut und der Schleimhäute mit Soor. Bei Kindern, die mit Kuhpocken oder BCG geimpft werden, besteht in hohem Maße die Gefahr einer meist tödlich verlaufenden progressiven generalisierten Vaccine- oder BCG-Infektion. Alle, in konventioneller Weise behandelten Kinder kommen ohne Ausnahme schon in den 1. Lebensmonaten ad exitum. Unmittelbare Todesursache ist meistens eine Pneumonie, eine Meningitis oder eine Septicämie.

In den letzten Jahren ist es nun aber gerade bei dieser schwersten Form der Immunopathie — vorerst allerdings nur in Einzelfällen — gelungen, spektakuläre Remissionen oder sogar Heilungen zu erzielen [26, 37]. Da diese Patienten, wie weiter oben dargelegt wurde, nicht befähigt sind, Fremdgewebe abzustoßen, ergibt sich hier die einzigartige Möglichkeit durch Übertragung von normalem Knochenmark, das die für die Entwicklung und Ausreifung des hämatopoietischen und immunologisch kompetenten Gewebes verantwortlichen Vorläuferzellen enthält, eine weitgehende klinische, immunbiologische und cytohistologische Restitution zu erzielen. Bedingung für den Erfolg der Transplantation ist allerdings eine möglichst vollständige Übereinstimmung der Histokompatibilitätsantigene zwischen Spender und Empfänger, eine Voraussetzung, die leider nur in den seltensten Fällen erfüllt ist. Bei Inkompatibilität verursachen die Spenderlymphocyten im Empfänger eine oft unter dramatischen Erscheinungen zum Tode führende graft-versus-host-Reaktion. Man muß sich darüber im Klaren sein, daß die für alle Beteiligten äußerst anspruchsvolle Knochenmarkstransplantation eine Maßnahme darstellt, die vorerst nur in ganz ausgesuchten Fällen und auch dort nur als „ultima ratio" in Frage kommen kann. Interessant, für unser Verständnis aber noch völlig rätselhaft, ist die Beobachtung, wonach eine vorübergehende, teilweise Restitution der zellvermittelten Reaktivität, verbunden mit einer eklatanten Besserung der fast regelmäßig vorliegenden Soorinfektion, durch passive Übertragung des sog. „Transferfaktors" erzielt werden kann. Eine graft-versus-host-Reaktion ist unter diesen Bedingungen nicht zu befürchten. Der von Lawrence im Jahre 1949 [27, 28] erstmals nachgewiesene Faktor kann relativ einfach nach Einfrieren und Auftauen von Leukocyten aus dem Überstand in löslicher Form gewonnen werden. Über seine Natur ist bis heute nichts Näheres bekannt.

b) Die geschlechtsgebunden vererbte Agammaglobulinämie (Bruton)

Wie erwähnt, geht die nosologische Abgrenzung der schweizerischen Form der Agammaglobulinämie als Vollbild der primären Immunopathie auf die Entdeckung der Agammaglobulinämie der Knaben durch Bruton im Jahre 1952 zurück [8]. Im Gegensatz zur schweizerischen Form, ist die klassische Brutonsche Krankheit durch einen isolierten, partiellen Defekt, d. h. durch eine Störung der Immunglobulin- und Antikörpersynthese gekennzeichnet. Dem humoralen Defekt liegt keine morphologisch faßbare Entwicklungsstörung des Thymus als Organ, sondern eine z. T. genetisch fixierte Störung des peripheren immunologisch aktiven Gewebes zugrunde [21]. Die zellvermittelten Immunreaktionen sind dabei im wesentlichen intakt, wenngleich diskrete Störungen dieser Komponente keine Seltenheit darstellen [3]. Bei der klassischen Brutonschen Agammaglobulinämie werden im Blute der Patienten Lymphocyten mit positiver Membranfluorescenz vermißt, während in anderen Fällen der Prozentsatz an Lymphocyten mit Immunglobulinreceptoren normal erscheint [13]. Da auch in diesen letzteren Fällen reife Plasmazellen in den lymphoretikulären Organen vermißt werden, ist anzunehmen, daß der Entwicklungsdefekt hier noch weiter peripher, d. h. in den unmittelbaren Vorläufern der Plasmazellen zu suchen ist.

Neben der sehr seltenen Brutonschen Form, ist eine lange Reihe verwandter und ähnlicher, aber weit weniger gut definierter Antikörpermangelzustände beschrieben worden, die familiär oder sporadisch, transitorisch oder permanent primär oder als zweite Krankheit, im Kindesalter oder bei Erwachsenen auftreten [5]. Sie alle hier einzeln aufzuzählen, würde den Rahmen dieser Ausführungen sprengen. Generell kann aber gesagt werden, daß der Defekt der Immunglobulinsynthese bei den verschiedenen Formen des Antikörpermangelsyndroms in seinem Ausmaß wie in seinem Muster außerordentlich variiert. Vom fast vollständigen Fehlen aller Immunglobulinklassen — z. B. bei der Brutonschen Agammaglobulinämie — bis zum selektiven Ausfall einzelner Subklassen [38] oder eines einzigen Antikörpers [4] sind alle Stufen und Kombinationen bekannt. Auch kann sich der Befund im Verlaufe der individuellen Krankheit ändern. Im allgemeinen besteht zwischen dem Grad des Antikörpermangels und der Schwere des klinischen Bildes keine regelhafte Beziehung. Allerdings scheinen für einen isolierten IgA-Mangel in den Sekreten rezidivierende Infekte des Respirations- und Intestinaltraktes [15], und für die sog. Dysgammaglobulinämie mit IgM-Vermehrung eine persistierende oder cyclische Neutropenie typisch zu sein [36].

Die klinischen Konsequenzen des Antikörpermangels sind monotoner und weit weniger schwer, als diejenigen des kombinierten Immundefektes [3]. Die Prognose ist „quod vitam" keineswegs schlecht, und nicht selten wird die Diagnose erst im Kindesalter oder, bei der sog. spätmanifesten Form, erst beim Jugendlichen oder Erwachsenen gestellt. Die überaus typische Anmnese zeigt meist eine groteske Häufung von immer wieder rezidivierenden, vorwiegend bakteriellen Infekten, so vor allem Pneumonien, akute Schübe einer Pansinusitis, Otitis media und gastrointestinale Erscheinungen, die mit massiven Durchfällen einhergehen. Wiederholte septicämische Episoden, eine rezidivierende Meningitis, Osteomyelitis oder Arthritis sind besonders häufig bei ärztlich nicht nur ungenügend betreuten Patienten zu beobachten. Der spätere Verlauf ist gekennzeichnet durch torpide, chronisch-entzündliche Prozesse und Organmanifestationen wie Hepatosplenomegalie, Bronchiektasen, Lungenfibrose oder ein Malabsorptionsyndrom, das mit Dyselektrolytämie, schwerer Osteomalacie oder mit einem enteralem Eiweißverlustsyndrom einhergehen kann. Bemerkenswert ist dabei, daß die Patienten gegenüber Virus- und Pilzinfektionen oder auch für Tbc nicht besonders anfällig sind.

c) di George-Syndrom [16]

Die beiden bis dahin besprochenen Defektsyndrome — die schweizerische und die Brutonsche Form der Agammaglobulinämie — stellen zwei Extreme dar, wobei alle übrigen Syndrome, die teils nur unzureichend definiert sind, teils auf Grund besonderer Merkmale als eigenständige Krankheiten imponieren, als Abstufungen dieser beiden Extreme aufgefaßt werden können. Eine nosologische Sonderstellung wird dabei allerdings, vor allem von der Goodschen Schule, dem sog. di George-Syndrom zugeschrieben, das nach dem Konzept der Zweiteilung des immunologisch aktiven Apparates, das eigentliche Gegenstück zur Brutonschen Agammaglobulinämie darstellen soll, nämlich den Prototyp des selektiven Defektes der zellvermittelten Immunmechanismen. Dieses Immunocytenmangelsyndrom wird — nach der besagten Hypothese — auf eine primäre Anlage- oder Entwicklungsstörung des Thymus zurückgeführt, wobei das System der Keimzentren und Plasmazellen völlig intakt bleiben soll. Demgegenüber wäre nach der weiter oben dargelegten Hypothese von Cottier eine echte, primäre Thymushypoplasie oder Aplasie immer mit einer Bildungsstörung sowohl der antigensensiblen Lymphocyten (Immunocyten) als auch der Immunglobuline und Antikörper vergesellschaftet. Eine verbindliche Stellungnahme zu diesen Problemen von klinischer Seite erscheint z. Z. noch verfrüht, weil — entgegen einer anderen Auffassung — ein primäres, streng selektives Immunocytenmangelsyndrom beim Menschen, mit völlig normalem plasmacellulärem Apparat und intakter Antikörpersynthese, bis dahin nicht bekannt ist. Beim di George-Syndrom handelt es sich in der Tat um ein sehr komplexes, noch unzureichend definiertes und in seiner Ausprägung ganz unterschiedliches Krankheitsbild [19, 31], dem eine angeborene Hemmungsmißbildung der 3. und 4. Schlundtasche mit Hypoplasie oder angeblicher Aplasie des Thymus und der Parathyreoideae zugrunde liegen soll. Gleichzeitig finden sich in der Regel aber auch noch andere Entwicklungsdefekte benachbarter Organanlagen, so vor allem des Herz-Kreislaufsystems, der Thyreoidea und des Oesophagus. Die klinischen Auswirkungen dieser tiefgreifenden Entwicklungsstörung sind nur schwer zu deuten: Die Neugeborenen werden meist schon in den 1. Lebenstagen von schweren, oft tödlichen endenden tetanischen Krämpfen befallen. Überlebende zeigen eine zunehmende Neigung zu bakteriellen, aber auch zu Virus- und Pilzinfekten. Die Prognose ist schlecht und die meisten Patienten sterben schon im Verlaufe des 1. Lebensjahres.

Die wenigen, bis heute systematisch durchgeführten immunbiologischen und histopathologischen Untersuchungen haben ergeben, daß die allergische Spättypusreaktion bei solchen Patienten gestört ist und Hauttransplantate in der Regel nicht oder nur verzögert abgestoßen werden. Schwer zu deuten sind die folgenden Befunde: die Zahl der Lymphocyten im peripheren Blut ist anfänglich normal, selten erhöht um präterminal unter den Normwert abzusinken. Die aus dem Blute isolierten Lymphocyten lassen sich durch PHA nur vermindert und durch Fremdzellen meistens nicht stimulieren. Untersuchungen über Membranreceptoren liegen bis dahin nicht vor. Bei der Autopsie wird der Thymus häufig vermißt. In anderen, gründlicher untersuchten Fällen allerdings, fand sich in Serienschnitten der Halsregion ein nicht deszendierter, lymphocytenhaltiger, wenn auch unterentwickelter Thymus [31]. Die lymphoretikulären Organe sind autoptisch von kleinen Lymphocyten weitgehend entvölkert, ein Befund der — bemerkenswerterweise — bei Patienten vermißt wird, die nicht an den Folgen der schweren Infekte, sondern frühzeitig an einem tetanischen Anfall zugrunde gegangen sind. Die Zahl der Plasmazellen wird z. T. als normal, z. T. als vermindert angegeben. Die Immunglobuline scheinen im Serum in normaler Konzentration vorhanden zu sein. Trotzdem ist die Antikörperbildung nach antigener

Stimulation so gut wie in allen Fällen mehr oder weniger gestört [31]. Angaben darüber, ob es sich in solchen Fällen möglicherweise um Immunglobulinkomponenten mit eingeschränkter Heterogenität handelt (wie sie nach Knochenmarkstransplantationen beim Schweizer Typ zu beobachten sind) liegen nicht vor. Gerade diese Information wäre aber von besonderer Bedeutung, weil Chromosomenanalysen bei einem Knaben in der Tat ergeben haben, daß 2% seiner Blutlymphocyten einen weiblichen, d. h. den mütterlichen Karyotypus aufwiesen [30]. In letzter Zeit sind wiederholt auch bei di George-Fällen Transplantationserfolge mitgeteilt worden [2, 9, 10]. Den Patienten wurde Thymusgewebe eines andersgeschlechtlichen Embryos übertragen. In der Folge soll mit einer mehr oder weniger vollständigen Restitution der zellgebundenen Immunmechanismen auch eine auffällige Besserung des klinischen Bildes aufgetreten sein. Bemerkenswert und ungewöhnlich ist dabei der Umstand, daß die Transplantation nur einen vorübergehenden Effekt und weder eine „graft-versus-host"-Reaktion noch einen Lymphocytenchimärismus zur Folge hatte, so daß anzunehmen ist, daß die immunobiologische Korrektur in diesen Fällen eher auf einen humoralen Transferfaktor als auf eine echte Transplantatannahme („take") zurückzuführen ist. Die inkohärenten und z. T. widersprüchlichen Beobachtungen zeigen, daß eine, nach

Tabelle 1. *Andere Krankheiten, die mit einem primären (?) Immundefekt einhergehen*

Thymom	AMS
Epiphysäre Dysostose	IMS
Episodische Lymphopenie mit Lymphocytotoxin (immunologic amnesia)	IMS
Wiskott-Aldrich-Syndrom	Primär AMS (IgM), sekundär IMS
Ataxia teleangiectatica	AMS (IgA) und IMS

AMS = Antikörpermangelsyndrom, IMS = Immunocytenmangelsyndrom.

pathogenetischen Gesichtspunkten orientierte, definitive Eingliederung des di George-Syndroms und ähnlicher Krankheitsbilder (Nézelof-Syndrom [29]) in das System menschlicher Immunopathien noch verfrüht ist.

d) Andere Krankheitsbilder, die mit einem Immundefekt einhergehen (vgl. Tabelle)

Nach der kürzlich von einer Studiengruppe der WHO vorgeschlagenen Einteilung der menschlichen Immunopathien [17], sind zu den sog. primären Störungen der Immunantwort — neben den erwähnten Syndromen — eine ganze Reihe komplexer und in ihrer Pathogenese noch völlig ungeklärter Krankheiten zu zählen. Die Besonderheit dieser äußerst heterogenen Krankheitsgruppe liegt darin, daß die Beeinträchtigung der immunologischen Reaktionsfähigkeit hier nicht isoliert, sondern in Kombination mit anderen Störungen auftritt, die ganz verschiedene, vom lymphoretikulären Gewebe scheinbar unabhängige Organ- und Zellsysteme betreffen. Natur und Ausmaß des immunologischen Defektes sind überdies von Fall zu Fall verschieden: Er befällt Kinder oder Erwachsene, tritt primär oder erst im späteren Verlaufe der Krankheit in Erscheinung, geht mit oder ohne mangelhafte Thymusentwicklung bzw. Thymusinvolution einher, betrifft die humorale und/oder die celluläre Immunkomponente und zeigt auch sonst eine Reihe von Besonderheiten, wie sie kürzlich an anderer Stelle ausführlicher dargelegt wurden [6].

Eine sinnvolle Klassifizierung dieser Krankheiten nach pathogenetischen Gesichtspunkten ist beim Stande unserer derzeitigen Kenntnisse nicht möglich. Verallgemeinernd läßt sich indessen sagen, daß die Vielfalt und Heterogenität der klinischen Erscheinungsformen vermuten läßt, daß eine Beeinträchtigung der Immunantwort Ausdruck und Resultat der verschiedenartigsten, angeborenen oder erworbenen Störungen auf den verschiedensten Stufen der cellulären Differenzierung, angefangen im frühen Embryonalstadium bis ins Erwachsenenalter, darstellen kann.

Literatur

1. Abdou, N. I., Abdou, N. L.: Science 175, 446 (1972). — 2. August, C. S., Rosen, F. S., Filler, R. M., Janeway, C. A., Markowski, B., Kay, H. E. M.: Lancet 1968 II, 1210. — 3. Barandun, S., Cottier, H., Hässig, A., Riva, G.: Das Antikörpermangelsyndrom. Basel-Stuttgart: Schwabe 1959. — 4. Barandun, S.: Bibl. haemat. (Basel) 17, 85 (1964). — 5. Barandun, S., Riva, G., Spengler, G. A.: Immunologic deficiency diagnosis; forms and current treatment. In: Immunologic deficiency diseases in man (Bergsma, D., Good, R. A., Eds.). U.S. Natl. Found. Original Article Series, IV, p. 40, 1968. — 6. Barandun, S.: Verh. dtsch. Ges. Path. 55, 189 (1971). — 7. Boyse, E. A., Old, L. J., Stockert, E.: Proc. nat. Acad. Sci. (Wash.) 60, 886 (1968). — 8. Bruton, O. C.: Pediatrics 9, 722 (1952). — 9. Cleveland, W. W., Fogel, B. J., Brown, W. T., Kay, H. E. M.: Lancet 1968 II, 1211. — 10. Cleveland, W. W., Fogel, B. J., Kay, H. E.: J. clin. Invest. 47, 20a (1968). — 11. Cooper, M. D., Peterson, R. D. A., Good, R. A.: Nature (Lond.) 205, 143 (1965). — 12. Cooper, M. D., Perey, D. Y., Peterson, R. D.A., Gabrielson, A. E., Good, R. A.: The two-component concept of the lymphoid system. In: Immunologic deficiency diseases in man (Bergsma, D., Good, R. A., Eds.). U.S. Natl. Found. Original Article Series IV, p. 7, 1968. — 13. Cooper, M. D., Lawton, A. R.: Lancet 1971 II, 791. — 14. Cottier, H.: Zur Histopathologie des Antikörpermangelsyndroms. Trans. 6th Congr. Europ. Soc. Haemat, p. 41. Copenhagen 1957. Basel-New York: Karger 1958. — 15. Crabbe, P. A., Heremans, J. F.: Gut 7, 119 (1966). — 16. di George, A. M.: Congenital absence of the thymus and its immunologic consequences. Concurrence with congenital hypoparathyreoidism. In: Immunologic deficiency diseases in man (Bergsma, D., Good, R. A., Eds.). U.S. Natl. Found. Original Article Series IV, p. 116, 1968. — 17. Fudenberg, H., Good, R. A., Goodman, H. C., Hitzig, W., Kunkel, H. G., Roitt, I. M., Rosen, F. S., Rowe, D. S., Seligmann, M., Soothill, J. R.: Pediatrics 47, 927 (1971). — 18. Gatti, R. A., Good, R. A.: Immunological abnormalities and cancer. Xth International Cancer Congress Houston, May 1970. — 19. Gatti, R. A., Gershanik, J. J., Levkoff, A. H., Wertelecki, V., Good, R. A.: Di George syndrome variant. IVth Internat. Conf. on Lymphatic Tissue and Germinal Centers in Immune Reaction, June 1972, Dubrovnik, Yugoslavia. — 20. Glanzmann, E., Riniker, P.: Wien. med. Wschr. 100, 35 (1950). — 21. Hess, M. W.: Lymphatischer Apparat, insbesondere Thymus, in der Pathogenese der Defektimmunopathien. In: Handbuch der Allgemeinen Pathologie (Altmann, H. W., Hrsg.), 7. Band/3. Teil, S. 182. Berlin-Heidelberg-New York: Springer 1970. — 22. Hitzig, W. H., Barandun, S., Cottier, H.: Die Schweizerische Form der Agammaglobulinämie. In: Ergebnisse der inneren Medizin und Kinderheilkunde, S. 80 (Heilmeyer, L., Hrsg.). Berlin-Heidelberg-New York: Springer 1968. — 23. Hitzig, W. H.: Immunmangelkrankheiten. Pathophysiologie und Klinik. In: Handbuch der Inneren Medizin, Bd. VII/1 (im Druck). — 24. Joel, D. D., Hess, M. W., Cottier, H.: J. exp. Med. (im Druck). — 25. Joel, J. D., Hess, M. W., Cottier, H.: Nature (Lond.) New Biol. 231, 24 (1971). — 26. de Koning, J., Dooren, L. J., van Bekkum, D. W.: Lancet 1969 I, 1223. — 27. Lawrence, H. S.: Advanc. Immunol. 11, 195 (1969). — 28. Lawrence, H. S.: New Engl. J. Med. 283, 411 (1970). — 29. Nézelof, C., Jammet, M. L., Lortholary, P., Labrune, B., Lamy, M.: Arch. franç. Pédiat. 21, 897 (1964). — 30. Lischner, H. W., Punnett, H. R., di George, A. M.: Nature (Lond.) 214, 580 (1967). — 31. Lischner, H. W., di George, A. M.: Lancet 1969 II, 1044. — 32. Pernis, B., Forni, L., Amante, L.: J. exp. Med. 132, 1001 (1970). — 33. Rabellino, E., Colon, S., Grey, H. M., Unanue, E. R.: J. exp. Med. 133, 156 (1971). — 34. Raff, M. C., Sternberg, M., Taylor, R. B.: Nature (Lond.) 225, 552 (1970). — 35. Raff, M. C.: Nature (Lond.) 226, 1257 (1970). — 36. Rosen, F. S., Craig, J. M., Vawter, G., Janeway, C. A.: The dysgammaglobulinemias and x-linked thymic hypoplasia. In: Immunologic deficiency diseases in man (Bergsma, D., Good, R. A., Eds.). U.S. Natl. Found. Original Article Series IV, p. 67, 1968. — 37. Rubinstein, A., Speck, B., Jeannet, M.: New Engl. J. Med. 285, 1399 (1971). — 38. Schur, P. H., Borel, H., Gelfand, E. W., Alper, Ch. A., Rosen, F. S.: New Engl. J. Med. 283, 631 (1970). — 39. Tobler, R., Cottier, H.: Helv. paediat. Acta 13, 313 (1958). — 40. Wilson, J. D., Nossal, G. J. V.: Lancet 1971 II, 788.

ROITT, J. M. (Middlesex-Hospital London): **The Autoimmune Disease of Organs**

Manuskript nicht eingegangen.

MIESCHER, P. A., LAMBERT, P. H. (Hospital Universitaire Genf): **Autoimmunerkrankungen in der Hämatologie**

Autoreferat

Autoimmunerkrankungen wurde in den letzten 25 Jahren vermehrt Aufmerksamkeit geschenkt. Zunächst als Seltenheit betrachtet, gehören sie heute zum täglichen Krankengut des Hämatologen. Verschiedene pathogenetische Mechanismen konnten genau aufgeklärt werden. So haben wir z. B. gelernt, die Eliminierungsart mit Autoantikörpern beladener Erythrocyten aus dem strömenden Blut als Funktion der Interaktion zwischen Antikörper, Komplement und Makrophag zu verstehen. Bei fehlender Komplementaktivierung kommt der Milz eine besondere Rolle als „biologische Zentrifuge" zu. In der roten Pulpa werden die sensibilisierten Erythrocyten angereichert und in engsten Kontakt mit den ortsständigen Makrophagen gebracht. Diese haben Receptoren für das sog. Fc-Fragment von Ig-G-Antikörpern, was zu einer Anlagerung der sensibilisierten Erythrocyten an die Makrophagen führt (Rosettenbildung). In einer zweiten Phase werden die angelagerten Erythrocyten phagocytiert.

Heute steht die Frage der Ätiologie und der Ätiopathogenese im Vordergrund der Forschung. Einerseits konnten Medikamente als Ursache von Autoantikörperbildung aufgedeckt werden (z. B. α-Methyldopa und Mefenaminsäure als Ursache der Bildung von Autoantikörpern gegen die Rhesus-Matrixsubstanz, Procainamid und Hydralazin als Ursache der Bildung von Autoantikörpern gegen DNS). Andererseits mehren sich Fälle von Autoimmunerkrankungen mit viraler Genese: autoimmunhämolytische Anämie bei infektiöser Mononucleose mit der Spezifität anti-i, Paramyxovirus-artige Einschlußkörper bei systemischem Lupus erythematodes. Die Medikamente spielen die Rolle eines spezifischen Adjuvans, welches nur die Immunisierung gegen ein bestimmtes Antigen fördern. Es wird angenommen, daß sich das Medikament an die autologe antigene Determinante anlagert und damit die Toleranz des Organismus diesem Autoantigen gegenüber bricht. Die resultierenden Antoantikörper reagieren mit dem Autoantigen, ohne daß das Medikament an der Reaktion beteiligt ist, oder sie beeinflußt. In bezug auf die virale Genese werden z. Z. verschiedene Mechanismen besprochen. Für den Fall der anti-i-Immunisierung im Falle der infektiösen Mononucleose wird vermutet, daß das Virus zu einer Depression der Synthese des Antigen i führt, gegen welches dann Antikörper gebildet werden. Tatsächlich hat man feststellen können, daß die Einnistung von Viren im Zellkern zur Bildung von Antigenen führen kann, welche früh in der Ontogenese in Erscheinung treten, später aber durch Gen-Repression verschwinden. Ferner müssen eine Reihe weiterer Möglichkeiten berücksichtigt werden: 1. Modifizierung eines Autoantigens durch das Virus. 2. Liberierung von Autoantigenen. 3. Kreuzreaktion zwischen Virus-induziertem und autologem Antigen.

Mit der Aufklärung von Ätiologie und Pathogenese Hand in Hand haben sich die therapeutischen Möglichkeiten stark erweitert.

DE WECK, A. L. (Abt. für Allergie und klin. Immunologie, Inselspital Bern): **Neue Aspekte der Arzneimittelallergie**

Autoreferat

Die immunologische Forschung des letzten Jahrzehntes hat zu einem objektiveren Verständnis verschiedener Arzneimittelallergien beigetragen. Die immunologischen Mechanismen der Arzneimittelallergien sind im wesentlichen abgeklärt worden, was auch die rationelle Entwicklung neuer diagnostischer Teste ermöglicht hat. Es lassen sich auch neue Perspektiven zur Vermeidung derartiger Reaktionen ableiten. An Hand praktischer Beispiele der klinischen und experimentellen Allergie gegen Penicillin, Acetylsalicylsäure, Phenacetin und Insulin werden folgende Punkte erörtert:

1. *Immunologische Mechanismen der Arzneimittelallergie.* Bei der Sensibilisierung gegen Arzneimittel spielt die chemische Reaktivität des Arzneimittels bzw. seiner Metaboliten eine entscheidende Rolle. In mehreren Fällen hat es sich aber auch gezeigt, daß immunogene Verunreinigungen oft die Ursache von klinischen allergischen Reaktionen sind. Die chemischen Eigenschaften des Arzneimittels, die für seine Immunogenität (d. h. die Sensibilisierungsfähigkeit) verantwortlich sind, sind nicht unbedingt identisch mit Eigenschaften, die für die Auslösung verschiedener Typen von allergischen Reaktionen ausschlaggebend sind. Dabei sind die Fähigkeit zur Polymerisation des Arzneimittels und die evtl. Beimischung von potentiellen Trägermolekülen (z. B. Carboxymethylcellulose) bei der Konditionierung von pharmazeutischen Präparaten von Bedeutung.

2. *Diagnostische Teste.* Die verbesserten immunchemischen Kenntnisse über die wichtigsten allergisierenden Arzneimittel haben es erlaubt, neue serologische Teste zu entwickeln, die sich durch ihre Empfindlichkeit zur Bestimmung von Anti-Arzneimittel-Antikörper eignen. Es sind im besonderen der Bakteriophagen-Hemmtest, die Radioimmunoelektrophorese und der Radioimmunoabsorbenztest. Da eine Anzahl von klinischen allergischen Reaktionen auf Arzneimittel nicht durch zirkulierende Antikörper sondern durch sensibilisierte Lymphocyten verursacht werden, sind celluläre Teste wie die Lymphocytenkultur und der Makrophagenmigrations-Hemmungstest zur Beurteilung einer Arzneimittelallergie unerläßlich geworden. Dementsprechend wird es immer deutlicher, daß erst eine Anzahl immunologischer Teste im individuellen Fall erlaubt, klinische Voraussagen und eine objektive Diagnose zu stellen.

3. *Vermeidung allergischer Reaktionen auf Arzneimittel.* Mit der Identifikation verschiedener Faktoren, die zum allergischen Potential eines Arzneimittels beitragen, hat auch die pharmazeutische Industrie neue Möglichkeiten, die Frequenz und Schwere allergischer Reaktionen auf Arzneimittel zu reduzieren. Im speziellen Fall der Penicillinallergie, wo die immunchemischen Verhältnisse am besten bekannt sind, wurde es auch in letzter Zeit möglich, durch Einsatz eines spezifisch antikörperblockierendem Hapten, das beim Menschen verabreicht werden kann, klinisch allergische Reaktion auf Penicillin zu vermeiden und hochallergische Patienten trotzdem mit Penicillin zu behandeln. — Diese Untersuchungen werden kurz dargestellt.

Immunreaktionen auf Krebsantigene

OETTGEN, H. F. (Sloan-Kettering-Institute for Cancer Research New York)

Referat

Vor wenigen Jahren war die Frage, ob Tumorzellen des Menschen spezifische Antigene besitzen, noch Gegenstand der Debatte. Heute kann daran kein Zweifel mehr bestehen, und ich möchte Ihnen an Hand einiger Beispiele zeigen, wie sowohl humorale als auch celluläre Immunreaktionen gegenüber Krebszellen nachgewiesen werden können und welche Folgerungen bezüglich der Ätiologie und der Therapie sich daraus ergeben haben.

Als Beispiel eines der Antigensysteme, die am eingehendsten mit Hilfe serologischer Methoden untersucht worden sind, möchte ich zunächst das Burkitt-System besprechen. Unsere Kenntnis dieses Systems beruht auf der Untersuchung von Reaktionen menschlicher Seren mit Zellen des Burkitt-Lymphoms in der Gewebekultur. Diese Zellen enthalten ein Virus der Herpesgruppe, das sog. Epstein-

Barr oder EB-Virus. Ich werde meine Besprechung auf die drei serologischen Methoden beschränken, die am häufigsten angewandt worden sind.

Die erste ist die indirekte Immunfluorescenzreaktion an fixierten Zellen, die den Nachweis von Antigenen innerhalb der Zelle ermöglicht. Sie wurde zuerst von Henle angewandt und ist im allgemeinen nur mit den Tumorzellen positiv, die das EB-Virus enthalten. Ein niedriger Titer der mit dieser Reaktion nachweisbaren Antikörper findet sich im Serum etwa 80 % aller Untersuchten, hohe Titer dagegen vorwiegend in den Seren von Kindern mit dem Burkitt-Lymphom. Hier sehen Sie ein Beispiel eines solchen Tests.

Die zweite Methode basiert ebenfalls auf indirekter Immunfluorescenz, doch wird die Reaktion in diesem Falle an nicht fixierten Tumorzellen durchgeführt und weist daher Antigene nur an der Zelloberfläche dar. George Klein hat diesen Test in die Untersuchung des Burkitt-Lymphoms eingeführt. Auch das Zelloberflächenantigen wird vom EB-Virus spezifiziert. Der Test ist positiv mit den Seren von Kindern mit dem Burkitt-Lymphom selbst dann, wenn die Tumorzellen und das Serum vom gleichen Patienten stammen. In diesem Falle ist es nicht nötig, die Möglichkeit einer auf Alloantikörpern beruhenden Reaktion zu erwägen, eine stets zu beachtende Quelle des Irrtums bei der Untersuchung menschlicher Seren.

Hier sehen Sie ein Beispiel der Oberflächenfluorescenz einer Burkitt-Lymphomzelle.

Diese Technik ist von Klein durch Anwendung einer zweifarbigen Fluorescenz so verfeinert worden, daß sich verschiedene Antigendeterminanten mit verschiedenen Antiseren an der gleichen Zelle gleichzeitig nachweisen lassen.

Hier ein Beispiel eines solchen Testes, bei der die grüne Fluorescenz durch Alloantikörper des HLA-Systems, die rote Fluorescenz durch EB-Virusantikörper ausgelöst wurde. Die Antigenbereiche decken sich nicht genau.

Hier ein anderes Beispiel mit Antiseren, die beide gegen verschiedene Determinanten des EB-Membranantigens gerichtet sind, welche sich auf der gleichen makromolekularen Struktur finden. Rote und grüne Fluorescenz decken sich völlig und können nur dadurch sichtbar gemacht werden, daß man das Gesichtsfeld leicht verschiebt.

Mit der dritten, von unserer Gruppe angewandten Methode werden Seren auf präcipitierende Antikörper gegenüber löslichen Extrakten von Burkitt-Lymphomzellen mit der von Ouchterlony angegebenen Doppeldiffusion untersucht. Dieses Verfahren besitzt eine einzigartige Fähigkeit, komplexe Antigengemische aufzulösen, und ihre relative Unempfindlichkeit kann z. T. durch Fraktionierung und Konzentration der Reagentien wettgemacht werden.

Der Test ist positiv in etwa 60 % der Fälle von Burkitt-Lymphom.

Hier ein Beispiel eines solchen Testes. Das Antigen ist in der Mitte aufgetragen. Die Löcher 1 und 2 enthalten Seren von Kindern mit dem Burkitt-Lymphom, die Löcher 3 bis 5 Seren von Kranken mit anderen Tumoren. Die Präcipitationslinien zeigen einmal, daß nur die Seren 1 und 2 Antikörper gegenüber dem Antigenextrakt enthalten und zum anderen, da sie miteinander verschmelzen, daß beide Seren mit den gleichen Antigendeterminanten in der Antigenpräparation reagieren.

Solche Untersuchungen bedürfen sorgfältiger Kontrollen, da sich in menschlichen Seren präcipitierende Antikörper gegenüber anderen Antigenen, wie z. B. mikrobiellen Antigenen, Autoantigenen, dem Australiaantigen, Lipoproteinen oder heterospezifischen Proteinen finden. Hier sehen Sie ein Beispiel solcher Reaktionen eines menschlichen Serums mit Serumproteinen von Kuh und Huhn. Die erstere Reaktion ist eine besonders wichtige Fehlerquelle, da das zur Kultur des Burkitt-Lymphoms benutzte Medium Kälberserum enthält.

Eine größere Zahl von Seren wurde von Henle, Klein und unserer Gruppe mit allen drei Methoden gleichzeitig untersucht. Dabei ergab sich zwar hochgradige, jedoch nicht komplette Konkordanz, ein Befund, der angesichts der komplexen Natur des EB-Virus nicht überrascht.

Die auf derartige Untersuchungen angewandte Mühe wird einmal dadurch belohnt, daß sie zum Verständnis der Beziehung zwischen Tumor und Tumorträger beitragen. Darüberhinaus können sie aber auch in unerwarteter Weise Beziehungen zu anderen Krankheiten aufdecken, für die vorher kein Anhalt bestand. Zwei eindrucksvolle Beispiele dieser Art haben sich aus der Arbeit mit dem Burkitt-Lymphom ergeben. Das erste betrifft die infektiöse Mononucleose. Henle konnte nachweisen, daß EB-Antikörper Immunität gegenüber infektiöser Mononucleose bedeuten. Das zweite Beispiel betrifft eine andere Krebsform, das Plattenepithelcarcinom des Nasopharynx. Wir fanden mit Hilfe der Ouchterlony-Methode, daß die Seren dieser Kranken ebenso häufig Antikörper gegen das Antigen des Burkitt-Lymphoms enthalten wie die Seren von Kranken mit dem Burkitt-Lymphom, und daß diese Antikörper die gleiche Spezifität besitzen. Hier sehen Sie ein Beispiel eines solchen Testes, der eine Identitätsreaktion zwischen einem Burkitt-Lymphom- und einem Nasopharynxcarcinomserum zeigt. Dieser Befund ist seither von anderen Untersuchern und mit anderen Methoden bestätigt worden und führt natürlich zu der Frage, ob ein Kausalzusammenhang zwischen Burkitt-Lymphom, Nasopharynxcarcinom und EB-Virus besteht.

Einen direkten Beweis dafür, daß das EB-Virus onkogen ist, gibt es bisher nicht. Mehrere Möglichkeiten müssen erörtert werden.

Zunächst können wir annehmen, daß das gleiche Virus, das infektiöse Mononucleose hervorruft, auch für die beiden Neoplasien verantwortlich ist. In diesem Falle müßten andere Faktoren herangezogen werden, um zu erklären, warum das Virus in einem Fall eine Infektionskrankheit und im anderen Krebs hervorruft. Burkitt hat vorgeschlagen, daß chronische holoendemische Malaria ein solcher Cofaktor sein kann, da das Burkitt-Lymphom in Gebieten Afrikas vorkommt, die keine Malariaprophylaxe betreiben, nicht aber in benachbarten Gebieten mit guter Malariakontrolle.

Eine zweite Möglichkeit ist die, daß verschiedene Untertypen der Herpesgruppe für diese verschiedenen Krankheiten verantwortlich sind. Unsere Unfähigkeit, solche Untergruppen morphologisch oder serologisch nachzuweisen, schließt diese Möglichkeit keineswegs aus, da wir das auch noch nicht bei den Viren können, die Sarkome oder Leukämien bei Maus oder Huhn hervorrufen.

Drittens könnte das EB-Virus als harmloser Bewohner des lymphatischen Gewebes angesehen werden. Proliferation dieses Gewebes gleich welcher Ursache könnte zu vermehrter Virusproduktion und danach gesteigerter Antikörperproduktion führen. Es ist jedoch schwierig, diese Hypothese mit der Tatsache in Einklang zu bringen, daß Antikörper im Serum mit dem Burkitt-Lymphom und mit dem Nasopharynxcarcinom, nicht aber mit Lymphomen oder Carcinomen schlechthin assoziiert sind.

Vielleicht der schwerwiegendste Grund, dem EB-Virus eine onkogene Rolle zuzusprechen, liegt jedoch in der Tatsache, daß Viren der Herpesgruppe mit an Sicherheit grenzender Wahrscheinlichkeit Neoplasien beim Frosch, beim Huhn und bei Primaten verursachen. Die Herpesgruppe ist also bereits als onkogen gekennzeichnet worden.

Die Wahrscheinlichkeit ist damit groß genug, um eine prospektive seroepidemiologische Untersuchung zu rechtfertigen, die im Augenblick in Afrika im Gange ist und sich zwei Tatsachen zunutze macht, die in diesem Diagramm dargestellt sind. Die Mehrzahl der Fälle von Burkitt-Lymphom tritt im frühen Kindesalter auf (hier die schraffierten Säulen). In dieser Altersgruppe ist die Zahl der Kinder mit einem negativen Test auf EB-Antikörper nicht höher als 10 bis 20%. Zur Zeit werden Seren von tausenden von Kleinkindern abgenommen und aufbewahrt.

Sollte sich später herausstellen, daß nur EB-negative Kinder das Burkitt-Lymphom entwickeln, so wäre das in Analogie zur infektiösen Mononucleose eine starke Stütze für die Annahme eines Kausalzusammenhangs zwischen dem EB-Virus und dem Burkitt-Lymphom.

Ich möchte damit die serologischen Untersuchungen verlassen und mich den cellulären Immunreaktionen zuwenden. Sie haben in jüngerer Zeit zunehmende Beachtung gefunden, da erkannt worden ist, daß die Zukunft einer immunologischen Krebstherapie sehr wohl von einem besseren Verständnis des Zusammenspiels cellulärer und humoraler Komponenten abhängen mag. Hinzukommt, daß in den letzten Jahren unsere Fähigkeit, celluläre Immunreaktionen zu messen, durch die Entwicklung von in vitro-Methoden revolutioniert worden ist.

Der Lymphocyt trägt an seiner Oberfläche Antigenreceptoren und ist, nach Kontakt mit Antigen, direkt oder indirekt an der Zerstörung von Zellen beteiligt, die dieses Antigen tragen. Der wohl direkteste Nachweis dieser Lymphocytenfunktion ist in dem ursprünglich von Tagasuki und Eva Klein beschriebenen Test für Lymphocytentoxizität gegeben, den wir wie auch andere Laboratorien seit längerer Zeit bei der Untersuchung Krebskranker angewandt haben, und den ich hier als Beispiel für derartige Methoden schildern möchte. Das Prinzip des Testes ist in diesem Schema dargestellt: Lymphocyten eines Kranken mit einem Blasencarcinom werden mit einer aus Blasencarcinomzellen bestehenden Monolayerkultur inkubiert. Das führt zu einer Reduktion der Zahl der Tumorzellen. Lymphocyten eines Kranken mit einem osteogenen Sarkom zerstören dagegen die Blasencarcinomzellen nicht.

Hier sehen Sie ein Beispiel eines solchen Testes mit Sarkomzellen. In Reihe A wurden Lymphocyten eines Sarkomkranken im Verhältnis 500:1, 250:1 und 125:1 mit den Tumorzellen inkubiert. In Reihe B wurden keine Lymphocyten zugefügt, und in Reihe C wurden die Lymphocyten eines Kranken mit Blasencarcinom mit den Sarkomzellen inkubiert, Targetzellzerstörung ist nur in Reihe A zu sehen.

Im allgemeinen bemühen wir uns wie Hellstrom, diese Versuche durch eine sog. Criss-Cross-Anordnung zu kontrollieren, d. h. die Lymphocyten von Kranken mit verschiedenen Tumoren mit den Tumorzellen direkt und reziprok zu inkubieren. Hier ist ein solcher Versuch dargestellt. Target-Zellen sind Sarkomzellen und Nierencarcinomzellen. Die Sarkomzellen wurden durch die Lymphocyten des Sarkompatienten, nicht aber des Carcinompatienten zerstört, während für die Carcinomzellen das Umgekehrte gilt.

Mit Hilfe dieser und ähnlicher Methoden ist die Sensibilisierung der Lymphocyten von Carcinomträgern gegenüber ihrem Tumor für eine ganze Reihe verschiedener Carcinomtypen nachgewiesen worden. Darüberhinaus haben solche Untersuchungen aber noch ein anderes, zuerst von Hellstrom beschriebenes Phänomen aufgedeckt. Das Serum von Krebskranken enthält einen Faktor, der den cytotoxischen Effekt der Lymphocyten in vitro in spezifischer Weise hemmt. Dieser Faktor ist als „blocking"-Faktor bezeichnet worden. Seine Natur ist noch nicht geklärt, doch spricht vieles dafür, daß es sich dabei um einen Antigen-Antikörperkomplex handelt.

Hier sehen Sie ein Beispiel eines Experiments, in dem „blocking"-Faktor nachgewiesen wurde. Während das Serum des Patienten keinen Effekt auf die Zahl seiner eigenen Tumorzellen hatte, reduzierten seine eigenen Lymphocyten diese Zahl auf etwa die Hälfte. Zufügen von Serum und Lymphocyten bewirkte eine deutliche Minderung des cytotoxischen Lymphocyteneffekts.

Das gleiche Ergebnis wurde im gleichen Fall mit einem anderen Test, dem Virus-Plaque-Test, erzielt, auf den ich aus Zeitgründen nicht im einzelnen eingehen kann. Der Test mißt spezifische Antigenstimulierung von Lymphocyten, ausgedrückt hier als plaque forming units. Im Gegensatz zum cytotoxischen Test besagt hier die höhere Zahl höhere Aktivität, die niedrigere blocking.

Blocking-Faktor findet sich nicht mehr im Serum nach erfolgreicher Behandlung. Solche Seren können in der Tat den blocking-Faktor spezifisch neutralisieren, ein Befund, der kürzlich von den Hellstroms mitgeteilt wurde und noch der Bestätigung bedarf. Mit dieser Einschränkung kann die Situation wie folgt zusammengefaßt werden:

Die Lymphocyten von Krebskranken zerstören Krebszellen des gleichen Typs sowohl vor als auch nach erfolgreicher Behandlung. Das Serum von Kranken mit fortschreitenden Carcinomen blockiert diesen cytotoxischen Effekt der Lymphocyten in spezifischer Weise, während das Serum erfolgreich behandelter Patienten diesen Effekt nicht mehr hat und im Gegenteil den blocking-Faktor neutralisieren kann.

Damit betreffen Immunreaktionen gegenüber Krebsantigenen zwei Komponenten des Immunsystems, die antikörperproduzierenden Plasmazellen und die Lymphocyten, und kürzlich wurden von Alexander Befunde erhoben, die auch der dritten Komponente, den Makrophagen, eine viel spezifischere Rolle zusprechen, als das bisher angenommen wurde. Derartige Untersuchungen versprechen die Relation zwischen der cellulären und der humoralen Immunantwort zu klären, eine wichtige Frage nicht nur für die Krebsbehandlung (die zum Ziel hat, effektive Immunität herbeizuführen), sondern auch für die Transplantationschirurgie, deren Ziel es ist, effektive Immunität zu vermeiden.

Aussprache

Herr WOLLHEIM, E. (Würzburg):

Zu Herrn OETTGEN: Vor einigen Monaten wurde in den Ann. intern. Med. ein Fall veröffentlicht, der in längerem Zeitabstand an einer infektiösen Mononucleose und einem Burkitt-Tumor erkrankte. Es würde mich sehr interessieren, wie ein solcher Fall nach der von Ihnen u. a., z. B. Henle, gegebenen Deutung bezüglich der Immunreaktion auf EB-Virus zu verstehen ist.

4. Rundtischgespräch

Suppression immunpathologischer Reaktionen

Moderator: SCHEIFFARTH, F., Erlangen
Teilnehmer: DE WECK, A., Bern; MIESCHER, P. A., Genf; RAPP, W., Heidelberg; DEICHER, H., Hannover; RICKEN, D., Bonn; WARNATZ, H., Erlangen

SCHEIFFARTH, F. (Erlangen):

Wir überblicken einen Zeitraum von rund 10 Jahren immunsuppressiver Therapie. Wenn wir davon absehen, daß bereits zu Beginn der 50er Jahre Einzelversuche einer Behandlung von Immunopathien mit N-Lost gemacht worden sind, die damals an der Toxicität der verwendeten Substanz gescheitert sind, so kann der Beginn der immunsuppressiven Ära mit Versuchen von Dameshek und Schwartz um 1960 unter Verwendung von 6-Mercaptopurin angesetzt werden. Inzwischen sind 6-Mercaptopurin- und N-Lostderivate entwickelt worden; es sind neue Substanzen hinzugekommen. Die klinische Immunsuppression ist längst aus dem Versuchsstadium herausgewachsen und hat breiten Eingang in die Klinik gefunden. Es liegt ein umfangreiches Informationsmaterial auf Grund klinischer Erfahrungen vor. Es ist also an der Zeit, in einem Rundtischgespräch über Wert und Unwert der Immunsuppression zu urteilen, insbesondere die Frage zu erörtern, ob wir, im Hinblick auf Warnrufe aus dem Bereich der experimentellen Medizin und auch auf Einzelbeobachtungen aus der Klinik, überhaupt noch Immunsuppression betreiben dürfen.

Unsere Zeit für ein solches Rundtischgespräch ist mit 1 Std sehr knapp bemessen. Wir müssen uns deshalb an eine strenge Einteilung halten. Ich darf Ihnen kurz zeigen, wie wir uns den Ablauf dieses Gespräches denken (Tab. 1). Sie sehen, daß wir zunächst die experimentellen und die klinischen Grundlagen der Immunsuppression besprechen werden; danach werden wir uns mit dem so sehr wichtigen und aktuellen Gebiet der Nebenwirkungen, hier insbesondere mit den teratogenen, mutagenen und onkogenen Effekten zu beschäftigen haben. Danach werden wir die Immunsuppression an ausgewählten klinischen Kapiteln besprechen, wobei uns in erster Linie die immunhämatologischen Prozesse, die chronisch-entzündlichen Lebererkrankungen, die chronisch-entzündlichen Nierenerkrankungen, die rheumatoide Arthritis und die Kollagenkrankheiten interessieren.

Tabelle 1. *Immunsuppression*

I. 1. Experimentelle Grundlagen
   2. Klinische Grundlagen
II. Nebenwirkungen
III. Klinik der Immunsuppression bei
   1. Immunhämatologischen Prozessen
   2. Chronisch-entzündlichen Lebererkrankungen
   3. Chronisch-entzündlichen Nierenerkrankungen
   4. Rheumatoider Arthritis
   5. Kollagenkrankheiten, insbesondere LED

Bei dieser Auswahl sind notwendigerweise eine Reihe immunpathologischer Reaktionen wie die Histoinkompatibilität oder auch Erkrankungen des Magen-Darmkanals und neuromuskuläre Prozesse ausgeklammert. Hierüber wurde ausführlich in einem Symposion unter Experten diskutiert, das vor 2 Tagen in Wiesbaden stattfand.

Ich darf nunmehr Herrn Kollegen de Weck um seine Ausführung über die experimentellen Grundlagen der Immunsuppression bitten.

Immunosuppression (Theoretische Grundlagen)

DE WECK, A. (Bern)

In erster Linie möchte ich betonen, daß es nicht möglich ist, in einigen Minuten die theoretischen Grundlagen der Immunsuppression darzustellen. Für den Arzt, der sich schnell informieren möchte, ist es außerdem relativ schwierig, klare und konzise Übersichten über Immunosuppression in der Literatur zu finden. Dies liegt größtenteils daran, daß kein klares Bild der möglichen Angriffspunkte der Immunosuppression ohne fundierte Kenntnisse über die Gesamtheit immunologischer Mechanismen zu erhalten ist. Ferner ist eine Übersicht erschwert durch die Tatsache, daß neben der den immunologischen Phänomenen innewohnende Komplexität verschiedene Faktoren wie Species, Art des Antigens, Antigendose, Verabreichungsmodus der Immunsuppressiva und Natur der untersuchten immunologischen Parameter äußerst unterschiedlich sind und doch alle eine Rolle spielen.

Wenn von Immunosuppression und Immunosuppressiva gesprochen wird, werden oft in erster Linie chemotherapeutische Substanzen hervorgehoben, die an einem oder mehreren Punkten des immunologischen Cyclus angreifen. Ich werde auf den spezifischen Wirkungsmechanismus, die metabolischen Eigenschaften und Bedeutung der einzelnen Immunosuppressiva nicht eingehen, da die diesbezüglichen Auskünfte jederzeit in der Fachliteratur zu finden sind. Prinzipiell muß man drei große Gruppen von Wirkungen und Aktionsmechanismen unterscheiden:

1. Substanzen, die radiomimetisch wirken, d. h. die selbst in einer ruhenden Zelle eine Schädigung des Genoms verursachen und damit die weitere Proliferation und Differenzierung der betroffenen Zellen verunmöglichen.
2. Substanzen, die ausschließlich bei der Zellproliferation und *Zellteilung* wirken, indem die notwendigen Replikationsverfahren auf verschiedenen Stufen verhindert werden.
3. Substanzen, die hauptsächlich auf die *Sekretion von entzündlichen Mediatoren* und auf entzündliche Kettenreaktionen im Gewebe hemmend wirken.

Oft schließt aber ein Wirkungsmechanismus den anderen nicht aus. Vorteile, Nachteile und Anwendungsmöglichkeiten dieser Substanzen bei der Therapie immunologischer Krankheiten werden die anderen Teilnehmer dieses Rundtischgesprächs diskutieren.

Substanzen, die undiskriminiert mit Zellteilung, Zelldifferenzierung und Proteinsynthese interferieren, sind prinzipiell als unbefriedigend zu bezeichnen, da zwangsläufig Dosen, die tatsächlich immunosuppressiv wirken, meistens auch unerwünschte Nebenerscheinungen verursachen. Ferner zeigt uns das Studium der Immunantwort, daß die Reaktion des lymphoretikulären Apparates auf einer Fremdsubstanz oder auf einem Autoantigen fast immer ein Gleichgewicht zwischen erwünschten und nicht erwünschten Vorgängen darstellt. Wir möchten wohl dieses Gleichgewicht zugunsten des Patienten bestmöglichst steuern, anstatt die immunologischen und anderen Vorgänge blindlings zu zerstören. Deshalb sind Untersuchungen über biologische Immunosuppression und Mittel eine differenziertere Immunosuppression zu erreichen, sowohl für ein besseres Verständnis der Entstehung immunologischer Krankheiten als auch für gezieltere therapeutische Eingriffe sehr bedeutend. Auf verschiedenen Gebieten der klinischen Immunologie wurde deutlich, daß Fortschritte bei der Therapie nur durch eine feinere und gezieltere Immunosuppression zu erreichen sind.

Auf dem Gebiet der Nierentransplantation z. B. konnte man vor 2 bis 3 Jahren vielleicht noch hoffen, daß die Resultate der Transplantation von Kadavernieren durch sorgfältige Auswahl der Spender—Empfängerpaare und die entsprechende Organisation wesentlich verbessert werden. Selbst wenn eine Kompatibilität für HL-A und Blutgruppenantigenen einen bestimmten Beitrag zur Verbesserung der Resultate liefert, ist es aber allen klar geworden, daß eine Lösung der Transplantationsprobleme nicht durch optimale Kompatibilität und möglichst nahe Identität zwischen Spender und Empfänger praktisch zu finden ist. Dabei werden wir von den Fortschritten der Immunosuppression immer noch abhängig bleiben. Es hat sich aber auch gezeigt, daß nur gewisse immunologische Erscheinungen gebremst werden sollten, und nicht alle, um ein optimales klinisches Resultat zu erzielen. Bei der Transplantationsabstoßung spielen sensibilisierte Lymphocyten und Mechanismen der cellulären Immunität die Hauptrolle, wobei in gewissen Fällen sog. cytotoxische Antikörper evtl. beitragen. Die Ansicht verhärtet sich aber immer mehr, daß die relativ gute Toleranz und Adaptation von Patienten nach einigen Monaten auf eine an sich inkompatible Niere im wesentlichen durch andere sog. blockierende oder „fazilitierende" Antikörper verursacht wird. Ziel einer idealen Immunosuppression wäre demnach, die Bildung solcher blockierenden

Antikörper zu fördern, aber die Bildung sensibilisierter Lymphocyten zu unterbinden.

In diesem Sinne hat das Studium von differenzierten Immunmangelkrankheiten, von Immunisierungsverfahren die den einen oder anderen Zweig des Immunapparates vorziehen oder von Zuständen, die „Immundeviation", „split tolerance" usw. genannt werden, immer mehr an Bedeutung gewonnen. Dabei interessieren wir uns hauptsächlich für biologische Substanzen, die sowohl in physiologischen Zuständen wie die Schwangerschaft oder bei verschiedenen pathologischen Umständen eine immunosuppressive Wirkung zeigen. Diese Substanzen unterschiedlicher Natur und Wirkungsmechanismen, haben oft eine gezielte und reversible Wirkung auf bestimmte Zellarten des lymphoiden Systems. Eine Abklärung ihrer Natur und biologischen Wirkung würde zweifellos Wege öffnen, die für den Organismus physiologischer und weniger schädigend sind, als die üblichen chemischen Immunosuppressiva. Insbesondere könnten Reagenzien, die die Zellmobilität und die Membranaktivität von Lymphoidzellen beeinflussen, von großem Interesse werden.

SCHEIFFARTH, F. (Erlangen):

Die Ausführungen von Herrn de Weck eröffnen eine interessante Zukunftsperspektive, die biologische Immunsuppression, wie sie etwa in der Klinik der Rhesusprophylaxe mit der Verwendung von Hyperimmunseren bereits verwirklicht ist.

Die weitere Diskussion wird sich jedoch im wesentlichen auf chemische Immunsuppression, d. h. auf die Therapie von Immunopathien unter Verwendung von cytostatischen Substanzen erstrecken. Wir werden auch das Antilymphocytenserum und andere suppressiv-therapeutische Maßnahmen, wie sie etwa in der Transplantationsimmunologie gebräuchlich sind (etwa die Ductus-thoracicus-Drainage), ausklammern müssen, weil sie in der Therapie von Autoimmunopathien kaum Eingang gefunden haben und keine Schlußfolgerung zulassen.

Wenn wir uns nunmehr mit den klinischen Grundlagen der Immunsuppression beschäftigen, worüber Herr Miescher berichten wird, so sind es im wesentlichen drei Fragenkomplexe, über die er uns berichten wird, und zwar:

1. Ist Immunsuppression unter klinischen Bedingungen, d. h. bei den in der Klinik zulässigen Dosen, Immunsuppression s.str., d. h. den experimentell gesicherten Grundlagen vergleichbar oder ist sie eine andere Form der antiphlogistischen Therapie, in diesem Falle allerdings dann eine nicht ganz ungefährliche antiphlogistische Therapie, wie wir noch sehen werden, oder ist sie beides zugleich, Immunsuppression und Antiphlogistik.

2. Welche Parameter sprechen für die Immunsuppression und welche für einen antiphlogistischen Effekt.

3. Beschäftigen uns auch Fragen des Therapiemodus, so etwa die Fragen: Stoßtherapie oder Langzeittherapie, Monotherapie, Kombination mit Corticoiden oder anderen Substanzen, und insbesondere auch, wie weit ist es gerechtfertigt, einen alternierenden Therapiemodus, unter Verwendung nacheinander von verschiedenen immunsuppressiven Substanzen, zu wählen. Ich darf Herrn Kollegen Miescher bitten, uns hierzu seine Ausführungen zu unterbreiten.

Immunosuppressive Therapie

MIESCHER, P. A. (Genf)

Grundlagen

Die Abb. 1 faßt die heutige Konzeption der Immunisierung zusammen und zeigt gleichzeitig an, wo Medikamente wahrscheinlich eine Wirkung ausüben: in einer ersten Phase kommt es zur Aufnahme von Antigenen durch Makrophagen. Phagocytosehemmende Stoffe können in dieser frühesten Phase bereits eingreifen. Es sei aber bemerkt, daß nicht alle Antigene diese „Makrophagenphase" passieren müssen. Auch gehen noch die Auffassungen über die Bedeutung dieser ersten Phase auseinander. Einserseits wird angenommen, daß die Antigene im Makro-

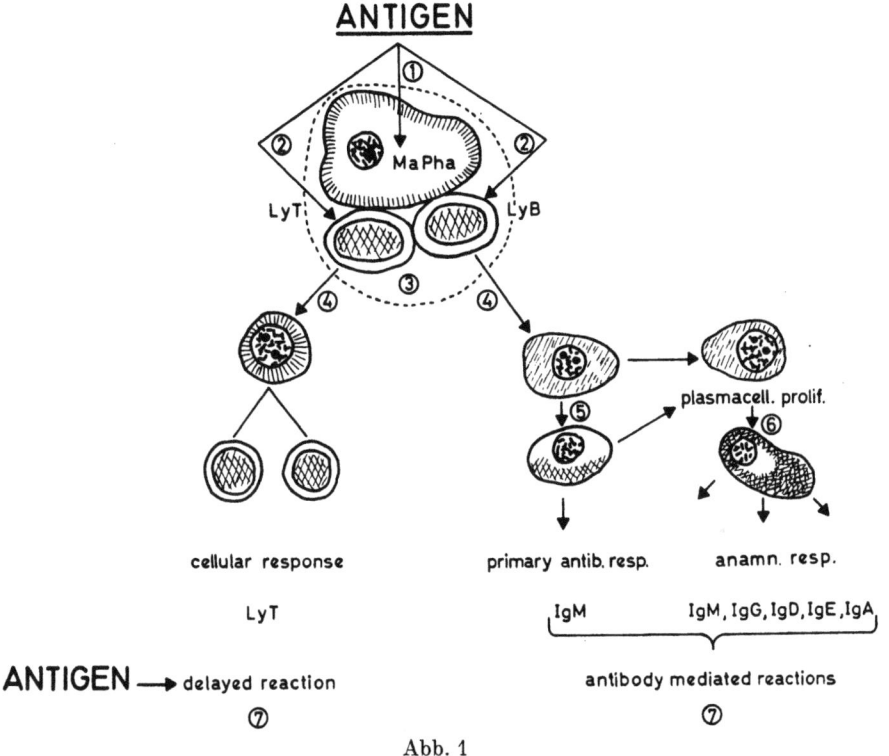

Abb. 1

phagen verarbeitet werden, um als „Superantigen" ausgeschieden zu werden. Andererseits sehen die meisten Forscher die Rolle der Makrophagen in einer „cell to cell interaction", wobei die antigenen Determinanten an der Oberfläche der Zelle den Lymphocyten wirkungsvoll angeboten würden. Die darauf folgende Phase kann als Induktion des Immunisierungsprozesses in den T- und B-Lymphocyten aufgefaßt werden. Für gewisse Antigene kommt es nur bei voller Funktionstüchtigkeit der T-Lymphocyten zur Antikörperbildung, während andere Antigene unabhängig der T-Lymphocyten eine Antikörperbildung auslösen können. Die T-(Thymus abhängige) Achse der Immunisierung läßt sich durch die meisten Immunsuppressiva leichter unterdrücken als die B-(Bursa-Äquivalent abhängige) Achse der Immunisierung. Ferner ist die Beeinflußbarkeit der primären Antikörperbildung verschieden von derjenigen, der „anamnestischen" Antikörperbildung. Letztere ist leichter unterdrückbar, erstere ist resistenter. Ferner kann allgemein festgehalten werden, daß die induktive Phase der Immunisierung (4 der Abb. 1) leichter unterdrückbar ist als die proliferative Phase (5 und 6 der Abb. 1).

Immunsuppressiva wirken entweder auf die Nucleinsäuresynthese (RNS und DNS) oder auf die Proteinsynthese (z. B. Epsilon-Aminocapronsäure), oder es handelt sich um membranaktive Substanzen (Antilymphocytenserum, Glucocorticoide).

Die Frage, ob ein Medikament immunosuppressive Eigenschaften aufweist, wird zunächst im Tierexperiment geklärt. Die Beurteilung der Wirkung am Menschen ist schwierig. Mit Ausnahme der Immunsuppression bei Patienten, welche infolge Nierentransplantation entsprechend behandelt werden, ist sie am einzelnen Individuum schwer oder nicht objektivierbar. Kritische Kliniker haben sich deshalb sogar gefragt, ob die klinisch in Erscheinung tretende Wirkung überhaupt Folge einer Immunsuppression, oder nicht vielmehr Folge anderer Eigenschaften der Medikamente sei. Die Frage erschien noch berechtigter, nachdem festgestellt werden konnte, daß verschiedene Immunsuppressiva antiphlogistische Eigenschaften aufweisen. Diese Eigenschaften werden dann leicht in den Vordergrund gestellt, besonders wenn der Kliniker keine eigene Erfahrung im Tierexperiment hat. Der experimentelle Kliniker überwertet die antiphlogistischen Eigenschaften etwas weniger. Es müssen nämlich außerordentlich große Dosen der Medikamente (z. B. 6-MP oder Cyclophosphamid) verabreicht werden, um eine nur bescheidene antiphlogistische Wirkung nachweisen zu können. Bekannte antiphlogistische Medikamente wie Glucocorticoide, Salicylate, Phenylbutazon und Indometacin sind in dieser Hinsicht unvergleichbar viel wirksamer. Eine weitere Schwierigkeit liegt in der Beurteilung der „klinischen" Wirksamkeit immunsuppressiver Medikamente bei verschiedenen Krankheiten. Unkontrollierte Einzelbehandlungen sind nicht oder schwer objektivierbar, streng kontrollierte Versuchsserien selten, und zwar oft weil sich die Forscher verschiedener Kliniken nicht zur Annahme eines statistisch auswertbaren Protokolls einigen konnten. Wir werden auf diese Fragen im klinischen Teil am Beispiel der Behandlung der verschiedenen Affektionen zurückkommen.

In der Anwendung muß sich der Kliniker voll bewußt sein, wo er im Krankheitsgeschehen eingreifen will. Ferner muß er sich die Limitierung jeder Behandlungsart vor Augen halten. Die Verabreichung von zwei Medikamenten mit verschiedenem Wirkungsmechanismus hat die größten klinischen Erfolge gezeigt. Bei einer Affektion mit starker entzündlicher Komponente ist z. B. eine gleichzeitig immunsuppressive und antientzündliche Therapie angezeigt. In der Regel hat sich die Kombinationstherapie von Glucosteroiden mit verschiedenen Immunsuppressiva besonders bewährt, wobei den Steroiden neben der antiinflammatorischen Bedeutung auch diejenige eines schwachen Immunsuppressivums zukommt. Ferner hat es sich in unserer eigenen Erfahrung wiederholt gezeigt, daß eine lang anhaltende Verabreichung eines und desselben Immunsuppressivums zum Phänomen der „Gewöhnung" oder „Resistenz" führen kann. Dieses Phänomen erschwert die Therapie. Aus diesem Grunde wechseln wir bei langfristiger Behandlung monatlich das immunsuppressive Mittel. Bei so behandelten Patienten konnten wir nie die Entwicklung einer Resistenz gegenüber dem angewandten Medikament beobachten, im Gegensatz zu Patienten, welche jahrelang 6-MP oder Azathioprin verabreicht bekommen.

In der Wahl der Medikamente wird man ferner den Zustand von Niere und Leber besonders berücksichtigen müssen. Im Falle einer Niereninsuffizienz ist z. B. Methotrexat kontraindiziert, aber auch die übrigen Immunsuppressiva werden dann häufig schlecht vertragen, wobei 6-MP und Azathioprin noch am besten von diesen Patienten toleriert werden. Methotrexat darf ferner bei Beeinträchtigung der Leberfunktion nicht gegeben werden. 6-MP weist wohl in hoher Dosierung auch eine Lebertoxität auf, wird aber in der als Immunsuppressivum angewandten Dosierung von den Patienten meist gut vertragen. Immerhin darf auch dieses Medikament erst dann gegeben werden, wenn der Bilirubinspiegel unter 2 mg% liegt.

SCHEIFFARTH, F. (Erlangen):

Jedem Kliniker, der immunsuppressive Therapie betreibt oder, anders gesagt, der Erfahrungen mit cytostatischen Substanzen hat, ist hinlänglich bekannt, daß diese Medikamente, dosis- und zeitabhängig, eine Reihe von z. T. erheblichen Nebenwirkungen haben. Sie bestehen insbesondere in Schäden 1. des hämopoetischen Systems mit Leuko- und auch Thrombopenie und, gelegentlich, auch Pancytopenie, 2. des Magen-Darmtraktes, insbesondere mit der Gefahr einer Ulcusbildung mit allen Folgen einer Blutung und Perforation, sowie 3. einer Depression der Infektresistenz, wobei wir insbesondere Virusinfekte und Mykosen des Respirationsapparates und der Harnwege fürchten. Eine in diesem Zusammenhang vielfach auch gestellte Frage ist das Problem der Schutzimpfung unter Immunsuppression, d. h. einerseits die Frage in wie weit eine aktive Immunisierung unter Immunsuppression erfolgreich, andererseits in wie weit sie gefährlich ist. Wir wissen, am Maßstab verschiedener Immunisierungseffekte, etwa unter Verwendung von Tetanustoxoid, daß eine Beeinträchtigung der Immunisierung in den bei der Langzeitbehandlung üblichen Dosen in der Regel nicht zu erwarten ist; allenfalls, wenn mehrere immunsuppressive Faktoren, hier insbesondere etwa gleichzeitig Antilymphocytenserum, Cytostatika und Corticoide in hohen Dosen angewandt werden, wie das im allgemeinen nur unmittelbar nach Organtransplantation üblich ist, scheint eine Beeinträchtigung des Immunisierungseffektes zu erfolgen, wofür insbesondere tierexperimentelle Studien sprechen. Problematisch ist hingegen die Impfung mit Lebendimpfstoff, die nach vorliegenden Erfahrungsberichten als gefährlich zu meiden sind. Eine Pockenschutzimpfung beispielsweise darf während einer Immunsuppression im Hinblick auf Impfencephalitis und Vaccinia generalisata auf keinen Fall erfolgen.

Über ein besonders wichtiges und aktuelles Gebiet der Nebenwirkungen immunsuppressiver Therapie, die teratogenen, mutagenen und onkogenen Effekte, wird uns nunmehr Herr Rapp berichten.

Teratogene, mutagene und onkogene Schäden von Immunsuppressiva

RAPP, W. (Heidelberg)

Bei dem klinischen Einsatz von immunsuppressiven Substanzen [1, 2] sind die Nebenwirkungen, insbesondere die medikamentös ausgelöste Teratogenese [3, 4] fragliche carcinogene Wirkungen und Schädigungen der Chromosomen (clastogene Wirkung) besonders zu beachten. Grundsätzlich hat sich die immunsuppressive Therapie unter Berücksichtigung der diagnostischen Kriterien nach der Schwere des Krankheitsbildes zu richten.

Teratogene Wirkung

Teratogene sind endogene oder exogene Faktoren, die während der embryonalen Entwicklung permanente morphologische oder funktionelle Abnormitäten der Frucht hervorrufen [5]. Die bisher bekannten teratogenen Substanzen zeigen hinsichtlich ihrer Wirkung eine Art- und Phasenspezifität sowie eine Organotropie [6, 10]. Die Übertragung der Ergebnisse von Tierexperimenten auf den Menschen sind aus diesen Gründen nicht immer möglich. Typische Beispiele sind die teratogenen Wirkungsunterschiede von Cortison bei unterschiedlichen Mäusestämmen und dessen Wirkungslosigkeit bei der Ratte. Eine besonders empfindliche Phase für teratogene Schädigung ist beim Menschen im ersten Trimenon anzunehmen. Eine eindeutige teratogene Wirkung wurde bei dem Amethopterin (Methotrexat) beobachtet, das darüber hinaus ein Abortivum darstellt. Seine Anwendung während der Schwangerschaft ist absolut kontraindiziert. Eine Untersuchung der möglichen teratogenen Wirkung von den antiphlogistisch wirkenden Salicylaten ergab nur eine geringe Zunahme der Mißbildungen, die mit 6% über der erwarteten Zahl der Mißbildungen in einer Kontrollgruppe lagen [11]. Dringend erforderlich sind prospektive Untersuchungen über Frühschwangerschaftsunterbrechungen unter genetischen und teratologischen Gesichtspunkten [12].

Insbesondere ist es erforderlich, die Anwendung der immunsuppressiven Substanzen in der Embryonalphase auf mögliche spätere Auswirkungen auf den Altersprozeß zu untersuchen.

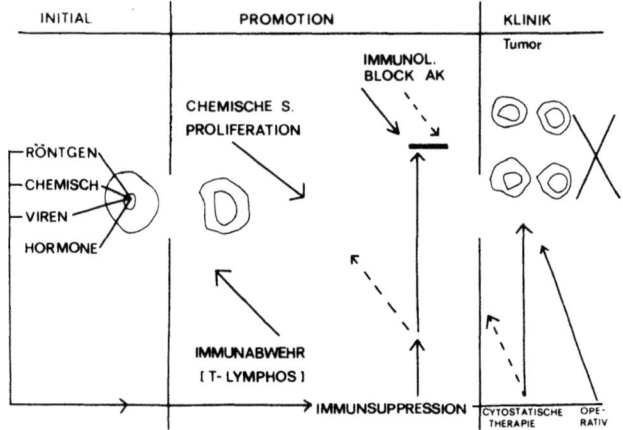

Abb. 1. Schematische Darstellung der Carcinogenese und deren Beeinflussung durch Immunsuppression. Pfeile nach rechts bedeuten vermehrtes Tumorwachstum, die Pfeile nach links immunologische Tumorabwehr

Carcinogene Wirkungen

Carcinogene sind Substanzen, die durch eine einmalige Wirkung oder durch Summationswirkungen einen überwiegend im DNS- oder RNS-Bereich angreifenden Prozeß zustandebringen, der zum malignen Wachstum führt [13, 14, 15]. In dem Latenz- bzw. Proliferationsstadium sind weitere carcinogene Mechanismen, aber auch immunologische Faktoren [16, 17] im Rahmen der spezifischen cellulären Tumorabwehr oder der Förderung des Tumorwachstums (Enhancementphänomen) über die im Tierexperiment nachgewiesenen blockierenden Antikörper bzw. Antigenantikörperkomplexe (Abb. 1) anzunehmen. Aus diesem Grunde ist bei der Diskussion der carcinogenen Wirkung bestimmter Substanzen zwischen der eigentlichen Initiierung des malignen Transformationsprozesses und der Alteration der Immunabwehr zu unterscheiden. Die carcinogene Wirkung von den an der DNS angreifenden Alkylantien bei dem Tier ist seit längerer Zeit bekannt und wurde an dem Beispiel von Cyclophosphamid von Schmähl (Deutsches Krebsforschungszentrum) bestätigt. Von Schmähl u. Mitarb. wurden jedoch keine carcinogene Wirkungen bei Azathioprin beobachtet [18].

Eindeutige carcinogene Wirkungen durch Lostpräparate wurden in der Literatur von Wada bei japanischen Arbeitern beobachtet, die in den Jahren 1929 bis

1945 in einer Fabrik tätig waren, in der Stickstoff-Lostpräparate hergestellt wurden. Anstelle der erwarteten Häufigkeit einer Fallzahl von 0,9 wurden bei 33 Personen überwiegend in den oberen Luftwegen vorkommende Carcinome beobachtet [19]. Die mittlere Zeitspanne zwischen dem Beginn der Tätigkeit in der Fabrik und dem Tod durch Krebs waren 24,4 Jahre, die kürzeste Zeitspanne 10,9 Jahre. Schmähl hat darüber hinaus aufmerksam gemacht, daß bei etwa 20% mit β-Naphtylamin-Lost behandelten Patienten nach einer Induktionszeit von 3 bis 5 Jahren sich Blasencarcinome entwickelt haben. Aus diesem Grunde ist bei der Anwendung von Alkylantien zur Immunsuppression nach Erwägung aller Risikofaktoren eine strenge Indikationsstellung erforderlich, die im Prinzip die Schwere des Krankheitsbildes und die Gefährdung des Patienten zu berücksichtigen hat. Durch Schwächung des Immunsystems (Thymektomie, Blockade des RES, Röntgenbestrahlung, medikamentöse Immunsuppressiva, Antilymphocytenserum) ist im Tierexperiment bei den durch Viren als auch durch Carcinogene

MEDIKAMENTE		TERATOGEN	CARCINOGEN	CLASTOGEN
	CORTISON	ø	ø	ø
ALK.	STICKSTOFF-LOST	+	+	+
	CYCLOPHOSPHAMID	(+)	T	+
P.A.	AZATHIOPRIN	(+)	ø	+
	6-MERCAPTOPURIN	(+)	ø	+
F.A.	METHOTREXAT	+ +	ø	+
	(AMETHOPTERIN)	+ +	ø	+
	COFFEIN	ø	ø	+

Abb. 2. Teratogene, carcinogene und clastogene Wirkungen der als Immunsuppressiva verwendeten Medikamente

induzierten Transplantationstumoren eine eindeutige Steigerung des Tumorwachstums beobachtet worden [16]. Es handelt sich hier um eine Hemmung der gegen das Tumorwachstum gerichteten spezifischen cellulären Abwehrfunktionen. Ein nicht ganz vergleichbares System findet sich in der Medizin, wo bei Transplantationen zwangsläufig eine Immunsuppression erfolgt. Man konnte nach der Auswertung von etwa 5000 Nieren- und etwa 170 Herztransplantationen mit Immunsuppression durch Azathiopirin, Cortison und in der Minderheit der Fälle durch zusätzliche Gabe von ALS in 1% der Fälle überwiegend epitheliale und mesenchymale Tumoren beobachten, die mit auffallender Häufigkeit (46%) in dem ZNS vorkamen [20]. Allerdings handelt es sich hier um ein äußerst komplexes immunpathologisches System, das keine direkten Schlußfolgerungen auf die übliche klinische immunsuppressive Behandlung bei Autoimmunerkrankungen gestattet. Die Carcinogenese ist ein multifaktorielles Geschehen, das vermutlich auch beim Menschen analog zu dem Tiersystem durch eine komplexe Immunreaktion spezifisch gehemmt (celluläre Immunität) oder beschleunigt (blockierende Antikörper bzw. Antigenantikörperkomplexe) werden kann.

Schädigung der Chromosomen

Es handelt sich hier um morphologisch erfaßbare reversible oder irreversible Schädigung der Chromosomen bestimmter Zellen, die nicht immer zu pathologischen Zellinien führen [21]. Mit Ausnahme des Cortisons wurden bei allen zur

Immunsuppression verwendeten Substanzen klastogene Wirkungen beobachtet Abb. 2. Bedeutung dieser Wirkungen, die auch bei Viren, Protozoen, Antibiotica, Coffein und Theophyllin beobachtet wurden, für Mutation und Carcinogenese sind noch nicht ausreichend erforscht, um endgültige Schlüsse, besonders für die Spermatogenese bei den immunsuppressiv behandelten männlichen Patienten zu ziehen. Dringend erforderlich sind Untersuchungen über die Häufigkeit des Vorkommens von geschädigten Chromosomen in der gesunden Bevölkerung und bei immunsuppressiv behandelten Patienten.

Die hieraus für die ärztliche Praxis sich ergebenden Schlußfolgerungen sind: Generell Aufklärung des Patienten über die im Vergleich zur Schwere der Erkrankung zu erwartenden relativ geringen Nebenwirkungen. Bei ausdrücklichem Kinderwunsch ist bis zur medikamentösen Erzielung einer optimalen klinischen Ausgangssituation eine Konzeptionsverhütung durchzuführen. Eine gewisse Vorsicht ist in dem 1. Trimenon anzuwenden. Eine absolute Kontraindikation besteht bei dem abortiv und teratogen wirkenden Amethopterin. Eine strengste Indikationsstellung ist bei der Verwendung der im Tierexperiment carcinogen wirkenden Alkylantien erforderlich. Bei der Verwendung der anderen immunsuppressiven Substanzen ist die Wahrscheinlichkeit einer Carcinogenese beim Menschen gering. Dringend erforderlich sind prospektive Untersuchungen hinsichtlich der Teratogenese und der Chromosomenschädigung.

Literatur

1. Scheiffarth, F., Warnatz, H.: Dtsch. med. Wschr. **94**, 2444 (1969). — 2. Scheiffarth, F., Warnatz, H.: Brit. med. J. **4**, 663, 730 (1970). — 3. Kreybig, Th. v.: Arzneimittel-Forsch. **20**, 591 (1970). — 4. di Paolo, J. A., Kotin, P.: Arch. Path. **81**, 3 (1966). — 5. Clegg, D. J.: Ann. Rev. Pharm. **11**, 409 (1971). — 6. Apgar, V.: Anaesthesist **15**, 289 (1966). — 7. Nicholson, H. O.: J. Obstet. Gynaec. Brit. Cwlth **75**, 307 (1968). — 8. Wolf, H. G.: Wien. klin. Wschr. **80**, 498 (1968). — 9. Oberheuser, F.: Therapiewoche **21**, 2198 (1971). — 10. Mueller, W. C.: Münch. med. Wschr. **111**, 1687 (1969). — 11. Crombie, D. L., Pinsent, R. J. F. H., Slater, B. C., Fleming, D., Cross, K. W.: Brit. med. J. **4**, 178 (1970). — 12. v. Kobyletzki, D.: Fortschr. Med. **87**, 1 (1969). — 13. Ryser, J. P.: New Engl. J. Med. **285**, 721 (1971). — 14. Müller, J. A.: Cancer Res. **30**, 559 (1970). — 15. Schmidt, C. E.: Dtsch. med. Wschr. **94**, 508 (1969). — 16. Reis, H. E.: Dtsch. med. Wschr. **96**, 170 (1971). — 17. Schmähl, D.: Dtsch. med. Wschr. **45**, 1771 (1971). — 18. Schmähl, D., Oswald, H.: Arzneimittel-Forsch. **20**, 1461 (1970). — 19. Wada, S., Miyanishi, M., Nishimoto, Y., Kambe, S., Miller, R. W.: Lancet **1968 I**, 1161. — 20. Schneck, S. A., Penn, J.: Lancet **1971 I**, 983. — 21. Shaw, M. W.: Ann. Rev. Med. **21**, 409 (1970).

Scheiffarth, F. (Erlangen):

Nachdem wir nunmehr die experimentellen und klinischen Grundlagen der Immunsuppression abgehandelt haben, wenden wir uns der Erörterung der immunsuppressiven Therapie von Immunopathien zu. Wir beginnen mit den Ausführungen von Herrn Kollegen Miescher zur Behandlung immunhämatologischer Prozesse.

Immunsuppressive Therapie bei immunhämatologischen Erkrankungen

Miescher, P. A. (Genf)

In der Behandlung der autoimmun-hämolytischer Anämie hängt die Anwendung der Immunsuppressiva von der Natur des Antikörpers ab. Im Falle von IgG-Autoantikörpern hat sich bei Prednison-resistenten Fällen Azathioprin oder 6-MP sehr bewährt. Das Medikament darf hier viel höher dosiert werden als z. B. bei SLE (150 bis 200 mg Azathioprin, 75 bis 100 mg 6-MP). Gleichzeitig müssen

Glucocorticosteroide in hoher Dosierung verabreicht werden. Das Resultat zeigt sich in der Regel nach 2 bis 3 Wochen. Bie Behandlung muß im allgemeinen mindestens 3 Monate durchgeführt werden unter Reduktion der Prednisonmedikation und der Azathioprin- bzw. 6-MP-Medikation entsprechend dem Fortschritt der Krankheit. In einem Fall mußte nach 2jähriger Behandlung eine Erhaltungstherapie weitergeführt werden, da der Patient regelmäßig nach Absetzen der Therapie einen Rückfall aufwies.

Im Fall von IgM-bedingter autoimmunhämolytischer Anämie haben nur Alkylantien bei ungefähr der Hälfte der behandelten Fälle zu einer Besserung geführt, worauf Schubothe schon vor vielen Jahren hingewiesen hat. Auch hier gibt die Assoziation mit Glucocorticosteroiden bessere Resultate.

Die chronische Autoimmunthrombopenie (idiopathische Thrombopenie ohne Splenomegalie) wird immer noch vorzugsweise mit Prednison behandelt. Bei jüngeren Patienten empfehlen die meisten Hämatologen die Splenektomie bevor Immunsuppressiva versucht werden. Falls die Operation aus irgend einem Grunde nicht durchführbar ist, ist ein Versuch mit Immunsuppressiva indiziert. Die meisten Autoren haben Azathioprin oder 6-MP verwendet. Wir verabreichen diese Medikamente in einer Dosierung von 150 mg Azathioprin täglich während 4 konsekutiven Tagen in der Woche. Von 12 behandelten Fällen haben 4 Patienten auf die Behandlung gut angesprochen unter Normalisierung der Plättchenzahl. Bei 5 Fällen kam es nur zu einer klinischen Besserung, jedoch nicht zu einer Normalisierung der Plättchenzahl, während 3 Patienten unbeeinflußt blieben. Die Angaben aus der Literatur sind teils mehr, teils weniger ermutigend. Zur Zeit wird versucht, therapieresistente Fälle mit Antilymphocytenserum zu behandeln. Die ersten Ergebnisse erscheinen interessant.

SCHEIFFARTH, F. (Erlangen):

Eines der in der inneren Medizin am meisten diskutierten Kapitel der Immunsuppression ist die Therapie chronischer Lebererkrankungen mit cytostatischen Substanzen. Darüber wird Herr Deicher berichten.

Immunsuppressive Therapie bei chronisch-entzündlichen Leberkranken

DEICHER, H. (Hannover)

Humorale und celluläre Immunreaktionen sind in den letzten Jahren in großer Zahl bei entzündlichen Erkrankungen der Leber beschrieben worden [1, 2]. Der Anteil immunpathologischer Reaktionen an der Pathogenese insbesondere der chronisch-entzündlichen Lebererkrankungen ist dabei weiterhin Gegenstand der wissenschaftlichen Diskussion [1, 2]; humorale Autoantikörper [3] — so antinucleäre oder antimitochondriale Antikörper — haben inzwischen diagnostische Bedeutung erlangt, celluläre Reaktionen gegen Leberantigene, insbesondere der Leberzellmembran [4], werden besonders in jüngster Zeit als pathogene Faktoren diskutiert.

Histopathologisch lassen sich zwei Formen chronisch-entzündlicher Lebererkrankungen klar voneinander abgrenzen [6]: *Die chronisch-persistierende Hepatitis* mit auch nach jahrelangem Verlauf günstiger Prognose, die keiner spezifischen Therapie bedarf [2], und *die chronisch-aggressive Hepatitis*, die vielfach auch in der Klinik als aktive chronische Hepatitis bezeichnet wird. Diese in Schüben verlaufende, chronisch-progrediente Erkrankung mit massiver, vom portalen Feld in das Leberparenchym sich ausbreitende Entzündung und eine Reihe von extrahepatischen Begleitsymptomen ist laborchemisch durch eine ausgeprägte Hypergammaglobulinämie [7] (IgG über 25 mg/ml), wechselnde Transaminasenerhöhungen, Hyperbilirubinämie, immunologisch durch Auftreten multipler Gewebsantikörper im Serum und durch den Nachweis einer — oben erwähnten — cellulären Immunreaktion gegen hepatische Antigene gekennzeichnet. Bei individuell sehr unterschiedlichem Verlauf kann sie nach Jahren oder in recht kurzer Zeit zur „kryptogenen" Cirrhose führen. Wir wissen über die Ätiologie dieser Erkrankung wenig — aber mehr als eine Ursache ist eher wahrscheinlich.

Unsere therapeutischen Bemühungen gelten also der aktiven chronischen Hepatitis und der kryptogenen Cirrhose. Die Möglichkeit einer Beteiligung einer cellulären Immunreaktion in der Pathogenese dieser Erkrankung gewinnt in letzter Zeit auch deshalb an Gewicht, weil deren Verschwinden unter einer Behandlung mit Nebennierenrindensteroiden und Azathioprin kürzlich nachgewiesen wurde [5]. Die Wirksamkeit von Nebennierenrindensteroiden (wir sprechen im folgenden der Einfachheit halber von Prednison) bei der aktiven chronischen Hepatitis ist durch eine Reihe von prospektiven Studien belegt worden [8, 9, 10]. Mit Dosen zwischen 10 und 20 mg/die haben Cook et al. [8] und Summerskill et al. [9] eine signifikante Reduktion der Mortalität in den so behandelten Gruppen zeigen

Tabelle 1. *Einfluß der Azathioprinbehandlung auf den histologischen Befund bei 53 Patienten mit chronisch-entzündlichen Lebererkrankungen (Therapiedauer > 6 Monate)*[a]

	Chronisch-aggressive Hepatitis	Lebercirrhose
n	43	10
Gebessert	35	4
Unverändert	6	0
Verschlechtert	2	6

[a] Gemeinschaftsstudie Göttingen-Hannover-Mainz

können. Der Behandlungseffekt war am besten im Frühstadium der Erkrankung, d. h. bei Patienten mit fehlendem oder geringem Organumbau. Auch die Copenhagen Study Group for Liver Disease [11] fand in einem gemischten Krankengut von chronischen Hepatitiden und Cirrhosen, daß nur bei weiblichen Patienten ohne Ascites eine signifikante Reduktion der Mortalität zu verzeichnen war. Ein Einfluß der Prednisonbehandlung auf den cirrhotischen Prozeß konnte nicht nachgewiesen werden [12, 13]. Die typischen Nebenwirkungen einer Langzeittherapie mit Prednison wurden auch in diesen Studien beobachtet.

Die bisher vorliegenden Untersuchungen mit immunsuppressiven Cytostatika, insbesondere Azathioprin, zeigen eher widersprechende Ergebnisse. Mackay [14] sah eine der Steroidgruppe vergleichbare gute Wirksamkeit von Azathioprin nach 2jähriger Behandlung. Gross u. Zwirner [13] fanden nach durchschnittlich 9monatiger Therapie eine anhaltende Besserung nur bei 17% der Fälle, ein Fortschreiten des Leberumbaus war jedoch trotz Rückgang der entzündlichen Infiltrationen in 43% der Fälle zu beobachten. Auch Untersuchungen von Kommerell [15] zeigten eher negative Resultate. In einer ersten prospektiven Studie fanden Summerskill et al. [9] bei einem aus chronischen Hepatitiden und Cirrhosen gemischten Krankengut eine bessere Überlebensrate bei zwei mit Prednison oder mit Prednison + Azathioprin behandelten Gruppen im Vergleich zu zwei anderen, die mit Azathioprin allein oder Placebo behandelt worden waren. Über gute Resultate einer Kombinationsbehandlung mit Prednison und Azathiorpin haben auch De Grotte et al. [16] berichtet. Offensichtlich ist die Auswahl der zu behandelnden Kranken von entscheidender Bedeutung: Klinische Einzelbeobachtungen haben immer wieder gezeigt, daß Verschlechterungen des Leberstatus unter der Behandlung mit Azathioprin fast ausschließlich bei Cirrhosen vorkommen. Eine Zusammenstellung eines in 6 Jahren in drei Kliniken (Med. Univ.-Klinik Göttingen, 2. Med. Univ.-Klinik Mainz, Med. Klinik der Medizinischen Hochschule Hannover) nach einheitlichen Kriterien gesammelten Beobachtungsmaterials (Mindesbehandlungsdauer 18 Monate, mindestens zwei Leberbiopsien im Verlaufe der Therapie) zeigten (Tabelle), daß mit einer Langzeittherapie mit Azathioprin bei aktiven chronischen Hepatitiden gute Erfolge erzielt werden können [17]. In dieser Studie wurden anfangs auch chronische persistierende Hepatitiden behandelt, eine Indikation, die wir heute nicht mehr stellen. Wir haben Dosen zwischen 100 und 200 mg Azathioprin/die verwandt, 28 Patienten erhielten zusätzlich kleine Dosen Prednison. Allerdings handelt es sich hier um eine retrospektive Studie. Auslaßversuche zeigen, daß die suppressive Wirkung auf die Leberentzündung im Einzelfall reproduziert werden kann, zeigen vor allem auch, daß nur eine Langzeittherapie in Frage kommt. Behandlungsperioden von unter 1 Jahr sind schon deshalb nicht sinnvoll, weil ein Therapieerfolg bei dieser chronisch verlaufenden Erkrankung in kürzerer Zeit sicher nicht zu beurteilen ist. Eine Vorbeobachtungsperiode von einigen Monaten ist zweckmäßig, um nicht einen Spontanverlauf — etwa eine Spontanremission — als Therapieeffekt zu deuten. Nebenwirkungen sind Anorexie, selten Myelopathie oder gastrointestinale Störungen. Eine größere repräsentative prospektive Studie der Azathioprintherapie der chronischen Hepatitis wird jetzt von der Paul-Ehrlich-Gesellschaft durchgeführt. Ihre Ergebnisse sind in einigen Jahren zu erwarten.

Literatur

1. Immunology of the liver (Smith, M., Williams, R., Eds.). London: Heinemann 1971. — 2. Lancet **1971 I**, 1221. — 3. Meyer zum Büschenfelde, K.-H.: Ergebn. inn. Med. Kinderheilk. (N.F.) **32**, 31 (1972). — 4. Meyer zum Büschenfelde, K. H., Miescher, P. A.: Klin. exp. Immunol. **10**, 89 (1972). — 5. Smith, M. G. M., Golding, P. L., Eddleston, A. L. W. F., Mitchell, C. G., Kemp, A., Williams, R.: Brit. med. J. **1972 I**, 527. — 6. de Grotte, J., Desmet, V. J., Gedigk, P., Korb, G., Popper, H., Poulsen, H., Scheuer, P. J., Schmid, M., Thaler, H., Uehlinger, E., Wepler, W.: Lancet **1968 II**, 626. — 7. Gleichmann, E., Wepler, W., Otto, P., Deicher, H.: Acta hepato-splenol. (Stuttg.) **17**, 255 (1970). — 8. Cook, G. C., Mulligan, R., Sherlock, S.: Quant. J. Med. **40**, 159 (1971). — 9. Summerskill, W. H. J.: Unveröffentlicht. — 10. Mistilis, S. O., Blackburn, C. R. B.: Amer. J. Med. **48**, 484 (1970). — 11. Copenhagen Study Group for Liver Diseases. Lancet **1971 I**, 119. — 12. Read. A. E., Sherlock, S., Harrison, C. V.: Gut **4**, 378 (1963). — 13. Gross, H., Zwirner, K.: Münch. med. Wschr. **111**, 2481 (1969). — 14. Mackay, I. R.: Quart. J. Med. **37**, 379 (1968). — 15. Kommerell, B., Nicklis, W.: Leber, Magen, Darm **1**, 78 (1971). — 16. de Groote, Fevery, J., Vandenbroucke, J.: In: Immunology of the liver, p. 243 (Smith, M., Williams, R., Eds.). London: Heinemann 1971. — 17. Perings, K.: In Vorbereitung.

SCHEIFFARTH, F. (Erlangen):

Nunmehr wird uns Herr Kollege Ricken über Indikation und Therapieerfolge bei der Behandlung chronisch entzündlicher Nierenerkrankungen mit cytostatischen Substanzen berichten.

Immunsuppressive Therapie (Cytostatika) der Glomerulonephritis

RICKEN, D. (Bonn)

Für die cytostatische, immunsuppressive Therapie der Glomerulonephritis gilt, daß sie zu einem die Produktion gegen Glomerulumsubstrate gerichteter oder für sie schädlicher Immunität hemmen oder abschwächen soll, zum anderen aber auch gegen Entzündungszellen an sich gerichtet ist, also rein antiphlogistisch wirkt. Die Indikation zur immunsuppressiven Therapie mit Cytostatika betrifft deshalb folgende Glomerulonephritiden:

1. Glomerulonephritiden, welche Anhaltspunkte dafür bieten, daß sie durch (Auto)-Immunreaktionen entweder immunkompetenter Lymphocyten oder humoraler Antikörper gegen Glomerulumschlingen entstehen bzw. unterhalten werden. Während im Tierversuch die Reproduktion derartiger nephrotoxischer Mechanismen schon mehrfach gelungen ist, kann die Rolle eines derartigen Geschehens bei der menschlichen Glomerulonephritis vorläufig nur auf Grund des Nachweises von γ-Globulin und auch von Komplement subendothelial oder subepithelial bzw. mesangial bei membranöser, perimembranöser und proliferativer Glomerulonephritis zwar mit großer Wahrscheinlichkeit angenommen werden, aber letztlich noch nicht als sicher gelten. Gesichert erscheint aber, daß das Good-pasture-Syndrom, in dessen Verlauf es außer der Lungenerkrankung auch zur membranösen Glomerulonephritis kommt, durch Antikörper gegen antigenidentische Basalmembran der Alveolen und der Glomerula hervorgerufen wird.

2. Glomerulonephritiden, die durch Ablagerung von nicht gegen „Niere" gerichteten Antikörpern bzw. Antigen-Antikörperkomplexen in den Glomerulumschlingen ausgelöst bzw. unterhalten werden. Beispiele für die Pathomechanismen sind vor allen Dingen die LED-Glomerulonephritis, die Glomerulonephritis bei Schoenlein-Henochscher Purpura und wahrscheinlich auch die zweite Phase der streptokokkenbedingten Glomerulonephritis, schließlich die allerdings nur flüchtige Serumkrankheit Glomerulonephritis. Auf diese Form der Glomerulonephritiden und ihre immunsuppressive Therapie wird Herr Prof. P. Miescher noch ausführlich eingehen.

3. Resistenz der entsprechenden Glomerulonephritis gegenüber Corticosteroidtherapie oder sonstiger antiphlogistischer Therapie.

Es muß in diesem Zusammenhange darauf hingewiesen werden, daß bei der sog. Lipoidnephrose, der minimal-changes-Glomerulonephritis, bis jetzt keine immunologischen Reaktionen gegen oder an den Glomerula nachgewiesen werden konnten.

Für die Diagnose der verschiedenen Glomerulonephritisformen haben neben der Anamnese und den klinischen Befunden einschließlich der Laborbefunde die histologische und immunhistologische Untersuchung eine wesentliche Bedeutung gewonnen. Hierdurch ist eine relativ genaue Eingruppierung und auch Stadieneinteilung möglich. Der Nachweis von γ-Globulin und von Komplementdepositen an den Basalmembranen bzw. im Mesangium deutet auf ein immunologisches Geschehen hin.

Therapieempfindlich sind nach bisheriger Erfahrung beginnende Glomerulonephritiden, subchronische und chronische Glomerulonephritiden, hier sowohl die membranösen, die perimembranösen als auch die proliferativen Formen. Weniger gut oder überhaupt nicht haben bis jetzt perakute Glomerulonephritiden und die Endstadien der membranösen oder proliferativen Glomerulouephritis mit weitgehender Nierenschrumpfung auf immunsuppressive Therapie reagiert.

Die Dosierung der gebräuchlichen, immunsuppressiv wirksamen Cytostatika kann der Tabelle 1 entnommen werden. Während Azathioprin über viele Wochen verabreicht werden kann, sollte Cyclophosphamid nach einer Gesamtdosis von 8 bis 10 g erst einmal abgesetzt werden. Die Nebenwirkungen der Cytostatika sind durch häufige Kontrollen, insbesondere der peripheren Leukocyten und Thrombocyten, rechtzeitig zu erkennen. Die Kombinationsbehandlung mit Prednison und Immunsuppressivum kann sich als wirksamer erweisen als die Einzelbehandlung. Dieser Effekt ist aber noch nicht genügend abgesichert (s. weiter unten).

Tabelle 2 gibt Auskunft über die bisherigen Erfolge bzw. Mißerfolge der immunsuppressiven Therapie bei den verschiedenen Formen der akuten oder chronischen Glomerulonephritis. Auf die Erfolgskriterien der Tabelle 3 wird verwiesen.

Tabelle 1. *Immunsuppression bei Glomerulonephritis*

6-Mercaptopurin:	2 mg/kg/die, 150 mg/die, 3 Wochen, mehrfache Wiederholungen (Shearn, M.).
Azathioprin:	2 bis 3 mg/kg/die, 200 bis 100 mg/die, bis 12 Monate (Kluthe, R. et al, Lagrue, G. et al.).
	300 bis 50 mg/die, bis 19 Monate (Kämpfen, P. et al., Michael, A. et al.).
	Kinder: 60 mg/m²/die, 1 bis 3 Monate (Abramovicz, M. et al.).
Chlorambucil:	0,1 bis 0,2 mg/kg/die, 14 bis 10 mg/die, bis 24 Monate (Lagrue, G. et al.).
Cyclophosphamid:	2 bis 3 mg/kg/die, 250 bis 40 mg/die, bis 30 Monate (Cameron, J. et al., LED!).
	200 bis 150 mg/die, 3 Monate oder länger (Soothill, J. et al.).
Prednison:	1 bis 2 mg/kg/die, > 20 mg/die, 3 Wochen, dann 20 bis 30 mg/die, 6 Monate oder länger (Black, D. et al.).
	60 bis 15 bis 2,5 mg/die, bis 30 Monate (Cameron, J. et al., LED!).
	Kinder: 60 bis 40 mg/m²/die, 1 bis 2 Monate (Michael, A. et al., Drummond, K. et al.).

Die Raten kompletter oder inkompletter Remission sind bisher recht unterschiedlich und lassen eine abschließende, vergleichende Beurteilung umso weniger zu, als Glomerulonephritiden unterschiedlicher Schweregrade behandelt wurden. Des weiteren bedeutet Therapieerfolg wohlgemerkt zeitlich begrenzte, inkomplette

Tabelle 2. *Zusammenstellung der bisherigen Ergebnisse immunsuppressiver (cytostatischer) Therapie bei Glomerulonephritis. Zähler: Zahl der Patienten mit kompletter oder inkompletter Remission. Nenner: Gesamtzahl der behandelten Patienten. Ein größerer Teil der Autoren hat keine deutliche Trennung zwischen kompletter und inkompletter Remission durchgeführt*[a]

	Minimal changes[b]	Membranöse, perimembranöse	Proliferative GN		
Michael, A.	2/3	1/1	6/12		Az. K.
Abramovicz, A.	13/18 (10/18)—4/16 (4/15)[b]				Az. K.
Drummond, K.	16/22	0/6			St. K.
Kämpfen, P.	6/17	4/11	1/6		Az. E.
Kluthe, R.		6/13	2/9[c]		Az. E.
Ahlmen, J.	2/3	0/3	9/15		Az.-St. E.
Asamer, H.		1/2	3/3[c]		Az.-St. E.
Adams, D.	2/2		2/7		Az.-St. E.
Herdman, R.		6/14	10/23[c]		Az. E. K.
Shearn, M.	2/3	0/2			6-Mp. E.
Lagrue, G.	29/24	10/15	29/87		Chla. E.
			12/34		Az. E.

[a] Steroidresistent. [b] sog. Lipoidnephrose. [c] Inkomplette Remission.
( ) = Placebo, Az. = Azathioprin, St. = Steroide, 6-Mp. = 6-Mercaptopurin, Chla. = Chlorambucil, K = Kinder, E = Erwachsene. Über die Erfolge der Cyclophosphamidbehandlung s. Text.

oder komplette Remission. Die Beobachtungsdauern, über die in der Literatur bisher berichtet wurde, sind insgesamt nicht lang genug, um Aufschluß darüber zu geben, wie häufig es auch unter immunsuppressiver Therapie zu Rezidiven kommt oder wie lang die Progredienz der Krankheit letztlich aufgeschoben werden kann. Je länger im übrigen die Behandlung, um so schwieriger wird es sein, Spontanremissionen abzugrenzen. Dem Mechanismus der Immunsuppression würde es entsprechen, daß zwar Remissionen, nicht aber Heilungen zu erwarten sind. Für die Wirksamkeit immunsuppressiver Therapie ist indessen anzuführen, daß sie offensichtlich in der Lage ist, bei steroidresistenten Glomerulonephritiden noch eine Remission zu erwirken.

Demgegenüber zeigt eine durch Placebogruppen kontrollierte Studie der Arbeitsgruppe Abramovicz et al. (Tabelle 2), daß die Azathioprin-behandelten minimal-changes-Glomerulonephritiden insgesamt gegenüber der Placebogruppe keine höhere Remissionstendenz bzw. keine größere Verringerung der Rezidivquote aufweisen. Eine große, multizentrische Untersuchung in Großbritannien (Black et al.) läßt zwar eine bessere Verlaufstendenz der minimal-changes-Glomerulonephritis unter Corticosteroiden gegenüber unbehandelten Kontrollgruppen erkennen, jedoch neutralisieren die z. T. tödlichen Nebenwirkungen der Steroid-Dauermedikation diesen Effekt wieder. Eine zweite große Untersuchung in Großbritannien, die sowohl Fälle von minimal-changes-Glomerulonephritis als auch

Tabelle 3. *Immunsuppression bei Glomerulonephritis (Erfolgskriterien)*

Adams, D. A. et al.:
Remission: Normaler klinischer und biochemischer Status, Proteinurie < 0,2 g/die.
Besserung: Reduktion des Serumkreatinin, -cholesterin, Urinprotein.../Anstieg des Serumalbumins, der Kreatinin-Clearance....
Keine Änderung: Klinischer und biochemischer „Status quo", aber keine Progredienz.
Verschlechterung: Progredienz.

Kluthe, R. et al.:
Remission: Verschwinden der pathologischen Befunde.
Teilremission: Rückgang der Proteinurie und Erythrurie, Besserung oder Stabilisierung der Funktion.
Mißerfolg: Keine Remission oder Teilremission.

membranöse und proliferative Glomerulonephritiden umfaßte, läßt die Schlußfolgerung zu, daß die Kombinationsbehandlung mit Steroid und Azathioprin keinen Vorteil gegenüber alleiniger Steroidbehandlung bietet.

Von Soothill et al., West et al. sowie Moncrieff et al. wurde Cyclophosphamid in der Behandlung der minimal-changes-Glomerulonephritis des Kindesalters mit Erfolg eingesetzt, d. h. es wurden Teilremissionen bzw. Vollremissionen bei vorher corticosteroidresistenten minimal-changes-Glomerulonephritiden beobachtet. Bei der Erfolgsbeurteilung dieser Behandlung ist aber die auf Dauer hohe Spontanremissionsquote und Spontanheilungsquote der minimal-changes-Glomerulonephritis zu berücksichtigen. Da Cyclophosphamide wie auch andere immunsuppressiv wirksame Cytostatika die Gefahr der Keimschädigung mit sich bringen können, sollten sie im Kindesalter nur dann angewandt werden, wenn sie die Gewähr bieten, eine ansonsten progressiv verlaufende Glomerulonephritis zu bessern.

SCHEIFFARTH, F. (Erlangen):

Damit kommen wir zur immunsuppressiven Therapie der Kollagenosen. Ich darf zunächst Herrn Warnatz bitten, uns über die Behandlung der rheumatoiden Arthritis zu berichten.

Immunsuppressive Therapie bei primär chronischer Polyarthritis

WARNATZ, H. (Erlangen)

Die Indikation zur immunsuppressiven Therapie (i.T.) bei primär chronischer Polyarthritis (p.c.P.) ist ein schwieriges klinisches Problem, da 1. die Autoimmunpathogenese der p.c.P. nicht gesichert ist (in Tabelle 1 sind die immunologischen Phänomene bei p.c.P. zusammengestellt) und da 2. die p.c.P. keine lebensbedrohliche Erkrankung ist. Für den Kliniker allerdings stellt sich die Verkrüppelung bei p.c.P. als ein so schwerwiegendes Schicksal dar, daß einschneidende therapeutische Maßnahmen gerechtfertigt sind.

Man wird sich grundsätzlich nur dann zu einer i.T. entschließen, wenn die Diagnose einer p.c.P. gesichert ist und insbesondere Infektarthritiden, M. Bechterew, Arthritis urica differentialdiagnostisch ausgeschlossen sind. Immer müssen zunächst die Möglichkeiten der konservativen Therapie ausgeschöpft werden. Erst nach einem mehr als 2jährigen erfolglosen Behandlungsversuch mit der üblichen p.c.P.-Therapie (Antirheumatica, Corticoide und evtl. Goldbehandlung) wird man sich zu einer i.T. entschließen. Bei rasch progredienten Verlaufsformen, mit Neigung zu schweren Gelenkdeformitäten wird man sich rascher zum Einsetzen der i.T. entschließen. Bei jüngeren Patienten und Frauen im gebärfähigen

Tabelle 1. *Immunologische Basis der p.c.P.*

Rheumafaktor
Andere Autoantikörper
Hypergammaglobulinämie
Histologisch:
    plasmacellulär-lymphocytäre Infiltration
    Komplement im Gelenkpunktat
    Immunkomplexe im Gelenkpunktat
Amyloid

Alter sollte man zurückhaltender sein. Andererseits haben die Erfahrungen beim M. Still gelehrt, daß man die i.T. möglichst frühzeitig einsetzen sollte, bevor irreversible Schäden aufgetreten sind.

Für die i.T. der p.c.P. haben sich insbesondere zwei Medikamente eingeführt, nämlich das Azathioprin und das Cyclophosphamid; letzteres Medikament wird wegen der höheren mutagenen Gefährdung in jüngster Zeit zurückhaltender eingesetzt. Folgendes Dosierungsschema hat sich bewährt: 2,5 mg/kg/die bis zu einer Gesamtdosis von 6 g und anschließende Fortführung der Behandlung mit 1,5 mg pro kg. In der Regel wird auch bei voller Remission bzw. fehlendem Rezidiv die Behandlung als Langzeitbehandlung fortgeführt, da sich der Erfolg oft erst nach 3 bis 6 Monaten einstellt und ein vorzeitiger Abbruch Rezidivgefahr in sich birgt. Über die von einigen Klinikern empfohlene Stoßtherapie liegen derzeit noch keine genügenden Verlaufsbeobachtungen vor. In der Regel wird man bei immunsuppressiver Behandlung auf gleichzeitige Fortführung einer sog. Basisbehandlung mit Antiphlogistika und Corticoiden nicht verzichten können.

Sieht man die Literatur über i.T. bei p.c.P. durch, so kann festgestellt werden, daß bei mehr als 1500 veröffentlichten Fällen in 65% eine volle oder teilweise Remission erzielt wurde, während in 35% keine Besserung beobachtet wurde. Die einzelnen Daten der Literatur sind jedoch schwer vergleichbar, da es sich um heterogen zusammengesetztes Krankengut handelt, das Therapieschema unterschiedlich ist und insbesondere auch die Beurteilung des Therapieerfolges nach unterschiedlichen und häufig weitgehend subjektiven Gesichtspunkten erfolgt.

Um zu einer einheitlichen Beurteilung des Behandlungserfolges zu kommen, ist die Voraussetzung die Aufstellung von verbindlichen Maßstäben, für die sich trotz gewisser Einwände das Lansbury-Schema zur Berechnung des Aktivitätsindexes der p.c.P. bewährt hat (Beurteilung nach 1. Morgensteifigkeit, 2. Ermüdbarkeit, 3. Verbrauch an Analgetika, 4. Griffstärke, 5. Gelenkindex und 6. BKS).

Tabelle 2. *Ergebnisse der Behandlung von p.c.P.-Patienten mit Imurek*

	Stadium			
	I	II	III	IV
Anzahl der Patienten	3	17	24	5
Subjektive Besserung, partiell	2	9	7	1
komplett	1	6	9	0
Besserung der Beweglichkeit	3	12	12	1
Besserung der Gelenksymptome	—	13	10	1
Rückgang der BKS (mehr als $1/3$)	1	11	8	1
Abfall des Rheumafaktors	0/1	2/1	1/3	0
Leukopenie (unter 2000)	0	0	2	0
Unverträglichkeit	0	1	4	3

Zahl der Patienten: 47, davon männlich: 14, weiblich: 33; mittleres Alter: 48,9 Jahre (von 31 bis 66 Jahre).

Eine zusätzliche Angabe des anatomischen Stadiums entsprechend der Aufstellung der American Rheumatism Association ist für jeden Patienten weiterhin erforderlich. Im Falle visceraler Beteiligung sollten die Kriterien erweitert werden.

Entsprechend diesen Kriterien zur Beurteilung der Prozeßaktivität der p.c.P. haben wir unser eigenes Krankengut von gesicherter p.c.P., das mit i.T. behandelt

Tabelle 3. *Ergebnisse der Behandlung von p.c.P.-Patienten mit Endoxan*

	Stadium			
	I	II	III	IV
Anzahl der Patienten	1	7	12	0
Subjektive Besserung, partiell	1	3	8	0
komplett	0	1	3	0
Besserung der Beweglichkeit	1	3	8	0
Besserung der Gelenksymptome	0	5	16	0
Rückgang der BKS (mehr als $1/3$)	1	2	7	0
Abfall des Rheumafaktors	0	3	1/4	0
Leukopenie (unter 2000)	0	3	1	0
Unverträglichkeit	0	2	4	0

Zahl der Patienten: 20, davon männlich: 6, weiblich: 14; mittleres Alter: 46,6 Jahre (von 31 bis 67 Jahre).

wurde, durchgesehen. Die Ergebnisse sind in den folgenden Tabellen 2 bis 4 getrennt für Azathioprin, Cyclophosphamid und für Behandlung mit Antirheumatika und Corticoiden über einen Zeitraum von 12 Wochen bis maximal 12 Monaten zusammengestellt.

Unter diesen Voraussetzungen zeigt sich, daß der subjektive Eindruck der i.T. gemessen am Lansbury-Index in der Regel besser ist als der objektiv nachweisbare; eine subjektive Besserung wurde in mehr als drei Viertel der immunsuppressiv behandelten Fälle nachgewiesen. Ein Rückgang der BKS als dem zuverlässigsten objektiven Kriterium der Aktivitätsbeurteilung der p.c.P. wurde in knapp der Hälfte dieser Fälle gesehen. Das Kontrollkollektiv, das mit Antiphlogistika behandelt wurde, schnitt etwas schlechter ab (subjektive Besserung in zwei Drittel der Fälle, Rückgang der BKS in einem Drittel der Fälle). Doch sind

Tabelle 4. *Ergebnisse der Behandlung von p.c.P.-Patienten mit Antiphlogistika*

	Stadium			
	I	II	III	IV
Anzahl der Patienten	4	4	10	4
Subjektive Besserung, partiell	3	3	4	2
komplett	—	—	2	—
Besserung der Beweglichkeit	3	3	5	1
Besserung der Gelenksymptome	—	3	4	1
Rückgang der BKS (mehr als $1/3$)	1	3	2	2
Abfall des Rheumafaktors	0/3	0/3	1/0	0/1

Zahl der Patienten: 22, davon männlich: 6, weiblich 16; mittleres Alter: 51,6 Jahre (von 24 bis 76 Jahre).

die Unterschiede nicht statistisch signifikant. Ein wichtiger therapeutischer Maßstab für die i.T. ist schließlich der Corticoid-sparende Effekt, der für die drei Kollektive in Abb. 1 wiedergegeben ist. Hier scheinen die Cyclophosphamide den am meisten Corticoid-sparenden Effekt zu zeigen.

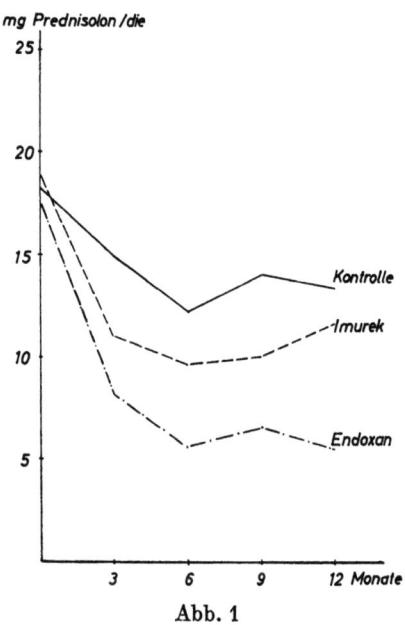

Abb. 1

Zieht man das Fazit aus den Befunden, die in der Literatur über die immunsuppressive Therapie angegeben werden bzw. nach eigenen Erfahrungen erhoben wurden, daß durch langzeitige i.T. es gelingt, partielle oder komplette Remissionen der p.c.P. herbeizuführen. Der Erfolg stellt sich allerdings meist nicht rasch ein; es ergibt sich der Eindruck, daß die Rezidivhäufigkeit bei Langzeittherapie abnimmt. Die therapeutischen Effekte beziehen sich sowohl auf das klinische Bild,

d. h. auf die subjektiven Beschwerden des Patienten, auf die objektiv nachweisbaren funktionellen und in eingeschränktem Umfang auch anatomischen Veränderungen. Sie schließen bei entsprechender Dosierung die BKS ein und gelegentlich kann auch eine Reduktion des Rheumafaktors beobachtet werden. Es darf nicht verschwiegen werden, daß auch bei richtiger Dosierung und Langzeitanwendungen in einem Drittel der Fälle keine Erfolge verzeichnet werden. In der Mehrzahl der Fälle kann auf eine zusätzliche Basistherapie nicht verzichtet werden.

Scheiffarth, F. (Erlangen):

Und nun zum letzten Abschnitt: Die immunsuppressive Therapie des Lupus erythematodes, der Panarteriitis nodosa und der Dermatomyositis. Ich darf hierzu Herrn Kollegen Miescher bitten:.

Immunsupressive Therapie bei Kollagenosen
Miescher, P. A. (Genf)

1. Systemischer Lupus Erythematodes (SLE)

Wir setzen diese Krankheit an die Spitze, weil die Pathogenese die Anwendung immunsuppressiver und antiphlogistischer Medikamente voll und ganz rechtfertigt. Auch wenn z. Z. die Möglichkeit erwogen wird, daß ein Virus eine wesentliche Rolle am Zustandekommen dieser Krankheit hat, so ändert das nichts an der Tatsache, daß die eigentliche Pathogenese immunologisch geprägt ist. Einerseits bestimmt eine Immunkomplexvasculitis verschiedener Organverteilung das Krankheitsbild, andererseits werden gelegentlich cytotoxische Phänomene angetroffen, so vor allem eine immunhämolytische Anämie.

Ersterer Vorgang läßt sich am besten durch antiinflammatorische und immunsuppressive Medikamente beeinflussen, letzterer Vorgang durch Immunsuppressiva und membranaktive Medikamente. Seit 10 Jahren wird versucht, das Ergebnis der Therapie durch eine streng kontrollierte Studie zu überprüfen. Leider ist es nie dazu gekommen; jedoch hat sich mittlerweile die Prognose dieser Krankheit unter Anwendung dieser neuen Therapie ganz wesentlich gebessert. Die jährliche Morbidität in Form von Arbeitsunfähigkeit ist bei Patienten unter dieser Behandlung auf ein Mindestmaß gesunken (unter zwölf schweren, z. Z. in Behandlung stehenden Patienten beträgt die krankheitsbedingte Arbeitsunfähigkeit nach Ablauf der ersten 6 Monate der Krankheit nur noch durchschnittlich 7 Tage je Patient).

Die Wahl der Immunsuppressiva richtet sich nach den Krankheitssymptomen, wobei an erster Stelle 6-MP oder Azathioprin verwendet wird. SLE-Patienten sind cytostatischen Medikamenten gegenüber besonders empfindlich. In der Regel darf man 50 mg 6-MP oder 100 mg Azathioprin nicht überschreiten und nur ausnahmsweise 75 bzw. 150 mg der beiden Medikamente verwenden.

Für Langzeitbehandlung alternieren wir diese Medikamente mit einem anderen Immunsuppressivum. Bei guter Nierenfunktion verabreichen wir Methotrexat in einer Dosierung von 7,5 bis 15 mg wöchentlich (z. B. an 3 Tagen in der Woche verabreicht). Methotrexat kann überdies in besonders akuten Fällen intravenös oder intrathecal verabreicht werden. So konnte im Falle einer Landryschen aufsteigenden Paralyse der Prozeß schlagartig durch Injektion von 10 mg Methotrexat intrathecal zum Stillstand gebracht werden. Beim Erythematodes hat es sich bewährt, Immunsuppressiva zusammen mit Glucocorticosteroiden zu verabreichen. Da bis jetzt noch kein geeigneteres Präparat als Prednison entwickelt wurde, verabreichen wir Prednison in einer Dosierung von 7,5 bis 10 mg täglich.

Bei sehr akuten Fällen beginnen wir die Therapie mit Prednisondosen von 20 bis 100 mg täglich, je nach Schwere des Falles. Bei massiver Nierenbeteiligung beginnen wir mit 100 mg, um möglichst rasch zu einer Normalisierung der Nierenfunktion zu kommen. Mit einer derartig massiven Therapie konnten wir bei einem 19jährigen Mädchen mit 100 mg-% Harnstoff-Stickstoff und einer Kreatininclearance von 35 ml/min eine wesentliche Besserung erzielen, mit schließlich 25 mg-% Harnstoff-Stickstoff und einer Kreatininclearance von 70 ml nach 2monatiger Behandlung. Das Mädchen steht heute unter einer Langzeittherapie mit 10 mg Prednison täglich und der üblichen Dosierung von 6-MP, und nach einer erzielten Besserung der Nierenfuktion, Methotrexat.

Es ist wichtig, Patienten mit Nierenbefall frühzeitig zu behandeln. In der Tab. 1 sind unsere Fälle nach diesem Gesichtspunkt zusammengestellt. Man kann daraus ersehen, daß es um so leichter zu einer Normalisierung der Nierenfunktion

Tabelle 1. *Behandlungserfolg bei SLE-Patienten mit Nierenbefall*

Patient	Nierenbefall	Dauer der Nierenaffektion vor Einsetzen der Therapie in Monaten	Zeit zwischen Beginn der Therapie und Normalisierung der Nierenzeichen (Monate)
G. E.	a^1	0,75	0,5
K. S.	a	0,75	0,75
B. C.	a	1	0,75
G. S.	a	1	1,25
S. H.	a b^2	1	1
C. Y.	a	1,25	1,25
L. A.	a	2	1,5
Sp. D.	b	3	4
W. Ed.	a b	4	5
M. S.	b	6	1,25
A. P.	b	6	12
E. C.	a b	6	8
W. E.	a b	6	2 (inkomplett, Exitus nach 2 Jahren)
P. D.	a b	12	24
S. A.	a b	12	2 (nur Besserung)
A. S.	a b	13	12 (nur Besserung)
S. S.	a b	30	(Exitus nach 3 Wochen)

[1]a: Blutharnstoff-Stickstoff, mehr als 24 mg/100 ml. [2]b: Proteinurie, mehr als 5 g/24 Std.

kommt, je früher mit der Therapie begonnen worden ist. Diese Korrelation wundert nicht weiter, wenn man sich der Pathogenese der Nierenläsion bewußt ist. Durch den fortschreitenden Immunokomplexprozeß wird nämlich der glomeruläre Filtrationsapparat suksessive zerstört, wobei die Läsion nur zu Beginn aus anatomischen Gründen reversibel erscheint.

Bei ausgedehnten Hautläsionen hat sich Cloroquin und Hydroxydchloroquin bewährt, ersteres in einer Dosierung von 300 mg täglich, letzteres in einer solchen von 600 mg täglich. Diese Medikamente haben eine Reihe von Nebenwirkungen. Insbesondere können Hornhauttrübungen und Retinaveränderungen auftreten, weshalb eine regelmäßige Augenkontrolle unerläßlich ist. Aus dem gleichen Grund gebrauchen wir diese Medikamente nicht für die Langzeitbehandlung.

2. Polyarteriitis Nodosa

Die Prognose dieser Affektion war bis vor kurzem sehr schlecht. Mit Einführung der Prednisontherapie konnte wohl gelegentlich einem akuten Schub pariert werden, jedoch blieb die Prognose weiterhin schlecht. Die Anwendung von Immunsuppressiva hat zunächst auch nicht viel zur Behandlung dieser Affektion beigetragen, jedoch sieht die Situation nach Anpassung der Dosierung von Immunsuppressiva und Prednison etwas günstiger aus. Von unseren letzten sechs Fällen befinden sich z. Z. vier in voller Remission, wenn auch immer noch unter Behandlung. Im Gegensatz zu den vorgenannten Affektionen muß zu Beginn äußerst intensiv behandelt werden. Wir verabreichen zunächst 100 mg Prednison zusammen mit 150 mg Azathioprin während 10 Tagen. Anschließend senken wir die Prednisondosierung alle 4 Tage um 10 mg bis zu einer Tagesdosierung von 20 mg. Die weitere Reduktion um je 2,5 mg hängt von dem klinischen Erfolg ab. Einer der vier Patienten setzte nach 1 Jahr mit der Therapie aus, worauf nach 3 Wochen ein Rückfall der Krankheit auftrat. Erneutes Einsetzen der immunsuppressiven Therapie führte zu prompter Besserung. Die mittlere Behandlungsdauer der vier Patienten beträgt z. Z. 1,2 Jahre. Ähnliche günstige Ergebnisse wurden von anderer Seite publiziert.

3. Dermatomyositis

Wir unterscheiden die „primäre" von der paraneoplastischen Form. Bei der letzteren ist die Therapie auf das Neoplasma gerichtet, bei der ersteren verabreichen wir eine immunsuppressive Therapie. Wir haben 7 Fälle selbst behandelt, 3 sehr fortgeschrittene und 4 Früherkrankungen, jedoch bereits mit Einschränkungen der Gelenksexkursionen. Alle vier Frühformen sprachen gut auf die Behandlung an, unter Normalisierung der Muskelfunktionen und der Gelenksexkursionen 3 bis 6 Monate nach Beginn der Behandlung. Unter den drei Spätformen konnte der Zustand bei einem 8jährigen Kind nicht mehr beeinflußt werden. Es befindet sich z. Z. in einem kachektischen Zustand mit schweren Gelenkskontraktionen. Ein zweiter ebenso fortgeschrittener Fall sprach erstaunlicherweise auf die Therapie an mit langsamer Besserung, die sich während der ersten 2 Jahre der Therapie einstellte. Während der folgenden 4 Jahre trat unter fortgesetzter immunsuppressiver Therapie kein neuer Schub der Dermatomyositis auf. Der letzte Spätfall sprach nur ungenügend auf die Therapie an mit bescheidener Besserung der muskulären Funktion und der Gelenksexkursionen.

Wir verwenden das gleiche Behandlungsprinzip wie für die Behandlung des SLE. Unser erster Fall sprach erstaunlich gut auf Methotrexat an, und zwar so gut, daß andere Kliniker diese Behandlung übernahmen. Die bisherige Erfahrung erlaubt aber nicht, dem Methotrexat den Vorzug gegenüber Azathioprin zu geben. Da es sich um eine Langzeitbehandlung handelt, wechseln wir beide Medikamente monatlich ab, unter Verabreichung von Prednison in einer Dosierung von 0,1 bis 0,2 mg/kg/Körpergewicht.

4. Rheumatoide Arthritis und diffuse Sklerodermie

Die Ergebnisse der immunsuppressiven Therapie der rheumatoiden Arthritis müssen als bescheiden bezeichnet werden. Kontrollierte Untersuchungen zeigen wohl eine gewisse Wirkung, die aber nicht überschätzt werden darf. Ebenso bescheiden sind die Behandlungserfolge der diffusen Sklerodermie. Bei drei Mißerfolgen konnten wir allerdings einem Patienten, der sich nach jahrelanger Erkrankung in einem äußerst prekären Zustand befand, ganz wesentlich helfen. Es gelang, diesen Patienten aus einer praktisch totalen Invalidität in ein aktives Leben zurückzuführen. Solche Einzelfälle berechtigen zu einem Versuch mit Immunsuppressiva bei Patienten mit dieser Krankheit.

Scheiffarth, F. (Erlangen):

Wir sind damit am Abschluß unseres Rundtischgespräches angelangt. Ich darf kurz zusammenfassen:

Immunsuppression ist bei einer Reihe von Krankheitsprozessen, die wir als Immunopathien zu definieren haben, ein therapeutischer Fortschritt. Das gilt insbesondere für Erkrankungen, die, wie der LED einen sonst unaufhaltsamen und vielfach rasch letalen Verlauf nehmen. In solchen Fällen fällt die Entscheidung für eine Immunsuppression relativ leicht.

In gewisser Weise gilt das Gleiche für chronisch verlaufende Organprozesse vom Typ der chronisch aggressiven Hepatitis oder der biliären Cirrhose sowie für gewisse Formen der chronischen Nephritis.

Schwieriger ist die Entscheidung bei Erkrankungen wie der chronischen Polyarthritis, d. h. Prozessen, bei denen schwere irreversible Schäden eintreten *können*, die jedoch nicht unmittelbar lebensbedrohliche Verläufe nehmen müssen.

Wir sahen, daß die Immunsuppression mit schwerwiegenden Nebenwirkungen belastet ist. Die Indikation zu dieser Behandlungsweise sollte daher prinzipiell davon abhängig gemacht werden, ob 1. — und in welchem Ausmaß — andere, konventionelle Therapiemaßnahmen ausreichend sind, ob 2. der jeweilige Prozeß eine protrahierte Verlaufsweise, ohne Tendenz zu irreversiblen Gewebsschäden, oder eine rapide progrediente Verlaufsweise zeigt; sie sollte 3. nur dort eingesetzt werden, wo die Erfolgschancen auf Grund der bislang vorliegenden statistisch-klinischen Erfahrungen kalkulierbar sind.

Die Einleitung einer immunsuppressiven Therapie sollte stets unter klinischer Kontrolle erfolgen. Dabei müssen einheitliche Richtlinien zu Indikation und Therapiemodus sowie Parameter des therapeutischen Effektes für die verschiedenen Immunopathien festgelegt werden.

Insbesondere sollten auch die Kontrolluntersuchungen bei Langzeittherapie stets in der gleichen Hand bleiben, wozu eine enge Zusammenarbeit zwischen dem in der Praxis stehenden Kollegen und der entsprechenden Klinik erforderlich ist.

Nur so ist gewährleistet, daß man zu einer durch Doppelkontrolluntersuchung kontrollierten vergleichenden Studie gelangt, die zu einem späteren Zeitpunkt ein definitives Urteil über diese Behandlung erlaubt.

Immunopathology of the Central and Peripheral Nervous Systems

BORNSTEIN, M. B.[*][**] (Saul R. Korey Department of Neurology
and the Rose F. Kennedy Center
for Research in Mental Retardation and Human Development,
Albert Einstein College of Medicine, Bronx, New York)

Referat

Introduction

As a working hypothesis, multiple sclerosis (MS) and similar demyelinative disorders are considered to be a response to an auto-allergic process. This concept grew out of observations of patients who developed a post-inoculation encephalomyelitis following treatment with Pasteur's anti-rabies vaccine. Since the reaction was thought to result from the inoculation of brain tissue, in which the virus had been cultured, the idea of an allergic encephalomyelitis was conceived. The similarity of the histopathology between post-inoculation encephalomyelitis and

---

[*] Kennedy Scholar of The Rose F. Kennedy Center.
[**] The work in the author's laboratory is supported by grant No. 433 from the National Multiple Sclerosis Society and grant NS 06 735 from the National Institute of Neurological Diseases and Stroke.

acute MS further suggested that the naturally-occurring demyelinative disorders might also result from an immunological mechanism, an auto-allergy. The later development of experimental allergic encephalomyelitis (EAE) as a laboratory model (Kies and Alvord, 1959) and, again, the resemblance of the lesions in the animals to those observed in patients with acute MS, as described by Wolf (1959) reinforced the hypothesis. Pette and Pette (1963) also pioneered this concept and, with his colleagues, brought evidence to bear on this pathogenetic mechanism of the demyelinative encephalopathies. Considerable weight was also given to this possibility by Shiraki's (1968) extensive examination of patients with rabies post-vaccinal encephalomyelitis and their similarity to acute MS and EAE.

The possession of a technique capable of producing cultures of myelinated, bioelectrically functional mammalian CNS tissue (Bornstein and Murray, 1958; Crain, 1966) appeared to offer another model system with which one might directly examine and compare EAE and MS affected individuals for immunological factors which might be responsible for the CNS involvement. The organotypic cultures afforded a model system which might demonstrate antibodies in animals with EAE and patients with MS. Secondly, if antibodies were present, the reactions of the organized tissues might yield data concerning their significance in the disease process and, specifically, whether antibodies could produce, or reproduce, the anatomical lesions and neuronal dysfunction known to occur in vivo.

Experimental Results

The first series of experiments were designed to determine whether or not myelinated cultures of rat cerebellum would react to serum from EAE-affected animals. In this study (Bornstein and Appel, 1961) rabbits were bled at various times following an inoculation with whole bovine CNS white matter in complete Freund's adjuvant (CFA). The serum was then added to the culture's nutrient medium fortified with fresh guinea pig serum as a source of complement. This mixture consistently produced a pattern of demyelination which, with light microscopy, was seen to begin within an hour or two after adding EAE serum in 25% concentration and was frequently complete in less than 48 h (Figs. 1—3). The response began as a swelling of neuroglia accompanied by swellings and distortions of the myelin sheaths. Later, the myelin was disrupted and broken into fragments. Finally, myelin fragments and apparently intact sheaths appeared to dissolve leaving only fat droplets as evidence of their former presence. Silver impregnation of totally demyelinated cultures demonstrated that neurons and their axons were relatively unaffected. Normal rabbit serum and rabbit serum containing anti-rat kidney antibodies, prepared and kindly supplied by Dr. B. Segal, produced no such effect on cultured rat cerebellum. Only rarely did a sample from an EAE-affected animal, inoculated with whole tissue in CFA, fail to demyelinate central axons. On the other hand, the myelin sheaths of axons originating from dorsal root ganglion cells, i.e. peripheral myelin, were totally unaffected by EAE serum in high concentrations (Fig. 5). This observation of the organ specific of the reaction has its counterpart in studies of experimental allergic neuritis (EAN) in which animals are inoculated with peripheral nerve in CFA (Waksman and Adams, 1955). Their sera and sensitized lymph node cells will demyelinate peripheral but not central axons (Winkler, 1965; Yonezawa et al., 1968; Arnason et al., 1969).

After the specific pattern of demyelination *in vitro* had been firmly established, the cultures were exploited further to determine the immunological characteristics of the active factors in EAE serum (Appel and Bornstein, 1964). It was demonstrated that complement was necessary for the reaction to occur, since its removal by exposure to heat, NH-OH or heparin destroyed the solution's demyelinating

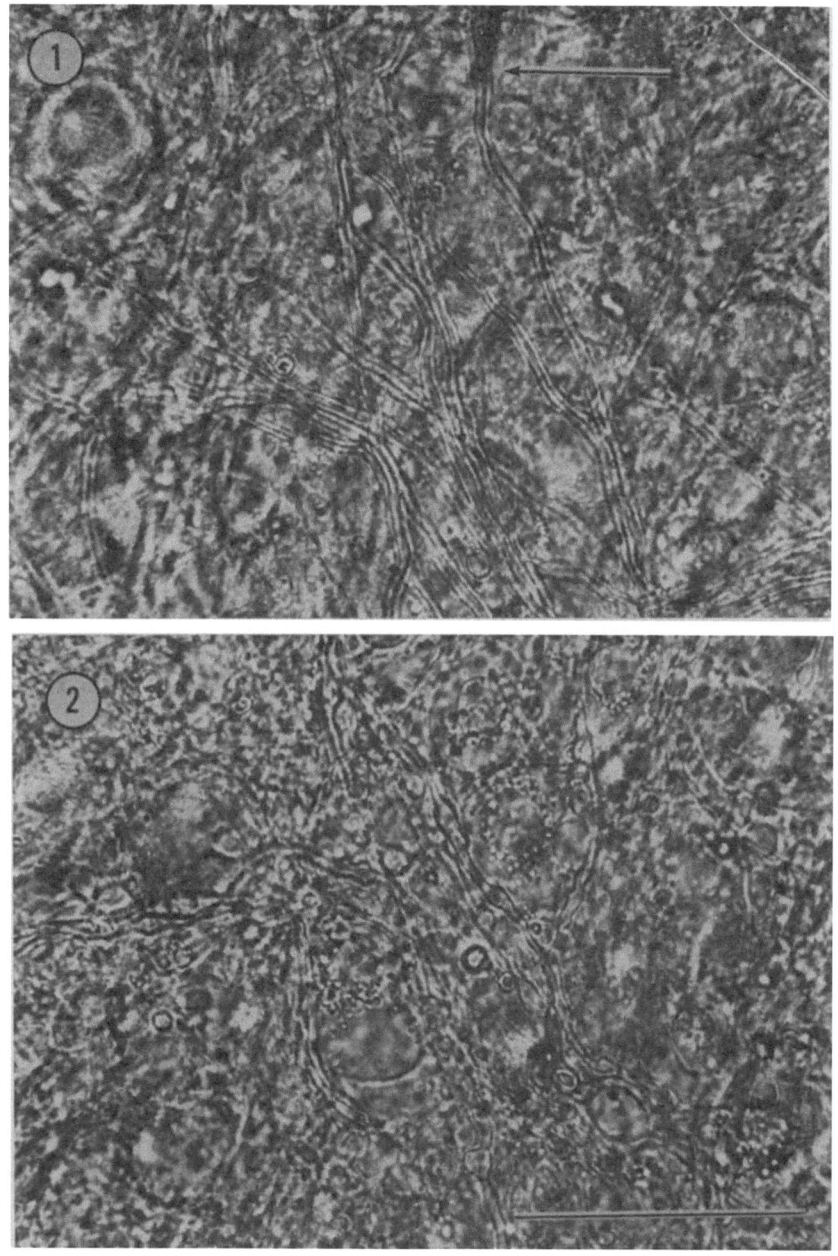

Fig. 1. Newborn rat cerebellum, 16 dys in vitro (DIV). Control period before action of serum from a rabbit with EAE. The field is marked by a foreign body (arrow) and includes a number of myelinated axons. Figs. 2, 3 and 4 represent this same field

Fig. 2. 6 h after exposure to EAE serum. Neuroglia are swollen (arrows) and the myelin sheaths are fragmenting

All photographs represent living, unstained cultures as observed under bright field illumination at 480 diameters magnification. The scale in the lower right corner represents 50 μ.

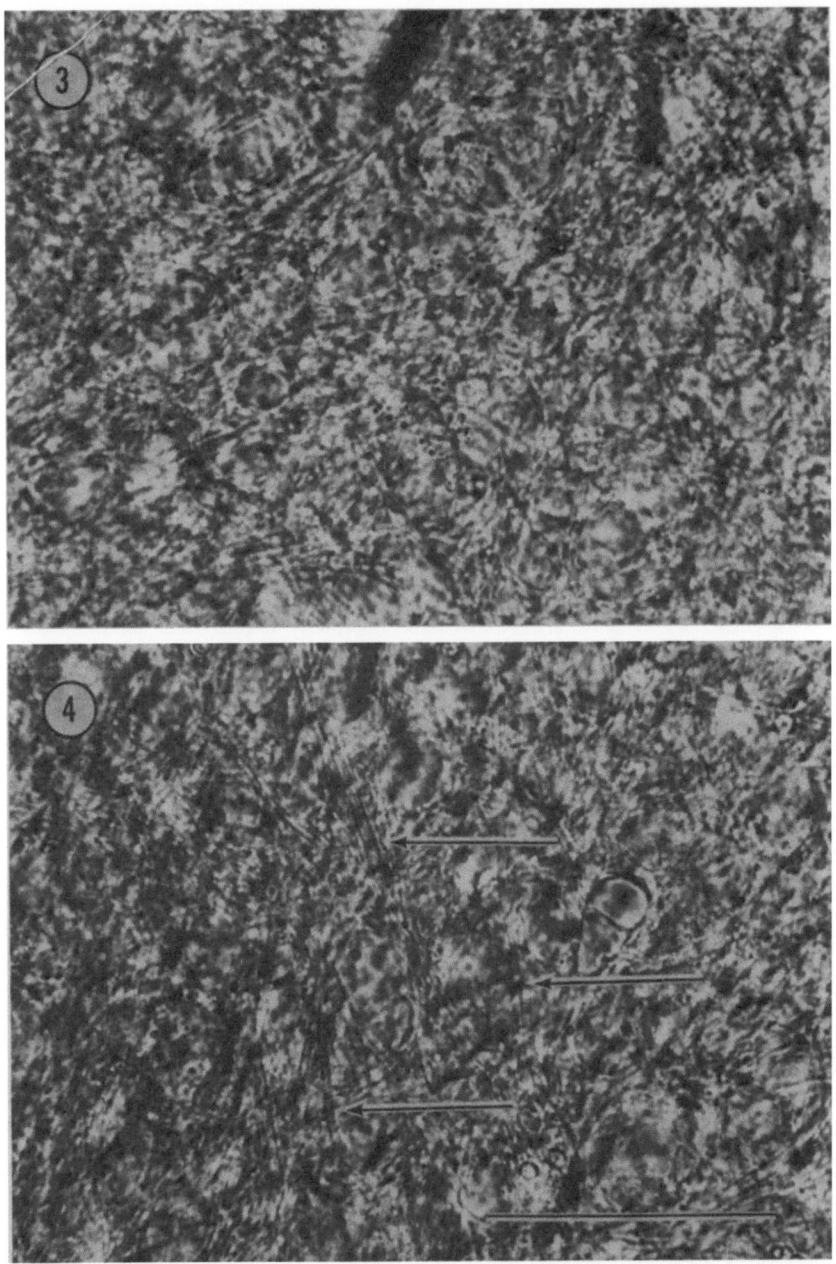

Fig. 3. 48 h exposure to EAE serum. All the myelin sheaths have disappeared and even the myelin fragments have been reduced to fat droplets

Fig. 4. 5 days after total demyelination and return to normal nutrient solution. Remyelinated axons are appearing (arrows)

potency which could then be restored by the addition of complement in the form of fresh guinea pig serum.

Analysis of the serum revaled the activity to reside in the γ_2-globulin (7S) fraction of rabbit serum. The albumin and α-globulin (19S) fractions were inactive.

The myelinotoxic activity could also be removed by exposing the whole serum or its globulin fraction to rabbit or rat brain homogenates, whereas exposure to homologous or heterologous red blood cells, liver, lung or kidney had no such effect. These studies, therefore, provided the evidence that the myelinotoxic factors in EAE serum are antibodies.

According to classical immunological concepts, EAE is considered to be a prime example of delayed hypersensitivity reactions in which cell-associated and not circulating antibodies are proposed as a major mechanism of action. It then became necessary to examine sensitized lymph node cells (LNC) from EAE-inoculated animals and to determine their ability to produce a similar demyelination. In this experiment (Bornstein and Iwanami, 1971) the hind limbs of Lewis

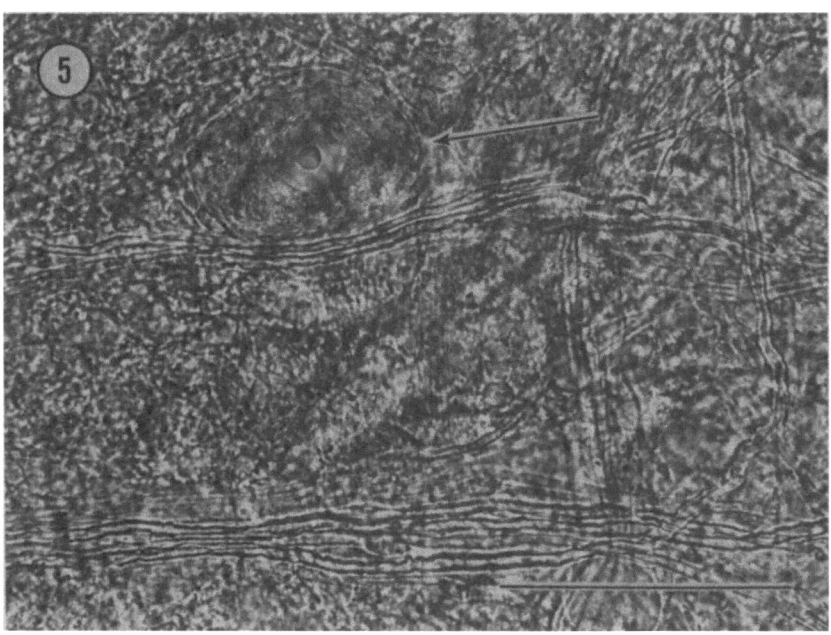

Fig. 5. Mouse dorsal root ganglion 30 DIV. After 8 days of exposure to potent EAE serum. Arrow points to neuron perikaryon and its centrally located nucleus and prominent nucleolus. The myelin sheaths of PNS axons have not been affected by the prolonged exposure to antiserum which demyelinated CNS axons

strain rats were injected intracutaneously with whole CNS white matter in CFA. Controls were given CFA alone or liver in CFA. Groups of 6 animals, 4 experimental and 2 CFA controls, were sacrificed serially from the 3rd to the 16th day postinoculation. At the time of sacrifice a sample of blood (serum) was taken and the draining popliteal and inguinal lymph nodes were removed. The lymph node cells were liberated, washed 3 times in balanced salt solution (BSS) and incorporated into a standard nutrient medium with added complement. The serum was tested in the usual way. Each sample of LNC and serum was applied to four sister cultures which were subsequently observed for demyelination. As shown in the accompanying table (Table 1 and 2) by the 3rd post-inoculation (PI) LNC were already capable of demyelinating cultures. By the 5th day, both cells and serum were active and remained so until about the 16th day when the cells from the local nodes appeared to lose their activity. Neither the serum nor the LNC's from rats inoculated with guinea pig liver in CFA were capable of demyelinating cultured CNS. It was further shown that killing the effective cells by freezing and thawing also destroyed their demyelinating ability. Finally, thoroughly washed sensitized LNC's were incubated for 3 days at 37 °C in a modified cultured medium.

Table 1. *Demyelinating Activity of Cells and Serum from EAE-Inoculated Rats on CNS in Culture*

Days post-inoculation	No. of animals	Inoculum	Cells	Serum
3	4	A and B	4/16	0/16
	2	A	1/8	0/8
4	4	A and B	0/16	0/16
	2	A	0/8	0/8
5	4	A and B	11/16	16/16
	1	A	0/4	0/4
6	4	A and B	12/16	12/16
	2	A	0/8	0/8
8	4	A and B	16/16	16/16
	2	A	0/8	0/8
10	4	A and B	10/22	22/24
	2	A	0/8	0/8
13	2	A and B	8/8	8/8
	1	A	0/4	0/4
14	4	A and B	16/16	15/16
	2	A	4/8	0/8
16	8	A and B	19/32	32/32
	2	A	0/8	0/8
24	4	A and B	0/16	9/12
	2	A	0/8	0/8
40	1	A and B	—	4/4

-A = Adjuvant alone. A and B = Adjuvant and brain emulsion [From: Bornstein, M. B., Iwanami, H.: J. Neuropath. exp. Neurol. (1971)].

Table 2. *Modifications of Demyelinating Activity of Cells and Serum from EAE-Inoculated Rats and Control Rats*

Animals	Inoculum	Test substance		Test substance (Serum)
4	A and B	Frozen LNC	0/16	−16/16
1	A	Frozen LNC	−0/4	−0/4
3	A abd G.P. liver	LNC	−0/12	−0/12
1	A and B	LNC	−2/4	−4/4
7	A and B	Supernate from 3 days LNC incubation[a]	−22/24	−25/25
2	A	Supernate from 3 days LNC incubation	−0/10	−0/7

[a] Cells from 3 A and B animals were tested after 3 days incubation and all produced a moderate degree of demyelination in 6/6 cultures. All examinations performed on cells and serum obtained 10 days post-inoculation [from: Bornstein, M. B., Iwanami, H.: J. Neuropath. exp. Neurol. (1971)].

No CNS antigen was added. After the 3 day period, the culture medium had acquired the ability to demyelinate CNS tissue in the presence of complement.

In regard to the capacity of both sensitized LNC and serum to demyelinate cultures, it is instructive to consider a parallel series of experiments involving the peripheral nervous system, experimental allergic neuritis (EAN). In these experiments (Winkler, 1965; Yonezawa et al, 1968; Arnason et al., 1969), animals were sensitized to sciatic nerve in CFA. Their sensitized LNC and sera were then applied to myelinated cultures of peripheral nerve derived from dorsal root or trigeminal ganglia. The cultures responded to either LNC or sera by a pattern of demyelination similar to that observed in CNS cultures. Some quantitative differences in the results reported for the EAN model may be due to differences in technique involving the presence or absence of a complement supplement to the tested medium. However, the three sets of data confirm the activity of both cell associated and circulating antibody.

Demyelination in MS

The next step was to examine samples of serum from patients with and without MS to determine whether or not they contained factors which would produce the same demyelinating response in culture. From our studies to date, it is clear that a majority (about 60%) of samples obtained from patients during the active stages of MS do, in fact, possess the same complement-dependent capacity to demyelinate cultures and that the pattern of the response is identical to that observed with EAE sera (Figs. 6 and 7) (Bornstein, 1963). Samples of serum which were obtained from patients during remissions or inactive stages of their illness rarely possessed demyelinating potency. Control sera from normal subjects or from patients with destructive but not essentially demyelinative disease rarely produced an in vitro response (Table 3). These data have been confirmed and extended by Lumsden. A striking, and unexplained, exception was the demyelinating activity of sera from patients with amyotrophic lateral sclerosis. This finding has also been confirmed (Field and Hughes, 1965) and will have to be studied further before its significance can be determined.

Demyelination in Guillain-Barré syndrome (GBS)

Just as studies of EAE and EAN reveal similar factors capable of demyelinating central and peripheral nerve cultures respectively (vide supra and Arnason, 1970) so do sera from MS and GBS patients. Yonezawa et al. (1970) examined sera from 15 cases of GBS and reported swelling and fragmentation of peripheral myelin and, occasionally, a Wallerian type of degeneration. Their further studies of complement-dependence, absorption with specific antigen, i.e. fresh nerve fibers, and immunofluorescence examinations of exposed myelin sheaths strongly supported the idea that the demyelinating factor in GBS sera is an antibody directed against peripheral myelin. Similarly, Cook et al. (1971) and Dubois-Dalcq and her co-workers (1971) have also reported circulating factors which demyelinate cultured peripheral nerve. Wisniewsky et al. (1969) described large mononuclear cells which resembled transformed lymphocytes associated with myelin loss in spinal nerve roots. Arnason et al. (1969) demonstrated that blood buffy coat cells destroyed peripheral myelin in culture and, finally, Cook et al. (1969) produced a similar effect with a factor released in vitro by those cells.

Remyelination

Classical neuropathological concepts in the mid-twentieth century held that the mammalian CNS does not remyelinate. The living model offered by the cultured CNS tissues demonstrated, however, that remyelination would occur if the noxious factor, i.e. EAE or MS serum, was removed after an acute demyelinating experience and replaced with the tissue's normal nutrient (Bornstein, 1963; Bornstein and Appel, 1961) (Fig. 4). At about the same time, remyelination was shown to occur in the adult cat spinal cord previously subjected to a traumatic demyelinating lesion (Bunge et al., 1961). Subsequently, many investigators have reported remyelination in the mammalian CNS. Some have extended the ob-

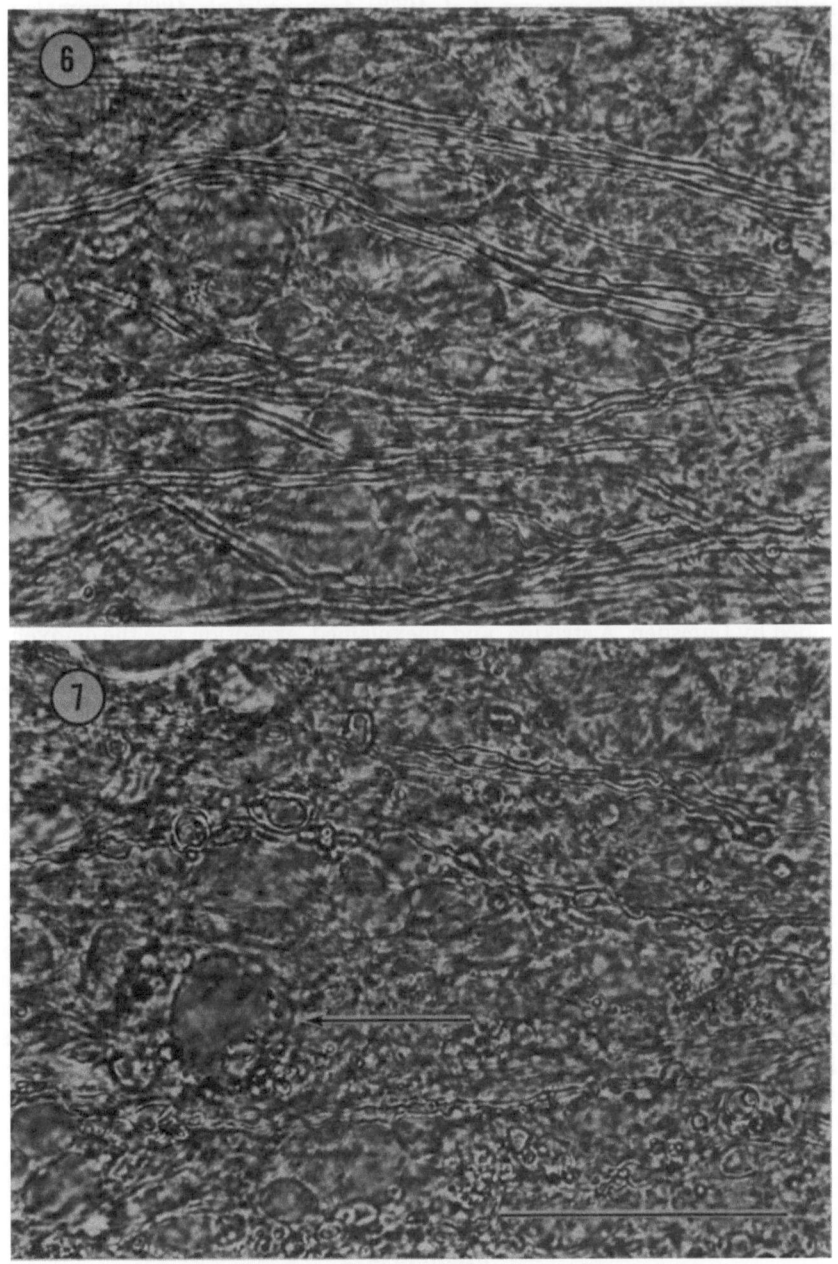

Fig. 6. Rat cerebellum, 21 DIV. Normal myelinated axons

Fig. 7. Same field as Fig. 6, 8 h after exposure to serum from a patient with multiple sclerosis. Swollen glia (arrow) and fragmenting myelin are visible

servations to animals with EAE (Bubis and Luse, 1964; Lampert, 1965; Prineas et al., 1969), while others followed a variety of insults such as exposure to lysolecithin (Perier, 1965), thiamin deficiency (Collins, 1966) and cyanide intoxication (Hirano et al., 1968). — Remyelination is not a rapid process, however. In the cultures, remyelination was observed to occur in a matter of weeks following the removal of myelinotoxic serum. In the cat, remyelination was observed some weeks to months after the traumatic episode. It may also be appropriate to note that remyelination *in vitro* (Bornstein, 1963) and *in vivo* (Bunge et al., 1961) may be incomplete. That is, some axons may remain denuded and, in addition, the thickness of the reformed sheaths may not attain that found in unaffected areas. When such remyelinated areas are examined after staining with Sudan black B, for example, they may have a gray rather than a black appearance and so may resemble a "shadow plaque". Thus, shadow or ghost plaques, previously thought to represent areas of partial demyelination may, in fact, result from incomplete remyelination. Evidence has now been advanced to suggest that the CNS of MS patients may also undergo some degree of remyelination (Perier and Gregoire, 1965; Feigin and Popoff, 1966).

Table 3. *Demyelinating Action of Human Sera on Cultured Rat Cerebellum*

Clinical diagnosis	Positive	Negative
Demyelinative:		
Multiple sclerosis: active	25	12
Multiple sclerosis: ? active	12	18
Multiple sclerosis: inactive	0	33
Neuromyelitis optica	1	0
Optic neuritis	1	3
Amyotrophic lateral sclerosis	9	6
Post-vaccinal encephalomyelitis	1	2
Not demyelinative:		
Normal	2	26
CNS disease—acute and chronic	1	26
CNS neoplasm plus CO-60	2	0

[From: Bornstein, M. B.: N.C.I. Monogr. 11 (1963)].

Sclerosis

The studies thus far have shown that immunological factors present in EAE and MS can reproduce in culture an acute, demyelinating lesion resembling that of MS. Moreover, the cultures demonstrated, for the first time, that the mammalian CNS possesses the capacity to recover from this immunological attack and remyelinate when the aggressive antibodie is removed from its environment. The next question asked was whether the immunopathological factors could produce a state of sclerosis.

In this series of experiments (Raine and Bornstein, 1970) myelinated cultures were chronically exposed to relatively high (25%) concentrations of EAE serum. After varying periods of exposure to antiserum, e.g. 7, 14 and 21 days, groups of cultures were removed from its influence and returned to their normal *in vitro* environment. All cultures were examined daily for any changes in their appearance. The expected pattern of demylination was seen during the first 24 h of exposure to EAE serum and the expected remyelination occurred when cultures were returned to normal *in vitro* conditions after a week of EAE influence. During the next 2 weeks, however, the cultures progressively lost their capacity to remyelinate. Few recovered after 14 days of exposure and, for all practical purposes, none after 21 days.

In addition, the structure of the cultured tissues was progressively transformed by long-term exposure to EAE serum. With the light microscope, the tissue changes from its usual compact, epithelial character to a fibrous mass of cellular (glial) processes. These changes were also clearly seen in one micron sections. In the electron microscope (Raine and Bornstein, 1970; Raine, 1972) the process was observed to involve a gradually increasing accumulation of gliofibrillar material within astrocytes. Finally their cytoplasm was almost entirely occupied by thick masses of gliofibrils with hardly enough space remaining for some mitochondria and glycogen granules. At the same time, the epithelial character of the tissue had obviously been destroyed. Instead of the usual cell membrane-to-membrane apposition with an intercellular space of about 150 Å, large, open space separated the glial and neuronal cell processes. This image, produced in culture, bears a striking resemblance to that observed in sclerotic plaques of MS and chronic EAE (Perier and Gregoire, 1965; Prineas et al., 1969).

Neuronal Dysfunction

The process of demyelination alone cannot be considered an adequate explanation for all the clinical phenomena in either MS or EAE. In the former, the rapidity of onset and recession of early symptoms, quite unrelated to their severity, is a challenge to search beyond the striking and dramatic fact of demyelination (Adams, 1959; Rose, 1963, 1967). Moreover, in the experimental model of EAE, entire species, particularly smaller rodents, may have few, if any, demyelinating lesions in spite of obvious clinical involvement. Even in groups of animals which do exhibit demyelination, the sequential examination of animals at intervals following inoculation with EAE-inducing suspensions reveals a disturbing percentage with clinically apparent disease but without any discernible CNS lesions (Alvord and Kies, 1959; Alvord et al., 1959). Because of these apparent inconsistencies, we thought that the immunogenetic mechanisms might include antibodies which could directly affect the neuron and its function without necessarily implicating the neuroglial cell and myelin.

In the performance of these experiments, we (Bornstein and Crain, 1965) used long-term cultures of rodent cerebral neocortex and spinal cord which had developed myelin sheaths and synaptic junctions as well as a remarkable degree of physiological organization resembling complex networks of CNS *in vivo* (Crain, 1966). The characteristic response patterns of the CNS explants to electrical stimulation consist of two components: (1) Simple spike potentials of brief duration, representing the propagation of impulses along axons and (2) complex potentials of much longer duration and latency indicating the generation of synaptic potentials in circuitous multi-neuronal pathways.

Exposure of the cultured cerebral and spinal cord explants to serum from animals with EAE (in concentrations of 10 to 25% by volume) produced extensive alterations in their bioelectrical properties long before any morphological changes had been detected. The bioelectrical changes consisted of a disappearance of the complex responses characteristic of synaptic transmission within a few minutes after application of EAE serum. At this time, simple axon spikes sould still be evoked. In some cases, the threshold for direct excitation of simple spikes also rose markedly, especially after prolonged exposure to serum. In the studies of these reactions, serum samples from six rabbits with EAE were found to produce partial or complete block of complex bioelectrical response. Rabbit serum containing anti-kidney antibodies did not block bioelectrical responses. Fresh serum from normal rabbits and guinea pigs were equally ineffective. The ability of potent EAE sera to block the transmission of the nervous impulse was also shown to be dependent upon the presence of complement.

When the effective serum was removed from the explant's environment and replaced with normal nutrient solution or balanced salt solution, the cultured tissue regained its usual bioelectrical functions. Repeated or prolonged exposure to active serum decreased the rate and the extent of functional recovery of explants returned to control medium. At least partial recovery occurred in most experiments within 5 to 60 min.

Obviously, it then became important to determine whether or not serum obtained from MS patients during exacerbations of their illness possessed similar abilities to block neuronal and interneuronal function. In the first experiments (Bornstein and Crain, 1965) the sera of two MS patients were tested. Both, obtained during acute exacerbation, blocked interneuronal functions in exactly the same manner as did sera from animals with EAE. The blocking effect produced by human sera is also relatively rapidly reversed on removal of the serum and a return to control *in vitro* conditions. The serum from normal humans had no effect on the cultures. The inactivation of complement by heating the effective sera at 56 °C for 20 to 30 min also destroyed their ability to alter neural function. The addition of fresh guinea pig serum as a source of complement restored the potency of heat inactivated serum. Confirmation of the presence of circulating, complement-dependent factors in MS sera capable of rapidly blocking polysynaptic activity has been obtained by Carels and Cerf (1966) who employed afrog spinal cord preparations. In this instance, also, neuronal function returned relatively rapidly after removal of the offending serum.

In all of the above studies of the immunologically produced depression or abolition of polysynaptic interneuronal relationships and propagation of the nervous impulse, the dysfunction has been shown to be rapidly reversible. In MS and chronic EAE there is also ample evidence of recovery of function within relatively short periods of time following acute exacerbations. In time, however, neurological deficits become increasingly apparent and many patients become permanently and seriously affected. We attempted to reproduce this condition and have been able to observe a state of permanent functional deficit in cultures in which sclerosis has resulted from prolonged contact with demyelinating EAE serum. Even when these sclerosed cultures are washed free of the antiserum and returned to normal nutrient medium, they do not functional normally. The first experiments (Bornstein and Crain, 1971) demonstrated that sclerosed cultures would respond to single stimuli with an apparently normal polysynaptic response. However, if they were placed under a mild stress, such as raising their temperature 1 to 2 °F, their bioelectrical activities were abolished. Returning the surrounding temperature to its normal levels produced a prompt return of function. Further explorations of the compromised functional capacities o sclerosed cultures are now in progress.

Discussion

The direct comparison of serum from EAE and EAN-affected animals and MS or GBS patients by means of organotypic cultures demonstrates that both contain immunological factors which affect CNS and PNS tissues in identical ways. The antibodies have been shown to produce *in vitro* the pathognomic lesions of MS, namely, demyelination with sparing of the axis cylinders and, eventually, sclerosis. The demonstration of similar immunological mechanisms in EAE and MS, as well as EAN and gGS, extends the previously observed histological similarity of lesions in animals and man and further validates EAE and EAN as bona fide models for human demyelinating diseases. Thus, the experiments support the hypothesis that the pathogenesis of MS and GBS involves immunologically-induced reactions.

These data have enlarged our understanding of the pathogenesis and pathophysiology of multiple sclerosis, suggesting that at least two groups of antibodies are involved; viz, anti-neuronal and anti-glial, and that there are a minimum of three stages in the response of the CNS to the antibodies; namely, primary neuronal dysfunction, demyelination and, finally, sclerosis. Of these, only the last seems to be irreversible.

The period of primary neuronal dysfunction in culture does not involve any discernible structural alteration. It is the result of a direct action of antibodies on the neuron which rapidly produces a depression or abolition of polysynaptic responses in the nerve network. Eventually, the propagation of the nervous impulse along the axon is similarly affected. The functional paralysis is rapidly reversible, disappearing within minutes to hours after removal of the antiserum. It is reasonable to suggest that anti-neuronal antibodies constitute a specific mechanism responsible for the transient symptoms of the MS patient. It is no longer necessary to invoke non-specific responses such as edema, to explain the temporary, though severe, neurological deficits in MS. Nor is it necessary to suggest that these fleeting disabilities are due to psychogenic rather than organic causes. The direct affect of antibody on the neuron may, therefore, be an early phenomenon in the disease process of MS. As a corollary to this hypothesis, one might expect to find a preponderance of anti-neuronal over anti-glial factors in patients during the early stages of MS. This would be particularly likely if the early exacerbations leave no residual neurological deficits. One recent serum sample seems to substantiate this possibility (Bornstein and Crain, unpublished data). It was obtained from a young man at the time when his second exacerbation of MS was receding, an attack which left no apparent residual dysfunction. The serum had no anti-glial activity; i.e. it produced neither demyelination nor inhibition of myelin formation. Yet, it contained a potent neuronal blocking action which rapidly suppressed conduction and transmission of the nervous mpulse. Normal function returned shortly after removal of the antiserum.

Demyelination is a second stage of the neural response to an antibody's attack. These experiments indicate that almost all sera obtained from animals responding to an inoculation of whole brain tissue in CFA will demyelinate cultured imammalian CNS in the presence of complement. And, over 60% of the samples obtained from patients during an active stage of MS produce an identical response. Lumsden (1970) reports an even higher incidence of demyelinating activity in MS patients. The mamalian CNS, however, can recover some if not all of its myelin after the immunological attack (Bornstein, 1963; Lampert, 1965; Prineas et al., 1969). Recent evidence suggesrs that the CNS of MS patients may also recover some of its myelin (Perier and Gregoire, 1965; Feigin and Popoff, 1966).

A permanent disability does, however, eventually occur in a large majority of MS patients. Even in those patients whose clinical status has apparently returned to normal, careful examination reveals significant amounts of neurological deficit, as Namerow's (1968) studies indicate. The cultured material has shown that a prolonged application of demyelinating serum will produce irreversible structural changes which bear a striking similarity to sclerosis as seen in MS patients and animals with chronic EAE. This has been shown to be associated with a permanent state of functional deficit which persists even when the aggressive serum is removed. How dysfunction and sclerosis are related is not known. Neurologi are usually classified into either oligodendroglia or astroglia. This simple division does not consider the possibility that they may serve many different and specific functions. These include myelin formation and maintenance, the transfer of nutrients from capillaries into the parenchyma, the nutrition of neuronal perikarya, the isolation of groups of synapses from others, etc., etc. One can speculate about the repercussion of reducing the neuroglial community to a single kind of cell, a fibrous astrocyte, whose cytoplasm is engorged with a mass of gliofibrils which hardly leave room for mitochondria and some glycogen granules. In addition, the intimate intercellular relationship, represented by the relatively small distances between cell membranes in the normal neuroepithelium, is largely destroyed in the sclerotic area and replaced by large extracellular spaces separating glia from neuron cell bodies and their processes. The reduction of glia to a uniform population and the physical disruption could irreversibly affect the economy of the community of cells and produce permanent dysfunction.

Summary and Conclusions

Organotypic cultures of mammalian CNS and PNS have been used to demonstrate that immunological factors are present in animals with EAE and EAN and patients with MS and GBS. Similar studies have also demonstrated the following:

1. Sera from animals with EAE and EAN contain factors which demyelinate CNS and PNS tissue in a specific and characteristic manner. They are complement-dependent and have been shown to be antibodies. Similarly, the sensitized lymph node cells from EAE and EAN-inoculated animals demyelinate the CNS and PNS.

2. The majority of serum samples obtained from patients during an active stage of MS and GBS contain factors which produce an identical pattern of demyelination in CNS and PNS tissue respectively. They are complement-dependent.

3. Demyelinated mammalian CNS will remyelinate when antisera are removed after a brief exposure. Remyelination (and primary myelin formation) is inhibited by EAE serum even in low concentrations.

4. Prolonged exposures of CNS to demyelinating sera in high concentrations leads to sclerosis and a loss of the tissue's ability to remyelinate.

5. EAE and MS sera also contain a complement-dependent substance which rapidly abolishes the bioelectrical functions of neural networks and individual neurons with no apparent simultaneous structural change. This factor is probably different from the demyelinating antibody. Bioelectrical function returns rapidly after removal of the antiserum.

6. Sclerosed cultures are functionally compromised even when removed from direct contact with antiserum.

These investigations are continuing along a number of lines as was mentioned or suggested in the text. Even though the presence of immunological factors in MS sera has been established, their relationship to the course of the disease has not been well documented. Therefore, the sera of two groups of patients are being examined for their capacity to demyelinate, inhibit myelination or block bioelectrical activity in cultured CNS. The first, extensive group includes normal controls and any patient with or without MS, at any stage of his disease. The second, intensive study will concentrate on a small number of MS patients who are in the early stages of their illness and who experience relatively frequent exacerbations and remissions. Over a period of years, these patients will be sampled at monthly intervals between attacks and more frequently during the period of exacerbations.

References

1. Adams, R. D.: A comparison of the morphology of human demyelinative diseases and experimental "allergic" encephalomyelitis. In: "Allergic" encephalomyelitis, p. 183 (Kies, M. W., Alvord, E. C., Jr., Eds.). Springfield (Ill.): Thomas 1959. — 2. Alvord, E. C., Jr., Kies, M. W.: J. Neuropath. exp. Neurol. **18**, 447 (1959). — 3. Alvord, E. C., Jr., Magee, K. R., Kies, M. W., Goldstein, N. P.: J. Neuropath. exp. Neurol. **18**, 442 (1959). — 4. Appel, S. H., Bornstein, M. B.: J. exp. Med. **119**, 303 (1964). — 5. Arnason, B. G. W.: VIth Int. Congr. Neuropath., p. 692 (1970). — 6. Arnason, B. G. W., Winkler, G. F., Hadler, N. M.: Lab. Invest. **21**, 1 (1969). — 7. Bornstein, M. B.: Nat. Cancer Inst. Monogr. **11**, 197 (1963). — 8. Bornstein, M. B., Appel, S. H.: J. Neuropath. exp. Neurol. **20**, 141 (1961). — 9. Bornstein, M. B., Crain, S. M.: Science **148**, 1242 (1965). — 10. Bornstein, M. B., Crain, S. M.: J. Neuropath. exp. Neurol. **30**,

129 (1971). — 11. Bornstein, M. B., Iwanami, H.: J. Neuropath. exp. Neurol. **30**, 240 (1971). — 12. Bornstein, M. B., Murray, M. R.: J. biophys. biochem. Cytol. **4**, 499 (1958). — 13. Bubis, J. J., Luse, S. A.: Amer. J. Path. **44**, 299 (1964). — 14. Bunge, M. B., Bunge, R. P., Ris, H.: J. biophys. biochem. Cytol. **10**, 67 (1961). — 15. Carels, G., Cerf, J. A.: Rev. Neurol. **115**, 242 (1966). — 16. Collins, G. H.: Amer. J. Path. **48**, 259 (1966). — 17. Cook, S. D., Murray, M. R., Whitaker, J. N., Dowling, P.: Neurology (Minneap.) **19**, 313 (1969). — 18. Cook, S. D., Dowling, P. C., Murray, M. R., Whitaker, N. J.: Arch. Neurol. (Chic.) **24**, 136 (1971). — 19. Crain, S. M.: Int. Rev. Neurobiol. **9**, 1 (1966). — 20. Dubois-Dalcq, M., Buyse, M., Buyse, G., Gorce, F.: J. Neurol. Sci. **13**, 67 (1971). — 21. Feigin, I., Popoff, N.: Neurology (Minneap.) **16**, 364 (1966). — 22. Field, E. J., Hughes, D.: Brit. med. J. **1965 II**, 1399. — 23. Hirano, A., Levine, S., Zimmerman, H. M.: J. Neuropath. exp. Neurol. **27**, 234 (1968). — 24. Kies, M. W., Alvord, E. C., Jr. (Eds.): "Allergic" encephalomyelitis. Springfield (Ill.): Thomas (1959. — 25. Lampert, P. W.: J. Neuropath. exp. Neurol. **24**, 371 (1965). — 26. Lumsden, C. E.: The neuropathology of multiple sclerosis. In: Handbook of Clin. Neurol. **9**, 217 (1970). — 27. Namerow, N. S.: Neurology (Minneap.) **18**, 1197 (1968). — 28. Perier, O.: Acta neurol. belg. **65**, 78 (1965). — 29. Perier, O., Gregoire, A.: Brain **88**, 937 (1965). — 30. Pette, E., Pette, H.: J. Neuropath. exp. Neurol. **22**, 528 (1963). — 31. Prineas, J., Raine, C. S., Wisniewski, H.: Lab. Invest. **21**, 472 (1969). — 32. Raine, C. S.: Ultrastructural applications of cultured nervous tissue to neuropathology. In: Progress in neuropathology, Vol. II (Zimmerman, H. M., Ed.). New York: Grune and Stratton 1972. — 33. Raine, C. S., Bornstein, M. B.: J. Neuropath. exp. Neurol. **29**, 552 (1970). — 34. Rose, A. S.: In: Mechanisms of demyelination, p. 215 (Rose, A. S., Pearson, C. M., Eds.). New York: McGraw-Hill 1963. — 35. Rose, A. S.: Trans. Amer. neurol. Ass. **92**, 145 (1967). — 36. Shapira, R., Chou, F. C.-H., McKneally, S., Urban, E., Kibler, R. F.: Science **173**, 736 (1971). — 37. Shiraki, H.: The comparative study of rabies postvaccinal encephalomyelitis and demyelinating encephalomyelitides of unknown origin, with special references to the Japanese cases. In: Int. Acad. Path. Monogr. The Central Nervous System, p. 87 (Bailey, O. T., Smith, D. E., Eds.). Baltimore: Williams and Wilkins 1968. — 38. Wisniewski, H., Terry, R. D., Whitaker, J. N., Cook, S. D., Dowling, P. C.: Arch. Neurol. Psychiat. (Chic.) **21**, 269 (1969). — 39. Winkler, G. F.: Ann. N.Y. Acad. Sci. **122**, 287 (1965). — 40. Waksman, B. H., Adams, R. D.: J. exp. Med. **102**, 213 (1955). — 41. Wolf, A.: A discussion of the reactions of different species to injection of brain-containing vaccines. In: "Allergic" encephalomyelitis, p. 137 (Kies, M. W., Alvord, E. C., Jr., Eds.). Springfield (Ill.): Thomas 1959. — 42. Yonezawa, T., Ishihara, Y., Matsuyama, H.: J. Neuropath. exp. Neurol. **27**, 453 (1968). — 43. Yonezawa, T., Robbins, N., Ishihara, Y., Iwanami, H., Nakatani, Y.: VIth Int. Congr. Neuropath., p. 688 (1970).

Immunologic Hepatic Injury

POPPER, H., PARONETTO, F.*
(Department of Pathology Mount Sinai School of Medicine
of The City University of New York)

Referat

A report on immunologic hepatic injury must deal with an attempt to select a few from a bewildering array of observations on man and experimental animals. The selection today concentrates on man and is flavored by the subjective opinion of the reviewers. This presentation will, to save time, not give specific credit to investigators. Many of the important contributions come from Germans who are in this audience, particularly Drs. Berg, Meyer zum Buschenfelde, Warnatz and Vorlander.

Damage of the liver by immunogens of extrahepatic origin, either chemical agents and drugs or foreign proteins, particularly of microbial origin, is established. Immunologic reactions such as antibodies to liver nonspecific antigens or deposition of immune complexes in organs other than the liver and abnormal reactivity of lymphocytes in liver diseases, is accepted. Immunologic hepatic injury to

---

* Original work referred to has been carried out under support of U.S. Publish Health Service Grant AM 03846, U.S. Army Medical Research and Development Command Contract DA-49-193-MD-2822, and AI 09857.

hepatic antigens, that means, immunologic autautoaggression, is suspected but so far not established. This immunologic autoaggression, that is, liver disease created and maintained by hepatic antigens, is our key concern, particularly since it represents a challenge to therapy. The concept of autoaggressive liver diseae is ancient. Fiessenger in 1908 in his classical thesis on cirrhosis stated ["Every hepatic injury is followed by some absorption of tissue breakdown products. This absorption is noxious because it introduces a defense reaction of the organism by formation of antibodies which are lysins of hepatic constituents. The hepatocellular damage is aggravated because of this newly formed toxic agent. A vicious cycle is created: the more the disease progresses, the more the liver has to deal with these toxic factors. This represents a disassociation of the defense processes of the organism to defend itself against the intoxication from tissue breakdown products]. The organism forms antibodies which increase the intoxication, and they augment the lesion. The patient does not defend his liver, he defends himself against the liver" [1].

A discussion in 1972 of the same problem remains a progress report on the attempt to prove the thesis of Fiessenger, in other words to establish chronic liver disease with self-perpetuation and immunologic autoaggression. This process is postulated with varying conviction in two disorders: chronic active hepatitis and primary biliary cirrhosis, in both of which abnormal immunologic reactions abound. The classification of these deisases is today still based on histology, and this is probably the reason why an anatomical pathologist is today charged with discussing the problem.

Although hetero-immune injury in man or experimental animals is less a riddle than autoimmune processes, it deserves consideration not only as an introduction, but also because the recently detected Australia antigen raises the possibility that liver diseases related to it result from an immunologic reaction to either an infectious agent or to a protein component of the antigen particle, which, if of host origin, would create an autoimmune reaction.

Granulomas in the liver are conventionally considered histologic evidence of an immune reaction. One of the most frequent causes of human liver disease in the world is schistosomiasis, producing portal hypertension in more than 100 million of the world's population. The specific granuloma is surrounded by a hyperergic reaction, but also contains not only schistosoma antigen but antibody and complement, indicating that the disease is related to immune complex formations [2]. Cell-mediated immunity seems also to be a major component of this granuloma since it has been recently described that schistosoma granulomata are not formed in thymectomized animals [3]. Drugs such as butazolidin are known to produce granulomatous hepatitis. Drugs also elicit, often in the presence of systemic hyperergic reactions, cholestatic hepatitis. For instance phenothiazines do that in relatively low incidence. A few drugs, particularly the excellent anesthetic halothane, produce, in extremely low incidence, a picture resembling the entire spectrum of viral hepatitis from anicteric forms to massive necrosis. The evidence for a hypersensitivity reaction, particularly in the viral-hepatitis-like reaction, can be summarized by observations such as 1. the more frequent hepatits and shortening of the incubation period after repeated use, 2. the production of a reaction by deliberate challenge with halothane of persons who previously developed hepatitis, 3. the mitochondrial antibodies found transiently in low titer in halothane and sometimes in chlorpromazine hepatitis, and 4. the stimulation of lymphocytes of persons with halothane-associated hepatitis but not with other forms of hepatitis when lymphocytes are incubated with autologous liver tissue as in chronic aggressive hepatitis and primary biliary cirrhosis. Moreover, in contrast to these diseases, lymphocytes are also transformed by halothane itself [4].

This suggests that the lymphocytes are sensitized to the drug itself and to some liver constituents. The method used, however, does not allow to distinguish between delayed and immediate type of hypersensitivity.

Other drugs, oxyphenasetin in laxatives and methyldopa may produce all the manifestations of chronic active hepatitis including its characteristic immunologic features [5, 6].

Turning to the diseases in which immunologic reactions are postulated to reflect autoimmune aggression, several common factors deserve comment.

1. A hepatocyte specific antigen against which autologous antibodies are directed has been searched for with little success for many years. Recently, two specific antigens in the human liver have been demonstrated, one a lipoprotein in the cell membrane and another a cytoplasmic protein [7]. Antibodies against them have been produced in guinea pigs. Whether they correspond to hepatic transplantation antigens and whether they are able to elicit cytotoxic immune reactions remains to be established.

2. Experimental production of chronic liver injury by immunologic procedures comparable to autoimmune diseases in other organs, has so far failed. However, in contrast to man, no model of self-perpetuating chemically-induced liver injury is known. All lesions do not progress or regress upon discontinuation of immunization. Acute liver injury can be produced by immunologic techniques, but the only chronic immunologic liver injuries known are those by injection of foreign protein which produces a self-limited fibrosis [8]. Moreover, features of piecemeal necrosis are reported to develop in dogs with immune tolerance subjected to infection with canine hepatitis virus [9] and in rabbits sensitized for many months by the above mentioned specific hepatocytic antigen [10]. It will be interesting to observe whether the animals so immunized develop also some of the clinical and serological features of chronic active hepatitis and whether this experimental model can be induced in other animals.

3. Chronic liver disease is characterized by excess serum gamma globulin to a various degree. The bulk is IgG, but in alcoholic liver disease IgA, and in bile duct diseases, IgM is frequently elevated. This as well as the increased amount of plasma cells in the liver, in the spleen and other organs, and erratic serologic reactions have been construed as an expression of a hyperactivity of the mesenchyma and particularly of the immune system stimulated by liver cell breakdown products. The increased immune reaction in chronic liver disease has, at least partly, been explained by the demonstration of antibodies in high titers to antigens from intestinal bacteria, but not from nonintestinal origins [11, 12]. This has led to the assumption that the normal sequestration of intestinal antigen by the reticuloendothelial cells of the liver is inhibited by either hepatic damage or by bypass fo portal venous blood in cirrhosis.

4. In addition to hypergammaglobulinemia, antitissue antibodies may be demonstrated by either immunofluorescence or by serologic techniques. This includes antinuclear antibodies and also the LE factor. However, if these antibodies are directed against DNA, they are in liver diseases usually reacting with single-stranded but occasionally with native double-stranded DNA. The rheumatoid factor is frequently biologically false positive as is the Wassermann reaction. Antibodies against the bile canaliculi have been reported [13]. Diagnostically useful are the nonspecies-specific antibodies against smooth muscle. Relation to hepatocytic injury might be explained by the demonstrated presence of actomyosin or actomyosin-like substances in hepatocytes apparently in their cell membrane [14]. Antibodies to mitochondria are also not organ nor species-specific. They are directed against the inner membrane of mitochondria with high energy transaction, that means, preferential utilization of fatty acids over carbohydrates.

Therefore, parietal cells of the stomach as well as cells of hypertrophic thyroid, of renal tubules and of parotid duct react strongly [15]. Moreover, bacteria may contain a similar antigen. Ductular cells antibodies have been also described in high percentage of patients with chronic active hepatitis and primary biliary cirrhosis. The target of these antibodies have been described to be present only in patients with chronic active hepatitis, biliary cirrhosis and characterized by cells taller and broader than usual ductular cells with a more vesicular nucleus [16]. Recent investigations with the use of the electron microscope indicate that these cells are characterized by cells with large mitochondria and abundant endoplasmic reticulum and they seem to have hepatocellular origin. These cells should be more properly called biliary hepatocytes. Thus the possibility arises that the ductular cells antibodies may represent antibodies directed against mitochondria, particularly prominent in biliary hepatocytes. Investigation in our laboratories at the present time are exploring this possibility. Diagnostically useful specific antibodies against hepatocytes remain to be established and, therefore, the group of these antibodies has been designated as immune marker rather than as pathogenetic agents.

5. The reactivity of lymphocytes is altered, that means, cultured leukocytes of patients with chronic active hepatitis and primary biliary cirrhosis show blast transformation if challenged by autologous liver [17, 18]. However, in one disease, to be discussed later, namely, primary biliary cirrhosis, an inhibition of delayed hypersensitivity has been claimed in later stages of the disease [19]. Lymphocyte stimulation per se is not always a correlate of delayed hypersensitivity since it can be seen also in patients deficient in cellular mediated hypersensitivity, in patients with reagnic hypersensitivity or undergoing secondary antibody response. A better correlate of delayed hypersensitivity is the method of inhibition of macrophage migration. Using a mofification of this method it has been recently demonstrated by Smith et al., that peripheral blood leukocytes from patients with chronic active hepatitis are inhibited in their migration by extracts of fetal antigen [20]. While the specificity of this system is not completely established, it is hoped that future investigations using purified liver antigens as well as studies on the cytotoxic activity of lymphocytes against liver cells will give a better understanding of the role of cell mediated immunity in chronic liver disease.

6. The histologic appearance in some diseases of the liver resembles light and electron microscopically delayed hypersensitivity reaction in other organs. Occasionally, granulomas and follicle-like accumulations of lymphocytes, are detected in the portal tracts. Particularly significant is the similarity to the early reaction in transplantation rejection but morphologic similarity does not prove identity of pathogenesis.

The listed six points thus do not prove autoimmune aggression in liver disease. However, a clustering of immunologic features occurs in two types of diseases, namely, chronic active hepatitis and primary biliary cirrhosis, with a significant overlap between these two disorders. The English school prefers to designate them as autoimmune or autoallergic hepatitis and includes as potential third entity cryptogenic cirrhosis. These disorders, particularly when untreated, have serum gamma globulin levels much higher than other chronic liver diseases, which has led to the term hypergamma-globulinemic hepatitis. A high incidence of abnormal serologic reactions is also detected. In the attempt to define these disorders, the histologic appearance is conventionally taken as criterion. However, there are few areas in human pathology in which nomenclature as basis of prognosis and therapy, is as confused as in chronic hepatitis. Presentation of criteria which proved useful in definition might here be in order. Chronic hepatitis could be defined as a disease in which clinical and laboratory manifestations referable to the liver are present for more than 6 months [21]. However, included have to be also asymptomatic patients in whom hepatic biochemical or histologic abnormalities are detected with fibrosis indicating a chronic process.

The histologic manifestations may be in the parenchyma, within the lobules, or in or around the portal tracts. The lobular changes may vary from a sparse nonspecific focal necrosis to the fullblown picture of acute viral hepatitis, with variation of hepatocytes from cell to cell, acidophilic bodies and extensive spotty necrosis. They may also include extensive necrosis which is designated as confluent or bridging if connecting central with portal canals, or may even involve as massive necrosis of lobules or contiguous portions of them. Extensive necrosis is followed by collapse and sepra formatlion. Except for collapse, the lobular changes do not differ light or electron microscopically from acute hepatitis, and therefore do not reflect the duration of the process.

The portal and periportal changes show two basic patterns. One is an infiltration by lymphocytes and histiocytes associated with proliferation of bile ductules. The lesion is restricted to the portal tract and does not involve the surrounding parenchyma. The second pattern is a similar inflammation which, however, spills over into the surrounding parenchyma. This destruction of the limiting parenchymal plate with loss of single, or groups of hepatocytes surrounded by lymphocytes and histiocytes has been designated as piecemeal necrosis. Its activity is mirrored in segmented leukocytes in the center of the portal tracts and around proliferated bile ductules. Prolongation of this periportal lesion, morphologically designated as chronic aggressive hepatitis, is associated with the trapping of single hepatocytes within the portal and periportal inflammation and the formation of connective tissue layers around hepatocytes appearing as acini and with fibrosis around proliferated ductules. In contrast to passive septa resulting from collapse after confluent necrosis active septa radiate into the parenchyma either steplike if elicited by pericellular fibrosis or straight from periductular fibrosis. The inflammation may subside while septa formation persists and even progresses a variety we designate as septal hepatitis.

These forms, frequently occurring in combination, deserve now distinction from the point of view of prediction of transition to cirrhosis (that means, prognosis), and of the association with immunologic factors. The following entities can thus be described [21, 22].

First, protracted hepatitis with waxing and waning, even with recurrence of acute hepatitis is associated with sustained but varying elevations of transaminases and eventually disappears without sequelae.

Second, chronic lobular hepatitis, often showing conspicuous manifestations of acute liver disease but infrequent immunologic reactions. It has poor prognosis since it progresses either to hepatic failure or to progression to cirrhosis.

Third, chronic portal hepatitis with only little lobular injury and varying degrees of enzyme alterations, but conspicuous portal inflammatory reaction. This is the lesion designated as persistent hepatitis and presumed to have no or little tendency of transition into cirrhosis. A small subgroup of these cases, however, associated with very high gamma globulin levels and sometimes immunologic reactions has a distinct tendency for transition into cirrhosis.

Fourth, a conspicuous periportal reaction with significant piecemeal necrosis and with only little lobular manifestations. This form has been called aggressive hepatitis. Periportal, hepatitis, lobular hepatitis and vccasionally portal hepatitis reveal varying degrees of septa formation and significant tendency to transition into cirrhosis.

Chronic active hepatitis is a clinical syndrome more frequently seen in females and is characterized by conspicuous hypergammaglobulinemia and immunologic reactions, characteristically smooth muscle and antinuclear antibodies and in view of the frequency of LE reaction, it has been called also lupoid hepatitis. This is the form particularly considered autoimmune diesease. However, antigen antibody complexes have not been demonstrated in liver tissue though systemic reactions like fever, arthralgia, renal, thyroid and pulmonary manifestations and tubular acidosis are observed. Some of these organ reactions have been suspected and in part proven to result from organ deposition of antigen/antibody complexes in these organs. However, if an immunologic injury causes liver injury, it is probably delayed hypersensitivity, particularly since the tendency to chronic active hepatitis is high in the various gammapathies, particularly agammaglobulinemia. Histologically, the form is characterized frequently by a picture of chronic periportal hepatitis. However, even if the inflammation is mediated by immunologic reaction, the prognosis depends on fibrosis and septa formation to the same degree as in the form without conspicuous immunologic reactions. The combination of three factors thus define these diseases and with it the indication to therapy. 1. histologic appearance, 2. gamma globulin levels, and 3. duration.

The other major variant is primary biliary cirrhosis which represents essentially a disease of the bile ducts [23]. The epithelium is initially being destroyed, associated with an infiltration of their wall by histiocytes, lymphocytes and plasma cells producing mainly IgM. Around the bile duct, immune globulin and complement can be demonstrated [24] and, at least transiently, granulomas are seen. In this early stage, designated as chronic nonsuppurative destructive cholangitis, the intralobular mesenchymal cells are activated without liver cell injury. Initially, jaundice is absent despite conspicuous elevation of alkaline phosphatase, cholesterol and itching as indication of dermal deposition of bile salts. Immunoglobulins particularly IgM is elevated. Mitochondrial antibodies are found even in asymptomatic cases. Eventually, jaundice develops without cholestasis from regurgitation of bile through damaged bile ducts. Subsequently, proliferation and destruction of bile ductules is associated with portal inflammation and fibrosis which produces peripheral cholestasis irregularly destributed and seemingly the result of an intrahepatic biliary obstruction. Only late, usually after more than 5 years of the disease, cirrhosis sets in and it is observed at autopsy causing the named cirrhosis, although it is present only during a short period of the disease. This is then a disorder in which various immune markers are present and in which evidence of autoaggression is better supported than in chronic active hepatitis because of the immunologic findings in liver tissue. However, since disturbance of delayed hypersensitivity is also recorded, it is today not clear whether immune complex deposition or cellular immune reactions initiate the disease. Of particular interest, however, are the cases in which biliary cirrhosis and chronic active hepatitis are both present, with the latter clinically in the foreground.

I have reserved the role of viral hepatitis in immune reactions for the end because at least one form, the type B, associated with Australia antigen (or hepatitis-associated antigen, or HbAg) raises the problem of a possible autoimmune or heteroimmune nature. Of the group of cases of chronic hepatitis described, a fraction varying in different countries, contains Australia antigen in the blood, presumably persistently. Antibodies to Australia antigen are found only rarely. Many investigators feel that Australia antigen is absent in chronic hepatitis associated with conspicuous immune reactions or lupoid hepatitis, whereas others report overlap of both features. Here is not the place to review the entire problem, except for stressing the relation of Australia antigen to immune reactions which, as some of us feel, might elucidate the question of autoimmune hepatitis. Australia antigen is a peculiar infectious agent in that unusually large numbers of particles of basically three types or size circulate in the blood. They resemble electron microscopically a virus and share with it infectivity [25]. But in contrast to almost all other viruses, the amount of nucleic acids, presumably ribonucleic acid and associated with a reverse transcriptase, is very small [26]. The amount of protein is probably 2000 times greater. As with other virus, these proteins are host proteins and they are the ones detected by the serologic reactions or immunofluorescence. They comprise a variety of proteins and possibly also hepatocellular components with the virus exerting a conformational effect. Blumberg has coined the name icron for such peculiar infectious agents with the protein showing polymorphism and reflecting genetic traits [27]. The search of these traits indeed led to the detection of Australia antigen by Blumberg. While infectivity is established and is the basis of blood donor screening, the amount of Australia antigen in the blood and the liver, detected by electron microscopy, fluorescence of serologic reaction, is not related to infectivity but to the disease state. The most is found in the liver in healthy carrier donors by fluorescence and

Table 1. *Mechanism of Tissue Damage Induced by Australia Antigen*

Direct cytotoxicity:	No evidence
Immune complexes:	Liver localization—no evidence Extrahepatic localization—possible
Cell mediated immunity:	Likely
? To virion:	Allergic hepatitis
? Proteins viral origin:	Allergic hepatitis
? Protein of original host:	Isoimmune hepatitis
? Protein of patient:	Autoimmune hepatitis

immunosuppression by fluorescence and electron microscopy, while in liver disease little may be found and mainly in Kupffer cells. This sparcity may reflect destruction in liver disease. The peculiar histologic appearance of viral hepatitis which differs from other hepatitic virus diseases suggests that it reflects an immune reaction against the particle, either with or without the virion (evidence has been presented that some particles are not virion-containing), or against hepatocytes altered by the agent, or against liver cell constitutents if the icron contains hepatocytic components. Apparently, antigen/antibody complexes are not involved in the liver cell injury. Exposure of tissue to ferritin tagged antibody allows a better demonstration of Australia antigen [28]. By contrast, extrahepatic manifestations in viral hepatitis such as rash, periarteritis [29], polyarthritis and glomerulonephritis [30], have been associated with tissue deposition of Australia antigen. But since gamma globulin and complement were not constantly demonstrated, we are not sure whether these manifestations are related to an immune-complex disease which we previously referred to in the so-called auto-allergic hepatitis. Whether, then, the lesion in Australia-antigen-positive, acute, or chronic hepatitis is a heteroimmune reaction comparable to those of virus diseases, or an autoimmune reaction to the protein component of the icron, remains to be established. One might further speculate that in Australia-antigen-negative chronic hepatitis with significant immune reaction the immunogen is a small component of the particle, for instance, part of the hepatocytic membrane which maintains chronic autoimmune hepatitis, particularly in instances in which an initial viral hepatitis is followed by so-called autoimmune hepatitis (Table).

This was a progress report with few definite conclusions in a field which recently has become fascinating by the possible role of Australia antigen.

References

1. Fiessinger, N.: Histogenese des processus de cirrhose hepatique. Paris: A. Maloine 1908. — 2. Andrade, A. Z., Paronetto, F., Popper, H.: Amer. J. Path. **39**, 979 (1967). — 3. Domingo, E. O., Warren, K. S.: Amer. J. Path. **51**, 757 (1967). — 4. Paronetto, F., Popper, H.: New Engl. Med. **283**, 277 (1970). — 5. Reynolds, T. B., Peters, R. L., Yamada, S.: New Engl. J. Med. **285**, 813 (1971). — 6. Eliastam, M., Holmes, A. W.: Amer. J. dig. Dis. **16**, 1014 (1971). — 7. Meyer zum Buschenfelde, K. H., Miescher, P. A.: Clin. exp. Immun. **10**, 89 (1972). — 8. Paronetto, F., Popper, H.: Amer. J. Path. **49**, 1087 (1966). — 9. Gocke, D. J., Preissig, R., Morris, T. G., McKay, D. G., Bradley, S.: J. clin. Invest. **46**, 1506 (1967). — 10. Meyer zum Buschenfelde, K. H., Kossling, F. K., Miescher, P. A.: Clin. exp. Immun. (in press). — 11. Bjorneboe, M., Prytz, H., Orskov, F.: Lancet **1972 I**, 58. — 12. Triger, D. R., Alp, M. H., Wright, R.: Lancet **1972 I**, 60. — 13. Diederischen, H., Linde, N. C., Moller Nielsen, P.: Antibodies to bile canaliculi in patients with chronic active liver disease. In: Immunology of the liver, p. 82 (Smith, M., Williams, R., Eds.). Philadelphia: F. Davis Co. 1971. — 14. Farrow, L. J., Holborow, E. J., Brighton, W. D.: Nature (Lond.) New Biol. **232**, 186 (1971). — 15. Doniach, D., Berg, P.: Antibodies related to mitochondria: multiple specificities and clinical associations. In: Immunology of the liver, p. 69 (Smith, M., Williams, R., Eds.). Philadelphia: F. Davies Co. 1971. — 16. Paronetto, F., Schaffner, F., Popper, H.: New Engl. J. Med. **271**, 1123 (1964). — 17. Tobias, H., Safran, A., Schaffner, F.: Lancet **1967** I, 193. — 18. Warnatz, H.: Z. ges. exp. Med. **149**, 64 (1969). — 19. Fox, R. A., Dudley, F. J., Sherlock, S.: The anergic state and other immunological changes in primary biliary cirrhosis. In: Immunology of the liver, p. 147 (Smith, M., Williams, R., Eds.). Philadelphia: F. Davis Co. 1971. — 20. Smith, M. G. M., Eddleston, A. L. W. F., Williams, R.: Leukocyte migration in active chronic hepatitis and primary biliary cirrhosis. In: Immunology of the liver, p. 135 (Smith, M., Williams, R., Eds.). Philadelphia: F. Davis Co. 1971. — 21. Popper, H., Schaffner, F.: New Engl. Med. **284**, 1154 (1971). — 22. Popper, H.: Morphological and immunological studies on chronic aggressive hepatitis and primary biliary cirrhosis. In: Immunology of the liver, p. 17 (Smith, M., Williams, R., Eds.). Philadelphia: F. Davis Co. 1971. — 23. Rubin, E., Schaffner, F., Popper, H.: Amer. J. Path. **46**, 387 (1965). — 24. Paronetto, F., Popper, H.: Hetero-iso- and autoimmune phenomena in the liver. In: Textbook of immunopathology, Vol. 11, p. 562 (Miescher, P. A., Muller-Eberhard, H. J., Eds.). New York: Grune and Stratton 1969. — 25. Gerber, P., Goldstein, G.: J. Immunol. **105**, 793 (1970). — 26. Hirschman, S. Z., Vernace, S. J., Schaffner, F.: Lancet **1971 I**, 1099. — 27. Blumberg, B. S., Millman, I., Sutnik, A. I., London, W. T.: J. exp. Med. **134**, 320 (1971). — 28. Gerber, M., Schaffner, F., Paronetto, F.: Immuno-electron microscopy of hepatitis B antigen in liver. Submitted to Lancet. — 29. Gocke, D. J., Hsu, K., Morgan, C., Bombardieri, S., Lockshin, M., Christian, C. L.: J. exp. Med. **134**, 3305 (1971). — 30. Combes, B., Stasny, P., Shorly, J., Eigenbrodt, E. H., Bauera, A., Hull, A. R., Carter, N. W.: Lancet **1971 II**, 239.

Die Immunpathologie der Magen- und Darmerkrankungen

RAPP, W. (Med. Univ.-Klinik Heidelberg)

Referat

Die resorbierenden Flächen des Verdauungstraktes sind etwa 5mal größer als die uns umgebende und schützende Körperoberfläche. Die Schleimhaut der Verdauungswege steht in ständigem Kontakt mit einer Vielzahl von Fremdsubstanzen. Umso erstaunlicher ist es, daß erst in den letzten Jahren die normalen und pathologischen Immunfunktionen des Verdauungstraktes in das Blickfeld der Klinik gerückt sind.

Der intestinale Immunapparat

Der enterale Immunapparat befindet sich in der Lamina propria des gesamten Intestinums und besteht aus Makrophagen, Lymphocyten und Plasmazellen, die nach lokaler Stimulierung durch eine antigene Substanz humorale Antikörper in das Lumen und in das Blut- und Lymphsystem sezernieren (Abb. 1).

Ein typisches Beispiel für die Funktion des lokalen intestinalen Schutzmechanismus ist der enterale Virusinfekt. Es kommt zu einem Anstieg der lokal gebildeten und sezernierten Antikörper und spiegelbildlich dazu zu einer Verminderung der enteralen Virussauscheidung. Das periphere Immunsystem — zu beurteilen über die im Serum nachweisbaren Antikörper — reagiert nur schwach auf den intestinalen Infekt [1, 2]. Es handelt sich hier um das Prinzip der lokalen, alimentär ausgelösten Immunität, die bereits vor Beginn der parenteralen Immunität an der vordersten Front der Inoculation wirkt.

Der intestinale Immunapparat kann wie folgt schematisiert werden (Abb. 2):

I. Hochmolekulare Proteine und bakterielle Produkte können infolge enzymatischer Störungen, lokaler Entzündungen oder auf Grund ihrer biophysischen Eigenschaften direkt transenteral in den Organismus eintreten und eine parente-

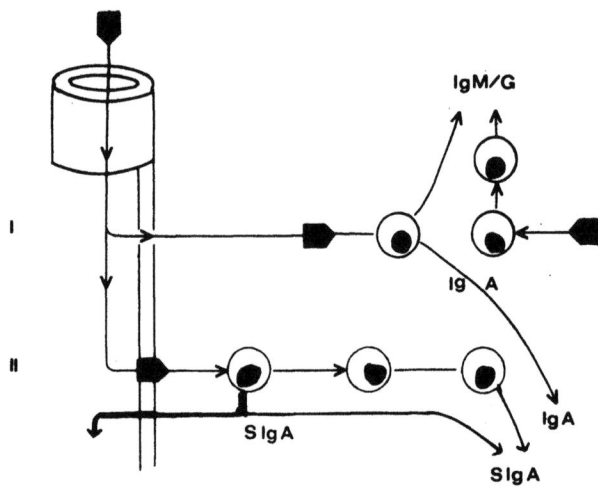

Abb. 1. Schematische Darstellung der intestinalen Immunisierung. —— parenteral, —— enteral

rale Immunität auslösen. Ein typisches Beispiel hierfür sind die bei Kindern im Alter von 1 bis 5 Jahren nachweisbaren humoralen Serumantikörper gegen Nahrungsproteine. Diese Permeation von antigenen Substanzen und die hierauf erfolgenden Immunreaktionen nehmen im höheren Kindesalter ab.

II. Durch alimentäre Exposition wird im Gegensatz zu dem keimfrei aufgezogenen Versuchstier die Lamina propria des Darms mit Plasmazellen besiedelt, von denen im gesamten Verdauungstrakt jene Plasmazellen überwiegen, die das Immunglobulin IgA sezernieren [3]. Die Mehrheit der lokal gebildeten Immunglobuline wird in das Lumen sezerniert (Abb. 2 II). Ein Beispiel für eine vermehrte lokale Immunaktivität bei Verminderung der IgA-Zellen stellt das Krankheitsbild der Cöliakie dar, wo im Darmsekret präzipitierende Antikörper gegen Nahrungsbestandteile nachzuweisen sind [4, 5].

III. Einer der wichtigsten humoralen Faktoren des sezernierenden intestinalen Immunsystems ist das IgA-Globulin [6, 7]. Es wird darüber hinaus in zahlreichen Sekretionsflüssigkeiten (Tränen, Speichel, Bronchialsekret, Colostrum) nachgewiesen und unterscheidet sich von dem im Serum nachweisbaren IgA durch Polymerisationsgrad und durch Einbau des sog. Sekretionsstücks. Das sezernierte IgA, genannt SIgA, wirkt wie die anderen sezernierten Immunglobuline im Sinne der

Isohämagglutination, der antibakteriellen Wirkung und der Virusneutralisation. Seine eigentlichen physiologischen Funktionen, insbesondere seine Schutzwirkungen, sind noch unbekannt (Abb. 2, III).

IV. Ein weiterer Plasmazelltyp in Magen- und Dünndarmwand produziert das IgE (Reagin), das nach Sensibilisierung von Leukocyten und Mastzellen im Kontakt mit dem Antigen vasoaktive H-Substanzen freisetzt [8] (Abb. 2, IV).

V. Die physiologische und immunpathologische Funktion der in der Tunica propria vorhandenen Lymphocyten sind noch weitgehend unbekannt. Es ist jedoch anzunehmen, daß sie eine primordiale Rolle bei den Autoaggressionsmechanismen im Bereich der Darmerkrankungen spielen (Abb. 2, V).

Wir kennen nur die Umrisse der intestinalen Immunität. Unbekannt sind die cellulären Interaktionen mit dem allgemeinen Immunsystem sowie die Interaktionen mit den physiologischen Darmkeimen. Von den Peyerschen Plaques wird angenommen, daß sie zu dem peripheren Immunsystem gehören.

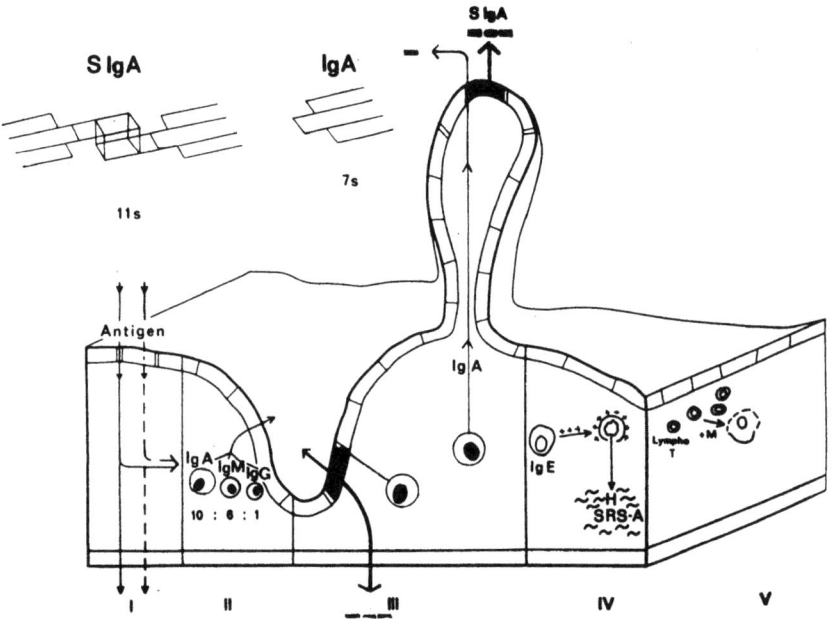

Abb. 2. Schematische Darstellung des enteralen Immunapparates

Bei einer Reihe von Enteropathien sind lokale und allgemeine Defekte der Immunglobuline und deren zugrunde liegenden Plasmazellen beobachtet worden [10, 11, 12, 13, 14, 15, 16]. Hierzu gehören insbesondere die Cöliakie, die atrophische Gastritis und perniziöse Anämie sowie die chronische Steatorrhoe.

Die Existenz eines z. T. autonomen, sezernierenden intestinalen Immunsystems führt zu folgenden für die ärztliche Praxis wichtigen Schlußfolgerungen:

1. Ergänzung der parenteralen Impfung durch die orale Immunisierung in all jenen Fällen, wo ein enteraler Eintritt von Krankheitserregern stattfindet. Hierdurch wird die Abwehr im Bereich des natürlichen Infektionsweges verstärkt. Darüber hinaus ist es wünschenswert, daß die oralen Impfverfahren ausgebaut werden. Ihr Vorteil ist der hohe Durchimpfungsgrad, die geringen Nebenwirkungen sowie die bekannte Senkung der Morbidität bei einer Reihe von Erkrankungen.

2. Die Existenz immunologischer Mechanismen beinhaltet auch die Möglichkeit immunpathologischer Reaktionen bei intestinalen Erkrankungen.

Immunpathologie der Magenschleimhaut

Ein Organ, das sich besonders gut zur Demonstration immunpathologischer Phänomene und des Leistungsvermögens immunologischer Methoden im Rahmen der Gastroenterologie eignet, ist der menschliche Magen [17].

Hinter dem histologischen Bild einer normalen Magenschleimhaut verbirgt sich eine Vielzahl von Proteinen, Enzymen und Enterohormonen, die erst mit Hilfe immunchemischer Methoden entdeckt, differenziert oder histologisch lokalisiert wurden. Als Beispiel für das immunchemische Auflösungsvermögen kann die immunchemische Differenzierung der Pepsinogene in drei Klassen erwähnt werden, die mit Hilfe der Tierseren erfolgte [18, 19].

Weitere immunologisch erfaßbare Substanzen und deren Anwendung in der Magenschleimhautdiagnostik werden in den kommenden Jahren zu erwarten sein.

Im normalen *in vivo* neutralisierten Magensaft konnte eine Reihe von Serumproteinen nachgewiesen werden, von denen die Immunglobuline IgG und IgA von besonderem Interesse sind. Es ist anzunehmen, daß sie den Ausdruck einer auch im normalen Magen ablaufenden intestinalen Immunität darstellen. Die sezernierten Immunglobuline fanden sich besonders bei der chronischen Umbaugastritis und den Magencarcinomen in erhöhter Konzentration [20].

Nach histologischen Gesichtspunkten unterscheidet man verschiedene Stadien von chronischen Magenschleimhautentzündungen: Die Oberflächengastritis, die chronische Gastritis mit diffuser oder multifokaler Lokalisierung, die chronische Gastritis mit Atrophie bzw. intestinalem Umbau (Metaplasie) einhergehend. In all diesen Fällen finden sich in der Lamina propria zahlreiche Plasmazellen und Lymphocyten. Bei einem Teil dieser Gastritiden kommt es zur Bildung von Antikörpern, die gegen Magenschleimhautproteine gerichtet sind, sog. organspezifische Autoantikörper, die sowohl im Serum als auch im Magensekret, in einzelnen Fällen als Immunkomplexe in der Magenschleimhaut nachzuweisen sind. In diesen Fällen spricht man von seropositiver Gastritis oder Immungastritis.

Der am häufigsten vorkommende Autoantikörper bei chronischen Magenschleimhauterkrankungen ist der sog. *Belegzellenantikörper*, der *in vitro* und *in vivo* mit dem Belegzellenantigen, einer unlöslichen, leicht denaturierbaren mikrosomalen Substanz in menschlichen und tierischen Belegzellen reagiert [21, 22, 23]. Nach Glass [24] ist anzunehmen, daß er als IgG-Antikörperkomplement bindet, im Tierexperiment einen atrophisierenden Effekt auf die Belegzellen ausübt und die Sekretion von HCl vermindert [25]. Sein Nachweis erfolgt üblicherweise mit fluorescenzserologischen Verfahren [23] oder mit der KBR.

Die zweite Gruppe der Magenautoantikörper ist gegen den Intrinsicfaktor (IF) gerichtet [26]. Der IF wird in den Belegzellen des Magens als Glykoprotein mit einem Molekulargewicht von 60000 gebildet und in das Lumen sezerniert, wo er das aus der Nahrung freigesetzte Vitamin B_{12} bindet [27, 28]. Ausfall der IF-Bildung oder die Kombination des qualitativ reduzierten IF mit den Autoantikörpern im Lumen ruft nach Erschöpfung der Vitamin B_{12}-Reserven das Krankheitsbild der perniziösen Anämie hervor. Je nach Ansatz des Antikörpers an dem Molekül des IF werden zwei Typen von Antikörpern unterschieden. Lediglich der Typ I hemmt die Bindung von Vitamin B_{12}. Der Nachweis der IF-Antikörper erfolgt in einem Radioimmuntest [29].

Die diagnostische Bedeutung der beiden Autoantikörper im Bereich der Magenschleimhautdiagnostik geht aus der Abb. 3 hervor [30, 31, 32]. Durch die Bestimmung des Serumgastrins ist in Verbindung mit den Belegzellenantikörpern eine Beurteilung der entzündlichen Veränderungen im Bereich des Antrums möglich geworden [33].

Das Vollbild der Autoimmungastritis findet sich bei dem Krankheitsbild der perniziösen Anämie, deren Anämie und neurologischen Symptome eine Folge der Belegzellenatrophie und der gestörten Vitamin B_{12}-Resorption darstellen. Die Immungastritis und die perniziöse Amämie ist häufig mit einer Reihe von immunpathologisch stigmatisierten Erkrankungen wie die Hashimoto-Thyreoiditis, die Hypothyreose, M. Basedow, juveniler insulinbedüftiger Diabetes mellitus, Sjögren-Syndrom vergesellschaftet [34, 35]. Insbesondere ist im Rahmen der klinischen Praxis der Zusammenhang der entzündlichen Erkrankungen des Magens und der Schilddrüse zu beachten. So finden sich in etwa 50% der Patienten mit perniziöser Anämie Antikörper gegen Schilddrüsengewebe. Desgleichen findet sich bei der Immungastritis eine besondere familiäre Häufung des Krankheitsbildes und/oder der im Serum nachweisbaren Magenautoantikörper.

Neben dem klassischen Bild der perniziösen Anämie finden sich noch seltenere Unterformen, von denen die hypogammaglobulinämische perniziöse Anämie mit

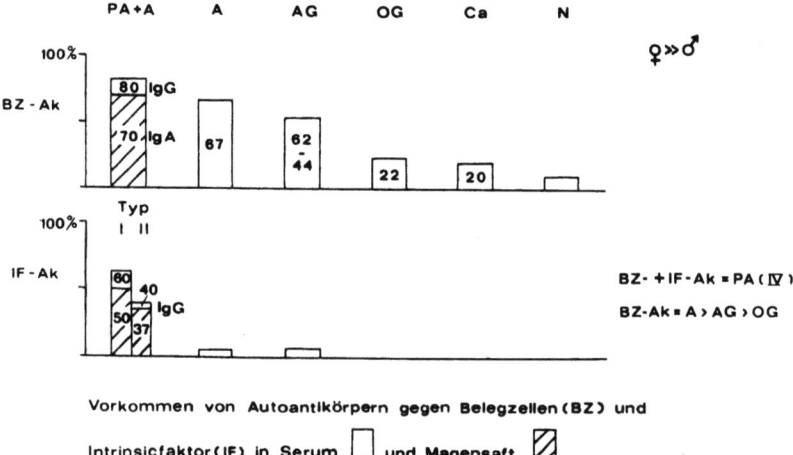

Abb. 3. Vorkommen von Autoantikörpern gegen Belegzellen (BZ) und Intrinsicfaktor (IF) in Serum und Magensaft. *PAA* Perniciosa und Atrophie. *A* Atrophie. *AG* Atrophische Gastritis. *OG* Oberflächengastritis. *CA* Carcinom. *N* Normal

dem Fehlen humoraler Antikörper von besonderem Interesse für die Pathogenese ist. Es handelt sich hier um den Hinweis, daß das pathogenetische Prinzip eher in der cellulären als in der humoralen Immunität liegt [36]. Die praktisch-diagnostische Bedeutung der im Serum nachweisbaren Magenautoantikörper geht aus der Abb. 4 hervor, wobei zu beachten ist, daß nicht alle chronischen Magenschleimhautentzündungen mit Autoantikörpern einhergehen.

Auf Grund unseres heutigen Wissens kann die im Tierexperiment nachvollziehbare Antoimmungastritis [37] als Autoimmunerkrankung bezeichnet werden (Abb. 5). Auf der Basis einer multifaktoriellen, genetischen Prädisposition mit der Neigung zu organspezifischen Autoimmunreaktionen wird durch ein noch unbekanntes Antigen oder durch eine Aberration des Überwachungsmechanismus bzw. des cellulären Immunapparates eine humorale und celluläre lokale Immunreaktion ausgelöst. Diese kann eine chronisch aggressive Gangart annehmen und zu dem Bild der histologisch erfaßbaren chronischen Magenschleimhautentzündung mit cellulärer Infiltration, Metaplasie und Atrophie einhergehen. Zwei Kompensations- oder Folgemechanismen sind vorstellbar: Die intestinale Metaplasie oder die maligne Proliferation. Unter spekulativen Gesichtspunkten muß man fragen,

Typ		BZ-A	IF-A	IF	Schilling-Test
AG		+	∅	∅	∅
	latent	+	+	↓/O	∅/↓
PA	manifest	+	+	O	↓
	hypo-γ	∅	∅	O	↓
NP-AG		+	+	∅/↓	∅

Abb. 4. Differenzierung der Immungastritis. *AG* Atrophische Gastritis. *PA* Perniziöse Anämie. *hypγ* PA mit Hypogammaglobulinämie. *NPAG* Nicht progrediente in perniziöse Anämie übergehende Gastritis

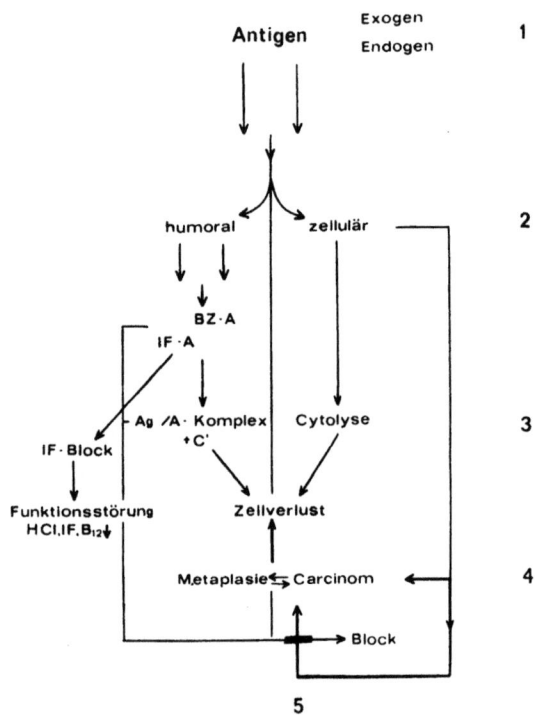

Abb. 5. Schematische Darstellung möglicher immunpathologischer Mechanismen bei Magenerkrankungen

ob nicht humorale oder celluläre Immunfaktoren auf die germinativen Zentren der Magenschleimhaut wirken und das Phänomen der Intestinalisierung bewirken.

Der Zusammenhang zwischen Immungastritis und Magencarcinom ist insbesondere nach den jetzt aus Berlin vorliegenden Untersuchungen über den Zusammenhang der perniziösen Anämie und dem Magencarcinom unbestreitbar. Es wurde gezeigt, daß die perniziöse Anämie 10mal mehr mit Magencarcinomen vergesellschaftet ist [38]. Es stellt sich die Frage, ob die humoralen Autoantikörper oder die in der Magenschleimhaut nachgewiesenen Immunkomplexe analog dem Tierexperiment einen Block der immunologischen cellulären Tumorabwehr bewirken [39].

Abschließend sollen noch kurz zwei Krankheitsbilder erwähnt werden, die kürzlich als Ärgernis und Herausforderung der klinischen Immunologie und Gastroenterologie bezeichnet wurden. Die Ileitis terminalis und die Colitis ulcerosa. Bei beiden Krankheitsbildern besteht eine dem Praktiker sehr wohl bekannte z. Z. nicht logisch auflösbare Konstellation von psychologisch gesicherten Persönlichkeitsveränderungen und einer chronisch aggressiven Entzündung. Die chronische Entzündung wird in beiden Fällen dominiert von bekannten immunologischen Reaktionspartnern, deren Mechanismen nur unvollständig bekannt sind.

Bei der Colitis ulcerosa findet sich eine über die Mucosa diffus verteilte entzündliche Infiltration mit Makrophagen, Plasmazellen, Lymphocyten und polymorphkernigen Neutrophilen. Im Serum dieser Patienten finden sich in einem Teil der Fälle humorale Antikörper, die sowohl mit einem Antigen von E. coli 0:14 als auch mit einem cellulären Antigen der Colonschleimhaut reagieren [40, 41]. Diese humoralen Antikörper zeigen eine Häufung bei symptomlosen weiblichen Familienmitgliedern [42]. Darüber hinaus wurde gezeigt, daß Lymphocyten von Patienten mit Colitis ulcerosa in der Gewebskultur gegenüber Darmzellen eine cytotoxische Wirkung aufweisen, die allerdings mit einem Extrakt von E. coli und einem IgM-Autoantikörper passiv übertragen werden können [43, 44, 45]. In der entzündeten Schleimhaut sind die IgA-Zellen vermindert, während das sekretorische IgA im Serum vermehrt ist. Auf Grund der bisherigen Untersuchungen muß man annehmen, daß die Colitis ulcerosa vermutlich in den Bereich jener Darmerkrankungen gehört, bei denen immunpathologische Mechanismen eine wesentliche Rolle spielen. Es wäre vorstellbar, daß auf Grund einer genetischen Veranlagung oder eines lokalen Abwehrdefektes [46] über ein exogen, kreuzreagierendes Antigen ein chronischer immunpathologischer Mechanismus induziert wird.

Das histologische Bild der Ileitis terminalis (M. Crohn) zeichnet sich durch eine diskontinuierliche entzündliche über die Schleimhaut hinaus sich ausdehnende Infiltration aus, deren charakteristische Merkmale granulomartige Veränderungen mit Makrophagen, Epitheloidzellen und Riesenzellen darstellen [46]. Morphologisch bestehen Ähnlichkeiten zu dem durch Adjuvantien erzeugten Granulom, zur Sarkoidose und zur Lepra. Unter immunpathologischem Aspekt wurden lediglich Vermehrung des SIgA im Serum [47] sowie eine reduzierte Stimulierbarkeit der Lymphocytentransformation durch PHA beobachtet [48]. Es gibt Hinweise, daß es sich bei dem M. Crohn weniger um ein autonomes immunpathologisches Phänomen als um eine abnorme celluläre Reaktion (Defekte im Bereich der Makrophagen und der T-Lymphocyten?) nach einer Infektion mit exogenen Keimen handelt [49].

Literatur

1. Ogra, P. L., Karzon, D. T.: New Engl. J. Med. **279**, 893 (1968). — 2. Freter, R.: J. infect. Dis. **111**, 37 (1962). — 3. Crabbé, P. A., Heremans, J. F.: Gastroenterology **51**, 305 (1966). — 4. Kenrick, K. G., Walker-Smith, I. A.: Gut **11**, 635 (1970). — 5. Ferguson, A., Carswell, F.: Brit. med. J. **1972 I**, 75. — 6. Tomasi, T. B., Tan, E. M.: J. exp. Med. **121**, 101 (1965). — 7. Bull, D. M., Bienenstock, J.: Gastroenterology **60**, 370 (1971). — 8. Biochemistry of the acute allergic reaction. C.I.O.M.S. Symposium (Austen, K. F., Becker, E. L., Eds.). Oxford: Blackwell, Scientificu Publ. 1968. — 9. Henry, C. W., Faulk, P.: J. exp. Med. **131**, 1200 (1970). — 10. Douglas, A. P., Crabbé, P. A.: Gastroenterology **59**, 414 (1967). — 11. Brus, J., Siegel, H.: Scand. J. Gastroent. **3**, 43 (1968). — 12. Hobbs, J. R., Hepner, G. W.: Lancet **1968 I**, 217. — 13. Crabbé, P. A., Heremans, J. F.: Gut **7**, 119. — 14. Odgers, R. J., Wangel, A. G.: Lancet **1968 II**, 846. — 15. Pettingale, K. W.: Gut **22**, 291 (1971). — 16. Mawhinney, H., Tomkin, G. H.: Lancet **1971 II**, 121. — 17. Taylor, K. B., Fisher, I. M.: Progr. Gastroent. **1968**, 1. — 18. Kushner, I., Rapp, W: J. clin. Res. **11**, 292 (1963). — 19. Samloff, J. M.:

Gastroenterology **58**, 462 (1970). — 20. Heim, S., v. Mikulicz-Radecki: In Vorbereitung. — 21. Taylor, K. B., Roitt, I. M.: Brit. med. J. **II**, 1347. — 22. Jeffries, G. H., Sleisinger, M. H.: Invest. **44**, 2021. — 23. Cruchaud, A., Juditz, E.: Clin. exp. Immunol. **3**, 771. — 24. Jacob, E., Glass, G. B.: Clin. exp. Immunol. **5**, 141 (1969). — 25. Jacob, E., Glass, G. B.: Clin. exp. Immunol. **8**, 517 (1971). — 26. Gräsbeck, R., Simons, K.: Biochem. biophys. Acta (Amst.) **127**, 47 (1966). — 27. Glass, G. B.: Physiol. Rev. **43**, 529 (1963). — 28. Fisher, J. M., Rees, C.: Lancet **1966 II**, 88. — 29. Gottlieb, C., Lau, K.: Blood **25**, 875 (1965). — 30. Fisher, J. M., Mackay, I. R.: Lancet **1967 I**, 176. — 31. Samloff, I. M., Kleinmann, M. S.: Gastroenterology **55**, 575. — 32. Strickland, R. G., Baur, S.: Clin. exp. Immunol. **8**, 25 (1971). — 33. Strickland, R. G., Bathal, P. S.: Brit. med. J. **4**, 451 (1971). — 34. Irvine, W. J., Clark, B. F.: Lancet **1970 II**, 163. — 35. Mackay, I. R., Wittingham, S.: Gastroenterology **60**, 692 (1971). — 36. Twomey, J. J., Jordan, P. H.: Amer. J. Med. **47**, 340 (1960). — 37. Andrada, J. A., Rose, N. R.: Clin. exp. Immunol. **4**, 293 (1969). — 38. Keller-Lange, Ch., Boll. I.: Fortschr. Med. **89**, 1163 (1971). — 39. Hellström, K. E., Hellström, I.: Advanc. Cancer Res. **12**, 167 (1969). — 40. Perlmann, P. R., Lagercrantz, R.: Ann. N.Y. Acad. Sci. **124**, 377 (1965). — 41. Perlmann, P. S., Hammerstrom: Proc. Soc. exp. Biol. (N.Y.) **125**, 975 (1967). — 42. Lagercrantz, R., Perlmann, P.: Gastroenterology **60**, 381 (1971). — 43. Watson, D. W., Quigley, A.: Gastroenterology **51**, 985 (1966). — 44. Shorter, G. G., Cardoza, M.: Gastroenterology **57**, 30 (1969). — 45. Fink, S., Mais, R. F.: Gut **9**, 629 (1968). — 46. Fink, S.: Gastroenterology **59**, 334 (1970). — 47. Asquith, P., Thompson, R. A.: Clin. Res. **19**, 562 (1971). — 48. Walker, J. G., Greaves, M. F.: Gut **10**, 414 (1969). — 49. Kraft, S. C., Kirsner, J. B.: Gastroenterology **60**, 922 (1971).

Immunpathologie der Glomerulonephritiden

Rother, K. (Institut für Immunologie und Serologie Universität Heidelberg)

Referat

Einteilung nach immunpathogenetischen Gesichtspunkten

Die verschiedenen Formen von Glomerulonephritis lassen sich hinsichtlich ihrer Pathogenese in zwei Hauptgruppen unterteilen:

a) Nephritiden können durch *Antikörper (Ak) gegen Nierengewebe* entstehen. Bei den Nephritiden des Menschen handelt es sich hier fast immer um Auto-Ak gegen Niere.

Solche Ak sind an ihrem charakteristischen Reaktionsmuster in der Niere leicht zu erkennen. Man findet sie in gleichmäßig-linearer Ablagerung entlang der Basalmembran der Glomeruluscapillaren (Ortega u. Mellors, 1956; Unanue u. Dixon, 1965), wo sie mittels des Fluorescenzverfahrens sichtbar gemacht werden können (Abb. 1). Mittels des Elektronenmikroskopes läßt sich die Lokalisation der Ak noch genauer erkennen (Vogt et al., 1968). Sie lagern sich der Innenseite der Basalmembran direkt an (Abb. 2).

b) Ein prinzipiell anderer Immunmechanismus liegt den sog. *Komplexnephritiden* zugrunde. Hierbei handelt es sich um Komplexe, die durch Bindung von Antigen (Ag) und Ak entstehen. Weder das Ag (wie z. B. Streptokokkenbestandteile) noch der Ak haben primär irgend etwas mit der Niere zu tun. Vielmehr treffen sie sich in der Zirkulation und verbinden sich dort zu Komplexen. Sie gelangen auf dem Blutwege in die Niere und werden dort abgefangen. Hier setzen sie sich fest und lösen die Entzündung aus (Germuth, 1953; Andres et al., 1966; Unanue u. Dixon, 1967).

Ag-Ak-Komplexe lagern sich als feine Klümpchen in der Niere ab (Feldman, 1963; Andres et al., 1966; Unanue u. Dixon, 1967). Typischerweise lassen sich die Klümpchen von der Umgebung klar abgrenzen (Abb. 3). Auch hier läßt sich mittels des Elektronenmikroskopes eine weitere Feinlokalisation durchführen. Die Komplexe finden sich als elektronendichte Ablagerungen an der Außenseite der glomerulären Basalmembran (Abb. 4). Immer sind sie von Epithel überlagert (Feldman, 1963).

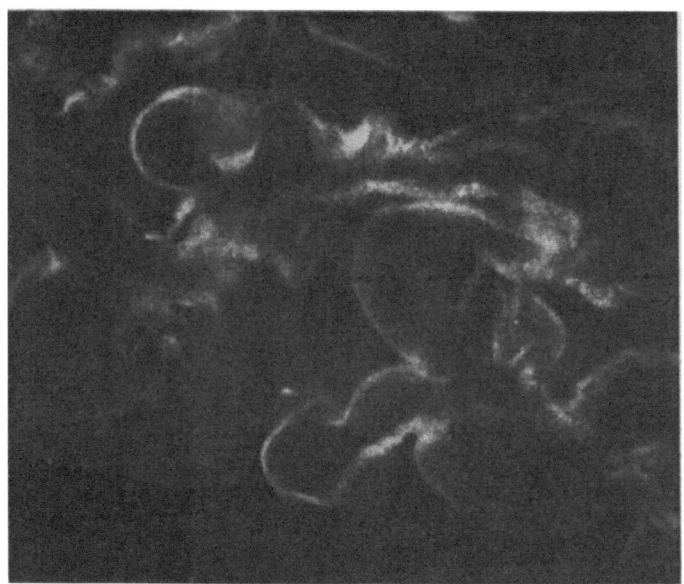

Abb. 1. Chronische Glomerulonephritis. Die gleichmäßig-lineare, geradezu schleierartige Auskleidung der Glomeruluscapillaren mit γ-Globulin (den Antikörpern gegen Niere) ist charakteristisch für Nephritiden durch (Auto-)Antikörper gegen Niere. Darstellung der Antikörper mittels eines fluorescierenden Antiserums gegen menschliche IgG-Globuline. (Aus: Lerner et al., 1967)

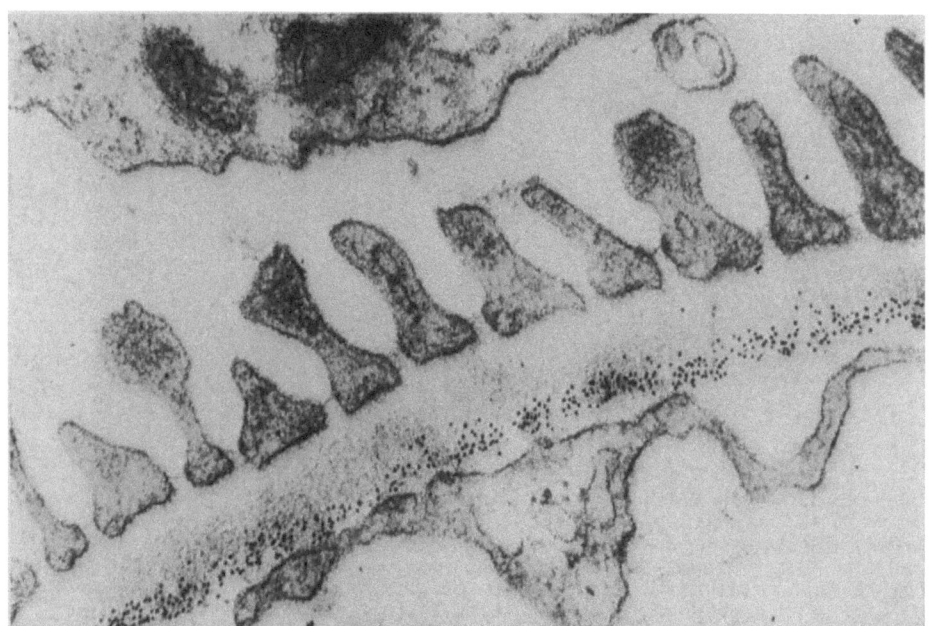

Abb. 2. Im elektronenoptischen Bild läßt sich die Lokalisation von Antikörpern gegen Niere an der Lumenzugewandten Seite der Basalmembran gut erkennen. Sie sind hier mit der Ferritintechnik als kleine schwarze Pünktchen kenntlich gemacht. Masugi-Nephritis beim Kaninchen. (Aus: Vogt et al., 1968)

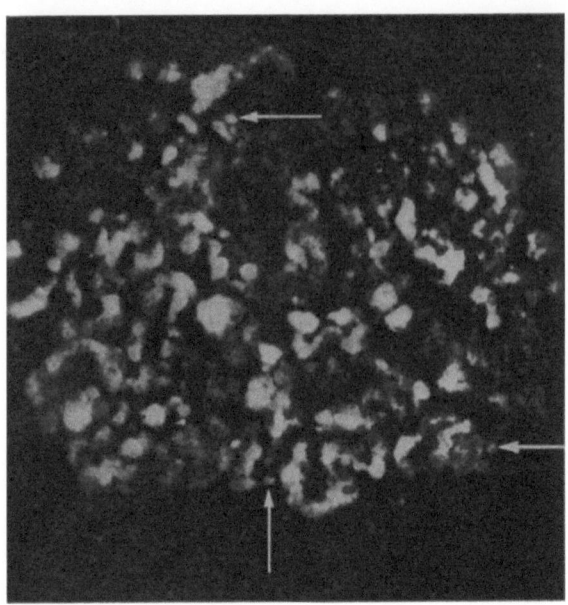

Abb. 3. Bei den Nephritiden durch Antigen-Antikörperkomplexe finden sich die Immunglobuline in Form klümpchenförmiger Ablagerungen, die sich typischerweise von der Umgebung abgrenzen lassen (Pfeile). Nephritische Kaninchenniere nach i.v. Injektion von Rinderserumalbumin. (Aus: Unanue u. Dixon, 1967)

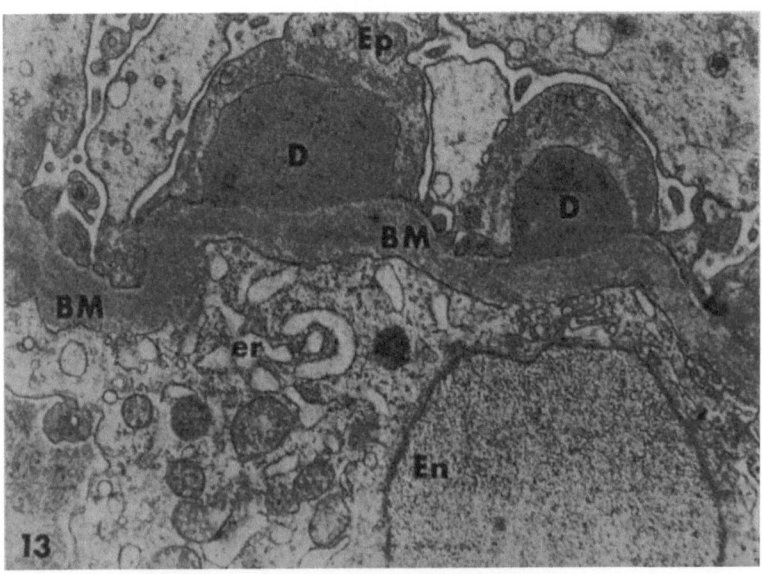

Abb. 4. Die Ablagerungen von Antigen-Antikörperkomplexen (D) finden sich bei elektronenmikroskopischer Analyse an der Außenseite (der Bowmanschen Kapsel zugewandt) der Basalmembran (BM). Immer sind die Depots durch Epithelzellen (Ep) abgedeckt. *En* Endothelzelle. Nephritis bei Lupus erythematodes. (Aus: Feldman, 1963)

Tabelle 1 gibt eine Übersicht über die Zuordnung einiger aus der Klinik bekannter Nephritisformen zu den beiden Pathomechanismen. Die Unterscheidung der beiden Reaktionswege ist nur durch die fluorescenzoptische Analyse von

Nierenschnitten bzw. Nierenbiopsien möglich. Es soll nicht verschwiegen werden, daß uns diese Technik oft im Stich läßt, und daß in vielen Fällen eine Entscheidung nicht möglich ist. Ein Beispiel hierfür zeigt die Abb. 5. Es ist noch offen, ob es sich

Tabelle 1. *Immunpathogenese verschiedener Formen von Glomerulonephritis (GN)*

I. *Autoantikörper gegen Niere (linear schleierartige Ablagerung der AK)*
1. Goodpasture Syndrome
2. Membranöse GN (einige Fälle; vorwiegend bei Kindern)
3. Chron. diff. GN verschiedener Verlaufsformen (zwischen 50 und 5 %; regional verschieden ?)

II. *Nephritogene Antigen-AK-Komplexe (klümpchenförmige Ablagerungen)*
1. Lupus erythematodes diss.
2. Akute postinfektiöse (Strept.-)GN
3. Membranöse GN
4. Chron. diff. GN verschiedener Verlaufsformen (offenbar die Mehrzahl der Fälle)

bei solchen Schwierigkeiten um fortgeschrittene Formen handelt, bei denen die Struktur der Niere bereits soweit zerstört ist, daß sich das typische Ablagerungsmuster nicht mehr ausbilden kann. Daneben ist vermutet worden, daß es vielleicht

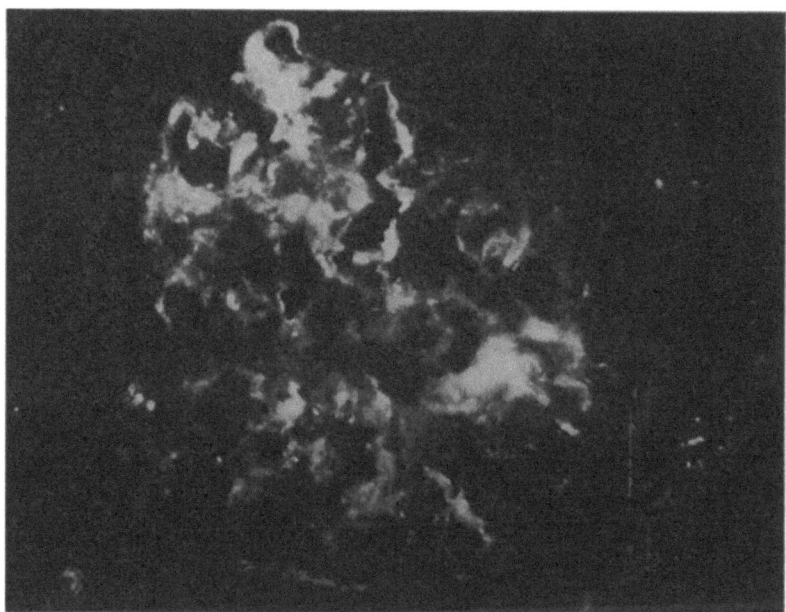

Abb. 5. In vielen Fällen ist eine Zuordnung der Ablagerungen von Immunglobulinen zu einem der beiden Typen nicht möglich. Chronische Glomerulonephritis mit irregulären proliferativen Veränderungen. (Aus: McCluskey, 1969)

auch Übergänge von der einen in die andere Form geben könnte, ohne daß dies bisher klar hätte belegt werden können. Ferner muß man natürlich auch gegenüber der Möglichkeit offen bleiben, daß es noch andere, bisher nicht erkannte Ablagerungsmuster geben könnte.

Pathomechanismus der Membranschädigung

Ich möchte jetzt auf die neueren Vorstellungen über *Einzelheiten des Schädigungsmechanismus* eingehen und hierbei zunächst die Vorgänge bei der Nephritis durch Ak gegen Niere besprechen.

Das pathogenetisch relevante Ag ist ein Bestandteil der Basalmembran der Glomeruluscapillare (Krakower u. Greenspon, 1951). Es ist ein Glykoprotein, wobei der Polysaccharidanteil aus Bausteinen von Hexosaminen, und zwar vorwiegend Glucosaminen, aus Hexose und Phosphor besteht (Shibata et al., 1966, 1966). Immunisierung allein gegen dieses Ag ist ausreichend, einen Nephritis erzeugenden Ak entstehen zu lassen.

Die pathogenen Ak gehören vorwiegend der IgG-Klasse an (McPhaul and Dixon, 1971). Entscheidend ist, daß die Ak fähig sind, Komplement (C) zu fixieren (Hayasi, 1940; Pressman et al., 1953; Taranta et al., 1963; Cochrane, 1969). Dem-

Tabelle 2. *Biologische Aktivitäten verschiedener Zwischenstufen bzw. Spaltprodukte der Komplementreaktion*

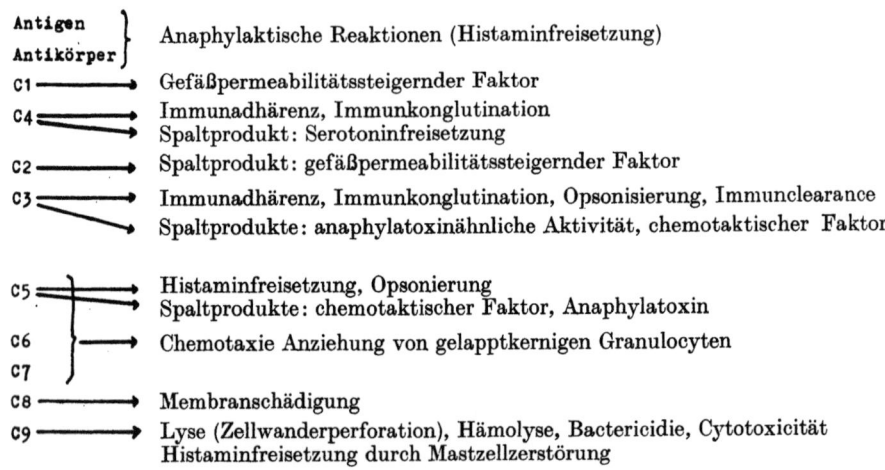

entsprechend hat sich bei näherer Analyse der beim Menschen beteiligten IgG-Ak erwiesen, daß die C-bindenden Subklassen IgG_1 und IgG_3 nephritogen sind, während die nicht-C-bindenden Ak der Subklassen IgG_2 und IgG_4 weniger Schäden auslösen (Lewis et al., 1970). Während einerseits kein Zweifel mehr besteht, daß ohne die Aktivierung des C-Systems keine oder jedenfalls nur sehr geringe Nierenläsionen auslösbar sind, hat sich andererseits die Abhängigkeit der Nephritisentstehung auch von der Anwesenheit *granulierter Leukocyten* ergeben. Kaninchen, die mittels Stickstofflost oder Antileukocytenserum ihrer Granulocyten beraubt wurden, waren trotz Injektion von Ak und trotz C-Aktivierung in der Niere unfähig, eine Nephritis zu entwickeln (Cochrane et al., 1965).

Das entscheidende Bindeglied zwischen der C- und der Leukocytenbeteiligung stellen verschiedene *biologische Aktivitäten des C-Systems* dar. Die Tabelle 2 gibt eine schematische Übersicht über das C-System und die biologischen Funktionen, die jeweils dann entstehen, wenn die Reaktionssequenz die betreffende Komponente erfaßt hat. Von den verschiedenen Aktivitäten interessieren in unserem Zusammenhang vor allem die von C 3 ausgehende *Immunadhärenz* (Nelson, 1962). Wird C 3 aktiviert und an eine Oberfläche angelagert, so wird diese für Leukocyten oder Thrombocyten klebrig.

Eine weitere wichtige Funktion ist die *Chemotaxis*, die bei Aktivierung von C 3 (Ward, 1967), C 5 (Shin et al., 1968) und bei der Vereinigung der Komponenten 5, 6 und 7 zu einem trimolekularen C 567-Komplex (Ward, 1967) entstehen kann. Es ist noch nicht klar, ob und gegebenenfalls in welchem Ausmaß auch andere Funktionen, wie z. B. die der vasoaktiven C 2-abhängigen Kinine, unterstützend an der Pathogenese mitwirken.

Das Zusammenspiel von Ag, Ak, C und Granulocyten ist auf Abb. 6 schematisiert wiedergegeben. C-bindungsfähige Ak reagieren mit der Basalmembran. Dies setzt die Reaktionssequenz des C-Systems in Gang. Nun wird mit Aktivierung und Anlagerung von C 3 die Innenseite der Capillare für die mit dem Blutstrom herangeschwemmten Leukocyten adhärent (Henson, 1971). Gleichzeitig entstehen mit der Aktivierung von C 3, C 5 und C 5, 6, 7 chemotaktische Aktivitäten, die ihrerseits noch zusätzlich anziehend auf Leukocyten einwirken können. In der Folge

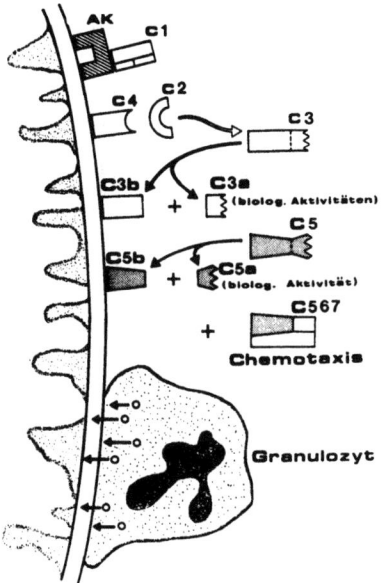

Abb. 6. Schematische Darstellung der Pathogenese bei der Nephritis durch Antikörper gegen Niere. Das vom Granulocyten verdrängte Capillarendothel ist nicht dargestellt. Einzelheiten s. Text

dringen Granulocyten zwischen Lücken des Endothels hindurch an die Basalmembran vor (Hawkins u. Cochrane, 1968). Der enge Kontakt mit der C 3-besetzten Oberfläche veranlaßt die Granulocyten zur Ausschüttung proteolytischer Fermente und basischer Polypeptide ihrer Lysosomen (Cochrane u. Aikin, 1966; Janoff u. Zeligs, 1968; Hawkins, 1967). Die Ausschüttung dieser Aktivitäten ist schließlich der eigentlich destruierende Vorgang. Die Basalmembran wird zerstört, wird durchlässig, die entzündliche Reaktion setzt ein. Auf Abb. 7 ist dieser entscheidende Schritt festgehalten.

Eine weitere Folge der Membranzerstörung ist die über das Maß normaler Strukturerneuerung hinausgehende Freisetzung antigener Bestandteile, die dem Immunapparat sonst entzogen sind (McPhaul u. Dixon, 1969). Unter den Bedingungen der Nephritis könnten sie entweder direkt an der Stelle der Läsion in die Blutbahn geraten oder sonst irgendwo während ihrer Passage durch die ableitenden Harnwege. Jedenfalls erscheint die Annahme gut begründet, daß die vermehrte Freisetzung der Ag nun ihrerseits wieder zu vermehrter Ak-Bildung gegen Niere und somit zu dem verhängnisvollen circulus vitiosus mit zunehmender Autoaggression bis zum völligen Untergang des Organs führt (Dixon, 1969).

Neben diesem Granulocyten-abhängigen Reaktionsweg gibt es noch einen — offenbar weniger wirksamen — Granulocyten-unabhängigen Weg (Übersicht bei Henson, 1971), der z. Z. Gegenstand intensiven Studiums ist. Beide Reaktionsmechanismen können nebeneinander wirken und am Endergebnis der Glomerulonephritis beteiligt sein.

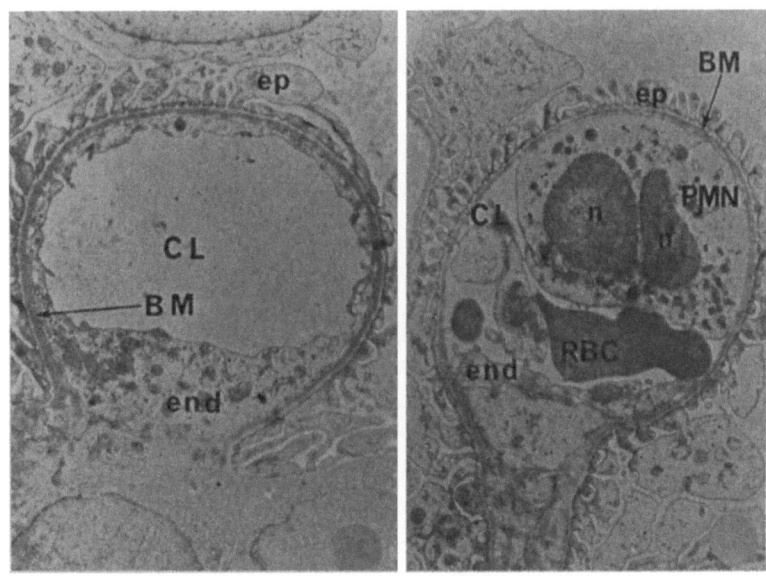

Abb. 7. Rechts: Initialphase der experimentellen Glomerulonephritis durch Antikörper gegen Niere (Masugi-Nephritis). Ein Leukocyt (PMN) hat das Capillarendothel (End) bis auf geringe Reste verdrängt und liegt in großer Ausdehnung der entblößten Basalmembran (BM) unmittelbar an. *RBC* Erythrocyt, *CL* Capillarlumen, *n* Zellkern, *ep* Epithel mit Pedikeln. Links zum Vergleich eine normale Capillarschlinge der Ratte. (Aus: Cochrane et al., 1965)

Besonderheiten der Nephritiden durch Immunkomplexe

a) *Die Pathogenität verschiedener Komplexe*

Ich möchte jetzt auf die Nephritiden durch Immunkomplexe eingehen, und zwar zunächst auf den Pathomechanismus. Während er hinsichtlich der Abhängigkeit von C und Leukocyten dem eben beschriebenen ähnlich ist, gibt es doch einige Besonderheiten. Zunächst einmal ist nicht jeder Ag-Ak-Komplex pathogen. Vielmehr müssen zwei Vorbedingungen erfüllt sein: *Erstens müssen die Komplexe die richtige Größe haben.* Reagieren sehr viel Ag und wenig Ak, so bilden sich sehr kleine Komplexe. Sie werden zwar auch im Nierenfilter abgefangen, passieren aber die Glomerulusschlingen, ohne dort Schäden zu hinterlassen [Dixon, 1971 (1)]. Nimmt die Ak-Menge gegenüber dem Ag zu, so kommt es zur Ausbildung immer größerer Komplexe. Es gibt dabei ein Reaktionsverhältnis, bei dem die Komplexe gerade die richtige Größe haben, um pathogen zu wirken. Dies geschieht im allgemeinen bei mäßigem Überschuß von Ag (McCluskey u. Benacerraf, 1959). Im lebenden Organismus kann nach parenteralem Eindringen von Ag ein solcher Zustand dann eintreten, wenn die Ak-Bildung nur mäßig ist. Bei weiter zunehmender Ak-Konzentration entstehen schließlich Komplexe, die so groß sind, daß sie sofort vom phagocytierenden Apparat der Leber und der Milz erfaßt werden und daher nicht mehr oder jedenfalls kaum noch in die Niere gelangen [Dixon, 1971(1)].

Man darf sich im übrigen die abgelagerten Komplexe nicht als toten Müll vorstellen. Vielmehr findet auch in den Depots noch ein dynamischer Austausch der Reaktionspartner statt (Lambert u. Miescher, 1971), so daß man z. B. durch i.v.-Gaben großer Ag-Mengen selbst abgelagerte Komplexe durch Lösung in Ag-Überschuß wieder mobilisieren und die Depots damit zum Verschwinden bringen kann (Wilson u. Dixon, 1971). Umgekehrt könnte die Möglichkeit der Ag, auch in den

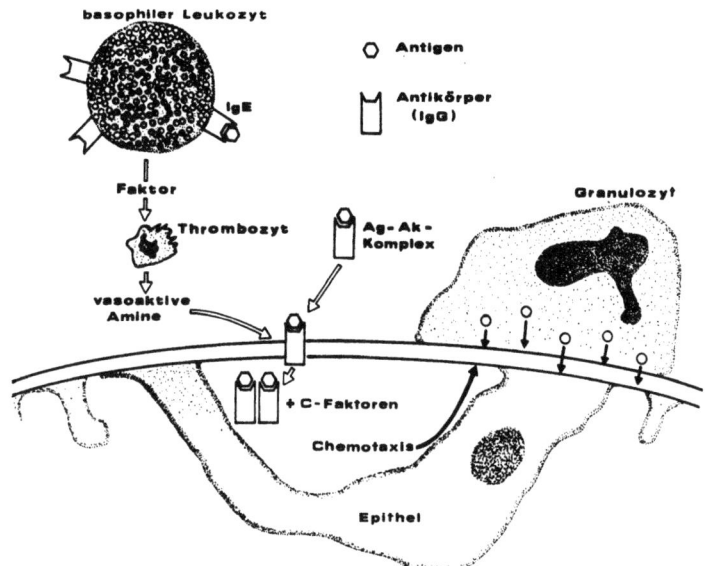

Abb. 8. Schematische Darstellung der Pathogenese bei der Nephritis durch Antigen-Antikörperkomplexe, wiederum unter Verzicht auf Abbildung des Capillarendothels. Einzelheiten s. Text

Depots noch neue Ak zu binden, eine mögliche Ursache für die Chronizität mancher Formen der Komplexnephritis sein.

Zweitens müssen die Komplexe Ak enthalten, die C-bindungsfähig sind [Dixon, 1971 (1)].

Als weitere Besonderheit hat sich ergeben, daß die *Penetration der pathogenen Komplexe* durch die Basalmembran durch vasoaktive Amine, darunter Histamin, unterstützt wird (Henson u. Cochrane, 1970).

Die Abb. 8 faßt die Vorgänge schematisch zusammen: Nach Eindringen eines Ag kommt es zur Immunisierung. Ak der IgE-Klasse besetzen Basophile. Deren Reaktion mit weiteren Ag führt — und dies ist bei Kaninchen untersucht worden (Henson u. Cochrane, 1970) — zur Freisetzung eines humoralen Faktors, der seinerseits wieder vasoaktive Substanzen aus Thrombocyten freisetzt. Diese Amine lockern die Struktur der Capillarwandung. Gleichzeitig reagiert Ag aber auch mit zirkulierenden Ak der IgG-Klasse. Die Komplexe dringen durch die vorbereitete Capillarwandung hindurch und werden dort von Epithelzellen aufgehalten. Hier entsteht durch C-Aktivierung Chemotaxis mit allen Folgen der Anlockung von Leukocyten (Henson, 1971) wie oben beschrieben.

b) *Die Ätiologie (Zur Natur der beteiligten Antigene)*

Noch vor wenigen Jahren waren über die Natur der an der Komplexbildung beteiligten Ag nur Spekulationen möglich. Tabelle 3 faßt zusammen, was über die an nephritogenen Komplexen beteiligten Ag inzwischen bekannt geworden ist. Obwohl mit diesen Befunden ein sehr wesentlicher Fortschritt erzielt worden ist, müssen wir doch gestehen, daß bei der großen Mehrzahl der chronischen Nephritiden die Identifizierung des Ag noch aussteht. Diskutiert werden z. Z. Infektionserreger, darunter Viren, sowie Histokompatibilitäts-Ag.

Die Eigenart der Lupusnephritis hat gelegentlich zu Verwirrung Anlaß gegeben, weil hier eine ,,Komplexnephritis" vorliegt und gleichzeitig eine Auto-Immunerkrankung. Die Besonderheit liegt darin, daß sich die Autoimmunisierung

Tabelle 3. *Antigene in Immunkomplexen bei Nephritis*

Antigen	Gefunden bei	Autoren
DNS	Lupus erythematodes NZB-Mäuse	Koffler et al. (1971)
Streptokokkenmembran	Postinfekt. (Strept)GN	Seegal et al. (1965)
Verschiedene Viren	Verschiedene Tierspecies	Oldstone u. Dixon (1971)
Australia-Antigen	Chronische Hepatitis	Eknoyan et al. (1971)
Plasmodium malariae	Malaria	Ward u. Kubukamusoke (1969)
Thyreoglobulin	Thyreoiditis	Schwartz, zit. nach Dixon et al. (1971)
Kryoglobulin	Kryoglobulinämie	Grupe (1968
Erythrocytenantigen	NZB-Mäuse	Dixon [1971 (2)]
Tubulusmaterial	,,Heyman-Nephritis"	Edgington et al. (1968)

nicht gegen die Niere richtet, sondern gegen DNS-Substanzen der körpereigenen Zellkerne. Erst die sich in der Zirkulation zu Komplexen vereinigenden Ag aus DNS und den dagegen gerichteten Auto-Ak werden wie oben beschrieben als Komplexe in der Niere fixiert und lösen dort die Läsionen aus (Koffler et al., 1971).

Die sog. hypokomplementämische Nephritis

Aus der großen und heterogenen Gruppe der chronischen Glomerulonephritiden ist in den letzten Jahren ein Krankheitsbild herausgearbeitet worden, das noch viele Rätsel aufgibt, das es aber verdient, hier gesondert behandelt zu werden.

Tabelle 4. *Hypokomplementämische chronische GNsive*

Chronische latente GN
Lobuläre GN
Subakute GN vom intracapillären Typ
Mesangiocapilläre GN
Membranös-proliferative GN

Vor allem bei Kindern fiel West et al., 1965, eine besondere Nephritisverlaufsform auf, die durch persistierend niedrige Serum-C-Tilter gekennzeichnet war. Sie wurde daher als *hypokomplementämische Glomerulonephritis* bezeichnet. Sie ist in Krankheitsbildern repräsentiert, die je nach Autoren bisher mit Bezeichnungen belegt wurden, die in Tabelle 4 zusammengestellt sind (Michael et al., 1971). Es stellte sich bald heraus, daß die niedrigen C-Titer auf eine Erniedrigung vorwiegend von C 3 zurückzuführen waren, während die sonst als vorausgehend angenommenen Komponenten C 1, C 4 und C 2 kaum verändert waren (Gewurz et al., 1968).

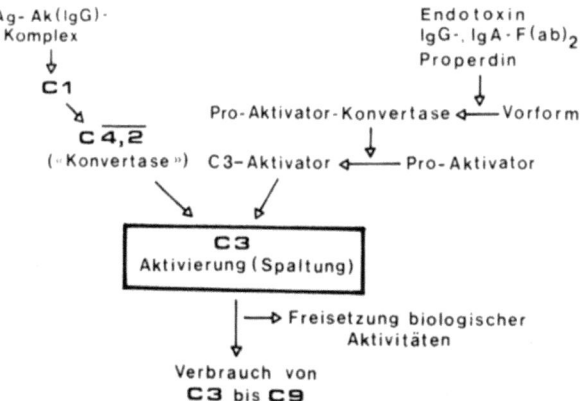

Abb. 9. Die biologisch wichtige Komponente C 3 (s. Abb. 11) des Komplementsystems kann sowohl über den „klassischen" Reaktionsweg (links auf der Abbildung) als auch durch andere Enzymsysteme (rechts auf der Abbildung) aktiviert werden

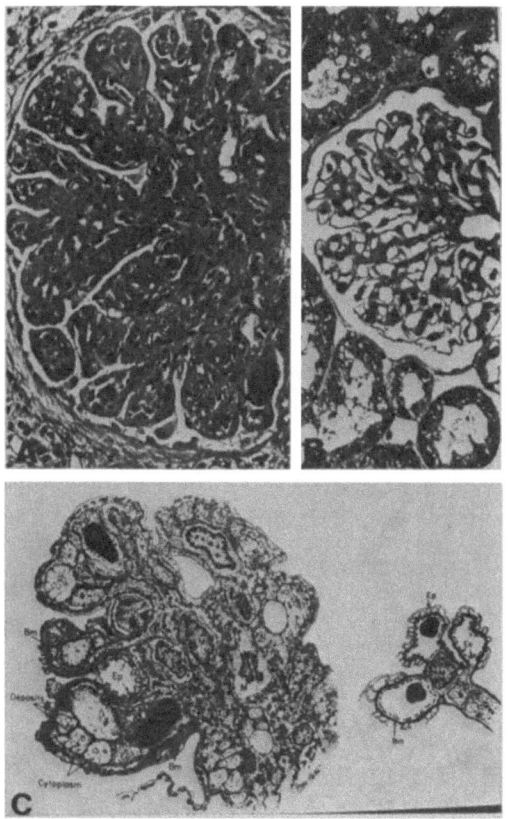

Abb. 10. Oben links ein Glomerulus eines Patienten mit hypokomplementämischer Glomerulonephritis. Man erkennt die im Vergleich zum normalen Glomerulus (rechts daneben) deutliche Gesamtvergrößerung. Verdickung und Hyalinisierung des Mesangiums und Verdickung der Capillarwände. Beide Abbildungen × 290, PAS-Hematoxilin. Auf der unteren Hälfte ist das gleiche in schematischer Zeichnung verdeutlicht, *BM* Basalmembran, *EP* Epithelzelle, *M* Mesangiumzelle, *m* Mesangiummatrix, *En* Endothel. (Aus: Michael et al., 1971)

Zum Verständnis muß hier auf eine Besonderheit des C-Systems eingegangen werden. In den letzten Jahren ist C als Vermittler entzündlicher Reaktionen auch außerhalb der früher ausschließlich bekannten Aktivierung durch Ag und Ak erkannt worden. Die wichtigen, von C 3 und den folgenden Faktoren ausgehenden

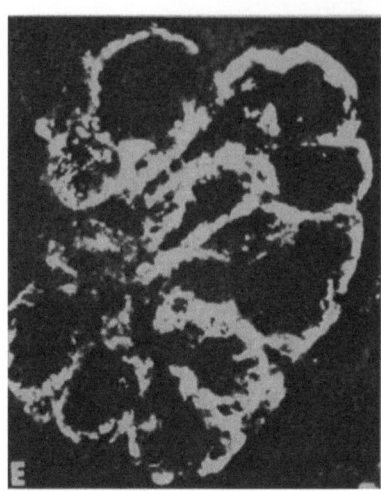

Abb. 11. Ablagerung von C 3 in der Niere eines Patienten mit hypokomplementämischer Glomerulonephritis. Charakteristisch ist das randständige knötchenartige Ablagerungsmuster bei Freibleiben des (zentral gelegenen) Mesangiums. (Aus: Michael et al., 1971)

biologischen Aktivitäten können sowohl über den klassischen Reaktionsweg Ag, Ak, C 1, C 4 und C 2 (links auf Abb. 9), als auch durch verschiedenartige andere Enzymsysteme (rechts auf Abb. 9) aktiviert werden (Übersicht bei Bitter-Suermann, 1972). Ein weiteres, auf Abb. 9 nicht aufgeführtes und bisher unbekanntes Enzymsystem, fand sich bei den hypokomplementämischen Nephritiden.

Tabelle 5. *Charakteristische Befunde bei hypokomplementämischer Glomerulonephritis und bei Nephritis durch Antigen-Antikörperkomplexe*

	Hypo-C GN	Komplex-Gn
Histologie	Lobuläre Läsionen Massive Mesangiumreaktionen	Uncharakteristisch Vielfältig
Immunhistologie	C 3 und Properdin Peripherie der Lobuli IgG und ΔC	IgG, C 1, 4, 2, 3 Extracapillär Subepithelial
Serum C	C 3 erniedrigt C 1, 4, 2 kaum	C 1, 4, 2 erniedrigt C 3 kaum
Serologie	C 3 inaktiver Faktor	Zirkulierende Ag Ak-Komplexe

Das Serum der Kinder enthält ein hitzelabiles Protein, den sog. *C 3-Nephritisfaktor* (Spitzer et al., 1969; Vallota et al., 1970; Thompson, 1972). Dieser Faktor verbindet sich mit einem in normalem und Nephritikerserum vorhandenen Co-Faktor in Gegenwart von Magnesium zu einem Komplex, genannt C 3-lytischer Nephritisfaktor. Der neue Komplex ist gegenüber C 3 enzymatisch aktiv. Er zerlegt das Molekül unter Freisetzung biologisch aktiver Komponenten, wie wir sie vorhin bei der klassischen Reaktionskette kennengelernt haben. Dementsprechend finden wir bei den betreffenden Patienten zusammen mit der Erniedrigung des C 3 eine erhöhte Konzentration an Spaltprodukten, insbesondere des sog. α_2D-Globulins (West et al., 1967).

Über die Natur des C 3-Nephritisfaktors ist nichts Sicheres bekannt. Es fiel auf, daß mit der Erniedrigung des C 3 häufig — wenn auch nicht immer — auch eine *Erniedrigung des Serumproperdinspiegels* zu beobachten war (Gewurz et al., 1969). Was dies zu bedeuten hat, ist noch unklar, doch kann man schon jetzt sagen, daß das lange in Mißkredit geratene Properdin in den letzten beiden Jahren wieder eine Auferstehung gefeiert hat.

Die genauere histologische Analyse hat später ergeben, daß der Terminus „hypokomplementämisch" den Sachverhalt nicht ganz korrekt bezeichnet. Es stellte sich heraus, daß alle Nephritiker mit persistierender Hypokomplementämie charakteristische Nierenveränderungen (Abb. 10) aufwiesen, mit schweren *Veränderungen der Lobuli* und insbesondere des Mesangium (Michael et al., 1971). Der Befund ist nahezu pathognomonisch. Es hat sich dann ergeben, daß bei manchen Patienten mit solcher Histologie der C-Titer temporär auch normal sein kann, insbesondere bei älteren Kindern oder bei jüngeren Erwachsenen (Ogg et al., 1968). *Immunhistologisch* findet man Niederschläge von C 3 (Abb. 11), typischerweise an der Peripherie der Lobuli in körnchenartiger Form (Michael et al., 1971). Zusammen mit C 3 fand sich bei allen bisher untersuchten Patienten in ähnlicher Ablagerung auch Properdin (Westberg et al., 1971).

Einige Charakteristika der hypokomplementämischen Glomerulonephritis sind auf Tabelle 5 der Komplexnephritis gegenübergestellt. Angesichts unserer Unkenntnis des C 3-inaktivierenden Faktors müssen wir uns der Möglichkeit gegenüber offenhalten, daß diese besondere Nephritisform vielleicht letztlich auf Reaktionswegen ausgelöst wird, die gänzlich anders sind als unsere klassische Vorstellung über die Nephritispathogenese nach C-Aktivierung durch Ag und Ak.

Literatur

Andres, G. A., Accinni, L., Hsu, K. C., Zabriskie, J. B., Seegal, B. C.: J. exp. Med. **123**, 399 (1966). — Bitter-Suermann, D.: Klin. Wschr. **50**, 285 (1972). — Cochrane, Ch. G., Unanue, E. R., Dixon, F. J.: J. exp. Med. **122**, 99 (1965). — Cochrane, Ch. G., Aikin, B. S.: J. exp. Med. **124**, 733 (1966). — Cochrane, Ch. G.: Transplantation **4**, 949 (1969). — Dixon, F. J.: In: Rose, N. R., Milgrom, F. (Eds.): Internat. convocation on immunology, p. 279. Basel-New York: Karger 1969; — In: Good, R. A., Fischer, D. W.: (1) Immunobiology, p. 161. Stamford, Conn.: Sinauer Ass. Inc. 1971; — In: Amos, B. (Ed.): (2) Progress in immunology, p. 1339. New York-London: Acad. Press. 1971. — Dixon, F. J., Wilson, C. B., Marquardt, H.: In: Amos, B. (Ed.): Progress in immunology, p. 681. New York-London: Acad. Press 1971. — Edgington, T. S., Glassock, R. J., Dixon, F. J.: J. exp. Med. **127**, 555 (1968). — Edknoyan, G., Györkey, F., Dichosos, C., Martinez-Maldonado, M., Suki, W., Györkey, P.: 5. Annual Meeting of the Society of Nephrology, 1971. — Feldman, J. D.: In: Grabar, P., Miescher, P. A.: III. Internat. Symp. of Immunopathology, p. 263. Basel-Stuttgart: Schwabe u. Co.; New York: Grune and Stratton, Inc. 1963. — Germuth, F. G., Jr.: J. exp. Med. **97**, 257 (1953). — Gewurz, H., Pickering, R. J., Mergenhagen, S. E., Good, R. A.: Int. Arch. Allergy **34**, 556 (1968). — Gewurz, H., Pickering, R. J., Naff, G., Snyderman, R., Mergenhagen, S. E., Good, R. A.: Int. Arch. Allergy **36**, 592 (1969). — Grupe, W. E.: Pediatrics **42**, 474 (1968). — Hawkins, D.: Fed. Proc. **26**, 744 (1967). — Hawkins, D., Cochrane, Ch. G.: Immunology **14**, 665 (1968). — Hayasi, D.: Mitt. med. Ges. Chiba **18**, 39 (1940). — Henson, P. M., Cochrane, Ch. G.: J. reticuloendoth. Soc. **8**, 124 (1970). — Henson, P. M.: In: Amos, B. (Ed.): Progress in immunology, p. 155. New York-London: Academic Press 1971. — Janoff, A., Zeligs, J. D.: Science **161**, 702 (1968). — Koffler, D., Agnello, V., Thoburn, R., Kunkel, H. G.: J. exp. Med. **134**, 169 (1971). — Krakower, C. A., Greeenspon, S. A.: Arch. Path. **51**, 629 (1951). — Lambert P. H., Miescher, P. A.: Schweiz. med. Wschr. **101**, 1797 (1971). — Lerner, R. A., Glassock, R. J., Dixon, F. J.: J. exp. Med. **126**, 989 (1967). — Lewis, E. J., Busch, G. J., Schur, P. H.: J. clin. Invest. **49**, 1103 (1970). — McCluskey, R. T., Benacerraf, B.: Amer. J. Path. **35**, 275 (1959). — McCluskey, R. T.: In: Rose, N. R., Milgrom, F. (Eds.): Internat. convocation on immunology, p. 300. Basel-New York: Karger 1969. — McPhaul, J. J., Jr., Dixon, F. J.: J. exp. Med. **130**, 1395 (1969); —J. Immunol. **107**, 678 (1971). — Michael, A. F., Westberg, N. G., Fish, A. J., Vernier, R. L.: J. exp. Med. **134**, 208 (1971). — Neslon, R. A.: In: Grabar, P.,

Miescher, P. A.: II. Internat. Symp. of Immunopathology, p. 245. Basel-Stuttgart: Schwabe and Co. 1962. — Ogg, C. S., Cameron, J. S., White, R. H.: Lancet **1968** II, 78. — Oldstone, M. B. A., Dixon, F. J.: In: Amos, B. (Ed.): Progress in Immunology, p. 763. New York-London: Acad. Press 1971. — Ortega, G., Mellors, R. C.: J. exp. Med. **104**, 151 (1956). — Pressman, D., Korngold, L., Heymann, W.: Arch. Path. **55**, 347 (1953). — Seegal, B. C., Andres, G. A., Hsu, K. C., Zabriskie, J. B.: Fed. Proc. **24**, 100 (1965). — Shibata, S., Nagasawa, T., Takuma, T., Naruse, T., Miyakawa, Y.: Jap. J. exp. Med. **36**, 127, 143 (1966). — Shin, H. S., Snyderman, R., Friedman, E., Mellors, A., Mayer, M. M.: Science **162**, 361 (1968). — Spitzer, R. E., Vallota, E. H., Forristal, J., Sudora, E., Stitzel, A., Davis, N. C., West, C. D.: Science **164**, 436 (1969). — Taranta, A., Badalamenti, G., Cooper, N. S.: Nature (Lond.) **200**, 373 (1963). — Thompson, R. A.: Immunology **22**, 147 (1972). — Unanue, E. R., Dixon, F. J.: J. exp. Med. **121**, 697 (1965); — Advanc. in Immunol. **6**, 1 (1967). — Vallota, E. H., Forrista1, J., Spitzer, R. E., Davis, N. C., West, C. D.: J. clin. Invest. **50**, 552 (1971); — J. exp. Med. **131**, 1306 (1970). — Vogt, A., Bockhorn, H., Kozima, K., Sasaki, M.: J. exp. Med. **127**, 867 (1968). — Ward, P. A.: Prot. biol. Fluids **15**, 487 (1967). — Ward, P. A., Kubukamusoke, J. W.: Lancet **1969** I, 283. — West, C. D., McAdams, A. J., McConville, J. M., Davis, N. C., Holland, N. H.: J. Pediat. **67**, 1089 (1965). — West, C. D., Winter, S., Forristal, J., McConville, J. M., Davis, N. C.: J. clin. Invest. **46**, 539 (1967). — Westberg, N. G., Naff, G. B., Boyer, J. T., Michael, A. F.: J. clin. Invest. **50**, 642 (1971). — Wilson, C. B., Dixon, F. J.: J. exp. Med. **134**, 7 (1971).

Die Immunpathologie des entzündlichen Rheumatismus

Müller, W. (Rheumatol. Univ.-Klinik Basel)

Referat

Da der Begriff „Rheumatismus" ebenso fließend ist wie die Bedeutung dieses Wortes, setzt sich mehr und mehr die Erkenntnis durch, die Affektionen des Binde- und Stützgewebes nicht mehr in rheumatische und nichtrheumatische Erkrankungen einzuteilen, sondern sie nach ätiologischen und pathogenetischen Gesichtspunkten zu gliedern. Arthralgien und Arthritiden können beispielsweise je nach ihrer Genese in infektiöse, immunologische, metabolische, trophische, toxische, neoplastische und traumatische Erkrankungen sowie ätiologisch unklare Systemaffektionen unterteilt werden, die sich jeweils in unterschiedlicher Weise in der Synovialis, dem Knorpel und dem Knochen manifestieren (Abb. 1). Auch in anderen Strukturen des Binde- und Stützgewebes kommen pathogenetisch ähnliche oder gleichartige Prozesse vor. Hieraus ergibt sich ein Einteilungsschema der Erkrankungen des Binde- und Stützgewebes (Tabelle), das bisher aber nur als Versuch gewertet werden kann, da viele der in diesen Geweben lokalisierten Prozesse in ihrer Genese noch nicht genau abgeklärt sind. Sicher lastet dieser Einteilung auch der Nachteil an, daß hier ätiologische und pathogenetische Gesichtspunkte vermischt sind, einzelne Begriffe einen unterschiedlichen Inhalt haben und vielfach Überschneidungen vorkommen, wie etwa bei den degenerativen Gelenkerkrankungen, deren Genese teils mechanisch, teils metabolisch erklärt werden kann. Immerhin sind solche Schemata ausbaufähiger und befriedigender als die bisherigen Unterteilungen der rheumatischen Erkrankungen, bei denen Kausalitätszusammenhänge kaum oder gar nicht berücksichtigt wurden.

Nach dem dargestellten Einteilungsschema spielen wahrscheinlich bei einer ganzen Reihe von Erkrankungen des Binde- und Stützgewebes Immunprozesse zumindest pathogenetisch eine Rolle. Es gehören hierzu vor allem die sog. klassischen rheumatischen Erkrankungen wie das rheumatische Fieber und die chronische Polyarthritis, fernerhin die verschiedenen Konnektivitiden und eine Reihe symptomatischer Arthritiden. Bei der Spondylitis ankylopoetica ist ebenso wie bei der Sarcoidose die Immungenese dagegen noch durchaus fraglich.

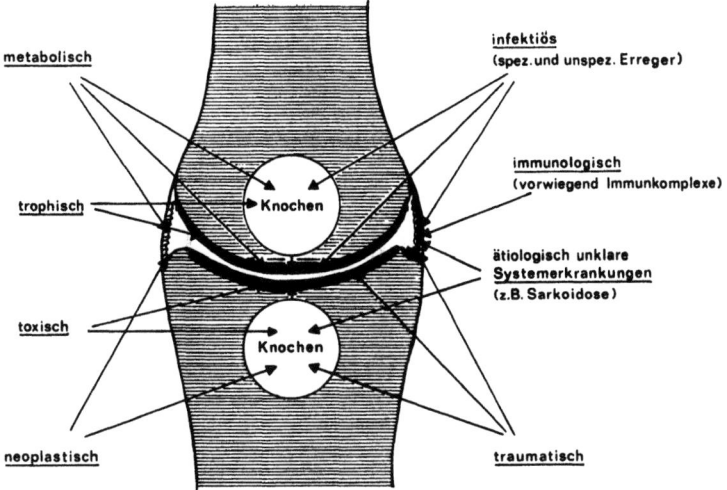

Abb. 1. Verschiedene pathogenetische Möglichkeiten bei der Entstehung von Arthralgien und Arthritiden

Wenn man die immunpathologischen Phänomene, wie sie bei den einzelnen genannten Erkrankungen auftreten, verstehen und deuten will, so muß man zunächst die Pathogenese dieser Affektionen zu klären suchen. Am einfachsten erscheint dies bei einem Teil der sog. symptomatischen Arthritiden, wie sie nach verschiedenen viralen und bakteriellen Infekten und auch als Symptom der

Tabelle 1. *Einteilung der Erkrankungen des Binde- und Stützgewebes*

Immunologisch
rheumatisches Fieber
chronische Polyarthritis
Spondylarthritis ankylopoetica (?)
Lupus erythematosus disseminatus
Dermatomyositis
Panarteriitis nodosa
progressive Sklerodermie
Sarkoidose (?)
symptomatische Arthritiden
(z. B. bei Serumkrankheit, Hepatitis u. a.
Virusinfekte, Colitis ulcerosa u. a.)

Infektiös
viral
bakteriell
mykotisch etc.

Metabolisch
Gicht
Chondrocalcinosis
Ochronosis
Myxödem
Hyperparathyreoidismus
Osteoporose
Osteomalacie
Arthrose
Chondrose
„Muskelrheumatismus"

Mechanisch
Arthrose
Chondrose
verschiedene Formen des „Weichteilrheumatismus"
traumatische Veränderungen des Binde- und Stützgewebes

Hereditär
Marfan-Syndrom
Hurler-Syndrom
Ehlers-Danlos-Syndrom
Osteogenesis imperfecta
Pseudoxanthoma elastica

Neoplastisch
durch primäre Tumoren
durch Metastasen

Trophisch
Schulter-Handsyndrom
Algodystrophie
Femurkopfnekrose
neurogene Arthropathie

Psychisch
verschiedene Formen des „Weichteilrheumatismus"
psychogene Arthropathie

Serumkrankheit auftreten können. Bei diesen Erkrankungen kommt es durch Eindringen von Fremdantigenen in den Organismus zur Produktion korrespondierender Antikörper, die sich mit den Antigenen zu Antigen-Antikörperkomplexen vereinigen (Abb. 2). Sind diese Komplexe sehr klein und damit löslich, wie man das bei Antigenüberschuß beobachtet, so werden sie nur relativ langsam eleminiert und können deshalb zu entzündlichen Veränderungen unterschiedlicher Art führen (Dixon, 1963). Hierbei spielt die Komplementfixierung und -aktivierung eine wichtige Rolle. Eine Arthritis tritt wahrscheinlich dann auf, wenn sich die Immunkomplexe im Bereich der Synovialis ablagern, wobei die Dauer der Arthritis wohl vorwiegend von der Verweildauer des Antigens bzw. der löslichen Immunkomplexe im Organismus abhängig ist.

Auch bei der Hepatitis ist als Ursache für die Arthralgien und Arthritiden wahrscheinlich der eben erwähnte Immunmechanismus verantwortlich. Als Antigen kommt hier das Autralia-Antigen in Frage, das man bei entsprechenden Patienten sowohl im Serum wie in der Synovia fand (Alpert et al., 1971; Fernandez u. McCarty, 1971, Onion et al., 1971). Bei zwei Patienten mit chronisch-aggressiver

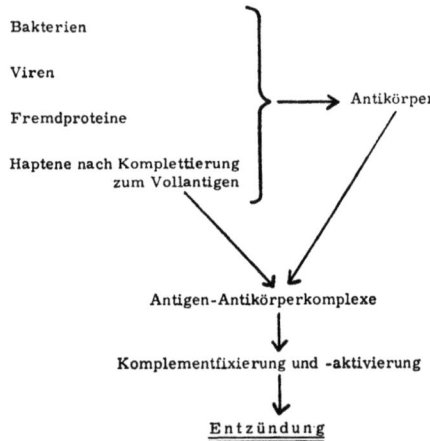

Abb. 2. Vermutliche Pathogenese bei symptomatischen Arthritiden

Hepatitis beobachteten wir Arthralgien und Arthritiden auch immer nur dann, wenn Australia-Antigen im Serum nachweisbar war. Während der Schübe kam es zudem jeweils zu einem Absinken der gemessenen Komplexkomponenten C 3 und C 4. Solche Komplementerniedrigungen sind charakteristisch für Immunkomplexkrankheiten und finden sich auch bei den anderen erwähnten symptomatischen Arthritiden.

Beim rheumatischen Fieber sind die pathogenetischen Mechanismen wesentlich komplexer als bei den symptomatischen Arthritiden. Bekanntlich wird diese Erkrankung durch eine Infektion mit β-hämolytischen Streptokokken vorwiegend der Gruppe A hervorgerufen, die wahrscheinlich auf unterschiedliche Weise das vielgestaltige und morphologische Bild mit exsudativer Entzündung, verschiedenen Granulomformen (Fassbender, 1963) und Herzmuskelnekrosen prägen. Wie Abb. 3 zeigt, können einmal durch Reaktion der Streptokokkenantigene mit den korrespondierenden Antikörpern Immunkomplexe auftreten, die in gleicher Weise wie bei den symptomatischen Arthritiden nach Komplementfixierung und -aktivierung Gewebsläsionen hervorrufen. Darüber hinaus geben bestimmte Streptokokkenantikörper Kreuzreaktionen mit Herzmuskelgewebe (Kaplan u. Meyeserian, 1962), die ebenfalls rheumatische Gewebsschädigungen bedingen können. Schließlich ist es möglich, daß im Organismus unter Einwirkung von Streptokokkentoxinen und -enzymen und/oder auch kreuzreagierenden Streptokokkenantikörpern Autoantigene entstehen, die die Produktion von Autoantikörpern auslösen. Diese können ihrerseits destruktive Veränderungen auch im normalen Gewebe bedingen.

Welche Gewebsläsionen durch die einzeln erwähnten Mechanismen ausgelöst werden, ist bisher noch weitgehend hypothetisch. Das Aschoffsche Granulom ist nach Fassbender am ehesten als eine durch Immunkomplexe ausgelöste Gewebsreaktion zu deuten. Gebundene Immunglobuline oder Komplementkomponenten wurden in diesen Granulomen von einigen Autoren nachgewiesen (Fassbender, Mueller, 1961), andere Autoren (Kaplan, 1969) konnten sie nicht beobachten. Möglicherweise sind die diskrepanten Ergebnisse durch ein unterschiedlich langes Bestehen der Granulome zum Zeitpunkt der Untersuchung bedingt. Letterer (1967) u. a. sehen im Aschoffschen Granulom allerdings eher den Ausdruck einer cellulären Immunreaktion, jedoch konnte diese Anschauung immunologisch bisher noch nicht genügend untermauert werden.

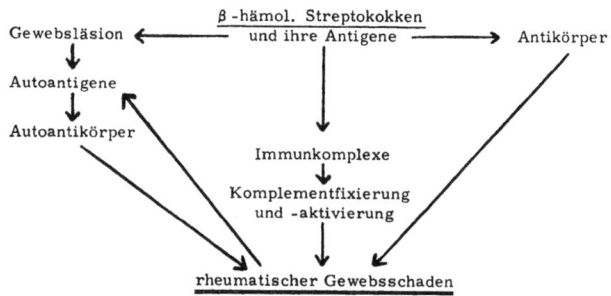

Abb. 3. Schema der vermutlichen Pathogenese beim rheumatischen Fieber

Die kreuzreagierenden Streptokokkenantikörper binden sich nach immunfluorescenzmikroskopischen Beobachtungen vorwiegend an Antigene, die im Sarkolem und dem subsarkolemalen Sarkoplasma der Herzmuskelfasern sowie in der glatten Muskulatur der Gefäßwände und dem Endokard lokalisiert sind (Kaplan, 1969). Sie können wahrscheinlich für die massiven Herzmuskelnekrosen und -fragmentationen bei fulminant verlaufendem rheumatischen Fieber verantwortlich gemacht werden, wie Beobachtungen von Kaplan et al. (1964) vermuten lassen. Ob sie auch für die Veränderungen an den Herzklappen mit der initialen Schwellung der Klappenendothelien und evtl. die hyperergische Entzündung in anderen Gewebsstrukturen verantwortlich sind, muß noch offen bleiben. Hier könnten auch Immunkomplexe eine Rolle spielen. Die immunpathologischen Befunde mit Nachweis einer IgG-Globulinbindung im subendothelialen Bindegewebe der Klappen läßt sich in beiden Richtungen deuten. Elutionsversuche liegen noch nicht vor.

Bei den im Spätstadium des rheumatischen Fiebers und auch bei klinisch inaktiven rheumatischen Vitien immunfluorescenzmikroskopisch im Bereich der Herzmuskelfasern, dem interstitiellen Bindegewebe und in geringem Ausmaß an der glatten Muskulatur des Endokards meist herdförmig nachweisbaren Immunglobulinen (Kaplan u. Dallenbach, 1961; Mueller, 1961) handelt es sich wahrscheinlich um Autoantikörper gegen Herzmuskelgewebe, wenn auch ihre Differenzierung gegen kreuzreagierende Streptokokkenantikörper kaum möglich ist. Zum Teil stellen diese Autoantikörper nur Reaktionsprodukte dar, besonders wenn sie nur im Serum vorhanden sind (Ehrenfeld et al., 1971 u. a.), doch können sie vermutlich auch eine pathogene Wirkung haben, denn man findet an den Stellen, an denen sie gebunden sind, immunfluorescenzmikroskopisch auch Komplement und morphologisch häufig eine fibrinoide Degeneration (Kaplan, 1969). Auch die vor allem im Spätstadium des rheumatischen Fiebers auftretenden isolierten Muskelnekrosen und die muskelaggressiven Granulome (Fassbender, 1963) sind möglicherweise auf diese Antikörper zurückzuführen, zumal bei einem positivem histologischem Befund immunfluorescenzmikroskopisch meist auch IgG-Globuline an den Gewebsstrukturen des Herzens nachweisbar sind und sich im Tierversuch nach Induktion von Herzmuskelantikörpern durch Sensibilisierung mit Herzgewebe ähnliche fokale Muskelnekrosen entwickeln können, in deren Bereich ebenfalls IgG-Globuline gebunden sind (Kaplan u. Craig, 1963).

Ob den Autoantikörpern und auch den kreuzreagierenden Streptokokkenantikörpern eine cytotoxische Aktivität zukommt oder ob sie erst nach Membranschädigungen der Zellen etwa durch Streptokokkentoxine und -enzyme wirksam werden können, ist noch unklar. Nach den bisherigen Untersuchungen sind die Streptokokkentoxine und -enzyme zumindest für die Lokalisation des rheumati-

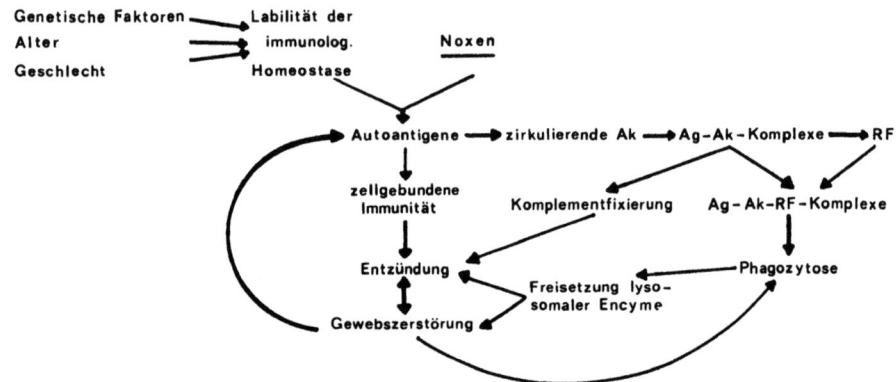

Abb. 4. Vermutliche Pathogenese bei der chronischen Polyarthritis

schen Gewebsschadens mit von Bedeutung (Bernheimer u. Cantoni, 1947; Waltmann, 1971 u. a.). Darüber hinaus spielen möglicherweise bei der Entwicklung der Erkrankung noch viele andere Faktoren wie etwa die bei der Infektion beteiligten Streptokokkentypen (Stollerman, 1971), die familiäre Disposition unter anderem eine Rolle. Im einzelnen soll hier nicht darauf eingegangen werden.

Auch in der Pathogenese der chronischen Polyarthritis nehmen wahrscheinlich immunologische Mechanismen einen entscheidenden Platz ein, wie die Fülle der bei dieser Erkrankung auftretenden und auch diagnostisch verwertbaren immunologischen Phänomene vermuten läßt. Auf Grund der bisher vorliegenden Untersuchungen lassen sich — wie in Abb. 4 dargestellt ist, folgende pathogenetischen Mechanismen annehmen (Mueller, 1971): Unter der Einwirkung bisher unbekannter Noxen — vielleicht Viren — kommt es zu einer Autoantigenität des Gewebes, die nun bei einer Störung der immunologischen Homeostase, die ihrerseits von genetischen Faktoren, dem Alter und dem Geschlecht abhängig ist, eine cellulare Immunität wie auch die Bildung humoraler Antikörper gegen die Autoantigene auslöst. Während die cellulare Immunität durch Angriff immunkompetenter Zellen an den Antigenstrukturen direkt zur Entzündung und Gewebszerstörung führen kann, bilden die zirkulierenden Antikörper mit den entsprechenden Antigenen Antigen-Antikörperkomplexe, die dann durch Komplementfixierung und -aktivierung ebenfalls entzündliche Veränderungen am Ort ihrer Einwirkung bedingen können. Die Antigen-Antikörperkomplexe sind daneben auch für die Produktion der Rheumafaktoren verantwortlich zu machen, die ja als Antikörper vorwiegend gegen immunaggregierte IgG-Globuline aufzufassen sind (Mueller, 1962 u. a.). Diese Rheumafaktoren bilden mit dem Antigen-Antikörperkomplexen größere Komplexe, deren Phagocytose zu einer Labilisierung der Lysosomen und einer Liberierung lysosomaler Enzyme führt, in deren Folge ebenfalls Entzündungsvorgänge auftreten. Die self perpetuation bei der chronischen Polyarthritis kann damit erklärt werden, daß einmal durch die Gewebszerstörrung und Entzündung erneut Autoantigene freigesetzt werden, die die eben genannten Mechanismen wieder in Gang setzen, zum andern können durch Phagocytose der bei der Gewebszerstörung anfallenden Substanzen erneut lysosomale Enzyme freigesetzt und damit die Entzündung wieder angefacht werden. Möglicherweise kommt es auch durch eine Reaktion der Rheumafaktoren mit nativem autologen IgG-Globulin (Natvig, 1971) zu einer fortlaufenden Immunkomplexbildung mit ihren Folgen.

Für die genannte Auffassung sprechen eine Reihe von Fakten. Schon das morphologische Bild der als Hauptsitz der Erkrankung bekannten Synovialis mit der mehr oder weniger massiven Infiltration von Lymphocyten und Plasmazellen kann im Sinne eines vorwiegend in der Gelenkinnenhaut lokalisierten Immunprozesses gedeutet werden, wenn auch andere Erklärungsmöglichkeiten gegeben sind. Für celluläre Immunitätsvorgänge in diesem Bereich könnten neben der Lymphocyteninfiltration die Ergebnisse des Lymphocytenemigrationshemmtestes sprechen, denn unter Verwendung von Synovialis-Extrakten als Antigen kommt es zu einer deutlichen Emigrationshemmung (Thiele u. Rothenberger, 1971), die nach unseren Beobachtungen diagnostisch sogar aussagekräftiger als der Nachweis der Rheumafaktoren ist. Ein Beweis für die Spezifität dieser Reaktion ist bisher jedoch noch nicht erbracht und das verantwortliche Antigen nach wie vor unbekannt.

Sicher bilden die Rundzellen in der Synovialis auch zirkulierende Antikörper, darunter Rheumafaktoren, wie verschiedenste Untersuchungen gezeigt haben (Smiley et al., 1968; Nowoslawski, 1971 u. a.). Pathogenetisch wichtiger sind jedoch die sich im Synovialbereich lokalisierenden Immunkomplexe, deren IgG-Globulinrheumafaktor- und/oder Komplementkomponenten immunfluorescenzmikroskopisch nachzuweisen sind (Rodman et al., 1967; Natvig et al., 1971). Sie finden sich vor allem in den Zellen der Synovialis und Synovia [Kinsella et al., 1970; Bonomo u. Tursi, 1971; Hurd et al., 1971; eigene Beobachtungen (s. Abb. 5)]. Das korrespondierende Antigen ist noch nicht bekannt, Steffen (1971) vermutet es im Kollagen, doch kommen auch andere Autoantigene oder virale Antigene in Frage. Infolge der Bindung von Komplementkomponenten an Antigen-Antikörperkomplexe — wahrscheinlich auch an Komplexe von IgG-Globulin und Rheumafaktoren (Zwaifler, 1969) sinkt auch im akuten Stadium der Gelenkentzündung die hämolytische Aktivität des Komplements und die Spiegel einzelner Komplementkomponenten in der Gelenkflüssigkeit ab, wie erstmals von Hedberg (1967) nachgewiesen wurde. Als wahrscheinlich reaktiv ist der von uns beobachtete Anstieg des C 1-Esteraseinhibitors in der Synovia anzusehen. Im Blut ist der Komplementspiegel meist nicht wesentlich verändert, da ja ein relativ lokales Geschehen vorliegt.

Die in dem pathogenetischen Schema erwähnte Freisetzung lysosomaler Enzyme ist aus der mehr oder weniger starken Erhöhung dieser Substanzen in der Synovia ersichtlich (Fallet et al., 1971 u. a.), die bei anderen entzündlichen Erkrankungen wie etwa Begleitsynovitiden im Rahmen degenerativer Gelenkprozesse nicht nachweisbar ist. Auch cytoplasmatische Enzyme wie die LDH finden sich in der Synovia in erhöhter Konzentration. Einzelne Enzyme wie etwa die Kollagenpeptidase sind dagegen nur in der Synovialschleimhaut, nicht in der Gelenkflüssigkeit erhöht (Stojan et al., 1971). Hier werden diese Enzyme offensichtlich durch Proteinaseinhibitoren wie etwa dem α_1-Antitrypsin, das nach unseren Beobachtungen in der Synovia bei chronischer Polyarthritis deutlich erhöht ist, gehemmt und damit einer rascheren Zerstörung der kollagenhaltigen Gewebsstrukturen vorgebeugt.

Wenn die vorliegenden Befunde auch die Konzeption der Immunpathogenese der chronischen Polyarthritis unterstützen, so ist hiermit die Ätiologie der Erkrankung noch keineswegs geklärt. Sie liegt nach wie vor im Dunkeln, wenn auch die Bedeutung insbesondere von Viren und Mycoplasmen immer wieder betont wird und sich alle Befunde in die Theorie einer viralen Genese — vielleicht bei

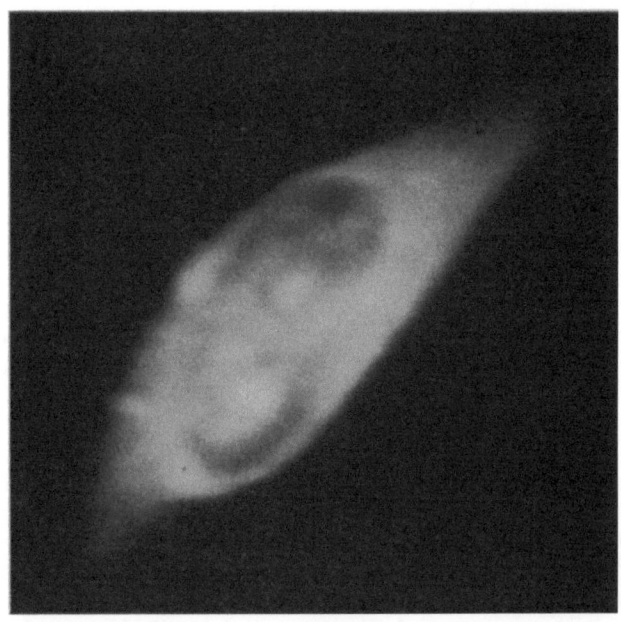

Abb. 5. Immunfluorescenzmikroskopischer Nachweis von C 3 in einer isolierten Synovialis-Zelle

einer speziellen immunologischen Reaktivität des Organismus — einordnen ließen (Dumonde, 1971). Exakte Beweise für diese These liegen aber noch nicht vor (Nardo u. Norton, 1971).

Immunologische Reaktionen sind auch bei mehreren der sog. Kollagenkrankheiten von großer pathogenetischer Bedeutung. Hier ist zunächst der Lupus erythematosus disseminatus zu nennen, der fast als Prototyp einer Immunerkrankung bezeichnet werden kann. Bei dieser Krankheit lassen sich im Serum meist eine Reihe sog. Autoantikörper nachweisen, von denen die antinucleären Faktoren am bekanntesten sind. Sie lösen das für die Krankheit charakteristische LE-Zellphänomen aus und werden heute meist immunfluorescenzmikroskopisch nachgewiesen (Abb. 6). Daneben können auch eine ganze Reihe anderer gegen Zell- und Serumkomponenten gerichtete Antikörper auftreten. Alle diese Antikörper einschließlich der antinucleären Faktoren besitzen aber mit wenigen Ausnahmen wie etwa erythrocytären und thrombocytären Autoantikörpern keine direkte cytotoxische Aktivität (Rapp, 1962 u. a.). Erst durch ihre Bindung an das korrespondierende Antigen, also die Bildung von Immunkomplexen mit folgender

Komplementbindung und Aktivierung kommt es zu den für den Lupus erythematosus disseminatus charakteristischen pathologischen Veränderungen, wie vor allem an der Niere gezeigt werden konnte. Die hier pathologisch-anatomisch nachweisbare meist fokale und für die Progronse der Erkrankung entscheidende Glomerulitis ist durch Einlagerung immunfluorescenzmikroskopisch nachweisbarer Immunkomplexe zwischen Endothelschicht und Basalmembran zu erklären (Morse et al., 1962; Koffler et al., 1967). Diese Komplexe enthalten DNS (Koffler et al., 1967; Krishan u. Kaplan, 1967), das im Serum in einer für die Komplexbildung ausreichenden Menge vorhanden ist, weiterhin Anti-DNS (Koffler et al., 1967; Krishnan u. Kaplan, 1967) sowie Komplement (Lachmann et al., 1962). Ob auch andersartige Immunkomplexe etwa solche aus lysosomalen Antigenen

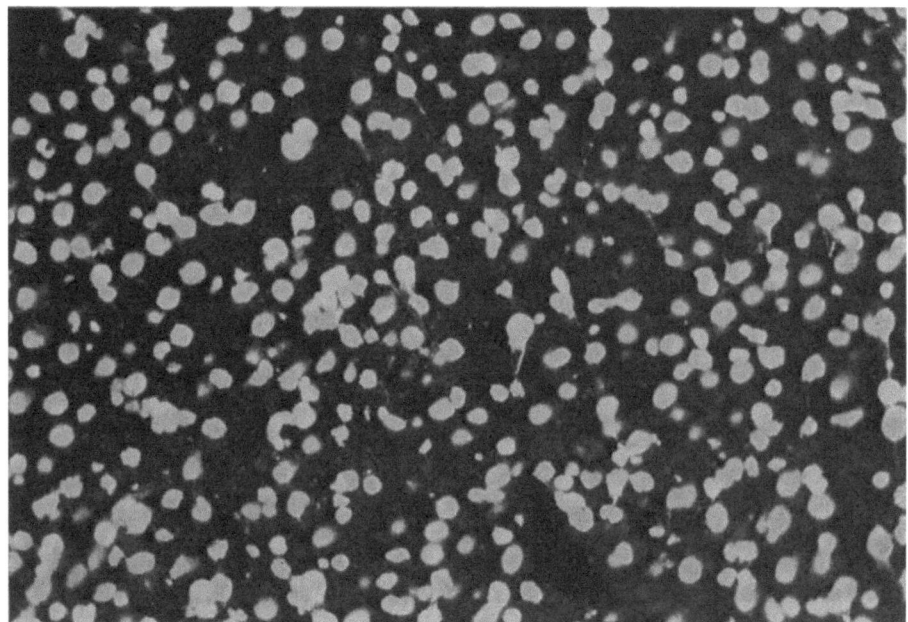

Abb. 6. Immunfluorescenzmikroskopischer Nachweis antinucleärer Antikörper

mit den korrespondierenden Antikörpern (Bell et al., 1971) hier eine pathogenetische Bedeutung erlangen können, ist noch nicht ganz sicher.

Auch in anderen Gewebsstrukturen wie den Gefäßwänden (Lachmann et al., 1962 u. a.), und in der Haut (Karlsbeck u. Cormane, 1964) können beim systemischen Lupus erythematosus Immunkomplexe eingelagert werden und hier evtl. pathologische Veränderungen hervorrufen. Die bei dieser Erkrankung häufig auftretende Leukopenie und Thrombopenie läßt sich durch die Wirkung zirkulierender Immunkomplexe oder aber auch durch diejenige cytotoxischer Antikörper erklären (Miescher, 1971).

Für diagnostische und prognostische Aussagen ist der Nachweis der im Gewebe lokalisierten Immunkomplexe nur von begrenztem Interesse, da er jeweils Probebiopsien bzw. Probeexcisionen erforderlich macht. Besser geeignet ist hierfür die Bestimmung der gegen natives DNS gerichteten Antikörper und der Komplementspiegel. Die genannten DNS-Antikörper die im Gegensatz zu anderen antinucleären Faktoren, darunter selbst Antikörpern gegen Hitze-denaturiertes DNS (Koffler et al., 1969) als fast pathognomonisch für den Lupus erythematosus disseminatus angesehen werden können, lassen sich heute radioimmunologisch mit der Amoniumsulphatpräcipitationsmethode von Farr (Farr, 1958; Wold et al., 1968) sehr gut bestimmen. Der Titer der DNS-Antikörper ist bei den akuteren Verlaufsformen des systemischen Lupus erythematosus in der Regel wesentlich höher als bei blande verlaufenden Fällen. Umgekehrt sind die Spiegel der Komplementfaktoren infolge der erhöhten Komplementkonsumption bei der Immunkomplexbildung um so niedriger, je aktiver das Krankheitsbild ist. Dieses charakteristische Verhalten ist für die serologische Aktivitätsdiagnostik wie auch für die Prognose sicher von größtem Wert. Hohe DNS-Antikörper bei niedrigem Serumkomplement signalisieren die akute Gefahr einer Nierenbeteiligung (Schur u. Sandson, 1968) auch wenn diese klinisch noch stumm ist. Ihre Früherkennung ist deshalb wichtig, weil sich durch die Immunkomplexeinlagerung in der Niere irreversible Veränderungen (Miescher, 1971) entwickeln. Während einer effektiven Therapie kommt es dann zu einem inversen Verhalten der DNS-Antikörper und Komplement-

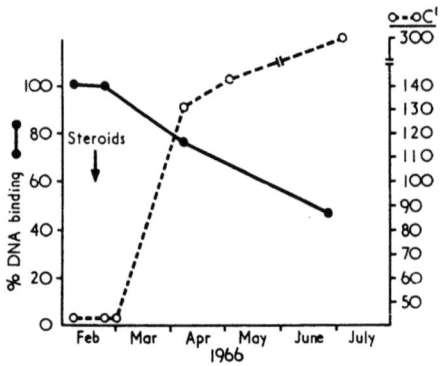

Abb. 7. Verhalten der DNS-Antikörper und der gesamthämolytischen Aktivität des Komplements beim Lupus erythematosus disseminatus und der Behandlung mit Steroiden. (Nach Hughes, 1971)

faktoren, indem die Antikörpertiter allmählich absinken, während sich die Komplementsspiegel normalisieren (Hughes et al, 1971.) (Abb. 7).

In wie weit in der Pathogenese des Lupus erythematosus disseminatus auch eine zellgebundene Immunität gegen Kernsubstanzen eine Rolle spielt, ist noch unklar. Hierfür könnten die Ergebnisse von Hauttesten sowie dem Lymphocytentransformations- und Lymphocytenemigrationshemmtestes unter Verwendung kernhaltigen Materials als Antigen (Bartfeld u. Atoynatan, 1971 u. a.) ebenso wie die in vitro nachgewiesene cytotoxische Wirkung von LED-Lymphocyten auf humane Fibroblasten bzw. Nierenzellen (Trayanova et al., 1966) sprechen, doch liegen noch nicht genügend Befunde vor, um die Bedeutung einer solchen cellulären Immunität bei der Erkrankung selbst zu ermessen.

Ätiologisch spielen beim Lupus erythematosus disseminatus wahrscheinlich eine Vielzahl von Faktoren eine Rolle. Untersuchungen von NZB-Mäusen, die als Heterozygote ebenfalls eine typische Immunkomplexnephritis mit DNS als Antigen entwickeln (Andrea, 1967; Lambert u. Dixon, 1968) weisen auf hereditäre Störungen im Immunsystem hin, für die in der humanen Pathologie der hohe Prozentsatz serologischer Abnormitäten (Morteo et al., 1961) und auch das Auftreten der Erkrankung selbst (Salazar et al., 1971 u. a.) bei Blutsverwandten von Patienten mit Lupus erythematosus disseminatus spricht. Als auslösende Ursache kommen nach Beobachtungen besonders bei NZB-Mäusen Virusinfekte in Frage, wobei das Virus das natürliche Immunogen darstellt oder das Immunogen induziert (Talal, 1970). Auch bei Menschen weisen verschiedene morphologische und serologische Befunde auf die virale Ätiologie der Erkrankung hin (Fresco, 1968; Kawano et al., 1969; Alarćon-Segovia u. Fishbeim, 1971 u. a.). Bei der Manifestation des Prozesses sind darüber hinaus wohl zusätzlich noch andere Faktoren mit entscheidend. Neben der schon erwähnten Störung im Immunsystem (Bitter 1971 u. a.) sei nur noch der Einfluß ultravioletter Strahlen und bestimmter Arzneimittel wie Hydralacin und Procainamid genannt. Wahrscheinlich können alle solche Substanzen zu einer vermehrten Freisetzung von DNS und damit zu einem vermehrten Antigenangebot führen, wodurch dann die Antikörperbildung angefacht wird und lösliche Immunkomplexe bei leichtem Antigenüberschuß gebildet werden.

Bei den übrigen entzündlich-rheumatischen Erkrankungen liegen ebenfalls schon eine Reihe von Fakten vor, die für immunpathologische Prozesse sprechen. So wurden bei der Panarteriitis nodosa bereits Immunkomplexe in den Gefäßwänden gefunden (Paronetto u. Koffler, 1965) und eines der hier involvierten wahrscheinlich unterschiedlichen Antigene — das Australia-Antigen — konnte sogar in zirkulierenden Immunkomplexen wie auch in der Gefäßwand gemeinsam mit Immunglobulinen und Komplementfaktoren nachgewiesen werden (Gocke et al., 1970). Damit scheint eine primär virale Genese dieser Erkrankung relativ wahrscheinlich. Auch bei der Polymyositis lassen morphologische Untersuchungen eine Virusinfektion als Ursache vermuten (Chou, 1967; Chou u. Glutman, 1970; Sato, 1970). Inwieweit auch hier immunpathologische Vorgänge eine Rolle spielen, ist noch unklar. Bei der Sklerodermie sind solche Immunprozesse zu vermuten, denn bei dieser Erkrankung wurden in jüngster Zeit Immunglobuline und Komplement in den Basalmembranen der Glomeruli und auch in den Arterienwänden gefunden (McGiven et al., 1971).

Die Arthritiden und Arthralgien bei der Sarkoidose sind sicher primär durch die in der Synovialis ebenso wie in vielen anderen Organen vorhandenen Sarkoidgranulome bedingt. Beim Zustandekommen dieser Granulome können aber ebenfalls immunologische Reaktionen beteiligt sein, denn gerade die Sarkoidose weist ja merkwürdige immunologische Abnormitäten auf, insbesondere eine verminderte celluläre Immunität bei normaler oder sogar gesteigerter humoraler Antikörperbildung.

Insgesamt gesehen hat uns die immunologische Forschung wichtige pathogenetische Hinweise bei verschiedenen entzündlich-rheumatischen Erkrankungen gegeben, wenn auch viele Fragen noch offen sind und die Ätiologie bei mehreren dieser Erkrankungen noch völlig dunkel ist. Sie hat darüber hinaus auch die Möglichkeiten für eine exaktere Diagnose und Prognose dieser Erkrankungen geschaffen und weiterhin Impulse für die Weiterentwicklung der Therapie vermittelt, wie die Anwendung von Immunsuppressiva deutlich macht. Wenn wir uns auch hier erst im Anfangsstadium befinden, so eröffnen sich doch auf die Dauer sicher noch größere therapeutische Möglichkeiten.

Literatur

Alarćon-Segovia, D., Fishbein, E.: Arthr. and Rheum. 14, 367 (1971). — Alpert, E.· Isselbacher, K. J., Chur, P. H.: New Engl. J. Med. 285, 185 (1971). — Andrea, G. A.: Studies on autoimmune disease in AZB/NZW mice. In: Proceedings V. International Symposium on Immunopathology, Punta Ala 1967, p. 80. Basel-Stuttgart: Schwabe u. Co. — Bartfeld, H., Atoynatan, T.: Arthr. and Rheum. 14, 369 (1971). — Bell, D. A., Leddy, J. P., Vaughan, J. H.: Arthr. and Rheum. 14, 369 (1971). — Bernheimer, A. W., Cantoni, G. L.: J. exp. Med. 86, 193 (1947). — Bitter, T.: A clinical investigation of the pathogenesis of autoimmunity. In: Rheumatoid arthritis, p. 305 (Müller, W., Harwerth, H.-G., Fehr, K., Eds.). London-New York: Academic Press 1971. — Bonomo, L., Türsi, A.: Excerpta med. (Amst.) 1971, 323. — Chou, S. M.: Science 158, 1453 (1967). — Chou, S. M., Glutman, L.: Neurology (Minneap.) 20, 205 (1970). — Dixon, F. J.: Harvey Lect. 58, 21 (1963). — Dumonde, D. C.: Rheumatoid arhtritis as a disorder of cell-mediated immunity. In: Rheumatoid arthritis, p. 447 (Müller, W.,

Harwert, H.-G., Fehr, K., Eds.). London-New York: Academic Press 1971. — Ehrenfeldt, E. N., Gery, J., Davies, A. M.: Lancet **1961 I**, 1138. — Fallet, G. H., Micheli, A., Boussina, J.: Studies on four lysosomal encymes in rheumatoid arthritis and osteoarthritis. In: Rheumatoid arthritis, p. 171 (Müller, W., Harwerth, H.-G., Fehr, K., Eds.). London-New York: Academic Press. 1971. — Farr, R. S.: J. infect. Dis. **103**, 239 (1958). — Fassbender, H. G.: Frankfurt. Z. Path. **72**, 886 (1963); — Pers. Mitteilung. — Fernandez, R., McCarty, D. H.: Ann. intern. Med. **74**, 207 (1971). — Fresco, R.: Fed. Proc. **27**, 246 (1968). — Glocke, D. J., Hsu, K., Morgan, C., Bombardieri, S., Lockhin, M., Christian, C. L.: Arthr. and Rheum. **13**, 318 (1970). — Hedberg, H.: Acta med. scand. Suppl. **479**, (1967). — Hughes, G. R. V., Cohen, S. A., Christian, C. L.: Ann. Rheum. Dis. **30**, 259 (1971). — Hurd, E. R., Lospalluto, J., Burtonboy, G., Kinselly, T. D., Ziff, M.: Immune complexes as cellular inclusions. In: Rheumatoid arthritis, p. 373 (Müller, W., Harwerth, H.-G., Fehr, K., Eds.). London-New York: Academic Press 1971. — Kalsbeck, G. L., Cormane, R. H.: Lancet **1964 II**, 178. — Kaplan, M. H.: Progr. Allergy **13**, 408 (1969). — Kaplan, M. H., Bolande, R., Rakita, L., Blair, J.: New Engl. J. Med. **271**, 637 (1964). — Kaplan, M. H., Craig, J. M.: J. Immunol. **90**, 725 (1963). — Kaplan, M. H., Dallenbach, F. D.: J. exp. Med. **113**, 1 (1961). — Kaplan, M. H., Meyeserian, M.: Lancet **1962 I**, 706; — Ann. N.Y. Acad. Sci. **124**, 904 (1965). — Kawano, K., Miller, L., Kimmelstiel, P.: New Engl. J. Med. **281**, 1228 (1969). — Kinsella, T. D., Baum, J., Ziff, M.: Arthr. and Rheum. **13**, 734 (1970). — Koffler, D., Carr, R. O., Agnello, V., Fiezi, T., Kunkel, H. G.: Science **166**, 1048 (1969). — Koffler, D., Schur, P., Kunkel, H. G.: J. exp. Med. **126**, 607 (1967). — Krishnan, C., Kaplan, M. H.: J. clin. Invest. **46**, 569 (1967). — Lachmann, P. J., Müller-Eberhard, H. J., Kunkel, H. G., Paronetto, F.: J. exp. Med. **115**, 63 (1962). — Lambert, P. H., Dixon, F. S.: J. exp. Med. **127**, 507 (1968). — Letterer, E.: Die Morphologie der immunpathologischen Reaktionen. In: Handb. d. allg. Path. VII, S. 2. Berlin-Heidelberg-New York: Springer 1967. — McGiven, A. R., de Boer, W. G. R. M., Barnett, A. J.: Pathology **1971**, 145. — Miescher, P. A.: Excerpta med. (Amst.) 1971, 310. — Morse, J. H., Müller-Eberhard, H. J., Kunkel, H. G.: Bull. N.Y. Acad. Med. **38**, 641 (1962). — Morteo, O. G., Franklin, E. C., McEwen, C., Phythyron, J., Tanner, M.: Arthr. and Rheum. **4**, 356 (1961). — Müller, W.: Minerva med. **1961**, 61; — Die Serologie der chronischen Polyarthritis. Pathologie und Klinik in Einzeldarstellungen, Bd. 12. Berlin-Göttingen-Heidelberg: Springer 1962; — Therapiewoche **21**, 721 (1971). — Nardo, J. M., Norton, W. L.: Seminars in Arthr. and Rheum. **1**, 116 (1971). — Natvig, J. B., Munthe, E., Gaarder, P. J.: Molecular specificity and possible biological significance of rheumatoid factors. In: Rheumatoid arthritis, p. 343 (Müller, W., Harwerth, H.-G., Fehr, K., Eds.). London-New York: Academic Press 1971. — Nowoslawski, A.: Immunopathological features of rheumatoid arthritis. In: Rheumatoid arthritis, p. 325 (Müller, W., Harwerth, H.-G., Fehr, K., Eds.).London-New York: Academic Press 1971. — Onion, D. K., Crumpacker, C. S., Gilliland, B. C.: Ann. intern. Med. **75**, 29 (1971). — Paronetto, F., Koffler, D.: J. clin. Invest. **44**, 1657 (1965). — Rapp, F.: J. Immunol. **88**, 732 (1962). — Rodman, W. S., Williams, R. C., Bilka, B. J., Müller-Eberhard, H. J.: J. Lab. clin. Med. **69**, 141 (1967). — Salazar, F. A., Robbins, D. N., Scalettar, R.: Med. Ann. D.C. **40**, 227 (1971). — Sato: Progr. Med. **72**, 639 (1970). — Schur, P. H., Sandson, J.: New Engl. J. Med. **278**, 533 (1968). — Smiley, J. D., Sachs, C., Ziff, M.: J. clin. Invest. **47**, 624 (1968). — Steffen, C.: Relationship between collagen immunology and pathogenesis of rheumatoid arthritis. In: Rheumatoid arthritis, p. 411 (Müller, W., Harwerth, H.-G., Fehr, K., Eds.). London-New York: Academic Press 1971. — Stojan, B., Müller, W., Verasani, D.: Collagen peptidase activity in the synovial membrane, serum and synovial fluid of patients with rheumatoid arthritis. In: Rheumatoid arthritis, p. 169 (Müller, W., Harwerth, H.-G., Fehr, K., Eds.). London-New York: Academic Press 1971. — Stollerman, G. H.: Circulation **43**, 915 (1971). — Talal, N.: Arthr. and Rheum. **13**, 887 (1970). — Thiele, H. G., Rothenberger, W.: Experiences with the leucocyte migration inhibition test in rheumatoid arthritis. In: Rheumatoid arthritis, p. 463 (Müller, W., Harwerth, H.-G., Fehr, K., Eds.). London-New York: Academic Press 1971. — Trayanova, T. G., Sara, V. V., Svetmoldavsky, G. J.: Lancet **1966 I**, 452. — Waldmann, G.: Zur Pathogenese der Myocarditis rheumatica. Beitr. Rheumatol., Bd. 17. Berlin: Volk und Gesundheit 1971. — Wold, R. T., Young, F. E., Tan, E., Farr, R. S.: Science **161**, 806 (1968). — Zwaifler, N. J.: Ann. N.Y. Acad. Sci. **168**, 146 (1969).

5. Rundtischgespräch

Diagnostik der Autoimmunerkrankungen

Moderator: MIESCHER, P., Genf

Teilnehmer: BORNSTEIN, M., Bronx, N.Y.; DEICHER, H., Hannover; POPPER, H., New York; ROTHER, K., Heidelberg: WARNATZ, H., Erlangen

Manuskript nicht eingegangen.

ROELCKE, D., JUNGFER, H., EBERT, W., METZ, J., WEICKER, H. (Institut für Immunologie und Serologie der Universität und S. J. Thannhauser-Abt. für Stoffwechseluntersuchungen, Heidelberg): **Chronische Kälteagglutininkrankheit: Bedeutung als monoklonale Gammopathie**

Die bei monoklonalen Gammopathien, also beim Plasmacytom und beim Morbus Waldenström auftretenden Paraproteine sind seit geraumer Zeit als Immunglobuline erkannt worden. Sie zeichnen sich gegenüber „normalen" Immunglobulinen und insbesondere auch gegenüber isolierten spezifischen Antikörpern, die bekanntlich auch innerhalb der Klassen IgG, IgA, IgM, IgD und IgE außerordentlich heterogen sind, durch Homogenität aus. Die Forschung hat diese Immunglobuline genützt und an ihnen die Struktur der Immunglobuline aufgeklärt. Allerdings ließen sich von diesen Untersuchungen von vornherein keine oder höchstens sehr geringe Einblicke [1] in die für die Reaktion von Antikörpern mit Antigenen spezifischen Strukturen erwarten, und zwar deshalb nicht, weil Paraproteine meist Immunglobuline ohne erkennbare Antikörperspezifität sind.

Gerade unter diesem Blickwinkel gewinnt eine Krankheit heute an zunehmender Bedeutung, die in den letzten Jahren immer klarer als monoklonale Gammopathie erkannt wurde [2]: Die chronische autonome Kälteagglutination. Es ist insbesondere das Verdienst Schubothes, sie als solche deklariert zu haben. Sie unterscheidet sich gerade als monoklonale Gammopathie grundsätzlich von der passageren Kälteagglutination, auf die hier nicht näher eingegangen werden kann.

Bei der chronischen autonomen Kälteagglutination kommt es wie beim Morbus Waldenström und wie beim Plasmocytom zur Paraproteinämie. Gegenüber Myelomproteinen und „üblichen" Waldenströmschen Makroglobulinen weisen die Paraproteine bei der chronischen autonomen Kälteagglutination jedoch den kardinalen Unterschied auf, daß sie Antikörper-aktiv sind: Sie sind mit den Kälteagglutininen identisch.

Dieses außergewöhnliche Auftreten homogener Antikörper ermöglicht es, Analysen dieser Moleküle durchzuführen, darüber hinaus aber auch, die Charakteristiken dieser Moleküle in Beziehung zu ihrer Antikörperspezifität zu setzen.

In zahlreichen Versuchen der letzten Jahre hat sich herausgestellt, daß es einen Prototyp autonomer Kälteagglutinine gibt, nämlich IgM-$\varkappa$-Moleküle. Schon die Ausstattung nur mit $\varkappa$-Ketten weist auf den monoklonalen Ursprung dieser Antikörper hin. Ihre Homogenität ließ sich belegen durch den Nachweis von M-Gradienten in der Serumelektrophorese, durch typische Bandenmuster der isolierten $\varkappa$-Ketten in der Stärkegelelektrophorese und schließlich dadurch, daß an bisher zehn isolierten $\varkappa$-Ketten Aminosäuresequenzanalysen (vom N-terminalen Ende her) durchgeführt werden konnten [3].

Dieser Prototyp von Kälteagglutininen ist, soweit untersucht, ausnahmslos gegen Antigene des I/i-Systems gerichtet, und so ergab sich die Frage, ob die Restriktion auf μ- und $\varkappa$-Ketten in Beziehung zur Spezifität dieser Antikörper stünde.

Ausgehend von dieser Frage haben Cooper u. Mitarb. [4] zeigen können, daß bei den μ-Ketten von autonomen Kälteagglutininen eine Präferenz von einer der beiden bekannten μ-Subklassen besteht, und Capra u. Mitarb. [3] haben eine Präferenz der dritten $\varkappa$-Kettensubklasse VK III bei den $\varkappa$-Ketten prototypischer Kälteagglutinine demonstrieren können. Dies gelang auf Grund der Sequenzanalyse des N-terminalen Abschnittes von zehn $\varkappa$-Ketten, also gerade des Abschnittes, der am Aufbau des Antigenbindungsbezirks beteiligt ist.

Nach diesen Untersuchungen beginnen sich also offenbar Beziehungen zwischen Antikörperstruktur und Antikörperspezifität von autonomen I-Antikörpern abzuzeichnen.

Gestützt wird diese Hypothese durch Spezifitätsbestimmungen seltener, vom IgM-𝜘-Ptototyp abweichender autonomer Kälteagglutinine (Tabelle). Wie aus der Tabelle ersichtlich, gibt es neben den prototypischen auch nicht prototypische autonome Kälteagglutinine, die bezüglich der Leichtketten, und solche, die bezüglich der Schwerketten vom IgM-𝜘-Prototyp abweichen. Abgesehen von einer Ausnahme sind alle diese Kälteagglutinine nicht gegen Antigene des I/i-Systems gerichtet.

Im Zuge unserer Untersuchungen über die Spezifität der beiden eigenen Fälle [5, 6, 7] ist es gelungen zu zeigen, daß diese Antikörper mit Antigenen eines Erythrocytenantigenkomplexes reagieren, den wir vom I/i-System abgegrenzt und Pr genannt haben. Für die biochemische Charakterisierung der Antigene Pr_1 und Pr_2 entscheidend ist unser Befund, daß N-Acetylneuraminsäure die terminale Komponente der Immundeterminanten dieser Antigene ist [7]. Unser mit einem typischen IgA-𝜘-Meylomprotein identisches Kälteagglutinin hat Anti-Pr_1-Spezifität. Durch die freundliche Vermittlung von Herrn Prof. Williams (Albuquerque)

Tabelle 1. *Immunglobulinklassen und Spezifität autonomer Kälteautoantikörper*

	H-Ketten	L-Ketten	Ig	Spezifität	Antigen terminal determiniert durch
(Prototyp)	μ	𝜘	IgM𝜘	Anti-I/i	?
Roelcke u. Dorow (1968 [5])	α	𝜘	IgA𝜘	Anti-Pr_1	NANA[a]
Angevine et al. (1966) [8]	α	𝜘	IgA𝜘	Anti-Pr_1	NANA
Garratty et al. (unveröff.)	α	𝜘	IgA𝜘	Anti-Pr_1	NANA
Roelcke u. Jungfer (1970) [6]	μγ	𝜘	IgMG𝜘	Anti-Pr_2	NANA
Feizi (1967) [9]	μ	λ	IgMλ	2 „Anti-Not-I" 1 Anti-I	NANA? ?
Cooper u. Worlledge (1967) [10]	μ	λ	IgMλ	„Anti-Not-I"	NANA?
Macris et al. (1970) [11]	μ	λ	IgMλ	„Anti-Not-I"	NANA?

[a] NANA = N-Acetyl-Neuraminsäure.

und Herrn Dr. Garratty (San Francisco), hatten wir Gelegenheit, das zweite bisher publizierte [8] und ein drittes bisher nicht publiziertes IgA-Kälteagglutinin zu testen. Auch diese und damit alle bisher bekannten IgA-Kälteagglutinine weisen Anti-Pr-Spezifität auf.

Es zeichnet sich also auch bei diesen nicht prototypischen Kälteagglutininen eine klare Beziehung zwischen Immunglobulinstruktur, nämlich α-Ketten, und Antikörperspezifität ab.

Indessen sind α-Ketten nicht obligat für Anti-Pr-Spezifität, wie wir am Beispiel des Pr-Antikörpers mit μ/γ-Antigenität der H-Ketten gezeigt haben [6]. Vielleicht spielt die Variante der Schwerketten, die die γ-Nebenantigenität bewirkt, auch eine Rolle für die Anti-Pr-Spezifität eines sonst prototypischen IgM-𝜘-Kälteagglutinins. [Nach Untersuchungen an Antikörper-inaktiven Waldenströmschen Makroglobulinen erstreckt sich nämlich diese γ-Nebenantigenität auf das Fab-Fragment (Fd).] Auffallend — und vielleicht bezeichnend — ist in diesem Zusammenhang, daß dieses Kälteagglutinin mit einem Antigen, nämlich mit Pr_2, reagiert, das sich klar von den mit IgA-Kälteagglutininen korrespondierenden Antigenen (Pr_1) abgrenzen läßt, obwohl beide Antigene durch N-Acetylneuraminsäure determiniert werden.

Diese Befunde unterstreichen die Berechtigung der Hypothese, daß die an monoklonalen und damit homogenen Antikörpern, nämlich an autonomen Kälteagglutininen demonstrierbaren weitgehenden Strukturübereinstimmungen in bezug zur Antikörperspezifität gebracht werden können.

Primärstrukturanalysen, wie sie bei χ-Ketten von I-Antikörpern bereits durchgeführt wurden, sind bei den autonomen Pr-Antikörpern nicht nur in gleicher Weise möglich, sondern sie dürften sich zu den Analysen autonomer I-Antikörper komplementär verhalten, diese also entscheidend ergänzen.

Voraussetzung für definitive Einblicke in Antikörperstrukturfunktions-Zusammenhänge ist allerdings eine klare Definierung der mit diesen Antikörpern korrespondierenden Antigene. Auf diesem Gebiet steht eine in ihrem Umfang noch nicht bekannte Heterogenität des I-Antigens der Differenzierung der Antigene des Pr-Komplexes gegenüber, deren terminaler Bestandteil der Immundeterminanten, nämlich N-Acetylneuraminsäure, bereits bekannt ist.

Literatur
1. Wu, T. T., Kabat, E. A.: J. exp. Med. **132**, 211 (1970). — 2. Schubothe, H.: Nobel Symposium 3. Gamma globulins, p. 555. Stockholm: Almqvist and Wiksell 1967. — 3. Capra, J. D., Kehoe, J. M., Williams, R. C., Jr., Feizi, T., Kunkel, H. G.: Proc. nat. Acad. Sci. (Wash.) **69**, 40 (1972). — 4. Cooper, A. G., Chavin, S. J., Franklin, E. C.: Immunochemistry **7**, 479 (1970). — 5. Roelcke, D., Dorow, W.: Klin. Wschr. **46**, 126 (1968). — 6. Roelcke, D., Jungfer, H.: Klin. Wschr. **48**, 914 (1970). — 7. Roelcke, D.: Vox Sang. (Basel) **16**, 76 (1969). — 8. Angevine, C. D., Andersen, B. R., Barnett, E. V.: J. Immunol. **96**, 578 (1966). — 9. Feizi, T.: Science **156**, 1111 (1967). — 10. Cooper, A. G., Worlledge, S. M.: Nature (Lond.) **214**, 799 (1967). — 11. Macris, N., Capra, J. D., Frankel, G., Ioachim, H., Satz, H., Bruno, M.: Amer. J. Med. **48**, 524 (1970).

EBERT, W., METZ, J., ROELCKE, D., WEICKER, H. (S. J. Thannhauser-Abt. für Stoffwechseluntersuchungen und dem Institut für Immunologie und Serologie der Universität Heidelberg): **Serologie und Biochemie der mit Kälteautoantikörpern korrespondierenden Erythrocytenantigene**

Die monoklonalen Kälteantikörper, die zur chronischen Kälteagglutininerkrankung führen, sind von den passager auftretenden reaktiven Kälteantikörpern, die bei Viruserkrankungen und vor allem bei den Mycoplasma-Pneumoniae-infektionen auftreten, abzugrenzen. Von Roelcke et al. [1] wurden ihre Immunologie und serologischen Eigenschaften bereits dargestellt. In dem nachfolgenden Bericht soll über ihre korrespondierenden Antigene, nämlich die Antigene des Ii-Systems und des Pr-Autoantigenkomplexes mit den Antigenen Pr_1, Pr_2 und Pr^a, die auf den Glykoproteinen der Erythrocytenmembran lokalisiert sind, berichtet werden.

Das Ii-Autoantigensystem ist mit gewissen Einschränkungen als Blutgruppensystem anzusehen, da es neben Erythrocyten mit I-Antigenität auch homozygote ii-Erythrocytenantigene gibt. Charakteristisch für das Ii-Antigensystem ist das reziproke Verhalten der i- und I-Antigenausprägung auf Neugeborenen- und Erwachsenenerythrocyten. Weiterhin weist das I-Antigensystem eine deutliche Heterogenität auf [2, 3, 4], die hier am Beispiel von drei verschiedenen I-Antiseren in der Immundoppeldiffusion gegen das Erythrocytenmembranglykoprotein als Antigen aufgezeigt wird (Abb. 1).

Der Pr-Autoantigenkomplex wurde von Roelcke [5] entdeckt und in Zusammenarbeit mit Uhlenbruck [6] den Glykoproteinen der Erythrocytenmembran zugeordnet. Während N-Acetylneuraminsäure als eine immundeterminierende Komponente der Pr-Antigene feststeht, sind die immundeterminierenden Komponenten der Ii-Antigene noch nicht bekannt. Auch zeigen die Pr-Antigene im Unterschied zum Ii-Antigensystem keine Blutgruppenspezifität.

Zur biochemischen Charakterisierung der I- und Pr-Antigene wurden die Erythrocytenmembranglykoproteine nach dem Standardverfahren Phenol-Wasserextraktion und Ionenaustauschchromatographie isoliert [7]. Mit der Protease Ficin wurden die Glykoproteinmakromoleküle in dialysierbare serologisch inaktive Fragmente und nichtdialysierbare weiterhin antigenaktive Fragmente aufgespalten. Die antigenaktiven Bruchstücke wurden durch Gelchromatographie an Sephadex G 50 in vier Fraktionen aufgetrennt und ihre Kohlenhydrat- und Aminosäurezusammensetzung gaschromatographisch ermittelt [8].

In Abb. 2 sind zusammen mit den Ergebnissen des Hämagglutinationshemmtestes die für die verschiedenen Antigene charakteristischen Aminosäuren und

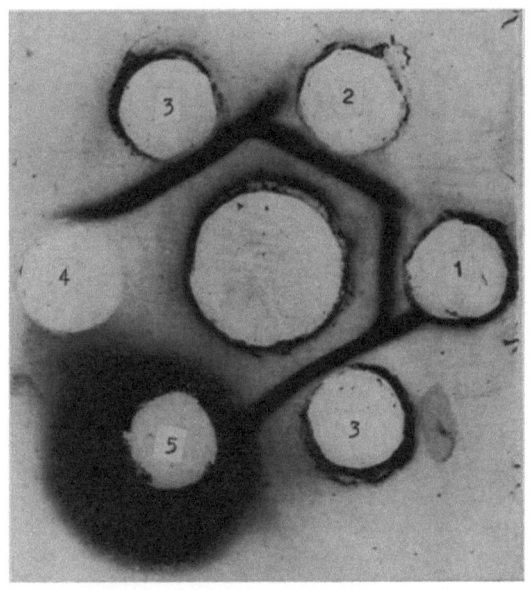

Abb. 1. Heterogenität des I-Antigens: Immundoppeldiffusion von Neuramidase behandelten MN-Erythrocytenmembranglykoprotein gegen die folgenden Seren: 1. Anti-I Ri, 2. Anti-I Ko, 3. Anti-I No, 4. Anti-Pr$_1$, 5. Anti-Pr$_2$

Kohlenhydratkomponenten dargestellt. In der ersten Fraktion ist die I-Antigenaktivität 4- bis 5fach höher als im nativen Glykoprotein. Pr-Antigenaktivität kann dagegen nicht nachgewiesen werden. Das Verhältnis von Glutaminsäure und Asparaginsäure zu Serin und Threonin, mit denen die Bindungsaminosäuren zu den Kohlenhydratseitenketten erfaßt sind, beträgt 1:1. Auch das Verhältnis der hydrophilen zu den hydrophoben Aminosäuren entspricht dem des nativen Glykoproteins. Charakteristisch für das I-Antigen scheint uns der hohe Gehalt an Glucose und N-Acetylglucosamin zu sein. In der zweiten und dritten Fraktion erhielten wir eine Trennung von Glykopeptiden, die entweder Pr$_1$- oder Pr$_2$-Antigene tragen. Bei der zweiten Fraktion findet man eine deutliche Anreicherung von Serin und Threonin, die zusammen über 50% des gesamten Aminosäureanteils ausmachen. Das Verhältnis zwischen hydrophilen und hydrophoben Aminosäuren beträgt 4:1, was auf eine asymmetrische Verteilung der Aminosäuren im Glykoproteinmolekül hinweist. Bei der zweiten und auch dritten Fraktion, auf die die

Pr-Antigene beschränkt sind, fanden wir eine starke Anreicherung von Galactose und N-Acetylgalaktosamin.

Diese Ergebnisse lassen den Schluß zu, daß für die Pr-Antigene und die Antigene des I-Systems ein unterschiedlicher Aufbau der Kohlenhydratseitenketten und des Proteingerüstes vorliegt.

Durch alkalikatalysierten Abbau der Glykoproteine konnten die durch die Ficinfragmentierung erhaltenen Resultate untermauert werden. Die alkalistabilen

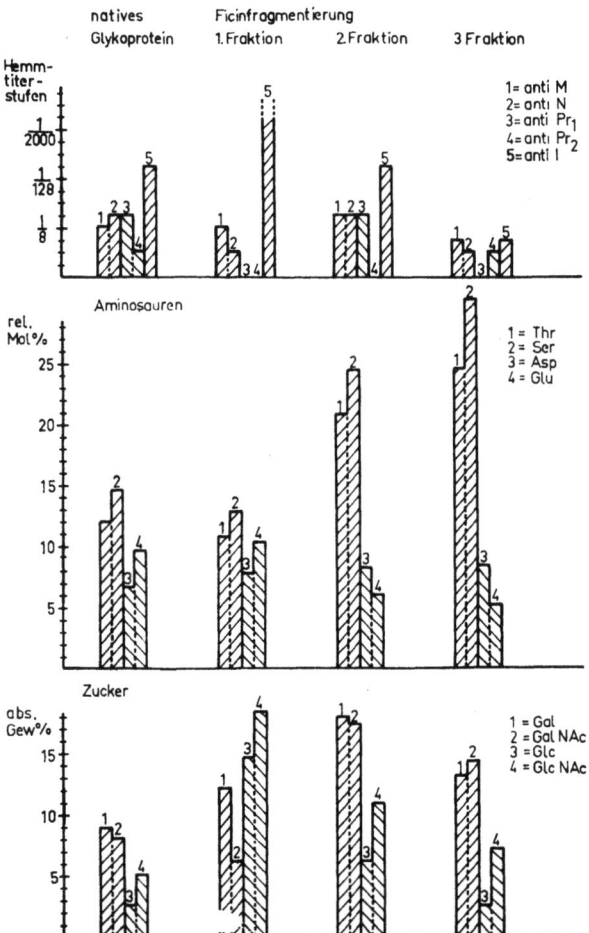

Abb. 2. Serologie und charakteristische Aminosäure- und Kohlenhydratkomponenten von nativem Erythrocytenmembranglykoprotein und Fraktionen nach Ficinspaltung

Glykoproteinanteile, deren Kohlenhydratseitenketten an Asparagin und Glutamin N-glykosidisch gebunden sind, behalten ihre I-Antigenität, während die O-glykosidisch an Serin und Threonin gebundenen alkalilabilen Kohlenhydratseitenketten abgespalten werden, wobei eine Zerstörung der Pr-Antigenität auftritt.

Die entscheidende Rolle der terminalen N-Acetylneuraminsäure als immundeterminierende Strukturkomponente für die Antigene Pr_1 und Pr_2 konnte durch chemische Modifizierung der N-Acetylneuraminsäure aufgezeigt werden (Abb. 3). Durch oxydativen Abbau der Polyhydroxyseitenkette an 6-6 mit Perjodat fanden wir einen Verlust der Pr_1-Aktivität bei gleichzeitiger Aktivitätssteigerung der Pr_2-Antigenität [9]. Dieser Befund wurde durch Lisowska [10] bestätigt.

Mit der Aufklärung sowohl der Struktur der I- und Pr-Antigene als auch ihrer monoklonalen Antikörper können weitere Ergebnisse über die Struktur-Funktionsbeziehungen der Antigen-Antikörperreaktion und auch den Pathomechanismus der monoklonalen Gammopathie erhalten werden.

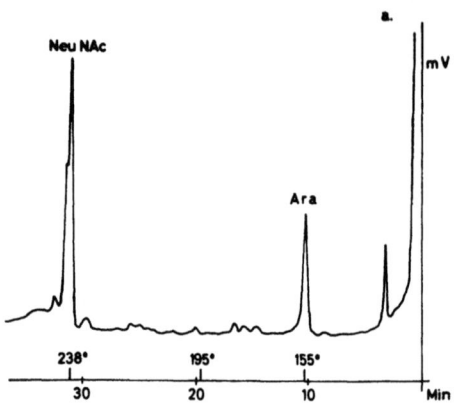

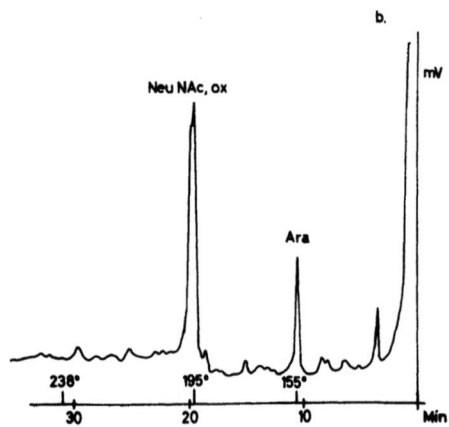

Abb. 3a u. b. Gaschromatographie von N-Acetylneuraminsäure aus Erythrocytenmembran-Glykoprotein: a. nativ; b. nach Perjodatoxydation

Literatur

1. Vorstehendes Referat. — 2. Roelcke, D., Ebert, W., Metz, J., Weicker, H.: Vox sang. (Basel) 21, 352 (1971). — 3. Feizi, T., Kabat, E. A., Vicari, G., Anderson, B., Marsh, L.: J. Immunol. 106, 1578 (1971). — 4. Marsh, W. L., Nichols, M. E., Reid, M. E.: Vox sang. (Basel) 20, 209 (1971). — 5. Roelcke, D.: Vox sang. (Basel) 16, 76 (1969). — 6. Roelcke, D., Uhlenbruck, G.: Vox sang. (Basel) 18, 478 (1970). — 7. Metz, J., Ebert, W., Weicker, H.: Clin. chim. Acta 34, 31 (1971). — 8. Ebert, W., Metz, J., Weicker, H., Roelcke, D.: Hoppe-Seylers Z. physiol. Chem. 352, 1309 (1971). — 9. Ebert, W., Metz, J., Roelcke, D.: Europ. J. Biochem. (im Druck). — 10. Lisowska, E.: Pers. Mitteilung.

MARSTELLER, H. J., RICKEN, D. (Med. Univ.-Klinik Bonn): **Probleme der „Komplement"(β_{1A})-Bestimmung in der Klinik**

Seit jeher galt den Untersuchungen zur Konzentration des Serumkomplements (bzw. einzelner Komplementkomponenten) vorwiegend bei Immunopathien und Glomerulonephritiden ein besonderes Interesse [10, 11]. Die methodisch relativ schwierige Messung der hämolytischen Komplementaktivität [4, 6, 11, 13, 19] erlaubte jedoch zunächst keine Anwendung in der klinischen Diagnostik. Erst die Isolierung und Reindarstellung der das Komplementsystem repräsentierenden Serumproteine eröffnete den Weg zu einer quantitativen Bestimmung mit Hilfe immunologischer Präcipitationsmethoden [8, 10, 12, 14]. Die Mancini-Technik [15] als eine neuere Modifikation bot dabei folgende Vorteile [6, 8]:

1. Die Quantifizierung der Komplementkonzentration in absoluten Gewichtseinheiten (mg-%).
2. Größere Spezifität (da der ermittelte Wert nicht von anderen Faktoren abhängig ist).
3. Gute Reproduzierbarkeit.
4. Einfache Durchführbarkeit.

Als besonders verläßlicher Parameter erwies sich in der Folgezeit die β_{1C}/β_{1A}-Globulin (C' 3)-Konzentration wegen ihrer guten Korrelation zur hämolytischen Komplementaktivität [4, 6, 8, 14]. Das Vorliegen dieses Serumproteins in zwei Formen (β_{1C} und β_{1A}) gab jedoch neue methodische Schwierigkeiten auf: Während β_{1C} nur im frischen Serum nachweisbar ist, führt die Serumalterung zur Umwandlung in β_{1A}, d. h. in ein Protein größerer immunelektrophoretischer Wanderungsgeschwindigkeit, welches sich außerdem gegenüber β_{1C} durch Verlust gewisser Antigene und serologische Inaktivität auszeichnet [1, 4, 6, 8, 14, 16, 17, 18]. Da es sich beim in vitro-β_{1A}-Globulin um eine stabile, für die Messung günstige Substanz handelt, war das Ziel, durch Präparation des Serums eine vollständige und sichere Umwandlung von β_{1C} in β_{1A} zu erhalten. Verschiedene Autoren gaben hierzu unterschiedliche Bedingungen hinsichtlich Lagerungszeit und -temperatur an [1, 4, 7, 8, 14, 16, 17]. Diese methodischen Divergenzen waren der Ausgangspunkt unserer Untersuchungen, welche das Ziel hatten, den Einfluß unterschiedlicher Serumpräparationen auf die gemessene C' 3-Konzentration zu ermitteln.

Zur Bestimmung des Normbereichs dienten β_{1C}/β_{1A}-Messungen in 36 Seren von 15 weiblichen und 21 männlichen Probanden aus dem Klinikpersonal nach der Mancini-Technik auf Partigenplatten der Behringwerke. Wie bei immunologischen Routineuntersuchungen üblich, wurde das Blut nach 3stündigem Stehen bei Zimmertemperatur abgesert, das Serum anschließend bei — 20 °C aufbewahrt und nach 3 Tagen in einer Verdünnung von 1:3 angesetzt. Zu unserer Fragestellung untersuchten wir ein *Normkollektiv* von 18 Probanden und ein *Patientenkollektiv* von 19 Probanden. Im einzelnen bestanden bei den Patienten Immunopathien, Glomerulonephritiden, Neoplasien und Entzündungen, d. h. Erkrankungen, bei denen nach früheren Untersuchungen [1, 2, 4, 5, 6, 7, 9, 11, 12, 16, 17, 18, 19] Veränderungen der β_{1C}/β_{1A}-Globulinkonzentration zu erwarten waren. Ausgewertet wurden jeweils die Mittelwerte von Vierfachbestimmungen.

Unser *Normbereich* lag zwischen 100 und 160 mg-% bei einem Mittelwert von 130 mg-% in guter Übereinstimmung mit den Angaben der Literatur [6, 7, 8, 9, 12, 14, 17, 18]. Der *Normbereich bei Frauen* im Alter von 20 bis 45 Jahren befand sich auf einem niedrigeren Niveau (81,4 bis 143,8 mg-%) als *bei Männern* gleichen Alters (117,3 bis 164,5 mg-%) ([1], jedoch in Gegensatz zu [8, 18]) (Abb. 1). Wurde das Blut (A) sofort nach Entnahme und Gerinnung 5 min bei 2000 U/min zentrifugiert und das Serum unmittelbar darauf angesetzt, so ergaben sich im Normkollektiv mäßig erhöhte Konzentrationen, die mit der Geschlechtsrelation

(16 Männer, 2 Frauen) dieser Probandengruppe zu erklären sein dürften. Das Patientenkollektiv ließ demgegenüber niedrigere Komplementkonzentrationen bei breiterem Schwankungsbereich erkennen, was als Ausdruck fallweise erniedrigter und fallweise erhöhter Konzentrationen verstanden werden kann. Das Serum B wurde wie A gewonnen, dann 2 Tage bei — 20 °C gelagert und anschließend angesetzt. Diese Vorbehandlung führte im Norm- wie im Patientenkollektiv zu einem deutlichen Anstieg der Meßwerte. Bei der Methode C wurde das Blut nach 3stündigem Stehen bei Zimmertemperatur zentrifugiert, das Serum nach 3tägiger Aufbewahrung bei — 20 °C angesetzt. Dieses Vorgehen erbrachte in beiden untersuchten Gruppen ähnliche Konzentrationen wie unter A, bei der Patientengruppe jedoch ein stärkeres Absinken der Meßwerte. Das Serum D wurde wie C gewonnen, anschließend nach 5tägiger Lagerung bei — 20 °C 24 Std bei 37 °C im Wasserbad

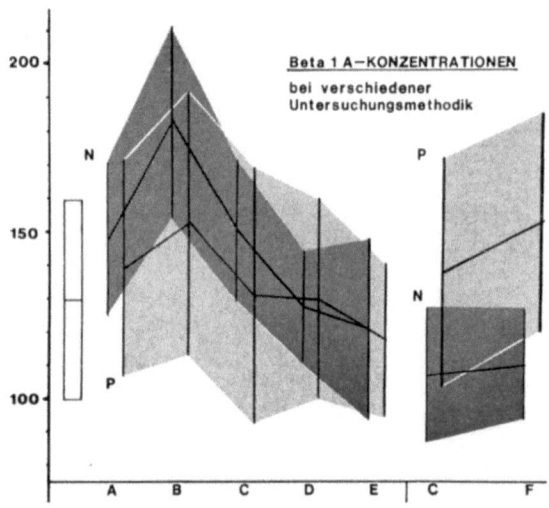

Abb. 1. Mittelwerte und Schwankungsbereiche der β_{1A}-Konzentrationen des Normkollektivs (N bzw. dunkel schraffiert) sowie des Patientenkollektivs (P bzw. hell schraffiert) nach unterschiedlicher Blut- bzw. Serumpräparation (A, B, C, D, E, F). β_{1A}-Konzentrationen in mg%

inkubiert und angesetzt. Diese Präparation ergab als einzige ein deutlich unterschiedliches Meßresultat in beiden Kollektiven: während im Normkollektiv ein beträchtliches Absinken gegenüber C zu verzeichnen war, fand sich im Patientenkollektiv keine sichere Veränderung gegenüber C. Das Serum E, wie C gewonnen, wurde 24 Std bei 37 °C im Wasserbad inkubiert, dann angesetzt. Diese Vorbehandlung resultierte in den niedrigsten Meßwerten überhaupt sowohl bei den gesunden Probanden wie bei den Patienten. In einem weiteren Versuch F lagerten wir schließlich Blut nativ 24 Std bei Zimmertemperatur, zentrifugierten anschließend und setzten das Serum nach 4tägiger Aufbewahrung bei — 20 °C an. Da es sich hier um andere Kollektive handelt (mit einem höheren Anteil weiblicher Probanden im Normkollektiv), wurde gleichzeitig nach Vorbehandlung C untersucht, um Bezugspunkte zu haben. Dabei fand sich in beiden Kollektiven ein Anstieg der Meßwerte, im Patientenkollektiv deutlicher ausgeprägt. Bei erneuter Testung von Seren nach einjähriger Lagerung bei — 20 °C waren die Meßwerte bei normalen wie bei pathologischen Seren erheblich abgesunken. Im Gegensatz dazu konnten Bläker u. Mitarb. [4] keinen Einfluß der Lagerung auf die Meßwerte feststellen, während Kohler u. Mitarb. [8] sogar einen Werteanstieg nach Serumlagerung über längere Zeit beschrieben.

Serumpräparationen nach C, D, E sowie Lagerung über einen größeren Zeitabschnitt ergaben somit ein Absinken der Meßwerte bis teilweise in den Bereich erniedrigter Konzentrationen, Serumpräparationen nach den Methoden A, B und F ein Ansteigen zu hochnormalen bzw. erhöhten Werten. Das Verhalten der β_{1A}-Meßwerte je nach Serumgewinnung war dabei in beiden Kollektiven fast identisch. Das Verhalten der Einzelseren entsprach gut dem Mittelwertverlauf (Abb. 2). Im Normkollektiv waren lediglich 3, im Patientenkollektiv 4 divergierende Einzelverläufe zu erkennen (auf der Abb. 2 im Patientenkollektiv von oben: IgG-Plasmocytom, chronische aggressive Hepatitis, LED, Cirrhose).

Das Vorliegen der dritten Komplementkomponente in zwei immunchemisch zu differenzierenden Modifikationen, deren Konzentration vom Serumalter abhängig ist, zieht untersuchungsmethodische Probleme nach sich. In der Literatur

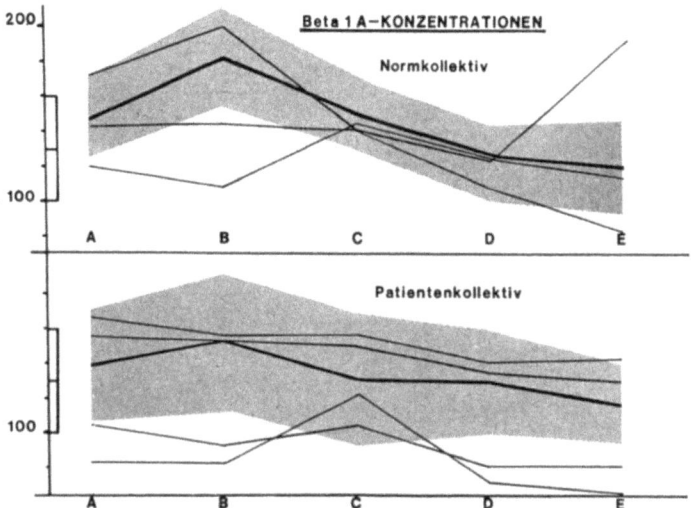

Abb. 2. Mittelwerte (dicke Linien) und Schwankungsbreiche (schraffiert) der β_{1A}-Konzentrationen des Normkollektivs sowie des Patientenkollektivs nach unterschiedlicher Blut- bzw. Serumpräparation (A, B, C, D, E) mit abweichendem Verhalten von Einzelseren (dünne Linien). β_{1A}-Konzentrationen in mg%

werden verschiedene Methoden der Serumgewinnung und -lagerung zur Erreichung einer kompletten Umwandlung in β_{1A}-Globulin, die stabile, meßtechnisch günstige Substanz angegeben. Ziel unserer Untersuchung war es, den Effekt dieser Maßnahmen auf das Meßergebnis zu überprüfen. Dabei zeigte sich, daß durchaus nicht identische Konzentrationen gemessen wurden, wie man auf Grund theoretischer Überlegungen zu fordern hätte [4, 14, 17], sondern daß im Gegenteil die Blut- bzw. Serumprobenvorbehandlung von wesentlichem Einfluß auf das Meßergebnis war. Durch Variierung von Lagerungstemperatur und -zeit waren Anstieg bzw. Absinken der β_{1C}/β_{1A}-Meßwerte zu erzielen und damit sowohl im Bereich erhöhter wie auch erniedrigter Konzentrationen falsche Beurteilungen möglich.

Wenn diese methodischen Varianten auch die individuelle Verlaufsbeobachtung der C′3-Konzentration bei entsprechender methodischer Sorgfalt nicht in Frage stellen, so gefährden sie doch die ambulante Diagnostik, die Vergleichbarkeit von Werten verschiedener Laboratorien und Untersuchungen nach längerer Lagerung des Serums. Vor einer breiten Verwendung in der klinischen Diagnostik erscheint nach unseren Ergebnissen eine Standardisierung [6] der C′3-Bestimmung (mit der Mancini-Technik) durch methodische Präzisierung dringend erforderlich, wobei wir die routinemäßige Probenbehandlung (unsere Methode C) wegen ihrer Einfachheit vorschlagen würden.

Literatur

1. Agostoni, A., Vergani, C., Stabilini, R.: Z. klin. Chem. **6**, 446 (1968). — 2. Alper, C.A., Rosen, F. S.: J. clin. Invest. **46**, 2021 (1967). — 3. Alper, C. A., Johnson, A. M., Birtch, A. G., Moore, F. D.: Science **163**, 286 (1969). — 4. Bläker, F., Fischer, K., Witte, P.: Dtsch. med. Wschr. **94**, 1978 (1969). — 5. Franco, A. E., Schur, P. H.: Arthr. and Rheum. **14**, 231 (1971). — 6. Grob, P. J., Jemelka, H.: Schweiz. med. Wschr. **101**, 223 (1971). — 7. Halberg, P.: Nord. Med. **85**, 175 (1971). — 8. Kohler, P. F., Müller-Eberhard, H. J.: J. Immunol. **99**, 1211 (1967). — 9. Kohler, P. F., Ten Bensel, R.: Clin. exp. Immunol. **4**, 191 (1969). — 10. Lachmann, P. J.: Complement. In: Gell, P. G. H., Coombs, R. R. A.: Clinical aspects of immunology. Oxford and Edinburgh: Blackwell Sci. Publ. 1968. — 11. Lange, K., Wasserman, E., Slobody, L. B.: Ann. intern. Med. **53**, 636 (1960). — 12. Laurell, A. B.: Nord. Med. **84**, 873 (1970). — 13. Marghescu, S.: Arch. klin. exp. Derm. **231**, 120 (1968). — 14. Marghescu, S.: Klin. Wschr. **46**, 991 (1968). — 15. Mancini, G., Carbonara, A. O., Heremans, J. F.: Immunochemistry **2**, 235 (1965). — 16. Mueller-Eckardt, Ch., Kretzschmar, G., Kühn, H. A.: Klin. Wschr. **48**, 491 (1970). — 17. Pogglitsch, H., Gießauf, W., Feldner, H., Stöckl, G.: Wien. med. Wschr. **120**, 381 (1970). — 18. West, C. D., Northway, J. D., Davis, N. C.: J. clin. Invest. **43**, 1507 (1964). — 19. Williams, R. C., Jr., Law, IV, D. H.: J. Lab. clin. Med. **52**, 273 (1958).

BRUNOTTE, E., KRIEGEL, W., TILLMANN, K. (II. Med. Klinik und Poliklinik der Universität Kiel und Rheumaheilstätte Bad Bramstedt, Orthopäd. Abt.): **Komplementbindungsreaktion mit Proteoglykanen aus Kniegelenkknorpel im autologen und homologen System**

Proteoglykane sind typische Bestandteile des Bindegewebsinterstitiums und können besonders leicht aus dem Knorpel präpariert werden. Sie bestehen aus Proteinfäden, an welche End zu Seit langkettige saure Polysaccharide gebunden sind. Ein zentrales Glykoprotein bindet diese Proteinpolysaccharide zu Makromolekülen zusammen (Rosenberg u. Mitarb., 1969).

Aus Untersuchungen im heterologen System ist bekannt, daß Proteoglykane Antigene sind und daß ihre antigenen Determinanten auf den Proteinen bzw. Glykoproteinen lokalisiert sein müssen. Ihre Akzessibilität wird durch den Polysaccharidmantel, der durch Hyaluronidase abgebaut werden kann, beeinflußt (Sandson et al., 1966, 1970; Loewi u. Muir, 1965). Gleiche Antigene wie in den Knorpelproteoglykanen wurden bisher nur in Synovia und Synovialis, nicht aber in anderen Organen gefunden (Janis et al., 1967; Hamerman et al., 1966). Dies dürfte ein Hinweis auf eine gewisse Gewebsspezifität sein.

Es lag daher nahe, bei der chronischen Polyarthritis, einer typischen Erkrankung dieser Gewebe, nach autologen oder homologen Antikörpern gegen diese Proteoglykane zu suchen. Als Nachweismethode wurde vor allem wegen ihrer Empfindlichkeit die Komplementbindungsreaktion (KBR) gewählt, zumal bekannt ist, daß bei der chronischen Polyarthritis Komplementverluste in der Synovia und im Serum auftreten.

Material und Methodik

Als Material diente bei Sektionen anfallender Kniegelenksknorpel und Knorpel aus gelenkkorrigierenden Operationen von Patienten mit chronischer Polyarthritis und Arthrosen. Präpariert wurde die Fraktion PPL (polysaccharide protein light) in Anlehnung an die Methode von Buddecke u. Mitarb. (1963). Ein Teil der Proteoglykanpräparate wurde mit Hyaluronidase inkubiert.

Die KBR wurde als Mikromethodik modifiziert nach Wasserman u. Levine (1961) durchgeführt. Es wurde eine konstante Antigen- und Komplementmenge einer Serumverdünnungsreihe zugesetzt und die Hämolyse photometrisch im Vergleich zur antigenfreien Verdünnungsreihe gemessen. Ein Unterschied von zwei Titerstufen oder mehr ohne Berücksichtigung der Titerhöhe wurde als positives Ergebnis bezeichnet.

Methodische Schwierigkeiten ergaben sich einmal durch die häufig nur sehr geringe Antigenmenge, die pro Patient präpariert werden konnte, zum anderen durch die physikalisch-chemischen Eigenschaften der Antigene. So konnte aus Mangel an Material das optimale Verhältnis der Reaktionspartner in der KBR nicht immer überprüft werden; deshalb wurde mit einer konstanten Antigenkonzentration (1 mg/ml) gearbeitet. Aus dem gleichen Grunde waren Doppelansätze nicht regelmäßig möglich.

Schließlich war eine unspezifische Bindung von Komplement sowohl durch die Proteoglykane selbst als auch durch ihr Assoziationsprodukt mit Serumproteinen denkbar.

Um diese Schwierigkeiten zu umgehen, wurde die unspezifische Bindung der Antigene in einer Serie von Vorversuchen austitriert, um entsprechende Komplementmengen im Hauptversuch zusätzlich vorzulegen. Eine unspezifische Komplementbindung nach Assoziation von Serumproteinen an das Antigen konnte nur durch den statistischen Vergleich zwischen autologen und homologen Seren bzw. durch den Vergleich der homologen Seren untereinander abgeschätzt werden. Wegen der beschränkten Menge wurde das Material nicht nach Titerhöhe, sondern nur nach positiven bzw. negativen Ergebnissen ausgewertet.

Ergebnisse

Die unspezifische Bindung von Komplement an das Proteoglykan selbst und an sein Assoziationsprodukt mit Serumproteinen war mit 0,5 bis 0,7 $C'H_{50}$-Einheiten relativ konstant.

Tabelle 1. *Verteilung positiver und negativer Komplementbindung von Proteoglykanen im homologen und autologen System: Überwiegen positiver Ergebnisse im autologen System (p = 0,001) x^2-Test nach Brandt u. Snedecor (s. bei Sachs, 1969)*

	KBR positiv	KBR negativ	Summe
homolog Hydase +	1	28	29
homolog Hydase ∅	11	31	42
autolog Hydase +	18	6	24
autolog Hydase ∅	5	10	15
Summe	35	75	110

Tabelle 1 zeigt die Verteilung positiver und negativer Befunde auf die beiden immunologischen Systeme mit einem statistisch signifikanten Überwiegen positiver Ergebnisse im autologen System ($P = 0,001$).

Berücksichtigt man weitere Antigeneigenschaften wie ihre Veränderung durch Vorbehandlung mit Hyaluronidase oder seine Herkunft aus Knorpel von Rheumatiker- oder Nichtrheumatikergelenken, dann ergibt sich die Verteilung von Tabelle 2. Die positiven Befunde überwiegen bei dieser Aufgliederung des Materials in der Spalte der autologen mit Hyaluronidase vorbehandelten Präparate aus Gelenken von Patienten mit chronischer Polyarthritis ($p = 0,001$).

Diskussion

Organantikörper werden bei den verschiedensten Organschädigungen beobachtet, ohne daß sie bereits eine pathophysiologische Bedeutung haben. Nach Untersuchungen von Hannestad u. Mellby (1967), Winchester u. Mitarb. (1970), Kunkel u. Mitarb. (1961) sowie Munthe u. Natvig (1971) ergaben sich Anhaltspunkte dafür, daß eine Antigen-Antikörperreaktion bei der chronischen Polyarthritis auch eine pathophysiologische Bedeutung haben könnte. Kurz zusammengefaßt fand man IgG und Anti-IgG aus der gleichen Immunglobulinklasse zu Komplexen aggregiert, vor allem in der Synovialis und in der Synovia, aber auch im Serum. Der Komplementspiegel der Synovia und des Serums war reziprok zum Nachweis der Komplexe erniedrigt (Pekin u. Zvaifler, 1964). Schließlich entsprach die Aktivität der rheumatischen Entzündung der Abnahme des Komplementspiegels im Serum, wie Fehr u. Böni (1971) nachweisen konnten. Damit waren Hinweise für eine Antigen-Antikörperreaktion und ihre evtl. pathophysiologische Bedeutung gegeben.

Unklar ist die Ursache der IgG-Aggregation. Neben physiko-chemischen Alterationen der IgG-Globuline und einer Reaktion dieses alterierten IgG mit Anti-

Tabelle 2. *Verteilung positiver und negativer Komplementbindung von Proteoglykanen unter Berücksichtigung verschiedener Antigeneigenschaften: Überwiegen positiver Ergebnisse im autologen System nach Inkubation mit Hyaluronidase bei Knorpel von Rheumatikern (p = 0,001)*

	KBR positiv	KBR negativ	Summe
homolog Hydase + Rheumatiker	1	12	13
homolog Hydase + Nicht-Rheumatiker	0	16	16
homolog Hydase ∅ Rheumatiker	6	12	18
homolog Hydase ∅ Nicht-Rheumatiker	5	19	24
autolog Hydase + Rheumatiker	15	3	18
autolog Hydase + Nicht-Rheumatiker	3	3	6
autolog Hydase ∅ Rheumatiker	2	7	9
autolog Hydase ∅ Nicht-Rheumatiker	3	3	6
Summe	35	75	110

IgG-Globulinen der gleichen Klasse (Hannestad, 1967) kommen hierfür entweder Fremd- oder Autoantigene in Frage. Ein Fremdantigen konnte bisher nicht nachgewiesen werden. Ein mögliches Autoantigen wäre vor allem in den Gelenken zu suchen, wobei sich die vorwiegend in den Gelenken lokalisierten Proteoglykanantigene anbieten.

Die vorliegende Untersuchung weist nach, daß eine, wenn auch schwache Autoantigenität der Proteoglykane tatsächlich zu finden ist. Die Akzessibilität der antigenen Determinanten wird offensichtlich durch Hyaluronidase beeinflußt, und es ist daher wahrscheinlich, daß sie auf dem Proteinanteil des Proteoglykans lokalisiert sind. Antikörper sind auch bei Nichtrheumatikern, d. h. älteren Menschen, die an verschiedenen Krankheiten verstorben sind, nachweisbar, bei Rheumatikern aber deutlich gehäuft.

Eine Beteiligung der Proteoglykanantigene am Zustandekommen der beschriebenen Immunglobulinaggregate muß nunmehr umso mehr geprüft werden, als sie am Ort des Krankheitsgeschehens akzessibel sind.

Literatur

Buddecke, E., Kröz, W., Lauka, E.: Hoppe-Seylers Z. physiol. Chemie **331**, 196 (1963). — Fehr, K., Böni, A.: Z. Rheumaforsch. **30**, 193 (1971). — Hamerman, D., Rojkind, M., Sandson, J.: Fed. Proc. **25**, 1040 (1966). — Hannestad, K.: Clin. exp. Immunol. **2**, 511 (1967). — Hannestad, K., Mellby, O. J.: Clin. exp. Immunol. **2**, 501 (1967). — Janis, R., Sandson, J., Smith, C., Hamerman, D.: Science **158**, 1464 (1967). — Kunkel, H. G., Müller-Eberhard, H. J., Fudenberg, H. H., Tomasi, T. B.: J. clin. Invest. **40**, 117 (1961). — Loewi, G., Muir, H.: Immunology **9**, 119 (1965). — Munthe, E., Natvig, J. B.: Clin. exp. Immunol. **8**, 249 (1971). — Pekin, T. J., Zvaifler, N. J.: J. clin. Invest. **43**, 1372 (1964). — Rosenberg, L., Johnson, B., Schubert, M.: J. clin. Invest. **48**, 543 (1969). — Sandson, J., Rosenberg, L., White, D.: J. exp. Med. **123**, 817 (1966). — Sandson, J., Damon, H., Mathews, M. B.: Molecular localization of a cross-reaction antigenic determinant of cartilage proteoglycan. In: Chemistry and molecular biology of the intercellular matrix, Vol. 3, p. 1563 (Balazs, E. A., Ed.). London-New York: Acad. Press 1970. — Wasserman, E., Levine, L.: J. Immunol. **87**, 290 (1961). — Winchester, R. J., Aquello, V., Kunkel, H. G.: Clin. exp. Immunol. **6**, 689 (1970).

KRETSCHMER, V., LUKAS, W., MUELLER-ECKARDT, CH. (Abt. für Klin. Immunologie und Bluttransfusion an den Med. Kliniken und Polikliniken der Universität Gießen): **Die Bedeutung der Komplementfixation (C 3 und C 4) an den Erythrocyten bei Immunhämolyse**

Aus Untersuchungen von Mollison [7, 8, 9], Brown u. Mitarb. [1] u. a. ist bekannt, daß je nach der Aktivierungsstufe von Komplement bei Anlagerung an die Erythrocytenoberfläche eine intra-, extravasale oder keine Hämolyse resultieren kann.

Ziel unserer Untersuchungen war festzustellen, welche Bedeutung der serologische Nachweis von Komplement, speziell der Komponenten C 3 und C 4 für die klinische Interpretation der Immunhämolyse hat.

Wir untersuchten 59 Patienten mit positivem Antiglobulintest, von denen 56 eine deutliche Anämie und 50 klinische Zeichen einer Hämolyse hatten. Bei 53 Patienten konnten inkomplette Wärmeautoantikörper nachgewiesen werden. Bei 4 Patienten bestand eine Immunhämolyse infolge vermehrter Kälteagglutinine und in je einem Fall führten bithermische Kältehämolysine bzw. durch para-Aminosalicylsäure induzierte allergische Antikörper zu einer akut-reversiblen immunhämolytischen Anämie.

Die Patienten wurden im direkten Antiglobulintest mit monospezifischen Anti-Immunglobulinseren und folgenden Anti-Komplementseren untersucht: Anti-Komplement (Anti-β_{1C}/1 A + 2 D + β_{1E}), Anti-C 3 (Anti-β_{1A}), Anti-C 3 (Anti-β_{1C}) und Anti-C 4 (Anti-β_{1E}).

Von 53 Patienten mit inkompletten Wärmeautoantikörpern reagierten 37 mit Anti-Komplementserum (Tabelle). Bei 30 Patienten waren gleichzeitig Immunglobuline an den Erythrocyten nachweisbar. Diese Gruppe enthält 6 Patienten, bei denen nur mit Anti-Leichtketten- und/oder Anti-IgG-Fragmentseren auf das Vorliegen von zellfixierten Antikörpern geschlossen werden konnte [10]. Das ergänzt Befunde anderer Autoren, wie z. B. Gilliland u. Mitarb. [3] sowie MacKenzie u. Creevy [5], die bei Fällen mit scheinbar alleiniger Komplementfixation bei Anwendung anderer Methoden ebenfalls eine Immunglobulinbeladung der Erythrocyten feststellen konnten. Bei 10 unserer Patienten ließ sich zeitweise nur Komplement nachweisen. Davon hatten aber 6 auch zu dieser Zeit eine Hämolyse. Wie

Shwisher u. Mitarb. [11] beobachteten wir bei diesen Fällen mit Wiederauftreten von Immunglobulinbeladung eine verstärkte Hämolyse. Bei 7 Patienten fand sich während des gesamten Verlaufs nur eine Komplementfixation.

Diese drei verschiedenen serologischen Typen (mit Immunglobulinbeladung, mit Immunglobulin- und Komplementbindung und mit Komplementfixation allein) kamen bei symptomatischen und idiopathischen Formen etwa gleich häufig vor. Wärmehämolysine traten nur bei Fällen mit nachweisbarer Komplementbindung auf. Allerdings war bei einer Patientin mit idiopathisch-chronischer autoimmunhämolytischer Anämie der Nachweis von Komplementbindung nur schwach und zeitweise überhaupt nicht möglich, obwohl immer deutlich Wärmehämolysine festgestellt werden konnten. Wir schließen daher nicht aus, daß möglicherweise die Anzahl der tatsächlich komplementfixierenden Wärmeautoantikörper noch größer ist. Dabei ist zu bemerken, daß wir einen ähnlich hohen Prozentsatz an

Tabelle 1. *59 Patienten mit positivem direkten Antiglobulintest, differenziert nach der zugrunde liegenden serologischen Form und verglichen mit der Stärke der Anämie*[a]

	N	N_1	idiopathisch	symptomatisch	Hämolysine	Hämoglobin (g-%) M	s
Wärmeautoantikörper	53	17	24	29	9	7,2	2,6
Ig allein	16	—	6	10	—	6,7	2,8
Ig + C′	30	11	15	15	8	7,1	2,5
C′ allein	7	6	3	4	1	8,5	2,8
C 3 + C 4 (± Ig)]	15	4	9	6	8	6,7	2,4
C 3 (+ Ig)	1	—	—	1	—	6,9	/
C 4 (± Ig)	6	4	1	5	—	8,0	2,6
Diagnose mit Ser. VII	17	17	6	11	4	8,0	2,6
Kälteagglutinine	4	—	2	2	3	10,0	1,9
C′ allein (C 3 + C 4)	4	—	2	2	3	10,0	1,9
Donath-Landsteiner	1	—	—	1	1	4,5	/
C′ allein (C 3 + C 4)	1	—	—	1	1	4,5	/
Allergische AK (PAS)	1	1	/	/	1	11,0	/
C′ allein	1	1	/	/	1	11,0	/

[a] Ig = Beladung mit Immunglobulinen, C′ = positiv mit Anti-$\beta_1C/_1A$ + 2D + β_1E, C3 = positiv mit Anti-β_1A, C4 = positiv mit Anti-β_1E, N_1 = positiv nur mit polyvalentem Serum VII im direkten Antiglobulintest, M = mittlerer Hämoglobinwert, s = Standardabweichung.

komplementfixierenden Wärmeautoantikörpern beobachteten, wie z. B. Eyster u. Mitarb. [2] oder Jeannet [4].

28 dieser Fälle mit nachweisbarer Komplementfixation untersuchten wir mit Anti-C 3-(Anti-β_{1A})- bzw. Anti-C 4-(Anti-β_{1E})-Serum. In der Mehrzahl der Fälle waren beide Komplementkomponenten, in einem nur C 3 und in einem nur C 4 nachweisbar. Beide Komplementkomponenten kamen öfter bei den idiopathischen, C 4 allein häufiger bei den symptomatischen Formen vor. Fanden sich Wärmehämolysine, konnten immer beide Komplementkomponenten festgestellt werden.

Mit Anti-β_{1C}, dem Serum gegen die aktive C 3-Komponente (C 3), erhielten wir nur bei zwei Patienten mit Wärmehämolysinen positive Reaktionen. Dieser Befund entspricht unseren Ergebnissen mit mono- und bithermischen Kältehämolysinen. Bei diesen waren immer beide Komplementkomponenten nachweisbar.

Im Hinblick auf die klinische Relevanz dieser Ergebnisse können wir zusammenfassend folgendes sagen:

1. Die immunhämolytischen Anämien vom Wärmetyp zeigen in der Mehrzahl der Fälle neben der Immunglobulin- auch eine Komplementbeladung. Diese ist bei

symptomatischen und idiopathischen Formen etwa gleich häufig. Dabei kann die Komplementkomponente C 4 öfter bei symptomatischen Fällen festgestellt werden.

2. Komplementfixation allein kommt bei immunhämolytischen Anämien vom Wärmetyp, in fast allen Fällen mit Kälteautoantikörpern und bei bestimmten drogeninduzierten Formen („innocent bystander"-Typ) vor. Erst nach serologischem Ausschluß von Kälteautoantikörpern und allergischen Antikörpern kann in diesen Fällen mit alleiniger Komplementbindung eine Zuordnung zum Wärmetyp erfolgen.

3. Zwischen symptomatischen und idiopathischen Formen vom Wärmetyp konnten wir keine Unterschiede in der Stärke der Anämie bei unseren Patienten feststellen (Tabelle). Bei Fällen mit alleiniger Komplementfixation fanden wir im Mittel eine geringere Anämie als bei solchen mit alleiniger oder gleichzeitiger Immunglobulinbeladung. Die Unterschiede waren aber nicht statistisch signifikant.

4. Der Nachweis vom Komplementbindung ist vor allem von diagnostischem Wert. Entscheidend hierfür ist die Qualität der verwendeten Antiseren. Die Mehrzahl der auf dem Markt erhältlichen polivalenten Antihumanglobulinseren, die nach Angabe der Hersteller einen entsprechenden Anti-Komplementgehalt haben, erfüllen diese Forderung nicht [6]. 17 Fälle mit inkompletten Wärmeautoantikörpern, davon 10 mit gleichzeitiger Immunglobulin- und Komplementbeladung, waren nur mit einem besonders anti-komplementhaltigen polyvalenten Spezialserum (Serum VII) zu diagnostizieren. Bei 7 bereits bekannten Fällen war die Diagnose vorübergehend nur mit diesem Serum möglich. Die Ergebnisse der näheren serologischen Differenzierung (Tabelle) sprechen dafür, daß dieser Umstand vor allem Folge des reichen Anti-C 4-Anteils ist.

Literatur

1. Brown, S. L., Lachmann, P., Dacie, J. V.: Zit. bei [7]. — 2. Eyster, M., Nachman, R. L., Christenson, W. N., Engle, R. L., Jr.: J. Immunol. **96**, 107 (1965). — 3. Gilliland, B. C., Leddy, J. P., Vaughan, J. H.: J. clin. Invest. **49**, 898 (1970). — 4. Jeannet, M.: Helv. med. Acta **33**, 151 (1966). — 5. MacKenzie, M. R., Creevy, N. C.: Blood **36**, 549 (1970). — 6. Kretschmer, V., Lukas, W., Mueller-Eckardt, Ch.: Bibl. haemat. (Basel) (im Druck). — 7. Mollison, P. L.: Brit. J. Haemat. **18**, 249 (1970). — 8. Mollison, P. L.: The role of complement in haemolytic processes in vivo. In: Ciba Foundation Symposion un Complement, p. 323. London: Churchill 1965. — 9. Mollison, P. L., Polley, M. J.: Nature (Lond.) **203**, 535 (1964). — 10. Mueller-Eckhardt, Ch., Kretschmer, V.: Autoimmune hemolytic anemias. I. Investigation on immunoglobulin type and complement fixation. (Im Druck). — 11. Swisher, S. N., Trabold, N., Leddy, J. P., Vaughan, J. H.: Ann. N.Y. Acad. Sci. **124**, 44 (1965).

LEHMANN, F.-G., LEHMANN, D. (Med. Univ.-Klinik Marburg a. d. Lahn): **Neue immunologische Techniken und quantitative Bestimmung von α_1-Fetoproteinen in der Tumordiagnostik***

Bei 25 unausgewählten Patienten mit histologisch und/oder autoptisch gesichertem primären Leberzellcarcinom wurde in 60% im Serum immunologisch α_1-Fetoprotein mit monospezifischem Antiserum in der Mikro-Ouchterlonytechnik nachgewiesen; α_1-Fetoprotein wurde auch im Tumorextrakt, Ascites, Pleurapunktat, Gallensaft und Urin gefunden. Bei 116 Patienten mit anderen Carcinomen, davon 50 mit Lebermetastasen, bei Patienten mit Lebercirrhose (n = 68), akuter Virushepatitis (n = 76), chron. aggr. Hepatitis (n = 17), chron. pers. Hepatitis (n = 13) und anderen Lebererkrankungen (n = 31) wurde α_1-Fetoprotein nur in je einem Fall eines entdifferenzierten Magencarcinoms bzw. Bronchialcarcinoms mit ausgedehnter Lebermetastasierung nachgewiesen.

---
* Mit Unterstützung der Deutschen Forschungsgemeinschaft.

Neue immunologische Techniken

Voraussetzung für eine Verbesserung der immunologischen Diagnsotik ist die Herstellung monospezifischer und hochtitriger Antiseren durch Immunisierung mit reinem α_1-Fetoproteinpräparationen. α_1-Fetoprotein wurde aus Tumorextrakt, Plasma, Ascites oder Pleurapunktat von Patienten mit primären Leberzellcarcinomen durch einen Hitzeschritt, Calciumphosphatgelabsorption, fraktionierte Ammoniumsulfatfällung, Anionenaustauscherchromatographie über DEAE-A 50-Sephadex, Gelfiltration über Sephadex G-100 und Immunabsorption mit löslichen IgG-Globulinen und/oder durch Glutaraldehyd quervernetzten polymeren IgG-Präparationen in jeweils kristalliner Form isoliert [5 bis 7]. Die Ausbeute betrug zwischen 8 und 13%, die immunologische und biochemische Reinheit der Präparate lag stets über 97%, z. T. über 99,5%.

Die Anwendung von Hyperimmunseren schließt mögliche falsch-positive Ergebnisse polyvalenter vollabsorbierter Antiseren bei Lebercirrhose, chron. aggr.

Tabelle 1. *Empfindlichkeit verschiedener immunologischer Methoden zum Nachweis von α_1-Fetoprotein bei Titrierung mit kristallinem α_1-Fetoprotein*

Methode	Einsatz/Test (μl)	Nachweisbare Menge α_1-Fetoprotein (μg)	Nachweisbare Konzentration α_1-Fetoprotein (μg/ml)	
			deutlich positiv	schwach positiv
Qualitativ				
Mikro-Ouchterlony	10	0,17	16,7	10,0
Makro-Ouchterlony	75	0,53	7,1	5,2
Überwanderungselektrophorese	15	0,07	4,5	3,6
Semi-quantitativ				
Latexagglutination[a]	30	0,10	3,3	1,4
Passive Hämagglutination[b]	25	0,0004	0,030	0,015
Quantitativ				
Elektroimmunodiffusion	3	0,03	ca. 3	
Radiale Immunodiffusion	5	0,10	ca. 10	

[a] Prozoneneffekt bis 100 μg/ml.   [b] Prozoneneffekt bis 200 μg/ml.

und chron. pers. Hepatitis aus. Bei Titrierung mit kristallinem α_1-Fetoprotein finden sich nachweisbare Grenzkonzentrationen von 1 mg-% in der Mikro-Ouchterlonytechnik, von 0,52 mg-% in der Makro-Ouchterlonytechnik, von 0,36 mg-% in der Überwanderungselektrophorese, von 0,14 mg-% in der Latex-Agglutination und von 0,003 mg-% in der passiven Hämagglutination (Tabelle). Selbst wenn man nur Titerhöhen von 1:4 und höher als positive Ergebnisse in der passiven Hämagglutination bewertet, ergibt sich gegenüber der Doppeldiffusion eine 100fache Steigerung der Empfindlichkeit. Die passive Hämagglutination wurde im Mikrotitersystem im umgekehrten Verfahren mit Anti-α_1-Fetoprotein-IgG durchgeführt, welches mit bis-diazotiertem Benzidin auf frische unstabilisierte Hammelerythrocyten gebunden wurde [4, 9].

Diagnostisch lassen sich durch Anwendung der Mikro-Oucherlonytechnik 60%, der Latex-Agglutination 75%, der Überwanderungselektrophorese 87,5% und der passiven Hämagglutination 100% positive Befunde in unserem unselektioniertem Krankengut (25 Patienten mit histologisch und/oder autoptisch bestätigtem prim. Leberzellcarcinom) erheben. Durch die wesentlich größere Empfindlichkeit der Testsysteme konnte nachgewiesen werden, daß α_1-Fetoprotein außer bei primären

Leberzellcarcinomen, Teratomen und Teratoblastomen auch bei anderen Carcinomen ohne Lebermetastasierung in 31,8% (n = 66) oder mit Lebermetastasierung in 36% (n = 50) sowie bei benignen Lebererkrankungen wie Lebercirrhose in 27,9% (n = 68), akuter Virushepatitis in 10,5% (n = 76), chron. aggr. Hepatitis

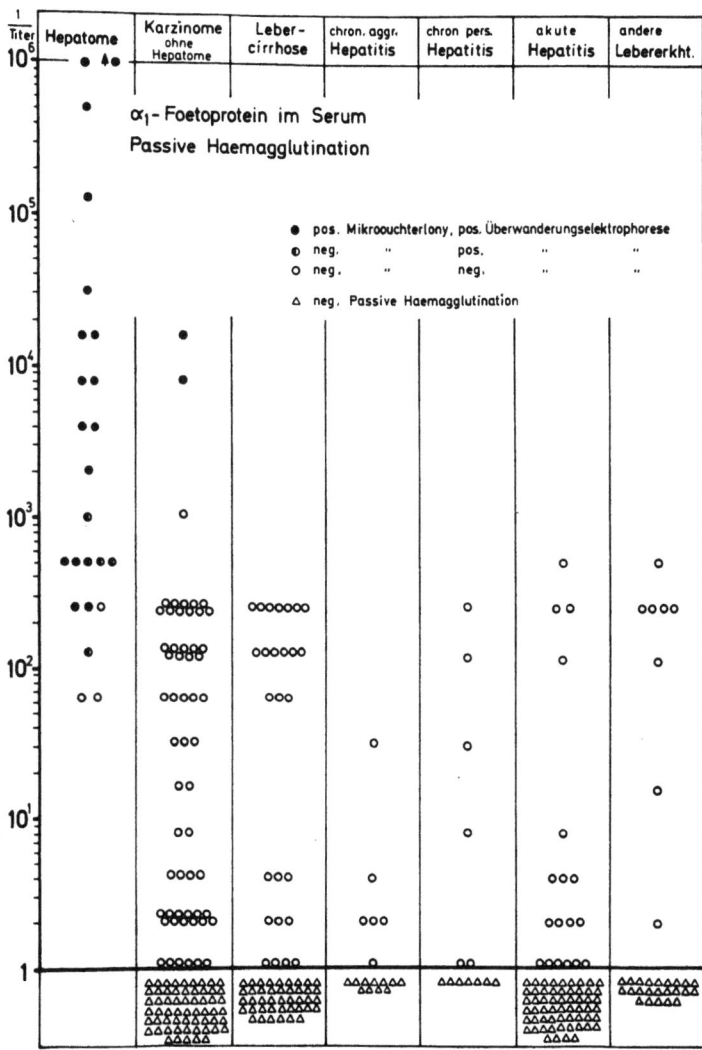

Abb. 1. Ergebnisse des passiven Hämagglutinationstestes für α_1-Fetoprotein im Serum bei primären Leberzellcarcinomen (n = 24), anderen Carcinomen (n = 116) und benigenen Lebererkrankungen (n = 205)

in 11,8% (n = 17), chron. pers. Hepatitis in 30,8% (n = 13) und anderen Lebererkrankungen wie primär biliärer Cirrhose und Hämochromatose positive Ergebnisse (Titter 1:4 zeigt. Titerhöhen über 1:512 werden jedoch, von seltenen Ausnahmen bei ausgedehnter Lebermetastasierung abgesehen, nur bei primären Leberzellcarcinomen gefunden (Abb. 1). Bei Titern von 1:256 bzw. 1:512 gibt die Überwanderungselektrophorese stets einen positiven Befund, die Doppeldiffusion ist in einem Titerbereich unter 1:2000 unsicher; die untere Nachweisgrenze der

Präcipitationstechniken liegt in dem Konzentrationsbereich, den andere maligne oder benigne Lebererkrankungen gerade nicht mehr erreichen. Daher kommt einem positiven Befund in der Doppeldiffusion oder der Überwanderungselektrophorese quasi pathognomonische Bedeutung zu, wenn man von den sehr seltenen positiven Ergebnissen bei ausgedehnter Lebermetastasierung entdifferenzierter Carcinome (Vorkommen < 1%) absieht. Die Synthese von α_1-Fetoprotein in Hepatomen ist somit ein quantitatives und nicht, wie bisher vermutet [1 bis 3, 8, 10 u. 11], ein qualitatives Problem; auch diejenigen primären Leberzellcarcinome, bei denen mit Präcipitationstechniken α_1-Fetoprotein nicht nachgewiesen werden kann, zeigen in der passiven Hämagglutination dieses Tumorantigen in Titerhöhen von 1:64 und höher. Ein primäres Leberzellcarcinom kann somit bei negativem Befund in der Präcipitationstechnik durch einen negativen Befund in der passiven Hämagglutination ausgeschlossen werden.

Quantitative Bestimmung

Durch Entsalzung, Lyophilisation und Einwaage kristallinen Materials steht erstmals ein kontrollierter Standard für quantitative Bestimmungen in der radialen Immunodiffusion und der Elektroimmunodiffusion zur Verfügung. Beide Methoden sind für die klinische Diagnostik gleich gut geeignet. Die Elektroimmunodiffusion ist empfindlicher (Tabelle) und schneller, die radiale Immunodiffusion ist methodisch einfacher durchzuführen. Es besteht eine positive Korrelation (doppeltlogarithmische Korrelation, $r = 0{,}8039$) zwischen der quantitativen Bestimmung in der radialen Immunodiffusion und der semiquantitativen Bestimmung in der passiven Hämagglutination. Die Bedeutung quantitativer Methoden für die Klinik liegt in der Verlaufskontrolle, insbesondere bei cytostatischer und operativer Therapie. Mit Zunahme des Tumorgewichtes kommt es zu einem Anstieg der α_1-Fetoproteinkonzentration im Serum. Unerklärt ist bisher ein häufig zu beobachtender präterminaler Abfall der α_1-Fetoproteinkonzentration im Serum in den letzten Tagen vor dem Tode; möglicherweise liegt ein „Verdünnungseffekt" bei Oesophagusvaricenblutung, Transfusionen und Humanalbumininfusionen diesem Phänomen zugrunde.

Sieben primäre Leberzellcarcinome wurden nach der Autopsie in toto aufgearbeitet. Die α_1-Fetoproteinkonzentration lag zwischen 12 µg und 630 µg α_1-Fetoprotein pro g Feuchtgewicht. In Primärtumoren und Metastasen waren hingegen die α_1-Fetoproteinkonzentrationen bei demselben Patienten gleich hoch. Der Gesamtgehalt pro Tumor betrug zwischen 0,8 mg und 1415 mg α_1-Fetoprotein; es besteht eine positive Korrelation zwischen α_1-Fetoproteingehalt im Tumorgewebe und α_1-Fetoproteinkonzentration im Serum (doppeltlogarithmische Korrelation, $r = 0{,}8521$). Bei Extrapolation auf das zum Nachweis von α_1-Fetoprotein im Serum in der Mikro-Ouchterlonytechnik erforderliche Mindesttumorgewicht errechneten wir bei unseren sieben Patienten Tumorgewichte von 3,96 g, 15,7 g, 24,0 g, 31,4 g, 68,6 g, 74,7 g und 208,5 g.

Auffallend ist der relativ niedrige immunologisch meßbare α_1-Fetoproteinspiegel im Tumorgewebe im Vergleich zum Gesamtgehalt in biologischen Flüssigkeiten wie Serum, Ascites, Pleurapunktat usw. Durch immunologische Untersuchungen reiner α_1-Fetoproteine, die aus Tumorgewebe, Plasma, Ascites und Pleurapunktat kristallisiert wurden, mit 14 monospezifischen Antiseren gegen reines α_1-Fetoprotein, isoliert aus fetalem Serum, Retroplacentarblut, Hepatomgewebe, Hepatomplasma und Hepatomascites, sowie durch biochemische Untersuchungen der isolierten Präparate (Aminosäureanalyse, isoelektrische Focussierung) konnten keine immunologischen oder biochemischen Unterschiede zwischen dem im Tumorgewebe synthetisierten und lokalisierten α_1-Fetoprotein sowie dem in biologischer Flüssigkeit ausgeschwemmten Tumorantigen nachgewiesen werden. Die antigenen Determinanten der untersuchten Fetoproteinpräparationen waren vollidentisch. Eine unterschiedliche Struktur als Ursache des niedrigen α_1-Fetoproteingehaltes im Tumorgewebe bei immunologischer Bestimmung konnte somit nicht bewiesen werden. Wahrscheinlich wird das im Tumorgewebe resynthetisierte α_1-Fetoprotein schnell in das Serum abgegeben; möglicherweise spielt ein präterminaler Abfall der α_1-Fetoprotein-Plasmakonzentration oder eine autolytische Proteindenaturation ebenfalls eine Rolle.

Literatur

1. Abelev, G. I., Assecritova, I. V., Kraevsky, N. A., Perova, S. D., Perevodchikova, N. I.: Int. J. Cancer 2, 551 (1967). — 2. Alpert, E., Hershberg, R., Schur, P. H., Isselbacher, K. J.: Gastroenterology 61, 137 (1971). — 3. Foli, A. K., Sherlock, S., Adinolfi, M.: Lancet 1969 II, 1267. — 4. Kabat, E. A., Mayer, M. M.: Experimental Immunochemistry, p. 122, 798. Springfield (Ill.): Thomas 1961. — 5. Lehmann, F.-G., Lehmann, D.: Z. klin. Chem. 9, 309 (1971). — 6. Lehmann, F.-G., Lehmann, D., Martini, G. A.: Klin. Wschr. (im Druck). — 7. Lehmann, F.-G., Lehmann, D., Martini, G. A.: Clin. chim. Acta 33, 197 (1971). — 8. Purves, L. R., Bersohn, S., Geddes, E. W.: Cancer 25, 1261 (1970). — 9. Rajewski, K., Rottländer, E., Peltre, G., Müller, B.: J. exp. Med. 126, 581 (1967). — 10. Tatarinov, Y. S.: Vop. med. Khim. 10, 90 (1964). — 11. Uriel, J.: Prot. Biol. Fluids 18, 211 (1970).

VON MIKULICZ-RADECKI, J., HEIM, M., RAPP, W.* (Med. Univ.-Klinik Heidelberg): **Über den immunologischen Nachweis eines sauren α_1-Glykoproteins in in vivo neutralisiertem Magensaft (NMS) von Patienten mit Magencarcinom und metaplastischen Schleimhautveränderungen**

Plasmaproteine sind in der normalen und pathologisch veränderten Magenschleimhaut mit Hilfe immunchemischer Bestimmungen nachweisbar [1, 2]. Ein Teil dieser Proteine, insbesondere die Immunglobuline, werden in das Lumen des Magens sezerniert und können bei Anacidität nachgewiesen werden [3]. Ihr Nachweis im normaciden Magensaft setzt die Hemmung der Proteolyse durch in vivo-Neutralisierung voraus. In der folgenden Mitteilung beschreiben wir ein Verfahren, mit dem es möglich ist, den Magensaft in vivo zu neutralisieren, den Verdünnungseffekt zu bestimmen und die sezernierten Proteine qualitativ und quantitativ zu messen.

Methode

Es wurden 147 Patienten eines unausgewählten gastroenterologischen Krankengutes im Alter von 19 bis 82 Jahren untersucht (36 Frauen, 111 Männer). Zunächst wurde die nasale (BAO) und mit 6 γ/kg Körpergewicht Pantagastrin maximal stimulierte Säuresekretion des Magens bestimmt. Zur Gewinnung von in vivo neutralisiertem Magensaft (NMS) wurde am folgenden Tage bei den Patienten zunächst das Nüchternsekret aspiriert und danach zur Herabsetzung der Magenmotorik und des Refluxes 20 mg Buscopan i.m. injiziert. Gleichzeitig wurden die Patienten aufgefordert, den anfallenden Speichel zu expektorieren. 10 min postinjectionem wurden 80 ml eines 0,25 molaren Phosphatpuffers von pH 6,8, der mit radioaktivem Cyanocobalamin versetzt war, durch die Sonde instilliert und nach kontinuierlichem Hin- und Hersaugen 3 min später aspiriert. Der Verdünnungsfaktor wurde nach Auszählen des Puffers und der gewonnenen Proben bestimmt und bei der quantitativen Bestimmung der Proteine berücksichtigt. Die Bestimmung der sezernierten Proteine in der doppelten Geldiffusion nach Ouchterlony unter Verwendung von monospezifischen Immunsera in einer 0,5%igen Agaroselösung. Die quantitative Bestimmung der Proteine wurde mit der eindimensionalen Geldiffusion von Ooudin [4] durchgeführt.

Histologie

Etwa 2 Std nach Aspiration wurde im Verlauf einer Gastroskopie eine gezielte Biopsie aus dem gespülten Magenabschnitt entnommen und histologisch nach den diagnostischen Kriterien von Doerr u. Wanke untersucht.

---
* Mitglieder der Forschergruppe Klinische Tumorimmunologie (Magencarcinom) an der Med. Univ.-Klinik und dem Nuclearmed. Institut am Deutschen Krebsforschungszentrum Heidelberg.

Ergebnisse

In den neutralisierten Magensaftfraktionen von Patienten mit histologisch weitgehend normaler Schleimhaut wurden regelmäßig folgende Proteine in unterschiedlicher Konzentration nachgewiesen: Albumin, α_1-Antitrypsin, Transferin, IgG und IgM. Bei den einzelnen Krankheitsgruppen wurden unterschiedliche Konzentrationen dieser und weiterer Proteine festgestellt, wobei die höchsten Werte der Immunglobuline bei chronischer Gastritis mit Metaplasie und bei den Magencarcinomen beobachtet wurden. Das saure α_1-Glykoprotein wurde in 100% (22—22) der Magencarcinome und in 22% (—5/24) der chronischen Gastritis mit

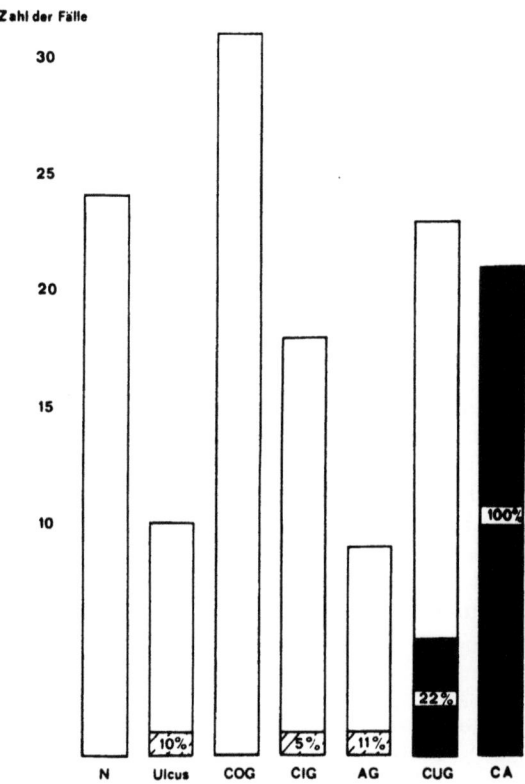

Abb. 1. Vorkommen des sauren α_1-Glykoproteins im Magensaft bei Normalpersonen, verschiedenen Formen von Gastritis sowie bei Carcinomen

Metaplasie sowie in 5 bis 11% (2—27) der chronisch interstitiellen Gastritis und der atrophischen Gastritis und in 10% (1—10) beim Ulcus ventriculi beobachtet. Auf Grund der geringen Konzentration des α_1-Glykoproteins war nur ein qualitativer Nachweis mit den beiden Immundiffusionsverfahren möglich (Abb. 1).

Die weitere immunchemische Untersuchung des α_1-Glykoproteins mit dem im Serum vorhandenen sauren α_1-Glykoprotein ergab sowohl eine vollständige als auch in vier der untersuchten Fälle eine partielle immunologische Identität. Eine durch Speichel, Darmsaft oder Gallenflüssigkeit bedingte Kontamination wurde ausgeschlossen.

Diskussion

Analog zu den von Schutz u. Reizenstein [6] und Glass [7] beschriebenen Verfahren haben wir radioaktives Vitamin B_{12} als Dilutionsindikator verwendet.

Hierdurch konnte der genaue Verdünnungseffekt erfaßt und für die quantitative Proteinbestimmung verwendet werden.

Eine der wesentlichen histologischen Eigenschaften der Umbaugastritis und der carcinomatös entarteten Magenschleimhaut besteht in der sog. Intestinalisierung. Diese besteht darin, daß das überwiegend neutrale Glykoprotein sezernierende Oberflächenepithel durch Becher-Zellen ersetzt wird, welche saure Glykoproteine enthalten. Hierauf wurde im Rahmen histochemischer Untersuchungen von Lev [8], Cornet et al. [9] und von H. I. Siegel u. Glass [10] hingewiesen. Möglicherweise handelt es sich bei der Sekretion des sauren Glykoproteins um ein spezifisches Zellprodukt der metaplastisch und carcinomatös alterierten Magenschleimhaut. Die immunhistologische Differenzierung der hierher verantwortlichen Zellen wird z. Z. durchgeführt. Ob es sich dabei alternativ um eine Permeation handelt, bedarf der weiteren Abklärung. Gegen eine Permeation spricht das im Vergleich zur Serumkonzentration deutlich verminderte saure α_1-Glykoprotein im Magensaft bei gleichzeitiger Beziehung auf die Albuminkonzentrationen sowie andererseits die partielle immunologische Identität.

Zusammenfassung

Mit Hilfe eines radioaktiv markierten Puffers ist es möglich, in vivo sezernierte Proteine des Magensaftes vor der Verdauung zu schützen und sie mit immunchemischen Nachweisverfahren qualitativ und quantitativ zu bestimmen. Das saure α_1-Glykoprotein konnte qualitativ in dem Magensaft von allen untersuchten Carcinompatienten nachgewiesen werden. Wir nehmen daher an, daß es sich hierbei möglicherweise um einen relevanten neuen diagnostischen Parameter handelt.

Literatur

1. Rapp, W., Aronson, F. B., Kushner, I., Burtin, P., Grabar, P.: In: Immunopathology. 4. Intern. Symposium, Monte Carlo, Februar 1965. Basel-Stuttgart: Schwabe u. Co. 1965. — 2. Crabbe, P. A., Heremans, J. F.: Gastroenterology 51, 395 (1966). — 3. McClelland, Ch., Finlayson, B., Samson, R. B., Nairu, I. M., Shearman, J. C.: Gastroenterology 60, 509 (1971). — 4. Weiss, M., Horsch, A., Rapp, W.: Ärztl. Lab. 17, 245, 309 (1971). — 5. Strickland, R. G., Ashworth, L. A. E., Koo, N. C., Taylor, K. B.: Gastroenterology 57, 511 (1969). — 6. Schutz, H. B., Reizenstein, P.: Amer. J. dig. Dis. 8, 904 (1963). — 7. Bennet, R., Glass, J.: Amer. J. Gastroent. 53, 330 (1970). — 8. Lev, R.: Lab. Invest. 14, 2080 (1965). — 9. Cornet, A., Bescol-Liversac, J., Guillam, C.: Arch. Mal. Appar. dig. 35, 385 (1964). — 10. Siegel, H. I., Lev, R., Glass, G. J.: Amer. J. dig. Dis. 13, 974 (1968). — 11. Häkkinen, I., Järvi, O., Grönroos, J.: Int. J. Cancer 3, 372 (1968).

RIESEN, W., NOSEDA, G., NYDEGGER, U. (Institut für klin.-exp. Tumorforschung der Universität, Institut für klin. Eiweißforschung der Universität und Zentrallaboratorium des Blutspendedienstes des SRK, Bern): **Autoantikörperbedingte Verminderung der Serum-α-Lipoproteine bei Carcinompatienten**

Einführung

Die meisten Berichte über Abweichungen des Serumlipoproteinspiegels von der Norm müssen mit Vorbehalt aufgenommen werden. Lipoproteine sind nämlich unterschiedlich stabile Komplexe von Proteinen mit Lipiden, welche sich in einem dynamischen Gleichgewicht mit den Gewebsproteinen befinden [8]. Dieses Gleichgewicht wird leicht durch Ernährungs- und hormonelle Faktoren beeinflußt oder es kann durch pathophysiologische Vorgänge gestört werden.

Deshalb sind auch signifikante Verminderungen von α-Lipoproteinen[1] im Falle des Mammacarcinoms [2], von Tumoren der gynäkologischen Viscera [1] und

---

[1] α-Lipoproteine = HDL (high density lipoproteins, β-Lipoproteine = LDL (low density lipoproteins), prä-β-Lipiproteine = VLDL (very low density lipoproteins).

anderer Krebsformen [16] als Befunde wohl bemerkenswert, bedürfen jedoch weiterer Abklärung vor allem hinsichtlich ihrer Genese.

Wir haben vor kurzem eine signifikante Verminderung der Serum-β-Lipoproteine in paraproteinämischen Seren auf das Vorhandensein von anti-β-Lipoproteinspezifität des Paraproteins zurückgeführt [14, 21]. Ausgehend von dieser Beobachtung stellten wir uns die Frage, ob auch im Serum von Carcinompatienten Antikörper gegen Lipoproteine nachzuweisen und ob die Verminderung der α-Lipoproteinkonzentrationen antikörperbedingt seien.

Methodik

Als Screening-Methode zum Nachweis einer Bindungsaktivität gegen Lipoproteine diente die passive Hämagglutination humaner Erythrocyten, welche mit Hilfe von bisdiazotiertem Benzidin mit α- bzw. β-Lipoproteinen verschiedener Einzelspender beladen worden waren [5] sowie die Doppeldiffusion in Agarose [17]. IgG wurde durch Ionenaustauschchromatographie auf DEAE-Sephadex in 0,01 M Tris, pH 7,5 isoliert, IgM durch Euglobulinpräcipitation bei pH 5,8 und anschließender Gelfiltration über Sephadex G-200. Die enzymatische Spaltung von IgG in die Fragmente Fab und Fc wurde nach Porter [18] mit Papain vorgenommen. Die Verdauungszeit betrug 15 Std bei 37 °C. Die Spaltprodukte wurden vom noch intakten IgG durch Gelfiltration über Sephadex G-100 abgetrennt und anschließend zonenelektrophoretisch

Tabelle 1

Tumorlokalisation	Anzahl, Fälle	Anzahl positiv	
		Titer > 1:16	Titer > 1:64
Urogenital	32	10 (31%)	4 (12%)
Magen-Darm	25	7 (28%)	0
Luftwege	23	9 (39%)	4 (17%)
Zentralnervensystem	12	6 (50%)	0
Haut und Mamma	13	1 (8%)	0
Andere Lokalisationen	15	3 (20%)	1 (7%)
Total	131	36 (27%)	9 (7%)

isoliert. Die quantitative Bestimmung der Immunglobuline und der Lipoproteine im Patientenserum wurde mit Hilfe einer modifizierten radialen Immundiffusionsmethode [10], unter Zuhilfenahme spezifischer Antiseren der Behringwerke, Marburg (Lahn), durchgeführt. Als Standard für einen 100% α- und 100% β-Lipoproteingehalt diente ein Pool von 96 normalen Blutspendern. Die Isolierung der Lipoproteine erfolgte durch wiederholte Ultrazentrifugierung bei Dichten von 1,019 für VLDL, 1,063 für LDL und 1,21 für HDL. Die Reinheitsprüfungen wurden immunoelektrophoretisch mit Hilfe spezifischer Antiseren der Behringwerke vorgenommen. Die HDL waren dabei mit Spuren von Albumin verunreinigt. Die Herstellung von Apo-HDL erfolgte nach Shore [23]. Die Lipidelektrophorese wurde in Agarose nach Noble [13], die chemischen Lipidbestimmungen nach den folgenden Methoden durchgeführt: Gesamtlipide nach Zöllner u. Kirsch [24], Triglyceride nach Eggstein u. Kreuz [7], Cholesterin nach Richterich u. Lauber [20], Phospholipide nach Lowry [12] und Bloor [4].

Resultate

131 Seren von Patienten mit verschiedenen Carcinomarten wurden auf Bindungseigenschaften gegenüber Lipoproteinen getestet (Tab. 1). In 36 Fällen ließ sich eine Reaktion mit autologem und homologem α-Lipoprotein nachweisen; die Hämagglutinationstiter variierten dabei zwischen 1:16 und 1:256. Die passive Hämagglutination ließ sich sowohl durch das intakte α-Lipoprotein wie auch durch das entsprechende Apoprotein hemmen. Eine Präcipitation in Agarose konnte dagegen in keinem Falle beobachtet werden. In zwei Fällen mit hohem Hämagglutinationstiter (1:256, 1:128) erfolgte zusätzlich eine Reaktion mit β-Lipoprotein. Auf Grund von Inhibitionsversuchen mit verschiedenen β-Lipoproteinen mit bekannten Ag-Faktoren konnte in diesen Fällen eine anti-Ag-Spezifität

ausgeschlossen werden. Die Inhibitionsversuche zeigten ferner, daß es sich nicht um eine Kreuzreaktion mit α- und β-Lipoproteinen handelte, sondern um zwei verschiedene Antikörperpopulationen, da die Agglutination von Erythrocyten, welche mit β-Lipoprotein sensibilisiert waren, nicht mit α-Lipoprotein inhibiert werden konnte. Mit tierischen Lipoproteinen erfolgte keine Reaktion. Eine Beschränkung positiver Reaktionen auf bestimmte Carcinomarten konnte nicht festgestellt werden. Die Bindungsaktivität war im Ammoniumsulfatpräcipitat der Seren (bei 45% Sättigung) nachweisbar, nicht aber im Überstand. In zwei Fällen wurde eine weitere Fraktionierung der Immunglobuline durch Ionenaustauschchromatographie vorgenommen. Die Bindungsaktivität fand sich dabei in der IgG-Klasse. Proteinfraktionen, welche bei höherer Ionenstärke eluiert wurden,

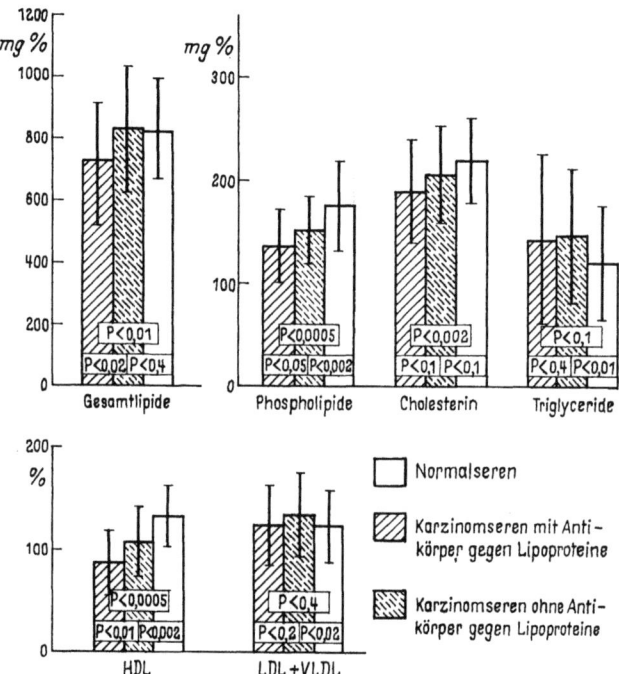

Abb. 1. Serumlipide und -lipoproteine. (Die Werte der Normalseren betragen mehr als 100%, weil als Standard Seren von 20jährigen Rekruten genommen wurden)

zeigten keine Bindungsaktivität, ebensowenig das isolierte IgM. Nach enzymatischer Spaltung des IgG's in die Fragmente Fab und Fc und nachfolgender Trennung und Isolierung dieser Bruchstücke, erwies sich nur das Fab-Fragment als aktiv, wie dies auch bei authentischen Antikörpern der Fall ist.

Um eine mögliche Reaktion mit Albumin auszuschließen, wurden Kontrollen mit Erythrocyten, welche mit menschlichem Albumin beladen worden waren, angesetzt. In keinem Fall erfolgte dabei eine Hämagglutination.

Quantitative Bestimmungen der Immunglobuline (IgG, IgA und IgM) ergaben Werte im Normbereich.

Die Werte der Serumlipid- und -Lipoproteinbestimmungen in 60 Seren von Carcinompatienten und in 103 Normalseren sind in der Abb. 1 graphisch dargestellt. Aus dieser Darstellung läßt sich folgendes entnehmen: In denjenigen Patientenseren, welche Antikörper gegen α-Lipoproteine enthalten, sind die Mittelwerte der α-Lipoproteine ($p < 0,05$), der Gesamtlipide ($p < 0,02$) und der Phospholipide (p < 0,05) signifikant tiefer als in den übrigen Carcinomseren, welche keine Antikörperaktivität erkennen ließen. Der Mittelwert der β-Lipoproteine dagegen, sowie derjenige der Triglyceride und des Cholesterins sind in den beiden Patientengruppen nicht signifikant verschieden. Vergleicht man ferner die Mittelwerte der α-Lipoproteine und der Phospholipide der Carcinomseren ohne Antikörperaktivität mit denjenigen der Normalseren, ergibt sich auch hier eine signifikante Erniedrigung in den Carcinomseren. Die Mittelwerte der β-Lipoproteine und der Triglyceride sind dagegen in den beiden Gruppen von Carcinomseren gegenüber den Normalseren nicht erniedrigt. Carcinome des Intestinaltraktes sind hierbei nicht berücksichtigt, da diese bekanntlich zu ernährungsbedingten Störungen des Lipidstoffwechsels führen können.

Diskussion

Humane Antikörper gegen Lipoproteine sind schon wiederholt beschrieben worden. Es handelte sich dabei einerseits um Isoantikörper gegen β- [6] und α-Lipoproteine [9], die ohne erkennbare Störung des Lipidstoffwechsels einhergehen, andererseits um Autoantikörper, welche entweder mit einer Hyper- oder mit einer Hypolipidämie vergesellschaftet sind: Eine Hyperlipidämie mit Autoantikörper wurde erstmals von Beaumont bei Patienten mit und ohne Paraproteinämie beobachtet [3]. Die Autoantikörper reagierten in diesen Fällen sowohl mit α- als auch mit β-Lipoproteinen, wobei der Lipidanteil die reaktive Gruppe des Lipoproteins war. Umgekehrt wurde eine Hypolipidämie mit Autoantikörper bei Paraproteinämie [22] und bei seronegativer PCP (primär chronischer Polyarthritis) beobachtet [15]. In diesen Fällen reagierten die Autoantikörper nur mit β-Lipoproteinen, wobei der Proteinanteil (Apoprotein) den reaktiven Teil des Lipoproteins darstellte.

Bei den in der vorliegenden Studie untersuchten Antikörpern in Seren von Tumorpatienten handelt es sich um Autoantikörper gegen α-Lipoproteine, wobei in zwei Fällen zusätzlich eine anti-β-Lipoproteinspezifität nachweisbar war. In allen Fällen war das Apoprotein der reaktive Teil des Lipoproteins. Die biologische Bedeutung dieser Autoantikörper ist noch nicht bekannt. Einerseits könnte es sich um sog. blockierende Antikörper handeln, die nach neuerer Auffassung [11] einen das Tumorwachstum begünstigenden Effekt (enhancing effect) besitzen, andererseits hat man es vielleicht lediglich mit Antikörpern, die ihre Entstehung dem tumorbedingten Gewebezerfall verdanken, zu tun. Jedenfalls weist die gleichzeitig beobachtete Erniedrigung der α-Lipoproteine und der Phospholipide in den antikörperhaltigen Seren auf einen Autoimmunmechanismus hin.

Interessant ist indessen die Tatsache, daß auch Seren von Carcinompatienten ohne Autoantikörper eine im Vergleich zu Normalseren verminderte α-Lipoproteinkonzentration aufweisen. Diese Tatsache legt die Vermutung nahe, daß neben der sekundären, durch einen Autoimmunmechanismus bedingten Lipidstörung auch eine primäre Störung vorliegt. In der Tat fanden Barclay u. Mitarb. [2] eine Verminderung der α-Lipoproteine auch in Seren klinisch gesunder Verwandter von Patienten mit bösartigen Geschwülsten. Mehrere Hypothesen ließen sich zur Erklärung dieser Hypolipidämie anführen, wobei nur eine (nicht bekannte) Anomalie der Apoproteinsynthese oder andere Stoffwechselbesonderheiten erwähnt sein sollen.

Die Beobachtung von Autoantikörpern gegen den Proteinanteil von α-Lipoproteinen bei gleichzeitigem Vorkommen einer Hypo-α-Lipoproteinämie ist an einer bemerkenswerten Anzahl von Tumorpatienten festgestellt worden. Sie läßt jedoch vorderhand keine tumorimmunologische oder andere pathogenetische Schlußfolgerung zu.

Danksagung

Die Autoren danken Herrn Priv.-Doz. Dr. Bütler für die Zurverfügungstellung von β-Lipoproteinen mit bekannten Ag-Faktoren, Fräulein E. Schlumpf für ausgezeichnete technische Mitarbeit. Diese Arbeit wurde mit Unterstützung des Schweizerischen Nationalfonds zur Förderung der wissenschaftlichen Forschung durchgeführt.

Literatur

1. de Alvarez, R. R., Goodell, B. W.: Amer. J. Obstet. Gynec. 88, 1039 (1964). — 2. Barclay, M., Escher, G. C., Kaufman, R. J., Terebus-Kekish, O., Greene, E. M., Skipski, V. P., Clin. chim. Acta 10, 39 (1964). — 3. Beaumont, J. L.: Ann. Biol. clin. 27, 611 (1969). — 4. Bloor, W. R.: J. biol. Chem. 82, 273 (1929). — 5. Bütler, R., Brunner, E.: Vox Sang. (Basel) 11, 78 (1966). — 6. Bütler, R.: In: Isoantigenicity of human plasma proteins. Basel: Karger 1969. — 7. Eggstein, M., Kreutz, H.: Klin. Wschr. 44, 262 (1968). — 8. Fredrickson, D. S., Levy, R. J., Lees, R. S.: New Engl. J. Med. 276, 34 (1967). — 9. Galango, M. L.: Nature (Lond.) New Biol. 234, 111 (1971). — 10. Golder, S., Lopez, V., Keller, H.: Z. klin. Chem. 7, 448 (1969). — 11. Hellström, I., Hellström, K. E., Evans, C. A., Heppner, G. A., Pierce, G. E., Yang, J. P. S.: Proc. nat. Acad. Sci. (Wash.) 62, 362 (1969). — 12. Lowry, O. H.: J. biol. Chem. 207, 13 (1954). — 13. Noble, R.: J. Lipid Res. 9, 693 (1968). — 14. Noseda, G., Riesen, W., Bütler, R.: Schweiz. med. Wschr. 101, 1787 (1971). — 15. Noseda, G., Riesen, W., Schlumpf, E., Morell, A.: Europ. J. Clin. Invest. (1972) (im Druck). — 16. Nydegger, U., Bütler, R.: XIXth Coll. Prot. Biol. Fluids, Bruges 1971. — 17. Ouchterlony, O.: Acta path. microbiol. scand. 32, 231 (1953). — 18. Porter, R. R.: Biochem. J. 73, 119 (1959). — 19. Reed, C. F.: J. clin. Invest. 47, 749 (1968). — 20. Richterich, R., Lauber, K.: Klin. Wschr. 40, 1252 (1962). —21. Riesen, W., Noseda, G., Bütler, R.: XIXth Coll. Prot. Biol. Fluids, Bruges 1, 273 (1971). — 22. Riesen, W., Noseda, G., Bütler, R.: Vox Sang. (Basel) (1972) (im Druck). — 23. Shore, V., Shore, B.: Biochemistry 6, 1962 (1967). — 24. Zöllner, N., Kirsch, K.: Z. ges. exp. Med. 135, 545 (1962).

SCHWARZ, J. A., NEU, H., SCHEURLEN, P. G. (Med. Univ.-Klinik und Poliklinik, Homburg a. d. Saar): **Toleranz und spezifische Antiseren gegen menschliche Immunglobulin-L-Ketten**

Die aminoterminalen variablen Hälften der menschlichen Immunglobulin-L-Ketten, die gemeinsam mit den variablen Teilen der zugehörigen H-Ketten die Antikörperhaftstelle bilden, ließen sich auf Grund der chemischen Homologie der Aminosäuresequenz beim $\varkappa$-Typ in drei und beim λ-Typ in vier Subgruppen unterteilen [1]. Versuche, diese chemisch verifizierten Unterschiede auch serologisch zu unterscheiden, stammen von Solomon u. McLaughlin [2] sowie von Tischendorf u. Osserman [3]. Zur Herstellung und Austestung der Antiseren wurden Bence-Jones-Proteine verwandt, bei denen lediglich ein Teil der aminoterminalen Aminosäuresequenz bekannt war. Die Herstellung von $\varkappa$- und λ-subgruppen-spezifischen Antiseren gelang erstmals Braun, Reichel u. Suter [4] durch Immunisierung von Kaninchen mit bereits sequenzierten L-Ketten, sowie anschließender Absorption der Antiseren mit ebenfalls vollständig sequenzierten Bence-Jones-Proteinen anderer Subgruppen. Ein Vergleich der Typisierungsergebnisse obiger Autoren führt nicht zu übereinstimmenden Ergebnissen. Daher erscheint eine serologisch durchgeführte Subgruppeneinteilung nur sinnvoll, wenn Antiseren gegen in ihrer Primärstruktur vollständig bekannte Antigene hergestellt und ihre Spezifität auch an solchen ausgetestet wird.

Da sequentierte Immunglobulin-L-Ketten nur in begrenzter Menge zur Verfügung stehen, wurde nach einer Methode gesucht, bei der die nach Immunisierung gewonnenen Antiseren möglichst sofort subgruppenspezifisch reagieren.

Wird eine Immuntoleranz gegen ein Protein einer Subgruppe oder gegen zwei Proteine zweier verschiedener Subgruppen induziert, so sollte nach anschließender Immunisierung mit einem Protein einer weiteren Subgruppe desselben L-Kettentyps das entstehende Antiserum spezifisch gegen den variablen Teil der letzteren

L-Kette gerichtet sein, vorausgesetzt, die Toleranz wird wegen des in den Proteinen enthaltenen identischen konstanten Teiles nicht durchbrochen.

An 3 Monate alten und 3 bis 4 kg schweren, sowie an einigen neugeborenen, freigezüchteten Kaninchen wurden vorerst verschiedene Möglichkeiten der Toleranzinduktion gegen das nach Ultrazentrifugation aggregatfreie Bence-Jones-Protein Au der Subgruppe $\varkappa_1$ [5] untersucht; anschließend wurden die Tiere mit

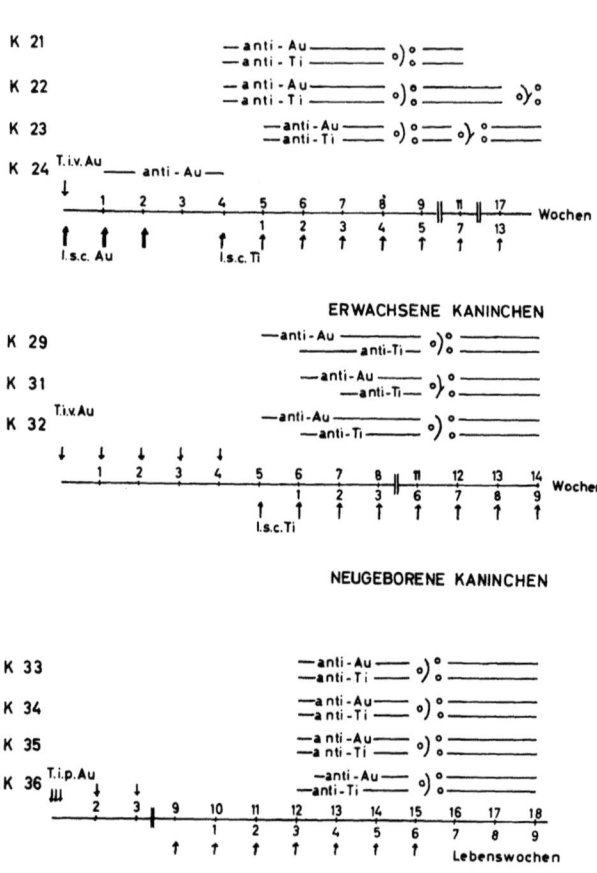

Abb. Schema der Toleranzinduktion (T) gegen BJP-Au der Subgruppe $\varkappa_{\mathrm{I}}$ und nachfolgende Immunisierung (I) mit BJP-Ti der Subgruppe $\varkappa^{\mathrm{I}}_{\mathrm{II}}$

dem Bence-Jones-Protein Ti der Subgruppe $\varkappa_{\mathrm{III}}$ [6] in kompletten Freunds-Adjuvans subcutan 1mal pro Woche über längere Zeit immunisiert. Die Austestung der Antiseren erfolgte im Mikrodiffusionstest nach Wadsworth [7]; Kaninchen, deren Seren kein Präcipitat in der Doppeldiffusion zeigten, wurden als tolerant angesehen.

Nach einer einmaligen i.v. Gabe von 5 mg Au ließ sich in K 21 und K 22 trotz gleichzeitiger Immunisierung 1mal pro Woche über 3 Wochen mit dem gleichen Protein eine 4 Wochen anhaltende Immuntoleranz erzeugen, Kontrolltiere bildeten bereits nach 1 bis 2 Wochen Antikörper. Bei K 23 wurden nach einer Tolerogendosis von 10 mg nach 5 Wochen Antikörper gebildet, bei K 24 nach 20 mg Au i.v. bereits nach einer Woche.

In einer 2. Gruppe erwachsener Tiere wurde das Tolerogen in 1wöchigem Abstand in einer Dosis von 5 mg 5mal i.v. appliziert. Bei K 29 und K 32 wurden zu Beginn der 6. Woche Antikörper nachweisbar, K 31 bildete erst 1 Woche nach Immunisierung mit dem Bence-Jones-Protein Ti Antikörper. Vier neugeborene Kaninchen erhielten am 2., 3., 4., 11. und 20. Lebenstag 5 mg Au i.p. In der 9. Woche wurde bei fortbestehender Toleranz mit dem Bence-Jones-Protein Ti wie oben immunisiert. Ein Durchbrechen der Toleranz durch das chemisch eng verwandte Antigen Ti erfolgte hier erst nach 3wöchiger Immunisierung.

Die Spezifitätsaustestung im Mikro-Ouchterlony führte zu folgenden Ergebnissen:

K 21, K 22 und K 23 reagierten typenspezifisch, allerdings war das Präcipitat mit Au stärker ausgebildet als mit Ti. 7 Wochen nach kontinuierlicher Immunisierung mit Ti trat mit dem Antiserum K 23 eine Spornbildung des Immunpräzipitates Ti über Au auf, das Serum K 22 zeigte diese Spornbildung erst nach 13wöchiger Immunisierung mit Ti.

In der 2. Gruppe reagierten K 29 und K 32 in der 5. und K 31 in der 6. Woche anfänglich nur mit dem ursprünglichen Tolerogen Au, 1 Woche später zeigte das Immunpräcipitat der Seren aller drei Tiere gegen Ti und Au eine Identitätsreaktion. Eine Spornbildung von Ti über Au zeigte K 31 nach 6wöchiger Immunisierung gegen Ti; diese blieb jedoch nur über 3 Wochen nachweisbar.

In der Gruppe der neugeborenen Kaninchen waren die Antikörper bei K 33, K 34 und K 35 typenspezifisch gegen Au und Ti gerichtet, die Antikörper waren hier im Gegensatz zur 1. Gruppe jedoch verstärkt gegen das die Toleranz durchbrechende Antigen Ti gerichtet. K 36 reagierte in der 12. Woche nur gegen Ti und 1 Woche später auch gegen Au. Nach 9wöchiger fortlaufender Immunisierung mit Ti reagierten alle Seren typenspezifisch.

In erwachsenen und neugeborenen Kaninchen läßt sich gegen menschliche Immunglobulin-L-Ketten eine befristete Toleranz erzeugen, die durch Immunisierung mit der gleichen L-Kette oder mit einer L-Kette einer anderen Subgruppe durchbrochen wird. Dabei werden vorübergehend individual- bzw. subgruppenspezifische Antikörper gebildet.

Literatur
1. Hilschmann, N., Ponsting, H., Schwarz, J., Reichel, W., Baczko, K., Braun, D., Hess, M., Watanabe, S., Suter, L., Barnicol, H. U.: III. Intern. Congr. Hämatologie, München 1970. — 2. Solomon, A., McLaughlin, C. L.: J. exp. Med. 130, 1295 (1969). — 3. Tischendorf, F. W., Osserman, E. F.: J. Immunol. 102, 172 (1969). — 4. Braun, D. G., Reichel, W., Suter, L.: II. Tagung d. Ges. f. Immunology, Wien, Oktober 1970. — 5. Schiechl, H., Hilschmann, N.: Hoppe-Seylers Z. physiol. Chem. 352, 111 (1971). — 6. Suter, L., Barnicol, H. U., Watanabe, S., Hilschmann, N.: Hoppe-Seylers Z. physiol. Chem. 350, 275 (1969). — 7. Wadsworth, C.: Int. Arch. Allergy 21, 131 (1962).

HERMANN, G., LITTMANN, E., SESTERHENN, K., DOSTAL, G. (Immunol. Abt. der Chirurg. Univ.-Klinik Köln-Lindenthal): **Vergleichende kinetische Untersuchungen über die Suppression der primären cellularen Immunantwort durch verschiedene immunsuppressive Substanzen***

Die cellulare Immunantwort (IA) auf die Zufuhr eines Antigens [z. B. Hammelerythrocyten (HaEry)] kann durch quantitative Bestimmung der hämolysinbildenden Zellen (Jerne-Plaque-Technik) bzw. der agglutininbildenden Zellen

---
* Mit Unterstützung durch das Landesamt für Forschung des Landes Nordrhein-Westfalen.

[Immunocytoadhärenz (ICA)] untersucht werden. Beide Methoden eignen sich zur Austestung von Immunsuppressiva, d. h. Cytostatika mit immunsuppressiver Komponente [3, 5, 6, 7]. Diese immunsuppressive Komponente der Substanzen kann mit Hilfe der ICA aus folgenden Gründen genauer untersucht und beschrieben werden:

1. Die IA verläuft nach einmaliger definierter Antigenverabreichung (jeweils 50×10^8 HaEry i.v.) konstant biphasisch, mit einem Maximum der rosettenbildenden Zellen (RBZ) am Tag $+4$ und einem zweiten kleineren Gipfel am Tag $+8$ nach der Immunisierung.

2. Die wirksamste Dosierung und Applikationsart kann durch die quantitative Verminderung der RBZ festgelegt werden.

3. Die optimale Immunsuppression am Tag $+4$ ergibt sich durch entsprechende Variation des Tages der Applikation in Bezug zum Tag der Immunisierung.

Bei unseren Versuchen erhielten Ratten die Substanzen Endoxan[1], Imurek[2], die Prüfsubstanzen Bay b 1837[3] und C 73-Hoechst[4], Gesamthiston[5] und in einem Kombinationsversuch Endoxan mit Imurek in unterschiedlicher Dosierung und zu verschiedenen Zeitpunkten in Bezug zur Immunisierung. Die Verminderung der RBZ wurde in vitro bestimmt.

Material und Methoden

Tiere: Als Versuchstiere dienten randombread gezüchtete, spezifiziert pathogenfreie Ratten vom Stamm Wistar/Han. Die Tiere wurden mit 50×10- HaEry i.v. immunisiert.

Immunsuppressive Substanzen: Endoxan und Imurek werden seit langem klinisch als Cytostatika angewendet. C 73-Hoechst ist ein Harnstoffderivat und besitzt ähnlich wie Bay b 1837 eine starke lymphotrope Wirkung. Für Gesamthiston [2, 4] sind cytostatische, cytotoxische, bactericide und immunsupressive Wirkungen beschrieben worden; die Graft-versus-host-Reaktion wird durch sie abgeschwächt.

Methoden: Die ICA wurde mit Modifikationen nach Biozzi [1] durchgeführt. Der Tag der Immunisierung war Versuchstag „0"; die Tage davor erhielten ein negatives, die Tage danach ein positives Vorzeichen. Die isolierten Milzzellen (MZ) wurden 1 Vol:1 Vol mit HaEry gemischt und 2 Std bei 37 °C und 16 Std bei 4 °C inkubiert. Die RBZ wurden in der Malassez-Kammer ausgezählt und auf 10^4 MZ bezogen. Es wurden Dosiswirkungskurven aufgestellt, welche die prozentuale Verminderung der RBZ bei steigenden Dosierungen darstellen, und diejenige Kurve berechnet, die optimal durch die Einzelwerte läuft. Der Verlauf der RBZ wurde an Tierkollektiven von jeweils 36 bis 40 Tieren über einen Zeitraum von 16 Tagen bestimmt.

Ergebnisse

1. Alle Dosiswirkungskurven hatten einen charakteristischen parabelförmigen Verlauf. Endoxan bewirkt einen sofortigen steilen Abfall der RBZ; 1,5 mg/100 gr KG unterdrücken vollständig die IA. Unter C 73-Hoechst fallen die RBZ bei Dosiserhöhung weniger steil ab. Bay b 1837, eine beim Menschen nicht anwendbare Substanz, wirkt ähnlich; die vollständige Suppression der RBZ wird mit 20 mg/100 g KG erreicht.

Imurek bewirkt bei steigenden Dosierungen einen flacher verlaufenden Rückgang der RBZ. Es wird mit 5 mg bzw. 7,5 mg/100 g KG eine 50 bis 70%ige Immunsuppression erzielt, die durch höhere Dosierungen kaum verstärkt wird. Mit Gesamthiston läßt sich maximal eine 50%ige Immunsuppression erreichen. Dosierungen über 0,4 mg Histon-N/100 g KG wirken bei i.v.-Injektion bereits toxisch und bewirken keine weitere Verminderung der RBZ.

---

[1] Asta-Werke, Brakwede.
[2] Deutsche Welcome GmbH, Großburgwedel/Hannover.
[3] Farbenfabriken Bayer, Wuppertal-Elberfeld.
[4] Farbwerke Hoechst, Frankfurt (Main).
[5] Wir danken Herrn Prof. Gillissen für die Überlassung der Histone.

2. Der Verlauf der RBZ über 16 Tage wurde durch Endoxan, C 73-Hoechst und Bay b 1837 auf der einen und Imurek und Histon auf der anderen Seite in charakteristischer Weise verändert:

Die Verlaufsbeobachtung der RBZ nach Injektion von je 0,5 mg Endoxan pro 100 g KG an den Tagen —1,0 und +1 zeigte, daß am Tag +4 die RBZ bis auf 17 RBZ/10^4 MZ abfallen. Nach Absetzen der Substanz steigen die RBZ jedoch sofort wieder an und erreichen um 24 Std verzögert ein Maximum, das im Vergleich zum Normalwert nicht mehr statistisch signifikant verschieden ist. Danach fallen die RBZ nur langsam ab, und liegen im weiteren Verlauf der IA deutlich über den Normalwerten.

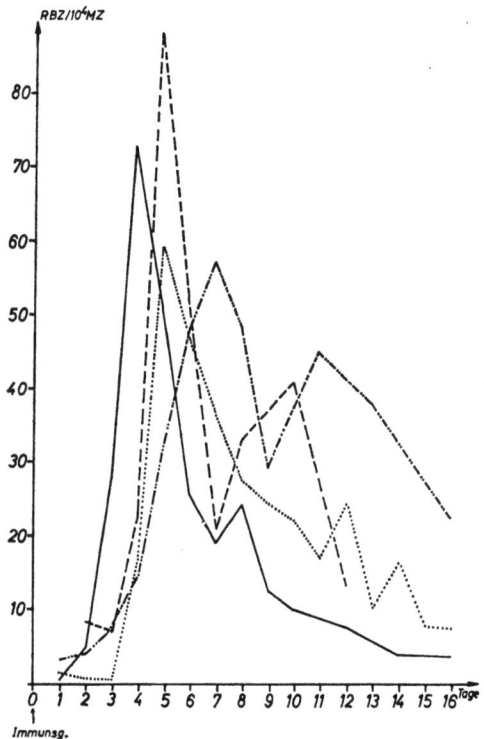

Abb. 1. RBZ/10^4 MZ im Verlauf der normalen cellularen Immunantwort (———) und nach Verabreichung von Endoxan (......), Bay b 1837 (— — —) und C 73-Hoechst (··—··—)

3. Ähnliche Verlaufkurven konnten bei den Prüfsubstanzen C 73-Hoechst und Bay b 1837 beobachtet werden. Nach einer starken Verminderung der RBZ am Tag +4 steigen die Werte für die RBZ 72 bzw. 24 Std später wieder an; die IA klingt deutlich verzögert ab (Abb. 1).

4. Bei der Kombination von Endoxan mit Imurek waren die RBZ am Tag +4 ebenfalls maximal vermindert. Die RBZ stiegen dann wieder an, und erreichten diesmal um 48 Std verzögert, ein Maximum. Danach klingt allerdings die IA schneller ab, als bei alleiniger Verabreichung von Endoxan.

5. Im Gegensatz dazu ergibt sich bei Applikation von Imurek (1 × 5 mg/100 g KG am Tag —2) bzw. Gesamthiston (1 × 0,2 mg Histon-N/100 g KG am Tag "0") eine Verminderung am Tag +4 um ungefähr 50 bis 70%, ohne daß es nach Absetzen der Substanzen zu einem erneuten Anstieg der RBZ kommt (Abb. 2).

6. Unter den angewandten Versuchsbedingungen bewirkten alle Substanzen bis auf Gesamthiston eine Leuko- bzw. Lymphopenie.

Diskussion und Zusammenfassung

Als Schlußfolgerung ergibt sich eine Einteilung der untersuchten cytostatischen Substanzen in zwei Gruppen:

Die erste Gruppe (Endoxan, C 73-Hoechst und Bay b 1837) bewirkt während der Dauer der Verabreichung eine fast vollständige Suppression der RBZ. Nach

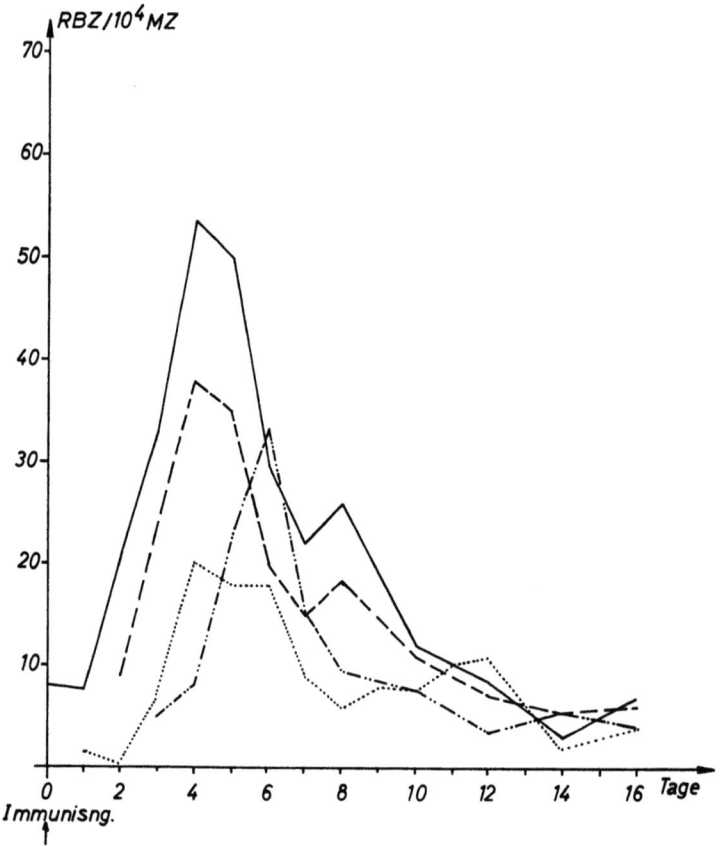

Abb. 2. Verhalten der normalen primären cellularen Immunantwort (gestrichelte Linie) und der Immunantwort unter Einwirkung von Endoxan (durchzogene Linie)

Absetzen der Substanzen erholt sich das immunkompetente System wieder nach 24 bis 48 Std. Es ist ein beachtenswerter experimenteller Befund, daß nach kurzfristiger Verabreichung einiger Cytostatika die IA verzögert abklingt, und z. B. am Tag +10 wesentlich mehr RBZ nachweisbar sind als bei der normalen IA.

Die zweite Gruppe (Imurek und Gesamthiston) unterdrückt die IA zwar nicht vollständig; die Zahl der RBZ liegt jedoch im Verlauf der gesamten IA unter den Werten der Normalkurve.

Bei der Kombination von Endoxan mit Imurek überwiegt in der ersten Phase der IA der starke immunsuppressive Einfluß der alkylierenden Substanz Endoxan; im weiteren Verlauf der IA bewirkt offenbar der Antimetabolit Imurek ein schnelles Abklingen der IA.

Literatur
1. Biozzi, G., Stiffel, C., Mouton, D., Liacopoulos-Briot, M., Decreusefond, C., Bouthiller, Y.: Ann. Inst. Pasteur Suppl. 110, 7 (1966). — 2. Busch, H.: Histones and other nuclear proteins. New York: Acad. Press 1965. — 3. Dostal, G., Sesterhenn, K., Hermann, G.: Langenbecks Arch. Chir. 327, 272 (1970). — 4. Gillissen, G.: Zbl. Bakt. I. Ref. 215, 516 (1969). — 5. Hermann, G., Littmann, E.: Z. Immun.-Forsch. (im Druck). — 6. Hermann, G., Sesterhenn, K., Dostal, G.: Z. ges. exp. Med. 152, 59 (1970). — 7. Sesterhenn, K., Dostal, G., Hermann, G.: Verh. dtsch. Ges. inn. Med. 76, 98 (1970).

DIERKESMANN, R., MEIER-SYDOW, J., GEISS, E., TACKE, E. (Zentrum der Inneren Medizin der Universität Frankfurt a. M., Abt. für Pneumologie): **Die immunsuppressive Therapie bei 25 Patienten mit idiopathischer Lungenfibrose**

Vor 2 Jahren berichteten wir an dieser Stelle über unsere ersten Erfahrungen mit immunsuppressiver Therapie bei Lungenerkrankungen [7]. Mit unserer heutigen Mitteilung beschränken wir uns auf die Behandlung der idiopathischen Lungenfibrose; diese Erkrankung wird auch als Hamman-Rich-Syndrom bzw. — besonders im englischen Schrifttum [9] — als fibrosierende Alveolitis bezeichnet.

Tabelle 1. *21 Patienten mit progredienter idiopathischer Lungenfibrose. Wirkung der Therapie (Azathioprin + Corticosteroide) bei 18 Patienten*

	Verlauf unter Therapie				Gesamtzahl
	regredient	stationär	weiter progredient	noch nicht beurteilbar	
Therapie	4	5	5	4	18
Keine Therapie	∅	∅	2[a]	1	3

[a] Therapie vom Patienten abgelehnt.

Es handelt sich *histologisch* um eine diffuse interstitielle Entzündung, verbunden mit einer fortschreitenden Fibrose, wobei jeweils die Entzündung oder die Fibrose vorherrschend sein kann; beides bewirkt eine Verbreiterung der Interalveolarsepten. Dies führt wiederum zu einem funktionellen Ausfall der befallenen Lungenpartien, was in einer Umwandlung der normalerweise plattenförmigen Alveolarzellen in kubische Deckepithelien sowie in einer verstärkten Desquamation des Epithels zum Ausdruck kommt. Das Extrem der fibrosierenden Alveolitis in Richtung Entzündung wäre die von Liebow u. Mitarb. [5] erstmals beschriebene desquamative histiocytäre interstitielle Pneumonitis, das Extrem in Richtung Fibrose die progrediente Fibrosierung mit dem Endstadium einer sekundären Wabenlunge [1, 9].

Die *Gesamtzahl* unserer Fälle von idiopathischer Lungenfibrose beträgt z. Z. (1. April 1972) 25; 21 von ihnen zeigten eine deutliche Progredienz, während 4 stationär waren. Als progredient bezeichnen wir eine Lungenfibrose, wenn sie sich in den letzten 1 bis 2 Jahren, bevor die Patienten erstmals in unserer Klinik untersucht wurden, verschlechtert hat.

Von den 21 Patienten mit idiopathischer Lungenfibrose mit *Progredienz* (Tabelle 1) lehnten 2 eine Behandlung ab; sie sind auch weiterhin progredient geblieben. Bei einem Patienten, der nicht behandelt wird, ist der weitere Verlauf noch nicht beurteilbar. Ebenso noch nicht beurteilbar ist der Verlauf bei 4 von 18 *behandelten* Patienten, da die Behandlungszeit zu kurz ist (Tabelle 1). Von den verbleibenden 14 behandelten und im weiteren Verlauf beurteilbaren Fibrosefällen konnte nur bei 5 der progrediente Verlauf nicht gestoppt werden. Bei 9 Patienten war dagegen unter Therapie keine weitere Verschlechterung zu erkennen, 4 von diesen 9 Patienten zeigten, sowohl subjektiv als auch objektiv, sogar eine deutliche Regredienz (Tabelle 1).

Zu den objektiven Beurteilungskriterien des Verlaufes zählt die Vitalkapazität, die unter Therapie bei allen 4 Patienten deutlich zugenommen hat: während der Ausgangswert bei diesen 4 Fällen zwischen 36% und 54% (Mittelwert: 44,3%) des Sollwertes lag, war die Vitalkapazität innerhalb von 1 bis 2 Jahren unter Therapie auf 54 bis 93% (Mittelwert: 71,8%) des Sollwertes angestiegen. Auch die Messung der statischen Compliance macht die Besserung unter Therapie deutlich: im Mittelwert nahm die Lungendehnbarkeit bei 3 dieser 4 Patienten von 0,052 auf 0,097 l/cm H_2O zu. (Da ein Patient den Ballon nicht einführen konnte, war bei diesem die Messung der Lungendehnbarkeit nicht möglich). Vor Therapiebeginn fiel bei allen 4 Patienten unter einer Belastung von 25 Watt (entsprechend etwa 650 ml O_2-Aufnahme/min) der arterielle O_2-Partialdruck gegenüber dem Ruhewert um mindestens 7 mm-Hg ab. Nach 1- bzw. 2jähriger Therapie wurden von einem Patienten 100 Watt (entsprechend 1,400 ml O_2-Aufnahme/min), von einem weiteren Patienten 50 Watt (entsprechend 900 ml O_2-Aufnahme/min) geleistet, ohne

Tabelle 2. *Indikationsstellung zur Therapie (Azathioprin + Corticosteroide) bei idiopathischer Lungenfibrose in Abhängigkeit von dem Verlauf dieser Erkrankung*

	Verlauf unter Therapie		
	regredient	(weiter) stationär	(weiter) progredient
Progredienz[a]	+	+	Wechsel des Immunsuppressivums ?
Keine Progredienz[a]	+	∅	Wechsel des Immunsuppressivums ?

[a] 1 bis 2 Jahre vor der ersten Untersuchung in unserer Klinik.

Abfall des arteriellen O_2-Partialdruckes. Bei den restlichen beiden regredienten Fibrosefällen ist unter der Belastung von 25 Watt der O_2-Druck weiterhin abgefallen, obwohl die statische Compliance ebenso wie die Vitalkapazität deutlich besser geworden sind.

Die Lungenfunktionswerte entsprechen der klinischen Besserung in jedem der 4 Fälle eindeutig: u. a. Rückgang von Belastungsdyspnoe (überprüft an der Kletterstufe nach Kaltenbach [3]) und Reizhusten.

Zusammenfassend läßt sich also sagen, daß bei etwa zwei Drittel unserer Patienten mit progredienter idiopathischer Lungenfibrose unter der mit Corticosteroiden kombinierten Azathioprintherapie die weitere Progredienz aufgehalten werden konnte (Azathioprin: 2 bis 3 mg/kg Körpergewicht/die; Corticosteroide: entsprechend 10 bis 20 mg Prednison/die). Die Nebenwirkungen dieser kombinierten Therapie, die jetzt längstens 5 Jahre durchgeführt wird, waren bisher gering. Wir sahen keine vermehrte Infektanfälligkeit der Atemwege oder anderer Organe, auch sahen wir keine Agranulocytose.

In Anbetracht dieser recht günstigen Therapieerfolge sind wir dazu übergegangen, jeden Patienten mit idiopathischer Lungenfibrose, also auch diejenigen, die zunächst nicht progredient sind, immunsuppressiv zu behandeln (Tabelle 2). Die primär progredienten Fälle werden stets weiterbehandelt, ob sie nun unter Therapie regredient werden oder stationär bleiben. Primär nicht progrediente Fälle werden einer probatorischen Therapie unterzogen; werden sie regredient, so bedeutet dies eine Indikation zur Weiterbehandlung. Ist dagegen der Befund auch nach 1 Jahr noch stationär, so halten wir die Therapie für wirkungslos und setzen sie ab. Ist der Verlauf auch unter Therapie progredient, so muß unseres Erachtens das Medikament gewechselt werden. Wir schlagen dafür eine alkylierende Substanz, z. B. Ifosphamid vor; evtl. sollte auch eine Kombination beider Substanzen versucht werden; diesbezügliche auswertbare Erfahrungen liegen noch nicht vor.

Zum Schluß folgen einige Betrachtungen zur Ätiologie dieser Erkrankung, die weiterhin ungeklärt ist.

Kürzlich hat Morgenroth in einer Monographie [8] eine experimentelle interstitielle Lungenfibrose des Meerschweinchens beschrieben, die er durch wiederholte Applikation von komplettem Freundschem Adjuvans erzeugte. Turner Warwick [2, 10, 11] wies in einem Patientengut von 145 Fällen von idiopathischer Lungenfibrose in jeweils etwa einem Drittel positive Titer von RF bzw. ANF nach. Organspezifische Antikörper konnten dagegen nicht isoliert werden. Beide Autoren diskutieren einen Autoimmunmechanismus als Ursache der Erkrankung.

Es sei noch erwähnt, daß einerseits das histologische Bild der idiopathischen Lungenfibrose im exsudativen Stadium und das einer Viruspneumonie sehr ähnlich ist [12], und daß andererseits ein Virusinfekt oft am Beginn einer idiopathischen Lungenfibrose steht [4]. Auch bei anderen Autoimmunkrankheiten wird eine Virusätiologie diskutiert; Lucas u. Mitarb. [6] fanden bei verschiedenen Autoimmunerkrankungen einen erhöhten Masernvirus-Antikörpertiter und halten damit eine Viruspersistenz für möglich.

Literatur

1. Bates, V. D., Macklem, P. T., Christie, R. V.: Respiratory function in disease. Philadelphia-London-Toronto: W. B. Saunders 1971. — 2. Brown, C. H., Turner Warwick, M.: Quart. J. Med. N.S. XL, 289 (1971). — 3. Kaltenbach, M.: Beurteilung der Leistungsreserven von Herzkranken mit Hilfe von Stufenbelastungen. Mannheim: Studienreihe Boehringer Mannheim 1968. — 4. Kneeland, Y., Smetana, H. F.: Bull. Johns Hopk. Hosp. 67, 229 (1940). — 5. Liebow, A. A., Steer, A., Billingsley, J. G.: Amer. J. Med. 39, 369 (1965). — 6. Lucas, C. J., Feltkamp, T. E. W., Brouwer, R., ten Veen, J. H., van Loghem, J. J.: Lancet 1971 I, 115. — 7. Meier-Sydow, J., Schmidt, W., Schnabel, K. H., Beck, W., Best, H., Cegla, U., Dierkesmann, R., Hügel, E., Wessling, I.: Verh. dtsch. Ges. inn. Med. 76, 107 (1970). — 8. Morgenroth, K.: Experimentelle Lungenfibrose als immunologische Spätreaktion. Stuttgart: Fischer 1972. — 9. Scadding, J. G., Hinson, K. F. W.: Thorax 22, 291 (1967). — 10. Turner Warwick, M., Haslam, P.: Clin. Allergy 1, 83 (1971). — 11. Turner Warwick, M., Haslam, P., Weeks, J.: Clin. Allergy 1, 209 (1971). — 12. Vanek, J.: Zbl. allg. Path. path. Anat. 92, 405 (1954).

Aussprache

Herr H. H. HENNEMANN (Mannheim):

Zu den Herren DIERKESMANN und MEYER-SYDOW: Mich überrascht die große Zahl der idiopathischen Lungenfibrosen, über die Sie berichtet haben. Es handelt sich doch um ein relativ seltenes Leiden. Aus welchem Zeitraum stammt Ihr Patientengut?

Zur Frage der Ätiologie und zur Autoimmunnatur der Krankheit: Konnten Sie begleitende irreguläre Antikörper oder Immunopathien feststellen? Wir sahen bei einer progredienten Lungenfibrose präfinal ein okkultes hämolytisches Syndrom mit Wärmeautoantikörpern (positiver Coombs-Test).

SACK, W., WACHSMUTH, E. D. (II. Med. Klinik der Techn. Universität München und Friedrich Miescher-Institut, Basel): **Nachweis von Autoantikörpern bei Myokardiopathien**

Bekannterweise werden Myokardiopathien auf Grund des hämodynamischen Verhaltens des Herzens nach Ausschluß von vor allem rheumatischen Endo- und Myokarditiden klassifiziert. Ihre Ätiologie und Pathogenese ist weitgehend unbekannt.

Für die klinische Einteilung unterscheidet man drei Formen der Myokardiopathien:

1. Veränderungen des Herzmuskels, deren hauptsächliches Merkmal eine Herzinsuffizienz ist;
2. Veränderungen des Herzmuskels, die eine Obstruktion der Ausflußbahn eines Ventrikels bedingen;
3. Herzmuskelerkrankungen, die eine Konstriktion der Ventrikel verursachen.

Da genetische oder entwicklungsgeschichtliche Mißbildungen solche Veränderungen nicht verursachen, stellt sich die Frage nach dem auslösenden Moment für eine Myokardiopathie *und* die Frage, ob Myokardiopathien nicht auch anders als mit hämodynamischen Untersuchungsmethoden diagnostiziert werden können. Ein humoraler Faktor könnte hier eine Rolle spielen.

Von den Arbeiten Kaplans und Zabriskies ist bekannt, daß Streptokokken der Gruppe A — allerdings im Falle de Rheumatismus — eine Autoimmunkrankheit hervorrufen können, da diese Streptokokken antigene Determinanten bewirken, die identisch sind mit antigenen Determinanten des Herzmuskelsarkolemms.

Eigene Untersuchungen an einem Fall von Myokardiopathie lieferten den Nachweis für eine Autoimmunerkrankung auf Grund von Determinantengleichheit zwischen einem bestimmten α-hämolysierenden Streptococcus und dem Herzmuskelsarkolemm des obduzierten Patienten.

Wir haben uns deshalb die Frage gestellt, ob Antikörper gegen Sarkolemm auch in anderen Myokardiopathiefällen nachgewiesen werden können.

22 Patienten mit Myokardiopathien wurden von uns untersucht:

Die klinische Einteilung dieser Fälle nach hämodynamischen Kriterien erfolgte in 14 vom Insuffizienztyp, 6 obstruktive Myokardiopathien und 2 restriktive Formen. Der Zeitraum der Beobachtung geht von Mitte 1970 bis Ende 1971.

Bei allen Patienten fehlten Anhaltspunkte für Herzvitien, rheumatische Erkrankungen und kardio-vasculäre Krankheiten. Bei allen diesen Fällen hatte die normale Serologie keine Abnormalitäten gezeigt, auch die unspezifischen Luesreaktionen waren negativ.

Als Kontrollen wurden Seren von 31 klinisch gesunden Personen untersucht.

Für die Untersuchung auf einen spezifischen Antikörper stand nur das Serum der Patienten zur Verfügung. Dieses wurde getestet mit der Sandwich-Methode an Herzmuskelschnitten normaler Autopsiefälle, entnommen nach minimal 4 bis maximal 24 Std post mortem.

Herzmuskelschnitte wurden mit Verdünnungsreihen von Patientenseren inkubiert, so daß humanes Antihuman-Sarkolemm-Immunglobulin vom Gewebe gebunden werden kann. Die Bindung des Humanantikörpers wurde nachgewiesen mit einer fluorescenzmarkierten slow-IgG-Fraktion eines Kaninchen-antihuman-IgG und dieses wiederum zur Steigerung der Sensitivität mit einem fluoresceinmarkierten slow-Ziegen-anti-Kaninchen-IgG.

Als Titerendstufe wird von uns die Verdünnung angegeben, bei der keine Fluorescenz mehr nachweisbar ist.

Die Tabelle 1 soll Ihnen die Reproduzierbarkeit der Methode darstellen. Es wurde das gleiche Serum an drei verschiedenen Herzmuskelgewebeschnitten titriert und in allen dreien die gleiche Endstufe erhalten. Operationsmaterial eines Patienten mit Mitralstenose war nicht verwendbar, da hier bereits die Kontrollen für den Sandwich positiv waren, d. h. am Sarkolemm des Testpräparates bereits Antikörper gebunden waren.

In Tabelle 2 sind die Ergebnisse der untersuchten Fälle dargestellt. 18 von 22 Patienten zeigten eine konstante Fixation von Antikörper am Herzmuskelsarkolemm. Wie Sie aus den Verdünnungsstufen sehen, ist die Antikörpermenge unterschiedlich in den einzelnen Fällen. Niemals war die einfache Sandwichmethode — Humanserum, Fluorescein-Kaninchen-anti-human-IgG — positiv. Mit anderen Worten, die Menge an Antikörper ist zwar relativ hoch, die antigenen Determinanten sind jedoch sehr wenige.

Es wurden außerdem Absorptionen mit humanem Herzmuskelhomogenat durchgeführt, um Antikörper gegen myokardiale Antigene aufzuheben, die sekundär als Folge von Gewebsuntergang entstanden oder als serologische Begleitphänomene zu deuten sind.

Tabelle 1. *Antikörpertiter, gemessen an gesunden Herzmuskelschnitten*

	Herz a	Herz b	Herz c
Titerstufen (Pat. K. L.)	1:50	1:50	1:50
Titerstufen (gesunde Kontrollperson)	0	0	0

Die Ergebnisse zeigten hierbei in 15 von 22 untersuchten Patienten eine persistierende Bindung von Antikörper am Sarkolemm. Die Endstufe der Titer sank allerdings um 2 bis 3 Stufen ab.

Absorptionen mit isolierten Membranen von Streptokokken der Gruppe A ließen in 14 Fällen ebenfalls eine Antikörperfixation am Sarkolemm erkennen.

Diese Absorptionsteste zeigen, daß ein Antikörper nachgewiesen wird, der am Sarkolemm bindet und *nicht* der Antikörper ist, den Zabriskie gefunden hat — d. h. er scheint nicht Streptokokkenmembran-induziert zu sein und keine Kreuzreaktionen mit Streptokokken der Gruppe A aufzuweisen.

Tabelle 2. *Antikörperfixation aus Serum an Humanherzmuskelgewebeschnitten*

Endstufen der Serumtiter	Anzahl der positiven Seren						
	Herz a	Herz b	Herz c	Gesamt	Insuffiz.	Obstruktiv	Restriktiv
Myokardiopathiepatienten (n = 22)							
1:1	6	8	6				
1:10	9	9	10	18	12/14	5/6	1/2
1:50	2	1	2				
Gesunde Kontrollpersonen (n = 31)							
1:1	1	0	1				
1:10	0	0	0	1	—	—	—
1:50	0	0	0				

In dieser Tabelle sind zudem Myokardiopathiefälle den Normalpersonen gegenübergestellt.

In einem hohen Prozentsatz läßt sich also bei Myokardiopathien ein Immunoglobulin nachweisen, das an das Herzmuskelsarkolemm bindet.

Es ist dabei interessant, daß bei den Patienten mit obstruktivem Typ, also denen mit idiopathischer hypertropher Subaortenstenose, antinucleärer Antikörper zusätzlich nachweisbar ist. 4 der 6 Patienten hatten einen solchen Antikörper, nicht jedoch die übrigen Myokardiopathiepatienten.

Eine pathognomone Bedeutung kommt dem antinucleären Antikörper wahrscheinlich nicht zu.

Zusammenfassend kann also festgestellt werden, daß im Serum von Patienten mit Myokardiopathien ein gegen das Sarkolemm gerichteter Antikörper nachgewiesen wird. Eine pathognomonische Bedeutung kann ihm zukommen, wenn er in vivo mit der Sarkolemm-Membran interferiert. Es erscheint lohnenswert, die Eigenschaften dieses Antikörpers zu bestimmen und Seren von Myokardiopathiepatienten auf diesen Antikörper hin zu untersuchen.

Literatur

Kaplan, M. H., Suchy, M. L.: J. exp. Med. 119, 643 (1964). — Wachsmuth, E. D., Born, U.: Brit. med. J. (1972) (im Druck). — Zabriskie, J. B., Freimer, E. H.: J. exp. Med. 124, 661 (1966). — Zabriskie, J. B., Hsu, K. C., Seegal, B. C.: Clin. exp. Immunol. 7, 147 (1970).

Intorp, H. W. (Med. Univ.-Poliklinik, Münster): **Immunologische Untersuchungen bei Patienten mit Arteriosklerose**

In früheren Untersuchungen, die sich mit der Antigenstruktur des Gefäßsystems beschäftigten, konnte nachgewiesen werden, daß in den größeren Arterien, Venen und im Endokard verschiedene gewebsspezifische Antigene vorhanden sind [2]. Weitere Untersuchungen ließen erkennen, daß das Gefäßsystem des Menschen ein gewebsspezifisches Antigen enthält, bei dem es sich wahrscheinlich um ein Lipoprotein handelt [1]. Dieses Antigen steht in enger Beziehung zu dem elastischen Fasergewebe des Gefäßsystems und könnte möglicherweise ein Bestandteil des Elastins sein. Außerdem enthält das Gefäßsystem des Menschen ein weiteres gewebsspezifisches Antigen, bei dem es sich um ein Glykoprotein handeln dürfte.

In Fortführung dieser Untersuchungen erschien es interessant, die Antigenstruktur von arteriosklerotisch veränderten Gefäßen zu analysieren. Unterschiede in der Antigenstruktur von normalen und pathologisch veränderten Gefäßen können sich durch Verlust der für normales Gefäßgewebe charakteristischen Antigene ausdrücken. Es können aber auch Antigene nachweisbar werden, die unter physiologischen Bedingungen nicht im Gefäßgewebe vorhanden sind. Um diese Fragen zu klären, wurden zunächst arteriosklerotisch veränderte Gefäße auf das Vorhandensein des lipidhaltigen gefäßspezifischen Antigens untersucht. Dabei stellte sich heraus, daß dieses Antigen in arteriosklerotischen Gefäßveränderungen nicht mehr nachweisbar ist.

Es erhob sich die Frage ob als Folge nekrotisierender Gefäßprozesse bei der Arteriosklerose gefäßspezifische Antigene in das Gefäßlumen abgestoßen werden, die sich dann im Blutstrom nachweisen lassen und Rückschlüsse auf den Schweregrad arteriosklerotischer Prozesse ermöglichten. Untersuchungen bei 35 Patienten mit fortgeschrittener Gefäßsklerose fielen jedoch negativ aus. Dagegen war in Thromben, die bereits der Gefäßwand adhärent waren, das gefäßspezifische hitzestabile und äthanolunlösliche Antigen nachweisbar.

Weitere Untersuchungen galten der Frage, ob im arteriosklerotisch veränderten Gefäßgewebe Antigene vorkommen, die in normalen Gefäßen nicht vorhanden sind. Überraschenderweise stellte sich heraus, daß Antiseren gegen arteriosklerotisches Gefäßgewebe Antikörper gegen das lipidhaltige Antigen des normalen Gefäßgewebes enthielten (Abb. 1). Diese Beobachtung schien im Widerspruch zu dem früher erhobenen Befund zu stehen, daß dieses Antigen in arteriosklerotischen Gefäßveränderungen nicht nachweisbar ist. Es ist jedoch zu berücksichtigen, daß ein Antigen selbst dann noch zur Bildung von Antikörpern führen kann, wenn es den immunisierten Tieren in einer Konzentration zugeführt wird, die für seinen Nachweis mit den gängigen immunologischen Methoden nicht ausreicht. Die durch Injektion arteriosklerotischen Gefäßgewebes bei Kaninchen erzeugten Antiseren reagierten außerdem mit Antigenen des arteriosklerotischen Materials, die im normalen Gefäßgewebe nicht vorhanden sind (Abb. 1). In der Immunelektrophorese war eine Antigenkomponente in der Nähe der Antigenauftragstelle gelegen, so daß zu vermuten war, daß es sich dabei um Fibrinogen oder ein Fibrinogenbruchstück handeln könnte. Dieser Verdacht bestätigte sich durch weitere

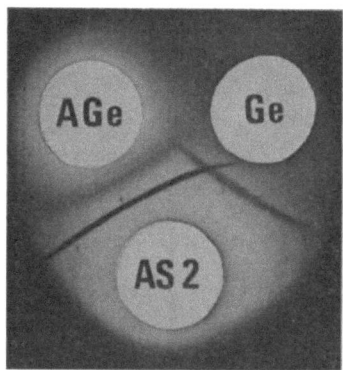

Abb. 1. Doppeldiffusionsmethode im Agargel. *AGe* arteriosklerotischer Gefäßextrakt des Menschen, *Ge* normaler Gefäßextrakt des Menschen, *AS2* Kaninchenantiserum 2 gegen arteriosklerotisches Gefäßgewebe des Menschen nach Absorption

Untersuchungen. Beim Vergleich dieser Antigenkomponente mit der Cohnschen Fraktion I in ihrer Reaktion mit Antiseren gegen arteriosklerotisches Gefäßgewebe kam es zu einer Identitätsreaktion beider Antigenpräparationen (Abb. 2). Absorptionsversuche dieses Antiserums mit Fibrinogen ließen ebenfalls erkennen, daß arteriosklerotisches Gefäßgewebe Fibrinogen enthält.

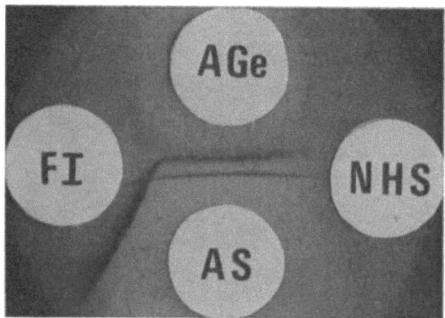

Abb. 2. Doppeldiffusionsmethode im Agargel. *AGe* arteriosklerotischer Gefäßextrakt des Menschen, *FI* Cohnsche Fraktion I des normalen Humanplasmas, *NHS* normales Humanserum, *AS* Kaninchenantiserum 2 gegen arteriosklerotisches Gefäßgewebe des Menschen nach Absorption

Ein weiteres Antigen des arteriosklerotischen Gefäßgewebes konnte durch Färbereaktionen als Lipid charakterisiert werden. Die dritte Antigenkomponente wanderte in der Immunelektrophorese im γG-Bereich, war jedoch immunologisch von dieser Serumkomponente verschieden. Außerdem ließ sich dieses Protein im normalen Humanserum nicht nachweisen. Diese Befunde ließen vermuten, daß es sich bei dieser Antigenkomponente um das C-reaktive Protein handelte. Tatsächlich reagierte Antiserum gegen C-reaktives Protein in gleicher Weise mit C-reaktivem Protein in verschiedenen Patientenseren wie mit arteriosklerotischen Gefäßextrakten (Abb. 3). Auch die Reaktionen des Antiserums gegen C-reaktives Protein und des Antiserums gegen arteriosklerotisches Gefäßgewebe mit CRP-haltigem Patientenserum waren identisch.

Das Vorkommen des C-reaktiven Proteins in arteriosklerotischen Gefäßveränderungen ließ vermuten, daß durch den engen Kontakt des Blutstroms mit dem Gefäßsystem das C-reaktive Protein bei Arteriosklerotikern in gehäuftem Maße im Serum nachweisbar sei. Diesen Verdacht bestätigten Untersuchungen von Seren, die von 63 Patienten mit fortgeschrittener Gefäßsklerose stammten. Mit Hilfe verschiedener serologischer Methoden wie CRP-Latextest, CRP-Röhrchentest und Präcipitationsreaktion im Agargel konnte nachgewiesen werden, daß der

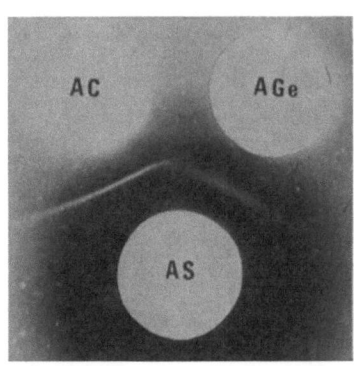

Abb. 3. Doppeldiffusionsmethode im Agargel. *AC* Serum des Pat. A. C., *AGe* arteriosklerotischer Gefäßextrakt des Menschen, *AS* Antiserum gegen C-reaktives Protein

Prozentsatz der CRP-enthaltenden Seren bei Arteriosklerotikern signifikant höher lag als bei einer vergleichbaren Kontrollgruppe jugendlicher Individuen ohne nachweisbare Gefäßsklerose.

Im Zusammenhang mit den beschriebenen Befunden sind Untersuchungen von Kushner u. Mitarb. [4] erwähnenswert, die in Tierversuchen nach künstlich erzeugtem Herzinfarkt C-reaktives Protein an nekrotischen Herzmuskelfasern beobachten konnten. Diese Autoren zeigten außerdem, daß das C-reaktive Protein in engem zeitlichen Zusammenhang mit dem Auftreten degenerativer Herzmuskelveränderungen steht [5]. Kroop u. Mitarb. [3] gelang der Nachweis, daß auch beim Menschen das C-reaktive Protein mit dem Auftreten entzündlicher und degenerativer Herzmuskelerkrankungen gebildet wird. Ähnliche Verhältnisse liegen offensichtlich auch bei der Arteriosklerose vor.

Literatur

1. Intorp, H. W., Milgrom, F., Witebsky, E. :J. Immunol. **102**, 1404 (1969). — 2. Milgrom, F., Intorp, H. W., Witebsky, E.: J. Immunol. **99**, 164 (1967). — 3. Kroop, I. G., Shackman, N. H.: Proc. Soc. exp. Biol. (N.Y.) **86**, 95 (1954). — 4. Kushner, I., Kaplan, M. H.: J. exp. Med. **114**, 961 (1961). — 5. Kushner, I., Rikita, L., Kaplan, M. H.: J. clin. Invest. **42**, 286 (1968).

INTORP, H. W., LIE, T. S. (Med. Univ.-Poliklinik Münster und Chirurg. Univ.-Klinik Bonn): **Autoantikörperbildung nach Gefäßtransplantation**

Der Nachweis gewebsspezifischer Antigene durch Heteroimmunisierung bedeutet noch nicht, daß derartige Antigene Autoimmunprozesse auslösen [5].

Zur Klärung der Frage, ob Antigene des Gefäßsystems Autoimmunreaktionen hervorrufen können, wurden Kaninchen mit einer hitzestabilen und äthanolunlöslichen Gefäßgewebspräparation der gleichen Species immunisiert. Alle Tiere reagierten auf diese Antigenstimulierung mit der Bildung von Antikörpern, die gegen ein gefäßspezifisches Antigen gerichtet waren. Dabei handelt es sich um ein Antigen, das weder mit dem von Kaplan u. Mitarb. [1, 2, 3, 4] beschriebenen, herzmuskelspezifischen Antigen identisch ist, noch im normalen Kaninchenserum vorkommt. In der Immunelektrophorese zeigte dieses Antigen eine Wanderungstendenz in Richtung auf die Anode. Bei der Untersuchung der Kaninchenantiseren

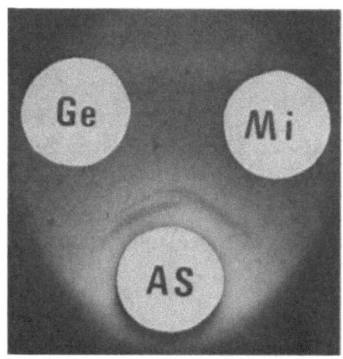

Abb. 1. Doppeldiffusionsmethode im Agargel. *Ge* hitzestabile und äthanolunlösliche Gefäßgewebspräparation des Kaninchens, *Mi* hitzestabile und äthanolunlösliche Präparation der Milz des Kaninchens, *AS* Antiserum gegen eine hitzestabile und äthanolunlösliche Gefäßpräparation des Kaninchens

mit Hilfe der Komplementbindungsreaktion stellte sich jedoch heraus, daß einige Seren nicht nur mit Gefäßpräparationen, sondern auch — allerdings deutlich schwächer — mit anderen Gewebspräparationen reagierten. Die genauere Analyse dieser Reaktionen gelang mit Hilfe der Doppeldiffusionsmethode im Agargel. Wie in Abb. 1 zu erkennen ist, enthielt dieses Antiserum sowohl Antikörper, die gegen das gefäßspezifische Antigen gerichtet waren, als auch solche, die mit einem anderen, in verschiedenen Organen vorkommenden Antigen reagierten.

Die Bildung von Antikörpern nach Immunisierung mit Gewebspräparationen der homologen Species legte den Verdacht nahe, daß Antigene des Gefäßsystems auch bei der Homotransplantation von Gefäßgewebe von Bedeutung sein könnten. Zur Klärung dieser Frage wurden bei acht Hunden verschieden große Anteile der abdominellen Aorta transplantiert. Allen Empfängertieren wurde 1, 2, 4, 8, 12 und 20 Wochen nach der Transplantation Blut entnommen und das Serum auf Antikörper gegen Antigene des Gefäßsystems getestet. Etwa 4 Wochen nach der Transplantation waren erstmals Antikörper gegen Gewebsantigene nachweisbar (Abb. 2). Trotz eingehender Untersuchungen konnten Antikörper gegen gefäßspezifische Antigene bisher nicht beobachtet werden. Die Antikörper waren gegen ein Antigen gerichtet, das nicht nur im Gefäßgewebe sondern auch in verschiedenen anderen Geweben und Organen vorhanden ist (Abb. 3). Außerdem waren auch Antikörper gegen eine Serumkomponente nachweisbar. Die Untersuchung dieser

Antigene auf ihre physiko-chemischen Eigenschaften ließ erkennen, daß sie in die Gruppe der hitzestabilen und äthanolunlöslichen Gewebsantigene gehören.

Da zu erwarten war, daß die Transplantation von gefäßreichen Organen — wie z. B. der Niere — ebenfalls zur Bildung von Antikörpern gegen dieses im Gefäßgewebe vorhandene Antigen führt, wurden Seren von Hunden, bei denen einige

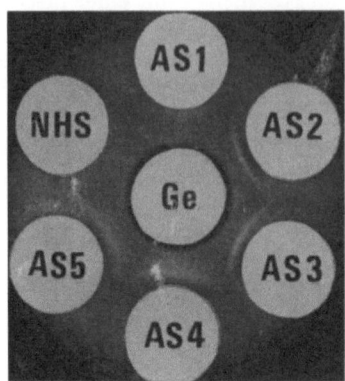

Abb. 2. Doppeldiffusionsmethode im Agargel. Periphere Auftragstellen: verschiedene Antiseren des Hundes 8 nach Gefäßtransplantation. *AS 1* 2 Wochen nach Transplantation, *AS 2* 4 Wochen nach Transplantation, *AS 3* 8 Wochen nach Transplantation, *AS 4* 12 Wochen nach Transplantation, *AS 5* 20 Wochen nach Transplantation, *NHS* normales Hundeserum. Zentrale Auftragstelle: hitzestabile und äthanolunlösliche Gefäßgewebspräparation des Hundes

Wochen vorher eine Homotransplantation der Niere durchgeführt worden war, auch auf Antikörper gegen dieses hitzestabile und äthanolunlösliche Antigen untersucht. Dabei stellte sich heraus, daß Seren dieser Tiere ebenfalls Antikörper gegen die in Frage stehende Antigenkomponente enthielten.

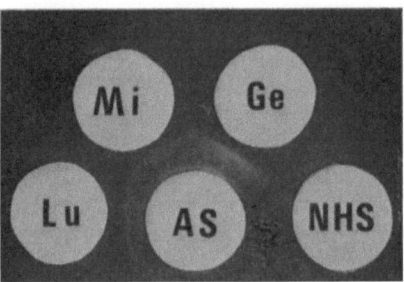

Abb. 3. Doppeldiffusionsmethode im Agargel. Periphere Auftragstellen: verschiedene hitzestabile und äthanolunlösliche Präparationen des Hundes. *Ge* Gefäßgewebe, *Lu* Lunge, *Mi* Milz, *NHS* normales Hundeserum. Zentrale Auftragstelle: *AS* Antiserum des Hundes 9, 12 Wochen nach Transplantation

Die Injektion von hitzestabilen und äthanolunlöslichen Gewebspräparationen des Hundes führte bei Kaninchen auch zur Bildung von nicht gewebsspezifischen Antikörpern. Vergleichende Untersuchungen dieser Antiseren mit den nach Homotransplantationen von Aorten und anderen Organen gewonnenen Seren ließen erkennen, daß in beiden Fällen die erzeugten Antikörper mit dem gleichen Antigen reagierten. Daß es sich dabei um Autoantikörper handelt, geht aus Untersuchungen an Kaninchen hervor. Tiere, die mit hitzestabilen und äthanolunlöslichen Gewebspräparationen immunisiert worden waren, bildeten Antikörper, die in vitro mit Präparationen ihrer eigenen Organe reagierten.

Weitere Untersuchungen ließen erkennen, daß Antikörper gegen hitzestabile und äthanolunlösliche Gewebsantigene auch für die Organtransplantation beim Menschen von Bedeutung sein können. Bei einem 19jährigen Patienten kam es auf Grund einer schweren hypoxischen Schädigung der Niere etwa 4 Wochen nach der Transplantation zur Destruktion und Abstoßung des Organs. Serumproben dieses Patienten, die 2, 4 und 8 Wochen nach der Transplantation entnommen worden waren, enthielten Antikörper gegen ein hitzestabiles und äthanolunlösliches Antigen des Menschen, das in verschiedenen Gewebspräparationen nachweisbar war.

Literatur
1. Kaplan, M. H.: J. Immunol. 90, 595 (1963). — 2. Kaplan, M. H., Meyserian, M.: Lancet 1962 I, 706. — 3. Kaplan, M. H., Suchy, M. L.: J. exp. Med. 119, 643 (1964). — 4. Kaplan, M. H., Svec, K. H.: J. expt. Med. 119, 651 (1964). — 5. Milgrom, F., Intorp, H. W., Witebsky, E.: J. Immunol. 99, 164 (1967).

VYKOUPIL, K. F., DEICHER, H., GEORGII, A. (Pathol. Institut und Abt. für Klin. Immunologie, Med. Hochschule Hannover): **Histologische Beurteilung des Erythematodes visceralis aus dem Knochenmark**

Der formale Ablauf eines visceralen Erythematodes wird durch generalisierte vasculäre Veränderungen bestimmt, die nicht allein auf Haut, Muskulatur und Niere beschränkt, sondern im Knochenmark außerordentlich charakteristisch, fast pathognomonisch für die Erkrankung sind. Der entscheidende Unterschied zwischen der Sternalpunktion mit der cytodiagnostischen Auswertung und der Knochenbiopsie aus dem Beckenkamm mit der histologischen Untersuchung ist die Möglichkeit der Erfassung des Mesenchyms sowohl in seiner genauen topographischen Ausbreitung im Markraum, als auch in seiner qualitativen und quantitativen cellulären Zusammensetzung. Voraussetzung dafür ist allerdings eine optimale bioptische und histologische Technik mit Kunststoffeinbettung des markhaltigen Knochens im Methakrylat und Aufarbeitung durch Hartschnittmikrotomie ohne Entkalkung.

An Hand von zehn klinisch und bioptisch teils durch mehrfache histologische Verlaufskontrollen verfolgten Fällen von Erythematodes visceralis wollen wir nachweisen, daß der Erythematodes durch einen relativ einfachen, wiederholbaren diagnostischen Eingriff der sog. Myelotomie am Beckenkamm nach Burkhardt fortlaufend begutachtet werden kann.

Für das Verständnis der hier zu demonstrierenden histologischen Begutachtungsmöglichkeiten sind folgende histologische Fakten notwendig zu erklären:

Nicht nur die Hämatopoese des Markraumes ist wichtig, sondern es gibt in ihm gleichermaßen eine Immunopoese. Unter dem Begriff der Immunopoese verstehen wir von der morphologischen Sicht die Beziehungen zwischen den Capillaren, Arteriolen, Arterien, Sinus und dem dazwischenliegendem mesenchymalem zell- und faserhaltigem Raum. Man verfolgt also dabei auch die Zellsysteme der Plasmazellen, Histiocyten und der Gewebsmastzellen und die Besonderheit des Erythematodes mit seinen opalkernigen Nekrobiosen und Hämatoxylinkörperchen sowie die Wandverquellung in den Arterien bzw. die subintimale Verquellung in den Capillaren. Im Mittelpunkt unserer histologischen Auswertung stehen also die Gefäße, die Plasmazellen, Histiocyten und Gewebsmastzellen.

Eine tabellarische Darstellung aller möglichen Zellbeteiligungen und Gewebsveränderungen haben wir in der Abb. 1 zusammengestellt und dabei gleichzeitig ein Schema gegeben, wie diese Veränderungen graduiert werden können. Die erste Gewebsstruktur, an der die hyperergischen Veränderungen am ausgeprägtesten zum Ausdruck kommen, sind die Gefäße mit ihren Arterien, Arteriolen, Capillaren und Sinus. Man kann hier die akuten proliferativen bzw. exsudativen morphologischen Merkmale im akuten Stadium der Erkrankung oder bei einem erneuten akuten Schub sehr deutlich erkennen. Auf der anderen Seite sind ebenfalls gut zu begutachten die regressiven Erscheinungen an den Gefäßen nach längerem Krankheitsverlauf mit Wandhyalinose bzw. Wandfibrose mit Lumeneinengung bei Arte-

KNOCHENMARKSYNDROM BEI LEV.
I. KURZER KRANKHEITSVERLAUF (< 1 JAHR), AKUTE HOCHAKTIVE FORM.

GEFÄSSE:	RETIKUL. PARENCHYM	INTERSTITIUM	MYELOISCHES PARENCHYM
1. Exsudat, Panvasculitis mit perivaskulärer Plasmocytose	1. Diffuse Plasmozytose mit vermehrten Russel'schen K.	1. Fibrinoide Nekrosen	1. Granulopoese-Verminderung mit Unreife
2. Dissoziation und Emigration der Kapillarendothelien (Nekrosen)	2. Speicherung in vermehrten Histiocyten	2. Sklerosierendes Ödem (diffus und herdförmig)	2. Hochgradige intramedulläre Mauserung der reifen Formen
3. Wandverquellung an den Terminalsinus	3. Lymphocyten-Vermehrung - nodulär		

II. NACH LÄNGEREM KRANKHEITSVERLAUF (> 1 JAHR), CHRONISCHE FORM UNTER BEHANDLUNG

1. Fortschreitende Hyalinisierung und Lumeneinengung auch bei Arterien	1. Mastzellenvermehrung (diffus und perivaskulär)	1. Retikulinfaservermehrung diff. und periodventitiell.	1. Partielle Markatrophie
2. Allgemeine "Gefäßarmut"	2. Lymphocyten diffus		
	3. Fettgewebsvermehrung diffus.		

Abb. 1. Die Graduierung der histologischen Mesenchym- und Parenchymveränderungen im Knochenmark bei Erythematodes

rien und eine allgemeine Gefäßarmut als Ergebnis der früher abgelaufenen Gefäßnekrosen.

Im cellulären Mesenchym stehen im Vordergrund, wie bereits erwähnt, die quantitativen Veränderungen bei den Plasmazellen, wobei die topographische Anordnung dieser Zellen von großer Bedeutung ist:

Als erste Stufe der noch z. T. gezügelten Reaktion findet man eine eindrucksvolle perivasculäre Plasmocytose und in dem zweiten fortgeschrittenen Stadium die für die Aktivität des Krankheitsprozesses schwerwiegende diffuse Plasmazellenvermehrung. Die Histiocyten mit einer lebhaften bis überstürzten Speicherung von Ferritineisen, Eiweißstoffen und Kerntrümmern sind auch vermehrt als Zeichen einer gestörten Partnerschaft zwischen den Histiocyten und den Plasmazellen. Nach längerem Krankheitsverlauf sieht man wiederum regressive Erscheinungen mit Parenchymschwund und Ersatz durch Fettmark. Das Interstitium ist im akuten Stadium vermehrt durch ein diffuses sklerosierendes Ödem mit mehr oder weniger ausgedehnten Marknekrosen, die nach einem längeren Krankheitsverlauf durch eine diffuse oder herdförmige Retikulinfaservermehrung ersetzt werden. Schließlich ist auch auf die diagnostische Einbeziehung der drei Zellbildungssysteme der Hämatopoese im engeren Sinn hinzuweisen, deren Einzelheiten wir im Rahmen dieses Vortrages nicht diskutieren möchten.

Aus der Synopsis der drei großen gezeigten Strukturgruppen läßt sich also bei einer Vielzahl von begutachteten Fällen eine Graduierung des Erythematodes herausarbeiten, die eine Einteilung in Stärkegrade und schließlich die Abgrenzung der Endform eines förmlich ausgebrannten Erythematodes ermöglicht.

Wir möchten Ihnen nun an Hand von einigen Mikroaufnahmen aus unserem routinemäßig begutachteten Untersuchungsgut Beispiele aus der Histologie des Knochenmarks bei Erythematodes zeigen: Am eindruckvollsten ist die perlenschnurartige pericapilläre und später auch verschiedentlich starke diffuse Plasmocytose, oft mit dem Nachweis von vermehrten Russelschen Körperchen (Abb. 2). Morphologisch sehr gut zu unterscheiden sind ebenfalls die exsudative Arteriitis,

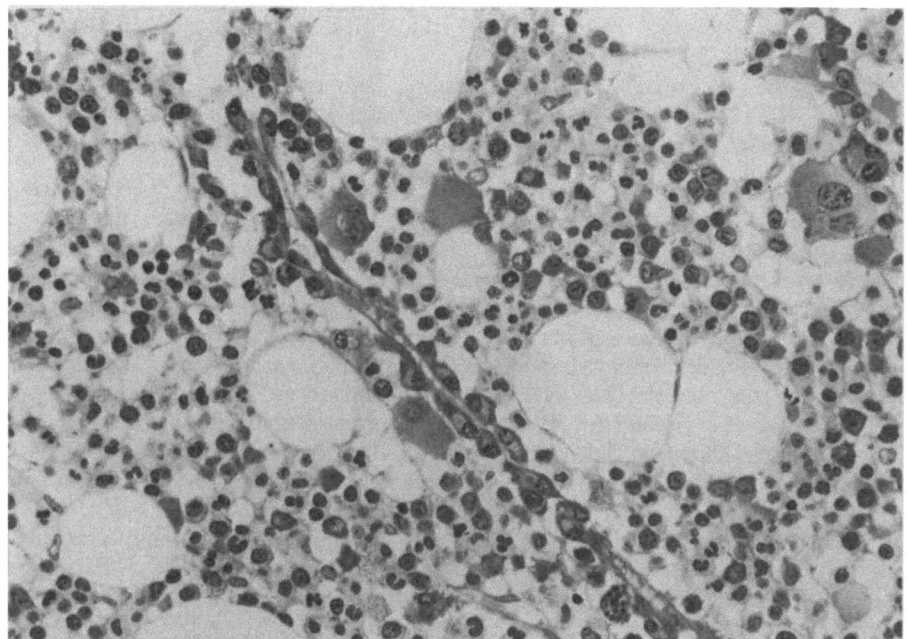

Abb. 2. Ausgeprägte pericapilläre und beginnende diffuse Plasmocytose im Knochenmark bei akutem LEV. Beckenkamm-Myelotomie, Methacrylateinbettung, Schnittdicke 3 µ, Färbung Gallaminblau — Giemsa, Maßstab 325:1

Gefäßfibrose im chronischen Stadium, sklerosierendes Marködem, Histiocytenspeicherung und Nucleophagocytose sowie die fakultativ auftretenden nodulären Lymphocytenansammlungen.

Zusammenfassung

An zehn klinisch und bioptisch teils durch mehrfache Myelotomien verfolgten Fällen von Erythemotadeskranken haben wir Kriterien herausgearbeitet, die für Diagnose und Differentialdiagnose, für Aktivität der Erkrankung und für die Verlaufskontrolle kennzeichnend sind. Damit ist es möglich, die sowohl von der Grundkrankheit abhängigen Mark- und Knochenveränderungen als auch medikamentös bedingte Nebenwirkungen, wie Einschränkung der Hämatopoese und Störungen im Knochenumsatz frühzeitig zu erfassen. Dabei ist die gleichzeitige Möglichkeit der Begutachtung des Knochenumsatzes auch von großem Interesse: Bei 2 von unseren 10 Patienten fanden wir einen klinisch noch inapparenten, morphologisch jedoch aktiven regulativen Hyperparathyreoidismus. Schließlich

ist auch die Möglichkeit der Differentialdiagnose gegenüber anderen Mesenchymerkrankungen, insbesondere gegenüber der primär chronischen Polyarthritis hervorzuheben. Somit bedeuten also unsere histologischen Ergebnisse:
1. Sicherung der Erythematodesdiagnose auch ohne klinische Angaben,
2. Histologische Graduierung der Krankheitsaktivität und
3. die Möglichkeit einer gleichzeitigen Begutachtung des Knochens und rechtzeitige Erkennung von Nebenwirkungen.

Aussprache
Herr H. H. HENNEMANN (Mannheim):
Zu Herrn VYKOUPIL: Konnten Sie auch LE-Zellen in Ihren histologischen Untersuchungen finden? Hargraves hat ja die LE-Zelle in einem Sternalmarkpunktat eines Erythematodes-Patienten erstmalig beschrieben und somit dabei entdeckt.

KRULL, P., VYKOUPIL, F. K., KALDEN, J., DEICHER, H. (Med. Klinik der Med. Hochschule Hannover): **Beckenkammbiopsie nach Burkhardt bei Lupus erythematodes visceralis*** (Korrelationen zwischen Morphologie und klinischen Status)

Die klinische Symptomatik des LEV ist Ausdruck einer generalisierten Vasculitis. Da diese Gefäßveränderungen, besonders gut im Knochenmark nachweisbar sind, stellt die histologische Charakterisierung des Knochenmarkes an Hand der Myelotomie nach Burkhardt [1, 2] einen der wichtigsten objektiven Parameter für die Beurteilung der Aktivität der Erkrankung dar. Für den LEV, eine der häufigsten echten Autoimmunerkrankungen, gilt die Therapie mit immunsuppressiv wirksamen Medikamenten als Behandlungsmethode der Wahl [3, 4]. Wegen der nicht unerheblichen Nebenwirkungen dieser Therapieform ist es für den Kliniker von besonderer Wichtigkeit, objektive Kriterien zu gewinnen, an Hand derer der Therapieeffekt erkennbar ist und die es dem Therapeuten gestatten, die Behandlung auf die unbedingt erforderliche Mindestdosis zu reduzieren oder ganz einzustellen.

Der Eingriff der Knochenmarksbiopsie ist für den Patienten wenig belästigend und kann beliebig oft wiederholt werden. Wir haben versucht, den vom Histologen eingestuften Aktivitätsgrad in ein klinisches Aktivitätsschema einzugliedern und so mit Hilfe von subjektiven und objektiven klinischen und histologischen Befunden die Prozeßaktivität des LE zahlenmäßig in einem Index — ähnlich dem der ARA für die primär chronische Polyarthritis — zu erfassen. Zur Erstellung eines solchen Aktivitätsindex wurden 15 Patienten untersucht, von denen bis zum gegenwärtigen Zeitpunkt 10 histologisch ausgewertet werden konnten. Über diese soll im folgenden berichtet werden.

In Tabelle 1 ist der von uns aufgestellte Aktivitätsindex wiedergegeben. Als erstes sind Adynamie, Krankheitsgefühl und Arbeitsfähigkeit des Patienten als subjektive Kriterien erfaßt. Da das Ausmaß des Organbefalles eine besondere Bedeutung für die Aktivität der Erkrankung darstellt, wurde es durch den Faktor 5 von den übrigen Kriterien abgehoben. An Laborwerten gehen als wichtigste Blutsenkungsgeschwindigkeit und Gammaglobulinwert ein. Es folgt der Aktivitätsgrad im Knochenmark. Den Abschluß bildet als weiterer subjektiver Parameter das ärztliche Gesamturteil. Auf Grund dieses Index mit einer höchstmöglichen Indexzahl von 30 kann man zumindest drei Aktivitätsgrade recht gut abgrenzen:
1. Indexzahl 0 bis 10 = inaktiv oder ausgebrannt,
2. Indexzahl 11 bis 20 = aktiv,
3. Indexzahl 21 bis 30 = hochaktiv.

---

* Mit Unterstützung der Deutschen Forschungsgemeinschaft.

Tabelle 1. *Index zur Beurteilung der Aktivität des Lupus erythematodes visceralis*

Grad	0	1	2	3
Subjektiv a) Adynamie b) Krankheitsgefühl c) Arbeitsfähigkeit	a) keine b) kein c) normal	a) gering b) gering c) normal	a) vorhanden b) vorhanden c) eingeschränkt	a) ausgeprägt b) ausgeprägt c) aufgehoben
Zahl der befallenen Organe oder Organsystme (×5)	0	1	2–3	>3
BSG (1 Std.)	0–20	21–40	41–70	>70
Y-Globulin (rel.%)	<20	20–25	26–30	>30
Aktivitätsgrad im Knochenmark (histologisch)	0	I	II	III
Ärztliches Gesamturteil	inaktiv	mäßig aktiv	aktiv	hochaktiv

Tabelle 2. *Zusammenstellung der wichtigsten Befunde über Krankheitsdauer, klinische Manifestationen und Therapie*

Pat.	Alter	Erste Symptome	Klinische Aktivität (Index)	Organmanifestation vor Therapie	Organmanifestation zum Zeitpunkt der Beckenkammbiopsie	Therapie zum Zeitpunkt der Beckenkammbiopsie
Ch.J.	34	9	III (27)	Exanthem Arthritis	Exanthem Arthritis Cerebrale Vaskulitis Nephritis Leukopenie	60 mg Decortilen *
H.R.	18	4	III (28)	Exanthem Arthritis Nephritis Leukopenie	Exanthem Arthritis Nephritis Leukopenie	60 mg Decortilen * 125 mg Resochin *
A.K.	44	21	II (17)	Exanthem Nephritis Cerebrale Vaskulitis Leukopenie	Cerebrale Vaskulitis Endokarditis Leukopenie	150 mg Imurek * 15 mg Urbason *
A.G.	51	2	II (20)	Exanthem Arthritis Leukopenie	Leukopenie	100 mg Imurek * 6 mg Decortilen *
A.H.	36	16	II (14)	Exanthem Arthritis Polyserositis Perimyocarditis	Arthritis	150 mg Imurek * 12 mg Decortilen *
L.G.	26	1½	II (17)	Arthritis Lymphadenitis Leukopenie	Arthritis Lymphadenitis	0
U.B.	51	2	I (9)	Polyserositis Nephritis	(Nephritis)	6 mg Decortilen *
O.P.	39	21	I (2)	Arthritis Leukopenie	(Arthritis)	100 mg Imurek * 5 mg Ultralan *
E.K.	51	12	I (5)	Polyserositis Nephritis	0	6 mg Decortilen *
U.F.	21	5	I (6)	Arthritis Leukopenie	0	0

Die Tabelle 2 zeigt Krankheitsdauer, klinische Aktivität und Symptome vor Therapiebeginn sowie zum Zeitpunkt der Beckenkammbiopsie, zu dem auch der Aktivitätsindex berechnet wurde. Die Patienten sind entsprechend abnehmender Krankheitsaktivität aufgeführt. An Hand dreier Patienten soll die gute Übereinstimmung zwischen klinischer und histologischer Aktivität demonstriert werden.

Pat. A. K.: Krankheitsverlauf seit 21 Jahren. Klinisch trotz Kombinationstherapie mit Azathioprin und Steroiden cerebrale Vasculitis mit Sprechstörungen, erheblichen peripheren Durchblutungsstörungen der unteren Extremitäten, Endokarditis, Leukopenie. Im histologischen Knochenmarkspräparat entsprach dem eine mäßige diffuse Plasmazellvermehrung, eine massive fibrinoide Verquellung der Wand mittelkalibriger Arterien mit periadventitieller Plasmazellanhäufung und Exsudation in die Umgebung. An einigen Stellen skeletierte Sinus mit mäßig vermindertem blutbildenden Parenchym als Ausdruck des chronischen Prozesses. Histologischer Aktivitätsgrad II. Die unvermindert bestehende Aktivität entsprach somit einer deutlichen Vasculitis im Knochenmark mit den Zeichen der beginnenden partiellen Markatrophie.

Patientin L. G.: Krankheitsverlauf seit $1^1/_2$ Jahren mit Arthritis und Lymphadenitis. Bisher keine spezifische Therapie. Im Knochenmark deutliche diffuse Vermehrung von Plasmazellen, besonders massierte Ansammlung dieser Zellen entlang arterieller Capillaren und Arteriolen, die eine starke subendotheliale Verquellung mit Lumeneinengung und stellenweise Endotheldissoziation aufwiesen. Transsudation in die Umgebung. Unauffälliges blutbildendes Parenchym. Histologischer Aktivitätsgrad III.

Patient G. K.: Krankheitsverlauf seit 12 Jahren. Zur Zeit der Beckenkammbiopsie fand sich klinisch nur eine Leukopenie. In der Knochenmarkshistologie ausgeprägte Wandhyalinose und periaventitielle Fibrose der mittelkalibrigen Arterien mit dicht an der Wand anliegenden Gewebsmastzellen. Relative Gefäßarmut. Deutliche partielle Markatrophie. Histologischer Aktivitätsgrad 0. Die Markaplasie ist in diesem Falle sicher Folge der Vasculitis und nicht therapiebedingt, da die Patientin nie eine echte immunsuppressive Behandlung erhielt.

Die klinische Symptomatik eines LEV ist Folge einer generalisierten Immunkomplexvasculitis. Das klinische Bild reicht von hochaktiven bis zu völlig inaktiven, ausgebrannten Formen [5]. Besonders eindrucksvoll läßt sich das Ausmaß dieser Vasculitis in durch Myelotomie gewonnenem Knochenmark als „Myelitis" nachweisen. Das Ausmaß der Mesenchymreaktion im Knochenmark korreliert gut mit dem Grad der klinischen Aktivität. Klinischer und histologischer Befund ergeben einen Aktivitätsindex, der dem Kliniker wichtige Informationen für Diagnostik, Therapie und Verlaufskontrolle des LEV liefert.

Literatur

1. Burkhardt, R.: Sem. Hematol. **2**, 29 (1965). — 2. Burkhardt, R., Beil, E.: Klin. Wschr. **49**, 422 (1971). — 3. Miescher, P. A.: Die immunsuppressive Therapie des systemischen Lupus erythematodes (SLE). In: Medikamentöse Immunsuppression (Ricken, D., Schumacher, K., Hrsg.). Stuttgart: Thieme 1971. — 4. Schubert, J. C. F., Schubert, H., Holtz, G., Martin, H.: Dtsch. med. Wschr. **95**, 1768 (1970). — 5. Estes, D., Christian, C. L.: Medicine (Baltimore) **50**, 85 (1971).

GARANCIS, J. C., BERNHARD, G. C. (Medical College of Wisconsin, Milwaukee, Wisconsin): **Lupus nephritis**

Since 1965 24 lupus nephritis patients have been treated with immunosupressive drugs at this institution. One group of 17 patients was selected for imuran therapy (Azathioprine). The duration of this treatment extended from a few months up to 3 years. Another group of seven patients is presently treated with Cytoxin. Serum compliment levels, ANF titers, proteinuria and urea clearance were followed before starting and while on immunosuppressive drugs. Renal biopsy was obtained from each patient before the therapy was instituted and subsequently at 6 month intervals. A total of 54 renal biopsies and six autopsy specimens were examined. Skin biopsies from two patients and the buffy coat of the peripheral blood from twelve patients were also examined. The first renal biopsy was used as a reference point for comparison with renal lesions in the sub-

sequent biopsies. The patient were divided into three groups, based on the histological findings in the first renal biopsies. Lesions were classified as follows:
1. focal glomerulitis,
2. membranous glomerulonephritis,
3. membrano-proliferative glomerulonephritis.

Focal Glomerulitis

As a rule, variable numbers of glomeruli appeared normal. The other glomeruli showed minimal changes characterized by slight thickening of the basement membrane and focal hypercellularity. Electron miscrocopy revealed fusion of the

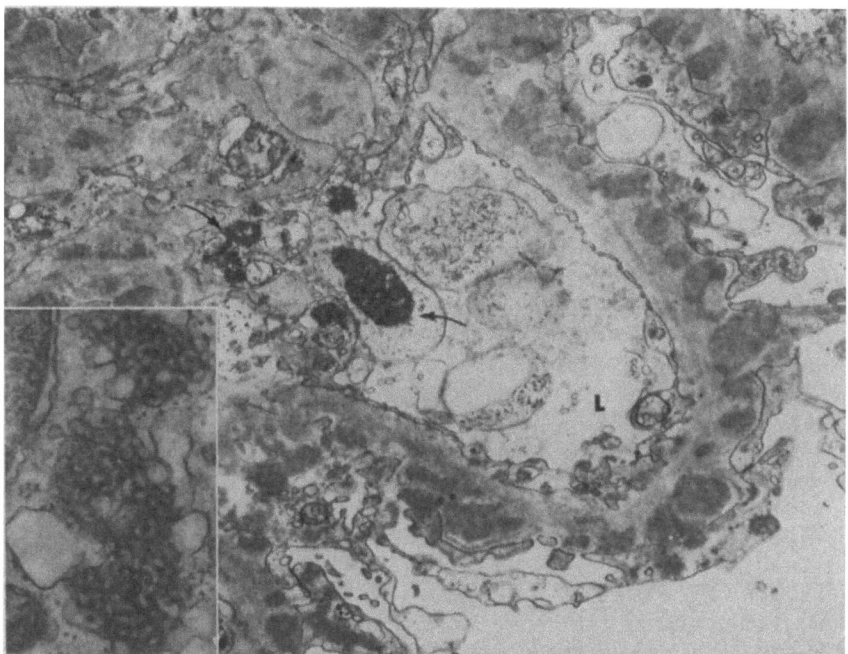

Fig. 1. "L" indicates glomerular capillary lumen; arrow, cluster of cytoplasmic microtubulus (× 4,800). Insert: higher magnification (× 43,000) of cytoplasmic microtubulus

foot processes and *more noticeable* changes consisted of subendothelial deposits of electron dense material. Fluorescent microscopy was weakly positive.

Membranous Glomerulonephritis

The glomerular changes were characterized by diffuse thickening of the basement membrane. Cellular proliferation, as a rule, was inconspicuous. However, in some cases, as the glomerular lesions advance, hypercellularity became more obvious. Electron microscopy revealed irregular thickening of the basement membrane due to intramembranous subepithelial deposits. *No* subendothelial deposits were observed. These deposits are considered to be immunoglobulins, and this assumption is supported by strongly positive immunofluorescence against IgG, IgM and complement.

Membrano-proliferative Glomerulonephritis

Under this form of lupus nephritis, we include glomerular changes which may be membranous and proliferative limited to segments or involve entire glomerulus.

In some instances the hypercellularity was the predominent feature. *Three patients* of this group developed end-stage kidney characterized by diffuse hyalinization of glomeruli. Of particular interest is one patient from the first group whose initial renal biopsy showed only focal glomerulitis, progressed also the end-stage renal disease over a period of 3 years.

Our conclusion is that imuran may induce clinical and immunologic improvement, but the renal lesions are not improved nor their progression prevented.

The effect of Cytoxin on lupus nephritis is inconclusive *at the present* time because this study has been in progress for a relatively short time. However, the majority of patients have shown the c inical and immunologic improvement, and in two patients moderate reversal of renal lesions was observed.

As a by-product of this study was the demonstration of cytoplasmic microtubules in the endothelial cells of the kidney, liver and skin (Fig. 1). Of 54 renal biopsies, the microtubules were not demonstrated only in two specimens. The cytoplasmic microtubules were also observed during the acute phase, in monocytes, lymphocytes and granulocytes. What is the significance of these cytoplasmic microtubules?

Some investigators consider them as altered endoplasmic reticulum, *but* others have interpreted these cytoplasmic inclusions as virus-like particles. The viral nature, namely mixo-virus, has been suggested from morphological grounds alone. More specific evidence by means of immunologic techniques or growth in tissue cultures has not yet been obtained to confirm that these cytoplasmic microtubules are in fact viruses. However, it is important to mention that the formation of similar cytoplasmic microtubules has been observed in varouis viral infections in vivo and in vitro. Furthermore, Hollinger demonstrated in SLE patients high serum antibody titers to viral antigens of measles, rubella, para-influenza II and III, and reovirus type II. However, we need more conclusive evidence to confirm the viral nature of these cytoplasmic microtubules.

HELMKE, K., FEYEN, H., FEDERLIN, K. (Sektion Klin. Immunologie und Hämatologie, Zentrum für Innere Medizin und Kinderheilkunde der Universität Ulm): **In vitro-Untersuchungen zur zellvermittelten Immunität gegenüber Kernbestandteilen bei Patienten mit Lupus erythematodes**

Der Lupus erythematodes disseminatus (LED) gilt als eine Erkrankung, bei der das Immunsystem stark abnorm reagiert. Es finden sich im Serum von Patienten mit dieser Erkrankung im Gegensatz zu gesunden Personen gehäuft humoi rale Antikörper gegen die verschiedensten körpereigenen Antigene und speziel gegen Zellkernbestandteile.

Bei einer so ausgeprägten Bildung humoraler pathologischer Autoantikörper erscheint es interessant, die celluläre Immunreaktion gegen Kernbestandteile und speziell gegen DNS zu untersuchen und sie einerseits mit denen gesunder Personen, zum anderen mit den humoralen Faktoren der Patienten zu vergleichen.

Hierzu benutzten wir folgende Untersuchungsmethoden: Zum Nachweis humoraler Antikernfaktoren diente der LE-Zelltest und der indirekte Fluorescenztest auf Rattenleberscheiben. Antikörper gegen DNS wiesen wir mit einer eigenen Immunfluorescenztechnik nach, die auf dem von Fischer beschriebenen Verfahren an hämolysierten Vogelerythrocyten basiert.

Bei diesem Verfahren werden hämolysierte Vogelerythrocyten mit einer unbehandelten, und einer an löslicher DNS absorbierten Probe des Patientenserums inkubiert. Bei anschließender Überschichtung mit fluoresceinmarkiertem Anti-

Human-IgG kommt es zu deutlicher Kernfluorescenz bei vorhandenen Antikernfaktoren.

Spezifische Antikörper gegen DNS sind jedoch nur dann vorhanden, wenn das absorbierte Präparat im Gegensatz hierzu keine oder eine deutlich schwächere Fluorescenz zeigt.

Die celluläre Immunreaktion gegen Kernbestandteile wurde mit dem Leukocytenmigrationstest nach Søberg u. Bendixen in einer eigenen Modifikation untersucht. Als Antigen wurden verwandt: kommerzielle, lyophilisierte DNS aus Kälberthymus und Rattenleberkerne, die nach einem Verfahren von Pinkard u. Weir isoliert wurden.

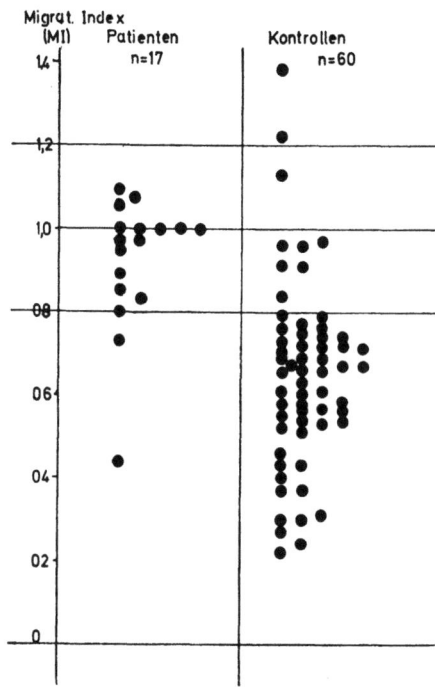

Abb. 1. LMT bei 17 Patienten mit LED und 60 Kontrollen. Antigen: DNS 250 µg/ml

Das Ergebnis wird als Migrationsindex angegeben, jeweils bezogen auf die Normalwanderung von Leukocyten im antigenfreien Medium. Eine Hemmung der Leukocytenmigration und somit ein positives Ergebnis liegt vor bei einem Migrationsindex unter 0,8. Eine geeignete Ag-Konzentration wurde mit einer Verdünnungsreihe ausgetestet.

Bei 17 Patienten mit LED und bei 60 Kontrollpersonen wurde dieser Test durchgeführt und es zeigte sich überraschenderweise, daß nahezu alle Kontrollpersonen, jedoch mit zwei Ausnahmen kein Patient mit LED auf das angebotene Antigen (DNS 250 µg/ml) reagierten (Abb. 1).

Ähnliche Resultate wurden erzielt bei Zugabe von isolierten Leberzellkernen und Kernen hämolysierter Hühnererythrocyten. Eine Reaktion, wie sie die Normalzellen zeigten, wird allgemein als Indikator für die Existenz sensibilisierter Lymphocyten gegen das zugegebene Antigen angesehen.

Bei einem Vergleich zwischen den zellgebundenen Immunreaktionen gegen die verschiedenen Kernbestandteile und den humoralen Faktoren zeigte sich keine Korrelation zwischen Titerhöhe und positivem bzw. negativem Ausfall des Leukocytenmigrationstestes. Es ließen sich jedoch bei allen Patienten humorale Antikörper gegen DNS mit der von uns angewandten Methode nachweisen, während die anderen Untersuchungen humoraler Faktoren unterschiedlich ausfielen. Der LE-Zelltest fiel bei 3 von 17 Patienten, der indirekte Fluorescenztest auf Rattenleber dagegen bei 5 von 17 Patienten negativ aus.

Da die Frage nahelag, inwieweit die Ergebnisse bei den LED-Patienten wohl durch immunsuppressive Therapie beeinflußt wurden, wurde hierzu eine Aufschlüsselung der Untersuchungen zu unterschiedlichen Therapiezeitpunkten und Dosierungen angestellt (Abb. 2). Es ließen sich jedoch keine signifikanten Unterschiede zwischen den Patienten, die vor Beginn der Therapie untersucht werden konnten und solchen, die mit niedrigeren oder höheren Dosen Cortison oder Azathioprin behandelt wurden, feststellen.

Die Abhängigkeit der Ergebnisse von der Konzentration an DNS im Medium wurde durch eine Verdünnungsreihe von 1000 µg/ml bis zu 0,025 µg/ml ausge-

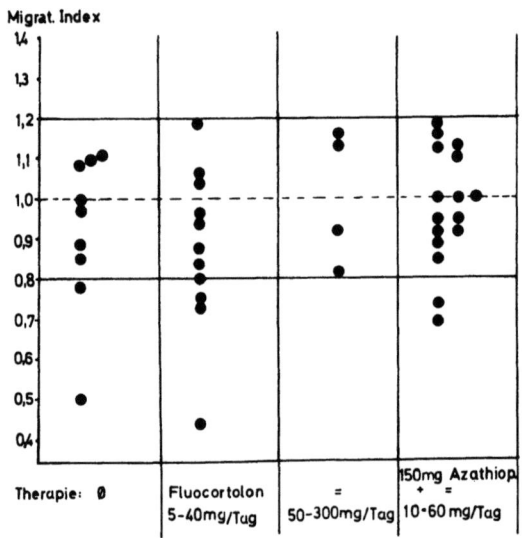

Abb. 2. Immunsuppressive Therapie und LMT bei LED. Antigen: DNS 250 µg/ml

testet. Hierbei zeigte es sich, daß bei Konzentrationen unterhalb von 50 µg/mi in der Regel weder die Kontrollpersonen noch die LED-Patienten reagierten. Bei Konzentrationen über 500 µg/ml dagegen zeigte sich sowohl bei den Kontrollpersonen als auch, in etwas abgeschwächterem Ausmaß, bei den Patienten eine deutliche Reaktion auf die Zugabe des Antigens. Letzteres wurde als toxischer Einfluß der hohen Antigenkonzentration auf alle Zellen gedeutet. In dem Konzentrationsbereich um 250 µg/ml jedoch zeigte sich ein signifikanter Unterschied zwischen beiden Gruppen mit fehlender Reaktionsbereitschaft der LED-Patientenzellen bei deutlicher Reaktivität der Kontrollzellen. Die erhobenen Befunde könnten auf eine herabgesetzte celluläre Immunreaktion bei LED-Patienten hinweisen. Diese in vitro erhobenen Befunde werden durch in vivo-Beobachtungen von Abe u. Homma (1971) unterstützt. Diese fanden bei LED-Patienten eine signifikant herabgesetzte Immunreaktion vom verzögerten Typ bei normaler humoraler Immunantwort. Die verzögerten Immunreaktionen wurden von dieser Gruppe mit dem DNCB-Test, dem Tuberkulinhauttest und dem Makrophagenhauttest bestimmt.

Als mögliche Ursachen für diese herabgesetzte Reaktionsbereitschaft der Lymphocyten von LED-Patienten könnten außer einer teilweise therapeutisch bedingten Unterdrückung der Immunantwort diskutiert werden: 1. Abschirmung der Immunocyten gegen das Antigen DNS in vitro durch Besetzung mit den im Serum kreisenden antinucleären Faktoren. 2. Schädigung der Lymphocyten durch den von Terasaki et al. 1971 beschriebenen lymphocytotoxischen Faktor im Serum dieser Patienten, 3. eine Immundeviation im Sinne Ashersons, 4. eine Bildung minderwertiger Lymphocyten (forbidden clone).

Die unerwartete Reaktionslosigkeit der Patientenzellen wird durch die überraschenden Befunde bei den gesunden Personen ergänzt. Eine mögliche Ursache für die Hemmung der Kontrollzellen könnte in einer größeren Empfindlichkeit gegenüber toxischen Antigenkonzentrationen liegen. Eine zweite Möglichkeit wäre die, daß es sich hierbei tatsächlich um eine normalerweise vorhandene Sensibilisierung von Immunocyten gegenüber DNS und Kernbestandteilen handelt. Dies könnte teleologisch als normaler Schutzmechanismus gegen Viren, Bakterien und evtl. auch gegen die körpereigenen Kernzerfallsprodukte und falsch programmierte DNS gesehen werden. Diese Stoffe würden auf diese Weise von den Lymphocyten erkannt und eliminiert. Zum Beweis oder Ausschluß dieser Theorien bedarf es jedoch noch weiterer Untersuchungen.

Bei den LED-Patienten läge eine Störung dieses Mechanismus vor. Hierdurch kommt es zur Anhäufung von Kernzerfallsprodukten und zur Anregung der humoralen Ak-Bildung. Danach kommt es zur Bildung von Ag-Ak-Komplexen, jedoch nicht zur Eliminierung des Antigens.

Die antinucleären Antikörper wären so gesehen dann nur ein Epiphänomen, das durch den Zusammenbruch der normalerweise vorhandenen Kontrollfunktionen der Lymphocyten hervorgerufen wird und sekundär wohl auch als Komplexbildner mit DNS pathologische Bedeutung hat.

Literatur

Abe, T., Homma, M.: Acta rheum. scand. 17, 35 (1971). — Asherson, G. L.: Brit. med. Bull. 3, 24 (1967). — Burnet, F. M.: Cellular immunology. Melb.: Univ. Press 1969. — Cohen, S. A., Hughes, G. R. V., Noel, G. L., Christian, C. L.: Clin. exp. Immunol. 8, 551 (1971). — Dubois, E. L.: Lupus erythematosus. New York: McGraw-Hill Book Comp. 1966. — Federlin, K., Helmke, K.: Lancet 1972 I, 596. — Fischer, K.: Mschr. Kinderheilk. 118, 493 (1970). — Galanaud, P., Dormont, J., Gronier, J. Mery, J. P. H.: Lancet 1971 II, 923. — Helmke, K., Federlin, K.: Zellvermittelte Immunreaktionen gegen Zellkernbestandteile in vitro bei Patienten mit L.E.D. 3. Kongr. Ges. Immunol., S. 59. Abstr. Marburg 1971. — Mittal, K. M.: Nature (London.) 255, 1255 (1970). — Pinkard, R., Weir, D.: Clin. exp. Immunol. 1, 23 (1966). — Søborg, M., Bendixen, G.: Acta med. scand. 181, 247 (1967). — Terasaki, P. J., Vilma, D., Mothroni, M. D., Barnett, E. V.: New Engl. J. Med. 283, 724 (1970). — Zamenhof, S.: Biochem. Prep. 6, 8 (1958).

BÜRKLE, P. A., BRETZEL, R., FRANZ, H. E., FEDERLIN, K.[*] (Sektion für Klin. Immunologie und Sektion für Nephrologie, Zentrum für Innere Medizin und Kinderheilkunde, Universität Ulm): **Untersuchungen zur cellulären Immunreaktion in vitro gegen Nierenantigen bei Patienten mit chronischer Nierenentzündung**

Seit vielen Jahren ist bekannt, daß humorale Antikörper gegen Nierengewebe (sog. Antibasalmembranantikörper) und Immunkomplexe schädigend auf den glomerulären Gefäßapparat wirken und für die Chronizität der Nierenerkrankung verantwortlich sind. Zur Beteiligung zellgebundener Immunreaktion, d. h. sensibilisierter Lymphocyten, existieren in der Immunpathologie bisher nur wenige Beobachtungen. Tierexperimentell waren durch die Übertragungsversuche experi-

---

[*] Mit Unterstützung der Deutschen Forschungsgemeinschaft.

menteller Nierenentzündungen mit Lymphocyten aus den Arbeiten von Pfeiffer u. Federlin (1966, 1967) sowie von Hess u. Mitarb. (1962) bereits Anhaltspunkte gegeben. Entsprechende Versuche waren beim Menschen nicht durchzuführen. Seit der Entdeckung der von Dummonde (1969) mit „Lymphokines" bezeichneten humoralen Lymphocytenfaktoren besteht einerseits die Möglichkeit in vitro-Reaktionen von Patientenlymphocyten mit Nierenantigen zu untersuchen, andererseits wird die Vorstellung erleichtert, auf welche Weise sensibilisierte Lymphocyten in vivo zur Läsion des Nierengewebes führen können.

Als Technik wurde der von uns modifizierte periphere Leukocytenwanderungstest nach Søberg u. Bendixen (1967) als Mikromethode benutzt (Federlin et al., 1971). Isolierte und Kollagenase verdaute glomeruläre Basalmembran sowie eine aus Tubuluszellen gewonnene nephritogene Fraktion (Edgington et al., 1968) dienten als Antigen. Aus den Nieren durch Unfälle[1] umgekommener gesunder Jugendlicher wurden zunächst unter Verwendung von sieben verschiedener Maschenweiten die einzelnen Glomerula isoliert (Krakower u. Greenspon, 1951).

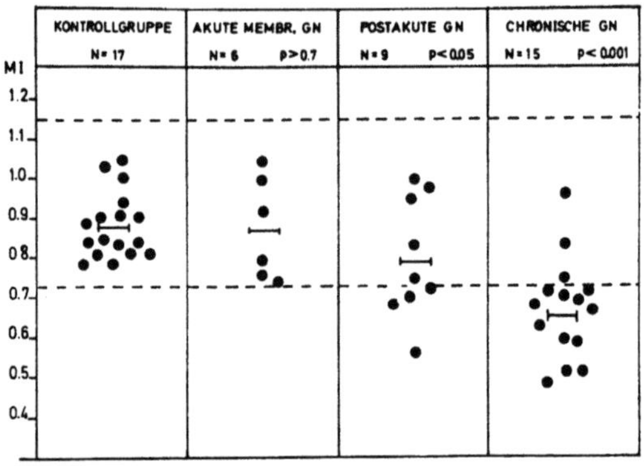

Abb. 1. LMT bei Patienten mit Glomerulonephritiden. Antigen: Kollagenase-verdaute GBM, 150 µg/ml

Durch Ultraschallbehandlung der Glomerula und anschließender Zentrifugation erhält man eine von Zellbestandteilen freie Basalmembran. Bei der anschließenden enzymatischen Verdauung mit Kollagenase werden etwa 50% der Basalmembran in Lösung gebracht (Spiro, 1967) und dann als Antigen verwendet. Die nephritogene tubuläre Fraktion — sog. Fx 1 A-Fraktion (Edgington et al., 1968) — wird durch mehrfache Zentrifugation und anschließender Ultrazentrifugation gewonnen.

Die Untersuchungen wurden an 17 gesunden Personen und 33 unbehandelten Patienten mit bioptisch gesicherter Glomerulonephritis (GN) durchgeführt. Die Punktionscylinder wurden histologisch und immunhistologisch untersucht (Bürkle et al., 1971). Die lichtoptische Klassifizierung erfolgte nach dem Schema von Bohle et al., 1969. Die Serumkreatininwerte der untersuchten Patienten lagen in allen Fällen unter 1,4 mg-%.

Abb. 1 zeigt die Ergebnisse des Migrationshemmtestes bei Anwendung des glomerulären Antigens in einer Konzentration von 150 µg/ml Kulturmedium. Auf der vertikalen Linie ist der Migrationsindex aufgetragen. Die unterbrochene Linie bei 0,72 entspricht der doppelten Standardabweichung des Mittelwertes der Kontrollgruppe. Bei Werten von unter 0,72 liegt eine Hemmung vor. Der Mittelwert der Kontrollgruppe beträgt $\bar{x} = 0,88 \pm 0,08$. Die peripheren Leukocyten von sechs

---

[1] Dem Direktor des Institutes für Gerichtliche Medizin der Universität Tübingen, Herrn Prof. Dr. H. J. Mallach, sei für die Überlassung des Materials gedankt.

Patienten mit akuter membranöser GN, bei welchen immunhistologisch keine Ablagerungen von Immunglobulinen oder Komplement gefunden wurden, zeigten in keinem Fall eine Wanderungshemmung ($\bar{x} = 0{,}87 \pm 0{,}13$ p > 0,7, FG = 21).

Von den untersuchten 9 Patienten mit postakuter GN wiesen 3 eine deutliche Hemmung der Leukocytenwanderung auf. Der Mittelwert mit $0{,}79 \pm 0{,}04$ liegt zwar noch über der gezogenen Grenzlinie, doch ist der Unterschied zur Kontrollgruppe bereits signifikant (0,05 > p > 0,025, FG = 24).

Abb. 2 zeigt den immunhistologischen und histologischen Befund einer chronisch proliferativen sklerosierenden GN. In der Mehrzahl dieser Fälle, d. h. in 12 von 15 Fällen kam es zu einer deutlichen Hemmung mit einem Mittelwert von $0{,}66 \pm 0{,}11$, welcher sich mit p < 0,001 hochsignifikant unterscheidet (FG = 30).

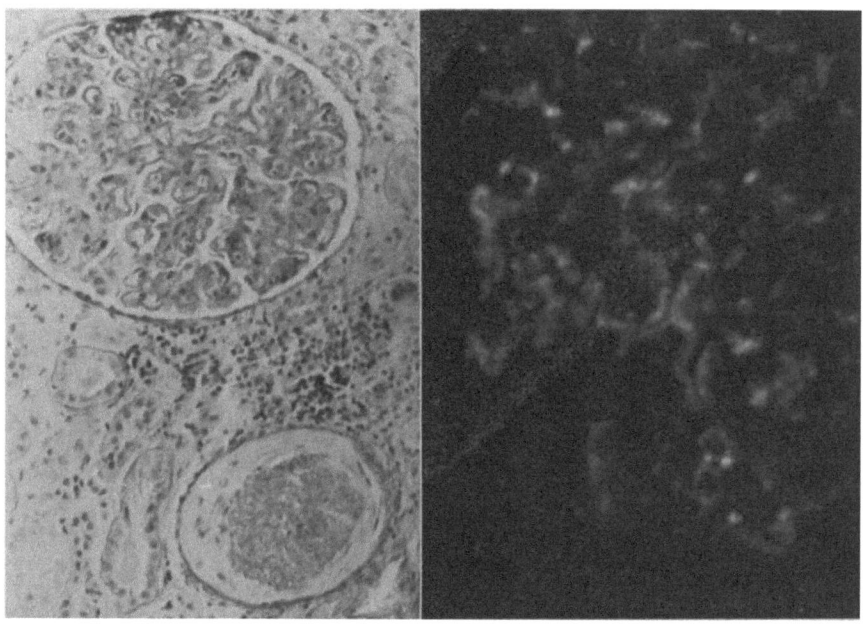

Abb. 2. Histologischer und immunhistologischer Befund bei chronisch proliferativer sklerosierender GN

Hingegen zeigten die Leukocyten gegen die tubuläre Antigenfraktion keine Reaktion. Von den untersuchten Antigenkonzentrationen zwischen 0,1 µg und der toxischen Dosis von 300 µg/ml konnten keine signifikanten Unterschiede zwischen Kontrollgruppe und Patientengruppe gefunden werden.

Vergleiche mit Ergebnissen aus der Literatur zeigten, daß auch andere Autoren eine Wanderungshemmung der Leukocyten gegen glomeruläre Basalmembran bei Patienten mit GN gefunden haben (Bendixen, 1968; Mahieu et al., 1971; Rocklin et al., 1970; Melnick et al., 1971; Mallick et al., 1972). In unserem Gesamtmaterial von 33 Fällen, einschließlich 3 Patienten mit perakuter GN, zeigten 15 eine Hemmung, welche vorwiegend auf die chronisch verlaufenden Fälle beschränkt war. Eine Sensibilisierung der Lymphocyten gegen glomeruläre Basalmembran bei der akuten membranösen Form konnte nicht nachgewiesen werden. Eine Beziehung zur Ablagerungsform im immunhistologischen Bild, wie sie von Rocklin et al. (1970) bei 4 Fällen mit linearer Fluorescenz gefunden worden war, konnten wir nicht bestätigen.

Migrationshemmung wurde sowohl bei der Komplexnephritis als auch bei der Antibasalmembrannephritis beobachtet.

Die in den letzten Jahren vermehrt durchgeführten Nierenbiopsien haben aber gezeigt, daß vor allem aus der Gruppe der postakuten GN unvorhergesehene Verläufe in kurzer Zeit eintreten können (Renner et al., 1969).

Schnell progredient in die Niereninsuffizienz führende und über Jahre stationär bleibende Verläufe sind möglich. Verlaufsbeobachtungen könnten dazu beitragen, die Bedeutung der Sensibilisierung der kleinen Lymphocyten bei diesen Fällen zu klären und Aufschluß darüber geben, ob sie Ursache oder Folge der chronischen GN sind.

Die vorgelegten Ergebnisse haben gezeigt, daß der in vitro-Nachweis gegen Nierenantigen sensibilisierter Lymphocyten neben Histologie und Immunhistologie eine weitere diagnostische und evtl. prognostische Bedeutung haben.

Literatur

Bendixen, G.: Acta med. scand. **184**, 99 (1968). — Bohle, A., Buchborn, E., Edel, H. H., Renner, E., Wehner, H.: Klin. Wschr. **47**, 733 (1969). — Bornstein, P., Piez, K. A.: Biochemistry **5**, 3460 (1966). — Bürkle, P. A., Franz, H. E., Federlin, K.: Beitrag zur immunhistologischen und histologischen Auswertung von Nierenbiopsien. 3. Tagung der Gesellschaft f. Immunologie, 1971. — Bürkle, P. A., Hemm, G., Huber, V., Federlin, K.: Diabetologia **7**, 423 (1971). — Bürkle, P. A., Walb, D., Amann, G., Franz, H. E., Federlin, K.: Verh. dtsch. Ges. inn. Med. **77**, 1125 (1971). — Bretzel, R.: Inaugural-Dissertation, Ulm. — Bruchhausen, F. v., Merker, H. J.: Naunyn-Schmiedebergs Arch. exp. Path. Pharmak. **251**, 1 (1965). — Carpenter, C. B.: Ann. Rev. Med. **21**, 1 (1970). — Cele, L. R., Cromartie, W. J., Watson, D. W.: Proc. Soc. exp. Biol. (N.Y.) **77**, 498 (1951). — Dummonde, D. C., Wolstencroft, R. A., Panayi, G. S., Matthew, M., Morley, J., Howson, W. T.: Nature (Lond.) **224**, 38 (1969). — Edgington, T. S., Glassock, R. J., Dixon, F. J.: J. exp. Med. **127**, 2, 555 (1968). — Edgington, T. S., Glassock, R. J., Watson, J. I., Dixon, F. J.: J. Immunol. **99**, 1199 (1967). — Federlin, K., Maini, R. N., Russel, A. S., Dumonde, D. C.: J. clin. Path. **24**, 533 (1971). — Hess, E. V., Ashworth, C. T., Ziff, M.: J. exp. Med. **115**, 421 (1962). — Heyman, W., Hackel, D. B., Harwood, S., Wilson, S. G. F., Hunter, J. L. P.: Proc. Soc. exp. Biol. (N.Y.) **100**, 660 (1959). — Krakower, C. A., Greenspon, S. A.: Arch. Path. **51**, 629 (1951). — Lange, K., Treser, G., Sagel, I., Ty, A., Wassermann, E.: Ann. intern. Med. **64**, 25 (1966). — Lerner, R. A., Glassock, R. J., Dixon, F. J.: J. exp. Med. **126**, 989 (1967). — Litwin, A., Adams, L. E., Levy, R., Cline, S., Hess, E. V.: Immunology **20**, 755 (1971). — Mahieu, P., Dardenne, M., Bach, J. F.: Lancet **1971 II**, 314. — Mahieu, P., Winand, R. J.: Europ. J. Biochem. **12**, 410; **15**, 520 (1970). — Mallick, N. P., Williams, R. J., McFarlane, H., McNorr, W., Taylor, G., Williams, G.: Lancet **1972 II**, 507. — Melnick, H. D., Friedman, H.: Transplantation Proc. **3**, 465 (1971). — Pfeiffer, E. F., Federlin, K.: Experimental chronic Glomerulonephritis. Proc. 3rd int. Congr. Nephrol. **2**, 113. Washington 1966. — Pfeiffer, E. F., Federlin, K., Wahlig, F.: Die Immunologie der Nephropathien und Nierentransplantation. Handbuch der Inneren Medizin **VIII/1**, 1035, (1968). — Pfeiffer, E. F., Sandritter, W., Schöffling, K., Treser, G., Kraus, E., Menk, W., Herrmann, M.: Z. ges. exp. Med. **132**, 436 (1960). — Renner, E., Edel, H., Eigler, J., Buchborn, E.: Klin. Wschr. **47**, 752 (1969). — Rocklin, R. E., Lewis, E. J., David, J. R.: New Engl. J. Med. **283**, 497 (1970). — Rothard, S., Watson, R. F.: J. exp. Med. **129**, 1145 (1969). — Shibata, S., Naruse, T., Nagasawa, T., Takume, T., Miyakawa, Y.: J. Immunol. **99**, 454 (1967). — Smith, M. G. M., Eddleston, A. L. W. F., Dominguez, J. A., Evans, D. B., Bewick, M., Williams, R.: Brit. med. J. **4**, 275 (1969). — Søborg, M., Bendixen, G.: Acta med. scand. **181**, 247 (1967). — Spiro, R. G.: J. biol. Chem. **242**, 1813, 1915 (1967). — Timpl, R.: Pers. Mitteilung. — Treser, G., Semar, M., Ty, A., Sagel, J., Franklin, M. A., Lange, K.: J. clin. Invest. **49**, 762 (1970). — Warnatz, H., Scheiffarth, F., Hagel, F.: J. Immunol. **103**, 364 (1968). — Wehner, H., Renner, E., Edel, H. H., Buchborn, E., Bohle, A.: Klin. Wschr. **47**, 742 (1969). — Westberg, N. G., Michael, A. F.: Biochemistry **9**, 3837 (1970). — Zabriskie, J. B., Lewshenia, R., Möller, G., Wehler, B., Falk, R. E.: Science **168**, 1105 (1970).

VELCOVSKY, H., G. BÜRKLE, P. A., FEDERLIN, K. (Sektion für klin. lmmunologie, Zentrum für Innere Medizin und Kinderheilkunde der Universität Ulm): **Quantitative Untersuchungen über den IgE-Spiegel im Serum klinisch gesunder Kontrollpersonen aus verschiedenen Altersgruppen sowie bei Patienten mit Allergien**

Vor einigen Jahren wurde von Ishizaka u. Mitarb. [6, 7] die hautsensibilisierenden Antikörper — die Reagine —, die für die allergische anaphylaktische Reaktion vom Soforttyp verantwortlich sind, als eigene Immunglobulinklasse (Typ E) erkannt. Wenig später gelang es, durch die Erzeugung von Antikörpern gegen ein Myelomeiweiß dieser Klasse, von Johansson u. Mitarb. [2, 10] entdeckt, die quantitative Bestimmung der Serumspiegel zu ermöglichen. Sie ist bei Patienten mit allergischen Erkrankungen von Bedeutung. Die Bestimmungen können mit der Radialimmundiffusion oder dem Radioimmunosorbenttest durchgeführt werden. Letzterer wurde von uns als Phadebas-Test der Fa. Pharmacia benutzt.

Sein Prinzip besteht darin, daß ein an eine feste Phase (Sephadex) gebundener Antikörper (Kaninchen-Antihuman-IgE) mit radioaktiven Isotopen markiertes Antigen (J^{125}-IgE) bindet und das nicht markierte Antigen bzw. die unbekannte Serumprobe diese Reaktion kompetitiv hemmen kann. Markiertes und unmarkiertes Antigen werden an den Antikörper gebunden. Gemäß dem Massenwirkungsgesetz stellt sich nach dem Anteil des jeweiligen AG ein Gleichgewichtszustand her.

Die Proben werden etwa 24 Std bei Zimmertemperatur inkubiert. Um dabei eine gute Durchmischung zu erreichen, müssen die verschlossenen Proben an einer vertikalen Scheibe langsam (5 bis 7 U/min) rotieren. Da der AK an einen Partikel gekoppelt ist, ist die Trennung von gebundenem und ungebundenem AG physikalisch möglich. Wir stellen eine Standardkurve her und setzen dazu die unbekannten Proben in Relation. Die Ergebnisse geben wir in E/ml an, da das Standard-IgE gegen den British Research Standard for Human Immunoglobulin E [13] eingestellt ist. Eine Einheit entspricht dabei etwa 1 mg.

Unsere Untersuchungen erstrecken sich bisher auf 119 klinisch gesunde Kontrollpersonen verschiedener Altersgruppen und auf 93 Personen mit teils gesicherten, teils vermuteten Allergien. Jede Serumprobe wurde doppelt bestimmt. Die Abweichung der beiden Werte lag stets unter 5%.

Die Tabelle 1a zeigt die von uns ermittelten IgE-Spiegel bei verschiedenen Altersstufen und die Resultate der Literatur [1, 2, 9, 10]. Obgleich die Anzahl der Säuglinge und Kinder in den einzelnen Gruppen noch nicht sehr groß ist, läßt sich erkennen, daß wie aus der Literatur bekannt, die IgE-Spiegel mit zunehmendem Alter ansteigen und bei der Gruppe 9 bis 14 Jahre fast den Erwachsenenwert erreichen. Es fällt auf, daß der Absolutwert in den einzelnen Gruppen bei uns höher liegt als die Vergleichszahlen.

Anamnestisch konnte bei unseren Kontrollpersonen kein Anhalt für eine atopische oder dermatologische Erkrankung bzw. einen Parasitenbefall festgestellt werden. Da jedoch ein Teil aus der ländlichen Umgebung stammt, könnte bei einigen ein okkulter Parasitenbefall ohne manifeste Beschwerden bestehen, was die teilweise deutlich erhöhten IgE-Spiegel erklären könnte. Die unterschiedlichen Höhen unserer IgE-Spiegel und denen aus der Literatur könnten auch durch technische Gründe bedingt sein. Arbesman [1] benutzte die Radialimmundiffusion, die schwedische Gruppe [2, 9, 10] einen eigenen Radioimmunosorbenttest, während wir den Phadebas-Test verwendeten. Auch bevölkerungsbedingte Faktoren könnten eine Rolle spielen. Müller u. Graul [12] erzielten kürzlich ebenfalls mit dem Phadebas-Test für 40 Kontrollpersonen niedrigere Werte als in unserem Kollektiv. Somit dürfte weniger der Absolutwert für IgE, als der relative Unterschied zwischen Kontrollpersonen und Patienten ausschlaggebend dafür sein, ob ein tatsächlich erhöhter Wert vorliegt oder nicht.

78 der gesunden Erwachsenen (Tabelle 1b) liegen innerhalb der Streubreite von 20 bis 800 E/ml, das sind 90%. Wir stellten fest, daß der Mittelwert des IgE-Spiegels in der Gruppe der jüngeren Männer deutlich über, der der älteren knapp über dem Gesamtmittelwert liegt. Bei den jüngeren Frauen liegt der Mittelwert in Höhe der Gesamtgruppe, bei den älteren unter diesem Spiegel.

Mit diesem Ergebnis weichen wir von den anderen Untersuchern ab, die darauf hingewiesen haben [1, 2, 9], daß zwischen Männern und Frauen keine abweichen-

Tabelle 1. *a) IgE-Spiegel im Serum bei gesunden Kontrollpersonen. b) Serum-IgE-Spiegel bei gesunden Kontrollpersonen*

a

Kinder Altersstufen	n	Mittelwert E / ml	Johansson 1967 1968	Bennich u. Johansson 1969	Arbesman et al. 1972
bis 1. Monat	4	8.85 (<1 - 30)			
1. - 6. Monat	2	85.5 (66 - 105)	60.6	60.6	
6. - 12. Monat	5	171.30 (18.5 - 660)	75.7	75.7	
1. - 3. Jahr	5	222.00 (29 - 920)	114	114	
3. - 6. Jahr	5	277.50 (20.5 - 680)	155	158	
6. - 9. Jahr	5	263.00 (38 - 660)		190	
9. - 14. Jahr	6	349.02 (180 - 520)		246	
Erwachsene 18 - 73 Jahre	87	357.02 (20,5 - 1750)	330 248	248	218

b

Gruppe	Alter	Mittelwert E IgE/ml
Kontrollen gesamt n = 87	18 - 73	357,02
Männer n = 29	18 - 36	414,44
Frauen n = 26	18 - 31	358,4
Männer n = 21	42 - 73	374,76
Frauen n = 11	46 - 73	168,5

den Werte gefunden wurden. Einschränkend wird man deshalb sagen müssen, daß eine größere Anzahl der Versuchspersonen in den Untergruppen eine geringere Streuung um den allgemeinen Mittelwert bringen würde. Hingegen stehen wir mit der Beobachtung eines niedrigeren Mittelwertes des IgE-Spiegels bei Personen über 40 Jahren in Übereinstimmung mit der Literatur.

Weiter zeigen wir noch die Ergebnisse unserer ersten Untersuchungen bei Patienten mit teils gesicherten, teils vermuteten Allergien im Vergleich mit der Literatur [1, 3, 8, 11]. Die Schwankungsbreite der IgE-Spiegel ist in Tabelle 2 in ( ) zu sehen. Sie ist in jeder Gruppe ziemlich ausgeprägt, besonders bei den

Patienten mit allergisch bedingtem Asthma bronchiale. 11 von 18 Patienten liegen mit ihren Werten über dem Mittelwert der gesunden Versuchspersonen von 357 E/ml. Der Mittelwert hier beträgt das Dreifache der Gruppe mit nicht allergisch bedingtem Asthma bronchiale. Auch bei drei Patienten mit allergisch bedingter Rhinitis fanden wir erhöhte IgE-Spiegel. Der Mittelwert liegt ebenfalls höher als in der Kontrollgruppe. Außerdem haben wir die Werte von Patienten mit Reaktionen nach Einnahme von Arzneimitteln wie Penicillinen, Sulfonamiden und Pyrazolonderivaten sowie nach Gabe von Röntgenkontrastmitteln zusammengestellt. Es sind zwölf Patienten mit Urticaria oder anaphylaktischem Schock nach Ampicillineinnahme darunter. Der Mittelwert für IgE ist bei ihnen normal. Die Bestimmungen wurden jeweils 1 bis 3 Tage nach dem akuten Auftreten der allergischen Reaktionen durchgeführt. Ihre unterschiedliche Höhe ist schwer zu deuten. Es könnte sein, daß zum Zeitpunkt der Bestimmung in einem Teil der Fälle IgE im Gewebe gebunden war, niedriger Serumwert, während diese Phase bei den Fällen mit hohem IgE bereits abgelaufen war. In einem Fall konnten wir einen derartigen Ablauf beobachten. Bei den anderen Erkrankungen lagen die IgE-Spiegel im Normbereich.

Tabelle 2. *IgE-Spiegel im Serum*

	Eigene Ergebnisse			Ergebnisse aus Lit. (Mittelwerte, ng/ml)		
Erkrankung	Alter	n	Mittelwert E / ml	Arbesman et al. (1972)	Kumar et al. (Kinder, 1971)	Johansson (1967)
Asthma bronchiale nicht allerg.	2 - 74	18	281,90 (14 - 720)	502	165	275
Asthma bronchiale Allergen bek.	5 - 63	18	928,05 (21 - 5100)		932	1589
allerg. Rhinitis	6 - 53	10	498,10 (22 - 2150)			
Arzneimittelreaktionen	6 - 73	29	324,37 (30 - 2250)	88,5 n = 10		
Urticaria Wärme-Kälte-Druck	20- 49	5	234,30 (46,5 - 560)	112,5 n = 4		
flüchtige urticarielle Exantheme unklarer Genese	19- 64	10	306,10 (16 - 880)			

Die Gegenüberstellung ergibt trotz Abweichung in den Absolutzahlen eine Übereinstimmung in dem Sinn, daß nur in den Gruppen mit allergisch bedingtem Asthma bronchiale und allergisch bedingter Rhinitis die IgE-Spiegel eindeutig über denen der Kontrollgruppe lagen.

Abschließend noch zwei Einzelbeobachtungen. Es handelt sich:

1. Um einen 6jährigen Jungen mit einer Lipoidnephrose, bei dem der IgE-Spiegel 8300 E/ml betrug. Diese Beobachtung halten wir in Hinblick auf die Arbeit von Gerber u. Paronetto [4] von Interesse, da diese bei Lipoidnephrose (histologisch minimal changes) eine immunhistologische Ablagerung von IgE in den Glomerula beschrieben.

2. Um eine 50jährige Frau mit einem Echinococcus alveolaris der Leber, der IgE-Spiegel betrug 3200 E/ml. Johansson u. Mitarb. [2] weisen darauf hin, daß bei Patienten mit Parasitenbefall, wie z. B. Echinococcus, erhöhte IgE-Spiegel im Serum gefunden werden. Die IgE-Bestimmung stellt bei der Diagnostik solcher Erkrankungen ein wertvolles Hilfsmittel dar.

Dies sind erste Ergebnisse, die weiter vervollständigt werden sollen. Der nächste Schritt soll die Bestimmung des spezifischen IgE sein. Wo dies nicht durchführbar sein wird, bleibt zu klären, welche Bedeutung die einfache IgE-Bestimmung haben wird.

Literatur
1. Arbesman, C. E., Ito, K., Wypych, J., Wicher, K.: J. Allergy clin. Immunol. **49**, 72 (1972). — 2. Bennich, H., Johansson, S. G. O.: Advanc. Immunol. **13**, 1 (1971). — 3. Berg, T., Johansson, S. G. O.: Int. Arch. Allergy **36**, 219 (1969). — 4. Gerber, F., Paronetto: Lancet **1971 I**, 1056. — 5. Henderson, L. L., Swedlund, H. A., van Dellen, R. G., Marcoux, J. P.,, Carryer, H. M., Peters, G. A., Gleich, G. J.: J. Allergy clin. Immunol. **48**, 361 (1971). — 6. Ishizaka, K., Ishizaka, T.: J. Immunol. **99**, 1187 (1967). — 7. Ishizaka, T., Ishizaka, K., Johansson, S. G. O., Bennich, H.: J. Immunol. **104**, 854 (1970). — 8. Johansson, S. G. O.: Lancet **1967, II**, 951. — 9. Johansson, S. G. O.: Int. Arch. Allergy **34**, 1 (1968). — 10. Johansson, S. G. O., Bennich, H.: Studies on a new class of human immunoglobulins. I. Immunological properties, p. 193. Nobel-Symposion III, Stockholm 1967. — 11. Kumar, L., Newcomb, R. W., Hornbrook, M.: J. Allergy clin. Immunol. **48**, 305 (1971). — 12. Müller, H., Graul, E. H.: Diagnostik **5**, 148 (1972). — 13. Rowe, D. S., Tackett, L., Bennich, H., Ishizaka, K., Johansson, S. G. O., Anderson, S. G.: Bull. Wld Hlth Org. **43**, 609 (1970). — 14. Rowe, D. S., Wood, C. B. S.: Int. Arch. Allergy **39**, 1 (1970). — 15. Stanworth, D. R.: Clin. Allergy **1**, 25 (1971).

KLINGELHÖFER, H. L., MALCHOW, H., HAVEMANN, K., BÖRNGEN, U. (Med. Klinik und Med. Poliklinik, Universität Marburg a. d. Lahn)*: **Lymphocytotoxische Antikörper bei Autoimmunerkrankungen**

Zirkulierende Serumantikörper, die mit Hilfe von Komplement bei einer Reaktion in vitro die Membranen von Lymphocyten so verändern, daß sie für Vitalfarbstoffe durchlässig werden, gehören heute als cytotoxische HL-A-Antikörper zum Routineprogramm der Transplantationsimmunologie. Ihr Auftreten wird durch eine Sensibilisierung mit homologem Gewebe bei Transplantationen, multiplen Transfusionen und Schwangerschaften verursacht. Sie sind dadurch gekennzeichnet, daß sie sich spezifisch gegen homologe Gewebsantigene und Lymphocyten richten, größtenteils zur Klasse der IgG-Immunglobuline gehören und ihre maximale Reaktion in vitro bei 37 °C zeigen. Schon in der Vergangenheit wurde der Verdacht geäußert, daß solche cytotoxischen Antikörper für die Leukopenie verantwortlich sein könnten, die als Begleiterscheinung zu einigen Krankheitsbildern gehört. Für die Erkrankung mit Lupus erythematodes visceralis wurde diese Erscheinung schon 1951 von Michael et al. beschrieben [1]. Gerade dieses Krankheitsbild ist ja durch das Auftreten einer Vielzahl ungewöhnlicher Antikörper charakterisiert. Erste Versuche einer Aufklärung durch Dausset [2] u. a. konnten lediglich den Verdacht bestätigen, da die verwandte Methode des Antiglobulinkonsumptionstests zu wenig spezifisch war. Erst das im Verlauf der Transplantationsforschung von P. Terasaki entwickelte Mikrotestverfahren zum Nachweis cytotoxischer Serumantikörper [3] eröffnete die Möglichkeit gezielter Untersuchungen zu diesem Problem. Erste Ergebnisse liegen inzwischen mit den Arbeiten von Mottironi [4], Mittal [5], Terasaki [6], Stastny u. Ziff [7] und Grifoni aus den Jahren 1970 und 1971 vor [8].

In unserer Arbeit untersuchten wir Seren von Patienten mit Erkrankungen autoaggressiver Genese auf das Vorhandensein lymphocytotoxischer Antikörper.

Methode

Für die Untersuchung wählten wir Patienten, deren Diagnosen klinisch und serologisch schon längere Zeit gesichert waren. Im Einzelnen wurden die Seren von 10 Patienten mit Lupus erythematosus visceralis (LE), 24 Patienten mit rheumatoider Polyarthritis (PCP), 16 Patienten mit chronisch aggressiver Hepatitis[1] und 2 Patienten mit progressiver Sklerodermie untersucht. Zur Kontrolle dienten die Seren von 18 gesunden Spendern der Blutbank. Alle Serumproben wurden auf cytotoxische Aktivität gegenüber 50 verschiedenen Lympho-

---
* Mit Unterstützung der Deutschen Forschungsgemeinschaft.
[1] Wir danken Herrn Dr. Selmair, Oberarzt an der Med. Klinik I des Stadtkrankenhauses Kassel, für seine Unterstützung.

cytenpopulationen sowie gegen die Lymphocyten der Patienten selbst getestet. Die Präparation der Lymphocyten erfolgte mit Hilfe des Ficoll-Isopaque-Gradienten. Zum Test selbst wählten wir das Verfahren nach Kissmeyer-Nielsen [9], welches dann von uns modifiziert wurde. 6000 Zellen, die in 1µl inaktivierten AB-Serum suspendiert sind werden mit 1 µl Patientenserum für 30 min bei 22 °C inkubiert. Nach Zugabe von 2 µl Kaninchenkomplement erfolgt eine weitere Inkubation für 3 Std bei 37, 22, 15 und 10 °C. Danach wird der Reaktionsansatz mit 0,5 µl 1 %iger Trypanblaulösung versetzt und die Reaktionsstärken werden nach weiteren 30 min abgelesen. Eine Reaktion gilt als positiv, wenn mehr als 15 % der Zellen sich mit Trypanblau angefärbt haben. Bei der Gestaltung der Versuchsbedingungen machten wir uns die Erfahrungen zunutze, die V. D. Mottironi [4] bei der Untersuchung der Seren von Patienten mit infektiöser Mononucleose, Röteln und Masern gesammelt hatte.

Ergebnis

Die Seren des Kontrollkollektivs und die der Patienten mit chronisch aggressiver Hepatitis zeigten keinerlei cytotoxische Aktivität. Von den Seren der Patienten mit LE, PCP und progressiver Sklerodermie waren elf cytotoxisch. Sie sind in der folgenden Tabelle aufgeführt.

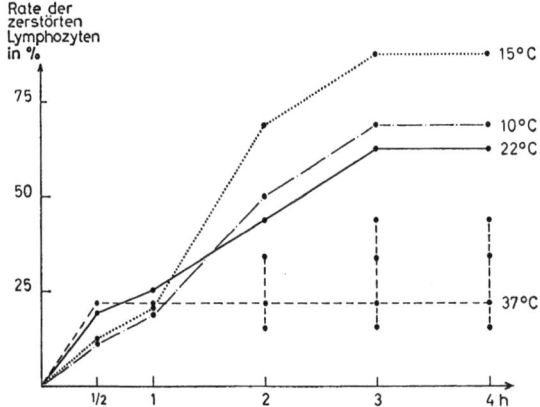

Abb. 1. Abhängigkeit der Reaktion von Temperatur und Zeit. Abszisse: Reaktionszeit. Ordinate: Reaktionsstärke, ausgedrückt durch den Prozentsatz der zerstörten Zellen

Aus der Tabelle geht hervor, daß alle Ergebnisse bis auf die des Patienten L.E. mit LE und der Patientin S. M. mit PCP das gleiche Bild zeigen, welches folgendermaßen zu charakterisieren ist:
1. Die Seren sind sowohl gegenüber den homologen wie auch gegenüber den autologen Lymphocyten cytotoxisch. Dabei muß erwähnt werden, daß die Reaktion bei den Seren mit starker Aktivität mit allen getesteten Lymphocyten erfolgte. Die Schwächeren waren mindestens noch in 60% der Teste positiv. Bei einigen Seren, die nur mit wenigen Lymphocyten reagiert hatten, konnte nachgewiesen werden, daß hier falsch positive Reaktionen vorlagen.
2. Das Reaktionsoptimum der Seren liegt bei 15 °C. Bei 22 °C ist noch eine starke, bei 37 °C eine schwache aber deutliche Reaktion zu registrieren. Nur die Seren der Patienten K. K. mit LE und A. A. mit PCP reagieren im Test gegen die eigenen Lymphocyten ausschließlich bei 15 °C.

Reaktionen in der Kälte, bei 15 °C, erfordern eine verlängerte Inkubationszeit. Während bei 37 °C schon nach 30 bis 60 min die maximale Reaktionsstärke erreicht wird, kommt es bei 15 °C oder 22 °C erst nach 3stündiger Inkubation zu einer optimalen Zerstörung bei noch einwandfrei negativen Kontrollen (s. Abb. 1).

Zur Ermittlung des Globulincharakters des für die oben beschriebene cytotoxische Aktivität verantwortlichen Antikörpers wurden Serumproben, aus

Tabelle 1. *Daten und Ergebnisse der Patienten mit cytotoxischem Serumantikörper. Abkürzungen s. Text*

Diagnose	Name, Sex, Alter	Therapie		ANF	LE-F	LE-Z	RF	Cytotoxischer Antikörper					
								autolog			homolog		
		cyt.	ster.					37	22	15	37	22	15
LE (n = 10)	L. E., ♂, 51	+	+	+	+	+	+	0	0	0	+	0	0
	F. J., ♀, 41	+	+	+	+	+	0	+	+	+++	+	+++	+++
	K. K., ♂, 21	0	+	+	+	+	0	0	0	+++	(+)	++	++
	O. E., ♀, 32	0	+	0	0	0	0	(+)	+	++	(+)	+	++
PCP (n = 24)	S. M., ♀, 24	0	0	0	0	0	+	0	0	0	+	0	0
	A. A., ♀, 49	0	0	0	0	0	0	0	0	++	0	+	+
	S. E., ♀, 68	0	+	0	0	0	+	+	++	+++	0	0	+++
	P. W., ♂, 49	0	+	0	0	0	+	++	0	+++	0	0	++
	K. A., ♂, 43	0	+	0	0	0	+	(+)	0	0	(+)	0	++
	H. T., ♀, 59	0	+	0	0	0	+	+	+	+++	+	++	+++
Sklerodermie (n = 2)	M. A., ♀, 60	0	+	0	0	0	0	++	0	+++	++	+++	+++

welchen die einzelnen Globulinfraktionen mit spezifischen Antiseren präcipitiert waren, ausgetestet. Dabei zeigten die Seren ohne IgG die volle, in einigen Fällen sogar gesteigerte Aktivität, während mit dem Fehlen von IgM auch die cytotoxische Aktivität verloren ging. Das zeigt, daß der Antikörper zur Klasse der IgM-Makroglobuline gehört (19 S).

Die geringe Zahl der positiven Seren macht es nicht möglich, Aussagen über die Beziehung zwischen dem Auftreten dieses Antikörpers und den übrigen serologischen Daten zu treffen. Da weiterhin nach den Kriterien der Patientenauswahl alle Patienten unter — z. T. massiver — Steroidtherapie und zwei von ihnen zusätzlich unter immunsuppressiver Therapie standen (s. Tabelle), ist noch nicht klar, ob das Auftreten dieses Antikörpers von einer Therapie beeinflußt wird. Es ist durchaus nicht auszuschließen, daß der Prozentsatz positiver Reaktionen bei einer Untersuchung noch unbehandelter Kranker weitaus höher liegt.

Wichtig erscheint die Abgrenzung der cytotoxischen Aktivität in unseren Seren gegenüber den HL-A-Antikörpern. Die Tatsache, daß dieser Antikörper maximal in der Kälte reagiert und seiner Natur nach ein 19 S-Antikörper ist, kann lediglich als Hinweis darauf gewertet werden, daß es sich nicht um einen HL-A-Antikörper handelt. Den Beweis dafür, daß uns hier ein neuartiger lymphocytotoxischer Antikörper vorliegt, erbringt die Beobachtung, daß sich die cytotoxische Aktivität der getesteten Seren immer auch gegen die autologen Lymphocyten richtet. Das aber ist für die HL-A-Antikörper unmöglich, da sie nur durch eine Sensibilisierung mit homologen Antigenen entstehen. Die beiden oben erwähnten Seren in der Tabelle, die keine Reaktionen mit den autologen Lymphocyten zeigen und im Test mit homologen Lymphocyten nur bei 37 °C reagieren, zeigen das typische Verhalten von HL-A-Antiseren und sind somit als solche aufzufassen.

Eine nähere Charakterisierung des beschriebenen Antikörpers, seine Rolle im Krankheitsgeschehen usw. muß weiteren Untersuchungen vorbehalten bleiben.

Literatur
1. Michael, S. R., Vural, L. L., Bassen, F. A.: Blood **6**, 1059 (1951). — 2. Dausset, J., Colombani, J., Colombani, M.: Blood **18**, 672 (1961). — 3. Terasaki, P. I., McClelland, J. D.: Nature (Lond.) **204**, 998 (1964). — 4. Mottironi, V. D., Terasaki, P. I.: Lymphocytotoxins in disease. I. Infectious mononucleosis, rubella, and measles. In: Histocompatibility testing, p. 301. Copenhagen: Munksgaard 1970. — 5. Mittal, K. K., Rossen, R. D., Sharp, J. T., Lidsky, M. D., Butler, W. T.: Nature (Lond.) **225**, 1255 (1970). — 6. Terasaki, P. I., Mottironi, V. D., Barnett, E. V.: New Engl. J. Med. **283**, 724 (1970). — 7. Stastny, P., Ziff, M.: Clin. exp. Immunol. **8**, 543 (1971). — 8. Grifoni, V., del Giacco, G. S., Marconi, P. E.: Ital. J. Immunol. **1**, 21 (1970). — 9. Kissmeyer-Nielsen, F., Kjerbye, D. E.: Lymphocytotoxic micro-technique. Purification of lymphocytes by flotation. In: Histocombatibility testing, p. 381. Copenhagen: Munksgaard 1967.

SODOMANN, C.-P., HAVEMANN, K., SCHMIDT, M. (Med. Univ.Klinik Marburg): **Celluläre Immunantwort auf Streptokokkenantigene***. In vitro-Untersuchungen bei Patienten mit Streptokokkennacherkrankungen und erhöhtem Antistreptolysintiter und bei Ratten nach Sensibilisierung mit Streptokokken

Akute Erkrankungen an rheumatischem Fieber und Glomerulonephritis treten nur nach Infektionen mit Streptokokken der Gruppe A auf, die durch ein serologisch und chemisch definiertes Kohlenhydrat charakterisiert ist. Unklar ist noch, ob zellgebundene Überempfindlichkeiten gegen gruppenspezifische oder andere Antigene aus der Zellwand der Gruppe A-Streptokokken bei diesen Nacherkrankungen nachweisbar sind und welche pathogenetische Bedeutung ihnen

---
* Mit Unterstützung der Deutschen Forschungsgemeinschaft.

zukommt. Francis u. Mitarb. [1], Decaris u. Mitarb. [2] sowie Bültmann u. Mitarb. [3] beschrieben im Tierexperiment Phänomene einer verzögerten Überempfindlichkeit gegenüber Streptokokkenzellwandantigenen nach Sensibilisierung mit ganzen Streptokokken, während Jones u. Schwab [4] nach Sensibilisierung von Kaninchen mit Streptokokkenzellwänden keinen Hinweis auf eine celluläre Immunität gegen vergleichbare Antigenpräparationen fanden.

Beim Menschen ist eine Lymphocytenstimulation durch mehrere Streptokokkenkomponenten und -produkte, wie Zellmembranpräparationen, M-Proteine, Streptolysin S, Streptokinase u. a. [5—8] beobachtet worden. Demgegenüber fanden Francis u. Oppenheim bei Patienten mit rheumatischen Herzerkrankungen eine signifikant geringere Stimulation der ^{3}H-Thymidininkorporation in Lymphocytenkulturen als bei Normalpersonen [9]. Keiser u. Mitarb. [10] erzielten eine Lymphocytenstimulation mit säureextrahierten Zellwandbestandteilen aus Streptokokken der Gruppe A, während Bültmann u. Mitarb. [11] unter Verwendung eines entsprechenden, aber proteinfreien Streptokokkenzellwandextraktes keine Steigerung der RNS-Synthese in den Lymphocyten von Patienten mit chronischer Tonsillitis feststellen konnten.

Wir haben deshalb Voruntersuchungen an 240 Wistar-Ratten durchgeführt, die in Kollektiven von je 12 Tieren mit lebenden Streptokokken der Gruppe A, B, C, E, G oder A variant in komplettem Freundschem Adjuvans und anschließend viermal mit Vaccine aus jeweils entsprechenden hitzegetöteten Streptokokken sensibilisiert worden waren oder die zur Kontrolle nur Freundsches Adjuvans oder physiologische Kochsalzlösung injiziert bekommen hatten. Bei der Hälfte der so vorbehandelten Tiere wurde der Makrophagenverschwindungstest nach Nelson u. Boyden [12] durchgeführt. Im einzelnen wurden bei den vaccinierten und nicht sensibilisierten Tieren durch intraperitoneale Injektion von Muschelglykogen makrophagenreiche, sterile Peritonealexsudate erzeugt; 4 Tage danach erhielten die Tiere jeweils eines Kollektivs zur Hälfte 0,5 ml physiologische Kochsalzlösung, zur anderen Hälfte 1 µg Streptokokkenzellwandpolysaccharid aus Streptokokken der Gruppe A, B, C oder A variant (Präparation nach Fuller [13]) intraperitoneal injiziert. 4 Std nach dieser Injektion wurden die Peritonealexsudate möglichst quantitativ durch Spülung der Peritonealhöhle gewonnen; die Gesamtzellzahl und der prozentuale Gehalt an Makrophagen wurden bestimmt. Ein signifikantes Verschwinden der Makrophagen aus den Peritonealexsudaten konnte nur dann beobachtet werden, wenn die Tiere nach dem entsprechenden Schema sensibilisiert worden waren und wenn sie das Streptokokkenzellwandpolysaccharid der entsprechenden Gruppe von Streptokokken injiziert bekommen hatten. Der Gehalt an Makrophagen fiel in den Exsudaten dann gegenüber den Kontrollen regelmäßig unter 10% ab. Selbst bei so verwandten Streptokokkenstämmen und entsprechenden Polysacchariden wie A und A variant wurden Kreuzreaktionen nicht beobachtet.

Die zweite Hälfte der Tiere wurde zur Durchführung des Makrophagenwanderungshemmungstestes nach David [14] verwandt. In entsprechender Weise induzierte Peritonealexsudate wurden gewonnen, ohne daß zuvor Antigen intraperitoneal injiziert worden wäre. Die Zellen wurden in 10%igen Suspensionen in Capillaren aufgesogen, zentrifugiert, und die Capillaren wurden an der Grenze von Überstand und Zellen abgesägt. Die zellhaltigen Capillarenden wurden in Migrationskammern nach Mackaness (1 ml Inhalt) eingelegt und 24 Std unter Medium TC 199 mit 15% Serum inkubiert. Der Hälfte der Kammern wurde jeweils 1 µg Streptokokkenzellwandpolysaccharid aus Streptokokken unterschiedlicher Gruppen zugesetzt, die zweite Hälfte der Kammern blieb ohne diesen Antigenzusatz. Die planimetrische Ausmessung der Wanderungsflächen der Makrophagen und der Vergleich der Wanderungsflächen mit und ohne Antigen zeigten, daß es nur dann zu einer Wanderungshemmung kam, wenn die Tiere sensibilisiert waren und wenn der Kammer Antigen zugesetzt worden war. Im einzelnen gingen die Wanderungsflächen bei Tieren nach Sensibilisierung mit Streptokokken der Gruppe A und nach Zusatz von C-Polysaccharid aus Gruppe A-Streptokokken um 65 ± 17%, nach Zusatz von C-Polysaccharid aus Gruppe B-Streptokokken aber immer noch um 43 ± 19% und aus Gruppe C-Streptokokken um 37 ± 16% zurück, während nach Sensibilisierung mit Streptokokken der Gruppe B unter Verwendung des Polysaccharids derselben Gruppe eine Wanderungshemmung von 58 ± 21% und nach Sensibilisierung mit Streptokokken der Gruppe C unter

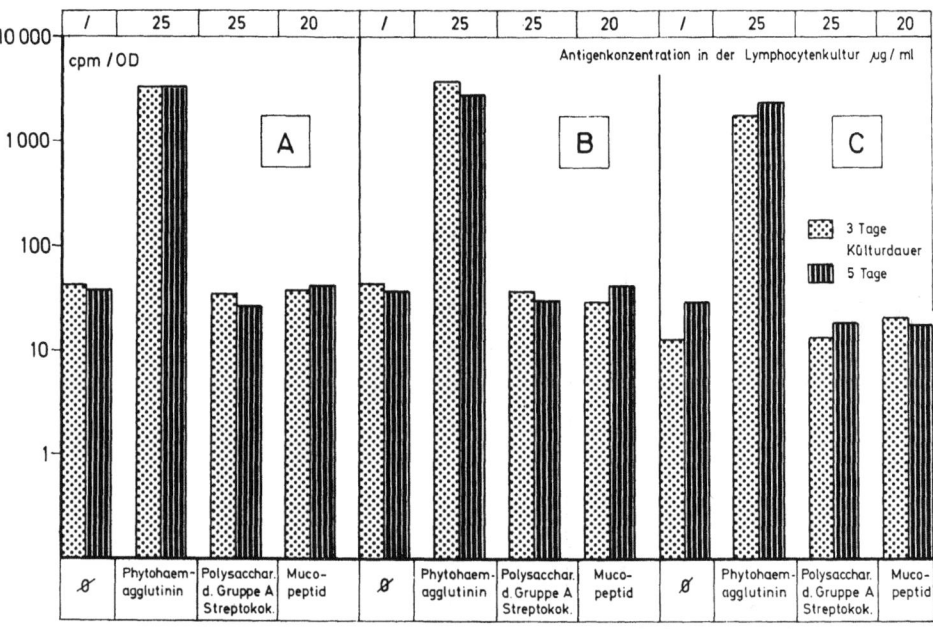

Abb. 1 A—C. Der ³H-Thymidineinbau in die Nucleinsäure (cpm), bezogen auf die spektrophotometrisch bestimmte Menge extrahierter Nucleinsäure (OD), in Lymphocytenkulturen ohne Antigenzusatz (∅) und nach Zusatz von Phytohämagglutinin sowie C-Polysaccharid und Mucopeptid aus Streptokokken der Gruppe A: A bei Patienten mit Streptokokkennacherkrankungen und einem erhöhten Antistreptolysintiter (AST > 400 IE); B bei Patienten mit akuten Streptokokkeninfektionen und einem AST > 400 IE und C bei gesunden Kontrollpersonen mit einem normalen Antistreptolysintiter (AST < 200 IE)

Verwendung des Polysaccharids der Gruppe C-Streptokokken eine Hemmung von nur 29 ± 18% beobachtet wurden.

Danach haben wir untersucht, ob sich auch beim Menschen Phänomene einer verzögerten Überempfindlichkeit gegen entsprechende Präparationen gruppenspezifischer u. a. Substanzen aus der Streptokokkenzellwand nachweisen ließen. Es wurden in vitro-Reaktionen von Lymphocyten bei Patienten untersucht, die vermutlich gegen Streptokokken sensibilisiert waren. Diese Voraussetzung schien bei Patienten mit Streptokokkennacherkrankungen und erhöhtem Antistreptolysintiter (AST > 400 IE) gegeben. Bei dieser Auswahl der Probanden waren wir uns durchaus bewußt, daß die Höhe des AST und die Aktivität des Krankheitsprozesses nicht mit einer verzögerten Überempfindlichkeit gegen Streptokokkenantigene zu korrelieren braucht. Als Vergleichsgruppen boten sich Patienten mit akuten Streptokokkeninfektionen und erhöhtem AST und gesunde Kontrollpersonen mit einem normalem Antistreptolysintiter (AST < 200 IE) an. Insgesamt wurden 40 Probanden untersucht.

Die Lymphocytenkulturen wurden nach der 1969 von Havemann [15] beschriebenen Methode durchgeführt. In keiner der drei Probandengruppen wurde eine signifikante Erhöhung des ^{3}H-Thymidineinbaus in die Nucleinsäure gefunden, wenn die Lymphocyten der Spender mit dem gruppenspezifischen Kohlenhydrat

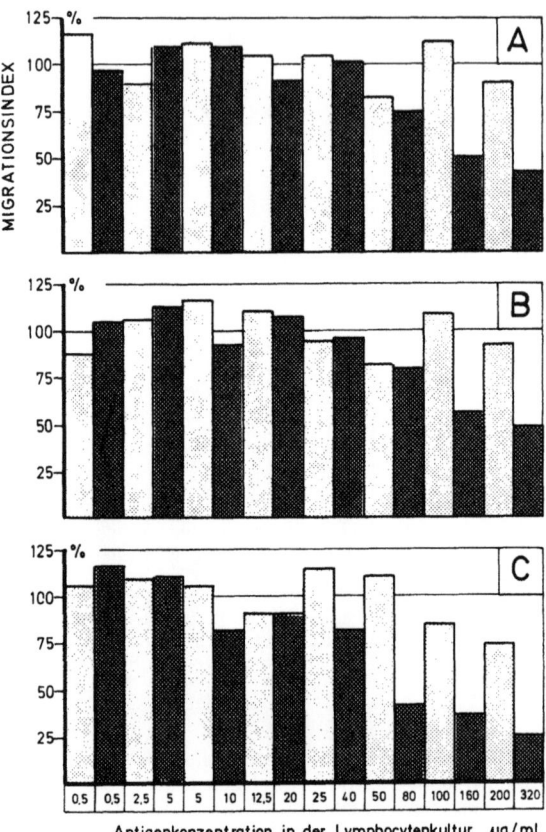

Abb. 2 A—C. Die Migrationsindices (Quotient aus „Wanderungsfläche der Indikatorzellen unter dem Einfluß der Überstände von primären Lymphocytenkulturen, die 5 Tage lang mit Antigen inkubiert waren" und „Wanderungsfläche der Indikatorzellen unter Medium TC 199 mit 15% AB-Serum" × 100) nach Zusatz von C-Polysaccharid (helle Säulen) und Mucopeptid (dunkle Säulen) zu den Lymphocytenprimärkulturen in Abhängigkeit von der Antigenkonzentration: A bei Patienten mit Streptokokkennacherkrankungen und einem erhöhten Antistreptolysintiter (AST > 400 IE); B bei Patienten mit akutem Streptokokkeninfektionen und einem AST > 400 IE und C bei gesunden Kontrollpersonen mit einem normalen Antistreptolysintiter (AST < 200 IE)

aus Streptokokken der Gruppe A (Präparation nach Schmidt [16]) oder mit Ultraschall-gelöstem Mucopeptid (Präparation nach Heymer [17], modifiziert nach Krause [18]) kultiviert wurden, gleichgültig ob den Kulturen autologes Serum oder homologes Serum aus einem AB-pool AST-negativer Spender zugesetzt wurde (Abb. 1). Die Stimulierbarkeit der Lymphocyten auf Phytohämagglutinin war normal und in allen drei Gruppen gleich (Abb. 1). Eine Variation der Lymphocytenkulturzeit von 3 bis 7 Tagen und der Antigenkonzentration von

0,5 bis 200 µg/ml für das C-Polysaccharid und von 0,5 bis 320 µg/ml für das Mucopeptid erbrachten keine signifikanten Unterschiede des ^{3}H-Thymidineinbaues.

Der Migrationsinhibitionstest wurde nach der 1971 von uns angegebenen Methode [19] durchgeführt. Die Überstände der mit Streptokokkenkohlenhydrat angelegten Lymphocytenkulturen aller Probanden der drei Gruppen hemmten die Wanderung menschlicher Monocyten-Granulocytengemische nicht. Die Lymphocytenkulturüberstände bewirkten dagegen eine Wanderungshemmung der Indikatorzellen, wenn sie nach Zusatz von Mucopeptid gewonnen worden waren; diese Migrationsinhibition trat nur ein, wenn Mucopeptid in Konzentrationen über 80 µg/ml verwandt wurde. Sie waren jedoch in allen drei Probandengruppen zu beobachten (Abb. 2), und sie erwies sich als unspezifisch, da auch nachträglicher Zusatz von Mucopeptid zu den unter Medium TC 199 + 15% AB-Serum wandernden Indikatorzellen in entsprechenden Konzentrationen eine Wanderungshemmung bewirkte.

Diese Ergebnisse lassen den Schluß zu, daß eine celluläre Immunität gegen das gruppenspezifische Kohlenhydrat der Gruppe A-Streptokokken bei den Streptokokkennacherkrankungen des Menschen keine pathogenetische Bedeutung hat, obwohl die Assoziation dieser Erkrankungen mit akuten Infektionen durch Streptokokken der Gruppe A und auch Befunde im Tierexperiment daran denken ließen. Auch Zabriskie [20] fand bei Verwendung ähnlicher Streptokokkenzellwandantigene, wenn sie in löslicher Form vorlagen, keine Stimulation menschlicher Lymphocyten und keine Migrationsinhibition. Im Gegensatz dazu war bei Verwendung partikulärer Antigene ein deutlicher Effekt nachweisbar. Wegen der komplexen Wirkung partikulärer Stoffe auf ein System, in dem Mikro- und Makrophagen vorkommen, müssen derartige Ergebnisse aber mit Vorsicht interpretiert werden.

Die bei den vorliegenden Untersuchungen beobachtete unspezifische migrationsinhibierende Wirkung von Mucopeptid, die in einem anderen System auch von Heymer u. Mitarb. [21—23] gefunden wurde, scheint uns ein weiterer Grund zu sein, weshalb Untersuchungen wie die von Zabriskie [20], die von in vitro-Korrelaten einer Reaktion vom verzögerten Typ unter Verwendung Mucopeptidhaltiger Streptokokkenantigene bei Patienten mit Glomerulonephritis berichten, mit Zurückhaltung zu betrachten sind.

Daß einer cellulären Immunität gegen andere als die hier verwandten Streptokokkenbestandteile eine pathogenetische Bedeutung für die Streptokokkennacherkrankungen zukommt, ist möglich und bedarf der weiteren Abklärung.

Danksagung. Herrn Priv.-Doz. Dr. B. Heymer, Abt. für Pathologie der Universität Ulm, sind wir für die Präparation des Mucopeptid zu Dank verpflichtet.

Literatur

1. Francis, T. C., Oppenheim, J. J., Barile, M. F.: Third Annual Leucocyte Culture Conference 1969, U.S.A. — 2. Dekaris, D., Fauve, R., Raynaud, M.: J. Immunol. **103**, 1 (1969). — 3. Bültmann, B., Sodomann, C.-P., Heymer, B., Haferkamp, O., Schmidt, W. C.: Int. Arch. Allergy **41**, 491 (1971). — 4. Jones, J. M., Schwab, J. H.: Int. Arch. Allergy **39**, 445 (1970). — 5. Beachy, E. H., Alberti, H., Stollerman, G. H.: J. Immunol. **102**, 42 (1969). — 6. Kreth, H. W., Thiessen, G., Deicher, H.: J. clin. exp. Immunol. **7**, 109 (1970). — 7. Plate, J. M., Amos, D. B.: Proceedings of the Third Ann. Leucocyte Conf., Appleton-Century-Crafts Corp., New York 1969. — 8. Taranta, A., Cuppari, G., Quadeglia, F.: J. exp. Med. **129**, 605 (1969). — 9. Francis, T. C., Oppenheim, J. J.: J. clin. exp. Immunol. **6**, 573 (1970). — 10. Keiser, H., Kushner, I., Kaplan, M. H.: J. Immunol. **106**, 1593 (1971). — 11. Bültmann, B., Schachenmayr, W., Heymer, B., Haferkamp, O.: Verh. dtsch. Ges. Path. **54**, 329 (1970). — 12. Nelson, D. S., Boyden, S. V., Immunology **6**, 264 (1963). — 13. Fuller, A. T.: Brit. J. exp. Path. **19**, 130 (1938). — 14. David, J. R., Lawrence, H. S., Thomas, L.: J. Immunol. **93**, 274 (1964). — 15. Havemann, K.: Z. ges. exp. Med. **151**, 138 (1969). — 16. Schmidt, W. C.: J. exp. Med. **121**, 771 (1965). — 17. Heymer, B.: Habilitationsschrift, Ulm 1969. Heidelberg-Mainz-Basel Hüthig-Verlag 1971. — 18. Krause, R. M.: Bact. Rev. **27**, 369 (1963). — 19. Sodomann, C.-P.,

Schmidt, M., Havemann, K.: Verh. dtsch. Ges. inn. Med. 77, 384 (1971). — 20. Zabriskie, J. B., Falk, R. E.: Fed. Proc. 29, 306 (1970). — 21. Heymer, B., Schäfer, H., Haferkamp, O.: Verh. dtsch. Ges. Path. 54, (1970). — 22. Heymer, B., Bültmann, B., Haferkamp, O.: 2. Tag. Ges. Immunol. Wien 1970, Abstr., S. 46, Verlag der Wiener Medizinischen Akademie. — 23. Heymer, B., Bültmann, B., Haferkamp, O.: Immunol. 106, 858 (1971).

MALCHOW, H. (Med. Univ.-Klinik Marburg): **Inhibierende humorale und celluläre Mechanismen in der Erkennung von unterschiedlichen Transplantationsantigenen bei Autoimmun- und lymphoproliferativen Erkrankungen***

Zur Erklärung der Pathogenese der Autoimmun- oder Autoaggressionserkrankungen wird häufig ein cytotoxischer Effekt der Lymphocyten herangezogen. Eine solche cytotoxische Wirkung experimentell zu belegen, ist jedoch schwierig und bisher kaum gelungen, da hierfür komplizierte Gewebekulturtechniken mit Zellen von erwachsenen Individuen notwendig sind. Ungleich problemloser können die „aggressiven" Lymphocyten in Gewebekultur gehalten werden. In Ermangelung geeigneter Zielzellen haben wir in dem System der Leukocytenmischkultur (MLC) die gleichen Zellen als „Aggressions"- und „Zielzellen" benützt.

Mit der MLC [1] können unterschiedliche Receptoren für Transplantationsantigene erkannt werden. Solche Unterschiede bewirken eine Stimulierung der Zellen. In der Regel ist diese Stimulierung gegenseitig. Es ist jedoch auch möglich, die Rolle der Reaktionspartner von vornherein festzulegen, indem die Zellen des einen Reaktionspartners an der Transformation, z. B. durch Mitomycin C, gehindert werden. Dies wird als „one way reaction" bezeichnet.

Eine MLC haben wir bei Patienten mit folgenden Erkrankungen durchgeführt: Hämolytische Anämie (1), Thyreoiditis + Perniciosa (1), chronisch aggressive Hepatitis (5), primär biliäre Cirrhose (2), Ileitis terminalis (6), Colitis ulcerosa (5), Glomerulonephritis (4), Goodpasture-Syndrom (1), Wegenersche Granulomatose (1), rheumatoide Polyarthritis (PCP) (8), Lupus erythematodes (3), unklares Fieber (1), unklare Systemerkrankung (1), Pemphigoid (1), Plasmocytom (1), Retikulose (1) und Lymphogranulomatose (3). Die Zellen dieser 45 Patienten wurden mit gesunden Kontrollpersonen der gleichen Blutgruppe zusammen inkubiert. In jedem Fall sind die Transplantationsantigene (HL-A) bestimmt worden, anfangs mit dem Agglutinationstest (4) und dem Mikrocytotoxicitätstest (2), später nur noch mit dem Cytotoxicitätstest.

Bei den Untersuchungen wurden nur solche Patienten berücksichtigt, die nicht unter dem Einfluß von cytostatisch wirksamen Substanzen und Glucocorticoiden standen. Die Stimulierung der Lymphocyten in der MLC wurde an Hand des Einbaus von ^{3}H-Thymidin im Szintillationszähler gemessen.

Ergebnisse

Eine Zellzählung im Anschluß an die MLC ist leichter möglich, als in Kulturen, die mit Phytohämagglutinin (PHA) stimuliert werden, da die Lymphocyten nur unwesentlich aggregiert sind. Eine Zellzählung mit dem Coulter Counter nach Abbruch der Kultur ergab keine unterschiedlichen Zellzahlen. Gleichzeitig konnte mit dem Trypanblautest ausgeschlossen werden, daß die gezählten Zellen nicht mehr vital waren.

In keinem Fall, in dem eine abgeschwächte oder fehlende Reaktion mit der MLC beobachtet wurde, bestand eine Kompatibilität der HL-A-Antigene, in jedem Fall bestand Inkompatibilität für mindestens ein Antigen.

Unterschiede im HL-A-System wurden von allen Gesunden, allen Erkrankten, deren Erkrankung nicht auf einer immunologischen Störung beruht und in den meisten Fällen der Autoimmunerkrankungen erkannt. In 14 Fällen konnte eine inadäquate Reaktion in der MLC beobachtet werden [3]. Unter einer inadäquaten Reaktion ist eine verminderte Stimulierbarkeit zu verstehen. Die Analyse der

---

* Mit Unterstützung der Deutschen Forschungsgemeinschaft.

inadaequaten Reaktion zeigt, daß in 12 der 14 Patienten das Serum einen inhibierenden Einfluß aufweist. Dies war der Fall bei Patienten mit chronisch aggressiver Hepatitis (3), primär biliärer Cirrhose (1), Wegenerscher Granulomatose (1), rheumatoide Polyarthritis (2), Lupus erythematodes (1), Goodpasture-Syndrom (1), Pemphigoid (1), Retikulose (1) und Lymphogranulomatose (1) (s. Abb. 1).

In zwei Fällen, bei einem Patienten mit rheumatoider Polyarthritis und einem mit Lymphogranulomatose (Stadium IV b), war ausschließlich die celluläre Reaktionsbereitschaft aufgehoben; ein inhibierender Einfluß des Plasmas war jedoch nicht nachzuweisen. In beiden Fällen trugen die Zellen mindestens 3 HL-A-Antigene und waren in 2 bzw. 3 Eigenschaften unterschiedlich, theoretisch sogar

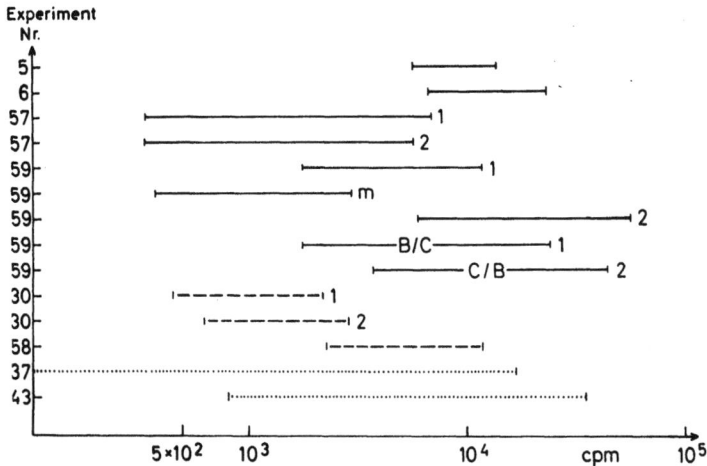

Abb. 1. Einfluß von Patientenplasma auf die Stimulierbarkeit der Lymphocyten in der MLC. Diese Abbildung stellt den Einbau von ^{3}H-Thymidin in Lymphocyten dar. Jeder Punkt ist der Mittelwert aus vier Einzelwerten. Zwei in einer Höhe verbundene Punkte geben den unterschiedlichen Einbau von ^{3}H-Thymidin unter dem Einfluß von Patientenplasma (linker Punkt = niedriger Wert) und dem Plasma der Kontrollperson (rechter Punkt = höherer Einbau) wieder. Die Unterschiede sind statistisch hoch signifikant. Zahlen neben dem rechten Punkt zeigen in demselben Experiment eine weitere Kontrollperson an. m Gleiches Experiment wie 1, die Zellen der Kontrollperson sind jedoch hier mit Mitomycin C (m) behandelt und können somit nicht reagieren. B/C bzw. C/B bedeutet, daß die Zellen der Kontrollpersonen B und C hier miteinander reagieren. Chronisch aggressive Hepatitis in Experiment Nr. 5, 6, 57, 59. Rheumatoide Polyarthritis (PCP) in den Experimenten Nr. 30, 58. Goodpasture-Syndrom in den Experimenten Nr. 37 und 43

für 3 bzw. 4. Bei drei Patienten konnte neben dem inhibierenden Einfluß des Plasmas auch noch eine celluläre Reaktionslosigkeit beobachtet werden, und zwar bei je einem Patienten mit Wegenerscher Granulomatose, rheumatoider Polyarthritis und Lymphogranulomatose. Bei dem einen Patienten mit Wegenerscher Granulomatose haben wir die Veränderungen besonders ausgiebig studiert (s. Abb. 2). In 5 verschiedenen Experimenten mit 10 Kontrollpersonen konnte keine Stimulierung der Lymphocyten gemessen werden. Die Hemmung der Transformation war so ausgeprägt, daß man annehmen mußte, daß ein Artefakt hierfür verantwortlich sein könnte. Im gleichen Experiment mitgeführte normale Kontrollen zeigten aber, daß daß Testsystem einwandfrei funktionierte. Bei diesem Patienten hemmte der Zusatz von 20% Patientenplasma die Transformation nahezu vollkommen. Die Lymphocyten ließen sich auch nicht in Gegenwart von Normalplasma stimulieren. Wurden die Patientenlymphocyten mit Mitomycin C an der Transformation gehindert und zu diesen Zellen Lymphocyten von gesunden Normalpersonen gegeben und dem System Normalplasma zugesetzt, so kam es ebenfalls nicht zu einer Stimulierung der gesunden Lymphocyten. Eine Erklärung für die Experimente hatten wir erst, als wir feststellten, daß es auch nicht möglich war, die HL-A-Gruppen zu bestimmen. Im Agglutininationstest kam es zu einer unsepzifischen, ganz leichten Agglutinatoin der Leukocyten, ohne daß mit einem der Antiseren eine Reaktion etwas stärker gewesen wäre. Im Mikrocytotoxicitätstest konnte mit keinem der spezifischen Antiseren eine, auch noch so geringe Cytotoxicität beobachtet werden. Zur Erklärung dieser besonderen Phänomene nehmen wir an, daß eine Maskierung der Receptoren der Lymphocyten vorliegt. Wir waren nicht in der Lage, die Veränderungen besser abzuklären, da der Patient relativ rasch an seiner sehr schwer und schnell verlaufenden Erkrankung starb.

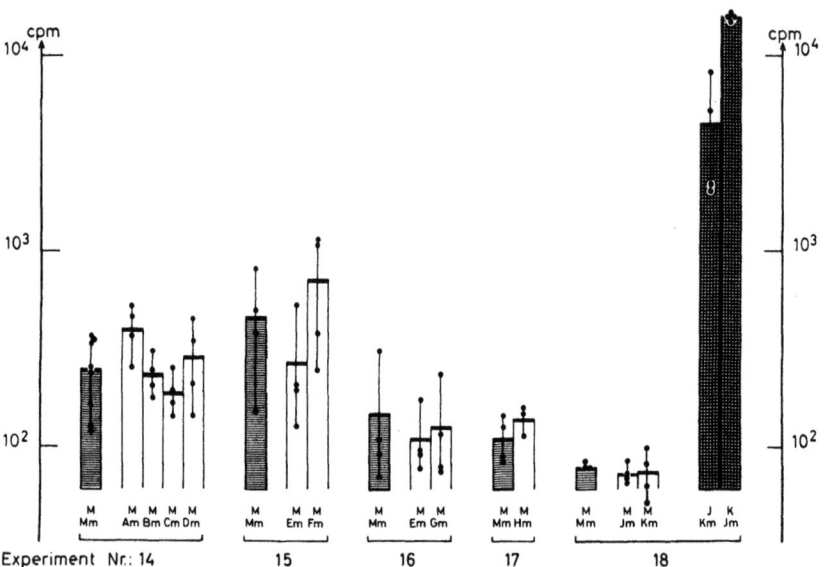

Abb. 2. Reaktionslosigkeit der Lymphocyten eines Patienten mit Wegenerscher Granulomatose in der Lymphocytenmischkultur (MLC) mit zehn verschiedenen Kontrollpersonen in den Experimenten Nr. 14 bis 18. Die Zellen der Kontrollpersonen A bis K sind jeweils mit Mitomycin C (m) an der Transformation gehindert. In keinem der Experimente ist der Einbau von radioaktiv markiertem Thymidin in die Lymphocyten signifikant höher als in den autologen Kontrollen (MMm). Die beiden rechten Säulen am Bildrand sollen dokumentieren, wie groß normalerweise unter denselben Kulturbedingungen, in demselben Experiment, der Einbau von ^{3}H-Thymidin ist

Zusammenfassend läßt sich feststellen, daß in einigen Fällen von Autoimmunerkrankungen und bei lymphoproliferativen Erkrankungen Unterschiede im HL-A-System nicht in der zu erwartenden Weise erkannt werden. Wir sprechen von einer inadäquaten Reaktion. Die Analyse dieser Fälle zeigte, daß in der Mehrzahl ein inhibierender Faktor im Plasma der Patienten dafür verantwortlich ist. Die Natur dieses Faktors ist noch nicht näher untersucht. Einige Male konnte auch noch zusätzlich ein cellulärer Defekt beobachtet werden, so daß also eine Kombination vorliegt. In nur zwei Fällen lag ein isolierter cellulärer Defekt vor und in einem weiteren Fall mit Wegenerscher Granulomatose konnte überhaupt keine Stimulierung gemessen werden, was als Maskierung der Receptoren gedeutet wird. Insgesamt konnten mit der MLC also in fünf Fällen Unterschiede im HL-A-System nicht erfaßt werden.

Literatur
1. Bach, F. H., Hirschhorn, K.: Science **143**, 815 (1964). — 2. Kissmeyer-Nielsen, F., Kjerbye, E. E.: Lymphocytotoxic micro-technique. Purification of lymphocytes by flotation, p. 381. In: Histocompatibility testing. Copenhagen: Munksgaard 1967. — 3. Malchow, H., Arend, P., Havemann, K., Sodomann, C. P.: Beobachtung und Analyse inadäquater Reaktionen in der Lymphocytenmischkultur (MLC). 3. Tag. der Ges. für Immunologie. Marburg 1971. — 4. van Rood, J. J., van Leeuwen, A., Zweerus, R.: In: Histocompatibility testing. Copenhagen: Munksgaard 1971.

MAAS, D., MERZ, K. P., HAHN, J., SCHUBOTHE, H. (Abt. klin. Immunpathologie, Med. Univ.-Klinik Freiburg): **Ein Lupus erythematodes ähnliches Syndrom mit antimitochondrialen Antikörpern. Bericht über 21 Fälle**

Gelegentlich werden polysymptomatische Erkrankungen mit dem führenden Symptom ungeklärter, chronisch-rezidivierender Fieberzustände beobachtet, die erhebliche diagnostische Schwierigkeiten bereiten. Sind bakterieller und Virus-Infektionen weitgehend ausgeschlossen und ergeben sich keine Hinweise auf eine Lymphogranulomatose, kommen differentialdiagnostisch in erster Linie die sog. Kollagenkrankheiten in Betracht, unter ihnen besonders der Lupus erythematodes disseminatus.

Aus dieser Gruppe der Problemfälle wird über 21 Patienten berichtet, die als gemeinsames Merkmal konstant antimitochondriale Antikörper [10] aufwiesen. In der Humanpathologie wurden diese Antikörper bisher bei primär biliärer Lebercirrhose, bei chronisch-aktiver Hapatitis und „kryptogenen" Lebercirrhosen, bei Patienten mit chronisch biologisch falsch positiven Seroluesreaktionen (BFP), bei renal tubulärer Acidose und selten bei rheumatoider Arthritis und Lupus erythematodes nachgewiesen [1, 2, 3, 4, 5, 6, 12]. *Keine* dieser Erkrankungen lag bei unseren Patienten vor.

Es handelt sich um 20 Frauen und einen Mann im Alter von 24 bis 74 Jahren. Bei allen Patienten bestanden neben allgemeinen Krankheitsgefühl z. T. über Jahre rezidivierende Fieberzustände mit Temperaturen bis 40 °C (Abb. 1). Weitere, unterschiedlich häufige klinische Symptome waren polyarthritische Gelenkbeschwerden und Muskelschmerzen, pulmonale Veränderungen wie bei bronchopneumonischen Infiltrationen, Lungenembolien oder Lungenfibrosen mit entsprechenden Beschwerden, Peri- und Myokarditiden, Pleuraergüsse und Pleuritiden und in drei Fällen Arzneimittelallergien.

Laborchemisch bestanden schwere Entzündungszeichen mit starker bis maximaler BSG-Beschleunigung, Erniedrigung des Serumeisenspiegels und ausgeprägte Dysproteinämien mit erheblicher Vermehrung der α_2-Globuline und leichter bis mäßiger Vermehrung der γ-Globuline. Zehn Patienten wiesen eine Anämie mit einem Hb-Wert unter 11 g-% auf. Bei normalen bis deutlich erhöhten Leukocytenwerten lag bei 10 Patienten eine ausgeprägte Linksverschiebung und in ebenfalls 10 Fällen eine absulote Lymphopenie vor. Bei normalen Retentionswerten hatten fünf Patienten leichte, passagäre Proteinurie bei unauffälligem Harnsediment. Auf Grund der klinischen Symptomatik, der Laborbefunde und des wechselnden Verlaufs mit Exacerbationen und Teilremissionen wurde bei den meisten Patienten wiederholt das Vorliegen einer Lupus erythematodes in Betracht gezogen. In keinem der Fälle ließen sich jedoch antinucleäre Antikörper nachweisen, so daß diese Erkrankung ausgeschlossen war [9]. Die linke Seite der Abb. 1 zeigt hierzu im Vergleich die häufigsten klinischen Manifestationen und Laborbefunde bei Lupus erythematodes nach einer Zusammenstellung von Dubois [7].

In den meisten Fällen erstreckte sich die Erkrankung bereits über Jahre, so daß sie als chronisch bezeichnet werden kann. Die längste Beobachtungszeit seit dem ersten Antikörpernachweis beträgt 23 Monate. Zwei Patienten im Alter von 73 und 64 Jahren sind verstorben. Bei der Patientin K. S. ergab sich bei der Obduktion und den histologischen Untersuchungen als wesentlicher Befund eine schwere, chronische interstitielle Pneumonitis, wie sie bei hochdosierten Bestrahlungen der Lunge beobachtet werden kann. Bei dem Patienten H. T. ergaben sich schwächer ausgeprägte, jedoch ähnliche Veränderungen. Nierenveränderungen oder sonstige Befunde, die auf einen Lupus erythematodes hinweisen könnten, fanden sich erwartungsgemäß bei beiden Patienten nicht [8].

Das Syndrom scheint sich später zu manifestieren als der Lupus erythematodes, da ein Erkrankungsbeginn vor dem 3. Dezennium nicht beobachtet wurde.

Lupus erythematodes
(520 Fälle, Dubois)

Pseudo-LE-Syndrom
(21 Patienten)

Lupus erythematodes	Pseudo-LE-Syndrom
Antinukleäre Antikörper	Antimitochondriale Antikörper
Arthritis	Ungeklärte Fieberzustände
Fieber	Dysproteinämie
LE-Zellen	Gelenkbeschwerden
Hautveränderungen	Lungeninfiltrationen
Adenopathie	Myo/Pericarditis
Anämie <11 g %	Pleuraergüsse
Anorhexie	Leukozytose
Dysproteinämie	abs. Lymphopenie
Myalgie	Anämie <11 g %
Nierenveränderungen	Leberinfiltrate
Pleuritis	Allergie
Leukopenie	Antinukleäre Antikörper ∅
Pericarditis	Nierenveränderungen ∅
Pleuraergüsse	
ZNS	
20 40 60 80 100 % der Fälle	5 10 15 21 Patienten

Abb. 1. Häufigste klinische Manifestationen und Laborbefunde bei Lupus erythematodes nach Dubois [7] und bei 21 Patienten mit Pseudo-LE-Syndrom

15 Patienten waren zu Beginn der Erkrankung zwischen 24 und 50 Jahre alt. Eine endgültige Beurteilung der Altersverteilung ist jedoch wegen der bisher kleinen Zahl der Fälle noch nicht möglich.

Die immunologischen Befunde sind in der Tabelle zusammengestellt. Antinucleäre Antikörper konnten immunfluorescenztechnisch bei *keinem* Patienten nachgewiesen werden. Dem entsprechend war der LE-Zelltest in 16 untersuchten Fällen negativ. Dagegen konnten bei *allen* 21 Patienten regelmäßig *antimitochondriale Antikörper* (AMA) nachgewiesen werden. Chronisch biologisch falsch positive Seroluesreaktionen wurden nicht beobachtet. Der Rheumafaktor (RF) war in 4 Fällen nachweisbar, der Antistreptolysintiter (AST) in 3 Fällen leicht erhöht. Bei 4 Patienten waren Thyreoglobulinantikörper bis zu einem Titer von 250 vorhanden. Komplementbindende antimikrosomale Schilddrüsenantikörper (AMSA) lagen bei 7 von 18 untersuchten Patienten vor. Cytomegalievirusantikörper der IgM-Klasse fanden sich bei untersuchten Fällen nicht [11].

Die Titerbestimmungen der komplementbindenden AMA [10] bei 20 Patienten ergaben, daß die Titer bei diesem Syndrom im Durchschnitt wesentlich höher liegen [8] als bei den von Walker u. Mitarb. [12] untersuchten Fällen von primär biliärer Lebercirrhose sowie bei den übrigen, schon genannten Erkrankungen, die mit AMA einhergehen können.

Die immunfluorescenztechnischen Immunglobulindifferenzierungen der AMA wurden unter Verwendung von unfixierten Rattennierenschnitten durchgeführt. Bei 19 Patienten konnten in 18 Fällen nur AMA der Ig-Klasse G und in einem Fall der Ig-Klassen G und M nachgewiesen werden. AMA der IgA- und IgD-Klasse fanden sich nicht.

Wiederholte Verlaufskontrollen bei den meisten Patienten haben bisher gezeigt, daß die AMA konstant nachweisbar sind. Es besteht somit kein Hinweis

Tabelle 1. *Immunologische Befunde bei 21 Patienten mit Pseudo-LE-Syndrom. ANA: antinucleäre Antikörper, IF: indirekte Immunfluorescenztechnik, CMV-AK:Cytomegalievirus-AK*

	ANA (IF)	LE-Zell-test	AMA (IF)	CMT (VDRL)	RF (Latextest)	AST >200 E.	Thyreogl.-AK	AMSA	CMV-AK (IgM)
Zahl der Fälle	21	16	21	17	21	21	21	18	16
Positiv	0	0	21	0	4	3	4	7	0
Negativ	21	16	0	17	17	18	17	11	16

auf eine reaktiv-reversible Antikörperbildung, z. B. bei einem bisher nicht erkannten Virusinfekt.

Wir haben dieses Syndrom vorläufig als Pseudo-Lupus erythematodes-Syndrom bezeichnet, wobei mit „Pseudo" zum Ausdruck gebracht werden soll, daß es sich *nicht* um einen Lupus erythematodes handelt, obwohl klinisch ein LE-ähnliches Syndrom vorgetäuscht wird. Nach einer Diskussion mit Herrn Prof. Miescher möchten wir jedoch die Möglichkeit einer etwaigen besseren Benennung offen lassen.

Die bisherigen Beobachtungen haben gezeigt, daß die Erkrankung auf eine breite antibiotische Therapie nicht anspricht. Hingegen konnte bei den meisten Patienten eine wesentliche Besserung oder sogar Remission mit einer Corticosteroidlangzeitbehandlung erreicht werden. In bezug auf Einzelheiten wird auf die ausführliche Publikation verwiesen [8].

Die Ätiopathogenese dieses Syndroms ist ungeklärt, ebenso die Frage, ob den AMA eine pathogene Bedeutung zukommt. Zur Zeit sprechen die meisten Befunde gegen eine Pathogenität der Antikörper.

Für eine immunpathologische Ursache des Syndroms sprechen z. Z. folgende Befunde:

1. Der konstante Nachweis von AMA, die bisher nur bei Erkrankungen beobachtet wurden, für die eine Immunpathogenese wahrscheinlich ist.
2. Ausgeprägte Immunglobulinveränderungen bei fast allen Patienten.
3. Das fast ausschließliche Auftreten bei Frauen und der chronische Verlauf.
4. Die Beteiligung mehrerer Organe im Sinne einer Systemerkrankung.
5. Das Fehlen von Anhaltspunkten für eine Infektionskrankheit.
6. Mit Einschränkung, das meist gute Ansprechen auf eine Corticosteroidlangzeitbehandlung.

Unser besonderer Dank für die freundliche Überlassung von klinischen, laborchemischen und histologischen Befunden von Patienten, die nicht in der Med. Klinik Freiburg behandelt wurden, gilt den Herren Dr. Kahler (St. Georgen), Prof. Bilger (Freiburg), Prof. Krück (Homburg), Prof. Appel, Prof. Gayer und Prof. Scriba (Bremen), Prof. Schirmeister (Karlsruhe), Doz. Dr. Mössner (Wiesbaden), Dr. Moser (Rastatt) und Dr. Mathes (Essen).

Literatur

1. Berg, P. A., Doniach, D., Roitt, I. M.: J. ges. exp. Med. **126**, 277 (1967). — 2. Berg, P. A., Muscatello, U., Horne, R. W., Roitt, I. M., Doniach, D.: Brit. J. exp. Path. **50**, 200 (1969). — 3. Berg, P. A., Roitt, I. M., Doniach, D., Horne, R. W.: Clin. exp. Immunol. **4**, 511 (1969). — 4. Berg, P. A., Roitt, I. M., Doniach, D., Cooper, H. M.: Immunology **17**, 281 (1969). — 5. Doniach, D., Delhanty, J., Lindqvist, H. J., Catterall, R. D.: Clin. exp. Immunol. **6**, 871 (1970). — 6. Doniach, D., Roitt, I. M., Walker, J. G., Sherlock, S.: Clin. exp. Immunol. **1**, 237 (1966). — 7. Dubois, E. L. (Ed.): Lupus erythematosus. New York: McGraw-Hill Book Comp. 1966. — 8. Maas, D., Merz, K. P., Hahn, J., Schubothe, H.: Lupus erythematodes-ähnliches Syndrom mit antimitochondrialen Antikörper. Bericht über 21 Fälle. (In Vorbereitung). — 9. Miescher, P. A., Rothfield, N., Miescher, A.: Immunologic phenomena in patients with systemic lupus erythematosus. In: Dubois, E. L. (Ed.): Lupus erythematosus. New York: McGraw-Hill Book Comp. 1966. — 10. Roitt, I. M., Doniach, D.: Complement-fixation test for thyroid, stomach, adrenal, mitochondrial and other non-organ-specific cytoplasmic antibodies. In: Immunological techniques. Immunology unit of the WHO, Genf, 1969. — 11. Schmitz, H., Haas, R.: Arch. ges. Virusforsch. (im Druck). — 12. Walker, J. G., Doniach, D., Roitt, I. M., Sherlock, S.: Lancet **1965 I**, 827.

MERZ, K. P., WESTERHAUSEN, M., OEHLERT, W. (Abt. Klin. Immunpathologie, Med. Klinik und Pathol. Institut Freiburg): **Rezidivierende autoimmunhämolytische Anämie bei schwerer Hypo-γ-Globulinämie mit Megalosplenie**

Fälle von autoimmunhämolytischer Anämie bei Hypo-γ-Globulinämie sind in der Literatur bereits mehrfach beschrieben worden [7, 8, 10, 11, 14, 17, 18]. Wir möchten hier über einen solchen Fall berichten, der einige immunologische und proteinpathologische Besonderheiten aufweist.

Die Anamnese des Patienten war bis zu seinem 22. Lebensjahr unauffällig (Abb. 1). Seit 1958 erkrankte er mehrfach an teils schweren Infekten sowie an einem chronischen, Sprue-ähnlichen Durchfall. 1965 wurde zufällig eine Milzvergrößerung festgestellt. Zwei Jahre später machte die Zunahme der wäßrigen Durchfälle zum ersten Mal eine stationäre Behandlung notwendig. Dabei wurde eine Hypo-γ-Globulinämie von 5 rel.-% bei erniedrigtem Gesamteiweiß beobachtet und als Folge eines enteralen Eiweißverlusts bei schon länger unbemerkt bestehender Ileitis terminalis gedeutet. Die Tendenz zu durchfälligem Stuhl hielt in den folgenden Jahren unvermindert an, ebenso die Anfälligkeit gegenüber Infektionen, hauptsächlich des Respirationstraktes. 1969 wurde uns der Patient erstmals bekannt, als er an einer schweren hämolytischen Anämie erkrankte, die als eindeutig autoimmunbedingt diagnostiziert werden konnte. Im Sternalmark fand sich eine stark gesteigerte Erythropoese, Plasmazellen fehlten völlig. Die vergrößerten peripheren Lymphknoten zeigten dagegen herdförmige Plasmazellansammlungen sowie einen starken Reizzustand der Reticulumzellen. Unter einer Therapie mit Corticoiden und Azathioprin heilte die Anämie bei weitgehendem Rückgang des direkten Antiglobulintestes aus. Auch der Milztumor und die peripheren Lymphknotenschwellungen bildeten sich fast völlig zurück. Isoagglutinin- und Kälteagglutinintiter waren als Ausdruck des klinischen Antikörpermangelsyndroms, das auch in der Folgezeit immer wieder zu fieberhaften Infekten führte, stark vermindert. Kontrolluntersuchungen im April und Juli 1970 ergaben noch befriedigende hämatologische Befunde, es fiel jedoch wieder eine zunehmende Vergrößerung der Milz auf. Überraschenderweise waren die γ-Globuline auf normale Werte angestiegen, auch Kälteagglutinin- und Isoagglutinintiter lagen im Normbereich. Trotzdem besserte sich die Infektanfälligkeit auch bei regelmäßiger γ-Veninapplikation nicht. Im Juli 1971 trat ein schweres Rezidiv der autoimmunhämolytischen Anämie auf, die wiederum gut auf eine Corticoidtherapie ansprach. Die derbe Milz reichte jetzt bis weit unterhalb des Beckenkamms und wurde wegen starker abdomineller Verdrängungserscheinungen operativ entfernt. Bei der histologischen Untersuchung war die rote Pulpa stark mit Blut gefüllt. Die verkleinerten Follikel besaßen nur undeutliche, schlecht abgrenzbare Keimzentren. Auffallend war eine erhebliche Vermehrung großkerniger Reticulumzellen mit vergrößerten Nucleolen sowie eine starke Aktivierung der Sinusendothelien. Außerdem fanden sich zahlreiche eosinophile Granulocyten, aber keine eindeutigen Plasmazellen.

Bei der Splenektomie hatte sich ein retroperitoneal gelegener und auf vergrößerte Lymphknoten verdächtiger Tumor gefunden, weshalb später eine Lymphographie durchgeführt wurde. Dabei zeigten sich teils erheblich vergrößerte inguinale, iliacale und paraortale Lymphknoten mit einem aufgelockerten, fein-

K.Ch. ♂ geb.1936	1967 Nov.	1969 Febr.	März	Juli	1970 April	Juli	Sept.	1971 Juli	Aug.	Sept.	Okt.	1972 März
Jnfekt	ø	+	ø	ø	+	+	ø	+	ø	ø	++	ø
Diarrhoe	++	+	+	+	+	+	+	+	+	+	++	ø
Milz	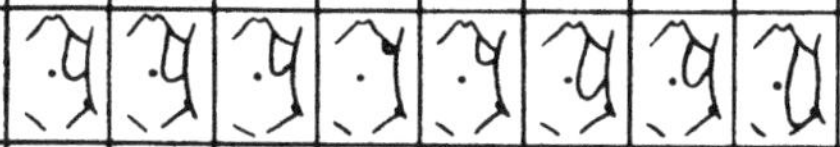 ⟨⟩	⟨⟩	⟨⟩	⟨⟩	⟨⟩	⟨⟩	⟨⟩	Splenektomie 3500g				
Ser.-Eiweiß (g%)	5,8	5,8	6,3	5,9	6,4	6,5	6,3	6,0			4,3	6,6
γ-Glob. (rel.%)	5	5	2	4	19	17	12	6			11	12
Hb (g%)	12,9	7,3	12,5	13,9	11,0	9,7	13,2	6,2	11,7	14,3	10,0	13,2
Retic. (‰)	9	197	50	15	18	15	18	118	9	7	4	11
Leuko (/mm³)	6700	3100	5600	1600	2200	4900	4600	2300			5900	6800
Lympho (%)	29	21	21		65	55	52	56			37	54
Ser.-Bilir. (mg%)	0,9	1,8	2,3	0,6	0,9	0,4	0,8	2,0			1,0	0,5
dir. AGT		+	+	+	(+)		Sp	+		ø	ø	ø
KA-Titer		<2		<2	16		16	8			16	<8	4
Anti-B-Titer		<2			16		4	4				2
Therapie	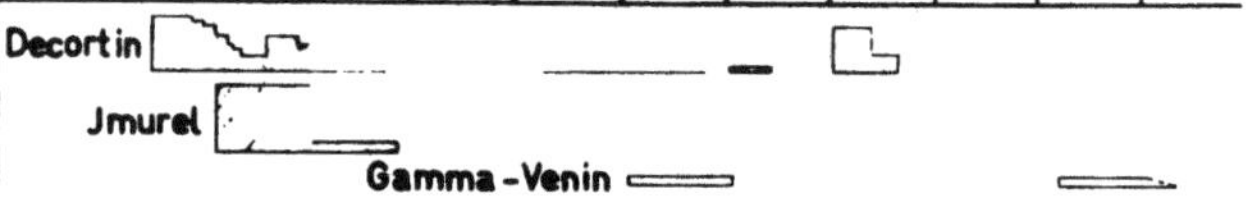 Decortin / Jmurel / Gamma-Venin											

Abb. 1. Verlauf einer rezidivierenden Wärmeautoantikörperanämie bei schwerer Hypo-γ-Globulinämie mit Splenomegalie

fleckig-netzförmigen Speicherbild, z. T. mit Füllungsdefekten. Wie bei der Milz kommt auch hier deutlich die Tendenz zur Vermehrung lymphatischen Gewebes zum Ausdruck.

Nach zunächst befriedigendem Befinden wurde der Patient im Oktober mit einer lebensbedrohlichen Salmonellensepsis und schweren Durchfällen wieder stationär aufgenommen. Nach Überwindung der akuten Krankheitsphase wurde die Therapie durch eine glutenfreie Diät ergänzt. Die insgesamt 13 Jahre bestehende Diarrhoe ist seitdem nicht wieder aufgetreten. Bei einer 8 Wochen früher vorgenommenen Dünndarmbiopsie hatten sich histologisch eine subtotale Zottenatrophie mit einer chronischen, vorwiegend plasmacellulären Entzündung gefunden.

Die quantitative Bestimmung der Immunglobuline ergab, daß die Hypo-γ-Globulinämie einer Dys-γ-Globulinämie mit starker Verminderung von IgG, praktisch fehlendem IgA und eher leicht erhöhtem IgM entsprach (Abb. 2). Während der immunsuppressiven Therapie kam es zunächst zu einer Abnahme aller drei Immunglobuline. Bei der nächsten Kontrolle im April 1970 zeigte sich unerwartet eine enorme Vermehrung des IgM wie auch eine Zunahme des insgesamt noch immer verminderten IgG. Ein derartiger Verlauf einer Dys-γ-Globulinämie mit solch enormen Schwankungen ist uns bisher nicht bekannt, so daß sich zunächst die Frage stellte, ob vielleicht ein Zusammenhang mit der früheren immunsuppressiven Therapie besteht. Immunelektrophoretisch ließ sich mit Antileichtkettenserum zu keiner Zeit eine Monoklonalität der IgM- und IgG-Globuline feststellen, auch nicht bei Trennung des Serums über Sephadex G 200. Bei der Ultrazentrifugenuntersuchung waren die 19 S-Globuline mit 12,2 rel.-% auf über das Doppelte vermehrt, die 7 S-Globuline vermindert (6,5 rel.-%). Bei weiteren Kontrollen bis zur Splenektomie zeigten sich keine signifikanten Änderungen. Drei Wochen nach der Milzexstirpation war das IgM stark abgefallen, auch die IgG-Konzentration hatte abgenommen. Dies könnte ein Hinweis darauf sein, daß ein Teil des IgM in

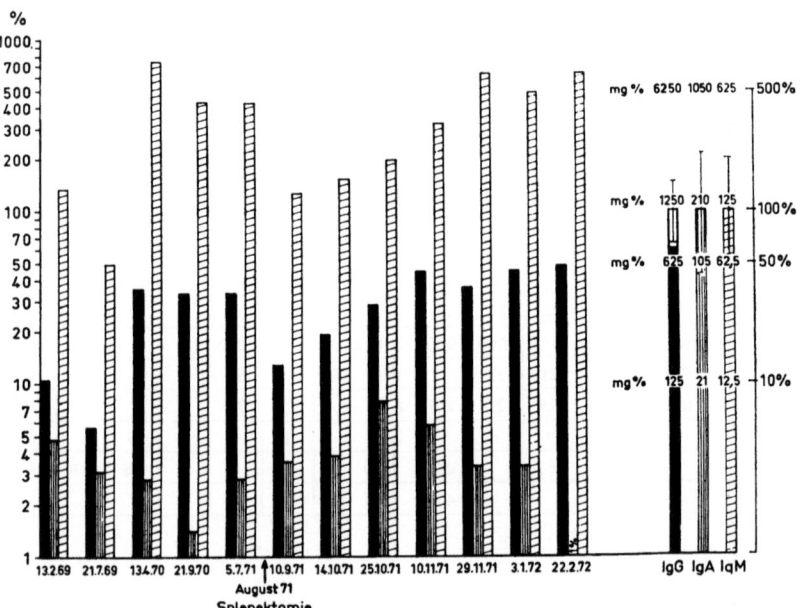

Abb. 2. Quantitative Immunglobulinbestimmungen bei dem Patienten der Abb. 1, aufgetragen in Prozent der Norm. Rechts Normalwerte und physiologische Schwankungsbreite

der Milz gebildet wurde. In der Folgezeit stiegen beide Immunglobuline wieder auf Werte wie vor der Splenektomie an, während das IgA unverändert extrem vermindert blieb. Untersuchungen der Eltern ergaben qualitativ und quantitativ normale Immunglobuline. Dies läßt ebenso wie die Anamnese des Patienten darauf schließen, daß es sich um eine erworbene Krankheitsform handelt. In Widerspruch dazu stehen allerdings die bei der 2jährigen Tochter erhobenen Befunde, bei der sich mit 12 mg-% für IgA und 485 mg-% für IgG eindeutig erniedrigte Werte fanden.

Durch die während der autoimmunhämolytischen Krankheitsphase mit spezifischen Antiseren durchgeführten direkten Antiglobulinteste ließen sich die erythrocytär fixierten inkompletten Wärmeautoantikörper als IgG vom Leichtkettentyp K identifizieren. Weitere immunfluorescenztechnische Untersuchungen ergaben keinen Hinweis für das Vorliegen anderer Autoimmunphänomene, schließen diese aber auch nicht aus.

Der geschilderte Krankheitsverlauf läßt, ebenso wie die anderen in der Literatur beschriebenen Beobachtungen, vermuten, daß zwischen der Hypo- bzw.

Dys-γ-Globulinämie mit klinischem Antikörpermangelsyndrom und der autoimmunhämolytischen Anämie ein ursächlicher Zusammenhang besteht, der vielleicht in einer (genetisch bedingten?) Störung bzw. Insuffizienz des Mechanismus der immunologischen Homöostase zu suchen ist. Es ist vorstellbar, daß es als Folge dieser Insuffizienz zum Überleben von Zellen kommt, die durch somatische Mutation oder andere äußere Einflüsse verändert worden sind und unter normalen Umständen zerstört werden. Handelt es sich um eine immunkompetente Zelle, die infolge der erlittenen Veränderung ihre Fähigkeit, körpereigene Antigene als solche zu erkennen und zu tolerieren, verloren hat, so wäre die Bildung eines, aber auch mehrerer Autoantikörper möglich. Dies könnte vielleicht eine Erklärung für die Tatsache sein, daß bei Hypo-γ-Globulinämien nicht selten verschiedene bzw. mehrere Autoimmunphänomene beobachtet werden [3, 4, 5, 6, 13, 17]. Es ließe sich in Anlehnung an die Befunde anderer Autoren auch diskutieren, ob die Immunglobulinverminderung vielleicht ebenfalls durch einen gegen das Immunglobulin gerichteten Autoantikörper bedingt ist [1, 9, 12, 20].

Die Hyperplasie der lymphoretikulären Zellen, die zu einer in diesem Fall extremen Milzvergrößerung geführt hat, möchten wir als Ausdruck eines vergeblichen Kompensationsversuchs bei dauerndem Reiz durch rezidivierende Infekte deuten [2, 15, 16, 19].

Literatur

1. Cassidy, J. T., Burt, A., Petty, R., Sullivan, D.: New Engl. J. Med. **280**, 275 (1969). — 2. Citron, K. M.: Brit. med. J. **1957 I**, 1148. — 3. Collins, J. R., Ellis, D. S.: Amer. J. Med. **39**, 476 (1965). — 4. Doniach, D., Roitt, I. M.: Ann. Rev. Med. **3**, 213 (1962). — 5. Fialko, P. J., Fudenberg, H., Epstein, W. V.: Amer. J. Med. **36**, 188 (1964). — 6. Fudenberg, H.: Arthr. and Rheum. **9**, 464 (1966). — 7. Fudenberg, H., Solomon, A.: Vox Sang. (Basel) **6**, 68 (1961). — 8. Hennemann, H. H., Rentsch, I.: Klin. Wschr. **46**, 156 (1968). — 9. Henney, C. S., Ellis, E. F.: New Engl. J. Med. **278**, 1144 (1968). — 10. Hinz, C. F., Boyer, J. T.: New Engl. J. Med. **269**, 1329 (1963). — 11. Hobbs, J. R., Russel, A., Worledge, S. M.: Clin. exp. Immunol. **2**, 589 (1967). — 12. Janeway, C. A., Rosen, F. S.: New Engl. J. Med. **275**, 826 (1966). — 13. Kunkel, H. G., Tan, E. M.: Advanc. Immunol. **4**, 351 (1964). — 14. Pearson, H. A., Robbins, J. B., Skinner, R. G.: Pediat. Res. **1**, 215 (1967). — 15. Prasad, A. S., Koza, D. W.: Ann. intern. Med. **41**, 629 (1954). — 16. Prasad, A. S., Reiner, E., Watson, C. J.: Blood **12**, 926 (1957). — 17. Sage, R. E., Rorbes, I. J.: Blood **31**, 536 (1968). — 18. Stoelinga, G. B. A., van Munster, P. J. J., Slooff, J. P.: Acta paediat. (Uppsala) **58**, 352 (1969). — 19. Thompson, E. N., Johnson, R. S.: Postgrad. med. J. **38**, 292 (1962). — 20. Waldmann, T. A., Strober, W.: Birth Defects, Original Article Series **4**, 388 (1968).

WESTERHAUSEN, M.*, KICKHÖFEN, B., WERNET, P., GERMANN, H.-J. (Abt. Klin. Immunpathologie, Med. Klinik und Max-Planck-Institut für Immunbiologie, Freiburg): **Transferrin-Autoimmunsyndrom. Ein neues pathogenetisches Prinzip**

Bei einer 71jährigen Patientin wurden anläßlich einer Durchuntersuchung wegen starken Gewichtsverlustes ein sehr hoher Serumeisenwert (750 μg-%) und eine Pigmentcirrhose festgestellt. Bei diesem extrem hohen Serumeisenwert mußte eine gestörte Transferrinfunktion erwogen werden, da das Serumeisen fast ausschließlich an Transferrin gebunden ist.

Proteinanalytisch (Abb. 1) fand sich im Folienpherogramm ein mäßig ausgeprägter M-Gradient im β_2-Bereich, der mit seinem kathodischen Schenkel fließend in den γ-Gradienten überging. (Elektrophorese: Gesamteiweiß 6,8 g-%, Albumin 50%, α_1-Globuline 4%, α_2-Globuline 12%, β-Globuline 19%, γ-Globuline 15%). Immunelektrophoretisch war die Transferrinlinie verstärkt, deformiert und reichte ungewöhnlich weit kathodenwärts. In der Sedimentationsanalyse stellte

---

* Unter technischer Mithilfe von G. Klemenc-Lippkau und S. Drewes. Mit Unterstützung der Deutschen Forschungsgemeinschaft.

sich eine Zusatzfraktion Z mit einem Sedimentationskoeffizienten S 20 W von 9,3 S dar. Auch bei der Gelfiltration über Sephadex G 200 fand sich erwartungsgemäß ein zusätzlicher Gipfel, der sich an den Makroglobulingipfel anschloß (Abb. 2). Die dem Gipfel entsprechenden Fraktionen waren lachsfarben. Sie enthielten eine hohe Konzentration an Eisen und Transferrin. In den Fraktionen,

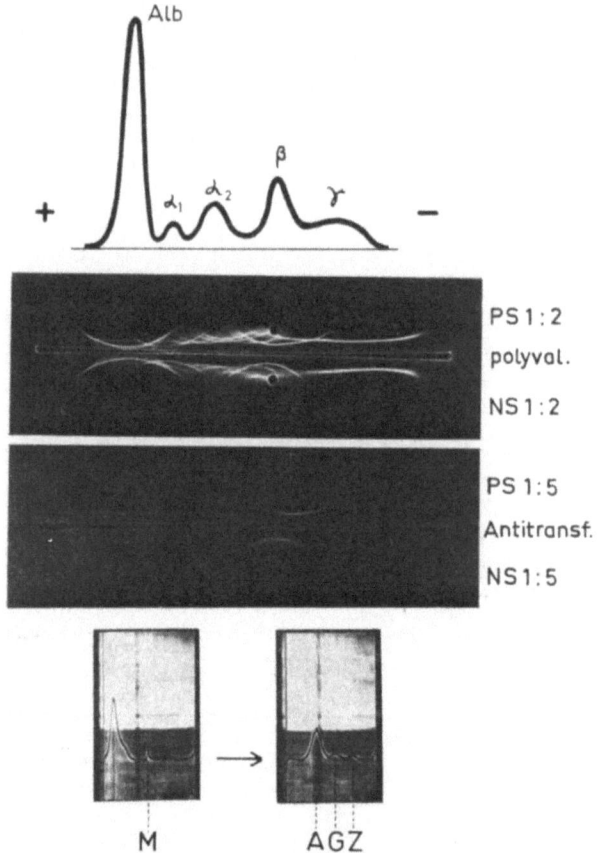

Abb. 1a—d. Proteinanalytische Befunde. a Acetatfolienpherogramm. b Immunelektrophorese, entwickelt mit polyvalentem Antihumanserum vom Pferd. c Immunelektrophorese, entwickelt mit spezifischem Antihumantransferrin vom Kaninchen. Dem Patientenserum (PS). Oben ist zum Vergleich unten ein gepooltes Normalserum (NS) gegenübergestellt. d Sedimentationsdiagramm: links Aufnahme 26 min nach Erreichen der Höchstgeschwindigkeit = 59780 UpM; rechts Aufnahme 74 min nach Erreichen der Höchstgeschwindigkeit. Der Pfeil zwischen den beiden Aufnahmen zeigt die Sedimentationsrichtung an

die üblicherweise das Transferrin enthalten, konnten wir mit der Ouchterlony-Technik kein Transferrin nachweisen. Nach Kenntnis dieser Befunde diskutierten wir ein „atypisches Transferrin" [1].

Im Max-Planck-Institut wurde dieses ungewöhnliche eisenhaltige Protein der Patientin isoliert. Während sich dieses Protein in der Sedimentationsanalyse als einheitlicher Gradient dargestellt hatte, wurden jedoch in der Immunelektrophorese sowohl IgG als auch Transferrin nachgewiesen. Es mußte also ein IgG-Transferrinkomplex angenommen werden. Der IgG-Anteil hatte monoklonalen Charakter. Es handelte sich um ein IgG_1 vom K-Typ. Seine Antikörperfunktion wurde durch folgende Untersuchungen bestätigt: Der Komplex, der z. T. schon bei elektrophoretischer Auftrennung zerfiel, dissoziierte weitgehend im sauren Milieu in Transferrin und IgG; bei ansteigendem pH kam es wieder zur Rekombination des Komplexes. Das aus dem Komplex isolierte IgG verband sich auch mit Transferrin aus Normalseren und mit gereinigtem Transferrin (Behring-Werke). Nach Pepsinspaltung waren es die (Fab)$_2$-Stücke, die das Transferrin fixierten.

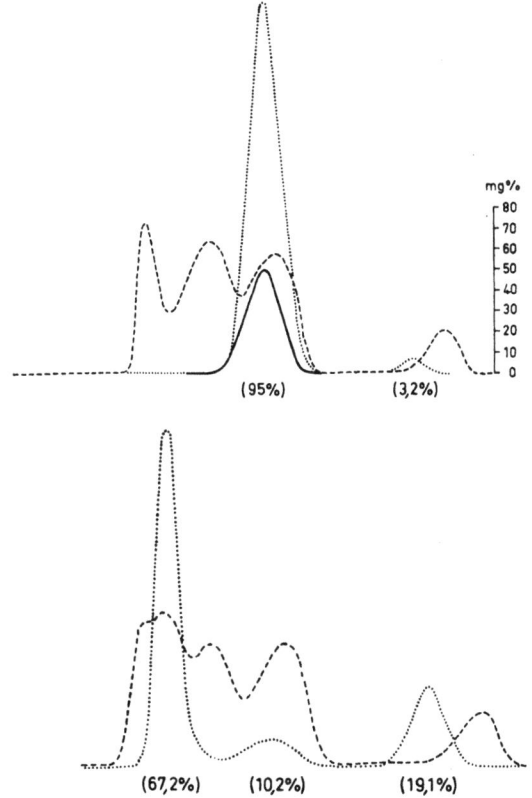

Abb. 2. Unten: Eisenbindung des Patientenserums nach Auftrennung über Sephadex G 200. In der Zusatzfraktion sind 67,2 % des Eisens gebunden. ...... Fe^{59}, - - - - - Serum Pat. H. Oben: Zum Vergleich Eisenbindung eines Normalserums nach Auftrennung über Sephadex G 200. 95 % des Eisens sind an das Transferrin gebunden. ...... Fe^{59} (%), ——— Transferrin (mg-%), - - - - Normalserum. Elution mit physiologischer NaCl-Lösung (pH 7,0)

Der Komplex besteht wahrscheinlich aus 1 Mol Transferrin und 1 Mol IgG. Es ist bemerkenswert, daß dieser Immunkomplex nicht aus dem Kreislauf eliminiert wird. Über andere zirkulierende Immunkomplexe wurde bereits mehrfach berichtet [2, 3].

Neben der durch die Komplexbildung bedingten Transferrinveränderung liegt bei der Patientin jedoch noch eine schwere Störung des Eisenmetabolismus vor. Der erhöhte Eisengehalt des Organismus ist nur durch eine erhöhte Eisenresorption zu erklären, wobei die Tatsache des hohen Serumeisengehalts bemerkenswert ist. Nahezu das gesamte Transferrin ist mit Eisen abgesättigt. Die latente Eisenbindungskapazität ist daher nur sehr gering (1970 war die totale Eisenbindungskapazität 812 µg-%, die latente 29 µg-%).

Für die hohe Eisenabsättigung des Transferrins bieten sich zwei Erklärungen an: Entweder die Eisenbindung an das Transferrin ist besonders intensiv, so daß die Eisenabgabe an das Gewebe erschwert ist. Oder aber die Eisenabnahme vom Transferrin ist gestört, d. h. die erythropoetischen Zellen, die an der Zelloberfläche spezifische Receptoren besitzen [4], an die sich das eisenbeladene Transferrin anlagert [5], um dann vermutlich in die Zelle eingeschleust zu werden [6], sind nicht in der Lage, das im Komplex gebundene Eisen aufzunehmen.

Im Gegensatz zum Normalserum waren im Patientenserum nur ungefähr zwei Drittel des Eisens an Transferrin fixiert, während der Rest besonders an kleinmolekulare Substanzen gebunden war (Abb. 2). Das spricht gegen eine besonders starke Fixierung des Eisens an den IgG-Transferrinkomplex, wie auch die Tatsache, daß durch steigende Dosen von Desferrioxamin zunächst vom Komplex ein höherer Prozentsatz an Eisen an das Desferrioxamin abgegeben wurde als vom Transferrin eines Normalserums.

Eine Störung der Fixierung des Transferrinkomplexes an die spezifischen Oberflächenreceptoren scheint uns wahrscheinlicher zu sein. Sicher ist das große Molekül des Komplexes weniger zellgängig. Dafür spricht auch, daß sich trotz der Eisenüberladung des Organismus, im Knochenmark, besonders in den Reticulumzellen, nur wenig Eisen fand und, daß ferner bei einer gering gesteigerten Erythropoese (40% der kernhaltigen Zellen waren erythropoetische Vorstufen) die Protoporphyrine in den Erythrocyten gering erhöht (Protoporphyrine 45 µg pro 100 ml, normal: 25 bis 40 µg/100 ml), die Sideroblasten gering vermindert (18%, normal: 20 bis 60%) und die Zahl der Siderocyten im Blut ebenfalls gering war (0,3‰, normal: 0 bis 3‰). Diese Befunde, zusammen mit dem absolut erhöhten Transferrin und dem etwas verminderten Hämoglobin (11,2 bis 12,2 g-%), lassen eine gestörte Eisenaufnahme im Knochenmark vermuten.

Angelpunkt dieses Krankheitssyndroms ist ein monoklonaler Autoantikörper, der das Transferrin bindet. Dieses Phänomen ist als die Primärerkrankung anzusehen. Die Eisenüberladung hingegen muß als Sekundäreffekt betrachtet werden.

Der adäquate Eisenaustausch zwischen Plasma und erythropoetischer Zelle scheint gestört. Wahrscheinlich versucht der Organismus, diese Störung durch eine vermehrte Eisenresorption auszugleichen. Die Folgen sind eine Überladung des Transferrins mit Eisen und eine vermehrte Eisenspeicherung.

Das Transferrinautoimmunsyndrom erinnert an die Atransferrinämie, die Heilmeyer beschrieben hat [7], jedoch sind Eisenspeicherung und Anämie in unserem Fall weit weniger ausgeprägt, da eine Teilfunktion des Transferrins als Transport- und Pufferprotein noch erhalten ist.

Für den diskutierten Pathomechanismus spricht auch die klinische Verlaufsbeobachtung. Unter Therapie mit Azathioprin und Prednison wurde wieder etwas normales Transferrin nachgewiesen bei gleichzeitigem Anstieg der latenten Eisenbindungskapazität (auf 100 bis 200 µg-%) und des Hb (auf 14,8 g-%).

Literatur
1. Westerhausen, M., Keller, E., Maas, D., Germann, H.-J., Klemenc-Lippkau, G., Schubothe, H.: Klin. Wschr. 47, 1279 (1969). — 2. Kunkel, H. G., Müller-Eberhard, H. J., Fudenberg, H. H., Tomasi, T. B.: J. clin. Invest. 40, 117 (1961). — 3. Beaumont, J.-L., Jacotot, B., Beaumont, V.: Presse méd. 46, 2315 (1967). — 4. Jandl, J. H., Katz, J. H.: J. clin. Invest. 42, 314 (1963). — 5. Fletcher, J., Huehns, E. R.: Nature (Lond.) 218, 1211 (1968). — 6. Morgan, E. H., Appleton, T. C.: Nature (Lond.) 223, 1371 (1969). — 7. Heilmeyer, L., Keller, W., Vivell, O., Keiderling, W., Betke, K., Wöhler, F., Schultze, H. E.: Dtsch. med. Wschr. 86, 1745 (1961).

SCHUBOTHE, H., SEUFERT, C. D., WEBER, S. (Med. Univ.-Kliniken Freiburg und Göttingen): **Chinin- und Rifampicin-spezifische Antikörper mit hämolytischem Effekt**

Arzneimittelallergien sind häufig. Daß sie sich selektiv an roten Blutkörperchen manifestieren, ist selten. Der Mechanismus der arzneimittelallergischen Erythrocytenschädigung ist noch nicht lückenlos geklärt.

Wir möchten hier über eine schwere akute chininallergische hämolytische Anämie mit detaillierten serologischen Befunden berichten, ferner über zwei

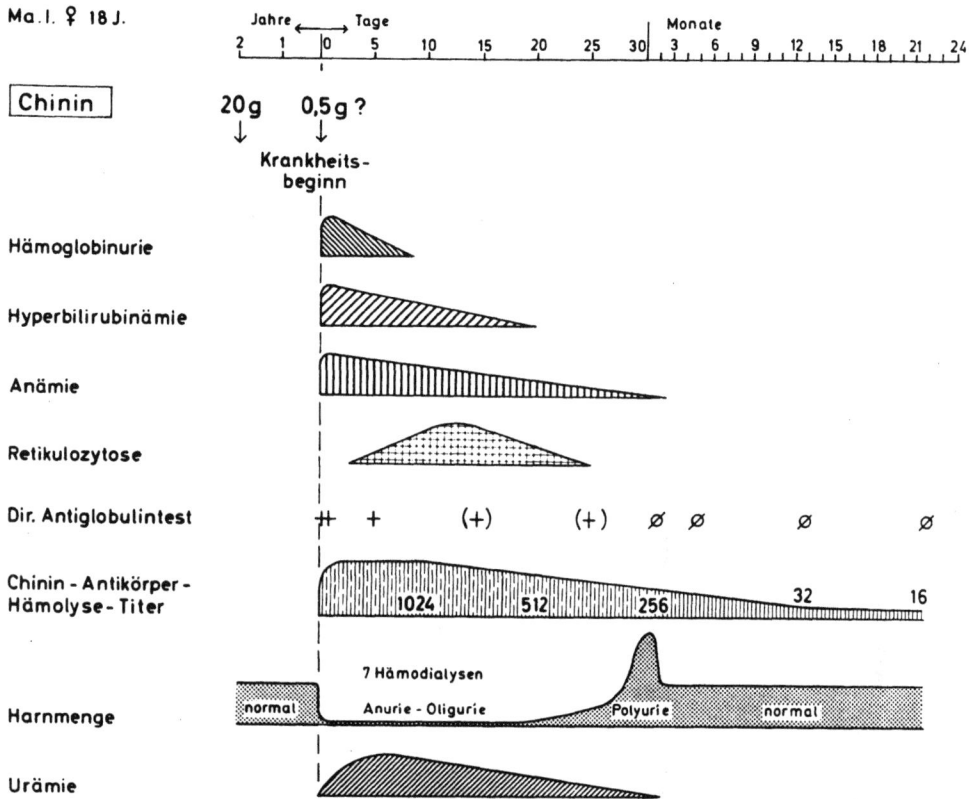

Abb. 1. Halbschematische Krankheitsverlaufsdaten einer akuten Chinin-allergischen hämolytischen Anämie mit Hämoglobinurie und Anurie

Patienten mit rifampicinallergischen Antikörpern, von denen erstmals in vitro eine hämolytische Aktivität nachgewiesen werden konnte. Abb. 1. zeigt halbschematisch die wichtigsten Krankheitsverlaufsdaten unserer Patientin Ma. Die bei der Aufnahme in die Freiburger Klinik 18jährige Arbeiterin hatte 2 Jahre vorher zur medikamentösen Unterbrechung einer Schwangerschaft (neben einem anderen Abortivum) Chinin in einer Gesamtdosis von wahrscheinlich 20 g eingenommen. Ob es sich um Chininhydrochlorid oder -sulfat gehandelt hat, ist nicht mehr zu ermitteln. Sie war nun erneut schwanger geworden und wandte die gleiche Methode an, wobei sie diesmal angeblich nur eine Chinintablette zu 0,5 g eingenommen habe. Wenige Stunden später erkrankte sie schwer mit Hämoglobinurie, Ikterus, Anämie und Anurie. Die Niereninsuffizienz besserte sich unter sieben Hämodialysen in der 4. Krankheitswoche. Gleichzeitig klang die Anämie ab.

Der direkte Antiglobulintest war anfangs positiv. Im Patientenserum ließ sich ein spezifischer Antikörper nachweisen, bei dessen Reaktion mit Chinin in vitro gleichzeitig anwesende Patientenerythrocyten bzw. Normalerythrocyten agglutiniert und hämolysiert wurden. Sein Titer von 1024 war im Laufe von 24 Monaten bei der letzten Kontrolle auf 16 abgesunken.

Die Tabelle zeigt das Ergebnis des Arzneimittelantikörpergrundversuchs. Bei Anwesenheit von Patientenserum, frischem Normalserum (als Komplementquelle) und Chininhydrochlorid in „therapeutischer" Konzentration werden nach 60minütiger Inkubation bei 37 °C normale Testerythrocyten kräftig agglutiniert und hämolysiert. Patientenerythrocyten zeigen den gleichen Effekt. Kontrollen ohne Arzneimittel bzw. ohne Patientenserum sind negativ. Das Patientenserum enthält also eine Komponente, die nur in Gegenwart von Chinin Erythrocyten agglutiniert und hämolysiert. Verdünnt man das Patientenserum-Chiningemisch in frischem Normalserum so stark, daß inkubierte Testerythrocyten nicht mehr agglutiniert werden, so ergeben diese Erythrocyten nach dreimaliger Waschung einen positiven Antiglobulintest mit polyvalentem Coombs-Serum, mit Anti-IgG und mit Anti-β 1C/1A. Kontrollen mit Anti-IgA, Anti-IgM und Anti-IgD sind negativ. Dies spricht

Tabelle 1. *Arzneimittelantikörper — Grundversuch*

90 min (37°)					Agglutiniert	Hämolysiert
PS	NS	Ch		Ery	+	+
PS	NS		NaCl	Ery	ø	ø
	NS	Ch		Ery	ø	ø
	NS		NaCl	Ery	ø	ø
		Ch	NaCl	Ery	ø	ø
			NaCl	Ery	ø	ø

dafür, daß der chininspezifische Antikörper der Ig-Klasse G angehört, daß er (wahrscheinlich zusammen mit Chinin) an der Erythrocytenoberfläche fixiert, und daß gleichzeitig Komplement gebunden wird.

In Ansätzen mit hitzeinaktiviertem oder EDTA-vorbehandelten Systemen werden die Testblutkörperchen nicht mehr hämolysiert aber noch agglutiniert. Bei Variation der Chininkonzentration zeigt sich ein steiler Abfall der hämolytischen Aktivität zwischen 10^{-4} und 10^{-6} Mol/l. Es gibt also eine kritische Arzneimittelkonzentration, unterhalb derer die Immunreaktion nicht mehr eintritt.

Wird Chininhydrochlorid durch Chinidinsulfat ersetzt, so bleiben Agglutination und Hämolyse aus. Dies spricht für eine hochgradige Spezifität des Antikörpers. Werden die Erythrocyten zunächst in Chininhydrochloridlösung inkubiert, anschließend gewaschen und dann im Patientenserum-Normalserumgemisch inkubiert, tritt weder Agglutination noch Lyse ein. Dies spricht dagegen, daß Chinin in Abwesenheit des Antikörpers an die Erythrocytenoberfläche fest adsorbiert wird.

Läßt man bei optimaler Konzentration aller Komponenten die komplexe Reaktion in Wasserbädern verschiedener Temperaturstufen ablaufen, so tritt nach 60 min bei 0, 10 und 20 °C keine, bei 30 und 40 °C eine steil ansteigende Hämolyse ein. In dieser Kurve spiegelt sich die temperaturabhängige lytische Komplementaktivität. Die Agglutination der Testerythrocyten ist auf allen Temperaturstufen positiv, auf den niedrigen stärker als auf den höheren. Diese bisher nicht beschriebene Temperatur-Hämolysekurve führte uns auf den Gedanken, die komplexe Reaktion in mehrere Versuchsabschnitte zu unterteilen: Zunächst wird Patientenserum mit frischem Normalserum und Chinin ohne Erythrocyten 60 min bei 40 °C inkubiert. Dann wird das System auf 15 °C abgekühlt und mit Testerythrocyten versetzt, wobei eine Agglutination aber keine Hämolyse eintritt. Anschließend werden die Erythrocyten bei 15 °C in physiologischer Salzlösung gewaschen und dann in frischem Normalserum bei 40 °C inkubiert. In Abwesenheit von Patientenserum tritt nunmehr außer Agglutination auch kräftige Hämolyse ein. Der Versuch spricht dafür, daß bei 15 °C ein nicht abwaschbarer Komplex an die Erythrocyten gebunden wird, der nach Entfernung des Patientenserums bei Abwesenheit von Komplement in der Wärme zu intensiver Hämolyse führt. Auf weitere serologische Untersuchungsergebnisse können wir hier nicht eingehen. Sie sind einer späteren ausführlichen Veröffentlichung zu entnehmen.

Von besonderem Interesse sind in diesem Zusammenhang aber noch zwei Fälle mit rifampicinspezifischen Antikörpern. 1971 hatten Poole u. Mitarb. bei 16 von 49 Patienten mit intermittierender Rifampicintherapie einen positiven indirekten Antiglobulintest erhalten, wenn die Testerythrocyten in einer Kombination von frischem Patientenserum und Rifampicin inkubiert worden waren. Hasse u. Mitarb. (1971) berichteten über eine möglicherweise immunhämolytische Komplikation nach Rifampicintherapie, allerdings mit unvollständigen serologischen und hämolytischen Befunden. Unsere Untersuchungen betreffen zwei Patienten, die nach $6^1/_2$- bzw. $10^1/_2$monatiger Rifampicintherapie mit Schüttelfrost, schwerem Krankheitsgefühl und Niereninsuffizienz erkrankten und in die nephrologische Abteilung der Göttinger Medizinischen Univ.-Klinik aufgenommen wurden.

An Serumproben, die 5 bzw. 14 und 20 Tage nach dem akuten Ereignis gewonnen worden waren, zeigte der Arzneimittelantikörpergrundversuch folgendes Ergebnis: Fall Ko. S.: PS + NS + Rifa + Testery 60 min 40° Aggl. + Häm ∅. Bei Verwendung trypsinisierter Testerythrocyten trat außer Agglutination auch eine Hämolyse bis zu 40% ein.

Fall Ha. F.: PS + NS + Rifa + Testery 60 min 40° Aggl. ∅, Häm. ∅, AGT+. Trypsinisierte Testerythrocyten wurden in diesem Ansatz bis zu 63% hämolysiert. Der Rest ergab einen positiven Antiglobulintest. Alle Kontrollen fielen negativ aus. Die Ergebnisse ließen sich mehrfach sowohl mit normalen Testerythrocyten, im Fall Ha. auch mit Patientenerythrocyten reproduzieren. Bei Verwendung von Rifamycin statt Rifampicin waren die immunhämatologischen Befunde im Fall Ka. negativ. Im Fall fiel der Coombs-Test noch angedeutet positiv aus. Differenzierte immunologische Untersuchungen waren bei beiden Patienten wegen nur geringer verfügbarer Serummengen nicht möglich.

In der Verlaufskurve der Patientin Ko. sprechen der anfangs stark erhöhte Serum-LDH- und -bilirubinwert dafür, daß auch intravital eine pathologische Hämolyse stattgefunden hat. Bemerkenswert ist ein vorübergehend schwach positiver direkter Antiglobulintest. Klinisch stand die Niereninsuffizienz im Vordergrund. Die Verlaufskurve des Patienten Ha. zeigt ebenfalls erhöhte Serum-LDH- und -bilirubinwerte und einen Hb-Wert, der gegenüber dem letzten vor der akuten Erkrankung deutlich erniedrigt war. Das ist auf eine vorübergehende Hyperhämolyse verdächtig. Auch bei diesem Patienten beherrschte die Niereninsuffizienz das klinische Bild.

Keiner der beiden Patienten hat eine so brutale hämolytische Anämie durchgemacht wie unsere Patientin mit der Chininallergie. Sie hatten außerdem während des akuten Krankheitsstadiums Symptome einer mäßigen Verbrauchscoagulopathie gehabt, die bei unserer Chininpatientin fehlten. Da eine Verbrauchscoagulopathie als solche zu einem vorübergehend gesteigerten Blutabbau führen kann, ist unseres Erachtens in den beiden Rifampicinfällen eine klinische Pathogenität in vitro nachgewiesenen hämolytischen Effektes der arzneimittelspezifischen Antikörperreaktion nur als möglich, nicht als erwiesen anzunehmen. Die

Niereninsuffizienz war in diesen Fällen wahrscheinlich Folge einer vorangegangenen Schocksymptomatik. Bei der Patientin mit der Chininallergie muß die Pathogenese des Nierenversagens offen bleiben, da Schocksymptome fehlten.

Literatur

Hasse, W., Pohle, H. D., Warnecke, F., Wiek: Prax. Pneumonol. 25, 466 (1971). — Poole, G., Stradling, P., Worlledge, S.: Brit. med. J. 1971, 343.

GERMANN, H.-J., WESTERHAUSEN, M., MAAS, D.: (Abt. Klin. Immunpathologie, Med. Univ.-Klinik Freiburg): **Immunproliferative Erkrankung mit komplexem Immundefekt**

Die proliferativen Erkrankungen des lymphoplasmaretikulären Zellsystems kann man nach Dameshek [1] unter dem Begriff der immunproliferativen Erkrankungen zusammenfassen. Proliferiert nur eine dieser Zellarten, so resultieren in der Regel klar abgrenzbare Krankheitsbilder, wie z. B. Lymphosarkom, multiples Myelom oder Reticulosarkom. Schwieriger wird die Einordnung der entsprechenden Krankheitsbilder, wenn die Proliferation nicht auf eine Zellart beschränkt bleibt. Sieht man einmal von der Waldenströmschen Makroglobulinämie ab, die auf Grund der sie charakterisierenden massiven γM-Paraproteinämie abgegrenzt werden kann, so verbergen sich hinter histologischen Diagnosen, wie z. B. lymphoidzellige Retikulose oder Retikulose mit plasmacellulärer Differenzierung, heterogene Krankheitsbilder, die hinsichtlich ihrer klinischen Symptomatik und ihrer Malignität oft sehr unterschiedliche Verläufe zeigen. Westerhausen und Oehlert [2] haben jetzt aus dieser Gruppe das „chronische pluripotentielle immunproliferative Sydrom" als Krankheitseinheit herausgestellt und ngegenüber anderen immunproliferativen Erkrankungen abgegrenzt. Diese Erkrankung ist charakterisiert durch eine Splenohepatomegalie, eine Leukopenie, Thrombopenie und Anämie wechselnden Ausmaßes, durch das Auftreten von atypischen Immunglobulinen mit verschiedenen Antikörperaktivitäten und durch den histologischen Nachweis von Infiltraten mit lymphoiden Zellen, Plasmazellen und Reticulumzellen in Milz, Leber und Knochenmark. Keines der genannten Symptome ist alleine pathognomisch, erst ihre Kombination erlaubt die Diagnose.

An Hand des Falles einer 1902 geborenen Patientin möchten wir auf einige Besonderheiten dieses Krankheitsbildes aufmerksam machen (Abb. 1). Die Patientin kam 1967 zur Abklärung eines großen Milztumors in unsere Klinik. Abgesehen von der Milz war auch die Leber deutlich vergrößert und konsistenzvermehrt. In der linken Axille tastete man einige etwa bohnengroße Lymphknoten. Die BSG war mit 109/120 stark erhöht, es bestand eine mäßige Anämie von 9,7 g-% und eine leichte Leukopenie von 4500. In der Immunelektrophorese wurde eine deutliche Verstärkung und Deformierung der IgM-Linie als Ausdruck einer Paraproteinämie gedeutet. Im Folienpherogramm war jedoch kein M-Gradient erkennbar. Die histologische Untersuchung von Beckenkamm, Leber und Milz zeigte Infiltrate in teilweise granulomatöser Anordnung von lymphoiden Zellen, Reticulumzellen und Plasmazellen. Lymphographisch wurden Speicherdefekte mehrerer iliacaler und paraaortaler Lymphknoten festgestellt.

Zunächst wurde mit Cyclophosphamid behandelt. Bei i.v. Gabe von 1,2 g alle 10 Tage trat nach einer Gesamtdosis von etwa 20 g eine schwere Leukopenie auf, die nach Absetzen des Medikamentes noch monatelang anhielt. Von September 1969 bis Oktober 1970 wurden erneut cytostatisch behandelt, diesmal mit Chlorambucil 4 mg täglich. Die schließlich erneut auftretende Leukopenie hielt wieder mehrere Monate an. Seit Oktober 1970 wurden keine Cytostatika mehr verabreicht.

Während der ganzen Beobachtungszeit wurde Prednison mit nur kurzfristigen Unterbrechungen in einer Dosierung von 10 bis 15 mg täglich gegeben.

Obwohl eine deutliche Anämie nur zu Anfang festgestellt werden konnte, bestand stets eine leichte, gut kompensierte Hämolyse. Die Reticulocytenwerte waren gering bis mäßig erhöht, das Haptoglobin bis unter die Nachweisgrenze vermindert und die Erythrocytenlebenszeit mit einer Halbwertszeit von 18 Tagen verkürzt. Bemerkenswert erscheinen die „falsch positiven" Luesreaktionen, die ohne erkennbaren Zusammenhang mit der Therapie zeitweise negativ wurden, um später wieder positiv auszufallen. Die Paraproteinämie war von Anfang an nur gering ausgeprägt. Der mit der Mancini-Technik gemessene IgM-Wert lag maximal

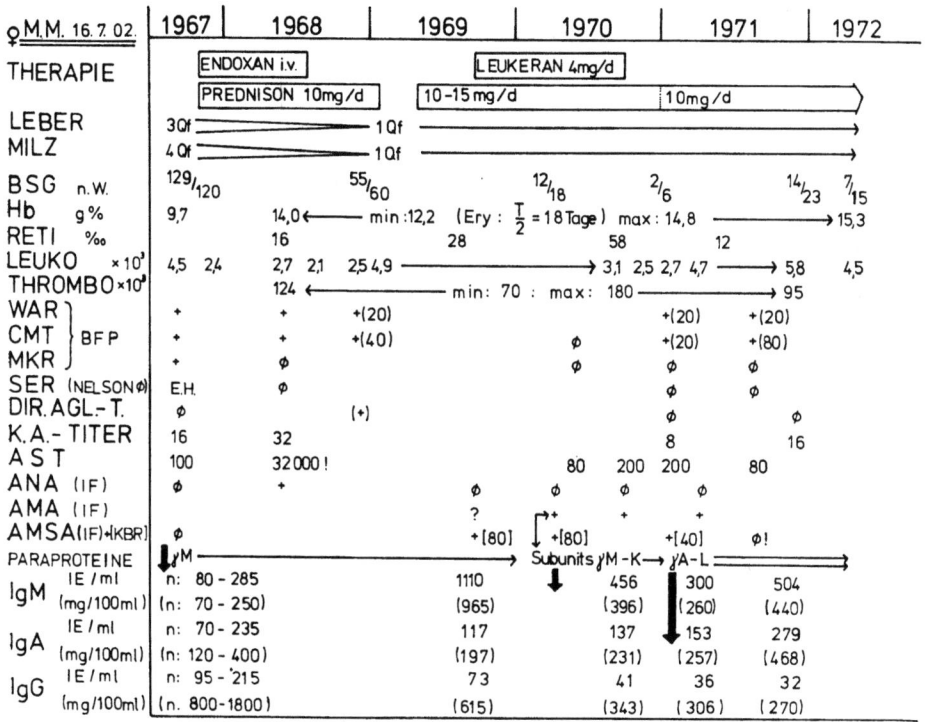

Abb. 1. Krankheitsverlauf einer Patientin mit chronischem pluripotentiellen immunproliferativem Syndrom. *ANA* antinucleäre Antikörper; *AMA* antimitochondriale Antikörper; *AMSA* antimikrosomale Schilddrüsenantikörper

bei 1110 IE/ml, das entspricht 965 mg/100 ml, und fiel bis auf normale Werte im Herbst 1971 ab, um später wieder leicht anzusteigen. Die Konzentration von IgG war stets vermindert, die das IgA lag zunächst im Normbereich. Im Januar 1971 ergab sich als neuer Befund zusätzlich eine γA-Paraproteinämie vom L-Typ bei zunächst noch normaler IgA-Konzentration, die erst später leicht über die Norm anstieg. Auffallend waren einmalig im Mai 1968 ein hoher AST von 32000 und der Nachweis von antinucleären Antikörpern.

Im September 1969 traten antimikrosomale Schilddrüsenantikörper auf, ohne daß histologisch eine Thyreoiditis bestand. Der Titer in der KBR betrug anfangs über 80, fiel im Januar 1971 auf 40 ab und wurde schließlich negativ. Im Mai 1970 zeigten im indirekten Immunfluorescenzverfahren Rattenleber und menschliche Magenschleimhaut eine stark ausgeprägte diffuse Cytoplasmafluorescenz.

Die weitere Austestung mit kettenspezifischen Antiseren ergab, daß diese antimitochondrialen Antikörper zur µ-Klasse vom K-Typ gehören. Bei der bekannten γM-Paraproteinämie lag es nahe anzunehmen, daß die nachgewiesene antimitochondriale Antikörperaktivität dem Paraprotein zuzuordnen sei. Zur Prüfung dieser Annahme wurden nach Trennung des Serums über Spehadex G 200 die Fraktionen bezüglich ihrer antimitochondrialen Antikörperaktivität und ihres Gehaltes an IgM untersucht (Abb. 2).

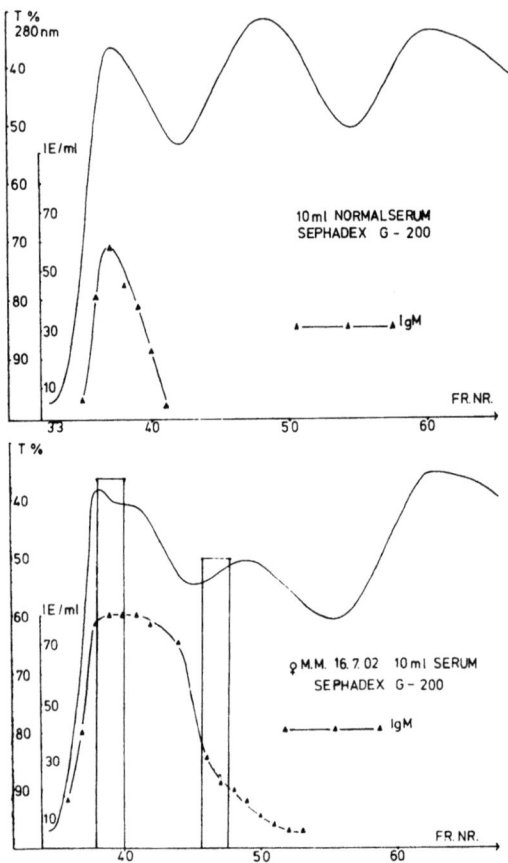

Abb. 2. Sephadex G 200-Chromatographie von Normalserum und Patientenserum, IgM-Verteilung (Mancini-Technik)

Man sieht auf diesem Bild oben das Sephadex G 200-Chromatogramm von Normalserum. Eingezeichnet ist die Kurve der mit Hilfe der Mancini-Technik bestimmten IgM-Konzentrationen in IE/ml. IgM ist also nur in den Fraktionen des ersten Gipfels nachweisbar. Die untere Bildhälfte zeigt das entsprechende Chromatogramm des Patientenserums, hier ist IgM bis weit in den zweiten Gipfel hinein nachweisbar, die antimitochondriale Antikörperaktivität in den Fraktionen entsprach dem IgM-Gehalt. Die beiden Balken kennzeichnen je zwei Fraktionen aus dem ersten und dem ansteigenden Schenkel des zweiten Gipfels, die auf etwa $1/50$ ihres ursprünglichen Volumens eingeengt und immunelektrophoretisch untersucht wurden.

Das IgM der Fraktionen 39 + 40 hat beide Leichtkettenspezifitäten. Das IgM der Fraktionen 46 + 47 wandert etwas mehr anodisch und hat nur K-Spezifität.

Aus diesen Ergebnissen ist zu schließen, daß das normal große IgM polyklonal ist. Daneben sind monoklonale IgM-Untereinheiten vom K-Typ mit antimitochondrialer Antikörperaktivität vorhanden. Auf Grund ihres Nachweises im ansteigenden Schenkel des zweiten Gipfels bei der Sephadex G 200-Chromatographie dürften sie dem von Solomom [3] näher analysierten „low molecular weight γM" entsprechen. Das Vorkommen von natürlichen γM-Untereinheiten bei verschiedenen immunproliferativen Erkrankungen wurde unter anderem auch von Dammacco [4] und Carter [5] beschrieben.

Die vielfältigen Störungen des Immunsystems mit verschiedenen atypischen Antikörperaktivitäten, der Nachweis von zwei quantitativ gering ausgeprägten Paraproteinen sowie die Proliferation von lymphoiden Zellen, Reticulumzellen und Plasmazellen läßt unseres Erachtens erkennen, daß bei dieser Erkrankung nicht wie bei vielen anderen immunproliferativen Prozessen nur ein Zellklonus entartet, der durch die Dynamik seines malignen Wachstums krankheitsbestimmend wird, vielmehr hat man den Eindruck, als ob hier die Regulationsmechanismen der Immunhomoiostase primär gestört oder insuffizient geworden seien.

Literatur
1. Dameshek, W.: Immunocytes and immunoproliferative disorders. In: The thymus, experimental and clinical studies, p. 399. London: Churchill 1966. — 2. Westerhausen, M., Oehlert, W.: Chronisches pluripotentielles immunproliferatives Syndrom. Manuskript zur Veröffentlichung bei der Dtsch. med. Wschr. eingereicht. — 3. Solomon, A.: J. Immunol. **102**, 496 (1969). — 4. Dammacco, F., Giustino, V., Bonomo, L.: Int. Arch. Allergy **38**, 618 (1970). — 5. Carter, P. M., Hobbs, J. R.: Brit. med. J. **1971** II, 260.

Aussprache
Herr H. H. HENNEMANN (Mannheim):

Zu den Herren GERMANN, WESTERHAUSEN, MAAS: Mich interessieren die morphologischen Knochenmarkveränderungen, die bei derartigen Erkrankungen gefunden werden. Es scheint doch sehr unwahrscheinlich, daß bei solchen, das gesamte Immunsystem betreffenden Krankheiten das Knochenmark überhaupt nicht mitreagiert. Was machen die ortsständigen Reticulumzellen, Plasmazellen und lymphoiden Zellen? Wenn das Knochenmark nicht beteiligt wäre, müßte das periphere aplastische Syndrom derartiger Fälle hyperspleniebedingt sein.

HOPF, U., KNOLLE, J., BAUCHINGER, M., MEYER ZUM BÜSCHENFELDE, K. H. (II. Med. Klinik Universität Mainz und Strahlenbiol. Institut Universität München): **Charakterisierung einer Agammaglobulinämie an Hand immunologischer in vitro-Untersuchungen**

Die Defekterkrankungen des humoralen Immunsystems beim Menschen werden in kongenitale und erworbene Formen unterteilt. Eine sichere Abgrenzung in Abhängigkeit von dem Erkrankungsbeginn gelingt nicht. An Hand von Familienuntersuchungen konnte auch bei bestimmten A-γ-Globulinämien im Erwachsenenalter eine genetische Verankerung nachgewiesen werden [20,21].

Untersuchungen von Cooper et al. [6] haben gezeigt, daß bei einer kongenitalen A-γ-Globulinämie vom Bruton-Typ im peripheren Blut eine extrem niedrige Anzahl von B-Lymphocyten vorhanden war im Gegensatz zu zwei anderen Fällen von A-γ-Globulinämie mit normaler Anzahl von peripheren B-Lymphocyten. Es ist bekannt, daß die B-Lymphocyten an ihrer Oberfläche Immunglobuline tragen, denen Receptorfunktionen für Antigene zugesprochen werden [1, 2, 11, 12, 17, 18]. Dieser Befund kann für die Beurteilung des B-Zellkompartiments bei Immundefekterkrankungen genutzt werden [6, 10, 19].

Fallbericht

37jähriger Pat., bei dem seit 1965 eine A-γ-globulinämie bekannt ist. Vom 14. Lebensjahr an traten bei ihm wiederholt Erkältungskrankheiten auf. Die klinische Einweisung erfolgte wegen rezidivierender Infektionskrankheiten (Angina, Bronchitiden, Meningitis, Pneumonien). 1969 entwickelte sich ein Malabsorptionssyndrom mit einer exsudativen Gastroenteropathie.

Untersuchungsbefunde

Papierelektrophoretisch betrug die γ-Globulinfraktion im Serum des Patienten (1965) bei der klinischen Erstuntersuchung weniger als 260 mg-%. Dementsprechend zeigte die Immunelektrophorese ohne vorherige γ-Globulinsubstitution keine γ-G-, A- und M-Bande. Nach aktiver Immunisierung mit Typhus-, Paratyphus- und Tetanusantigenen blieb die humorale Immunantwort aus. Im Verlauf von 6 Jahren waren die wiederholten Antikörperbestimmungen gegen Typhus, Paratyphus A und B, Ruhrbakterien und Streptolysin-O negativ. Isoagglutinine des AB 0-Systems fehlten (Blutgruppe B).

Tabelle 1. *Quantitative Bestimmungen der Immunglobuline G, A und M im Serum des Patienten und seiner Verwandten mittels Tripartigenplatten (Behringwerke Marburg)*

Reservoir	IgG (mg-%)	IgA (mg-%)	IgM (mg-%)
Standard 1	44	68	46
Standard 2	98	173	135
Standard 3	163	322	258
Pat. S., 36 Jahre	0	0	0
Vater, 67 Jahre	1100[a]	245	85
Schwester, 31 Jahre	1210[a]	203	222
Nichte, 9 Jahre	1220[a]	370	320
Neffe, 4 Jahre	680[a]	173	220
Kontrolle	1700[a]	370	145

[a] Serumverdünnung 1:10.

Die quantitativen Immunglobulinbestimmungen für γ-G, A und M im Serum des Patienten und seiner Angehörigen zeigt die Tabelle. Daraus ist zu entnehmen, daß im Patientenserum die Immunglobuline G, A und M fehlen. Die Seren der Angehörigen enthalten normale Immunglobulinspiegel.

Der Tuberkulintest war bei einer Verdünnung von 10^{-2} positiv. Der im weiteren Verlauf wiederholt durchgeführte Tine-Test war stets positiv. Im Migrationsinhibitionstest mit Tetanusantigenen wurde mit den Patientenlymphocyten eine Hemmung der Zellmigration beobachtet (Migrationsindex 0,47). Im Sternalmark fanden sich keine Plasmazellen.

Zur Darstellung der B-Zellen wurden die peripheren Lymphocyten mit Antihumanimmunglobulinseren vom Kaninchen vorinkubiert und nach dreimaliger Waschung mit Fluorescein-markiertem Ziegen-Antikaninchenserum behandelt. B-Lymphocyten zeigten eine ringförmige Fluorescenz (Abb. 1). Ihr Anteil war nach unserem Testsystem normal. Er betrug mit Anti-IgG- Serum 2 bis 4%, mit Anti-IgM-Serum 1 bis 2% und mit Anti-IgA-Serum weniger als 1%. Die Untersuchungen mit Anti-IgD-, Anti-IgE-, Anti-Fab- und Anti-Fc-Seren waren negativ. Nicht vitale Zellen zeigten eine homogene Fluorescenz und wurden entsprechend der Vitalitätsprobe mit Trypanblau in weniger als 2% gefunden. Die B-Lymphocyten bildeten Agglutinate verschiedener Größe und lagen nur selten einzeln. Im Hellfeld wurden in der Umgebung der Agglutinate einzelne unmarkierte Zellen sichtbar.

Bei der Stimulation der peripheren Lymphocyten des Patienten mit Phythämagglutinin (PHA) und mit einem definierten Antilymphocytenglobulin (ALG) war die Transformationsrate zu Blastzellen im Gegensatz zum Mitoseindex normal. Mit PHA lag der Mitoseindex bei 36‰ (März 1971) bzw. 46‰ (Oktober 1971) und damit im Normbereich. Der Mitoseindex unter ALG betrug in den Parallelansätzen übereinstimmend 7‰ bzw. 15‰ (Normbereich 32‰ ± 14,0). Normales Pferde-γ-Globulin war mit 0,5‰ ineffektiv. Zahl und Art der beobachteten Chromosomenaberrationen waren normal.

Diskussion

Die Diagnose der A-γ-Globulinämie ist durch die serologischen und immunologischen Befunde gesichert. Wir nehmen auf Grund der Familienuntersuchungen einen erworbenen Immundefekt an. Für ein Thymom ergab sich klinisch kein Anhalt.

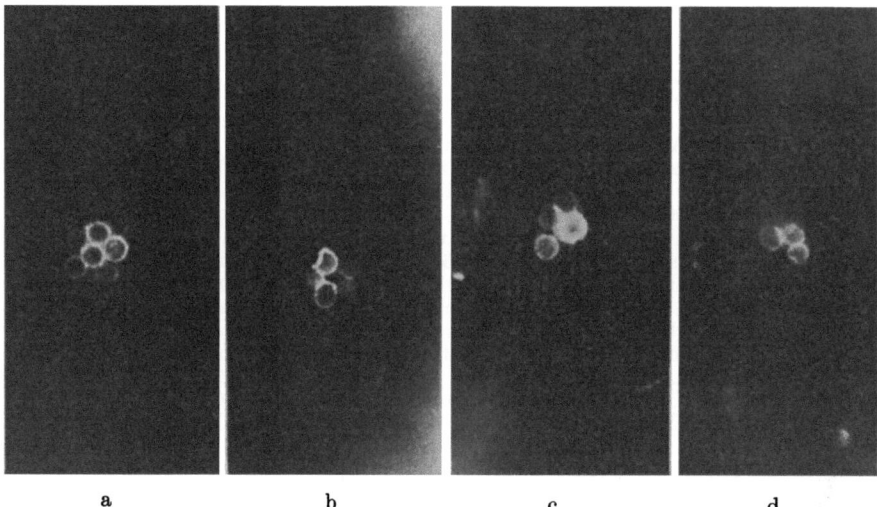

a b c d

Abb. 1. Immunfluorescenzoptische Darstellung peripherer Patientenlymphocyten mit Antihuman-IgG- (a u. b), -IgM- (c) und IgA-Seren (d)

Die celluläre Immunität erwies sich im Tuberkulintest und im Zellmigrationsinhibitionstest nach Tetanusimmunisierung als intakt. Diese Befunde werden durch eine normale Transformationsrate und einen normalen Mitoseindex unter PHA-Stimulation erhärtet [4, 7].

Spezielle Untersuchungen des B-Lymphocytenkompartiments haben gezeigt, daß B-Lymphocyten nach unserem Testsystem in normaler Zahl vorhanden sind. Über den Anteil der B-Lymphocyten im peripheren Blut des Menschen existieren in der Literatur unterschiedliche Angaben, die wahrscheinlich methodisch bedingt sind [5, 6, 19].

Unter Stimulation mit ALG war die Transformation der Lymphocyten zu Blasten normal, der Mitoseindex hingegen vermindert. Es ist bekannt, daß ALG auf T- und B-Lymphocyten wirken kann [9]. Nach den tierexperimentellen Befunden von Martin u. Miller [16] sowie Levey u. Taub [14] schädigt ALG in vivo in erster Linie aber die im peripheren Blut zirkulierenden T-Lymphocyten. Bauchinger et al. [3] fanden bei Patienten, die mit ALG behandelt worden waren, einen herabgesetzten Mitoseindex der peripheren Lymphocyten auf PHA-Stimulierung. In vitro kann ALG in Abhängigkeit von der Dosis und dem Milieu entweder einen cytotoxischen oder stimulatorischen Effekt auf Lymphocyten ausüben [8, 15]. Ling et al. [15] berichten, daß heterologes ALG diese beiden Wirkungen unabhängig voneinander besitzt. Die Cytotoxicität von heterologem ALG in vitro bezieht sich nur auf eine bestimmte Lymphocytenpopulation [13]. Es muß daher angenommen werden, daß der cytotoxische Antikörper nur an T-Lymphocyten angreifen kann, der stimulatorische Effekt von ALG hingegen sich vorwiegend auf B-Lymphocyten bezieht. Demnach könnte der verminderte Mitoseindex der Patientenlymphocyten unter ALG-Stimulation Ausdruck einer Mitosestörung sein.

Zusammenfassend läßt sich feststellen, daß bei dem jetzt 37jährigen Patienten mit A-γ-Globulinämie bei fehlenden Plasmazellen im Knochenmark ein quantitativ normales B-Lymphocytenkompartiment vorgefunden wird. Für eine Störung der cellulären Immunität ergab sich kein Anhalt. Auf Grund der vorliegenden Befunde insbesondere der Stimulationsuntersuchungen mit ALG wird eine Reifungsstörung der B-Lymphocyten zu Plasmazellen angenommen.

Literatur

1. Alm, G. V., Peterson, R. D. A.: J. exp. Med. 129, 1247 (1969). — 2. Bankhurst, A. D. Warner, N. L.: J. Immunol. 107, 368 (1971). — 3. Bauchinger, M., Schmid, E., Land, W.: Klin. Wschr. 48, 499 (1970). — 4. Claman, H. N.: Proc. Soc. exp. Biol. (N.Y.) 121, 236 (1966). — 5. Coombs, R. R. A., Feinstein, A., Wilson, A. B.: Lancet 1969 II, 29. — 6. Cooper, M. D., Lawton, A. R., Bockman, D. E.: Lancet 1971 II, 791. — 7. Doenhoff, M. J., Davies, A. J. S., Leuchars, E., Wallis, V.: Proc. roy. Soc. B. 176, 69 (1971). — 8. Gräsbeck, R., Nordman, G., de la Chapelle, A.: Lancet 1963 II, 385. — 9. Jeejeebhoy, H. F.: J. exp. Med. 132, 963 (1970). — 10. Johansson, B., Klein, E.: Clin. exp. Immunol. 6, 421 (1970). — 11. Jones, G., Torrigiani, G., Roitt, I. M.: J. Immunol. 106, 1425 (1971). — 12. Kincade, P. W., Lawton, A. R., Cooper, M. D.: J. Immunol. 106, 1421 (1971). — 13. Land, W., Rudolph, R., Brendel, W.: Blut 18, 1 (1968). — 14. Levey, R. H., Taub, R.: Transplantation Proc. 1, 424 (1969). — 15. Ling, N. R., Knight, S., Hardy, D., Stanworth, D. R., Holt, P. J. L.: Antibody-induced lymphocyte transformation in vitro. In: Antilymphocytic serum, p. 41. CIBA Foundation, Study group No. 29. London: Churchill 1967. — 16. Martin, W. J., Miller, J. F. A. P.: J. exp. Med. 128, 855 (1968). — 17. Raff, M. C.: Immunology 19, 637 (1970). — 18. Walters, C. S., Wigzell, H.: J. exp. Med. 132, 1233 (1970). — 19. Wilson, J. D., Nossal, G. J. V.: Lancet 1971 II, 788. — 20. Wolf, J. K., Gökcen, M., Good, R. A.: J. Lab. clin. Med. 61, 230 (1963). — 21. Wollheim, F. A., Belfrage, S., Cöster, C., Lindholm, H.: Acta med. scand. 176, 1 (1964).

SPATH, P., GARRATTY, G., LEVIN, S. A., PETZ, L. D., FUDENBERG, H. H. (Med.-Univ.-Klinik Innsbruck, Österreich; Hematology-Immunology Research Unit, Harkness Comm. Hospital and Medical Center; Section of Hematology-Immunology, Dept. of Medicine, University of California School of Medicine, San Francisco, California, USA): **Immunhämatologische Veränderungen bei Cephalosporintherapie**

Die Unterscheidung der durch Medikamente verursachten Immunphänomene von sog. Autoimmunveränderungen kann Schwierigkeiten bereiten. Mit der zunehmenden therapeutischen Verwendung der Cephalosporine gewinnen derartige, für diese Medikamentengruppe charakteristische Nebenwirkungen an klinischer Bedeutung und an praktischem Interesse.

Die hier zu besprechenden immunhämatologischen Veränderungen unter Cephalosporintherapie betreffen die gegen Cephalosporine gerichteten Serumantikörper, den direkten Antiglobulin- oder Coombs-Test (DAT) und die selten vorkommenden immunhämolytischen Anämien und Granulocytopenien.

Der Nachweis von gegen Cephalotin gerichteten Serumantikörpern kann relativ einfach mit einer passiven Hämagglutinationsreaktion durchgeführt werden. Cephalotin wird ähnlich wie Penicillin unter geeigneten Bedingungen fest an Erythrocyten gebunden. Die so beladenen Erythrocyten können für die Hämagglutinationsmethoden verwendet werden. Die gleichzeitige Titration von Penicillin- und Cephalotinantikörpern erlaubt gewisse Rückschlüsse auf Kreuzreaktionen dieser Antikörper mit Penicillin oder Cephalotin. Die Bestimmung der Antikörper kann einerseits durch direkte Hämagglutination erfolgen, wenn ein von Levine u. Mitarb. [1] entwickeltes Verdünnungsmedium verwendet wird. Andererseits können die Antikörpertiter auch mit dem indirekten Antiglobulin-(Coombs-)Test bestimmt werden. Diese Methode ist vor allem für den Nachweis von Antikörpern der IgG-Klasse mindestens ebenso empfindlich wie die direkte Hämagglutination nach Levine u. Mitarb. [1] und stellt für den Nachweis von Antipenicillin- und Anticephalotinaktivität in Erythrocyteneluaten die Methode der Wahl dar [2, 3]. Durch 2-Mercaptoäthanol, welches die IgM-Aktivität hemmt, kann die Zugehörigkeit der Penicillin- oder Cephalotinantikörper zur IgM- und IgG-Klasse festgestellt werden [2, 3, 4].

Die Cephalotinantikörper in den Sera von 86, z. T. mit Penicillin und Cephalosporinen behandelten Patienten wiesen auf Grund ihres Verhaltens bei der

Tabelle 1. *Hämagglutinierende Antikörper*

Penicillingabe
Anstieg des Penicillinantikörpers	59%
Anstieg des Cephalotinantikörpers	22%

Cephalosporingabe
Anstieg des Cephalotinantikörpers	25%
Anstieg des Penicillinantikörpers	16%

Diskordante Titer
Penicillinantikörper höher	44%	
Cephalotinantikörper höher	12%	} 56%

2-Mercaptoäthanolinhibition folgende Verteilung der Immunglobulinklassen auf: 87% gehörten ausschließlich der IgM-, 8% sowohl der IgM- und IgG-, und 5% ausschließlich der IgG-Klasse an.

Nach therapeutischer Verabreichung von Penicillin wird in 59% nur ein Anstieg des Penicillinantikörpers, in 22% nur ein Titeranstieg des kreuzreagierenden Cephalotinantikörpers gesehen. Nach Cephalosporingabe kommt es in 25% zum ausschließlichen Anstieg des entsprechenden Antikörpers, bei 16% weist der kreuzreagierende Penicillinantikörper einen Titeranstieg auf. Bei gleichzeitiger Titration der Penicillin- und Cephalotinantikörper wurden bei insgesamt 56% der Fälle deutlich diskordante Titer festgestellt (Tabelle 1). Diese Befunde zeigen, daß Penicillin- und Cephalotinantikörper sehr oft ein voneinander unabhängiges Verhalten zeigen, was auch durch Absorptions- und Inhibitionsexperimente bestätigt werden konnte. Wenn auch Kreuzreaktionen bei einem Teil der Fälle vorkommen, können doch immer wieder spezifische, ausschließlich mit Penicillin oder Cephalotin reagierende Antikörper gefunden werden.

Die ersten Berichte über die Häufigkeit des Auftretens von positiven direkten Coombs-Testen unter Cephalosporinbehandlung geben eine auffallend hohe Incidenz von bis 75% an [5—8]. Dazu im Gegensatz stehen eigene Untersuchungsergebnisse an einem gemischten Krankengut. Bei 124 Patienten konnte nur bei 4 Patienten — entsprechend einer Incidenz von 3% — ein positiver direkter Coombs-Test unter Cephalosporintherapie festgestellt werden. In keinem Fall bestand ein Anhalt für eine immunhämolytische Anämie. Die serologischen Befunde bei den 4 Patienten zeigen (Tabelle 2), daß die direkten Coombs-Teste (DAT) deutlich positiv waren. Im Serum fanden sich mittel- bis hochtitrige Cephalotinantikörper, die bei den Fällen 2 bis 4 — neben IgM-Aktivität in den niedrigen Titerstufen — durch IgG-Antikörper bedingt waren. Bei Absorption mit Penicillin zeigten diese Cephalotinantikörper verschiedene Grade der Kreuzreaktion mit Penicillin. Bei den letzten drei Fällen konnte im Erythrocyteneluat auch Anticephalotinaktivität nachgewiesen werden. Diese Befunde weisen also auf einen immunologischen Entstehungsmechanismus des positiven DAT bei Cephalosporinbehandlung hin. Darüber hinaus sind mit Cephalosporin beladene Erythrocyten aber auch imstande, durch einen nichtimmunologischen Vorgang verschiedene Plasmaproteine zu binden.

Mit monospezifischen Antiseren konnten bei in vitro-Versuchen Albumin, α_1-Antitrypsin, α_2-Makroglobulin, die 3. und 4. Komplementkomponente, IgG, IgA, IgM und Fibrinogen an mit Cephalosporinen beladenen Erythrocyten, die mit Plasma inkubiert worden waren, nachgewiesen werden. Zumindest für einen Teil dieser Proteine kann ein immunologischer Bindungsmechanismus ausgeschlossen

Tabelle 2. *Serologische Befunde bei den vier Patienten mit positivem direktem Coombs-Test unter Cephalosporinbehandlung*

Fall	Direkter Coombs-Test	Anticephalotintiter	
		Serum	Eluat
1	+ +	128	0
2	+ + +	1024	32
3	+ +	1024	4
4	+ +	4096	4

werden. Für Penicillin-beladene Erythrocyten ist eine solche nichtimmunologische Anlagerung von Proteinen nicht bekannt.

Die auffallenden Unterschiede in der Incidenz positiver DAT unter Cephalosporingabe könnten durch Faktoren wie unterschiedliche Zusammensetzung des untersuchten Krankengutes, Dosierung und Art der verabreichten Cephalosporinderivate, Konzentration verschiedener Serumproteine und schließlich durch methodische Unterschiede bei der Durchführung der Coombs-Teste bedingt sein.

Auffallend ist, daß trotz der in der Literatur berichteten zahlreichen positiven DAT, vor allem unter Cephalotingabe [5—8], erst bei zwei Patienten unter diesem Medikament serologisch erwiesene immunhämolytische Anämien von Gralnick u. Mitarb. [9] beschrieben worden sind.

Eine weitere durch Cephalosporine bedingte Nebenwirkung, für die ein Immunmechanismus wahrscheinlich gemacht werden konnte, stellen Granulocytopenien dar. Bei zwei Patienten trat unter Behandlung mit Cephalosporinen eine deutliche Verminderung der Granulocyten auf. In den Seren waren Cephalotinantikörper mit exzessiv hohen Titern von 40000 und 80000 vorhanden. Die gleichzeitig bestimmten Penicillinantikörper wiesen bei beiden Patienten einen Titer von nur 160 auf. Es handelte sich also um spezifische Cephalotinantikörper, die außerdem der IgG-Klasse angehörten. Mit der indirekten Immunfluorescenzmethode wurde bei Inkubation der Sera mit Gruppe 0-Leukocyten, die mit Cephalotin behandelt worden waren, nur mit den Granulocyten und nicht mit Lymphocyten eine positive Reaktion auf IgG erhalten.

Zusammenfassend kann festgestellt werden, daß Cephalosporine die Bildung von Antikörpern hervorrufen, welche zum überwiegenden Teil der IgM-, zum geringeren Teil der IgG-Klasse angehören. Diese Antikörper können für das Medikament spezifisch sein oder verschiedene Grade der Kreuzreaktion mit Penicillin zeigen. Hochtitrige Cephalotinantikörper der IgG-Klasse scheinen besonders bei den positiven direkten Coombs-Testen, sowie bei den seltenen immunhämolytischen Anämien und Granulocytopenien unter Cephalosporintherapie beteiligt zu sein. Die Incidenz der positiven DAT betrug im eigenen Untersuchungsgut im Gegensatz zu anderen Untersuchern lediglich 3%. Dem positiven DAT unter Cephalosporintherapie liegt einerseits ein immunologischer Mechanismus, andererseits eine nichtimmunologische Anlagerung von Serumproteinen an die mit Cephalosporinen beladenen Erythrocyten zugrunde. Immunhämolytische Anämien wurden nicht beobachtet, diese scheinen auch im allgemeinen äußerst selten vorzukommen. Schließlich kann für Granulocytopenien unter Cephalosporintherapie ein immunologischer Entstehungsmechanismus, bei dem hochtitrige Cephalotinantikörper der IgG-Klasse beteiligt sind, angenommen werden.

Literatur
1. Levine, B. B., Fellner, M. J., Levytska, V.: J. Immunol. 96, 707 (1966). — 2. Spath, P., Garratty, G., Petz, L. D.: J. Immunol. 107, 854 (1971). — 3. Spath, P., Garratty, G., Petz, L. D.: J. Immunol. 107, 860 (1971). — 4. Fudenberg, H. H., Kunkel, H. G., Frank, E. C.: Bibl. haemat. (Basel) 10, 522 (1959). — 5. Gralnick, H. R., Wright, L. D., McGinnis, M. H.: J. Amer. med. Ass. 199, 725 (1967). — 6. Gralnick, H. R., McGinnis, M. H.: Nature (Lond.) 216, 1026 (1967). — 7. Molthan, L., Reidenberg, M. M., Eichman, M. F.: New Engl. J. Med. 277, 123 (1967). — 8. Perkins, R. L., Mengel, C. E., Saslaw, S.: Proc. Soc. exp. Biol. (N.Y.) 129, 397 (1968). — 9. Gralnick, H. R., McGinnis, M., Elton, W., McCurdy, P.: J. Amer. med. Ass. 217, 1193 (1971).

BAENKLER, H. W., SCHEIFFARTH, F., SCHRENK, K., SCHRICKER, K. Th. (Abt. klin. Immunologie und zentrale Blutbank, Univ.-Krankenhaus Erlangen-Nürnberg): **Zirkulierende Plaque-bildende Zellen nach Rhesussensibilisierung**

Zirkulierende Antikörper (AK) treten gegen Rh-Determinanten bei Rh-negativen Personen nach Transfusion von Rh-positivem Blut und bei entsprechender Konstellation nach Schwangerschaften auf. Da neben Plasmazellen auch Lymphocyten (L) AK bilden können [1], sollte geprüft werden, ob sich im peripheren Blut derartige Zellen finden lassen. Dies wurde mit der Plaque-Technik [2] versucht.

Es wurden 12 Patienten, darunter 9 Frauen und 3 Männer, mit hohem Anti-D-Titer ausgesucht, wobei die Konstellation des ABO- und weiterer Systeme unberücksichtigt blieb. Die AK-Differenzierung erfolgte mit Erythrocyten (E)-Panels (Identigen) bei 20 und 37 °C im NaCl- bzw. Albuminmilieu und im indirekten Coombs-Test. Hervorzuheben ist, daß AK gegen andere E-Determinanten nicht vorlagen und auch gegen eigene E-gerichtete Faktoren ausgeschlossen waren.

Ausgangsmaterial für die Gewinnung der plaquebildenden Zellen (PZ) waren 20 ml heparinisiertes Venenblut, das bei 4 °C zur Sedimentation belassen wurde. Der leukocytenreiche Überstand wurde abgehebert und durch Passage durch eine synthetische Watte von Granulocyten befreit. Die isolierten L wurden serumfrei gewaschen und gezählt. Gleichzeitig wurden die patienteneigenen E serumfrei gewaschen und in NaCl-Lösung auf eine Konzentration von 4×10^9/ml eingestellt. Eine gleiche Suspension wurde von E hergestellt, die der gleichen Blutgruppe angehörten, aber die D-Determinante trugen. Die isolierten L wurden zusammen mit 4×10^8 E jeweils mit und ohne D-Determinante (als Kontrolle) 90 min bei 37 °C inkubiert. Bei der direkten Technik zur Erfassung der 19 S-Globulinbildner wurde anschließend 2 ml Komplement (Behring) 1:20 mit NaCl verdünnt überschichtet und weitere 60 min inkubiert. Bei der indirekten Technik zur Erfassung der 7 S-Globulinproduzenten wurde als Zwischenschritt Antihumanglobulin (Behring) 1:100 mit NaCl verdünnt zugegeben. Sowohl Komplement als auch Antihumanglobulin, das vorwiegend gegen IgG gerichtete AK enthielt, waren frei von antierythrocytären Faktoren. PZ wurden durch hämolytische Höfe identifiziert.

Aus den Blutproben ließen sich 1,5 bis 8×10^6 L isolieren, die auf mehreren Platten verteilt wurden. Die Anzahl von PZ wurde jeweils auf 10^6 Zellen umgerechnet. Sie betrug bei der direkten Technik 3 bis 28, bei der indirekten 5 bis 34. Die entsprechenden Werte nach Ansatz mit patienteneigenen E (Kontrollen) betrugen 2 bis 5 bzw. 3 bis 8. Die Differenz ist signifikant (p 0,005). Die Ergebnisse sind in der Tabelle zusammengestellt. Bei Vergleich der AK-Titer und der Anzahl an PZ ließ sich eine Korrelation nicht finden. Auch andere Kriterien, etwa Lebensalter, waren belanglos.

Unter den gegebenen Versuchsbedingungen ist die Plaquebildung als immunhämolytischer Vorgang aufzufassen. Als Mechanismus ist die Bindung von AK

Tabelle 1. *Ergebnisse und klinische Angaben zu den einzelnen Fällen*

Fall	Geschlecht, Alter	Blutgruppe	Frühere Gravidität	Frühere Transfusion	Anti-D-Titer	D-Erythrocyten DT	D-Erythrocyten IT	Eigene Erythrocyten DT	Eigene Erythrocyten IT
1	♀, 26	A ccddee	ja	nein	1:128	16	26	2	3
2	♀, 73	0 ccddee	ja	ja	1:32	5	11	2	3
3	♂, 37	0 ccddee	nein	ja	1:1024	21	29	2	4
4	♀, 33	A ccddee	ja	ja	1:1024	10	15	3	3
5	♀, 21	A ccddee	ja	ja	1:65536	17	19	5	8
6	♂, 45	0 ccddee	nein	ja	1:256	3	5	3	6
7	♂, 35	A Ccddee	nein	ja	1:4096	28	31	3	7
8	♀, 23	A ccddee	nein	ja	1:64	25	34	4	4
9	♀, 39	A ccddee	ja	nein	1:8192	18	26	2	5
10	♀, 57	0 ccddee	ja	ja	1:64	9	17	2	5
11	♀, 62	0 Ccddee	ja	nein	1:64	12	15	4	6
12	♀, 24	0 Ccddee	ja	nein	1:512	14	16	3	7

DT = Anzahl plaquebildender Zellen in 10^6 Lymphocyten mit direkter Technik ermittelt.
IT = Anzahl plaquebildender Zellen in 10^6 Lymphocyten mit indirekter Technik ermittelt.

mit D-Spezifität an die D-Determinante anzunehmen, wodurch es unter Komplementvermittlung zur Lyse kam. Als Quelle der AK sind allein die Zellen im Zentrum der Höfe in Betracht zu ziehen. Dies wirft zugleich die Frage auf, inwieweit die AK von diesen Zellen tatsächlich gebildet worden sind oder ob sie sich nur angelagert haben, wobei die Bindungskräfte stärker als der Waschvorgang gewesen sein müssen. Da die durch die Rh-Sensibilisierung induzierten Immunglobuline der IgG-Klasse angehören, ist es naheliegend, daß PZ mit der indirekten Technik gefunden werden. Der Nachweis von PZ auch mit der direkten Technik bedeutet, daß hier zudem AK vom IgM-Typ vorliegen, die im „inkompletten" Serum durch Blockade nicht in Erscheinung treten. Die Diskrepanz zwischen dem Titer und der Anzahl an PZ läßt sich durch die unterschiedliche Ausschwemmung solcher Zellen ins periphere Blut erklären. Außerdem ist eine unterschiedliche Affinität der zirkulierenden AK anzunehmen. Dies konnte jedoch ebensowenig geprüft werden wie die Identität der zirkulierenden und der von den PZ abgegebenen AK. Der Nachweis von PZ in den Kontrollen muß so gedeutet werden, daß hier AK gegen Determinanten vorgelegen haben, die sich passiv an E adsorbiert haben, etwa Arzneimittel. Weiterhin ist es möglich, daß in der L-Suspension noch einige Granulocyten enthalten waren, die beim Zerfall Enzyme freigaben und so die E zerstörten. Eine genaue Deutung des Hintergrundes, den es übrigens auch im Tierexperiment gibt, ist nicht möglich.

Die Ergebnisse beweisen, daß sich bei Vorliegen von zirkulierenden AK gegen Rh-positive E im peripheren Blut auch Zellen befinden, die solche AK enthalten bzw. abgeben. Ursache hierfür war, wie in einigen Fällen einwandfrei nachgewiesen werden konnte, eine Sensibilisierung durch Transfusion von inkompatiblen Blut bzw. Schwangerschaft.

Literatur

1. Cunningham, A. J., Smith, J. B., Mercer, E. H.: J. exp. Med. **124**, 701 (1966). — 2. Jerne, N. K., Nordin, A. A.: Science **140**, 405 (1963).

WARNATZ, H., SCHEIFFARTH, F., RÜTERS, J., BAENKLER, H. (Abt. Klin. Immunologie, Univ.-Krankenhaus Erlangen-Nürnberg): **Untersuchungen zum Nachweis cellulärer Immunphänomene bei entzündlichen Lebererkrankungen**

Im Ablauf der chronisch aggressiven Hepatitis lassen sich eine Reihe immunologischer Phänomene nachweisen, so daß heute diese Erkrankung zu den möglichen Autoimmunopathien gerechnet wird. Zu diesen Phänomenen gehört klinisch die Autonomie und Progredienz der Erkrankung, morphologisch findet sich eine Infiltration mit mononucleären Zellen bei Parenchymzelluntergang; immunologisch lassen sich neben der häufig exzessiven Immunglobulinvermehrung Immunphänomene, wie antinucleäre und antimitochondriale Antikörper nachweisen. In jüngster Zeit konnte bei der chronisch aggressiven Hepatitis in einem steigenden Prozentsatz der Fälle ein positiver Australia-Antigennachweis geführt werden. Dieser Befund ist deshalb von besonderem Interesse, da er mögliche Hinweise auf pathogenetische Zusammenhänge dieser Erkrankung zur infektiösen Serumhepatitis gibt.

In den vorliegenden Untersuchungen sollte geprüft werden, inwieweit bei chronisch entzündlichen Lebererkrankungen celluläre Immunphänomene, hier insbesondere die Stimulierbarkeit der peripheren Blutlymphocyten unter Phytohämagglutinin, Australia-Antigen und Leberextraktpräparationen sowie eine Migrationsinhibition von Blutleukocyten unter den gleichen Antigenen nachweisbar sind. An einem Krankengut von insgesamt 93 Leberkranken, davon 15 Fälle von akuter Hepatitis, 13 Fälle von Serumhepatitis, 10 Fälle von chronisch persistierender Hepatitis, 23 Fälle von chronisch aggressiver Hepatitis, 19 Fälle von aktiver Cirrhose und 14 Fälle von Fettleber sowie 40 Kontrollfällen wurden Untersuchungen mit dem Lymphocytentransformationstest und dem Leukocytenmigrationsinhibitionstest nach Bendixen vorgenommen. Als Antigene verwendeten wir 1. Australia-Antigen, hergestellt aus menschlichem Serum nach dem Verfahren von Zuckermann bzw. Australia-Antigen-haltiges menschliches Vollserum in einer Verdünnung von 0,1, 0,03 und 0,01 ml/ml Kulturmedium. 2. Lebergesamtextrakt, hergestellt aus normaler menschlicher Leber in einer Dosierung von 50 und 5 µg Feuchtgewicht/ml Kulturmedium; ferner die mikrosomale Fraktion eines Leberzellhomogenates (20000 g Sediment des Überstandes, zentrifugiert bei 100000 g in 0,25 M Sucrose) und die Cytoplasmafraktion (100000 g Überstand), wobei ebenfalls 0,5, 0,005 und 0,05 µg/ml Kulturmedium Verwendung fanden.

Die Lymphocyten, die aus dem peripheren Blut unbehandelter Patienten isoliert wurden, wurden in Röhrchenkulturen (3×10^6 Lymphocyten/3 ml MEM-Kulturmedium + 10% AB-Serum) 72 Std im Falle von 0,05 mg Phytohämagglutinin P-Zusatz und 120 Std im Falle von Antigenzusatz gezüchtet. 4 Std vor Entnahme wurden die Kulturen mit 5 µCi ^{3}H-Thymidin inkubiert und die DNA-

Synthese der Lymphocyten am Tritiumeinbau in einem Flüssigkeitsszintillationszähler gemessen.

Die Ergebnisse der Lymphocytentransformation sind in den folgenden Abb. 1 und 2 zusammengefaßt. Bei allen Patienten mit chronischen Lebererkrankungen wurde eine Stimulation der DNA-Synthese auf das 400 bis 200fache der unstimulierten Kontrollkulturen beobachtet. Lediglich bei akuter Hepatitis fand sich eine statistisch signifikante Senkung bei einem Stimulationsindex von 89,7 ± 38,7.

Unter Australia-Antigenzusatz konnte insofern eine Dosisabhängigkeit beobachtet werden, daß hohe Konzentrationen von Australia-Antigen nahezu

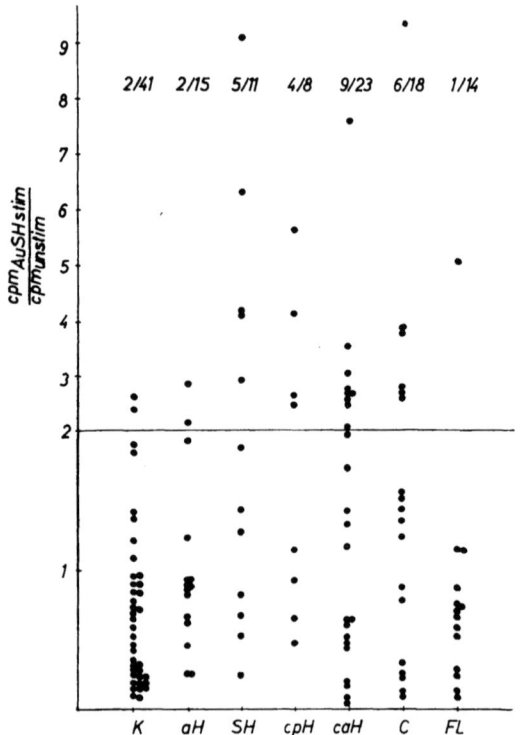

Abb. 1. Stimulationsindex gemessen in Lymphocytenkulturen von Patienten mit akuter Hepatitis (aH), Serumhepatitis (SH), chronisch persistierender Hepatitis (CPH), chronisch aggressiver Hepatitis (caH), aktiver Cirrhose (C) und Fettleber (FL) sowie von lebergesunden Kontrollfällen (K) nach Inkubierung mit AuSH-Antigen

regelmäßig zu einer Inhibition der DNA-Synthese führten. Eine signifikante Steigerung des Stimulationsindexes bei höheren Verdünnungen des Antigens konnte für keine Krankheitsgruppe im Vergleich zum Kontrollkollektiv beobachtet werden. Bemerkenswerterweise war jedoch in einem Drittel bis der Hälfte der Fälle von Serumhepatitis, chronisch persistierender Hepatitis, chronisch aggressiver Hepatitis und aktiver Cirrhose eine Steigerung des Stimulationsindexes auf mehr als das Doppelte der nicht stimulierten Kontrollkulturen nachweisbar, während beim Kontrollkollektiv dies nur in 2 von 41 Fällen beobachtet wurde. Im übrigen waren von 6 AuSH-Antigen-positiven Serumhepatitisfällen 5mal eine Steigerung der DNA-Synthese zu beobachten (Stimulationsindex über 2). In den Gruppen der chronisch persistierenden Hepatitis und der chronisch aggressiven Hepatitis sowie der Cirrhose geht die Zahl der im Lymphocytentransformationstest positiven Fälle über den Prozentsatz positiver AuSH-Nachweise im Serum hinaus (4 gegenüber 1 bei chronisch persistierender Hepatitis, 8 gegenüber 4 bei der chronisch aggressiven Hepatitis und 6 gegenüber 2 bei Cirrhose). Lymphocytenkulturen von Patienten mit chronisch aktiver Hepatitis, in deren Serum antimitochondriale Antikörper nachweisbar waren (5 von 23 Fällen), zeigten in 2 Fällen eine erhöhte DNS-Syntheserate bei Inkubierung mit AuSH-Antigen.

Bei den Lymphocytenkulturen, die mit Lebergesamthomogenat inkubiert wurden, konnte bei etwa einem Drittel der Fälle von chronisch aggressiver Hepatitis und Cirrhose ein Stimulationsindex über 2 gesehen werden. Bei allen

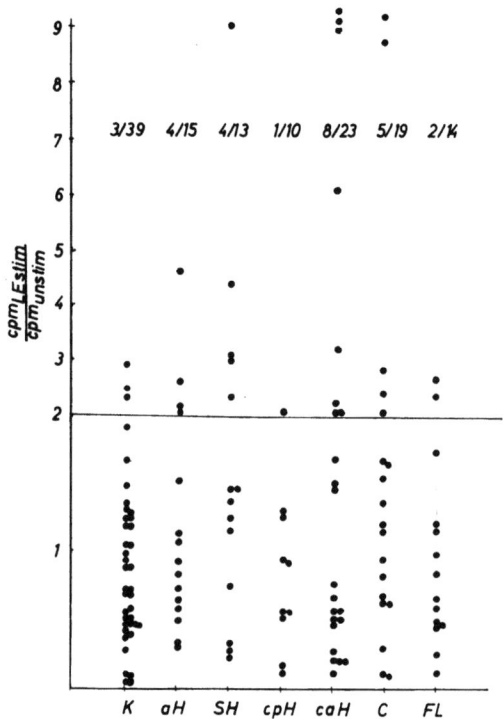

Abb. 2. Stimulationsindex gemessen in Lymphocytenkulturen von Patienten mit entzündlichen Lebererkrankungen (Erklärung der Abkürzungen s. Abb. 1) und von lebergesunden Kontrollpersonen nach Inkubierung mit homologem Lebergesamthomogenat

anderen Erkrankungsgruppen war der Anteil positiver Reaktionen geringer. Bemerkenswert ist, daß von insgesamt 42 Patienten der verschiedenen Krankheitsgruppen, deren Lymphocytenkulturen mit cytoplasmatischer Fraktion des Leberhomogenates getestet wurden 20mal ein Stimulationsindex über 2 beobachtet werden konnte. Inkubierung mit der mikrosomalen Fraktion trug demgegenüber nur fünfmal zur Steigerung der DNA-Synthese bei. Es ist zu diskutieren, inwieweit die mitogene Aktivität auf besondere Proteine der Cytoplasmafraktion zurückzuführen ist, die durch die Präparation angereichert werden.

Eine vergleichsweise geringe Aussage ermöglichten demgegenüber Untersuchungen mit dem Leukocytenmigrationsinhibitionstest. Eine Hemmung der Migration bei Inkubation mit verschiedenen Konzentrationen von AuSH-Antigen unter 70% der Migration in den Kontrollansätzen konnte nur in 3 von 17 Fällen mit chronisch aggressiver Hepatitis und bei Inkubation mit Lebergesamthomogenat nur in 4 von 17 Fällen gesehen werden. In allen diesen Fällen von Migrationsinhibition handelt es sich um Fälle von chronisch aggressiver Hepatitis, bei denen auch eine Stimulation der Lymphocytentransformation bei Inkubation mit den gleichen Antigenen gesehen wurde. Ansätze, bei denen eine vergrößerte Migrationsfläche beobachtet wurde, konnte für die Gruppe der chronisch aggressiven Hepatitis 1mal (Leberextrakt) bzw. 2mal (AuSH-Antigen) beobachtet werden. Lymphocytenkulturen der gleichen Patienten hatten bei Inkubation mit den verschiedenen Antigenen keine Besonderheiten der ^{3}H-Thymidininkorporation gezeigt. Eine Dosiswirkungskurve ließ sich sowohl für HAA-Antigen als auch für Leberhomogenat über einen Konzentrationsbereich von 0,5 bis 0,005 µg Protein/ml Medium nicht aufstellen. Es ergab sich auch kein Anhalt dafür, daß HAA die Produktion oder Wirkung des Migrationsinhibitions-Faktors beeinflußt, wie in mehreren positiven Ansätzen des MIT (es handelte sich hier um Trichophytinreaktionen) nachgewiesen werden konnte.

Zusammenfassend läßt sich feststellen, daß abgesehen von der Gruppe der akuten Hepatitis alle Patienten mit Lebererkrankungen gegenüber PHA normal stimulierbare Lymphocyten im peripheren Blut besitzen. Inkubierung mit HAA führt bei Serumhepatitis, chronisch peristierender Hepatitis, chronisch aggressiver Hepatitis und Cirrhose in einem Drittel bis der Hälfte der Fälle zu positiven Ergebnissen der Lymphocytentransformation[1]. Bei einem Drittel der Patienten mit chronisch aggressiver Hepatitis und aktiver Cirrhose kommt es auch zu einer Steigerung der ^{3}H-Thymidininkorporation nach Inkubierung mit homologem Leberhomogenat bzw. subcellulären Leberfraktionen. Leukocytenmigrationsinhibition konnte demgegenüber mit den verwendeten Antigenen nur selten nachgewiesen werden, ein Befund, der möglicherweise auf die geringere Sensitivität der Methode bezogen werden muß.

[1]) Die Ergebnisse korrelieren nicht mit dem Nachweis von HAA oder HAA-Antikörpern im Blut der Patienten.

Literatur

Doniach, D., Walker, J. G., Roitt, I. M., Berg, P. A.: New Engl. J. Med. 282, 86 (1970). — Meyer zum Büschenfelde, K. H.: Immunopathology 6, 350 (1970). — Scheiffarth, F., Warnatz, H., Ottenjann, R., Ritter, H.: Arch. klin. Med. 216, 447 (1969). — Vischer, T. L.: Progr. Allergy 15, 268 (1971). — Warnatz, H.: Excerpta med. (Amst.) Int. Congr. Series 232, 178 (1970). — Wright, R.: Lancet 1970 II, 117. — Zuckerman, A. J., Taylor, P. E., Bird, R. G.: Clin. exp. Immunol. 7, 479 (1970).

BERTHOLD, H., MAAS, D., OEHLERT, W., MERZ, K. P., DISCHLER, W.* (Hygiene-Institut der Abt. Klin. Immunpathologie, Med. Klinik und dem Pathol. Institut Universität Freiburg)*: **Untersuchung über das Vorkommen von Au-Antigen und antinucleären Faktoren bei der chronisch-aggressiven Hepatitis**

Zum Problem Au-Antigen und chronische bzw. chronisch-aggressive Hepatitis liegen zahlreiche Untersuchungen vor [1, 3, 5, 6, 9, 10, 11, 12, 13, 14, 17, 18, 19, 21, 22, 25]. Alle Untersucher sind sich darin einig, daß dieses Antigen gehäuft bei der chronisch-aggressiven Hepatitis (c.a.H.) auftritt. Im Hinblick auf die absolute Relation zwischen Au-Ag und c.a.H. bestehen jedoch sehr unterschiedliche Angaben, die neben dem unterschiedlichen Patientengut der einzelnen Untersucher am ehesten auf die jeweils verschiedenen Untersuchungsmethoden zurückzuführen sind. Ein wesentlicher Teil der hier vorgetragenen Untersuchung ist deshalb den verschiedenen Methoden zum Nachweis des Au-Ag's und deren Spezifität gewidmet.

Auf den interessanten Aspekt einer negativen Korrelation zwischen Au-Ag und dem Auftreten von antinucleären Antikörpern bei der c. a. H. weisen mehrere Publikationen hin [2, 5, 16, 23, 24]. Neben anderen fanden Bulkley u. Mitarb.

* Mit finanzieller Unterstützung der Deutschen Forschungsgemeinschaft.

sowie Vorlaender das Au-Ag gehäuft bei Fällen von c. a. H. ohne antinucleäre Antikörper. Bei Fällen mit antinucleären Antikörper (a.n.A.) war es dagegen selten anzutreffen. Andere Untersucher fanden wiederum das Au-Ag bei der c.a.H. mit a.n.A. in ähnlicher Frequenz wie bei denjenigen ohne solche.

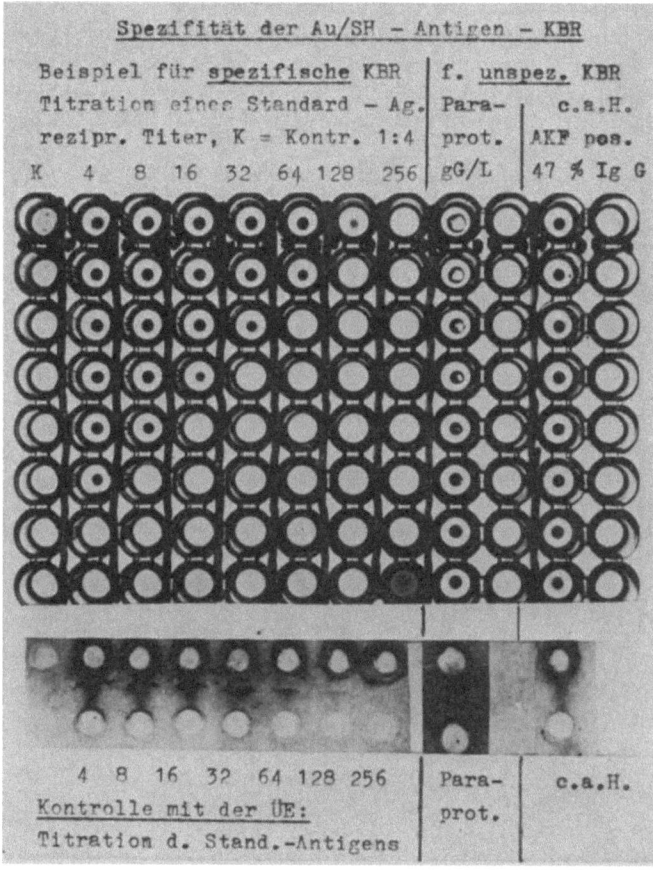

Abb. 1. Die Abb. 1 zeigt im linken oberen Quadranten die KBR eines Standardantigens. Es handelt sich um ein laboreigenes Antigen, welches als Standard bei der KBR und ÜE stets mitgeführt wird. Dieses Antigen hat einen Titer von 1:128. Auf der hier abgebildeten Mikrostiterplatte wurden Verdünnungsstufen dieses Antigens von 1:4 bis 1:256 titriert. Jede dieses Titrationen zeigt auf die Ausgangsverdünnung bezogen genau den Titer des Standardantigens von 1:128. Im linken unteren Quadranten ist die ÜE der gleichen Verdünnungsstufen dieses Antigens dargestellt. Das Antigen wird mit der ÜE in der Verdünnungsstufe von 1:128 noch gerade nachgewiesen. Die Empfindlichkeit von ÜE und KBR ist also in den hier verwandten Techniken etwa gleich

Bevor die eigenen Untersuchungsergebnisse zu diesem Thema vorgestellt werden, sollen die für diese Untersuchung verwandten Methoden Überwanderungselektrophorese (ÜE: 15) und Komplementbindungsreaktion (KBR: 20) im Hinblick auf ihre Empfindlichkeit und Spezifität untersucht und besprochen werden.

Der rechte obere Quadrant der Abb. 1 zeigt zwei Beispiele für eine im Hinblick auf das Au-Ag unspezifisch positive KBR. Die Seren sind auf der Platte natürlich nicht austitriert, das linke Serum ergibt einen Titer von 1:4096, das rechte einen solchen von 1:1024. Rechts unten ist das Ergebnis der ÜE abgebildet: es ist in beiden Fällen negativ.

Bei dem linken der beiden Seren handelt es sich um eine γ-G-Paraproteinämie vom L-Typ, beim rechten Serum handelt es sich um einen Fall von c.a.H. mit a.n.A. Bei einer Hyper-γ-Globulinämie von 47 rel.-%.

In diesen beiden Fällen einer unspezifischen Au-Antigen-KBR kam es offensichtlich zwischen dem Patientenserum und dem Au-Antikörper zu einer Antigen-Antikörperkomplexbildung mit Komplementverbrauch.

Hier muß nun die Herkunft des für die Au-Ag-KBR verwandten Au-Antikörpers betrachtet werden, der offenbare Anlaß für die unspezifische positive KBR ist: Es handelt sich im allgemeinen um die gepoolten Seren von Hämophilen, die im Zusammenhang mit häufigen Bluttransfusionen gegen das Au-Antigen immunisiert worden sind.

Neben dieser Immunisierung gegen das Au-Ag findet aber sicher auch eine Immunisierung gegen Humanglobulin statt. Die Induktion der Antikörperbildung gegen Faktoren des Gm und des Inv-Systems — beides genetische Eigenschaften des Immunglobulin G — durch Bluttransfusion ist bekannt [8]. In den zum Nachweis des Au-Ag's benutzten Seren von Polytransfundierten finden sich somit neben den spezifischen Antikörpern gegen das Au-Ag eine Vielzahl von AK gegen die verschiedenen Antigendeterminanten des Immunglobulins G. Diese AK sind vermutlich die Ursache für die eingangs geschilderte falsch positive Au-Ag-KBR im Falle einer hyper-γ-globulinämischen c.a.H. mit a.n.A.

Wir untersuchten 42 Fälle von c.a.H. mit a.n.F. sowie 23 Fälle dieser Erkrankung ohne a.n.F. auf das Vorhandensein von Au-Ah.

Die Diagnose der untersuchten Fälle ist histologisch gesichert, wobei die Kriterien zugrunde lagen, die 1968 bzw. 1969 von einer Kommission als Voraussetzung für die Diagnose der chronisch aggressiven Hepatitis festgelegt wurde [7]. Antinucleäre Antikörper wurden im indirekten Immunfluorescenztest an Rattenleberschnitten nachgewiesen. Die Untersuchung auf das Au-Ag erfolgte mit den Methoden ÜE und KBR. Als Antikörper wurde für diese Untersuchung ein kommerziell erhältliches Au-Antiserum benutzt. Die Abb. 2 zeigt das Ergebnis dieser Untersuchung.

Bei den 42 Fällen von c.a.H. mit a.n.A. fanden sich 11 die mit der KBR und der ÜE Au-Ag negativ waren. 28 dieser Seren waren nur in der KBR positiv, die Titer dieser Seren lagen zwischen 1:32 und 1:2048. Die Seren waren teilweise deutlich antikomplementär, jedoch fand sich stets ein deutlicher Titerunterschied zwischen der eigentlichen KBR und der Serumkontrolle. Nur in drei Fällen dieser Gruppe ließ sich das Au-Ag mit beiden Methoden nachweisen.

Bei 23 Fällen von c.a.H. ohne antinucleäre Faktoren wurde das Au-Ag mit der KBR und der ÜE 16mal nachgewiesen, in der KBR alleine positiv fanden sich nur 3 Seren, negativ mit beiden Methoden waren in dieser Gruppe 4.

Die Zuordnung der erhobenen Befunde zur Höhe des γ-Globulinspiegels weist auf die bekannte Tatsache hin, daß die Fälle von c.a.H. mit a.n.A. zum hyper-γ-globulinämischen Formenkreis dieser Erkrankung gehören. Daneben fällt auf, daß die Fälle von c.a.H. mit a.n.A., die nur in der KBR positiv sind, überwiegend eine starke Erhöhung des γ-Globulinspiegels aufweisen. Diese positiven KBR-Titer müssen jedoch im Zusammenhang mit dem negativen ÜE-Befund als Ausdruck einer Reaktion zwischen den γ-Globulinen des Patientenserums und polytransfusionsbedingten Isoantikörpern des Testantiserums angesehen werden.

Die Tabelle zeigt zusammengefaßt das Ergebnis dieser Untersuchung: Bei 42 Fällen von c.a.H. mit a.n.A. wurde dreimal oder in 7% der Fälle das Au-Ag nachgewiesen. In 23 Fällen von c.a.H. ohne antinucleäre Faktoren fand sich das Au-Ag 16mal, d. h. in 70% der Fälle. Dieser Unterschied in der Häufigkeit des Au-Ag-Nachweises bei den beiden Formen der c.a.H. ist hochsignifikant.

Diese Befunde sind Hinweis darauf, daß der histologisch einheitlichen Diagnose c.a.H. zwei oder sogar mehrere sich in der Ätiologie unterschiedliche Pathomechanismen zugrunde liegen.

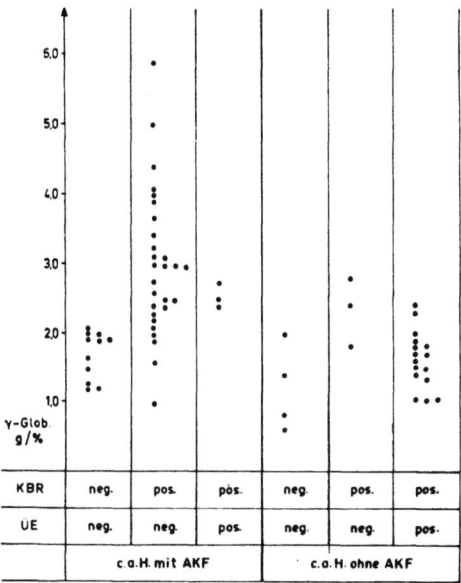

Abb. 2. Die beiden Gruppen der c.a.H. mit und ohne a.n.A. wurden in je drei Untergruppen aufgestellt: Die erste Untergruppe umfaßt die Fälle bei denen KBR und ÜE negativ sind. In der zweiten Gruppe sind die Fälle aufgeführt, bei denen nur die KBR positiv ist. Bei der letzten Gruppe sind KBR und ÜE positiv. Die einzelnen Befunde sind entsprechend dem γ-Globulingehalt in g/% des jeweiligen Falles aufgetragen

Ob sich aus diesen Befunden Konsequenzen für die Therapie der c.a.H. ergeben, wie es z. B. von Vorlaender [24] gefordert wird, müssen peospektive Studien zeigen. Die bisherigen Beobachtungen, daß antikörperpositive Fälle besser auf

Tabelle 1. *Häufigkeit des Au-Ag bei der chronisch aggressiven Hepatitis*

	Mit AKF	Ohne AKF
Untersuchte Fälle	42	23
KBR und ÜE positiv	3 (7%)	16 (70%)

eine immunsuppressive Therapie ansprechen als antikörpernegative Fälle, können bereits als Hinweis hierauf gewertet werden [4].

Literatur

1. Blumberg, B. S., Sutnick, A. J., London, W. T.: Amer. J. Med. 48, 1 (1970). — 2. Bulkley, B., Heizer, W. D., Goldfinger, S. E., Isselbacher, K. J., Shulman, N. R.: Lancet **1970 II**, 1323. — 3. Faber, V., Christoffersen, P., Nielsen, P. E., Nielsen, J. O., Poulsen, H.: Lancet **1970 II**, 825. — 4. Förster, E., Maas, D., Beck, K., Oehlert, W., Birnbaum, F.: Dtsch. med.

Wschr. **96**, 1 (1971). — 5. Fox, R., Niazi, A. S., Sherlock, S.: Lancet **1969** II, 609. — 6. Gitnick G. L., Gleich, G. J., Schoenfield, L. J., Baggenstoss, A. H., Sutnick, A. J., Blumberg, B. S., London, W. T., Summerskill, W. H. J.: Lancet **1969** II, 285. — 7. de Groote, J., Desmet, V., Gedigk, P., Korb, G., Popper, H., Poulsen, H., Scheurer, P. J., Schmid, M., Thaler, H., Uehlinger, E., Wepler, W.: Lancet **1968** II, 626; — Dtsch. med. Wschr. **93**, 2101 (1968); — Virchows Arch. path. Anat. **346**, 199 (1969). — 8. Grubb, R.: The genetic markers of human immunglobulins. Berlin-Heidelberg-New York: Springer 1970. — 9. Hadziyannis, S. J., Merikas, G. E., Afroudakis, A. P.: Lancet **1970** II, 100. — 10. Kaboth, M., Schober, A., Arndt, H. J., Vido, J., Selmeier, H., Gallasch, E., Verma, P., Thomssen, R., Creutzfeldt, W.: Dtsch. med. Wschr. **95**, 2157 (1970). — 11. Kaplan, M. M., Grady, G.: Lancet **1971** I, 159. — 12. Krassnitzky, O., Pesendorfer, F., Wewalka, F.: Dtsch. med. Wschr. **95**, 249 (1970). — 13. Methews, J. D., Mackay, J. R.: Brit. med. J. **1970** I, 259. — 14. Müller, R., Kalden, J. R., Baruth, B., Deicher, H.: Dtsch. med. Wschr. **97**, 368 (1972). — 15. Pesendorfer, F., Krassnitzky, O., Wewalka, F.: Klin. Wschr. **48**, 58 (1970). Die dort angegebene Methode wurde wie folgt modifiziert: Agarose 1%, Na-Barbitalpuffer 0,08 m, ph. 8, 30, Strom konstant 3,0 mA/cm. — 16. Peters, R. L., Redeker, A. G., Reynolds, T. B.: Gastroenterology **58**, 309 (1970). — 17. Prince, A. M., Leblanc, L., Krohn, K., Masseyeff, R., Alpert, M. E.: Lancet **1970** II, 717. — 18. Prince, A. M.: Gastroenterology **60**, 913 (1971). — 19. Prince, A. M., Trepo, Ch.: Lancet **1971** I, 1309. — 20. Quevedo, M., Todt, R., Luthardt, R. Th., Siebert, H.: Ärztl. Lab. **17**, 193 (1971). — 21. Reinicke, V., Nordenfelt, E.: Lancet **1970** I, 141. — 22. Velasco, M., Katz, R.: Lancet **1970** I, 779. — 23. Vischer, T. L.: Brit. med. J. **1970** II, 695. — 24. Vorlaender, K. O., Henning, H., Lüders, C. J.: Klin. Wschr. **49**, 666 (1971). — 25. Wright, R., McCollum, R. W., Klatskin, G.: Lancet **1969** II, 117.

MÜLLER, R., KALDEN, J., DEICHER, H. (Abt. Klin. Immunologie und Abt. Gastroenterologie Med. Klinik, Med. Hochschule Hannover): **Australia-Antigen und Autoantikörper bei chronischen Lebererkrankungen**

Das gemeinsame Auftreten von Australia-Antigen (Au-Ag) und Autoantikörpern bei chronischen Lebererkrankungen ist umstritten. Die Ergebnisse einiger Autoren sprechen dafür, daß sich Au-Ag und antinucleäre Faktoren (ANF) bei chronischer Hepatitis und Lebercirrhose wechselseitig ausschließen [1, 7, 8, 10, 11]. ANF einerseits und Au-Ag andererseits werden von ihnen als Marker für eine ätiologische Differenzierung der chronischen Hepatitis verstanden [1, 11]. Andere Autoren dagegen haben bei chronischer Hepatitis ein gemeinsames Vorkommen von Au-Ag und Autoantikörpern beobachtet [2, 3, 4, 5, 6, 9]. Diese Befunde beschränken sich jedoch meistens auf nur wenige Patienten oder Einzelfälle.

Patienten und Methodik

Bei 93 Patienten mit chronisch-aggressiver Hepatitis und/oder Lebercirrhose wurden Au-Ag, antinucleäre und antimitochondriale Antikörper, Antikörper gegen glatte Muskulatur und Anti-γ-Globulinfaktoren bestimmt. Die Diagnose war bei 91 Patienten histologisch, bei 28 Kranken zusätzlich laparoskopisch und bei einem autoptisch gesichert. Bei den letzten beiden Patienten beruhte die Diagnose auf den klinischen und biochemischen Untersuchungen sowie dem Laparoskopiebefund. Die Gruppe der Lebercirrhosen umfaßte alle Formen bis auf eindeutige Fett- und Stauungscirrhosen sowie ätiologisch definierte Cirrhoseformen bei Hämochromatose, M. Wilson oder Porphyrie.

Die Bestimmung der antinucleären und antimitochondrialen Antikörper sowie der Autoantikörper gegen glatte Muskulatur führten wir im indirekten Immunfluorescenztest an Rattenleber-, Meerschweinchennieren- und Meerschweinchenpylorusschnitten durch. Die Anti-γ-Globulinfaktoren wurden im Latextest (Latexreagens Behring-Werke, ORHX 1011) bestimmt. Den Au-Ag-Nachweis führten wir mit der Komplementbindungsreaktion (KBR), der Überwanderungselektrophorese, der Immundiffusion und dem Latextest (Latex HAA, Behring-Werke, ORGK 1415).

Ergebnisse

Bei 40 Patienten, 16 mit chronisch-aggressiver Hepatitis und 24 mit Lebercirrhose, wurde Au-Ag mit der KBR nachgewiesen. 53 Patienten waren Au-Agnegativ. Die Au-Ag Titer bei chronisch-aggressiver Hepatitis und bei Lebercirrhose zeigten keine signifikanten Unterschiede. Zwar wurden bei Patienten mit chronisch-aggressiver Hepatitis öfter höhere Titer festgestellt als bei Cirrhotikern. Höchste und niedrigste Titerstufen kamen jedoch bei beiden Gruppen vor.

Autoantikörper und Anti-γ-Globulinfaktoren beobachteten wir bei Au-Ag-positiven und Au-Ag-negativen Patienten in etwa gleicher Häufigkeit (Tabelle). Bei 8 Patienten, 5 mit positivem Au-Ag-Befund, wurden die Autoantikörper und Au-Ag im Krankheitsverlauf mindestens 2 Jahre verfolgt. Die Autoantikörper

Tabelle 1. *Australia-Antigen und Autoantikörper bei 93 Patienten mit chronisch-aggressiver Hepatitis und/oder Lebercirrhose*

Australia (SH)-Antigen	n	Antinucleärfaktor	Antikörper gegen glatte Muskulatur	Antimitochondriale Antikörper	Anti-γ-globulinfaktoren	Ž
Positiv	40	7	8	0	6	21 (53%)
Negativ	53	11	9	4	5	29 (55%)

konnten nicht kontinuierlich nachgewiesen werden. Häufig beobachteten wir nur schwach positive oder negative Befunde. Eine Beziehung der positiven und negativen Ergebnisse zum Krankheitsverlauf bestand nicht.

Bei einem Patienten mit 29monatiger Australia-Antigenämie konnte das Antigen im späteren Verlauf auch nach Einengen der Seren mit der KBR nicht mehr festgestellt werden (Abb. 1). Nach dem Verschwinden des Antigens fielen die früher immer erhöhten Transaminasen und das IgG in den Normbereich. Histo-

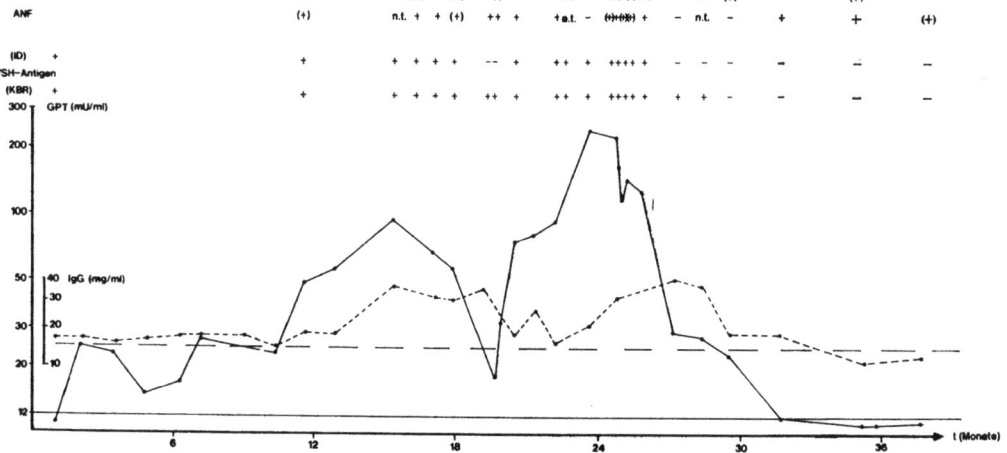

Abb. 1. Australia-Antigen, ANF, Antikörper gegen glatte Muskulatur, GOT und IgG im Verlauf einer chronisch-aggressiven Hepatitis

logisch war die entzündliche Aktivität im Leberpunktat praktisch erloschen und auch fluorescenzserologisch konnte Au-Ag in der Leber nicht mehr nachgewiesen werden. Es ist zu vermuten, daß bei diesem Patienten mit dem Verschwinden von Au-Ag die Virusinfektion nach jahrelanger Persistenz erloschen ist.

Diskussion

Die Einteilung der chronischen Hepatitis in Gruppen mit positivem ANF einerseits und positivem Au-Ag-Befund andererseits ist auf Grund unserer Ergebnisse nicht gerechtfertigt. Da Autoantikörper im Verlauf der chronischen Leberentzündung nicht konstant nachweisbar bleiben und keine Korrelation zum Krankheitsgeschehen erkennen lassen, glauben wir, daß sie eher unspezifische Begleitphänomene als Merkmale einer in der Leber ablaufenden Autoaggression darstellen. Darüber hinaus zeigen unsere Ergebnisse, daß im Verlauf einer chronischen Hepatitis auch das Au-Ag verschwinden kann. Diese Beobachtung läßt die Unterscheidung chronisch-entzündlicher Lebererkrankungen in Gruppen mit und ohne Au-Ag ebenfalls fragwürdig erscheinen.

Literatur

1. Bulkley, B., Heizer, W. D., Goldfinger, S. E., Isselbacher, K. J., Shulman, N. R.: Lancet **1970 II**, 1323. — 2. Chandhuri, A. K. R., McKenzie, P.: Lancet **1971 I**, 1184. — 3. Kater, L., van den Tweel, J. G., Lourens, J., Borst-Eilers, E., Mul, N. A. J.: Lancet **1971 I**, 598. — 4. Mathews, J. D., Mackay, J. R.: Brit. med. J. **1970 I**, 259. — 5. Müller, R., Kalden, J. R., Baruth, B., Deicher, H.: Dtsch. med. Wschr. **97**, 369 (1972). — 6. Sennekamp, J., Eggeling, B., Otten, H., Egli, H., Rieken, D.: Dtsch. med. Wschr. **96**, 1540 (1971). — 7. Sherlock, S., Fox, R. A., Niazi, S. P., Scheuer, P. J.: Lancet **1970 I**, 1243. — 8. Sherlock, S.: Amer. J. Med. **49**, 693 (1970). — 9. Urowitz, M. B., Koehler, B. E.: Lancet **1971 I**, 1014. — 10. Vischer, T. L.: Brit. med. J. **1970 II**, 695. — 11. Wright, R.: Lancet **1970 I**, 521.

BAALS, H., BÜLOW, B., FREISENHAUSEN, H. D., MAI, K. (Institut für Med. Mikrobiologie und Immunologie Universität Hamburg und II. Med. Univ.-Klinik und Poliklinik Hamburg-Eppendorf): **Nachweis von Cytomegalievirusantikörpern bei der Au(SH)-Ag-positiven und der Au(SH)-Ag-negativen Hepatitis**

Mit der Anwendung neuer Therapieformen, z. B. der immunsuppressiven Therapie, scheint in zunehmendem Maße die Infektion mit dem Cytomegalievirus (CMV) auch für den Erwachsenen an Bedeutung zu gewinnen. Dem Kinderarzt ist das Erscheinungsbild der intrauterin- oder perinatal erworbenen Cytomegalie mit intracerebralen Verkalkungen, Mikrocephalie, Hepatosplenomegalie, Anämie und Neugeborenenhepatitis geläufig. Auch für die Hepatitis im Erwachsenenalter wird in jüngerer Zeit mehr und mehr das CMV als ätiologisches Agens diskutiert.

Um zunächst einen Anhaltspunkt für den Grad der Durchseuchung mit diesem Erreger im Hamburger Raum zu gewinnen, führten wir an 588 gesunden Blutspendern mit bekannter Altersverteilung CMV-Antikörperbestimmungen in der von Takatsy angegebenen und von Sever modifizierten Mikrokomplementbindungsreaktion durch. Als Antigen stand uns der CMV-Stamm Ad 169 zur Verfügung und als positiv gelten Titer von $\geqslant 8$.

Abb. 1 zeigt den Durchseuchungsgrad mit CMV in Hamburg. Unsere Ergebnisse sind in Übereinstimmung mit denen anderer Durchseuchungsstudien: Mit zunehmendem Alter werden bei gesunden Blutspendern häufiger Antikörper gegen CMV gefunden. Da der größte Zuwachs positiver Befunde zwischen dem 30. und dem 35. Lebensjahr erfolgt, wählten wir als Grenzziehung für die nachfolgenden Vergleiche das 35. Lebensjahr. Während die gesamten 588 Blutspender in 166 Fällen (28,2%) positive Antikörperbefunde gegen CMV zeigten, traf das bei den 398 Spendern unter 35 Jahren in 89 Fällen zu (22,4%), bei den 190 älteren Spendern ($\geqslant$ 35 Jahre) in 77 Fällen (40,5%). Dieser altersabhängige Häufigkeitsunterschied ist hoch signifikant ($P < 0,001$).

Die Häufigkeit des Vorkommens von CMV-Antikörpern bei Hepatitispatienten untersuchten wir an einer Stichprobe von 86 erwachsenen Patienten mit akuter Hepatitis. In der Abb. 2 ist der prozentuale CMV-Antikörperanteil bei Blutspendern und Hepatitispatienten einander gegenübergestellt; die Kreisflächen verhalten sich zueinander wie die Größen der Stichproben. Man erkennt die größere Häufigkeit des CMV-Antikörpernachweises bei den Hepatitispatienten (50 von 86) im Vergleich zu derjenigen bei den gesunden Blutspendern. Der prozentuale Anteil positiver Antikörperbefunde bei den Hepatitispatienten ist mehr

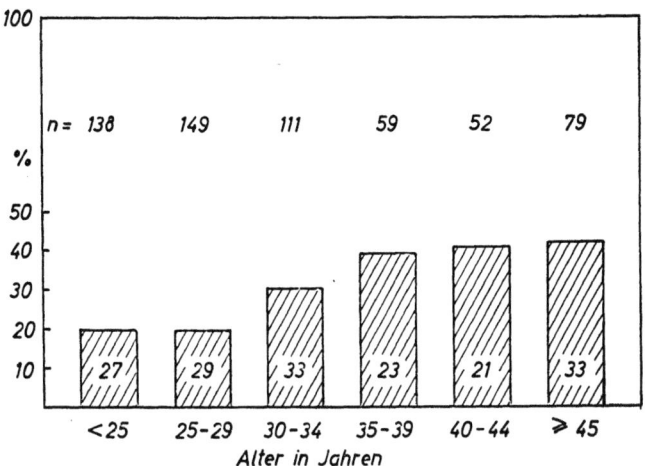

Abb. 1. Anteilshäufigkeit des CMV-Antikörpernachweises in Abhängigkeit vom Alter. Gesunde, Au(SH)-Ag-negative Blutspender (n = 588)

als doppelt so groß wie bei den Blutspendern. Dieser Häufigkeitsunterschied ist hoch signifikant (P < 0,001).

Die 86 Patienten mit Hepatitis wurden auch auf das Vorkommen von Au(SH)-Ag im Immundiffusionstest nach Ouchterlony untersucht. 38 von ihnen hatten

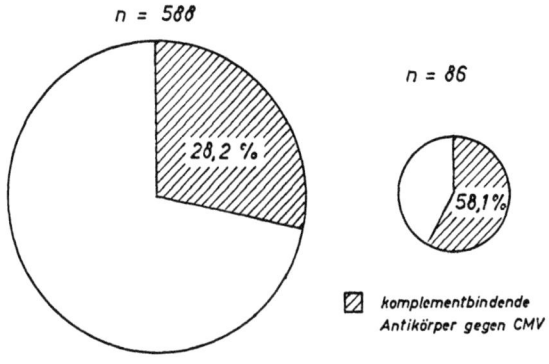

Abb. 2. CMV-Antikörpernachweis bei gesunden, Au(SH)-Ag-negativen Blutspendern und bei Hepatitis-Patienten

einen positiven Au(SH)-Ag-Befund. Die mit der Schraffur gekennzeichneten 58% Anteilshäufigkeit positiver CMV-Antikörper erhöhen sich bei den Au(SH)-Ag-positiven Patienten bis auf 71%. Demgegenüber weichen die 48 Au(SH)-Ag-negativen Patienten auf 48% CMV-Antikörpernachweise zurück. Au(SH)-Ag-positive Hepatitispatienten hatten also signifikant häufiger CMV-Antikörper (P < 0,05).

Wie zuvor an den Blutspendern dargestellt wurde, ist auch das Alter für die CMV-Antikörperhäufigkeit von Bedeutung. Bei Einbeziehung beider Kriterien — Au(SH)-Ag-Befund und Alter — zeigte sich, daß der genannte Häufigkeitsunterschied bei den jugendlichen Patienten noch ausgeprägter ist: Von 27 Au(SH)-Ag-positiven Patienten unter 35 Jahren hatten 19 einen positiven CMV-Antikörperbefund gegenüber 9 von 29 Au(SH)-Ag-negativen Patienten der gleichen Altersgruppe ($P < 0,01$). Da insgesamt die Au(SH)-Ag-positive Hepatitis häufiger als die Au(SH)-Ag-negative Hepatitis mit dem Auftreten von CMV-Antikörpern korreliert ist, wurde zusätzlich geprüft, ob auch ohne Vorliegen einer Hepatitis diese Korrelation besteht.

Aus einer Gesamtheit von 5554 Blutspendern fanden sich bei Untersuchung mit der Überwanderungselektrophorese nach Pesendorfer 30 Blutspender mit positivem Au(SH)-Ag-Befund, davon 24 ohne jede klinische Symptomatik über mindestens $1/2$ Jahr. Diese 24 Blutspender hatten in 12 Fällen einen positiven CMV-Antikörperbefund; bei den jugendlichen Spendern (< 35 Jahre) waren es 10 von 19. Die oben als Kontrollkollektiv angeführten 588 Blutspender waren mit der gleichen Technik als „Au(SH)-Ag-negativ" bestimmt worden. Beim Vergleich dieser beiden Gruppen ist der CMV-Antikörpernachweis bei den Au(SH)-Ag-positiven Blutspendern signifikant häufiger ($P < 0,05$) und dieser Unterschied ist noch ausgeprägter im Anteil der Spender unter 35 Jahren ($P < 0,01$).

Die Coincidenz gehäufter CMV-Antikörpernachweise mit dem für die Serumhepatitis (Hepatitis mit langer Inkubationszeit) als charakteristisch erachteten Au(SH)-Ag wurde an dem vorliegenden, kasuistisch übersehbaren Untersuchungsmaterial aufgezeigt und mit Hilfe einfacher statistischer Prüfverfahren als signifikant ausgewiesen. Die Frage nach einem etwa gegebenen pathogenetischen oder immunologischen Zusammenhang der beiden korrelierten Befunde läßt sich aus den ermittelten Daten nicht beantworten.

SCHMITZ, H. (Hygiene-Institut Freiburg): **Die Bedeutung des Nachweises von Epstein-Barr-Virus (EBV)- bzw. Cytomegalievirus (CMV-Antikörper für den Nachweis der infektiösen Mononucleose (IM))**

Bei der infektiösen Mononucleose handelt es sich um ein klinisch ziemlich uncharakteristisches Krankheitsbild. Bei praktisch allen Mononucleosepatienten finden sich akut auftretendes Fieber ohne erkennbare Ursache mit Lymphknotenschwellungen. Im Blutbild besteht meist eine Lymphocytose; es finden sich atypische Lymphomonocyten. Außerdem treten sog. heterophile Antikörper auf, die sich dadurch auszeichnen, daß sie Hammelerythrocyten auch nach Adsorption an Meerschweinchenniere agglutinieren (Paul-Bunnel-Davidsohn-Test oder Hanganaziu-Deicher-Test).

Bis vor einigen Jahren war die Ätiologie der IM ziemlich unklar. 1965 zeigten die Finnen Klemona u. Kääriäinen, daß bei Patienten mit den Symptomen einer IM ohne heterophile Antikörper Cytomegalieinfektionen vorkommen [4]. 1967 stellten Henles u. Diehl in Philadelphia fest, daß IM-Patienten mit heterophilen Antikörpern mit dem Auftreten der Erkrankung Antikörper gegen das EBV entwickelten [2]. Inzwischen ist die Vermutung, daß sowohl das EBV wie auch das CMV als Erreger der IM in Frage kommen, sowohl serologisch wie auch durch Virusisolierungen mehrfach bestätigt worden [1, 5]. Trotzdem gab es bisher keine zuverlässige Methode, um akute EBV-Infektionen feststellen zu können. Auch die Diagnostik akuter Cytomegalieinfektionen hat sich als problematisch erwiesen. Der Grund hierfür liegt in dem sehr frühen Anstieg der EBV- und CMV-Antikörper bei Krankheitsbeginn und in der folgenden jahrelangen Persistenz der

Antikörper. So werden mit den gebräuchlichen Methoden, d. h. mit dem Henle-Test zur Bestimmung der EBV-Antikörper und mit der Komplementbindungsreaktion zur Bestimmung der CMV-Antikörper nur selten signifikante, d. h. mindestens vierfache Antikörperanstiege in Serumpaaren festgestellt. Solche Titeranstiege findet man eigentlich nur dann, wenn aus den ersten Tagen nach Infektionsbeginn Serumproben vorhanden sind. Natürlich sind Serumproben von Patienten aus den ersten Krankheitstagen oder sogar von einem Zeitpunkt vor Ausbruch der Erkrankung nur selten vorhanden. Wir haben daher versucht, die Diagnostik akuter EBV- und CMV-Infektionen durch Bestimmung der IgM-Antikörper zu verbessern, bzw. erst zu ermöglichen.

Im Gegensatz zu den mit den meisten Methoden erfaßten IgG-Antikörpern sind die IgM-Antikörper nur wenige Wochen im Blut nachweisbar. Daher reicht bei vielen Virusinfektionen der Nachweis von virusspezifischen IgM-Antikörper zum Beweis einer frischen Infektion aus.

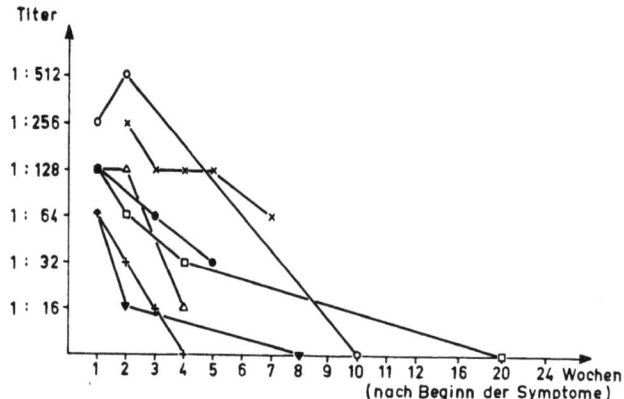

Abb. 1. Verlauf der EBV-IgM-Antikörper in den Seren von sieben Patienten mit infektiöser Mononucleose

Das von uns verwendete fluorescenzserologische Verfahren zum Nachweis von IgM-Antikörpern gegen EBV- und CMV beruht auf drei aufeinanderfolgenden serologischen Reaktionen:

1. Die zu untersuchenden Serumproben werden in steigender Verdünnung mit den fixierten, virusinfizierten Zellen inkubiert. Eventuell vorhandene IgG- oder IgM-AK binden sich an die Viren in den Zellen.

2. Nach einem Waschvorgang wird Anti-IgM-Serum vom Kaninchen aufgetragen. Die Anti-IgM-Antikörper vom Kaninchen binden sich an die EBV- bzw. CMV-IgM-Antikörper.

3. Mit einer dritten Immunreaktion wird der Bindungsort der Anti-IgM-Antikörper durch Anfärben mit FITC-markierten Antikaninchenserum fluorescenzserologisch sichtbar gemacht [7, 8].

Dieses Verfahren hat sich als besonders empfindlich erwiesen und wurde so vereinfacht, daß auch große Serumzahlen untersucht werden können.

Wir haben insgesamt 138 Patienten mit unklarem, akut auftretendem Fieber und Lymphocytose, Lymphadenopathie auf die Anwesenheit von EBV-IgM, CMV-IgM und heterophilen Antikörpern hin untersucht. Von diesen Patienten zeigten 88 EBV-IgM-Antikörper und 19 CMV-IgM-Antikörper.

Die Kinetik der EBV-IgM-Antikörper bei sieben Patienten ist in Abb. 1 dargestellt. Es zeigt sich, daß wenige Wochen nach Krankheitsbeginn ein deutlicher

Abfall der EBV-IgM-Antikörper festzustellen ist. Ähnlich liegen die Verhältnisse auch bei Bestimmung der CMV-IgM-Antikörper.

In der folgenden Tabelle ist die Korrelation der heterophilen mit den EBV-IgM-Antikörpern dargestellt (Tabelle 1). Bei allen Patienten mit heterophilen Antikörpern fanden sich auch EBV-IgM-Antikörper. Bei 14 der 88 Patienten mit EBV-IgM-Antikörpern (16%) fand sich keine eindeutige Erhöhung des heterophilen Antikörpertiters. Bei solchen Patienten wird häufig die Diagnose „IM"

Tabelle 1. *Korrelation der heterophilen Antikörper mit den EBV-IgM-Antikörpern in den Seren von 138 Patienten*

HA-titer: ≥ 40 (after adsorption)	HA-titer: 20	HA-titer: ≤ 10
74	13	51
Number of sera with EBV-IgM antibodies (titer: ≥ 16)		
74	8	6 (+ 19 CMV-IgM)

wegen des Fehlens der heterophilen Antikörper nicht gestellt. Das trifft ganz besonders für die 19 Patienten ohne heterophile Antikörper aber mit CMV-IgM-Antikörpern zu. Bei diesen erwachsenen Patienten mit akuten Cytomegalieinfektionen stehen häufig Begleitsymptome der IM wie Hepatitis oder Myokarditis ganz im Vordergrund. Wir haben daher die primär bei diesen Patienten gestellten klinischen Diagnosen in Tabelle 2 zusammengestellt.

Wir möchten noch erwähnen, daß bei einem 11jährigen Jungen mit einem Lymphosarkom der Wange EBV-IgM-Antikörper nachgewiesen werden konnten.

Tabelle 2. *Klinische Verdachtsdiagnose bei 19 Patienten mit akutem Cytomegalieinfekt (CMV-IgM > 16)*

Diagnose	Patientenzahl
Infektiöse Mononucleose	7
Leichte Hepatitis	4
Unklare Fieberschübe, Lymphocytose	3
Myokarditis	3
Lymphknotenschwellungen	2

Auf Grund dieses Befundes wurde nachträglich ein Burkitt-Tumor diagnostiziert. Aus dem bereits rückläufigen Titer z. Z. der ersten Serumuntersuchung können wir folgern, daß etwa gleichzeitig mit der erstmaligen Feststellung von tumorösen Schwellungen eine akute Infektion stattgefunden haben muß. So ist die Bestimmung von EBV-IgM-Antikörpern evtl. auch geeignet, die angebliche Rolle des EBV bei einer Reihe von Erkrankungen wie M. Hodgkin [6] oder Sarcoidose [3] zu klären.

Literatur

1. Golden, D., Chang, R. J., Lou, J., Cooper, Th. Y.: J. infect. Dis. **124**, 422 (1971). — 2. Henle, G., Henle, W., Diehl, V.: Proc. nat. Acad. Sci. (Wash.) **59**, 91 (1968). — 3. Hirshaut, Y., Glade, P.: New Engl. J. Med. **283**, 502 (1970). — 4. Klemona, E., Kääriäinen, L.: Brit.

med. J. 1965 II, 1099. — 5. Klemona, E., v. Essen, R., Henle, G., Henle, W.: J. infect. Dis. 121, 608 (1970). — 6. Obrecht, P., Schmitz, H., Westerhausen, U.: Verh. dtsch. Ges. inn. Med. 77, 754 (1971). — 7. Schmitz, H., Haas, R.: Arch. ges. Virusforsch. (im Druck). — 8. Schmitz, H., Scherer, M.: Arch. ges. Virusforsch. (im Druck).

SCHEMMEL, K., MOKMOL, V., WEISBECKER, L., NORDEN, H. J. (II. Med. Klinik und Poliklinik der Universität Kiel): **Untersuchungen über die Entstehung von Long-acting thyroid stimulator**

Bei dem Long-acting thyroid stimulator, dem man heute eine wichtige Bedeutung bei der Entstehung, vor allem aber bei der Unterhaltung der Hyperthyreose und ihren Komplikationen beimißt, handelt es sich nach physikochemischen und immunologischen Untersuchungen um ein IgG-Globulin mit den Eigenschaften eines Antikörpers. Ungeklärt sind bis heute einmal das korrespondierende Antigen, zum anderen die Tatsache, daß ein Immunglobulin hormonähnliche schilddrüsenstimulierende Eigenschaften besitzt. Eine verbreitete Erklärung geht dahin, daß LATS seine biologische Aktivität durch die Antigen-Antikörperreaktion in der Schilddrüse entfaltet. Hierfür spricht einmal, daß es möglich war, in Lymphocytenkulturen von Patienten mit Hyperthyreose LATS zu erzeugen, und zum anderen der Befund, daß Schilddrüsengewebe LATS adsorbieren kann. Es bestehen jedoch ernste Zweifel, daß es sich bei dieser Bindung von LATS an Schilddrüsengewebe um eine immunspezifische Reaktion handelt, da einerseits kein Komplement verbraucht wird, zum anderen diese Adsorption durch Vorgabe von schilddrüsenstimulierendem Hypophysenvorderlappenhormon verhindert werden kann. Nach einer anderen Theorie ist es denkbar, daß es sich beim LATS um eine IgG-Globulin handelt, das eine biologisch aktive Substanz gebunden hat. Einerseits kann diese Bindung immunspezifisch als Antigen-Antikörperkomplex vorliegen, wie Versuche von Meek (1967) zeigten; andererseits wäre es aber auch vorstellbar, daß diese Bindung nicht immunspezifisch erfolgt. Das hieße, daß ein IgG-Globulin als Trägersubstanz fungiert, das eine biologisch aktive Substanz zwar fest, aber nicht spezifisch gebunden hat. Die beiden letztgenannten Möglichkeiten waren der Ausgangspunkt der vorliegenden Untersuchungen.

Unter der Vorstellung, daß Antigen-Antikörperkomplexe in saurem Milieu spaltbar sind, wurde gepooltes oder von einem Patienten stammendes LATS-positives Serum mit 50%iger Essigsäure stufenweise auf pH 3,0 eingestellt. Darauf wurde in Portionen von je 5 ml durch Zentrifugieren ultrafiltriert. Hierfür hatten wir spezielle Einsätze für die Zentrifugenröhrchen entwickelt. Auf einer etwa in der Mitte des Einsatzes befindlichen Fritte wurde ein Membranfilter angebracht, der nur für Moleküle bis zu einem Molekulargewicht von 50000 durchlässig war. In einer Sorvall-Zentrifuge wurde bei 12000 U und 0 °C 2 Std zentrifugiert. Auch in der Immunelektrophorese lassen sich bei 20fach angereichertem Filtrat keine IgG-Globuline mehr nachweisen.

Vorversuche hatten gezeigt, daß nach 2stündiger Inkubation bei pH 3,0 und anschließender Reneutralisation nach Ultrafiltration weder im Überstand noch im Filtrat LATS-Aktivität vorhanden war. Dies konnte einmal daran liegen, daß es sich nicht um einen solchen Komplex handelt, zum anderen aber, daß das filtrable Kompartiment säureinstabil war. Geht man nun von der Vorstellung aus, daß es sich bei dem LATS um einen solchen Komplex handelt, dann müßten im LATS-positiven Serum neben dem Komplex freie Antikörper und auch freies Kompartiment anreicherbar sein. Parallel zur Ultrafiltration in saurem pH-Bereich führten wir deshalb mit demselben Serum eine Ultrafiltration in neutralem Bereich durch und gewannen ein 10- bzw. 20fach angereichertes Filtrat. Die LATS-Aktivität wurde nach McKenzie (1958) bestimmt. Es zeigte sich, daß der pH 0,3-Überstand gegenüber dem pH 7,4-Überstand völlig inaktiviert war. In den angereicherten Filtraten des LATS-positiven Serums findet sich keine Aktivität mehr. Nach Inkubation von pH 0,3-Überstand und pH 3,0-Filtrat läßt sich ebenfalls keine Aktivität finden. Dagegen kommt es zu einer deutlichen Aktivitätszunahme, wenn man das für sich inaktive pH 7,4-Filtrat des LATS-positiven Serums mit dem ebenfalls inaktiven pH 3,0-Überstand inkubiert. Die Ausgangsaktivität läßt sich allerdings nicht voll erreichen. Zusätzlich wurde das pH 7,4-Filtrat 20fach angereichert und dann mit pH 3,0-Überstand inkubiert. Gegenüber der Inkubation mit dem 10fach angereicherten Filtrat des pH 7,4 läßt sich dadurch eine weitere Aktivitätszunahme erreichen. Interessanterweise läßt sich dieses nur mit dem pH 7,4-Filtrat des LATS-positiven, nicht aber mit dem eines LATS-negativen Serums erreichen. Wieder lassen sich die schon angeführten Befunde bestätigen. Während aber sonst der pH 3,0-Überstand eine völlige Inaktivität zeigte, war sie hier noch nicht komplett. Dies ist wahrscheinlich auf die verhältnismäßig hohe Ausgangsaktivität zurückzuführen. Bei Inkubation des Überstandes pH 3,0 mit dem Filtrat pH 7,4 des Normalserums findet sich eine entsprechende Aktivität dieses pH 3,0-Überstandes. Ein erhöhter LATS-Effekt, wie er nach Inkubation von pH 3,0-Überstand mit pH 7,4-Filtrat auftritt, läßt sich nicht erreichen. Die Inkubation von pH 3,0-Überstand mit pH 7,4-Filtrat, das 30 min bei 80 °C inkubiert war, zeigt, daß auch hierdurch die LATS-Aktivität gegenüber dem pH 3,0-Überstand nicht steigerbar ist.

Die vorgelegten Ergebnisse könnten dafür sprechen, daß das biologisch aktive LATS kein reiner Antikörper ist. Es ist eher zu vermuten, daß dieses γ-Globulin eine Substanz gebunden hat, die auf Grund von Säure- und Hitzeinstabilität als Eiweiß anzusehen ist, dessen Molekulargewicht kleiner als 50000 sein muß. Die Tatsache, daß die parallel bestimmten Thyreoglobulinantikörper nach der Inkubation in pH 3,0 weitestgehend ihre immunspezifischen Eigenschaften verloren, könnte dafür sprechen, daß die Bindung zwischen dem γ-Globulin und der zusätzlichen Komponente zum LATS nicht immunspezifisch ist. Da jedoch Antikörper unterschiedliche Säurestabilität besitzen, ist diese Vermutung nicht bewiesen.

Dagegen spricht auch, daß ein aus LATS-positivem Serum gewonnenes pH 7,4-Filtrat nach Inkubation mit einem pH 7,4-Überstand von einem LATS-negativen Normalserum keine LATS-Aktivität ergibt.

Nun ist es mehreren Arbeitsgruppen (Pinchera et al., 1965; Solomon u. Beall, 1967; Burke, 1968) gelungen, durch Sensibilisierung mit Schilddrüsenmikrosomen thyreotoxischer menschlicher Schilddrüsen bei Kaninchen ebenfalls LATS nachzuweisen, wenn auch nur kurzfristig nach Booster-Injektionen. Wir versuchten, diese Ergebnisse zu bestätigen, immunisierten allerdings i.v., und zwar einmal ebenfalls mit Mikrosomenfraktion thyreotoxischer menschlicher Schilddrüsen, zum anderen mit angereichertem pH 7,4-Filtrat und LATS-positivem Serum sowie parallel dazu mit angereichertem pH 7,4-Filtrat von LATS-negativem Serum. Bei den LATS-Nachweisen in Kaninchenseren stießen wir zunächst auf erhebliche Schwierigkeiten, da Kaninchenserum bei Mäusen außerordentlich toxisch wirkt, was auch von den anderen Arbeitsgruppen beschrieben worden ist. Wir mußten deshalb die vor und während der Immunisierung gewonnenen Kaninchenseren zunächst nach dem von Perper u. Mitarb. (1967) angegebenen Batch-Verfahren mit DEAE-Sephadex A 50 vorreinigen. Unter laufender Immunisierung zweimal wöchentlich lassen sich bei 4 von 5 Tieren LATS-Aktivitäten im Zeitraum zwischen dem 19. und 25. Tag aufzeigen, und zwar sowohl in der Gruppe, die mit Mikrosomenfraktion als auch in der Gruppe, die mit LATS-positivem pH 7,4-Filtrat immunisiert wurde. Diese LATS-Aktivität ist wieder verschwunden, wenn man die Tiere bei fortlaufender Immunisierung nach 5 bis 6 Wochen untersucht. Eine Erklärung hierfür wäre, daß unter der ständigen Immunisierung nach diesem Zeitraum eine Immuntoleranz erzeugt wurde. Bei der Gruppe der Kaninchen, die mit pH 7,4-Filtrat eines Normalserums immunisiert wurde, bleiben vier Tiere LATS-negativ. Ein Tier hat schon vor Versuchsbeginn einen wahrscheinlich unspezifischen und im weiteren Verlauf unverändert positiven LATS-Nachweis.

Die hier aufgezeigten Ergebnisse bestätigen die Vermutung, daß es sich beim Long-acting thyroid stimulator um ein IgG-Globulin handelt, das ein Eiweißmolekül wahrscheinlich immunspezifisch gebunden hat. Möglicherweise handelt es sich bei diesem Eiweißkörper um das 4 S-Protein, mit dem Smith (1969) innerhalb der Schilddrüse eine besonders deutliche Reaktion mit IgG-Globulin LATS-positiven Serums aufzeigen konnte.

Literatur

Burke, G.: J. Lab. clin. Med. **72**, 17 (1968). — McKenzie, J. M.: Endocrinology **63**, 372 (1958). — Meek, J. C.: Clin. Res. **15**, 263 (1967). — Perper, R. J., Okimoto, J. T., Cochrum, K. C.: Proc. Soc. exp. Biol. (N.Y.) **125**, 575 (1967). — Pinchera, A., Liberti, P., Badalamenti, G.: Folia endocr. (Roma) **19**, 522 (1965). — Smith, B. R.: J. Endocr. **46**, 45 (1970). — Solomon, D. H., Beall, G. N.: Clin. Res. **15**, 127 (1967).

PLÖTZLICHER HERZTOD — KARDIOLOGIE

Plötzlicher Herztod — Identifizierung sehr gefährdeter Gruppen

VEDIN, J. A., ELMFELDT, D., TIBBLIN, G., WILHELMSEN, L., WILHELMSSON, C.
(Abt. für praeventive Kardiologie, Med. Klinik I, Göteborg, Schweden)

Referat

Einleitung

In Westeuropa und den Vereinigten Staaten sind kardiovasculäre Erkrankungen die überwiegenden Todesursachen. Internationale Vergleiche der spezifischen Todesursachen werden durch unterschiedliche Diagnosekriterien und Verfahren in den verschiedenen Ländern erschwert [1, 2].

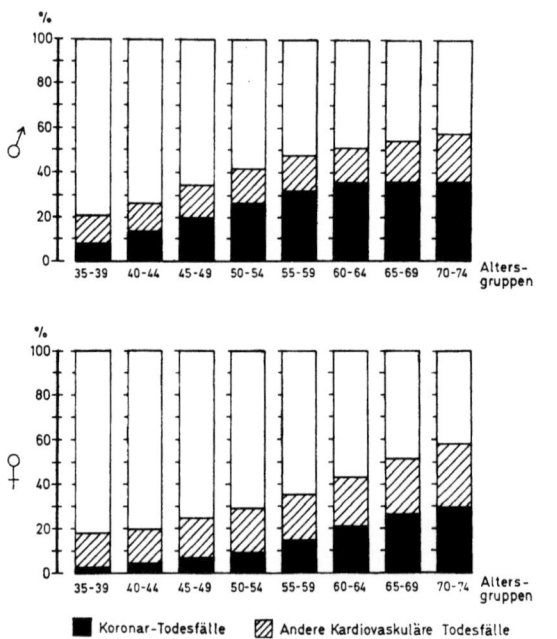

Abb. 1. Prozentuelle Verteilung der Todesfälle an allen kardiovasculären Erkrankungen und Coronarerkrankungen bei Männern und Frauen in Altersgruppen von je 5 Jahren in Schweden von 1961 bis 1965

In Schweden hat man eine hohe allgemeine Obduktionsfrequenz (45%). Im Alter von 50 bis 54 Jahren sterben 43% der Männer an verschiedenen kardiovasculären Krankheiten, zwischen 60 und 64 Jahren 53% und im Alter von etwa 75 Jahren 60%. Bei Frauen unter 65 Jahren liegt der kardiovasculäre Anteil der Gesamtmortalität 10 bis 15% unter dem der Männer, erreicht aber in höheren Altersgruppen allmählich die gleichen Werte (Abb. 1) [2].

Coronarerkrankungen, ischämische Herzerkrankungen, verursachen etwa zwei Drittel der kardiovasculären Mortalität bei Männern und etwa ein Drittel bei Frauen im Alter von etwa 55 Jahren. Bei zunehmendem Alter bleibt die Coronarerkrankungsquote bei Männern verhältnismäßig unverändert, während sie bei Frauen ansteigt und bei 75jährigen 55% beträgt (Abb. 2) [2].

Todesfälle durch akuten Herzinfarkt ereignen sich meistens außerhalb des Krankenhauses, in manchen Untersuchungen sind es um 70% [3—6].

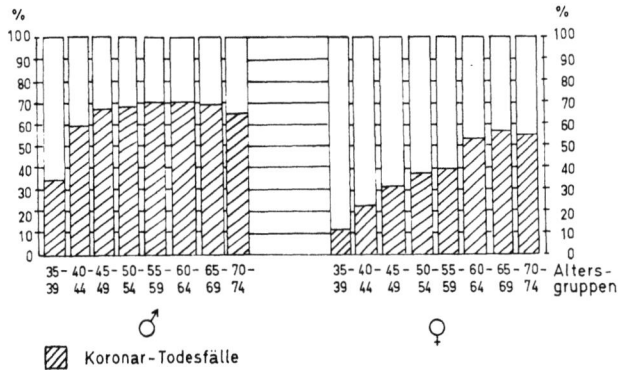

Abb. 2. Prozentuelle Verteilung der Coronartodesfälle im Verhältnis zur gesamten kardiovasculären Sterblichkeit in Altersgruppen von je 5 Jahren bei Männern und Frauen in Schweden 1968

In Verbindung mit diesen Todesfällen kommen in der Literatur mehrere verschiedene Begriffe vor, wie Todesfall ohne Augenzeugen, Tod außerhalb des Krankenhauses, plötzlicher Todesfall, u. dgl. Abb. 3 illustriert den Zusammenhang dieser Faktoren miteinander. Die weitere Darstellung beschränkt sich auf den schattierten Bereich.

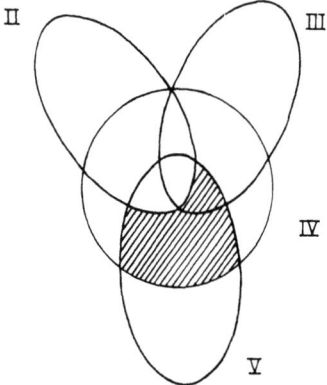

Abb. 3. Das Verhältnis zwischen sämtlichen Todesfällen, Todesfällen außerhalb des Krankenhauses, Todesfällen ohne Augenzeugen, plötzlichen Todesfällen und Todesfällen durch Coronarerkrankungen

Verschiedene Verfasser verwenden verschiedene Zeitbegriffe zur Bezeichnung der Zeitspanne zwischen Symptombeginn und Todesfall. Um internationale Vergleiche plötzlicher nichttraumatischer Todesfälle überhaupt zu ermöglichen, einigte sich eine internationale Fachgruppe 1970 auf folgende Definition: Als plötzlicher, unerwarteter, natürlicher Tod ist der Tod zu bezeichnen, der unmittelbar oder innerhalb eines geschätzten Zeitraums von 24 Std nach Beginn akuter objektiver oder subjektiver Symptome eintritt [7].

Plötzlicher Tod durch akute Coronarerkrankung

In verschiedenen Untersuchungen über plötzliche Todesfälle werden verschieden große Quoten für Coronarerkrankungen angegeben. Kuller veröffentlichte 1966 eine Untersuchung, in der bei einer Stichprobe 32% aller Todesfälle plötzlich eintraten und bei 60% dieser Todesfälle akute Coronarerkrankung als Ursache angenommen wurde. Mehr als 60% aller durch Coronarerkrankung verursachten Todesfälle traten also plötzlich ein [3—5]. In der Tecumseh-Untersuchung wird bei einer Beobachtungszeit von 6 Jahren über 98 Todesfälle durch Coronarerkrankungen berichtet, wovon 45 innerhalb einer Std nach Beginn der Symptome eintraten [11]. In Göteborg, wo die Obduktionsfrequenz über 90% liegt, starben 45% aller Patienten über 65 Jahren, die im Laufe eines Jahres an akutem Herzinfarkt erkrankten, vor der Einlieferung ins Krankenhaus. Für Patienten unter 65 Jahren war die entsprechende Zahl 25% [8]. Etwa die Hälfte aller plötzlichen Todesfälle wird durch Coronarerkrankungen verursacht, und die Patienten weisen bei der Obduktion entweder Narben eines früheren Infarkts oder einen frischen Infarkt auf [4—5, 9].

Nur in ganz wenigen Fällen versuchte der Betreffende unmittelbar vorher rasch mit medizinischen Instanzen Verbindung aufzunehmen. In einer Untersuchung waren es weniger als 10% der Patienten [10]. Diese niedrige Ziffer ist z. T. durch die kurze Zeitspanne zwischen dem Auftreten der Symptome und dem Todesfall verursacht.

Es wurden mehrere Versuche unternommen, die Häufigkeit plötzlichen Todes zu berechnen, und zwar als erstes Anzeichen einer beim Patienten vorher nicht bekannten Coronarerkrankung, d. h., als erstes und einziges Anzeichen bei Personen, die vorher weder einen Infarkt noch Angina pectoris gehabt hatten. Trotz unterschiedlicher Auswahl des Patientenmaterials und verschiedener Diagnosekriterien kamen die meisten Verfasser auf Zahlen zwischen 20 und 25%. Dies beruht wahrscheinlich darauf, daß die meisten Todesfälle in den allerersten Stunden nach Auftreten der Symptome erfolgen, und daß durch Variationen in der Beobachtungszeit daher nur wenige weitere Todesfälle gefunden werden können [3, 12—19].

Die pathologisch-anatomische Ursache plötzlichen Herztodes wird in diesem Artikel nicht behandelt, aber eine interessante Beobachtung, die zu weiteren Überlegungen anregen kann, verdient erwähnt zu werden. Livsic, Kagan, Sternby u. Vihert berichteten 1968 über schwächer ausgebildete Coronaratheromatose bei denen, die plötzlich starben (innerhalb einer Std nach Auftreten der Symptome), als bei denjenigen, die später starben [20].

Die Bedeutung von Umweltfaktoren für plötzlichen Herztod

Außentemperatur

Es ist allgemein bekannt, daß Patienten mit Angina pectoris bei kühlem Wetter größere Beschwerden haben. Außerdem ist nachgewiesen, daß Patienten mit Coronarerkrankungen beim Arbeiten in Kälte stärker akzentuierte EKG-Veränderungen haben als beim Arbeiten in wärmerer Umgebung [21]. Gorbatow stellte 1961 in einer Literaturzusammenstellung fest, daß mehrere Verfasser einen Zusammenhang finden, und zwar höhere Mortalität bei niedrigerer Außentemperatur, während andere diese Beobachtung nicht bestätigen können [22]. Westlund gelang es z. B. bei seinen Untersuchungen in Oslo nicht, einen solchen Zusammenhang zu bestätigen [23]. Rose aus Großbritannien und schwedische Verfasser wiesen eine Korrelation zwischen kardiovasculärer Mortalität und niedriger Außentemperatur nach [24—25]. In einem schwedischen Material über Todesfälle außerhalb des Krankenhauses hat man das Bestehen eines Zusammenhangs zwischen Außentemperatur und Todesfällen außerhalb des Krankenhauses bestätigen können [26].

Die Anzahl der Infarktpatienten pro Zeiteinheit (Incidence), die das Krankenhaus lebend erreicht, scheint nicht sicher mit der Temperatur zu variieren [27].

Der Härtegrad des Wassers

In vielen Veröffentlichungen werden Beobachtungen über einen Zusammenhang zwischen weichem Trinkwasser und hoher Sterblichkeit an Coronarerkrankungen erwähnt [28—33]. Daten aus Großbritannien sprechen dafür, daß der beobachtete Zusammenhang nichts mit gleichzeitig vorliegenden sozialökonomischen Faktoren zu tun hat, und daß Calcium im Wasser die entscheidende Rolle spielt [31—32]. In diesen Untersuchungen hat man die Todesfälle im allgemeinen nicht in plötzliche u. a. Todesfälle aufgeteilt. Daten aus Ontario zeigen, daß vorliegende Unterschiede in der Härte des Wassers mit unterschiedlichem Vorkommen plötzlicher Todesfälle außerhalb des Krankenhauses gekoppelt sind, und daß diese Unterschiede denjenigen in der Gesamtmortalität an Coronarerkrankungen genau entsprechen [33].

Charakteristische Kennzeichen der Personen mit plötzlichem Herztod

Aus prospektiven Untersuchungen geht hervor, daß plötzlicher Tod häufiger bei Männern vorkommt, und daß das Vorkommen bei steigendem Alter häufiger wird [3, 17, 34—35]. Allgemein gilt, daß die Risikofaktoren für plötzlichen Tod die gleichen sind wie für Coronarerkrankungen überhaupt, und zwar Hypertension, Hypercholesterolämie, zu hohes Gewicht, Diabetes, Zigarettenrauchen und körperliche Inaktivität [3, 11, 34]. In der Framingham-Untersuchung waren Hypercholesterolämie und EKG-mäßige Anzeichen von Linkshypertrophie mit plötzlichem Tod verbunden [16]. Zigarettenrauchen war mit Herzinfarkt verbunden, bei dem der Tod innerhalb einer Std nach Beginn der Symptome eintrat, aber nicht mit sog. 3 Wochensterblichkeit korreliert [36]. Körperliche Inaktivität ist ebenfalls ein Faktor, der zu plötzlichem Tod und Herzinfarkt führen kann [37—38]. In Tecumseh fand man bei den plötzlichen Verstorbenen systolische oder diastolische Hypertension, höheres relatives Gewicht und unerwartet hohe Frequenz an Hyperglykämie — verglichen mit der Gesamtbevölkerung. Bei den plötzlich Verstorbenen lagen besonders häufig multiple Risikofaktoren vor [11] In Göteborg war Alkoholismus, der zu Eintragung beim Amt für Alkoholikerpflege geführt hatte, ein großer Risikofaktor für plötzlichen Tod [39].

Premonitory symptoms — Prodromalsymptome

Bei 50 bis 70% der Patienten, die mit Herzinfarkt ins Krankenhaus eingeliefert wurden, ließen sich Prodromalsymptome nachweisen [40—43]. An plötzlich verstorbenen Patienten lassen sich Prodromalsymptome nur schwer feststellen. Kinlen fand bei 33% der plötzlich Verstorben Symptome im oberen Bauchbereich und in der Brust, und diese Symptome traten im letzten Monat vor dem Tod entweder erstmalig auf oder änderten sich in dieser Zeit [44]. Kuller u. Mitarb. fanden, daß 24% derjenigen, die plötzlich an Coronarerkrankung starben, in der letzten Woche vor dem Tod zum Arzt gegangen waren. Was diesen Arztbesuch veranlaßte, ließ sich jedoch nicht feststellen [4—5]. Kinlen sowie Lindström fanden, daß die Hälfte der Verstorbenen in den 2 bis 4 Wochen vor dem Todesfall zum Arzt gegangen waren [44—45].

Wie bereits erwähnt, verursacht beginnende ischämische Herzerkrankung in etwa einem Fünftel der Fälle plötzlichen Tod. Eine Analyse dieser Todesfälle zeigt jedoch, daß sehr wenige der Personen vor dem Tod „normal" waren. In Kullers Untersuchung in Baltimore hatten 92 Personen Diabetes, Hypertonie, Gehirnblutung, waren im Monat vor dem Todesfall beim Arzt gewesen oder im Jahr vor dem Todesfall im Krankenhaus gelegen [4—5]. Unter den plötzlich Verstorbenen der Tecumseh-Untersuchung war bei der ersten Durchschnittuntersuchung nur ein Patient von 45 ohne frühere Krankheiten, Risikofaktoren oder EKG-Anomalien [11].

Arrhythmien in den Patientengruppen

Der letale Mechanismus bei akutem Herztod besteht aus malignen Kammerarrhythmien. Die Bedeutung von unter der Bevölkerung oder Teilen der Bevölkerung vorkommenden Arrhythmien ist nur schwer festzustellen. In von Lebensversicherungsgesellschaften in den USA durchgeführten Untersuchungen wurde beim Vorhandensein von Extrasystolen im EKG erhöhtes Mortalitätsrisiko angegeben. Die Erhöhung des Risikos war gering, aber sicher [46—49]. Prospektive Untersuchungen bestätigen das erhöhte Mortalitätsrisiko [11, 17, 50—51]. Bei der Tecumseh-Untersuchung starben während einer Beobachtungszeit von 6 Jahren 98 Personen an Coronarerkrankung. 45 dieser Todesfälle traten innerhalb einer Std nach Beginn der Symptome ein. Abgesehen von sieben hatten alle bei früher aufgenommenem Ruhe-EKG Rhythmus- oder Überleitungsstörungen gehabt. Bei zehn Personen (22%) wurden lang vor dem Todesfall in Ruhe ventrikuläre Extrasystolen registriert. Insgesamt wurden bei 165 Personen, die über 30 Jahre alt waren, Extrasystolen festgestellt, während von den 3459 Personen, die keine Arrhythmien hatten, 35 plötzlich starben. Bei Personen mit ventrikulären Extrasystolen entspricht dies einer plötzlichen Sterblichkeit von 61 von 1000, gegenüber 10 von 1000 bei Personen ohne Extrasystolen. Von den 10 Todesfällen bei Personen mit Extrasystolen traten 7 bei einem Alter von über 60 Jahren ein. Das Vorkommen ventrikulärer Extrasystolen war mit dem Vorkommen von Coronarerkrankungen korreliert. Der gleichzeitige Einfluß anderer kardiovaculärer Risikofaktoren wurde in dieser Untersuchung nicht statistisch geprüft. Man fand jedoch keinen sicheren Zusammenhang zwischen akzeptierten kardiovasculären Risikofaktoren und der Neigung zu ventrikulären Extrasystolen. Die Verfasser überlegten daher, ob die ventrikulären Extrasystolen an sich ein erhöhtes Risiko für plötzlichen Tod darstellen, und nicht nur ein Anzeichen anderer prädisponierender Faktoren sind [50]. Pell u. d'Alonzo fanden bei einer Untersuchung von Angestellten einer großen Firma, daß die sehr frühe Mortalität bei Coronarerkrankungen mit hohem Alter, früherer Hypertension und EKG-Anomalien wie Überleitungsstörungen und ventrikulären Extrasystolen verbunden war [17].

Aus „The International Study" von Keys, Blackburn u. Mitarb. geht hervor, daß unter der allgemeinen Bevölkerung zufällig festgestellte ventrikuläre Extraschläge in Ruhe (> 10% der registrierten Schläge) mit dem Anteil an Coronarerkrankung pro Zeiteinheit (Incidence) und der Mortalität während der weiteren Beobachtungszeit korreliert waren. In dieser Untersuchung wurde für sechs gleichzeitig vorliegende Faktoren standardisiert: Alter, Skinfold (Dicke des Unterhautfettlagers), systolischer Blutdruck, Serumcholesterol, Rauchergewohnheiten und körperliche Aktivität. Extrasystolen nach Belastung (3 min step test) hatten nicht die gleiche Bedeutung für die Prognose wie Extrasystolen in Ruhe. Die Analyse war jedoch nicht vollständig [51]. Hinkle u. Mitarb. benutzten portable EKG-Bandspielgeräte für eine Untersuchung in einer Firma. Während der 6 Std langen EKG-Aufnahme entdeckte man bei nicht weniger als 92,6% der Fälle Rhythmus- und Überleitungsstörungen. Die häufigsten Arrhythmien waren ventrikuläre Extrasystolen, die man bei 62,2% fand. Auch bei dieser Untersuchung war das Vorkommen ventrikulärer Arrhythmien mit der Feststellung von Coronarerkrankungen verbunden. Die Untersuchung bestätigt ohne Standardisierung für gleichzeitig wirkende Risikofaktoren einen Zusammenhang zwischen festgestellten ventrikulären Extrasystolen und zukünftiger Coronarsterblichkeit. Der Zusammenhang wurde mit zunehmender Extrasystolenfrequenz stärker [52]. Auch in Göteborg konnten wir einen Zusammenhang zwischen ventrikulären Extrasystolen und Zeichen von Coronarerkrankung bestätigen. Aus unserer Gruppe starben während der Beobachtungszeit bisher drei Personen plötzlich. Zwei von ihnen sind mit den beiden Patienten identisch, die während der Belastungsprobe hochfrequente ventrikuläre Extraschläge aufwiesen, die mit steigender Belastung zunahmen [53].

Bisher läßt sich von keiner der Untersuchungen sagen, sie habe das Problem gelöst, ob Extrasystolen unter der Bevölkerung direkt oder indirekt mit dem Phänomen „plötzlicher Tod" verbunden sind.

Untersuchungen von Infarktmaterial

Wir wissen, daß etwa die Hälfte aller plötzlichen Todesfälle direkt auf Coronarerkrankungen zurückzuführen ist und daß mehr als die Hälfte aller Coronarpatienten plötzlich sterben wird. Es ist daher völlig klar, daß ein überstandener Herzinfarkt der größte Risikofaktor bezüglich zukünftigen plötzlichen Todes ist.

Prodromalsymptome bei Patienten mit überstandenem Herzinfarkt

Progredierende Angina pectoris, sog. unstable angina, hat als Prodromalsymptom Aufmerksamkeit geweckt [54]. Es ist möglich, daß dieses Symptom vor Infarkten oder Todesfällen häufiger vorkommt, aber Angina pectoris ist an sich ein variierendes Symptom. Viele der Symptome, die während der Präinfarktperiode notiert wurden, kommen unter der Bevölkerung allgemein vor. Die spezifisch diskriminierende Wirkung dieser Symptome ist nicht bekannt und läßt sich z. Z. nicht berechnen.

Prodromalsymptome bei Patienten mit überstandenem Herzinfarkt sind bisher auf den Infarktabteilungen in Göteborg nicht spezifisch untersucht worden. Die Patienten standen jedoch in sehr enger Verbindung mit ihrer Abteilung und hatten ausdrückliche Anweisungen, beim Auftreten der geringsten beunruhigenden Symptome Ärzte oder Krankenschwestern zu konsultieren. Fast alle der 38 Patienten, die plötzlich starben, waren im letzten Monat vor ihrem Tod mit der Infarktabteilung in Verbindung gewesen. Bei retrospektiver Durchnahme der Fälle fand man keine eindeutigen Prodrome.

Die meisten Prodromalsymptome sind bisher undeutlich, und zwar nicht nur für die Patienten, sondern auch für die Ärzte, und lösen daher keine adäquaten Maßnahmen aus. Außerdem weiß man heutzutage nur sehr wenig über die Behandlung von progredierender Angina. Behandlung mit beispielsweise fibrinolytischen, antiarrhythmischen, rheologischen und coagulationshemmenden Drogen ist vorgeschlagen worden.

Besonders gefährdete Gruppen unter Patienten mit überstandenem Infarkt

Um Gruppen von Infarktpatienten mit wechselnder Prognose definieren zu können, wurde ein prognostischer Index entwickelt [55]. Während des Krankenhausaufenthaltes jedes Infarktpatienten wurden einfache Faktoren registriert, die es ermöglichen, ihn einer Prognosengruppe zuzuteilen (Abb. 4) [56—57]. Das Vorhandensein eines einzelnen Kriteriums genügt, für die Zuteilung zu einer gewissen Gruppe. Die proportionelle Verteilung der Infarktpatienten und die Häufigkeit von Tod und Reinfarkt in den einzelnen Gruppen geht aus Abb. 5 hervor.

Abb. 5 zeigt die Verteilung der Sterblichkeit in den Gruppen nach einer durchschnittlichen Beobachtungszeit von 7,5 Monaten [57]. Bei den Patienten, die im Anfangsstadium, im Krankenhaus, Kammerarrhythmien gehabt hatten, traten später Anzeichen eines großen Myokardschadens auf (Abb. 5).

Arrhythmien bei Patienten mit überstandenem Infarkt

In Bevölkerungsgruppen mit geringem Vorkommen von Coronarerkrankungen wurde dennoch ein Zusammenhang zwischen ventrikulären Extraschlägen und Coronarerkrankung sowie zwischen früher registrierten ventrikulären Extraschlägen und plötzlichem Tod nachgewiesen. In der Gruppe der plötzlich Verstorbenen fand man andererseits Anzeichen überstandener oder aktueller Coronarerkrankungen. In Göteborg haben wir z. Z. eine Gruppe von über 500 Infarkt-

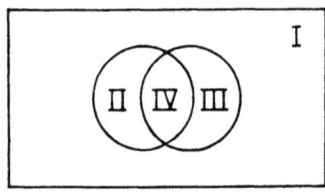

Abb. 4. Kriterien für die Zuteilung von Patienten mit überstandenem Infarkt zu sekundären Risikogruppen. I Kein großer Herzschaden. II Mechanischer Herzschaden. 1. Herzvolumen ≥ 450 cm^3/m^2 Körperoberfläche, 2. SGPT-Zunahme (die 3 ersten Tage), 3. Körpertemperatur $> 38\,°C$ (die 3 ersten Tage), 4. Vorübergehendes Vorhofflimmern. III Elektrischer Herzschaden. 1. AV-Block, 2. Ventrikuläre Arrhythmien: a) > 5 VES/min, b) Kammertachykardie und Flimmern. IV Elektromechanischer Herzschaden (II + III).

patienten unter 67 Jahren, die alle in Göteborger Krankenhäuser von 1968 bis 1970 behandelten Infarkte umfaßt. Aus dieser Gruppe sind bis 1. Februar 1972 65 Personen nach der Entlassung aus dem Krankenhaus gestorben. 38 (58%) dieser Patienten starben plötzlich. Patienten über 57 Jahre starben in 77% der Fälle plötzlich und unter 57 Jahren in 46% [58].

Man weiß, daß akute Kammerarrhythmien die hohe Initialmortalität bei ischämischen Herzerkrankungen verursachen. Ventrikuläre Arrhythmien während

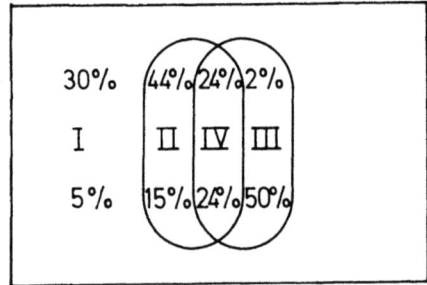

Abb. 5. Proportionale Einteilung von Infarktpatienten in sekundäre Risikogruppen (obere Reihe) sowie Reinfarktfrequenz und Tod in den Risikogruppen (untere Reihe) während einer Beobachtungszeit von 7,5 Monaten

des Krankenhausaufenthaltes sind mit erhöhter Spätmortalität korreliert [59]. Die Frequenz ventrikulärer Extrasystolen im weiteren Krankheitsverlauf ist mit erhöhtem Mortalitätsrisiko verbunden, was zum erstenmal an Infarktpatienten im „Coronary Drug Project" gezeigt wurde [60].

Wenn man die EKG-Registrierungsperiode verlängert, haben 80% der Patienten nach einem Infarkt ventrikuläre Extraschläge, die also nicht als exaktes Kennzeichen dienen können [61—62]. Die Frequenz der Extrasystolen und die Umstände, unter denen die Arrhythmie auftritt, z. B. körperliche Arbeit, können von Bedeutung sein [53, 63]. Verschiedene Methoden zur Provozierung und Gradierung von Arrhythmien bei Infarktpatienten können eine Einteilung der Patienten in betreffend plötzlichen Todes verschieden stark gefährdete Gruppen ermöglichen.

Schluß

Wenn primärpraeventive Bemühungen, die vor Beginn der Coronarerkrankung eingesetzt werden, erfolgreich sind, kann man damit rechnen, daß das Vorkommen plötzlicher Todesfälle abnimmt.

Die medizinische Betreuung der Patienten nach dem Krankenhausaufenthalt kann verbessert werden. Dies lassen Resultate aus Göteborg vermuten, wo man in einer kontrollierten Untersuchung über eine spezialisierte Infarktabteilung nachwies, daß Mortalität und Reinfarktfrequenz um die Hälfte abnehmen, verglichen mit früherer traditioneller Behandlung nach der Krankenhausperiode (Abb. 6) [57].

Wir wissen bisher noch zu wenig über evtl. Prodromalsymptome und wie man diese behandeln könnte, um daraus Schlüsse für praktische Empfehlungen ziehen zu können. Es läßt sich jedoch konstatieren, daß sehr viele Personen, die später plötzlich starben, in der allerletzten Zeit vor dem Todesfall einen Arzt konsultiert

	Infarktpoliklinik	Kontrolle
Todesfälle	9	8
%	9	16
Anzahl der Reinfarktpatienten	7	9
%	7	18
Totale Anzahl der Patienten	103	48

Abb. 6. Auswertung der Ergebnisse auf der Infarktabteilung für männliche Patienten im Alter von 57 bis 67 Jahren. Anzahl und Frequenz von Coronartod und nicht fatalem Reinfarkt während einer Beobachtungszeit von 7,5 Monaten

hatten. Bei der derzeitigen Unsicherheit bezüglich der Bedeutung ventrikulärer Extraschläge im chronischen Stadium ist es wichtig, kontrollierte Untersuchungen darüber auszuführen, ob arrhythmievorbeugende Drogen nicht nur ventrikuläre Extraschläge unterdrücken, sondern auch das Risiko plötzlichen Todes herabsetzen können.

Für die Übersetzung aus dem Schwedischen danken wir Frau Ursula Moraeus.

Literatur

Stamler, J.: Amer. J. Cardiol. 10, 319 (1962). — 2. Vedin, J. A., Wilhelmsson, C.-E., Bolander, A.-M., Werkö, L.: Acta med. scand. Suppl. 515, 1 (1971). — 3. Kuller, L.: J. chron. Dis. 19, 1165 (1966). — 4. Kuller, L., Lilienfeld, A., Fisher, R.: Circulation 34, 1056 (1966). — 5. Kuller, L., Lilienfeld, A., Fisher, R.: Medicine (Baltimore) 46, 341 (1967). — 6. Elmfeldt, D., Wilhelmsen, L.: Läkartidningen 68, 3705 (1971). — 7. Paul, O., Schatz, M.: Circulation 43, 7 (1971). — 8. Elmfeldt, D., Tibblin, G.: One year's experience of the Ischemic Heart Registry in Gothenburg, in Ischemic Heart Diasease Registers. WHO Working Document, EURO 5010 (4), 1970. — 9. Lehman, L., Lindström, B., Tibblin, g., Elmfeldt, D.: Europ. Soc. Clin. Invest. (1971). — 10. Wikland, B.: Acta med. scand. Suppl. 524, 1 (1971). — 11. Chiang, B. N., Perlman, L. V., Fulton, M., Ostrander, L. D., Jr., Epstein, F. H.: Circulation 41, 31 (1970). — 12. Morris, J. N., Heady, M. A., Barley, R. G.: Brit. med. J. 1952 I, 503. — 13. Zukel, W. L., Lewis, R. H., Enterline, P. E., Painter, R. C., Ralston, L. S., Fawcett, R. M., Meredith, A. P., Peterson, J.: Amer. J. publ. Hlth 49, 1630 (1959). — 14. Doyle, J. T., Heslin, A. S., Hilleboe, H. E., Formel, P. F.: New Engl. J. Med. 261, 1096 (1959). — 15. Eisenberg, H., Feltner, W. R., Payne, G. H., Haddad, C. A.: J. chron. Dis. 14, 22 (1961). — 16. Kannel, W. B., Kagan, A., Dawber, T. R., Revotskie, N.: Geriatrics 17, 675 (1962). — 17. Pell, S., d'Alonzo, C. A.: New Engl. J. Med. 270, 915 (1964). — 18. Shapiro, S., Weinblatt, E., Frank,

G. W., Sager, R. V.: J. chron. Dis. 18, 527 (1965). — 19. Mathewson, F. A. L., Breceton, C. C., Keltie, W. A., Paul, G. J.: Canad. med. Ass. J. 92, 947 (1965). — 20. Kagan, A., Livsic, A. M., Sternby, N., Vihert, A. M.: Lancet 1968 II, 1199. — 21. Blomqvist, G.: Acta med. scand. Suppl. 440 (1965). — 22. Gorbatow, L.: Acta med. scand. Suppl. 364 (1961). — 23. Westlund, K.: J. Oslo Cy Hosp. 15, 201 (1963). — 24. Rose, G.: Brit. J. prev. soc. Med. 20, 97 (1966). — 25. Hall, P., Moseson, E., Selander, H., Selander, K.: Läkartidningen 67, 4278 (1971). — 26. Falconer, B.: Läkartidningen 69, 264 (1972). — 27. Wilhelmsen, L.: Pers. communication, 1971. — 28. Schroeder, H. A.: J. Amer. med. Ass. 172, 1902 (1960). — 29. Morris, J. N., Crawford, M. D., Heady, J. A.: Lancet 1961 I, 860. — 30. Biörck, G., Boström, H., Widström, A.: Acta med. scand. 178, 239 (1965). — 31. Crawford, M. D., Gardner, M. J., Morris, J. N.: Lancet 1968 I, 827. — 32. Robertson, J. S.: Lancet 1968 II, 348. — 33. Anderson, T. W., le Riche, W. H., MacKay, J. S.: New Engl. J. Med. 280, 805 (1969). — 34. Kannel, W. B., Barry, P., Dawber, T. R.: Immediate mortality in coronary heart disease. The Framingham Study. Memorias IV Congress Mundial de Cardiologia, IV B, p. 176. Mexico, 1963. — 35. Wilhelmsen, L., Elmfeldt, D., Vedin, A., Wilhelmsson, C., Tibblin, G.: To be published. — 36. Doyle, J. T.: Minn. Med. 52, 104 (1969). — 37. Morris, J. N., Heady J. A., Raffle, P. A. B.: Lancet 1953 II, 1053. — 38. Wilhelmsen, L., Tibblin, G.: Physical inactivity and risk of myocardial infarction. — The men born in 1913 study. In: Physical fitness and coronary heart disease (Larsen, O. A., Malmborg, R. O., Eds.). Copenhagen: Munksgaard 1971. — 39. Elmfeldt, D., Tibblin, G., Vedin, J. A., Wilhelmsen, L., Wilhelmsson, C.-E.: To be published. — 40. Feil, H.: Amer. J. med. Sci. 193, 42 (1937). — 41. Sampson, J. J., Eliaser, M.: Amer. Heart J. 13, 675 (1937). — 42. Solomon, H. A., Edwards, A. L., Killip, T.: Circulation 40, 463 (1969). — 43. Stowers, M., Short, D.: Brit. Heart J. 32, 833 (1970). — 44. Kinlen, L. M. D.: Thesis, University of Oxford 1969. — 45. Lindström, B.: Pehr Dubb J. III, 4, 38 (1969). — 46. Brandon, K. F., Neill, M. H., Streeter, G. C.: Trans. Ass. Life Insur. med. Dir. Amer. 34, 143 (1950). — 47. Kirkland, H. B., Kiessling, C. E., Lyle, A. M.: Trans. Ass. Life Insur. med. Dir. Amer. 35, 86 (1951). — 48. Lyle, A. M.: Trans. Soc. Acturies 15, 324 (1963). — 49. Rodstein, M., Wollock, L., Gubner, R. S.: Circulation 44, 617 (1971). — 50. Chiang, B. N., Perlman, L. V., Ostrander, L. D., Jr., Epstein, F. H.: Ann. intern. Med. 70, 1159 (1969). — 51. Blackburn, H., Taylor, H. L., Keys, A.: Circulation 41/42, Suppl. I, 154 (1970). — 52. Hinkle, L. E., Jr., Carver, S. T., Stevens, M.: Amer. J. Cardiol. 24, 629 (1969). — 53. Vedin, J. A., Wilhelmsson, C.-E., Wilhelmsen, L., Bjure, J.: Amer. J. Cardiol. (1972) (in Press). — 54. Fulton, M., Julian, D. G.: The Edinburgh chest pain study. WHO Working Document, EURO 8204 (3), 1971. — 55. Norris, R. M., Brandt, P. W. T., Caughey, D. E.: Lancet 1969 I, 274. — 56. Elmfeldt, D., Wilhelmsen, L.: A study of representative post myocardial infarction patients aged 27—55. In: Towards preventive cardiology (Keys, A., Tibblin, G., Eds.). Almqvist and Wiksell 1972. — 57. Vedin, J. A., Wilhelmsson, C.-E.: Evaluation of a postmyocardial infarction outpatient clinic. In: Towards preventive cardiology (Keys, A., Tibblin, g., Eds.). Almqvist and Wiksell 1972. — 58. Wilhelmsen, L., Elmfeldt, D., Tibblin, G., Vedin, A., Wilhelmsson, C.: Pre-coronary care. WHO Working Document, EURO 8204 (4). — 59. Denborough, M. A., Lovell, R. R. H., Westel, P. J., Goble, A. J.: Lancet 1968 I, 386. — 60. The coronary drug project research group. To be published, 1972. — 61. Lown, B.: Arrhythmias and sudden deaths. WHO Working Document, EURO 8204 (3), 1971. — 62. Lown, B., Wolf, M.: Circulation 44, 130 (1971). — 63. Kosowsky, B. D., Lown, B., Whiting, R., Guiney, T.: Circulation 44, 826 (1971).

Plötzlicher Herztod — Morphologische Aspekte

DOERR, W. (Pathol. Institut der Universität Heidelberg)

Referat

Als im Winter 1705 auf 1706 in Rom viele unvermutete Todesfälle, besonders auch bei den Angehörigen der sog. besseren Stände, auftraten, befahl Papst Clemens XI. seinem Leibarzt, dem später um Physiologie und Pathologie des Herzens hochverdienten Johann Maria Lancisius („De motu cordis et aneurysmatibus", Neapel 1738), allen Leichenöffnungen beizuwohnen und nach Kräften an der Klärung der Todesursachen mitzuwirken. Als Ergebnis dieser Bemühungen darf das noch heute lesenswerte Buch „De mortibus subitaneis" (Abb. 1) gelten. Dort ist die Rede von den *Atria mortis*, unter denen Herz und Blut, Lungen und Gehirn eine bevorzugte Stellung einnehmen.

Seitdem sind zahllose Abhandlungen erschienen; ich kann nur einige nennen: Herrich u. Popp (1848) räumen auf 388 Seiten eines vorwiegend aus kasuistischen Mitteilungen bestehenden Buches der mors subita cardiaca 74 Seiten, also etwa 20% des Umfanges, ein. Albert von Bezold[1] beschäftigt sich mit der experimentellen Seite: Herzstillstand durch Vagusreiz, Differenzierung der nervalen Effekte von denen einer gestörten Kranzaderdurchblutung. Die Wiener Schule (Paltauf, 1889; Chiari, 1913; Kolisko, 1913) hat bleibende Verdienste um die Systematik der

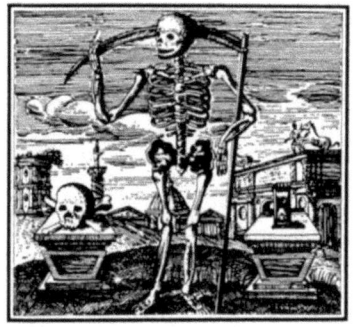

Abb. 1. Titelblatt des historischen Werkes von Lancisius. Es ist chronologisch nicht das erste einschlägige, aber das erste, sich ausschließlich der „mors subita" widmende Buch. Zeitlich frühere Mitteilungen stammen von Theophil Bonetus („Sepulchretum", 1679)

akuten Todeskrankheiten. Ludwig Aschoff und sein „Synergist" Heinrich Ewald Hering (der „Jüngere Hering" der Zeitgenossen) haben die Pathogenese einzelner Vorgänge beim Herztod aufgeklärt. Bekanntlich haben sich beide mit der Reizbildung und Erregungsausbreitung beschäftigt. Unter 250 Fällen von plötzlichem Tod untersucht Aschoff 35 Fälle von plötzlichem Herztod. Er fand 20mal eine tödliche Coronarsklerose. Er konnte zeigen, wie schwierig es ist, gerade in diesem Zusammenhang innere und äußere Krankheitsursachen zu trennen. Hering führte

---

[1] A. von Bezold (1836 bis 1868) gehört zu den „Unvollendeten" (Diepgen, P.: S. 34. Stuttgart: G. Thieme 1960). Seine entscheidenden Arbeiten zu unserem Thema fallen in das Jahr 1867 (Würzburg). Er starb wenige Monate später an einem durch F. v. Recklinghausen autoptisch gesicherten rheumatischen Mitralvitium.

den Begriff „*Sekundenherztod*" ein (1915, 1917) und stellte klar, was unter „Sterbedauer" und „klinischem Tod" verstanden werden kann.

Die „*Sterbedauer*" im Sinne Herings ist die Zeit, die von dem Zeitpunkt der Einwirkung des die akuten Symptome auslösenden Koeffizienten oder von dem Zeitpunkt des Auftretens der von ihm hervorgerufenen Symptome bis zum Zeitpunkt des klinisch nachgewiesenen Todes verstreicht.

Der „*klinische Tod*" im Sinne von Hering stellt den Zustand eines Individuums dar nach *dauerndem* Sistieren der klinisch feststellbaren Zirkulations- und Atmungserscheinungen.

Bekanntlich haben „klinischer Tod" und „Todeszeitbestimmung" heute im Zusammenhang mit Reanimation und Organtransplantation eine besondere Bedeutung gewonnen (Linder et al., 1968). Die Wertigkeit der Begriffe hat sich eine Verschiebung gefallen lassen müssen: Denn die überwiegende Bedeutung hat im gegebenen Zusammenhang der *Organtod des Gehirnes* erlangt. Das Gehirn vermag nämlich den „Organtod" zu erleiden, obwohl Blutkreislauf und Atmung noch erhalten sind. Bis dahin waren wir Schüler von Nothnagel, der in seiner klassischen Darstellung (1900) ausführte: Der Mensch stirbt fast immer vom Herzen aus!

Tabelle 1

Pathologisches Institut Heidelberg
Anzahl der Sektionen vom 1.Jan.1970 bis 31.Dez.1970

Gesamtzahl	:	1411 Fälle
Gruppe A	Gruppe B	Gruppe C
Todeseintritt innerhalb weniger Stunden (1 bis 6)	Todeseintritt innerhalb eines Tages (24 Std.)	Herztod aus extrakardialer Ursache (Hirndruck, Vagusreiz, Intoxikation)
20 Fälle	22 Fälle	18 Fälle
16♂ · 4♀	12♂ · 10♀	14♂ · 4♀
mittl.Alter: 64,1 J.	mittl.Alter: 71,1 J.	mittl.Alter: 61,8 J.

Unter 1411 Sektionen fanden sich daher 42 Fälle von „plötzlichem Herztod" aus kardialer Ursache!

Der *Sekundenherztod* Herings besitzt drei Merkmale: 1. Die Plötzlichkeit der den Tod einleitenden Symptome; 2. das Überdauern der Atmung und 3. die nach Sekunden zählende Sterbedauer.

Was sollen wir unter plötzlichem Herztod (aus natürlicher Ursache) verstehen?

Alle Einteilungen tragen die Züge des Willkürlichen, viele auch die der Konvention. Man *muß* sich also verständigen. Die meisten Einteilungsversuche der Fälle von plötzlichem Herztod unterscheiden *zwei Hauptmanifestationsformen:*

1. Fälle, bei denen der Herztod „instantaneously", also „unmittelbar", d. h. etwa im Verlaufe *einer* Stunde, eingetreten ist.

2. Fälle, bei denen der Tod innerhalb von 24 Std nach Beginn des Auftretens der Symptome der „Krankheit zum Tode" eintritt (Pruitt, 1964).

Die Frage, welche den Pathologen immer wieder bewegt, ist die, wie es kommt, daß ein Mensch gerade jetzt, offenbar unerwartet stirbt, z. B. an den Folgen einer Coronarsklerose, obwohl die Veränderungen mit Sicherheit schon längere Zeit bestanden haben müssen (Kolisko, 1913; Jokl u. McClellan, 1971). *Hat der plötzliche Herztod an Häufigkeit zugenommen?* Anderson u. Lériche (1970) meinen, daß der plötzliche *Herztod* in den Jahren 1931 bis 1951 um 100% (in Nordamerika) häufiger geworden sei. Männer sollen dreimal häufiger einen plötzlichen Herztod erleiden als Frauen (Kestermann u. Pauli, 1963).

Für die heutige Aufgabe möchte ich folgende Formen des plötzlichen Herztodes auseinanderhalten (Tabelle 1):

Gruppe A umfaßt die wirklichen oder doch einigermaßen plötzlichen Katastrophen. Je mehr man sich mit den Einzelfällen beschäftigt, um so deutlicher erkennt man, daß der Sekundenherztod selten ist und daß die Zeit vom ersten Auftreten der Beschwerden bis zum Eintritt des Todes häufig länger ist als nur eine Stunde.

Gruppe B umfaßt die Fälle, bei denen man von „relativer Plötzlichkeit" sprechen könnte. Eine Vorkrankheit kann durchaus bekannt gewesen sein; die Lage war schon immer einmal bedrohlich erschienen. Niemand rechnete jedoch mit einer akuten krisenhaften Verschlimmerung *hic et nunc*. Es besteht eine gewisse Inadäquanz zwischen dem Schweregrad der Vorkrankheit und dem Todesereignis. Man spricht in einem ähnlichen Zusammenhang von „sudden but not unexpected death" (Baroldi,1965).

Gruppe C repräsentiert extrakardial verursachte Fälle von plötzlichem Herztod (Vagusdruck, Operation im Kopf-Halsbereich, knock-out, E 605-Vergiftung, paradoxe Coronararterenembolie).

Worum geht es bei allen diesen Ereignissen, pathologisch-anatomisch gesehen?
Tabelle 2 gibt das Programm meines Themas. Auch bezüglich der *Nosologie* unterscheide ich *drei Gruppen:* A) Herztodesfälle, die sich wie ein somatisches

Tabelle 2

| NOSOLOGIE DES AKUTEN HERZTODES |
| pathologisch-anatomisch gesehen |

Konstitutionell—determinierte Veränderungen	
Angeborene Herzfehler	Subaortenstenose
	Isthmusstenose
	Coronaranomalien
Marfan-Syndrom und Vergleichbares	
Idiopathische Kardiomyopathie	
blastomatöse Dysplasie	

Erworbene Todeskrankheiten
der Coronararterien,
des Endo—Myokard;
besondere Läsionen der spezifischen Muskulatur
traumatische Folge—Erkrankungen

Extrakardiale Auslösung des plötzlichen Herztodes
Nervös—dysregulative Effekte
Schock und Kollaps
„Krisenhafte metabolisch bedingte Rechtsherzinsuffizienz"

Fatum ereignen und erfüllen: Es handelt sich um konstitutionell-determinierte Veränderungen. B) Quantitativ bedeutsamer sind die im eigentlichen Sinne erworbenen Erkrankungen des Herzens und seiner Versorgungseinrichtungen. Aber auch die letzte Gruppe C ist zahlenmäßig nicht ganz klein. Auf die eigenartigen akuten oder akut-rezidivierenden Versagenszustände des rechten Herzens sei ausdrücklich hingewiesen.

Wenden wir uns der *Gruppe der konstitutionell bedingten Versagenszustände* des Herzens zu. Ein *19jähriges Mädchen* kollabierte bei einem Tanzvergnügen und kam sterbend in unser Krankenhaus (SN 95/54, Charlottenburg Westend). Die Sterbedauer betrug weniger als eine Stunde. Wir fanden eine *infravalvuläre Conusstenose der Aorta* (Abb. 2), und zwar eine *Ringleistenstenose* (Doerr, 1959). Das Herz war aortenkonfiguriert und wog 560 g (bei einem Körpergewicht von 50 kg). Die Ausflußbahn der linken Kammer ist elongiert. Die Ringleiste (Abb. 3) kann schlechthin als Stenosezeichen verstanden werden. Sie hat eine besondere Entstehungsgeschichte (Doerr, 1970; Cremer et al., 1972). Die Kranzarterien sind in der Regel in Ordnung. Der Tod tritt in allen diesen und vergleichbaren Fällen durch Coronarinsuffizienz ein, so findet sich regelmäßig ein Innenschichtschaden der linken Kammer.

Ein *22 Jahre alt gewordener Mann* hatte von kleinauf Herzbeschwerden, welche freilich niemals genauer analysiert worden waren. Bei mäßiger körperlicher Belastung starb er plötzlich, jedenfalls innerhalb von 20 min. Die Sektion (SN 136/55 Zürich) ergab eine *Isthmusstenose* höheren Grades (Abb. 4). Die Aortenklappen zeigen außerdem einen Zustand nach alter Endokarditis. Angeborener und erworbener Fehler führten zu einer Konvergenz der pathologischen Leistung. Auch hier darf die Durchblutungsnot des Herzmuskels als causa proxima mortis gelten.

Bei einem *16 Jahre alt gewordenen Mädchen* bestand ein klinisch bekanntes *Marfan-Syndrom*. Es starb zwar nicht gänzlich unerwartet, jedoch plötzlich (SN 204/64 Pforzheim). Das Herz wog 750 g, die aufsteigende Brustaorta ist stark verunstaltet (Abb. 5). Hier fanden sich mehrfache, geheilte Aortenrupturen. Das Aortenostium war erweitert, die Wand der aufsteigenden Aorta narbig verändert. Histologisch fand sich ein Verlust der elastischen Platten, funktionell eine Störung der Windkesselfunktion.

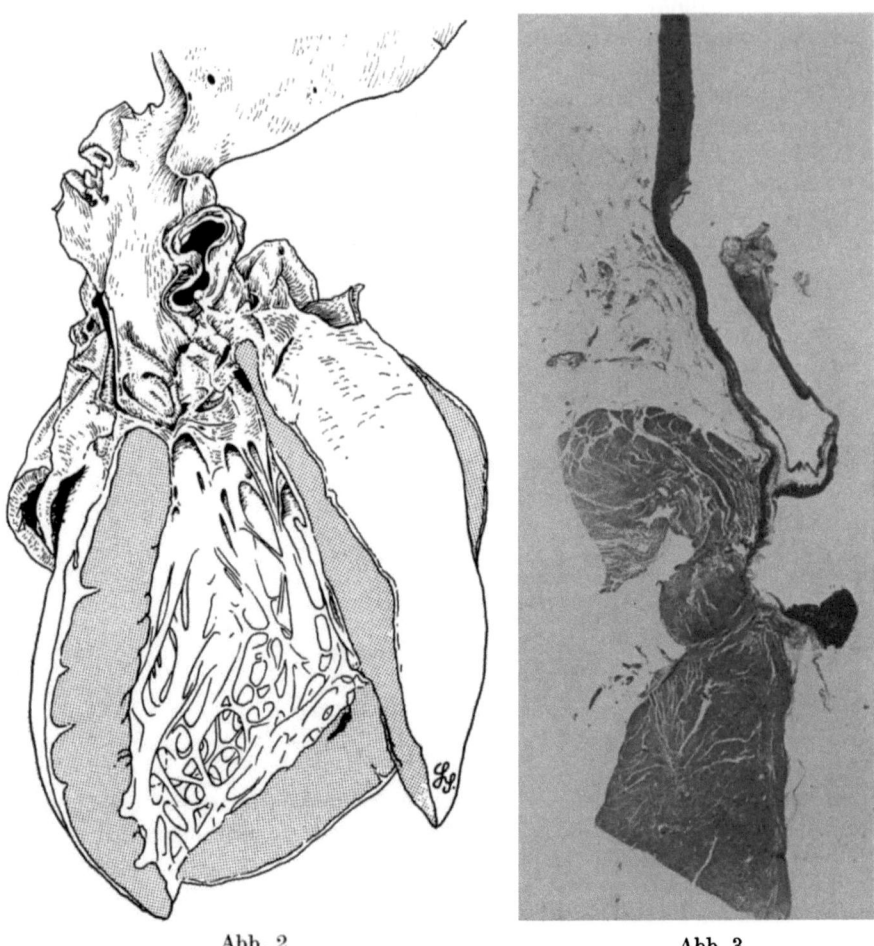

Abb. 2   Abb. 3

Abb. 2. Linke Herzkammer, 19jähriges Mädchen, SN 95/54 Charlottenburg Westend, infravalvuläre Conusstenose der Aorta. Aortenkonfigurierter linker Ventrikel, Herzgewicht 560 g

Abb. 3. Schnitt durch die Ringleiste des Aortenconus im Falle einer infravalvulären Conusstenose der Aorta. Crista saliens

Ein *34 Jahre alter Mann* konsultierte ein Jahr vor seinem Tode wegen Magenschmerzen den Hausarzt. Am Magen fand sich nichts, wohl aber wurde, so hieß es, ein Mitralvitium gefunden. Die Herzkatheteruntersuchung brachte keine Klärung. Der Mann starb überraschend, ohne daß eine diagnostische Sicherheit gewonnen worden wäre (SN 1462/71 Heidelberg). Das Herz wog 840 g, es fand sich eine muskuläre Subaortenstenose, elektronenoptisch eine *idiopathische Kardiomyopathie* (Abb. 6).

Die seltenen Fälle *geschwulstiger Fehlbildungen* besonders im Bereich der *spezifischen Muskulatur*, spielen in der Pathologie des plötzlichen Herztodes eine unvermutet große Rolle. Broghammer (1959) hat über einen von G. Liebegott beobachteten Fall betreffend einen 27 Jahre alt gewordenen, inhaftierten Sittlichkeitsverbrecher berichtet, bei dem ein *apfelgroßes Rhabdomyom* der Kammerscheidewand vorhanden war. Der linke Schenkel des Reizleitungssystem (RLS) war

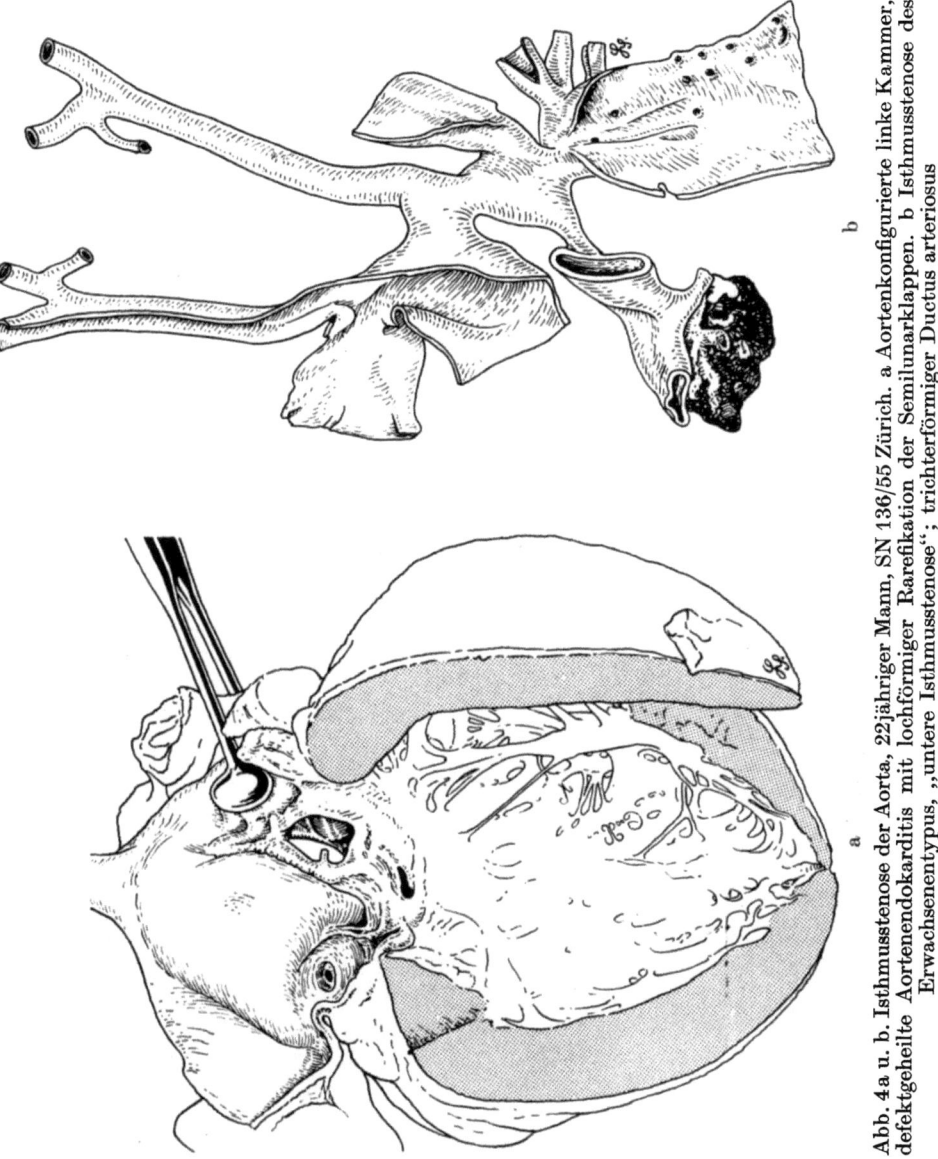

Abb. 4a u. b. Isthmusstenose der Aorta, 22jähriger Mann, SN 136/55 Zürich. a Aortenkonfigurierte linke Kammer, defektgeheilte Aortenendokarditis mit lochförmiger Rarefikation der Semilunarklappen. b Isthmusstenose des Erwachsenentypus, „untere Isthmusstenose"; trichterförmiger Ductus arteriosus

tumorös eingemauert, die Geschwulst selbst stark vernarbt. Der Tod trat ein ohne jedes alarmierende Zeichen. Herr Prof. Liebegott ist geneigt, die Plötzlichkeit des Ereignisses als Folge der Herzhypertrohpie schlechthin zu erklären.

Sehr charakteristisch ist die Lokalisation des mikropolycystischen Endo- oder Mesothelioms am Aschoff-Tawara-Knoten (Doerr u. Schiebler, 1963; Doerr, 1969;

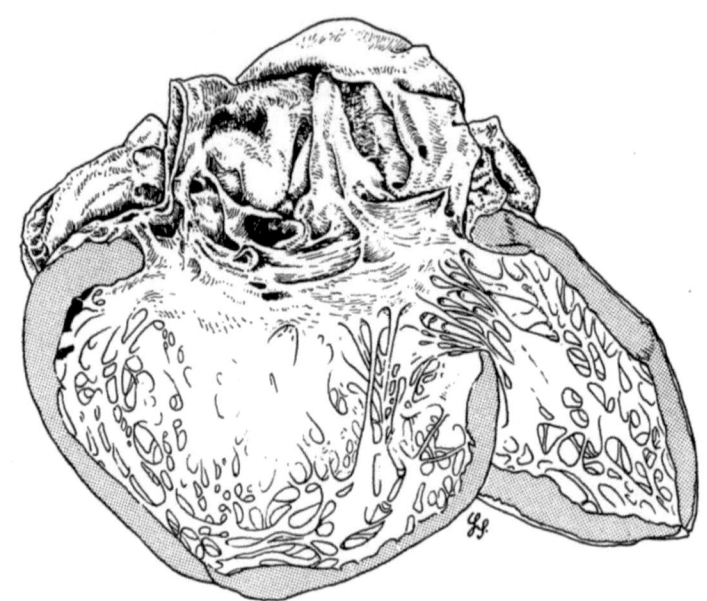

Abb. 5. 16jähriges Mädchen, SN 204/64 Pforzheim, Marfan-Syndrom. Hochgradige Deformation der Wand der aufsteigenden Aorta, unregelmäßige Ektasie infolge Zerstörung der elastischen Platten der Aortenmedia. Akzidentelle valvuläre Aortenendokarditis mit Ausbildung hochgradiger Klappenveränderungen

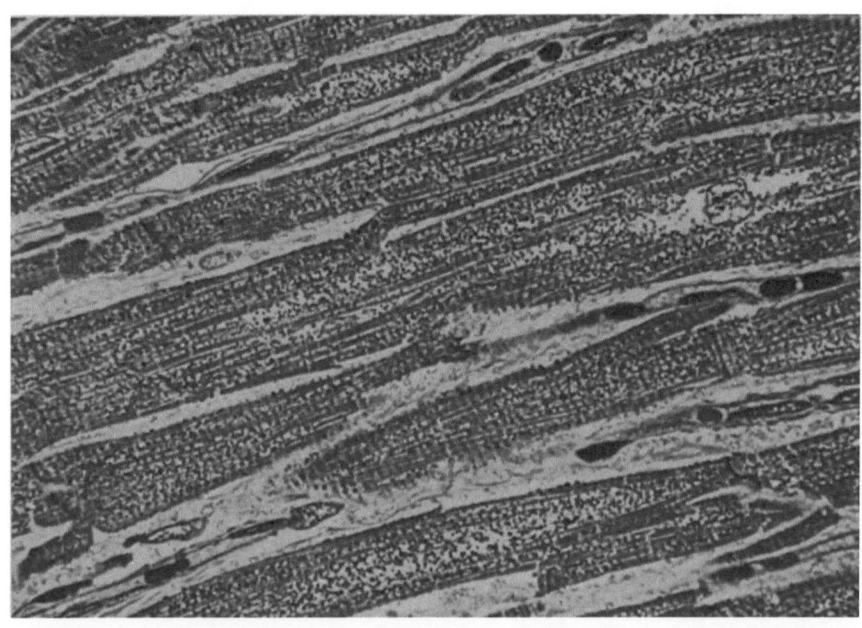

Abb. 6. 34 jähriger Mann, Cor bovinum, SN 1462/71 Heidelberg. Herzgewicht 840 g. Idiopathische Kardiomyopathie. Ultradünnschnitt aus der Vorderwand der linken Kammer. Darstellung der Zahlenmäßig enorm vermehrten Mitochondrien: Feinste dunkelfarbene Krümelchen zwischen den Fibrillenbündeln. Mitochondriose als Ausdruck einer Enzymdefektkrankheit. Erklärung der Herzhypertrophie: Der Mangel an Qualität soll durch luxurierende Vermehrung der Stätten der Energiegewinnung, also durch Quantität, kompensiert werden.
Photogramm, Vergr. 1200:1

Fine u. Morales, 1971). In allen Fällen von synkopalem Herztod sollte nicht versäumt werden, einen Schnitt durch den „Kochschen Punkt" zu legen (Abb. 7).

Übersieht man die Fälle *dieser* Gruppe, ist man von der Fülle der Möglichkeiten betroffen. Sucht man nach durchgehenden Gesetzlichkeiten, so lassen sich *vier allgemeinpathologische Prinzipien* darlegen:
1. Coronarielle Mangelversorgung *auch* bei konnatalen Vitien.
2. Heredodegenerative Texturstörungen mit Windkesselverlust der Aorta.

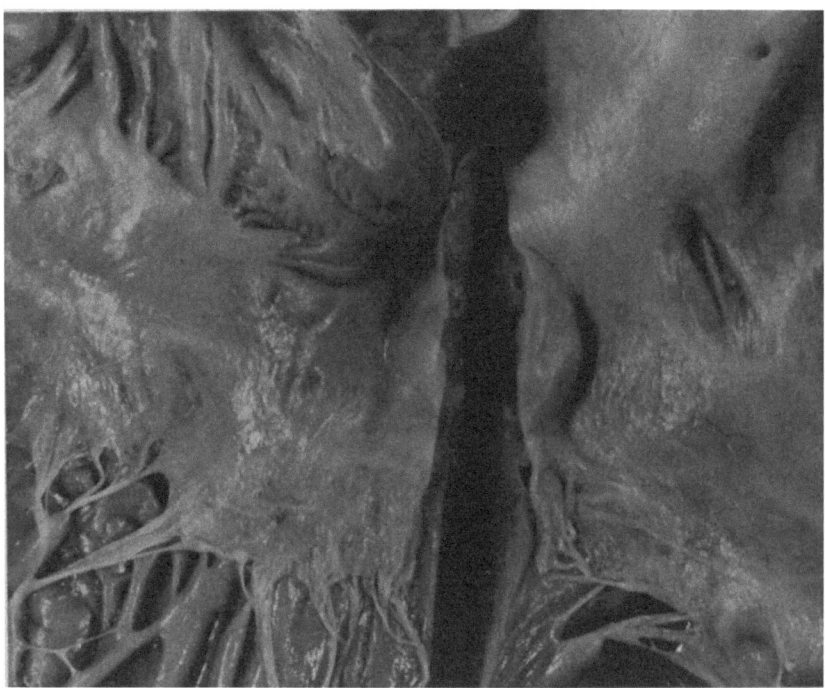

Abb. 7. Einblick in linken Vorhof und linke Kammer des Herzens einer Kieler Hausfrau im 32. Lebensjahr. Im Bilde links ist ventral, im Bilde rechts dorsal. Der Sektionsschnitt geht durch den „Kochschen Punkt". Walter Koch hatte durch Schnittführung parallel zur Längsachse der linksseitigen Kammerausflußbahn, etwa durch die Gegend der septalen Insertion des Aortensegels der Mitralklappe, die „zentralen Einrichtungen" des RLS, nämlich den Übergang des Aschoff-Tawara-Knotens in das Hissche Bündel, sichtbar gemacht. Beachte: Erbsgroße Cyste mit Kompression der spezifischen Muskulatur

3. Quantitative Störungen auch im inneren „Arrangement" der Muskelfasern, also z. B. die Mitochondriose der Herzmuskelfasern, selbst wohl Ausdruck einer erheblichen Fermentdefektsituation.
4. Eine Störung der spezifischen Muskulatur.

In der *Gruppe der erworbenen Todeskrankheiten* prädominieren die Störungen am Coronargefäßsystem bei weitem (Tabelle 3).

Greifen wir auf unsere erste Tabelle zurück, erinnern Sie sich der beiden Hauptgruppen: A) die im eigentlichen Sinne plötzlichen, B) die Herztodesfälle aus inadäquatem Kausalzusammenhang, jedoch im Ablauf von nicht mehr als 24 Std.

Frägt man, in wie vielen Fällen bei genauester Prüfung ein Coronartod vorliegt, ist man betroffen von der großen Anzahl: *Mehr als zwei Drittel der plötzlichen Herztodesfälle werden durch Veränderungen der Herzkranzarterien verursacht* (Hallermann, 1939, 1962; Meessen, 1944; Boemke, 1947/48). Alle großen Zu-

sammenstellungen kommen zu ähnlichen oder doch vergleichbaren Zahlen (vgl. vor allem die ausgezeichnete Übersicht von F. Boemke).
Freilich, diese Aussage kann uns *so* nicht genügen. Worum handelt es sich tatsächlich? Die Pathologie der Coronararterien wird durch Verschlüsse beherrscht (Doerr, 1971). Diese werden so gut wie immer durch eine Coronarsklerose gesteuert. Die Debatte um die Bedeutung der Coronarthrombose ist in vollem Gange (Baroldi, 1965; Kagan et al., 1968; Meessen, 1970; Friedman, 1971; Sinapius, 1972). Ohne mich in Einzelheiten hier verlieren zu können, sei noch folgendes festgestellt:

Die Coronarinsuffizienz bedeutet die Folge eines Mißverhältnisses zwischen Bedarf und Angebot (Büchner, 1939, 1961, 1970; Doerr, 1970). Coronarinsuffizienz ist der Oberbegriff, die Folgen am Herzmuskel (der transmurale Infarkt, der „einfache", d. h. kleinere Infarkt, Innenschichtschäden und miliare Fasernekrosen) sind nachgeordnete, in der Pathogenese einheitliche, aber nach der Morphologie verschiedene Phänomene. Das Ausmaß der Coronarinsuffizienz wird durch drei Parameter bestimmt: 1. Lichte Weite der Coronararterien, 2. Größe des Herzens (Herzgewicht des Pathoanatomen) und 3. Herzleistung.

Tabelle 3

PLÖTZLICHER HERZTOD AUS NATÜRLICHER URSACHE. JAHRGANG 1970. 1411 OBDUKTIONEN	
Gruppe A 20 Fälle	
Coronartodesfälle	15 Fälle
mit Coronarverschlüssen	9 -
mit obturarativer Thrombose	4 -
mit hochgradiger Sklerose	5 -
Todesfälle ohne Coronargefäß–Erkrankung	5 -
Gruppe B 22 Fälle	
Coronartodesfälle	17 -
mit Coronarverschlüssen	6 -
mit obturativer Thrombose	5 -
mit hochgradiger Sklerose	6 -
Todesfälle ohne Coronargefäß–Erkrankung	5 -

Kleine („leichte") Herzen bedürfen einer höhergradigen Verengerung der Coronararterienquerschnitte, große („übergewichtige") Herzen erfahren schon bei geringeren Graden der Lichtungsverengerung eine Parenchymschädigung (Doerr, 1971). Unterhalb eines Herzgewichtes von 500 g besitzt die Coronarsklerose als solche, oberhalb desselben das Myokard sensu stricto den entscheidenden Einfluß auf das Coronarleiden (Herzog u. Schoenmackers, 1970). Wichtig ist die jeweils verlangte Herzleistung. Selbstverständlich spielen noch andere Faktoren (Zusammensetzung der Atmosphärenluft, „Eukrasie" des strömenden Blutes, Substratausstattung des Myokard, Elektrolythaushalt) eine ergänzende, zuweilen gar bestimmende Rolle. Für die heutige Erörterung bleibe ich bei den *drei Parametern* (lichte Weite der Coronararterien, Herzgewicht, Herzleistung). *Große transmurale Infarkte* zeigen so gut wie immer Coronarverschlüsse. Sinapius hat bei transnuralen Infarkten in 96,5% eine Thrombose gefunden. Gerade diese Fälle (der sog. großen myokardialen Verwüstungen) findet man beim *plötzlichen* Herztod nur ausnahmsweise. Sie gehören, wenn sie im gegebenen Zusammenhang überhaupt beobachtet werden, in unsere Gruppe B der sog. 24 Std-Fälle (Abb. 8).

Es ist nun sehr bemerkenswert, *daß beim perakuten Coronartod*, d. h. bei den Fällen unserer Gruppe A, weniger oft verschließende Coronararterienthromben gefunden werden als bei den subakuten oder subakut-rezidivierenden (Kagan et al., 1968; Sinapius, 1972). Wahrscheinlich treten dann vorwiegend kleinere Plättchenthromben in den intramuralen (intramyokardialen) kleineren Coronararterienästen auf.

Bei einem *22½ Jahre alt gewordenen*, gut trainierten *Handballspieler* trat in der 2. Halbzeit eines Hallenhandballspieles ein tödlicher Kollaps auf. Der Mann starb in 1½ Std (SN 102/71). Heidelberg). Er war ein starker Zigarettenraucher, stammte aus einer mit Diabetes und Hyperlipidämie belasteten Familie und hatte 14 Tage vorher eine fieberhafte Erkältung durchgemacht.

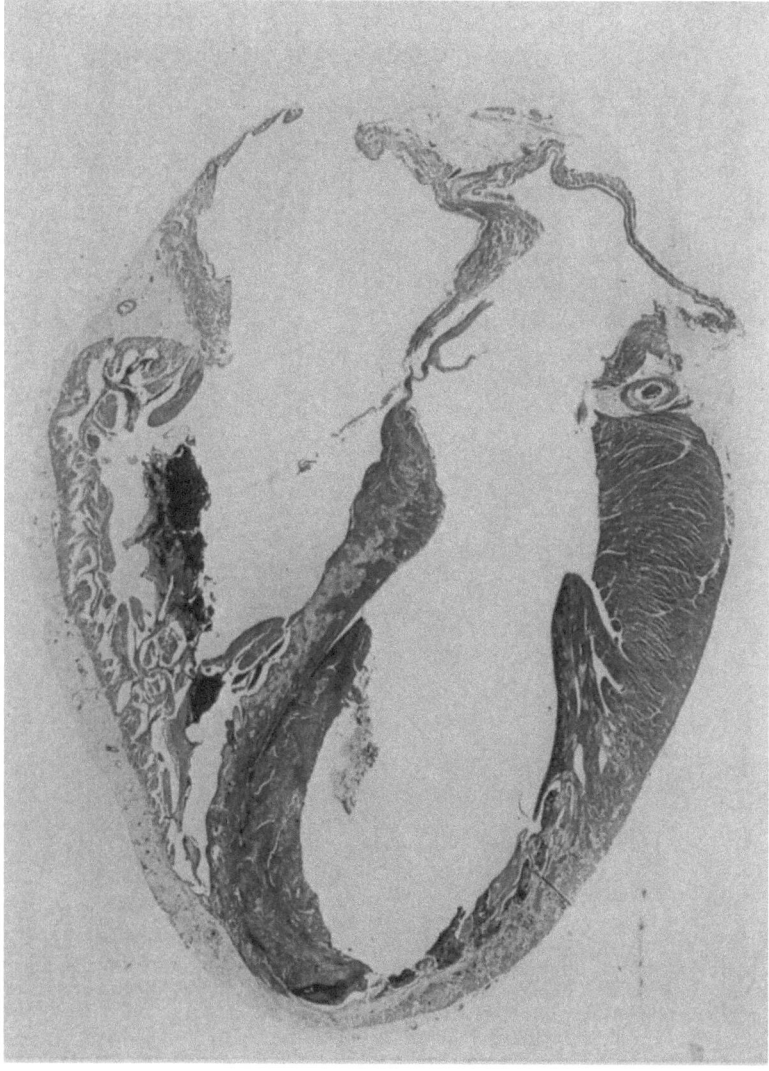

Abb. 8. Holoptischer Schnitt durch das Herz in Frontalebene; transmuraler ventroapikaler und septaler linkskammeriger Myokardinfarkt. Ende der 2. Krankheitswoche; ,,Sudden but not unexpected death", Gruppe B unserer Einteilung. Kompletter Verschluß des Ramus descendens der A. coronaria sinistra. Parietale Thrombose der linken Kammer im Bereiche der Infarktregion. Paraffin, HE, Photogr., ²/₃ natürliche Größe. SN 345/68 Heidelberg

Die bald nach dem Tode vorgenommene Obduktion zeigte multiple frische Thromben in den kleineren Gefäßen subepikardial *und* i.m. Ein Infarkt war noch nicht entstanden, wohl eine ventroapikale Ausrundung der linken Kammer mit einer Nivellierung des Innenreliefs. Die Thromben sind locker gebaut, also offensichtlich erst vor kurzem entstanden (Abb. 9). Um ihr Alter zu bestimmen, wurden sie elektronenmikroskopisch untersucht (Abb. 10). Die Individualität der Zellen im Inneren der Thromben scheint erhalten. Die Fibrinfällung ist gut erkennbar. Ich schätze, daß diese Pfröpfe auf dem Boden einer juvenilen „entzündlichen" Sklerose entstanden und ziemlich genau so alt sind, wie die Entwicklung des

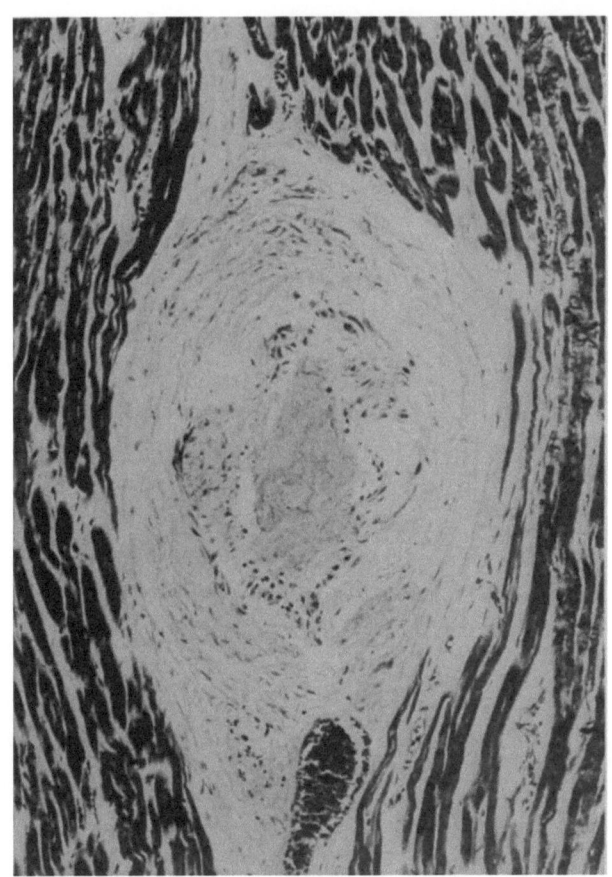

Abb. 9. 22¹/₂ Jahre alt gewordener Handballspieler, SN 102/71 Heidelberg, plötzlicher Tod. Schnitt durch einen intramuralen Ast des Ramus descendens der A. coronaria sinistra. Verquellung der Gefäßwand, frischer korallenstockförmiger Thrombus. Beginnende Fragmentation der Muskelfasern der unmittelbaren Umgebung, jedoch noch keine Ausbildung eines typischen Infarktes. Masson-Goldner, Photogr., Vergr. 360:1

tödlichen Kreislaufkollapses. Alle Coronararterienthromben *dieses* Falles sind entweder die Ursache des kardialen Zusammenbruches oder aber gleichzeitig mit diesem entstanden. Sie sind sehr wahrscheinlich vital, nicht etwa sub finem vitae gebildet worden.

Ich verfüge über fünf ähnliche Fälle. Dieser hier ist der anamnestisch am besten bekannte. Die Zone der prospektiven Infarktbildung kann man durch eine Fermentreaktion (innerhalb bestimmter Grenzen) sichtbar machen (McVie, 1970; Heilmann et al., 1972). Es gibt auch andere Methoden (durch Darstellung bestimmter Muskeleiweißdegenerate im Sinne von Lie et al., 1971; durch Charak-

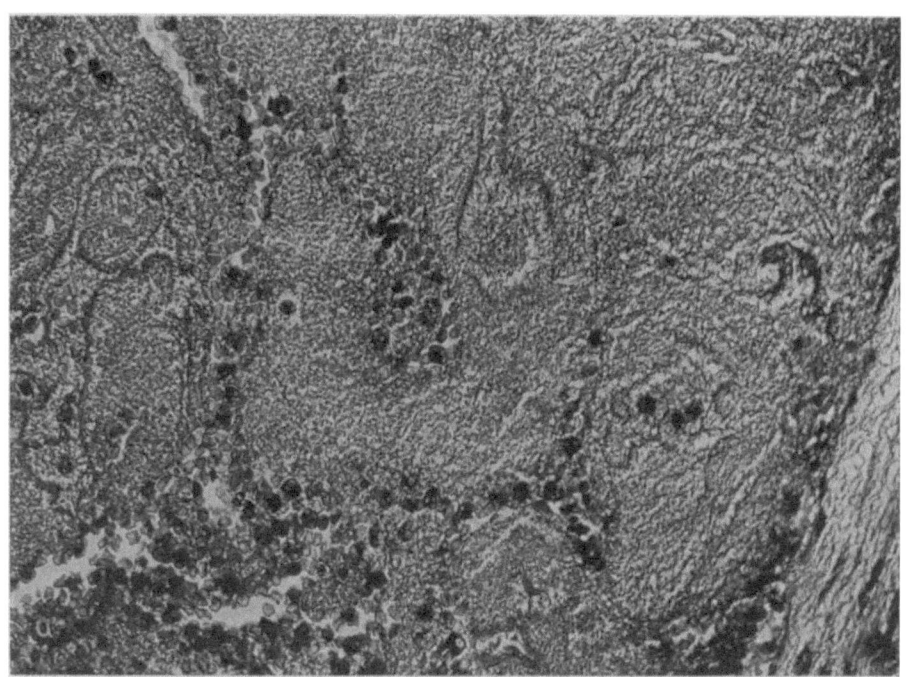

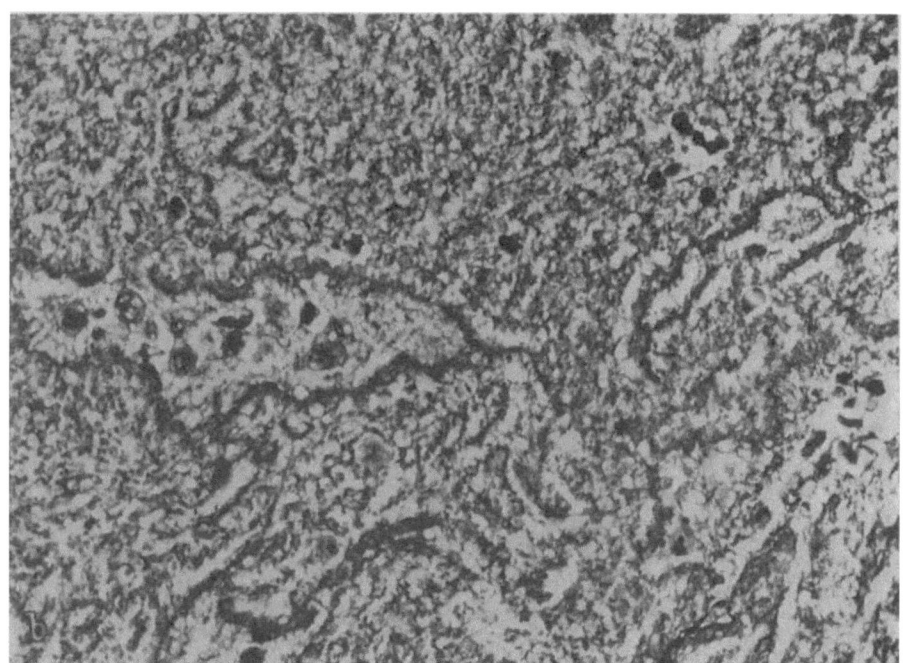

Abb. 10a u. b. Darstellung eines Thrombus eines kleinen subepikardialen Kranzschlagaderastes, SN 102/71, Roßners KMU-Technik. a Plättchenthrombus, rhythmischer Bau, Erhaltung der Individualität der Zellen, Vergr. 720:1. b Prachtvolle Fibrinketten, Rhythmik der Blutabscheidung; mutmaßliches Alter des Thrombus etwa 3 Std ? Photogr., Vergr. 1200:1

terisierung besonderer histotopologischer Merkmale nach Majno u. Bouchardy, 1972).

Die *Altersbestimmung eines Thrombus* ist nicht befriedigend gelöst. Barmeyer u. Reindell (1970) räumen eine Spanne von ± 3 Tagen ein, die schwer greifbar sei. Krauland (1963) und Sinapius (1972) folgen im wesentlichen den Angaben von Irniger (1963). Wir selbst gehen technisch anders vor und bedienen uns einer elektronenmikroskopischen Kontrolle (Roßner, 1971). Entgegen allen theoretischen

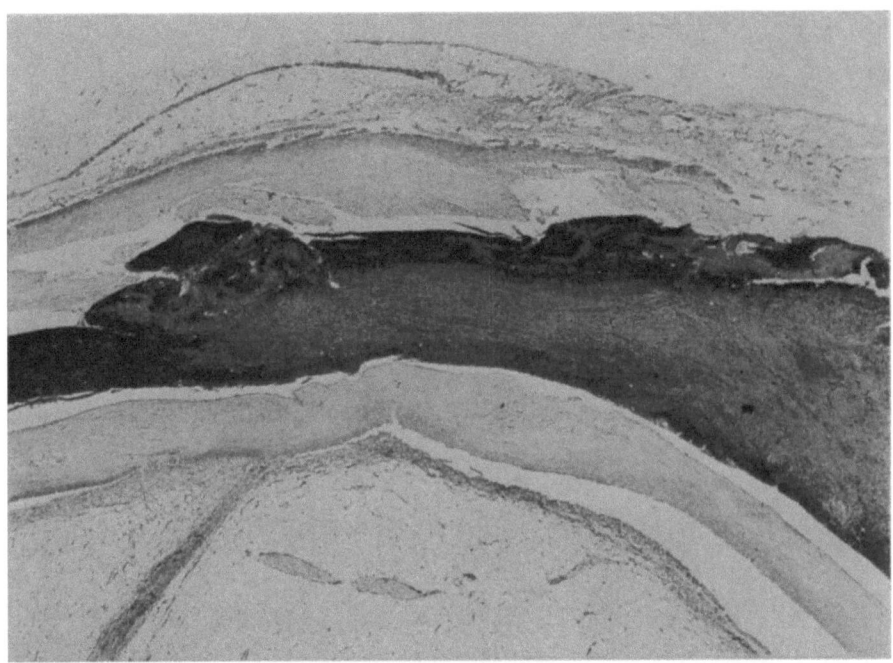

Abb. 11. Obturierender Thrombus der A. coronaria dextra, „Corona mortis". Der Thrombus ist über einem Aufbruch eines Atheromes erfolgt; er ist mehrere cm lang. Masson-Goldner, Photogr., Zeiss-Luminar 20:1

Bedenken zeigte diese, daß Dichte der Fibrinnetze, Typik der Querstreifung, Erhaltung der in den Maschen suspendierten Blutzellen Merkmale darstellen, welche geeignet sind, das Alter der Thromben auf etwa 3 Std festzulegen.

Trotzdem bleibt die Beurteilung jedes Einzelfalles schwierig. Denn eine fibrinolytische Therapie einerseits, die Schockbekämpfung andererseits können ebenso akuteste thrombotische Abscheidungen abbauen wie auch zusätzliche Plättchenaggregate ansiedeln (Mustard et al., 1964; Jokl u. Newman, 1971; Haerem, 1971). Die Bedeutung des Thromboseproblemes lastet seit der historischen Debatte zwischen L. Aschoff (1925) und A. Dietrich (1932) gleich einer drückenden Hypothek auf allen Fragen de causis mortis subitae.

Sie wissen, daß Dietrich die Sensibilisierung des Strombahnufers als für die Thrombogenese essentiell bezeichnet hatte. Und ich darf erinnern, daß L. Aschoff mit der ganzen Verve seines Temperamentes einwandte: Die Thrombose ist ein *Blut*phänomen, kein *Endothel*phänomen! Beide hatten recht, beide jedoch hinsichtlich ihrer eigenen verschiedenen Fragestellungen in unterschiedlichem Ausmaß. So gehört die Duguidsche Arterioskleroselehre in den geistigen Nachlaß von Dietrich, die Fibrinkoazervation der strömenden Blutbahn in den von L. Aschoff, — obwohl der Dietrich-Schüler H. Siegmund durch Karola Schindler die heute so beliebten Schockäquivalente, die Fibrinkugeln nämlich, hatte beschreiben lassen (1938).

Die Probleme sind verschlungen, ihre Entflechtung kann nicht auf einem so großen und allgemeinen Kongresse erfolgen.

Für die Klärung der Fälle des akuten Herztodes ist die Frage, ob eine stenosierende Erkrankung der Coronararterien durch eine Thrombose kompliziert wird, von *einer* bestimmten Ausnahme abgesehen, wichtig, aber nicht entscheidend. Nach Davies (1971) wird der Aschoff-Tawara-Knoten in 84% der Fälle bei Männern, und in 93% bei Frauen durch die A. coronaria dextra versorgt.

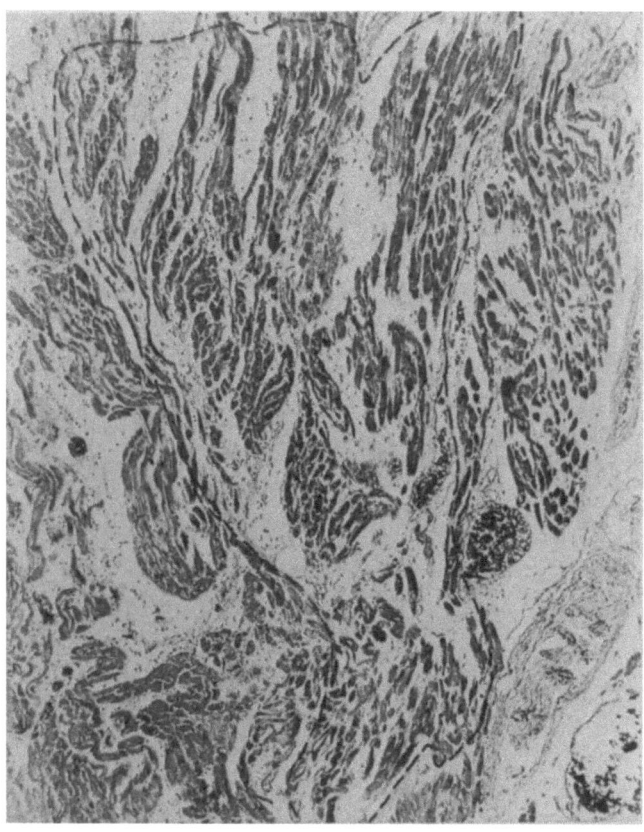

Abb. 12. Ganz frischer, höchstens wenige Stunden alter Ischämiebezirk des Aschoff-Tawara-Knotens. Der Kranke starb an den Folgen der ischämischen Schädigung des Reizbildungszentrums. Ödem und Mobilisation des aktiven interstitiellen Mesenchymbestandes. Die punktierte Linie bezeichnet das Feld des Atrioventrikularknotens. Paraffin, Masson-Goldner, Photogr., Vergr. 320:1

Die Sklerose der rechten Herzkranzarterie hat auf ihrem Verlauf zwei Schwerpunkte, bei Männern vorwiegend auf der Strecke zwischen 2 und 4 cm, bei Frauen vorwiegend zwischen 7 und 9 cm jenseits des Ursprungs. Jeder Coronarverschluß der A. dextra unmittelbar vor Erreichung der dorsalen Mittellinie verursacht eine Ischämie des Arterioventrikularknotens und Todeseintritt durch Asystolie (Abb. 11 u. 12).

Gefürchtet sind septale Infarkte mit Shuntbildung (Abb. 13) oder aber Infarkte mit Papillarmuskelabriß. Diese Beobachtungen gehören zu den 24 Std-Fällen. Es war zwar bekannt, daß ein Infarkt bestünde, aber eine akut bedrohliche Situation schien zunächst nicht gegeben. Tritt jedoch ein neuer, diesmal nicht beherrschbarer Schock auf, sollte gar ein Preßstrahlgeräusch deutlich werden, ist der Verdacht auf eine ausgedehnte Muskelzerstörung zwingend.

Die Kasuistik ist reich an Besonderheiten, kein Fall gleicht dem anderen wirklich. 20% der Kranken sterben im Zusammenhang mit dem ersten Infarkt, 36% sterben dann, wenn eine

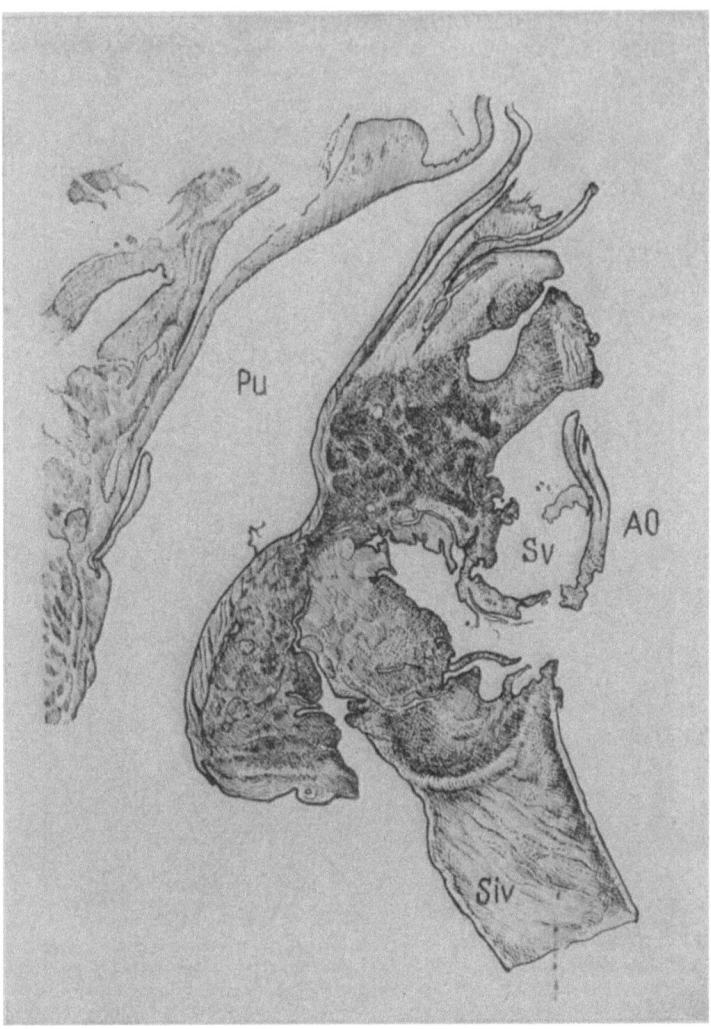

Abb. 13. Septaler Herzinfarkt mit beginnender Shuntbildung, frontaler Schnitt, graphisch überarbeitet. *Ao* Aorta, *Pu* Pulmonalis, *Siv* Septum interventriculare, *Sv* Semilunarklappe. Tiefgreifende Zerstörung des vorderen oberen Teiles der Kammerscheidewand. Beobachtung Prof. H.-W. Wedler † (Braunschweig)

hypertonische Gefäßsklerose, d. h. eine Wipfeldürre des coronariellen Gefäßbaumes, zugrundelag. In 10% dieser Fälle beendet die Herzwandruptur das Leben (Hauss, 1964; Doerr, 1970).

Bei den Stundenfällen habe ich in mehr als der Hälfte (der Coronartodesfälle) „Verschlüsse", bei den 24 Std-Fällen in weniger als der Hälfte „Verschlüsse" gefunden. Bei den perakuten Fällen ist die Thrombose weniger, bei den subakuten Fällen ist sie häufiger gefunden worden. Ganz die *gleichen Katastrophen* können — im Prinzip — *mit* und *ohne* Thrombose entstehen. Nicht jede Thrombose muß obturativ sein. Nicht jede Coronarthrombose kann nach der Kaliberstärke des befallenen Gefäßes *und* der Größe ihrer effektiven Abscheidung für die Entstehung eines *frischen* Infarktes kausal verantwortlich gemacht werden. Arborisationsdichte und Funktionszustand der Kollateralen können vom Pathologen, bedient er sich nicht besonderer Hilfsmittel, kaum erfaßt werden.

Wenn dies aber so ist, kann als *tertium comparationis* für die Klärung der Ursache des akuten Coronartodes nicht die Frage der Thrombose gelten (ob, wann und wo sie entsteht), sondern einzig die kritische Verengerung des Querschnittes der Zubringer, — natürlich auf dem Hintergrunde von Herzgröße und Herzleistung. Die ,,belastete'' Vorgeschichte des Herzens ist wichtig (Just el al.; 1970).

Das Kapitel ,,plötzlicher Coronartod'' möge durch drei Beispiele beschlossen werden:

Ein *45 Jahre alter Mann* litt seit Monaten an einem fieberhaften Rheumatismus. Er starb, nach längerem Klinikaufenthalt nach Hause entlassen, plötzlich, aus relativem Wohlbefinden im Verlaufe *eines* Tages. Bei der Sektion fand sich eine *Periarteriitis nodosa* der A. coronaria dextra (Slgs. Präp. Charlottenburg Westend).

Bei einem *64 Jahre alten Manne* war vor 4 Jahren eine *Aortenklappenprothese* eingebaut worden. Jetzt mußte er sich einer Cholecystektomie unterziehen. Am 7. postoperativen Tage plötzlicher Herztod durch *Asystolie*. Der Sterbende klagte etwa eine Minute lang (!) über prämonitorische stenokardische Schmerzen. Dann beendete der Sekundenherztod das Geschehen. Anatomisch fand sich eine *reitende Coronararterienembolie* mit komplettem Verschluß der A. coronaria sinistra. Als Emboliequelle dürfte ein Gerinnsel gelten, das sich an der Klappenprothese gebildet hatte (SN 191/72 Heidelberg).

Ein *61 Jahre alter Prokurist* erkrankte plötzlich aus relativem Wohlbefinden am Arbeitsplatze und starb innerhalb *einer* Stunde. Es fanden sich (1.) eine Mesaortitis mit Verengerung der Coronararterienostien, (2.) eine Ostiumbarriere, (3.) eine Lipomatose der Kammerwand rechts und (4.) eine chronische Bronchitis mit obstruktivem Emphysem (SN 1389/71 Heidelberg).

Die Erkrankungen des Herzmuskels im Zusammenhang mit *Entzündung und Degeneration* waren Verhandlungsgegenstand vor einem Jahr (77. Kongreß, Wiesbaden 1971). So darf ich mich darauf beschränken, Ihnen einige wenige Tatsachen in das Gedächtnis zurückzurufen. *Myokardose* und *Myokarditis* spielen in der Pathogenese akuter tödlicher Versagenszustände eine nicht ganz kleine Rolle.

Ein *53jähriger Mann* litt an einem rezidiviert aufgetretenen, immer wieder verschwundenen, eindeutig beobachteten, schlußendlich kompletten AV-Block. Er starb synkopal nach einer Phase scheinbar gelungener Wiederherstellung. Er trug keinen Schrittmacher. Anatomisch fand sich eine milde Form einer ganz alten (intracapillären) Glomerulonephritis mit *Uratgicht*. Ein Gichttophus am Hisschen Bündel (Abb. 14) darf wohl als Ursache der Überleitungsstörungen betrachtet werden (SN 489/61 Kiel).

Ein *51jähriger Mann* mit hypercholesterinämischer Xanthomatose litt an paroxysmalem Vorhofflimmern und Adams-Stokes-Anfällen. Er starb, leidlich rekompensiert, unerwartet, nach einem Anfall von 15 min Dauer. Anatomisch fand sich 1. eine komplette Verödung des Sinusknotens, 2. ein *Xanthom neben dem Hisschen Bündel* (Abb. 15), 3. eine doppelte Unterbrechung des linken Schenkels (des RLS), endlich 4. eine rheumatische (großzellige, muskelaggressive) Myokarditis (SN 400/59 Kiel).

Bei einer *27 Jahre alt* gewordenen *Frau*, die seit ihrer Kindheit immer wieder Gaumenmandelentzündungen und Attacken eines fieberhaften Rheumatismus gehabt hatte, fand sich ein klinisch nie recht geklärtes kardiales Krankheitsbild. Die Kranke starb plötzlich, für ihre Umgebung völlig unerwartet. Wir fanden eine *parietale Endomyokarditis ohne Eosinophilie* mit eigenartigen Nekrosen im Spitzenbereich der Kammerscheidewand (Herzgewicht 470 g, Körpergewicht 44 kg). Diese ließen zunächst an einen Infarkt denken, der aber sicher ausgeschlossen werden konnte (Abb. 16).

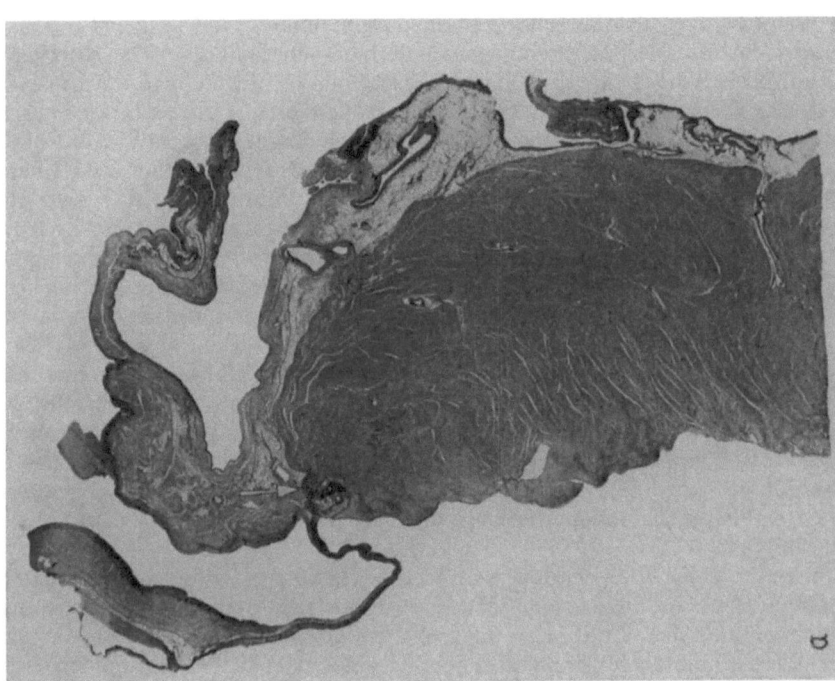 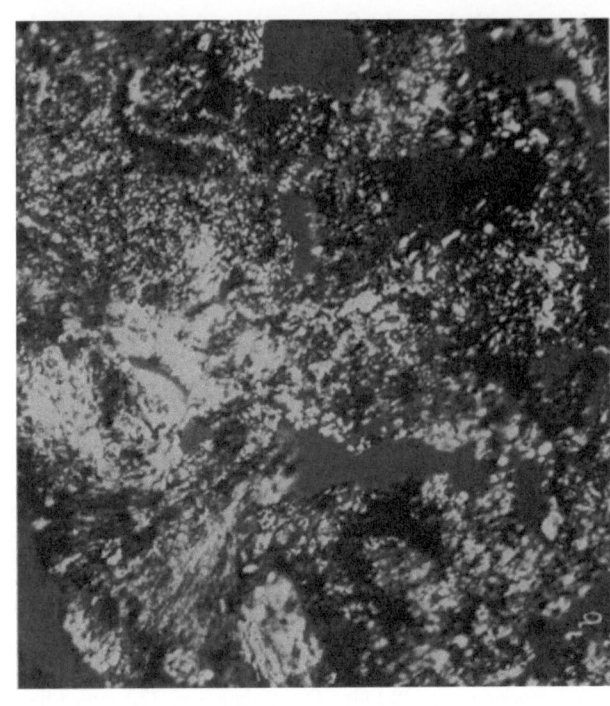

Abb. 14a u. b. Frontalschnitt durch die Kammerscheidewand eines 53 Jahre alten Mannes, SN 489/61 Kiel. Uratgicht. a Lokalisation eines Gichtophus (↓). b Darstellung der Uratkristalle im polarisierten Licht. Garbenform. Vergr. 360:1

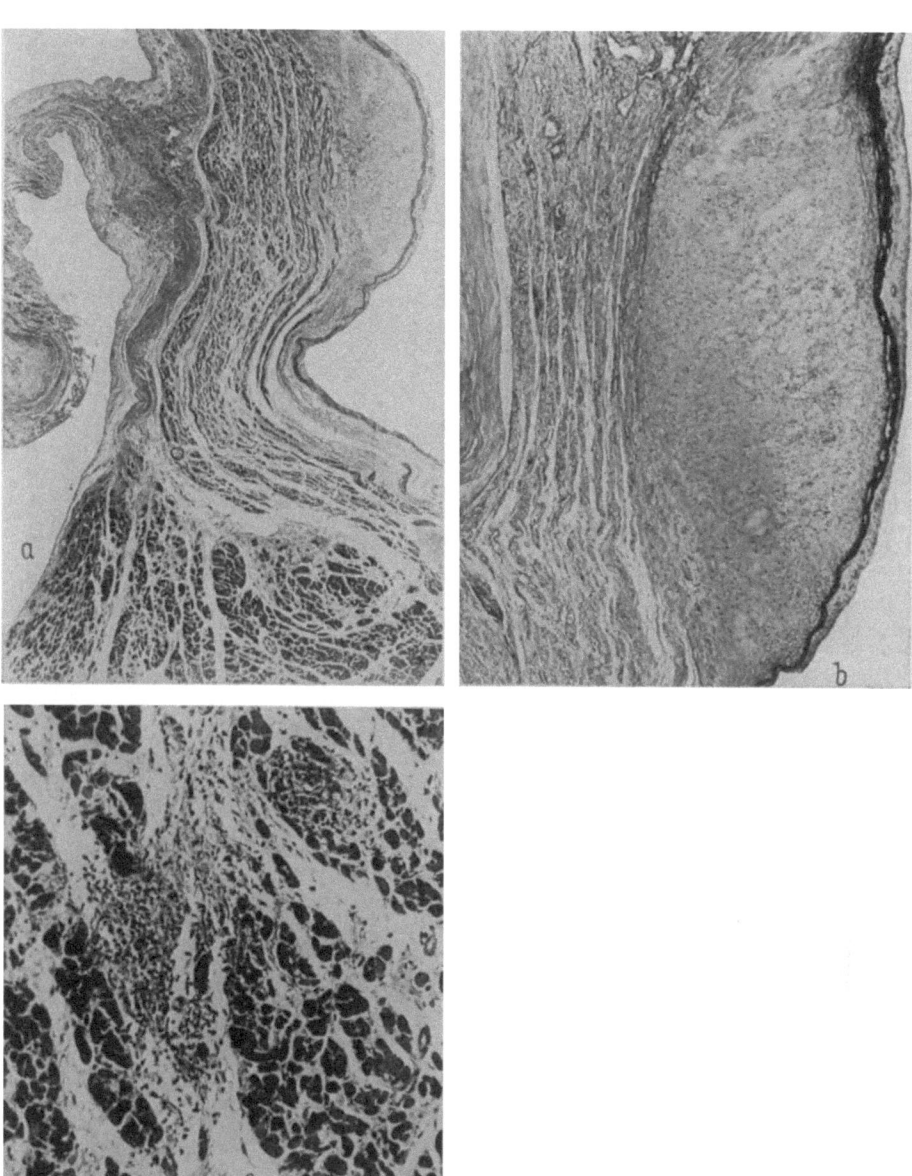

Abb. 15a—c. 51jähriger Mann, hypercholesterinämische Xantomatose, Adams-Stokes-Anfälle, SN 400/59 Kiel. a Frontalschnitt durch das Hissche Bündel, Rarefikation der spezifischen Muskulatur. Photogr., Vergr. 60:1. b Darstellung eines Xanthomes unmittelbar neben dem Hisschen Bündel. Detail aus Abb. a. Masson-Goldner, Vergr. 320:1. c Schnitt durch den First des Septum ventriculorum; großzellige, muskelaggressive Form eines chronischen Rheumatismus. Masson-Goldner, Photogr., Vergr. 360:1

Schließlich sei noch eine etwas ausgefallene Karditis, welche zur ebenfalls gänzlich unerwarteten Katastrophe geführt hatte, erwähnt: Abb. 17 läßt ein mit breiter Basis durch das Zwerchfell in die Wand der rechten Kammer penetriertes *Ulcus chronicum ventriculi pepticum* erkennen. Der Tod trat durch eine profuse Blutung in den Magen-Darmkanal, jedoch aus dem Herzen, ein. Die Überraschung

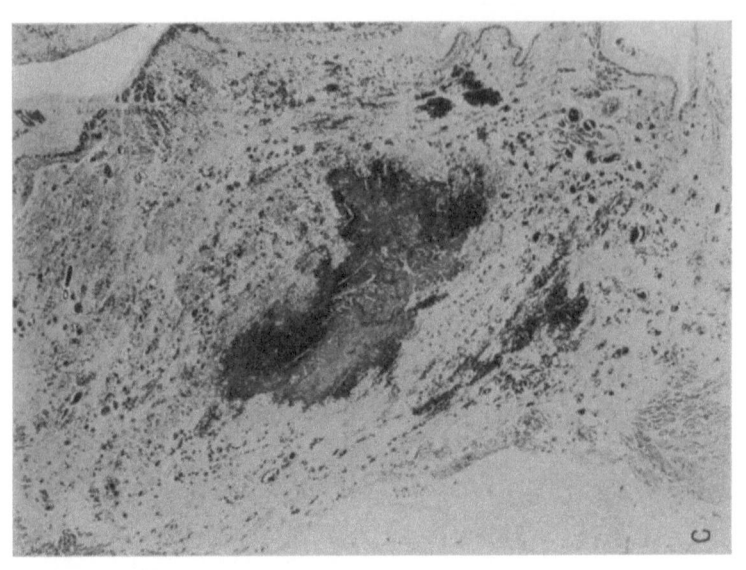
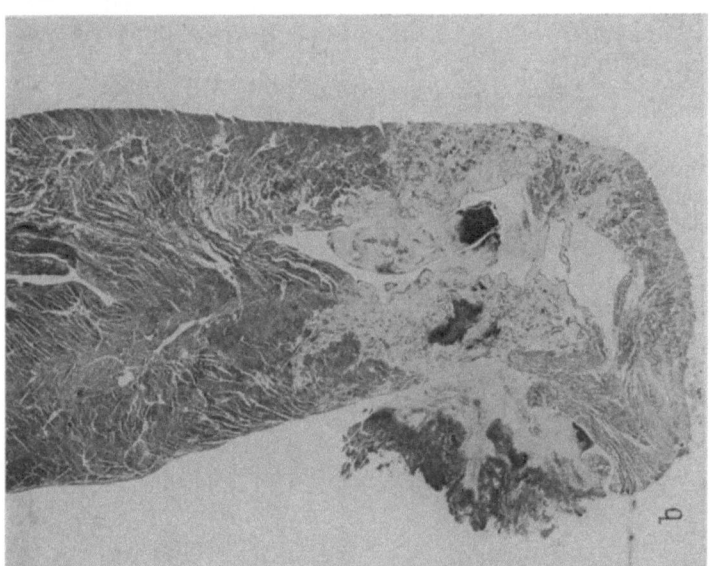
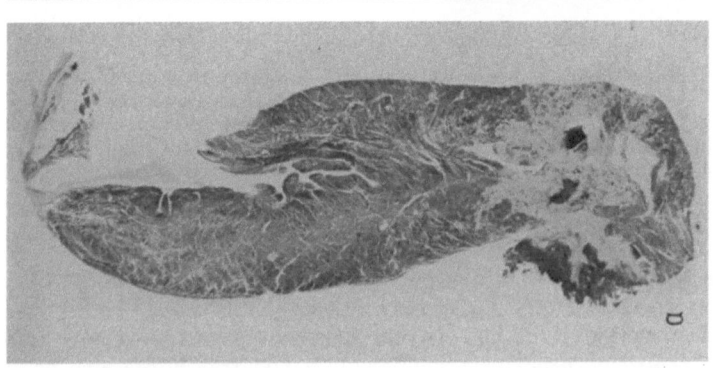

Abb. 16a—c. Frontalschnitt durch die Kammerscheidewand des Herzens einer 27 Jahre alt gewordenen Frau. SN 214/72 Heidelberg. Endomyokarditis parietalis fibroplastica ohne Eosinophilie. a Übersicht über die ganze Kammerscheidewand. Im unteren Drittel ausgedehntes Narbenfeld. Im Bilde links (dies ist auch die linke Seite der Kammerscheidewand) eine korallenstockförmig gebaute, parietale Thrombose. Photogr., Vergr. 1:1. b Detail aus Abb. a. Stärkere Vergrößerung des Feldes der entzündlich-narbigen Zerstörung. Infarkt ähnliche Nekrosen (jedoch kein zirkulatorischer Infarkt!). Photogr., Vergr. etwa 2:1. c Detail aus Abb. b. Darstellung eines landkartenförmigen Nekrosefeldes. Masson-Goldner-Präparat. Zeiss-Luminar, Vergr. 40:1. Die chronische Entzündung hat also zu einer infarktähnlichen Zerstörung bei absolut intakten Coronararterien geführt

war für den Hausarzt und für den Obduzenten nicht gering (63jährige Frau, SN 370/32 Berlin-Spandau).

Damit komme ich zur *letzten größeren Befundgruppe*. Nach der bisher aufgezeigten weit streuenden und bunten Kasuistik möchte ich versuchen, auf ein *allgemeinpathologisch durchgehendes Prinzip* aufmerksam zu machen. Wer sich mit den Fragen einer topistischen Ordnung der Parenchymschäden bei Myocardie und Myokardose beschäftigt, weiß, daß es bestimmte Prädilektionen der pathologischen Leistung gibt, je nachdem, welcher Typus einer Grundstörung gegeben ist. Karel Frederick Wenckebach hatte schon vor 40 Jahren darauf aufmerksam gemacht, daß es Fälle einer toxisch-metabolischen, also humoralen Belastung gäbe, bei denen das rechte Herz mehr geschädigt werde als das linke. Wenckebach (1932), herkommend von seinen Arbeiten über das Beri-Beri-Herz, gab folgende Deutung:

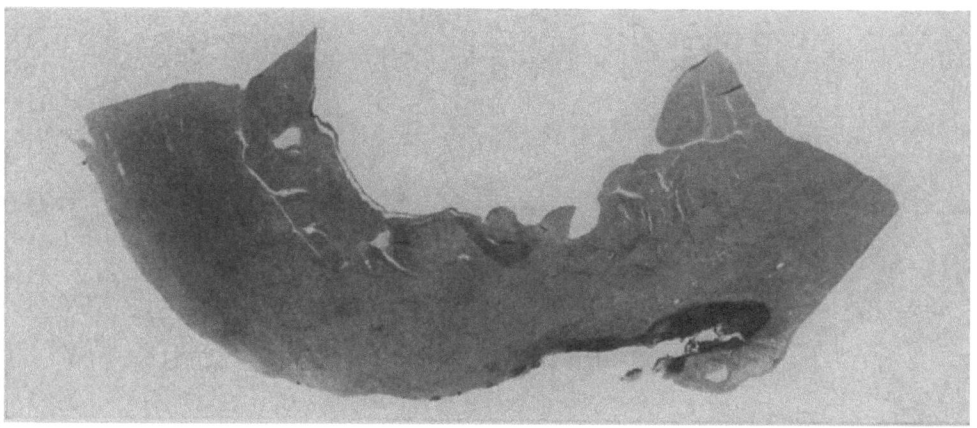

Abb. 17. Frontalschnitt durch die Außenwand der rechten Herzkammer einer 23 Jahre alt gewordenen Frau; SN 370/32 Berlin-Spandau. Im unteren Bildrande rechts die peptische Zerstörung durch ein penetrativ in das Herz eingebrochenes Ulcus ventriculi chronicum; das Magengeschwür hatte die Zwerchfellplatte und den Herzbeutel penetrativ, unter Ausbildung einer fibroplastischen Entzündung, zerstört. Plötzlicher Tod durch profuse Blutung. Keine, reaktiv veränderte Coronararterie in der nach rechts ausladenden Ulcusnische; van Gieson, Photogr., Vergr. 4:1

Eine Noxe treffe beide Kammerwände auf dem Blutwege, allem Anschein nach und zunächst gleichmäßig. Da die rechte Kammerwand dünner sei als die linke, lasse ihre Leistung vorzeitig nach. Es käme dadurch weniger Blut über die Lunge in das linke Herz. Dieses brauche daher weniger zu fördern als sonst. Hierdurch werde eine zunächst latent gebliebene Rechtsinsuffizienz manifest. Die Rechtsinsuffizienz könne feinanatomisch mit einer Quellung der Muskelfasern, makroskopisch mit einer Dilatation des rechten Ventrikels einhergehen. Auf diese Weise könne eine Hypertrophie der rechten Kammerwand vorgetäuscht werden, welche in Wahrheit nicht vorhanden sei („Hypertrophie passive par faiblesse du myocarde"!).

Wenn man die Schwerpunkte der Herzmuskelveränderungen bei Amyloidose (auch Paramyloidose, Paraproteinose), bei Hämochromatose (Myocardie pigmentaire), bei Vitamin B_1-Mangelzuständen (Beri-Beri, hierher auch Myocardie alcoolique) in eine *Herzschnittkarte* wie bei einer geodätischen Arbeit einträgt und die Topik der Normalverteilung der Kaliumwerte hinzufügt (Abb. 18), erkennt man unschwer, was ich meine. Ich spreche also nicht von Cor pulmonale im üblichen

Sinne, ich möchte vielmehr *unterschiedliche Organisationsprinzipien* in der Wand von linkem und rechtem Herzen deutlich machen.

Vor 20 Jahren habe ich das Archiv unserer Sektionsprotokolle darauf geprüft, ob es möglich wäre, bestimmte Unterscheidungen zwischen Links- und Rechtsherzinsuffizienz am Sektionstische zu treffen (Tabelle 4). Dabei begegnete ich

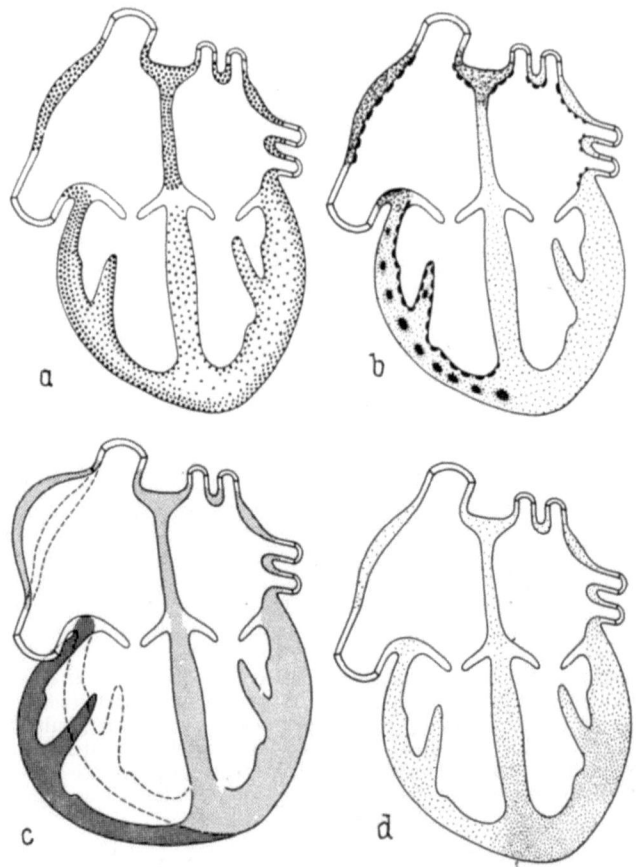

Abb. 18a—d. Darstellung der Schemata der Prädilektionsorte der Herzmuskelveränderungen. a Hämochromatose. b Amyloidose (Paramyloidose, Paraproteinose). c Beri-Beri. a Möge als Beispiel einer Myocardie endocrinienne, b als Beispiel einer Myokardose, c als Beleg für die charakteristische Situation bei B_1-Avitaminose gelten. a—c Repräsentieren den besonderen Befall der rechten Kammerwand. d Stellt das Schema der quantitativen Normalverteilung (!) des Kalium im Myokard dar. Eine Erniedrigung der Herzmuskel-Kaliumkonzentrationen trifft die von Haus aus schlechter ausgestattete rechte Kammerwand sehr viel stärker. Beispiel einer topistischen Betrachtung metabolisch bedingter Störanfälligkeit des rechten Herzens

einer Gruppe mit Besonderheiten: In jedem 20. Sektionsfalle war der Tod plötzlich eingetreten. Die Klinik nahm eine Lungenarterienembolie an. Eine solche lag aber sicher nicht vor. Es handelt sich um die Gruppe 3b (bb). In 44 (unter 974) Fällen war der Tod durch *Rechtsherzinsuffizienz ohne nachweisbares Hindernis im kleinen Kreislauf* eingetreten.

Was sind dies für Fälle? Es handelt sich entweder um solche einer allgemeinen Stoffwechselstörung (diabetisches Koma, Acidosis, Avitaminose, hormonelle

Störung, Speicherungskrankheit i. w. S.) oder eine allgemeine Intoxikation (echte exogene Intoxikation, mehr noch mikrobielle Infektion oder toxische Allgemeininfektien). Wer in diese Fragen nicht eingedacht ist, wird Zweifel haben. Ich habe aber diese Befunde seit 1950 immer wieder durchgearbeitet und bin meiner Sache

Tabelle 4. *Pathologisches Institut Heidelberg*
Anzahl der Sektionen vom 1. Oktober 1949 bis 30. September 1950

Geamtzahl		974 Fälle
1. Kein Herzkreislauftod		187 Fälle
2. Peripherer Kreislaufkollaps		96 Fälle
3. Tod an Herzinsuffizienz		676 Fälle
a) überwiegend durch Linksinsuffizienz	243	
b) überwiegend durch Rechtsinsuffizienz	233	
aa) mit Hindernis im kleinen Kreislauf	189	
bb) ohne nachweisbares Hindernis	44	
c) klare Scheidung in Li.- oder Re.-Insuffizienz nicht möglich	200	
4. Todesursache nicht ohne weiteres angebbar		15 Fälle

sicher: Wenn man die alten Ergebnisse mit denen eines neueren Jahrganges (1971) vergleicht (Tabelle 5), sieht man ohne weiteres, daß die Gruppe der akuten oder subakuten Rechtsherzinsuffizienz nicht nur geblieben, sondern größer geworden ist. Ich *vermute*, daß hierin ganz allgemein die Folge einer Zunahme der humoral-

Tabelle 5

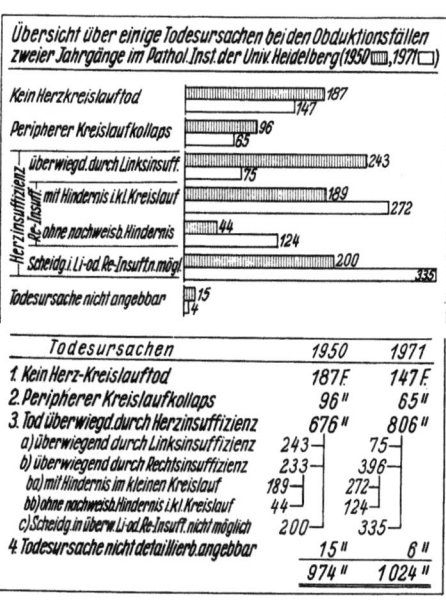

toxischen Belastung des Herzmuskels zu sehen ist. Sauerstoffmangelschäden treffen das linke, metabolische (toxische) Schäden vorwiegend (von bestimmten „gezielten" Affinitäten abgesehen) das rechte Herz!

Kann man diesen Sachverhalt verständlich machen? Die Anordnung von Muskelfasern und Blutcapillaren ist in der rechten Kammerwand eine andere als in der linken. Die linke Kammer ist reich an dicht bei dicht stehenden Muskelfasern, sie ist arm an Bindegewebe. Die rechte Seite ist locker gefügt, die Muskelfasern sind gegeneinander versetzt, sie stehen nicht ,,auf Vordermann", sondern ,,auf Luke". Die Anzahl der Capillaren, bezogen auf die Anzahl der Muskelfasern, ist links und rechts die gleiche, aber die Zuordnung ist verschieden. Das Bindegewebe ist rechts reichlicher vorhanden. Der Kollagenanteil der linken Kammer, bezogen auf 100 mg Trockengewicht, beträgt 5 bis 6%, der der rechten aber 9 bis 10% (Jansen, 1967). Die Ausgangslage des Bindegewebsanteiles der rechten Kammer ist immer höher als die der linken.

Anatomisch gesprochen heißt dies aber, daß rechts Verschiebemöglichkeiten der Parenchymanteile gegeneinander, und zwar in ganz anderem Maße bestehen als links. In der rechten Kammer ist der Extracellulärraum größer. Hier ist Platz für eine Ödemeinlagerung. Die rechte Kammer arbeitet gleichsam unter den Bedingungen der Permeabilitätspathologie, wie dies Eppinger (1949) genannt haben würde. Hier ist der Schauplatz der ,,serösen Entzündung". Hitzschlag und Sonnenstich machen hier ihre ,,Sintflut" in das Gewebe. Die rechte Kammer ist aber auch empfindlicher gegen Kaliummangelsituationen, denn ihre Kaliumausstattung von Haus aus ist geringer. Hypoxische Innenschichtschäden treffen die linke, toxisch-metabolische die rechte Herzkammer.

In 4 bis 5% also unseres Leichenöffnungsgutes treffen wir akute Fälle von Rechtsherzinsuffizienz. Sie stellen ein besonderes Problem dar, — in diagnostischer, therapeutischer und in Hinsicht auf eine etwaige Prävention.

Diese Fälle haben *nichts* mit dem *chronischen Cor pulmonale* zu tun (Kirch, 1923, 1953, 1955; Goerttler, 1965). Bei jenem entsteht ein Umbau der Kammerwand derart, daß nach und nach eine der Organisation des linken Ventrikels vergleichbare Textur erreicht wird. Damit hängt es zusammen, daß Sauerstoffmangelzustände jetzt auch die rechte Kammer empfindlich treffen.

Kehren wir zum Generalthema zurück. Sie werden naturgemäß vieles vermißt haben. Jeder hat *seine* Erfahrungen und jeder Erfahrene setzt die Akzente anders: Eine *Commotio cordis* kann in der 2. Woche nach stattgehabtem, möglicherweise halb vergessenem Trauma zu (1.) Wandruptur auf dem Boden einer infarktähnlichen Nekrose, (2.) Papillarmuskelabriß mit akuter valvulärer Insuffizienz, (3.) Septumperforation mit kardiogenem Schock führen. Trauma und Coronarerkrankung können zusammentreffen. So mag eine traumatische Coronarthrombose mit Todesfolge entstehen. Über *Katheterverletzungen* spreche ich nicht. Die Narben in der Umgebung der Elektrodenenden bei myokardial implantiertem Schrittmacher sind größer als das Ausmaß der primären Gewebeschädigung.

Über Coronararterienspasmen liest man heute wenig. Die Schlüsselbeobachtung von Gruber u. Lanz (1920) ,,Ischämische Herzmuskelnekrose bei einem Epileptiker nach Tod im Anfall" hatte lange Jahre Zustimmung und Widerspruch gefunden (Neubürger, 1928; Eufinger u. Molz, 1934; Poppe, 1945). Es ist jetzt still geworden, vielleicht nicht ganz zu Recht. Denn wir denken nicht genügend an die Regulation der feineren coronariellen Verzweigungen, obwohl doch jeder Obduzent weiß, daß vasoneurotische Blutungen im Sulcus coronarius posterior und auf der linken Seite des Septum ventriculorum bei den verschiedensten Gelegenheiten vorkommen (Vagusblutungen der M. B. Schmidtschen Schule; Doerr u. Schiebler, 1963). Es fehlt an zuverlässigen Arbeiten, und die wenigen, die vorliegen, behandeln ganz spezielle Fragestellungen Köberle: Chagasmyokarditis; Lino Rossi: Herzblockstudien). Gerade die akutesten Coronartodesfälle zeigen in der unmittelbaren Umgebung der krisenhaft stenosierten Kranzarterie mantelförmige Blutungen, ohne daß irgendeine Gewalt, auch nicht die der Reanimation, eingewirkt hätte.

Seit der Abhandlung von Rössle ,,Die pathologische Anatomie der Familie" (1940) wissen wir zuverlässig, daß auch beim plötzlichen Herztod erbliche Bedingungen entscheidend sein können. Plötzliche Todesfälle sind nicht nur bei „identischen" Zwillingen (Jokl u. Cluver, 1971; Giknis et al., 1971), sondern auch über mehrere, angeblich sechs Generationen (!) beobachtet worden (Green et al., 1971). Auch hierbei überwiegen die verschiedenen Formen der Coronarinsuffizienz, aber auch rheumatische, klinisch stumm gebliebene Klappenfehler, besonders Aortenvitien, sind vertreten.

Zusammenfassung

1. Unter allen Fällen und Möglichkeiten von plötzlichem Tod aus natürlicher Ursache spielt der Herztod die größte Rolle.

2. Es empfiehlt sich, zu unterscheiden zwischen Herztod aus kardialer und Herztod aus extrakardialer Ursache.

3. Die plötzlichen Todesfälle durch kardiale Insuffizienz werden verursacht durch: a) konstitutionell-erblich determinierte, mindestens in der Anlage bereits konnatal vorbereitet gewesene und durch b) erworbene Krankheiten.

4. In mehr als zwei Dritteln der kardialen Todesfälle beansprucht die Coronarinsuffizienz eine Schlüsselstellung.

5. Unbeschadet der Tatsache, daß coronarielle Vorsorgungskrisen aus verschiedenen Ursachen entstehen können, muß doch festgehalten werden, daß in 90% der akuten Coronartodesfälle anatomische Veränderungen an den Kranzschlagadern vorhanden sind.

6. Die Verengerung der lichten Weite des Gesamtquerschnittes aller Herzkranzarterien stellt bei der Beurteilung eines Einzelfalles den Basisbefund dar. Sie kann eine echte, d. h. meßbare, sie kann eine „verhältnismäßige", d. h. eine bezogen auf die erforderliche Herzleistung „kritische" sein. Auch eine nicht erfolgte, den Umständen nach aber erforderlich gewesene Erweiterung kann die Wertigkeit der kritischen Einengung der lichten Weite beanspruchen.

7. Nächst der Coronarinsuffizienz sind Myokardose und Myokarditis imstande, eine mors subita auszulösen. Myokardose und Myokarditis verursachen etwa 10% aller Fälle von plötzlichem Herztod. Das RLS scheint besonders gefährdet.

8. Von großer praktischer Bedeutung sind die Fälle perakuter Insuffizienz der rechten Herzkammer, welche im Zuge einer endo- oder exogenen Intoxikation entstehen. Die tiefere Ursache dieser Versagensvorgänge des menschlichen Herzens liegt in der Pathibilität, also in der architektonisch bedingten Störanfälligkeit der rechten Kammerwand begründet.

9. Plötzliche Todesfälle werden sich natürlich niemals und im Prinzip unmöglich machen lassen. Es hängt dies einmal mit der begrenzten Vorhersehbarkeit im ärztlich-diagnostischen Bereich, aber auch mit der individuell verschiedenen Reaktionsweise bei sog. Grenzbelastungen zusammen.

10. Das falsch verstandene Recht des Einzelnen, seine Gesundheit gleichsam nach Belieben und auf jede nur denkbare, instinktlose Lebensweise zu schädigen, bedeutet bei der engen Verflechtung der Schicksale in einem modernen staatlichen Gemeinwesen eine außerordentliche soziale Last. Nur wenn es gelingt, für diese Fragen auch in breiten Schichten der Bevölkerung Verständnis zu bereiten, werden voraussichtlich die akuten Coronartodesfälle seltener werden. Aber der Weg ist mühsam, und an der Urteilskraft der *species homo* sind Zweifel mindestens nicht unerlaubt.

Ich habe Frau Dr. U. Müller für statistische, Herrn Dr. G. Köhler für Arbeiten im Archiv des Institutes, Herrn Dr. Roßner für seine KMU-Technik, für technische Hilfe Frau E. Wübken sowie den Herren H. Bacher, G. Berg, H. Derks, F. Heinrich, P. Rieger und P. Schubach herzlich zu danken. Ohne die große Freundlichkeit und Einsatzbereitschaft hätte ich das umfangreiche Material nicht bewältigen können.

Literatur

Anderson, T. W., Lériche, W. H.: Brit. J. prev. soc. Med. **24**, 1 (1970). — Aschoff, L.: Die plötzlichen Todesfälle vom Standpunkt der Dienstbeschädigung. Die militärärztliche Sachverständigentätigkeit, II. Teil, S. 297. Jena: G. Fischer 1917; — Aschoff, L.: Thrombose. In: Vorträge über Pathologie, S. 230. Jena: G. Fischer 1925. — Barmeyer, J., Reindell, H.: Z. Kreisl.-Forsch. **59**, 219 (1970). — Baroldi, G.: Amer. J. Cardiol. **16**, 859 (1965). — Bezold, A. v.: Von den Veränderungen des Herzschlages nach Verschließung der Coronararterien. Untersuchungen aus dem Physiologischen Laboratorium Würzburg, I. Theil, S. 256. Leipzig: W. Engelmann 1867. — Bezold, A. v., Bloebaum, F.: Über die physiologischen Wirkungen des schwefelsauren Atropin's. Untersuchungen aus dem Physiologischen Laboratorium Würzburg, I. Theil, S. 1. Leipzig: W. Engelmann 1867. — Boemke, Fr.: Frankfurt Z. Path. **59**, 104 (1947/1948). — Broghammer, H.: Beitr. path. Anat. **120**, 242 (1959). — Büchner, F.: Die Coronarinsuffizienz. Dresden u. Leipzig: Th. Steinkopff 1939; — Die allgemeine Pathologie des Blutkreislaufes. In: Handb. Allg. Path., Bd. V, 1, I, S. 791. Berlin-Göttingen-Heidelberg: Springer 1961; — Die Koronarinsuffizienz in alter und neuer Sicht. Forum cardiologicum, Sonderausg. Mannheim: Boehringer 1970. — Chiari, H.: Die Leichenerscheinungen und die Leichenbeschau. Handb. d. ärztl. Sachverständigentätigkeit, Bd. II, S. 1. Wien u. Leipzig: W. Braumüller 1913. — Cremer, H., Bechtelsheimer, H., Helpap, B.: Virchows Arch. path. Anat. **355**, 123 (1972). — Davies, M. J.: Pathology of conducting tissue of the heart. London: Butterworths 1971. — Dietrich, A.: Thrombose. Berlin u. Wien: J. Springer 1932. — Doerr, W.: Verh. dtsch. Ges. Kreisl.-Forsch. **35**, 1 (1969); — Allgemeine Pathologie der Organe des Kreislaufes. In: Handb. Allg. Path., Bd. III, Teil 4, S. 205ff. Berlin-Heidelberg-New York: Springer 1970; — Wien. klin. Wschr. **84**, 513 (1972). — Doerr, W., Schiebler, T. H.: Pathologische Anatomie des Reizleitungssystems. In: Bargmann, W., Doerr, W., Das Herz, Bd. II, S. 793. Stuttgart: Thieme 1963. — Eppinger, H.: Permeabilitätspathologie. Wien: Springer 1949. — Eufinger, H., Molz, H.: Klin. Wschr. **13**, 1177 (1934). — Fine, G., Morales, A. R.: Arch. Path. **92**, 402 (1971). — Friedman, M.: Hum. Path. **2**, 81 (1971). — Giknis, F. L., Holt, D. E., Whiteman, H. W., Singh, M. D., Benchimol, A., Dimond, E. G.: Myocardial infarction in twenty-year-old identical twins. Medicine and sport, Vol. 5; Exercise and cardial death, p. 159. Basel: Karger 1971. — Goerttler, Kl.: Forum cardiologicum **8**, 13 (1965). — Green, J. R., Krovetz, L. J., Shanklin, D. R., de Vito, I. J., Taylor, W. J.: Sudden unexpected death in three generations. Medicine and sport, Vol. 5; Exercise and cardial death, p. 166. Basel: Karger 1971. — Gruber, G. B., Lanz, H. F.: Arch. Psychiat. Nervenkr. **61**, 98 (1920). — Haerem, J. W.: Atherosclerosis **14**, 417 (1971). — Hallermann, W.: Der plötzliche Herztod bei Kranzgefäßerkrankungen. Stuttgart: F. Enke 1939; — Dtsch. Z. ges. gerichtl. Med. **52**, 393 (1962). — Hauss, W. H.: Verh. dtsch. Ges. Kreisl.-Forsch. **30**, 153 (1964). — Heilmann, K., Völkl, A., Fölsch, U.: Ärztl. Forsch. **26**, 207 (1972). — Hering, H. E.: Münch. med. Wschr. **1915**, 1489; — Der Sekundenherztod mit besonderer Berücksichtigung des Herzkammerflimmerns. Berlin: J. Springer 1917. — Herrich, K., Popp, K.: Der plötzliche Tod aus inneren Ursachen. Regensburg: F. Pustet 1848. — Herzog, R., Schoenmackers, J.: Arch. Kreisl.-Forsch. **62**, 72 (1970). — Irniger, W.: Virchows Arch. path. Anat. **336**, 220 (1963). — Jansen, H. H.: Verh. dtsch. Ges. Path. **51**, 199 (1967). — Jokl, E., McClellan, J. T.: Exercise and cardial death. In: Medicine and sport, Vol. 5. Basel-München-London-Paris-New York-Sidney: S. Karger 1971; Asymptomatic cardiac disease causing sudden death in association with physical activity. In: Medicine and sport, Vol. 5; Exercise and cardial death, p. 1. Basel: Karger 1971. — Jokl, E., Newman, B.: Death of a wrestler. Medicine and sport, Vol. 5; Exercise and cardial death, p. 81. Basel Karger 1971. — Jokl, E., Cluver, E. H.: Sudden death of a rugby international after a test game. Medicine and sport, Vol. 5; Exercise and cardial death, p. 153. Basel: Karger 1971. — Just, H., Krayenbühl, H. P., Kübler, W., Rothlin, M., Spieckermann, P. G.: Arzneimittel-Forsch. **20**, 335 (1970). — Kagan, A., Livisic, A. M., Sternby, N., Vihert, A. M.: Lancet **1968** II, 1199. — Kestermann, E., Pauli, H. K.: Der plötzliche Tod bei inneren Erkrankungen. Stuttgart: F. Enke 1963. — Kirch, E.: Zbl. allg. Path. path. Anat. **33**, 126 (1923); — Regensburg. Jb. ärztl. Fortbild. **2**, 471 (1953); — Verh. dtsch Ges. Kreisl.-Forsch. **31**, 163 (1955). — Köberle, F.: Z. Tropenmed. Parasit. **10**, 236 (1959). — Kolisko, A.: Plötzlicher Tod aus natürlicher Ursache. Handb. d. ärztl. Sachverständigentätigkeit, Bd. II, S. 701. Wien u. Leipzig: W. Braumüller 1913. — Krauland, W.: Dtsch. Z. ges. gerichtl. Med. **54**, 384 (1963). — Lancisii, Jo. Maria: De mortibus subitaneis. Rom 1709 (verlegt durch Gleditsch in Leipzig). — Lie, J. T., Holley, K. E., Kampa, W. R., Titus, J. L.: Proc. Mayo Clin. **46**, 319 (1971). — Linder, Wawersik, Hanack, Heberer, Loew, Wiemers: Todeszeichen und Todeszeitbestimmung. Chirurg **39**, 196 (1968). — McVie, J. G.: J. clin. Path. **23**, 203 (1970). — Majno, G., Bouchardy, B.: Schweiz. med. Wschr. **102**, 271 (1972). — Meessen, H.: Z. Kreisl.-Forsch. **36**, 185 (1944); — Advanc. Cardiol. **4**, 3 (1970). — Mustard, J. F., Rowsell, H. C., Murphy, E. A.: Circulation **30**, Suppl. III, 23 (1964). — Neubürger, K.: Verh. dtsch. path. Ges. **23**, 487 (1928). — Nothnagel, H.: Das Sterben, 3. Aufl. Wien: Moritz Perles 1910 (Vortrag gehalten am 25. 3. 1900). — Paltauf, A.: Wien. klin. Wschr. **1889**, 46; **1890**, 9. — Poppe, H.: Über traumatische Epilepsie und Coronarsklerose. Inaug. Diss., Göttingen 1945. — Pruitt, R. D.: Amer. Heart J. **68**, 111

(1964). — Rössle, R.: Die pathologische Anatomie der Familie. Berlin: Springer 1940; — Experientia (Basel) **IV/8** 295 (1948). — Rossi, L.: Histopathological features of cardiac arrhythmias. Milano: Casa Editrice Ambrosiana 1969. — Roßner, J. A.: Verh. dtsch. Ges. Path. **55**, 824 (1971). — Schindler, K.: Gewebliche Veränderungen nach intravenöser Verabfolgung von Bakterienkulturfiltraten. Inaug. Diss., Kiel 1938. — Sinapius, D.: Dtsch. med. Wschr. **97**, 443 (1972).

Forensische Aspekte zum plötzlichen Herztod

KRAULAND, W. (Institut für gerichtl. und soz. Medizin, Freie Universität Berlin)

Referat

Mit dem Begriff plötzlicher Tod werden je nach dem Blickpunkt meist ganz verschiedene Denkinhalte verknüpft. Der praktische Arzt denkt in erster Linie an einen Herztod aus natürlicher Ursache, die Angehörigen halten mitunter einen entschädigungspflichtigen Versicherungsfall als gegeben und der Kriminalist hat zu prüfen, ob sich hinter einem plötzlichen Tod nicht etwa ein strafbarer Tatbestand verbirgt.

Das Ziel forensischmedizinischer Untersuchungen und Überlegungen beim plötzlichen Tod ist somit die Entscheidung: natürlicher oder unnatürlicher Tod. So einfach die Frage gestellt ist, so schwierig kann sie im Einzelfall zu beantworten sein.

Das Problem, dem man sich gegenübersieht, ist dreischichtig. Es geht um die Definition, die genaue Diagnose und schließlich um die kausalen Beziehungen. Beim Versuch, den plötzlichen Herztod zu definieren, ergeben sich bald Abgrenzungsschwierigkeiten. Einige Autoren möchten nur jene Todesfälle als plötzlich zählen, die innerhalb einer Std eingetreten sind; andere möchten den Zeitraum auf 24 Std (Luke u. Helpern, 1968) ausgedehnt wissen. Solche Erörterungen müssen aber in allen jenen Fällen im Stich lassen, in denen der Ablauf des Sterbens nicht beobachtet wurde oder die Angaben als unzuverlässig zu werten sind. Vom forensischen Standpunkt spricht man somit zunehmend vom unerwarteten Tod, um möglichst alle Fälle, bei denen eine nähere Aufklärung erforderlich ist, zu erfassen.

Für die Diagnose bietet das Wissen über die Plötzlichkeit des Sterbens aber nur ungefähre Anhaltspunkte. Hochrein u. Schleicher (1968) haben dies mit dem Satz: „Der Kranke mit Herzinfarkt stirbt nicht nur im Sekundenherztod und nicht jeder plötzliche Tod ist ein Herzinfarkt" deutlich gemacht; die Autoren haben in erster Linie die Begutachtung in der Versicherungsmedizin im Auge, aber auch in den anderen Rechtsgebieten, besonders im Strafrecht, kann die voreilige Vermutungsdiagnostik „Herztod" eine Quelle des Irrtums sein. Im einschlägigen Schrifttum der letzten Jahre haben Dotzauer (1962), Hallermann (1968), Händel (1968), Holzer (1958), Koch (1955), Mueller (1968), Raestrup (1961), Schleyer (1968) u. a. vor der kritiklosen Annahme dieser Diagnose nur auf Grund des Leichenschauscheines gewarnt. Schleyer (1965) hat Fälle aus dem Schrifttum zusammengestellt, bei denen es sich in Wahrheit um Vergiftung, Abtreibung, Erschießen, um Stromtod und verschiedene Gewalteinwirkungen und Unfälle handelt. Hübner u. Güthert (1944) deckten unter 1262 Verwaltungssektionen in Jena 3,6% gewaltsame Todesursachen auf, die Dunkelziffer der falschen Diagnose Herzschlag im Leichenschauschein kennt man aber nicht. Aus den Sektionsstatistiken ergeben sich nur ungefähre Anhaltspunkte. Auf Grund der Erfahrungen mit den Verwaltungssektionen der DDR schätzt Borris (1952) die ärztlichen Fehldiagnosen im allgemeinen auf 17 bis 20%. Fehldiagnosen in bezug auf den gewaltsamen Tod sind viel seltener. So hat Behrendt (1966) 5117 Sektionsprotokolle des

Heidelberger Institutes für gerichtliche Medizin durchstudiert und 140 Fälle gefunden, in denen das vorläufige Ermittlungsergebnis nicht mit der Sektionsdiagnose übereinstimmte; in 1,8% wurden Verdachtsfälle als natürliche Todesfälle, dagegen nur 0,33%, bei denen zunächst ein natürlicher Tod angenommen wurde, als gewaltsam aufgeklärt.

Irrtümer bei der Leichenschau können in diesem Zusammenhang verschiedene Ursachen haben. In bestimmten Situationen kommen bei Herztodesfällen mehr oder weniger schwere agonale Verletzungen vor, deren Bedeutung ohne Leichenöffnung nicht abzuschätzen ist. Daran wird man bei Treppenstürzen, bei Stürzen aus der Höhe, bei Flugzeugabstürzen (Jokl, 1971), bei unverständlichen Verkehrsunfällen (Boltz, 1955, 1961; Dotzauer, 1971), bei Abstürzen im Gebirge (Patscheider, 1968) zu denken haben. Manchmal werden die geringfügigen äußeren Verletzungsspuren (Strommarken, Schußverletzungen an versteckten Körperstellen) nicht erkannt oder mißdeutet (Naeve, 1971). Schließlich wird an die Möglichkeit einer Vergiftung nicht gedacht.

Tragisch sind besonders jene Fälle, bei denen durch die falsche Todesbescheinigung „Herzschlag" noch weitere Personen zu Tode gekommen sind. Es handelte sich dabei in erster Linie um Kohlenoxydvergiftungen durch „Sickergas", die in einem Fall trotz Sektion zunächst nicht richtig diagnostiziert wurde. Auch bei Elektrounfällen kann bei fehlenden Strommarken und bestehender Coronarsklerose der wahre Zusammenhang verkannt werden, ebenso kann umgekehrt ein plötzlicher Tod als Elektrounfall mißdeutet werden. In diesem Zusammenhang warnt Kohlhaas (1965, 1969) vor Rechtsfolgen. Ein Leichenschauarzt, der in amtlicher Funktion tätig geworden war, kann durch fehlerhafte Ausfüllung des Todesscheines für künftige Schadensfolgen zur Haftung herangezogen werden. Er rät daher, in die Formulare eher zuviel als zuwenig an Verdachtsmomenten hineinzuschreiben.

Bei den bisherigen Beispielen ging es um die Differentialdiagnose: natürlicher oder gewaltsamer Tod, also letztlich um eine qualitative Entscheidung. Bei den plötzlichen Herztodesfällen liegt die Problematik häufig im quantitativen Bereich; denn auch in Fällen mit klaren krankhaften Befunden am Herzen und seinen Gefäßen ist sorgfältig abzugrenzen, ob eine gegebene Belastung nur vermeintlich oder wirklich und in welchem Grade den letzten Anstoß für den tödlichen Ausgang gegeben hat. Es mündet also auch hier die Frage an den Gutachter in etwas abgewandelter Form in die Entscheidung ein, ob der Tod auf eine innere oder äußere Ursache zurückzuführen ist. In Fällen, bei denen die anatomische Untersuchung keine hinreichende Erklärung für den Eintritt des Todes gibt, ist dies besonders schwierig; dies trifft vor allem für die Todesfälle im Säuglings- und Kleinkindesalter zu, auf die hier nicht weiter eingegangen werden soll, weil es sich offensichtlich nicht in erster Linie um Herztodesfälle handelt. In seltenen Fällen steht man schließlich vor Todesfällen im Adoleszentenalter, die nach ihrem Verlauf als Herztodesfälle aufzufassen sind, ohne daß die verschiedenen Untersuchungen brauchbare Hinweise für die Zusammenhänge geliefert hätten (Schleyer, 1965). In solchen Fällen wird man schließlich zur Frage gedrängt, ob nicht Konstitution (Paltauf, 1890) oder Disposition (Kolisko, 1913) den plötzlichen Tod zu erklären im Stande sind. Vom forensischen Standpunkt ist jedoch von vorgefaßten Meinungen nachdrücklich zu warnen, weil die Untersuchung dann vorzeitig abgebrochen wird und eine noch mögliche Klärung unterbleibt.

Prüft man bei Herztodesfällen zunächst die allgemeine Todessituation, so ergibt sich, daß der Tod in der großen Überzahl der Fälle während der Ruhe (auch im Schlaf) oder während nur leichter körperlicher Betätigung eingetreten ist (Tabelle 1). Die körperliche Anstrengung und die seelische Erregung spielen eine deutlich geringere Rolle. Solche Zusammenstellungen sind jedoch nicht ohne grobe Vereinfachung unter Berücksichtigung der Umstände des Einzelfalles möglich und sind natürlich nicht ganz wertungsfrei. Es ist auch zu bedenken, daß mitunter aus der Todessituation kein klares Bild über die vorangegangene Belastung zu gewinnen ist, so daß je nach Standpunkt des Untersuchers mit unterschiedlichen Ergebnissen zu rechnen ist. Die geringen Unterschiede in den drei von verschiedenen Autoren bearbeiteten Kollektiven lassen aber schließen, daß im großen und ganzen reale Verhältnisse dargestellt sind. Im übrigen haben schon Master u. a. (1939) vom klinischen Standpunkt aus bei Infarkten ganz ähnliche Verhältnisse gefunden.

Für die kausalen Verknüpfungen des Einzelfalles gibt eine solche Zusammenstellung nur ungefähre Anhaltspunkte, aber auch mit der pathologisch-anatomischen Diagnose ist sehr oft keine volle Klärung zu erreichen. Auf Grund des ersten Eindruckes bei der gerichtlichen Leichenöffnung unter Berücksichtigung des Ermittlungsergebnisses pflegen wir dann in dem ,,vorläufigen Gutachten" sehr häufig zu schreiben: Die festgestellten Befunde am Herzen und seinen Gefäßen könnten ausreichen, einen plötzlichen Tod aus natürlicher Ursache zu erklären, doch sei eine Mitwirkung anderer Schädlichkeiten nicht völlig auszuschließen. Routinemäßig werden das Herz und seine Gefäße einer eingehenden histologischen

Tabelle 1. *Unerwartete Herztodesfälle aus natürlicher Ursache*

Todessituation	Coronartodesfälle		Herztodesfälle
	1935—1954 Dotzauer Hamburg 2288 Fälle	1955, 1960, 1964—1966 Wikland Stockholm 1213 Fälle	1956—1971 West-Berlin 1301 Fälle
Ruhe	43,3% — 81,5%	87,2%	55,8% — 83,0%
Bewegung	38,2%		27,2%
Körperliche Anstrengung	11,1%	10,2%	7,5%
Erregung	7,4%	2,6%	9,5%

Untersuchung unterworfen, es wird auf Alkohol, CO und Medikamente untersucht und das Ergebnis der weiteren Ermittlung überprüft, ehe eine abschließende Stellungnahme abgegeben wird.

Durch diese Untersuchungen sind in der großen Überzahl der Fälle äußere Einflüsse bei unerwarteten und plötzlichen Todesfällen auszuräumen. Immerhin hatten Cattabeni u. Gilli (1967) unter 6291 einschlägigen Leichenöffnungen des gerichtlich-medizinischen Institutes der Universität Mailand rund 23% Verdachtsfälle zu bearbeiten. Fast übereinstimmend war unter den eigenen 1301 Fällen in 340 (= 26%) eine eingehende Untersuchung erforderlich. Die Verteilung der Fälle auf die einzelnen ,,Belastungsgruppen" ergibt sich aus Tabelle 2. Mehr als die Hälfte der Fälle betreffen Kreislaufzusammenbrüche im Straßenverkehr, bei denen mit ganz wenigen Ausnahmen durch das Ergebnis der Leichenöffnung und der Nachuntersuchung die Verdachtsmomente fallengelassen werden konnten.

Die weitere Aufschlüsselung zeigt die besondere Situation bei Kraftfahrzeuglenkern (Tabelle 3). Die Feststellung, daß der Tod schon durch den Herzanfall am Steuer und nicht durch die Verletzungen eingetreten ist, läßt sich begreiflicherweise bei den oft kurzen Zeitabläufen kaum beweisen. Immerhin sind zusätzliche Befunde für die Interpretation oft hilfreich. So gab eine frische Thrombose im absteigenden Ast der linken Coronaria in einem Fall genügende Klarheit für das Zustandekommen des Unfalles und in einem Fall mit schwerer stenosierender

Coronarsklerose waren Nitrolingualkapseln im Mageninhalt und Abbauprodukte von Nitroglycerin im Harn Zeichen dafür, daß der Verunglückte einen Anfall von Angina pectoris vor Antritt der Fahrt kupieren wollte. Andererseits zeigte in einem dritten Fall mit stenosierender Coronarsklerose und tödlicher Halsmarkverletzung eine erhebliche Fettembolie in den Lungen, daß der Tod nicht schon am Steuer durch Asystolie eingetreten sein konnte; dennoch sprach die fehlende

Tabelle 2. *Anlässe zum unerwarteten Herztod mit z. T. möglicher rechtlicher Relevanz*

Straßenverkehr	196 (71)[a]
Diagnostische und therapeutische Zwischenfälle	49 (27)
Schlägerei bzw. Mißhandlung	26 (7)
Sexuelle Betätigung	24 (1)
Sport	23 (2)
Verbaler Streit	15 (9)
Versuch der Selbsttötung	7 (3)
	340 (120)

[a] ( ) = davon Frauen.

Behinderung bei der Verkehrssituation für ein kreislaufbedingtes Versagen am Steuer.

Bei den anderen Fällen waren die Kraftfahrer noch im Stande, den Wagen anzuhalten und an den Straßenrand heranzufahren, oder sie waren bei an sich leichten Verkehrsunfällen noch ausgestiegen und wohl infolge der seelischen Erregung bei den bestehenden schweren Herzveränderungen tot zusammengebrochen. Auf ähnliche Zusammenhänge ist wiederholt hingewiesen worden (Boltz,

Tabelle 3. *Unerwartete Herztodesfälle im Straßenverkehr*

Art der Teilnahme am Straßenverkehr	Verkehrsunfall		Summe
	ohne	mit	
Fußgänger	130	2	132 (64)[a]
Radfahrer	10	1	11 (1)
Kfz-Fahrer in Fahrt	1	10	11 (—)
Kfz-Fahrer parkend	8	—	8 (—)
Kfz-Fahrer nach Aussteigen	1	6	7 (—)
Beifahrer	2	3	5 (1)
In öffentlichen Verkehrsmitteln	22	—	22 (5)
	174	22	196 (71)

[a] ( ) = davon Frauen

1961; Dotzauer, 1971; Mueller, 1955). Ein besonderes Interesse bieten die Zwischenfälle bei diagnostisch und therapeutischen Eingriffen (Tabelle 4). Hier zeigt aber die grobe Übersicht, daß nur in knapp der Hälfte der beobachteten Fälle ein krankhafter Herzbefund den tödlichen Ausgang zu erklären geeignet war, und daß bei den übrigen Fällen andere kausale Beziehungen zu vermuten waren. Sonderfragen ergeben sich beim Tod in der Badewanne und beim Badetod (Krauland, 1968, 1971), die an dieser Stelle unberücksichtigt bleiben müssen.

Von erheblicher strafrechtlicher Bedeutung sind die plötzlichen Herztodesfälle im Zusammenhang mit Schlägereien und Mißhandlungen, weil hier sehr häufig die

Spuren der körperlichen Einwirkung nur geringfügig und erhebliche seelische Komponenten zu berücksichtigen sind. Oft wird man unter der Berücksichtigung des gesamten Untersuchungsergebnisses in solchen Fällen zu dem Schluß kommen, daß der Tod ohne die Auseinandersetzung nicht in diesem Zeitpunkt eingetreten wäre, womit die Frage der Kausalität in der Regel zu bejahen ist. Man wird in solchen Fällen ferner aber zu beachten haben, daß oft nur leichte Einwirkungen gegen herznahe Abschnitte der Brustwand, die keine oder nur geringfügige Spuren zeigen, reflektorisch durch Commotio cordis einen plötzlichen Kreislaufzusammenbruch auslösen können (Hallermann, 1941; Krauland, 1954; Schlomka, 1934). Nach der eigenen Erfahrung finden sich dabei nicht so selten schwere pathologische Veränderungen am Herzmuskel, seinen Gefäßen und seinen Klappen, die für eine nur geringe Belastbarkeit sprechen. Aber auch von anderen Bezirken der Körperoberfläche kann reflektorisch ein plötzlicher Herztod ausgelöst werden.

Tabelle 4. *Plötzliche Todesfälle bei diagnostischen und therapeutischen Eingriffen*

Todessituation	Anzahl	Pathologischer Herzbefund	Durchschnittliches Lebensalter
Bei Narkose	18	6	43,5
Nach Injektion	15	10	54,0
In Praxis bzw. Krankenhaus (ohne Eingriff)	9	9	56,0
Nach Zahnextraktion	3	3	68,3
Spritzenverwechslung bzw. -überdosierung	2	—	21,0
Nach Milzexstirpation	1	—	42
Bei Brusthöhlenspülung	1	—	32
Summe	49	28	49,4

Bei einer kürzlichen Beobachtung war einem 38jährigen Gartenarbeiter ein gerissenes Zugseil ins Gesicht geschnellt, wobei nur ganz leichte Schürfungen zu sehen waren. Der Mann brach aufstöhnend zusammen und gab alsbald keine Lebenszeichen mehr. Es fand sich ein partielles Aneurysma der linken Kammervorderwand nach atherosklerotischem Verschluß des absteigenden Astes der linken Herzkranzschlagader.

Interessant ist noch die Erfahrung, daß in sieben Fällen unseres Kollektives plötzliche Herztodesfälle bei der Vorbereitung zur Selbsttötung eingetreten sind, wobei als Motiv das schwere Krankheitsgefühl infolge des Herzkreislaufversagens anzunehmen ist. Über vier dieser Fälle hat Carnier (1968) berichtet, darunter war ein besonders bemerkenswerter: Ein 72jähriger Mann hatte sich mit einer kleinkalibrigen Pistole in den Kopf geschossen, doch war das Geschoß in einer verhärteten Anthrotomienarbe des Felsenbeines steckengeblieben, ohne die Schädelhöhle zu betreten. Der Tod war auf die schwere Herzveränderung (Herzhypertrophie, Coronarsklerose) zu beziehen.

Die zentrale Frage beim plötzlichen Herztod ist, ob sich auf Grund der Befunde der Tod zwangsläufig in dem gegebenen Zeitpunkt erklären läßt. Dies wird gewöhnlich dann der Fall sein, wenn der Befund das Versagen des Herzens erklären kann (z. B. Herzruptur, schwere Infarkte, Thrombose in den Hauptstämmen der Herzkranzschlagadern, allgemeine Erkrankungen des Herzmuskels); oft ist aber in Fällen von stenosierender Coronarsklerose trotz Schwielenbezirken im Herzmuskel die Frage, warum es gerade in diesem Zeitpunkt zum tödlichen Kreislaufzusammenbruch gekommen ist, nicht bestimmt zu beantworten. Der beachtliche Prozentsatz von rund 14 bis 15% erfolgreicher Wiederbelebungen bei plötzlichen Kreislaufzusammenbrüchen an internen Kliniken (Csapo, 1969; Halhuber, 1969) zeigt, daß es sich sehr häufig nur um funktionelle Störungen gehandelt hat.

Die vornehmste Aufgabe des Gutachters ist die sorgfältige Ausarbeitung der Befunde und ihre Dokumentation, damit diese jederzeit überprüfbar sind. Bei der morphologischen Untersuchung wird man ein besonderes Augenmerk auf den

Grad der Stenose an den Herzkranzschlagadern sowie auf die Veränderungen im Herzmuskel und ihren Sitz zu richten haben.

Das histologische Bild an einer Coronarthrombose erlaubt, wie Herr Doerr eben gezeigt hat, Schlüsse über ihr Alter (Krauland, 1963). Nach einer eigenen, noch nicht veröffentlichten Untersuchung wurden bei der Altersklasse 20 bis 39 in rund 1,9% kleine wandständige Thromben als Nebenbefund aufgedeckt; im übrigen ist die Coronarthrombose bei Unfalltoten (darunter 47,5 Brustwandtraumen) eher seltener als in einem allgemeinen Sektionsgut (Krauland, 1968). Bei der Häufigkeit von schweren atherosklerotischen Coronarveränderungen mit und ohne Thrombose wird man daher mit einem zufälligen Zusammentreffen mit einem Unfallgeschehen zu rechnen haben; der histochemische Eisennachweis im Randgebiet einer Intimablutung kann dabei beweisen, daß die Blutung schon vor einem Unfall vorhanden war.

Erst wenn alle Befunde zu überblicken sind und die Umstände dargelegt sind, wird man sich der Frage des ursächlichen Zusammenhanges zuwenden können. Es handelt sich dabei um einen „schwer bestimmbaren Rechtsbegriff" (Pesch, 1958), bei dem zunächst zu prüfen ist, ob die erwiesene äußere Einwirkung eine aus dem Kausalablauf nicht hinwegzudenkende Bedingung für den Erfolg gewesen ist. Die Erforschung dieser „Condicio sine qua non" im medizinischen Bereiche ist ohne Mitwirkung von Sachverständigen meist nicht möglich. Ein besonderes Problem ist dabei, daß aus einem morphologischen Befunde exakte Angaben über das Werden einer Veränderung nur sehr schwer abzuleiten sind. Es geht besonders bei den Herz-Kreislaufversagen um die Frage der Condicio movens, mit anderen Worten darum, ob der Endzustand nicht etwa nur infolge der inneren Dynamik der Krankheit erreicht wurde.

Hallermann (1939) hat in diesem Zusammenhang von der Versagensbereitschaft des Herzens gesprochen und Schoenmackers (1950) hat in einer didaktisch interessanten Studie leicht verständlich gemacht, wie durch Anhebung des Belastungsniveaus infolge krankhafter Veränderungen der Abstand zur Belastungsgrenze im Einzelfall immer enger wird, so daß letztlich die Katastrophe durch eine beliebige Belastung des täglichen Lebens ausgelöst werden kann. Diese Überlegungen sind wertvoll, sie sollen den Bewertungsmaßstab des Gutachters klar erkennbar und dem Juristen die Grenzen der medizinischen Erfahrung deutlich machen. Wie die medizinischen Feststellungen endgültig einzuordnen sind, welche Korrektive je nach Rechtsgebiet (Strafrecht, Zivilrecht, Versicherungsrecht) anzuwenden sind und wie die Voraussehbarkeit des Schadens im Einzelfall einzustufen ist, das ist nicht mehr Aufgabe des Mediziners, sondern des Juristen. Dem Richter schreibt § 78 StPO sogar vor, den Sachverständigen durch entsprechende Fragen zu leiten, soweit ihm dies erforderlich scheint.

Aus der Häufigkeit des plötzlichen Herztodes ergibt sich zwangsläufig die große Bedeutung für viele forensisch-medizinische Grenzfragen. Der erste, der von diesen Problemen berührt wird, ist gewöhnlich der Praktiker, der ja auch zumeist die Todesbescheinigung ausstellt; deshalb ist für ihn die richtige Einschätzung des gesamten Sachverhaltes so wichtig. Robert N. Braun, der Verfasser eines Lehrbuches der ärztlichen Allgemeinpraxis, erörtert darin auch das diagnostische Problem des Todes. Resignierend stellt er fest, daß die Patienten statistisch an dem sterben, was der behandelnde Arzt für wahrscheinlich hält; aber auch für den Pathologen gäbe es bei der Aufklärung von Todesfällen ein Berufsrisiko. Seinem abschließenden Rat an den Praktiker, Todesfälle ebenso zurückhaltend zu beurteilen, wie die alltäglichen Beratungsergebnisse, kann man voll zustimmen; denn die richtige Diagnose und die richtige Einstufung eines Sterbefalles ergibt sich oft erst nachträglich nach mühevollen und zeitraubenden Untersuchungen.

Literatur

Behrendt, R.: Inaug.-Diss., Heidelberg 1966. — Boltz, W.: Beitr. gerichtl. Med. XX, 6 (1955); — XXI, 221 (1961). — Borris, W.: Z. ärztl. Fortbild. 46, 471 (1952). — Braun, R. N.: Lehrbuch der ärztlichen Allgemeinpraxis. München-Berlin-Wien: Urban u. Schwarzenberg 1970. — Carnier, S.: Beitr. gerichtl. Med. XXIV, 147 (1968). — Cattabeni, C. M., Gilli, R.: Minerva med.-leg. 87, 58, 179 (1967). — Csapo, G.: Anaesthesist 18, 155 (1969). — Dotzauer, G.: Hefte Unfallheilk. 75, 23 (1962). — Dotzauer, G., Hirschmann, J.: Verkehrstüchtigkeit und Langzeittherapie. Stuttgart-New York: F. K. Schattauer Verlag 1971. — Halhuber, M. J.: Beitr. gerichtl. Med. XXVI, 28 (1969). — Hallermann, W.: Der plötzliche Herztod bei Kranzgefäßerkrankungen. Stuttgart: Enke 1939; — Dtsch. Z. ges. gerichtl. Med. 34, 155 (1941); — Dtsch. Z. ges. gerichtl. Med. 62, 74 (1968). — Händel, K.: Dtsch. Z. ges. gerichtl. Med. 62, 80 (1968). — Hochrein, M., Schleicher, I.: Münch. med. Wschr. 110, 2577 (1968). — Holzer, F.: Mitt. öst. Sanit.-Verwalt. 59, 3 (1958). — Hübner, O., Güthert, H.: Virchows Arch. path. Anat. 312, 421 (1944). — Jokl, E., McClellan, J. T.: Exercise and cardiac death. Baltimore-London-Tokyo: University Park Press 1971. — Koch, R.: Münch. med. Wschr. 97, 1314 (1955). — Kohlhaas, M.: Dtsch. med. Wschr. 90, 407 (1965); 94, 2570 (1969). — Kolisko, A.: Plötzlicher Tod aus natürlicher Ursache, S. 984. Wien-Leipzig: Verlag W. Braumüller 1913. — Krauland, W.: Dtsch. Z. ges. gerichtl. Med. 43, 102 (1954); 54, 384 (1963); — Hefte Unfallheilk. 94, 226 (1968); — Z. Rechtsmedizin 69, 1 (1971). — Luke, L., Helpern, M.: Arch. Path. 85, 10 (1968). — Master, A. M., Dack, S., Jaffe, H. L.: Arch. intern. Med. 64, 767 (1939). — Mueller, B.: Hefte Unfallheilk. 52, 16 (1955); — Dtsch. Z. ges. gerichtl. Med. 62, 65 (1968). — Naeve, W.: Z. Rechtsmedizin 68, 27 (1971). — Paltauf, A.: Wien. klin. Wschr. 9, 172 (1890). — Patscheider, H.: Dtsch. Z. ges. gerichtl. Med. 62, 169 (1968). — Pesch: NJW 29, 1074 (1958); 45, 1808 (1958). — Raestrup, O.: Lebensvers. Med. 13, 8 (1961). — Schleyer, F.: Med. Klin. 60, 1225 (1965); — Dtsch. Z. ges. gerichtl. Med. 62, 55 (1968). — Schlomka, G.: Ergebn. inn. Med. 47, 1 (1934). — Schoenmackers, J.: Med. Klin. 25/26, 790 (1950).

Plötzlicher Herztod

Mechanismen und Ätiologie

EFFERT, S. (Abt. Innere Medizin I, Med. Fakultät Techn. Hochschule Aachen)

Referat

Im Jahre 1889 hat der Schotte Williams, gestützt auf sorgfältige Tierexperimente, als erster die These vertreten, daß der plötzliche Herztod des Menschen in der Mehrzahl durch Kammerflimmern bedingt werde.

Unter den verschiedenen Definitionen unseres heutigen Generalthemas, die Herr Doerr bereits erläutert hat, wird dann auch das Heringsche Konzept vom Sekundenherztod dem von mir zu behandelnden Teilaspekt am besten gerecht. Mit der Holzmannschen Definition des „plötzlichen Ausfalls einer hämodynamisch wirksamen motorischen Leistung des Herzens" ist der Schock, bei dem sich das klinische Bild zwar schnell aber nicht plötzlich entwickelt, ebenso abgegrenzt wie die Synkope mit vorübergehender, reversibler, cerebraler Ischämie.

Die Holzmannsche Definition führt weiter zu einer zweckmäßigen Unterteilung des hämodynamischen Herzstillstandes in drei Formen:

1. Die adyname oder Lähmungsform mit Stillstand des ganzen Herzens oder nur der Kammern bzw. extremer Kammerbradykardie ($< 24/\text{min}$).
2. Kammerflattern und -flimmern und schließlich
3. Mischformen, die häufiger sind, als gemeinhin bekannt.

Asystolie wie Kammerflimmern können als typische Funktionsäußerungen des sterbenden Herzens den Tod herbeiführen. Es ist zweckmäßig hier von einem sekundären Herzstillstand als Folge einer primären schweren Herzfunktionsstörung zu sprechen. Er kann in der Regel nicht mehr behoben werden.

Anders beim primären Herzstillstand, „dem Selbstmord" des Herzens, der in der Regel unerwartet eintritt und der mit den heutigen Methoden zu beheben ist, wenn es nur möglich ist, die kritische Zeitspanne von etwa 4 bis 5 min einzuhalten.

Wir verzeichnen auf der Herzstation eine Herzstillstandsrate von insgesamt 21,5%, von denen 6,5% rezidivierend aufgetreten sind. Bei den primären Formen dominiert das Kammerflimmern mit 9%, in 3% der Fälle rezidivierend. Die Asystolie ist mit 2% weit seltener. Die Mischform Asystolie und Flimmern folgt unmittelbar mit 1,7%.

Die Ursachen für einen plötzlichen Herzstillstand durch Kammerflimmern sind:
1. Frischer Herzinfarkt. Akute Coronarinsuffizienz.
2. Myokarditis. Schwere Myokarderkrankungen.
3. Medikamentös bedingt, z. B. Chinidin, Procainamid.
4. Bei Bradykardien.
5. Durch Elektrostimulation.
6. Seltene Ursachen: Comotio cordis, Stromunfälle.
7. Sog. essentielle Form.

Tabelle 1. *Herzstillstand (n = 131) bei Herzinfarkt*

Ursache	Gesamt	%	Wiederbelebung versucht	%	Erfolg (Überlebende)	%
Primäres Kammerflimmern, -flattern	54	41	52	96	28	52
Schock, Herzversagen	72	55	25	35	0	0
Asystolie und Bradykardie (< 24/min)	5	4	4	80	3	60
Gesamt	131	100	81	62	31	24

Beim Herzinfarkt verzeichnen wir das primäre Kammerflimmern in 41% der Kreislaufstillstände überhaupt. Es tritt in 11,6% der Infarktfälle auf. Aber diese Rate ist wohl weitgehend vom Aufnahmezeitpunkt in der Klinik bestimmt. Es ist anzunehmen, daß 35 bis 70% der Patienten mit Herzinfarkt dem plötzlichen Herztod erliegen, bevor sie ins Krankenhaus eingeliefert sind.

Für die Myokarditis hat Schölmerich vor Jahresfrist an dieser Stelle die Häufigkeit des plötzlichen Herzstillstandes mit 27% angegeben.

Sichere Zahlen, wie häufig Medikamente zum Kammerflimmern führen, sind nicht bekannt. Den Antiarrhythmika dürfte die Hauptbedeutung zukommen. Sie können alle auch arrhythmogen wirken. Wir verzeichnen auf 41 mit Chinidin behandelte Patienten insgesamt vier elektrokardiographisch gesicherte Fälle mit Kammerflimmern. Dabei ist herauszustellen, daß Chinidindosen von 2 g täglich nicht überschritten wurden.

Vom Alupent ist die Extrasystolietendenz unter Umständen bis zum Kammerflimmern gesteigert bekannt. Wir verfügen ferner über eine elektrokardiographisch verifizierte Beobachtung einer Asystolie durch i.v. Injektion von Isoptin. Bezüglich der Einzelheiten zum Problem des Herzstillstandes durch Mediakmente verweise ich auf die gemeinsame Untersuchung mit Bleifeld u. Merx aus dem Vorjahre.

Hochgradige Bradykardien gleich durch welchen Mechanismus tendieren zum Kammerflimmern. Ich komme später hierauf noch zurück.

Die heute viel verwandten elektrischen Therapieverfahren sind grundsätzlich mit dem Odium der Auslösung von Kammerflimmern behaftet. Im Zeitalter der intrakardialen Untersuchungs- und Therapieverfahren ist besonders hinzuweisen auf die Möglichkeit, durch Spannungen im Millivoltbereich, die z. B. durch eine schadhafte oder ungenügende Erdung der benutzten Geräte ans Herz gelangen können, Kammerflimmern auszulösen. Ich verweise auf die einschlägige aktuelle Darstellung von Osypka.

Das Adjektiv „essentiell" für die letzte Gruppe umschreibt unser Nichtwissen. Wir verfügen im eigenen Krankengut über sechs Fälle, bei denen es nicht gelungen ist, die Ursache des Kammerflimmern zu ermitteln. Bei einer 47 Jahre alten Patientin sind in einem Zeitraum von 17 Monaten insgesamt 70 Anfälle mit Kammerflimmern registriert worden. 55 endeten spontan, 15 wurden elektrisch unterbrochen. Wir glauben, daß solche Fälle häufiger sind, als — aus naheliegenden Gründen — bis heute bekannt.

Was die Frage angeht, nach welcher Zeitspanne ein Kammerflimmern noch sistieren kann, so verfügen wir über die lückenlose Registrierung bei einem 84 Jahre alten Patienten mit Kammerflimmern, das nach $2^1/_2$ min noch spontan endete. Wir hatten den Patienten wegen seines Gesamtzustandes mit Erblindung

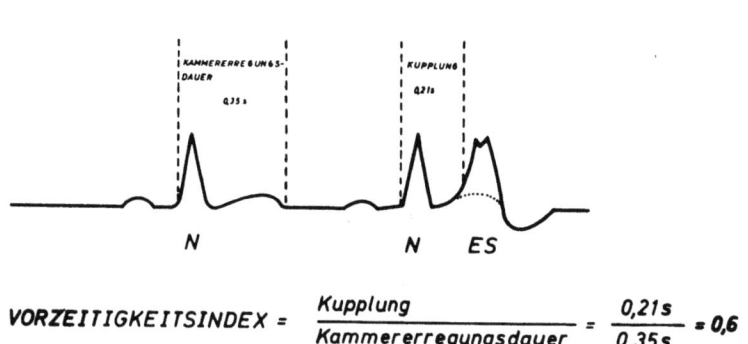

Abb. 1. Bestimmung des Vorzeitigkeitsindex als Quotient aus Kupplung und Kammererregungsdauer

nicht elektrisch defibrilliert. Er lebt heute, rund ein Jahr später, in einem Altersheim.

Den Mechanismen unter klinischen Aspekten sind wir zunächst mit Büchner an der I. Medizinischen Klinik der Universität Düsseldorf und später in Aachen mit Bleifeld u. Merx im einzelnen nachgegangen. Summarisch sind zwei Gesichtspunkte herauszustellen:

1. Die Bedeutung des Einfallszeitpunktes ventrikulärer Extrasystolen.
2. Die Bedeutung von Extrasystolen, die in Ketten auftreten.

Der Einfallszeitpunkt läßt sich zahlenmäßig mit dem sog. Vorzeitigkeitsindex (Abb. 1) erfassen, der das Kupplungsintervall zur QT-Dauer in Beziehung setzt und damit zum Ausdruck bringt, ob eine Extrasystolie hinter der T-Welle des vorangehenden Normalschlages einfällt. Dann ist der Vorzeitigkeitsindex größer als 1. Bei Werten kleiner als 1 liegt ein R-auf-T-Phänomen vor. Werte unter 0,7 bedeuten, daß eine Extrasystole in die vulnerable Phase des vorangehenden Normalschlages eingefallen ist, denn die Phase besonders der Vulnerabilität ist in den ansteigenden Schenkel der T-Welle bis zum T-Wellengipfel zu lokalisieren.

Es lassen sich mehrere Auslösephänomene unterscheiden:
1. Fällt eine Extrasystole in den ansteigenden Schenkel der T-Welle, also mit einem Vorzeitigkeitsindex unter 0,7 ein, so kann sie unmittelbar Kammerflimmern auslösen.

2. Es fallen ventrikuläre Extrasystolen mit einem Vorzeitigkeitsindex unter 1 einzeln oder in Bigeminusform ein und haben zunächst keinen fibrillierenden Effekt. Dann nimmt die Extrasystolenzahl zu. Die Kupplungen werden kontinuierlich kürzer, die Indices also kleiner. Die Salve geht in Kammerflattern, manchmal in Flimmern über.

3. Beim dritten Typ fällt die zweite Extrasystole in den ST-T-Abschnitt der ersten ein. Eine Indexbestimmung ist hier nicht möglich, weil das Ende der T-Welle überlagert ist.

4. Schließlich kann Kammerflimmern auch mit einer Extrasystole beginnen, die jenseits der vulnerablen Phase einfällt.

5. Auch der unmittelbare Beginn von Kammerflimmern ohne Extrasystole kommt vor. Es ist aber herauszustellen, daß in unserem Material 76% der Flimmerphasen mit einem R-auf-T-Phänomen begannen. Es fehlte in 24% der Fälle.

Für die Überwachung auf Intensivstationen lassen sich diese Erkenntnisse nutzbar machen. Der Vorzeitigkeitsindex kann kontinuierlich mit Hilfe eines einfachen analogen Rechenelementes digital angezeigt werden. Extrasystolenhäufigkeit und kritische Indexwerte lassen sich ferner mit Hilfe von Zählern und Linienschreibern registrieren. Solche Stabdiagramme eignen sich nicht zuletzt auch zur Beurteilung von Therapiemaßnahmen.

Welche praktische Bedeutung haben diese Auslösephänomene? Beim Herzinfarkt liegen sie auf der Hand. Allgemein häufen sich die malignen Arrhythmien, speziell mit Kammertachykardie, die in Flimmern oder Flattern übergehen auf den Herzstationen. Im internationalen Schrifttum wird das Gebiet derzeit eingehend diskutiert.

Der eigentlich erregende Aspekt ist wohl die Möglichkeit des plötzlichen Todes durch eine Arrhythmie ohne Infarkt. Wie häufig ein solches Ereignis ist, also beispielsweise der Einfall einer fibrillierenden Extrasystole, ist keineswegs ermittelt. Die Zahl der Mitteilung über solche Fälle, die elektrokardiographisch verifiziert sind, ist jedenfalls im Steigen begriffen.

Ich komme zu den Asystolien und extremen Bradykardien und kann in diesem Rahmen auf die pankardiale Form, also Stillstand sowohl der Vorhöfe als auch der Kammern nicht näher eingehen. Ich verweise auf die repräsentative Darstellung durch Holzmann. Auch das sog. hypersensitive Carotis-Sinussyndrom kann nicht näher erörtert werden, was um so leichter fällt, als die nach wie vor grundlegende Arbeit von Franke vorliegt.

Langsame Rhythmen, gleich durch welchen Mechanismus prädisponieren zu ektopischen Schlägen und Vorhof- oder Ventrikelarrhythmien, weil sie die Dispersion der Refraktärzonen im Myokard verstärken und die Leistungsgeschwindigkeit senken. Hierdurch werden Kreisbewegungen, sog. Reentry-Phänomene begünstigt. Schließlich sinkt bei Bradykardie die Flimmerschwelle.

Beim Herzinfarkt, insbesondere beim Hinterwandinfarkt (Abb. 2) sieht man solche pankardialen Bradykardien um so häufiger, je früher die Patienten aufgenommen werden. Die Atropininjektion ist bekanntlich das Medikament der Wahl bei diesen Zuständen.

Die praktisch größte Bedeutung kommt den Überleitungsstörungen im Rahmen der bradykarden Form des plötzlichen Herzstillstandes zu. Hier hat sich in den letzten Jahren durch detaillierte anatomische Untersuchungen einerseits und durch die direkte Ableitung der Aktionspotentiale der Hisschen Brücke andererseits eine Wandlung der Auffassungen dahingehend eingestellt, daß die Häufigkeit der Blockierung im Bereich des Engpasses der Hisschen Brücke zurücktritt gegenüber dem doppelseitigen Schenkelblock. Als typisches Beispiel (Abb. 3) das EKG einer Patientin, die jahrelang wegen Epilepsie behandelt worden war. Es lag ein Linksschenkelblock vor. Plötzlich stehen — bei der kontinuierlichen Registrierung mit dem Magnetband ermittelt — die Kammern still. Offensichtlich setzt die Leitung auch im rechten Schenkel aus. Es entsteht ein Herzstillstand durch doppelseitigen Schenkelblock.

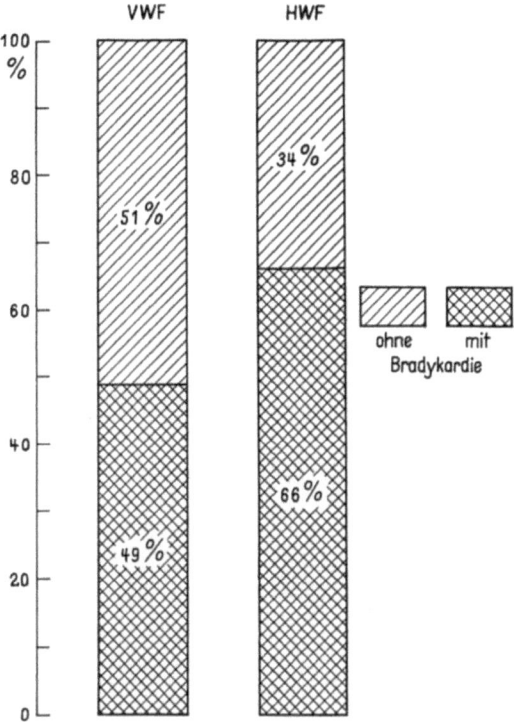

Abb. 2. Bradykardie in den 1. Std nach Herzinfarkt in Abhängigkeit von der Infarktlokalisation. *VWF* Vorderwandinfarkt, *HWF* Hinterwandinfarkt

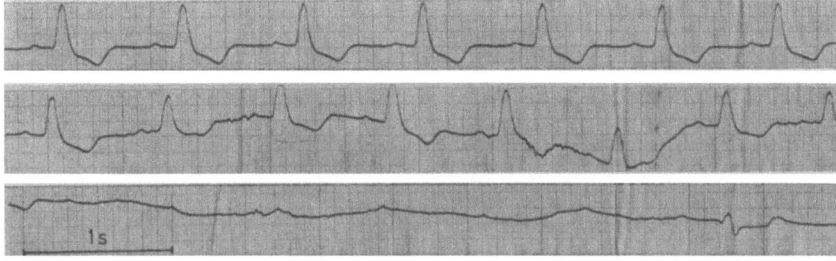

Abb. 3. Herzstillstand bei Linksschenkelblock (durch doppelseitigen Schenkelblock). Die Asystolie wird erst durch kontinuierliche Registrierung mittels Bandspeicher als Ursache von Synkopen ermittelt

Von praktischer Wichtigkeit ist ferner die Erkenntnis, daß distinktive elektrokardiographische Bilder entstehen, wenn die beiden Äste des linken Tawaraschen Schenkels (Abb. 4) der linke vordere obere bzw. der linke hintere untere Ast unterbrochen werden.

Dabei ist der linke anteriore Hemiblock charakterisiert durch den sog. überdrehten Linkstyp; der linke posteriore Hemiblock umgekehrt durch einen überdrehten Rechtstyp: Die Erregungsfronten ziehen auf myokardialen Wegen statt durch das Leitungssystem in die betreffenden Myokardabschnitte. Hieraus resultieren die genannten Vektorabdrehungen. Daß der überdrehte Rechtstyp auch durch andere Ursachen, z. B. durch Rechtshypertrophie bedingt sein kann, gehört zur Propädeutik und braucht hier nicht näher ausgeführt zu werden.

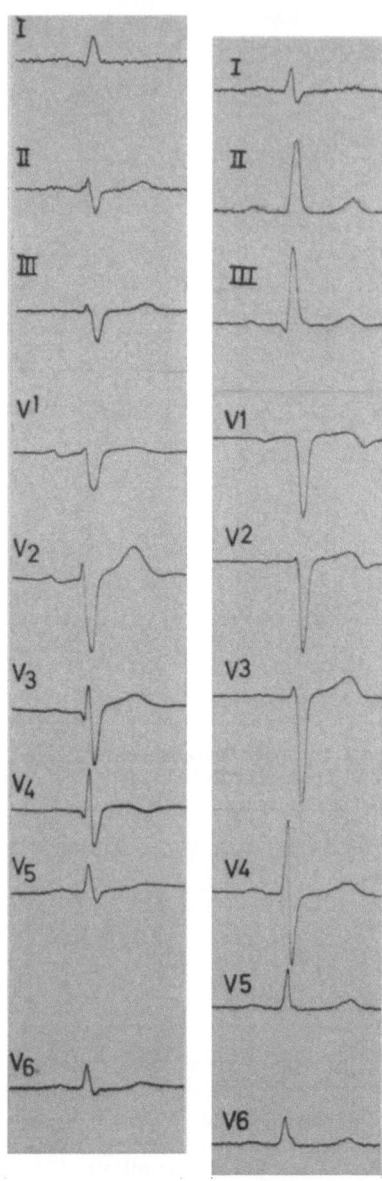

Abb. 4. Linker anteriorer und linker posteriorer Hemiblock. Die Astblockierung führt zur Abdrehung des größten QRS-Vektors ($-35°$ nach links oben bzw. rechts unten ($+110°$)

Der rechtsseitige Schenkelblock mit gleichzeitiger Blockade des linken vorderen Astes ist differenzierbar an dem typischen Rechtsschenkelblockbild mit überdrehtem Linkstyp in den Gliedmaßenableitungen. Die Kombination Rechtsschenkelblock und linker posteriorer Hemiblock an dem Rechtsschenkelblock mit überdrehtem Rechtstyp.

Sie sehen in der nächsten Bildfolge (Abb. 5 A u. B) die kontinuierliche Entwicklung eines doppelseitigen Schenkelblocks bis zum Herzstillstand: Zunächst Verlängerung des PQ-Intervalls, also Leitungsverlangsamung im Bereich des Überleitungssystems oder der Schenkel. Dann fällt der rechte Tawara-Schenkel aus: Rechtsschenkelblock im EKG; dann der linke anteriore Schenkel zusätzlich und schließlich stehen die Kammern durch doppelseitigen Schenkelblock temporär

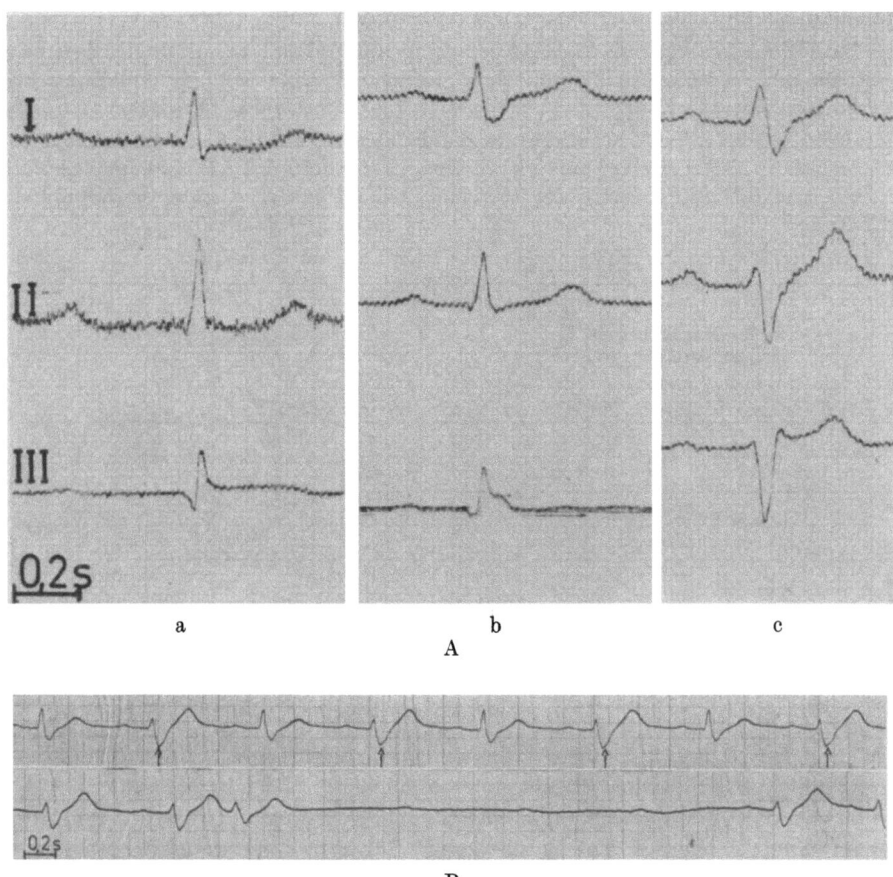

Abb. 5A u. B. Entwicklung eines doppelseitigen Schenkelblockbildes bis zum Herzstillstand. A: a Verlängerung des PQ-Intervalls auf 0,4 sec. b Rechtsschenkelblock. c Rechtsschenkelblock und linker anteriorer Hemiblock. B Asystolie durch doppelseitigen Schenkelblock. Auf dem oberen Kurvenstück alternierender linksseitiger anteriorer Hemiblock bei permanentem Rechtsschenkelblock

still, nachdem in dem vorangegangenen Streifen ein 2:1-Block des linken anterioren Astes festgestellt worden war.

So lange die Überleitung in Gang ist, ergibt sich also — und das ist das Prinzipielle — aus der Analyse des Kammerteils, in welchen Zustand sich das intraventrikuläre Leitungssystem befindet, wie akut die Bedrohung durch eine Asystolie der Kammern infolge eines doppelseitigen Schenkelblocks ist. Eine eigene Untersuchung mit Fleischmann u. Bleifeld bei 100 Patienten, bei denen nachfolgend ein Adam-Stokes-Syndrom auftrat, zeigte (Abb. 6), daß nur in 24,5% der Fälle die intraventrikuläre Leitung in Ordnung war. Es dominiert mit 31% die Kombination

Rechtsschenkelblock und linker anteriorer Hemiblock: Es ist also nur noch der linke hintere Ast leitfähig. Man wird sich bei solchen kombinierten intraventrikulären Leitungsstörungen natürlich besonders leicht für die Schrittmacherimplantation entscheiden können.

Bemerkenswert ist, daß Tawara bereits im Jahre 1906 auf die Aufspaltung des linken Tawaraschen Schenkels in zwei Hauptäste aufmerksam gemacht hat.

Neuerdings kann die Differenzierung durch die technisch einfache His-Bündel-Elektrographie noch grundsätzlich vertieft werden.

Mit Hilfe eines Vielpolkatheters gelingt es, die Aktionspotentiale des Leitungssystems intrakardial abzuleiten. Man erhält mit einer solchen Ableitung drei charakteristische Gruppen (Abb. 7): Die Gruppe der Vorhöfe, A-Potential, die der Hisschen Brücke, H-Potential und die der Kammern, V-Potential. Es ergeben sich als Zeitintervall für die Leitung durch den AV-Knoten die AH-Zeit und als Zeitspanne von der Aktivierung der Hisschen Brücke bis zu der der Kammern die HV-Zeit.

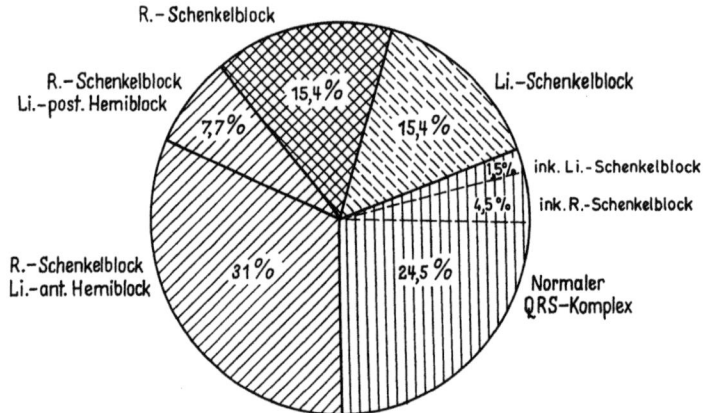

Abb. 6. Form der QRS-Gruppen bei Patienten mit Adams-Stokes-Syndrom vor Auftreten des totalen AV-Blocks

Folgende prinzipielle Erkenntnisse sind mit dieser Methode gewonnen worden:

1. Die PQ-Verlängerung ohne Schenkelblock bedeutet Leitungsverzögerung im AV-Knoten. Die AH-Zeit ist verlängert. Die intraventrikuläre Leitung ist in Ordnung.

2. AV-Block II. Grades, Typ 1, also mit Wenkebachschen Perioden: Die Leitungsverlangsamung erfolgt entweder im AV-Knoten, dann ist die AH-Zeit verlängert oder in den Schenkeln mit Verlängerung der HV-Zeit.

3. AV-Block II. Grades, Typ 2 (Mobitz-Block): Die Leitungsstörung sitzt infranodal. Die HV-Zeit ist verlängert.

4. PQ-Verlängerung und Schenkelblock: Leitungsverzögerung im AV-Knoten oder im anderen Schenkel: AH- oder HV-Zeit verlängert.

5. Schenkelblock ohne PQ-Verlängerung: Die Leitungsverhältnisse im anderen Schenkel sind nur an der HV-Zeit zu beurteilen, die verlängert sein kann. Dann droht der doppelseitige Schenkelblock.

Die wissenschaftliche Entwicklung auf dem von mir zu behandelnden Gebiet vollzieht sich weltweit mit beschleunigtem Tempo und auf teilweise parallelen Bahnen, so daß die Übersicht als etwa repräsentativ für den gegenwärtigen Stand ohne die Möglichkeiten des Einzelzitats zu betrachten ist.

Ich resümiere in sieben Thesen:

1. Der plötzliche Herztod sensu strictori tritt als in der Regel unerwartetes Ereignis in Form des Sekundenherztodes durch Kammerflimmern oder durch Asystolie ein.

2. Ätiologisch dominiert der Herzinfarkt bzw. die schwere Coronarinsuffizienz.

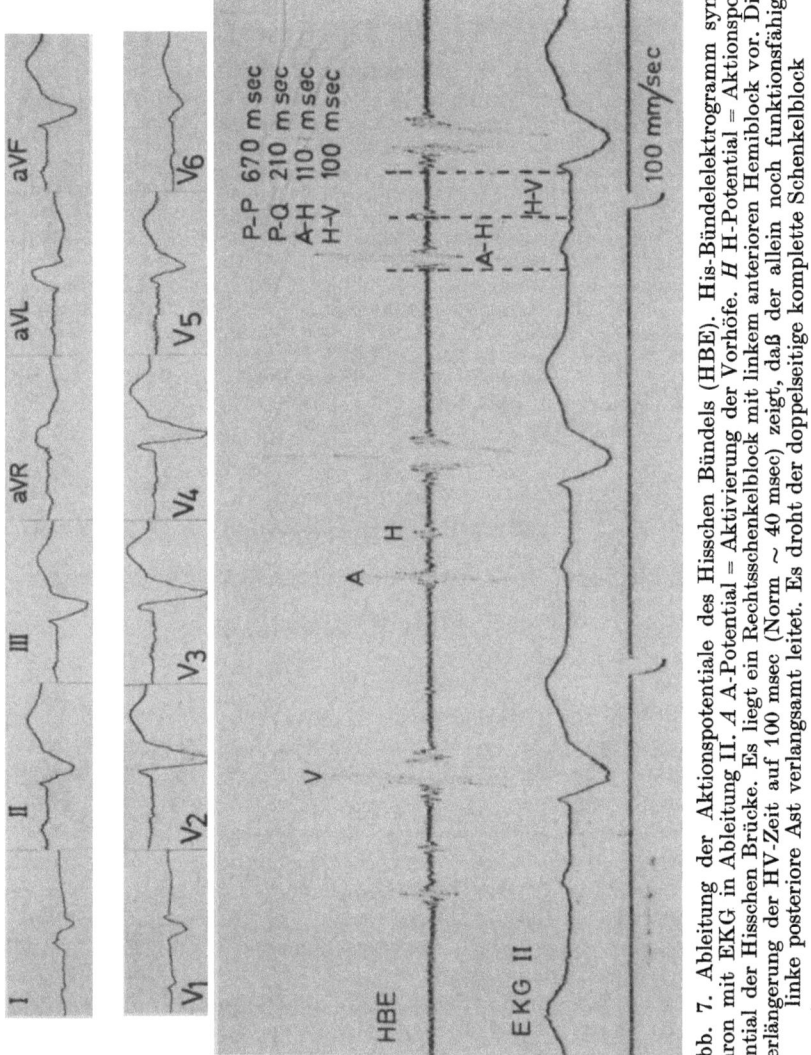

Abb. 7. Ableitung der Aktionspotentiale des Hisschen Bündels (HBE). His-Bündelelektrogramm synchron mit EKG in Ableitung II. *A* A-Potential = Aktivierung der Vorhöfe. *H* H-Potential = Aktionspotential der Hisschen Brücke. Es liegt ein Rechtsschenkelblock mit linkem anterioren Hemiblock vor. Die Verlängerung der HV-Zeit auf 100 msec (Norm ~ 40 msec) zeigt, daß der allein noch funktionsfähige linke posteriore Ast verlangsamt leitet. Es droht der doppelseitige komplette Schenkelblock

3. Die mögliche Auslösung durch Medikamente hat besondere praktische Konsequenz.

4. In der Ära elektrischer Therapieverfahren kommt elektrischen Unfällen im Krankenhaus neue Bedeutung zu.

5. Essentielles Kammerflimmern ist häufiger, als bis heute angenommen. Erst mit Hilfe portabler Registrierer oder mit telemetrischen Verfahren wird sich ermitteln lassen, wie häufig der plötzliche Herztod durch eine Arrhythmie ohne Infarkt ist.

6. Pathologisch-anatomisch, klinisch und mit Hilfe der His-Bündelelektrographie sind die Überleitungs- und intraventrikulären Leitungsstörungen einem neuen Verständnis zugeführt worden mit dem praktischen Ergebnis einer Verbesserung der Differentialtherapie.

7. Die Ermittlung der Auslösephänomene verbessert zum einen das sog. Monitoring. Aber vielleicht erlaubt sie auch in Zukunft die Selektion und die prophylaktische Behandlung derjenigen Patienten, denen die Katastrophe droht, ohne daß sie selbst und ihre Ärzte es ahnen.

Literatur

Berkowitz, W. D., Lau, S. H., Patton, R. D., Rosen, K. M., Damato, A. N.: Amer. Heart J. **81**, 340 (1971). — Bleifeld, W., Effert, S., Merx, W.: Verh. dtsch. Ges. inn. Med. **74**, 973 (1968). — Bleifeld, W., Merx, W., Effert, S.: Dtsch. med. Wschr. **96**, 671 (1971). — Büchner, M., Effert, S.: Z. Kreisl.-Forsch. **57**, 18 (1968); . Dtsch. med. Wschr. **92**, 2097 (1967). — Camarata, S. J., Weil, M. H., Hanashiwo, P. K., Shubin, H.: Circulation **44**, 688 (1971). — Ertel, M., Freund, J.-C., Daudin, M., Besancon, F.: Ann. Méd. intern. **122**, 1133 (1971). — Franke, H.: Arch. Kreisl.-Forsch. **15**, 198 (1949). — Kelly, D. T., Brodsky, S. J., Mirowski, M., Krovetz, L. J., Rowe, R. D.: Circulation **45**, 277 (1972). — Narula, O. S.: Circulation 44, 688 (1971). — Ronganathan, M., Dhurandrar, R., Phillips, J. H., Wigle, E. D.: Circulation **45**, 282 (1972). — Rosen, K. M., Rahimtoola, Qhuquimia, R., Loeb, H. S., Gunnar, R. M.: Circulation **43**, 533 (1971). — Rosen, K. M., Metha, A., Rahimtoola, Sh. H., Miller, R. A.: Circulation **44**, 833 (1971). — Rosen, K. M., Loeb, H. S., Gunnar, R. M., Rahimtoola, Sh. H.: Circulation **44**, 1111 (1971). — Schölmerich, P.: Verh. dtsch. Ges. inn. Med. **77**, 335 (1971). — Mac William, J. A.: Brit. med. J. **1889 I**, 6.

Plötzlicher Herztod

Klinisches Bild unter Berücksichtigung katamnestischer Erhebungen

LOOGEN, F. (I. Med. Klinik B, Universität Düsseldorf)

Referat

Der akute Herztod, d. h. der unerwartete natürliche Herztod, ist keine Entdeckung des 20. Jahrhunderts. Im Jahre der Olympischen Spiele in München liegt es nahe, des ersten Marathonläufers zu gedenken, der nach Überbringung der Siegesnachricht der Schlacht bei Marathon auf der Agora in Athen tot zusammengebrochen sein soll. Ob jener Siegesbote an einer Herzerkrankung verstorben ist, ob körperliche Anstrengung oder psychische Erregung und Freude letztlich seinen Tod herbeiführten, darauf gibt die Medizingeschichte keine Antwort. Das dramatische Ereignis des akuten Herztodes hat auch in den späteren Jahrhunderten die Menschen immer wieder besonders deshalb beschäftigt, weil der Tod oft aus scheinbar völliger Gesundheit eintrat.

Es ist noch nicht so lange her, daß sich die Medizin nicht mehr mit der Tatsache eines akuten Todes abfand, sondern versuchte, die Ursachen dieses Ereignisses aufzudecken, um es evtl. verhindern zu können. Diese Bemühungen sind nicht zuletzt durch die starke Zunahme des plötzlichen Herztodes in der zweiten Hälfte unseres Jahrhunderts verstärkt worden. Inwieweit diese Zunahme zumindest teilweise eine scheinbare und durch die größere Aufmerksamkeit der Ärzte durch voraufgegangene Veröffentlichungen bedingt ist, sei dahingestellt.

Um die Ursachen eines plötzlichen Herztodes aufzudecken, bieten sich zwei Möglichkeiten an:

1. Die pathologisch-anatomische Untersuchung und 2. die Rekonstruktion der Persönlichkeit in medizinischer, soziologischer, physischer und psychischer Hinsicht, d. h. die Erhebung der Katamnese. Möglichkeiten, Probleme und Grenzen

der Katamneseerhebung sollen im folgenden erörtert werden. Dazu ist es aber notwendig, kurz zu rekapitulieren, was wir an gesichertem Wissen über den akuten Herztod haben. Zunächst zur Definition:

Im Bericht einer Scientific Group der Welt-Gesundheits-Organisation wird der akute Herztod als ein nicht gewaltsamer Tod bezeichnet, der unerwartet innerhalb von 6 Std nach Auftreten von Symptomen eine anscheinend gesunde Person oder eine kranke Person im stationären oder gebesserten Zustand befällt [48]. Während von einigen Autoren die Latenz zwischen Symptomenbeginn und Eintritt des Todes auf höchstens eine Std begrenzt wird, geben andere als zeitliche Grenze 24 Std an [13, 18, 49, 28, 33].

Es ist nicht verwunderlich, daß durch diese stark variierenden Definitionen auch unterschiedliche Ergebnisse entstehen. So läßt in der Mehrzahl bei nicht akut verstorbenen Patienten das pathologisch-anatomische Substrat auf Verlauf der Erkrankung und somit auf die letztlich den Tod herbeiführenden Veränderungen schließen. In diesen Fällen kommt der Diagnose der Todesursache eine hohe Wahrscheinlichkeit zu. Bei den akut verstorbenen Patienten tritt in der Mehrzahl der Fälle der Tod innerhalb der 1. Std nach Auftreten von Symptomen ein [18, 13, 49]. Diese Latenz reicht meist weder zu einer klinischen Diagnosestellung noch zur Ausbildung von Veränderungen aus, die pathologisch-anatomisch eine sichere Todesursache postulieren lassen. Bei Anwendung der üblichen Routinetechnik kann ein Herzinfarkt meist erst etwa 6 Std nach Verschluß einer Coronararterie histologisch nachgewiesen werden [38, 48]. Bei den innerhalb der 1. Std verstorbenen Patienten kann also ein Herzinfarkt als Todesursache nur auf Grund ausgeprägter arteriosklerotischer Veränderungen der Coronararterien vermutet werden. Da aber bei diesen Patienten meist auch wegen des raschen Ablaufes des tödlichen Ereignisses keine klinischen Angaben vorliegen, kommt es in diesen Fällen der pathologisch-anatomischen Diagnose der Todesursache eine wesentlich geringere Wahrscheinlichkeit als bei langsam verstorbenen zu. Oft kann der pathologische Anatom nur feststellen, womit, aber nicht woran der Patient gestorben ist [11].

Die Unsicherheit in der Zuordnung der Todesursachen bei den akut verstorbenen Patienten muß sich naturgemäß auch auf die katamnestischen Erhebungen auswirken. Die unterschiedlichen Definitionen müssen sich besonders auswirken auf die große Gruppe von Verstorbenen, bei der eine Obduktion nicht stattfindet. Hier muß sich die Diagnose allein auf die Symptome vor dem Tod und die Katamnese stützen. Je kürzer das Intervall zwischen dem Auftreten von Symptomen und dem Eintritt des Todes ist, um so schwieriger wird dessen Deutung. Die diagnostischen Schwierigkeiten führen in der Praxis oft dazu, daß der ätiologisch ungeklärte akute Herztod auf eine coronare Herzerkrankung zurückgeführt wird. Grundsätzlich kann aber der akute Tod nicht nur kardiovasculär sein. Als weitere Ursachen kommen in Betracht: Cerebrovasculäre Erkrankungen, wie Massenblutungen oder arterieller Gefäßverschluß; respiratorische Erkrankungen, wie z. B. schwerer Asthmaanfall; gastrointestinale Erkrankungen, wie massive Blutungen, akute Pankreasnekrose; Erkrankungen des Urogenitalsystems, des Endokrineums (z. B. Phäochomocytom); fulminante Infektionskrankheiten oder hämatologische Erkrankungen [28, 34, 37, 44, 46].

Aus dem bisher Gesagten ergibt sich, daß in vielen Fällen die eine Möglichkeit zur Klärung des akuten Herztodes, die pathologisch-anatomische Untersuchung, nicht zum Ziele führt. Das bedeutet, daß in diesen Fällen für die Katamnese kein fester Bezugspunkt besteht. Die Katamnese ist deshalb auf andere Bezugspunkte angewiesen, wie sie sich z. B. aus dem gesicherten Zusammenhang zwischen akutem Herztod und Lebensalter ergeben. Die Abb. 1 zeigt die prozentuale Häufigkeit des akuten Herztodes bei Erwachsenen in Abhängigkeit vom Lebensalter [18, 13, 28]. Aus der Abbildung geht hervor, daß mit zunehmendem Lebensalter der akute Herztod häufiger wird. In der Abbildung ist ferner die prozentuale Häufigkeit von akuten Todesfällen bei Säuglingen angegeben. Da bei Säuglingen in fast 70% der Fälle die Ursache des akuten Todes nicht bestimmt werden kann

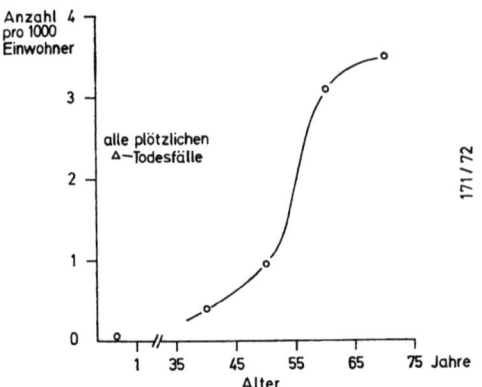

Abb. 1. Häufigkeit des plötzlichen Herztodes in verschiedenen Altersstufen (Hagstrom et al., 1971; Valdés-Dapena, 1967)

(Abb. 2) [46, 47], lassen sich für diese Altersgruppe keine sicheren Angaben über den akuten Herztod, sondern nur über den akuten Tod machen.

Bei den Erwachsenen stellen die kardiovasculären Erkrankungen bei weitem die häufigste Ursache des akuten Todes dar [34]. Mit zunehmendem Alter nimmt der Anteil der degenerativen Gefäßveränderungen nicht nur prozentual sondern auch absolut zu (Abb. 1 u. 2).

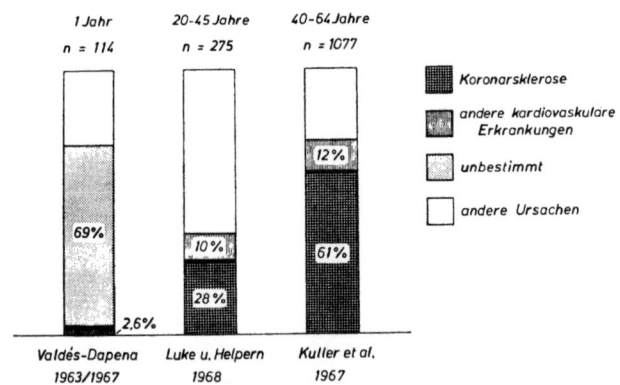

Abb. 2. Autopsiebefunde bei plötzlichem Tod in verschiedenen Altersstufen

Während bei den Erwachsenen kardiovasculäre Erkrankungen je nach dem Lebensalter in etwa 40 bis 70% der Fälle ursächlich für den unerwarteten natürlichen Tod verantwortlich sind, kann nach den Angaben von Valdes-Dapena bei Säuglingen nur in 2,6% eine kardiale Ursache für den akuten Tod nachgewiesen werden [45]. In rund 70% der Fälle konnte bei den Säuglingen weder klinisch noch pathologisch-anatomisch eine Ursache für den plötzlichen und unerwartet eingetretenen Tod festgestellt werden. Nach neueren und von James durchgeführten histologischen Untersuchungen des Myokards und des Erregungsleitungssystems könnte diese große Zahl ungeklärter akuter Todesfälle im Säuglingsalter möglicherweise auf Veränderungen am Erregungsleitungssystem zu beziehen sein. James [22] konnte in einer sehr sorgfältigen Studie bei 56 von 62 akut verstorbenen Säuglingen Veränderungen am AV-Knoten und am Hisschen Bündel nachweisen. Diese histologischen Veränderungen am Erregungsleitungssystem waren weder bei verstorbenen Frühgeborenen oder Feten noch bei akut verstorbenen älteren Kindern nachweisbar. Ob allerdings die beobachteten degenerativen Veränderungen am Erregungsleitungssystem von akut verstorbenen Säuglingen ursächlich für den Tod verantwortlich waren oder nur einen postmortal feststellbaren Nebenbefund darstellen, kann nicht mit Sicherheit entschieden werden. Die Veränderungen am Erregungsleitungssystem waren nämlich nicht nur bei Säuglingen vorhanden, die aus unbekannter Ursache verstorben waren, sondern auch bei denen, für deren Tod der pathologische Anatom eine andere Erklärung gefunden hatte.

Ein weiterer gesicherter Zusammenhang besteht zwischen der Geschlechtszugehörigkeit und dem akuten Herztod. So sind Frauen, speziell vor der Menopause, deutlich weniger gefährdet als Männer. Weniger gesichert, dafür medizinisch aber besonders einleuchtend ist der Zusammenhang zwischen Rhythmusstörungen und akutem Herztod [6, 9]. Nach unserem heutigen Wissensstand sind mit diesen drei Punkten, Alter, Geschlecht und Rhythmusstörungen, alle positiven Korrelationen

Tabelle 1. *Faktoren ohne gesicherten Zusammenhang zum plötzlichen Herztod*

Hochdruck:	Psychischer Stress
Diabetes:	Psychischer Stress
Hyperlipidämie:	Körperliche Inaktivität
Hyperurikämie:	Berufliche Tätigkeit
Nicotin:	Sozioökonomische Verhältnisse

mit dem akuten Herztod bereits genannt [6, 9, 19]. Größer ist die Liste der Faktoren, für die sich kein gesicherter Zusammenhang zum plötzlichen Herztod ergibt [7, 25, 43] (Tabelle 1). Dieser Befund mag Sie sehr überraschen, zumal es sich um die gleichen Faktoren handelt, die wir im allgemeinen ursächlich für die Entstehung einer coronaren Herzerkrankung verantwortlich machen. Er wird verständlich, wenn Sie berücksichtigen, daß es sich hier nicht darum handelt, aus der Gesamtbevölkerung die für eine Coronarerkrankung disponierten Personen herauszufinden, sondern daß es darum geht, durch katamnestische Erhebungen Konstellationen zu finden, die einen Coronarkranken als einen Kandidaten für einen plötzlichen Tod erkennen lassen; d. h., unser Vergleichskollektiv ist die Gruppe mit Coronarsklerose ohne plötzlichen Herztod.

Wenn bislang die genannten Faktoren für den plötzlichen Herztod keine gesicherte Korrelation ergeben haben, so gibt es dazu folgende Erklärungsmöglichkeiten:

1. Es besteht tatsächlich kein Zusammenhang.
2. Die bisher untersuchten Kollektive sind zu klein, um bestimmte Konstellationen zu zeigen.
3. Die katamnestischen Angaben entsprechen nicht den tatsächlichen Gegebenheiten.

Welcher dieser drei Faktoren für die fehlende Korrelation verantwortlich ist, oder ob die Punkte 2 und 3 zusammen eine Rolle spielen, ist vorläufig nicht zu entscheiden.

Eine Beantwortung dieser Fragen scheint mir nur möglich, wenn man den Versuch macht, an Hand eines katamnestischen Fragebogens überregional an einem sehr großen Kollektiv plötzlich Verstorbener alle Lebensumstände zu rekonstruieren. Da die Katamnese Zusammenhänge aufdecken soll, die bisher unbekannt sind, muß notwendigerweise ein katamnestischer Fragebogen erstellt werden, der auch scheinbar unwichtige Nebenumstände enthält (Tabelle 2). Dabei sollten zunächst außer Alter, Geschlecht und Stand des Patienten genaue Angaben über Ort, Zeitpunkt und klinische Erscheinungen bei Eintritt des unmittelbar zum Tode führenden Ereignisses gemacht werden. Ferner sollten die Be-

Tabelle 2. *Katamnestische Erhebungen bei plötzlichem Herztod*

Alter	Wann zuletzt gearbeitet
Geschlecht	In welcher Stellung
Stand	Wöchentliche Arbeitszeit
Ort und Zeitpunkt	Körperliche Aktivität
Beschäftigung, kurz vor	Besondere Lebensgewohnheiten
Psychische Verfassung	Nicotin
Physische Verfassung	Alkohol
Beruf	Sonstige Genußgifte

schäftigung, die psychische und physische Verfassung des Patienten kurz vor seinem Tode berücksichtigt werden. Auch die berufliche und familiäre Situation, die Einstellung zur Arbeit, die Arbeitsintensität und die Arbeitsbedingungen sollten ebenso ermittelt werden wie körperliche Aktivität und Leistungsfähigkeit, besondere Lebensgewohnheiten, Nicotin- und Alkoholgenuß bzw -Abusus sowie die Einnahme sonstiger Genußmittel.

Selbstverständlich müssen auch die subjektiven und objektiven Zeichen einer coronaren Herzerkrankung erfragt werden (Tabelle 3), so z. B. Dauer, Häufigkeit und Intensität pektanginöser Beschwerden, evtl. durchgemachte Herzinfarkte. Auch die vorhin diskutierten Risikofaktoren, wie Diabetes mellitus, Fettstoff-

Tabelle 3. *Katamnestische Erhebungen bei plötzlichem Herztod*

Pektanginöse Beschwerden	Übergewicht, wie lange
Dauer, Häufigkeit, Intensität	Herzkrankheiten in der Familie
Frühere Herzinfarkte	Rhythmusstörungen
Diabetes mellitus	Synkopale Anfälle
Fettstoffwechselstörungen	Wann letzte ärztliche Konsultation
Hyperurikämie	Krankenhausbehandlung, wegen Herzbeschwerden, wann
Hypertonus	Andere Erkrankungen

wechselstörungen, Hyperurikämie, Hypertonus und Übergewichtigkeit, dürfen in diesem Fragebogen nicht fehlen. Wichtig sind ferner Angaben über Rhythmusstörungen und synkopale Anfälle.

Auch andere Herzerkrankungen, wie z. B. Vitien, sollten ermittelt werden, ebenso neuromuskuläre Erkrankungen, Infektionskrankheiten, Systemerkrankungen oder Traumata.

Besondere Bedeutung scheint mir die Frage nach dem letzten Arztbesuch zu haben. In dem von Kuller u. Mitarb. [28] untersuchten Kollektiv waren 24% der akut verstorbenen Patienten innerhalb der letzten Woche vor dem Tode beim Arzt gewesen.

Zu einer gründlichen Katamnese gehört selbstverständlich, daß alle ambulant oder stationär erhobenen Daten bis zu 3 Jahren vor dem Tod zusammengetragen

werden. Wahrscheinlich ist es notwenig, diesen Fragebogen noch um einige
Punkte zu erweitern. Sicher aber ist, daß der Wert eines solchen Fragebogens mit
der Person des Befragenden steht und fällt.

Außer der coronaren Herzerkrankung kommen als kardiovasculäre Begleitkrankheiten oder als Ursachen des akuten Herztodes die in der folgenden Abbildung wiedergegebenen Erkrankungen in Betracht (Tabelle 4).

Von den chronischen Klappenerkrankungen hat die Aortenstenose sicher die
größte praktische Bedeutung. Systematische Untersuchungen über die Häufigkeit
des akuten Herztodes bei der Aortenstenose liegen jedoch nicht vor. Nach einer

Tabelle 4. *Kardiovasculäre Begleiterkrankungen oder Ursachen des plötzlichen Herztodes*

Coronarerkrankungen
Klappenerkrankungen, chronische Endokarditis, akut
Myokarditis
Kardiomyopathie
Tumoren
Rhythmusstörungen
Aortenerkrankungen

retrospektiven Studie von Anderson [1] und von Johnson [24] sterben etwa 25%
der Patienten mit schwerer Aortenstenose an einem plötzlichen Herztod. Der
akute Tod betrifft nicht nur Patienten mit erworbenen, sondern auch mit angeborenen Aortenstenosen [3, 15]. Bei diesen betragen die akuten Todesfälle etwa
8% [3]. Diese Fälle stellen diagnostisch ein besonderes Problem dar, da das
Elektrokardiogramm und die Carotispulskurve weitgehend unauffällig sein
können. Auch das Phonokardiogramm und das Röntgenbild liefern in diesen
Fällen keinen Hinweis auf die Schwere der Erkrankung.

Bei den erworbenen Aortenstenosen des Erwachsenenalters läßt sich die
Schwere des Herzfehlers praktisch immer aus den klinischen, phonokardiographi-

Tabelle 5. *Anzahl der präoperativ verstorbenen Patienten mit Aortenfehlern*

	Aorten- stenosen	Aorten- insuffizienzen	Kombinierte Aortenfehler
Zur Operation angemeldete Patienten	161	164	59
Präoperativ verstorbene Patienten	41 = 25%	18 = 11%	7 = 12%

schen und elektrokardiographischen Befunden abschätzen. Das wichtigste prämonitorische Zeichen für den drohenden Herztod ist das Auftreten pektanginöser
Beschwerden [31]. Dieser Befund ist das Ergebnis der in Deutschland quantitativ
unzureichenden kardiochirurgischen Möglichkeiten. Von 160 Patienten mit
Aortenstenosen der Schweregrade III und IV, die zur Operation vorgemerkt
waren, verstarben präoperativ 41, das sind über 25% (Tabelle 5). Wie Abb. 3
zeigt, betrug die mittlere Lebenserwartung dieser Patienten nach dem Auftreten
pektanginöser Beschwerden durchschnittlich $3^1/_2$ Jahre.

Die Aorteninsuffizienz führt ebenso wie die Mitralinsuffizienz nur in Ausnahmefällen zum akuten Herztod. Das Vitium ist jedoch dann fast stets akut
entstanden, im Falle der Mitralinsuffizienz durch ein Trauma oder einen Herzinfarkt, im Falle der Aorteninsuffizienz durch Ruptur eines Sinus valsalvae-
Aneurysmas. Die Mitralstenose führt praktisch nie zum akuten Herztod.

Bei der akuten Endokarditis scheinen Patienten mit Befall der Aortenklappe besonders gefährdet. Ursache des akuten Herztodes ist nach Griffin in der Mehrzahl der Fälle ein akuter thrombotischer Coronararterienverschluß [17].

Die Bedeutung der Myokarditis für den akuten Herztod ist schwerer abschätzbar, da auch bei Fällen, die nicht akut aus kardialer Ursache verstorben sind, häufige Myokardzellinfiltrationen vorkommen. In einem nicht selektierten Autopsiematerial fanden sich nach Mitchell u. Schwartz in 7% [36], nach Brown u. Hunt [4] in 9,2% histologisch Zeichen einer Myokarditis. Lisa u. Hart [30] konnten bei 59 von 117 akut verstorbenen Patienten myokardiale Zellinfiltrationen nachweisen, deren ursächliche Bedeutung für den akuten Herztod jedoch nicht bewiesen ist.

Bei der Besprechung des akuten Herztodes soll bei den Kardiomyopathien nur auf die idiopathischen, d. h. ätiologisch ungeklärten Formen, eingegangen werden. Bei den sekundären, d. h. ätiologisch bekannten Kardiomyopathien, wird das Krankheitsbild meist durch die vorhandene Grundkrankheit mitgeprägt, so daß eine ins Detail gehende Besprechung aus zeitlichen Gründen unmöglich ist.

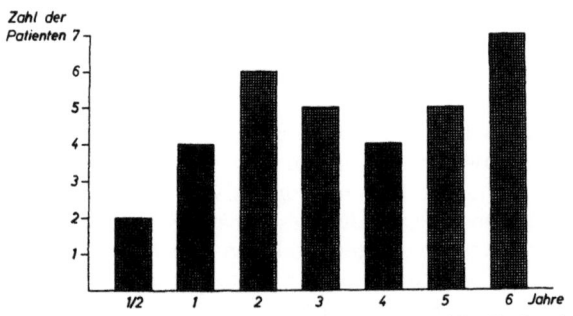

Abb. 3. Lebensdauer von 33 präoperativ verstorbenen Patienten mit Aortenstenose vom ersten Auftreten pektanginöser Beschwerden an

Innerhalb der Gruppe der idiopathischen Kardiomyopathien gibt es ein relativ gut definiertes und umschriebenes Krankheitsbild, die sog. hypertrophische, obstruktive Kardiomyopathie oder idiopathische, hypertrophische subaortale Stenose. Von 107 in unserer Klinik beobachteten Patienten mit obstruktiver Myokardiopathie verstarben 10, davon 6 akut (Abb. 4). Zwei der akut verstorbenen Patienten hatten präfinal eine supraventrikuläre Tachykardie, die gegen alle üblicherweise angewendeten und empfohlenen therapeutischen Maßnahmen resistent waren. Die sechs akut verstorbenen Patienten waren mit einem mittleren Alter von 13,3 Jahren (Bereich 10 bis 16 Jahre) wesentlich jünger als die nach polongierter Verschlechterung verstorbenen Patienten, deren mittleres Alter 34,5 Jahre (Bereich 27 bis 41 Jahre) betrug.

Das Auftreten des akuten Herztodes bei Patienten mit obstruktiver Myokardiopathie weist weder eine Beziehung zum linksventrikulären Druckgradienten, noch zum klinischen Schweregrad auf. Nach unseren Untersuchungen scheinen Patienten mit biventrikulärer Obstruktion mit einer durchschnittlichen Mortalität von 30% eine schlechtere Prognose zu haben als Patienten mit alleinigem linksventrikulären Druckgradienten. Bei diesen Patienten betrug die Mortalität 11% [32].

Herztumoren sind selten. Ein akuter Herztod bei den relativ noch häufig vorkommenden Vorhofmyxomen wird gelegentlich in der Literatur berichtet [5, 25], in Fällen unseres Krankengutes konnten zwar synkopale Anfälle und Embolien, aber kein akuter Herztod beobachtet werden. Im Vergleich zu den Vorhofmyxomen sind bei den übrigen — vor allem vorwiegend intramural wachsenden Tumoren — die diagnostischen Schwierigkeiten größer. Diese Tumoren führen selten zur Obstruktion. Der akute Tod wird meist durch Kammerflimmern ausgelöst. Dies gilt vor allem für die Fibrome [8, 19, 20, 27]. Ein von uns beobachteter Fall eines intramuralen Kammerfibroms, dessen Diagnose allerdings erst postmortal gestellt werden konnte, hatte über 4 Jahre wiederholte Anfälle von Kammertachykardien.

Praktisch jedes akute Herzversagen führt über eine Rhythmusstörung, sei es Kammerflimmern oder Asystolie, zum Herztod. Auf diese Art der Rhythmusstörungen soll in diesem Zusammenhang nicht eingegangen werden, vielmehr sollen nur die primär und unmittelbar das Erregungsleitungssystem betreffenden und zum akuten Herztod führenden Störungen besprochen werden. Dazu gehören das Präexzitationssyndrom, vor allem in seiner häufigsten Form des sog. WPW-Syndroms sowie die Störungen der Erregungsleitung, vor allem die SA- und die AV-Blockierungen.

Pat.	Alter (Jahre)				gest.	Geschl.	familiäre Häufung	Schweregrad		
	Nachweis des Geräusches	Beginn der Symptome	erste Untersuchg.	gest.				bei erster Untersuchg.	terminal	
J.S.	7	8	10	10	■		0	III	III *	plötzlicher Herztod
M.D.	?	?	11	12	■		+	III	III	
E.K.	14	14	15	16	■		+	II	II	
A.H.	15	-	16	16	■		0	I	I	
H.L.	2	14	15	16	■		0	III	III *	
P.G.	?	?	12	12	■		0	III	III	
F.H.	1	10	21	27	■		+	III	IV	Tod nach progress. Verschlechterung
E.H.	?	18	23	38		♥	0	IV	IV *	
W.G.	35	40	41	41	■		0	IV	IV	
U.W.	?	15	27	32		♥	+?	IV	IV *	

*Anfälle supraventrikulärer Tachykardie

Abb. 4. Befunde bei plötzlichem Herztod bei 6 von 107 Patienten mit obstruktiver Kardiomyopathie

Bei einem WPW-Syndrom kommen akute Herztodesfälle nach einer Zusammenstellung aus der Literatur von Lepeschkin [29] in etwa 1% der Fälle vor, nach Holzmann [21] erscheinen vor allem die Fälle gefährdet, die mit häufigen paroxysmalen Tachykardien einhergehen. Ob durch die moderne Methode zur Auffindung des Kentschen Bündels und seiner chirurgischen Durchtrennung [10, 42] die Prognose des WPW-Syndroms wesentlich gebessert werden kann, muß abgewartet werden.

Daß eine SA- und vor allem AV-Blockierung bei langsamen oder fehlendem Ersatzrhythmus durch ein sekundäres bzw. tertiäres Erregungsbildungszentrum zu synkopalen Anfällen und zum akuten Tod führen kann, ist allgemein bekannt. Die mit den Erregungsstörungen zusammenhängenden umfangreichen Probleme und Fragen wurden in den vergangenen Jahren an dieser Stelle, insbesondere auch im Hinblick auf die therapeutischen Möglichkeiten durch Implantation eines Schrittmachers so eingehend diskutiert, daß auf eine weitere Besprechung im Rahmen dieses Referates verzichtet werden kann.

Zu den zum akuten Herztod prädisponierenden Störungen in den elektrischen Phänomenen des Myokards gehören auch die von Jervell u. Lange-Nielsen beobachteten QT-Verlängerungen bei Patienten mit rezeptiver Taubheit. Von 13 Patienten mit diesem Syndrom verstarben 6 an einem akuten Herztod [23, 12].

Histologisch dürfte es sich bei diesen Patienten um degenerative Veränderungen des Erregungsleitungssystems handeln. Ähnliche morphologische Veränderungen konnten auch bei Patienten beobachtet werden, bei denen eine familiäre Häufung akuter kardialer Todesfälle bestand [16].

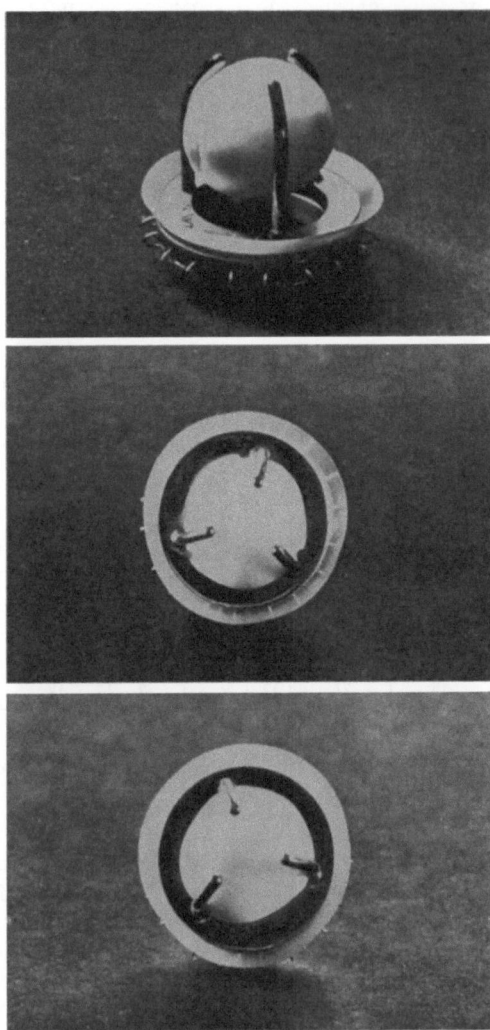

Abb. 5. Deformierung und Quellung eines Silikon-Kautschukballes mit Einkerbungen durch die Stäbe des Ballkorbs

Von den Aortenerkrankungen kommen als Ursache eines akuten Herztodes vor allem die Rupturen in Betracht. Diese können in ganz seltenen Fällen zu einem akuten Herztod führen, wenn entweder die Aortenruptur intraperikardial erfolgt und so der Tod durch Herztamponade eintritt oder wenn das durch die Ruptur entstehende Hämatom zu Kompression einer Coronararterie führt, so daß der akute Coronarverschluß das den Tod bedingende Ereignis darstellt.

Nach der einleitend gegebenen Definition des akuten Herztodes können im Rahmen dieses Referates auch die akuten Herztodesfälle bei Patienten mit inplantierten Herzklappen besprochen werden. Dies erscheint deshalb besonders wichtig, da eine zunehmende Zahl von Patienten künstliche Herzklappen eingebaut bekommt und deshalb die Erkennung einer gestörten Funktion von zunehmender allgemeininternistischer Bedeutung ist.

Nach eigenen Erfahrungen und Literaturberichten [2, 35] muß bei einem Teil der Klappenprothesen mit Komplikationen gerechnet werden. Bei den am häufigsten verwendeten Starr-Edwards-Klappen ist die Ursache der Funktionsstörung in der überwiegenden Zahl der Fälle durch eine Deformierung des Silikon-Kautschukballes bedingt. Neben Schrumpfungen und Quellungen (Abb. 5) kommen auch Frakturierungen des Balles vor. Diese Balldeformitäten sind nicht selten Ursache eines akuten Herztodes. Von 12 von Roberts u. Mitarb. [40] beobachteten Patienten, die frühestens 24 Monate nach der Operation verstorben waren, war bei elf die Balldeformität Todesursache. Acht Patienten waren akut verstorben,

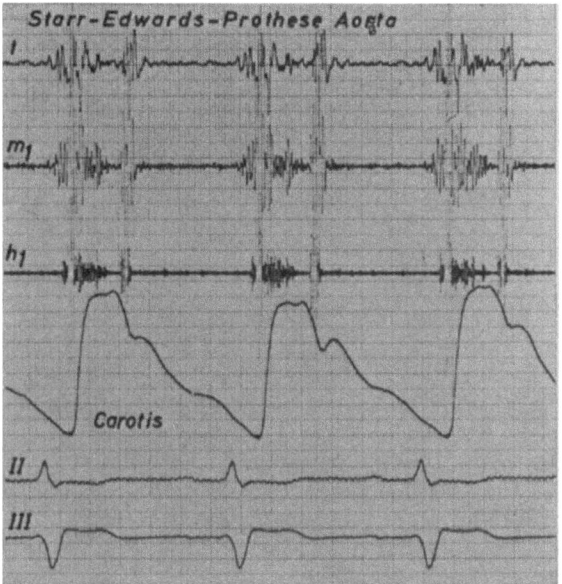

Abb. 6. Phonokardiogramm nach Implantation einer Aortenklappe (Starr-Edwards). Frühsystolischer Klick und kurzes frühsystolisches Geräusch

ohne daß zuvor Zeichen einer Funktionsbeeinträchtigung oder kardiale Beschwerden vorhanden gewesen wären. Durch sorgfältige Nachuntersuchungen von Patienten ist es jedoch möglich, im Falle einer Deformierung des Silikon-Kautschukballes durch Quellung eine klinische Diagnose zu stellen: durch die Stenosierung der Prothesenöffnung infolge Volumenzunahme des Balles wird das systolische Geräusch lauter, zugleich nimmt der systolische Auswurfklick — wahrscheinlich infolge der behinderten Ballbeweglichkeit — ab oder verschwindet ganz (Abb. 6 u. 7). Da erfahrungsgemäß derartige Balldeformierungen meist erst 24 Monate nach der Implantation auftreten, ist eine genaue Überwachung der Patienten nach diesem Zeitpunkt besonders wichtig.

Bei Mitralklappenersatz sind Veränderungen des Balles im Vergleich zur Implantation der Prothese in Aortenposition sehr viel seltener [14]. Dies wird vor allem auf hämodynamische Gründe, wie langsamere Blutströmung in der Mitralklappe und langsamere Öffnung der Mitralklappe zurückgeführt. Balldeformitäten bei Prothesen in Mitralklappenposition geben sich vor allem in der Abschwächung oder im Fehlen des Mitralöffnungsklicks zu erkennen. Es läßt sich heute noch nicht entscheiden, ob sich durch die Entwicklung neuer Klappentypen, wie z. B. Scheidenklappen oder Kugelventile mit Metallbällen, diese Komplikationen vermeiden lassen.

Versuchen wir die Ergebnisse dieses Referates zusammenzufassen, so kann festgestellt werden, daß bei den Herzklappenerkrankungen, bei Patienten mit Klappenprothesen und mit Einschränkung auch bei Patienten mit obstruktiver Myokardiopathie auf Grund der klinischen Daten die erhöhte Gefährdung des akuten Herztodes erkennbar ist. Im Erwachsenenalter ist jedoch sicher die coronare Herzerkrankung für die akuten Todesfälle quantitativ am wichtigsten. Gerade bei dieser Krankheit können bislang jedoch keine sicheren prämonitorischen Zeichen eines drohenden akuten Herztodes festgelegt werden. Dabei läßt

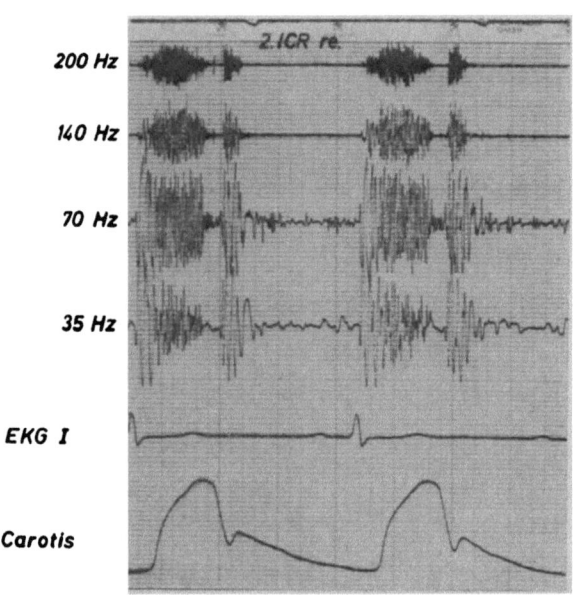

Abb. 7. Phonokardiogramm bei Balldeformierung, der gleiche Fall wie Abb. 10. Abschwächung des frühsystolischen Klicks, lautes früh- und mesosystolisches Geräusch

sich auf Grund des vorliegenden Materials nicht entscheiden, ob derartige Warnsymptome überhaupt nicht bestehen oder noch nicht ausreichend erkannt und erarbeitet wurden. Es wird daher empfohlen, mit einem vorgelegten Fragebogen an einem großen Kollektiv eine einheitliche Katamneseerhebung durchzuführen, um prämonotorische Kriterien des plötzlichen Herztodes zu erarbeiten.

Literatur

1. Anderson, M.: Proc. Mayo Clin. **36**, 439 (1961). — 2. Beall, A. C., Bloodwell, R. D., Bricker, D. L.: Amer. J. Cardiol. **23**, 250 (1969). — 3. Braverman, I. B., Gibson, S. T.: Amer. Heart J. **53**, 487 (1957). — 4. Brown, Q. E., Hunt, H. F.: Amer. J. clin. Path. **10**, 540 (1940). — 5. Castaneda, A. R., Varco, R. L.: Proc. cardiovasc. Dis. **11**, 304 (1969). — 6. Chiang, B. N., Perlman, L. V., Ostrander, L. D., Jr.: Ann. intern. Med. **70**, 1159 (1969). — 7. Chiang, B. N., Perlman, L. V., Fulton, M.: Circulation **41**, 31 (1970). — 8. Clay, R. D., Shorter, R. G.: J. Path. Bact. **74**, 163 (1957). — 9. Denborough, M. A., Lovell, R. R. H., Nestel, P. J.: Lancet **1968 I**, 386. — 10. Edmonds, J., Ellison, R., Crews, Th.: Circulation **38**, Suppl. VI, 70 (1968). — 11. Emery, J. L.: Brit. med. J. **1959 II**, 925. — 12. Fraser, G. R., Froggart, P., James, T. N.: Quart. J. Med. **33**, 361 (1964). — 13. Fulton, M., Julian, D. G., Oliver, M. F.: Circulation **39**, Suppl. IV, 182 (1969). — 14. Garamella, J. J., Lynch, M. F., Schmidt, W. R.: J. thorac.

cardiovasc. Surg. **47**, 673 (1964). — 15. Glew, R. H., Varghese, P. J., Krovetz, L. J.: Amer. Heart J. **78**, 615 (1969). — 16. Green, J. R., Korovetz, M. J., Shanklin, D. R.: Arch. intern. Med. **124**, 359 (1969). — 17. Griffin, F. M., Jones, G., Cobbs, C. G.: Ann. intern. Med. **76**, 23 (1972). — 18. Hagström, R. M., Federspiel, C. F., Chin, Ho Y.: Circulation **44**, 884 (1971). — 19. Heath, D.: Amer. J. Cardiol. **21**, 315 (1968). — 20. Heath, D.: Brit. Heart J. **31**, 656 (1969). — 21. Holzmann, M.: Klinische Elektrokardiographie, S. 866. Stuttgart: Thieme 1965. — 22. James, T. N.: Amer. J. Cardiol. **22**, 479 (1968). — 23. Jervell, A., Lange-Nielsen, F. L.: Amer. Heart J. **54**, 59 (1957). — 24. Johnson, A. M.: Brit. Heart. J. **54**, 59 (1957). — 25. Kannel, W. B., le Bauer, E. J., Dawber, T. R.: Circulation **35**, 734 (1967). — 26. Kendall, D., Symonds, B.: Brit. Heart. J. **14**, 139 (1953). — 27. Knieriem, H. J., Nessler, L.: Z. Kreisl.-Forsch. **57**, 997 (1968). — 28. Kuller, L., Lilienfeld, A., Fisher, R.: Medicine (Baltimore) **46**, 341 (1967). — 29. Lepeschkin, E.: Amer. Heart J. **37**, 646 (1949). — 30. Lisa, J. R., Hart, J. F.: N.Y. St. J. Med. **40**, 705 (1940). — 31. Loogen, F.: Verh. dtsch. Ges. Kreisl.-Forsch. **36**, 1 (1970). — 32. Loogen, F., Krelhaus, W., Kübler, W.: Myocardiology (in press). — 33. Lwell, R. R. H., Prineas, R. J.: Progr. cardiovasc. Dis. **8**, 482 (1971). — 34. Luke, L. J., Helpern, M.: Arch. Path. **85**, 10 (1968). — 35. McHenry, M. M., Smeloff, E. A., Fong, W. Y.: J. thorac. cardiovasc. Surg. **59**, 413 (1970). — 36. Mitchell, J. R. A., Schwartz, C. J.: Arterial disease, p. 250. Oxford: Blackwell scientific publications 1965. — 37. Moritz, A. R., Zamcheck, M.: Arch. Path. **42**, 459 (1946). — 38. Nachlas, M. M., Shnitka, T. K.: Amer. J. Path. **42**, 379 (1963). — 39. Pell, S., d'Alonzo, C. A.: New Engl. J. Med. **270**, 915 (1964). — 40. Roberts, W. C., Morrow, A. G.: Amer. J. Cardiol. **22**, 614 (1968). — 41. Schwartz, C. J., Walsh, W. J.: Progr. cardiovasc. Dis. **8**, 465 (1971). — 42. Sealy, W. C., Hattler, B. J., Jr., Blumenschein, S. D.: Ann. thorac. Surg. **8**, 1 (1969). — 43. Spain, D. M.: Circulation **39**, Suppl. III, 190 (1969). — 44. Sugai, M.: Act. path. jap. **9**, 723 (1959). — 45. Valdes-Dapena, M., Eichmann, M. F., Ziskin, L.: J. Pediat. **63**, 290 (1963). — 46. Valdes-Dapena, M. A.: Pediatrics **39**, 123 (1967). — 47. Weiss, A. N., Jobe, C. L., Gordon, T.: Circulation **39**, Suppl. III, 213 (1969). — 48. WHO Technical report series: The pathological diagnosis of acute ischaemic heart disease, Nr. 441, Geneva 1970. — 49. Wickland, B.: Acta med. scand. **184**, 129 (1968).

Plötzlicher Herztod beim Sport

JOKL, E. (University of Kentucky, Lexington, USA)

Autoreferat

Dem Problem des *plötzlichen Herztodes beim Sport* kommt im Rahmen der Betrachtung des *plötzlichen Todes* eine besondere Rolle zu. Im Verlauf einer sich über mehrere Jahre erstreckenden Studie, in der 192 einschlägige Fälle von mir und meinen Mitarbeitern eingehend untersucht wurden, ergaben sich die folgenden Befunde:

1. Die Autopsieergebnisse in unserer Serie waren fast die gleichen, die die Herren Doerr u. Krauland bei einem seiner Anamnese nach völlig verschiedenem Kollektiv erhoben haben. Die diagnostischen Hauptkategorien, die post mortem bei den beim Sport plötzlich verstorbenen Personen identifiziert wurden, waren:

Atherosklerose der Coronararterien

Myokarditis

Kongenitale Anlageanomalien der Coronararterien

Herztumoren

Stenosierende Kardiomyopathien.

2. Die Todesfälle beim Sport traten unerwartet ein. Die Betroffenen waren zuvor nicht in ärztlicher Behandlung gewesen, ihre Leistungsfähigkeit war gut, zuweilen hervorragend. Unter ihnen war ein Ringkämpfer, der nach erfolgreich beendetem Turnier im Umkleideraum tot zusammenbrach. Bei der Autopsie zeigte sich diffuse stenosierende Atherosklerose der linken Coronararterie, sowie zahlreiche bindegewebige Herde im gesamten Myokard. Ein anderer Fall betraf einen 25jährigen Soldaten, der nach einem 18-km-Rennen plötzlich starb. Es lag bei ihm eine chronische Myokarditis bei unbehandelter gonorrhoischer Urethritis vor. Ein besonders dramatischer Zusammenbruch war der eines 50jährigen Piloten, der während des Flugs innerhalb von Sekunden aktionsunfähig wurde und starb. Das Flugzeug wurde von einem Passagier gelandet. Es lagen ausgedehnte

atherosklerotische Herde im gesamten Coronararteriengebiet vor, sowie mehrere alte und ein frischer Infarkt. Unmittelbar vor dem Flug hatte der Verstorbene 18 Runden Golf gespielt.

3. Fast stets konnten zusätzlich zu den angeführten kardialen Befunden Auslösungsfaktoren festgestellt werden, die das Zustandekommen des terminalen Kollapses beim Sport erklärten. Unter ihnen spielten interkurrente Infektionen die Hauptrolle. Sie werden allgemein von Sportlern nicht ernst genommen, da nicht genügend bekannt ist, daß Training die Immunlage keineswegs verbessert, und daß im Frühstadium aller infektiöser Erkrankungen anstrengende körperliche

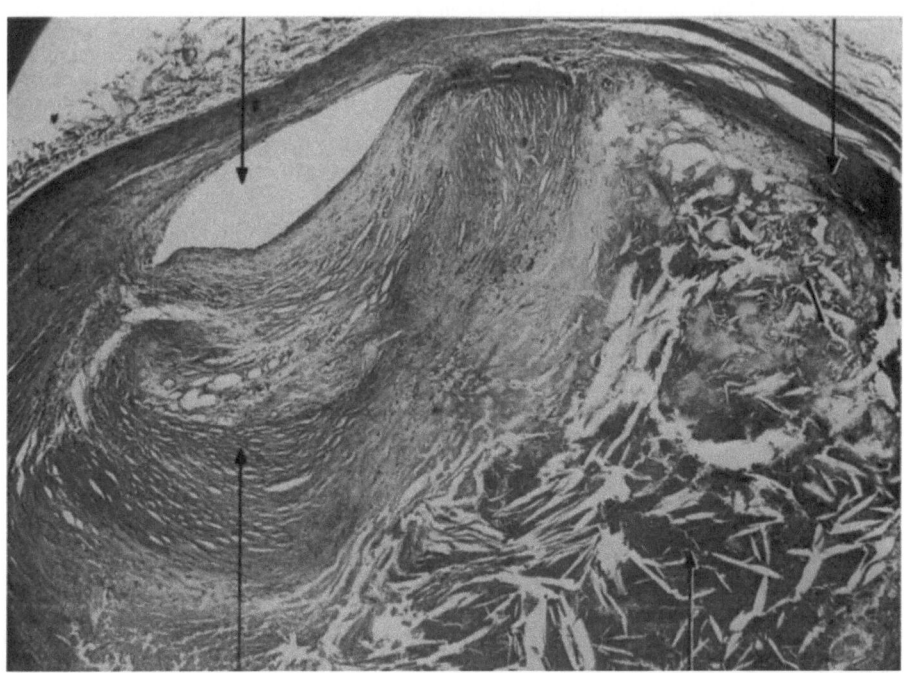

Abb. 1. Stenose des Ram. circumflex. der Art. cor. (Vergr. 10 ×). Autopsiebefund nach plötzlichem Tod beim Flug eines 50jährigen Piloten. Unmittelbar vor Antritt des Flugs 18 Runden Golf. Flugzeug von Passagier gelandet! Pfeil oben links: Eingeengtes Lumen. Pfeil unten links: Organisiertes Atherom. Pfeil oben rechts: Arterienwand. Pfeil unten rechts: Cholesterolkristalle in Atherom

Tätigkeit den Verlauf ungünstig beeinflußt. Hier zeichnet sich ein Zentralproblem für die klinische Sportmedizin ab, dessen Bearbeitung aussteht.

4. Stumpfe Brusttraumen, selbst solche geringer Intensität, wie sie beim Sport häufig vorkommen, können bei Individuen, jung und alt, die mit den genannten kardialen Anomalien behaftet sind, tödliche Kollapse auslösen. Ein Liga-Fußballspieler fiel tot um, nachdem er einen Ball mit der Brust gestoppt hatte. Es fand sich ein frischer Riß des linken Ventrikels in einem vernarbten Infarktgebiet. Ein anderer Fall betraf den jüngsten Sportler in unserer Serie, einen 10jährigen Jungen, der beim leider immer noch nicht exkommunizierten Boxen während eines offiziell genehmigten Turniers nach einem Schlag gegen die Brust tot zusammenbrach. Ein organisierter Thrombus füllte den descendierenden Ast der linken Coronararterie, umgeben von frischen subendothelialen Blutungen.

5. Sport bei großer Hitze oder großer Kälte kann sogar bei Herzgesunden den Tod verursachen. Es liegen diesbezügliche Arbeiten mit Autopsiebefunden von

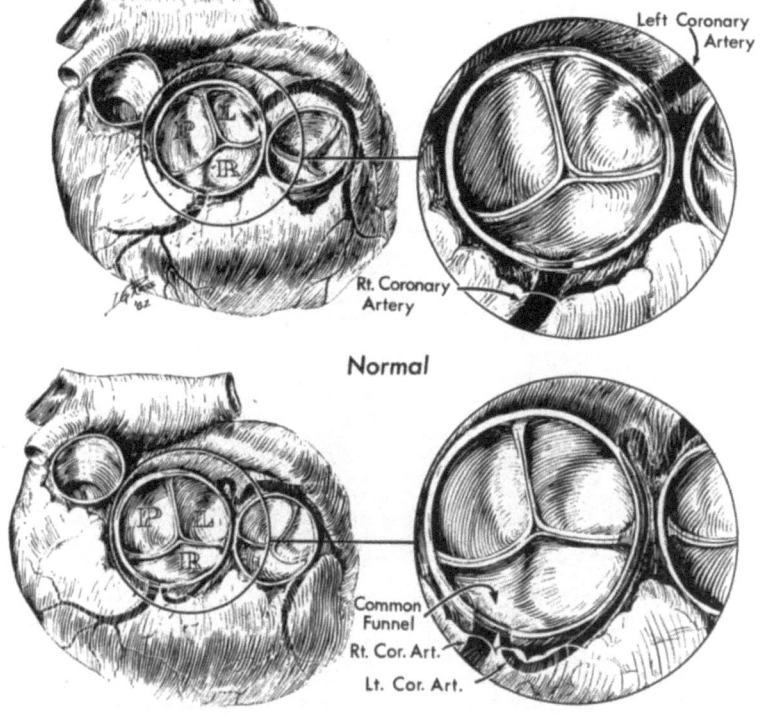

Congenital Anomaly of Origin of Left Coronary Artery

Abb. 2. Anlageanomalie der Art. cor. sin. Oben: Normalbild. Linke Art. cor. nimmt ihren Ursprung hinter linker, rechte Art. cor. hinter rechter Aortenklappe. Unten: Autopsiebefund bei plötzlichem Tod nach 400 m-Rennen eines 11jährigen Schülers. Linke Art. cor. beginnt hinter der rechten Aortenklappe, verläuft dann anders als gewöhnlich zwischen Aorta und Art. pulm.

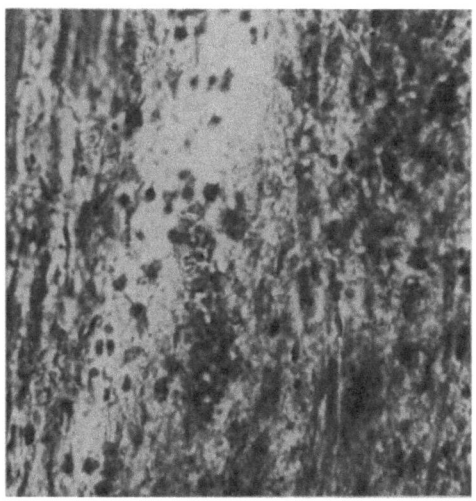

Abb. 3. Myokarditis, gefunden bei Sektion eines 25jährigen Sportlers, der unmittelbar nach Beendigung eines 18 km-Rennens starb. 10 Wochen zuvor hatte eine gonorroische Infektion stattgefunden, die anscheinend ausgeheilt war. Das Bild (Vergr. 300 ×) zeigt Ödem und Infiltrat mit Histiocyten und Plasmazellen

Schrier u. Mitarb., sowie von Pugh vor. Unter allen autonomen Adaptationsmechanismen, die bei Muskelarbeit mobilisiert werden, ist die Thermoregulation der empfindsame, ihr kommt daher als Auslösungsfaktor von kardialen Kollapsen

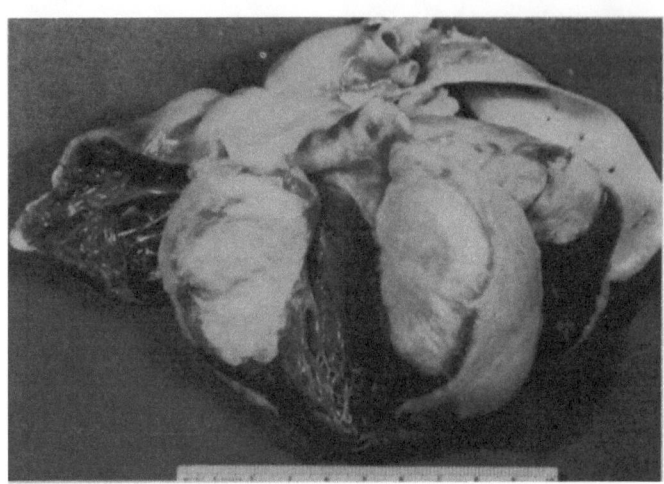

Abb. 4. Herztumor. Autopsiebefund bei 7jährigem Mädchen, das beim Spiel tot zusammenbrach. Kind wurde zuvor als gesund angesehen. Histologische Untersuchung ergab Fibrom. Es fanden sich keine Anzeichen von mitotischer Aktivität, kein Embryonalgewebe, keine im Tumor eingeschlossenen Myokardfasern, und keine ,,spider cells''

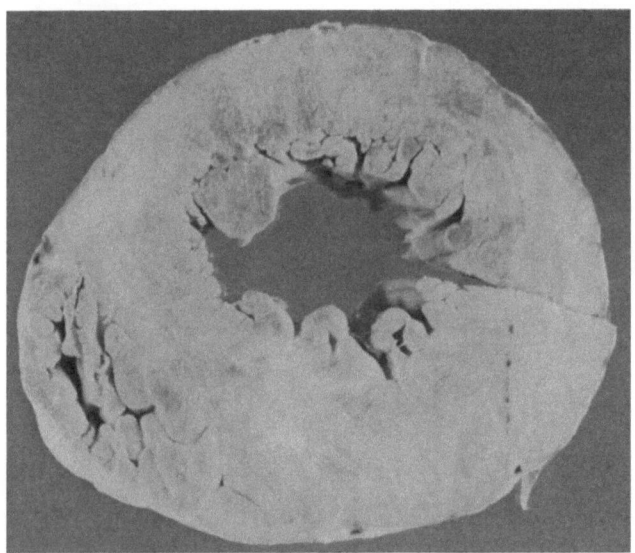

Abb. 5. Stenosierende Kardiomyopathie. Sektionsbefund nach plötzlichem Tod während eines Rennens bei 16jährigem Jungen. Extreme Hypertrophie des linken Ventrikels. Lumen des rechten Ventrikels fast völlig zusammengepreßt. Herzgewicht 1900 g, d. h., das Vierfache des Höchstgewichts normaler Herzen erwachsener Männer! (Präparat A. A. J. Adgey)

beim Sport eine eigene Bedeutung zu. In fünf Fällen unserer Serie, bei der post mortem stenosierende Coronaratherosklerose gefunden wurde, ereignete sich der terminale Kollaps nach sportlicher Betätigung an ungewöhnlich heißen Tagen. Ein korrespondierendes Gegenstück war der plötzliche Tod eines 14jährigen Jungen nach einem bei kaltem Winterwetter durchgeführten Waldlauf. Die Autopsie deckte eine zuvor unerkannte kongenitale Anlageanomalie der linken Coronararterie auf.

6. Orthostatische Kollapse nach sportlichen Anstrengungen waren in mehreren Fällen unserer Serie für das Versagen der Herzen verantwortlich. Es sei in diesem Zusammenhang darauf hingewiesen, daß orthostatische Kollapse auch bei gesunden Sportlern auftreten, wenn sie nach Lauf- oder Schwimm- oder Ruderwettkämpfen still stehen, was sie normalerweise nie tun. Es traten mehrere Ohnmachtsanfälle während der Siegerzeremonien in Mexiko City auf, bei der das Ritual die Sportler dazu zwang, für 1 min oder länger unbeweglich im Stehen zu verharren. Bei Herzkranken haben solche Ohnmachtsanfälle zuweilen katastrophale Folgen.

Pathologische Befunde, wie, die welche in unserer Untersuchung erhoben wurden, kommen auch bei Autopsien von Personen zur Beobachtung, die im Schlaf sterben. Dies besagt jedoch nichts gegen die Validität unserer Annahme, daß die tödlichen Kollapse durch die geschilderten Auslösefaktoren eingeleitet wurden. Die Variabilität und Differenziertheit der das akute Versagen kranker Herzen beim Sport bestimmenden Modalitäten ist größer als die der erfaßbaren Manifestationen der es begleitenden Vorgänge.

Die Frage, ob körperliche Anstrengung unter den angeführten Umständen per se terminale Herzkollapse auszulösen in der Lage ist, kann nur im Rahmen spezifischer Vorkommnisse beantwortet werden, wie die Beispiele des orthostatischen und thermoregulatorischen Versagens in den angeführten Fällen illustrieren.

Durch kompetent durchgeführte kardiologische Untersuchungen können die in unserer Serie beobachteten Herzkrankheiten rechtzeitig erkannt werden. Bezeichnenderweise war in keinem der von uns geschilderten Fälle in den dem terminalen Kollaps vorhergehenden Monate eine gründliche Untersuchung klinische vorgenommen worden. So hatte z. B. der Pilot, der beim Flug tot zusammenbrach, ein halbes Jahr zuvor einen Arzt aufgesucht, um das zwecks Erneuerung der Zulassung vorgeschriebene Zeugnis zu erhalten. Bei dieser Gelegenheit wurde kein Röntgenbild aufgenommen, noch wurden Ruhe und Belastungselektrokardiogramme angefertigt. Die Untersuchung beschränkte sich auf eine kurze Auskultation des Herzens.

Der akute Herztod; prophylaktische und therapeutische Maßnahmen

GILLMANN, H. (Med. Klinik der Städt. Krankenanstalten Ludwigshafen (Rh.))

Referat

Es erscheint sinnvoll, auch bei dem klinischen Bild des plötzlichen Herztodes zwischen prophylaktischen und therapeutischen Maßnahmen zu unterscheiden, obwohl bei drohendem Herztod fließende Übergänge zwischen diesen beiden Prinzipien bestehen.

1. Prophylaktische Maßnahmen

Da es sich bei dem akuten Herztod immer um ein multifaktorielles Geschehen handelt — der Herztod durch Verwundung oder Verletzung ist bei dieser Besprechung selbstverständlich ausgenommen — muß bei allen prophylaktischen Maßnahmen zwischen der Beeinflussung von disponierenden und von auslösenden Faktoren unterschieden werden. Während bei den disponierenden Faktoren sich prophylaktische Ansatzpunkte durch eine frühzeitige Erfassung und Behandlung ergeben, handelt es sich bei der Prophylaxe auslösender Faktoren im wesentlichen um Sofortmaßnahmen bei drohendem Herzstillstand.

Eine für unsere Fragestellung wichtige Unterscheidung der disponierenden Faktoren läßt sich durch das Maß der Beeinflußbarkeit treffen:

a) Das multifaktorielle Geschehen des zunehmenden Alterns geht mit einem erhöhten Risiko in Beziehung auf plötzliches Herzversagen einher. Therapeutisch ist die Tendenz nicht grundsätzlich zu beeinflussen, lediglich das Tempo des biologischen Alterns kann durch entsprechende, auf den Einzelfall abgestimmte Maßnahmen reduziert werden.

Auch bei Spät- und Finalzuständen von schweren Stoffwechselentgleisungen unterschiedlichster Genese, Systemerkrankungen und Neoplasien ist nur der Zeitpunkt herauszuschieben, zu welchem ein durch das primäre Leiden oder Sekundärveränderungen (Infekt, Anämie, Anoxämie) bedingtes akutes Herzversagen den Ablauf des Krankheitsgeschehens beendet.

b) Schwer oder kaum zu beeinflussen sind anlagebedingte Risikofaktoren, wie juveniler Diabetes, schwere Formen des angeborenen oder erworbenen arteriellen Hochdruckes sowie der Hyperlipidämien Typ I—III, nicht mehr operable Klappenfehler, schwere Myokarditiden, schwere Herzmuskelschäden einschließlich seltener Formen wie Endokardfibrosen und ausgedehnterer Herzamyloidosen mit Dekompensationserscheinungen.

c) Leichter zu beeinflussen sind Risikofaktoren, wie Altersdiabetes, leichtere Formen des Hochdruckes, Übergewicht, akute und rezidivierende Streptokokkeninfekte, leichtere Formen von Myokarditiden.

d) Auf die Mitarbeit der Patienten ist man angewiesen bei dem Abbau der Risikofaktoren Nicotinabusus, Mastfettsucht, inadäquate Belastungen durch unvernünftige Tages-, Wochenend- und Urlaubseinteilung.

Das gleiche gilt für den Risikofaktor durch inadäquate Entlastungsreaktionen infolge unvorbereitetem Übergang in Pensionierung oder Invalidisierung, aber auch durch den Abbruch eines intensiven Trainings bei Leistungs- und insbesondere Hochleistungssportlern.

Voraussetzung aller vorbeugenden Maßnahmen ist das Erfassen der Risikofaktoren zum frühestmöglichen Zeitpunkt.

Folgende Maßnahmen bieten sich dabei an:

1.1. Reihenuntersuchungen: Sie alleine versetzen uns in die Lage, Risikofaktoren schon zu einem Zeitpunkt zu erfassen, wenn sie dem Betreffenden noch gar nicht bewußt sind, da sie keinerlei Erscheinungen gemacht und ihn daher nicht zum Arzt geführt haben.

In Abb. 1 sind bei einem theoretischen Krankheitsablauf die Phasen dargestellt, in welchen „screening" (in der beschwerdefreien Phase) und Fragebogenaktionen (in der Phase mit uncharakteristischen Beschwerden) erfolgversprechend sind.

Zur Prophylaxe akuter Herztodesfälle bieten sich zwar EKG-Reihenuntersuchungen an. Sie sind jedoch nicht ausreichend (Blackburn u. Mitarb., Epstein u. Mitarb., Higgins u. Mitarb., Kannel u. Mitarb., Keys u. Mitarb., Makous u. Mitarb.). Felduntersuchungen auf Hyperlipidämie und Verlaufsbeobachtungen haben zwar ergeben, daß diejenigen, welche einen Cholesterinspiegel von 260 mg-% und darüber haben, ein doppelt hohes Risiko innerhalb der nächsten 10 Jahre einen Herzinfarkt zu bekommen haben, gegenüber denjenigen, die unter 260 mg-% liegen (Stead). Diese Untersuchungsergebnisse sind aber so stark durch die Lebensgewohnheiten der untersuchten Bevölkerungsgruppen mitbestimmt, daß sie nicht als repräsentativ angesehen werden können.

Für die Prophylaxe und die Erkennung belastender Faktoren erschwerend ist, daß der plötzliche Herztod durch so verschiedenartige Befunde und ihre Kombinationsmöglichkeiten ausgelöst werden kann, daß nur eine klinische Durchuntersuchung und Verlaufskontrolle, wie sie in Framingham (Kannel u. Mitarb.) und Chicago (Stamler) erfolgt und durch die W.H.O. geplant sind, Aussagen erlauben. Für eine umfassende Prophylaxe wäre eine völlige Erfassung des Gesundheitszustandes der Gesamtbevölkerung erforderlich. Durch Computereinsatz ist dies zwar praktisch durchführbar (Malinowski, Pirtkien, Sterling u. Mitarb., U.S. Dept. of Health-Bericht, Weiner u. Mitarb.). Durch die Tatsache, daß das riesige Datenmaterial in falsche Hände geraten kann, entstehen dabei jedoch neue Probleme.

1.2. Erfolgversprechender ist die Durchuntersuchung von sog. Risikogruppen. Durch das Herausgreifen dieser durch Symptomenkombination (Stowers), Diät (Dayton u. Mitarb., Schettler, Turpeinen u. Mitarb.) oder Alter und Beruf (Keys u. Mitarb.) mit einem erhöhten Risiko belasteten Bevölkerungsgruppen besteht nicht nur die Möglichkeit der Realisierung, sondern es ist auch eine höhere Effizienz dieser Untersuchungen zu erwarten.

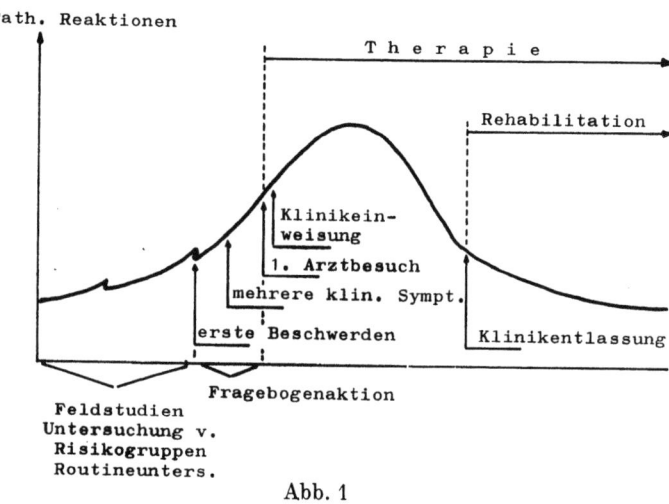

Abb. 1

Bei diesen Feldstudien ist durch Wiederholungsuntersuchungen auch eine Trendanalyse und damit eine wesentlich bessere prognostische Aussage möglich als mit den aufwendigeren Großuntersuchungen. Daß in wenigen Fällen der plötzliche Herztod auch ohne jede nachweisbare Vorerkrankung und ohne in einer Voruntersuchung erfaßbare Risikofaktoren auftreten kann (Jockl u. Mitarb.) ist zwar eine Einschränkung jeder Aussage einer Feldstudie. Sie ändert jedoch nichts an der grundsätzlichen Forderung des Versuches einer möglichst frühzeitigen Erfassung des Risikoprofils. Meist handelt es sich um einen plötzlichen Coronarverschluß infolge allergischer Reaktionen oder um akute durch Infektion oder Intoxikation bedingte elektrische Instabilität.

1.3. Für die Prophylaxe allein entscheidend ist, daß alle durch die eben genannten Untersuchungen erfaßten Risikopersonen und alle bereits in ärztlicher Behandlung befindlichen Patienten möglichst effektiv behandelt werden. Fragebogenaktionen können bei dieser Personengruppe weiterführen (Rose u. Mitarb.). Die Effektivität der getroffenen Maßnahmen kann durch entsprechende Schulung der Ärzteschaft gesteigert werden.

Es hängt nun ganz von dem Entschluß ab, den der Arzt auf den Patienten auszuüben in der Lage ist, inwieweit das Gesamtrisiko günstig beeinflußt werden kann.

1.4. Ein besonderes Problem stellen die Rhythmusstörungen dar. Das Spektrum dieses vom Patienten oft nicht realisierten, durch EKG aber exakt erfaßbaren Faktors, reicht von der harmlosen monotopen ventrikulären Extrasystole in Ruhe, die unter Belastung verschwindet, bis zur polytopen Extrasystolie mit R auf T Extrasystolen und drohenden av-Leitungsstörungen sowie Neigung zu paroxysmalen ventrikulären Tachykardien mit höchstem Risiko. Da der „plötzliche Herztod" letztlich immer durch Kammerflimmern — in selteneren Fällen durch Herzstillstand — bedingt ist, also Ausdruck einer elektrischen Instabilität unterschiedlicher Genese ist, ist die rechtzeitige Aufdeckung von gefährlichen Rhythmusstörungen eine lebensentscheidende prophylaktische Maßnahme. Das Erkennen dieser Rhythmusstörungen und der sofortige Versuch der Behebung oder zumindest Behandlung der auslösenden Stoffwechselstörung ist die Methode der Wahl.

Entscheidend für die Erfassung der Wertigkeit von Rhythmusstörungen ist eine Trendanalyse. So leicht dies in der Klinik ist, so schwierig erscheint diese Überwachung in der Praxis. Durch die telemetrische Übertragungsmöglichkeit kann die Überwachung eines Patienten mit fraglichen oder nur zeitweise auftretenden schweren Rhythmusstörungen (Anderson u. Mitarb.) unter alltäglichen Belastungsbedingungen erfolgen. Eine weitere Verbesserung ist dadurch gegeben, daß durch Anwendung von akustischen und optischen Selbstkontrollgeräten der Patient selbst in der Lage ist, bradykarde und tachykarde Rhythmusstörungen und auch Extrasystolen festzustellen und seinem Arzt rechtzeitig zu melden.

1.5. Die Bestimmung der Wertigkeit von subjektiven Angaben des Patienten über Herzschmerz kann sehr schwierig sein. Ein leichtes Organgefühl kann Ausdruck eines Herzinfarktes sein, ein langdauernder intensiver in die Herzgegend lokalisierter Schmerz kann extrakardialer Natur und harmlos sein. Wenn die Beschwerden durch EKG-Zeichen einer Ischämiereaktion begleitet werden, sind sie echte Warnsymptome (Holzmann).

Wir stellten bei einer Analyse von 705 Fällen mit akutem Herzinfarkt fest, daß 15% der Patienten weniger als 2 Tage Herzbeschwerden hatten und 10% überhaupt keine Schmerzempfindungen bei dem Infarktereignis angaben.

1.6. Auch die beste Analyse aller Risikofaktoren nützt nichts, wenn die bei plötzlichem Herztod zufällig anwesenden Personen nicht wissen, wie eine Wiederbelebungsmaßnahme durchzuführen ist. Die Aufklärung der Familie und desjenigen Personenkreises, der mit dem Patienten häufig zusammen ist, wie die Maßnahmen, welche unmittelbar bei Herzstillstand zu erfolgen haben, ist daher vordringlich. Dazu gehört auch das Auswendiglernen der Telefonnummern, die sofort zu wählen sind, um die nächste Unfallrettungsstelle, den nächsten Arzt und den nächsten Notarztwagen zu erreichen. Wissen Sie diese Nummer ?

Auch diese Dinge gehören zur Prophylaxe, damit aus dem eingetretenen Herzstillstand nicht ein endgültiger Herzstillstand werden kann.

2. Was ist bei unmittelbar drohendem oder gerade eingetretenem Herzstillstand zu unternehmen ? Wie englische Statistiken jüngst gezeigt haben und jeder von uns bestätigen kann, liegt das höchste Risiko in den ersten Sekunden. Etwa 40% der Patienten sterben sofort (Adgey u. Mitarb.). Insgesamt etwa 60% sterben innerhalb der ersten Stunde (Anderson u. Mitarb., Fry, Fulton u. Mitarb., Pantridge u. Mitarb.). Eine Verbesserung dieser Situation kann nur dadurch erreicht werden, daß die unmittelbar Anwesenden über die Sofortmaßnahmen bei akutem Herzanfall und bei bereits bestehendem Herzstillstand aufgeklärt werden und die ärztlichen Sofortmaßnahmen jedem Arzt — nicht nur dem Allgemeinpraktiker, Internisten und Kardiologen bekannt sind.

2.1. Maßnahmen bei drohendem Herzstillstand: Im präfinalen Stadium sind außer der sofortigen Benachrichtigung des nächsten Arztes und der nächsten Transportmöglichkeit zur Klinik nur wenige Dinge möglich: Hinlegen des Patienten und Befreiung von allen beengenden Kleidungsstücken, frische Luft. Der hinzugezogene Arzt kann, ganz in Abhängigkeit von dem Vorhandensein und dem Inhalt seiner Arzttasche und dem Befund des Patienten, folgende Maßnahmen durchführen:
Für das klinische Bild entscheidend ist primär zwar der Herzbefund, maßgebend jedoch der Cerebralbefund, wie Abb. 2 zeigt.

2.2. Bei bereits eingetretenem Herzstillstand können Laie und Arzt nur die Sofortmaßnahmen Herzmassage (60 bis 70mal/min) und Mund-zu-Mund oder Mund-zu-Nasebeatmung (12mal/min) durchführen. Bei fachgerecht vorgenomme-

Tabelle 1. *Soforttherapie schwerster Stenokardie*

Flachlagerung auf fester Unterlage (evtl. Herzmassage!). Beengende Kleidung lösen!

Infusion anlegen (i.v. Zugang)

Schmerz/Angst-Bekämpfung
  Valium 5 mg oder Novalgin 5 ml i.v. oder Fortral 15 mg i.v.
  oder Dolantin „S" 50 mg i.v. oder Dilaudid 2 mg i.v.

Arrhythmietherapie
  Bei Extrasystolie Xylocain 2% 10 ml i.m. oder 100 mg Xylocain langsam i.v.
  Bei Bradykardie Alupent 20 bis 30 γ/min i.v., 0,5 mg Atropin
  Bei Tachykardie Isoptin 5 bis 20 ml Infusion (evtl. β-Receptorenblocker 1 bis 10 mg Infusion)

Bei Herzinsuffizienz
  Strophantin $1/8$ mg oder Digoxin 0,25 mg i.v.

Bei Lungenödem
  Lasix 2 bis 4 Ampullen i.v.

Bei kardiogenem Schock
  Na-Biocarbonat 8,5% 100 bis 100 ml Infusion; Prednisolon 100 (bis 500) mg i.v.; Rheomakrodex 250 (bis 1500) ml Infusion; Assistierende Systeme (R-gesteuerter Ballon)

Bei Hypotonie (< 80 mmHg)
  Novadral 2 mg/min/Infusion oder Akrinor 5 bis 10 Ampullen in 500 ml Infusion
O_2-Atmung 4 bis 6 l/min Klinikeinweisung

---

ner Herzmassage kann etwa 60% des Herzzeitvolumens erreicht werden, so daß die entscheidende Herz-, Hirn- und Nierendurchblutung gewährleistet ist. Eine zeitliche Begrenzung der Maßnahmen erfolgt meist dadurch, daß die Helfer durch die sehr anstrengende Tätigkeit überfordert werden, falls keine Ablösung erfolgen kann. Eine evtl. intrakardiale Injektion von Alupent müßte im Gegensatz zu den meisten Darstellungen und Durchführungen in den linken Ventrikel erfolgen, da nur dann das Pharmakon sofort über die Coronarien ins Herz dringt.

Nur durch sofortige Klinikeinweisung und Intensivbehandlung ist letztlich eine gewisse Erfolgsquote der Wiederbelebungsmaßnahmen möglich.

Durch Einsatz von Notarztwagen kommt die Klinik zum Patienten und die Erfolgschance wird dadurch größer.

Unsere Erfahrungen mit dem Notarztwagen in Ludwigshafen/Rh. geben einen gewissen Anhalt über die Möglichkeiten, wie die folgende Tabelle zeigt.

Unsere Erfahrungen in der Intensivstation wurden in Tabelle 6 und 7 wiedergegeben.

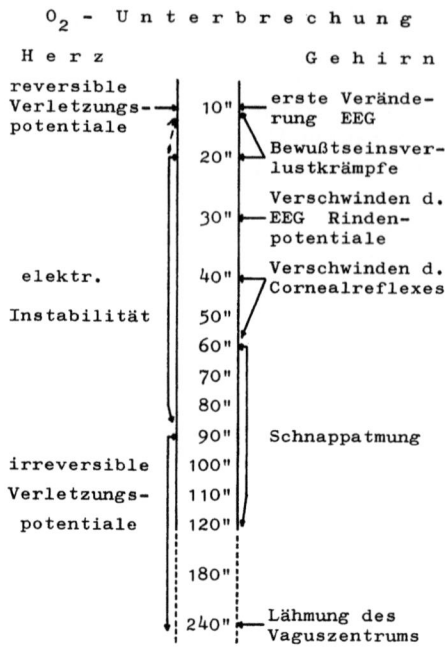

Abb. 2

Tabelle 2. *Schock/Herzstillstand*

	Schock	Herzstillstand
Ohne Instrumente		
Puls	kaum feststellbar	∅
Frequenz	> 100—120	∅
Atemfrequenz	> 26— 30	∅ oder Schnappatmung
Hautfarbe	fahl	fahl
Bewußtsein	normal bis eingetrübt	bewußtlos nach 6—10 sec
Pupille	±	Mydriasis nach 40 bis 60 sec
Mit Instrumenten		
Systolischer Druck	< 90 mmHg	∅
Amplitude	< 20 mmHg	∅
EKG	Tachykardie	Asystolie oder Flimmern
Urinproduktion	< 20 ml/Std	∅

Tabelle 3. *Soforttherapie bei Herzstillstand*

1. Flachlagerung auf fester Unterlage
2. Schläge auf das Sternum
3. Herzmassage 60 bis 70 ×/min
   Mund-zu-Mund- oder Mund-zu-Nase-Beatmung 12/min

4. „Max"-EKG-Analyse: Stillstand/Flimmern
5. a) Nadelelektrode (6 V/3 bis 5 msec/Frequenz 70)
   b) Entflimmerung 600 bis 800 V, 100 bis 400 msec
6. Intrakardiale Injektion in *linken* Ventrikel,
   Alupent 2 bis 3 Ampullen

Tabelle 4. *Kardiogener Schock*

Ursache: Ausfall größerer Herzmuskelbezirke (> 70 g) (und schwerste Arrhythmien)
⟶ *verminderte Auswurfleistung*
Therapie:
Ursächlich: *Verbesserung der Kontraktion* des noch reagierenden Myokards: $^1/_8$ Strophantin
2 bis 4 × in 24 Std
Optimierung des Rhythmus:
  bei Extrasystolie: 1 bis 3 mg/min Xylocain Infusion
  bei Tachykardie: 5 bis 20 mg Isoptin — Infusion
  Bei Bradykardie: 1,0 mg Alupent i.v., dann 5,0 mg Alupent Infusion (30 γ/min)
  mechanische Assist-Systeme (Ballonpumpe)

Symptomatisch:
  Acidosebekämpfung: 200 bis 400 ml 8,5 Na-Bicarbonat
  Volumenersatz: Plasmaprotein oder Humanalbumin, Dextran (Rheomacrodex)
  Infusion 1500 ml (mit antithrombotischem Effekt)
  Verringerung des peripheren Widerstandes: Prednisolon 50 bis 500 mg Infusion
  Verringerung einer Vasodilataion: Novadral 2 mg/min/Infusion oder Dopamin

Tabelle 5. *762 Einsätze des Ludwigshafener interdisziplinären Notarztwagens*
(18. 1. bis 13. 12. 1971)

Internistisch: 68%, chirurgisch: 23%, Sonstige: 9%
Am Notfallort in Minuten
  5 min 59%, 6 bis 10 min 26%, 11 bis 15 min 8%, 15 min 7%
  75 × Intubation
  57 × „Max" (mechanische Herzmassage und Beatmung)
  13 × Defibrillation
  10 × Elektrostimulation extern
  7 × Entbindung
  3 × Elektrostimulation intern

Tabelle 6. *Von 2983 Patienten, die auf Intensivstation innerhalb 25 Monaten aufgenommen wurden, hatten:*

  935 Einweisungsdiagnose: Herzinfarkt
    709 Herzinfarkt (bestätigt)
    226 Verdacht auf Herzinfarkt (nicht bestätigt)
  170 Lebensbedrohliche Rhythmusstörungen (ohne Infarkt)
  161 Schwere Links- und/oder Rechtsinsuffizienz
  688 Intoxikationen
    470 Suicide
    218 Gewerbliche und akzidentelle Intoxikationen

Tabelle 7. *Medizinische Klinik Ludwigshafen: Behandelt auf Intensivstation in 25 Monaten 2983 Patienten (♂ 1836, ♀ 1147)*

	Gesamtzahl n = 100%	Kein Effekt %	Kurzfristiger Effekt %	Endgültiger Effekt %
Defibrillation	58	40	19	41
Elektr. Herzkatheter	19	47	6	47
Extrathorakale Herzmassage				
„Max"	77	60	11	29
Hand	10	50	10	40
Externaler Schrittmacher	29	69	3	28
Intrakardiale Injektion	57	93	3,5	3,5
Total	152	65,4	4,6	30

Reanimationsversuche insgesamt (ohne Toteinlieferung) 152 (♂ 90, ♀ 62)

Tabelle 6 zeigt eine Aufschlüsselung der innerhalb von 25 Monaten in der Intensivstation der Medizinischen Klinik Ludwigshafen/Rh. behandelten Patienten. Bei 1077 Patienten (= 36%) bestand ein akuter Herzinfarkt bzw. eine lebensbedrohliche Rhythmusstörung.

Aus Tabelle 7 ist die Effektivität der einzelnen Maßnahmen abzulesen. Entscheidend für den Erfolg ist dabei die Feststellung, daß die durch Rhythmusstörungen bedingten lebensbedrohlichen Zustände dann mit Erfolg behandelt werden können, wenn sie Ausdruck einer temporären elektrischen Instabilität („elektrischer Selbstmord" des Herzens) nicht jedoch Ausdruck einer progredienten schweren auf das Myokard übergreifenden Stoffwechselentgleisung sind. Der endgültige Erfolg hängt letztlich nur davon ab, inwieweit die auslösenden Faktoren unter Kontrolle gebracht werden können. Eine ständige elektrokardiographische und biochemische Überwachung und entsprechend geschultes Personal sind daher unbedingt erforderlich. Der Zeitraum, in welchem nach eingetretenem Herzstillstand Wiederbelebungsmaßnahmen möglich sind, die zu einer völligen Wiederherstellung auch der Gehirnfunktion führen, ist so kurz, daß optimale Resultate fast nur unter den günstigen Bedingungen des Notarztwagens oder der Intensivstation möglich sind.

Andererseits entsteht durch die therapeutischen Möglichkeiten das Problem der Auswahl derjenigen Patienten, bei denen die Wiederbelebungsmaßnahmen fortgeführt werden können, bzw. bei denen die Wiederbelebungsversuche abgebrochen werden müssen: Was soll eine Wiederbelebung, die zwar zu dem akademischen Triumpf führt, einen ursprünglich zusammengebrochenen Kreislauf und die Atmung künstlich aufrecht zu erhalten, aber letztlich nichts anderes darstellt, als einen nicht mehr lebensfähigen Organismus am endgültigen Sterben zu hindern. Hier stellt sich das Problem nicht der Behandlung des akuten Herzstillstandes, sondern des Zulassens des endgültigen Todes.

Irgendwann kommt in jedem Leben diese Frage, da jeder ein prospektiver Patient mit akutem Herzstillstand sein wird. Daran führen uns alle Fortschritte der Prophylaxe und der Therapie des plötzlichen Herztodes leider oder glücklicherweise, das hängt ganz von der Situation des Einzelfalles ab, nicht vorbei.

Literatur

Adgey, A. A. K., Allen, J. D., Geddes, J. S., James, R. G., Webb, S. W., Zaidi, S. A., Pantridge, J. F.: Lancet **1971**, 7723, 501. — Anderson, G. J., Knoebel, S. B., Fisch, C.: Amer. Heart J. **82**, 642 (1971). — Blackburn, H., Keys, A., Simonson, E., Rautaharju, P., Punsar, S.: Circulation **21**, 1160 (1960). — Dayton, S., Pearce, M. L.: Lancet **1970 I**, 473. — Epstein, F. H., Ostrander, L., Johnson, B. B., Payne, M. W., Hayner, N. S., Keller, J. B., Francis, T.: Ann. intern. Med. **62**, 1170 (1965). — Friedberg, C. U.: Circulation **40**, Suppl. 4, 252 (1969). — Fry, J.: Schweiz. med. Wschr. **98**, 1210 (1968). — Fulton, M., Julian, D., Olivers, M. F.: Circulation **40**, 182 (1969). — Gruber, U. F., Rittmann, W. W.: Verh. dtsch. Ges. inn. Med. **77**, 1243 (1971). — Higgins, I. T. T., Kannel, W. B., Dawber, T. R.: Brit. J. prev. soc. Med. **19**, 53 (1965). — Holzmann, M.: Schweiz. med. Wschr. **95**, 1541 (1965). — Jokl, E., McClellan, J. T.: Exercise and cardiac death. Basel-München-Paris-London-New York-Sidney: Karger 1971. — Jurkovic, V., Shillingford, J. P.: Therapiewoche **21**, 16 (1971). — Kannel, W. B., Brand, N., Skinner, J. J., Dawber, T. R., McNamara, P. M.: Ann. intern. Med. **67**, 48 (1967). — Kannel, W. B., Gordon, T., Castelli, W. P.: Ann. intern. Med. **72**, 813 (1970). — Keys, A., Taylor, H. L., Blackburn, H., Brozek, J., Anderson, J. T., Simonson, E.: Circulation **28**, 381 (1963). — Kuhn, L. A.: Amer. J. Cardiol. **26**, 578 (1970). — Kranauer, J. S., Rosenbaum, A., Freed, P. S., Kantrowitz, A. D.: Amer. J. Cardiol. **27**, 123 (1971). — Makous, N.: J. Amer. med. Ass. **192**, 801 (1965). — Malinowski, E. A.: Automated multiphasic health testing in the seventies. Rye (N.Y.): Westchester County Med. Soc. 1970. — Martin, R. D.: Brit. med. J. **4**, 367 (1970). — Nager, F., Rösli, R., Albert, H., Lichtlen, P., Bühlmann, A.: Schweiz. med. Wschr. **99**, 309 (1969). — Nager, F.: Der akute Myokardinfarkt. Bern-Stuttgart-Wien: Huber 1970. — Neuhaus, G. A.: Therapiewoche **20**, 139 (1970). — Pantridge, J. F.: Chest **58**, 229 (1970). — Pentecost, B. L.: Brit. med. J. **1971**, 5740, 93. — Perrelet, C., Friedemann, M., Aepli, R.: Schweiz, med. Wschr. **100**, 2168 (1970). — Pippig, L.: Erkennung und Behandlung des kardiogenen Schocks. Aus: Wiederbelebung, Organersatz und Intensivstation.

Darmstadt: Steinkopff 1971. — Pirtkien, R.: Computereinsatz in der Medizin. Stuttgart: Thieme 1971. — Riecker, G., Habermann, E., Effert, S., Lasch, G., Veragut, U. P., gruber, U. F.: Verh. dtsch. Ges. inn. Med. 77, 1249 (1971). — Rose, G.: Brit. J. prev. soc. Med. 22, 12 (1968). — Schettler, G.: Dtsch. med. J. 21, 651 (1970). — Schuster, H. P., Schölmerich, P.: Therapiewoche 10, 399 (1970). — Stamler, J.: Brit. Heart J. 33, 145 (1971). — Stead, E. A.: Circulation 40, Suppl. 4, 85 (1969). — Sterling, T. D., Pollack, S. V.: N.Y. Acad. Sci. 161, 632 (1969). — Stoweres, M., Short, D.: Brit. Heart J. 32, 833 (1970). — Swan, H. J. C., Danzig, R., Sukumalchantra, Y., Allen, H.: Circulation 40, 227 (1969). — Turpeinen, O., Miettinen, M., Karvonen, M. J., Roine, P., Pekkarinen, M., Lehtosuo, E. J., Alvirta, P.: Amer. J. clin. Nutr. 21, 255 (1968). — U.S. Department of Health, Education, Welfare: Publ. Hlth Serv. 2076 (1970). — Weiner, J. M., Marmorston, J.: N.Y. Acad. Sci. 161, 641 (1969). — WHO Copenhagen: Methodology of multifactor preventive trials in ischaemic heart disease. Reg. Office for Europe, Copenhagen 1971. — Yu, P. N., Bielski, M. T., Edwards, A., Friedberg, C. F., Grace, W. J., January, L. E., Likoff, W., Scherlis, L., Weissler, A. M.: Circulation 43, 171 (1971).

11. Rundtischgespräch

Zum Verhalten des Herzens unter vita maxima-Bedingungen

Teilnehmer: GADERMANN, E. (Hamburg), HOLLMANN, W. (Köln), JOKL, E. (Lexington/USA)

Teil I: Einleitung

JOKL, E.

Einleitend weist Jokl darauf hin, daß der vita maxima Begriff vor 50 Jahren durch Knipping in die Ergometrie eingeführt wurde, und zwar in Beziehung zur Mobilisation des autonomen Systems in seiner Gesamtheit, insbesondere aber im Hinblick auf das ‚Anspringen' aller kardiorespiratorischen Systems beim Übergang von Ruhe zu Körperarbeit. Das Problem berührt jedoch ein Zentralphänomen, mit dem sich die wissenschaftliche Sportmedizin während der letzten Jahrzehnte auseinandergesetzt hat, nämlich dem kontinuierlichen Ansteigen aller Rekordleistungen, ein Vorgang, der sich nicht in dem Maß, in welchem er im Laufe dieses Jahrhunderts zur Beobachtung gelangte, weiter fortsetzen wird. So hat z. B. die „Rekordwachstumskurve' in der Leichtathletik bereits ihre asymptotische Abbiegungsphase erreicht, d. h. sie wird zunehmend mehr horizontal. Die meisten der bestehenden Weltrekorde sind mehrere Jahre alt, Verbesserungen, soweit sie noch stattfinden, beruhen oft oder sogar zumeist auf technologischen Novitäten, wie Tartanlaufbahn, Fiberglasstab, Schaumgummimatten, Klimakontrolle in Hallenstadien, wie dem Astrodome in Houston, und Louisiana-Superdome in New Orleans. Brumels Hochsprungrekord (2,28 m) wurde 1971 nach 8jährigem Bestehen durch Matzdorf um 1 cm verbessert. Beamons Weitsprungrekord von 8,90 m stellt möglicherweise eine Terminalleistung dar, seit 1968 ist kein Springer auch ‚nur' 8,40 m gesprungen. Hier zeichnet sich ein umfassender vita maxima Begriff ab, der die ursprünglich von Knipping identifizierten Kreislauf- und Atmungssystembeteiligung einschließt, aber auch anderen Komponenten Rechnung trägt, insbesondere neurologischen und neuroregulatorischen. Der Rekord ist die vita maxima par excellence. Im folgenden soll der Anteil, den das Herz bei Maximalleistungen leistet, spezifiziert und an Hand von physiologischen und klinischen Daten analysiert werden.

Teil II: Muskuläre Beanspruchungsformen, ihre Definition und leistungsbegrenzenden Faktoren

HOLLMANN, W.

Voraussetzung zur Beurteilung der körperlichen Leistungsfähigkeit ist die Kenntnis der unterschiedlichen muskulären Beanspruchungsformen mit ihren qualitativ und quantitativ differierenden Auswirkungen auf den Organismus.

1. Koordination: Das Zusammenwirken von Zentralnervensystem und Skeletmuskulatur innerhalb eines gezielten Bewegungsablaufes. Leistungsbegrenzend wirken der Übungszustand der agonistisch-antagonistisch tätigen Muskeln und die einschlägigen physikalischen Gesetze. Eine Koordinationsverbesserung bedeutet Sauerstoffeinsparung für einen gegebenen Bewegungsablauf und damit Reduzierung der Herzbelastung für die betreffende Arbeitsform.

2. Flexibilität: Das Bewegungsausmaß in einem oder mehreren Gelenken. Für die Herzbeanspruchung ohne Bedeutung.

3. Kraft: Die Grundlage verschiedener Kraftformen ist die statische Kraft. Es handelt sich um diejenige Kraft, die ein Muskel oder eine Muskelgruppe willkürlich gegen einen fixierten Widerstand entfalten kann. Limitierend wirken: die Muskelfaserzahl, der Muskelfaserquerschnitt, die Faserlänge und der Angriffswinkel, die Struktur, die Koordination und die Motivation. Ein Krafttraining wirkt sich ausschließlich auf das Skeletsystem aus. Ein Herz-Kreislauftraining kann hiermit nicht erreicht werden.

4. Schnelligkeit: Unter der Grundschnelligkeit ist die maximal erreichbare Geschwindigkeit innerhalb eines cyclischen Bewegungsablaufes zu verstehen. Leistungslimitierend wirken die Kraft der beanspruchten Muskulatur, die Koordination, die Kontraktionsgeschwindigkeit, die Viscosität, anthropometrische Merkmale, das Reaktionsvermögen. Auch durch ein Grundschnelligkeitstraining werden keine Trainingseffekte hinsichtlich des kardio-pulmonalen Systems erzielt.

5. Ausdauer: Ermüdungs-Widerstandsfähigkeit. Im Rahmen dieses Themas vornehmlich die allgemeine aerobe Ausdauer von Bedeutung. Definition: dynamische Beanspruchungen von mindestens $1/7$ bis $1/6$ der gesamten Skeletmuskulatur mit einer Belastungsintensität von wenigstens 50% der maximalen Kreislaufleistungsfähigkeit über eine Zeitdauer von mindestens 5 min. 50% der maximalen Kreislaufleistungsfähigkeit entspricht beim Menschen des 3. Lebensjahrzehnts einer Pulsfrequenz von 130/min. Sportarten im Bereich dieser Definition: Laufen, Radfahren, Schwimmen, Rudern, Skilanglauf, Schlittschuhlaufen, Rasenballspiele u. a.

Leistungslimitierend wirkt die maximale Sauerstoffaufnahme pro kg Körpergewicht. Sie kann limitiert werden durch: die Lungenventilation, die Lungendiffusion, das Herzzeitvolumen, die arterio-venöse O_2-Differenz, das Blutvolumen, den Total-Hämoglobingehalt, die intracelluläre metabolische Kapazität. Der Gesunde ist gekennzeichnet durch eine Harmonie aller leistungsbegrenzenden Faktoren. Am wichtigsten aber sind das Herzzeitvolumen und die arterio-venöse O_2-Differenz, die beide in Beziehung zur intracellulären metabolischen Kapazität stehen.

Der Übergang vom untrainierten zum ausdauertrainierten Zustand vollzieht sich in zwei Stufen: die erste betrifft eine Betonung der trophotropen Einstellung im vegetativen Nervensystem und eine Vergrößerung der intracellulären metabolischen Kapazität. Letztere bedingt in Verbindung mit einer ökonomischeren, intramuskulären Blutverteilung und gegebenenfalls einer besseren Vascularisierung eine Vergrößerung der lokalen arterio-venösen O_2-Differenz. Sie bedingt in Verbindung mit der trophotropen Einstellung eine Reduzierung der Herzschlagfrequenz, eine Verlängerung der Systolen- und Diastolendauer und eine Reduzierung der Katecholaminausschüttung für eine gegebene Belastung. Alle Mechanismen bedingen eine verringerte Herzarbeit und einen reduzierten O_2-Bedarf absolut sowie relativ in bezug auf eine gegebene Herzleistung. Im Skelet- wie im Herzmuskel kann eine Vergrößerung der Mitochondrienzahl, des Myoglobingehalts und der Aktivität der aerob wirksamen Enzyme beobachtet werden.

Die zweite Anpassungsstufe ist im Gegensatz zur ersten Leistungssportlern vorbehalten und besteht in einer Vergrößerung der kardio-pulmonalen Dimensionen. Sie sind im wesentlichen als gesundheitlich indifferent einzuschätzen im Vergleich zur Anpassungsstufe 1.

Ein täglich 10minütiges Training entsprechend der Definition für allgemeine aerobe Ausdauer genügt zur Erreichung der gesundheitlich wertvollen Anpassungsstufe 1.

Teil III: Zum Verhalten des Herzens unter vita maxima-Bedingungen

GADERMANN, E.

Gadermann (Hamburg) berichtete über kardiologische Untersuchungen an Hochleistungssportlern mit großem Trainingsprogramm, die vornehmlich der Frage galten, ob das Herz unter den Bedingungen der vita maxima — hier verstanden als größtmögliche Leistungsfähigkeit des Organismus — Schaden erleiden könne. Dieses Problem gewann neuerlich Aktualität u. a. durch die Behauptung, daß sportliche Belastung zwangsläufig zu linksventriculären Innenschichtschäden des Herzens führe (B. Kern).

Die Probanden waren ausdauertrainierte Athleten (Langstreckenläufer), die wöchentliche Trainings-Laufleistungen bis 250 km in der Winter- und Vorbereitungsperiode bzw. von 100 bis 150 km in der Wettkampfperiode absolvieren. Diese Leistungen erfolgen ganz überwiegend im Dauerlauf mit gelegentlichen Unterbrechungen durch Tempoläufe über 200 bis 400 m und Läufe im Renntempo über 800 bis 2000 m („Intervall-Tempoläufe").

Telemetrische Untersuchungen während solcher Trainingsbelastungen ergaben, daß beim Dauerlauf Herzfrequenzen um 180 Schläge/min für längere Zeit und bei Intervall-Tempoläufen solche bis 215 Schläge/min für kurze Zeit erreicht werden. Kardiopulmonale Befunde und Parameter (EKG; arterieller Blutdruck; Arterienpuls-Registrierung; maximale O_2-Aufnahme; O_2-Puls; Atemäquivalent u. a.) solcherart trainierter Athleten wurden in der Funktionsdiagnostik unter ansteigenden Belastungen am Fahrradergometer bis zur Vita maxima in Verlaufsbeobachtungen kontrolliert mit Registrierungen bis weit in die Erholungszeit hinein. Herzvolumenbestimmungen ergänzten dieses Untersuchungsprogramm. Vergleiche mit weniger intensiv oder nicht Trainierten zeigen die deutliche Ökonomisierung der Kreislauf- und Atemfunktion der ausdauertrainierten Athleten, wie sie aus vielen Untersuchungen bekannt ist.

Das Herz erfährt bei Ausdauertrainierten die bekannte harmonische Volumenzunahme und weist eine Ruhebradykardie mit typischem „Vagotonie-EKG" auf mit geringerer Frequenzsteigerung gegenüber Untrainierten während und nach Belastung. Ruhe-Extrasystolen in annähernd 20% der Fälle hochtrainierter Langleister ist als Folge der Bradykardie mit Verzögerung der Erregungsleitungsgeschwindigkeit anzusehen, wodurch die Bedingungen für fokale Wiedererregung und re-entry-Mechanismus begünstigt werden. Bei einer Frequenzsteigerung auf 110 bis 120 Schläge/min verschwinden diese harmlosen Extrasystolen.

Als Ausdruck einer elektrokardiographischen Amplitudenzunahme des muskelstarken Herzens findet man in der Anteriorableitung nach Nehb (die aus technischen Gründen mit anderen Ableitungen für die EKG-Funktionsdiagnostik verwandt wurde) eine Vergrößerung der RS-Zacke von durchschnittlich 148% und der T-Amplitude von durchschnittlich 155% gegenüber Normalpersonen [Gadermann, E., Jung, K.: Sportarzt u. Sportmed. 10, 233, 11, 257 (1970)]. Diese signifikanten Unterschiede bleiben auch bei Maximalbelastung bestehen. Atypien der rechtsventriculären Erregungsausbreitung mit Aufsplitterung von QRS in V_1 und V_2 und gelegentlicher Ausbildung von r', die in rechtsventriculären Spezialableitungen noch deutlicher in Erscheinung treten [Gadermann, E., Donat, K.: Verh. dtsch. Ges. inn. Med. 67, 114 (1961)], werden gelegentlich beobachtet. Bisherige Untersuchungen unter Einbeziehung rechtsventriculärer Druckmessungen erbrachten keine Anzeichen für eine vermehrte Rechtsbelastung des Herzens als Ursache für dieses Phänomen, so daß besondere Projektionseffekte muskelstarker oder axial gedrehter Herzen (wie sie auch bei Thoraxdeformierungen beobachtet werden) im Spiel sein dürften. Ebenso fanden sich in den linksventriculären Ableitungen keine Formveränderungen im Kammerteil, die auf eine pathologische Linkshypertrophie hinweisen. In den Fällen, in denen QRS- oder Kammerendteilveränderungen mit descendierendem ST-Verlauf und präterminal oder terminal negativem T gesehen wurden, handelte es sich stets um krankhafte Prozesse am Herzen. Von diesen werden die unter Umständen schwer zu diagnostizierenden, aber klinisch bedeutungsvollen Myo- und Perikarditiden oft übersehen.

Ein tiefer Ansatz von ST mit aufsteigendem ST-Verlauf und positivem T ist die gewöhnliche Folge sehr hoher Frequenzstufen unter oder nach Belastung. Der Befund hat keine pathognomonische Bedeutung. Einen descendierenden ST-Verlauf mit Kammerendteilveränderungen, wie sie für die Hypoxie des Herzmuskels charakteristisch sind, fanden wir als Effekt eines Hochleistungstrainings in keinem Fall. Amplitudenminderung von T gegenüber dem Maximalwert am Ende einer Belastung, die besonders bei Untrainierten zu Beginn der Erholungsphase gelegentlich beobachtet und unterschiedlich interpretiert wird [Raab, W., Cardiologia (Basel) 36, 181 (1960). — Keul, J., Roskamm, H., Reindell, H.: Schweiz. Z. Sportmed. 12, 19 (1964)] tritt bei Trainierten kaum je zutage. Die T-Amplitude liegt nach Beendigung der Belastung meist höher als in der Ausgangsposition und steigt in der frühen Erholungszeit oft noch weiter an, was auf Besonderheiten in der Repolarisation zu diesem Zeitpunkt hinweist. Zweifellos ist die Beachtung des Kammerendteils in der Erholungsphase nach Belastungen (bis mindestens 6 min nach leichten bis mittelschweren und bis 10 min bei hohen Belastungen) notwendig, um Spätreaktionen im Kammerendteil auszuschließen, die oft erst nach 3 bis 5 min auftreten. Zu diesem Zeitpunkt kann es offenbar zur Diskrepanz von Blutangebot und Blutbedarf im Herzmuskel kommen, ebenfalls erscheinen besondere Stoffwechseleinflüsse auf die Herzmuskelzelle mit Elektrolytverschiebungen zu diesem Zeitpunkt möglich.

Die im Hochleistungssport auftretenden Herzfrequenzen erfordern ein intaktes Coronarsystem mit guter Coronarreserve, da sich die mechanische Diastolendauer (die Zeitspanne, in der die wesentliche Blutzufuhr zum Coronarsystem erfolgt) in der Tachykardie stärker verkürzt als die mechanische Systolendauer. In den höchsten Belastungsstufen nähern sich mechanische Systolen- und Diastolendauer einander. Die diastolische Coronarversorgung wird eingeschränkt und gleichzeitig durch die längere Gesamtdauer aller Systolen in der Zeiteinheit eine Systolenverlängerung/min bewirkt, die zum hohen O_2-Verbrauch des Herzens führt.

Ein Hilfsmechanismus für die Coronardurchblutung ist bei hochtrainierten Menschen in der Verstärkung der arteriellen Grundschwingung vorhanden (Gadermann, E., Jungmann, H., Klinische Arterienpulsschreibung, München: J. H. Barth 1964). Durch sie wird eine von der Herztätigkeit unabhängige diastolische Drucksteigerung in der Aortenwurzel bewirkt, welche die Coronardurchblutung fördert.

Die Herzbelastung beim Leistungssport ist in erster Linie eine Volumenbelastung, die zudem — zum Unterschied von Rezirkulationsvitien, hyperkinetischem Kreislaufsyndrom oder Schilddrüsenüberfunktion — nur vorübergehend dem Herzen auferlegt wird. Es wird aber ohne weiteres ersichtlich, daß eine zusätzliche unphysiologische Druckbelastung die Situation des Herzens schlagartig verschlechtert. Da die unblutige Arteriendruckmessung oft zu hohe Werte vermittelt (besonders bei muskelstarkem Oberarm und unter Belastung), wird in zweifelhaften Fällen von Hochdruckreaktionen bei Leistungssportlern die blutige Registrierung des Arteriendrucks notwendig sein, um exakte Meßergebnisse zu erlangen.

Hochtrainierte Athleten müssen besonders sorgfältig ärztlich überwacht werden, da sie gegenüber bakteriell-toxischen und immunologischen Schäden (besonders Streptokokken und ihren Toxinen; Tonsillen!) empfindlich reagieren.

Faßt man die bis zu 5 Jahren währenden Verlaufsbeobachtungen an Menschen zusammen, die ihr gesundes Herz häufig höchsten sportlichen Dauerbelastungen aussetzen, so kann man mit P. D. White u. Currens [New Engl. J. Med. 265, 988 (1961)] sagen: Es ist nicht zu erkennen, daß irgendeine erschöpfende Belastung, zu der ein erwachsener Mensch fähig ist, irgendeinen Krankheitseffekt auf ein gesundes Herz ausübt. Darüber hinaus liegt kein Anhaltspunkt dafür vor, daß hohe Belastungen durch sportliche Aktivität zum Risiko eines frühen Todes oder einer früh einsetzenden kardio-vasculären Erkrankung beitragen. Der Nachdruck liegt stets darauf, daß es sich um gesunde Herzen handelt.

12. Rundtischgespräch
Der Herzstillstand in der ärztlichen Praxis

Moderator: SCHETTLER, G., Heidelberg

Teilnehmer: DOERR, W., Heidelberg, EPSTEIN, F. H., Ann Arbor (Michigan), EFFERT, S., Aachen, GILLMANN, H., Ludwigshafen, JOKL, E., Lexington (USA), LOOGEN, F., Düsseldorf, SCHÖLMERICH, P., Mainz

Manuskript nicht eingegangen.

HEHL, F.-J., NÜSSEL, E. (Rahmeninstitut für Sozial- u. Arbeitsmedizin, Universität Heidelberg): **Prodromalerscheinungen des Herzinfarktes**

Seit dem 1. Januar 1970 erfassen wir in Heidelberg Stadt und Land alle Fälle mit neu auftretendem Herzinfarkt. Die Untersuchung erfolgt im Auftrag des Bundesministeriums für Jugend, Familie und Gesundheit. Die Methoden der Erhebung wurden von der WHO erarbeitet. Nach diesem methodischen Konzept haben in Europa 17 weitere Zentren eine regional begrenzte Totalerfassung aller Herzinfarkte durchgeführt. Jeder Patient wird möglichst kurz nach Infarkteintritt zum ersten Mal untersucht. 1 Monat, 3 Monate und 12 Monate danach erfolgen weitere Untersuchungen.

Neben der Bestimmung von Morbidität und Letalität des Herzinfarktes — vgl. Nüssel u. Hehl [1] — sollen bei dieser Studie vor allem Prodromalerscheinungen des Herzinfarktes untersucht werden.

Unter Prodromalerscheinungen des Herzinfarktes versteht die WHO folgende Beschwerden: Angina pectoris erstmalig, Angina pectoris erneut, Mißempfindungen im Brustkorb, Schweregefühl im Arm, ungewöhnliche Müdigkeit, ungewöhnliche Kurzatmigkeit, erstmalige Herzrhythmusstörungen.

Diese Beschwerden sind retrospektiv gemäß WHO nur dann als Prodromalerscheinungen zu werten, wenn sie in den letzten 28 Tagen vor Eintritt des Infarktes zum ersten Mal auftreten. Nur bei der Angina pectoris wird auch das erneute Auftreten als ein eigenes und spezifisches Vorzeichen des Herzinfarktes angesehen. Die Angina pectoris wird durch ein systematisches Erscheinen bei körperlichen und seelischen Belastungen charakterisiert.

Unsere erste Fragestellung lautet:

Haben Patienten, die sofort oder nur wenige Tage nach Eintritt des Herzinfarktes sterben, genauso häufig Prodromalerscheinungen wie die Überlebenden?

Wir hatten die Hypothese, daß bestimmte Patienten vielleicht deshalb so schnell nach Infarkteintritt sterben, weil sie nicht durch Prodromalerscheinungen vorgewarnt werden.

Wir fanden, daß im Schnitt 39% der Infarkte die von uns erhobenen Beschwerden haben. Ihre Auftretenshäufigkeit bei Verstorbenen ist der der Überlebenden auffallend gleich. Die älteren Infarktkranken weisen weniger häufig Vorzeichen auf.

Neben den streng definierten Prodromalerscheinungen, die nur in den letzten 28 Tagen erstmals oder erneut auftreten dürfen, haben wir auf Abb. 1 — durch die schraffierten Bereiche dargestellt — auch solche Beschwerden berücksichtigt, die schon länger als 28 Tage vor Infarkt bestanden.

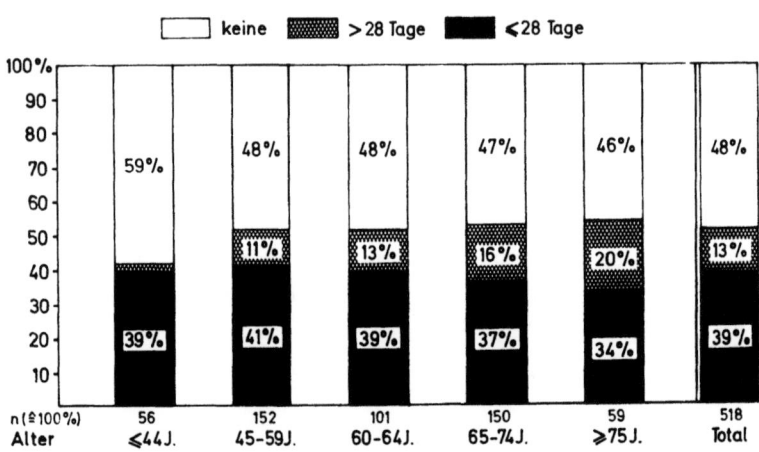

Abb. 1. Prodromata bei Männern mit eindeutigem Erstinfarkt

Man sieht, daß die älteren Kranken offensichtlich schon länger Beschwerden haben, und daß sich schon dadurch der Unterschied der Altersverteilung bei zeitlich streng definierten Prodromata erklären läßt. Bemerkenswert erscheint uns jedoch jetzt, daß die jüngeren Infarktpatienten fast ausschließlich kurze Zeit vor Krankheitseintritt Beschwerden haben.

Insgesamt ist auffallend, daß die als spezifisch für den Herzinfarkt geltenden Vorzeichen in den letzten 28 Tagen vor Eintritt des Infarktes nur bei etwa 40% auftreten. Bei weiteren 13% der Patienten fanden wir diese Beschwerden schon vor der eigentlichen Prodromalzeit. Es bleiben aber rund 50% aller männlichen Herzinfarktpatienten, die keine dieser Beschwerden angeben. Hatten diese 50% nun gar keine Beschwerden oder wurden bestimmte Vorzeichen nur nicht erfragt?

Aus unserem Arbeitskreis haben Hahn, Kirschner u. Hehl [2] bei Infarktpatienten auch solche Beschwerden erhoben, die dem psycho-vegetativen Formenkreis zugerechnet werden und daher für den Herzinfarkt recht unspezifisch sind. Insgesamt fand man, daß 80% der Infarktkranken über mindestens eines dieser Beschwerden klagten. Für den Herzinfarkt spezifiziert haben Hahn, Kirschner u. Hehl diese gesamten Prodromalerscheinungen, in dem sie diese über multivariate Verfahren entsprechend bündelten und gewichteten.

Die Vorhersagekraft von Prodromalerscheinungen auf diese Art zu verbessern, ist jedoch nur bei solchen angebracht, die innerhalb des Infarktes *häufig* vorkommen, jedoch nicht für den Infarkt spezifisch sind.

Die von uns untersuchten und von der WHO definierten Prodromata sind dagegen als einzelne nur bei 15 bis 20% anzutreffen. Andererseits sind sie jedoch infarktspezifischer als die von Hahn, Kirschner, Hehl erfragten psychovegetativen Beschwerden. Bei diesen Prodromalerscheinungen besteht das Problem daher weniger in der mangelnden Infarktspezifität vielmehr in ihrem geringen Vorkommen. Diese mangelnde Auftretenshäufigkeit kann dadurch erhöht werden, daß man sie nicht auf alle Infarktpatienten sondern nur auf einen ganz *bestimmten Teil* dieser Kranken, und zwar auf den bezieht, bei dem das entsprechende Prodrom besonders häufig vorkommt.

Bei dem Versuch, solche Untergruppen von Infarktpatienten zu finden, bei denen ein bestimmtes Vorzeichen besonders häufig auftritt, wählten wir als Gruppierungskriterien die Risikofaktoren Rauchen, Übergewicht, Hypertonus und Diabetes.

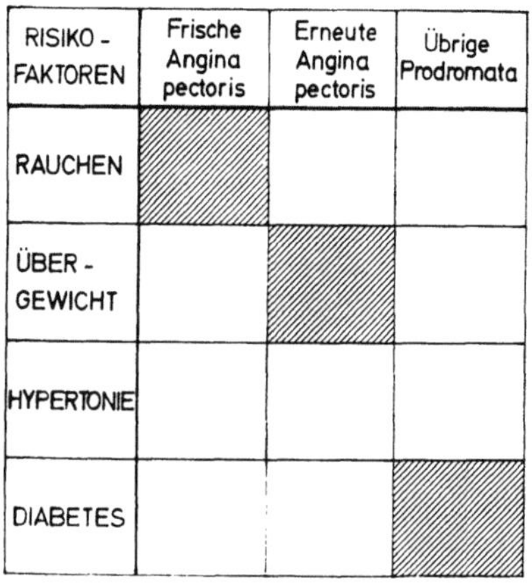

RISIKO-FAKTOREN	Frische Angina pectoris	Erneute Angina pectoris	Übrige Prodromata
RAUCHEN	▨		
ÜBER-GEWICHT		▨	
HYPERTONIE			
DIABETES			▨

Abb. 2. Beziehungen zwischen Risikofaktoren und Prodromata des Herzinfarkts

In mehreren Diskriminanzanalysen untersuchten wir

a) ob bei Patienten mit verschiedenen Risikofaktoren verschiedene Prodromata gehäuft anzutreffen sind,

b) ob sich Kranke mit verschiedenen Prodromalerscheinungen hinsichtlich ihrer Risikofaktoren unterscheiden lassen.

Zur letzteren Fragestellung seien zwei Beispiele gegeben: In einer ersten Diskriminanzanalyse fanden wir, daß sich Patienten mit einer frischen Angina pectoris von solchen mit einer erneut wieder aufgetretenen Angina vor allem darin unterscheiden, daß Personen, die bis einen Monat vor Infarkteintritt nie diese Schmerzen hatten, bedeutend *mehr rauchten*, als die, die schon längere Zeit über Schmerzen in der Brust klagten. Dabei war das Durchschnittsalter für beide Gruppen in etwa das gleiche.

Man kann annehmen, daß Raucher durch Angina pectoris-Anfälle veranlaßt werden, nicht mehr so viel zu rauchen.

Durch eine andere Diskriminanzanalyse untersuchten wir, wie sich spätere Patienten mit einer Angina pectoris, die innerhalb der 28 Tage vor Infarkteintritt *erneut* auftrat, hinsichtlich ihres Risikos von solchen unterscheiden lassen, die über eines oder mehrere der fünf übrigen Prodromalerscheinungen klagten.

Hier fanden wir, daß es vor allem die *Übergewichtigen* sind, die immer wieder über Angina pectoris klagen. Das Durchschnittsalter der beiden Vergleichsgruppen unterscheidet sich dabei ebenfalls nur unwesentlich.

Auf Abb. 2 sind die wichtigsten Ergebnisse unserer Untersuchungen zur Differezierung der Prodromalerscheinungen des Herzinfarktes — so wie wir sie anfangs beschrieben haben — dargestellt.

Raucher unterscheiden sich demnach von den Nichtrauchern dadurch, daß sie lediglich in den letzten 28 Tagen vor Infarkteintritt an Angina pectoris leiden.

Gegenüber den Patienten mit Normalgewicht haben die *Adipösen* auffallend oft eine schon lange vorher bestehende Angina, die sich in den letzten 4 Wochen vor Infarkt jedoch deutlich verstärkt.

Bei den *Hypertonikern* konnten wir — im Vergleich zu Normo- und Hypotonikern — keine bedeutenden Unterschiede hinsichtlich ihrer Prodromalsymptomatik feststellen.

Die *Diabetiker* klagen auffallend häufiger als Nichtdiabetiker in den letzten 4 Wochen vor Infarkt über die übrigen 5 Prodromata und dabei vor allem über „Unbehagen in der Brust" und „Schweregefühl im Arm".

Aus den hier referierten Untersuchungen über Prodromalerscheinungen des Herzinfarktes können für weitere Studien zu diesem Thema folgende Schlußfolgerungen und Konsequenzen gezogen werden:

1. Beschwerden, die als Prodromalerscheinungen des Herzinfarktes gelten, sind entweder infarktunspezifisch oder kommen bei diesen Patienten nur selten vor. Mit ihrer Hilfe den drohenden Herzinfarkt vorherzusagen, ist daher unmöglich.

2. Zur Erhöhung der Vorhersagekraft von Prodromalerscheinungen schlagen wir daher folgende zwei Techniken vor:

a) Einbeziehung von krankheits-unspezifischen aber häufig auftretenden Symptomen (wie Schwindel, Übelkeit usw.) in die Untersuchung und ihre anschließende Bündelung und Gewichtung durch multivariate Analyseverfahren.

b) Ein weniger aufwendiges aber ebenso effektives Verfahren besteht darin, die selten vorkommenden aber relativ spezifischen Prodromata, wie sie von der WHO zeitlich begrenzt auf die 28 Tage vor Infarkteintritt definiert sind, bei Infarktuntergruppen zu untersuchen.

Aussprache

Herrn E. WOLLHEIM (Würzburg):

Zu den Herren HEHL und NÜSSEL: In der Heidelberger Studie sind die als Prodromalerscheinungen des Herzinfarktes registrierten Symptome, abgesehen von der Angina pectoris, recht unspezifisch. Es scheint mir daher sehr interessant, welches Ergebnis gleichartige Erhebungen bei einer Kontrollgruppe ohne Herzinfarkt ergeben würden. Nur unter Berücksichtigung einer solchen Kontrollgruppe scheint es mir zulässig zu sein, die Symptome als Prodromalerscheinungen des Herzinfarktes zu deuten.

NÜSSEL, E., HEHL, F.-J. (Rahmeninstitut für Sozial- u. Arbeitsmedizin der Universität Heidelberg): **Morbidität und Letalität des Herzinfarktes**

Im Rahmen des 1970 eingerichteten Registers für coronare Herzkrankheiten haben wir pro Jahr die Häufigkeit des Herzinfarktes in der Bevölkerung von Heidelberg Stadt und Land (ca. 304000 Einwohner) ermittelt.

Aus Tabelle 1 sind die für das Registerjahr 1971 gefundenen Incidenzraten bestimmter Altersgruppen, berechnet auf 1000 Einwohner in Stadt- und Landkreis Heidelberg, zu ersehen. Vergleichen wir zunächst die Gruppe der unter 44jährigen Männer von Stadt und Land. Sie sehen ein leichtes Überwiegen von Herzinfarkt auf dem Lande.

Schon an der nächst höheren Altersgruppe erkennen wir eine Umkehr der Relationen. Die Incidenzrate in der Stadt beträgt 3,46, auf dem Lande 2,25. Bei den 60 bis 64jährigen verstärkt sich das Stadt-Land-Gefälle deutlich. In dieser Altersgruppe kommt Herzinfarkt $3^1/_2$fach häufiger vor. Bei den über 65jährigen nimmt diese Diskrepanz wieder stark ab. Ein Stadt-Land-Gefälle finden wir ebenfalls bei den Frauen. Es wird jedoch entsprechend dem bekanntlich um ca. 10 Jahre höheren Altersgipfel des weiblichen Herzinfarktes erst bei den über 65jährigen Frauen besonders deutlich. Betrachten wir die Incidenz in beiden Erhebungsgebieten zusammengefaßt, dann erweist sich der Herzinfarkt in der

Tabelle 1. *First Definite Myocardial Infarction. Incidence Rate (per 1000 Population) per Annum*

Age group	21—44	45—59	60—64	⩾ 65	Total
Heidelberg Urban					
Male	0,30	3,46	9,50	6,99	2,67
Female	0,04	0,63	1,47	5,86	1,13
Heidelberg Rural					
Male	0,51	2,25	2,71	5,22	1,73
Female	0,00	0,10	0,78	2,26	0,45
Both districts					
Male	0,42	2,68	5,62	6,01	2,11
Female	0,01	0,31	1,11	2,94	0,74

Gruppe der unter 60jährigen als 9fach häufiger bei Männern als bei Frauen. In der Altersgruppe der 60- bis 64jährigen überwiegen die Männer um das 5fache, bei den über 70jährigen nur noch um das 2fache. Insgesamt kommt der Herzinfarkt bei Männern fast dreimal häufiger vor als bei Frauen.

Besonders problematisch ist die Diagnostik bei den plötzlichen Todesfällen unter Infarktverdacht. Hier sind objektivierende Untersuchungen meist gar nicht möglich. Von unseren Todesfällen wurden insgesamt nur 21,7% einer Sektion unterzogen. Wir benutzen die Kriterien der WHO und unterscheiden zwischen

Tabelle 2. *Definite and Possible Myocardial Infarction (First and Re) Incidence Rate (per 1000 Populationé per Annum*

Age group	21—44	45—59	60—64	⩾ 65	Total
Heidelberg Urban					
Male	0,44	5,02	13,11	12,65	4,19
Female	0,04	0,71	2,31	6,12	1,80
Heidelberg Rural					
Male	0,70	4,00	5,42	10,85	3,21
Female	0,00	0,47	1,96	4,71	1,04
Both districts					
Male	0,59	4,35	8,72	11,65	3,61
Female	0,01	0,56	2,13	5,44	1,37

eindeutigem und möglichem Herzinfarkt. Faßt man alle Gruppen zusammen, d. h. Frauen und Männer, Patienten mit Erst- und Reinfarkt, sowie eindeutige als auch mögliche Infarktfälle, dann ergibt sich eine wesentlich höhere Gesamtincidenz sowohl für Männer wie auch für Frauen. Sie beträgt 3,61 bzw. 1,37. Das Stadt-Land-Gefälle ist wiederum vorhanden. Entsprechend dem Altersgipfel liegt die höchste Incidenzrate bei Männern im Alter zwischen 60 und 64 Jahren, sie beträgt 13,11‰. Bei den über 65jährigen Frauen kommen auf 1000 Einwohnerinnen ca. 11 Patientinnen mit Herzinfarkt.

Wir untersuchten ferner die Morbidität bezogen auf die Kategorien der Berufsstellung. Der Herzinfarkt kommt bevorzugt bei Selbständigen, Beamten, Angestellten und weniger häufig bei Arbeitern vor. Arbeiter waren bei Eintritt eines eindeutigen Erstinfarktes in unserer Population durchschnittlich 3 Jahre jünger als Beamte und Angestellte. Das Durchschnittsalter der Selbständigen beträgt bei Erstinfarkt 60,9 Jahre.

Wir halten es für richtig, diese Befunde erst dann einer näheren Analyse zu unterziehen, wenn uns die hierzu notwendigen detaillierten Ergebnisse aus der Volkszählung 1970 vorliegen. Auch den nächsten Befund könnten wir besser durchleuchten, wenn wir entsprechende Informationen über unsere Grundgesamtheit hätten:

Die Nichtraucher haben bei Erstinfarkt ein Durchschnittsalter von 63 Jahren, die starken Zigarettenraucher dagegen von 53 Jahren. Die Differenz beträgt also 10 Jahre. Patienten, die ausschließlich Zigarren bzw. Pfeife oder nicht mehr als 5 Zigaretten pro Tag rauchen, haben mit 65,5 Jahren das höchste Durchschnittsalter bei Herzinfarkt. Mit Zunahme des täglichen Zigarettenkonsums fällt das Durchschnittsalter.

Nun einige Befunde zur Letalität bzw. zum Überleben nach Infarkt.

Von den unter 59jährigen Männern mit eindeutigem Erstinfarkt leben nach 24 Std noch 92%. Bei den über 70jährigen sind es 82%. Einen Monat nach Herzinfarkt registrieren wir in der Gruppe der unter 60jährigen 88%, und in der Gruppe der über 70jährigen 54% Überlebende. Nach 3 Monaten sind es bei den über 70jährigen nur noch 49%. Patienten dieser Altersklasse haben, wenn sie 3 Monate überlebten, in der Folgezeit eine relativ gute Prognose. 1 Jahr nach Herzinfarkt leben noch 45% der über 70jährigen. Zum gleichen Zeitpunkt sind es bei den 60- bis 69jährigen 65%, und bei den unter 60jährigen 84%. Haben Patienten ihren Herzinfarkt 3 Monate überlebt, so muß man bei diesem Patienten im Durchschnitt mit einer Absterbequote von ca. 4% bis zu einem Jahr nach Infarkteintritt rechnen. Die Absterbequote im zweiten Jahr nach Erstinfarkt beträgt ebenfalls ca. 4%. Faßt man Patienten mit eindeutigem Erst- und Reinfarkt zusammen, dann verläuft die Überlebenskurve erwartungsgemäß etwas ungünstiger. 24 Std nach Infarkt leben noch 85% der Männer und 89% der Frauen. Die Werte gleichen sich einen Monat nach Infarkt bei Männern und Frauen mit 71 bzw. 72% einander sehr an. In der Folgezeit ist die Überlebenschance für Frauen deutlich ungünstiger als für Männer. Nach einem Jahr leben noch 65% Männer, jedoch nur 55% Frauen. Dabei ist deren relativ höheres Durchschnittsalter zu berücksichtigen.

Aus unseren Verlaufsbeobachtungen zur Prognose der seit 1970 erfaßten Herzinfarktpatienten möchten wir abschließend einen Befund hervorheben. Patienten, die bei Infarkteintritt eine Herzrhythmusstörung aufweisen, haben eine besonders ungünstige Prognose in den ersten 28 Tagen nach Infarkt. Von den Männern unter 60, die 28 Tage nach ihrem eindeutigen Erstinfarkt noch lebten, hatten nur 10% bei Infarkteintritt eine objektivierte Rhythmusstörung. In der Gruppe der Verstorbenen sind es 41%. Das Risiko zu sterben ist also in dieser Altersgruppe bei den Patienten mit Rhythmusstörungen viermal höher. Eine entsprechend orientierte prophylaktische Therapie dürfte die Letalität des Herzinfarktes wesentlich herabsetzen.

Aussprache

Herr E. WOLLHEIM (Würzburg):

Zu den Herren NÜSSEL und HEHL: Frage: Handelt es sich bei den hier als Herzinfarkt besprochenen Fällen durchweg um transmurale Infarkte, oder sind auch sog. Mikroinfarkte bzw. Innenschichthypoxien einbezogen?

Diese Frage gilt übrigens auch für den vorhergehenden Vortrag von Herrn Hehl. Im übrigen sei auf die umfassende Untersuchung über die Letalität des Herzinfarktes hingewiesen, die von unserer Arbeitsgruppe durchgeführt wurde [Münch. med. Wschr. 112, 605 (1970)]. Dabei ergaben sich für akute transmurale Myokardinfarkte als bestimmende Faktoren der Letalität: 1. Das Alter der Patienten, 2. die Vorschädigung des Herzens, also erster Infarkt oder Reinfarkt, 3. Rhythmusstörungen, 4. die besondere Art der hämodynamischen Komplikationen, die an einer großen Gruppe analysiert wurden. Daher ergab sich die höchste Letalität für die Kombination Schock und Herzinsuffizienz mit 44% gegenüber einer Letalität von 11,5% bei einfacher Hypovolämie.

Herr K. W. SCHNEIDER:

Zu Herrn NÜSSEL: Wenn der Vortrag von Herrn Nüssel auch vorwiegend die Morbidität an Herzinfarkten behandelte, so darf doch nicht übersehen werden, daß durch die Besprechung der Überlebenszeit auch dem Problem der Letalität eine große Bedeutung eingeräumt wurde. Es kommt mir darauf an hervorzuheben, daß pauschale Aussagen hierüber irreführend sind, ebenso nicht näher aufgeschlüsselte Berichte über Senkung der Letalität unter bestimmten medikamentösen Maßnahmen. Bereits auf dem Europäischen Kardiologenkongreß 1956 in Stockholm haben Wollheim und ich darauf hingewiesen, daß die Letalität sich anders verhält je nachdem, ob ein Herzinfarkt mit Herzinsuffizienz oder mit einfacher Hypovolämie vorliegt.

GRÜNTZIG, A., SCHÖNBECK, M., WINZELER, A., LICHTLEN, P., RUTISHAUSER, W. (Department für Innere Medizin u. Röntgendiagn. Zentralinstitut der Universität Zürich): **Die Treffsicherheit einer Fragebogendiagnose bei coronarer Herzkrankheit mit der selektiven Coronarangiographie als Referenztest**

Die Anamnese liefert zumeist den wesentlichsten Beitrag zur Diagnose einer coronaren Herzkrankheit (KHK) [6]. Ausgehend davon hat der englische Kardiologe G. Rose [7] einen Fragebogen entwickelt, der aus zehn Fragen[1] besteht. Diese Fragen sind nach dem Ausschlußprinzip konstruiert und legen den Befragten auf *Ja/Nein*-Entscheidungen fest.

Werden die Fragen in entsprechender Form beantwortet, so wird eine Diagnose gestellt, und zwar ergibt sich der Verdacht auf eine Angina pectoris (AP) oder einen Myokardinfarkt (MI), wenn die Antworten folgende Kriterien erfüllen:

Ein Schmerz bei körperlicher Anstrengung, der den Betroffenen zu einer Ruhepause zwingt und dann innerhalb von 10 min abklingt; der Schmerz wird hinter das Brustbein oder in die linke Brust mit Ausstrahlung in den linken Arm lokalisiert (Angina pectoris, Frage 1 bis 9);

ein sehr starker, quer durch die Brust gehender Schmerz, der länger als eine $1/2$ Std andauert (Myokardinfarkt, Frage 10).

Dieser Fragebogen wurde inzwischen von der WHO empfohlen und von verschiedenen Arbeitsgruppen als sog. screening-test in epidemiologischen Feldstudien verwendet [2, 8].

Für die praktischen Belange einer Poliklinik erschien uns dieser Fragebogen aus folgenden Gründen interessant:
1. Die speziellen anamnestischen Erhebungen werden einheitlich.
2. Der Fragebogen ist gleichzeitig ein diagnostischer Test.

Die positive oder negative Beantwortung der entsprechenden Fragen fällt also folgende Entscheidung: es liegt eine coronare Herzkrankheit vor oder nicht. Diese Entscheidung haben wir bei 100 Patienten mit dem Ergebnis der Coronarangiographie verglichen.

Patienten

Befragt wurden alle coronarangiographierten Patienten im Untersuchungszeitraum bis zur Erreichung der vorgegebenen Gruppengröße von 100 Probanden. Darunter waren 80 Männer und 20 Frauen im Durchschnittsalter von 47 Jahren (27 bis 68 Jahre). Nach Abschluß der Coronarangiographie wurden folgende Entlassungsdiagnosen gestellt: 49 Coronarstenosen (darunter 4 mit Klappenfehlern), 24 Thoraxbeschwerden, 17 Klappenfehler (darunter 6 Aortenstenosen), 6 Kardiomyopathien unklarer Genese, 4 Rhythmus- oder Reizleitungsstörungen.

---

[1] Die Fragen sind bei [3] abgedruckt.

Methode

Die Befragung fand am Vorabend der Röntgenuntersuchung statt. Das Ergebnis war dem jeweils angiographierenden Arzt nicht bekannt. Die Coronarangiographie wurde selektiv nach den Angaben von Sones [9] oder Judkins [4] durchgeführt.

Auswertung

Die positive und negative Entscheidung des Fragebogens stellten wir dem Ergebnis der Coronarangiographie in Form einer Vierfeldertafel (Abb. 1) gegenüber. Die Signifikanztestung erfolgte mit dem chi^2-Test. Die Angiographie wurde für die Zwecke dieser Studie ebenfalls auf eine positive oder negative Entscheidung festgelegt, und zwar wurde sie als positiv bewertet, wenn in einem oder mehreren Coronarästen eine Stenose von mindestens 25% vorlag.

Ergebnisse

Übereinstimmung in den negativen und positiven Entscheidungen des Fragebogens und des Referenztestes fanden wir in 79 der 100 Patienten (Tafel, $chi^2 = 34{,}7$, $p < 0{,}001$).

Sechs der 49 Patienten mit Stenosen oder Verschlüssen der Coronararterien wurden vom Fragebogen übersehen. Von ihnen erfüllten 5 die Kriterien des

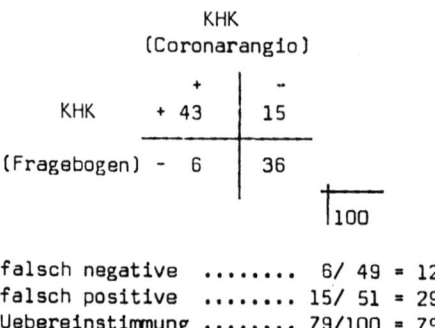

Abb. 1. Übereinstimmung der Fragebogendiagnose KHK mit dem Coronarangiogramm bei 100 Patienten

Fragebogens nicht, weil die Schmerzlokalisation oder die Schmerzdauer atypisch waren. Ein Patient gab einen Druck in der Herzgegend lediglich bei psychischen Belastungen an. Bei körperlicher Arbeit fühlte er sich wohl, das Belastungs-EKG zeigte keine ischämische Reaktion (Abb. 2).

15 der 51 Patienten, bei denen im Angiogramm keine Stenosen nachgewiesen werden konnten, wurden vom Fragebogen irrtümlicherweise als coronarkrank bezeichnet. Unter ihnen waren 4 der 6 Aortenstenosen, 3 der 6 Kardiomyopathien, 6 der 24 Thoraxbeschwerden und 2 der 11 anderen Klappenfehler.

An diesen falsch positiven Entscheidungen des Fragebogens war die MI-Frage (Frage 10) neunmal beteiligt, während die auf Grund der AP-Fragen (Fragen 1 bis 9) falsch eingestuften Fälle vorwiegend die Aortenstenosen betrafen. Ohne die MI-Frage würden also die falsch positiven von 15 auf 6 abnehmen, dagegen die falsch negativen von 6 auf 15 zunehmen.

Die 80 Männer erreichten eine Übereinstimmung von 82% ($chi^2 = 29{,}1$, $p < 0{,}001$), die 20 Frauen dagegen nur 70% ($chi^2 = 2{,}6$, $p < 0{,}1$). Die niedrige Übereinstimmung bei den Frauen ergab sich aus dem Anteil der falsch positiven Entscheidungen: keine der 3 Patientinnen mit stenosierender Coronarsklerose wurde übersehen, aber 6 von 17 Coronargesunden irrtümlicherweise vom Fragebogen als coronarkrank bezeichnet.

Diskussion

Der selektiven Coronarangiographie kommt bei der Gegenüberstellung mit dem Fragebogen die Rolle eines Referenztestes zu. Wie die Ergebnisse gezeigt haben, sind Irrtümer in beiden Richtungen möglich, da hier eine Schmerzsymptomatik

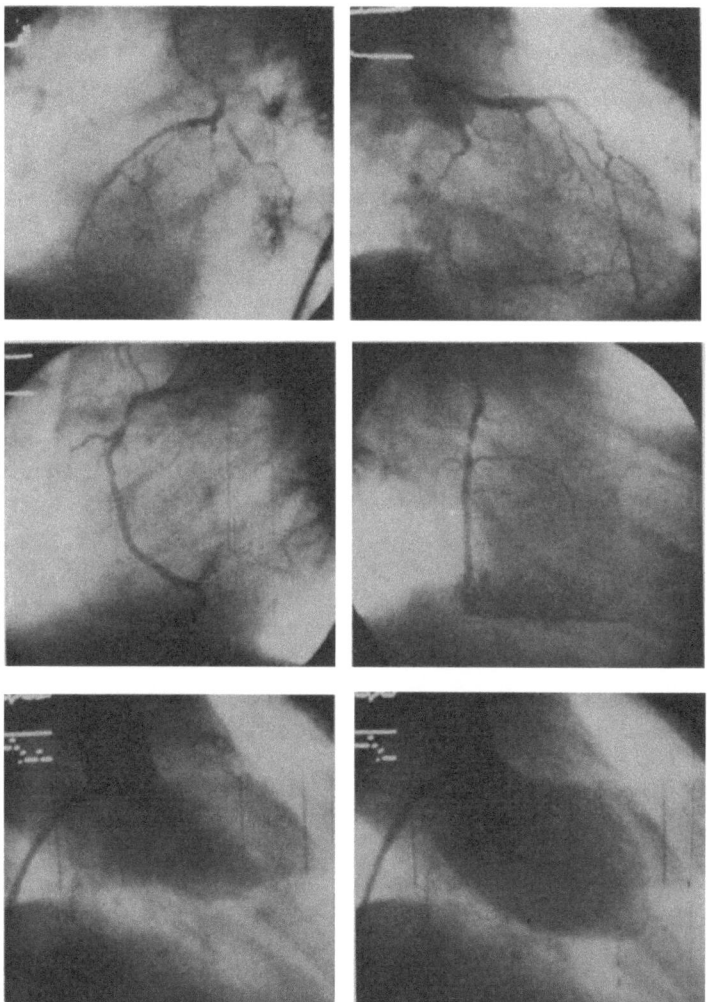

Abb. 2. 37jähriger Patient mit Druckschmerzen in der Herzgegend nur bei psychischer Belastung; im Belastungs-EKG keine Ischämiezeichen; selektive Coronarangiographie (*LAO* linksschräg, *RAO* rechtsschräg): Schwere stenosierende Coronarsklerose mit subtotaler Stenose im oberen Drittel der re. Coronararterie, totaler Verschluß des Ramus posterolateralis und subtotale Stenose des Ramus atrioventricularis der li. Coronararterie, normales Laevogramm

mit dem Gefäßbild verglichen wird. Ausgeprägte Stenosen können aber lange ohne hämodynamische Wirksamkeit bleiben (Abb. 2), während umgekehrt Aortenstenosen auf Grund der gestörten coronaren Hämodynamik Coronarstenosen simulieren können.

Nehmen wir aus diesem Grund die sechs Aortenstenosen aus der Gegenüberstellung heraus, so erhöht sich die Übereinstimmung von 79% auf 82%. Im Vergleich dazu hätte man für das Belastungs-EKG eine Trefferquote von 64% und für eine gründliche ärztliche Anamnese eine Trefferquote von 72% erwarten können.

Deutliche Unterschiede in der Treffsicherheit der Fragebogendiagnose ergaben sich bei den Geschlechtern. Die Männer erreichten 82%, die Frauen dagegen nur 70%, was unter Berücksichtigung der *Yates*-Korrektur nicht mehr signifikant war. Schuld daran war die hohe Zahl falsch positiver Entscheidungen. Beantwortete eine Frau die Fragen in typischer Weise positiv, so konnten lediglich in 3 von 9 Fällen, beim Mann dagegen in 40 von 49 Fällen Coronarstenosen nachgewiesen werden.

Die Myokardinfarkt-Frage (Frage 10) war für die meisten der falsch positiven Antworten verantwortlich. Ohne sie könnte der Fragebogen also erheblich an Spezifität gewinnen, d. h. es würden weniger falsch positive Entscheidungen gefällt. Leider verliert er dann entsprechend an Sensitivität, da sich die Zahl der übersehenen, also falsch negativen, Coronarkranken erhöhen würde, was vom klinischen Gesichtspunkt aus nicht wünschenswert erscheint.

Zusammenfassend kommen wir in der Beurteilung des vorliegenden Fragebogens zu folgendem Resultat:

1. Die Entscheidung des Fragebogens: Annahme oder Ausschluß einer KHK stimmte bei unserem zur Coronarangiographie selektionierten Patientengut in 79 von 100 Fällen mit dem Ergebnis der Röntgenuntersuchung überein. 12% der Patienten mit stenosierender Coronarsklerose wurden vom Fragebogen übersehen und 29% der Patienten ohne nachweisbare Coronarstenosen wurden irrtümlich als coronarkrank klassifiziert.

2. Die Beschwerden bei Aortenstenosen und Kardiomyopathien interferieren relativ häufig mit den Schmerzkriterien des Fragebogens.

3. Kommt der Fragebogen bei einem Mann zur Verdachtsdiagnose einer KHK, so entspricht das mit akzeptabler Treffsicherheit dem Coronarbefund. Für Frauen trifft das nicht zu.

4. Der Fragebogen ist leicht verständlich, weitgehend standardisiert und in etwa 3 bis 4 min abgefragt.

Literatur

1. Becker, H.-J., Lichtlen, P., Baumann, P. C., Preter, B., Albert, H., Kaltenbach, M., Kober, G., Kollath, J., Spitz, P.: History and clinical findings related to selective coronary angiography. In: Kaltenbach, M., Lichtlen, P. (Hrsg.): Coronary heart disease, p. 56. International Symposium in Frankfurt, January 22—24, 1970. Stuttgart: Thieme 1971. — 2. Blohmke, M., Grüntzig, A., Schaefer, H.: Bundesges.bl. 4, 49 (1968). — 3. Grüntzig, A., Blohmke, M., Depner, R., Augsburger, W.: Meth. Inform. Med. 7, 159 (1968). — 4. Judkins, M. P.: Radiology 89, 815 (1967). — 5. Kassebaum, D. G., Sutherland, K. I., Judkins, M. P.: Amer. Heart J. 75, 759 (1968). — 6. Lichtlen, J.: Beziehung zwischen Klinik und Koronarographie. In: Waibel, P., Widmer, L. K. (Hrsg.): Epidemiologie kardiovaskulärer Krankheiten, S. 50. Bern-Stuttgart-Wien: Huber 1970. — 7. Rose, G. A.: Milbank mem. Fd Quart. 43, 32 (1965). — 8. Rose, G. A., Ahmeteli, M., Checacci, L., Fidanza, F., Glazunov, I., de Haas, J., Horstmann, P., Kornitzer, M. D., Meloni, C., Menotti, A., van der Sandke, D., de Soto-Hartebrink, M. K., Pisa, Z., Thomsen, B.: Bull. Wld Hlth Org. 38, 865 (1968). — 9. Sones, F. M., Jr., Shirey, E. K.: Mod. Conc. cardiov. Dis. 31, 735 (1962).

SIGWART, U., HIRZEL, H., BURIAN, W. RUTISHAUSER, W. (Kardiovasculäre Abt. des Departments für Innere Medizin, Universität Zürich): **Transferfunktion des Coronargefäßbettes**

Die morphologischen Verhältnisse des normalen und kranken coronaren Strombettes sind seit der Einführung der Coronarangiographie durch Sones [1] in vielen Arbeiten untersucht worden. Dagegen ist das Wissen über die Hämodynamik der

Coronararterien und Venen noch recht beschränkt. Das Coronarangiogramm kann naturgemäß nur Aufschluß über die größeren Gefäße geben und versagt bei der Beurteilung der Mikrozirkulation. Auswaschverfahren mit radioaktiven Inertgasen beziehen Gefäß-Gewebe-Wechselbeziehungen mit ein [2]. Coronarsinusflußmessungen berücksichtigen nur den venösen Abfluß [3]. Mit der Röntgendensitometrie kann nur der Fluß in den großen, unverzweigten Gefäßabschnitten untersucht werden [4].

Um Einblick in die Dynamik des gesamten Strombettes der linken Coronargefäße zu erhalten, die für die Versorgung des linken Ventrikels von ausschlaggebender Bedeutung sind, wurde die folgende Versuchsanordnung gewählt:

Methode

Während der Herzkatheteruntersuchung wurde ein Fiberoptikkatheter in Verbindung mit einem in vivo-Hämoreflektometer (American Optical Company) durch die linke Vena axillaris in den Sinus coronarius plaziert, so daß die Spitze etwa 2 cm innerhalb des Ostiums lag. Ein Judkins-Katheter für die linke Coronararterie wurde mit der Spitze in das linke Coronarostium gelegt. Farbstoffmengen von 0,75 bis 5,0 mg Cardiogreen (Indocyanin) wurden stoßartig aus dem Judkins-Katheter injiziert und die Passage des Farbstoffes mit dem Fiberoptikkatheter im Coronarsinus registriert. Gleichzeitig wurden Farbstoffkurven über eine Waters-Ohreinheit am hyperämisierten Ohr und bei vier Patienten mit einer Waters-Durchflußcuvette in der Aorta descendens, bzw. in einer Extremitätenarterie aufgenommen. Die Zeitkonzentrationskurven wurden mit einem Electronics for Medicine-Apparat mit einer Papiergeschwindigkeit von 10 mm/sec registriert. Messungen wurden in Ruhe und unter Vorhofstimulation durchgeführt.

Patientengut

19 Patienten wurden untersucht. Eine Einteilung in zwei Gruppen (normales Coronargefäßbett zu Coronarkrankheit und/oder Myokardkrankheit) wurde nach folgenden Kriterien vorgenommen. *Gruppe A* diente als Kontrollgruppe und bestand aus Patienten, die wegen leichter Klappenvitien, Shuntvitien oder zum Ausschluß einer Coronarsklerose untersucht wurden. In dieser Gruppe konnten eine myokardiale Funktionseinschränkung oder coronare Veränderung ausgeschlossen werden. *Gruppe B* wies Zeichen einer linksventrikulären Myokarderkrankung oder Coronarsklerose auf. Kriterien waren ein deutlich erhöhter linksventrikulärer enddiastolischer Druck, massive Wandhypertrophie oder ein stark vergrößertes Kammervolumen mit niedriger Auswurffraktion und ein deutlicher erniedrigter Herzindex oder eindeutige Zeichen von Coronarsklerose im selektiven Coronarogramm.

Ergebnisse

Abb. 1 zeigt ein Beispiel einer Coronarfarbstoffkurve aus der Gruppe A. Der Farbstoß ist nahezu selektiv in die linke Coronararterie injiziert, was in dem minimalen initialen Ausschlag der Ohreinheit zum Ausdruckt kommt; steiler Konzentrationsschenkel im Coronarsinus und steiler Verdünnungsschenkel; anschliessend ein erheblicher Ausschlag der Ohreinheit bei der Passage des Farbstoffes, der aus dem Coronargefäßbett über den Lungenkreislauf geflossen ist.

Die Erscheinungszeit (EZ) in beiden Gruppen in Ruhe und unter Stimulation lag deutlich unter den von andern Autoren beim Menschen mit Absaugkathetern gemessenen Zeiten [5]. Sie betrug im Mittel 2,0 sec bei Gruppe A und 2,5 sec in Gruppe B; der Unterschied ist statistisch nicht signifikant. Unter Stimulation verkürzte sich die EZ in beiden Gruppen, signifikant jedoch nur in der Kontrollgruppe (A). Signifikant verschieden von der Gruppe A waren die Konzentrationszeiten (KZ) und die Verdünnungszeit (VZ) in der Gruppe B in Ruhe. Die Verkürzung der KZ unter Stimulation erwies sich in beiden Gruppen als signifikant.

Von besonderer Bedeutung für die Beurteilung der Strömung in einem Gefäßbett ist die mittlere Zirkulationszeit (MZZ). Eine signifikante Verlängerung wurde in Gruppe B gefunden (Abb. 2); unter Stimulation konnte eine signifikante Verkürzung in beiden Gruppen registriert werden.

Farbstoffregistrierungen eines Patienten der Gruppe B mit schweren Stenosen der linken Coronararterie zeigen in Ruhe die Verschiebung des Gipfels nach rechts, so daß die typische Asymmetrie aufgehoben ist, d. h. der Quotient VZ/KZ wird erniedrigt. Unter Stimulation erfolgt eine leichte Verkürzung der Kurve ohne formale Änderung.

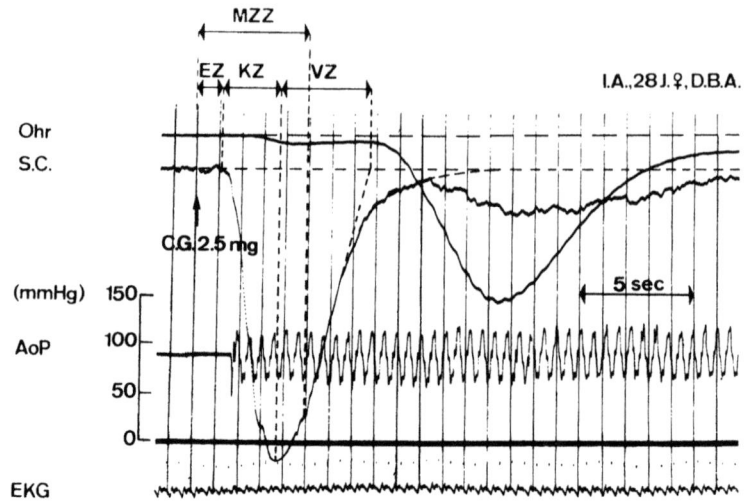

Abb. 1. Farbstoffkurve aus dem linken Coronargefäßbett einer Versuchsperson ohne Coronarkrankheit

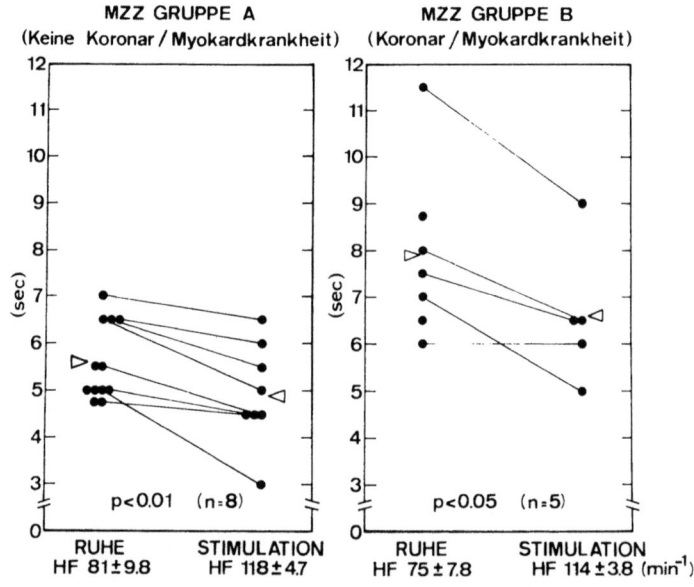

Abb. 2. Vergleich der mittleren Zirkulationszeit der linken Coronargefäße der Gruppen A und B in Ruhe und unter Vorhofstimulation

Noch deutlicher wird das abnorme Verhalten in Kurven von Patienten mit schwerer Coronarsklerose. Der Gipfel ist deformiert, die Gipfelzeit deutlich verzögert. Die Charakteristik der Kurve wird unter Stimulation verändert: obwohl Angina pectoris eintritt, zeigt sich eine Tendenz zur Normalisierung mit Verkürzung der KZ und Verlängerung der VZ.

Doppelgipflige Kurven kommen nur in Gruppe B vor. Es handelt sich hier um eine inhomogene Perfusion des Coronarbettes, wobei offenbar zwei verschiedene Gefäßareale mit unterschiedlicher Strömungscharakteristik vorliegen. Unter höherer Herzfrequenz ändert sich die Kurvenform nur unwesentlich.

Die Berechnung des absoluten Durchflusses der linken Coronargefäße kann unter der Voraussetzung erfolgen, daß am Meßort im Sinus coronarius ausschließlich Blut der linken Coronararterie drainiert wird. Zweitens muß der Farbstoff quantitativ in die linke Coronararterie injiziert werden, was mit gewissen Schwierigkeiten verbunden ist. Im allgemeinen strömt ein Teil des Farbstoffes bei der Injektion in die Aorta ab; wenn es gelingt, entweder diesen Farbstoffverlust genau zu messen oder vollständig zu vermeiden, kann nach der Steward-Hammilton-Methode nicht nur der Fluß, sondern auch das Volumen des Strombettes der linken Coronargefäße als das Produkt aus Fluß und mittlerer Zirkulationszeit bestimmt werden.

Diese ersten Versuche mit instantaner Registrierung von Coronarfarbstoffkurven zeigen zweierlei: Bei Patienten mit Erkrankungen des Myokards oder seiner Versorgungssysteme sind die Coronarkreislaufzeiten — insbesondere die MZZ — verlängert. Zweitens lassen sich bei gewissen Formen der Coronarsklerose abnorme Zeitkonzentrationskurven registrieren, die beweisen, daß hämodynamisch bedeutsame Gefäßveränderungen vorliegen. Weitere Versuche und Korrelationen mit der Morphologie werden zeigen, ob es sich hier um eine für klinische Fragestellung sinnvolle Ergänzung zum Coronarangiogramm handelt.

Literatur

1. Sones, F. M.: Cinecardioangiography. In: Gordon, B. L. (Ed.): Clinical cardiopulmonary physiology, 2nd ed., p. 130. New York: Grune and Stratton Inc. 1960. — 2. Ross, R. S., Ueda, K., Lichtlen, P. R., Rees, J. R.: Circulat. Res. 15, 28 (1964). — 3. Ganz, W., Kohji, T., Marcus, H. S., Donoso, R., Yoshida, S., Swan, J. C.: Circulation 44, 181 (1971). — 4. Rutishauser, W., Bussmann, W. D., Noseda, G., Meier, W., Wellauer, J.: Amer. J. Roentgenol. 109, 21 (1970). — 5. Bachmann, K., Zölch, K. A.: Dye-densitometry in the coronary sinus. In: Kaltenbach, M., Lichtlen, P. (Ed.): Coronary heart disease, p. 153. Stuttgart: Thieme 1970.

SCHELBERT, H. R., KREUZER, H., SPILLER, P., LOOGEN, F. (I. Med. Klinik B, Universität Düsseldorf): **Bewegungsabläufe und Wanddickenänderungen in dyskinetischen und akinetischen Myokardbezirken**

Die selektive Coronarographie ermöglicht es, das klinische Bild der coronaren Herzerkrankung mit pathologischen Veränderungen der Coronargefäße zu korrelieren. Die Bedeutung solcher Gefäßveränderungen für die Funktion zugeordneter Myokardbezirke bleibt jedoch bei dieser Untersuchung unklar. Auch dynamische Größen wie der end-diastolische Druck, die Druckanstiegsgeschwindigkeit und die Ejektionsfraktion lassen nur Schlüsse auf die Gesamtfunktion des Myokards zu. Zwar ermöglicht die Betrachtung von Cineangiogrammen des linken Ventrikels Störungen des Bewegungsablaufes einzelner Bezirke qualitativ zu erkennen, Kontraktilitätsstörungen nur geringen Ausmaßes dagegen werden vom Auge nicht erfaßt. Ziel der vorliegenden Untersuchung war es deshalb, den Kontraktionsablauf in verschiedenen Abschnitten des linken Ventrikels beim gesunden und coronarkranken Patienten quantitativ darzustellen und mit klinischen und hämodynamischen Größen zu vergleichen.

Untersucht wurden insgesamt 17 Patienten. Bei 9 waren die Coronararterien unauffällig, bei 8 bestanden Coronargefäßveränderungen. Die Lävogramme wurden im rechten schrägen Durchmesser nach Injektion von 40 ml Conray 70 in den linken Ventrikel bei einer Filmgeschwindigkeit von 50 Bildern/sec aufgenommen. Nur technisch einwandfreie Aufnahmen wurden ausgewertet. Extrasystolen und postextrasystolische Kontraktionen wurden von der Analyse ausgeschlossen. Um die Aufnahme dem Herzcyclus zeitlich zuordnen zu können, wurde das EKG über eine Datacor-Anlage (Philips, Eindhoven, Holland) auf dem Film mitregistriert.

Bei jedem Patienten wurde für die Dauer eines Herzcyclus die Ventrikelkontur auf allen Einzelbildern umfahren. In Abb. 1 ist rechts oben der Ventrikelumriß am Ende der Diastole dargestellt. Die lange Achse L wurde von der Mitte der Aortenklappe bis zur Herzspitze eingezeichnet und in vier gleiche Abschnitte unterteilt. In den Teilungspunkten wurden dann senkrecht zu L drei kurze Achsen eingetragen, B, D und A und ihre Länge für jedes Bild gemessen. Um die optische Vergrößerung des Aufnahme- und Projektionssystems zu korrigieren, wurden diese Werte mit einem Faktor f multipliziert. Dieser wurde an Hand eines

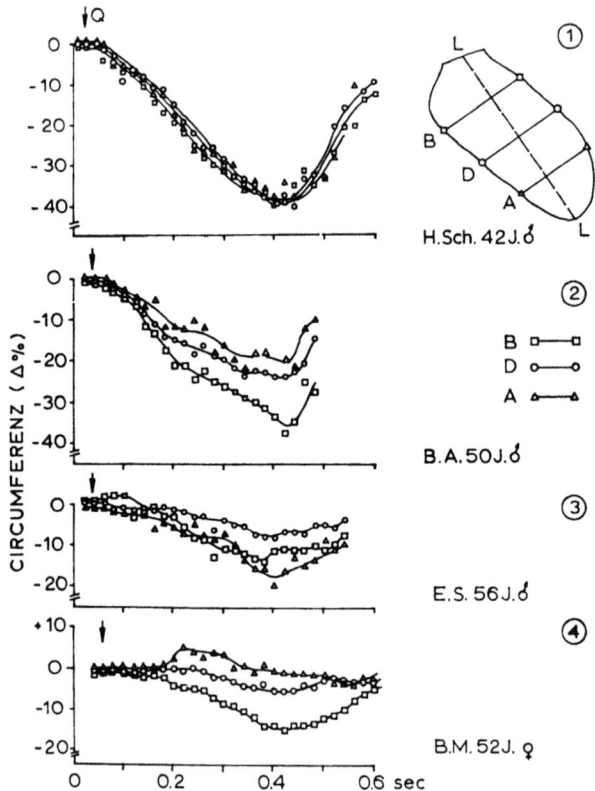

Abb. 1. Prozentuale Verkürzung der Umfänge in den verschiedenen Ventrikelbereichen

Gitters ermittelt, daß bei unveränderten Bedingungen aufgenommen wurde und aus 1 × 1 cm großen Quadraten bestand.

Wenn man annimmt, daß die Geometrie des linken Ventrikels weitgehend einem Rotationsellipsoid entspricht, dann müssen die kleinen Durchmesser in zwei senkrecht aufeinander stehenden Projektionsebenen annähernd gleich sein. Das heißt, aus den gemessenen kleinen Achsen läßt sich der zugehörige Umfang errechnen [1—3].

In der linken Bildhälfte sind am Beispiel von vier Patienten diese Umfänge für jeden der drei Abschnitte als prozentuale Änderung ($\Delta \%$) über die Zeit aufgetragen. Als Bezugswert wurde der Umfang am Ende der Diastole gewählt. Die Rechtecke stellen den Umfang im basalen, die Kreise den im mittleren und die Dreiecke den im apikalen Abschnitt des Ventrikels dar. Man erkennt, wie beim Öffnen der Aortenklappe die Circumferenzen sich zu verkürzen beginnen und zum Zeitpunkt des Aortenklappenschlusses ihr Minimum erreichen. Bei Patient H. Sch. erfolgt die Verkürzung in allen drei Bereichen annähernd gleichförmig und um den gleichen Betrag. Das Beispiel ist repräsentativ für die Gruppe der acht Patienten mit normalen Coronararterien, bei denen sich eine mittlere Verkürzung von 36% fand.

Die drei folgenden Beispiele zeigen den unterschiedlichen Kontraktionsablauf bei Patienten mit stenosierenden Veränderungen an den Coronargefäßen. Bei Patient B. A. fand sich coronarographisch eine Stenose am Ramus descendens. Während die Verkürzung im basalen Abschnitt mit 36% dem Wert der Normalgruppe entspricht, nehmen Ausmaß und Geschwindigkeit der Verkürzung nach apikal hin deutlich ab. Beim nächsten Patienten E. S. waren alle drei Coronararterien erheblich verändert. Der Bewegungsablauf ist in allen gemessenen Bezirken in Ausmaß und Geschwindigkeit deutlich eingeschränkt und außerdem noch ungleichmäßig. Die maximale Verkürzung beträgt weniger als 20%. Bei Patient B. M. waren der Ramus circumflexus und die rechte Coronararterie signifikant eingeengt. Auch hier ist in allen drei Bezirken der Bewegungsablauf reduziert. Zusätzlich fällt auf, daß der apikale Umfang bei Beginn der Ejektion um etwa 5% zunimmt und sich somit paradox verhält. Erst gegen Ende der Systole unterschreitet sie minimal ihren Ausgangswert.

Nach Untersuchungen von Karliner u. Ross [4] ist die durchschnittliche Geschwindigkeit, mit der sich die Circumferenz des linken Ventrikels verkürzt, ein hinreichend genaues Maß für die Contractilität.

Diese Geschwindigkeit Vcf ergibt sich aus der Differenz von enddiastolischem und endsystolischem Umfang in cm und aus der Austreibungszeit in sec. Um diesen Wert für verschieden große Ventrikel oder deren Teilabschnitte vergleichbar zu machen, muß er von der Ausgangslänge abhängig sein. Des-

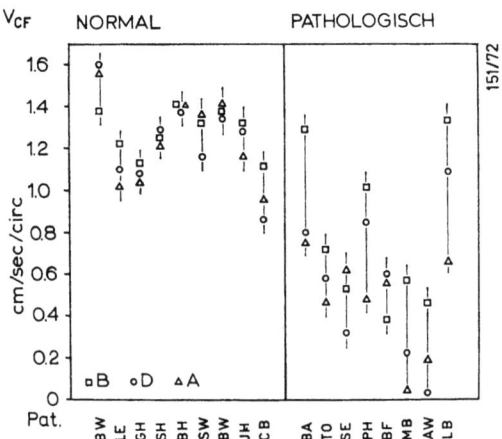

Abb. 2. Mittlere Verkürzungsgeschwindigkeiten in den einzelnen Ventrikelabschnitten bei allen untersuchten Patienten

halb wird die Geschwindigkeit durch die jeweilige enddiastolische Circumferenz dividiert und als Vcf pro Circumferenz in cm/sec/circ ausgedrückt. In Abb. 2 ist dieser Wert für die drei gemessenen Circumferenzen bei den 17 Patienten dargestellt. Die miteinander verbundenen Werte gehören jeweils zu einem Ventrikel. Der linke Teil des Bildes enthält die Gruppe der Patienten mit normalem, der rechte Teil die Patienten mit pathologischem Coronarogramm. Bei den coronarkranken Patienten liegen die durchschnittlichen Verkürzungsgeschwindigkeiten insgesamt niedriger als bei Gesunden. Außerdem zeigen die Verkürzungsgeschwindigkeiten in den verschiedenen Abschnitten des gleichen Ventrikels bei den pathologischen Fällen wesentlich größere Unterschiede als bei den Gesunden. In einzelnen Abschnitten können jedoch Geschwindigkeiten erreicht werden, die den Werten des Normalkollektives entsprechen.

Interessant sind die Befunde bei dem Patienten C. B., dessen Coronarogramm unauffällig war. Die Verkürzungsgeschwindigkeiten liegen im unteren Bereich der Normalgruppe und zeigen untereinander relativ große Differenzen. Berücksichtigt man das subjektive Beschwerdebild des Patienten, so ist nicht auszuschließen, daß es sich um eine gestörte Myokardfunktion im Frühstadium einer koronaren Herzerkrankung handelt.

Bei der Patientin L. B. fand sich coronarographisch eine erhebliche Einschränkung aller Gefäßlumina, die einzelnen Verkürzungsgeschwindigkeiten wichen jedoch nur wenig von denen der Normalgruppe ab. Allerdings bestehen sehr große Unterschiede zwischen den einzelnen Abschnitten. Für die Beurteilung der Myokardfunktion spielen also nicht nur die Absolutgeschwindigkeiten eine Rolle, sondern anscheinend auch die Differenzen der Geschwindigkeiten in den einzelnen Abschnitten.

Um diese Unterschiede zahlenmäßig auszudrücken, wurde aus der Differenz zwischen maximaler und minimaler Verkürzungsgeschwindigkeit eines Ventrikels und seiner maximalen Verkürzungsgeschwindigkeit ein Quotient gebildet und als Δ max durch Vcf max bezeichnet. Er wurde dann mit dem enddiastolischen Druck und der Ejektionsfraktion verglichen. Für die acht normalen Ventrikel betrug er im Durchschnitt $0{,}11 \pm 0{,}02$ SEM, für die Ventrikel mit veränderten Coronararterien $0{,}55 \pm 0{,}05$ SEM.

Der enddiastolische Druck bei der Normalgruppe lag ebenfalls niedriger als der in der coronarpathologischen Gruppe ($8{,}6 \pm 0{,}8$ resp. $12{,}8 \pm 2{,}14$ mm Hg) Ähnliches galt auch für die Mittelwerte der Ejektionsfraktionen, die mit 0,64 bei der Normalgruppe über denen der coronarpathologischen Gruppe mit durchschnittlich 0,32 lagen. Jedoch kam es bei diesen zwei Größen zu Überlappungen zwischen beiden Patientenkollektiven. Der beschriebene Quotient trennte dagegen beide Gruppen deutlich voneinander (p kleiner als 0,001). Der Quotient war bei allen von uns untersuchten Patienten ein Index für die Funktion des linken Ventrikels insgesamt und seiner Teilbereiche. Einschränkend muß man jedoch hinzufügen, daß er rein theoretisch unter Grenzbedingungen nicht anwendbar ist.

Neben den Verkürzungsgeschwindigkeiten geben auch die Dickenänderungen der Ventrikelwand Hinweise auf die Funktion. Dies wird am Beispiel von drei Patienten erläutert. So beginnt bei einem Patienten der Normalgruppe die linksventrikuläre Wand etwa 150 msec nach Q in zwei untersuchten Abschnitten gleichförmig zuzunehmen und erreicht nach 400 msec, also am Ende der Systole, ihr Maximum, das in beiden Bezirken ca. 75% über dem Ausgangswert lag. Demgegenüber kam es bei einem Patienten mit Veränderungen an den Coronargefäßen zu einer deutlich langsameren und geringeren Zunahme der Wandstärke in einem Abschnitt, während der andere untersuchte Bezirk keine systolischen Wanddickenzunahme zeigte. Im Falle eines weiteren Patienten mit altem Herzinfarkt nahm die Wanddicke im apikalen Bezirk in normaler Weise zu. Im mittleren Abschnitt dagegen nahm sie während der Systole ab. Der Bewegungsablauf in diesem Abschnitt zeigte ein paradoxes Verhalten.

Aus den vorliegenden Untersuchungen geht hervor, daß die Messung von Bewegungsabläufen in einzelnen Abschnitten des linken Ventrikels eine klare Aussage über die Gesamtfunktion des linksventrikulären Myokards sowie seiner Teilgebiete ermöglicht. Die Untersuchungsmethode ist jedoch mit einem erheblichen Zeitaufwand verbunden. Deshalb wurde in unserem Labor eine Methode zur automatisierten Auswertung von Cineventrikologrammen entwickelt. Über Einzelheiten des Verfahrens sowie erste Erfahrungen mit ihm wurde bereits früher berichtet [5].

Literatur

1. Dodge, H. T., Sandler, H., Ballew, D. W., Lord, J. D., Jr.: Amer. Heart J. **60**, 762 (1960). — 2. Greene D. G., Carlisle, R., Grant, C., Bunnell, I. L.: Circulation **35**, 61 (1967). — 3. Sandler, H., Dodge, H. T.: Amer. Heart J. **75**, 325 (1968). — 4. Karliner, J. S., Gault, J. H., Eckberg, D., Mullins, C. B., Ross, J., Jr.: Circulation **44**, 323 (1971). — 5. Schmiel, F. K., Schelbert, H. R., Kreuzer, H.: Verh. dtsch. Ges. Kreisl.-Forsch. **37** (1972).

MATHES, P., GUDBJARNASON, S., BING, R. J. (Abt. für Innere Medizin u. Biochemie der Wayne State University, Detroit, u. II. Med. Klinik der Universität Mainz): **Myokardiale Noradrenalinspeicher bei experimentellem Herzinfarkt**

Im Gefolge eines Herzinfarkts kommt es zu einem Anstieg des Noradrenalinspiegels im Plasma; gleichzeitig wird eine vermehrte Ausscheidung im Harn beobachtet. Diese Befunde werden einer verstärkten Aktivität des sympathischen Nervensystems zugeschrieben, der man eine unterstützende Rolle zur Erhaltung der Funktion des Restmyokards beimißt. In der vorliegenden Untersuchung wurde der Noradrenalinspiegel nicht nur im infarzierten, sondern auch im nicht infarzierten Gewebe aller vier Herzkammern nach einem experimentellen Infarkt untersucht. Diese Beobachtungen wurden mit funktionellen und metabolischen Parametern in Beziehung gesetzt.

Der experimentelle Infarkt wurde bei erwachsenen Hunden durch Unterbindung mehrerer Äste der linken A. cor. circumflexa und descendens hervorgerufen. Bei scheinoperierten Tieren wurde lediglich eine Perikardiotomie und Präparation der Arterien ohne Unterbindung durchgeführt. Die Untersuchungen wurden zwischen einem und 42 Tagen nach dem Infarkt durchgeführt. Dabei wurde der linke Ventrikel von der Arteria carotis aus kathetisiert, und neben den ventrikulären Drucken wurde ein elektronisch differenziertes dp/dt max registriert. Der Noradrenalingehalt wurde bestimmt im infarzierten sowohl wie im nicht infarzierten Anteil des linken Ventrikels an Basis und Apex, im rechten Ventrikel und in beiden Vorhöfen. Das Gewebe wurde in Perchlorsäure extrahiert und der Extrakt an Aluminiumoxyd adsorbiert. Die Auswaschung erfolgte mit Essigsäure, und Fraktionen des Eluats wurde mit Kalium Ferricyanid in Trihydroxyindole übergeführt und fluorometrisch bestimmt. Die Ausbeute wurde im Duplikat mit jedem assay bestimmt, und die Werte wurden entsprechend korrigiert. Die durchschnittliche Ausbeute betrug $77,4 \pm 7,7\%$ Standardabweichung. Dabei ergab sich schon für das normale Herz eine inhomogene Verteilung der Noradrenalinspeicher. Der linke Ventrikel enthielt nahe der Basis $(0,98 \pm 0,03\,\mu g)$ Noradrenalin/g Gewebe, während die Spitzenregion nur einen Gehalt von $0,56 \pm 0,02\,\mu g$ aufwies. Im rechten Ventrikel lagen die Verhältnisse ähnlich; der Noradrenalinspiegel betrug hier an der Basis $(0,95 \pm 0,04)\,\mu g/g$ Gewebe. Die Vorhöfe erwiesen einen erheblich höheren Gehalt auf; im linken betrug der Gewebsspiegel $1,81 \pm 0,13$, und im rechten $1,88 \pm 0,07\,\mu g$ Noradrenalin/g Gewebe.

Nach dem Infarkt tritt eine rasche Änderung dieser Verteilung ein (Abb. 1). Das infarzierte Gewebe verliert seinen Noradrenalingehalt vollständig innerhalb der ersten 4 Tage und zeigt danach auch keinen Wiederanstieg. Anders liegen die Verhältnisse im nicht infarzierten Myokard des linken Ventrikels. Hier ist ein kontinuierliches Absinken der Noradrenalinspeicher zu beobachten, die 10 Tage nach dem Infarkt mit $(0,35 \pm 0,03)\,\mu g/g$ Gewebe ihren tiefsten Stand erreichen. Danach ist ein allmählicher Wiederanstieg zu beobachten, und 6 Wochen nach dem Infarkt sind die Ausgangswerte wieder erreicht. Scheinoperierte Tiere zeigten keine signifikanten Veränderungen im Noradrenalingehalt des Myokards.

Die Schwankungen im Noradrenalingehalt nach dem Infarkt waren nicht auf den linken Ventrikel beschränkt. Im rechten Ventrikel sowie in der Spitzenregion kam es zu ähnlichen Veränderungen. Hier sanken die Gewebsspiegel auf $(0,32 \pm 0,03)$ bzw. $(0,14 \pm 0,05)\,\mu g/g$ Gewebe während der ersten 10 Tage ab; auch hier war nach 6 Wochen eine Normalisierung eingetreten.

Etwas anders war die Verlaufskurve in den Vorhöfen; hier war das Absinken des Noradrenalinspiegels nicht so ausgeprägt, und die niedrigsten Werte wurden mit $(1,21 \pm 0,18)$ bzw. $(1,23 \pm 0,08)$ 3 Wochen nach dem Infarkt erreicht. Jedoch konnte auch hier nach Ablauf der 6 Wochen ein Wiederanstieg zur Norm beobachtet werden.

Bei der Suche nach einer Erklärung für die reversible Entleerung der myokardialen Noradrenalinspeicher lag es nahe, eine passagere Ischämie des nicht

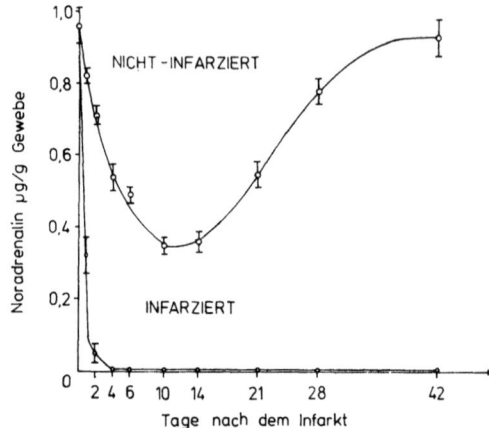

Abb. 1. Veränderungen im Noradrenalingewebsspiegel im infarzierten und nicht infarzierten Herzmuskel

infarzierten Myokards für diese Veränderung verantwortlich zu machen. In parallel laufenden Experimenten wurde mit Hilfe der Freeze-Stop-Biopsie der myokardiale Gehalt an Lactat bestimmt. In den ersten 48 Std nach dem Infarkt war in der Tat ein leichter Anstieg des myokardialen Lactatgehalts im nicht infarzierten

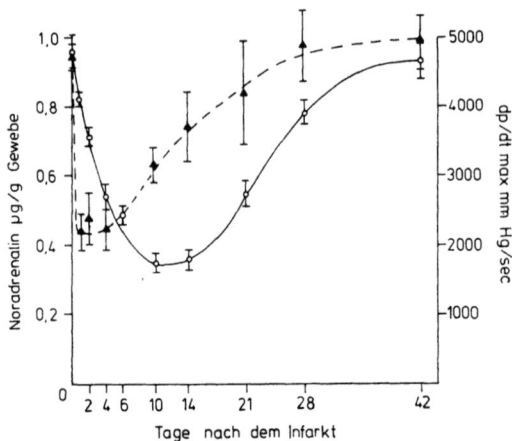

Abb. 2. Vergleich zwischen der Funktion des linken Ventrikels, ausgedrückt als dp/dt max, und dem Gewebegehalt an Noradrenalin im nicht infarzierten Bereich nach einem experimentellen Infarkt

Gewebe zu beobachten. Dieser Anstieg erreichte jedoch nur marginale statistische Signifikanz und am 4. Tage war der Ausgangswert wieder erreicht. Weitere Bestimmungen am 6. und 10. Tag lagen ebenfalls im Normbereich. Diese Ergebnisse schließen eine passagere myokardiale Ischämie als Ursache der während dieses ganzen Zeitraums fortschreitenden Entleerung der Noradrenalinspeicher mit großer Wahrscheinlichkeit aus.

Die Funktion des linken Ventrikels, ausgedrückt als dp/dt max, zeigte eine deutliche Depression unmittelbar nach dem Infarkt (Abb. 2). Nach initialen Schwankungen war vom Ende der 1. Woche nach dem Coronarverschluß an eine kontinuierliche Zunahme der Druckanstiegsgeschwindigkeit zu beobachten, und nach Ablauf der 4. Woche lagen die Werte wieder im Normbereich. Es ist dabei auffallend, daß sowohl der Abfall wie auch der Wiederanstieg der Ventrikelfunktion von gleichsinnigen Veränderungen im Noradrenalingehalt des Myokards gefolgt werden. Diese Beobachtung legt den Schluß nahe, daß die herabgesetzte Ventrikelfunktion nach dem Infarkt Anlaß zu einer verstärkten Aktivität des sympathischen Nervensystems gibt, die ihrerseits wiederum zur Erschöpfung und Entleerung der Noradrenalinspeicher führt. Ein ähnlicher Anstieg der Aktivität des sympathischen Nervensystems ist bei der Herzinsuffizienz zu beobachten, und resultiert auch hier in einer signifikanten Reduktion der myokardialen Noradrenalinspeicher. Zum Unterschied von diesem Zustand führen jedoch kompensatorische Vorgänge beim Herzinfarkt zu einer allmählichen Normalisierung der Funktion, die dann ihrerseits zu einer Reduktion der sympathischen Aktivität führt und damit das Wiederauffüllen der Noradrenalinspeicher ermöglicht. Es ist allerdings festzustellen, daß die niedrigsten Noradrenalinspiegel zu einem Zeitpunkt beobachtet werden, zu dem die Funktion des linken Ventrikels signifikant erniedrigt ist. In dieser Periode unmittelbar nach dem Infarkt ist die sympathische Ansprechbarkeit des Herzmuskels daher wahrscheinlich deutlich herabgesetzt und führt auf diese Weise zu einem weiteren Funktionsverlust.

Literatur
Anton, A. H., Sayre, D. F.: J. Pharmacol. exp. Ther. 138, 360 (1962). — Chidsey, C. A., Braunwald, E., Morrow, H. G.: Amer. J. Med. 39, 442 (1965). — Covell, J. W., Chidsey, C. A., Braunwald, E.: Circulat. Res. 19, 51 (1966). — von Euler, U. S., Lishajko, F.: Acta physiol. scand. 51, 348 (1961). — Gudbjarnason, S., Braasch, W., Cowan, V., Bing, R. J.: Amer. J. Cardiol. 22, 360 (1968). — Richardson, J. A., Woods, E. F., Bagwell, E. E.: Amer. J. Cardiol. 5, 613 (1960). — Tomomatsu, T., Ueba, Y., Matsumoto, T., Ikoma, T., Kondo, Y.: Jap. Heart J. 4, 13 (1963). — Valori, C., Thomas, M., Shillingford, J. P.: Lancet 1967 I, 127. — Wollenberger, A., Krause, E. G., Shahab, L.: Endogenous catecholamine mobilization and the shift to anaerobic energy production in the acutely ischemic myocardium. In: Marchetti, G., Taccardi, B. (Eds.): Coronary circulation and energetics of the myocardium, p. 200. Basel, New York: Karger 1967.

STEPHAN, K., MEESMANN, W., AMANN, L., TACKE, E., TÜTTEMANN, J. (Institut für Pathol. Physiologie des Klinikum Essen der Ruhr-Universität Bochum): **Auswirkungen eines herzspezifischen β-Blockers (Practolol) nach akutem experimentellen Coronarverschluß**

Die Anwendung von β-Receptorenblockern bei akutem Myokardinfarkt ist wegen der spezifisch antiadrenergen Wirkung und sowit vorhandenen kardiodepressiven Eigenwirkung dieser Substanzen umstritten [6, 4, 3, 2].

In Experimenten an Hunden sollte geklärt werden, welche Auswirkungen Practolol, ein neuer — sog. herzspezifischer — β-Blocker mit gering positiv inotroper Eigenwirkung [9], auf die Herz- und Kreislaufdynamik nach akutem Myokardinfarkt hat. Abweichend von dem experimentellen Vorgehen bisher wurden die Infarkte nicht durch einzeitige Coronarligatur erzeugt, sondern durch einen stufenweise protrahierten Verschluß mittels der von Rein angegebenen Schraubdrossel [8], um eine dem Infarkt beim Menschen entsprechendere Situation zu schaffen. Dieses Verfahren hat außerdem den Vorzug, daß die sonst gleich nach der Ligatur auftretenden Rhythmusstörungen sehr selten sind, insbesondere das häufige akute Kammerflimmern ausbleibt. So überleben auch Hunde mit schlechtem Kollateralstatus des Herzens, und bei sehr hoher Überlebensquote bilden sich ausgedehnte Infarkte aus.

Die Untersuchungen wurden an 24 mischrassigen Hunden mit einem Gewicht von 18 bis 27 kg in Morphium-Chloralose-Urethannarkose und positiver Druckbeatmung mit dem Ventimeterventilator (Airshields) durchgeführt. Alle Tiere wurden linksseitig thorakotomiert, die Drucke in der Aorta und im linken Vorhof, sowie die Herzfrequenz und das EKG fortlaufend registriert. Bei einigen Tieren wurde mit einem Katheter-Tip-Manometer (Fa. Millar, USA) der Druck im linken Ventrikel gemessen und daraus dp/dt, dp/dt:p und Vce mit Hilfe eines Differenzierers und Analogrechners (Fa. ifd, Mülheim) fortlaufend aufgezeichnet. Die Messung des Herzzeitvolumens erfolgte mit der Thermodilutionsmethode. Blutgase, Elektrolyte und Temperatur wurden kontrolliert und reguliert, so daß die Versuche unter streng standardisierten Verhältnissen durchgeführt wurden. Bei allen Tieren wurde der Ramus circumflexus der linken Kranzarterie dicht an der Teilungsstelle stufenweise bis zum Auftreten von Infarktzeichen im EKG gedrosselt. Zur Infarktsicherung dienten die Aktivitätsanstiege der Plasmaenzyme OT, PT und CK; den Infarktbereich grenzten wir durch Tuscheinjektion in den linken Vorhof am lebenden Tier ab und sicherten ihn histologisch. Durch die postmortale selektive Coronarangiographie wurde der Kollateralenstatus ermittelt. Die statistische Auswertung der Ergebnisse erfolgte durch Mittelwertberechnung mit Standardabweichung und durch den gepaarten t-Test.

Das Untersuchungskollektiv gliederte sich in vier Gruppen, von denen die Gruppe I (8 Tiere) 6 Std nach Coronardrosselung Practolol in steigenden Einzeldosen von 0,05 bis 5,0 mg/kg Körpergewicht im zeitlichen Abstand von 15 min langsam i.v. erhielt. Die Gesamtdosis betrug 9,225 mg/kg Körpergewicht.

Der Gruppe II (6 Tiere) wurde 10 min nach Coronarverschluß Practolol in der gleichen Dosierung im Abstand von 10 min appliziert.

Weitere 5 Tiere — Gruppe III — bekamen 6 Std nach Coronardrosselung Propranolol in ansteigender Dosierung 0,02 bis 2,0 (Gesamtdosis 3,69) mg/kg Körpergewicht nach dem gleichen Schema wie Gruppe I; davon ausgehend, daß Propranolol 2,5fach wirksamer ist als Practolol [1].

Als Kontrollgruppe dienten 5 Tiere, die über den gleichen Zeitraum nach Drosselung ohne β-Blockerapplikation beobachtet wurden. Keines der 24 Tiere erhielt während der Versuchszeit ein Sympathomimetikum.

Die Ergebnisse der Gruppe I und III sind in der Tabelle zusammengefaßt. Dargestellt sind die Mittelwerte und Standardabweichungen von arteriellem Mitteldruck, Blutdruckamplitude, Herzfrequenz, HZV, linkem Vorhof und dem peripheren Gesamtwiderstand (TPR).

6 Std nach dem Infarkt waren bei der Gruppe I der Vorhofdruck und die Frequenz gegenüber den Ausgangswerten angestiegen, der arterielle Mitteldruck und das HZV abgesunken. Die Amplitude des arteriellen Druckes und der periphere Gesamtwiderstand waren vermindert. Nach Gabe von 0,05 mg/kg Körpergewicht Practolol — einer Dosierung, wie sie beim Menschen angewandt wird (9,3) — stieg nur der periphere Gesamtwiderstand schwach signifikant an. Nach der höchsten Einzeldosis von 5,0 mg/kg Körpergewicht (Gesamtdosis 9,225 mg/kg Körpergewicht) fanden sich gering signifikant eine Minderung des Herzzeitvolumens und hochsignifikant eine Amplitudenverschmälerung und ein Anstieg des peripheren Gesamtwiderstandes. Absolut gesehen sind diese Änderungen jedoch geringfügig.

In der Gruppe II traten nach Practololapplikation unmittelbar nach der Drosselung keine signifikanten Änderungen in den hämodynamischen Parametern ein.

In der Gruppe III entsprach die hämodynamische Situation vor Beginn der Propranololgabe der der Gruppe I. Nach den oben genannten Dosierungen traten nur schwach signifikante Abnahmen der Amplitude und des Herzzeitvolumens auf. Bemerkenswert erscheint jedoch, daß es bei 2 der 5 Tiere nach 0,1 und 2,0 mg/kg Körpergewicht Propranolol zu einem totalen AV-Block und zum Kreislaufversagen kam.

Tabelle 1. *Hämodynamische Werte*[a]

	Gruppe I: Practolol			Gruppe III: Propranolol		
	x̄	s	p	x̄	s	p
Arterieller Mitteldruck (mmHg)						
a	108	20		111	12	
b	78	13		89	19	
c	81	16	n.s.	89	20	n.s.
d	75	18	n.s.	83	18	0,01
Blutdruckamplitude (mmHg)						
a	47	11		69	20	
b	45	8		65	18	
c	42	6	n.s.	55	13	0,025
d	32	9	0,005	44	10	0,02
Herzfrequenz (HF/min)						
a	108	11		132	33	
b	137	55		137	32	
c	135	39	n.s.	133	22	n.s.
d	122	30	n.s.	129	9	n.s.
HZV (l/min · 10 kg)						
a	1,66	0,6		2,04	0,73	
b	1,5	0,5		1,58	0,30	
c	1,35	0,45	n.s.	1,42	0,26	0,05
d	1,04	0,7	0,01	1,21	0,32	0,05
Druck linker Vorhof (mmHg)						
a	5,87	0,6		5,87	0,59	
b	6,63	1,01		7,02	1,38	
c	6,88	1,0	n.s.	7,00	1,53	n.s.
d	8,0	2,2	n.s.	7,87	1,86	n.s.
TPR (dyn · sec · cm^{-5})						
a	2476	483		1905	590	
b	2019	444		1937	408	
c	2183	301	0,05	2034	477	n.s.
d	2686	487	0,005	2099	191	0,02

[a] a = Vor Infarkt. b = 6 Std nach Infarkt vor β-Blockergabe. c = Nach 0,05 mg/kg Körpergewicht (Practolol) bzw. 0,02 mg/kg Körpergewicht (Propranolol) und d = nach der Gesamtdosis 9,225 mg/kg Körpergewicht (Practolol) bzw. 3,69 mg/kg Körpergewicht (Propranolol). x̄ = Mittelwert, s = Standardabweichung, p = Signifikanz im gepaarten t-Test.

Bei der Kontrollgruppe traten in dem der Medikation entsprechenden Zeitraum von 6 bis 8 Std nach Drosselung keine signifikanten Änderungen in den gemessenen Parametern auf. Nach Ablauf der 8 Beobachtungsstunden wurde zwei dieser Tiere Practolol in dem angegebenen Schema appliziert und dabei die angegebenen Contractilitätsparameter registriert. Die Änderungen des Contractilitätsindexes demonstriert die Abb. 1. Es zeigte sich, daß die Contractilität durch Practolol nach dem Infarkt nur nach den ersten drei Dosen (0,05 bis 0,125 mg/kg Körpergewicht) abnimmt. Nach weiteren wesentlich höheren Gaben blieben bei fast gleicher Herzfrequenz diesen Contractilitätsparameter nahezu unverändert.

Die Bewertung von Contractilitätsmessungen am infarktgeschädigten Herzen ist sicher problematisch, da die theoretischen Voraussetzungen für deren Anwendung nicht mehr uneingeschränkt zutreffen [5, 7]. Ausbleibende Änderungen dieser Parameter trotz weiterer Practololgaben erscheinen dennoch als verwertbare Befunde.

Ergänzend zu den obengenannten Befunden sei erwähnt, daß bei einigen Tieren außerhalb des Kollektivs Practololgaben nach Coronarligatur auch in höchsten Dosen — 21 mg/kg Körpergewicht als Einzeldosis und 51 mg/kg Körpergewicht als Gesamtdosis — nur relativ geringfügige Auswirkungen auf die hämodynamischen Parameter bewirkten. Bei einem Tier (Applikationszeit 12 Std nach Infarkt und vorherige Veritolgabe) trat nach 1,25 mg/kg Körpergewicht Practolol

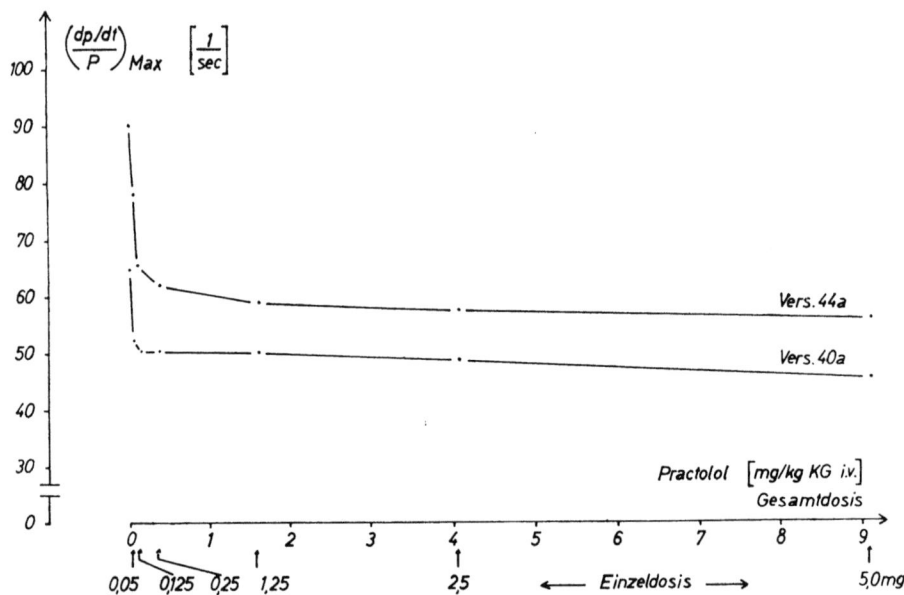

Abb. 1. Änderungen der Contractilität 8 Std nach Infarkt während steigender Practololapplikation

ein AV-Block 3. Grades und dadurch bedingtes Kreislaufversagen auf, ein gleiches Bild also wie bei 2 von 5 Tieren der Propranololgruppe.

Grundsätzlich unterscheiden sich die Wirkmechanismen der beiden von uns untersuchten β-Receptorenblocker nach Infarkt nicht, wobei Blockbilder nach Propranolol häufiger als nach Practolol zu sein scheinen [10]. Zudem limitiert die kardiodepressive Eigenwirkung des Propranolols die Anwendbarkeit nach Infarkt [10].

Mit den hier vorgetragenen Untersuchungen konnten wir zeigen, daß Practolol in sehr hohen Einzel- und Gesamtdosen bei schwerem Myokardinfarkt im Tierexperiment ohne wesentliche Beeinträchtigung der hämodynamischen Situation gegeben werden kann. Daher halten wir die Anwendung auch beim Infarktpatienten bei entsprechender Indikation und unter EKG-Kontrolle für gerechtfertigt.

Literatur

1. Barrett, A. M., Crowther, A. F., Dunlop, D., Shanks, R. G., Smith, L. H.: Naunyn Schmiedebergs Arch. Pharmak. exp. Path. **259**, 152 (1968. — 2. Gibson, D. G., Coltart, D. J.: Brit. Heart J. **34**, 95 (1972). — 3. Jewitt, D. E., Burgess, P. A., Shillingford, J. P.: Cardiovasc.

Res. 4, 188 (1970). — 4. Lydtin, H.: Ergebn. inn. Med. Kinderheilk. **30**, 97 (1970). — 5. Mason, D. T., Braunwald, E., Covell, J. W., Sonnenblick, E. H., Ross, J.: Circulation **XLIV**, 47 (1971). — 6. Meesmann, W.: Verh. dtsch. Ges. Kreisl.-Forsch. **34**, 110 (1968). — 7. Nejad, N. S., Klein, M. D., Mirsky, I., Lown, B.: Cardiovasc. Res. **5**, 15 (1971). — 8. Rein, H.: Pflügers Arch. ges. Physiol. **253**, 205 (1951). — 9. Sowton, E., Balcon, R., Cross, D., Frick, H.: Brit. med. J. **1968 I**, 215. — 10. Symposium on Cardiac Arrhythmias, Elsinore, Denmark, 1970.

RAVENS, K. G., JIPP, P. (I. Med. Klinik der Universität Kiel): **Konzentrationsänderungen der freien Fettsäuren in der Frühphase nach einem Myokardinfarkt**

Ventrikuläre Rhythmusstörungen treten häufig in der Frühphase nach einem Myokardinfarkt auf [1 bis 6]. Als ursächliche Faktoren werden Elektrolytstörungen [7], Verschiebungen des Säurebasenhaushaltes [8] und eine vermehrte Katecholaminaktivität im Plasma [9 bis 12] angesehen. Neuerdings hat man der Konzentration der freien Fettsäuren im Plasma eine besondere Bedeutung zuerkannt, nachdem Kurien u. Mitarb. [3, 13, 14] bei Patienten mit einem frischen Herzinfarkt und hohen Konzentrationen der unveresterten Fettsäuren im Blut eine Häufung ventrikulärer Rhythmusstörungen beobachteten. Ob es sich hierbei jedoch um eine Korrelation erster oder zweiter Ordnung handelt, ist bislang nicht entschieden. Unabhängig davon fällt bei der Durchsicht der einschlägigen Literatur auf, daß bislang keine Untersuchungen über das Verhalten einzelner freier Fettsäuren nach einem Myokardinfarkt vorliegen. Wir haben daher die Veränderungen des relativen prozentualen Anteils einzelner Fettsäuren an der Gesamtkonzentration der freien Fettsäuren nach einem Myokardinfarkt untersucht, um zu prüfen, ob eine Beziehung zwischen der Häufigkeit ventrikulärer Rhythmusstörungen und der Konzentration einzelner freier Fettsäuren besteht.

Methodik

Das Krankengut bestand aus 32 Patienten mit einem Durchschnittsalter von 64 Jahren. Es handelte sich um 27 Männer und 5 Frauen. In 14 Fällen lag ein Herzvorderwandinfarkt, in 18 ein Herdhinterwandinfarkt vor. In die Untersuchung einbezogen wurden nur Patienten, bei denen nach klinischen, elektrokardiographischen und biochemischen Kriterien ein eindeutiger frischer Myokardinfarkt diagnostiziert werden konnte und das akute Schmerzereignis nicht länger als 4 bis 6 Std vor Krankenhausaufnahme lag. In den ersten 6 Std wurde stündlich, später in 3- bis 4stündlichen Abständen die freien Fettsäuren und das Fettsäureprofil gaschromatographisch analysiert, so daß bei jedem Patienten durchschnittlich zehn Blutproben gemessen wurden. Die freien Fettsäuren wurden nach Mikroveresterung mit Bortriflorid als Methylester mit einem Gaschromatographen Varian Aerograph 1800 analysiert. Als innerer Standard wurde 10 µg C-17 (Margarinsäure) in das zu analysierende Plasma gemischt. Bestimmt wurden die Myristinsäure, Palmitinsäure, Palmitoleinsäure, Stearinsäure, Ölsäure und Linolsäure als relativer prozentualer Anteil an der Gesamtkonzentration der freien Fettsäuren [15].

Die Patienten befanden sich während der Beobachtungszeit auf der Wachstation unter fortlaufender Monitorüberwachung. Dabei wurden protokollarisch folgende ventrikuläre Rhythmusstörungen registriert: Mehr als fünf ventrikuläre Extrasystolen/min, mehrere ventrikuläre Extrasystolen hintereinander, ventrikuläre Tachykardien, Kammerflattern und Kammerflimmern.

Ergebnisse und Besprechung

Bei 28 Infarktpatienten wurden in den ersten 24 Std nach Klinikaufnahme eine erhöhte Konzentration der freien Fettsäuren im Plasma gemessen. In der ersten Abbildung ist die Konzentrationsänderung der freien Fettsäuren und des Blutzuckers im Plasma bei unserem Patientenkollektiv dargestellt. Die obere Normgrenze für die Konzentration der freien Fettsäuren im Plasma muß nach unseren bisherigen Untersuchungen mit dieser gaschromatographischen Methode bei 160 µg/ml, entsprechend 16 mg-% angenommen werden. Die mittlere Konzentration der freien Fettsäuren im Plasma betrug zu Beginn der Untersuchung 285 µg/ml, 1 Std später betrug der Mittelwert 313 µg/ml. Anschließend fallen die

Fettsäurespiegel langsam ab, nach 24 Std werden im Mittel immer noch deutlich erhöhte Konzentrationen der unveresterten Fettsäuren im Plasma gemessen. Die Konzentration der Glucose im Plasma war während der Beobachtungszeit nur leicht erhöht und schwankte zwischen 100 und 120 mg-% (Norm 80 mg-%).

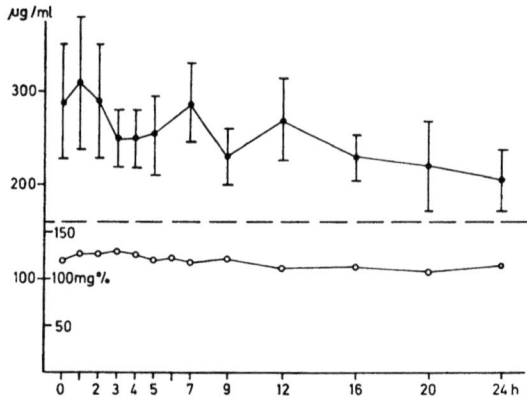

Abb. 1. Änderung der mittleren Konzentration der unveresterten Fettsäuren und des Blutzuckers im Plasma in den ersten 24 Std nach Krankenhausaufnahme bei Patienten mit einem frischen Myokardinfarkt

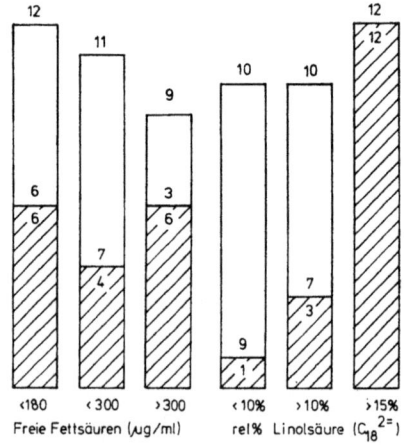

Abb. 2. Häufigkeit schwerer ventrikulärer Rhythmusstörungen in Abhängigkeit von der mittleren Konzentration der freien Fettsäuren und vom relativen prozentualen Anteil der Linolsäure an der Gesamtkonzentration der unveresterten Fettsäuren. Schraffierte Flächen: Gehäufte ventrikuläre Rhythmusstörungen. Offene Flächen: Nur vereinzelt ventrikuläre Extrasystolen, sonst keine ventrikuläre Rhythmusstörungen

Mit Hilfe der Gaschromatographie läßt sich der prozentuale Anteil einzelner Fettsäuren an der Gesamtkonzentration der freien Fettsäuren bestimmen. Bei den Infarktpatienten wurden in den ersten 24 Std durchschnittlich 10mal die Fettsäuremuster gaschromatographisch analysiert. Dabei fand sich trotz erheblicher Schwankung in der Gesamtkonzentration der freien Fettsäuren ein konstanter prozentualer Anteil der einzelnen analysierten Fettsäuren an der Gesamtkonzentration.

Nach Untersuchungen von Schrade [16] findet sich bei Patienten mit einer Coronarinsuffizienz ein relativer prozentualer Anteil der Linolsäure unter 10%.

Wir konnten bei 22 unserer Patienten in der Frühphase nach einem Herzinfarkt deutlich erhöhte Linolsäurekonzentrationen messen. Auffällig war eine Häufung ventrikulärer Rhythmusstörungen bei Patienten mit hohen Linolsäurekonzentrationen.

In der zweiten Abbildung haben wir die Häufigkeit der ventrikulären Rhythmusstörungen in der Abhängigkeit von der Gesamtfettsäurekonzentration in der Frühphase nach einem Infarkt dargestellt und zweitens die Häufigkeit ventrikulärer Rhythmusstörungen in Abhängigkeit von der durchschnittlichen Linolsäurekonzentration in den ersten 24 Std. Zwar finden sich bei hohen Fettsäurespiegeln häufiger ventrikuläre Rhythmusstörungen, jedoch besteht keine enge Beziehung. Bei Patienten mit Linolsäurekonzentrationen über 15% beobachteten wir jedoch immer eine Häufung ventrikulärer Rhythmusstörungen in der Frühphase nach einem Herzinfarkt.

Bei der Bestimmung des relativen Anteils einzelner Fettsäuren an der Konzentration der unveresterten Fettsäuren im Plasma von Patienten mit einem frischen Herzinfarkt finden sich also Veränderungen, die mit den klinischen Komplikationen korrelieren. So konnten wir bei 29 unserer Patienten zwar deutlich erhöhte freie Fettsäuren im Plasma messen, jedoch war die prozentuale Zusammensetzung aus gesättigten und ungesättigten Fettsäuren nur bei 16 Patienten konstant. Bei diesen sahen wir kaum ventrikuläre Rhythmusstörungen. 12 Patienten mit einem höher als 15%igen Anteil der Linolsäure an der Konzentration der unveresterten Fettsäuren boten sämtlich Rhythmusstörungen in der Frühphase nach einem Herzinfarkt.

Wir können bislang keine Angaben über die Ursache der mitgeteilten Beobachtungen machen. Es ist jedoch zu bedenken, daß die Strukturlipide der Zellmembranen reich an Linolsäure sind. Ob die Erhöhung der Linolsäurekonzentration im Plasma durch Membranstörungen bedingt wird oder umgekehrt, läßt sich noch nicht entscheiden.

Literatur
1. Merx, W., Effert, S., Bleifeld, W., Vlachakis, N.: Dtsch. med. Wschr. **96**, 1903 (1971). — 2. Han, J.: Amer. J. Cardiol. **24**, 800 (1969). — 3. Kurien, V. A., Yates, P. A., Oliver, M. F.: Lancet **1969** II, 185. — 4. Oliver, M. F., Kurien, V. A., Greenwood, T. W.: Lancet **1968**, 710. — 5. Gupta, P. K., Jewett, D. E., Young, R., Hartog, M., Opie, L. H.: Lancet **1969**, 1209. — 6. James, T. N.: Circulation **45**, 205 (1972). — 7. Taggart, P., Slater, J. D. H.: Brit. med. J. 4, 195 (1971). — 8. Neaverson, M. A.: Brit. med. J. **1966** II, 383. — 9. Nelson, P. G.: Brit. med. J. **3**, 735 (1970). — 10. Jewitt, D. E., Mercer, C. J., Reid, D., Valori, D., Thomas, M., Schillingford, J. P.: Lancet **1969** I, 635. — 11. Jequier, E., Perriet, L.: Europ. J. clin. Invest. 1, 77 (1970). — 12. Lukomsky, P. E., Oganow, R. G.: Amer. Heart J. **83**, 182 (1972). — 13. Kurien, V. A., Yates, P. A., Oliver, M. F.: Europ. J. clin. Invest. 1, 225 (1971). — 14. Kurien, V. A., Oliver, M. F.: Lancet **1966** II, 122. — 15. Ravens, K. G., Jipp, P.: Konzentrationsänderungen einzelner freier Plasmafettsäuren nach einem Myocardinfarkt. (In Vorbereitung). — 16. Schrade, W., Böhle, E., Biegler, R., Keike, R., Ullrich, B.: Klin. Wschr. **38**, 739 (1960).

BLEIFELD, W., MERX, W., HEINRICH, K. W., EFFERT, S. (Abt. Innere Medizin I der Rhein.-Westf. TH. Aachen): **Lidocain zur Arrhythmieprophylaxe beim frischen Infarkt**

Die kontinuierliche Überwachung von Infarktpatienten auf coronaren Intensivstationen hat gezeigt, daß bedrohliche Rhythmusstörungen des Herzens — wie Kammertachykardien, Kammerflattern und -flimmern — in etwa 76% durch ventrikuläre Extrasystolen ausgelöst werden [6, 19]. Die Prophylaxe bedrohlicher Arrhythmien hat sich daher in erster Linie auf die Beseitigung ventrikulärer Extrasystolen zu richten. Unter den Antiarrhythmika mit primärem Angriffspunkt am Kammermyokard bietet sich Lidocain wegen der geringen negativ-inotropen

Wirkung [4, 9, 20] besonders für die Behandlung des frischen Myokardinfarktes an. Deshalb wurde die prophylaktische Wirkung von Lidocain beim akuten Herzinfarkt im Hinblick auf die Unterdrückung ventrikulärer Extrasystolen, Kammertachykardien und Kammerflimmern untersucht.

Material und Methode

89 Patienten wurden nach dem Geburtsdatum in zwei Kollektive aufgeteilt: 41 Patienten mit geradem Geburtsdatum erhielten sofort nach der Aufnahme 100 mg Lidocain (Xylocain) i.v. als Initialdosis mit einer anschließenden Dauerinfusion. Bei 28 Patienten wurde eine Dosierung von 20 bis 30 mg/kg Körpergewicht/Tag (1 bis 1,5 mg/min), bei 13 Fällen eine von 31 bis 60 mg/kg Körpergewicht/Tag (1,5 bis 3 mg/min) teils als Dauerinfusion in 1000 ml NaCl, teils in konzentrierter Lösung über eine Infusionsspritze verabreicht. 48 Patienten mit gleichem Alter, Geschlecht, Gewicht, Infarktlokalisation, Aufnahmezeitpunkt und Grundfrequenz bei der Aufnahme dienten als Kontrollgruppe. Patienten mit schwerer Herzinsuffizienz, kardiogenem Schock, Kammertachykardien oder Kammerflimmern/-flattern vor oder bei der Aufnahme sowie AV-Überleitungsstörungen 2. und 3. Grades wurden von der Untersuchung ausgeschlossen.

Alle Patienten wurden 5 Tage lang kontinuierlich mittels Aufzeichnung des EKG auf Magnetband überwacht und einer halb automatischen quantitativen Arrhythmieanalyse unterzogen [5, 10]. Ausgewertet wurde die Zahl der ventrikulären Extrasystolen und ventrikulären Salven in verschiedenen Zeitintervallen von $1/2$ bis 5 Std umgerechnet auf ventrikuläre Extrasystolen/Std bzw. ventrikuläre Salven/Tag, die Zahl der Kammertachykardien, Kammerflattern und -flimmern sowie die hämodynamischen und elektrokardiographischen Nebenwirkungen während des Überwachungszeitraumes.

Ergebnisse

In Abb. 1 sind die Ergebnisse der gesamten Lidocaingruppe den Kontrollfällen gegenüber gestellt. Unter Lidocain traten in den ersten 3 Tagen geringfügig mehr ventrikuläre Extrasystolen auf als in der Kontrollgruppe, nur am 4. Tag war unter Lidocain eine geringe Verminderung der Extrasystolen (NS) gegenüber den unbehandelten Fällen festzustellen. Die Anzahl der ventrikulären Salven war nur am 1. Tag deutlich geringer, an den folgenden Tagen ergaben sich keine eindeutig gerichteten Differenzen zwischen beiden Gruppen.

Weiterhin wurde der Effekt unterschiedlicher Dosen von Lidocain auf die Unterdrückung ventrikulärer Salven und Extrasystolen geprüft. 28 Patienten erhielten 20 bis 30 mg/kg/Körpergewicht/Tag (durchschnittliche Dosis 1750 mg) und verglichen mit 35 Kontrollfällen. 13 Patienten erhielten 31 bis 60 mg/kg pro Körpergewicht/Tag (durchschnittliche Dosis 3,5 bis 4 g/Tag) und 13 Patienten als Kontrolle gegenüber gestellt. Das Ergebnis entsprach dem der gesamten Lidocaingruppe: Weder mit niedriger noch mit höherer antiarrhythmischer Dosierung war ein eindeutig ektopieunterdrückender Effekt von Lidocain zu erkennen. Ventrikuläre Salven traten nur in der Gruppe mit niedriger Lidocaindosierung und am 1. Tag geringer (NS) als in der Kontrollgruppe auf, an den übrigen Tagen waren keine eindeutigen Unterschiede festzustellen.

Während der Überwachung traten bei 3 von 41 Patienten (7,3%) unter Xylocain ventrikuläre Tachykardien auf. Bei den 48 unbehandelten Patienten waren Kammertachykardien mit 8,3% (4 von 48 Patienten) gleich häufig. Ohne antiarrhythmische Behandlung entwickelte sich bei 2 Patienten (4,9%) Kammerflimmern, das während prophylaktischer Gabe von Lidocain nicht beobachtet wurde.

Patienten, die bei der Aufnahme eine Kammertachykardie hatten, wurden gesondert betrachtet. Drei Patienten erhielten 100 bis 200 mg Lidocain i.v., bei einem Fall konnte eine Konversion zum Sinusrhythmus erzielt werden, bei 2 Patienten war die Lidocaintherapie erfolglos.

Die Mortalität betrug in der prophylaktisch antiarrhythmisch behandelten Gruppe 4,9% (Todesursache „kardiogener Schock"), in der unbehandelten

Gruppe 8,3% (2mal kardiogener Schock; 1mal primäres Kammerflimmern) (Tabelle). Av-Blockierungen 1. und 2. Grades traten vermehrt bis zum 3. Tag in steigendem Maße bei beiden Kollektiven auf. In der Lidocaingruppe nahmen die Av-Leitungsstörungen 2. Grades von 2,9 am 1. Tag auf 9,8% am 3. Tag um das Dreifache zu, gegenüber 2,2% und 4,8% in der Kontrollgruppe. Sinusbradykardien waren in der Gruppe mit Lidocain an allen Tagen signifikant häufiger als in der Kontrollgruppe.

Diskussion

Lidocain hat sich bei der Behandlung nicht-infarktbedingter ventrikulärer Extrasystolen und Tachykardien sowie ventrikulären Arrhythmien im postoperativen Bereich als wirksam erwiesen [16, 21]. Die im Vergleich zu Chinidin und Procainamid geringe Beeinflussung der Contractilität des Herzens und des arteriellen Blutdruckes in therapeutischen Dosen hat daher schon frühzeitig nach der Entdeckung der antiarrhythmischen Wirkung dieses Lokalanaestheticums zum Einsatz beim frischen Myokardinfarkt geführt [14]. Verschiedene Untersuchungen haben eine Reduktion von Kammerarrhythmien beim frischen Infarkt um 70 bis

Tabelle 1

	ventrikuläre Tachykardie		Kammer-flimmern		Mortalität gesamt: 1.-5.Tg.
	n	%	n	%	
Lidocain	3	7,3	0	0	2 Kard.Schock
Kontrolle	5	10,4	2	4,2	4 Kard.Schock 3 Kammerflimmern

95% ergeben [11, 17, 18, 22]. Die vorgelegte Studie ergab demgegenüber jedoch keine signifikante Verminderung der Zahl ventrikulärer Extrasystolen, ventrikulärer Salven und Kammertachykardien im Vergleich zu entsprechenden Kontrollgruppen. Ohne prophylaktische Behandlung trat allerdings Kammerflimmern in 4,9% auf, unter Lidocain wurde Kammerflimmern nicht beobachtet. Die Mortalität wurde durch die prophylaktische Gabe von Lidocain nicht beeinflußt.

In einer sorgfältig kontrollierten Untersuchung kommen Bennett u. Mitarb. [2] im wesentlichen zu dem selben Ergebnis. Chopra u. Mitarb. [8] beobachteten zwar eine Verminderung monotoper ventrikulärer Extrasystolen bei 90% der Patienten. Ein Einfluß von Lidocain auf eng angekuppelte ventrikuläre Extrasystolen (R-auf-T-Phänomen), ventrikuläre Tachykardien und Kammerflimmern ließen sich jedoch nicht sichern. Die gesteigerte Kammerautomatie beim akuten Myokardinfarkt konnten Adgey u. Mitarb. [1] nur in 27% unterdrücken, in 38% blieb Lidocain ohne Effekt.

Die unterschiedlichen Ergebnisse dieser und der hier vorgelegten Untersuchung einerseits sowie der früheren Studien andererseits hat wahrscheinlich zwei Gründe. Bei der Mehrzahl der Untersuchungen wurde keine kontinuierliche Überwachung des Herzrhythmus, sondern nur eine intermittierende EKG-Registrierung oder Oscilloskopbeobachtung durchgeführt. Eine quantitative Arrhythmieanalyse ist damit jedoch nicht möglich. Weiterhin enthalten praktisch alle früheren Studien keine entsprechenden Kontrollgruppen. Die Abb. 1 zeigt, daß auch ohne Behandlung die Zahl ventrikulärer Arrhythmien beim frischen Infarkt in den ersten Tagen abnimmt.

Die Ursache der Ineffektivität von Lidocain ist fraglich. Der mögliche Einfluß einer unterschiedlichen Frequenz konnte bei den vorgelegten Untersuchungen ausgeschlossen werden. Ventrikuläre Arrhythmien können durch gesteigerte Automatie und intraventrikuläre Leitungsstörungen zustande kommen. Lidocain wäre daher auf Grund seiner elektrophysiologischen Eigenschaften geeignet, Arrhythmien durch gesteigerte Automatie zu unterdrücken. Kammerarrhythmien auf dem Boden von intraventrikulären Leitungsstörungen könnten dagegen unbeeinflußt oder sogar potenziert werden, da Lidocain die Impulsleitungsgeschwindigkeit verlängert [12]. Solange nicht bekannt ist, welche elektrophysiologische

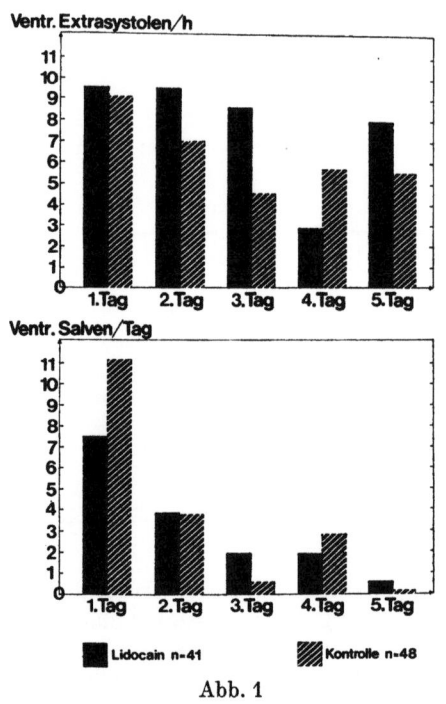

Abb. 1

Grundlage eine Arrhythmie im Einzelfalle hat, wird die Auswahl geeigneter Patienten schwer sein. So ist wahrscheinlich zu verstehen, daß verschiedene Studien mit Chinidin [7], Procainamid [15] und Lidocain [13] Teileffekte erzielten, ohne daß aber eines dieser Antiarrhythmika die Mortalität signifikant senken konnte.

Eine generelle prophylaktische Applikation speziell in den ersten Stunden des Infarktes [3] ist nach den vorgelegten Ergebnissen in Übereinstimmung mit Adgey [1] nicht zu vertreten, zumal der akute Herzinfarkt in etwa der Hälfte aller Fälle mit einer Bradykardie einhergeht und damit die Disposition zu gesteigerter Kammerautomatie aufweist.

Zusammenfassung

Bei 41 Patienten mit frischem Herzinfarkt wurde die prophylaktische Wirkung von Lidocain (1,5 bis 4 g/Tag) im Vergleich zu 48 Infarktpatienten ohne antiarrhythmische Therapie untersucht. In der Kontrollgruppe trat zweimal (4,9%)

Kammerflimmern auf, unter Lidocain nicht. Ein Effekt von Lidocain auf die Häufigkeit ventrikulärer Extrasystolen, Salven und Tachykardien konnte nicht festgestellt werden.

Literatur

1. Adgey, A. A. J., Geddes, J. S., Webb, S. W., Allen, J. D., James, R. G. G., Zaidi, S. A., Pantridge, J. F.: Lancet **1971** II, 501. — 2. Bennett, M. A., Wilner, J. M., Pentecost, B. L.: Lancet **1970** II, 909. — 3. Bernstein, V., Bernstein, M., Griffith, J., Peretz, D. I.: J. Amer. med. Ass. **219**, 1027 (1972). — 4. Binnion, P. F.: Brit. med. J. **25**, 470 (1968). — 5. Bleifeld, W., Effert, S., Merx, W.: Verh. dtsch. Ges. inn. Med. **74**, 973 (1968). — 6. Bleifeld, W., Merx, W.: Verh. dtsch. Ges. inn. Med. **76**, 611 (1970). — 7. Bloomfield, S. S., Romhilt, D. W., Chou, T., Ch., Fowler, N. O.: New Engl. J. Med. **285**, 979 (1971). — 8. Chopra, M. P., Portal, R. W., Aber, C. P.: Brit. med. J. **1969** I, 213. — 9. Cullhed, I.: Acta med. scand. **186**, 53 (1969). — 10. Effert, S., Bleifeld, W., Irnich, W., Merx, W.: Dtsch. med. Wschr. **15**, 768 (1969). — 11. Flensted-Jensen, E., Sandøe, E.: Acta med. scand. **185**, 297 (1969). — 12. Frieden, J.: Amer. Heart J. **70**, 713 (1965). — 13. Gianelly, R., von der Groeben, J. O., Spivack, A. P., Harrison, D. C.: New Engl. J. Med. **277**, 1215 (1967). — 14. Jewitt, D. E., Kishon, Y., Thomas, M.: Lancet **1968** I, 266. — 15. Koch-Weser, J., Klein, S. W., Foo-Canto, L. L.: New Engl. J. Med. **281**, 1253 (1969). — 16. Likoff, W.: Amer. J. Cardiol. **3**, 427 (1969). — 17. Lown, B., Klein, M.: Amer. J. Med. **46**, 705 (1969). — 18. Malach, M., Kostis, J. B., Fischetti, J. L.: Amer. J. med. Sci. **257**, 52 (1969). — 19. Merx, W., Effert, S., Bleifeld, W., Vlachakis, N.: Dtsch. med. Wschr. **49**, 1903 (1971). — 20. Schumacher, R. R.: Circulation **37**, 965 (1968). — 21. Southworth, J. L., McKusick, V. A., Pierce, E. C., Rawson, F. L.: J. Amer. med. Ass. **143**, 717 (1950). — 22. Zipes, D.: Arch. intern. Med. **124**, 101 (1969).

Breddin, K., Ehrly, A. M., Krzywanek, H. J. (Zentrum der Inneren Medizin der Universität Frankfurt, Abt. für Angiologie): **Klinisch-experimentelle Befunde zur Fibrinolysetherapie des frischen Herzinfarktes**

Die Fibrinolysetherapie des frischen Myokardinfarktes wurde vor etwa 10 Jahren eingeführt. Diese neue Indikation der thrombolytischen Behandlung basierte auf jüngeren pathologisch anatomischen Befunden, die gezeigt hatten, daß bei entsprechend sorgfältiger Sektionstechnik bei 50 bis 90% der an frischem Myokardinfarkt Verstorbenen, Thrombosen der Coronararterien nachzuweisen sind.

Nydick u. Mitarb. (1960) konnten am Kaninchen, Mazel et al. (1963) am Hund und Hiemeyer (1969) an der Ketze zeigen, daß die frühe Einleitung einer Fibrinolysebehandlung nach Erzeugung experimenteller Coronararterienthrombosen in der Lage war, die Ausdehnung des Infarktgebietes deutlich zu vermindern. Neben leichterem Krankheitsverlauf fand sich auch eine schnellere Rückbildung der EKG-Veränderungen. Nach diesen Befunden erschien eine Fibrinolysebehandlung des frischen Myokardinfarktes des Menschen erfolgversprechend.

Die ersten Berichte über eine Fibrinolysebehandlung des Herzinfarktes betrafen meist kleine Fallzahlen, die Erfolgsbeurteilung war sehr unterschiedlich. Es wurden auch Präparate sehr unterschiedlicher Wirksamkeit verwendet, wie Plasmin, streptokinaseaktiviertes Plasmin, Streptokinase und Urokinase. Die bisher veröffentlichten größeren randomisierten Studien unterscheiden sich hinsichtlich Patientenauswahl, Dosierung und Dauer der SK-Behandlung. Durch die Behandlung mit einer hohen Initialdosis von Streptokinase (1 Million E) konnte die Letalität offenbar nicht gesenkt werden (Amery, 1969). Diese Dosierung steuert die Behandlung in Richtung der reinen Thrombolyse und vermeidet die unter Umständen erwünschten Wirkungen der Streptokinase auf Plättchenaggregation, Blutgerinnung und Blutviscosität.

Experimentelle Befunde, die wir schon Anfang der 60er Jahre erhoben, machen es wahrscheinlich, daß ein positiver Effekt der Streptokinasebehandlung nicht auf der Lyse von Coronarthromben beruht.

Nach einer Initialdosis von 250000 E SK und anschließender weiterer Gabe von 500000 E kommt es bei den meisten Patienten zu einem charakteristischen Anstieg von Fibrinogenspaltprodukten. Innerhalb der folgenden 12 bis 24 Std verschwindet der größte Teil der Spaltprodukte wieder aus dem Kreislauf. Sehr

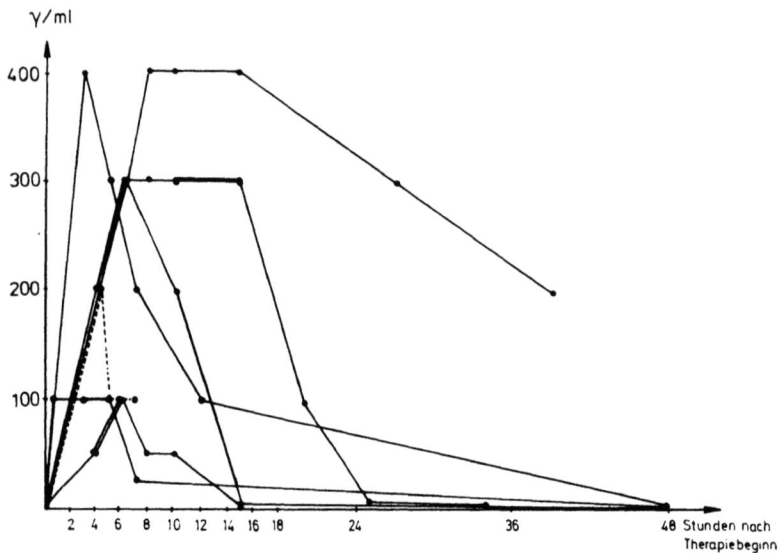

Abb. 1. Anstieg und Abfall der Fibrinogenspaltprodukte unter einer „Kurzzeitfibrinolysetherapie" (250000 E Initialdosis, weitere 500000 E in $2^1/_2$ Std)

geringe Mengen können mit empfindlichen Methoden noch mehrere Tage nach Beendigung der Streptokinasebehandlung nachgewiesen werden (s. Abb. 1).

Diese Fibrinogenspaltprodukte wirken in größeren Mengen stark hemmend auf die Thrombocytenaggregation. Etwa 12 bis 14 Std nach Behandlungsbeginn ist der aggregationshemmende Effekt meist nicht mehr vorhanden. Während der

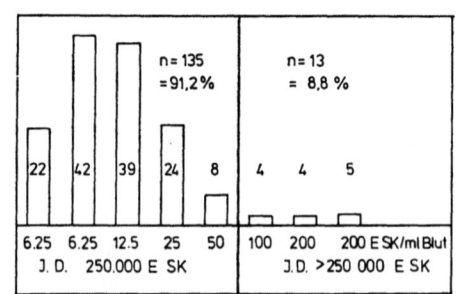

Abb. 2. Streptokinaseresistenz bei 148 Patienten

ersten Stunden nach Behandlungsbeginn sinkt der Fibrinogenspiegel um 100 bis 200 mg-% ab und steigt innerhalb der folgenden Tage wieder an. In Einzelfällen kann diese Fibrinogensenkung auch fehlen. Darüber hinaus fand Ehrly 1968 die Abnahme der Blutviscosität während der Streptokinasebehandlung, wobei die Senkung des Fibrinogenspiegels der hierfür entscheidende Parameter ist. Außerdem wird gleichzeitig die Erythrocytenaggregation deutlich gehemmt.

Auf Grund dieser Befunde nehmen wir an, daß der positive Effekt der Streptokinasebehandlung beim frischen Herzinfarkt in erster Linie auf der Beseitigung und Besserung der Mikrozirkulationsstörung im Infarktrandgebiet beruht. Die Lyse des etwa vorhandenen Coronarthrombus dürfte bei der Wirkung der Streptokinasebehandlung eine völlig untergeordnete Rolle spielen. Auch beim ganz frischen Infarkt besteht kaum je die Hoffnung, durch Auflösung des verschließenden Coronarthrombus eine Herzmuskelnekrose verhindern zu können. Besteht der akute Coronararterienverschluß länger als einige Std, so dürfte der hypoxämische Gewebsschaden am Herzmuskel irreversibel sein. Die Fibrinogen- und Fibrinspaltprodukte entstehen zu Beginn der Streptokinasebehandlung in der Phase der Plasmainaktivierung. Nachdem das Plasminogen erschöpft ist, findet keine weitere Fibrinogenolyse statt. Bei einer kontinuierlich fortgesetzten Streptokinasebehandlung ist daher in den folgenden Stunden die aggregationshemmende und gerinnungshemmende Wirkung der Fibrinogenspaltprodukte nur gering, sie kann völlig fehlen.

Die oben angeführten experimentellen Befunde machten es wahrscheinlich, daß mit einer Streptokinasetherapie von nur wenigen Std Dauer die gleichen klinischen Wirkungen erzielt werden können, wie mit einer Langzeitbehandlung.

Eine SK-Behandlung mit einer Standardinitialdosis kann nicht bei allen Patienten in gleichem Maße wirksam sein. Die Untersuchung der Streptokinaseresistenz bei 148 Patienten in Frankfurt ergab, daß mit einer Dosis von 250000 E 91,2% der Untersuchten ausreichend dosiert wären, während bei 8,8% diese Dosis nicht mehr zu einer Plasminaktivierung führen würde. Eine höhere Initialdosis — etwa 500000 oder 750000 E — führt bei genereller Anwendung bei einem großen Teil der Patienten zu einer schnellen Plasminerschöpfung, es werden nur in geringem Maße Fibrinspaltprodukte freigesetzt, der Fibrinogenspiegel sinkt nur wenig oder überhaupt nicht ab und zahlreiche der erwünschten Wirkungen der Streptokinase können nicht nachgewiesen werden.

Wenn eine Streptokinasebehandlung beim frischen Myokardinfarkt mit einer standardisierten Initialdosis begonnen werden soll, so ist die Dosis von 250000 E hierfür am ehesten geeignet.

Zusammenfassend seien die wichtigsten Streptokinasewirkungen beim frischen Herzinfarkt noch einmal genannt:
1. Senkung der Blutviscosität infolge Absinkens des Fibrinogenspiegels,
2. Hemmung der Thrombocytenaggregation durch Fibrinogenspaltprodukte,
3. Desaggregation von Erythrocytenaggregaten,
4. Auflösung von Mikrothromben im Infarktrandgebiet,
5. Gerinnungshemmung durch Fibrinogenspaltprodukte,
6. Ödembeseitigung durch verbesserte Mikrozirkulation.

Literatur

Amery, A., Roeber, G., Vermeulen, H. J., Verstraete, M.: Acta med. scand. Suppl. 505, (1969). — Breddin, K.: Med. Welt 22 (N.F.), 1206 (1971). — Ehrly, A.M., Lange, B.: Reduction in blood viscosity and disaggregation of erythrocyte aggregate by streptokinase. In: Hartert, H. H., Copley, A. L.: Theoretical and clinical hemorrheology. Proc. II. Int. Conf. Heidelberg 1969. Berlin-Heidelberg-New York: p. 366 Springer 1971. — Hiemeyer, V.: Therapiewoche 6, 226 (1970). — Mazel, M. S., Bolton, H. E., Stern, J. E., Rieva, R., Cabral, H.: Angiology 14, 88 (1963). — Nydick, J., Ruegsegger, P., Bouvier, C., Hutter, R. V., Abarquez, R., Cliffton, E. E., la Due, J. S.: Amer. Heart J. 61, 93 (1961).

KRZYWANEK H. J., BREDDIN, K. (Zentrum der Inneren Medizin, Abt. für Angiologie, Universität Frankfurt): **Streptokinasebehandlung des frischen Herzinfarkts. Ergebnisse einer Doppelblindstudie***

Erste klinische Erfahrungsberichte über die Anwendung der finrinolytischen, Behandlung beim frischen Herzinfarkt stammen aus den Jahren 1959 bis 1965. Seitdem wurden acht größere kontrollierte Studien zu diesem Thema veröffentlicht [1 bis 10]. Alle Untersuchungsreihen waren ähnlich konzipiert: Nach einer Initialbehandlung mit Streptokinase (SK) von 12 bis 72 Std Dauer erhielten die Patienten Heparin und anschließend peroral Anticoagulantien. Die Kontrollgruppen erhielten die übliche Anticoagulantienbehandlung mit Heparin und Kumarinen. Da die einzelnen Studien hinsichtlich Patientenauswahl, Infarktalter — d. h. Zeitdauer vom akuten Schmerzanfall bis zum Therapiebeginn —, sowie Dosierung und Dauer der SK-Behandlung z. T. erheblich differierten, kamen die einzelnen Untersucher auch nicht zu einer einheitlichen Erfolgsbeurteilung. Trotzdem ist festzustellen, daß die Mehrzahl der Studien eine signifikante Senkung der Infarktletalität in denjenigen Petientengruppen ergab, die eine fibrinolytische Behandlung erhalten hatten. Diese Erfahrungen und die von Herrn Breddin eben vorgetragenen experimentellen Befunde veranlaßten uns zur Durchführung einer klinischen Studie mit dem Ziel, die Auswirkung einer Kurzzeitfibrinolyse auf die Letalität des frischen Herzinfarktes zu prüfen. Eine vergleichende Vorstudie an 229 Patienten hatte ergeben, daß eine Fibrinolysebehandlung von 3 Std Dauer mit insgesamt 750000 E Streptokinase ohne Laborkontrollen möglich ist und nicht zu einer Häufung von Blutungskomplikationen führt. Die Auswertung der Daten ergab jedoch so schwerwiegende Fehler in der Zufallszuteilung der Patienten zu der SK- bzw. Kontrollgruppe, daß eine statistisch zu sichernde Aussage an Hand dieses Materials nicht möglich war.

Wir haben daher in den Jahren 1969 bis 1971 gemeinsam mit neun Kliniken, zumeist aus dem Frankfurter Raum, eine Doppelblindstudie zur Kurzzeitfibrinolyse beim akuten Myokardinfarkt durchgeführt.

In die Studie aufgenommen wurden alle Patienten im Alter bis zu 70 Jahren, bei denen die Diagnose Herzinfarkt klinisch gestellt und durch EKG oder Fermentanstieg gesichert werden konnte. Der akute Schmerzanfall und der Behandlungsbeginn durften nicht länger als 12 Std auseinanderliegen. Zum Ausschluß von der Studie führten die bekannten Kontraindikationen einer fibrinolytischen Therapie.

210 Patienten wurden in die Studie aufgenommen, 4 von ihnen mußten nachträglich wieder ausgeschlossen werden, weil sie die Kriterien zur Aufnahme in die Studie bei nachträglicher Prüfung nicht erfüllten. Dieser Bericht basiert daher auf den Daten von 206 Patienten.

Wirkstoff und Placebo wurden von dem Hersteller der verwendeten Streptokinase zur Verfügung gestellt. Jeweils drei Stechampullen waren mit dem gleichen Buchstaben (z. B. SK-A) gekennzeichnet. Sie enthielten entweder 250000 E SK oder eine entsprechende Menge lyophilisiertes Humanalbumin. Weder äußerlich noch nach dem Auflösen waren Wirkstoff und Placebo voneinander zu unterscheiden. Der Buchstabenschlüssel war nur dem Hersteller bekannt, die einwandfreie Zufallszuteilung der Patienten damit gewährleistet.

Der Inhalt von drei Ampullen mit gleicher Kennzeichnung wurde in 45 ml 5%iger Lävulose aufgelöst. Die Infusionen erfolgten mit dem Perfusor (Fa. Braun, Melsungen) derart, daß 15 ml innerhalb der ersten 30 min, die verbleibenden 30 ml in den folgenden $2^1/_2$ Std infundiert wurden. Die anschließende Heparinbehand-

---

* Beteiligt waren die Herren Breddin, Ehrly, Fechler, Krafft, Krzywanek, Kutschera, Ludwig, Rausch, Rosenthal und Wylicil aus Frankfurt, die Herren Voigt und Sartory sowie Frau König aus Hanau, Herr Lösch aus Groß-Gerau, die Herren Frick und Krause aus Neuwied und Herr Mikat aus Wiesbaden.

lung erfolgte ebenfalls als Dauerinfusion mit dem Perfusor. Die Patienten erhielten in den ersten 8 Std 5000 E Heparin (etwa 600 E/Std), danach 7500 E in jeweils 8 Std (etwa 1000 E/Std) bis zur 48. Std. Die orale Anticoagulantienbehandlung wurde am 1. Tag mit 12 mg Phenprocoumon (Marcumar) begonnen, am 2. Tag mit 6 mg und dann entsprechend der Thromboplastinzeit mindestens bis zum Ende der 6. Woche fortgesetzt. Vorausgehende Anticoagulantienbehandlung wurde in der Dosierung des Phenprocoumon berücksichtigt, im übrigen wurde das Therapieschema eingehalten (Abb. 1).

In der Doppelblindstudie wurden 102 Patienten mit SK behandelt, 104 Patienten erhielten vor der Heparinbehandlung Placebo.

Die beiden Therapiegruppen stimmen hinsichtlich der Altersverteilung, und einiger wesentlicher klinischer Parameter wie Diabetes mellitus, Hypertonie, Herzinfarkt und Thrombosen in der Anamnese weitgehend überein. Schock-

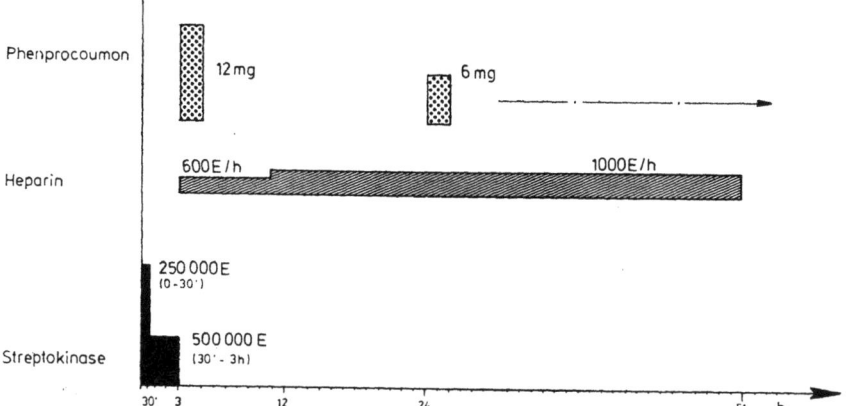

Abb. 1. Therapieschema für die Kurzzeitfibrinolyse beim frischen Herzinfarkt. Streptokinase: Initial 250000 E/30 min, anschließend 500000 E/2½ Std. Heparin: Anschließend 5000 E/8 Std, dann jeweils 7500 E/8 Std bis zur 48. Std. Phenprocoumon: 12 mg am 1. Tag, 6 mg am 2. Tag, weitere Dosierung entsprechend der Thromboplastinzeit

zustände wurden in beiden Gruppen gleich häufig beobachtet, die Dauer des Klinikaufenthaltes differiert um weniger als 1 Tag.

In der SK-Gruppe verstarben 13 von 102 Behandelten, das entspricht einer Letalität von 12,7%. In der Kontrollgruppe starben 29 von 104 Patienten entsprechend 27,9%. Der Unterschied ist mit einer Irrtumswahrscheinlichkeit von 1% statistisch signifikant.

Kritiker der Fibrinolysebehandlung beim Herzinfarkt haben in letzter Zeit häufig argumentiert, die Senkung der Infarktletalität sei weniger auf die Behandlung mit SK zurückzuführen, als vielmehr durch die Versorgung der Patienten auf Intensivpflegeeinheiten zu erklären. Die Aufschlüsselung unseres Materials nach diesen Gesichtspunkten ergab nahezu identische Ergebnisse, ob die Patienten auf Intensivpflegestationen behandelt wurden oder nicht.

Die offene Frage, bis zu welcher Stunde nach Eintritt des Infarkts eine fibrinolytische Behandlung mit Aussicht auf Erfolg durchgeführt werden sollte, konnte auch durch unsere Studie nicht eindeutig geklärt werden. 32 Patienten der Fibrinolysegruppe kamen innerhalb von 3 Std nach Infarkteintritt zur Behandlung, von ihnen starben 4, d. h. 12,5%. In der Vergleichsgruppe starben 12 von 39 Patienten, d. h. 30,7%. Es ist unser Eindruck, daß besonders die Frühbehandlung mit SK in den allerersten Stunden die Infarktletalität am deutlichsten zu senken vermag.

Zusammenfassend hat unsere Doppelblindstudie gezeigt, daß mit einer standardisierten Kurzzeitfibrinolyse, bei der 750000 E Streptokinase innerhalb von 3 Std infundiert werden, eine signifikante Senkung der Letalität beim frischen Herzinfarkt erzielt werden kann. Mit der Kurzzeitfibrinolyse wird der gleiche klinische Effekt erreicht wie mit einer Langzeitbehandlung mit Streptokinase. Der möglichst frühzeitige Behandlungsbeginn scheint von größter Bedeutung zu sein. Das von uns vorgeschlagene Therapieschema hat keine größeren Risiken als die herkömmliche Behandlung mit Anticoagulantien. Die Kurzzeitfibrinolyse kann ohne Laborkontrollen in jedem Krankenhaus durchgeführt werden.

Literatur

1. Amery, A., Roeber, G., Vermeulen, H. J., Verstraete, M.: Acta med. scand. Suppl. **505**, 5 (1969). — 2. Dioguardi, N., Lotto, A., Levi, G. F., Rota, M., Proto, C., Mannucci, P. M., Rossi, P., Lomanto, B., Mattei, G., Fiorelli, G., Agostini, A.: Lancet **1971 II**, 891. — 3. Gormsen, J.: Thrombolytic therapy in acute myocardial infarction. XIII. Int. Congr. of Hematology, München, Abstracts, p. 287. — 4. Heikinheimo, R., Ahrenberg, P., Honkapohja, H., Lisalo, E., Kallio, V., Konttinen, Y., Leskinen, O., Mustniemi, H., Reinihainen, M., Siitonen, L.: Acta med. scand. **189**, 7 (1971). — 5. Körtge, P., Praetorius, F., Schneider, B., Heckner, F., van de Loo, J., Pezold, F. A., Poliwoda, H., Schmutzler, R., Zekorn, D.: Dtsch. med. Wschr. **92**, 1546 (1967). — 6. Morgan, J., Biggs, J., Chesterman, C., Hale, G., Hirsch, J., Dupuche, R.: Thrombolytic therapy in acute myocardial infarction. VI. World Congr. of Cardiology, London 1970, Abstracts. — 7. Poliwoda, H., Diederich, K. W., Schneider, B., Rodenburg, R., Heckner, F., Körtge, P., van de Loo, J., Pezold, F. A., Praetorius, F., Schmutzler, R., Zekorn, D.: Dtsch. med. Wschr. **91**, 978 (1966). — 8. Schmutzler, R., Heckner, F., Körtge, P., van de Loo J., Pezold, F. A., Poliwoda, H., Praetorius, F., Zekorn, D.: Dtsch. med. Wschr. **91**, 581 (1966). — 9. Schmutzler, R.: Pers. Mitteilung. — 10. Verstraete, M., Amery, A., Vermylen, J.: Brit. med. J. **1971 II**, 325.

JESCHKE, D., HAASIS, R., CAESAR, K. (Med. Univ.-Klinik Tübingen): **Frühmobilisation von Herzinfarktkranken und prognostischer Index**

Das therapeutische Prinzip der Frühmobilisation gewinnt auf Grund der positiven Erfahrungsberichte vorwiegend des Auslands [1, 2, 3, 4, 5, 6, 7, 10, 11, 12, 13, 14, 16, 17, 18] in der klinischen Behandlung des akuten Herzinfarktes zunehmend an Bedeutung. Nach dem 1968 von der Weltgesundheitsorganisation erarbeiteten Richtlinien [19] soll dieser erste aktive Schritt zur Rehabilitation sobald es die klinische Situation erlaubt beginnen und mit einer aufbauenden, der individuellen Leistungsfähigkeit angepaßten Bewegungstherapie erfolgen. Diese an der kardiovasculären Funktion und nicht am anatomischen Substrat orientierte Behandlungsweise setzt eine konsolidierte Hämodynamik und elektrische Stabilität des Herzens voraus. So gelten der kardiogene Schock oder dessen Symptome, eine akute kardiale Insuffizienz oder deren Anzeichen, maligne Herzrhythmusstörungen wie z. B. ventrikuläre oder supraventrikuläre Tachykardien, gehäufte, insbesondere multifokale ventrikuläre Extrasystolen und Av-Überleitungsstörungen 3. Grades wie auch andauernde schwere pectangiöse Schmerzzuständen und Temperaturerhöhungen über 39 °C als Kontraindikationen. Bei konsequenter Überwachung des Infarktverlaufes läßt sich an Hand dieser Parameter leicht die Indikation zur Mobilisationsbehandlung stellen. Trotzdem herrscht über den Zeitpunkt des Mobilisationsbeginns keine einhellige Meinung. So schwankt er in den einzelnen Zentren, selbst bei komplikationslosem Infarktverlauf, zwischen dem 1. und dem 14. Tag nach dem akuten Ereignis.

Zur Anpassung der körperlichen Belastung an die individuelle Leistungsfähigkeit werden von der WHO folgende Parameter vorgeschlagen. 1. das Verhalten der Pulsfrequenz, das eine Grenze von +30/—10 gegenüber der Ruhefrequenz nicht überschreiten soll, und 2. das Auftreten von kardiovasculären Insuffizienzzeichen wie maligne Herzrhythmusstörungen, Zeichen einer myokardialen Insuffizienz oder gar kardiogene Schocks, Hinweise auf eine übermäßige Ermüdung des Patienten und Auftreten von pectangiösen Schmerzen während oder kurz nach der körperlichen Belastung. Selbst für eigens geschulte Bewegungstherapeuten sind diese Parameter schwer oder überhaupt nicht kontrollierbar. Dies trifft nach unseren Erfahrungen [8] insbesondere für das Auftreten von schweren Herzrhythmusstörungen zu, die selbst vom Patienten weder spontan noch nach Befragen bemerkt werden.

Für die praktische Durchführung der Frühmobilisation haben wir uns deshalb die Frage gestellt, ob 1. mit Beginn und in der Gestaltung des krankengymnastischen Übungsprogramms der Schwere des Infarktgeschehens Rechnung getragen werden muß und 2. ob sich aus der Charakterisierung des Schweregrades durch einen prognostischen Index Konsequenzen für die Frühmobilisation ableiten lassen.

Ab Herbst 1970 werden in unserer Klinik sämtliche Patienten, die das akute Stadium des Herzinfarktes überleben, in ein standardisiertes Mobilisationsprogramm aufgenommen. Dieses Programm [9] besteht aus zwölf Stufen mit ansteigender Belastungsintensität, wobei für jede Stufe die Art, Größe und Dauer der muskulären Beanspruchung detailliert festgelegt ist. Auf diese krankengymnastische Übungsvorschrift sind die Eigenaktivitäten, d. h. die alltäglichen körperlichen Belastungen durch Essen, Waschen, Defäkieren usw. abgestimmt. Das Gesamtprogramm umfaßt einen Zeitraum von 21 Tagen. Nach Abschluß ist der Patient soweit mobilisiert, daß er für eine weitergehende kurmäßige Rehabilitationsbehandlung geeignet ist.

Bei komplikationslosem Infarktverlauf wurde mit den ersten bewegungstherapeutischen Maßnahmen 3 bis (durch Wochenenden bedingt) 5 Tagen nach dem Infarktereignis begonnen. Auf jeder neuen Belastungsstufe des Übungsprogramms wurde unter ärztlicher Aufsicht eine telemetrische Überwachung des EKG vorgenommen. Ergaben diese Untersuchungen Überschreitungen der obengenannten Kontrollparameter, so wurde je nach Schwere der Komplikation eine Verlängerung auf einer Belastungsstufe oder eine Rückstufung in der Belastungsintensität oder gar beides vorgenommen. Auf diese Weise war es möglich, eine optimale Anpassung der körperlichen Belastung an die individuelle kardiovasculäre Leistungsfähigkeit vorzunehmen.

Bisher wurden 85 Patienten, unter denen 15 Frauen waren, mobilisiert. Das Alter reichte von 21 bis 83 Jahren und betrug im Mittel 61,4 Jahre. Bei 79 Patienten war der Myokardinfarkt durch typische Anamnese, beweisende EKG-Veränderungen und pathologische Serumenzymreaktionen gesichert. In 4 Fällen fehlten signifikante Enzymanstiege, in einem Fall ein pathologisches EKG-Bild und in einem Fall die typische Anamnese. 29mal handelt es sich um transmurale Vorderwandspitzeninfarkte, 12mal um anteroseptale, 7mal um anterolaterale, 3mal um posterolaterale und 26mal um Hinterwandinfarkte. Einmal war ein Linksschenkelblock neu aufgetreten. Nur 6mal handelte es sich um rudimentäre bzw. Schichtinfarkte.

Um den Schweregrad der Infarkte zu charakterisieren, wurden die Patienten nach dem prognostischen Index von Norris u. Mitarb. [15] aufgeschlüsselt. Mit Hilfe diskriminanzanalytischer Methoden konnten diese Autoren relevante Beziehungen von Lebensalter, Art des Infarktes, systolischem Blutdruck bei Klinikaufnahme, Herzgröße, Lungengefäßfülle und Coronaranamnese zur Letalität finden und in einem numerischen Wert ausdrücken. Je größer diese Zahl ist, um so höher ist das Letalitätsrisiko einzuschätzen.

Die zahlenmäßige Aufgliederung unserer Patienten in die von Norris aus praktischen Gründen vorgeschlagenen sechs Gruppen unterschiedlicher Schweregrade ergab, daß 11,8% in die Gruppe unter 4, 24,7% in die Gruppe von 4 bis 5, 43,5% in die Gruppe von 6 bis 7, 11,8% in die Gruppe von 8 bis 9, 5,9% in die Gruppe von 10 bis 11 und 2,3% in die Gruppe über 12 einzuordnen waren.

In die Schweregrade über 6 waren auch 4 Patienten einzugliedern, die während der Mobilisationsphase verstarben. Ein gesicherter Zusammenhang des Todes mit Mobilisationsmaßnahmen konnte in keinem Fall gefunden werden.

Da im prognostischen Index funktionelle Daten enthalten sind, ist zu erwarten, daß mit zunehmendem Schweregrad der Mobilisationsbeginn verzögert erfolgt. In der Abb. 1 ist dargestellt, ab welchem Tag nach dem Infarktereignis mit bewegungstherapeutischen Maßnahmen begonnen wurde. Bis zum 5. Tag konnte demnach lediglich bei 29 Patienten (= 34%) die Mobilisation eingeleitet werden. Sie wiesen keine Komplikationen des Verlaufs bis zu diesem Zeitpunkt auf. Bis zum 8. Tag war bereits bei 67% der Patienten und bis zum 11. Tag bei 87% aller

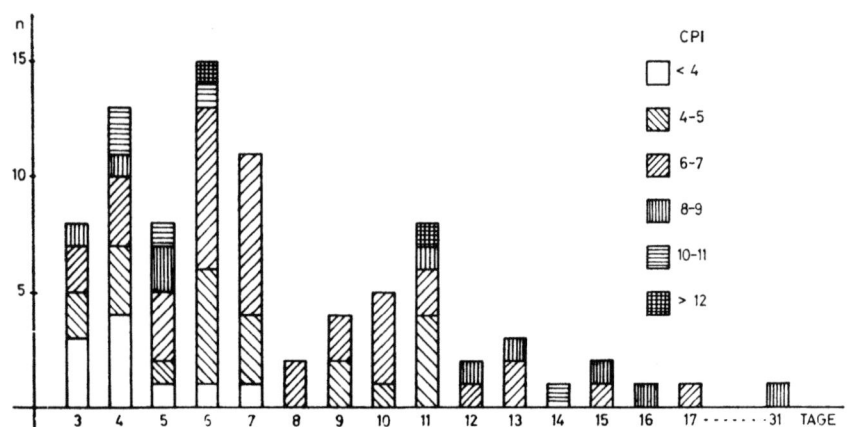

Abb. 1. Beginn der Mobilisationsbehandlung nach dem Infarktereignis bei 85 Patienten, die nach dem prognostischen Index von Norris u. Mitarb. [15] — CPI — aufgeschlüsselt wurden

Fälle die Mobilisation möglich. Vergleicht man den Zeitpunkt des Beginns in den einzelnen Gruppen unterschiedlicher Schweregrade, wobei nur die zahlenmäßig am häufigsten vertretenen in Betracht gezogen werden, so sieht man, daß bis zum 7. Tag alle leichten Infarktfälle mobilisierbar waren. Bis zu diesem Zeitpunkt konnten 67% des Schweregrades 4 bis 5, 59% der Gruppe 6 bis 7 und 40% der Gruppe 8 bis 9 krankengymnastisch behandelt werden.

Untersucht man, ob bei Patienten gleichen Schweregrads der Mobilisationsbeginn den weiteren Mobilisationsverlauf beeinflußt, so finden wir, daß in gleicher Häufigkeit bei früh wie auch verzögert Mobilisierten Komplikationen auftraten.

Eine enge Beziehung bestand zwischen Schweregrad und der Häufigkeit von Komplikationen im Mobilisationsverlauf, die zu Verlängerungen auf eine Belastungsstufe, zu Rückstufungen oder gar zu beidem führten. Aus Abb. 2 geht hervor, daß mit ansteigendem Schweregrad die Häufigkeit an Komplikationen zunahm. Folgende Ereignisse waren bei den überlebenden Patienten Ursache des verzögerten Verlaufs: 3mal wurden Reinfarkte beobachtet, 17mal waren wegen schwerer Herzrhythmusstörungen, 11mal wegen persistierender schwerer Angina pectoris, 10mal wegen Zeichen der kardialen Insuffizienz und 1mal wegen einer extrakardialen Ursache Unterbrechungen der vorgesehenen Mobilisationsmaßnahmen notwendig.

Daraus ergab sich im Durchschnitt eine Verlängerung der krankengymnastischen Behandlungsdauer von theoretisch 21 Tagen auf 26 Tage. Mit zunehmendem Schweregrad des Infarktes nahm die Dauer der Behandlung zu. Die durchschnittliche Behandlungsdauer für die leichten Infarkte (<4) mit 22,8 Tagen war nach dem Wilcoxon-Test statistisch signifikant, von der Behandlungsdauer der mittelschweren Infarktfälle der Schweregrade 6 bis 7 mit einer Behandlungsdauer von 26,6 Tagen und der Schweregrade 8 bis 9 mit einer mittleren Behandlungsdauer von 31,6 Tagen verschieden.

Aus diesen Ergebnissen können unseres Erachtens für die praktische Durchführung der Frühmobilisation folgende Schlüsse gezogen werden:

1. Unter Beachtung der von der WHO erarbeiteten Kontraindikationen kann die Indikation zu einer Mobilisation auch bei Patienten mit ernst zu bewertendem Infarktgeschehen frühzeitig gestellt werden. Wie auch die in der Literatur bis jetzt vorliegenden Ergebnisse zeigen [2, 4, 5, 16], ist damit keine höheres Risiko für den Patienten verbunden.

RÜCKSTUFUNG und VERLÄNGERUNG	1 (1,2 %)	3 (3,5 %)	15 † (17,7%)	6 †† (7,1%)	3 † (3,5%)	
RÜCKSTUFUNG	1 (1,2 %)	3 (3,5 %)	4 (4,7%)			
VERLÄNGERUNG		3 (3,5 %)	6 (7,1%)	1 (1,2 %)	1 (1,2 %)	
KOMPLIKATIONSLOS	8 (9,4%)	12 (14,1%)	12 (14,1%)	3 (3,5 %)	1 (1,2%)	2 (2,3 %)
	<4	4-5	6-7	8-9	10-11	>12
			CPI			

Abb. 2. Beziehungen zwischen Infarktschweregrad (CPI) und Häufigkeit von Mobilisationsunterbrechungen, die durch Komplikationen des Verlaufs verursacht waren. † = Patienten verstarben

2. In der Gestaltung der aufbauenden krankengymnastischen Übungsbehandlung sollte jedoch dem Schweregrad eines Infarktes Rechnung getragen werden. Wo keine optimale Überwachung der Bewegungstherapie möglich ist, sollte prospektiv bei prognostisch ernster zu bewertenden Patienten eine verzögerte Mobilisation durchgeführt werden.

Literatur

1. Brummer, P., Linko, E., Kasanen, A.: Amer. Heart J. **52** 269 (1956). — 2. Brummer, P., Linko, E., Kallio, V.: Amer. Heart J. **62**, 478 (1961). — 3. Donat, K., Hoefler, H.: Verh. dtsch. Ges. Kreisl.-Forsch. **37**, 214 (1971). — 4. Groden, B. M., Allison, A., Shaw, G. B.: Scot. med. J. **12**, 435 (1967). — 5. Hapur, J. E., Kellet, R. J., Conner, W. T., Galbraith, H.-J. B., Hamilton, M., Murray, J. J., Swallow, J. H.: Lancet **1971 II**, 7738. — 6. Haviar, V., Mayer, R.: Verh. dtsch. Ges. Kreisl.-Forsch. **34**, 367 (1968). — 7. Hellerstein, H. K.: Circulation, Suppl. **39/40**, IV, 124 (1969). — 8. Jeschke, D.: Therapiewoche **21**, 51, 3988 (1971). — 9. Jeschke, D., Caesar, K., Kaufmann, W.: Dtsch. med. Wschr. **97**, 324 (1971). — 10. Kaindl, F., Kühn, P., Schatz, H.: Ann. Cardiol. Angéoil. **20**, 147 (1971). — 11. König, K.: Verh. dtsch. Ges. Kreisl.-Forsch. **37**, 133 (1971). — 12. Levine, S. A., Lown, B.: J. Amer. med. Ass. **148**, 1365 (1962). — 13. Missmahl, H. P.: Fortschr. Med. **88**, 401 (1970). — 14. Mitchell, A. M., Dealy, J.-B., Lown, B., Levine, S. A.: J. Amer. med. Ass. **155**, 810 (1954). — 15. Norris, R. M., Brandt, P. W., Caughey, D. E., Lee, A. J., Scott, P. J.: Lancet **1969 I**, 274. — 16. Takkunen, J., Huhti, E., Oilinki, O., Vuopazi, U., Kaipanen, W. J.: Acta med. scand. **188**, 103 (1970). — 17. Tiso, B., Olf, R.: Münch. med. Wschr. **113**, 1406 (1971). — 18. Varnauskas, E., Bergmann, H., Bjurö, T., Helander, E., Mogensen, L., Sanne, H., Tibblin, G.: Läkartidningen **66**, 2405 (1969). — 19. World Health Organization, Regional Office Europe: A programme for the physical rehabilitation of patients with acute myocardial infarction. Freiburg 1968.

HAASIS, R., JESCHKE, D. (Med. Univ.-Klinik Tübingen): **Ursachen des akuten Herztodes beim Jugendlichen**

In der vorliegenden Studie wurde ein Kollektiv von 43 Bundeswehrangehörigen erfaßt, die im Alter zwischen 18 und 30 Jahren unerwartet und sozusagen aus voller Gesundheit heraus klinisch dem akuten Herztod erlagen. An Hand von Obduktionsbefunden und Röntgenunterlagen wurde eine Klärung der entsprechenden pathogenetischen Zusammenhänge versucht[1]. Obwohl eine für diese Thematik relativ große Zahl erfaßt werden konnte [1, 2, 3, 5, 6, 7, 8], können die Ergebnisse nicht als repräsentativ gewertet werden, da eine positive Selektion durch mindestens eine ärztliche Untersuchung im Rahmen der Musterung vorausging. So spielen in dem vorliegenden Kollektiv ein manifester Diabetes mellitus, eine Hypertonie oder eine Adipositas keine Rolle.

Es waren im ganzen 18 Herzinfarkte. In 11 Fällen konnte keine befriedigende Klärung erreicht werden, 9mal fand sich eine Myokarditis sowie 2 kombinierte Aortenvitien und 2 primäre, sog. idiopathische Hypertrophien. In einem Fall wurde ursächlich ein vagaler Reflextod diskutiert, dem ein Fußballtorwart nach stumpfem Bauchtrauma erlag (Tab. 1).

Tabelle 1. *Akuter Herztod von 43 Jugendlichen während sportlicher Belastung und Anzahl der begleitenden Infekte*

	Gesamt	Beim Sport	Begleitende Infekte
Infarkte	18	7	2
Ungeklärt	11	8	5
Myokarditis	9	8	5
Vitium cordis	2	0	0
Primäre Hypertrophie	2	2	0
„Reflextod"	1	1	0
	n = 43	n = 26	n = 12

Mit einer Ausnahme wiesen die Coronarien bei den Myokardinfarkten (Durchschnittsalter 24 Jahre, Herzgewicht 350 g) alle Stadien der Arteriosklerose vom Atherom bis zum Verschluß durch atheromatöse Plaque mit oder ohne thrombotische Veränderungen auf. Diese juvenile Sklerose ist in ihrer Sonderstellung anerkannt und durch zahlreiche Plaque mit erhöhter Quellfähigkeit charakterisiert, ebenso wie der klinische Verlauf, der in der Regel kein zeitliches Intervall zwischen akutem Ereignis und Tod zuläßt [1, 3, 4, 6, 7].

Nur in 3 Fällen bestand eine „Coronaranamnese" im Sinne von belastungsabhängigen Stenokardien, jedoch fanden sich immerhin in 8 Herzen Nekrosen, junge Narben, Schwielen bis hin zum Vorderwandaneurysma. In einem Fall bestand einige Tage zuvor eine paroxysmale supraventrikuläre Tachykardie. Ein erheblicher Nicotinkonsum war fast ebenso obligatorisch wie eine regelmäßige sportliche Betätigung.

Dem Infarktereignis ging 7mal eine erhebliche sportliche Belastung verschiedener Art voraus. Ein direkter zeitlicher Zusammenhang zu Rauchen, Essen, psychischer Belastung und Infekten bestand in weiteren 8 Fällen. Diesen Vorereignissen kommt sicher z. T. auslösender Charakter zu. Im Einzelfall bestand meist ein Summationseffekt, der zusammen mit der erhöhten Reagibilität jugend-

---

[1] Die Überlassung dieser Unterlagen verdanken wir einem freundlichen Entgegenkommen des Instituts für Wehrmedizinalstatistik in Remagen und den beteiligten Pathologischen Instituten.

licher krankhaft veränderter Kranzgefäße gesehen werden muß. Nur einmal fand sich eine umschriebene celluläre Infiltration dicht unter der makroskopisch unveränderten Intima des Ramus descendens anterior bei sonst völlig unauffälligem Coronarsystem. Dieses histologische Bild wurde als Frühform einer primären Coronariitis eingestuft.

Als begleitende Coronaranomalien wurden eine Hypoplasie des Ramus descendens anterior beschrieben sowie eine Verlagerung des linken Coronarostiums in den rechten Sinus valsalvae.

In 11 Fällen konnte pathologisch-anatomisch keine befriedigende Todesursache gefunden werden. Hier war die Kombination vorausgehender erheblicher sportlicher Belastung mit chronischen Infekten der oberen Luftwege besonders häufig.

Auch bei 8 der insgesamt 9 Myokarditiden trat der Tod während oder nach einer sportlichen Belastung ein. Begleitende chronische Infekte der oberen Luftwege waren häufig, so daß 5 Fälle als infektallergisch angesehen wurden. Die Annahme einer rasch verlaufenden Virusmyokarditis ließ sich 3mal durch Nachweis von Coxsackie-B-Viren bestätigen.

Eine typische rheumatische Histologie boten insgesamt nur 2 Fälle, wobei einmal ein bis dahin klinisch völlig stummes Libmann-Sachs-Syndrom vorlag. Auch hier ging dem Tod unmittelbar ein aktiv bestrittenes Fußballspiel voraus. In der Halbzeit kam es zu Stenokardien und im EKG zum typischen Bild eines Hinterwandinfarktes. Eine irreversible kardiogene Schocksymptomatik schloß sich an.

Zusammenfassend läßt sich für dieses Kollektiv feststellen, daß auch beim Herztod im Alter zwischen 18 und 30 Jahren die coronarielle Ursache eine ganz entscheidende Rolle spielt, jedoch sind ungeklärte Fälle relativ häufig und rangieren häufig noch vor verschiedenen Myokarditisformen. Anlagebedingte Coronaranomalien und primäre Coronaritiden treten zahlenmäßig zurück.

Literatur
1. v. Albertini, A.: Schweiz. med. Wschr. 73, 796 (1943). — 2. Bär, C. G.: Dtsch. med. Wschr. 79, 1486 (1954). — 3. Doerr, W.: Allgemeine Pathologie der Organe des Kreislaufes. In: Handbuch der Allgemeinen Pathologie. Berlin-Heidelberg-New York: Springer 1970. — 4. Hauss, W. H., Fricke, G., Roehr, S.: J. Atheroscler. Res. 2, 50 (1962). — 5. Jokl, E., McClellan, J. I.: Medicine and Sport, Vol. 5. — 6. Moll, A., Hamacher, F.: Der Herzinfarkt im jüngeren Lebensalter. Beiträge zur praktischen Medizin, S. 44. Stuttgart: Enke 1962. — 7. Müller, E.: Beitr. path. Anat. 110, 103 (1949). — 8. Osterhaus, E.: Med. Welt 20, 671 (1969).

DUVERNOY, W. F. C., GARCIA, R. (Division of Cardiovascular Disease, Henry Ford-Hospital, Detroit): **Plötzlicher Herztod bei Myokardsarkoidose**

Bei autoptisch untersuchten Fällen von Sarkoidose wurde eine Beteiligung des Myokards in bis zu 20% gefunden. Klinisch sind jedoch bisher lebensbedrohliche kardiale Komplikationen selten beschrieben worden. In 3 klinischen Untersuchungen wurden bisher 72 Patienten mit Myokardsarkoidose beschrieben, von denen 49% an plötzlichem Herztod starben. Bei einigen Patienten wurde Myokardsarkoidose klinisch angenommen, konnte jedoch nicht bioptisch oder autoptisch bewiesen werden.

Kasuistik: Pat. Nr. 1: Eine 30jährige, schwarze Hausfrau wurde in das Henry Ford-Hospital aufgenommen mit den Hauptbeschwerden leichter Ermüdbarkeit und einer Belastungsdyspnoe. Eine Thoraxröntgenaufnahme zeigte beiderseits auffallende Hilusvergrößerung, die auf Sarkoidose schließen ließ. Bei der Untersuchung fanden sich supraclaviculäre Lymphknoten und bei der Auskultation des Herzens ein diastolisches Geräusch links parasternal. Positive Laborbefunde bestanden aus einem Bromthaleintest mit 12% Retention und einer Hyper-γ-Globulinämie von 2,65%. Hautempfindlichkeitsproben gegen Tuberkulose, Histoplasmose, Coccidioidomykose und Blastomykose waren negativ. Die mikroskopische Untersuchung eines supraclaviculären Lymphknotens zeigte die typischen Veränderungen von Sarkoidose. 2 Jahre später, nach einer Synkope und nach dem Auftreten von Orthopnoe, wurde die Pat. wiederum in das Krankenhaus aufgenommen. Bei der Eingangsuntersuchung war ihre Herzfrequenz 120 bis 140/min und unregelmäßig. Das EKG zeigte häufige, polytope, ventrikuläre Extrasystolen und diffuse ST-T-Veränderungen. Lungenfunktionsprüfungen ergaben eine restriktive Einschränkung. Bei der Thoraxdurchleuchtung war das Herz verbreitert. Die Hilusdrüsenvergrößerung hatte abgenommen, jedoch fand sich eine bedeutende Zunahme der interstitiellen Lungenveränderungen. Die Pat. wurde mit Prednison und Chinidin behandelt und entlassen. Diphenylhydantoin wurde 7 Wochen später hinzugefügt, da häufige, ventrikuläre Extrasystolen weiterbestanden. Prednison wurde langsam verringert.

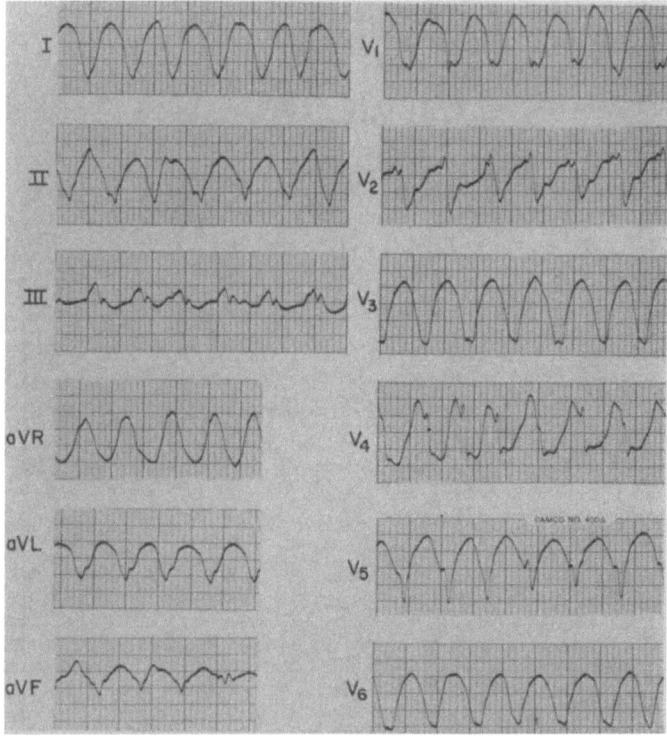

Abb. 1. EKG der Patientin 1 zeigt eine ventrikuläre Tachykardie

3 Monate später wurde die Pat. wieder aufgenommen nach einem vorübergehenden Adams-Stokes-Anfall auf Grund von ventrikulärer Tachykardie (Abb. 1). Während dieses Krankenhausaufenthalts wurden die sich wiederholenden, ventrikulären Tachykardien mit i.v. Procainamid behandelt. Procainamid per os, Chinidin, Prednison und Digitalis konnten die Extrasystolen nicht verringern. Eine rechtsseitige Herzkatheterisierung wurde durchgeführt und zeigte mäßigen pulmonalen Hochdruck und eine verringertes Herzminutenvolumen. Bei der Angiokardiographie zeigten sich zwei lokalisierte Stellen aneurysmaler Erweiterung im linken Ventrikel mit paradoxer Pulsation. Die Thoraxröntgenaufnahme zeigte eine Vergrößerung des Herzens. Die Pat. wurde in gebessertem Befinden entlassen. Sie starb einen plötzlichen Herztod nach einem weiteren Adams-Stokes-Anfall 6 Tage später.

Bei der Autopsie fanden sich zahlreiche, nicht verkäsende Granulome an beiden Lungen, in der Leber, Milz, in den Lymphknoten und im Knochenmark. Bei der Untersuchung des Herzens fand sich eine diffuse Fibrose, die sich von der Herzspitze des linken Ventrikels zu der Vorderwand erstreckte. Alle Herzklappen und Chordae tendineae waren normal. Die histologische Untersuchung des Herzens zeigte wiederum Fibrose sowie nicht verkäsende Granulome. Eine Beteiligung des Sinusknotens oder Reizleitungssystems konnte nicht gezeigt werden.

Pat. Nr. 2: Dieser 34jährige Pat. wurde zur Aufklärung einer Bradykardie überwiesen. Einen Monat vor der Aufnahme hatte er Belastungsdyspnoe und Schwindelgefühl sowie ein Druckgefühl in der Herzgegend bemerkt. 2 Wochen vor der Aufnahme wurde eine Pulsfrequenz von 36 registriert. Bei der Aufnahmeuntersuchung war die Herzfrequenz 56 und der Blutdruck normal. Das erste EKG zeigte Sinusrhythmus und AV-Block ersten Grades. Die einzige abnormale Laboruntersuchung bestand aus einer erhöhten Bromsuphaleinretention von 7,5%. Hautempfindlichkeitsproben werden negativ. Die Thoraxröntgenaufnahme zeigte ein Herz von normaler Größe und ausgedehnte, diffuse knotenförmige und streifige Verschattungen in beiden Lungen. Das EKG am Tag nach der Aufnahme zeigte einen kompletten Herzblock (Abb. 2). Ein epikardialer Herzschrittmacher wurde daraufhin implantiert und zu gleichen Zeit Biopsien der Lunge, Mediastinallymphknoten und des Herzens durchgeführt. Bei der mikroskopischen Untersuchung fanden sich nicht verkäsende Granulome des Myo-

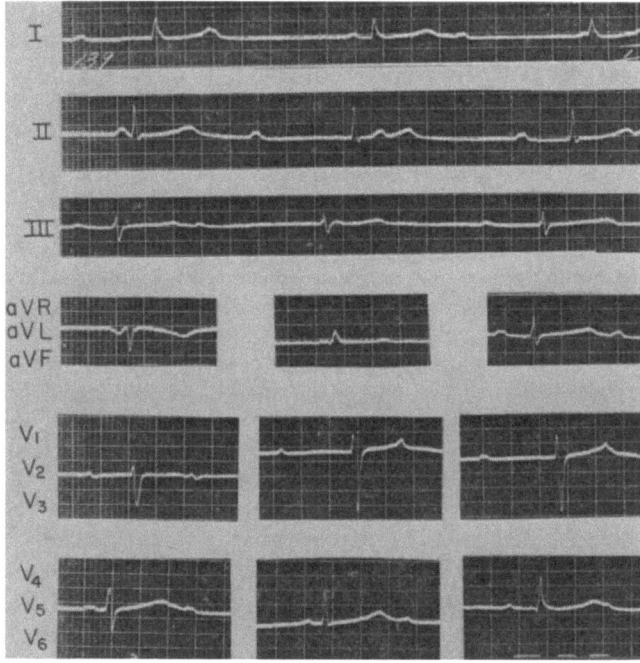

Abb. 2. EKG des Patienten 2 zeigt einen kompletten Herzblock

kards, der Lunge und der Mediastinallymphknoten, typisch für Sarkoidose. 6 Jahre später wurde der Schrittmacher mit fixer Frequenz auf eine Demand-Einheit umgestellt, da inzwischen Sinusaktivität im EKG zu beobachten war.

Diskussion

Myokardbeteiligung ist eine ernste Komplikation der Sarkoidose. Wie eingangs erwähnt, stirbt rund die Hälfte der Patienten mit Myokardsarkoidose an plötzlichem Herztod. Reizleitungsstörungen werden am häufigsten beobachtet, gefolgt von ventrikulären Arrhythmien. Diese können in Form von paroxysmalen, ventrikulären Tachykardien auftreten. Supraventrikuläre Arrhythmien waren fast so häufig wie ventrikuläre bei einer Literaturdurchsicht. In Fällen von ventrikulärer Tachykardie ungeklärter Genese sollte Sarkoidose in Betracht gezogen werden. Diese ventrikulären Arrhythmien sind äußerst therapieresistent, wie wir an unserer ersten Patientin zeigen konnten. Außer ihren ventrikulären Arrhythmien und Herzinsuffizienz entwickelte sie Kammeraneurysmen. Ihr plötzlicher Tod war wohl die Folge einer schweren, ventrikulären Arrhythmie. Kürzliche elektronenoptische Untersuchungen bei Myokardsarkoidose von Burch u. Mitarb. zeigten eine fleckförmige Degeneration der Muskelfasern, morphologische Veränderungen der Mitochondrien und Aggregate von Mastzellen um die granulomatösen Gebiete. Diese Autoren stellten die Hypothese auf, daß die Mastzellen zu dem Endothel- und Myokardzellschaden beitragen könnten und eine erhöhte Reizbarkeit des Myokards durch eine Ausschüttung biologisch aktiver Amine hervorrufen könnten.

Unser zweiter Patient litt an intermittierendem, kompletten Herzblock, der zu Adams-Stokes-Anfällen führte. Nach Einpflanzung eines Herzschrittmachers hatte der Patient keine weiteren Beschwerden und konnte zu seiner normalen Berufstätigkeit zurückkehren.

Herzüberleitungsstörungen bei Myokardsarkoidose können vorübergehend sein, obgleich sie häufiger permanent sind. In der Literatur werden Behandlungserfolge mit Steroiden berichtet, jedoch wenn ein hochgradiger Herzblock bei Myokardsarkoidose auftritt, sollte ein Herzschrittmacher unverzüglich eingepflanzt werden, um dem sonst so häufigen plötzlichen Herztod vorzubeugen.

BOLTE, H.-D., LÜDERITZ, B., ERDMANN, E., STEINBECK, G. (Med. Klinik, Kardiol. Abt. Universität Göttingen): **Zellwasser, Zellkalium- und -Natrium von Herz- und Skeletmuskulatur im chronischen Kaliummangel***

Herzrhythmusstörungen und eine gesteigerte Glykosidempfindlichkeit sind die gefürchteten Begleiterscheinungen einer Hypokaliämie. Nicht geklärt ist, welche Rolle den cellulären Konzentrationen von Kalium und Natrium für die Pathogenese dieser Störungen zukommt. Um exakte celluläre Ionenkonzentrationen an Muskelzellen bestimmen zu können, ist es unerläßlich, zusätzlich Messungen des Anteils der extracellulären Flüssigkeit an den zu untersuchenden Geweben durchzuführen. Prinzipiell eignen sich hierzu Substanzen, die die Zellmembran nicht penetrieren können. Praktisch bewährt hat sich das Inulin, ein Fructose-Polysaccharid, sowohl bei Untersuchungen am Menschen als auch im Tierexperiment. Untersuchungen der cellulären Konzentrationen von Natrium und Kalium sowie des Zellwassergehaltes von Herz- und Skeletmuskulatur des gleichen Organismus liegen unseres Wissens bisher nicht vor.

Methodik

Durch Infusion mit Inulin wurde sowohl beim Menschen als auch im Tierexperiment über einen Zeitraum von 30 bis 45 min ein konstanter Inulinspiegel aufrechterhalten. Nach tierexperimentellen Untersuchungsbefunden [1] ist dieser Zeitraum ausreichend, um eine Äquilibrierung der interstitiellen Flüssigkeit beim Muskelgewebe mit dem Blutplasma herbeizuführen. Am Ende der Infusionszeit wird eine Muskelprobe entnommen, die wir beim Menschen durch eine Muskelexcision im Bereich des Musculus tibialis anterior vorgenommen haben. Bei untersuchten Tieren (Meerschweinchen) wurden Muskelproben aus dem linken Ventrikel des Herzens, aus dem Zwerchfell und der Oberschenkelmuskulatur entnommen. Der Kaliumgehalt des Muskelgewebes wurde an einem wäßrigen Extrakt flammenphotometrisch gemessen. Der Gewebswassergehalt wurde durch 12stündiges Trocknen bis zur Gewichtskonstante aus der Differenz von Feuchtgewicht und Trockengewicht bestimmt. (Einzelheiten s. Bolte u. Lüderitz, 1968 [2]). Inulinbestimmungen wurden unter Verwendung von Diphenylamin nach Dische [3] durchgeführt. Ferner wurden Messungen der $(Na^+ + K^+)$-ATPaseaktivität (Membran-ATPase) an Herz- und Skeletmuskelzellen durchgeführt. Einzelheiten zur Methodik s. [4].

Ergebnisse und Besprechung

Unter Berücksichtigung eines gewonnenen „Inulinraumes" von 24,7% der excidierten Skeletmuskelproben beim Menschen ergab sich eine celluläre Kaliumkonzentration von 145 mval/l bei Kontrollpersonen sowie ein erniedrigter cellu-

---

* Mit Unterstützung der Deutschen Forschungsgemeinschaft im Rahmen des SFB 89 — Kardiologie Göttingen. Technische Assistenz U. Spaar.

lärer Kaliumgehalt von 109,9 mval/l Zellwasser bei vier Patienten mit chronischem allgemeinen Kaliummangel verschiedener Ätiologie ($p < 0{,}001$). Dabei maßen wir eine Erniedrigung der Plasma-Kaliumkonzentration von 4,2 ($s = \pm 0{,}8$) auf 2,0 ($s = \pm 0{,}36$) mval/l.

Das bedeutet, daß bei einer Erniedrigung der extracellulären Kaliumkonzentration um 50% eine Verminderung der cellulären skeletmuskulären Kaliumkonzentration von lediglich etwa 25% resultiert. Nach überschlägigen Berechnungen ergibt sich bilanzmäßig, daß bei einem extracellulären Kaliumverlust von insgesamt etwa 35 mval ein cellulärer Kaliumverlust von etwa 700 mval vorhanden ist. Dabei ist vorausgesetzt, daß die gesamte intracelluläre Flüssigkeitsphase in gleicher Weise an Kalium verarmt wie der Skeletmuskel.

Auf Grund unserer tierexperimentellen Untersuchungsbefunde trifft diese Voraussetzung aber für den Herzmuskel nicht zu (s. Abb. 1): Am narkotisierten Meerschweinchen haben wir in ähnlicher Weise wie bei den Patienten eine Infusion mit Inulin durchgeführt, die die Aufrechterhaltung einer gleichmäßigen Inulinkonzentration im Plasma gewährleistete. Der chronische Kaliummangel wurde bei den untersuchten Meerschweinchen durch ein kaliumfreies Diätfutter herbeigeführt, wodurch es zu einer kontinuierlichen Erniedrigung von 4 mval/l auf 1,9 mval/l und schließlich in dem stark kaliumverarmten Kollektiv auf 1,6 mval/l kam. Wie bereits die Untersuchungen bei Patienten mit chronischem allgemeinen Kaliummangel gezeigt haben, hat sich auch im Tierexperiment eine Erniedrigung der extracellulären Kaliumkonzentration am Zwerchfell um insgesamt rund 45 mval/l, ausgehend von 163 mval/l ergeben. Entsprechend fanden wir eine Zunahme der cellulären Natriumkonzentration um bis zu 30 bis 40 mval/l beim Skeletmuskel. Die entsprechende Signifikanzwahrscheinlichkeit ist aus der Abbildung zu erkennen.

Am Herzmuskel zeigte sich unter dem Einfluß eines chronischen alimentären Kaliummangels keine Verarmung an Kalium, vielmehr blieben die gemessenen Konzentrationen im Normbereich, der mit einem Meßwert von 152 mval/l Zellwasser ($s = \pm 6{,}2$, $n = 6$) gefunden wurde.

Nach diesen Untersuchungsbefunden kommt also für die Funktionsstörungen am Herzen, die im Rahmen eines chronischen allgemeinen Kaliummangels auftreten, der cellulären Konzentration von Kalium und Natrium sicher nicht die entscheidende Bedeutung zu. Hingegen ist es sehr wahrscheinlich, daß die Erniedrigung der extracellulären Kaliumkonzentration für die Pathogenese zahlreicher kardialer Funktionsstörungen wesentlich ist. Es kommt nämlich dazu, daß gerade durch die Erniedrigung der extracellulären Kaliumkonzentration das entscheidende Enzym in der Zellmembran, die sog. $Na^+ + K^+$-ATPase („Membran-ATPase") gehemmt wird.

Dieses Enzym kann durch Natrium- und Kaliumionen aktiviert werden und wird durch Herzglykoside in charakteristischer Weise gehemmt. Es katalysiert die Umsetzung von ATP in ADP und anorganisches Phosphat unter Energiefreisetzung. Eine Hemmung des Enzyms ist höchstwahrscheinlich sehr eng mit der positiv inotropen Glykosidwirkung am Herzen einerseits, aber auch mit den Nebenwirkungen der Glykosidwirkung am Herzen, wie Extrasystolen und Kammerflimmern, verbunden.

Seit einiger Zeit führen wir Messungen der Membran-ATPase-Aktivität an Herz- und Skeletmuskulatur in unserem Labor durch [4]. Dabei fanden wir, bei Normaltieren am Herzmuskel einen wesentlich höheren Anteil von Membran-ATPase-Aktivität, bezogen auf die gesamte ATPase-Aktivität unserer Membranfraktion als beim Skeletmuskel. Das heißt: am Herzmuskel ließen sich von der gesamten ATPase-Aktivität 45% als durch Natrium- und Kaliumionen aktivierbar

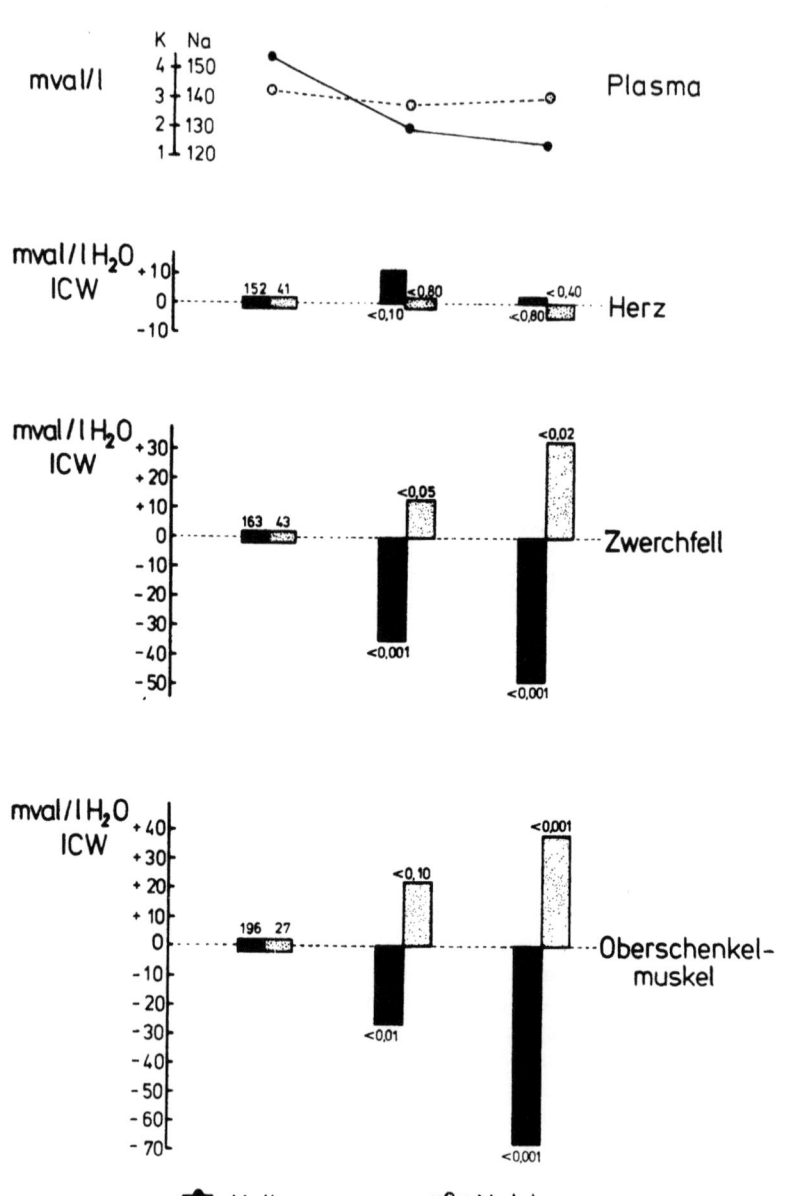

Abb. 1. Celluläre Natrium- und Kaliumkonzentration bei jeweils acht Normaltieren und solchen mit einem chronischen, alimentären Kaliummangel. Es wurden zwei Gruppen untersucht: Gruppe I: Plasmakalium 1,96 (s = ± 0,1). Gruppe II: Plasmakalium 1,57 (s = ± 0,1) mval/l. Die Ziffern auf den dargestellten Säulen geben die statistische Wahrscheinlichkeit (p-Wert) des nachgewiesenen Unterschiedes zum Ausgangswert an. Man beachte, daß die cellulären Konzentrationen von Natrium und Kalium bei der Herzmuskulatur unverändert bleiben

und durch Herzglykoside hemmbaren Anteil charakterisieren, während das beim Skeletmuskel nur mit 12% der Fall war. Keine Kaliumkonzentrationsänderungen sind also gerade in dem Organ anzutreffen im chronischen Kaliummangel, das von vornherein den höchsten Anteil an $Na^+ + K^+$-ATPase-Aktivität hat (Abb. 2).

Hinzu kommt speziell für den Herzmuskel ein weiterer Aspekt. Wir konnten nämlich zeigen, daß im Gefolge des chronischen Kaliummangels die Na$^+$ + K$^+$-ATPase-Aktivität der Zellmembran von Herzmuskulatur statistisch signifikant ansteigt, und zwar in Korrelation zur jeweils extracellulären Kaliumkonzentration (s. Verh. dtsch. Ges. inn. Med. 1971). Der Befund einer gesteigerten Na$^+$ + K$^+$-ATPase-Aktivität im chronischen Kaliummangel kann als Anpassungsmechanismus angesehen werden und hat möglicherweise eine Bedeutung für die Entstehung der relativen Symptomenarmut beim chronischen sich langsam entwickelnden Kaliummangelzustand.

Höchst gefährlich hingegen sind, was die Entstehung von Herzrhythmusstörungen und anderer Symptome des Kaliummangelsyndroms angeht, die sich relativ rasch entwickelnden Kaliummangelzustände. Dazu gehören profuses Erbrechen, profuse Diarrhoe, die polyurische Phase bei Schockniere sowie die forcierte Diurese bei Intoxikationen. Man sollte daher unter diesen Bedingungen

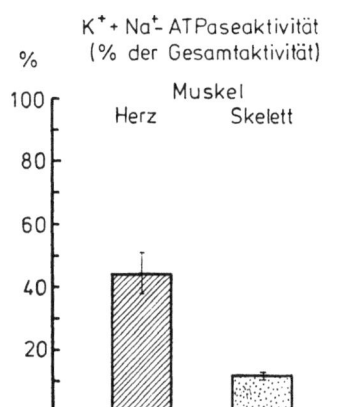

Abb. 2. Prozentualer Anteil der Na$^+$ + K$^+$-ATPaseaktivität an der Gesamt-ATPaseaktivität von muskelcellulären Membranfraktionen, die mit standardisierter Methodik von Herzmuskulatur und Skeletmuskulatur bei Normaltieren gewonnen wurden. Man beachte den deutlich geringeren Anteil der Na$^+$ + K$^+$-ATPaseaktivität bei der Skeletmuskulatur, der in umgekehrter Korrelation steht zum hohen Kaliumverlust, der unter dem Einfluß eines chronischen Kaliummangels entsteht (vgl. Abb. 1)

jeweils prophylaktisch eine Kaliumsubstitution entsprechend einer Gesamtdosis von 120 bis 150 mval/24 Std, vorausgesetzt, daß die Nierenfunktion nicht eingeschränkt ist. Gelegentlich treten solche plötzlichen Hypokaliämien auch bei einer überschießenden Diurese nach Diuretikamedikationen auf. Nicht zu vergessen ist eine Insulinmedikation beim unbehandelten schweren Diabetes mellitus, dabei ist der ohnehin vorbestehende Kaliummangelzustand durch den Kalium-Shift in die intracelluläre aus der extracellulären Phase unter dem Einfluß der Insulinbehandlung besonders zu fürchten, mit der raschen Entstehung eines schweren, vollen Bildes des Kaliummangelsyndroms im Gefolge. Schließlich ist zu bemerken, daß eine alkalisierende Therapie eine Hypokaliämie begünstigen kann, was besonders bei Patienten mit Intensivpflegestationen zu berücksichtigen ist, vor allem, wenn es sich um Patienten mit kontrollierter Beatmung handelt, wobei zusätzlich die Gefahr einer Hyperventilation mit Entwicklung einer respiratorischen Alkalose besteht.

Zusammenfassung

Unter dem Einfluß eines chronischen Kaliummangels kommt es zu ausgeprägten cellulären Kaliumverlusten der Skeletmuskulatur. Eine Erniedrigung der extracellulären Konzentration von 4 auf 2 mval/l entspricht etwa im chronischen Kaliummangel einem Verlust an Gesamtkörperkalium von insgesamt etwa 350 mval beim Menschen. Der celluläre Kaliumgehalt der Herzmuskulatur bleibt bei einer leichten Abnahme des myokardialen Zellwassergehaltes unverändert, wie tierexperimentelle Untersuchungen ergeben haben. Ein chronischer Kaliummangel führt zur Entwicklung von Kompensationsmechanismen, wie beispielsweise der Zunahme der $Na^+ + K^+$-ATPase-Aktivität der Herzmuskulatur, was für die Wirkung von Herzglykosiden wahrscheinlich von entscheidender Bedeutung ist. Besondere Vorsicht für den praktizierenden Arzt ist geboten bei sich rasch entwickelnden Kaliummangelzuständen, da besonders hierbei gefährliche kardiale Komplikationen häufig sind.

Literatur

1. Creese, R.: Proc. roy. Soc. B **142**, 497 (1954). — 2. Bolte, H.-D., Lüderitz, B.: Pflügers Arch. ges. Physiol. **301**, 43 (1968). — 3. Dische, Z.: New color reactions for determination of sugars in polysaccharides. In: Glick (Ed.): Methods of biochemical analysis, Vol. II. New York: Interchem. 1955. — 4. Erdmann, E., Bolte, H.-D., Lüderitz, B.: Arch. Biochem. **145**, 121 (1971).

MACKEN, M. F., DUVERNOY, W. F. C., DRAKE, E. H. (Division of Cardiovascular Disease, Henry Ford Hospital, Detroit): **Coronararteriographie bei Idiopathischer Kardiomyopathie**

Mit der zunehmenden Anwendung moderner Diagnoseverfahren wird eine immer größere Gruppe von Patienten diagnostiziert, deren Herzerkrankung primär den Herzmuskel betrifft, und bei denen Coronarerkrankung, Hypertonie und Herzklappenfehler ausgeschlossen werden können. Krankheiten, die primär das Myokard betreffen, umfassen ein weites Gebiet, wie aus der Klassifikation von Perloff hervorgeht. Bei diesen verschiedenen Ätiologien kann das Myokard entweder primär betroffen sein oder als Begleitbefund in den Krankheitsprozeß verwickelt sein. Goodwin wies darauf hin, daß eine ätiologische Klassifikation dieser Art primäre Kardiomyopathien schlecht unterscheidet und klassifizierte Kardiomyopathien nach anatomischen und funktionellen Gesichtspunkten.

Bei den Kardiomyopathien mit Stauungsinsuffizienz ist das Herz dilatiert und die Patienten haben die Zeichen und Symptome der Stauungsinsuffizienz, während die konstriktive oder restriktive Kardiomyopathie auf Grund der Steifheit des Myokards einer konstriktiven Perikarditis ähnelt. Bei der obliterativen Kardiomyopathie sind die Herzkammern eingeengt, und häufig ist AV-Klappeninsuffizienz vorhanden. Beispiele dafür werden in der Myokardfibrose und Löfflerschen Endokarditis gefunden. Schließlich wird die hypertrophische Kardiomyopathie angeführt, in der eine Verengerung der Ausflußbahnen vorhanden sein kann oder auch nicht.

Wir befassen uns heute mit einer Gruppe von Patienten, die unter einer primären Kardiomyopathie mit Stauungsinsuffizienz leiden, bei denen Coronararteriographie und Herzkatheterisierung oder Autopsie Klappenschäden, angeborene, hypertonische oder arteriosklerotische Herzerkrankungen ausschließen konnten, und bei denen alle Ursachen für eine sekundäre Kardiomyopathie auf Grund von klinischen und Laboruntersuchungen ausgeschlossen werden konnten. Nach Durchsicht von 308 Krankengeschichten mit Diagnosen von Myokardschäden wurde eine Gruppe von 21 Patienten gefunden, die die zuvor angeführten Kriterien erfüllte. Diese Patienten waren im Alter von 26 bis 63 Jahren, in der Mehrzahl zwischen 40 und 60 Jahren. 18 von den 21 waren männlichen Geschlechts und 15 waren weiß. Die Anamnese war bei den meisten Patienten wenig aufschlußreich, und insbesondere konnte keine klare Anamnese einer Viruserkrankung erhoben werden. Die Symptome bestanden von zwischen wenigen Tagen bis zu 17 Jahren. Bei der Mehrzahl der Patienten bestand eine Belastungsdyspnoe, gefolgt von Herzklopfen, Brustschmerzen, bis zu Hirnembolie bei einem Patienten. Bei 2 asymptomatischen Patienten wurden eine Herzvergrößerung sowie Herzgeräusche anläßlich einer Routineuntersuchung festgestellt. Weitere Symptome waren Abgeschlagenheit, Gewichtsverlust, Schwächegefühl, Ödeme und Husten. Diese Symptome decken sich mit den in der Literatur angeführten Befunden. Bei der Untersuchung fand sich eine Herzvergrößerung und eine Tachykardie bei allen 21 Patienten. Systolische Herzgeräusche waren bei 19 Patienten vorhanden, ein protodiastolischer Galopprhythmus bei 15 Patienten, ein präsystolischer Galopprhythmus bei 5 Patienten und ein diastolisches Geräusch bei 3 Patienten. Die holosystolischen Geräusche deuteten in den meisten Fällen auf eine Mitralinsuffizienz hin. Herzgeräusche, die einer Mitralstenose, Aorteninsuffizienz oder Aortenstenose ähnelten, wurden ebenfalls beschrieben. Von den Patienten ohne Galopptöne hatten 4 Vorhofflimmern und einer häufige polytope Extrasystolen z. Z. der Untersuchung. Die häufigsten EKG-Veränderungen bestanden aus Vorhofflimmern bei 7 Patienten, Linksschenkelblock bei 6 Patienten, Linkshypertrophie bei 5 Patienten, intraventrikuläre Erregungsausbreitungsstörungen bei 3 Patienten, überdrehter Linkstyp bei 3 Patienten, Niederspannung bei 2 Patienten, Erregungsrückbildungsstörungen bei 2 Patienten, Rechtsschenkelblock bei 2 Patienten, AV-Block ersten Grades bei 2 Patienten und Infarktveränderungen bei 1 Patienten. Die Thoraxaufnahmen zeigten bei allen Patienten eine allseitige Herzvergrößerung und unterschiedliche Grade von Lungenstauung.

In der nächsten Abbildung wird als Beispiel die Thoraxaufnahme eines schwarzen Patienten mit alkoholischer Myokardiopathie gezeigt. Das EKG zeigte eine schwere Linkshypertrophie. Die Druckwerte bei der Herzkatheterisierung zeigten im allgemeinen erhöhte enddiastolische Werte, typisch für Myokardinsuffizienz, sowie ein verringertes Herzminutenvolumen. Bei 18 dieser Patienten wurde eine Coronararteriographie durchgeführt, und bei allen waren die Coronargefäße bedeutend größer im Durchmesser als bei normalen, und nur 3 hatten geringfügige arteriosklerotische Veränderungen.

In den folgenden Abbildungen zeigen wir die linke und rechte (Abb. 1) Coronararterie bei dem vorher angeführten Patienten, sowie im Vergleich dazu ein Coronararteriogramm eines normalen Patienten. Um diesen Eindruck einer Vergrößerung der Coronararterien bei unserem Patienten zu objektivieren, wurden die Durchmesser der linken und rechten Hauptcoronararterie in allen Projektionen 2 cm entfernt von dem Coronarostium gemessen und mit dem Durchmesser des Sones-Katheters verglichen. Die Resultate dieser Beobachtungen wurden als Verhältnis des Coronargefäßes zum Katheterdurchmesser ausgedrückt. Die gleichen Messungen wurden daraufhin bei 10 normalen Patienten durchgeführt, bei denen Coronararteriographie zur Diagnose von atypischen Brustschmerzen vorgenommen worden war. Ein Sones-Katheter der Größe 7F wurde in allen Fällen verwendet. Die folgende Abbildung zeigt deutlich die unterschiedliche Verteilung dieser zwei Gruppen (Abb. 2).

Erweiterte Coronararterien sind bisher im Zusammenhang mit Aorteninsuffizienz beschrieben worden, aber unseres Wissens nicht im Zusammenhang mit idiopathischer Kardiomyopathie mit Stauungsinsuffizienz. Wir haben gegenwärtig keine gute Erklärung für die Erweiterung dieser Gefäße. Ähnliche Veränderungen werden bei Stauungsinsuffizienz in anderen Formen von Herzerkrankungen nicht beobachtet. Histologische Untersuchungen der Hauptcoronararterien sowie kleinerer Gefäße und des Myokards bei Patienten mit idiopathischer Myokardiopathie haben keine charakteristischen Abnormalitäten ergeben, noch haben Stoff-

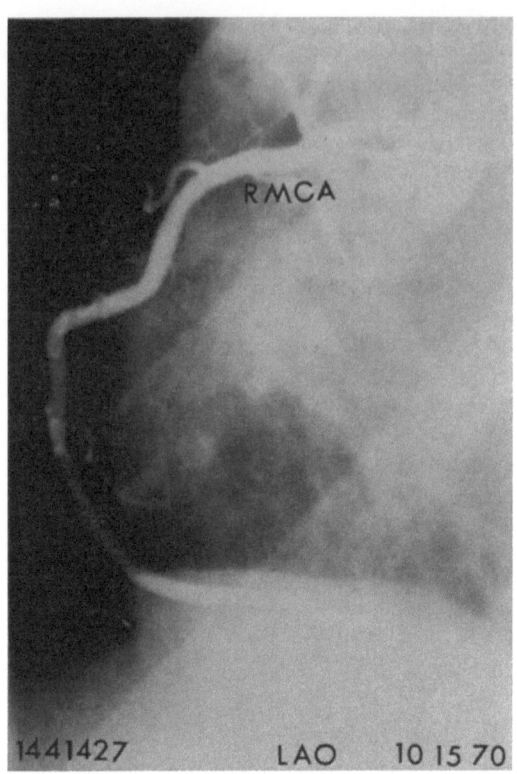

Abb. 1. Rechte, auffallend erweiterte Coronararterie eines Patienten mit alkoholischer Kardiomyopathie

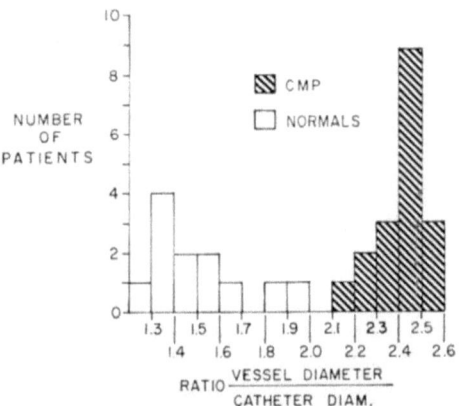

Abb. 2. Verhältnis von Coronararteriendurchmesser zu Katheterdurchmesser bei einer Gruppe von 12 normalen Patienten und 18 Patienten mit Kardiomyopathie mit Stauungsinsuffizienz

wechseluntersuchungen irgendwelche Charakteristika aufgewiesen. Ob diese Veränderungen eine Reaktion auf die Myokarderkrankung darstellen oder ob sie eine Affektion des Herzkranzgefäßes selbst bedeuten, ist nicht geklärt.

Wie aus den Symptomen und den klinischen Befunden hervorgeht, kann die idiopathische Kardiomyopathie mit Stauungsinsuffizienz klinisch nicht ohne weiteres von anderen Formen von Herzerkrankungen unterschieden werden. In der Tat wird sie häufig irrtümlich für eine arteriosklerotische oder Herzklappenerkrankung angesehen, und umgekehrt wird gelegentlich eine arteriosklerotische Erkrankung als primäre Kardiomyopathie diagnostiziert. Da in der Zukunft eine chirurgische Behandlung der Coronarerkrankungen eine immer bedeutendere Rolle einnehmen wird, müssen die Kardiomyopathien präziser definiert werden. Wir sind der Ansicht, daß die Coronararteriographie zur Diagnose einer idiopathischen Kardiomyopathie mit Stauungsinsuffizienz unumgänglich ist.

Aussprache

Herr R. Jesse (Würzburg):

Auch die Würzburger Arbeitsgruppe kann über eine solche Beobachtung berichten: Ein 19jähriger Patient wurde wegen wiederholter akuter Linksdekompensation mit Lungenödem und Hämoptoe unter der Einweisungsdiagnose „Mitralvitium" katheterisiert, coronarographiert und — da in der Familienanamnese gehäuft „Hervergrößerung" berichtet wurde — myokardbiopsiert. Der Verdacht einer idiopathischen Myokardhypertrophie konnte pathologisch-anatomisch an Hand der Biopsie bestätigt werden. Im Coronararteriogramm war die besondere Weite der linken wie rechten Coronarie auffallend.

LOSSNITZER, K., BAJUSZ, E., STAUCH, M. (Zentrum für Innere Medizin und Kinderheilkunde, Universität Ulm und Pathol. Institut, Universität Montreal): **Unterschiedliches Verhalten von Magnesium, Calcium, Kalium und Natrium im Serum, Herz- und Skeletmuskel bei einer erblichen Kardiomyopathie**

Der Begriff Kardiomyopathie dient temporär zur Kennzeichnung verschiedenartiger Zustände unterschiedlicher und meist unbekannter Ätiologie, deren Hauptmerkmal ein erkrankter Herzmuskel ist, ohne Beteiligung anderer Herzstrukturen und des kardiovasculären Systems [18]. Gestörter Elektrolytstoffwechsel wird verschiedentlich als Anlaß für Funktionsstörungen des Herzens, wie z. B. Herzrhythmusstörungen [17], EKG-Veränderungen [10, 13] und Contractilitätsstörungen [7, 12], wie auch als Faktor in der Kausalkette bei Myokardzelläsionen angesehen [3, 9, 15, 16] und auch bei der Pathogenese bestimmter menschlicher Kardiomyopathien vermutet [2, 6]. Da Serumelektrolytwerte — besonders wegen der selektiven Funktion der Zellmembranen bei der intra- und extracellulären Elektrolytverteilung — nur extracelluläre Verhältnisse reflektieren, versucht man z. B. aus kleinen Skeletmuskelbiopsien auf den allgemeinen intracellulären Elektrolythaushalt zu schließen, ohne dabei eine evtl. Gewebsspezifität zu beachten [8, 14]. Wegen des Aufwandes und Risikos der Myokardbiopsie beim Menschen, ist die Skeletmuskelbiopsie von Interesse, zumal Myokard und Skeletmuskel gleichen mesodermalen Ursprungs sind, sich morphologisch ähneln und trotz vieler Unterschiede auch im Kontraktionsvorgang Parallelen zeigen.

In einem Inzuchtstamm des Syrischen Goldhamsters wird eine Myopathie, die bevorzugt und in charakteristischer Weise das Herz, jedoch auch die Skeletmuskulatur befällt, fortgepflanzt [4, 11]. Er bietet sich zur Prüfung der Frage an, ob sich die Elektrolytkonzentrationen in der von einer Myopathie befallenen quergestreiften Muskulatur des Skelets und des Herzens in ähnlicher Weise verschieben.

Die Skeletmuskelläsionen beginnen mit der Geburt und sind bis zum Lebensende progressiv. Lichtmikroskopisch lassen sich anfänglich zentral in Reihe hintereinanderliegende Zellkerne finden, die durch Pyknose und Fragmentation untergehen. Später zeigen sich Areale mit Coagulationsnekrosen, interstitieller Zellinvasion, Bindegewebsproliferation und Regenerationsvorgängen nebeneinander. Erst zwischen dem 30. und 40. Lebenstag setzen Myokardläsionen ein, die später als fibrotische weiß-gelbliche Streifen, die in Richtung der Myokardfasern ziehen, mit bloßem Auge erkennbar sind. Lichtmikroskopisch sieht man multifokale Degenerationsherde im gesamten Herzen. Anfänglich löst sich das Sarkoplasma der Herzmuskelfasern auf, einige Zeit später sind nur noch alleinstehende Muskel-

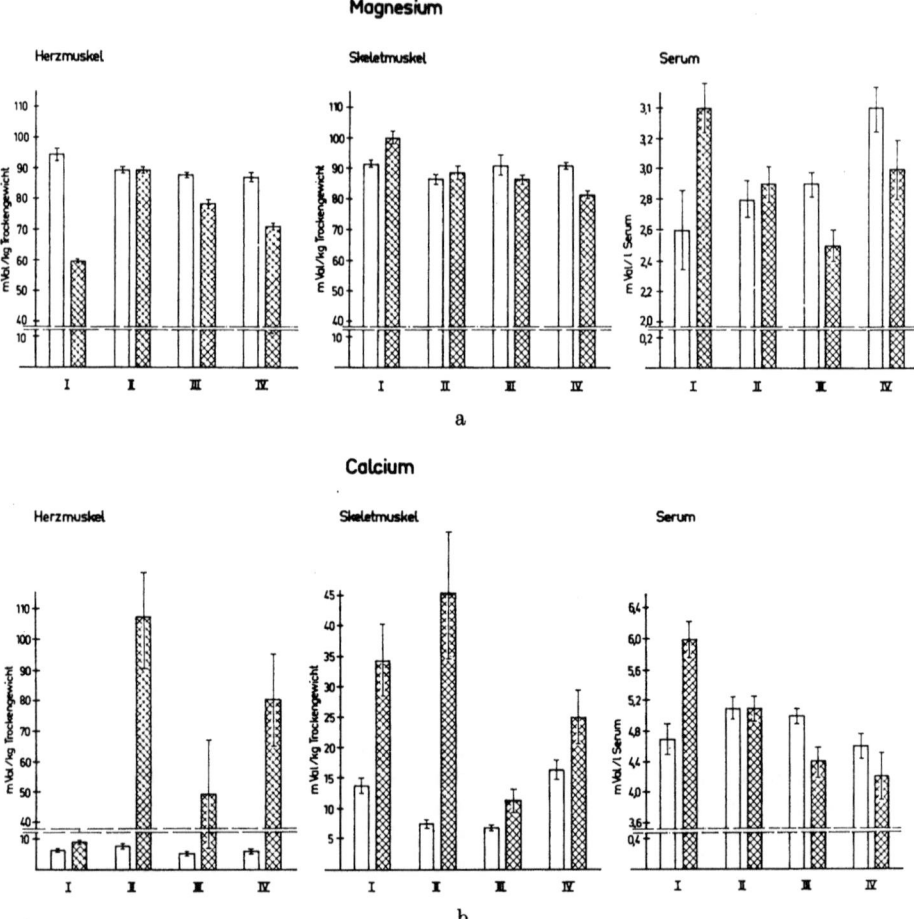

Abb. 1a—d. Gefelderte Säulen stellen die Mittelwerte ± ihre mittleren Fehler von je 10 myopathischen Hamstern, helle Säulen von je 10 Kontrollen dar. *I* Pränekrose (23 bis 33 Tage), *II* Nekrose (56 bis 71 Tage), *III* Hypertrophie (101 bis 131 Tage) und *IV* Stauungsinsuffizienzstadium (252 bis 341 Tage) der Herzerkrankung. Die Serum- und Gewebselektrolytbestimmung erfolgte mittels Atomabsorptionsspektrophotometrie nach Feuchtveraschung zur Mg- und C- bzw. Auslaugen zur K- und Na-Bestimmung. Muskelgewebe aus dem linken Ventrikel bzw. M. quadriceps. Im Text erwähnte Unterschiede sind auf dem 1 %-Niveau signifikant und ergeben sich durch Mittelwertsvergleich im t-Test unter Berücksichtigung ungleicher Varianz. Annähernd normalverteilte Variablen dienen als Voraussetzung

zellkerne und Zellmembranreste ohne zellige Invasion der Läsionsbezirke erkenntlich. Kleinere Herde werden bindegewebig ersetzt, größere zeigen zusätzlich Rundzellinvasion, Histiocytenproliferation und Vascularisierung, andere verkalken.

Weitere Untersuchungen haben erbracht, daß im Unterschied zum Skeletmuskel das Herz vier klar umrissene Krankheitsstadien durchläuft, nämlich eine lichtmikroskopisch pränekrotische und progressiv-nekrotisierende Phase, Hypertrophie und schließlich Dilatation unter den Zeichen beidseitiger Herzinsuffizienz [1, 4, 5]. In der Abbildung sind die während dieser vier Stadien der Herzerkrankung gemessenen Elektrolytwerte des Herz- und Skeletmuskels wie des Serums dargestellt.

Im pränekrotischen Stadium der Herzkrankheit liegt deutlich verminderter Magnesiumgehalt im Herzen, dagegen erhöhter in der Skeletmuskulatur vor. Im Serum herrscht kein Unterschied der Magnesiumkonzentration. In der progressivnekrotisierenden Phase des Herzleidens bestehen keine Unterschiede im Herzen,

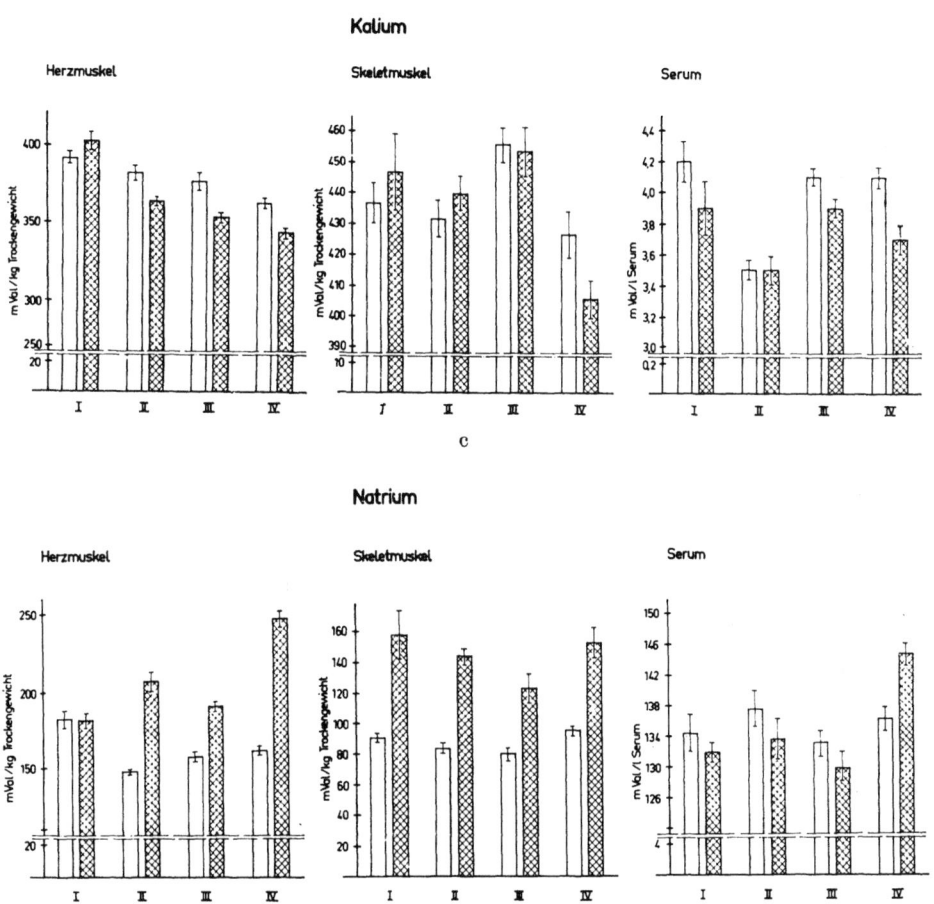

Skeletmuskel und Serum verglichen zu den Kontrollen. In den hypertrophierten Herzen sinkt der Magnesiumgehalt, auch im Serum der myopathischen Hamster, nicht aber in der Skeletmuskulatur. Im Stadium manifester Herzinsuffizienz fällt der myokardiale Magnesiumgehalt weiter ab. Auch in der Skeletmuskulatur zeigt sich jetzt eine Abnahme, dagegen nicht eindeutig im Serum.

Calcium ist nicht nur im pränekrotischen Herzen erhöht, sondern auch im Skeletmuskel und im Serum derselben Tiere. Der Calciumgehalt der myopathischen Skeletmuskulatur ist absolut und relativ höher als in den kardiomyopathischen Herzen. In der Skeletmuskulatur ist er allgemein höher als im Myokard. In den nekrotisierenden Herzen steigt er immens an, dagegen jetzt nicht in der Skeletmuskulatur. Im Serum findet sich in dieser Phase zwischen myopathischen und Kontrolltieren kein Unterschied. Im Stadium der Herzhypertrophie fällt er in der Skeletmuskulatur, statistische Prüfung ergibt aber keinen eindeutigen Abfall im Herzen. Im Serum ist jetzt der Calciumspiegel erniedrigt. Während im 3. Stadium der Kardiomyopathie der Calciumgehalt im Herzen und Skeletmuskel noch über den Kontrollwerten liegt, ist im Stadium der Herzdilatation nur noch der myokardiale statistisch sicher erhöht. Der Serumspiegel unterscheidet sich nicht mehr von den Kontrollen.

Der myokardiale Kaliumgehalt ist mit Ausnahme der pränekrotischen in den erkrankten Herzen immer niedriger als in den Kontrollen, während sich in der Skeletmuskulatur über den gesamten Krankheitsverlauf hin keine klaren Unterschiede finden. Der Kalium-Serumspiegel fällt im Stadium manifester Herzinsuffizienz unter die Kontrollwerte.

Im pränekrotischen Myokard ist der Natrium- genau wie der Kaliumgehalt nicht verändert, wohingegen er im myopathischen Skeletmuskel in allen Stadien erhöht ist. Ab der progressiv-nekrotisierenden Phase liegt und bleibt aber auch der myokardiale Natriumgehalt über den Kontrollwerten. Offensichtlich steigt während der Stauungsinsuffizienz der erhöhte myokardiale Natriumgehalt weiter, der der Skeletmuskel aber nicht. Der Natrium-Serumspiegel steigt ebenfalls an.

Die Befunde demonstrieren, daß einerseits die Richtung der Konzentrationsverschiebungen der Serumelektrolyte bei dieser Krankheit in der Regel nicht den muskulären entsprechen. Das verweist auf die zu erwartende unterschiedliche Beeinflussung der verschiedenartigen cellulären und extracellulären Elektrolytregulationsmechanismen. Andererseits lassen sich auch die Elektrolytverschiebungen im Myokard und Skeletmuskel in den einzelnen Krankheitsphasen kaum vergleichen, obwohl der muskeldystrophieartige Prozeß beide Gewebe befällt. Zellspezifische Eigenheiten der Herz- und Skeletmuskelzellen und die unterschiedlichen funktionellen Belastungen scheinen nicht nur den verschiedenartigen Verlauf der Krankheit, sondern auch — sogar evtl. dadurch — die differenten Elektrolytverschiebungen in der quergestreiften Muskulatur zu bewirken.

Da in der ersten Untersuchungsphase der Calciumgehalt sowohl im Serum wie im Herz- und Skeletmuskel gleichzeitig erhöht ist, könnte man primär einen allgemein gestörten Calciumstoffwechsel bei einem Zellmembrandefekt der quergestreiften Muskelzellen für die Auslösung des Krankheitsbildes vermuten. Hinweis für einen Zellmembrandefekt geben deutlich erhöhte CPK-Werte im Serum der myopathischen Hamster [11]. Doch bleiben weitere Untersuchungsergebnisse zur Untermauerung dieser Hypothese abzuwarten. Die geschilderten Befunde haben lediglich gezeigt, daß bei einer bestimmten Erkrankung die Gewebselektrolytveränderungen von einem zeitlichen Verlauf abhängen und sich selbst im embryogenetisch gleichartigen Gewebe, das einer Systemerkrankung unterliegt, in den entsprechenden Phasen nicht decken. Elektrolytbestimmungen aus Skeletmuskelbiopsien zum Hinweis auf die allgemeine Elektrolytbilanz und die Ätiologie bestimmter Kardiomyopathien sind deshalb nicht aussagekräftig.

Literatur

1. Abelman, W. H., Jeffrey, F. E., Wagner, R.: Hemodynamics of the hereditary cardiomyopathy of Syrien hamsters. In: Myocardiology (Bajusz, E., Rona, G., Eds.). Baltimore: University Park Press 1972. — 2. Alexander, C. S.: Med. Clin. N. Amer. 52, 1183. — 3. Bajusz, E.: Conditioning factors for cardiac necroses. Basel-New York: Karger 1963. — 4. Bajusz, E., Loßnitzer, K.: Münch. med. Wschr. 110, 1756. — 5. Büchner, F., Onishi, S.: Herzhypertrophie und Herzinsuffizienz in der Sicht der Elektronenmikroskopie. München-Berlin-Wien: Urban u. Schwarzenberg 1970. — 6. Fejfar, Z.: Cardiomyopathies. — An international problem. Cardiologia (Basel) 52, 9. — 7. Fleckenstein, A.: Neuere Ergebnisse zur Physiologie, Pharmakologie und Pathologie der elektromechanischen Koppelungsprozesse im Warmblütermyokard. In: Vorträge der Erlanger Physiologentagung 1970 (Keidel, W. D., Plattig, K.-H., Hrsg.).

Berlin-Heidelberg-New York: Springer 1971. — 8. Graham, J. A., Lamb, J. F., Linton, A. L.: Lancet **1967** II, 1172. — 9. Heggtveit, H. A.: The cardiomyopathy of magnesium deficiency. In: Electrolytes and cardiovascular diseases (Bajusz, E., Hrsg.). Basel, New York: Karger 1965. — 10. Holzmann, M.: Cardiologia (Basel) **31**, 209. — 11. Homburger, F., Nixon, C. W., Eppenberger, M., Baker, J. R.: Ann. N.Y. Acad. Sci. **138**, 14. — 12. Katz, A. M., Goodhart, Ph. J., Goodhart, H. L.: Calcium and the contractile proteins. In: Calcium and the heart (Harris, P., Opie, L., Eds.). London u. New York: Academic Press 1971. — 13. Loßnitzer, K.: Klin. Wschr. **49**, 1153. — 14. Muldowney, F. P., Williams, R. T.: Amer. J. Med. **35**, 768. — 15. Selye, H.: The pluricausal cardiopathies. Springfield (Ill.): Ch. C. Thomas, Publ. 1961. — 16. Selye, H.: Experimental cardiovascular diseases. Berlin-Heidelberg-New York: Springer 1970. — 17. Surawicz, B.: Bull. N.Y. Acad. Med. **43**, 1160. — 18. Wld Hlth Org. Bull.. **1969**, 18.

STRAUER, B. E. (Med. Klinik und Poliklinik der Universität Göttingen): **Myokardiale Aspekte der Aldactonewirkung***

Aldadiene-Kalium (K-Aldadiene[1]) wird klinisch als wirksames Diuretikum beim kardialen, renalen und hepatischen Ödem angewendet. Neuere Untersuchungen an Patienten mit chronischer Herzinsuffizienz haben gezeigt, daß K-Aldadiene hämodynamische Wirkungen besitzt, die durch eine Zunahme des Herzzeitvolumens, des Schlagvolumens und der kalkulierten, linksventrikulären Druckanstiegsgeschwindigkeit manifest werden [1]. Tanz u. Mitarb. [5, 6] zeigten 1962 eine Zunahme der Kontraktionskraft isolierter Katzenpapillarmuskeln unter dem Einfluß des Spironolacton-Derivates SC 8109. Untersuchungen über den direkten inotropen Einfluß von K-Aldadiene mit simultaner Bestimmung von Längen- und Spannungsparametern einschließlich der zugehörigen Kraft-Geschwindigkeitsbeziehungen sind unseres Wissens für den Herzmuskel bisher nicht mitgeteilt worden. Es wurde daher im Folgenden in einer experimentellen Anordnung die Wirkung von Aldadiene auf Mechanik und Contractilität des isolierten Ventrikelmyokards unter kontrollierten Ausgangsbedingungen, d. h. bei Konstanz von diastolischen und systolischen Lastfaktoren und Herzfrequenz untersucht.

Die Untersuchungen wurden an 26 rechtsventrikulären Katzenpapillarmuskeln durchgeführt. Die Versuchstiere wurden mittels Pentobarbital (25 mg/kg) intraperitoneal narkotisiert. Nach Thorakotomie wurden die Herzen excidiert, die Papillarmuskeln präpariert und in einem thermostatisierten Myographen inkubiert. Die Reizfrequenz betrug konstant 20/min, die Badtemperatur 23 bis 24 °C, der pH 7,40 bis 7,41, der PO_2 mehr als 600 mmHg. Das methodische Vorgehen wurde kürzlich ausführlich mitgeteilt [2—4]. In isotonischen Unterstützungskontraktionen wurden simultan registriert: die Reizfrequenz, die Längenänderung des Muskels, der erste Differentialquotient der Längenänderung nach der Zeit, die Muskelspannung, der erste Differentialquotient der Muskelspannung nach der Zeit. Die Wirkung von Aldadiene wurde jeweils für 30 min-Perioden beobachtet. Die genannten Größen einschließlich der zugehörigen Kraft-Geschwindigkeitsbeziehungen wurden jeweils vor der Aldactoneinfusion sowie am Ende der 30 min-Periode ermittelt. In 18 Versuchen wurde Kaliumaldadiene verwendet (Aldactone). In 8 Versuchen wurde die entsprechende Natriumverbindung untersucht (Natriumaldadiene). In 8 zusätzlichen Experimenten wurden die Wirkungen einer akuten Zunahme der extracellulären Kaliumkonzentration auf die Herzmuskelmechanik geprüft.

A. Kalium-Aldadiene

Unter Konzentrationen von 0,1 bis 1,0 µg/ml war keine Wirkung von K-Aldadiene auf die Herzmuskelmechanik nachweisbar. Unter höheren Konzentrationen waren dosisabhängige Zunahmen der Muskelverkürzung, der Verkürzungsgeschwindigkeit, der isometrischen Spannungsanstiegsgeschwindigkeit sowie der Herzarbeit und Herzleistung nachweisbar (vgl. Abb. 1). Simultan ermittelte

---

* Mit Unterstützung der Deutschen Forschungsgemeinschaft SFB 89 — Kardiologie Göttingen.
[1] K-3-(3-Oxo-17β-R-hydroxy-4,6-androstadien-17α-yl)propionat; Adactone pro injectione.

Kraft-Geschwindigkeitsbeziehungen wiesen eine Rechtsverlagerung mit Zunahmen der direkt gemessenen isotonischen Verkürzungsgeschwindigkeit, der mittels der linearisierten Hillschen Gleichung ermittelten maximalen Verkürzungsgeschwindigkeit (V_{max}) sowie der maximalen isometrischen Muskelspannung ($P°$) auf.

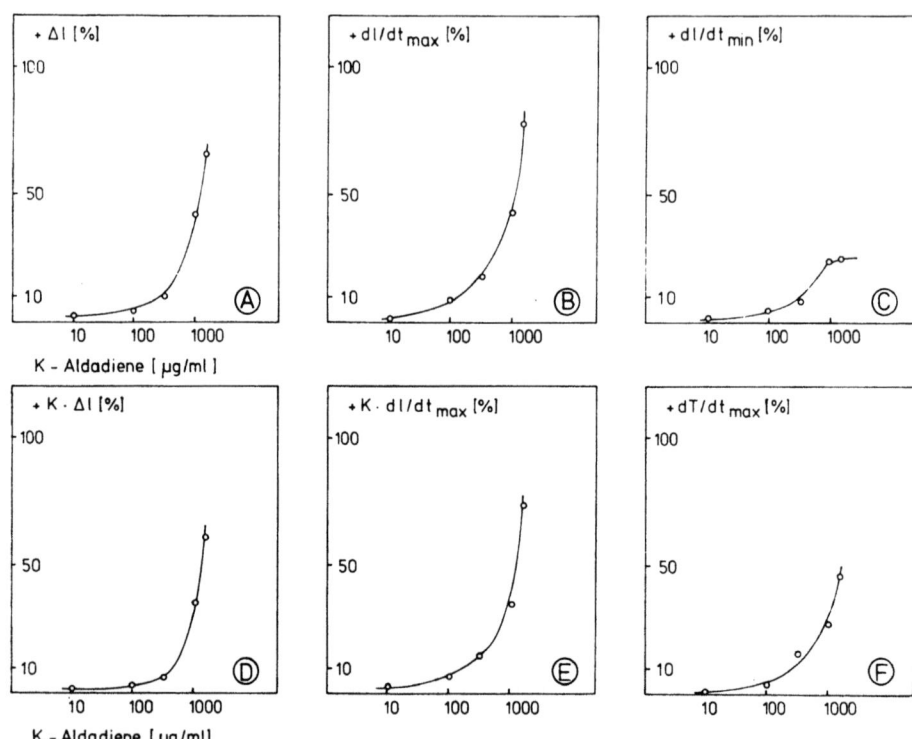

Abb. 1A—F. Einfluß von K-Aldadiene (Abszisse, µg/ml): Die Muskelverkürzung (A), die isotonische Verkürzungsgeschwindigkeit (B), die isotonische Relaxationsgeschwindigkeit (C), die Herzarbeit (D), die Herzleistung (E), die maximale Geschwindigkeit des isometrischen Spannungsanstieges (F). Auf der Ordinate sind die Mittelwerte der Änderungen unter K-Aldadiene in % der Ausgangswerte aufgetragen. Die Muskelverkürzung (mm) wurde in Muskellängen/Kontraktion (ML) umgerechnet, eine entsprechende Umrechnung erfolgte für die isotonische Verkürzungs- und Erschlaffungsgeschwindigkeit (mm/sec) in Muskellängen/sec (ML/sec). Die Muskelspannung (g) wurde auf den Muskelquerschnitt bezogen (g/mm^2). Die Herzarbeit (K × Δl) wurde aus dem Produkt der Muskellast und der Wegänderung berechnet, die Herzleistung (K × dl/dt$_{max}$) aus dem Produkt der Muskellast und der maximalen Wegänderung/Zeit. Die Werte der maximalen Spannungsanstiegsgeschwindigkeit wurden aus Vergleichsgründen ebenfalls auf den Muskelquerschnitt bezogen. Beachte die erheblichen Zunahmen der ermittelten Parameter unter K-Aldadiene > 10 µg/ml. Die Veränderungen unter 10 µg/ml waren von den Kontrollwerten statistisch nicht signifikant verschieden, während unter höheren Konzentrationen signifikante Zunahmen nachweisbar waren. Nicht dargestellt sind in dieser Abbildung die Abnahmen der herzmechanischen Größen in der späten, negativ inotropen Nachphase der K-Aldadienewirkung im hohen Dosisbereich (1000, 2000 µg/ml)

Die Rechtsverlagerung der Kraft-Geschwindigkeitsbeziehungen bedeutet, daß der Herzmuskel unter dem Einfluß von K-Aldadiene (> 10 µg/ml) bei gleicher Verkürzungsgeschwindigkeit mehr Muskelspannung bzw. bei gleich hoher Muskelspannung eine höhere Geschwindigkeit der Verkürzung zu entwickeln vermag. Der Wirkungseintritt war stets innerhalb der ersten 2 bis 3 min nach Aldadieneinfusion nachweisbar, das Wirkungsmaximum war etwa 10 bis 15 min danach erreicht. Am Ende der 30 min-Periode waren die mechanischen Parameter wieder rückläufig auf die Ausgangswerte zurückgekehrt. Hervorzuheben ist, daß unter hohen Konzentrationen von K-Aldadiene (1000, 2000 µg/ml) am Ende der 30 min-Periode Werte erreicht wurden, die z. T. erheblich unter den Ausgangswerten lagen; bei zwölf Messungen (2000 µg/ml) waren 20 bis 25 min nach Aldadieneinfusion keine mechanischen Herzaktionen mehr nachweisbar. Da derartig hohe Aldadienekonzentrationen zu einem beträchtlichen Anstieg der extracellulären Kaliumkonzentration führten (500 µg/ml: 5,0 → 6,74 mÄq/l; 2000 µg/ml: 5,0 → 8,94 mÄq/l) wurde der Einfluß einer Erhöhung der extracellulären Kaliumkonzentration auf die Herzmuskelmechanik untersucht. Ein Anstieg der Kaliumkonzentration von 5 auf 7 mÄq/l bewirkte eine etwa 20 bis 25%ige Abnahme der Muskelverkürzung, der Verkürzungsgeschwindigkeit, der isometrischen Spannungsanstiegsgeschwindigkeit, der Herzarbeit und Herzleistung sowie eine ausgeprägte Depression der Kraft-Geschwindigkeitsbeziehungen mit Abnahme der isotonischen Verkürzungsgeschwindigkeit und der maximalen isometrischen Muskelspannung. Bei Kaliumkonzentrationen über 8 bis 8,5 mÄq/l waren in den meisten Fällen keine mechanischen Herzaktionen mehr nachweisbar.

B. Natrium-Aldadiene

Um den Einfluß der Kaliumkomponente von K-Aldadiene zu eliminieren, wurde in acht Versuchen die Wirkung von Na-Aldadiene auf die Herzmuskelmechanik untersucht. Niedrige Dosen (0,1, 1,0 µg/ml) waren ohne Effekt auf die in isotonischen, isometrischen und Unterstützungskontraktionen direkt gemessenen sowie ermittelten mechanischen Größen. 10 und 100 µg/ml bewirkten Zunahmen zwischen 6 bis 12% der ermittelten Parameter, unter 1000 und 2000 µg/ml kam es zu Zunahmen der mechanischen Größen um etwa 60 bis 80%. Gleichzeitig war die negativ inotrope Nachphase unter hohen Dosen (1000, 2000 µg/ml) von Na-Aldadiene weitgehend aufgehoben. Herzstillstand wurde nicht beobachtet.

Die Untersuchungen haben gezeigt, daß unter kontrollierten experimentellen Ausgangsbedingungen, d. h. bei Konstanz von preload, afterload und Reizfrequenz, unter Aldadiene (—K, —Na) Zunahmen wesentlicher herzmechanischer Größen nachweisbar sind. Darüber hinaus wiesen die bei Konstanz von preload und Reizfrequenz unter Variation des afterload ermittelten Kraft-Geschwindigkeitsbeziehungen Rechtsverlagerungen mit Zunahme der Geschwindigkeits- und Spannungswerte auf. Entsprechend den Kriterien zur Beurteilung der Myokardcontractilität kann daher geschlossen werden, daß Aldadiene (—K, —Na) in Konzentrationen über 10 µg/ml am isolierten Ventrikelmyokard direkt positiv inotrop wirkt. Die biphasische Wirkung hoher Konzentrationen von K-Aldadiene, d. h. die Inotropiezunahme unmittelbar nach Aldadieneinfusion und die sich anschließende negativ inotrope Phase kann auf einen direkten negativ inotropen Effekt einer akuten Erhöhung der extracellulären Kaliumkonzentration zurückgeführt werden: 1. Erhöhungen der extracellulären Kaliumkonzentration bewirkten Abnahmen der herzmechanischen Größen, die quantitativ denjenigen Abnahmen der Herzmuskelmechanik während der späten, negativ inotropen Phase der K-Aldadienewirkung ähnlich waren, die mit einer vergleichbaren Erhöhung der Kaliumkonzentration einhergingen. 2. Unter hohen Dosen von Na-Aldadiene waren die Zunahmen der herzmuskelmechanischen Größen ausgeprägter; die späte, negativ inotrope Nachphase weitgehend aufgehoben. Die Wirkung von K-Aldadiene auf die Myocardkontractilität ist somit charakterisiert durch eine direkte positiv inotrope Wirkung, die auf die Aldadienekomponente zurückgeführt werden muß, sowie durch eine direkt negativ inotrope Wirkung, die durch die Kaliumkomponente von Aldadiene-Kalium zu erklären ist.

Literatur
1. Schröder, R., Schüren, K. P., Biamino, G., Meyer, V., Sadée, W.: Klin. Wschr. **49**, 1093 (1971). — 2. Strauer, B. E., Westberg, C., Tauchert, M.: Pflügers Arch. ges. Physiol. **324**, 124 (1971). — 3. Strauer, B. E.: Klin. Wschr. **49**, 468 (1971). — 4. Strauer, B. E.: Pflügers Arch. ges. Physiol. **331**, 44 (1972). — 5. Tanz, R. D., Kerby, C. F.: J. Pharmacol. exp. Ther. **131**, 56 (1961). — 6. Tanz, R. D.: J. Pharmacol. exp. Ther. **135**, 71 (1962).

LÜDERITZ, B., NAUMANN D'ALNONCOURT, C., AVENHAUS, H., BOLTE, H.-D. (Kardiol. Abt. Med. Univ.-Klinik Göttingen): **Zur kardialen Wirkung der Aldosteronantagonisten — elektrophysiologische Messungen am Papillarmuskel des Herzens**[*]

Spirolaktone werden bei der hydropischen Herzinsuffizienz als Diuretikum verwendet. Die Aldosteronantagonisten wirken durch Antikaliurese der Entstehung von Herzrhythmusstörungen entgegen und vermindern die Glykosidempfindlichkeit des Herzens. In neuerer Zeit wurde mehrfach über direkte kardiale Wirkungen der Spirolaktone berichtet. Schröder et al. konnten am Menschen eine positiv inotrope Herzwirkung nachweisen [8]. Brouant et al. bezogen die antiarrhythmischen Eigenschaften von Aldaktone bei bedrohlichen ventrikulären Ektopien auf eine direkte myokardiale Wirkung [1]. Die klinischen Erfahrungen stehen im Einklang mit tierexperimentellen Beobachtungen: Am perfundierten Rattenherzen sowie am isolierten Vorhof des Meerschweinchenherzens konnten mit Canrenoate-Natrium ektopische Rhythmen beseitigt werden [2]. — In den folgenden Untersuchungen sollte versucht werden, mit elektrophysiologischen Methoden eine direkte kardiale Wirkung von Aldadiene-Kalium (Aldactone pro inject.) nachzuweisen. Dabei erschienen vor allem jene Meßgrößen wesentlich, die die Erregbarkeit des Herzens bestimmen: das Ruhemembranpotential, die maximale Anstiegsgeschwindigkeit des Aktionspotentials (dV/dt), die in positiver Korrelation mit der Erregungsleitungsgeschwindigkeit steht, die Aktionspotentialdauer und die (funktionelle) Refraktärzeit [vgl. 6, 7].

Methodik

Die Untersuchungen wurden am isolierten Papillarmuskel aus dem rechten Ventrikel von Meerschweinchenherzen vorgenommen (Durchmesser der Papillarmuskeln < 1 mm). Es wurden männliche Tiere zwischen 300 und 350 g Gewicht vom Stamm Pirbright-White verwendet. In Äthernarkose wurde rasch das Herz entnommen und der Papillarmuskel aus dem rechten Ventrikel herauspräpariert. Der Muskel wird in einer Inkubationskammer fixiert, die permanent mit einer physiologischen Lösung mittels einer Roller-Pumpe durchströmt wird (Lösung nach Krebs u. Henseleit [5]: Natrium 139 mM/l, Kalium 4,7 mM/l, Calcium 2,5 mM/l, Magnesium 1,6 mM/l, Bicarbonat 20 mM/l, Phosphat 1,2 mM/l, Glucose 0,8 g/l). Temperatur der Inkubationslösung 36 °C. Es erfolgt eine permanente Oxygenierung mit Carbogen (95% O_2, 5% CO_2, pH 7,35). Der Papillarmuskel liegt einer Platinreizelektrode auf und wird mit Rechteckreizen von 2 msec Dauer in einer Frequenz von 60/min überschwellig gereizt. Ruhe- und Aktionspotentiale werden durch Einzelfaserpunktion mit Mikroglaselektroden (Ling-Gerard) (elektrischer Widerstand 10 bis 15 MegOhm) gemessen, die Registrierung erfolgt photographisch unter Benutzung eines Zweistrahloscillographen (Tektronix 565), wobei durch den zweiten Strahl die maximale Anstiegsgeschwindigkeit (1. Differentialquotient) des jeweils registrierten Aktionspotentials synchron dargestellt wird (s. Abb. 1). Es wird ferner die funktionelle Refraktärzeit gemessen, die definiert ist als die kürzeste Zeit vom Beginn eines Aktionspotentials an bis zum Auftreten eines mit der doppelten Schwellenreizstromstärke ausgelösten zweiten Aktionspotentials. 15 bis 60 min nach Inkubationsbeginn werden Ruhe- und Aktionspotentiale und Refraktärzeit gemessen. Nach Zugabe von Aldactone[1] (Kalium-3-(3 oxo-17 β-hydroxy-4,6-androstadien-17 α-yl)-propionat) in einer Endkonzentration von 30 μg/ml Inkubationsmedium erfolgt in gleicher Zeitspanne an denselben Muskeln die Regi-

---
[*] Mit Unterstützung der Deutschen Forschungsgemeinschaft im Rahmen des SFB 89 — Kardiologie Göttingen. Technische Assistenz U. Spaar.
[1] Boehringer Mannheim GmbH.

strierung der entsprechenden elektrophysiologischen Meßgrößen. Die Natrium- und Kaliumkonzentrationen des Inkubationsmediums werden flammenphotometrisch bestimmt. Die Signifikanz der Änderungen wurde mit dem t-Test geprüft.

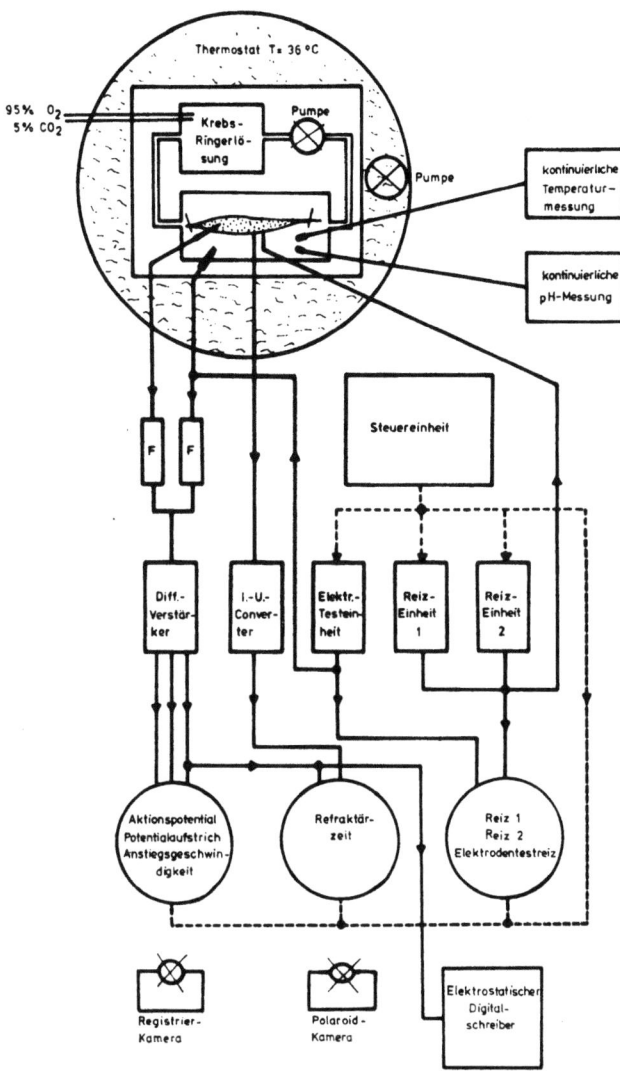

Abb. 1. Inkubationsbad und elektronische Anlage der Versuchsanordnung. Durch ein Steuergerät erfolgt die Triggerung (- - - - -) in einer Frequenz von 1 Hz mit einer Sägezahnspannung. Die angeschlossenen Geräte (2 Reizeinheiten zur Messung von Refraktärzeiten, 1 Elektrodentestreizeinheit sowie 3 Oszillographen) sind in unabhängigem Verzögerungsintervallen regelbar. Die Potentiale werden als Differenzspannung über zwei Kathodenfolgerverstärker (F) gemessen. Ein Strom-Spannungskonverter (I.-U.-Konverter) dient zur Bestimmung der Reizstromstärke

Ergebnisse

Unter dem Einfluß von Aldadiene-Kalium (30 μg/ml Inkubationsmedium) ist das Ruhemembranpotential nicht signifikant verändert: —83,8 (s = ± 2,6) mV (n = 33) gegenüber der Kontrolle: —82,4 (s = ± 3,0) mV (n = 204). Die maximale Anstiegsgeschwindigkeit des Aktionspotentials zeigt ebenfalls keine signifikante

Veränderung: 163,2 (s = ± 12,8) V/sec (n = 33) (Kontrolle: 168,1 (s = ± 20,2) V/sec) (n = 204)]. Die Aktionspotentialdauer, gemessen bei 33% der Repolarisation beträgt nach Aldaktonezugabe 104,1 (s = ± 7,0) msec (n = 33) [Kontrolle: 103,6 (s = ± 9,8) msec (n = 204)].

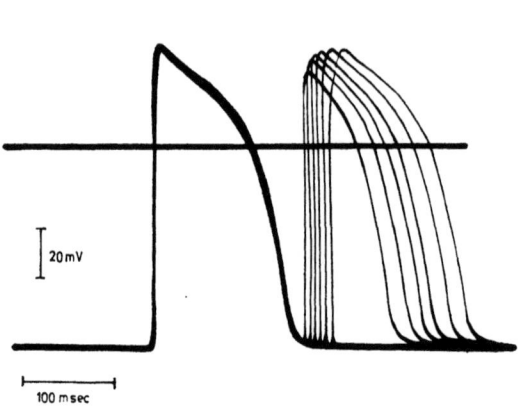

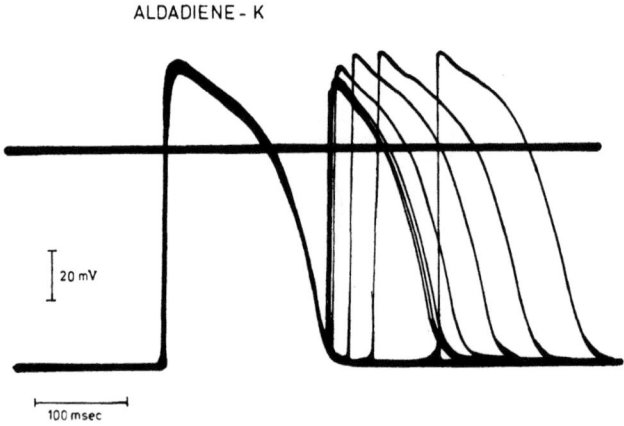

Abb. 2. Aktionspotential und Refraktärzeit gemessen an myokardialen Einzelfasern desselben Papillarmuskels. Aldadiene-K (30 µg/ml) bewirkt eine deutliche Zunahme der Aktionspotentialdauer und entsprechend eine Verlängerung der Refraktärzeit (Einzelheiten s. Text)

Gemessen bei 90% der Repolarisation zeigt sich unter dem Einfluß von Aldaktone eine statistisch signifikante Zunahme der Aktionspotentialdauer um 12,7 msec, nämlich auf 162,2 (s = ± 8,4) msec (n = 33) gegenüber der Kontrolle: 149,5 (s = ± 11,3) msec (n = 204) (p < 0,001). Entsprechend ist die funktionelle Refraktärzeit signifikant verlängert (um 8%) auf 167,0 (s = ± 8,8) msec (n = 21) gegenüber der Kontrolle: 154,1 (s = ± 9,8) msec (n = 67) (p < 0,001). Die extracelluläre Kaliumkonzentration des Inkubationsmediums stieg nach Aldaktonezugabe um 0,1 mval/l an. Kontrollmessungen mit Aldadiene-Natrium in einer

Konzentration von 30 µg/ml Inkubationsmedium zeigten gleichsinnige Veränderungen wie bei der entsprechenden Aldadiene-Kaliumkonzentration.

Besprechung der Ergebnisse

Aldadiene-Kalium bewirkt am isolierten Papillarmuskel des Meerschweinchens eine Zunahme der Aktionspotentialdauer und entsprechend eine Verlängerung der effektiven Refraktärzeit (s. Abb. 2). Die Erhöhung der Reizschwelle während einer verlängerten relativen Refraktärphase wirkt der Entstehung von Extrasystolen entgegen. Es erscheint somit möglich, daß durch Aldaktone die Ausbreitung von Extrasystolen bei Vorhandensein eines Focus gehemmt wird. Die mit Aldadiene-Kalium (Kaliumcanrenoate) erhobenen Befunde entsprechen qualitativ den Ergebnissen, die von Corabeuf et al. unter dem Einfluß von Canrenoate-Natrium am Meerschweinchenvorhof und am perfundierten Rattenherzen gewonnen wurden [2]. Die Zunahme der extracellulären Kaliumkonzentration nach Zugabe von 30 µg/ml Aldadiene-K zum Inkubationsmedium ist mit 0,1 mval/l vernachlässigbar gering, so daß die nachgewiesene Verlängerung des Aktionspotentials und der Refraktärzeit als eine direkte myokardiale Wirkung von Aldadiene-K anzusehen ist. Die Befunde lassen die günstige Wirkung von Aldaktone bei digitalogenen Rhythmusstörungen [9] verständlich erscheinen, wenn man davon ausgeht, daß Aldaktone der durch Herzglykoside bedingten Verkürzung der Refraktärzeit [3] entgegenwirkt. — Am menschlichen Herzen konnte mit elektrokardiographischen Methoden eine Verlängerung der Refraktärzeit unter dem Einfluß von Aldaktone bisher nicht nachgewiesen werden [4]. Dabei ist jedoch zu berücksichtigen, daß die durch Doppelreize am Patienten gemessene Refraktärzeit [4] die Eigenschaften zahlreicher spezifischer Gewebe (Vorhofmyokard, a.v.-Knoten, Hissches Bündel, Purkinje-Fasern, Ventrikelmyokard) beinhaltet, ohne daß eine Differenzierung der Funktionen einzelner Gewebe möglich ist. Die am ganzen Herzen bestimmte Refraktärzeit kann somit nicht unmittelbar in Korrelation zu der am isolierten Papillarmuskel gemessenen funktionellen Refraktärzeit gesetzt werden.

Zusammenfassung

Am isolierten Papillarmuskel des Meerschweinchens wurden mit intracellulärer Ableitung (Mikroglaselektroden) Ruhe- und Aktionspotential, maximale Anstiegsgeschwindigkeit und Dauer des Aktionspotentials sowie die Refraktärzeit unter dem Einfluß von Aldadiene-Kalium gemessen. Bei einer Konzentration von 30 µg/ml Aldadiene-K ergibt sich eine signifikante Zunahme der Aktionspotentialdauer (gemessen bei 90% der Repolarisation) ($p < 0,001$) und entsprechend eine Zunahme der funktionellen Refraktärzeit (um 8%) ($p < 0,001$). Die Befunde sprechen für eine direkte Wirkung von Aldadiene-K (Aldaktone pro inject.) am Myokard. Es ist denkbar, daß Aldadiene-K durch Verlängerung der Refraktärzeit am Ventrikelmyokard der Entstehung von Rhythmusstörungen entgegenwirken kann.

Literatur

1. Brouant, B., Koop, P., Schmitt, J.: Vie méd. **2**, 3919 (1969). — 2. Coraboeuf, E., Deroubaix, E.: Antiarrhythmic effects of Canrenoate-Na on the heart muscle. Colloque international sur l'action extra-rénale de l'Aldosterone et de ses antagonistes. Nizza (1971). — 3. Dudel, J., Trautwein, W.: Arch. Naunyn-Schmiedebergs Arch exp. Path. Pharmak. **232**, 393 (1958). — 4. Grohmann, H. W., Theisen, K., Halbritter, R., Koczorek, K. R., Jahrmärker, H.: Zum Verhalten der Refraktärzeit des menschlichen Herzens unter Aldadiene-K. Colloque international sur l'action extra-rénale de l'Aldosterone et de ses antagonistes, Nizza 1971. — 5. Krebs, H. A., Henseleit, K.: Hoppe-Seylers Z. physiol. Chem. **210**, 33 (1932). — 6. Lüderitz, B., Bolte, H.-D.: Z. Kreisl.-Forsch. **60**, 130 (1971). — 7. Lüderitz, B., Bolte, H.-D., Steinbeck, G.: Verh. dtsch. Ges. inn. Med. **77**, 471 (1971). — 8. Schröder, R., Schüren, K. P., Biamino, G., Dennert, J., Meyer, V., Sadée, W.: Verh. dtsch. Ges. Kreisl.-Forsch. **37**, 438 (1971). — 9. Varenne, A., André-Robant, P., Guiran, J. B.: Gaz. méd. Fr. **71**, 5869 (1967).

MATTHYS, H., SCHLEHE, H., RÜHLE, K. H., KONIETZKO, N., HÄRICH, B.*, STRICKSTROCK, K. H.** (Sektion Pulmonologie, Zentrum für Innere Medizin und Kinderheilkunde, Universität Ulm): **Diagnose des latenten, manifesten und dekompensierten Cor pulmonale**

Bei der funktionellen Begutachtung von Patienten mit Lungenkrankheiten geht es nebst anderem auch immer um die Diagnose des Cor pulmonale, d. h. um den Nachweis einer pulmonal bedingten Widerstandserhöhung im kleinen Kreislauf. Die Diagnose dieser abnormen Rechtsherzbelastung kann nach klinischen, röntgenologischen, elektrokardiographischen und hämodynamischen Gesichtspunkten geschehen. Ziel dieser Studie ist daher, die Aussagekraft der Untersuchungsmethoden, welche die körperliche Integrität nicht verletzen, mit den hämodynamischen Meßwerten zu vergleichen.

Die zur präoperativen oder Rentenbegutachtung dem Lungenfunktionslabor zugewiesenen Patienten werden bei uns nach folgendem Schema untersucht:
1. Anamnese und klinischer Status, 2. Thorax-Röntgen a.p. und seitlich, 3. EKG in Ruhe und bei submaximaler Belastung, 4. Ganzkörperplethysmographie und Einatemzug CO-Diffusionskapazitätsmessung, 5. Spiroergometrie und Hämodynamik in Ruhe sowie bei drei steady-state-Belastungsstufen.

Anamnestisch und klinisch kann ein latentes Cor pulmonale lediglich vermutet werden, z. B. aus der verminderten körperlichen Belastbarkeit mit inadäquatem Pulsanstieg bei vorliegender Lungenerkrankung.

Klinische Zeichen der Rechtsherzbelastung in Ruhe wie epigastrische Pulsationen, präsystolischer Galopp und pathologisch gespaltener und akzentuierter 2. Herzton über der Pulmonalis bei hebendem nach linksaußen verlagertem Herzspitzenstoß erlauben bei fehlenden Dekompensationszeichen die Diagnose manifestes Cor pulmonale.

Bestehen zudem Ruhedyspnoe, Cyanose und Stauungszeichen wie vergrößerte druckdolente Leber, hepatojugulärer Reflux bei peripherer Venenstauung sowie Ödeme und Ascites, so stellen wir die klinische Diagnose dekompensiertes Cor pulmonale (Lüthy, 1961).

Röntgenologisch kann an Hand einer seitlichen und dorsoventralen Thoraxaufnahme ein latentes Cor pulmonale lediglich auf Grund der Ausdehnung der Lungenparenchymveränderungen bei unauffälligem Herz- und Gefäßbild vermutet werden. Das manifeste Cor pulmonale zeichnet sich durch prominente zentrale Pulmonalarterien, kleinkalibrige periphere Lungengefäßzeichnung sowie Vergrößerung des linken Pulmonalsegmentes aus. In der seitlichen Thoraxaufnahme erkennen wir die Anhebung der arteriellen Ausflußbahn und a.p. evtl. eine Linksverbreiterung mit Anhebung der Herzspitze als Zeichen der rechtsventrikulären Volumenzunahme.

Zeigt sich zusätzlich ein vergrößerter rechter Vorhof (verstrichene Herztaille) und eine verbreiterte V. cava superior mit Begleiterguß, so stellen wir die Diagnose dekompensiertes Cor pulmonale.

Elektrokardiographisch läßt sich die Diagnose latentes Cor pulmonale stets erst aus dem Belastungselektrokardiogramm bei submaximaler Leistung eindeutig sichern. Das manifeste Cor pulmonale kann elektrokardiographisch kaum vom dekompensierten abgegrenzt werden. Wir achteten bei der Diagnose der latenten und manifesten Rechtsherzbelastung auf die folgenden Vorhof- (P in II $> 0,25$ mV, P in V2 $> 0,20$ mV, P Vektor $\geqslant +80°$, qR in V1) und Ventrikelzeichen (QRS-Vektor $\geqslant +110°$, QRS-T-Vektor $\geqslant +90°$, R/S in V1 $\geqslant 1$, in V6 ≤ 2, R in V1 + S in V5 $\geqslant 1,05$ mV).

---
* Sektion Kardiologie.
** Abteilung für Röntgendiagnostik.

Mit dem Rechtsherzmikrokatheter nach Grandjean (1972) wurde in Ruhe der mittlere rechte Vorhofdruck, dann der Ventrikeldruck und schließlich der Pulmonalisdruck unter besonderer Beachtung der enddiastolischen Werte gemessen. Liegen die erwähnten Meßgrößen im Normbereich und kommt es erst während der stufenweisen Belastung bis zur inidviduellen maximalen Arbeitskapazität (Bühlmann, 1968) im steady-state zum pathologischen Ansteigen des Pulmonalisdruckes als Funktion des Herzminutenvolumens (Ekelund u. Holmgren, 1967; Granath et al., 1964), so sprechen wir von einem latenten Cor pulmonale.

Läßt sich bereits in Ruhe ein im Verhältnis zum Herzminutenvolumen sicher pathologischer Pulmonalisdruck feststellen bei noch normalem oder nur geringgradig erhöhtem enddiastolischen Ventrikel- und mittlerem Vorhofdruck (P ⩾ 8 mmHg), so sprechen wir von einem manifesten Cor pulmonale. Unter Belastung steigen die Pulmonalisdruckwerte weiter an.

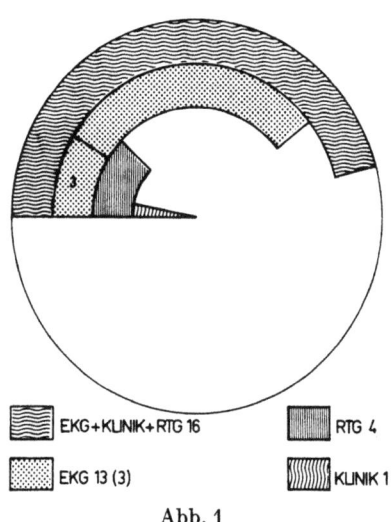

Abb. 1

Liegen bereits in Ruhe pathologisch erhöhte mittlere Vorhof- und enddiastolische Ventrikeldrucke vor (P > 8 mmHg) und wird aus Gründen der zunehmenden Rechtsherzinsuffizienz eine 6minütige 25 Watt-Belastung nicht mehr geschafft, stellen wir die funktionelle Diagnose dekompensiertes Cor pulmonale.

Ergebnisse

Von 55 untersuchten Patienten zeigten 5 die klinischen und funktionellen Zeichen des dekompensierten Cor pulmonale. Die restlichen 50 ergaben 17mal die hämodynamische Diagnose manifestes und 33mal latentes Cor pulmonale.

Die Elektrokardiogramme wurden von einem Kardiologen, die Thoraxaufnahmen von einem Röntgenologen retrospektiv nochmals begutachtet, ohne daß diese von den hämodynamischen und klinischen Befunden Kenntnis hatten.

Dem Kardiologen gelang es, 13 von 33 latenten Cor pulmonale aus den EKG-Befunden zu diagnostizieren (Abb. 1). Röntgenologisch wurde 5mal ein manifestes Cor pulmonale diagnostiziert, in einem Fall lag hämodynamisch überhaupt kein Cor pulmonale vor (falsch positive Angabe). Gesamthaft gelang es mit den unblutigen diagnostischen Methoden, knapp die Hälfte (16 von 33 latenten Cor pulmonale) zu diagnostizieren. 21mal lag eine restriktive, 4mal eine obstruktive und 8mal eine gemischt restriktiv-obstruktive Lungenfunktionsstörung dem latenten Cor pulmonale als Ursache zugrunde (7mal Silikose, 6mal chronische Bronchitis mit Emphysem, 17mal Fibrothorax und 3mal Zustand nach Lungenembolien). Bei einer durchschnittlichen Sollarbeitskapazität von 136 Watt leisteten die Patienten im Mittel maximal 91 ± 34 Watt. Dabei betrug der mittlere Pulmonalisdruck 35 ± 6, der systolische 50 ± 12 und der diastolische 20 ± 7 mmHg.

Bei den 17 Patienten mit funktionell manifestem Cor pulmonale (Abb. 2) gelang es mit den unblutigen Untersuchungsmethoden rund zwei Drittel zu erkennen (11 von 17). Dabei war die röntgenologische Diagnostik (9) den annähernd gleichwertigen klinischen (7) und elektrokardiographischen (5mal manifestes, 2mal falsch latentes Cor pulmonale) Aussagen leicht überlegen. 9mal lag eine restriktive, 3mal eine obstruktive und 5mal eine restriktiv-obstruktive Lungenfunktionsstörung dem manifesten Cor pulmonale zugrunde (3mal Silikose, 5mal chronische

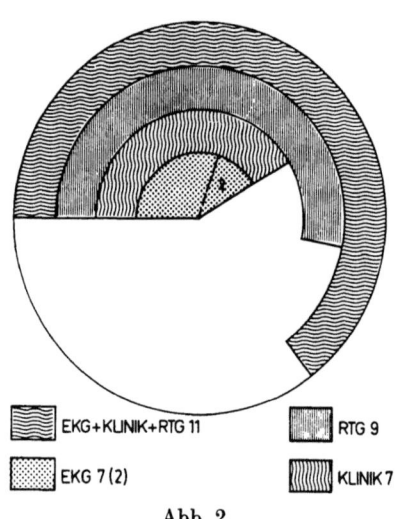

Abb. 2

Bronchitis mit Emphysem und 9mal Fibrothorax). Bei einer durchschnittlichen Sollarbeitskapazität von 135 Watt leisteten die Patienten im Mittel maximal 70 ± 42 Watt. Dabei betrug der mittlere Pulmonalisdruck 40 ± 9, der systolische 60 ± 15 und der diastolische 24 ± 9 mmHg.

Die Patienten mit latentem und manifestem Cor pulmonale haben gleiches Durchschnittsalter (53 ± 10 Jahre). Ihre Pulmonalisdrucke sind signifikant vom Soll und untereinander verschieden ($p < 0{,}005$) ebenso die maximale, liegend vollbrachte Leistung in Watt ($p < 0{,}025$).

Zusammenfassend können wir sagen, daß rund die Hälfte der Patienten mit der hämodynamischen Diagnose latentes oder manifestes Cor pulmonale auf Grund der klinischen, elektrokardiographischen und röntgenologischen Untersuchungen allein, falsch beurteilt wurden. Man wird daher bei entsprechender Fragestellung an den Gutachter auf den Rechtsherzkatheter kaum mehr verzichten können.

Literatur

Bühlmann, A. A.: Ergometrie. In: Begutachtung von Lungenfunktionsstörungen, S. 154. Stuttgart: Thieme 1968. — Ekelund, L. G., Homgren, A.: Circulat. Res. Suppl. I, 33 (1967). — Granath, A., Jonson, B., Strandell, T.: Acta med. scand. **176**, 425 (1964). — Grandjean, Th.: Schweiz. med. Wschr. **102**, 447 (1972). — Lüthy, E.: Schweiz. med. Wschr. **91**, 433 (1961).

GREISER, E., GAHL, K. (Department für Biometrie und med. Informatik und Department Innere Medizin, Med. Hochschule Hannover): **Kausalitätsnachweis der durch Aminorexfumarat induzierten primär vasculären pulmonalen Hypertonie***

Die Häufigkeitszunahme der primär vasculären pulmonalen Hypertonie (PVPH) in den Jahren 1967 bis 1970 wirft die Frage nach ihrer Ursache auf. Zur Klärung bieten sich folgende epidemiologische Methoden zur Beurteilung einer Kausalbeziehung an: 1. Differenzmethode, 2. Methode der Übereinstimmung (Stärke der statistischen Assoziation), 3. Methode der konkomitierenden Variation, 4. Nachweis einer zeitlichen Kohärenz zwischen Faktor und Effekt, 5. Nachweis eines biologischen Gradienten, 6. Beurteilung von Alternativhypothesen, 7. experimenteller Nachweis.

1.

Mittels der Differenzmethode wird geprüft, ob sich die Verbreitung einer Erkrankung mit der Verbreitung eines identifizierbaren Faktors deckt. Da bereits im Mai 1968 die Vermutung geäußert worden war, der Appetitzügler Aminorexfumarat (AF) könne als mögliche Ursache der beobachteten Erkrankungshäufung in Frage kommen, lag es nahe zu prüfen, ob sich die Häufung der Erkrankung mit dem Verteilungsgebiet dieses Mittels deckte. Eine Befragung zahlreicher Kardiologen und Epidemiologen des Auslandes ergab, daß an verschiedenen Zentren in Frankreich, Belgien, den Niederlanden, Norwegen, Schweden, Finnland, Großbritannien, der UdSSR, in den USA und in Japan während der letzten 10 Jahre keine Änderung der Frequenz von PVPH bezogen auf die Zahl der Herzkatheteruntersuchungen der einzelnen Zentren beobachtet worden war.

2.

Um zu prüfen, ob die in der BRD beobachtete Erkrankungshäufung mit der Einnahme von AF assoziiert sein könnte, wurde auf unsere Anregung hin von einer Kommission der Deutschen Gesellschaft für Kreislaufforschung im Rahmen einer Gesamterfassung aller Erkrankungsfälle an PVPH seit dem 1. Januar 1966 eine case-control-Studie durchgeführt, d. h. zu jedem Patienten mit einer PVPH mußte ein Kontrollpatient ohne PVPH gewählt werden, der in folgenden Merkmalen mit dem PVPH-Patienten übereinstimmen mußte: Untersuchungszentrum, Untersuchungsjahr, Geschlecht, Altersgruppe und Gewichtsindexklasse nach Broca. Für die Patienten beider Gruppen mußte zudem eruiert werden, ob sie je Appetitzügler, Stimulantien, orale Kontrazeptiva oder sonstige Medikamente eingenommen hatten. Im Rahmen dieser Studie, an der sich bisher 20 Kliniken aus der BRD und der Schweiz beteiligten, wurden Befunde von 359 Patienten mit PVPH und von 213 Kontrollpatienten mitgeteilt. Nachdem von den 213 Paaren Patienten mit lückenhafter Dokumentation, einer Lungenembolie in der Anamnese oder mit einem Mitteldruck in der Arteria pulmonalis unter 25 mmHg ausgeschlossen worden waren, ergab sich für die verbleibenden 179 Paare für mögliche Risikofaktoren, die durch Lungenembolien zu einer pulmonalen Hypertonie führen können, folgende Verteilung: Überwiegen kardialer Erkrankungen und längerdauernder Bettlägerigkeit in der Gruppe der Kontrollpatienten (bedingt dadurch, daß die Studie an kardiologischen Zentren durchgeführt wurde) und ein geringes Überwiegen der Geburten in der PVPH-Patientengruppe. Die Häufung der Einnahme von AF in der PVPH-Patientengruppe war mit $p < 0{,}001$ signifikant. Dieser Befund bleibt selbst dann unverändert, wenn man eine um 400% höhere Einnahmefrequenz von AF in der Kontrollgruppe annehmen wollte. Damit ist eine deutliche Assoziation zwischen der Einnahme von AF und dem Vorliegen einer PVPH gegeben.

* Teilweise gefördert mit Mitteln der Deutschen Forschungsgemeinschaft.

3.

Mit der Methode der konkomitierenden Variation wird geprüft, ob Veränderungen in der Stärke eines Faktors zu einer konsekutiven quantitativen Veränderung des beobachteten Effektes führen. Dieses ist für den Fall von AF und dem Auftreten von PVPH zu bejahen, da sowohl in der BRD als auch in Österreich und in der Schweiz etwa mit einer Latenz von 2 Jahren nach Einführung von AF ein Gipfel in der Erkrankungshäufigkeit zu beobachten war, gefolgt von einem Abfall mit ähnlicher Latenz nach Rücknahme des Mittels vom Markt.

4.

Auch für Einzelpatienten ist die zeitliche Kohärenz von Faktor und Effekt gegeben. Während bei einer Unabhängigkeit von AF-Einnahme und Auftreten der PVPH zu erwarten wäre, daß etwa gleich viele Patienten AF vor als auch nach Erkrankung an PVPH eingenommen hätten, konnten wir nur bei 8 von 215 Patienten mit PVPH und angegebener AF-Einnahme eine Einnahme nach Beschwerdebeginn eruieren.

5.

Dem Nachweis eines biologischen Gradienten in Form einer Dosiswirkungskurve ist im Rahmen einer Kausalitätsbeurteilung besonderes Gewicht beizumessen. Im Bemühen um die Ermittlung einer Bezugspopulation für die Einnahme von AF fanden wir bei der Befragung von etwa 5000 Hannoveranern der Geburtsjahrgänge 1910 bis 1949 folgende Verteilung der Einnahmedosen, die durch die Ergebnisse der Prüfung von etwa 2 Mio. Rezepten einer größeren Krankenkasse bestätigt wurde.

Da wir über den Bereich von mehr als 10 Packungen keine Beobachtungen hatten, führten wir durch eine Schätzfunktion eine Bestimmung der Einnahmehäufigkeiten bis 16 Packungen durch. Unter Verwendung der so gewonnenen Daten und der Daten der im Stadtgebiet von Hannover gefundenen Patienten mit PVPH nach AF dieser Altersklassen konnten wir eine logarithmische Dosiswirkungsbeziehung (Abb. 1) nachweisen, d. h. nach Einnahme von 1 bis 2 Packungen beträgt das minimale Erkrankungsrisiko 0,25‰, während es nach Einnahme von 15 bis 16 Packungen auf mindestens 8% ansteigt. Der Korrelationskoeffizient ist mit $p < 0{,}001$ signifikant.

6.

Es gilt als allgemeiner epidemiologischer Satz, daß der Wert des Versuchs, eine Kausalbeziehung herzustellen, umgekehrt proportional ist zur Anzahl akzeptabler Alternativhypothesen. Für die Deutung der in den Jahren 1967 bis 1969 beobachteten Epidemie von PVPH in der BRD, in Österreich und in der Schweiz ist bislang in der wissenschaftlichen Diskussion keine akzeptable Alternativerklärung geäußert worden.

7.

Experimentell ist es gelungen, beim Hund im akuten [1] und subchronischen [2] Versuch, sowie bei der Ratte in chronischen Versuchen [3] mit AF eine Druckerhöhung in der Arteria pulmonalis nachzuweisen. Darüber hinaus fanden Lison et al. [4] nach chronischer Applikation von AF bei Ratten morphologische Veränderungen (perivasculäre Entzündungsherde, Fibrinthromben, Intimaschwellungen).

Bei der Diskussion der möglichen Prävention einer Therapiekatastrophe eines solchen Ausmaßes, muß die Frage Berücksichtigung finden, ob nicht schon während einer — entsprechend den Richtlinien der Deutschen Gesellschaft für Innere Medizin [5] — sorgfältig geplanten, durchgeführten und ausgewerteten klinischen Prüfung dieses Arzneimittels die Nebenwirkung hätte erkannt werden können.

Da bei einem Präparat dieser Klasse mit einem vergleichsweise geringen therapeutischen Wert höhere Anforderungen an die Risikofreiheit der Anwendung gestellt werden müssen als bei einem Medikament, das aus vitaler Indikation gegeben wird, wäre es gerechtfertigt, als minimales Kollektiv für die klinische Prüfung der Phase 2 2000 Versuchs- und 2000 Kontrollpatienten anzusetzen. Bei Befolgung eines Versuchsplans mit abgestufter Therapiedauer und Nachuntersuchung auf mögliche chronische Schäden jeweils 12 Monate nach Therapieende hätten bei Übertragung der in Hannover gefundenen minimalen Incidenzen als mittlere Er

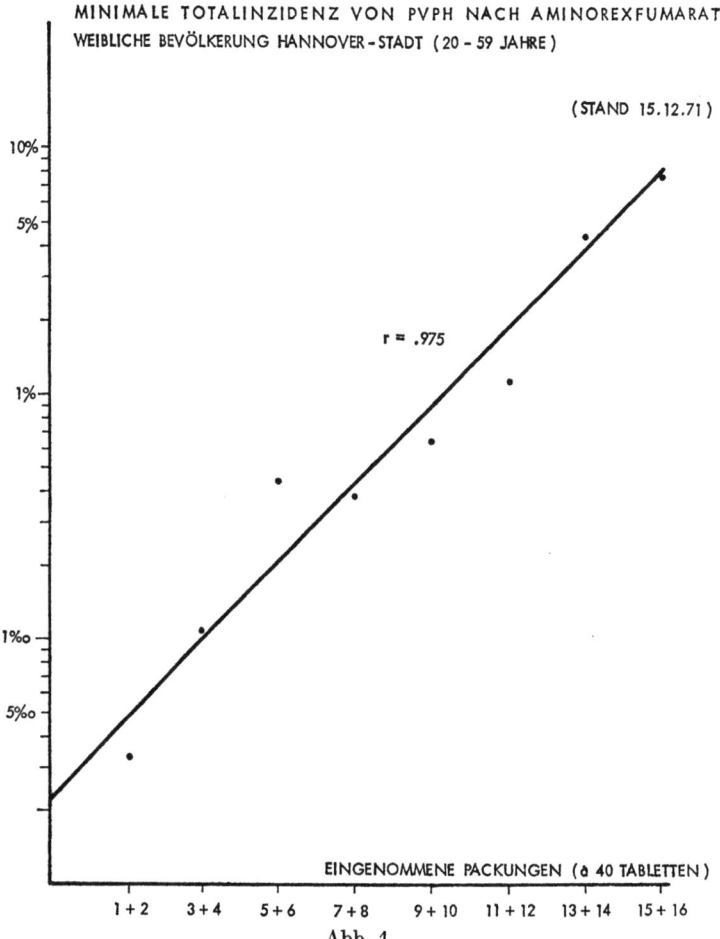

Abb. 1

wartungswerte vier Patienten mit einer PVPH nach Einnahme von AF entdeckt werden müssen (Tabelle). Tatsächlich entsprechen die klinischen Prüfungen der Phase 2, die in der BRD, in Österreich und in der Schweiz vor Registrierung des Mittels durchgeführt worden sind, weder in der Wirksamkeitsprüfung noch in der Prüfung auf mögliche Nebenwirkungen den zitierten Richtlinien.

Zusammenfassend läßt sich feststellen:

1. In den Jahren 1967 bis 1969 ist in Österreich, der Schweiz und in der BRD eine Epidemie von Erkrankungsfällen an PVPH aufgetreten. Diese Epidemie steht im zeitlichen Zusammenhang mit der Einführung, Verbreitung und Rücknahme des Appetitzüglers Aminorexfumarat.

2. Entsprechende Beobachtungen sind an kardiologischen Zentren in Frankreich, Belgien, den Niederlanden, Norwegen, Schweden, Finnland, Großbritannien, der UdSSR, Japan und den USA nicht gemacht worden.

3. Auf Grund einer case-control-Studie in der BRD läßt sich eine deutliche Assoziation zwischen der Einnahme von AF und dem Vorliegen einer PVPH ($p < 0,001$) feststellen.

4. Bis auf einzelne Ausnahmen ist in den erfaßten Einzelfällen eine zeitliche Kohärenz zwischen der AF-Einnahme und dem Auftreten von PVPH gegeben.

5. Eine logarithmische Dosisabhängigkeit des Erkrankungsrisikos nach AF-Einnahme ist mit $p < 0,001$ gesichert.

Tabelle. *Auftreten von PVPH nach Aminorexfumarat im Rahmen einer klinischen Prüfung (mittlere Erwartungshäufigkeit unter Verallgemeinerung der für Frauen — Alter 20 bis 59 Jahre — in Hannover-Stadt gefundenen Dosis-Wirkungsbeziehung)*

Anzahl, Pat.	Behandlungsdauer (Monate)	Packungen	Incidenz ‰	Anzahl, Fälle (PVPH)
1000	3	2	0,5	/
400	6	5	2,2	/
300	9	7	4,5	1
300	12	9	1,0	3

Zugrundegelegtes Nachuntersuchungsintervall: 12 Monate nach Therapieende.

6. Tierexperimentell sind nach Applikation von AF im akuten, subchronischen und chronischen Versuch Druckerhöhungen in der Arteria pulmonalis, im chronischen Versuch auch morphologische Veränderungen an den Gefäßen der Lungenstrombahn beobachtet worden.

7. Es besteht nach diesen Befunden kein begründeter Zweifel mehr an dem kausalen Zusammenhang zwischen der Einnahme von AF und dem nachfolgenden Auftreten einer PVPH.

8. Es ist anzunehmen, daß in einer sorgfältig geplanten, durchgeführten und ausgewerteten klinischen Prüfung von AF diese Nebenwirkung schon in der Phase 2 der klinischen Prüfung hätte erkannt werden können.

Literatur

1. Kraupp, O.: Wien. Z. inn. Med. **50**, 493 (1969). — 2. Brunner, H., Stepanek, J.: Proc. Europ. Soc. Study Drug Toxicity **12**, 123 (1971) (Int. Congr. Ser. Vol. 220). — 3. Engelhardt, R., Hort, W.: Naunyn-Schmiedebergs Arch. Pharmak. **266**, 318 (1970). — 4. Lison, H.: Naunyn-Schmiedebergs Arch. Pharmak. **270** (Suppl.), R 86 (1970). — 5. Mitteilung des Vorstandes der Deutschen Gesellschaft für innere Medizin zur Aufstellung von Richtlinien für die klinische Prüfung von Arzneimitteln. Klin. Wschr. **43**, 698 (1965).

Louven, B., Thelen, M., Straaten, G., Petersen, E., Oest, S. (Med. Univ.-Klinik Bonn): **Die Bedeutung von EKG-Untersuchungen für die Diagnose und Prognose der Contusio cordis**

Die Zahl der Straßenverkehrsunfälle in der Bundesrepublik hat in den letzten 20 Jahren laufend zugenommen. Während im Jahre 1953 11449 Menschen bei 251618 Verkehrsunfällen getötet wurden, waren es nach Angaben des Statistischen Bundesamtes 1970 19177 bei 377198 Unfällen. Weil dabei durch Steuerradverletzung häufig ein stumpfes Thoraxtrauma verursacht wird, besteht leicht die Möglichkeit einer Herzschädigung. Damit gewinnt die Contusio cordis an aktueller Bedeutung. So wird der Arzt immer öfter vor die Frage gestellt, auf Grund welcher Kriterien er bei einem polytraumatisierten Patienten die Diagnose einer Herzkontusion stellen kann.

Die klinischen Symptome des Kollapses, der Einflußstauung, Arrhythmien und Stenokardien sind zwar suspekt auf das Vorliegen einer Herzkontusion, werden jedoch häufig von den Symptomen des hämorrhagischen Schocks und den unmittelbaren Folgen der Brustkorbverletzung derart überlagert, daß eine Differenzierung aus dem klinischen Bild kaum möglich ist.

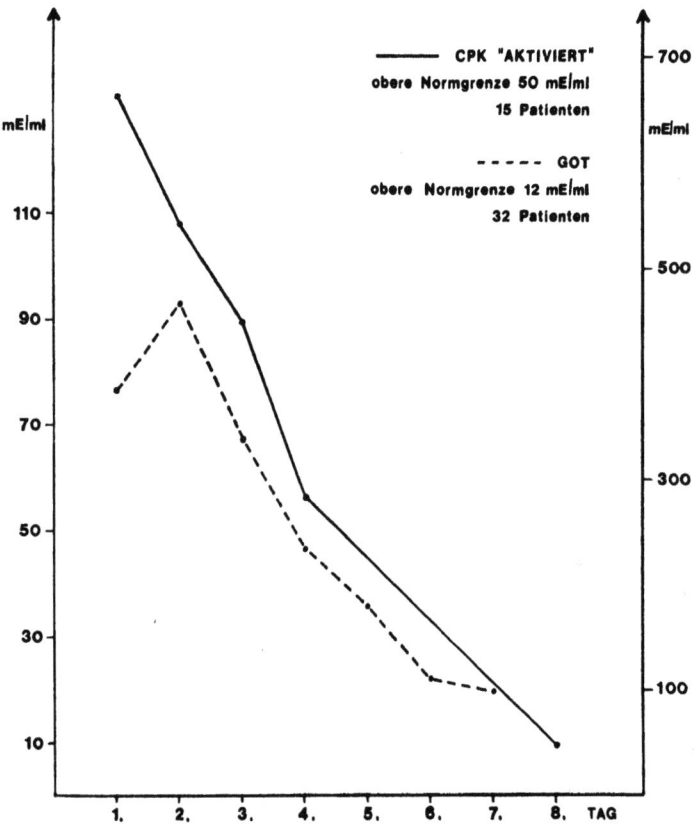

Abb. 1. Mittlere Enzymaktivitäten nach Herzkontusion

In dieser Situation sind systematische Untersuchungen der Enzymaktivitäten der GOT (Glutamat-Oxalacetat-Transaminase) und der CPK (Kreatinin-Phosphokinase) im Serum der Patienten nach Trauma eine wertvolle diagnostische Hilfe.

Aus der Abb. 1 ist ersichtlich, daß der Aktivitätsgipfel der CPK am 1., die höchste Enzymaktivität der GOT am 2. Tage nach Trauma bei unseren Patienten ermittelt wurde. Die dargestellten Differenzen der Mittelwerte in der Nachbeobachtung bis zum 8. Tag sind statistisch signifikant ($p < 0,001$ t-Test für nicht gepaarte Daten nach Student). Dem Einwand, daß die Aktivitätssteigerungen durch Nebenverletzungen anderer Organe verursacht und daher kein spezifisches Kennzeichen einer Herzschädigung seien, kann aus klinischer Erfahrung und tierexperimenteller Beobachtung begegnet werden. [6].

Eine Ergänzung der diagnostischen Möglichkeiten stellen Röntgen-Thoraxaufnahmen dar. Wenn der Zustand der Patienten meist auch nur Bettaufnahmen zuläßt, und diese von der Standard-Aufnahmetechnik abweichen und daher zurückhaltend beurteilt werden müssen, so steigern vergleichende Verlaufskontrollen die Sicherheit der Diagnose und lassen eine Aussage über Pro- oder Regredienz der Herzgröße zu. So sahen wir bereits nach 3 bis 6 Std nach dem Trauma bei 42 Patienten eine myogene Dilatation des Herzens, bei 31 eine Lungenstauung. Eine differentialdiagnostische Aussage ist aus dem Röntgenbild nur selten möglich, so beim Hämoperikard, das meist eine kugelige Herzvergrößerung und relativ helle Lungenfelder zeigt oder beim Aortenaneurysma dissecans, bei dem eine progrediente Mediastinalverbreiterung und selten zusätzlich eine Doppelkontur der Aorta zu beobachten ist [7].

VERKEHRSUNFÄLLE 52 (28 Steuerrad)

Polytraumen 53, isoliert Thorax 12

† 23 (19 -4.Wo.), Sektionen 11

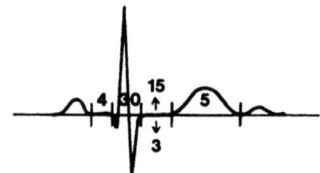

Rhythmuswechsel 3, ventrikul. E.S. 3, Typenwandel 2

BELASTUNGS-EKG 27, pathologisch 3

CORONAROGRAMME 8, pathologisch 1

Abb. 2. Synopse der Patienten mit Herzkontusion

Wesentliche diagnostische Bedeutung für die Contusio cordis haben EKG-Untersuchungen. Wenn auch Harbauer [1] durch operative Nachahmung der Kontusion, Incarceration, Luxation und Tamponade am Hundeherzen zeigen konnte, daß eine Artdiagnose oder Lokalisation der Herzschädigung aus dem EKG schwer möglich sind, so ergeben EKG-Verlaufsbeobachtungen doch die wichtigsten Kriterien, um auf eine Herzschädigung generell schließen zu können. Dabei werden Veränderungen des QRS-Komplexes als spezifisch angesehen [2, 5].

Wie die Abb. 2 darstellt, treten bei unseren 65 Patienten (50 Männer, 15 Frauen) Arbeitsunfälle (9), Sportunfälle (2), Selbstmordversuche (2) gegenüber den Verkehrsunfallzahlen in den Hintergrund. Fast alle Patienten waren polytraumatisiert, bei den wenigen isolierten Thoraxtraumen lagen in 9 Fällen zusätzlich Lungenkontusionen vor. Die wiedergegebenen EKG-Veränderungen sind synoptisch skizziert: Es fällt auf, daß Veränderungen des QRS-Komplexes inform intraventriculärer Reizleitungsstörungen (23) kompletten (3) und inkompletten Rechtsschenkelblockes (5) überwiegen. ST-Hebungen vom Typ des Außenschichtschadens (11) und unter Infarktbild (4) sind nächsthäufig. AV-Blockierungen (1 totaler, 3 partielle AV-Blöcke) und Erregungsrückbildungsstörungen wurden etwa ebenso häufig wie Rhythmuswechsel und Typenwandel beobachtet.

Die dargestellten EKG-Veränderungen sind dadurch als objektives Substrat einer Herzkontusion ausgewiesen, daß sie zum einen in keinem Falle in EKGs vor dem Unfall bestanden. Solche Vor-EKGs stehen uns von 13 Patienten zur Verfügung. Zum anderen ist die Hälfte der Patienten unter 30 Jahre alt, der Altersgipfel liegt zwischen dem 20. und 30. Lebensjahr und somit braucht bei unseren Patienten mit einer Häufung präexistierender Herzerkrankungen nicht gerechnet zu werden. Vor allem jedoch zeigten sämtliche EKG-Veränderungen eine Variabilität nach dem Trauma.

Bei einer Nachuntersuchung zeigten 3 von 27 Patienten ein pathologisches Belastungs-EKG, ein Patient war infolge seines Herzschadens (totaler AV-Block und durch Herzkatheter gesicherter Ventrikelseptumdefekt) arbeitsunfähig. Die übrigen Nachuntersuchten zeigten bei der Belastung auf dem Fahrradergometer keine pathologische Reaktion und waren wieder berufstätig. Da Einrisse, Blutungen oder Oedem der Intima extramuraler angiographisch darstellbarer Coronararterien mit appositioneller Thrombenbildung möglich sind [3, 4], wurden bei 8 Patienten Coronarogramme durchgeführt. Im Einklang mit den Angaben der Literatur, daß traumatische Veränderungen der großen Coronararterien selten sind, und sich die pathologischen Veränderungen hauptsächlich im Bereich der Endstrombahn abspielen [5], fanden wir nur bei einem Patienten den Verschluß einer rechten Coronararterie. 23 Patienten waren verstorben, davon 19 in den ersten 4 Wochen. Die Mehrzahl der Fälle wurde seziert, dadurch konnte in 3 Fällen die Herzschädigung als eigentliche Todesursache objektiviert werden. Es handelte sich dabei um Herzeinrisse, ausgedehnte Blutungen, Myokardnekrosen und Abrisse kleiner Gefäße.

Schlußfolgernd möchten wir EKG-Untersuchungen für die Diagnose der Contusio cordis hervorheben. Enzymuntersuchungen i.S. ergeben Hinweise, keine Beweise. Zur Beurteilung der Prognose sind Belastungs-EKG-Untersuchungen wertvoll. Die Indikation zur Coronarangiographie sollte streng gestellt werden. Wir sehen sie als gegeben an, wenn Angina pectoris persistiert, im Belastungs-EKG eine Coronarinsuffizienz objektiviert wird und bei dem Patienten coronarchirurgische therapeutische Konsequenzen gezogen werden können.

Das Problem der Contusio cordis ist wohl die Trennung von präexistierenden Herzschäden vom Unfallschaden. Dazu sind EKG-Untersuchungen baldmöglichst nach dem Trauma, die sich auch bei einem noch so schwer verletzten Patienten mit vielen Verbänden durch Anklebe- oder Einstichelektroden durchführen lassen, ausschlaggebend. Verlaufskontrollen in regelmäßigen, manchmal stündlichen Abständen sind erforderlich, um eine Variabilität im EKG-Bild erfassen zu können. Erst wenn sich ein konstant unauffälliger Kurvenverlauf feststellen läßt, darf man sich mit längeren Abständen zwischen den EKG-Kontrollen begnügen. Da solche fortlaufenden EKG-Serien auch heute noch oft versäumt werden, war es unser Anliegen, diese Forderung zu unterstreichen.

Literatur
1. Harbauer, G.: Anaesthesist **19**, 41 (1970). — 2. Kreuzberg, B., Eckert, P., Louven, B., Thelen, M.: Verh. dtsch. Ges. Chirurg. (1971). — 3. Levy, H.: Arch. intern. Med. **84**, 261 (1949). — 4. Meesen, H.: Frankfurt. Z. Path. **54**, 307 (1940). — 5. Parmley, L. E.: Circulation **18**, 371 (1958). — 6. Rosenkranz, K. A.: Verh. dtsch. Ges. Kreisl.-Forsch. **29**, 247 (1963). — 7. Uthgenannt, H.: Fortschr. Röntgenstr. **110**, 448 (1969).

Aussprache
Herr K. W. SCHNEIDER:

Zu Herrn LOUVEN: Bei der Contusio-Cordis wird auf erhöhte CPK-Reaktion hingewiesen. Welche Methode wurde angewandt: Vorwärts- oder Rückwärtsreaktion? Wie aber mittlerweile allgemein anerkannt und von uns schon frühzeitig immer betont wurde, ist die Herzspezivität dieses Fermentes eine Illusion. Man findet erhöhte CPK-Werte bei Hirnerweichung, Muskeltraumen, Venenentzündung usw. Es fällt mir schwer, allein auf Grund von Tierversuchen eindeutige Analogien aufzustellen, die beweisend sein sollen, daß allein die Contusio cordis für die Fermenterhöhung verantwortlich ist.

SEIPEL, L., GLEICHMANN, U., LOOGEN, F. (I. Med. Klinik B, Universität Düsseldorf): **Das Ultraschall-Doppler-Kardiogramm bei rechtsseitigem flottierendem Vorhoftumor**

Mit der percutanen Ultraschall-Doppler-Technik werden in der Medizin Strömungsmessungen in arteriellen und venösen Gefäßen durchgeführt [3, 4, 7, 13, 17, 31, 36]. Mit der gleichen Meßanordnung lassen sich auch über dem Herzen charakteristische, reproduzierbare Echos gewinnen, die neben der Bewegung der Herzwände und -klappen auf den intrakardialen Blutstrom zurückgeführt werden [1, 2, 5, 12, 15, 22, 25, 27—29, 37]. Im folgenden sollen die prä- und postoperativen Befunde bei der Beschallung des Herzens eines Patienten mit flottierendem Vorhoftumor berichtet werden.

Bei einem 52jährigen Patienten (W.Br.) mit der klinischen Verdachtsdiagnose eines kombinierten Tricuspidalvitiums wurde bei der Durchleuchtung ein schattendichter, flottierender Tumor des rechten Vorhofes festgestellt. Im Cineangiogramm konnte dokumentiert werden, daß der Tumor während der Systole im rechten Vorhof nahe der Hohlvenenmündung lag. Mit Beginn der Diastole bewegte er sich zunächst relativ langsam in Richtung der Tricuspidalklappe. Nach Einsetzen der Vorhofkontraktion wurde der Tumor ruckartig in die Ausflußbahn des rechten Ventrikels und sofort wieder zurück in den rechten Vorhof geschleudert, so daß er sich mit Beginn der Ventrikelkontraktion schon wieder im Bereich des AV-Klappenringes befand. Der Operationssitus ergab, daß der verkalkte Tumor mit rauher Oberfläche die Tricuspidalklappe so weit zerstört hatte, daß nach seiner Entfernung eine Starr-Edwards-Klappenprothese implantiert werden mußte. Da in der Literatur schon über flottierende rechtsseitige Vorhoftumoren berichtet worden ist [6, 8, 16, 19—21, 24, 30, 33, 38], darunter 2 Fälle mit Implantation einer Tricuspidalklappenprothese [11, 18], soll auf die weiteren Befunde nicht mehr eingegangen werden.

Die percutane Beschallung des Herzens wurde mit dem Doppler-Modell 802 der Firma Parks Electronics durchgeführt. Das Prinzip der Meßmethode und die Technik des Gerätes sind schon an anderer Stelle beschrieben worden [27]. Während im normalen Ultraschall-Doppler-Kardiogramm bei Detektorlokalisation im 4. oder 5. ICR links eine a-Welle, eine systolische und eine diastolische Welle zu unterscheiden sind [27], fiel in diesem Falle bei der präoperativen Messung eine hohe Geschwindigkeitsspitze nach der a-Welle auf. An diese ungewöhnliche Welle schloß sich eine deformierte systolisch-diastolische Kurve mit einem erneuten Maximum zur Zeit des II. Tones an. Im simultan registrierten Phonokardiogramm war gleichzeitig mit der atypischen, hohen Geschwindigkeitsspitze im Doppler-UKG ein „präsystolisches" Geräusch zwischen dem IV, und dem I. Herzton nachweisbar (Abb. 1). Der hohe Kurvenausschlag zwischen a-Welle und systolischer Welle, der im normalen Ultraschall-Doppler-Kardiogramm nicht vorkommt, kann im Zusammenhang mit dem Cineangiokardiogramm durch die Schleuderbewegung des flottierenden Tumors erklärt werden. Es ist dabei zu berücksichtigen, daß das verwendete Gerät die Bewegungsrichtung des beschallten Objektes (vom Schallkopf weg oder zu ihm hin) nicht unterscheiden kann, so daß eine schnelle Hin- und Rückbewegung nur einen einzigen positiven Ausschlag verursacht. Die verformte systolisch-diastolische Welle ist möglicherweise Ausdruck des Tricuspidalklappenfehlers. Die Kurvenspitze zur Zeit des II. Herztones kann spekulativ direkt auf die Bewegung eines lädierten Klappensegels bezogen werden.

Nach Entfernung des Tumors und Implantation einer Tricuspidalklappenprothese zeigte das Doppler-UKG bei gleicher Detektorlokalisation wie vor der Operation eine etwas verformte systolische und diastolische Welle. Eine a-Welle konnte nicht registriert werden, da sich bei dem vorliegenden AV-Block I. Grades die a-Welle auf die diastolische Welle „aufpfropfte" und dadurch nicht als isolierte Spitze in Erscheinung trat. Hierdurch wurde die diastolische Kurve nach der P-Zacke im EKG überhöht, was im Sinne einer erhöhten Strömungsgeschwindigkeit des Blutes zu diesem Zeitpunkt gedeutet werden kann (Abb. 2). Bei Auf-

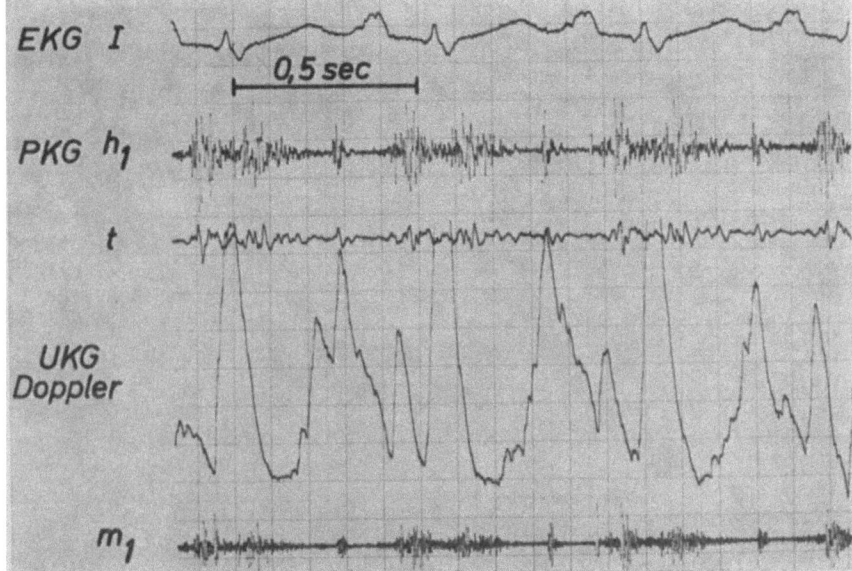

Abb. 1. Elektrokardiogramm (EKG), Phonokardiogramm (PKG) und Ultraschall-Doppler Kardiogramm (UKG-Doppler) mit Detektorlokalisation im 5. ICR links bei einem Patienten mit flottierendem rechtsseitigem Vorhoftumor. Nach der P-Welle im EKG ist simultan mit dem IV. Herzton eine a-Welle im Doppler-UKG nachweisbar. Darauf folgt eine ungewöhnlich hohe Geschwindigkeitsspitze, die mit dem I. Ton endet. Gleichzeitig ist ein „präsystolisches" Geräusch registriert. Anschließend kommt im Doppler-UKG eine atypische systolischdiastolische Welle zur Darstellung mit einer Spitze zum Zeitpunkt des II. Tones

setzen des Schallkopfes im 4. ICR links waren an umschriebener Stelle simultan mit dem phonokardiographischen Öffnungs- und Schließungsklick der Klappe isolierte Geschwindigkeitsspitzen im Ultraschall-Doppler-Kardiogramm nachweisbar (Abb. 2b). Sie müssen als Ausdruck der Bewegung der Ballprothese interpretiert werden. Berechnet man in Analogie zu Modellversuchen die Ballbewegungszeit aus dem Intervall zwischen Beginn und Maximum der Ausschläge, ergibt sich ein Wert von 0,07 sec. Diese Zeit ist doppelt so lang wie die mit gleicher Methode ermittelten Ballbewegungszeiten für Aortenklappenprothesen [29]. Bei genauem zeitlichen Vergleich mit den anderen simultan registrierten Parametern ist allerdings nicht sicher auszuschließen, daß die relativ langsame Ballbewegung von Tricuspidalklappen (im Gegensatz zu Aortenklappen) frequenzmäßig nicht sicher von der Bewegungsgeschwindigkeit der gesamten Klappe (Ball und Käfig) während der Herzaktion zu trennen ist und daher mit in das registrierte

Echo eingeht. Es fällt auf, daß die Ausschläge im Doppler-UKG bei der Öffnungsbewegung des Balles im Durchschnitt etwas höher sind als bei der Schließungsbewegung. Auf Grund der Frequenz-Amplitudenmodulation des verwendeten Gerätes würde dies eine höhere Ballbewegungsgeschwindigkeit bei der Klappenöffnung bedeuten. Es muß aber berücksichtigt werden, daß sich die gesamte Klappe während der Herzaktion bewegt und daher die Öffnungsbewegung des Balles im Käfig in einem etwas günstigeren Winkel zum Ultraschallstrahl verlaufen kann als

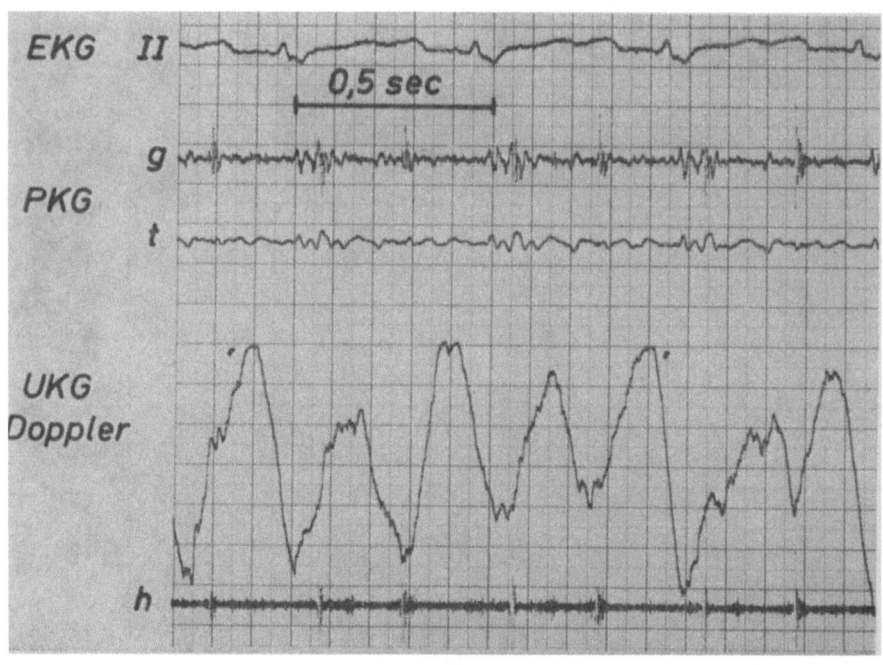

a

Abb. 2. a EKG, PKG und Doppler-UKG mit Detektorlokalisation im 5. ICR links bei gleichem Patienten nach Implantation einer Starr-Edwards-Klappenprothese in Tricuspidalposition. Im Doppler-UKG ist keine isolierte a-Welle nachweisbar, da sie sich beim AV-Block I. Grades auf die diastolische Welle „aufpropft". Hierdurch ist die diastolische Welle überhöht. Die systolische Welle ist gering deformiert. b EKG, PKG und Doppler-UKG mit Detektorlokalisation im 4. ICR links bei gleichem Patienten nach Klappenimplantation. Simultan mit dem Öffnungs- und Schließungsklick der Klappe werden im Doppler-UKG isolierte Geschwindigkeitsspitzen registriert. Der zeitliche Abstand zwischen Beginn und Maximum der Kurve beträgt 0,07 sec (Ballbewegungszeit)

die Schließungsbewegung. Zudem kann sich die Klappe in den unterschiedlichen Phasen der Herztätigkeit in einem unterschiedlichen Abstand vom Schallkopf befinden, was ebenfalls die Messung beeinflußt. Bei veränderter Position des Schallkopfes auf den Thorax können sich die Verhältnisse in der Ausschlaghöhe der Kurven umkehren ohne daß sich die absolute Ballgeschwindigkeit geändert hat.

Bisher ist in der Literatur noch nicht über Ultraschall-Doppler-Kardiogramm bei flottierenden Herztumoren und bei Tricuspidalklappenprothesen berichtet worden. Es sind jedoch von verschiedenen Autoren Befunde bei der Beschallung mit konventioneller Ultraschalltechnik (A-Scan, B-Scan) mitgeteilt worden [9, 10, 14, 23, 26, 32—34, 35]. Die vorgelegten Ergebnisse zeigen, daß die Bewegungen intrakardialer Tumoren und Klappenprothesen mit dem neuen Verfahren analysiert werden können. Allerdings ist bei percutaner Beschallung eine absolute Geschwindigkeitsmessung aus der Ausschlaghöhe der Kurven nicht möglich. Daher kann das Ultraschall-Doppler-Kardiogramm nur nach formalen und zeitlichen Kriterien ausgewertet werden. Während hierbei die Diagnostik flottierender Herztumoren eine Rarität darstellt, bietet die Registrierung der Bewegung künstlicher Herzklappen und die direkte Bestimmung der Ballbewegungszeit eine zusätzliche Information bei der Überwachung dieser Patienten.

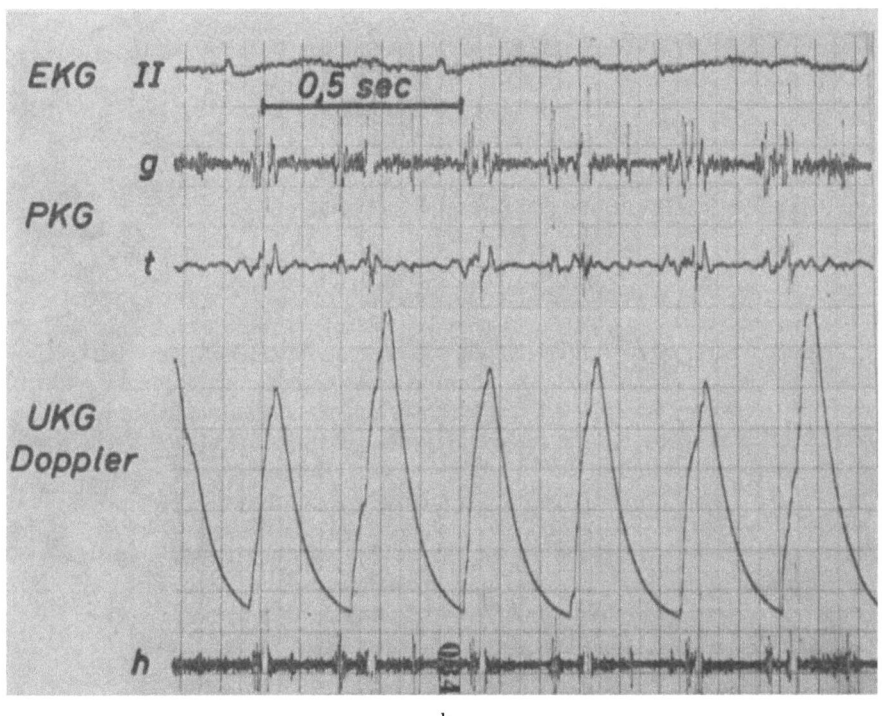

b

Literatur

1. Abelson, D.: J. Amer. med. Ass. **204**, 438 (1968). — 2. Abelson, D. M., Jaffe, J., Murray, P. J.: Cardiovasc. Res. **5**, 535 (1971). — 3. Alexander, R. H., Nippa, J. H., Folse, R.: Amer. Heart J. **82**, 86 (1971). — 4. Allan, J. S., Terry, H. J.: Cardiovasc. Res. **3**, 503 (1969). — 5. Bellet, S., Kostis, J.: Circulation **38**, 721 (1968). — 6. Barlow, J., Fuller, D., Denny, M.: Brit. Heart J. **24**, 120 (1962). — 7. Bollinger, A., Mahler, F., Zehender, O.: Dtsch. med. Wschr. **95**, 1039 (1970). — 8. Bross, W.: J. cardiovasc. Surg. (Torino) **6**, 234 (1965). — 9. Effert, S., Domanig, E.: Dtsch. med. Wschr. **84**, 6 (1959). — 10. Finegan, R. E., Harrison, D. C.: New Engl. J. Med. **282**, 1022 (1970). — 11. Fluck, D. C., Lopez-Bescos, L.: Proc. roy. Soc. Med. **61**, 1115 (1968). — 12. Gleichmann, U., Kreuzer, H., Loogen, F., Seipel, L.: Z. Kreisl.-Forsch. **60**, 452 (1971). — 13. Gosling, R. G., Dunbar, G., King, D. H., Newman, D. L., Side, C. D., Woodcock, J. P., Fitzgerald, D. E., Keates, J. S., MacMillan, D.: Angiology **22**, 52 (1971). — 14. Kostis, J. B., Moghadam, A. N.: Chest **58**, 550 (1970). — 15. Kostis, J. B., Fleischmann, D., Bellet, S.: Circulation **40**, 197 (1969). — 16. Levinson, J. P., Kincaid, O. W.: New Engl. J. Med. **264**, 1187 (1961). — 17. Mahler, F., Bollinger, A.: Schweiz. med. Wschr. **100**, 162 (1970). — 18. Martin, C. E., Hufnagel, C. A., de Leon, A. C., Jr.: Amer. Heart J. **78**, 245 (1969). — 19. Matsushita, S., Kuramochi, M., Kaneko, J., Kuramoto, K.: Jap. Circulat. J. (En.) **32**, 1283 (1968). — 20. Morrisey, J. F., Campeti, F. L., Mahoney, E. B., Yu, P. N.: Amer. Heart J. **66**, 4 (1963). — 21. Navrátil, J., Kaindl, F., Domaning, E.: Wien. Z. inn. Med. **51**, 253 (1970). — 22. Nimura, Y., Matsuo, H., Mochizuki, S., Aoki, K., Wanda, O., Abe, H.: Amer. Heart J. **75**, 49 (1968). — 23. Popp, R. L., Harrison, D. C.: Ann. intern. Med. **71**, 785 (1969). — 24. Sannerstedt, R., Varnauskas, E., Paulin, S., Linder, E., Ljunggren, H., Werkö,

L.: Amer. Heart J. **64**, 243 (1962). — 25. Satomura, S.: J. acoust. Soc. Amer. **29**, 1181 (1957). — 26. Schattenberg, T. T.: Proc. Mayo Clin. **43**, 620 (1968). — 27. Seipel, L., Gleichmann, U.: Z. Kreislauf.-Forsch. **58**, 1291 (1969). — 28. Seipel, L., Gleichmann, U.: Verh. dtsch. Ges. inn. Med. **77**, 923 (1971). — 29. Seipel, L., Both, A., Gleichmann, U., Mäurer, W.: Verh. dtsch. Ges. Kreisl.-Forsch. **38**, (1972) (im Druck). — 30. Sievers, J., Areskog, N. H., Stenport, G.: Cardiologia (Basel) **55**, 55 (1970). — 31. Sigel, B., Popky, G. F., Wagner, D. K., Boland, J. P., Mapp, E. M., Feigl, P.: Surg. Gynec. Obstet. **127**, 339 (1968). — 32. Spencer, W. H., Peter, R. H., Orgain, E. S.: Arch. intern. Med. **128**, 787 (1971). — 33. Waxler, E. B., Kawai, N., Kasparian, H.: Amer. Heart J. **83**, 251 (1972). — 34. Winters, W. L., Gimenez, J., Soloff, L. A.: Amer. J. Cardiol. **19**, 97 (1967). — 35. Wolfe, S. B., Popp, R. L., Feigenbaum, H.: Circulation **39**, 615 (1969). — 36. Yao, S. T., Hobbs, J. T., Irvine, W. T.: Brit. med. J. **1968 IV**, 555. — 37. Yoshida, T., Mori, M., Nimura, Y., Hikita, G., Takagishi, S., Nakanishi, K., Satomura, S.: Amer. Heart J. **61**, 61 (1961). — 38. Zitnik, R. S., Guiliani, E. R.: Amer. Heart J. **80**, 689 (1970).

Sebening, H., Henselmann, L., Sebening, F. (I. Med. Klinik der TU München): **Zur Diagnostik rechts- und linksatrialer Tumoren**

Autoreferat

Tumoren des rechten und linken Vorhofs sind seltene Herzerkrankungen. Ihre differentialdiagnostische Abgrenzung ist schwierig, da Vorhoftumoren meist die klinische Symptomatik von Tricuspidal- bzw. von Mitralstenosen oder anderer Herzerkrankungen nachahmen. Trotzdem kann bei subtiler Untersuchungstechnik und einer exakten Analyse der auskultatorischen, mechanokardiographischen, elektrokardiographischen und anderer Untersuchungsbefunde der Verdacht auf einen Vorhoftumor erhalten werden, der sich dann durch eine sinnvolle Kombination von Herzkatheterisation und Kontrastmitteldarstellung des betroffenen Vorhofs bestätigen läßt. An Hand von 5 eigenen Fällen (3 linksatriale und 2 rechtsatriale Vorhoftumoren) werden die charakteristischen Symptome, sowie die klinischen, hämodynamischen, angiokardiographischen, herzchirurgischen und pathologisch-anatomischen Befunde und Probleme demonstriert und diskutiert.

So, C. S., Blömer, H. (I. Med. Klinik der TU München): **Phonokardiographische Besonderheiten beim Ebstein-Syndrom unter besonderer Berücksichtigung des Schweregrades**

Das Ebstein-Syndrom ist eine seltene, kongenitale Anomalie des Herzens. Das Röntgenbild zeigt charakteristischerweise ein kugeliges, oder beutelförmiges Herz. Die Aorta und die A. pulmonalis sind klein, die Lungenfelder auffällig hell. Im Kymogramm ist mitunter (schwere Fälle) am linken unteren Herzrand eine Pulsation des rechten Vorhofes nachweisbar. Im EKG finden sich typischerweise ein ausgeprägtes P-dextroatriale, ein Rechtsschenkelblock mit kleiner R'-Zacke in V 1, eine Störung des Erregungsrückganges und häufig verschiedene Rhythmusstörungen. Der Nachweis eines WPW-Syndroms, Typ B, bei einem cyamotischen Herzfehler weist mit großer Wahrscheinlichkeit auf ein Ebstein-Syndrom hin.

Im Gegensatz zum Röntgenbild und Elektrokardiogramm sind die auskultatorischen bzw. phonokardiographischen Befunde beim Ebstein-Syndrom sehr verschiedenartig. So wurden ein Vorhofton und/oder ein dritter Herzton bei Dreieroder Viererrhythmus, ein systolisches Geräusch und ein diastolisches Geräusch, das mitunter einen „kratzenden" Charakter haben kann, beschrieben [1, 2, 3, 4, 5, 6, 7]. Wenig Beachtung wurde dagegen bisher einem systolischen Click bzw. einem systolischen Extraton geschenkt [1, 2, 3, 6].

Im folgenden soll versucht werden, an Hand von 24 eigenen Fällen im Alter zwischen 4 und 40 Jahren charakteristische phonokardiographische Befunde herauszustellen und diese Befunde dem Schweregrad der Krankheit zuzuordnen. Die Diagnose wurde durch die physikalische Untersuchung, das Elektrokardiogramm, das Vektorkardiogramm und das Röntgenbild gestellt. Eine Herzkatheteruntersuchung wurde bei 16 Fällen durchgeführt. Die klinische Diagnose konnte bei 4 Fällen durch die Autopsie bestätigt werden.

Die phonokardiographischen Befunde sind ihrer Häufigkeit nach wie folgt zusammengestellt. Leiser erster Herzton 22 Fälle. Systolisches Geräusch 18 Fälle. Systolischer Click 14 Fälle. Dritter Herzton 12 Fälle. Vorhofton 12 Fälle. Diastolisches Geräusch 5 Fälle. Besonders herausstellen möchten wir dabei den systolischen Click und das systolische Geräusch.

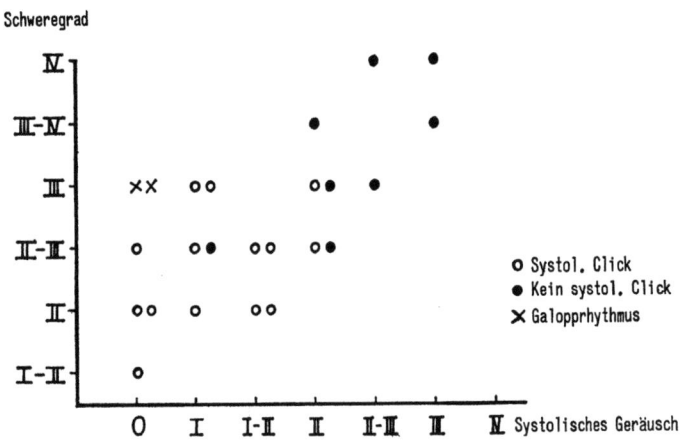

Abb. 1. Systolisches Geräusch bei Ebstein-Syndrom

Der oft laute, systolische Click mit pkt. max. über der Tricuspidalis (12 von 14 Fällen) wurde vorwiegend bei Patienten mit leichtem Schweregrad gefunden (Abb. 1). Die Patienten mit einem systolischen Click wiesen keine oder nur eine geringfügige zentrale Cyanose auf; ebenso waren die Zeichen der Tricuspidalinsuffizienz und der Rechtsherzinsuffizienz weit weniger ausgeprägt als in den Fällen ohne systolischen Click.

Der Entstehungsmechanismus des systolischen Clicks ist noch umstritten. Sterz u. Mitarb. [6] vertreten die Ansicht, daß er durch die Kontraktion des atrialisierten rechten Ventrikels hervorgerufen sei.

Michel glaubt außerdem, daß es sich um einen Tricuspidalöffnungston handelt, der durch die Anspannung der verlagerten, manchmal als Stenose wirkenden Tricuspidalsegel hervorgerufen sei [3]. Zuckermann spricht von einem verspäteten Tricuspidalanteil des ersten Herztones [7].

Auf Grund unserer Beobachtung, daß der systolische Click vor allem bei den leichten Fällen von Ebstein-Syndrom auftritt, bei denen keine wesentliche Tricuspidalinsuffizienz und Rechtsherzinsuffizienz vorliegen, möchten wir glauben, daß der systolische Click etwas mit der Abdichtung des rechten Ventrikels gegen den Vorhof zu tun hat.

Er wird unserer Meinung nach durch den Schluß bzw. die Anspannung einer verlagerten, aber noch funktionstüchtigen Tricuspidalklappe zu Beginn der verspäteten Kontraktion des rechten Ventrikels oder durch die Anspannung der sich ebenfalls systolisch kontrahierenden Trabecula septomarginalis hervorgerufen, die, unabhängig von ihrer Lokalisation, den rechten Ventrikel gegen den rechten Vorhof abdichten.

Der systolische Click beim Ebstein-Syndrom könnte deshalb auch als „Abdichtungston" bezeichnet werden. Unabhängig von seinem Entstehungsmechanismus ist er ein gutes Kriterium für den Schweregrad des Herzfehlers.

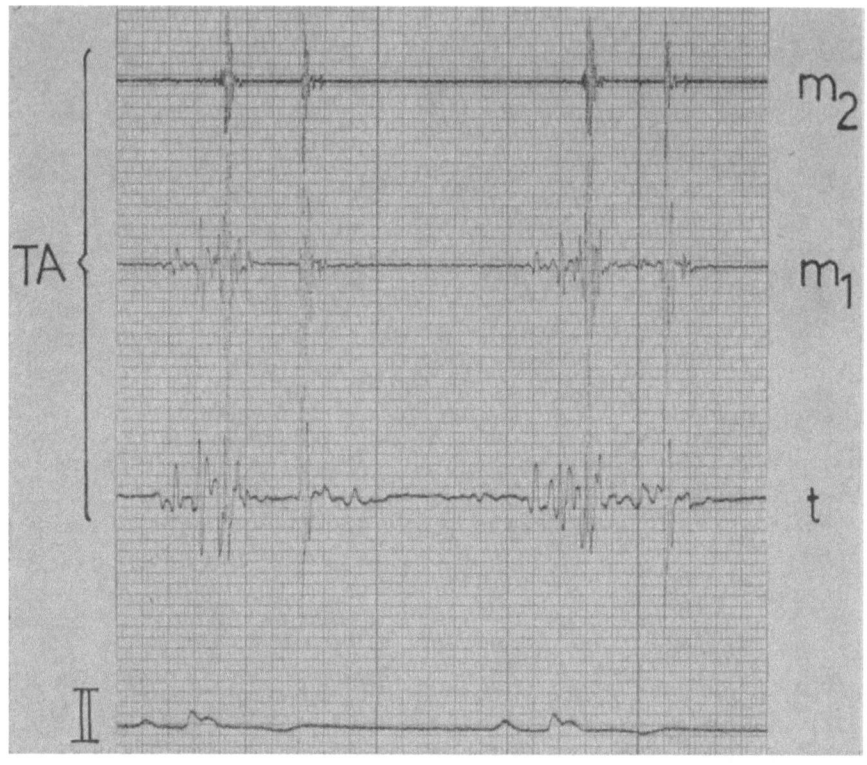

a

Abb. 2. a Phonokardiogramm bei einer 32jährigen Patientin mit einem leichten Ebstein-Syndrom (Schweregrad II). Deutlicher Vorhofton, leiser erster Herzton und sehr lauter systolischer Click, jedoch kein sicher nachweisbares Geräusch. b Phonokardiogramm bei einer 14jährigen Patientin mit einem schweren Ebstein-Syndrom (Schweregrad III bis IV). Deutliches systolisches Geräusch und angedeutetes diastolisches Geräusch über die Tricuspidalis in Exstirpation. Deutliche Zunahme des systolischen und diastolischen Geräusches während der Inspiration

Ein systolisches Geräusch mit pkt. max. über der Mitralis (9 Fälle), der Tricuspidalis (6 Fälle) oder der Mitralis und Tricuspidalis (3 Fälle) war auch bei uns ein sehr häufiger Befund. Es ist durch eine Tricuspidalinsuffizienz infolge der Klappenmißbildung hervorgerufen. In unserem Material zeigt sich, daß zwischen der Lautstärke des systolischen Geräusches und dem Schweregrad des Vitiums eine Beziehung besteht (Abb. 1). So ist das systolische Geräusch bei leichtem Schweregrad nicht nachweisbar oder leise und zeigt meist eine Decrescendo- oder Spindelform. Diese Fälle haben außerdem häufig einen systolischen Click.

Andererseits wurde das laute systolische Geräusch nur bei schweren Fällen beobachtet und zeigt eine Spindel- oder Bandform. Zusätzlich war in diesen Fällen oft ein diastolisches Geräusch (5 Fälle) feststellbar, das in den meisten Fällen (4 Fälle) bei Inspiration und Müllerschem Saugversuch lauter wurde. Es handelt sich hier vorwiegend um Kinder im fortgeschrittenen Stadium der Erkrankung. Sie hatten eine deutliche zentrale Cyanose, schwere Rechtsherzinsuffizienz und erhebliche körperliche Leistungsminderung. So kann gesagt werden, daß der systolische Click ohne systolisches Geräusch oder nur mit geringem systolischem Geräusch beim Ebstein-Syndrom für ein leichtes Stadium spricht, während das

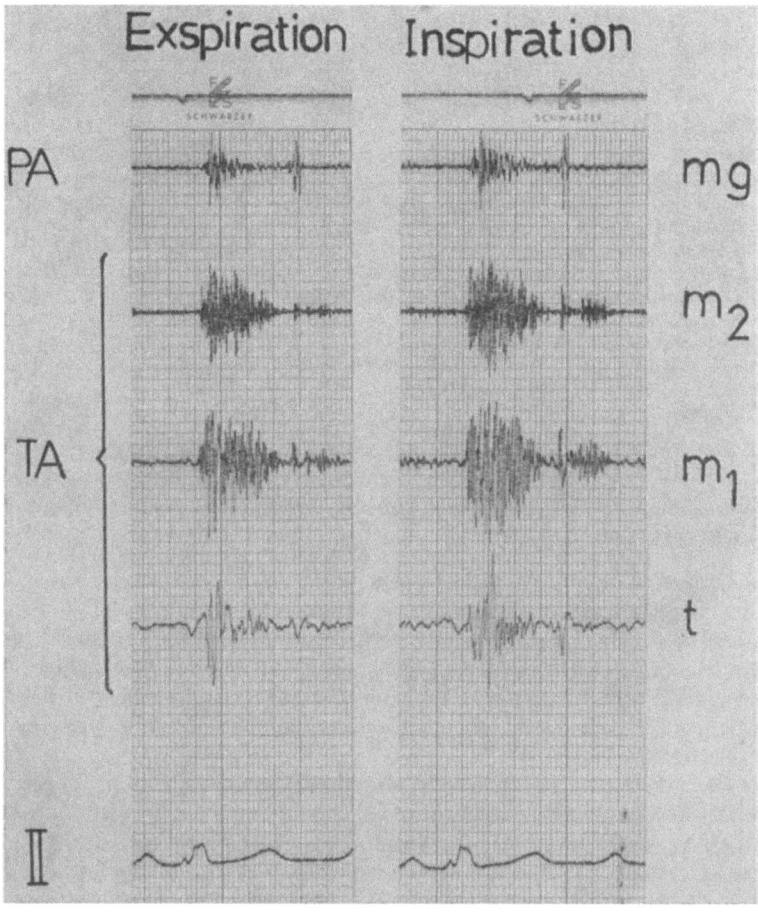

b

laute systolische Geräusch ohne systolischen Click auf ein fortgeschrittenes Stadium hinweist (Abb. 2a und 2b).

Ein leiser erster Herzton, ein Vorhofton und ein dritter Herzton konnten sowohl bei leichter als auch schwerer Form nachgewiesen werden. Der leise erste Herzton kann auf die Verlagerung der Mitralklappe nach hinten, die Schlußunfähigkeit der Tricuspidalklappe und das kleine Schlagvolumen zurückgeführt werden. Der dritte Herzton wird als Füllungston des muskelschwachen, eigentlichen rechten Ventrikels angesehen. Der Vorhofton ist wohl bedingt durch die plötzliche Anspannung des rechten Ventrikels infolge der Vorhofkontraktion.

Zusammenfassend läßt sich sagen, daß beim Ebstein-Syndrom phonokardiographisch kein pathognomonischer bzw. obligater Befund nachweisbar ist. Jedoch kann auf Grund des systolischen Clicks und der Lautstärke des systolischen Geräusches in manchen Fällen mit guter Zuverlässigkeit über die qualitative Diagnose hinaus eine quantitative Diagnose gestellt werden.

Literatur
1. Blömer, H.: Auskultation des Herzens und ihre hämodynamischen Grundlagen. München-Berlin-Wien: Urban u. Schwarzenberg 1967. — 2. Meyer, W., Schaede, A.: Z, Kreisl.-Forsch. 52, 969 (1963). — 3. Michel, D.: Angeborener Herzfehler (Auskultation. Phonokardiographie, Differentialdiagnose). Berlin-Göttingen-New York: Springer 1964. — 4. Simcha, A., Bonham-Carta, R. E.: Brit. Heart J. 33, 46 (1971). — 5. So, C. S., Steim, H.: Cardiologia (Basel) 40, 148 (1969). — 6. Voill, F., Sterz, H.: Z. Kreisl.-Forsch. 45, 526 (1956). — 7. Zuckermann, R.: Herzauskultation. Edition Leipzig 1965.

Aussprache
Herr K. W. Schneider:

Zu Herrn So: Der Schweregrad des Ebstein-Syndroms, soweit meine Erfahrungen bei dem seltenen Krankheitsbild ausreichen, wird durch das Vorliegen eines Septumdefektes mitbestimmt. Sind Fälle mit Septumdefekt in dem großen von Ihnen vorgetragenen Material vorhanden und können diese phonokardiographisch näher analysiert werden? Grüber hat vor allem auf die Konstanz des gespaltenen 2. Herztones hingewiesen bei In- und Exstirpation. Durch Indikatordilutionskurvenregistrierung können wir sehr gut zwischen Ebstein-Syndrom mit und ohne Septumdefekt unterscheiden. Im rechten Vorhof und rechten Ventrikel findet man weit ausgezogene Verdünnungskurven, während in der Arteria pulmonaris ein rascher Konzentrationsanstieg und ebenso rascher Abfall nachweisbar ist. Bei Septumdefekt würden wegen der Erhöhung des Kleinkreislaufminutenvolumens schmalbasige Kurven erst im Bereich des linken Ventrikels registriert werden.

Mäurer, W., Gleichmann, U., Both, A. (I. Med. Klinik B der Universität Düsseldorf): **Klinische Erfahrungen mit der Apexkardiographie bei Patienten mit Herzklappenprothesen**

Nach prothetischem Klappenersatz kann eine aufwendige kardiologische Diagnose mit Herzkatheterisierung und Angiokardiographie nicht in jedem Fall durchgeführt werden. Vielmehr erfolgen Verlaufskontrollen zunächst unter Anwendung der üblichen unblutigen klinischen Untersuchungsmethoden. Von diesem Verfahren wird der Apexkardiographie bisher keine größere Bedeutung beigemessen, zumal die meisten Untersucher lediglich den diastolischen Kurvenanteil formal beurteilen.

Bei 40 Patienten nach Klappenersatzoperation wurde daher geprüft, inwieweit mit Hilfe der Apexkardiographie Rückschlüsse über die Funktion der Klappenprothesen gewonnen werden konnten. Die Registrierung des Apexkardiogramms und seines ersten Differentialquotienten erfolgte mit der früher beschriebenen quantitativen Registriertechnik [1]. Außer dem Apexkardiogramm wurden das EKG, das Phonokardiogramm und die Carotispulskurve simultan mitregistriert. Folgende Ergebnisse wurden festgestellt:

1. Bei Mitralklappenersatz kann aus dem Apexkardiogramm eine Beurteilung der prothesenbedingten Stenose erfolgen, die vor allem bei einer absoluten Arrhythmie nach kurzer Diastolendauer wirksam wird.

2. Der Nachweis einer Regurgutation infolge Randinsuffizienz am Mitralklappenprothesenring ist apexkardiographisch dagegen nicht sicher möglich.

3. Die Stenosewirkung einer Aortenballprothese zeigt sich im Apexkardiogramm durch eine typische Formänderung des systolischen Kurvenanteils mit Weiteranstieg im Anschluß an die Klappenöffnung und spätsystolischen Maximum.

4. Bei Patienten mit Doppelklappenersatz ermöglicht die Apexkardiographie Rückschlüsse über die Funktion beider Prothesen.

Die erste Abbildung (Abb. 1) zeigt die Registrierung bei einem 33jährigen Mann mit einer Starr-Edwards-Prothese in Mitralposition. Es besteht die tachykarde Form der absoluten Arrhythmie bei Vorhofflimmern. Im Apexkardiogramm erkennt man eine abgeflacht ausgebildete schnelle Füllungswelle, so daß eine

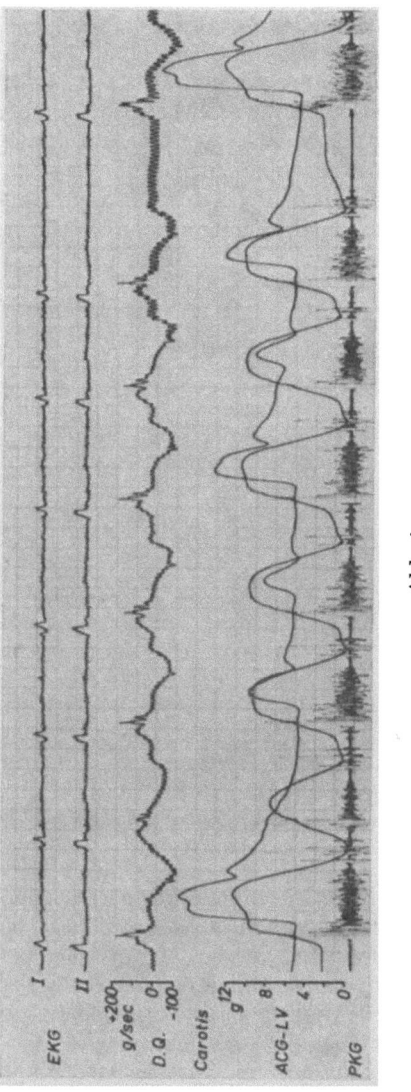

Abb. 1

verlangsamte Ventrikelfüllung infolge Stenosewirkung der Prothese anzunehmen ist. Dies wird besonders in der letzten Diastole deutlich, erst 0,24 sec nach der Klappenöffnung wird ein diastolisches Plateau erreicht. Daraus muß geschlossen werden, daß dieser Zeitraum für eine ausreichende Ventrikelfüllung zur Verfügung stehen muß. Ist die schnelle Füllungswelle bei der vorliegenden Tachykardie von ca. 110/min kürzer als 0,2 sec., so ist die Ventrikelfüllung unzureichend, das Schlagvolumen ist vermindert. Die Verminderung des Schlagvolumens läßt sich an der verkleinerten Ampltiude der Carotispulskurve erkennen.

Die praktische Konsequenz aus dieser Registrierung besteht darin, medikamentös eine Frequenzsenkung beizuführen, um dadurch eine ausreichende Ventrikelfüllung zu sichern.

Bei einem 46jährigen Patienten, bei dem nach Mitralklappenersatz eine schwerwiegende Mitralinsuffizienz infolge Randablösung der Klappenprothese mit Druckwerten im linken Vorhof von 70/15 mm Hg aufgetreten war, zeigte das Apexkardiogramm im systolischen Kurvenanteil eine mäßige Verbreiterung des Kurvengipfels bei relativ hoher Gesamtamplitude. Im diastolischen Kurvenanteil fiel auf, daß eine schnelle Füllungswelle nicht ausgebildet war, wie sie sonst bei einer hämodynamisch wirksamen Mitralinsuffizienz immer angetroffen wird. Ähnliche Beobachtungen wurden noch an zwei weiteren Patienten mit Prothesenrandablösungen gemacht. Eine fehlende schnelle Füllungswelle spricht somit auf Grund der hier gemachten Erfahrungen nicht gegen eine funktionell schwerwiegende Mitralinsuffizienz infolge Randablösung am Prothesenring.

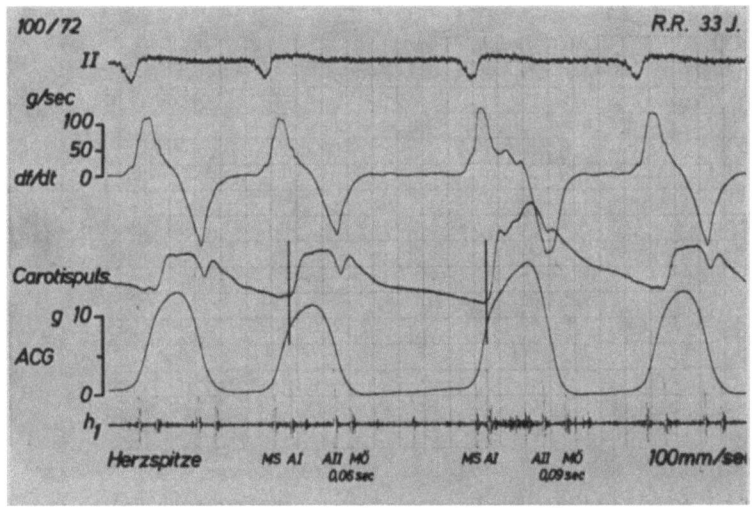

Abb. 2. Doppelklappenprothese mit absoluter Arrhythmie

Nach Implantation einer Aortenballprothese ist die prothesenbedingte Stenosewirkung im Apexkardiogramm meist eindeutig zu erkennen. Bei einem 24jährigen Patienten, bei dem wegen ungünstiger anatomischer Verhältnisse eine zu kleine Starr-Edwards-Aortenklappe eingesetzt werden mußte, verursachte die prothesenbedingte Stenose einen Druckgradienten zwischen linkem Ventrikel und Aorta von 90 mm Hg. Entsprechend zeigte das Apexkardiogramm die charakteristische Formänderung im systolischen Kurvenanteil wie bei einer Aortenstenose. Der ansteigende Schenkel war deutlich verzögert, der Gipfelpunkt E wurde dadurch verspätet erreicht und entsprach nicht dem Zeitpunkt der Klappenöffnung. Die Klappenöffnung war an einer Steilheitsänderung im aufsteigenden Kurvenschenkel erkennbar. Bemerkenswert war in diesem Fall, daß trotz des nachgewiesenen hohen Druckgradienten zwischen linkem Ventrikel und Aorta die Carotispulskurve einen noch normalen Steilanstieg aufwies, die halbe Pulskurvenanstiegszeit lag bei 0,03 sec.

Bei Patienten mit Doppelklappenersatz in Aorten- und Mitralposition ermöglicht die Apexkardiographie in Einzelfällen Rückschlüsse über die Funktion beider Prothesen, z. B. im Hinblick auf die Stenosewirkung des jeweiligen Ventils in

Abhängigkeit von der vorangegangenen Diastolendauer. In der folgenden Abbildung (Abb. 2) wird dies deutlich. Es handelt sich um einen 33jährigen Patienten nach Doppelklappenersatz mit unterschiedlich langer Diastolendauer infolge einer absoluten Arrhythmie bei Vorhofflimmern. Während der längeren Diastolen ist eine ausreichende Ventrikelfüllung und eine entsprechende Druckentlastung des linken Vorhofs möglich, das Intervall zwischen Aortenprothesenschlußton und Mitralprothesenöffnungston ist mit 0,09 sec relativ weit. In den daran anschließenden Systolen erkennt man jedoch eine Formänderung des Apexkardiogramms i. S. einer funktionell wirksamen Aortenstenose mit Weiteranstieg im Anschluß an die Klappenöffnung und spätsystolischen Maximum.

Auch in der entsprechenden Phase der Carotispulskurve findet sich ein angedeutetes Hahnenkammphänomen. Nach einer kurzen Diastole tritt dagegen die Stenosewirkung durch die Mitralprothese stärker in Erscheinung, als Ausdruck einer wirksamen Mitralstenose fällt der Öffnungston bereits 0,06 sec. nach dem Aortenprothesenschlußton ein. Infolge des kleineren Schlagvolumens ist die Aortenprothese jetzt weniger als Stenose wirksam, so daß apexkardiographisch in den Systolen nach kurzer Diastolendauer die Formänderungen einer Aortenstenose kaum nachweisbar sind. Auf Grund der vorliegenden Registrierung ist zu schlußfolgern, daß nach einer langen Diastole die Aortenprothese, nach einer kurzen Diastole die Mitralprothese als funktionell stärkere Stenose wirken, wodurch zwangsläufig eine hämodynamisch ungünstige Situation entsteht. Gerade bei Patienten mit Doppelklappenprothesen gewinnt die Apexkardiographie an diagnostischer Bedeutung, da für die Beurteilung der linksventrikulären Dynamik von den blutigen Untersuchungsmethoden nur die Punktion des linken Ventrikels zur Verfügung steht, deren Anwendung bei den im allgemeinen anticoagulierten Patienten mit einem erhöhten Risiko belastet ist.

Zusammenfassend ist festzustellen, daß mit der einfach anwendbaren und den Patienten wenig belastenden Methode der Apexkardiographie wesentliche Rückschlüsse über die Hämodynamik der Klappenprothesen gewonnen werden können, besonders dann, wenn eine Simultanregistrierung mit dem Phonokardiogramm und der Carotispulskurve erfolgt.

Für die reine Beurteilung der Klappenfunktion sind mit der hier angewandten quantitativen Registriertechnik im Prinzip gleiche Ergebnisse zu erzielen wie mit der qualitativen Methode. Die Vorteile der quantitativen Registriertechnik sehen wir darin, daß, entsprechend den Ergebnissen früherer Untersuchungen, durch die Auswertung des 1. Differentialquotienten bei Verlaufskontrollen Hinweise auf eine veränderte Myokardfunktion zu erhalten sind.

Literatur
1. Gleichmann, U., Kreuzer, H., Loogen, F., Wilke, K. H.: Z. ges. exp. Med. 145, 278 (1968).

GROHMANN, H. W., THEISEN, K., HALBRITTER, R., JAHRMÄRKER, H. (I. Med. Univ.-Klinik München): **Zum Verhalten des Sinusknotens bei der Vorhofstimulation**

Tierexperimentell [4, 6, 9, 11, 12, 13, 18, 19, 29, 36, 40, 41] und aus klinischen Beobachtungen [8, 10, 30, 31] ist bekannt, daß auf eine vorzeitige elektrische Depolarisation des Herzens zunächst eine Pause folgt und die nachfolgenden Herzcycluslängen deutlich verlängert werden. Mehrere rasch hintereinander folgende Impulse verstärken diese temporäre Hemmung der Schrittmacherautomatie [31, 39, 42]. Lange [21] und Lu [24] beschrieben für den isolierten Sinusknoten (SK) bzw. in vivo-Versuchen am Hund das Verhalten des SK nach rapider Stimulation.

Wir haben für den SK — ähnlich wie es Mandel u. Mitarb. [27, 28], Rosen u. Mitarb. [34] und Narula u. Mitarb. [26] kürzlich berichteten — die präautomatische Pause und das Verhalten der av-Überleitung untersucht. Untersuchungsgut: 18 Gesunde bzw. Herzkranke mit normalem Sinusrhythmus und normaler av-Überleitung, bei denen aus diagnostischen Gründen ein Herzkatheterismus erforderlich war (nachstehend als Kollektiv der Gesunden bezeichnet), sowie 5 Patienten mit sinu-aurikulärem Block oder extremer Sinusbradykardie.

Methode

Plazierung einer bipolaren Schrittmachersonde in Sinusknotennähe, Stimulation[1] mit 2 bis 4 mA (doppelte diastolische Reizschwellenstromstärke). Stimuliert wurde zunächst mit einer Frequenz gering über dem Sinusrhythmus. Durch plötzliches Ausschalten des Schrittmachers wurde die präautomatische Pause des SK bis zum erneuten Einsetzen des Herzeigenrhythmus beobachtet sowie die Cyclusdauer der nachfolgenden zehn Herzaktionen ausgemessen. Schrittweise Steigerung der Stimulationsfrequenz auf 80, 100, 120, 140, 150 und teilweise 160, 180 und 190/min. Die Stimulationsdauer und die Zeit nach plötzlichem Abschalten betrugen jeweils mindestens 3 min. Jeder Frequenzbereich wurde 2 bis 3mal stimuliert. Orientierende Untersuchungen bei verschiedener Stimulationsdauer ($^1/_2$ bis maximal 15 min) zeigten, daß die präautomatische Pause bereits nach 30 sec Stimulation voll ausgeprägt ist. Die *präautomatische Pause des SK* — in ms — ist definiert als der zeitliche Abstand vom letzten Stimulationsimpuls bis zum Beginn der ersten spontanen P-Zacke. Als *maximale Pause* wurde der längste zeitliche Abstand bezeichnet, der beim selben Patienten bei irgendeiner Stimulationsfrequenz bestimmt wurde.

Ergebnisse

Bei 23 Untersuchungspersonen wurden insgesamt 196 präautomatische Pausen bestimmt, 152 Messungen bei 18 Sinusgesunden und 44 Messungen bei 5 „sinuskranken" Patienten (Abb. 1). In jedem Fall war die präautomatische Pause länger als der zugehörige Sinuscyclus. Wenn man die Dauer der Sinuscyclus als 100% setzt, betrug die präautomatische Pause bei den Gesunden 116 bis 162% und bei den „sinuskranken" Patienten 151 bis 1210%. Im Kollektiv der Gesunden überstieg bis auf wenige Ausnahmen (9 Messungen bei 2 Patienten) die präautomatische Pause bei keiner Stimulationsfrequenz eine Dauer von 1200 ms. Bei den Ausnahmen handelte es sich um 2 Patienten mit abgelaufener Myokarditis. Es ist bekannt, daß es dabei zu Störungen der Reizleitung [17, 23] und vermutlich der SK-Funktion kommen kann. Jede präautomatische Pause über 1200 ms ist somit verdächtig auf eine Störung der SK-Automatie. Rosen [34] nennt 1400 ms als obere Grenze der präautomatischen Pause bei Gesunden, Mandel [28] gibt einen Mittelwert von 1041 ms mit einer Abweichung ± 56 ms an. Abgesehen von den beiden grenzwertigen Fällen mit Zustand nach Myokarditis und deren längsten präautomatischen Pausen von 1360 und 1370 ms, fanden wir bei den „Sinuskranken" die kürzeste maximale Pause mit 1640 ms und den längsten SK-Stillstand mit 15320 ms (Abb. 2); allerdings hatte diese Patientin zwischendurch Knoten-Ersatzschläge, die aber auch erst nach 3000 bis 4000 ms einfielen.

Die längste präautomatische Pause jedes Untersuchten korrelierte zum zugehörigen Sinusrhythmus (Abb. 2a). Beim langsamen Herzeigenrhythmus ist die präautomatische Pause länger und kann z. B. beim totalen av-Block, wo tertiäre Reizbildungszentren den Herzeigenrhythmus bestimmen, zum Adams-Stokes-Anfall führen [2, 16, 20, 33]. Mit ansteigender stimulierter Herzfrequenz — also mit frequenten artefiziellen Depolarisationen des SK — kam es bei unseren Untersuchungen auch zu einem Anstieg der präautomatischen Pause. Die längste Asystoliedauer wurde allerdings nicht immer mit der höchststimulierten Herzfrequenz beobachtet, aber sie lag stets im Frequenzbereich von 100 bis 150/min (Abb. 2d). Bei Vorhofstimulationen von 160 bis 190/min fanden wir stets kürzere

---

[1] Doppelimpulsgenerator Modell Medtronic 5837.

präautomatische Pausen, als die bei 150/min beobachteten. Der Grund liegt wahrscheinlich darin, daß bei hohen Stimulationsfrequenzen die Schrittmacherimpulse wohl den Vorhof, aber nicht immer den Sinusknoten depolarisieren [1, 22], also ein SK-Eingangsblock [14] auftritt.

Atropin (1 mg i.v.) besserte deutlich das Automatieverhalten. Bei 3 sinuskranken Patienten normalisierte sich die präautomatische Pause. Bei diesen Patienten betrug das Verhältnis der längsten präautomatischen Pause zum Sinusintervall vor Atropin 178%, 214% und 246% und nach Atropin 127%, 138% und 150%.

Bei zwei Gesunden hatte Atropin jedoch keinen deutlichen Einfluß: Eine Verlängerung der präautomatischen Pause von 148 bzw. 150% änderte sich nur

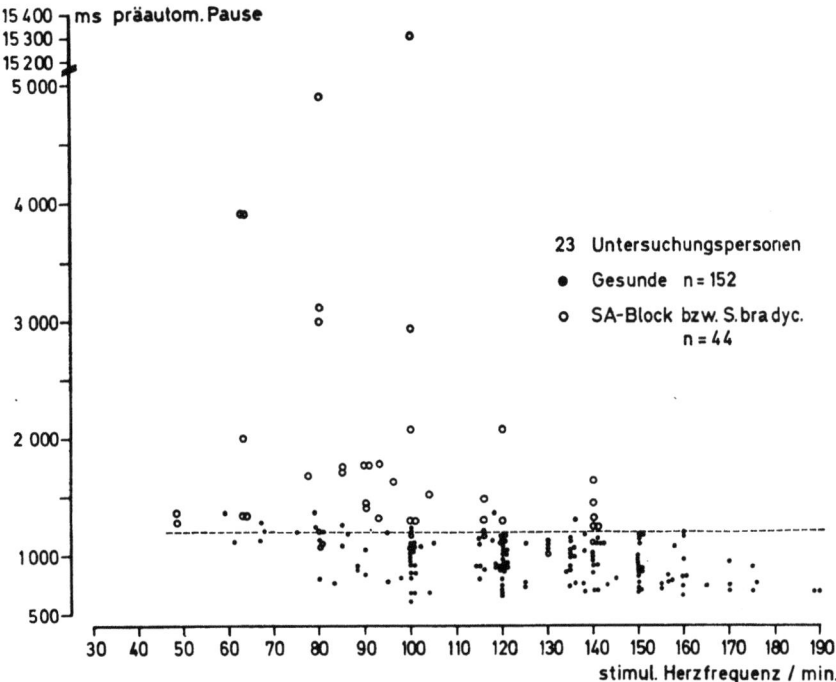

Abb. 1. 196 präautomatische Pausen, gemessen bei 23 Untersuchungsperonen. Die präautomatischen Pausen der Patienten mit sa-Block bzw. Sinusbradykardie sind bei gleichen Stimulationsfrequenzen deutlich länger als die Pausen bei Gesunden. Eine präautomatische Pause über 1200 ms ist verdächtig auf eine Störung der SK-Automatie

wenig auf 143% bzw. blieb mit 115% gleich lang. *Propranolol* (3 mg i.v.) senkte nicht nur die Sinusfrequenz und verlängertee die av-Überleitung [15, 37], sondern verlängerte auch die maximale präautomatische Pause des SK von 123% auf 134% bzw. 143% auf 156% bei zwei Gesunden. Orientierende Beobachtungen sprachen dafür, daß *Verapamil* (5 bis 10 mg i.v.) das Automatieverhalten des SK nicht beeinflußt.

Unter den 5 Patienten mit Störung der SK-Automatie wurde in 3 Fällen eine zusätzliche Störung der av-Überleitung beobachtet. Eine Patientin hatte bei einer Stimulationsfrequenz von 100/min bereits eine PQ-Zeit-Verlängerung von 0,30 sec, was wir sonst nie bei Gesunden bei einer so niedrigen Stimulationsfrequenz beobachteten. 2 andere Patienten bekamen bei Stimulationsfrequenzen von 120 bzw. 85/min einen av-Block II. Grades vom Wenckebach-Typ. Nach Damato [7],

Schuilenburg [38] und Rosen [34] ist ein av-Block II. Grades bei Vorhofstimulation unter 130/min beweisend für eine verschlechterte av-Leitung. Ähnliche Beobachtungen stammen auch von de Sanctis [8], Mandel [27, 28] und Narula [25].

Klinische Konsequenzen: Hinter akuten oder chronischen Sinusbradykardien verbergen sich nach Rasmussen [32] und Rosketh [35] in 5 bis 10% der Fälle Störungen der sa-Leitung. Über 50% der älteren Patienten mit Sinusbradykardie

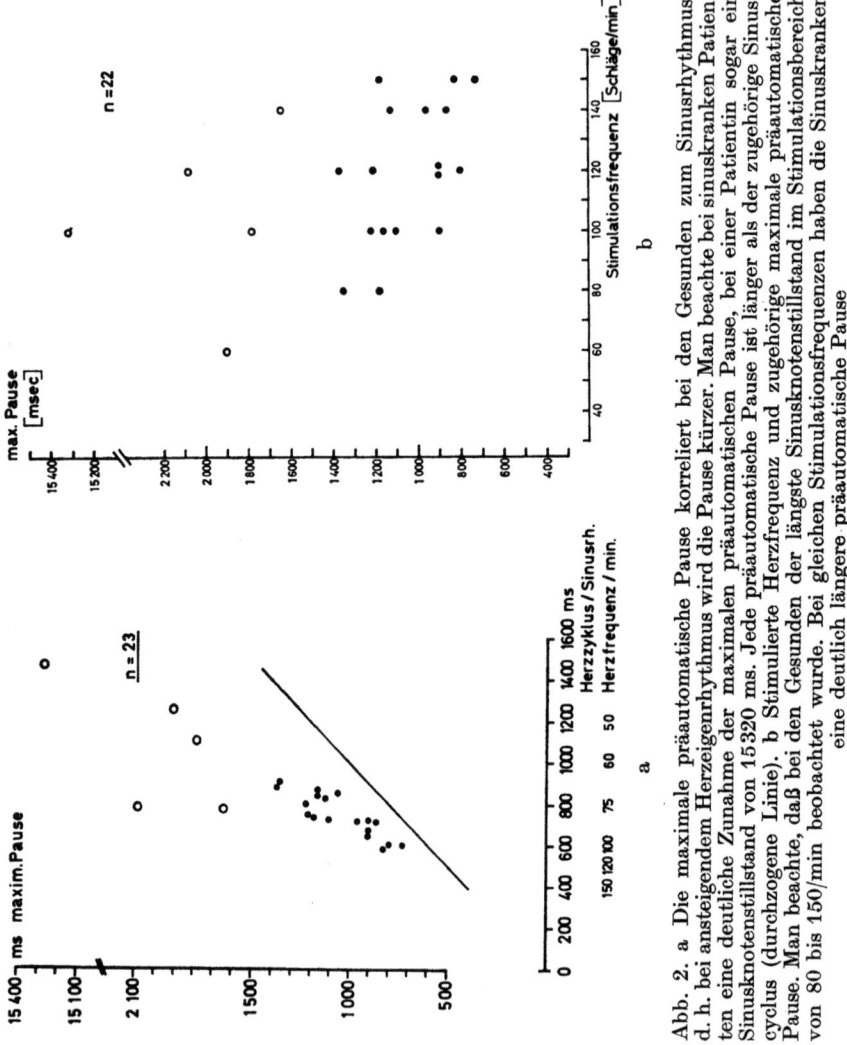

Abb. 2. a Die maximale präautomatische Pause korreliert bei den Gesunden zum Sinusrhythmus, d.h. bei ansteigendem Herzeigenrhythmus wird die Pause kürzer. Man beachte bei sinuskranken Patienten eine deutliche Zunahme der maximalen präautomatischen Pause, bei einer Patientin sogar ein Sinusknotenstillstand von 15320 ms. Jede präautomatische Pause ist länger als der zugehörige Sinuscyclus (durchzogene Linie). b Stimulierte Herzfrequenz und zugehörige maximale präautomatische Pause. Man beachte, daß bei den Gesunden der längste Sinusknotenstillstand im Stimulationsbereich von 80 bis 150/min beobachtet wurde. Bei gleichen Stimulationsfrequenzen haben die Sinuskranken eine deutlich längere präautomatische Pause

[25] oder SK-Erkrankung („sick sinus syndrome") [34] haben zusätzlich av-Leitungsstörungen. Nach Vorhofstimulation spricht eine maximale präautomatische Pause über 1200 ms für eine Störung der SK-Automatie. Mit Atropin kann die Herzfrequenz gesteigert, die av-Überleitung und die SK-Automatie verbessert werden, Vorhof- und Knotenrhythmus werden unterdrückt, einem Vorhofflimmern wird vorgebeugt. Bei Patienten mit sa-Block und Synkopen sollte man stets mit der Vorhofstimulation (Stimulationsfrequenzen 100 bis 150/min) das Automatieverhalten des SK und die av-Überleitung prüfen. Evtl. vorhandene, im normalen

EKG jedoch verborgen bleibende Leitungsstörungen werden aufgedeckt. Daraus ergibt sich, daß bei Sinusbradykardien mit Synkopen kein Vorhofschrittmacher, sondern ein Ventrikel-Bedarfsschrittmacher verwendet werden muß oder gegebenenfalls eine bifokale Sonde [3, 5].

Literatur

1. Antoni, H.: Pers. Mitteilung. — 2. Avenhaus, H.: Habilitationsschrift, Göttingen 1970. — 3. Berkovits, B. V., Castellanos, A., Jr., Lemberg, L.: Circulation **39** III, 44 (1969). — 4. Bonke, F. J. M., Bouman, L. N., van Rijn, H. E.: Circulat. Res. **24**, 533 (1969). — 5. Castillo, C. A., Berkovits, B. V., Castellanos, A., Jr., Lemberg, L., Callard, G., Rude, J. R.: Chest **59**, 360 (1971). — 6. Cushney, R. A.: Heart **3**, 257 (1911—1912). — 7. Damato, A. N., Lau, S. H., Helfant, R., Stein, E., Patton, R. D., Scherlag, B. J., Berkovits, W. D.: Circulation **39**, 297 (1969). — 8. de Sanctis, R. W.: Circulation **43**, 748 (1971). — 9. Eccles, J. C., Hoff, H. E.: Proc. roy. Soc. B. **115**, 327 (1934). — 10. Edelist, A., Langendorf, R., Pick, A., Katz, L. N.: Circulation **28**, 715 (1963). — 11. Engelmann, T. W.: Pflügers Arch. ges. Physiol. **65**, 109 (1897). — 12. Eyster, J. A. E., Meek, W. J.: Arch. intern. Med. **18**, 775 (1916). — 13. Gaskell, W. H.: J. Physiol. (Lond.) **4**, 43 (1883). — 14. Goldreyer, B. N., Damato, A. N.: Circulation **44**, 789 (1971). — 15. Grohmann, H. W.: Die Refraktärzeit des menschlichen Vorhofs — systematische Untersuchungen mit der Einfach- und Doppelstimulation. Vortrag 2. Symposion Arbeitsgemeinschaft für internistische Intensivmedizin, 13.—15. 5. 1971, Königstein (Taunus). — 16. Grosser, K. D., Bierstedt, P.: Klin. Wschr. **9**, 452 (1967). — 17. Harris, A. M., Davies, M., Redwood, D., Leatham, A., Siddons, H.: Brit. Heart J. **31**, 206 (1969). — 18. Hering, H. E.: Arch. ges. Physiol. **82**, 1 (1900). — 19. Hofmann, F. B., Holzinger, J.: Z. Biol. **57**, 309 (1912). — 20. Kreuzer, H., Bostroem, B., Effert, S., Sykosch, J.: Verh. dtsch. Ges. Kreisl.-Forsch. 235 (196+). — 21. Lange, G.: Circulat. Res. **17**, 449 (1965). — 22. Langendorf, R.: Pers. Mitteilung. — 23. Lev, M.: Amer. J. Med. **37**, 742 (1964). — 24. Lu, H., Lange, G., McC. Brooks, C.: Circulat. Res. **17**, 460 (1965). — 25. Narula, O. S.: Circulation **44**, 1096 (1971). — 26. Narula, O. S., Samet, P., Javier, R. P.: Circulation **45**, 140 (1972). — 27. Mandel, W. J., Danzig, R., Allen, H. N., Kermaier, A. J., Marcus, H., Swan, H. J. C.: Circulation **42** III, 181 (1970). — 28. Mandel, W., Hayakawa, H., Danzig, R., Marcus, H. S.: Circulation **44**, 59 (1971). — 29. Miki, Y., Rothberger, C. J.: Z. ges. exp. Med. **30**, 347 (1922). — 30. Mowry, F. M.: Med. Clin. N. Amer. **53**, 1287 (1969). — 31. Pick, A., Langendorf, R., Katz, L. N.: Amer. Heart. J. **41**, 49 (1951). — 32. Rasmussen, K.: Amer. Heart. J. **81**, 38 (1971). — 33. Rogel, S., Stein, H.: J. thorac. cardiovasc. Surg. **50**, 438 (1965). — 34. Rosen, K. M., Loeb, H. S., Sinno, M. Z., Rahimtoola, S. H., Gunnar, R. M.: Circulation **43**, 836 (1971). — 35. Rosketh, R., Hatle, L.: Brit. Heart J. **33**, 639 (1971). — 36. Rothberger, C. J., Winterberg, H.: Pflügers Arch. ges. Physiol. **146**, 385 (1912). — 37. Schamroth, L.: Amer. J. Cardiol. **18**, 438 (1966). — 38. Schuilenburg, R. M., Durrer, D.: Circulation **41**, 967 (1970). — 39. Schumakow, W. J., Tolpekin, W. E., Kuwaew, A. E., Jtkin, G. P.: Kardiologiyat **9**, 64 (1969). — 40. Segers, M.: Acta biol. belge **1**, 260 (1941). — 41. Vick, R. L.: Amer. J. Physiol. **217**, 451 (1969). — 42. Wlasow, J. A., Petarsky, W. W., Bessorow, A. M., Moiseewa, L. G.: Kardiologiyat **9**, 47 (1969).

Aussprache

Herr K.-W. DIEDERICH (Lübeck):

Zu Herrn GROHMANN: Ich möchte Sie fragen, welche Vorstellungen Sie über den Mechanismus der Sinusfrequenzsenkung nach Vorhofstimulation haben. Im übrigen kann ich Ihre Befunde aus eigenen tierexperimentellen Untersuchungen bestätigen. Auch wir fanden an der Katze eine von der Stimulationsfrequenz abhängige Verlangsamung der Sinusknotenaktivität. Demgegenüber ließ sich bei ventrikulärer Stimulation und intakter retrograder Erregungsleistung, wobei die Vorhofdepolarisation durch ein intraatriales EKG einwandfrei belegt war, regelmäßig eine *Zunahme* der Sinusfrequenz feststellen.

WIRTZFELD, A., LAMPADIUS, M., RUPRECHT, E.-O. (I. Med. Klinik und Neurol. Klinik der TU München): **Die Beeinflussung von Bedarfsschrittmachern durch Muskelpotentiale**

Komplikationen durch Einwirkung elektromagnetischer Energiefelder auf die Funktionsweise implantierter Herzschrittmacher haben in den letzten Jahren zunehmendes Interesse gefunden und haben neuerdings auch durch Pressemitteilungen unter den Schrittmacherpatienten eine gewisse Unsicherheit hervorgerufen. Dabei sind es vorwiegend die P- oder R-Wellen synchronisierten Impulsgebermodelle, die sog. Bedarfs- oder Demandschrittmacher, die auf Grund ihrer Konstruktion und Arbeitsweise als besonders störanfällig zu gelten haben [3]. Diese weisen bekanntlich neben dem impulsformenden Stromkreis der festfrequenten (asynchronen) Herzschrittmacher einen Detektorkreis auf, dessen Aufgabe es ist, die über die Reizelektrode abgeleiteten intrakardialen Potentiale der P- bzw. R-Wellen mit der Impulsabgabe des Generators zu koordinieren.

Eine technisch schwer zu lösende Aufgabe ist es nun, den Eingangsverstärker des Schrittmachers so zu konstruieren, daß er einerseits genügend empfindlich gegenüber diesen nur wenige Millivolt betragenen Herzpotentialen ist, andererseits aber möglichst nicht durch die Vielzahl der elektromagnetischen Störquellen beeinflußt werden kann, denen ein Patient im täglichen Leben mehr oder weniger stark ausgesetzt ist.

Die folgenden Störschutzmaßnahmen sind möglich und finden auch in zunehmendem Maße Verwendung:

1. Eine metallische Abschirmung des elektrischen Schrittmachers, so daß Störsignale nur noch über die „Antennen" der Reizelektroden in den Impulsgeber gelangen können [2].

2. Ein Eingangsfilter, das auf die natürlichen Frequenzen der intrakardialen Potentiale abgestimmt ist. Und

3. der Einbau einer sog. Störfrequenz (Interference rate), die bei Einwirkung einer besonders intensiven Störquelle die Umschaltung des Bedarfsschrittmachers auf einen festfrequenten Sicherheitsrhythmus bewirkt, so daß es zwar zu einer Parasystolie, nicht jedoch zu dem sehr viel gefährlicheren Aussetzen der Elektrostimulation kommen kann.

Durch diese Maßnahmen ist eine Gefährdung der Patienten durch elektromagnetische Störquellen bei den meisten heute hergestellten Herzschrittmachern weitgehend ausgeschlossen.

Geblieben aber ist die Möglichkeit der Beeinflussung der Demandschrittmacherfunktion durch niederfrequente impulsförmige Störsignale. So kann man z. B. durch Stimulation der Brustwand über EKG-Elektroden mittels eines externen Impulsgebers jeden R-Wellen inhibierten Bedarfsschrittmacher außer Funktion setzen [1]. Derartige Störsignale sind zwar in der äußeren Umwelt unserer Schrittmacherpatienten kaum zu erwarten, sie entstehen jedoch im Körper selbst in Form von Muskelpotentialen bei der Kontraktion der Skeletmuskulatur. So ist es nicht verwunderlich, daß durch kräftige Innervation der Muskulatur in der Gegend der Implantationsstelle unipolarer Demandschrittmacher die Impulsabgabe beeinflußt werden kann; die über die indifferente Elektrode in den Schrittmacher eingedrungenen Potentiale täuschen diesem eine spontane Herzaktivität vor.

Diese Tatsache ist erstaunlicherweise bisher nicht bekannt geworden. Wir konnten durch Registrierung der Muskelaktionspotentiale und Bestimmung der Demandsensitivität verschiedener Schrittmachermodelle eindeutig nachweisen, daß bei der Kontraktion der Pektoralismuskulatur Spannungsimpulse entstehen, die entsprechend ihrer Frequenz (20 bis 30 imp/sec) und Spannung (0,5 bis 3 mV) unschwer einen Bedarfsschrittmacher beeinflussen können [4]. Dabei sind je nach Konstruktion des Impulsgebers die folgenden Störungen der Herzschlagfolge zu beobachten: (Abb. 1).

1. eine völlige Unterdrückung der Impulsabgabe eines R-inhibierten Bedarfsschrittmachers (Abb. 1a).

2. der Übergang des Schrittmachers in seinen asynchronen Sicherheitsrhythmus (Abb. 1b) oder

3. die Abgabe von Extraimpulsen bei positiv P- oder R-Wellen gesteuerten Herzschrittmachern (Abb. 1c).

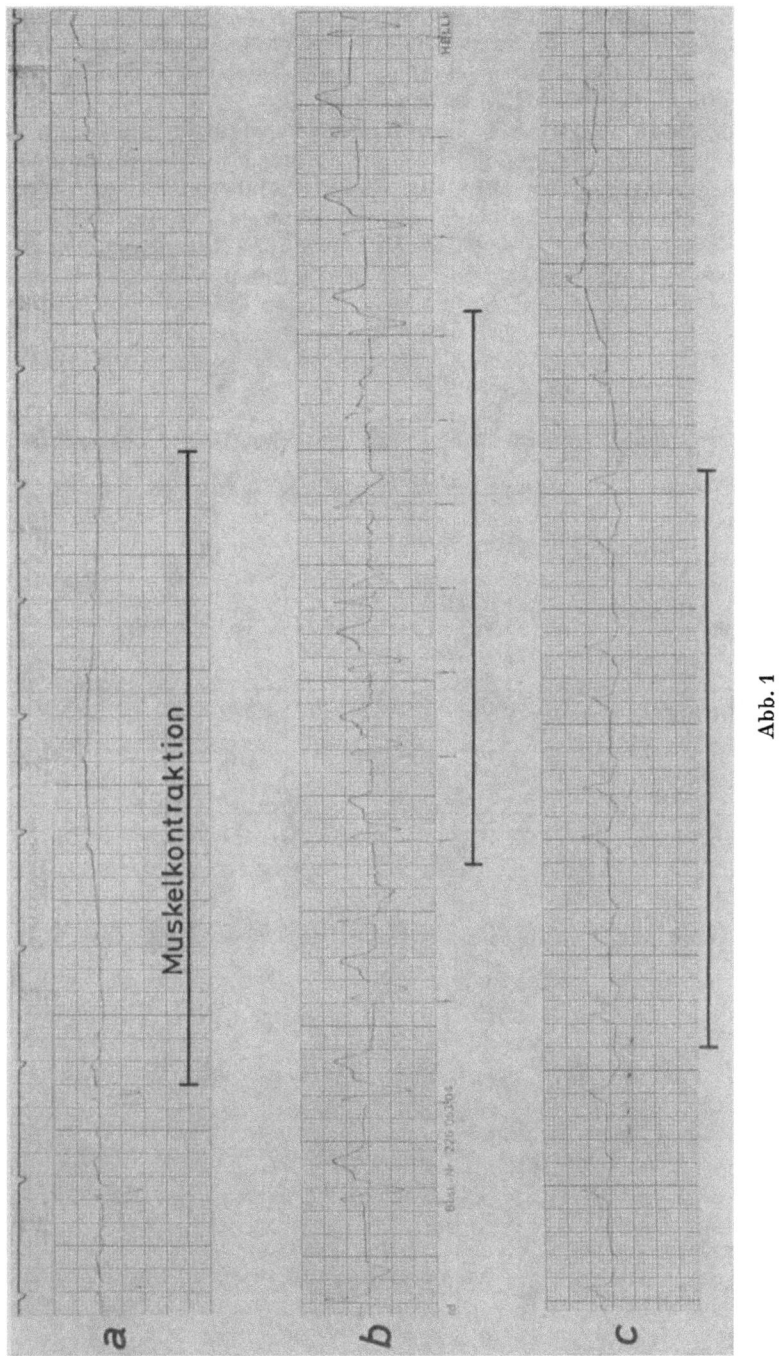

Abb. 1

Die Gefahren dieser Schrittmacherstörungen sind im Fall 1 das Auftreten einer Asystolie, im Fall 2 einer Parasystolie und im Fall 3 einer unerwünschten Zunahme der Stimulationsfrequenz, wobei es bei den Störungen 2 und 3 auch zu einer Schrittmacherentladung während der vulnerablen Phase kommen kann.

Wie aktuell und quantitativ bedeutsam unsere Beobachtung ist, geht aus der folgenden Tabelle (Abb. 2) hervor. Bei fast drei Viertel unserer Patienten mit verschiedenen unipolaren Schrittmachermodellen ließ sich die beschriebene potentiell letale Störung durch Muskelaktionen nachweisen.

Da bei vielen Trägern von Bedarfsschrittmachern die Indikation zu dieser Therapie durch intermittierende Rhythmusstörungen bzw. Bradykardien gegeben ist, die auch bei passagerem Ausfall der Elektrostimulation noch eine ausreichende Aufrechterhaltung des Kreislaufs gewährleisten, waren die muskelbedingten Impulsgeberstörungen unserer Patienten häufig nur von geringen oder gar keinen subjektiven Beschwerden begleitet. Einige Patienten allerdings waren stark in ihrem Wohlbefinden beeinträchtigt. So z. B. eine Patientin, deren Herzschrittmacher derart empfindlich auf Adduktionsbewegungen des rechten Armes reagierte, daß bereits alltägliche Verrichtungen wie das morgendliche Waschen oder

Schrittmacher-typ	Unterdrückung der Impulsabgabe	Umschalten auf Störfrequenz	Abgabe von Extraimpulsen	ungestörte Funktion
Methronic 5841	7	–	–	1
Methronic 5843/5943	24	–	–	7
Cordis Stanicor	7	–	–	6
Biotronik IDP 44	9	2	–	5
Vitatron MIP 400R	2	–	1	2
Elema EM 153	–	–	4	–
Gesamt	49	2	5	21

Abb. 2. Beeinflussung von Bedarfsschrittmachern durch Muskelpotentiale

das Abschneiden einer Schnitte Brot zu synkopenartigen Zuständen führte. In diesen Fällen ist der Austausch des Impulsgebers in ein festfrequentes Modell, unter Umständen auch in einen positiv-R-Wellen gesteuerten Schrittmachers erforderlich.

Im übrigen bieten sich zur Vermeidung von Komplikationen durch Muskelimpulse zwei Möglichkeiten an: die Verwendung bipolarer Stimulationssysteme statt der unipolaren und die Konstruktion von unipolaren Demandschrittmachern mit weniger empfindlichen Eingangsverstärkern. Wir glauben, daß viele der heutigen Herzschrittmacher eine unnötig hohe Detektorempfindlichkeit aufweisen und daß eine Sensitivität um 3 mV den z. Z. noch überwiegend verwandten 1 bis 2 mV vorzuziehen wäre.

Literatur

1. Barold, S. S., Pupillo, G. A., Gaidula, J. J.: Brit. Heart J. **32**, 783 (1970). — 2. Blaser, R., Dittrich, H., Kirsch, U., Schaldach, M.: Störempfindlichkeit implantierter Herzschrittmacher. 88. Tagung dtsch. Ges. Chirurgie, 14.—17. 4. 71 in München. — 3. Sowton, E., Gray, K., Preston, T.: Brit. Heart J. **32**, 626 (1970). — 4. Wirtzfeld, A., Lampadius, M., Ruprecht, E. O.: Dtsch. med. Wschr. **97**, 61 (1972).

KAINDL, F., KÜHN, P., HOLZHEY, P., NIEDERBERGER, M. (Kardiol. Univ.-Klinik, Wien): Herztherapie mit Zink-Protamin-Glucagon

Die intravenöse Verabreichung von Glucagon führt zu einer geringen Frequenzzunahme und einer deutlichen Steigerung der Contractilität mit einem Maximum nach wenigen Minuten, während die maximale Wirkung, auf Glucosefreisetzung und Insulinproduktion mit 15 bis 30 min wesentlich später auftritt. [3] Diese wegen der positiven Inotropie bei bestimmten Indikationen gebräuchliche intravenöse Applikationsart hat jedoch häufig als Nebenwirkungen Übelkeit und Erbrechen und macht in der Regel eine Dauerinfusion erforderlich.

Wir haben seit 2 Jahren ein Zink-Protaminglucagon der Firma Novo/Kopenhagen mit Depoteffekt in klinischer Erprobung. Das Präparat wurde nur bei jenen Fällen von Herzinsuffizienz eingesetzt, bei denen die klassische kardiale Therapie erfolglos geblieben oder aus bestimmten Gründen kontraindiziert war. So konnten wir bei schwerer kardialer Dekompensation Erfahrungen an 34 Patienten sammeln, die täglich zwischen 1×5 und 2×10 mg Zink-Protaminglucagon s.c. erhielten.

Tabelle 1. *Zink-Protamin-Glucagon bei Herzinsuffizienz (n = 34)*

Kein Effekt (n = 11)
  4 Rheumatische Vitien (terminal)
  3 Myokarditis, Kardiomyopathie
  2 Primäre pulmonale Hypertension
  2 AV-Blockierung

Günstiger Effekt (n = 23)
  5 Akuter Myokardinfarkt
  6 Coronare Herzkrankheit (ohne akuten Infarkt)
  3 Sklerose Kardiopathie
  6 Rheumatische Vitien
  1 Kongenitales Vitium
  1 Medianekrose der Aorta (2 ×)

Als Kriterien der Wirkung galten neben dem subjektiven Befinden das EKG (insbesondere hinsichtlich Rhythmusstörungen), die Diurese und evtl. die Lungenstauung im Thoraxröntgenbild. Außerdem wurden bei 10 Patienten mit Linksherzinsuffizienz hämodynamische Messungen im Rahmen von Linksherzkatheteruntersuchungen durchgeführt und bei 10 anderen Fällen wurden die Blutspiegel von Glucose und freien Fettsäuren über einen Zeitraum von 6 Std p.inj. bestimmt.

Eine stichhaltige Beurteilung in der klinischen Anwendung ist deshalb so schwierig, weil diese schwerkranken Patienten neben Glucagon auch mit Diuretika behandelt werden mußten und zusätzlich oft auch Digitalispräparate erhielten. Ein eindeutiger Effekt wurde daher nur dort anerkannt, wo bei gleichbleibender sonstiger Therapie erst durch Zugabe von Glucagon eine Besserung zu verzeichnen war.

Von den 34 behandelten Fällen war bei 11 kein oder kein sicherer Effekt zu vermerken, wobei hier unter den Diagnosen terminale Stadien von Klappenfehlern bzw. entzündliche Myokarderkrankungen im akuten oder chronischen Stadium auffallen. Zwei Patienten dieser Gruppe verstarben während der Behandlung.

23 Fälle zeigten subjektiv und/oder objektiv eine deutliche Besserung. Unter den Diagnosen dominiert hier die coronare Herzkrankheit, aber es finden sich auch chronische Dekompensationen im Rahmen von Vitien oder sog. sklerotische Kardiopathien (s. Tabelle 1).

Die von der intravenösen Glucagonverabreichung bekannten Nebenwirkungen wie Brechreiz und Erbrechen wurden bei Depotglucagon in keinem Fall beobachtet. Nur 2 Patienten boten an den Injektionsstellen schmerzende Infiltrate. 2 Patienten hatten nach längerer Verabreichung von Depotglucagon Hypoglykämien entwickelt, die bei einem Fall erst durch Glucoseinfusionen behoben werden konnten. Ein Patient gab nach 10 Wochen Glucogonbehandlung eine Geschmacksstörung in dem Sinn an, als jede Speise intensiv süß schmeckte.

Auch bei längerer Verabreichung blieb der Nüchternblutzucker in den meisten Fällen unverändert, nur zweimal kam es zu beträchtlichen Anstiegen, während 3mal — auch bei einem Diabetiker — ein Absinken der Werte gefunden wurde.

Neben einer subjektiven Besserung fand sich als Manifestation einer antiarrhythmischen Glucagonwirkung 3mal Übergang von Vorhofflimmern in Sinusrhythmus, 3mal eine Besserung der atrioventrikulären Überleitung, 7mal eine Reduktion bzw. ein Verschwinden ventrikulärer Extrasystolen, 2mal eine Frequenzzunahme bei bradykardem Vorhofflimmern, während 8mal kein sicherer Effekt zu eruieren war.

Bei 6 Fällen war die übrige diuretische Therapie während der Glucagonbehandlung gleichmäßig beibehalten worden, so daß diuretische Effekte nun auf die

Tabelle 2. *Hämodynamik nach Zink-Protamin-Glucagon (Mittelwerte von 10 Patienten)*

Min p. inj.	HF b/min	LVP mmHg	LVEDP mmHg	$LVdp/dt_m$ mmHg/sec	HMV ml/min
0	79,0	141,3	16,7	1493,3	6200
5	76,6	140,3	16,2	1636,7	
10	74,7	140,6	16,9	1682,6	6070
15	76,8	138,6	17,1	1742,2	
20	76,6	139,4	16,3	1666,5	
25	77,1	140,1	16,0	1429,2	
30	74,4	141,0	16,5	1490,7	

additive Wirkung dieses Medikamentes allein zurückzuführen waren. Bei diesen Fällen betrug der Durchschnitt der mittleren täglichen Harnmengen vor Glucagon 800 und nach Glucagon 1670 ml. Bei 14 Fällen liegen außerdem Bestimmungen des Blutharnstoffstickstoffs vor und am Ende der Glucagontherapie vor und wir finden ein Absinken des Mittelwertes von 39,7 auf 25,1 mg-%, was um so bemerkenswerter ist, als praktisch durchwegs zusätzlich mit Diuretika behandelt wurde.

Der genaue Mechanismus dieser insgesamt doch recht günstigen Wirkung ist nicht klar. Ein ausschließlich hämodynamischer Effekt ist unwahrscheinlich, da die beim Linksherzkatheterismus ermittelten hämodynamischen Parameter nach Zink-Protaminglucagon keinen signifikanten Effekt erkennen ließen. Als einziges war LVdp/dt max. 15min nach der Injektion um 16,5% nicht signifikant erhöht und auch dieser Effekt war nach 30 min bereits wieder abgeklungen (Tabelle 2).

Eindeutige Veränderungen waren allerdings bei den Glucose- und Fettsäurespiegeln nach Glucagonverabreichung gefunden worden: die Blutzuckerwerte stiegen im Durchschnitt bis zu 60 min nach Injektion konstant an, um dann ein Niveau rund 40% über dem Ausgangswert durch mehrere Stunden beizubehalten Bei den freien Fettsäuren findet sich ein umgekehrter Effekt: nach einem kurzen unbedeutenden Anstieg sinken die Werte im Durchschnitt kontinuierlich ab, um nach 6 Std weniger als 50% des Ausgangswertes zu erreichen, was der glucagoninduzierten Insulinfreisetzung zugeschrieben werden muß.

Dieser Stoffwechseleffekt, nämlich der Anstieg von Glucose, der mit einer Zunahme von Insulin und — wie mehrfach beschrieben wurde [1, 4, 6] — auch von

Kalium einhergeht, könnte bei wiederholter Einwirkung auf ein insuffizientes Myokard eine Wiederherstellung der normalen Ionenverteilung und eine verbesserte Situation der Herzmuskelzellen bewirken. Auf der anderen Seite wird eine günstige Beeinflussung der Kontraktionskraft durch einen Abfall der freien Fettsäuren an sich diskutiert. So wäre es möglich, daß auch ohne sicheren, unmittelbaren positiv inotropen Effekt einer Einzeldosis von Depotglucagon eine längerdauernde Verabreichung zur Verbesserung der Contractilität führt, wie dies den von uns beobachteten klinischen Erfolgen entsprechen würde. Aber es ist wohl anzunehmen, daß auch andere von der Contractilität an sich unabhängige Wirkungen des Glucagons bei der klinischen Besserung der Herzinsuffizienz eine Rolle spielen, so z. B. der rhythmusstabilisierende Effekt und der mehrfach beschriebene renale Angriffspunkt.

Es bleibt zu untersuchen, ob dieser auch auf cellulärem Niveau zustandekommt oder lediglich auf eine Steigerung der Nierendurchblutung zurückzuführen ist [2, 5].

Wenn wir zusammenfassen, so konnten wir bei rund zwei Drittel von 34 dekompensierten Patienten durch Zusatz von Zink-Protaminglucagon zur klassischen kardialen Therapie eine deutliche Besserung erreichen. Unter den erfolgreich behandelten Fällen finden sich vor allem Patienten mit coronarer Herzkrankheit, aber auch chronisch dekompensierte Klappenfehler, was dem tierexperimentellen Befund eines fehlenden positiv inotropen Glucagoneffektes bei chronischer Herzinsuffizienz entgegensteht. Allerdings müssen auf Grund unserer Ergebnisse auch andere, nicht direkt am Kontraktionsmechanismus angreifende Effekte in Betracht gezogen werden, die allerdings nicht am isolierten Muskelpräparat, wohl aber am Gesamtorganismus zum Tragen kommen. Somit ist bei Fällen unbeeinflußbarer Herzinsuffizienz insbesondere mit Bradykardie, Überleitungsstörungen oder ventrikulärer Extrasystolie ein Therapieversuch mit Glucagon durchaus gerechtfertigt, für den sich vor allem wegen der geringeren Nebenwirkungen die Zink-Protamin-Depotform anbietet.

Literatur
1. Bianco, J. A.: Amer. J. Physiol. **221**, 626 (1971). — 2. Elrick, H.: J. clin. Endocr. **18**, 813 (1958). — 3. Kaindl, F.: Festschr. Aloisio Condorelli, p. 345, 1969. — 4. Lüderitz, B.: Klin. Wschr. **49**, 1334 (1971). — 5. Simonis, J., Goldberg, L. J.: Amer. Heart J. **81**, 202 (1971). — 6. Wolson, S. K., Jr.: Proc. Soc. exp. Biol. (N.Y.) **91**, 226 (1956).

Aussprache
Herr R. JESSE (Würzburg):

Zu Herrn KAINDL: Wir können Ihre Schlußfolgerungen aus unserem Material bestätigen. Bei 15 Herzkatheteruntersuchungen unter Verwendung von Kathetertipmanometern wurden in der Einflußbahn des linken Ventrikels verschiedene Contractilitätsparameter, darunter Vmax nach dem 2- und 3-Komponentenherzmuskelmodell, vor und unter 10 min Glucagoninfusion (60 µg/kg) bis 20 min nach Infusionsbeginn gemessen. P syst., dp/dt max und F wurden unter Glucagon bei Herzgesunden nicht signifikant erhöht. Bei kardial Kranken kam es ab der 10. min zu einer signifikanten Zunahme von dp/dt max. Mit Ausnahme einer signifikanten *diskreten* Erhöhung von Vmax TP in der 5. min der Glucagoninfusion bei kardial Kranken kam es zu keiner deutlichen Zunahme der Contractilitätsparameter, insbesondere der maximalen Verkürzungsgeschwindigkeiten, unter Glucagon in unserem Material.

BRISSE, B., BENDER, F. [Med. Klinik und Poliklinik, Lehrstuhl für Innere Medizin (Kardiologie) Universität Münster]: **Katecholamine bei tachykarden und bradykarden Rhythmusstörungen**

Die Anpassung der Chronotropie an verschiedene Bedingungen wird auf Grund tierexperimenteller Untersuchungen und klinischer Beobachtungen mit Änderungen der sympathischen Stimulation in Zusammenhang gesehen. Während bei intaktem Myokard dieser Wirkungsmechanismus erst bei stärkerer Belastung nachweisbar ist, reicht bei vorgeschädigtem Myokard oft schon eine geringe körperliche Anstrengung, um eine erhöhte Katecholaminsekretion hervorzurufen.

Methodik: Die Bestimmung der Katecholamine im Blut erfolgte nach der Methode von Häggendal fluorometrisch.

Das Patientengut ließ sich in folgende Gruppen gliedern: 1. Kreislaufgesunde (n = 10), 2. Herzinsuffiziente mit normaler Frequenz in Ruhe (n = 10), 3. Patienten mit Vorhofflimmern und normaler Ruhefrequenz (n = 8), 4. Patientinnen mit Bradykardien verschiedener Genese (n = 6) und 5. Patienten im kardiogenen Schock (n = 8). Die Belastung der Patienten in Gruppe 1 bis 3 wurde bewußt kurz und leicht gewählt und bestand in jeweils zehnmaligem Aufsitzen im Bett.

Vergleichende Bestimmungen der Katecholamine im Plasma zeigten, daß nach 30 min Bettruhe eine geringe körperliche Belastung Kreislaufgesunder zu keiner wesentlichen Veränderung führt (Tabelle). Bei nicht hydropisch Herzinsuffizienten steigt hingegen der Noradrenalinspiegel signifikant an, ohne daß sich die Adrena-

Tabelle 1. *Katecholamine im Plasma kreislaufgesunder und nicht hydropisch herzinsuffizienter Patienten mit normaler Frequenz sowie bei Tachykardie und Bradykardie*

		Kontrollproben		Herzinsuffizienz (HJ)		Vorhofflimmern		Bradykardie
n		10		10		8		6
		R	B	R	B	R	B	R
Adrenalin	$\bar{x}$	189	223	79	89	544	101	605
ng/l Plasma	s	198	164	107	141	478	132	362
Noradrenalin	$\bar{x}$	561	535	766	1353	676	1116	306
ng/l Plasma	s	390	371	481	895	381	385	203
Herzfrequenz	$\bar{x}$	70	75	75	99	86	122	40
	s	9	9	12	20	17	27	2,5

HJ = nicht hydropisch herzinsuffiziente Patienten ohne Bradykardie, n = Anzahl der Beobachtungen, R = Ruhe, B = Belastung, $\bar{x}$ = Mittelwert, s = Standardabweichung.

linkonzentration ändert. Bei Patienten mit Vorhofflimmern und normaler Ruhefrequenz erfolgt unter der genannten Belastung ein Anstieg der Kammerfrequenz, d. h. der av-Überleitungsrate, unter Zunahme der Noradrenalinkonzentration und Verminderung des Adrenalinspiegels. Bei Patientinnen mit Bradykardie verschiedener Genese fällt ein hoher Adrenalinanteil an den Gesamtkatecholaminen auf.

Die Untersuchungen zeigen bei Herzinsuffizienten einen Anstieg des Noradrenalinspiegels bei Frequenzzunahme und erhöhter Überleitungsrate, während bei Bradykardie und Ektopie ein relativ hoher Adrenalinanteil unter den genannten Bedingungen vorhanden ist. Folgender Einzelfall schien in diesem Zusammenhang besonders instruktiv: Bei einer 20jährigen Patientin mit Myokarditis fand sich in Ruhe ein Sinusrhythmus mit monotopen ventrikulären Extrasystolen und ein Noradrenalinspiegel von 365 ng/l Plasma sowie eine Adrenalinkonzentration von 150 ng/l. Im Sitzen entwickelte sie einen ventrikulären Bigeminus, wobei die Frequenz von 60 auf 80/min anstieg. Die Noradrenalinkonzentration sank auf 200 ng/l, während ein Anstieg des Adrenalins auf 410 ng/l zu beobachten war. Unmittelbar nach fünf Kniebeugen bestand für einige Minuten Sinusrhythmus (Frequenz 74/min) unter einer Zunahme des Noradrenalins auf 425 ng/l Plasma. Adrenalin war zu diesem Zeitpunkt auf nicht meßbare Werte abgesunken.

Die Patienten mit kardiogenem Schock lassen sich in dieses Schema nicht einordnen (Abb. 1). Es ist kein eindeutiger Zusammenhang zwischen Frequenz und Katecholaminspiegel zu erkennen, wenn auch bei den Patienten mit hoher Frequenz meist ein relativ hoher Noradrenalinspiegel und -anteil an den Gesamtkatecholaminen bestand. Wie bereits nach Herzinfarkt bekannt, fand sich auch bei einer Patientin nach kardiogenem Schock nach 8 Wochen nach dem akuten Ereignis

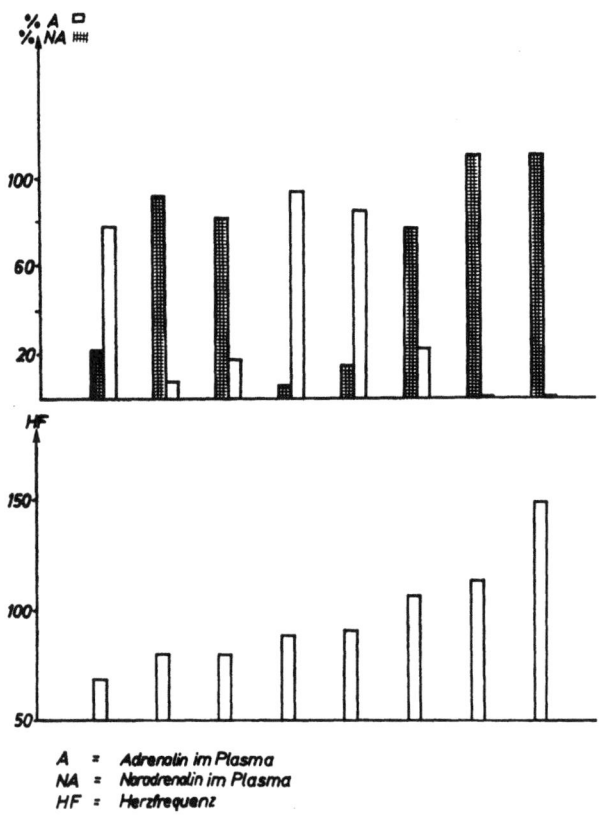

Abb. 1. Adrenalin- und Noradrenalinanteil am Gesamtkatecholaminspiegel im Plasma und Herzfrequenz bei Patienten mit kardiogenem Schock

ein Katecholaminspiegel unterhalb des Normbereiches bei einer Bradykardie von 40 bis 50/min. Gleichzeitig fand sich ein erniedrigter 11-Hydroxycorticoidspiegel im Blut ohne Anstieg nach ACTH. Beide Parameter normalisierten sich in den folgenden Wochen. Nach Untersuchungen anderer Arbeitsgruppen kommen derartige Veränderungen im Zusammenhang mit dem Auftreten von Komplikationen während des klinischen Verlaufs vor.

Literatur
Häggendal, J.: Acta physiol. scand. **59**, 242 (1963).

DUVERNOY, W. F. C., MISRA, S., BRENEMAN, G. M. (Division of Cardiovascular Disease, Henry Ford Hospital, Detroit): **Vorhofflattern mit 1:1 Überleitung**

Vorhofflattern mit 1:1 Überleitung kommt wahrscheinlich häufiger vor als es die Kasuistik in der Literatur schließen läßt. Bis 1956 sind 46 Fälle einschließlich einer Serie von 6 Patienten von Finkelstein u. Bellet, seither noch weitere sporadische Fälle berichtet worden. Die folgenden diagnostischen Kriterien für Vorhofflattern mit 1:1 Überleitung sind gültig:

1. Vorhofflattern mit P-Zacken mit einer Frequenz von 220 bis 315/min mit einem sägezahnartigen Bild ohne isoelektrische Pause und mit einer Kammererregung nach jedem Vorhofimpuls.

2. Das Auftreten von Vorhofflattern mit einem AV-Block höheren Grades entweder vor oder nach der Arrhythmie mit 1:1 Überleitung.

3. Das Auftreten eines AV-Blocks höheren Grades nach Digitalisverabreichung.

Von 1955 bis 1970 wurden im Henry Ford Hospital 123 Patienten mit Vorhofflattern diagnostiziert. Bei Durchsicht ihrer Krankengeschichten fanden sich 10 Patienten, bei denen 1:1 Überleitung aufgetreten war.

Tabelle 1 zeigt die Aufteilung dieser Patienten, ihr Alter und die klinischen Diagnosen. Nur 4 Patienten hatten mit Sicherheit eine organische Herzerkrankung, 1 Patient hatte Mitralinsuffizienz, wahrscheinlich auf der Grundlage einer arteriosklerotischen Herzerkrankung, 1 Patient hatte eine rheumatische Herzerkrankung mit Mitralstenose und Mitralinsuffizienz und 2 Patienten hatten einen alten bzw. einen akuten Herzinfarkt. Die Anamnese ergab Anhalt für vorher aufgetretene Arrhythmien bei 8 von 10 Patienten. Nur eine Patientin hatte zur Zeit des Auftretens von Vorhofflattern mit 1:1 Überleitung Digitalis verabreicht bekommen. 3 unserer Patienten hatten ein sicheres und 1 Patientin ein fragliches Wolff-Parkinson-White-Syndrom.

In der nächsten Tabelle werden die auslösenden Faktoren sowie die klinischen Symptome und die Dauer gezeigt. Nur bei 2 Patienten konnte Fieber bzw. körperliche Anstrengung als auslösender Faktor angesehen werden. Die Herzfrequenz bewegte sich zwischen 250 und 300/min, die Dauer der 1:1 Überleitung war von weniger als 10 min bis zu 13 Std. Symptome bestanden aus retrosternalem Schmerz bei 3 Patienten, Bewußtseinsverlust bei einer Patientin, Hypotonie bei mindestens einem Patienten, während Herzinsuffizienz bei keinem unserer Patienten zu beobachten war.

In der nächsten Tabelle wird die Reaktion auf die verschiedenen Therapien gezeigt. Interessanterweise war Carotis-Sinusdruck nur in einem Fall erfolgreich, bei dem die 1:1 Überleitung sich auf 2:1 Überleitung verringerte. Da die meisten Patienten in der Aufnahmestation von den jeweils diensthabenden Assistenten behandelt wurden, war die Therapie nicht einheitlich. Digitalis wurde fünfmal verabreicht und bewirkte eine Konversion zu Sinusrhythmus in 3 Fällen und Vorhofflimmern in einem Fall. In einem Fall war Lanatosid-C ohne Erfolg. Elektroschock stellte später Sinusrhythmus in 2 Fällen wieder her. Morphium i.v. sowie Prostigmin bewirkten einen höhergradigen Block bzw. Sinusrhythmus durch ihren vagotonischen Effekt. Ein Vasopressor bewirkte bei einem Patienten einen höhergradigen Block. Bei einer Patientin trat die Konversion zu Sinusrhythmus spontan auf, während bei einem anderen Patienten 2:1 Überleitung nach einem kräftigen Schlag auf die Brustwand auftrat. Elektrische Kardioversion wurde in der Sofortbehandlung nicht angewendet, da der jeweils zuerst behandelnde Arzt den klinischen Zustand meist nicht als dringlich genug diagnostizierte.

Einige Beispiele mögen zur Illustration unserer Patienten demonstriert werden.

Ein 53jähriger Arbeiter wurde in die Notfallaufnahme mit Herzklopfen und Brustdruckgefühl eingeliefert. Seine Pulsfrequenz war 300, wie aus dem EKG ersichtlich, und die R-Zacken waren völlig regelmäßig. Der Blutdruck war 85/60 mm Hg. Carotis-Sinusdruck und ein Valsalva-Versuch waren ohne Erfolg. Nach 15 mg Morphium i.v. sank die Herzfrequenz auf 150 ab und das EKG zeigte typisches Vorhofflattern mit 2:1 Überleitung. Diese Rhythmusstörung bestand trotz Digitalisierung weiter und der Patient wurde am folgenden Tag einer elektrischen Kardioversion unterzogen, die einen normalen Sinusrhythmus wiederherstellte. Er wurde mit Digoxin und Chinidin ambulant weiterbehandelt. Eine organische Herzerkrankung konnte bei diesem Patienten nicht diagnostiziert werden.

Patientin Nr. 2 war 35 Jahre alt und hatte wiederholte Anfälle von Herzklopfen, von Schwächegefühl begleitet. Während einem dieser Anfälle wurde sie in unserer Notfallambulanz gesehen und hatte eine Herzfrequenz von 280, die als Vorhofflattern mit 1:1 Überleitung diagnostiziert wurde. Nach 0,8 mg Lanatosid-C i.v. konvertierte diese Arrhythmie zu Sinusrhythmus innerhalb von 20 min. Klinisch bestand kein Anhalt für eine organische Herzerkrankung.

Patient Nr. 4 war ein 44jähriger Mann, der mit einer 8stündigen Anamnese von Herzklopfen, verbunden mit retrosternalem Druckgefühl, in unserer Ambulanz gesehen wurde. Anfänglich war sein Blutdruck 110/80 und die Herzfrequenz 300. Das EKG zeigte eine Tachykardie mit einer Frequenz von 300/min und gelegentlich blockierte Impulse. Es bestand eine aberrante Leitung mit einem Linksschenkelblockbild. Nach intravenösem Lanatosid-C änderte sich die Arrhythmie in ein Vorhofflimmern mit einer Kammerfrequenz von ca. 150. Nach weiteren Digitalisgaben normalisierte sich der Rhythmus zu einem Sinusrhythmus und es zeigte sich das typische Bild eines Wolff-Parkinson-White-Syndroms vom Typ B (Abb. 1).

Fall Nr. 10 zeigt die Gefahr solcher Arrhythmien auf. Es handelte sich dabei um einen 12jährigen Jungen, der zuerst im Alter von 10 Jahren über Herzklopfen verbunden mit Schwindelgefühl, Blässe und Schwäche sowie Atemnot klagte. Er wurde andernorts mit Digitalis behandelt. 2 Jahre später entwickelte er wiederum nach einer heftigen Körperanstrengung eine paroxysmale Tachykardie, die eine regelmäßige Kammerfrequenz von 300 in der Minute mit aberranter Leitung in den Kammerkomplexen zeigte. Nach Behandlung mit Digitalis zeigte sich ein Wolff-Parkinson-White-Syndrom vom Typ B. Atropin konnte die abnormale AV-Überleitung nicht beseitigen. Eine eingehende klinische Untersuchung zeigte keinen Anhalt für eine organische Herzerkrankung. 5 Monate nach dieser Untersuchung kollabierte der junge Patient nach einem ausgiebigen Schwimmen und verstarb im Schwimmbad. Zweifellos war sein Tod auf eine rezidivierende Arrhythmie zurückzuführen. Leider wurde keine Autopsie vorgenommen.

Wie schon vorher erwähnt, war bei mindestens 3 unserer Patienten ein Wolff-Parkinson-White-Typ der Präexitation vorhanden. Diese Assoziation mit Vorhofflattern und 1:1 Überleitung ist selten, und wir konnten in der Literatur nur einen ähnlichen Fall finden. Obwohl Vorhofflattern mit 1:1 Überleitung bei den meisten unserer Patienten relativ wenig ernste Symptome hervorrief, kann gelegentlich durch das stark verminderte Herzminutenvolumen ein plötzlicher Herztod eintreten, wie es unser letzter Patient zeigte.

In der Literatur werden mindestens 2 Fälle berichtet, in denen bei andauernder Tachykardie der Tod durch Herzinsuffizienz eintrat.

Wir möchten mit Nachdruck betonen, daß Vorhofflattern mit 1:1 Überleitung eine wirkliche ärztliche Notfallsituation darstellt, obwohl es von seiten der Patienten besser toleriert wird als eine ventriculäre Tachykardie. Die Therapie der Wahl stellt heutzutage elektrische Kardioversion dar. Wenn die Möglichkeit zur Kardio-

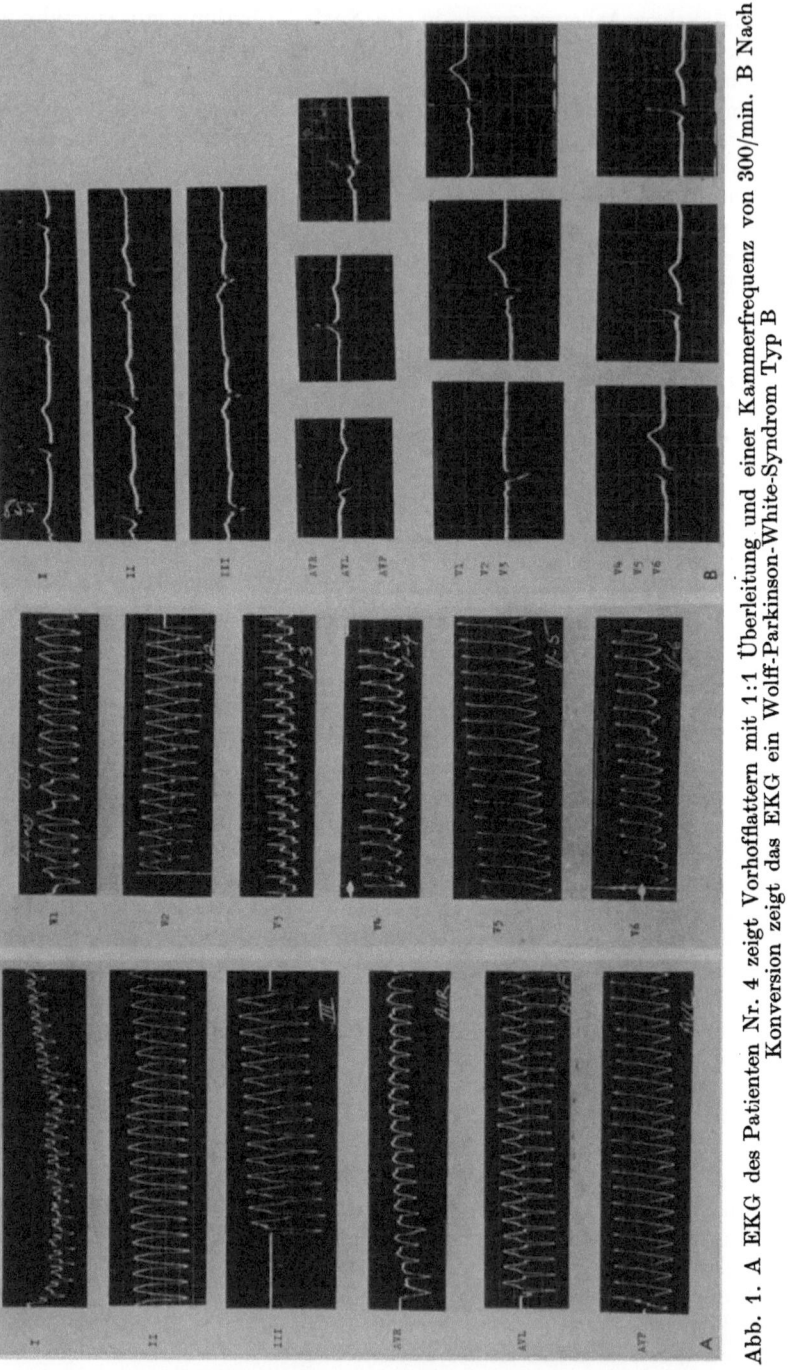

Abb. 1. A EKG des Patienten Nr. 4 zeigt Vorhofflattern mit 1:1 Überleitung und einer Kammerfrequenz von 300/min. B Nach Konversion zeigt das EKG ein Wolff-Parkinson-White-Syndrom Typ B

version nicht gegeben ist, sollte Digitalis parenteral verabreicht werden, um die Überleitung zu verlangsamen. Propranolol, obwohl nicht von uns verwendet, sollte ebenfalls erfolgreich sein. Wenn aberrante Leitung während der Arrhythmie auftritt, muß ein zugrundeliegendes Wolff-Parkinson-White-Syndrom angenommen werden, obwohl einer unserer Fälle mit aberranter Leitung eine normale

Überleitung nach Wiederherstellung des Sinusrhythmus zeigte. Ein hoher Prozentsatz der Patienten hat keine organische Herzerkrankung. Wolff-Parkinson-White-Syndrom wurde bisher nur einmal berichtet und war in 3 von 10 Fällen unserer Serie zu beobachten.

LANG, K. F., ROSELLEN, E., LIMBOURG, P., RECKE, S., JUST, H. (II. Med. Univ.-Klinik und Poliklinik Mainz): **Prognostische Bedeutung ventrikulärer Erregungsausbreitungsstörungen vom Typ des fasciculären oder Hemiblocks**

Blockierungen unterschiedlichen Grades in den drei Faszikeln des AV-Überleitungssystems distal vom Hisschen Bündel rufen typische Veränderungen im EKG in Form von Schenkelblock, Achsenabweichung und AV-Überleitungsstörungen bis zur vollständigen Unterbrechung der AV-Leitung hervor (Rosenbaum). Bei Vorliegen eines bifasciculären Blocks z. B. in Form eines Rechtsschenkelblocks (RSB) mit linksanteriorem Hemiblock oder eines RSB mit linksanteriorem Hemiblock (LPH) führt das Fortschreiten der die Blockierung verursachenden Läsion zu einer vollständigen Unterbrechung der AV-Überleitung, wobei die Gefahr der Asystolie wegen des weit distal im Überleitungssystem lokalisierten Blocks besonders groß ist (Trevino u. Beller). Der plötzliche Eintritt eines kompletten Blocks ist besonders dann zu erwarten, wenn intermittierend eine Blockierung aller drei Faszikel, z. B. in Form eines RSB und LAH im Wechsel mit RSB und LPH oder bei bifasciculärem Block mit einer AV-Überleitungsstörung im noch leitenden Faszikel nachzuweisen ist.

Wir haben das Vorkommen und die prognostische Bedeutung des fasciculären Blocks in drei Gruppen von Patienten retrospektiv untersucht: Einmal wurden alle in den letzten 3 Jahren an der II. Med. Klinik registrierten EKGs auf das Vorliegen eines bifasciculären Blocks in Form von RSB und LAH untersucht; zum anderen wurden 100 an der hiesigen Klinik mit permanentem Schrittmacher behandelte Patienten auf fasciculäre Blockierung untersucht. Außerdem wurden alle in den letzten 3 Jahren behandelten Infarktpatienten auf das Vorliegen eines fasciculären Blocks geprüft.

Bei der Durchsicht von über 10000 EKGs von 8000 Personen konnten 70 Patienten mit RSB und LAH erfaßt werden. Unter Einbeziehung der vorhandenen Unterlagen erstreckte sich die Beobachtungszeit seit Bestehen des Blocks bis zu 18 Jahren mit einer durchschnittlichen Beobachtungszeit von 20 Monaten. Außer 6 Patienten wiesen alle eine kardiale Grunderkrankung auf, die außer bei einem Patienten mit Myokarditis in einer Coronarinsuffizienz bestand. Bei 32 Patienten waren eine oder mehrere AV-Überleitungsstörungen nachweisbar. Bei 14 Patienten wurde ein AV-Block 1. Grades beobachtet, von denen 7 im Verlauf der Beobachtung zusätzlich einen höhergradigen Block zeigten. Wenckebachsche Periodik fand sich bei 3 Patienten, bei 2 von diesen zusätzlich ein höhergradiger Block. Mobitz Typ II Block wurde bei 5 Patienten gefunden, von denen 3 auch andere Blockformen zeigten. Rund ein Drittel der Patienten (23 von 70) zeigten einen AV-Block 3. Grades. 10 dieser Patienten hatten in der Beobachtungszeit geringergradige AV-Überleitungsstörungen gezeigt.

Nimmt man gesondert eine Gruppe von Patienten mit höhergradigem AV-Block, so ist das Vorkommen einer fasciculären Überleitungsstörung wesentlich häufiger. Bei 100 Schrittmacherpatienten ließ sie sich in 62 Fällen nachweisen (Tabelle 1). Die genauen Angaben über die Art des Blocks sind aus der Tabelle ersichtlich, wobei einschränkend gesagt werden muß, daß die unter dem monofasciculären Block angeführten Patienten mit komplettem LSB auch zumindest teilweise zu denen mit bifasciculärem Block gezählt werden müssen bei Annahme eines aus LAH und LPH resultierenden kompletten LSB.

Bei den Patienten mit überdrehtem Linkstyp wurden solche ausgeschlossen, bei denen die Vektordrehung auf Grund eines Hinterwandinfarktes beruhte, ebenso wie bei den Patienten mit Rechtstyp solche ausgeschlossen wurden, bei

Tabelle 1. *Fasciculärer Block bei 100 Schrittmacherpatienten*

	Patienten
Monofasciculärer Block	
kompl. LSB	13
RSB	9
LAH	6
LPH	1
Bifasciculärer Block	
RSB + LAH	26
RSB + LPH	7
Kein fasciculärer Block	26
Keine Angaben	12
Gesamtzahl	100

denen die Vektoreinstellung auf Grund eines vertikalen Herzens, einer Rechtshypertrophie sowie eines ausgedehnten Anterolateralinfarktes angenommen werden mußte (Castellanos et al.). Bifasciculärer Block zeigte sich bei 26 Patienten in Form von RSB plus LAH, bei 7 in Form von RSB plus LPH. Nach Ausschluß von 12 Patienten bei denen keine weiteren Angaben erhältlich waren, könnte

Tabelle 2. *Fasciculärer Block bei 270 Infarktpatienten*

	Gesamtzahl	Gestorben	Entwicklung eines kompl. AV-Blocks
Monofasciculärer Block			
kompl. LSB	12	6	0
LAH	7	0	0
LPH	6	0	0
kompl. RSB	3	2	0
Bifasciculärer Block			
RSB + LAH	15	5	3
RSB + LPH	2	1	1
Trifasciculärer Block			
RSB + LAH oder LPH oder intermitt. LSB	4	1	2

somit bei 70% der Untersuchten ein fasciculärer Block als Vorläufer einer AV-Überleitungsstörung nachgewiesen werden, die eine Schrittmacherimplantation erforderlich machte.

Von 270 Patienten mit akutem Infarkt weisen 42 Zeichen von fasciculärer Blockierung auf (18%) (s. Tabelle 2). Von den Patienten mit monofasciculärem Block, wobei hier ebenfalls diejenigen mit komplettem LSB eingeschlossen sind, hatte keiner einen kompletten AV-Block entwickelt. Von 15 Patienten mit RSB und LAH verstarben 5, und zwar 3 nach Eintritt eines kompletten Blocks trotz Schrittmacherimplantation am mechanischen Herzversagen. Von 2 Patienten mit RSB und LPH verstarb einer, der ebenfalls vorübergehend einen AV-Block 3. Grades gezeigt hatte. Ein Befall aller drei distalen Faszikel konnte bei 4 Patienten nachgewiesen werden, bei denen intermittierend der rechte Schenkel, der anteriore und der posteriore Ast des linken Schenkels betroffen war. Zwei dieser Patienten entwickelten einen kompletten AV-Block, von denen einer an der myogenen Herzinsuffizienz starb.

Ein 56jähriger Patient mit ausgedehntem Vorderwandinfarkt wies anfänglich einen LAH auf. Nach 5 Tagen trat zusätzlich ein RSB auf. Trotz intermittierendem Auftreten eines LSB unter Monitorbeobachtung trat eine AV-Blockierung nicht auf und ein prophylaktisch gelegter Schrittmacher konnte nach 14tägiger Beobachtungszeit wieder entfernt werden. Bei einem 64jährigen Patienten zeigte sich ein RSB mit LAH. Wenige Stunden nach Wechsel zu einem LPH bei bestehenbleibendem RSB kam es zu einer vollständigen AV-Blockierung, die mit einem Schrittmacher erfolgreich behandelt werden konnte. Auf der anderen Seite konnte bei einem 67jährigen Patienten mit Wechsel zwischen RSB und LAH zu komplettem LSB und wieder normaler Erregungsausbreitung auch nach Eintritt eines AV-Block 2. Grades mit Mobitz Typ I und II während des Bestehens des bifasciculären Blocks über eine Beobachtungszeit von 6 Jahren kein Fortschreiten des Blocks beobachtet werden und ein prophylaktisch gelegter Schrittmacher brauchte nicht in Aktion zu treten.

Wie schwierig die Voraussage der Lokalisation der Überleitungsstörung beim bifasciculären Block ist, sollen zum Abschluß 2 Beispiele mit Registrierung des His-Bündelpotentials zeigen. Bei einem 49jährigen Patienten mit akutem Hinterwandinfarkt zeigte sich ein RSB mit LPH, wobei es zu einem kompletten Block gekommen war. Nach Wiederherstellung der 1:1 Überleitung zeigte das HIS-Bündel-EKG, daß die AV-Überleitungsverzögerung bei jetzt bestehendem AV-Block 1. Grades vorwiegend im proximalen Teil des AV-Überleitungssystems lag bei einer H-Q-Zeit im oberen Bereich der Norm. Bei einem 2. Patienten mit RSB und LPH und AV-Block 1. Grades lag die Überleitungsverzögerung ebenfalls vor der Aufteilung in die distalen Faszikel. Bemerkenswerterweise war bei diesem Patienten ebenfalls ein kompletter Block intermittierend aufgetreten.

Kann bei einem Patienten mit bifasciculärem Block eine zusätzliche AV-Überleitungsstörung oder eine wechselnde Blockierung in allen drei Faszikeln nachgewiesen werden, so scheint die prophylaktische Schrittmacherimplantation berechtigt, obwohl, wie wir bei einigen unserer Patienten beobachten konnten, eine Voraussage über die Lokalisation des Blockes und über den Eintritt eines kompletten Blocks problematisch ist. Zum anderen konnten wir die Erfahrungen von Godman u. Mitarb. bestätigen, daß bei Infarktpatienten die Prognose trotz funktionierenden Schrittmachers bei Eintritt eines kompletten Blocks nicht wesentlich gebessert werden konnte, da sie am myogenen Herzversagen sterben.

Literatur
Castellanos, A., Lemberg, L., Arcebal, A. G., Claxton, B. W.: Dis. Chest **56**, 421 (1969). — Godman, M. J., Lassers, B. W., Julian, D. G.: New Engl. J. Med. **282**, 237 (1970). — Rosenbaum, M. B., Elizari, M. V., Kretz, A., Taratuto, A. L.: Anatomical basis of A-V conduction disturbances. In: Symposium on cardiac arrhythmias (Sanoe, E., Flensted-Jensen, E., Oleseh, K. H., Eds.). Elsinore, Denmark 1970. — Trevino, A. J., Beller, B. M.: Amer. J. Med. **51**, 374 (1971).

KLEY, H. K. (II. Med. Klinik, Universität Düsseldorf); GREVEN, G. (Department Innere Medizin, Med. Hochschule Hannover): **Der bifasciculäre Block als Warnzeichen und Vorstufe des totalen AV-Blocks; therapeutische Konsequenzen**

Ursachen eines plötzlichen Herztodes können akut eintretende Reizleitungsstörungen des Herzens sein. Eine sehr häufige Reizleitungsstörung ist der totale AV-Block. Nach den Untersuchungen von Rosenbaum u. Mitarb. [4, 6] beruht der sog. totale AV-Block in den meisten Fällen auf einer Erregungsleitungsstörung im intraventrikulären Reizleitungssystem. Ursachen dieser Reizleitungsstörung können sein: eine isolierte Fibrose im Reizleitungssystem (Lenegre's disease) [1], eine im höheren Alter vermehrt auftretende Sklerose im Bereich des Herzstützgewebes mit Beeinträchtigung der Leitungsbahn (Lew$_s$ disease) [2], Kardiomyopathien, Septuminfarkte und besonders Coronarsklerosen [7]. So uneinheitlich Ursache und Bezeichnung dieser Leitungsstörungen sind, so einheitlich ist meist

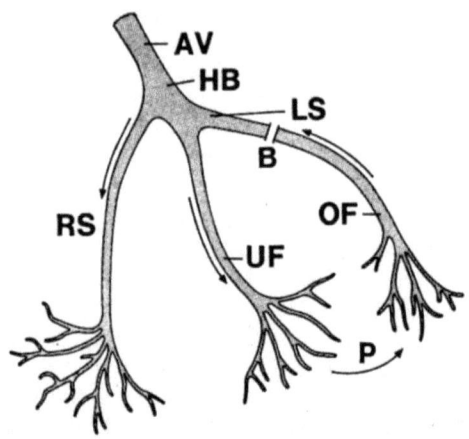

Abb. 1. Die intraventrikuläre Erregungsausbreitung (Pfeile) bei einem Block (B) im vorderen oberen Faszikel (OF) des linken Tawara-Schenkels (LS): linker vorderer Hemiblock. Die Zeichen bedeuten: *AV* AV-Knoten, *HB* Hissches Bündel, *RS* rechter Tawara-Schenkel und *UF* hinterer unterer Faszikel des linken Tawara-Schenkels

das klinisch-pathologische Bild, das ausgehend von einem monofasciculären Block (Rechtsschenkelblock „RSB" oder Block im vorderen-oberen Faszikel des linken Tawaraschenkels: linker vorderer Hemiblock „LVH") über einen bifasciculären Block („RSB kombiniert mit LVH") oft zu einem trifasciculären und damit totalen AV-Block führt [5]. Besonders bei der wegen der ernsten Gefährdung dieser Patienten durch einen Adams-Stokes-Anfall ist die Frühdiagnose eines intraventrikulären Blocks von entscheidender Bedeutung. Relativ häufig findet sich allein oder in Kombination mit einem RSB ein LVH, während eine Blockierung des hinteren-unteren Faszikels des linken Tawaraschenkels selten beobachtet wird. Bei einer Blockierung im vorderen-oberen Faszikel (LVH) des linken Tawaraschenkels (Abb. 1) verläuft die Erregung des linken Ventrikels, ausgehend vom AV-Knoten über den intakten hinteren-unteren Faszikel des linken Tawaraschenkels, über die Purkinje-Fasern kommt es dann zu einer retrograden Erregung des vorderen-oberen, in seinem Anfangsteil blockierten Faszikels des linken Tawaraschenkels. Dieser abnormen Verlaufsform der Erregungsausbreitung im linken Ventrikel entspricht ein Summationsvektor des Kammerkomplexes, der in der Horizontalebene leicht nach vorne und in der Frontalebene nach oben links gerichtet ist; d. h. der Winkel α der Hauptausschlagsrichtung des QRS-

Vektors in der Frontalebene beträgt: $\alpha \geqslant -30°$ (= überdrehter Linkslagetyp) (Abb. 2). Die Erregungsausbreitung erfährt bei dieser Blockform nur eine geringfügige Verzögerung, so daß der QRS-Komplex keine schenkelblockartige Verbreiterung aufweist.

In einer retrospektiven Studie wurde die Aussagekraft dieses mono- bzw. bifasciculären Blocks: RSB mit LVH in Hinblick auf die Entstehung eines trifascicu-

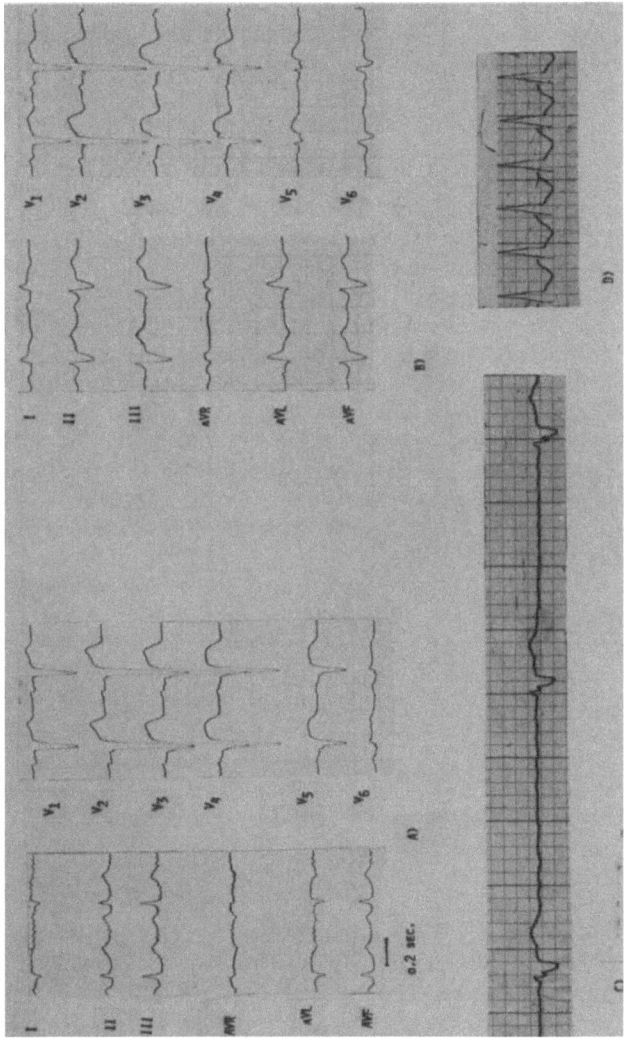

Abb. 2. Entwicklung eines trifasciculären totalen AV-Blocks bei einem Patienten mit einem frischen Vorderwandseptuminfarkt. In A Rechtslagetyp, Myokardinfarkt. 12 Std nach dem Infarktereignis Ausbildung eines linken vorderen Hemiblocks (überdrehter Linkslagetyp), außerdem findet sich eine Rechtsverspätung (B). Noch am gleichen Tage tritt ein trifasciculärer totaler AV-Block ein (C), so daß der Patient mit einem passageren Herzschrittmacher versorgt werden muß

lären, totalen AV-Blocks untersucht (Medizinische Hochschule Hannover, 1970). Ausgewertet wurden Elektrokardiogramme von Patienten mit Myokardinfarkt und von Patienten, denen wegen Adams-Stokes-Anfällen ein permanenter Herzschrittmacher implantiert wurde.

Von 142 Patienten, die wegen eines akuten Myokardinfarktes zur Aufnahme kamen, fand sich bei einem Patienten (Abb. 2) kurz nach der Aufnahme die Ausbildung eines monofasciculären Blocks: LVH. Das EKG zeigt darüber hinaus eine Rechtsverspätung als Ausdruck einer beginnenden Störung der Erregungsleitung im rechten Ventrikel. Bei 2 Patienten bestand neben dem LVH ein inkompletter Rechtsschenkelblock „iRSB"; bei 2 weiteren Patienten fand sich ein voll ausgeprägter bifasciculärer Block: RSB mit LVH. 4 dieser 5 Patienten entwickelten einen trifasciculären totalen AV-Block, so daß sie mit einem transvenösen passageren Herzschrittmacher versorgt werden mußten. 4 verstarben im kardiogenen Schock. Bei der Autopsie fand sich jeweils ein Vorderwandseptuminfarkt mit Verschluß des R. interventricularis ant. während die A. coronaria dextra, die in der Mehrzahl den hinteren-unteren Faszikel des linken Tawaraschenkels versorgt, bei keinem Patienten einen totalen Verschluß aufwies. Diese Untersuchungsergebnisse stehen in Übereinstimmung mit den Befunden anderer Autoren, die bei Myokardinfarkten bis zu 8% der Fälle einen bifasciculären Block gefunden haben [8]. Alle unterstreichen die besondere Gefährdung dieser Patienten, denn durch die Ausbildung eines totalen AV-Blocks in etwa 50% der Fälle und durch das Auftreten eines kardiogenen Schocks liegt die Mortalität zwischen 50 und 70% [3]. Nicht berichtet wurde bisher über die offensichtlich gleichhohe Gefährdung von Patienten mit einem nur inkompletten bifasciculären Block: iRSB mit LVH.

Auch in der zweiten von uns untersuchten Gruppe: Patienten, denen 1970 wegen intermittierend auftretender Adams-Stokes-Anfälle ein permanenter Herzschrittmacher implantiert wurde (n: 52), kommt dem inkompletten bifasciculären Block große Bedeutung zu. Bei 35 auswertbaren EKGs ließ sich bei strenger Anwendung der Kriterien für einen RSB ein kompletter bifasciculärer Block in nur 7 Fällen (20%), jedoch bei 10 (29%) Patienten ein inkompletter bifasciculärer Block nachweisen. Obwohl bisher in der Literatur noch nicht darauf hingewiesen wurde, kommt nach unseren Untersuchungen im Hinblick auf die Entwicklung eines trifasciculären totalen AV-Blocks dem inkompletten (iRSB mit LVH) gleiche Bedeutung zu wie dem kompletten bifasciculären intraventrikulären Block (RSB mit LVH).

Ein Patient ist aber durch einen trifasciculären totalen AV-Block besonders dann gefährdet, wenn neben dem bifasciculären Block zusätzlich AV-Überleitungsstörungen bestehen [6]. Diese müssen als warnende Vorstufen eines drohenden trifasciculären totalen AV-Blocks angesehen werden. Bei unseren Patienten mit Myokardinfarkt ist die zeitliche Folge zwischen erster Störung in der PQ-Überleitungszeit und totalem AV-Block meist so schnell und wechselnd, daß klare Aussagen über Reihenfolge und Art der auftretenden AV-Blockierung nicht gemacht werden können. Bei den Patienten, denen wegen intermittierender Adams-Stokes-Anfälle ein permanenter Herzschrittmacher implantiert wurde, fanden sich bei denen mit inkompletten bifasciculären Block (n: 10) 2 mit einem AV-Block 2°, Typ Mobitz II, und 3 mit einem AV-Block 1°, während bei denen mit einem kompletten bifasciculären Block (n: 7) nur 2 einen AV-Block 1° hatten. Faßt man alle Fälle, die wir mit einem kompletten oder inkompletten bifasciculären Block beobachten konnten, zusammen (n: 49), liegt die Verteilung ähnlich: 25% hatten einen AV-Block 1°, 6% einen AV-Block 2°, Typ Mobitz II, und 20% Vorhofflimmern.

Aus diesen Befunden möchten wir in bezug auf Prognose und Therapie folgende Regeln ableiten: 1. AV-Überleitungsstörungen sind bei einem bifasciculären intraventrikulären Block relativ häufig und zeigen den drohenden totalen AV-Block an; 2. In Hinblick auf die Entwicklung eines Adams-Stokes-Anfalls (trifasciculärer totaler AV-Block) ist ein inkompletter bifasciculärer Block (iRSB mit LVH) dem kompletten Block (RSB mit LVH) sowohl bei Patienten mit einem Myokardinfarkt als auch bei Patienten mit Reizleitungsstörungen anderer Genese gleichzusetzen; 3. Patienten mit einem bifasciculären Block sollten regelmäßig elektrokardiographisch überwacht werden, um bei Anzeichen der Ausweitung dieses Blocks (z. B. AV-Überleitungsstörungen; kurzfristige Bewußtseinsverluste) mit einem permanenten Herzschrittmacher versorgt werden zu können; 4. Patienten aber, die die Kombination eines Myokardinfarktes mit einem bifasciculären Block haben, sollten a) prophylaktisch einen passageren Herzschrittmacher erhalten und b) wegen der großen Gefahr eines kardiogenen Schocks intensivst überwacht werden, damit die hohen Mortalitätsraten bei solchen Patienten gesenkt werden kann.

Literatur

1. Lenègre, J.: Progr. cardiovasc. Dis. **6**, 409 (1964). — 2. Lev, M.: Amer. J. Med. **37**, 742 (1964). — 3. Roos, J. C., Dunning, A. J.: Brit. Heart. J. **32**, 847 (1970). — 4. Rosenbaum, M. B., Elizari, M. V., Kretz, A., Taratuto, A. L.: Anatomica basis of A-V conduction disturbances. In: Symp. on Cardiac Arrhythmias, p. 147. Södertälje (Schweden) 1970. — 5. Rosenbaum, M. B., Elizari, M. V., Lázzari, J. O.: Los hemibloqueos. Buenos Aires: Paidos 1968. — 6. Rosenbaum, M. B., Elizari, M. V., Lázzari, J. O., Halpern, M. S., Ryba, D.: QRS pattern heralding the development of complete heart block with particular emphasis on right bundle branch block with left posterior hemiblock. In: Symp. on Cardiac Arrhythmias, p. 249. Södertälje (Schweden) 1970. — 7. Varriale, P., Kennedy, R. J.: Amer. Heart J. **81**, 291 (1971). — 8. Wanka, J., Lajos, T. Z.: Circulation **40**, Suppl. 3, 212 (1969).

DIETZE, G., HEPP, K. D., MEHNERT, H. (3. Med. Abt. Krankenhaus Schwabing und Forschergruppe Diabetes, München): **Studien zum negativ-inotropen Wirkungsmechanismus von Antiarrhythmika: Effekt von Lidocain auf die Adenylatzyklase des Myokards**

Nach neueren Untersuchungen geht die Steigerung der Kontraktionskraft unter Katecholamineinfluß sowohl mit einer Erhöhung des intracellulären Spiegels an cyclischem 3'5'-AMP als auch des intracellulären Calciumgehalts einher [8, 12, 13, 14]. Von beiden Stoffen ist bekannt, daß sie im Tierexperiment die Kontraktionskraft des Myokards zu steigern vermögen [1, 9, 11, 17]. Während der Wirkungsmechanismus des cyclischen 3'5'-AMP noch ungeklärt blieb, weiß man vom Calcium, daß es seine Wirkung über eine Aktivierung der dem Kontraktionsvorgang Energie liefernden ATPase der Myofibrillen entfaltet [1, 9, 11, 19]. Die negativ-inotrope Wirkung der Antiarrhythmika führt man deshalb auf ihre Fähigkeiten zurück, entweder den intracellulären Spiegel des cyclischen AMP oder den des Calciums zu senken [7, 8, 9, 11, 19]. Da die β-Receptorenblocker, z. B. Propranolol die unter Katecholamineinwirkung ansteigenden Spiegel beider Substanzen zu senken vermögen [6, 7, 8, 13, 17], fordern mehrere Autoren eine Verbindung zwischen dem β-Receptorsystem an der Membran und dem transmembranösen Calciumtransport [15, 19]. Als verbindende Brücke zwischen beiden Systemen bietet sich das cyclische 3'5'-AMP an, das als Übermittler der intracellulären Wirkungen der Katecholamine bekannt ist [13, 15]. Eine Zunahme des intracellulären Calciumgehalts könnte durch eine Steigerung des passiven transmembranösen Einstroms entlang dem hohen Konzentrationsgradienten in die Zelle [7] oder durch die Hemmung eines aktiven transmembranösen Calciumtransportsystems hervorgerufen werden, das ständig Calcium gegen den hohen Konzentrationsgradienten in den Extracellulärraum „pumpt" [2, 19]. Eine Blokkierung des aktiven Ca^{++}-Ionentransportsystems durch cyclisches AMP wäre in Analogie zur Blockierung des Na^+-K^+-Ionentransportsystems durch Digitalis infolge einer Hemmung des für den Transportvorgang energieliefernden Enzyms, der Ca^{++}-ATPase, möglich [2, 20]. Tatsächlich läßt sich die neben der Na^+-K^+-ATPase [4, 18] in der Zellmembran lokalisierte Ca^{++}-ATPase [2, 20] durch cyclisches 3'5'-AMP dosisabhängig blockieren [3], während das zur Kontrolle eingesetzte 5'-AMP keinen Effekt hervorruft (Abb. 1). Dies geschieht wie bei den 3'5'-AMP abhängigen Proteinkinasen in einem physiologischen Konzentrationsbereich des Nucleotids [22], so daß dem Effekt mit großer Wahrscheinlichkeit eine physiologische Bedeutung zukommt. Demnach würde die positiv-inotrope Wirkung von cyclischem AMP zumindest teilweise über ein vermehrtes intracelluläres Anwachsen des Calciumgehalts vermittelt [14]. Damit erklärt sich auch, warum man unter Katecholamineinfluß gleichzeitige intracelluläre Zunahmen der Konzentrationen von cyclischem 3'5'-AMP und Calcium beobachten konnte, die durch β-Receptorenblocker z. B. Propranolol verhindert wurden [8, 14]. Da man den katecholaminbedingten intracellulären Calciumanstieg mit den antiarrhythmisch und negativ-inotrop wirksamen Lokalanästhetika, z. B. Lidocain (Xylocain) ebenfalls blockieren konnte [7, 8], stellt sich die Frage, ob diese Pharmaka nicht wie die β-Receptorenblocker ihre Wirkung über eine Verminderung des intra-

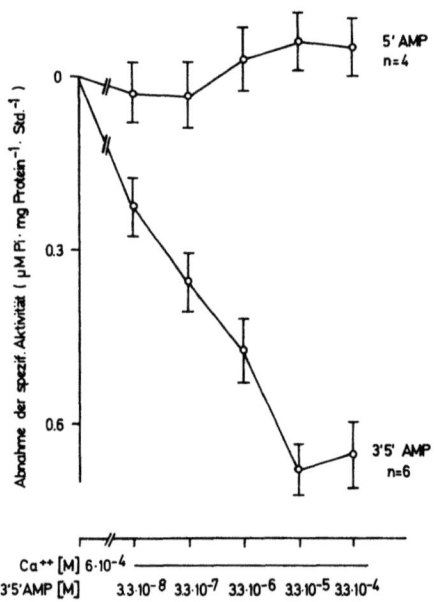

Abb. 1. Dosisabhängige Hemmung der sarkolemmalen Ca^{++}-ATPaseaktivität durch cyclisches 3'5'-AMP. Die Werte geben die mittlere Änderung $\pm$ SEM der spezifischen Aktivität in μMol π/mg Protein $\times$ Std für 6 verschiedene Enzympräparationen in Gegenwart von 3'5'-AMP O———O und für 4 Präparationen in Gegenwart von 5'-AMP als Kontrolle □———□ wieder. Eine Konzentration von 6×10^{-4} M Ca^{++}-Ionen bewirkt eine submaximale Aktivierung der ATPase auf $2{,}012 \pm 0{,}155$ μMol $\pi \times mg^{-1} \times h^{-1}$

cellulären cyclischen 3'5'-AMP hervorrufen. Andererseits könnten diese Substanzen auch über eine direkte Beeinflussung des Ca^{++}-Transportsystems wirksam werden.

Zur Klärung dieser Fragen präparierten wir nach einer Modifikation der Methode von Stam et al. [21] eine Membranfraktion aus Rattenmyokard, die sich elektronenmikroskopisch und biochemisch gegenüber einer Mitochondrien- und Mikrosomenfraktion gut charakterisieren ließ [2]. Die in der Sarkolemmfraktion neben der Na^+-K^+-ATPase lokalisierte Ca^{++}-ATPase konnte biochemisch und pharmakologisch eindeutig gegenüber den Ca^{++}-ATPasen der anderen Zellorganellen differenziert werden [2, 3]. Das membranständige, für den aktiven Ca^{++}-Ionentransport energieliefernde Enzym zeigte in einem Konzentrationsbereich von 10^{-6}—10^{-2} M keine signifikante Beeinflussung seiner Aktivität durch Lidocain [4].

Wir wandten uns deshalb der Frage zu, ob Lidocain wie Propranolol [6, 13, 17] durch eine Hemmung der Aktivität der Adenylatcyclase die intracelluläre Konzentration von cyclischem 3'5'-AMP vermindert und auf diese Weise den Ca++-Transport beeinflußt.

Wir präparierten nach einer Modifikation der Methode von Levey u. Epstein [12] eine Partikelfraktion aus Rattenmyokard und bestimmten mit Hilfe einer Doppelmarkierungsmethode nach Krishna et al. [10] unter Noradrenalin- und Natriumfluoridstimulation mit und ohne Xylocain die Aktivität der Adenylatcyclase.

In vier verschiedenen Präparationen vermochte Lidocain die mit $5 \cdot 10^{-5}$ M Noradrenalin maximal von $22{,}72 \pm 2{,}17$ auf $61{,}32 \pm 3{,}95$ nM [^{32}P] 3',5'-AMP · g Protein^{-1} · min^{-1} stimulierte spezifische Adenylatcyclaseaktivität dosisabhängig

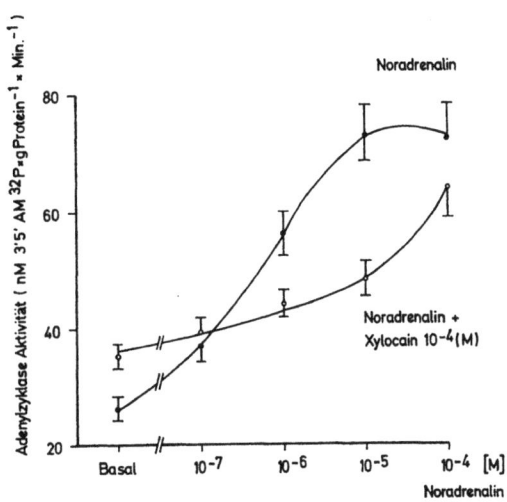

Abb. 2. Einfluß von Lidocain auf die konzentrationsabhängige Noradrenalinstimulation der myokardialen Adenylatcyclaseaktivität. Die Punkte geben den Mittelwert ± SEM der spezifischen Aktivität in nMol (^{32}P) 3'5'-AMP × 6 Protein^{-1} × min^{-1} von drei verschiedenen Enzympräparationen ohne O———O und mit Lidocain (Xylocain) O———O

in einer Konzentration von 10^{-4} M auf $41{,}93 \pm 4{,}02$ und von 10^{-3} M auf $26{,}36 \pm 6{,}88$ nM ^{32}P 3',5'-AMP zu blockieren. Die Hemmung betrug bei 10^{-4} M Lidocain bereits 50% und war mit einem $p < 0{,}0005$ statistisch hochsignifikant. Da nach einer therapeutischen intravenösen Dosis von 100 mg Lidocain Serumkonzentrationen von $2 \cdot 10^{-5}$ M beim Menschen gemessen wurden [16] könnte der von uns beobachtete Adenylatcyclasehemmung eine pharmakotherapeutische Bedeutung zukommen.

Daß die Hemmwirkung von Xylocain durch Erhöhung der Katecholamin- und Ca++-Dosen wieder aufgehoben werden konnte [7, 8] ließ an einen kompetitiven Mechanismus denken. Auch die Veränderungen der Dosiswirkungskurve von Noradrenalin am Adenylatcyclasesystem durch 10^{-4} M Lidocain sprechen dafür (Abb. 2): Die Blockierung der Adenylatcyclaseaktivität durch Lidocain beträgt bei einer Noradrenalinkonzentration (NA) von $5 \cdot 10^{-7}$ M ca. 25% der Stimulation, ist mit ca. 50% bei 10^{-5} M NA am ausgeprägtesten und nimmt dann wieder bis 10^{-4} M NA auf ca. 20% ab.

Da die Fluoridstimulation der Adenylatcyclaseaktivität durch Lidocain nicht gehemmt wurde, kann wie beim Propranolol eine direkte Wirkung auf die katalytische Einheit des Receptor-Enzymsystems ausgeschlossen werden.

Zusammenfassend kann man damit folgendes feststellen:

Auf Grund der übereinstimmenden Ergebnisse von Ca^{45}-Transportstudien an der intakten Myokardzelle [7, 8, 14] und den geschilderten Enzymstudien an der Herzmuskelzellmembran [2, 3] werden die bekannten positiv-inotropen Wirkungen der Katecholamine und ihres intracellulären Boten, des cyclischen 3'5'-AMP (17) mit großer Wahrscheinlichkeit zumindest teilweise durch einen vermehrten transmembranösen Calciuminflux in die Myokardzelle vermittelt.

β-Receptorenblocker wie Propranolol führen über die bekannte Wirkung an der Adenylatcyclase [4, 13] zu einer Verminderung des unter Katecholamineinfluß gesteigerten intracellulären 3'5'-AMP-Gehaltes und damit durch eine Beeinflussung der Ca^{++}-ATPase [3] zu einer Steigerung des transmembranösen Calciumeffluxes aus der Zelle [8]. Durch die Verminderung des cytoplasmatischen Ca^{++}-Gehalts führen sie zu einer Aktivitätsabnahme der dem Kontraktionsvorgang Energie liefernden Calcium-ATPase der Myofibrillen [9, 11, 19] und entfalten so ihre negativ-inotrope Wirkung.

Auch für die Verminderung des intracellulären Ca^{++}-Gehalts durch Lokalanästhetika wie Lidocain [7, 8] scheint nach unseren Ergebnissen als Ursache eine Hemmung der Adenylatcyclase in Frage zu kommen. Demnach könnte der negativ-inotropen Wirkung der β-Receptorenblocker und der Lokalanästhetika [7, 8, 17] ein gemeinsamer Wirkungsmechanismus zugrundeliegen.

Literatur

1. Caldwell, P. C.: Physiol. Rev. **40**, 48 (1968). — 2. Dietze, G., Hepp, K. D.: Biochem. biophys. Res. Commun. **44**, 1041 (1971). — 3. Dietze, G., Hepp, K. D.: Biochem. biophys. Res. Commun. **46**, 269 (1972). — 4. Dietze, G., Hepp, K. D.: Unveröffentl. Befunde. — 5. Dreifuß, L. S., Likoff, W.: Mechanism and therapy of cardiac arrhythmias. New York: Grune and Stratton 1966. — 6. Drummond, G. I., Duncan, L.: J. biol. Chem. **245**, 976 (1970). — 7. Fleckenstein, A.: In: Calcium and the heart (Harris, P., Opie, L. H., Eds.). London: Academic Press 1971. — 8. Fleckenstein, A.: Klin. Wschr. **46**, 343 (1968). — 9. Katz, A. M.: Physiol. Rev. **50**, 63 (1970). — 10. Krishna, G., Weiß, B., Brodie, B. B.: J. Pharmacol. exp. Ther. **163**, 379 (1968). — 11. Langer, G. A.: Physiol. Rev. **48**, 708 (1968). — 12. Levey, G. S., Epstein, S. E.: Circulat. Res. **24**, 151 (1969). — 13. Murad, F., Chi, Y. M., Rall, T. W., Sutherland, E. W.: J. biol. Chem. **237**, 1233 (1962). — 14. Nayler, W. G.: Circulat. Res. 20/21, Suppl. III, 210 (1967). — 15. Rasmussen, M.: Science **178**, 404 (1970). — 16. Scott, D. B.: In: Scott, D. E., Julian, D. G.: Lidocain in the treatment of ventricular arrhythmias. Edinburgh: E. and S. Livingstone 1971. — 17. Skelton, C. L., Levey, G. S., Epstein, S. E.: Circulat. Res. **26**, 35 (1970). — 18. Skou, J. C.: Physiol. Rev. **45**, 596 (1965). — 19. Sonnenblick, E. N., Stam, A. C.: Ann. Rev. Physiol. **21**, 647 (1969). — 20. Sulakhe, P. V., Dhalla, N. S.: Life Sci. **10**, 185 (1971). — 21. Stam, A. C., Weglicki, W. B., Jr., Feldman, D., Shelburn, J. C., Sonnenblick, E. H.: J. molec. Cell. Cardiol. **1**, 117 (1970). — 22. Walsh, D. A., Perkins, J. P., Krebs, E. G.: J. biol. Chem. **243**, 3763 (1968).

KLEMPT, H.-W., BACHOUR, G., REPLOH, H. D., GRADAUS, D., BRISSE, B., BENDER, F. [Ordinariat für Innere Medizin (Kardiologie) Universität Münster]: **Untersuchungen zum Wirkungsmechanismus von Verapamil**

Die Substanz Verapamil (Isoptin), hat zur Behandlung der Coronarinsuffizienz, tachykarder Rhythmusstörungen und hypertoner Blutdruckkrisen ein breites Anwendungsgebiet gefunden. Die hier dargestellten Untersuchungen dienten der Erkennung von hämodynamischen Veränderungen und von Zeitwerten im EKG nach intravenöser Applikation von Verapamil (V.).

Untersuchungsgut und Methodik

Bei 16 Herzgesunden und 13 Herzinsuffizienten wurden Herzzeitvolumen (HZV), Herzfrequenz (HF), arterieller Blutdruck und peripherer Widerstand (W) nach je 5 mg V. i.v. ermittelt. Das HZV wurde mit der Indikatorverdünnungsmethode unter Verwendung von

Cardiogreen bestimmt. Der Blutdruck wurde in 19 Fällen blutig in der Femoralarterie gemessen, in den übrigen unblutig nach Riva-Rocci.

Bei 20 weiteren Patienten erfolgten im Rahmen diagnostischer Herzkatheteruntersuchungen Messungen der linksventrikulären Drucke und maximalen Druckanstiegsgeschwindigkeit (dp/dt max), davon in sieben Fällen vor und bis zu 10 min nach 5 mg V. i.v., in 13 Fällen vor und nach Auslösung einer reaktiven Hyperämie (r.H.) an drei Extremitäten zur Erzeugung eines schnellen Druckabfalles in der Aorta. Die derart ausgelösten Veränderungen von dp/dt max wurden mit den nach V. beobachteten in Beziehung gesetzt.

Bei sechs Probanden wurde der Einfluß einer schnellen i.v. Injektion von 15 mg V. auf HF, Zeitwerte des EGK, arteriellen Blutdruck und plethysmographisch erfaßte Unterschenkel-

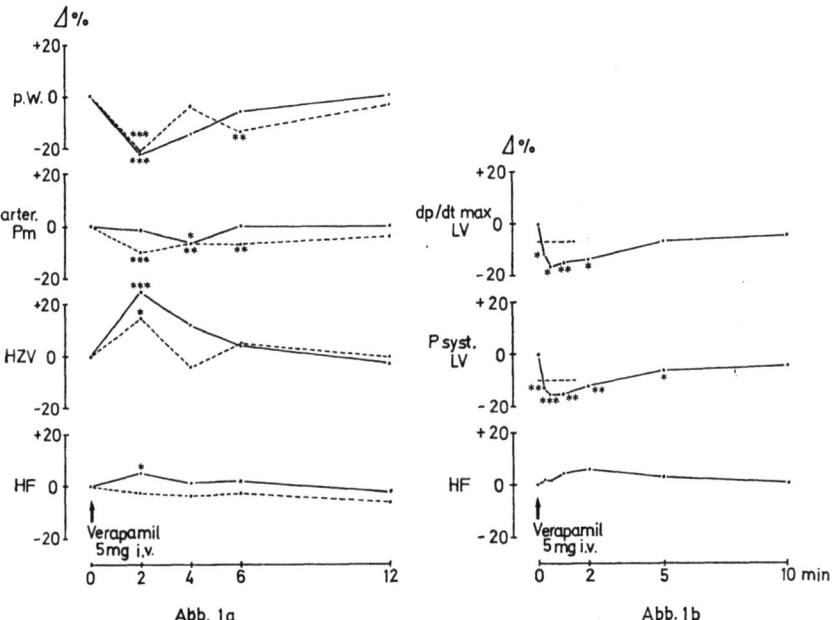

Abb. 1. a Hämodynamische Veränderungen nach je 5 mg Verapamil i.v. bei 29 Patienten. *W* peripherer Widerstand, *arter. Pm* arterieller Mitteldruck, *HZV* Herzzeitvolumen, *HF* Herzfrequenz. — — — Ergebnisse bei 13 Herzinsuffizienten, ——— Ergebnisse bei 16 Herzgesunden. * $p = 0,05$ bis $0,01$; ** $p = 0,01$ bis $0,001$, *** $p < 0,001$. b Ergebnisse bei sieben Patienten nach 5 mg Verapamil i.v. *P syst. LV* systolischer Druck im linken Ventrikel. Signifikanzen wie oben. Gestrichelt: Veränderungen von dp/dt max und Psyst. LV bei den ersten fünf Herzaktionen nach Lösung einer suprasystolischen Drosselung an drei Extremitäten bei 13 Patienten

durchblutung untersucht, sowie die Reversibilität der eingetretenen Veränderungen durch 0,25 mg Orciprenalin i.v. Außerdem erfolgten 2 und 5 min nach V. i.v. Kontrollen der Serumspiegel von Adrenalin und Noradrenalin (Methode Häggendal).

Ergebnisse

Abb. 1a zeigt das Ergebnis der hämodynamischen Untersuchungen an 16 Herzgesunden und 13 Herzinsuffizienten nach 5 mg V. i.v. Bei beiden Gruppen läßt sich 2 min p.i. ein signifikanter Anstieg des HZV um etwa 20% nachweisen, der mit einem ähnlich starken, signifikanten Abfall von W einhergeht. Bei den Herzinsuffizienten fällt der arterielle Mitteldruck maximal 2 min p.i. um 10% ab, bei den Gesunden maximal 4 min p.i. um 7%. Die HF liegt bei den Gesunden 2 min p.i. 5% über dem Ausgangswert ($p < 0,05$), während sie bei den Herzinsuffizienten gering abfiel. Die Ausgangswerte sind um 12 min p.i. in etwa wieder erreicht.

In Abb. 1 b sind Untersuchungsergebnisse von 7 weiteren Patienten dargestellt, bei denen die linksventrikulären Drucke und dp/dt max nach 5 mg V. i.v. fortlaufend registriert wurden. Beide Parameter zeigen bereits 30 sec p.i. einen signifikanten Abfall um 15%. Die HF steigt maximal um 6% an (nicht signifikant). Eine Beeinflussung der diastolischen Drucke war nicht nachweisbar.

Da eine Abnahme des Aortendruckes (afterload) mit einer Verminderung von dp/dt max verbunden ist, wurden weitere Untersuchungen zur Klärung der Frage unternommen, ob die Änderung von dp/dt max nach V. allein auf die Aortendrucksenkung zurückgeführt werden kann. Die Ergebnisse mit der oben erwähnten Methode sind in Abb. 1 b dargestellt. Es fand sich, wie nach V., ein signifikanter Abfall des systolischen Ventrikeldruckes und der dp/dt max. Im Gegensatz zu

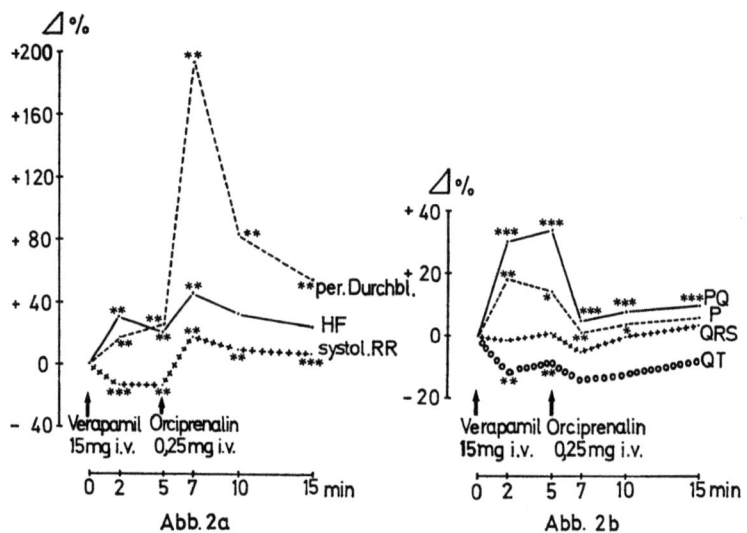

Abb. 2. a Veränderungen von Unterschenkeldurchblutung (per. Durchbl.), HF und systolischem Blutdruck bei sechs Probanden nach 15 mg Verapamil i.v. und späterer Injektion von 0,25 mg Orciprenalin i.v. Signifikanzen wurden nach Verapamil gegen die Ausgangswerte berechnet, nach Orciprenalin gegen den Wert 5 min p.i. 15 mg Verapamil. b Veränderungen der elektrokardiographischen Zeitwerte bei den sechs Probanden der Abb. 2a

dem Verhalten nach V. ist die Senkung von dp/dt max um 30% geringer als die Senkung des systolischen Ventrikeldruckes. Zusätzlich ließ sich nach Auslösung der r.H. ein geringer Abfall des enddiastolischen Druckes nachweisen ($p < 0{,}001$).

Abb. 2a zeigt das Verhalten von HF, Unterschenkeldurchblutung und systolischem Blutdruck nach schneller Injektion der hohen Dosis von 15 mg V., Abb. 2b die Veränderungen der elektrokardiographischen Zeitwerte. Orciprenalin (0,25 mg i.v.) wurde 5 min nach V. injiziert. Die HF nahm um 30%, die Unterschenkeldurchblutung um maximal 26% zu, während der systolische Blutdruck um 12% abfiel. Die anschließende Orciprenalingabe bewirkt nur einen wenig stärkeren Frequenzanstieg, jedoch eine Zunahme der Unterschenkeldurchblutung um fast 200% und einen Anstieg des erniedrigten systolischen Blutdrucks.

Im EKG ließ sich nach 15 mg V. eine Verlängerung der PQ-Zeit um 34% sowie der Dauer der P-Zacke um 16% nachweisen. Die PQ-Zeiten und Breiten der P-Zacke wurden durch Orciprenalin wieder normalisiert. Die QRS-Breite wurde nicht verändert. Die Abnahme der QT-Dauer entsprach der Frequenzzunahme nach V.

Signifikante Veränderungen des Noradrenalin- oder Adrenalinspiegels im Serum fanden sich nicht.

Diskussion

Änderungen der Contractilität des linken Ventrikels durch Pharmaka können am Menschen nicht direkt erfaßt werden. Auch die von uns vorgenommene Bestimmung des Quotienten dp/dt max hat zu berücksichtigen, daß dieser durch verschiedene Faktoren beeinflußt werden kann, z. B. Herzfrequenz, diastolischer Kammerdruck, Aortendruck, die evtl. gleichzeitig durch die chemische Substanz verändert werden. Auswertungen der dp/dt max-Änderungen infolge passiver, plötzlicher Aortendrucksenkungen erlauben durch Vergleich mit den nach V. eingetretenen Abnahmen von dp/dt max und Aortendruck den Schluß, daß V. auf dp/dt max stärker einwirkt, als es nach der blutdrucksenkenden Wirkung der Substanz allein zu erwarten ist. Mit Wahrscheinlichkeit kann aus unseren Untersuchungen auf eine gewisse contractilitätsmindernde Wirkung von V. geschlossen werden, zumal diese tierexperimentell festgestellt wurde [5, 6, 7, 9]. Die Beurteilung der klinischen Bedeutung unserer Befunde muß allerdings zunächst offenbleiben, da selbst bei Herzinsuffizienten eine Zunahme des HZV eintrat.

Die periphere Vasodilatation nach V. ist beträchtlich. Sie wurde bereits von anderen Autoren beschrieben [1, 10, 11, 13] und bietet wahrscheinlich den physiologischen Angriffspunkt bei der Blutdrucksenkung von Hypertonikern [4]. Möglicherweise spielt sie auch für die Zunahme des HZV bei Herzinsuffizienten eine Rolle. Bemerkenswert war die schon innerhalb der ersten Minute nach Injektion einsetzende und kurzfristige Wirkung auf die Hämodynamik.

Verlängerungen der av-Überleitung nach V. sind bekannt [1, 3, 7, 8, 9] und bilden die Basis für einen Teil der antiarrhythmischen Effekte. An unseren Ergebnissen nach intravenöser Gabe von 15 mg V. fiel neben dem Ausmaß der PQ-Verlängerung (+34%) auf, daß ein Teil der PQ-Verlängerung durch eine Verbreiterung der P-Welle bedingt ist, daß also neben der atrioventrikulären auch die intraatriale Erregungsleitung verlangsamt wird. Ähnliche Befunde wurden kürzlich von einer anderen Arbeitsgruppe erhoben [1]. Die verlangsamte intraarteriale Erregungsleitung könnte zur Erklärung der Rhythmisierung von Vorhofflimmern nach Gabe von V. beitragen.

Zusammenfassung

Bei hämodynamischen und elektrokardiographischen Untersuchungen an 42 Patienten und Probanden mit 5 bzw. der hohen Dosis von 15 mg Verapamil (V.) i.v. wurden die folgenden Befunde erhoben:

1. V. (5 mg) führt zu einer peripheren Vasodilatation und zu einem Anstieg des HZV um 20%.

2. V. (5 mg) vermindert den Wert dp/dt max des linken Ventrikels. Diese Abnahme ist teilweise auf Verminderung des afterload zurückzuführen, wie ergänzende Untersuchungen ergaben.

3. In Ruhe führen 15 mg V. bei Gesunden zur Erhöhung der Sinusfrequenz (+30%), die wahrscheinlich indirekte Folge der peripheren Vasodilatation ist. Nach 5 mg ist bei Gesunden nur ein geringer Frequenzanstieg um 5% nachweisbar, bei Herzinsuffizienten erfolgt kein Frequenzanstieg.

4. V. (15 mg i.v.) bewirkt bei Gesunden eine ausgeprägte Verlängerung der PQ-Zeit (+34%), die teilweise durch eine verzögerte intraatriale Erregungsleitung bedingt ist.

5. Durch Orciprenalin (0,25 mg i.v.) werden bei Gesunden die Verlängerungen der PQ-Zeit und der Dauer der P-Zacke aufgehoben. Herzfrequenz und periphere Durchblutung werden weiter gesteigert. Der nach V. etwas verminderte arterielle Blutdruck wird durch Orciprenalin über den Ausgangswert angehoben.

Literatur
1. Bass, O., Friedemann, M.: Schweiz. med. Wschr. **101**, 792 (1971). — 2. Belz, G. G., Olesch, K., Schmidt-Voigt, J.: Med. Welt **21**, 1670 (1970). — 3. Bender, F., Kojima, N., Reploh, H. D., Oelmann, G.: Med. Welt **17**, 1120 (1966). — 4. Bender, F.: Arzneimittel-Forsch. **20**, 1311 (1970). — 5. Fleckenstein, A., Kammermeier, H., Döring, H. J., Freund, H. J.: Z. Kreislauf.-Forsch. **56**, 716 (1967). — 6. Haas, H.: Arzneimittel-Forsch. **14**, 461 (1964). — 7. Haas, H., Igarashi, T.: Arzneimittel-Forsch. **18**, 1373 (1968). — 8. Hofmann, H.: Z. ges. inn. Med. **23**, 357 (1968). — 9. Melville, K. J., Shister, H. E., Huq, S.: Canad. med. Ass. J. **90**, 761 (1964). — 10. Rudolph, W., Kriener, J., Meister, W.: Klin. Wschr. **49**, 982 (1971). — 11. Ross, G., Jorgensen, Ch. R.: J. Pharmacol. exp. Ther. **158**, 504 (1967). — 12. Schlepper, M., Witzleb, E.: Arzneimittel-Forsch. **12**, 559 (1962). — 13. Smekal, P., Gerhard, W.: Verh. dtsch. Ges. inn. Med. **74**, 1123 (1968).

BÜCHNER, CH., SCHNELLBACHER, K. (Med. Univ.-Klinik Freiburg): **Herzstillstand bei diagnostischen und therapeutischen Eingriffen**

Intrakardiale Manipulationen mit Kathetern und Sonden gehören heute zur verbreiteten Routine in Diagnostik und Therapie des Herzens. In den vergangenen Jahren haben zudem die Einschwemmkatheterverfahren Eingang gefunden in Bereiche auch außerhalb der bislang bevorrechtigten kardiologischen Zentren. Sondierungen des Herzens sind nicht mehr verzichtbare Möglichkeiten zur Elektrotherapie und in jüngerer Zeit finden sie mit wichtigen Ergebnissen wissenschaftliche Anwendung zur intrakardialen EKG-Ableitung. Die praktisch-klinische Wertigkeit aller dieser Verfahren steht längst außer jedem Zweifel und die Erforschung der Arbeitsweise des Herzens verdankt ihnen vorrangig die entscheidenden Impulse. Das große Gewicht der Erfolge der Methodik mag dazu verleiten, die Frage nach dem Preis, dem Risiko des Einsatzes in den Hintergrund zu drängen. Um so wichtiger ist es wohl, dieser Frage immer wieder bewußt nachzugehen. Die kompetentesten Mitteilungen dazu stammen von Cournand u. Mitarb. (1953), Bagger u. Mitarb. (1957) und auf die breitesten Erfahrungen stützen sich Berichte von Braunwald u. Swan (1968) sowie von Lichtlen u. Mitarb. (1971).

Braunwald u. Mitarb. (1968) ziehen Bilanz über rund 12 300 diagnostische Eingriffe mit Katheterisierungen des Herzens mit und ohne röntgenologische Kontrastmittelanwendungen. Bei 440 Patienten — in 3,6% der Fälle — kam es zu Zwischenfällen, die die Autoren als Komplikationen werteten. 55mal — in 12,4% — hatten sie einen tödlichen Ausgang. Jeder 225. Patient (0,44%) verstarb also aus Anlaß einer Herzkatheterdiagnostik.

153 — über ein Drittel — der als Komplikationen aufgeführten Zwischenfälle waren Rhythmusstörungen des Herzens. Kammerflimmern und Kammertachykardien wurden 71mal beobachtet und stellen nahezu die Hälfte (46,6% arrhythmischer Komplikationen dar. Es folgen bradykarde Rhythmusstörungen (44 Fälle) und frequente Vorhofarrhythmien (35 Fälle).

Über die Ursachen des iatrogen bei der Katheterisierung ausgelösten Kammerflimmerns sind sich die Autoren im Schrifttum einig in der Erfahrung, daß praktisch ausschließlich Patienten mit schweren myokardialen Erkrankungen gefährdet sind. Im besonderen Maße gilt dies für Fälle mit linksventrikulär druckbelastenden Vitien und coronaren Herzerkrankungen. Untersuchungsergebnisse von McIntosh (1968) lassen erkennen, daß Kinder in den ersten beiden Lebensmonaten 5 bis 6mal häufiger durch Kammerflimmern bedroht sind, also in einem Alter, in dem eine Herzkatheterdiagnostik stets nur unter unmittelbar vitaler Indikation bei Schwerstkranken erforderlich wird.

Coronarographien sind durch eine durchschnittlich höhere Flimmergefährdung belastet, 0,75% der Einzeluntersuchungen. Eine Zusammenstellung von Ross u. Mitarb. (1968) zeigt, daß Kammerflimmern wiederum den Hauptanteil der Komplikationen darstelle (Tabelle 1). Mit bemerkenswerter Deutlichkeit wird in ihr gleichzeitig auf die entscheidende Rolle der breiteren Erfahrung und sicher auch der besseren Technik hingewiesen. Ohne Berücksichtigung der Ergebnisse der Sones-Gruppe entfällt auf die verbleibenden 642 Coronarographien der anderen Zentren eine mehr als doppelt so hohe Gefährdung durch Kammerflimmern. In einer europäischen Übersicht von Lichtlen (1971) betrug die Komplikationsrate durch Herzrhythmusstörungen das Sechsfache, für Kammerflimmern das mehr als Vierfache der verglichenen amerikanischen Statistik.

Zu Ereignissen mit Kammerflimmern kommt es in der Mehrzahl im Moment der Kontrastmittelinjektion und überwiegend in Fällen mit röntgenologisch nachweisbarer stenosierender Coronarsklerose. Eine wichtige Rolle spielt jedoch offensichtlich daneben eine besondere Disposition, mit deren Hilfe sich wohl die Beobachtung deuten läßt, daß über zwei Drittel der Patienten, bei denen es — mit und ohne Coronarographie — zu Kammerflimmern kam, dem weiblichen Geschlecht angehören (McIntosh, 1968).

Tabelle 1. *Coronarographie*

Komplikationen	Fälle insgesamt Ross u. Mitarb. (1968) n = 3312	ohne Sones u. Mitarb. n = 642 %	Lichtlen u. Mitarb. (1971) n = 1798 %
Herzinfarkt	5 = 0,3%	0,9	0,55
Akute Coronarinsuffizienz			
Coronarläsion	5		
Herzrhythmusstörungen	26 = 0,8%	1,7	4,6
Kammerflimmern	25		
Asystolie	1		
Arterielle Komplikationen	15 = 0,5%	2,3	
Allergische Komplikationen	6 = 0,2%	0,8	
	= 1,9%	6,1	5,67

Kammerflimmern geht offensichtlich ursächlich nicht zu Lasten einer pharmakologischen oder andersartigen Einflußnahme des Kontrastmittels auf die Erregbarkeit des Herzens. So waren nach Swan (1968) Komplikationen dieser Art bei Angiokardiographien am seltensten und betrafen nur 10 von fast 9500 Patienten, also 0,10% der Fälle.

Wir hatten Gelegenheit, die Komplikationsrate von 6438 Einschwemmkatheteruntersuchungen auszuwerten, als Ergebnis einer Fragebogenstudie von Roskamm u. Schnellbacher unter Mitarbeit von 160 deutschen klinischen Zentren (Tabelle 2a). Auch hier dominieren — abgesehen von Venenentzündungen — eindeutig Rhythmusstörungen des Herzens und unter ihnen wiederum Ereignisse mit Kammerflimmern und Kammertachykardien (Tabelle 2b). Die Gefährdung erwies sich für Patienten mit akutem Infarkt viermal so hoch als im Mittel aller Fälle. Nicht zuletzt an Hand des diesen Beobachtungen zugrundeliegenden Untersuchungsgutes läßt sich unschwer die mechanisch-intrakardiale Kathetermanipulation als verantwortliche Ursache bei der Entstehung von Flimmerkomplikationen ablesen. Neuere Erfahrungen, nach denen sich der Gebrauch des Flowdirected Katheters nach Swan-Ganz an der Freiburger Klinik als praktisch komplikationslos erwies, scheinen dies zu bestätigen.

Von den 55 tödlichen Komplikationen der Herzkatheterbilanzuntersuchungen von Braunwald u. Mitarb. (1968) sind ganz überwiegend Kinder betroffen. Die Mortalität lag im 1. Lebensmonat bei 6,2%, im 2. bei 5,8%, bei über 2 Jahre alten

Patienten nurmehr bei 0,15%. Von den 38 Kindern, denen der Tod einer Herzkatheterkomplikation angelastet werden mußte, verstarben 9 infolge von Rhythmusstörungen des Herzens, 7 von ihnen durch Asystolien bzw. bradykarde Arrhythmien, eines unter einer Vorhoftachykardie und nur einmal war irreversibles Kammerflimmern tödlich. Kammerflimmern und Kammertachykardien erwiesen

Tabelle 2. a) *Einschwemmkatheter (n = 6438). Komplikationen durch Herzrhythmusstörungen*

Kammerflimmern	20 = 0,31 %
spontan rhythmisch	7
el. Defibrill.	12
Exitus	1
Kammertachykardien	16 = 0,24 %
Vorhoftachykardien	11 = 0,17 %
Anderes	3 = 0,06 %
	50 = 0,78 %

Tabelle 2. b) *Einschwemmkatheter, Komplikationen (n = 6438)*

Thrombophlebitis	77 = 1,19 %
Herzrhythmusstörungen	47 = 0,78 %
Knotenbildung	28 = 0,43 %
Abschneiden des Katheters	10 = 0,15 %
Bakteriämie	3 = 0,05 %
Anderes	6 = 0,20 %
	171 = 2,66 %

Tabelle 3

	Fälle insgesamt[a] n = 12367	Coronarographie[b] n = 3312	Transseptal[c] n = 1765	Angiokardiographie[d] n = 9482	Einschwemmkatheter[e] n = 6438
Kammerflimmern	59 = 0,48 %	24 = 0,70 %	—	10 = 0,10 %	20 = 0,31 %
Kammertachykardie	12 = 0,10 %	1	1	2	16 = 0,24 %
Asystolie, Bradykardie	37 = 0,30 %	3	1	8	
Kompletter Herzblock	7 = 0,06 %	—	—	1	—
Vorhofarrhythmien	35 = 0,28 %	—	—	3	11 = 0,17 %
Anderes	3 = 0,03 %	—	—	—	3 = 0,06 %
	153 = 1,2 %	27 = 0,82 %	2	24 = 0,25 %	50 = 0,78 %

[a] McIntosh (1968). [b] Ross u. Mitarb. (1968). [c] Braunwald (1968). [d] Swan (1968). [e] Freiburg (1971).

sich generell als therapierbar — in der Regel durch Elektroschock — in allen Fällen, bei denen es im Zuge einer Coronarographie und bei Angiokardiographien als Komplikation aufgetreten war. Es sei jedoch besonders bemerkt, daß die Freiburger Statistik die Zwischenfälle bei Einschwemmkatheteruntersuchungen immerhin auch mit einem Todesfall belastet ist. Bei einem Patienten mit akutem Herzinfarkt kam es während des Eingriffs zu therapieresistentem Kammerflimmern.

Die dargestellten Beobachtungen zeigen, daß Rhythmusstörungen keine ganz seltene Komplikation intrakardialer diagnostischer Eingriffe sind (Tabelle 3). Eine tödliche Gefährdung bedeuten sie nur in Fällen mit schwerer Vorschädigung des Herzens. Ihre erfolgreiche Therapie ist an eine lückenlose Monitorüberwachung des Patienten während der Untersuchung gebunden und an die Bereitstellung aller Möglichkeiten zur unverzüglichen antiarrhythmischen elektrischen Behandlung.

Dies gilt auch für alle therapeutischen intrakardialen Kathetermanipulationen. Praktisch jeder Erfahrungsbericht, der sich mit der Anwendung flottierender, halbstarrer und starrer Elektroden zu passageren Schrittmacherbehandlungen befaßt, ist auch mit Fällen von Sekundenherztod belastet, die als Folge allein mechanischer Irritationen des Myokards — vor allem bei Infarktpatienten — gedeutet werden müssen. Da, wo eine weit zuverlässigere definitive Elektrodenlokalisation nicht möglich ist, ist eine Überwachung der Schrittmacherpatienten unter allen modernen Bedingungen einer kardiologischen Alarmstation unumgängliche Voraussetzung.

Literatur

Bagger, M.: Amer. Heart J. 54, 766 (1957). — Braunwald, E., Swan, H. J. C.: Circulation Suppl. III (1968). — Braunwald, E.: Circulation Suppl. III, 17, 93 (1968). — Cournand, A.: Ann. intern. Med. 38, 1081 (1953). — Lichtlen, P.: Complications of selective coronary ateriography. In: Coronary heart disease (Kaltenbach, M., Lichtlen, P., Eds.). Stuttgart: Thieme 1971. — McIntosch, H. D.: Circulation Suppl. III, 27 (1968). — Ross, R. S., Gorlin, R.: Circulation Suppl. III, 67 (1968). — Schnellbacher, K., Niehl, B., Roskamm, H., Reindell, H.: Die Komplikationen des Einschwemmkatheterverfahrens. (In Vorbereitung). — Swan, H. J. C.: Circulation Suppl. III, 81 (1968).

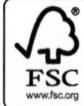

If you have any concerns about our products,
you can contact us on
ProductSafety@springernature.com

In case Publisher is established outside the EU,
the EU authorized representative is:
**Springer Nature Customer Service Center GmbH
Europaplatz 3, 69115 Heidelberg, Germany**

Printed by Libri Plureos GmbH
in Hamburg, Germany

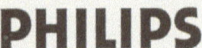

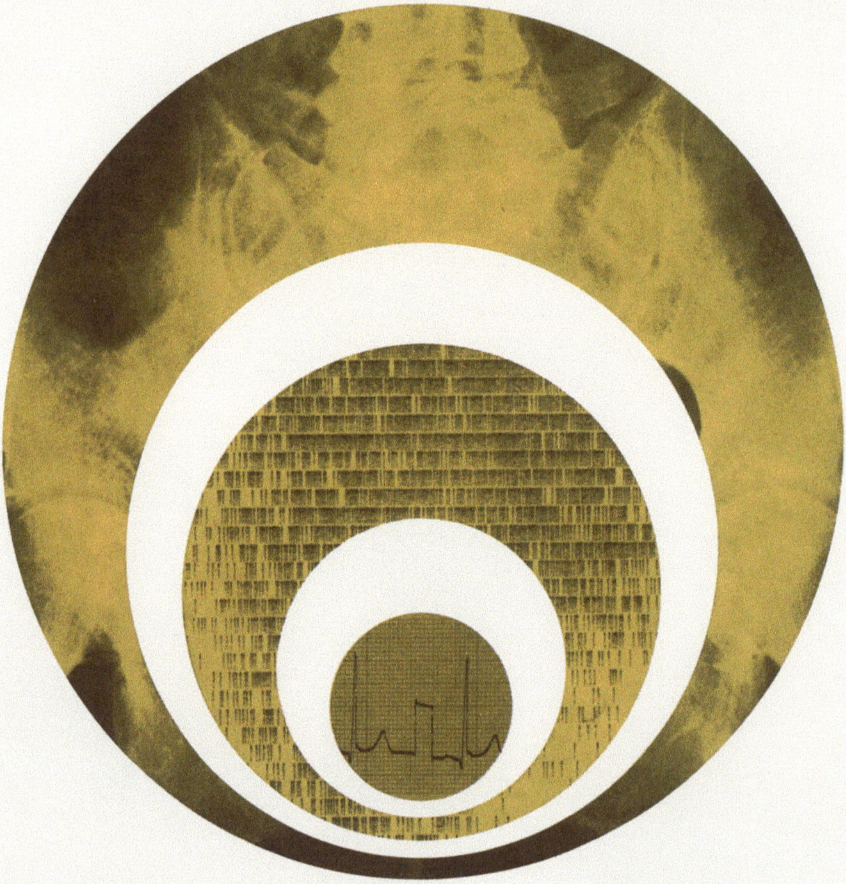

Röntgen

Einrichtungen
für alle Anwendungen in der
Röntgen-Diagnostik und
Therapie.
Kobalt-Bestrahlungsgeräte.
Linearbeschleuniger.

Nuklear-Medizin

Anlagen für
Lokalisations-Diagnostik,
Funktions-Untersuchungen,
in-vitro-Messungen und
Strahlungskontrolle.

Medizin-Elektronik

Medizin-elektronische
Einrichtungen für die
Patientenüberwachung,
Funktionsdiagnostik
und Therapie.

C. H. F. Müller GmbH
2 Hamburg 1, Alexanderstraße 1

VERHANDLUNGEN DER DEUTSCHEN GESELLSCHAFT FÜR INNERE MEDIZIN

ACHTUNDSIEBZIGSTER KONGRESS

1972

VERHANDLUNGEN DER
DEUTSCHEN GESELLSCHAFT FÜR INNERE MEDIZIN

HERAUSGEGEBEN
VON DEM STÄNDIGEN SCHRIFTFÜHRER
PROFESSOR DR. B. SCHLEGEL
WIESBADEN

ACHTUNDSIEBZIGSTER KONGRESS
GEHALTEN ZU WIESBADEN VOM 9. APRIL — 13. APRIL 1972

MIT 852 ABBILDUNGEN UND 305 TABELLEN

Enthält u. a. Referate zu folgenden Hauptthemen:

Onkologie, Cytologie, Molekularbiologie, Angiologie,
Hämatologie und Gerinnung, Immunpathologie, Plötzlicher Herztod und Kardiologie,
Arteriosklerose, Lipid- und Lipoprotein-Metabolismus, Gastroenterologie,
Nephrologie und Endokrinologie, Drogenmißbrauch, Pharmakologie,
Kommunikation zwischen Klinik und Praxis

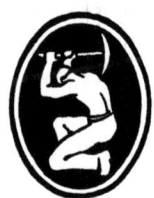

Springer-Verlag Berlin Heidelberg GmbH
1972

ISBN 978-3-8070-0287-3   ISBN 978-3-642-85448-4 (eBook)
DOI 10.1007/978-3-642-85448-4

Das Werk ist urheberrechtlich geschützt. Die dadurch begründeten Rechte, insbesondere die der Übersetzung, des Nachdruckes, der Entnahme von Abbildungen, der Funksendung, der Wiedergabe auf photomechanischem oder ähnlichem Wege und der Speicherung in Datenverarbeitungsanlagen bleiben, auch bei nur auszugsweiser Verwertung, vorbehalten.

Bei Vervielfältigungen für gewerbliche Zwecke ist gemäß § 54 UrhG eine Vergütung an den Verlag zu zahlen, deren Höhe mit dem Verlag zu vereinbaren ist.

Catalog Card Number 72-96719

© Springer-Verlag Berlin Heidelberg 1972
Ursprünglich erschienen bei J.F. Bergmann-Verlag (München) 1972
Softcover reprint of the hardcover 1st edition 1972

Inhaltsverzeichnis

Vorsitzender 1972—1973	XXIII
Vorstand 1972—1973	XXIII
Vorstand 1971—1972	XXIII
Ehrenmitglieder	XXIII
Verzeichnis der Vorsitzenden seit 1882	XXVI
Korrespondierende Mitglieder	XXVII
Diplommitglieder	XXVII
Ständiger Schriftführer	XXVII
Kassenführer	XXVIII
Mitglieder des Ausschusses 1972—1973	XXVIII

Festvortrag: Wissenschaftliche Forschung in der heutigen Medizin. Von Krebs, H. A. (Oxford)	1
Begrüßungsansprache des Vorsitzenden G. Schettler (Heidelberg)	8
Totenehrung	9
Theodor Frerichs-Preis 1972	12
Eröffnungsansprache des Vorsitzenden der Deutschen Gesellschaft für innere Medizin. Von Schettler, G. (Heidelberg)	13

Referate, Vorträge und Aussprachen
ONKOLOGIE

Cancerogene Faktoren in der Umwelt. Schmähl, D. (Heidelberg) (Referat)	25
Mechanismen der Onkogenese. Grundmann, E. (Münster)	34
Cytologie und Cytogenetik in der Frühdiagnose von Tumoren. Spriggs, A. I. (Oxford) (Referat)	45
Isotope in der Tumordiagnostik. Oeser, H. (Berlin) (Referat)	56
Fortschritte in der Tumorchirurgie I. Hegemann, G. (Erlangen) (Referat)	62
Fortschritte in der Tumorchirurgie II. Linder, F. (Heidelberg) (Referat)	72
Fortschritte der Strahlentherapie. Scherer, E. (Essen) (Referat)	83
Fortschritte in der Chemotherapie von Tumoren: Grundlagen. Fölsch, E. (Bonn) (Autoreferat)	92
Fortschritte in der Chemotherapie von Tumoren. Gross, R. (Köln) (Referat)	93
1. Rundtischgespräch. Die Immunologie in Pathogenese, Diagnostik und Therapie von Tumoren. Moderator: Oettgen, H. F. (New York)	105
Gutartige Paraproteinämien. Paulisch, R. (Berlin)	115
Hypercalcämie und Niereninsuffizienz als Frühsymptome akuter Leukämien. Fröhlich, D., Lohrmann, P., Ziegler, R., Heimpel, H. (Ulm)	117
Tierexperimentelle Untersuchungen über den Sabin-Feldman-Test bei Mäusevirusleukämien. Alexander, M., Jelen, S. (Berlin)	120
Chromosomenuntersuchungen beim Plasmocytom und bei der Plasmazell-Leukämie. Bauke, J., Kaiser, G., Schöffling, K. (Ulm)	122
Die ,,F"-Chromosomenanomalie in Erkrankungen des erythropoetischen Systems. Hossfeld, D. K., Schmidt, C. G., Sandberg, A. A. (Bochum und Buffalo/USA)	126
Identifizierung eines Lymphocytenhemmfaktors im Serum von Patienten mit malignen Tumoren. Scheurlen, P. G., Schneider, W., Pappas, A. (Homburg a. d. Saar)	129
Dreidimensionale Registrierung stationärer P_{O_2}-Werte im Tumorgewebe unter in vivo-Bedingungen bei Verwendung von Multi-Goldmikroelektroden. Vaupel, P., Günther, H., Erdmann, W., Kunke, S., Thews, G. (Mainz)	133

Einfluß der Durchblutung auf den Atemgas- und Glucosestoffwechsel von Implantationstumoren (DS-Carcinosarkom). GÜNTHER, H., VAUPEL, P., THEWS, G. (Mainz) 136

Gesamtdurchblutung (tTBF) und regionale Gewebsdurchblutung (rTBF) isolierter Impftumoren (DS-Carcinosarkom) in vivo. SCHULZ, V., VAUPEL, P., GÜNTHER, H., THEWS, G. (Mainz) 140

Szintigraphische Tumordiagnostik mit 67-Galliumcitrat. BECKER, G., DECKNER, K., HORNUNG, C., KUYTZ, U. (Bochum) 142

Knochenmarkszintigramme bei Kranken mit Retothelsarkom. GLAUBITT, D., SCHNEIDER, J., MARX, E., SCHÄFER, H., GERHARTZ, H., EIGENBROD, R. (Berlin) 145

Klinische Erfahrungen in der Knochenmetastasensuche mit Radionukliden in der inneren Medizin. HENGST, W. (Frankfurt a. M.) 149

In vitro- und in vivo-Untersuchungen zur Wirkung der Hyperthermie auf bösartige Tumore und normale Gewebe. WÜST, G. P., NORPOTH, K., WITTING, U., PRANG, L. (Münster) 153

Methoden und Ergebnisse von Sensibilitätstestungen mit Cytostatika an bösartigen Tumoren. WÜST, G. (Münster) 156

Proliferationskinetik von Leukämien vor und unter Therapie anhand der Impulscytophotometrie. BÜCHNER, TH., GÖHDE, W., DITTRICH, W., BARLOGIE, B. (Münster) 159

Aktivitätsmessungen lysosomaler Enzyme in durch Diäthylnitrosamin erzeugten Lebertumoren und ihre Beeinflussung durch Calciparin — ein Beitrag zur Frage des expansiven Tumorwachstums. PLATT, D., HERING, F. (Gießen) 162

Zur Behandlung von Plattenepithelcarcinomen mit Bleomycin. SCHNEIDER, J., GERHARTZ, H. (Berlin) 163

Erfahrungen mit Iphosphamid in hoher Einzeldosis bei metastasierten soliden Tumoren. DRINGS, P., FRITSCH, H. (Heidelberg) 166

Das pharmakokinetische Verhalten von Cyclophosphamid (Endoxan) im menschlichen Organismus. DOLD, U. W. (Essen), GAERTNER, H.-J. (Tübingen) 169

Die Beeinflussung der Rezidivrate operativ behandelter Hypophysenvorderlappenadenome mit Testosteron u. a. anabolen Steroiden. ROOS, D., NOWAKOWSKI, H. (Hamburg-Eppendorf) 172

Der Einfluß von Serumfraktionen und von Polynucleotiden (Poly I:C) auf die Knochenmarksregeneration subletal bestrahlter Ratten. HEDRICH, E., HAVEMANN, K., DOSCH, H. M., RÜTHER, W., SODOMANN, C.-P. (Marburg a. d. Lahn) 176

Megaloblastäre Anämie bei selektiver Störung der Vitamin B 12-Resorption mit Proteinurie und Antikörpermangelsyndrom — ein genetischer Defekt. GOEBELL, H., HAVEMANN, K., HERBERT, V. (Marburg a. d. Lahn und Bronx/New York) 179

CYTOLOGIE

Einführung. GRUNZE, H. 181

Bedeutung der Ultrastruktur der Zelle für die klinische Cytologie. CAESAR, R., MÜLLER-HERMELINK, H. K. (Braunschweig) (Referat) 181

Vitalstrukturen und Farbstoffaffinitäten als Basis der lichtmikroskopischen Diagnose. WITTEKIND, D. (Freiburg i. Br.) (Referat) 187

Wertigkeit von Schnitt und Ausstrich. LENNERT, K., (Kiel) (Referat) 196

Exfoliativcytologie der Atemorgane. KAHLAU, G. (Frankfurt a. M.) (Referat) 204

Aspirationscytologie im Thoraxbereich. GRUNZE, H. (Düren) (Referat) 211

Cytodiagnostik intrathorakaler Tumoren unter besonderer Berücksichtigung seltener Neoplasien. ATAY, Z. (Hannover und Berlin) (Referat) 217

Eigene und allgemeine Erfahrungen bei Versuchen zu einer cytologischen Frühdiagnose des Bronchialcarcinoms. SASSY-DOBRAY (Budapest) (Referat) 218

Cytodiagnostik in der Gastroenterologie unter besonderer Berücksichtigung gezielter endoskopischer Materialentnahmen. WITTE, S. (Karlsruhe-Rüppurr) (Referat) 223

Komparative Auswertung von Cytologie und Histologie für die Erkennung des Magencarcinoms. GEORGII, A., OSTERTAG, H., ATAY, Z., SEIFERT (Hannover) 229

Aussprache: Herr DANNMEIER, H. (Neumünster) 230

Cytodiagnostik im Gastrointestinaltrakt. MAASS, E. G. (München) (Korreferat) 230

Thymidin-^{3}H-Autoradiographie an cytologischen Prostatapunktaten des Menschen. FAUL, P., RABES, H. (München) 234

Exfoliativcytologie von Nieren und ableitenden Harnwegen. KIRSTAEDTER, H.-J. (Berlin) 237
Cytomorphologische Befunde im Urin bei Abstoßungskrisen nierentransplantierter Patienten. ATAY, Z. (Hannover) 243
Aspirationscytologie des männlichen Urogenitaltraktes. DROESE, M. (München) . . . 244
Aspirationscytologie der Schilddrüse. HAUPTMANN, E., ČREPINKO, I., ŠKRABALO, Z. (Zagreb) 249
    Aussprache: Herr DANNMEIER, H. (Neumünster) (Zagreb) 252
Die Anwendung der Punktionscytologie bei der Diagnostik tastbarer Brustdrüsenveränderungen. ZAJICEK, I., F.I.A.C., (Stockholm) 253
Die Mesotheliomdiagnose unter besonderer Berücksichtigung der Cytodiagnose. MORAWETZ, F. (Wien) 255
Ursprung und cytologisches Bild von metastatisch bedingten Ergüssen. LOPES CARDOZO, P. (Leiden) (Referat) 259
Zukunftsaspekte der Cytologie. SANDRITTER, W. (Freiburg i. Brsg.) 265
6. Rundtischgespräch. Aktuelle Fragen in der Cytodiagnostik. Moderator: ZINSER, K. H. (Köln) 267
Analyse der May-Grünwald-Giemsafärbung als Beitrag zur Notwendigkeit des Arbeitens mit reinen, definierten Farbstoffen. TOEPFER, K. (Berlin) 272
Vergleich zwischen cytologischen Beurteilungen von Schilddrüsenaspirationspunktaten und Radiojoddiagnostik sowie histologischen Befunden bei verschiedenen Schilddrüsenerkrankungen. FRAHM, H., DAMMANN, W. (Hamburg-Eppendorf) 277
    Aussprache: Herr DANNMEIER, H. (Neumünster) 279
Die Franzén-Feinnadelaspirationsbiopsie zur Cytodiagnostik der Prostata in Klinik und ambulanter Praxis. KIRSTAEDTER, H.-J., KELÂMI, A., GÖBEL, J., ELSZEL, B. (Berlin) 279
Die percutane Feinnadelaspirationsbiopsie und Cytologie tastbarer Tumoren. KIRSTAEDTER, H.-J., GEHRMANN, C., SCHULZKE, R. (Berlin) 282
Cytologische Befunde beim Sézary-Syndrom. LÖFFLER, H. (Gießen) 285
Erfahrungen mit der percutanen Nierenbiopsie. MANITZ, G. (Münster) 287
    Aussprache: Herr DANNMEIER, H. (Neumünster) 289
Zur diagnostischen Bedeutung der Schilddrüsenaspirationspunktion und Cytologie bei Schilddrüsenkrankheiten. WILDMEISTER, W., KURZ, E., HORSTER, F. A., BERGER, H., HORSTMANN, H., BAUST, P. (Düsseldorf) 289
Grenzen und Möglichkeiten der cytologischen Diagnostik gutartiger Mammaerkrankungen. ROHDE, D. (Nordrhein-Westfalen) 292
Validität der cytologischen Befunde im Urin nierentransplantierter Patienten. ATAY, Z., ZOBL, H., GEORGII, A. (Hannover) 293
Die Schnelldiagnose mittels Phasenkontrastmikroskopie in der gynäkologischen Sprechstunde. GRUMBRECHT, C. (Mannheim) 296
Cytodiagnostik im Liquor cerebrospinalis. MÖBIUS, W. (Köln) 298

MOLEKULARBIOLOGIE IN DER MEDIZIN

Molekularbiologie in der Medizin. HESS, B. (Dortmund) 302
Viren als „programmierte Instruktion". HOFSCHNEIDER, P. H. (München und Nuttley/N. Y.) (Autoreferat) 303
Enzymdefekte als molekulare Krankheiten. AEBI, H. (Bern) (Referat) 304
Regulation der Protein-Biosynthese. STÖFFLER, G., WITTMANN, H. G. (Berlin-Dahlem) (Referat) 313
Molekulare Grundlagen der Antikörperbildung. HILSCHMANN, N., PONSTINGL, H., BARNIKOL, H.-U., WATANABE, S., BACZKO, K., LEIBOLD, W., BRAUN, M. (Göttingen) (Autoreferat) 319
Molekulare Aspekte der Immunantwort. FISCHER, H. (Freiburg i. Br.) (Autoreferat) . . 320
Molekularbiologische Aspekte der Tumorentstehung. MUNK, K. (Heidelberg) (Autoreferat) 321
Die Selbststeuerung der Enzyme und Enzymketten. HESS, B. (Dortmund) (Referat) . . 321

VII

Molekulare Endokrinologie. WIELAND, O. (München) (Referat) 331
Molekulare Aspekte der Gerinnungsvorgänge. DEUTSCH, E. (Wien) (Referat) 345
 Aussprache: Herr STÖFFLER, G. (Berlin). 360
Molekulare Aspekte der Chemotherapie. DREWS, J., EICH, F., HÖGENAUER, G. (Wien)
 (Referat) 361
2. Rundtischgespräch. Aktuelle Fragen der Molekularbiologie. Moderator: HESS, B.
 (Dortmund) 370

ANGIOLOGIE — HIRNARTERIENVERSCHLÜSSE

Morphologisches Substrat der arteriellen Verschlußkrankheit. BENEKE, G. (Ulm)
 (Referat) 371
 Aussprache: Herr DOERR, W. (Heidelberg). 387
Risikofaktoren der arteriellen Verschlußkrankheiten. EPSTEIN, F. H. (Michigan)
 (Referat) 387
Epidemiologie cerebraler Gefäßverschlüsse. HEYDEN, S. (Durham) (Referat) 393
Epidemiologie der chronischen Verschlußprozesse im Gliedmaßenbereich. WIDMER, L. K.,
 GLAUS, L., DA SILVA, A. (Basel) (Autoreferat) 408
 Aussprache: Herr DOERR, W. (Heidelberg). 408
Diagnostische Methoden bei Hirnarterienverschlüssen. HUBER, P. (Bern) (Referat) . . 409
Entstehung der cerebralen Ausfälle. GÄNSHIRT, H. (Heidelberg) (Referat) 416
Aortenbogensyndrom. RAU, G. (Wiesbaden) (Referat) 420
Extrakranielle Verschlüsse der Hirnarterien. DORNDORF, W. (Heidelberg) (Referat) . . 440
Intrakranielle Verschlüsse der Hirnarterien. MUMENTHALER, M., ROBERT, I.-L. (Bern)
 (Referat) 449
Differentialdiagnose Hirninfarkt — Hirnblutung. REISNER, H. (Wien) (Referat) . . . 461
Allgemeine Behandlungsrichtlinien einer medikamentösen Therapie der Hirnarterien-
 verschlußfolgen. GOTTSTEIN, U. (Frankfurt a. M.) (Referat) 466
Operative Behandlung von extrakraniellen Hirnarterienverschlüssen. VOLLMAR, I. (Ulm)
 (Referat) 481
Mikrotechnische Behandlung der Hirnarterien-Verschlüsse. YASARGIL, M. G. (Zürich)
 (Referat) 487
3. Rundtischgespräch. Differentialdiagnose des sog. Schlaganfalles. Moderator: GÄNS-
 HIRT, H. (Heidelberg). 493
Pathophysiologie arterieller Verschlußkrankheiten. HESS, H. (München) (Referat) . . 493
Klinik der peripheren arteriellen Durchblutungsstörungen. HILD, R. (Heidelberg)
 (Referat) 499
Apparative Untersuchungsmethoden bei Patienten mit Verschlüssen der Gliedmaßen-
 arterien. BOLLINGER, A. (Zürich) (Referat) 508
Konservative Therapie chronischer Gliedmaßenarterienverschlüsse. NOBBE, F. (Ulm)
 (Referat) 520
Chirurgische Therapie chronischer Gliedmaßenarterienverschlüsse. TREDE, M., LAU-
 BACH, K., SAGGAU, W. (Heidelberg) (Referat) 534
Pathogenese und Klinik des akuten Verschlußsyndroms. KAPPERT, A. (Bern) (Referat) . 544
Der akute Verschluß der Gliedmaßenarterien. Sofortmaßnahmen in der Praxis und kon-
 servative Therapie. HASSE, H. M. (Darmstadt) (Referat) 551
Chirurgische Therapie akuter Verschlußprozesse. VAN DONGEN, R. J. A. M. (Utrecht)
 (Referat) 554
Arterielle Verschlußkrankheit der Eingeweideschlagadern. Diagnostisches Vorgehen.
 WENZ, W. (Heidelberg) (Referat). 561
Pathogenese und Klinik der Verschlußkrankheit von Eingeweideschlagadern. SENN, A.,
 BURI, P. (Bern) (Referat) 567
Ernährungsstörungen bei Verschlüssen der Eingeweidearterien und ihre Behandlung.
 ZÖLLNER, N. (München) (Referat) 574
Chirurgische Therapie der Eingeweidearterienverschlüsse und der Bauchaortenaneurys-
 men. HEBERER, G. (Köln-Lindenthal) (Referat) 580

Zur Aussagefähigkeit plethysmographischer Meßzahlen in der Funktionsbeurteilung der arteriellen Peripherie. SCHÜTZ, R. M. (Lübeck) 585

Zur Dignität einiger Maßzahlen pulsationsabhängiger Meßverfahren für die angiologische Funktionsdiagnostik. SCHÜTZ, R. M. (Lübeck) 589

Ultrahistochemische Untersuchungen an Gefäßendothelien (Nachweis von biogenen Aminen). MARSHALL, M., HESS, H., MALLASCH, M., HAGEN, R., KRAWIETZ, W. (München) 593

Beziehungen zwischen Durchblutungsgrößen in den unteren und oberen Extremitäten bei verschiedenem Schweregrad der arteriellen Verschlußkrankheit. CAESAR, K. (Tübingen) 596

Seitenvergleichende Messungen der Unterarmdurchblutung in Ruhe und nach arterieller Drosselung bei Patienten mit operativem arterio-venösem Shunt an einer Extremität. SEBOLDT, H., BUNDSCHU, H. D., GEISBE, H., HENSEL, G., CAESAR, K. (Tübingen) . 599

Keimbesiedlung und antibiotische Empfindlichkeit bei ischämischen Läsionen der Gliedmaßen. IWAND, A. HILD, R., SPAAN, G., WAGNER, E. (Heidelberg) 603

Vergleichende Untersuchungen der peripheren Durchblutung und verschiedener Stoffwechselgrößen bei jugendlichen Patienten mit essentieller Hypertonie, Diabetes mellitus oder organischen Angiopathien. NICOLESCU, R., NIEMCZYK, H., KREMER, G. J., REIMER, F., DISTLER, A., STEINBACH, P. D., MUELLER, D. (Mainz) 606

Das Verhalten einiger Stoffwechselparameter im Blut der A. und V. femoralis bei verschiedenen Schweregraden der arteriellen Verschlußkrankheit. SPAAN, G., HILD, R., HORSCH, A., WAGNER, E. (Heidelberg) 609

Metabolische und hämodynamische Untersuchungen zum Intervalltraining des durchblutungsgestörten Skeletmuskels. KÖHLER, M. (Engelskirchen) 612

Medikamentöse Beeinflussung des hypoxischen Stoffwechsels durchblutungsgestörter Gliedmaßen. HORSCH, A., HILD, R., SPAAN, G., WAGNER, E. (Heidelberg) 614

Das Verhalten der Blutviskosität bei der Therapie mit Salidiuretika. EHRLY, A. M. (Frankfurt a. M.) 617

Verbesserung der Fließeigenschaften des Blutes durch Arwin. EHRLY, A. M., BREDDIN, K. (Frankfurt a. M.) 620

Therapeutische Defibrinierung mit Schlangengift (Arwin) bei arteriellen Durchblutungsstörungen. EHRINGER, H., DUDCZAK, E., LECHNER, K., WIDHALM, F. (Wien) 624

4 Jahre Erfahrung mit der thrombolytischen Therapie chronischer Arterienokklusionen. Früh- und Spätergebnisse bei 350 Kranken mit Streptokinase behandelten Verschlußkranken. LEVY, H., SCHOOP, W., ZEITLER, E., SCHMIDTKE, I. (Engelskirchen) 627

Ergebnisse der Katheterbehandlung (Dottertechnik) arterieller Obliterationen an den unteren Extremitäten. ZEITLER, E., SCHOOP, W., SCHMIDTKE, I., HENNIGES, D., ROTTER, A. (Engelskirchen) 631

Über den Wert der Langzeitanticoagulation nach rekonstruktiven Gefäßoperationen im Becken-Beinarterienbereich. MÜLLER-WIEFEL, H., JIPP, P., BORM, D., BRUHN, H.-D., SCHELLMANN, J., SEDLMEIER, I. (Kiel) 636

Motivation und Widerstand in der Langzeittherapie von Patienten mit Gliedmaßenarterienverschlüssen. KÖHLE, K. (Ulm) (Autoreferat) 638

Computergerechte Auswertung postoperativer Gefäßkontrollen nach arterieller Gefäßrekonstruktion. WEIDINGER, P., MANNHEIMER, E., PIZA, F. (Wien) 641

Verlaufsbeobachtungen bei chronischen Verschlüssen der Aortenbogengefäße. HELD, K., JIPP, P. (Kiel) 645

Klinische und arteriographische Befunde beim Subclavian Steal-Syndrom. WAPPENSCHMIDT, J., BÜCHELER, E. (Bonn) (Autoreferat) 647

Der Einfluß der akuten Blutdrucksteigerung auf die Hirnzirkulation. Angiographische Untersuchungen bei Patienten mit normalem und pathologischem Angiogramm. HUBER, P. (Bern) 648

Physiologische und elektronenmikroskopische Befunde an der Hirnrinde beim experimentellen Endotoxinschock. SCHMAHL, F. W., SCHLOTE, W., HEUSER, D., BETZ, E. (Gießen und Tübingen) 650

Untersuchungen zum cerebralen Stoffwechsel von Kohlenhydraten und Aminosäuren bei Patienten mit Hirnarteriosklerose. MILLER, B., RAMMLER, V., KNAUFF, H. G. (Marburg) 654

Der Wert des Hirnszintigrammes für die Diagnose und Differentialdiagnose cerebraler Gefäßverschlüsse. KAMMERER, V., PIEPGRAS, U. (Homburg/Saar) 656

Ophthalmodynamographische Untersuchung zur Frage der Kollateralversorgung von Stenosen und Verschlüssen der A. carotis interna. PAUL, H.-A., RIELING, K., RITTMEYER, K. (Göttingen) 659

Über die Objektivierung orthostatischer Schwindelzustände und die Möglichkeiten einer differenzierten Therapie. TOBIASCH, V. (Neutrauchburg) (Autoreferat). . . 662

Optic Neuritis, Symptomology and Medical Management. MONNINGER, R. H. G. (Illinois/USA) 663

Durchblutung und Stoffwechsel des menschlichen Gehirns nach akuter cerebraler Ischämie. HELD, K., GOTTSTEIN, U. (Frankfurt a. M.) 665

Häufigkeit von Hyperlipoproteinämien bei Patienten mit ischämischem cerebralem Insult. SCHMIDT, R. C., KLEMENS, U. H. (Berlin) 668

Vergleichende Untersuchungen über klinische und angiographische Befunde mit Ergebnissen der regionalen Hirndurchblutungsmessung mit Xenon-133 bei persistierenden und spontan rekanalisierten Hirnarterienverschlüssen. KOHLMEYER, K. (Gießen) . . 672

Ergebnisse der Anticoagulantienlangzeitbehandlung bei cerebralen Zirkulationsstörungen. LEHMANN, H., FIEGLE, B., HELD, K. (Kiel) 675

Indikationen und Ergebnisse thrombolytischer Behandlung von Verschlüssen im Carotis interna-Stromgebiet. DAHLMANN, W., PRILL, A., KÖSTERING, H. (Göttingen) 678

7. Rundtischgespräch. Anticoagulation und Fibrinolyse in der internistischen Praxis. Moderatoren: LASCH, H. G. (Gießen), KOLLER, F. (Basel) 680

HÄMATOLOGIE UND GERINNUNG

Mittlerfunktionen polymorphkerniger Leukocyten bei der mitogeninduzierten Proliferation autologer Lymphocyten. Arend, P., MALCHOW, H., CAPELLER, D., BECKER, CH. (Marburg a. d. Lahn) 681

Wirkung von Phytohämagglutinin (PHA) und Pokeweed-Mitogen (PWM) auf das lymphatische System und die Serumproteine der Ratte. PAPPAS, A., WOLFF, CHR., SCHROTH, H.-J., SCHEURLEN, P. G. (Homburg/Saar) 684

Lymphocytentransformation und Hexokinasehemmung. SCHNEIDER, W., PAPPAS, A., SCHEURLEN, P. G. (Homburg/Saar) 688

Über toxinbedingte Proliferationsveränderungen hämatogener und mesenchymaler Zellen. MÜLLER, U. ST., SCHMITT, G., HAUSS, W. H. (Münster) 689

Beeinflussung der Nucleinsäuresynthese menschlicher Leukocyten durch synthetische Polynucleotide. RAINER, H., MOSER, K. (Wien) 693

Neue Befunde zur Nucleinsäuresynthese in menschlichen Blutplättchen. SCHNEIDER, W., DRIES, R., SCHEURLEN, P. G. (Homburg/Saar) 696

Untersuchungen zum Mechanismus der Hämiglobinbildung durch Salicylazosulfapyridin (Azulfidine). MILLER, B., SANDROCK, K., GOEBEL, K. M., ENGLHARDT, A., MARTINI, G. A. (Marburg) 698

Verminderter Lysolecithinabbau als Ursache der Menbramveränderung bei hereditärer Sphärocytose? POHL, A., MOSER, K. (Wien) (Autoreferat) 700

Radionuklide zur Hämatokrit-Methode (der Radiohämatokrit). BURCK, H.-CHR. (Tübingen) 701

Ultrahistochemische Untersuchungen an Thrombocyten (Nachweis von biogenen Aminen). MALLASCH, M., HESS, H., MARSHALL, M. (München) 704

Die fortlaufende photometrische Messung der spontanen Plättchenaggregation. JÄGER, W., KUTSCHERA, J., MARKOWSKI, B. (Frankfurt a. M.) 707

Inaktiver Faktor VIII bei Hämophilie A und Willebrandscher Erkrankung. LECHNER, K. (Wien) 710

Hämorrhagische Diathese bei primärer Amyloidose. HEY, D., HEENE, D., MÜLLERBERGHAUS, G., LASCH, H. G. (Gießen) 713

Die Reaktionskinetik der Aktivatorbildung bei Streptokinase-induzierter Fibrinolyse. MARTIN, M. (Bonn) 717

Zur diagnostischen Bedeutung der Fibrinogen-Derivatanalyse. SCHWABE, G., HEENE, D. L., KRAUSE, W. (Gießen) 719

Untersuchungen zur Anwendung von Acetylsalicylsäure bei Patienten unter oraler Langzeitanticoagulantienbehandlung. BARTH, P., WALTER, E., WEBER, E. (Heidelberg) 723
Hypercoagulabilität durch Colamin-Kephalin. BRUHN, H. D., JIPP, P., RAVENS, K. G. (Kiel) 726

IMMUNPATHOLOGIE IN DER MEDIZIN

Die Immunantwort. BRAUN, D. G. (Basel) (Referat) 729
Morphologische Aspekte der Immunantwort. HAFERKAMP, O. (Ulm) (Referat) 733
Defekte der Immunantwort. BARANDUN, S., HESS, M. W., COTTIER, H. (Bern) (Referat) 741
The Autoimmune Disease of Organs. ROITT, J. M. (London) 749
Autoimmunerkrankungen in der Hämatologie. MIESCHER, P. A., LAMBERT, P. H. (Genf) (Autoreferat) 750
Neue Aspekte der Arzneimittelallergie. DE WECK, A. L. (Bern) (Autoreferat) 750
Immunreaktionen auf Krebsantigene. OETTGEN, H. F. (New York) (Referat) 751
Aussprache: Herr WOLLHEIM, E. (Würzburg) 755
4. Rundtischgespräch. Suppression immunpathologischer Reaktionen. Moderator: SCHEIFFARTH, F. (Erlangen) 755
Immunopathology of the Central and Peripheral Nervous Systems. BORNSTEIN, M. B. (New York) (Referat) 777
Immunologie Hepatic Injury. POPPER, H., PARONETTO, F. (New York) (Referat) . . . 790
Die Immunpathologie der Magen- und Darmerkrankungen. RAPP, W. (Heidelberg) (Referat) 797
Immunpathologie der Glomerulonephritiden. ROTHER, K. (Heidelberg) (Referat) . . . 804
Die Immunpathologie des entzündlichen Rheumatismus. MÜLLER, W. (Basel) (Referat) 816
5. Rundtischgespräch. Diagnostik der Autoimmunerkrankungen. Moderator: MIESCHER, P. (Genf) 826
Chronische Kälteagglutininkrankheit: Bedeutung als monoklonale Gammopathie. ROELCKE, D., JUNGFER, H., EBERT, W., METZ, J., WEICKER, H. (Heidelberg) . . . 827
Serologie und Biochemie der mit Kälteautoantikörpern korrespondierenden Erythrocytenantigene. EBERT, W., METZ, J., ROELCKE, D., WEICKER, H. (Heidelberg) . . 829
Probleme der „Komplement"(β_{1A})-Bestimmung in der Klinik. MARSTELLER, H. J., RICKEN, D. (Bonn) 833
Komplementbindungsreaktion mit Proteoglykanen aus Kniegelenkknorpel im autologen und homologen System. BRUNOTTE, E., KRIEGEL, W., TILLMANN, K. (Kiel/Bad Bramstedt) 836
Die Bedeutung der Komplementfixation (C3 und C4) an den Erythrocyten bei Immunhämolyse. KRETSCHMER, V., LUKAS, W., MUELLER-ECKARDT, CH. (Gießen) . 839
Neue immunologische Techniken und quantitative Bestimmung von α_1-Fetoproteinen in der Tumordiagnostik. LEHMANN, F.-G., LEHMANN, D. (Marburg a. d. Lahn) . . 841
Über den immunologischen Nachweis eines sauren α_1-Glykoproteins in in vivo neutralisiertem Magensaft (NMS) von Patienten mit Magencarcinom und metaplastischen Schleimhautveränderungen. VON MIKULICZ-RADECKI, J., HEIM, M., RAPP, W. (Heidelberg) 845
Autoantikörperbedingte Verminderung der Serum-α-Lipoproteine bei Carcinompatienten. RIESEN, W., NOSEDA, G., NYDEGGER, U. (Bern) 847
Toleranz und spezifische Antiseren gegen menschliche Immunglobulin-L-Ketten. SCHWARZ, J. A., NEU, H., SCHEURLEN, P. G. (Homburg/Saar) 851
Vergleichende kinetische Untersuchungen über die Suppression der primären cellularen Immunantwort durch verschiedene immunsuppressive Substanzen. HERMANN, G., LITTMANN, E., SESTERHENN, K., DOSTAL, G. (Köln-Lindenthal) 853
Die immunsuppressive Therapie bei 25 Patienten mit idiopathischer Lungenfibrose. DIERKESMANN, R., MEIER-SYDOW, J., GEISS, E., TACKE, E. (Frankfurt a. M.) . . . 857
Aussprache: Herr HENNEMANN, H. H. (Mannheim) 859
Nachweis von Autoantikörpern bei Myokardiopathien. SACK, W., WACHSMUTH, E. D. (München/Basel) 859
Immunologische Untersuchungen bei Patienten mit Arteriosklerose. INTORP, H. W. (Münster) 862

Autoantikörperbildung nach Gefäßtransplantation. INTORP, H. W., LIE, T. S. (Bonn) . 865
Histologische Beurteilung des Erythematodes visceralis aus dem Knochenmark.
VYKOUPIL, K. F., DEICHER, H., GEORGII, A. (Hannover) 867
Aussprache: Herr HENNEMANN, H. H. (Mannheim) 870
Beckenkammbiopsie nach Burkhardt bei Lupus erythematodes visceralis. KRULL, P.,
VYKOUPIL, F. K., KALDEN, J., DEICHER, H. (Hannover) 870
Lupus nephritis. GARANCIS, J. C., BERNHARD, G. C. (Milwaukee-Wisconsin) 872
In vitro-Untersuchungen zur zellvermittelten Immunität gegenüber Kernbestandteilen
bei Patienten mit Lupus erythematodes. HELMKE, K., FEYEN, H., FEDERLIN, K.
(Ulm). 874
Untersuchungen zur cellulären Immunreaktion in vitro gegen Nierenantigen bei
Patienten mit chronischer Nierenentzündung. BÜRKLE, P. A., BRETZEL, R., FRANZ,
H. E., FEDERLIN, K. (Ulm) 877
Quantitative Untersuchungen über den IgE-Spiegel im Serum klinisch gesunder Kontrollpersonen aus verschiedenen Altersgruppen sowie bei Patienten mit Allergien.
VELCOVSKY, H. G., BÜRKLE, P. A., FEDERLIN, K. (Ulm) 881
Lymphocytotoxische Antikörper bei Autoimmunerkrankungen. KLINGELHÖFER, H. L.,
MALCHOW, H., HAVEMANN, K., BÖRNGEN, U. (Marburg a. d. Lahn) 884
Celluläre Immunantwort auf Streptokokkenantigene. SODOMANN, C.-P., HAVEMANN, K.,
SCHMIDT, M. (Marburg) 887
Inhibierende humorale und celluläre Mechanismen in der Erkennung von unterschiedlichen Transplantationsantigenen bei Autoimmun- und lymphoproliferativen Erkrankungen. MALCHOW, H. (Marburg) 892
Ein Lupus erythematodes ähnliches Syndrom mit antimitochondrialen Antikörpern.
MAAS, D., MERZ, K. P., HAHN, J., SCHUBOTHE, H. (Freiburg i. Br.) 895
Rezidivierende autoimmunhämolytische Anämie bei schwerer Hypo-γ-globulinämie
mit Megalosplenie. MERZ, K. P., WESTERHAUSEN, M., OEHLERT, W. (Freiburg) . . 898
Transferrin-Autoimmunsyndrom. Ein neues pathogenetisches Prinzip. WESTERHAUSEN,
M., KICKHÖFEN, B., WERNET, P., GERMANN, H.-J. (Freiburg) 901
Chinin- und Rifampicin-spezifische Antikörper mit hämolytischem Effekt. SCHUBOTHE, H., SEUFFERT, C. D., WEBER, S. (Freiburg i. Br. und Göttingen) 905
Immunproliferative Erkrankung mit komplexem Immundefekt. GERMANN, H.-J.,
WESTERHAUSEN, M., MAAS, D. (Freiburg i. Br.) 908
Aussprache: Herr H. H. HENNEMANN (Mannheim) 911
Charakterisierung einer Agammaglobulinämie an Hand immunologischer in vitro-Untersuchungen. HOPF, U., KNOLLE, J., BAUCHINGER, M., MEYER ZUM BÜSCHENFELDE, K. H. (Mainz und München) 911
Immunhämatologische Veränderungen bei Cephalosporintherapie. SPATH, P., GARRATTY,
G., LEVIN, S. A., PETZ, L. D., FUDENBERG, H. H. (Innsbruck/Harkness-San
Francisco) 914
Zirkulierende Plaque-bildende Zellen nach Rhesussensibilisierung. BAENKLER, H. W.,
SCHEIFFARTH, F., SCHRENK, K., SCHRICKER, K. TH. (Erlangen-Nürnberg) 917
Untersuchungen zum Nachweis cellulärer Immunphänomene bei entzündlichen Lebererkrankungen. WARNATZ, H., SCHEIFFARTH, F., RÜTERS, J., BAENKLER, H. (Erlangen-Nürnberg) 919
Untersuchungen über das Vorkommen von Au-Antigen und antinucleären Faktoren
bei der chronisch-aggressiven Hepatitis. BERTHOLD, H., MAAS, D., OEHLERT, W.,
MERZ, K. P., DISCHLER, W. (Freiburg i. Br.) 922
Australia-Antigen und Autoantikörper bei chronischen Lebererkrankungen. MÜLLER,
R., KALDEN, J., DEICHER, H. (Hannover) 926
Nachweis von Cytomegalievirusantikörpern bei der Au(SH)-Ag-positiven und der
Au(SH)-Ag-negativen Hepatitis. BAALS, H., BÜLOW, B., FREISENHAUSEN, H. D.,
MAI, K. (Hamburg-Eppendorf) 928
Die Bedeutung des Nachweises von Epstein-Barr-Virus (EBV)- bzw. Cytomegalievirus
(CMV)-Antikörper für den Nachweis der infektiösen Mononucleose (IM). SCHMITZ, H.
(Freiburg i. Br.) 930
Untersuchungen über die Entstehung von Long-acting thyroid stimulator. SCHEMMEL, K., MOKMOL, V., WEISBECKER, L., NORDEN, H. J. (Kiel) 933

PLÖTZLICHER HERZTOD — KARDIOLOGIE

Plötzlicher Herztod — Identifizierung sehr gefährdeter Gruppen. VEDIN, J. A., ELMFELDT, D., TIBBLIN, G., WILHELMSEN, L., WILHELMSSON, C. (Göteborg) (Referat) . 936

Plötzlicher Herztod — Morphologische Aspekte. DOERR, W. (Heidelberg) (Referat) . . 944

Forensische Aspekte zum plötzlichen Herztod. KRAULAND, W. (Berlin) (Referat) . . . 969

Plötzlicher Herztod — Mechanismen und Ätiologie. EFFERT, S. (Aachen) (Referat) . . 975

Plötzlicher Herztod — Klinisches Bild unter Berücksichtigung katamnestischer Erhebungen. LOOGEN, F. (Düsseldorf) (Referat) 984

Plötzlicher Herztod beim Sport. JOKL, E. (Lexington/USA) (Autoreferat) 995

Der akute Herztod; prophylaktische und therapeutische Maßnahmen. GILLMANN, H. (Ludwigshafen/Rhein) (Referat) 999

11. Rundtischgespräch. Zum Verhalten des Herzens unter vita maxima-Bedingungen. 1007

12. Rundtischgespräch. Der Herzstillstand in der ärztlichen Praxis. Moderator: SCHETTLER, G. (Heidelberg) 1011

Prodromalerscheinungen des Herzinfarktes. HEHL, F.-J., NÜSSEL, E. (Heidelberg) . . 1011

Aussprache: Herr WOLLHEIM, E. (Würzburg) 1014

Morbidität und Letalität des Herzinfarktes. NÜSSEL, E., HEHL, F.-J. (Heidelberg) . 1014

Aussprache: Herr WOLLHEIM, E. (Würzburg), Herr SCHNEIDER, K. W. . . . 1016/1017

Die Treffsicherheit einer Fragebogendiagnose bei coronarer Herzkrankheit mit der selektiven Coronarangiographie als Referenztest. GRÜNTZIG, A., SCHÖNBECK, M., WINZELER, A., LICHTLEN, P., RUTISHAUSER, W. (Zürich) 1017

Transferfunktion des Coronargefäßbettes. SIGWART, U., HIRZEL, H., BURIAN, W., RUTISHAUSER W. (Zürich) 1020

Bewegungsabläufe und Wanddickenänderungen in dyskinetischen und akinetischen Myokardbezirken. SCHELBERT, H. R., KREUZER, H., SPILLER, P., LOOGEN, F. (Düsseldorf) 1023

Myokardiale Noradrenalinspeicher bei experimentellem Herzinfarkt. MATHES, P., GUDBJARNASON, S., BING, R. J. (Detroit, Mainz) 1027

Auswirkungen eines herzspezifischen β-Blockers (Practolol) nach akutem experimentellem Coronarverschluß. STEPHAN, K., MEESMANN, W., AMANN, L., TACKE, E., TÜTTEMANN, J. (Bochum) 1029

Konzentrationsänderungen der freien Fettsäuren in der Frühphase nach einem Myokardinfarkt. RAVENS, K. G., JIPP, P. (Kiel) 1033

Lidocain zur Arrhythmieprophylaxe beim frischen Infarkt. BLEIFELD, W., MERX, W., HEINRICH, K. W., EFFERT, S. (Aachen) 1035

Klinisch-experimentelle Befunde zur Fibrinolysetherapie des frischen Herzinfarktes. BREDDIN, K., EHRLY, A. M., KRZYWANEK, H. J. (Frankfurt) 1039

Streptokinasebehandlung des frischen Herzinfarkts. Ergebnisse einer Doppelblindstudie. KRZYWANEK, H. J., BREDDIN, K. (Frankfurt a. M.) 1042

Frühmobilisation von Herzinfarktkranken und prognostischer Index. JESCHKE, D., HAASIS, R., CAESAR, K. (Tübingen) 1044

Ursachen des akuten Herztodes beim Jugendlichen. HAASIS, R., JESCHKE, D. (Tübingen) 1048

Plötzlicher Herztod bei Myokardsarkoidose. DUVERNOY, W. F. C., GARCIA, R. (Detroit) 1049

Zellwasser, Zellkalium- und -Natrium von Herz- und Skeletmuskulatur im chronischen Kaliummangel. BOLTE, H.-D., LÜDERITZ, B., ERDMANN, E., STEINBECK, G. (Göttingen) 1052

Coronararteriographie bei Idiopathischer Kardiomyopathie. MACKEN, M. F., DUVERNOY, W. F. C., DRAKE, E. H. (Detroit) 1056

Unterschiedliches Verhalten von Magnesium, Calcium, Kalium und Natrium im Serum, Herz- und Skeletmuskel bei einer erblichen Kardiomyopathie. LOSSNITZER, K., BAJUSZ, E., STAUCH, M. (Ulm-Montreal) 1059

Myokardiale Aspekte der Aldactonewirkung. STRAUER, B. E. (Göttingen) 1063

Zur kardialen Wirkung der Aldosteronantagonisten — elektrophysiologische Messungen am Papillarmuskel des Herzens. LÜDERITZ, B., NAUMANN D'ALNONCOURT, C., AVENHAUS, H., BOLTE, H.-D. (Göttingen) 1066

Diaynose des latenten, manifesten und dekompensierten Cor pulmonale. MATTHYS, H., SCHLEHE, H., RÜHLE, K. H., KONIETZKO, N., HÄRICH, B., STRICKSTROCK, K. H. (Ulm) 1070
Kausalitätsnachweis der durch Aminorexfumarat induzierten primär vasculären pulmonalen Hypertonie. GREISER, E., GAHL, K. (Hannover) 1073
Die Bedeutung von EKG-Untersuchungen für die Diagnose und Prognose der Contusio cordis. LOUVEN, B., THELEN, M., STRAATEN, G., PETERSEN, E., OEST, S. (Bonn) . . 1076
Aussprache: Herr SCHNEIDER, K. W. 1079
Das Ultraschall-Doppler-Kardiogramm bei rechtsseitigem flottierendem Vorhoftumor. SEIPEL, L., GLEICHMANN, U., LOOGEN, F. (Düsseldorf) 1080
Zur Diagnostik rechts- und linksatrialer Tumoren. SEBENING, H., HENSELMANN, L., SEBENING, F. (München) (Autoreferat) 1084
Phonokardiographische Besonderheiten beim Ebstein-Syndrom unter besonderer Berücksichtigung des Schweregrades. So, C. S., BLÖMER, H. (München) 1084
Aussprache: Herr SCHNEIDER, K. W. 1088
Klinische Erfahrungen mit der Apexkardiographie bei Patienten mit Herzklappenprothesen. MÄURER, W., GLEICHMANN, U., BOTH, A. (Düsseldorf) 1088
Zum Verhalten des Sinusknotens bei der Vorhofstimulation. GROHMANN, H. W., THEISEN, K., HALBRITTER, R., JAHRMÄRKER, H. (München) 1091
Aussprache: Herr DIEDERICH, K.-W. (Lübeck) 1095
Die Beeinflussung von Bedarfsschrittmachern durch Muskelpotentiale. WIRTZFELD, A., LAMPADIUS, M., RUPRECHT, E.-O. (München) 1095
Herztherapie mit Zink-Protamin-Glucagon. KAINDL, F., KÜHN, P., HOLZHEY, P., NIEDERBERGER, M. (Wien) 1099
Aussprache: Herr JESSE, R. (Würzburg) 1101
Katecholamine bei tachykarden und bradykarden Rhythmusstörungen. BRISSE, B., BENDER, F. (Münster) 1101
Vorhofflattern mit 1:1 Überleitung. DUVERNOY, W. F. C., MISRA, S., BRENEMAN, G. M. (Detroit) 1104
Prognostische Bedeutung ventikulärer Erregungsausbreitungsstörungen vom Typ des fasciculären oder Hemiblocks. LANG, K. F., ROSELLEN, E., LIMBOURG, P., RECKE, S., JUST, H. (Mainz) 1107
Der bifasciculäre Block als Warnzeichen und Vorstufe des totalen AV-Blocks; therapeutische Konsequenzen. KLEY, H. K. (Düsseldorf), GREVEN, G. (Hannover) 1110
Studien zum negativen-inotropen Wirkungsmechanismus von Antiarrhythmika: Effekt von Lidocain auf die Adenylatzyklase des Myokards. DIETZE, G., HEPP, K. D., MEHNERT, H. (München) 1113
Untersuchungen zum Wirkungsmechanismus von Verapamil. KLEMPT, H.-W., BACHOUR, G., REPLOH, H. D., GRADAUS, D., BRISSE, B., BENDER, F. (Münster) . . 1116
Herzstillstand bei diagnostischen und therapeutischen Eingriffen. BÜCHNER, CH., SCHNELLBACHER, K. (Freiburg i. Br.) 1120

ARTERIOSKLEROSE

Regressive and Progressive Changes of Intimal Smooth Muscle Cells im Atherosclerosis. HAUST, M. D. (London/Canada) (Referat) 1124
The Role of the Endothelium in Atherogenesis. CONSTANTINIDES, P. (Vancouver/Canada) (Autoreferat) 1139
Endothelschädigungen und Abscheidungen von Elementen des strömenden Blutes als initiales Geschehen in der Pathogenese der Arteriosklerose. FROST, H. (München) (Referat) 1139
Intimal Smooth Muscle Cells and their Role in Mesenchymal Activation. HAUST, M. D. (London/Canada) (Autoreferat) 1146
Subendotheliale Schaumzellen und ihre Herkunft. SINAPIUS, D. (Göttingen) (Referat) . . 1147
Mesenchymzellen und die Entwicklung der arteriosklerotischen Läsionen. HAUSS, W. H. (Münster) (Referat) 1152
Aussprache: Herr MEYER, W. W. (Mainz) 1165
Regressive und progressive arterielle Reaktionen bei Atherosklerose: 5. Veränderungen im extracellulären Kompartment. LINDNER, J. (Hamburg) (Referat) 1166

Arterienwandstoffwechsel und Arteriosklerose. SANWALD, R. (Heidelberg) (Referat) . . 1176
Veränderungen im Stoffwechsel von Desoxyribonucleinsäure (DNS), sulfatierten Mucopolysacchariden (sMPS) und Kollagen in arterioklerotischen Wandläsionen, dargestellt im Autoradiogramm. WEGENER, K. (Heidelberg) (Referat) 1179
Funktionelle Strukturen der Arterienwand als pathogenetischer Faktor. MEYER, W. W. (Mainz) (Referat) 1198
Aetiology and Pathogenesis of Atherosclerosis — Current Concepts. Studies in Perfused Arteris on the Uptake of Lipid Precursors. BOWYER, D. E. (Cambridge) (Autoreferat) 1204
Versuche mit „markierten" Substanzen. STEIN, O. (Jerusalem) 1205
The Wall and Plate Lets — Present Status. BORN, G. V. R. (London) (Autoreferat) . . 1205
Gefäßwand und Fibrin. BLEYL, U. (Heidelberg) (Autoreferat) 1206
Beziehungen unter ausgewählten experimentellen Bedingungen. FRITSCH, H. (Heidelberg) (Referat) 1207
Interaction between Arterial Smooth Muscle Cells, Serum and Other Blood Constituents. WISSLER, W., DZOGA, K., JONES, R., BORENSZTAJN, J. (Chicago) (Autoreferat) . . 1211
Die Bedeutung der glatten Muskelzellen für die Organisation arterieller Thromben. KNIERIEM, H.-J. (Düsseldorf) (Referat) 1212
Aetiology and Pathogenesis of Atherosclerosis Current Concepts. GRESHAM, G. A. (Cambridge) (Referat) 1220
8. Rundtischgespräch. Die Beziehungen der äthiologischen Faktoren in ihren Auswirkungen auf die Pathogenese der Arteriosklerose. Moderator: HAUST, M. D., ... 1223
Aussprache: Herr FROST, H. (München), Herr MEYER, W. W. (Mainz), Herr DOERR, W. (Heidelberg) . . . . 1023—1025
Biochemische und elektronenoptische Untersuchungen an der menschlichen Aortenwand — ein Beitrag zur Pathogenese des Initialödems. PLATT, D., LUBOEINSKI, H.-P., SCHNORR, B. (Gießen) 1225
Messung der Steroidausscheidung bei Ratten unter einer ACTH-Medikation zur Erzeugung einer experimentellen Atheromatose. HARTMANN, F., OLTMANN, A., SIMON-HOLTORF, G. (Kiel) 1227
Die Wirkung von Pyridinolcarbamat auf Serum- und Gefäßwandlipoide des Kaninchens. SANWALD, R., WAGENER, H., SCHLIERF, G., DORNBUSCH, TH., SANN, E. (Heidelberg) 1230
Glucosetoleranz und Insulinsekretionsmuster im Serum bei Patienten mit peripheren Durchblutungsstörungen. WAGENER, H., ZIERDEN, E., GRAZ, G., JUNGE-HÜLSING, H., HAUSS, W. H. (Münster) 1232
Auswertung und Beurteilung epidemiologisch-klinischer Befunde mit Hilfe multivariater Statistik. OBERWITTLER, W. (MÜNSTER) 1234
Histochemie und Enzymhistochemie der Media- und Adventitiaverfettung bei Atherosklerose der Coronararterien. BRÜNDEL, K.-H., SINAPIUS, D. (Göttingen) 1237
Aussprache: Herr DOERR, W. (Heidelberg) 1241
Atherogenic Effects of Exposure to Carbon Monoxide and to Hypoxia. Physiological and Biochemical Aspects. ASTRUP, P. 1241
Atherogenic Effects of Exposure to Carbon Monoxide and to Hypoxia. Morphological Aspects. KYELDSEN, K. 1242
Elastase, Elastin and Atherosclerosis. ROBERT, A. M., ROBERT, L. (Paris) 1242
Distribution of Ingested ^{14}C-Cholesterol in the Macromolecular Fractions of Rat Connective Tissues. SIZIGETI, M., BEAUMONT, J. L. 1242
The Effect of Essential Phospholipids on Plasma Lipid and Fatty Acids in Hyperlipidemia. BLATON, V., VANDAMME, D., PEETERS, H. (Brugge/Belgien) 1242
Critical Evaluation of the Phenotyping of Hyperlipidaemias on Paper, Agarose and Electrochromatography. BLATON, V., PEETERS, H. (Brugge/Belgien) 1245
Prevalence and Types of Hyperlipoproteinemias in a Random Sample of Hospitalized Patients. SCHLIERF, G., WEINANS, H., KRÖNER, T. (Heidelberg) 1245
Triglyceride Metabolism in Diabetes. MANCINI, M. (Neapel) 1245
Effect of Intravenous Polyunsaturated Phosphatidyl Choline in Experimental Atherosclerosis. HOWARD, A. N., PATELSKI, J. (Cambridge — Poznan/Poland) 1245

Fat Cell Size and Free Cholesterol Content in Adipose Tissue of Subjects with Asymptomatic Hyperlipidemia and Coronary Heart Disease. WALLDIUS, G. (Uppsala/Schweden) 1248
Schnellbestimmung der Blutglucose durch reflektometrische Auswertung von Teststreifen. SIMON, B., HASLBECK, M., MEHNERT, H. (München) 1253
Blutzuckerbestimmung bei reflektometrischer Auswertung von Dextrostixstreifen. BOTTERMANN, P. (München) 1256
Untersuchungen zum Einfluß von Insulin auf die Glucoseresorption beim Menschen. GOTTESBÜREN, H., MENGE, H., BLOCH, R., LORENZ-MEYER, H., RIECKEN, E. O. (Marburg) 1259
Verbesserung der oralen Glucosetoleranz durch vorherige Gabe von Aminosäuren. BÜBER, V., FELBER, J.-P. (Lausanne/Schweiz) 1262
Untersuchungen zur Beeinflussung des Stoffwechsels durch Mannit im Vergleich zu anderen Zuckern und Zuckeralkoholen. HASLBECK, M., GERBITZ, K., MEHNERT, H. (München-Schwabing) 1264
Studien zum Wirkungsmechanismus des Insulins am Fettgewebe: Antagonismus zwischen Insulin und lipolytischen Hormonen am Aktivierungssystem der Adenylzyklase. HEPP, K. D., RENNER, R., MEHNERT, H. (München-Schwabing) 1266
Zur Bestimmung des freien und gebundenen Insulins sowie der maximalen Insulinkapazität im Serum bei insulinbedürftigen Diabetikern. LÖFFLER, G., GRUBER, R., BRAUCH, M., WIELAND, O., MEHNERT, H. (München-Schwabing) 1269
Zur Frage der Insulinsekretion nach oraler und intravenöser Applikation verschiedener Sulfonylharnstoffderivate der 1. und 2. Generation in äquipotenter Dosierung. HAUPT, E., KÖBERICH, W., ROSAK, C., CORDES, U., BEYER, J., SCHÖFFLING, K. (Frankfurt) 1272
Vergleichende Untersuchungen zum Wirkungsmechanismus von AR 3—ARDF 26, einem neuen betacytotrop wirkenden Sulfonylharnstoffderivat und Tolbutamid. ZILKER, TH., BOTTERMANN, P. (München) 1275
Untersuchungen zur β-cytotropen und antilipolytischen Wirkung von Grenzdosen des Tolbutamids und Glibenclamids. ROSAK, C., HAUPT, E., BARTELT, K. M., BEYER, J., SCHÖFFLING, K. (Frankfurt) 1278
Kohlenhydrattoleranz und Insulinsekretion bei der akuten Pankreatitis. ADLUNG, J., RITTER, U. (Lübeck) 1281
Insulinsekretion und Störungen im Kohlenhydratstoffwechsel bei Patienten mit coronarer Herzerkrankung. SCHENK, K. E., QUABBE, H. J., SCHRÖDER, R. (Berlin) 1284
Aussprache: Herr KAFFARNIK, H. (Marburg) 1288
Zur Bedeutung von Gewichtsreduktion und erhöhten Serumtriglyceridwerten beim Protodiabetes. LAUBE, HL., PFEIFFER, E. F. (Ulm) 1288

LIPID UND LIPOPROTEIN-METABOLISMUS

Function and Structure of Plasma Lipoproteins. FREDRICKSON, D. (Bethesda) 1292
Plasma Lipoproteins in Patients with Familial Plasma Lecithin: Cholesterol Acyltransferase Deficiency: Apolipoprotein Composition of Isolates Fractions. SEIDEL, D. (Heidelberg) (Autoreferat) 1292
Some Functional Aspects of the Plasma Apolipoproteins. BROWN, W. V. (LaHoya/Calif.) (Autoreferat) 1292
Biosynthesis and Degradation of Plasma Lipoproteins. STEIN, Y. (Jerusalem) (Autoreferat) 1293
Turnover of Plasma Lipoproteins. LEVY, R. I. (Bethesda/USA) (Autoreferat) 1293
Production and Removal of Plasma Triglycerides in Hypertriglyceridemia. NIKKILÄ, E. (Helsinki) (Autoreferat) 1293
Triglyceride Production in Man. BOBERG, J. (Uppsala) 1294
Der Einfluß der Schilddrüsenhormone auf die Gewichtsreduktion und den Fettstoffwechsel bei Adipösen unter einer Nulldiät. HOFMANN, G. G., LAMPL, L. L., HORN, K., RALPHS, V., SCHWARZ, K. (München) 1294
Untersuchungen zur Resorption mittelkettiger Fettsäuren am Dünndarm der Ratte. BLOCH, R., DENNHARDT, R., LINGELBACH, B., LORENZ-MEYER, H. (Marburg) . . 1298
Primäre Synthese von Monohydroxygallensäuren in der Leber. BACK, P., SCHUMACHER, H., GEROK, W. (Freiburg) 1300

Zur diagnostischen Bedeutung der Trehalosebelastung bei Malassimilationssyndromen. BOLTE, J. P., SCHÖNHAGE, F., FÖRSTER, E., KNOLLE, J., MEYER ZUM BÜSCHENFELDE, K. H. (Mainz) 1303

Untersuchungen zur Regulation der Cholesterinsynthese in der Rattenleber unter dem Einfluß Serumcholesterin-senkender Medikamente. KAISER, W., ZÖLLNER, N. (München) 1307

Veränderungen einiger Strukturlipide und Fettsäuren im menschlichen Gehirn bei Alkohol-toxischer Lebercirrhose. LESCH, P. (Hannover) 1310

Hyperkatabole Hypo-β-Lipoproteinämie infolge Autoantikörper. NOSEDA, G., RIESEN W., MORELL, A., SCHLUMPF, E. (Bern) 1313

Frühzeitige Erkennung der familiären Hyperlipoproteinämie Typ II (Nabelschnurblut β-Cholesterin). GRETEN, H., WENGELER, H., WAGNER, M. (Heidelberg). 1316

Über den regulatorischen Einfluß der freien Fettsäuren auf die nächtliche Ausschüttung von Wachstumshormon. LUCKE, C., GLICK, S. M. (Hannover-Brooklyn) . . 1318

Methoden und klinische Aspekte der Lipoproteidlipase des menschlichen Plasmas. GIRLICH, M., ENGLHARDT, A. (Marburg). 1321

Untersuchungen über die Wirkung von Insulin und Proinsulin auf die Lipidsynthese in der Rattenleber. THUN, K.-J., GÖTZ, G., DITSCHUNEIT, H. (Ulm) 1323

Vergleichende Untersuchungen des Harnsäure- und Phosphatspiegels bei Gesunden und Patienten mit manifester Gicht während mehrstündiger intravenöser Fructosezufuhr. HEUCKENKAMP, P.-U., HAGEN, K., MAHRENHOLZ, U., ZÖLLNER, N. (München) . . 1326

Untersuchungen über Lipide und Lipoproteine bei Leberkrankheiten. VOGT, N., GREINER, M., WIENBECK, M., DÖLLE, W., ENGLHARDT, A. (Marburg) 1330

Der intravenöse Fettoleranztest — eine einfache Modifikation und Ergebnisse nach Belastung mit Äthanol. HANSEN, W., ZÖLLNER, N. (München) 1332

Zur Häufigkeit primärer und sekundärer Hyperlipoproteinämien. WOLLENWEBER, J., WOHLENBERG, H., SCHLIERF, CH. (Wiesbaden) 1334

Zur Häufigkeit und Verteilung der Hyperlipoproteinämie. HUTH, K., BLUMENTHAL, J., BÖCKER-STUMM, U., REIMERS, H. J. (Gießen) 1337

Familienuntersuchungen bei Hyperlipoproteinämien vom Typ I. DITSCHUNEIT, H., BREMER, H. J., ECKART, M., FAULHABER, J.-D., HILLER, G., KLÖR, U., RAKOW, A. D., THUN, H. J. (Ulm) 1339

Primäre Hyperlipoproteinämien bei Patienten mit Coronarerkrankung und peripheren arteriellen Durchblutungsstörungen. KLEMENS, U. H., KISSLING, E. VON LÖWIS OF MENAR, P., SCHRÖDER, R., BREMER, A. (Berlin). 1342

Häufigkeitsverteilung der verschiedenen Hyperlipoproteinämiemuster bei Patienten mit manifestem Diabetes mellitus oder peripheren Durchblutungsstörungen. KREMER, G. J., REIMER, F., NICOLESCU, R., NIEMCZYK, H., MÜLLER, D. (Mainz) . 1346

Die Häufigkeit von Hyperlipoproteinämien im Krankengut der Univ.-Klinik Ulm. KLÖR, U., MERTENS, H. R., VAN EIMEREN, W., WACK, H.-O., DITSCHUNEIT, H. H., DITSCHUNEIT, H. (Ulm) 1349

GASTROENTEROLOGIE

Beziehungen zwischen intraerythrocytärer Konzentration von 2.3-Diphosphoglycerat (DPG) und dem Halbsättigungswert (T_{50}-Wert) bei Patienten mit Lebercirrhose. BALTZER, G., AUER, H., ARNDT, H., ENGLHARDT, A., MARTINI, G. A. (Marburg) . 1353

Das Verhalten des Retinol-bindenden Proteins im Serum bei der Hepatitis. KINDLER, U. (Düsseldorf) 1356

Untersuchungen zum Einfluß von Aldactone auf Arzneimittel abbauende Enzyme im endoplasmatischen Reticulum der Leber der Ratte und des Menschen. LEBER, H. W., HARDERS, P., SCHÜTTERLE, G. (Gießen). 1358

Fremdstoff-induziertes Wachstum und Regeneration der Leber unter dem Einfluß von Hemmstoffen des Arzneimittelabbaues. SCHLICHT, I., SCHULTE-HERMANN, R., KORANSKY, W., EULENSTEDT, O. (Berlin und Marburg) 1362

Einbau von 4-14-C-Cholesterol in die Cholesterol-Esterfraktionen von HDL, LDL und VLDL bei Lebercirrhose. WEIZEL, A. (Heidelberg) 1365

Tierexperimentelle Untersuchungen zur Wirkung eines verminderten Angebotes unveresterter Fettsäuren auf den Kohlenhydratstoffwechsel der Leber während Nahrungskarenz. TALKE, H., KERSTEN, M. (Freiburg) 1367

Die Bedeutung von Nicotinsäureamit für die Biosynthese von NAD in der isoliert perfundierten Rattenleber. KELLER, J., LIERSCH, M., GRUNICKE, H. (Freiburg) . . . 1371

Die Wirkung von Gallensäuren auf die Cholesterinsynthese in der perfundierten Rattenleber. BARTH, CH., LIERSCH, M., HACKENSCHMIDT, J., ULLMANN, J., DECKER, K. (Freiburg) 1373

Zur Bedeutung der Aktivität von Enzymen der Pyrimidinbiosynthese für die Entwicklung der Galaktosaminschädigung der Leber. PAUSCH, J., KEPPLER, D., DEKKER, K. (Freiburg) 1375

Funktion lysosomaler Enzyme bei der Galaktosaminhepatitis. HEISSMEYER, H., STEIN, U. (Freiburg) 1377

Die Beeinflussung der akuten Galaktosaminschädigung der Ratte durch bilaterale Adrenalektomie. LESCH, R., DEUS, B., REUTTER, W. (Freiburg). 1380

Das Lecithin-Cholesterin-Acyl-Transferasesystem im menschlichen Plasma bei Leberparenchymerkrankungen. ADLKOFER, F., FÖRG, W., (Berlin) 1384

Störungen der Entgiftungsfunktion der Leber bei 536 histologisch gesicherten Fettleberkranken. KORN, U., FISCHER, R., MÜTING, D. (Bad Kissingen-Hausen) . . . 1386

Die Wirkung hochdosierter intravenöser und oraler Zufuhr essentialer Phospholipide auf den Eiweiß- und Fettstoffwechsel sowie Enzymaktivitäten chronisch Leberkranker. MÜTING, D., DOHN, P., REIKOWSKI, J. (Bad Kissingen-Hausen). 1389

Die Hypercholesterolämie nach Gallengangsverschluß. WEIS, H.J., BAAS, E.U. (Mainz) 1392

Die Bedeutung der γ-Glutamyltranspeptidase (GGTP) in der klinischen Diagnostik. HEGNER, D., ENGLHARDT, A., DÖLLE, W. (Marburg) 1395

Quantitative Bestimmung des Gallensäuremusters in den subcellulären Fraktionen der Leber. WILDGRUBE, H. J., LEUSCHNER, U., AL-FUREYH, A. (Frankfurt) 1398

Untersuchungen über Veränderungen des Gallensäurenstoffwechsels bei Coma und Preacoma hepaticum. ERB, W., HAASE, A., WALCZAK, M., LEUSCHNER, U. (Frankfurt) 1401

Arzneimittelmetabolismus bei tierexperimenteller Cholestase. RICHTER, E., GRÜN, M., ZILLY, W., BRACHTEL, D., KÜHN, H. A. (Würzburg) 1402

Prospektive Untersuchungen zur Hepatitisfrequenz nach HLM-Operationen mit Au (SH)-negativen Bluttransfusionen. SCHLAAK, M., LEHMANN, H. (Kiel) 1405

Die Interferenz gastrointestinaler Hormone auf die Magensaftsekretion. KAESS, H., HEINZMANN, D., KURZHALS, R. (Heidelberg) 1407

Plasmagastrinkonzentration bei Normalpersonen sowie Patienten mit Erkrankungen des Magens, der Leber, der Nieren und des Pankreas. DÖRNER, M., LACKAS, S., KAESS, H. (Heidelberg) 1409

Über den Einfluß vagaler Reize auf die Serumgastrinkonzentration beim Menschen. FEURLE, G., KETTERER, H., BECKER, H. D., FUCHS, K., CREUTZFELDT, W. (Heidelberg und Göttingen) 1411

Der Lactase/Phlorizin-Hydrolasekomplex des menschlichen Dünndarms. LORENZ-MEYER, H., BLUM, A., SEMENZA, G. (ZÜRICH) 1413

Experimentelle und klinische Untersuchungen zum Mechanismus der Carbenoxolonwirkung. 3. Einfluß von Carbenoxolon auf die Magen-Mucussekretion des Menschen. GHEORGHIU, TH., FROTZ, H., KLEIN, H.-J. (Köln) 1415

Untersuchungen über die Fettverdauungsstörung bei Pankreasinsuffizienz. SIEDE, W., ERB, W. (Frankfurt) 1418

Untersuchungen zu den Beziehungen zwischen exkretorischer Pankreasfunktion und Calciumhaushalt beim Menschen. HOTZ, J., MINNE, H., ZIEGLER, R. (Ulm) 1420

Untersuchungen zum Hemmeffekt von Glucagon auf die Pankreassekretion des Menschen. STEFFEN, CH., GOEBELL, H., BALTZER, G., DÜRR, H. K. (Marburg). 1423

Die Bedeutung der immunologischen Hämopexinbestimmung für die Diagnostik der hämorrhagischen Pankreatitis. BRAUN, H. J., (Tübingen) 1426

Ein Vergleich von Funktionsproben des menschlichen Ileums. FROMM, H., HOFMANN, A. F. (Rochester/USA) 1429

Der Einfluß einer Hypophysektomie auf die Funktion und Morphologie der Dünndarmschleimhaut der Ratte. MENGE, H., BLOCH, R., WARM, K., LORENZ-MEYER, H., RIECKEN, E. O. (Marburg) 1432

Bedeutung und Differentialdiagnose gutartiger, ringförmiger Engen im Röntgenbild des distalen Oesophagus. HEITMANN, P., DOMBROWSKI, H. (Marburg) 1434

Rectoskopie als Vorsorgeuntersuchung? KANZLER, G., BECK, K., GRUNER, H. J., H. J., OTTENJANN, R., REMMELE, W., STRAUCH, M. (Wiesbaden) 1436

NEPHRO-ENDOKRINOLOGIE

Beitrag zur Diagnostik der urämisch bedingten Osteopathie durch Absorptionsmessung mit einem ^{125}J-Profil-Scanner. GREHN, S., GRIEBEL, L., BÖRNER, W., MOLL, E., REINERS, CHR., KLÜTSCH, K. (Würzburg) 1440

Der Anteil des Shunt-Volumens am Herzminutenvolumen bei regelmäßig hämodialysierten Patienten. KULT, J., HOLTZ, G., GROSSWENDT, J., KLÜTSCH, K. (Würzburg) . 1443

Zur Behandlung der renalen Osteopathie mit Vitamin D_3 und 25-Hydroxycholecalciferol (25-HCC): Einfluß auf Serumcalcium, -phosphat, (Ca) (PO_4)-Produkte und auf die intestinale Calciumabsorption. HENNING, H. V., HESCH, R.-D., HÜSKEN, W. S., QUELLHORST, E., SCHELER, F. (Göttingen) 1446

Änderungen der Calciumfraktionen in Plasma, Dialysat und Ultrafiltrat unter der Hämodialysebehandlung. QUELLHORST, E., FUCHS, CH., HENNING, H. V., PASCHEN, K., SCHELER, F. (Göttingen) 1448

Zum Mechanismus der Calciumresorption bei Urämie. CASPARY, W. F., MAY, J. (Göttingen) 1450

Ausscheidung mono- und bivalenter Ionen im Pankreassaft bei experimenteller Urämie. Untersuchungen an 5/6 nephrektomierten Ratten. HEIDBREDER, E., ECKLE, A., HENNEMANN, H., HEIDLAND, A. (Würzburg) 1453

Osteopathie bei Dauerdialyse. Diagnostische Parameter und pathogenetische Faktoren. RITZ, E., KREMPIEN, N., ANDRASSY, K. (Heidelberg) 1456

Urokinase; proteinchemische und fibrinautographische Untersuchungen. ANDRASSY, K., SEIDEL, D., BUCHHOLZ, L., RITZ, E. (Heidelberg) 1460

Verhalten der Guanidinbernsteinsäure unter diätetischer Eiweißrestriktion. LIEBNER, H., NABAKOWSKI, R., PLÜCKHAHN, P., MÜLLER, H., KLUTHE, R. (Freiburg) . . . 1463

β_{1A}-Globulin und Aktivitätsdiagnostik glomerulärer Nierenerkrankungen. MÜLLER, H., WEINGARD, D., RUESCHER, E., KLUTHE, R. (Freiburg) 1466

Diagnostik und Therapie der Nierenamyloidose. WEINGARD, D., KOCK, D. (Freiburg), MISSMAHL, H. P. (Hamburg), OECHSLEND, D., KLUTHE, R. (Freiburg) 1469

Aussprache: Herr DANNMEIER, H. (Neumünster) 1472

Beziehungen zwischen Insulin, Wachstumshormon und Hyperlipoproteinämie bei chronischer Niereninsuffizienz. SORGE, F., SCHWARZKOPFF, W., CASTRO, L. A., KESSEL, M., NAGEL, A., HOFFMANN, H. (Berlin) 1472

Zur Pathophysiologie und Klinik der bilateralen Nierenrindennekrose. HEIMSOTH, V. H., GRAFFE-ACHELIS, CH. (Essen) 1476

Beeinflussung der Nierendurchblutung durch Furosemid. REPLOH, H. D., GRADAUS, D., BENDER, F. (Münster) 1480

Die Bedeutung der Metabolisierung von p-Aminohippurat für Clearanceuntersuchungen. GIRNDT, J., MÁLYUSZ, M., MÁLYUSZ, G., OCHWALDT, B., SCHELER, F. (Göttingen/ Kiel) (Autoreferat) 1482

Differentialdiagnose der rasch zur Niereninsuffizienz führenden Glomerulonephritis. REICHEL, W., WIGGER, W., MIETZSCH, G., QUELLHORST, E., SCHELER, F. (Göttingen) 1482

Aussprache: Herr WOLLHEIM, E. (Würzburg) 1485

Wirkung eines natriuretischen Faktors im menschlichen Urin auf den Natriumtransport der isolierten Froschhaut und einzelner Nephronabschnitte. PÖHLER, E., RESSEL, CH., STUMPE, K. O., KRÜCK, F. (Homburg) 1486

Untersuchungen zur Existenz eines natriuretischen Hormons. KRAMER, H. J., KRÜCK, F. (Homburg/Saar) 1489

Natriumresorption in oberflächlichen Nephronen und intrarenale Filtratverteilung bei herzinsuffizienten Ratten. KLEIN, H., HABERMANN, W., STUMPE, K. O., KRÜCK, F. (Homburg/Saar) 1493

Stimulation renalvenöser Plasmareninaktivitäten mit Apresolin in der Diagnostik des renovasculären Hochdrucks. ROSENTHAL, J., GOTTWICK, M., HOLLANDER, W. (Boston) 1495

Stimulation und Suppression von Angiotensin I und II bei arterieller Hypertension. RAVE, O., WENNING, N., LONAUER, G., BÖCKEL, K., HRUBESCH, M., WESSELS, F., WAGNER, H., HAUSS, W. H. (Münster) 1499

Störungen der Blutdruckregulation bei Hypertonikern. v. EIFF, A. W., KASHIWAGI, S., KOCH, U., PFEIFF, A. (Bonn) 1502

Der Einfluß des Antihypertensivums Guanethidin (Ismelin) auf die Ausscheidung von Vanillinmandelsäure im Harn von Hypertonikern. RAHN, K. H., BOHR, P. (Mainz) 1505

Exakte Messung subnormaler Reninkonzentrationen bei primärem Aldosteronismus mittels radioimmunologischen Nachweises von Angiotensin I. BECKERHOFF, R., WILKINSON, R., LUETSCHER, J. A., VETTER, W., SIEGENTHALER, W. (Stanford/Ca.-Zürich) 1508

Renin-Angiotensin in Extrarenal Tissues. GANTEN, D., GANTEN, U., GRANGER, P., HAYDUK, K., BOUCHER, R., GENEST, J. (Montreal) 1510

Direkter Radioimmunologischer Nachweis von Aldosteron im Plasma. VETTER, W., HABER, E., BECKERHOFF, R., SIEGENTHALER, W. (Boston/Zürich) 1513

Funktionsdiagnostik des Hypothalamus-Hypophysen-Nebennierensystems mit Hilfe der radioimmunologischen ACTH-Bestimmung. FEHM, H. L., VOIGT, K. H., PFEIFFER, E. F. (Ulm) 1515

Speichelelektrolyte und Flußrate in der Diagnostik des Bartter, Pseudo-Bartter- und Conn-Syndroms. KREUSSER, W., HENNEMANN, H., HEIDLAND, A., WIEGAND, M. (Würzburg) 1518

Über den diabetogenen Effekt von Vasopressin. MARTIN, W., TANIGUCHI, H., GESTEFELD, K., KÜHNAU, J. JR. (Hamburg-Eppendorf) 1522

Untersuchungen zum hormonalen Status nach Hypophysektomie. WEISBECKER, L., SCHEMMEL, K., KINET, M., STÖWSAND, D., LEYBOLD, K., LAHRTZ, H., MOKMOL, V., ZEPF, S. (Kiel) 1525

Hyperthyreose durch TSH-produzierendes chromophobes Hypophysenadenom. HRUBESCH, M., BÖCKEL, K., VOSBERG, H., WAGNER, H., HAUSS, W. H. (Münster) 1529

Plasmaproteinveränderungen bei unbehandelter und behandelter Hyperthreose. MEDAU, H. J., BRODKORB, K., KELLERMANN, D., REMPE, N., BACHMANN, G. W. (Gießen) 1532

Über eine Erweiterung der Gonaden-Nebennierenrindendiagnostik durch gleichzeitige Messung von Testosteron, 5a-Dihydrotestosteron und Androstendiol im menschlichen Plasma. DEMISCH, K., MAGNET, W., NEUBAUER, M., SCHÖFFLING, K. (Frankfurt) 1535

9. **Rundtischgespräch. Internistische Aspekte des Drogenmißbrauchs.** Moderator: DENGLER, H. J. (Gießen) 1537

PHARMAKOLOGIE

Ovulationshemmer und Cholestase. RICHTER, J., OHLEN, J., BALLETSHOFER, CH., PAUSE, H. (München) 1538

Vergleichende Untersuchungen über die Auslösung der Thrombocytenaggregation durch Prokollagen, Serotonin und ADP und ihre gegenseitige Beeinflussung. SCHARRER, I., KREFT, U., BREDDIN, K. (Frankfurt) 1539

Die Beeinflussung der Vasomotorik in den Extremitäten über die β-Receptoren. WESTERMANN, K. W., LANGBEHN, A. F., RICHTER- v. ARNAULD, H. P., JOHANNES, E. (Hamburg-Eppendorf) 1542

Quantitative Bestimmung der β-Receptorenblockade beim Menschen. SCHWEIGER, J., NICOLESCU, R. F., RAHN, K. H. (Mainz) 1544

Wirkungen von Antihypertensiva auf die Muskeldurchblutung und Hautdurchblutung des Menschen. MERGUET, P., BOCK, K. D. (Essen) 1547

Kreislaufwirkungen verschiedener Applikationsformen von Glucagon. LYDTIN, H., LEIDL, L., SCHEWE, ST., DANIEL, W., SCHIERL, W., LOHMÖLLER, G. (München) . . 1551

Aussprache: Herr JESSE, R. (Würzburg) 1554

Hämodynamische Wirkungen von Bay a 1040 vor und nach Atropingabe. LYDTIN, H., LOHMÖLLER, R. (München) 1554

Die Wirkung von Prenylamin auf die Hämodynamik im akuten Versuch und bei Langzeitbehandlung. STAUCH, M., HÄRICH, B. K. S. (Ulm) 1559

Quantitative Bestimmung des Ifosfamids und eines Ifosfamidmetaboliten im Patientenurin. NORPOTH, K., WÜST, G., WITTING, U. (Münster) 1561

Zur Liquorgängigkeit von Ethambutol. GUNDERT-REMY, U., WEBER, E., KLETT, M. (Heidelberg) 1564

Über den Einfluß von Cholestyramin auf die Resorption einiger Arzneimittel beim Menschen. HAHN, K.-J., WEBER, E. (Heidelberg) 1567

Über die Pharmakokinetik von Heparin und Heparinoiden. METZ, J., STAU, T., TAUGNER, R. (Heidelberg) 1570

Zur Erfassung von Arzneimittelnebenwirkungen in einer Medizinischen Univ.-Klinik. WEBER, E., GUNDERT-REMY, U., HAHN, K.-J., SCHAUMANN, E., WALTER, E., NEBEL, G., DIDIER, W., DEYNET, G. (Heidelberg) 1574

Fortral synthetisches Morphinderivat mit morphinantagonistischer Komponente. KUBICKI, ST., HAAS, J., STÖLZEL, R. (Berlin) 1577

Kollagenprolinhydroxylase; Proenzym, Aktivierungsmechanismen und klinische Bedeutung. LANGNESS, U. (Kiel) 1582

Untersuchungen zum Stoffwechsel der Proteoglycane bei der progressiven Sklerodermie. KREYSEL, H. W., KLEINE, T. O., KÖHLER, N. (Hamburg) 1584

Enzymatische und morphologische Befunde bei Transplantationen von Milzen an Hunden. SENNEKAMP, J., SAVIC, B., SCHULZ, D., RICKEN, D. (Bonn-Venusberg). . . . 1585

Langzeituntersuchungen über das Verhalten von Urinlysozym bei nierentransplantierten Patienten. SENNEKAMP, J., KOZUSCHEK, W., LAY, E., RICKEN, D. (Bonn-Venusberg) 1587

Verlaufsformen der Fluid-lung. ESSER, H., SIMON, H., FRICKE, G. (Bonn) 1589

Computer-Szintigraphie der Lungenperfusion. Methode und Anwendung. FELIX, R., ASSHEUER, J., SIMON, H., WINKLER, C. (Bonn) 1592

„STOP-PRESS KONFERENZ

Hämoglobin D-Punjab bei einem deutschen Patienten. KOHNE, E., KÖNIG, E., ROGGENBACH, H. J., AUGENER, W., BRITTINGER, G., KLEIHAUER, E. (Ulm-Essen) 1596

Hemmung der Transport-ATPase bei chronischer Niereninsuffizienz. KRAMER, H. J., GOSPODINOV, D., KRÜCK, F. (Homburg/Saar) 1597

Konservierung von Knochenmark. SCHAEFER, U. W., DICKE, K. A. (Essen-Rijswijk/Niederlande) 1601

Speichelelektrolyte (Natrium, Kalium, Calcium) bei Herzglykosidbehandlung. BOLTE, H.-D., LANKISCH, P. G., BUCHESFELD, R., LARBIG, D. (Göttingen) 1603

Eine einfache radioimmunologische Methode zur Bestimmung der Aldosteronausscheidung im Urin. DECK, K. A. (Köln) 1605

Neue Befunde zur Spezifität von Aldosteronantikörpern. VETTER, W., HABER, E., FREDELENDER, E., BECKERHOFF, R., SIEGENTHALER, W. (Boston-Zürich) 1607

Untersuchungen zur Pathogenese des Hochdrucks bei primärem Aldosteronismus. DISTLER, A., JUST, H. J., PHILIPP, TH. (Mainz) 1610

Veränderungen der Nierenfunktion und -morphologie unter Langzeitinfusion eines hochdosierten Proteaseninhibitors (Trasylol). Tierexperimentelle Befunde. GLASER, E., HEY, D., NEUHOF, H., LASCH, H. G. (Gießen) 1612

Erzeugung von Mikrogerinnseln durch Infusion von Arwin beim Kaninchen. MÜLLERBERGHAUS, G., HOCKE, M., LASCH, H. G. (Gießen) 1614

Bedrohliche Reaktion bei diskontinuierlicher Rifampicingabe. KRÖNIG, B., WEIHRAUCH, TH., FIEGEL, P., HÖFFLER, D., ARNDT-HANSER, A., JAHNECKE, J. (Mainz) 1617

Vorläufige Ergebnisse einer Behandlung von Hyperlipidämien mit einem neuen D-Thyroxin-Präparat. BOMMER, J., EHRKE, V., SPEDERS, H. (Heidelberg) 1619

Therapie der Hyperlipoproteinämie-Typen II a und II b mit Dextro-Thyroxin oder mit D, L-α-Methyl-Thyroxin-Äthylester. SCHWARTZKOPF, W. (Berlin) 1621

Wirkung von hochgereinigtem D-Thyroxin („Dyno") bei Hyperlipoproteinämien Typ II a und II b. v. LÖWIS OF MENAR, P., KLEMENS, U. H. (Berlin) 1623

Über den Einfluß der Neutralisation des Magensaftes durch Magnesiumhydroxyd auf die Gastrinkonzentration bei Patienten mit Ulcus duodeni. FEURLE, G. (Heidelberg) 1625

Die Identifizierung von Monohydroxygallensäuren bei intrahepatischer Schwangerschaftscholestase. BACK, P., SJÖVALL, J. (Freiburg-Stockholm) 1626

Die Wirkung von Äthanol auf den Lipoproteinstoffwechsel der isoliert durchströmten Rattenleber. GARBE, U., PAPENBERG, J. (Heidelberg) 1630

Untersuchungen zum Nachweis der HAA-Antigens mit dem Latextest. SAUERBRUCH, T., DÖRNER, M., BARTSCH, U., SANWALD, R. (Heidelberg) 1632

Übertragung des Australia-Antigens durch Insekten (Platta americana) — ein möglicher Infektionsweg der Serumhepatitis. ZEBE, H., SANWALD, R., RITZ, E. (Heidelberg) 1633

Obstruktive Bronchopneumopathie, Cor pulmonale und Gicht bei zwei Patienten mit homozygot ererbtem α_1-Antitrypsinmangel. FRUHMANN, G., FRITZ, H., BERGSTERMANN, H. (München) 1635

Die Prüfung der Ventrikelsteuerung implantierter Herzschrittmacher. WICK, E., BELL, U., BAHNER, E. (Gießen) 1637

Altersabhängige Abnahme der Reninkonzentration im menschlichen Plasma. KRAUSE, D. K., HAYDUK, K., KAUFMANN, W., HUENGES, R., SCHILLMÖLLER, U., UNBEHAUN, V. (Tübingen) 1644

Kreislaufveränderungen im anaphylaktischen Schock. WEGMANN, A., RENKER, H. (Bern) 1647

Untersuchungen zu einem neuen Fall von Dysfibrinogenämie. KRAUSE, W., HEENE, D., HEINRICH, D., RÓKA, L., LASCH, H. G. (Gießen) 1651

10. Rundtischgespräch. Kommunikationen zwischen Praxis und Klinik. Moderator: E. FRITZE, Bochum 1654

Namenverzeichnis 1656

Sachverzeichnis 1662

Vorsitzender 1972—1973	Prof. Dr. med. H. BEGEMANN – München
Vorstand 1972—1973	Prof. Dr. med. H. BEGEMANN – München Prof. Dr. med. G. SCHETTLER – Heidelberg Prof. Dr. med. H. P. WOLFF – Mainz Prof. Dr. med. P. SCHÖLMERICH – Mainz Prof. Dr. med. B. SCHLEGEL – Wiesbaden
Vorstand 1971—1972	Prof. Dr. med. G. SCHETTLER – Heidelberg Prof. Dr. med. F. GROSSE-BROCKHOFF – Düsseldorf Prof. Dr. med. H. BEGEMANN – München Prof. Dr. med. H. P. WOLFF – Mainz Prof. Dr. med. B. SCHLEGEL – Wiesbaden

Ehrenmitglieder

1891	Geh. Med. Rat Prof. Dr. med. R. VIRCHOW – Berlin
1894	Dr. Prinz LUDWIG FERDINAND VON BAYERN
1902	Wirkl. Geh. Med. Rat Prof. Dr. med. E. v. LEYDEN – Berlin
1907	Wirkl. Geh. Rat Prof. Dr. med. E. v. BEHRING – Marburg Geh. Rat Prof. Dr. med. H. CURSCHMANN – Leipzig Geh. Rat Prof. Dr. med. P. EHRLICH – Frankfurt a. M. Geh. Rat Prof. Dr. med. W. ERB – Heidelberg Geh. Rat Prof. Dr. med. E. FISCHER – Berlin Geh. Rat Prof. Dr. med. R. KOCH – Berlin Geh. Rat Prof. Dr. med. v. LEUBE – Würzburg Geh. Rat Prof. Dr. med. A. MERKEL – Nürnberg Geh. Rat Prof. Dr. med. NAUNYN – Baden-Baden Geh. San.-Rat Dr. med. E. PFEIFFER – Wiesbaden Geh. Rat Prof. Dr. med. PFLÜGER – Bonn Geh. Rat Prof. Dr. med. QUINCKE – Kiel Prof. Dr. med. v. RECKLINGHAUSEN – Straßburg Prof. Dr. med. SCHMIEDEBERG – Straßburg Wirkl. Geh. Rat Prof. Dr. med. M. SCHMIDT – Frankfurt a. M.
1912	Geh. Rat Prof. Dr. med. C. F. v. RÖNTGEN – München
1923	Geh. Rat Prof. Dr. med. BÄUMLER – Freiburg Geh. Rat Prof. Dr. med. LICHTHEIM – Bern
1924	Geh. Rat Prof. Dr. med. v. STRÜMPELL – Leipzig Geh. Rat Prof. Dr. med. SCHULTZE – Bonn Geh. Rat Prof. Dr. med. R. STINTZING – Jena Geh. Rat Prof. Dr. med. F. PENZOLDT – Erlangen
1927	Geh. Rat Prof. Dr. med. F. KRAUS – Berlin Geh. Rat Prof. Dr. med. O. MINKOWSKI – Wiesbaden
1928	Geh. Rat Prof. Dr. med. GOLDSCHEIDER – Berlin

1932	Geh. Rat Prof. Dr. W. His – Berlin
	Geh. Rat, Ob.-San.-Rat Prof. Dr. med. R. Ritter v. Jaksch – Prag
	Prof. Dr. med. G. Klemperer – Berlin
	Prof. Dr. med. Koranyi – Budapest
	Geh. Rat Prof. Dr. med. L. v. Krehl – Heidelberg
	Geh. Rat Prof. Dr. med. F. Moritz – Köln
	Geh. Rat Prof. Dr. med. F. v. Müller – München
	Prof. Dr. med. E. v. Romberg – München
	Prof. Dr. med. R. F. Wenckebach – Wien
1935	Geh. Rat Prof. Dr. med. W. Zinn – Berlin
	Prof. Dr. med. O. Naegeli – Zürich
1936	Prof. Dr. med. L. Brauer – Wiesbaden
	Prof. Dr. med. Mollow – Sofia
1938	Prof. Dr. med. Förster – Breslau
	Prof. Dr. med. L. R. Müller – Erlangen
	Prof. Dr. med. Pässler – Dresden
	Prof. Dr. med. F. Volhard – Frankfurt a. M.
1949	Prof. Dr. med. G. v. Bergmann – München
	Prof. Dr. med. A. Schittenhelm – München
1950	Prof. Dr. med. H. Dietlen – Saarbrücken
1951	Prof. Dr., Dr. med. h. c., Dr. phil. h. c. G. Domagk – Elberfeld
	Prof. Dr. med. et theol. et phil. A. Schweitzer – Lambarene (Kongo)
1952	Prof. Dr. med. W. Heubner – Berlin
1954	Prof. Dr. med. M. Nonne – Hamburg
	Prof. Dr. med. R. Rössle – Berlin
	Prof. Dr. med. O. Rostoski – Dresden
	Prof. Dr. med. W. Frey – Zollikon/Zürich (Schweiz)
	Sir Henry Dale – London
1955	Prof. Dr. med. et theol. R. Siebeck – Heidelberg
	Prof. Dr. med. S. J. Thannhauser – Boston (USA)
1956	Prof. Dr. med. F. A. Schwenkenbecher – Marburg
	Prof. Dr. med. E. Grafe – Würzburg
	Prof. Dr. med. E. Franck – Istanbul
	Dr. med. h. c. Dr. phil. h. c. F. Springer – Heidelberg
1957	Prof. Dr. med., Dr. med. h. c., Dr. med. h. c., Dr. rer. nat. h. c. M. Bürger – Leipzig
	Prof. Dr. med. Ph. Klee – Wuppertal
	Prof. Dr. med. C. Oehme – Heidelberg
	Prof. Dr. med. Dr. med. h. c. W. Stepp – München
	Prof. Dr. med. H. Schmidt – Wabern b. Bern (Schweiz)
	Prof. Dr. med. C. D. de Langen – Utrecht (Holland)
	Prof. Dr. med. E. Lauda – Wien
	Prof. Dr. med. W. Loeffler – Zürich (Schweiz)
1958	Prof. Dr. med. E. P. Joslin – Boston/Mass. (USA)
	Prof. Dr. med. Dr. med. h.c. G. Katsch – Greifswald
	Prof. Dr. med. Dr. med. h. c. Dr. med. h. c. A. Weber – Bad Nauheim
1959	Prof. Dr. med. P. Martini – Bonn
	Prof. Dr. med. W. Weitz – Hamburg
1960	Prof. Dr. med. H. H. Berg – Hamburg
	Prof. Dr. med. Fr. Kauffmann – Wiesbaden

1961	Prof. Dr. med. R. Schoen – Göttingen
1962	Prof. Dr. med. H. Pette – Hamburg
	Prof. Dr. med. K. Hansen – Neckargemünd
1963	Prof. Dr. med. W. Brednow – Jena
	Prof. Dr. med. H. Reinwein – Gauting b. München
	Prof. Dr. med. H. H. Bennhold – Tübingen
1964	Prof. Dr. med. Dr. med. h. c. Dr. rer. nat. h. c. H. W. Knipping – Köln
1965	Prof. Dr. med. Dr. h. c. J. Grober – Bad Bodendorf
	Prof. Dr. med. Dr. med.h. c. F. Lommel – Endorf/Obb.
	Prof. Dr. med. vet. Dr. h. c. J. Nörr – München
1966	Prof. Dr. med. N. Henning – Erlangen
	Prof. Dr. med. A. Hittmair – Innsbruck
	Prof. Dr. med. F. Hoff – Frankfurt (Main)
	Prof. Dr. med. H. Kalk – Kassel
	Prof. Dr. med. K. Voit – Ammerland (Starnberger See)
1967	Prof. Dr. med., Dr. med. h. c. L. Heilmeyer – Freiburg/Brsg.
	Prof. Dr. med. W. Kittel – Wiesbaden
1968	Prof. Dr. med. G. Bodechtel – München
	Prof. Dr. med. J. Jacobi – Hamburg
1969	Prof. Dr. med. W. Hadorn – Bern (Schweiz)
	Prof. Dr. med. A. Jores – Hamburg
	Prof. Dr. med. J. Waldenström – Malmö (Schweden)
1970	Prof. Dr. med. A. Sturm – Wuppertal
1971	Prof. Dr. med., Dr. sc. h. c., Dr. med. vet. h. c. H. Freiherr v. Kress – Berlin
	Prof. Dr. med. E. Wollheim – Würzburg
	Prof. Dr. med. G. Budelmann – Hamburg
1972	Prof. Dr. med. R. Aschenbrenner – Hamburg
	Prof. Dr. med. H. E. Bock – Tübingen
	Sir H. Krebs, M.D., M.A., F.R.S., F.R.C.P. – Oxford

Verzeichnis der Vorsitzenden seit 1882

1. 1882
2. 1883 } Wirkl. Geh. Ob.-Med.-Rat Prof. Dr. med. Th. v. Frerichs – Berlin
3. 1884
4. 1885 Geh. Hofrat Prof. Dr. med. C. Gerhardt – Würzburg
5. 1886
6. 1887 } Wirkl. Geh. Med.-Rat Prof. Dr. med. E. v. Leyden – Berlin
7. 1888
8. 1889 Prof. Dr. med. v. Liebermeister – Tübingen
9. 1890 Hofrat Prof. Dr. med. v. Nothnagel – Wien
10. 1891 Wirkl. Geh. Med.-Rat Prof. Dr. med. E. v. Leyden – Berlin
11. 1892 Geh. Med.-Rat Prof. Dr. med. H. Curschmann – Leipzig
12. 1893 Prof. Dr. med. H. Immermann – Basel
    1894 kein Kongreß
13. 1895 Geh. Rat Prof. Dr. med. v. Ziemssen – München
14. 1896 Geh. Hofrat Prof. Dr. med. Bäumler – Freiburg i. Brsg.
15. 1897 Wirkl. Geh. Med.-Rat Prof. Dr. med. E. v. Leyden – Berlin
16. 1898 San.-Rat Prof. Dr. med. M. Schmidt – Frankfurt a. M.
17. 1899 Geh. Rat Prof. Dr. med. H. Quincke – Kiel
18. 1900 Ob.-San.-Rat Prof. Dr. med. R. Ritter v. Jaksch – Prag
19. 1901 Geh. Rat Prof. Dr. med. Senator – Berlin
20. 1902 Geh. Rat Prof. Dr. med. Naunyn – Straßburg
    1903 kein Kongreß
21. 1904 Ob.-Med.-Rat Prof. Dr. med. A. v. Merkel – Nürnberg
22. 1905 Geh. Rat Prof. Dr. med. W. Erb – Heidelberg
23. 1906 Geh. Med.-Rat Prof. Dr. med. v. Strümpell – Breslau
24. 1907 Wirkl. Geh. Med.-Rat Prof. Dr. med. E. v. Leyden – Berlin
25. 1908 Prof. Dr. med. F. v. Müller – München
26. 1909 Geh. Med.-Rat Prof. Dr. med. Fr. Schultze – Bonn
27. 1910 Geh. Med.-Rat Prof. Dr. med. Fr. Kraus – Berlin
28. 1911 Geh. Rat Prof. Dr. med. L. v. Krehl – Straßburg
29. 1912 Geh. Med.-Rat Prof. Dr. med. R. Stintzing – Jena
30. 1913 Geh. Rat Prof. Dr. med. F. Penzoldt – Erlangen
31. 1914 Prof. Dr. med. E. v. Romberg – Tübingen
    1915 kein Kongreß
    1916 außerordentliche Tagung (Kriegstagung) in Warschau
      Vors.: Geh. Med.-Rat Prof. Dr. med. W. His – Berlin
    1917 kein Kongreß
    1918 kein Kongreß
    1919 kein Kongreß
32. 1920 Geh. Rat Prof. Dr. med. O. Minkowski – Breslau
33. 1921 Prof. Dr. med. G. Klemperer – Berlin
34. 1922 Prof. Dr. med. L. Brauner – Hamburg
35. 1923 Prof. Dr. med. K. F. Wenckebach – Wien
36. 1924 Geh. Rat Prof. Dr. med. M. Matthes – Königsberg
37. 1925 Geh. Rat Prof. Dr. med. F. Moritz – Köln
38. 1926 Prof. Dr. med. H. Pässler – Dresden
39. 1927 Prof. Dr. med. O. Naegeli – Zürich
40. 1928 Prof. Dr. med. L. R. Müller – Erlangen
41. 1929 Geh. Rat. Prof. Dr. med. W. Zinn – Berlin
42. 1930 Prof. Dr. med. F. Volhard – Frankfurt a. M.
43. 1931 Prof. Dr. med. G. v. Bergmann – Berlin
44. 1932 Prof. Dr. med. P. Morawitz – Leipzig
45. 1933 } Prof. Dr. med. A. Schittenhelm – Kiel
46. 1934 } (Prof. Dr. med. L. Lichtwitz – Altona, ist satzungsgemäß im Jahr 1934 ausgeschieden, ohne den Vorsitz geführt zu haben)
47. 1935 Prof. Dr. med. H. Schottmüller – Hamburg
48. 1936 Prof. Dr. med. F. A. Schwenkenbecher – Marburg
49. 1937 Prof. Dr. med. R. Siebeck – Heidelberg

50. 1938 Prof. Dr. med. Assmann – Königsberg
51. 1939 Prof. Dr. med. Dr. h. c. W. Stepp – München
52. 1940 Prof. Dr. med. H. Dietlen – Saarbrücken
   1941/42 keine Kongresse
53. 1943 Prof. Dr. med. H. Eppinger – Wien
   1944—1947 keine Kongresse
54. 1948 Prof. Dr. med. P. Martini – Bonn
55. 1949 Prof. Dr. med. C. Oehme – Heidelberg
56. 1950 Prof. Dr. med. W. Frey – Oberhofen (Schweiz)
57. 1951 Prof. Dr. med. M. Bürger – Leipzig
58. 1952 Prof. Dr. med. Ph. Klee – Wuppertal
59. 1953 Prof. Dr. med. G. Katsch – Greifswald
60. 1954 Prof. Dr. med. H. H. Berg – Hamburg
61. 1955 Prof. Dr. med. H. Pette – Hamburg
62. 1956 Prof. Dr. med. R. Schoen – Göttingen
63. 1957 Prof. Dr. med. K. Hansen – Lübeck
64. 1958 Prof. Dr. med. H. Reinwein – Kiel
65. 1959 Prof. Dr. med. W. Brednow – Jena
66. 1960 Prof. Dr. med. H. Bennhold – Tübingen
67. 1961 Prof. Dr. med. J. Jacobi – Hamburg
68. 1962 Prof. Dr. med. F. Hoff – Frankfurt a. M.
69. 1963 Prof. Dr. med. H. Frhr. v. Kress – Berlin
70. 1964 Prof. Dr. med. Dr. med. h. c. L. Heilmeyer – Freiburg i. Brsg.
71. 1965 Prof. Dr. med. A. Sturm – Wuppertal-Barmen
72. 1966 Prof. Dr. med. et phil. G. Bodechtel – München
73. 1967 Prof. Dr. med. A. Jores – Hamburg
74. 1968 Prof. Dr. med. H. E. Bock – Tübingen
75. 1969 Prof. Dr. med. D. Jahn – Höfen
76. 1970 Prof. Dr. med. K. Oberdisse – Düsseldorf
77. 1971 Prof. Dr. med. F. Grosse-Brockhoff – Düsseldorf
78. 1972 Prof. Dr. med. G. Schettler – Heidelberg

Korrespondierende Mitglieder

1939
Prof. Dr. med. Fanconi – Zürich
Prof. Dr. med. Hess – Zürich
Prof. Dr. med. Ingvar – Lund
Prof. Dr. med. Meulengracht – Kopenhagen
Prof. Dr. med. Schüffner – Amsterdam
Prof. Dr. med. Diaz – Rio de Janeiro

1961
Prof. Dr. med. W. Ehrich – Philadelphia
Prof. Dr. med. E. Komiya – Tokio

1965
Prof. Dr med. Castex – Buenos Aires

1970
Prof. Dr. med. V. Malamos – Athen
Prof. Sir G. W. Pickering – Oxford
Dr. med. I. H. Page – Cleveland/Ohio

1971
Prof. Dr. med. G. Biörck – Stockholm
Prof. Dr. med. K. Lundbaek – Aarhus

1972
Prof. Dr. med. R. J. Bing – Pasadena
Dr. med. D. S. Fredrickson – Bethesda
Prof. Dr. med. A. Lambling – Paris
Prof. Dr. med. H. N. Neufeld – Tel Aviv
Prof. Dr. med. I. Shkhvatsabaja – Moskau

Diplommitglieder
Dr. med. J. Wibel – Wiesbaden
Dr. med. h. c. J. F. Bergmann, Verlagsbuchhändler – Wiesbaden

Ständige Schriftführer
1882—1914 Geh. San.-Rat. Dr. med. E. Pfeiffer – Wiesbaden
1914—1920 Prof. Dr. med. W. Weintraud – Wiesbaden
1921—1943 Prof. Dr. med. A. Géronne – Wiesbaden
1948—1960 Prof. Dr. med. Fr. Kauffmann – Wiesbaden
ab 1961 Prof. Dr. med. B. Schlegel – Wiesbaden

Kassenführer	1882—1884 San.-Rat Dr. med. A. PAGENSTECHER – Wiesbaden
	1885—1920 Dr. med. J. WIBEL – Wiesbaden
	1921—1927 Dr. med. W. KOCH – Wiesbaden
	1928—1939 Dr. med. E. PHILIPPI – Wiesbaden
	1940—1954 Dr. med. ACHELIS – Wiesbaden
	1955—1967 Prof. Dr. med. W. KITTEL – Wiesbaden
	ab Mai 1967 Dr. med. K. MIEHLKE – Wiesbaden
Mitglieder des Ausschusses 1972—1973	Prof. Dr. med. W. SIEGENTHALER – Zürich
	Prof. Dr. med. E. STEIN – Braunschweig
	Prof. Dr. med. M. BROGLIE – Wiesbaden
	Prof. Dr. med. K. SEIGE – Halle
	Prof. Dr. med. W. HOLLMANN – Potsdam
	Prof. Dr. med. R. WENGER – Wien
	Prof. Dr. med. E. BUCHBORN – München
	Prof. Dr. med. E. FRITZE – Bochum
	Prof. Dr. med. K. JAHNKE – Wuppertal
	Prof. Dr. med. H. GILLMANN – Ludwigshafen
	Prof. Dr. med. H.-A. KÜHN – Würzburg
	Dr. med. W. RUGE – Hannover
	Dr. med. H. LINS – Düsseldorf-Holthausen
	Prof. Dr. med. H.-G. LASCH – Gießen
	Prof. Dr. med. H. J. DENGLER – Bonn
	Prof. Dr. med. J. SCHIRMEISTER – Karlsruhe
	Prof. Dr. med. S. EFFERT – Aachen
	Prof. Dr. med. F. KAINDL – Wien
	Priv.-Doz. Dr. med. P. SCHOLLMEYER – Freiburg
	Prof. Dr. med. A. PRILL – Berlin
	Dr. med. H. ZOLLIKOFER – Zürich
	Dr. med. E. SCHÜLLER – Düsseldorf
	Prof. Dr. med. F. ANSCHÜTZ – Darmstadt
	Prof. Dr. med. E. F. PFEIFFER – Ulm
	Prof. Dr. med. C.-G. SCHMIDT – Essen

ARTERIOSKLEROSE

Regressive and Progressive Changes of Intimal Smooth Muscle Cells in Atherosclerosis[*]

HAUST, M. D. (Department of Pathology, University of Western Ontario, London)

Referat

The intima of normal elastic and larger muscular arteries of man grows in width in the postnatal life and becomes populated by increasing numbers of smooth muscle cells [1, 2]. This growing intima has been referred to as diffuse intimal thickening and is not considered to be part of the atherosclerotic process [3, 4]. Similar intimal growth in width was observed in animals, particularly in species of large size [5, 6].

The smooth muscle cells are believed to be the only cells present in the normal intima of man. It follows that these are the cells affected by, and reacting to adverse influences. Thus, the intimal smooth muscle cells also participate in all mural reactions to injurious factors that may be operational in atherosclerosis [7].

1. Regressive Changes

In atherosclerotic lesions degenerative changes of the cells manifest themselves largely as fatty metamorphosis, atrophy being the other less prominent regressive change.

A Fatty Metamorphosis

The fat-containing smooth muscle cells are a dominant feature of the fatty (= yellow) dots and streaks (Figs. 1—6) grossly visible on the intimal surface. The identity of these fat-containing cells as smooth muscle cells has been definitely established only over a decade ago by electron microscopy (Figs. 7—10), but in retrospect one may often observe by light microscopy cells in early fatty streaks with a moderately affected cytoplasm that are recognizable as smooth muscle cells (Fig. 2).

The involvement of smooth muscle cells with fat accumulation may vary considerably within the same lesion, but particularly from one lesion to another. It appears that the number of fat droplets in a given smooth muscle cell as well as the number of cells affected increase with progression of the lesion. In small fatty dots and streaks (Fig. 1) many smooth muscle cells often may contain only a single droplet (Figs. 7 and 9), although the size of it may be considerable (Fig. 7). With progression of lesions, i.e., in a large fatty streak that attains an appreciable height (Fig. 3), the cytoplasm of majority of cells is occupied by numerous fat droplets (Figs. 4 and 5), and may in addition contain complex inclusions, some of crystalline nature (? cholesterol) (Fig. 10). As the lesion progresses further fat droplets accumulate progressively, ultimately filling the entire cytoplasm. This process may culminate in the formation of the socalled myogenic foam cell [8]. The name indicates the derivation of these foam cells from smooth muscle cells in contradistinction to the other type of foam cells derived from mononuclear cells that may also be found in the course of development of fatty lesions.

Smooth muscle cells containing fat may be identified often even at the stage of myogenic foam cells by the characteristic criteria, i.e., the presence of

---

[*] Supported by grants-in-aid of research MT-1037 from the Medical Research Council of Canada, and T3.-11 from the Ontario Heart Foundation, Toronto (Canada).

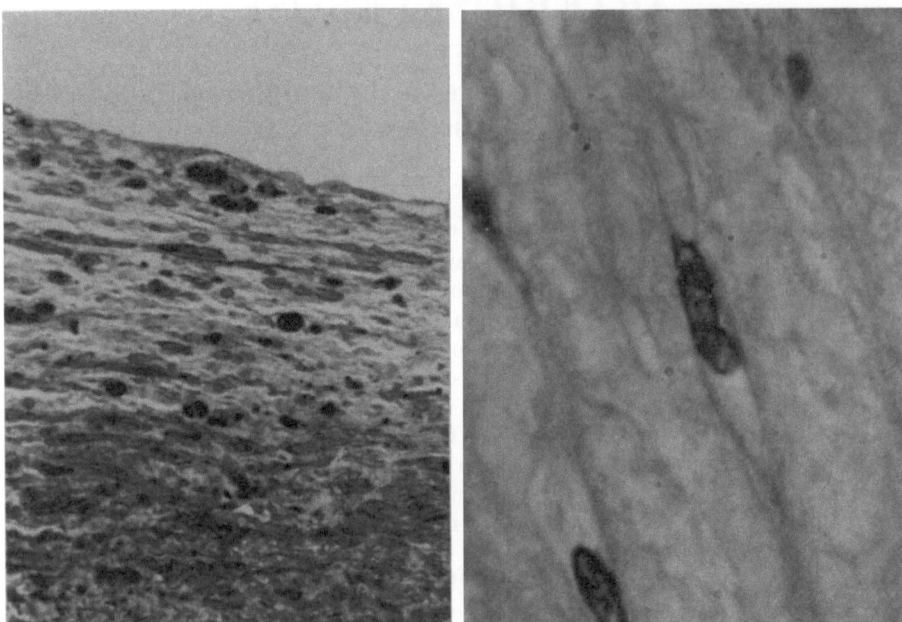

Fig. 1   Fig. 2

Fig. 1. Fatty streak of human aorta. Globular fat droplets (black in photograph) are contained largely within cells. Eponembedded tissue; toluidine blue stain; magnification = × 325

Fig. 2. Some fat-containing cells in an early fatty streak may be identified as smooth muscle cells. Fat accumulates in the cytoplasm at the poles of the elongated cigar-shaped nucleus. Hemalum-phloxine-saffron stains; magnification = × 780

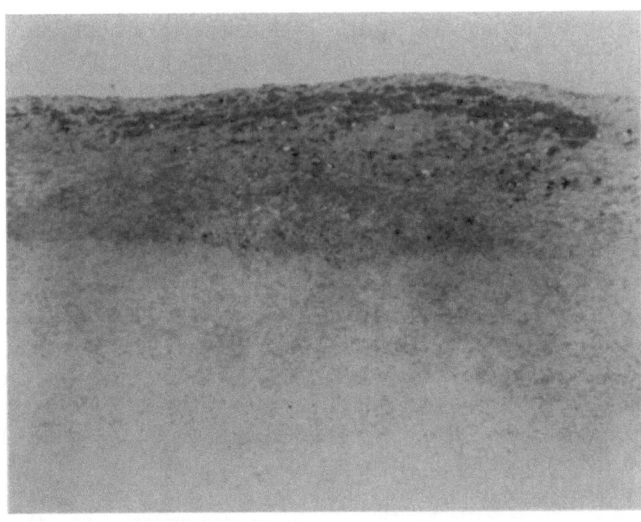

Fig. 3. Large fatty streak of human aorta. The fat-containing cells (black in photograph, red in section) extend over a considerable length and depth of the intima. Formalin fixation; frozencut section; Fettrot-hematoxylin stains; magnification = × 25.7

1125

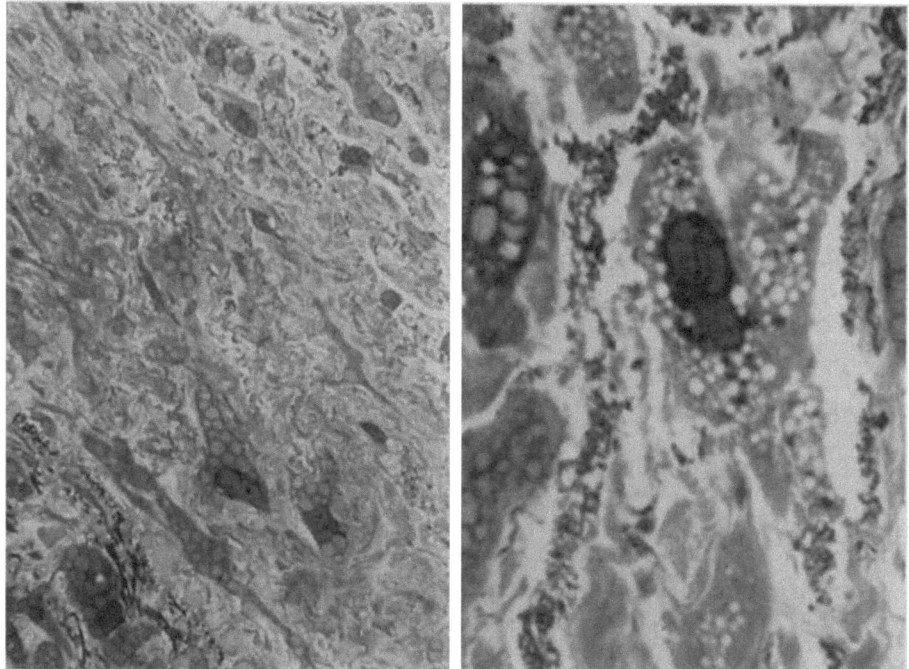

Fig. 1   Fig. 2

Fig. 4. Large fatty streak of human aorta. Most of the cells present are filled with numerous fat droplets. The elongated shape of some suggests that these may be smooth muscle cell. Eponembedded tissue; Toluidine blue stain; magnification = × 190

Fig. 5. Advanced fatty streak. Of the numerous cells filled with fat droplets and vacuoles none may be identified as to the nature with the possible exception of the cell at the extreme left hand, upper of picture (smooth muscle cell). Epon-embedded tissue; toluidine blue stain; magnification = × 1300

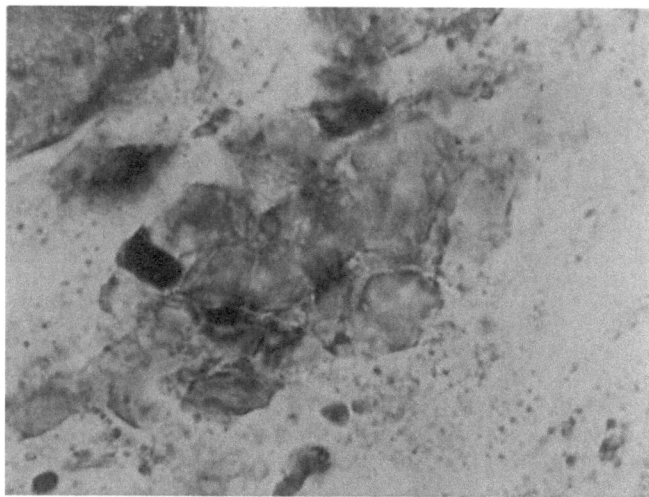

Fig. 6. Advanced fatty streak. Disintegration of fat-filled cells and release of the fat into the extracellular space. Unfixed frozen-cut tissue; Fettrot and hematoxylin stains; magnification = × 1300

enwrapping basement membrane, numerous pinocytotic vesicles, myofilaments, and triangular and ablong densities (Figs. 7—9). Seldom all the above features are identifiable, but the presence of any two of these is strongly suggestive of a smooth, muscle cell.

Not all fat-containing smooth muscle cells continue to accumulate lipids and progress to the stage of foam cells. Upon the return (of the environment) to ho-

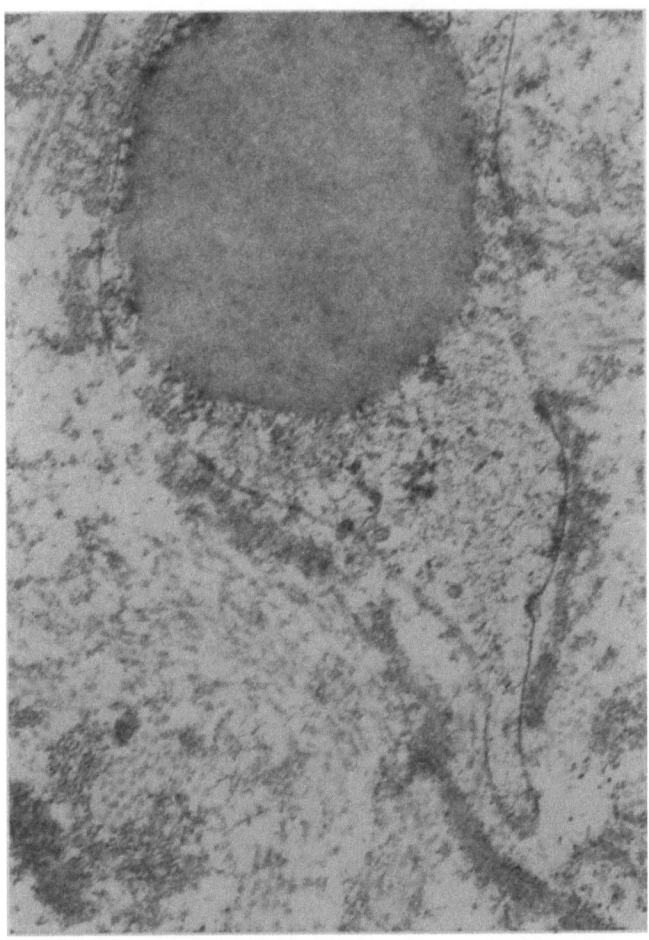

Fig. 7. Electron micrograph of a fat droplet-containing smooth muscle cell in an early fatty streak. The cell has a basement membrane, triangular densities, pinocytotic vesicles and scattered myofilaments. The large single fat droplet is not membrane-limited. Glutaraldehyde-osmium tetroxide fixation. Epon-embedded tissues; uranyl acetate-lead citrate staining; magnification = × 46,500

meostasis the less affected cells may be capable of metabolizing the accumulated lipid and, provided no other permanent changes are present in the small lesion, the fatty dots and streaks may regress entirely. This was learned from observations made in the so-called regression studies in experimental animals, and those on the aortae of young children [9, 10].

Thus, the fatty dots and streaks are found in children predominantly in the thoracic aorta, whereas in adult life the atherosclerotic lesions are more numerous and advanced in the abdominal aorta. Had all the fatty streaks of childhood progressed to the advanced atherosclerotic lesions one would expect the thoracic rather than the abdominal aorta to be affected more severely.

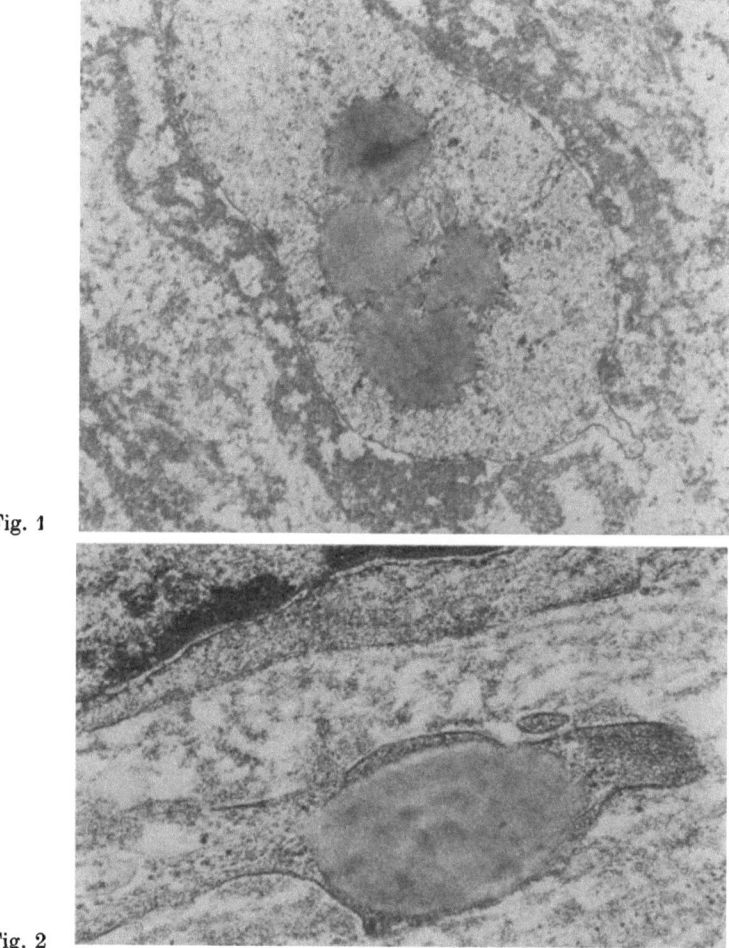

Fig. 1

Fig. 2

Fig. 8. Electron micrograph of a smooth muscle cell from an early fatty streak, larger than that illustrated in Fig. 7. It contains four partly confluent fat droplets. Triangular densities and numerous pinocytotic vesicles are seen at the plasma membrane, but intra-cytoplasmic myofilaments are not visible. Note the broadened prominent basement membrane surrounding the smooth muscle cell; similar material extends into neighbouring extracellular space. Processing and staining as in Fig. 7; magnification = × 22,400

Fig. 9. Electron micrograph of an early fatty streak. A single fat droplet is present at the periphery of a cellular process of a smooth muscle cell. Processing and staining as in Fig. 7; magnification = × 54,300

Once the fat-accumulating smooth muscle cells reach the stage of foam cells, cellular necrosis may ensue (Fig. 6) with consequent release of fat into the extracellular space; the lesion has entered now an irreversible stage.

It is reasonable to assume that many forms of injury such as hypoxia, toxemias, local metabolic derangements, suboptimal nutritional conditions, and disparities between the work requirement and energy reserve, may cause fatty metamorphosis of intimal smooth muscle cells in analogy to a similar effect upon other cells. However, it is not known why at sites other than the intima, the smooth muscle cells do not undergo fatty metamorphosis.

The presence of fat in intimal smooth muscle cells may in addition to "degeneration" represent an active synthesis. Recent studied have shown that phospho-

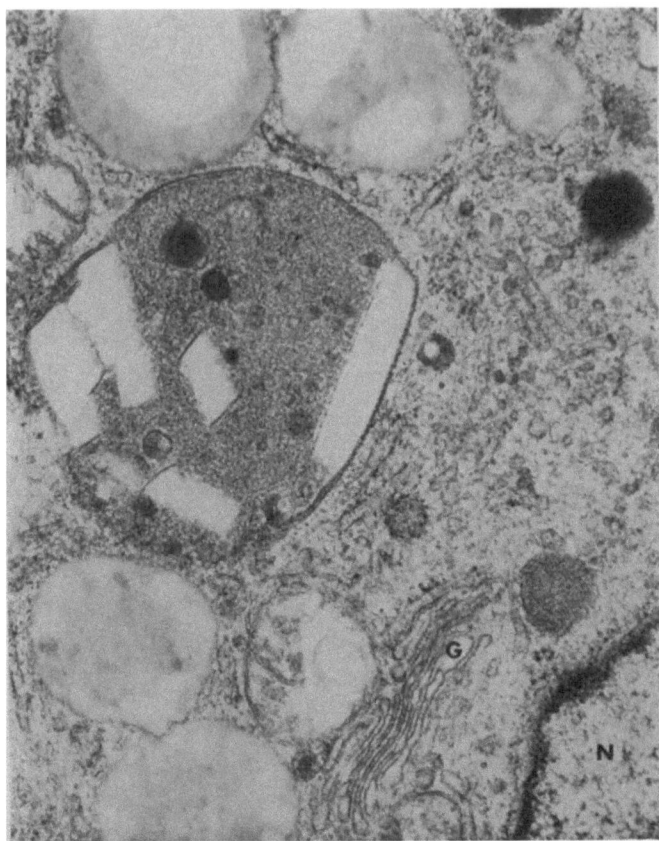

Fig. 10. Electron micrograph of a smooth muscle cell in an advanced fatty streak. In addition to several fat droplets and a prominent Golgi complex (G) in the perinuclear area (N nucleus) the cell shows a complex body, partly limited by trilaminar membrane with adjacent similar membranous arrays, and containing electron-dense, membranous bodies as well as roughly rectangular empty spaces, probably occupied prior to processing by "crystals" (? cholesterol).
Processing and staining as in Fig. 7; magnification = × 71,800

lipids in fatty lesions differ from those of blood and thus must be formed by the intimal cells, i.e., the smooth muscle cells [11]. In addition, the cholesterol esters probably also are formed in situ as they, too, differ from those of blood. Whether these various lipids are synthesized de novo or are being re-assembled by the smooth muscle cells from lipids entering the intima from the lumen, has not been clarified entirely to date.

Several morphologically distinct forms of lipid inclusions have been described, but it is unknown at present whether these variations in appearance reflect different types of lipids or modifications (and artifacts) in tissue preparation. Most

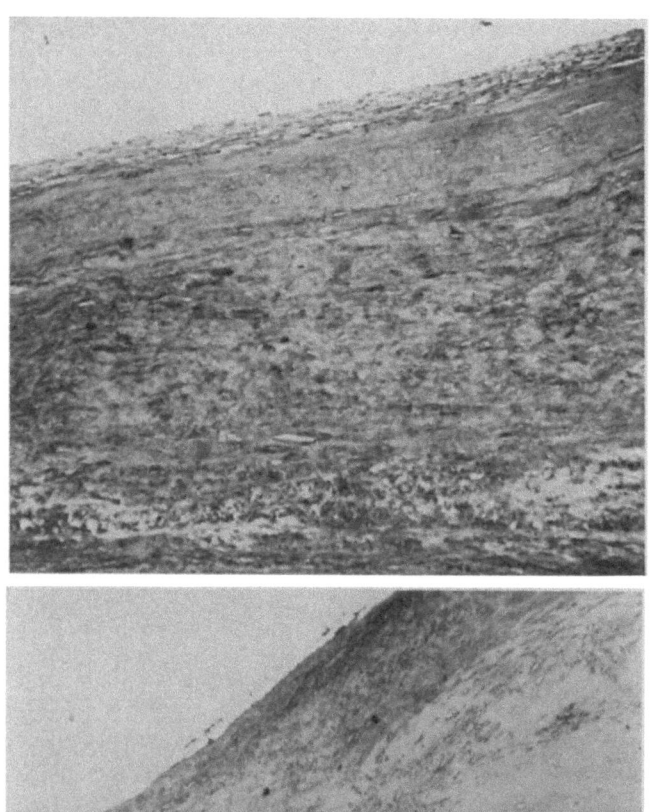

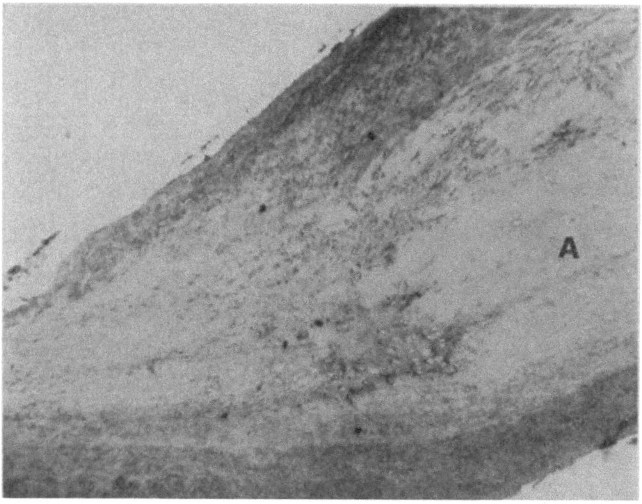

Fig. 11. White atherosclerotic plaque of human aorta. The fibrous component shows three distinct layers, each consisting of connective tissues of different "age", the most superficial being the youngest and most cellular. Narrow, elongated clear spaces are seen in the lowest and middle layers; the spaces enclose smooth muscle cells in various stages of atrophy (not appreciated at this magnification). Pentachrome II stain (elastica omitted); magnification = × 54

Fig. 12. White atherosclerotic plaque of human aorta with a centro-basal atheroma (A) an a connective tissue cap. The two layers of the connective tissue exhibit feature similar to those observed in Fig. 11. Pentachrome II stain (elastica omitted); magnification = × 32

probably the latter is the more correct interpretation, as all lipid inclusions in a given tissue section have the same appearance.

Detailed information on the mechanism by which smooth muscle cells in fatty streaks accumulate lipid in their cytoplasm is lacking and at present prevailing opinions may be regarded largely as speculations based on morphological observations [8, 12—14]. Thus, the presence of moderately electron-dense, homogeneous

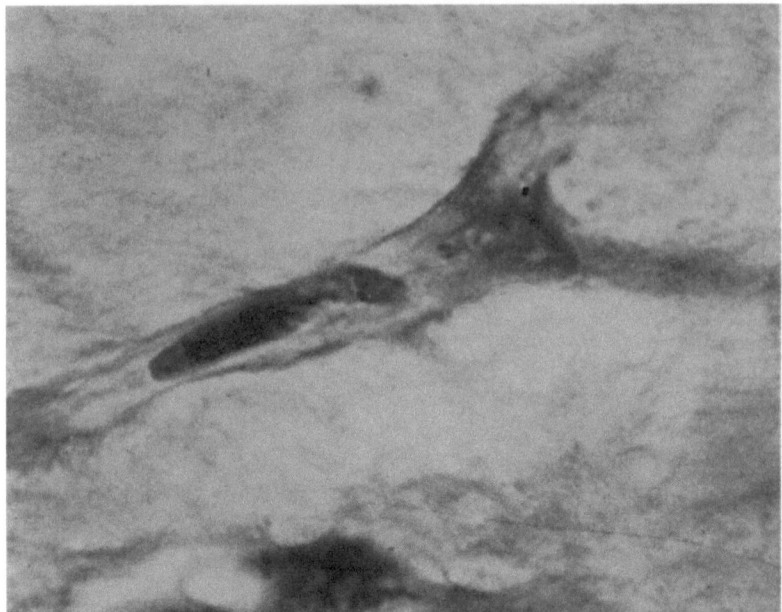

Fig. 13

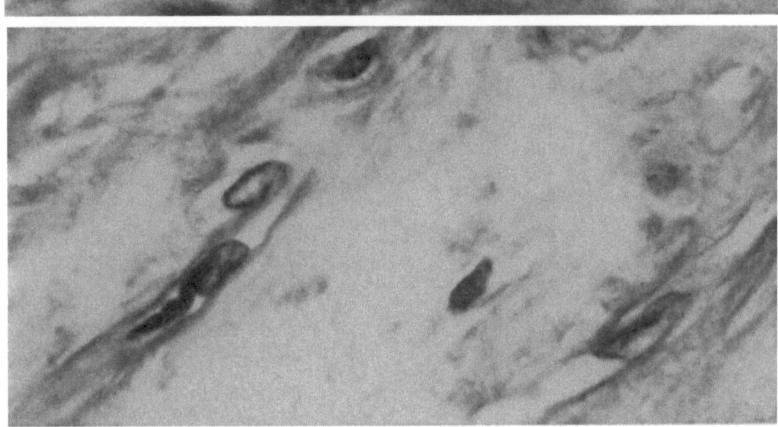

Fig. 14

Fig. 13. A cell representative of cullular elements observed in the most superficial layers of a white atherosclerotic plaque (see Figs. 11 and 12) has an elongated shape and cellular processes (two). The nucleus is cigar-shaped with an evenly distributed chromatin. The cell is enwrapped in a PAS-positive sheath (dark grey to black in photograph), but at the endings of cell processes, the distinctness of this envelopment is lost and there appears to be merging of the PAS-positive substance with surrounding tissues. Periodic Acid Schiff (PAS) — Alcian blue — Hematoxylin stains; magnification = × 1,100

Fig. 14. Cells as in Fig. 13 shows intensely acidophilic staining of cytoplasmic fibrils (bright red in section, dark grey in photograph) characteristic of myofibrils. This feature and the shape of the cells and their nuclei all identify them as smooth muscle cells. Masson's Trichrome stain; magnification = × 650

lipid in smooth endoplasmic reticulum of smooth muscle cells has been considered to represent an early stage of lipid accumulation. These dilated cisternae become confluent forming larger lipid inclusions. There is no definite membrane limiting these lipid inclusions [8, 12—14]. Lipid droplets do not necessarily accumulate in the cisternae of endoplasmic reticulum, as they have been observed at times free in the cytoplasm separating myofilaments that undergo degeneration [8].

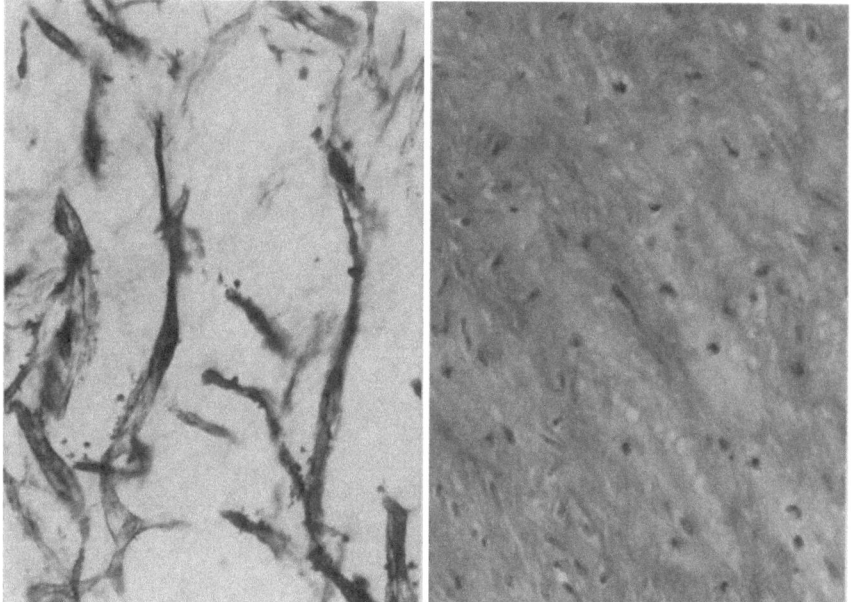

Fig. 15   Fig. 16

Fig. 15. Cells as in Figs. 14 and 13; the myofibrils (dark navy blue in section, black in photograph) extend beyond the cell boundaries interlacing with those of neighbouring cells. Phosphotungstic acid-hematoxylin stain; magnification = × 230

Fig. 16. Young connective tissues containing smooth muscle cells from areas of the superficial layer of fibrous caps depicted in Figs. 11 and 12. Developing collagen fibrils are concentrated around smooth muscle cells (red in section, dark grey in photograph). Pentachrome II stain (elastica omitted); magnification = × 230

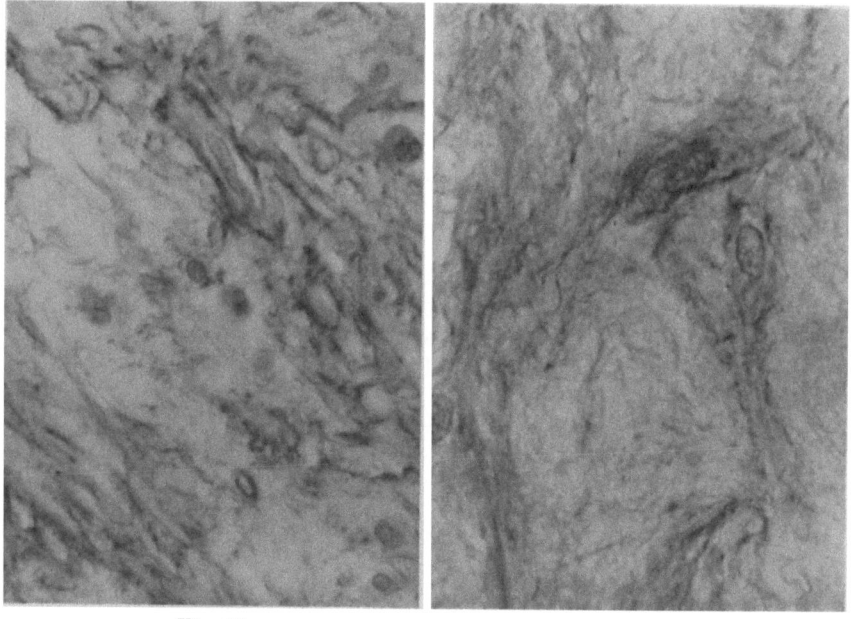

Fig. 17   Fig. 18

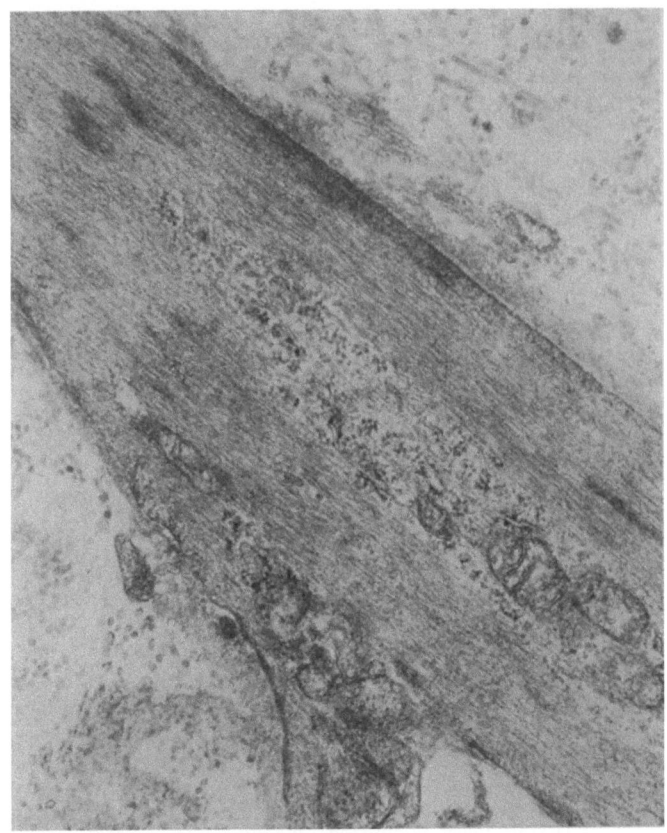

Fig. 19. Electron micrograph of a smooth muscle cell from superficial layer of fibrous tissue depicted in Figs. 11 and 12. The cell is surrounded by a moderately electron-dense, granular to fibrillar basement membrane. The elongated body contains numerous myofibrils with the oblong densities; mitochondria, a few profiles of rough-surfaced endoplasmic reticulum, and glycogen granules are seen in the center, but also in the cytoplasmic process (mid-portion of lower quarter of photograph). Characteristic densities and pinocytotic vesicles are present at the plasma membrane. Processing and staining as in Fig. 7; magnification = × 35,000

Experimental studies have shown that lipid droplets in smooth muscle cells may be also associated with glycogen granules [14], but the interpretation of this observation is difficult.

B Atrophy

This regressive change of smooth muscle cells in atherosclerosis has been observed in the fibrous component of white plaques, especially when the connective tissues age and become hyalinized [15, 16]. The smooth muscle cells, surrounded

---

Fig. 17. Tissues as in Fig. 16. Elastic fibers (black in section and photograph) develop in close proximity to the boundaries of smooth muscle cells. Some of the cells are seen in cross-section. Weigert-Hart elastica-nuclear fast red-metanil yellow stains; magnification = × 550

Fig. 18. Tissue as illustrated in Figs. 16 and 17. Delicate silver-positive reticular fibrils (black in section and photograph) are concentrated largely around smooth muscle cells and intimately associated with the cellular boundaries. Bielschowsky-Maresch silver impregnation — nuclear fast red — metanil yellow stains; magnification = × 610

by dense connective tissues that undergo physico-chemical changes of ageing, may be observed within a space that is reminiscent of the lacuna of arctilage cells, save for the elongated shape. In time these "encased" smooth muscle cells atrophy and disappear entirely leaving an empty elongated space behind — a hallmark of their previous "residence".

The phenomenon of atrophy of the smooth muscle cells has not been studied in depth and deserves attention.

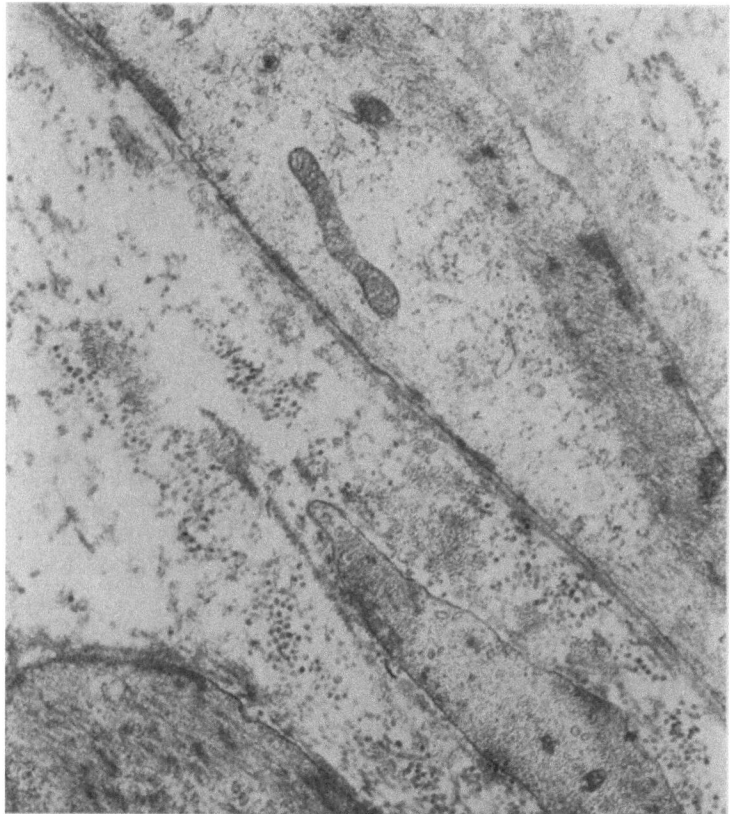

Fig. 20. Tissues as in Fig. 19. Three smooth muscle cells in various stages of maturation, the cell in the left lower corner appears to be most mature. Collagen and microfibrils are closely associated with the cellular basement membrane, particularly with that of the uppermost cell. Processing and staining as in Fig. 7; magnification = × 22,500

II. Progressive Changes

Smooth muscle cells are a prominent feature of the progressive type of vascular reaction and repair phase in atherosclerosis [17, 18]. Thus, they are the dominant cells in the fibrous component of atherosclerotic plaques (Figs. 11 and 12) which may have originated from organization of either a mural thrombus or an insudate [19, 20]. The cells may be identified as smooth muscle cells by light microscopy with the aid of special stains (Figs. 13—15) [21]. Their elongated, cigar-shaped nucleus stains uniformly and the slender cytoplasm, often with remifying processes (Fig. 13), is acidophilic and enveloped by a rim of a PAS-positive material. Intracytoplasmic fibrils (myofibrils) are strongly acidophilic and well demonstrated by Masson's Trichrome (Fig. 14); they take up selectively the PTAH-stain (Fig. 15). With this stain it is apparent that the myofibrils extend beyond the cell boundaries and intercommunicate with those of neighbouring cells.

The proliferating smooth muscle cells elaborate all connective tissue fibers. This conclusion may be reached on the basis of the fact that smooth muscle

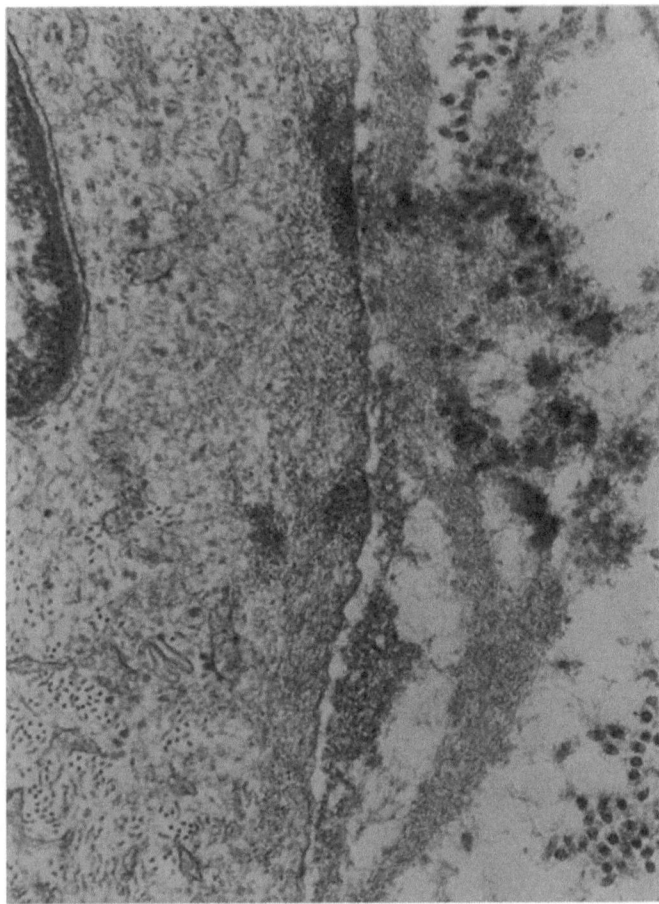

Fig. 21. Tissues as in Fig. 19. Small elements of elastic tissue (larger, irregularly outlined, intensely electron-dense structures) are closely with the broad basement membrane. Few if any microfibrils are present in the immediate vicinity of the elastic elements, but collagen fibrils appear to be fused with these elements. Microfibril-like, but less structured components of the extracellular space are present and particularly conspicuous between the plasma and basement membranes (right part of photograph). Processing and staining as in Fig. 7; magnification = × 42,000

cells are the dominant (and often the only) cells in the fibrous areas, and the observation that all formed extracellular connective tissue components are being formed in close spatial relation to the proliferating smooth muscle cells (Figs. 16 to 18). Thus, collagen (Fig. 16) and elastic (Fig. 17) fibers, and reticulin fibrils (Fig. 18), all are present in such areas in close apposition to the cellular boundary of the cells. The light microscopic observations may be easily verified by electron microscopic studies of fibrous components of atherosclerotic plaques (Figs. 19 to 23). These studies show smooth muscle cells in all stages of maturation (Fig. 19

1135

to 21; compare the fully mature cell illustrated by Fig. 19 with an immature cell depicted by Fig. 21); they are surrounded by an amorphous or finely fibrillar basement membrane (which gives a PAS-positive reaction; see Fig. 13), contain myofibrils with their oblongate and triangular densities (? anchorings), and pinocytotic vesicles. Collagen fibrils and microfibrils (Figs. 19 and 20), as well as

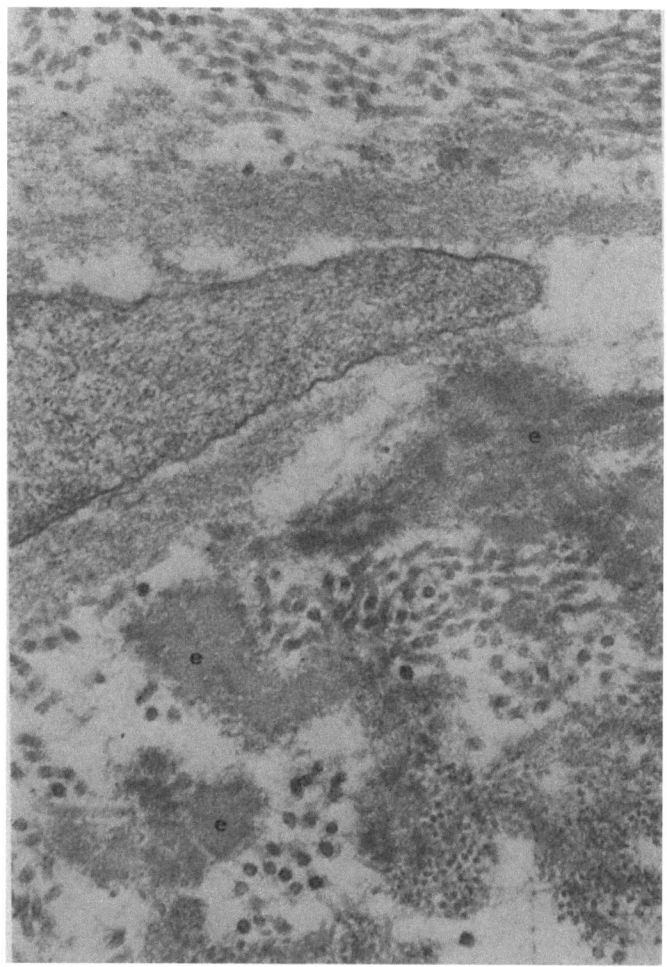

Fig. 22. Tissues as in Fig. 19. Features of developing elastic tissue elements (e) as described in legend for Fig. 21. Well developed microfibrils are present at some distance (lower right area of photograph) from the basement membrane of the smoth muscle cell. Processing and staining as in Fig. 7; magnification = × 42,000

elastic tissue elements (Figs. 21 to 23) abound in close vicinity — the basement membrane of the smooth muscle cells. Of interest is the unusual nature, including the variability in staining reactions, of the developing elastic tissue elements in lesions (Figs. 21 — 23). At times these elements appear to be forming with little participation of microfibrils (Figs. 21 and 22), having a close spatial relation to collagen fibrils instead, as well as to nondescript, basement membrane-like material (Fig. 21). It has not been clarified to date whether the newly-formed elastic tissue in atherosclerotic lesions is "normal" in composition, or whether the above morphological alteration has its biochemical counterpart.

The stimuli for proliferation of smooth muscle cells in atherosclerotic lesions are probably largely the same as those in operation elsewhere in the body. It is logical to assume that disintegration of myogenic foam cells stimulates prolifera-

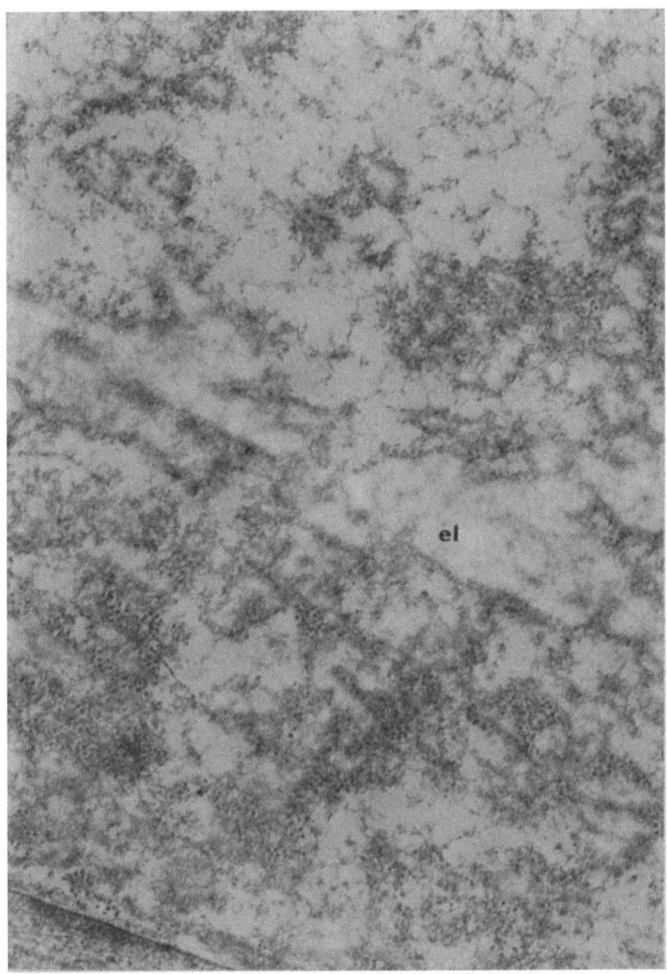

Fig. 23. Tissues as in Fig. 19. Inumerable elements of elastic tissue, accompanied and surrounded by equally proliferating microfibrils, dominate the extracellular space and are intimately associated with the basement membrane of a smooth muscle cell (left lower corner of photograph). The matrix of elastic tissue varies from gray (in the pericellular area) to white, but the most striking feature is the irregularity in the outline of individual elements and larger elastic lamella (el). Processing and staining as in Fig. 7; magnification = × 29,500

tion of smooth muscle cells merely for replacement. There may be an "irritating" effect of the fat released at the same time from necrotic foam cells. Many other factors may provide a stimulus for proliferation including the entry of blood constituents into the intima. Of these, some, e.g., proteins, have to be organized in the intima — a task performed by the smooth muscle cells. Other blood substances entering the intima, particularly the beta-, and prebeta-lipoproteins may represent potent stimuli for proliferation above and beyond a simple process of replacement and repair. These are no doubt other factors that are capable of stimulating proliferation of smooth muscle cells; they need to be identified.

III. Conclusions

It may be summarized briefly that during the past decade-and-a-half the smooth muscle cells of arterial intima in man and experimental animals assumed one of the central roles in the inception and progression of atherosclerotic lesions. In the phase of inception and early development of lesions (fatty dots and streaks) smooth muscle cells undergo largely fatty metamorphosis. The question of importance is: if this fatty change of the smooth muscle cells could be prevented, would this be synonymous with preventing the inception of the lesion?

The intimal smooth muscle cells are also responsible for the formation of the fibrous component of atherosclerotic lesions. The question is: even if it were possible to prevent the elaboration of connective tissue elements (by these cells), would this be desirable at all? One should take into consideration the fact that at least a part of this elaboration lies within the realm of repair process.

Whatever the implications of the presence and changes of smooth muscle cells may be in atherosclerotic lesions, it has been established that these cells play an important role in all phases of the atherosclerotic process.

Acknowledgements. The author wishes to thank Mr. Roger Dewar and Mr. Garry Woodcock for technical assistance, and Mrs. Mary-Lou Duffy for efficient typing of the manuscript.

References

1. More, R. H., Haust, M. D.: Diffuse intimal thickening of coronary arteries in children and young adults, and its role in atherosclerosis. In: Le role de la paroi arterielle dans l'atherogenese, p. 75. Colloques Internationaux, No. 169, Paris, 15—17, Juin, 1967. Editions du Centre National de la Recherche Scientifique, 1968. — 2. Movat, H. Z., More, R. H., Haust, M. D.: Amer. J. Path. **34**, 1023 (1958). — 3. Gross, L., Epstein, E. Z., Kugel, M. A.: Amer. J. Path. **10**, 253 (1934). — 4. Jores, L.: Arterien. In: Handbuch der Speziellen Pathologischen Anatomie und Histologie. Bd. II, Herz und Gefäße, S. 608 (Henke, F., Lubarsch, O., Hrsg.). Berlin: Springer 1924. — 5. Wolkoff, K.: Virchows Arch. path. Anat. **252**, 208 (1924). — 6. Zinserling, W. D.: Virchows Arch. path. Anat. **213**, 23 (1913). — 7. Haust, M. D.: Injury and repair in the pathogenesis of atherosclerosis. In: Atherosclerosis. Proceedings of the Second International Symposium, Nov. 2—5, 1969, p. 12. Chicago, Ill. (Jones, R. J., Ed.). New York-Heidelberg-Berlin: Springer 1970. — 8. Balis, J. U., Haust, M. D., More, R. H.: Exp. molec. Path. **3**, 511 (1964). — 9. Aschoff, L.: Atherosclerosis. In: Lectures on pathology. New York: Paul B. Hoeber 1924. — 10. Holman, R. L., McGill, H. C., Strong, J. P., Geer, J. C.: Amer. J. Path. **34**, 209 (1958). — 11. Zilversmit, D. B., McCandles, E. L., Jordan, P. H., Henly, W. S., Ackerman, R. F.: Circulation **23**, 370 (1961). — 12. Haust, M. D., More, R. H.: Significance of the smooth muscle cell in atherogenesis. In: Evolution of the atherosclerotic plaque, p. 51 (Jones, R. J., Ed.). Chicago and London: The University of Chicago Press 1963. 13. Geer, J. C., McGill, H. C., Strong, J. P.: Amer. J. Path. **38**, 263 (1961). — 14. Geer, J. C., Catsulis, C., McGill, H. C., Jr., Strong, J. P.: Amer. J. Path. **52**, 265 (1968). — 15. Haust, M. D., More, R. H., Movat, H. Z.: Amer. J. Path. **35**, 265 (1959). — 16. Haust, M. D., More, R. H.: Heart Bull. **9**, 90 (1960). — 17. Haust, M. D., More, R. H.: Fed. Proc. **17**, 440 (1958) (Abstract). — 18. Haust, M. D., Movat, H. Z., More, R. H.: Amer. J. Path. **33**, 626 (1957) (Abstract). — 19. Haust, M. D.: Arteriosclerosis, Chapt. 17. In: Concepts of disease. Textbook of pathology (Brunson, J. G., Gall, E. A., Eds.). New York: McMillan Co. 1971. — 20. Haust, M. D.: Hum. Pathol. **2**, 1 (1971). — 21. Haust, M. D., More, R. H., Movat, H. Z.: Amer. J. Path. **37**, 377 (1960).

CONSTANTINIDES, P. (University of British Columbia, Vancouver, Canada):
The Role of the Endothelium in Atherogenesis

Autoreferat

There is now strong evidence that arterial injury plays an important role in promoting atherogenesis. Thus, the earliest lesions of human atherosclerosis exhibit definite signs of injury and repair even before the accumulation of massive lipid deposits. Furthermore, experimental lesions duplicating all anatomical components of the human disease have been produced in several vertebrates through the application of either substantial and protracted lipemia alone or only slight and relatively brief lipemia together with arterial injury of immune, nutritional, chemical, metabolic or physical character.

A frequent mechanism through which injury promotes atherogenesis seems to be the opening of the junctions between endothelial cells. Other possible mechanisms meriting exploration are the induction of (a) increased "leakiness" of the endothelial plasma membranes, (b) diminished molecular density of the "glue" within endothelial junctions through interference with its sialic acid or divalent cation components, and (c) accelerated transendothelial pinocytosis traffic.

There are grounds to postulate that, unlike the situation in many capillaries and venules, the endothelium of normal arteries represents a barrier to the physical crossing of large protein and lipoprotein molecules and particles and that normally only small molecules and hydrolytic breakdown products are transported across it. Injury, by opening "doors" in this barrier, would flood the arterial wall with both micromolecular and macromolecular materials in quantities that cannot be handled. Finally, there are some indications that lipemia itself can act like a mild endothelial injury and thus "open its own doors".

The increasing evidence for the above concepts from work with radioactive and "cold" markers in several laboratories will be summarised.

Endothelschädigungen und Abscheidungen von Elementen des strömenden Blutes als initiales Geschehen in der Pathogenese der Arteriosklerose

FROST, H. (Med. Poliklinik der Universität München)

Referat

Liest man die Titel der zu dem Thema Arteriosklerose angekündigten Vorträge, dann kann man unschwer feststellen, daß die Suche nach der Lokalisation des initialen Geschehens in der Pathogenese der Arteriosklerose noch immer in vollem Gange ist.

Vor mehr als 100 Jahren hat der Wiener Pathologe Karl Rokitanski auf Grund seiner Untersuchungen, die er mit einem technisch noch wenig ausgereiften Instrumentarium durchgeführt hatte berichtet, daß ein solcher Gefäßprozeß in einer ,,excedirenden Anbildung und Auflagerung von innerer Gefäßhaut aus der Blutmasse" bestehe. Er führte weiter aus, daß dieser Gefäßprozeß ,,ursprünglich nicht eine Textur-Erkrankung der Arterienhäute darstellt, doch bald eine solche in seinem Gefolge hat". Diesen Vorstellungen standen damals, wie heute, andere gegenüber. Damals war es vor allen Virchow, der anders als Rokitanski, das Atherom als einen entzündlichen Prozeß und die Gefäßwandverdickung als Produkt einer reaktiven Proliferation von Seiten der Bindegewebszellen der Intima ansah.

In jüngerer Zeit wurden die Vorstellungen Rokitanskis von Duguid wieder aufgegriffen und weiter untermauert. Duguid hatte gezeigt, daß Gefäßwandveränderungen, die morphologisch mit der Atherosklerose identisch sind, durch Organisation arterieller Thromben entstehen können.

Von dem Gedanken nun geleitet, daß ein solcher Prozeß nicht in, sondern auf der Gefäßinnenfläche beginnen könnte, sind wir der Frage nach der Art der ersten morphologischen Veränderungen im Tierexperiment nachgegangen.

Für diese Untersuchungen diente uns ein Rasterelektronenmikroskop, das in geradezu idealer Weise geeignet ist, Oberflächen zu untersuchen und dabei auch kleinste, weit unter 1 µ große Veränderungen auf Gefäßinnenflächen zu erfassen und zu verfolgen.

Es ist bekannt, daß eine Reihe von Faktoren, wie Hypercholesterinämie, Inhalation von Zigarettenrauch, Diabetes mellitus und Hypertonie geeignet sind, die Entwicklung eines arteriosklerotischen Gefäßprozesses zu initiieren oder zumindest zu begünstigen.

Wir haben deshalb für das Versuchstier Bedingungen nachgeahmt, die diesen sog. Risikofaktoren vergleichbar sind. Dabei hat sich, um es gleich vorwegzunehmen, gezeigt, daß, unabhängig von der Art der Noxe, die ersten Veränderungen an der Gefäßinnenfläche in Form von Thrombocytenadhäsionen sichtbar werden, die mit Störungen im Endothelgefüge vergesellschaftet sind.

Ich darf Ihnen hierzu einige Beispiele zeigen: Ein Kaninchen, das während $3^{1}/_{2}$ Std dem Rauch von 17 Zigaretten ausgesetzt war, den es in narkotisiertem Zustand auch noch während der operativen Gefäßentnahme über eine einfach konstruierte Rauchanlage vor Mund und Nase geblasen bekam, zeigte mit zunehmender Dauer der Raucheinwirkung auch zunehmende Veränderungen an seinen arteriellen Gefäßinnenflächen.

Die Aorta abdominalis, die als letztes Gefäß, also nach $3^{1}/_{2}$ Std langer Zigarettenraucheinwirkung auf das Tier entnommen wurde, weist zahlreiche abschilfernde bzw. abgeschilferte Endothelzellen auf und dazwischen liegend zahlreiche wandadhärente Thrombocyten.

Zwischen den Thrombocyten spannt sich ein mehr oder weniger dichtes Fasergeflecht aus, das aus Fibrin besteht, und das z. T. auch Erythrocyten eingeschlossen hält (Abb. 1).

Füttert man ein Kaninchen 3 Wochen lang mit einem Futter, das 2% Cholesterin enthält, dann steigt der Serumcholesterinspiegel in dieser Zeit erheblich an. Wir haben zu diesem Zeitpunkt Werte von etwa 260 mg-% gemessen. Das entspricht dem Vier- bis Fünffachen des Normalwertes beim Kaninchen.

Wir entdecken auch hier abgeschilferte Endothelzellen und eine mit Thrombocyten übersäte Gefäßinnenfläche (Abb. 2).

Die Frage, inwieweit sich die Ergebnisse des Tierexperimentes auf den tatsächlichen Ablauf des Gefäßprozesses beim Menschen übertragen lassen, ist nicht leicht zu beantworten. Gleichartige Beobachtungen beim Menschen und im geeigneten Modell am Tier lassen jedoch die Vermutung zu, daß die für das Krankheitsgeschehen wesentlichen Vorgänge auch in gleicher Weise ablaufen.

Bei einem 60jährigen Patienten mit Hypercholesterinämie und der Angewohnheit zu rauchen, mußte das rechte Bein wegen einer obliterierenden Angiopathie amputiert werden. In der A. tibialis anterior, die als einziges Gefäß im Unterschenkel auf einer kurzen Strecke noch ein geringes Restlumen zeigte, fanden wir einen geschichteten wandständigen Thrombus, der aus Lagen von dicht zusammengeballten Thrombocyten (Abb. 3) und miteinander verbackenen Erythrocyten und Fibrin bestand (Abb. 4). Dieser Befund entspricht, meine ich, denen im Tierexperiment, die unter Einwirkung der gleichen Risikofaktoren entstanden sind.

Welches Schicksal nun diese Abscheidungen erfahren und welche Bedeutung sie für einen Gefäßwandumbau im Sinne einer Arteriosklerose evtl. haben können, wird heute noch Inhalt weiterer Vorträge sein. Ich möchte deshalb nur aus raster-

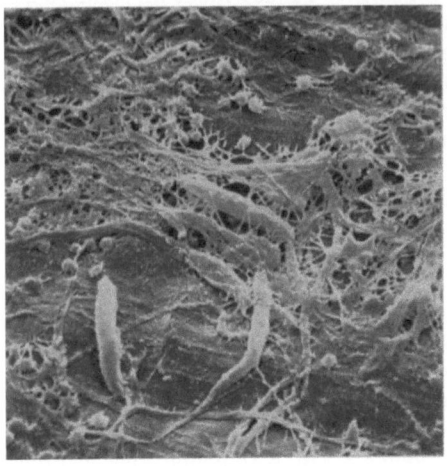

Abb. 1

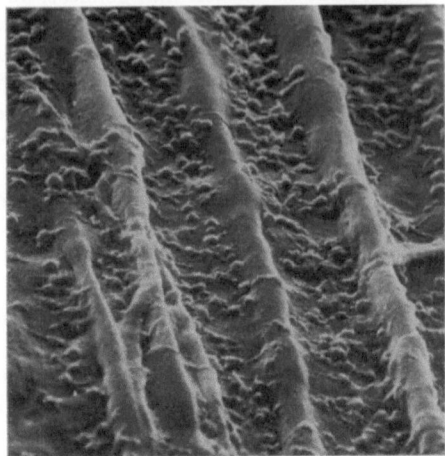

Abb. 2

elektronenmikroskopischer Sicht, soweit dies möglich ist, kurz unsere Beobachtungen schildern.

Bekannt ist der Begriff der Kälteangiitis, einer arteriellen Gefäßerkrankung, die schließlich von dem Bild einer Endangiitis obliterans oder Arteriosklerose nicht mehr zu unterscheiden ist.

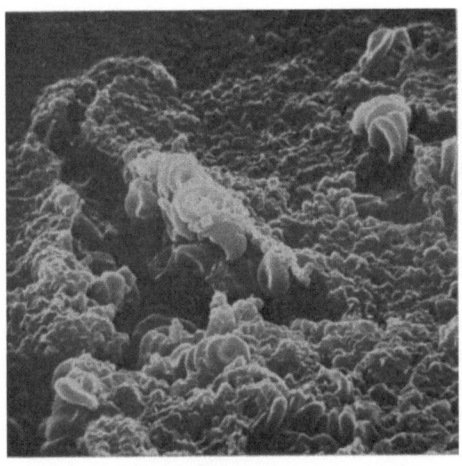

Abb. 3

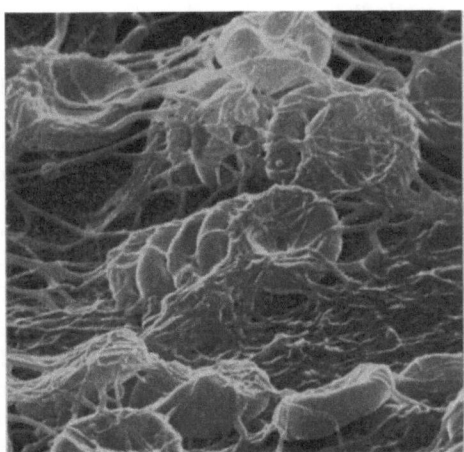

Abb. 4

Wir haben versucht, einen solchen Gefäßprozeß in Gang zu bringen, indem wir ein Eisstückchen für die Dauer von 10 min an die freipräparierte A. carotis communis oder Aorta abdominalis gehalten haben, ohne dabei auf das Gefäß einen Druck auszuüben.

20 min nach Beginn eines solchen Kältereizes findet man an der Innenfläche dieses Gefäßes zahlreiche abgeschilferte Endothelzellen und wandadhärente

Thrombocyten, die 1 Std danach einen dichten teppichartigen Belag bilden (Abb. 5).

Einen ähnlichen Befund, nur noch viel intensiver, sieht man auf der arteriellen Gefäßinnenfläche nach einem lokalen Stromstoß. — Mit dieser Methode ist es

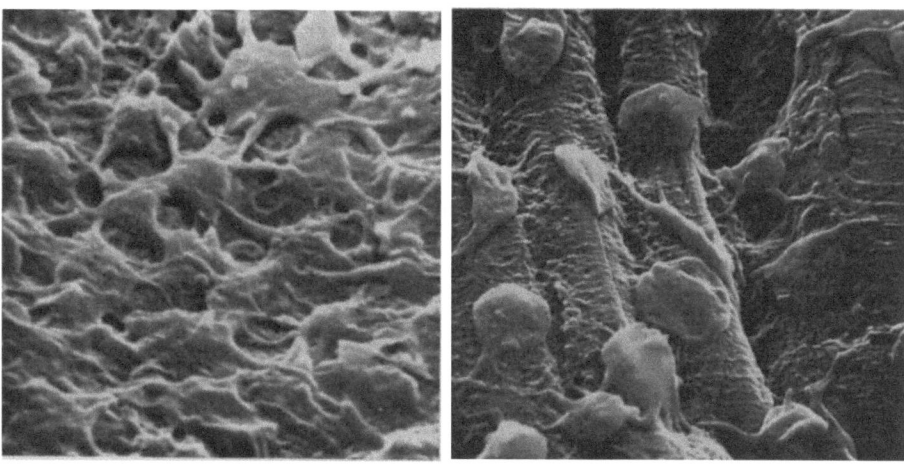

Abb. 5 Abb. 6

möglich, eine genau dosierbare und reproduzierbare Läsion an der Gefäßinnenfläche zu setzen, ohne das Gefäß in größerer Ausdehnung zu schädigen.

Auf dem Boden einer solchen Endothelschädigung kommt es in wenigen Sekunden zu zahllosen Anlagerungen von Thrombocyten an die geschädigte Ge-

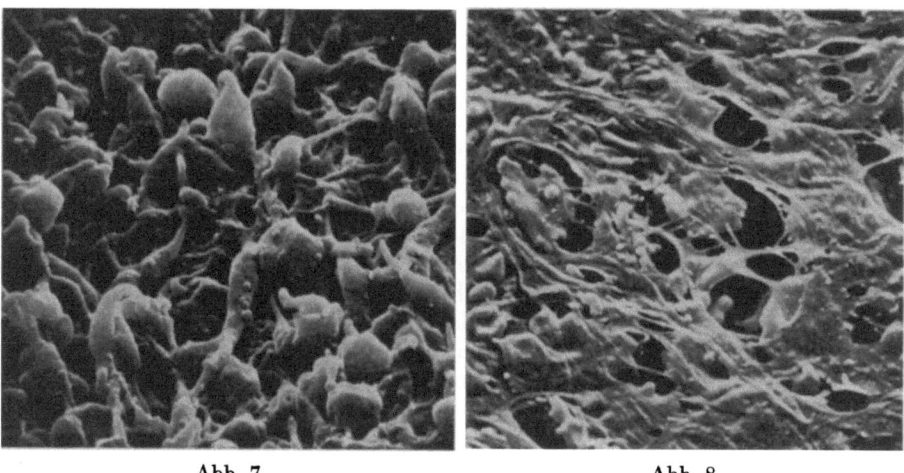

Abb. 7 Abb. 8

fäßwand (Abb. 6). 20 min nach einem solchen Reiz ist der Thrombocytenteppich bereits sehr dick (Abb. 7).

2 Std danach sind die ersten Abscheidungen, offenbar unter der Einwirkung der Blutströmung, zu glatten Belägen umgewandelt, in denen man Thrombocyten, Erythrocyten und Fibrin erkennt (Abb. 8).

Diese Abscheidungen werden dann entweder in wenigen Tagen endothelialisiert oder es kommt auf dem Boden der ursprünglichen oder neuer Ablagerungen an der Gefäßwand zu einem mehr oder weniger ausgedehnten Gerinnungsthrombus, der bei nicht vollständiger Obliteration des Gefäßes ebenfalls sehr rasch endothelialisiert wird.

Einen solchen Befund zeigt der nächste Fall. 20 Tage nach dem Stromstoß, der eine 0,6 mm große Endothelläsion verursacht hatte, war das Gefäß in einer Ausdehnung von 2 cm auf das Doppelte verdickt.

Die mikroskopische Untersuchung zeigt, daß diese Dickenzunahme ausschließlich im Bereich der Intima eingetreten ist. Hier hat sich auf der Endothelläsion zunächst ein Abscheidungsthrombus gebildet, in dessen Bereich man jetzt neben vereinzelten cellulären Elementen des Blutes schon vorwiegend Faserstrukturen erkennt (Abb. 9). Darüber gelagert ist ein breiter Gerinnungsthrombus aus Erythrocyten und Fibrin, der von neugebildeten Endothel überdeckt wird.

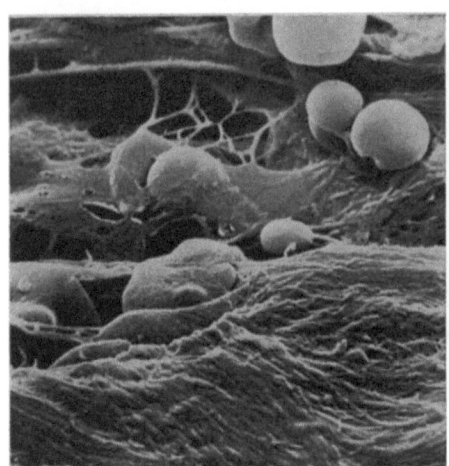 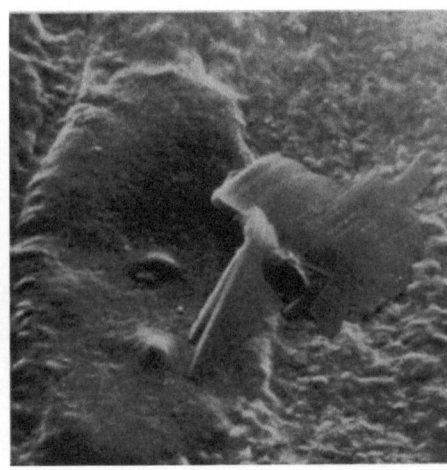

Abb. 9   Abb. 10

Erinnern wir uns der Unterruchungen Duguids, mit denen er zeigen konnte, daß solche inkorporierte Abscheidungen nach ihrer Organisation im Lichtmikroskop von dem Bild einer Arteriosklerose nicht mehr zu unterscheiden sind.

Die Untersuchungen mit dem Rasterelektronenmikroskop haben uns noch einen weiteren Befund erbracht. Bei einem excessiven Anstieg der Serumcholesterinwerte im Verlauf einer 12 Wochen langen cholesterinreichen Ernährung kommt es neben Thrombocytenadhäsionen und Störungen im Endothelgefüge auch zu Adhäsionen von Cholesterinkristallen an der Gefäßwand. Diese können dann offenbar als Einzelauflagerung von Endothelzellen phagocytiert (Abb. 10) und als flächenhafter Belag (Abb. 11) oder massive Auflagerung (Abb. 12), ähnlich thrombotischen Wandadhäsionen, von neuem Endothel überzogen und damit in die Intima aufgenommen werden. Im Längsschnitt eines solchen Gefäßes, hier an dem Ramus descendens der A. coronaria sinistra dargestellt, finden wir Cholesterinkristalle in mehreren Schichten einer verdickten Intima (Abb. 13), die von einer breiten Endothellage abgedeckt wird. Ihr Grundaufbau zeigt Ähnlichkeit mit Strukturen, die wir auch in dem z. T. schon organisierten inkorporierten wandständigen Abscheidungs- und Gerinnungsthrombus gesehen haben. — Nur durch einen solchen Vorgang kann man sich eigentlich in dieser relativ kurzen Zeit einen so erheblichen breiten Umbau der Gefäßintima vorstellen.

Von den beiden Befunden, die in der Initialphase der Arteriosklerose die entscheidende Rolle zu spielen scheinen, möchte ich mich noch einmal der Endothelschädigung zuwenden. Es war mehrfach die Rede von den geschlängelt verlaufen-

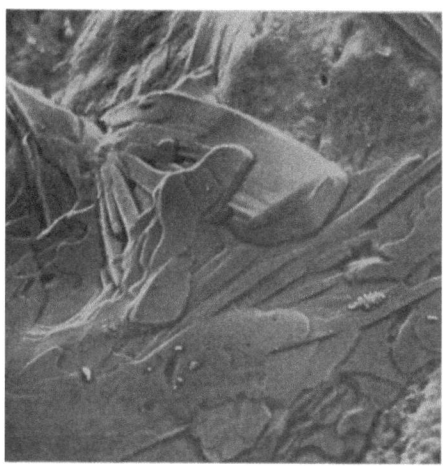

Abb. 11

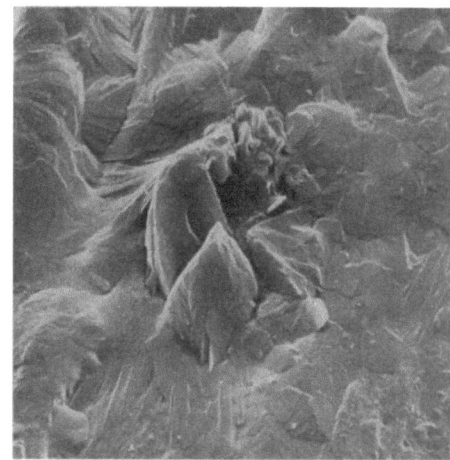

Abb. 12

den Gebilden (Abb. 14), die wir für abschilfernde Endothelzellen halten. Im Zusammenhang damit möchte ich auf die Untersuchungen von Shimamoto hinweisen, der diese Gebilde zunächst für Intercellularbrücken hielt, die eine abdichtende Funktion in dem Spalt zwischen zwei benachbarten Endothelzellen haben. Wird

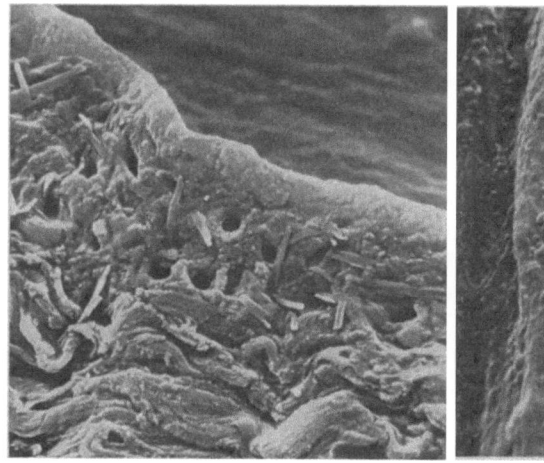

Abb. 13

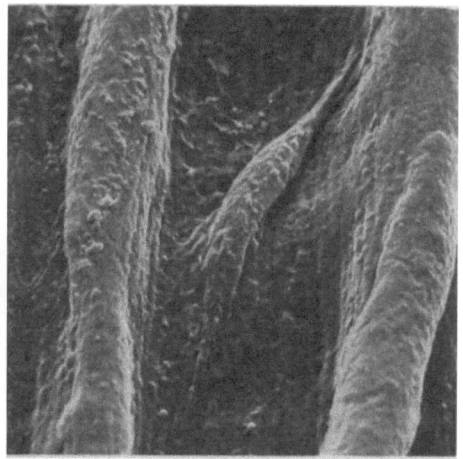

Abb. 14

ihre Funktion gestört, dann sollen Blutelemente in die Gefäßwand eindringen können und so eine Gefäßsklerose verursachen. — Heute nennt sie Shimamoto intercellular bridgelike structures, sieht sie aber auch jetzt noch als normalen Bestandteil der Gefäßinnenfläche an, mit der gleichen, eben schon genannten Aufgabe.

Nach unserer Beobachtung weist ein vermehrtes Auftreten dieser Gebilde immer auf eine Gefäßwandschädigung hin, die natürlich unabhängig von einem spezifischen Reiz auch bei unvorsichtiger Präparation entstehen kann.

Auf gesunden Gefäßinnenflächen findet man ein regelmäßiges Endothelzellrelief (Abb. 15) und nur ganz selten eine solche abschilfernde Endothelzelle, wohl im Rahmen einer physiologischen Zelldegeneration und -regeneration. Kommt es zur Abstoßung einer Einzelzelle, dann wird die freigegebene Fläche von den Nachbarzellen schritthaltend überdeckt und es kommt zu keinem direkten Kontakt zwischen Bestandteilen des Blutes und subendothelialen Geweben. Dies geht auch aus Untersuchungen über die Bedeutung von Einzelendothelzelldefekten hervor, die durch Enzymeinwirkung erzielt wurden und darüber hinaus zeigen, daß der Aufbruch einer Endothelzelle zum Gefäßlumen hin allein als Anreiz zur Anlagerung von Thrombocyten nicht ausreicht. Wir finden an einem solchen Endothelskelet keine Thrombocyten.

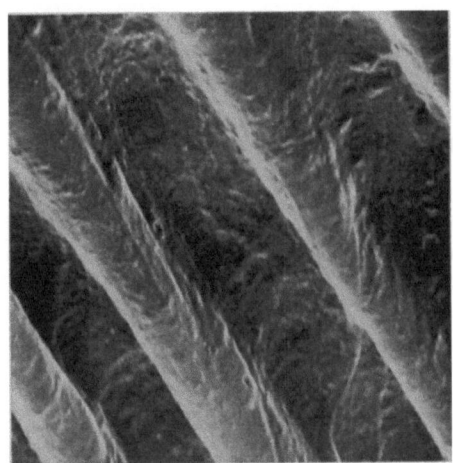

Abb. 15

Ist hingegen ein zusammenhängender Zellverband zerstört, wie es bei Einwirkung einer Noxe zu beobachten ist, dann können Bestandteile des strömenden Blutes, vor allem Thrombocyten an der Gefäßwand adhärent werden und einen Umbau im Sinne einer Arteriosklerose einleiten.

Ich fasse zusammen und komme zu folgendem Schluß: Das Auftreten von Endothelschädigungen und wandadhärenten Thrombocyten im Tierexperiment schon kurze Zeit nach bzw. während der Einwirkung der Risikofaktoren, die für die Entstehung der Arteriosklerose als bedeutsam angesehen werden, spricht auch für ihre initiale oder initiierende Rolle, die sie bei diesem Gefäßprozeß spielen.

Sowohl Endothelschädigungen als auch Thrombocytenadhäsionen können, offenbar Noxe-gebunden, unabhängig voneinander auftreten, als auch gegenseitig auslösend wirken.

Organisation inkorporierter Abscheidungen führt zu einem Gefäßwandumbau, der von dem Bild einer Arteriosklerose nicht zu unterscheiden ist.

Vergleichbare Befunde aus dem Tierexperiment und von Arteriosklerose-Kranken lassen vermuten, daß der eben gezeigte Vorgang auch ein möglicher Weg zur Arteriosklerose des Menschen ist.

HAUST, M. D. (Department of Pathology, University of Western Ontario, London): **Intimal Smooth Muscle Cells and their Role in Mesenchymal Activation**

Autoreferat

The intima of normal elastic and larger muscular arteries is populated by smooth muscle cells and these cells participate in all stages of mural reaction to injurious factors that operate in atherosclerosis.

In the phase of degeneration the smooth muscle cells undergo fathy metamorphosis. Fat droplets may accumulate progressively, replacing the entire cytoplasm and culminating in the formation of a myogenic foam cell. There is evidence that not all fat-containing cells necessarily progress to this stage as upon the return to homeostasis the less affected cells may be capable of metabolizing the accumulated fat. Once the stage of a foam cell is reached it is probable that cellular necrosis and disintegration follows and with it the release of fat into the extracellular space. It is reasonable to assume that fatty metamorphosis of intimal smooth muscle cells—in analogy to similar changes at other sites of the body—may be caused by many forms of injury such as hypoxia, toxemias, local metabolic derangements, suboptimal nutritional conditions, and disparities between the work requirement and energy reserve. However, it is not known why at other sites of the body smooth muscle cells do not undergo fatty metamorphosis.

The presence of fat in intimal smooth muscle cells may in addition represent synthesis. Recent studies showed that phospholipids in fatty lesions differ from those of blood and thus must be formed by initimal cells. Whether these lipids are being synthesized de novo or are re-assembled by the cells from those that enter the intima from lumen has not been clarified entirely.

Smooth muscle cells represent the dominant component in the progressive type of vascular reaction and repair phase in atherosclerosis. Some of the stimuli for cellular proliferation are known and not different from those in operation elsewhere in the body. It is logical to assume that disintegration of myogenic foam cells will stimulate proliferation of cells merely for replacement. Moreover, there may be an "irritating" effect of the fat released at the same time from necrotic foam cells. Many other factors provide the stimulus to proliferation including the entering blood constituents. Of the latter, some, e. g., proteins, require organization within the intimal wall—a task indeed performed by smooth muscle cells. Other entering blood substances, particularly the beta- and pre-beta-lipoproteins may represent potent stimuli for proliferation above and beyond the simple process of replacement and repair. There are no doubt numerous other factors that stimulate smooth muscle cell proliferation; they need to be identified.

The proliferating intimal smooth muscle cells elaborate all connective tissue fibers. In part, intimal proteins derived from blood provide the building stones for this process, bein "cleared" from the area at the same time. However, the intimal smooth muscle cells have also the ability to synthesize all formed connective tissue elements (microfibrils, elastic tissue and collagen) de novo. Original observations regarding this property were made on human post-mortem atherosclerotic lesions, confirmed by electron microscopy and extended later to experimental atherosclerosis and documentation in tissue culture.

In closing it may be stated that the intimal smooth muscle cells represent *the* major factor of defense in injury to, and repair of the arterial wall in atherosclerosis.

Subendotheliale Schaumzellen und ihre Herkunft

SINAPIUS, D. (Pathol. Institut der Universität Göttingen)

Referat

Fette sind ein regelmäßiger Bestandteil atherosklerotischer Herde, wenn auch nicht immer in mikroskopisch sichtbarer Form; sie füllen entweder das Cytoplasma der Zellen an oder sind als Tropfen extracellulär verteilt. Unter den fettführenden Zellen sind subendotheliale Schaumzellen von besonderem Interesse, weil sie in Frühstadien der menschlichen und tierexperimentellen Atherosklerose, so vor allem bei den Fettflecken (fatty streaks) der großen Arterien, oft in großer Zahl und Ausdehnung auftreten. Auch als frische Schübe einer fortgeschrittenen Atherosklerose alter Menschen sind subendotheliale Schaumzellherde außerordentlich häufig. Ihre morphologische und biochemische Untersuchung bei Mensch und Tier, bei spontanen und experimentellen Läsionen gewährt Einblick in wichtige Mechanismen der Zufuhr, der Synthese, der Verarbeitung und des Abtransportes von Fetten bei Atherosklerose. Schaumzellen besitzen meist zentrale runde Kerne und einen erheblich größeren Cytoplasmaleib mit zahlreichen 0,5 bis 1,9 µ großen Fetttropfen. Gelegentlich kommen auch vielkernige Schaumzellen vor.

Die mit Fett vollgestopften Zellen liegen oft dicht beieinander oder bilden geschlossene Herde, die unmittelbar an die Lichtung grenzen oder durch dünne Bindegewebsschichten von der Lichtung getrennt sind. Benachbarte Schaumzellen können miteinander verschmelzen. Von diesem etwas vereinfacht gezeichneten Bild gibt es zahlreiche Varianten, die hier nicht geschildert werden können.

Herkunft der Schaumzellen (Abb. 1)

Schaumzellen sind zwar Intimazellen, brauchen aber deshalb nicht aus der Intima zu stammen. Sie müssen in den subendothelialen Raum eingewandert sein, wenn dieser (wie bei vielen Versuchstieren) primär zellfrei ist oder sich erst im Zuge der experimentellen Veränderungen entfaltet.

Vier Ursprungszellen werden diskutiert:

1. Mononucleäre Blutzellen, die zunächst an der Endotheloberfläche haften bleiben und dann in den subendothelialen Raum einwandern. Diese Zellen sind nach in der Literatur mitgeteilten Vorstellungen entweder bereits mit Fetten beladen (also Lipophagen) oder nehmen erst nach ihrer Einwanderung in die Intima Fette auf (Abb. 1A).

2. Endothelzellen, die aus dem Verband ausscheren und in den subendothelialen Raum einwandern (Abb. 1B).

3. Ortsständige Intimazellen, also glatte Muskelzellen und Bindegewebszellen (Abb. 1C).

4. Glatte Muskelzellen der Media, die durch Lücken der elastischen Membran in die Intima einwandern (vor allem bei primär zellfreier Intima) (Abb. 1D).

All diese Zellen sind zwar zur Umwandlung in fettführende Zellen grundsätzlich befähigt. Doch läßt sich die Herkunft der Schaumzellen meist nur aus Indizien erschließen, so z. B. aus Besonderheiten der Cytoplasmastruktur (etwa Myofilamente), aus Übergangsbildern der Einwanderung in die Intima oder aus dem Nachweis von Lipophagen im strömenden Blut. Der Nachweis von Myofilamenten im Cytoplasma der Schaumzellen gilt als sicheres Kennzeichen ihres Ursprungs von glatten Muskelzellen der Intima oder der Media, obwohl die Umwandlung von Endothelien in glatte Muskelzellen nicht ganz ausgeschlossen erscheint [18]. Die Beurteilung von Übergangsbildern der Einwanderung in die Intima ist schwierig. Liegt z. B. eine Schaumzelle zwischen zwei Endothelien, dann läßt sich darüber streiten, ob sie ein- oder auswandert. Die zuerst von Leary [12] vertretene Lipophageneinwanderungstheorie geht von solchen Bildern und von dem Lipophagennachweis im Blut bei experimenteller Fütterungsatherosklerose aus. Diese Beobachtungen sind für das Kaninchen [16] und für die Ratte [2] bestätigt worden. Poole u. Florey [15] haben bei ähnlichen Befunden offen gelassen, ob wirklich eine Ein- oder nicht vielmehr eine Auswanderung von Zellen vorliegt. Beim Menschen, beim Affen und beim Schwein sind bisher keine Lipophagen im Blut nachgewiesen worden und daher die Voraussetzungen für Learys Theorie nicht erfüllt. Die meisten Autoren rechnen mit der Möglichkeit einer Lipophageneinwanderung im Fütterungsexperiment, messen ihr aber keine große, vor allem keine grundsätzliche Bedeutung bei [27]. Ich halte sie für unwahrscheinlich, weil ich mir keine

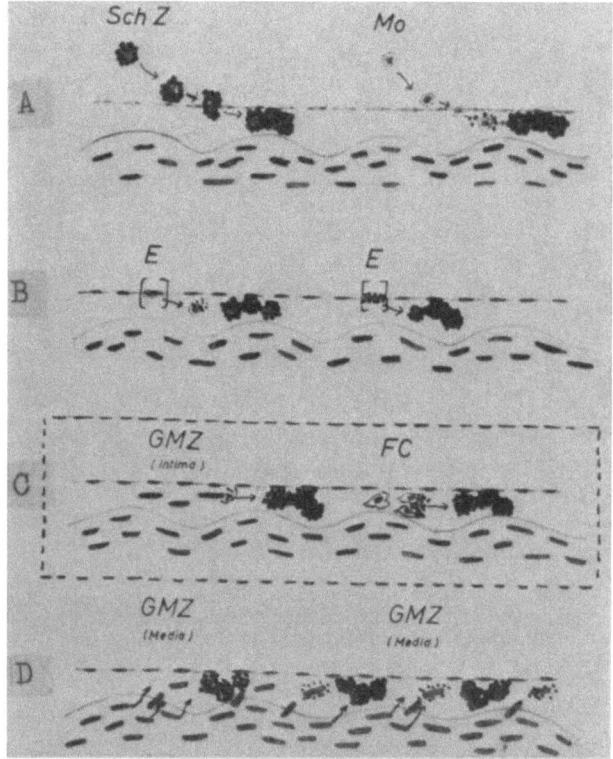

Abb. 1. Ursprung subendothelialer Schaumzellen. Abkürzungen: *SchZ* Schaumzellen, *Mo* Monocyten, *E* Endothelien, *GMZ* glatte Muskelzellen, *FC* Fibrocyten

Kräfte vorstellen kann, die im Blut schwimmende Lipophagen veranlassen könnten, elektiv an umschriebener Stelle in großer Zahl haften zu bleiben.

Endothelien können bei Mensch und Tier erhebliche Mengen von Lipiden als Tropfen in ihr Cytoplasma aufnehmen und sich im Tierexperiment in typische Schaumzellen umwandeln [6]. Auch andere Autoren rechnen mit der Möglichkeit, daß ein Teil der Schaumzellen aus Endothelien hervorgeht [19, 23]. Niemand hat jedoch bisher diese Herkunft subendothelialer Schaumzellen als die einzige bezeichnet. Wer sie überhaupt in Erwägung zieht, vertritt eine Kombinationstheorie, nach der sowohl Endothelien als auch Bindegewebszellen und glatte Muskelzellen der Intima als Ursprung in Betracht kommen [5, 23].

Seit glatte Muskelzellen zuerst in Frühveränderungen der experimentellen Atherosklerose [3, 14], dann bei menschlichen Fettflecken [7, 8] nachgewiesen worden sind, werden sie meist als wichtigste und häufigste Stammzellen intimaler Schaumzellen anerkannt [8, 27]. Freilich gelingt es bei Mensch und Tier nicht immer, die typischen Myofilamente im Cytoplasma der Schaumzellen darzustellen [7, 23]. Mit ihrer Umwandlung in Schaumzellen kann eine Entdifferenzierung der glatten Muskelzellen verbunden sein [18].

Die Einwanderung glatter Muskelzellen aus der Media ist bisher in Frühstadien der tierexperimentellen Atherosklerose nachgewiesen worden [3, 14]. Sie kommt beim Menschen nicht in Betracht, wenn die Media durch eine dicke bindegewebige Intima von der Lichtung getrennt ist. Auch diese Theorie kann daher keine Allgemeingültigkeit beanspruchen.

Zusammensetzung und Ursprung der Fette von Schaumzellen (Abb. 2)

Wichtiger als die Herkunft der Zellen sind Zusammensetzung und Ursprung der Fette. Seit etwa 60 Jahren sind Cholesterin und Cholesterinester als wesent-

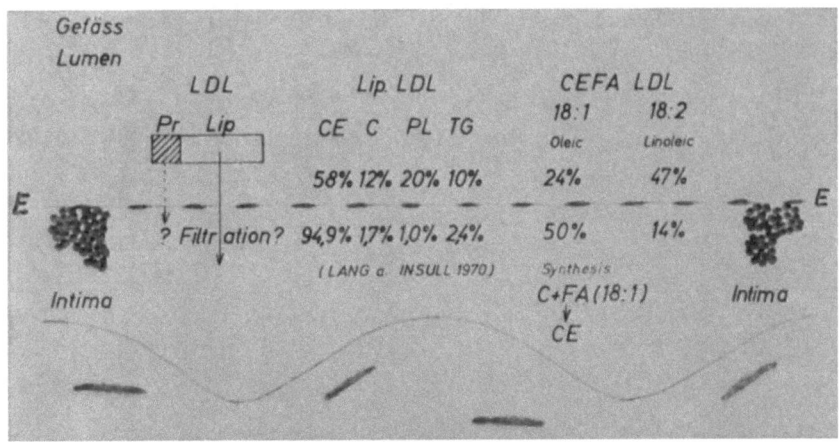

Abb. 2. β-Lipoproteine und Intimaschaumzellen. Abkürzungen: *LDL* low density lipoproteins (β-Lipoproteine), *CE* Cholesterinester, *C* Cholesterin, *PL* Phosphatide, *TG* Triglyceride, *CEFA* Fettsäuren des Cholesterinester

liche Bestandteile atheromatöser Herde des Menschen [26] und die experimentelle Erzeugung atheromatöser Veränderungen durch Hypercholesterinämie beim Kaninchen bekannt [1, 24]. — Die Herkunft des Cholesterins aus dem Blut galt 40 Jahre lang als gesichert. Zweifel daran tauchten erst auf, als 1951 die Fähigkeit der Gefäßwand- und damit auch der Intimazellen zur Cholesterinsynthese nachgewiesen wurde [21]. Inzwischen ist aber gesichert und allgemein anerkannt, daß das in der Intima angehäufte Cholesterin weitaus überwiegend aus dem Blut stammt — im Gegensatz zu den Phosphatiden, die in der Gefäßwand selbst synthetisiert werden. Da Cholesterin und seine Ester im Blut vor allem mit β-Lipoproteinen transportiert werden, wurden die Schaumzellen als Produkt der Phagocytose infiltrierter β-Lipoproteine erklärt und dementsprechend als Lipophagen bezeichnet. Diese Auffassung schien durch den immunfluorescenz-histochemischen Nachweis von β-Lipoproteinen in den Zellen und extracellulär [9, 10, 25] gesichert. Autoradiographische und biochemische Untersuchungen haben jedoch ergeben, daß die Lipidkomponente rascher in die Intima eindringt als das Apoprotein [17], und daß die Fette der Schaumzellen insgesamt anders zusammengesetzt sind als die Lipide von β-Lipoproteinen [22], insbesondere auch ein anderes Fettsäuremuster ihrer Cholesterinester zeigen [7, 11, 22] (Abb. 2). Daraus wurde geschlossen, daß in den Schaumzellen aus infiltriertem Cholesterin und gleichzeitig angebotenen Fettsäuren Cholesterinester, vor allem Oleate synthetisiert werden (Abb. 2). Bei Fütterungsexperimenten von Kaninchen gelangt freies Cholesterin in größerer Menge und rascher in die Intima als Cholesterinester, obwohl diese im Lipidgemisch der β-Lipoproteine weitaus überwiegen [4, 29]. Mit fortschreitender Versuchsdauer steigt außerdem die Geschwindigkeit der Cholesterinaufnahme an [29]. Diese Beobachtungen und Ergebnisse führen zu dem Schluß, daß der Schaumzellbildung keine einfache Filtration von β-Lipoproteinen, sondern mindestens in den Frühstadien der Läsionen eine selektive Cholesterinaufnahme zugrunde liegt [29]. In welcher Weise dies geschieht, ist noch völlig unklar. Wir wissen weder wie die Makromoleküle der β-Lipoproteine (wenn überhaupt) durch das Endothel gelangen, noch wie es zu einer starken Verschiebung der Relation zwischen freiem Cholesterin und Cholesterinestern in den Schaumzellen gegenüber den Plasma-β-Lipoproteinen kommt.

Einige lichtmikroskopische Beobachtungen scheinen geeignet, das Verständnis dieser Vorgänge teilweise zu erleichtern oder die Richtung für weitere Untersuchungen zu weisen.

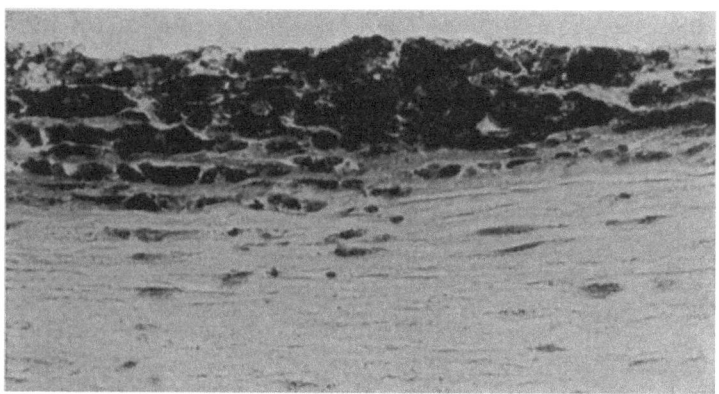

Abb. 3. Subendothelialer Schaumzellherd. Coronararterie. 48 Jahre, ♂, Sudan III. 300fach

In fortgeschrittenen Stadien der Atherosklerose bilden sich bei älteren Menschen, vor allem bei Diabetikern, über zellarmen hyalinen sklerotischen Schichten oft ausgedehnte frische Schaumzellherde (Abb. 3). Als Vorstadien dieser Herde kommen Fetttropfen und -kappen oder fettreiche Mikrothromben in Betracht, die der Intima über den Schaumzellherden oder in ihrer Nähe anhaften (Abb. 4). Parker [14] hat ähnliche Fettkappen bei experimenteller Fütterungsatherosklerose elektronenmikroskopisch als „Komplexe von Lipiden und Proteinen" beobachtet. Wahrscheinlich handelt es sich dabei um Fettadsorbate, die in dieser Weise zunächst an der Oberfläche fixiert und dann von den Endothelzellen oder anderen Zellen (Monocyten? Intimazellen?) mindestens teilweise phagocytiert werden. Natürlich bleibt die Frage offen, ob dabei Cholesterinester in den Zellen synthetisiert werden. Da sich in den Fettadsorbaten histochemisch Cholesterin und Phosphatide nachweisen lassen, enthalten sie vermutlich reichlich oder überwiegend β-Lipoproteine. In Thromben sind immunfluorescenzmikroskopisch Lip proteine nachgewiesen worden [28]. Dagegen ist die reine Adsorption von Lipoproteinen an der Intimaoberfläche, wie sie nach unseren Beobachtungen zu vermuten ist, bisher noch nicht histochemisch oder biochemisch gesichert.

Die Fettaufnahme wird vielfach durch eine lebhafte Proliferation von Endothelien und subendothelialen Zellen, wahrscheinlich durch eine gleichzeitige Auflockerung des Endothelverbandes und durch die Neubildung einer fettfreien geschlossenen Endothelschicht begleitet. Im Zuge der Fettaufnahme können vorübergehend Gruppen von Schaumzellen an der Oberfläche locker haften (Abb. 5), die wahrscheinlich dann von einem neuen Endothel überzogen werden, wie es

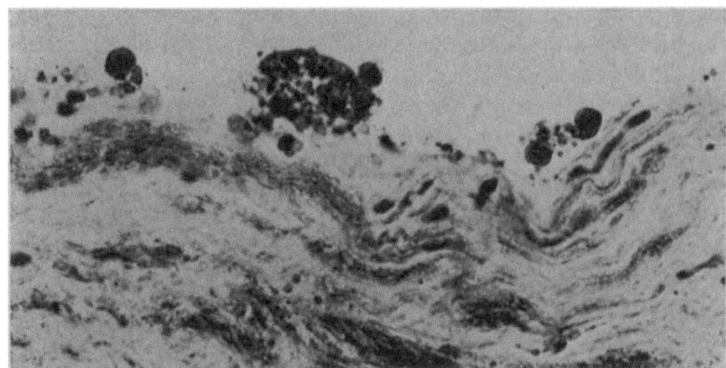

Abb. 4. Fettadsorbate und Mikrothromben an der Endotheloberfläche. Coronararterie. 74 Jahre Jahre. ♂, Sudan III, 480fach

Rannie u. Duguid [16] für die experimentelle Fütterungsatherosklerose des Kaninchens beschrieben haben — allerdings als Inkorporation von Blutlipophagen.

Dieser Weg der Schaumzellbildung muß nicht der einzige sein, scheint aber mindestens bei fortgeschrittener Atherosklerose des Menschen im Vordergrund zu stehen und ist daher von besonderem Interesse. Da er besonders ausgeprägt (aber nicht nur!) bei Diabetikern auftritt, ist ein Zusammenhang mit Hyperlipidämien naheliegend.

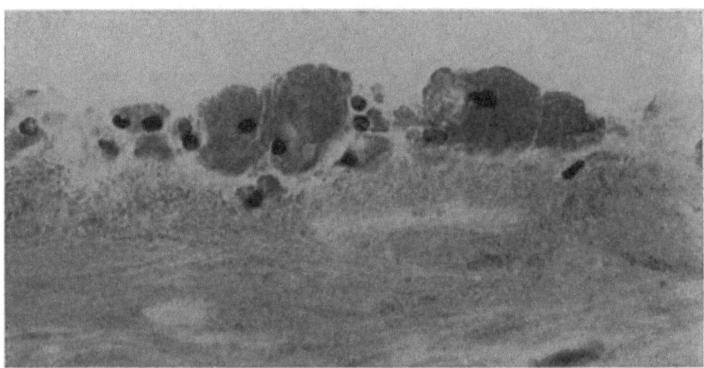

Abb. 5. Gruppe adhärenter noch nicht inkorporierter Lipophagen (nach Phagocytose adsorbierter Lipide). Coronararterie. 68 Jahre, ♀, Sudan III, 300fach

Zusammenfassung

Subendotheliale Schaumzellen sind das Hauptkennzeichen bestimmter atherosklerotischer Frühveränderungen, nämlich der Fettflecke junger Menschen und vieler Versuchstiere bei experimenteller Fütterungsatherosklerose. Darüber hinaus kommen sie auch bei frischen Schüben fortgeschrittener Atherosklerose alter Menschen vor. Die Schaumzellen stammen nach Meinung der meisten Autoren überwiegend von glatten Muskelzellen der Intima ab, nach eigenen Beobachtungen beim Menschen auch oft von Endothelien. Die Einwanderung von Lipophagen aus dem Blut kommt beim Menschen nicht in Betracht.. — Hauptbestandteil der Fette in Schaumzellen sind Cholesterinester, die aber nicht als solche zugeführt, sondern wahrscheinlich durch Intimazellen aus Cholesterin und Fettsäuren synthetisiert werden, wobei vorwiegend Oleate entstehen. Cholesterin wird der Intima als Lipidkomponente von β-Lipoproteinen angeboten. Die Intima nimmt relativ mehr Cholesterin als Cholesterinester auf, bei Tierexperimenten in einer mit der Versuchsdauer steigenden Menge.

Schaumzellherde älterer Menschen können nach eigenen Beobachtungen durch primäre Fettadsorption an der Oberfläche und anschließende Phagocytose entstehen. Über den Lipophagen bildet sich ein neues fettfreies Endothel (Inkorporation).

Literatur

1. Anitschkow, A. N.: Beitr. path. Anat. **56**, 379 (1913). — 2. Balint, A., Veress, B., Nagy, Z., Jellinek, H.: Atherosclerosis **15**, 7 (1972). — 3. Buck, R. C.: Amer. J. Path. **34**, 897 (1958). — 4. Day, A. J., Wahlqvist, M., Campbell, D. J.: Atherosclerosis **11**, 301 (1970). — 5. Friedman, M.: In: The artery and the process of atherosclerosis: pathogenesis. In: Wolf, St., Ed.: Advances in experimental medicine and biology, Vol. 16 A. New York-London: Plenum Press 1971. — 6. Friedman, M., Byers, S. O., George, S. St.: Amer. J. clin. Path. **45**, 238 (1966). — 7. Geer, J. C., Guidry, M. A.: Exp. molec. Path. **3**, 485 (1964). — 8. Haust, M. D., More, R. H.: Significance of the smooth muscle cell in atherogenesis. In: Jones, R. J. (Ed.): Evolution of the atherosclerotic plaque, p. 51. Chicago: University Press 1963. — 9. Kao, V. C. Y., Wissler, R. W.: Exp. molec. Path. **4**, 457 (1965). — 10. Kayden, H. J., Franklin, E. C., Rosenberg, B.: Circulation **26**, 659 (1962). — 11. Lang, P. D., Indull, W., Jr.: J. clin. Invest. **49**, 1479 (1970). — 12. Leary, T.: Arch. Path. **21**, 419, 459 (1936). — 13. Lofland, H. B., Clarkson, T. B.: Proc. Soc. exp. Biol. (N.Y.) **133**, 1 (1970). — 14. Parker, F.: Amer. J. Path. **36**, 19 (1960). — 15. Poole, J. C. F., Florey, H. W.: J. Path. Bact. **75**, 245 (1958). — 16. Rannie, I., Duguid, J. B.: J. Path. Bact. **66**, 395 (1953). — 17. Robertson, A. L.: Transport of plasma lipoproteins and ultrastructure of human arterial intimacytes in culture. Wistar Institute Symposium: Lipid metabolism in tissue culture cells. Monograph **6**, 115 (1967). — 18. Scott, R. F., Jarmolych, J., Fritz, K. E., Imai, H., Kim, D. N., Morrison, E. S.: In: Jones, R. J. (Ed.): Atherosclerosis, p. 50. Berlin-Heidelberg-New York: Springer 1970. — 19. Seifert, K.: Z. Zellforsch. **61**, 276 (1963). — 20. Sinapius, D.: Virchows Arch. path. Anat. **345**, 169 (1968). — 21. Siperstein, M. D., Chaikoff, I. L., Chernick, S. S.: Science **113**, 747 (1951). — 22. Smith, E. B., Evans, P. H., Downham, M. D.: J. Atheroscler. Res. **7**, 171 (1967). — 23. Still, W. J. B., Marriott, P. R.: J. Atheroscler. Res. **4**, 373 (1964). — 24. Wacker, L., Hueck, W.: Münch. med. Wschr. **60**, 2097 (1913). — 25. Watts, H. F.: Role of lipoproteins in the formation of atherosclerotic lesions. In: Evolution of the atherosclerotic plaque (Jones, E. J., Ed.). Chicago: University Press 1963. — 26. Windaus, A.: Z. physiol. Chem. **67**, 174 (1910). — 27. Wissler, R. W.: In: The artery and the process of arteriosclerosis. Advances in experimental medicine and biology, Vol. 16 A., p. 148. New York-London: Plenum Press 1971. — 28. Woolf, N., Pilkington, T. R. D., Carstairs, K. C.: J. Path. Bact. **91**, 383 (1966). — 29. Zilversmit, D. B.: Metabolism of arterial lipids. In: Atherosclerosis, p. 35 (Jones, R. J., Ed.). Berlin-Heidelberg-New York: Springer 1970.

Mesenchymzellen und die Entwicklung der arteriosklerotischen Läsionen

HAUSS, W. H. (Med. Klinik und Poliklinik der Universität und Institut für Arterioskleroseforschung Münster)

Referat

Die Pathogenese der Arteriosklerose ist — wie die meisten biologischen Vorgänge — ein sehr komplexes Geschehen. Ihre Klarstellung ist zudem besonders schwierig, weil sich dieser pathologische Prozeß in einem sehr langen Zeitraum entwickelt und die Anfangsstadien von Patient und Arzt unbemerkt zu verlaufen pflegen. Krankheitszeichen treten erst dann ein, wenn Verengungen der Blutgefäße Ernährungsstörungen eines Organes bewirken.

Der arteriosklerotische Prozeß besteht, wie die Entzündung, aus vielen Vorgängen, und sein Resultat sind mannigfache chemische und morphische Veränderungen in der Gefäßwand. Seitdem entdeckt wurde, daß häufig eine Erhöhung der Cholesterinkonzentration in der Gefäßwand im Laufe der Erkrankung eintritt [1], sind pathologische Veränderungen des Lipidstoffwechsels in den Vordergrund der pathogenetischen Erörterungen gerückt worden, und nach einem halben Jahrhundert befaßt sich eine inzwischen nicht mehr übersehbare Literatur [2, 3, 4] mit diesem Gesichtspunkt.

Die Rolle der Mesenchymzellen in der Sklerogenese ist vergleichsweise wenig beforscht worden, obgleich schon Virchow [5] im vorigen Jahrhundert die Arteriosklerose als einen entzündlichen Vorgang und damit als ein Problem, bei dem das Mesenchym im Vordergrund der Vorgänge steht, bezeichnet hat. Hueck machte dann 1920 [6] wiederum auf die Bedeutung des Bindegewebes in den Arterien aufmerksam. Er betrachtete die Arteriosklerose als einen Alternsvorgang des Mesenchyms. Schallock [7] hat die Veränderungen der Grundsubstanz bei der Arteriosklerose als bedeutsam herausgestellt. Die Rolle des Mesenchymsystems wurde klarer erkannt, als biochemische Untersuchungen, insbesondere unter Anwendung von Isotopenmethoden, gestatteten, die Stoffwechselvorgänge im Mesenchymgewebe bei Mensch und Tier genauer zu kontrollieren [8, 9, 10, 11, 12, 13].

Wenn von der Rolle der Mesenchymzellen gesprochen werden soll, so muß ich zuvor zur Nomenklatur bemerken, daß im folgenden mit dieser Bezeichnung alle Zellen belegt werden, die Grundsubstanz und Fasern produzieren, vor allem also Fibroblasten, Fibrocyten und Pericyten. Auch die glatten Muskelzellen der Gefäßmedia sind, wie wir heute wissen, multifunktionale Mesenchymzellen [14, 15, 16] und vielleicht auch die Endothelzellen der Gefäße, die zum mindesten gemeinsam mit diesem Zellsystem auf Reizeinwirkungen reagieren. Auch mononucleäre Stammzellen im hämopoetischen System sind, wie neuere Untersuchungen gezeigt haben [17], von erheblicher Bedeutung für die Entwicklung des sklerotischen Prozesses.

Die Mesenchymzellen reagieren entgegen früherer Ansicht sehr empfindlich auf mannigfache Reize (unspezifische Mesenchymreaktion), insbesondere auch auf sklerogene Noxen, wie wir [9] im vergangenen Jahrzehnt in zahllosen Versuchen gezeigt haben.

Vier Thesen betreffend die Sklerogenese werden im folgenden mit Argumenten belegt:

1. Die Arteriosklerose geht stets mit einem pathologisch veränderten Mesenchymstoffwechsel in der Gefäßwand einher.

2. Die durch sklerogene Faktoren ausgelöste pathologische Mesenchymreaktion steht am Anfang des sklerotischen Prozesses.

3. Die durch sklerogene Faktoren ausgelöste pathologische Mesenchymreaktion bewirkt direkt Intimaödem, Hyalinose, Fibrose und Calcinose.

4. Die pathologische Mesenchymreaktion ist grundlegend für die sekundären Veränderungen der Gefäßwand (Thrombocytenaggregation, Thrombose, Fibrinose, Lipidose und Wandnekrose).

1. Die Arteriosklerose geht mit einem pathologisch veränderten Mesenchymstoffwechsel in der Gefäßwand einher

Untersuchungen des Mesenchymstoffwechsels, die wir in den Aorten von 68 normalen und 52 arteriosklerotischen Gefäßen durchgeführt haben, zeigten, daß der Sulfomucopolysaccharid (SMPS)-Stoffwechsel in der Grundsubstanz der arteriosklerotischen Gefäßwände, verglichen mit dem in gesunden, deutlich beschleunigt ist (Abb. 1). Der Unterschied ist signifikant, wie aus Tabelle 1 hervorgeht. Diese Untersuchungen an menschlichen Gefäßen [11, 13] sind inzwischen bestätigt worden.

In Tierversuchen läßt sich mit Regelmäßigkeit der Eintritt einer Mesenchymstoffwechselstörung der Gefäßwand nach Einwirkung anerkannt sklerogener Faktoren feststellen. Abb. 2 zeigt z. B. den Einfluß einer sklerogenen Diät (nach Puls

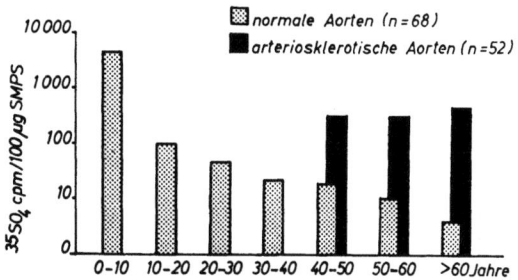

Abb. 1. Einbau von ^{35}S-Sulfat in die SMPS von menschlichen Aorten: Der Einbau in die arteriosklerotischen Aorten ist deutlich erhöht

[18]) auf den Schwefeleinbau in die Mucopolysaccharide der Gefäßwand und auf die Halbwertszeit dieser Mucopolysaccharide. Auch andere Vorgänge im Bindegewebsstoffwechsel, z. B. die Kollagensynthese, sind regelmäßig verändert [9]. Alle von uns geprüften sklerogenen Faktoren (akuter und chronischer arterieller Hochdruck, emotionaler Streß, elektrische Hypothalamusreizung, Infektionen, Toxininjektion) lösten im Tierversuch eine Mesenchymreaktion aus.

Tabelle 1. *Statistische Berechnung der in Abb. 1 wiedergegebenen Werte: Der Unterschied zwischen arteriosklerotischen und normalen Aorten ist statistisch signifikant*

Altersklassen	Arteriosklerotische Aorten	Normale Aorten	T-Wert	P
40 bis 50	n = 14 x = 210,64 s = 151,68	n = 9 x = 12,22 s = 3,88	3,869	< 0,005
51 bis 60	n = 21 x = 193,47 s = 116,21	n = 9 x = 9,55 s = 4,01	4,709	< 0,001
61 >	n = 17 x = 254,47 s = 293,00	n = 7 x = 5,75 s = 2,22	2,225	< 0,05

Neuere Untersuchungen haben nun gezeigt [17, 19], daß nicht nur der Leistungsstoffwechsel des Mesenchymsystems in der Gefäßwand nach Einwirkung sklerogener Faktoren erhöht ist, sondern daß die sklerogenen Noxen auch eine Änderung des Teilungsstoffwechsels induzieren, so daß es zu einer Proliferation des Mesenchyms in der Gefäßwand kommt.

Bekanntlich ist die gebräuchlichste Methode, um sich über die Proliferationsintensität von Zellen zu orientieren, die Anwendung von markiertem ^{3}H-Thymidin [20]. Die Anzahl der durch ^{3}H-Thymidin markierten Zellen ist ein Maß für die

Stärke der Zellproliferation in den Geweben, z. B. in der Arterienwand. Durch Variation der zeitlichen Beziehungen zwischen Reizeinwirkung und Thymidininjektion (Vormarkierung, Nachmarkierung) läßt sich unterscheiden, ob die in der Gefäßwand markiert angetroffene Zelle als wandständige Gefäßzelle in den Teilungsstoffwechsel eingetreten ist bzw. eintreten wird, oder ob sie ihren Reduplikationsstoffwechsel an anderem Ort, z. B. im hämopoetischen System, begonnen,

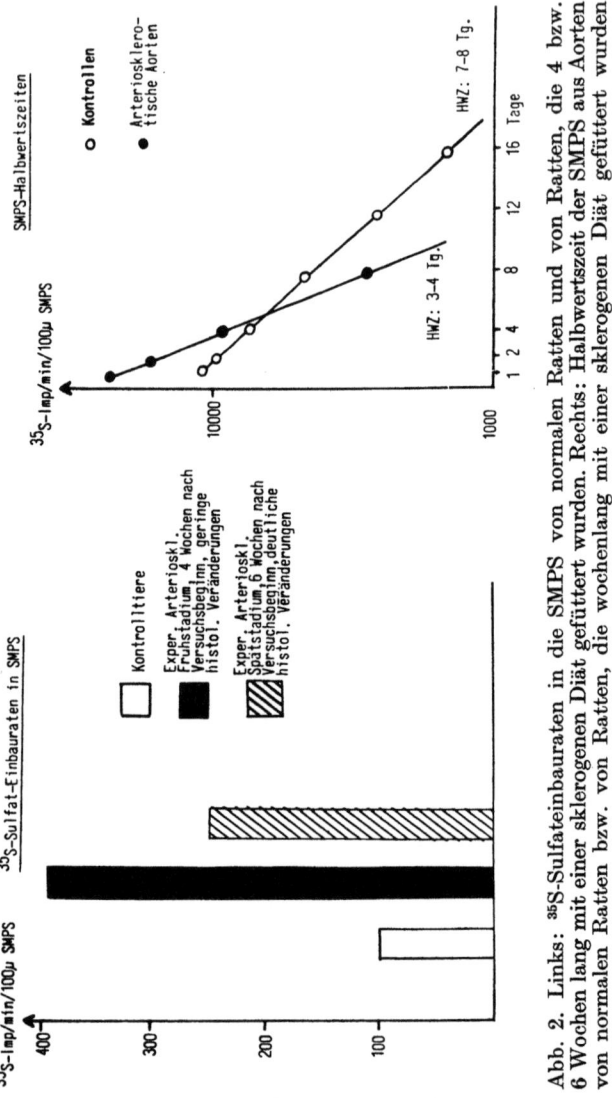

Abb. 2. Links: ³⁵S-Sulfateinbauraten in die SMPS von normalen Ratten und von Ratten, die 4 bzw. 6 Wochen lang mit einer sklerogenen Diät gefüttert wurden. Rechts: Halbwertszeit der SMPS aus Aorten von normalen Ratten bzw. von Ratten, die wochenlang mit einer sklerogenen Diät gefüttert wurden

sich dort geteilt hat und dann in die Gefäßwand eingewandert ist: Durch Nachmarkierung werden diejenigen Zellen erfaßt, die ihre Reduplikation in der Gefäßwand vollziehen, durch Vormarkierung zusätzlich diejenigen Zellen, die sich im hämopoetischen System geteilt haben und in die Gefäßwand eingewandert sind.

Tierexperimentelle Kontrollen zeigen nun, daß beide Wege, sowohl die Reduplikation gefäßwandständiger Zellen als auch die Einwanderung neugebildeter mononucleärer Elemente aus dem hämopoetischen System, für die Sklerogenese bedeutsam sind. Die verschiedenen sklerogenen Faktoren sind unterschiedlich wirksam.

Der arterielle Hochdruck z. B. bewirkt vermehrte Teilung der Gefäßwandzellen. Abb. 3a zeigt die Aorta einer normotonen Ratte und Abb. 3b die Aorta

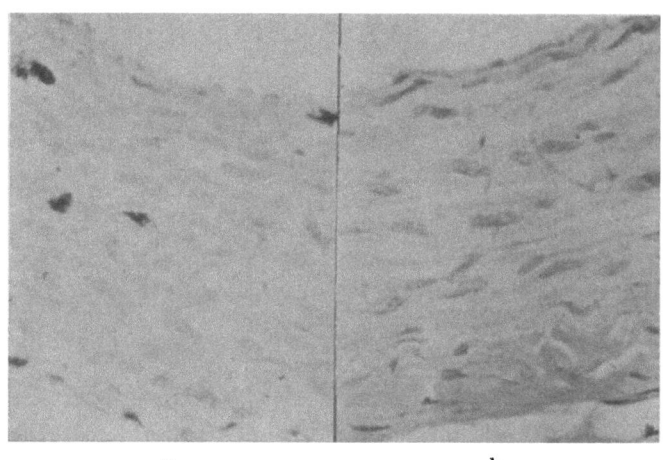

a b

Abb. 3. Aortenwand einer normotonen Ratte (links) und einer hypertonen Ratte (rechts) nach Nachmarkierung mit ^{3}H-Thymidin: Während die normotone Ratte keine markierte Zelle aufweist, sind in Intima, Media und Adventitia des hypertonen Tieres viele markierte Zellen zu sehen

einer hypertonen Ratte, die 1 Std vor ihrem Tode eine intraperitoneale Injektion von ^{3}H-Thymidin erhalten hatten (Nachmarkierung). Während in der Aorta der normotonen Ratte keine Zellmarkierung erfaßt wurde, weil die Zellproliferation in gesunden Gefäßen gering ist, sind in der Aorta der hypertonen Ratte sowohl in

Tabelle 2. *Anzahl der durch Nachmarkierung mit ^{3}H-Thymidin erfaßten Zellen in den Aorten von normotonen und hypertonen Ratten (Auszählung von 100 Gesichtsfeldern): Der Effekt des Hypertonus, der eine erhebliche Zellproliferation auslöst, ist eindeutig zu erkennen*

	Normal	Akute Hypertension (1 Std)	Chronische Hypertension (einige Wochen)
Intima	3	14	59
Media	12	136	235
Adventitia	4	218	255
Total	19	368	549

der Intima als auch in der Media zwei bzw. eine Zelle markiert. Ohne Markierung entgeht diese Zellproliferation der Beobachtung.

Eine Auszählung markierter Zellen in 100 Gesichtsfeldern von Aorten normotoner, akut hypertoner (nach Hypertensininfusion) und chronisch hypertoner (renaler Hochdruck nach Page) Ratten ergibt die aus Tabelle 2 erkennbaren deutlichen Unterschiede. Die statistische Auswertung erweist, daß in den Aorten hypertoner Ratten die Zellproliferation signifikant verstärkt ist.

Andere sklerogene Reize, z. B. emotionaler Streß, Infektionen, Toxininjektionen oder nervale Einflüsse (elektrische Hypothalamusreizung), bewirken eine Zellproliferation in der Gefäßwand, die durch Einwanderung hämatogener Elemente zustandekommt. Auf der Abb. 4 sehen Sie die Aortenwand einer Ratte, die durch eine Staphylolysininjektion geschädigt war, nach Vormarkierung durch ^{3}H-Thymidin: Eine große Anzahl markierter Zellen ist zu sehen. Auch die statistische Auswertung dieser Versuche zeigte, daß signifikante Erhöhung der Zellproliferation nach Einwirkung des Toxins vorliegt.

Aus dem Gesagten ergibt sich: Die durch sklerogene Faktoren unmittelbar induzierte Mesenchymstoffwechselstörung, die zu einer Zellproliferation in der Wand führt, ist obligat beim arteriosklerotischen Prozeß: Ohne Mesenchymstoffwechselstörung keine Arteriosklerose.

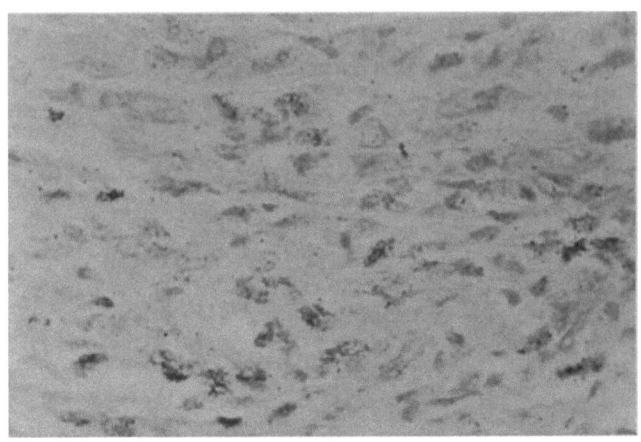

Abb. 4. Aortenwand einer Ratte, die eine Staphylolysininjektion erhalten hatte, nach Vormarkierung durch ^{3}H-Thymidin: Eine große Anzahl von Aortenwandzellen ist markiert

2. Die pathologische durch sklerogene Faktoren ausgelöste Mesenchymreaktion steht im Anfang des sklerotischen Prozesses

Diese obligate Mesenchymstoffwechselstörung ist nicht ein Ereignis, das sich im Laufe des arteriosklerotischen Krankheitsprozesses entwickelt, sondern es ist der Beginn des sklerotischen Prozesses und der Schrittmacher für seine Schübe. Die Anwendung anerkannter sklerogener Noxen im Tierversuch zeigt, daß der Eintritt dieser Bindegewebsstoffwechselstörung ein frühes Ereignis im arteriosklerotischen Prozeß darstellt. Die Verabfolgung einer sklerogenen Diät bewirkt z. B. den Eintritt der Mesenchymstoffwechselstörung regelmäßig innerhalb von Wochen, und zwar bevor Lipidablagerungen eintreten [9]. Das extreme Beispiel ist die Hochdruckeinwirkung, durch die eine Änderung des Bindegewebsstoffwechsels in der Aorta bereits innerhalb einer $^1/_2$ Std ausgelöst wird (Abb. 5), zu einem Zeitpunkt, in dem selbst Veränderungen der Lipidkonzentrationen noch nicht vorhanden sind [21].

Die Annahme, daß die pathologische Mesenchymreaktion der erste krankhafte Vorgang im sklerotischen Prozeß ist, erscheint daher berechtigt.

3. Die pathologische Mesenchymreaktion bewirkt direkt in der Gefäßwand Intimaödem, Hyalinose, Fibrose und Calcinose

Die Endothelzellen der Gefäße zeigen nach Hochdruckeinwirkung Veränderungen. Wir fanden bereits nach einigen Wochen Schwellungen der Zellen und Dilatation des endoplasmatischen Reticulums. Die Zellgrenzen waren stärker gewellt als bei den normotonen Tieren [22], in manchen Fällen geradezu zottig. Subendothelial entwickelt sich frühzeitig eine elektronenoptisch leere Zone, deren Inhalt für ausgetretenes Fibrin, jedoch auch für Grundsubstanz gehalten werden kann. Histologisch imponieren die Veränderungen offenbar als Intimaödem.

Der krankhaft gesteigerte Bindegewebsstoffwechsel nach Einwirkung sklerogener Faktoren bewirkt in der Gefäßwand eine Vermehrung des Mesenchyms, demonstrierbar z. B. an einer Überschwemmung mit Bindegewebsgrundsubstanz.

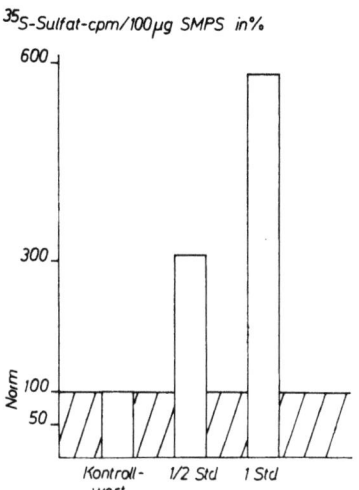

Abb. 5. Effekt einer arteriellen Blutdruckerhöhung (90 mmHg → 160 mmHg) auf den ^{35}S-Sulfateinbau in die SMPS der Aorta (Ratten): Bereits nach $^{1}/_{2}$ Std und noch deutlicher nach einer Std ist eine erhebliche Beschleunigung des SMPS-Stoffwechsels in den Gefäßwänden zu erkennen

Abb. 6 zeigt die Vermehrung der SMPS, eines Bestandteiles der Grundsubstanz, nach Einwirkung eines Hochdruckreizes von 4 Wochen Dauer. Die SMPS beider Aorten, sowohl die des normotonen Tieres (Abb. 6a) als auch die des hypertonen Tieres (Abb. 6b), sind mit Astra-Blau gefärbt. Die Differenz der Farbintensitäten läßt deutlich die Vermehrung der SMPS in der Aortenwand des Hochdrucktieres erkennen. Übereinstimmend mit diesen durch Färbung erhobenen Befunden stehen chemische Analysen, die in Aortensegmenten oberhalb einer Aortenstenose einen höheren Gehalt an SMPS aufzeigten als unterhalb [22]. Diese Vermehrung an Grundsubstanz imponiert histologisch als Hyalinose.

Parallel mit der Überschwemmung durch Grundsubstanz geht das Auftreten großer Mengen kollagener Fasern in der subendothelialen Schicht der Intima einher. Abb. 7a zeigt die Coronararterie eines normotonen Kaninchens in elektronenoptischer Darstellung. Unter der Endothelzelle liegt lediglich eine sehr schmale Zone, die elektronenoptisch nicht oder kaum darstellbare Substanz, vielleicht Grundsubstanz, beinhaltet. Kollagene Fasern und Zellen sind in dieser Zone überhaupt nicht zu sehen. Die Lamina elastica interna ist scharf gezeichnet, und in der Media sind die glatten Muskelzellen erkennbar. Aus Abb. 7b gehen die Veränderungen hervor, die durch einen wochenlang bestehenden Hochdruck in der Coronarwand von Kaninchen zu entstehen pflegen. In der subendothelialen Zone liegen nunmehr „multifunktionale Mesenchymzellen". Um die Zellen herum liegt eine große Menge extracellulären Materials, vor allem eine große Anzahl quer- und längsgeschnittener kollagener Fasern, die offenbar in reichlich vorhandene Grundsubstanz gebettet sind. Die Lamina elastica interna, ebenfalls bekanntlich ein Produkt der Mesenchymzellen, zeigt ein schwer verändertes Aussehen: Sie ist nicht mehr glatt konturiert, sondern aufgefasert, an manchen Stellen geht sie in kollagene Fasern über, und zwischen ihren Streifen sind ebenfalls eine große Menge Fasern eingelagert. In der Media, in der man eine typische glatte Muskelzelle mit ihrem randverdichteten Kern erkennt, erscheint ebenfalls die extracelluläre Substanz, insbesondere die Kollagenfasern, vermehrt. Es erscheint nach diesen Bildern berechtigt, die für die Arteriosklerose charakteristische Wandfibrose als eine unmittelbare Folge der multifaktoriell bewirkten pathologischen Mesenchymreaktion aufzufassen.

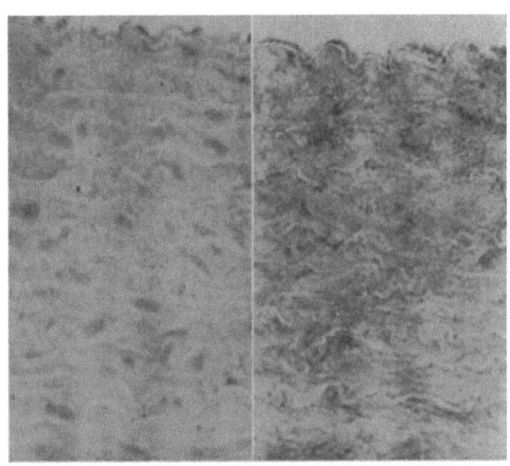

Abb. 6. Astra-Blaufärbung der Aortenwand einer normotensiven Ratte (links) und einer Ratte, die 4 Wochen lang einem Hochdruckreiz ausgesetzt war (rechts): Die deutlichere Blaufärbung der Aortenwand des Hochdrucktieres zeigt die Überschwemmung mit SMPS, einer Komponente der Bindegewebsgrundsubstanz, an

An anderer Stelle haben wir darauf aufmerksam gemacht, daß die pathologische Mesenchymreaktion unter besonderen hormonalen Bedingungen dazu neigt, mit Verkalkungen einherzugehen [9].

4. Die pathologische Mesenchymreaktion ist grundlegend für die sekundären Ereignisse der Arteriosklerose

(Thrombocytenaggregation, Thrombose, Fibrinose, Lipidose, Wandnekrose)

Wie wir oben gezeigt haben, führen sklerogene Noxen zu einer beschleunigten Zellteilung auch in der Intima. Es wird angenommen, daß es bei Zellteilungen in der Intima zu Lückenbildungen in der Oberfläche des Endothels kommt [23]. Einwirkung sklerogener Faktoren führt zu beschleunigter Reduplikation der Endothelzellen (Tabelle 2) und damit häufiger zur Lückenbildung. Diese Lückenbildungen in der Oberfläche sind Prädilektionsstellen für die Aggregation von Blutplättchen [24, 25] und damit für Thrombenbildung. Neben Unebenheiten der Wand gibt wohl der direkte Kontakt des in der subendothelialen Intimaschicht liegenden Kollagens mit dem strömenden Blut Anlaß zur Blutgerinnung.

Born [26] weist darauf hin, daß durch diese Lücken in der Endothelschicht vermehrt Lipide in die Gefäßwand einströmen können, was man auch für das Fibrinogen annehmen könnte. Bedeutsamer noch als diese Endothellücken erscheinen uns für die Entstehung der Lipidose und Fibrinose in der Gefäßwand die durch die pathologische Mesenchymreaktion hervorgerufenen Strukturveränderungen in der Wand.

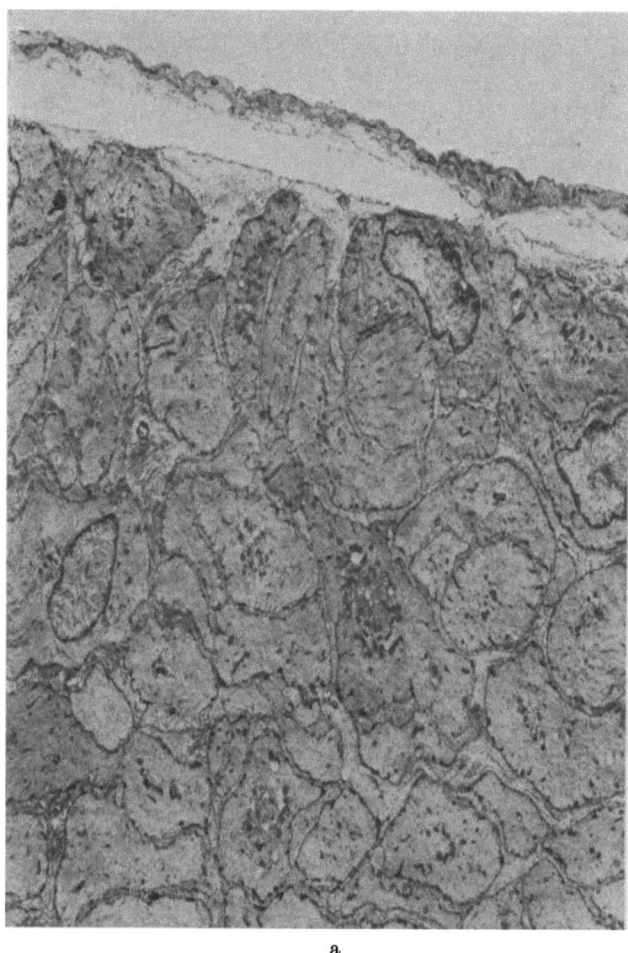

a

Abb. 7. a Elektronenoptische Darstellung der Coronararterienwand eines gesunden, normotonen Kaninchens

Bekanntlich sind die Ansichten über den Entstehungsmechanismus der Lipidablagerungen in der Gefäßwand umstritten. Zweifellos sind die Zellen in der Gefäßwand in der Lage, Fettsäuren und Cholesterin zu synthetisieren [27]: Die Steigerung der Lipidsynthese unter Einwirkung einer Hypertension ist jedoch, wie wir gezeigt haben, erheblich zu niedrig, als daß sie als eine ausreichende Begründung für den erhöhten Fettgehalt der hochdruckbedingten Arteriosklerose angesehen werden könnte [28]. Zudem gibt es viele gute Argumente für die Annahme, daß die in der atherosklerotischen Gefäßwand abgelagerten Fette aus dem Blut stammen [29].

Vergegenwärtigen wir uns nochmals die räumliche Situation in der Gefäßwand an Hand von zwei elektronenoptischen Aufnahmen. Abb. 8a zeigt die Coronararterie eines normotonen und Abb. 8b die eines hypertonen Kaninchens. Der Stofftransport für die Gefäßwandzellen auf Grundsubstanzschienen, die wir Transitstrecken genannt haben, ist beim hypertonen Tier wesentlich weiter als beim normotonen. Ein Vergleich der Abb. 8a und 8b zeigt, daß die Transitstrecken in

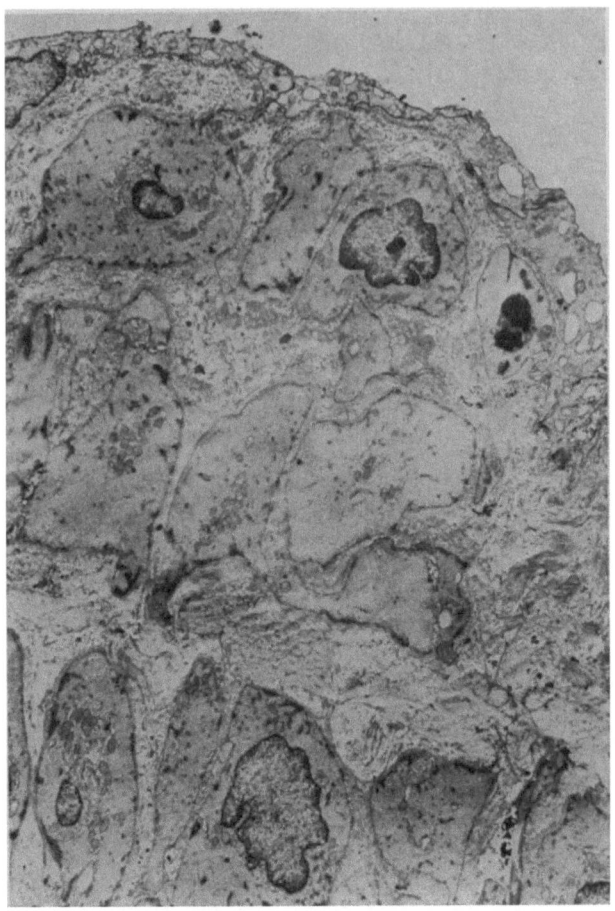

b

Abb. 7. b Elektronenoptische Darstellung der Coronararterienwand eines Kaninchens, das einem wochenlang bestehenden Hochdruck ausgesetzt war

der Wand des hypertonen Tieres erheblich länger und breiter sind, und daß hierdurch sowie durch weitere Abweichungen von der Normalstruktur, z. B. durch die Einlagerung von kollagenen Massen, die Güte der Transportwege leiden muß, insbesondere für hochmolekulare Stoffe.

Aber auch über das Augenscheinliche hinaus gibt es tierexperimentelle Ergebnisse, die dafür sprechen, daß die durch die Mesenchymreaktion hervorgerufene Strukturänderung in der Gefäßwand maßgeblich für die Retention der Fette ist. Über drei solcher Versuchsserien will ich berichten.

Wenn man Wistarratten in einer Tropfinfusion von 1 Std Dauer 1,2 mg Hypertensin zuführt — wodurch der arterielle Druck von seinem normalen Wert (80 bis

90 mmHg) auf Werte von 180 bis 200 mmHg steigt und nach etwa 2 Std wieder auf normale Werte abfällt — und bei diesen Ratten die ^{35}S-Sulfataufnahme in die SMPS die Konzentration von Fettsäuren und des Cholesterins sowie deren Einfluß- und Ausflußdifferenz in der Aortenwand prüft, so ist bereits nach 1 Std eine sehr erhebliche Steigerung des Mesenchymstoffwechsels nachweisbar, wie Abb. 9 zeigt. Konzentration sowie Einfluß- und Ausflußdifferenz des Cholesterins dagegen bleiben zunächst unbeeinflußt. Erst 8 Std nach Versuchsbeginn, zu welchem Zeitpunkt der arterielle Blutdruck bereits 6 Std wieder normal war, beginnen Gehalt und Einfluß-Ausflußdifferenz des Cholesterins in der Gefäßwand anzusteigen und nach 24 Std ihr Maximum zu erreichen. Statistische Prüfung ergibt, daß nunmehr die

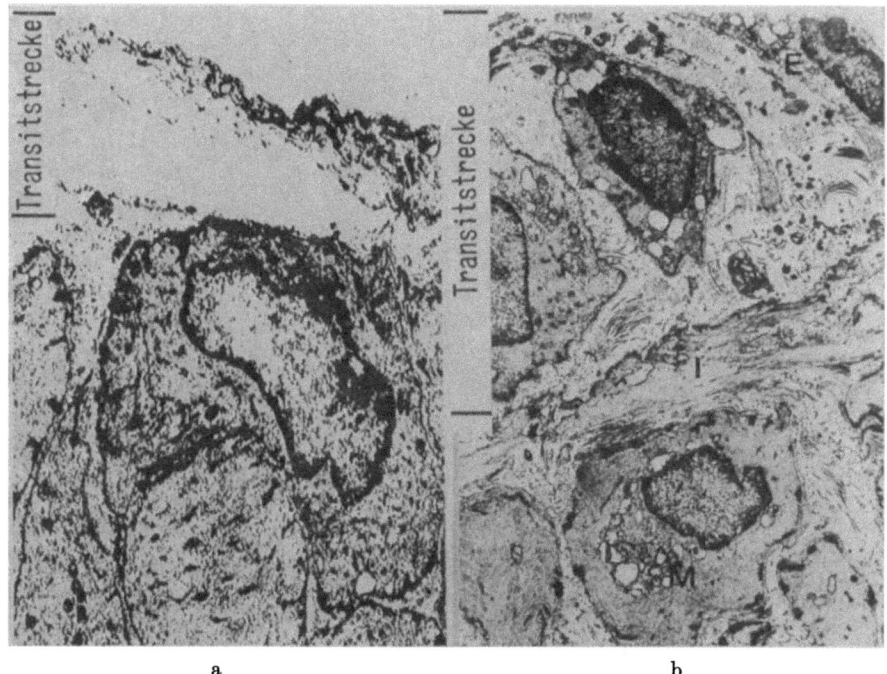

Abb. 8. a Transitstrecke in der Coronararterienwand eines normotonen und b eines hypertonen Kaninchens: Man erkennt, daß der Substratdurchfluß in der Coronarwand des hypertonen Tieres eine erheblich größere Strecke zu durchfließen hat

Veränderungen von Cholesteringehalt und Einfluß-Ausflußdifferenz signifikant sind, während die in den Stunden davor durchgeführten Kontrollen keine Unterschiede ergaben [21]. Dieser Befund spricht dafür, daß die durch die Mesenchymreaktion hervorgerufene Wandveränderung die Voraussetzung für die Erhöhung des Cholesteringehaltes ist.

Aus früheren Versuchen [28] wissen wir, daß der Kreislaufschock eine pathologische Mesenchymreaktion in der Gefäßwand hervorruft. Wir haben nun an Kollektiven von Meerschweinchen, die mit Rinderserum sensibilisiert waren, den Gehalt an Fettsäuren und Cholesterin in der Gefäßwand nach Sondenfütterung eines Gemisches von Olivenöl und Cholesterin überprüft. Abb. 10 gibt die für den Cholesteringehalt erhobenen Befunde wieder. Zunächst erkennt man an der Abbildung, daß sowohl die Cholesterinfütterung als auch der Schock eine geringfügige, daß aber Schock- und Cholesterinfütterung kombiniert eine erhebliche

Steigerung des ³⁵S-Sulfateinbaus in die SMPS der Aorta hervorrufen. Die Cholesterinfütterung allein bewirkt verständlicherweise vermehrten Cholesteringehalt in der Aorta. Aber auch bereits die Schockwirkung allein zeigt eine Steigerung, die nicht unerheblich ist. Schock und Cholesterinfütterung kombiniert erzeugen eine enorme Erhöhung der Cholesterinkonzentration in der Gefäßwand, die um das Doppelte den Effekt der isolierten Cholesterinfütterung überragt. Auch diese Befunde sprechen dafür, daß die pathologische Mesenchymreaktion ein wesentlicher Faktor für die Cholesterinkonzentrationserhöhung in der Gefäßwand ist. Hinzugefügt sei, daß die Befunde, die wir bei untersuchten Fettsäuren erhielten, denen der Cholesterinbefunde entsprechen.

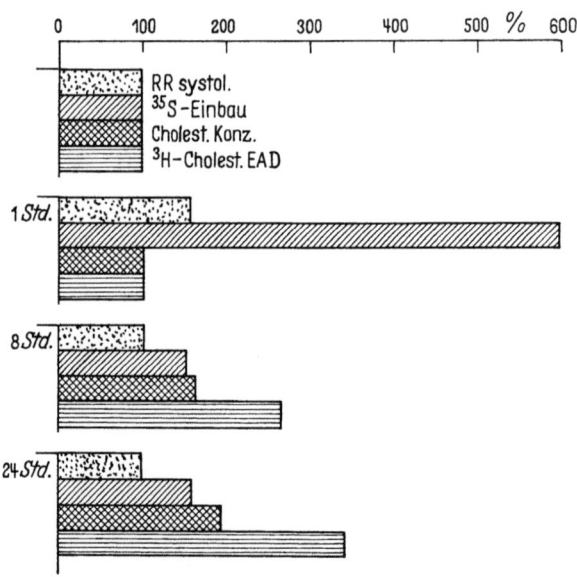

Abb. 9. Blutdruck, ³⁵S-Sulfateinbau in die SMPS der Aortenwand, Cholesterinkonzentration der Aortenwand und Einfluß-Ausflußdifferenz des markierten Cholesterins in der Aortenwand nach Hochdruckeinwirkung: Die Mesenchymstoffwechselstörung geht der Änderung von Cholesterinkonzentration und Cholesterineinfluß-Ausflußdifferenz um Stunden voraus

In vitro-Versuche von Buddecke [30] zeigen, daß die Mucopolysaccharide, die ja seit Beginn des sklerotischen Prozesses bereits in der Wand vermehrt sind, einen Siebeffekt für den Substrattransport ausüben. In Tierversuchen konnte Walton [31] mit Immunfluorescenzmethoden nachweisen, daß die Lipoproteine in der Gefäßwand aus dem Blut stammen und daß sie sich extracellulär, vor allem dort, wo Sulfomucopolysaccharide lagern, absiedeln. Aus diesen Befunden läßt sich folgern, daß sie also vermehrt in denjenigen Transitstrecken lagern, die durch die Einwirkung sklerogener Faktoren verbreitert und verlängert sind. Walton nimmt an, daß echte chemische Bindungen die Lipide in den Mucopolysacchariden festhalten.

Was oben für den Transport der Lipide gesagt wurde, gilt gleichermaßen für den Transport des hochmolekularen Fibrinogens bzw. Fibrins, dessen Einlagerung bekanntlich in den Spätstadien der Arteriosklerose auch von erheblicher Bedeutung ist [32].

Der Zustand der Transitstrecke hat nicht nur Konsequenzen für die Retention von Stoffen, sondern auch für die Substratversorgung der Wandzellen. Erhebliche

Blockierung auf den Transportwegen wird naturgemäß zu Nekrosen von Wandzellen führen.

Kein Zweifel soll daran gelassen werden, daß die Steigerung der Lipidsynthese in den Gefäßwandzellen unter Einwirkung pathologischer Faktoren, daß die Inkorporation von Thrombocyten, daß die fettige Degeneration von Wandzellen und

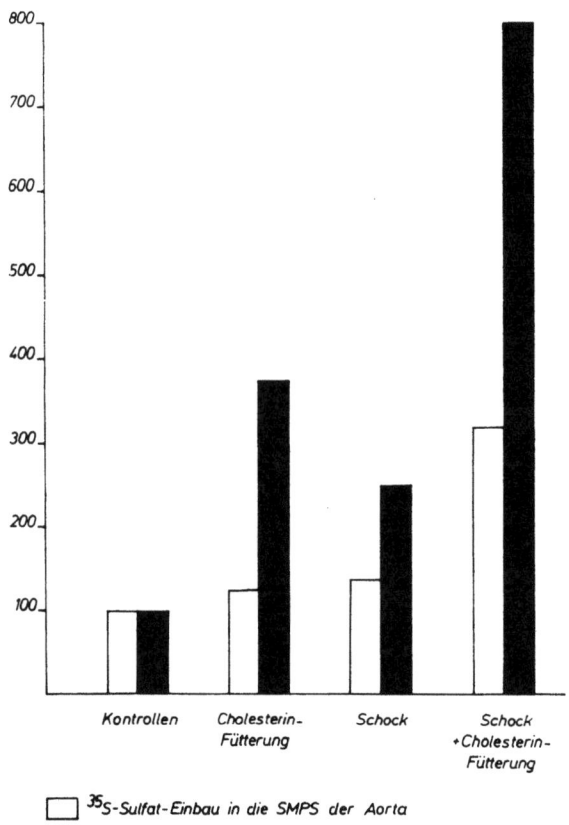

Abb. 10. ^{35}S-Sulfateinbau in die SMPS der Aorta sowie Cholesteringehalt der Aorta bei normalen Kaninchen, bei Kaninchen, die mit Cholesterin gefüttert wurden, bei Kaninchen, die einem anaphylaktischen Schock ausgesetzt waren und bei Kaninchen, die eine Doppelschädigung (anaphylaktischer Schock + Cholesterinfütterung) erlitten hatten: Man erkennt, daß sowohl der Schockeinfluß, aber vor allem die Addition von Schock und Cholesterinfütterung den Cholesteringehalt der Aorta erheblich verändern

daß insbesondere der krankhaft erhöhte Lipidgehalt im Blut weitere bedeutsame Faktoren für die Entstehung der Atheromatose sind.

Unsere Erfolge in der Prophylaxe der Arteriosklerose und in der Therapie ihrer Folgezustände, insbesondere des Herzinfarktes, reichen leider keineswegs an die großartigen Leistungen der naturwissenschaftlichen Medizin auf anderen Erkrankungsgebieten heran. Ein wichtiger Grund dieser bedauerlichen Situation liegt darin, daß die klinische Medizin und Forschung sich vorwiegend mit den leider meist *wenig* oder unabänderlichen Spätstadien dieser Erkrankung befassen. Es ist zu hoffen, daß sich durch Beeinflussung des über Jahre und Jahrzehnte schwelenden pathologischen Mesenchymprozesses die Basis für eine erfolgreichere ärztliche Einflußnahme ergibt.

Zusammenfassung

1. Die Arteriosklerose ist eine reaktive Erkrankung der Gefäßwand, die durch *viele heterogene* Noxen ausgelöst und unterhalten wird.

2. Die pathologische Mesenchymreaktion steht *obligat* im Beginn des sklerotischen Wandprozesses.

3. Die sklerogenen Noxen bewirken *unmittelbar* eine Veränderung sowohl des Leistungs- als auch des Teilungsstoffwechsels der Mesenchymzellen.

4. Die Zellproliferation in der Gefäßwand wird auf zwei Wegen bewirkt: Durch Reduplikation der wandständigen Mesenchymzellen sowie durch Einwanderung hämatogener Zellen. Die Situation ist ganz ähnlich wie bei der Entzündung.

5. Die pathologische Mesenchymreaktion führt *unmittelbar* zu Intimaödem, Hyalinose, Fibrose und Verkalkung. Sie führt *mittelbar* über Endotheldefekte und Verformung der Transitstrecken zu Thrombocytenaggregation, Thrombose, Fibrinose, Lipidose und Wandnekrose. Die pathologische Mesenchymreaktion ist die Basisreaktion des arteriosklerotischen Prozesses.

Literatur

1. Antitschkow, N.: Beitr. path. Anat. **59** (1914). — 2. Leary, T.: Amer. Heart J. **10**, 388 (1934). — 3. Malmros, H.: Nord. Med. **42**, 1786 (1949). — 4. Katz, L. N., Stamler, S.: Experimental atherosclerosis. Springfield (Ill.): Thomas 1953. — 5. Virchow, R.: Virchows Arch. path. Anat. **4**, 261 (1852). — 6. Hueck, W.: Beitr. path. Anat. **66**, 330 (1920). — 7. Schallock, G.: Zur pathologischen Anatomie der Arteriosklerose. Aus: Arteriosklerose und Ernährung, Bd. 3. Darmstadt: Steinkopff 1959. — 8. Hauss, W. H.: Verh. dtsch. Ges. inn. Med. **69**, 554 (1963). — 9. Hauss, W. H., Gerlach, U., Junge-Hülsing, G.: Die unspezifische Mesenchymreaktion. Zur Pathogenese der reaktiven Mesenchymerkrankungen. Stuttgart: Thieme 1968. — 10. Junge-Hülsing, G.: Untersuchungen zur Pathophysiologie des Bindegewebes. Heidelberg: Hüthig 1965. — 11. Lindner, J.: Verh. dtsch. Ges. Path. **41**, 108 (1957). — 12. Buddecke, E.: Angew. Chem. **72**, 663 (1960). — 13. Sanwald, R., Ritz, E., Hug, B.: J. Atheroscler. Res. **8**, 433 (1968). — 14. Walton, K. W.: The biology of atherosclerosis. In: The biological basis of medicine, Vol. 6, p. 193 (E. and N. Bittar, Eds.). New York: Academic Press 1969. — 15. Wissler, R. W.: J. Atheroscler. Res. **8**, 201 (1968). — 16. Haust, M. D., More, R. H.: Evolution of the atherosclerotic plaque, Part 1, p. 51. Chicago: University of Chicago Press 1963. — 17. Schmitt, G., Knoche, H., Junge-Hülsing, G., Koch, R., Hauss, W. H.: Z. Kreisl.-Forsch. **59**, 481 (1970). — 18. Puls, W., Schloßmann, K., Laufenstein, K., Haberland, G. L.: Med. Exp. **8**, 48 (1963). — 19. Schmitt, G., Knoche, H., Hauss, W. H.: Verh. dtsch. Ges. Kreisl.-Forsch. **36**, 337 (1970). — 20. Schultze, B.: Die Orthologie und Pathologie des Nucleinsäure- und Eiweißstoffwechsels der Zelle im Autoradiogramm. In: Handbuch der allgemeinen Pathologie, Bd. II/5, S. 466. Berlin-Heidelberg-New York: Springer 1968. — 21. Matthes, K. J., Junge-Hülsing, G., Schmitt, G., Wagner, H., Oberwittler, W., Hauss, W. H.: J. Atheroscler. Res. **9**, 305 (1969). — 22. Backwinkel, K. P., Schmitt, G., Themann, H., Hauss, W. H.: Beitr. Path. **141**, 374 (1970). — 23. Stehbens: Zit. nach Born, G. V. R.: Verh. dtsch. Ges. inn. Med. **78** (1972). — 24. Tranzer, Baumgartner: Zit. nach Born, G. V. R.: Verh. dtsch. Ges. inn. Med. **78** (1972). — 25. Frost, H.: Verh. dtsch. Ges. inn. Med. **78** (1972). — 26. Born, G. V. R.: Verh. dtsch. Ges. inn. Med. **78** (1972). — 27. Zilversmit, D. B.: Phospholipid turnover in atheromatous lesions. In: Pincus, G. (Ed.): Hormones and atherosclerosis, p. 145. New York: Academic Press 1959. — 28. Hauss, W. H., Junge-Hülsing, G., Matthes, K. J., Wirth, W.: J. Atheroscler. Res. **5**, 451 (1965). — 29. Gerö, S., Gergely, J., Devenyl, T., Jakob, L., Szekely, J., Virage, S.: J. Atheroscleros. Res. **1**, 67 (1961). — 30. Buddecke, E.: Dtsch. med. Wschr. **86**, 1773 (1961). — 31. Walton, K. E.: Distribution of lipoproteins in arteries and tissue as determined by immunohistological and radioactive tracer methods. XIXth Colloquium on Protides of Biological Fluids, Bruges, Belgium, April/May 1971. — 32. Bleyl, U.: Arteriosklerose und Fibrininkorporation. Berlin-Heidelberg-New York: Springer 1969.

Aussprache

Herr MEYER, W. W. (Mainz):

Zu Herrn HAUSS: Es ist wohl bekannt, daß durch Verfütterung von reinem Cholesterin, auch in kleinen Dosen und ohne zusätzliche Versuchsbedingungen bei einigen Versuchstieren regelmäßig eine Lipoidablagerung in der Arterienintima mit nachfolgenden atherosklerotischen Veränderungen erzeugt werden kann. Damit ist die Bedeutung des Cholesterins als einem wesentlichen pathogenetischen Faktors der Atherosklerose gesichert. Auf Grund Ihrer Untersuchungen stellen Sie dagegen in den Vordergrund der Pathogenese der Atherosklerose die Aktivierung des Mesenchyms. In diesem Zusammenhang erscheint die Frage erlaubt, ob es Ihnen, in Bestätigung Ihres Standpunktes gelungen ist, bei irgend einem Versuchstier *allein* durch die Aktivierung des Mesenchyms das wohl bekannte makroskopische Bild der experimentellen Atherosklerose zu erzeugen, wie sie *allein* durch Cholesterinverabreichung stets reproduzierbar ist.

Auch in der Pathogenese der Kalkablagerungen messen Sie der Mesenchymaktivierung eine wesentliche Bedeutung bei. Die Erfahrung zeigt, daß die Kalkablagerungen in dem Gefäßsystem des Menschen mit dem fortschreitenden Alter erheblich zunehmen. Eigene Untersuchungen an den Venen der unteren Extremität ergaben, daß in der A. femoralis die Kalkablagerungen bei den alternden Menschen ein erhebliches Ausmaß erreichen und jenseits des 75. bis 80. Lebensjahres in einer besonders ausgeprägten Form erscheinen. Sind Sie, Herr Vortragender der Meinung, daß das Mesenchym in dem weit fortgeschrittenen Alter besonders „aktiv" wird und auf diesem Wege die erwähnten Kalkablagerungen in einem besonderen Maße fördert. Widerspricht dies nicht auch den klinischen Erfahrungen, z. B. über den Ablauf der Wundheilung, die mit dem fortschreitenden Alter verzögert wird?

Regressive und progressive arterielle Reaktionen bei Atherosklerose: 5. Veränderungen im extracellulären Kompartment

LINDNER, J. (Pathol. Institut der Universität Hamburg)

Referat

Regressive und progressive Veränderungen der extracellulären Gefäßwandbestandteile bei Atherosklerose betreffen besonders die *Proteoglykane* und *Glykoproteide* der *Grundsubstanz*, sowie die *kollagenen* und *elastischen* Faseranteile der *Gefäßwand*. Dabei steht seit über 50 Jahren die Zunahme der sog. metachromatischen Grundsubstanz im Vordergrund (Übersicht und Literatur: s. Lindner, 1969).

Die an Farbdiabeispielen (nicht im Druck) gezeigte Intensitätszunahme farbstoffhistochemischer Nachweise saurer Glykosaminoglykane bzw. Mucopolysaccharide (MPS) kann durch eine echte quantitative Zunahme ihres Gesamtgehaltes bedingt sein, zugleich aber auch durch eine Änderung ihrer chemischen Zusammensetzung, ihres Musters, ihres Polymerisations- und Sulfatierungsgrades, ferner durch qualitative Zustandsänderungen dieser Makromoleküle mit erhöhter Verfügbarkeit ihrer anionischen Gruppen für die Bindung mit kationischen Farbstoffen oder durch Abfall ihrer Bindung an Eiweiße und Phosphorlipide, besonders im Rahmen sog. Desaggregationen und Degradationen der Gefäßwandgrundsubstanz [Lindner, 1957 (1, 2); Böttcher u. Klynstra, 1963; Zugibe, 1963 (1, 2); Lindner et al., 1967 (2); Lindner, 1969]. Die dadurch bedingten, z. T. widersprüchlichen Angaben über Glykosaminoglykan- bzw. Grundsubstanzveränderungen an Hand histochemischer Befunde (Bunting u. Bunting, 1953; Taylor, 1953; Rinehart, 1954; Bertelsen u. Jensen, 1960; Bertelsen, 1961 u. a.: Übersicht s. Lindner, 1969) sind auch durch mehr spezifizierte und validisierte histochemische MPS-Nachweise (Quintarelli u. Dellovo, 1963, 1969; Scott u. Dorling, 1965; Spicer, 1965 u. a.) nicht aufzulösen. Erst vergleichende histochemische und biochemische Analysen (mit Mikroverfahren, also möglichst in der Größenordnung histologischer Schnitte) erlauben genauere qualitative und quantitative Aussagen [Lindner, 1956, 1957 (1, 2); Antonopoulos et al., 1964].

Besonders zur exakten Gesamtgehaltbestimmung der Proteoglykane wie der weiteren (einleitend genannten) extracellulären Bestandteile der Gefäßwand bei

Atherosklerose sind *quantitative biochemische Analysen* erforderlich, desgleichen für isolierte Untersuchungen der Veränderungen von Synthese- und Abbauprozessen im Rahmen regressiver und progressiver atherosklerotischer Reaktionen. Neben *Alters-, Geschlechts-, Species-* und *Rassenunterschieden* sind bereits normalerweise bestehende *Lokalisationsunterschiede* zu berücksichtigen, wenn der Einfluß regressiver und progressiver atherosklerotischer Veränderungen auf den Gesamtgehalt der extracellulären Komponenten der Atherosklerose analysiert werden soll [Boucek et al., 1952, 1958; Kirk u. Dyrbye, 1956; Noble et al., 1957; Kaplan u. Meyer, 1960; Bertelsen 1961; Levene u. Poole, 1962; Gore et al., 1964; Likar et al.,

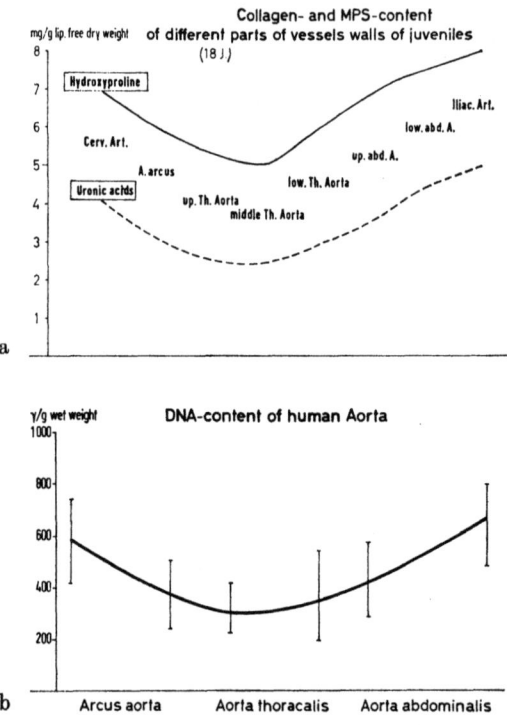

Abb. 1a u. b. Beispiele lokalisationsabhängiger Unterschiede: a des Kollagen- und Proteoglykangehaltes sowie b des biochemisch bestimmten DNS-Gehaltes der menschlichen Aorta beim Jugendlichen. Abbildungen wunschgemäß bei diesem internationalen Symposion in englischer Beschriftung — so auch im Druck

1965; Smith, 1965; Kumar et al., 1967 (1, 2); Lindner et al., 1967 (1, 2); Lindner, 1969, 1971 (1, 2, 3); Nakamura et al., 1968 u. a.].

Für lokalisationsabhängige Unterschiede wird in Abb. 1 an einem Beispiel gezeigt, daß der Kollagengesamtgehalt (durch die kollagenspezifische Aminosäure Hydroxyprolin bestimmt), sowie der Gesamtgehalt saurer MPS (Uronsäureanalyse) bei Jugendlichen von den Halsarterien über den Aortenbogen zur oberen und mittleren Brustaorta hin abfallen und von hier zur unteren Bauchaorta bis zu den Beckenarterien wieder ansteigen. Dieses Beispiel zeigt, daß Vergleiche zwischen herdabhängigen Veränderungen des Gesamtgehaltes von Zwischensubstanzbestandteilen mit unveränderten Kontrollabschnitten der gleichen Gefäße derartige physiologische lokalisationsabhängige Unterschiede zu berücksichtigen haben. Auch der biochemisch bestimmte DNS-Gehalt der Aorta (als quantitativer Parameter für den Gesamtzellgehalt, also ohne Differenzierung der in den Referaten zuvor genannten Zellarten) fällt beim Jugendlichen vom Aortenbogen zur Brustaorta hin ab und steigt zur Bauchaorta wieder an (nicht im Druck).

Daraus ergibt sich, daß die Gesamtgehalte der am meisten beachteten extracellulären Komponenten (saure MPS und Kollagen) und damit die Summe ihrer Synthese und ihres Abbaues beim Jugendlichen dem Zellgehalt parallel verlaufen.

Bei Gesamtgehaltsanalysen regressiver und progressiver atherosklerotischer Veränderungen sind neben den vorgenannten Abhängigkeiten *Herdunterschiede* getrennt zu untersuchen, während die zunächst überwiegend durchgeführten Poolungen der Herde bei biochemischer Aufarbeitung ganzer Aorten zur Nivellierung der Befunde führten. Für die Atherosklerose ist aber der herd- und schubweise Ablauf charakteristisch. Gesamtgehaltsbestimmungen werden daher (wie die folgenden Analysen von Synthese, Abbau und weiteren Stoffwechselparametern der einzelnen extracellulären Komponenten) an den morphologisch unterschiedenen Herden vorgenommen und zusammengefaßt in den Ergebnissen dargestellt, in Abb. 2: die Gesamtgehaltsanalysen von frischen Herden, den sog. Ödemplaques, sowie von älteren Herden, von fibrösen Plaques, von Atheromen und deren Komplikationen: ulcerierte bzw. verkalkte Atherome, jeweils im Vergleich zu herdfreien Gefäßwandteilen der gleichen Aorten.

Aus Abb. 2a ergibt sich eine Zunahme des Gesamtgehaltes an Glykoproteiden in den frischen Ödemherden gegenüber benachbarten herdfreien Partien mit Zunahme des Aminozucker- und damit des Glykoproteidgehaltes bei gleichzeitiger Abnahme des Uronsäuregesamtgehaltes, also der uronsäurehaltigen MPS, und damit eine Verschiebung des Hexosamin:Uronsäurequotienten, ferner nur eine geringe Zunahme des Kollagengehaltes von den benachbarten herdlosen Partien zu den Ödempolstern bis zum Atherom, bei Abfall in den ulcerierten und verkalkten Atheromen (bei gleichzeitiger Abnahme ihres Uronsäuregehaltes).

Der Elastingehalt verändert sich nur mäßig und kann in frischen Atheromen am höchsten sein.

Bei isolierten Untersuchungen von Ödempolstern in Altersgruppen (zusammen mit Gries) wird der höchste Hexosamingehalt bei Jugendlichen, der niedrigste in der Altersgruppe der 70- bis 80jährigen gefunden (fast 50% des Wertes der Ödempolster Jugendlicher, bei denen diese frühen Läsionen nach bisherigen Kenntnissen häufiger zurückgebildet werden können) (s. Abb. 2b).

Mit der Hexosaminbestimmung werden also neutrale *und* saure Polysaccharide zusammen erfaßt. Die hexosaminhaltigen Glykoproteide des Serum gehen in die Bestimmung mit ein, während die Uronsäurebestimmung isoliert *saure MPS* erfaßt: Diese nehmen in den Ödempolstern altersabhängig zu:

Es besteht also eine Erhöhung des Proteoglykangehaltes der Gefäßwand bei der Alterung, zugleich auch des Kollagengehaltes [Lit. dazu: s. Lindner, 1971 (3)].

Diese Befunde werden bestätigt und erweitert bei Prüfung des Serumeiweißgehaltes, dessen Bedeutung für den physiologischen und den pathologisch gestörten Gefäßwandstoffwechsel im Beginn und Verlauf der Atherosklerose erstrangig ist [s. Übersicht: Lindner, 1969, 1971 (1)].

Die Identifizierung und quantitative Bestimmung des Serumeiweißgehaltes in den einzelnen Gefäßwandschichten in der Größenordnung nativer Gewebsschnitte mit Hilfe des sog. Ringtestverdünnungsverfahrens ergab eine Zunahme der Serumeiweiße bei Atherosklerose. Folgende Befunde sind in Abb. 3 am wichtigsten:

1. Ein beträchtlicher Anstieg des Serumalbumin- und γ-Globulingehaltes in frischen Ödempolstern gegenüber unveränderten benachbarten Abschnitten jeweils der gleichen Gefäße.
2. Der Anteil niedermolekularer Albumine ist stets höher als die γ-Globulinmenge — auch in den weiteren Atherosklerosestadien.

3. Der Serumeiweißgehalt der Intima übertrifft stets den der Media.
4. In Atheromen und deren Komplikationen nimmt der Serumeiweißgehalt *wie der Hexosamingehalt* (s. Abb. 2) weiter ab.

Ältere Ödempolster besitzen also bei ihrem Übergang in fibröse Plaques quantitativ noch mehr Serumeiweiße als benachbarte, morphologisch unveränderte Anteile der gleichen Gefäße, ebenfalls (in dieser Reihenfolge) Atherome. Ihr Gehalt an Lipoproteinen ist beträchtlich, wie nicht nur an Homogenaten (Gerö et al., 1961; Lindner u. Hölzer, 1962), sondern gerade mit diesen histochemischen Metho-

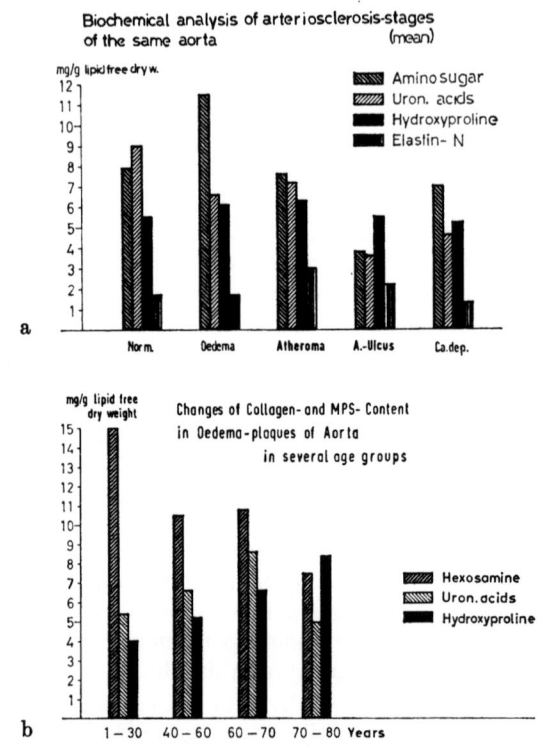

Abb. 2a u. b. Beispiele quantitativer und qualitativer biochemischer Analysen der Grundsubstanz- und Faserbausteine: a von vier Atherosklerosestadien im Vergleich zu den herdfreien umgebenden Partien jeweils der gleichen Aorten: Somit ist zugleich ein Vergleich zwischen atherosklerotisch erkrankter und alternder Gefäßwand möglich. b Veränderungen des Gehaltes an Glykosaminoglykan-Proteinkomplexen und an Kollagen in Ödempolstern der Aorta, in vier Altersgruppen unterteilt

den der Gewebsschnitt-Immunelektrophorese und quantitativen Immunhistochemie in der Größenordnung nativer Gewebsschnitte an Stufenschnitten durch die einzelnen Intima- und Mediaschichten (bei paralleler morphologischer Kontrolle an Folgeschnitten) nachgewiesen wurde [Lindner et al., 1967 (1, 2); Lindner, 1969, 1971 (1)].

Die ebenfalls mit Gries durchgeführten biochemischen Fettanalysen zeigen [im wesentlichen übereinstimmend mit den bekannten morphologischen Befunden: Übersicht s. Lindner, 1969, 1971 (1)], bereits einen erheblichen Anstieg des Gesamtlipidgehaltes in frischen Ödempolstern gegenüber herdfreien, umgebenden Gefäßanteilen, mit entsprechendem Anstieg von Cholesterin und veresterten Fettsäuren, bei gleichzeitigem Abfall des Lipoidphosphor (in gleicher Weise, wenn auf fettfreies Trockengewicht oder auf den Kollagengehalt bezogen wird). Bei Berechnung des Phosphorlipidgehaltes ergibt sich ein entsprechender Abfall [s. auch Taylor, 1953; Lindner, 1957 (1, 2), 1969, 1971 (1); Bertelsen, 1961; Berenson u. Radhakrishnamurthy, 1968 u. a.)].

Ursächlich für die zuvor gezeigte Mengenzunahme der Grundsubstanzproteoglykane in den frühen atherosklerotischen Läsionen ist ihre *Umsatzsteigerung*, offenbar mit Störung des normalerweise bestehenden Rückkopplungsgleichgewichtes zwischen Synthese und Abbau zu Gunsten der *Synthese*.

Bisherige Untersuchungen über Aktivitätsänderungen *Proteoglykan-abbauender Glykosidasen* ergaben besonders in frühen Läsionen Aktivitätszunahmen.

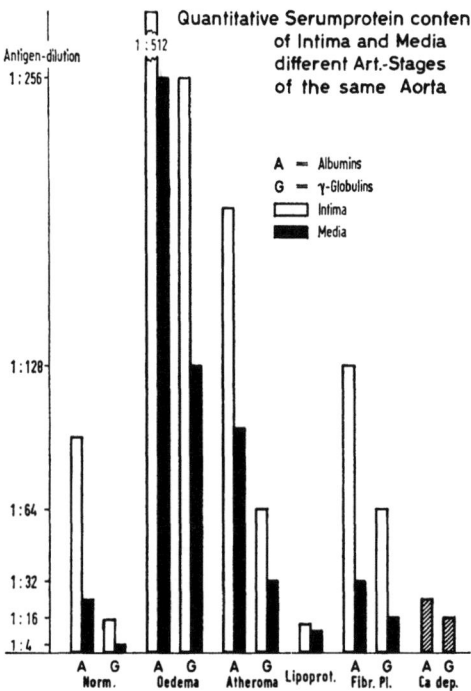

Abb. 3. Quantitative Bestimmung des Serumeiweißgehaltes von Intima und Media bei regressiven und progressiven atherosklerotischen Prozessen

Das gilt auch für Kollagen-abbauende Enzyme, speziell für Kollagenpeptidasen, deren Aktivität in der Kaninchenaorta gegenüber den in Abb. 4 mit aufgeführten Vergleichsorganen am höchsten ist.

Diese Veränderungen der Aktivität von Glykosidasen (an Farbdiabeispielen vorgewiesen, nicht im Druck) wie von anderen Gefäßwandenzymen können histochemisch lokalisiert und biochemisch quantitativ bei regressiven und progressiven atherosklerotischen Prozessen nachgewiesen werden [Durby u. Kirk, 1956; Lindner, 1957 (1, 2), 1969, 1971 (1); Zemplenyi et al., 1963; Miller u. Kothar, 1967; Platt, 1969; Platt u. Luboeinski, 1969].

Die in Abb. 4 an Beispielen gezeigten Kollagenpeptidasen sind besonders in frischen atherosklerotischen Läsionen aktivitätsgesteigert. Demnach ist in diesen Läsionen nicht nur der Proteoglykan-, sondern auch der Kollagenabbau im Vergleich zu herdfreien Abschnitten der gleichen Gefäße erhöht.

Für die *Proteoglykansyntheseänderungen* liegen reichliche Befunde vor, vor allem mit der routinemäßig verwendbaren Indikatormethode der ^{35}S-Sulfatinkorporationsratenmessung: Damit wird unter Einhaltung bestimmter Voraussetzungen bei kurzfristiger Inkorporation isoliert die *Synthese* und *nicht* der Umsatz der Proteoglykane erfaßt, weshalb Bestimmungen der spezifischen Aktivität sulfatierter MPS routinemäßig nur stichprobenartig durchgeführt werden. Autoradiographische Kontrollen zeigen (nicht im Druck), daß bei der Synthesesteigerung speziell früher Läsionen die in den vorhergehenden Referaten genannten modifizierten glatten Muskelzellen wie histiogene und hämatogene Fibroblasten vermehrt die radioaktiv markierten Vorläufer für die Proteoglykan- wie für die

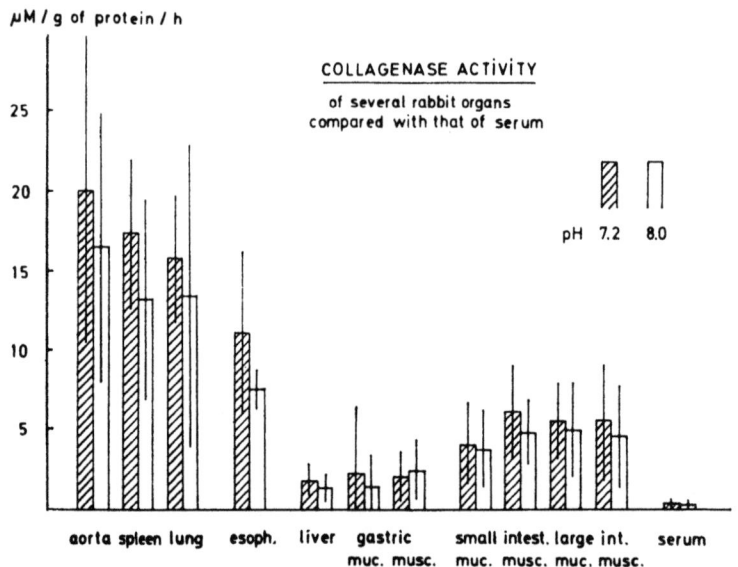

Abb. 4. Vergleichende Untersuchung der kollagenolytischen Aktivität verschiedener Kaninchenorgane (mit den dargestellten 2 pH-Optima): höchste Aktivität von den untersuchten Organen in der Aorta

Kollagensynthese inkorporieren. Auf diesen, von Herrn Wegener anschließend an Beispielen gezeigten autoradiographischen Befunden basieren die Inkorporationsratenmessungen der Intima und der davon isolierten Media an *drei* Stadien der Atherosklerose, im Vergleich wiederum zu benachbarten, nicht herdförmig veränderten Abschnitten der gleichen Gefäße = N, eingeteilt in drei Altersklassen (in Abb. 5).

Parallel zur zuvor gezeigten Zunahme des Serumeiweißgehaltes in frischen Ödempolstern ist die Inkorporationsrate von Intima und Media erheblich gesteigert, am stärksten in jüngeren, aber auch in älteren Altersgruppen: Auch die Intima älterer Menschen antwortet also mit einer entsprechenden Steigerung dieser spezifischen Stoffwechselgröße auf frische Läsionen. Die Inkorporationsraten sind in der Intima stets höher als in der Media (Mediawerte sind in die Intimasäulen in Abb. 5 eingetragen).

In allen Altersgruppen sind die Inkorporationsraten von Intima und Media *fibröser Plaques* niedriger, als in benachbarten, nicht herdförmig veränderten Partien der gleichen Gefäßwand — am niedrigsten in *Atheromen*. Der Sauerstoffverbrauch verläuft parallel. Die in den Spalten *N* erkennbaren *Altersabfälle* sind zu berücksichtigen und werden anschließend getrennt analysiert.

Zuvor wird gezeigt, daß der biochemisch bestimmte Zell-, also DNS-Gehalt bei dieser Stadieneinteilung von den frühen zu den späten Läsionen abnimmt. Bei entsprechenden Umrechnungen auf den DNS-Gehalt ergibt sich, daß der Leistungs-, hier speziell der Zwischensubstanz-Synthesestoffwechsel bei frischen atherosklerotischen Schüben in der Intima und *besonders in der Media* gegenüber

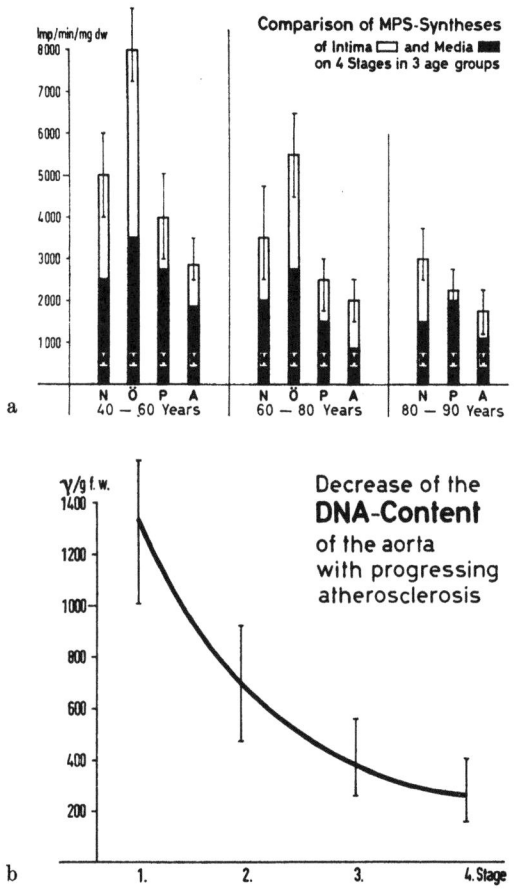

Abb. 5. a Zusammenfassende Darstellung der ^{35}S-Sulfatinkorporationsraten und der damit bestimmten Proteoglykansynthese (s. Text) von Intima und Media an 3 Atherosklerosestadien, in 3 Altersklassen getrennt. b Zugehörige Darstellung des biochemisch bestimmten DNS-Gehaltes in Abhängigkeit von 4 morphologisch unterschiedlichen Atherosklerosestadien der Aorta

der unveränderten, also im Stoffwechselgleichgewicht stehenden Gefäßwand zunehmen kann!

Abb. 6a zeigt nun den typischen altersabhängigen Abfall der Inkorporationsraten der isolierten Intima (obere Kurve) bzw. Media (untere Kurve) und bei gemeinsamer Messung beider Gefäßwandschichten (mittlere Kurve). Dieser Befund geht der Bestimmung der spezifischen Aktivität, vom Umsatz und Syntheserate der sulfatierten MPS parallel [Dyrby, 1959; Hilz, 1960; Hilz et al., 1963; Junge-Hülsing, 1963/65; Becker et al., 1965 (1, 2); Lindner et al., 1967; Hauss et al., 1962, 1968; Lindner, 1969, 1971 (1, 2) — zugleich zur Methodik].

Ein vergleichbarer Altersverlauf ist auch an Gefäßen von Versuchstieren nachgewiesen. Der dabei gezeigte (nicht im Druck) Inkorporationsratenabfall der Gefäßwand (und des Knorpels) während der Reifung und Alterung entspricht dem von Gerlach (1963) festgestellten *Altersabfall der Aktivität sulfataktivierender Enzyme*. Diese Übereinstimmung bestätigt zugleich, daß die hier vorgewiesenen Inkorporationsratenmessungen für derartige Serienuntersuchungen als Routineindikatormethode besonders geeignet sind, ferner, daß bei zunehmender Reifung und Alterung eine Verlangsamung synthetisierender Prozesse einschließlich von Enzymsynthesen eintritt.

Parallel dazu besteht ein altersabhängiger Abfall des Zellgehaltes der menschlichen Aorta (s. Abb. 6b) wie der tierischen Aorta (nicht im Druck). Wiederum bei

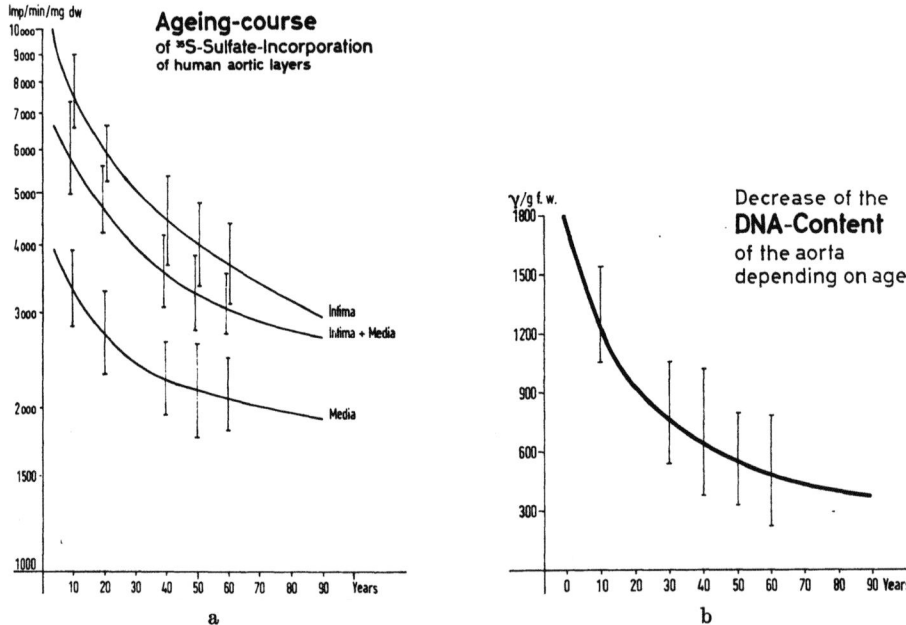

Abb. 6. a Altersverlauf der ^{35}S-Sulfatinkorporation menschlicher Aortenschichten (Intima und Media jeweils getrennt) und — mittlere Linie — zusammen analysiert. b Entsprechende altersabhängige Abnahme des biochemisch bestimmten DNS-Gehaltes der Aorta

Umrechnung der Inkorporationsraten- und Syntheseleistung auf den Zellgehalt ist es *möglich*, daß im höheren Alter, speziell bei dann auftretenden frischen Läsionen, der *Leistungsstoffwechsel pro Zelle* (global umgerechnet) *erhöht sein kann*!

Die zuerst gezeigten altersabhängigen Zunahmen des Gesamtgehaltes der Grundsubstanzpolysaccharide bei gleichzeitiger Abnahme ihrer Synthese läßt den Schluß zu, daß bei Störung des physiologischen Rückkopplungsmechanismus zwischen Synthese und Abbau letzterer mit dem Alter — wie bei Atherosklerose — noch stärker als die Synthese verlangsamt ist:

Es überwiegt dann der Anabolismus den Katabolismus der Proteoglykane (wie des Kollagen) bei zunehmender Stoffwechselinsuffizienz der atherosklerotischen Gefäßwand.

Zusammenfassend zeigen diese Befunde und die bisher in der Literatur vorhandenen Ergebnisse zu den regressiven und progressiven Veränderungen der extracellulären Komponenten bei Atherosklerose, daß zwischen *Synthese, Abbau,*

Gesamtgehalt, Umsatz und *Halbwertszeit* der einzelnen extracellulären Komponenten zu unterscheiden ist (s. Tabelle).

Der prozentuale Anteil von Hyaluronsäure (20%), Chondroitin-4- und -6-Sulfat (60%), Dermatansulfat (10%) und Heparansulfat (10%) an den Aortengesamt-MPS (Kaplan u. Meyer, 1960; Buddecke, 1961) wird bei Alterung und Atherosklerose unterschiedlich verändert, wie in anderen Bindegeweben! Keratansulfat kann bei dieser Fraktionsmusterverschiebung auf Kosten von Hyaluronsäure und Chondroitinsulfaten in verschiedenen Bindegeweben, besonders bei der Alterung zunehmen [Literaturübersicht s. Lindner, 1971 (3)]. Ob dies auch für die Gefäßwand zutrifft, ist noch offen. Chondroitinsulfat-Keratansulfathybridisierungen werden angenommen [Kaplan u. Meyer, 1960; Wahl, 1963; Schorah et al., 1968; weiteres dazu s. u. sowie Literaturübersicht: Lindner, 1969, 1971 (3)]. Das gilt auch für atherosklerotische Gefäßwandveränderungen. Dabei liegen jedoch ausreichende Einzelanalysen für die einzelnen Stoffwechselparameter noch nicht vollständig vor. Nach den bisherigen Befunden ergibt sich jedoch ein deutlicher Unter-

Tabelle 1

ATHEROSCLEROSIS		SYNTHESIS early progr.	DEGRADATION early progr.	TOTAL CONTENT early progr.	TURNOVER early progr.	HALF LIFE TIME early progr.
GAG	Hyaluron.acid	↑ ↓	↑ ↓		↑ ↑	↑ ↑
	C-4-S (A)	↑ ↓				
	Derm.sulf. (B)					
	C-6-S (C)					
	Hep.sulf.		↑ ↓			
	Ker.sulf.	↕		↕	↓	↓
COLLAGEN	soluble	↑ ↓	↑ ↓	↑ ↕	↑ ↓	↑ ↑
	insoluble	↑ ↓	↑ ↓		↑ ↓	

schied zwischen frühen und späten atherosklerotischen Läsionen: *Synthese, Abbau, Gesamtgehalt* und *Umsatz* der genannten Glykosaminoglykane sind in frühen Läsionen gegenüber der Ausgangslage unveränderter Gefäße *erhöht*, in späten Stadien *vermindert*. Die im Vergleich zur Abbausteigerung überwiegende Synthesesteigerung bedingt die Gesamtgehaltszunahme und zugleich die Verkürzung der biologischen Halbwertszeiten der MPS in den frühen Stadien gegenüber ihrer *Zunahme* in den späten Stadien der Atherosklerose (s. Tabelle 1).

Für den bisher am besten untersuchten Faseranteil der Zwischensubstanz ist bei der erforderlichen Trennung in lösliche und unlösliche Kollagenfraktionen nach den vorliegenden Befunden festzustellen, daß in den frühen Läsionen die *Synthese* beider Kollagenfraktionen *zunimmt*, in den späten Läsionen *abnimmt*. Der *Kollagenabbau* ist wie der MPS-Abbau gegenüber der Synthese in *frühen* Läsionen weniger gesteigert, so daß (wie dargestellt) der Gesamtgehalt zunimmt. In *alten* und komplizierten Läsionen ist der Abbau beider Kollagenfraktionen vermindert, der Gesamtgehalt der löslichen Fraktionen ebenfalls, während der Gesamtgehalt des unlöslichen Kollagen zunimmt. Bei frühen und späten (komplizierten) atherosklerotischen Läsionen verhalten sich *Umsatz und biologische Halbwertszeiten* beider Kollagenfraktionen nach den bisher vorliegenden Befunden offenbar *gegensätzlich* [Literaturübersicht: s. Lindner, 1969, 1971 (1, 3)].

Die *molekular-pathologischen Befunde* bestätigen und erweitern die morphologischen Ergebnisse zur Atherosklerose, müssen jedoch im einzelnen weiter geprüft werden. Nach den bisherigen Befunden sind (neben den hier dargestellten) besonders bei den MPS: Veränderungen der Sulfatierungsgrade (Unter- und Übersulfatierungen), von Hybridisierungen (Gemischen verschiedener MPS-Ketten an einem Proteinkomplex), Molekulargewichtsveränderungen der Proteoglykane (mit möglicher Zunahme ihres Eiweißanteiles), Änderungen ihrer Bindungsverhältnisse, auch an Kollagen, das Auftreten von denaturiertem Kollagen (früher als „elastoide Degeneration" bezeichnet) [s. Beneke, 1971; Lindner, 1971 (3)], Zunahmen weiterer *Nicht*kollageneiweiße — mit milieubedingten intra- und extracellulären Lipid- und Mineralgehaltverschiebungen — bei regressiven und progressiven Veränderungen der extracellulären Komponenten in ihrem direkten und indirektem Zusammenhang mit den zuvor geschilderten cellulären Komponenten *weiter aufzuklären*.

Dann erst werden die molekular-pathologischen Abhängigkeiten im Beginn und Verlauf der Atherosklerose deutlicher!

Literatur

Antonopoulos, C. A., Gardell, S., Szirmai, J. A., de Tyssonsk, E. R.: Biochim biophys. Acta. (Amst.) **83**, 1 (1964). — Becker, K., Lindner, J., Schmidt, M.: Neue radiochemische Untersuchungsbefunde bei der Atherosklerose. In: Emmrich, R., Perlick, E.: Gefäßwand und Blutplasma, S. 59. Jena: Fischer 1965. — Becker, K., Lindner, J.: Qualitative und quantitative immunologische Untersuchungen an der atherosklerotischen Gefäßwand. In: Emmrich, R., Perlick, E.: Gefäßwand und Blutplasma, S. 87. Jena: Fischer 1965. — Beneke, G.: Altersabhängige Veränderungen des Kollagens und der Bindegewebszellen. Altern und Entwicklung, Bd. 2. Schriftenreihe der Mainzer Akademie. Stuttgart-New York: Schattauer 1971. — Berenson, G. S., Radhakrishnamurthy, B.: The role of connective tissue in cardiovascular disease. In: Brest, A. N., Moyen, J. H.: Cardiovascular disorders. Philadelphia: F. A. Davis Co. 1968. — Bertelsen, S., Jensen, C.: Acta path. microbiol. scand. **48**, 305 (1960). — Bertelsen, S.: Acta path. microbiol. scand. **51**, 229 (1961); — J. Geront. **17**, 24 (1962). — Böttcher, C. J. F., Klynstra, F. B.: Lancet **1963 II**, 439. — Boucek, R. J., Noble, N. L., Kao, K., Eldern, H. R., Woessner, J. F.: Ann. N. Y. Acad. Sci. **72**, 1016 (1952). — Boucek, R. J., Noble, N. L., Kao, K., Eldern, H. R.: J. Geront. **13**, 2 (1958). — Buddecke, E.: Dtsch. med. Wschr. **86**, 1773 (1961). — Bunting, C. H., Bunting, H.: Arch. Path. **55**, 257 (1953). — Dyrby, M. O.: J. Geront. **14**, 32 (1959). — Dyrby, M., Kirk, J. E.: J. Geront. **11**, 33 (1956). — Gerö, S., Gergely, J., Jacab, L., Szekely, I., Virág, S.: J. Atheroscler. Res. **1**, 88 (1961). — Gerlach, K.: Klin. Wschr. **41**, 873 (1963). — Gore, I., Tanaka, Y., Kimoto, E.: Circulation **30** (Suppl. 111) 10 (1964). — Hauss, W. H., Junge-Hülsing, G., Holländer, H. J.: J. Atheroscler. Res. **2**, 50 (1962). — Hauss, H. W., Junge-Hülsing, G., Gerlach, K.: Die unspezifische Mesenchymreaktion. Stuttgart: Thieme 1968. — Hilz, H.: Habilitationsschrift, Univ. Hamburg 1960. — Hilz, H., Erich, C., Glaubitt, D.: Klin. Wschr. **41**, 332 (1963). — Junge-Hülsing, G.: Habilitationsschrift, Univ. Münster 1961, Bd. 24: Theoret. und Klin. Med. in Einzeldarstellungen. Heidelberg: Hüthig 1965. — Kaplan, D., Meyer, K.: Proc. Soc. exp. Biol. (N.Y.) **105**, 78 (1960). — Kirk, J. E., Dyrby, M.: J. Geront. **11**, 273 (1956). — Kumar, V., Berenson, G. S., Ruiz, H., Dalferes, E. R., Jr., Strong, J. P.: (1) J. Atheroscler. Res. **7**, 573 (1967); — (2) J. Atheroscler. Res. **7**, 583 (1967). — Levene, G. I., Poole, J. C. F.: The collagen content of the normal and atherosclerotic human aortic intima. Brit. J. exp. Path. **43**, 469 (1962). — Likar, L. J., Likar, I. N., Robinson, R. W.: J. Atheroscler. Res. **5**, 388 (1965). — Lindner, J.: Naturwissenschaften **43**, 201 (1956); — (1) Verh. dtsch. Ges. Path. **41**, 108 (1957); — (2) Habil.-Schrift, Univ. Hamburg 1957; — The histochemistry of atherosclerosis. In: Schettler, F. G., Boyd, G. S.: Atherosclerosis, p. 73. Amsterdam: Elsevier Verlag 1969; — (1) Histochemie der Arterienwand. In: Heberer, G., Rau, G., Schoop, W.: Angiologie, 2. Aufl. Stuttgart: Thieme 1971 (im Druck); — (2) Sexualhormone und Gefäßwand. In: Marx, R., Thies, H. A.: Sexualhormone und Blutgerinnung, S. 172. New York-Stuttgart: Schattauer 1971; — (3) Bindegewebe. In: Holle, G.: Altern, Bd. VI, S. 4: Handbuch der Allgemeinen Pathologie. Berlin-Heidelberg-New York: Springer 1971. (im Druck — Lindner, J., Hölzer, K. H.: Verh. dtsch. Ges. Path. **46**, 188 (1962). — Lindner, J., Levanon, K., Becker, K., Schlosser, C. A., Freytag, G.: (1) Acta histochem. (Jena) Suppl. **VII**, 399 (1967). — Lindner, J., Gries, G., Freytag, G., Kind, J.: (2) Verh. dtsch. Ges. Path. **51**, 228 (1967). — Miller, B. F., Kothar, H. V.: Circulation **36** (Suppl. 11), 26 (1967). — Nakamura, T., Tokita, K., Tateno, S., Kotoku, T., Ohba, T.: J. Atheroscler. Res. **8**, 891 (1968). — Noble, N. L., Boucek, R. L., Tank Kao, K. Y.: Circulation **15**, 366 (1957). — Platt, D.: Med. Klin. **64**, 1261 (1969). — Platt, D., Luboeinski, H. P.: J.

Geront. 2, 17 (1969). — Quintarelli, G., Dellovo, M. C.: Histochemie 3, 195 (1963); 7, 141 (1966). — Rinehart, J. F.: Observations on the histogenesis and pathogenesis of arteriosclerosis. In: Asboe-Hansen, G.: Connective tissue in health and disease, p. 239. Copenhagen: Munksgaard 1954. — Schorah, C. J., Lovell, D., Curran, R. C.: Brit. J. exp. Path. 49, 574 (1968). — Scott, J. E., Dorling, J.: Histochemie 5, 221 (1965). — Smith, E. B.: J. Atheroscler. Res. 5, 241 (1965). — Spicer, S. S.: J. Histochem. Cytochem. 13, 21 (1965). — Taylor, H. E.: Amer. J. Path. 29, 871 (1953). — Wahl, P.: Alternsforsch. 16, 304 (1963). — Zemplényi, T.: J. Atheroscler. Res. 2, 2 (1962). — Zugibe, F. T.: (1) J. Histochem. Cytochem. 11, 35 (1963); — (2) Circulat. Res. 13, 401 (1963).

Arterienwandstoffwechsel und Arteriosklerose

SANWALD, R. (Med. Univ.-Klinik Heidelberg)

Referat

Die Arterienwand wurde lange Zeit nur als stoffwechselinertes Transportorgan für Blut und dessen Bestandteile betrachtet. Heute wissen wir, daß die Arterienwand einen zwar geringen, aber zu vielfältigen Syntheseleistungen befähigten Stoffwechsel besitzt, dessen Besonderheiten den Schlüssel zum Verständnis der Entwicklung der Arteriosklerose liefern. Im folgenden sollen einige Gesichtspunkte

Glucoseutilisation in menschlichem Arteriengewebe	
Glycolyse	75 - 80 %
Oxydation	15 - 20 %
Pentose-Phosphat-Shunt	0,2 %
Glucuronsäurezyklus	< 1 %

Abb. 1

über das Verhalten der Enzyme menschlicher Gefäße im natürlichen Alternsprozeß und bei der Entwicklung der Arteriosklerose besprochen werden.

Der Sauerstoffverbrauch der menschlichen Aorta liegt im Vergleich zu anderen Organen mit einem Q_{O_2} von 0,26, d. h. einem Verbrauch von 0,26 µl O_2/mg Trockengewicht und Stunde relativ niedrig [1]. Bezieht man den Sauerstoffverbrauch allerdings statt auf Trockengewicht auf den DNS-Gehalt, so liegt er mit 17 µl/mg DNS/Std in vergleichbarer Größenordnung mit dem parenchymatöser Organe. Dies bedeutet: die einzelne Gefäßwandzelle ist zumindest in den Gewebsschichten mit ausreichendem Sauerstoffangebot durchaus nicht so stoffwechselträge wie es für dieses bradytrophe Gewebe fälschlicherweise bisher angenommen wurde.

Als Substrat für den oxydativen Stoffwechsel utilisiert die Gefäßwand überwiegend Glucose (Abb. 1). Dementsprechend beträgt der respiratorische Quotient aus O_2-Verbrauch und CO_2-Bildung nahezu 1,0, wie Kirk [2] erstmals feststellte. Der Hauptanteil der Glucose wird jedoch nicht durch Oxydation, sondern durch Glykolyse abgebaut. Tatsächlich sind in der Arterienwand alle Enzyme der Glykolyse nachweisbar und in ihrer Aktivität gegenüber anderen Organen mit vergleichbarer Stoffwechselleistung bemerkenswert hoch. Daß die anaerobe Glykolyse überwiegt, scheint eine sinnvolle Anpassung der Natur an die anatomischen Verhältnisse zu sein.

Denn nur die äußere Hälfte der Arterienwand wird über vasa vasorum direkt mit Blut versorgt, wogegen die zellarme Intima und der innere Teil der Media nur per diffusionem vom Lumen her ernährt werden. In einem solchen Milieu der relativen Sauerstoffarmut werden daher Stoffwechselwege bevorzugt, die weitgehend unabhängig vom Sauerstoffangebot sind. So ist auch verständlich, daß sich die Glykolyserate unter Sauerstoffzufuhr kaum verändert, d. h. praktisch kein Pasteureffekt nachweisbar ist.

Die Möglichkeit der Glucoseutilisation im Hexosemonophosphatshunt ist in der Gefäßwand insofern von Interesse, als das hierbei gebildete NADPH in der Fettsäure- und Sterolsynthese verbraucht wird [3]. Nach Untersuchungen aus unserem Arbeitskreis ist der Anteil des Pentose-Phosphat-Shunts am Gesamtglucoseabbau mit 0,3% jedoch sehr gering [4]. Ebenso gering ist der Anteil des Glucuronsäure-Xylulosecyclus am Gesamtglucoseabbau, dessen einzelne Reaktionsschritte und Schlüsselenzyme in der Gefäßwand ebenfalls von uns nachgewiesen werden konnten [5]. Im Gegensatz zu Winegrad [6], der diesem insulinunabhängigen Glucoseabbau beim Diabetes mellitus wegen der vermehrten Be-

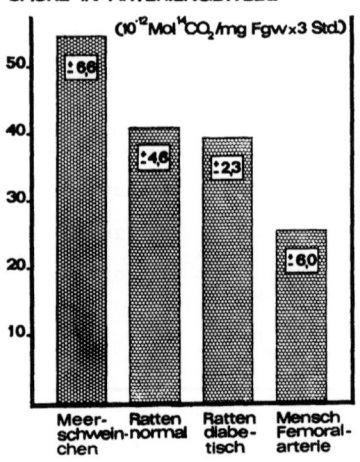

Abb. 2

reitstellung von uridinphosphorylisierten Zwischenprodukten zur Polysaccharidsynthese der Arterienwand eine Bedeutung zumaß, konnten wir im Tierversuch zeigen, daß in Aorten diabetischer Tiere nicht mehr Glucose über diesen Weg abgebaut wird als bei normalen Tieren (Abb. 2).

Die Gefäßwand enthält Enzyme der Glykolyse, des Krebscyclus, des Pentose-Phosphat-Shunts, der Atmungskette und zahlreiche andere Enzyme, wie die Untersuchungen von Kirk [7] und Zemplenyi [8] gezeigt haben. Mit Ausnahme weniger Enzyme wie z. B. der LDH und der β-Glucuronidase nimmt der Enzymgehalt mit fortschreitendem Alter ab [2, 8]. Mit Ausnahme weniger Enzyme, wie der Phospho-mono-esterase, der β-Glucuronidase und — wie Stein u. Mitarb. nachweisen konnten [9] — einiger lipolytischer Enzyme, nimmt der Gehalt der meisten Enzyme auch mit fortschreitender Arteriosklerose ab. Es ist gegenwärtig jedoch unmöglich zu entscheiden, ob diese quantitativen Veränderungen der Entwicklung der Arteriosklerose vorausgehen oder ob sie als deren Folge zu betrachten sind.

Es ist bekannt, daß verschiedene Arterien und verschiedene Segmente der gleichen Arterie in differenter Weise von Arteriosklerose befallen werden. Diese Unterschiede bieten eine gute Gelegenheit, lokale Faktoren bei der Arterioskleroseentwicklung zu untersuchen. Gefäße mit hohem Arteriensklerosebefall, wie etwa die Abdominalaorta und die Femoralarterien, zeigen eine niedrigere

Aktivität der Enzyme des Krebscyclus und eine hohe Aktivität der Monophosphoesterase. Histochemische Untersuchungen zeigten in den letzten Jahren immer deutlicher, daß die enzymatische Aktivität der glatten Mediamuskelzelle die Gesamtaktivität der Arterienwand entscheidend bestimmt [10, 11]. Den oben geschilderten Veränderungen gehen Veränderungen der Zahl und Aktivität glatter Muskelzellen parallel. Die glatte Muskelzelle der Media stellt sozusagen die Achillesferse der Gefäßwand dar: in ihr treten die frühesten Veränderungen bei Gefäßwandschädigungen wie etwa der experimentellen Hypertonie, der Hypoxie oder der Calciferol-Intoxikation auf. Daher gewinnt das Verhalten der glatten Mediamuskelzelle bei der Entwicklung der Arteriosklerose zunehmend an Interesse. Es sei in diesem Zusammenhang erwähnt, daß die arteriosklerotische Läsion typischerweise in der Aorta, in den Coronararterien und an Arterienverzweigungen auftritt, an Stellen also, die durch elastisch-muskuläre Intimaverdickungen gekennzeichnet sind [12].

Die fortschreitende Intimaverdickung setzt aber durch die Erschwerung der O_2-Diffusion in den inneren Schichten der Media hypoxische Schäden, die sich in charakteristischen Stoffwechselveränderungen widerspiegeln. So fällt nach Untersuchungen von Adams [13] die Aktivität der ATPase, der 5-Nucleotidase und der Malatdehydrogenase ab, während, wie Platt [14] nachweisen konnte, die einiger kataboler Mucopolysaccharidenzyme und der LDH ansteigt. Auf das Vorherrschen der Glykolyse infolge verminderten O_2-Angebots scheint auch das Verhältnis der LDH-Isoenzyme hinzuweisen [15].

Während bislang im arteriosklerotischen Plaque stets eine globale Verminderung der Stoffwechselfunktionen wie beispielsweise dem Citronensäurecyclus gefunden wurde, fanden in jüngster Zeit Scott u. Mitarb. [11] in den elektronenoptisch frühesten erfaßbaren Stadien der experimentellen Arteriosklerose, in der sog. präproliferativen Phase, eine Steigerung des oxydativen Abbaus der Glucose. Diese Befunde geben zu der Spekulation Anlaß, daß ein Proliferationsreiz eine Vermehrung der Mediamuskelzellen auslöst, für die durch vermehrte Glucoseoxydation energiereiche Phosphate bereitgestellt werden. Da das ATP-Angebot infolge der — allerdings experimentell noch nicht völlig gesicherten — Entkoppelung der oxydativen Phosphorylierung bei Arteriosklerose [17] dem ATP-Bedarf nicht nachkommen kann, werden degenerative Zellschäden gesetzt. Diese jüngeren tierexperimentellen Befunde mahnen zur kritischen Vorsicht bei der Interpretation enzymatischer Befunde an atheromatösen menschlichen Arterien, da hier wahrscheinlich nur Spätveränderungen erfaßt werden. Es muß der Zukunft überlassen bleiben, durch die Erfassung früherer Stadien der Arteriosklerose und durch Korrelation der erhobenen Befunde mit histochemischen und strukturanalytischen Daten tieferen Einblick in die initialen Veränderungen der Arteriosklerose zu gewinnen.

Literatur

1. Kirk, J. E., Effersoe, P. G., Chiang, S. P.: J. Geront. 9, 10 (1954). — 2. Kirk, J. E.: In: Atherosclerosis and its origin, p. 67. Sandler and Bourne 1963. — 3. Mandel, P., Kempf, E.: J. Atheroscler. Res. 3, 233 (1963). — 4. Ritz, E.: J. Atheroscler. Res. 8, 445 (1968). — 5. Sanwald, R., Ritz, E.: Verh. dtsch. Ges. inn. Med. 75, 873 (1969). — 6. Winegard, A. J., Burden, C. L.: New Engl. J. Med. 274, 298 (1966). — 7. Kirk, J. E.: Enzymes of the arterial wall. Acad. Press 1969. — 8. Zemplenyi, T.: In: Atherosclerosis and its origin, p. 459. Sandler and Bourne 1963. — 9. Eisenberg, S., Stein, Y., Stein, O.: Biochim. biophys. Acta (Amst.) 176, 557 (1969). — 10. Zemplenyi, T.: In: Enzyme biochemistry of the arterial wall as related to atherosclerosis. London: Lloyd-Luke 1968. — 11. Scott, R. F., Morrison, E. S., Kroms, M.: J. Atheroscler. Res. 9, 5 (1969). — 12. Buck, R. C.: In: Atherosclerosis and its origin, p. 1. Sandler and Bourne 1963. — 13. Adams, C. W. M., Bayliss, O. B., Abdulla, Y. H., Mahler, F. R., Root, M. A.: J. Atheroscler. Res. 9, 87, 10, 327 (1969). — 14. Platt, D.: Klin. Wschr. 45, 92 (1967). — 15. Lojda, Z., Fric. P.: J. Atheroscler. Res. 6, 264 (1966). — 16. Whereat, A. F.: J. Lipid Res. 7, 671 (1966).

Veränderungen im Stoffwechsel von Desoxyribonucleinsäure (DNS), sulfatierten Mucopolysacchariden (sMPS) und Kollagen in arteriosklerotischen Wandläsionen, dargestellt im Autoradiogramm

Wegener, K. (Pathol. Institut der Universität Heidelberg)

Referat

Das folgende Referat gibt einen Überblick über autoradiographische Untersuchungen der Veränderungen des Desoxyribonucleinsäurestoffwechsels sowie des Stoffwechsels der sulfatierten Mucopolysaccharide und des Kollagens in der Wand arteriosklerotischer Gefäße. Dabei überwiegend die Befunde bei experimenteller Arteriosklerose an kleinen Nagern, Schweinen und Affen, während entsprechende Daten von spontanen arteriosklerotischen Wandläsionen bei Mensch und Tier selten sind.

Die *Technik der Autoradiographie* bedient sich der seit Entdeckung künstlicher radioaktiver Isotope stark erweiterten Möglichkeit, chemische Verbindungen in Zellen, Geweben oder Organen mittels radioaktiver Vorläufer selektiv in vivo oder in vitro markieren zu können. Das markierte organische Material wird fixiert und

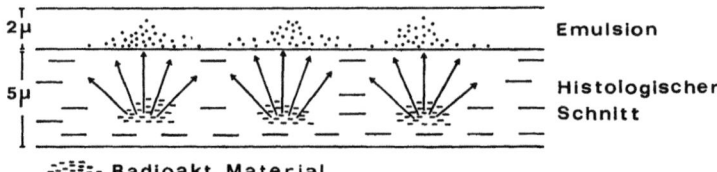

Abb. 1. Schematischer Schnitt durch ein Autoradiogramm. In der Emulsion sind durch die radioaktive Strahlung aus dem Präparat Silberkörner entstanden, die bei Betrachtung durch den Film hindurch bestimmten Strukturen des Präparats zugeordnet werden können

meist zu Paraffinschnitten (3 bis 5 μ) oder Ausstrichen, seltener zu Kryostatschnitten aufgearbeitet, da es sich bei den markierten chemischen Verbindungen meist um wasserunlösliche handelt. Die histologischen oder cytologischen Präparate werden mit einer speziellen Photoemulsion überzogen, die dem Objekt möglichst dicht anliegt. In der Emulsion entstehen durch die nach allen Seiten aus dem Präparat austretende radioaktive Strahlung des Vorläufers Silberkörner, wie in einem Film bei Belichtung (Abb. 1). Die Silberkörner kann man nach Fixieren und Entwickeln der Emulsion sowie Färben des Schnittes oder Ausstrichs bestimmten Strukturen im Gewebe wie Cytoplasma, Kern, Nucleolus, Fasern im Interstitium und anderen zuordnen (zusammenfassende Darstellung der Technik von lichtmikroskopischer und elektronenmikroskopischer Autoradiographie: Niklas u. Maurer, 1955; Harbers, 1961; Caro, 1962; Caro u. Tubergen, 1962; Moses, 1964; Salpeter u. Bachmann, 1964, 1965; Pelc et al., 1965; Rogers, 1967; Bachmann et al., 1968; Schultze, 1968). Mit dieser Methode lassen sich die Orte der Synthese bestimmter chemischer Verbindungen auf der Ebene der Zelle und der paraplastischen Strukturen feststellen. Durch Vergleich zu verschiedenen Zeiten gewonnener Autoradiogramme läßt sich aber auch über Wanderungswege von Zellen und cellulären Stoffwechselprodukten sowie über Ablagerungsorte von Verbindungen und durch Bestimmung und Vergleich von Silberkornzahlen oder Schwärzungsintensitäten pro Zelle oder pro Flächeneinheit in der Emulsion über Synthese- oder Abbaumenge sowie Synthese- oder Abbaurate bestimmter Stoffe etwas aussagen. Die Methode ermöglicht also eine Verbindung zwischen Morphe und Funktion herzustellen. Der seit langem gebräuchliche selektive Vorläufer für die DNS ist Thymidin (in Form von ^{3}H-Thymidin oder ^{14}C-Thymidin), ein Nucleosid, dessen Base Thymin nur in der DNS vorkommt (Abb. 2) (Reichard u. Estborn, 1951; Friedkin et al., 1956; Taylor et al., 1957; Hughes, 1958; Amano et al., 1959; Lajtha u. Oliver, 1959; Verly et al., 1959; Rubini et al., 1960; Bianchi et al., 1962). Thymidin wird nur in die Zellen eingebaut, die sich zum Zeitpunkt des Angebots des Vorläufers in der Phase der DNS-Verdopplung (S-Phase des Zellcyclus) kurz vor der Mitose befinden. Die relative Zahl der mit H-^{3}-Thymidin oder ^{14}C-Thymidin markierten Zellen (= ^{3}H- bzw ^{14}C-Index = Verhältnis der Zahl der mit ^{3}H- bzw. ^{14}C-Thymidin markierten Zellen zu allen Zellen) ist wie der Mitoseindex (= Verhältnis der Zahl der Zellen in Mitose zu allen Zellen) ein Maß für die momentane proliferative und regenerative Aktivität einer bestimmten Zellart. Der H-^{3}-Index ist jedoch einfacher und genauer zu bestimmen als der Mitoseindex, da sich zu einem bestimmten Zeitpunkt etwa 6- bis 8mal mehr Zellen

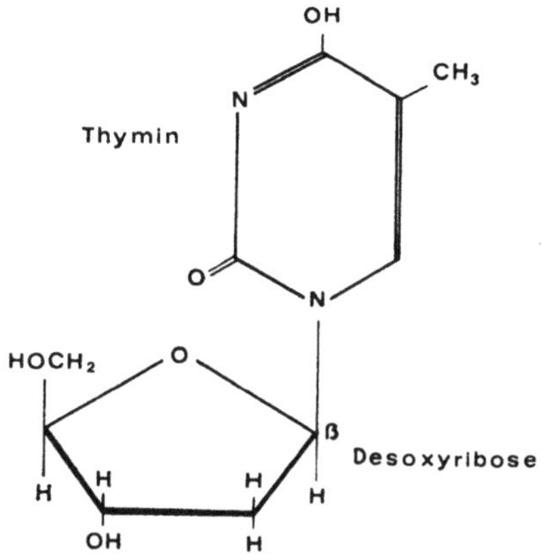

Abb. 2. (Desoxy)-Thymidin = Thymidindesoxyribosid; selektiver Vorläufer der DNS. Die Pyrimidinbase Thymin ist spezifischer Bestandteil der Desoxyribonucleinsäure. (Nach Documenta Geigy, Wissenschaftl. Tabellen, 6. Aufl., 1960, leicht verändert)

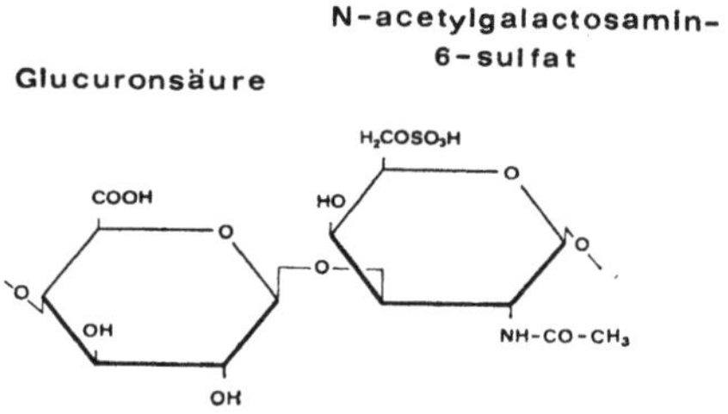

Abb. 3. Chondroitinsulfat C. Das radioaktive Sulfation — selektiver Vorläufer der sulfatierten Mucopolysaccharide — sitzt am C_6-Atom des Aminozuckers. (Nach Muir, 1964; verändert)

in der S-Phase des Zellcyclus als in der Mitosephase befinden (entsprechend der Dauer von 6 bis 8 Std der S-Phase gegenüber etwa 1 Std Dauer der Mitosephase) und diese markierten Zellen im Autoradiogramm besser zu erkennen sind als die verschiedenen Stadien der Mitose.

Als selektiver Vorläufer für die sulfatierten Mucopolysaccharide wird ^{35}S, meist in Form von Na_2SO_4, verwandt (Tarver u. Schmidt, 1942; Dziewiatkowski, 1951, 1958; Boström, 1952, 1954; Boström u. Aquist, 1952; Boström u. Mansson, 1952, 1954; Boström u. Odeblas, 1953). Die genannten Autoren haben nachweisen können, daß ^{35}S zum ganz überwiegenden Teil enzymatisch in die sMPS (Chondroitinsulfat A, B, C; Heparitinsulfat) eingebaut wird und nur zu einem Prozentsatz von unter 1% in schwefelhaltigen Aminosäuren (Cystein, Cystin, Methionin, Taurin) erscheint. Chemisch handelt es sich bei den sMPS um anionische Polymere, in deren Ketten ein Aminozucker mit einer Uronsäure abwechselt. Der Aminozucker ist in den Chondroitinsulfaten Galaktosamin, in allen anderen Mucopolysacchariden Glucosamin. Als Uronsäure findet sich fast immer Glucuronsäure. Das Sulfat kann am C_4- oder C_6-Atom des Aminozuckers sitzen (Abb. 3).

Eine derart detaillierte Strukturaufklärung der *neutralen Mucopolysaccharide* steht infolge vielfältiger methodischer Schwierigkeiten bisher aus. Aus diesem Grunde ist auch eine selektive Markierung dieser Stoffklasse bisher nicht möglich.

Als Vorläufer des Kollagens werden Prolin und Glycin in Form der mit ^{3}H oder ^{14}C markierten Verbindungen benutzt. Etwa 33% der Aminosäuren des Kollagens bestehen aus Glycin, 11% aus Prolin, 8% aus Hydroxyprolin, welches intracellulär aus Prolin gebildet wird. Glycin und Prolin sind maßgeblich am Aufbau der sog. Primärstruktur beteiligt (Abb. 4).

In den meisten Fällen sind die Untersuchungen über die Veränderungen des Stoffwechsels der DNS, der sMPS und des Kollagens an Gefäßen kleiner Laboratoriumstiere (Ratten, Mäusen, Meerschweinchen, Kaninchen) durchgeführt worden, bei denen 1. durch Verfütterung atherogener Diät mit Cholesterin als wichtigstem Bestandteil, oder 2. durch eine mechanische Alteration der Gefäßwand von

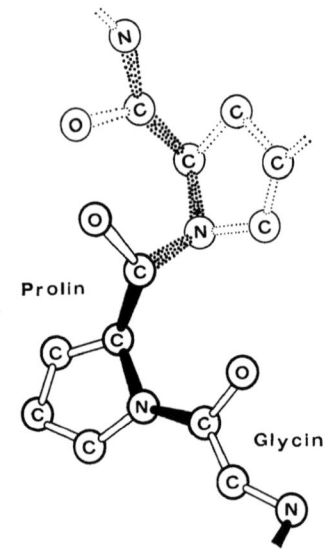

Abb. 4. Räumliche Darstellung eines Ausschnittes aus der Polypeptidkette des Kollagens (Primärstruktur) mit den beiden wichtigen Vorläufern von Prolin und Glycin. (Nach Nemetschek, 1971; verändert)

außen, oder 3. durch Erzeugung bestimmter Formen von Hypertonie mit Druckbelastung der Gefäßwand von innen Intimaproliferationen, Ödeme, Atherome und fibrosierende Plaques erzeugt werden konnten. Seltener sind Hunde, Schweine und Affen benutzt worden. In einigen Fällen haben Untersucher mit Anteilen menschlicher und tierischer spontan arteriosklerotisch veränderter Gefäße Inkubationsversuche oder Versuche in der Zellkultur durchgeführt. Studer (1962, 1963) und Studer u. Reber (1963) haben voch nor 10 Jahren keine Möglichkeit gesehen, Morphologie, Pathogenese und Ätiologie experimentell induzierter Veränderungen tierischer Gefäßwände mit der menschlichen Arteriosklerose zu vergleichen. Aus den umfassenden Übersichtsdarstellungen von Hartroft u. Thomas (1963), Constantinides (1965) und Meyer (1969) geht indessen hervor, daß inzwischen mittels zahlreicher Techniken Wandveränderungen der Arterien bei Tieren experimentell zu erzeugen sind, die in der Morphe den verschiedenen Stadien der Arteriosklerose beim Menschen durchaus vergleichbar sind. Betrachtet man darüber hinaus die Arbeiten von Haust (1970), Astrup te al. (1970), Scott et al. (1970), Day u. Wahlquist (1970) und Thomas te al. (1970) in den Proceedings des II. Internationalen Symposions für Arteriosklerose 1969, so ist unverkennbar, daß die verschiedenen Formen der experimentellen Arteriosklerose bei Tieren als *Modelle* aus der Arterioskleroseforschung nicht mehr wegzudenken sind. Dabei muß betont werden, daß auch durch diese neueren Arbeiten noch nicht entschieden ist, wie weit Pathogenese und Ätiologie spontaner menschlicher und experimentell induzierter tierischer Läsionen übereinstimmen.

Im folgenden werden die *Stoffwechselveränderungen* in den einzelnen Wandschichten der Arterie vom Endothel zur Adventitia fortschreitend betrachtet.

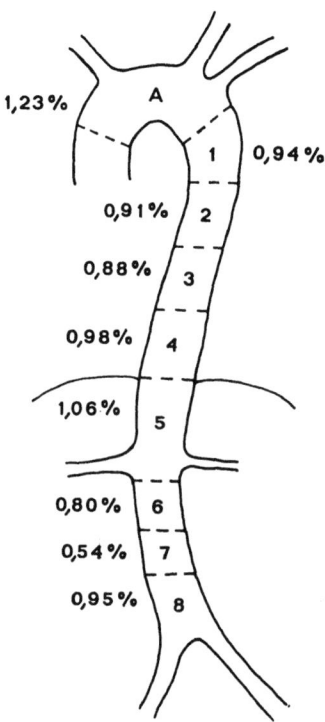

Abb. 5. Längsschnitt durch die Aorta (schematisch) mit den ^{3}H-Indices des Endothels in verschiedenen Abschnitten. (Nach Wright, 1970; verändert)

Dieses Vorgehen berücksichtigt, daß die Wandveränderungen von der Intima zur Adventitia hin im allgemeinen an Schwere abnehmen und, daß die atherogenen Stoffe und Kräfte meist vom Hauptblutstrom her die Arterienwand erreichen und zur Adventitia hin an Konzentration und Intensität abnehmen.

Alle bisher untersuchten Arterien (Aorta, Arteria pulmonalis, Arteriae coronariae, Arteriae mesenteriales) zeigen eine, wenn auch geringe physiologische Regeneration ihrer *Endotheltapete* — mit einigen Besonderheiten (Crane u. Dutta, 1964; Tulinius et al., 1967; Spraragen et al., 1968; Wright, 1968, 1970; Wright u. Born, 1969; Stary, 1969): 1. Der ^{3}H-Index des Endothels der Mesenterialarterien bei der Ratte nimmt mit zunehmendem Alter ab. 2. Der ^{3}H-Index des Aortenendothels bei Meerschweinchen ist am höchsten im Bereiche des Arcus aortae, nimmt von dort nach caudal ab und steigt in der Umgebung der Bifurkation wieder leicht an (Abb. 5). 3. In der Umgebung der Seitenarterienabgänge aus der Aorta des Meerschweinchens liegt der ^{3}H-Index signifikant etwa 1,5mal höher als in Kontrollarealen. Es ist bisher nicht klar, wie weit diese Besonderheiten speziesabhängig oder wie weit sie allgemein verbreitet sind.

Unter einer atherogenen Diät (in allen Fällen mit Cholesterinzusatz oder strömungsmechanischer Wandbelastung) kommt es schon nach wenigen Tagen bei verschiedenen Tieren zu einer signifikanten Erhöhung des ^{3}H-Index der Endotheltapete gegenüber den Kontrolltieren [Tulinius et al., 1967; Stary, 1967, 1969, 1970; Constantinides, 1968; Florentin et al., 1968, 1969 (1), 1969 (2); McMillan u. Stary, 1968; Wright, 1970) (Abb. 6). Florentin u. Mitarb. haben beim Schwein zeigen können, daß trotz der Erhöhung des ^{3}H-Index des Aortenendothels die absolute Zellzahl der Tapete konstant bleibt. Diese Befunde können nur

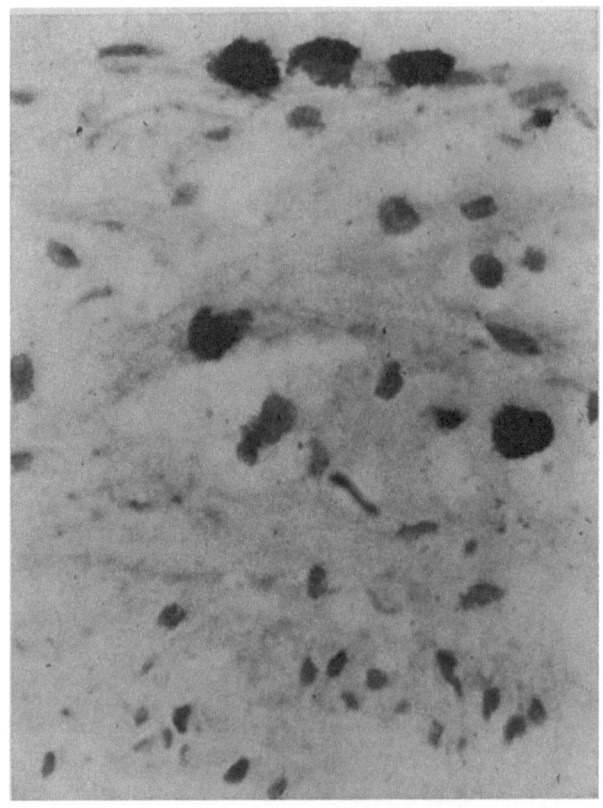

Abb. 6. Markierte Endothelzellen (am oberen Bildrand in der Mitte) und Intimazellen im Bereich eines Atheroms (Kaninchen, atherogene Diät über mehrere Monate). Autoradiogramm, HE. (Die Abbildung verdanke ich der Freundlichkeit von Herrn Prof. Cavallero, Rom)

so verstanden werden, daß die Generationsdauer der Endothelien unter der atherogenen Diät kürzer wird, da mehr Zellen absterben als physiologischerweise. McMillan u. Stary (1968), Stary (1970) und Stary u. McMillan (1970) haben an Plaques der Aorta des Kaninchens nachgewiesen, daß das Verhältnis von proliferierenden Endothelien zu Schaumzellen in der veränderten Intima über 9 Tage konstant bleibt. Ein Einwandern schaumzellartig umgewandelter Endothelien in die Plaques ist demnach sehr unwahrscheinlich. In der gleichen Arbeit haben sie durch mehrfache Injektionen von ^{3}H-Thymidin über 36 Std beim Kaninchen nach 42tägiger atherogener Diät zeigen können, daß der Markierungsindex der Endothelzellen nur auf 14,3% ansteigt. Dieser geringe Prozentsatz ist wahrscheinlich zum größeren Teil dadurch bedingt, daß der Pool proliferierender Endothelzellen nicht 100% beträgt, zum kleineren Teil durch eine Generationsdauer von mehr als 36 Std. Eine verstärkte Endothelproliferation finden Tulinius et al. (1967) bei hypercholesterinämischen Ratten auch in proximalen Aortenabschnitten *ohne* arteriosklerotische Wandläsionen. Der erhöhte ³H-Index bleibt bei den einzelnen Tierspecies über unterschiedlich lange Zeit auch nach Absetzen der atherogenen Diät erhalten, wobei die Zusammensetzung und die insgesamt verabreichte Menge der Diät sowie die Fütterungsdauer eine Rolle spielen.

Die Untersuchungen von Curran (1957), Delauny u. Bazin (1958), Crane (1962), Crane u. Dutta (1964), Wegener (1967, 1969), Wegener u. Schlotter (1969), Kunz et al. (1968) haben im Gegensatz zu Stehbens (1962) sowie Carr u. Kugler (1968)

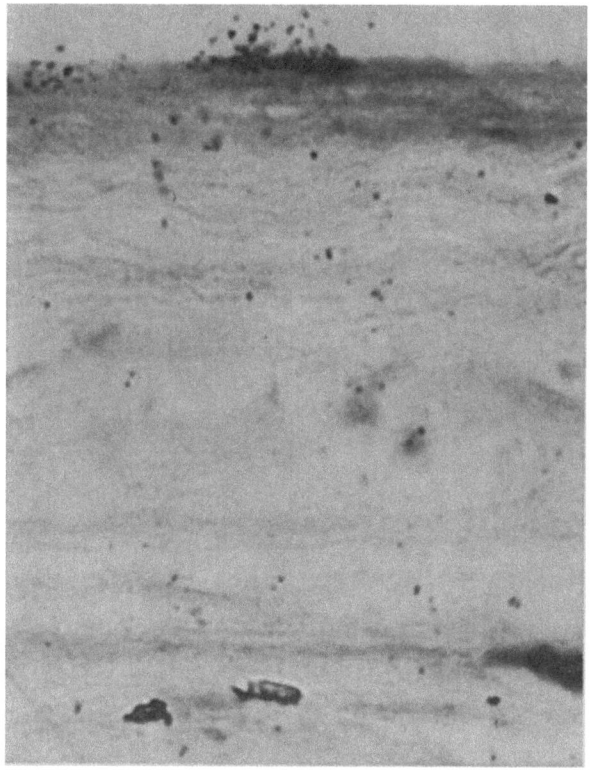

Abb. 7. Aortenintima (Mensch). Lumen im Bild oben, ³⁵S-markierte Endothelzelle. Autoradiogramm, HE, Vergr. 550fach

gezeigt, daß die Endothelzellen muskulärer und elastischer Arterien radioaktives Sulfat ins Cytoplasma aufnehmen, d. h. physiologischerweise sMPS bilden können (Abb. 7). Crane u. Dutta haben feststellen können, daß bei jungen weiblichen, noch nicht ausgereiften Ratten mit experimentell erzeugtem Hochdruck die ³⁵S-Aufnahme in die Endothelien der Mesenterialarterien und Capillaren gegenüber den Kontrollen erhöht ist, d. h. eine vermehrte Bildung von sMPS stattgefunden hat. Dieser Effekt fehlt bei alten männlichen, ausgereiften Tieren. Wegener sowie Wegener u. Schlotter haben nach Inkubation arteriosklerotisch veränderter menschlicher Gefäße auch über Intimaplaques verschiedenen Aufbaus ³⁵S-markierte, d. h. sMPS-synthetisierende Endothelzellen gesehen. Die Autoren haben jedoch Unterschiede der Inkorporation des radioaktiven Vorläufers zu Kontrollen nicht untersucht.

Autoradiographische Untersuchungen über einen physiologischen und pathologischen Kollagenstoffwechsel der Endothelzellen der Arterien fehlen.

Die *Zellen der Intima* zeigen eine nur geringe physiologische Proliferation (Spraragen et al., 1968; Stary, 1969). Es ist bisher nicht geklärt, ob dies mit einer sehr langen Generationszeit oder einem kleinen Proliferationspool zusammenhängt. Spraragen et al. haben beim Kaninchen nach Injektion von H 3-Thymidin in Abständen von 6 Std über 7 Tage einen H 3-Index der Intimazellen von etwa 50% festgestellt, ein Ergebnis, das keine der beiden genannten Möglichkeiten ausschließt. In den Tierversuchen mit atherogener Diät ist ein konstanter Befund, daß der H 3-Index, wie auch der Mitoseindex in arteriosklerotischen Läsionen

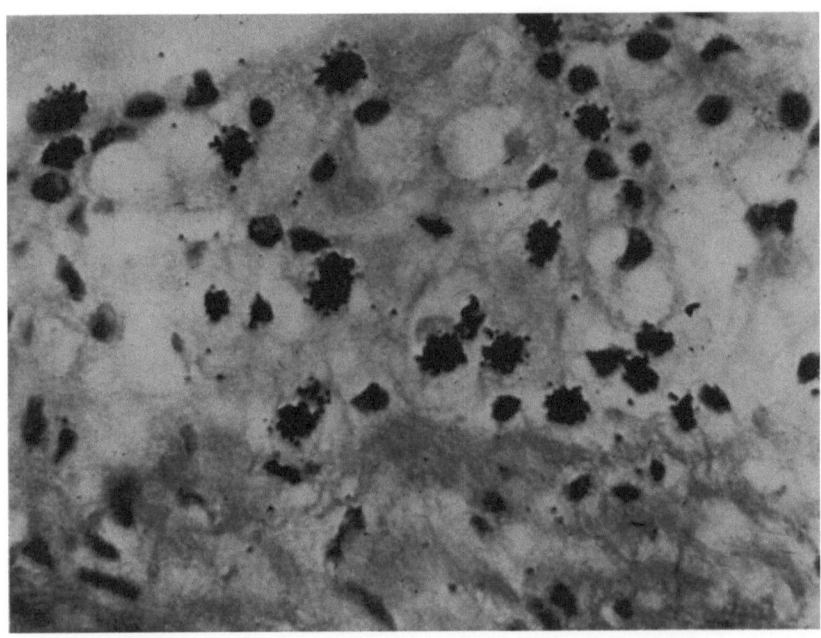

Abb. 8. Intimaplaque, Endothelzellen, Schaumzellen und Mediamuskelzellen sind markiert nach mehrmaliger Injektion von H 3-Thymidin; Autoradiogramm, HE. Die Aufnahme verdanke ich der Freundlichkeit von Prof. Stary, New Orleans)

gegenüber Kontrollen signifikant ansteigen (McMillan u. Duff, 1948; Spraragen et al., 1962; Ritchie et al., 1963; Murata, 1967; Constantinides, 1968; McMillan u. Stary, 1968; Florentin et al., 1969; Stary, 1969, 1970). Dabei proliferieren verstärkt Fibroblasten, glatte Muskelzellen und Schaumzellen (Abb. 8). Der höchste H 3- und Mitoseindex findet sich in den Plaquearealen nahe der Lamina elastica interna und in den seitlichen Bereichen eines Beetes am Übergang zu unversehrten Wandabschnitten. Cavallero et al. (1971) haben beim Kaninchen nachweisen können, daß eine Korrelation zwischen der Morphologie der Beete und der Proliferationsintensität besteht: In zellreichen Plaques lagen Mitoseindex und H 3-Index am höchsten (24,5 $\pm$ 4,7 Mitosen/mm^2; 20,4 $\pm$ 10,9% H 3-Index), fettreiche, atheromatöse Plaques zeigen signifikant niedrige Werte (6,86 $\pm$ 4,88 Mitosen/mm^2; 13,6 $\pm$ 8,8% H 3-Index), fibröse Plaques die niedrigsten (1,85 $\pm$ 1,01 Mitosen/mm^2; 5,9 $\pm$ 3,9% H 3-Index). Bei den meisten Tierversuchen lag der H 3-Index der Intimazellen im Plaque höher als der der Mediazellen in der Plaqueumgebung. Florentin et al. [1969 (3)] haben in der Zellkultur (Intimazellen von Schweineaorten) beobachtet, daß Serum von Schweinen mit einer Hypercholesterinämie von 20% den H 3-Index der Intimazellen sowohl hypercholesterinämischer als auch normal gefütterter Tiere signifikant erhöht. Die Autoren denken daran, daß das hypercholesterinämische Serum die DNS-Synthese triggere. Interessant ist in diesem Zusammenhang, daß bei Tieren mit atherogener Diät der H 3-Index der Intimazellen zwar in der nächsten Umgebung der Plaques signifikant niedriger ist als im Plaque selbst, aber immer noch höher liegt als in der Intima von Kontrolltieren. Dabei haben sich keine Unterschiede in den verschiedenen Aortenabschnitten gefunden (Stary, 1970). McMillan u. Stary (1968) haben durch mehrfache Injektionen von H 3-Thymidin über 36 Std bei Kaninchen nach 42tägiger atherogener Diät zeigen können, daß der Markierungsindex der Fibrocyten, der glatten Muskelzellen und der Schaumzellen nicht linear ansteigt und nicht 100% erreicht. Die gleichen Autoren haben auch nachgewiesen, daß die mononucleären Blutzellen

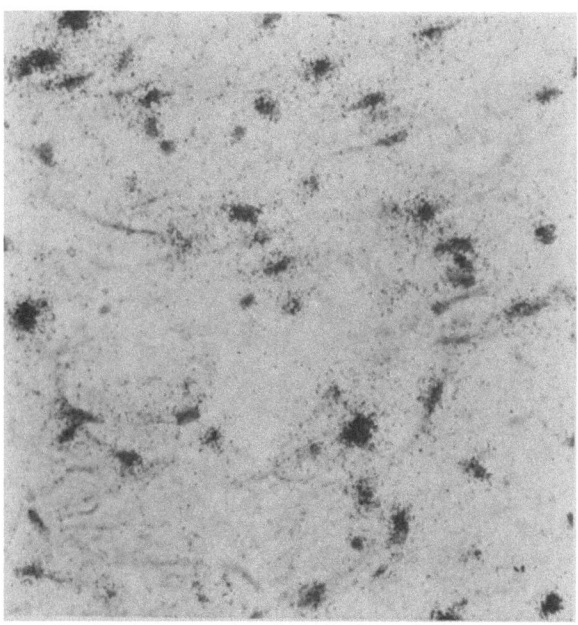

Abb. 9. Intima einer menschlichen Coronararterie; Bindegewebszellen (Langhans-Zellen) stark durch S 35 markiert. Interstitielle Markierung durch Ausschleusung beginnt sich auszubilden (Autoradiogramm, HE; Vergr. 440fach)

der Tiere 1 Std post injectionem von H 3-Thymidin einen wesentlichen niedrigeren H 3-Index aufweisen als die Zellen im Plaque, und sie schließen daraus, daß die Plaquezellen nicht aus dem Blut in die Intima eingetreten sein können.

Physiologischerweise produzieren die Intimazellen sMPS in einem bestimmten zeitlichen Ablauf an bestimmten Orten im Gewebe (Boström, 1952; Boström u. Aquist, 1952; Boström u. Odeblad, 1953; Dziewiatkowski, 1958; Curran, 1964; Junge-Hülsing, 1965; Rohr u. Walther, 1965, 1966; Wegener, 1967, 1969). Die Vorstufen der sMPS werden in der pluripotenten Bindegewebszelle der Gefäßwand gebildet (Fewer et al., 1964; Godman u. Lane, 1964; Neutra u. Leblond, 1966) (Abb. 9). Sie werden auf einer relativ hohen Polymerisationsstufe (Hartmann, 1961) aus dem Cytoplasma durch die Zellmembran in das Interstitium ausgeschleust (Brandwood, 1963). Die endgültige Polymerisation erfolgt erst extracellulär (Rohr u. Walther, 1966). Nach der Ausschleusung werden die sulfatierten Mucopolysaccharide in der Umgebung elastischer und kollagener Elemente der

Gefäßwand in die Intercellularsubstanz eingebaut (Abb. 10). Der Bildungs- und Ausschleusungsmechanismus läuft unter physiologischer Bedingung kontinuierlich ab und bedingt eine biologische Halbwertzeit der sMPS von etwa 7 Tagen. Die Energie für diese Stoffwechselprozesse beziehen die Zellen überwiegend aus der anaeroben Glykolyse (Hartmann, 1961). An der Synthese nehmen zu einem bestimmten Zeitpunkt jedoch nicht alle Zellen der Intima teil, d. h. der S 35-Index

Abb. 10. Autoradiogramm einer menschlichen Aorta. Im Bilde oben die Intima, etwa auf der Grenze zwischen 1. und 2. Bildviertel die elastische Grenzlamelle als helleres Band sichtbar, darunter die Media. Kräftige celluläre und interstitielle Markierung durch radioaktives Sulfat (Autoradiogramm, HE; Vergr. 100fach)

(= Verhältnis der Zahl S 35-markierter Zellen zu allen Zellen) ist kleiner als 100% (Wegener, 1967, 1969; Lindner et al., 1967; Wegener u. Schlotter, 1969). Diese detaillierten Kenntnisse sind zuerst nicht an der Gefäßwand, sondern an mucopolysaccharidproduzierenden Bindegewebszellen und Knorpelzellen z. T. in der Zellkultur erarbeitet worden (Berenson et al., 1958; Wassermann, 1959; Neutra u. Leblond, 1966). Elastische und muskuläre Arterien unterscheiden sich im physiologischen Markierungsmuster, was besonders bei Aorta und Coronararterien deutlich wird (Wegener, 1969): 1. Die Zahl der Silberkörner pro Zelle und pro

Flächeneinheit der Intercellularsubstanz ist unter sonst gleichen Bedingungen in der Intima der Coronararterie geringer als in der Intima der Aorta. 2. Die celluläre und interstitielle Markierung der Intima der Coronararterien ist stärker als die ihrer Media (Abb. 11). 3. Dagegen ist die interstitielle Markierung der Aortenintima schwächer als die der Media, die celluläre ist etwa gleich. Diese Unterschiede gelten mit geringen Abweichungen für die meisten elastischen und muskulären Arterien (Wegener u. Schlotter, 1969).

Die *Änderungen im Stoffwechsel der sMPS* bei Tieren nach atherogener Diät (Buck, 1955; Forman et al., 1960; Hauss et al., 1962; Morin u. Bernick, 1963) und experimenteller Stenose (Kuntz et al., 1967) sowie bei spontaner Arteriosklerose des Menschen (in vitro-Versuche: Curran u. Crane, 1962; Wegener, 1967, 1969;

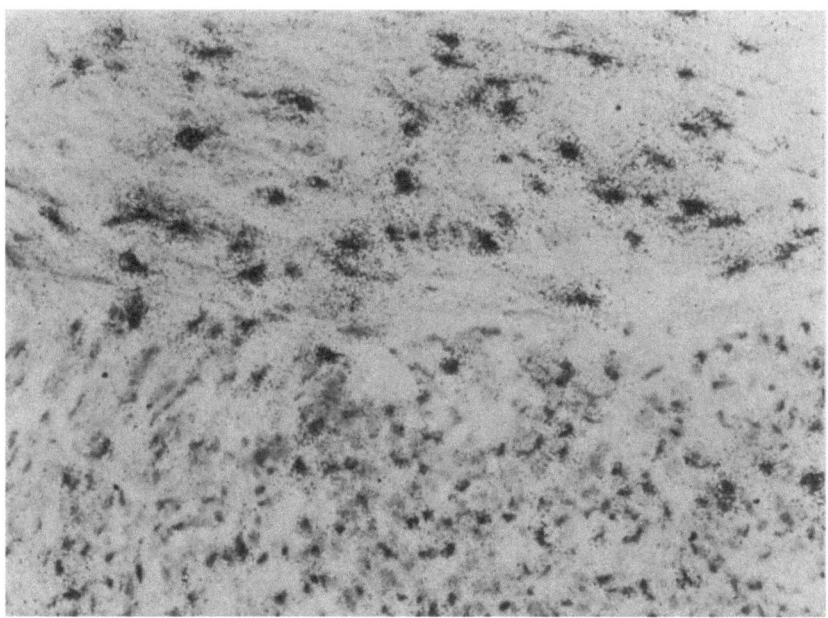

Abb. 11. Autoradiogramm einer menschlichen Coronararterie. Intima (obere Bildhälfte) mit stärkerer cellulärer und interstitieller Markierung durch radioaktives Sulfat als die Media (untere Bildhälfte). Markierungsindex kleiner als 100% (Autoradiogramm, HE; Vergr. 200fach

Lindner et al., 1967; Wegener u. Schlotter, 1969; Sanwald et al., 1971) bestehen in folgendem:

1. Die einzelnen Zellen synthetisieren mehr sMPS-Untereinheiten, sichtbar an dem erhöhten Einbau von radioaktivem Sulfat, der sich in einer vermehrten Zahl von Silberkörnern pro Zelle zeigt.

2. Der S 35-Index der Intimazellen steigt, d. h. es beteiligen sich relativ mehr Zellen an der Synthese der sMPS als in unversehrten Wandabschnitten.

3. Die Ausschleusung der Untereinheiten der sMPS ins Interstitium ist beschleunigt, sichtbar an dem Auftreten von Aktivität im Interstitium zu einem früheren Zeitpunkt als in unversehrten Wandabschnitten.

4. Der Gehalt der Arterienwand an sMPS ist erhöht, sichtbar an der vermehrt abgelagerten Aktivität in arteriosklerotischen Wandläsionen.

Hinzu kommt, daß durch die erhöhte Proliferation der Intimazellen in arteriosklerotisch veränderten Wandabschnitten von vornherein mehr Zellen für die Produktion von sMPS zur Verfügung stehen als normalerweise.

Die geschilderten Veränderungen sind die Grundvorgänge, die in einzelnen arteriosklerotischen Läsionen in unterschiedlicher Weise modifiziert sein können: Beginnende, auf kleine Wandabschnitte beschränkte, meist in Form eines Intimaödems vorliegende arteriosklerotische Veränderungen gehen mit einer erhöhten, mehr oder weniger umschriebenen cellulären und interstitiellen Markierung der Intima einher. Man sieht dann nahe der Lamina elastica interna bzw. der elastischen Grenzlamelle fleckförmige Bezirke mit vermehrter Aktivität. In allen Fällen ist die Markierung in den benachbarten unversehrten Partien über Zellen wie über Intercellularsubstanz schwächer als in den ödematös aufgelockerten (Abb. 12). Im Stadium der Intimaverquellung mit Histiolyse und Übergang in Atherom sind vor allem die Mastzellen und Langhans-Zellen in den Randbezirken der arterio-

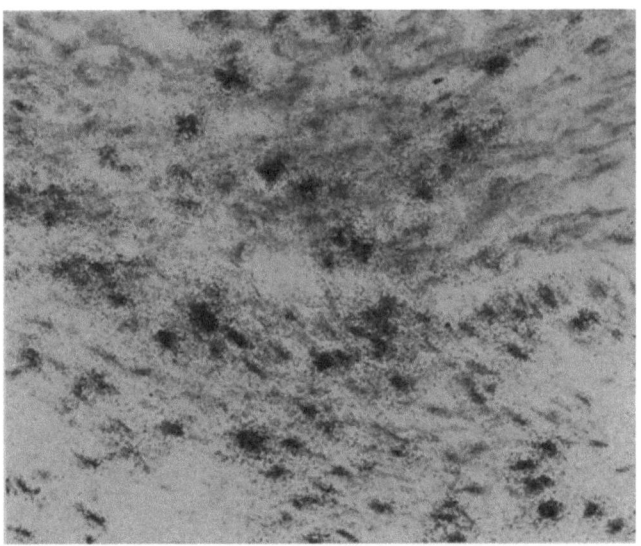

Abb. 12. Autoradiogramm einer menschlichen Coronararterie mit einer Ödemlache an der Intima-Mediagrenze und einer reichlichen cellulären und interstitiellen Markierung durch radioaktives Sulfat in der Umgebung (Autoradiogramm, HE; Vergr. 280fach)

sklerotischen Veränderungen stark markiert. Über dem Interstitium findet sich dagegen weniger Aktivität (Abb. 13). Sind die Quellungsbezirke und Atherome später durch eine frische fibröse Gewebsplatte abgedeckt, findet sich die Markierung hauptsächlich über Zellen und in der Cellularsubstanz dieser Deckplatte in starker Intensität (Abb. 14). Die wenigen Zellen im Atherom sowie dessen Interstitium sind viel schwächer markiert. Ältere fibröse Deckplatten zeigen einen geringeren Einbau von Sulfat in ihre Zellen und in der Cellularsubstanz als frischere. In alten fibrösen und z. T. verkalkten Plaques findet man im Inneren nur eine Markierung der wenigen dort noch liegenden Langhans-Zellen. In den zwickelförmigen Randpartien dagegen ist die Markierung cellulär und interstitiell stark ausgeprägt (Abb. 15).

Autoradiographische Untersuchungen über den physiologischen Kollagenstoffwechsel von Intimazellen fehlen. Lediglich Analogieschlüsse aus Versuchen mit Fibroblasten in der Zellkultur sowie an zellreichen Parenchymen im Tierorganismus geben hier einige Hinweise. So hat Deuchar (1963) eine rasche Aufnahme von H 3-Prolin in die Zellen des Hühnerembryos mit späterer Ausschleusung radioaktiver Produkte ins Interstitium beobachtet. Ross u. Benditt (1965) haben die Kollagenbildung bei der Wundheilung am Meerschweinchen mittels elektronen-

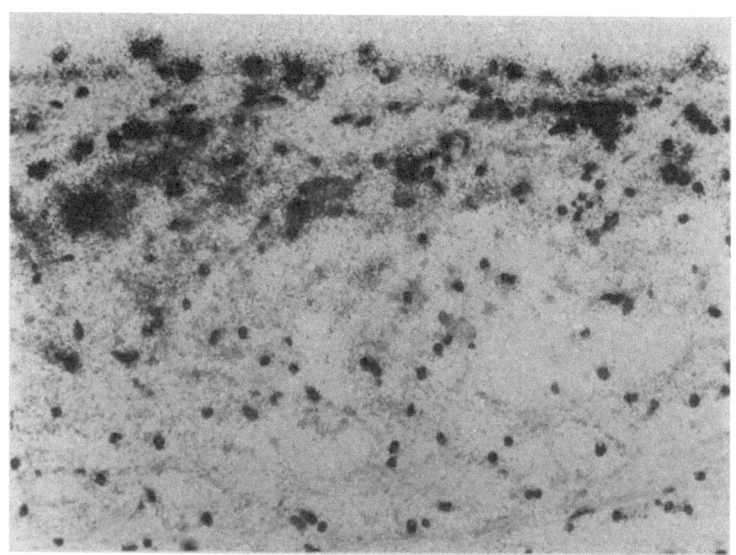

Abb. 13. Autoradiogramm der Intima einer menschlichen Coronararterie. Im Bilde oben das Lumen. Mastzellen und Langhans-Zellen im Bereich der ödematös-atheromatösen Auflockerung kräftig durch radioaktives Sulfat markiert; interstitielle Markierung geringer (Autoradiogramm, HE; Vergr. 315fach)

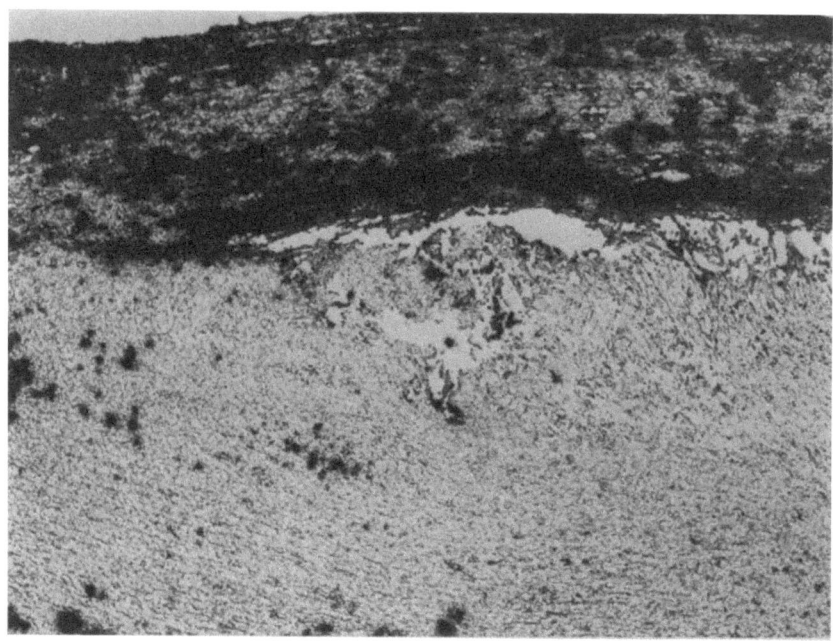

Abb. 14. Atherom einer menschlichen Coronararterie. Im Bilde oben ist das Lumen zu denken. Intensive celluläre und interstitielle Markierung der frischen Deckplatte durch radioaktives Sulfat, geringe celluläre und interstitielle Markierung im Atherom (Autoradiogramm, HE; Vergr. 80fach)

mikroskopischer Autoradiographie verfolgt und folgendes festgestellt: Der Kollagenvorläufer H 3-Prolin erscheint 15 min nach Applikation in hoher Konzentration im Ergastoplasma der Zellen. Dieses Zellkompartiment bleibt höchstens für 2 Std markiert. 60 min nach Applikation liegt das Maximum der Aktivität über dem Golgi-Apparat. Zwischen 60 min und 4 Std nach Applikation steigt die Aktivität im peripheren Cytoplasma und angrenzenden Extracellularraum an. Zwischen 8 und 24 Std nimmt die Aktivität über dem Extracellularraum bis auf

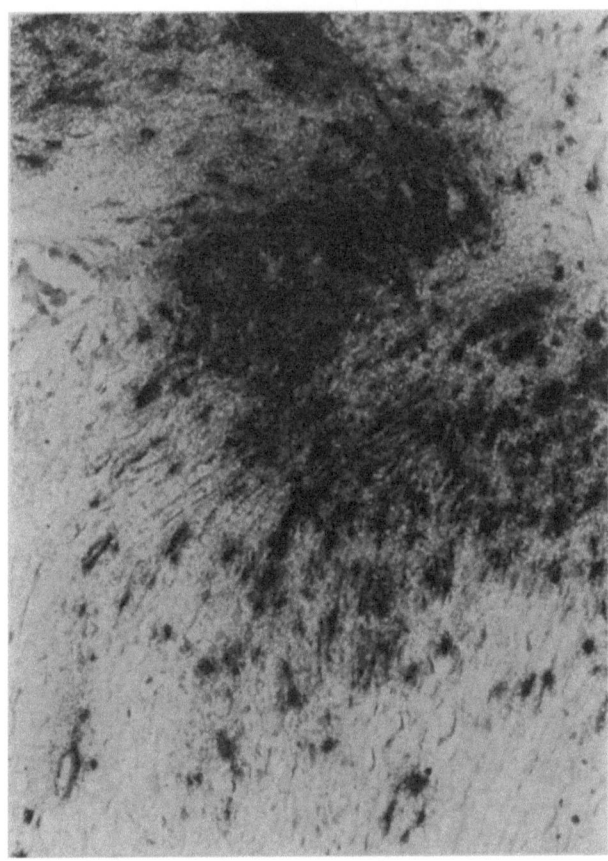

Abb. 15. Randpartie („Zwickel") eines Coronararterienbeetes. Sehr starke celluläre und interstitielle Markierung sowie radioaktives Sulfat (Autoradiogramm, HE; Vergr. 161fach)

maximal 75% der Gesamtaktivität zu. Der geschilderte Ablauf dürfte mit gewisser Wahrscheinlichkeit auch für die Fibroblasten der Intima gelten.

Autoradiographische Untersuchungen über einen pathologisch veränderten Kollagenstoffwechsel bei der Arteriosklerose sind nicht zahlreich. Kuntz et al. (1967) haben in experimentell erzeugten Intimaproliferaten der Ratte eine erhebliche Aktivität im Bereich der proliferierenden Intimazellen festgestellt. 15 min nach der Applikation von H 3-Prolin fanden sich die Silberkörner hauptsächlich in dem kernnahen Cytoplasma, 60 min nach der Applikation vorwiegend in der Zellperipherie und nach 4 Std im wesentlichen im Intercellularraum. Diese Daten erlauben folgende Überlegungen: 1. Untereinheiten des Kollagens werden, wie solche der sMPS auch, aus der Zelle ins Interstitium ausgeschleust. 2. Die beschriebenen Vorgänge an pathologischen Intimaproliferationen spielen sich in ähnlicher Weise — wenn auch mit anderer Zeitabfolge — wie in der unversehrten Intima ab. 3. Die Intimazellen sind an der Ausbildung der Fibrose arteriosklerotischer Beete stark beteiligt.

Die *Muskelzellen der Media* von tierischen und menschlichen Gefäßen zeigen wie die Intimazellen eine physiologische Proliferation, die mit dem Alter abnimmt (Crane u. Dutta, 1964; Lindner et al., 1967; Murata, 1967; Spraragen et al., 1968; Stary, 1969; Cavallero et al., 1971). Auch für diese Zellen gelten die Überlegungen von Seite 1185 bis 1186.

Unter atherogener Diät kommt es wie in der Intima zu einer Erhöhung der proliferativen Aktivität der Muskelzellen mit Anstieg des Mitose- und H 3-Index (Spraragen et al., 1962; McMillan, 1968; McMillan u. Stary, 1968; Florentin et al., 1969; Stary, 1969, 1970; Cavallero et al., 1971). Kao (1968) sowie Daoud (1970) haben in der Zellkultur zeigen können, daß Mediamuskelzellen der Aorta von Affen und Schweinen bei Zusatz von Serum mit hohem Cholesteringehalt zum Medium ein stärkeres Wachstum und einen höheren H 3-Index aufweisen als entsprechende Kontrollen, ähnlich wie es Florentin et al. für Intimazellen berichtet haben. An der erhöhten Proliferation nehmen vor allem die Mediamuskelzellen in nächster Umgebung des Plaques teil, besonders an der Lamina elastica interna, bzw. der inneren Grenzlamelle. Aber auch noch tief in der Media unter einem Plaque finden sich Mitosefiguren und ein erhöhter H 3-Index. Der H 3-Index liegt dagegen in der weiteren Umgebung des Beetes signifikant niedriger. Wie bei den Intimazellen auch, finden sich keine Unterschiede im H 3-Index der einzelnen Aortenabschnitte. Auch ist der H 3-Index in nichtarteriosklerotisch veränderten Wandabschnitten noch signifikant höher als in solchen von Kontrolltieren. Insgesamt betrachtet ist die Proliferation der Mediamuskelzellen mit der der Intimazellen deutlich korreliert, wenn auch die Indices in der Media geringer sind als in der Intima. Wie für die Intima ist bisher unklar, auf welche Weise bei der experimentellen Arteriosklerose die Proliferation angeregt wird.

Die Mediamuskelzellen produzieren physiologischerweise auf gleiche Art sMPS wie es ausführlich auf S. 1186 ff. für die Intima beschrieben worden ist (Abb. 16). Die aus der Zelle ausgeschleusten Untereinheiten werden jedoch weniger diffus sondern mehr an den paraplastischen Strukturen, d. h. vorwiegend an elastischen Lamellen abgelagert (Abb. 17). Die Veränderungen des Stoffwechsels der sMPS in der Media arteriosklerotischer Wandabschnitte entsprechen grundsätzlich denen für die Intima beschriebenen, wobei jedoch folgende Besonderheiten wichtig sind: 1. Muskuläre Arterien zeigen eine geringere Steigung des sMPS-Stoffwechsels ihrer Mediazellen als elastische (s. Dziewiatkowski, 1958; Morin u. Bernick, 1963; Wegener, 1967, 1969; Wegener u. Schlotter, 1969). 2. In der Aorta findet die stärkste Stoffwechselzunahme im inneren Drittel der Media statt und nimmt zur Adventitia hin deutlich ab.

Es existieren keine autoradiographischen Untersuchungen über den Kollagenstoffwechsel der unversehrten Arterienmedia. Kuntz et al. (1967) beobachteten in Fällen experimentell erzeugter Intimaproliferate bei Ratten eine sehr geringe Inkorporation von H 3-Prolin in die Mediamuskelzellen im Gegensatz zu den proliferierenden Intimazellen. Nach ihrer Meinung zeigen die unterschiedlichen Schwärzungsgrade zwischen den beiden Wandschichten reale Unterschiede in der relativen Größe der Kollagensynthese an, da innerhalb der Gefäßwand wohl kaum mit verschiedenen spezifischen Aktivitäten des Vorläuferpooles zu rechnen sei.

Die *Adventitia* mit ihren Fibrocyten, Fettzellen und Capillaren nimmt physiologischerweise am Stoffwechsel der DNS, der sMPS und des Kollagens in grundsätzlich gleicher Weise teil, wie es für die anderen unversehrten Wandabschnitte beschrieben worden ist, wenn auch quantitativ am geringsten. Über Verände-

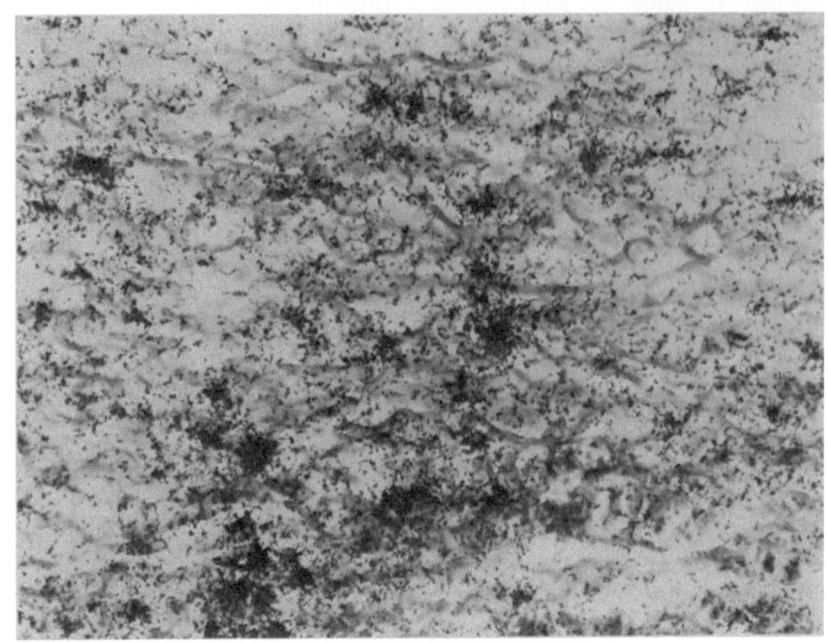

Abb. 16. Autoradiogramm der Aortenmedia. Kräftige celluläre und beginnende interstitielle Markierung durch radioaktives Sulfat (Autoradiogramm, HE; Vergr. 320fach)

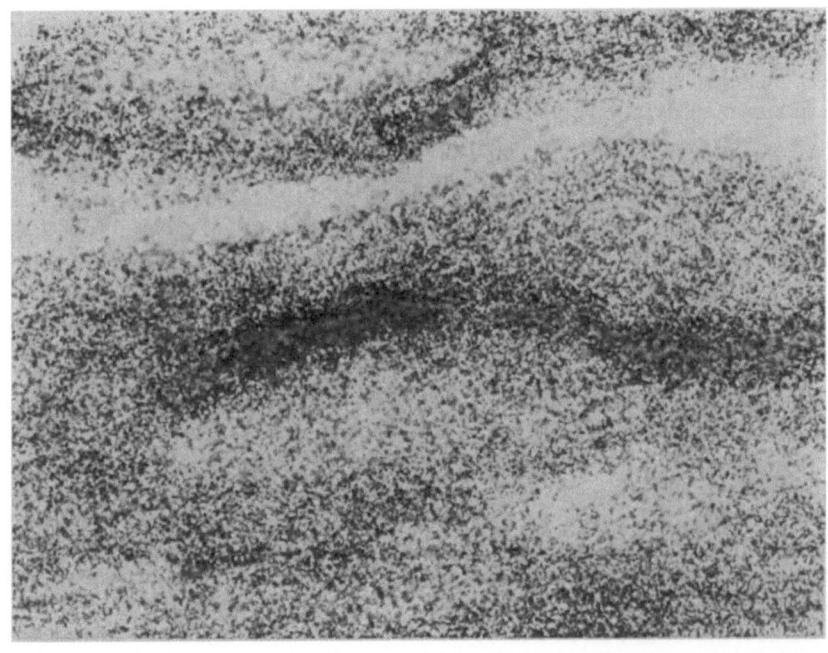

Abb. 17. Autoradiogramm der menschlichen Aortenmedia. Von links nach rechts verlaufen elastische Lamellen, an denen entlang sich die Aktivität (S 35) stärker als in der Umgebung abgelagert hat (Autoradiogramm, HE; Vergr. 480fach)

rungen des Stoffwechsels der genannten Verbindungen unter der Arteriosklerose fehlen autoradiographische Untersuchungen.

Versucht man, die Bedeutung dieser Befunde für die Gefäßwand zu klären, d. h. sie in das größere Mosaik „Arteriosklerose" einzufügen, so sind wohl folgende Überlegungen zulässig:

Das Gefäßendothel besitzt eine physiologische Regenerationsfähigkeit, die in der Jugend am größten ist. Der Blutstrom schlägt immer „Lücken" in die Epitheltapete, besonders an Stellen stärkerer strömungsmechanischer Belastungen mit Zonen relativen Unterdrucks oder beginnender Stromablösung und Turbulenzen. Unter der Einwirkung atherogener Noxen, vornehmlich einer Hypercholesterinämie (im Tierversuch) wird das Gefäßendothel zur Proliferation angeregt, sehr wahrscheinlich dadurch, daß vermehrt Zellen absterben, insbesondere im Bereich schon bestehender Wandveränderungen. Primär könnten Wandveränderungen dadurch entstehen, daß über Endothellücken an mehreren Stellen Plasmabestandteile in größeren Mengen in die Intima einsickern, wie es Constantinides (1968) für Eidotterpartikel gezeigt hat. Unwahrscheinlich dagegen ist, daß Endothelzellen fettbeladen in die Intima abtropfen und dort als frühe Schaumzellen inzipienter Atherome imponieren.

Die physiologischerweise vom Endothel gebildeten sulfatierten Mucopolysaccharide gehen wohl z. T. in die Kittsubstanz zwischen den Endothelzellen ein, z. T. dürften sie wohl in die oberen Schichten der Intima abgegeben werden. Es ist deshalb verständlich, daß mit einer vermehrten Neubildung von Endothelien bei experimenteller Hypertonie oder unter atherogener Diät vermehrt sMPS gebildet werden, um auch die vermehrt auftretenden Lücken im interendothelialen Raum zu schließen.

In der Intima und in der Media lassen sich die gleichen Proliferationsvorgänge nach atherogener Diät oder unter Hypertonie erkennen wie am Endothel, nur verstärkt und ausgedehnter. Die Befunde von Cavallero et al. (1971) beim Kaninchen könnten dafür sprechen, daß die Zellproliferation am Anfang der beginnenden arteriosklerotischen Plaque steht. Das würde auch erklären, warum vor dem Erscheinen des ersten Fettes im Plaque schon vermehrt sMPS mit einem Ödem auftreten (s. u.). Grundsätzlich ist die Zellproliferation in beiden Wandschichten mit der vermehrten Synthese sMPS korreliert.

Die mit den geschilderten Prozessen einhergehende Zunahme der sulfatierten Mucopolysaccharide ist unterschiedlich gedeutet worden.

Hauss u. Mitarb. (1960, 1962, 1963, 1965) haben den erhöhten Mucopolysaccharidstoffwechsel bei der Arteriosklerose als Ausdruck einer unspezifischen Mesenchymreaktion gewertet. Für sie ist die Störung des Mucopolysaccharidstoffwechsels ein primärer Vorgang, der den arteriosklerotischen Wandumbau nach sich zieht. Damit gerät die Arteriosklerose in den Formenkreis der Mucopolysaccharidosen. Diese Auffassung ist nicht unwidersprochen geblieben. Doerr [1963(1), 1963 (2), 1964] hat darauf aufmerksam gemacht, daß echte Mucopolysaccharidosen nicht mit einem der Arteriosklerose entsprechendem Wandumbau einhergehen und daß bei der Arteriosklerose als einer generalisierten Mucopolysaccharidose die Mitbeteiligung von Sehnen, Knorpel, Knochen und Gelenkkapseln zu fordern sei. Curran u. Crane (1962) sehen andererseits in der Vermehrung der Gefäßwandmucopolysaccharide lediglich reparative Reaktionen gegenüber aus dem Plasma inkorporierten Substanzen. Beide Deutungsversuche arteriosklerotischer Frühveränderungen vernachlässigen die funktionelle Einheit zwischen nutritivem plasmatischem Perfusionsstrom und intramuralem Stoffwechsel der Gefäßwand. Der intramurale Stoffwechsel der Gefäßwand resultiert aus einer ständigen Wechselbeziehung zwischen Mucopolysacchariden und dem perfundierenden Plasmastrom. Damit vermögen quantitative und qualitative Veränderungen im Perfusionsstrom auf den intramuralen Stoffwechsel der Mucopolysaccharide einzuwirken, wie auch Änderungen im intramuralen Mucopolysaccharidstoffwechsel Rückwirkungen auf Ausmaß und Zusammensetzung der plasmatischen Perfusion ausüben können. Die Bedeutung dieser Wechselbeziehungen zwischen den beiden Parametern „Mucopolysaccharidstoffwechsel" und „plasmatische Perfusion" wird in Reaktionen zwischen Bestandteilen des plasmatischen Perfusionsstromes mit den gefäßeigenen Mucopolysacchariden deutlich. Durch zahllose Untersuchungen ist festgestellt worden, daß arteriosklerotisch veränderte Gefäßwandabschnitte vermehrt Mucopolysaccharide enthalten. Autoradiographisch konnte Wegener (1967, 1969) wahrscheinlich machen, daß die vermehrte Mucopolysaccharidsynthese 1. durch vermehrte Produktion in den Bindegewebszellen, 2. durch eine raschere Ausschleusung und 3. durch Einbeziehung von bisher inaktiven Zellen in den Bildungsmechanismus der Mucopolysaccharide zustande kommt. Giordano u. Matturi (1965) haben nachgewiesen, daß das Enzymmuster der Fibroblasten in der Frühphase der Arteriosklerose verändert ist. Dadurch wäre auch die Entstehung qualitativ veränderter Mucopolysaccharide möglich. Erhöhte Produktion und rasche Ausschleusung auch qualitativ alterierter Mucopolysaccharide können Anlaß zu einer irreversiblen Veränderung der plasmatischen Perfusion geben. Sie vermögen Plasmaproteine in Abhängigkeit von ihrem Polymerisationsgrad mehr oder weniger reversibel zu binden und damit dem plasmatischen Perfusionsstrom zu entziehen. Besonderes Interesse verdienen im Rahmen dieser Überlegungen großmolekulare Plasmabestandteile, die — wie die Mucopolysaccharide — als Kolloide die Fähigkeit zu Polymerisationsreaktionen besitzen. Beneke (1963, 1964) konnte in Modelluntersuchungen nachweisen, daß sich kolloidale Systeme mit der Fähigkeit zu Polymerisationsreaktionen unter bestimmten Bedingungen gegenseitig fällen können. Zum anderen vermögen Fibrinogenmoleküle sowohl untereinander zu aggregieren als auch nach Abspaltung niedermolekularer Fibrinopeptide mit Kollagen oder Mucopolysacchariden zu polymerisieren. Solche Polymerisationsreaktionen verlaufen unter Ausbildung von Wasserstoffbrücken. Die Zusammensetzung intramuraler Fibrinogenpolymerisate kann, das wissen wir aus gerinnungsanalytischen Untersuchungen (Niewiarowski u. Kowalski, 1958; Latallo et al., 1964), außerordentlich variieren. Neben Fibrinogenmolekülen können Fibrinmonomere und -polymere, aber auch Fibrinogen- und Fibrinspaltprodukte in wechselnder Qualität beteiligt sein. In jedem Falle kommt es in der Umgebung der Mucopolysaccharidscheiden elastischer Lamellen und im Interstitium zu mehr oder weniger ausgedehnten intramural fixierten Plasmaproteinablagerungen. Auf Grund des hohen Antiplasmingehaltes der Arterienintima [Warren, 1964; Benzer et al., 1966; Bleyl, 1967 (1)] und des daraus resultierenden niedrigen fibrinolytischen Potentials der Gefäßwand unterliegen solche intramuralen Fibrinogenderivate nicht oder nur außerordentlich zögernd einem physiologischen Abbau. Sie wirken damit als Verfestigungsprodukte (Schallock u. Lindner, 1957) und behindern die physiologische plasmatische Perfusion. Mit Hilfe eines mit Fluoresceinisothiocyanat markierten Antihumanfibrinogenserums vom Kaninchen konnte Bleyl [1967 (2)] in der Aortenintima Fibrinogenderivate mit wechselndem Löslichkeitsverhalten in NaCl und in Harnstoff und Essigsäure als Wasserstoffbrückenspaltern erfassen und damit den Beweis für die Existenz von Fällungsprodukten mit unterschiedlicher Polymerisationsqualität in der Aortenwand erbringen. Intramurale Reaktions- und Polymerisationsprodukte aus Mucopolysacchariden und Fibrinogen sind in Form des sog. Fibrinoids der arteriosklerotischen Gefäßwand seit langem bekannt, und auch das Hyalin arteriosklerotischer Plaques verdankt seine Entstehung letztlich den Wechselbeziehungen zwischen Mucopolysacchariden und plasmatischem Perfusionsstrom. Reaktions- und Polymerisationsprodukte zwischen Fibrinogen und seinen Polymeren und Derivaten, dem Kollagen und den

Mucopolysacchariden verändern die physiologischen Wechselbeziehungen zwischen plasmatischem Perfusionsstrom und dem ortsständigen Gefäßwandstoffwechsel und besitzen auf Grund ihrer *Irreversibilität* morphogenetische Potenzen. Elektronenmikroskopische und polarisationsoptische Untersuchungen von Schott u. Denkhaus (1966) haben gezeigt, daß solche Polymerisationsprodukte in das submikroskopische Maschenwerk der Fibrillen gerichtet eingelagert werden, diese manschettenförmig umgeben und zur Desintegration der Mikrofibrillen führen. Überdies wissen wir, daß auch pathologische Proteinkörper — wie z. B. Amyloid — in die submikroskopische Faserstruktur eingelagert werden können. Solche Polymerisationsprodukte sind wahrscheinlich frühe Äquivalente eines arteriosklerotischen Wandumbaues. Sie induzieren neben der örtlichen Stoffwechselstörung im submikroskopischen Bereich eine Behinderung und einen *Aufstau des Perfusionsstromes* und setzen damit auch in benachbarten Wandabschnitten einen Circulus vitiosus in Gang.

Literatur

Amano, M., Messier, B., Leblond, C. P.: J. Histochem. Cytochem. 7, 153 (1959). — Astrup, P., Kjeldsen, K., Wanstrup, J.: The effects of exposure to carbon monoxide, hypoxia and hyperoxia on the development of experimental atheromatosis in rabbits. In: Atherosclerosis. Proc. 2. Int. Symp. (Jones, R. J., Ed.). Berlin-Heidelberg-New York: Springer 1970. — Bachmann, L., Salpeter, M. M., Salpeter, E. E.: Histochemie 15, 234 (1968). — Beneke, G.: Verh. dtsch. Ges. Path. 47, 234 (1963); 48, 306 (1964). — Benzer, H., Blümel, G., Piza, F.: Med. Welt (N.F.) 17, 1361 (1966). — Berenson, G. S., Lumpkin, W. M., Shipp, V. G.: Anat. Rec. 132, 585 (1958). — Bianchi, P. A., Crathorn, A. R., Shooter, K. V.: The use of tritium-labelled thymidine in studies on the synthesis of deoxyribonucleic acids. Tritium in the physical and biophysical sciences, Vol. II, p. 269. Vienna 1962. — Bleyl, U.: Virchows Arch. path. Anat. 342, 199 (1967); — Verh. dtsch. Ges. Path. 51, 235 (1967). — Boström, H.: J. biol. Chem. 196, 477 (1952); — Arkiv Kemi 6, 43 (1954). — Boström, H., Aquist, S.: Acta chem. scand. 6, 1557 (1952). — Boström, H., Mansson, B.: J. biol. Chem. 196, 483 (1952); — Arkiv Kemi 6, 23 (1954). — Boström, H., Odeblad, E.: Anat. Rec. 115, 505 (1953). — Brandwood, A. W.: The fibroblast. In: Int. Rev. of connective tissue research, Vol. I, p. 1 (Hall, D. A., Ed.). New York-London: Academic Press 1963. — Buck, R. C.: J. Histochem. Cytochem. 3, 435 (1955). — Caro, L. G.: J. Cell Biol. 15, 189 (1962). — Caro, L. G., van Tubergen, R. P.: J. Cell Biol. 15, 173 (1962). — Carr, I., Kugler, J. H.: J. Path. Bact. 95, 185 (1968). — Cavallero, E., Turolla, E., Ricevuti, G.: Atherosclerosis 13, 9 (1971). — Constantinides, P.: Experimental atherosclerosis. Amsterdam-London-New York: Elsevier Publ. Comp. 1965; — Arch. Path. 85, 280 (1968). — Crane, W. A. J.: J. Path. Bact. 84, 113 (1962). — Crane, W. A. J., Dutta, L. P.: J. Path. Bact. 88, 291 (1964). — Curran, R. C.: J. Path. Bact. 74, 347 (1957). — Curran, R. C., Crane, W. A. J.: J. Path. Bact. 84, 405 (1962). — Daoud, A. S., Fritz, K. E., Jarmolych, J.: Exp. molec. Path. 13, 377 (1970). — Day, A. J., Wahlquist, M. L.: Localisation of lipid synthesis by foam cells in atheromatous lesions. In: Atherosclerosis, Proc. II. Intern. Symp. (Jonses, R. J., Ed.). Berlin-Heidelberg-New York: Springer 1970. — Delauny, A., Bazin, S.: Ann. Histochim. 3, 259 (1958). — Deuchar, E. M.: Exp. Cell Res. 30, 528 (1963). — Doerr, W.: Pathologie der herznahen großen Gefäße. In: Das Herz des Menschen (Bargmann, W., Doerr, W., Eds.). Stuttgart: Thieme 1963; — Perfusionstheorie der Arteriosklerose. Zwanglose Abhandlungen aus dem Gebiet der normalen und pathologischen Anatomie. Heft 13, 1963; — Gangarten der Arteriosklerose. Sitzungsberichte d. Heidelb. Akad. d. Wiss. Mathemat.-naturwiss. Klasse, Jg. 62/64, 4. Abhandlung, 1964. — Dziewiatkowski, D. D.: J. biol. Chem. 189, 187 (1951); — Int. Rev. Cytol. 7, 159 (1958). — Fewer, D., Threadgold, J., Sheldon, H.: J. Ultrastruct. Res. 11, 166 (1964). — Florentin, R. A., Nam, S. C., Lee, K. T., Thomas, W. A.: Circulation 37/38 Suppl. VI-7 (1968); — Exp. molec. Path. 10, 250 (1969). — Florentin, R. A., Nam, S. C., Lee, K. T., Lee, K. J., Thomas, W. A.: Arch. Path. 88, 463 (1969). — Florentin, R. A., Choi, B. H., Lee, K. T., Thomas, W. A.: Cell Biol. 41, 641 (1969). — Forman, D. T., McCann, D. S., Mosher, R. E., Boyle, A.: Circulat. Res. 8, 267 (1960). — Friedkin, M., Tilson, D., Robert, D.: J. biol. Chem. 220, 627 (1956). — Geigy, J. R., A. G. (Hrsg.): Documenta Geigy. Wissenschaftliche Tabellen. J. R. Geigy S.A., 6. Aufl., Basel 1960. — Giordano, A., Matturi, L.: Acta cardiol. (Brux.) Suppl. 11, 109 (1965). — Godman, G. C., Lane, N.: J. Cell Biol. 21, 353 (1964). — Harbers, E.: Autoradiographie. In: Künstliche radioaktive Isotope in Physiologie, Diagnostik und Therapie (Schwiegk, H., Turba, F., Hrsg.). Berlin-Göttingen-Heidelberg: Springer 1961. — Hartmann, F.: Internist 2, 403 (1961). — Hartcroft, W. S., Thomas, W. A.: Induction of experimental atherosclerosis in various animals. In: Atherosclerosis and its origin (Sandler, M., Bourne, G. H., Eds.). New York-London: Academic Press 1963. — Hauss, W. H.: Verh. dtsch. Ges. inn. Med. 69, 574 (1963). — Hauss, W. H., Losse, H. (Hrsg.): Struktur und Stoffwechsel des Bindegewebes. 2. Symp. an der Med. Univ.-Klinik Münster i. Westf. (16. u. 17. Oktober 1959). Stuttgart: Thieme 1960. — Hauss, W. H., Junge-Hülsing, G., Holländer, H. J.: J. Atheroscler. Res. **2**, 50 (1962). — Hauss, W. H., Junge-Hülsing, G., Gerlach, U., Wirth, W.: Über Veränderungen des Mesenchymstoffwechsels durch Umweltfaktoren, durch Hormone und bei rheumatischen Erkrankungen. In: Stoffwechsel und degenerativer Rheumatismus, S. 40. Darmstadt: Steinkopff 1965. — Haust, D.: Injury and repair in the pathogenesis of atherosclerotic lesions. In: Atherosclerosis. II. Int. Symp. (Jones, R. J., Ed.). Berlin-Heidelberg-New York: Springer 1970. — Hughes, W. L.: Autoradiography with tritium: the duplicating mechanism of chromosomes and the chronology of events related to nucleic acid synthesis. Proc. 2nd Unit. Nat. Int. Conf. on the Peaceful Uses of Atomic Energy, Vol. **25**, 203 (1958). — Junge-Hülsing, G.: Untersuchungen zur Pathophysiologie des Bindegewebes. Theoret. u. Klin. Med. in Einzeldarstellungen, Bd. 24. Heidelberg: Hüthig 1965. — Kao, V. C. Y., Wissler, R. W., Dzoga, K.: Circulation **37/38**, Suppl., 6 (1968). — Kunz, J., Kranz, D., Keim, O.: Virchows Arch. path. Anat. **342**, 345 (1967). — Kunz, J., Fuhrmann, I., Hackensellner, H. A.: Exp. Path. **2**, 285 (1958). — Laitha, L. G., Oliver, R.: Lab. Invest. **8**, 214 (1959). — Latallo, S. Z., Budzynski, A. Z., Lipinski, B., Kowalski, E.: Nature (Lond.) **203**, 1184 (1964). — Lindner, J., Gries, G., Freytag, G., Kind, J.: Verh. dtsch. Ges. Path. **51**, 228 (1967). — McMillan, G. C., Duff, G. L.: Arch. Path. **46**, 179 (1948). — McMillan, G. C., Stary, H. C.: Ann. N.Y. Acad. Sci. **149**, 699 (1968). — Meyer, W. W.: Die Arteriosklerose im Tierexperiment. In: Lehrb. d. spez. path. Anatomie, Ergänzungsbd. I/1. Berlin: de Gruyter 1969. — Moses, M. J.: J. Histochem. Cytochem. **12**, 115 (1964). — Morin, J. R., Bernick, S.: Amer. J. Path. **43**, 337 (1963). — Muir, H.: Chemistry and metabolism of connective tissue glycosaminoglycans (mucopolysaccharides). In: Intern. Review of Connective Tissue Research, Vol. 2, p. 101 (Hall, D. A., Ed.). New York-London: Acad. Press 1964. — Murata, K.: Experientia (Basel) **23**, 732 (1967). — Nemetschek, Th.: Altersabhängige Abläufe am Kollagen: Altern und Entwicklung, 3. Bd. Hrsg.: Kommission für Alternsforschung und Kommission für Humanforschung der Akademie der Wissenschaften und Literatur Mainz. Stuttgart-New York: Schattauer 1971. — Neutra, M., Leblond, C. P.: J. Cell Biol. **30**, 137 (1966). — Niewiarowski, S., Kowalski, E.: Rev. Hémat. **13**, 320 (1958). — Niklas, A., Maurer, W.: Autoradiographie. In: Hoppe-Seyler/Thierfelder: Handb. d. physiol. u. patholog. chem. Analyse, Bd. 2, Teil 2, S. 735. Berlin-Göttingen-Heidelberg: Springer 1955. — Pelc, S. R., Appleton, T. V., Welton, M. T.: Symp. Int. Soc. Cell Biol. **4**, 9 (1965). — Reichard, P., Estborn, B.: J. biol. Chem. **188**, 839 (1951). — Ritschie, R. E., Younger, R., Scott, H. W., Stephenson, S. E.: Surg. Forum **14**, 306 (1963). — Rogers, A. W.: Techniques of autoradiographie. Amsterdam-London-New York: Elsevier 1967. — Rohr, H. P., Walter, S., Mahrt, E.: Verh. dtsch. Ges. Path. **49**, 304 (1965). — Rohr, H., Walter, S.: Acta anat. (Basel) **64**, 223 (1966). — Ross, R., Benditt, E. P.: J. Cell Biol. **27**, 83 (1965). — Rubini, J. R., Cronkite, E. P., Bond, V. P., Fliedner, T. M.: J. clin. Invest. **39**, 909 (1960). — Salpeter, M. M., Bachmann, L.: J. Cell Biol. **22**, 469 (1964); — Symp. Int. Soc. Cell Biol. **4**, 23 (1965). — Sanwald, R., Ritz, E., Wiese, G.: Atherosclerosis **13**, 247 (1971). — Scott, R. F., Jarmolych, J., Fritz, K. E., Imai, H., Kim, D. N., Morrison, E. S.: Reactions of endothelial and smooth muscle cells in the atherosclerotic lesion. In: Atherosclerosis. Proc. II. Int. Symp. (Jones, R., Ed.). Berlin-Heidelberg-New York: Springer 1970. — Spraragen, A. S. C., Bond, V. P., Dahl, L. K.: Circulat. Res. **11**, 329 (1962). — Spraragen, S. C., Giordano, A. R., Poon, T. P.: Circulation **37/38**, Suppl. VI, 24 (1968). — Schallock, G., Lindner, H.: Medizinische **12** (1957). — Schott, H. J., Denkhaus, W.: Klin. Wschr. **44**, 530 (1966). — Schultze, B.: Die Orthologie und Pathologie des Nucleinsäure- und Eiweißstoffwechsels der Zelle im Autoradiogramm. Handb. d. Allg. Path., Bd. 2, 5. Teil, S. 466. Berlin-Heidelberg-New York: Springer 1968. — Stary, H. C.: Circulation **36**, Suppl. II, 39 (1967); **40**, Suppl. III, 25 (1969). — Stary, H. C., McMillan, G. C.: Arch. Path. **89**, 173 (1970). — Stehbens, W. E.: J. Path. Bact. **83**, 337 (1962). — Studer, A.: Schweiz. med. Wschr. **92**, 647 (1962); — Verh. dtsch. Ges. Kreisl.-Forsch. **29**, 17 (1963). — Studer, A., Reber, K.: Ergebn. allg. Path. path. Anat. **43**, 1 (1963). — Tarver, H., Schmidt, C. A.: J. biol. Chem. **146**, 69 (1942). — Taylor, J. H., Woods, Ph. S., Hughes, W. L.: Proc. nat. Acad. Sci. (Wash.) **43**, 122 (1957). — Thomas, W. A., Florentin, R. A., Nam, S. C., Daoud, A. S., Lee, K. T., Tiamson, E.: Plasma liquids and experimental atherosclerosis. In: Atherosclerosis Proc., 2. Intern. Symp. Ahterosclerosis (Jones, J. R., Ed.). Berlin-Heidelberg-New York: Springer 1970. — Tulinius, H., Sang Chul Nam, Florentin, R. A., Thomas, W. A.: Circulation **36**, Suppl. II, 41 (1967). — Verly, W. G., Firket, H., Hunebelle, G.: Thymidine-H-3 in studies of DNA synthesis in tissue culture. Unit. Nat. Peaceful Uses of Atomic Energy. Proc. Second Intern. Conf. 181 (1959). — Worren, B. A.: Brit. med. Bull. **20**, 213 (1964). — Wassermann, F.: Verh. dtsch. Ges. inn. Med. **65**, 852 (1959). — Wegener, K.: Verh. dtsch. Ges. Path. **51**, 222 (1967); — Arch. Kreisl.-Forsch. **58**, 102 (1969). — Wegener, K., Schlotter, Cl.: Verh. dtsch. Ges. Path. **53**, 448 (1969). — Wright, H. P.: Nature (Lond.) **220**, 78 (1968); — Thrombos. Diathes. haemorrh. (Stuttg.) Suppl. **40**, 79 (1970). — Wright, H. P., Born, G. V. R.: Possible effect of blood flow on the turnover rate of vascular endothelial cells. 2. Int. Conf. Intern. Soc. Hemorheology, Heidelberg 27. 7.—1. 8. 1969.

Funktionelle Strukturen der Arterienwand als phathogenetischer Faktor

MEYER, W. W. (Pathol. Institut der Universität Mainz)

Referat

Auch im Zeitalter der Molekularpathologie soll der Blick für das Arterienrohr als Ganzes, für seine Histoarchitektonik, nicht verloren gehen. Eine genauere Kenntnis der Histoarchitektonik der Arterienwand ist wichtig, weil das Arterienrohr auch in einer gröberen Dimension nur selten in allen Wandsektoren einheitlich gebaut ist. Erhebliche Abweichungen von dem „durchschnittlichen" Strukturmuster mit Einbau zusätzlicher Strukturelemente oder hyperplasieartiger Verstärkung einzelner Wandbestandteile sind seit langem an den Arterienabzweigungen, -Bifurkationen (17, 20, 21, 22, 25, 26] und an den geschlängelten Gefäßsegmenten [9] bekannt. Doch auch an den geraden Arterienstrecken bestehen oft erhebliche Unterschiede, und zwar nicht nur zwischen den einzelnen Wandsektoren, sondern auch in axialer Richtung, d. h. von einem Gefäßquerschnitt zum anderen. Da die krankhaften Veränderungen ursprünglich an ganz bestimmte präformierte Strukturelemente gebunden sind, wird die initiale Lokalisation und die ursprüngliche Form der krankhaften Affektion durch das frühe Strukturmuster der Arterienwand bzw. durch seine jeweiligen Strukturbesonderheiten gegeben, die während der fetalen Entwicklung [3, 19, 21, 22] oder des postnatalen Wachstums [13] erscheinen. Gewisse Wandstrukturen, die im Sinne von Benninghoff [2] auch als „funktionelle Strukturen" zu deuten sind, werden dadurch zu einem bedeutenden pathogenetischen Faktor, der nicht nur die Entwicklung der krankhaften Veränderungen in ihren Frühstadien mitbestimmt, sondern sich auch im weiteren Verlaufe des krankhaften Geschehens auswirkt. Dies soll im Folgenden an den großen muskulären Extremitätenarterien, an den Beckenarterien des Kindes, an der A. carotis communis und am Carotissiphon gezeigt werden.

An der ursprünglich nahezu glatten Innenwand der *großen muskulären Arterien*, z. B. der A. femoralis, werden schon in den ersten Lebensjahren zunächst nur leicht vorstehende, schmale Querstrukturen sichtbar. Im weiteren Verlauf des Wachstums wandeln sie sich in breite spindelförmige Falten um, die K. Dietrich (1930) Spindeln genannt hat. Die Querstrukturen stellen im wesentlichen ein Retraktionsprodukt dar und sind in deutlicher Form nur an den dem Körper entnommenen, zusammengeschnurrten Arterien zu sehen. Dennoch sind sowohl die feineren Querstrukturen als auch die gröberen Spindeln von einem besonderen Interesse, da ihre Ränder schon während des Arterienwachstums zum Prädilektionsort von Kalkinkrustationen werden. Diese Kalkinkrustationen haben wir makroskopisch mit einer etwas abgewandelten von Kossa-Reaktion dargestellt, bei der in den Kalkdepots unter Lichteinwirkung, wie bei einem fotografischen Vorgang, das schwarze metallische Silber ausfällt [13, 14, 15]. Die von Kossa-Reaktion ist nicht spezifisch für Calcium. Andere Methoden bestätigen jedoch, daß es sich bei den von Kossa-positiven Inkrustationen um Kalkablagerungen handelt [10].

Nach der von Kossa-Reaktion werden entlang der Querstrukturen schwarze Fleckchen sichtbar, die an den größeren Spindeln zu paarweise verlaufenden schwarzen Kalkbändern zusammenfließen (Abb. 1). Die mikroskopische Untersuchung zeigt, daß die primäre innere elastische Membran, auch beim Fehlen von Kalkablagerungen, entsprechend den Spindeln spaltenförmig unterbrochen ist, und daß die Kalkinkrustation in die Spaltenränder, also in die Ränder von präformierten Membranlücken erfolgt (Abb. 2). Der Kalk markiert also die Umrisse der Membranspalten. Bei einer stärkeren Kalkinkrustation wird daher an der

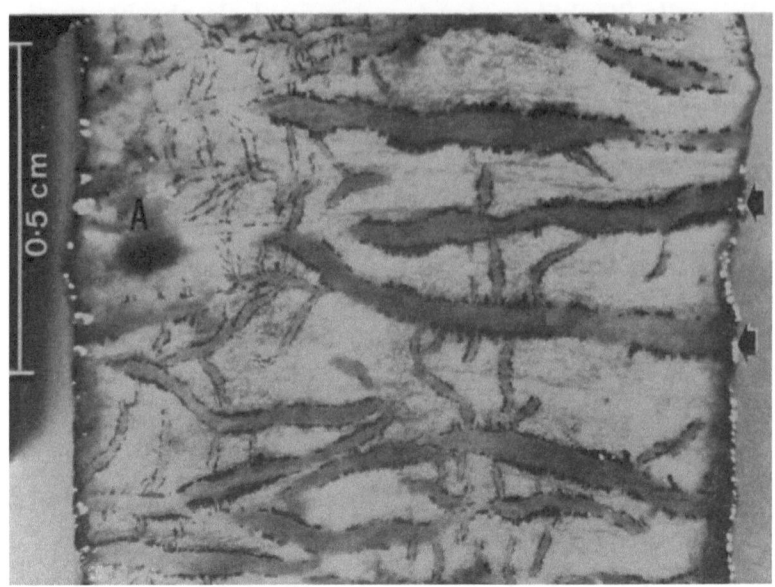

Abb. 1. Das System von kommunizierenden Membranspalten, dargestellt an der Innenwand der A. profunda femoris eines 27jährigen Mannes (S.-Nr. 967/71). Die größeren Membranspalten sind mit hämolytisiertem Blut angefärbt und erscheinen im Bild grau (Pfeile). Die Membranspalten sind nahezu überall durch paarweise verlaufende schwarze Kalkbänder oder Kalkbandfragmente umsäumt. Am linken Arterienrand Abgang eines kleinen Arterienastes (A)

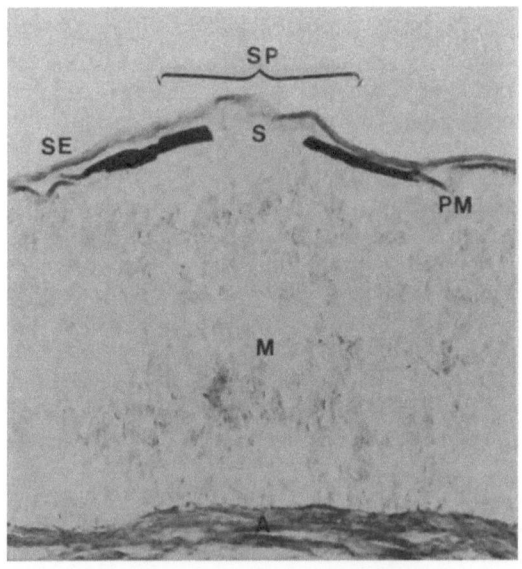

Abb. 2. Spaltenförmige Unterbrechung (S) der primären inneren elastischen Membran entsprechend einer Arterienspindel (SP, Klammer). Längsschnitt der A. femoralis (10 Jahre, 411/71). Die Ränder des Membranspaltes sind vom Kalk inkrustiert (schwarz). Der Membranspalt und die anliegenden Partien der primären inneren elastischen Membran (PM) sind durch eine sekundäre elastische Schicht (SE) überlagert. M Media, A Adventitia. Gefrierschnitt. Von Kossa-Reaktion und Elasticafärbung nach Gomori

Arterieninnenwand ein System von kommunizierenden Membranspalten sichtbar, ein System, das in seiner Ausdehnung und in seinen Formvarianten bis dahin unbekannt geblieben ist [13, 14].

Die systemartige Anordnung von Membranspalten deutet darauf hin, daß es sich hierbei vermutlich um eine sog. funktionelle Struktur handelt, also um eine Struktur, der eine bestimmte funktionelle Bedeutung zukommt [2]. So könnten die Membranspalten z. B. für die Ernährung von muskulären Arterien von Bedeutung sein, die frei von Vasa vasorum sind und daher auf einen vom Lumen ausgehenden Stofftransport angewiesen sind. Dafür spricht die leichte Anfärbbarkeit der membranfreien Anteile der Arterieninnenwand mit hämolysiertem Blut und einigen Farbstoffen (Abb. 1). In diesem Zusammenhang erscheint es bemerkens-

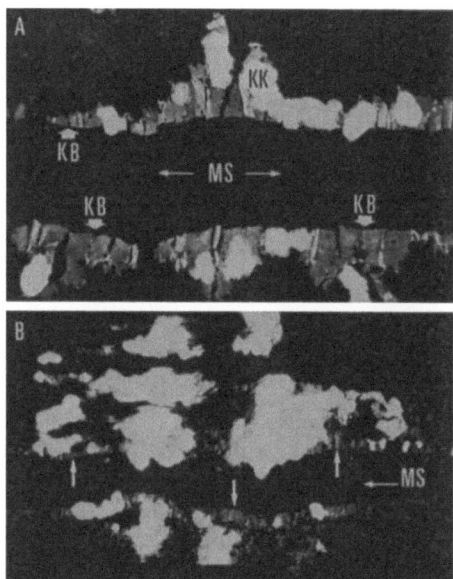

Abb. 3. A Konfluierende Kalkkörner (KK) an Kalkbändern (KB) im Mikroradiogramm. Verkalkungen hier hell. *MS* Membranspalt A. femoralis, 47jähriger Mann. Vergr. 40:1. B Offenbar durch Confluenz von Kalkkörnern entstandene gröbere Kalkablagerungen (weiß), die dem Verlauf von Kalkbändern (vertikale Pfeile) folgen. *MS* Membranspalt. Mikrokardiogramm. A. poplitea. 44jähriger Mann, Vergr. 20:1. [Aus: Virchows Arch. path. Anat. **342**, 361 (1967)]

wert, daß im Bereich von Lipoidflecken die Fettsubstanzen entsprechend den Membranlücken nicht selten auch in den Zellen der Media erscheinen, während sie über einer geschlossenen inneren elastischen Membran, die als Absiebformation wirkt, zumeist in der Intima verbleiben. Demnach könnten die Membranspalten, ebenso wie die vielen kleinen runden Fenestrae der inneren elastischen Membran, jene Öffnungen darstellen; über die der Einstrom von Nährstoffen in die Arterienwand relativ ungehindert erfolgt.

Das System der Membranspalten bestimmt nicht nur die makroskopischen Erscheinungsformen von Frühcalcinosen, sondern darüber hinaus auch die Lokalisation der späteren gröberen Kalkablagerungen [13, 23]. Die in den Spaltenrändern entstandenen Kalkbänder erweisen sich als Kristallisationspunkte und Leitschienen weiterer Ablagerungen, die zunächst als Kalkkörner, später als Kalkspangen in der darunterliegenden Media erscheinen (Abb. 3).

Ein weiteres Beispiel: Die *Beckenarterien*. Wegweisend für das Erkennen von pathogenetisch wichtigen Strukturbesonderheiten waren auch an diesen Gefäßen zunächst die frühen Verkalkungsmuster [8, 11]. Einleitend sei darauf hingewiesen, daß in der A. ilica communis und interna die Kalkinkrustationen sehr früh erscheinen und häufig schon bei Neugeborenen makroskopisch darstellbar sind. Das frühe und selektive Auftreten von Kalkablagerungen in diesen Arterien hängt offenbar mit ihrer Sonderstellung im fetalen Kreislauf zusammen: Die beiden Arterien verbinden die Bauchaorta mit den Nabelarterien und sind somit intrauterin einem höheren Blutvolumen ausgesetzt, das zur Placenta über diese Gefäße transportiert wird. Sie wachsen daher schneller als die anderen Arterien des Feten und erreichen pränatal ein erhebliches Kaliber [11]. Die rasche wachstumsgebundene Weitstellung des Gefäßrohres und die dadurch bedingte höhere Gesamt-

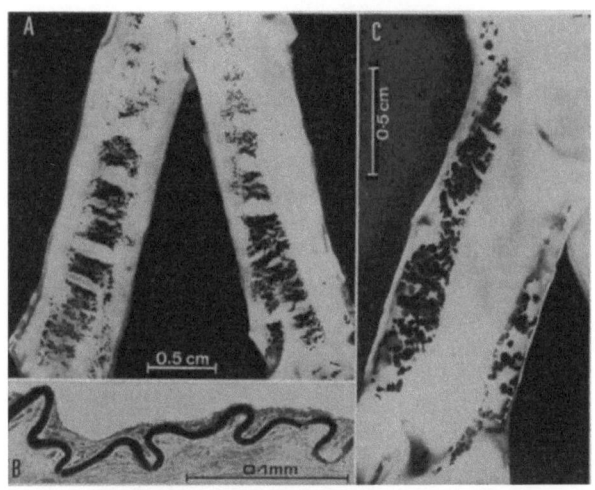

Abb. 4. A Makroskopisch dargestellte Kalkinkrustationen (schwarz) in der A. iliacae communes eines 7 Monate alten Kindes (S.-Nr. 1018/71). An den medial eröffneten Gefäßen erscheinen sie, wie in diesem Fall, in der Mitte der Arterieninnenfläche. B Mikroskopischer Querschnitt durch die rechte A. iliaca communis des gleichen Falles. Die kalkinkrustierte primäre innere elastische Membran schwarz. C In der A. iliaca interna sind die Kalkinkrustationen (schwarz) vorzugsweise in der dorsomedialen Wand lokalisiert, die hier vom Schnitt getroffen und halbiert wurde. S.-Nr. 638/71. 18 Monate altes Kind. Verkehrsunfall. [Aus: Z. Zellforsch. (1972) (im Druck)]

spannung der Arterienwand könnte zu einer bereits intrauterin einsetzenden Abnützung bzw. Schädigung des elastischen Wandmaterials führen, die zur Voraussetzung einer selektiven Kalkinkrustation wird.

Bemerkenswerterweise bleiben die Kalkinkrustationen sogar bei einer stärkeren Frühcalcinose, wie sie in der A. ilica communis und interna von Kleinkindern nicht selten vorkommt, stets auf bestimmte Areale der Arterienwand begrenzt [8, 11]: An der A. ilica communis sind die Kalkinkrustationen oft zu einem longitudinalen Streifen zusammengefügt, der vorzugsweise in der lateralen Wandung lokalisiert ist (Abb. 4A). In der A. ilica interna erscheinen die Kalkdepots ganz vorzugsweise an der dorsomedialen Wand (Abb. 4C). Diese bevorzugte Lokalisation wird durch den histologischen Befund geklärt. Als Kalkfänger wirkt an den kindlichen Beckenarterien nur die wohl ausgebildete primäre innere elastische Membran (Abb. 4B). Eine solche Membran ist aber an der A. ilica communis und interna, entgegen der lehrbuchmäßigen Vorstellung, nicht in der gesamten Circumferenz entwickelt, sondern besteht nur in einem Teil des Arterienumfanges. In den übrigen Wandsektoren wird die subendotheliale elastische Schicht durch Geflechte longitudinalgestellter elastischer Fasern gebildet (Abb. 5). Diese Geflechte bleiben im Gegensatz zur primären inneren elastischen Membran stets frei von Frühcalcinosen. Der Kalk kann und wird also nur dort abgelagert, wo die primäre innere elastische Membran vorhanden ist. Daher stimmen die Areale der Arterienwand, die diese Membran führen und zum Sitz von Frühcalcinosen werden, weitgehend überein.

Wie bereits angedeutet, hängt die Frühcalcinose der Beckenarterien offenbar mit ihrer höheren Blutvolumenbelastung während der fetalen Entwicklung zusammen. Diese Volumenbelastung wird vermutlich verdoppelt oder zumindest erhöht, wenn anstelle von normalerweise zwei Nabelarterien nur eine ausgebildet

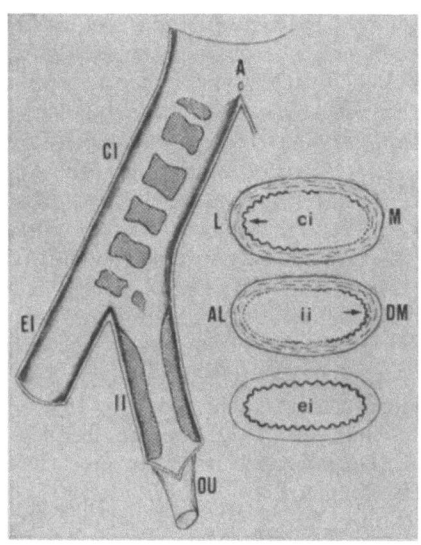

Abb. 5. Im linken Schema sind Areale der Innenwand der A. iliaca communis (CI) und der A. iliaca interna (II) punktiert dargestellt, die die primäre innere elastische Membran führen und zugleich zum Prädilektionsort von Frühcalcinosen werden. Die Arterienquerschnitte (rechts) zeigen, daß die primäre innere elastische Membran bei Kindern in der A. iliaca communis (oberer Querschnitt, ci) vorwiegend in der lateralen Wand (L) und in der A. iliaca interna (ii) vorwiegend in dem dorsomedialen Wandsektor ausgebildet ist. Die lehrbuchmäßige Vorstellung, wonach die primäre innere elastische Membran in der gesamten Arteriencircumferenz entwickelt ist, trifft bedingt für die A. iliaca externa (EI und ei, unterer Querschnitt) zu. OU obliterierte Umbilikalarterie. [Aus: Z. Zellforsch. (1972) (im Druck)]

ist und das gesamte Blut zur Placenta über die Beckenarterien nur einer Körperseite geleitet wird. Diese erreichen dann intrauterin ein wesentlich größeres Kaliber als die weniger belasteten Arterien der gegenüberliegenden Körperseite. Die Kalkinkrustationen erscheinen ganz vorwiegend in den weiten Arterien, die zur einzigen Nabelarterie führen [11]. Das Besondere dieses Naturexperiments liegt aber vor allem darin, daß in den acceleriert entwickelten Iliacalarterien sehr früh auch gröbere, makroskopisch gut sichtbare und leicht darstellbare Lipoidablagerungen auftreten [12]. Mikroskopisch handelt es sich hierbei um frischere atherosklerotische Veränderungen mit vorwiegend intracellulärer Ablagerung von Lipiden, die zu einem größeren Teil doppelt lichtbrechende Substanzen darstellen.

Für das frühe Auftreten von Lipoidinfiltrationen erscheinen in diesen Fällen von Bedeutung: Das accelerierte Wachstum auf Grund einer Dysgenesie mit nachfolgender höherer Volumenbelastung und die postnatale Remodellierung (Umbau) der Arterienwand als Anpassung an eine nach der Geburt relativ geringere kreislaufmechanische Beanspruchung. In diesem Zusammenhang sei auf die Untersuchungen von Gillman [7] hingewiesen, die sich allerdings auf andere Gefäßregionen beziehen.

Ebenso wie die Frühcalcinosen, so sind auch die im Arteriensystem des Menschen oft sehr früh erscheinenden Lipoidinfiltrationen der Intima ursprünglich an ganz bestimmte, wohlcharakterisierte Wandstrukturen gebunden [25, 26]. Dies trifft nicht nur für die Lipoidablagerungen, die an den Arterienabgängen und -Bifurkationen oder an den geschlängelten Arteriensegmenten erscheinen, sondern auch für die gerade verlaufenden Arterienstrecken, z. B. für die A. carotis communis zu. Die hier schon bei Jugendlichen und jungen Erwachsenen makroskopisch sichtbar werdenden Lipoidinfiltrationen sind oft in axialer Richtung aneinandergereiht und weisen dementsprechend oft eine longitudinale Form auf. Die axiale Ausrichtung der Lipoidflecke, wie sie auch in den anderen Arterien oft erscheint, wurde mehrfach zum Gegenstand spekulativer Vorstellungen, wobei die näheren Strukturverhältnisse zumeist unberücksichtigt blieben. In Übereinstimmung mit den früheren Angaben [1] weisen eigene Beobachtungen darauf hin, daß die Lipoidablagerungen in der A. carotis communis zunächst in ihrer oberen anteromedialen Wand, unterhalb der Carotisgabel erscheinen und sich nach proximal zu ausdehnen. An dieser Wand entsteht in der zweiten Lebensdekade eine zusätzliche Intimaschicht, die in dem gegenüberliegenden Wandsektor zunächst noch fehlt. Die Lipoidinfiltration beginnt ursprünglich in dieser verbreiterten Intima, die, dreidimensional gesehen, an der Arterieninnenwand einen länglichen Streifen bildet, sich als „Gußform" für die Lipide erweist und die longitudinale Form der Lipoidinfiltration bestimmt. Die längliche Form der Lipoidablagerung wird somit durch eine vorgebildete Intimastruktur gegeben [18].

Die Beziehung zwischen der Wandstruktur und dem krankhaften Geschehen tritt deutlich auch in dem höherliegenden Segment der Carotis zutage, in ihrem stark geschlängelten Siphon. Als zusätzlicher massiver sekundärer Strukturfaktor erscheint hier die Calcinose, die im frühen Kindesalter beginnt [10], in den nachfolgenden Altersstufen eine ausgesprochene Progredienz aufweist [4, 6, 24] und bereits in den mittleren Altersstufen (35 bis 55 Jahren) oft von ausgedehnten Kalkinkrustationen in den beiden oberen Siphonkrümmern gefolgt wird. Früh erscheinen im gleichen Arteriensegment auch die Lipoidinfiltrationen der Intima, die in der Folgezeit zu den atherosklerotischen Affektionen überleiten. Trotz der oft verwirrenden Vielfalt der Veränderungen, die sich aus einem engen Nebeneinander von Kalk-, Lipoidablagerungen und darauf folgenden bindegewebigen Intimaverdickungen ergeben, lassen sich auch hier die einzelnen krankhaften Vorgänge, zumindest in den früheren Entwicklungsphasen, bestimmten Wandstrukturen zuordnen. Deutlich tritt die unterschiedliche Prädisposition einzelner Wandsektoren bei einer kombinierten makroskopischen Darstellung von Fett- und Kalkablagerungen zu Tage [24]. So werden die physiologischen Intimapolster, die an den inneren Bögen der Krümmer entstehen, von den frühen Kalkinkrustationen zumeist gemieden bzw. „umgangen", und zwar auch dann, wenn sie in den benachbarten Wandpartien bereits ein erhebliches Ausmaß erreicht haben. Dies beruht offenbar auf einer sehr unterschiedlichen Entwicklung und Differenzierung der elastischen Strukturen in den einzelnen Sektoren des geschlängelten Carotissiphons. Außerhalb der physiologischen Intimapolster sind die subendothelialen bzw. intimalen elastischen Strukturen stark entwickelt und in mehreren, membranartigen Schichten gelagert. Im Vergleich zu den anderen peripheren Arterien vom gleichen Kaliber vermitteln sie hier schon bei Kindern das Bild einer Hyperplasieartigen Verstärkung. Bei der hohen Affinität des elastischen Gewebes zum Kalk ergeben sich daher hier besonders günstige Voraussetzungen für gröbere und fortschreitende Kalkinkrustationen. In den physiologischen Intimapolstern der inneren Krümmungsbögen sind dagegen ursprünglich nur dünne elastische Membranen sichtbar, die das Polster gegen das Lumen und nach außen gegen die Media abgrenzen, mitunter aber auch im Inneren das Polster durchziehen. Im Gegensatz zu den Kalkablagerungen treten die Lipoidinfiltrationen vorwiegend in diesen physiologischen Intimapolstern auf. Sogar in den fortgeschrittenen Stadien kann man erkennen, daß die einzelnen Wandareale von den beiden Vorgängen unterschiedlich befallen werden. Mit dem Fortschreiten von krankhaften Affektionen entsteht jedoch eine zunehmende Überlagerung der einzelnen Grundvorgänge, wobei sie sich vermutlich auch synergistisch verhalten.

Zusammenfassung

An einigen Beispielen (große muskuläre Extremitätenarterien, Beckenarterien des Kindes, A. carotis communis, Carotissiphon) wird gezeigt, wie eng die Frühstadien von Kalk- und Lipoidablagerungen an die präformierten, hereditär determinierten Wandstrukturen gebunden sind, die an der Arterienwand während des prä- und postnatalen Wachstums erkennbar werden. Unter Hinweis auf eigene Untersuchungen wird zugleich angedeutet, wie früh die wichtigsten Komponenten der späteren folgenschweren Angiopathien beginnen. Daher ist eine erfolgreiche Prophylaxe der krankhaften Arterienveränderungen ohne Einbeziehung des Kindesalters kaum denkbar. Dies trifft auch für die Atherosklerose zu, die immer mehr auch in das Blickfeld des Pädiaters gelangt [16].

Literatur

1. Beneke, R.: Frankfurt. Z. Path. **28**, 407 (1922). — 2. Benninghoff, A.: Lehrbuch der Anatomie des Menschen, Bd. I, S. 7, 2. Aufl. München: Lehmanns 1942. — 3. Dalith, F.: Ann. N.Y. Acad. Sci. **149**, 865 (1968). — 4. dei Poli, G., Zucha, J.: Zbl. Neurochir. **5**, 209 (1940). — 5. Dietrich, K.: Virchows Arch. path. Anat. **274**, 452 (1930). — 6. Dörfler, J.: Arch. Psychiat. Nervenkr. **103**, 180 (1935). — 7. Gillman, Th.: Ann. N.Y. Acad. Sci. **149**, 731 (1968). — 8. Meyer, W. W., Ehlers, U.: Z. Zellforsch. (1972) (im Druck). — 9. Meyer, W. W., Henschel, E.: Virchows Arch. path. Anat. **331**, 396 (1958). — 10. Meyer, W. W., Lind, J.: Arch. Dis. Childh. **47** (1972) (in press). — 11. Meyer, W. W., Lind, J.: Arch. Dis. Childh. **47** (1972) (in press). — 12. Meyer, W. W., Lind, J.: Structural changes of the iliac arteries in cases with a single umbilical artery (in Vorbereitung). — 13. Meyer, W. W., Stelzig, H. H.: Virchows Arch. path. Anat. **342**, 361 (1967). — 14. Meyer, W. W., Stelzig, H. H.: Calcif. Tiss. Res. **3**, 266 (1969). — 15. Meyer, W. W., Stelzig, H. H.: Angiology **20**, 423 (1969). — 16. Mitchell, S., Blount, S. G., Jr., Blumenthal, S., Jesse, M. J., Weidman, W. H.: Pediatrics **49**, 165 (1972). — 17. Moon, H. D.: Circulation **16**, 263 (1957). — 18. Noll, M.: Inaugural-Dissertation, Mainz (in Vorbereitung). — 19. Robertson, J. H.: J. clin. Path. **13**, 133 (1960). — 20. Rotter, W., Wellmer, H. K., Hinrichs, G., Müller, W.: Beitr. path. Anat. **115**, 253 (1955). — 21. Schornagel, H. E.: Arch. Path. **62**, 427 (1956). — 22. Stehbens, W. E.: Amer. J. Path. **36**, 289 (1960). — 23. Stelzig, H. H., Meyer, W. W.: Fortschr. Röntgenstr. **107**, 504 (1967). — 24. Willems, R.: Inaugural-Dissertation, Mainz (in Vorbereitung). — 25. Wolkoff, K.: Beitr. path. Anat. **82**, 515 (1929). — 26. Wolkoff, K.: Beitr. path. Anat. **91**, 515 (1933).

BOWYER, D. E. (University of Cambridge, Department of Pathology): **Aetiology and Pathogenesis of Atherosclerosis — Current Concepts. Studies in Perfused Arteries on the Uptake of Lipid Precursors**

Autoreferat

In seeking to understand the mechanism of pathogenesis of atherosclerosis it is important to realise that the genesis of a lesion proceeds by a number of phases. The simplest general notion is that there are two:

1. Initiation,
2. Development.

Initiation is a phase of events which cause an alteration in the substance of the arterial wall so as to predispose it to the development of a lesion. The stimuli which cause initiation may be chronic, for example the continuous injury caused by haemodynamic forces in hypertension or acute, as, for example, in experimental mechanical damage. If conditions favouring development are absent at the time of initiation, or do not appear soon after, then some alteration in the artery may occur, but it will only be recognisable as arterial damage and repair and not as atherosclerosis, for example the production in normolipaemic animals of subendothelial oedema acute serum sickness. Similarly, where an established lesion exists, if conditions of development are removed, then the lesion may regress, although reversibility may be affected by structural modification of the wall previously caused by fibrosis or ulceration. Any study of atherogenesis should take into account the relevant role of these two phases and must acknowledge that some stimuli may act both to initiate the lesion and to favour its development.

In an attempt to understand which conditions favour lesion development, we have studied some of the biochemical reactions of lipid metabolism in the perfused arterial wall. Free fatty acids from serum albumin act as important precursors of the complex lipids such as cholesterol esters of established lesions and the concentration of serum fatty acids may influence development of lesions.

STEIN, O. (Jerusalem): **Versuche mit „markierten" Substanzen**
Manuskript nicht eingegangen

BORN, G. V. R. (Department of Pharmacology. Royal College of Surgeons, London): **The Wall and Platelets — Present Status**

Autoreferat

Intravascular aggregation of platelets is an immediate cause of acute arterial thrombosis, a common complication of atherosclerosis. An involvement of platelets in atherogenesis itself is not proven, although the successive deposition of mural thrombi and their incorporation into the vessel wall (Rokitansky, 1856; Duguid, 1948), could involve platelets as well as fibrin. The earliest atherosclerotic lesions appear where arteries branch and platelets tend to be deposited at the same sites (Murphy, Rowsell, Downie, Robinson and Mustard, 1962). The two processes may not be causally connected but both result from a change in blood flow. When endothelial cells divide, gaps appear between them (Stehbens, 1965) and platelets tend to adhere in these gaps (Tranzer and Baumgartner, 1967). Endothelial mitosis is faster also around arterial branches (Payling Wright, 1970) so that this might increase platelet adhesion there. However, the gaps are probably also the sites of passage of lipid into the arterial wall. After removal of arterial endothelium, deposited platelets are digested by macrophages which become foam cells in the process (Poole, 1966). Adherent platelet thrombi form less easily in small arteries than in small veins; one reason for this is that the blood flow is faster in the arteries (Begent and Born, 1970).

BLEYL, U. (Pathol. Institut der Universität Heidelberg): **Gefäßwand und Fibrin**

Autoreferat

Die vielfältigen und pathogenetisch außerordentlich heterogenen Wechselbeziehungen zwischen plasmatischen Fibrinogen- und Fibrinderivaten und der arteriellen Gefäßwand sind gekennzeichnet durch die hohen procoagulativen Aktivitäten der arteriellen Gefäßwand und ihrer Strukturelemente einerseits, durch die Fähigkeit der arteriellen Gefäßwand zur Aktivierung der Fibrinolyse andererseits. Die procoagulativen Potenzen der Gefäßwand resultieren aus dem außerordentlich hohen Gehalt der Gefäßwand an Kollagen, polymeren Mucopolysacchariden, an thromboplastischen und (nicht mit Thrombin identischen) thrombinartigen Aktivitäten („Vasculokinase"), die fibrinolytische Aktivität der Gefäßwand resultiert aus der Plasminogenaktivatoraktivität des Gefäßendothels und aus der Plasminogenaktivatoraktivität des Endothels der Vasa vasorum. Überschießende lokalisierte oder generalisierte Freisetzung procoagulativer Aktivitäten einerseits, eine Zerstörung der normalerweise antithrombotischen Eigenschaft des Endothels und eine lokalisierte oder generalisierte Blockade der plasmatischen oder endothelständigen fibrinolytischen Abräumreaktion andererseits können eine pathische Entgleisung des labilen Gleichgewichtes im Grenzbereich zwischen Gefäßwand und plasmatischen Fibrinogenderivaten bedingen. Folge einer solchen pathischen Entgleisung ist der parietale Abscheidungsthrombus, der zunächst regelmäßig reich an Thrombocyten, dagegen arm an Fibrin ist, der aber durch rezidivierende plasmatische Imbibition unter Umwandlung niederpolymerer Fibrinogenderivate zu hochpolymerem Fibrin in einen fibrinreichen Abscheidungsthrombus umgewandelt wird. Das Schicksal dieses (sekundär fibrinreichen) Abscheidungsthrombus wird erneut bestimmt vom Ausmaß einer ständig fortschreitenden oder rezidivierenden plasmatischen Durchtränkung, vom Ausmaß der Plasminogeninkorporation im Thrombus, vom Ausmaß einer sekundären humoral oder cellulär inszenierten intra- oder extracellulären Fibrinolyse, vom Ausmaß der Stabilisierung des Fibrins durch plasmatische und/oder gefäßwandeigene Faktor XIII-Aktivitäten im Thrombus und vom Ausmaß der organisatorischen Potenz des angrenzenden Intimagewebes. Endothelialisation, Rekanalisation, avasculäre Organisation und Vascularisation, atheromatöse Degeneration und fibromuskuläre Transformation sind die wesentlichen Stationen der pathischen Auseinandersetzung der Strukturelemente der Gefäßwand mit sekundär fibrinreichen Abscheidungsthromben im Rahmen eines arteriosklerotischen Gefäßwandumbaus. Die Inkorporation mangelhaft organisierter fibrinreicher parietaler Abscheidungsthromben über fibrösarteriosklerotischen wie atheromatös-arteriosklerotischen Intimabezirken kann dabei ähnlich wie die vollständige Organisation der parietalen Thromben und ihre sekundäre Umwandlung in fibröse Intimaplaques zu einer wesentlichen Acceleration des arteriosklerotischen Gefäßwandumbaus führen. Das Ausmaß der rezidivierenden plasmatischen Durchtränkung parietaler Abscheidungsthromben, das Ausmaß der Inkorporation, Rekanalisation, Organisation und Vascularisation fibrinreicher Abscheidungsthromben werden nicht zuletzt aber auch die Möglichkeit einer spontanen oder therapeutisch inszenierten Wiederauflösung partiell oder total obliterierender parietaler Thromben im Rahmen einer progredienten Arteriosklerose limitieren.

Beziehungen unter ausgewählten experimentellen Bedingungen

FRITSCH, H. (Med. Univ.-Klinik Heidelberg)

Referat

Ein wesentliches Prinzip der wissenschaftlichen Erforschung menschlicher Krankheiten ist der Versuch, die am Menschen beobachteten Manifestationen des Pathischen durch mehr oder minder adäquate Maßnahmen tierexperimentell zu reproduzieren. In ganz besonderem Maße hat man sich des Tierversuchs in der Arterioskleroseforschung bedient (Constantinides, 1965; Meyer, 1968; Studer u. Reber, 1963). Während zu Anfang des 20. Jahrhunderts recht zweifelhafte Methoden angewandt wurden, um Gefäßwandveränderungen zu erzeugen — Boveri (1905) verabreichte Kaninchen eine Brühe aus verfaultem Fleisch, andere injizierten BaCl (Klotz, 1906; Miller, 1907), Methylamino-Acetobrenzcatechin (Sturli, 1905), Oxalsäure (Loeper, 1915) oder Indol (Dratschinsky, 1912) — wurden in der Folgezeit mehr und mehr solche Noxen angewandt, die einer vertieften Einsicht in das Spektrum der Arteriosklerosekrankheit entsprangen.

Gefäßwandveränderungen können tierexperimentell durch Vitaminmangel (Vitamin B 6, Vitamin C) (Rinehart u. Greenberg, 1948; Mushett u. Emerson, 1956; Willis, 1953) und, wie seit den Untersuchungen von Schmidtmann (1928) vielfach bestätigt, durch Überdosen von Vitamin D erzeugt werden.

Manche Hormone führen bei verschiedenen Tierspecies zu Intima- und Mediaalterationen. Besonders die Adrenalingabe bewirkt eine Mediasklerose (Friedman et al., 1955; Josue, 1903). Experimentell induzierter Thyroxinmangel (Gillmann u. Gilbert, 1957) ruft atheromatöse Veränderungen der Intima hervor. Auch mit hochmolekularen Substanzen und Pharmaka unterschiedlicher Natur wurden im Tierexperiment Gefäßwandschäden ausgelöst.

Die als „Risikofaktoren" der Arteriosklerose beim Menschen erkannten Bedingungen: Hochdruck, Serumlipiderhöhung — besonders die essentielle familiäre hypercholesterinämische Xanthomatose —, Diabetes mellitus, Hypothyreose und das Zigarettenrauchen finden ihren Niederschlag in einer Vielzahl von Versuchsanordnungen (Schettler, 1969). Hierbei ist bemerkenswert, daß die Kombination mehrerer schädigender Faktoren (Hypertonie + Hypercholesterinämie, Hypothyreose + Hypercholesterinämie usw.) offenbar eine erhebliche Aggravation der Gefäßwandveränderungen bewirkt.

Der Kombinationsversuch: Wandschaden + Stoffwechselstörung hat in den vergangenen Jahren zunehmend an Bedeutung gewonnen. Es konnten hierdurch Läsionen erzeugt werden, die einem frühen Atherom der menschlichen Arteriosklerose ähneln (Constantinides et al., 1960; Prior u. Ziegler, 1965). Besonders die diätetisch induzierte Hypercholesterinämie wurde mit verschiedensten zusätzlichen Noxen kombiniert. Speciesbedingte Unterschiede in der Empfindlichkeit der Gefäße bei der durch fettreiche Nahrung induzierbaren Veränderungen haben das Kaninchen zum klassischen Modelltier der Arterioskleroseforschung werden lassen. Zwar lassen sich beim Pavian experimentell Veränderungen an der Aorta auslösen, die denen der menschlichen Arteriosklerose gleichen (Armstrong et al., 1967; Becker u. Murphy, 1969; Cox et al., 1958; Howard et al., 1958; Middleton et al., 1967; Robertson, 1971); aber auch beim Kaninchen sind durch besondere Modifikationen der Cholesterinfütterung ähnliche Aortenwandveränderungen hervorzurufen (Constantinides, 1965). Morphologisch entsprechen sie frühen Schädigungsbildern bei der menschlichen Arteriosklerose, wenn ihnen auch wesentliche Merkmale einer *fortgeschrittenen* menschlichen Arteriosklerose, wie Quellungsnekrose, Geschwürsbildung, appositionelle und intramurale Thrombosen fehlen (Schettler u. Krauland, 1966).

Seiner zentralen Bedeutung halber seien im folgenden einige morphologische Aspekte des Modells „Fütterungsatheromatose" dargestellt.

Die Versuche, durch abnorme Ernährung Aortenwandveränderungen zu erzeugen, gehen auf Ignatowski (1908) zurück, der Kaninchen Fleisch verfütterte und dabei Gefäßwandatherome beobachtete. Anitschkow (1913) sowie Anitschkow u. Chalatow (1913) erkannten als erste, daß beim Kaninchen durch cholesterin-

Tabelle 1. *Modelle zur kombinierten experimentellen Wandschädigung bei cholesterininduzierter Fütterungsatheromatose*

	NOXE	SPECIES	AUTOR	
Wandschaden	Adrenalin	Kaninchen	Anitschkow	1914
	Kauterisation	Kaninchen	Ssolowjew	1930
	Kälte	Kaninchen	Taylor et al.	1950
	Adrenalin + Thyroxin	Kaninchen	Constantinides et al.	1958
	β- Aminoproprionitril	Kaninchen	Schwartz	1959
	Allylamin	Kaninchen	Horst et al.	1961
	Röntgenstrahlen	Ratte	Gold	1961
	lokale Überdehnung	Kaninchen	Baumgartner u. Studer	1963
Mediaschädigung	Vitamin D-Überdosierung	Kaninchen	Schmidtmann	1929
	" "	Affe	Kent et al.	1958
	" " + Nikotin	Affe	Kent et al.	1958
	" " + Nikotin	Kaninchen	Hass et al.	1960
	" " + Adrenalin	Kaninchen	Constantinides and Chakravarti	1961
	" " + Schlangengift	Kaninchen	Constantinides and Chakravarti	1961
	" " + Thiouracil + Cholsäure	Ratte	Wilgram	1958
Hypothyreose	Thiouracil	Hund	Steiner / Kendall	1946
	Thiouracil + Cholsäure	Ratte	Loustalot	1960
	Thiouracil + Cholsäure + Butter	Ratte	Thomas / Hartroft	1959
	J^{131}	Kaninchen	Adlersberg	1951
Hochdruck	Drosselung	Kaninchen	Bronte / Stewart	1954
	Drosselung + Thiouracil	Hund	Wakerlin et al.	1957
	Drosselung + Alloxan-Diabetes	Kaninchen	Fisher	1961
	DOCA	Ratte	Wissler et al.	1952
	Platikkügelchen i. a.	Kaninchen	Rosenthal / O Neal	1961
Immunmechanismus	Rinderalbumin i. v.	Kaninchen	Minick et al.	1970
	" "	Pavian	Howard et al.	1970
nervale Reizung	Phenamin	Kaninchen	Tsibekmakher	1955
	Diencephalon Reizung	Kanichen	Gunn et al.	1960
	bilaterale lumb. Sympathektomie	Kaninchen	Murphy et al.	1957

reiches Futter eine Aortenwandatheromatose hervorgerufen werden kann. 1 bis 2% Cholesterin in der Nahrung führt bei den Versuchstieren zu einem Anstieg des Gesamtcholesterins im Serum auf das etwa 30fache des Normalwertes, d. h. auf etwa 1500 mg-% binnen 12 Wochen; außerdem findet man einen Anstieg der Phospholipide und der Neutralfette auf das etwa 4,6- bzw. 5,5fache (Wang et al., 1954). In zeitlicher Abhängigkeit hiervon treten an der Aortenwand charakteristische Veränderungen auf: Erste herdförmige Lipoidablagerungen finden sich nach etwa 4 Wochen meist in der proximalen Aorta, an den Ostien der Kranzschlagadern, den Abgängen der großen Arterien des Aortenbogens und den distalen Rändern der Intercostalarterienostien. Im Laufe der Cholesterinfütterung entstehen große, häufig miteinander confluierende Lipoidbeete in der Aorteninnenwand.

Histologisch lassen sich bereits 4 Std nach oraler Gabe von 1 g pulverisiertem Cholesterin in einigen wenigen Endothelzellen Fetttröpfchen nachweisen; in der Grundsubstanz des subendothelialen Raums kommt es zu feinkörnigen Lipoidablagerungen (Duff u. Ritchie, 1957). Während das Endothel lichtoptisch meist frei von Lipoiden bleibt, erfolgt zwischen der 2. und 4. Fütterungswoche eine Verbreiterung des subendothelialen Raums durch das Auftreten von rundlichen Zellen, die zu Schaumzellen werden; kollagene und elastische Fasern nehmen dort zu. Die Herkunft der Schaumzellen ist umstritten. Manche Autoren sehen in ihnen Zellen, die ursprünglich aus dem zirkulierenden Blut stammten (Anitschkow, 1933;

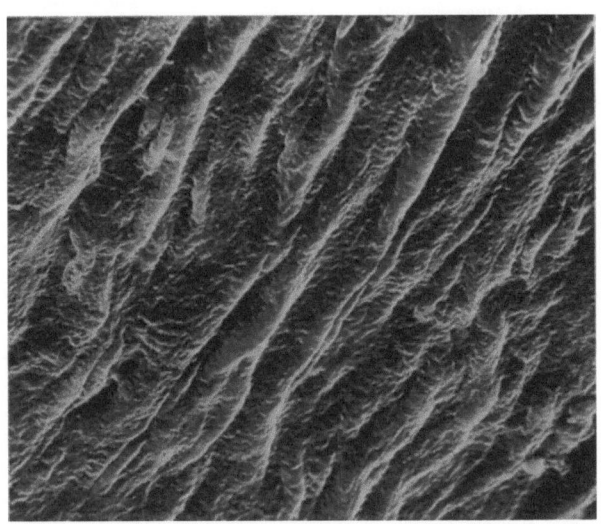

Abb. 1. Innenfläche der Brustaorta beim Kaninchen. Regelmäßige Längsfaltenstruktur Rasterelektronenmikroskopische Vergr. 800fach

Constantinides, 1971; Rannie, 1956; Rannie u. Duguid, 1953; Still u. O'Neal, 1962), andere, wie Altschul (1950), Friedman (1963), Hueper (1944), McMillan u. Duff (1948) halten sie für umgewandelte Endothelzellen; nach Ansicht von Buck (1962) und Parker (1960) u. a. sind es modifizierte glatte Muskelzellen oder aber ruhende subendotheliale Fibrocyten (Duff, 1935; Seifert, 1963). Die Intimaverdickung erreicht nach etwa 9 Wochen doppelte bis dreifache Mediastärke. Neben elastischen und kollagenen Fasern findet man in der verdickten Intima auch neugebildete glatte Muskelfasern (Wacker u. Hueck, 1913). Durch den Zerfall der subintimalen Schaumzellen werden die in diesen gebildeten sauren Mucopolysaccharide und Cholesterin frei und bilden eine amorphe Masse, das Atherom (Buck, 1954).

Der histologische Aspekt dieser Veränderungen ist gut bekannt. Einen noch anschaulicheren Eindruck als die eindimensionale Längs- und Querschnittshistologie der Gefäßwand vermittelt das dreidimensionale Oberflächenbild der Intima, wie es sich im Rasterelektronenmikroskop darbietet. Dort erscheint die innere Oberfläche der Kaninchenaorta normalerweise frei von irgendwelchen Auflagerungen. Spindelförmige, in der Längsrichtung angeordnete Erhebungen erwecken den Eindruck paralleler Längsfalten (Abb. 1). Sie kommen durch die dicht hintereinander angeordneten Endothelzellen zustande, die, wie aus lichtmikroskopischen Untersuchungen bekannt, mit ihren kernhaltigen Anteilen in das Gefäßlumen ragen (Frost et al., 1968; Shimamoto et al., 1971). Kleine „Querausläufer" der Endothelstrukturen sind hinsichtlich ihrer Bedeutung umstritten (Shimamoto et al., 1971). Nach 2wöchiger Cholesterinfütterung war in eigenen Untersuchungen — wie auch im histologischen Schnitt — noch keine entscheidende Veränderung der Aortenoberflächenstruktur zu erfassen. Nach 8 Wochen ist meist keine Längsfaltenstruktur mehr erkennbar, was durch subintimal liegende Schaumzellen, welche die Endothelien lumenwärts vordrängen, bedingt sein dürfte. Auch scheinen Teile der Aorteninnenfläche im rasterelektronenmikroskopischen Bild keinen zusammenhängenden Endothelüberzug mehr zu haben. Die Oberfläche von Lipoidbeeten zeigt keine regelmäßige Gefäßinnenwandstruktur mehr; sie ist aufgefaltet und mit Blutzellen bedeckt. Häufig findet man über solchen Abschnitten ein Netz-

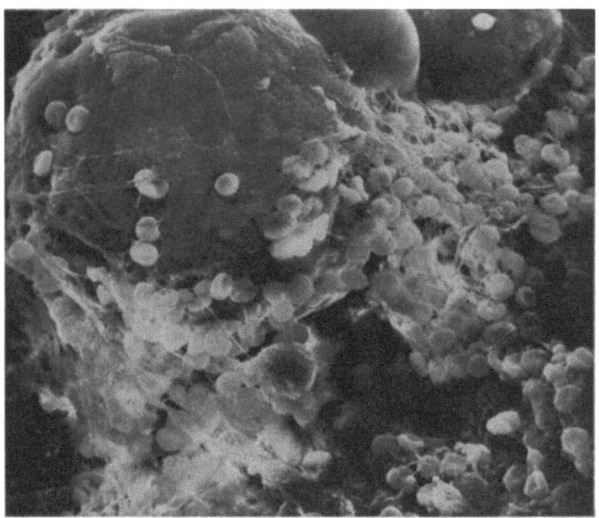

Abb. 2. Innenfläche der Brustaorta beim Kaninchen nach 9 Wochen Cholesterinfütterung. Auffaltung der Oberfläche und Ablagerung von Erythrocyten, Thrombocyten und Fibrin. Rasterelektronenmikroskopische Vergr. 1500fach

werk von Faserstrukturen (Fibrin?) (Abb. 2), worin Erythrocyten und Thrombocyten haften, Verhältnisse, die man im histologischen Präparat nur erahnen kann. Nach 16 Wochen ununterbrochener Cholesterinfütterung sind infolge der weiter fortschreitenden Entwicklung von Schaumzellenbeeten noch weitere Auffaltungen der Oberfläche mit cellulären und faserigen Ablagerungen sowie Lückenbildungen zu erkennen.

Die Irreversibilität dieser Gefäßwandschädigung ist durch viele Untersuchungen bestätigt (s. Meyer, 1968). Trotz Absetzen der Cholesterindiät steigt der Cholesteringehalt der Aorten weiter an (Albrecht u. Schuler, 1965). Eine Störung der Endothelpermeabilität über den Plaques, die von Mackenzie (1958), Newman u. Zilversmit (1960) sowie Prior u. Ziegler (1965) nachgewiesen wurde, erscheint auch nach Beobachtungen im Rasterelektronenmikroskop wahrscheinlich.

Selbstverständlich lassen sich tierexperimentelle Befunde, speziell bei der Arterioskleroseforschung, aus vielerlei Gründen nicht in die Humanpathologie übertragen; sie können jedoch eine Hilfe sein bei der Analyse pathogenetischer Faktoren (Hess, 1964).

Literatur

Albrecht, W., Schuler, W.: J. Atheroscler. Res. 5, 353 (1965). — Altschul, R.: Selected studies on arteriosclerosis. Springfield (Ill.): Ch. C. Thomas 1950. — Anitschkow, N.: Beitr. path. Anat. 56, 379 (1913). — In: Cowdry, E. V.: Arteriosclerosis. New York: The Macmillan Co. 1933. — Anitschkow, N., Chalatow, S.: Zbl. allg. Path. path. Anat. 24, 1 (1913). — Armstrong, M. L., Connor, W. E., Warner, E. D.: Arch. Path. 84, 227 (1967). — Baumgartner, H. R., Studer, A.: Path. et Microbiol. (Basel) 27, 129 (1963). — Becker, C. G., Murphy, G. E.: Amer. J. Path. 55, 1 (1969). — Boveri, P.: Clin. med. ital. 6 (1905). — Bronte-Stewart, B., Heptinstall, R. H.: J. Path. Bact. 68, 407 (1954). — Buck, R. C.: Arch. Path. 58, 576 (1954); — Brit. J. exp. Path. 43, 236 (1962). — Constantinides, P.: Experimental atherosclerosis. Amsterdam-London-New York: Elsevier 1965; — Advanc. exp. Med. Biol. 16 A, 145 (1971). — Constantinides, P., Booth, J., Carlson, G., Cox, B., Nakashima, R., Williams, K.: Arch. Path. 70, 712 (1960). — Constantinides, P., Chakravarti, R. N.: Arch. Path. 72, 197 (1961). — Cox, G. E., Taylor, C. B., Cox, L. G., Counts, M. A.: Arch. Path. 66, 32 (1958). — Dratschinsky, S.: Ann. Inst. Pasteur 24 (1912). — Duff, G. L.: Arch. Path. 20, 81 (1935). — Duff, G. L., Ritchie, A. C.: Amer. J. Path. 33, 845 (1957). — Fisher, E. R.: Lab. Invest. 10, 361 (1961). — Friedman, B., Oester, Y. T., Davis, O. F.: Arch. int. Pharmacodyn. 102, 226 (1955). — Friedman, M.: Arch. Path. 79, 318 (1963). — Frost, H., Hess, H., Richter, I.: Klin. Wschr. 20, 1099 (1968). — Gillmann, J., Gilbert, C.: Exp. Med. Surg. 15, 181 (1957). — Gold, H.: Arch. Path. 71, 268 (1961). — Gunn, C. G., Friedman, M., Byers, S. O.: J. clin. Invest. 39, 1963 (1960). — Hass, G. M., Truehart, R. E., Hemmen, A.: Amer. J. Path. 37, 521 (1960). — Hess, R.: Advanc. Lipid Res. 2, 295 (1964). — Horst, A., Rozynkowa, D., Zagorska, I.: Acta med. pol. 1, 1 (1960). — Howard, A. N., Patelski, J., Bowyer, D. E., Gresham, G. A.: Advanc. exp. Med. Biol. 16 A, 240 (1971). — Hueper, W. C.: Arch. Path. 38, 381 (1944). — Ignatowski: Arch. Path. Anat. Phys. 198, 248 (1909). — Josué, O.: Presse méd. (1903). — Kent, S. P., Vawter, G. F., Dowden, R. M., Benson, R. E.: Amer. J. Path. 34, 37 (1958). — Klotz, O.: Brit. med. J. 22 (1906). — Loeper, M.: Arch. Mal. Coeur 1, 45; zit. nach Thorel: Ergebn. allg. Path. path. Anat. 18, 219 (1915). — Loustalot, P.: Helv. physiol. pharmacol. Acta 18, Fasc. 3 (1960). — Mackenzie, J. R., McGill: Med. J. 27, 132 (1958). — McMillan, G. C., Duff, G. L.: Arch. Path. 46, 179 (1948). — Meyer, W. W.: In: Kaufmann-Staemmler: Lehrb. spez. path. Anat., 11. u. 12. Aufl., Ergänzungsbd. I/1. Hälfte. Berlin: de Gruyter 1968. — Middleton, C. C., Clarkson, T. B., Lofland, H. B., Prichard, R. W.: Arch. Path. 83, 154 (1967). — Miller, J. L.: Amer. J. med. Sci. 4, 594 (1907). — Minick, C. R.: Bull. N.Y., Acad. Med. 42, 159 (1966). — Murphy, T. O., Haglin, J. J., Felder, D. A.: Surg. Forum 7, 332 (1957). — Mushett, C. W., Emerson, G. A.: Fed. Proc. 15, 526 (1956). — Newman, H. A. I., Zilversmit, D. B.: J. biol. Chem. 237, 2078 (1960). — Parker, F.: Amer. J. Path. 36, 19 (1960). — Prior, J. T., Ziegler, D. D.: Arch. Path. 80, 50 (1965). — Rannie, I.: Proc. Nutr. Soc. 15, 61 (1956). — Rannie, I., Duguid, J. B.: J. Path. Bact. 66, 395 (1953). — Rinehart, J. F., Greenberg, L. D.: Fed. Proc. 7, 278 (1948). — Robertson, A. L.: Advanc. exp. Med. Biol. 16 A, 122 (1971). — Rosenthal, R. E., O'Neal, R. M.: Arch. Path. 71, 554 (1961). — Schettler, G.: Proc. of the Sectional Meeting of the ACS, held in cooperation with the German Surgical Society in Munich, June 26—29, 1968, p. 16. Berlin-Heidelberg-New York: Springer 1969. — Schettler, G., Krauland, W.: Ciba Symp. 14, 15 (1966). — Schmidtmann, M.: Verh. dtsch. Ges. Path. 23, 105 (1928); 75 (1929). — Schwartz, C. G.: Brit. J. exp. Path. 40, 44 (1959). — Seifert, K.: Z. Zellforsch. 61, 276 (1963). — Shimamoto, T., Yamashita, Y., Numano, F., Sunaga, T.: Acta path. jap. 21 (1), 93 (1971). — Ssolowjew, A.: Z. ges. exp. Med. 69, 94 (1930). — Still, W. J. S., O'Neal, R. M.: Amer. J. Path. 40, 21 (1962). — Steiner, A., Kendall, F. E.: Arch. Path. 42, 433 (1946). — Sturli, A.: Münch. med. Wschr. 13, 630 (1905). — Taylor, C. B., Baldwin, D., Hass, G. M.: Arch. Path. 49, 623 (1950). — Thomas, W. A., Hartroft, W. S.: Circulation 19, 65 (1959). — Tsibemakher, T. D.: Ter. Arkh. 27, 48 (1955). — Wacker, L., Hueck, W.: Münch. med. Wschr. 1913, 2097. — Wakerlin, G. E., Moss, W. G., Kiely, J. P.: Circulat. Res. 5, 426 (1957). — Wang, C., Drachman, S. R., Adlersberg, D.: J. Mt Sinai Hosp. 21, 19 (1954). — Wilgram, G. F.: Proc. Soc. exp. Biol. (N.Y.) 99, 496 (1956). — Willis, G. C.: Canad. med. Ass. J. 69, 17 (1953). — Wissler, R. W., Eilert, M. L., Schroeder, M. A., Cohen, L.: Fed. Proc. 11, 434 (1952).

WISSLER, W., DZOGA, K., JONES, R., BORENSZTAJN, J. (Department of Pathology, University of Chicago, USA): **Interaction between Arterial Smooth Muscle Cells, Serum and Other Blood Constituents**

Autoreferat

The current state of knowledge regarding interaction of artery wall cells with lipoproteins, fibrin and platelets will be reviewed. Evidence from this laboratory and the work of others will be summarized indicating that low density lipoproteins (LDL) or very low density lipoproteins (VLDL) are actively localized in the artery wall. It is also evident that these circulating lipid fractions (especially LDL) stimulate proliferation of the smooth muscle cells of the atherosclerotic plaque. The results of arterial tissue extraction, labeled lipoprotein studies and immunohistochemistry of the arteries of man will be briefly summarized. These indicate that fibrin and LDL or VLDL are generally found in the atherosclerotic lesion, even in the fatty streaks. The conflicting evidence concerning the exact localization of these serum and blood components, *in* or *on* the smooth muscle cell or its products will be surveyed. Studies in progress and planned using horseradish peroxidase, ferritin and fluorescein will be outlined to indicate the direction that current studies are taking and the questions that need to be answered.

Die Bedeutung der glatten Muskelzellen für die Organisation arterieller Thromben

KNIERIEM, H.-J. (Pathol. Institut der Universität Düsseldorf)

Referat

Im Verlauf der verschiedenen Stadien der Arteriosklerose können wir parietale Thromben beobachten, die mit einem Intimapolster oder einem ulcerierten Atherom in unmittelbarem Kontakt stehen. Diese wandständigen Thromben fördern die Progredienz der bereits bestehenden Herde und stellen somit eine Komplikation des Arterioskleroseprozesses dar [2, 3, 13, 14, 21, 56, 59]. Apitz (1944) und Meessen (1944) beobachteten, daß mit dem Eindringen von Blutplasma in die Gefäßwand auch eine Ablagerung von Fibrin oder von fibrinoiden Substanzen verbunden sein kann. Auf die Herde mit fibrinöser Infiltration oder akuter Ödemverquellung könnten sich Thromben aufsetzen, die organisiert würden. Die schon 1844 von Rokitansky entwickelten Vorstellungen, daß die arteriosklerotischen Intimaverdickungen Folge abgelagerter und organisierter Blutbestandteile sein können, wurde von Duguid (1946, 1948, 1955) zu einer umfassenden Theorie ausgebaut. In der Folgezeit hat es nicht an Versuchen gefehlt, durch experimentelle Untersuchungen, diese Thrombosetheorie über die Entstehung der Arteriosklerose zu stützen [19, 20, 28, 49, 67].

Wir können davon ausgehen, daß die Entstehung eines intravitalen Thrombus durch drei Faktoren begünstigt wird: durch die Schädigung der Gefäßwand, in erster Linie des Endothels, durch die Verlangsamung des Blutstromes und durch die Änderung der Zusammensetzung der Bestandteile des Blutes [45, 48, 55, 57, 60, 65]. In den arteriellen Gefäßen finden wir überwiegend thrombocytenreiche, fibrinarme Abscheidungsthromben, umgekehrt in den Venen thrombocytenarme, fibrinreiche Gerinnungsthromben. Die unterschiedliche Zusammensetzung der Thromben wird daher auch einen differenten Ablauf der Vorgänge bei der Organisation dieser Thromben bedingen.

Ein perietaler Thrombus kann am leichtesten durch eine mechanische Schädigung des Endothels der Gefäßwand oder durch die Implantation und Inkorporation eines Fremdkörpers hervorgerufen werden [6, 7, 11, 18, 29, 32, 52, 62]. Aber auch durch Infusionen von Thrombin, Adenosindiphosphat und Toxine, also Substanzen, die zu einer gesteigerten Agglutination der Thrombocyten führen, kommt es zur Ausbildung von Thromben [27, 31, 50, 51, 64, 65]. Es ist aber auch möglich, Thromben in vitro herzustellen und als Emboli in den Blutstrom zu bringen, um dann das Schicksal der Thromboemboli z. B. in den Pulmonalarterien zu untersuchen, wie es Harrison u. Chandler gemacht haben [8, 9, 22, 24, 25, 30, 61].

Wir haben gemeinsam mit Jurukova bei Ratten die Arteria carotis communis ligiert, abgeklemmt und 15 min lang mit einem in 10%iger neutraler Formalinlösung getränkten Mullband umhüllt [33, 34]. Durch diese kombinierte mecha-

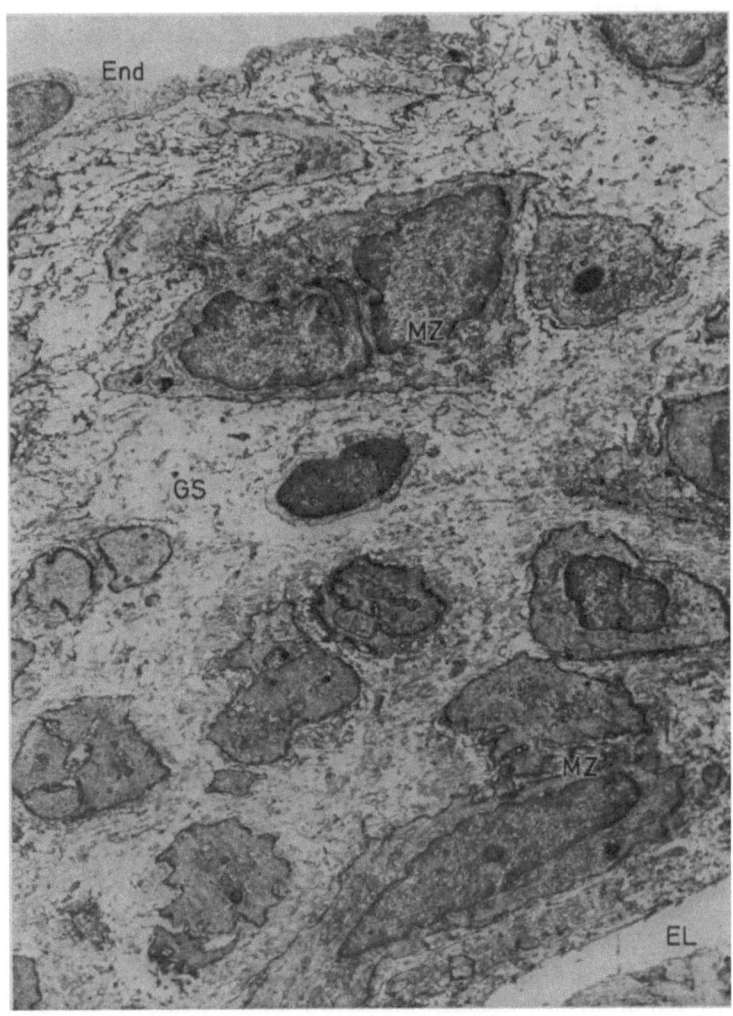

Abb. 1. 20 Tage alter parietaler Thrombus der Arteria carotis der Ratte. Der polsterförmige Herd besteht aus zahlreichen proliferierten glatten Muskelzellen (MZ) und lockerer Grundsubstanz (Gs). An der Oberfläche das neue Endothel (End) und an der Basis Teile der Elastica interna (El). Vergr. 8000:1

nisch-hypoxämische und chemische Schädigung der Gefäßwand konnten wir bei 75% unserer Tiere eine parietale wandanhaftende und meist auch obturierende Abscheidungsthrombose erzeugen. Das Schicksal dieser parietalen Thromben haben wir 5, 12, 20 und 30 Tage nach der gesetzten Schädigung elektronenmikroskopisch untersucht.

Schon nach 5 Tagen läßt der Thrombus, der aus Thrombocyten, Fibrin und Erythrocyten besteht, eine Organisation erkennen. Zwischen den Trümmern von

Thrombocyten und Erythrocyten finden wir mononucleäre Zellen, die wie Makrophagen große Vacuolen, homogene elektronendichte Granula und reichlich phagocytiertes Material innerhalb des Cytoplasmas erkennen lassen [23, 53, 61]. Daneben kommen aber auch fibroblastenähnliche Zellen vor mit spindelförmigem

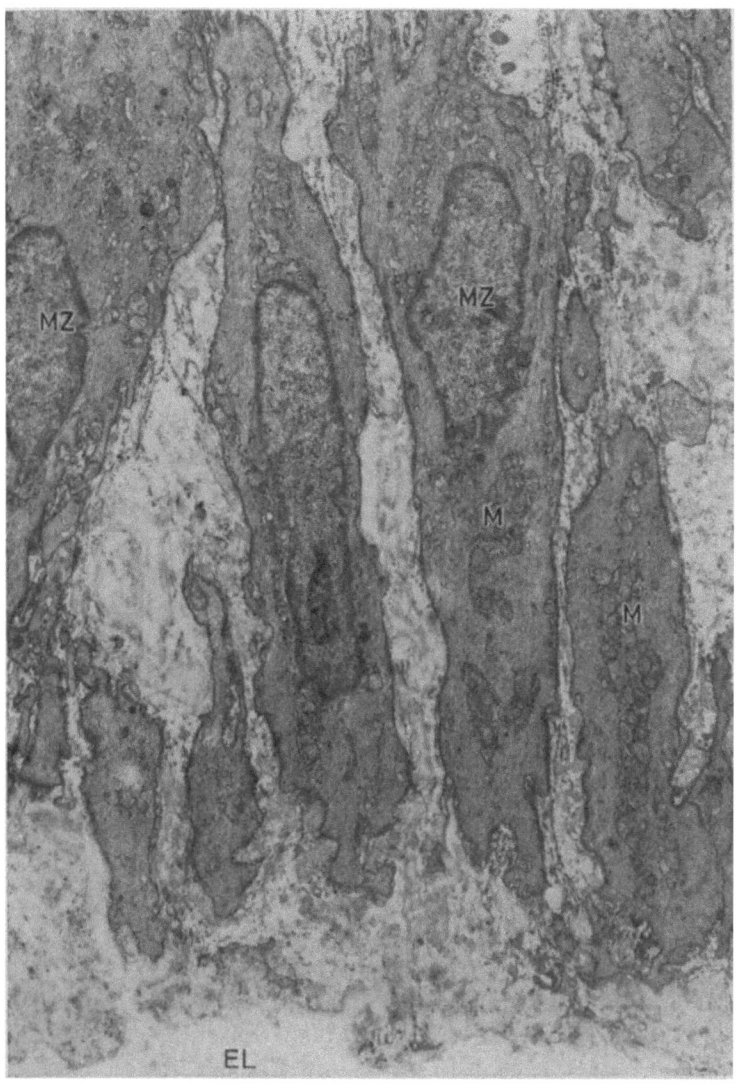

Abb. 2. An der Basis eines weitgehend organisierten, 20 Tage alten parietalen Thrombus mehrere radiär angeordnete glatte Muskelzellen (MZ) mit vielen Mitochondrien (M). Die Elastica interna (EL). Vergr. 13000:1

Zelleib und spärlichen Cytoplasmafortsätzen. In diesen Zellen ist das endoplasmatische Reticulum stark entfaltet und bildet gelegentlich kleine zisternenartige Erweiterungen. Glatte Muskelzellen liegen vereinzelt oder in kleinen Gruppen neben den Makrophagen oder den zerfallenen Thrombocyten. Der Thrombus haftet der Elastica interna an. Die Endothelzellen sind häufig nekrotisch [4, 19]. Nach 12 bis 20 Tagen ist der Thrombus immer dichter von proliferierenden Zellen durchwachsen, die elektronenmikroskopisch alle für die glatten Muskelzellen typischen Merkmale aufweisen [26, 32, 34, 61]. Neben feinen Myofilamenten mit fusiformen Verdichtungszonen sehen wir unter der Zellmembran kleine pinocytotische Vesikel. Der Zellkern besitzt einige Einbuchtungen und ist relativ chroma-

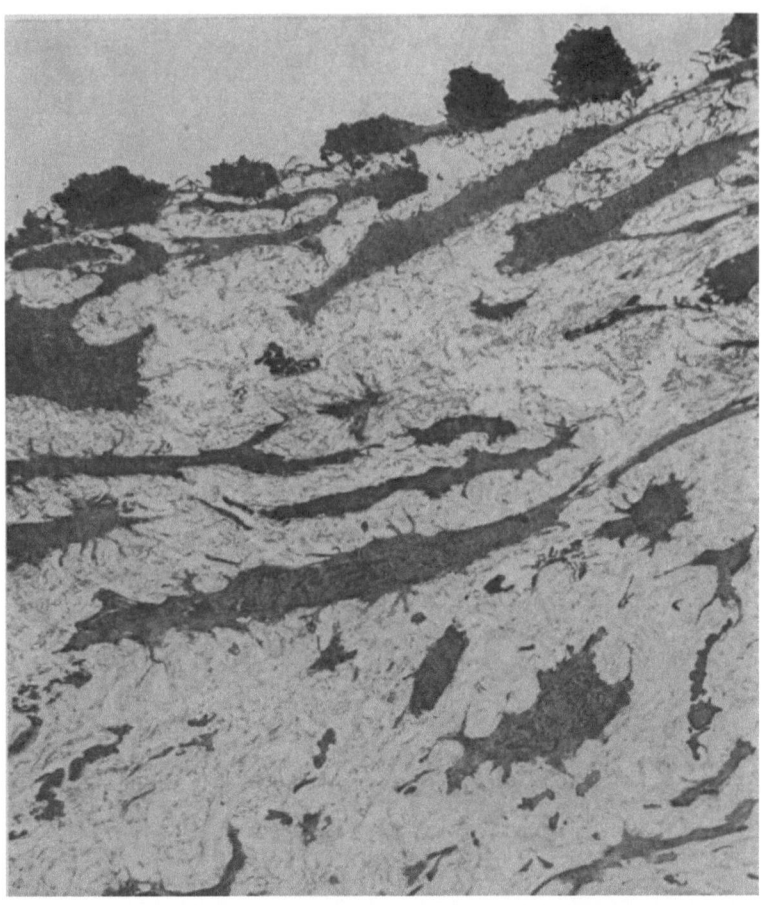

Abb. 3. Ausschnitt aus einem großen Intimapolster 3 Wochen nach transversaler Ritzung der Intima der Kaninchenaorta. Unter dem Endothel liegen zahlreiche proliferierte glatte Muskelzellen. Zwischen den Muskelzellen Grundsubstanz sowie kollagene Fibrillen und elastische Matrix. Vergr. 2800:1

tinarm. Charakteristisch für diese glatten Muskelzellen, die an der Organisation des Thrombus beteiligt sind, ist der Reichtum an Zellorganellen. Das rauhe endoplasmatische Reticulum ist auch in diesen Zellen stark ausgebildet. Durch die Vermehrung der Zellorganellen und dem entsprechend verminderten Anteil an Myofilamenten unterscheiden sich diese proliferierenden Muskelzellen von den Muskelzellen der tieferen Arterienmedia. Nach 20 bis 30 Tagen sind die Thromben weitgehend organisiert und bestehen überwiegend aus glatten Muskelzellen, die in mehreren Reihen übereinander angeordnet sind [8, 48, 53]. In den basalen Schichten zeigen sie auf den Gefäßquerschnitten eine radiäre Orientierung (Abb. 2). Einige Muskelzellen enthalten in ihrem Cytoplasma phagocytierte Zelltrümmer [32, 61]. Zwischen den Muskelzellen können wir vermehrt Grundsubstanz und unreifes ungeordnetes elastisches Material sowie kleine Bündel von Kollagenfibrillen beobachten. Innerhalb des organisierten Thrombus sind auch zahlreiche Capillaren nachzuweisen. Die Endothelzellen, die den Thrombus überdecken, sind groß und gelegentlich zweizeilig übereinander angeordnet. In der unter dem Thrombus gelegenen Gefäßwand lassen sich Defekte der Elastica interna fest-

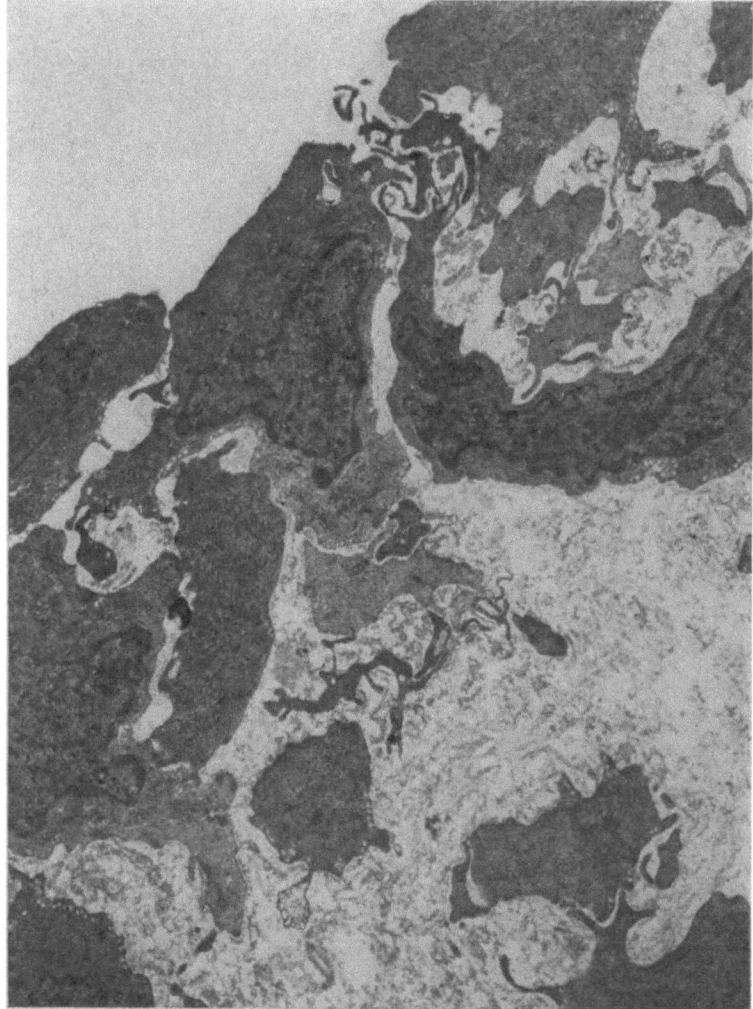

Abb. 4. 3 Wochen altes Intimapolster nach mechanischer Verletzung der Intima. Die Oberfläche wird von freiliegenden amöbenartigen glatten Muskelzellen gebildet. Im Cytoplasma der Muskelzellen vermehrt rauhes endoplasmatisches Reticulum. Vergr. 18000:1

stellen. Hier liegen Muskelzellen mit amöbenhaften Ausstülpungen des Zellleibes, die durch diese Lücken hindurchtreten.

Die von uns und zahlreichen anderen Untersuchern beobachteten glatten Muskelzellen bei der Organisation arterieller Thromben zeichnen sich durch eine besondere gesteigerte Aktivität ihres Zellstoffwechsels aus und können deshalb auch als aktivierte Muskelzellen bezeichnet werden [26, 32, 34, 67]. Die Fähigkeit dieser glatten Muskelzellen zur Bildung von Grundsubstanz, elastischen und kollagenen Fasern konnte wiederholt nachgewiesen werden [36, 37, 38]. Die fibroblastenähnlichen Zellen, die wir bei der beginnenden Organisation des 5 Tage alten Thrombus beobachtet haben, könnten ein frühes Stadium in dieser Differenzierungsphase der glatten Muskelzellen darstellen. Für eine solche Annahme spricht

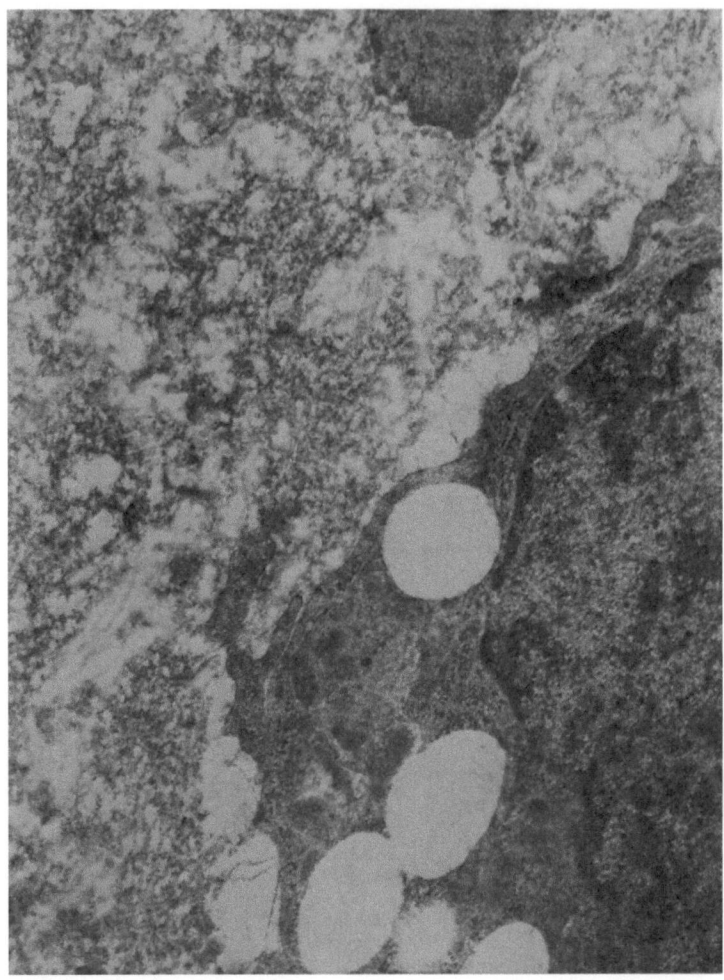

Abb. 5. In der Tiefe eines Intimapolsters nach mechanischer Verletzung der Intima innerhalb einer Muskelzelle große Lipoidvacuolen. Extracellulär neugebildete elastische Matrix und feine Elastinfilamente. Vergr. 24500:1

auch der Befund, daß wir im späteren Verlauf der Organisation des Thrombus fibroblastenartige Zellen nicht mehr gesehen haben.

Als auslösender Faktor für die Entstehung parietaler Thromben ist die örtliche Schädigung der Gefäßwand, insbesondere die des Endothels hervorzuheben [4, 10, 19]. In gemeinsamen Untersuchungen mit Björkerud in Göteborg haben wir die Intima der Kaninchenaorta mit einem diamantensplitterbesetzten Katheter in longitudinaler und transversaler Richtung durch kleine Ritzungen mechanisch verletzt. In den ersten Tagen lassen sich über den Endothelläsionen flache Mikrothromben nachweisen. 3 bis 6 Wochen nach der gesetzten Schädigung finden wir besonders nach transversaler Ritzung ausgedehnte halbmondförmige Polster, die bei der elektronenmikroskopischen Untersuchung allein aus proliferierten glatten Muskelzellen aufgebaut sind (Abb. 3). Stellenweise fehlt das Endothel, so daß die Oberfläche von freiliegenden glatten Muskelzellen gebildet wird (Abb. 4). Einige Muskelzellen enthalten phagocytiertes Material oder einzelne große Fettvacuolen (Abb. 5). Innerhalb des Herdes ist die Grundsubstanz zwischen den Muskelzellen diffus vermehrt. Im Bereich der Basis der Polster finden wir auch neugebildetes Kollagen und unreifes elastisches Material. Während in der Tiefe des Polsters die Muskelzellen zwar polygonal, aber doch überwiegend rund sind, liegen unter dem neugebildeten Endothel meist mehrere Lagen langgestreckter Muskelzellen mit

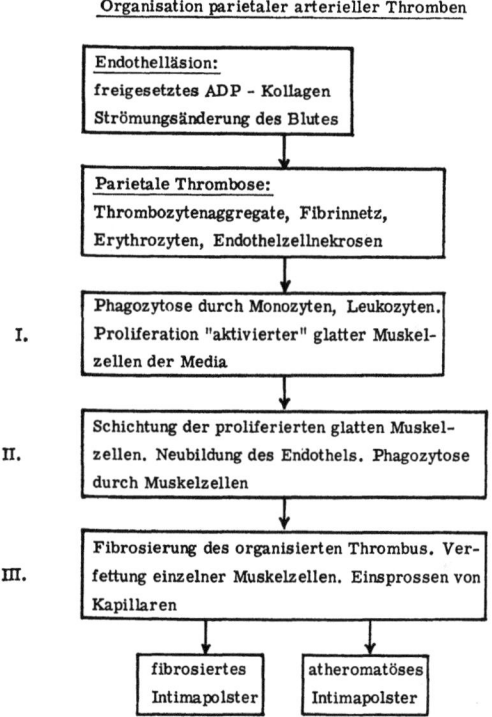

Abb. 6. Schematische Darstellung des strukturellen Ablaufes der Organisation parietaler arterieller Thromben

fingerförmigen Ausläufern des Cytoplasmas. Die Fibrosierung der Polster durch Vermehrung der extracellulären Substanzen, wie kollagene Fasern, elastisches Material und Grundsubstanz ist bei den 12 Wochen alten Intimaherden stärker fortgeschritten. 3 Wochen nach longitudinaler Ritzung der Intima ist der überwiegende Teil der Läsionen bereits makroskopisch nicht mehr nachweisbar. Dagegen sehen wir eine ausgeprägte Progredienz der Intimapolster nach transversaler Schädigung der Aorteninnenhaut. Für diese Progredienz ist aber weniger die initiale parietale Thrombose verantwortlich, als vielmehr die unterschiedliche hämodynamische Belastung der quer zum Blutstrom verletzten Aortenwand. Bei hyperlipämischen Tieren fanden Björkerud u. Bondjers auch eine verstärkte intra- und extracelluläre Verfettung der transversalen Intimabeete. Dieses experimentelle Modell einer Gefäßwandschädigung zeigt uns, daß zwar die parietale Thrombose am Anfang stehen kann, daß die weitere Ausprägung, Umformung und Progredienz des Intimapolsters durch zusätzliche hämodynamische Faktoren und durch Hyperlipämie beeinflußt wird.

Der Ablauf der Organisation eines parietalen Thrombus mit abschließender Ausbildung eines arterioskleroseähnlichen Intimapolsters ist auf dieser letzten Abbildung zusammenfassend dargestellt (Abb. 6). Die Entwicklung eines atheromatösen Intimaherdes finden wir besonders nach Organisation thrombocytenreicher Thromben sowie bei Hyperlipämie [6, 7, 8, 61, 62]. Fibrinreiche Thromben führen oft zu fibrosierten Polstern [25, 27, 49].

Die Organisation der arteriellen Thromben kann als Zeichen einer allgemeinen Tendenz der Gefäßwand gewertet werden, nach Schädigungen einheitlich mit der Proliferation ihrer eigenen glatten Muskelzellen zu reagieren. In diesem Sinne wird die entscheidende Bedeutung der ortsständigen Zellen der Gefäßwand bei der Inkorporation von Thromben in arteriosklerotische Polster unterstrichen. Unsere Untersuchungen zeigen ferner, daß thrombogene, lipidogene oder hämodynamische Faktoren bei der Entstehung der Arteriosklerose sich nicht ausschließen, sondern entweder gemeinsame oder auch unabhängige Faktoren sein können, im Prinzip gleichartige Reaktionsformen der Gefäßwand in Gang zu setzen.

Literatur

1. Apitz, K.: Virchows Arch. path. Anat. **313**, 28 (1944). — 2. Aschoff, L.: In: Cowdry, E. V.: Arteriosclerosis. New York: MacMillan 1933. — 3. Aschoff, L.: Verh. dtsch. Ges. inn. Med. **51**, 28 (1939). — 4. Ashford, T. P., Freiman, D. G.: Amer. J. Path. **50**, 257 (1967). — 5. Bleyl, U.: Arteriosklerose und Fibrinkorporation. Berlin-Heidelberg-New York: Springer 1969. — 6. Björkerud, S.: Virchows Arch. path. Anat. **347**, 197 (1969). — 7. Björkerud, S., Bondjers, G.: Atherosclerosis **14**, 259 (1971). — 8. Casley-Smith, J. R., Ardlie, N. G., Schwartz, C. J.: Brit. J. exp. Path. **48**, 501 (1967). — 9. Chandler, A. B.: Lab. Invest. **7**, 110 (1958). — 10. Constantinides, P.: Initiation of thrombosis in human coronary and cerebral arteries. In: Sherry, Brinkhous, Genton, Stengle (Eds.): Thrombosis. Washington: Nat. Acad. Sci. 1969. — 11. David, H., Hackensellner, H. A., Wolf, W.: Frankfurt. Z. Path. **72**, 548 (1962). — 12. Dible, J. H.: J. Path. Bact. **75**, 1 (1958). — 13. Dietrich, A.: Verh. dtsch. Ges. Kreisl.-Forsch. **7**, 48 (1934). — 14. Doerr, W.: Allgemeine Pathologie der Organe des Kreislaufes. In: Handb. Allg. Pathol. III/4. Berlin-Heidelberg-New York: Springer 1970. — 15. Dugiud, J. B.: J. Path. Bact. **58**, 207 (1946). — 16. Duguid, J. B.: J. Path. Bact. **60**, 57 (1948). — 17. Dugiud, J. B.: Brit. med. Bull. **11**, 36 (1955). — 18. Florey, H. W., Greer, S. J., Kiser, J., Poole, J. C., Telander, R., Werthessen, N. T.: Brit. J. exp. Path. **43**, 655 (1962). — 19. French, J. E.: The fine structure of experimental thrombi. In: Sherry, Brinkhous, Genton, Stengle (Eds.): Thrombosis. Washington: Nat. Acad. Sci. 1969. — 20. French, J. E., MacFarlane, R. G., Sanders, A. G.: Brit. J. exp. Path. **45**, 467 (1964). — 21. Friedman, M., Bovenkamp, v. d., G. J.: Amer. J. Path. **48**, 19 (1966). — 22. Geer, J. C., Glass, B. A., Albert, H. M.: Exp. molec. Path. **4**, 391 (1965). — 23. Ghani, A. R., Tibbs, D. J.: Brit. med. J. **1962 I**, 1244. — 24. Hand, R. A., Chandler, A. B.: Amer. J. Path. **40**, 469 (1962). — 25. Harrison, C. V.: J. Path. Bact. **60**, 289 (1948). — 26. Haust, M. D., Movat, H. Z., More, R. H.: Amer. J. Path. **33**, 626 (1957). — 27. Heard, B. E.: J. Path. Bact. **64**, 13 (1952). — 28. Henry, R. L.: Methods for the experimental study of intravascular thrombus formation. In: Thrombosis and bleeding disorders. Stuttgart: Thieme. New York-London: Academic Press 1971. — 29. Hoff, H. F.: Virchows Arch. path. Anat. **351**, 179 (1970). — 30. Irniger, W.: Virchows Arch. path. Anat. **336**, 220 (1963). — 31. Jorgensen, L.: Acta path. microbiol. scand. **62**, 189 (1964). — 32. Jørgensen, L., Rowsell, H. C., Hovig, T., Mustard, J. F.: Amer. J. Path. **51**, 681 (1967). — 33. Jurukova, Z.: Verh. dtsch. Ges. Path. **53**, 363 (1969). — 34. Jurukova, Z., Knieriem, H.-J.: Virchows Arch. path. Anat. **349**, 368 (1970). — 35. Jurukova, Z., Rohr, H. P.: Path. europ. **3**, 551 (1968). — 36. Knieriem, H.-J.: Amer. J. Path. **50**, 1035 (1967). — 37. Knieriem, H.-J.: Beitr. path. Anat. **140**, 298 (1970). — 38. Knieriem, H.-J.: Beitr. path. Anat. **141**, 4 (1970). — 39. Knieriem, H.-J.: Rhein. Ärzteblatt **26**, 164 (1971). — 40. Meessen, H.: Z. Kreisl.-Forsch. **36** 185 (1944). — 41. Meessen, H.: Z. ges. inn. Med. **39**, 41 (1958). — 42. Meesen, H.: Regensburg. Jb. ärztl. Fortbild. **7**, 57 (1959). — 43. Meessen, H.: Advanc. Cardiol. **4**, 3 (1970). — 44. Meessen, H.: Ärztl. Fortbild. **21**, 383 (1971). — 45. Meessen, H., Schulz, H.: Thrombos. Diathes. haemorrh. (Stuttg.) Suppl. **21**, 19 (1966). — 46. More, R. M., Movat, H. Z., Haust, D. M.: Arch. Path. **63**, 612 (1957). — 47. Mustard, J. F.: The fate of thromboli. In: Sherry, Brinkhous, Genton, Stengle (Eds.): Thrombosis. Washington: Nat. Acad. Sci. 1969. — 48. Mustard, J. F., Glynn, M. F., Hovig, T., Jorgensen, L., Packham, M. A., Nishizawa, E., Rowsell, H. C.: Platelets, blood coagulation and thrombosis. In: Johnson, Segers (Eds.): Physiology of haemostasis and thrombosis. Springfield (Ill.): Thomas 1967. — 49. Mustard,

J. F., Rowsell, H. G., Murphy, E. A., Downie, H. G.: Intimal thrombosis in atherosclerosis. In: Jones, R. J. (Ed.): Evolution of the atherosclerotic plaque. Chicago: Univers. Chicago Press 1963. — 50. Nathaniel, E. J. H., Chandler, A. B.: J. Ultrastruct. Res. **27**, 348 (1968). — 51. Nordoy, A., Chandler, A. B.: Platelet thrombosis induced by adenosine diphosphate in the rat. Scand. J. Haemat. I, 16 (1964). — 52. O'Neal, R. M., Jordan, G. L., Rabin, E. R., de Bakey, M. E., Halpert, B.: Exp. molec. Path. **3**, 403 (1964). — 53. Poole, J. C.: Quart. J. exp. Physiol. **51**, 54 (1966). — 54. Rokitansky, C.: Handbuch der speziellen path. Anatomie, Bd. I. Handbuch der allg. path. Anatomie, Bd. II. Wien: Braumüller u. Seidel 1844 u. 1846. — 55. Sandritter, W., Beneke, G.: Thrombose. In: Kaufmann-Staemmler: Lehrbuch spez. path. Anatomie. Erg.-Bd. I/1. Berlin: de Gruyter 1969. — 56. Sameni, A.: Beitr. path. Anat. **134**, 123 (1966). — 57. Schulz, H.: Thrombocyten und Thrombose. Blood platelets and thrombosis. Berlin-Heidelberg-New York: Springer 1968. — 58. Shimamoto, T.: An introduction to the investigation of atherogenesis, thrombogenesis and pyridinol-carbamate treatment. In: Shimamoto, Numano: Atherogenesis. Amsterdam: Excerpta medica Found. 1969. — 59. Sinapius, D.: Klin. Wschr. **43**, 875 (1965). — 60. Spaet, T. H., Erichson, R. B.: Thrombos. Diathes. haemorrh. (Stuttg.) Suppl. **21**, 67 (1966). — 61. Still, W. J. S.: Lab. Invest. **15**, 1492 (1966). — 62. Studer, A.: Thrombosis and atherogenesis. In: Jones (Ed.): Atherosclerosis. New York-Heidelberg-Berlin: Springer 1970. — 63. Ts'ao, C., Spaet, T. H.: Amer. J. Path. **51**, 789 (1967). — 64. Vasalli, P., Simon, G., Rouiller, C.: J. Ultrastruct. Res. **11**, 374 (1964). — 65. Wessler, S., Stehbens, W. E.: Thrombosis. In: Thrombosis and bleeding disorders, Stuttgart: Thieme. New York-London: Academic Press 1971. — 66. Wiener, J., Spiro, D.: Exp. molec. Path. **1**, 554 (1962). — 67. Williams, G.: J. Path. Bact. **69**, 199 (1965). — 68. Woolf, N., Bradley, J. W., Crawford, T., Carstairs, K. C.: Brit. J. exp. Path. **49**, 257 (1968).

Aetiologie and Pathogenesis of Atherosclerosis Current Concepts

GRESHAM, G. A. (Addenbroke's Hospital, Cambridge, England)

Referat

We have heard today about the probable role of the various constituents of the arterial wall in atherogenesis and it is natural that each one of us should regard his own special field as more important than those of others. It is my unenviable task to try to summarise the work that we have heard and to integrate this knowledge by considering the artery as an active organ working against fluctuating pressure and to consider the ways in which haemodynamic processes might lead to the induction and progression of atherosclerosis.

In 1934 Klotz of Toronto read a paper before the International Society for Geographical Pathology at Utrecht. He was largely concerned with the possible role of microbial products in the genesis of atherosclerosis but he presented a masterly summary of knowledge at that time which is really little different from that which exists today. He was the first person to propose that allergic injury might play an important role in atherogenesis and in this view he has been strongly supported by recent work concerned with the pathology of arterial lesions in transplanted organs. Since his day electron miscroscopy, lipid biochemistry, immunohistochemistry and other techniques have increased our knowledge of the atherosclerotic process but we are still as far away from a synthesis of information into one coherent theory as was Klotz in 1934. He said then "From the evidence which is available today it would appear that the factor of causation—is complex and the products which are deposited in the sclerosing area are derived from the blood plasma through a derangement of their metabolism. The mechanistic theory of tissue impregnation by various substances does not alone suffice". Elsewhere in the paper he says "For the proper understanding of the genesis of the lesion as well as for the appreciation of the consecutive tissue changes which take place with the presence of the new substance in the intima it is necessary to study the reactions from their earliest beginnings". Indeed it might be argued that the appearance of visible atherosclerotic lesions is too late a stage for an understanding of the process and we should try to seek earlier metabolic not morphologic alterations if the problem is to be solved.

Blood Factors

It is probably appropriate to consider blood factors first of all as they have the historical precedent. Within the blood are permanent residents such as cells, proteins, coagulation factors and lipids as well as transient invaders such as other lipids, free fatty acids and triglycerides, pharmologically active amines, hormones, toxins and so on. The early discovery of cholesterol in lesions lead to undue attention being paid to the blood lipids. The evolution of thin layer and gas liquid chromatographic methods gave a wider view of the lipids that are to be found. The situation is, at present, confused but the only solid yardstick is that cholesterol and its esters seem to aggravate the atherosclerotic process and that medium sized lipoproteins have a peculiar action in the arteriol wall.

Clotting factors have also been much exploited in this field ever since Rokitansky proposed that the deposition of formed elements from the blood might be atherogenic. More recently the transient nature of fibrin deposits has been pustulated by Haust and the importance of fibrinolysis emphasised. Later still attention has been diverted to the contractile active particles of blood, the platelets. They have many potentially damaging factors associated with them and Born reviewed their status in relation to the arterial wall. Many factors cause their aggregation and disolution. The accelerated development of atherosclerosis in the rejectnig heart of Blaiberg may well indicate that they have more than a passing role to play in atherogenesis. However a convincing demonstration that platelets can adhere to undamaged endothelium still remains to be shown. But the work of Mustard and his colleagues demonstrating platelet deposition in extracorporeal shunts in pigs that clearly mimics the patterns of atherosclerosis in that animal strongly suggests the important role that platelets may have in atherogenesis. Several workers have observed the presence of microthrombi on the intimal surfaces of man and animal and it would seem that these structures may form and then disaggregate. The factors that cause them to persist are all important to us for platelet rich emboli in the pulmonary circulation of rabbits give rise to lesions that are very similar to the early atherosclerotic disease in man.

Flow Factors

No-one doubts that hypercholesterolaemia affects atherosclerosis what is more difficult to explain is why certain segments of the arterial wall are affected whilst others are spared. Why for example are fatty streaks and spots found above the aortic valves and along the posterior thoracic aorta whereas more advanced atherosclerotic lesions appear largely in the abdominal aorta? Klotz said in 1934 that "superficial fatty streaks of human or experimental animal arteries do not constitute a permanent lesion" and most of us would agree with this. Why then does the pattern of lesions change with age? It is difficult not to consider that changes in pressure and flow patterns might be important in this regard. It is important to remember that arteries are growing, contractile, dynamic structures that change in calibre throughout life and are subjected to changing pressures within them as life passes. There is no doubt that hypertension aggravates the atherosclerotic process and this is particularly true of the cerebral vessels where atherosclerosis is rarely seen in the absence of hypertension. Likewise atherosclerosis is commonly seen in the hypertensive segments of the arterial tree in coarctation of the aorta and is a well recognised indicator of pulmonary hypertension when it is found in the pulmonary artery and its branches.

Increased pressure may operate in several ways. There may be a direct mechanical effect upon the endothelium or it may lead to fractures of the internal elastic membranes. Again it may affect the metabolism of these structures allowing increased permeability of various plasma constituents that lead to the development of atherosclerotic lesions. It may simply be a question of stretching the intimal surface so that a greater area is available for the diffusion through it of plasma constituents. The induction of hypercholesterolaemia in animals with experimentally induced coarctation shows that lipid collects in the intima in those regions of the arterial wall when the pressure is high. But not all parts of the artery, even when hypertension exists, are susceptible to atherosclerosis so some other factor must be at work to explain the localisation of the lesions.

Turbulence has been considered to be important. In the normal situation laminar flow enables formed elements of the blood to be confined to a central column in the vessel, this preventing contact with the periphery of the vessel lumen. Eddies and vortices in the flowing blood enable platelets, fibrin and the lipoproteins to gain access to the endothelial surface of the vessel. This point has been elegantly shown by Mustard using extracorporeal shunts in pigs. This collision may lead to an irreversible situation if ADP is released and platelet discharge their amines and coagulation factors leading to irreversible formation of fibrin that may become incorporated into the arterial wall.

A variety of other haemodynamic phenomena such as pulsatile flow with reduced velocity, increased shear at the endothelial surface and so on have been implicated in atherogenesis and there is no doubt that physical forces are important in their effects upon the inner arterial wall. However the particular segment of artery itself determines its own fate so far as atherosclerosis is concerned. The vulnerability of the abdominal aorta might be explained in terms of its location, bifurcations and firm anchoring by lumbar vessels and yet when it is transplanted to the pulmonary artery in hypercholesterolaemic dogs it still retains its tendency to develop atherosclerosis. In certain animals such as birds the thoracic and abdominal aorta are so different in structure that they might be considered as separate arteries. In mammals Zempleyni and others have shown considerable differences in enzymatic properties of different parts of the aorta. Clearly we must turn to the arterial wall itself if we are fully to understand the mechanisms of the atherosclerotic process. This point has been much emphasised in this symposium.

Wall Factors

The principal barrier between blood and vessel wall is the endothelium. This is a difficult structure to study. Attempts to culture endothelial cells are always fraught with the difficulty of knowing precisely what cells are under study in the tissue culture medium; fibroblasts grow so well that they tend to swamp other tissue components and so the issue is confused. Häutchen preparations provide static views of endothelium. By means of tritiated thymidine studies as done by Born and Payling Wright it is possible to observe increased turnover of cells in areas of the arterial wall that are especially vulnerable to atherosclerosis namely at intercostal branches.

Scanning electron microscopy has also revealed the dynamic nature of endothelium consisting as it does of folds and gullies that enable the surface to respond to changing pressure and flow and thus preventing thrombus formation in the normal vessel. In particular the wider parts of the cells are buried deeply in the gullies thus protected from the stress of the blood circulation. A variety of agents such as epinephrine, norepinephrine, bradykinin, angiotensin and cholesterol cause the nuclei to rise out of their gullies and the cells to become more rounded. This opens the intercellular clefts and predisposes to an increased permeability of the vascular wall. Constantinides has studied the perfused rat artery following the introduction of solutions of varying PH, osmolarity and temperature and showed that changing conditions of this sort lead to rounding up of the cells and opening of the intercellular junctions. Experiments with five hydroxytryptamine and other amines has shown similar effects. A lot of factors may expose the subendothelial structures to assault from the vessel lumen but which if any of these is important in human atherogenesis remains debatable.

The inner part of the human coronary artery appears to be a relatively inert avascular structure that responds to damage by allowing accumulation of insudated substances and by proliferation of its constituent cells. Yet it responds vigorously to changes in its environment by altering its metabolic process. This has been clearly shown by studies on perfused isolated arteries which are able to handle lipids and their precursors so they are rapidly incorporated into the vessel wall. Once they are there they are capable, particularly if monounsaturated, of provoking a brisk reactive process characterised by the proliferation of smooth muscle cells; lipoproteins have a similar effect. This mesenchymal reaction as emphasised by Hauss, Böttcher and others as an early fundamental vascular response to injury. It seems to me that studies of wall metabolism are likely to provide fruitful results and increase our understanding of atherogenesis. We as morphologists have dissected out the fragments of the machine it is now for the metabolists to tell us how they function in atherogenesis.

8. Rundtischgespräch

Die Beziehungen der ätiologischen Faktoren in ihren Auswirkungen auf die Pathogenese der Arteriosklerose

Moderator: HAUST, M. D., London (Canada)

Teilnehmer: BLEYL, U., Heidelberg; BORN, G., London; CONSTANTINIDES, P., Vancouver; GRESHAM, G. A., Cambridge; HAUSS, W. H., Münster; HESS, R., Basel; SINAPIUS, D., Göttingen; STEIN, O., Jerusalem, WISSLER, R., Chicago

Manuskript nicht eingegangen

Aussprache

Herr H. FROST (München):

Diese Frage macht mir die Antwort nicht leicht: Ich meine, daß man nicht so streng trennen sollte, daß entweder nur die Thrombocyten sich zunächst auf einen Reiz hin an die Gefäßwand anlegen und dadurch das darunter liegende Endothel zum absterben bringen — oder aber, daß zuerst der Endotheldefekt auftritt, der dann Thrombocyten an die Gefäßwand anzieht.

Sicher ist grundsätzlich beides möglich. Führen Sie einen Catgutfaden oder einen Seidenfaden in ein Gefäßlumen ein, und der sich daraus bildende Thrombus überdeckt auch das zunächst durch die Manipulation noch nicht geschädigte Endothel in der Nachbarschaft mit, dann wird dieses schon nach wenigen Stunden weitgehend abgebaut sein. Der umgekehrte Weg, daß ein Endotheldefekt sofort von Thrombocyten abgedeckt wird, ist ja bekannt.

Wenn wir von der Wirkung der sog. Risikofaktoren ausgehen, dann sollte man annehmen, daß wiederum grundsätzlich sowohl der Thrombocyt als auch die Endothelzelle gleichzeitig geschädigt werden können.

Trotzdem hat man bei manchen Modellen, mit denen versucht wird Bedingungen nachzuahmen, die für die menschliche Gefäßpathologie von Bedeutung sein können, den Eindruck, daß die Thrombocytenadhäsionen die Endotheldefekte bei weitem überwiegen. Bei unseren eigenen Untersuchungen ist dies insbesondere im Cholesterinfütterungsmodell zu beobachten. Allerdings treten gerade bei diesem Modell mit zunehmender Unordnung im Serumfettspiegel die thrombocytenablagerungen hinter die Adhäsionen von Cholesterinkristallen und auch von Fett in Tröpfchenform zurück. Dies könnte bedeuten, daß der Thrombocyt in erster Linie als Partner für die Gewebe in und an der Gefäßwand infrage kommt, die er dort auch normalerweise vorfinden kann. Mit zunehmender Gefäßwandveränderung im Sinne einer Sklerose spielen dann die Thrombocyten möglicherweise keine so überragende Rolle mehr.

Sehen wir uns die Verhältnisse beim Zigarettenrauchen an, dann kann man feststellen, daß die Endothelveränderungen und Thrombocytenadhäsionen etwa gleich stark ausgeprägt sind.

Eines kann man aber doch mit großer Wahrscheinlichkeit sagen: Ein einzelner wandadhärenter Thrombocyt dürfte kaum in der Lage sein, die Endothelzelle, an die er sich angelagert hat, allein durch seine Anwesenheit dort, zur Degeneration und Abstoßung zu bringen. Eher wird man eine umgekehrte Aktivität erwarten können, daß nämlich die Endothelzelle den Thrombocyten phagocytiert. Daß dieser Weg möglich ist, hat das Elektronenmikroskop gezeigt. Ob die phagocytierende Endothelzelle den Thrombocyten dann allerdings auch verträgt, ist eine andere Frage.

Wir haben an anderer Stelle schon einmal die Meinung vertreten, daß es sich bei den abschilfernden Endothelzellen, die sich dann häufig kugelförmig umwandeln und schließlich losreißen, offenbar um solche handelt, die Thrombocyten und bzw. oder Fett phagocytiert haben, Fett in Tröpfchenform oder als Einschlüsse in Thrombocyten und schließlich auch in Form von Cholesterinkristallen.

Herr W. W. MEYER (Mainz):

Zu Frau HAUST: Den präformierten Strukturen der Arterienwand kommt für die Morphogenese der krankhaften Veränderungen eine sehr wesentliche Bedeutung zu. Hierbei ist jedoch zu bedenken, daß zwischen der Arterienwandstruktur und der andauernden kreislaufmechanischen Beanspruchung des Arterienrohres eine enge Wechselbeziehung besteht. Die Struktur der Arterienwand wird durch die Funktion geformt und die Funktion durch die entsprechenden Strukturen gesichert. Die Struktur und Funktion bilden somit eine organische Einheit, und es ist daher zumeist schwierig, die Bedeutung der „Strukturfaktoren" und die Rolle der kreislaufmechanischen Beanspruchung in der Morphogenese krankhafter Veränderungen genau abzuwägen. Eine detaillierte Kenntnis der Struktur trägt aber zum besseren Verständnis der Funktion bei und eine genauere Klärung der funktionellen Beanspruchung könnte ihrerseits Aufschluß über die funktionelle Bedeutung von Strukturen vermitteln, die zum Ausgangspunkt und Sitz von krankhaften Veränderungen werden.

Für das Verständnis der initialen Lokalisation und der späteren Morphogenese krankhafter Veränderungen erscheint es von grundlegender Bedeutung, daß das Arterienrohr nicht einheitlich gebaut ist. Größere Strukturunterschiede ergeben sich nicht nur von einem Wandsektor zum anderen, sondern auch in axialer Richtung. Dies trifft nicht nur für die Abzweigungsstellen der Arterienäste, Arterienbifurkationen und geschlängelte Arteriensegmente zu, sondern in vollem Umfang auch für die gerade verlaufenden Arterienstrecken, worauf wir heute bereits hinwiesen. Die jeweilige Verteilung einzelner Strukturelemente im Arterienrohr ergibt ein kompliziertes Strukturmuster, das von einer Arterienprovinz zur anderen erhebliche Unterschiede zeigt. Da die einzelnen Strukturelemente der Arterienwand eine recht unterschiedliche Affinität zu den Substanzen zeigen, die bei krankhaften Affektionen in der Arterieninnenwand abgelagert werden, ergibt sich, je nach dem jeweiligen Strukturmuster, auch eine größere Variabilität der Erscheinungsformen krankhafter Vorgänge. Während in einigen Strecken, Segmenten oder Wandsektoren vorwiegend Lipoidablagerungen erscheinen, werden die anderen Partien der Arterienwand bevorzugt und oft sehr früh von Kalkinkrustationen betroffen. Dies trifft unter anderem für den Carotissiphon zu, in dem die intimalen elastischen Strukturen, die als „Kalkfänger" wirken, schon im Kindesalter eine Hyperplasie-artige Verstärkung erlangen und daher zu einem wesentlichen lokalen „Strukturfaktor" einer frühzeitig einsetzende Calcinose werden. Die stark an den inneren Bögen des geschlängelt verlaufenden Carotissiphon entwickelten physiologischen Intimapolster sind dagegen relativ arm an elastischem Gewebe und bleiben zunächst frei von Kalkinkrustationen. Sie erweisen sich aber schon in den früheren Lebensjahren als Prädilektionsort von Lipoidablagerungen und nachfolgenden atherosklerotischen Herden.

Die Strukturunterschiede einzelner Arterienwandpartien sind hereditär bedingt und werden bereits während der fetalen Entwicklung oder in den frühen Phasen des postnatalen Wachstums deutlich erkennbar. Somit wird auch die initiale Lokalisation und die frühe, ursprüngliche Erscheinungsform der krankhaften Veränderungen durch die hereditär determinierten, differenzierten Wandstrukturen gegeben, die offenbar einer zusätzlichen kreislaufmechanischen Beanspruchung ausgesetzt sind. Da diese Belastung über die Wachstumsperiode hinaus anhält, könnte sie auch die krankhaften Veränderungen fördern, die bevorzugt an den gleichen Wandsektoren entstehen.

Die ursprüngliche Textur der Arterienwand wird bereits in den frühen Phasen der krankhaften Veränderungen erheblich verändert. Die fortschreitenden Kalk- und Lipoidablagerungen sowie die nachfolgende Bindegewebsvermehrung setzen die ursprüngliche Elastizität der Arterienwand herab und ändern dadurch auch die Spannungsverhältnisse in den betroffenen Segmenten weitgehend ab. Auf diesem Wege werden die krankhaften Ablagerungen und der dadurch ausgelöste Umbau (Remodellierung) der Arterienwandstruktur zu einem zusätzlichen lokalen pathogenetischen Faktor, der die weitere Entwicklung der krankhaften Affektion mitbeeinflußt und ihren morphologischen Aspekt abwandelt. Während in den frühen Stadien die krankhaften Veränderungen dem regelmäßigen Gewebsmuster der Arterienwand folgen und daher in ihrer Erscheinungsform nicht einer gewissen ,,Harmonie" entbehren, überwiegt in den späteren Phasen ein zumeist regellos erscheinendes Nebeneinander von sich überlagernden und sich offenbar gegenseitig fördernden krankhaften Veränderungen. Hierbei wird es immer schwieriger, die einzelnen Verlaufsformen des krankhaften Geschehens abzugrenzen, um so mehr als weitere sekundäre Veränderungen das morphologische Substrat in zunehmendem Maß weiter abwandeln. Dennoch wird versucht, bestimmte ,,Gangarten" der arteriosklerotischen Veränderungen zu unterscheiden und aus dem morphologischen Substrat dieser späteren Stadien auf die Pathogenese der Arteriosklerose zu schließen. Es wird dabei übersehen, daß es sich in den fortgeschrittenen Phasen dieser Erkrankung eher um ein regelloses ,,Hinken" der schwer betroffenen Arterienwand als um wohl voneinander abgrenzbare ,,Gangarten" handelt.

Herr W. DOERR (Heidelberg):

Zur Frage der Frau Haust, ob es bei der Arteriosklerose Thromben ohne Thrombocyten gäbe, ist mit klarem Nein zu antworten: Seit fast 100 Jahren ist der Abscheidungsthrombus bekannt (Zahn, F. W.), seit etwa 90 Jahren kennt man die Bedeutung der Plättchen für die Thrombogenese (Eberth u. Schimmelbusch). Ohne Thrombocyten gibt es keinen Thrombus, der für die Entstehung der Arteriosklerose wichtig wäre! Zwar gibt es Thrombocytenaggregate, die reversibel sind, also abgebaut werden können, *ohne* Thrombus. Aber es gibt keine parietale Fibrinagglomeration, welche die morphologischen Kriterien eines Thrombus besitzt, ohne Mitbeteiligung der Thrombocyten.

Die Gesamtdebatte leidet etwas darunter, daß man so tut, als gäbe es ,,*eine*" Arteriosklerose. Arteriosklerose und Arteriosklerose ist verschiedenes. Virchow u. Rokitansky, *beide* haben recht. Die Pathogenese der verschiedenen Formen ist bunt, deshalb ist auch die Therapie so schwierig.

PLATT, D., LUBOEINSKI, H.-P., SCHNORR, B. (Med. Univ.-Klinik Gießen):
Biochemische und elektronenoptische Untersuchungen an der menschlichen Aortenwand — ein Beitrag zur Pathogenese des Initialödems

Zahlreiche Untersuchungen der letzten Jahre haben gezeigt, daß ein wesentlicher pathogenetischer Faktor der Arteriosklerose in der Gefäßwand selbst zu suchen ist (Schettler u. Boyd, 1969; Sandler u. Bourne, 1963; Kirk, 1969; Platt et al., 1969). Die Untersuchungen von Hauss u. Junge-Hülsing (1961) mit $^{35}SO_4$ ergaben eine gesteigerte Inkorporationsrate der radioaktiv markierten Substanz in die Mucopolysaccharidfraktion arteriosklerotisch umgebauter Gefäßwände. Diese Ergebnisse sprechen für eine gesteigerte Mucopolysaccharidsynthese im Beginn der arteriosklerotischen Umbauvorgänge der Aortenwand.

In unseren Untersuchungen sollte nun der Frage nachgegangen werden, inwieweit es in den Anfangsstadien der Arteriosklerose zu Änderungen im katabolen Mucopolysaccharidstoffwechsel kommt. Als Indikator für die katabolen Stoffwechselvorgänge der Mucopolysaccharide wurden die Aktivitäten der am Abbau des Mucopolysaccharid-Proteinkomplexe beteiligten lysosomalen Enzyme, β-Glucuronidase und β-Acetylglucosaminidase gemessen. Insgesamt wurden 100 menschliche Aorten untersucht. Die Aorta thoracica wurde zunächst nach makroskopischer Beurteilung in vier Stadien eingeteilt: unveränderte Bezirke (Stadium A), Lipoidoseherde (Stadium B), Cholesterin- bzw. MPS-Plaques (Stadium C) und Ulcerationen bzw. Verkalkungen (Stadium D). Um eine Differenzierung gegenüber reinen Altersveränderungen vornehmen zu können, wurden die Aorten darüber hinaus in vier Altersgruppen eingeteilt: 1 bis 20 Jahren, 21 bis 40 Jahren, 41 bis 60 Jahre und über 60 Jahre.

Aus den Ergebnissen geht hervor, daß — in Abhängigkeit vom Alter — lediglich die β-Glucuronidase oberhalb des 60. Lebensjahres einen leicht signifikanten Aktivitätsanstieg aufweist. Im Gegensatz dazu findet man mit zunehmenden arteriosklerotischen Umbauvorgängen eine signifikante Aktivitätszunahme der beiden lysosomalen Enzyme β-Glucuronidase und β-Acetylglucosaminidase. Bei der Berechnung der Enzymaktivitäten wurde sowohl der Proteingehalt im Homogenatüberstand als auch der DNS-Gehalt der Aortenwand als Bezugssystem zugrunde gelegt. In beiden Bezugssystemen konnten die gleichen Aktivitätssteigerungen mit zunehmender Arteriosklerose festgestellt werden. Diese Ergebnisse zeigen daher eindeutig, daß die Enzymaktivitätssteigerung bei Arteriosklerose eine Mehrleistung der Einzelzelle darstellt. Von wesentlichem Interesse erscheint noch der folgende Befund. Untersucht man die Aktivitäten der beiden Glykosidasen in unveränderten Bezirken und berücksichtigt den prozentualen Anteil arteriosklerotischer Veränderungen der übrigen Aortenwand, so kommt man zu folgenden Ergebnissen: Zeigt die Aorta thoracica weniger als 10 Gew.-% arteriosklerotischer Veränderungen, so fällt die Aktivität der β-Glucuronidase und β-Acetylglucosaminidase in den unveränderten Bezirken signifikant ab; machen die arteriosklerotischen Veränderungen der Restaorta mehr als 10 Gew.-% aus, so steigen die Aktivitäten der Glykosidasen in den unveränderten Anteilen wieder signifikant an.

Zur Erhaltung der Gefäßwandstruktur ist ein intakter Gefäßwandeigenstoffwechsel Voraussetzung. Von wesentlicher Bedeutung für den Aortenwandstoffwechsel ist die Tatsache, daß nur der äußere Anteil der Gefäßwand durch Vasa-Vasorum versorgt wird, während die inneren Abschnitte durch Diffusion ernährt werden. Somit müssen alle Substrate, die zu den intimalen Zellen gelangen sollen, zunächst das Endothel und die subendotheliale Grundsubstanz passieren. Auf dieser Strecke kommt den Mucopolysaccharid-Proteinkomplexen auf Grund ihrer Molekularstruktur eine wichtige Funktion in der Kontrolle des Stofftransportes zu. Physikochemische Berechnungen ergaben für die Mucopolysaccharid-Proteinkomplexe eine Porengröße von etwa 50 bis 100 Å, so daß nur Substrate bestimmter Molekülgröße die Gefäßwand passieren können. So gelangen die im Blut reichlich vorhandenen Aminosäuren, Fettsäuren, Glucose- und andere kleinere Moleküle ungehindert zu den Fibroblasten. Hier werden sie entweder zur Erhaltung des Eigenstoffwechsels verwandt oder dienen als Bausteine für die kollagenen Fasern, die elastischen Membranen, die Glykoproteide und Polysaccharide, die nach der Synthese in den Extracellulärraum ausgeschleußt werden. Die vorliegenden Untersuchungen haben nun gezeigt, daß es in den Anfangsstadien der Arteriosklerose — ja sogar zu einem Zeitpunkt in dem morphologisch noch keine Veränderungen nachgewiesen werden können — zu signifikanten Aktivitätssteigerungen lysosomaler Enzyme kommt. Die Lysosomen stellen bekanntlich eine Gruppe subcellulärer Partikel dar, die durch ihre Ausstattung an hydrolytischen Enzymen zum Abbau aller biologisch wichtigen Substrate in der Lage sind. Der Abbau der Substrate kann entweder intralysosomal über die Entstehung von Sekundärlysosomen ablaufen oder aber extracellulär gelegene Substrate können nach Austritt lysosomaler Enzyme depolymerisiert werden. Eine Enzymaktivitätssteigerung besagt also noch nicht, daß ein gesteigerter Abbau vorliegen muß. Voraussetzung dafür ist die Anwesenheit der lysosomalen Enzyme im Intercellularraum. Alleinige Aktivitätsmessungen der lysosomalen Enzyme in Homogenatüberständen hätten in den vorliegenden Untersuchungen lediglich die Aussage gestattet, daß die Gesamtaktivität der am Abbau der Mucopolysaccharide beteiligten Enzyme gesteigert ist. Durch die gleichzeitige elektronenoptische Kontrolle der geringgradig veränderten Aortenbezirke konnte jedoch gezeigt werden, daß die cellulären Elemente in ihrer Struktur so geschädigt sind, daß die β-Glucuronidase und β-Acetylglucosaminidase vorwiegend extralysosomal liegen müssen. Mit dem Austreten der lysosomalen Enzyme in den Extracellularraum ist jedoch eine gesteigerte Depolymerisation der intercellulär gelegenen Glykosaminoglycane möglich. Mit dem Abbau der Makromoleküle kommt es durch den Anfall kleinerer Moleküle zu einer Erhöhung des osmotischen Drucks, ein Vorgang, der zur vermehrten Wassereinlagerung in die Intima beitragen kann. Darüber hinaus erfolgt durch die Depolymerisation der Mucopolysaccharid-Proteinkomplexe ein Zusammenbruch der Molekularstruktur und das immobil gebundene Wasser wird frei — ein weiterer Mechanismus der zur Ansammlung des Wassers in der Intima führt. Beide Vorgänge können somit zur Erklärung des in den Anfangsstadien der Arteriosklerose nachweisbaren Initialödems beitragen.

HARTMANN, F., OLTMANN, A., SIMON-HOLTORF, G. (I. Med. Klinik der Universität Kiel): **Messung der Steroidausscheidung bei Ratten unter einer ACTH-Medikation zur Erzeugung einer experimentellen Atheromatose**

Der Stoffwechsel der Mesenchymzelle unterliegt hormonalen Einflüssen. Steigernd wirken u. a. Adrenalin, Parathormon, Testosteron, Desoxycorticosteron und Aldosteron, reduzierend Glucagon, ACTH, Cortisol und andere Glucocorticoide.

Wexler u. Miller haben 1957 auf ein interessantes Arteriosklerosemodell hingewiesen, sie erzeugten durch subcutane Applikation von ACTH und z. T. einer zusätzlichen einseitigen Nephrektomie bei alten Rattenweibchen nach mehrfachen Schwangerschaften eine hochgradige Aortensklerose. Der herausragende histologische Befund war eine exzessive Zunahme der sauren Mucopolysaccharide und eine nachfolgende Calcinose.

In eigenen früheren Untersuchungen gemeinsam mit Burck konnten wir die histologischen Untersuchungsergebnisse von Wexler u. Miller bestätigen und außerdem für die Brust- und Bauchaorta einen signifikant erhöhten Sauerstoffverbrauch messen. Hilz u. Utermann bewiesen ihrerseits die Aktivierung des Bindegewebsstoffwechsels durch einen gesteigerten ^{35}S-Sulfateinbau in derartigen Versuchstieraorten.

In bezug auf den Mesenchymstoffwechsel besteht damit die paradoxe Situation, daß unter einer hochdosierten ACTH-Medikation der Mesenchymstoffwechsel aktiviert wird. Wegen dieses Widerspruches haben wir uns zunächst von der Wirkung der subcutanen ACTH-Applikation auf die Rattennebennierenrinde überzeugt. Das Haupthormon der Rattennebennierenrinde ist mit 98% das Glucocorticoid Corticosteron. Zur Corticosteronbestimmung im 24 Std-Sammelurin entwickelten wir eine neue Methode. Nach Extraktion und Reinigung wurden die Extrakte bandförmig auf Kieselgelplatten mit UV-Indikator der Fa. Machery-Nagel u. Co. aufgetragen und mit dem Laufmittel Chloroform, Äthanol, Wasser im Verhältnis 87:13:1 entwickelt. Die Abb. 1 zeigt Ihnen eine unter UV-Licht aufgenommene derartig behandelte Platte. Als inneren Standard zur Messung der Ausbeute verwandten wir Desoxycorticosteron, das als Bande frontnahe läuft. Die Corticosteronbande folgt 2 bis 3 cm darunter. Reinsubstanzen wurden jeweils als Kontrollpunkte mitgeführt. Im Bereiche der Desoxycorticosteron- und Corticosteronbande wurde dann anschließend das Kieselgel ausgekratzt, eluiert, die Extrakte punktförmig aufgetragen und mit dem genannten Laufmittel entwickelt. Mit Hilfe des Dünnschichtauswertegerätes der Fa. Zeiss konnten wir die Extinktion der Punkte bestimmen und das Corticosteron im 24 Std-Urin berechnen.

Wir haben so vor Versuchsbeginn die Corticosteronausscheidung bei zehn alten Rattenweibchen im 24 Std-Urin mehrfach bestimmt und fanden in einer mittleren Tagesurinmenge von 5,43 ml 4,9 µg Corticosteron. Im Versuchsbeginn unter einer täglichen Gabe von einer I.E. ACTH subcutan für eine Woche maß bei einer mittleren Tagesurinmenge von 5,95 ml die Corticosteronausscheidung im Mittel 8,07 µg. Damit konnten wir summarisch den Effekt der ATCH-Gaben auf die Nebennierenrinde durch eine Zunahme der Corticosteronproduktion beweisen. Als außerordentlich schwierig hat sich hierbei die exakte Sammlung der 24 Std-Urinmenge in den Stoffwechselkäfigen herausgestellt, so daß gezielte Verlaufsbeobachtungen durch den großen Fehler erfolglos waren.

Die Auswirkungen dieser während 12 Wochen 3mal/Woche durchgeführten ACTH-Behandlung auf die Aorten dieser alten Rattenweibchen, die unter kontrollierten Zuchtbedingungen 10- bis 12mal geworfen hatten, demonstrieren die Abbildungen. Trotz gleicher Behandlungszeiten ließen sich an den Aorten unterschiedliche Stadien der Wandalteration beobachten. Die Zunahme der sauren Mucopolysaccharide beginnt im Endothel und pflanzt sich zur Adventitia hin fort. Die glatten Muskelzellen, die zunächst spitzwinkelig inserieren, erscheinen ausge-

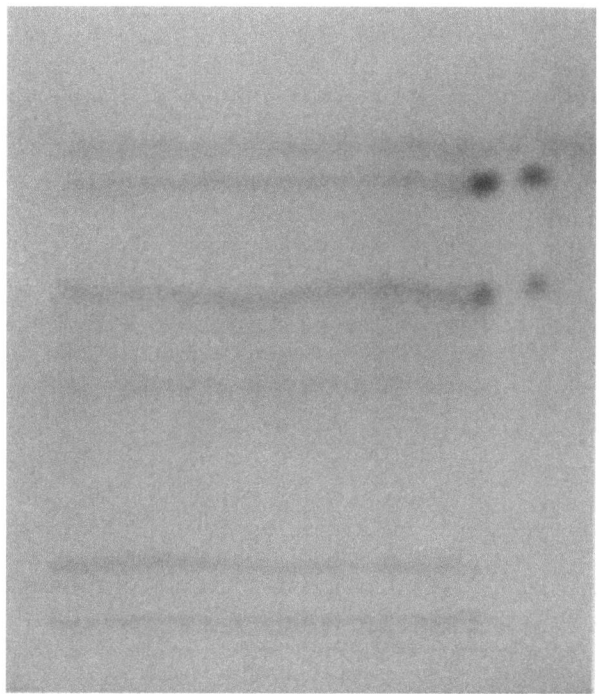

Abb. 1. Bandförmige dünnschichtchromatische Trennung von Desoxycorticosteron und Corticosteron. Desoxycorticosteron wurde dem 24 Std-Urin der Ratten als innerer Standard (5 μg/24 Std-Menge) zugesetzt und läuft frontnahe; 2 cm darunter erscheint die Corticosteronbande. Zur Identifizierung der jeweiligen Bande führten wir Reinsubstanzen punktförmig mit

zogen, richten sich auf, die Lamellenabstände nehmen zu. Eine Reihe von Muskelzellen erscheint blasig aufgetrieben, die Kerne abgerundet.

Man findet stellenweise interlamelläre Ödembildungen; im Bereiche dieser Ödemeinlagerung verlaufen elastische Lamellen peitschenschnurartig gewellt, erscheinen unscharf und zeigen z. T. feinschollige Verkalkungen an der Oberfläche. Die elastischen Lamellen sind Nucleationszentren für die Kalksalzablagerung.

Kleine Kalkherde liegen auch subendothelial; das Endothel zerreißt über diesen Kalkbeeten, es bildet sich ein unterschiedlich großer Endotheldefekt.

Abb. 2: Die Textur der Aortenwand ist weitgehend zerstört. Die glatten Muskelzellen gleichen jetzt abgerundeten Knorpelzellen mit einem Hof aus sauren Mucopolysacchariden und Kalkablagerungen in der Umgebung.

Besondere Aufmerksamkeit verdienen zellreiche Areale der Versuchstieraorta, die abschnittsweise gehäuft beobachtet wurden. Weitere Untersuchungen, insbesondere elektronenoptische, müssen zeigen, um welche Zelltypen es sich hierbei handelt und ob man von einem sog. zellreichen Atherom sprechen darf.

Summarisch gesehen ähneln die gezeigten Wandveränderungen der spontanen Sklerose der Rattenaorta; unter ACTH nimmt die Häufigkeit und der Schweregrad derartiger Läsionen zu, und erfaßt werden außer der gesamten Aorta die abgehenden Gefäße sowie Nieren- und Herzkranzgefäße.

Die Diskussion der möglichen sklerogenen Noxen in diesem Experiment würde den gesetzten zeitlichen Rahmen sprengen. Hinweisen möchte ich auf zwei Fakten:

1. Nach den Herzgewichten bestand bei den Versuchstieren keine Herzhypertrophie und damit keine länger anhaltende Hypertonie.

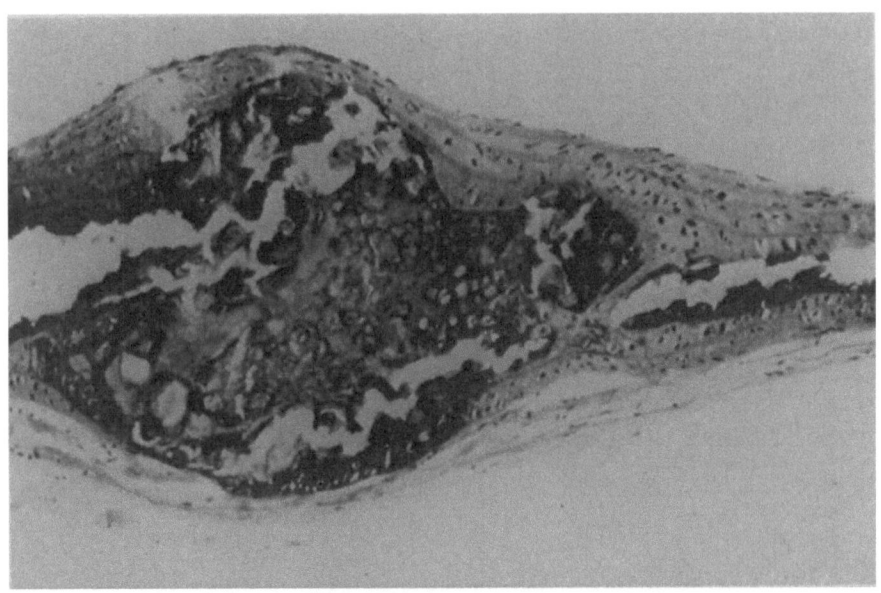

Abb. 2. Herdförmige Aortenwandverkalkung mit völliger Zerstörung der Wandtextur, die glatten Muskelzellen erscheinen jetzt abgerundet wie Knorpelzellen und umgeben von einem Hof von sauren Mucopolysacchariden

2. Das Kalium im Plasma lag in zwei Versuchsreihen im Normbereich, das Natrium war in beiden Reihen geringgradig erniedrigt.

Auf eine Sonderstellung der Glucocorticoide in bezug auf den Bindegewebsstoffwechsel sei zum Schluß hingewiesen, weil hierin möglicherweise der Schlüssel zum Verständnis der paradox erscheinenden Aktivierung des Mesenchymstoffwechsels zu sehen ist. Hauss u. Mitarb. sowie russische Autoren wiesen mehrfach nach, daß der ^{35}S-Sulfateinbau als Maß für die Mucopolysaccharidsynthese in den Fibroblasten durch hohe Glucocorticoiddosen erheblich herabgesetzt wird, durch kleine und kleinste Dosen erstaunlicherweise gefördert wird.

Die intermittierende ACTH-Applikation könnte eine derartige unterschiedlich hohe Corticosteronkonzentration bedingen.

Literatur

Wexler, B. C., Miller, B. F.: Science **127**, 590 (1958). — Wexler, B. C., Brown, T.: Circulat. Res. 8, 278 (1960). — Burck, H. Chr., Hartmann, F.: Beitr. path. Anat. **129**, 32 (1963). — Hilz, H., Utermann, D.: Biochem. Z. **332**, 376 (1960). — Hauss, W. H., Junge-Hülsing, G., Gerlach, U.: Die unspezifische Mesenchymreaktion. Stuttgart: Thieme 1968.

SANMALD, R., WAGENER, H., SCHLIERF, G., DORNBUSCH, TH., SANN, E. (Med. Klinik der Universität Heidelberg): **Die Wirkung von Pyridinolcarbamat auf Serum- und Gefäßwandlipoide des Kaninchens**

Pyridinolcarbamat wird vor allem auf Grund der Berichte japanischer Autoren [1] zur Behandlung arteriosklerotischer Gefäßveränderungen empfohlen. Der Wirkungsmechanismus dieses Stoffes ist bisher nicht bekannt. Da nur wenige diesbezügliche Untersuchungen vorliegen, prüften wir, ob Pyridinolcarbamat den Lipoidgehalt des Serums und der Aorten hypercholesterinämischer Kaninchen verändert und inwieweit der Einbau von radioaktivem Phosphat in die Aortenphosphatide beeinflußt wird.

Tabelle 1. *Lipoidkonzentrationen im Serum unbehandelter und mit Pyridinolcarbamat behandelter Tiere und Lipoidkonzentrationen in den Aorten beider Versuchsgruppen*

Versuchs-dauer (Wochen)	Serum					
	Cholesterin (mg/100 ml)		Triglyceride (mg/100 ml)		Phosphatide (mg/100 ml)	
	unbehandelte Tiere	behandelte Tiere	unbehandelte Tiere	behandelte Tiere	unbehandelte Tiere	behandelte Tiere
0	80 ± 35	—	54 ± 7	—	41 ± 13	—
2	645 ± 67	578 ± 75	93 ± 16	89 ± 16	238 ± 18	207 ± 13
5	1313 ± 175	1682 ± 152	152 ± 19	127 ± 16	398 ± 33	468 ± 49
9	2553 ± 169	2287 ± 145	194 ± 35	191 ± 30	508 ± 32	499 ± 41
16	1791 ± 115	2100 ± 160	286 ± 65	317 ± 74	570 ± 42	618 ± 50

Versuchs-dauer (Wochen)	Aortengewebe			
	Cholesterin (mg/g entfettetes Trockengewicht)		Phosphatide (mg/g Feuchtgewicht)	
	unbehandelte Tiere	behandelte Tiere	unbehandelte Tiere	behandelte Tiere
0	11 ± 5	—	329 ± 24	—
2	—	—	375 ± 22	365 ± 17
5	11 ± 7	22 ± 9	419 ± 25	362 ± 19
9	52 ± 11	51 ± 10	534 ± 33	583 ± 21
16	—	—	537 ± 30	509 ± 26

Zu diesem Zweck erhielten 84 männliche Kaninchen Altrominfutter mit 1%igem Cholesterinzusatz. Einer zufällig ausgewählten Hälfte der Tiere wurden zusätzlich 35 mg Pyridinolcarbamat/kg Körpergewicht/Tag mit dem Trinkwasser verabreicht. Der Trinkwasser- und übrige Futterverbrauch war in beiden Tiergruppen gleich. Nach 2, 5, 9 und 16 Wochen wurden Tiere aus beiden Gruppen getötet. Cholesterin- und Triglyceridanalysen wurden nach Autoanalyzervorschriften durchgeführt. Die Phosphatide wurden gesamt nach Folch [2] extrahiert und nach dünnschichtchromatographischer Trennung als Einzelphosphatide bestimmt. An einem Teilstück der Aorten wurde der Einbau von radioaktivem Phosphat in die Phosphatidfraktion geprüft.

Bei den etwas langsamer zunehmenden, jedoch das gleiche Endgewicht wie die Kontrollgruppe erreichenden behandelten Tieren führte die Cholesterinfütterung zur gleich stark ausgeprägten Atheromatose der Aorten. Die Zunahme der Serumcholesterinkonzentration war fast identisch (Tabelle). In beiden Gruppen wurden nach 9 Wochen Maximalwerte von rund 2500 bzw. 2300 mg/100 ml erreicht. Das anschließend festzustellende Absinken der Cholesterinwerte schien bei den behandelten Tieren verzögert. Die Serumglyceridkonzentrationen stiegen in beiden Versuchsgruppen fast linear bis auf etwa 300 mg/100 ml an. Die Serumphosphatide nahmen ebenfalls zu und erreichten nach einer Versuchsdauer von 16 Wochen in beiden Gruppen den Wert von etwa 600 mg/100 ml.

Der Cholesteringehalt der Aorten konnte aus technischen Gründen nur nach 5 und 9 Wochen dauernder Behandlung bestimmt werden. Nach 5 Wochen zeigten die behandelten Tiere einen höheren Cholesteringehalt, nach 9 Wochen wurden jedoch übereinstimmende Werte von 50 mg gefunden. Der Phosphatidgehalt der Aorten nahm in beiden Gruppen um das etwa 1,5fache zu.

Bei der Untersuchung der einzelnen Phosphatidfraktionen der Aorten ergab sich, daß der Gehalt an Serincephalin, Colamincephalin und Inositphosphatid in

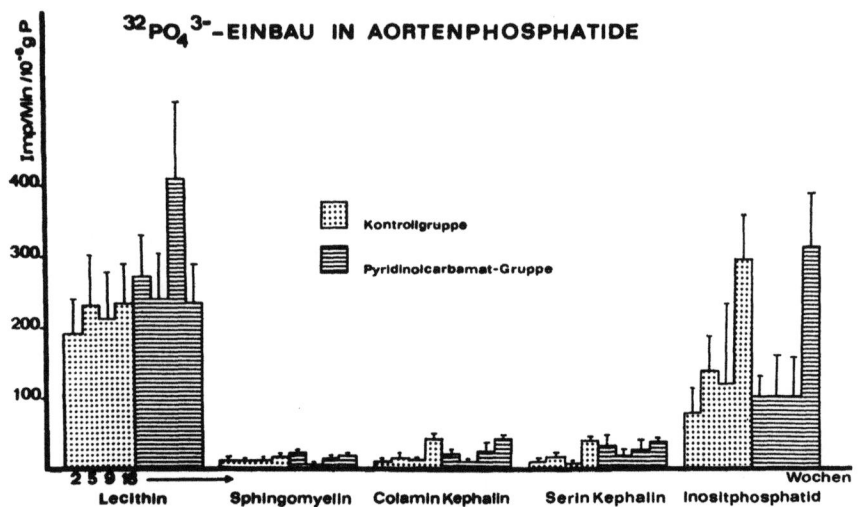

Abb. 1. ^{32}PO-$^{3-}$-Einbauraten in Aortenphosphatide von Kaninchen

beiden Tiergruppen praktisch unverändert blieb (Abb. 1). Demgegenüber stieg der Lecithingehalt um fast das Doppelte, der Sphingomyelingehalt auf etwa das 1,5fache des Ausgangswertes an. Zwischen Kontroll- und Versuchsgruppe bestanden hierbei keine auffallenden Differenzen.

Im Gegensatz zu der quantitativen Vermehrung von Lecithin und Sphingomyelin wurde bei der Überprüfung der Einbauraten von radioaktivem Phosphat in diesen beiden Fraktionen nur wenig Aktivität gefunden. Die geringe Zunahme des Phosphateinbaus in die Gesamtphosphatide beruht daher nicht auf einer gesteigerten Phosphataufnahme durch Lecithin und Sphingomyelin. Beide Phosphatide nahmen in beiden Tiergruppen während der gesamten Versuchsdauer praktisch die gleiche Phosphatmenge auf. Auch bei den beiden Cephalinfraktionen blieb der Phosphateinbau ebenso konstant. Ein verstärkter Einbau ergab sich jedoch in der Fraktion der mengenmäßig geringen Fraktion der Inositphosphatide.

Alle geprüften Parameter zeigten zu den verschiedenen Versuchszeiten zwischen Kontroll- und Versuchstieren keine statistisch signifikanten Unterschiede.

Unsere Ergebnisse werden unterstützt durch gleichzeitig mitgeteilte Befunde von Möttönen et al. [3], die keine protektive Wirkung von Pyridinolcarbamat bei der Cholesterinatheromatose des Kaninchens sahen und durch entsprechende Ergebnisse bei der Entwicklung einer Coronarsklerose bei Affen [4].

Aus den mitgeteilten Befunden können folgende Schlüsse gezogen werden:
1. Pyridinolcarbamat scheint die Konzentration der einzelnen Serumlipoidfraktionen hypercholesterinämischer Kaninchen nicht zu beeinflussen.
2. Pyridinolcarbamat scheint keine Wirkung auf den Cholesterin- und Phosphatidgehalt der Aorten hypercholesterinämischer Kaninchen zu entfalten.
3. Pyridinolcarbamat scheint den Einbau von radioaktivem Phosphat in die verschiedenen Phosphatidfraktionen der Aorta hypercholesterinämischer Kaninchen nicht zu verändern.

Die günstigen Wirkungen von Pyridinolcarbamat, die bei der Behandlung arteriosklerotischer Gefäßveränderungen gefunden wurden, beruhen demnach offensichtlich nicht auf einer Veränderung der Serumlipoidkonzentrationen und nicht auf einer Beeinflussung des Lipoidstoffwechsels der Gefäßwände.

Literatur
1. Shimamoto, T., Mumuano, F.: In: Atherogenesis, Exp. Med. Found. 1969. — 2. Folch, J., Lees, M., Stanley, S.: J. biol. Chem. **226**, 497 (1957). — 3. Möttönen, M., Pantio, M., Nieminen, L.: Atherosclerosis **15**, 77 (1972). — 4. Malinow, M. R., McLaughlin, Ph., Perley, A.:

WAGENER, H., ZIERDEN, E., GRAZ, G., JUNGE-HÜLSING, H., HAUSS, W. H. (Med. Klinik und Poliklinik der Universität Münster und Arteriosklerose-Forschungsinstitut Münster): **Glucosetoleranz und Insulinsekretionsmuster im Serum bei Patienten mit peripheren Durchblutungsstörungen***

Frühzeitige kardiovasculäre Erkrankungen und ungünstige Infarktprognosen sowie periphere vasculäre Schäden bei manifestem Diabetes mellitus sind allgemein bekannt. Auch über vermehrt auftretende Gefäßschäden bei subklinischem Diabetes mellitus wurde häufig berichtet [1, 2, 4, 5, 7, 9]. In den nachfolgend geschilderten Untersuchungen sollten die Glucosetoleranz und die Insulininkretion nach i.v. Glucosebelastung bei Patienten mit peripheren Durchblutungsstörungen

Tabelle 1. *Charakteristika der untersuchten Gruppen (Mittelwert ± SEM)*

Gruppe	n	Alter (Jahre)	Größe (cm)	Gewicht (kg)
1. Gesunde Patienten	12	$24{,}75 \pm 0{,}57$	$176{,}00 \pm 1{,}74$	$54{,}59 \pm 2{,}13$
2. Patienten mit peripheren Durchblutungsstörungen	54	$55{,}88 \pm 1{,}10$	$174{,}57 \pm 0{,}51$	$71{,}66 \pm 1{,}04$

überprüft werden. Es wurden zwei Patientenkollektive gebildet (Tab. 1). Zwölf gesunde Patienten mit einem mittleren Alter von $24{,}75 \pm 0{,}57$ Jahren dienten als Kontrollkollektiv, dem eine Gruppe bestehend aus 54 Patienten mit peripheren Durchblutungsstörungen (mittleres Alter: $55{,}88 \pm 1{,}10$ Jahre) gegenübergestellt wurde. Mittleres Gewicht und Größe mit ihren Standardabweichungen sind in der Tabelle wiedergegeben. Patienten mit einem manifesten Diabetes mellitus, mit familiärer Diabetesbelastung sowie mit essentieller Hypertonie wurden von der Untersuchung ausgeschlossen. Bei allen Patienten wurde ein intravenöser Glucosetoleranztest mit 0,33 g/kg Körpergewicht durchgeführt. Die Glucose wurde zu den in Abb. 1 angegebenen Zeiten mit der Glucose-Peroxidase-Oxidasemethode, das Insulin im Serum radioimmunologisch nach der Methode von Melani et al. bestimmt [8]. Beide Patientenkollektive lassen sich miteinander vergleichen, da aus den Untersuchungen von Schilling, Oberdisse, Hüter u. Blank bekannt ist, daß

---
* Mit dankenswerter Unterstützung durch die Landesversicherungsanstalt Westfalen.

sich die Glucoseassimilationskonstante erst bei Patienten jenseits eines Lebensalters von 70 Jahren verschlechtert [10]. O'Sullivan, Mahan, Freedlender u. Williams zeigten, daß auch in hohem Lebensalter eine Verschlechterung der Insulininkretion nach oraler Glucosegabe nicht stattfindet [12].

Die Untersuchungen haben ergeben:

1. Patienten mit peripheren Durchblutungsstörungen weisen eine im Vergleich zum Normalkollektiv (K-Wert: $1{,}978 \pm 0{,}073$) signifikant verminderte Glucosetoleranz mit einer Glucoseassimilationskonstanten von $1{,}253 \pm 0{,}032$ ($p < 0{,}001$) auf (Abb. 1).

2. Die Dauer des Bestehens einer peripheren Durchblutungsstörung hat auf die Höhe der Glucoseassimilationskonstanten nur einen unwesentlichen Einfluß; der K-Wert beträgt nach 6monatiger manifester peripherer Durchblutungsstörung

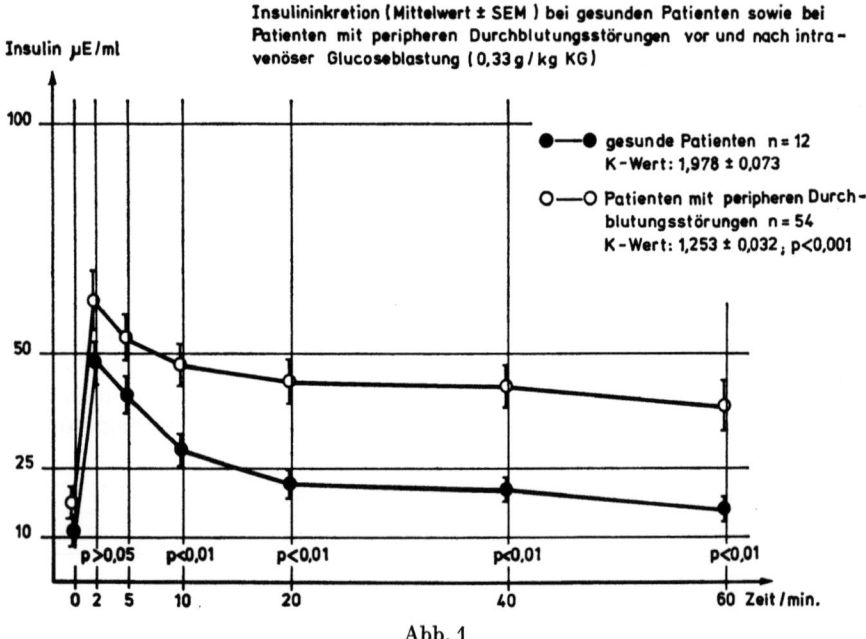

Abb. 1

$1{,}018 \pm 0{,}085$, nach 12- und nach 80monatiger peripherer Durchblutungsstörung $1{,}305 \pm 0{,}055$ bzw. $1{,}342 \pm 0{,}061$.

3. Die Ausgangsinsulintiter im Serum bei Patienten mit peripheren Durchblutungsstörungen sind bei Vergleich mit dem Kontrollkollektiv statistisch nicht signifikant erhöht. Auch der 2- und 5 min-Insulintiter nach i.v. Glucosereiz läßt sich gegenüber den entsprechenden Werten des Normalkollektivs statistisch nicht absichern. Dagegen liegen die 10-, 20-, 40- und 60 min-Insulintiter deutlich oberhalb des Normbereiches ($p < 0{,}01$) (Abb. 1).

4. Wird die Insulininkretion bei Patienten mit peripheren Durchblutungsstörungen nach Sekretionsmustern an Insulin aufgeschlüsselt, lassen sich vier unterschiedliche Typen erkennen:

I. Normaltyp mit Kurvenverlauf der Insulinwerte entsprechend dem Vergleichskollektiv. Der Insulinnüchternwert liegt im Normbereich.

II. Sekretionstyp mit leicht erhöhtem Insulinausgangswert und überschießenden Insulintitern nach i.v. Glucosereiz bei normalem Kurvenverlauf.

III. Spätreaktionstyp 1, bei dem es nach normalem Insulinausgangswert über 60 min zu einem stetigen Ansteigen der Insulinspiegel im Serum nach i.v. Glucose kommt.

IV. Spätreaktionstyp 2 mit signifikant erhöhtem Insulinausgangswert und stetigem Ansteigen der Seruminsulinspiegel nach i.v. Glucose.

5. Zwischen den verschiedenen Insulinsekretionsmustern, der Höhe der Glucosetoleranz sowie der Dauer des Bestehens der peripheren Durchblutungsstörung lassen sich keine Zusammenhänge in dem Sinne erkennen, daß es mit zunehmender Dauer einer Durchblutungsstörung zu einer Verschlechterung des K-Wertes einhergehend mit einer Verminderung der Insulininkretion nach i.v. Glucose kommt.

Auch Welborn et al. sowie Sloan et al. fanden bei Patienten mit peripheren Durchblutungsstörungen, daß die Glucosewerte im Serum nach oraler Glucosebelastung langsamer zur Norm zurückkehrten als beim Vergleichskollektiv. Des weiteren bestand bei diesen Patienten eine reaktive Hyperinsulinämie [11, 13]. Insgesamt fanden wir in dem von uns untersuchten Patientengut, daß bei 75% der Patienten Störungen des Insulin-Kohlenhydratstoffwechsels vorlagen. Jipp, Schlaack, Grunwaldt und Schaefer wiesen in ihrem Patientenkreis mit peripheren Durchblutungsstörungen bei 17% der Patienten einen manifesten Diabetes mellitus nach, so daß, wenn beide Kollektive addiert werden, in 92% aller Patienten mit peripheren Durchblutungsstörungen eine Alteration des Insulin-Kohlenhydratstoffwechsels erkennbar ist. Unsere Befunde unterstützen unseres Erachtens die Ansicht, daß bei der menschlichen Arteriosklerose eine primäre Störung des Kohlenhydratstoffwechsels vorhanden ist [6].

Literatur

1. Christiansen, J., Deckert, T., Kjerulf, K., Midtgaard, K., Worning, H.: Acta med. scand. 184, 283 (1968). — 2. Eleklos, R. S., Lowy, C., Wyllie, A. D. H., Young, J. L., Fraser, T. R.: Lancet 1971 I, 880. — 3. Jipp, P., Schlaack, M., Grunwaldt, H., Schaefer, F.: Med. Klin. 66, 1738 (1971). — 4. Kaffarnik, H., Lingelbach, H., Gassel, W. D., Heimsoth, V.: Dtsch. med. Wschr. 96, 1659 (1971). — 5. Knick, B., Niemczyk, H., Rother, F., Kremer, G.: Verh. dtsch. Ges. inn. Med. 72, 762 (1966). — 6. Kuo, P. T.: Ann. intern. Med. 68, 449 (1968). — 7. Malherbe, C., de Gasparo, M., Berthet, P., de Hertogh, R., Hoet, J. J.: Europ. J. clin. Invest. 1, 265 (1971). — 8. Melani, F., Ditschuneit, H., Bartelt, K. M., Friedrich, H., Pfeiffer, E. F.: Klin. Wschr. 43, 1000 (1965). — 9. Möller, E., Klein, B.: Med. Welt 26, 1191 (1970). — 10. Schilling, W. H., Oberdisse, K., Hüther, K. A., Blank, H.: Diabetologia 1, 187 (1965). — 11. Sloan, J. M., Mackay, J. S., Sheridan, B.: Brit. med. J. 4, 586 (1970). — 12. O'Sullivan, J. B., Mahan, C. M., Freedlender, A. E., Williams, R. F.: J. clin. Endocr. 33, 619 (1971). — 13. Welborn, T. A., Breckenridge, A., Rubinstein, A. H., Dollery, C. T., Fraser, T. R.: Lancet 1966, 1336.

OBERWITTLER, W. (Med. Klinik und Poliklinik der Universität Münster): **Auswertung und Beurteilung epidemiologisch-klinischer Befunde mit Hilfe multivariater Statistik***

Bei jeder Erörterung der Ätiologie der Arteriosklerose ist vorauszusetzen, daß die Ursachen dieses Leidens noch unbekannt sind. Unsere Vorstellungen über die Entstehung der Arteriosklerose ergeben sich aus Beobachtungen in der Klinik, bei epidemiologischen Untersuchungen und im Experiment, die zeigen, daß bestimmte Merkmale bei Arteriosklerose besonders häufig vorkommen. Eine Kausalität läßt sich aus der Beobachtung dieser Coincidenzen nicht ableiten. Doch hoffen wir, kausale Beziehungen mit einer umso größeren Wahrscheinlichkeit zu entdecken, je präziser die Analyse der erhobenen Befunde und Meßwerte gelingt. Unter den Methoden, die der Erforschung der Arteriosklerose dienen, hat die

---

* Mit Unterstützung durch das Landesamt für Forschung in Nordrhein-Westfalen und durch die Landesversicherungsanstalt Westfalen in Münster.

Statistik eine zentrale Stellung. Die klinisch, epidemiologisch und experimentell erhobenen Daten bedürfen der statistischen Ordnung, damit die in ihnen enthaltenen Informationen erkannt werden und interpretiert werden können. Eines der Hauptthemen dieses Kongresses sind die Beziehungen „ätiologischer" Faktoren in ihren Auswirkungen auf die Arteriosklerose. Von den Mitteln, die für die Abschätzung der Bedeutung eines Faktors für die Entstehung der Arteriosklerose zur Verfügung stehen, ist die multiple Kreuzklassifikation eine traditionelle Methode. Sie wird jedoch schnell unpraktikabel, wenn die Zahl der zu betrachtenden Merkmale ein gewisses Maß überschreitet. So würden sich mehr als 50000 Felder ergeben, wenn zehn Variable auf jeweils drei Stufen betrachtet würden [11]. Beobachtungsreihen von dieser Größenordnung sind praktisch nicht verfügbar. Ein weiterer Nachteil kommt hinzu: Bei der Kreuzklassifikation werden Gruppen mit festen, willkürlich gesetzten Grenzen gebildet, z. B. Einteilung des Blutdruckes in Gruppen von unter 150, von 150 bis 170 und von 170 und darüber, die den vielschichtigen Interdependenzen in biologischen Komplexen kaum gerecht werden. Die Verfahren der multivariaten Statistik, z. B. die Faktorenanalyse und die Diskriminanzanalyse, bieten die Möglichkeit, eine fast beliebig große Anzahl von Variablen gleichzeitig zu betrachten und auf Zusammenhänge und Größe des Einflusses der einzelnen Variablen zu prüfen. Über die Anwendung der Diskriminanzanalyse als Hilfsmittel bei diagnostischen Vorgängen wurde an anderer Stelle berichtet [7 bis 9].

Gegenstand der hier vorgetragenen Untersuchungen ist die Abschätzung der Größe des Einflusses von sieben Variablen (Lebensalter, Harnsäure, Cholesterin, Blutdruck systolisch und diastolisch, Körpergewicht und täglicher Zigarettenkonsum) auf die Trennung einer Gruppe Arteriosklerosekranker (Kranke mit überstandenem Herzinfarkt) von einer Gruppe gesunder Blutspender. Die Stärke des statistischen Trenneffektes der einzelnen Faktoren kann einen Hinweis auf seine Bedeutung im pathogenetischen Komplex darstellen. *In einem zweiten Untersuchungsgang* wurden die Kranken mit überstandenem Herzinfarkt in Gruppen nach Ausprägungsgrad und Manifestationsform der Arteriosklerose eingeteilt (1. nur Coronarsklerose, 2. Coronarsklerose mit Gliedmaßenarteriopathie, 3. Coronarsklerose mit Arteriosklerose des Augenhintergrundes, 4. Coronarsklerose mit Gliedmaßenarteriopathie und mit Arteriosklerose des Augenhintergrundes). Es sollte geprüft werden, ob bestimmte Faktoren einen Einfluß auf die Ausbreitungsform der Arteriosklerose haben. Bei dieser Untersuchung wurde als 8. Variable der Blutzucker berücksichtigt. *Schließlich wurde drittens versucht*, ein Maß für die Bedeutung der Faktoren im Verhältnis zum Lebensalter zu gewinnen. Es wurde das Programm von Dixon [2] zur Ausführung einer linearen Diskriminanzanalyse benutzt. Bei der Anzahl der Beobachtungen (s. Tabelle 1 und 2) waren die Voraussetzungen zur Anwendung der linearen Analyse erfüllt, die geringe Streuung der Diskriminanzkoeffizienten (alle unter 0,0005) bestätigte diese Annahme. Es wurden die Koeffizienten (natürliche) für jede Variable in jeder Gruppe berechnet. Durch Multiplikation mit der Standardabweichung wurden Standardkoeffizienten zum einheitsfreien Vergleich gewonnen. Mit Hilfe der natürlichen Koeffizienten wurden wie bei Truett u. Mitarb. die Verhältnisse zwischen dem Lebensalter und den anderen Variablen geprüft. Die Tabelle 1 läßt erkennen, daß zwischen den Kranken und den Blutspendern ein signifikanter Abstand besteht (s. Mahalanobis-Wert). Dieser Abstand kommt im wesentlichen durch den Unterschied im Lebensalter zustande (s. Spalte Standardkoeffizienten). Harnsäure ist fast eine ebenso starke Einflußgröße wie das Lebensalter, es folgen Serumcholesterin, diastolischer und systolischer Blutdruck. Relatives Körpergewicht und täglicher Zigarettenkonsum stehen bei dieser Untersuchung an letzter und vorletzter Rangfolge als Trennfaktor zwischen den beiden Gruppen. Der hohe natürliche Koeffizient der Harnsäure weist darauf hin, daß diese Variable eine ganz geringe Streuung hat, und daß geringfügige Veränderungen schon ins Gewicht fallen. Das Cholesterin steht trotz einer erheblichen Streuung an dritter Stelle der Trennfaktoren. Der Unter-

Tabelle 1. *Diskriminanzanalyse (natürliche und Standardkoeffizienten) bei einer Gruppe von Kranken mit überstandenem Herzinfarkt und einer Gruppe von gesunden Blutspendern. Beide Gruppen bestanden nur aus Männern. Das Lebensalter ist die Größe, deren Einfluß für die Trennung der beiden Gruppen an erster Stelle steht. Wichtige Trennfaktoren sind die Harnsäure, das Serumcholesterin und der diastolische Blutdruck*

Merkmale	Kranke (n = 429)		Blutspender (n = 335)	
	natürliche Koeffizienten	Standard-koeffizienten	natürliche Koeffizienten	Standard-koeffizienten
Lebensalter	0,6957	5,9367	0,4498	3,8381
Harnsäure	3,7137	5,0716	3,6538	4,9898
Cholesterin	0,0807	4,4408	0,0485	2,6697
Blutdruck diastolisch	0,3209	3,9406	0,3063	3,7707
Blutdruck systolisch	0,1824	3,6409	0,1861	3,7136
Relatives Körpergewicht	−0,2357	−3,4343	−0,1873	−2,7288
Täglicher Zigarettenkonsum	0,2213	2,2952	0,1616	1,6755

Mahalanobisabstand: $\chi^2 = 1579{,}0017$ (7 FG).

schied der Mittelwerte ist beim Cholesterin ausschlaggebend. Aus den Werten der Tabelle 2 läßt sich ablesen, daß kein wesentlicher Unterschied zwischen den Gruppen innerhalb der Infarktkranken besteht (Mahalanobis-Wert 13,2295 bei

Tabelle 2. *Standardkoeffizienten einer Diskriminanzanalyse zur Prüfung, ob sich die Gruppen verschiedener Ausprägungsformen und Manifestationsarten der Arteriosklerose voneinander unterscheiden. Ein signifikanter Unterschied ist bei Berücksichtigung der benutzten Variablen nicht erkennbar*

Merkmale	Kranke (männlich) nach Herzinfarkt (n = 198)			
	Ohne Gliedmaßen-arteriopathie und ohne Fundus-arterio-sklerose	Mit Gließmaßen-arteriopathie	Mit Fundus-Arterio-sklerose	Mit Gließmaßen-arteriopathie und Fundus-arterio-sklerose
Blutdruck diastolisch	7,6464	8,1958	7,3623	7,8518
Lebensalter	7,5254	7,6517	7,4382	7,9381
Harnsäure	6,6895	6,5926	6,6264	6,7806
Blutzucker	6,0926	6,4395	5,8165	5,8634
Relatives Körpergewicht	−3,2694	−3,3559	−3,4171	−3,3632
Cholesterin	2,0158	2,1152	2,0331	1,9334
Zigarettenkonsum	1,4409	1,3549	1,5681	1,7049
Blutdruck systolisch	−1,2108	−1,6308	−1,0005	−1,4162

D^2 (Mahalanobisabstand) = 13,2295 (24 FG).

24 Freiheitsgraden). Die Koeffizienten deuten allenfalls darauf hin, daß das Lebensalter auf die Ausbreitung der Arteriosklerose über verschiedene Manifestationsgebiete noch den größten Einfluß hat. Auch der Zigarettenkonsum zeigt ein mit der Ausbreitungstendenz der Arteriosklerose paralleles Verhalten. Diese Be-

obachtungen sind nicht signifikant. Bei der dritten Aufgabe ergab sich, daß sich die geprüften Variablen zum Lebensalter so verhalten: Die Quotienten der natürlichen Koeffizienten Lebensalter/Variable lauten bei systolischem RR = 19,35, bei diastolischem RR = 2,79, bei Blutzucker = 6,24, bei Harnsäure = 0,43, bei Cholesterin = 30,77, bei relativem Gewicht = 11,22, bei täglichem Zigarettenkonsum = 9. Diese Zahlen lassen sich so interpretieren, daß eine Steigerung des Serumcholesteringehaltes um 30,77 mg-% oder eine Steigerung des Blutzuckers um 6,24 mg-% usw. die Gefahr, an Herzinfarkt zu erkranken, um 1 Jahr näherrücken läßt.

Zusammenfassung

Mit Hilfe der Diskriminanzanalyse wurde 1. die Stärke des Einflusses von ,,Risikofaktoren" auf die Trennung einer Gruppe von Herzinfarktkranken von einer Gruppe gesunder Blutspender untersucht. 2. wurde geprüft, ob die Ausbreitungstendenz der Arteriosklerose auf andere Arterienabschnitte als die Coronarien mit einer besonderen Ausprägung der Risikofaktoren parallel geht. 3. wurde versucht, die Bedeutung der ,,Risikofaktoren" in ihrer Proportion zum Lebensalter abzuschätzen. Die Diskriminanzanalyse kann dazu beitragen, die bisher nur annähernd zu vermutende Größe des Einflusses bestimmter Faktoren bei der Entwicklung arteriosklerotischer Erkrankungen zu quantifizieren und einer eingehenderen Betrachtung zugänglich zu machen. Über den Wert dieser multivariaten statistischen Methode muß die klinische Empirie entscheiden.

Literatur

1. Anderson, T. W.: Introduction to multivariate statistical analysis. New York: Wiley and Sons 1958. — 2. Dixon, W. J.: BMD-Computer programs. Ucla 1964. — 3. Fisher, R. A.: Statistical methods for research workers. Edinburgh: Oliver and Boyd 1970. — 4. Gross, R.: Medizinische Diagnostik. Berlin-Heidelberg-New York: Springer 1969. — 5. Koller, S.: Klin. Wschr. **45**, 1065 (1967). — 6. Linder, A.: Statistische Methoden. Basel-Stuttgart: Birkhäuser 1964. — 7. Oberwittler, W.: Med. Welt **23**, 397 (1972). — 8. Oberwittler, W.: Verh. dtsch. Ges. inn. Med. **77**, 861 (1971). — 9. Oberwittler, W.: Verh. dtsch. Ges. Kreisl.-Forsch. **37**, 219 (1971). — 10. Weber, E.: Grundriß der biologischen Statistik. Stuttgart: Fischer 1967. — 11. Truett, J., Cornfield, J., Kannel, W. B.: J. chron. Dis. **20**, 511 (1967). — 12. Truett, J., Sorlie, P.: J. chron. Dis. **24**, 349 (1971).

BRÜNDEL, K.-H., SINAPIUS, D. (Pathol. Institut der Universität Göttingen): **Histochemie und Enzymhistochemie der Media- und Adventitiaverfettung bei Atherosklerose der Coronararterien**

Beim Abtransport von Lipiden durch die Gefäßwand bilden sich in der Media [9, 13, 14] und Adventitia [14] celluläre und extracelluläre Verfettungsherde (Abb. 1).

Histochemisch konnten in diesen Lipidgemischen Cholesterin, ungesättigte Fettsäuren, Phosphatide und außerdem Ceroid nachgewiesen werden [9].

Wir haben jetzt Histochemie und Enzymhistochemie der Adventitiaverfettung und Enzymhistochemie der Mediaverfettung untersucht, um einen Einblick in den Stoffwechsel der verfetteten Zellen zu gewinnen.

Gleichsam als Kontrolle der histochemischen Untersuchungen haben wir mit Hilfe der Dünnschichtchromatografie die Lipidgruppen von Media, Adventitia und subepikardialem Fettgewebe analysiert.

Methodik

Histochemie: Fettrot, Sudan-Schwarz B, Bakers saurer Hämateintest, UV-Schiffreaktion nach Belt u. Hayes, Cholesterinreaktion nach Schultz, Methylenblaubindung mit absteigenden pH-Werten. Kontrollreaktionen an extrahierten Schnitten (Chloroformmethanol 2:1/v:v).

Enzymhistochemie: An Kryostatschnitten. Unspezifische Esterase, Lipase, alkalische und saure Phosphatase, LDH und SDH (mit und ohne Phenazinmethosulfat), $NADH_2$- und $NADPH_2$-Diaphorase und ATPase nach Pearse. ATPase-Fettrot (modifiziert nach Adams). Kontrollen durch Inkubation ohne Substrat.

Dünnschichtchromatografie: Stoffklassen: Lipide i.e.S. und Phosphatide. Sorptionsschicht: Kieselgel G. Schichtdicke: 250 µ. Format: 20 × 20 cm. Trennkammern: rechteckige Trogkammern. Technik: aufsteigende DC bei Kammersättigung. Laufzeiten: Lipide 30 min, Phosphatide 45 min. Fließmittelzusammensetzung für Lipide: Petroläther/Diäthyläther/Eisessig (90 + 10 + 1), für Phosphatide: Chloroform/Methanol/7n Ammoniak (77 + 30 + 7). Entwickeln der Platten nacheinander mit Ninhydrin, Bromthymolblau und 50% H_2SO_4. Trennen von Intima, Media und Adventitia durch Strippen. Extraktion von je 100 mg Ge-

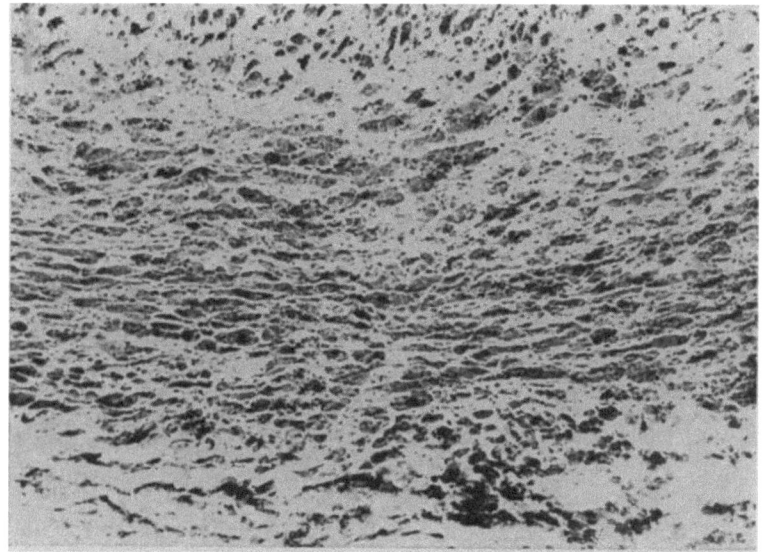

Abb. 1.Ausgeprägte celluläre Media- und Adventitiaverfettung. Fettrot 16 × 12,5

webe von Media, Adventitia und subepikardialem Fettgewebe (für Vergleichszwecke) in 2 ml Chloroform-Methanol 2:1 24 Std bei Raumtemperatur und 4 °C. Auftragen von je 10 µl Extrakt auf die bei 105 °C für eine Std aktivierten Platten.

Ergebnisse

Nicht aufgeführt sind in der Tabelle die Lipase, da sie nicht nachweisbar war und die alkalische Phosphatase, die nur in der Adventitia zu sehen war. Die $NADH_2$-Diaphorase verhält sich wie die $NADPH_2$-Diaphorase.

An extrahierten Schnitten wurde mit Sudan-Schwarz B in einem Teil der verfetteten Zellen der Media und Adventitia Ceroid dargestellt, das sich mit Methylenblau bei pH 4,2 dunkelblau anfärbt. In der Adventitia war intracelluläres Ceroid am häufigsten unter Abschnitten mit cellulärer Mediaverfettung nachweisbar.

Dünnschichtchromatografisch waren in der Media Cholesterin, Cholesterinester, Triglyceride (Abb. 2), Sphingomyelin, Lecithin und Lysolecithin, in der Adventitia Cholesterin und Triglyceride sowie manchmal Spuren von Phosphatiden nachzuweisen. Freie Fettsäuren fanden wir in keinem der untersuchten Gewebe.

Diskussion

Die herdförmigen cellulären und extracellulären Fettansammlungen in der Media und Adventitia bei Atherosklerose entstehen wahrscheinlich beim Abtransport von Lipiden aus der Intima zur Adventitia [9, 14]. Diese Lipide gleichen einander histochemisch in allen drei Gefäßabschnitten, enthalten also reichlich Cholesterin, Cholesterinester und Phosphatide [9]. Durch die Fettresorption kommt es zu einer histiocytenähnlichen Transformation der glatten Muskelzellen, kenntlich an Formänderungen des Zellkerns (Abb. 3).

Tabelle 1

Enzym-histochemie	normale Media	Verfettung			(•) Histochemie
		zellul. Media.	extrazellul.Media.	zellul. Adventitia.	
Esterase	+	+++ •	+-ø •	++ •	Fettrot
saure Phosphatase	+	+++ •	ø •	++ •	Sudan Schwarz B
LDH	+	+++ •	+ •	+ •	Chromierung
SDH	+	+++ •	+ •	+ •	UV-Schiff Reaktion
NADPH₂- Diaphorase	+	+++ •	+ •	+ •	Cholesterin n. SCHULTZ
ATP-ase	+	ø •	+ •	ø •	Basophilie

ø fehlende Reaktionsprodukte, + normale Anzahl von Reaktionsprodukten, + + vermehrte Anzahl und + + + stark vermehrte Anzahl von Reaktionsprodukten.

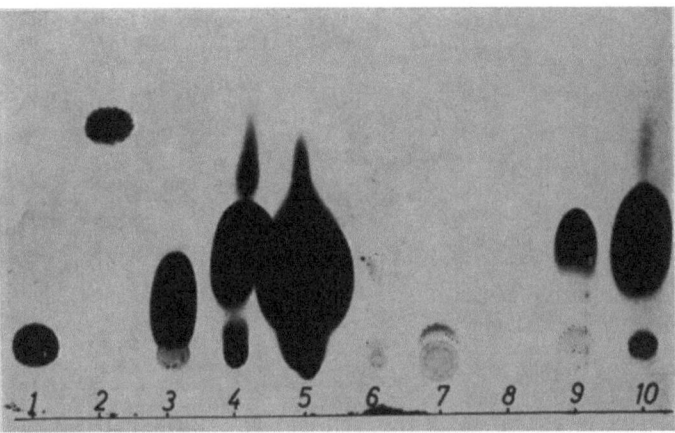

Abb. 2. Trennung von Media- und Adventitialipiden. Aufgetragen wurden je 10 µg. Präferenzsubstanzen: *1* Cholesterin, *2* Cholesterinstearat, *3* Linolsäure, *4* u. *5* Triglyceride (Olivenöl), *5* u. *6* Media, *9* Adventitia, *10* subepikardiales Fettgewebe. Weiteres s. u. Methodik

Histochemische und dünnschichtchromatografische Ergebnisse stimmen gut mit biochemischen überein [11]. Offen bleibt, warum sich keine freien Fettsäuren chromatografisch nachweisen ließen. Bisher konnten freie Fettsäuren nur aus der Intima und aus atheromatösen Plaques abgetrennt werden [4].

Bei cellulärer Mediaverfettung nimmt die Anzahl der Reaktionsprodukte der unspezifischen Esterase, sauren Phosphatase, der LDH (Abb. 4), SDH sowie der

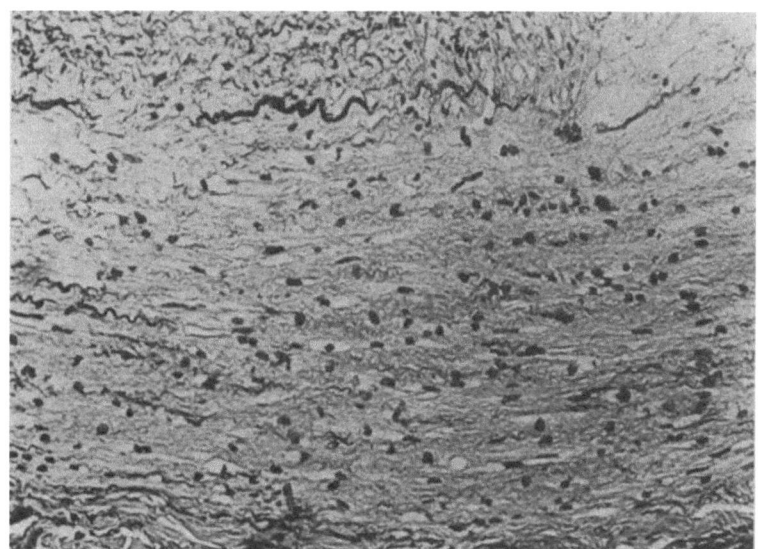

Abb. 3. Überwiegen ovaler, vielfach eingekerbter und gefalteter Kerne bei cellulärer Verfettung (normale Kerne stiftförmig). Elastica van Gieson 16 × 12,5

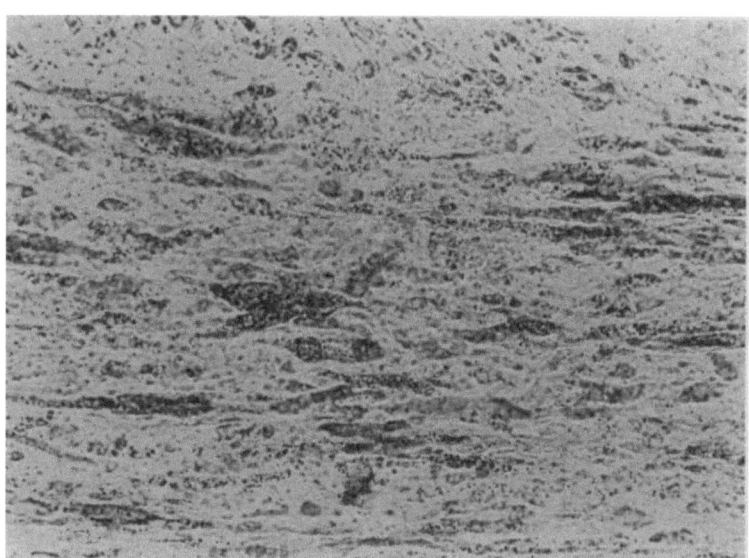

Abb. 4. Lactatdehydrogenase. Deutliche Zunahme der intracellulären Reaktionsprodukte. Gelegentlich Adsorption der Formazanniederschläge an Lipidtropfen (Artefakt), 25 × 12,5

Diaphorasen zu. Diese Zunahme war in geringerem Grade bei cellulärer Adventitiaverfettung zu verzeichnen. Dagegen fehlt in verfetteten Media- und Adventitiazellen die Aktivität der ATPase. Übereinstimmend mit Literaturangaben [2, 15] ist in der Media niemals alkalische Phosphatase und Lipase nachweisbar. Alkalische Phosphatase kommt in Fibrocyten der Adventitia vor.

Die Zunahme der Reaktionsprodukte wird als Enzyminduktion durch vermehrtes Substratangebot gedeutet. Dieses Phänomen war bisher nur für die Intima bekannt [1, 5, 3, 8, 15].

Die Abnahme der ATPaseaktivität in verfetteten Zellen bedingt eine Anreicherung von ATP, das zu einer gesteigerten Produktion von langkettigen Fettsäuren führen könnte [15].

Vielleicht hängt mit diesen Stoffwechselvorgängen das Auftreten intracellulären Ceroids zusammen, das als Produkt der Fettverarbeitung gedeutet worden ist [7]. Das histochemische Verhalten des Ceroids wurde kürzlich von Slater u. Smith [10] erneut untersucht und stimmt mit älteren Befunden überein [7]. Die Autoren lassen jedoch die Frage nach der Bedeutung dieser Substanz im Fettstoffwechsel der Gefäßwand offen. Die jetzt vorliegenden Ergebnisse sprechen dafür, daß Ceroid ein Indikator cellulärer Fettresorption und intracellulärer Fettverarbeitung ist. Ceroid in fettfreien Bezirken der Gefäßwand deutet darauf hin, daß die celluläre Verfettung ein Zwischenstadium beim Fettabtransport durch die Gefäßwand ist.

Bei extracellulärer Verfettung ändert sich die Aktivität der in der Media nachweisbaren Enzyme mit Ausnahme der sauren Phosphatase nicht. Die Aktivität dieses Enzyms nimmt beim extracellulären Typus ab. Dieser Befund läßt daran denken, daß die glatten Muskelzellen in extracellulären Verfettungsherden ihre resorptiven Fähigkeiten verloren haben.

Die vorliegenden Ergebnisse zeigen, daß alle Gefäßabschnitte stoffwechselmäßig eng miteinander verknüpft sind.

Zusammenfassung

Lipide der Intima, Media und Adventitia gleichen einander histochemisch. Bei cellulärer Media- und Adventitiaverfettung findet sich eine induktive Steigerung von hydrolytischen Enzymen, Oxidoreduktasen und Coenzymen. Ausnahme ist die ATPase, die bei cellulärer Verfettung fehlt. Intracelluläres Ceroid ist ein Indikator für Fettresorption und Fettverarbeitung. Celluläre Mediaverfettung ist ein Übergangsstadium beim Abtransport von Fetten durch die Gefäßwand. Die Adventitia ist an der Fettverarbeitung beteiligt.

Literatur

1. Adams, C. M. W.: Vascular histochemistry. London: Lloyd-Luke Ltd. 1967. — 2. Gomori, G.: Arch. Path. **41**, 121 (1946). — 3. Leites, F. L.: Fed.Proc. **23**, 565 (1963). — 4. Tuna, N., Mangold, H. K.: Chicago: Chicago Univ. Press 1967. — 5. Müller, E., Neumann, W.: Frankfurt. Z. Path. **70**, 174 (1959). — 6. Pearse, A. G. E.: Histochemistry. London: Churchill 1968. — 7. Sinapius, D., Gunkel, R.-D.: Frankfurt. Z. Path. **73**, 485 (1963). — 8. Sinapius, D.: Virchows Arch. path. Anat. **338**, 150 (1964). — 9. Sinapius, D.: Verh. dtsch. Ges. Path. **53**, 456 (1969). — 10. Slater, R. S., Smith, E. B.: Atherosclerosis **15**, 54 (1972). — 11. Smith, E. B.: J. Atheroscler. Res. **5**, 224 (1965). — 12. Stahl, E.: Dünnschichtchromatografie. Berlin-Heidelberg-New York: Springer 1967. — 13. Wissler, R. W.: J. Atheroscler. Res. **8**, 201 (1968). — 14. Wolkoff, K.: Beitr. path. Anat. **82**, 555 (1929). — 15. Zemplenyi, T.: Enzyme biochemistry of the arterial wall. London: Lloyd-Luke Ltd. 1968.

Aussprache

Herr Doerr, W. (Heidelberg):

Zu den Herren Bründel u. Sinapius: Ich möchte Herrn Bründel fragen: 1. An welchen Arterien wurde gearbeitet? 2. Durch welche Methode wurde Ceroidpigment nachgewiesen? 3. Hat es sich um eine „Metaplasie" der glatten Muskelfasern gehandelt, als diese die fermentchemischen Eigenschaften von Fibrocyten(-blasten) annahmen? Man müßte wohl darauf achten, ob die *so* veränderten Zellen noch Muskelfasern führen!

Astrup, P.: **Atherogenic Effects of Exposure to Carbon Monoxide and to Hypoxia. Physiological and Biochemical Aspects**

Manuskript nicht eingegangen.

KYELDSEN, K.: **Atherogenic Effects of Exposure to Carbon Monoxide and to Hypoxia. Morphological Aspects**

Manuskript nicht eingegangen.

ROBERT, A. M., ROBERT, L. (Laboratoire de Biochemie du Tissu Conjunctif, Paris): **Elastase, Elastin and Atherosclerosis**

Manuskript nicht eingegangen.

SIZIGETI, M., BEAUMONT, J. L.: **Distribution of Ingested ^{14}C-Cholesterol in the Macromolecular Fractions of Rat Connective Tissues**

Manuskript nicht eingegangen.

BLATON, V., VANDAMME, D., PEETERS, H. (Simon Stevin Instituut, Brugge, Belgium): **The Effect of Essential Phospholipids on Plasma Lipid and Fatty Acids in Hyperlipidemia***

Introduction

The recent report of the Intersociety Commission for Heart Disease Resources has designated hypercholesterolemia, hypertension and cigarette smoking as major risk factors for coronary heart disease [1]. It is generally believed that cholesterol of atheromata is in equilibrium with plasma cholesterol and further more atheromatous arterial disease appears to occur with very high frequency in subjects with familial hypercholesterolemia [2]. From perfusion techniques [3] and from comparative studies [4 — 6] on human subjects and on animals, an increase of cholesterol oleate in the β-lipoproteins can be associated with increased susceptibility to development of atherosclerosis. Thus reduction of the elevated plasma cholesterol level and of oleic acid might logically be expected to prevent the development of atheromatous lesions or their progression.

As we know some essential phospholipids rich in linoleic and linolenic acids are known to have a blood lipid lowering effect and reduce the accumulation of cholesterolesters in the intima [7]. On the other hand intravenous injection of polyunsaturated lecithin changes the enzyme activity of the arterial wall [8] and seems to accelerate the production of arachidonic acid in the tissues [9] increasing the adsorption of cholesterol arachidonate which is less atherogenic.

For these previous reasons, the effect of the intravenous administration of polyunsaturated lecithin on plasma lipids and fatty acids was followed in hypercholesterolemia [10], in hyperpre-β-lipoproteinemia and in hypertriglyceridemia.

Sources of Patients

For type II hyperlipoproteinemia male and female patients were selected on clinical observations and on the biochemical parameters as hyper-β-lipoproteinemia by paper and agarose electrophoresis (> 60%), hypercholesterolemia (> 260 mg-%), normal triglyceride, glucose and urea. Patients with type IV-hyperpre-β-lipoproteinemia were mainly selected on their pre-β-lipoprotein fraction (> 35%) and hypertriglyceridemic patients are chosen on their lipid values (TG > 260). 32 type II patients (aged 35 to 82), 10 type IV patients (aged 38 to 85) and 15 hypertriglyceridemic patients (aged 41 to 91) are selected for daily intravenous injection of 20 ml (5%) EPL during 14 days. All patients are on their normal usual diet.

---

* This work was supported by grant no. 1206 from the N.F.G.W.O. (Belgium).

Material and Methods

Two EDTA fasting *plasma samples*[1] are taken with an interval of 14 days before starting the EPL therapy. A third plasma sample is drawn after 14 days intravenous therapy.

Plasma lipoproteins are separated and screened on paper according to Fredrickson et al. [11] on a modified method of agarose [12] and on electrochromatography [13]. All methods and techniques used in the separation and quantitation of plasma lipids and fatty acids are extensively described in an earlier paper [4].

Samples of *essential phospholipids* (EPL-Lipostabil) are presented to us by Nattermann (Köln). Thin layer chromatography shows that EPL is composed almost entirely of phosphatidylcholine (> 96 %) with traces of lysophosphatidylcholine. GLC reveals that EPL contains more than 65 % linoleic acid and less than 12 % oleic acid.

Results

Plasma lipid distribution in hypercholesterolemia (type II) in hypertriglyceridemia and hyperpre-β-lipoproteinemia (type IV). Table 1 shows the mg-% concentration of the plasma lipids in the different hyperlibidemia. Comparing with

Table 1. *Plasma lipid concentration of hypercholesterolemia (type II), hypertriglyceridemia and hyperpre-β-lipoproteinemia (type IV) and the influence of intravenous EPL*

Lipid	Hyperlipidemia					
	Hyperchol. (n = 32)		Hypertrigl. (n = 15)		Hyperpre-β-lip. (n = 10)	
	start (a)	(b)	start (a)	(b)	start (a)	(b)
T. Lip. (mg-%)	946	−80[a]	1087	−24	872	−25
T. Chol. (mg-%)	332	−44[a]	310	−15	290	−24
TG (mg-%)	108	+ 1	264	− 4	141	+10
PL (mg-%)	283	−31[a]	300	−23	269	−18
PC (mg-%)	175	−16[a]	197	−12	173	− 8
C/PL	1.17	− 0.02	1.02	+ 0,04	1.09	− 0.02
C/PC	1.90	− 0.08[b]	1.57	+ 0.04	1.70	− 0.07
C/TG	3.32	− 0.43[b]	1.24	+ 0.18	2.84	− 0.44
F. Ch./T. Ch.	0.31	0.00	0.32	− 0.01	0.34	− 0.04[a]
PC/PL	0.62	+ 0.01	0.65	+ 0.01	0.64	+ 0.01[a]

[a] $p < 0.01$. [b] $p < 0.05$.
(a) Mean value of two plasma samples taken at 14 days interval.
(b) Difference after 14 days intravenous EPL therapy.

our normal values [6] subjects with hypercholesterolemia averaged an elevated cholesterol level of 332 mg-% which is increased disproportionately to total phospholipids so that a C/PL of 1.17 is reached. Inside the total phospholipids we observe a decrease of phosphatidylcholine and an increase of sphingomyelin which is demonstrated by an increased cholesterol/phosphatidylcholine ratio. The same observations are made for type IV but are less pronounced. These lipid deviations are not found in hypertriglyceridemia, which are mostly characterized by a decreased cholesterol/triglyceride ratio. The percentage esterified cholesterol (± 68%) is the same in the three hyperlipidemia.

Table 2 summarized the percentage fatty acid composition of plasma cholesterol esters and phosphatidylcholine in the considered hyperlipidemia. Against the normal lipemic group the fatty acid concentration is increased in all subjects. With regard to the percentage composition there is a trend for an increase of oleic acid and a decrease of linoleic acid especially in the plasma cholesterolesters, which is most pronounced in the hypertriglyceridemia.

[1] Samples are obtained by the courtesy of Dr. W. van Belle, Dr. P. de Jaegere, Dr. F. Dewever, Dr. M. Dieryck (+), Dr. P. Gillot, Dr. E. Lust, Dr. E. van der Stichelen, Dr. P. van Eeckhoutte.

The effect of intravenous EPL on plasma lipids and fatty acids of hyperlipidemic patients. Table 1 shows the differences of the plasma lipids in mg-% after 14 days of intravenous therapy with EPL. Total lipids, total cholesterol, phospholipids and phosphatidylcholine are all significantly decreased in type II hypercholesterolemia. As a percentage there is an increase of triglycerides and inside the phospholipids a small increase of lecithin. There is no change in the ratio of free to esterified cholesterol. Similar trends are observed in hyperpre-β-lipoproteinemia and hypertriglyceridemia but less pronounced. Remarkable is the significant increase of the percentage esterified cholesterol in the pre-β-lipoproteinemia.

Table 2 shows the effect of intravenous EPL on the percentage fatty acid composition of plasma cholesterolesters and phosphatidylcholine. In type II hyperlipoproteinemia linoleic acid is increased against plamitic and oleic acid aswell in cholesterolesters as in phosphatidylcholine. Similar observations are observed in the two other hyperlipemic states. The linolenic acid (18:3) was not affected by the EPL-therapy neither in the cholesterolesters nor in the phosphatidylcholine. Aswell in hypercholesterolemia as in hypertriglyceridemia and in hyperpre-β-lipo-

Table 2. *The percentage fatty acid composition of plasma cholesterolesters, and phosphatidylcholine*

Hyperlipidemia, fatty acids	conc.	Cholesterolesters				Phosphatidylcholine			
		16:0	18:1	18:2	20:4	16:0	18:1	18:2	20:4
Hypercholesterol (n = 32)	% (a)	12.0 -0.6^b	20.3 -0.5	54.0 $+1.5^b$	5.5 -0.2	29.9 -1.7^a	14.4 -0.3	25.9 $+1.8^a$	8.1 $+0.4$
Hypertriglyceridemia (= 15)	%	12.8 -0.5	21.0 -1.1	50.4 $+1.8$	6.3 0.0	30.0 -1.4	13.7 $+0.3$	22.7 $+2.1^a$	10.0 -0.6
Hyperpre-β-lipo- proteinemia (n = 10)	%	11.8 -0.5	20.9 -2.3	51.1 $+2.7$	6.7 $+0.6$	29.5 -0.4	13.3 -0.5	24.0 $+1.1$	10.1 -1.1

[a] $p < 0.01$. [b] $p \geq 0.05$.
(a) Differences after 14 days intravenous EPL therapy.

proteinemia their was a linear correlation ($r = 0.85$) between the changes of cholesterol oleate and linoleate, which establish the effect of exogenous phosphatidyl choline on the fatty acid pattern in plasma lipids.

Discussion

As there exists a relationship between the influence of intravenous EPL-therapy and the initial cholesterol level, the drug seems to eliminate the excess of cholesterol. The decrease of phospholipids may well be due to the presumably faster metabolism of poly unsaturated phosphatidylcholine as compared with the slower turnover of saturated phosphatidylcholine. The intravenous injection of EPL decreases the oleic and palmitic acid and increases the linoleic acid in plasma phosphatidylcholine and cholesterolesters which may be directly correlated to the faster removal of cholesterol. Type II hypercholesterolemia seems to be more affected than the hypertriglyceridemia and hyperpre-β-lipoproteinemia which can be probably explained by the endogenous causes. A deficiency in endogenous linoleic acid may be partly responsible for a reduced turnover of dietary fats.

References

1. Circulation **42**, A-55 (1970). — 2. Fredrickson, D. S., Levy, R. I., Lees, R. S.: New Engl. J. Med. **276**, 34, 94, 148, 215, 273 (1967). — 3. Bowyer, D. E., Howard, A. N., Gresham, G. A.: Biochem. J. **103**, 54 P (1967). — 4. Blaton, V., Howard, A. N., Gresham, G. A., Vandamme,

D., Peeters, H.: Atherosclerosis 11, 497 (1970). — 5. Peeters, H., Blaton, V., Declercq, B., Howard, A. N., Gresham, G. A.: Atherosclerosis 12, 283 (1970). — 6. Howard, A. N., Blaton, V., Vandamme, D., van Landschoot, N., Peeters, H.: Atherosclerosis (1972) (in press). — 7. Adams, C. W. M., Abdulla, Y. H., Bayliss, O. B., Morgan, R. S.: J. Path. Bact. 94, 77 (1967). — 8. Patelski, J., Dowyer, D. E., Howard, A. N., Jennings, I. W., Thorne, C. J. R., Gresham, G. A.: Atherosclerosis 12, 41 (1970). — 9. Adams, C. W. M., Morgan, R. S.: J. Path. Bact. 94, 73 (1967). — 10. Peeters, H., Blaton, V., Soetewey, F., Declercq, B., Vandamme, D.: Dtsch. med. Wschr. (1972) (in press). — 11. Fredrickson, D. S., Levy, R. I., Lees, S. R.: New Engl. J. Med. 276, 34, 148 (1967). — 12. Peeters, H., Blaton, V., Vandamme, D., de Keersgieter, W.: Protides Biol. Fluids 19, 299 (1971). — 13. Blaton, V., Peeters, H.: Integrated approach to plasma lipid and lipoprotein analysis, Chapter 6. In: Blood lipids and lipoproteins, p. 369 (Nelson, G., Ed.). New York: J. Wiley and Sons 1971.

BLATON, V., PEETERS, H. (Simon Stevin Instituut Brugge, Belgium): **Critical Evaluation of the Phenotyping of Hyperlipidaemias on Paper, Agarose and Electrochromatography**

Manuskript nicht eingegangen.

SCHLIERF, G., WEINANS, H., KRÖNER, T. (Med. Univ.-Klinik Heidelberg): **Prevalence and Types of Hyperlipoproteinemias in a Random Sample of Hospitalized Patients**

Manuskript nicht eingegangen.

MANCINI, M. (II. Inst. di Clinica medica generale, Neapel): **Triglyceride Metabolism in Diabetes**

Manuskript nicht eingegangen.

HOWARD, A. N., PATELSKI, J. (Department of Investigative Medicine, Univ. of Cambridge, U.K. and Medical Academy, Poznan, Poland): **Effect of Intravenous Polyunsaturated Phosphatidyl Choline in Experimental Atherosclerosis**

The relationship between the metabolism of phospholipids, glycerides and cholesterol esters in the arterial wall and the development of atherosclerosis has become a subject of considerable interest in recent years. We have shown [1] that in experimental atherosclerosis in rats and in rabbits, there is an increase in lipase and phospholipase activity and a decrease in cholesterol esterase activity in the arterial wall and it is suggested that these might be contributing factors in the production of the arterial lesions.

Since polyunsaturated phosphatidyl choline (lipostabil) is known to affect the lipolytic enzymes [2], a study was made of rabbits fed control atherogenic diets, injected with this drug [3]. The experimental animals were all fed a semisynthetic diet which produced hyperlipaemia and atherosclerosis. They were injected every second day via the marginal ear vein with 1 ml lipostabil (100 mg EPL).

The specific activities of the lipolytic enzymes are presented in Table 1 for 10 and 18 weeks treatment. Animals fed atherogenic diets alone and injected with saline showed increased phospholipase A (after 18 weeks) and lipase activities and decreased cholesterol esterase activities (both after 10 and 18 weeks) compared with normal. The arterial lipolytic enzyme activities of animals fed the atherogenic diet and injected with lipostabil were not significantly different from normal.

Atherosclerotic lesions could be seen macroscopically in experimental animals fed for 18 weeks but not in those fed for 10 weeks. As shown in Table 2, plasma cholesterol was elevated four-fold in animals fed the semi-synthetic diet but there was no significant difference between those injected with saline or lipostabil. The extent and severity of the lesions was reduced. The decrease in aortic atherosclerosis we observed with lipostabil could not be explained on the basis of decreased hypercholesterolaemia but was more likely due to the changes in aortic enzyme activities.

A similar study was also made in hypercholesterolaemic baboons given injections of bovine serum albumin [14]. Groups of 5 to 8 baboons were given either a control or hypercholesterolaemic diet for 6 months. During the last 90 days,

Table 1. *Lipolytic enzymes in aorta of rabbits given an atherogenic semi-synthetic diet*

Diet	Time on diet (weeks)	Injection[a]	Number of animals	Phospho-lipase A	Aortic lipase	Cholesterol esterase
Control	18	none	5	35 ± 4.1[b]	30 ± 2.4	24 ± 5.8
Atherogenic	10	NaCl[1] 0.9%	5	41 ± 10.8	57 ± 12.8***	6 ± 5.3****
semi-synthetic diet	10	lipostabil[3]	5	42 ± 5.2	37 ± 11.4	18 ± 6.8
containing 20%	18	NaCl[2] 0.9%		48 ± 8.3*	51 ± 16.4***	8 ± 2.8****
beef tallow	18	lipostabil[2]	5	34 ± 8.8	24 ± 6.9	19 ± 4.4

[a] [1] Intraperitoneal injection of 1.0 ml six times a week. [2], [3] Intravenous injections of [2] 0.5 ml and [3] 1 ml three times a week.

[b] Means ± standard deviations. The means were compared by analysis of variance. Where the values for means were different from control, the statistical significance is indicated by: * $P \leqslant 0.05$, ** $P \leqslant 0.02$, *** $P \leqslant 0.01$, **** $P \leqslant 0.001$. The percentage changes of significantly altered means are tabulated. Glycerol-ester hydrolase and sterol-ester hydrolase were significantly negatively correlated, $r = -0.96$, $P \leqslant 0.01$.

each group was given 5 i.v. injections of bovine serum albumin (BSA) at 16 day intervals or control injections of saline. Only those animals which were both hypercholesterolaemic and injected with BSA developed aortic atherosclerosis (Table 3).

An i.v. injection of 1 g polyunsaturated soya lecithin (lipostabil) thrice weekly into animals receiving the atherogenic diet and BSA, reduced the incidence and severity of aortic atherosclerosis but had no effect on plasma cholesterol, phospholipids or the fatty acid composition of the cholesterol esters and lecithin.

In the hypercholesterolaemic baboon lipase was found to be elevated but there was no change in cholesterol esterase compared with normal animals (Table 3). Species differences may be an explanation of the conflicting result but it is noted that in our rabbit experiments, the plasma cholesterol in the experimental group was almost double that in the hypercholesterolaemic baboons. Thus substrate inhibition may be of importance. It is of interest that an increase in lipase would facilitate the release of free fatty acids from the triglycerides and favour the esterification of cholesterol and the deposition of cholesterol esters in the arterial wall.

Injections of lipostabil in the hypercholesterolaemic rabbit caused a decrease in aortic atherosclerosis and normalisation of the aortic enzymes. In the baboon

Table 2. Severity of lesions and lipid composition of aortas

Diet	Time on diet (weeks)	Injection[a]	Plasma Cholesterol mg-%	Aortic atherosclerosis total no. of animals	No. of animals at each grade of lesion[b]				Aorta cholesterol ester	Aorta cholesterol free
					0	1	2	3		
Control	18	none	114 ± 11.7	5	5	0	0	0	0.4 ± 0.26[c]	2.4 ± 0.91
Atherogenic semi-synthetic diet containing 20% beef tallow	18	NaCl 0.9%	485 ± 217**	5	0	2	1	2	4.8 ± 1.33***	6.6 ± 2.40***
	18	lipostabil	578 ± 139***	5	0	3	2	0	3.9 ± 2.41*	5.6 ± 1.92*

[a] For explanation, see Table 1.
[b] Grade 0 = no lesions, grade 1 = 1%, grade 2 = 1 to 5%, grade 3 = 5% diseased aorta.
[c] See footnote b in Table 1.

Table 3. Plasma lipids and aortic atherosclerosis (mean ± s.e.m.)

Group	No. examined	Treatment			Fatty acid %			aortic atherosclerosis % area	lipase	cholesterol esterase neq/min/mg
		diet	BSA	lipostabil	plasma cholesterol mg-%	plasma phospholipids mg-%	cholesterol phospholipid			
1	8	A	+	−	245 ± 15.6	281 ± 11.3	0.96 ± 0.09	46.3 ± 12.5	67 ± 5.1	19 ± 3.5
2	8	A	+	+	226 ± 23.3	236 ± 20.6	0.98 ± 0.09	9.5 ± 4.4	54 ± 5.5	36 ± 4.0
3	5	A	−	−	286 ± 17.3	272 ± 23.4	1.08 ± 0.10	0		
4	5	C	+	−	118 ± 13.1	125 ± 20.9	1.08 ± 0.26	0		
5	5	C	−	−	116 ± 7.5	119 ± 9.8	1.00 ± 0.09	0	38 ± 5.3	22 ± 2.1

Statistical comparison

Groups	plasma cholesterol	plasma phospholipids	cholesterol phospholipid	aortic atherosclerosis		lipase	cholesterol esterase
1 vs. 2	NS	NS	NS	*	1 vs. 5	***	NS
1 vs. 4	***	***	NS	***	2 vs. 5	NS	*
2 vs. 4	**	**	NS	***			

[a] A = atherogenic, C = control, BSA = bovine serum albumin.
NS = Not significant, * P ≤ 0.05, ** P ≤ 0.01, *** P ≤ 0.001.

experiments, a similar result has been achieved with respect to lipase, but in contrast the activity of cholesterol esterase was increased by over 50% above normal. The more pronounced effect in the baboon compared with the rabbit may be due to the use of a much higher dose of lipostabil (5 times greater/kg body wt). As for the rabbit given an atherogenic semi-synthetic diet, plasma cholesterol was unaffected by the administration of lipostabil and its effect on atherosclerosis was not mediated by a lowering of plasma cholesterol.

The mechanism by which cholesterol esters accumulate in the arterial wall has not so far been elucidated. Increased esterification of cholesterol or decreased hydrolysis of the esters may both be important. Certainly an increase in cholesterol esterase (hydrolase) activity would disfavour their accumulation. It has been argued that the deposition of esterified rather than free cholesterol is more damaging to the arterial wall because free, but not esterified, cholesterol is easily transported across cell membranes [5, 6]. If this view is correct, an increase in cholesterol esterase activity should lead to less arterial lipid deposition. The fact that lipostabil, which elevates cholesterol esterase, also decreases the incidence and severity of aortic sudanophilia, is consistent with this hypothesis.

References

1. Patelski, J., Bowyer, D. E., Howard, A. N., Gresham, G. A.: J. Atheroscler. Res. 8, 221 (1968). — 2. Schrade, W., Bohle, E., Biegler, R.: In: Drugs affecting lipid metabolism, p. 454 (Garattini, S., Paoletti, R., Eds.). Amsterdam: Elsevier 1961. — 3. Patelski, J., Bowyer, D. E., Howard, A. N., Jenrings, I. W., Thorne, C. J. R., Gresham, G. A.: Atherosclerosis 12, 41 (1970). — 4. Howard, A. N., Patelski, J., Bowyer, D. E., Gresham, G. A.: Atherosclerosis 14, 17 (1971). — 5. Howard, A. N.: From: Proceedings of the 1968 Deuel Conference on The Turnover of Lipids and Lipoproteins, p. 171 (Cowgill, G., Estrich, D. L., Wood, P. D., Eds.). Washington: U.S. Department of Health, Education and Welfare 1968. — 6. Rothblat, G. H., Hartzell, R., Mialhe, R., Kritchevsky, D. (Eds.), Rothblat, G., Kritchevsky, D., p. 129. Philadelphia: Wistar Institute Press 1967.

WALLDIUS, G. (Department of Geriatrics, University of Uppsala, Sweden): **Fat Cell Size and Free Cholesterol Content in Adipose Tissue of Subjects with Asymptomatic Hyperlipidemia and Coronary Heart Disease***

Introduction

In man enlarged fat cell size has been found to be related to endogenous hypertriglyceridemia and hyperinsulinemia [1]. The dynamics and regulation of the metabolism in fat cells of different sizes have recently been reviewed by Björntorp and Östman [2].

Liver, muscle and adipose tissue (AT) synthesis take up and store triglycerides and cholesterol from lipoproteins in blood. The regulation of cholesterol turnover in relation to different tissues was reviewed by Dietschy and Wilson [3]. These investigators and earlier Ahrens et al. (as reviewed 4) suggested that AT is one important organ determining cholesterol turnover. Free cholesterol content and fat cell size in AT from subjects with hyperlipidemia has recently been calculated by Carlson and Walldius [5]. It was found that free cholesterol concentration was in the range of 1 mg/mmol triglyceride AT. Free cholesterol per fat cell was related to fat cell size in patients with normal and type IV lipoprotein pattern but not in subjects with type II A or type II B lipoprotein pattern.

In this investigation men and women with normolipidemia and different types of asymptomatic hyperlipidemia and men with coronary heart disease and diffe-

---

* Supported by grants from Konung Gustaf V:s 80-årsfond and Loo och Hans Ostermans fond.

rent types of hyperlipidemia have been examined. One aim with this investigation was to see whether fat cell size and free cholesterol content differ in different types of asymptomatic hyperlipidemia. Another question was to see whether patients with different types of hyperlipidemia and a complicating coronary heart disease had the same AT caracteristics as subjects with the corresponding type of asymptomatic hyperlipidemia.

Material and Methods

Subjects. Three main groups of subjects have been examined. The first group was healthy man and women with normolipidemia. The second group will be referred to as "asymptomatic hyperlipidemia" (AHL). In this group men and women without any clinical overt disease and without any drug therapy were subjected to a health control including clinical investigation and laboratory tests. Age and other caracteristics are given in Table 1. The third group of patients examined will be referred to as "coronary heart disease" (CHD). This group consisted of only men with myocardial infarction 3 months preceeding the examination. Age and other caracteristics are given in Table 2. All subjects fasted over night prior to examination.

Methods. The subjects were classified in types of hyperlipidemia as originally described by Fredrickson [6] and modified by WHO [7]. Needle biopsy was taken from lower abdominal subcutaneous AT after light intradermal anesthesia [8, 9]. Tissue specimens (30 to 100 mg) were freeze-cut and fat cell size determined microscopically [9]. Free cholesterol content in AT was determined after lipid extraction with chloroform/methanol [10]. The extract was separated on TLC [11] and free cholesterol eluted from the silica with isopropanol. Cholesterol was determined by the auto-analyzer technique [12].

Results

Fat cell size. Men with normal and type II A lipoprotein pattern had the same fat cell size (Table 1). In contrast men with type IV hyperlipidemia (91.9 µ) had significantly larger fat cells than normals (82.9 µ). The largest fat cells were found in men with type II B hyperlipidemia (95.3 µ). Men with type II A hyperlipidemia were lighter than men with normal lipoprotein pattern. Men with type IV hyperlipidemia had a larger w/h index than the men with normal lipoprotein pattern.

Women had the same fat cell size irrespective of type of hyperlipidemia. Age, weight and w/h index was also the same in all groups of females.

Women with type II A and type IV hyperlipidemia had larger fat cells than men with the same lipoprotein pattern (Table 1). Women with normal lipid pattern had somewhat larger cells than men in the same group, although the difference was not statistically significant. In the group of type II B, men and women had the same fat cell size. Age, serum triglycerides, serum cholesterol and w/h index were the same for men and women within the same type of lipoprotein pattern. Women with normal and type II B lipoprotein pattern were significantly lighter than men in the same group.

Patients with CHD had somewhat smaller cells than subjects with AHL in all groups of hyperlipidemia (Table 2), although the difference was not statistically significant. Men with type IV hyperlipidemia and CHD were older than men with AHL. Weight and w/h index were the same in all groups.

Free cholesterol content in adipose tissue (Table 2): Free cholesterol when expressed as mg per mmol TG, AT fat, were in the range of 1 mg/mmol TG in all groups of AHL and not related to serum cholesterol of triglyceride levels. When calculated per cell or per cell surface area, the values were still of the same magnitude within all groups of AHL.

AT from patients with CHD contained less free cholesterol than that from subjects with AHL. The level of free cholesterol in CHD is about 0.75 mg/mmol TG, AT fat. This is a significantly lower value in type IV hyperlipidemia than in the corresponding type of hyperlipidemia in subjects with AHL (Table 2). When the free cholesterol was calculated as per surface area, the difference between AHL

Table 1. *Fat cell size in relation to serum lipids, age and weight in human subcutaneous adipose tissue from subjects with normolipidemia and asymptomatic hyperlipidemia (mean ± SEM)*

Type of hyperlipidemia n	N[a]		II A		II B		IV	
	men 14	women 9	men 5	women 10	men 17	women 11	men 16	women 3
Fat cell size (μ)	82.90 ± 3.20	92.00 ± 4.70	79.30 ± 2.40	94.20 ± 3.70 $p < 0.025^b$	95.30 ± 2.10 $p < 0.005^c$	94.70 ± 2.40	91.90 ± 2.20 $p < 0.025^c$	107.50 ± 6.90 $p < 0.025^b$
Serum triglycerides (mmol/l)	1.24 ± 0.10	1.15 ± 1.20	1.38 ± 0.11	1.62 ± 0.10	3.71 ± 0.27	3.05 ± 0.25	5.10 ± 0.68	4.60 ± 0.91
Serum cholesterol (mg/100 ml)	224.10 ± 12.50	234.40 ± 11.90	358.80 ± 12.90	352.50 ± 12.70	351.20 ± 12.00	365.80 ± 11.70	267.30 ± 6.70	277.70 ± 19.90
Age (years)	51.50 ± 3.20	53.10 ± 4.60	46.20 ± 5.90	55.10 ± 1.90	52.20 ± 2.70	56.20 ± 1.90	51.60 ± 2.10	55.00 ± 1.50
Weight (kg)	76.00 ± 1.70	65.20 ± 4.00 $p < 0.025^b$	67.50 ± 4.00 $p < 0.05^c$	60.90 ± 1.80	78.40 ± 2.10	64.60 ± 3.90 $p < 0.025^b$	80.10 ± 2.10	78.80 ± 10.60
$\frac{\text{Weight}^d}{\text{Height} - 100}$	0.99 ± 0.02	1.00 ± 0.06	0.94 ± 0.04	0.95 ± 0.05	1.04 ± 0.03	1.06 ± 0.05	1.08 ± 0.03 $p < 0.025^c$	1.16 ± 0.05

[a] N = normal lipoprotein pattern.
[b] $p < 0.025$ etc. = level of significance between values for men and values for women within the same type of hyperlipidemia.
[c] $p < 0.005$ etc. = level of significance between values for men or women with hyperlipidemia in comparison with values for men or women with normolipidemia.
[d] Height in cm.

Table 2. *Fat cell size and free cholesterol content in human adipose tissue from subjects with normolipidemia asymptomatic hyperlipidemia (AHL) and coronary heart disease (CHD) (mean ± SEM)*

Type of hyperlipidemia	N[a] AHL	CHD	II B AHL	CHD	IV AHL	CHD
n	7	5	17	7	10	11
Fat cell size (μ)	83.00 ± 4.90	81.70 ± 5.60	95.30 ± 2.10	88.50 ± 3.40	93.4 ± 3.00	86.80 ± 3.40
Adipose tissue cholesterol (mg/mmol TG)[d]	1.06 ± 0.09	0.76 ± 0.20	0.91 ± 0.09	0.70 ± 0.14	0.99 ± 0.06	0.75 ± 0.09 $p < 0.050$[b]
Adipose tissue cholesterol (ng/cell)	0.38 ± 0.06	0.26 ± 0.06	0.51 ± 0.06 $p < 0.05$[b]	0.29 ± 0.06	0.50 ± 0.05	0.29 ± 0.04 $p < 0.005$[b]
Adipose tissue cholesterol $\left(\frac{\text{nanogram}}{\text{cell-surface area (mm}^2)}\right)$	1.67 ± 0.16	1.26 ± 0.34	1.65 ± 0.17	1.18 ± 0.23	1.79 ± 0.11	1.22 ± 0.13 $p < 0.005$[b]
Serum triglycerides (mmol/l)	1.29 ± 0.16	1.59 ± 0.20	3.66 ± 0.28	3.32 ± 0.43	5.22 ± 0.71	2.78 ± 0.11 $p < 0.005$[b]
Serum cholesterol (mg/100 ml)	221.00 ± 17.00	244.00 ± 19.00	354.00 ± 12.00	362.00 ± 10.00	280.00 ± 6.00	254.00 ± 14.00
Age (years)	49.70 ± 3.90	61.20 ± 4.30	51.90 ± 2.60	51.10 ± 3.00	50.10 ± 3.00	60.20 ± 2.50 $p < 0.025$[b]
Weight (kg)	75.50 ± 2.80	69.20 ± 2.30	78.20 ± 3.60	78.00 ± 3.60	79.80 ± 3.00	76.70 ± 3.50
$\frac{\text{Weight}^c}{\text{Height} - 100}$	0.98 ± 0.03	0.94 ± 0.04	1.04 ± 0.03	1.06 ± 0.05	1.06 ± 0.03	1.01 ± 0.04

[a] N = normal lipoprotein pattern.
[b] $p < 0.05$ etc. = level of significance between values for subjects with CHD and values for subjects with AHL, within the same type of hyperlipidemia.
[c] Height in cm.
[d] TG = adipose tissue triglycerides.

and CHD patients was still more pronounced in type IV hyperlipidemia. When the free cholesterol content was expressed per cell, AT from patients with CHD and type IIB hyperlipidemia contained less cholesterol than adipose tissue from subjects with type IIB AHL. The same difference was obtained when values for type IV hyperlipidemia in CHD were compared with values for type IV AHL hyperlipidemia.

In normal subjects and subjects with AHL the free cholesterol content per cell correlated significantly with fat cell surface area with r = 0.86, 0.61 and 0.90 for respectively normal, type IIB and type IV hyperlipidemia. When the same correlations were made for patients with CHD these coefficients were 0.09, 0.29 and 0.49 in the corresponding groups, neither being significant.

Discussion

Fat cell size was found to be larger in adipose tissue from men with asymptomatic type IIB and type IV hyperlipidemia than in adipose tissue from men with normolipidemia. The value for men with type IIB was significantly larger than the corresponding value for men with type IIA hyperlipidemia. This difference strengthens the importance in classifying the type of hyperlipidemia originally designed as type II in the new type IIA and type IIB hyperlipidemia according to WHO, since subjects with these different types of hyperlipidemia may have different metabolism in several respects. Whether these type IIB subjects with large fat cells also have hyperinsulinemia, as found in subjects with type IV hyperlipidemia [1], is not known at the present moment.

The free cholesterol content in AT was of similar magnitude in all types of AHL and thus not related to type of hyperlipidemia or serum cholesterol level. It was, however, related to fat cell size in subjects with normolipidemia, type IIB and type IV AHL. Crouse et al. [13] found that cholesterol concentration was about 200 mg/100 g dry weight AT irrespective of age in victims of sudden accidental death.

The patients with CHD had lower cholesterol concentration in AT than subjects with AHL. These values were rather constant in normolipidemia and type IIB and type IV hyperlipidemia. This indicates that the type of hyperlipidemia does not influence AT free cholesterol content in either AHL or CHD.

In contrast to AHL the free cholesterol content per cell in patients with CHD did not correlated with fat cell size in any type of lipoprotein state.

Several possibilities might explain the low content of free cholesterol in AT in CHD. The patients with CHD might have a high content of cholesterol ester because of altered cholesterol metabolism and -transport (deficiency of lecithin-cholesterol acyl transferase ?). Another possibility is that AT in CHD has a cellular and non-cellular composition which is abnormal.

Summary

Fat cell size and free cholesterol content was determined in subcutaneous AT by the technique of needle biopsy in normal subjects, patients with asymptomatic hyperlipidemia (AHL) and patients with coronary heart disease (CHD). Fat cell size was significantly larger in AT from men with type IIB and type IV AHL than in AT from men with normolipidemia and type IIA hyperlipidemia. In women no relationship was found between fat cell size and serum lipoprotein pattern. Women with type IIA and type IV hyperlipidemia had larger fat cells than men with the corresponding type of AHL. Men with CHD and type IIB and type IV hyperlipidemia had somewhat, although not significantly, smaller fat cells than men with the corresponding type of AHL.

Free cholesterol content in AT was not related to type of lipoprotein pattern. Men with CHD had generally lower levels of free cholesterol in AT when compared to men with AHL.

References

1. Björntorp, P., Gustavsson, A., Tibblin, G.: In: Jones, R. J. (Ed.): Atherosclerosis. Proc. of the Second Int. Symp., p. 374. Berlin-Heidelberg-New York: Springer 1970. — 2. Björntorp, P., Östman, J.: Advanc. Metab. Dis. **5**, 277 (1971). — 3. Dietschy, J. M., Wilson, J. D.: New Engl. J. Med. **282**, 1128 (1970). — 4. Ahrens, E. H., Jr.: In: Proceedings in the Fourth International Symposium on Drugs Affecting Lipid Metabolism. Philadelphia 1971. — 5. Carlson, L. A., Walldius, G.: In: Proceedings in the Fourth International Symposium on Drugs Affecting Lipid Metabolism. Philadelphia 1971. — 6. Fredrickson, D. S., Levy, R. I., Lees, R. S.: New Engl. J. Med. **276**, 34 (1967). — 7. Beaumont, J. L., Carlson, L. A., Cooper, G. R., Fejfar, Z., Fredrickson, D. S., Strasser, T.: Bull. Wld Hlth Org. **43**, 891 (1970). — 8. Hirsch, J., Farquhar, J. W., Ahrens, E. H., Peterson, M. L., Stoffel, W.: Amer. J. clin. Nutr. **8**, 499 (1960). — 9. Sjöström, L., Björntorp, P., Vrana, J.: J. Lipid Res. **12**, 521 (1971). — 10. Carlson, L. A.: J. Atheroscler. Res. **3**, 334 (1963). — 11. Boberg, J.: Clin. Chim. Acta **14**, 325 (1966). — 12. echnicon Instruments Corp. Technicon^R Autoanalyzer^R methodology N-24a. Terry Town 1965. — 13. Crouse, J. R., Grudy, S. M., Ahrens, E. H., Jr.: Clin. Res. **17**, 472 (1969).

SIMON, B., HASLBECK, M., MEHNERT, H. (Forschergruppe Diabetes, München):
Schnellbestimmung der Blutglucose durch reflektometrische Auswertung von Teststreifen

Seit etwa 15 Jahren sind Methoden bekannt, mit denen die Blutglucose halbquantitativ mittels Teststreifen auf enzymatischer Grundlage schnell, einfach und annähernd bestimmt werden kann. Damit ist es im Notfall immerhin möglich zwischen Hypoglykämie und Hyperglykämie zu unterscheiden. Als nachteilig hat sich jedoch erwiesen, daß die Bewertung der Blutproben zu sehr vom individuellen Schätzvermögen und der Sorgfalt des einzelnen Prüfers abhängt, und daß Blutglucosewerte über 250 mg-% hinaus nicht mehr erfaßt werden können [1]. Alle hierzu vorgeschlagenen Modifikationen konnten sich in der Klinik nicht voll durchsetzen [2, 3]. Deswegen wurde ein Gerät (Reflektometer, Ames) zur Auswertung von Teststreifen entwickelt, das eine Schnellbestimmung der Blutglucose bis 1000 mg-% ermöglichen soll.

Ziel der vorliegenden Untersuchungen sollte sein, die klinische Brauchbarkeit des Gerätes zu erproben und die dabei erhaltenen Ergebnisse in Relation zu herkömmlichen Bestimmungen der Blutglucose (Ortho-Toluidinmethode, Hexokinasemethode) zu setzen und statistisch auszuwerten.

Insgesamt wurden bei 782 stationär und ambulant behandelten Diabetikern 1043 vergleichende Bestimmungen der Blutglucose mit zwei verschiedenen Methoden durchgeführt. Davon wurden 632 mit der Hexokinasemethode und 411 mit der Ortho-Toluidinmethode verglichen. Keiner der untersuchten Patienten war bettlägerig oder wies Störungen des blutbildenden Systems bzw. des Wasser- und Elektrolythaushaltes auf.

Das Reflektometer ist ein kleiner, leicht transportabler, mit Photozellen ausgestatteter Apparat, der mit aufladbarer Batterie betrieben wird.

Gemessen wird die in Abhängigkeit von der Farbintensität des Teststreifens variable Reflektion des Lichtstrahles einer Photozelle. Das Gerät ist mit drei Skalen verschiedener Blutglucosebereiche versehen (10 bis 70 mg-%, 70 bis 180 mg-%, 180 bis 1000 mg-%). Die Durchführung der Messungen ist denkbar einfach. Nach sorgfältiger Eichung wird aus einer durch Lanzettenstich gesetzten Wunde der Fingerbeere ein möglichst großer Tropfen Blut direkt auf die „empfindliche" Fläche des Teststreifens gegeben, dieses wird nach genau 60 sec ausgewaschen, und anschließend wird der Teststreifen zwischen zwei Blättern Filterpapier getrocknet. Es sollen nach Ablauf der 60 sec Wartezeit nicht mehr als weitere 5 sec vergehen, bis der Teststreifen zur Messung in das Gerät gegeben wird.

Bei der Durchführung der Messung ist eine peinliche Beachtung der Bedienungsvorschriften unumgänglich. Die wichtigsten Punkte sind hierbei:
1. Die Reaktionsfläche muß vollständig mit Blut bedeckt sein.
2. Die Reaktionszeit von 60 sec muß genau eingehalten werden.

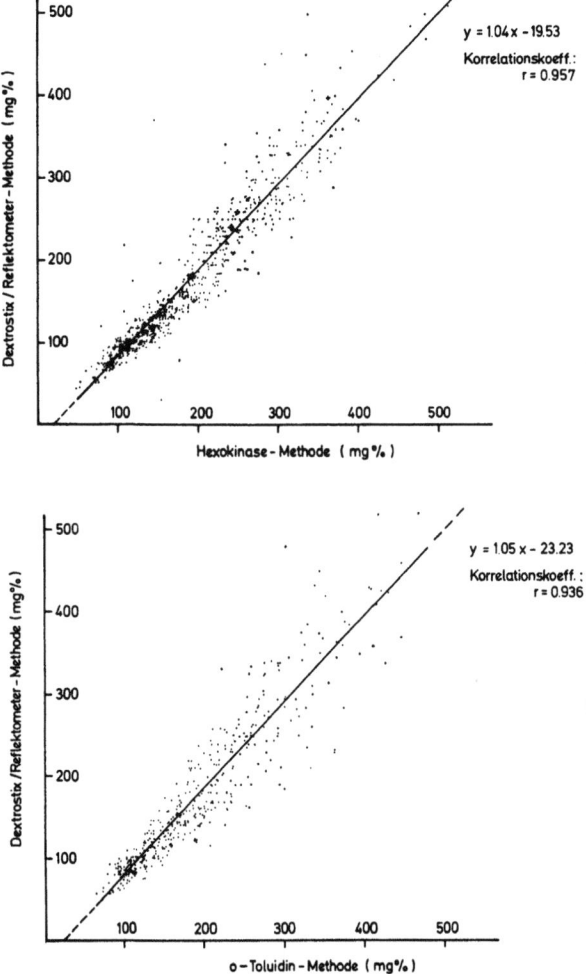

Abb. 1. Vergleich von Blutglucosewerten der Dextrostix/Reflektometermethode und zwei Referenzmethoden (Hexokinasemethode und Orthotoluidinmethode)

3. Das Abspülen mit Aqua dest. darf nur wenige Sekunden (1 bis 3 sec) in Anspruch nehmen, da sonst zu viel Reaktionsgemisch, d. h. auch Farbstoff ausgewaschen wird.

Trägt man die Meßwerte der Versuchsmethode (Reflektometer) gegen jene der Referenzmethoden (Ortho-Toluidin, Hexokinase) in einem Koordinatensystem auf, so läßt sich bereits hier eine lineare Abhängigkeit der beiden Methoden untereinander erkennen (Abb. 1). Tatsächlich errechnet sich zwischen Ortho-Toluidinmethode und Reflektometermethode eine Regressionsgerade mit der Formel

$y = 1{,}05 \times - 23{,}23$ und ein Korrelationskoeffizient von $r = 0{,}936 \pm 0{,}02$ ($p < 0{,}05$) und zwischen Hexokinasemethode und Versuchsmethode die Regressionsgerade $y = 1{,}04 \times - 19{,}53$ und die Korrelation $r = 0{,}957 \pm 0{,}022$. Die Steigungen der jeweiligen Regressionsgeraden von $1{,}05 \pm 0{,}036$ bzw. $1{,}04 \pm 0{,}025$ weichen nur gering von 1 (Steigung der 45°-Achse) ab. Dennoch resultiert bei beiden Vergleichen ein Systemfehler, weshalb die Versuchsmethode um durchschnittlich 20 bis 25 mg-% zu niedere Werte liefert, was, wie Kattermann vermutet, an der ungenügenden Einpunkteichung liegen könnte. Wie man aus den Abbildungen erkennen kann, ist davon vor allem der Bereich bis 200 mg-% betroffen.

Der höchste mit der Hexokinasemethode gemessene Wert war 528 mg-% Glucose, der zugehörige Wert der Versuchsmethode 510 mg-%. Beim Vergleich Ortho-Toluidinmethode mit der Versuchsmethode betrugen die höchsten gemessenen Werte 520 mg-% bzw. 485 mg-%.

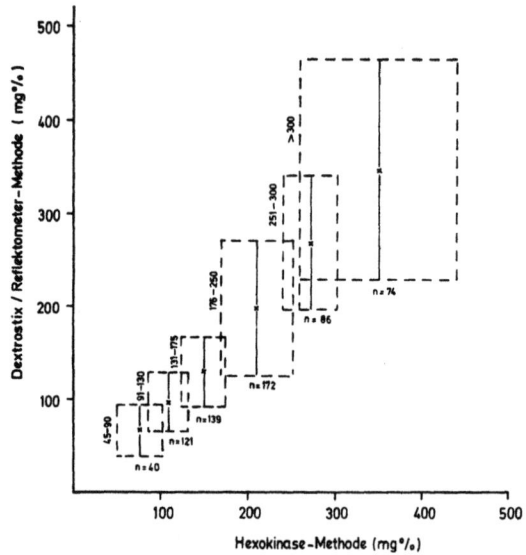

Abb. 2. Fehlerbreiten der Meßbereiche bei Bestimmung der Blutglucose mit dem Reflektometer im Vergleich zur Referenzmethode (Hexokinasemethode)

Regressions- und Korrelationskoeffizient sagen leider nicht genug über die Verläßlichkeit eines Einzelwertes aus, denn sie sind von der Anzahl der Versuche abhängig. Deshalb wurden die Meßwerte in einzelne Blutzuckerbereiche aufgeteilt, die den alten Schätzbereichen der Teststreifen entsprechen (45 bis 90, 91 bis 130, 131 bis 175, 176 bis 250, 251 bis 300, 300> mg-%). Die dabei errechneten Korrelationen der einzelnen Bereiche zeigten deutlich eine schlechtere, aber immerhin noch brauchbare Übereinstimmung der Meßwerte. In der Gruppe der Werte über 300 mg-% fanden sich noch Korrelationskoeffizienten von 0,79 (Vergleich mit Hexokinase) und 0,76 (Vergleich mit Ortho-Toluidin). Dies spricht für eine gute Verläßlichkeit der Methode auch in hohen Blutzuckerbereichen. Weiterhin wurden in den oben aufgeführten Blutzuckerbereichen die doppelten Standardabweichungen der Einzelwerte bezüglich der Mittelwerte bestimmt und graphisch zueinander in Beziehung gebracht (Abb. 2). Wie man sieht, führt dies zu einer ausgeprägten Überlappung der 2s-Bereiche bei der Versuchsmethode. Dennoch läßt sich sagen, daß zwei solche Bereiche, die durch einen dritten von einander getrennt sind, sich nicht mehr überlappen. So kann z. B. der Vergleichswert der Versuchsmethode nicht unter 90 mg-% und nicht über 250 mg-% liegen, wenn der Wert der Versuchsmethode im Bereich 130 bis 175 mg-% liegt. Unsere Ergebnisse bestätigen die bereits vorliegenden günstigen Bewertungen des Gerätes und die Erfahrungen einer kleineren ersten Untersuchung bei uns [4, 5, 6, 7, 8, 9]. Die angegebenen Korrelationen schwanken bei unterschiedlichen Referenzmethoden zwischen 0,99 [7] und 0,58 [5]. Die Meßwerte der Reflektometermethode liegen bei nahezu allen Autoren unter denen der Referenzmethode. Während Schütz nur geringe Fehlerbreiten angibt, fand Kattermann um 30 bis 40 mg-% zu niedere Konzentrationen bei der Reflektometermethode. Schnelle und einfache Durchführung, sowie eine gute Meßgenauigkeit auch in höheren Blutglucosebereichen dieser Methode stellen eine Bereicherung für die Diagnostik und evtl. sogar für die Verlaufskontrolle des Diabetes mellitus dar. Sie ist ein Gewinn für den praktizierenden Arzt zur groben Blutzuckerkontrolle ambulanter Patienten und besonders für die Klinik zum Einsatz bei Patienten mit Praecoma und Coma diabeticum.

Trotz der guten Übereinstimmung der reflektometrischen Blutglucosebestimmung mit den Referenzmethoden ist festzuhalten, daß diese Methode nicht die herkömmlichen quantitativen Bestimmungen der „wahren Glucose" ersetzen kann, zumal keine exakt abgemessene Blutmenge verwendet wird, und die Möglichkeit zur Eichung des Gerätes nicht befriedigend sein kann [6, 9]. Man sollte deshalb darauf verzichten, das Gerät zur subtilen Diagnostik von Frühstadien des Diabetes einzusetzen.

Literatur
1. Förster, H., Mehnert, H., Zilbauer, H.: Med. Klin. **61**, 1704 (1966). — 2. Kutter, D., Leitz, M.: Ther. d. Gegenw. **105**, 495 (1966). — 3. Kutter, D.: Schnelltests, 3. Aufl. München-Berlin-Wien 1969. — 4. Jarrett, R. J., Keen, H., Hardwick, C.: Diabetes **19**, 724 (1970). — 5. Mezzaferri, E. L., Skillmann, T. G., Lanese, R. R., Keller, M. P.: Lancet **1970 I**, 331. — 6. Balazs, N., Bradshaw, R., Welborn, T.: Lancet **1970 VI**. — 7. Schütz, W., Maute, J.: Dtsch. med. J. **22**, 784 (1971). — 8. Wieland, O., Mehnert, H.: Biochemie u. Klinik d. Insulinmangels, S. 90. Stuttgart: Thieme 1971. — 9. Kattermann, R., Schlaeger, R.: Dtsch. med. Wschr. **96**, 1929 (1971).

BOTTERMANN, P. (II. Med. Klinik der TU München): **Blutzuckerbestimmung bei reflektometrischer Auswertung von Dextrostixstreifen**

Die Schnellbestimmung des Blutzuckers am Krankenbett mittels Dextrostixstreifens ist seit 1964 bekannt. Diese Teststreifen arbeiten nach dem GOD/POD-Verfahren, wobei als Maß der Blutzuckerhöhe ein mehr oder minder intensiver Farbumschlag eines Indikators von gelb nach blau eintritt. Dieser Farbumschlag ist an Hand einer Farbskala durch einfachen Vergleich jedoch schlecht abzuschätzen, so daß sich die Aussagekraft der Teststreifen häufig auf Blutzucker „normal", „erhöht" oder „erniedrigt" beschränkt. Ein von der Herstellerfirma der Teststreifen[1] entwickeltes Meßgerät (Reflektometer), das durch Reflexionsmessung die Farbintensität des Teststreifens photometrisch mißt, scheint genauere Aussagen über die Blutzuckerhöhe zuzulassen [1 bis 5].

Bei eigenen Untersuchungen mit Blutzuckerbestimmung mittels Hexokinasemikromethode als Referenzverfahren und Blutzuckerschnellbestimmung mittels Dextrostixstreifen und Reflektometer stimmten die Blutzuckerwerte bei einer zunächst geringen Zahl stationär behandelter Diabetiker mit einem Korrelationskoeffizienten von 0,95 zwar insgesamt gut überein. Bei Weiterführung der Untersuchungen zeigte sich jedoch, daß relativ viele Patienten mit Blutzuckerwerten bis etwa 200 mg-%, deutlich weniger jedoch mit höheren Blutzuckerwerten untersucht werden konnten, gerade im Bereich höherer Blutzuckerwerte aber eine

---
[1] Ames Miles GmbH, Frankfurt (Main).

stärkere Streuung der Einzelbefunde mit relativ höheren Dextrostix-Blutzuckerwerten festzustellen war.

Da bei Berechnung von Korrelationskoeffizienten und Regressionsgeraden Einzelwerte aber über den gesamten Bestimmungsbereich möglichst gleichmäßig verteilt sein sollten, wurden die Vergleichsuntersuchungen deswegen nicht mehr bei stationär behandelten Diabetikern, sondern bei Patienten durchgeführt, bei

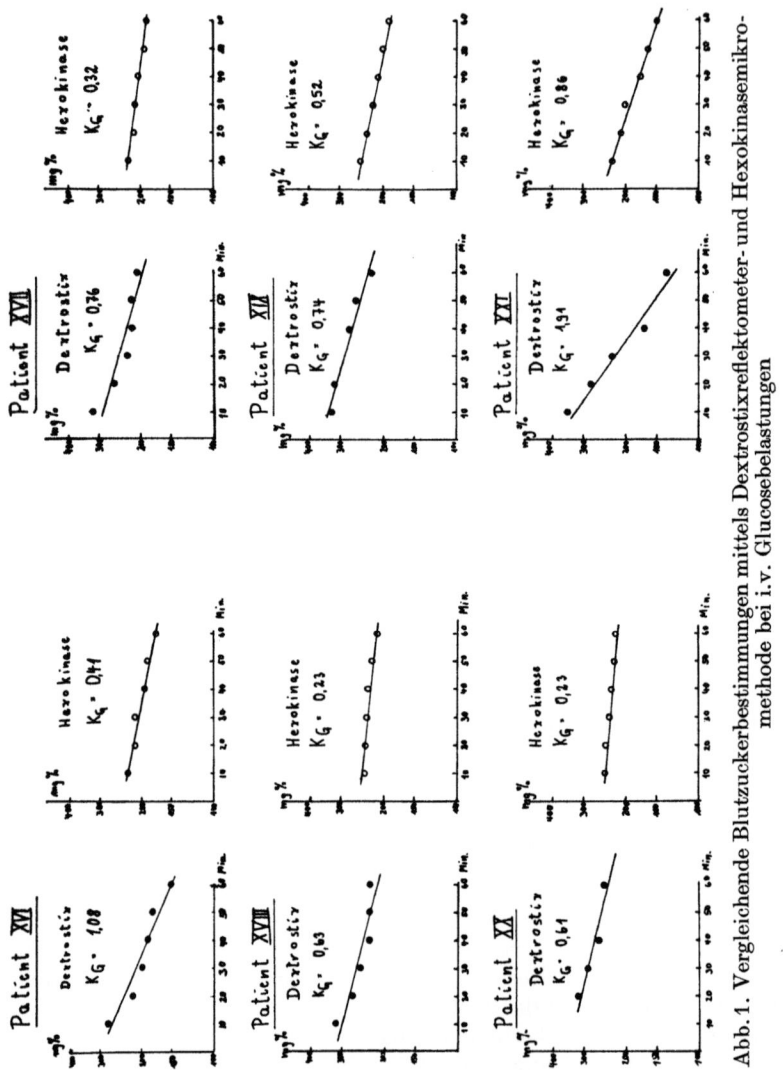

Abb. 1. Vergleichende Blutzuckerbestimmungen mittels Dextrostixreflektometer- und Hexokinasemikromethode bei i.v. Glucosebelastungen

denen routinemäßig eine i.v. Glucosebelastung zur Glucosetoleranzbestimmung vorgenommen wurde, da hier relativ gleichmäßig verteilte Blutzuckerwerte über einen gewissen Konzentrationsbereich anfallen (Abb. 1).

Bei gut übereinstimmenden Blutzuckerwerten mit der Dextrostix-Reflektometermethode und der Hexokinasemikromethode als Referenzmethode wäre zu erwarten gewesen, daß die errechneten Glucoseassimilationskoeffizienten übereinstimmten.

Bei graphischer Ermittlung des Glucoseassimilationskoeffizienten KG (Abb. 1) fiel jedoch auf, daß die Gerade als Verbindungslinie der einzelnen Blutzuckerwerte bei Dextrostix-Reflektometerblutzuckerbestimmung steiler abfiel als bei der Referenzmethode mittels Hexokinasemikromethode-Blutzuckerbestimmung, woraus bei der Dextrostix-Reflektometermethode insgesamt höhere KG-Werte resultierten.

Dieser steilere Abfall kommt offenbar dadurch zustande, daß die Anfangsblutzuckerwerte mit der Dextrostix-Reflektometermethode höher bestimmt werden als mit der Hexokinasemikromethode, wodurch ein steilerer Blutzuckerabfall vorgetäuscht wird.

Zur Bestimmung der Richtigkeit wurden daher Eichlösungen hergestellt, d. h. Glucose in Wasser in Konzentrationen bis zu 800 mg-% eingewogen und mittels beider Methoden gemessen.

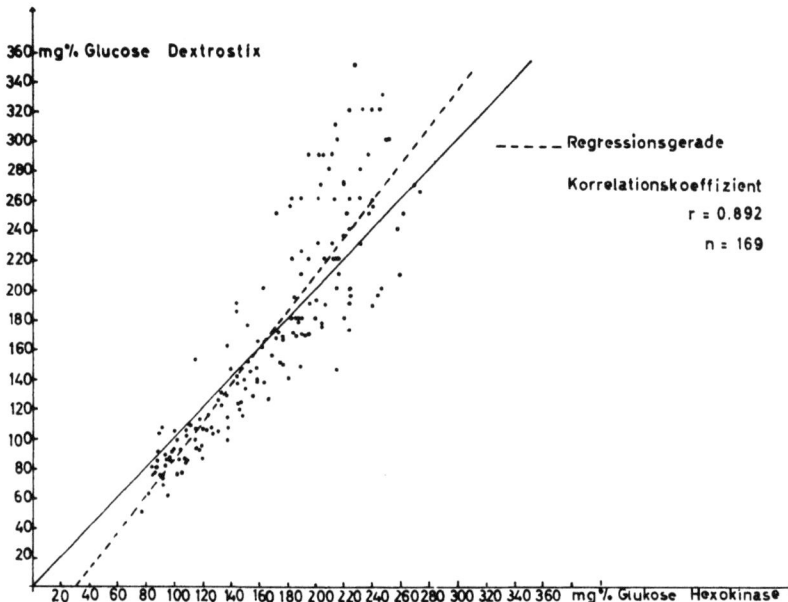

Abb. 2. Vergleichende Blutzuckerbestimmungen mittels Dextrostixreflektometer- und Hexokinasemikromethode bei 169 Probanden

Dabei zeigte sich, daß bis etwa 250 mg-% keine größeren Abweichungen vorlagen. Bei Glucosewerten um 300, 350 und 400 mg-% wichen die Dextrostixwerte jedoch nach oben ab, um ab etwa 500 mg-% wieder mit den erwarteten Werten übereinzustimmen.

Bei Auswertung sämtlicher bisher vorgenommener Vergleichsuntersuchungen (N = 169) ergab sich für den gesamten Bereich ein Korrelationskoeffizient von R = 0,892. Wie aus Abb. 2 zu ersehen ist, liegen die Blutzuckerwerte bis zu einer Höhe von etwa 200 mg-% bei der Dextrostix-Reflektometermethode etwas niedriger (etwa 30 mg-%) als bei der Referenzmethode. Über 200 mg-% werden die Blutzuckerwerte mittels der Dextrostix-Reflektometermethode dann deutlich höher bestimmt als mit der Referenzmethode.

Zusammenfassung

Die Blutzuckerbestimmung mittels Dextrostix-Reflektometermethode ist in der Hand des Geübten (ausreichend großer Blutstropfen auf der Reaktionszone des Dextrostixstreifens, exaktes Einhalten der Reaktionszeit von genau 60 sec, kurzes kräftiges Abspülen des Dextrostixstreifens mit Aqua dest. nach Ablauf der Reaktionszeit, sofortiges Ablesen des Farbumschlages im Reflektometer) wertvoll, um rasch eine für klinische Zwecke befriedigend genaue Blutzuckerbestimmung durchzuführen.

Die Dextrostix-Reflektometermethode kann die übliche Routineblutzuckerbestimmung nicht ersetzen sondern nur ergänzen und sollte nur in diesem Sinne, nicht jedoch zur routinemäßigen Einstellung und Überwachung des Diabetikers oder zur Erfassung von Frühstadien des Diabetes eingesetzt werden.

Literatur

1. Jarrett, R. J., Keen, H., Hardwick, C.: Diabetes **19**, 725 (1970). — 2. Mazzaferri, E. L., Skillman, Th. G., Lanese, R. R., Keller, M. P.: Lancet **1970 I**, 331. — 3. Schütz, W., Maute, I.: Dtsch. med. J. **24** (1971). — 4. Kattermann, R., Schlaeger, R.: Dtsch. med. Wschr. **49**, 1929 (1971). — 5. Hardy, R.: Amer. J. med. Technol. **37**, 181 (1971).

GOTTESBÜREN, H., MENGE, H., BLOCH, R., LORENZ-MEYER, H., RIECKEN, E. O. (Med. Klinik der Universität Marburg): **Untersuchungen zum Einfluß von Insulin auf die Glucoseresorption beim Menschen**

Über den Einfluß von Insulin auf die intestinale Resorption von Monosacchariden beim Tier liegen einander widersprechende Befunde vor. So fanden Mehnert u. Mitarb., daß es bei der Ratte zu einer signifikanten Hemmung der Glucoseresorption kommt, wenn den Tieren 10 min vor Beginn der Dünndarmperfusion Insulin i.v. verabreicht wurde. Manome u. Kuriaki beobachteten dagegen an der lebenden Ratte eine Steigerung der Glucoseresorption, wenn den Tieren 1,5 E bzw. 5 E Insulin/kg Körpergewicht i.v. gegeben wurde. Die Gabe von 0,5 E/kg Körpergewicht führte dagegen nicht zu einer Steigerung der Glucoseresorption. Beyreiss u. Mitarb. konnten zeigen, daß auch die Galactoseresorption beim lebenden Tier durch Insulin gehemmt wird. Bei in vitro-Versuchen mit 3-0-Methylglucose konnten Fromm u. Mitarb. an isolierter Mucosa des Kaninchendarms nachweisen, daß die Zugabe von Insulin zum Inkubationsmedium zu einer Resorptionssteigerung führt. Übereinstimmende Befunde wurden für Glucose von Love u. Canavan erhoben. Andere Untersucher konnten dagegen bei in vitro-Versuchen (Olsen, Aulsebrook, Flores) und in vivo-Experimenten (Dubois) keinen Einfluß von Insulin auf die Resorption beobachten. Insulinmangel, wie er typischerweise beim alloxan- und streptozotozin-diabetischen Tier vorliegt, führt sowohl bei in vivo- (Schedl, Dubois, Flores) als auch bei in vitro-Experimenten (Schedl, Axelrad, Olsen, Aulsebrook, Banerjee, Flores) zu einer Resorptionssteigerung für Glucose und 3-0-Methylcluscoe. Über den Einfluß von Insulin auf die Glucoseresorption beim Menschen liegen bisher nur Untersuchungen von Vinnik u. Mitarb. vor. Sie fanden, daß Insulinmangel beim Diabetiker zu einer Resorptionssteigerung für Glucose führt. Durch die Verabreichung von Insulin konnten sie aber weder bei Stoffwechselgesunden noch bei Diabetikern einen Einfluß auf die Glucoseresorption erzielen.

Ausgehend von den unterschiedlichen Vorbefunden interessierten uns folgende Fragen: 1. Welchen Einfluß hat die durch die i.v. Gabe von Tolbutamid bedingte Erhöhung des Seruminsulinspiegels auf die Glucoseresorption bei Stoffwechselgesunden? 2. Wie verhält sich die Glucoseresorption bei insulinbedürftigen Diabetikern vor und nach der i.v. Gabe von Tolbutamid im Vergleich zu Stoffwechselgesunden?

Wir untersuchten 12 stoffwechselgesunde Probanden und 8 insulinbedürftige Diabetiker folgendermaßen:

Die Glucoseresorption wurde in einem 30 cm langen Segment des Jejunums bestimmt mit Hilfe einer an unserer Klinik routinemäßig angewandten dreilumigen automatisierten Sondentechnik (Bloch). Die Sonde besteht aus drei dünnwandigen aneinandergelöteten PVC-Schläuchen. Der erste Schlauch wird als Infusionsschlauch verwandt. Der um 15 cm längere proximale Aspirationsschlauch dient zur Aspiration des zur Bilanzierung zugrunde gelegten Ausgangsperfusats. Der dritte Schlauch liegt mit seinem Ende 30 cm weiter distal. Die Enden dieser beiden Schläuche begrenzen somit das 30 cm lange Testsegment. Ein quecksilbergefüllter Gummibeutel dient als Pfadfinder. Die Sonde wurde bei den Patienten am Abend vor der Untersuchung durch den Mund eingeführt und ihre Lage im Jejunum

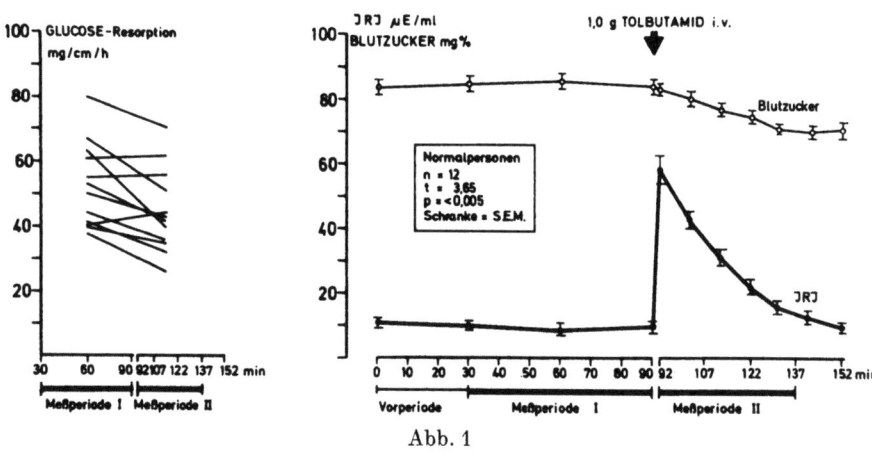

Abb. 1

unmittelbar vor Beginn der Untersuchung röntgenologisch kontrolliert. Die verwandte Perfusionslösung hat eine Osmolarität von 291 mOsmol/l und enthält: D-Glucose: 380 mg-%; Natrium$^+$: 142 mval/l als Chlorid; Kalium$^+$: 4 mval/l als Chlorid; Polyäthylenglykol (PEG): 0,5%. Nach einer Vorperiode von 30 min zur Einstellung eines „steady state" wurde zunächst über zwei 30 min-Perioden gemessen. Danach wurde den Patienten 1,0 g Tolbutamid in 2 min i.v. injiziert und anschließend die Resorption über vier 15 min-Perioden gemessen. Blutzucker und Seruminsulin wurden in 10minütigem Abstand bestimmt.

Nach der Tolbutamidinjektion kam es bei den Stoffwechselgesunden Probanden (Abb. 1) zu einem Anstieg des Seruminsulins und zu einem Abfall des Blutzuckers. Die Glucoseresorption nahm in den ersten 45 min nach der Injektion von Tolbutamid im Vergleich zur Vorperiode deutlich ab ($t = 3{,}65$, $n = 12$, t-Test für verbundene Stichproben). Diese Abnahme ist signifikant. Während der zweiten Meßperiode war der Seruminsulinspiegel im Vergleich zur Vorperiode erhöht. In der vierten 15 min-Periode trat wieder ein Anstieg der Resorption auf, der Seruminsulinspiegel hatte sich zu diesem Zeitpunkt wieder normalisiert.

Zum Ausschluß eines direkten Tolbutamideffektes auf die Glucoseresorption wurden die gleichen Untersuchungen bei insulinbedürftigen Diabetikern vom Typ des juvenilen Diabetes durchgeführt (Abb. 2). Bei diesen Patienten kommt es nach der Injektion von Tolbutamid nicht zu einer Ausschüttung von Insulin aus den β-Zellen und somit nicht zu einem Anstieg des Seruminsulins. Diese Patienten waren alle insulinbedürftig und mit zwei Injektionen eines Intermediärinsulins eingestellt. Die letzte Insulininjektion erfolgte 24 Std vor Beginn der Dünndarmperfusion. Nach der Tolbutamidinjektion trat keine signifikante Abnahme der Glucoseresorption auf (t = 0,41, n = 8). Der Blutzucker lag bei diesen Patienten zum Zeitpunkt der Perfusion zwischen 200 und 300 mg-%. Nach der Gabe von Tolbutamid kam es nicht zum Blutzuckerabfall.

Aus diesen Befunden können wir folgende Schlußfolgerungen ziehen: Nach der Injektion von Tolbutamid kommt es bei Stoffwechselgesunden zu einem Anstieg des Seruminsulins, zu einem Abfall des Blutzuckers und zu einer Resorptionsminderung für Glucose. Wir führen die Resorptionsminderung auf den erhöhten Seruminsulinspiegel zurück. Ein direkter Tolbutamideffekt konnte ausgeschlossen werden, da bei insulinbedürftigen Diabetikern keine Resorptionsminderung auftrat. Diese Befunde werden gestützt durch Untersuchungen, die wir z. Z. durchführen.

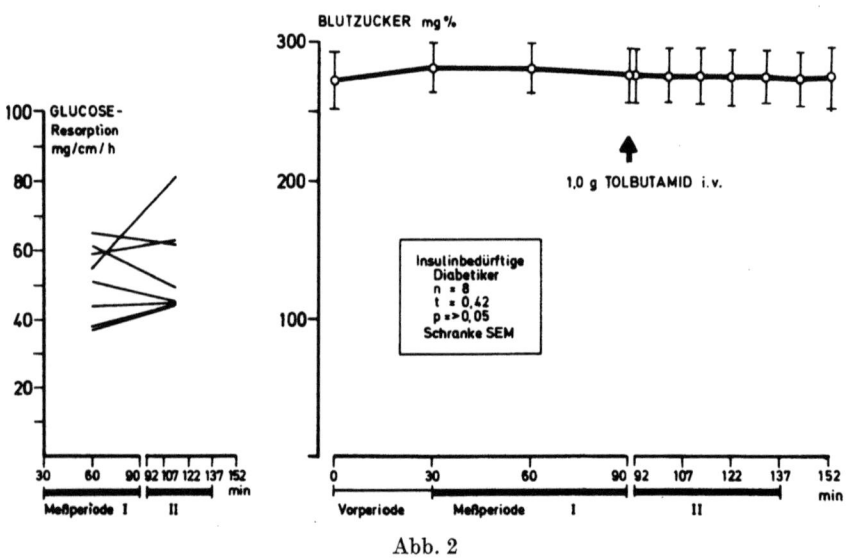

Abb. 2

Nach der i.v. Injektion von 20 E Insulin kommt es bei Stoffwechselgesunden in den ersten 15 min zu einer deutlichen Resorptionsminderung für Glucose. Im weiteren Verlauf erreicht die Glucoseresorption wieder die Ausgangswerte, obwohl das Maximum des Blutzuckerabfalls noch nicht erreicht ist.

Literatur

Aulsebrook, K. A.: Experientia (Basel) **21**, 346 (1965). — Axelrad, A. D., Lawrence, Hazelwood, R. L.: Amer. J. Physiol. **219**, 860 (1970). — Banerjee, S., Varma, S. D.: Proc. Soc. exp. Biol. (N.Y.) **118**, 494 (1965). — Beyreiss, K., Müller, F., Strack, E.: Z. ges. exp. Med. **138**, 277 (1964). — Bloch, R., Menge, H., Lorenz-Meyer, H., Riecken, E. O.: Klin. Wschr. **49**, 1218 (1971). — Dubois, R. S., Roy, C. C.: Proc. Soc. exp. Biol. (N.Y.) **130**, 931 (1969). — Flores, P., Schedl, H. P.: Amer. J. Physiol. **214**, 725 (1968). — Fromm, D., Field, M., Silen, W.: Amer. J. Physiol. **217**, 53 (1969). — Love, A. H. G., Canavan, D. A.: Lancet **1968 II**, 1325. — Manome, Sh., Kuriaki, K.: Arch. int. Pharmacodyn. **130**, 187 (1961). — Mehnert, H., Förster, H., Haslbeck, G.: Diabetologia **3**, 23 (1967). — Olsen, W. A., Rosenberg, J. H.: J. clin. Invest. **49**, 96 (1970). — Schedl, H. P., Wilson, H. D.: Amer. J. Physiol. **220**, 1739 (1971). — Vinnik, J. E., Kern, F., Sussmann, K. E.: J. Lab. clin. Med. **66**, 131 (1965).

Büber, V., Felber, J.-P. (Département de Biochimie clinique, Clinique Méd. Universitaire, Lausanne, Schweiz): **Verbesserung der oralen Glucosetoleranz durch vorherige Gabe von Aminosäuren**

Aminosäuren beeinflussen die Blutglucosehomöostase über verschiedene Mechanismen. Nach Ohneda et al. stimulieren sie, intraduodenal gegeben, zunächst die Insulin-, sodann die Glucagonsekretion.

Die Aminosäuren, die die stärkste Glucoseerhöhung bewirken, sind auch die besten Insulinstimulatoren. Dagegen besteht offensichtlich keine Korrelation zwischen Glucoseerhöhung und neoglucogenetischer Wirksamkeit der Aminosäuren. Folgt nach einer Aminosäurenapplikation eine Blutzuckersenkung, so geht dieser Hypoglykämie stets eine Insulinerhöhung voraus. Die Fettsäuren

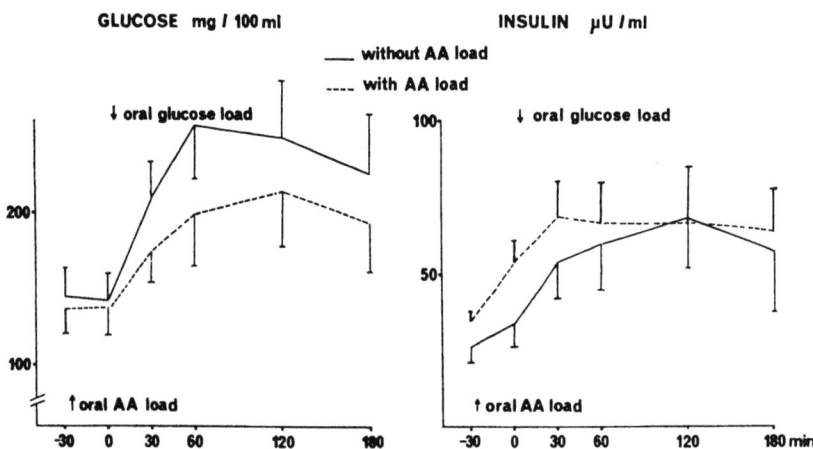

Abb. 1. Bei fünf Diabetikern führte die orale Gabe von Aminosäuren (0,5 g/kg) 30 min vor der Glucosebelastung zu einer eindeutigen Verbesserung der Glucosetoleranz (links). Die Insulinwerte stiegen sofort nach der Aminosäurengabe an und blieben etwa 60 min höher als im Kontrollversuch (rechts)

werden durch die Aminosäuren gesenkt, wahrscheinlich im Zusammenhang mit der Insulinmobilisierung (Floyd et al.).

Einige Aminosäuren sind als gute Stimulatoren der STH-Sekretion im diagnostischen Gebrauch.

1967 fanden Estrich et al., daß die simultane Gabe von Glucose, Protein und Fett die Glucosekurve abflacht, wenn mit der oralen Gabe von Glucose allein verglichen wird. Die Insulinkurve zeigt dagegen höhere Werte. Bei simultaner Belastung mit Glucose und Protein steigen die Glucosewerte etwas höher an als bei der Dreifachbelastung; dementsprechend ist auch der Insulinspiegel höher. Die Belastung mit Glucose und Fett gibt im Vergleich zur reinen Glucosebelastung keine wesentlichen Unterschiede im Glucose- und Insulinverlauf.

Rabinowitz et al. fanden bei gesunden Frauen unter kombinierter Glucose-Proteinbelastung durchweg niedrigere Glucosewerte bei höheren Insulinspiegeln als nach alleiniger Glucosebelastung.

Wir führten bei fünf Diabetikern eine orale Glucosebelastung mit 100 g Glucose durch. Im Kontrollversuch wurden 30 min vor der Glucosegabe 0,5 g/kg hydrolisiertes Lactalbumin oral gegeben. Die Diabetiker waren entweder mit Diät allein oder aber mit Sulfonylharnstoffen bzw. Biguaniden zusätzlich eingestellt. Bestimmt wurden außer der Blutglucose während der 3½stündigen Versuchsperiode Insulin, Wachstumshormon, Glucagon und die freien Fettsäuren im Plasma.

Die vorherige Gabe von Aminosäuren führte bei jedem der fünf Patienten zu einer Abflachung der Glucosekurve, unabhängig davon, ob die Einstellung des Diabetes mit Sulfonylharnstoffen, Biguaniden oder mit Diät allein erfolgt war. Bereits 30 min nach der Aminosäurenbelastung kam es erwartungsgemäß zu einem Insulinanstieg bei jedem Patienten. Allerdings waren die Insulinkurven in der zweiten Testperiodenhälfte identisch. Die freien Fettsäuren fielen unter der Aminosäurenbelastung noch vor der Glucosegabe deutlich ab. Sie lagen, wenn auch geringfügig, so doch während der ganzen Beobachtungszeit unterhalb der Werte, wie sie unter der reinen Glucosebelastung gewonnen wurden.

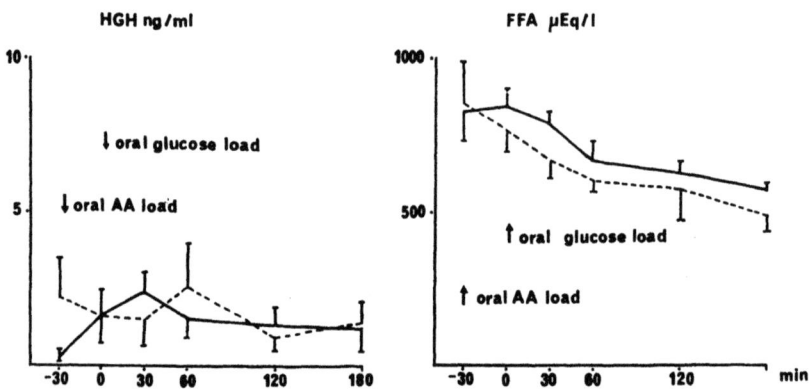

Abb. 2. Die Wachstumshormonwerte unterschieden sich nach Aminosäurengabe mit nachfolgender oraler Glucosebelastung nicht vom Kontrollversuch (links). Die freien Fettsäuren lagen während der gesamten Versuchsdauer bei der kombinierten Gabe von Aminosäuren und Glucose etwas niedriger (rechts)

Das Wachstumshormon zeigte unter der reinen Glucosebelastung den für Diabetiker oft so charakteristischen paradoxen Anstieg. Die vorherige Gabe von Aminosäuren beeinflußte diesen Kurvenverlauf des Wachstumshormons nicht.

Die Glucagonwerte, mit Antikörpern bestimmt, die lediglich das Gesamtglucagon erfassen, lassen keine bindenden Schlüsse zu. Man hat den Eindruck, daß unter der kombinierten Aminosäuren-Glucosebelastung eine längere Glucagonsekretion stattfindet als unter der Glucosebelastung allein. Die Menge der Sekretion läßt darauf schließen, daß es sich um Enteroglucagon handelt.

Wir möchten aus den Resultaten den Schluß ziehen, daß Wachstumshormon und Glucagon keine wesentliche Rolle bei der Modifikation der Glucosetoleranz durch die Aminosäuren spielen. Die Verbesserung der Glucosetoleranz durch vorhergehende Aminosäurenbelastung scheint durch die Insulinstimulierung und die Hemmung der Lipolyse hinreichend erklärt zu sein.

Literatur

Estrich, D., Ravnik, A., Schlierf, G., Fukayama, G., Kinsell, L.: Diabetes **16**, 232 (1967). — Floyd, J. C., Jr., Fajans, S. S., Conn, J. W., Knopf, R. F., Rull, J.: J. clin. Invest. **45**, 1487 (1966). — Ohneda, A., Parada, E., Eisentraut, A. M., Unger, R. H.: J. clin. Invest. **47**, 2305 (1968). — Rabinowitz, D., Merimée, T. J., Maffezoli, R., Burgess, J. A.: Lancet **1966 II**, 454.

HASLBECK, M., GERBITZ, K., MEHNERT, H. (Forschergruppe Diabetes und III. Med. Abt. Krankenhaus München-Schwabing): **Untersuchungen zur Beeinflussung des Stoffwechsels durch Mannit im Vergleich zu anderen Zuckern und Zuckeralkoholen**

Nach bisherigen Untersuchungen wird der Zuckeralkohol Mannit (Mannitol) bei Mensch und Tier nur langsam und unvollständig resorbiert [1, 2]. Beim Menschen wirkt eine einmalige Gabe von 10 bis 20 g Mannit laxativ [3].

Nach i.v. Verabreichung wird Mannit glomerulär filtriert und soll zu 80 bis 100% im Harn ausgeschieden werden [4, 5, 6]. Die relative Süßkraft des Zuckeralkohols entspricht etwa der des Sorbits und ermöglicht die Verwendung als Zuckeraustauschstoff, insbesondere in der Diabetesdiät. Problematisch ist jedoch die Gleichsetzung des Mannit mit anderen utilisierbaren Zuckeraustauschstoffen, wie z. B. Fructose, Sorbit oder Xylit durch die derzeit gültige diätetische Lebensmittelverordnung. Um zu ermitteln, in welchem Ausmaß eine, wenn auch nur geringe Utilisation von Mannit besteht [7, 8], wurden vergleichende Untersuchungen mit anderen Zuckern und Zuckeralkoholen bei Stoffwechselgesunden und bei Diabetikern durchgeführt.

Methodik

Glucose, Fructose, D-Xylose, Xylit und Sorbit wurden freiwilligen, stoffwechselgesunden Versuchspersonen in einer Dosierung von 0,5 g/kg Körpergewicht/Std als Dauerinfusion über 4 Std verabreicht. Mannit wurde in zwei Konzentrationen von 0,25 g/kg Körpergewicht/Std über 4 Std und 0,5 g/kg Körpergewicht/Std über 3 Std i.v. verabreicht. Außerdem erhielten drei mit oralen Antidiabetika behandelte Patienten Mannit in einer Konzentration von 0,5 g/kg Körpergewicht/Std über 3 Std. Blutentnahmen aus der Vene erfolgten bei allen Probanden, die die Prüfsubstanzen parenteral erhielten, nüchtern sowie in halbstündlichen Abständen bis zu 180 bzw. 240 min.

In einer weiteren Untersuchungsreihe wurden an jeweils 10 Stoffwechselgesunde (Durchschnittsalter 29 Jahre) und an jeweils 10 insulinbedürftige Diabetiker (gleiche Altersgruppe) die angegebenen Kohlenhydrate in einer Dosierung von 8 × 10 g über 48 Std per os verabreicht. Bei diesen Probandengruppen erfolgte die Blutentnahme nüchtern vor Versuchsbeginn sowie nach 2 Tagen 30 min nach Einnahme der letzten Kohlenhydratmenge. Sowohl nach parenteraler als auch nach oraler Belastung wurden im venös entnommenen Blut bzw. Serum folgende Parameter untersucht: Glucose, Lactat, Pyruvat, Harnsäure (jeweils enzymatisch), Insulin (radioimmunologisch), Gesamtlipide, freie Fettsäuren (nach Duncombe), die jeweiligen Prüfsubstanzen sowie SGOT, SGPT und Bilirubin. Die statistische Auswertung erfolgte mit dem T-Test.

Ergebnisse

Während die i.v. Verabreichung aller anderen Zucker- und Zuckeralkohole in der angegebenen Dosierung zu keiner wesentlichen Änderung des Blutglucosespiegels und des Seruminsulins führte, zeigte sich nach Glucosegabe der bekannte signifikante Anstieg beider Parameter (Abb. 1). Frühere Untersuchungen wiesen bereits auf eine fehlende Beeinflussung des Blutglucosespiegels nach parenteraler Mannitgabe hin [9, 10].

Xylit bewirkt ebenfalls in der angegebenen Dosierung im Gegensatz zu früheren Untersuchungen mit höheren Dosen [11, 12] keine vermehrte Insulinsekretion. Deutlich ist der Abfall der freien Fettsäuren nach Gabe von Glucose ($p < 0,005$), Fructose ($p < 0,001$), Xylit ($p < 0,002$) und Sorbit ($p < 0,05$) am Ende der Infusion, während D-Xylose (0,5 g/kg Körpergewicht) und Mannit (0,25 g/kg Körpergewicht) keinen antilipolytischen Effekt aufweisen ($p < 0,40$ bzw. $p < 0,60$). Eine Mannitdosis von 0,5 g/kg/Std führt sogar zu einem leichten Anstieg der freien Fettsäuren im Serum 90 bis 180 min nach Infusionsbeginn, der jedoch nicht statistisch abgesichert werden kann ($p < 0,10$).

Vor einigen Jahren wurde erstmals ein vorübergehender Anstieg der Harnsäurekonzentration im Serum unter Infusion von Fructose, Sorbit und Xylit beschrieben [13, 14]. Auch bei unseren Untersuchungen zeigten die Harnsäurewerte während der Xylitgabe einen Anstieg, der bereits 30 min nach Infusionsbeginn nachweisbar war und der während der Infusion zwischen 1,5 und 2 mg-% gegenüber dem Ausgangswert schwankt (p < 0,001 bis p < 0,01). Nach Fructose- und Sorbitgabe trat nur eine mäßige Erhöhung des Serumharnsäurespiegels von durchschnittlich 0,5 mg-% auf, während nach Glucose, D-Xylose und Mannit keine Veränderungen beobachtet werden konnten.

Fructose und Sorbit zeigen im Gegensatz zu Mannit die am deutlichsten ausgeprägte Änderung des Lactat-Pyruvat im Blut, mit einer besonders bei Sorbitgabe entsprechenden Erhöhung des Lactat-Pyruvatquotienten. Nur bei Glucose, Fructose, Sorbit und Xylit werden während des Infusionszeitraumes annähernd Steady-State-Bedingungen erreicht, während die Blutspiegel von Xylose und Mannit in

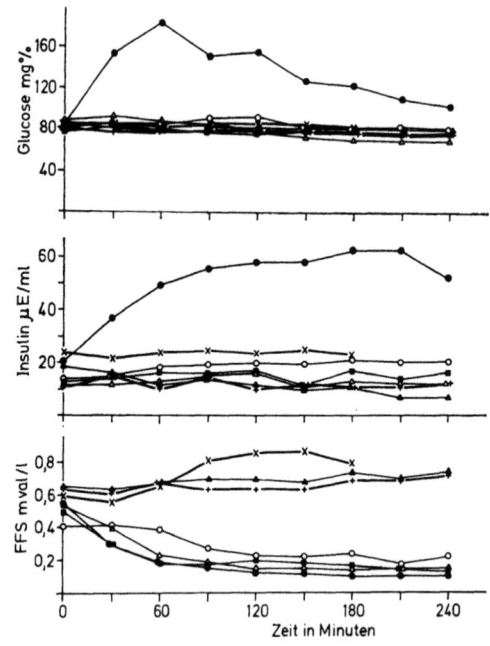

Abb. 1. Verhalten der Blutglucose, des Seruminsulins und der freien Fettsäuren während einer Dauerinfusion verschiedener Zucker und Zuckeralkohole bei stoffwechselgesunden Versuchspersonen (Mittelwerte). 0,5 g/kg Körpergewicht: ● Glucose (n = 10), ■ Fructose (n = 9), ▲ D-Xylose (n = 8), △ Xylit (n = 10), ○ Sorbit (n = 8), × Mannit (n = 8). 0,25/kg Körpergewicht: + Mannit (n = 9)

beiden verabreichten Konzentrationen kontinuierlich ansteigen. 6 Std nach Beginn der Mannitinfusion waren bereits zwischen 50 und 80% des Zuckeralkohols im Harn ausgeschieden. Eine Dauerinfusion von 0,5 g Mannit/kg Körpergewicht pro Std über 3 Std zeigte bei Diabetikern und Stoffwechselgesunden nahezu unveränderte Ergebnisse. Änderungen des Serumbilirubins oder der Transaminasen, wie sie nach extremen Belastungen z. B. mit Xylit beobachtet wurden [15], waren in keinem Falle nachweisbar.

Mannit wird wahrscheinlich nur in sehr geringen Mengen aus dem Magen-Darmtrakt resorbiert und kann dann in der Pfortader nachgewiesen werden [16]. Auf Grund von diätetischen Überlegungen und wegen der laxativen Wirkung des Mannit wurden bei der oralen Gabe bewußt niedrige Dosen für alle Prüfsubstanzen gewählt. Der stark laxierende Effekt des Mannit war auch, trotz der kleinen über den Tag verteilten Gaben, bei über der Hälfte der untersuchten Personen nachweisbar. Die orale Verabreichung aller Zucker und Zuckeralkohole ergab keine wesentlichen neuen Gesichtspunkte. Die niedrigen Dosen wurden von Diabetikern und Nichtdiabetikern ohne wesentliche Stoffwechselschwankungen toleriert (Abb. 2). Blutglucose, Lactat, Pyruvat und Harnsäure waren bei beiden Kollektiven vor und nach Substanzgabe praktisch unverändert. Lediglich nach Fructosegabe war ein signifikanter Abfall der freien Fettsäuren zu sichern ($p < 0{,}05$).

Wegen der bekannten schlechten Resorption des Mannit wegen seiner nahezu vollständigen Ausscheidung nach parenteraler Verabreichung und wegen der praktisch fehlenden Beeinflussung der gemessenen Stoffwechselparameter sollte dieser Zuckeralkohol diätetisch eher als Süßstoff und nicht als Zuckeraustauschstoff betrachtet werden.

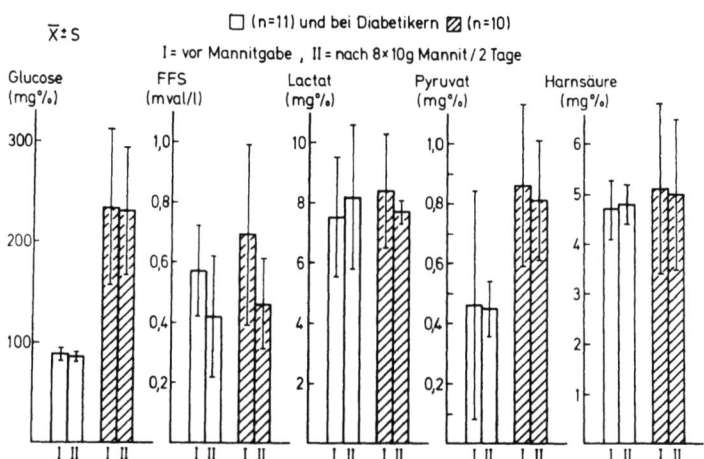

Abb. 2. Wirkung oraler Gaben von Mannit auf verschiedene Stoffwechselparameter bei Gesunden

Literatur

1. Foratran, J. S., Rector, F. C., Ewton, M. F., Soter, N., Kinney, J.: J. clin. Invest. **44**, 1935 (1965). — 2. Ruttloff, H., Ketz, H. A.: Nahrung **5**, 599 (1961). — 3. Ellis, F. W., Krantz, J. C.: J. biol. Chem. **141**, 147 (1941). — 4. Clark, J. K., Barker, H. G.: Proc. Soc. exp. Biol. (N.Y.) **69**, 152 (1948). — 5. Elkinton, J. R.: J. clin. Invest. **26**, 1088 (1947). — 6. Smith, W. W., Finkelstein, N., Smith, H. W.: J. biol. Chem. **135**, 231 (1940). — 7. Wick, A. N., Morita, T. N., Joseph, L.: Proc. Soc. exp. Biol. (N.Y.) **85**, 188 (1954). — 8. Carr, C. J., Krantz, J. C.: J. biol. Chem. **124**, 221 (1938). — 9. Neuschüler, R.: Boll. Oculist. **45**, 111 (1966). — 10. Todd, W. R., Myers, J., West, E. S.: J. biol. Chem. **127**, 275 (1939). — 11. Förster, H.: Z. Ernährungsw Suppl. **11**, 49 (1971). — 12. Mehnert, H., Förster, H., Geser, C. A., Haslbeck, M., Dehmel, K. H.: In: Parenteral nutrition, p. 112. Springfield: C. C. Thomas 1968. — 13. Perkeentupa, J., Ravaio, K.: Lancet **1967 II**, 528. — 14. Förster, H., Mehnert, H.: Klin. Wschr. **45**, 436 (1967). — 15. Schumer, W.: Metabolism **20**, 345 (1971). — 16. Hindle, W., Code, C. F.: Amer. J. Physiol. **203**, 215 (1962).

HEPP, K. D., RENNER, R., MEHNERT, H. (Forschergruppe Diabetes und III. Med. Abt. Krankenhaus München-Schwabing): **Studien zum Wirkungsmechanismus des Insulins am Fettgewebe: Antagonismus zwischen Insulin und lipolytischen Hormonen am Aktivierungssystem der Adenylzyklase**

Versucht man die Sofortwirkung des Insulins am Fettgewebe zu beschreiben, so bietet sich die grundsätzliche Einteilung in zwei Mechanismen an, nämlich einmal die Stimulation des Transportes von Zuckern, Aminosäuren und Ionen durch die Plasmamembran der Fettzelle und zum anderen der sog. antilipolytische Effekt, die Hemmung der Freisetzung von Fettsäuren und Glycerin aus den gespeicherten Triglyceriden. Man weiß heute, daß beide Effekte von der Zellmembran ausgehen und daß weder Insulin noch seine Antagonisten bei ihrer Wirkung in die Zelle eindringen müssen [1, 2].

Der Lipolysemechanismus wird durch die Bindung des Adrenalins an einen Receptor in der Zellmembran ausgelöst, welcher als Bestandteil des Adenylatzyklasesystems betrachtet werden kann [3]. Dieser Receptor steht über eine Überträgereinheit mit der katalytischen Einheit in Verbindung, die zu einer vermehrten Bildung von cyclischem AMP aus ATP vom Receptor her angeregt wird. Das cyclische AMP geht nun in die Zelle und bindet sich dort an die regulatorische Untereinheit einer Proteinkinase, die eine aktive Untereinheit freigibt [4]. Diese katalysiert nun die Umwandlung der inaktiven Triglyceridlipase in die aktive Form durch Phosphorylierung mit Hilfe von ATP [5, 6], das Triglycerid wird zu Diglycerid und Fettsäure gespalten. Butcher, aus dem Arbeitskreis von Sutherland,, konnte vor einigen Jahren zeigen, daß Insulin die vorher durch lipolytische Hormone angehobenen Spiegel des cyclischen AMP in der Fettzelle senkt [7], und es ist wahrscheinlich, daß der antilipolytische Effekt durch eine Verminderung der wirksamen Konzentration des cyclischen Nucleotids in der Zelle zustandekommt. Während ein direkter Angriff am Aktivationssystem der Lipase ausgeschlossen werden konnte [8], kam die Beeinflussung des Adenylatzyklasesystems oder des Phosphodiesterasesystems als Mechanismus der Insulinwirkung in Frage.

Während man früher glaubte, daß Insulin nur an intakten Zellen wirksam sei, konnten wir zeigen, daß das Adenylatzyklasesystem in einer zellfreien Partikelpräparation aus Mäuseleber durch physiologische Konzentrationen an Insulin direkt in vitro beeinflußt wird [9]. Trotz einer Reihe von negativen Ergebnissen in der Literatur haben wir dann untersucht, ob sich dieses Enzymsystem in einer Membranpräparation aus isolierten Fettzellen, den von Rodbell entwickelten sog. „ghosts" durch Insulin hemmen ließ. In diesen „ghosts" wurde dann mit Hilfe einer Doppelmarkierungsmethode die Adenylatzyklaseaktivität bestimmt [10].

In der Tat ließ sich hier die Adenylatzyklaseaktivität mit extrem niedrigen Insulinkonzentrationen dann reduzieren, wenn das System vorher durch submaximale Dosen eines lipolytischen Hormones stimuliert wurde (Abb. 1). Bereits bei etwa 1 µE/ml beginnt der Hemmeffekt des Insulins, der sich bei steigenden Konzentrationen über den physiologischen Bereich hinaus wieder umkehrt. Ein derartiger Umkehreffekt läßt sich auch an der Lipolyse isolierter Fettzellen demonstrieren. Ebenso stimmt der wirksame Bereich weitgehend mit den in intakten Fettzellen beobachteten Hormonkonzentrationen überein.

Wie die Tabelle zeigt, ist diese Hemmung statistisch signifikant und kann sowohl für Noradrenalin als auch für Glucagon und ACTH gezeigt werden.

Die Adenylatzyklase tierischer Gewebe läßt sich auch durch eine unphysiologische Substanz, nämlich Natriumfluorid stimulieren. Es gibt eine Reihe von indirekten Hinweisen dafür, daß Natriumfluorid an der katalytischen Einheit des Adenylatzyklasesystems selbst angreift. Im Gegensatz zu den Effekten der lipolytischen Hormone wird die Wirkung des Natriumfluorids durch Insulin kaum beeinflußt [10]. Daraus kann man schließen, daß Insulin nicht direkt auf die katalytische Einheit des Systems, sondern an einer Stelle zwischen Receptor und katalytischer Einheit angreift.

Wie wir schon früher zeigen konnten, ist ein großer Teil der Phosphodiesteraseaktivität mit der Fettzellmembran assoziiert [8]. Loten u. Sneyd haben kürzlich einen stimulierenden Effekt des Insulins auf eine von mehreren Phosphodiesteraseaktivitäten nach Vorbehandlung ganzer Zellen mit dem Hormon beschrieben, sahen aber nach Fragmentierung der Fettzellen im Homogenat keine Insulinwirkung mehr [11]. Wir haben deshalb in Parallelansätzen ebenfalls die Phosphodiesteraseaktivität untersucht, konnten aber unter Bedingungen, bei denen die Adenylatzyklase gehemmt wurde, hier keine Stimulation beobachten. Da weder

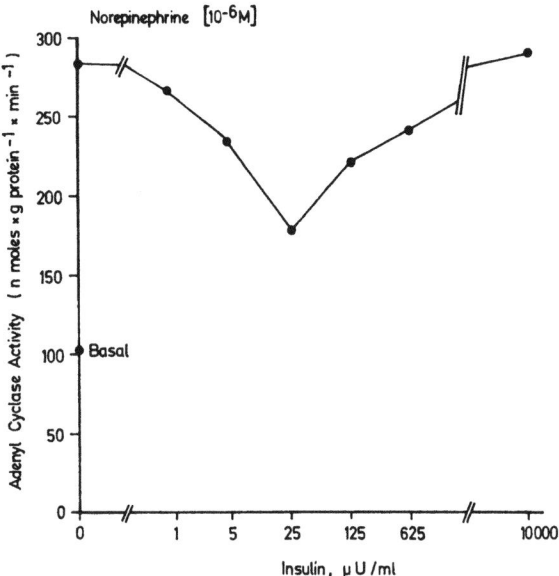

Abb. 1. Hemmung der durch Noradrenalin stimulierten Adenylatzyklaseaktivität in Fettzell-Ghosts durch Insulin

die Basalaktivität noch die durch Natriumfluorid stimulierte Aktivität der Adenylatzyklase durch Insulin signifikant beeinflußt wurde, ist eine Mitwirkung der Phosphodiesterase beim Antagonismus zwischen Insulin und den lipolytischen Hormonen in unserem System wenig wahrscheinlich.

Tabelle 1. *Effekt von Insulin auf die Adenylatzyklaseaktivität in Fettzell-Ghosts bei submaximaler Stimulation durch Noradrenalin, Glucagon und ACTH*

	N	Adenylatzyklaseaktivität (n Mol × g Protein^{-1} × min^{-1})	Δ	p
Basal	10	108,7 ± 13,3		
Noradrenalin (5,10^{-7} M)	10	167,5 ± 21,1	50,5 ± 7,5	< 0,005
+ Insulin (50 µE/ml)	10	117,0 ± 14,8		
Glucagon (0,2 µg/ml)	7	181,3 ± 19,1	56,2 ± 15,8	< 0,01
+ Insulin (50 µE/ml)	7	125,1 ± 10,9		
ACTH (0,03 µg/ml)	2	297,9	101,3	
+ Insulin (50 µE/ml)	2	196,6		

An Hand dieser Ergebnisse läßt sich für die Insulinwirkung an der Plasmamembran der Fettzelle folgende Hypothese formulieren: Insulin bindet sich an seinen Receptor und hemmt einerseits den Effekt der lipolytischen Hormone auf das Adenylatzyklasesystem, wodurch es zu einer verminderten Stimulation der katalytischen Einheit und damit zu einer verminderten Produktion von cyclo-AMP kommt. Andererseits gehen vom Receptor Impulse zu den Transportsystemen, wie z. B. zum Glucosetransport. Ob das cyclische AMP bei diesen Transportvorgängen selbst eine Rolle spielt, ist nicht sicher bekannt. Wir wissen jedoch aus Experimenten an isolierten Fettzellen [12], daß das lipolytische System empfindlicher auf Insulin anspricht als beispielsweise der Glucosetransport.

Literatur

1. Rodbell, M., Jones, A. B., Chiappe de Cingolani, G. E., Birnbaumer, L.: Rec. Progr. Hormone Res. **24**, 215 (1968). — 2. Cuatrecasas, P.: Proc. nat. Acad. Sci. (Wash.) **63**, 450 (1969). — 3. Rodbell, M., Birnbaumer, L., Pohl, S. L., Krans, H. M. J.: Acta diabet. lat. **7** (Suppl. I), 9 (1970). — 4. Tao, M., Salas, M. L., Lipmann, F.: Proc. nat. Acad. Sci. (Wash.) **67**, 408 (1970). — 5. Corbin, J. D., Reimann, E. M., Walsh, D. A., Krebs, E. G.: J. biol. Chem. **245**, 4849 (1970). — 6. Huttunen, J. K., Steinberg, D., Meyer, S. E.: Biochem. biophys. Res. Commun. **41**, 1350 (1970). — 7. Butcher, R. W., Sneyd, J. G. T., Park, C. R., Sutherland, E. W.: J. biol. Chem. **241**, 1652 (1966). — 8. Hepp, D., Menahan, L., Wieland, O., Williams, R. H.: Biochim. biophys. Acta (Amst.) **184**, 554 (1969). — 9. Hepp, K. D.: FEBS-Letters **12**, 263 (1971). — 10. Hepp, K. D., Renner, R.: FEBS-Letters **20**, 191 (1972). — 11. Loten, E. G., Sneyd, J. G. T.: Biochem. J. **120**, 187 (1970). — 12. Hepp, D., Poffenbarger, P. L., Ensinck, J. W., Williams, R. H.: Metabolism **16**, 393 (1967).

LÖFFLER, G., GRUBER, R., BRAUCH, M., WIELAND, O., MEHNERT, H. (Forschergruppe Diabetes und Krankenhaus München-Schwabing): **Zur Bestimmung des freien und gebundenen Insulins sowie der maximalen Insulinkapazität im Serum bei insulinbedürftigen Diabetikern**

Das der radioimmunologische Insulinbestimmung zugrunde liegende Prinzip macht es unmöglich, die Insulinkonzentration in Seren zu bestimmen, die gegen das Hormon gerichtete Antikörper enthalten. Damit kann nahezu ausnahmslos die normale Insulinbestimmung im Serum insulinbehandelter Diabetiker nicht durchgeführt werden. Da eine genaue Beantwortung der Frage nach den Beziehungen zwischen therapeutisch zugeführtem Insulin, Insulinantikörpern, freiem Insulin sowie Stoffwechseleinstellung fehlt, haben wir versucht, Methoden zu entwickeln, die relativ schnell neben der Messung der Antikörperkonzentration die Spaltung des Insulinantikörperkomplexes im Serum sowie die Abtrennung und Bestimmung des dabei freigesetzten Insulins erlauben.

Nachdem die von Heding [1] zur Bestimmung von freiem und antikörpergebundenem Insulin beschriebene Methode durch Extraktion mit Äthanol nur unbefriedigende Wiederfinderaten zeigte, wurde zur Abtrennung von Insulin die Gelfiltration angewandt. Dabei wurden die besten Erfahrungen mit Biogel-P-60 gemacht.

Abb. 1 zeigt ein entsprechendes Elutionsdiagramm. Zu besseren Kennzeichnung wurde dem untersuchten Serum Radioinsulin zugesetzt. Das Diagramm A zeigt die Elution von unbehandeltem Insulin. Es erscheint als einheitlicher Gipfel an der einem Molekulargewicht von 6000 entsprechenden Stelle. Bei Zusatz von Antikörpern zur Serumprobe (Diagramme B) erscheint der an Antikörper gebundene Teil des Insulins in den einem hohen Molekulargewicht entsprechenden Fraktionen, während die Menge des freien Insulins entsprechend vermindert ist. Zur Abtrennung des Insulins vom Antikörper wurde die Serumprobe einer 24stündigen Dialyse gegen einen Citratpuffer bei pH 3 unterzogen und damit der pH schonend auf einen Wert gebracht, bei dem sich die Antigen-Antikörperbindung löst. Nach anschließender Rechromatographie bei pH 3 findet sich jetzt trotz Anwesenheit von Antikörper die gesamte Aktivität in der dem freien Insulin entsprechenden Zone.

Zur Standardbestimmung des freien Insulins wurden demnach 0,5 ml Serum der Chromatographie auf Biogel-P-60 (1,2 × 25 cm) unterzogen. Das Elutionsmittel war 25 mM Phosphatpuffer pH 7,5, dem 0,5% Serumalbumin vom Rind zugesetzt ist. Zur Bestimmung des Gesamtinsulins wurden 0,5 ml Serum durch eine 24stündige Dialyse gegen 25 mM Citratpuffer pH 3, angesäuert. Die Gelfiltration erfolgte ebenfalls auf Biogel-P-60, das Elutionsmittel war in diesem Fall 25 mM Citratpuffer 0,5% Rinderserumalbumin. Die das insulinenthaltenden Fraktionen wurden, bei der Bestimmung des Gesamtinsulins nach Neutralisierung, lyophilisiert und der Rückstand in 1 ml Wasser aufgenommen.

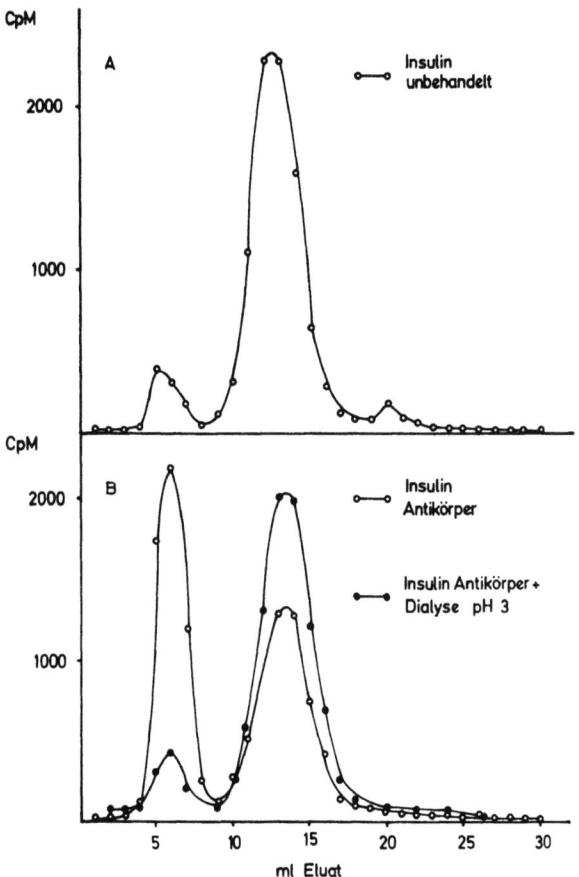

Abb. 1. Chromatographie von Insulin auf Biogel-P-60 (methodische Einzelheiten s. Text)

Die Wiederfinderaten von zugesetztem Insulin betrugen in beiden Systemen zwischen 85 und 105%.

Zur Insulinbestimmung wurde eine Modifikation des ursprünglich von Herbert u. Mitarb. [2] beschriebenen Verfahrens verwandt [3]. Die Trennung des freien vom antikörpergebundenen Hormon wird durch Adsorption des freien Anteils an dextranbeschichtete Aktivkohle erzielt. Zur Messung wurden 0,1 ml der insulinhaltigen Probe eingesetzt, das Gesamtvolumen bei der Bestimmung betrug 0,5 ml, durch Erhöhung der Inkubationstemperatur auf 37 °C konnte die Reaktionszeit auf 120 min verkürzt werden. Über Einzelheiten der Methode ist an anderer Stelle ausführlich berichtet worden [3, 4].

In Analogie dazu wurde ein Verfahren zur Bestimmung der maximalen Bindungskapazität für Insulin entwickelt. Es beruht im wesentlichen auf dem von

Berson u. Yalow [5] angegebenen Vefahren, jedoch wurde auch hier die Testzeit durch Erhöhung der Reaktionstemperatur auf 37 °C erheblich verkürzt, und die Trennung des freien vom antikörpergebundenen Insulin durch Adsorption an Aktivkohle durchgeführt. Da die übliche graphische Auswertung erheblich Fehlerquellen mit sich bringt, wurde mit Hilfe von Herrn Dipl.-Mathematiker Jörn von der Technischen Hochschule München ein Verfahren zur mathematischen Auswertung der gefundenen Meßwerte entwickelt. Unter Verwendung eines Klein-

Tabelle 1. *Maximale Bindungskapazität und Insulinspiegel im Serum insulinbehandelter Diabetiker*

Pat.	Zeit	BZ (mg-%)	MKB (E/l)	Insulin (μE/ml)	
				frei	gesamt
I					
BE	—	—	13		392
HE	—	—	31		132
AL 1	—	—	55		131
Al 2	—	—	70		445
Ku	—	—	96		787
CM 1	—	—	520		797
CM 2	—	—	524		1146
II					
JM	6.55	142	—	172	—
	7.00	E Depot Insulin Hoechst klar			
	9.30	217	—	217	319
	11.15	235	—	222	367
	13.00	286	—	220	372
	16.30	191	—	240	282
	16.45	8 E Depot Insulin Hoechst klar			
	18.30	141	—	171	—
III					
AL	6.00	367	89	133	130
	7.00	44 E Depot Hoechst klar			
	9.00	334	51	153	224
	12.00	292	55	92	131
	14.00	142	52	99	—
	16.30	24 E Depot Hoechst			
	17.00	55	69	164	445

rechners können die experimentell gefundenen Werte an die theoretisch zu fordernde Kurve angeglichen und damit der Fehler bei der Auswertung möglichst klein gehalten werden [6, 7].

In der Tabelle sind einige mit diesem Verfahren ermittelte Werte zusammengestellt. Überraschend ist, daß die gelegentlich außerordentlich hohe Insulinkonzentrationen im Serum vorkommen, wie auch schon von Heding sowie von Grodski et al. mitgeteilt wurde [1, 8] (Tabelle, Spalte 1). Wir vermuten, daß eine Korrelation zwischen Bindungskapazität und Gesamtinsulin besteht. Von wesentlich größerem Interesse für das Stoffwechselverhalten des Patienten ist natürlich die Fraktion des freien, nicht an Antikörper gebundenen Insulins, da diese ja das biologisch aktive Hormon darstellt. Bestimmungen des Spiegels von freiem und gebundenem Insulin wurde an Hand einiger Tagesprofile durchgeführt, die an zwei typischen Beispielen dargestellt sind. In der Tabelle, Spalte 2, sind entsprechende Werte eines seit wenigen Wochen entdeckten insulinpflichtigen Diabetikers dargestellt, bei dem die Einstellung ohne Schwierigkeiten möglich war. Der Spiegel an freiem Insulin blieb während des Tages entsprechend einer konstanten

Blutglucosekonzentration annähernd in der gleichen Höhe. Obwohl der Diabetes erst seit kurzer Zeit mit Insulin behandelt wurde, ließ sich eine bereits ins Gewicht fallende Bindung des zugeführten Insulins an Antikörper nachweisen. Bei dem in der Tabelle, Spalte 3, dargestellten Patienten handelt es sich um einen seit 10 Jahren bestehenden Diabetes, der sich als außerordentlich schwer einstellbar erwiesen hat. Die Konzentration freien Seruminsulins lag vor der morgendlichen Insulingabe bei 130 µE/ml. Nach der Insulininjektion stieg dieser Wert keineswegs an, es kam lediglich zu einer Zunahme des an Antikörper gebundenen Insulins, das biologisch inaktiv ist. Infolgedessen blieb auch die erwartete Senkung des Blutzuckerspiegels aus. Zu dieser kam es erst nach der abendlichen Insulininjektion, die außer einer enormen Zunahme des gebundenen Insulins auch zu einem Anstieg des freien Insulins im Serum führte.

Literatur

1. Heding, L. G.: Horm. Metab. Res. 1, 145 (1969). — 2. Herbert, V., Kam-Seng Lau, Ch. W., Gottlieb, Sh., Bleicher, J.: J. Endocr. 25, 1375 (1965). — 3. Löffler, G., Weiss, L.: Dtsch. Ges. klin. Chem. Mitteilungen 3 (1971). — 4. Trautschold, I., Lohmann, E., Dornow, H., Löffler, G.: A modification of dextran coated charcoal immunoassay of insulin. Abstracts VIIth International Congress of Clin. Chem. Geneve/Evian Sept. 8—13, 1969. — 5. Berson, S. A., Yalow, A. R.: J. clin. Invest. 38, 1996 (1959). — 6. Hiltensperger, F.: Dissertation, Lud. Max.-Universität München 1971. — 7. Tyroller, H.: Dissertation, Lud. Max.-Universität München 1971. — 8. Karam, J. H., Levin, S. R., Lecharny, B., Grodsky, G. M., Forsham, P. H.: Diabetes 18, 361 (1969).

HAUPT, E., KÖBERICH, W., ROSAK, C., CORDES, U., BEYER, J., SCHÖFFLING, K. (Zentrum der Inneren Medizin, Universität Frankfurt, Abt. Endokrinologie): **Zur Frage der Insulinsekretion nach oraler und i.v. Applikation verschiedener Sulfonylharnstoffderivate der 1. und 2. Generation in äquipotenter Dosierung**

Die blutzuckersenkende Wirkung von Sulfonylharnstoffderivaten ist fest mit einem funktionierenden β-Zellsystem des Pankreas verbunden. Seit mehr als 15 Jahren haben zahlreiche tierexperimentelle und klinische Untersuchungen diese Zusammenhänge untermauert. Darüber hinaus werden jedoch noch weitere, von der Pankreasfunktion unabhängige Wirkungen diskutiert, die sich aus der Beobachtung ergaben, daß das Ausmaß des blutzuckersenkenden Effektes nicht unbedingt mit der sezernierten Insulinmenge parallel zu gehen braucht.

Für in vivo-Untersuchungen am Menschen stand die β-cytrope Wirkung seit jeher im Vordergrund, da sich extrapankreatische blutzuckersenkende Effekte der Sulfonylharnstoffe nur in relativ hohen Dosen nachweisen ließen. Die Kenntnis über quantitative und dynamische Veränderungen der Insulinsekretion gründet sich im wesentlichen auf Untersuchungen, die nach i.v. Applikation gewonnen wurden. Für die orale Anwendung liegen bisher nur wenige Mitteilungen vor. Zudem werden zur Abklärung oraler Sulfonylharnstoffeffekte häufig Suspensionen oder Lösungen der Substanzen verabfolgt und somit ähnliche Verhältnisse erreicht, wie nach i.v. Applikation.

Insofern war es notwendig, das Ausmaß der Insulinsekretion nach i.v. und oraler Gabe von Sulfonylharnstoffderivaten gegenüberzustellen, um einen Hinweis zu bekommen, ob das Pankreas auch unter therapeutischen Gesichtspunkten die überragende Rolle für die Wirkung dieser Substanzen spielt.

Methodik

Hierzu wurden nach umfangreichen Voruntersuchungen an fünf stoffwechselgesunden Probanden wirkungsäquivalente Dosen von Tolbutamid, Glibenclamid, Glibornurid (Ro 6-4563) und Glisoxepid (BS 4231) sowohl für die einzelnen Präparate untereinander als auch für die i.v. und orale Applikationsform ermittelt [3]. Als Bezugsgröße wurde nach Frerichs

u. Puls [2] diejenige Dosis der einzelnen Substanzen gewählt, die einen 30%igen Abfall vom Nüchternblutzuckerspiegel bewirkt. Um möglichst therapeutische Bedingungen einzuhalten, wurde bei den oralen Belastungsserien nicht Lösungen oder Suspensionen gegeben, sondern handelsübliche Tabletten der verschiedenen Präparate, die durch Abschaben für die individuelle Dosierung und das Körpergewicht der einzelnen Probanden in Einklang gebracht werden

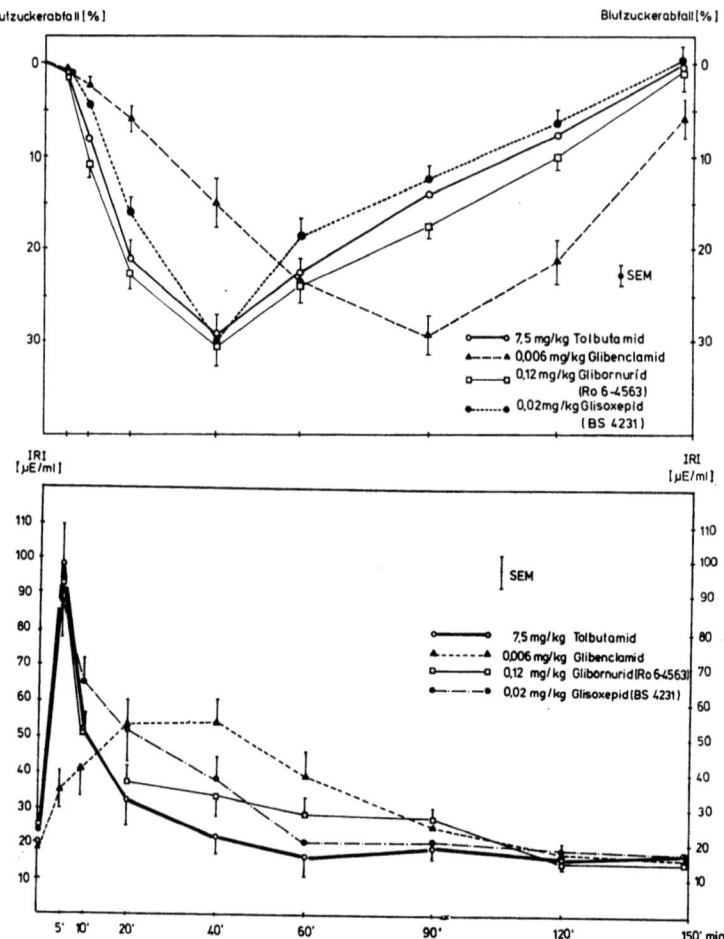

Abb. 1. Veränderungen der Blutzuckerspiegel und der Seruminsulinkonzentrationen nach i.v. Applikation verschiedener Sulfonylharnstoffderivate in äquipotenter Dosierung bei fünf Stoffwechselgesunden

mußten. Die Gesamtbeobachtungsdauer für die i.v. Belastungen lag bei 150 min, sie wurde bei der oralen Applikation auf 5 Std ausgedehnt. Alle Untersuchungen wurden an ruhenden und zumindest 12 Std nüchternen Probanden ausgeführt.

Ergebnisse

Bei i.v. Anwendung wirkungsäquivalenter Dosen von Tolbutamid, Glibornurid und Glisoxepid wurde eine 30%ige Blutzuckersenkung bereits nach 40 min erreicht (Abb. 1). Nach Glibenclamid erfolgte diese Senkung erst nach 90 min. Trotz dieses dynamischen Unterschiedes differiert das Ausmaß der Blutzuckersenkung, gemessen an den durchschnittlichen Werten über die Gesamtbeobachtungszeit von 150 min bei den einzelnen Substanzen kaum.

Entsprechend der Wirkung auf den Blutzucker unterscheidet sich auch die Dynamik der Insulinsekretion. Die i.v. Injektion von Tolbutamid, Glibornurid und Glisoxepid führt bereits nach 5 min zum Maximum der Insulinausschüttung (Abb. 1). Die Sekretionskurven sind bei den drei Substanzen nahezu identisch. Nach Glibenclamid hingegen steigen die Spiegel verzögert an und bilden nach 20 min ein Plateau. Der protrahierte Abfall der Blutzuckerkonzentrationen nach

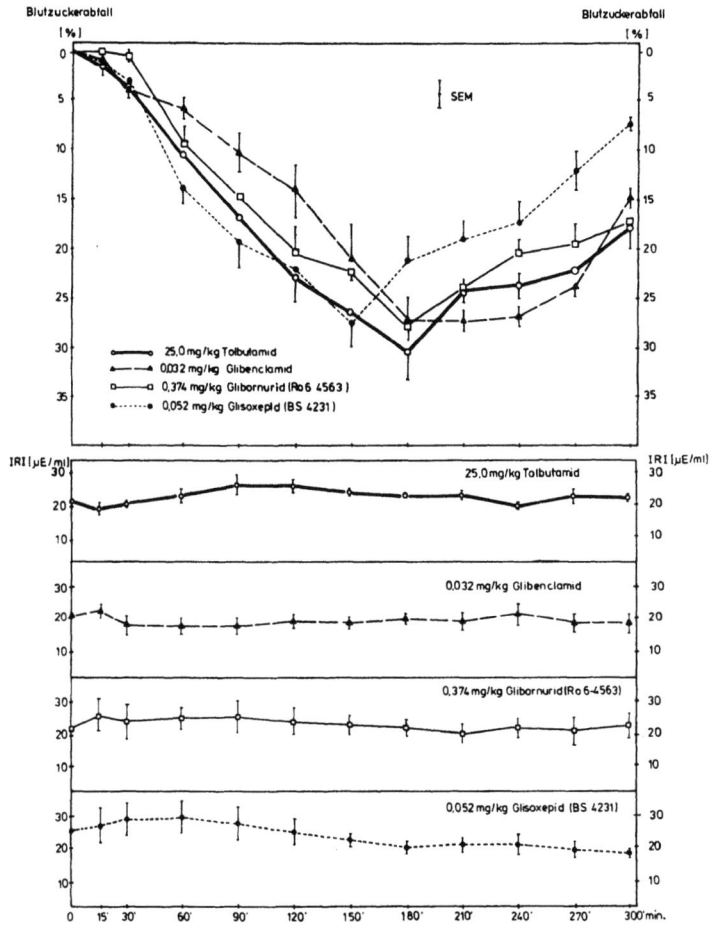

Abb. 2. Veränderungen der Blutzuckerspiegel und der Seruminsulinkonzentrationen nach oraler Gabe verschiedener Sulfonylharnstoffderivate in äquipotenter Dosierung bei fünf Stoffwechselgesunden

Glibenclamid wird durch die verzögerte Insulinsekretionsdynamik ausreichend erklärt.

Bei oraler Gabe äquipotenter Mengen der vier Substanzen kommt es erst nach 120 bis 180 min zu 30%igen Blutzuckerabfällen (Abb. 2). Die zeitliche Streuung der maximalen Wirkung ergibt sich auf Grund der individuellen Resorptionsverhältnisse. Deshalb werden die Werte der 30%igen Blutzuckersenkung in den Mittelwertskurven meist unterschritten. Bei den Einzelbeobachtungen fanden sie sich jedoch mit erstaunlich geringen Schwankungen bei allen Belastungen.

Während sich nach i.v. Applikation deutliche Anstiege der peripheren Insulinwerte und sogar dynamische Unterschiede darstellen ließen, kam es nach oraler Anwendung nur zu ganz geringen Veränderungen der Insulinkonzentration (Abb. 2). Den deutlich meßbaren Blutzuckersenkungen standen völlig irrelevante Insulinanstiege gegenüber. Eine Insulinsekretionsdynamik, wie sie nach i.v. Applikation deutlich wurde, war bei oraler Anwendung nicht erkennbar.

Diskussion

Unsere Ergebnisse zeigen, daß die nach i.v. Applikation von Sulfonylharnstoffen gefundenen hohen Insulinkonzentrationen für die therapeutische Anwendung kaum eine Rolle spielen. Gemessen an den peripheren Insulinspiegeln sind die Veränderungen nach oraler Gabe nur ganz gering. Ähnliche Beobachtungen hatten bereits Berchtold [1] nach oraler Tolbutamidgabe und Otto [4] für Glibenclamid gemacht, obwohl diese Autoren die Substanzen in gelöster Form oral verabreicht hatten.

Aus den Untersuchungen von Pfeiffer [5] ist es zwar bekannt, daß prähepatische Insulinspiegel bis zu zweifach höher liegen als diejenigen des peripheren Blutes. Trotzdem ist es kaum denkbar, daß es alleine auf Grund der Wirkung dieser immer noch niedrigen Insulinkonzentrationen auf die Leber zu der relativ starken und anhaltenden Blutzuckersenkung kommen soll, wie wir sie nach oraler Gabe der Sulfonylharnstoffe beobachten konnten. Andere, extrapankreatische Faktoren müssen hierfür noch eine zusätzliche entscheidende Rolle spielen. Ob sie in einem direkten oder die Insulinwirkung potenzierenden Effekt auf die Leber zu suchen sind, oder von der von Samols [6] gefundenen Glucagonhemmung abhängen, ist zu diesem Zeitpunkt unserer Untersuchungen noch nicht zu differenzieren.

Literatur
1. Berchtold, P., Meier, V., Büber, V., Felber, J.-P., Kreiser, A.: Diabetologia **7**, 77 (1971). — 2. Frerichs, H., Puls, W.: Verh. dtsch. Ges. inn. Med. **76**, 441 (1970). — 3. Haupt, E., Köberich, W., Beyer, J., Schöffling, K.: Diabetologia **7**, 449 (1971). — 4. Otto, H., Halle, V., Thum, A.: Horm. Metab. Res., Suppl. 1, 81 (1969). — 5. Pfeiffer, E. F., Renold, A. E., Dagenais, Y., Meakrin, J. W., Nelson, D. H., Shoemaker, G., Thorn, G. W.: Untersuchungen über die Rolle des Pankreas im Wirkungsmechanismus blutzuckersenkender Sulfonylharnstoffe. In: Oberdisse, K., Jahnke, K.: Diabetes mellitus, S. 298. Stuttgart: Thieme 1959. — 6. Samols, E., Tyler, J. M., Mialke, P.: Lancet **1969 I**, 174.

ZILKER, TH., BOTTERMANN, P. (II. Med. Klinik der TU München): **Vergleichende Untersuchungen zum Wirkungsmechanismus von AR 3-ARDF 26, einem neuen betacytotrop wirkenden Sulfonylharnstoffderivat und Tolbutamid**

Ein neues Sulfonylharnstoffderivat (1-Cyclohexyl-3-(p-[β-(4,4-dimethyl-7-methoxy-1,3-(2 H, 4 H)-isochinolindion-2-yl)-phenäthyl]-sulfonyl-harnstoff) wurde unter der Prüfbezeichnung AR 3-ARDF 26[1] als Antidiabetikum zur Verfügung gestellt. An dieser Stelle soll nur über Vergleichsuntersuchungen zwischen Tolbutamid und AR 3-ARDF 26 nach i.v. Gabe berichtet werden.

Bei 21 Probanden, bei denen kein manifester Diabetes bestand, wurde nach nächtlicher 14stündiger Nahrungskarenz unter Grundumsatzbedingungen gegen 9 Uhr morgens, unabhängig vom Körpergewicht 15 mg AR 3-ARDF 26, bei denselben Probanden frühestens 48 Std später unter identischen Bedingungen 1000 mg Tolbutamid i.v. innerhalb von 3 min injiziert. An beiden Versuchstagen wurde unmittelbar *vor* sowie 3, 6, 10, 15, 20, 30, 40, 50, 60, 90 und 120 min *nach* Injektion

---
[1] Fa. Dr. Karl Thomae GmbH, Biberach a. d. Riss.

venös Blut zur Bestimmung von Blutzucker, immunoreaktivem Insulin (IRI) und nicht veresterten Fettsäuren (NFS) im Serum entnommen.

Die Blutzuckerwerte wurden mittels Hexokinasemikromethode enzymatisch, das Seruminsulin mittels Doppelantikörpermethode radioimmunologisch [1] be-

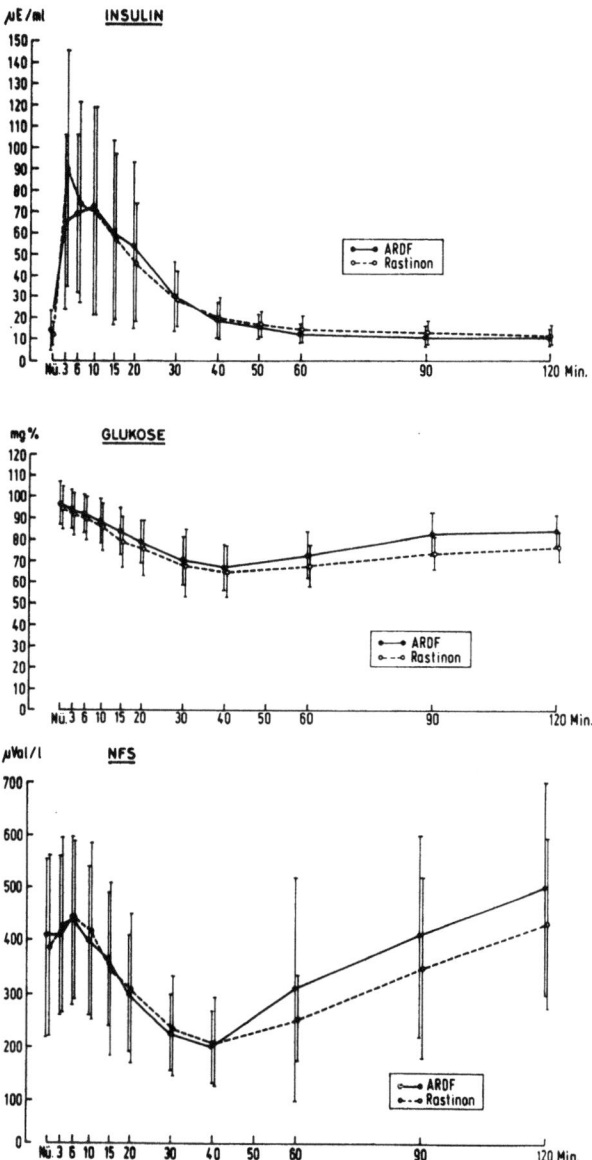

Abb. 1. Blutglucose, Insulin und nicht veresterte Fettsäuren (NFS) im Serum nach i.v. Injektion von 15 mg AR 3-ARDF 26 bzw. 1000 mg Tolbutamid bei 21 Versuchspersonen

stimmt. Die Werte der nicht veresterten Fettsäuren (NFS) wurden kolorimetrisch nach der Methode von Duncombe ermittelt [2]. Die Versuchsergebnisse sind in Abb. 1 wiedergegeben. Nach Injektion von Tolbutamid steigt der Seruminsulinspiegel, wie bekannt, unmittelbar nach Injektion steil an. Nach 3 min, der 1. Blutabnahme nach der Injektion, wurde im Mittel der höchste Insulinwert beobachtet.

Nach AR 3-ARDF 26 stieg der Seruminsulinspiegel ebenfalls sofort nach der Injektion an, erreichte jedoch erst nach 10 min, also 7 min später als nach Tolbutamid, sein Maximum. Nachfolgend fiel bei beiden Präparaten der Seruminsulinspiegel kontinuierlich ab. Die Mittelwertsdifferenz der Insulinkonzentration war zur 3. min nach Versuchsbeginn statistisch signifikant, wobei unter Tolbutamid höhere Werte erreicht wurden.

Der Blutzucker fällt ungefähr in gleichem Ausmaß unter Tolbutamid wie unter AR 3-ARDF 26 ab, erreicht zur 40. min nach Versuchsbeginn seinen Tiefstwert, um dann kontinuierlich bis zum Versuchsende wieder anzusteigen. Dabei war der Blutzuckeranstieg nach Tolbutamidgabe deutlich langsamer als nach AR 3-ARDF 26, so daß sich von der 60. bis zur 120. min eine signifikante Differenz ergab (60 min: $p < 0{,}025$; 90 min: $p < 0{,}0005$; 120 min: $p < 0{,}005$). Wertet man den Abfall des Blutzuckers entsprechend den Kriterien von Lange u. Knick aus [3], die den i.v. Tolbutamidtest zur Erfassung einer diabetischen Stoffwechsellage heranzogen, wobei der Verlauf der Blutzuckerkurve nur bis zur 60. min berücksichtigt wird, so ergibt sich für das Kollektiv nach Injektion von Tolbutamid ein T_3-Wert von durchschnittlich $-2{,}46$, für AR 3-ARDF 26 ein T_3-Wert von $-2{,}56$. Eine statistisch signifikante Differenz bestand zwischen diesen Werten nicht.

Betrachtet man die T_3-Werte eines jeden einzelnen Probanden, so waren nach den Trennkriterien von Lange u. Knick von den 21 Personen im Tolbutamidtest 5 Probanden als asymptomatischer Diabetiker einzuordnen. Nach i.v. AR 3-ARDF 26-Gabe wiesen 4 Probanden einen erniedrigten T_3-Wert auf.

Bei Aufteilung des Kollektivs in eine Gruppe stoffwechselgesunder Personen und eine Gruppe asymptomatischer Diabetiker ergab sich grundsätzlich kein anderes Verhalten der von uns gemessenen Parameter.

Der Insulinempfindlichkeitskoeffizient, d. h. das Verhältnis des Integrals des Blutzuckerabfalls und der Insulinsekretion von Versuchsbeginn bis zur 60. min, lag nach Tolbutamid im Mittel bei 12,64, nach AR 3-ARDF 26 im Mittel bei 9,74 mg/mE. Die Mittelwertsdifferenz auch dieses Parameters war statistisch nicht signifikant. Die Glucoseutilisation ist nach beiden Präparaten also weitgehend identisch.

Die nicht veresterten Fettsäuren fielen nach einem geringfügigen initialen Anstieg ab der 6. min nach Versuchsbeginn bei beiden Präparaten zunächst ab und erreichten zur 40. min ihren Tiefstwert. Anschließend stieg der NFS-Spiegel wieder an und erreichte nach AR 3-ARDF 26 zur 90. min, nach Tolbutamid zur 120. min jeweils seinen Ausgangswert. Der etwas langsamere Wiederanstieg der NFS nach Tolbutamid könnte mit der initial etwas stärkeren Insulinausschüttung zusammenhängen, jedoch waren die Mittelwertsdifferenzen der NFS nach beiden Präparaten nicht statistisch signifikant unterschieden.

Zusammenfassung

In der gewählten Dosierung von 5 mg führt die neue β-cytrope Substanz mit der Prüfbezeichnung AR 3-ARDF 26 nach i.v. Injektion zu einem um einige Minuten langsameren Seruminsulinanstieg als Tolbutamid, das in einer Dosis von 1000 mg i.v. verabreicht wurde. Die blutzuckersenkende Wirkung ist nach beiden Präparaten jedoch nahezu gleich, der Wiederanstieg der Blutzuckerwerte unter Tolbutamid allerdings signifikant langsamer. In den Konzentrationsänderungen der nicht veresterten Fettsäuren konnte kein statistisch signifikanter Unterschied zwischen beiden Präparaten gefunden werden. Damit sind 1000 mg Tolbutamid mit 15 mg AR 3-ARDF 26 trotz des initial unterschiedlichen Insulinsekretionsverhaltens hinsichtlich ihres Effektes nach i.v. Injektion ungefähr vergleichbar. Weitere Untersuchungen mit anderen Dosierungen dieser Substanz im Vergleich zu Tolbutamid und Elidenclanid sollen durchgeführt werden. Ferner müssen

Untersuchungen nach oraler Gabe des Präparates im Vergleich zu anderen Sulfonylharnstoffderivaten die Eignung für die therapeutische Verwendbarkeit als Antidiabetikum erweisen.

Literatur

1. Hales, C. N., Randle, P. J.: Biochem. J. 88, 137 (1963). — 2. Dieterle, P., Wülfert-Heldrich, C., Henner, J., Schwarz, K.: Z. klin. Chem. 5, 153 (1968). — 3. Unger, R. H., Madison, L. L.: J. clin. Invest. 37, 627 (1958). — 4. Lange, J.-J., Knick, B.: Klin. Wschr. 43, 215 (1965).

ROSAK, C., HAUPT, E., BARTELT, K. M., BEYER, J., SCHÖFFLING, K. (Zentrum der Inneren Medizin, Universität Frankfurt, Abt. Endokrinologie): **Untersuchungen zur β-cytotropen und antilipolytischen Wirkung von Grenzdosen des Tolbutamids und Glibenclamids**

Durch die Entwicklung von Sulfonylharnstoffen mit stark divergierender „potency" ist es notwendig geworden, für vergleichende Untersuchungen der Wirksamkeit der verschiedenen Substanzen eine feste Bezugsgröße aufzustellen. Frerichs u. Puls [1] und Haupt u. Mitarb. [2, 3] nahmen bei ihren Untersuchungen die ED 30 als Bezugsgröße, d. h. die Dosis eines Sulfonylharnstoffes, die den Blutzucker um 30% zu senken vermag. In der vorliegenden Arbeit werden in Fortführung unserer bisherigen Arbeiten [2, 3, 4] Grenzdosierungen für Tolbutamid und Glibenclamid ermittelt, die beim Menschen noch eine Insulinausschüttung bewirken. Die Versuchsanordnung ergibt zugleich die Möglichkeit, die Wirkung der Sulfonylharnstoffe auf den Fettstoffwechsel in Dosierungen zu prüfen, die weder einen Effekt auf den Blutglucosespiegel noch die Insulinsekretion haben. Da es nach der Applikation von therapeutischen Sulfonylharnstoffmengen zur Ausschüttung von Insulin kommt, das selbst ein starkes Antilipolytikum ist, war es bis jetzt nicht möglich, zwischen Insulin-induzierter und Sulfonylharnstoff-induzierter Antilipolyse zu differenzieren.

Methodik

Die Untersuchungen wurden an sechs stoffwechselgesunden Probanden morgens unter Ruhebedingungen nach 12stündiger Nahrungskarenz durchgeführt. Die Reihenfolge der Belastungen wurde randomisiert. Blut zur Bestimmung der Blutglucose, des Seruminsulins und der FFA wurde zu den angegebenen Zeiten entnommen.

Vorausgegangene Untersuchungen hatten ergeben, daß es bereits durch die Belastungssituation oder durch die Venenpunktion zu erheblichen Schwankungen der FFA-Spiegel bei den Probanden kommen kann. Diese Veränderungen sind mit Wahrscheinlichkeit auf streßbedingte Katecholaminfreisetzungen zurückzuführen. Um diese Störfaktoren weitgehend ausschließen zu können, wurden vor den eigentlichen Untersuchungen eine Reihe von Belastungen durchgeführt, um die Probanden an den Untersuchungsmodus zu gewöhnen. Der Injektion der Sulfonylharnstoffe ging immer eine Ruhepause von 20 min voraus.

Ergebnisse

Einen Anhalt für die Wahl der Dosierungen boten die Untersuchungen von Bänder u. Mitarb. [5] und Haupt u. Mitarb. [2, 3] und Schöffling u. Mitarb. [4]. Die von Bänder u. Mitarb. [5] angegebenen i.v. Grenzdosierungen beim Menschen von 0,004 bis 0,010 mg/kg für Glibenclamid und 3,5 mg/kg für Tolbutamid beziehen sich allerdings auf eine 10%ige Senkung der Blutglucose. Sie enthalten keine Angaben über die Insulinausschüttung bzw. Beeinflussung des Fettstoffwechsels.

In unseren Untersuchungen rufen 0,001 mg/kg Glibenclamid noch eine geringe Senkung des Blutzuckers hervor (Abb. 1). Die FFA werden um etwa 20% gesenkt. 5 min nach der Injektion findet sich ein geringer Insulinanstieg. Die Halbierung dieser Dosis zeigt dann aber keine Beeinflussung von Blutglucose und Seruminsulin mehr, jedoch besteht noch eine signifikante Senkung der FFA zum Zeitpunkt 20 min gegenüber dem Zeitpunkt 0 min bzw. der Kontrollbelastung.

Die von uns untersuchte höchste Dosierung von 3,0 mg/kg Tolbutamid ruft eine etwa 10%ige Senkung der Blutglucose hervor und führt zu einer Insulinausschüttung von 60 µU/ml. Das Maximum der Senkung der FFA liegt hier bei 40 und 60 min. Verringerung der Dosis auf 1,0 mg/kg hat einen entsprechend geringeren Effekt auf alle drei Parameter. Erst die niedrigste Dosis von 0,1 mg/kg

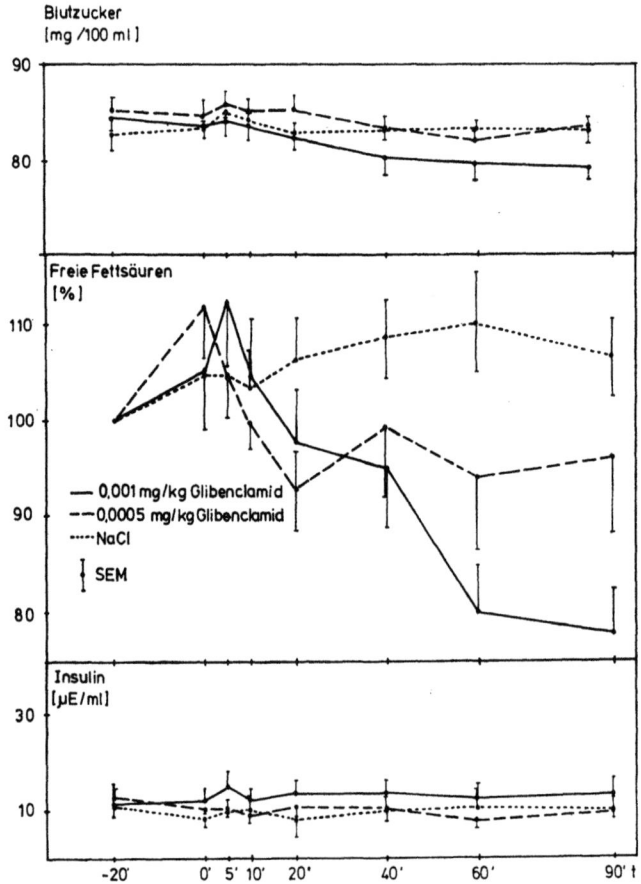

Abb. 1. Veränderungen der Blutglucosespiegel, der freien Fettsäuren und des Seruminsulins nach i.v. Gabe bei unterschiedlicher Dosierung von Glibenclamid und NaCl

hatte keine Wirkung auf Blutglucose und Seruminsulin. Die Spiegel der FFA wurden jedoch noch um 15% gesenkt.

Diskussion

Unsere Untersuchungen zeigen, daß Sulfonylharnstoffe noch in erheblich geringeren Dosierungen wirksam sind als bisher angenommen wurde. Deutliche Reaktionen auf das Blutzuckergeschehen wurden von uns noch mit Dosierungen hervorgerufen, die drei- bis vierfach unter bisher geprüften Dosierungen beim Menschen liegen.

Ein empfindlicherer Parameter für die Festlegung von Grenzdosierungen als die Veränderung des Blutzuckerspiegels ist jedoch zumindest für die i.v. Anwendung von Sulfonylharnstoffen die Insulinausschüttung der β-Zelle. Die unterste Ansprechbarkeit der β-Zelle auf Glibenclamid muß unter Einbeziehung der von Haupt [2, 3, 6] und Schöffling [4] gefundenen Ergebnisse zwischen 0,001 und 0,006 mg/kg angesetzt werden; für Tolbutamid liegt der Grenzwert zwischen 0,1 und 1,0 mg/kg. Es muß jedoch betont werden, daß sich diese Ergebnisse ausschließlich auf den Insulingehalt im peripheren Venenblut beziehen.

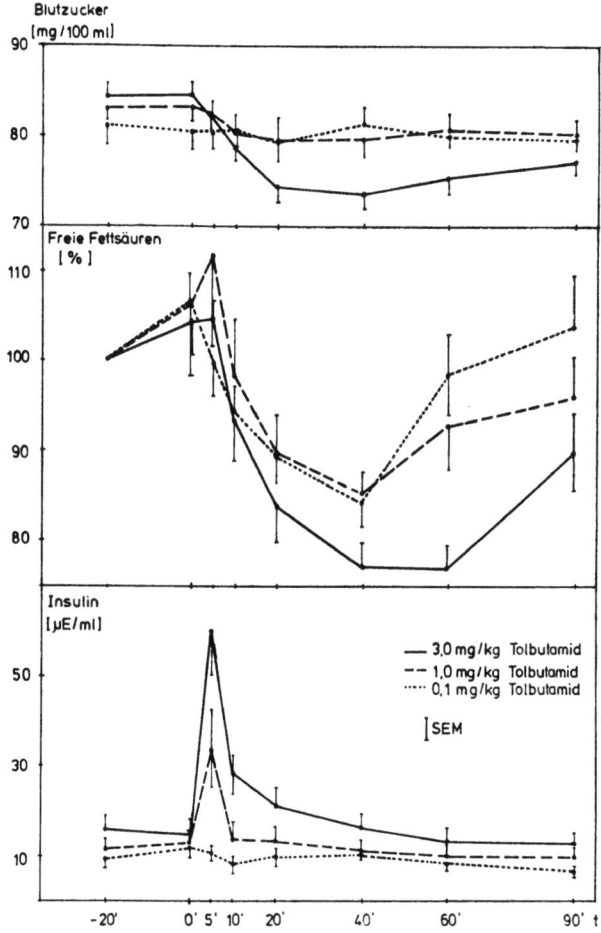

Abb. 2. Veränderungen der Blutglucosespiegel, der freien Fettsäuren und des Seruminsulins nach i.v. Gabe bei unterschiedlicher Dosierung von Tolbutamid

Der antilipolytische Effekt der Sulfonylharnstoffe ist *in vitro* von Stone u. Brown [7] sowie von Rosak u. Mitarb. [8, 9] u. a. nachgewiesen worden. *In vivo* konnten Beyer u. Mitarb. [10] am totalpankreatektomierten Hund diesen Effekt ebenfalls aufzeigen, während der Nachweis beim Menschen bis jetzt nur indirekt möglich war, weil das Pankreas nicht aus der Versuchsanordnung ausgeschaltet werden konnte. Die Beobachtung, daß Glibenclamid in einer Dosierung von 0,0005 mg/kg und Tolbutamid in einer Dosierung von 0,1 mg/kg zu einer isolierten Beeinflussung der FFA führt, weist auf einen direkten antilipolytischen Effekt dieser Substanzen beim Menschen hin.

Literatur

1. Frerichs, H., Puls, W.: Verh. dtsch. Ges. inn. Med. **76**, 441 (1970). — 2. Haupt, E., Beyer, J., Köberich, W., Bartelt, K. M., Cordes, U., Rosak, C., Schöffling, K.: Therapeutic results with sulfonylarea derivates in diabetic subjects following repeated administration. In: Dubach, Bückert: Recent hypoglycemic sulfonylureas, p. 200. Bern 1971. — 3. Haupt, E., Köberich, W., Beyer, J., Schöffling, K.: Diabetologia **7**, 449 (1971). — 4. Schöffling, K., Köberich, W., Haupt, E., Beyer, J.: Klin. Wschr. (im Druck). — 5. Bender, A., Pfaff, W., Schmidt, F. H., Stork, H., Schröder, G.: Arzneimittel-Forsch. **8 a**, 1363 (1969). — 6. Haupt, E., Köberich, W., Beyer, J., Schöffling, K.: Diabetologia **7**, 455 (1971). — 7. Stone, D. B., Brown, J. D., Cox, C. P.: Amer. J. Physiol. **210**, 26 (1966). — 8. Rosak, C., Bartelt, K. M., Beyer, J., Schöffling, K.: Diabetologia (1972) (in press). — 9. Rosak, C., Bartelt, K. M., Haupt, E., Beyer, J., Schöffling, K.: Arzneimittel-Forsch. (1972) (im Druck). — 10. Beyer, J., Cordes, U., Krall, H., Ewald, W., Schöffling, K.: Metabolic effects of different antidiabetic sulfonylureas in pankreatectomized dogs. In: Dubach, Bückert: Recent hypoglycemic sulfonylureas, p. 56. Bern 1971.

ADLUNG, J., RITTER, U. (I. Med. Klinik der Med. Akademie Lübeck): **Kohlenhydrattoleranz und Insulinsekretion bei der akuten Pankreatitis**

Zum klinischen Bild der Pankreatitis gehört die Störung des Kohlenhydratstoffwechsels. Sie wird seltener als Hyperglykämie oder Glucosurie manifest, häufiger durch Belastungstests nachweisbar. Für die chronische Pankreatitis wird dem Verhalten des Seruminsulins beim Zustandekommen entscheidende Bedeutung beigemessen. Übereinstimmend wurden von verschiedenen Autoren nach Glucose, Glucagon, Sekretin oder Tolbutamidapplikation verringerte Insulinspiegel im Serum gefunden [1—4, 7, 9, 13, 14, 16, 17, 19]. Der bei der chronischen Pankreatitis häufig zu beobachtende Diabetes ist ein typischer Insulinmangeldiabetes und unterscheidet sich in verschiedener Hinsicht von einem echten Altersdiabetes.

Schon sehr lange ist auch das Vorkommen von Hypoglykämien bei Pankreaserkrankungen bekannt. In größeren Statistiken wird eine Häufigkeit bis 5% angegeben [Lit. bei 18]. Ursächlich werden eine Inselzellhyperplasie oder ein funktioneller Hyperinsulinismus infolge Entzündung oder Schwellung der Bauchspeicheldrüse angenommen. Auch der Ausfall von Glucagon wird als Ursache diskutiert.

Da die akute Pankreatitis beim Menschen in der Regel mit einer Hyperglykämie einhergeht, lag es zunächst nahe, wie bei der chronischen Pankreatitis ursächlich einen Insulinmangel zu vermuten. Wir sind dieser Frage nachgegangen und haben bei 12 Patienten mit einer akuten Pankreatitis die Glucosetoleranz und das immunologisch reagierende Insulin untersucht.

Alle Patienten hatten stark erhöhte Amylase und Lipasewerte im Serum. Einen erhöhten Nüchterninsulinspiegel fanden wir 4mal, erniedrigte Blutzuckerspiegel in keinem Fall.

Die Insulinsekretion läßt schon bei stoffwechselgesunden Versuchspersonen eine erhebliche Streuung, eine starke Altersabhängigkeit und eine deutlich unterschiedliche Sekretionskinetik erkennen, wie bei altersmäßig stark unterschiedlichen Kollektiven nach Glucose- und Tolbutamidapplikation besonders deutlich wird (Abb. 1). Wir haben daher unsere Ergebnisse nicht mit einem Normalkollektiv verglichen, sondern alle Patienten sowohl am Morgen nach der Klinikaufnahme als auch ein zweites Mal nach Ausheilung der akuten Pankreatitis d. h. in der 4. bis 5. Krankheitswoche untersucht. Im intraindividuellen Vergleich waren auf diese Weise eindeutige Aussagen über den Einfluß der akuten entzündlichen Krankheitsphase auf die Insulinsekretion und Kohlenhydrattoleranz möglich.

Der Vergleich mit dem Stadium der weitgehenden Ausheilung der Pankreatitis und völligen Normalisierung von Amylase und Lipase ergab in der akuten Krankheitsphase statistisch signifikant höhere Blutzuckerspiegel, einen niedrigeren Glucoseassimilationskoeffizienten und nach Injektion von Glucose und Tolbutamid stark erhöhte Werte des immunologisch reagierenden Insulins (mittlere Insulinkonzentration der 2. bis 60. min nach Injektion, bezogen auf ml oder bezogen auf mg Glucose) (Abb. 2a). Die Glucoseassimilation war während der akuten Krankheitsphase in allen 12 Fällen schlechter als nach Ausheilung, die Insulinsekretion bei einem Patienten mit nicht sehr ausgeprägter Begleitpankreatitis nach 4 Wochen unverändert, in den übrigen 11 Fällen während der akuten Krankheitsphase zwischen der 2. bis 60. min nach Injektion von 0,5 g Glucose/kg und 1,0 g Tolbutamid eindeutig höher als nach Ausheilung der akuten Pankreatitis (Abb. 2b). Der maximale Insulinanstieg betrug das 5- bis 11fache, im Mittel das 7fache des Nüchternwerts. Die nach 25 bis 35 Tagen gefundenen Sekretionskurven ähneln

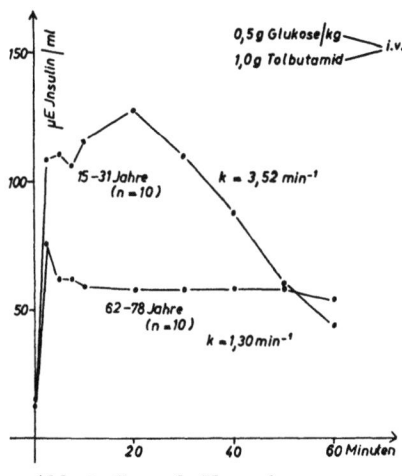

Abb. 1. Gesunde Versuchspersonen

demgegenüber denen von stoffwechselgesunden altersgleichen Kontrollpersonen. Der maximale Insulinanstieg lag jetzt um mehr als die Hälfte niedriger. Wenn die Insulinkonzentration auf die gleichzeitig im Venenblut gemessene Glucosekonzentration bezogen wird, ergeben sich die gleichen eindeutigen Unterschiede. Das Stadium der akuten Entzündung der Bauchspeicheldrüse ist somit gekennzeichnet durch eine verringerte Kohlenhydrattoleranz bei erheblich gesteigerter Insulinsekretion.

Die als Ursache der Hypoglykämien bei akuter Pankreatitis diskutierten Sekretionsstörungen des endokrinen Pankreas erlauben keine befriedigende Deutung unserer Befunde, da unsere 12 Patienten normo- oder hyperglykämisch waren. Die im Tierexperiment nach Erzeugung einer Gallenpankreatitis von Pi-Sunyer, Byrne u. Freinkel beobachtete Hyperinsulinämie wird mit einer Insulinfreisetzung infolge massiver Pankreasnekrose erklärt, geht aber ebenfalls mit einer Hypoglykämie einher.

Wenn wir davon ausgehen, daß bei der üblichen radioimmunologischen Insulinbestimmung tatsächlich überwiegend Insulin bestimmt wird, muß angenommen werden, daß die Insulinwirkung durch hormonelle oder nicht hormonelle Antagonisten partiell neutralisiert wird. Geser u. Schultis fanden postoperativ eine erhöhte Insulinsekretion bei erhöhten Blutzuckerspiegeln und erniedrigter Glucose-

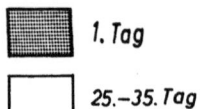
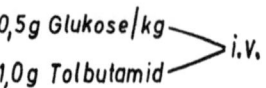
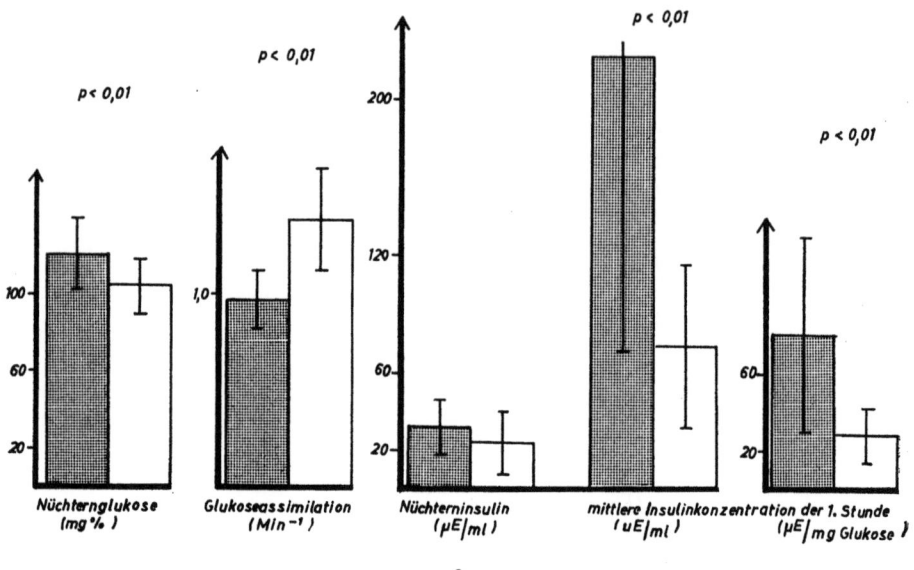
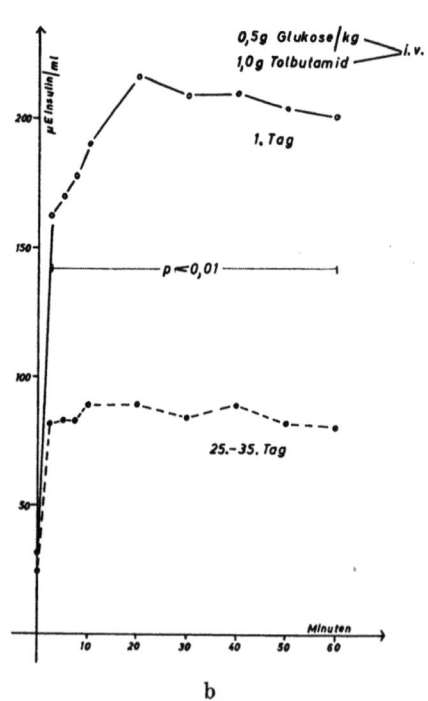

Abb. 2. a Akute Pankreatitis (n = 12). b Akute Pankreatitis (n = 12)

toleranz und vermuten eine vorübergehende Insulinresistenz infolge erhöhter STH- und ACTH-Spiegel im Serum. McKiddie u. Mitarb., Keller u. Mitarb. sowie Linquette u. Mitarb. beobachteten in einzelnen Fällen von chronischer Pankreatitis gering erhöhte Nüchternseruminsulinspiegel und vermuten auch hier eine Insulinresistenz. Von McKiddie u. Mitarb. wird diese u. a. mit Insulinantagonisten, die im Pankreas freigesetzt werden, in Zusammenhang gebracht. Die gleiche Auswirkung auf die Insulinwirkung ist von Insulinbruchstücken, die in peripheren Geweben oder in der Leber entstehen, zu erwarten [5].

Nicht ausschließen können wir letztlich die Möglichkeit, daß die als immunologisch reagierendes Insulin bestimmten Serumproteine zu einem größeren Prozentsatz aus biologisch wenig aktivem Proinsulin bestehen [21]. Auf die Fehlermöglichkeit bei der Bestimmung des immunologisch reagierenden Insulins durch einen möglicherweise unterschiedlichen Proinsulingehalt wurde von Rubenstein u. Mitarb. hingewiesen. Ein stark vermehrter Proinsulingehalt im Serum könnte zu hohe Werte des immunologisch reagierenden Insulins vortäuschen, da er bei der Insulinbestimmung mit erfaßt wird. Die bisher vorliegenden Untersuchungen von Proinsulin im Serum ergeben allerdings keinen Anhalt für einen relativ höheren Proinsulinanteil bei Fällen von benignem Hyperinsulinismus [12]. Eine verbindliche und befriedigende Deutung der mitgeteilten Befunde ist uns daher zunächst nicht möglich.

Literatur
1. Anderson, M. F., Davison, H. H., Dick, A. P., Hales, C. N., Owens, J.: Gut. 11, 524 (1970). — 2. Belovintseva, M. F.: Vrach, Delo 4, 44 (1969). — 3. Berson, S. A., Yalow, R. S.: Immunoassay of hormones. Ciba Foundation Colloquia on Endocrinology, Vol. 14, p. 182. London: Churchill 1962. — 4. Deckert, T.: Worning, H.: Diabetologia 6, 42 (1970). — 5. Ensinck, S. W., Mahler, R. S., Vallance-Owen, J.: Biochem. J. 94, 150 (1965). — 6. Geser, C. A., Schultis, K.: Verh. dtsch. Ges. inn. Med. 76, 425 (1970). — 7. Joffe, B. I., Bank, S., Jackson, W. P. U., Keller, P., O'Reilly, I. G., Vinik, A. I.: Lancet 1968 II, 890. — 8. Keller, P., Bank, S., Jackson, W. P. U., Marks, J. N., O'Reilly, J. G.: Lancet 1965 II, 1211. — 9. Koch, E.: Pankreatitis und Diabetes. In: Pfeiffer, E. F.: Handbuch des Diabetes mellitus, Bd. II, S. 861. München: J. F. Lehmanns Verlag 1971. — 10. Linquette, M., Fourlinnie, J. C.: Rev. méd. Liège 23, Suppl. 1, 61 (1968). — 11. McKiddie, M. T., Buchanan, K. D., McBain, C. C., Bell, G.: Postgrad. med. J. 45, 726 (1969). — 12. Melani, F., Rubenstein, A. H., Steiner, D. F.: J. clin. Invest. 49, 497 (1970). — 13. Ohlsén, P.: Acta med. scand. Suppl. 484, 1 (1968). — 14. Peters, N., Dick, A. P., Hales, C. N., Orell, D. H., Sarmer, M.: Gut 7, 277 (1966). — 15. Pi-Sunyer, X., Byrne, J. J., Freinkel, N.: Diabetes 17, 437 (1968). — 16. Rafa'skii, J. D.: Ter. Arkh. 40, 87 (1968). — 17. Raptis, S., Rau, R. M., Hartmann, W., Clodi, P. H., Pfeiffer, E. F.: Diabetologia 6, 61 (1970). — 18. Ritter, U.: Erkrankungen des exkretorischen Pankreas. Stuttgart: Thieme 1971. — 19. Rogers, J. B., Howard, J. M., Pairent, F. W.: Amer. J. Surg. 119, 171 (1970). — 20. Rubenstein, A. H., Cho, S., Steiner, D. F.: Lancet 1968 I, 1353. — 21. Steiner, D. F., Hallund, O., Rubenstein, A., Cho, S., Bayliss, C.: Diabetes 17, 725 (1968).

Schenk, K. E., Quabbe, H. J., Schröder, R. (Med. Klinik und Poliklinik der FU Berlin): **Insulinsekretion und Störungen im Kohlenhydratstoffwechsel bei Patienten mit coronarer Herzerkrankung***

Bei Patienten mit Störungen im Kohlenhydratstoffwechsel treten häufig coronare Herzerkrankungen auf, an deren Folgen über 50% [9] aller Diabetiker sterben. Wir haben daher aus der Gruppe von Menschen mit coronaren Herzerkrankungen ein unausgewähltes Kollektiv von 112 Patienten mit einem 2 Monate bis zu 8 Jahren zurückliegenden Myokardinfarkt auf das Vorliegen diabetischer Stoffwechselveränderungen untersucht.

17 Patienten hatten einen manifesten Diabetes. Bei den übrigen 95 Patienten, die keine Glucoserie oder Nüchternhyperglykämie aufwiesen, sind i.v. Glucose-

---
* Mit Unterstützung der Dr. Karl Wilder-Stiftung der deutschen Lebensversicherung.

belastungsteste durchgeführt und gleichzeitig über einen Zeitraum von 2 Std nach der Glucoseinjektion das Verhalten der Insulinsekretion sowie die Konzentration der freien Fettsäuren im Blut überprüft worden. Außerdem wurden die Veränderungen des Fettstoffwechsels untersucht.

Die *Blutzuckerbestimmung* erfolgte nach der GOD-Methode (Fa. Boehringer, Mannheim). Die Werte wurden auf halblogarithmischem Papier aufgetragen, die Halbwertszeit ermittelt und der Glucoseassimilationskoeffizient (K-Wert) nach der Formel $K = \dfrac{0{,}693 \cdot 100}{T}$ berechnet [1, 2, 6, 9].

Insulin ist radioimmunologisch bestimmt worden unter Verwendung eines kommerziellen Antiinsulinserums. Die Trennung von freiem und gebundenem Insulin ist mit geringen Modifikationen nach der Methode Herbert et al. [7] mittels Charcoal vorgenommen worden.

Die Konzentration der *freien Fettsäuren* im Blut wurde nach der von Duncombe angegebenen colorimetrischen Methode ermittelt [3].

Für die Triglyceridbestimmung wurde eine enzymatisch-optische Methode mit Glycerokinase [4, 10], für das Cholesterin eine modifizierte Liebermann-Buchardt-Reaktion verwendet (Testkombinationen der Fa. Boehringer, Mannheim).

Die *Lipoproteidelektrophoresen* sind auf Cellulose-Acetatmembranen durchgeführt worden. [8].

Bei der *Auswertung* wurde die Patientengruppe mit einem Glucoseassimilationskoeffizienten über 1,00 jeweils derjenigen mit einem K-Wert unter 1,00 gegenübergestellt. Außerdem ist eine Unterteilung des Kollektivs in unter bzw. über 50 Jahre alte Patienten sowie Patienten mit einem Normal- und Übergewicht vorgenommen worden.

Der Definition des Übergewichtes wurden die Angaben der Metropolitan Life Insurance Comp. [5] zugrunde gelegt und ein Übergewicht dann angenommen, wenn das Idealgewicht, d. h., das Gewicht mit höchster Lebenserwartung, um 10% überschritten wurde.

Insulinsekretion bei über 50 Jahre alten nichtadipösen Patienten (Abb. 1a):

Bei nichtadipösen Kontrollpersonen ohne Diabetes oder coronare Herzerkrankung trat unmittelbar nach i.v. Injektion von Glucose in typischer Weise eine verstärkte Insulinausschüttung auf und der Insulinglucosequotient, d. h. die pro Glucoseeinheit im Blut zur Verfügung stehende Insulinmenge, zeigte einen steilen Anstieg.

Dagegen wiesen Patienten mit einem Myokardinfarkt und Glucoseassimilationskoeffizienten unter 1,00 stark erniedrigte Werte auf, auch fehlte bei ihnen der hohe initiale Peak der Insulinabgabe. Bei der Mehrzahl aller Infarktpatienten mit einem K-Wert über 1,00 lag die Kurve der Insulinglucosequotienten nur wenig unter derjenigen von Kontrollpersonen.

Insulinsekretion bei über 50 Jahre alten adipösen Patienten (Abb. 1b):

Alle adipösen Patienten mit einem Myokardinfarkt und Glucoseassimilationskoeffizienten unter 1,00, sowie die Mehrzahl der Patienten mit einem K-Wert über 1,00, wiesen im Verlauf der Untersuchung etwas höhere Insulinkonzentrationen auf als Infarktpatienten mit einem Normalgewicht. Außerdem kam es bei den adipösen Patienten mit einem Glucoseassimilationskoeffizienten unter 1,00 30 bis 40 min nach der Glucoseinjektion zu einem kontinuierlichen Anstieg der Insulinkonzentrationen im Blut, die nach 1 bis 2 Std ein Maximum erreichten. Da diese Patienten einen K-Wert unter 1,00, also eine gestörte Glucosetoleranz hatten, lag bei ihnen trotz hoher Absolutwerte des Insulins ein Defizit an stoffwechselwirksamem Insulin, also ein relativer Insulinmangel vor.

Insulinsekretion bei unter 50 Jahre alten Patienten:

Bei den elf unter 50 Jahre alten Patienten mit einem Myokardinfarkt lagen die Insulinkonzentrationen durchschnittlich etwas höher, als bei den entsprechenden Gruppen der über 50jährigen. Dagegen unterschied sich das Verhalten der Insulinsekretion bei 50- bis 59jährigen nicht von demjenigen bei über 60 Jahre alten Patienten.

Aus der Patientengruppe mit einem Glucoseassimilationskoeffizienten über 1,00 hatten 11 Patienten (unabhängig vom Alter oder der Höhe ihres Körpergewichtes) eine stark erniedrigte sowie nach Glucoseinjektion verzögert einsetzende Insulinausschüttung.

Zusammenfassend kann somit gesagt werden, daß alle Patienten mit einem Glucoseassimilationskoeffizienten unter 1,00 sowie 11 Patienten aus der Gruppe mit einem K-Wert über 1,00 Zeichen eines absoluten oder relativen Insulinmangels

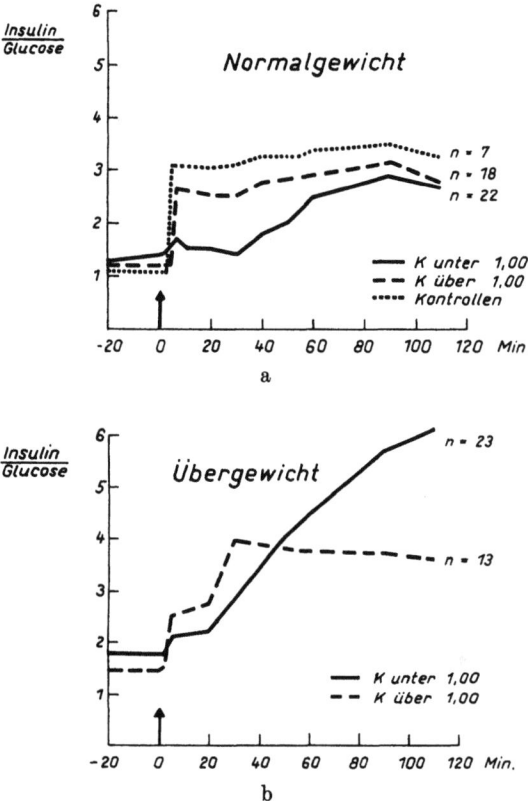

Abb. 1. Insulin-Glucosequotienten bei über 50 Jahre alten Patienten mit einem Myokardinfarkt und Normal- (a) bzw. Übergewicht (b). ——— Patienten mit einem K-Wert unter 1,00; - - - - - Patienten mit einem K-Wert über 1,00; ...... gesunde Kontrollpersonen; ↑ Zeitpunkt der Glucoseinjektion

aufwiesen. Bei diesen Patienten lagen gleichzeitig erhöhte Konzentrationen der freien Fettsäuren im Blut vor.

Fettstoffwechsel:

Die Mehrzahl der Patienten zeigte neben diabetischen Stoffwechselstörungen gleichzeitig erhöhte Triglycerid- und Cholesterinkonzentrationen im Blut (Abb. 2a und b). Die meisten Patienten unseres Kollektives hatten relativ hohe, über 230 mg-% liegende Cholesterinspiegel; insgesamt wiesen 43% eine Hypercholesterinämie mit Werten über 280 mg-% auf (Abb. 2a). Diese Hypercholesterinämie trat bei Patienten mit und ohne Kohlenhydratstoffwechselstörungen in gleicher Häufigkeit auf. — Eine Hypertriglyceridämie von mehr als 200 mg-%

(Abb. 2b) fand sich bei 59% aller Patienten, war jedoch bei denjenigen mit einem manifesten Diabetes häufiger festzustellen als bei den übrigen Gruppen. 28% der Patienten wiesen neben einer Hypertriglyceridämie gleichzeitig eine Hypercholesterinämie auf. Wie lipidelektrophoretische Untersuchungen zeigten, lag bei den Patienten mit erhöhten Triglycerid- bzw. Cholesterinkonzentrationen im Blut

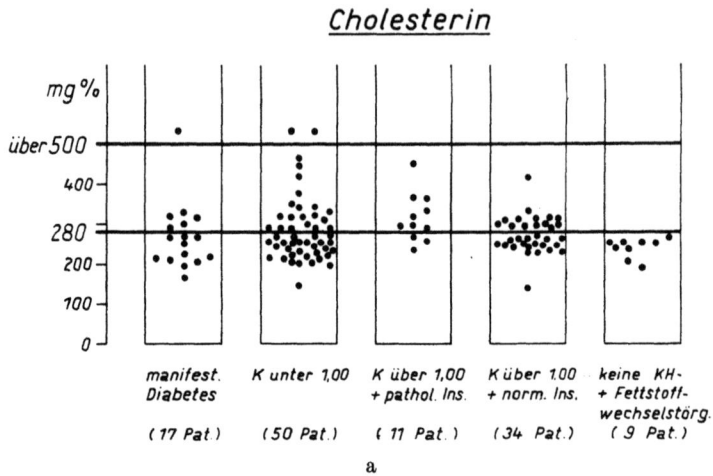

a

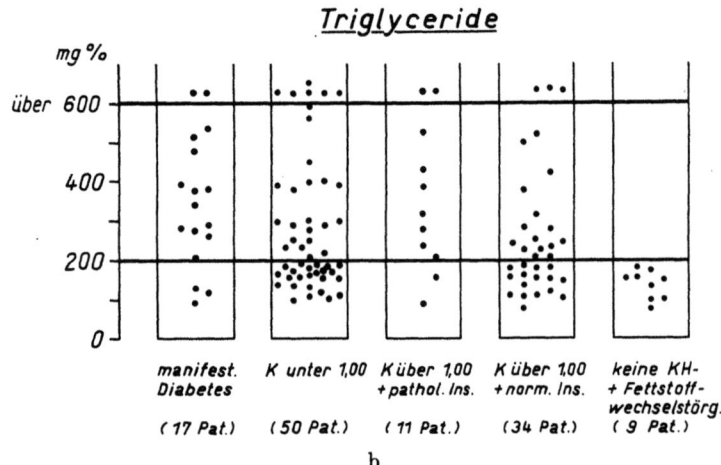

b

Abb. 2. Cholesterin- (a) und Triglyceridkonzentrationen in mg-% (b) bei Patienten mit einem Myokardinfarkt

überwiegend eine Hyperlipoproteinämie Typ IV und IIb, seltener auch IIa nach Frederickson vor.

Die Untersuchung hat somit gezeigt, daß 70% der Patienten mit einem Myokardinfarkt Störungen im Kohlenhydratstoffwechsel aufwiesen, davon 15% einen manifesten Diabetes und 45% einen K-Wert unter 1,00, also einen asymptomatischen Diabetes nach der Definition der WHO [11]. Weitere 10% hatten lediglich eine erniedrigte Insulinsekretion bei zumeist im Grenzbereich liegenden Glucoseassimilationskoeffizienten. Bei diesen Patienten dürften ebenfalls diabetische Vorstadien bestanden haben.

Die Mehrzahl der Patienten ohne Abweichungen im Kohlenhydratstoffwechsel wies eine Fettstoffwechselstörung auf. Nur neun Patienten dieser Gruppe (Abb. 2a und b) hatten keine erhöhten Triglycerid- und Cholesterinkonzentrationen im Blut.

Es kann daher abschließend festgestellt werden, daß 92% der Patienten mit einem Myokardinfarkt bzw. coronaren Herzerkrankung Störungen im Kohlenhydrat- und/oder Fettstoffwechsel aufweisen.

Für die technische Mitarbeit danken wir Frl. V. Lange, Frl. S. Danielsen, Frau J. Keller und Frau Fabel.

Literatur

1. Amatuzio, D. S.: Intravenous glucose tolerance tests. In: Diabetes mellitus, p. 35 (Danowski, T. S., Ed.). New York 1964. — 2. Bartelheimer, H.: Stoffwechsel. In: Klinische Funktionsdiagnostik, S. 130 (Bartelheimer, H., Jores, A., Hrsg.). Stuttgart: Thieme 1967. — 3. Dieterle, P., Wülfert-Heldrich, C., Henner, J., Schwarz, K.: Z. klin. Chem. **6**, 153 (1968). — 4. Eggstein, M., Kreutz, F. H.: Klin. Wschr. **44**, 262 (1966). — 5. Geigy: Wissenschaftliche Tabellen. Basel 1960. — 6. Gürtler, W.: Wien. med. Wschr. **39**, 651 (1969). — 7. Herbert, V., Kam-Seng Lau, Ch., Gottlieb, W., Bleicher, Sh. J.: J. clin. Endocr. **25**, 1375 (1965). — 8. Klemens, U. H.: Lipoproteinelektrophorese auf Zelluloseacetat-Membranen. In: Hyperlipidämie, S. 53 (Berg, G., Hrsg.). Stuttgart: Thieme 1971. — 9. Mehnert, H., Förster, H.: Stoffwechselkrankheiten, S. 157. Stuttgart: Thieme 1970. — 10. Schmidt, F. H., Dahl, K.: Z. klin. Chem. **6**, 156 (1968). — 11. Rapport d'un Coimté dèxperts de l'OMS Org. mond.Santé Sér. Geneve: Rapp. techn., p. 310, 1965. Le diabete sucré.

Aussprache

Herr H. KAFFARNIK (Marburg):

Zu Herrn SCHENCK u. Mitarb.: Ihre Gesamthäufigkeit einer diabetischen Stoffwechsellage bei Infarktpatienten erscheint relativ hoch. Wenn man jedoch Ihre Patienten, die lediglich eine Störung der Insulinsekretion zeigen, abzieht, dann nähern sich Ihre Werte den von uns erhobenen. Wir wendeten zwei diagnostische Testmethoden an und fanden bei Herzinfarktpatienten in etwa 50% eine diabetische Stoffwechsellage.

Bezüglich der Frage Gefäßveränderungen und Hyperlipidämie sind wir jüngst in Umkehrung der überwiegenden bisherigen Untersuchungsmethoden von den Blutfetten ausgegangen. Hierbei verglichen wir Patienten mit Hyperlipidämien mit gleichaltrigen Patienten ohne Vermehrung der Serumlipide. Unsere Dicumarolambulanz wurde mit in die Untersuchung einbezogen. Das Durchschnittsalter der Patienten lag bei 51 Jahren.

Eine signifikant höhere Herzinfarktrate gegenüber dem Kontrollkollektiv fanden wir (beim genannten Durchschnittsalter) nur beim Typ IV bzw. bei Hypertriglyceridämie. Das entspricht der hohen Coincidenzrate der Infarktpatienten mit Störungen der Glucosetoleranz und bedeutet eine Renaissance der Ergebnisse von Albrink u. Mitarb.

LAUBE, H., PFEIFFER, E. F. (Abt. Endokrinologie und Stoffwechsel, Zentrum Innere Medizin und Kinderheilkunde, Universität Ulm): **Zur Bedeutung von Gewichtsreduktion und erhöhten Serumtriglyceridwerten beim Protodiabetes**

Die Erkenntnis um die Bedeutung erhöhter Serumfettwerte bei Adipositas, Diabetes mellitus und Arteriosklerose hat in den letzten Jahren ständig zugenommen. Lewin (1935) beschrieb erstmals bei diabetischen Hunden eine deutliche Vermehrung der Neutralfette. Entsprechende Befunde bei Adipositas wurden jedoch noch früher beobachtet. Besonderes Interesse entstand in letzter Zeit durch die wachsenden Hinweise auf einen möglicherweise kausalen Zusammenhang von Hypertriglyceridämie und Arteriosklerose. Durch die Untersuchungen von Elkeles et al. wurde zudem deutlich, daß bei Diabetikern mit Insulinreserven eine beträchtlich größere Zahl erhöhte Serumtriglyceride aufwies, als solche Patienten, die vergleichsweise schlechtere Insulinwerte hatten.

Bei der Untersuchung eines Kollektivs von Adipösen auf Fett- und Zuckerstoffwechselstörungen vor und nach Gewichtsreduktion, konnte beobachtet werden, daß bei Patienten mit latentem oder Protodiabetes der größte Teil normale oder sogar erhöhte Insulinwerte aufwies. Gleichzeitig war in dieser Gruppe der Anteil an Patienten mit erhöhten Serumtriglyceridwerten wesentlich höher als bei Patienten mit ausgeprägtem Insulinmangel. Dies veranlaßte uns, dem Zusammenhang von Adipositas bzw. Hypertriglyceridämie und Glucoseassimilation weiter nachzugehen.

Bei einer Gruppe von 64 Adipösen, die in letzter Zeit an unserer Klinik zur Gewichtsreduktion stationär lagen, wurden Glucoseassimilation, Seruminsulin und Neutralfette vor und nach Behandlung bestimmt. Zur Kontrolle diente eine Gruppe von 15 normalgewichtigen Hyperlipämikern mit ausnahmslos erhöhten Triglyceridwerten. Oberste Normalwerte lagen

↓ IMI (N=15)	↑ IMI (N=27)	reaktiver Insulinanstieg
(3o–48 µE/ml)	(29–112 µE/ml)	⟨ - ⟩ 1oo%
K = 0.9	K = 1.1	K-Wert
92 kg	95 kg	Gewicht
36 J	38 J	Alter
N=5 (33%)	N= 17 (63%)	Hypertriglyceridämie (⟩ 14omg%)

Abb. 1. Hypertriglyceridämie bei Adipösen mit Diabetes mellitus

dabei um 140 mg-%. Neutralfette wurden im Autoanalyser (Kessler u. Lederer, 1965), Seruminsulin radioimmunologisch gemessen (Melani, Ditschuneit, Bartelt, Friedrich, Pfeiffer, 1965).

Von 64 Adipösen mit einem Übergewicht von mindestens 35% nach Broca, hatten 42 eine gestörte Glucoseassimilation. Nur 15 Patienten davon zeigten nach Glucosebelastung einen reaktiv verminderten Insulinanstieg, während bei 27 Patienten eher erhöhte Insulinwerte auffielen (Abb. 1). In dieser Gruppe war der Anteil an Patienten mit Serumtriglyceridwerten über 140 mg-% deutlich gegenüber den Patienten mit reaktivem Insulinmangel vermehrt. Nach Gewichtsreduktion der adipösen Patienten war zwar die absolute Zahl mit einer Hyperlipidämie vermindert, das deutliche Überwiegen in der Gruppe der Patienten mit hohen Insulinwerten blieb jedoch erhalten (N = 2/9). In dem Kollektiv adipöser Patienten ohne Diabetes bestanden gleichzeitig niedrigere Insulinbasalwerte bei prozentual höherem reaktivem Anstieg (23 bis 111 µE/ml IMI). Nur ein Drittel dieser Patienten zeigte jedoch erhöhte Serumtriglyceridwerte.

Eine Hypertriglyceridämie als Folge eines Diabetes mellitus kann sowohl endogener wie auch exogener Art sein. Wahrscheinlich sind es zwei voneinander unabhängige Mechanismen, nämlich eine verminderte Aufnahme von Chylomikronen durch das Fettgewebe und eine Vermehrung der endogenen Plasmatriglyceride (Sailer et al., 1971). Die Veresterung von freien Fettsäuren hing dabei weitgehend vom Blutzuckerspiegel ab und ist bei Werten unter und über 250 mg-%

am höchsten. Diabetiker verestern wegen der erhöhten Konzentration mehr freie Fettsäuren zu Plasmatriglyceriden als Normalpersonen. Die Kohlenhydrattoleranzstörung als Folge der Hyperlipidämie ist jedoch ein pathogenetisch unterschiedliches Krankheitsbild, dessen Ursache weit wenig klar ist. Da in der Gruppe der adipösen Diabetiker mit gutem reaktivem Insulinanstieg nahezu doppelt so viel Patienten eine Vermehrung der Neutralfette aufwies, ist zu vermuten, daß dies durch Patienten mit gleichzeitig primär erhöhten Triglyceridwerten bedingt ist, und die Verschlechterung der Glucoseassimilation eine direkte Folge der Hypertriglyceridämie ist. 1964 gelang es Felber u. Vannotti durch Fettinfusionen bei gesunden Versuchspersonen eine Erhöhung des Serumtriglyceridspiegels zu erreichen. Gleichzeitig kam es dabei zu einer verminderten Glucosetoleranz. Bei einer Gruppe normalgewichtiger Hyperlipämiker konnten wir jetzt beobachten, daß 45% eine diabetische Stoffwechsellage aufwiesen (Abb. 2). Dies ist etwa zehnmal mehr, als bei einem Kontrollkollektiv zu erwarten wäre. Die Ursache dieser verminderten Glucosetoleranz ist letztlich noch unklar, kann jedoch bei fast allen Typen der Hyperlipidämie gefunden werden. Im allgemeinen besteht dabei kein

314 ±75 mg%	Triglyceride
45%	Diabetes mellitus
74 kg	Gewicht
33 J.	Alter
N = 15	Anzahl

Abb. 2. Störung des Glucosestoffwechsels bei normalgewichtigen Hyperlipämikern

Insulinmangel. Ähnlich wie bei Fettinfusionen kommt es eher zu einem Hyperinsulinismus. Die erhöhte Konzentration von freien Fettsäuren bei Patienten mit Hypertriglyceridämie läßt darauf schließen, daß die Hemmung der Glucoseassimilation im Sinne der Randleschen Theorie des Glucosefettsäurecyclus zustande kommt. Es ist bisher noch unklar, inwieweit der erhöhte Triglyceridspiegel selbst und direkt wirksam ist. Wahrscheinlich spielt außer den erhöhten freien Fettsäuren auch der jeweilige Typ der beteiligten Lipoproteide eine Rolle. Verschiedene Befunde deuten darauf hin, daß eine Vermehrung der Lipoproteide sehr niedriger Dichte, die VLDL, die Glucosetoleranz verschlechtern können.

Zusammenfassung

Adipöse Diabetiker mit guten Insulinreserven zeigen gegenüber solchen Patienten mit vermindertem reaktiven Insulinanstieg einen deutlich gesteigerten Anteil mit Hypertriglyceridämie. Mit abnehmenden Insulinreserven normalisieren sich die Triglyceride weitgehend, um erst beim manifesten Diabetes wieder anzusteigen. Eine Gewichtsreduktion vermindert die Zahl der Hyperlipämiker, die Relation bleibt jedoch bestehen. Bei normalgewichtigen Hyperlipämikern besteht in 45% der Fälle eine gestörte Glucosetoleranz obwohl kein Insulinmangel vorliegt. Die Ursache wird in einer gleichzeitigen Erhöhung der freien Fettsäuren und deren Wirkung im Rahmen des Glucose-Fettsäurecyclus, sowie einer Vermehrung der Lipoproteide niedriger Dichte gesehen. Alle Patienten mit gestörter Glucosetoleranz sollten deshalb auf eine ursächlich zugrunde liegende Fettstoffwechselstörung untersucht werden. Oftmals ist es unmöglich zu entscheiden, ob eine primäre Hypertriglyceridämie oder ein Diabetes mellitus mit sekundärer Vermehrung der Serumtriglyceride vorliegt.

Literatur

Elkeles, R. S., Lowy, C., Wyllie, A. D. H., Young, J. L.: Lancet **1971** I, 880. — Kessler, G., Lederer, H.: Automation in analytic chemistry, p. 341. New York 1965. — Lewin, A. I.: Z. ges. exp. Med. **96**, 548 (1935). — Melani, F., Ditschuneit, H., Bartelt, K., Friedrich, H., Pfeiffer, E. F.: Klin. Wschr. **43**, 1000 (1965). — Sailer, S., Sandhofer, F., Braunsteiner, H.: Diabetes mellitus und Hyperlipämie. In: Handbuch des Diabetes mellitus, II, S. 775. München: Verlag J. F. Lehmanns 1971.

LIPID UND LIPOPROTEIN-METABOLISMUS

FREDRICKSON, D. S. (National Inst. of Health, Bethesda): **Function and Structure of Plasma Lipoproteins**

Manuskript nicht eingegangen

SEIDEL, D. (Med. Univ.-Klinik Heidelberg): **Plasma Lipoproteins in Patients with Familial Plasma Lecithin: Cholesterol Acyltransferase Deficiency: Apolipoprotein Composition of Isolated Fractions**

Autoreferat

Familial lecithin: cholesterol acyltransferase (LCAT) deficiency has recently been described as an inborn error of metabolism. The enzyme acts upon circulating lipoproteins and catalyses the transfer of fatty acid from the beta position of lecithin to the 3-β-OH group of free cholesterol. Besides characteristic changes of plasma lipid concentrations, deficiency of this enzyme is followed by changes of the physicochemical properties of the plasma lipoprotein fractions. Heterogeneity and abnormality with regard to the apolipoprotein composition are most pronounced in the low density fraction (d 1,063 to 1,21 g/ml). Three different subfraction can be isolated from this density class. a) lipoproteins containing only apolipoprotein B; b) lipoproteins containing apolipoprotein B and apolipoprotein C and c) lipoproteins consisting of apolipoprotein C, lipoprotein are very similar to the abnormal lipoprotein properties of the third (c) lipoprotein are very similar to the abnormal lipoprotein (LP-X) characterizing cholestasis. Since liver disease is often associated with low LCAT activity an important metabolic relationship may exist between structure of plasma lipoproteins, LCAT activity and liver function. (Coauthors: Drs. E. Gjone and J. P. Blomhoff, Oslo.)

BROWN, W. V. (University of La Hoya, Calif.): **Some Functional Aspects of the Plasma Apolipoproteins**

Autoreferat

Human plasma very low density lipoprotein (VLDL) and Chylomicrons (Chyl) contain the same protein as low density lipoprotein (LDL) and an additional group of small apolipoproteins of approximately 10,000 Molecular Weight. These smaller apolipoproteins constitute approximately 55% of the protein in VLDL and over 90% of the protein in Chyl. The two major constituents of this latter group of apolipoproteins are designated by their carboxyl terminal amino acids as apoLp-Glu (glutamic acid) and apoLp-Ala (alanine). Both have marked effects on the triglyceride lipase (TGL) of lipoprotein lipase. Using milk lipoprotein lipase, 1to 2 ug of apoLp-Glu produces a ten-fold activation of TGL activity. ApoLp-Ala inhibits both the milk and plasma TGL activities at levels above 50 ug/ml. The inhibition occurs at levels of apoLp-Ala greater than 2% of the substrate mass. No differences in these properties have been observed with apoproteins purified from normal subjects, or Type III und Type V hyperlipoproteinemics. The inhibition of apoLp-Ala of lipoprotein lipase may be blocked in vitro by certain lipid factors. The properties of these lipids which block apoLp-Ala inhibition are presently under study in our laboratory.

STEIN, Y. (Hebrew. University, Medical School, Jerusalem): **Biosynthesis and Degradation of Plasma Lipoproteins**

Autoreferat

The origin of serum lipoproteins has been shown to be confined mostly to the liver and to a more limited extent to the intestine. During the past decade the pathways of lipid and protein synthesis, which had been previously characterized in vitro, were localized to the endoplasmic reticulum of the parenchymal liver cell. With the help of electron microscopy, radioautography and newer methods of subcellular fractionation it became possible to identify the intrahepatic form of serum VLDL and to follow its intrahepatic path from endoplasmic reticulum through the Golgi apparatus to the sinusoidal cell surface. More recently it was shown that the Golgi apparatus participates in the glycosidation of serum lipoproteins. Of the various serum lipoproteins so far only the VLDL has been identified in the liver and the question whether HDL and LDL are also secreted as distinct particles has not been answered. Far less is known about the site of degradation of lipoproteins, especially of the protein moiety. Recently we have used iodinated rat high density lipoprotein as a model system to study this problem. Following injection into rats the HDL was cleared from the circulation with a half life of about $10^1/_2$ hrs. During the first 6 hrs about 10% of the label was taken up by the liver and about 5% by the small intestine. Ninety percent of the radioactivity recovered in the liver was precipitable by TCA. With the help of radioautography the label was seen predominantly over parenchymal liver cells and concentrations of label were seen over peribiliary areas. Electron microscopic radioautography has shown that the concentration of label could be localized to lysosomes of parenchymal liver cells. Thus the liver, which has been shown to be the main source of plasma lipoproteins seems to participate also rather actively in their catabolism.

LEVY, R. I. (National Heart and Lung Institute, Bethesda, U.S.A.): **Turnover of Plasma Lipoproteins**

Autoreferat

Several different human plasma lipoprotein apoproteins have now been characterized. Though their physical chemical characteristics have been described it is knowledge of their metabolic fate and function that promises to help us understand human lipid transport, and its disorders. In vivo and in vitro studies of the different lipoprotein apoproteins their exchange, synthesis and catabolism will be discussed particularly in regard to what they have taught us regarding lipoprotein interconversions and the mechanisms behind several different lipid transport disorders.

NIKKILÄ, E. (3rd Department of Medicine, University of Helsinki): **Production and Removal of Plasma Triglycerides in Hypertriglyceridemia**

Autoreferat

Plasma triglyceride transport is a system which obeys the laws of saturable enzyme kinetics. These may be complex, however, because of the variability in the physical and chemical properties of the particles acting as triglyceride carriers in plasma. Ultimately, the plasma triglyceride concentration is determined by the efficiency of the removal system. This fact does not imply, however, that all cases of hypertriglyceridemia are primary removal defects since the only change occurring on transition from normal to abnormal may be an increase of production rate.

The roles of plasma triglyceride production and removal in the etiology of different forms of hypertriglyceridemia can be estimated by comparing concentration and production (turnover) rate. Some examples of the kinetic pattern found in primary and secondary hyperglyceridemia are presented.

It is assumed that the triglyceride transport is genetically determined but can be modified by different factors. Premenopausal women have a more efficient removal system than men and are therefore more resistant to any hyperglyceridemic factor. Oral contraceptive steroids increase both production rate and removal efficiency. The hypertriglyceridemia associated with diabetes is chiefly caused by an increased release of triglycerides into the circulation but in some cases a pure removal defect has been found as the causative mechanism of diabetic hyperlipemia. Obesity also increases the triglyceride production. In hyperthyroidism both production rate and removal efficiency are increased while in thyroid hypofunction the increase of plasma triglyceride occurs solely on the basis of impaired clearance of triglycerides from the blood.

BOBERG, J. (Univ. of Uppsala, Dept. of Geriatrics, Uppsala): **Triglyceride Production in Man**

Manuskript nicht eingegangen.

HOFMANN, G. G., LAMPL, L. L., HORN, K., RALPHS, V., SCHWARZ, K. (Endokrinol. Abt., II. Med. Klinik Universität München): **Der Einfluß der Schilddrüsenhormone auf die Gewichtsreduktion und den Fettstoffwechsel bei Adipösen unter einer Nulldiät**

Ziel der therapeutischen Bemühungen an Fettsüchtigen ist, den körperlichen Calorienbedarf nicht durch exogene Zufuhr, sondern durch Lipolyse der gespeicherten Fettdepots zu decken. Auf Grund von in vitro-Versuchen an isolierten Fettzellen der Ratte ist die Steigerung der Lipolyse unter L-Trijodthyronineinwirkung in Abwesenheit und bei niedrigen Konzentrationen von Insulin bekannt [1]. Der lipolytische Effekt von Schilddrüsenhormonen verschwindet jedoch bei steigenden Insulinspiegeln. Auf Grund dieser Ergebnisse wurden Adipöse mit dauernd niedrigen, d. h. im Nüchternbereich liegenden Insulinspiegeln, die während einer Nulldiät bestanden, mit Schilddrüsenhormonen behandelt. Als wichtiges Problem stellte sich eine ausreichende und ungefährliche Dosierung der Schilddrüsenhormone dar, wobei insbesondere der Einfluß der Schilddrüsenhormone auf die Erregungsbildung des Herzens bedacht wurde. Die Erzeugung einer Hyperthyreosis factitia, wie sie mit eindrucksvollem Einfluß auf die Gewichtsreduktion beschrieben ist [2], trägt unverantwortbare Risiken in sich. Wir wählten als Dosierung etwa die Hälfte der täglichen Schilddrüsenhormonumsatzrate, das entspricht etwa 50 µg Thyroxin und 10 µg Trijodthyronin.

Methodik

Die Untersuchung wurde an 24 Fettsüchtigen, die sich einer Nulldiät unterzogen, durchgeführt, davon waren 14 Frauen und 10 Männer. Das mittlere relative Übergewicht im Vergleich zum Idealgewicht betrug 62%. Nach dem Prinzip der statistischen Zwillingsbildung wurden Paare zusammengestellt, von denen ein Patient täglich die genannte Schilddrüsenhormonmenge erhielt, während der andere unbehandelt blieb. Gewichtskontrollen wurden wöchentlich zur selben Morgenzeit durchgeführt. Vor Beginn der Nulldiät und der Schilddrüsenhormontherapie wurde unter Grundumsatzbedingungen eine i.v. Glucosebelastung vorgenommen, es wurden 0,5 g/kg Körpergewicht Glucose innerhalb von 3 min i.v. verabreicht. Bis zur 125. min nach der Glucosegabe wurde dann venöses Blut zur Bestimmung der Glucose, der nicht veresterten Fettsäuren, des freien Glycerins, der β-Hydroxybuttersäure und des radioimmunologisch meßbaren Insulins gewonnen. Eine zweite i.v. Glucosebelastung wurde in der 4. Woche der absoluten Fastenperiode durchgeführt. Eine abschließende dritte i.v. Glucosebelastung erfolgte am Ende der Fastenkur nach Wiederaufnahme einer Nahrungszufuhr von 600 Calorien täglich während 3 Tagen. Die letzte Schilddrüsenhormoneinnahme erfolgte bei der behandelten Gruppe eine Std vor Beginn der zweiten und dritten Glucosebelastung.

Die Spiegel des proteingebundenen Jods und des sog. freien T^3 wurden bei allen Patienten vor jeder Glucosebelastung kontrolliert. Die Ergebnisse wurden varianzanalytisch ausgewertet.

Ergebnisse und Diskussion

Unterschiede in der Gewichtsabnahme bei den 12 mit und den 12 ohne Schilddrüsenhormone behandelten Adipösen während der Nulldiät waren nicht interpretierbar, da sich bei der varianzanalytischen Auswertung eine Wechselwirkung

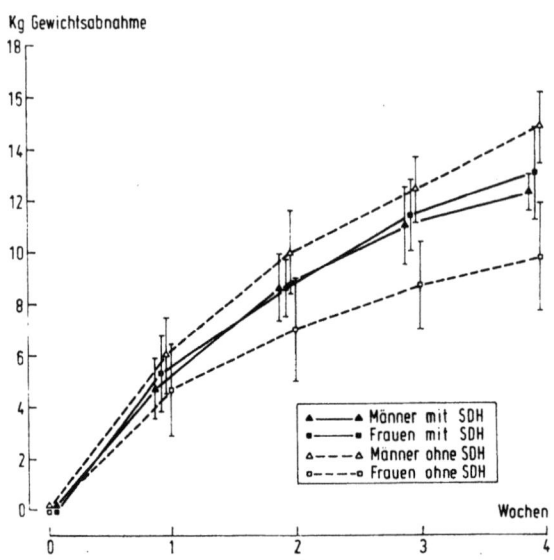

Abb. 1. Gewichtsabnahme in kg unter einer Nulldiät mit und ohne zusätzliche Schilddrüsenhormontherapie. In der Gruppe der Frauen fand sich eine signifikante Steigerung der Gewichtsreduktion unter Schilddrüsenhormonen ($p < 0{,}01$)

zwischen dem Geschlecht der Probanden, der Behandlung mit Schilddrüsenhormonen und der Gewichtsabnahme ergab. Diese Wechselwirkung war ab der 2. Woche herausragend, weshalb die weitere Datenanalyse nur in der Gruppe der Männer oder Frauen vorgenommen wurde (Abb. 1).

Innerhalb der Gruppe der Frauen fand sich unter Behandlung mit Schilddrüsenhormonen ab der 2. Woche der Fastenkur eine signifikante Steigerung der Gewichtsabnahme. Nach 3 Wochen hatten die mit Schilddrüsenhormonen behandelten Frauen im Mittel 2,48 kg mehr abgenommen als ihre Vergleichsprobandinnen. Bei den männlichen Adipösen zeigten die mit Schilddrüsenhormonen behandelten Probanden eher eine geringere Gewichtsabnahme als die Nichtbehandelten. Dieser Befund ist jedoch noch nicht interpretierbar, da bereits die Covarianzanalyse ein nicht zufriedenstellendes Ergebnis brachte, d. h. daß sich hier methodische Fehler bemerkbar machten, die wohl durch häufigere Diätfehler in der Gruppe der Männer zu erklären sind. Wie der Abbildung weiter zu entnehmen ist, zeigte die Gruppe der Männer die stärkste Gewichtsabnahme unter der Nulldiät, ein Befund, der aus der Literatur gut bekannt ist [3].

Die Überprüfung der Schilddrüsenfunktion erfolgte durch die Bestimmung des proteingebundenen Jods und des sog. freien T³ im Serum. Wie aus der Literatur bekannt, zeigten sich vorwiegend im unteren Normbereich liegende PBI-Spiegel der Adipösen vor der Nulldiät [4]. Es ergab sich keine statistisch gesicherte Wechselwirkung bei Schilddrüsenhormonbehandlung zwischen PBI-Erhöhung und Gewichtsabnahme während der Nulldiät. Auch zeigte sich keine Differenzierung nach dem Geschlecht.

Unter normalen Nahrungsbedingungen waren die Spiegel des freien T³ bei Adipösen deutlich erniedrigt. Unter der Nulldiät fand sich eine Normalisierung der Werte in allen Gruppen. Dies kann durch eine vermehrte Freisetzung des T³

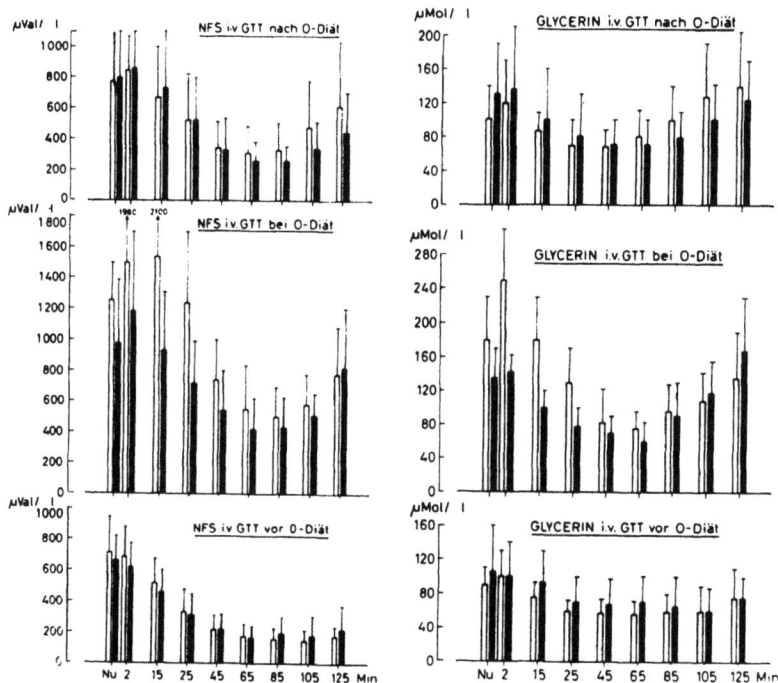

Abb. 2. Nicht veresterte Fettsäuren und Glycerin nach i.v. Glucosegabe vor, während und nach einer Nulldiät. Weiße Säulen ohne, schwarze Säulen mit zusätzlicher Schilddrüsenhormontherapie

aus seiner Bindung durch die erhöhten nicht veresterten Fettsäuren während des Fastens erklärt werden [5]. Auch hier konnte varianzanalytisch keine Wechselwirkung zwischen Schilddrüsenhormonbehandlung, T³-Erhöhung und Gewichtsabnahme eruiert werden.

Als Maß für den gesamten Hormonpool kann das Produkt von PBI und sog. freien T³ gelten. Dieser Schilddrüsenhormonindex war bei der behandelten Gruppe unter der Nulldiät erhöht.

Als Parameter des Fettstoffwechsels wurden die nicht veresterten Fettsäuren und das freie Glycerin im Serum vor und nach einer Glucosegabe bestimmt. Es ist zu bedenken, daß der Serumspiegel dieser Metaboliten die Resultante aus Poduktion und Abbau darstellt, somit also nicht unbesehen als Maß für die Lipolyseaktivität herangezogen werden darf.

Abb. 2 zeigt den bekannten Anstieg der nichtveresterten Fettsäuren während einer Nulldiät. Die Spiegel der nichtveresterten Fettsäuren bei den mit Schilddrüsenhormonen behandelten Patienten — dargestellt durch die gefüllten Säulen — scheinen eher unter den Spiegeln der nicht behandelten Probanden zu liegen. Dieser Befund könnte durch die aus der Literatur bekannte Steigerung der Umsatzrate der nichtveresterten Fettsäuren unter der Schilddrüsenhormonwirkung erklärt werden [6]. Eine Wechselwirkung zwischen Schilddrüsenhormongabe, Gewichtsreduktion, Höhe der nichtveresterten Fettsäuren und Geschlecht ergab sich varianzanalytisch nicht. Ein völlig analoges Verhalten zeigt das freie Glycerin im Serum. Diese weitgehende Übereinstimmung könnte darauf hinweisen, daß der Abbau beider Metaboliten unter Schilddrüsenhormoneinwirkung gesteigert ist, andererseits ist aber auch eine vermehrte Veresterung der Fettsäuren zu Plasmatriglyceriden in Erwägung zu ziehen.

Die β-Hydroxybuttersäure im Serum zeigte ebenfalls eine weitgehende Übereinstimmung mit den freien Fettsäuren. Nur war der Streubereich der β-Hydroxybuttersäure im Nüchternzustand und nach Glucosegabe erheblich größer. Als Nebenbefund sei erwähnt, daß Diätfehler sich durch einen rascheren Abfall des β-Hydroxybutyrates dokumentierten, während die freien Fettsäuren erheblich langsamer reagierten.

Als Ausdruck der Kohlenhydratstoffwechselsituation wurde der Glucoseassimilationskoeffizient k_G herangezogen, der sich aus der Steilheit des Blutzuckerabfalles nach i.v. Glucosegabe berechnen läßt. Während der gesamten Untersuchung konnte keine signifikante Änderung des k_G-Wertes beobachtet werden. Dies ist insbesondere für die Glucosebelastung nach Beendigung der Nulldiät ein überraschender Befund, da hier eine Besserung der Kohlenhydratstoffwechselsituation erwartet werden durfte. Nach einer nur 3tägigen wieder aufgenommenen untercalorischen Nahrungszufuhr ist jedoch noch nicht mit einer völligen Normalisierung des Stoffwechsels zu rechnen, unter anderem sind die noch nach wie vor erhöhten freien Fettsäuren im Serum für einen ausgeprägten Insulinantagonismus verantwortlich zu machen.

Ein signifikanter Unterschied in der Höhe der Insulinausschüttung 2 min nach Glucosegabe fand sich bei den mit Schilddrüsenhormon behandelten Adipösen nach Ende der Nulldiät. Dieser Befund war jedoch nicht korrelierbar zu den an Hand des k_G-Wertes gemessenen Kohlenhydratstoffwechselsituation.

Zusammenfassung

In diesen vorläufigen Untersuchungen zeigte sich ein signifikanter steigernder Effekt von kleinen Schilddrüsenhormondosen auf die Gewichtsreduktion bei Adipositas unter einer Nulldiät, der jedoch bisher nur für das weibliche Geschlecht gesichert werden konnte. Die Messung der freien Fettsäuren und des freien Glycerins im Serum erbrachte bis jetzt keinen Einblick in Veränderungen des Fettstoffwechsels durch die Schilddrüsenhormongabe.

Literatur

1. Hofmann, G. G., Krick, L., Bottermann, P., Schwarz, K.: Verh. dtsch. Ges. inn. Med. **77**, 660 (1971). — 2. Hollingsworth, D. R., Amatruda, T. T., Jr., Scheig, R.: Metabolism **19**, 934 (1970). — 3. Ditschuneit, H., Faulhaber, J. D., Beil, I., Pfeiffer, E. F.: Internist **11**, 176 (1970). — 4. Scriba, P. C., Richter, J., Horn, K., Beckebans, J., Schwarz, K.: Klin. Wschr. **45**, 323 (1967). — 5. Hollander, Ch. S., Scott, R. L., Burgess, J. A., Rabinowitz, D., Merimee, Th. J., Oppenheimer, J. H.: J. clin. Endocr. **27**, 1219 (1967). — 6. Sandhofer, F., Sailer, S., Braunsteiner, H.: Klin. Wschr. **44**, 1389 (1966).

BLOCH, R., DENNHARDT, R., LINGELBACH, B., LORENZ-MEYER, H. (Institut für angewandte Physiologie, Marburg): **Untersuchungen zur Resorption mittelkettiger Fettsäuren am Dünndarm der Ratte**

Der Begriff „Mittelkettige Fettsäuren" (MKF) umfaßt Fettsäuren mit einer Kettenlänge von 6 bis 12 Kohlenstoffatomen. Diese spielen als Calorienträger in der menschlichen Nahrung keine wesentliche Rolle, haben jedoch in den letzten Jahren in der Behandlung verschiedener gastrointestinaler Erkrankungen zunehmend klinische Bedeutung erlangt.

MKF sind schwache Elektrolyte mit einem pK von 4,76 bis 4,90 und unter den im Darm vorherrschenden pH- und Temperaturbedingungen weitgehend ionisiert; in diesem Zustand sind sie praktisch vollständig wasserlöslich.

Im Gegensatz zu den normalerweise in der Nahrung vorhandenen langkettigen Fettsäuren (LKF) ist die Resorption MKF somit nicht an die Anwesenheit von Gallenflüssigkeit gebunden. Die intraluminale Hydrolyse mittelkettiger Triglyceride (MKT) erfolgt wesentlich rascher als die LKT und liefert ausschließlich freie Fettsäuren (FFS). Bei fehlendem Pankreassaft können MKT als intakte Triglyceridmoleküle resorbiert und anschließend intracellulär hydrolysiert werden. Darüber hinaus werden MKF nicht wie die längerkettigen über die Lymphe transportiert, sondern gelangen über das Pfortadersystem direkt in die Leber.

Der eigentliche Resorptionsmechanismus der Fette im allgemeinen und der MKF im besonderen, d.h. ihr Übertritt durch die Membran des Resorptionsepithels in die Resorptionszelle hinein, ist bisher weitgehend unbekannt und die vorliegenden Arbeiten sind in ihrer Aussage zudem widersprüchlich. Auf Grund biochemischer und elektronenmikroskopischer Befunde wird den LKF allgemein ein passiver, Energie-unabhängiger Resorptionsvorgang zugesprochen. Demgegenüber wurde von Clark u. Holt eine kompetitive Hemmung der Trioleinresorption durch Trioctanoat und von Lyon ein Na-abhängiger Transport LKF aufgezeigt, Befunde, die bei einer angenommenen Diffusion LKF nur schwer verständlich sind.

Andererseits wurde für kurzkettige Fettsäuren (C 2 bis C 6) von Smyth et al. ein aktiver Transport postuliert, jedoch auch diese Aussage ist nicht unwidersprochen geblieben (Coe; Dawson et al.).

Wir sind nun seit einiger Zeit bemüht, am Beispiel des Octanoattransportes die Resorptionskinetik MKF näher zu analysieren. Zur Messung der Resorption wurden sowohl in vitro-Untersuchungen (Semenza u. Mühlhaupt, 1969) wie auch in vivo-Techniken (Resorption aus einem isolierten Segment; kontinuierliche Dünndarmperfusion an der wachen Ratte) eingesetzt. Alle Untersuchungen wurden an weiblichen Wistar-Ratten durchgeführt.

Wir erhielten folgende Ergebnisse: Die mit der isolierten Segmenttechnik jeweils an gleichen Tieren simultan durchgeführten Resorptionsmessungen im proximalen Jejunum und distalen Ileum ergaben für Octanoat eine unterschiedliche Resorptionskapazität. Während im Jejunalsegment nach 10 min durchschnittlich 91,6% der eingegebenen Octanoatmenge resorbiert waren, betrug die Verschwindensrate im Ileum während des gleichen Zeitraums 67,6%, also nur 73,7% der vom Jejunum transportierten Menge. Diese Resorptionskapazität, die im übrigen mit den von Gallagher u. Playoust vorgelegten Daten übereinstimmt, ist unvergleichlich höher als die für LKF, die man z.T. noch nach Stunden im Darm finden kann. Von der resorbierten Octanoatmenge befanden sich sowohl im Jejunum wie im Ileum nur noch etwa 7% in der Mucosa, der Rest war bereits vollständig abtransportiert worden. Zum Vergleich hierzu: Gallagher u. Playoust fanden nach 30 min noch drei Fünftel der ohnedies langsamer aufgenommenen

LKF in der Mucosa. Weiter untermauert wird der Nachweis eines sehr raschen Octanoattransportes durch eine fortlaufende Messung der C^{14}-Aktivität im Pfortaderblut nach Eingabe von 1,0 70 mM C^{14}-Octanoat in ein 10 cm langes Jejunalsegment. Es zeigt sich hierbei ein bemerkenswert steiler Aktivitätsanstieg, der bereits nach 4 min sein Maximum erreicht hat.

In in-vitro-Versuchen haben wir die Abhängigkeit der Resorption von der Konzentration untersucht. In Übereinstimmung mit Barry, Taylor, Jackson u. Smyth finden wir keinen linearen Anstieg der Resorption mit der Konzentration, wie wir dies in Vorversuchen bei konstanter Konzentration bis zu einer Inkubationszeit von etwa 8 bis 10 min beobachten konnten, sondern eine Sättigungskurve.

Die Reziprozierung der Werte nach Lineweaver-Burk, die man bei einer Geschwindigkeits-limitierenden Sättigungskinetik vornehmen kann, um die maxi-

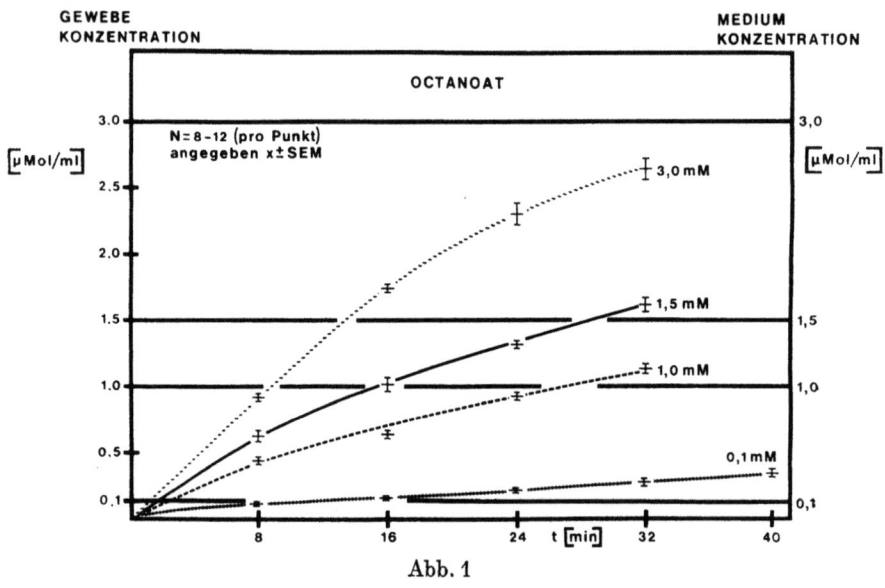

Abb. 1

male Resorptionsgeschwindigkeit und die Halbsättigungskonstante zu ermitteln, ergab für Octanoat eine V_{max} von 1,0 µMol/min und eine K_m von 17,7 mM.

In Abb. 1 ist die Akkumulation des Octanoats im Darmgewebe dargestellt. Innerhalb der Inkubationszeit von 32 min wird die Konzentration von 3 mM im Gewebe nicht erreicht, die 1,5 und 1,0 mM-Grenze wird jedoch knapp und die von Crane u. Mandelstam für Kohlenhydrate benutzte Konzentration von 0,1 mM wird deutlich überschritten. Der Gewebe-Mediumquotient beträgt hier nach 40 min 2,75:1; er ist eher sogar noch höher zu veranschlagen, da berücksichtigt werden muß, daß nicht nur die Schleimhaut homogenisiert wurde, sondern die gemessene Octanoataufnahme auf den Gesamtdarm bezogen ist.

Um zu prüfen, ob die Octanoatresorption durch Stoffwechselgifte beeinflußt werden kann, haben wir Vergleichsuntersuchungen mit und ohne KCN in einer Konzentration von 2×10^{-4} M vorgenommen. Hierbei zeigt sich eine statistisch signifikante Reduktion der Octanoatresorption unter dem Einfluß des KCN. KCN ist ein allgemeines Stoffwechselgift, blockiert jedoch in erster Linie die Atmungskette durch Hemmung der Cytochromoxydase.

Schließlich interessierte noch die Frage einer gegenseitigen Resorptionsbeeinflussung zweier MKF. Hierzu wurde die Caprylsäureresorption aus einer 10, 30 und 50 mM Lösung bei gleichzeitiger Anwesenheit von 10 und 50 mM Capronsäure gemessen und mit der Resorption ohne Capronsäure verglichen. In Abb. 2 ist der Lineweaver-Burk-plot aufgetragen. Dabei zeigt sich, daß die Caprylsäureresorption durch Capronsäure kompetitiv gehemmt wird. Die in diesem System nach Dixon ermittelte Inhibitorkonstante K_i betrug 47 mM.

Eine konzentrationsabhängige Sättigung des Octanoattransportes sowie die Hemmung durch Capronsäure konnte auch im in vivo-Versuch nachgewiesen werden.

Aus den vorgelegten Befunden möchten wir mit aller gebotenen Vorsicht schließen, daß es sich bei dem Eintritt MKF in das Resorptionsepithel um einen

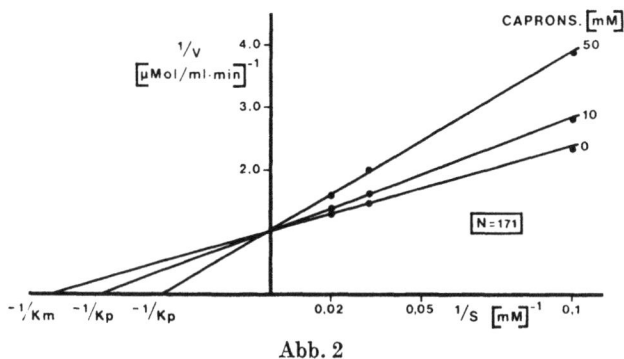

Abb. 2

Vorgang handelt, den wir aus der Sicht unseres heutigen Kenntnisstandes als aktiven Transport bezeichnen, wobei hiermit im wesentlichen ein Energieabhängiger Transport verstanden wird, der entgegen einem elektrochemischen Gradienten also auch bergauf erfolgen kann, und durch Sauerstoffentzug und durch Stoffwechselgifte hemmbar ist. Substanzen, die den gleichen Carrier benutzen, wie hier beispielsweise Capryl- und Capronsäure, zeigen eine kompetitive Hemmung.

Literatur
Clark, S. B., Holt, P. R.: J. clin. Invest. **48**, 2235 (1969). — Barry, R. J. C., Smyth, D. H.: J. Physiol. (Lond.) **152**, 48 (1960). — Barry, R. J. C., Jackson, M. J., Smyth, D. H.: J. Physiol. (Lond.) **182**, 150 (1966). — Coe, E. L.: Nature (Lond.) **211**, 80 (1966). — Dawson, A. M., Holdsworth, C. D., Webb, J.: Proc. Soc. exp. Biol. (N.Y.) **117**, 97 (1964). — Lyon, I.: Biochim. biophys. Acta (Amst.) **163**, 75 (1968). — Smyth, D. H., Taylor, C. B.: J. Physiol. (Lond.) **141**, 73 (1958).

BACK, P., SCHUMACHER, H., GEROK, W. (Med. Klinik und Kinderklinik Universität Freiburg): **Primäre Synthese von Monohydroxygallensäuren in der Leber**

Die mitgeteilten Untersuchungen gelten der Frage, ob unter den Bedingungen des Fehlens des enterohepatischen Gallensäurenkreislaufs außer den bekannten Reaktionswegen zur Bildung der Hauptkataboliten des Cholesterins, der Cholsäure und Chenodesoxycholsäure, Alternativwege des Cholesterinkatabolismus beschritten werden, welche zur Bildung atypischer primärer Gallensäuren führen.

In einem Fall von extrahepatischer Gallengangsatresie wurde das Urin-Gallensäurenspektrum untersucht, welches unter der Annahme, daß außerhalb der Leber kein Cholesterinkatabolismus zu Gallensäuren stattfindet, an Hand der aufzufindenden Kataboliten die hepatischen Abbauwege des Cholesterins aufzeigen könnte. Das angewandte Gallensäurentrennverfahren [1] erlaubt die vollständige Auftrennung aller bisher beim Menschen in der Gallenflüssigkeit gefundenen Gallensäuren, es wurde auf seine Selektivität und Spezifität durch kombinierte Gaschromatographie-Massenspektrometrie geprüft. An Hand des partiellen Fragmentionogramms können die für die einzelnen Gallensäuren charakteristischen Ionenfragmente, welche nach ihrer Intensität über die Zeit des gaschromatographischen Laufs registriert werden, zur Identifizierung herangezogen werden. Aufgetrennt werden Cholsäure, Cholesterin, 3 α-, 6 α-, 7 α-Tri-Hydroxy-Cholansäure, Desoxycholsäure, Chenodesoxycholsäure, 3 α-, 6 α-Di-Hydroxy-Cholansäure, Lithocholsäure, Ursodesoxycholsäure (3 α-, 7 β-Di-Hydroxy-Cholansäure) sowie 3 β-Hydroxy-5-cholensäure, welche vor kurzem im Urin bei kindlichen Lebererkrankungen aufgefunden wurde [2]. Das Gallensäurenspektrum der untersuchten Urine zeigt das Vorkommen von Cholsäure und Chenodesoxycholsäure als den beiden Hauptgallensäuren, ferner jedoch auch Lithocholsäure, Spuren von Ursodesoxycholsäure sowie einen größeren Anteil von 3 β-Hydroxy-5-cholensäure im 5. Le-

URIN - GALLENSÄUREN - AUSSCHEIDUNG
BEI EXTRAHEPATISCHER GALLENGANGSATRESIE

mg / 24 Stunden

	5. Monat	6. Monat	10. Monat	11. Monat
3α 7α 12α-tri OH	4.91	4.41	7.40	7.15
3α 7α-di OH	1.61	4.62	10.38	8.85
3α 7β-di OH	0.03	0.11	0.60	0.65
3α - OH	0.12	0.03	Spur	Spur
3βOHΔ^5	0.36	0.66	1.11	1.24
n =	2	2	4	2

Abb. 1

bensmonat. Analysen im 6. Lebensmonat zeigten einen größeren Anteil Ursodesoxycholsäure bei im ganzen ansteigender Gesamtgallensäurenausscheidung im 24 Std-Urin. Im Verlaufe späterer Untersuchungen war Lithocholsäure nur noch in Spuren nachzuweisen. Die Ausscheidung der 3 β-Hydroxy-5-cholensäure nahm ebenso wie die der 3 α-, 7 β-Di-Hydroxy-Cholansäure zu, jedoch zeigte die prozentuale Verteilung, daß ein relativer Anstieg nur für die Ursodesoxycholsäure bestand. Die Lithocholsäure und 3 β-Hydroxy-5-cholensäure liegen im Urin als Sulfatester ihrer Conjugate vor, wie aus den zu ihrem Nachweis notwendigen Aufarbeitungsbedingungen der Solvolyse und folgender alkalischer Hydrolyse geschlossen werden kann [3].

Anläßlich der im 5. Lebensmonat aus diagnostischen Gründen durchgeführten Probelaparotomie war die Möglichkeit gegeben, eine in vitro-Untersuchung des Cholesterinkatabolismus durch Inkubation von Lebergewebe des Patienten mit radioaktiv markiertem Cholesterin durchzuführen. Bereits von Mitropoulos u. Myant [4] war gezeigt worden, daß Lebermitochondrien der Ratte zusammen mit hitzestabilem Überstand in der Lage sind, Cholesterin über die Zwischenstufen Cholestersäure, 3 β-Hydroxy-5-cholensäure, Lithocholsäure in Di-Hydroxy-Gallensäuren umzuwandeln; in analoger Weise wurde eine mitochondrienangereicherte Fraktion, welche durch Zentrifugation des Homogenates bei 9000 × g gewonnen worden war, mit 4-C^{14}-Cholesterin inkubiert. Die Umwandlung des markierten

Cholesterins in polarere Produkte zeigt die dünnschichtchromatographische Auftrennung des Butanolextraktes. Der Gipfel A wurde nach Hydrolyse und Derivatisierung gaschromatographisch analysiert, in ihm konnten Lithocholsäure, Ursodesoxycholsäure und Desoxycholsäure, jedoch keine Cholsäure und Chenodesoxycholsäure gefunden werden. Dieselbe Probe wurde nach Spaltung der Silylätherbindungen zusammen mit C^{24}-markiertem Lithocholsäuremethylester als Referenz erneut dünnschichtchromatographisch aufgetrennt und autoradiographiert. Im Bereich der Vergleichsregion des Lithocholsäuremethylesters konnte auf diese Weise Radioaktivität nachgewiesen werden. Weitere Radioaktivität fand sich im Bereich der Dihydroxysäuren, war wegen Mangels an markierten Referenzsäuren jedoch nicht zuzuordnen. Die in Gipfel B der Radiodünnschichtchromatographie aufgetrennte Substanz war erst nach erfolgter Methylierung gaschromatographisch nachzuweisen, was auf das Vorhandensein einer Carboxylgruppe schließen ließ.

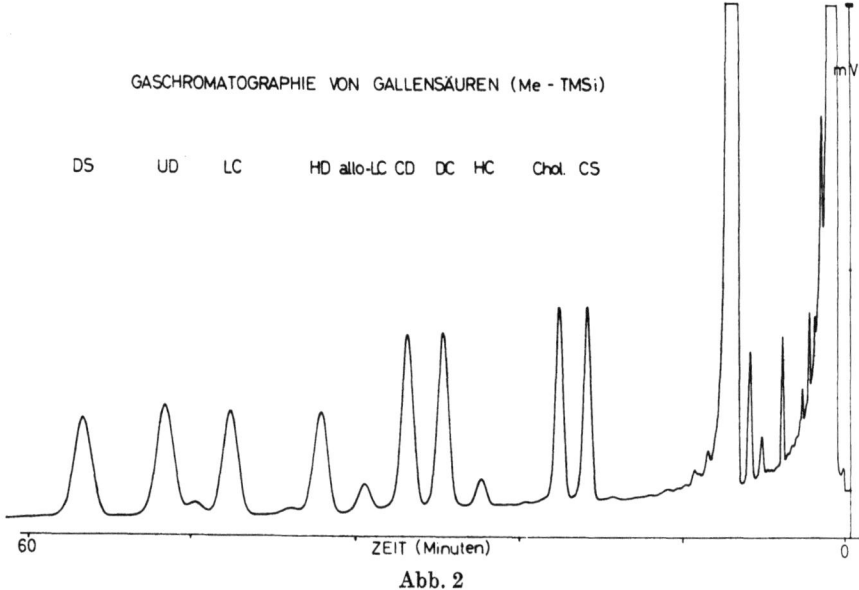

Abb. 2

Sie zeigte eine stark verlängerte relative Retentionszeit zum inneren Standard Hyodesoxycholsäure ($RRT_{Hdc} = 1,00$) von 2,32. Auf Grund der dünnschichtchromatographischen Laufeigenschaften, der gaschromatographisch ermittelten relativen Retentionszeit, welche der aus Rattenlebermitochondrien biosynthetisch gewonnener Cholestensäure entsprach, sowie dem Hinweis auf Vorliegen einer Carboxylfunktion konnte diese Substanz vorläufig als Cholestensäure identifiziert werden. Hier steht eine massenspektrometrische Analyse jedoch noch aus.

Inkubationsansätze mit 3 β-Hydroxy-5-cholensäure ergaben mit verschiedenen Leberzellfraktionen bei gaschromatographischer Analyse der Inkubate die Bildung von Lithocholsäure und allo-Lithocholsäure, wobei die Mikrosomenfraktion in Kombination mit dem Cytosol eine höhere spezifische Aktivität für die Bildung des 5 α-Allomers, der allo-Lithocholsäure, ergab und die Mitochondrienfraktion zusammen mit dem Cytosol eine höhere spezifische Aktivität für die Bildung der Lithocholsäure zeigte. Jedoch auch hier bildete sich allo-Lithocholsäure, was mit großer Wahrscheinlichkeit auf die Verunreinigung der verwendeten Mitochondrienfraktion mit mikrosomal gebundener 3-oxo-Steroid-Δ^4-5 α-Hydrogenase zurückgeführt werden kann.

Über die Umwandlung der Δ^5-Doppelbindung in eine konjugierte Δ^4-Doppelbindung einer 3-oxo-Δ^4-cholensäure entsteht erst das Substrat der stereospezifisch angreifenden Hydrogenasen, welche mit NADPH als Coenzym arbeiten. Die mikrosomengebundene 3-oxo-Steroid-Δ^4-5 α-Hydrogenase verwendet den in Stellung 4 B des Nicotinsäureamidanteils gebundenen Wasserstoff, die lösliche 3-oxo-Steroid-Δ^4-5 β-Hydrogenase dagegen den in Stellung 4 A befindlichen Wasserstoff [5]. Die Reduktion der entstandenen Ketocholansäure wird durch eine 3 α-Hydroxy-Steroid-Dehydrogenase in nicht geschwindigkeitsbestimmender Reaktion durchgeführt.

Unsere Untersuchungsergebnisse zeigen, daß die menschliche Leber, wahrscheinlich jedoch nur in einem frühen Entwicklungsstadium bzw. unter stark pathologischen Bedingungen, fähig ist, Monohydroxygallensäuren primär aus Cholesterin durch mitochondriale Seitenkettenoxydation zu synthetisieren. Die Veränderungen im Urin-Gallensäurenspektrum bei Atresie der Gallenwege im Betrachtungszeitraum vom 5. bis 11. Lebensmonat zeigen, daß mit zunehmendem Alter die primäre Bildung der Lithocholsäure abnimmt, die Bildung von 3 α-, 7 β-Dihydroxy-Cholansäure jedoch zunimmt.

Da infolge des Fehlens eines enterohepatischen Kreislaufs die durch Darmbakterien bewirkte Transformation der Chenodesoxycholsäure in die 3 α-, 7 β-Dihydroxy-Cholansäure ausgeschlossen werden kann, ist die Entstehung von 3 α-, 7 β-Dihydroxy-Cholansäure auf eine enzymatische 7 β-Hydroxylierungsreaktion zurückzuführen.

Literatur
1. Makita, M., Wells, W. W.: Anal. Biochem. **5**, 523 (1963). — 2. Makino, I., Sjövall, J., Norman, A., Strandvik, B.: FEBS Letters **15**, 161 (1971). — 3. Palmer, R. H., Bolt, M. G.: J. Lipid Res. **12**, 671 (1971). — 4. Mitropoulos, K. A., Myant, N. B.: Biochem. J. **103**, 472 (1967). — 5. Björkhem, I.: Stockholm: Opuscula Medica 1969.

BOLTE, J. P., SCHÖNHAGE, F., FÖRSTER, E., KNOLLE, J., MEYER ZUM BÜSCHENFELDE, K. H. (II. Med. Univ.-Klinik Mainz): **Zur diagnostischen Bedeutung der Trehalosebelastung bei Malassimilationssyndromen**

Die quantitative und qualitative Bestimmung von α-Glucosidasen und β-Galaktosidasen an Dünndarmbiopsiematerial zum Nachweis von Disaccharidasedefekten [4, 7, 8, 15] ist für klinische Zwecke eine schwierige Methode. Deshalb haben die technisch einfacher durchführbaren Funktionsteste in Form von Disaccharidbelastungen ihre Bedeutung in der Diagnostik von Disaccharidasemangelsyndromen im Rahmen einer Malabsorption behalten [4, 5, 6, 9, 10, 13]. Während die α-Glucosidasen Isomaltase, Invertase und die hitzestabilen Maltasen nicht allein ein Disaccharid hydrolysieren, steht für die Spaltung der Trehalose nur die Trehalase und für die Spaltung der Lactose lediglich die Lactase als Bürstensaumenzym im Dünndarm zur Verfügung [7, 8, 10]. Diese Eigenschaft der genannten Disaccharidasen läßt Lactose- und Trehalosebelastungsteste zur Überprüfung der hydrolytischen Aktivität der Bürstensaumenzyme klinisch geeignet erscheinen.

Lactasemangelzustände werden auf diese Weise schon seit längerem erkannt. Ihre Zuordnung als sekundäres Phänomen bei Magen-Darmerkrankungen, wie z. B. der Colitis ulcerosa oder des Morbus Crohn [12], wird in letzter Zeit bezweifelt; vielmehr werden isolierte Hypolactasien bei solchen Krankheiten als zufällige Manifestation einer ursprünglich angeborenen Störung angesehen [4, 6, 9, 14].

Dahlquist [7] isolierte 1961 erstmals die Disaccharidase Trehalase aus menschlicher Dünndarmschleimhaut. Er charakterisierte sie durch Trennung von anderen

Disaccharidasen bei der Hitzeinaktivierung und fand sie, wie andere α-Glucosidasen, in den mittleren Abschnitten der Villi lokalisiert. Ihre Aktivität ähnelte der der Lactase [4, 7, 8]. Im Gegensatz zu anderen α-Glucosidasen ist die Trehalase in Papain nicht löslich, weswegen eine weitere Charakterisierung durch Chromatographie oder Gelfiltration mit Sephadex unseres Wissens bisher nicht möglich war. Das korrespondierende Substrat der Trehalase ist die Trehalose, ein 1-α-Glucosido-1-α-Glucosid. Ihr Vorkommen bei zahlreichen Insekten und niedrigen Pflanzen [2] ließ vermuten, daß sie weder für die menschliche Ernährung und schon gar nicht für ein klinisch manifestes Malabsorptionssyndrom eine Bedeutung haben könnte.

Bergoz [1] berichtete 1970 erstmals über eine Patientin, bei der nach dem Genuß von jungen Pilzen Durchfälle und Leibschmerzen auftraten. Die Tatsache, daß in jungen Pilzen bis zu 1,4% Trehalose [3] vorkommen können, wies auf eine Trehaloseintoleranz hin. Tatsächlich löste die orale Gabe von 50 g Trehalose die gleichen Symptome bei der Patientin aus. Die während der Testung gemessenen Blutzuckerwerte blieben niedrig, eine Malabsorption für Glucose und andere Disaccharide bestand nicht. Auf Grund dieser Befunde war das Vorliegen einer isolierten Trehaloseintoleranz bzw. eines Trehalasemangels der Dünndarmschleimhaut wahrscheinlich, auch wenn eine Dünndarmbiopsie zur endgültigen Diagnose bei der Patientin nicht durchgeführt werden konnte.

Die von Bergoz erhobenen Befunde veranlaßten uns, die Trehaloseresorption und ihre klinische Aussagekraft an Patienten mit verschiedenen gastroenterologischen Erkrankungen zu prüfen.

Material und Methoden

Für unsere Untersuchungen benutzten wir α-D-Trehalose von der Fa. Merck, Darmstadt[1]. Jeder Patient erhielt nüchtern an verschiedenen Tagen 50 g Glucose, 50 g Trehalose, 50 g Lactose und 50 g Saccharose, jeweils gelöst in etwa 400 ml Wasser. Blutzuckerbestimmungen erfolgten vor Beginn des Testes, dann 15, 30, 60, 120 und 180 min nach Einnahme des Zuckers. Die Blutzuckerwerte wurden zu einer Kurve aufgetragen und die Flächen unterhalb der Kurven in Form von 1 Std-Werten errechnet. Bei Flächeneinheiten unter $750 \frac{\text{mgBZ} \cdot \text{min}}{100 \text{ ml}}$ stieg der Blutzucker nie über 20 mg-% des Ausgangswertes an, bei Flächeneinheiten bis $1000 \frac{\text{mgBZ} \cdot \text{min}}{100 \text{ ml}}$ kam es maximal zu einem Blutzuckeranstieg von 30 mg-%. Die Bestimmung der Disaccharidasenaktivität im Dünndarmbiopsiematerial konnte in dieser orientierenden Studie noch nicht mit ausgewertet werden.

Wir untersuchten 58 Patienten, von denen 8 an einem Morbus Crohn, 11 an einer Colitis ulcerosa, 6 an einer Malabsorption, 6 an einer Lebercirrhose, 7 an einer chronischen Pankreatitis und 20 an verschiedenen Magen-Darmleiden erkrankt waren. Unter den letztgenannten waren Kranke mit Ulcus ventriculi sive duodeni, generalisierter Amyloidose, Morbus Reiter, abdominellen Gefäßprozessen sowie Patienten, bei denen eine Magenresektion nach Billroth II oder eine intestinale Shunt-Operation wegen Adipositas durchgeführt worden war. Alle Diagnosen waren entweder morphologisch (bioptisch, röntgenologisch) gesichert oder durch pathologischen Ausfall laborchemischer Teste gestellt worden. Unser Testspektrum wurde ergänzt durch den D-Xylosetest, den Schilling-Test und den Gordon-Test.

Ergebnisse

In Abb. 1 sind Glucose- und Disaccharidresorptionen bei den verschiedenen gastroenterologischen Erkrankungen zusammengestellt. Dabei sind die Mittelwerte der Resorptionsflächen als Säulen und in ihnen die Streubreite eingezeichnet. Die Überprüfung des Konfidenzbereiches ergibt mit einem P = 0,05 für alle Gruppen eine statistische Signifikanz. Die Gegenüberstellung der Disaccharide Trehalose-Lactose-Saccharose läßt für Trehalose und Lactose eine ähnliche Resorptionsquote erkennen, wenn man berücksichtigt, daß die Trehalose im Vergleich zur Lactose aus zwei Glucosemolekülen besteht. Die Resorption für Saccharose

---

[1] Herrn Dr. H. Lang, dem die Reinigung der Substanz oblag, sind wir zu Dank verpflichtet.

liegt höher, obgleich nur ein Glucosemolekül zur Verfügung steht. Dieser Befund korreliert mit der Tatsache, daß sich die hydrolytische Aktivität der Dünndarmsaccharase zu der der Lactase wie 2:1 verhält [11], und daß die Aktivität der Trehalase der der Lactase in etwa gleich zu sein scheint [4, 7, 8]. Vergleicht man die Krankheitsgruppen hinsichtlich der Disaccharidbelastungen miteinander, so wird deutlich, daß eine Lactoseintoleranz praktisch bei allen aufgeführten Erkrankungen auftreten kann. Eine Trehaloseintoleranz ist dagegen vor allem in der Krankheitsgruppe der Malabsorption, der Colitis ulcerosa und des Morbus Crohn zu erwarten. Bei Malabsorptionssyndromen ist erwartungsgemäß im Gegensatz zu Fällen mit Colitis ulcerosa und Morbus Crohn aber gehäuft eine mangelnde Resorption von Saccharose nachweisbar. Die zahlenmäßige Aufschlüsselung aller pathologischer Befunde zeigt das gehäufte Vorkommen von Disaccharidintoleranzen beim Morbus Crohn, der Colitis ulcerosa und den Malabsorptionssyndromen. Mit Ausnahme der Colitis ulcerosa waren in diesen Gruppen auch andere Resorp-

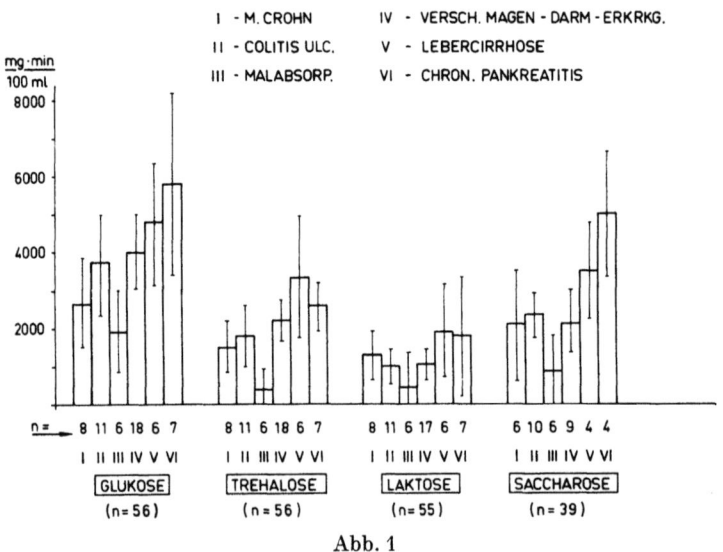

Abb. 1

tionsteste, wie Schilling-Test, D-Xylosetest und Gordon-Test pathologisch. Insgesamt fanden wir 12mal bioptisch Dünndarmveränderungen.

In Abb. 2 sind die erhobenen Glucose- und Disaccharidintoleranzen klassifiziert: Isolierte Trehaloseintoleranzen wiesen 3 Fälle auf: je 1 Fall mit Morbus Crohn, Colitis ulcerosa und glutenindizierter Enteropathie. In Kombination mit Lactose- und/oder Saccharoseintoleranz beobachteten wir Trehalosefehlresorptionen bei Fällen von Malabsorption (4mal), Colitis ulcerosa (2mal) und Morbus Crohn (1mal). Bei weiteren 3 Patienten fanden wir eine Störung des Glucosetransportes, durch die zusätzliche Disaccharidintoleranzen vorgetäuscht wurden. Isolierte Lactoseintoleranzen waren dagegen am häufigsten. Bemerkenswerterweise fanden wir sie in den heterogenen Gruppen der verschiedenen Magen-Darmerkrankungen 4mal, bei der chronischen Pankreatitis 2mal und bei der Lebercirrhose 1mal, während sie in den anderen Gruppen eher in Kombination mit anderen Intoleranzen bestand. Sie erscheint deshalb im Vergleich zu anderen Disaccharidintoleranzen am meisten unspezifisch. Dieser Befund unterstreicht die Vermutung vieler Autoren, daß eine Lactosefehlresorption eher einem angeborenen als einem erworbenen Defekt entspricht [4, 6, 9, 14]. Eine sekundäre Hypolactasie ist nach unseren Erfahrungen lediglich in den Fällen zu diskutieren, bei denen zusätzlich eine Fehlresorption von Trehalose und/oder Saccharose nachweisbar ist.

Die von uns gestellte Frage nach der Bedeutung von Trehalosebelastungstesten in der klinischen Diagnostik von Funktionsstörungen des Dünndarms läßt sich an Hand unserer Befunde in folgender Weise beantworten:

1. In Übereinstimmung mit Bergoz sind isolierte und darüberhinaus auch kombinierte Trehaloseintoleranzen oder -malabsorptionen selten.

2. Die relative Seltenheit isolierter und kombinierter Trehaloseintoleranzen bedeutet nach unseren Erfahrungen, daß die Trehalosebelastung für die klinische

INTOLERANZ	M. CROHN	COLITIS ULC.	MALABSORPT.	VERSCHIEDENE MAGEN-DARM ERKRANKUNGEN	LEBERCIRRHOSE	CHRONISCHE PANKREATITIS
LAKTOSE	2	2		4	2	1
SACCHAROSE	1	1				
TREHALOSE	1	1	1			
TREHALOSE LAKTOSE			2	1		
TREHALOSE SACCHAROSE	1					
TREHALOSE LAKTOSE SACCHAROSE				3		
TREHALOSE GLUKOSE LAKTOSE SACCHAROSE	1		1			
SACCHAROSE LAKTOSE				1	1	
SACCHAROSE LAKTOSE GLUKOSE				1		
	6	6	6	7	2	1

Abb. 2

Erfassung von Disaccharidmalabsorptionen eine empfindliche und gleichzeitig eine einfach durchführbare Methode ist.

3. Eine pathologische Trehaloseabsorption ist nach unseren Untersuchungen ein gewichtiges Indiz für das Vorliegen eines primären oder sekundären Malabsorptionssyndroms. Die Aussagekraft dieser Untersuchung ist daher größer als die der Lactosebelastung, da Lactoseintoleranzen auch als zufällige Befunde bei Patienten mit unterschiedlichen Primärerkrankungen gefunden wurden.

Für die Beurteilung einer Disaccharidbelastung ist neben anderen Parametern, wie D-Xylosetest, Schilling-Test, Gordon-Test und Dünndarmbiopsie vor allem die zusätzliche Glucosebelastung unerläßlich, um primär intracellulär gelegene Störungen des Monosaccharidtransportes ausschließen zu können [6, 9]. Die Wertigkeit unserer Befunde muß durch Enzymbestimmungen in der Dünndarmschleimhaut weiter erhärtet werden, Untersuchungen, mit denen wir uns z. Z. beschäftigen.

Literatur

1. Bergoz, R.: Trehalose malabsorption causing intolerance to mushrooms. 4th World Congress of Gastroenterology. Copenhagen 1970 (Abstract No. 135). — 2. Birch, G. B.: Advanc. Carcohyd. Chem. **18**, 201 (1963). — 3. Bourquelot, E.: Bull. Soc. Mycol. France **9**, 189 (1893). — 4. Cook, G. C., Dahlquist, A.: Gastroenterology **55**, 328 (1968). — 5. Crane, R. K.: Gastroenterology **50**, 254 (1966). — 6. Crane, R. K.: Organisation der digestiv-absorptiven Funktion an der Membran des Bürstensaums. In: Biochemische und klinische Aspekte der Zuckerabsorption (Rommel, K., Clodi, P. H., Hrsg.). Stuttgart-New York: Schattauer 1970. — 7. Dahlquist, A.: J. clin. Invest. **41**, 463 (1962). — 8. Dahlquist, A., Nordstrom, C.: Biochim. biophys. Acta (Amst.) **113**, 624 (1966). — 9. Dawson, A. M.: Die Manifestation des Disaccharidasemangels. In: Biochemische und klinische Aspekte der Zuckerabsorption (Rommel, K., Clodi, P. H., Hrsg.). Stuttgart-New York: Schattauer 1970. — 10. Gardner, J. D., Brown, M. S., Laster, L.: New Engl. J. Med. **283**, 1196, 1264, 1317 (1970). — 11. Haemmerli, U. P., Kistler, H., Amman, R., Marthaler, T., Semenza, G., Auricchio, S., Prader, A.: Amer. J. Med. **38**, 7 (1965). — 12. Kasper, H., Kühn, H. A.: Amer. J. Proctol. **21**, 253 (1970). — 13. Robinson, J. W. L.: Klin. Wschr. **50**, 173 (1972). — 14. Rotthauwe, H. W., Emons, D., Flatz, G.: Dtsch. med. Wschr. **97**, 376 (1972). — 15. Rieken, E. O.: Dtsch. med. Wschr. **45**, 2297 (1970).

KAISER, W., ZÖLLNER, N. (Med. Poliklinik Universität München): **Untersuchungen zur Regulation der Cholesterinsynthese in der Rattenleber unter dem Einfluß Serumcholesterin-senkender Medikamente**

Die wirksamsten regulativen Einflüsse auf die Cholesterinbiosynthese scheinen beim Säugetier in erster Linie an einem Enzym, der β-Hydroxy-β-methyl-glutaryl-CoA-Reduktase (HMG CoA-Reduktase E.C.1.1.1.34), wirksam zu werden. Die Reduktion von HMG CoA zu Mevalonsäure ist praktisch irreversibel und bietet damit einen Angriffspunkt für Regulationsmechanismen. Dadurch ist eine herausragende Stellung der HMG CoA-Reduktase als Schlüsselenzym der Cholesterinsynthese gegeben, d. h. der geschwindigkeitsbestimmende Schritt der Cholesterinsynthesekette liegt zwischen HMG CoA und Mevalonat.

Hauptquelle für endogene synthetisiertes Cholesterin ist die Leber. Da das dort synthetisierte Cholesterin auch rasch ausgetauscht werden kann, wird der Leber die Hauptwirkung auf die Kontrolle des Serumcholesterins zugesprochen.

Durch Bestimmung des ^{14}C-Acetat- bzw. ^{14}C-Mevalonateinbaus in das Cholesterin von Rattenleberschnitten sowie Messung der enzymatischen Aktivität der HMG CoA-Reduktase in isolierten Lebermikrosomen untersuchten wir *in vitro* die Höhe der hepatischen Cholesterinsynthese nach peroraler Verabreichung einiger Serumlipid-senkender Medikamente: Nicotinsäure (Niconacid forte), β-Pyridylcarbinol (Ronicol retard) und Äthyl-α-chlorphenoxy-isobutyrat (CPIB, Clofibrat, Handelsnamen: Regelan, Atherolip, Atheropront, Skleromexe, Atromid-S, das zusätzlich Androgen enthält).

Verabreichung von *Nicotinsäure* in therapeutischer Dosierung führt im Tierexperiment und beim Menschen im Serum zu einer Verminderung der freien Fettsäuren, der Triglyceride und des Cholesterins [1, 12, 32, 33]. Dieser Serumlipidsenkende Effekt der Nicotinsäure wird als eine indirekte Folge seiner sowohl *in vivo* als auch *in vitro* zu beobachtenden Wirkung auf die Hemmung der Freisetzung freier Fettsäuren aus Fettgewebsdepots angesehen [10, 11], wahrscheinlich über eine Beeinflussung des Systems Adenylcyclase-cyclisches 3′,5′-AMP [5, 6, 7, 8]. Es gibt jedoch Hinweise, daß auch andere — direkt auf den Cholesterinstoffwechsel wirkende — Mechanismen für den Serumcholesterin-senkenden Effekt der Nicotinsäure in Frage kommen könnten [23]. Kritchevsky [23] stellte kürzlich die Ergebnisse von 15 Autoren zusammen, die die Wirkung der Nicotinsäure auf die hepatische Cholesterinsynthese bei der Ratte untersucht hatten. Zwei Autoren konnten dabei keinen Effekt auf den Acetateinbau beobachten, 9 Autoren fanden eine Hemmung und 4 eine Steigerung der Cholesterinsynthese. Perorale Verabreichung von 200 mg/Nicotinsäure/kg/Körpergewicht/die/Ratte über verschiedene Zeiträume (5 bis 36 Tage) führte in unseren Untersuchungen zu keiner signifikanten Beeinflussung des Acetat- und Mevalonateinbaus in das Cholesterin der Leberschnitte bzw. der enzymatischen Aktivität der HMG CoA-Reduktase in isolierten Lebermikrosomen. Auch durch direkte Zugabe von Nicotinsäure und Nicotinamid (0,01 bis 100 mM) in die *in-vitro*-Testsysteme konnten wir keine Hemmung der Cholesterinsynthese beobachten. Unter unseren Bedingungen läßt sich somit weder nach längerdauernder peroraler Verabreichung noch bei direkter Zugabe von Nicotinsäure zum Testsystem eine Hemmung der hepatischen *in-vitro*-Cholesterinsynthese nachweisen.

β-Pyridylcarbinol, der Alkohol der Nicotinsäure, wird im Säugetierorganismus zu Nicotinsäure oxidiert [15]. Die Wirkung von β-Pyridylcarbinol auf den Lipidstoffwechsel müßte als Folge der entstandenen Nicotinsäure aufgefaßt werden. Die therapeutisch wirksamen Dosierungen betragen beim Menschen etwa ein Viertel der Nicotinsäuredosis [28, 34]. Nach 4wöchiger peroraler Zugabe von β-Pyridylcarbinol (250 mg/kg/die/Ratte) zur Diät stellten wir in unseren Untersuchungen eine Reduktion des Serumcholesterinspiegels um etwa 20 bis 30% fest. Der Acetat- bzw. Mevalonateinbau in die Rattenleberschnitte sowie die Aktivität der HMG CoA-Reduktase in den isolierten Lebermikrosomen ergab bei den mit β-Pyridylcarbinol gefütterten Ratten in einem Zeitraum zwischen 6 bis 41 Tagen keine signifikante Reduktion gegenüber der Kontrollgruppe.

Oliver [26] und Thorp et al. [30] entdeckten als erste die lipidsenkende Wirkung von *CPIB*. Dieser Effekt wird u. a. einer Beeinflussung der hepatischen Lipoproteinsynthese bzw. einer verminderten Einschleusung der Lipoproteine von der Leber in das Serum [14, 17], einer Erhöhung der Lipoproteinlipaseaktivität in Fettzellen [31], einer Hemmung der hepatischen Triglyceridsynthese [14, 29], einer Erhöhung der biliären Exkretion neutraler Sterole [18] und zumindest teilweise einer Beeinflussung der endogenen Cholesterinsynthese an einem relativ frühen Schritt [2, 3, 20, 25] zugesprochen.

Durch Zugabe von 0,3% CPIB (200 mg/kg/die/Ratte) 4 Wochen lang zur Diät beobachteten wir eine Verminderung des Serumcholesterinspiegels um etwa 30 bis 35%. Der Acetateinbau ist bereits am 6. Tag der CPIB-Gabe um 69%, zwischen dem 20. und 41. Tag um 95 bis 96% gehemmt. Parallel dazu kommt es zu einer Verminderung der HMG CoA-Reduktaseaktivität um 70 bis 85%. Die Hemmung des Mevalonateinbaus beträgt etwa 50 bis 60%. Da das Gewicht der Leber am 10. Tag der CPIB-Gabe um etwa 12%, am 40. Tag etwa 25 bis 30% höher war als das der entsprechenden Kontrolltiere, müßte bei einer Berechnung der Cholesterinsynthesehemmung pro Organgewicht jeweils noch um diesen Faktor korrigiert werden.

Als einen weiteren Hinweis, daß in erster Linie die HMG CoA-Reduktase als Wirkungsort von CPIB bei der Hemmung der hepatischen Cholesterinsynthese betroffen ist, konnten wir unsere Ergebnisse werten, die wir erhalten, wenn wir den Einfluß von CPIB auf die Thyroxin-induzierte Cholesterinsynthese beobachten. Diese durch Thyroxin auftretende Syntheseerhöhung kommt primär durch Erhöhung der HMG CoA-Reduktaseaktivität zustande [19] und drückt sich in unseren Untersuchungen auch durch eine mehrfache Stimulierung der Synthese aus Acetat, jedoch nicht aus Mevalonat, aus. Perorale CPIB-Gabe hemmt sowohl bei den stoffwechselgesunden als auch bei den mit Thyroxin behandelten Ratten die Cholesterinsynthese aus Acetat (um etwa 90%) und Mevalonat (um etwa 40%) um denselben Prozentsatz. Dieses Ergebnis weist also daraufhin, daß die durch CPIB ausgelöste Hemmung der Cholesterinsynthese in erster Linie über eine Reduktion in der HMG CoA-Reduktaseaktivität zustande kommt und gibt Hinweise auf eine maximal erreichbare Hemmung.

CPIB hemmt also auf irgend eine Weise die normalerweise durch Thyroxin eintretende Aktivitätserhöhung der HMG CoA-Reduktase in der Leber. Nach 10tägiger CPIB-Gabe läßt sich die cyclische Tag-Nachtrhythmik des Acetateinbaus in gleicher Weise wie bei Kontrolltieren — jedoch auf einem insgesamt niedrigeren Niveau — beobachten.

Die Hemmung des Mevalonateinbaus liegt zu jeder Tageszeit zwischen etwa 45 bis 55%. Diese Hemmung der späteren Reaktionen in der Cholesterinsynthese darf vermutlich nicht als direkte Wirkung von CPIB aufgefaßt werden, sie ist eher eine sekundäre Reaktion auf die verminderte Mevalonatbildung. Das heißt, nach der durch CPIB ausgelösten primären Reduktion der HMG CoA-Reduktaseaktivität kommt es, ähnlich wie bei der Feedback-Hemmung durch Cholesterinzufuhr [4, 16], sekundär zu Verminderungen in der spezifischen enzymatischen Aktivität einzelner Enzyme in späteren Schritten der Sequenz.

Über die genaueren Wirkmechanismen von CPIB auf der subcellulären Ebene ist nichts hinreichend Genaues bekannt. Eine Aktivitätsänderung der HMG CoA-Reduktase durch CPIB kann durch allosterische Hemmung, durch gesteigerte Inaktivierung bzw. höherer Katabolismus des vorhandenen Enzymproteins oder über eine Reprimierung der *de-novo*-Enzymproteinsynthese zustandekommen. Die Hemmung der thyroxininduzierten Synthese und die parallele Reduzierung in der Tag-Nachtrhythmik sprechen weitgehend gegen einen allosterischen Wirkungsmechanismus.

Im Zusammenhang mit den bisherigen Untersuchungen zur Regulation der Cholesterinsynthese erscheint es uns am wahrscheinlichsten, daß die Hemmung der hepatischen Cholesterinsynthese durch primäre Reduktion der HMG CoA-Reduktaseaktivität nach CPIB-Gabe über eine Repression der *de-novo*-Enzymproteinsynthese der HMG CoA-Reduktase zustandekommt. Eine rasche Regulierung ist möglich bei der kurzen Halbwertszeit des Enzyms. Es ist wahrscheinlich, daß dies nicht eine direkte und ausschließlich auf die HMG CoA-Reduktase gezielte, spezifische Wirkung von CPIB ist. Änderungen anderer, komplexerer biosynthetischer Prozesse wie z. B. Eingriffe in Teile der Proteinsynthese oder in der Degradation von Proteinen sind eher zu vermuten.

So fanden wir z. B. nach 21tägiger CPIB-Gabe, wie Chiga et al. [13], eine Erhöhung der Katalaseaktivität auf das Doppelte. Caravaca et al. [9] beobachteten an Kaninchen eine Hemmung der hepatischen Cholesterinsynthese nach Injektion von Katalase aus Rinderleber. Durch 4tägige i.p. Injektion von 900 IU/die gereinigter Rinderleberkatalase fanden auch wir eine Hemmung der Cholesterinsynthese.

Dies könnte auch ein Hinweis auf einen gewissen regulierenden Einfluß von Katalase auf die Cholesterinsynthese sein, der durch CPIB ausgelöste Wirkungsmechanismus könnte in der Leber über eine Katalaseerhöhung vermittelt werden.

Makroskopisch auffällig ist neben der Hepatomegalie die tiefrote Verfärbung der Rattenleber nach CPIB-Verfütterung, die durch die signifikante Erhöhung des Ubichinongehaltes zu erklären ist [24, 27]. Durch Fütterung von Ubichinon konnte die Arbeitsgruppe um Ramasarma [21, 22] die hepatische Cholesterinsynthese hemmen, der Wirkungsort sollte an einem Schritt zwischen Acetyl-CoA und Mevalonat liegen. Unsere Untersuchungen zeigen nach peroraler Gabe von Ubichinon-9 (7,5 mg/kg/die/Ratte) eine Hemmung des Acetateinbaus.

Parallel dazu wird die Aktivität der HMG CoA-Reduktase um etwa denselben Anteil vermindert. Das weist darauf hin, daß Ubichinon die Cholesterinsynthese durch Beeinflussung der HMG CoA-Reduktaseaktivität regulieren kann. Diese Ergebnisse könnten zu der Vermutung führen, daß der Mechanismus der Hemmwirkung von CPIB die Folge einer primären Ubichinonwirkung auf die Cholesterinsynthese sein könnte.

Unsere Untersuchungen zeigen also nach CPIB-Gabe eine signifikante Beeinflussung der hepatischen Cholesterinsynthese, der Wirkungsort wird an die HMG CoA-Reduktasereaktion lokalisiert; sie schließen Wirkungen an anderen Stellen, z. B. in der Lipoprotein- oder Triglyceridsynthese, nicht aus.

Diese Untersuchungen wurden von der Deutschen Forschungsgemeinschaft unterstützt.

Literatur

1. Altschul, R.: Geriatrics **10**, 208 (1955). — 2. Avoy, D. R., Swyryd, E. A., Gould, R. G.: J. Lipid Res. **6**, 369 (1965). — 3. Azarnoff, D. L., Tucker, D. R., Barr, G. A.: Metabolism **14**, 959 (1965). — 4. Bucher, N. L. R., McGarrahan, R. K., Gould, E., Loud, A. V.: J. biol. Chem. **234**, 262 (1959). — 5. Butcher, R. W.: Pharmacol. Rev. **18**, 237 (1966). — 6. Butcher, R. W.: In: Gey, K. F., Carlson, L. A.: Metabolic effects of nicotinic acid and its derivatives, p. 347. Bern: H. Huber 1971. — 7. Butcher, R. W., Baird, C. E.: Advanc. exp. Med. Biol. **4**, 5 (1969). — 8. Butcher, R. W., Sutherland, E. W.: Excerpta med. (Amst.). Found. Int. Congress. Series **161**, 150 (1968). — 9. Caravaca, I., May, M. D., Dimond, E. G.: Biochem. biophys. Res. Commun. **10**, 189 (1963). — 10. Carlson, L. A.: Acta med. scand. **173**, 719 (1963). — 11. Carlson, L. A., Orö, L.: Acta med. scand. **172**, 641 (1962). — 12. Carlson, L. A., Orö, L., Ostman, I.: Acta med. scand. **183**, 457 (1968). — 13. Chiga, M., Reddy, J., Svoboda, D.: Lab. Invest. **25**, 49 (1971). — 14. Duncan, C. H., Best, M. M., Despopoulos, A.: Circulation **30**, Suppl. III, 7 (1964). — 15. Fumagalli, R.: In: Gey, K. F., Carlson, L. A.: Metabolic effects of nicotinic acid and its derivatives, p. 33. Bern: H. Huber 1971. — 16. Gould, R. G., Popjak, G.: Biochem. J. **66**, 51 P (1957). — 17. Gould, R. G., Swyryd, E. A., Avoy, D., Coan, B.: Progr. biochem. Pharmacol. **2**, 345 (1967). — 18. Grundy, S. M., Ahrens, E. H., Jr., Quintao, E.: J. clin. Invest. **48**, 33a (1969). — 19. Guder, W., Nolte, I., Wieland, O.: Europ. J. Biochem. **4**, 273 (1968). — 20. Hollander, W., Chobamian, A. V.: Circulation **33**, Suppl. II, 18 (1965). — 21. Krishnaiah, K. V., Joshi, V. C., Ramasarma, T.: Arch. Biochem. Biophys. **121**, 147 (1967). — 22. Krishnaiah, K. V., Ramasarma, T.: Biochim. biophys. Acta (Amst.) **202**, 332 (1970). — 23. Kritchevsky, D.: In: Gey, K. F., Carlson, L. A.: Metabolic effects of nicotinic acids and its derivatives, p. 541. Bern: H. Huber 1971. — 24. Lakshamanan, M. R., Phillips, W. E. J., Brien, R. L.: J. Lipid Res. **9**, 353 (1968). — 25. Nestel, P. J., Hirsch, E. Z., Couzons, E. A.: J. clin. Invest. **44**, 891 (1965). — 26. Oliver, M. I.: Lancet **13**, 21 (1962). — 27. Phillips, W. E. J., Lakshmanan, M. R., Brien, R. L.: Canad. J. Physiol. Pharmacol. **46**, 81 (1968). — 28. Schön, H., Zeller, W., Henning, N.: Klin. Wschr. **41**, 1108 (1963). — 29. Spritz, N., Lieber, C. S.: Proc. Soc. exp. Biol. (N.Y.) **121**, 147 (1966). — 30. Thorp, J. M., Waring, W. S.: Nature (Lond.) **194**, 948 (1962). — 31. Tolman, E. L., Tepperman, H. M., Tepperman, J.: Fed. Proc. **28**, 677 (1969). — 32. Zeller, W.: Progr. biochem. Pharmacol. **2**, 401 (1967). — 33. Zöllner, N.: In: Gey, K. F., Carlson, L. A.: Metabolic effects of nicotinic acid and its derivatives, p.427. Bern: H. Huber 1971. — 34. Zöllner, N., Wernekke, G.: 6th. int. Congr. Gerontology. Copenhagen 1963.

LESCH, P. (Gastroenterol. Abt., Department Innere Medizin, Med. Hochschule Hannover): **Veränderungen einiger Strukturlipide und Fettsäuren im menschlichen Gehirn bei Alkohol-toxischer Lebercirrhose**

Der tägliche Verbrauch von 120 bis 180 g reinen Alkohols führt nach den heute geltenden statistischen Unterlagen innerhalb von 5 bis 20 Jahren zur Lebercirrhose [1]. Es sind aber auch Fälle bekannt geworden, bei denen die gleiche Menge bereits nach 1 bis 2 Jahren eine Cirrhose hervorgerufen hat. Wir selbst haben in unserer Klinik drei Patienten verloren, die innerhalb von 1 bis 2 Jahren 800 bis 1500 l reinen Alkohol getrunken haben und dann an den Folgen der Cirrhose verstorben sind.

Die Folgen der Lebercirrhose sind u. a. neurologische und psychische Symptome, meist typischer, wenn auch unspezifischer Natur und werden heute unter dem Begriff der hepatocerebralen Degeneration [2] zusammengefaßt. Man versteht darunter ein Syndrom, bei dem Leber und Gehirn gleichzeitig beteiligt sind und morphologische wie funktionelle Veränderungen zeigen.

Die Leberinsuffizienz als Folge der alkohol-toxischen Cirrhose zieht eine Reihe von metabolischen Veränderungen nach sich. Dazu gehört u. a. der Anstieg bestimmter Metaboliten im Serum, insbesondere des Eiweißkatabolismus. Dem Anstieg von NH^3, freien Phenolen, Phenylcarbonsäuren, Indolen und Aminen wird heute eine wichtige Rolle in der Ätiologie in der hepatocerebralen Degeneration zugesprochen. Man diskutiert insbesondere den toxischen Einfluß der Metaboliten, den sie wegen ihrer Lipidaffinität speziell in lipidreichen Organen haben dürften.

Da biochemische Untersuchungen im Gegensatz zu histologischen Untersuchungen über die Strukturveränderungen des Gehirns bei hepatocerebraler Degeneration unseres Wissens bisher nicht veröffentlicht worden sind, begannen wir vor 3 Jahren mit entsprechenden Studien an Gehirnen von Patienten, die an den Komplikationen der Cirrhose alkoholischer Genese verstorben sind.

Im Folgenden soll zu einigen Teilergebnissen Stellung genommen werden, die sich nur auf die Veränderungen in der grauen und weißen Substanz des Großhirnes beschränken, Mittelwerte von sechs Gehirnen darstellen und mit den Ergebnissen von Normalgehirnen früherer Untersuchungen verglichen werden [3], wobei die Isolierung und Separierung der Lipide und gaschromatographische Darstellung der Fettsäuren nach den gleichen Methoden erfolgte. Das erste auffallende Ergebnis gegenüber den Normalgehirnen war der signifikante Abfall der Neutrallipide, jener Lipide, in welchen man die nicht sauren Lipide findet und die gleichzeitig die Hauptkomponenten der cerebralen Strukturlipide darstellen. Der Abfall der Neutrallipide beträgt in der grauen Substanz etwa 8% und in der weißen Substanz etwa 20% gegenüber den Normalgehirnen.

Innerhalb der Neutrallipide zeichnen sich die Cerebroside durch den größten Konzentrationsabfall aus. In beiden genannten Regionen, der grauen und weißen Substanz, beträgt der Verlust an Cerebrosiden rund 20% gegenüber dem Gehalt in den Normalgehirnen. Setzt man diese Veränderungen in Beziehung zur ontogenetischen Entwicklung des Gehirns, wird dieser Abfall besonders deutlich. Im Laufe der normalen Myelinisierung und Alterung unterliegen die Cerebroidfettsäuren charakteristischen quantitativen Veränderungen: Zunahme der Kettenlänge, Zunahme der Monoensäuren und Hydroxysäuren. Welchen Einfluß hat die hepatogen bedingte Degeneration auf dieses Muster? Als Beispiel sollen zwei Hauptkomponenten der Cerebrosidfettsäuren dienen:

Die Stearinsäure ist in der grauen Substanz des Großhirnes bei alkoholtoxischer Lebercirrhose gegenüber den Normalgehirnen leicht vermindert. Die Differenzen sind nicht signifikant. Die gleiche Säure ist dagegen in der weißen Substanz deutlich vermindert nachweisbar. Der Abfall beträgt 6% gegenüber den Normalgehirnen. Die Nervonsäure, in der grauen Substanz ebenfalls in geringerer Konzentration gefunden, hat in der weißen Substanz jedoch eher zugenommen.

Der Abfall der Stearin- und Nervonsäure in der grauen Substanz führt zu einer relativen Zunahme der Myristin-, Palmitin- und Ölsäure. In der weißen Substanz dagegen findet man neben dem Abfall der Stearinsäure auch einen Rückgang der Palmitin- und Ölsäure und eine gleichzeitige Zunahme der Säuren mit mehr als 21 C-Atomen.

Während die Fettsäuren der Sphingomyeline, also der zweiten Komponente der Sphingolipide, eine Cerebrosidfettsäure-parallelgehende Tendenz zeigen, erfahren die Lipide selbst keinen Konzentrationsabfall gegenüber Normalgehirnen.

Von den Glycerophosphatiden zeigen die Lecithine im Mark einen signifikanten Abfall (von 12,3 auf 8,3% in Relation zu den Gesamtlipiden), wobei sich der physiologische Trend der relativen Abnahme in Beziehung zum Gesamtlipidgehalt scheinbar fortsetzt. Bei der hier nachgewiesenen Konzentrationsverminderung handelt es sich jedoch auch um einen absoluten Verlust, was für den physiologischen Bereich der Normalgehirne nicht gilt. Das Verhalten der Lecithine in der grauen Substanz ist uncharakteristisch.

Während die Fettsäuren der Lecithine nicht verändert sind, lassen sich in den Phosphatidyl-Äthanolaminen recht charakteristische Veränderungen nachweisen: Die Palmitinsäure nimmt in beiden genannten Regionen deutlich zu, nämlich von 7,5 auf 12,5% in der grauen Substanz und von 6,2 auf 18,2% in der weißen Substanz. Um etwa den gleichen Betrag fällt die Konzentration der Stearinsäure im Gemisch der jeweiligen Region ab, d. h. von 38 auf 32% in der grauen Substanz und von 23 auf 8% in der weißen Substanz. Auffallend sind auch die Verschiebungen der Docosatetraensäure in der weißen Substanz (Anstieg von 8,0 auf 12%), während sie in der grauen Substanz ebenso wie die Arachidon- und Docosahexaensäure weitgehend unverändert gefunden werden konnten.

Charakteristisch sind auch die quantitativen Veränderungen, welche wir für das Cholesterin finden konnten: In der weißen Substanz fällt der Gehalt von 25,1 auf 21,3% im Mittel ab. In der grauen Substanz ist das Cholesterin in den normalen wie in den pathologisch veränderten Gehirnen gleichhoch konzentriert.

Zusammenfassend konnten wir für die Gehirnlipide bei hepatocerebraler Degeneration folgende quantitative Veränderungen nachweisen:

1. Abfall der Neutrallipide und Cerebroside in beiden Regionen und außerdem Abfall der Lecithine, Phosphatidyl-Äthanolamine und des Cholesterins in der weißen Substanz, während sich die Konzentration der Sphingomyeline nicht veränderte.

2. Kettenverkürzung der Fettsäuren in der grauen Substanz und Kettenverlängerung und geringe Zunahme der Polyensäuren in der weißen Substanz.

Neben den typischen Veränderungen, wie man sie für die rein degenerativen Vorgänge am Gehirn fordert, d. h. Abnahme der Strukturlipide und Kettenverkürzung der Fettsäuren, findet man uncharakteristische Verschiebungen und solche, die sich z. Z. noch nicht interpretieren lassen. Unter Anwendung gleicher Methoden der Lipidaufbereitung für die normalen und pathologischen Gehirne zeichnen sich Veränderungen ab, die man unter Umständen als atypisch-degenerative Erscheinungen ansehen muß. So ist vielleicht die Zunahme der Polyensäuren in der weißen Substanz als degenerative „Überalterung" anzusehen.

Über die Ursache der Veränderungen sind Angaben bislang nicht möglich, da entsprechende Untersuchungen ausstehen. Anbieten würden sich zwei interessante metabolische Aspekte, die bis dato nicht in Beziehung zum Stoffwechsel der Gehirnlipide bei Lebercirrhose gebracht wurden.

1. Bei der Cirrhose und im Coma hepaticum sind die aromatischen Stoffwechselendprodukte im Serum nach den Arbeiten von Müting [4] und Ruge [5] vermehrt nachweisbar. Da sie durch ihre Lipidaffinität gleichzeitig die Permeabilität der Zellmembrane ändern, könnte es im Sinne der von Hicks [6] in vitro nachgewiesenen allosterischen Enzymdefekte im Gehirn zu Änderungen der Syntheserate der Lipide und Fettsäuren kommen.

2. Ein von Radin bei der Cirrhose vermuteter UDP-Hexosemangel würde zu einem selektiven Abfall der Cerebrosidsynthese führen, die Sphingomyeline (als zweite hier untersuchte Gruppe der Sphingolipide) wegen ihrer UDP-Hexose unabhängigen Synthese jedoch nicht beeinflussen. Da beider Nachweis jedoch auf außerordentliche methodische Schwierigkeiten stößt, wird ein Beweis von dieser Seite noch etwas auf sich warten lassen.

Literatur

1. Böhle, E.: Z. Gastroenterol. **7**, 1 (1969). — 2. Asao, H., Oji, K.: Hepatocerebral degeneration. Amer. Lecture Ser. 723. Springfield (Ill.): C. C. Thomas 1968. — 3. Lesch, P.: Clin. Chim. Acta **25**, 269 (1969). — 4. Müting, D.: Verh. dtsch. Ges. inn. Med. **75**, 44 (1969). — 5. Ruge, W.: Habil.-Schrift, Med. Hochschule Hannover 1969. — 6. Hicks, J. M., Young, D. S., Wooton, I. D. P.: Clin. Chim. Acta **9**, 228 (1964).

NOSEDA, G., RIESEN, W., MORELL, A., SCHLUMPF, E. (Med. propädeutische Klinik, Institut für klin. Eiweißforschung und Institut für klin.-exper. Tumorforschung, Universität Bern): **Hyperkatabole Hypo-β-Lipoproteinämie infolge Autoantikörper**

Einer abnormen Verminderung der β-Lipoproteine im Serum können verschiedene Ursachen zugrunde liegen: primär ein autosomal dominant vererbter Synthesedefekt des Apoproteins B und sekundär eine Bildungsstörung der Lipoproteine infolge einer Erkrankung der Leber oder des Gastrointestinaltraktes. Ein gesteigerter Abbau der Lipoproteine wurde bei Schilddrüsenerkrankungen beobachtet.

Kürzlich konnten wir zeigen, daß eine Hypo-β-Lipoproteinämie auch bei gleichzeitiger Anwesenheit von Autoantikörpern gegen β-Lipoproteine in Erscheinung treten kann [5, 6, 8, 9]. Wir möchten im Folgenden über fünf eigene Fälle mit diesen Befunden berichten. Alle fünf Patienten zeigten das Bild einer primärchronischen Polyarthritis mit negativer Rheumaserologie, eine polyklonale (in vier Fällen) oder eine monoklonale Gammopathie und eine z. T. beträchtliche Verminderung der β-Lipoproteine des Serums.

Methoden

Die eiweißchemischen Untersuchungen sind im Vortrag 62 dieser Verhandlungsberichte beschrieben. Die Delipidierung von β-Lipoprotein erfolgte nach der Methode von Gotto [2]. Für Turnover-Analysen wurden β-Lipoproteine eines Normalserums nach der Vorschrift von Gitlin u. Mitarb. [1] vorbereitet. Die Markierung mit I^{125} erfolgte nach der Jodmonochloridmethode nach McFarlane [4]. Turnover-Studien konnten bei einem unserer Patienten (C. G.) und bei vier Kontrollpersonen durchgeführt werden. Bei allen Probanden blieb die Plasmalipidkonzentration während der Untersuchungsperiode konstant, so daß Steady-State-Bedingungen angenommen werden konnten. Ein Tag vor und während der Untersuchung erhielten die Versuchspersonen zur Blockierung der Schilddrüse täglich 3 × 5 Tropfen Lugolscher Lösung. Den Probanden wurden je 50 µC β-Lipoprotein-I^{125} i.v. verabreicht. Während der nächsten 7 Tage erfolgten Blutentnahmen in bestimmten Zeitintervallen; gleichzeitig wurden 24 Std-Urine gesammelt. Die Radioaktivität von Plasma- und Urinproben wurde in einem automatischen γ-Zähler bestimmt. Die Poolgrößen, die täglich katabolisierte Fraktion des intravasculären Pools (fractional catabolic rate) und die Syntheserate wurden nach Matthews [3], die Größe des intra- und extravasculären Kompartimentes nach Nosslin [7] berechnet.

Resultate

Bei unseren fünf Patienten mit PCP und negativer Rheumaserologie ließ sich eine Hämagglutinationsreaktion mit autologem und homologem, nicht aber mit tierischem β-Lipoprotein nachweisen. Der Titer variierte dabei zwischen 1:128 und 1:256. Die Hämagglutination war durch jedes menschliche β-Lipoprotein, nicht aber durch α-Lipoprotein zu hemmen. Eine Ag-Spezifität konnte ausgeschlossen werden. Die fünf Patientenseren präzipitierten β-Lipoproteine in Agarose. Diese Reaktion erfolgte ebenso mit dem durch Delipidierung gewonnenen Apoprotein des β-Lipoproteins.

In zwei Fällen hämagglutinierte das Serum nicht nur mit β-Lipoprotein sondern auch mit autologem und homologem α-Lipoprotein. Gegenüber tierischem α-Lipoprotein konnte keine Reaktion festgestellt werden. Die Hämagglutination der mit α-Lipoprotein beladenen Erythrocyten ließ sich mit α-Lipoprotein inhibieren, jedoch nicht mit β-Lipoprotein. Analog zum β-Lipoprotein erwies sich wiederum der Proteinanteil des α-Lipoproteins als der reagierende Anteil.

Die Bindungsaktivität, welche ohne Verbrauch von Komplement einherging, war in allen Fällen im isolierten IgG, in einem Fall zusätzlich im IgA, in keinem Fall aber im IgM lokalisiert. Nach enzymatischer Spaltung des IgGs in die Fragmente Fab und Fc und nachfolgender Trennung und Isolierung dieser Bruchstücke erwies sich nur das Fab-Fragment als aktiv, wie dies bei konventionell induzierten Antikörpern der Fall ist.

Die Werte der Serumlipid- und Lipoproteinbestimmungen bei unseren fünf Patienten mit negativer Rheumaserologie und in 22 Kontrollfällen mit positiver Rheumaserologie sind in Abb. 1 dargestellt. Bei allen fünf Patienten war die

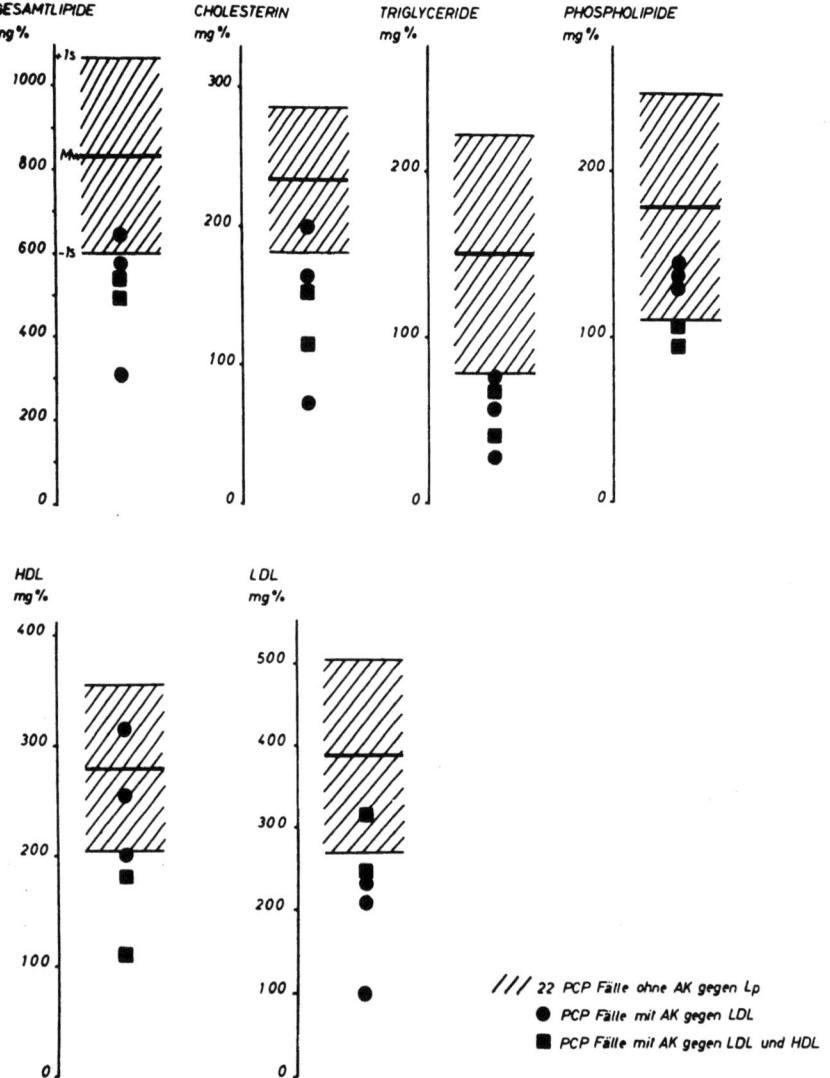

Abb. 1. Serumlipide und -lipoproteine bei 22 PCP-Fällen ohne Antikörper gegen Lipoproteine und 5 PCP-Fällen mit Antikörper gegen Lipoproteine

Konzentration der Gesamtlipide, der β-Lipoproteine und des Cholesterins tiefer als in den 22 Kontrollen. In den zwei Fällen, welche zusätzlich Antikörper gegen α-Lipoproteine aufwiesen, waren auch die α-Lipoproteine und die Phospholipide im Vergleich zu den 22 Kontrollen erniedrigt.

Die Resultate der Turnoveruntersuchungen sind in der Tabelle wiedergegeben. Die Halbwertszeit für β-Lipoprotein ergab bei dem einen Patienten (C.G.)

2,0 Tage, bei den Kontrollpersonen 2,7 ± 0,4 Tage. Die Abbaurate betrug im ersten Fall täglich 48% des i.v.-Pools, bei den Kontrollpersonen 42 ± 4%. Die beim Patienten an Hand theoretischer Modelle berechnete Syntheserate war mit 7 mg/kg Körpergewicht/Tag gegenüber den Normwerten (14 ± 3 mg/kg/Tag) erniedrigt.

In zwei Fällen erfolgte eine Behandlung mit Salicylaten. Parallel zum Abklingen der arthritischen Beschwerden konnte eine Normalisierung der Serum-β-Lipoprotein- und der Cholesterinkonzentration festgestellt werden; gleichzeitig kam es zu einer Abnahme der (erhöhten) IgG-Konzentration und des Hämagglutinationstiters.

Diskussion

Zusammenfassend läßt sich folgendes festhalten: im Serum von fünf Patienten mit dem Bild einer PCP, negativer Rheumaserologie, polyklonaler oder monoklonaler Gammopathie und einer deutlichen Hypo-β-Lipoproteinämie konnten präzipitierende und hämagglutinierende Antikörper gegen autologes und homologes, nicht aber gegen heterologes β-Lipoprotein nachgewiesen werden. Es zeigte

Tabelle 1. *Turnover-Studie mit I^{125}-LDL*

	Biologische Halbwertszeit (Tage)	Prozentuale Verteilung iv/ev (%)	"Fractional catabolic rate" des i.v. Pools % des i.v. Pols pro Tag	Turnover-Rate (= Syntheserate) mg/kg KG/Tag
Patient C. G.	2,0	74	48	7
Kontrollpersonen				
MW ± 1 SD	2,7 ± 0,4	65 ± 2,5	42 ± 4	14 ± 3
Range	2,3 – 3,3	63 – 68	35 – 46	11 – 19

sich, daß an dieser Reaktion, welche ohne Verbrauch von Komplement einhergeht, das Fab-Fragment des IgG-Moleküls beteiligt ist. In zwei Fällen wurden zudem Autoantikörper gegen autologes und homologes, nicht aber gegen tierisches α-Lipoprotein nachgewiesen. Dabei dürfte es sich um zwei verschiedene Antikörper handeln, da sich die Reaktion mit β-Lipoprotein nicht mit α-Lipoprotein hemmen ließ und vice-versa. Außerdem konnte gezeigt werden, daß die Autoantikörper spezifisch mit dem durch Delipidierung von β- bzw. von α-Lipoprotein gewonnenen Apoprotein reagierten.

In Anbetracht dieser Resultate war es naheliegend, der Frage nachzugehen, ob ein kausaler Zusammenhang zwischen der Antikörperaktivität des Serums und der gleichzeitig festgestellten Hypolipidämie besteht. Die Turnoveranalyse mit I^{125}-markiertem β-Lipoprotein ergab in einem Falle einen, gegenüber der Norm, beschleunigten Lipoproteinabbau. Obgleich es sich hier lediglich um eine Einzeluntersuchung handelt und noch unklar ist, ob die für den Metabolismus anderer Serumproteine gültigen Modellvorstellungen auch für Lipoproteine anwendbar sind, ist festzuhalten, daß die von uns erhobenen Befunde mit einer hyperkatabolen, autoantikörperbedingten Verminderung der Serumlipoproteine vereinbar sind. In diesem Sinne spricht auch die Erfahrung, daß sich die arthritischen Beschwerden von Patienten mit diesem Syndrom unter Behandlung mit Aspirin zurückbildeten, wobei gleichzeitig die Autoantikörper aus dem Serum verschwanden und die Serumlipidwerte sich normalisierten.

Danksagung. Die Autoren danken Herrn Priv.-Doz. Dr. R. Bütler für die Verfügungstellung von β-Lipoproteinen mit bekannten Ag-Faktoren. Diese Arbeit wurde mit Unterstützung des Schweizerischen Nationalfonds zur Förderung der wissenschaftlichen Forschung durchgeführt.

Literatur

Gitlin, D., Cornwell, D. G., Nahasato, D., Oncley, J. L., Hughes, W. L., Janeway, C. A.: J. clin. Invest. **37**, 172 (1958). — 2. Gotto, A. M., Levy, R. I., Rosenthal, A. S., Birnbaumer, M. E., Frederickson, D. S.: Biochim. biophys. Res. Commun. **31**, 699 (1968). — 3. Matthews, C. M. E.: Phys. Med. Biol. **2**, 36 (1957). — 4. McFarlane, A. S.: Nature (Lond.) **182**, 53 (1958). — 5. Noseda, G., Bütler, R., Schlumpf, E., Brunner, E., Riesen, W.: Schweiz. med. Wschr. **101**, 893 (1971). — 6. Noseda, G., Riesen, W., Bütler, R.: Schweiz. med. Wschr. **101**, 1787 (1971). — 7. Nosslin, B.: J. nucl. Med. **10**, 3 (1966). — 8. Riesen, W., Noseda, G., Bütler, R.: Human myeloma proteins which bin beta-lipoproteins. Protides of the Biological Fluids of the 19th Coll., p. 273. Bruges 1971. — 9. Riesen, W., Noseda, G., Bütler, R.: Vox Sang. (Basel) (in press).

GRETEN, H., WENGELER, H., WAGNER, M. (Med. Univ.-Klinik Heidelberg): **Frühzeitige Erkennung der familiären Hyperlipoproteinämie Typ II (Nabelschnurblut β-Cholesterin)**

Patienten mit der familiären Hyperlipoproteinämie Typ II oder Hypercholesterinämie besitzen eine Erhöhung des sog. β-Cholesterins. Zur Diagnose einer primären familiären Erkrankung gehört der Nachweis der gleichen Stoffwechselstörung bei mindestens einem Verwandten ersten Grades oder das Vorhandensein von Xanthomen.

Das Serum dieser Patienten ist klar bis leicht getrübt, in der Lipoproteinelektrophorese findet sich das für diese Erkrankung typische Lipoproteinmuster mit einer verstärkt anfärbbaren β-Lipoproteinbande. Patienten mit dieser Erkrankung tragen ein erhöhtes Arterioskleroserisiko. Bei männlichen heterocygoten Erbträgern kommen Myokardinfarkte im Alter unter 50 Jahren gehäuft vor. Der homocygote Erbträger ist durch eine schon im Kindesalter ausgeprägte Arteriosklerose gekennzeichnet. Die Lebenserwartung dieser Menschen liegt in der Regel unter 20 Jahren.

Wie wird das β-Cholesterin bestimmt?

Zunächst wird aus dem Vollserum das Gesamtcholesterin (A) bestimmt. Dann wird das Serum bei einer Dichte 1,006 24 Std bei 105000 g in der Ultrazentrifuge zentrifugiert, wobei die VLDL nach oben flotieren. Im Unterstand befinden sich die LDL- oder β-Lipoproteine und die HDL- oder α-Lipoproteine. Hieraus wird ebenfalls das Cholesterin bestimmt (B). Als dritter Schritt wird an einem aliquoten Teil des Vollserums eine Heparin-Manganpräzipitation durchgeführt und im Überstand, in dem sich nur die HDL befinden, das HDL-Cholesterin bestimmt (C). Das β-Cholesterin errechnet sich demnach aus B—C. Da im Nabelschnurblut keine VLDL vorhanden sind, kann man bei Neugeborenen das β-Cholesterin aus A—C bestimmen. Dort entfällt die Ultrazentrifugation, was eine wesentliche Erleichterung an Arbeit und technischem Aufwand bedeutet.

In der vorliegenden Studie berichten wir über Untersuchungen, die dem Ziel dienten, Aufschluß darüber zu erhalten, ob diese offenbar so bedrohliche Erkrankung wesentlich früher als bisher, nämlich bereits bei der Geburt diagnostiziert werden kann. Weiterhin sollte Aufschluß darüber erhalten werden, wie häufig diese genetisch bedingte Erkrankung in der Bevölkerung vorkommt. Dazu untersuchten wir von Januar bis Mai 1971 sämtliche Neugeborenen der Frauenkliniken in Heidelberg, Ludwigshafen, Mannheim und Pforzheim, zusammen 1323 Neugeborene. Bei allen Kindern wurde das Gesamt- und das β-Cholesterin im Nabelschnurblut bestimmt. Aus den so erhaltenen Werten errechneten wir den Normalbereich für das Gesamtcholesterin. Er betrug 40 bis 100 mg/100 ml und für das β-Cholesterin 15 bis 60 mg/100 ml. Die Mittelwerte waren 60 bzw. 35 mg/100 ml. Alle Kinder, deren Gesamt- oder β-Cholesterin mehr als 100 bzw. 60 mg/100 ml oder mehr als 2 s über dem Mittelwert lagen, wurden willkürlich als pathologisch definiert. Wir fanden 92 Kinder mit erhöhten Werten, und zwar 6 mit erhöhtem Gesamtcholesterin, 49 mit erhöhtem Gesamt- und β-Cholesterin, 37 mit nur erhöhtem β-Cholesterin.

Da nicht bekannt ist, ob Kinder mit einer familiären Hyperlipoproteinämie Typ II bei der Geburt immer erhöhte Cholesterinwerte zeigen, stellten wir aus den verbliebenen 1231 Kindern eine streng zufällig bestimmte Kontrollgruppe von 81 Kindern mit normalen Cholesterinwerten auf. Da zur Diagnose der familiären Hyperlipoproteinämie Typ II der Nachweis dieser Erkrankung bei einem Elternteil gehört, untersuchten wir 3 bis 4 Monate nach der Geburt der Kinder die entsprechenden Eltern. Aus der verdächtigen Gruppe A konnten wir von 92 Kindern mit erhöhten Cholesterinwerten 73 Elternpaare untersuchen. Bei 10 Eltern fanden wir eine Hyperlipoproteinämie Typ II. Als Kontrolle konnten wir von 31 Neugeborenen mit normalen Cholesterinwerten 81 Elternpaare untersuchen, wobei wir bei 3 Eltern die Diagnose Hyperlipoproteinämie Typ II feststellten.

Ein Jahr nach der Geburt, d. h. im Frühjahr dieses Jahres führten wir eine Nachuntersuchung der verdächtigen Gruppe A sowie der Kontrollgruppe B durch. Diese follow up-Studie diente dem Zweck, herauszufinden, ob Kinder erhöhtem β-Cholesterin bei der Geburt nach 1 Jahr noch erhöhte Werte aufwiesen bzw. ob bei der Geburt noch normale Kinder erst nach 1 Jahr evtl. pathologische Werte zeigten. Von den Kindern der verdächtigen Gruppe A konnten wir 85%, von den Kindern der Kontrollgruppe 80% nachuntersuchen. Auf Grund der bei diesen Kindern ermittelten β-Cholesterinwerte errechneten wir die Verteilung und die Normalwerte 1jähriger Kinder. A zeigt die Verteilung der β-Cholesterinwerte der verdächtigen Gruppe, B die Verteilung in der Kontrollgruppe. Der Normalbereich betrug 62 bis 166 mg/100 ml, der Mittelwert 113. Um alle Kinder, die möglicherweise eine Hyperlipoproteinämie Typ II haben, zu erfassen, definierten wir die Kinder mit einem β-Cholesterin zwischen 133 bis 166 mg/100 ml entsprechend $\bar{x} + 1 - 2s$ als verdächtig nach 1 Jahr. Alle Kinder mit einem β-Cholesterin mehr als 166 mg/100 ml oder mehr als 2 s über $\bar{x}$ definierten wir als sicher pathologisch. In der verdächtigen Gruppe A konnten wir 61 Kinder und Eltern nach 1 Jahr untersuchen. Bei 10 Eltern dieser Kinder konnten wir eine Hyperlipoproteinämie Typ II diagnostizieren. 4 Kinder dieser 10 Eltern hatten sicher eine familiäre Hyperlipoproteinämie Typ II, 5 Kinder waren weiterhin verdächtig, kein Kind normal. Ein Kind konnte nicht nachuntersucht werden. Von den 65 Kindern und Eltern der Kontrollgruppe hatten 3 Eltern eine Hyperlipoproteinämie Typ II. Ein Kind dieser 3 Eltern hatte sicher eine familiäre Hyperlipoproteinämie Typ II. Kein Kind war verdächtig, 2 Kinder normal. Auf Grund der sicher diagnostizierten familiären Hyperlipoproteinämien errechneten wir die Häufigkeit dieser Stoffwechselerkrankung in unserer Studie. Sie betrug 1,2 bis 8,8%.

Zusammenfassend läßt sich also sagen:

1. Es werden 1323 Neugeborene untersucht.
2. Für die Diagnose der familiären Hyperlipoproteinämie ist die Bestimmung des β-Cholesterins notwendig.
3. Die Diagnose der familiären Hyperlipoproteinämie Typ II kann bereits nach der Geburt durch das Nabelschnurblut β-Cholesterin gestellt werden, mit größerer Sicherheit jedoch im Alter von 1 Jahr.
4. Die Häufigkeit dieser familiären Stoffwechselerkrankung beträgt in unserer Studie 1 bis 8%.
5. Da es bei Patienten mit der familiären Hyperlipoproteinämie zu einer frühzeitigen Arteriosklerose kommt, sollte eine Therapie bereits im Kindesalter erfolgen.

LUCKE, C., GLICK, S. M. (Med. Hochschule, Med. Klinik, Hannover und Brooklyn, N. Y.): **Über den regulatorischen Einfluß der freien Fettsäuren auf die nächtliche Ausschüttung von Wachstumshormon**

Die Ausschüttung von Wachstumshormon (HGH) mit Eintritt in die tiefen Stadien des Schlafes wurde erstmals von Quabbe u. Mitarb. [1] im Jahre 1966 beschrieben und seitdem von mehreren Arbeitsgruppen bestätigt [2—5]. Sie ist mit den Schlafstadien III und IV im EEG vergesellschaftet. Als auslösender Faktor wird ein zentralnervöser Mechanismus angenommen, doch ist über die Natur dieses Mechanismus wenig bekannt. Frühere Untersuchungen zeigten, daß mäßige Hyperglykämie [6—8] sowie Blocker des adrenergen Systems ihn unbeeinflußt lassen [6], und auch Drogen, die auf das ZNS wirken, haben keinen Einfluß auf die nächtliche HGH-Ausschüttung [2].

Demgegenüber lassen die Beobachtungen von Quabbe [9], daß übergewichtige Personen eine verringerte oder sogar fehlende Ausschüttung von HGH haben, vermuten, daß metabolische Faktoren einen modifizierenden Effekt auf die Sekretion haben. In Anbetracht der Tatsache, daß beim Adipösen der Spiegel der freien Fettsäuren erhöht gefunden wird [10], haben wir vermutet, daß diese einen suppressiven Effekt auf die HGH-Sekretion haben könnten. Um diese These zu stützen, wurden die freien Fettsäuren beim Normalgewichtigen erhöht und die Ausschüttung von HGH in dieser Situation ermittelt. Im Folgenden berichten wir über den modifizierenden Effekt experimentell erhöhter freier Fettsäuren auf die nächtliche Ausschüttung von HGH.

Methoden

Die Versuche wurden an fünf normalgewichtigen Männern im Alter zwischen 25 und 30 Jahren sowie einer 31jährigen Frau durchgeführt. Die Schlaftiefe wurde mittels EEG, Elektromyo- sowie Okulogramm kontrolliert [11]. Die Studie wurde nach 4 Std Schlaf beendet, da in früheren Experimenten [6, 12] nachgewiesen werden konnte, daß zu diesem Zeitpunkt der HGH-Spiegel wieder basale Werte erreicht hat. Bei jeder Versuchsperson wurden zwei Kontrolluntersuchungen durchgeführt, außer bei einer Versuchsperson, bei welcher vier Kontrolluntersuchungen vorliegen. An einem weiteren Abend wurde den gleichen Versuchspersonen zur Stimulierung der Lipolyse 2000 E Heparin i.v. injiziert, danach alle 30 min 500 E bis zum Ende der Studie. Blut wurde alle 30 min durch einen Venenkatheter abgenommen, ohne daß der Schlaf gestört wurde und auf den HGH- sowie Fettsäurespiegel [13, 14] untersucht. Die Gesamtsekretion von HGH wurde planimetrisch ermittelt.

Ergebnisse

Bei 14 *Kontrolluntersuchungen* wurden 60 bis 90 min nach Schlafbeginn HGH-Spitzenwerte zwischen 6 und 27 ng/ml gemessen. Die freien Fettsäuren lagen vor Schlafbeginn zwischen 540 und 580 µeq/l und stiegen langsam auf einen durchschnittlichen Gipfelwert von 1,130 µeq/l an; Gipfelwerte wurden 120 bis 180 min nach Schlafbeginn beobachtet. Danach fielen die Werte wieder ab, ohne daß sie am Ende der Studie den Ausgangswert wieder erreicht hatten.

30 min *nach Gabe von Heparin* waren die freien Fettsäuren von einem Ausgangswert von 780 ± 430 auf einen Durchschnittswert von 3330 µeq/l angestiegen. Sie fielen danach kontinuierlich ab, blieben jedoch während der gesamten Studie signifikant über den Kontrollwerten erhöht. Die HGH-Ausschüttung war bei allen Volontären gegenüber den eigenen Kontrollwerten unterdrückt. Sie lag zwischen 16,8 und 79,8% der Kontrollwerte (im Durchschnitt bei $47 \pm 12,9\%$). Überschneidungen mit den Kontrollwerten wurden nicht beobachtet; die Unterschiede sind nach 60 und 90 min signifikant (p 0,01 im paired-"t"-test).

Die Abb. 1 und 2 veranschaulichen die Ergebnisse bei zwei Volontären.

Diskussion

In Anbetracht der Tatsache, daß Überschneidungen weder bei den HGH-Spitzenwerten noch bei der planimetrisch ermittelten Gesamtsekretion beobachtet

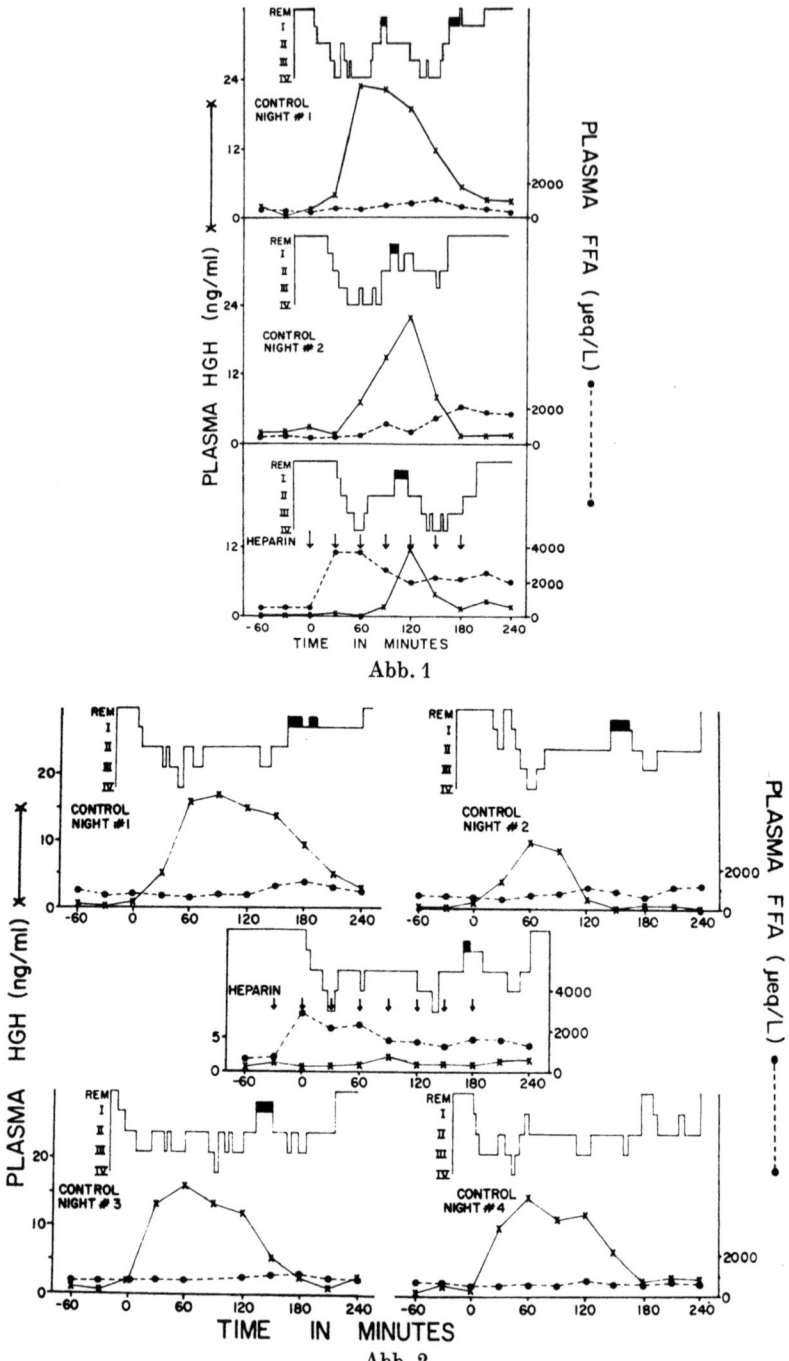

Abb. 1

Abb. 2

wurden, möchten wir annehmen, daß die unterdrückte HGH-Sekretion durch die erhöhten freien Fettsäuren bedingt ist und nicht einer spontanen Variation entspricht.

Frühere Versuche, die nächtliche Ausscheidung von HGH zu modifizieren, waren nur von begrenztem Erfolg- α- und β-Receptorenblocker sowie mäßige

Hyperglykämie [6—8] waren ohne Effekt, und Medroxyprogesteron zeigte einen nur partiell unterdrückenden Effekt [12]. In Anbetracht der Tatsache, daß der klassische Suppressor Glucose ohne Effekt ist, war die unterdrückende Wirkung der freien Fettsäuren überraschend.

Unseren Befunden vergleichbare Ergebnisse wurden in jüngster Zeit auch von anderen Autoren berichtet: Blackard [15] beobachtete beim Affen und Quabbe [17] bei Menschen einen unterdrückenden Effekt erhöhter freier Fettsäuren auf die HGH-Sekretion nach Hyperglykämie und Fineberg u. Mitarb. [17] einen solchen auf die HGH-Sekretion nach Arginin sowie nach einer Beefsteakmahlzeit. Diese Befunde und die Tatsache, daß akut abfallende freie Fettsäuren zu einer HGH-Ausschüttung führen [16, 18—20], ließ mehrere Untersucher an einen regulatorischen Effekt der freien Fettsäuren denken. Unsere Befunde unterstützen die Existenz eines solchen Reglermechanismus.

Die Schlußfolgerung, daß die freien Fettsäuren eine regulatorische Funktion auf die HGH-Sekretion haben, ist teleologisch einleuchtend. Durch seine lipolytische Wirkung ruft HGH einen Anstieg der freien Fettsäuren hervor und stellt auf diese Weise ein zweites Substrat neben Protein zur Verfügung, um zu Zeiten eines Substratmangels eine weitere Energiequelle zu sichern. Wenn der Spiegel der freien Fettsäuren erhöht ist, d. h. wenn genügend Substrat zur Verfügung steht, ist die HGH-Sekretion geringfügig. Zur Nacht, d. h. zu einer Zeit mit erhöhter anabolischer und mitotischer Aktivität, könnte HGH von Nöten sein, um die anabolische Aktivität zu garantieren. Sind jedoch die freien Fettsäuren im Überfluß vorhanden, so ist der eiweißsparende und lipolytische Effekt von HGH weniger nötig, und die Ausscheidung von HGH ist geringgradig oder fehlend.

Zusammenfassend können wir sagen, daß wir durch experimentelle Erhöhung der freien Fettsäuren eine Unterdrückung der nächtlichen Ausschüttung von HGH haben bewirken können. Es wird vermutet, daß die beim Adipösen erhöht gefundenen, freien Fettsäuren möglicherweise für die geringe nächtliche Ausschüttung von HGH verantwortlich zu machen sind. Eine endgültige Klärung dieser Frage ließe sich dadurch erbringen, wenn es gelänge, durch experimentelle Senkung des Spiegels der freien Fettsäuren bei Adipösen eine normale nächtliche Ausscheidung von HGH zu bewirken.

Literatur

1. Quabbe, H. J., Schilling, E., Helge, H.: J. clin. Endocr. **26**, 1173 (1966). — 2. Takahashi, Y., Kipnis, D. M., Daughaday, W. H.: J. clin. Invest. **47**, 2079 (1968). — 3. Honda, Y., Takahashi, K., Takahashi, S., Azumi, K., Irie, M., Sakuma, M., Trushima, T., Shizume, K.: J. clin. Endocr. **29**, 20 (1969). — 4. Parker, D. C., Sassin, J. F., Mace, J. W., Gotlin, R. W., Rossman, L. G.: J. clin. Endocr. **29**, 871 (1969). — 5. Sassin, J. F., Parker, D. C., Mace, J. W., Gotlin, R. W., Johnson, L. C., Rossman, L. G.: Science, **165**, 513 (1969). — 6. Lucke, C., Glick, S. M.: J. clin. Endocr. **32**, 729 (1971). — 7. van der Laan, W. P., Parker, D. C., Rossman, L. G., van der Laan, E. F.: Metabolism **19**, 891 (1970). — 8. Schnure, J. J., Lipman, R.: J. clin. Endocr. **33**, 234 (1971). — 9. Quabbe, H. J., Hielge, H.: Verh. dtsch. Ges. inn. Med. **73**, 389 (1967). — 10. Opie, L. H., Walfish, P. G.: New Engl. J. Med. **268**, 757 (1963). — 11. Kales, A., Rechtschaffen, A. (Eds.): USPHS manual of standardized terminology, techniques and scoring system for slepp stages of human subjects. Washington, D.C.: U.S. Government Printing Office 1968. — 12. Lucke, C., Glick, S. M.: J. clin. Endocr. **33**, 851 (1971). — 13. Glick, S. M., Roth, J., Yalow, R. S., Berson, S. A.: Nature (Lond.) **199**, 784 (1963). — 14. Dalton, C., Kowalski, C.: Clin. Chemistry **13**, 744 (1967). — 15. Blackard, W. G., Boylen, C. T., Hinson, T. C., Nelson, N. C.: Endocrinology **85**, 1180 (1969). — 16. Quabbe, H. J., Elban, K., Siegers, U., Bratzke, H. J.: Studies on a possible feedback mechanism between plasma free fatty acids concentration of human growth hormone. Excerpta Medica, 2nd International Symposium on Growth Hormone, Milan, Italy, May 5—7, 1971, Abstract 102. — 17. Fineberg, S. E., Horland, A. A., Merimee, T. J.: Clin. Res. **2**, 372 (1971). — 18. Irie, M., Tsushima, T., Sakuma, M.: Metabolism **19**, 972 (1971). — 19. Tsushima, T., Matsuzaki, F., Irie, M.: Proc. Soc. exp. Biol. (N.Y.) **133**, 1084 (1970). — 20. Büber, V., Felber, P. J., Vannotti, A.: Excerpta med. (Amst.) **236**, Abstract 103 (1971).

GIRLICH, M., ENGLHARDT, A. (Med. Klinik der Universität Marburg): **Methodische und klinische Aspekte der Lipoproteidlipase des menschlichen Plasmas**

Es wird über methodische Probleme bei der Bestimmung und über Ergebnisse bei der Anwendung der Methode bei Patienten mit Pankreatitis und Lebercirrhose berichtet.

Obwohl die LPL in den letzten Jahren intensiv untersucht wurde, sind die Testansätze der einzelnen Autoren recht unterschiedlich (Abb. 1). Die Methoden unterscheiden sich sowohl in den zur Enzymaktivierung i.v. verabreichten Heparindosen, in Substratmenge und -art als auch in den Albuminpräparationen, welche als Fettsäureacceptoren benötigt werden. Als Substrate wurden z. B. die gebrauchsfertig beziehbaren stabilisierten Sojabohnen- bzw. Cocosnußölemulsionen Intralipid und Ediol verwendet, aber auch selbsthergestellte Emulsionen von Cocosfett bzw. -öl. Aus der Tabelle sind auch die übrigen erwähnten Unter-

		Normwerte der LPL im Plasma			
Autor	Substrat	Konz. mg TG/ml	FS - Akzeptor	Heparin U/kg	Normwerte
1	Kokosfett	60	Rinderalbumin 4 %	3	32.9 ± 115 µMol CO_2/ml/h
2	Kokosöl	5	CaCl 0,5	10	0,380 ± 0,04 µval/ml/min
3	Ediol	15	Rinderalbumin 20 %	10	0,370 µval/ml/min
4	Intralipid	7	Humanalbumin	0,1 mg gesamt	0,200
5	Intralipid	25	Rinderalbumin 20 %	5000	0,540 ± 0,020 µval/ml/min
6	Ediol	15	Humanalbumin pro inf. 20 %	10	0,202 ± 0,048 µval/ml/min

Abb. 1. Abhängigkeit der LPL-Aktivität von Substrat, Substratkonzentration, FS-Acceptor und Heparindosis nach Angabe verschiedener Autoren (*1* Sailer, *2* Datta, *3* Fredrickson, *4* Boberg, *5* Muir, *6* eigene Untersuchungen)

schiede in den Versuchsbedingungen ersichtlich. Mit der von uns erprobten Methode, in Anlehnung an Fredrickson[1], wurden verschiedene Substrate, z. B. natürliche Öle, synthetische Tri-, Di- und Monoglyceride und Fettsäuremethylester verwendet. Als Bezugssubstrat wählten wir Ediol in einer Konzentration von 15 mg Triglyceride/ml Testansatz.

Nach Injektion von 10 E Heparin/kg Körpergewicht betrug die LPL-Aktivität bei 26 gesunden Versuchspersonen $0,2 \pm 0,48$ µmol FFS/ml/min (FFS = freie Fettsäuren).

Die Versuchsbedingungen entsprechen mit Ausnahme der Verwendung eines anderen Albuminpräparates den von Fredrickson angegebenen, so daß dies die Ursache der in Bezug auf Fredrickson niedrigen Normalwerte sein könnte. Da die von ihm verwendete Fraktion V des Rinderalbumins in Deutschland nicht beziehbar war, wurden Human- und Rinderalbumine der Behringwerke Marburg auf ihre Verwendbarkeit getestet. Sowohl mit Intralipid in niedrigen und hohen Konzentrationen als auch mit Ediol erwies sich das wenig gereinigte Humanalbumin für Infusionszwecke als der am besten geeignete FS-Acceptor. Mit diesem wurden deutlich höhere Enzymaktivitäten als mit hochgereinigtem Human- und Rinderalbumin erreicht.

Es wurde weiter eine Reihe von Triglyceriden mit FS verschiedener Kettenlängen als Substrate der LPL getestet. Sie wurden als Emulsionen in Gummiarabicum-Lösung verwendet. Dabei wiesen die Substrate Tributyrin, Tricaproin und Tricaprylin, deren FS 4 bis 8 C-Atome enthalten, die höchsten Aktivitäten auf. Der Grund hierfür ist in der guten Emulgierbarkeit dieser Fette zu sehen. Zur Beurteilung der Emulgierbarkeit wurden Zahl der Tropfen, Größe und Confluenz verschiedener Emulsionen in einer Fuchs-Rosenthal-Kammer lichtmikroskopisch miteinander verglichen. Dabei stellte sich bei Triglyceriden, wie erwartet, eine Korrelation der Enzymaktivität mit der Emulgierbarkeit heraus. Substrate mit der kleinsten Tropfengröße und somit der größten vom Enzym angreifbaren Oberfläche zeigten die höchsten Aktivitäten (Tributyrin, Ediol). Weniger gut emulgierte Triglyceride (Tripropionin, Triolein, Triacetin, Trilaurin) wiesen wesentlich geringere Hydrolyseraten auf. Für Monoglyceride wie dem Glycerin-1-Monostearat und für FS-Methylester fand sich keine derartige Relation. Obwohl sich diese Substrate als wenig emulgierbar erwiesen, zeigten sie doch hohe Aktivitäten.

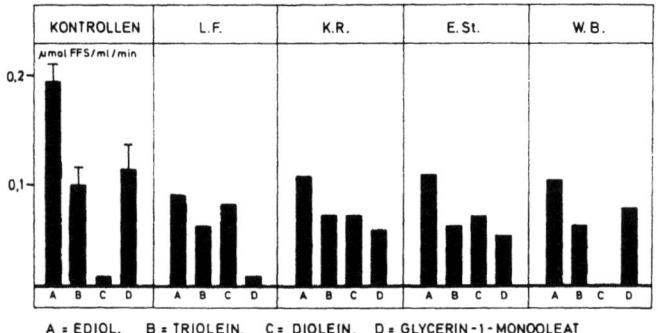

Abb. 2. LPL-Aktivitäten bei Patienten mit Lebercirrhose. Verwendung verschiedener Substrate

Die für das Enzym als charakteristisch angegebene Hemmbarkeit durch NaCl wurde ebenfalls geprüft. Dabei wurden die Substrate und z. T. ihre Konzentrationen variiert. Die NaCl-Hemmbarkeit erwies sich als abhängig von der Art des Substrates und von seiner Konzentration. So zeigte die Aktivität der LPL bei niedrigen Konzentrationen von Ediol bei Zusatz von NaCl eine starke Abnahme, war jedoch bei hohen Konzentrationen nur gering hemmbar. Bei hohen Olivenölkonzentrationen jedoch ist die Inhibitorwirkung von NaCl wieder ausgeprägt. Die unterschiedliche Abnahme der Aktivität bei NaCl-Zusatz war auch bei Triolein und Glycerin-1-Monoleat zu beobachten. Die zum Vergleich im Pankreatitisserum bestimmbare Aktivität ließ sich durch NaCl nicht hemmen.

Diese Eigenschaft gilt als charakteristisch für die Pankreaslipase, was eine Abgrenzung der LPL von der Pankreaslipase ermöglicht. Eine weitere Unterscheidungsmöglichkeit fanden wir mit der Verwendung von Triglyceriden langkettiger Fettsäuren als Substrat. Während sowohl die LPL als auch die Lipase im Pankreatitisserum bei Verwendung von Ediol und Tricaproin, einem Glycerid mit 6 C-Atome enthaltenden Fettsäuren, mittlere bis hohe Aktivitäten aufweisen, ist die LPL im Gegensatz zur Lipase zur Spaltung von Trimyristin und Tristearin nicht fähig. Trimyristin enthält Fs mit 14, Tristearin mit 18 C-Atomen. Die Ursache hierfür dürfte, wie bereits dargestellt, in der mangelnden Emulgierbarkeit dieser Fette liegen.

Bei Aktivitätsbestimmungen der LPL im Postheparinplasma von vier Pankreatitispatienten mit Amylasehöhen von 500 bis 1000 SE lagen die Werte an der unteren Grenze der Norm oder waren gering erniedrigt.

Aktivitätsbestimmungen bei sieben Patienten mit Lebercirrhose, zeigten deutlich erniedrigte Werte gegenüber gesunden Kontrollen bei Verwendung von Ediol und dem Triglycerid Triolein. Das entspricht den Angaben von Data (1965) [2] und Fabian (1967) [3], die ebenfalls herabgesetzte LPL-Aktivitäten bei Lebercirrhose gefunden hatten. Die Hydrolyseraten von Di- und Monoglyceriden dagegen — hier wurden Di- und Monooleat verwendet — waren bei Diolein konstant erhöht, bei Glycerin-1-Monooleat teils erniedrigt, teils erhöht. Diese Ergebnisse unterstützen einmal die Befunde von Greten u. Mitarb. [4], die 1970 eine Differenzierung der LPL in eine Triglyceridlipase, Di- und Monoglyceridlipase beschrieben. Die Ergebnisse demonstrieren außerdem, daß der Enzymausfall bei Lebercirrhose, sei es durch einen Inhibitor oder durch vermehrten Abbau des Enzyms in der Leber, vorwiegend die Triglyceridlipase betrifft. Die absolut und relativ erhöhten Aktivitäten gegenüber Diglyceriden sprechen für eine gesteigerte Bildung oder für einen verlangsamten Abbau der Diglyceridlipase bei Lebercirrhose.

Literatur
1. Fredrickson, D. S., Ono, K., Davis, L. L.: L. Lipid Res. 4, 24 (1963). — 2. Datta, D. V.: Gastroenterology 49, 515 (1965). — 3. Fabian, E., Kucerova, L., Sponarova, J.: Z. ges. inn. Med. 22, 74 (1967). — 4. Greten, H., Levy, R. J., Fales, H., Frederickson, D. S.: Biochim. biophys. Acta (Amst.) 210, 39 (1970).

THUN, K.-J., GÖTZ, G., DITSCHUNEIT, H. (Abt. für Stoffwechsel und Ernährungswissenschaften, Zentrum für Innere Medizin und Kinderheilkunde, Universität Ulm): **Untersuchungen über die Wirkung von Insulin und Proinsulin auf die Lipidsynthese in der Rattenleber**

Nachdem 1967 der Nachweis einer einkettigen Insulinvorstufe, des Proinsulins, erbracht war, wurde dieses Peptid auf seine biologische Bedeutung hin untersucht. In Untersuchungen über die blutzuckersenkende Wirkung in vivo und mit Hilfe von in-vitro-Studien der antilipolytischen und lipogenetischen Wirkung an isolierten Fettzellen [1, 2, 3, 4, 5, 16], epididymalem Fettgewebe [2, 3, 4, 6, 7, 8] und quergestreifter Muskulatur [8] konnte eine qualitativ gleichartige Wirkung von Proinsulin und Insulin gefunden werden. Die Wirkungsstärke des Proinsulins lag jedoch deutlich unter der des Insulins.

Die Bedeutung des Insulins für die Lipidsynthese in der Leber wird durch die Untersuchungen Reavens [18] unterstrichen, die den Zusammenhang von Insulin und Lipidgehalt des Blutes auf eine insulinabhängige vermehrte Lipidsynthese in der Leber zurückführten. Da Proinsulin auch im Blut nachgewiesen wurde und damit an der Leber biologisch wirksam sein könnte, gingen wir der Frage nach, welchen Einfluß Proinsulin im Vergleich mit Insulin auf die Lipidsynthese in der Leber ausübt.

Material und Methoden

Die Leber ad libitum ernährter Ratten vom Stamm FW 49 Kirchborchen/Lemgo/Biberach zwischen 200 und 300 g Körpergewicht wurden in Scheiben von etwa 0,6 mm geschnitten und 3 Std bei 37 °C inkubiert. Der Inkubationsansatz enthielt 100 mg Lebergewebe (Feuchtgewicht) in 1,5 ml Krebs-Ringer-Bicarbonatpuffer pH 7,4 mit 3% Rinderserumalbunim, 0,25 mg Insulin B-Kette oxydiert, 0,6 µM Natriumpyruvat und 16,5 µM ^{14}C-markierte Glucose bzw. 1,65 µM Acetat. Zugesetzt wurden jeweils 200 bzw. 2000 µE/ml Insulin oder äquimolare Mengen Proinsulin. Gasatmosphäre 95% O_2, 5% CO_2.

Die Reaktion wurde durch Zugabe von 5 n H_2SO_4 unterbrochen und das Hyamin absorbierte $^{14}CO_2$ im Szintillationszähler gemessen. Die Lipide wurden nach Homogenisierung und Neutralisierung des Mediums in der von Folch angegebenen Methode extrahiert und die Radioaktivität der Extrakte im Flüssigkeitsszintillationszähler bestimmt.

Ergebnisse und Diskussion

Voraussetzung für einen meßbaren Insulin- oder Proinsulineffekt in physiologischen Dosen bei der Lipidsynthese der Leber ist neben dem Silikonieren der Gefäße die Zugabe einer den Abbau dieser Hormone hemmenden Substanz. Der Abbau von Insulin erfolgt durch Insulinase. Dieses Enzym wird durch Schwermetalle und Proteinhydrolysate gehemmt [9]. Tasaka hatte beobachtet, daß auch oxydierte A- und B-Ketten des Insulins die Insulinase im Pankreasgewebe hemmen [15].

Wir haben daher bei unseren Versuchen zur Hemmung des Insulinabbaues oxydierte B-Ketten dem Inkubationsmedium zugesetzt. Die Wirksamkeit dieser

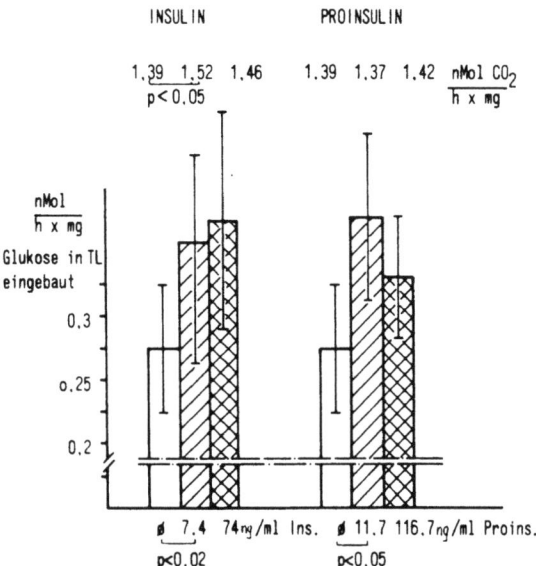

Abb. 1. Einfluß von Insulin und Proinsulin auf die Glucoseoxydation und den Einbau von $(U)^{14}C$-Glucose in Lipide durch Rattenleberscheibchen. 100 mg Rattenleberscheibchen wurden 3 Std mit 16,5 μM $(U)^{14}C$-Glucose und 200 bzw. 2000 μE/ml Insulin oder äquimolaren Mengen Proinsulin bei 37 °C inkubiert. Puffer: KRB-Albumin 3%, 0,6 μM Pyruvat und 0,25 mg Insulin B-Kette pro Ansatz. Gesamtvolumen 1,5 ml. Gasphase 95% O_2, 5% CO_2

Maßnahme ließ sich an der insulinabhängigen Steigerung der Lipidsynthese in den Ansätzen mit B-Kette deutlich demonstrieren. Der Insulineffekt war ohne B-Kette nicht nachweisbar.

Der Einfluß von Proinsulin auf den Einbau von (U)-^{14}C-Glucose in Lipide durch Rattenlebergewebe ist im Vergleich mit Insulin in Abb. 1 dargestellt. Insulin und Proinsulin führen in Konzentrationen, die in vivo erreicht werden können, zu einem signifikanten Anstieg der Lipidsynthese um etwa 30%. Die Wirkung von Proinsulin und Insulin, auf äquimolare Mengen bezogen, war quantitativ gleich. Die Glucoseoxydation wird durch Insulin ebenfalls gesteigert, nicht aber durch Proinsulin.

Eine ähnliche stimulierende Wirkung von Insulin und Proinsulin konnte auch auf den Einbau von Acetat in die Lipidfraktion der Rattenleber beobachtet werden (Abb. 2). Die Synthesesteigerung betrug hier jedoch nur etwa 20% und war bei der geringen Anzahl von Einzelbestimmungen statistisch nicht zu sichern. Eine Steigerung der Oxydation des Acetats zu CO_2 erfolgte weder durch Insulin noch durch Proinsulin.

Diese Ergebnisse weisen darauf hin, daß Proinsulin auch an der Leber gleichartig wirkt wie Insulin. Die Wirkungsstärke des Proinsulins lag bei anderen Organen jedoch deutlich unter der des Insulins. So fand Lazarus [8], daß Proinsulin in vivo bei der Ratte nur ein Fünftel der insulinbedingten Blutzuckersenkung bewirkte und die gesteigerte Glucoseaufnahme des Diaphragmas durch Insulin bei gleicher Wirkung eine 8fach höhere Proinsulinkonzentration erforderlich machte. Eigene vergleichende Untersuchungen an Fettzellen und am epididymalen Rattenfettgewebe hatten ergeben, daß Proinsulin nur 2 bis 10% der Insulinwirkung besitzt [2, 3, 4]. Ähnliche Wirkungsrelationen hatten auch andere Arbeitsgruppen gefunden [1, 5, 6, 7, 8, 13].

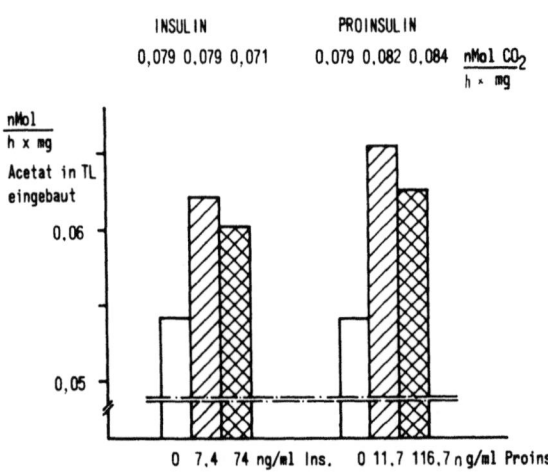

Abb. 2. Einfluß von Insulin und Proinsulin auf den (U) ^{14}C-Umbau zu CO_2 und Lipide durch Rattenleberscheibchen. 100 mg Rattenleberscheibchen wurden 3 Std mit 16,6 μM (U)^{14}C-Acetat und 200 bzw. 2000 μE/Ansatz Insulin oder äquimolaren Mengen Proinsulin bei 37 °C inkubiert. Puffer: KRB-Albumin 3%, 0,6 μM Pyruvat und 0,25 mg Insulin B-Kette/Ansatz. Gesamtvolumen 1,5 ml. Gasphase 95% O_2, 5% CO_2

An der Leber fanden Rees u. Madison [10] dagegen, daß Insulin und Proinsulin in äquimolaren Dosen die Glucosefreisetzung aus der Leber hemmten. Die starke lipogenetische Wirkung des Proinsulins an der Leber in unseren Untersuchungen muß nicht direkt durch eine dem Insulin entsprechende intrinsic activity am Receptor bedingt sein. Die Untersuchungen von Shaw u. Chance [12] sowie Willms [17] lassen an die Möglichkeit eines Umbaus von Proinsulin zu Insulin in der Leber denken. Auf der anderen Seite ist der Abbau dieser Hormone von großer Bedeutung. So konnte Stoll [14] eine dreifach kürzere Halbwertszeit des Insulins gegenüber dem Proinsulin feststellen. Dadurch kann Proinsulin trotz geringerer Serumspiegel und einer evtl. geringeren biologischen Aktivität gegenüber dem Insulin dennoch einen deutlichen Einfluß auf den Fettstoffwechsel ausüben. Quantitative Aussagen über die biologische Wirkung des Proinsulins bedürfen daher einer Überprüfung. So ist noch unklar, welches Organ für die Clearance des Proinsulins verantwortlich ist. Die Leber jedenfalls scheint es nach den Untersuchungen Stolls [14a] nicht zu sein.

Zusammenfassung

Nach Hemmung des Insulinabbaus mit oxydierter B-Kette des Insulins ließ sich die Lipidsynthese aus Glucose in Rattenleberscheiben durch Insulin in physiologischen Konzentrationen um 30% steigern. Äquimolare Proinsulinmengen führten zu einer gleich starken Lipidsynthesesteigerung, die eine Bedeutung des Proinsulins für den Lipidstoffwechsel wahrscheinlich macht.

Wir danken der Fa. Hoechst für die freundliche Überlassung von oxydierter B-Kette aus Rinderinsulin und gereinigtem Schweineinsulin. Schweineproinsulin (Lot No. 271069) stellte uns freundlicherweise die Fa. Novo zur Verfügung. Die Arbeit wurde mit Unterstützung der Deutschen Forschungsgemeinschaft durchgeführt.

Literatur

1. Challoner, D. R., Rao-Lo Yu: Diabetes **19**, 289 (1970). — 2. Ditschuneit, H.: In: Diabetes. Excerpta med. (Amst.) Found. **1971**, 9. — 3. Ditschuneit, H., Hinz, M., Faulhaber, J.-D.: 1. Tag. Ges. f. Immunologie, Freiburg, 16.—18. 10. 1962. — 4. Ditschuneit, H., Faulhaber, J.-D.: Ärztl. Forsch. **24**, 313 (1970). — 5. Gliemann, J., Sörensen, H. H.: Diabetologia **6**, 499 (1970). — 6. Kitabchi, A. E.: J. clin. Invest. **49**, 979 (1970). — 7. Lavis, V. R., Ensinck, J. W., Williams, R. H.: Endocrinology **87**, 135 (1970). — 8. Lazarus, N. R., Penhos, J. C., Tanese, I., Michaels, L., Gutman, R., Recant, L.: J. clin. Invest. **49**, 487 (1970). — 9. Mirsky, I. A., Perisutti, G.: Proc. Soc. exp. Biol. (N.Y.) **94**, 589 (1957). — 10. Rees, K. O., Madison, L. L.: Diabetes **18**, Suppl. 1, 349 (1969) (Abstract). — 11. Rubenstein, A. H., Cho, S., Steiner, D. F.: Lancet **1963 I**, 353. — 12. Shaw, W. N., Chance, R. E.: Diabetes **17**, 737 (1968). — 13. Steele, S. A., Brown, J. D., Stone, D. B.: Diabetes **19**, 91 (1970). — 14. Stoll, R. W., Touber, J. L., Winterscheid, L. C., Ensinck, J. W., Williams, R. H.: Endocrinology **88**, 714 (1971). — 14a. Stoll, R. W., Touber, J. L., Menahart, L. A., Williams, R. H.: Proc. Soc. exp. Biol. (N.Y.) **133**, 894 (1970). — 15. Tasaka, Y., Campbell, J.: Canad. J. Biochem. **46**, 483 (1968). — 16. Toomey, R. E., Shaw, W. N., Reid, L. R., Young, W. K.: Diabetes **19**, 209 (1970). — 17. Willms, B., Appels, A., Söling, H. D., Creutzfeld, W.: Horm. Metab. Res. **1**, 199 (1969). — 18. Reaven, G. M., Learne, R. C., Stern, M. P., Farquar, J. W.: J. clin. Invest. **45**, 1756 (1967).

HEUCKENKAMP, P.-U., HAGEN, K., MAHRENHOLZ, U., ZÖLLNER, N. (Med. Poliklinik, Universität München): **Vergleichende Untersuchungen des Harnsäure- und Phosphatspiegels bei Gesunden und Patienten mit manifester Gicht während mehrstündiger i.v. Fructosezufuhr**

Fructoseinfusionen führen bei gesunden Menschen oberhalb einer Zufuhrgröße von 0,5 g/kg Körpergewicht/Std zu einem Anstieg der Harnsäure im Serum; die Ausscheidung der Harnsäure nimmt aber während des Infusionszeitraumes nicht zu [7, 8, 13]. Für den Harnsäureanstieg im Serum wird ein ausgeprägter, rascher und irreversibler Abbau des ATP-Gehaltes in der Leber verantwortlich gemacht [6, 10, 14, 16]. Bode et al. [3] haben dies unlängst auch bei einem Menschen nachweisen können. Weitgehend unbekannt ist aber, welche Veränderungen sich ergeben, wenn man Patienten mit manifester Gicht Fructosemengen infundiert, die bei Gesunden zu einem signifikanten Serumharnsäureanstieg führen. Dies ist deswegen von Wichtigkeit, als die Manifestation der Gicht mit einem zunehmenden Verzehr an niedermolekularen Kohlenhydraten eng korreliert sein soll [11]. Wir haben es uns daher zur Aufgabe gemacht, das Verhalten der Harnsäure und des anorganischen Phosphors im Serum und Urin bei Gesunden und Patienten mit manifester Gicht zu untersuchen. Im Serum wurden darüber hinaus Lactat, Pyruvat, Fructose und Triglyceride bestimmt.

Methode

Versuchspersonen waren 10 Gesunde (Alter 20 bis 28 Jahre) und 10 Patienten mit manifester Gicht im Alter von 22 bis 51 Jahren, denen nach einer 10stündigen Fastenperiode 10%ige Fructoselösungen über einen Zeitraum von $4^1/_2$ Std mit einer Zufuhrquote von jeweils

1,5 g/kg Körpergewicht/Std infundiert wurde. Die Zufuhr erfolgte mit einer Infusionspumpe. Um ein Flüssigkeitsgleichgewicht zu erreichen, ließen wir die Probanden über einen Zeitraum von 2 Std vor Infusionsbeginn Wasser trinken, wobei dessen Volumen der später zu infundierenden Flüssigkeitsmenge, die sich wiederum aus dem Körpergewicht errechnete, entsprach. Blutabnahmen erfolgten vor Beginn der Infusion, 15 min danach und von da ab in regelmäßigen halbstündigen Abständen, die letzte Probe 30 min nach Infusionsende. Urin konnte durch Spontanmiktion in halbstündigen Abständen gewonnen werden. Harnsäure wurde nach Zöllner [19], Pyruvat, Lactat, die Triglyceride und Fructose enzymatisch mit Testkombinationen nach Vorschrift der Fa. Boehringer (Tutzing), anorganisches Phosphat colorimetrisch [5] bestimmt.

Ergebnisse

Die Fructosespiegel der Gichtkranken (n = 6) liegen von der 75. Infusionsminute an höher als bei Gesunden (n = 7), der Unterschied beträgt im „steady state" etwas mehr als 20 mg-%. Der Verlauf der Serumtriglyceride zeigt gegen-

Tabelle 1. a u. b. *Verhalten von Lactat, Pyruvat und anorganischem Phosphat im Blut während einer Zufuhr von 1,5 g Fructose/kg Körpergewicht bei Gesunden (a) und Patienten mit Gicht (b)*

	Zeit min	Lactat (mg/100 ml)	Pyruvat (mg/100 ml)	anorg. Phosphat (mg/100 ml)
a	0	10,23 ± 3,22	0,51 ± 0,20	3,44 ± 0,73
	15	16,48 ± 4,58	0,62 ± 0,20	3,24 ± 0,72
	45	25,70 ± 5,00	0,80 ± 0,21	3,14 ± 0,59
	75	31,69 ± 5,27	0,80 ± 0,32	3,05 ± 0,79
	105	31,05 ± 3,65	0,89 ± 0,31	2,92 ± 0,81
	135	29,71 ± 3,36	0,86 ± 0,27	2,96 ± 0,74
	165	28,09 ± 2,83	0,84 ± 0,16	2,92 ± 0,65
	195	26,99 ± 3,25	0,86 ± 0,17	3,29 ± 0,58
	240	25,49 ± 3,69	0,95 ± 0,17	3,61 ± 0,30
	270	17,59 ± 3,23	0,74 ± 0,15	3,60 ± 0,75

	Zeit min	Lactat (mg/100 ml)	Pyruvat (mg/100 ml)	anorg. Phosphat (mg/100 ml)
b	0	12,80 ± 3,50	0,53 ± 0,21	3,63 ± 0,88
	15	24,81 ± 5,67	0,73 ± 0,26	2,93 ± 0,73
	45	33,50 ± 5,61	0,89 ± 0,27	3,11 ± 0,51
	75	35,83 ± 7,12	0,84 ± 0,25	3,21 ± 0,54
	105	34,77 ± 6,51	0,84 ± 0,32	2,99 ± 0,49
	135	32,99 ± 6,40	0,83 ± 0,16	3,07 ± 0,48
	165	31,99 ± 6,27	0,84 ± 0,27	2,98 ± 0,22
	195	31,95 ± 5,80	0,84 ± 0,24	3,14 ± 0,44
	225	32,80 ± 4,34	0,84 ± 0,44	3,43 ± 0,76
	255	27,72 ± 3,51	1,03 ± 0,24	3,80 ± 0,44
	300	30,23 ± 1,84	1,09 ± 0,27	3,94 ± 0,69
	330	20,81 ± 2,98	0,68 ± 0,17	3,86 ± 0,63

über Gesunden keine Abweichung, d. h. daß nach anfänglichem Abfall die Triglyceridspiegel wieder ansteigen und am Ende der Infusion bei allen Personen, die über 300 min beobachtet wurden, Werte erreichen, die oberhalb der Ausgangsspiegel liegen. Allerdings zeigen ein Teil der Patienten im Gegensatz zu den gesunden Versuchspersonen deutlich erhöhte Triglyceridspiegel im Nüchternserum.

Lactat und Pyruvat steigen sowohl bei Gesunden als auch Gichtpatienten um mehr als 100% gegenüber den Ausgangswerten an, fallen aber gegen Infusionsende wieder etwas ab (Tabelle 1a u. b). Der Lactat/Pyruvatquotient nimmt aber während der Infusion deutlich zu, bei Gesunden steigt er von 20 auf 40, und bei Gichtikern von 26 auf 44 an. Harnsäure und Phosphat im Serum verhalten sich bei Gesunden spiegelbildartig: nach 105 min ist ein Harnsäureanstiegsmaximum erreicht; im gleichen Zeitraum fällt das anorganische Phosphat um 0,5 mg-% ($p < 0,05$) auf seinen tiefsten Wert ab, steigt dann aber wieder an und überschreitet den Nüchternausgangswert. Parallel dazu verläuft die Phosphorausscheidung. Auch bei

Gichtpatienten beobachtet man einen anfänglichen Serumphosphatabfall mit anschließendem Anstieg, wobei auch hier der Nüchternausgangswert 30 min nach Beendigung der Infusion überschritten wird. Die Phosphatausscheidung verhält sich in den ersten 90 min nicht so einheitlich wie bei den Gesunden, danach erst kommt es zu einer verringerten Ausscheidung, am Ende der Infusion nimmt sie aber wieder zu.

Im Gegensatz zu den Gesunden lassen sich unsere Gichtpatienten hinsichtlich ihrer Serumharnsäurespiegeln in zwei Gruppen aufteilen (Abb. 1): keine Verände-

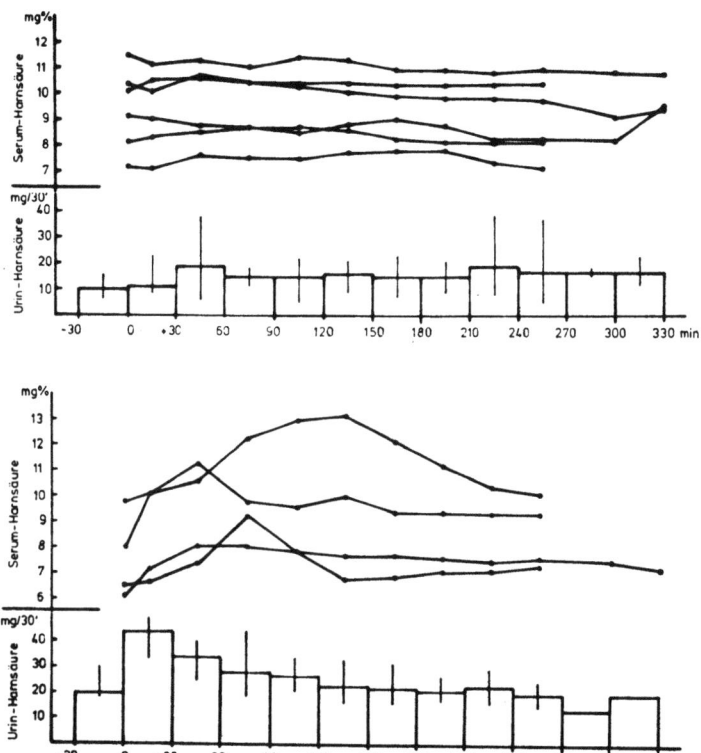

Abb. 1. Harnsäurespiegel im Serum und Harnsäureausscheidung bei zehn Gichtpatienten unter einer Zufuhr von 1,5 g Fructose/kg Körpergewicht/Std: Die obere Hälfte zeigt eine Gruppe ohne Veränderung des Harnsäurespiegels, die untere gibt das Verhalten von vier Patienten wieder, deren Serumspiegel ansteigen und deren Ausscheidung abnimmt

rung der Harnsäurespiegel zeigt eine Gruppe, bei der wir bereits im Nüchternserum hohe Harnsäurekonzentrationen nachweisen konnten. Hingegen reagieren die übrigen Patienten, deren Harnsäureausgangsspiegel teilweise niedriger lagen, mit einem deutlichen Anstieg der Serumharnsäure. Die Harnsäureausscheidung zeigt bei der ersten Gruppe keine Änderung gegenüber einer Trinkperiode mit Wasser. Bei der anderen Gruppe, für die wir einen Anstieg der Harnsäure im Serum nachweisen konnten, kommt es zunächst zu einer vermehrten Harnsäureausscheidung, die aber bereits vor Erreichen der Harnsäuremaxima im Serum wieder abnimmt und nach 2 Std einen konstant bleibenden Wert erreicht.

Diskussion

Die gegenüber Gesunden [20] erhöhten Serumfructosespiegel bei sechs Gichtpatienten lassen sich vermutlich dadurch erklären, daß wir die Zufuhr auf das

Ist- und nicht auf das Sollgewicht der zum größten Teil übergewichtigen Patienten bezogen haben. Insofern war das Fructoseangebot an die Leber, wo der größte Teil der Fructose verwertet wird, größer als bei den gesunden, nornmalgewichtigen Kontrollpersonen.

Das Verhalten der Serumtriglyceridspiegel zeigt jedoch keine wesentliche Abweichung gegenüber Gesunden, wenn man von den z. T. deutlich erhöhten Ausgangswerten bei Gichtkranken absieht; die Hypertriglyceridämie ist bekanntlich ein häufiger Befund bei Patienten mit primärer Gicht [4]. Eine Korrelation zwischen Körpergewicht und Höhe der Triglyceridspiegel besteht nicht. Der Wiederanstieg der Triglyceride im Serum während Fructoseinfusion kann nach Untersuchungen von Nikkilä u. Ojala [12] als Ausdruck einer durch Fructose stimulierten hepatischen Triglyceridsynthese angesehen werden.

Der ausgeprägte Anstieg von Lactat und Pyruvat bei Gesunden und Gichtkranken ist ebenfalls Folge einer raschen Fructoseverwertung. Der initiale Abfall des anorganischen Serumphosphates, der auch von Wolff et al. [16] beschrieben wurde und der von einer verringerten Phosphatausscheidung begleitet wird (Tabelle a u. b), ist auf einen Einstrom in den Intracellulärraum zurückzuführen [10, 14, 17].

Auffällig ist, daß ein Teil unserer Gichtpatienten unter Fructosezufuhr keine weitere Erhöhung der Serumharnsäurespiegel erkennen läßt, obwohl Gesunde unter gleichen Versuchsbedingungen mit einem signifikanten Anstieg reagieren [7, 8]. Al-Hujaj u. Schönthal [1] haben kürzlich bei zwei ihrer Gichtpatienten während einer 30 min Fructoseinfusion ebenfalls einen Anstieg vermißt. Die zweite Gruppe unterscheidet sich sowohl hinsichtlich der Serumharnsäurespiegel wie der Harnsäureausscheidung; daß die anfangs zunehmende Ausscheidung wieder abnimmt, bevor die Harnsäure im Serum ihr Maximum erreicht hat, kann nach Untersuchungen von Bergström et al. [2] auf eine Hemmwirkung des Lactats auf die Harnsäureausscheidung in den Nierentubuli zurückgeführt werden. Ob sich der fehlende Harnsäureanstieg bei der ersten Gruppe durch Erreichen der Löslichkeitsgrenze erklären läßt oder ob wir es mit zwei hinsichtlich der Gichtgenese verschiedenen Kollektiven zu tun haben, wofür es experimentelle Hinweise gibt [9, 18], kann auf Grund der vorliegenden Ergebnisse nicht beantwortet werden.

Literatur

1. Al-Hujaj, M., Schönthal, H.: Med. Welt **22**, 1887 (1971). — 2. Bergström, J., Hultman, E., Roch-Norlund, A. E.: Acta med. scand. **184**, 359 (1968). — 3. Bode, Ch., Schumacher, H., Goebell, H., Zelder, O., Pelzel, H.: Horm. Metab. Res. **3**, 289 (1971). — 4. Emmerson, B. T., Knowles, B. R.: Metabolism **20**, 721 (1971). — 5. Fiske, C. H., Subbarow, Y.: J. biol. Chem. **66**, 375 (1925). — 6. Goldblatt, P. J., Witschi, H., Friedman, M. A., Sullivan, R. J., Shull, K. H.: Lab. Invest. **23**, 378 (1970). — 7. Heuckenkamp, P.-U., Zöllner, N.: Lancet **1971 I**, 808. — 8. Heuckenkamp, P.-U., Schill, K., Zöllner, N.: Verh. dtsch. Ges. inn. Med. **77**, 177 (1971). — 9. Kelley, W. N., Greene, M. L., Rosenbloom, F. M., Henerson, J. F., Seegmiller, J. E.: Ann. intern. Med. **70**, 155 (1969). — 10. Mäenpää, P. H., Raivio, K. O., Kekomäki, M. P.: Science **161**, 125 (1968). — 11. Mertz, D. P.: Gicht. Grundlagen, Klinik und Therapie, S. 92. Stuttgart: Thieme 1971. — 12. Nikkilä, E. A., Ojala, K.: Life Sci. **5**, 89 (1966). — 13. Perheentupa, J., Raivio, K. O.: Lancet **1967 II**, 528. — 14. Raivio, K. O., Kekomäki, M. P., Mäenpää, P. H.: Biochem. Pharmacol. **18**, 2615 (1969). — 15. Schmidt, F. H.: Klin. Wschr. **39**, 1244 (1961). — 16. Wolf, H. P., Queisser, W., Beck, K.: Klin. Wschr. **47**, 1084 (1969). — 17. Woods, H. F., Eggleston, L. V., Krebs, H. A.: Biochem. J. **119**, 501 (1970). — 18. Zöllner, N.: Ergebn. inn. Med. Kinderheilk. **14**, 321 (1960). — 19. Zöllner, N.: Z. klin. Chem. **1**, 178 (1963). — 20. Zöllner, N., Heuckenkamp, P.-U., Nechwatal, W.: Klin. Wschr. **46**, 1300 (1968).

VOGT, N., GREINER, M., WIENBECK, M., DÖLLE, W., ENGLHARDT, A. (Med. Klinik Universität Marburg): **Untersuchungen über Lipide und Lipoproteine bei Leberkrankheiten**

Schon seit längerer Zeit ist bekannt, daß bei akuten und chronischen Leberkrankheiten Änderungen im Muster der Lipide und Lipoproteine im Serum auftreten. Veränderungen der Serumlipoproteine bei Verschlußikterus wurden von vielen Untersuchern beobachtet. Schon 1952 beschrieben Kunkel u. Slater [1] bei der biliären Cirrhose einen Abfall der α-Lipoproteine und den Anstieg eines phospholipidreichen Lipoproteins mit der Beweglichkeit eines β-Lipoproteins. Seidel [2] gelang es in den letzten Jahren, dieses Lipoprotein zu charakterisieren. Er konnte zeigen, daß die typischen Plasma-Lipidveränderungen der Cholostase durch die abnorme Protein-Lipidzusammensetzung des LP-X bedingt sind.

Unsere eigenen Untersuchungen bezogen sich zunächst auf das Verhalten der Serumlipide bei Lebererkrankungen. Dabei stellten wir fest, daß im Verlauf der akuten Hepatitis die Serumtriglyceride zunächst stark ansteigen, um sich später wieder zu normalisieren. Weniger ausgeprägt finden sich gleichsinnige Verschiebungen im Spiegel des Cholesterins. Um die Ursachen dieser Veränderungen zu klären, wurden sowohl bei Patienten mit verschiedenen Verlaufsformen der akuten Virushepatitis wie auch bei chronischen Hepatitiden die Lipid- und Lipoproteinfraktionen des Plasmas untersucht. Wir beobachteten 30 Fälle von Transfusionshepatitis und 27 Fälle von akuter Virushepatitis während des gesamten Krankheitsverlaufs. Bei weiteren Kollektiven von chronisch persistierender und aggressiver Hepatitis, sowie verschiedenen Stadien der Cirrhose und bei Fällen von akuter und subakuter Leberdystrophie wurden Lipid- und Lipoproteinwerte während der stationären Phase gemessen.

Die Auftrennung der Lipoproteine erfolgte auf Acetat- und Collgelfolien, die Anfärbung teilweise nach Kohn [3] mit Schiffschem Reagenz, teilweise nach Beckering [4] in einer eigenen Modifikation. Die Fraktionen wurden densitometrisch ausgewertet (Vitatrondensitometer). Die Reproduzierbarkeit in der Serie betrug für β-Lipoproteine 6%, für prä-β- und α-Lipoproteine je 8%. Vergleichsuntersuchungen wurden in einzelnen Fällen durch Trennung auf Agarosegel und Anfärbung mit Sudanschwarz durchgeführt.

Serumlipide und -lipoproteine zeigten bei akuter Hepatitis charakteristische Veränderungen mit einem Anstieg sämtlicher Lipidfraktionen sowie der β-Lipoproteine und gleichzeitigem Abfall der α-Lipoproteine und prä-β-Lipoproteine.

Mit den akuten Symptomen gingen auch die Erhöhungen der Lipidwerte zurück, beim Übergang in ein chronisches Stadium blieb die Normalisierung häufig aus. Die densitometrisch gewonnenen Bilder zeigten, daß die Verminderung der prä-β-Lipoproteine durch eine herabgesetzte elektrophoretische Mobilität in Richtung zur β-Fraktion hin verursacht ist. Auf dem Höhepunkt der Erkrankung ist die prä-β-Fraktion in vielen Fällen von der β-Fraktion nicht mehr zu trennen, sie läßt sich aber an einer mehr oder weniger deutlichen Abstufung im aufsteigenden Schenkel der β-Bande erkennen.

Abb. 1: Die typische akute Hepatitis zeigt in der Lipidelektrophorese innerhalb der ersten 3 Tage nach der stationären Aufnahme noch eben trennbare Fraktionen. Im Laufe der 1. Woche verschmelzen prä-β- und β-Lipoproteine zu einer Fraktion, das α-Lipoprotein ist stark erniedrigt. Nach der 2. Woche hat sich das Lipoproteinmuster in der Regel normalisiert. Nach Abklingen der akuten Symptome ist ein relativ hoher α-Lipoproteinanteil zu messen.

Drei atypische Verlaufsformen seien hier kurz dargestellt:
1. Im ersten Fall handelt es sich um eine nach einer Totaloperation mit mehreren Bluttransfusionen aufgetretene akute Hepatitis. Die Lipoproteinelektro-

phorese korreliert hier weitgehend mit den Triglyceridwerten, aber auch mit den Transaminasen in dem Sinne, daß Erhöhung der Triglyceride mit Vermehrung der β-Lipoproteine einhergeht. Es wird deutlich, daß in der Zeit um den 25. Tag, als die Patientin einen erneuten Schub ihrer Hepatitis durchmachte — gleichzeitig mit einem neuerlichen Transaminaseanstieg um Werte über 200 U/l — die Lipo-

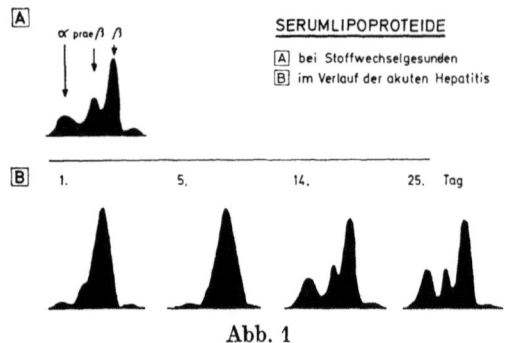

Abb. 1

proteinelektrophorese wieder eine Verminderung der α-Lipoproteine und einen Verlust der prä-β-Lipoproteine aufweist.

2. Die für den vorigen Fall gefundene Korrelation für Lipoproteinelektrophorese und Transaminasen läßt sich für diesen Fall einer durch Alkoholabusus bedingten Hepatitis nicht mehr nachweisen. Obgleich am 6. Tag die Transaminasen nur gering erhöht sind, zeigt das Lipoproteinmuster schon Verschiebungen im

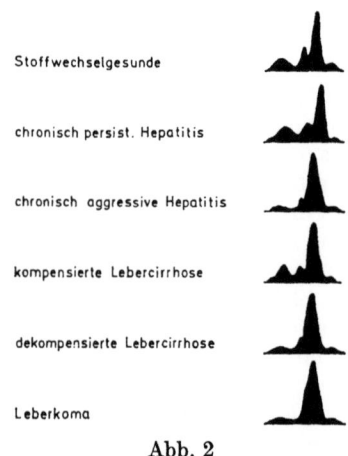

Abb. 2

Sinne der akuten Hepatitis. Auch in diesem Verlauf gehen Verschiebungen von Triglyceriden und Lipoproteinen parallel.

3. Der Krankheitsverlauf einer Patientin mit akuter Hepatitis bei insulinpflichtigem Diabetes mellitus zeigt, daß das den Diabetes begleitende Typ IV-Muster verschwindet — im akuten Stadium — und gegen Ende der Erkrankung wieder auftritt.

Bei chronischen Formen der Hepatitis und bei Cirrhose wurden in einzelnen Punkten abweichende Beobachtungen gemacht. Bei Lebercirrhose einschließlich der dekompensierten Formen finden sich keine signifikanten Änderungen im Triglyceridspiegel. Das Lipoproteinmuster zeigt hingegen je nach Schweregrad der Erkrankung eine dem akuten Krankheitsbild ähnlichere Verteilung der Fraktionen im Elektropherogramm.

Abb. 2: Diese Bilder enstanden auf Grund statistischer Auswertung der einzelnen Kollektive. Die Verminderung der Lipoproteine im α- und prä-β-Bereich war bei der chronisch aggressiven Hepatitis, der dekompensierten Cirrhose und dem Leberkoma statistisch signifikant.

Untersuchungen mit der Immunelektrophorese nach Laurell wiesen eine deutliche Verminderung des α-Lipoproteins bei akuter Hepatitis wie auch bei schweren Leberschäden auf. Weiterhin wurde mit der Partigentechnik die Konzentration der β-Lipoproteine vermehrt gefunden.

Eine Cholostase als Ursache der Veränderungen im Lipoproteinmuster der von uns untersuchten Patienten kann ausgeschlossen werden, da sich Cholostasezeichen nur in einzelnen Fällen nachweisen ließen. Seidel [5] fand bei schweren Leberschäden eine abnorme Zusammensetzung der VLDL und eine veränderte Wanderungsgeschwindigkeit der prä-β-Lipoproteine. Grund für diese Störung könnte ein Defekt in der Synthese der Apo-A-Lipoproteine sein.

Eigene Untersuchungen zeigten, daß schon bei der akuten Hepatitis allerdings reversible Verschiebungen im Lipoproteinmuster zu beobachten sind und sich wahrscheinlich ebenfalls auf Änderungen der Proteinanteile zurückführen lassen. Außerdem konnten wir zeigen, daß eine enge Beziehung zwischen der Schwere chronischer Lebererkrankungen und dem Ausmaß der Veränderungen in der Lipoproteinelektrophorese besteht.

Literatur

1. Kunkel, H. G., Slater, R. G.: J. clin. Invest. **39**, 677 (1952). — 2. Seidel, D., Alaupuvic, T., Furmann, R. H.: Dtsch. med. Wschr. **95**, 1805 (1970). — 3. Kohn, J.: Nature (Lond.) **189**, 312 (1961). — 4. Beckering, R. E., Elletson, R. D.: Amer. J. clin. Path. **53**, 84 (1970). — 5. Seidel, D.: Sek. Hyperlipoproteinämien. Symp., Ulm Oktober 1971.

HANSEN, W., ZÖLLNER, N. (Med. Poliklinik Universität München): **Der i.v. Fettoleranztest — eine einfache Modifikation und Ergebnisse nach Belastung mit Äthanol**

Die zur parenteralen Ernährung verwendeten Neutralfettemulsionen werden wahrscheinlich in ähnlicher Weise aus dem Blut eliminiert wie Chylomikronen, welche in der Darmwand synthetisiert werden und nach einer fetthaltigen Mahlzeit die Triglyceride im Blut transportieren [5, 6]. Es lag deshalb nahe, Fettemulsionen zu Funktionsuntersuchungen zu verwenden. In dem von Boberg, Carlson u. Hallberg angegebenen i.v. Fettbelastungstest wird ein aus Sojaöl hergestelltes Präparat[1] rasch injiziert und das Verschwinden durch Nephelometrie von Plasmaproben gemessen [2, 4]. Normalerweise ist mit dieser Methode nach 30 bis 45 min die Emulsion nicht mehr nachweisbar, der Abfall folgt einer Funktion 1. Ordnung. Da ein Nephelometer in den meisten Routinelabors nicht vorhanden ist, haben wir ein technisch einfaches, wenig störanfälliges Verfahren ausgearbeitet, das auf der Schwächung des photometrishcen Meßstrahls durch die Fettemulsion beruht. Im übrigen wird in ähnlicher Weise wie von der schwedischen Arbeitsgruppe vorgegangen.

Dem nüchternen Patienten wird morgens 1 ml/kg Körpergewicht Fettemulsion (entsprechend 0,1 g/kg Neutralfett) rasch innerhalb 1 min injiziert. Vorher sowie 5, 10, 15, 20, 25 und 30 min hinterher werden Blutproben entnommen, in heparinisierten Röhrchen aufgefangen und 10 min schonend zentrifugiert. Das Plasma wird abgehoben und erneut

---

[1] Intralipid 10%, Hersteller: Deutsche Kabi G. m. b. H., München.

10 min zentrifugiert. Anschließend wird 1:11 mit physiologischer Kochsalzlösung verdünnt und mit dem Photometer die Extinktion bei 691 nm gemessen. Zur weiteren Auswertung wird von den Meßwerten der Nullwert abgezogen. Diese Extinktionsdifferenzen sind ein Maß für die jeweilige Fettemulsionskonzentration und werden im logarithmischen Maßstab gegen die Zeit (linearer Maßstab) aufgetragen. Durch die Meßpunkte kann eine Gerade gelegt werden. Nunmehr ist es möglich die Zeit auszumessen, während der die Extinktion die Hälfte eines beliebigen Ausgangswertes erreicht (Halbwertszeit). Die fraktionelle Eliminationskonstante ist gleich dem Quotienten aus 0,693 und der Halbwertszeit.

Ein Vergleich der mit photometrischer und nephelometrischer Meßmethode erhobenen Werte bei 10 Versuchspersonen ergab eine gute Übereinstimmung, der Korrelationskoeffizient betrug 0,98. Die fraktionellen Eliminationskonstanten bei 10 „gesunden" männlichen 25 bis 35jährigen Versuchspersonen betrugen $6,5 \pm 0,8\%/\text{min}$ (Mittelwert ± Stand. Abw.). Sie waren in der gleichen Größenordnung wie die von Boberg u. Mitarb. an einem etwa gleichaltrigen Kollektiv mit

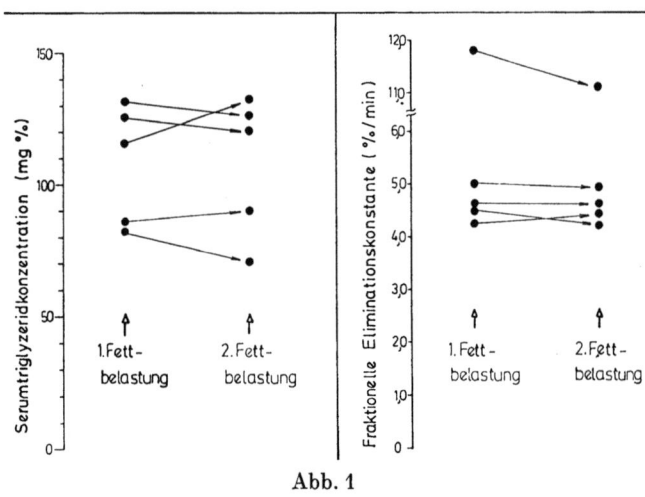

Abb. 1

anderer Meßmethode erhobenen Werte: $7,2 \pm 0,5\%/\text{min}$ (Mittelwert ± Stand. Abw.) [2].

Bei 5 Patienten wurde im Abstand von 180 min 2mal ein Fettoleranztest durchgeführt (Abb. 1). Es kam in diesem Zeitraum zu keiner wesentlichen Änderung des Plasmatriglyceridspiegels, vor der 1. Fettbelastung betrug er im Mittel 108 mg-%, vor der 2. Fettbelastung waren es im Mittel 107 mg-% (vgl. linke Bildhälfte). Entsprechend verhielten sich die fraktionellen Eliminationskonstanten, bei der 1. Belastung waren die Mittelwerte 6,0, bie der 2. Belastung 5,8 (s. rechte Bildhälfte). (Im Paarvergleichstest war jeweils $p > 0,4$.)

An einem zweiten Kollektiv von 6 Probanden wurde der Einfluß von Äthanol untersucht. Äthylalkohol übt verschiedene Wirkungen auf den Fettstoffwechsel aus, u. a. kommt es zu einem Anstieg der Triglyceridkonzentration im Blut [7]. Im Anschluß an die erste Fettbelastung infundierten wir 0,6 g/kg Körpergewicht Äthanol, so daß nach 60 min eine Plasmakonzentration von 0,7‰ erreicht war. Zur Aufrechterhaltung dieser Konzentration wurde dann weiter 6 g/Std gegeben. Wie zu erwarten, kam es zu einer — statistisch signifikanten — Anhebung des Triglyceridspiegels von im Mittel 76 mg-% auf 110 mg-%, vgl. Abb. 2, linke Bildhälfte (Paarvergleichstest: $p < 0,01$). Zugleich verzögerte sich die Elimination der Fettemulsion beim zweiten Fettbelastungstest: beim ersten Mal waren die fraktionellen Eliminationskonstanten im Mittel 5,4%/min, beim zweiten Mal 4,2% pro min, vgl. Abb. 2, rechte Bildhälfte (Paarvergleichstest: p < 0,005).

Untersuchungen an Patienten mit Hypertriglyceridämie haben gezeigt, daß die Eliminationsgeschwindigkeit von Fettemulsionspartikeln und Chylomikronen in gleicher Weise vom Triglyceridspiegel beeinflußt wird: je höher die Triglyceridkonzentration, desto langsamer erfolgt die Elimination [2, 8]. Es ist denkbar, daß der hier gezeigten Wirkung von Äthanol ein ähnlicher Mechanismus unterliegt. Wenn Äthanol und Fettemulsionen gleichzeitig zur parenteralen Ernährung verwendet werden, sollte an diesen Hemmechanismus gedacht werden. Von verschiedenen Autoren ist mitgeteilt worden, daß die postalimentäre Hypertriglyceridämie durch gleichzeitigen Alkoholgenuß verstärkt wird [1, 3, 9]. Die Befunde

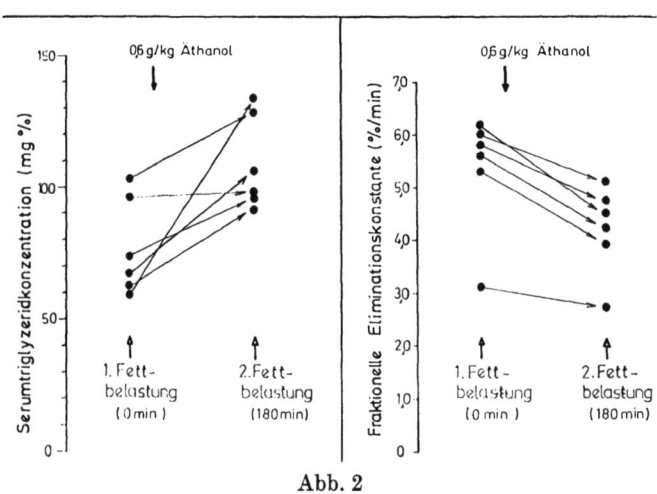

Abb. 2

an unserem experimentellen Modell legen nahe, daß neben der durch Äthanol bewirkten Anhebung des endogenen Triglyceridspiegels eine Hemmung der Elimination von den aus Nahrungstriglyceriden gebildeten Chylomikronen ursächlich in Frage kommt.

Literatur

1. Barboriak, J. J., Meade, R. C.: Amer. J. med. Sci. **225**, 245 (1968). — 2. Boberg, J., Carlson, L. A., Hallberg, D.: J. Atheroscler. Res. **9**, 159 (1969). — 3. Brewster, A. C., Lankford, H. G., Schwartz, M. G., Sullivan, J. F.: Amer. J. clin. Nutr. **19**, 255 (1966). — 4. Carlson, L. A.: In: Jones, R. J. (Hrsg.): Atherosclerosis. Proceedings of the 2nd International Symposion, p. 516. Berlin-Heidelberg-New York: Springer 1970. — 5. Edgren, B., Meng, H. C.: Acta physiol. scand. **56**, 237 (1962). — 6. Hallberg, D.: Acta physiol. scand. **65**, 279 (1962). — 7. Jones, D. P., Losowsky, M. S., Davidson, C. S., Lieber, C. S.: J. Lab. clin. Med. **62**, 675 (1963). — 8. Nestel, P. J.: J. clin. Invest. **43**, 943 (1964). — 9. Wilson, D. E., Schreibman, P. H., Brewster, A. C., Arky, R. A.: J. Lab. clin. Med. **75**, 264 (1970).

WOLLENWEBER, J., WOHLENBERG, H., SCHLIERF, CH. (Deutsche Klinik für Diagnostik, Wiesbaden): **Zur Häufigkeit primärer und sekundärer Hyperlipoproteinämien**

Zwischen dem 1. September und 22. November 1971 zeigten 500 von 2850 konsekutiven Patienten der Deutschen Klinik für Diagnostik in Wiesbaden einen Serumcholesterinwert von 300 mg/100 ml oder mehr und/oder Serumtriglyceride von mehr als 250 mg/100 ml. Bei diesen 500 Patienten wurde eine Lipoproteinelektrophorese in Agarosegel auf den vorgefertigten Objektivträgern der Fa. BioRad durchgeführt. Bei Verdacht auf Typ III-Hyperlipoproteinämie erfolgte zusätzlich die Immunelektrophorese nach Seidel u. Greten (1970). Die Befunde der Lipoproteinelektrophorese wurden korreliert mit den Ergebnissen klinischer und anderer Laboruntersuchungen, die nach Standardmethoden durchgeführt wurden. Als Kontrollkollektiv dienten 100 Patienten gleicher Altersverteilung mit Serumcholesterinwerten unter 250 mg/100 ml und Serumtriglyceriden unter 150 mg/100 ml. Die Daten wurden mit Hilfe der EDV statistisch ausgewertet, über einen Teil der Befunde wird berichtet.

Ergebnisse

Erhöhte Blutfettwerte zeigten 17,5% aller Patienten, 23% von 1913 Männern gegenüber nur 6,4% von 937 Frauen (Tabelle 1). Dabei ist zu bemerken, daß bei den weiblichen Patienten insgesamt die jüngeren Jahrgänge überwogen. Bei den 30- bis 40jährigen Männern wurden in 20,6%, bei den 50- bis 60jährigen Männern

Tabelle 1. *Häufigkeit von Hyperlipoproteinämien (Cholesterin > 300 mg/100 ml, Triglyceride ≥ 250 mg/100 ml)*

Typ	Hyperlipoproteinämie								
	Pat. gesamt (n = 2850)			Männer (n = 1913)			Frauen (n = 937)		
	n	%	rel.-%	n	%	rel.-%	n	%	rel.-%
IIa	54	1,9	10,8	35	1,8	8,0	19	2,0	31,6
IIb	37	1,3	7,4	28	1,5	6,4	9	1,0	15,0
III	7	0,25	1,4	7	0,35	1,6	—	—	—
IV	365	12,8	73,0	337	17,5	76,5	28	3,0	46,7
V	17	0,6	3,4	16	0,85	3,6	1	0,1	1,7
Lp (a)	20	0,7	4,0	17	0,9	3,9	3	0,3	5,0
Gesamt	500	17,5	100	440	23,0	88	60	6,4	12

in 27,5%, bei den 50- bis 60jährigen Frauen dagegen nur in 15% erhöhte Blutfettwerte beobachtet. Am häufigsten fand sich eine Typ IV-Hyperlipoproteinämie, insgesamt bei 12,8% aller Patienten oder 73% der Hyperlipoproteinämiepatienten. 17,5% der männlichen Patienten zeigten ein Typ IV-Muster, jedoch nur 3% der weiblichen Patienten. Es folgte in der Häufigkeit das Typ II-Muster, wobei der Typ IIa etwas häufiger ist als der Typ IIb mit begleitender Vermehrung der prä-β-Lipoproteine. Im Gegensatz zum Typ IV-Muster ist das Typ II-Muster bei Männern und Frauen mit etwa 3% gleich häufig. Der Typ III ist selten, als Typ V-Muster wurden alle Elektrophoresen eingestuft, bei denen Chylomikronen und vermehrte prä-β-Lipoproteine nachweisbar waren. Die Menge an Chylomikronen war bisweilen sehr gering, z. T. ergaben Verlaufsbeobachtungen, daß z. B. nach besserer Einstellung eines Diabetes mellitus ein Typenwandel zum Typ IV-Muster erfolgte. In etwa 4% der Fälle zeigte sich zwischen üblicher β- und prä-β-Lipoproteinbande eine weitere deutliche Bande, von der wir annehmen, daß sie dem sog. Lipoprotein Lp (a) entspricht.

Das mittlere Durchschnittsalter der Patienten in den einzelnen Gruppen war nicht unterschiedlich. Ein Vergleich der Relativgewichte (Verhältnis Istgewicht zum mittleren Idealgewicht für schweren Knochenbau, wissenschaftliche Tabellen Geigy) ergab für die Hyperlipoproteinämiepatienten ein statistisch signifikant ($p < 0,001$) höheres durchschnittliches Relativgewicht als bei Kontrollen. Dieser

Unterschied ist in erster Linie bedingt durch die höheren Relativgewichte der Patienten mit Typ IV-Hyperlipoproteinämie. Bei Patienten mit Typ II-Muster läßt sich nur bei der relativ kleinen Gruppe der Frauen mit Typ IIb-Muster ein signifikanter Unterschied zu den Kontrollen sichern. Korrelationsrechnungen ergaben, daß bei den Männern keine Korrelation zwischen dem Alter auf der einen Seite und Relativgewicht sowie Serumcholesterin und Serumtriglyceriden auf der anderen Seite bestehen. Bei den Frauen korrelierte das Relativgewicht mit $p < 0,01$ mit dem Alter. Ferner ließ sich für das Gesamtkollektiv der Männer eine positive Korrelation der Relativgewichte mit dem Serumcholesterin ($p < 0,05$) und den Serumtriglyceriden ($p < 0,01$) nachweisen.

Die mittleren Blutzuckerwerte der Typ IIa-Patienten (97 ± 11 mg/100 ml) unterscheiden sich nicht von den Mittelwerten der Kontrollen (94 ± 9 mg/100 ml).

Tabelle 2. *Klinische Daten bei Hyperlipoproteinämien*

Klinische Angaben	Kontrollem		Hyperlipoproteinämien					
			Typ II		Typ IV		Gesamt	
	n	%	n	%	n	%	n	%
1. Manifester Diabetes mellitus	100	1	91	4,4	365	14,5	500	13,0
2. Diabetes mellitus (NüBZ > 150 mg/100 ml)	—	—	91	1,1	365	5,8	500	5,4
3. Pathologischer Glucosetoleranztest	22	32	38	29,0	149	33,0	206	31,5
4. Suspekter Glucosetoleranztest	22	22,5	91	23,7	149	20,1	206	21,5
5. Übergewicht (Rel.-Gew. $\geq$ 1,2)	100	17,0	91	23,1	365	40,5	500	37,0
6. Alkoholabusus (etwa > 70 g/Tag)	89	4,3	84	15,5	335	19,4	457	19,0
7. Pathologische Leberfunktionsproben (Bilirubin, alk. Phosph., GOT/GPT)	100	26,0	91	28,5	365	42,5	500	39,0
8. Fettleber (klinisch/histologisch)	100	4,0	91	18,5	365	27,0	500	25,4
9. Sonstiges: Nephrot. Sydrom (1), Gammopathie (2), M. Cushing (1)	100	—	91	—	365	0,8	500	0,8

Die Mittelwerte der Typ IIb- (101 ± 14 mg/100 ml) und Typ IV-Patienten (109 ± 29 mg/100 ml) sind von den Kontrollen signifikant verschieden ($p < 0,01$ bzw. $p < 0,001$). Korrelationsberechnungen ergaben, daß für das Gesamtkollektiv eine deutliche positive Korrelation zwischen Blutzucker und Cholesterinspiegel besteht ($p < 0,01$). Eine noch stärker positive Korrelation besteht sowohl für das Gesamtkollektiv wie für die Typ IV-Patienten zwischen Blutzuckerspiegel und Serumtriglyceriden ($p < 0,001$).

In der Tabelle 2 sind einige klinische Daten aufgeführt. Unter den 500 Hyperlipoproteinämiepatienten fand sich in 13% ein manifester Diabetes, unter 100 Kontrollen war nur ein Diabetiker. Auch bei den Typ II-Patienten ist ein manifester Diabetes selten. Bei 206 von 435 Patienten ohne manifesten Diabetes mellitus konnte ein oraler oder i.v. Glucosetoleranztest bzw. ein Tolbutamidtest durchgeführt werden. In 31,5% der Fälle ließ sich eine eindeutig pathologische Glucosetoleranz nachweisen im Sinne eines asymptomatischen Diabetes mellitus, bei weiteren 21,5% lag das Ergebnis des Glucosetoleranztestes in einem Grenzbereich.

Ein schlecht eingestellter Diabetes mellitus mit Nüchternblutzuckerwerten von mehr als 150 mg/100 ml als mögliche Ursache einer sekundären Hyperlipoproteinämie fand sich bei 27 Personen oder 5,4%. Ein Relativgewicht von mehr als 1,2 entsprechend einem Übergewicht von 20% und mehr fand sich bei 37% der Patienten mit Hyperlipoproteinämie und damit etwa doppelt so häufig wie bei Kontrollen. Bei gut 90% aller Patienten war es möglich gewesen, eine ausführliche Alkoholanamnese zu erheben. Ein reichlicher Alkoholkonsum von mehr als etwa 70 g Alkohol/Tag ließ sich bei 19% der Patienten mit Hyperlipoproteinämien gegenüber 3,4% der Kontrollen nachweisen. Diese Differenz ist hoch signifikant. Pathologische Leberfunktionsproben fanden sich ebenfalls signifikant häufiger bei den Hyperlipoproteinämiepatienten, besonders Typ IV, auch die Diagnose Fettleber wurde häufiger als bei den Kontrollen gestellt. Unter 500 Patienten konnte nur 4mal die Diagnose einer sonstigen, häufiger mit einer Dyslipoproteinämie einhergehenden Erkrankung gestellt werden: Es fanden sich 1 nephrotisches Syndrom bei chronischer Glomerulonephritis, 2 Gammopathien, 1 Morbus Cushing bei starkem Übergewicht und asymptomatischen Diabetes mellitus.

Versucht man die Häufigkeit einer sekundären Hyperlipoproteinämie im untersuchten Patientengut zu bestimmen, so ist eine solche Abgrenzung auf Grund der Ergebnisse einer einmaligen Untersuchung schwierig und möglicherweise nicht statthaft, da wichtige Informationen, wie z. B. die Diätgewohnheiten oder Kontrollwerte unter definierter Diät, nicht berücksichtigt werden konnten. Nimmt man jedoch an, daß ein Teil der Patienten mit reichlichem Alkoholkonsum, ein Teil der Patienten mit Leberschäden sowie ein Teil der Übergewichtigen eine sekundäre Hyperlipoproteinämie haben, so ergeben sich insgesamt etwa in 10 bis 20% aller Fälle Hinweise für das Vorliegen einer sekundären Hyperlipoproteinämie.

Herrn Dipl.-Math. Dr. rer. nat. M. L. Christl danken wir für die statistischen Berechnungen.

Literatur
Seidel, D., Greten, H.: Clin. Chim. Acta **30**, 31 (1970).

HUTH, K., BLUMENTHAL, J., BÖCKER-STUMM, U., REIMERS, H. J. (Med. Kliniken und Polikliniken, Universität Gießen): **Zur Häufigkeit und Verteilung der Hyperlipoproteinämien**

Obwohl die Hyperlipoproteinämien zu den häufigsten Stoffwechselkrankheiten in der westlichen Welt zählen, wird eine differenzierte Untersuchung der Serumlipoproteine in der Klinik erst in den letzten Jahren durchgeführt. Dabei hat sich vor allem die Analyse mit Hilfe der technisch einfachen Lipoproteinelektrophorese weithin durchgesetzt.

Bis 1966 benutzten wir die Papierelektrophorese nach Swahn in der Modifikation von Gross u. Weicker, die sich besonders zum Nachweis einer Hyperchylomikronämie oder einer Hyp-α-Lipoproteinämie eignet. Die heute übliche Typisierung der Hyperlipoproteinämien nach Fredrickson u. Lees (1965) macht sich eine Verbesserung der Papierelektrophorese zunutze, die von Lees u. Hatch beschrieben wurde und deren Besonderheit vor allem in einem Albuminzusatz zum Puffer besteht. Anstelle der bisher vorhandenen Schleppenbildung des sog. Neutralfettrestes findet sich eine neue Bande, die der Prä-β-Lipoproteine, die vorwiegend endogen synthetisierte Triglyceride transportiert. Seit 2 Jahren hat sich uns die Lipoproteinelektrophorese in Agar-Agarosegel nach Greten u. Mitarb. besonders bewährt, die ein schnelleres Arbeiten und eine bessere Trennung der β- und prä-β-

Bande gestattet. Seit 1971 bemühen wir uns um eine Unterscheidung von Typ IIa-, Typ IIb- und Typ IV-Muster. Dadurch ist es zu einer Verschiebung der relativen Häufigkeiten der einzelnen Hyperlipoproteinämietypen gekommen. Während wir bei 246 Stichproben aus dem Jahre 1970 176mal eine Typ IV-Hyperlipoproteinämie diagnostizierten, fanden wir ein sicheres Typ IV-Muster 1971 nur noch 124mal bei 301 Lipoproteinelektrophoresen. Dafür wurden ein Typ IIa- und Typ IIb-Hyperlipoproteinämie mehr als doppelt so häufig gefunden wie vorher die Typ II-Hyperlipoproteinämie ohne die Unterscheidung in Typ IIa und Typ IIb. Nach wie vor stellt die Typ IV-Hyperlipoproteinämie das bei uns häufigste Muster dar. Darauf folgt in kleinem Abstand die Typ IIb-Hyperlipoproteinämie. Insgesamt steht die Vermehrung der prä-β-Lipoproteine in unserem Untersuchungsmaterial ähnlich wie in dem von Kuo ganz im Vordergrund. Wir fanden sie bei 82% der von uns untersuchten Seren. Eine Vermehrung der Chylomikronen im Sinne einer Typ I- oder Typ V-Hyperlipoproteinämie konnte nur bei 5% unserer Fälle nachgewiesen werden. Während die Typ I-Hyperlipoprotein-

Tabelle 1. *Prozentuale Häufigkeit der Hyperlipoproteinämietypen in Philadelphia nach Kuo (1970) und in Gießen (1970 und 1971)*

Typ	Philadelphia (Kuo, 1970) (n = 334) %	Gießen (1970) (n = 246) %	Gießen (1971) (n = 301) %
I	0	0	0,4
IIa	10,2	23,6	15,3
IIb	42,5		36,2
III	1,5	3,2	2,3
IV	44,9	71,2	41,2
V	0,9	2	4,6
Somit zeigen eine Vermehrung der Prä-β-Lipoproteine:	88,3		82

ämie eine Rarität dartsellt, fanden wir eine Typ III-Hyperlipoproteinämie unter 800 Hyperlipoproteinämiepatienten 16mal (Reimers u. Mitarb.).

Die Grenzen der elektrophoretischen Differenzierung von Hyperlipoproteinämien zeigen sich bei der Typ III-Hyperlipoproteinämie. Hier haben wir in jedem Falle zusätzlich eine Analyse mit Hilfe der präparativen Ultrazentrifuge durchgeführt. Möglicherweise ist die auffällig häufige Vermehrung der prä-β-Lipoproteine auf Nahrungsfaktoren zurückzuführen. Eine Übergewichtigkeit war bei 62,5% der Patienten mit Typ IV-Hyperlipoproteinämie festzustellen, ein subklinischer oder manifester Diabetes in 43%. Bei Typ II- und Typ V-Hyperlipoproteinämie war die Übergewichtigkeit mit 44% seltener, bei Typ II-Hyperlipoproteinämie auch der Diabetes mit 18,5%.

Bei der Diagnose einer Hyperlipoproteinämie ist nicht nur darauf zu achten, daß stets frisches Serum eines wenigstens 12 Std nüchternen Patienten benutzt werden soll, der mindestens 2 Wochen nicht medikamentös behandelt wurde, sondern auch darauf, daß das Körpergewicht bei etwa normalen Nährstoffrelationen konstant war. So kann man bei Patienten mit Übergewichtigkeit und Diabetes mellitus unter Reduktionsdiät gar nicht selten beobachten, daß sich das Bild einer Typ V-Hyperlipoproteinämie in das einer Typ IV-Hyperlipoproteinämie verwandelt. Bei kohlenhydratreicher Kost kann eine Typ III-Hyperlipoproteinämie das Muster einer Typ IV-Hyperlipoproteinämie annehmen, worauf kürzlich auch Aubry u. Mitarb. hingewiesen haben. Unter der Medikation von

Clofibrat beobachtet man häufig eine Änderung des Lipoproteinmusters von Typ IV nach Typ II b. Das elektrophoretische Bild einer Typ III-Hyperlipoproteinämie kann sich unter Clofibrattherapie vollständig normalisieren.

Gewisse Schwierigkeiten bereitet die Unterscheidung von primären und sekundären Hyperlipoproteinämien. Eine familiäre Belastung ist nicht bei jedem Fall von primärer Hyperlipoproteinämie nachweisbar, zumal Familienuntersuchungen oft schon aus technischen Gründen nur in geringem Umfang möglich sind. Außerdem manifestieren sich die Hyperlipoproteinämien der Typen III bis V häufig erst im Erwachsenenalter. Auch ihr Erbgang ist heute noch nicht sicher bekannt. Eine symptomatische Hyperlipoproteinämie fanden wir bei 78% der Patienten mit Typ V-Hyperlipoproteinämie, wobei der Alkoholabusus etwa 3- bis 5mal häufiger als bei den anderen Hyperlipoproteinämietypen war. Eine symptomatische Typ I-Hyperlipoproteinämie wurde von uns nicht beobachtet, eine symptomatische Typ III-Hyperlipoproteinämie bei 4 von 16 Patienten. Eine Hepatopathie im Sinne einer akuten oder chronischen Hepatitis bzw. Lebercirrhose war die häufigste Ursache einer sekundären Hyperlipoproteinämie; das Bild einer Typ II-Hyperlipoproteinämie war in 46,5% der Fälle darauf zurückzuführen.

Für die technische Durchführung der Lipoproteinelektrophoresen danken wir den medizinisch-technischen Assistentinnen Frl. Rinn und Frau Vetter.

Literatur

Aubry, F., Lapierre, Y., Noel, C., Davignon, J.: Ann. intern. Med. **75**, 231 (1971). — Frederickson, D. S., Lees, R. S.: Circulation **31**, 321 (1965). — Greten, H., Seidel, D., Walter, B., Kolbe, J.: Dtsch. med. Wschr. **95**, 1716 (1970). — Gross, Ph., Weicker, H.: Klin. Wschr. **32**, 509 (1954). — Kuo, P. T.: Hoppe Seilers Z. physiol. Chem. **351**, 1313 (1970). — Lees, R. S., Hatch, F. T.: J. Lab. clin. Med. **61**, 518 (1963). — Reimers, H. J., Huth, K., Schoenborn, W., Fuhrmann, W.: Verh. dtsch. Ges. inn. Med. **77**, 596 (1971).

DITSCHUNEIT, H., BREMER, H. J., ECKART, M., FAULHABER, J.-D., HILLER, G., KLÖR, U., RAKOW, A. D., THUN, H. J. (Abt. für Stoffwechsel und Ernährungswissenschaften, Zentrum für Innere Medizin und Kinderheilkunde, Universität Ulm): **Familienuntersuchungen bei Hyperlipoproteinämie vom Typ I**

Die fettinduzierte Hyperlipoproteinämie vom Typ I nach Fredrickson u. Lees (1965) ist eine extrem seltene Lipidstoffwechselstörung. Bei einer Analyse der bisher in der Literatur mitgeteilten Beobachtungen konnten 1972 Fredrickson u. Levy insgesamt nur 32 Fälle zusammenstellen. Über zwei weitere gesicherte Erkrankungen in Deutschland berichteten Schönborn et al. (1970). Wir haben in den letzten Monaten zwei weitere Fälle untersuchen können. Über diese sowie über einige Resultate der Familienuntersuchungen soll im folgenden berichtet werden.

Methodik

Die Bestimmung der Triglyceride und des Cholesterins erfolgte simultan im Autoanalyzer nach Levine u. Zak (1964) bzw. Kessler u. Lederer (1965). Die Lipidelektrophorese wurde entsprechend den Angaben von Kahlke u. Schlierf (1968) durchgeführt. Die Zonenultrazentrifugation erfolgte nach der früher beschriebenen Methode (Ditschuneit, 1971).

Ergebnisse und Diskussion

Bei den beiden Patienten handelt es sich um einen 5jährigen Jungen und seinen 15 Monate alten Bruder aus einer Großfamilie. Der ältere, im Dezember 1966 geborene Andreas wurde wegen einer Fallotschen Tetralogie im 3. und 4. Lebensjahr operiert, zuletzt in der Mayo-Klinik in Rochester (USA). Dort wurde auch bereits die Hyperlipoproteinämie vom Typ I diagnostiziert. Durch die Operation ist das

Kind voll leistungsfähig geworden und läßt heute eine normale Entwicklung erkennen. Das rechte Nierenbeckenkelchsystem ist nach den Untersuchungsbefunden in der hiesigen Kinderklinik gedoppelt.

Der Bruder Alexander ist im September 1970 geboren. Auch er läßt äußerlich keine Entwicklungsstörungen erkennen.

Die lipidchemischen Befunde der beiden Kinder sind in den Abbildungen übersichtlich dargestellt (Abb. 1). Bei dem jüngeren Bruder fanden wir bei der ersten Untersuchung ein stark rahmiges Serum mit Neutralfettwerten von 6800, bei Kon-

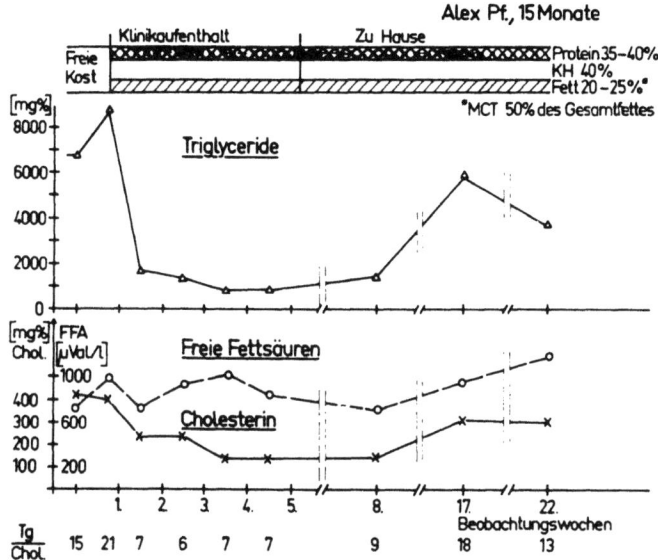

Abb. 1. Triglyceride, freie Fettsäuren und Cholesterin im Serum bei einem Kind mit Hyperlipoproteinämie Typ I während eines Klinikaufenthaltes und unter häuslichen Bedingungen

trolle 8800 mg-%. Der Cholesterinspiegel betrug 420 bzw. 410 mg-% und die Konzentration der freien Fettsäuren 770 bzw. 1000 µval/l. Das Serum rahmte bei +4 °C schnell auf. Eine Reduktion des Fettanteils der Nahrung auf 20% führte zu einem prompten Abfall des Triglyceridspiegels im Plasma bis auf Werte von 980 mg-%. Der Cholesteringehalt fiel dabei ebenfalls bis auf 148 mg-% ab. In der Lipidelektrophorese stellten sich anfangs ausgeprägte Chylomikronenbanden dar, die α- und β-Lipoproteine waren dagegen vermindert. Unter häuslichen Bedingungen stiegen die Triglyceride trotz strenger Diätvorschriften bald wieder an und lipidelektrophoretisch fanden sich wieder Chylomikronen. Am Stamm treten immer wieder eruptive Xanthome auf.

Bei dem älteren Bruder, der bereits nach einer Diätvorschrift der Mayo-Klinik fettarm ernährt wurde, betrug der erste Meßwert für Triglyceride 4100 mg-%. Der Cholesteringehalt lag bei 260 mg-%, die freien Fettsäuren bei 400 µval/l. Auch dieses Serum rahmte noch deutlich auf und in der Lipidelektrophorese stellten sich entsprechend Chylomikronen bei verminderten α- und β-Lipoproteinen dar.

Durch Reduktion des Fettanteiles in der Nahrung auf 20% fielen bei Andreas die Triglyceride nur bis auf 2500 mg-% ab. Das Verhältnis von Triglyceriden zu Cholesterin lag während der ganzen Beobachtungszeit immer über 10. Eruptive Xanthome wechselnder Ausprägung waren auch bei diesem Jungen auf der Haut zu beobachten.

In der Zonenultrazentrifugation ergab sich das dargestellte Lipoproteinmuster. Die leichtesten und am schnellsten wandernden Partikel lassen Eigenschaften der „floating β-Lipoproteine" erkennen, indem sie nur bis in den β-Lipoproteinbereich wandern. Bei weiterer lipidelektrophoretischer Analyse von Unterfraktionen stellen sich im VLDL-Bereich zwei deutlich voneinander abgrenzbare Partikelklassen dar. Die eine wandert bis zum prä-β-Bereich, während die andere eine deutlich kürzere Wanderung aufweist. Diese Bande wurde bisher weder im normolipämischen noch hyperlipämischen Serum beobachtet. Im Falle der Hyperlipo-

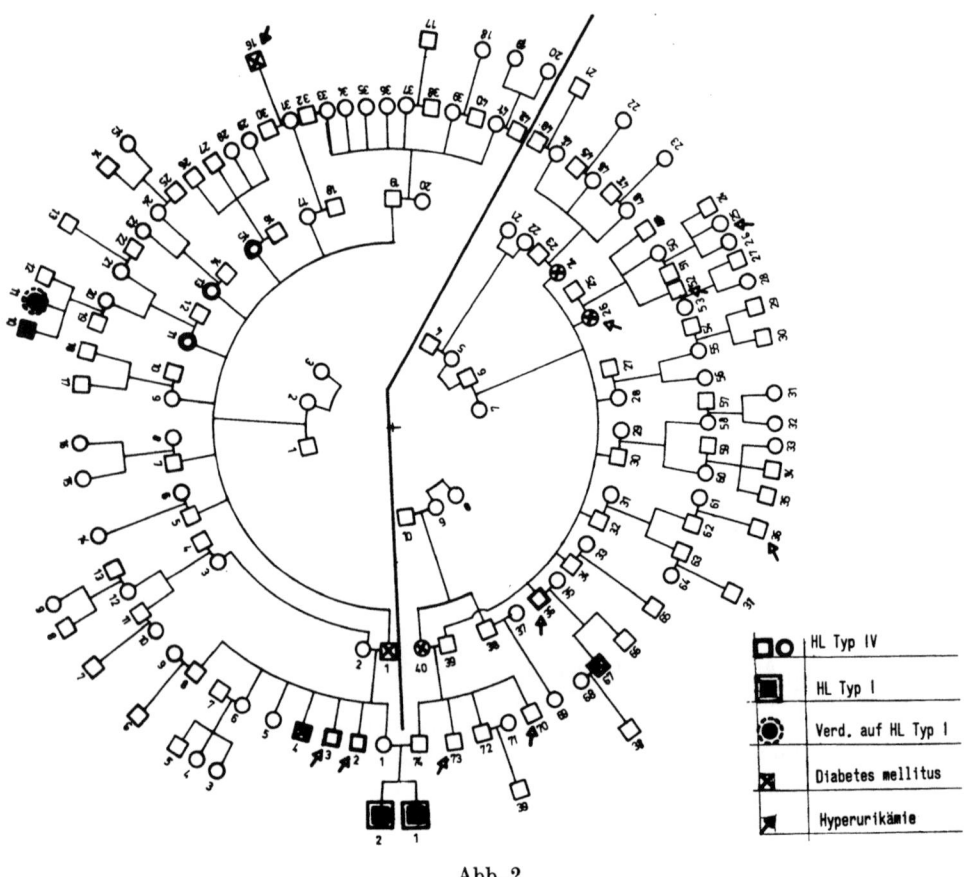

Abb. 2

proteinämie Typ I werden auch mit der Methode der Ultrazentrifugation deutlich verminderte α- und β-Lipoproteine gefunden.

Aus der Familie konnten bisher 117 Personen lipidchemisch und klinisch untersucht werden (Abb. 2). Die Eltern selbst wiesen keine abnormalen Befunde auf. Unter den Geschwistern der Mutter fanden sich drei Probanden mit Hyperlipoproteinämie vom Typ IV, in einem Falle kombiniert mit einem Diabetes mellitus. Auch der Großvater mütterlicherseits leidet an einem Diabetes mellitus. In der Generation der Großeltern fanden sich drei weitere Personen mit Typ IV-Hyperlipoproteinämie, weiterhin konnten zwei Fälle mit jugendlichem Diabetes mellitus aufgedeckt werden, und bei einer Frau aus der Generation der beiden erkrankten Jungen ergab sich der weitgehende Verdacht auf eine Hyperchylomikronämie.

In der Familie des Vaters leiden die Großmutter sowie zwei Geschwister des Großvaters an einem Diabetes mellitus. Zwei weitere Familienangehörige weisen eine Hyperlipoproteinämie Typ IV, einmal kombiniert mit einem Diabetes mellitus, auf. In der väterlichen Familie konnte außerdem bei sieben Personen und in der mütterlichen Familie bei drei Personen eine Hyperurikämie festgestellt werden.

Die Ursache der Hyperchylomikronämie ist in einer verminderten Aktivität der Lipoproteinlipase zu suchen, die nach Greten et al. (1969) allein die Triglyceridlipase betrifft. Die Mono- und Diglyceridhydrolasen sollen dagegen keine verminderte Aktivität aufweisen. Über unsere eigenen Untersuchungsresultate der postheparinlipolytischen Aktivität bei allen Familienangehörigen soll zusammenfassend an anderer Stelle berichtet werden.

In Familienuntersuchungen anderer Arbeitsgruppen war bereits eine Häufung von Hyperlipoproteinämien vom Typ IV aufgefallen. In unserer Familie findet sich darüber hinaus zusätzlich in der Aszendenz überaus häufig ein Diabetes mellitus sowie eine Hyperurikämie. Die Zusammenhänge zwischen diesen Erkrankungen und dem Typ I der Hyperlipoproteinämie sind bisher unklar, ebenso wie viele Fragen des Stoffwechsels der Chylomikronen und der anderen Lipoproteine heute noch offen sind.

Literatur

Ditschuneit, H. H.: Verh. dtsch. Ges. inn. Med. 77, (1971). — Frederickson, D. S., Lees, R. S.: In: The metabolic basis of inherited disease, 2nd ed., p. 429 (Stanbury, Wyngaarden, Frederickson, Eds.). New York: McGraw-Hill 1966. — Greten, H., Levy, R. I., Frederickson, D. S.: J. Lipid Res. 10, 326 (1969). — Kahlke, W., Schlierf, G.: Klin. Wschr. 46, 330 (1968). — Kessler, G., Lederer, H.: Autom. in Analyt. Chem., N.Y. 341 (1965). — Levine, J., Zak, P.: Clin. Chim. Acta 10, 381 (1964).

KLEMENS, U. H., KISSLING, E., VON LÖWIS OF MENAR, P., SCHRÖDER, R., BREMER, A. (Med.Klinik und Poliklinik der FU Berlin:) **Primäre Hyperlipoproteinämien bei Patienten mit Coronarerkrankung und peripheren arteriellen Durchblutungsstörungen**

Einleitung

Durch Prospektivstudien [1, 2] wurden mehrere Faktoren entdeckt, die das Risiko, degenerativ kardiovasculär zu erkranken, beträchtlich steigern. Einer dieser Risikofaktoren sind die Hyperlipidämien. Die Bedeutung der verschiedenen Hyperlipoproteinämietypen nach Fredrickson [3] bei der Genese der weit verbreiteten kardiovasculären Erkrankungen ist noch unbekannt. Die einzelnen Hyperlipoproteinämietypen können, gemessen an der Häufigkeit dieser Erkrankungen, nur dann eine quantitative Bedeutung als Risikofaktor haben, wenn sie 1. in der Gesamtbevölkerung ebenfalls weit verbreitet sind und 2. auch bei Patienten mit kardiovasculären Erkrankungen gehäuft vorkommen. Tatsächlich konnte vielfach nachgewiesen werden, daß bei Herzinfarktpatienten in einem großen Prozentsatz hohe Cholesterin- und Triglyceridwerte vorliegen [4—7]. Bei Patienten mit peripheren arteriellen Durchblutungsstörungen wurden ähnliche Befunde erhoben [8, 9]. Nur ganz vereinzelt wurde jedoch eine genaue Differenzierung der verschiedenen Hyperlipoproteinämietypen vorgenommen [9, 10, 11].

Wir berichten über eine vergleichende Untersuchung an Patienten mit Coronarerkrankungen und peripheren arteriellen Durchblutungsstörungen. Untersucht wurde die Häufigkeit der verschiedenen Hyperlipoproteinämietypen sowie Zusammenhänge zum Alter der Patienten.

Methodik

Patientenauswahl: 1. 89 Patienten mit belastungsabhängigen Angina pectoris-Beschwerden und einem pathologischen ergometrischen Befund ohne Herzinfarkt. 2. 366 Patienten mit Herzinfarkt. Das Infarktereignis lag 8 Wochen bis 10 Jahre zurück. 3. 202 Patienten mit angiograpgisch nachgewiesenen peripheren arteriellen Durchblutungsstörungen ohne Herzinfarkt. 4. Als Vergleichskollektiv dienten 350 Stichproben ohne kardiovasculäre Erkrankungen aus der Medizinischen Poliklinik. Patienten mit Grundleiden, die eine sekundäre Hyperlipidämie zur Folge haben können, wurden von vorherein ausgeschlossen.

Lipidanalytik: Bei jedem Patienten wurden nach 12stündiger Nahrungskarenz in einem Zeitraum von 12 Wochen mindestens drei Blutentnahmen durchgeführt und die Triglycerid- [12, 13] bzw. Cholesterinkonzentrationen im Plasma bestimmt.

Als obere Grenzkonzentration für die Triglyceride wurden 200 mg/100 ml, für das Cholesterin in Anlehnung an Schilling [14], altersabhängige Werte zwischen 250 bis 300 mg/100 ml

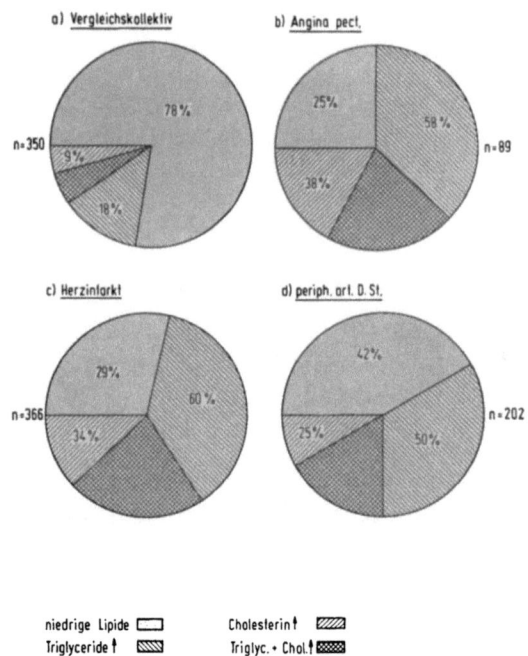

Abb. 1. a Vergleichskollektiv ohne klinisch nachweisbare Gefäßerkrankung. b—d Häufigkeit von Hyperlipidämien bei kardiovasculären Erkrankungen

festgelegt. Sekundäre Hyperlipidämien [3], wurden durch entsprechende klinische und laborchemische Untersuchungen nachgewiesen oder ausgeschlossen.

Der Nachweis der verschiedenen Hyperlipoproteinämietypen nach Frederickson erfolgte mit Hilfe der Lipoproteinelektrophorese auf Celluloseacetatmembranen [15] und der präparativen Ultrazentrifuge [16—18].

Ergebnisse

Hyperlipidämien: Bei allen Patientengruppen mit kardiovasculären Erkrankungen lag der prozentuale Anteil an Hyperlipidämien um einen 3- bis 4fachen Betrag höher als bei dem Vergleichskollektiv ohne Gefäßerkrankung (Abb. 1). Hypertriglyceridämien waren bei allen Gruppen häufiger als Hypercholesterinämien. Junge Patienten mit kardiovasculären Erkrankungen hatten häufiger Hyperlipidämien als ältere Jahrgänge. Coronarpatienten im Alter von 50 Jahren und jünger hatten in 82% erhöhte Cholesterin- und/oder Triglyceridwerte, in höherem Alter dagegen nur in 69%; bei den peripheren arteriellen Durchblutungsstörungen entsprechend 77% in der jungen und 52% in der älteren Gruppe.

Die Triglycerid- bzw. Cholesterinwerte waren unterschiedlich stark erhöht. Von den Hypertriglyceridämien der Angina pectoris-Gruppe lagen 32%, bei den Herzinfarktpatienten 56% und bei den peripheren arteriellen Durchblutungsstörungen 35% über 300 mg/100 ml. 40% der Hypercholesterinämien der Angina pectoris-Gruppe, 32% der Patienten mit Herzinfarkt und 30% der peripheren arteriellen Durchblutungsstörungen lagen über 330 mg/100 ml.

Sekundäre Hyperlipidämien spielten quantitativ überhaupt keine Rolle. 12% der Patienten mit Herzinfarkt und 15% der peripheren arteriellen Durchblutungsstörungen hatten zwar einen manifesten Diabetes mellitus, da die Lipiduntersuchungen jedoch erst nach Einstellung der diabetischen Stoffwechsellage vorgenommen wurden, wurden die Hyperlipidämien den primären Formen zugeordnet. Bei zwei Patienten mit Herzinfarkt war eine Hypercholesterinämie die Folge einer Hypothyreose.

Hyperlipoproteinämien: Bei allen Patientengruppen war die Typ IV-Konstellation am häufigsten, gefolgt vom Typ II. Der Typ IIb war dabei insgesamt etwas häufiger als der Typ IIa (Abb. 2a). Bei beiden Coronarkollektiven war der Typ III nur in knapp 1%, bei den peripheren arteriellen Durchblutungsstörungen dagegen in 4% aller Fälle vertreten. Ein Typ I konnte in keinem Fall, ein Typ V mit stark erniedrigter Postheparin-Lipaseaktivität im Plasma bei einem 60jährigen Mann mit Herzinfarkt nachgewiesen werden. Ein Teil der Fälle konnte trotz mehrmaliger Kontrolle nicht eindeutig typisiert werden.

Bei den peripheren arteriellen Durchblutungsstörungen fällt im Vergleich zu den Coronarpatienten der geringere Anteil von Typ II und der höhere von Typ III auf.

Bei den Coronarpatienten mit und ohne Herzinfarkt zeigte sich eine charakteristische Abhängigkeit der Typenverteilung vom Alter (Abb. 2b u. c). Im Alter von 50 Jahren und darunter überwog der Typ II, der Typ IV war seltener. In der Altersgruppe über 50 Jahre war das Verhältnis gerade umgekehrt. Diese Zusammenhänge machen deutlich, daß Angaben nur in Abhängigkeit vom Alter erfolgen können.

Im Gegensatz zu den beiden Coronarkollektiven überwog bei den Patienten mit peripheren arteriellen Durchblutungsstörungen und dem Kontrollkollektiv in beiden Altersgruppen der Typ IV.

Diskussion

Wenn man von der Häufigkeit der verschiedenen Hyperlipoproteinämietypen bei kardiovasculären Erkrankungen auf ihre Bedeutung als Risikofaktoren rückschließen darf, dann können nur die Typen IV und II eine quantitative Rolle spielen. Der Typ III, dem zwar eine besonders atherogene [19, 3] Wirkung zugeschrieben wird, ist selten; die Typen I und V fallen quantitativ überhaupt nicht ins Gewicht. Interessanterweise wurde bei den bislang vorliegenden kleineren epidemiologischen Untersuchungen, die nicht auf kardiovasculäre Erkrankungen beschränkt waren, ebenfalls die Typ IV- bzw. Typ II-Konstellation am häufigsten beschrieben [20, 21].

Die ähnlichen Befunde bei den Coronarpatienten mit und ohne Herzinfarkt sprechen dafür, daß eine im chronischen Infarktstadium nachgewiesene Hyperlipoproteinämie mit großer Wahrscheinlichkeit bereits vor dem Infarktereignis bestanden hatte und damit auch als Risikofaktor wirken konnte. Die Zusammenhänge zwischen Typenverteilung und Alter der Coronarpatienten weisen darauf hin, daß sich die Typen II und IV qualitativ als Risikofaktoren unterscheiden. Der Typ II scheint, pathogenetische Zusammenhänge vorausgesetzt, mehr für die Entwicklung von Coronarerkrankungen in jungem Alter, der Typ IV mehr in den älteren Jahrgängen verantwortlich zu sein. Damit stimmen Befunde überein, die bei primären, z. T. familiären Hyperlipoproteinämien dieser beiden Typen erhoben wurden. Beim Typ II, besonders bei hochgradigen homocygoten Formen, wurden Herzinfarkte häufig im jungen Alter [23], beim Typ IV dagegen mehr in den infarkt-typischen Jahrgängen um das 50. Lebensjahr oder darüber beobachtet [22].

Im Gegensatz zu den Coronarpatienten konnte bei den peripheren arteriellen Durchblutungsstörungen kein Zusammenhang zwischen Typenverteilung und Alter festgestellt werden. In allen Altersgruppen überwog der Typ IV, der Typ II war seltener. Es ist sicherlich gewagt, aus diesen differenten Befunden dem Typ II einen besonders „coronarotropen" Effekt beizumessen. Unsere Ergebnisse über die

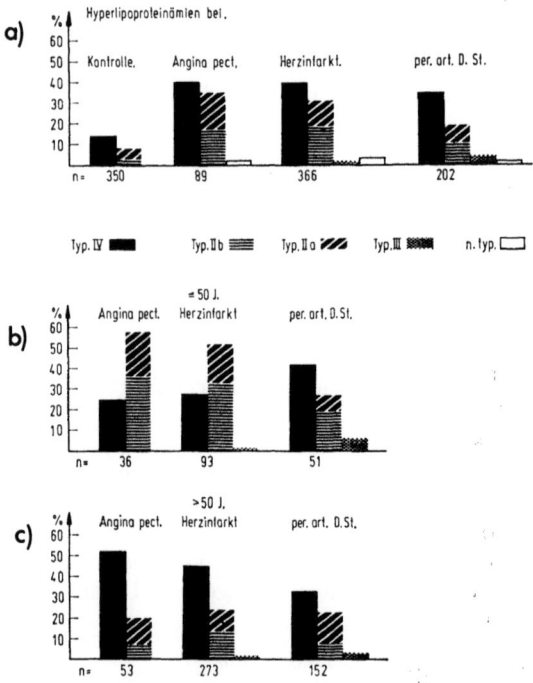

Abb. 2a—c. Häufigkeit der verschiedenen Hyperlipoproteinämietypen bei Patienten mit kardiovasculären Erkrankungen und einem Kontrollkollektiv ohne klinisch nachweisbare Gefäßerkrankung. Abhängigkeit vom Alter der Patienten. a Patienten aller Altersgruppen, b Patienten im Alter von 50 Jahren und darunter, c Patienten über 50 Jahre

Häufigkeit der verschiedenen Hyperlipoproteinämietypen bei Gefäßerkrankungen unterschiedlicher klinischer Lokalisation sind rein deskriptiv und müssen Fragen über Kausalzusammenhänge offen lassen. Das häufige Zusammentreffen von Hyperlipoproteinämie und Gefäßerkrankung braucht nicht auf Kausalzusammenhängen zu beruhen. Andere Risikofaktoren, wie z. B. die diabetische Stoffwechsellage, die bei diesen Patienten ebenfalls gehäuft auftritt, können eine entscheidendere pathogenetische Bedeutung haben [24, 25].

Ein genaues Bild über pathogenetische Zusammenhänge zwischen Hyperlipoproteinämietyp und kardiovasculären Erkrankungen wird erst möglich sein, wenn Langzeitstudien nachweisen konnten, daß nach therapeutischer Senkung der Lipide kardiovasculäre Erkrankungen im Vergleich zu einem unbehandelten Kollektiv seltener auftreten; die anderen Risikofaktoren sollten dabei auf beide Gruppen gleich verteilt sein.

Literatur

1. Kannel, W. B., Dawber, T. R., Friedman, G. D., Glennon, W. E., McNamara, R. M.: Ann. intern. Med. **61**, 888 (1964). — 2. Oglesby, P., Lepper, M. H., Phelan, W. H., Dupertius, G. W., McMillan, A., McKean, H., Park, H.: Circulation **28**, 20 (1963). — 3. Fredrickson, D. S., Levy, R. I., Lees, R. S.: New Engl. J. Med. **276**, 34, 94, 148, 215, 237 (1967). — 4. Carlson, L. A.: Acta med. scand. **167**, 399 (1960). — 5. Hayes, D., Neil, D. W.: Clin. Sci. **26**, 185 (1964). — 6. Ostrander, L. D., Neff, B. J., Block, W. D., Francis, T., Epstein, F. H.: Ann. intern. Med. **67**, 34 (1967). — 7. Albrink, M. J., Man, E. B.: Arch. intern. Med. **103**, 4 (1959). — 8. Wollenweber, J., Doenecke, P., Greten, H., Hild, R., Nobbe, F., Schmidt, F. H., Wagner, E.: Dtsch. med. Wschr. **96**, 103 (1971). — 9. Newall, R. G.: Clin. Chim. Acta **32**, 185 (1971). — 10. Heinle, R. A., Levy, R. I., Fredrickson, D. S., Gerlin, R.: Amer. J. Cardiol. **24**, 178 (1969). — 11. Klemens, U. H., Löwis of Menar, P. von, Bremer, A., Wnuck, E. von, Schröder, R.: Klin. Wschr. **50**, 139 (1972). — 12. Eggstein, M., Kreutz, F. H.: Klin. Wschr. **44**, 262 (1966). — 13. Schmidt, F. H., Dahl, K. von: Z. klin. Chem. **6**, 156 (1968). — 14. Schilling, F. J., Christakis, G., Orbach, A., Becker, W. H.: Amer. J. clin. Nutr. **22**, 133 (1969). — 15. Klemens, U. H., Schmalbeck, J.: Z. klin. Chem. **7**, 540 (1969). — 16. de Lalla, O. F., Gofman, J. W.: Meth. biochem. Anal. **1**, 459 (1954). — 17. Havel, R. J., Eder, H. A., Bragdon, J. H.: J. clin. Invest. **34**, 1345 (1955). — 18. Klemens, U. H., Schmalbeck, J.: Z. klin. Chem. **8**, 163, 166 (1970). — 19. Borrier, P.: Brit. med. J. **1969 II**, 665. — 20. Kostiainen, E., Björksten, F., Maatela, J., Järnefel, T.: Scand. J. clin. Lab. Invest. **27**, (Suppl. 116) 24 (1971). — 21. Wood, P., Stern, M., Silvers, A., Groeben, J. von, Reaven, G.: J. clin. Invest. **50**, 99a (1971). — 22. Braunsteiner, H., Herbst, M., Sailer, S., Sandhofer, F.: Schweiz. med. Wschr. **98**, 828 (1968). — 23. Schettler, G.: Lipids and Lipidoses, S. 418. Berlin-Heidelberg-New York: Springer 1967. — 24. Glueck, C. J., Levy, R. I., Fredrickson, D. S.: Diabetes **11**, 739 (1969). — 25. Falsetti, H. L., Schnatz, I. D., Greene, D. G., Bunnell, I. L.: Chest **58**, III (1970).

KREMER, G. J., REIMER, F., NICOLESCU, R., NIEMCZYK, H., MÜLLER, D. (II. Med. Klinik und Poliklinik und Institut für Med. Dokumentation und Statistik, Universität Mainz): **Häufigkeitsverteilung der verschiedenen Hyperlipoproteinämiemuster bei Patienten mit manifestem Diabetes mellitus oder peripheren Durchblutungsstörungen**

I.

Für die endgültige Beurteilung der Frage, ob Hyperlipidämien die gleiche Bedeutung als Risikofaktoren der peripheren degenerativen Gefäßprozesse besitzen wie für die Entwicklung der Coronarsklerose, fehlen zwar noch entsprechende epidemiologische Langzeitstudien. Doch weisen die Ergebnisse der Baseler Studie [1] und anderer vergleichender Querschnittsbeobachtungen [2, 3, 4] darauf hin, daß bei Patienten mit peripherer arterieller Verschlußkrankheit (p.a.V.) häufiger mit dem Vorkommen von Hyperlipidämien zu rechnen ist als bei Gesunden, so daß den Hyperlipidämien offensichtlich eine gewisse Bedeutung in der Ätiologie und Pathogenese der degenerativen peripheren Gefäßerkrankungen zuerkannt werden muß. Die Prävalenz der verschiedenen Formen der Hyperlipidämien, welche man derzeit auf Vorschlag von Fredrickson [5] nach dem Verhalten der Lipoproteine in sechs Hyperlipoproteinämietypen aufgliedern kann, sind für die p.a.V. noch nicht ausreichend untersucht und bekannt. Im folgenden berichten wir kurz über erste Untersuchungsergebnisse über die Häufigkeitsverteilung von Hyperlipoproteinämien bei Patienten mit peripheren arteriellen Verschlußkrankheiten (Gruppe I). Als Vergleich dienen eine Gruppe von manifesten Diabetikern (Gruppe II) sowie eine Gruppe von Personen, die im Rahmen einer noch laufenden Bevölkerungsuntersuchung erfaßt wurden und hier als Vergleichskollektiv dienen (Gruppe III).

II. Material und Methodik

Gruppe I umfaßt 88 Patienten beiderlei Geschlechts (15 Frauen, 73 Männer), bei denen mit Hilfe von klinischen, klinisch-angiologischen, plethysmographischen, oscillometrischen und teilweise auch angiographischen Methoden obliterierende und stenosierende degenerative periphere Arterienerkrankungen festgestellt wurden. Das Alter lag zwischen 32 und 65 Jahren; keiner der Untersuchten litt an einem manifesten Diabetes mellitus, bei fünf Patienten war elektrokardiographisch ein alter abgelaufener Herzinfarkt nachweisbar. Gruppe II besteht aus 247 Diabetikern vom Alterstyp zwischen 30 und 65 Jahren; Verhältnis von Männern zu Frauen wie 1:2; in Gruppen III sind 72 Personen beiderlei Geschlechts zusammengefaßt, die im Rahmen einer noch laufenden Bevölkerungsstichprobe untersucht wurden. Bei allen Probanden wurden im Nüchternblutplasma enzymatisch die Konzentration der Triglyceride und im Chloroform-Methanolextrakt des Plasmas colorimetrisch das Gesamtcholesterin nach Zack bestimmt [6, 7]. Der Variationskoeffizient für die Triglyceridanalyse betrug bei Bestimmung von Tag zu Tag ± 7 %; für das Gesamtcholesterin ± 10 %. Als obere Normgrenze gelten für Cholesterin 280 mg/100 ml und für Triglyceride 180 mg/100 ml; Cholesterinwerte zwischen 280 und 330 mg-% und Triglyceridwerte zwischen 180 und 220 mg-% werden als fraglich pathologisch gewertet. In allen Fällen wurde an Hand der Lipoproteidelektrophorese auf Agarose [8] eine qualitative Beurteilung des Lipoproteinmusters vorgenommen.

III. Ergebnisse

In Tabelle 1 sind die Häufigkeitsverteilungen der einzelnen Hyperlipoproteinämietypen in den drei verschiedenen Kollektiven zusammengestellt. Der Typ IIa kommt bei den Patienten mit p.a.V. etwa gleich häufig vor wie im Vergleichskollektiv der Bevölkerungsuntersuchung; auch Widmer [1] weist 1960 darauf hin, daß zwischen den Kollektiven von Verschlußkranken und Arteriengesunden keine Unterschiede in der Häufigkeitsquote der Hypercholesterinämien zu beobachten waren; er gibt 16% Hypercholesterinämien bei Arteriengesunden und 20% bei

Tabelle 1. *Prozentuale Verteilung der Hyperlipoproteinämien in den untersuchten Gruppen*

Gruppen	N	IIa	IIb	IV	V
		%			
1. P. A. V.	88	9,0	6,8	27,3	1,1
2. Diabetiker	247	14,9	14,9	28,7	0,8
3. Vergleichendes Kollektiv	72	8,3	2,8	9,7	1,3

Patienten mit Verschlußkrankheit an. Vergleichsweise weist das Kollektiv der Altersdiabetiker einen höheren Prozentsatz von Typ IIa auf. Der mittlere Cholesteringehalt der Patienten mit Typ IIa lautet in den einzelnen Gruppen: Gruppe I: 341 ± 40 mg-%, Gruppe II: 350 ± 87 mg-%, Gruppe III: 376 ± 37 mg-%.

Der Typ IIb kommt bei Patienten mit p.a.V. wesentlich häufiger vor als im Vergleichskollektiv; eine noch höhere Häufigkeitsquote zeigen die Diabetiker. Folgende Lipidwerte wurden in den einzelnen Gruppen berechnet: Gruppe I: Cholesterin: 371 ± 53 mg-%, Triglyceride: 221 ± 20 mg-%; Gruppe II: Cholesterin: 358 ± 54 mg-%, Triglyceride: 327 ± 64 mg-%; Gruppe III (1 Fall): Cholesterin 343 mg-%, Triglyceride 261 mg-%.

Der Typ IV wurde bei Patienten mit p.a.V. wesentlich häufiger (27%) angetroffen, als im Vergleichskollektiv (9,7%); einen fast gleichhohen Prozentsatz findet man auch bei den Diabetikern (28,7%). Den Typ V findet man in allen drei Gruppen in der gleichen seltenen Häufigkeit von etwa 1% der Untersuchten; das elektrophoretische Muster des Typs III beobachteten wir bei den Verschlußkranken 1mal, bei den Diabetikern 3mal, im Vergleichskollektiv keinmal. Intravenöse Glucosetoleranztests wurden bei 56 der 88 Patienten mit peripherer arterieller Verschlußkrankheit durchgeführt; bei 8 Patienten (15%) fand sich eine herabgesetzte Glucosetoleranz mit einem K-Wert von <1,0; bei 34 Patienten war die Glucosetoleranz im Normbereich, d. h. der K-Wert bewegte sich zwischen 1,0 und 2,5; bei 14 Patienten (25%) fand sich eine erhöhte Glucosetoleranz mit K-Werten über 2,5; auf die entsprechenden Insulinsekretionsmuster soll an anderer Stelle eingegangen werden.

IV. Diskussion

Bezüglich der Häufigkeit des Typs II a bestehen zwischen den drei untersuchten Gruppen keine so erheblichen Unterschiede, daß man daraus eine Bedeutung des Typs II a als Risikofaktor für die Entwicklung von p.a.v. bei diabetischen und nichtdiabetischen Personen ableiten könnte. Bemerkenswert ist dagegen, das im Vergleich zum Bevölkerungskollektiv gleichermaßen häufigere Vorkommen des Typs II b und IV bei Patienten mit p.a.v. sowie bei Altersdiabetikern. Diese erhöhten Häufigkeitsquoten der Typen II b und IV bei Kollektiven mit degenerativer peripherer arterieller Verschlußkrankheit und solchen mit bekanntermaßen hoher Disposition zur Entwicklung von degenerativen Gefäßerkrankungen erlaubt unseres Erachtens die Schlußfolgerung, daß diese beiden Hyperlipoproteinämietypen mit gewisser Wahrscheinlichkeit als Risikofaktoren für die degenerativen Arteriopathien in Betracht kommen. Dabei ist hervorzuheben, daß die absoluten Werte der Triglycerid- und Cholesterinkonzentrationen im Blutserum dieser Patienten keineswegs excessiv erhöht sind, sondern vielmehr als mäßiggradig zu bezeichnen sind.

Etwa gleiche Häufigkeitsangaben über den Typ IV bei Patienten mit p.a.V. wurden kürzlich von Greenhalgh u. Mitarb. [2] mitgeteilt. Widmer [1] fand, daß die Gesamt-β-Lipoproteine, also β- und prä-β-Lipoproteine zusammen, bei Arterienkranken etwa doppelt so häufig erhöht sind wie bei Arteriengesunden, was darauf hinweist, daß auch in seinem Patientenkollektiv die prä-β-Lipoproteine häufiger vermehrt sind als bei Arteriengesunden. Andere Autoren berichten über Triglycerid- und Cholesterinerhöhungen im Plasma von Patienten mit p.a.V., so Beyrer u. Mitarb. [10], Wollenweber u. Mitarb., Carlson u. Mitarb. [12]. Alle Autoren fanden eine Erhöhung der Triglyceridwerte in 10 bis 35% ihrer Fälle, eine gleichzeitige Erhöhung von Triglycerid- und Cholesterinwerten wurden von diesen Autoren übereinstimmend in 8 bis 10% der Fälle beschrieben. Auf die Besonderheit dieses Mischtyps der Hyperlipidämie als Risikofaktor für kardiovasculäre Krankheiten wurde von Brown u. Mitarb. ausdrücklich hingewiesen.

Wegen der noch relativ kleinen Zahl von Patienten wurde der Einfluß des Lebensalters und des Geschlechts auf die Häufigkeit der Hyperlipoproteinämietypen nicht untersucht. In Anbetracht der Mitteilungen über die Lipidkonstellation der Bevölkerung von Wood u. Mitarb. [14] in Kalifornien sind gewisse Abhängigkeiten der Häufigkeitsverteilung von diesen Parametern zu erwarten.

Abschließend sei betont, daß unsere Ergebnisse als vorläufige Mitteilung anzusehen sind, sie stellen ein Zwischenergebnis auf einer noch für mehrere Jahre projektierten Untersuchungsreihe dar.

V. Zusammenfassung

Bei 88 Patienten mit peripherer arterieller Verschlußkrankheit (Gruppe I), 247 manifesten Diabetikern vom Alterstyp (Gruppe II) und 73 Patienten aus einer ausgewählten Bevölkerungsuntersuchung (Gruppe III) jeweils in der Altersstufe von 30 bis 65 Jahren wurde die Häufigkeit der verschiedenen Hyperlipoproteinämietypen an Hand der Serumlipidbestimmungen und der Lipidelektrophorese untersucht. Das wichtigste Ergebnis lautet, daß der Typ II b und IV bei Patienten mit peripherer arterieller Verschlußkrankheit und Patienten mit manifestem Diabetes mellitus in gleicher Häufigkeit vorkommen, in beiden Fällen besteht im Vergleich zum Bevölkerungskollektiv eine eindeutige Erhöhung dieses Typs.

Literatur

1. Widmer, L. K., Hartmann, G., Duchsosal, F., Plechl, S.-Ch.: Dtsch. med. Wschr. **94**, 1107 (1969). — 2. Greenhalgh, R. M., Rosengarten, D. S., Mervart, I., Louis, B., Calman, J. S., Martin, P.: Lancet **1971 II**, 947. — 3. Leren, P., Haarbrekke, O.: Acta med. scand. **189**, 511

(1971). — 4. Knick, B., Lange, H.-J., Kössling, F. K., Skoluda, D., Kremer, G. J.: Dtsch. med. Wschr. **93**, 1954 (1968). — 5. Fredrickson, D. S., Levy, R. I., Lees, R. S.: New Engl. J. Med. **276**, 32, 94, 148, 215, 275 (1967). — 6. Schmidt, F. H., von Dahl, K.: Z. klin. Chem. **6**, 156 (1968). — 7. Zak, B.: Amer. J. clin. Path. **27**, 583 (1957). — 8. Rapp, W., Kahlke, W.: Clin. Chim. Acta **19**, 493 (1968). — 9. Seltzer, H. S., Allen, E. W., Herrorn, A. L., Brennan, M. T.: J. clin. Invest. **46**, 323 (1961). — 10. Beyrer, K., May, R., Sailer, S.: Wien. klin. Wschr. **80**, 392 (1968). — 11. Wollenweber, J., Doenecke, P., Greten, H., Hild, R., Nobbe, F., Schmidt, F. H., Wagner, E.: Dtsch. med. Wschr. **96**, 103 (1971). — 12. Leren, P., Haarbrekke, O.: Acta med. scand. **189**, 495 (1971). — 13. Brown, H. B., Lewis, L. A., Pase, J. H.: Circulation **37**, Suppl. 48 (1968). — 14. Wood, P., Stern, M., Silvers, A., von der Groeben, J., Reaven, G.: J. clin. Invest. **50**, 99a (1971).

KLÖR, U., MERTENS, H. R., VAN EIMEREN, W., WACK, H.-O., DITSCHUNEIT, H. H., DITSCHUNEIT, H. (Abt. für Stoffwechsel und Ernährungswissenschaften, Zentrum für Innere Medizin, Abt. für Med. Dokumentation und Statistik und Department für Chirurgie des Zentrums für Operative Medizin): **Die Häufigkeit von Hyperlipoproteinämien im Krankengut der Univ.-Klinik Ulm**

Zahlreiche Untersuchungen der letzten Jahre haben die Bedeutung von Fettstoffwechselstörungen bei der Entstehung arteriosklerotischer Gefäßerkrankungen nachgewiesen. Während bei den älteren, prospektiven Untersuchungen [1, 3], wie der Framingham-Studie, die in den 50er Jahren begonnen wurden, vor allem die Rolle der Hypercholesterinämie bei der Entstehung arteriosklerotischer Gefäßerkrankungen deutlich wurde, haben neuere Arbeiten [2, 7] ergeben, daß den Hyperlipoproteinämien, die vor allem mit einer Triglyceridvermehrung einhergehen, eine gleichgroße, wenn nicht sogar zahlenmäßig größere Bedeutung zukommt.

Die Untersuchung eines großen, unausgewählten Patientengutes sollte Aufschluß über die Häufigkeit von Neutralfett- und von Cholesterinerhöhungen geben. Außerdem sollte versucht werden, die Hyperlipidämierate von Erkrankungen mit bekannter Häufung arteriosklerotischer Gefäßveränderungen mit der anderer Erkrankungen zu vergleichen.

Methodik

Neutralfett und Gesamtcholesterin wurden in Nüchternserum nach Kessler u. Lederer [4] sowie Levine u. Zak [5] simultan im Technicon-Autoanalyzer bestimmt. Neutralfettwerte über 150 und Cholesterinwerte über 250 mg-% wurden unabhängig von Alter und Geschlecht als erhöht betrachtet. Lipoproteinelektrophoresen wurden auf Agarosegel mit Zusatz von 0,2% Albumin nach Rapp u. Kahlke [6] durchgeführt.

Mit Hilfe einer Rechenanlage wurden die Triglycerid- und Cholesterinwerte von 1700 Patienten mit den entsprechenden Diagnosen verglichen. Es wurde nur die Erstbestimmung der Fettwerte, die im allgemeinen innerhalb der ersten 3 Tage des stationären Aufenthaltes durchgeführt wurde, berücksichtigt. Falls mehrere Diagnosen gestellt wurden, so konnte nur die an erster Stelle stehende ausgewertet werden. Außerdem wurden 260 Patienten der Chirurg. Klinik mit arterieller Verschlußerkrankung in diese Untersuchung einbezogen.

Ergebnisse und Diskussion

46% aller männlichen und 42% aller weiblichen Patienten hatten nach unseren Kriterien eine Hypertriglyceridämie. Der Anteil der Hypercholesterinämie lag bei 20 bzw. 24%. Da uns ein Normalkollektiv nicht zur Verfügung stand, haben wir Untersuchungsergebnisse an Normalpersonen aller Altersstufen in Kalifornien, die von Wood et al. [7] veröffentlicht wurden, zum Vergleich herangezogen. Diese Autoren verwendeten die gleiche Bestimmungsmethode für Neutralfett und Cholesterin sowie die gleichen oberen Normgrenzen wie wir. Sie fanden in 30% der männlichen und 19% der weiblichen Personen eine Hypertriglyceridämie und in 20 bzw. 24% eine Hypercholesterinämie. Demnach ist in einem durchschnittlichen

Patientengut wesentlich häufiger mit einer Hypertriglyceridämie als mit einer Hypercholesterinämie zu rechnen. Allerdings besteht keine einheitliche Auffassung darüber, wie hoch die Normgrenzen für Triglyceride und Cholesterin anzusetzen sind. Die meisten Autoren setzen die oberste Normgrenze für Triglyceride im Bereich zwischen 150 und 200 mg-% und für Cholesterin zwischen 240 und 300 mg-% an. Da unsere Normwerte eher niedrig als hoch liegen, ist in unserem Kollektiv ein relativ großer Anteil von leichten Hyperlipidämien enthalten.

In der Abb. 1 sind diejenigen Erkrankungen aufgeführt, von denen bekannt ist, daß sie oft mit einer Hyperlipidämie einhergehen. Der Prozentsatz an Neutralfetterhöhungen liegt hierbei zwischen 47% bei Adipositas und 63% bei coronaren Herzerkrankungen. Eine Hypercholesterinämie ist bei all diesen Erkrankungen etwa halb so häufig anzutreffen wie eine Hypertriglyceridämie. Diese Diagnosen mit bekannt häufiger Hyperlipidämieincidenz machen 57% des gesamten Patientengutes aus. Daher ist es nicht überraschend, daß das Gesamtkollektiv einen sehr hohen Prozentsatz von Neutrafetterhöhungen zeigt.

Auch bei den restlichen, weniger häufigen Erkrankungen fand sich bei manchen eine überzufällige Häufung von Hypertriglyceridämien oder Hypercholesterin-

	NF > 150 mg% (in % der Fälle)	Chol > 250 mg% (in % der Fälle)	Zahl der Fälle
Diabetes	49	27	186
Adipositas	47	25	137
Hypertonie	58	23	90
Coronare Herzerkrankungen (Infarkt und Coronarsklerose)	63	28	230
Arterielle Verschlußerkrankungen	61	31	77
Cerebraler Insult	58	14	36
Leber und Gallenwegserkrankungen	43	17	112
Nierenerkrankungen	59	27	90
		Summe	958

Abb. 1. Prozentsatz von Neutralfett- und Cholesterinerhöhung bei Erkrankungen mit bekannt hoher Hyperlipidämieincidenz

ämien. Hier sind vor allem verschiedene Malignome des Magen-Darmtraktes, des Knochensystems, der Mamma sowie Leukämien und andere maligne Erkrankungen des Knochenmarks und des RES zu nennen. Die Hypertriglyceridämierate lag bei diesen Malignomen zwischen 44 und 63%. Bis zu 39% der Fälle (Malignome des Magen- und Darmtraktes) gingen mit einer Hypercholesterinämie einher.

Wie aus Abb. 1 zu erkennen ist, war bei coronaren Herzerkrankungen und bei peripheren Arterienverschlußerkrankungen die größte Hyperlipidämieincidenz zu finden. An Hand einer größeren Fallzahl unter Einbeziehung von Patienten der Chirurgischen Klinik versuchten wir deshalb, die Hyperlipidämie bei arterieller Verschlußerkrankung näher zu charakterisieren.

Abb. 2 zeigt die Hyperlipidämiehäufigkeit in den einzelnen Altersgruppen von Patienten mit peripheren arteriellen Verschlußerkrankungen. Der untere Teil der Säule stellt den Prozentsatz reiner Neutralfetterhöhungen, der mittlere den von Neutralfett- und Cholesterinerhöhungen und der obere den der reinen Hypercholesterinämie dar. Die reine Hypertriglyceridämie findet sich mehr oder weniger häufig in allen Altersstufen mit Ausnahme der Gruppe der 40- bis 45jährigen. Die gemischte Hypertriglyceridämie und Hypercholesterinämie, die meist dem Hyperlipoproteinämietyp IIb nach Fredrickson entspricht, hat die größte Häufigkeit bei den 40- bis 45jährigen Patienten. Die reine Hypercholesterinämie ist in allen Altersstufen mit Ausnahme der Gruppe der unter 40jährigen und der 50- bis 55jährigen etwa gleich häufig vertreten.

Ob das unterschiedlich häufige Vorkommen von reiner Neutralfett-, reiner Cholesterinerhöhung und der Erhöhung beider Lipide zusammen in den einzelnen Altersstufen von Bedeutung ist, kann wegen der zu geringen Fallzahl mancher Gruppen nicht sicher beurteilt werden. Es bleibt jedoch festzuhalten, daß die Gruppe der über 70jährigen eine geringere Hyperlipidämiehäufigkeit aufweist als der Durchschnitt. Als Erklärung hierfür bietet sich an, daß nur die Patienten die Manifestation einer peripheren Verschlußerkrankung erleben, die nicht dem Herzinfarktrisiko ausgesetzt waren, das durch eine ausgeprägte Hyperlipidämie bedingt ist.

Bei der Berechnung des prozentualen Anteils von leichter (150 bis 200 mg-%) und deutlicher Neutralfetterhöhung (mehr als 200 mg-%) in den einzelnen Altersstufen bei arterieller Verschlußerkrankung ergab sich, daß die deutlich erhöhten Werte besonders häufig in den Altersstufen zwischen 45 und 60 Jahren auftraten. Es ist daher anzunehmen, daß die Hypertriglyceridämie in dieser Altersstufe eine entscheidende Rolle bei der Entstehung einer frühzeitigen Arteriosklerose spielt. Betrachtet man die prozentuale Verteilung von leichten und deutlichen Cholesterinerhöhungen in den einzelnen Altersstufen, so fällt auf, daß deutliche Cholesterinerhöhungen besonders häufig im Alter unter 45 Jahren zu verzeichnen sind. Dies kann so interpretiert werden, daß eine Hypercholesterinämie rascher zu einer

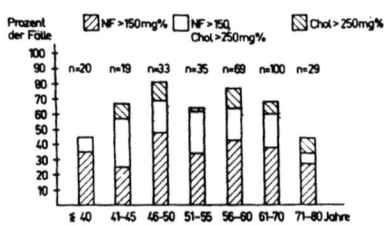

Abb. 2. Prozentsatz erhöhter Lipidwerte in den einzelnen Altersstufen bei arteriellen Verschlußerkrankungen

arteriosklerotischen Veränderung der Gefäße führt als eine Hypertriglyceridämie. Die Analyse der Häufigkeitsverteilung von Lipidelektrophoresemustern bei arterieller Verschlußerkrankung ergab folgendes Bild: die Typen mit reiner Neutralfetterhöhung waren am häufigsten vertreten (Typ IV: 64%, Typ V: 7%), der Rest entfiel auf die Typen IIa (12%) und IIb (15%) nach Fredrickson. Der Typ III konnte in 1% der Fälle beobachtet werden. Der Typ I kam nicht vor.

Bei Patienten mit coronaren Herzerkrankungen wurde prinzipiell das gleiche Verteilungsmuster der Lipoproteinelektrophoresetypen gefunden. Die Häufigkeitsverteilung der Lipoproteinelektrophoresetypen bei Patienten mit coronaren und peripheren Gefäßerkrankungen entsprach damit der von Wood et al. [7] gefundenen Verteilung bei Normalpersonen. An Hand unseres Patientengutes ließ sich die Hypothese nicht bestätigen, daß manche Hyperlipoproteinämietypen gehäuft bei peripheren und andere bei coronaren Verschlußerkrankungen vorkommen.

Zusammenfassung

Bei einem unausgewählten, klinischen Patientengut findet sich eine Neutralfetterhöhung (46%) etwa doppelt so häufig wie eine Cholesterinerhöhung (20%). Das häufige Vorkommen von Hyperlipidämien ist auf die große Zahl von Erkrankungen wie Diabetes, Herzinfarkt, Adipositas u. a. zurückzuführen, die bekanntermaßen mit einer Hyperlipidämie einhergehen können. Die Erkennung und optimale Behandlung dieser Hyperlipidämien ist von großer praktischer Bedeutung, da so ein effektiver Beitrag zur Prävention arteriosklerotischer Erkrankungen geleistet werden kann. Andere Erkrankungen mit relativ hoher Hyperlipidämieincidenz, so vor allem Malignome, sind unter diesem Aspekt wegen der sowieso schlechten Prognose von keiner praktischen Bedeutung. Ebenso wie im Durchschnitt des Patientengutes findet sich auch bei coronaren und peripheren Gefäßerkrankungen weitaus häufiger eine Hypertriglyceridämie als eine Hypercholesterinämie.

Literatur

1. Brown, D. F., Kinch, S. H., Doyle, J. T.: New Engl. J. Med. 18, 947 (1965). — 2. Heinle, R. A., Levy, R. J., Fredrickson, D. S., Gorlin, R.: Amer. J. Cardiol. 24, 178 (1969). — 3. Kannel, W. B., Castelli, W. P., Gordon, T., MacNamara, P. M.: Ann. intern. Med. 74, 1 (1971). — 4. Kessler, G., Lederer, H.: Autom. Analyt. Chem., New York 341 (1965). — 5. Levine, J., Zak, P.: Clin. Chim. Acta 10, 381 (1964). — 6. Rapp, W., Kahlke, W.: Clin. Chim. Acta 19, 493 (1968). — 7. Wood, P. D. S., Stern, M. P., Silvers, A., Reaven, G. M., von der Groeben, J.: Circulation 15, 114 (1972).

GASTROENTEROLOGIE

BALTZER, G., AUER, H., ARNDT, H., ENGLHARDT, A., MARTINI, G. A. (Med. Univ.-Klinik Marburg): **Beziehungen zwischen intraerythrocytärer Konzentration von 2.3-Diphosphoglycerat (DPG) und dem Halbsättigungswert (T_{50}-Wert) bei Patienten mit Lebercirrhose**

Seit mehreren Jahren beschäftigt uns das Problem der häufig nachweisbaren O_2-Untersättigung des arteriellen Blutes bei Patienten mit Lebercirrhose. Es sind dafür immer wieder die folgenden Ursachen diskutiert worden:

1. eine Rechtsverschiebung der O_2-Dissoziationskurve des Hämoglobins,

2. abnorme Ventilations-Perfusionsverhältnisse in der Lunge,

3. eine vermehrte venöse Beimischung a) durch intrapulmonale AV-Anastomosen, b) durch portopulmonale Anastomosen,

4. globale Diffusionsstörungen oder Störungen in den Diffusions-Perfusionsverhältnissen.

Zu der unter 3. angeführten und von vielen Autoren bearbeiteten Frage der vermehrten venösen Beimischung haben wir eigene Untersuchungen durchgeführt [2] und unter anderem auch hier darüber berichtet [3].

Auf eine mögliche Rechtsverschiebung der Sauerstoffdissoziationskurve bei Patienten mit Lebercirrhose haben erstmals Keys u. Snell [9] hingewiesen. Eine sog. Rechtsverschiebung würde bedeuten, daß der Cirrhotiker im Vergleich zum Gesunden bei gleichem Sauerstoffpartialdruck eine geringere Sauerstoffsättigung hat. Die Untersuchungen von Keys u. Snell sind später mehrfach wiederholt worden. Die Ergebnisse waren jedoch nicht einheitlich, teilweise auch widersprüchlich. Eindeutig bestätigt wurden diese Befunde von Caldwell et al. [6], die bei zehn Patienten mit einer Alkoholcirrhose eine geringe, aber eindeutige Abweichung der O_2-Dissoziationskurve nach rechts nachweisen konnten. Ähnliche Untersuchungsergebnisse legte Zimmon [14] vor. Über die Vermutung, daß eine Rechtsverschiebung die Ursache der arteriellen Untersättigung sei, ist ein abschließendes Urteil z. Z. nicht möglich. Die bisherigen Untersuchungen lassen den Schluß zu, daß der in Einzelfällen festgestellte Grad der Rechtsverschiebung nicht ausreicht, um die jeweils bestehende arterielle Sauerstoffuntersättigung allein zu erklären.

Dieser Fragenkomplex erweckte erneutes Interesse, als Benesch u. Benesch [4] sowie Chanutin u. Curnish [7] zeigten, daß mit steigenden Konzentrationen von 2.3-Diphosphoglycerat in den Erythrocyten die Sauerstoffdissoziationskurve des Hb nach rechts verschoben wird.

Nachdem in den letzten Jahren die methodischen Voraussetzungen für eine relativ rasche Registrierung der Sauerstoffbindungskurve geschaffen wurde, wandte sich unser Interesse der Frage zu, ob bei Patienten mit Lebercirrhose eine intraerythrocytäre 2.3-DPG-Erhöhung und vielleicht als Folge davon eine Verschiebung ihrer O_2-Bindungskurve vorliegen könnte. Außer anderen Stoffwechselmetaboliten der Erythrocyten wurden der 2.3-DPG- und der ATP-Gehalt bei 27 Patienten mit einer gesicherten Lebercirrhose sowie bei 17 gesunden Kontrollpersonen untersucht. Die 2.3-DPG-Messung wurde nach der von Schröter u. Winter angegebenen Modifikation der Methode von Krimski durchgeführt [12], die ATP-Bestimmung erfolgte nach Adam unter Verwendung der entsprechenden Biochemikatestkombination der Fa. Boehringer, Mannheim.

Die Ergebnisse sind auf Abb. 1 dargestellt. Die Kontrollpersonen wiesen einen ATP-Gehalt von $1{,}96 \pm 0{,}39$ µmol/ml Erythrocyten auf. Der ATP-Gehalt[1] der Cirrhotiker war geringgradig, jedoch nicht signifikant erhöht und betrug $2{,}08 \pm 0{,}57$ µmol/ml Erythrocyten. Für das 2.3-DPG lagen die Werte bei den Cirrhotikern mit $22{,}8 \pm 6{,}6 \cdot 10^{-4}$ µmol/ml Erythrocyten deutlich höher als bei den Kontrollpersonen mit $16{,}5 \pm 4{,}9 \cdot 10^{-4}$ µmol/ml Erythrocyten. Der Unterschied der Mittelwerte ist statistisch gesichert.

Gleichzeitig wurde geprüft, welche Lage bzw. welchen Halbsättigungswert (T_{50}-Wert) die O_2-Dissoziationskurve bei Gesunden und Lebercirrhotikern hat. Zur Bestimmung wurde ein erstmals von Niesel u. Thews 1961 angegebenes Verfahren benutzt, welches den Vorteil hat, daß zur Messung nur kleine Blutmengen benötigt werden. Das Prinzip dieser Messung ist folgendes: es wird die Änderung der Lichtabsorption einer monoerythrocytären Blutschicht bei 436 mµ in Abhängigkeit vom Oxydationszustand des Hämoglobins gemessen. Die Messung erfolgt in einem abgeschlossenen, wasserdampfgesättigten, temperaturkonstanten

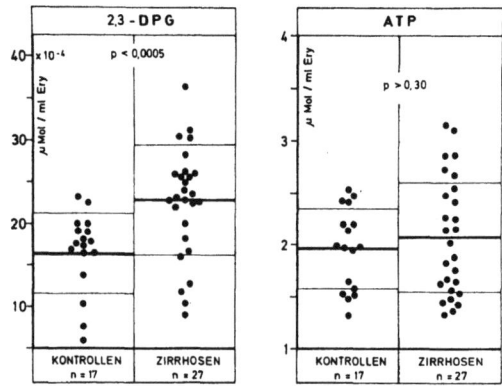

Abb. 1. Intraerythrocytäre Konzentration von 2.3-Diphosphoglycerat und ATP bei 27 Patienten mit Lebercirrhose und 17 gesunden freiwilligen Kontrollpersonen

Gasraum, der sich im Meßstrahl eines Photometers befindet. Die Desoxygenierung (Oxygenierung) erfolgt mittels Durchströmung des Gasraumes mit sauerstoffreiem Stickstoff (Sauerstoff). Aus dem während der O_2-Diffusion in die Kammer aufgezeichneten Kurvenabschnitt können in einem kombinierten zeichnerisch-rechnerischen Verfahren die einzelnen Drucksättigungswertpaare ermittelt werden. Ihre Verbindungslinie stellt die O_2-Dissoziationskurve im üblichen Koordinatensystem dar. Durch die Angabe des T_{50}-Wertes ist die Lage der Kurve mit einer Zahl charakterisiert.

Mit dieser Methodik wurde bei 14 leber- und lungengesunden Normalpersonen in 50 Einzelbestimmungen ein T_{50}-Wert von $22{,}4 \pm 2{,}8$ Torr ermittelt. Für 30 Cirrhotiker fand sich bei 131 Einzelbestimmungen ein T_{50}-Wert von $21{,}8 \pm 2{,}2$ Torr. Diese beiden Werte unterscheiden sich nicht signifikant voneinander.

Es ist verschiedentlich vermutet worden, daß eine strenge bzw. alleinige Abhängigkeit des T_{50}-Wertes vom 2.3-DPG-Gehalt in den Erythrocyten besteht [Lit. bei 10]. Dazu würden die hier mitgeteilten Befunde allerdings im Wider-

---

[1] Bei der Berechnung der ATP- bzw. 2.3-DPG-Konzentrationen auf die Zellzahl ergeben sich folgende Werte: *ATP*-Kontrollen: $17{,}82 \pm 4{,}0$ µmol/10^{11}-Zellen, Cirrhotiker $20{,}37 \pm 5{,}51$ µmol/10^{11}-Zellen; $p < 0{,}05$. *2.3-DPG*-Kontrollen: $14{,}91 \pm 4{,}27$ µmol/10^{11} Zellen, Cirrhotiker $21{,}48 \pm 6{,}37$ µmol/10^{11} Zellen $p < 0{,}001$.

spruch stehen, denn die intraerythrocytäre 2.3-DPG-Konzentration ist bei den Cirrhosepatienten erhöht, die Sauerstoffdissoziationskurve ist hingegen gemessen am T_{50}-Wert nicht verschoben. Für die Lage der O_2-Bindungskurve sind jedoch möglicherweise noch andere Faktoren verantwortlich. Waldeck u. Zander fanden, daß der Quotient aus intracellulärer Gesamtionenkonzentration und Hämoglobinkonzentration mit dem T_{50}-Wert negativ korreliert ist. Die Erniedrigung dieses Quotienten geht mit einer Linksverschiebung der O_2-Bindungskurve einher. Eine Erhöhung der intraerythrocytären Kationenkonzentration, wie sie Burck kürzlich

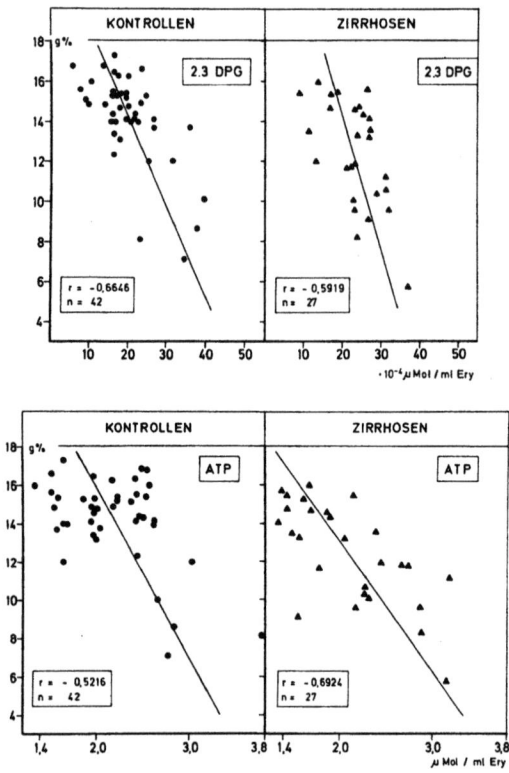

Abb. 2. Beziehungen zwischen der Hämoglobinkonzentration und dem 2.3-DPG- bzw. ATP-Gehalt bei Patienten mit Lebercirrhose und lebergesunden Kontrollpersonen ohne und mit Anämie (Eisenmangel- bzw. Blutungsanämien)

bei Patienten mit Lebercirrhosen nachweisen konnte, würde bei konstantem oder erniedrigtem Hb zu einer Erhöhung des Quotienten und damit zu einer Rechtsverschiebung führen. Es würde aber auch dann zu einer Rechtsverschiebung kommen, wenn bei nicht oder nur wenig geänderter Kationenkonzentration eine Erniedrigung des Hb-Gehaltes einträte.

Auf Abb. 2 ist die 2.3-DPG-Konzentration unserer Patienten in Abhängigkeit vom Hämoglobingehalt des Blutes dargestellt. Man erkennt auch bei der relativ kleinen Zahl der Untersuchungen deutlich eine Abhängigkeit der 2.3-DPG-Erhöhung vom Ausmaß der jeweils bestehenden Hb-Erniedrigung. Es ist möglich, daß es sich bei der 2.3-DPG-Erhöhung nicht um einen Leber- oder gar Cirrhose-spezifischen Befund handelt, sondern daß diese Erhöhung lediglich eine Reaktion auf die bei den Patienten gleichzeitig bestehende Anämie darstellt. Diese Vermutung wird durch Befunde anderer Untersucher [Lit. bei 8] gestützt, die bei Anämien verschiedener Genese eine Erhöhung der 2.3-DPG-Konzentration fanden, außerdem durch neuere Untersuchungen von Herman et al. [8], die in Tierversuchen nach Entnahme von 40% des Blutvolumens eine 2.3-DPG-Erhöhung fanden, welche nach Reinfusion des entnommenen Blutes rückläufig war. Für den Befund, daß bei den von uns untersuchten Cirrhotikern die Sauerstoffdissoziationskurve nicht verschoben ist, obwohl der 2.3-DPG-Gehalt der Erythrocyten erhöht ist, haben wir bis jetzt keine Erklärung.

Wir danken unseren Assistentinnen Frau H. Benkner und Frau N. Moderer für sorgfältige technische Mitarbeit.

Literatur
1. Adam, H.: In: Bergmeyer, H. U.: Methoden der enzymatischen Analyse, 1. Aufl., S. 539. Weinheim: Verlag Chemie 1962. — 2. Baltzer, G.: Habilitationsschrift, Marburg 1971. — 3. Baltzer, G., Arndt, H., Hardewig, H., Schmidt, H. A., Martini, G. A.: Verh. dtsch. Ges. inn. Med. 77, 1369 (1971). — 4. Benesch, R., Benesch, R. E.: Biochem. biophys. Res. Commun. 26, 162 (1967). — 5. Burck, H. C.: Habilitationsschrift, Tübingen 1970. — 6. Caldwell, P. R. B., Fritts, H. W., Cournand, A.: J. appl. Physiol. 20, 316 (1965). — 7. Chanutin, A., Curnish, R. R.: Arch. Biochem. Biophys. 121, 96 (1967). — 8. Herman, C. M., Rodkey, F. L., Valeri, C. R., Fortier, N. L.: Ann. Surg. 174, 734 (1971). — 9. Keys, A., Snell, A. M.: J. clin. Invest. 17, 59 (1938). — 10. Kleeberg, U. R., Heimpel, H.: Dtsch. med. Wschr. 96, 1570 (1971). — 11. Niesel, W., Thews, G.: Pflügers Arch. ges. Physiol. 273, 360 (1961). — 12. Schröter, W., Winter, P.: Klin. Wschr. 45, 255 (1967). — 13. Waldeck, F., Zander, R.: Klin. Wschr. 47, 1068 (1969). — 14. Zimmon, D. S.: Gastroenterology 52, 647 (1967).

KINDLER, U. (I. Med. Klinik, Universität Düsseldorf): **Das Verhalten des Retinol-bindenden Proteins im Serum bei der Hepatitis**

Kanai u. Mitarb. isolierten 1968 das Retinol-bindende Protein (RBP), das im menschlichen Plasma Vitamin A bindet [1]. Dieses Protein ist charakterisiert durch eine α_1-elektrophoretische Beweglichkeit, einem ungefähren Molekulargewicht von 21000 und einem einzigen Bindungsäquivalent für ein Molekül Retinol. Das menschliche Plasma enthält 30 bis 40 µg/ml RBP, bestimmt mittels radialer Immunodiffusion und Radioimmunodiffusion. Der RBP-Gehalt korreliert mit dem Vitamin A-Spiegel des Plasmas [1,48].

Störungen des Vitamin A-Stoffwechsels sind bei Gallen- und Lebererkrankungen bekannt [2]. An 14 Hepatitispatienten konnte von Smith u. Mitarb. eine deutliche Erniedrigung des RBP-Spiegels festgestellt werden. Bei gestörter tubulärer Rückresorption kann sich außerdem eine deutliche Verminderung des RBP im Plasma ergeben [8].

Zur Erfassung der klinischen Wertigkeit der RBP-Bestimmung für die Diagnostik von Lebererkrankungen wurden Patienten mit akuter infektiöser Hepatitis, Verschlußikterus und Nephropathien untersucht.

Methode

Es wurde eine semiquantitative Bestimmung des RBP mittels Immunodiffusion nach Ouchterlony verwandt [3]. Die Agarplatten waren mit einem 1%igen Agar beschickt, versetzt mit einem Veronalnatriumpuffer (pH 8,3; 0,1 Mol) und Aqua bidestillata im Verhältnis 25:75 ml. 2 µl jeder Serumprobe wurden in geometrischer Verdünnung von 1:1 bis 1:32 appliziert. Als Antiserum wurde ein Antiretinol-bindendes Protein der gleichen Charge bei allen Bestimmungen benutzt[1]. Normalsera (n = 20) zeigten Präcipitate bis zu einer Verdünnungsstufe von 1:8 oder 1:16. Eine Abhängigkeit von Alter und Geschlecht bestand nicht. Es erfolgten Doppelbestimmungen.

---
[1] Behring-Werke AG (Marburg a. d. Lahn).

Tabelle 1. *Verhalten des RBP-Spiegels im Serum bei Hepatitis infectiosa Verschlußikterus und Nephropathien (akute oder chronische Pyelonephritis)*

Serum-verdünnung	Hepatitis infectiosa		Verschluß-ikterus	Nephropathie
	Au-(SH)-positiv	Au-(SH)-negativ		
	n			
1:1	3	1	—	—
1:2	12	30	—	6
1:4	5	23	5	6
1:8	—	8	3	10
1:16	—	—	1	3

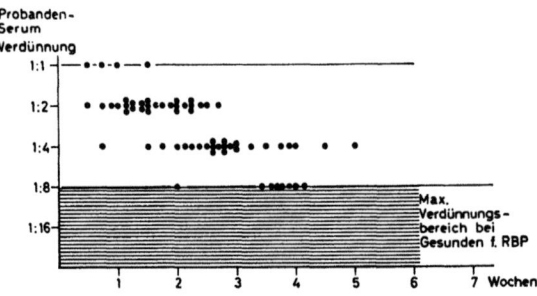

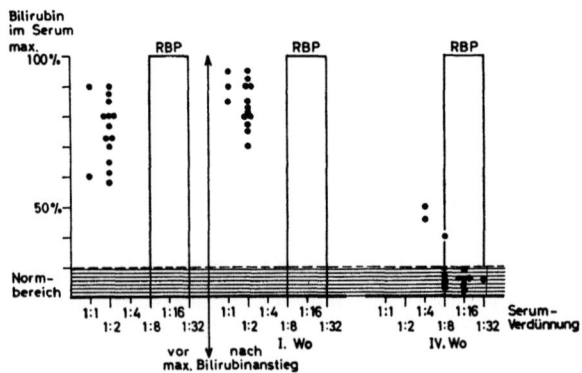

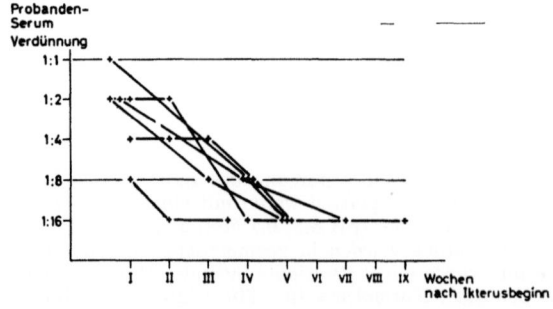

Abb. 1. Verhalten des RBP-Spiegels bei Hepatitis infectiosa. Oben: Verhalten in Abhängigkeit von der Beobachtungszeit nach Ikterusbeginn. Mitte: Verhalten des RBP-Spiegels in Abhängigkeit von Bilirubinspiegel im Serum. Maximaler Bilirubinanstieg gleich 100%. Unten: Verhalten des RBP-Spiegels bei einzelnen Probanden bis zu 11 Wochen nach Ikterusbeginn

Ergebnisse

Die Untersuchungen ergeben für die akute infektiöse Hepatitis folgende tabellarisch gegliederte Verteilung bei Au(SH)-Antigen-positiven und Au(SH)-Antigennegativen Formen (Tabelle). Bei der akuten infektiösen Hepatitis zeigten sich in 58% (46 u. 82) der Fälle eine Erniedrigung um mindestens zwei Verdünnungsstufen, in 90% (74 u. 82) der Fälle eine RBP-Erniedrigung um mindestens eine Verdünnungsstufe. Die RBP-Erniedrigung erschien umso ausgeprägter, je früher die Bestimmung nach dem Ikterusbeginn erfolgte (Abb. 1). Die Erniedrigung des RBP-Spiegels war unabhängig vom positiven Au(SH)-Antigennachweis vor der maximalen Bilirubinerhöhung in 15 Fällen deutlich (Abb. 1). Der RBP-Gehalt erschien umso weniger beeinflußt zu sein, je länger der Ikterusbeginn zurücklag. Der RBP-Spiegel normalisierte sich in der Regel beim komplikationslosem klinischem und laborchemischem Verlauf innerhalb von 3 bis 5 Wochen nach Ikterusbeginn (Abb. 1).

In drei Fällen histologisch gesicherter chronisch-progredienter Form der infektiösen Hepatitis war der RBP-Spiegel auch nach mehreren Monaten nicht normalisiert. In zwei Fällen mit einem Leberzerfallskoma konnte nur mit der unverdünnten Probandenserumprobe ein Präcipitat beobachtet werden.

Die Untersuchungen an Patienten mit einem gesicherten Verschlußikterus zeigten in Einzelfällen ebenfalls erniedrigte RBP-Spiegel. Wichtig erscheint schließlich der Hinweis, daß beim Vorliegen tubulärer Nierenerkrankungen ebenfalls relativ deutlich erkennbare RBP-Erniedrigungen im Serum vorlagen (Tabelle).

Welche Schlußfolgerungen ergeben sich aus den Ergebnissen im Hinblick auf die anfänglich erwähnte Fragestellung ?

Auch unter Berücksichtigung der angewandten semiquantitativen Methode erscheint die Bestimmung des RBP-Spiegels im Plasma wertvoll für die Verlaufsbeurteilung der infektiösen Hepatitis. Vor dem maximalen Bilirubinanstieg ist bereits eine eindeutige RBP-Erniedrigung feststellbar.

Die RBP-Bestimmung im Plasma erlaubt keine Differentialdiagnose der Ikterusformen, insbesondere im Hinblick auf den Verschlußikterus.

Die Berücksichtigung der Beeinflussung des RBP-Spiegels durch einen vermehrten renalen Verlust bei tubulären Erkrankungen ist erforderlich.

Literatur

1. Kanai, M., Raz, A., de Goodman, W. S.: J. clin. Invest. **47**, 2025 (1968). — 2. Kasper, H.: Vitamin A-Stoffwechsel bei Leber- und Gallenwegserkrankungen. In: Vitamine A, E und K. Klinische und physiologisch-chemische Probleme (Kress, H., Frhr. v., Blum, K. U., Hrsg.). Stuttgart-New York: F. K. Schattauer 1968. — 3. Ouchterlony, Ö.: Diffusion-in-gel-methode for immunological analysis. In: Progr. in Allergy (Kallos, P., Waksman, B. H., Eds.). Basel: Karger. — 4. Peterson, P. A.: J. biol. Chem. **246**, 44 (1971). — 5. Peterson, P. A.: J. biol. Chem. **246**, 34 (1971). — 6. Peterson, P. A., Berggard, I.: J. biol. Chem. **246**, 25 (1971). — 7. Raz, A., Shiratori, T., de Goodman, W. S.: J. biol. Chem. **245**, 1903 (1970). — 8. Smith, F. R., Raz, A., de Goodman, W. S.: J. clin. Invest. **49**, 1754 (1970)

Leber, H. W., Harders, P., Schütterle, G. (Med. Kliniken, Universität Gießen): **Untersuchungen zum Einfluß von Aldactone auf Arzneimittel abbauende Enzyme im endoplasmatischen Reticulum der Leber der Ratte und des Menschen**

In den letzten Jahren haben zahlreiche Untersuchungen die Bedeutung des endoplasmatischen Reticulums der Leber für den oxydativen Arzneimittelstoffwechsel aufgedeckt [1]. Die Aktivität der mischfunktionellen Oxygenasen kann durch Vorbehandlung der Versuchstiere mit verschiedenen Pharmaka gesteigert werden [2]. Eine Stimulierung des oxydativen Arzneimittelstoffwechsels durch

Vorbehandlung mit geeigneten Substanzen wurde auch beim Menschen beschrieben [3, 4]. Durch Untersuchungen von Kovacs et al. [5] wurde bekannt, daß die Vorbehandlung mit Spironolactone bei Ratten zu einer Proliferation der glatten Membranen des endoplasmatischen Reticulums der Leber führt. Dementsprechend beobachteten Solymoss et al. [6, 7] sowie Stripp et al. [8] eine Aktivitätssteigerung der mischfunktionellen Oxygenierung, wenn Ratten mit Spironolacton vorbehandelt waren. Auf Grund dieser sowie eigener Befunde reihte Selye [9] Spironolactone in die Gruppe der katatoxisch wirksamen Steroide ein.

Unsere Arbeitsgruppe konnte zeigen, daß Spironolactone nicht nur die mischfunktionelle Oxygenierung, sondern auch die Aktivität der Glucuronyltransferase steigert, während andere Funktionen des endoplasmatischen Reticulums, wie die Glucose-6-Phosphatase und der Cytochrom-b^5-Gehalt, nicht beeinflußt werden [10].

Aus weiteren eigenen Untersuchungen ging hervor [11], daß die nach alleiniger Aldactonegabe (2 × 10 mg/100 g Körpergewicht in 24 Std) bei Ratten beobachtete Aktivitätssteigerung der mischfunktionellen Oxygenierung ausbleibt, wenn die Tiere vor der Aldactoneinjektion 0,15 mg Actinomyzin D/100 g Körpergewicht in 24 Std erhalten hatten. Da Actinomyzin D die Proteinsynthese über eine Hemmung der m-RNS-Synthese verhindert, ist zu schließen, daß Aldactone die beschriebene Stimulierung Arzneimittel-abbauender Enzyme über eine gesteigerte Neusynthese der entsprechenden Proteine hervorruft. Ob zusätzlich eine Beeinflussung des Enzymabbaues eintritt ist noch nicht bekannt.

Die bisherigen Kenntnisse der Wirkung von Aldactone auf Arzneimittelabbauende Enzyme wurden ausschließlich im Tierexperiment mit Dosen gewonnen, die um ein Vielfaches über den beim Menschen angewandten liegen.

Es sollte deshalb untersucht werden, ob beim Menschen unter therapeutischen Dosen vergleichbare Wirkungen von Aldactone auf Arzneimittel-abbauende Enzyme nachweisbar sind, wie sie im Tierexperiment beschrieben wurden.

Wie bei den früher durchgeführten Untersuchungen an der Ratte, wählten wir auch jetzt als Parameter der mischfunktionellen Oxygenierung den Abbau von Aminophenazon.

Aminophenazon wird beim Menschen zu 4-Aminoantipyrin demethyliert, ein Teil wird anschließend unter Bildung von N-Acetyl-4-Aminoantipyrin acetyliert, während ungefähr 5% der inkorporierten Menge in 4-Hydroxyantipyrin umgewandelt werden. Über die genannten Reaktionen werden ungefähr 50% der verabreichten Dosis abgebaut, der Rest durch noch unbekannte Umsetzungen. Nur 2 bis 5% der inkorporierten Aminophenazondosis werden in unveränderter Form ausgeschieden [12]. Die Plasmahalbwertszeit ist somit alleine bestimmt durch die Geschwindigkeit, mit der die Substanz in der Leber abgebaut wird. Nach den Untersuchungen von Remmer [13] kann die Geschwindigkeit der Aminophenazondemethylierung auch bestimmt werden durch Messung der in den ersten 6 Std nach i.v. Injektion von Novalgin im Urin ausgeschiedenen 4-Aminoantipyrinmenge. Dieser Parameter korreliert sehr eng mit der Geschwindigkeit des Aminophenazonabbaues durch Lebermikrosomen in vitro. Novalgin unterscheidet sich von Aminophenazon lediglich durch eine Methylaminomethansulfonatgruppe an Stelle einer Dimethylaminogruppe, das Natriumsalz ist sehr gut wasserlöslich und wird wie Aminophenazon demethyliert.

Methoden

Es wurden nur solche Probanden in die Studie aufgenommen, die wenigstens 4 Wochen vor Versuchsbeginn und während des Versuchsablaufes keine weiteren Medikamente eingenommen hatten. Bei den untersuchten Patienten konnte allerdings auf die zwingend notwendige Basismedikation, wie Digitalisierung, antibiotische oder antihypertensive Behandlung nicht verzichtet werden.

In einer ersten Versuchsserie wurden sieben Probanden beiderlei Geschlechts mit normaler Nierenfunktion (endogene Kreatininclearance) und ungestörter Leberfunktion (Bromsulphthaleinretention, GPT, GOT, alkalische Phosphatase, LAP, γ-GT, Elektrophorese, Bilirubin, Thymol) untersucht. Zwischen 7.30 bis 8.00 Uhr wurde 1 g Novalgin i.v. injiziert, nachdem unmittelbar zuvor die Blase spontan entleert worden war. Dieser Urin wurde als Leerwert verwandt. Im Anschluß an die Injektion wurde der Urin genau 6 Std lang gesammelt, anschließend wurde die in dieser Zeit renal eliminierte Menge an freiem 4-Aminoantipyrin und an N-Acetyl-4-Aminoantipyrin nach Brodie et al. [12] bestimmt. Nach 14tägiger Behandlung mit täglich 7 mg Aldactone/kg Körpergewicht wurde bei denselben Probanden am 15. Tag der Novalgintest in der gleichen Weise wiederholt.

In einer zweiten Untersuchungsreihe erhielten nieren- und lebergesunde Patienten der Klinik, die während der vorangegangenen 2 Wochen oder länger mit täglich 400 bis 600 mg Aldactone (per oral oder i.v.) behandelt worden waren, 12 mg Aminophenazon/kg Körpergewicht per os. Anschließend wurde die Plasmahalbwertszeit von Aminophenazon bestimmt, die Ergebnisse wurden mit den bei einer unbehandelten Kontrollgruppe erhaltenen Werten ver-

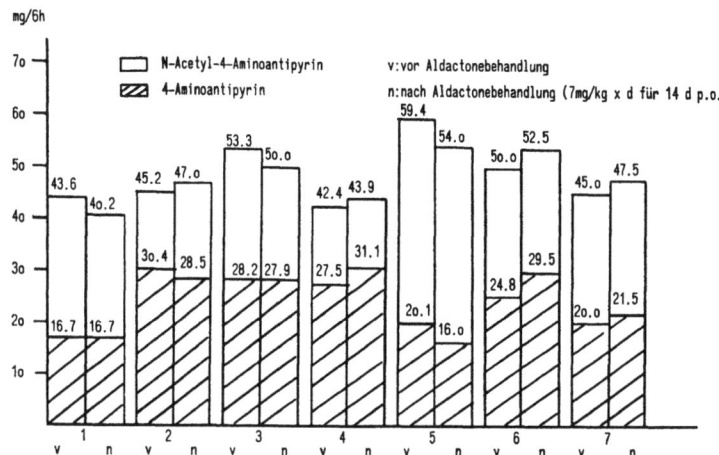

Abb. 1. Renale Ausscheidung von 4-Aminoantipyrin und N-Acetyl-4-Aminoantipyrin gesunder Probanden in den ersten 6 Std nach i. v. Injektion von 1 g Novalgin

glichen, jede der beiden Gruppen bestand aus zehn Probanden. Die Einzelheiten des Versuchsablaufes wurden in anderem Zusammenhang angegeben [14]. Die statistische Auswertung erfolgte nach dem Zeichentest bzw. nach dem X-Test [15].

Ergebnisse und Diskussion

In Abb. 1 ist der Einfluß der 14tägigen peroralen Behandlung mit täglich 7 mg Aldactone/kg Körpergewicht auf die renale Ausscheidung von 4-Aminoantipyrin in den ersten 6 Std nach i.v. Injektion von 1 g Novalgin angegeben. Während dieses Zeitraumes werden etwa 5% der verabreichten Novalgindosis als 4-Aminoantipyrin eliminiert. Dieser Befund stimmt mit den von Remmer [13] sowie von Jäkel et al. [16] angegebenen Werten überein. Eine signifikante Änderung der renalen 4-Aminoantipyrinausscheidung nach Aldactonebehandlung ist nicht zu beobachten, die in der Abb. 1 angegebenen Unterschiede bei ein und demselben Probanden liegen alle innerhalb der täglichen individuellen Schwankungsbreite der 4-Aminoantipyrinausscheidung von etwa 10% (Mittelwert aus fünf Bestimmungen bei einem Probanden = 100%, die individuelle Schwankungsbreite wurde in Vorversuchen bei vier Probanden bestimmt).

Nach Aldactonevorbehandlung war auch keine signifikante Zunahme des acetylierten Anteils an der Gesamtausscheidung von 4-Aminoantipyrin zu beobachten.

Da Aminophenazon nach den Untersuchungen von Brodie et al. [12] nicht ausschließlich zu 4-Aminoantipyrin metabolisiert wird, erschien es uns angebracht, in einer weiteren Serie die Elimination der Ursprungssubstanz (Aminophenazon) selbst aus dem Plasma zu messen, um evtl. nach Aldactonebehandlung eintretende Aktivierungen anderer Abbauwege zu erkennen.

Der Einfluß einer wenigstens 14 Tage dauernden Vorbehandlung mit Aldactone auf die Plasmahalbwertszeit von Aminophenazon ist in Abb. 2 dargestellt. Bei den mit Aldactone behandelten Patienten wurde für Aminophenazon eine mittlere Plasmahalbwertszeit von 3,86 ± 1,46 Std gemessen, gegenüber 3,94 ± 1,69 Std bei der unbehandelten Kontrollgruppe. Auch bei dieser Untersuchungsserie war somit kein Einfluß der Aldactonevorbehandlung auf die Metabolisierungsgeschwindigkeit von Aminophenazon nachweisbar.

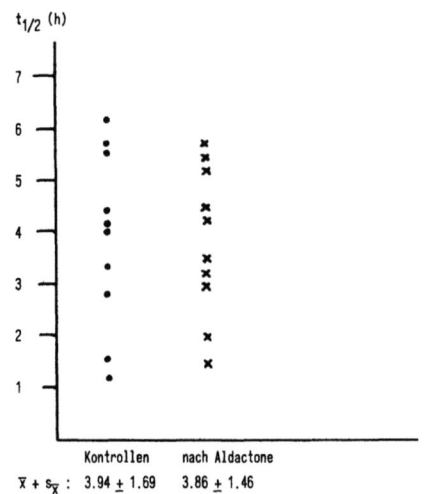

Abb. 2. Plasmahalbwertszeit von Aminophenazon bei Probanden nach Aldactonevorbehandlung (≥ 14 Tage, 400 bis 600 mg/Tag) und bei unbehandelten Kontrollen

Darüber hinaus konnte beim Menschen in orientierenden eigenen Untersuchungen [17] keine Beschleunigung des Abbaues von Phenylbutazon beobachtet werden.

Zusammenfassend liegen bisher noch keine Anhaltspunkte dafür vor, daß die bei der Ratte beobachtete Stimulierung des oxydativen Arzneimittelabbaues durch Aldactone auch für den Menschen von Bedeutung ist.

Da aber durch Untersuchungen verschiedener Autoren, z. B. Kampffmeyer [18], bekannt ist, daß sich die Vorbehandlung mit einer induzierenden Substanz auf die Metabolisierungsgeschwindigkeit verschiedener Substrate der mischfunktionellen Oxygenierung unterschiedlich auswirken kann, sollte ein endgültiges Urteil über den Einfluß von Aldactone auf den oxydativen Arzneimittelstoffwechsel beim Menschen erst nach der Untersuchung weiterer Pharmaka gesprochen werden.

Literatur

1. Brodie, B. B., Gilette, J. R., La Du, B. N.: Ann. Rev. Biochem. **27**, 427 (1958). — 2. Conney, A. H.: Pharmacol. Rev. **19**, 317 (1967). — 3. Remmer, H., Siegert, M., Liebenschütz, F.: Klin. Wschr. **39**, 490 (1961). — 4. Chen, W., Vrindten, P. A., Dayton, P. G., Burns, J. J.: Life Sci. **2**, 35 (1962). — 5. Kovacs, K., Blaschek, J. A., Gordell, C.: Z. ges. exp. Med. **152**, 104 (1970). — 6. Solymoss, B., Classen, H. G., Varga, S.: Proc. Soc. exp. Biol. (N.Y.) **132**, 940 (1969). — 7. Solymoss, B., Varga, S., Krajny, M.: Arzneimittel-Forsch. **21**, 384 (1971). —

8. Stripp, B., Hamrick, M., Zampaglione, N.: Fed. Proc. **29**, 346 (1970). — 9. Selye, H.: Canad. med. Ass. J. **101**, 51 (1969). — 10. Leber, H. W., Rawer, P., Schütterle, G.: Klin. Wschr. **49**, 116 (1971). — 11. Leber, H. W., Rawer, P., Schütterle, G.: Symposion: Biochem. Aspekte der Nierenfunktion, Salzburg 1971 (im Druck). — 12. Brodie, B. B.,Axelrod, J.: J. Pharmacol. exp. Ther. **98**, 171 (1950). — 13. Remmer, H.: In: Ciba Foundation on encymes and drug action, p. 276 (Mongar, J. M., Ed.). London: J. and A. Churchill 1962. — 14. Leber, H. W., Harders, P., Schütterle, G.: Klin. Wschr. (im Druck). — 15. van der Waerden, L., Nievergelt, E.: Tafeln zum Vergleich zweier Stichproben mittels X-Test und Zeichentest. Berlin-Göttingen-Heidelberg: Springer 1956. — 16. Jäkel, D., Faust, H., Schrappe, O.: Klin. Wschr. **48**, 703 (1970). — 17. Leber, H. W., Schütterle, G.: In Vorbereitung. — 18. Kampffmeyer, H. G.: Europ. J. Pharmacol. **3**, 113 (1971).

SCHLICHT, I., SCHULTE-HERMANN, R., KORANSKY, W., EULENSTEDT, C. (Med. Klinik u. Poliklinik der FU Berlin, Institut f. Toxikologie u. Pharmakologie Universität Marburg): **Fremdstoff-induziertes Wachstum und Regeneration der Leber unter dem Einfluß von Hemmstoffen des Arzneimittelabbaues***

Zahlreiche Fremdstoffe, z. B. das Phenobarbital, rufen eine Induktion der arzneimittelabbauenden Enzyme in der Leber hervor. Die Untersuchungen der letzten Jahre haben eine weitere Induktionswirkung körperfremder Stoffe an der Leberzelle aufgedeckt: Die von Zellteilung gefolgte Anregung der DNS-Synthese. Dieser Vorgang kann eine Vergrößerung und Funktionssteigerung des Organs durch Hyperplasie auslösen.

Die zu dieser Erkenntnis führenden, zunächst einzeln erhobenen Befunde bestanden in der Beobachtung von Lebervergrößerung, erhöhter Mitoserate und schließlich einer biochemisch und histologisch-autoradiographisch nachgewiesenen gesteigerten DNS-Synthese des Leberepithels nach Gabe der entsprechenden Fremdstoffe bzw. Pharmaka. Wesentlich ist, daß dabei krankhafte Prozesse in der Leber nicht festzustellen waren. Es handelt sich also *nicht* um den Ausdruck einer Regeneration.

Folgende Fremdstoffe können bei Ratten und Mäusen ohne nachweisbare Leberschädigung eine DNS-Syntheseinduktion mit nachfolgender Zellteilung auslösen: Nikethamid (Coramin) (Wilson u. Leduc, 1950; Foster u. Brazda, 1958), Thioharnstoff (Rachmilewitz et al., 1950), Phenobarbital (Luminal) (Conney et al., 1960; Herdson et al., 1964; Kunz et al., 1966; Schlicht et al., 1967, 1968), Isoproterenol (Aludrin) (Barka u. Popper, 1967), α-Hexachlorcyclohexan ($=\alpha$-HCH), ein Isomeres des Insecticids Gammexan (Schlicht et al., 1967, 1968; Schulte-Hermann et al., 1968) und das Konservierungsmittel Butylhydroxytoluol ($=$BHT) (Gilbert u. Golberg, 1965; Golberg, 1966). Eine chemische oder pharmakologische Verwandtschaft dieser Substanzen ist nicht ersichtlich. — Ob diese Substanzen auch in der Leber des Menschen Zellproliferationen auslösen können, ist bisher nicht bekannt. Interessant ist jedoch in diesem Zusammenhang, daß nach Schlafmittelvergiftungen vermehrt Mitosen in der menschlichen Leber beobachtet wurden, und zwar *ohne* Anzeichen einer Organschädigung (Schlicht, 1963).

Es sei erwähnt, daß die genannten Stoffe neben der Hyperplasie, also der Vermehrung der Leberepithelien auch eine Hypertrophie, d. h. eine Vergrößerung der einzelnen Zellen und, soweit untersucht, eine Zunahme des Ploidiegrades (Schulte-Hermann et al., 1968, 1971) verursachen können.

Da einige der genannten Stoffe durch das mikrosomale Cytochrom P 450 metabolisiert werden, haben wir geprüft, ob die gleichzeitige Verabreichung von Hemmstoffen dieses Fermentes einen Einfluß auf den Fremdstoff-induzierten Wachstumsvorgang hat. Als Hemmstoffe verwandten wir CFT 1201 (β-Diäthylamino-

---

* Mit Unterstützung der Deutschen Forschungsgemeinschaft.

äthylphenyldiallylessigsäure · HCl) und SKF 525 A (β-Diäthylaminoäthyldiphenylpropylessigsäure · HCl); zur Induktion der Zellproliferation wurden α-HCH und BHT benutzt. Zum Vergleich wurde ferner die Wirkung von CFT 1201 auf die regenerative Zellproliferation nach partieller Hepatektomie und Thioacetamid-Nekrose untersucht.

Methodik

Die Versuche wurden an weiblichen SPF-Wistar-Ratten (Gewicht 100 bis 140 g) vorgenommen, α-HCH und BHT wurden in öliger Lösung oral mittels Magensonde verabreicht, die übrigen Substanzen wurden in wäßriger Lösung i.p. gegeben. Partielle Hepatektomie: Zwei Drittel der Leber wurde nach Higgins u. Anderson (1931) in Äthernarkose reseziert. Die Tiere wurden morgens zwischen 10 und 11 Uhr getötet. 2 Std vor der Tötung erhielten sie i.v. 0,5 mC ^{3}H-Thymidin (Methyl-^{3}H, NEN-Frankfurt, spezifische Aktivität 6,6 C/Mmol).

Die DNS-Syntheserate wurde biochemisch durch Ermittlung der spezifischen Aktivität (DPM/µg DNA) nach Standardverfahren (Einzelheiten s. Schulte, H. et al., 1972) gemessen.

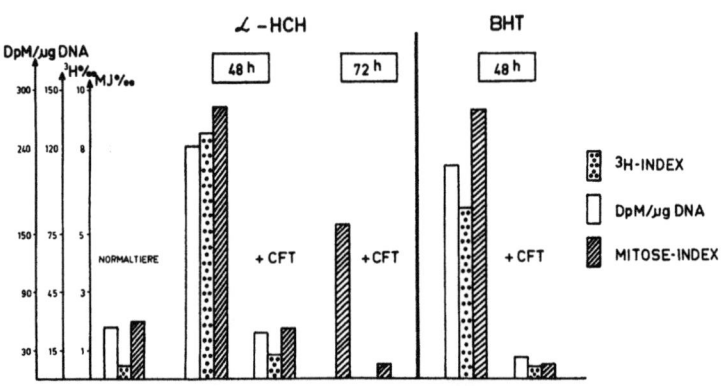

Abb. 1. α-HCH wurde einmal in einer Dosis von 200 mg/kg gegeben, BHT zweimal in einer Dosis von je 500 mg/kg mit 24 Std Abstand. Die Tötung der Tiere erfolgte 48 bzw. 72 Std nach der (ersten) Behandlung (s. Abb.). Im Experiment mit α-HCH (linker Teil der Abb.) wurden 75 mg/kg CFT 1201 zweimal täglich bis zur Tötung gegeben; im Experiment mit BHT 120 und 40 mg/kg CFT 1201 24 bzw. 18 Std vor der Tötung. n = Anzahl der Versuchstiere

Die autoradiographische Bestimmung der DNS-Syntheserate erfolgte nach Einbettung von Leberstücken in Paraffin und Herstellung von Autoradiogrammen mit Ilford G 5-Elmulsion. Der Mitoseindex und der ^{3}H-Thymidinindex (= „^{3}H-Index") wurden durch Zählung von 2000 bis 5000 Leberzellen festgestellt. Histologische Begutachtung am Hämatoxylin-Eosingefärbten Schnitt. Zur statistischen Auswertung diente der t-Test nach Student.

Ergebnisse

α-HCH und BHT induzieren in der Leber eine Steigerung der DNS-Syntheserate, eine Vermehrung der Anzahl DNS-replizierender Zellen sowie eine Zunahme der mitotischen Aktivität (Schlicht et al., 1968; Schulte-Hermann et al., 1968; Kerr et al., 1966). Diese Befunde werden durch die vorliegenden Untersuchungen bestätigt (Abb. 1). Erhalten die Versuchstiere zusätzlich CFT 1201, so verlieren α-HCH und BHT ihre Wirkung vollständig: der Thymidineinbau in DNS, der ^{3}H-Thymidin- und der Mitoseindex sind nicht höher als in unbehandelten Kontrollen (Abb. 1). Ebenso wie CFT 1201 unterdrückt auch SKF 525 A die Steigerung der DNS-Synthese durch α-HCH (Schulte-Hermann et al., 1972).

Auch wenn Phenobarbital zur Stimulierung der DNS-Synthese in der Leber benutzt wird, wird dieser Effekt durch CFT 1201 blockiert (Schulte-Hermann et al., 1972). Dagegen hat der Hemmstoff keine Wirkung, wenn die Zellproliferation durch eine partielle Hepatektomie oder durch Vergiftung mit Thioacetamid ausgelöst wird (Abb. 2).

Histologisch zeigte die Leber der mit BHT oder α-HCH induzierten Tiere, abgesehen von den gehäuften Mitosefiguren, keinen wesentlichen Befund. Das Cytoplasma ist bei stark gesteigerter Zellteilungsrate häufig vacuolisiert, ein typischer Befund bei Regeneration nach Hepatektomie und offenbar auch bei Induktion des Leberwachstums durch Fremdstoffe. Nach Zweidrittelresektion erkennt nan neben den besonders zahlreichen Mitosefiguren eine läppchenperiphere mittelschwere Verfettung sowie vereinzelt hyalintropfige Einlagerungen im Cytoplasma des Leberepithels. Bei den thioacetamidvergifteten Tieren finden sich die charakteristischen zentralen Nekroseherde. Die markierten Leberepithelien und Mitosefiguren beobachtet man gleichzeitig verstreut im erhaltenen Restparenchym. Die zusätzliche Gabe von CFT 1201 ergibt histologisch keine neuen Gesichtspunkte, abgesehen von der Verminderung der Mitoserate bei den mit α-HCH und BHT behandelten Tieren. Alleinige Gabe von CFT 1201 führt zu einer geringfügigen zentralen Verfettung.

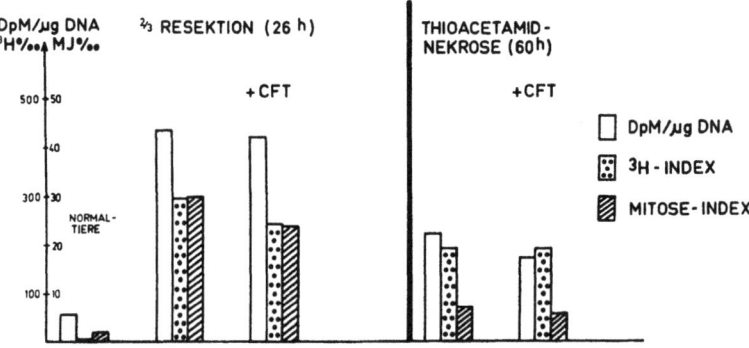

Abb. 2. Thioacetamiddosis: 400 mg/kg 60 Std vor Tötung; CFT 1201 jeweils 120 mg/kg 19 Std vor Dekapitation. n = Anzahl der Versuchstiere

Diskussion

Die vorliegenden Befunde zeigen, daß die durch Fremdstoffe induzierte und die regeneratorische Zellproliferation in der Leber durch ihre unterschiedliche Empfindlichkeit gegenüber CFT 1201 gekennzeichnet sind. Das bedeutet, daß sich die zur Induktion der Zellreplikation führenden Vorgänge durch diese Substanz differenzieren lassen.

Warum Hemmstoffe des Arzneimittelstoffwechsels wie CFT 1201 und SKF 525 A die Auslösung von Zellproliferationen durch α-HCH, BHT und Phenobarbital blockieren können, ist noch nicht klar. Denkbar wäre, daß eine Metabolisierung dieser Substanzen am mikrosomalen Cytochrom P 450 zu Produkten führt, die ihrerseits erst die DNS-Synthese in Gang setzen. Um diese Hypothese prüfen zu können, untersuchen wir gegenwärtig den Stoffwechsel von Hexachlorcyclohexan.

Literatur

Barka, T., Popper, H.: Medicine (Baltimore) **46**, 103 (1967). — Conney, A. H., Davison, C., Gastel, R., Burns, J. J.: J. Pharmacol. exp. Ther. **130**, 1 (1960). — Foster, W. R., Brazda, F. G.: Cancer Res. 18, 289 (1958). — Gilbert, D., Golberg, L.: Food Cosmet. Toxicol. **3**, 417 (1965). — Golberg, L.: Liver enlargement produced by drugs: its significance. Proc. Eur. Soc. for Study of Drug Toxicity, Vol. VII (66), 171. — Higgins, G. M., Anderson, R. M.: Arch. Path.

12, 186 (1931). — Herdson, B. P., Garvin, P. J., Jennings, R. B.: Lab. Invest. 13, 1032 (1964).
— Kerr, R., Lefevre, A., Lane, B., Lieber, C. S.: Clin. Res. 14, 299 (1966). — Kunz, W., Schaude, G., Schmid, W., Siess, M.: Naunyn Schmiedebergs Arch. Pharmak. exp. Path. 254, 470 (1966). — Rachmilewitz, Rosin, A., Doljansky, L.: Amer. J. Path. 26, 937 (1950). — Schlicht, I.: Verh. dtsch. Ges. inn. Med. 69, 130 (1963). — Schlicht, I., Koransky, W., Schulte-Hermann, R., Magour, S.: Verh. dtsch. Ges. inn. Med. 73, 251 (1967). — Schlicht, I., Koransky, W., Magour, S., Schulte-Hermann, R.: Naunyn-Schmiedebergs Arch. Pharmak. exp. Path. 261, 25 (1968). — Schulte-Hermann, R., Koransky, W., Leberl, C., Noack, G.: Virchows Arch. Abt. B Zellpath. 9, 125 (1971). — Schulte-Hermann, R., Schlicht, I., Koransky, W., Leberl, C., Eulenstedt, C., Zimek, M.: Naunyn-Schmiedebergs Arch. Pharmacol. 273, 109 (1972). — Schulte-Hermann, R., Thom, R., Schlicht, I., Koransky, W.: Naunyn-Schmiedebergs Arch. Pharmak. exp. Path. 261, 42 (1968). — Wilson, J. W., Leduc, E. H.: Growth 14, 31 (1950).

WEIZEL, A. (Med. Univ.-Klinik Heidelberg): **Einbau von 4-14-C-Cholesterol in die Cholesterol-Esterfraktionen von HDL, LDL und VLDL bei Lebercirrhose**

Die Vorgänge, die bei der Veresterung von Freiem Cholesterin (FC) zu Cholesterinester (CE) eine Rolle spielen, sind im Laufe der letzten Jahre etwas deutlicher geworden. Hierbei kommt dem von Glomset beschriebenen Enzym Lecithin-Cholesterin-Acyltransferase (LCAT) wohl die größte Bedeutung zu, denn der durch dieses Enzym gesteuerte Mechanismus ist wohl hauptsächlich für die in der Blutbahn ablaufenden Veresterungsvorgänge verantwortlich [1].

Bei genauerer in vivo-Untersuchung dieser Phänomene konnte gezeigt werden, daß der Einbau von Cholesterin, das von außen in die Blutbahn eingebracht wird, nach einem ganz bestimmten Schema abläuft [2].

Während es nach Injektion von radioaktiv markiertem Cholesterin sehr rasch zu einer Angleichung der spezifischen Aktivität von FC in allen Lipoproteinfraktionen kommt, trifft dies für die Esterfraktionen nicht zu. Hier bestehen deutliche Unterschiede in den verschiedenen Lipoproteinklassen. Die Veresterung beginnt in der HDL-Fraktion, es folgt die VLDL-Fraktion und erst zuletzt wird der FC-Anteil der LDL-Fraktion verestert (Abb. 1).

Diese Muster ändern sich auch nicht beim Vorliegen verschiedener Fettstoffwechselstörungen. So ist z. B. bei Patienten mit Typ II-Erkrankung die Cholesterinkonzentration im Gesamtplasma und besonders natürlich in der LDL-Fraktion wesentlich erhöht, dies hat jedoch ebensowenig Einfluß auf das Muster der Veresterungsvorgänge wie die hochgradige Verschiebung von Cholesterin in die VLDL-Fraktion bei Patienten mit Typ V-Erkrankung [3].

Die Untersuchung des Veresterungsmechanismus bei Patienten mit Lebercirrhose erschien aus zwei Gründen besonders interessant:

1. Patienten mit Lebercirrhose zeigen im allgemeinen extrem niedrige Plasmacholesterinwerte, die vor allem durch eine hochgradige Verminderung der Cholesterinesterfraktion bedingt sind.

2. Patienten mit Lebercirrhose zeigen in allen Fällen eine Verminderung der LCAT-Aktivität.

Beide Faktoren, niedriger Estergehalt und verminderte LCAT-Aktivität könnten theoretisch die Veresterungsreaktion beeinflussen.

Wir hatten bisher Gelegenheit zwei Patienten mit histologisch oder laparaskopisch gesicherter Lebercirrhose unter diesen Gesichtspunkten zu untersuchen. Beide Patienten waren stationär aufgenommen und befanden sich zum Zeitpunkt der Untersuchung in einem kompensierten Zustand. Die Plasmacholesterinwerte beider Patienten lagen weit unterhalb des üblichen Normbereichs, in der Elektrophorese zeigte sich eine Abschwächung der α- und prä-β-Bande.

Die Patienten erhielten auf i.v. Wege zwischen 6 und 30 µC 4-14-C-Cholesterin entweder in alkoholischer Lösung oder nach vorheriger Inkubation mit Serum.

Im Anschluß an die Injektion wurden in regelmäßigen Abständen Blutproben entnommen, durch Ultrazentrifugation wurden die VLDL, LDL und HDL isoliert. Die Cholesterinester wurden vom freien Cholesterin durch Dünnschichtchromato-

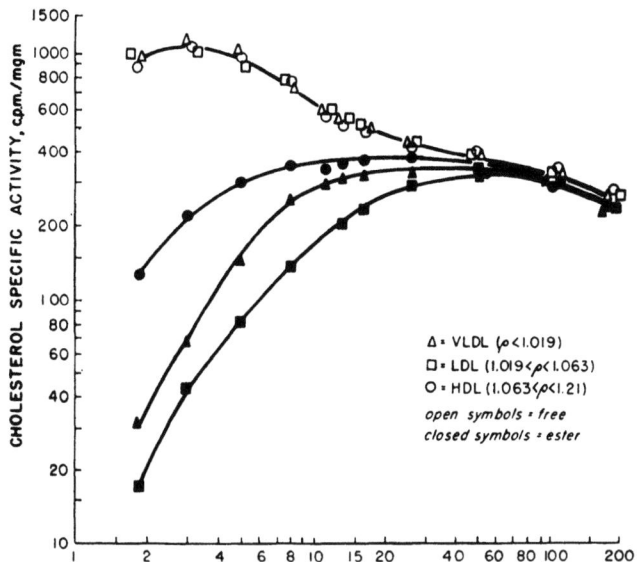

Abb. 1. Inkorporationsmuster von radioaktiv markiertem Cholesterin in die Esterfraktionen verschiedener Lipoproteine. Obere Kurve: Spezifische Aktivität des freien Cholesterins. Untere Kurven: Spezifische Aktivität der Cholesterinester. (Nach Goodman)

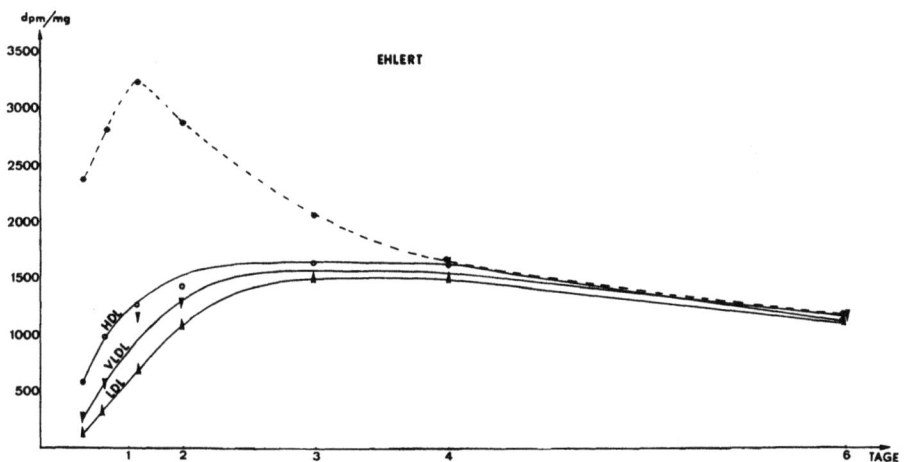

Abb. 2. Spezifische Aktivität von freiem Cholesterin (obere Kurve) und Cholesterinestern (untere Kurven) von VLDL, LDL und HDL nach i.v. Verabreichung von radioaktiv markiertem Cholesterin (eigene Untersuchung)

graphie getrennt, Konzentration und Aktivität wurden bestimmt und daraus die spezifische Aktivität berechnet.

Die Ergebnisse der Untersuchungen am ersten Patienten zeigt Abb. 2. Es handelte sich um einen 65jährigen Mann, dessen Gesamtcholesterin bei mehrmaligen Bestimmungen zwischen 100 und 120 mg-% lag, das Verhältnis der CE zum FC, das normalerweise etwa 2,2 beträgt, war auf 1,0 vermindert, wobei insbesondere eine Abnahme der CE-Konzentration in den LDL und HDL auffällig war. Wie aus der Abbildung ersichtlich, erfolgt jedoch die Inkorporation des radioaktiven Cholesterins nach demselben Muster, wie es von Normocholesterinämikern bekannt ist.

Der zweite Patient war ein 60jähriger Mann, dessen Gesamtcholesterin bei mehrfachen Bestimmungen bei 140 mg-% lag, mit einem ebenfalls deutlich verminderten Verhältnis der Cholesterinester zum freien Cholesterin.

Auch hier fand sich wieder das gewohnte Bild der schrittweisen Veresterung der einzelnen Cholesterinesterfraktionen.

Als bisherige Schlußfolgerung aus den Ergebnissen der eingangs erwähnten Untersuchungen sowie der eigenen Untersuchungen bei Lebercirrhotikern ist festzustellen, daß der Mechanismus der Veresterung weder durch Schwankungen der Gesamtcholesterinkonzentration mit normalem Verhältnis von CE/FC noch durch eine absolute Verminderung der CE-Fraktion, wie sie bei Lebercirrhotikern typischerweise auftritt, qualitativ oder quantitative Veränderungen aufweist.

Literatur
1. Glomset, J. A.: Amer. J. clin. Nutr. **23**, 1129 (1970). — 2. Goodman, D. S.: J. clin. Invest. **43**, 2062 (1964). — 3. Weizel, A.: Circulation **38**, 25 (1968).

TALKE, H., KERSTEN, M. (Med. Univ.-Klinik Freiburg): **Tierexperimentelle Untersuchungen zur Wirkung eines verminderten Angebotes unveresterter Fettsäuren auf den Kohlenhydratstoffwechsel der Leber während Nahrungskarenz**

Der stimulierende Effekt einer gesteigerten Fettsäureoxidation auf die Gluconeogenese der Leber ist durch zahlreiche Experimente am isoliert perfundierten Organ belegt [1—5]. Umgekehrt kann die Gluconeogenese durch Inhibitoren der Fettsäureoxidation wie 4-Pentensäure [6] und (+)Decanoylcarnitin [7] gehemmt werden.

In vivo dürfte der Stoffwechsel während Nahrungskarenz und bei Diabetes mellitus am ehesten der Bedingung einer gleichzeitig gesteigerten Fettsäureoxidation und Gluconeogeneserate entsprechen.

Zum Studium dieser wechselseitigen Beziehung sind in den letzten Jahren die Wirkungen antilipolytisch wirksamer Pharmaka wie Nicotinsäure [11, 12], Nicotinsäureamid [13, 14], 5-Methylpyrazol-3-carbonsäure [15] und 3,5-Dimethylisoxazol [16, 17] unter in vivo-Bedingungen untersucht worden. Diesen strukturell z. T. völlig differenten Substanzen ist die ausgeprägte Senkung des Spiegels unveresterter Fettsäuren (FFS) im Plasma infolge Hemmung der Triglyceridhydrolyse im Fettgewebe gemeinsam.

Wir haben am intakten Tier während Nahrungskarenz den Effekt eines nach Gabe von Nicotinsäureamid (Nam) verminderten Fettsäureangebotes auf den Kohlenhydratstoffwechsel der Leber untersucht. Unsere Ergebnisse führen uns zu der Vorstellung, daß unter unseren Versuchsbedingungen eine gesteigerte Fettsäureoxidation nicht die primäre Voraussetzung für eine Steigerung der Gluconeogenese sein muß.

Methoden

Nach 48stündiger Nahrungskarenz erhielten männliche Sprague-Dawley-Ratten mit einem Körpergewicht von 180 bis 220 g eine intraperitoneale Injektion von Nicotinsäureamid, gelöst in 0,9 %iger NaCl, in einer Dosierung von 500 mg/kg. Kontrollgruppen erhielten allein 0,9 %ige NaCl. Zu verschiedenen Zeitpunkten nach Injektion wurden im Blut bzw. Plasma Ketonkörper, Glucose, UFS und Corticosteron, in der Leber nach Fixierung in flüssigem N_2

und üblicher Aufarbeitung für enzymatische Substratbestimmungen Metabolite der Glykolysekette, des Citratcyclus, energiereiche Phosphate, Glykogen und Aminosäuren bestimmt. Im in 5 Std-Fraktionen gesammelten Urin wurde die Harnstoffausscheidung vor und nach Injektion von Nam gemessen. Für die Corticosteronanalyse im Plasma [18] habe ich Herrn Dr. Burmeister, für die Aminosäureanalyse in der Leber durch Ionenaustauschchromatographie an Chromobead Typ B habe ich Herrn Prof. Dr. Gerok zu danken. Die enzymatischen Substratbestimmungen erfolgten nach den in „Methoden der enzymatischen Analysen" [19] dargestellten Testvorschriften.

Ergebnisse und Diskussion

Abb. 1 gibt eine Übersicht über die nach einmaliger Gabe von Nam gemessenen Spiegeländerungen von UFS, Glucose und Ketonkörpern im Plasma bzw. Blut einerseits sowie von Glykogen, Acetyl-CoA und Ketonkörpern in der Leber ande-

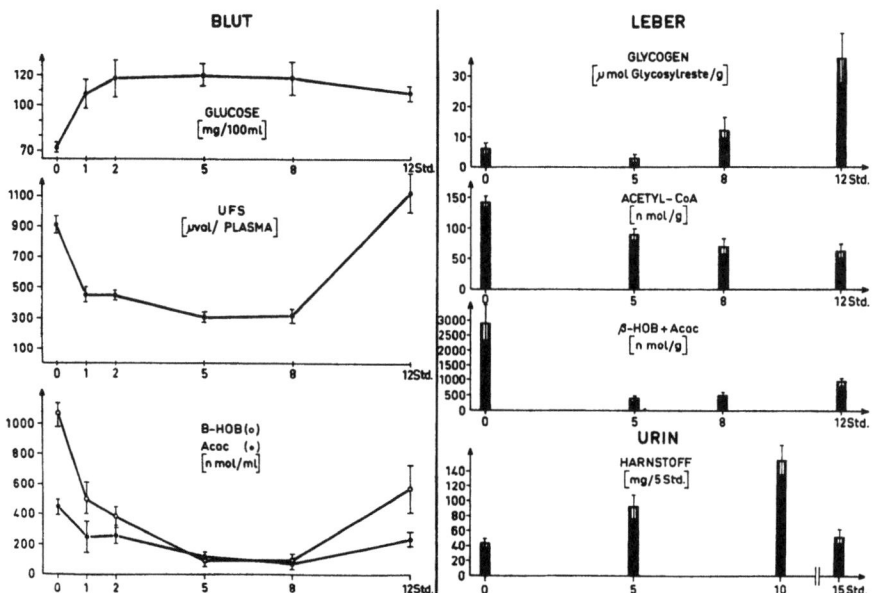

Abb. 1. Spiegel von Glucose, FFS und Ketonkörpern im Blut, Gehalte von Glykogen, Acetyl-CoA und Ketonkörpern in der Leber sowie Harnstoffausscheidung im Urin hungernder Ratten nach Injektion von Nam zum Zeitpunkt 0

rerseits. Nam führt bereits innerhalb 1 Std nach Injektion zu einem starken Abfall der während Nahrungskarenz in typischer Weise erhöhten UFS-Spiegels, die zwischen der 5. und 8. Std Werte erreichen, wie sie bei normal ernährten Tieren beobachtet werden. Der Wiederanstieg erfolgt zwischen der 8. und 12. Std. Der Spiegel der Ketonkörper in Blut und Leber geht den Änderungen des FFS-Spiegels parallel. In Verbindung mit dem Abfall des Acetyl-CoA-Gehaltes der Leber lassen sich diese Änderungen als Folge einer verminderten Ketogenese der Leber bei vermindertem Angebot von UFS infolge Lipolysehemmung des Fettgewebes deuten.

Von besonderem Interesse ist der Anstieg des Blutglucosespiegels und des Leberglykogengehaltes. Letzterer erfolgt allerdings zu einem wesentlich späteren Zeitpunkt (Abb. 1), während der Anstieg der Blutglucose einen Früheffekt darstellt. Sorgfältige Kontrollexperimente zeigen, daß es sich beim Anstieg der Blutglucose nicht um eine Katecholaminwirkung handelt.

Es ergibt sich die Frage, ob dieser Anstieg der Blutglucose trotz anhaltender Nahrungskarenz Folge einer verstärkten Glucoseproduktion der Leber oder Folge einer verminderten Aufnahme der Glucose durch die peripheren Organe, also vor allem der Muskulatur ist.

Gegen eine verminderte Aufnahme der Glucose durch die Peripherie sprechen folgende Beobachtungen: der Anstieg des respiratorischen Quotienten auf nahezu 1,0 bei hungernden Hunden nach Nicotinsäureinfusion [20] als Ausdruck einer verstärkten Glucoseoxidation der Muskulatur, eine verbesserte Glucosetoleranz von Ratten nach 24stündiger Nahrungskarenz und Gabe von β-Pyridylcarbinol (Ronicol) [21] sowie ein rascher Abfall markierter Glucose im Blut diabetischer Ratten nach Injektion von 5-Methylpyrazol-3-carbonsäure [22].

Für eine verstärkte Glucoseproduktion der Leber nach Gabe antilipolytisch wirksamer Substanzen sprechen folgende Befunde: der Nachweis einer vermehrten

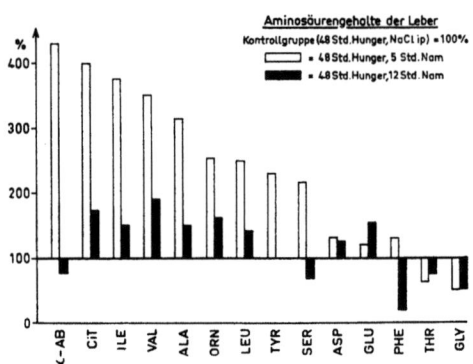

Abb. 2. Aminosäurengehalte der Leber hungernder Ratten 5 und 12 Std nach Injektion von Nam, Gehalte der Kontrollgruppe = 100%

Glucoseabgabe der Leber nach UFS-Senkung durch Protaminsulfat über die Bestimmung von AV-Differenzen und Messung des hepatischen Blutflusses [23], der Abfall der spezifischen Aktivität markierter Glucose im Blut nach simultaner Injektion von Antiinsulinserum und eines Lipolysehemmers als Ausdruck unveränderter Glucoseproduktion der Leber trotz Senkung des UFS-Spiegels [22], schließlich der Nachweis einer vermehrten Glucosebildung von Leberschnitten hungernder Ratten nach Vorbehandlung mit 3,5-Dimethyl-isoxazol [24].

Ist der unter unseren Versuchsbedingungen beobachtete Anstieg der Blutglucose und des Glykogengehaltes Folge einer im Vergleich zu unbehandelten Kontrollen gesteigerten Glucoseproduktion der Leber, dann ist mit einer vermehrten Harnstoffbildung zu rechnen, da Aminosäuren unter diesen Bedingungen die einzigen Glucosepräkursoren darstellen.

Wir haben daher zunächst die Harnstoffausscheidung im Urin bestimmt und haben wie andere Autoren [25, 26] nach Nicotinsäure auch nach Gabe von Nam eine mehrfache Zunahme der Harnstoffausscheidung gefunden (Abb. 1), die mit dem Wiederanstieg der FFS wieder zurückgeht.

Die daraufhin durchgeführte Aminosäurenanalyse im Lebergewebe zeigt im Vergleich zu unbehandelten Kontrollen eine z. T. mehrfache Zunahme der Gehalte einzelner Aminosäuren (Abb. 2). Der starke Anstieg der α-amino-Buttersäure, eines Produktes des Methioninabbaues, und der Abfall von Glycin und Threonin dürften mit der Metabolisierung von Nam und Nicotinsäure und Ausscheidung als N-methyl-Nam und Nicotinursäure in Zusammenhang stehen. Auf welchem Weg eine Senkung des Plasmaspiegels der FFS zu einem verstärkten Eiweißkatabolismus führt, ist bisher nicht sicher bekannt. Der unter diesen Bedingungen erhöhte

Plasmacorticosteronspiegel [24, 26, 27], den auch wir bestätigen können — Anstieg von 22 auf 36 µg/100 ml Plasma 12 Std nach Injektion von Nam —, scheint nicht von primärer Bedeutung zu sein, da die Harnstoffproduktion nach antilipolytischer Behandlung und Adrenalektomie nur z. T. gehemmt wird [26, 27].

Die Akkumulation von Aminosäuren in der Leber, die gesteigerte Harnstoffausscheidung als Hinweis auf eine verstärkte oxidative Desaminierung, der Anstieg der Blutglucose und schließlich die Zunahme des Leberglykogengehaltes machen es wahrscheinlich, daß während Nahrungskarenz und vermindertem Fettsäureangebot an die Leber Aminosäuren einerseits verstärkt der Endoxidation, andererseits der Glucoseneubildung zugeführt werden. Dadurch würden die Voraussetzungen für die vermehrte Bereitstellung von Reduktionsäquivalenten, energiereichen Phosphaten und C_3- und C_4-Ketten für die Glucoseneubildung geschaffen.

Möglicherweise tragen auch die Aminosäuren zu den in Anbetracht der niedrigen Fettsäurespiegel noch deutlich erhöhten Acetyl-CoA-Gehalten der Leber bei.

Die Bestimmung der Metabolitgehalte der Glykolysekette unter diesen Bedingungen ergibt einen Anstieg der Gehalte von PEP und 3-PGS um 900 bzw. 500% bei unverändert niedrigen Pyruvatgehalten und gering, aber signifikant erhöhten Substratspiegeln oberhalb der Triosephosphatdehydrogenasereaktion. In Anbetracht der fehlenden Kenntnis der Größe der Nettoglucosebildung, des Recyclings, des Glucosepräkursors ist eine Interpretation dieser Befunde nur mit größter Zurückhaltung möglich. Unter der Annahme eines verstärkten Substratflusses in Richtung Glucose, gestützt auf den Nachweis der Glykogendeposition in der Leber, kann der Anstieg des PEP-Gehaltes bei unverändert niedrigen Pyruvatgehalten für eine Aktivierung einer zwischen Pyruvat und PEP gelegenen Reaktion sprechen. Dies kann sowohl die Pyruvatcarboxylase- als auch die PEP-carboxykinasereaktion sein.

Zahlreiche Aminosäuren münden direkt oder indirekt auf der Ebene des Oxalacetats, dem zentralen Ausgangspunkt der gluconeogenetischen Reaktionskette, in den Citratcyclus ein, so daß in den vorliegenden Untersuchungen eine Aktivierung der PEP-carboxykinasereaktion von besonderer Bedeutung sein kann.

Der starke Anstieg des 3-PGS-Gehaltes bei nur geringer Erhöhung der oberhalb der Triosephosphat-Dehydrogenasereaktion lokalisierten Substrate dürfte Ausdruck eines — in Anbetracht der verstärkten Glucosebildung im Vergleich zu unbehandelten Kontrollen — relativen $NADH_2$-Mangels auf dieser Stufe sein.

Zusammengefaßt legen unsere Untersuchungen die Vorstellung nahe, daß in vivo unter bestimmten Bedingungen eine Steigerung der Fettsäureoxidation nicht die primäre Voraussetzung für eine Steigerung der Gluconeogenese sein muß. An Stelle einer gesteigerten Fettsäureoxidation kann ein verstärkter Aminosäurenabbau treten, der sowohl Reduktionsäquivalente als auch C_3- und C_4-Bruchstücke als Glucosepräkursoren liefert. Den FFS würde damit eher eine Sparfunktion zukommen, indem sie die Endoxidation von Aminosäuren zugunsten eines weniger starken Eiweißkatabolismus einschränken.

Literatur

1. Krebs, H. A., Speake, R. N., Hems, R.: Biochem. J. **94**, 712 (1965). — 2. Struck, E., Ashmore, J., Wieland, O.: Biochem. Z. **343**, 107 (1965). — 3. Söling, H. D., Willms, B., Friedrichs, D., Kleineke, J.: Europ. J. Biochem. **4**, 364 (1968). — 4. Teufel, H., Menahan, L. A., Shipp, J. C., Böning, A., Wieland, O.: Europ. J. Biochem. **2**, 182 (1967). — 5. Williamson, J. R.: Advanc. Enzymol. R. **5**, 229 (1967). — 6. Toews, C. J., Lowy, C., Ruderman, N. B.: J. biol. Chem. **245**, 818 (1970). — 7. Williamson, J. R., Browning, E. T., Thurman, R. G., Scholz, R.: J. biol. Chem. **244**, 5055 (1969). — 8. Wieland, O.: Advanc. Metabol. Disord. **3**, 1 (1968). — 9. Newsholme, E. A., Gevers, W.: Vitam. and Horm. **25**, 1 (1967). — 10. Scrutton, M. C., Utter, M. F.: Ann. Rev. Biochem. 250 (1968). — 11. Carlson, L. A., Nye, E. R.: Acta

med. scand. **179**, 453 (1966). — 12. Ammon, H. P. T., Estler, C. J.: Life Sci. **6**, 641 (1967). — 13. Talke, H., Keller, J., Schmahl, F. W.: Horm. Metab. Res. **2**, 147 (1970). — 14. Dalton, C.: Nature (Lond.) **216**, 825 (1967). — 15. Froesch, E. R., Waldvogel, M., Meyer, U. A., Jacob, A., Labhart, A.: Molec. Pharmacol. **3**, 429 (1967). — 16. Dulin, W. E., Gerritsen, G. C.: Proc. Soc. exp. Biol. (N.Y.) **113**, 683 (1963). — 17. Schwabe, U., Hasselblatt, A.: Klin. Wschr. **44**, 707 (1966). — 18. Mattingly, D.: J. clin. Path. **15**, 374 (1962). — 19. Bergmeyer, H. U.: Methoden der enzymatischen Analyse. Verlag Chemie 1962. — 20. Paul, P., Issekutz, B., Miller, H. I.: Amer. J. Physiol. **211**, 1313 (1966). — 21. Lorch, E., Gey, K. F.: Metabolic effects of nicotinic acid, p. 735. Bern 1971. — 22. Froesch, E. R.: Diabetologia **3**, 475 (1967). — 23. Madison, L. L.: Advanc. Metabol. Dis. **3**, 85 (1968). — 24. Hasselblatt, A.: Naunyn-Schmiedebergs Arch. Pharm. ak. exp. Path. **262**, 441 (1969). — 25. Trout, D. L., Bitter, H. L., Lackey, W. W.: Biochem. Pharmacol. **16**, 971 (1967). — 26. Hasselblatt, A., Panten, U., Poser, W.: Life Sci. **9**, 21 (1970). — 27. Gey, F., von Berlepsch, K., Malanowski, H., Lorch, E.: Metabolic effects of nicotinic acid, p. 1035. Bern 1971.

KELLER, J., LIERSCH, M., GRUNICKE, H. (Biochem. Institut der Universität Freiburg): **Die Bedeutung von Nicotinsäureamid für die Biosynthese von NAD in der isoliert perfundierten Rattenleber**

Die Vitamine Nicotinsäure und Nicotinsäureamid sowie die essentielle Aminosäure Tryptophan stehen der Leber des Säugers als Präkursoren zur Synthese des Coenzyms NAD zur Verfügung. Die Biosynthesewege des NAD ausgehend von Nicotinsäure und Tryptophan sind wohlbekannt, wohingegen der Nicotinsäureamidabhängige Weg noch Gegenstand der Diskussion ist. Folgende Möglichkeiten des Einbaus stehen zur Verfügung: 1. die Umwandlung in NAD mit Nicotinsäureamidmononucleotid als Intermediärprodukt, 2. Desamidierung zu Nicotinsäure in der Leber, 3. Ausscheidung in den Darm mit nachfolgender Desamidierung und 4. eine Austauschreaktion von freiem Nicotinsäureamid mit dem Nicotinsäureamidanteil des NAD.

Obwohl seit Jahren bekannt ist, daß Nicotinsäureamid die hauptsächlich vorkommende Form des Antipellagravitamins in Blut und Gewebe darstellt, ist nach verbreiteter Meinung der von Nicotinsäureamid ausgehende Biosyntheseweg im Vergleich zum Nicotinsäure-abhängigen Weg von untergeordneter biologischer Bedeutung. Diese Meinung stützt sich u. a. auf die Beobachtung, daß nach Injektion von ^{14}C-Nicotinsäureamid markierte Nicotinsäureverbindungen nachweisbar werden. Da diese Experimente mit großen Dosen von Nicotinsäureamid durchgeführt wurden, untersuchten wir die NAD-Biosynthese bei physiologischen Nicotinsäureamidkonzentrationen. Um eine Interferenz extrahepatischer Gewebe zu vermeiden und die Stoffwechselaktivität der Erythrocyten auszuschließen, wurde die isoliert perfundierte Leber, durchströmt mit einem hämoglobinfreien Medium gewählt. Unter den von uns gewählten Präkursorkonzentrationen (5 µM für Nicotinsäure und 10 µM für Nicotinsäureamid) ist die Einbaurate des Nicotinsäureamid etwa 40% der Inkorporationsrate von Nicotinsäure.

Falls der Einbau von Nicotinsäureamid in das NAD eine vorhergehende Desamidierung erfordert, sollte ein Überschuß an unmarkierter Nicotinsäure zum radioaktiven Nicotinsäureamid eine Verdünnung der spezifischen Aktivität des NAD bewirken. Wie wir jedoch zeigen konnten, ist der Einbau von ^{14}C-Nicotinsäureamid durch die kalte Nicotinsäure wesentlich geringer beeinflußt als der Einbau von ^{14}C-Nicotinsäure. Hieraus kann geschlossen werden, daß ein beträchtlicher Teil des Nicotinsäureamids nicht über den Nicotinsäurepool eingebaut wird. Von dem Antibioticum *Azaserin* ist bekannt, daß es den Nicotinsäureweg blockiert. Somit sollte, falls keine Desamidierung erfolgt, der Nicotinsäureamidweg unbeeinflußt bleiben. Wie wir zeigen konnten, ist dies auch tatsächlich der Fall.

Nach Injektionen großer Dosen von ^{14}C-Nicotinsäureamid fanden Ijichi et al., daß die Mäuseleber den größten Teil der Radioaktivität zunächst in das Intestinum ausscheidet. Nach einiger Zeit wurde ein Rückstrom der Radioaktivität aus dem Intestinum in die Leber beobachtet. Da die Radioaktivität im Darminhalt und nicht in der Darmwand gefunden wurde, ist eine Art enterohepatischer Kreislauf denkbar, bei dem das Nicotinsäureamid über die Galle in den Darm ausgeschieden, dort desamidiert und als Nicotinsäure reutilisiert wird. Wie jedoch unsere Ergebnisse zeigen, spielt dieser Mechanismus unter pgysiologischen Nicotinsäureamidkonzentrationen keine große Rolle, da lediglich ein kleiner Teil der applizierten Gesamtaktivität in der Galle erscheint.

Falls also keine Desamidierung von Nicotinsäureamid erfolgt, sollte nach Angebot von ^{14}C-Nicotinsäureamid keine signifikanten Mengen von Nicotinsäurenucleotiden nachweisbar sein. Wie wir zeigen konnten, ist das in der Tat der Fall. Wenn andererseits Nicotinsäure als Präkursor verwandt wird, sind Nicotinsäuremononucleotid und vor allem Nicotinsäureadenindinucleotid in großer Menge nachweisbar.

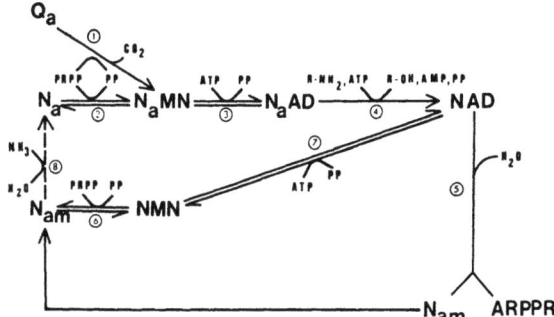

Abb. 1. Schema der NAD-Biosynthese aus Nicotinsäure (N_a), Nicotinsäureamid (N_{am}) und Tryptophan (über Chinolinsäure Q_a). Weitere Abkürzungen: N_aMN Nicotinsäuremononucleotid, N_aAD Nicotinsäureadenindinucleotid, NMN Nicotinsäureamidmononucleotid, NAD Nicotinsäureamidadenindinucleotid

Diese Daten zeigen, daß Nicotinsäureamid unter physiologischen Konzentrationen ohne Desamidierung in das NAD eingebaut wird. Somit verbleiben für den Einbau von Nicotinsäureamid noch zwei Möglichkeiten: 1. die Synthese via Nicotinsäureamidmononucleotid und 2. die Austauschreaktion, katalysiert durch die NAD-Glykohydrolase.

Da die NAD-Biosynthese sowohl von Nicotinsäure als auch von Nicotinsäureamid ATP-abhängig ist, sollte ein Abfall des ATP die de novo Synthese aus beiden Präkursoren blockieren, ohne die NAD-Glykohydrolase zu hemmen. Anoxie führt zu einem raschen Abfall des ATP-Spiegels. Anoxie wurde hervorgerufen durch Perfusion von Lebern gehungerter Tiere mit einem O_2-freien Medium ohne Glucose. Unmittelbar nach Umschaltung von äroben zu anaeroben Bedingungen kommt es zu einem erheblichen Abfall des ATP-Spiegels mit konkomittierender vollständiger Hemmung der NAD-Synthese. Wiederherstellung der Aerobiose zeigt die völlige Reversibilität des Prozesses. Nicotinsäure und Nicotinsäureamid zeigen ein identisches Verhalten.

Nach Perfusion mit ^{14}C-Nicotinsäure kann die Freisetzung von markiertem Nicotinsäureamid lediglich auf einem durch die NAD-Glykohydrolase katalysierten NAD-Abbau beruhen. Deshalb ist die Akkumulation von ^{14}C-Nicotinsäureamid ein Maß für die Glykohydrolaseaktivität. Wir wie zeigen konnten, findet sich während der Anoxie eher eine Steigerung denn eine Verringerung der Nicotinsäureamidfreisetzung, was stark gegen eine Hemmung der NAD-Glykohydrolaseaktivität spricht. Nach Rückkehr zu aeroben Bedingungen sinkt der Nicotinsäureamidspiegel auf Kontrollwerte als Ausdruck einer nun wieder möglichen Reutilisation.

Während der Anoxie ist der Einstrom des Präkursors in die Zelle nicht gestört. Unter aeroben Bedingungen ist nach 10 min Perfusion keine freie Nicotinsäure intracellulär nachweisbar. Während Anoxie jedoch findet sich eine rasche Akkumulation von Nicotinsäure wahrscheinlich als Ausdruck einer Verwertungsstörung. Nach Umschalten auf O_2-Begasung sinkt der Nicotinsäurespiegel erneut auf Null.

Die angeführten Befunde lassen folgende Schlüsse zu:

1. Nicotinsäureamid ist im Bereich physiologischer Konzentrationen ein ähnlich guter Präkursor wie Nicotinsäure für die Synthese von NAD in der Rattenleber.

2. Der Einbau von Nicotinsäureamid in das NAD erfolgt ohne Desamidierung zu Nicotinsäure.

3. Die Inkorporation von Nicotinsäureamid erfolgt durch einen ATP-erfordernden Reaktionsschritt ohne Beteiligung des Enzyms NAD-Glykohydrolase.

Aus dem Gesagten folgt, daß Nicotinsäureamid entgegen der bisherigen Meinung in der Leber ausschließlich über Nicotinsäureamidmononucleotid in das NAD eingebaut wird.

BARTH, CH., LIERSCH, M., HACKENSCHMIDT, J., ULLMANN, J., DECKER, K. (Biochem. Institut der Universität Freiburg): **Die Wirkung von Gallensäuren auf die Cholesterinsynthese in der perfundierten Rattenleber**

In der Rattenleber sind die Geschwindigkeit der Cholesterinsynthese und die Aktivität der HMG-CoA-Reduktase (E.C. 1.1.1.34) nach einer Diät mit hohem Cholsäuregehalt vermindert [1, 2]. Dieser Effekt tritt nach 4 bis 8 Std ein [3, 2]. Er wurde einerseits als direkter regulatorischer Angriff der Cholsäure am Schrittmacherenzym der Cholesterinsynthese (,,Gallensäure-Cholesterin-feedback") [4] andererseits als sekundäre Folge der gesteigerten Resorption von Nahrungscholesterin durch die Darmmucosa (,,Cholesterin-Cholesterin-feedback") [5] gedeutet. Versuche mit zellfreien Systemen ergaben ebenfalls widersprüchliche Ergebnisse [6, 2]; deren Relevanz wird generell dadurch gemindert, daß die *in vivo* in der Umgebung der HMG-CoA-Reduktase vorhandenen Gallensäurenkonzentrationen unbekannt sind.

Es wurde deshalb die Frage eines ,,Gallensäure-Cholesterin-feedback" an der isoliert perfundierten Rattenleber, einem Versuchsmodell mit intakter Kompartimentierung, untersucht.

Nach Shefer u. Mitarb. tritt eine Drosselung der Gallensäuresynthese aus Cholesterin ein (,,Gallensäure-Gallensäure-feedback"), wenn mehr als 7 mg Taurocholsäure/100 g Tiergewicht × Std von der Leber aus dem Pfortaderblut aufgenommen werden [8]. In den nachfolgenden Versuchen wurden der isoliert perfundierten Rattenleber durch die Pfortader 10 mg Taurocholsäure/100 g Tiergewicht × Std (Standarddosis) infundiert. Eine 3stündige Infusion der Standarddosis hatte weder einen Einfluß auf die Produktionsrate und den Redoxstatus der Ketonkörper $\left(\frac{3\text{-Hydroxybutyrat}}{\text{Acetoacetat}}\right)$, noch auf die Aktivität von L-Lactatdehydrogenase (E.C. 1.1.1.27), Glutamat-Oxalacettransaminase (E.C. 2.6.1.1) und Glutamat-Pyruvattransaminase (E.C. 2.6.1.2) im Perfusionsmedium. Eine toxische Beeinflussung der Mitochondrienfunktion oder der Leberzellmembranen war somit nicht festzustellen.

40 min nach Ende einer 1stündigen Infusion der Standarddosis waren 95% der verabreichten Gallensäure wieder in die Galle abgegeben; die Ausscheidungsrate

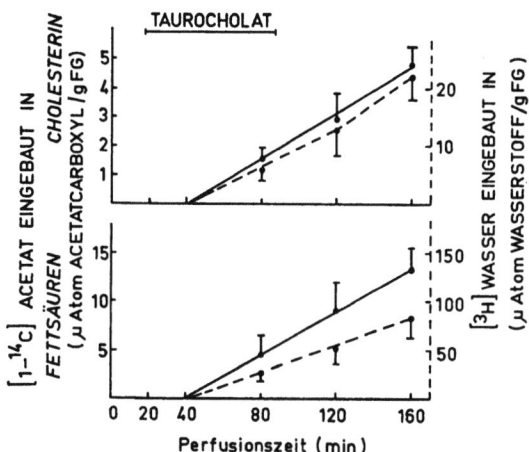

Abb. 1. Die Lebern von Ratten, die 7 Tage lang eine 2% Cholestyramindiät erhalten hatten, wurden perfundiert mit folgendem Medium: Krebs-Henseleit-Puffer 100,0 ml, 2,5 g Albumin reinst, 0,55 mMol Glucose, 4 mg Ampicillin, Aminosäuren entsprechend [10], 5 mg Carboanhydrase. 20 min nach Perfusionsbeginn wurde für 60 min eine Taurocholatinfusion mit Standarddosis begonnen. 40 min nach Perfusionsbeginn wurden dem Medium 10 mM [1-^{14}C] Acetat (s. A. 110000 dpm/µMol) und 80 mCi tritiiertes Wasser zugesetzt. Die Meßpunkte geben den Einbau in die Leberlipide wieder ($\bar{x}$ ± S.D., n = 5). Durchgezogene Linie: ^{14}C-Einbau. Durchbrochene Linie: ^{3}H-Einbau

Tabelle. *Einfluß von 3stündigen intraportalen Taurocholatinfusionen auf die Cholesterinsynthese der perfundierten Rattenleber*

Taurocholat	n	Einbau von [1-^{14}C]Acetat in	
		Cholesterin	CO_2
		(µatom Acetatcarboxyl/g Feuchtgewicht × Std)	
−	4	2,28 ± 0,82	12,7 ± 3,0
+	3	2,19 ± 0,39	9,75 ± 3,2

Vom Beginn der 3stündigen Perfusion wurde Taurocholsäure mit einer Geschwindigkeit von 10 mg/100 g Tiergewicht × Std infundiert. In der 3. Std wurde der Einbau von [1-^{14}C]Acetat in Lebercholesterin und in das CO_2 gemessen. Die Tiere wurden während 7 Tage vor der Operation mit einer 2% Cholestyramindiät gefüttert. Analytik wie in Abb. 1. n = Zahl der Experimente. Mittelwert ± S.D.

der Gallensäure sank auf den Wert der endogenen Gallensäuresynthese in den Kontrollen ab.

Die in Abb. 1 dargestellte Versuchsanordnung macht sich diese Befunde zunutze: auf eine 1stündige Infusionsperiode mit Taurocholat (einem intakten enterohepatischen Kreislauf der Gallensäuren entsprechend) folgen zwei 40minütige Perioden ohne Infusion, wobei die letzte als Kontrollperiode zu betrachten ist (einer Ausschaltung des enterohepatischen Kreislaufs der Gallensäuren entsprechend). Cholesterin- und Fettsäuresynthese zeigten während der Infusions- und Kontrollperiode keinen Unterschied (Abb. 1). Dies gilt auch bei einer Ausdehnung der Infusionsperiode auf 3 Std (Tabelle).

Da rund ein Drittel der im Pfortaderblut der Ratte vorkommenden Cholsäure in nichtkonjugierter Form vorliegt [9], wurden diese Versuche mit freier Cholsäure wiederholt; jedoch trat auch hierbei keine Änderung der untersuchten Lipidsynthesen ein.

Diese Befunde zeigen, daß die im enterohepatischen Kreislauf zirkulierende Cholsäure oder Taurocholsäure keine kurzfristig wirkende Hemmung der Cholesterinsynthese bewirken. Hemm-Mechanismen, die eine länger als 3stündige Anwesenheit von Gallensäuren in der Leberzelle erfordern, wie z. B. eine Beeinflussung der Proteinsynthese, werden in dieser Anordnung nicht erfaßt. Die geschilderten Befunde schließen deshalb nicht aus, daß *in vivo* die HMG-CoA-Reduktase durch Gallensäuren über einen längerfristig wirkenden Mechanismus gehemmt wird.

Literatur
1. Pihl, A.: Acta physiol. scand. **33**, 206 (1955). — 2. Hamprecht, B., Nüssler, C., Waltinger, G., Lynen, F.: Europ. J. Biochem. **18**, 10 (1971). — 3. Back, P., Hamprecht, B., Lynen, F.: Arch. Biochem. Biophys. **133**, 11 (1969). — 4. Hamprecht, B., Roscher, E., Waltinger, G., Nüssler, C.: Europ. J. Biochem. **18**, 15 (1971). — 5. Weis, H. J., Dietschy, J. M.: J. clin. Invest. **48**, 2398 (1969). — 6. Fimognari, G. M., Rodwell, V. W.: Science **147**, 1038 (1965). — 7. Barth, Ch., Liersch, M., Hackenschmidt, J., Ullmann, H., Decker, K.: Unveröffentl. Versuche. — 8. Shefer, S., Hauser, S., Bekersky, I., Mosbach, E.: J. Lipid Res. **10**, 646 (1969). — 9. Cronholm, T., Sjövall, J.: Europ. J. Biochem. **2**, 375 (1967). — 10. Schimassek, M., Gerok, W.: Biochem. Z. **343**, 407 (1965).

PAUSCH, J., KEPPLER, D., DECKER, K. (Biochem. Institut der Universität Freiburg): **Zur Bedeutung der Aktivität von Enzymen der Pyrimidinbiosynthese für die Entwicklung der Galaktosaminschädigung der Leber**

Der Aminozucker D-Galaktosamin (GalN) löst in der Leber verschiedener Tierspecies eine Sequenz von Reaktionen aus, die schließlich zu einem Hepatitis-ähnlichen Leberzellschaden führt [1, 2, 3]. Am Anfang dieser Reaktionsfolge steht eine starke und langdauernde Verminderung von Uridinphosphaten [3, 4, 5, 6], die für wichtige Biosynthesen in der Leber (z. B. RNS-Synthese, Glykogensynthese, Glykosylierungen, Glucuronidierungen) essentiell sind. Dieses Uridinphosphatdefizit entsteht durch Bildung und Anhäufung von UDP-Derivaten des GalN bei unzureichender Nachsynthese der Uridinphosphate [3, 4, 5, 6]. Die Nachsynthese erfolgt über die de-novo-Pyrimidinbiosynthese aus Orotat und z.T. durch Phosphorylierung von Uridin. Der Schweregrad der Galaktosaminschädigung ist abhängig von Ausmaß und Dauer des Uridinphosphatdefizits [6]. Der modifizierende Einfluß weiterer Faktoren auf das Schädigungsbild widerspricht dieser Beziehung nicht.

Die vorliegenden Untersuchungen sollten klären, ob unter Bedingungen, unter denen das Uridinphosphatdefizit rascher kompensiert wird, eine gesteigerte Aktivität von Enzymen der de-novo-Pyrimidinbiosynthese vorliegt und eine weitgehende Resistenz gegenüber GalN besteht. Die Aktivitäten der zwei Pyrimidinsyntheseenzyme, die in der Leber die Umsetzung von Orotat zu UMP katalysieren, der Orotidin-5'-Phosphat(OMP)-Pyrophosphorylase und der OMP-Decarboxylase, wurden in vitro mit Hilfe radiochemischer Methoden gemessen [7].

Im Verlauf der postnatalen Entwicklung nehmen die Aktivitäten von Enzymen der Pyrimidinbiosynthese ab [7, 8]. Bei 10 Tage alten Ratten war die Aktivität der

OMP-Pyrophosphorylase um den Faktor 1,9, die der OMP-Decarboxylase um den Faktor 2,4 höher als bei erwachsenen Tieren (Tabelle). Dem entspricht eine Zunahme der Nettosynthese von Uracilnucleotiden in vivo auf das 2,3fache [5].

Eine für erwachsene Tiere hepatitisauslösende GalN-Dosis bleibt bei neonatalen Ratten ohne Wirkung; das histologische Bild und die Enzymaktivitäten im Serum sind normal [9].

Die gleichfalls größere Wachstumsgeschwindigkeit der regenerierenden Rattenleber ist verbunden mit der Aktivitätszunahme von Pyrimidinsyntheseenzymen [7, 10] und einer Steigerung der Nettosyntheserate der Uracilnucleotide in vivo [5]. 5 Tage nach Teilhepatektomie (weiblichen Wistar-Ratten, 150 g, etwa 70 Tage, wurden zwei Drittel des Lebergewebes entfernt) war die Aktivität der OMP-Pyrophosphorylase 1,9 fach höher, während die OMP-Decarboxylaseaktivität um den Faktor 2,2 anstieg (Tabelle). Die dem Uridinphosphatdefizit entgegenwirkende, gesteigerte Uracilnucleotidbiosynthese [5, 7] erklärt — zusammen mit weiteren

Tabelle. *Spezifische Aktivitäten der OMP-Pyrophosphorylase und der OMP-Decarboxylase in der Rattenleber. Mittelwerte und Standardabweichungen sind angegeben. Experimentelle Details sind dem Text zu entnehmen. Aktivitätsmessung im 105 000 × g-Überstand der Leber durch Bestimmung von aus carboxylmarkiertem Orotat bzw. OMP-freigesetztem $^{14}CO_2$ [7]*

	OMP-Pyrophosphorylase	OMP-Decarboxylase
	mU/mg Protein (± S.D.)	
Kontrolltiere (n = 23)	0,53 ± 0,05	0,64 ± 0,08
Neonatale Ratten		
1 Tag alt (n = 4)	2,04 ± 0,18	2,21 ± 0,58
10 Tage alt (n = 4)	1,01 ± 0,44	1,50 ± 0,09
Regenerierende Leber (5. Tag nach Teilhepatektomie) (n = 10)	1,03 ± 0,06	1,38 ± 0,11
Vorbehandlung mit GalN (n = 8)	1,07 ± 0,12	1,36 ± 0,21
Vorbehandlung mit Orotat		
Cholinorotat (n = 8)	0,76 ± 0,05	0,89 ± 0,10
Trisorotat (n = 11)	0,71 ± 0,09	0,94 ± 0,08

modifizierenden Faktoren [3] — die Resistenz der regenerierenden Rattenleber gegenüber GalN [11]. Langdauernd mit GalN behandelte Ratten zeigen eine Adaptation an den größeren Uridinphosphatbedarf [3, 6, 12], ihre Uracilnucleotidsyntheserate [5] und die Aktivitäten der untersuchten Enzyme verdoppeln sich (Tabelle) (Enzymaktivitätsmessung bei weiblichen Wistar-Ratten, 150 g, etwa 70 Tage, nach einer 7tägigen Behandlung mit je 1,16 mMol GalN/kg i.p., 25 Std nach der letzten Injektion). Eine bei unbehandelten Ratten hepatitisauslösende GalN-Dosis bewirkt hier ein kürzeres und geringergradiges Uridinphosphatdefizit [6] und dadurch eine schwächere Leberschädigung [12]. Vorbehandlung mit Orotat kompensiert das Uridinphosphatdefizit durch höhere Ausgangsspiegel von UTP und UDP-Glucose bei einer gleichzeitigen Synthesesteigerung von Uracilnucleotiden [3, 6] und verhindert dadurch die Hepatitisentstehung durch GalN weitgehend [13]. Applikation von Cholinorotat (weibliche Wistar-Ratten, 150 g, etwa 70 Tage, 6 i.p. Injektionen von je 0,57 mMol/kg während 2 Tagen) erhöht die spezifischen Aktivitäten der OMP-Pyrophosphorylase und der OMP-Decarboxylase 14 Std nach der letzten Injektion um 43 bzw. 40%. 8 Std nach einer einmaligen Injektion von 3 mMol Tris-Orotat/kg wurden ähnliche Werte gemessen (Tabelle). Die Aktivitätszunahme von Enzymen der Pyrimidinsynthese durch ein Substrat [14] ist ein Effekt, der bei der Orotatschutzwirkung auf die Galaktosaminhepatitis eine zusätzliche Rolle spielt.

Bei Tierspecies mit im Vergleich zur Ratte aktiveren Pyrimidinsyntheseenzymen läßt sich durch eine für Ratten hepatitisauslösende GalN-Dosis keine deutliche Schädigung erzeugen. Als Beispiel dafür [1, 3] zeigen Mäuse eine vergleichsweise deutlich höhere OMP-Pyrophosphorylase- und OMP-Decarboxylaseaktivität [7]. Im Gegensatz dazu haben beide Enzyme bei den gegenüber GalN wesentlich empfindlicheren Meerschweinchen nur weniger als ein Fünftel ihrer Aktivität bei Ratten [7].

Die Aktivität von Enzymen der Pyrimidinbiosynthese beeinflußt das Uridinphosphatdefizit, das mit dem Schweregrad der GalN-induzierten Hepatitis in quantitativer Beziehung steht. Eine aktivere Pyrimidinbiosynthese kann das Uridinphosphatdefizit schneller und vollständiger kompensieren. Unter allen untersuchten Bedingungen ergab sich eine gute Korrelation zwischen früher gemessenen Nettosyntheseraten der Uracilnucleotide in vivo [4, 5] und den in vitro bestimmten Aktivitäten der OMP-Pyrophosphorylase und der OMP-Decarboxylase. Dies ist ein wichtiger Grund dafür, daß GalN in Lebern mit aktiveren Pyrimidinsyntheseenzymen keine oder eine nur gering ausgeprägte Hepatitis hervorrufen kann.

Literatur

1. Keppler, D., Lesch, R., Reutter, W., Decker, K.: Exp. molec. Path. **9**, 279 (1968). — 2. Reutter, W., Lesch, R., Keppler, D., Decker, K.: Naturwissenschaften **55**, 497 (1968). — 3. Decker, K., Keppler, D.: In: Progress in liver diseases, IV (Popper, H., Schaffner, F., Eds.). New York: Grune and Stratton 1972 (in press). — 4. Keppler, D. O. R., Rudigier, J. F. M., Bischoff, E., Decker, K. F. A.: Europ. J. Biochem. **17**, 246 (1970). — 5. Keppler, D., Decker, K.: Verh. dtsch. Ges. inn. Med. **77**, 1182 (1971). — 6. Decker, K., Keppler, D., Rudigier, J., Domschke, W.: Hoppe-Seylers Z. physiol. Chem. **352**, 412 (1971). — 7. Pausch, J., Keppler, D., Decker, K.: Biochim. biophys. Acta (Amst.) **258**, 395 (1972). — 8. Hager, S. E., Jones, M. E.: J. biol. Chem. **242**, 5674 (1967). — 9. Reutter, W., Bauer, Ch., Lesch, R.: Naturwissenschaften **57**, 674 (1970). — 10. Bresnick, E.: J. biol. Chem. **240**, 2550 (1965). — 11. Reutter, W., Bauer, Ch., Kreisel, W., Lesch, R.: Digestion **4**, 173 (1971). — 12. Lesch, R., Keppler, D., Reutter, W., Rudigier, J., Oehlert, W., Decker, K.: Virchows Arch. path. Anat. **6**, 57 (1970). — 13. Keppler, D., Rudigier, J., Reutter, W., Lesch, R., Decker, K.: Hoppe-Seylers Z. physiol. Chem. **351**, 102 (1970). — 14. Pausch, J., Keppler, D., Decker, K.: FEBS Letters **20**, 330 (1972).

HEISSMEYER, H., STEIN, U. (Med. Univ.-Klinik Freiburg): **Funktion lysosomaler Enzyme bei der Galaktosaminhepatitis**

Untersuchungen zur molekularen Charakterisierung der Galaktosamin(GalN)-Hepatitis: Untersuchungen des GalN-Stoffwechsels, der Synthese und Sekretion der Glykoproteide und der Membranveränderungen liegen aus der Arbeitsgruppe des Biochemischen Institutes der Universität Freiburg vor [1]. Unsere Untersuchungen über das Verhalten lysosomaler Peptidhydrolasen bei der durch D-Galaktosamin geschädigten Rattenleber erfolgten mit der Zielsetzung, an diesem steuerbaren Modell einer Entzündungsreaktion der Leber Aussagen für die Beantwortung der Frage zu gewinnen, ob die Lysosomen unter vitalen Bedingungen primär einen Destruktionsprozeß der Zelle auslösen oder ob ihre Funktion darin besteht, den physiologischen Katabolismus der Zelle mit Autophagie, Endo- und Exocytose zu bewältigen.

Das Aktivitätsverhalten der lysosomalen katabolen Peptidhydrolasen: Kathepsin A und D und saurer Carboxypeptidase wurde bei der akuten und subakuten GalN-Hepatitis in Abhängigkeit des Alters der Ratten, des Zeitverlaufes der GalN-Schädigung und der zusätzlichen Beeinflussung durch Hepatektomie untersucht. Die Enzymaktivitäten wurden in den GalN-geschädigten Rattenlebern nach einer von de Duve angegebenen Differentialzentrifugation in einer Lysosomensediment- und einer Lysosomenüberstandfraktion sowie in einem Gesamthomogenat zur Bestimmung der Gesamtaktivität gemessen [2]. Die jeweils erzeugte GalN-Schädigung wurde histologisch und durch Bestimmung der Serumtransaminasen kontrolliert.

Bei der akuten GalN-Hepatitis (die Abb. 1 zeigt nur das Verhalten der sauren Carboxypeptidase) — erzeugt durch einmalige Gabe von 400 mg D-Galaktosamin-HCl/kg i.p. an 145 ± 5 g schwere Ratten, Tötung nach 25 Std — zeigen die Aktivitäten der drei Enzyme Kathepsin A, D und saure Carboxypeptidase in der Lysosomenfraktion einen Abfall, in der Lysosomenüberstandfraktion einen Anstieg und fallen die Gesamtaktivitäten (mU/g Leberfrischgewicht) ab. Bei der subakuten GalN-Hepatitis (3 Tage 250 mg GalN, dann 5 Tage täglich 300 mg GalN/kg Körpergewicht i.p.) finden sich in der Lysosomen- und der Lysosomen-

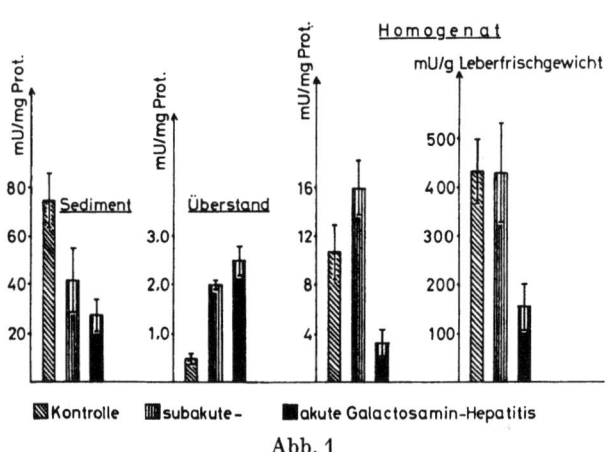

Abb. 1

überstandfraktion die gleichen Veränderungen wie bei der akuten Hepatitis, nur sind sie geringer ausgeprägt. Die Gesamtaktivitäten in den Leberhomogenaten bei der subakuten GalN-Hepatitis sind unterschiedlich: die Gesamtaktivität der sauren Carboxypeptidase bleibt gegenüber den Kontrollen gleich, die des Kathepsin A und D steigen an.

Die Verschiebung des Quotienten, gebildet aus der Enzymaktivität im Lysosomensediment und der im Lysosomenüberstand, zugunsten der nicht lysosomal gebundenen Aktivität im Lysosomenüberstand zeigt die Labilisierung der Lysosomenmembran bei der GalN-Hepatitis an. Entsprechend der stärkeren Verschiebung des Quotienten ist die Lysosomenmembranschädigung bei der akuten Hepatitis stärker ausgeprägt als bei der subakuten. Die Abnahme der Enzymgesamtaktivitäten bei der akuten GalN-Hepatitis kann durch den für andere mitochondriale und cytosomale Enzyme nachgewiesenen Ausstrom aus der Zelle erklärt werden.

Zur Klärung der Beteiligung der Lysosomen an der Entwicklung der GalN-Hepatitis wurden kinetische Versuche in dem Zeitraum von 0 bis 24 Std nach GalN-Gabe an unterschiedlich alten Ratten durchgeführt. Bereits 3 Std nach Gabe von 375 mg GalN (die Abb. 2 enthält die Aktivitäten der sauren Carboxypeptidase, ausgewachsene Tiere gestrichelte Linie, junge Tiere ausgezogene Linie) fielen die Enzymaktivitäten bei ausgewachsenen Ratten (290 ± 30 Tage, 250 ± 10 g) in der Lysosomensedimentfraktion ab und nahmen in der Lysosomenüberstandfraktion zu. Bei den jungen Ratten (65 ± 5 Tage, 120 ± 5 g) waren die gleichen Veränderungen erst nach 6 Std zu beobachten. Neugeborene Ratten (9 Tage, 15 ± 4 g), bei denen keine GalN-Hepatitis auslösbar ist [3], zeigten zu keinem Zeitpunkt eine Veränderung der lysosomalen Hydrolasen.

Diese Ergebnisse zeigen eine Beteiligung der Lysosomen an der Entwicklung einer GalN-Hepatitis und eine altersabhängige Parallelität zwischen Ausprägung des Leberschadens und der Alteration der Lysosomenmembran an. Wegen der wesentlich früher nachweisbaren Veränderungen im GalN-Stoffwechsel [4] ist die Lysosomenmembranalteration eine sekundäre Antwort auf den durch GalN veränderten Zellmetabolismus. Inwieweit die freiwerdenden lysosomalen Enzyme zu den nachfolgenden, lichtmikroskopisch erst nach 6 Std nachweisbaren Leberstrukturschäden beitragen, bleibt ungeklärt.

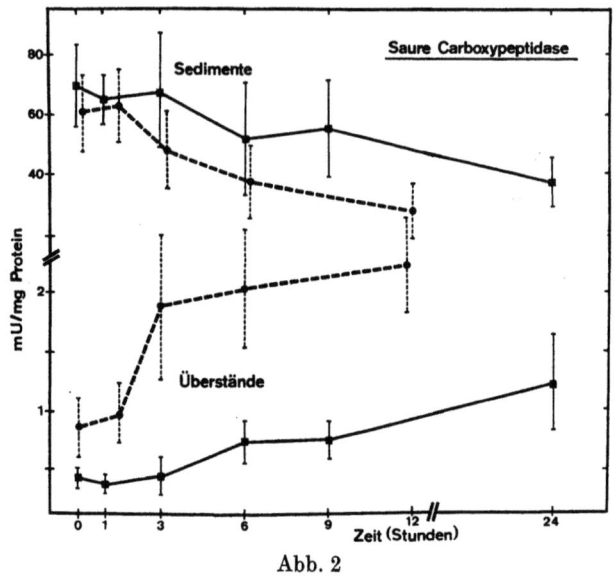

Abb. 2

Die Unbeeinflußbarkeit lysosomaler Enzyme durch GalN bei neugeborenen Ratten war Anlaß zu einer Untersuchung an einem weiteren „GalN-refraktären" Rattenmodell: der regenerierenden Rattenleber. Außerdem war dieses Modell für Untersuchungen zur Regulation lysosomaler Enzyme von Interesse, da in der Regenerationsphase nach Teilhepatektomie eine gesteigerte Proteinsynthese stattfindet, jedoch wesentliche regressive Veränderungen mit erhöhtem Katabolismus fehlen. Nach zwei Drittel Teilhepatektomie an 145 ± 15 g schweren Ratten fielen die lysosomalen Peptidhydrolasen ab, wobei 24 bis 48 Std nach Teilhepatektomie die niedrigsten Aktivitäten gemessen wurden. In den teilhepatektomierten und zusätzlich mit GalN behandelten Ratten (375 mg GalN, 13 Std vor Tötung) wurden nur bis zur 24. Std nach Teilhepatektomie deutlich niedrigere Gesamtaktivitäten für die saure Carboxypeptidase als nur bei teilhepatektomierten Ratten gefunden. Zu diesem Zeitpunkt war auch eine geringe Hepatitis nachweisbar. Nach 48 Std bestanden keine Differenzen zwischen nur teilhepatektomierten und zusätzlich GalN-behandelten Tieren. Eine Labilisierung der Lysosomenmembran, eine Änderung des Verhältnisses zwischen intra- und extralysosomal gebundener

Aktivität, war nicht nachweisbar. Die Abnahme der lysosomalen katabolen Enzymaktivität in der regenerierenden Rattenleber steht bei nicht nachweisbarer Lysosomenmembranalteration mit dem verminderten Proteinkatabolismus in der regenerierenden Rattenleber nach Teilhepatektomie in Übereinstimmung.

Zusammenfassend ergeben sich folgende Schlußfolgerungen: 1. Die Lysosomen sind an der GalN-Hepatitis beteiligt. 2. Die Lysosomenmembranalteration ist vom Grad der GalN-Schädigung und vom Alter der Tiere abhängig. 3. Die Lysosomenalteration ist frühestens 3 Std nach GalN-Gabe nachweisbar und damit als sekundäre Antwort auf den veränderten Zellmetabolismus aufzufassen. 4. In ,,GalN-refraktären" Rattenlebern (in neugeborenen Tieren und nach Teilhepatektomie) sind keine Lysosomenveränderungen feststellbar.

Literatur

1. Reutter, W., Lesch, R., Keppler, D., Decker, K.: Naturwissenschaften **55**, 497 (1968). — 2. Stein, U., Heißmeyer, H., Wangemann, G., Lesch, R., Reutter, W., Keppler, D.: Klin. Wschr. **49**, 550 (1971). — 3. Reutter, W., Bauer, Ch., Lesch, R.: Naturwissenschaften **57**, 674 (1970). — 4. Keppler, D., Rudigier, J., Bischoff, E., Decker, K.: Europ. J. Biochem. **17**, 246 (1970).

LESCH, R., DEUS, B., REUTTER, W. (Pathol. Institut, Med. Klinik u. Biochem. Institut Universität Freiburg): **Die Beeinflussung der akuten Galaktosaminschädigung der Ratte durch bilaterale Adrenalektomie**[*]

Der Aminozucker D-Galaktosamin (=GalN) erzeugt bei der Ratte in der Leber die typischen histologischen Veränderungen einer Hepatitis und im Serum entsprechende Anstiege der Aktivitäten der Enzyme GOT, GPT und Sorbitdehydrogenase, sowie einen Abfall der Konzentration des Gesamteiweißes (Reutter et al., 1968; Keppler et al., 1968). Glucocorticoide beeinflussen diese Symptome erheblich (Grases et al., in Vorbereitung). Der histologisch und enzymatisch nachweisbare Leberschaden wird durch fünfmalige Injektion von 10 mg Prednisolon/kg Körpergewicht nach GalN-Gabe deutlich abgeschwächt. Vorherige Injektion von Prednisolon unterdrückt die beschriebenen Veränderungen nahezu vollständig.

Diese Befunde veranlaßten uns, den Einfluß der Nebennierenrinde auf die Ausprägung der GalN-Hepatitis zu überprüfen. Deshalb wurden 140 bis 150 g schweren, weiblichen Sprague-Dawley-Ratten in Äthernarkose beide Nebennieren entfernt. Bei diesen Tieren führt einmalige intraperitoneale Injektion von 375 mg GalN:HCl zu den typischen Veränderungen der GalN-Hepatitis, z. T. sogar deutlich ausgeprägter als bei nicht adrenalektomierten Tieren. Zusätzlich entwickelten die adrenalektomierten Ratten massive Ödeme im subcutanen Gewebe — besonders an Ohren, Schnauze und Pfoten —, im abdominalen Fettgewebe und einen Ascites (Reutter et al., 1971).

Die Ausprägung der Hepatitis und der Ödeme waren dosisabhängig (Tabelle 1a). Morphologische Veränderungen der Leber waren bei Dosen über 150 mg GalN·HCl pro kg Körpergewicht zu beobachten, die Ödeme waren schon bei 150 mg GalN·HCl pro kg Körpergewicht voll ausgebildet. In guter Übereinstimmung hiermit waren die Veränderungen der in Tabelle 1a aufgeführten Serumbestandteile. Entsprechend den morphologischen Veränderungen der Leber waren die Serumenzyme GOT und SDH erst bei 375 mg GalN·HCl/kg Körpergewicht deutlich angestiegen. Die Proteinkonzentration fällt dagegen mit zunehmender GalN-Dosis stetig ab; bei 100 mg GalN/kg Körpergewicht beträgt der Abfall 12%, bei 150 mg schon 33%

---

[*] Mit Unterstützung durch die Deutsche Forschungsgemeinschaft und die Wissenschaftliche Gesellschaft Freiburg.

Tabelle 1a. *Darstellung der Veränderungen verschiedener Serumparameter bei adrenalektomierten und GalN-behandelten Ratten. a) In Abhängigkeit von der GalN-Dosis. GalN-Applikation 48 Std nach Adrenalektomie*

	† 12 Std nach ... mg GalN/kg Körpergewicht					
	0	25	50	100	150	375
Protein (mg/ml)	62,3 ± 1,7	66,2 ± 2,4	62,7 ± 6,0	54,6 ± 6,1	42,7 ± 3,0	39,0 ± 3,0
GOT (mU/ml)	17 ± 6	17 ± 12	30 ± 5	37 ± 5	31 ± 14	162 ± 31
SDH (mU/ml)	6,6 ± 1,5	4,6 ± 2,0	5,4 ± 1,5	6,3 ± 3,0	6,7 ± 3,0	68 ± 22
Calcium (uVal/ml)	4,4 ± 0,16	4,4 ± 0,13	4,3 ± 0,23	4,3 ± 0,31	3,84 ± 0,57	3,85 ± 0,18
Hepatitis	−	−	−	−	−	+
Ödem	−	+	−	−	+	+

Tabelle 1b. *Darstellung der Veränderungen verschiedener Serumparameter bei adrenalektomierten und GalN-behandelten Ratten. b) In Abhängigkeit von der Zeit nach GalN-Applikation. GalN-Applikation 48 Std nach Adrenalektomie*

	† ... Std nach 1 × 375 mg GalN/kg Körpergewicht					
	0	3	6	9	12	24
Protein (mg/ml)	62,3 ± 1,7	49,2 ± 3,4	49,3 ± 3,6	41,3 ± 2,0	42,4 ± 3,9	51,8 ± 1,1
GOT (mU/ml)	29 ± 5	69 ± 26	198 ± 26	243 ± 83	261 ± 136	134 ± 70
SDH (mU/ml)		19 ± 10	109 ± 34	141 ± 52	155 ± 96	50 ± 44
Calcium (uVal/ml)	4,4 ± 0,16	3,75 ± 0,53	3,56 ± 0,87	2,03 ± 0,04	2,23 ± 1,11	4,20 ± 0,30
Hepatitis	−	−	+	+	+	+
Ödem	−	+	+	+	+	+

Tabelle 2. *Einfluß von Glucocorticoiden und Mineralocorticoiden auf die GalN-Wirkung bei adrenalektomierten Rattan*

Behandlung	SDH (mU/ml)		Protein (mg/ml)		Calcium (uVal/ml)	
	AE	AE + GalN	AE	AE + GalN	AE	AE + GalN
—	5	26 ± 14	62,3 ± 1,7 (n = 4)	36,5 ± 1,9 (n = 5)	4,4 ± 0,16	3,09 ± 0,78
Glucocorticoide[a]	5,5 ± 1,9	8,7 ± 2,2	78,5 ± 2,8 (n = 4)	74,7 ± 2,9 (n = 7)	5,23 ± 0,23	5,54 ± 0,26
Mineralocorticoide[b]	5,1 ± 1,8	44 ± 14	60,2 ± 0,7 (n = 4)	35,5 ± 3,9 (n = 7)	5,01 ± 0,30	2,38 ± 0,55

[a] 6 × 10 mg Decortin H/kg Körpergewicht.
[b] 6 × 10 mg Percorten/kg Körpergewicht, innerhalb 48 Std nach AE. † 48 Std nach AE und 12 Std nach 375 mg GalN/kg.

der Ausgangskonzentration. Ebenso kommt es zu einem Abfall des Serumcalciums um 10% zwischen 100 und 150 mg GalN·HCl/kg Körpergewicht. Die Veränderungen des Proteins und des Calciums gehen parallel mit der Entwicklung der Ödeme. Dagegen zeigen die nur mit GalN behandelten Tiere nach 12 Std noch keine Verminderung des Gesamteiweißes (Reutter et al., 1969). Eine Verschiebung der elektrophoretisch aufgetrennten Eiweißfraktionen konnte nicht beobachtet werden, ebensowenig Veränderungen der Konzentrationen an Natrium und Kalium.

Die beschriebenen Veränderungen zeigen neben der Dosisabhängigkeit auch eine Abhängigkeit von der Tötungszeit nach GalN-Gabe (Tabelle 1b). Die Ödembildung ist schon 3 Std nach der GalN-Injektion nachweisbar. Erste histologische Zeichen einer Hepatitis sind erst 6 bis 9 Std nach GalN-Injektion zu erkennen. Ausgeprägte Veränderungen der GOT, der SDH, des Proteins und des Calciums sind erst nach 9 bis 12 Std festzustellen. Auch in diesem Versuch verhalten sich die Ausbildung der Ödeme und der Abfall von Protein und Calcium parallel.

Die beschriebenen Veränderungen sind insofern substanzspezifisch, als die Ausbildung der Hepatitis und der Ödeme nur durch GalN erreicht werden kann. 2-Desoxygalaktose, das bei nicht adrenalektomierten Tieren weder Ödeme noch eine Hepatitis hervorruft, führt bei den adrenalektomierten Ratten lediglich zu Ödemen, nicht jedoch zu einer Hepatitis. Glucosamin oder Galaktose führen nicht zu derartigen Veränderungen. Diese Beobachtung bietet zusammen mit der Tatsache, daß Ödeme schon bei GalN-Dosen auftreten, die nicht zu einer Hepatitis führen, starke Hinweise dafür, daß GalN zusätzlich direkt oder indirekt die Permeabilität der Zellmembran beeinflußt. Meyer-Burg et al. (1971) und Grün (1971) beobachteten ähnliche Ödeme wie wir auch bei nicht adrenalektomierten Tieren, jedoch mit wesentlich höheren GalN-Dosen.

Der Einfluß des GalN auf die Permeabilität der Zellwand scheint von der Funktion der Nebennierenrinde abzuhängen, da sich die Wirkungen des GalN durch Substitution mit Glucocorticoiden aufheben lassen (Tabelle 2). Die Ödembildung unterbleibt völlig, wenn man den mit einmal 375 mg GalN·HCl behandelten adrenalektomierten Tieren Prednisolon injiziert. Die Leber ist histologisch nicht verändert; auch das Serumprotein, Serumcalcium und die SDH zeigen keine Veränderungen. Durch Mineralocorticoide dagegen können die Ödembildung, die Leberveränderungen und die Änderung der Serumbestandteile nicht verhindert werden.

Einen weiteren Hinweis für die Bedeutung der Glucocorticoide für die Verhinderung der Erhöhung der Permeabilität der Gefäßmembran durch GalN ergibt die Beobachtung, daß nach Adrenalektomie nur weibliche Ratten eine Hepatitis und die Ödeme entwickeln. Männliche Tiere reagieren nur mit einer Hepatitis, vermutlich deswegen, weil ihre Gonaden ersatzweise genügend Glucocorticoide produzieren, um die Ödementwicklung zu unterdrücken.

Unsere Beobachtungen stützen die schon früher geäußerte Vermutung, daß die Glucocorticoide eine wesentliche Bedeutung für die Regulation der Membranpermeabilität besitzen.

Literatur

Grases, P., Reutter, W., Bauer, Ch., Lesch, R.: In Vorbereitung. — Grün, M.: Pers. Mitteilung 1971. — Keppler, D., Lesch, R., Reutter, W., Decker, K.: Exp. molec. Path. 9, 279 (1968). — Meyer-Burg, J., Grohne, S., Bungert, H. J., Körtge, P.: Klin. Wschr. 49, 562 (1971). — Reutter, W., Lesch, R., Keppler, D., Decker, K.: Naturwissenschaften 55, 497 (1968). — Reutter, W., Keppler, D., Lesch, R., Decker, K.: Verh. dtsch. Ges. inn. Med. 75, 263 (1969). — Reutter, W., Hassels, B., Lesch, R.: Naturwissenschaften 58, 576 (1971).

ADLKOFER, F., FÖRG, W. (Med. Klinik im Klinikum Steglitz der FU Berlin): **Das Lecithin-Cholesterin-Acyl-Transferasesystem im menschlichen Plasma bei Leberparenchymerkrankungen**

Das Enzym Lecithin-Cholesterin-Acyltransferase (LCAT) katalysiert im Plasma die Übertragung von Fettsäuren, die von der C_2-Position des Lipoproteingebundenen Lecithin abgespalten werden, auf unverestertes Cholesterin [1, 2]. Bei der Reaktion entsteht zusätzlich Lysolecithin [3]. Es gibt Hinweise, daß das Enzym in der Leber synthetisiert und zusammen mit den α_1-Lipoproteinen in das Blut sezerniert wird [4, 5, 6, 7, 8]. Da bei einer Leberzellschädigung sowohl Synthese als auch Sekretion gestört sein könnten, untersuchten wir die enzymatische

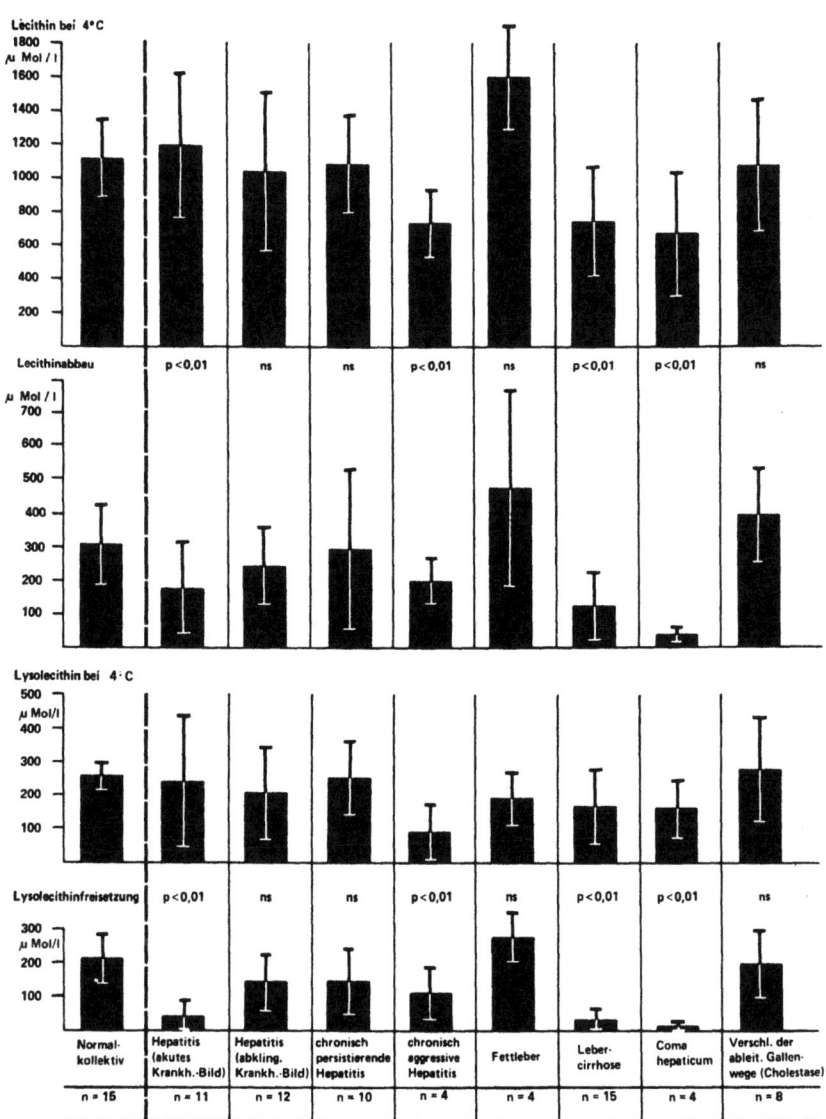

Abb. 1. Lecithin- und Lysolecithinkonzentration und Lecithinabbau und Lysolecithinfreisetzung im Plasma bei Patienten mit Lebererkrankungen

Aktivität im Plasma bei Patienten mit verschiedenen Lebererkrankungen. Im Gegensatz zu anderen Autoren, die eine Zunahme des veresterten Cholesterin während einer mehrstündigen Inkubation nachwiesen [9, 10, 11], bestimmten wir den Lecithinabbau und die Lysolecithinfreisetzung.

Methoden

Plasma von gesunden Spendern und Patienten mit verschiedenen Lebererkrankungen wurde 12 Std bei 37 °C inkubiert. Kontrollen standen während dieser Zeit bei 4 °C. In Anlehnung an Habermann et al. [12] wurden aus je 1 ml Plasma die Lipoide extrahiert und dünnschichtchromatographisch aufgetrennt. Lecithin und Lysolecithin wurden nach Veraschung

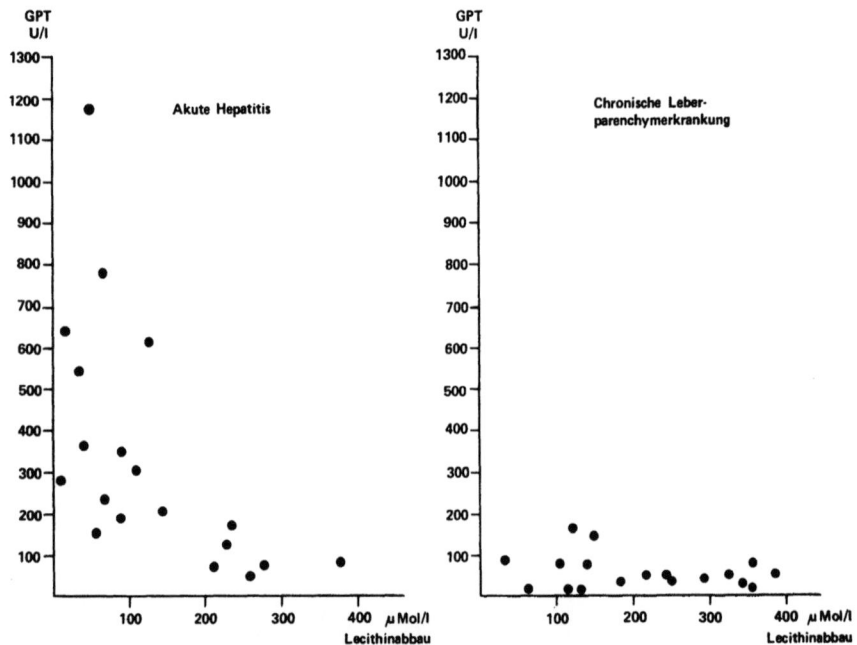

Abb. 2. Aktivität der GPT und Lecithinabbau im Plasma bei Patienten mit akuten und chronischen Lebererkrankungen

mittels Phosphorbestimmung quantitativ erfaßt. Die Lipoproteinelektrophorese wurde nach einer von Klemens et al. angegebenen Modifikation [13] durchgeführt. Die Prüfung der Differenz von Mittelwerten erfolgte mittels des t-Testes.

Ergebnisse und Besprechung

Abb. 1 zeigt neben der Lecithin- und Lysolecithinkonzentration im Plasma den Lecithinabbau und die Lysolecithinfreisetzung als Ausdruck der Aktivität des LCAT-Systems bei verschiedenen Lebererkrankungen: Die Lecithinkonzentration ist gegenüber dem Normalkollektiv bei der chronisch aggressiven Hepatitis, der Lebercirrhose und dem Coma hepaticum erniedrigt ($p < 0,01$) und bei der Fettleber erhöht ($p < 0,01$). Die Lysolecithinkonzentration ist bei der chronisch aggressiven Hepatitis vermindert ($p < 0,01$). Sie liegt bei der Lebercirrhose und dem Coma hepaticum im unteren Normbereich. Lecithinabbau und Lysolecithinfreisetzung sind bei der akuten Hepatitis, der chronisch aggressiven Hepatitis, der Lebercirrhose und dem Coma hepaticum herabgesetzt ($p < 0,01$). Bei der abklingenden akuten Hepatitis und der chronisch persistierenden Hepatitis liegen die Werte im unteren und bei der Fettleber und dem Verschluß der ableitenden Gallenwege im oberen Normbereich.

Bei der akuten Hepatitis nehmen der Lecithinabbau und Lysolecithinfreisetzung bis zur 3. Krankheitswoche zu. Sie sind nach der 4. Krankheitswoche vom Normalkollektiv nicht mehr zu unterscheiden. Die Lipoproteinelektrophorese zeigt im selben Zeitraum einen Anstieg der α_1-Lipoproteine, die in der 1. und 2. Krankheitswoche stark vermindert sind.

Abb. 2 zeigt die Beziehung zwischen dem Lecithinabbau und der Aktivität der GPT im Plasma bei akuten und chronischen Lebererkrankungen. Während bei der akuten Hepatitis zwischen Lecithinabbau und Aktivität der GPT eine negative Korrelation besteht, ist eine solche bei chronischen Lebererkrankungen nicht nachweisbar.

Unsere Ergebnisse stimmen mit den Befunden anderer Autoren überein, die darauf hindeuten, daß die Aktivität des LCAT-Systems von der Synthese- und der Sekretionsleistung der Leber abhängig ist [4, 5, 6, 7, 8]. Die Aktivität des LCAT-Systems ist umso niedriger, je ausgeprägter der Leberschaden ist. Der Aktivitätsverlust geht mit einer Verminderung vor allem der α_1-Lipoproteine einher, die ebenfalls in der Leber synthetisiert werden [14] und die dem Enzym als Substrat dienen [15, 16]. Im Gegensatz zum LCAT-System handelt es sich bei der GPT um ein zellständiges Enzym, dessen Aktivität im Plasma nur bei Leberzelluntergängen ansteigt. Bei der Untersuchung der Aktivität des LCAT-Systems ist die Bestimmung des Lecithinabbaus der Bestimmung der Lysolecithinfreisetzung vorzuziehen, da Lysolecithin nach seiner Entstehung offenbar weiter enzymatisch gespalten wird [17]. Während wesentlich weniger Lysolecithin gefunden wird als Lecithin abgebaut wird, entspricht der Lecithinabbau der Zunahme des veresterten Cholesterin [3].

Literatur

Sperry, W. M.: J. biol. Chem. **111**, 476 (1935). — 2. Glomset, J. A.: Biochim. biophys. Acta (Amst.) **65**, 128 (1962). — 3. Glomset, J. A.: J. Lipid Res. **9**, 155 (1968). — 4. Sugano, M., Hori, K., Wada, M.: Arch. Biochem. Biophys. **129**, 588 (1969). — 5. Sugano, M., Hori, K., Wada, M.: J. Biochem. (Tokyo) **66**, 335 (1969). — 6. Kattermann, R., Wolfram, D. J.: Z. klin. Chem. **8**, 413 (1970). — 7. Brot, N., Lossow, W. J., Chaikoff, J. L.: J. Lipid Res. **3**, 413 (1962). — 8. Gjone, E., Norum, K. R.: Acta med. scand. **183**, 107 (1968). — 9. Turner, K. B., McCormack, G. H., Richards, A.: J. clin. Invest. **32**, 801 (1953). — 10. Simon, J., Scheig, R.: New Engl. J. Med. **283**, 841 (1970). — 11. Jones, D. P., Sosa, F. R., Shartsis, J., Shak, P. T., Skromak, E., Beker, W. T.: J. clin. Invest. **50**, 259 (1971). — 12. Habermann, E., Bandtlow, G., Krusche, R.: Klin. Wschr. **39**, 816 (1961). — 13. Klemens, U. H., Schmalbeck, J.: Z. klin. Chem. **7**, 540 (1969). — 14. Scanu, A. M.: Advanc. Lipid Res. **3**, 63 (1965). — 15. Glomset, J. A., Janssen, E., Kennedy, R., Dobbins, J.: J. Lipid Res. **7**, 638 (1966). — 16. Sugano, M., Portman, O. W.: Arch. Biochem. Biophys. **109**, 302 (1965). — 17. Dawson, R. M. C.: Biochem. J. **64**, 192 (1965).

KORN, U., FISCHER, R., MÜTING, D. (Spezialklinik Prof. Kalk für Leberkrankheiten, Verdauungs- u. Stoffwechselleiden, Bad Kissingen-Hausen): **Störungen der Entgiftungsfunktion der Leber bei 536 histologisch gesicherten Fettleberkranken**

Fragestellung und Methodik

Dem aufmerksam beobachtenden Kliniker ist bekannt, daß es bei Patienten mit einer fortgeschrittenen Fettleber oft zu Störungen der Konzentrationsfähigkeit kommt, die nach erfolgreicher Behandlung völlig verschwinden können. Wegen gewisser Parallelen zur beginnenden portalen Encephalopathie untersuchten wir die Frage, ob es bei Fettleber verschiedener Schweregrade zu einer Abnahme von wichtigen Entgiftungsfunktionen der Leber kommt.

Insgesamt konnten 536 Fettleberkranke (426 Männer, 110 Frauen) nach ihrem histologischen Befund in folgende Stadien nach Kalk eingeteilt werden: Stadium I (reine Fettleber)

278, Stadium II (Fettleber mit Mesenchymreaktion) 189, Stadium III (beginnende Fettcirrhose) 69 Patienten. Die Ätiologie der Fettleber war vorwiegend bei den Männern Alkohol, bei den Frauen schwere Adipositas und Diabetes mellitus.

Bei diesen 536 Fettleberkranken wurden neben den üblichen sog. Leberfunktionsproben die leberspezifische SDH (Sorbitdehydrogenase) und die sehr leberempfindliche GLDH (Glutamatdehydrogenase-)Aktivität bestimmt, außerdem der Blutammoniak, freie Serumphenole, Harnstoff-N, freier α-Amino-N im Blut sowie im 24 Std-Urin Harnstoff-N, freier α-Amino-N und freie Phenole. Diese Analysen wurden zuerst stationär und im weiteren Verlauf bei etwa einem Drittel der Patienten auch ambulant durchgeführt.

Ergebnisse

Bei den Enzymanalysen zeigte es sich, daß die meist untersuchte Aktivität der Serumtransaminasen erst bei Fettleber III signifikant vermehrt ist, während SDH

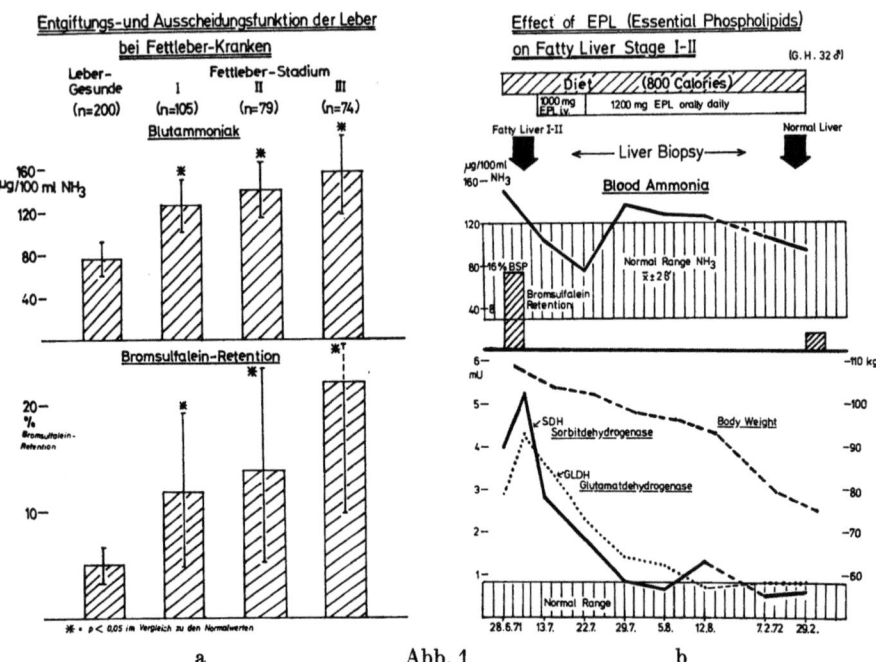

Abb. 1

und GLDH bereits bei Fettleber I signifikant ansteigen. Deswegen eignen sich Bestimmungen dieser beiden Enzyme gut als Suchtest für die biochemische Früherfassung von leichten bis mittelschweren Leberparenchymschäden. Für das Vorliegen einer alkoholisch bedingten Fettleber spricht außerdem ein Anstieg der Triglyceride und des Serumeisens. Die sichere Diagnose kann natürlich nur bioptisch gestellt werden.

Ebenfalls bei beginnender Fettleber kommt es zu einer leichten, aber bereits statistisch signifikanten Zunahme des venösen Blutammoniak, der bei Fettleber III schließlich fast doppelt so hoch wie bei 200 Lebergesunden ist. Zum Vergleich ist auf dem unteren Teil der Abbildung die besonders empfindlich für die Fettleberdiagnose angesehene Bromsulfaleinretention angegeben. Es zeigt sich, daß ihr Anstieg ebenfalls dem Ausmaß der Leberverfettung parallel geht und insgesamt ebenso zunimmt wie die Hyperammoniämie. Allerdings ist der Schwankungsbereich bei der Bromsulfaleinprobe wesentlich größer als bei der Blutammoniakbestimmung. Ebenso kommt es zu einer leichten, aber bereits signifikanten Zunahme der freien Serumphenole bei allen drei Fettleberstadien und einer Hyperaminoacidurie, was auf eine Störung des Aminosäurenabbaues und eine gestörte Entgiftung ihrer Metaboliten hinweist.

Im Gegensatz zur Lebercirrhose sind aber die Störungen der Entgiftungsfunktion der Leber bei Fettleberkranken nicht so schwer und vor allem bei entsprechender Therapie vollständig reversibel. Dafür ein Beispiel: Ein 32jähriger Patient mit einer durch Überernährung und zu hohem Alkoholkonsum bedingten Fettleber Stadium I bis II wurde zuerst mit einer calorienarmen Diät (800 Calorien/die) und anschließend zusätzlich mit Injektionen von essentiellen Phospholipiden (Essentiale) behandelt, die später oral verabreicht wurden. Unter dieser Behandlung kam es innerhalb von 7 Monaten zu einer Gewichtsabnahme von 35 kg. Gesamtlipide, Triglyceride und anfangs deutlich erhöhte Aktivitäten von SDH,

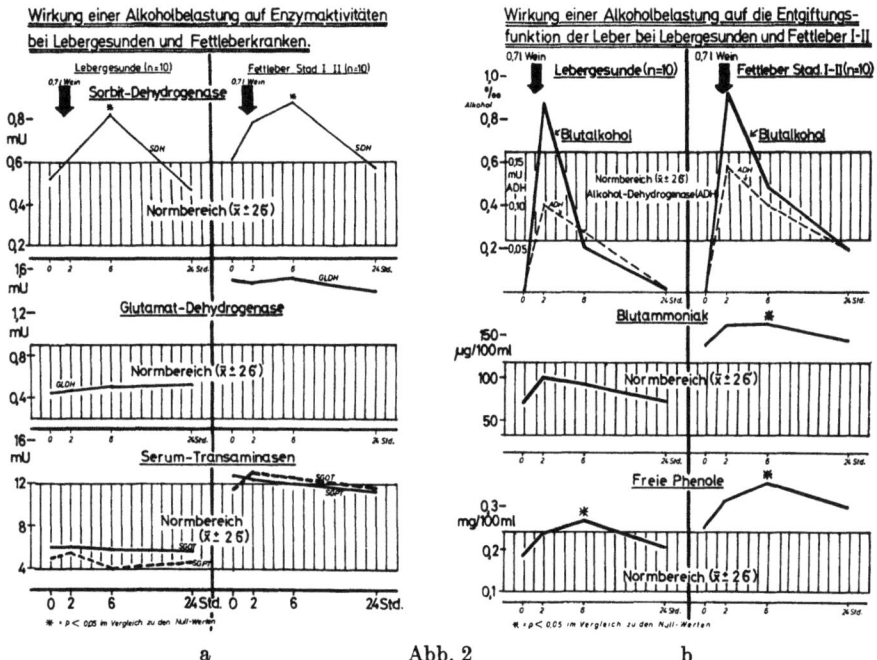

Abb. 2

GLDH und in geringerem Maße auch SGPT und SGOT normalisierten sich. Der anfangs noch erhöhte venöse Blutammoniakspiegel (156 μg/100 ml) nahm bis in den oberen Normbereich ab, um nach Umsetzen der i.v. EPL-Therapie auf orale Applikation wieder leicht zuzunehmen. Bei einer erneuten stationären Kontrolle war der histologische Leberbefund mit Ausnahme ganz geringer Eisenablagerungen normal, desgleichen Blutammoniak, freie Serumphenole, Fettstatus und Serumenzyme. Selbstverständlich spielt bei der schnellen Rückbildung der Fettleber auch der Verzicht auf den Alkohol eine wichtige Rolle.

Daß der Alkohol an sich bei längerer hochdosierter Zufuhr bei Lebergesunden einen Leberschaden verursachen kann, wissen wir durch die Arbeiten von Lieber. Wesentlich bedeutsamer erscheint uns aber für die Entgiftungsleistung der Leber die Tatsache, daß bei Lebergesunden bereits die einmalige Zufuhr von einer Flasche Wein (=0,7 l) zu einem Anstieg des Blutammoniaks und vor allem der freien Serumphenole führt. Gleichzeitig nehmen auch die Blutspiegel an Lactat und vor allem an Triglyceriden signifikant zu. Bei Patienten mit einer Fettleber I bis II ist dieser Anstieg von Metaboliten des Eiweiß-, Kohlenhydrat- und Fettstoffwechsels noch wesentlich stärker, wobei nach 24 Std noch nicht die Ausgangswerte *vor* Alkoholbelastung erreicht sind.

Gleichzeitig ist auch der Abbau des Alkohols bei Fettleberkranken verzögert, obwohl er im allgemeinen subjektiv gut vertragen wird. Dabei handelt es sich meist mehr um einen verminderten mikrosomalen Alkoholabbau als um einen Mangel an ADH (Alkoholdehydrogenase). Interessanterweise wurden von uns die höchsten Ammoniak-, Phenol- und Lactatwerte bei Fettleber mit gleichzeitigem Alkoholdelir gemessen (Müting u. Mitarb.). Außerdem führt die Alkoholbelastung bereits bei Lebergesunden zu einem signifikanten Anstieg der leberspezifischen SDH-Aktivität, die bei Fettleberkranken noch stärker ist.

Diskussion der Ergebnisse und Zusammenfassung

Bei den von uns untersuchten 536 Patienten mit einer histologisch gesicherten Fettleber fand sich bereits bei Fettleber Stadium I ein signifikanter Anstieg von SDH, GLDH, Blutammoniak und freien Serumphenolen, während die Ausscheidungsfunktion der Leber, gemessen mit der Bromsulfaleinretention, signifikant vermindert war. Erst bei Fettleber Stadium III waren die Serumtransaminasen signifikant vermehrt. Als Ursache der — auch von Leevy bei Steatose beobachteten — Hyperammoniämie dürfte in erster Linie eine verminderte Kopplung von Ammoniak an Glutaminsäure zu dem nicht mehr toxischen Glutamin anzusehen sein, da die Harnstoffsynthese nach unseren Befunden erst bei Fettleber Stadium III leicht vermindert ist. Auch fehlen die bei portaler Hypertension für die arterielle Hyperammoniämie verantwortlichen spontanen arteriovenösen Shunts.

Gleichzeitig steigt der Gehalt an freien Serumphenolen signifikant an, was auf eine verminderte Kopplung dieser toxischen aromatischen Eiweißabbauprodukte an Glucuronsäure und Schwefelsäure hinweist. Eine erfolgreiche Behandlung der Fettleber führt zur Normalisierung der gestörten Entgiftungsmechanismen, wobei die Alkoholbelastung ein besonders empfindlicher Maßstab zu sein scheint.

MÜTING, D., DOHN, P., REIKOWSKI, J. (Spezialklinik Prof. Kalk für Leberkrankheiten, Verdauungs- u. Stoffwechselleiden, Bad Kissingen-Hausen): **Die Wirkung hochdosierter i.v. und oraler Zufuhr essentialer Phospholipide auf den Eiweiß- und Fettstoffwechsel sowie Enzymaktivitäten chronisch Leberkranker**

Bereits seit über 15 Jahren ist der günstige Effekt von essentiellen Phospholipiden (EPL) auf klinisches Bild, biochemische Parameter und morphologische Veränderungen bei akuten und chronischen Leberkrankheiten bekannt. Zu ihrem endgültigen Beweis fehlt noch ein doppelter Blindversuch. Um nach den besten biochemischen Maßstäben für eine solche Versuchsanordnung zu suchen, führten wir zuerst einmalige hochdosierte i.v. Belastungen mit EPL durch. Dabei interessierte uns nicht nur das Verhalten des Fett- und Eiweißstoffwechsels, sondern vor allem die wesentlich empfindlichere Entgiftungsfunktion der Leber, deren Reaktion auf EPL bisher anscheinend noch nicht geprüft wurde. Allerdings weisen klinische Beobachtungen bei der Therapie akuter Vergiftungen mit Tricholäthylen (Kuntz u. Neumann-Mangoldt) und Knollenblätterpilzen (Esslinger) sowie bei schwerem Strahlenkater (Gregl) darauf hin, daß die Monotherapie mit EPL gestörte Entgiftungsmechanismen normalisieren kann.

Wir bestimmten deswegen bei 24 laparoskopisch und histologisch gesicherten Lebercirrhosekranken (12 mit deutlicher, 12 ohne wesentliche portale Hypertension) vor, 1 und 2 Std nach i.v. Injektion mit 1000 mg EPL die Blutspiegel von Ammoniak, freien Phenolen und Harnstoff.

Dabei kam es nach EPL zu einer signifikanten Abnahme vorher erhöhter Werte von Ammoniak und freien Phenolen, während der Harnstoffspiegel nur gering zunahm. Es wird also anscheinend bei akuter Belastung mit EPL nicht die Harnstoffsynthese, sondern die Kopplung von Ammoniak an Glutaminsäure zu dem nicht mehr toxischen Glutamin verbessert. Gleichzeitig wird die Konjugation freier Phenole gesteigert, was sowohl durch eine vermehrte Synthese von Glucuronsäure wie von Schwefelsäure möglich ist.

Der gleiche Effekt zeigt sich übrigens auch bei hochdosierter oraler Therapie mit 3×3 Kapseln EPL ($=2700$ mg) bei 43 chronisch Leberkranken (Lebercirrhose 27, chronisch-aggressive Hepatitis 16) über durchschnittlich 8 Monate. Hier

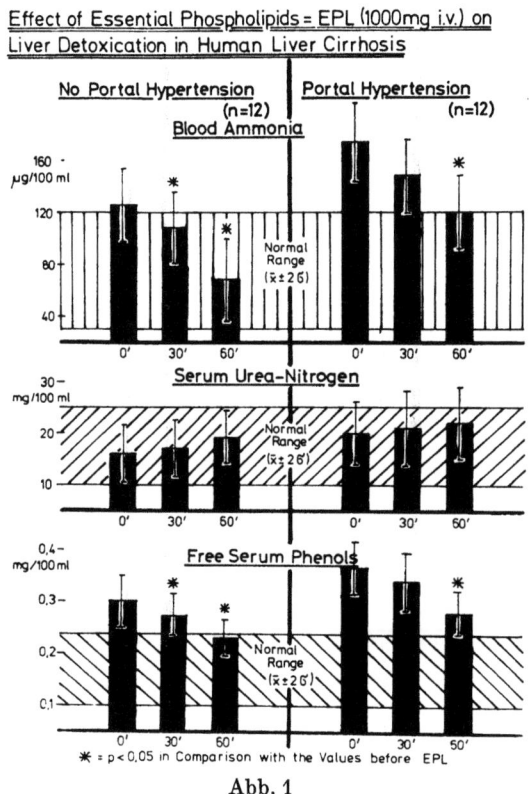

Abb. 1

kam es zu einer signifikanten Zunahme des Quickwertes sowie einer signifikanten Abnahme von Blutammoniak und Bromthaleinretention. Gleichzeitig nahmen auch die Aktivitäten von SGOT, SGPT, GLDH und SDH sowie das Gesamtserumbilirubin ab, während Gesamtserumeiweiß und Serumelektrophorese unverändert blieben. Ebenso sanken Gesamtlipide, Gesamtcholesterin und Triglyceride, wobei jedoch nur bei Alkoholcirrhose die Abnahme der Triglyceride signifikant war.

Noch deutlicher ist der normalisierende Einfluß hoher Dosen von EPL auf den Fettstoffwechsel, Eiweißentgiftung und Enzymaktivitäten bei hochgradiger Fettleber. Bei 31 Patienten mit histologisch gesicherter Fettleber (Stadium I bis II) kam es nach 1000 mg EPL i.v. während durchschnittlich 6 Wochen zu einer signifikanten Abnahme von vorher erhöhtem Blutammoniak, Gesamtlipiden, Gesamtcholesterin und Triglyceriden, SDH und GLDH. Wurde von der i.v. EPL-Therapie auf orale Zufuhr umgesetzt, kam es bei 4 Patienten vorübergehend zu einem leichten Reboundeffekt. Dafür zwei typische Beispiele: Es handelt sich um einen 48jährigen Patienten mit einer hochgradigen Hyperlipidämie vom Typ IV nach Fredrickson. Bei gleichzeitigem starken Alkoholgenuß war es zu einer alkoholtoxischen Fettleber vom Stadium II mit deutlicher Eiseneinlagerung gekommen. Sein Serum war so fetthaltig, daß es wie Kondensmilch aussah. Wahrscheinlich auf Grund der erhöhten Viscosität des Blutes waren schwere periphere Durchblutungsstörungen und Senkungen der ST-Strecke im EKG entstanden. Obwohl der Patient keine Diät einhielt, äußerst uneinsichtig war und weiter Alkohol trank, konnten mit täglich 4 Ampullen EPL innerhalb von 14 Tagen die stark erhöhten Werte von Blutammoniak, Gesamtlipiden, Gesamtcholesterin, Triglyceriden und

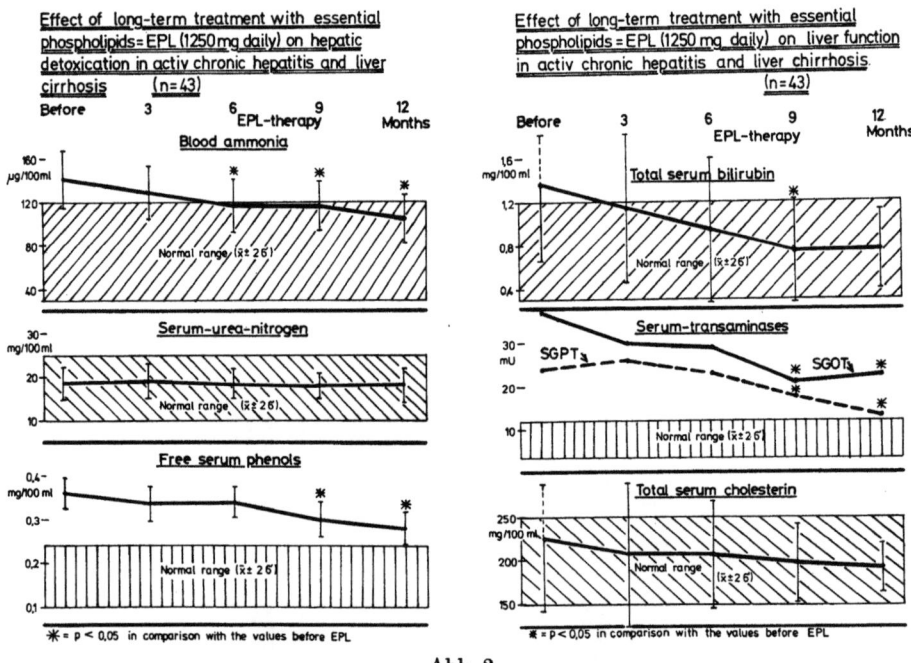

Abb. 2

freien Fettsäuren in den Normbereich oder zu mindest deutlich gesenkt werden. Gleichzeitig normalisierte sich das EKG, die Fußpulse wurden wieder tastbar, die Konzentrationsfähigkeit des Patienten besserte sich deutlich. Unter weiterer 9monatiger Therapie mit EPL oral konnte dieser Erfolg gehalten werden, so daß der Patient wieder seinem Beruf als Leiter eines großen Betriebes voll nachgehen kann.

Noch deutlicher war der EPL-Effekt bei hochgradiger Adipositas bei einer 50jährigen Patientin mit einem insulinbedürftigen Diabetes mellitus und einer Fettleber Stadium II. Hier war allerdings eine Reduktionskost von 600 Calorien die entscheidende Basistherapie, unter der es schon zu einer wesentlichen klinischen und biochemischen Besserung kam. Bei anschließendem Einsatz von EPL oral konnten schließlich die anfangs erforderlichen 40 E Insulin-Horm durch 200 mg Silubin retard ersetzt werden. Bei späterer stationärer Kontrolle nach 3 Monaten war es insgesamt zu einer Gewichtsabnahme von 32 kg(!) gekommen. Gleichzeitig normalisierten sich die anfangs deutlich erhöhten Aktivitäten von SDH und GLDH, die wesentlich empfindlicher als die Serumtransaminasen auf eine Leberverfettung reagieren. Eine Kontrollpunktion der Leber zeigte einen fast vollständigen Rückgang der Leberverfettung, Lochkerne waren nicht mehr nachweisbar.

Sicher ist dieser Verlauf bei einer ausgesprochen kooperativen Patientin besonders eindrucksvoll. Aber auch im gesamten Kollektiv der mit EPL i.v. behandelten Fettleberpatienten kam es zu einer signifikanten Abnahme von Gesamtlipiden, Triglyceriden und Gesamtcholesterin, was bei ausschließlich oraler Behandlung nicht der Fall war. Hier wurden die besten Ergebnisse mit 3 × 3 Kapseln Essentiale forte/die über 8 Wochen erreicht.

Als Nebenwirkungen der hochdosierten i.v. Behandlung mit EPL kam es bei fünf Patienten zu starken Schmerzen im mittleren Oberbauch und Durchfällen, die nach Reduktion der Dosis wieder verschwanden. Sonst wurden dabei keine nachteiligen Effekte beobachtet, während die orale Behandlung von allen Patienten gut vertragen wurde.

Zusammenfassend ist festzustellen, daß essentielle Phospholipide in hoher Dosis i.v. und oral zugeführt, normalisierend auf die Entgiftungsleistung der Leber wirken. Klinisch entspricht der Senkung erhöhter Ammoniak- und Phenolspiegel eine deutliche Besserung des Konzentrationsvermögens und der körperlichen Spannkraft. Bei genügend langer Zufuhr normalisieren sich auch erhöhte Blutfettwerte und Enzymaktivitäten. Bei Fettleber kann es gleichzeitig auch zu einer histologisch nachweisbaren Normalisierung kommen, wobei natürlich der Effekt von Diät und Alkoholentzug schwer von dem der EPL abzugrenzen ist. Dagegen sind die günstigen Wirkungen von EPL bei Lebercirrhose nicht durch einen Rückgang des cirrhotischen Prozesses zu erklären, sondern durch eine Besserung oxydativer Prozesse in der Leber.

Einen endgültigen Beweis unserer Befunde würde aber erst ein Doppelblindversuch liefern, der in Form akuter Belastungsversuche mit EPL z. Z. an unserer Klinik in Vorbereitung ist.

WEIS, H. J., BAAS, E. U. (I. Med. Klinik u. Poliklinik, Universität Mainz):
Die Hypercholesterolämie nach Gallengangsverschluß*

Obwohl seit rund 100 Jahren die klinische Beobachtung bekannt ist, daß nach Gallengangsverschluß Cholesterol im Serum ansteigt [1], haben die wenigen Untersuchungen über die Ursachen dieser Hypercholesterolämie bis heute keine Klarheit gebracht [2, 3, 4]. Theoretisch bestehen folgende Möglichkeiten:

1. Normalerweise wird Cholesterol von der Leber über die Gallenwege ausgeschieden. Durch Unterbrechung dieses Abflusses könnte das in der Galle gelöste Cholesterol rückresorbiert werden und wesentlich zu der Hypercholesterolämie beitragen.
2. Durch die Unterbrechung des Galleabflusses könnte ein Faktor im Blut erscheinen, der zu einer erhöhten Cholesterolabgabe aus anderen Organen führt.
3. Cholesterol wird vorzugsweise in Leber und Darm synthetisiert. Eine Steigerung der körpereigenen Cholesterolsynthese als Folge des Gallengangsverschlusses könnte ebenfalls für die Hypercholesterolämie verantwortlich sein.

Zur Untersuchung dieser möglichen Ursachen haben wir bei 200 bis 250 g schweren Ratten in Äthernarkose einen Magenschlauch in die seitliche Bauchwand einoperiert. Durch diesen Schlauch erhielten die Tiere alle 6 Std 8 Kcal in Form von Glucose in physiologischer Kochsalzlösung. Wiederholte Blutentnahmen am selben Tier erfolgten durch Herzpunktion in Äthernarkose. Cholesterol wurde nach Verseifung und Digitoninfällung mit der Eisenchloridmethode bestimmt [5], Phos-

---
* Mit dankenswerter Unterstützung der Deutschen Forschungsgemeinschaft.

Phatide nach Zliversmit et al. [6] und die Proteinkonzentration wurden nach Lowry et al. [7] ermittelt.

Zunächst wurde bei fünf Tieren der Gallengang doppelt unterbunden und in mehrstündigen Abständen Cholesterol und Phospholipid im Serum bestimmt. Auffälligerweise fanden wir zuerst die Phospholipidfraktion im Serum erhöht, z. B. nach 6 Std bereits um 25%, während Cholesterol erst nach 12 Std signifikant anstieg. Nach 48 Std erreichten beide Lipide einen Maximalwert, der sich bis 92 Std wenig veränderte. Dabei betrug der Serumphospholipidspiegel das 2- bis 3fache, der Cholesterolwert das 3- bis 4fache des Ausgangswertes.

Zur Beantwortung der Frage, inwieweit das Cholesterol aus den gestauten Gallenwegen resorbiert wurde und zur Hypercholesterolämie beitrug, haben wir Micellen mit radiomarkiertem Cholesterol hergestellt. 50 bis 100 µCi Cholesterol-C^{14} in 0,25 ml Aceton-Äthanol wurden mit 1,5 ml physiologischer Kochsalzlösung versetzt und die Suspension sofort i.v. injiziert. Bei der gleichen Ratte wurde eine Gallenfistel angelegt. Die spezifische Aktivität des Cholesterols in der sezernierten Galle betrug 403000 cpm/mg, und das Verhältnis radiomarkierter Gallensäuren zu radiomarkiertem Cholesterol war 9:1. Bei drei anderen Tieren wurde der Gallengang an seinem Eintritt ins Pankreasgewebe unterbunden und proximal davon eröffnet. In diese Öffnung wurde ein dünner Plastikkatheter eingebunden, und 0,1 ml Galle mit insgesamt 53000 cpm wurde langsam über 12 min mit einer Braunschen Infusionspumpe infundiert. Danach wurde der Plastikkatheter entfernt und der Gallengang sofort unterbunden. Unmittelbar prä- und postoperativ sowie 24 Std nach der Ligatur wurden 0,5 ml Blut entnommen. Schon 8 min nach der Infusion fanden sich im Blut 1540 ± 294 cpm/ml, d. h. trotz der geringen Gallenmenge und der langsamen Infusion in die Gallenwege befanden sich schon nach 8 min rund 16% der applizierten Radioaktivität im Blut. Nach 24 Std betrug die Radioaktivität im Blut nur noch 215 ± 62 cpm/ml, doch konnte zu dieser Zeit noch über 60% der applizierten Radioaktivität aus Leber und Gallenwegen extrahiert werden.

Wir müssen daraus schließen, daß der hohe Anstieg im Blut direkt nach der Operation nicht auf Resorption aus den Gallenwegen beruht, sondern höchstwahrscheinlich bedeutet, daß radiomarkierte Galle durch rupturierte Gallecapillaren direkt ins Blut übergetreten sind. Wenn es sich in den ersten 8 min wirklich um Resorption gehandelt hätte, dann wäre nach 24 Std nur noch sehr wenig Radioaktivität in den Gallenwegen zu finden gewesen. Diese Befunde erlauben die Schlußfolgerung, daß nach Gallengangsverschluß nur sehr wenig Cholesterol und Gallensäuren aus den Gallenwegen der Ratte resorbiert werden und diese geringen Mengen keinen wesentlichen Beitrag zur Hypercholesterolämie leisten.

Nach Unterbindung des Gallenganges steigen jedoch Gallensäuren und Phospholipid im Serum rascher an als Cholesterol. Es besteht daher die Möglichkeit, daß durch diese Substanzen das Cholesterol aus anderen Organen entzogen wird. Um diese Entspeicherung festzustellen, haben wir bei fünf Tieren kurz vor der Gallengangsligatur und 24 Std später Gewebsproben entnommen. Da nach Gallengangsligatur eine Leberschwellung eintritt, wurden die Cholesterolwerte allgemein nicht auf Feuchtgewicht sondern auf Protein bezogen. In keinem der untersuchten Organe wie Leber, Niere, Muskel und Fett führte die Gallengangsligatur zu einer Senkung der Cholesterolkonzentration, die Tendenz war vielmehr umgekehrt. Wenn wir uns auch der eingeschränkten Zahl der untersuchten Organe bewußt sind, so läßt sich doch mit Sicherheit sagen, daß die Hypercholesterolämie nach Gallengangsverschluß nicht durch Entspeicherung von Cholesterol aus einem dieser sehr stoffwechselaktiven Organe erfolgt.

Zur Untersuchung der intrahepatischen Cholesterolsynthese wurden die Tiere getötet und 350 mg Leberschnitte in 5 ml Krebsbicarbonatpuffer über 2 Std bei

37 °C inkubiert. Der Puffer enthielt 12,5 µmol Gesamtacetat und 1 µCi Acetat-2-C^{14}. Am Ende der Inkubationszeit wurden CO_2 und Cholesterol bestimmt wie früher beschrieben [8]. Während bei den Kontrolltieren zwischen 6 und 48 Std kein Unterschied in der Cholesterolsynthese und in der CO_2-Produktion festzustellen war, stieg die Cholesterolsynthese bei den Tieren mit Gallengangsverschluß

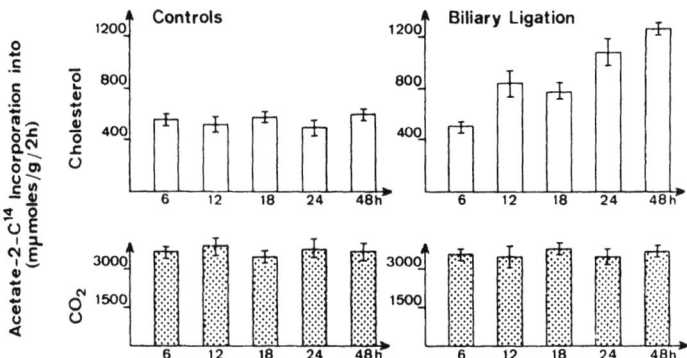

Abb. 1. Syntheseraten von Cholesterol und CO_2 in der Rattenleber nach Gallengangsligatur in Abhängigkeit von der Zeit

deutlich an (Abb. 1). Nach dem 12 Std-Wert lag das p des Student-Tests unter 0,02. Bei der gleichen Tiergruppe blieb die CO_2-Produktion unverändert, so daß es sich um eine spezifische Steigerung der intrahepatischen Cholesterolsynthese nach Gallengangsverschluß handeln muß. Ähnliche Ergebnisse für den 24 und 48 Std-Wert waren von Fredrickson et al. [3] sowie von Kattermann u. Creutzfeldt [4]

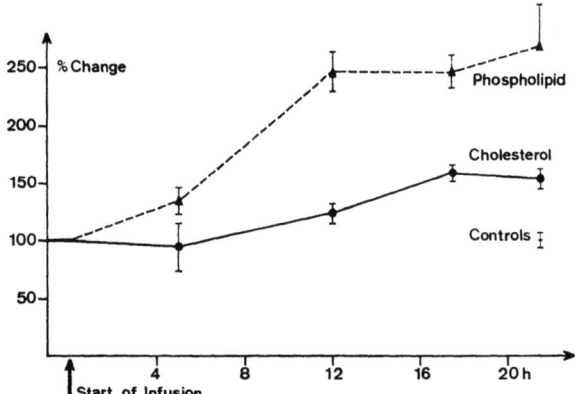

Abb. 2. Serumcholesterol und Phospholipid bei i.v. Infusion von 7 mg Lecithin/1,5 ml 0,9% NaCl/Std bei normalen Ratten. Kontrolltiere erhielten nur 1,5 ml 0,9% NaCl/Std

gefunden worden. Da der Cholesterolgehalt der Leber trotz der erhöhten Synthese in dieser Zeit nicht ansteigt, muß das Cholesterol an das Blut abgegeben werden. Im Dünndarm stieg die Cholesterolsynthese ebenfalls nach 12 Std um das 4- bis 6fache des Kontrollwertes an. Bei drei Tieren mit Gallengangsligatur wurde gleichzeitig der gesamte Dünn- und Dickdarm entfernt. Nach 12 und 18 Std waren Phospholipid und Cholesterol im Serum gleich stark angestiegen, wie bei Tieren mit intaktem Darmtrakt. Nach diesen Befunden leistet die intestinale Cholesterolsynthese keinen wesentlichen Beitrag zur Hypercholesterolämie nach Gallengangsverschluß.

Friedman et al. haben mehrfach versucht [9, 10], die Hypercholesterolämie nach Gallengangsverschluß allein auf den Anstieg des Phospholipids zurückzuführen, da sie nach Infusion von 50 mg Lecithin/Std i.v. schon bei normalen Ratten einen Anstieg des Serumcholesterols um 250% beobachten konnten. Dieser Befund erschien uns so skurril, daß wir den Versuch wiederholten: bei drei normalen Ratten infundierten wir 7 mg Lecithin in 1,5 ml physiologischer Kochsalzlösung/Std über einen V. femoralis-Katheter. Die Blutproben wurden über einen V. cava cranialis-Katheter entnommen. Wie Abb. 2 zeigt, stieg unter der Infusion das Serumphospholipid stark an und wird von einer signifikanten Erhöhung des Serumcholesterols gefolgt. Friedman et al. [9] sind der Überzeugung, daß derartige Versuche Rückschlüsse auf die Verhältnisse bei Tieren mit Gallengangsligatur zulassen. Wir möchten eine solche Schlußfolgerung grundsätzlich ablehnen. Während es sich bei diesem Versuch um das reine Phosphatid Lecithin handelt, kommt es nach Gallengangsverschluß nicht zu einem isolierten Anstieg eines Phosphatids sondern von Lipoprotein. Wie Seidel et al. [11] nachweisen konnten, ist die posthepatische Cholestase charakterisiert durch das Auftreten eines Lipoprotein X, das weder strukturell noch in seinem Metabolismus mit dem Lecithin identisch ist.

In Zusammenarbeit mit Dietschy hatten wir früher nachgewiesen, daß die intrahepatische Cholesterolsynthese nicht durch Gallensäuren sondern durch Cholesterol selbst gesteuert wird [8]. Die Hypercholesterolämie nach Gallengangsverschluß und der Befund einer gesteigerten Cholesterolsynthese in der Leber stehen offenbar in Widerspruch zu diesem Steuerungsprinzip. Wir möchten annehmen, daß dieser Widerspruch durch das pathologische Lipoprotein zu erklären ist, das keinen Feedback-Mechanismus in der Leber auslösen kann.

Nach den vorliegenden Untersuchungen wird die Hypercholesterolämie nach Gallengangsverschluß weder durch Resorption von Cholesterol aus den Gallenwegen noch durch vermehrte Cholesterolabgabe aus Leber, Niere, Muskel und Fett bedingt. Die Hauptursache liegt vielmehr in einem Anstieg der intrahepatischen Cholesterolsynthese, bedingt durch den unterbrochenen Feedback-Mechanismus nach Gallengangsligatur.

Literatur

1. Flint, A. J.: J. Amer. med. Sci. **44**, 305 (1862). — 2. Byers, S. O., Friedman, M.: J. exp. Med. **95**, 19 (1952). — 3. Fredrickson, D. S.: J. exp. Med. **99**, 43 (1954). — 4. Kattermann, R., Creutzfeldt, W.: Scand. J. Gastroent. **5**, 337 (1970). — 5. Zak, B.: Amer. J. med. Technol. **23**, 283 (1957). — 6. Zilversmit, D. B.: J. Lab. clin. Med. **35**, 155 (1950). — 7. Lowry, O. H.: J. biol. Chem. **193**, 265 (1951). — 8. Weis, H. J., Dietschy, J. M.: J. Clin. Invest. **48**, 2398 (1969). — 9. Friedman, M., Byers, S. O.: Amer. J. Physiol. **191**, 551 (1957). — 10. Byers, S. O., Friedman, M.: Lipids **4**, 123 (1969). — 11. Seidel, D., Alaupovic, P.: Dtsch. med. Wschr. **35**, 1774 (1970).

HEGNER, D., ENGLHARDT, A., DÖLLE, W. (Med. Univ.-Klinik Marburg): **Die Bedeutung der γ-Glutamyltranspeptidase (GGTP) in der klinischen Diagnostik**

Die γ-Glutamyltranspeptidase (im folgenden kurz GGTP genannt) ist ein Enzym, das die Übertragung von γ-Glutamylresten der γ-Glutamylpeptide auf Aminosäuren und Peptide katalysiert.

Nach Ansicht des Polen Orlowski kommt das Enzym nur in Niere, Pankreas, Leber, Milz und Dünndarm (in absteigender Reihenfolge) vor.

Bei akuter Virushepatitis verhält sich das Enzym anders als die in der Leberdiagnostik gebrauchten Enzyme GOT, GPT, aP, ALD und PHI. Der Anstieg der

GGTP ist anfangs nur gering. Im Spätstadium finden sich ein verzögerter Abfall in der Rekonvaleszenzphase bei bereits normalisierten Bilirubin- und Transaminasewerten.

Szasz u. Mitarb. haben die Bedeutung der GGTP als Cholestase-anzeigendes Enzym in den Vordergrund gerückt. Dieser Mechanismus kann aber nicht alle Beobachtungen, vor allem nicht die Spätreaktionen bei Virushepatitis und Herzinfarkt und das Verhalten bei Leberstauung erklären. Der Mechanismus des Austritts ist nach den bisher vorliegenden Ergebnissen noch immer unklar. Die GGTP gehört sicher nicht zu den Nekrose-anzeigenden Enzymen, und auch durch Abflußbehinderungen sind nicht alle Effekte zu interpretieren.

Ziel der eigenen Untersuchungen war es, vor allem die Organspezifität des Enzyms und seine diagnostische Bedeutung weiter zu klären. Hierzu wurden Untersuchungen der GGTP-Aktivität bei etwa 500 Patienten durchgeführt. Diese Untersuchungen wurden sowohl breitbasig als Screening-Programm als auch mit gezielter Fragestellung vorgenommen. Das Screening-Programm wurde in folgender Weise durchgeführt:

In einem Zeitraum von 10 Wochen gelangten in der Medizinischen Klinik Marburg etwa 1500 Patienten zur stationären Aufnahme. Bei jedem 5. Patienten wurde nun unabhängig von Diagnose, Alter und Geschlecht die Aktivität der GGTP im Serum gemessen. Die wichtigsten Krankheitsbilder wurden dabei nach Diagnosen in Gruppen zusammengefaßt. Dabei fanden sich folgende Ergebnisse:

Bei verschiedenen Formen von Herzkrankheiten (Rechtsherzinsuffizienz, Mitralvitien, Rhythmusstörungen, Stenokardien, Pankarditis) waren bei einem Teil der Patienten die GGTP-Werte mäßig bis stark erhöht. Die höchsten Aktivitäten zeigt die Gruppe der Patienten mit Rechtsherzinsuffizienz.

Deutlich erhöhte Werte fanden sich bei Pleuritis exsudativa, Infarktpneumonie, Lungeninfarkt und Lobärpneumonie. Bei Asthma bronchiale, Lungenemphysem und Bronchopneumonie lag ein Teil der Werte gering über dem Normbereich.

Bei Verschlußikterus lagen alle GGTP-Werte in einem sehr hohen Bereich; bei Virushepatitis, alkoholischer Hepatitis und Cirrhose zeigten sie eine breite Streuung oberhalb des Normbereichs, bei Stauungsleber waren sie nur mäßig erhöht (Abb. 1).

Bei Erkrankungen des Gastrointestinaltrakts waren die Werte bei Gastritis und Sprue normal, bei den übrigen Gruppen teilweise gering erhöht (Abb. 1).

Ausschließlich pathologisch waren die Werte bei Patienten mit Carcinomen des Bronchialtrakts und des Rectums, sowie mit Lebermetastasen.

In der Gruppe der Nierenkrankheiten fanden wir den geringsten Anstieg bei Pyelonephritis, den größten bei chronischer Niereninsuffizienz.

In einer zweiten Auswertung, die ein anderes Kollektiv von 266 Patienten enthält, wurde auf die Krankheitsgruppen verzichtet, bei denen in der Literatur erhöhte GGTP-Werte bereits beschrieben worden sind, z. B. die meisten Leberkrankheiten und auch die Herzinfarkte. Bei allen 266 Patienten dieses Kollektivs wurden gleichzeitig die GOT, GPT, aP und GGTP gemessen. Ein Vergleich der Enzymwerte in den einzelnen Gruppen ergab folgende Besonderheiten:

Bei Rechtsherzinsuffizienz sind die Transaminasen gering bis mäßig erhöht, der Anstieg der aP ist deutlicher, die GGTP weist die höchsten Werte auf. Besonders eindrucksvoll ist der ausgeprägte Anstieg der GGTP bei Fettleber bei nur mäßig erhöhten Transaminasen. Bei anderen Krankheitsgruppen, z. B. Malabsorptionssyndrom, Pankarditis und bei Rhythmusstörungen konnte der gleichzeitige Anstieg der GOT oder GPT auf eine Beteiligung der Leber hinweisen.

Bei Lebermetastasen waren die Werte für aP und GGTP höher als die der Transaminasen, dabei war die GGTP der aP an Empfindlichkeit überlegen.

Bei einer weiteren Auswertung wurde ein Kollektiv von Leberpatienten zusammengestellt, um die Empfindlichkeit der GGTP gegenüber den anderen Parametern in der Leberdiagnostik abzugrenzen. Bei insgesamt 36 Patienten mit verschiedenen chronischen Leberkrankheiten und erhöhter GGTP wurden zusammen elf Parameter ausgewertet. Die Abb. 2 zeigt den prozentualen Anstieg der pathologischen Werte dieser elf Parameter, wobei der Anstieg der GGTP gleich 100%

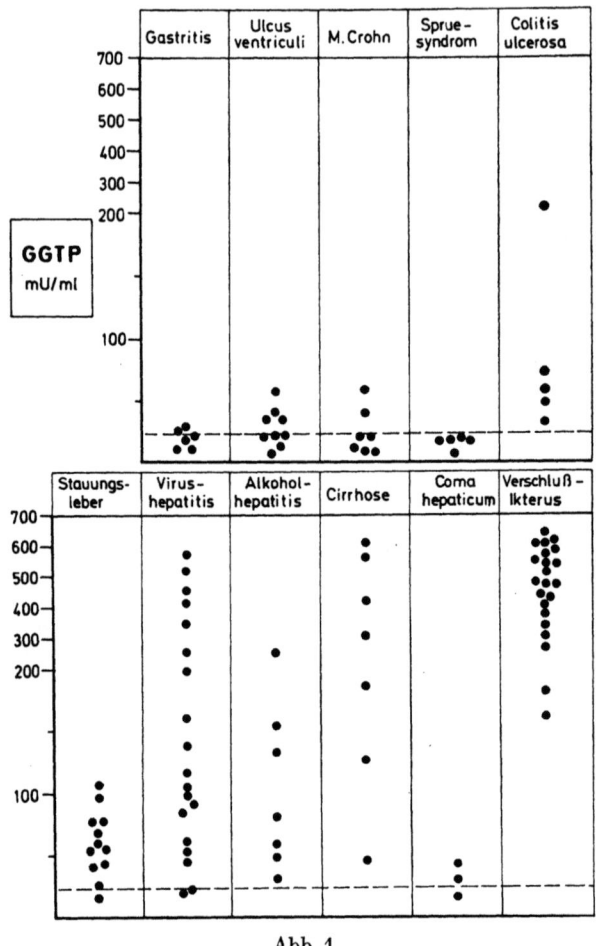

Abb. 1

gesetzt wurde. Es zeigt sich, daß die übrigen Parameter in einem wesentlich geringeren Prozentsatz pathologisch ausfielen.

Schwierig zu entscheiden war die Frage, ob die Anstiege des Enzyms bei verschiedenen Formen von Herzkrankheiten auf eine Leberschädigung zurückzuführen sind. Um nun zu prüfen, ob neben der Leber und den Gallengängen noch der Herzmuskel als Quelle des Serumenzyms in Frage kommt, wurde Blut aus den großen Körpergefäßen, das bei der Herzkatheterisierung gewonnen wurde, untersucht. Dabei fanden sich keine signifikanten Unterschiede der Enzymaktivität.

Die eigenen Untersuchungen bestätigen die auch von anderen Autoren vertretene Auffassung, daß das Enzym Leberparenchymschäden besonders empfindlich anzeigt. Dabei ist die Cholestase sicher nicht die alleinige Ursache. Bei allen

Formen von Leberkrankheiten hat sich die GGTP als empfindlichstes Enzym vor GOT und GPT bewährt. Da die GGTP histochemisch im Herzmuskel nicht gefunden wurde und auch im Aortenblut keine vermehrte Enzymausschüttung nachgewiesen werden konnte, muß der Anstieg des Enzyms bei Herzkrankheiten verschiedener Art wie Rechtsherzinsuffizienz, Rhythmusstörungen, Infarkt usw., auf eine sekundäre Alteration der Leber durch kardiale Stauung zurückzuführen sein. Im ganzen ist das GGTP-Enzym im Bereich der Leber hinsichtlich Lokalisation und Aussagekraft der alkalischen Phosphatase ähnlich. Durch seine Lokalisation im Cytoplasma der Leberzelle und der kleinen Gallengänge hat es einen zweifachen Charakter, nämlich als Indikator der intakten Permeabilität der Exkretion. Sein Übertritt aus der Leberzelle in den Extracellulärraum kann nur bei vermehrter Durchlässigkeit der Zellmembran erfolgen.

Die besondere Empfindlichkeit des Enzyms in der Anzeige hypoxischer Leberschäden spricht dafür, daß es nicht Zellnekrosen, sondern Membranschädigungen auf dem Boden des oxydativen Stoffwechsels der Zelle anzeigt.

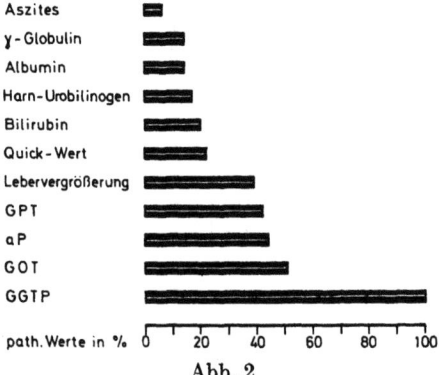

Abb. 2

Der späte Anstieg bei Herzinfarkt und Hepatitis läßt viele Erklärungen offen. In Frage kommt eine Syntheseleistung in der Regenerationsphase oder ein gestörter Katabolismus in der Leber als Spätfolge von Schäden des Organs. Es steht fest, daß mit Ausnahme der Virushepatitis die Anstiege des Enzyms höher sind und länger anhalten als die der Transaminasen. Eine bessere Durchtrittsfähigkeit auf Grund seiner molekularen Konfiguration oder seines langsamen Abbaus bzw. Ausscheidung könnten die Ursache sein. Weitere Studien mit hochgereinigten Enzymen oder radioaktiv-markierten Substanzen mögen zur Klärung dessen beitragen.

WILDGRUBE, H. J., LEUSCHNER, U., AL-FUREYH, A. (Zentrum der Inneren Medizin Universität Frankfurt, Abt. für Gastroenterologie): **Quantitative Bestimmung des Gallensäuremusters in den subcellulären Fraktionen der Leber**

Mit der fortschreitenden Verfeinerung biochemischer Untersuchungsmethoden konnten über Gallensäuren und ihren Stoffwechsel zahlreiche neue Befunde gewonnen werden. Dazu zählen Studien über ihren intracellulären Umsatz und umfangreiche Strukturanalysen. Über die Verteilung der Gallensäuren innerhalb der Zellen gibt es bisher nur wenige Angaben. Wir haben deshalb das Lebergewebe von Ratten in Mitochondrien, Mikrosomen und Cytoplasma aufgetrennt, um in diesen Fraktionen das Gallensäuremuster zu bestimmen.

Methodik

Als Versuchstiere wählten wir gesunde männliche Wistar-Ratten mit einem durchschnittlichen Gewicht von 200 bis 250 g. Nach 12stündiger Nahrungskarenz wird die Leber während einer Äthernarkose entnommen und sofort mit dem eisgekühlten Suspensionsmedium mehrfach durchgespült. Suspensionsmedium ist eine wäßrige 0,3 m Kaliumchloridlösung mit Zusatz von 0,05 m EDTA-K. Das unter den üblichen Bedingungen im Glashomogenisator zerkleinerte Gewebe wird durch Ultrazentrifugation in seine subcellulären Strukturen aufgetrennt (Leuschner u. Wildgrube, 1972).

Zur weiteren biochemischen Analyse werden die mitochondriale und die mikrosomale Fraktion sowie der partikelfreie Überstand eingesetzt. Um die Gallensäuren in Lösung zu bringen, müssen die Fraktionen mit 96%igem Alkohol aufgekocht werden. Nach Filtration und Auswaschen weitere Verunreinigungen mit Petroläther werden die möglicherweise vorhandenen Gallensäurenconjugate durch alkalische Hydrolyse im Autoklaven gespalten. Für die anschließende gaschromatographische Analyse werden somit alle vorhandenen Gallensäuren eingesetzt: unabhängig davon, ob sie in der Zelle in ihrer freien Form oder an Glycin bzw. Taurin gebunden vorlagen.

Der getrocknete Gallensäurenextrakt wird mit Diazomethan methyliert und mit Trifluoressigsäureanhydrid acetyliert. Die Auftrennung erfolgt an einem Gaschromatographen

	mitochondriale Fraktion	mikrosomale Fraktion
1	60	1300
2	30	90
3	6	40
4	15	30
5	30	1000
6	20	320
7	10	40
8	60	800
9	30	600

Abb. 1. Gehalt an Gallensäuren (µg/g Fraktionen) in der mitochondrialen und mikrosomalen Fraktion von Leberzellen gesunder männlicher Wistar-Ratten (n = 9)

(Packard) mit Flammenionisationsdetektor. Säulenbedingungen: Länge 180 cm × 4 mm, Füllung 3% QF-1 auf Gaschrom Q 100 bis 120 mesh, Temperatur const. 230 °C, Durchfluß N_2 70 ml/min (Schreiber, Erb, Wildgrube, Böhle, 1970). Die Quantifizierung erfolgt mittels eines inneren Standards.

Ergebnisse und Diskussion

Die in neun Versuchsansätzen ermittelten Befunde lassen erkennen, daß im partikelfreien Überstand, der dem Cytoplasma entspricht, kaum nachweisbare Mengen an Cholansäuren vorhanden sind. Die höchsten Gallensäurenkonzentrationen finden sich stets in der mikrosomalen Fraktion; dabei variiert ihr Gehalt zwischen 30 und 1300 µg in jeweils 1 g dieses Kompartements. Mitochondrien enthalten zwischen 6 und 60 µg/1 g Fraktion, also durchschnittlich nur $1/16$ der in den Mikrosomen ermittelten Gallensäurenmengen (Abb. 1).

Eine endgültige Beurteilung dieser Ergebnisse ist heute noch nicht möglich. Kinetische Studien haben gezeigt, daß die Umbauvorgänge vom Cholesterin zur Cholansäure an verschiedenen Zellstrukturen der Leberzelle erfolgen (Bergström u. Danielsson, 1965). Über den Ort der Gallensäurenkonjugation liegen noch widersprüchliche Angaben vor: diskutiert werden Enzymkomplexe der Lysosomen (Schersten, 1967) oder des endoplasmatischen Reticulum (Schaffner u. Popper, 1969). Auf jeden Fall sind Verschiebungen der Metaboliten zwischen den einzelnen Zellstrukturen erforderlich. Bemerkenswerterweise scheint es dabei zu keiner Anhäufung von Gallensäuren im cytoplasmatischen Raum zu kommen.

Auch das Gallensäurenmuster der beiden jeweiligen Fraktionen zeigt deutliche Unterschiede. Eine Mittelwertsberechnung läßt diese im Einzelfall vorhandenen Abweichungen vermissen (Abb. 2). Daraus folgt, daß das Gallensäurenspektrum in den untersuchten Fraktionen sehr variabel ist und keine für ein Kompartement typische Verteilung zu erkennen gibt.

Ähnliche Untersuchungen wie wir sie hier vorgelegt haben, sind uns aus der Literatur nur von Okishio u. Nair (1966) bekannt geworden. Diese Autoren untersuchten den Gehalt an Gallensäuren in Leberzellfraktionen von sechs Ratten und fanden, daß etwa 68,8% der Gallensäuren im Cytoplasma lokalisiert seien. Für die erheblichen Unterschiede zu unseren Ergebnissen sind wahrscheinlich methodische Gründe verantwortlich. Im Gegensatz zu den Angaben dieser Autoren war es uns bisher nicht möglich, aus Zellfraktionen, die in wäßrigen Saccharoselösungen aufgeschwemmt sind, die Gallensäuren mit Äthanol quantitativ zu extrahieren. Selbst Gallensäurentestsubstanzen, die einer reinen isotonen Saccharoselösung zugesetzt wurden, konnten nicht mehr vollständig zurückgewonnen werden.

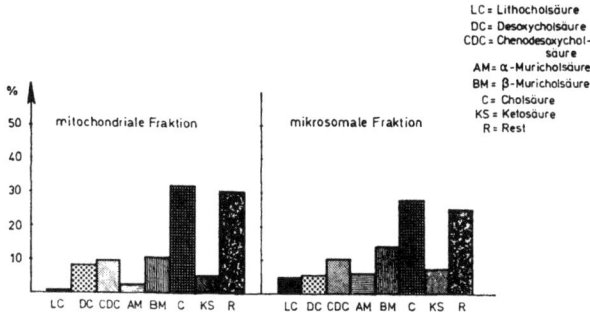

Abb. 2. Prozentuale Anteile der einzelnen Gallensäuren in der mitochondrialen und mikrosomalen Fraktion von Leberzellen gesunder männlicher Wistar-Ratten (n = 9)

Zusammenfassend läßt sich feststellen:

1. Bei gesunden männlichen Wistar-Ratten sind die in der Leberzelle lokalisierten Gallensäuren zu mehr als 95% an subcelluläre Strukturen gebunden.

2. Der größte Anteil findet sich in den Mikrosomen; das Verhältnis der in den Mitochondrien und Mikrosomen gefundenen Gallensäurenmengen beträgt je Gramm Fraktion durchschnittlich 1:16. Im Cytoplasma sind nur Spuren von Gallensäuren nachweisbar.

3. Jeder Versuchsansatz zeigt deutliche Unterschiede im Gallensäurenmuster der Mitochondrien und Mikrosomen. Demgegenüber läßt sich keine für die beiden Fraktionen typische Verteilung nachweisen.

Literatur

Bergström, S., Danielsson, H.: In: The biliary system (Taylor, W., Ed.). Oxford: Blackwell 1965. — Leuschner, U., Wildgrube, H. J.: Z. Gastroent. **10**, (1972) (im Druck). — 3. Okishio, T., Nair, P.: Biochemistry **5**, 3662 (1966). — 4. Schaffner, F., Popper, H.: Lancet **1969 II**, 355. — Schersten, T.: Acta chir. scand. Suppl. **373** (1967). — 6. Schreiber, J., Erb, W., Wildgrube, J., Böhle, E.: Z. Gastroent. **8**, 230 (1970).

ERB, W., HAASE, A., WALCZAK, M., LEUSCHNER, U. (Zentrum Innere Medizin, Universität Frankfurt, Abt. für Gastroenterologie): **Untersuchungen über Veränderungen des Gallensäurenstoffwechsels bei Coma und Preacoma hepaticum**

Seit der Einführung moderner chromatographischer und enzymatischer Methoden hat die Zahl der Untersuchungen über den Gallensäurenstoffwechsel bei Lebererkrankungen stark zugenommen. Dabei konnte festgestellt werden, daß der Serumgallensäurenspiegel bei Leberkrankheiten wie auch bei Verschlußikterus erhöht ist, während die Sekretion von Gallensäuren mit der Galle eingeschränkt ist.

Hinsichtlich der Zusammensetzung des Gallensäurenmusters im Serum finden sich aber sehr unterschiedliche Angaben:

Nach Carey überwiegt bei Cholestase die Cholsäure, bei Leberparenchymerkrankungen dagegen die Chenodesoxycholsäure. Paumgartner u. Grabner sahen bei schweren Parenchymläsionen ein Vorherrschen der Chenodesoxycholsäure, bei leichteren Leberzellschädigungen fanden sie als größte Fraktion die Cholsäure. Frosch u. Wagner vermißten bei ihren Untersuchungen eine charakteristische Verteilung der Gallensäuren im Serum völlig.

Verglichen mit den Untersuchungen am Patientenserum liegen nur wenig Befunde über den Gallensäurenstoffwechsel im Lebergewebe vor. Wir führten unsere gaschromatographischen Analysen daher am Lebergewebe verstorbener Cirrhosekranker durch und verglichen sie mit den Ergebnissen im Serum bei den entsprechenden Krankheitsbildern.

Die Gallensäurenanalyse erfolgte gaschromatographisch. Auf methodische Einzelheiten kann ich nicht eingehen. Die Wiederfindungsrate liegt für die verschiedenen freien bzw. konjugierten Gallensäuren zwischen 87 und 100%.

Bei gesunden Probanden beträgt die Gallensäurenkonzentration im Serum 70 µg/100 ml, die größte Fraktion ist die Chenodesoxycholsäure, gefolgt von Desoxycholsäure, Cholsäure und Lithocholsäure, sowie geringen Mengen weiterer sekundärer Gallensäuren.

Die Konzentration von Gallensäuren in Lebergewebe liegt demgegenüber 100fach höher. Insbesondere ist die primäre Cholsäure in der Leber mit 26,7% höher konzentriert als im Serum, wo sie nur 9,7% der Gesamtgallensäuren ausmacht. Der Anteil sekundärer Gallensäuren (Lithocholsäure und Desoxycholsäure) ist mit rund 31% geringer als im Serum. Die höhere intrahepatische Konzentration der primären Gallensäuren dürfte auf die Addition der in der Leberzelle neusynthetisierten Gallensäuren zu den aus dem Pfortaderblut reabsorbierten Cholansäuren zurückzuführen sein. Das Überwiegen der Chenodesoxycholsäure ist zumindest teilweise dadurch zu erklären, daß Cholsäure zu einem weit größeren Anteil in ihr sekundäres Umbauprodukt Desoxycholsäure umgewandelt wird.

Bei vier Patienten mit Leberkoma auf dem Boden einer Lebercirrhose konnten Gallensäurenanalysen im Serum durchgeführt werden. Die Gallensäurenuntersuchungen im Lebergewebe stammen von acht im Koma verstorbenen Patienten. Abb. 2 zeigt rechts die gefundenen Gallensäurenkonzentrationen, wobei die grauegetönten Säulen die Konzentrationen im Lebergewebe und die schwarzgefärbten Säulen den Gallensäurengehalt im Serum darstellen. Zum Vergleich sind die Werte beim Gesunden in der linken Bildhälfte dargestellt.

Im Serum ist die Gallensäurenkonzentration deutlich gesteigert, sie beträgt fast 4000 µg/100 ml, wobei die sekundären Gallensäuren, insbesondere die Desoxycholsäure anteilmäßig stark zurücktreten. Es dominiert die Chenodesoxycholsäure, die nicht nur absolut, sondern auch anteilmäßig zugenommen hat. Die Cholsäure zeigt einen geringeren Anstieg, so daß sie anteilmäßig verringert ist.

Im Lebergewebe ist der auffälligste Befund eine Verminderung der Gallensäurengesamtkonzentration auf fast die Hälfte der Werte beim Gesunden. Dies wird im Wesentlichen durch eine Reduktion der sekundären Gallensäuren und der Cholsäure hervorgerufen, während die Chenodesoxycholsäure im Vergleich zum Normalkollektiv zwar ebenfalls einen Rückgang der Konzentration zeigt, der jedoch weit geringer ist.

Besonders interessant erscheint die Tatsache, daß das Konzentrationsgefälle der Gallensäuren, das beim Gesunden von 1 g Leber zu 1 ml Serum rund 100:1 beträgt, bei den Patienten mit Coma hepaticum praktisch aufgehoben ist. Als Ursache hierfür sind eine Einschränkung der hepatischen Reabsorption von Gallensäuren aus dem Pfortaderblut und ein direkter Übertritt aus der Leberzelle ins Serum als Folge einer schweren Membranschädigung der Leberzelle anzusehen.

Die Sekretion in die Galle ist ebenfalls stark eingeschränkt und sogar aufgehoben, und wir haben dementsprechend bei früheren Untersuchungen im Stuhl solcher Patienten nie Gallensäuren nachweisen können.

Schließlich kommt als dritter pathogenetischer Mechanismus eine Einschränkung der Gallensäurensynthese in Frage, die von Vlahcecvec als Ursache der von ihm nachgewiesenen Verkleinerung des Gallensäurenpools bei Lebercirrhose angesehen wird. Offenbar ist in den vorliegenden Fällen diese Synthesestörung so ausgeprägt, daß trotz weitgehend sistierender Gallesekretion die Neubildung von Galle nicht mehr ausreicht um den Abstrom ins Serum zu kompensieren, so daß die Gesamtkonzentration im Lebergewebe absinkt.

Der relative Anstieg der Chenodesoxycholsäure, der den Ergebnissen von Carey sowie von Paumgartner u. Grabner entspricht, wird auf die Störung der 12-α-Hydroxylierung zurückgeführt. Bekannterweise erfolgt die Gallensäurensynthese im endoplasmatischen Reticulum bei Gesunden überwiegend durch die Hydroxylierung am Ringsystem und anschließend durch die Verkürzung der Seitenkette in den Mitochondrien. Bei Patienten im Präcoma oder Coma hepaticum scheint dagegen der Weg der Seitenkettenoxydation zu überwiegen, worauf die Bildung von Cholsäure nicht mehr möglich ist, da die 12-α-Hydroxylierung wahrscheinlich nur bei intakter Seitenkette erfolgen kann.

Schließlich sei noch bemerkt, daß von den sekundären Gallensäuren die Konzentration der Lithocholsäure im Lebergewebe und im Serum nicht verringert ist. Desoxycholsäure, als zweite sekundäre Gallensäure, war dagegen bei 5 von 8 Fällen im Lebergewebe überhaupt nicht mehr nachweisbar. Die Erklärung hierfür ist darin zu sehen, daß die bakterielle Dehydroxylierung der Chenodesoxycholsäure zu Desoxycholsäure infolge der sistierenden Gallesekretion im Darm nicht mehr stattfindet. Man müßte jedoch dann auch erwarten, daß die Lithocholsäure, die ja beim Menschen ebenfalls als sekundäre Gallensäure angesehen wird, gleichermaßen abnimmt. Ihr Vorhandensein könnte ein Hinweis darauf sein, daß beim Menschen unter den Bedingungen eines schweren Leberschadens die Synthese von Lithocholsäure in der Leber möglich ist. Dies würde bedeuten, daß auch die 7-α-Hydroxylierung nicht mehr regelrecht funktioniert.

Abbildungen nicht eingegangen.

Richter, E., Grün, M., Zilly, W., Brachtel, D., Kühn, H. A. (Med. Univ.-Klinik Würzburg): **Arzneimittelmetabolismus bei tierexperimenteller Cholestase**

Schaffner u. Popper diskutierten als biochemische Ursache für die Entstehung eines Cholestasesyndroms das Vorliegen eines hypertrophen, bezüglich des Arzneimittelabbaues aber hypoaktiven endoplasmatischen Reticulums in der Leberzelle [11]. Grundlagen für diese Hypothese ist die Beobachtung, daß bei menschlicher und tierexperimenteller Cholestase regelmäßig ein hypertrophiertes glattes endoplasmatisches Reticulum elektronenoptisch nachweisbar ist [11, 12]. In Tierversuchen findet sich unter diesen Bedingungen gleichzeitig ein verminderter Arzneimittelabbau [1]. Neben diesen Befunden läßt sich bei menschlicher und tierexperimenteller Cholestase eine stark erhöhte Cholesterinsynthese nachweisen [4, 5]. Eine verminderte Biotransformation für Cholesterin zu trihydroxylierten Gallensäuren könnte zu einem Überschuß an monohydroxylierten Gallensäuren führen, wie z. B. der Lithocholsäure, von der bekannt ist, daß sie die Galleexkretion sehr stark hemmt [2, 3, 7].

Auf diese Weise ließe sich durch ein hypoaktives glattes endoplasmatisches Reticulum bei erhöhter Cholesterinsynthese die Entwicklung eines Cholestasesyndroms erklären.

Eigene Untersuchungen zum Arzneimittelmetabolismus bei tierexperimenteller Cholestase lassen Zweifel an der Richtigkeit dieser Hypothese aufkommen.

Methodik

Als Versuchstiere dienten etwa 200 g schwere unter Standardbedingungen gehaltene Albinoratten vom Stamm FW 49 [Fa. Dr. K. Thomae, Biberach (Riss)]. Eine Cholestase wurde durch orale Applikation von 100 mg/kg ANIT (α-Naphthylisothiocyanat) ausgelöst.

Tabelle 1. *Hexobarbitalschlafzeit und maximale Hexobarbitaltoleranz bei Versuchstieren mit ANIT-Cholestase sowie bei zusätzlicher Phenobarbitalvorbehandlung*

Untersuchungsbedingungen	n	Hexobarbital-ST (min)	n	Hexobarbital-toleranz (mg/kg)	p
Kontrolle	20	41,6 ± 14,7	16	321 ± 89	
Phenobarbital	20	18,6 ± 4,1	—	—	
ANIT (72 Std nach 100 mg/kg)	15	96,4 ± 34,4	25	273 ± 48	< 0,025
ANIT + Phenobarbital	15	34,4 ± 3,9	19	351 ± 61	< 0,005

Phenobarbital vorbehandelte Tiere erhielten an 4 aufeinanderfolgenden Tagen 50 bis 80 mg/kg Phenobarbital i.p. in aufsteigender Dosierung.

Die Hexobarbitalschlafzeit wurde nach Injektion von 100 bzw. 150 mg/kg Evipan i.p. nach Angaben von Remmer gemessen. Die maximale Hexobarbitaltoleranz wurde durch kontinuierliche i.v. Infusion von 400 bis 600 mg/kg/Std bis zum Atemstillstand der Versuchstiere ermittelt. Cytochrom P 450 und NADPH-Cytochrom C-Reduktase wurden in der Leber nach Omura u. Sato [8] und Masters et al. [6] gemessen.

Ergebnisse

In Übereinstimmung mit Untersuchungen von Roberts u. Plaa [10] läßt sich bei Versuchstieren mit ikterischer ANIT-Cholestase eine deutliche Verlängerung der Hexobarbitalschlafzeit nachweisen, wobei im Maximum der Cholestase etwa 48 bis 72 Std nach ANIT-Applikation eine Verlängerung der Narkosedauer auf das 2- bis 3fache gemessen wird. Nach Abklingen der Cholestase normalisiert sich die Hexobarbitalschlafzeit (Tabelle 1).

Bei phenobarbitalvorbehandelten Versuchstieren ist die Narkosedauer nach Hexobarbitalapplikation zu allen untersuchten Zeitpunkten nicht nur kürzer als bei den mit ANIT behandelten Tieren, sondern auch gegenüber der bei normalen Kontrolltieren (Tabelle 1). Diesen Befunden entsprechend, findet man unter gleichen Untersuchungsbedingungen bei phenobarbitalvorbehandelten Versuchstieren eine beträchtlich erhöhte maximale Hexobarbitaltoleranz. Unter den Bedingungen der ANIT-Cholestase findet sich in der Leber der Versuchstiere nur eine gering verminderte NADPH-Cytochrom-C-Reduktaseaktivität, die nach zusätzlicher Phenobarbitalvorbehandlung in gleicher Weise ansteigt, wie bei normalen Kontrolltieren (Tabelle 2).

Gleiche Verhältnisse ergeben sich für die Konzentration von Cytochrom P 450 in der Leber. Geringfügige Verminderung bei Versuchstieren mit ANIT-Cholestase; starke Erhöhung wie bei Kontrolltieren nach Phenobarbitalvorbehandlung (Tabelle 2).

Diskussion

Unter den Bedingungen der ikterischen ANIT-Cholestase lassen sich in der Leber der Versuchstiere nahezu normale Aktivitäten für die NADPH-Cytochrom-C-Reduktase und ein nahezu normaler Cytochrom P 450-Gehalt nachweisen. Die Hexobarbitalschlafzeit und die maximale Hexobarbitaltoleranz sind jedoch unter diesen Bedingungen ganz erheblich verlängert bzw. eingeschränkt. Eine zusätzliche Phenobarbitalvorbehandlung führt — wie bei Kontrolltieren — zu einer Aktivierung des Arzneimittel-abbauenden Enzymsystems in der Leber mit deutlichem Anstieg des Cytochrom P 450-Gehaltes und der NADPH-Cytochrom-C-

Tabelle 2. *NADPH-Cytochrom C-Reduktase und Ccytochrom P 450-Gehalt der Leber bei Versuchstieren mit ANIT-Cholestase sowie bei zusätzlicher Phenobarbitalvorbehandlung*

Untersuchungs-bedingungen	n	NADPH-Cytochrom C-Reduktase (µMol Substrat/min/g Leber)		Cytochrom P 450		Hexo-barbital-ST (min)
				nMol/g Leber	nMol 100 g Körpergewicht	
Kontrolle	6	21,1 ± 3,8	92,4 ± 16	32,3 ± 5,6	141 ± 25	31 ± 7
Phenobarbital	5	32,3 ± 7,3	162,5 ± 42	55,0 ± 4,8	274 ± 29	17 ± 8
ANIT	7	16,5 ± 1,4	72,1 ± 7	26,7 ± 1,8	116 ± 8	46 ± 18
ANIT + Phenobarbital	6	30,1 ± 7,9	153,0 ± 44	45,6 ± 8,6	231 ± 50	18 ± 5

Reduktaseaktivität, mit einer verkürzten Hexobarbitalschlafzeit sowie mit einer eindeutig erhöhten maximalen Hexobarbitaltoleranz. Gleichzeitig aber führt eine Phenobarbitalvorbehandlung sowohl klinisch-chemisch als auch morphologisch zu einer wesentlich stärkeren Ausprägung der Cholestase als nach alleiniger ANIT-Applikation [9].

Diese Befunde sprechen dafür, daß bei Versuchstieren mit ANIT-Cholestase gegenüber normalen Kontrolltieren eine funktionelle Einschränkung des Arzneimittelabbaues vorliegt, die aber bei zusätzlicher Phenobarbitalvorbehandlung nicht mehr nachweisbar ist. Sie sprechen gegen eine wesentliche ätiologische Beteiligung des arzneimittelabbauenden Enzymsystems für die Entwicklung eines Cholestasesyndroms.

Literatur

1. Hutterer, F., Bacchin, P., Raisfeld, I., Schenkman, J. B., Scaffner, F., Popper, H.: Proc. Soc. exp. Biol. (N.Y.) **133**, 702 (1970). — 2. Javitt, N., Emerman, S.: J. clin. Invest. **47**, 1002 (1968). — 3. Javitt, N.: Amer. J. Med. **51**, 637 (1971). — 4. Kattermann, R., Reimold, W. V.: Acta hepato-splenol. (Stuttg.) **17**, 75 (1970). — 5. Kühn, H. A., Richter, E.: Med. Klin. **65**, 1 (1970). — 6. Masters, B. S. S., Williams, C. H., Kamin, H.: Meth. Enzymol. **10**, 565 (1967). — 7. Miyai, K., Price, V. M., Fisher, M. M.: Lab. Invest. **24**, 292 (1971). — 8. Omura, T. R., Sato, R.: J. biol. Chem. **239**, 2370 (1964). — 9. Richter, E., Grün, M., Kühn, H. A.: Verh. dtsch. Ges. inn. Med. **75**, 367 (1969). — 10. Roberts, R. J., Plaa, G. L.: Toxicol. appl. Pharmacol. **15**, 483 (1969). — 11. Schaffner, F., Popper, H.: Lancet **16**, 355 (1969). — 12. Schaffner, F.: Digestion **4**, 117 (1971).

Schlaak, M., Lehmann, H. (I. Med. Klinik Universität Kiel): **Prospektive Untersuchungen zur Hepatitisfrequenz nach HLM-Operationen mit Au(SH)-negativen Bluttransfusionen**

Das hepatitische Syndrom stellt eine gehäuft auftretende Komplikation nach Operationen am offenen Herzen dar, die als Transfusionsfolge angesehen wird. So berichteten Walsh et al. [1] über eine Hepatitismorbidität von 51%, Schricker et al. [2] über eine Hepatitisfrequenz von 31% nach Eingriffen am offenen Herzen. Ursächlich wird neben einer transfusionsbedingten Mononucleosis infectiosa und einer Cytomegalie vor allem eine Inoculation mit einem Virus der sog. Virushepatitis diskutiert. Da der Nachweis des Australia-Antigens nach den Krugmanschen [3] Untersuchungen offenbar eine Abgrenzung der akuten Hepatitis mit langer Inkubationszeit zu gestatten scheint, führten wir eine prospektive Studie zur Hepatitis nach Herz-Lungenmaschinenoperationen mit dem Ziel durch, den Hepatitistyp im Hinblick auf Inkubationszeit und die Merkmale Au(SH)-Antigen und

	Retrospektive Studie (1965–1969) Australia-Antigen im Spenderblut nicht untersucht		Prospektive Studie (seit 1.1.1971) Australia-Antigen negatives Spenderblut	
	Patienten	Hepatitis	Patienten	Hepatitis
Operationen am offenen Herzen	87	23	20	11
Operationen am geschlossenen Herzen u. an herznahen Gefäßen	58	0	7	0

Abb. 1. Hepatitismorbidität nach Herzoperationen

Au(SH)-Antikörper zu identifizieren. Weiterhin interessierte die Frage, ob auch nach der Aussonderung von Au(SH)-antigenhaltigem Blut, das von vielen Autoren als Infektionsquelle dieser Hepatitis mit langer Inkubationszeit angesehen wird, das Hepatitisproblem nach Herz-Lungenmaschinenoperationen noch von Belang ist.

In einer retrospektiven Studie waren unter 87 Patienten mit offenen Herzoperationen 23, d. h. 26%, in unserem eigenen Krankengut an einer Hepatitis erkrankt [4]. Im gleichen 5jahreszeitraum von 1965 bis 1969 wurde bei 58 Commissurotomien keine Hepatitis registriert (Abb. 1). Beide Patientengruppen waren in denselben Räumen vom selben Team operativ und postoperativ versorgt worden, so daß Kontaktinfektionen unwahrscheinlich sind. In der prospektiven Studie wurden regelmäßige Transaminasenkontrollen unmittelbar vor sowie in 14tägigen Abständen in den ersten 6 Wochen sowie in 4wöchigen Intervallen bis zum Ende eines halben Jahres nach der Operation durchgeführt. Außerdem wurde in gleichem zeitlichen Rhythmus nach dem Auftreten von Au(SH)-Ag und Au(SH)-Ak mit Hilfe der Überwanderungselektrophorese [5] gesucht. Schließlich konnte durch eigene Kontrollen ebenfalls mit der Überwanderungselektrophorese bestätigt werden, daß stets nur Au(SH)-Ag-negatives Vollblut transfundiert worden war. Das Resultat der prospektiven Studie ist eindeutig. Von 20 streng über mindestens ein halbes Jahr kontrollierten Patienten erkrankten immerhin 11, d. h. 55%, ein einem hepatitischen Syndrom, das nach klinischen und biochemischen Kriterien typisch verlief. Bei einem dieser Patienten ist inzwischen der Übergang in eine bioptisch gesicherte chronisch-aggressive Hepatitis eingetreten.

Ein weiterer Patient kam unter dem Bilde eines Leberversagens bei massiver Leberzellnekrose in Verbindung mit einer Pilzendokarditis ad exitum.

Um welchen Hepatitistyp handelt es sich bei unseren Patienten? Nach HLM-Operationen werden in der Initialphase nach der Operation stets Transaminasenerhöhungen beobachtet, die sich nach 1 Woche zurückbilden. Wir wissen nicht, ob dieser Transaminasenanstieg allein die Konsequenz operativer Verletzungen und zirkulatorischer Störungen ist. Hinsichtlich dieser postoperativen Frühphase nach Massivtransfusionen ist aber die Möglichkeit einer graft-versus-host-Reaktion in die differentialdiagnostischen Überlegungen miteinzubeziehen. Denn alle Patienten mit HLM-Operationen erhielten Blut, das zu 75% nicht älter als 5 Tage war, also im wesentlichen Frischblut mit Lymphocyten, die nach eigenen Untersuchungen die Fähigkeit zur Transformation und damit auch prinzipiell zur Auslösung einer graft-versus-host-Reaktion noch nicht eingebüßt haben [6].

Zwischen unmittelbarem postoperativen Transaminasenanstieg und dem eigentlichen hepatitischen Syndrom besteht ein hinsichtlich der Leber biochemisch

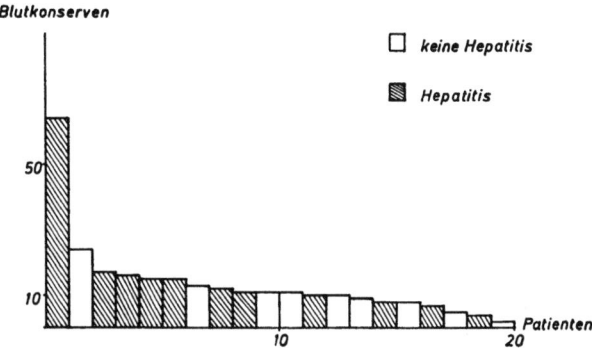

Abb. 2. Beziehungen zwischen der Anzahl transfundierter Vollblutkonserven und der Hepatitisrate bei Patienten mit HLM-Operationen

symptomenfreies Intervall. Die Inkubationszeit schwankte zwischen 29 und 104 Tagen. Sie betrug im Mittel etwa 70 Tage. Diese Hepatitisform ist deshalb nach den Verlaufsdaten als Hepatitis mit langer Inkubationszeit einzuordnen, die zu zwei Drittel ikterisch verläuft. Eine toxische oder primär immunologische Genese des späten hepatitischen Syndromes ist wegen des symptomenfreien Intervalles zwischen Eingriff und Auftreten der Hepatitis unwahrscheinlich. Vielmehr sprechen der Nachweis von Au(SH)-Ag und Au(SH)-Ak im postoperativen Verlauf zusammen mit der Klinik dafür, daß es sich um Hepatitiden mit einer langen Inkubationszeit im Sinne der sog. Virushepatitis handelt, wie sie insbesondere nach Bluttransfusionen beobachtet werden. Dabei fällt in unserem Kollektiv auf, daß
1. trotz der Gabe Au(SH)-Ag-negativen Blutes Au(SH)-Ag und Au(SH)-Ak nachgewiesen werden und 2. überraschenderweise häufiger Au(SH)-Ak als Au(SH)-Ag in der Überwanderungselektrophorese zu finden waren. Dabei ging der persistierende Antikörpernachweis der Hepatitis in Einzelfällen bis zu 6 Wochen voraus.

Die Beziehung zwischen der Zahl transfundierter Vollblutkonserven und der Hepatitisrate ist in der Abb. 2 dargestellt. Der Zusammenhang zwischen der Menge der applizierten Spendeeinheiten und der Hepatitisfrequenz ist offensichtlich. Nach Gabe von mehr als 15 Vollblutkonserven kam es mit einer Ausnahme stets zu einer Hepatitis.

Diese Befunde zeigen, daß z. Z. die Verwendung von in der Überwanderungselektrophorese geprüftem Au(SH)-Ag-negativen Blut hinsichtlich des Hepatitisrisikos nach HLM-Operationen nur eine Scheinsicherheit schafft. Vorab ist eine nennenswerte Senkung der Hepatitisrate nur von einer drastischen Reduktion der Zahl transfundierter Bluteinheiten zu erwarten. Aus diesen Befunden geht weiterhin hervor, daß das rechnerische Hepatitisrisiko pro Einzelblutkonserve unter den erwähnten Bedingungen bei 5 bis 6% einzuschätzen ist und daß die Wahrscheinlichkeit für das Vorhandensein von Au(SH)-Ag bzw. Au(SH)-Ak in Blutkonserven bei mindestens 8% liegt. Diese Angaben setzen voraus, daß Hepatitis und Au(SH)-Merkmale nur nach Inoculation eines in den transfundierten Blutkonserven enthaltenen Faktors entstehen.

Literatur

1. Walsh, J. H., Purcell, R. H., Morrow, A. G., Chanock, R. M., Schmidt, P. J.: J. Amer. med. Ass. **211**, 261 (1970). — 2. Schicker, K. Th., Ehler, R.: Med. Welt **22**, 999 (1971). — 3. Krugman, S., Giles, J. P.: J. Amer. med. Ass. **212**, 1019 (1970). — 4. Schlaak, M., Bernhard, A., Held, K., Jipp, P., Sachs, V., Schaefer, J.: Verh. dtsch. Ges. inn. Med. **77**, 1201 (1971). — 5. Pesendorfer, F., Krassnitzky, O., Wewalka, F.: Klin. Wschr. **48**, 58 (1970). — 6. Schlaak, M., Müller-Hermelink, H. K.: Über die Vitalität von Lymphocyten in Blutkonserven. 3. Arbeitstagung über Leukocytenkulturen. Tübingen 1972.

KAESS, H., HEINZMANN, D., KURZHALS, R. (Med. Univ.-Klinik Heidelberg):
Die Interferenz gastrointestinaler Hormone auf die Magensaftsekretion

Die Magensaftsekretion wird während der Nahrungsaufnahme durch verschiedene gastrointestinale Hormone beeinflußt, von denen bisher Gastrin, Sekretin, Cholecystkinin (CCK) und Enteroglucagon bzw. Glucagon charakterisiert sind. Die Stimulierung der Magensaftsekretion erfolgt über Gastrin sowie unter bestimmten Bedingungen durch CCK [1, 2]. Die Hormone mit einer hemmenden Wirkung auf die Magensaftsekretion sind Sekretin, CCK und Glucagon [3]. Grosmann postuliert einen Receptor an den Belegzellen, an denen die gastrointestinalen Hormone eine stimulierende oder eine kompetitiv bzw. nicht kompetitiv inhibierende Wirkung ausüben.

Im Gegensatz zu den zahlreichen Untersuchungen über den — im übrigen speciesverschiedenen — inhibierenden Effekt von Sekretin, CCK und Glucagon [3] liegen über die gleichzeitige Einwirkung dieser Hormone auf die Magensaftsekretion wie unter physiologischen Bedingungen zu erwarten ist, nur wenige tierexperimentelle [4] und klinische Beobachtungen vor. Diese Frage wurde an sieben Normalpersonen untersucht.

Den Personen wurde unter Röntgenkontrolle eine doppelläufige Sonde gelegt, deren distale Öffnung im kaudalen Duodenalknie und deren proximale Öffnung im Antrum lokalisiert wurde. Magensaft und Duodenalsaft wurden kontinuierlich manuell während der 15minütigen Vorperiode und der 210minütigen Versuchsperiode abgesaugt. Versuche, bei denen ein duodenaler Reflux nicht verhindert werden konnte, wurden nicht verwertet. Es wurden das Sekretionsvolumen, die HCl-Konzentration und die HCl-Sekretion bestimmt.

Zur Stimulierung der Säuresekretion verwendeten wir 1,0 µg/kg/Std Pentagastrin. Die erzielte Säuresekretion entsprach 74 bis 88% (m = 82) der maximalen Säuresekretion nach 6 µg/kg/Std Pentagastrin. Sekretin (Stockholm) verabreichten wir in einer Dosis von 0,25 E/kg/Std, Cholecystokinin (Stockholm) in einer Dosis von 0,5 E/kg/Std und Glucagon (Novo) in einer Dosis von 1,0 µg/kg/Std. Nebenwirkungen wurden nicht beobachtet.

In der 1. Versuchsanordnung betrug die HCl-Sekretion unter der Pentagastrininfusion 28,0 mval/Std. Unter der Einwirkung von Sekretin sank sie in den folgenden 60 min auf 25,3 mval/Std ($p < 0,01$) ab. Die zusätzliche Gabe von CCK verursachte ein weiteres Absinken der HCl-Sekretion auf 21 mval/Std ($p < 0,01$).

Dieser Effekt beruhte weitgehend auf einer Abnahme des Sekretionsvolumens während die HCl-Konzentration sich kaum veränderte. Prozentual sank die HCl-Sekretion unter Sekretin zwischen 2 und 19% (m = 10,7) und unter Sekretin und CCK um weitere 10 bis 23% (m = 14,7%) auf insgesamt 25,4% des Ausgangswertes ab.

In der 2. Versuchsanordnung kam es unter der Einwirkung von Sekretin zu einem Abfall von 25,8 mval/Std auf 22,8 mval/Std ($p < 0,005$). Die gleichzeitige Gabe von Sekretin und Glucagon brachte einen weiteren Abfall auf 18,6 mval/Std. Prozentual sank die HCl-Sekretion und das Sekretin zwischen 2 und 21% (m = 11,8) und unter Sekretin und Glucagon zwischen 8 bis 33% (m = 16,2) auf insgesamt 13 bis 40% (m = 28,0) des Ausgangswertes ab.

In der 3. Versuchsanordnung fiel die HCl-Sekretion unter Glucagon von 27,0 mval/Std auf 23,7 mval/Std ($p < 0,05$). Die kombinierte Wirkung von Glucagon und CCK ergab einen weiteren Abfall auf 19,6 mval/Std. Der prozentuale Abfall betrug unter Glucagon 12,3% und unter Glucagon und CCK insgesamt 27,4%.

Diese Befunde zeigen, daß die Verabreichung von 0,25 E/kg Sekretin eine geringe signifikante reproduzierbare Hemmung der submaximal stimulierten HCl-Sekretion von 10,7 bzw. 11,8% verursacht (Tabelle). Glucagon in einer Dosierung von 1,0 µg/kg/Std übt eine Hemmung von 12,3% aus. Die Kombination von Sekretin und Glucagon führt zu einer Inhibition von 28%, welche einer additiven Verstärkung des Hemmeffektes entsprechen dürfte. Für die Kombination von Sekretin und CCK bzw. Glucagon und CCK kann diese Frage nicht entschieden werden, da die alleinige Wirkung von CCK noch nicht untersucht wurde. Immerhin ist die Verstärkung der Inhibition durch CCK für Glucagon und für Sekretin gering und spricht ebenfalls eher gegen einen potenzierenden Effekt. Da entsprechende Befunde am Hund für Sekretin und CCK bei hoher Dosierung eine additive und bei niedriger Dosierung im Schwellenbereich eine potenzierende Hemmung der maximal gesteigerten HCl-Sekretion ergaben, bedarf diese Frage weiterer Klärung.

Die Inhibition der Magensaftsekretion ist eine Funktion der Dosierung von Stimulans und Inhibitor. So fanden Chey bei einer maximalen Pentagastrinstimulation (6 µg/kg/Std) von Normalpersonen nach rascher i.v. Injektion von 1 E/kg Sekretin bzw. CCK keine Hemmung, beobachteten aber bei einer Pentagastrinstimulation mit 0,12 µg/kg/Std mit derselben Sekretinmenge eine Inhibition von 50% [5]. Die von uns verwendete Dosierung von Pentagastrin, Sekretin und CCK könnte den Mengen entsprechen, welche bei der endogenen Stimulierung während der Nahrungsaufnahme freigesetzt werden. Eine HCl-Sekretion von 80% der maximalen Säuresekretion kann nach einer Probemahlzeit erwartet werden. Rune u. Worning [6] fanden nach maximaler endogener Stimulierung eine Bicarbonatsekretion, wie sie mit 0,5 E/kg/Std Sekretin (Stockholm) zu erzielen war. 0,5 E pro kg/Std CCK stellen einen Reiz dar, der etwa 20 bis 50% der maximalen exogen oder endogen stimulierten Enzymsekretion beträgt [7, 8]. Die Verabreichung von Sekretin und CCK in dieser Dosierung verursacht aber nur eine 25%ige Hemmung der submaximal pentagastrinstimulierten HCl-Sekretion. Da die Magensaftsekretion unter einer Fettmahlzeit und unter intraduodenaler HCl-Instillation über 60% gehemmt wird [9—11] besteht davon abgesehen, daß endogen größere Mengen von CCK und Sekretin als vermutet abgegeben werden, die Möglichkeit, der Einwirkung anderer, bisher noch nicht charakterisierter Substanzen (z. B. Bulbogastrone). Für die Klärung dieser Frage sowie des Problems einer gegenseitigen Beeinflussung der Hormonfreisetzung erscheinen die Entwicklung radioimmunologischer Bestimmungsverfahren für gastrointestinale Hormone sowie die Isolierung und Charakterisierung weiterer gastrointestinaler Hormone von großer Bedeutung.

Literatur

1. Berson, S. A., Yalow, R. S.: New Engl. J. Med. 284, 445 (1971). — 2. Wormsly, K. G.: Scand. J. Gastroent. 3, 632 (1968). — 3. Johnson, L. R., Grossman, M. I.: Gastroenterology 60, 120 (1971). — 4. Bedi, B. S., Debas, H. T., Wasunnar, A. E. O., Haxton, B. F., Gillespie, I. E.: Gut 12, 968 (1971). — 5. Chey, W. Y., Hiternant, S., Hendricks, J., Lorber, S. H.: Gastroneterology 58, 820 (1970). — 6. Rune, S. J., Worning, H.: Proc. 4. World Congr. of Gastroenterology 20.—28. 7. 1970, p. 333. Copenhagen 1970. — 7. Banwell, J. G., Northan, B. E., Cooke, W. I.: Gut 8, 380 (1967). — 8. Go, V. L. W., Hofmann, A. F., Summerskill, W. H.: J. clin. Invest. 49, 558 (1970). — 9. Windsor, C. W. O., Cockel, R., Lee, M. J. R.: Gut 10, 135 (1969). — 10. Johnstone, D., Duthie, H. L.: Lancet 1965 II, 1032. — 11. Johnstone, D., Duthie, H. L.: Gut 5, 573 (1964). — 12. Hanski, H., Soveny, Korman, M. G.: Gastroenterology 61, 62 (1971).

DÖRNER, M., LACKAS, S., KAESS, H. (Med. Univ.-Klinik Heidelberg): **Plasmagastrinkonzentration bei Normalpersonen sowie Patienten mit Erkrankungen des Magens, der Leber, der Nieren und des Pankreas**

Die Reindarstellung des aus der Antrumschleimhaut des Schweines gewonnenen Gastrins durch Gregory u. Tracy [1] führte zur Auffindung der Aminosäuresequenz und schließlich zu der Synthese von Gastrin [2]. Dadurch war es möglich einen Radioimmunoassay zu entwickeln, mit dem biologisch vorkommende Gastrinkonzentrationen im Blut und in Geweben bestimmt werden können [3].

Der Radioimmunoassay beruht auf folgendem Prinzip: Inkubiert man Jodmarkiertes Gastrin mit gastrinspezifischen Antikörpern, so bildet sich ein radioaktiver Antigen-Antikörperkomplex. Fügt man freies Gastrin, d. h. das zu untersuchende Serum hinzu, so wird markiertes Gastrin aus dem Komplex verdrängt und die zusätzlich frei gewordene Radioaktivität gemessen. Man benötigt also für den Assay neben reinem Gastrin einen Antikörper, der für Gastrin spezifisch ist, d. h. erstens keine Kreuzreaktionen mit den übrigen gastrointestinalen Hormonen zeigt, und zweitens der biologisch vorkommende Gastrinmolekül 100% erfaßt.

Bevor einige klinische Daten besprochen werden, sollen diese wichtigen Eigenschaften unseres selbst hergestellten Antikörpers kurz vorgestellt werden.

Es besteht eine strukturelle Verwandtschaft drei weiterer Hormone mit Gastrin. Die vier bzw. fünf C-terminalen Aminosäuren von Gastrin, Cholecystokinin-Pankreocymin, dem synthetischen, gastrinähnlichen Pentapeptid und von Caerulein sind völlig identisch. Es ist daher verständlich, daß ein Antikörper, der gegen Gastrin gerichtet ist, Kreuzreaktionen mit den übrigen Hormonen zeigen könnte, d. h. immunchemisch mit diesen reagieren könnte. Auf Abb. 1 ist ersichtlich, daß unser Antikörper für das Gastrinmolekül spezifisch ist. Schon bei weniger als 5 pg/ml beginnt das Gastrin als kompetitiver Hemmer zu wirken. Keine derartige Reaktion beobachten wir mit Pentagastrin und Secretin bis zu einer getesteten Konzentration von 10^4 pg/ml. Cholecystokinin zeigt einen Abfall der B/F ratio von ungefähr 50% bei einer Konzentration von 2×10^6 pg/ml. Diese Konzentration liegt weit außerhalb unseres Meßbereiches.

Verdünnen wir das Serum eines an einer perniziösen Anämie erkrankten Patienten, der einen erhöhten Gastrinspiegel hat, so besteht eine völlige Übereinstimmung der Verdünnungskurve des Serums mit der Standardkurve des synthetisch hergestellten menschlichen Gastrins. Vorausgesetzt, daß das Gastrinmolekül des perniziösen Kranken völlig mit dem der Normalperson übereinstimmt, so sind wir mit unserem Antikörper in der Lage dieses Molekül zu erfassen.

Unsere klinischen Ergebnisse sind auf Abb. 2 zusammengefaßt. Die Durchschnittswerte betragen bei 50 Normalpersonen 82 ± 58 pg/ml. 16 Patienten mit Duodenalulcer zeigen Werte von 79 ± 42 pg/ml. Diese Befunde schließen eine

Hypergastrinämie nicht aus. Es erhebt sich nämlich die Frage, ob normale Gastrinwerte bei vermehrter Säuresekretion, bzw. saurem pH, als Normalwerte anzusehen sind, wie es Yalow u. Berson kürzlich formuliert haben [4].

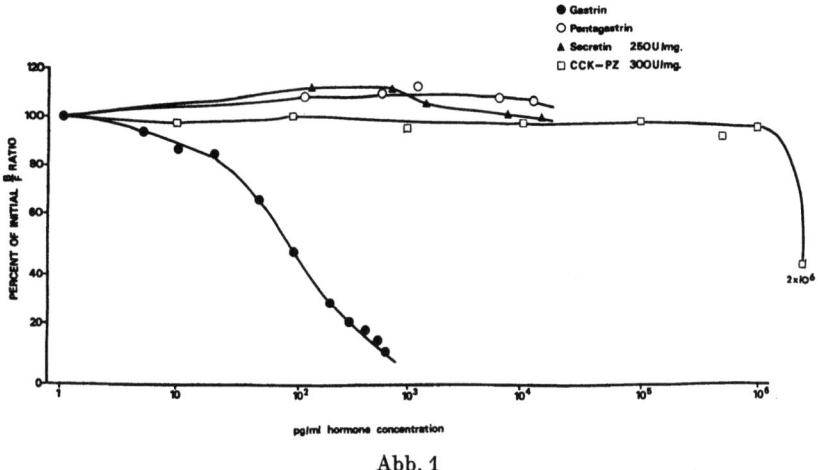

Abb. 1

Gastrinbestimmungen bei zehn Patienten mit portocavalem Shunt zeigen normale Werte. Diese Befunde stehen in Übereinstimmung mit tierexperimentellen Untersuchungen, die keine wesentliche hepatische Clearance des immunreaktiven Gastrins gebracht haben [5].

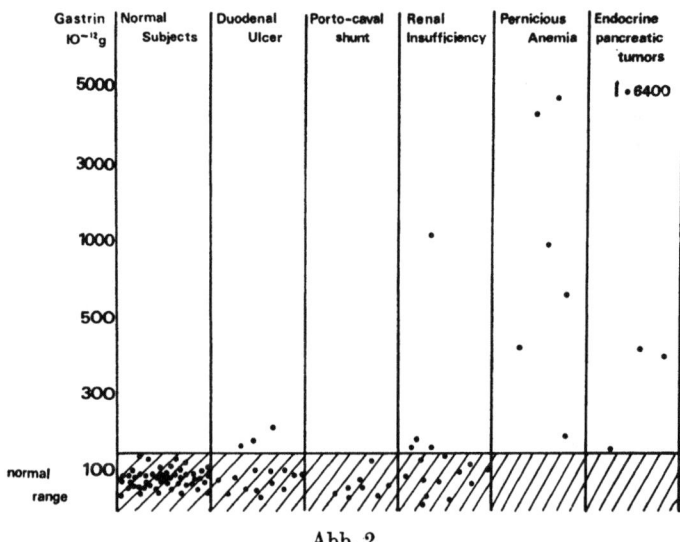

Abb. 2

Die Gastrinwerte bei Patienten mit terminaler Niereninsuffizienz sind insgesamt leicht erhöht mit 91 ± 71 pg/ml. Bei der Deutung dieser Befunde muß der Tatsache Rechnung getragen werden, daß einerseits bei vielen dieser Patienten ein latenter Hyperparathyreoidismus mit erhöhtem Gastringehalt in der Antrumschleimhaut vorliegt. Weiterhin muß angenommen werden, daß die renale Clearance von Gastrin weitgehend aufgehoben ist. Auf der anderen Seite ist bisher nicht geklärt, inwieweit die mit der Niereninsuffizienz einhergehenden metabolischen Veränderungen die Gastrinsekretion beeinflussen.

Von klinischem Wert sind die Gastrinbestimmungen bei perniziöser Anämie und beim Zollinger-Ellison-Syndrom. Nach Yalow u. Berson [4] können die Befunde bei Patienten mit Zollinger-Ellison-Syndrom als primäre Hypergastrinämie und die Befunde bei Patienten mit perniziöser Anämie als sekundäre Hypergastrinämie bezeichnet werden.

Die Sekretion von Gastrin ist nach Yalow u. Berson durch einen negativen Rückkopplungsmechanismus mit der Antwort ($=$HCl) des Erfolgsorgans (Belegzelle) verbunden. Die vermehrte HCl-Sekretion als Folge der Gastrin-induzierten Stimulation der Belegzelle inhibiert die Gastrinfreisetzung aus der G-Zelle.

Bei gastrinproduzierenden Tumoren ist dieser Rückkopplungsmechanismus aufgehoben (primäre Hypergastrinämie), während bei fehlender HCl-Sekretion die negative Rückkopplung aufgehoben und die Gastrinabgabe verstärkt ist (sekundäre Hypergastrinämie).

Dieser letzte Mechanismus könnte nicht nur für die Hypergastrinämie bei der perniziösen Anämie, sondern auch bei immunologisch bedingten atrophischen Gastritiden, sowie bei Patienten mit Achlorhydrie und normaler Magenschleimhaut verantwortlich sein.

Literatur
1. Gregory, R. A., Tracy, H. J.: Gut 5, 103 (1964). — 2. Anderson, J. C., Barton, M. A., Gregory, R. A., Hardy, P. M., Kenner, G. W., MacLeod, J. K., Preston, J., Sheppard, R. C., Morley, J. S.: Nature (Lond.) **204**, 933 (1964). — 3. Yalow, R. S., Berson, S. A.: Gastroenterology **58**, 1 (1970). — 4. Berson, S. A., Yalow, R. S.: New Engl. J. Med. **284**, 445 (1971). — 5. Clendinnen, B. G., Davidson, W. D., Lemmi, C. A., Jackson, B. M., Thompson, J. C.: Gastroenterology **58**, 935 (1970).

FEURLE, G., KETTERER, H., BECKER, H. D., FUCHS, K., CREUTZFELDT, W. (Med. Univ.-Poliklinik Heidelberg, Med. Klinik Universität Göttingen, Chirurg. Klinik Universität Göttingen): **Über den Einfluß vagaler Reize auf die Serumgastrinkonzentration beim Menschen**[*]

Die Frage, ob bei der vagalen Erregung der Magensaftsekretion auch Gastrin aus dem Antrum freigesetzt wird, oder ob der Nervus Vagus nur direkt die Belegzellen im Korpus des Magens beeinflußt, ist nicht geklärt.

Da jetzt eine direkte radioimmunologische Methode zur Gastrinbestimmung zur Verfügung steht [1, 2], wurde die Wirkung drei unterschiedlicher, vagaler Reize auf die Gastrinkonzentration im Serum an 20 Freiwilligen untersucht. Bei 7 von diesen wurde die Untersuchung ein zweites Mal mit Bestimmung der Magensaftsekretion durchgeführt.

1. „Psychische Stimulation". Vor 8 hungernden Probanden wurde eine appetitanregende Mahlzeit verzehrt.

2. 4 hungernde Probanden rochen, sahen, schmeckten und kauten eine appetitanregende Mahlzeit, die anschließend wieder ausgespuckt wurde (Scheinfütterung).

3. Bei 11 Personen wurden 14 Insulinhypoglykämieteste durchgeführt. Als Dosis wurden 0,15 E/kg i.v. verwandt.

---

[*] Mit Unterstützung der Deutschen Forschungsgemeinschaft.

Ergebnisse

In den Versuchen mit psychischer Stimulation und Scheinfütterung blieben die Serumgastrinkonzentrationen unverändert, während nach regulären Mahlzeiten die Gastrinwerte auf über das Doppelte anstiegen.

Nach Insulinhypoglykämie erfolgte ein Anstieg der Gastrinspiegel, der nach dem Friedmann-Test als signifikant anzunehmen ist ($\alpha < 0{,}01$).

Diskussion

Nach diesen Ergebnissen scheint es bei der cephalischen Phase der menschlichen Magensaftsekretion zu keinem Anstieg der Gastrinkonzentration zu kommen. Daraus läßt sich allerdings nicht schließen, daß Gastrin dabei keine Rolle spiele. Nach den Untersuchungen Olbes [3] ist der Effekt von Scheinfütterung auf die Belegzellen nur sehr gering, wenn die gesamte Gastrin-produzierende Mucosa entfernt worden ist. Bereits durch Zufuhr unterschwelliger, exogener Gastrindosen kommt es wieder zur Säuresekretion. Bei der cephalen Säurestimulation sind also sowohl basale Gastrinspiegel, wie sie auch in unserer Untersuchung gemessen wurden, als auch vagale Reize notwendig.

Der Befund, daß sich bei Insulinhypoglykämie Gastrin freisetzen läßt, ist bereits von einer Reihe anderer Untersucher beschrieben worden [4—8].

Es gibt Hinweise dafür, daß die Gastrinsekretion nach Insulinhypoglykämie dosisabhängig ist, bei geringerer Insulindosis konnte kein Anstieg der Gastrinspiegel festgestellt werden [9].

Von großem Interesse ist in diesem Zusammenhang auch der Befund Stadils [7], daß auch nach trunkulärer, kompletter Vagotomie bei Ulcuskranken durch Insulinhypoglykämie mit 0,2 E/kg noch Gastrin freigesetzt werden kann. Dieser Untersucher nimmt an, daß es auch einen nicht vagusabhängigen Mechanismus der Gastrinfreisetzung nach Insulinhypoglykämie gibt.

Zu erwähnen ist in diesem Zusammenhang auch der Bericht von Hansky et al. [8], die fanden, daß der Gastrinanstieg nach Insulinhypoglykämie (0,2 E/kg) sich noch verstärkt, wenn die entstehende Magensäure dabei neutralisiert wird. Ein solcher Rückkoppelungsmechanismus — Hemmung der Gastrinfreisetzung durch die gebildete Säure — ist seit langem bekannt [10].

Vagale Gastrinfreisetzung scheint also nach diesen Untersuchungen bei der ersten Phase der Magensaftsekretion nur sehr gering zu sein.

Die Gastrinfreisetzung bei dem klinischen Test der vagalen Funktion mit Insulinhypoglykämie ist wahrscheinlich von dem „interplay" von vagaler Reizstärke und der Hemmung der Gastrinsekretion durch die gebildete Säure abhängig.

Literatur

1. McGuigan, J. E.: Gastroenterology **54**, 1005 (1968). — 2. Feurle, G., Ketterer, H., Becker, H. D., Creutzfeldt, W.: Scand. J. Gastroent. (im Druck). — 3. Olbe, L.: Acta physiol. scand. **62**, 169 (1964). — 4. Ganguli, P. C., Elder, J. B.: Gut **12**, 861 (1971). — 5. Stadil, F., Rehfeld, J. F., Christiansen, P. M.: Effect of vagotomy on gastrin release by insulin. 5thConf. Gastroent., Aalborg 1971. — 6. Csendes, A., Walsh, J. H., Grossman, M. I.: Gastroenterology (im Druck). — 7. Stadil, F.: Scand. J. Gastroent. (im Druck). — 8. Hansky, J., Korman, M. G., Cowley, D. J., Baron, J. H.: Gut **12**, 959 (1971). — 9. Korman, M. G., Soveny, C., Hansky, J.: Scand. J. Gastroent. **6**, 71 (1971). — 10. Andersson, S., Olbe, L.: Acta physiol. scand. **61**, 55 (1964).

LORENZ-MEYER, H.*, BLUM, A., SEMENZA, G. (Biochem. Institut der ETH/ Zürich und Abt. für Innere Medizin, Triemlispital, Zürich, Schweiz): **Der Lactase, Phlorizin-Hydrolasekomplex des menschlichen Dünndarms**

Im Zusammenhang mit Untersuchungen über die Hemmung des intestinalen Zuckertransport durch Phlorizin beschrieb Diedrich 1968 [1] ein bis dahin nicht bekanntes Bürstensaum-gebundenes Enzym, welches Phlorizin in Phloretin und Glucose spaltet und das unter dem Namen ,,Phlorizinhydrolase" in die Literatur einging. Diese β-Glucosidase wurde zuerst von Malathi u. Crane [2] an Bürstensaumpräparationen des Hamsterdünndarms untersucht und charakterisiert. Anschließende Studien über die Beziehung der Phlorizinhydrolase zur sog. ,,neutralen" Lactase bei Hamster und Ratte deckten ein auffälliges konstantes Verhältnis zwischen beiden Enzymaktivitäten auf; so kann während der Präparation einer hochgereinigten Rattenlactase über alle Reinigungsstufen ein Verhältnis beider Aktivitäten von L:PhHy = 50:1 gefunden werden [3]. Ihr unterschiedliches Verhalten bei Hitzeexposition sowie die mangelhafte gegenseitige Hemmung bei Angebot beider Substrate (Lactose, Phlorizin) machen jedoch deutlich, daß es sich um zwei unterschiedliche katalytische Stellen handelt [4].

Ausgehend von diesen Befunden interessierte uns nun die Frage, ob sich auch beim Menschen eine Phlorizinhydrolaseaktivität in der Mucosa des Jejunums nachweisen läßt, welche Merkmale das Enzym charakterisieren und in welchem Verhältnis sie zur neutralen Lactase steht. Diese Untersuchungen sollten u. a. Aufschluß über die Frage geben, ob die enge Beziehung zwischen Phlorizinhydrolase und Lactase Ausdruck einer genetischen Kopplung beider Enzyme in einer Art Oligoenzymkomplex ist, ähnlich wie es für die intestinale Saccharase und Isomaltase beschrieben wurde [5].

Von 15 stationär behandelten Patienten in gutem Allgemeinzustand und ohne Zeichen gastrointestinaler Erkrankungen wurden aus dem oberen Jejunum unter röntgenologischer Kontrolle Biopsien mit einer Crosby-Kapsel gewonnen, von zwei weiteren Patienten konnten Mucosastücke während einer Laparatomie aus dem Jejunum entnommen werden. Ein kleiner Teil des Gewebes diente der histologischen Untersuchung, der Rest wurde bei − 20 °C bis zur biochemischen Verarbeitung gespeichert.

Nach Tauen und Homogenisieren des Gewebes in 0,9% NaCl wurden folgende Aktivitäten bestimmt: 1. Die Phlorizinhydrolase, modifiziert nach Malathi u. Crane [2] bei pH 6,0 durch Messung der freigesetzten Glucose mit der Hexokinase/Glucose-6-Phosph.-Dehydrogenasemethode; 2. die Lactase und 3. die Saccharase bei pH 5,8 durch Messung der freigesetzten Glucose mit der Tris-Glucose-Oxidasemethode. Das Protein wurde nach Lowry bestimmt.

Folgende allgemeine Merkmale der Phlorizinhydrolase des menschlichen Dünndarms konnten gefunden werden: Das pH-Optimum liegt bei pH 5, das KM des Enzyms beträgt $5 \cdot 10^{-4}$ M; der überwiegende Teil der Aktivität wird bei 150000 g in 60 min niedergeschlagen, was als Ausdruck einer Bindung der Enzymaktivität an Membranstrukturen gewertet werden kann.

Während Saccharase und Phlorizinhydrolase des menschlichen Dünndarms in keiner Beziehung zueinander zu stehen scheinen (r = 0,48), sind Lactase und Phlorizinhydrolase mit einer hohen Korrelation miteinander assoziiert (r = 0,93), das Verhältnis beider Aktivitäten zueinander (L:PhHy) beträgt 10:1 (s. Abb. 1). Bei vier Patienten mit einem auch klinisch (Lactosetoleranztest) erfaßten intestinalen Lactasemangel liegt ein entsprechender Phlorizinhydrolasenmangel vor.

Um nun eine Aussage über eine genetische Kontrolle der Lactase und der Phlorizinhydrolase des menschlichen Dünndarms machen zu können, ist eine

---

* Zur Zeit Med. Klinik Marburg.

Klärung der Frage notwendig, ob und in welchem Maße die Lactase an der Hydrolyse des Phlorizins in Homogenaten der Dünndarmmucosa beteiligt ist. Wäre nämlich die Lactase allein oder überwiegend für die Phlorizinspaltung verantwortlich, so wäre die hohe Korrelation zwischen Lactaseaktivität und Phlorizinspaltung bedeutungslos.

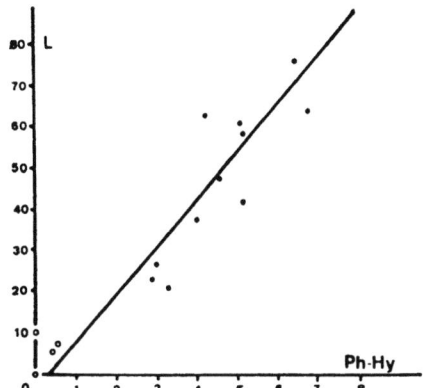

Abb. 1. Korrelation zwischen der Lactase (Abszisse) und der Phlorizinhydrolase (Ordinate) in Biopsien des menschlichen Jejunums (n = 15). Angegeben sind U/g Protein

Abb. 2 zeigt die Hitzeinaktivierung der Phlorizinhydrolase (●) und Lactase (○) in Homogenaten der menschlichen Dünndarmmucosa. Die Kinetik der Inaktivierung beider Aktivitäten ist eindeutig verschieden; die Annahme, daß der größte Teil der Phlorizinspaltung der Lactase zuzuschreiben ist, kann damit verworfen werden. Die Daten der Hitzeinaktivierung erlauben jedoch folgende Überlegung:

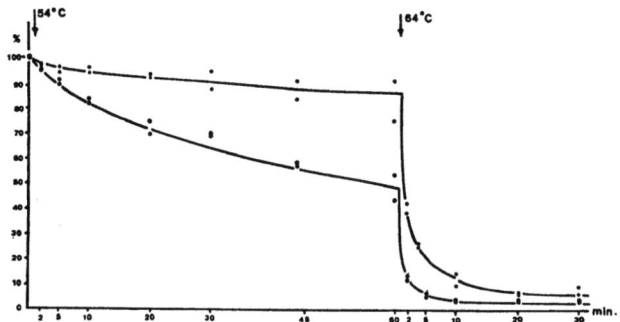

Abb. 2. Hitzeinaktivierung der Lactase (○)- und der Phlorizinhydrolasenaktivität (●) in Homogenaten des menschlichen Jejunums bei 54 °C und 63 °C in nichtlogarithmischer Darstellung. 0,05 M K-Phosphatpuffer, pH 6,0

Nimmt man an, daß unterhalb von 55 °C nur die Lactase meßbar temperaturempfindlich ist und daß der inaktivierte Teil der Phlorizinhydrolase bei 51 °C wie auch bei 54 °C der Lactase zugeschrieben werden muß, so zeigt die Abnahme der Aktivität der Phlorizinhydrolase bei Hitzeexposition im halblogarithmischen Maßstab den gleichen Verlauf, wie die Lactaseinaktivierung selbst. Daraus kann geschlossen werden, daß die Lactase für etwa 27% der Phlorizinspaltung verantwortlich ist und selbst etwa 2,7% Phlorizinhydrolaseaktivität hat. Die Tatsache, daß die Lactase Phlorizin, ein β-Glucosid, spaltet, überrascht nicht; es konnte vielmehr für die Ratten- und Hamsterlactase nachgewiesen werden, daß sie Cellobiose und zahlreiche andere β-Glucoside spaltet [3, 6].

Bei dem Versuch, beide Enzymaktivitäten durch ihr Verhalten bei Inkubation mit beiden Substraten gegeneinander abzugrenzen, wurde folgendes gefunden: Während Lactose beim nativen Dünndarmhomogenat einen geringen kompetitiven Hemmeffekt auf die Phlorizinspaltung ausübt, ist dieser Hemmeffekt nach teilweiser Hitzedenaturierung des Homogenates praktisch nicht mehr nachweisbar. Phlorizin übt dagegen bei der Spaltung der Lactose in jedem Fall einen eindeutigen kompetitiven Hemmeffekt aus. Diese Befunde unterstützen die Ergebnisse der Hitzedenaturierung.

Es lassen sich somit zwei katalytische Aktivitäten gegeneinander differenzieren: eine spaltet fast ausschließlich Phlorizin, die andere Lactose und in einem viel geringeren Maße auch Phlorizin. Auf Grund der vorliegenden Untersuchungsergebnisse kann nicht entschieden werden, ob beide katalytischen Stellen einem Proteinmolekül angehören oder ob zwei Moleküle durch nichtkovalente Bindungen miteinander verknüpft sind.

Diese und andere tierexperimentell gewonnenen Befunde über die Beziehung zwischen der intestinalen Lactase und Phlorizinhydrolase erinnern an die Saccharase und Isomaltase, welche ebenso in einem Komplex miteinanderverbunden sind [5].

Die physiologische Bedeutung der Phlorizinhydrolase des Menschen ist bislang völlig ungeklärt. Ein physiologisch relevantes Substrat des Enzyms mit β-glucosidischer Bindung ist bisher nicht bekannt. Ob nun ein Mangel dieses Enzyms, der nach unseren Untersuchungen beim relativ häufigen acquirierten Lactasemangel zu erwarten ist, seinerseits bestimmte pathologische Erscheinungsbilder zur Folge hat, ist z. Z. noch unbekannt. Hierüber werden die Ergebnisse laufender Studien Auskunft geben.

Literatur
1. Diedrich, D. F.: Arch. Biochem. Biophys. **127**, 803 (1968). — 2. Malathi, P., Crane, R. K.: Biochim. biophys. Acta (Amst.) **173**, 245 (1969). — 3. Schlegel-Haueter, S., Hore, P., Kerry, K. R., Semenza, G.: Biochim. biophys. Acta (Amst.) **258**, 506 (1972). — 4. Colombo, V., Lorenz-Meyer, H., Semenza, G.: In Vorbereitung. — 5. Kolinska, J., Semenza, G.: Biochim. biophys. Acta (Amst.) **146**, 181 (1967). — 6. Kraml, J., Kolinska, J., Ellederova, D., Hirsova, D.: Biochim. biophys. Acta (Amst.) (im Druck).

GHEORGHIU, TH., FROTZ, H., KLEIN, H.-J. (Med. Klinik u. Pathol. Institut der Universität Köln): **Experimentelle und klinische Untersuchungen zum Mechanismus der Carbenoxolonwirkung. 3. Einfluß von Carbenoxolon auf die Magen-Mucussekretion des Menschen**

Eine therapeutische bzw. protektive Wirkung des Carbenoxolons beim Magen-Darmulcus konnte sowohl durch klinische Doppelblindstudien als auch an Tiermodellen nachgewiesen werden. Makroskopisch schien dabei mehr Mucus gebildet zu werden [14], histochemisch ließ sich eine Vermehrung PAS-positiver Magenschleimhautzellen [14, 15] mit verlängerter Überlebenszeit [16] feststellen; somit war die Hypothese einer Erhöhung der Mucosaresistenz durch verstärkte Schleimsekretion naheliegend. Störungen dieses Widerstandsmechanismus bei medikamentös induzierten Ulcera sind u. a. für Cortison [17, 21], Aspirin [18], Phenylbutazon [19] und Indomethazin [20] bekannt und wurden auch beim menschlichen und experimentellen hepatogenen Ulcus von den Autoren nachgewiesen [1, 5, 7, 8, 10, 11].

Durch frühere eigene experimentelle Untersuchungen an Ratten konnte gezeigt werden, daß die protektive Wirkung des Carbenoxolons auf die Magenschleimhaut durch eine Erhöhung und qualitative Änderung der Mucussekretion bedingt ist. Es kommt dabei zu einer Zunahme der Magensaftmucosubstanzen (MSt) bis zu 400% der Ausgangswerte [6, 9, 12, 13].

Deutliche Hyperplasie und Hyperfunktion sowohl der neutralen als auch der sauren MSt-produzierenden Mucosazellen ließen sich histochemisch und ultrastrukturell als morphologisches Substrat dieser Veränderungen nachweisen [9, 12, 13].

Patientengut und Methodik

Aus einer sich z. Z. in der Auswertung befindlichen Gemeinschafts-Doppelblindstudie von über 1000 Fällen wurden 10 Carbenoxolon-behandelte Ulcuspatienten und 10 Kontrollen in das weiter beschriebene Untersuchungsprogramm aufgenommen. Die Diagnose war in allen Fällen röntgenologisch und endoskopisch gesichert. Die Dosierung der Wirksubstanz betrug 300 mg/Tag während einer Woche, dann 150 mg über 3 Wochen; die Verabreichung erfolgte beim Magenulcus in Tabletten, beim Ulcus duodeni in Kapseln. Der Magensaft wurde unter

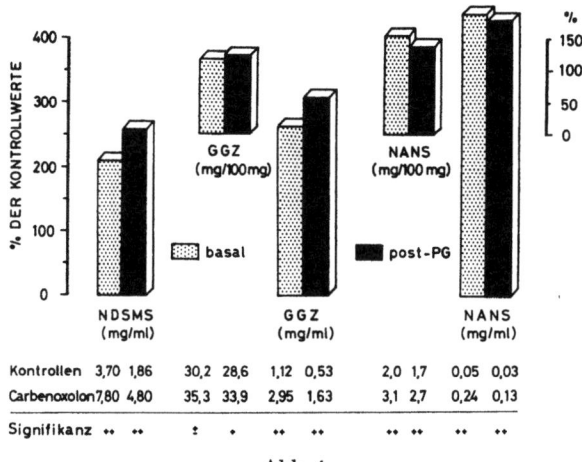

Abb. 1

basalen Bedingungen [2] 30 min und 60 min nach maximaler Stimulierung mit Pentagastrin (6 μg/kg Körpergewicht) entnommen und das Volumen sowie die Säurekonzentrationen in den 15 min-Fraktionen gemessen.

Aus den Proben wurden entsprechende Mengen klaren Saftes abgezweigt, die Mucosubstanzen im dialysierten Lyophilisat bestimmt und nach saurer Hydrolyse und Faktorenkorrektur [3, 4] die persilylierten Zucker gaschromatographisch aufgeschlüsselt [3]. Bioptisch entnommene Proben aus Korpus, Antrum und Bulbus wurden für histologische, histochemische und spätere elektronenmikroskopische Untersuchungen nach der üblichen Methodik aufgearbeitet.

Ergebnisse und Diskussion

1. *Magensaftmucosubstanzen.* Wie aus der Abb. 1 hervorgeht, kam es unter der Carbenoxolonbehandlung zu einer starken Erhöhung sämtlicher Parameter, sowohl im Basal- als auch im stimulierten Sekret: Mehr als eine Verdoppelung der nicht dialysierbaren Substanzen des Magensaftes (NDSMS), deutliche prozentuale Zunahme der gesamten gebundenen Zucker (GGZ) und Verdreifachung ihrer Konzentration. Bei normalerweise etwas niedrigen Ausgangswerten sind die Veränderungen denjenigen bei der Carbenoxolon-behandelten Ratte [9, 12, 13] entsprechend. Die Steigerung nicht nur der Konzentration sondern — wenn auch geringer — ebenfalls des prozentuellen Anteils der Zuckerwerte weist von vornherein auf eine zusätzliche qualitative Änderung der MSt hin.

2. *Nicht dialysierbare Zuckerkomponente.* Ähnlich wie beim Tier kommt es auch beim Menschen zu einer signifikanten Zunahme der Acetylneuraminsäure (NANS) und — etwas weniger ausgeprägt, obwohl ebenfalls deutlich — der Hexosamine (Abb. 2). Wir haben in früheren Arbeiten [8, 11] auf die Struktur-stabilisierende und adhäsivitätserhöhende Wirkung dieser Zucker im Glykoproteinmakromolekül als zusätzlichen chemisch-physikalischen Widerstandsfaktor hingewiesen.

3. *Magenschleimhautmucosubstanzen.* Auch hier tritt, wenn auch nicht so deutlich wie bei der über längere Zeit und mit höheren Dosen behandelten Ratten eine Vermehrung der neutralen und sauren Mucosubstanzen-produzierenden Zellen, aber auch als Ausdruck einer mucoiden Transformierung anderer Zellarten der Mucosa (wie wir es auch beim hepatogenen Ulcus zusammen mit Hübner elektronenmikroskopisch nachweisen konnten [11]) in Erscheinung. Beim Menschen sind besonders — wie auch von anderen Autoren beobachtet [14, 15] — die neutralen MSt betroffen, sowohl im Magenkorpus als auch im Antrum. Interessant ist die stark ausgeprägte Beladung mit neutralen und sauren MSt der Becherzellen in Bezirken mit intestinaler Metaplasie, die aber sicher auch durch Entzündungs- und Umbauvorgänge mitbedingt ist.

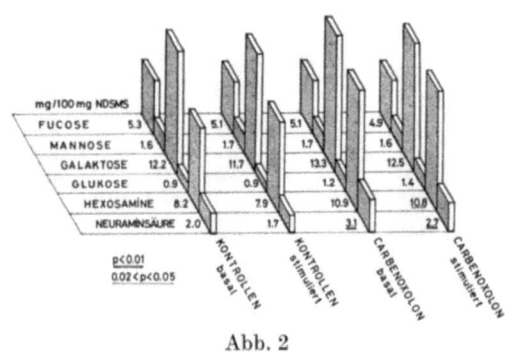

Abb. 2

Erwähnenswert sind besonders die Befunde an der Duodenalschleimhaut, wo außer den prall gefüllten Becherzellen streckenweise Zottenepithelien vorkommen, die eine deutliche apikale Sekretion saurer, neuraminsäurehaltiger und neutraler Mucosubstanzen erkennen lassen, ähnlich den Oberflächen- und Grübchenepithelien der Magenschleimhaut.

*

Die beschriebenen Ergebnisse unterstützen die Hypothese der magenprotektiven Carbenoxolonwirkung durch Erhöhung und qualitative Verbesserung der Mucussekretion, insbesondere der neuraminsäure- und hexosaminhaltigen stabilisierenden Zuckerkomponenten. Beim Menschen sind die Magensaft- und -schleimhautveränderungen dem Tier gegenüber etwas weniger ausgeprägt, was aber teilweise auch auf die natürliche Inhomogenität des klinischen Materials und die zwangsläufig geringere Dosierung zurückzuführen ist.

Literatur

1. Gheorghiu, Th., Klein, H. J., Frotz, H., Oette, K., Phlippen, R., Winterfeld, M.: Verh. dtsch. Ges. inn. Med. **75**, 619 (1969). — 2. Gheorghiu, Th., Frotz, H., Phlippen, R.: Med. Welt **21**, 1867 (1970). — Gheorghiu, Th., Oette, K.: J. Chromat. **48**, 430 (1970). — 4. Gheorghiu, Th., Oette, K., Baumann, V.: Z. Naturforsch. **25 b**, 829 (1970). — 5. Gheorghiu, Th., Klein, H. J., Frotz, H., Oette, K.: Abstracts of the 4th World Congress of Gastroenterology, p. 115. Kopenhagen 1970. — 6. Gheorghiu, Th.: In: Baron, J. H., Sullivan, F. M. (Eds.): Carbenoxolone sodium, p. 11, 113. London: Butterworthr 1970. — 7. Gheorghiu, Th., Frotz,

H., Klein, H. J., Phlippen, R.: In: Ammon, R., Ritter, U. (Hrsg.): Aktuelle Berichte auf dem Gebiet der Verdauungs- und Stoffwechselkrankheiten, S. 96. Stuttgart: Thieme 1971. — 8. Gheorghiu, Th., Klein, H. J., Frotz, H., Hübner, G.: In: Pfeiffer, C. J.: Peptic ulcer, p. 265. Kopenhagen: Munksgaard 1971. — 9. Gheorghiu, Th., Frotz, H., Klein, H. J.: Verh. dtsch. Ges. inn. Med. **77**, 511 (1971). — 10. Gheorghiu, Th., Frotz, H., Klein, H. J.: Rev. suisse Méd. **60**, 1368 (1971). — 11. Gheorghiu, Th.: Habilitationsschrift, Köln 1972. — 12. Gheorghiu, Th., Frotz, H., Klein, H. J., Hübner, G.: International Conference on Experimental Ulcer, Köln 1972 (im Druck). — 13. Gheorghiu, Th., Klein, H. J., Frotz, H., Hübner, G.: 9th International Congress of Gastroenterology, Paris 1972. (im Druck) — 14. Goodier, T. E. W.: In: Robson, J. M., Sullivan, F. M.: A Symposium on Carbenoxolone Sodium, p. 111. London: Butterworths 1968. — 15. Lipkin, M., Ludwig, W.: In: Robson, J. M., Sullivan, F. M.: A Symposium on Carbenoxolone Sodium, p. 41. London: Butterworths 1968. — 16. Lipkin, M.: In: Baron, J. H., Sullivan, F. M.: Carbenoxolone sodium, p. 11. London: Butterworths 1970. — 17. Menguy, R., Masters, Y. F.: Surgery **54**, 19 (1963). — 18. Menguy, R., Masters, Y. F.: Surg. Gynec. Obstet. **120**, 92 (1965). — 19. Menguy, R., Desbaillets, L.: Proc. Soc. exp. Biol. (N.Y.) **125**, 1108 (1967). — 20. Menguy, R., Desbaillets, L.: Amer. J. dig. Dis. **12**, 862 (1967). — 21. Robert, A., Nezamis, J. E.: Proc. Soc. exp. Biol. (N.Y.) **114**, 545 (1963).

SIEDE, W., ERB, W. (Zentrum Innere Medizin Universität Frankfurt, Abt. für Gastroenterologie): **Untersuchungen über die Fettverdauungsstörung bei Pankreasinsuffizienz**

Der Nachweis einer exkretorischen Pankreasinsuffizienz bereitet häufig erhebliche Schwierigkeiten. Auch die Stuhlfettanalyse erlaubt, selbst wenn eine Steatorrhoe nachweisbar ist, in der Mehrzahl der Fälle nicht eine Unterscheidung gegenüber primären Absorptionsstörungen. Dies ist darin begründet, daß bei Pankreasinsuffizienz meist nicht, wie man auf Grund der Pathogenese erwarten könnte, Triglyceride vermehrt im Stuhl ausgeschieden werden, sondern freie Fettsäuren, ebenso wie dies bei einer Absorptionsstörung der Fall ist. Das bedeutet, daß die Nahrungstriglyceride, die auf Grund des Mangels an Pankreaslipasen nicht gespalten worden sind und daher der Absorption entgingen, nachträglich durch einen anderen Mechanismus hydrolysiert werden.

Diese Triglyceridspaltung soll nach Creutzfeld u. a. durch die bakterielle Dickdarmflora verursacht werden. Der exakte Nachweis hierfür steht aber noch aus.

Wir führten deshalb mit Hilfe der von uns entwickelten dünnschichtchromatographischen Methode Stuhlfettanalysen bei drei Patienten mit klinisch gesicherter Pankreasinsuffizienz auf dem Boden eines histologisch nachgewiesenen Pankreascarcinoms (2mal) bzw. einer — ebenfalls operativ verifizierten — chronischen Pankreatitis mit Pankreascyste durch. Dabei nahmen wir zunächst eine Untersuchung nach üblicher mehrtägiger Vorbereitung mit einer 100 g Fett/Tag enthaltenden Kost vor. Danach wurde eine zweite Stuhlfettanalyse, nun aber nach 5tägiger Vorbehandlung mit 8 Mill. E Colistin und 2 g Nebacetin täglich, bei gleicher diätetischer Fettzufuhr, durchgeführt.

Abb. 1 zeigt die erhaltenen Ergebnisse.

In der linken Spalte sind die Befunde von 50 gesunden Probanden dargestellt. Es ist darauf hinzuweisen, daß die prozentuale Zusammensetzung der Lipidfraktionen, das „fäkale Lipidmuster", sehr konstant ist, im Gegensatz zu den „absolut" pro 24 Std ausgeschiedenen Mengen.

Die mittlere Spalte zeigt die Befunde bei den drei Patienten mit Pankreasinsuffizienz vor Antibioticagabe. Hier besteht eine starke Steatorrhoe. Dabei dominiert die Fraktion der freien Fettsäuren, die mit 60,1% auf fast das Doppelte des Normwertes anteilmäßig angestiegen ist. Die Triglyceride sind demgegenüber anteilmäßig nicht vermehrt.

Nach antibiotischer Behandlung in der beschriebenen Weise hat sich bei den gleichen Patienten (rechte Gruppe) bei nach wie vor starker Steatorrhoe die Ver-

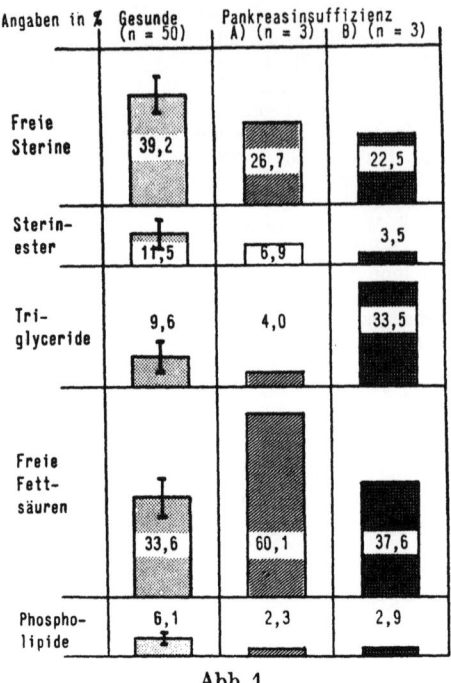

Abb. 1

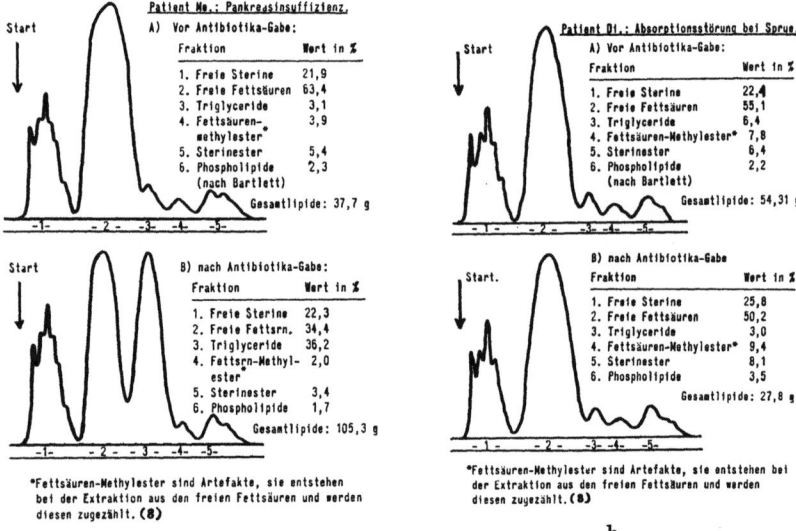

Abb. 2a u. b. Faeces-Lipidanalysen bei Gesunden und bei Pankreasinsuffizienz. A vor, B nach Gabe von Breitbandantibiotica

teilung der Lipide entscheidend verändert. Die freien Fettsäuren sind auf rund die Hälfte des Ausgangswertes zurückgegangen und liegen jetzt anteilmäßig im Normbereich, während die Triglyceridfraktion einen enormen Anstieg auf 33,5% zeigt, der offenbar auf Kosten der freien Fettsäuren erfolgt. Die beschriebenen Veränderungen sind alle hochsignifikant. Abb. 2a zeigt als Beispiel die Chromatogramme eines unserer Patienten vor und nach Antibioticagabe.

Führt man demgegenüber den gleichen Untersuchungsgang bei Patienten mit primärer Absorptionsstörung durch, so erkennt man, wie in Abb. 2b bei einem Beispiel von einheimischer Sprue, daß bei starker Steatorrhoe die hochgradige Vermehrung der freien Fettsäuren auch nach Antibioticagabe in unveränderter Weise weiterbesteht. Es kommt auch nicht zu einem Anstieg der Triglyceridfraktion.

Da nach unseren Ergebnissen nach Behandlung mit Colistin und Nebacetin die fäkale Triglyceridausscheidung auf Kosten der vorher dominierenden freien Fettsäuren bei Pankreasinsuffizienz stark ansteigt, bei Sprue — als Beispiel einer Absorptionsstörung — dagegen nicht, sind diese Unterschiede nur so zu erklären, daß durch die Antibiotica die intestinale Bakterienflora weitgehend zurückgedrängt worden ist. Infolgedessen wird auch die bakterielle Triglyceridspaltung gehemmt und die — primär ungespaltenen — Triglyceride erscheinen nun vermehrt in den Faeces. Damit ist die bisher nur vermutete Tatsache zu beweisen, daß die bei Pankreasinsuffizienz meist zu beobachtende Vermehrung der freien Fettsäuren durch bakterielle Hydrolyse primär ungespaltener Triglyceride zustande kommt. Darüber hinaus bietet dieses Verfahren auch die Möglichkeit, eine Pankreasinsuffizienz festzustellen und vor allem gegenüber einer primären Absorptionsstörung abzugrenzen.

Hotz, J., Minne, H., Ziegler, R. (Sektion für Gastroenterologie, Abt. für Innere Medizin, Endokrinologie und Stoffwechsel, Zentrum für Innere Medizin u. Kinderheilkunde, Universität Ulm): **Untersuchungen zu den Beziehungen zwischen exkretorischer Pankreasfunktion und Calciumhaushalt beim Menschen**

In früheren Untersuchungen konnten wir den stimulierenden Einfluß einer Hypocalciämie sowie den hemmenden Einfluß einer Hypocalciämie auf die basale und stimulierte Magensekretion des Menschen nachweisen (Hotz et al., 1971). In den vorliegenden Untersuchungen sollte deshalb der Einfluß akuter Veränderungen des Serumcalciumspiegels auf die stimulierte Pankreasfunktion des Menschen untersucht werden. Außerdem interessierte in diesem Zusammenhang die Wirkung von Calcitonin (CT) und einer akuten Hypermagnesiämie auf dieses Organ. Im einzelnen sollten folgende Fragen beantwortet werden:

1. Der Einfluß der akuten Hypercalciämie unter Secretin- und CCK-Pankreozymin (CCK-PZ)-Stimulation.

2. Der Einfluß der akuten ÄDTA-Hypocalciämie unter Secretin- und CCK-PZ-Stimulation.

3. Der Einfluß der akuten Hypermagnesiämie unter gleichzeitiger Secretin- und CCK-PZ-Stimulation.

4. Der Einfluß von Schweine- und menschlichem synthetischen CT unter gleichzeitiger Secretin- und CCK-PZ-Stimulation.

Neben der Sekretion von Bicarbonat, Trypsin und Amylase sollte die Ausscheidung von Calcium- und Magnesiumionen in den Duodenalsaft geprüft werden.

Material und Methodik

Die Untersuchungen wurden an insgesamt 43 pankreasgesunden Versuchspersonen beiderlei Geschlechts vorgenommen (Alter: 19 bis 55 Jahre, Durchschnittsalter: 33,5 Jahre): Den Probanden wurde das Duodenalsekret über eine doppelläufige Sonde nach Lagerlöf, deren Position im aufsteigenden Duodenalschenkel röntgenologisch geprüft war, zunächst in 2 bis 3 × 20 min-Portionen unter der jeweiligen Basisstimulation kontinuierlich abgesaugt. Weitere 3 bis 6 × 20 min-Fraktionen wurden unter und nach Gabe der Testsubstanzen gebildet.

Testsubstanzen: Ca^{++} (Calcium Sandoz), Na_2-ÄDTA (Merck), Mg^{++} (Magnorbin, Merck), Schweine-Calcitonin (Armour, USA) und menschliches, synthetisches CT (Ciba-Basel).

Chemische Bestimmungen: Im Duodenalaspirat bestimmten wir Bicarbonat titrimetrisch, Trypsin mit dem Substrat Benzoylarginin und Amylase mit der Stärkesubstratpufferlösung nach Haury. Die Ca^{++}- und Mg^{++}-Bestimmungen im Serum und Duodenalsaft erfolgten atomabsorptionsspektrophotometrisch. Das titrierbare Calcium nach ÄDTA-Gabe wurde titrimetrisch gegen Glyoxal-bis-2-Hydroxanil bestimmt.

Ergebnisse

1. Hypercalciämie unter Secretin- und CCK-PZ-Stimulation

Die durch Calciuminfusion (10 mg/kg/40′) hervorgerufene Hypercalciämie bis zu 7,1 mVal/l führte unter Secretinstimulation (1 E/kg/Std) zu einer signifikanten Steigerung der Ausscheidung von Trypsin und Amylase um das 2- bis 3fache des

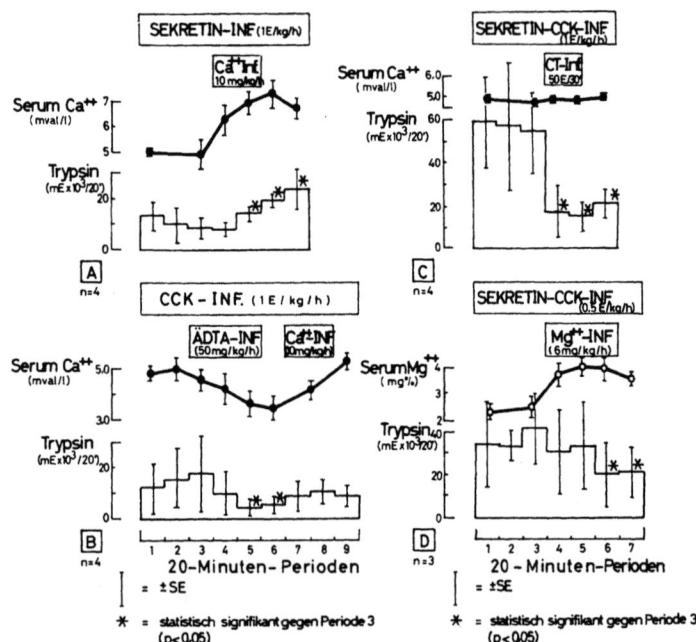

Abb. 1. Der Einfluß der akuten Hypercalciämie (A), der ÄDTA-Hypocalciämie (B), von Schweine-Calcitonin (C) und der akuten Hypermagnesiämie (D) auf die Trypsinsekretion des menschlichen Pankreas unter verschiedenen Stimulationsbedingungen

Ausgangsniveaus (n = 4, Abb. 1A), während unter CCK-PZ-Stimulation (0,5 E pro kg/Std) kein Anstieg registriert werden konnte (n = 4). Unter beiden Versuchsbedingungen blieb die Bicarbonatsekretion unbeeinflußt.

2. ÄDTA-Hypocalciämie unter Secretin- und CCK-PZ-Stimulation

Die i.v. Gabe von Na_2-ÄDTA (50 mg/kg/Std) führte zu einem Abfall des Serum-Ca^{++} um durchschnittlich 1,5 mVal/l. Hierdurch kam es sowohl unter Secretin (1 E/kg/Std) als auch unter CCK-PZ (1 E/kg/Std) zu einer markanten Hemmung der Enzymausscheidung (je 4 Probanden) um durchschnittlich 60 bis 70% der Ausgangswerte. Nach Normalisierung des Serum-Ca^{++} durch eine entsprechende Calciuminfusion (10 mg/kg/40′) kehrten die Enzymwerte nahezu zum Ausgangsniveau zurück. In beiden Fällen blieb die Bicarbonatausschüttung unverändert.

3. *Hypermagnesiämie unter Sekretin/CCK-PZ-Stimulation*

Die i.v. Gabe von Mg^{++} (6 mg/kg/Std) rief einen Anstieg des Magnesiumspiegels von $2,2 \pm 0,14$ auf $4,1 \pm 0,26$ mg-% hervor, während der Calciumspiegel signifikant um durchschnittlich 0,4 bis 0,5 mVal/l gegen Infusionsende abfiel. Unter submaximaler Stimulation mit Secretin/CCK-PZ in einer Dosierung von je 0,5 E/kg/Std zeigte sich hierbei ein signifikanter Abfall der Trypsinausscheidung um etwa 40% des Ausgangsniveaus erst gegen Versuchsende (n = 3, Abb. 1D). Unter Stimulation mit 1 E/kg/Std Secretin/CCK-PZ ließ sich diese Hemmung nicht nachweisen (n = 3).

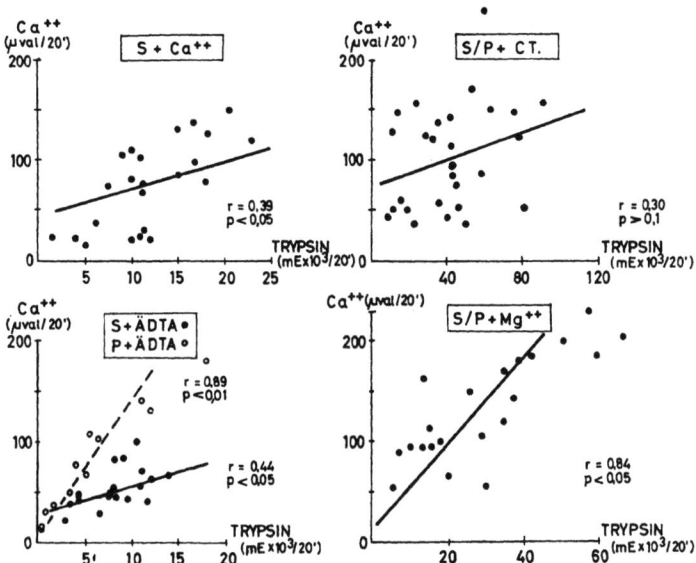

Abb. 2. Relation von Trypsin- und Calciumgehalt des Duodenalsafts bei Hypercalciämie, Hypocalciämie, Calcitoningabe und Hypermagnesiämie unter verschiedenen Stimulationsbedingungen (*S* Secretin, *P* CCK-Pankreozymin, *CT* Calcitonin, Dosierungen s. Text)

4. *Calcitonin unter Secretin/CCK-PZ-Stimulation*

Die i.v. Gabe von Schweinecalcitonin (50 MRCU/Versuchsperson/30 min) führte zu keiner meßbaren Beeinflussung des Serum-Ca^{++}. Es zeigte sich jedoch ein etwa 30 bis 40 min anhaltender stark inhibierender Effekt auf die Enzymsekretion mit einem Rückgang der Sekretionswerte bis zu 30% des Ausgangsniveaus (n = 4, Abb. 1C). Diese Hemmwirkung zeigte sich bis zu einer Dosierung von 2 MRCU CT. Dosen von 1 und 0,5 MRCU hatten einen geringeren Effekt, während Dosen unter 0,1 wirkungslos waren.

5. *Ca^{++}- und Mg^{++}-Ausscheidung im Duodenalsaft*

Bei den Hyper- und Hypocalciämie- wie auch bei den Hypermagnesiämieversuchen zeigte sich eine signifikante Korrelation zwischen dem Calcium- und Trypsingehalt des Duodenalsaftes (Abb. 2A, B u. D). Dagegen lagen die Calciumwerte unter CT-Gabe bei Rückgang der Enzymausscheidung unverändert hoch (Abb. 2C). Bei allen Versuchen (s. o. 1. bis 4.) ließ sich eine signifikante Korrelation zwischen den Calcium- und Magnesiumwerten im Duodenalsaft finden.

Diskussion

Die Ergebnisse lassen folgende Schlußfolgerungen zu:

1. Die akute Hypercalciämie stimuliert die Enzymausscheidung des menschlichen Pankreas nur unter Secretinstimulation, während eine potenzierende Wirkung von CCK-PZ auch unter submaximaler Stimulationsdosis durch die Hypercalciämie nicht nachweisbar ist.

2. Die ÄDTA-Hypocalciämie verursacht eine Hemmung der Secretin- und der CCK-PZ-Wirkung auf die Enzymsekretion.

3. Die Hypermagnesiämie übt nur einen schwachen inhibitorischen Effekt auf die Pankreassekretion des Menschen aus.

4. CT verursacht bei Normocalciämie eine starke Hemmung der stimulierten Enzymsekretion.

5. Unter den verschiedensten Stimulationsbedingungen besteht eine Korrelation zwischen Ca^{++}-, Mg^{++}- und Enzymausscheidung. Nur unter CT-Gabe ist diese Korrelation zugunsten des Calciums und Magnesiums gestört.

Neben möglicher direkter Vagusstimulation sowie endogener CCK-PZ-Freisetzung im Intestinum ist eine direkte Wirkung des Ca^{++} auf die Acinuszelle denkbar. Für letztere Annahme sprechen Untersuchungen von Robberecht u. Christophe, 1971, sowie von Case u. Clausen, 1971. Beide Untersuchergruppen fanden in vitro am Rattenpankreas eine Sekretionsabhängigkeit vom Calciumionenmilieu. Die von uns gefundene enge Korrelation zwischen Enzym- und Ca^{++}-Ausscheidung wurde auch von anderen Autoren unter Secretin- und CCK-PZ-Stimulation bei Hund und Mensch beobachtet (Zimmerman et al., 1967; Goebell et al., 1970) und legt den Schluß nahe, daß eine direkte Beteiligung des Ca^{++} an den Vorgängen der Enzymsekretion bestehen könnte. Ob hierbei das Mg^{++} durch den gleichen Mechanismus ausgeschieden wird, kann nicht gesagt werden.

Der schwache Hemmeffekt der Hypermagnesiämie auf die Enzymsekretion könnte möglicherweise auf der reaktiven mäßigen Senkung des Serum-Ca^{++} beruhen, da die Hemmung erst relativ spät eintritt und mit dem Abfall des Serum-Ca^{++} zeitlich zusammenfällt.

Der Wirkungsmechanismus des CT auf die exokrine Pankreasfunktion des Menschen muß ebenfalls unklar bleiben. Möglicherweise verursacht das Hormon durch vermehrten Ca^{++}-Ausstrom eine relative Ca^{++}-Verarmung der Acinuszelle, wodurch es zu einem relativ vermehrten Erscheinen von Ca^{++}- im Duodenalsaft kommt.

Literatur

Case, R. M., Clausen, T.: Acta endocr. (Kbh.) Suppl. **155**, 203 (1971). — Goebell, H., Bode, Ch., Horn, H. D.: Klin. Wschr. **48**, 1330 (1970). — Hotz, J., Minne, H., Ziegler, R.: Verh. dtsch. Ges. inn. Med. **77**, 501 (1971). — Robberecht, P., Christophe, J.: Amer. J. Physiol. **220**, 911 (1971). — Zimmerman, M. J., Dreiling, D. A., Rosenberg, I. R., Janowitz, H. D.: Gastroenterology **52**, 865 (1967).

STEFFEN, CH., GOEBELL, H., BALTZER, G., DÜRR, H. K. (Med. Univ.-Klinik Marburg): **Untersuchungen zum Hemmeffekt von Glucagon auf die Pankreassekretion des Menschen**

Die Hemmung der exokrinen Pankreassekretion durch Glucagon wurde verschiedentlich beschrieben [1, 2] und auch für die Therapie der akuten Pankreatitis zu nutzen versucht [3]. Über den Wirkungsmechanismus bestehen keine genaueren Vorstellungen. Glucagon hat einen hypocalcämischen Effekt [4]. Es ist in letzter Zeit beschrieben worden, daß die Enzymsekretion des Pankreas durch Hypocalcämie gehemmt [5], durch eine Hypercalciämie dagegen stimuliert wird [6].

Wir untersuchten den Hemmeffekt von Glucagon auf das exokrine Pankreas und interessierten uns vor allem für die gleichzeitigen Veränderungen des Serumcalciums.

Untersuchte Patienten und Methodik

Es wurden 19 gesunde Menschen mit einem Durchschnittsalter von 40 Jahren (11 Männer, 8 Frauen) untersucht. Nach 12stündigem Fasten wurde der Duodenalsaft mit einer doppelläufigen Lagerlöf-Sonde gesammelt. Im in 15 min-Fraktionen gewonnenen Saft wurden die Aktivitäten von Lipase, Trypsin und Chymotrypsin im kinetischen Test [7], Bicarbonat titrimetrisch und im Serum Glucose (o-Toluidinmethode) sowie Calcium (Atomabsorption) bestimmt. Die Pankreassekretion wurde durchgehend mit entweder einer Secretininfusion oder einer Secretin-Pankreozymininfusion (je 1 klin. E/kg/Std, GIH, Stockholm) stimuliert. Nach

Tabelle 1. *Mittelwerte aus dem Duodenalaspirat unter kontinuierlicher Infusion von Secretin bzw. Secretin-Pankreozymin und Glucagon (1 bzw. 5 mg/kg/Std). Die jeweils erste 15 min-Fraktion wurde nicht berücksichtigt (weitere Einzelheiten s. Text)*

	Secretininfusion (1 E/kg/Std)			
	Kontrolle	1 mg Glucagon	Kontrolle	5 mg Glucagon
Volumen (ml/min)	4,1	4,2	5,3	4,9
Bicarbonat (µval/min)	410	390	425	435
Trypsin (U/min)	87	58[a]	68	63
Chymotrypsin (U/min)	85	33[a]	38	16[a]
Lipase (U/min)	1800	700[a]	2270	700[a]

	Secretin-Pankreozymininfusion (je 1 E/kg/Std)			
	Kontrolle	5 mg Glucagon (initial)	Kontrolle	5 mg Glucagon (terminal)
Volumen (ml/min)	5,8	6,5	7,5	7,1
Bicarbonat (µval/min)	520	570	450	590[a]
Trypsin (U/min)	417	130[a]	570	210[a]
Chymotrypsin (U/min)	141	38[a]	175	64[a]
Lipase (U/min)	2800	970[a]	4000	2200[a]

[a] Werte unterscheiden sich signifikant von der Vergleichsperiode ($p < 0,05$, logarithmischnormale Verteilung).

einer Std wurden zusätzlich 1 bzw 5 mg Glucagon/75 kg / Std für eine weitere Stunde infundiert (n = 14). Bei 5 Personen wurden 5 mg Glucagon/75 kg / Std vom Beginn des Versuches an gegeben und nach einer Std weggelassen.

Ergebnisse

Durch die Infusion von Glucagon wurde die Ausscheidung von Volumen und Bicarbonat nicht signifikant gehemmt, unter dem kombinierten Secretin-Pankreozyminreiz war sogar eine Zunahme der Bicarbonatausschüttung zu beobachten. Die Enzymsekretion wurde dagegen weitgehend unabhängig von der Glucagondosis auf 30 bis 60% des Ausgangswertes gesenkt (Tabelle). Wurde Glucagon von Beginn an zusammen mit Secretin und Pankreozymin infundiert, war die Enzymsekretion von vornherein niedrig, um bereits in den ersten 15 min nach Ende der Glucagoninfusion anzusteigen. Abb. 1 zeigt das Verhalten von Blutglucose und Serumcalcium unter Glucagon. Gleichzeitig ist die Ausscheidung von Chymotrypsin dargestellt. Es zeigt sich kein Abfall des Serumcalciums, während der Blutzucker deutlich ansteigt.

Diskussion

Glucagon hemmt die Sekretion von Enzymen im Pankreas, hat jedoch nur einen geringen Effekt auf die Volumen- und Bicarbonatausschüttung. Diese Wirkungen erscheinen identisch mit denen, die Schmidt et al. [8] für den Effekt von Calcitonin auf das Pankreas beschrieben haben. Eine Veränderung des Calciums im Sinne einer Hypocalcämie, wie sie von Paloyan beschrieben wurde [4], konnten wir bei unseren Versuchen nicht beobachten. Möglicherweise war die Glucagongabe zu kurz. Auch Schmidt et al. [8] sahen keine Veränderung des Calciumspiegels durch Calcitonin im Versuchszeitraum von 1 bis 2 Std. Es fällt demnach schwer,

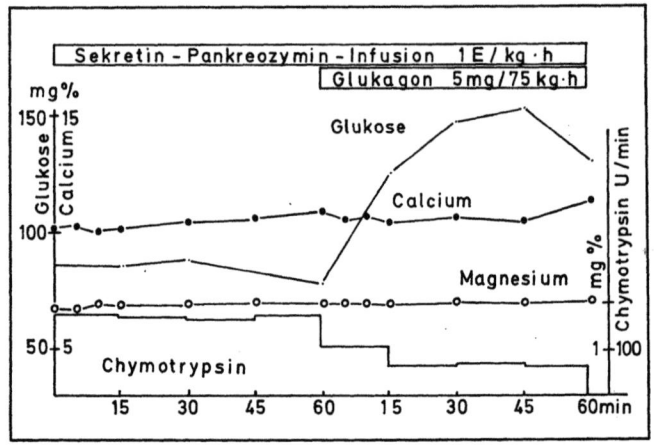

Abb. 1

den Effekt der Hormone auf das Pankreas über eine Hypocalcämie zu erklären. Avioli et al. [9] beschrieben, daß Glucagon in der Schilddrüse Calcitonin freisetzt. Es wäre demnach denkbar, daß Glucagon nicht direkt, sondern über Calcitoninfreisetzung auf das Pankreas wirkt. Um diese Möglichkeit zu prüfen, führten wir Versuche an anästhesierten Hunden durch. Der Hemmeffekt von Glucagon auf die Enzymsekretion ließ sich durch totale Thyreoidektomie jedoch nicht beseitigen [10]. Demnach wirkt Glucagon nicht auf dem Umweg über Calcitonin, möglicherweise aber direkt über eine Veränderung der Zellpermeabilität für Calcium mit intrazellulärer Calciumverarmung, was zu einer Hemmung der Enzymsekretion führen würde [11].

Literatur

1. Dyck, W. P., Rudick, J., Hoexter, B., Janowitz, H. D.: Gastroenterology **56**, 531 (1969). — 2. Dyck, W. P., Texter, E. C., Lasater, J. M., Hightower, N. C.: Gastroenterology **58**, 532 (1970). — 3. Knight, M. J., Condon, J. R., Smith, R.: Brit. med. J. **1971** II, 440. — 4. Paloyan, E., Paloyan, D., Harper, P. V.: Metabolism **16**, 35 (1967). — 5. Hotz, J., Minne, H., Ziegler, R.: Verh. dtsch. Ges. Verdau.- u. Stoffwechselkr., **26**, (1971). — 6. Goebell, H., Steffen, Ch., Baltzer, G., Schlott, K. A., Bode, Ch.: Dtsch. med. Wschr. **97**, 300 (1972). — 7. Bergmeyer, H. U. (Hrsg.): Methoden der enzymatischen Analyse, 2. Aufl. Weinheim: Verlag Chemie 1970. — 8. Schmidt, H., Desch, R.-H., Hüfner, M., Paschen, K., Creutzfeld, W.: Dtsch. med. Wschr. **96**, 1773 (1971). — 9. Avioli, L. V., Birge, St. J., Scott, S., Shieber, W.: Amer. J. Physiol. **216**, 939 (1969). — 10. Steffen, Ch., Goebell, H.: Unveröffentlichte Befunde. — 11. Case, R. M., Clausen, T.: Stimulus-secretion coupling in exocrine pancreas. II. The role of calcium ions. Abstract, 5th Scandinavian Conference on Gastroenterology, Aalborg (Dänemark) 1971.

BRAUN, H. J. (Med. Univ.-Klinik Tübingen): **Die Bedeutung der immunologischen Hämopexinbestimmung für die Diagnostik der hämorrhagischen Pankreatitis***

Bei intravasaler Hämolyse wird zirkulierendes Hämoglobin an Haptoglobin gebunden. Der gebildete Haptoglobin-Hämoglobinkomplex verläßt die Zirkulation und wird im RES abgebaut. Bei Fortbestehen der Hämolyse entsteht nach Verbrauch des verfügbaren Haptoglobins als Folge einer Dissoziation und Oxydation freien Hämoglobins Hämatin. Zirkulierendes Hämatin wird von Hämopexin und Albumin gebunden [2]. Die Elimination des Hämatins aus dem Intravasalraum erfolgt überwiegend oder ausschließlich in Form des Hämatin-Hämopexinkomplexes [3, 6, 12]. Erniedrigungen des Serumhämopexins sind bei der Hämolyse daher erst dann zu erwarten, wenn das zirkulierende Haptoglobin verbraucht ist [4]. Bei nichthämolytischen Erkrankungen kann es infolge verminderter Synthese (Leberkrankheiten) oder erhöhter Ausscheidung (Nierenkrankheiten) zu erniedrigten Hämopexinkonzentrationen im Serum kommen, ohne daß das Haptoglobinsystem beteiligt zu sein braucht [4, 12].

Ein anderer Mechanismus muß für die Hypohämopexinämie bei der hämorrhagischen Pankreatitis maßgebend sein. Eine entsprechende Beobachtung wurde in der Literatur bisher nur an Hand eines Einzelfalles mitgeteilt [15]. Im Folgenden soll daher über Serumhämopexinbestimmungen bei 17 Patienten mit entzündlichen Pankreaserkrankungen berichtet werden. Zur Deutung der Ergebnisse wurden in jedem Fall auch die Serumhaptoglobinkonzentration gemessen und auf das Vorhandensein von Methämalbumin (Hämatinalbumin) untersucht.

Methodik und Ergebnisse

Die Bestimmung der Serumhämopexinkonzentration erfolgte mit der radialen Immunodiffusion [11] auf Partigenplatten der Behring-Werke, Marburg, mit Antiserum vom Kaninchen gegen menschliches Hämopexin. Haptoglobin wurde mit der Peroxydaseaktivierungsmethode [10, 14] gemessen. Für den Methämalbuminnachweis kam die spektrophotometrische Methode nach Reduktion mit Dithionit [5] zur Anwendung.

Die wichtigsten Ergebnisse sind in der Tabelle zusammengefaßt. Von den 17 untersuchten Fällen zeigten 9 deutlich erniedrigte Serumhämopexinkonzentrationen trotz teilweise erheblich erhöhter Haptoglobinwerte. In dieser 1. Gruppe wurden nur zweimal normale Haptoglobinspiegel gemessen. Geringe Mengen von Methämalbumin ließen sich in acht Seren nachweisen. 8 von 9 Patienten wiesen eine teilweise erhebliche Anämie auf. Geringgradige Cholestasesymptome wurden fünfmal beobachtet. Alle 9 Fälle dieser Gruppe verliefen klinisch unter dem Bild einer akuten Pankreatitis bzw. eines akuten Schubes einer chronisch entzündlichen Form. Bei fast allen Patienten war der Krankheitsverlauf schwer und führte in 4 Fällen zum Tode. Ein 5. Patient (Ly., B.) dürfte eher seinem Grundleiden (Lymphosarkomatose) erlegen sein. Fünfmal konnte operativ oder autoptisch die Diagnose einer hämorrhagischen Entzündungsform z. T. mit Pankreaspseudocystenbildung, gesichert werden.

In der 2. Gruppe von 8 Patienten mit normalen Serumhämopexinkonzentrationen lag der Haptoglobinspiegel ebenfalls nur zweimal im Bereich der Norm, und war im übrigen immer erhöht. Geringe Mengen von Methämalbumin konnten in allen Seren nachgewiesen werden. Eine höhergradige Anämie wurde in dieser Gruppe nur einmal beobachtet. Cholestasesymptome bestanden bei 6 Patienten. Der Krankheitsverlauf war in der Regel weniger foudroyant. Einer der beiden letalen Ausgänge (Lu., M.) ließ sich mit Sicherheit auf ein anderes Grundleiden

---
* Mit Unterstützung der Deutschen Forschungsgemeinschaft.

zurückführen. Im 2. Fall (Jä., W.) war nicht zu entscheiden, ob sich die tödliche Sepsis auch ohne die chronische Pankreatitis entwickelt hätte. Hämorrhagischentzündliche Pankreasveränderungen konnten für keinen der Fälle dieser Gruppe wahrscheinlich gemacht werden.

Diskussion

Die Abgrenzung der hämorrhagischen Pankreatitis mit ungünstiger Prognose von der häufiger benigne verlaufenden interstitiell-ödematösen Form ist für die Klinik von großem Interesse. Abgesehen von einer Differenzierung nach der Schwere des klinischen Bildes sind absolut zuverlässige Parameter bis heute noch nicht bekannt. In den letzten Jahren wurden verschiedentlich Beobachtungen über das Auftreten von Methämalbumin im Serum bei hämorrhagischer Pankreatitis mitgeteilt [1, 7, 9, 13, 16]. Als Ursache wird eine intraabdominale tryptische Spaltung des in blutig-entzündlichem Exsudat enthaltenen Hämoglobins angenommen [13, 16]. Das entstehende Hämatin wird resorbiert und intravasal an Albumin gebunden. Im Gegensatz zu entsprechenden Befunden bei der Hämolyse

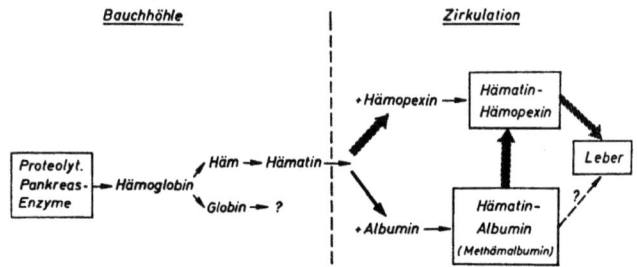

Abb. 1. Hämoglobinabbau und Hämatintransport bei hämorrhagischer Pankreatitis

sinkt der Haptoglobinspiegel nicht ab, da kein Hämoglobin freigesetzt wird [13, 16].

In den eigenen Untersuchungen konnte eine Differenzierung der beiden Pankreatitisformen auf Grund der Methämalbuminbestimmung nicht getroffen werden. Mit einer Ausnahme ließ sich in sämtlichen Seren beider Gruppen Methämalbumin in geringer Konzentration nachweisen. Dabei dürfte es sich mit großer Wahrscheinlichkeit um die Folge einer artefiziellen Hämolyse gehandelt haben, da kein Plasma, sondern Serum verwandt wurde und die Proben z. T. erst nach längerer Konservierung zur Untersuchung kamen. Durch Dissoziation und Oxydation wird aus Hämoglobin dann Hämatin frei.

Daß die Fälle mit gesicherter hämorrhagischer Pankreatitis keine höheren Methämalbuminkonzentrationen enthielten, ist schwieriger zu deuten. Hier bleibt zu bedenken, daß die Serumproben meist nicht im Initialstadium der Erkrankung gewonnen wurden. Das resorbierte Hämatin könnte daher zum Zeitpunkt der Untersuchung die Zirkulation bereits größtenteils wieder verlassen haben. Für diese Deutung spricht der Befund erniedrigter Hämopexinwerte in sämtlichen Fällen. Hämopexin besitzt eine vielfach höhere Affinität gegenüber Hämatin als Albumin [6, 8, 12]. Hämatin kann daher aus seiner Bindung an Albumin von Hämopexin befreit werden und verläßt überwiegend als Hämatin-Hämopexinkomplex die Zirkulation [3, 6, 12]. Es resultiert eine Erniedrigung der Serumhämopexinkonzentration (s. Abbildung). Daß diese nicht als Cholestasefolge aufzufassen ist [4], geht aus der etwa gleichen Häufigkeit diskreter Cholestasezeichen in beiden Krankheitsgruppen hervor (Tabelle). Die oft beobachtete Haptoglobinvermehrung beruht auf einer Synthesestimulation durch den Entzündungsprozeß [4].

Die Konstellation: niedriges Serumhämopexin und normales oder erhöhtes Haptoglobin weist demnach bei entsprechender Symptomatik auf die hämorrhagische Verlaufsform einer Pankreatitis hin. Dabei scheint die Hämopexinbestimmung in ihrer Aussagekraft dem Methämalbuminnachweis überlegen zu sein. Daß seltene andere mit intraabdominaler Hämatinfreisetzung einhergehende Krank-

Tabelle 1. *Untersuchungsergebnisse bei 17 Patienten mit entzündlichen Pankreaserkrankungen (Op. = Operation, Aut. = Autopsie)*

	Hämoglobin g%	Haptoglobin (34-154)mg%	Hämopexin (59-103)mg%	Cholestasezeichen	Diagnose (Verlauf)
Me., G. ♂ * 14.2.24	11,7	372	49	∅	Pankreaspseudozyste †(Aut)
Schmi.,W.♂ * 26.4.30	9,6	240	14	(+)	Akute Pankreatitis †(Op,Aut.) → Pseudozyste
Kreu.,H.♂ * 21.7.30	9,9	110	42	∅	Rezidiv. Pankreatitis alkohol. Leberzellschaden
Hoe., R.♂ * 18.11.36	16,1	132	37	(+)	Chron. rezidiv. Pankreatitis
Wo., Ch.♂ * 21.2.45	9,9	308	37	(+)	Akute Pankreatit. †(Op.,Aut.) hämorrhag. Form
Sei., G. ♂ * 11.2.46	8,4	671	40	∅	Akute Pankreatitis
Ga., R. ♂ * 13.10.49	10,5	344	43	(+)	Akute Pankreatitis †(Op,Aut) → Pseudozyste
Schrö., E.♀ * 3.11.49	10,6	327	45	(+)	Akute Pankreatitis Cholelithiasis
Ly., B. ♂ * 25.1.52	10,3	365	49	∅	Pankreasnekrose durch penetr. Ulcus duod., Lymphosark. †(Aut)
Lu., M. ♀ * 24.10.11	12,9	403	64	(+)	Chron. Pankreatit., Magen-Ca m. Infiltrat. → Pankreas †(Aut)
He., Au.♂ * 15.1.14	15,2	176	92	++	Chron. rezidiv. Pankreatitis Cholangitis
Wei.,Au.♂ * 28.6.24	16,5	228	76	+	Akute Pankreatitis, Cholelithiasis
Schm.,St.♂ * 19.7.26	14,4	282	75	(+)	Chron. Pankreat., Cholelithiasis
Bau., K. ♂ * 27.4.27	13,6	141	71	∅	Chron. rezidiv. Pankreatitis
Ki., D. ♀ * 15.12.28	16,1	104	79	(+)	Akute Pankreatitis
Kwi., A. ♂ * 4.2.41	13,5	314	96	(+)	Akute Pankreatitis
Jä., W. ♂ * 11.5.41	9,0	379	93	∅	Chron. rezidiv. Pankreat. †(Aut.) Sepsis

heitsprozesse zu ähnlichen Befunden führen können [1], schränkt den Wert beider Nachweismethoden nur dann ein, wenn die klinischen und laborchemischen Symptome der Pankreatitis nicht eindeutig sind.

Literatur

1. Anderson, M. C., Toronto, I. R., Needleman, S. B., Gramatica, L.: Arch. Surg. 98, 776 (1969). — 2. Braun, H. J.: Dtsch. med. Wschr. 96, 595 (1971). — 3. Braun, H. J.: Klin. Wschr. 49, 445 (1971). — 4. Braun, H. J., Aly, F. W.: Klin. Wschr. 49, 451 (1971). — 5. Chong, G. C., Owen, J. A.: J. clin. Path. 20, 211 (1967). — 6. Drabkin, D. L.: Proc. nat. Acad. Sci. (Wash.) 68, 609 (1971). — 7. Geokas, M. C., Weisman, R. A., Walberg, C., Pincus, I. J.: Gastroenterology 56, 1161 (1969). — 8. Heide, K., Haupt, H., Störiko, K., Schultze, H. E.: Clin. Chim. Acta 10, 460 (1964). — 9. Holub, K.: Wien. klin. Wschr. 78, 876 (1966). — 10. Jayle, M.-F.: Ann. Biol. clin. 1, 2 (1943). — 11. Mancini, G., Vaerman, J.-P., Carbonara, A. O., Heremans, J. F.: Prot. Biol. Fluids, 11th Coll., p. 370 (1963). Amsterdam: Elsevier 1964. —

12. Müller-Eberhardt, U.: New Engl. J. Med. **283**, 1090 (1970). — 13. Northam, B. E., Rowe, D. S., Winstone, N. E.: Lancet **1963 I**, 348. — 14. Nyman, M.: Scand. J. clin. Lab. Invest. **11**, Suppl. 39, 1 (1959). — 15. Sears, D. A.: J. Lab. clin. Med. **71**, 484 (1968). — 16. Winstone, N. E.: Brit. J. Surg. **52**, 804 (1965).

Fromm, H., Hofmann, A. F. (Med. Hochschule Hannover und Mayo Clinic, Rochester, USA): **Ein Vergleich von Funktionsproben des menschlichen Ileums**

Die Hauptfunktionen des Ileums bestehen in der Vitamin B_{12}-Absorption und Gallensäurenrückresorption. Durch die fast vollständige Rückresorption der Gallensäuren im Ileum wird ein sog. Gallensäurenpool aufrechterhalten, der eine micelläre Lösung der Fette im Dünndarm ermöglicht[1]: Im proximalen Dünndarm werden die Triglyceride durch die pankreatische Lipase in Fettsäuren und Monoglyceride gespalten, die mit den konjugierten Gallensäuren Micellen bilden. Die Micellen vermitteln die Fettabsorption. Nach Absorption der Fette im Jejunum wird der überwiegende Teil der konjugierten Gallensäuren ins Ileum transportiert und rückresorbiert [2]. Auch Vitamin B_{12} wird nach Bindung an den intrinsic factor im Ileum absorbiert [3].

Bei Erkrankung oder nach Resektion des Ileums kommt es oft zu klinisch manifesten Störungen der Gallensäuren-, Vitamin B_{12}- und Fettabsorption. Bei 14 Patienten mit einer Ileumresektion von weniger als 100 cm wurde die Häufigkeit dieser Störung untersucht. Als Kontrollgruppe dienten 18 gesunde Normalpersonen. Alle Funktionsproben wurden gleichzeitig ausgeführt und ihre Empfindlichkeit sowie Spezifität miteinander verglichen. Ergebnisse dieser Untersuchungen demonstrieren die klinische Anwendbarkeit und Aussagekraft der verschiedenen Funktionsproben des Ileums.

Die Versuchspersonen erhielten morgens in ein flüssiges Frühstück gemischt 10 μCu rindmarkiertes ^{3}H-Taurocholat, 10 μCu ^{14}C-Glycin-markiertes Glykocholat, 0,53 μCu ^{57}Co-markiertes Vitamin B_{12} und 2 μCu ^{57}CrCl^4 als nichtabsorbierbare Markierungssubstanz. Die Gallensäurenabsorption wurde nach drei Methoden bestimmt: Bei der ersten wurde die ^{3}H-Ausscheidung im 24 Std-Stuhl mit Hilfe des Packard-Verbrenners gemessen, bei der zweiten gleichzeitig die ^{31}C-Ausscheidung im Stuhl ebenfalls durch Verbrennung und bei der dritten die spezifische Aktivität von $^{14}CO_2$ in der Atemluft nach 2, 4, 6, 8, 12 und 24 Std [4].

Da das Tritiumisotop am Steroidring des Gallensäurenmoleküls bakteriell nicht verändert wird, läßt sich die Gallensäurenabsorption durch Tritiumanalyse im Stuhl ermitteln. Im Gegensatz dazu wird der ^{14}C-markierte Glycinanteil der Gallensäuren durch viele normalerweise im Colon und pathologischerweise auch im Dünndarm vorkommende Bakterien abgespalten und zu $^{14}CO_2$ oxidiert. Nach oraler Applikation vermischt sich das ^{14}C-Glycin-markierte Glykocholat mit den Gallensäuren des enterohepatischen Kreislaufs. Bei Gallensäurenmalabsorption, bei der die im Ileum nicht absorbierten Gallensäuren von den Bakterien des Colons angegriffen werden oder bei bakterieller Besiedlung des Dünndarms wird Glycin vom Steroidgerüst der Gallensäuren abgespalten. Die Oxidation des freigesetzten ^{14}C-Glycins kann entweder direkt im Darmlumen durch Bakterien erfolgen oder nach Absorption des intakten Glycinmoleküls durch Gewebsenzyme. In jedem Fall korreliert das Ausmaß der Gallensäurendekonjugation mit der spezifischen $^{14}CO_2$-Aktivität in der Atemluft. Durch gleichzeitige Bestimmung des ^{14}C-Isotops im Stuhl werden die im Ileum nicht rückresorbierten Gallensäuren erfaßt, deren Glycinanteil im Colon nicht zu CO_2 oxidiert worden ist [4].

Die Vitamin B_{12}-Absorption wurde durch den Schilling-Test mit der Messung der ^{57}Co-Ausscheidung im 24 Std-Urin bestimmt.

Die Ausscheidung der nichtabsorbierbaren Markierungssubstanz $^{51}CrCl^3$ wurde durch Radioaktivitätsmessung von 5 g-Stuhlproben in einem γ-Zähler ermittelt. Die ^{57}Co- und ^{51}Cr-Radioaktivität ließ sich im Urin bzw. Stuhl ohne Schwierigkeiten voneinander trennen.

Die Fettanalyse im 48- bzw. 24 Std-Stuhl erfolgte nach van de Kamer [5] bzw. Jover u. Gordon [6].

In Tabelle 1 sind die Untersuchungsergebnisse bei 14 Patienten mit einer Ileumresektion von weniger als 100 cm zusammengefaßt. Die verschiedenen Teste sind untereinander nach Häufigkeit positiver Ergebnisse angeordnet. Alle Patienten in dieser Gruppe hatten Gallensäurenmalabsorption, 10 hatten Vitamin B_{12}-Malabsorption und 7 eine Steatorrhoe. Der empfindlichste Test für Gallensäurenmalabsorption war die ^3H- oder ^{14}C-Bestimmung im Stuhl. Etwas weniger empfindlich war der bedeutend einfacher und schneller durchführbare Atemtest.

Tabelle 1

EMPFINDLICHKEIT DER FUNKTIONSPROBEN BEI 14 PATIENTEN MIT EINER ILEUMRESEKTION VON WENIGER ALS 100 CM.

Stoff	Untersuchungen	Bedingt positiv	Eindeutig positiv	Insgesamt positiv
Gallensäuren	^3H im Stuhl	2	12	14
	^{14}C im Stuhl	0	13	13
	$^{14}CO_2$ in der Atmung	0	10	10
Vitamin B_{12}	^{57}Co im Urin	4	6	10
Fett	Stuhlfett	0	7	7

3 von 4 Patienten mit einer Ileumresektion und einem negativen Atemtest hatten eine erhöhte ^{14}C-Ausscheidung im Stuhl. Durch gleichzeitige ^{14}C-Analyse im Stuhl konnte also ein falsch negativer Atemtest aufgedeckt werden. Als bedingt positiv wurden solche Ergebnisse bezeichnet, die zwar gegenüber der Kontrollgruppe abnorm waren, aber hinsichtlich der Vitamin B_{12}-Absorption im Grenzbereich lagen [7] oder im Hinblick auf die Gallensäurenausscheidung im Stuhl durch eine beschleunigte Darmpassage [8] hervorgerufen werden können.

Um die Spezifität der beschriebenen Teste zu ermitteln, wurden Patienten untersucht, bei denen keine Resektion oder nachweisbare Erkrankung des Ileums vorlag: 7 mit einer funktionell oder durch eine Colitis bedingten beschleunigten Darmpassage, 5 mit einer klinisch manifesten bakteriellen Besiedlung des Dünndarms und 3 mit einer durch eine Lebercirrhose oder Sprue hervorgerufenen Steatorrhoe. Die Ergebnisse dieser Untersuchungen sind auf Tabelle 2 zusammengefaßt. 5 von 7 Patienten mit einer beschleunigten Darmpassage hatten ähnlich wie 2 Patienten mit einer Ileumresektion nur eine leicht- bis mittelgradig erhöhte ^3H- oder ^{14}C-Ausscheidung im Stuhl. Im Gegensatz zu den Ileumresezierten schieden die Patienten mit einer beschleunigten Darmpassage die nichtabsorbierbare Markierungssubstanz schneller aus. Der Quotient $^3H/^{51}Cr$ oder $^{14}C/^{51}Cr$ war bei den Patienten mit einer beschleunigten Darmpassage bedeutend niedriger als bei Patienten mit einer Ileumresektion. Mit Hilfe der nichtabsorbierbaren Markierungssubstanz konnte also eindeutig unterschieden werden, ob die erhöhte Gallensäurenausscheidung Folge einer beschleunigten Darmpassage oder einer Funktionsstörung des Ileums war. Der Atemtest und die Proben der Vitamin B_{12}- und Fettabsorption waren bei allen Patienten mit einer beschleunigten Darmpassage normal.

Die Patienten mit einer bakteriellen Besiedlung des Dünndarms hatten bei normaler ^{3}H- und ^{14}C-Ausscheidung im Stuhl einen positiven Atemtest. Der Atemtest, der, wie wir vorher erwähnt, auch bei der Gallensäurenmalabsorption positiv ist, ließ sich also mit Hilfe der ^{14}C- oder ^{3}H-Ausscheidung im Stuhl differenzieren: War die ^{14}C- oder ^{3}H-Ausscheidung erhöht, so handelte es sich um Gallensäurenmalabsorption und war sie normal oder niedrig, so lag eine bakterielle Besiedlung des Dünndarms vor. Der Schilling-Test wurde nur bei 4 Patienten mit bakterieller Besiedlung des Dünndarms ausgeführt und war in 3 Fällen positiv. Diese 3 Pa-

Tabelle 2

SPEZIFITÄT DER FUNKTIONSPROBEN BEI VERSCHIEDENEN ERKRANKUNGEN UND FUNKTIONSSTÖRUNGEN DES DARMES

Untersuchungen	Ergebnis	Kriteria %d.Dosis in 24 h	Beschleunigte Darmpassage (n = 7)	Bakterielle Besiedlung d. Dünnd. (n = 5)	Steatorrhoe verschiedener Genese (n = 3)
^{3}H im Stuhl	Bedingt pos.	$>20 <50$	5	0	0
	Eind. pos.	>50	0	0	0
	Insges. pos.	>20	5	0	0
^{14}C im Stuhl	Pos.	>7	4	0	0
$^{14}CO_2$ Atmung	Pos.	$>1,6$ (+)	0	5	0
^{57}CO im Urin	Bedingt pos.	$>8 <12$	0	0	0
	Eind. pos.	<8	0	3 (=)	0
	Insges. pos.	<12	0	3 (=)	0
Stuhlfett	Pos.	>7	0	3	3

(=) Der Schillingtest wurde nur bei 4 Patienten mit bakterieller Besiedlung des Dünndarmes durchgeführt

(+) Prozent der Dosis in 4 h

tienten hatten auch eine Steatorrhoe. Die Patienten mit einer Steatorrhoe, die nicht im Zusammenhang mit einer Erkrankung oder Resektion des Ileums stand, hatten eine normale Gallensäuren- und Vitamin B_{12}-Absorption.

Zusammenfassung

1. Eine Funktionsstörung des Ileums nach Resektion läßt sich am besten durch Testung der Gallensäurenabsorption feststellen. Bestimmungen der Vitamin B_{12}- und Fettabsorption sind weniger empfindliche und spezifische Parameter der Ileumfunktion. Eine gering- bis mittelgradig erhöhte Gallensäurenausscheidung im Stuhl kann entweder primär durch eine Funktionsstörung des Ileums hervorgerufen werden oder sekundär durch eine beschleunigte Darmpassage. Eine Unterscheidung dieser Ursachen einer erhöhten Gallensäurenausscheidung ist mit Hilfe einer nichtabsorbierbaren Markierungssubstanz möglich.

2. Der ^{14}C-Glykocholat-Atemtest stellt bei gleichzeitiger Analyse der ^{14}C-Ausscheidung im Stuhl eine neue und zuverlässige Methode zur Diagnostik von Funktionsstörungen des Ileums dar.

Literatur
1. Hofmann, A. F.: Handb. Physiol. **6**, 2507 (1968). — 2. Dietschy, J. M.: J. Lipid Res· **9**, 297 (1968). — 3. Booth, C. C., Mollin, D. L.: Lancet **1959** I, 18. — 4. Fromm, H., Hofmann, A. F.: Lancet **1971** II, 621. — 5. van de Kramer, J. H., ten Bokkel Huinink, H., Weyers, H.-A.: J. biol. Chem. **177**, 347 (1949). — 6. Jover, A., Gordon, R. S., Jr.: J. Lab. clin. Med. **59**, 878 (1962). — 7. Jalan, K. N., Percy-Robb, I. W., McManus, J. P. A., Sircus, W.: Malabsorption, p. 291 (Girdwood, R. H., Smith, A. N., Eds.). Edinburgh: University Press 1969. — 8. Meihoff, W. E., Kern, F., Jr.: J. clin. Invest. **47**, 261 (1968).

MENGE, H., BLOCH, R., WARM, K., LORENZ-MEYER, H., RIECKEN, E. O. (Med. Univ.-Klinik Marburg): **Der Einfluß einer Hypophysektomie auf die Funktion und Morphologie der Dünndarmschleimhaut der Ratte**

Die Dünndarmschleimhaut ist ein plastisches Organ, das zu großer morphologischer und funktioneller Anpassung fähig ist. Nach vorliegenden Befunden in der Literatur [3] spielen bei der Regulation des Schleimhautaufbaus neben nutritiven und luminalen Faktoren hormonelle Einflüsse eine besondere Rolle. In früheren Untersuchungen konnten wir nachweisen, daß die Ausschaltung eines Dünndarmsegmentes aus der Passage der Ingesta zu einer hochgradigen Schleimhautatrophie mit schwerer Reduktion der spezifischen Funktionen führt [4] und damit die Bedeutung des lokalen Nahrungsangebotes unterstreichen. In der vorliegenden Untersuchung wurde nun nachgewiesen, daß es auch nach Hypophysektomie zu entsprechenden Veränderungen kommt. Damit wurden morphologische Befunde anderer Autoren bestätigt [1]. Uns kam es ferner darauf an 1. das Ausmaß dieser Veränderungen morphometrisch zu erfassen und 2. zu prüfen, inwieweit die aktive Resorption beeinträchtigt wird, da zu dieser Frage in der Literatur widersprüchliche Befunde vorliegen. 3. Interessierte die Frage, ob zwischen den morphologischen und funktionellen Veränderungen Beziehungen bestehen.

Zur Durchführung der Untersuchungen wurden 115 Ratten hypophysektomiert. Postoperativ verstarben 18 Tiere, weitere 58 verstarben im weiteren Verlauf oder waren nicht vollständig hypophysektomiert. Von den verbliebenen 39 Ratten wurden 4 Wochen post operationem 12 mit STH, 9 mit ACTH, 6 mit Thyroxin und 6 mit Gonadotropin über einen Zeitraum von 4 Wochen substituiert. 6 Tiere blieben ohne Substitution; weitere 14 nicht hypophysektomierte Ratten dienten als Vergleichstiere. Anschließend wurde die Resorptionskapazität für Glucose und Glycin mit Hilfe einer in vivo-Perfusionstechnik gemessen und die Dünndärme zur histologischen, morphometrischen und histochemischen Aufarbeitung entnommen.

Es wurden die folgenden Befunde erhoben. 8 Wochen nach Hypophysektomie hatte bei gleichen Ausgangsgewichten das Körpergewicht des Vergleichskollektivs deutlich zugenommen, das der operierten Tiere jedoch signifikant abgenommen. Makroskopisch war die Stärke der Dünndärme reduziert; histologisch waren die gesamte Dünndarmwand verschmälert, die Zotten und Krypten verkürzt. Dementsprechend ergaben die Meßwerte der mikroskopisch vermessenen Präparate eine hochsignifikante Höhenabnahme der Zotten [$\bar{x}$ (Versuchstiere) = 297,3 µ ± 15,1; $\bar{x}$ (Vergleichstiere) = 531,5 µ ± 10,7; $p \leq 0,005$] und Krypten [$\bar{x}$ (Versuchstiere) = 116,5 µ ± 2,8; $\bar{x}$ (Vergleichstiere) = 170,0 µ ± 6,6; $p \leq 0,005$]. Auch das Resorptionsepithel der hypophysektomierten Tiere war signifikant abgeflacht. Enzymhistochemisch war interessant, daß bei semiquantitativer Abschätzung und bei streng vergleichender Auswertung der Schnitte von Kontrollen und Versuchstieren eine generelle Reduktion der Enzymaktivitäten im Resorptionsepithel gefunden wurde. Mit diesen morphologischen und cytochemischen Befunden stand in Einklang, daß der Glucosetransport [$\bar{x}$ (Versuchstiere) = 1,2 mg/cm Darm · Std

± 0,2; x̄ (Vergleichstiere) = 2,1 mg/cm Darm · Std ± 0,1; p ≤ 0,005] und Glycintransport [x̄ (Versuchstiere) = 0,4 mg/cm Darm · Std ± 0,04; x̄ (Vergleichstiere) = 0,8 mg/cm Darm · Std ± 0,04; p ≤ 0,005] signifikant herabgesetzt waren und zwischen Zottenhöhen und Glucoseresorption (Abb. 1) sowie Glycinresorption (r = 0,900) eine hochsignifikante Korrelation bestand.

Diese durch den Globalausfall der Hypophyse induzierten Veränderungen ließen sich durch die Substitutionsversuche etwas näher differenzieren. Unter der Substitution mit STH und Thyroxin stieg das Körpergewicht wieder an, dagegen nicht nach ACTH und Gonadotropin. Ebenso fand sich eine signifikante Erhöhung der Zotten [STH-Substitution: x̄ (Versuchstiere) 364,8 μ ± 12,6; x̄ (Vergleichstiere) 297,3 μ ± 15,1; p ≤ 0,005. Thyroxinsubstitution: x̄ (Versuchstiere) 384,2 μ ± 10,8; x̄ (Vergleichstiere) 297,3 μ ± 15,1; p ≤ 0,005. Krypten (STH-Substitu-

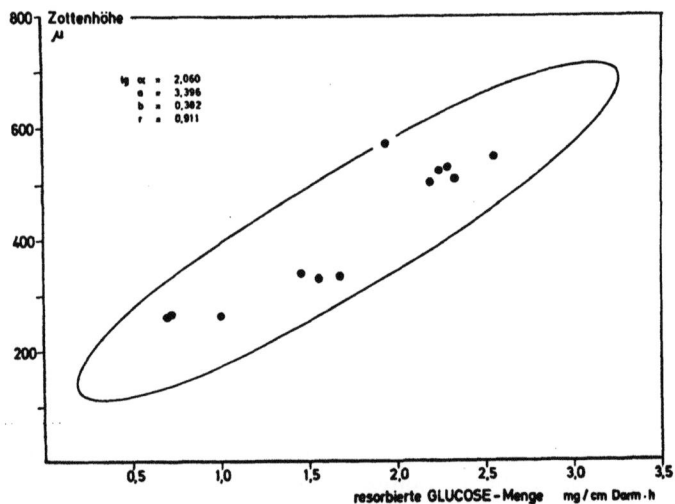

Abb. 1. Lineare Korrelation zwischen den gemessenen Zottenhöhen und der jeweils resorbierten Glucosemenge im Jejunum hypophysektomierter Ratten und entsprechenden Jejunalabschnitten eines Vergleichskollektivs

tion): x̄ (Versuchstiere) 150,3 μ ± 3,1; x̄ (Vergleichstiere) 116,5 μ ± 2,8; p ≤ 0,005. Thyroxinsubstitution: x̄ (Versuchstiere) 145,8 μ ± 1,8; x̄ (Vergleichstiere) 116,5 μ ± 2,8; p ≤ 0,005] und Epithelzellen.

Enzymhistochemisch waren sichere Veränderungen im Resorptionsepithel allerdings nicht nachzuweisen. Der aktive Transport war für Glucose unter STH- und Thyroxinsubstitution nur leicht, für Glycin jedoch signifikant erhöht, erreichte aber auch hier nicht die Vergleichstierwerte [Glycintransport unter STH-Substitution: x̄ (Versuchstiere) = 0,55 mg/cm Darm · Std ± 0,02; x̄ (Vergleichstiere) = 0,4 mg/cm Darm · Std ± 0,04; p ≤ 0,05. Glycintransport unter Thyroxinsubstitution: x̄ (Versuchstiere) = 0,66 mg/cm Darm · Std ± 0,03; x̄ (Vergleichstiere) = 0,4 mg/cm Darm · Std; p ≤ 0,005].

Aus den vorgelegten Befunden lassen sich folgende Schlüsse ziehen:

1. Nach Hypophysektomie findet sich eine signifikante Abnahme der Zottenhöhen und Kryptentiefen, sowie eine Höhenabnahme des Resorptionsepithels. Da Leblond u. Carriere [2] nachgewiesen haben, daß auch die mitotische Aktivität herabgesetzt ist, handelt es sich um eine Schleimhautveränderung vom hyporegeneratorischen Typ, d. h. um eine echte Schleimhautatrophie.

2. Diese Schleimhautatrophie geht histochemisch mit einer Herabsetzung der untersuchten Enzymaktivitäten parallel. Dieser Befund stimmt mit den von Nishikawara u. Gabrielson [5] biochemisch gemessenen reduzierten Aktivitäten der Hexokinase und Phosphatase überein.

3. Funktionell ist die atrophische Schleimhaut gekennzeichnet durch eine signifikante Minderung des aktiven Transportes.

4. Die Ergebnisse nach Substitution zeigen, daß das Zustandekommen dieser Schleimhautatrophie vorwiegend durch einen STH- und Thyroxinmangel bedingt ist. Mit diesen Befunden stimmt überein, daß Leblond u. Carriere [2] einen mitogenen Effekt dieser Hormone auf das Germinativepithel der Dünndarmkrypte nachweisen konnten.

5. Unsere Befunde sprechen nicht dafür, daß die Atrophie des Schleimhautorgans durch eine höhere funktionelle Reife des Resorptionsepithels bei verlängerter Zellebenszeit kompensiert wird, wie auf Grund der herabgesetzten mitotischen Aktivität vermutet werden könnte.

Literatur

1. Althausen, T. L.: Gastroenterology 12, 467 (1949). — 2. Leblond, C. P., Carriere, R.: Endocrinology 56, 261 (1955). — 3. Levin, R. J.: J. Endocr. 45, 315 (1969). — 4. Menge, H.: Z. ges. exp. Med. 153, 74 (1970). — 5. Nishikawara, M. T., Gabrielson, E.: Endocrinology 68, 855 (1961).

HEITMANN, P., DOMBROWSKI, H. (Med. Klinik der Universität Marburg): **Bedeutung und Differentialdiagnose gutartiger, ringförmiger Engen im Röntgenbild des distalen Oesophagus**

Ringförmige Engen im distalen Ende der Speiseröhre stellen den Kliniker oft vor wichtige diagnostische und therapeutische Probleme. Schon die ersten Beschreibungen von Ingelfinger u. Kramer sowie Schatzki u. Gary im Jahre 1953 ließen vermuten, daß es mehrere Formen solcher Ringe gibt. Intraluminale Druckmessungen, insbesondere wenn sie gleichzeitig mit Röntgen- oder röntgenkinematographischen Studien durchgeführt werden, können Auskunft über die funktionelle Bedeutung dieser Gebilde geben (Heitmann, Sokol, Wolf u. Cohen, 1966). Zusätzliche endoskopische und bioptische Befunde erlauben im Einzelfall eine präzise Definition. Unter Anwendung dieser Untersuchungsmethoden konnten wir 45 gutartige ringförmige Strukturen in folgende Hauptgruppen einordnen: der sog. Schatzki- oder untere Oesophagusring, der muskuläre oder Kontraktionsring und zwei Formen von annulären peptischen Strikturen der distalen Speiseröhre.

Der Schatzki-Ring, B-Ring oder untere Oesophagusring ist eine membranartige, konzentrische, glatt begrenzte, die Lichtung bei Prallfüllung scharf einschneidende Struktur. Es handelt sich um eine aus lockerem Bindegewebe gebildete Membran ohne entzündliche Komponente, deren craniale Oberfläche mit Speiseröhrenepithel und die caudale mit Magenschleimhaut ausgekleidet ist. Unterhalb dieses Ringes konnte immer eine meistens kleine Hiatushernie nachgewiesen werden. Oberhalb des B-Ringes konnte stets die Übergangszone zwischen Hernie und Oesophagus definiert werden, meistens in Form eines wirksamen Verschlusses, seltener als relativ unwirksamer Sphincter, ausnahmsweise ohne jegliche Verschlußtätigkeit und mit freiem gastro-oesophagealem Reflux. Die Schleimhaut oberhalb des Ringes war in der Regel normal, rückflußbedingte Symptome die Ausnahme. Dieser Ring ist nicht als eine lokalisierte peptische Struktur anzusehen, er ist meistens weit, verursacht keine Symptome und ist lediglich als Indikator für die Anwesenheit einer Hiatushernie anzusehen. In seltenen Fällen ist sein Innendurchmesser 12 mm oder weniger, es kommt dann zu intermittierender Dysphagie oder gar zur Einklemmung von festen Nahrungsstücken. Die Pathogenese dieses eigenartigen Gebildes ist völlig unklar.

Der muskuläre, Kontraktions- oder A-Ring hat eine völlig andere Bedeutung. Er ist am Übergang zwischen Hernie und Speiseröhre beim Beginn der Breipassage fast in jeder Hiatushernie andeutungsweise nachweisbar, dehnt sich dann aber im Laufe des Schluckaktes meistens vollkommen auf. Manometrisch entspricht er dem verlagerten und verkürzten gastro-oesophagealen Sphincter und zeigt ein entsprechend typisches Verhalten im Ruhezustand und bei Schluckakten. Er verursacht im allgemeinen keine Symptome. Nur bei einer sehr kleinen Anzahl von Hiatushernien ist dieser Muskelring hypertonisch, seine Dehnbarkeit ist dann stark eingeschränkt und er erscheint als breit aufsitzende, glatt konturierte, in ihrem Durchmesser wechselhafte Enge am oralen Ende der Hernie. Dieser hypertonische Muskelring, der episodische Dysphagie verursacht, ist stets mit einem diffusen Oesophagusspasmus vergesellschaftet.

Nach Gabe von reichlich flüssigem Kontrastmittel und entsprechender Lagerung können bei vielen Hiatusgleithernien von oral nach caudal der Muskel- oder A-Ring, der Schleimhaut- oder B-Ring und die Hiatusimpression während der Prallfüllung dargestellt werden.

Ringförmige peptische Strikturen als Endergebnis einer anhaltenden Rückflußoesophagitis unmittelbar oberhalb einer Hiatushernie im Bereich des chronisch entzündeten, mit Plattenepithel ausgekleideten terminalen Oesophagus sind eine ausgesprochene Seltenheit. Man sieht diese Art der Strikturen nach Oesophagogastrostomien, bei Sklerodermie der Speiseröhre oder nach einer Hellerschen Myotomie, kaum jedoch als echte Komplikation einer Hiatushernie mit Reflux. Von 18 vollständig von uns untersuchten peptischen Strikturen der unteren Speiseröhre waren 6 ringförmig, bei 6 von ihnen war in der Gegend der Stenose ein Ulcus oesophagi. Bei allen handelte es sich um ein sog. Barrett-Syndrom, ein Endobrachyoesophagus bei Auskleidung der distalen Speiseröhre mit Cylinderepithel (Heitmann, Strauszer u. Csendes, 1971). Entgegen der gängigen Meinung liegt eine peptische Oesophagusstenose beim Erwachsenen nicht am Übergang zwischen Hernie und Speiseröhre, sondern erheblich höher. Unterhalb der Striktur ist immer ein tubulärer, kontraktionsfähiger Abschnitt vorhanden, der sich nach Schluckakten durch eine peristaltische Kontraktion als Speiseröhre ausweist, aber mit heterotoper fundus- oder kardiaähnlicher Schleimhaut ausgekleidet ist. Eine Hiatushernie ist immer vorhanden, die eigentliche muskuläre Kardia, die meistens — aber nicht unbedingt — inkontinent ist und Rückfluß erlaubt, liegt einige Zentimeter nach caudal von der Striktur entfernt. Die Bedeutung dieser Erkenntnisse wird bei der chirurgischen Behandlung peptischer Stenosen in zunehmendem Maße berücksichtigt und die Eingriffe sind hierdurch sinnvoller und effektiver geworden.

Es gibt nicht *den* unteren Oesophagusring, sondern zumindest vier Formen gutartiger, ringförmiger Engen der unteren Speiseröhre. Sie treten alle in Zusammenhang mit einer Hiatusgleithernie auf und haben eine unterschiedliche prognostische und therapeutische Bedeutung. Eine genaue Definition eines solchen Ringes sollte unter Anwendung der verfügbaren diagnostischen Kriterien in jedem Fall angestrebt werden.

Literatur

Heitmann, P., Sokol, E. M., Wolf, B. S., Cohen, B. R.: Gastroenterology **50**, 737 (1966). — Heitmann, P., Csendes, A., Strauszer, T.: Amer. J. dig. Dis. **16**, 307 (1971). — Ingelfinger, F. J., Kramer, P.: Gastroenterology **23**, 419 (1953). — Schatzki, R., Gary, J. E.: Amer. J. Roentgenol. **70**, 911 (1953).

KANZLER, G., BECK, K., GRUNER, H. J., OTTENJANN, R., REMMELE, W., STRAUCH, M. (Deutsche Klinik für Diagnostik, Wiesbaden): **Rectoskopie als Vorsorgeuntersuchung?**

Der Dickdarmkrebs lag 1967 in der BRD nach Magen- und Lungenkrebs an 3. Stelle der Todesursachen an bösartigen Neubildungen und zeigte über die letzten 15 Jahre eine deutlich ansteigende Tendenz. Mit dem Alter nehmen Sterbefälle an Dickdarmkrebs stark zu, so entfallen beispielsweise bei 45- bis 50jährigen 10,4 und bei 65- bis 70jährigen 92,0 Todesfälle auf 100000 Einwohner, ein Anstieg auf das Neunfache bei einer Alterszunahme von 20 Jahren [15]. Etwa 70% aller Dickdarmcarcinome sind rectoskopisch erreichbar. Diese Zahlen beleuchten die Aktualität der anstehenden Fragestellung.

An der Deutschen Klinik für Diagnostik ist die Rectoskopie Bestandteil der Vorsorgeuntersuchung vom 50. Lebensjahr an. Darüber hinaus werden Rectoskopien je nach Einstellung des Erstuntersuchers oft auch bereits bei Vorsorgeuntersuchungen vom 40. Lebensjahr an und grundsätzlich bei Vorhandensein auch geringer ano-rectaler Beschwerden ausgeführt. Im folgenden soll über die dabei gewonnenen Erfahrungen berichtet werden.

Zur Vorbereitung genügten 1mal Klysmen. Der Zeitaufwand pro Untersuchung lag je nach Befund zwischen 5 und 30 min, im Schnitt bei etwa 15 min einschließlich Fotodokumentation und Polypabtragung.

Von April 1970 bis August 1971 wurden 1545 Frauen und 3855 Männer, insgesamt 5400 Patienten rectoskopiert. Polypöse Veränderungen fanden sich bei 494 Patienten, entsprechend 9,1% aller Rectoskopien. Der Anteil war bei Männern mit 11% wesentlich höher als bei Frauen mit 4,6%.

Mit dem Alter nahm der Prozentsatz polypöser Veränderungen bei Frauen und Männern bis zum 7. Jahrzehnt deutlich zu. Im Gesamtkollektiv zeigten sich bei bis zu 50jährigen nur 5,6% polypöse Veränderungen und 0,06% Carcinome, dagegen bei über 50jährigen 14% polypöse Veränderungen und 0,61% Carcinome. Invasive Carcinome wurden bei bis zu 40jährigen in 0%, bei 41- bis 50jährigen in 0,13%, bei 51- bis 60jährigen in 0,44%, bei 61- bis 70jährigen in 1,08% und bei über 70jährigen (geringe Fallzahl) in 0%, insgesamt in 0,3% aller Rectoskopien festgestellt.

Insgesamt fanden sich 385 Fälle mit adenomatösen Polypen, 52 mit adenovillösen Mischtypen, 39 mit villösen Polypen, 16 mit invasiven Carcinomen sowie je 1 Fall von Carcinoid und Leiomyom. Multiple Polypen zeigten sich bei 71 der 494 Patienten, entsprechend 14,4%. 3 von 54 villösen Polypen enthielten ein invasives Carcinom, entsprechend 5,6%.

Nur 9,5% aller Polypen war größer als 1 cm. Im einzelnen entfielen 64,5% auf die Größengruppe 1 bis 5 mm, 26% auf die Gruppe 6 bis 10 mm, 4% auf die Gruppe 11 bis 20 mm und 5,5% auf die Gruppe größer als 20 mm.

In der Größengruppe 1 bis 5 mm fanden sich fast ausschließlich adenomatöse Polypen, in der Größengruppe über 20 mm dagegen fast nur villöse Polypen und Carcinome. Adenovillöse Mischtypen nahmen eine Zwischenstellung ein (Abb. 1).

Der entscheidende Anteil von Carcinomen innerhalb der verschiedenen Größengruppen betrug 0,3% bei 1 bis 5 mm, 0,8% bei 6 bis 10 mm, 10% bei 11 bis 20 mm und 44% bei einer Größe über 20 mm.

Bei einer getrennten Auswertung von Vorsorgeuntersuchungen an beschwerdefreien Patienten einerseits und gezielten Untersuchungen an Patienten mit anorectalen Beschwerden andererseits zeigte sich, daß der Prozentsatz polypöser Veränderungen in beiden Gruppen mit 9 bzw. 9,2% keine signifikanten Unterschiede aufweist. Allerdings fanden sich bei gezielten Untersuchungen prozentual doppelt

	bis 5 mm		6 - 10 mm		11 - 20 mm		> 20 mm	
	n	%	n	%	n	%	n	%
Adenome	299	92,3	81	61,4	8	40	0	0
Mischtypen	15	4,6	34	25,8	3	15	2	7,5
villöse Polypen	9	2,8	16	12,1	7	35	13	48
Karzinome	1	0,3	1	0,7	2	10	12	44,5
S u m m e	324	100,0	132	100,0	20	100	27	100

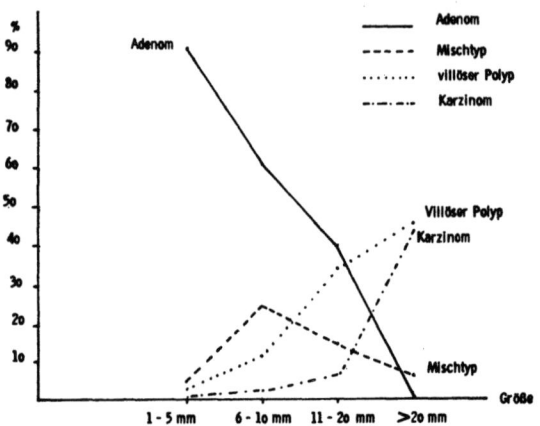

Abb. 1

so viele Carcinome, nämlich 0,4% gegenüber 0,2%. Insgesamt fanden sich unter den 16 Carcinomträgern 5 vollständig beschwerdefreie Patienten (Tabelle).

Praktisch wichtig ist die Frage nach der Effektivität der digitalen Untersuchung in unserem Krankengut: Von den rectoskopisch festgestellten polypösen

Tabelle 1

	Vorsorge 2655 = 100 %	Gezielt 2745 = 100 %
Adenome	187 = 7,04 %	198 = 7,2 %
Mischtypen	30 = 1,13 %	22 = 0,8 %
villöse Polypen	17 = 0,64 %	22 = 0,8 %
Karzinome	5 = 0,2 %	11 = 0,4 %
Karzinoid	1	
Leiomyom	1	
Gesamt	241 = 9 %	253 = 9,2 %

Polypöse Befunde bei Vorsorgeuntersuchungen und gezielten Untersuchungen

Veränderungen konnten nur 4% der Adenome, 8% der adenovillösen Mischtypen, 8% der villösen Polypen und 25% der Carcinome bei der Abtastung mit dem Finger vermutet werden.

Komplikationen ereigneten sich bei den 5400 Rectoskopien insgesamt 7mal, entsprechend 0,13%. Sie traten jedoch lediglich in der Gruppe der Rectoskopien mit Biopsie oder Polypabtragung auf und bestanden aus z. T. schweren, jedoch sämtlich konservativ beherrschbaren Blutungen nach ambulant durchgeführter Biopsie oder Abtragung von über 10 mm großen Polypen. Alle Rectoskopien ohne Biopsie verliefen ohne Komplikation.

Insgesamt kommen wir zu den folgenden Ergebnissen und Schlußfolgerungen:

1. Bei Vorsorgerectoskopien an beschwerdefreien Patienten wurden in 9% polypöse Veränderungen der Darmschleimhaut und in 0,2% Carcinome gefunden. Bei diesen Zahlen ist zu berücksichtigen, daß es sich in den meisten Fällen um erste Rectoskopien handelt, über die Ausbeute bei regelmäßig wiederholten Rectoskopien kann keine Aussage gemacht werden. Unsere Ergebnisse stimmen mit denen vergleichbarer Untersuchungen in den USA weitgehend überein [3, 4, 5, 8, 9, 14].

2. Der Prozentsatz polypöser Veränderungen bei Vorsorgeuntersuchungen und gezielten Untersuchungen war mit 9,0 bzw. 9,2% praktisch gleich. Eine Einengung der Rectoskopieindikation auf Patienten mit anorectalen Beschwerden ist daher zumindest bei unserem Krankengut nicht gerechtfertigt.

3. Ein Beginn von Vorsorgeuntersuchungen auf Dickdarmkrebs mit dem 50. Lebensjahr erscheint sinnvoll, obwohl z. B. in den USA derartige Untersuchungen an großen Zentren bereits vom 40. oder 45. Lebensjahr an durchgeführt werden [4, 5, 8, 9].

4. Die Gefahr, daß sich hinter einem Polypen ein Carcinom verbirgt, nahm mit der Größe stark zu [1, 2, 6, 12, 13]. Nachdem wir bei 10% der 10 bis 20 mm großen und 44% der über 20 mm großen polypösen Veränderungen Carcinome fanden, sollten Veränderungen dieser Größenordnung immer entfernt und histologisch untersucht werden.

5. Die digitale Untersuchung des Enddarmes stellte eine nur begrenzt wirksame Methode zur Früherkennung des Dickdarmkrebses dar: Ähnliche Beobachtungen machten anglo-amerikanische Autoren bei vergleichbaren Untersuchungen [2, 5, 14].

6. Die Rectoskopie erwies sich als eine sichere Methode in der Hand des Gastroenterologen, vorausgesetzt, daß auf die Abtragung von mehr als 1 cm großen Polypen während der Routinerectoskopie verzichtet wurde. Derartige Polypen lassen wir von unserem Proktologen und unter stationärer Beobachtung entfernen.

Wenn man sich noch einmal vor Augen führt, daß etwa 70% aller Coloncarcinome rectoskopisch erreichbar sind und daß bei systematischer Früherfassung bereits 5-Jahresheilungen von 88 und 89% erzielt wurden [4, 5], so erscheint die Rectoskopie derzeit als die wirksamste Methode zur Bekämpfung des Dickdarmkrebses. Bei der Beurteilung der Effektivität rectoskopischer Untersuchungen muß zusätzlich berücksichtigt werden, daß es sich wahrscheinlich nicht nur um eine Maßnahme zur Früherkennung, sondern auch um einen Weg zur Verhütung des Dickdarmkrebses handelt: Wenn diejenigen Polypen ,die als Präcancerosen zu gelten haben [7, 10, 11], bei regelmäßigen rectoskopischen Vorsorgeuntersuchungen abgetragen werden, ist theoretisch und auf Grund langfristiger Beobachtungen an großen Kollektiven [4] mit einem geringeren Auftreten von Carcinomen im rectoskopisch erreichbaren Darmabschnitt zu rechnen.

Literatur

1. Behringer, G. E.: Postgrad. Med. **45**, 216 (1969). — 2. Bockus, H. L., Tachdjian, V., Ferguson, L. K., Mouhran, Y., Chamberlain, C.: Gatsroenterology **41**, 225 (1961). — 3. Enquist, I. F.: Surgery **42**, 681 (1957). — 4. Gilbertsen, V. A.: 6th National Cancer Conference Proceeding, p. 439. Lipinpcott 1970. — 5. Hertz, R. E., Deddish, M. R., Day, E.: Postgrafd Med. **27**, 290 (1960). — 6. Jackmann, R. J., Beahrs, O. H.: Tumors of tre large bowel. Phila-

delphia: W. B. Saunders 1968. — 7. Lane, N., Kaplan, H., Pascal, R. R.: Gastroenterology **60**, 537 (1971). — 8. Moertel, G. C., Hill, J. R., Dockerty, M. B.: Proc. Mayo Clin. **41**, 368 (1966). — 9. Molofsky, L. C., Hayashi, S. J.: Amer. J. med. Sci. **235**, 628 (1958). — 10. Morson, B. C., Bussey, H. J. R.: Curr. Probl. Surg., Febr. 1970. — 11. Morson, B. C.: Proc. roy. Soc. Med. **64**, 959 (1971). — 12. Spratt, J. S., Ackermann, L. V., Moyer, C. A.: Ann. Surg. **148**, 682 (1958). — 13. Spratt, J. S., Ackermann, L. V.: Dis. Colon Rectum **3**, 330 (1960). — 14. Cancer Detection, UICC Monograph Serie's, Vol. 4. Berlin-Heidelberg-New York: Springer 1967. — 15. Das Gesundheitswesen der Bundesrepublik, Bd. 4. Stuttgart: Kohlhammer 1970.

NEPHRO-ENDOKRINOLOGIE

GREHN, S., GRIEBEL, L., BÖRNER, W., MOLL, E., REINERS, CHR., KLÜTSCH, K. (Abt. für Nuclearmedizin und Abt. für Nephrologie, Zentrum für Innere Medizin, Universität Würzburg): **Beitrag zur Diagnostik der urämisch bedingten Osteopathie durch Absorptionsmessung mit einem ^{125}J-Profil-Scanner**

Die urämisch bedingte Osteopathie ist durch einen verminderten Kalkgehalt des Knochens gekennzeichnet [4, 7, 9, 10, 13, 14, 16, 18]. Bei chronischer Niereninsuffizienz bleibt ihre Diagnose zumeist der sehr aufwendigen histologischen Unter-

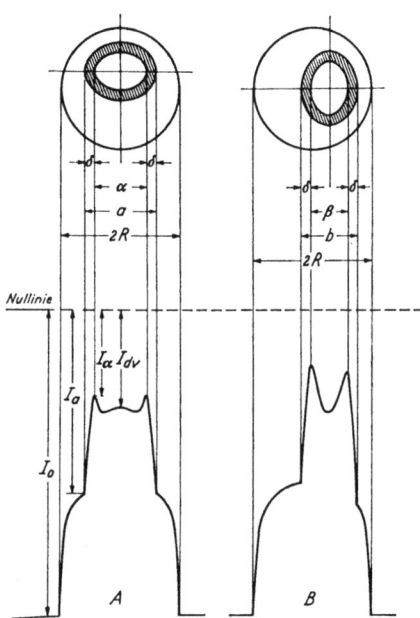

Abb. 1 A u. B. Schematische Darstellung des Fingerquerschnitts mit zugehörigen Absorptionskurven. A In dorsovolarer (dv) Lagerung, B in seitlicher Lagerung. I_0 Intensität der ungeschwächten Strahlung. I_s Intensität nach Absorption durch die Weichteile an der Stelle, an welcher das Strahlenbündel die Compacta tangiert. I_α Intensität nach Absorption durch Weichteile und Compacta am Übergang zur Spongiosa. I_{dv} Intensität nach Absorption durch Weichteile, Compacta und Spongiosa in der Mittelachse der Absorptionskurve. a Durchmesser des Fingerknochens in seitlicher Richtung. b Durchmesser des Fingerknochens in dv-Richtung. α Durchmesser der Spongiosa in seitlicher Richtung. β Durchmesser der Spongiosa in dv-Richtung. δ Dicke der Compacta $\left(\delta = \dfrac{b - \beta}{2}\right)$

suchung von Knochenbiopsiematerial vorbehalten [1, 8, 9, 14, 23, 24]. Röntgenuntersuchungen des Skeletsystems geben demgegenüber relativ spät und quantitativ unzureichende Aufschlüsse [5, 17, 20, 21].

Wir haben im Jahre 1968 eine Methode entwickelt, mit der die Knochendichte am Mittelfinger aus der Schwächung einer gebündelten ^{125}J-γ-Strahlung bestimmt wird; mit einem entsprechenden Auswerteverfahren können Compacta und Spongiosa getrennt beurteilt werden [2, 6].

Beim Scan-Vorgang wird ein Schlitten, auf dem sich einander gegenübergestellt die ^{125}J-Strahlenquelle und ein Detektor befinden, mit einem Motor quer zum fest eingespannten

Finger bewegt[1]. Der Finger wird nacheinander in dorsovolarer (dv) und seitlicher Lage gemessen. Dabei werden die typischen Fingerschwächungskurven synchron zur Scanner-Bewegung aufgezeichnet (Abb. 1).

Mit der angegebenen Methode wurde bisher bei 49 Patienten mit eingeschränkter Nierenleistung die Knochendichte der Mittelphalanx beider Mittelfinger bestimmt. Untersucht wurden 42 Männer und 7 Frauen, bei denen seit 2 Monaten bis 34 Jahren eine chronische Niereninsuffizienz bekannt ist. 35mal lag eine chronische Glomerulonephritis, 10mal eine chronische Pyelonephritis und 4mal lagen Cystennieren vor. Das mit der Inulinclearance bestimmte Glomerulumfiltrat betrug im Mittel (bei den konservativ Behandelten) $16,3 \pm 2,5$ ml/min, das Serumkreatin (bei allen Nierenkranken) $7,1 \pm 0,8$ mg/100 ml. Von diesen Patienten werden 15 seit 1 bis 40 Monaten regelmäßig hämodialysiert. Der Calciumgehalt des Dialysates beträgt einheitlich 3,5 mVal/l [15, 22].

Tabelle 1. *Linearer Schwächungskoeffizient für Compacta (μ_c) und Spongiosa (μ_s) als Maß der Mineralsalzdichte sowie Anzahl (n) und mittleres Alter ($\bar{A}$) bei den verschiedenen Patienten und Altersgruppen (jeweils Mittelwerte und deren mittlere Fehler)*

Patientengruppe	Alter		
	18 bis 45 Jahre	46 und mehr Jahre	insgesamt
Kontrollgruppe			
n	38	17	55
$\bar{A}$	$34,0 \pm 1,2$	$53,7 \pm 1,7$	$40,1 \pm 1,6$
μ_c	$2,006 \pm 0,047$	$1,970 \pm 0,062$	$2,002 \pm 0,028$
μ_s	$0,883 \pm 0,040$	$0,583 \pm 0,046$	$0,790 \pm 0,036$
Chronische Niereninsuffizienz			
n	26	23	49
$\bar{A}$	$33,5 \pm 2,3$	$55,3 \pm 1,2$	$43,7 \pm 1,9$
μ_c	$1,836 \pm 0,048$	$1,888 \pm 0,056$	$1,864 \pm 0,036$
μ_s	$0,685 \pm 0,051$	$0,486 \pm 0,057$	$0,592 \pm 0,040$
Dialysepatienten			
n	13	2	15
$\bar{A}$	$32,0 \pm 2,1$	50 ± 3	$34,4 \pm 2,5$
μ_c	$1,833 \pm 0,080$	$1,674 \pm 0,155$	$1,822 \pm 0,073$
μ_s	$0,715 \pm 0,087$	$0,498 \pm 0,327$	$0,686 \pm 0,084$
Konservative Behandlung			
n	13	21	34
$\bar{A}$	$34,9 \pm 2,4$	$55,8 \pm 1,2$	$47,8 \pm 2,1$
μ_c	$1,840 \pm 0,075$	$1,908 \pm 0,130$	$1,833 \pm 0,042$
μ_s	$0,655 \pm 0,057$	$0,485 \pm 0,059$	$0,550 \pm 0,044$

Um den von uns früher beschriebenen erheblichen Altersrückgang des Mineralsalzgehalts, vor allem der Spongiosa, Rechnung zu tragen [3], wurde das Kollektiv der 49 Niereninsuffizienten in einer Altersgruppe bis 45 Jahre und eine über 45 Jahre unterteilt. Dabei wurde noch zwischen den konservativ Behandelten und den regelmäßig dialysierten Patienten unterschieden. Die erhobenen Befunde wurden mit denen eines entsprechenden Normalkollektivs verglichen (Tabelle).

Abb. 2 zeigt die Mittelwerte von Compacta- und Spongiosadichte der Niereninsuffizienten im Vergleich zur Kontrollgruppe. Man erkennt bei den Niereninsuffizienten eine Verminderung der Mineralsalzdichte in der Compacta und besonders in der Spongiosa. Dieser Unterschied ist für die jüngere Altersklasse hochsignifikant ($p < 0,01$ bzw $p < 0,0025$). Bei der Aufgliederung der Niereninsuffizienten in konservativ und durch Dialyse behandelten Patienten erwies sich die Spongiosadichte der Dialysierten gering höher als die konservativ Behandelter (vgl. Tabelle), ohne daß diese Differenz jedoch signifikant gewesen wäre. Ritz u. Mitarb. haben bei Hämodialysepatienten eine Remineralisierung des Skelets beschrieben, die sie auf eine Positivierung der Calciumbilanz unter der Dialyse zurückführten [12].

---

[1] Ein derartiges Meßgerät wird unter dem Namen Spongiograf von der Berthold/Frieseke GmbH, Karlsruhe-Durlach hergestellt.

Wir haben bei allen Patienten die Knochendichte von Spongiosa und Compacta mit anamnestischen und blutchemischen Parametern korreliert. Dabei ergab sich weder eine signifikante Beziehung zur Dauer der Erkrankung, zur Zahl der Dialysen, zur Inulinclearance noch zum erhöhten Serumkreatinin, zur alkalischen Phosphatase, zum Serumcalcium oder zum Calciumphosphatprodukt. Beim Serumcalcium bestand eine gewisse Wahrscheinlichkeit für eine negative Korrelation zur Spongiosadichte ($p < 0{,}10$). Für die konservativ Behandelten ergab sich dieselbe Irrtumswahrscheinlichkeit bei der Beziehung zwischen Spongiosadichte und Dauer der Erkrankung. Die altersphysiologische Dichteabnahme wurde in diesem Fall bereits mit der Methode der partiellen Korrelation eliminiert.

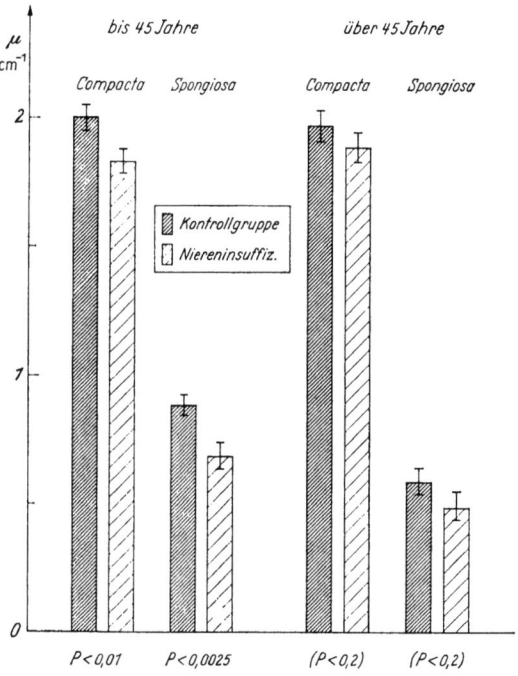

Abb. 2. Gegenüberstellung der Mineralsalzdichte in Compacta und Spongiosa (ausgedrückt durch den Schwächungskoeffizienten μ) bei chronisch Niereninsuffizienten und Vergleichspersonen

Binswanger u. Mitarb. konnten zwischen ihren histologisch-morphometrischen Befunden und blutchemischen Werten ebenfalls keine signifikante Beziehung feststellen [1].

Zusammenfassung

Unsere Untersuchungen haben ergeben, daß bei Patienten mit chronischer Niereninsuffizienz eine signifikante Abnahme der Knochendichte von Spongiosa und Compacta im Bereich der Mittelphalangen beider Mittelfinger festzustellen ist.

Die Demineralisation steht in keiner signifikanten Korrelation zur Dauer der Erkrankung, zur Höhe des Glomerulumfiltrats und zu den blutchemischen Parametern. Der Rückgang des Knochenmineralgehaltes wird mit zunehmendem Alter von der physiologischen Osteoporose überlagert. Patienten aus dem Dauerdialyseprogramm weisen im Vergleich zu den konservativ Behandelten eine statistisch nicht gesicherte geringere Demineralisation ihrer Handknochen auf.

Die beschriebene Untersuchungsmethode kann ohne Beeinträchtigung des Patienten beliebig oft wiederholt werden und ermöglicht auf einfache Weise eine getrennte Beurteilung von Spongiosa und Compacta. Sie läßt eine Weiterführung dieser Untersuchungen auf breiterer Basis wünschenswert erscheinen.

Literatur
1. Binswanger, U., Fischer, J., Schenk, R., Merz, W.: Dtsch. med. Wschr. **49**, 1914 '(1971). — 2. Börner, W., Grehn, S., Moll, E., Rau, E.: Fortschr. Röntgenstr. **110**, 378 (1969). — 3. Börner, W., Grehn, S., Moll, E., Rauh, E., Seybold, K.: Fortschr. Röntgenstr. **116**, 124 (1972). — 4. Cronqvist, S.: Acta radiol. (Stockh.) **55**, 17 (1961). — 5. Gebhardt, M., Zwicker, H.: Fortschr. Röntgenstr. **112**, 798 (1970). — 6. Grehn, S.: Diss., Würzburg 1968. — 7. Henning, H. V., Hesch, R. D.: Suppl. Wiss. Informationen Fresenius, Heft 3 (1971). — 8. Kuhlencordt, F., Kruse, H.-P., Lozano-Tonkin, C.: Klin. Wschr. **45**, 1020 (1967). — 9. Kuhlencordt, F., Bauditz, W., Lozano-Tonkin, C., Kruse, H.-P., Augustin, H.-J., Rehpenning, W., Bartelheimer: Klin. Wschr. **49**, 134 (1971). — 10. Lefke, M., Sieberth, H. G., Friedmann, G.: Dtsch. med. Wschr. **96**, 283 (1971). — 11. Lozano, Tonkan, C.: Münch. med. Wschr. **110**, 2213 (1968). — 12. Ritz, E., Franz, H. E., Kuhn, H. M., Jahns, E., Schenck, P.: Klin. Wschr. **46**, 1249 (1968). — 13. Ritz, E.: Z. ges. exp. Med. **152**, 313 (1970). — 14. Robinson, R. A.: Arch. intern. Med. **124**, 519 (1969). — 15. Rubini, M. E., Coburn, J. W., Massry, S. G., Shinaberger, J. H.: Arch. intern. Med. **124**, 663 (1969). — 16. Schäfer, K., Schäfer, P., Koeppe, P., Opitz, A., Höffler, D.: Dtsch. med. Wschr. **93**, 1018 (1968). — 17. Schäfer, P., Schäfer, K.: Radiologe **9**, 163 (1969). — 18. Schäfer, K., Opitz, A.: Dtsch. med. Wschr. **95**, 84 (1970). — 19. Stanbury, S. W., Lumb, G. A.: Medicine (Baltimore) **41**, 1 (1962). — 20. Thiemann, K. J.: Internist **7**, 564 (1966). — 21. Vanselow, K., Heuck, F.: Fortschr. Röntgenstr. **112**, 344 (1970). — 22. Verberckmoes, R.: Klin. Wschr. (in press). — 23. Vittali, H. P.: Habilitationsschrift, Köln 1969. — 24. Vittali, H. P.: Die Bedeutung der Knochenbiopsie für die Diagnostik von Knochenerkrankungen. Sandorama, März 1971.

Kult, J., Holtz, G., Grosswendt, J., Klütsch, K. (Nephrol. Abt. Zentrum für Innere Medizin Universität Würzburg): **Der Anteil des Shunt-Volumens am Herzminutenvolumen bei regelmäßig hämodialysierten Patienten**

Bestimmungen des Shuntvolumens von subcutanen arteriovenösen Fisteln haben bei Dialysepatienten Werte zwischen 119 und 6700 ml/min ergeben. Dabei wurde von der Mehrzahl der Untersucher der Shunt-Durchfluß indirekt aus der Differenz der Herzminutenvolumina vor und nach Fistelkompression berechnet. Lediglich Lindstedt berichtete 1970 bei einem Patienten über ein direkt gemessenes Shunt-Volumen von 764 ml/min.

Unsere Arbeitsgruppe hat bei elf Patienten den Shunt-Durchfluß durch Injektion von Kardiogreen in die Gefäßanastomose und Abzug einer Farbstoffverdünnungskurve 15 cm weiter proximal direkt bestimmt. Den Untersuchungen waren Versuche an Strömungsmodellen vorausgegangen, in denen das aus der Farbstoffverdünnungskurve errechnete Durchflußvolumen von seinem Sollwert um maximal 6,8% differierte.

Das Shunt-Volumen betrug in 53 Untersuchungen an 10 Patienten mit einer End-zu-End-Anastomose zwischen Arteria radialis und Vena cephalica antebrachii 879 ± 232 ml/min bei Schwankungen der Einzelwerte zwischen 312 und 1551 ml pro min. Wir haben zum Ausschluß eines evtl. Zustromes venösen Blutes aus anderen Gefäßbereichen des Unterarmes den jeweiligen Kohlendioxydpartialdruck an der Injektions- und Abzugsstelle bestimmt. Bei einer Differenz beider Werte läßt sich bei bekanntem Durchflußvolumen der venöse Zustrom nach der Formel

$$V_z = \frac{SMV \times (pCO_2E - pCO_2A)}{pCO_2ven - pCO_2A}$$

berechnen [V_z = venöser Zufluß (ml/min), SMV = Shunt-Minutenvolumen (ml pro min), pCO_2A = pCO_2 am Injektionsort für Cardiogreen (mmHg), pCO_2E = pCO_2

an der Abzugsstelle der Farbstoffverdünnungskurve (mmHg), pCO_2ven = pCO_2 einer Vene am kontralateralen Arm (mmHg)].

Er betrug bei unseren Patienten 41 ± 29 ml/min. Nach Substraktion vom initialen Flächenwert der Farbstoffverdünnungskurven ergab sich ein mittleres reales Shunt-Volumen von 838 ± 243 ml/min. Im Einzelnen schwankte das Shunt-

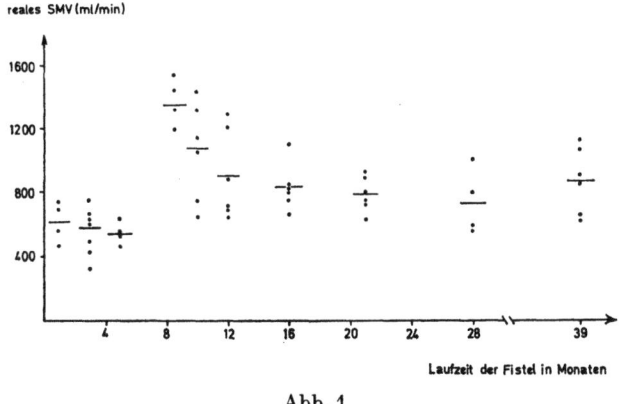

Abb. 1

Volumen bei 4 bis 7 Bestimmungen um 202 bis 792 ml/min (vgl. Abb. 1). Sie zeigt die an verschiedenen Tagen bestimmte Volumina der zehn Patienten in Korrelation zur Laufzeit der Fistel.

Im Vergleich hierzu betrug das durch Fistelkompression indirekt ermittelte Shunt-Volumen in 27 Untersuchungen 518 ± 873 ml/min. Zwischen direkt und

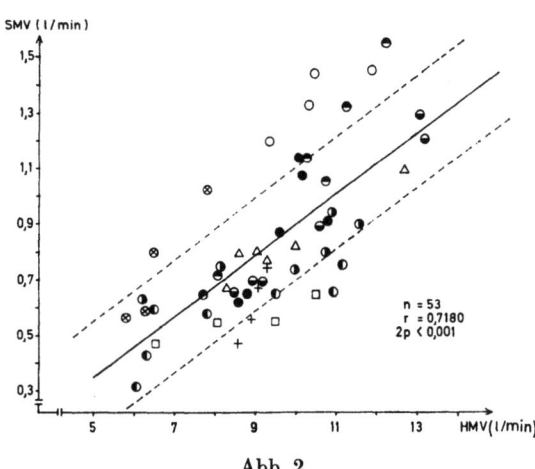

Abb. 2

indirekt bestimmten Shunt-Volumen bestand keine Korrelation bei einer Signifikanzschranke von 2 p kleiner 0,30. So war bei sieben Untersuchungen nach 15minütiger Fistelkompression das Herzminutenvolumen völlig konstant geblieben, obwohl das reale Shunt-Volumen zwischen 471 und 1113 ml/min lag und Bestimmungen von Blutvolumen, zentralem Venendruck und mittlerer Kreislaufzeit keinen Hinweis für eine Herzinsuffizienz ergeben hatten.

Das simultan mit Cardiogreen bestimmte Herzminutenvolumen betrug in 53 Untersuchungen 9,45 ± 1,8 l/min. Der Anteil des realen Shunt-Volumens am Herzminutenvolumen schwankte zwischen 3,85 und 12,61%. Es betrug im Mittel 8,87 ± 2,57%.

Bei der graphischen Korrelation von simultan bestimmten Herzminutenvolumen und realem Shunt-Volumen bestand im Kollektiv eine statistisch signifikante Beziehung mit einem Korrelationskoeffizienten r von 0,718 (vgl. Abb. 2).

Diese Korrelation war auch bei den einzelnen Patienten in Mehrfachuntersuchungen nachweisbar, wie aus Abb. 2 hervorgeht. In dieser Abbildung entsprechen die zehn unterschiedlichen Symbole den Einzelwerten unserer Patienten. Man erkennt zwischen den einzelnen Symbolen eine annähernd lineare Beziehung, die sich allenfalls durch eine unterschiedliche Steilheit der Geraden unterscheidet.

Bei dem elften Patienten wurden an 6 verschiedenen Tagen simultan Herzminutenvolumen und Shunt-Volumen einer End-zu-Seit-Anastomose zwischen Vena saphena magna und Arteria femoralis untersucht. Bei einem annähernd gleichen Herzminutenvolumen von 8,2 ± 0,6 l/min lag das mittlere Shunt-Volumen mit 2045 ± 317 ml/min entsprechend 25,25 ± 3,90% des Herzminutenvolumens erheblich über dem der Patienten mit einer Unterarmfistel.

Die vorgetragenen Ergebnisse erlauben unseres Erachtens folgende Schlußfolgerungen:

1. Das durch Fistelkompression aus der Differenz zweier Herzminutenvolumen errechnete Shunt-Volumen ist nicht mit dem realen Shunt-Volumen identisch.

2. Das reale Shunt-Volumen kann bei einer End-zu-End-anastomosierten Fistel zwischen Arteria radialis und Vena cephalica antebrachii zwischen 312 und 1551 ml/min betragen. Sein Anteil am simultan gemessenen Herzminutenvolumen liegt im Mittel bei 8,87 ± 2,57%.

3. Zwischen Shunt-Volumen und Herzminutenvolumen besteht eine lineare Korrelation.

4. Bei einem Femoralis-Shunt liegen reales Shunt-Volumen und sein Anteil am Herzminutenvolumen deutlich über dem bei Unterarmfisteln. Dieser Befund weist darauf hin, daß neben dem Herzminutenvolumen noch der Fisteldurchmesser für den Shunt-Durchfluß mitverantwortlich ist.

Literatur

Alfrey, A. C., Lucker, R., Goss, J. E., Vogel, J. H. K., Faris, T.-D., Holmes, J. H.: J. Amer. med. Ass. **214**, 884 (1970). — Conte, M.: Proc. E.D.T.A. **5**, 391 (1968). — Fabian, J., Goldsmith, H. J., Hawe, B. J., England, G., Mansfield, A.: Zit. in: Proc. E.D.T.A. **7**, 35 (1970). — Franz, H. E., Roehl, L., Vollmar, J., Stein, W.: Verh. dtsch. Ges. inn. Med. **73**, 997 (1967). — Heidland, A., Klütsch, K., Scheitza, E., Lippig, L., Sperling, M.: Dtsch. med. Wschr. **92**, 427 (1967). — Hurwich, B. J.: Nephrom **6**, 673 (1969). — Johnson, G., Blythe, W. B.: Ann. Surg. **571**, 715 (1970). — Klinkmann, H., Rohmann, H., Teichmann, G., Müller, T.: Proc. E.D.T.A. **4**, 50 (1967). — Klütsch, K., Ross, W., Christ, V., Scheitza, E.: Z. Kreisl.-Forsch. (1972) (im Druck). — Kult, J., Scheitza, E., Grosswendt, J., Klütsch, K.: Z. Kreisl.-Forsch (1972) (im Druck). — Menno, A. D., Zizzi, J., Hodson, J., McMahon, J.: Trans. Amer. Soc. artif. interne Org. **13**, 62 (1967). — Potter, D., Larsen, D., Leumann, E., Perrin, D., Simmson, J., Piel, C. F., Holliday, M. A.: Pediatrics **46**, 678 (1970). — Scribner, B. H., Caner, J. E. Z., Buri, R., Quinton, W.: Trans. Amer. Soc. artif. intern. Org. **6**, 88 (1960). — Sill, V., Tilsner, V., Bauditz, W.: Dtsch. med. Wschr. **94**, 1064 (1969). — Strangfeld, D.: Proc. E.D.T.A. **5**, 391 (1968). — Valek, A., Tomasek, R., Teisinger, P., Stejskalova, A., Bartos, J.: Cas. Lék. čes. **14**, 281 (1970). — Verberckmoes, R., Lacquet, A., Roelandt, J., Piessens, J., Gruwez, J., Ascoop, C., Michielsen, P.: Proc. E.D.T.A. **4**, 54 (1967). — Verberckmoes, R.: Proc. E.D.T.A. **5**, 391 (1968). — Zucchelli, P., Sasdelli, M., Fusaroli, M., Garofalo, F.: Proc. E.D.T.A. **7**, 47 (1970). — Hamilton, W. F., Moore, J. W., Kinsman, J., Spurling, R.: Amer. J. Physiol. **99**, 534 (1932). — Lindstedt, E.: Proc. IVth Internat. Congr. Nephrol., Basel 1970. — Schneider, K. W., Hassenstein, W.: Arch. Kreisl.-Forsch. **42**, 104 (1963). — Sperling, M., Kleinschmidt, W., Wilhelm, A., Heidland, A., Klütsch, K.: Dtsch. med. Wschr. **92**, 425 (1967). — Stewart, G. N.: Amer. J. Physiol. **57**, 27; **58**, 20 (1921). —Thurau, K.: Diskussionsbeitrag. In: Die Niere im Kreislauf, S. 88. Stuttgart: Thieme 1971.

HENNING, H. V., HESCH, R.-D., HÜSKEN, W. S., QUELLHORST, E., SCHELER, F. (Abt. für Nephrologie Med. Klinik u. Poliklinik, Universität Göttingen): **Zur Behandlung der renalen Osteopathie mit Vtamin D_3 und 25-Hydroxycholecalciferol (25-HCC): Einfluß auf Serumcalcium, -phosphat, (Ca)(PO_4)-Produkte und auf die intestinale Calciumabsorption**

Die Vitamin D-Behandlung der renalen Osteopathie ist umstritten: sie birgt die Gefahr der Hypercalcämie sowie der Begünstigung metastatischer Calcifizierungen in sich, erfordert neben einer individuellen Dosierung konsequente laborchemische Überwachung und die Objektivierung ihres therapeutischen Erfolges ist schwierig. Zwar konnten wir in früheren Untersuchungen zeigen, daß bei Dialysepatienten durch orale Vitamin D-Gaben eine Normalisierung der gestörten intestinalen Calciumabsorption erreicht werden kann [1], jedoch ist bei „autonomen" Hyperparathyreoidismus in der Folge langjähriger chronischer Niereninsuffizienz eine Supprimierung der Nebenschilddrüsen durch Vitamin D-Behandlung in der Regel nicht mehr möglich. In diesem Stadium dürften die Gefahren der Therapie deren fraglichen Nutzen überwiegen.

Bei drei Patienten unseres Hämodialyseprogrammes, die ausgeprägte histologische Knochenveränderungen im Sinne einer renalen Osteopathie aufwiesen, wurde eine orale Vitamin D-Medikation in unterschiedlicher Dosierung (10000 bis 250000 IE/Tag) über mehrere Monate durchgeführt. Zwei der Patienten standen vor Beginn der Vitamin D-Therapie bereits über ein halbes Jahr in Hämodialysebehandlung, bei dem dritten Patienten begann die Vitamin D-Medikation unmittelbar nach der Übernahme aus der Peritonealdialyse. Während sich die Serumcalciumspiegel bei relativ geringer Streuung um einen Mittelwert von 10,0 mg-% bewegten, bestand bei allen Patienten trotz Dialysebehandlung und regelmäßiger Einnahme von Aluminiumhydroxyd (Aludrox) in einer Dosierung von 2,6 bis 18 g/Tag eine deutliche Hyperphosphatämie. Bei zwei der untersuchten Patienten kam es unter Vitamin D-Gabe zu einem weiteren Phosphatanstieg mit Erhöhung des (Ca)(Po_4)-Produktes über 75. Der Serumcalciumspiegel des mit der höchsten Vitamininitialdosis (250000 IE/Tag) behandelten Patienten stieg bei gering erhöhtem Serumphosphat aus niedermolaren Bereichen bis auf 14 mg-% an. In diesem Falle wäre es vielleicht zu einer ausreichenden Supprimierung der Parathyreoideae gekommen, jedoch entwickelte sich nach Reduzierung der Vitamin D-Dosis auf 10000 IE/Tag eine protrahierte Hyperphosphatämie, jetzt wohl als Ausdruck einer „Autonomisierung" der Nebenschilddrüsen. (Ca)(PO_4)-Produkte, Calcium- und Phosphatspiegel im Serum bei diesem Patienten unter Dialyse-, Aludrox- und Vitamin D_3-Behandlung sind in Abb. 1 dargestellt. Vier weitere Patienten aus dem Dialyseprogramm behandelten wir mit dem Vitamin D-Metaboliten 25-Hydroxycholecalciferol in einer Dosierung von 18 bzw. 36 µg/Tag, was nach Angaben der Herstellerfirma (Albert Roussel, Wiesbaden) 3600 bzw. 7200 IE Vitamin D_3 entspricht. Bereits nach 14 Tagen ließ sich auch bei den Patienten, die mit der niedrigeren Dosis behandelt worden waren, eine signifikante Besserung der intestinalen Calciumabsorption nachweisen (Abb. 2). Diese Befunde stimmen mit den von de Luca mitgeteilten Ergebnissen überein [2]. In zwei Fällen machten wir die Beobachtung, daß die Serumcalciumspiegel schon wenige Tage nach Absetzen des 25-Hydroxycholecalciferols wieder absanken. Diese Befunde könnten ein weiterer Hinweis darauf sein, daß in der Urämie eine Verteilungs- und Stoffwechselstörung für Vitamin D und 25-Hydroxycholecalciferol vorliegt, wie es auch von Avioli [3] vermutet wird.

Die außerordentlichen Schwierigkeiten, die sich der wirksamen Behandlung einer ausgeprägten renalen Osteopathie bieten, zwingen zu der Überlegung, ob eine Prophylaxe dieser schweren Komplikation möglich sei. Nach den Untersuchungen von Binswanger et al. [4] sind pathologische Knochenbefunde schon bei geringer Retention harnpflichtiger Substanzen nachweisbar. In früheren Untersuchungen zur intestinalen Calciumabsorption [5] konnten wir zeigen, daß diese schon bei Serumkreatininwerten von 2,0 mg-% und sogar bei zwei Fällen von

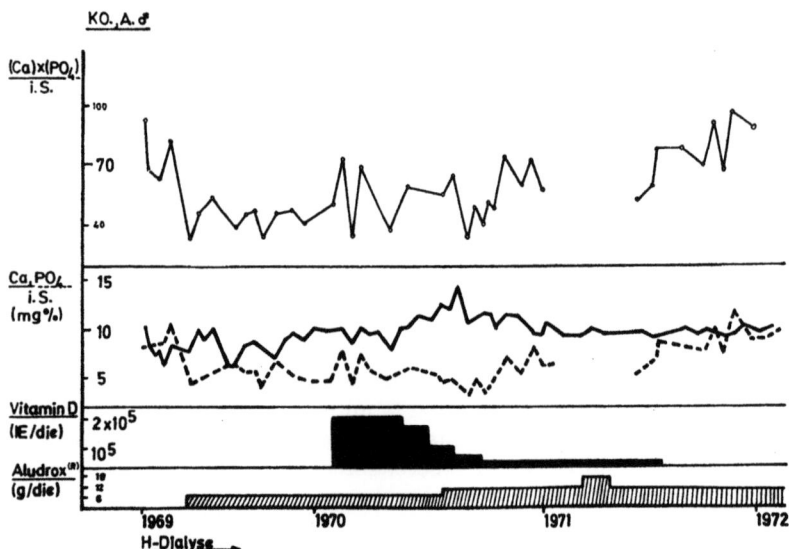

Abb. 1. (Ca)(Po$_4$)-Produkte, Calcium- und Phosphatspiegel im Serum eines Hämodialysepatienten unter oraler Therapie mit Viramin D$_3$ und Aluminiumhydroxyd

akutem Nierenversagen signifikant eingeschränkt war. Es ist somit zu diskutieren, ob eine Behandlung mit Vitamin D$_3$ oder 25-Hydroxycholecalciferol in einem sehr frühen Stadium der Niereninsuffizienz die Entwicklung einer renalen Osteopathie verhindern oder zumindest hintanhalten könnte. Obwohl über die Stoffwechsel-

		Absorption % Dosis/L Plasma				Dauer	Dosis/d
		30'	60'	120'	240'		
K.P.	vor 25-HCC	0	0,26	0,96	1,43	14 Tage	36 µg
	nach 25-HCC	0,02	0,70	1,00	1,80		
Sch.E.	vor 25-HCC	0,20	0,30	0,50	0,50	14 Tage	36 µg
	nach 25-HCC	0,50	1,00	1,54	1,40		
F.W.	vor 25-HCC	0,30	0,32	0,40	0,35	21 Tage	18 µg
	nach 25-HCC	0,31	0,40	0,63	0,81		
G.M.	vor 25-HCC	0,04	0,07	0,10	0,20	21 Tage	18 µg
	nach 25-HCC	0,02	0,20	0,60	0,95		

Abb. 2. Anstieg der intestinalen ^{47}Calciumabsorption bei vier Patienten mit chronischer Niereninsuffizienz unter Kurztherapie mit 25-Hydroxycholecalciferol

kinetik des 25-Hydroxycholecalciferol [6] sowie dessen Wirkung am Knochen [7] noch keine eindeutigen Befunde vorliegen, wäre es denkbar, daß diese Substanz für eine vorbeugende Langzeitbehandlung besser geeignet ist, als Vitamin D$_3$: es wirkt offenbar schneller und in sehr viel geringerer Dosierung als Vitamin D$_3$ und scheint damit besser steuerbar zu sein. Es ist selbstverständlich, daß die Behandlung von Patienten mit beginnender Niereninsuffizienz mit 25-Hydroxycholecalciferol nur unter ständiger klinischer Kontrolle möglich ist und erst Langzeituntersuchungen werden zeigen, ob diese prophylaktische Behandlung Erfolg verspricht.

Literatur

1. Hesch, R.-D., Henning, H. V., Gerlach, W., Scheler, F.: Proc. E.D.T.A. **VII**, 118 (1970). — 2. de Luca, H. F., Avioli, L.: Arch. intern. Med. **125**, 896 (1970). — 3. Avioli, L. V., Lee, S. W., de Luca, H. F.: Endocrinology, Abstr. 19—22 July, 1971. — 4. Binswanger, U., Fischer, J., Schenk, R., Merz, W.: Dtsch. med. Wschr. **96** 1914 (1971). — 5. Hesch, R.-D., Henning, H. V., Gerlach, Scheler F., W.: Klin. Wschr. **49**, 115 (1971). — 6. Belsey, R., de Luca, H. F., Potts, J. R., Jr.: J. clin. Endocr. **33**, 554 (1971). — 7. Trummel, C. L., Raisz, L. G., Blunt, J. W., de Luca, H. F.: Science **163**, 1450 (1969).

QUELLHORST, E., FUCHS, CH., HENNING, H. V., PASCHEN, K., SCHELER, F. (Med. Klinik, Abt. für Nephrologie und Physiolog. Institut, Universität Göttingen):
Änderungen der Calciumfraktionen in Plasma, Dialysat und Ultrafiltrat unter der Hämodialysebehandlung*

Zeichen einer Osteopathie sind bei nahezu allen Patienten mit chronischer Niereninsuffizienz unter der Dialysebehandlung nachweisbar. Sie bestehen in den für eine gesteigerte Parathormonwirkung typischen Knochendefekten sowie einer mit der Dauer der Behandlung zunehmenden Untermineralisierung des Skelets [7]. Verbeckmoes [9] stellte bei diesen Kranken eine negative Calciumbilanz fest, Schaefer u. Mitarb. [8] sowie Hesch u. Mitarb. [4] fanden bereits bei mäßig eingeschränkter Nierenfunktion eine deutlich herabgesetzte enterale Calciumabsorption. Diese Befunde lassen einen gesteigerten Calciumtransfer aus der Spüllösung zum Patienten wünschenswert erscheinen. Wie die vorliegenden Untersuchungen zeigen, ist ein solcher Effekt, insbesondere auf die Fraktion des ionisierten Calciums im Plasma, durch eine Erhöhung der Bad-Calciumkonzentration zu erreichen.

Patienten und Untersuchungsmethoden

Bei je zehn Patienten wurden innerhalb des Langzeithämodialyseprogramms Dialysen mit folgenden Spüllösungen durchgeführt:
Gruppe I: Natrium 125 mVal/l, Kalium 2,0 mVal/l, Magnesium 1,0 mVal/l, Chlorid 100,9 mVal/l, Acetat 30,0 mVal/l, Calcium 2,93 mVal/l, pH 7,83, Glucose 440 mg-%.
Gruppe II: Natrium 130 mVal/l, Kalium 1,3 mVal/l, Magnesium 1,0 mVal/l, Chlorid 100,5 mVal/l, Acetat 35 mVal/l, Lactat 1,3 mVal/l, Calcium 4,47 mVal/l, pH 6,73, Glucose 180 mg-%. Zu Beginn und am Ende der 10stündigen Dialysen werden folgende Parameter bestimmt: Im Blut bzw. Plasma Säure-Basenstatus (Astrup), Gesamteiweiß (Biuret-Methode), Gesamt-Ca (Atomabsorptionsspectrophotometrie) und ionisiertes Ca mit Hilfe einer ionenselektiven Durchflußelektrode [2].

Unter Verwendung eines dem Dialysator (Rhône Poulenc) parallelgeschalteten, tangential mit Patientenblut überströmten Filters [6] wurde zu den gleichen Zeitpunkten ein Ultrafiltrat gewonnen, in dem nach den bereits beschriebenen Methoden Gesamt-Ca und ionisierter Anteil bestimmt werden konnten. Aus der Differenz dieser beiden Fraktionen ergab sich die Konzentration des komplex gebundenen Ca im Ultrafiltrat. Da nach den Untersuchungen von Bergman [1] und eigenen Ergebnissen das komplex gebundene Ca ultrafiltrabel ist, konnte seine Konzentration im Ultrafiltrat mit der im Plasma gleichgesetzt werden, so daß die Errechnung des proteingebundenen Ca im Plasma ermöglicht wurde.

Im Dialysat wurden pH-Wert, Gesamt-Ca und komplex gebundenes Ca bestimmt. Angegeben wurden stets die Mittelwerte sowie die Standardabweichung vom Mittelwert. Die statistischen Berechnungen erfolgten mit Hilfe des Wilcoxon-Testes.

Ergebnisse

Bei den Patienten beider Gruppen kam es unter der Dialyse zu einer Abnahme des Körpergewichtes um 2,9 (Gruppe I) bzw. 3,0% (Gruppe II). Das Gesamteiweiß

---

* Mit Unterstützung durch die Deutsche Forschungsgemeinschaft.

im Plasma stieg infolge der Dehydratation um 9,6 (Gruppe I) bzw. 9,7% (Gruppe II) an. Die Differenzen der beiden Gruppen sind statistisch nicht signifikant.

Unter der Dialyse entwickelte sich bei den Kranken beider Gruppen aus einer metabolischen Acidose eine respiratorische Alkalose. Gruppe I zeigte dabei im Mittel folgende Änderungen: pH 7,352 bis 7,443, Standardbicarbonat 19,72 bis 23,92 mVal/l, pCO_2 33,84 bis 33,41 mmHg; Gruppe II: pH 7,349 bis 7,475, Standardbicarbonat 18,7 bis 25,6 mVal/l, pCO_2 32,4 bis 31,4 mmHg.

Die Änderungen des Plasma-Ca und seiner Fraktionen sind in Abb. 1 (Gruppe I) und Abb. 2 (Gruppe II) wiedergegeben. Ansteigende Plasma-Ca-Werte gingen bei beiden Gruppen mit einer Zunahme des proteingebundenen Ca und gleichbleiben-

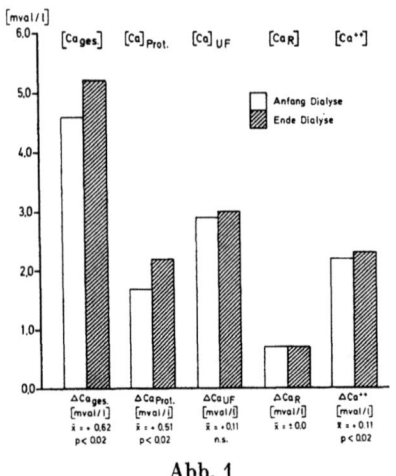
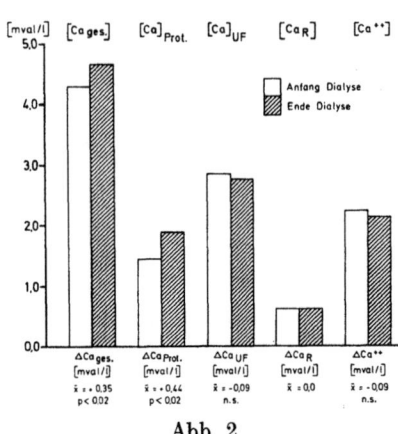

Abb. 1. Abb. 2

Abb. 1. Änderungen der Konzentrationen von Gesamtcalcium (Ca_{ges}), proteingebundenem Calcium (Ca_{Prot}), ultrafiltrablem Calcium (Ca_{UF}), komplexgebundenem Calcium (Ca_R) und ionisiertem Calcium (Ca^{++}) im Plasma unter der Dialysebehandlung mit einer Spüllösung, deren Calciumkonzentration durchschnittlich 2,93 mVal/l betrug

Abb. 2. Änderungen der Konzentrationen von Gesamtcalcium und seiner Fraktionen im Plasma unter der Dialysebehandlung mit einer Spüllösung, deren Calciumkonzentration durchschnittlich 4,47 mVal/l betrug

den Spiegeln des komplex gebundenen Ca einher. Bei Gruppe I nahm der ionisierte Anteil leicht ab, bei Gruppe II zeigte er einen Anstieg.

In der Spüllösung betrug die Fraktion des ionisierten Ca 82,6 (Gruppe I) bzw. 81,4% (Gruppe II) des Gesamt-Ca.

Diskussion

Bei einer Ca-Konzentration im Dialysat von durchschnittlich 2,93 mVal/l war eine Zunahme des proteingebundenen Ca auffällig, die das als Folge der Ultrafiltration erwartete Ausmaß deutlich übersteigt. Eine wesentliche Rolle dürfte hier eine zunehmende Proteinbindung des Ca infolge der Entwicklung einer respiratorischen Alkalose spielen. Tatsächlich entspricht die Abnahme der Konzentration des ionisierten Ca im Plasma der Acidifitätsänderung des Blutes unter der Dialyse [5]. Bei etwa gleichen Bedingungen hinsichtlich Dehydratation und Änderung des Blut-pH während der Dialyse ist bei Verwendung einer Spüllösung mit einer Ca-Konzentration von durchschnittlich 4,47 mVal/l ein deutlicher Anstieg des ionisierten Ca zu beobachten. Dieser Befund spricht für einen nennenswerten Ca-

Transfer aus der Spülflüssigkeit zum Patienten. Er entspricht damit den Untersuchungsergebnissen von Goldsmith u. Mitarb. [3], die mit Hilfe von ^{45}Ca erst bei einer Bad-Ca-Konzentration von 3,5 bis 4,0 mVal/l eine bedeutsame Ca-Aufnahme (1,6 mg/min) feststellen konnten.

Weitere klinische Beobachtungen müssen zeigen, inwieweit eine Anhebung der Ca-Konzentration im Dialysat in einem Bereich von 3,5 bis 4,0 mVal/l das Auftreten einer Osteopathie verhindern kann. Vosik u. Mitarb. [10] gelang es, durch diese Maßnahmen einen sog. ,,tertiären Hyperparathyreoidismus" günstig zu beeinflussen Durch Intensivierung der Dialysebehandlung und zusätzliche Therapie mit Aluminiumhydroxyd muß der Phosphatspiegel im Blut zur Verhinderung metastatischer Calcifizierungen möglichst im normalen Bereich gehalten werden. Das Aluminiumhydroxyd sollte dabei gleichzeitig der Entstehung gastroduodenaler Ulcera bei ansteigenden Ca-Spiegeln im Plasma vorbeugen.

Literatur

1. Bergman, L., Isaksson, B.: Acta paediat. scand. **60**, 630 (1971). — 2. Fuchs, C., Paschen, K.: Dtsch. med. Wschr. **97**, 23 (1972). — 3. Goldsmith, R. S., Furszyfer, J., Johnson, W. J., Fournier, A. E., Arnaud, C. D.: Amer. J. Med. **50**, 692 (1971). — 4. Hesch. R. D., Henning, H. V., Gerlach, W., Scheler, F.: Proc. Europ. Dial. Transpl. Ass. **7**, 118 (1970). — 5. Pedersen, K. O.: Scand. J. clin. Lab. Invest. **27**, 145 (1971). — 6. Quellhorst, E., Plashues, E.: Ultrafiltration — Elimination harnpflichtiger Substanzen mit Hilfe neuartiger Membranen. Symp. über akt. Probleme d. Dialyseverfahren und der Niereninsuffizienz. Innsbruck 1971. — 7. Ritz, E., Andrassy, K., Krempien, B.: Osteopathie bei Dauerdialyse. Mitt. Arbeitsgem. klin. Nephrol. **1**, 33 (1972). — 8. Schaefer, K., Schaefer, P., Koeppe, P., Opitz, A., Höffler, D.: Dtsch. med. Wschr. **93**, 1018 (1968). — 9. Verbeckmoes, R.: Proc. Europ. Dial. Transpl. Ass. **6**, 269 (1969). — 10. Vosik, W. M., Anderson, C. F., Steffee, W. P., Johnson, W. J., Arnaud, C. D., Goldsmith, R. S.: Mayo Clin. Proc. **47**, 110 (1972).

CASPARY, W. F., MAY, J. (Abt. Gastroenterologie und Stoffwechselerkrankungen, Med. Univ.-Klinik Göttingen): **Zum Mechanismus der Calciumresorption bei Urämie**

Calciumbilanzstudien bei Urämikern haben ergeben, daß die negative Calciumbilanz bei Niereninsuffizienz durch eine erhöhte fäkale Calciumausscheidung bedingt ist [9]. Malabsorption von Calcium und Osteomalacie bei der Urämie können durch Vitamin D gebessert werden, doch sind dazu unphysiologisch hohe Vitamin D-Dosen erforderlich [9, 1]. Die Ursache für diese offensichtliche Vitamin D-Resistenz ist unbekannt.

Die Calciumresorption erfolgt sowohl beim Menschen als auch bei der Ratte am avidesten im Duodenum [12]. Wir konnten im letzten Jahr zeigen, daß für den Durchtritt von Calcium durch die Bürstensaummembran zwei Transportmechanismen bestehen: 1. bei niedrigen Konzentrationen erfolgt der Eintritt über einen Na$^+$-unabhängigen Carrier-Mechanismus (Transport-K_t = 0,9 mM), 2. bei hohen Konzentrationen von Calcium über einen passiven Diffusionsmechanismus [2]. Untersuchungen Kimbergs [1] haben ergeben, daß bei der chronischen Urämie eine Hemmung des transmuralen Calciumtransportes ohne gleichzeitige Hemmung des calciumbindenden Proteins besteht. Eine Hemmung der Calciumaufnahme in die Mucosa fand Kimberg allerdings nicht. Um Einflüsse der Ernährung und eine Störung des Vitamin D-Stoffwechsels weitgehend auszuschalten, untersuchten wir den Einfluß der akuten Urämie nach beidseitiger Nephrektomie auf den intestinalen Calciumtransport der Ratte *in vitro*. Mit der Gewebeakkumulationstechnik [4, 10] maßen wir die Aufnahme von ^{45}Ca in die Duodenalmucosa. Der transmurale Transport vom Lumen der Mucosaseite zur Serosaseite wurde mit der everted-sac-Technik [4, 1] bestimmt. Wir untersuchten außerdem den aktiven Transport von

D-Galactose und L-Glycin, sowie die durch D-Glucose und D-Galaktose induzierbaren Anstiege der transmuralen Potentialdifferenzen, die als Transportparameter für Na^+-abhängig transportierte Substrate angesehen werden kann, nach Methoden, die von uns früher [3] beschrieben wurden. Calciumbindendes Protein wurde nach der Chelex-X-100-Resinbindungsmethode von Wasserman u. Taylor bestimmt [11]. Die Aktivität der alkalischen Bürstensaumphosphatase wurde mit p-Nitro-Phenylphosphat als Substrat bestimmt. Protein wurde nach der Methode von Lowry gemessen [8].

120 g schwere Wistar-Ratten wurden in Nembutalnarkose beidseitig nephrektomiert, Kontrollen wurden einer Scheinoperation unterzogen. Nach der Operation bekamen die Tiere kein Futter mehr, hatten aber freien Zugang zum Trinkwasser.

18 Std nach beidseitiger Nephrektomie betrug die Hemmung der Calciumaufnahme in die Mucosa 43%, 24 Std nach der Operation betrug die Hemmung 50%. Wurde die O_2-abhängige Akkumulation von Calcium bestimmt [10], dann war

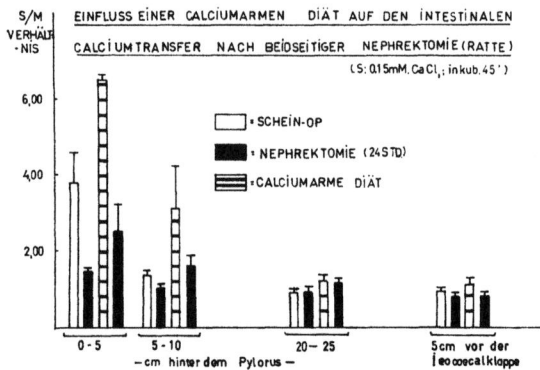

Abb. 1. 200 g schwere Wistarratten bekamen 2 Wochen lang eine calciumarme Diät (Fa. Altromin) oder eine normale Rattenkost (Fa. Altromin). Anschließend erfolgte die beidseitige Nephrektomie oder Scheinoperation in Nembutalnarkose. Nach 24 Stunden wurde die in vitro-Akkumulation von Calcium im Serosakompartment des evertierten Duodenums gemessen. S Spez. Aktivität von $_{45}Ca$ im Serosakompartment, M spez. Aktivität im Mucosakompartment. Die Akkumulation von Calcium wurde in verschiedenen Abschnitten des Dünndarms gemessen

bereits 6 Std nach beidseitiger Nephrektomie ein Hemmeffekt nachweisbar. Um einen Hemmeffekt der akuten Urämie auf andere aktive intestinale Transportmechanismen auszuschließen, untersuchten wir den aktiven Transport von D-Galaktose und L-Glycin, sowie die durch D-Glucose induzierbaren Anstiege der transmuralen Potentialdifferenzen (PD). Der aktive Transport von D-Galaktose und Glycin war 24 Std nach beidseitiger Nephrektomie nicht gehemmt gegenüber den scheinoperierten Kontrollen. Glucose-induzierte Anstiege der PD waren für beide Gruppen (urämische und scheinoperierte Ratten) gleich, was ebenfalls für die Intaktheit der Präparation sowie des intestinalen Zuckertransportsystems spricht. Im Rahmen der akuten Urämie wurde nur die Aufnahme von niedrigen Calciumkonzentrationen (0,15 mM) in die Mucosa gehemmt, nicht jedoch der Transport hoher Konzentrationen von Calcium (20 bis 30 mM), also vornehmlich die Fraktion, die vorzugsweise über das spezifische Carrier-System in die Zelle transportiert wird [2]. Auch der transmurale Calciumtransport im in vitro-Präparat (Lumen → Serosaseite) wird nach beidseitiger Nephrektomie gehemmt (Abb. 1). Der Hemmeffekt ist im Duodenum am ausgeprägtesten und läßt sich in den distalen Darmabschnitten nicht mehr sicher nachweisen. Eine Verabfolgung einer calciumarmen Diät über 2 Wochen resultierte in einer deutlichen Steigerung des transmuralen Calciumtransportes (Abb. 1). Auch bei den nephrektomierten Tieren bewirkte eine Vorbehandlung mit einer calciumarmen Diät eine Transportsteigerung gegenüber urämischen Tieren, die eine normale Diät hatten. Das würde bedeuten, daß die adaptiven Veränderungen des Calciumtransportmechanismus im Darm [13] nach calciumarmer Diät durch die akute Urämie offenbar nicht beeinflußt werden. Die Aufnahme von Calcium in die Mucosa, sowie der transmurale Calciumtransport konnten zwar nach Vorbehandlung mit Vitamin D in hoher Dosierung gebessert werden, jedoch konnte der Hemmeffekt nicht sicher aufgehoben werden. Sowohl das calciumbindende Protein als auch die alkalische Dünndarmphosphatase können bei rachitischen Tieren durch Vitamin D-Gabe induziert werden [5, 13]. Eine Hemmung des calciumbindenden Proteins bei der akuten Urämie könnte auf eine Vitamin D-Stoffwechselstörung hinweisen. Trotz starker Hemmung der Calciumresorption nach beidseitiger Nephrektomie (Abb. 1) war die Aktivität des calciumbindenden Proteins nicht vermindert (Tabelle). Ähnliche Befunde, d. h. Hemmung der Calciumresorption, normaler Gehalt an calcium-

Tabelle 1. *Einfluß akuter experimenteller Urämie nach beidseitiger Nephrektomie auf die Aktivität des calciumbindenden Proteins im Homogenat des Rattenduodenums*

Experimentelle Bedingungen	mg Protein/ml	Aktivität des calciumbindenden Proteins	
		dpm bound	dpm bound/mg Protein
Scheinoperation	7,4	3918 ± 529	529 ± 65
Beidseitige Nephrektomie (20 Std nach Operation)	8,1	3502 ± 432	432 ± 58

Calciumbindendes Protein wurde mit dem Chelex-X-100 Resin Binding Assay nach Taylor u. Wasserman bestimmt [11]. Es wurde gepooltes Mucosahomogenat des Duodenums von je acht Ratten verwandt. Angegeben sind die Mittelwerte ± S.E.M. für die Aktivitätsbestimmungen, die für jede Versuchsgruppe 15fach erfolgten.

bindenden Protein, haben wir nach Vorbehandlung mit Diphenylhydantoin beobachtet [4] und wurden von Kimberg nach Cortisontherapie beschrieben [7], wobei trotz verminderter Calciumresorption der Mucosagehalt an calciumbindenden Protein sogar erhöht war.

Wir fanden jedoch bei akuter Urämie eine starke Verminderung der Aktivität der alkalischen Dünndarmphosphatase, der viele Autoren eine mögliche Transportfunktion für Calcium zusprechen, da sie ebenfalls durch Vitamin D induzierbar ist [5]. Da Harnstoff selbst ein Hemmer der alkalischen Phosphatase ist, untersuchten wir zunächst den Einfluß von Harnstoff in vitro auf die Aktivität der alkalischen Phosphatase. In vitro vermochte Harnstoff bis zu Konzentrationen von 300 bis 500 mM die Aktivität der alkalischen Phosphatase zu hemmen. Um die Möglichkeit einer Calciumtransporthemmung durch eine Hemmung der alkalischen Phosphatase auszuschließen, behandelten wir Ratten mit einer hochprozentigen Harnstofflösung vor (via Schlundsonde und Trinkwasser) und bestimmten dann die Aktivität der alkalischen Dünndarmphosphatase und gleichzeitig den Calciumtransport. Nach Harnstoffvorbehandlung in vivo kam es zwar ebenfalls zu einer deutlichen Hemmung der alkalischen Dünndarmphosphatase im Duodenalhomogenat, doch wurde unter den gleichen Bedingungen die Aufnahme von Calcium in das Duodenum nicht gehemmt. Dieser Befund kann als Stütze dafür angesehen werden, daß der alkalischen Phosphatase im Bürstensaum offenbar keine wesentliche Funktion im Calciumtransportmechanismus zukommt. Diese Vermutung wurde bereits von Holdsworth geäußert, denn Phenylalanin vermag die alkalische Phosphatase zu hemmen, beeinflußte aber den Calciumtransport nicht [6].

Unsere Ergebnisse zeigen, daß es nicht nur bei der chronischen Urämie, sondern auch bei der akuten Urämie der Ratte nach beidseitiger Urämie zu einer spezifischen Calciumresorptionsstörung kommt, die durch physiologische Dosen von Vitamin D nicht beeinflußbar ist. Bei akuter Urämie ist sowohl der Einstrom von Calcium in niedrigen Konzentrationen in das Duodenum, als auch der Durchtritt von der Mucosaseite auf die Serosaseite gehemmt. Ein normaler Gehalt der Mucosa an calciumbindenden Protein bei gleichzeitig gestörter Transportfunktion läßt vermuten, daß bei der akuten Urämie neben einer möglichen Vitamin D-Stoffwechselstörung eine Störung am cellulären Calciumtransportsystem selbst im Vordergrund steht.

Unterstützt durch die Deutsche Forschungsgemeinschaft (Ca 71/1). Frl. A. Thinius und Frl. H. Römhild danken wir für die wertvolle technische Assistenz.

Literatur
1. Baerg, R. D., Kimberg, D. V., Gershon, E.: J. clin. Invest. **49**, 1288 (1970). — 2. Caspary, W. F.: Proc. of the Intern. Union of Physiological Sciences, Vol. IX, XXV, p. 103. Intern. Congress, Munich 1971. — 3. Caspary, W. F., Stevenson, N. R., Crane, R. K.: Biochim. biophys. Acta (Amst.) **193**, 168 (1969). — 4. Caspary, W. F.: Naunyn Schmiedebergs Arch. Pharmak. (in press). — 5. Cheesman, E. M., Copping, A. M., Prebble, P. M.: Brit. J. Nutr. **18**, 147 (1964). — 6. Holdsworth, E. S.: J. Membrane Biol. **3**, 43 (1970). — 7. Kimberg, D. V., Baerg, R. D., Gershon, F., Gradius, R. T.: J. clin. Invest. **50**, 1309 (1971). — 8. Lowry, O. H., Rosebrough, N. J., Farr, A. L., Randall, R. J.: J. biol. Chem. **193**, 265 (1951). — 9. Ritz, E., Sieberth, H. G., Krempien, B.: Klin. Wschr. **49**, 1305 (1971). — 10. Schachter, D., Dowdle, E. B., Schenker, H.: Amer. J. Physiol. **198**, 275 (1960). — 11. Wasserman, R. H., Taylor, H. N.: Science **152**, 791 (1966). — 12. Wasserman, R. H.: Calcified Tiss. Res. — 13. Wasserman, R. H., Corradino, A., Taylor, A. N.: In: Membrane Proteins, p. 114. Symposion of the New York Heart Association. Boston: Little, Brown and Comp. 1968.

HEIDBREDER, E., ECKLE, A., HENNEMANN, H., HEIDLAND, A. (Zentrum für Innere Medizin, Universität Würzburg): **Ausscheidung mono- und bivalenter Ionen im Pankreassaft bei experimenteller Urämie*. Untersuchungen an $5/6$ nephrektomierten Ratten**

Eine exkretorische Pankreasinsuffizienz, eine Hyperamylasämie und morphologische Veränderungen sind die wichtigsten korrelativen Merkmale der bei Urämie gehäuft auftretenden Pankreasschädigung. Der ursächliche Mediator dieser Coincidenz von Nephropathie und Pankreasinsuffizienz ist bislang nicht bekannt, als mutmaßliche Faktoren werden ein sekundärer Hyperparathyreoidismus, vasculäre Schäden, eine metabolische Acidose und Veränderungen des Elektrolythaushaltes, Proteinverluste u. a. mehr diskutiert.

Aus anatomischen Gründen sind eine direkte Speichelentnahme aus dem Pankreasgang beim Menschen und seine quantitative — insbesondere flußratenbezogene — Analyse nicht möglich. Eine wertvolle Bereicherung in der Charakterisierung und Interpretation der vorwiegend tierexperimentell untersuchten pankreatischen Speichelflußdynamik stellen beispielsweise die Ausscheidungskurven mono- und bivalenter Ionen und anderer Bestandteile — z. B. Enzyme — des Mundspeichels unter Berücksichtigung der Flußrate dar. Erste vergleichende Untersuchungen von Normalpersonen und urämischen Patienten liegen bereits vor (Kreusser et al., 1971), sie ergaben bei chronischer Niereninsuffizienz eine Hyper-

---
* Mit Unterstützung der Deutschen Forschungsgemeinschaft.

sekretion von Kalium, Calcium und anorganischem Phosphor sowie eine unterschiedliche Natriumrückresorption.

Unsere Untersuchungen wurden an gesunden und urämischen Kaninchen durchgeführt und galten der Frage, ob und welche Elektrolytveränderungen sich im Gefolge einer Niereninsuffizienz im Bauchspeichel bei Korrelation zur Flußrate feststellen lassen.

Methodik

New Zealand White Rabbits und Bastardkaninchen (2,2 bis 3,0 kg) wurden zwei Kollektiven zugeteilt, einem nichtazotämischen Normalkollektiv und einem $^5/_6$-nephrektomierten Kollektiv mit experimenteller Urämie. Nach Präparation und Darstellung des Hauptausführungsganges des Pankreas wurde sein Endsegment unmittelbar vor der Einmündung ins Duodenum mit einem Polyäthylenkatheter kanüliert, anschließend wurden 8 IE Secretin/kg (Boots Pure Drug Co.) zur Drüsenstimulation i.v. appliziert. Zur Messung der einzelnen Sekretionsraten wurde der Verweilkatheter mit einer kalibrierten Sammelpipette (Fassungsvolumen: 300 µl) verbunden und jeweils die Auffüllzeit gemessen. Die maximale Sammelzeit betrug 30 min.

Bei der quantitativen Auswertung der Speichelproben ist bemerkenswert, daß die in der Anstiegsphase der Sekretion gewonnenen Speichelproben nicht verwertbar sind, da sich in dieser Sammelperiode Ruhe- und Stimulationsspeichel miteinander vermischen; erst nach Durchlaufen des Flußratenmaximums repräsentieren die aufgezeichneten Meßpunkte die genaue Beziehung zwischen Elektrolytkonzentration und zugehöriger Flußrate (Knauf u. Frömter, 1970).

Ergebnisse

Kationen

Unter Berücksichtigung der Flußrate zeigte beim Kontrollkollektiv (zehn nichtazotämische Kaninchen) die *Natrium*konzentration im Stimulationsspeichel eine weitgehende Konstanz über den gesamten Flußratenbereich, während das *Kalium* eine Tendenz zur Abnahme seiner Konzentration mit zunehmender Flußrate aufwies. Die atomabsorptionsspektrometrisch (Beckman) bestimmten *Calcium*- und *Magnesium*konzentrationen waren durch eine progressive (exponentielle) Abnahme mit Zunahme der Flußrate charakterisiert; bei niedriger Flußrate lag die Konzentration für Calcium leicht unterhalb des Bereichs des ultrafiltrierbaren Serumcalciums, das im Mittel mit 3,59 mVal/l bestimmt wurde.

Das urämische Kaninchenkollektiv bestand aus 12 Tieren, bei denen der Harnstoff-N im Serum nach einer 5/6-Nephrektomie im Verlauf von 10 bis 14 Tagen im Mittel von 25 auf 65 mg-% anstieg, die Einzelwerte schwankten zwischen 40 und 120 mg-%.

Bei 9 von 12 Kaninchen mit experimenteller Urämie war die *Flußrate* in den nach Stimulation gewonnenen Speichelproben regelrecht und entsprach hinsichtlich ihres Sekretionsmaximums und -dauer weitgehend dem Kontrollkollektiv. Drei Tiere zeigten mit einem nur kurzdauernden Sekretionsanstieg nach Stimulation ein abweichendes Verhalten; bemerkenswerterweise hatte sich gerade bei diesen Tieren eine stärkere metabolische Systemacidose mit Bicarbonatwerten unter 15 mVal/l entwickelt. Diese bei erniedrigten Blutbicarbonatwerten ausgeprägte Verminderung der pankreatischen Speichelsekretion bei unseren Tieren stimmt gut mit den von Rawls et al. (1963) erhobenen Befunden überein, die bei experimenteller metabolischer Systemacidose (HCl-Infusionen) eine Abnahme der Flußrate und des Bicarbonat-Output fanden, ähnliche Befunde erhoben auch Schulz u. Ullrich (1971) am isoliert perfundierten Kaninchenpankreas.

Im einzelnen ließen sich im Urämiekollektiv — wie die folgende Abb. 1 zeigt — für die *Natrium*konzentration keine Veränderungen nachweisen, dagegen war die *Kalium*konzentration durch eine signifikant verstärkte Abnahme besonders bei hoher Flußrate charakterisiert. Die *Calcium*- und *Magnesium*konzentration ließ bei den urämischen Kaninchen eine signifikante Erhöhung im mittleren und hohen Flußratenbereich erkennen, so daß ein verändertes Transportverhalten dieser

Kationen bei Urämie angenommen werden kann. Die Konzentration des ultrafiltrierbaren Serumcalcium (3,7 ± 0,58 mVal/l) und -magnesium (1,6 ± 0,34 mVal/l) des urämischen Kollektivs lag allerdings leicht über der des Kontrollkollektivs (Calcium: 3,59 ± 0,45 mVal/l, Magnesium: 1,54 ± 0,22 mVal/l). Bei Urämiepatienten ist bekanntlich das ultrafiltrierbare Serumcalcium meist erniedrigt: wahrscheinlich sind unterschiedliche Auswirkungen der Urämie auf den Calciummetabolismus als Ausdruck einer Speciesdifferenz für diese Diskrepanz verantwortlich zu machen.

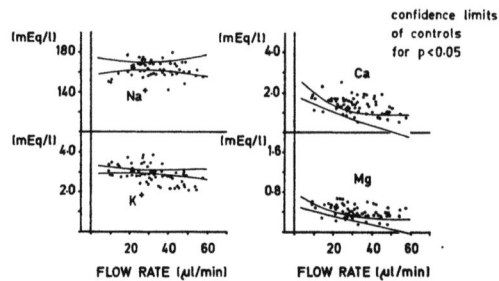

Abb. 1. Flußratenbezogene Konzentration der mono- und bivalenten Kationen im Pankreasspeichel gesunder (n = 10) und urämischer (n = 12) Kaninchen

Erst kürzlich durchgeführte Untersuchungen an einem Rattenkollektiv mit experimenteller Urämie (10 Tiere) haben die in der folgenden Abb. 2 dargestellten Befunde erbracht: Im Vergleich zu einem entsprechenden Kontrollkollektiv derselben Species (15 nichtazotämische Ratten) war die Speichel*calcium*konzentration (Magnesium wurde nicht untersucht) ausnahmslos erniedrigt und mit einer entsprechend eindeutigen Verringerung der Calciumkonzentration im Serum ver-

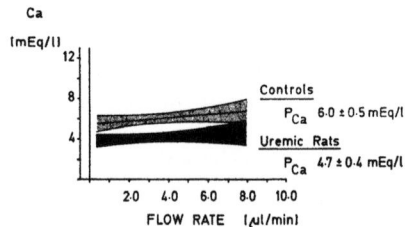

Abb. 2. Flußratenbezogene Calciumkonzentration im Pankreassaft bei gesunden (n = 15) und urämischen (n = 10) Ratten

knüpft. Eine mitursächliche Rolle des Serumcalciumspiegels bei den Veränderungen der pankreatischen Calciumkinetik bei Urämie ist deshalb zu diskutieren. Für einen solchen, nicht nur bei Urämie ausgeprägten Zusammenhang sprechen die von Goebell et al. (1972) erhobenen Befunde, die bei akuter Hypercalcämie gesunder Probanden eine Zunahme der Calciumkonzentration im Duodenalsaft nachweisen konnten.

Anionen

Im Unterschied zu den mono- und bivalenten Ionen war bei den Anionen die *Bicarbonat*konzentration im Pankreasspeichel gesunder Kaninchen — wegen des Luftkontakts der Proben während der Kollektion als Differenz aus der Summe der Kationen (Na, K, Ca und Mg) sowie der Summe der Anionen (Cl und anorg. PO-)

errechnet — positiv zur Flußrate korreliert, mit zunehmender Flußrate stieg sie progressiv an. Diese errechneten Bicarbonatwerte übertrafen den Plasmaspiegel etwa um das Fünffache. Die *Chlorid*konzentration lag im Kontrollkollektiv wesentlich unter dem Plasmaspiegel, mit zunehmender Flußrate fiel sie — invers zur Bicarbonatkonzentration — ab.

Der anorganische *Phosphor* zeigte ebenfalls einen Konzentrationsrückgang im Verhältnis zur Flußrate und unterschritt die Serumkonzentration etwa um das Zehnfache.

Das Kollektiv der Kaninchen mit experimenteller Urämie wies im Vergleich zum Normalkollektiv keine signifikanten Unterschiede auf. Die errechnete *Bicarbonat*konzentration verhielt sich allerdings unterschiedlich: es fanden sich teils erniedrigte (insbesondere bei metabolischer Systemacidose), teils leicht erhöhte Werte. Die *Chlorid*konzentration des Pankreasspeichels war durch ein inverses Verhalten zur Bicarbonatkonzentration gekennzeichnet. Bei der Untersuchung des anorganischen *Phosphors* fanden sich gehäuft erhöhte Speichelkonzentrationen ohne erkennbare Beziehungen zum Plasmaspiegel.

Die hier dargelegten Veränderungen der Elektrolyte im Pankreasspeichel bei Kaninchen mit experimenteller Urämie haben zusammenfassend folgende Ergebnisse erbracht:

1. Mit fortschreitender Urämie und komplizierendem Hinzutreten einer metabolischen Systemacidose — insbesondere bei Blutbicarbonatwerten unter 15 mVal pro l — nehmen die Flußraten des Pankreasspeichels ab.

2. Bei der Untersuchung der Kationen ist eine Abnahme der Kaliumkonzentration mit zunehmender Flußrate auffällig; die Konzentration von Calcium und Magnesium ist dagegen leicht erhöht. Im Unterschied zu diesen Kaninchenversuchen ist die Calciumkonzentration bei Ratten mit experimenteller Urämie — analog zum Serumcalcium — stark erniedrigt.

3. Das flußratenbezogene Ausscheidungsmuster der (errechneten) Bicarbonat- und Chloridionen im Pankreasspeichel ist nicht regelmäßig alteriert.

Literatur

Goebell, H., Steffen, Ch., Baltzer, G., Schlott, K. A., Bode, Ch.: Dtsch. med. Wschr. **97**, 300 (1972). — Knauf, H., Frömter, E.: Pflügers Arch. ges. Physiol. **316**, 213 (1970). — Kreusser, W., Heidland, A., Henneman, H., Knauf, H., Wigand, M.: Arch. klin. exp. Ohr.-, Nas.- u. Kehlk.-Heilk. **199**, 614 (1971). — Rawls, J. A., Jr., Wistrand, P. J., Maren, T. H.: Amer. J. Physiol. **205**, 651 (1963). — Schulz, I., Ströver, F., Kasprik, B., Ullrich, K. J.: Pflügers Arch. ges. Physiol. **319**, R 92 (1970). — Schulz, I., Ströver, F., Ullrich, K. J.: Pflügers Arch. ges. Physiol. **323**, 121 (1971).

Ritz, E., Krempien, N., Andrassy, K. (Med. Univ.-Klinik und Pathol. Institut, Universität Heidelberg): **Osteopathie bei Dauerdialyse**[*]. **Diagnostische Parameter und pathogenetische Faktoren**

Die vorliegende Mitteilung über die an 292 Dialysepatienten aus 18 deutschen Dialysezentren durchgeführte Untersuchung zur Osteopathie bei Dauerdialyse soll sich mit zwei Fragen zur *Diagnostik* und *Pathogenese* befassen:

1. Inwieweit gestatten uns serum-chemische Befunde, Art und Schwere der Knochenveränderungen vorherzusagen ?

---

[*] Mit Unterstützung der Deutschen Forschungsgemeinschaft. Wir danken Herrn Dr. Schaefer (Berlin), Heimsoth (Essen), Malluche (Frankfurt), Venend (Freiburg), Dieker (Gießen), Henning (Göttingen), Bünger (Hamburg), Jutzler (Homburg), Mecke (Karlsruhe, Toennis (Kassel), Sieberth (Köln), Strauch (Mannheim), Schulz (Nürnberg), Streicher (Stuttgart), Bundschu (Tübingen), Vandernahmer (Wuppertal), Klütsch (Würzburg) für ihre freundliche Mitarbeit.

2. Welche Rückschlüsse auf die Pathogenese gestattet die Analyse der Korrelation zwischen Geschlecht der Patienten, Dialyseeffizienz (d. h. prädialytische Serumkreatininspiegel), Dialysedauer und Dialysatcalciumkonzentration einerseits und Ausprägung der Osteopathie andererseits ?

Die Serumcalciumspiegel der Dialysepatienten (Tabelle 1) waren deutlich erniedrigt, Serummagnesium- und -phosphorspiegel dagegen erhöht. Die alkalische Serumphosphatase lag bei 31% aller Patienten mit normalen Leberfunktionswerten oberhalb des Normbereichs. Während die Serumparathormonspiegel[1] fast ausnahmslos erhöht waren, lagen die Serumcalcitoninspiegel im Normbereich.

Die Höhe der prädialytischen *Serumcalciumspiegel* war im Kollektiv nicht korreliert mit der Höhe der radioimmunologisch gemessenen Parathormonspiegel, gestattete also keine Vorhersage der Parathormonaktivität im Serum, wenngleich exzessive Erhöhungen von Parathormon meist mit Normocalcämie vergesellschaftet waren. Entsprechend gestattete die Höhe des Serumcalcium keine Rückschlüsse auf das Ausmaß der parathormoninduzierten Fibroosteoklasie, wohl aber auf das Ausmaß der urämischen Malacie. Serumcalcium zeigte nämlich eine inverse Kor-

Tabelle 1. *Serumwerte der untersuchten Hämodialysepatienten*

Ca (Atomabsorption)	$4{,}30 \pm 0{,}62$ ($2{,}70 - 6{,}20$) mVal
Ca (Flammenphotometrie)	$4{,}44 \pm 0{,}62$ ($2{,}5 - 7{,}0$) mVal
P	$7{,}13 \pm 2{,}32$ ($2{,}3 - 15{,}9$) mg-%
Gesamtprotein	$6{,}44 \pm 0{,}76$ ($4{,}6 - 8{,}6$) g-%
Mg	$2{,}26 \pm 0{,}5$ ($1{,}09 - 3{,}6$) mVal
Alkalische Phosphatase (n = 266)	
erhöht	83 Patienten ($= 31\%$)
Parathormon (n = 80)	1268 ± 736 ($20^a - 3863$) pgÄq bovines PTH/ml
	(normal < 400 pgÄq bovines PTH/ml)
Thyreocalcitonin (n = 80)	$285 \pm 11{,}3$ ($55 - 1060$) pgHCT/ml
	(normal < 395 pgHCT/ml)

a Zustand nach totaler Parathyreoidektomie.

relation zum relativen Anteil des Osteoid an der Spongiosatrabekeloberfläche und am Trabekelvolumen in unentkalkten Beckenkammbiopsiepräparaten. Je niedriger demnach das Serumcalcium ist, desto stärker ausgeprägt ist die Osteomalacie.

Im Gegensatz zu Angaben Chittalls [1] fanden wir keine Korrelation zwischen Serumcalciumspiegel und radioimmunologisch gemessenen Serumcalcitoninspiegeln. Calcitonin scheint demnach nicht wesentlich an der Regulation der Serumcalciumspiegel des Urämikers beteiligt zu sein. Therapeutische Versuche von Delano [2] zeigten ferner, daß es bei der Behandlung der urämischen Osteopathie wirkungslos ist.

Die Erhöhung der *alkalischen Serumphosphatase* korrelierte nicht mit der Erhöhung der Serumparathormonspiegel oder dem Ausmaß der Fibroosteoklasie im Skelet. Die alkalische Serumphosphatase ist demnach ein sehr schlechter Indikator der parathormoninduzierten Knochenveränderungen. Ähnlich wie die Erniedrigung des Serumcalcium zeigte die Erhöhung der alkalischen Serumphosphatase dagegen eine gute Korrelation zum Oberflächen- und Volumenanteil von Osteoid im Skelet (Tabelle 2).

Zusammengefaßt können also ausgeprägte *Erniedrigung von Serumcalcium* und *Erhöhung der alkalischen Phosphatase* auf das Vorliegen stärkerer *osteomalacischer*

---

[1] Wir danken Herrn Dr. W. Hackeng, Bergwegziekenhuis, Rotterdam, für die freundliche Durchführung der Parathormonbestimmungen.

Veränderungen hinweisen; dagegen läßt sich — abgesehen von extremen Fällen — das Ausmaß *parathormoninduzierter fibroosteoklastischer Veränderungen* an Hand von *serumchemischen Werten* bei Dialysepatienten *nicht* abschätzen.

Wenden wir uns nun der zweiten Frage nach möglichen pathogenetischen Faktoren zu.

Ähnlich wie bei primären Hyperparathyreoidismus ist auch bei sekundärem Hyperparathyreoidismus infolge Niereninsuffizienz das *weibliche Geschlecht* von der

Tabelle 2. *Korrelation der alkalischen Serumphosphatase zu biochemischen und histologischen Parametern*

	Alkalische Phosphatase		
	normal	erhöht	p
Parathormonspiegel (pgÄq bovines PTH/ml)	1119 ± 616	1279 ± 550	N.S.
Serum-Ca (mVal)	4,4 ± 0,56	4,16 ± 0,61	N.S.
Ca × P	64,2 ± 21,2	56,6 ± 20,2	N.S.
HO (aktive Howshipsche Lacunen)	7,96 ± 6,96	6,35 ± 4,29	N.S.
OS (Osteoidoberfläche)	41,8 ± 20,9	57,8 ± 27,1	< 0,05
V_o (Osteoidvolumen)	2,77 ± 2,67	9,23 ± 7,66	< 0,01
V_{ob}	10,1 ± 10,4	24,5 ± 22,0	< 0,05

fibroosteoklastischen Resorption stärker betroffen. Dies ist sicherlich ein phylogenetisches Relikt, da bei eierlegenden oder multiparen Species der weibliche Organismus innerhalb kurzer Frist durch Mobilisierung aus dem Skelet große Mengen von Calcium bereitstellen muß. Bei weiblichen Dialysepatienten lagen die Serumparathormonspiegel höher, der Oberflächenanteil aktiver Howshipscher Lacunen war vermehrt und der Prozentsatz röntgenologischer Skeletveränderungen und extraossaler Verkalkungen war gesteigert (Tabelle 3).

Tabelle 3. *Beziehung zwischen Geschlecht und Häufigkeit einzelner Zeichen der Osteopathie bei Dialysepatienten*

	Männlich	Weiblich	p
Dialysepatienten	187 (64%)	105 (36%)	
Serumparathormonspiegel (pgÄq b PTH/ml)	1105 ± 74	1511 ± 132	0,05
Subperiostale Resorption	(92/4) 4,35%	(58/8) 13,8%	0,05
Compactaspongiosierung	(92/56) 61%	(58/30) 51,8%	N.S.
Extraossale Verkalkungen	(73/14) 19,2%	(42/22) 52,5%	0,01
Iliacalgefäßverkalkung	(62/19) 30,5%	(35/11) 31,5%	N.S.

Obwohl man klinisch im Einzelfall unzweifelhaft den Eindruck eines Zusammenhangs zwischen Unterdialyse und Osteopathie gewinnt, ließ sich ein Zusammenhang zwischen *Dialyseeffizienz* (gemessen an Hand der prädialytischen Serumkreatininspiegel) und verschiedenen Parametern der Osteopathie in Patienten kollektiv nicht sichern. Es bestand kein Zusammenhang zwischen Häufigkeit klinischer Zeichen, röntgenologischer Veränderungen, Mineralgehalt des Calcaneus, Compactaindex nach Barnett und Serum-PTH-Spiegeln einerseits und prädialytischen Serumkreatininspiegeln andererseits.

Von größtem Einfluß auf den Schweregrad der Osteopathie erwies sich dagegen die *Dialysedauer* in Monaten.

Mit zunehmender Dialysedauer stieg die Häufigkeit *klinischer Zeichen* und *röntgenologischer Veränderungen* und fiel der röntgendensitometrisch gemessene *Mineralgehalt* des os calcaneus.

Die *osteomalacischen Veränderungen im Skelet* zeigten in den von uns untersuchten relativ kurzen Dialysezeiten ebenfalls keine meßbare Progredienz. Obwohl im Nierenrestparenchym die Metabolisierung von 25, Hydroxycholecalciferol zu dem am Darmepithel aktiven Metaboliten 1, 25-Dihydroxycholecalciferol bei Fortschreiten der Niereninsuffizienz zunehmend zum Erliegen kommt und bei anephritischen Patienten wahrscheinlich völlig fehlt, ist die Geschwindigkeit der Entwicklung der Osteomalacie im Endstadium offensichtlich nicht sehr hoch. Dies entspricht sehr gut den früher mitgeteilten [3] klinischen und röntgenologischen Befunden, nach denen die Osteomalacie nur in einem verschwindenden Prozentsatz der Patienten symptomatisch wird.

Obwohl in Einzelfällen eine dramatische Progression der Ostitis fibrosa unter Dauerdialyse beobachtet wurde, nahmen im Kollektiv die mikromophometrisch gemessenen Parameter der *Fibroosteoklasie* im Skelet nicht zu; ob fibroosteoklastische Veränderungen mit fortschreitender Dialysedauer evtl. sogar abnehmen, kann wegen des möglichen Auslesefehlers allerdings nicht sicher beantwortet werden.

Am plausibelsten lassen sich diese Befunde dahingehend interpretieren, daß in der Mehrzahl der Patienten unter Dauerdialyse die Parathyreoideastimulation nicht progredient zunimmt. Offensichtlich werden nur bei einer Minderzahl der Patienten die Parathyreoideae zunehmend hyperaktiv. Dabei mag einerseits eine gesteigerte Ansprechbarkeit der Drüse eine Rolle spielen (wie wir zeigten, z. B. auf Grund des Geschlechts der Patienten). Es ist bislang noch nichts bekannt über die Kopplung zwischen Steigerung der Hormonsekretionsrate und Steigerung der mitotischen Aktivität bei Parathyreoideastimulation. Es wäre jedoch durchaus auch vorstellbar, daß durch exzessive mitotische Aktivität bei einzelnen Patienten eine so große Parathyroideazellmasse resultiert, daß allein schon die nicht supprimierbare Basalsekretion von Parathormon das Skeletleiden unterhält.

Beziehung zwischen Serum-Ca-Spiegel (x = mVal Ca) und Serum-PTH-Spiegel (y = pgÄq bovines PTH/ml).

$$y = 1295 - 5{,}31 \cdot x; \quad r = -0{,}003; \quad \text{N.S.}$$

Serum HCT-Spiegel (y = pgHCT/ml).

$$y = 346 - 16{,}0 \cdot x; \quad r = 0{,}013; \quad \text{N.S.}$$

aktive Howshipsche Lacunen (HO) (y = % Trabekeloberfläche).

$$y = 8{,}15 - 0{,}207 \cdot x; \quad r = -0{,}026; \quad \text{N.S.}$$

Osteoid Volumenanteil (V_{ob}) (y = % Trabekelvolumen).

$$y = 56{,}8 - 9{,}34 \cdot x; \quad r = -0{,}374; \quad p < 0{,}05.$$

Literatur

1. Chittal, S. M., Oreopoulos, D. G., de Veber, G. A., Thomas, P., Rabinovich, S., Lloyd, G. J., Kumar, M. A., Rapaport, A.: Canad. med. Ass. J. **104**, 1098 (1971). — 2. Delano, B. C,. Boker, R., Wallach, S.: Amer. Soc. Nephrol. **18**, (1971). — 3. Ritz, E., Krempien, B., Riedasch, G., Kuhn, H., Hackeng, W., Heuck, F.: Proc. Europ. Dial. Transpl. Ass. **VIII**, 131 (1971).

ANDRASSY, K., SEIDEL, D., BUCHHOLZ, L., RITZ, E. (Med. Univ.-Klinik Heidelberg): **Urokinase; proteinchemische und fibrinautographische Untersuchungen***

Nach den Untersuchungen Lesuks [1] ist die Urokinase eine im Urin auftretende Protease, welche durch Aktivierung von Plasminogen zu Plasmin unter Abspaltung einer Argininbindung [2] fibrinolytisch wirkt. Das Enzymprotein konnte rein dargestellt werden und hat ein Molekulargewicht von 54000 [1]. Die physiologische Rolle der Urokinase besteht wahrscheinlich darin, dank ihrer fibrinolytischen Wirkung in den ableitenden Harnwegen die Bildung von Gerinnseln zu verhindern [3].

Die Urokinase ist insofern von nephrologischem Interesse, als die Ausscheidung dieser Protease bei verschiedenen pathologischen Zuständen der Nierenfunktion sich ändert [4, 5] und die Messung der Urokinaseexkretion es möglicherweise gestattet, eine topographische Lokalisation der Nierenschädigung vorzunehmen [3].

Ausgangspunkt der eigenen Untersuchungen waren Befunde von White [6], Doleschel [7], Hamberg [8] sowie von Day u. Ball [9], die im Gegensatz zu Lesuk mehrere fibrinolytisch wirksame Enzyme mit unterschiedlichem Molekulargewicht fanden, die offensichtlich mit der oben skizzierten einfachen Vorstellung Lesuks nicht mehr zu vereinbaren war.

Wie bereits früher beschrieben [3], verwandten wir als Ausgangspräparation die aus menschlichem Urin durch Kieselgeladsorption angereicherte und durch Ionenaustauschchromatographie weiter gereinigte Urokinasepräparation der Fa. LEO, in der durch Polyacrylamidgel-Elektrophorese sowohl diverse Serumproteine als auch spezifische Urinproteine enthalten waren. Außerdem benutzten wir ein Antiurokinaseimmunglobulin, welches durch Immunisierung von Kaninchen mit unserer Urokinaseausgangspräparation gewonnen worden war. Die Reindarstellung der Urokinase erfolgte sowohl durch Adsorptionschromatographie an $BaSO_4$-Hyflo Super Cel als auch durch Zonenelektrophorese auf Agar. Bei der Adsorptionschromatographie an $BaSO_4$-Hyflo Super Cel erwies sich ein m/6 mol-Citratpuffer pH 6,8 als geeignetes Elutionsmittel. Während mit diesem Puffer fast ausschließlich inertes Begleitprotein ausgewaschen wurde, ohne daß wesentlich fibrinolytische Aktivität verloren ging, konnte Urokinase in hoher spezifischer Aktivität (36000 Ploug Units/mg Protein bei einer Ausgangspräparation von 934 Ploug Units/mg Protein) durch Zugabe von 1 M NaCL zum Citratpuffer gewonnen werden (Abb. 1). In der Polyacrylamidgel-Elektrophorese waren von ursprünglich 12 Banden des Ausgangsmaterials nur noch 4 Banden nachweisbar. Als verunreinigende Begleitproteine ließen sich noch Albumin, a_2HS-Glykoprotein, a_2-Makroglobulin, $β_2$-Globulin und $γ$-A-Globuline nachweisen.

Wurde die Urokinasepräparation durch Zonenelektrophorese in Agar aufgetrennt und die Urokinase anschließend durch präparative Ultrazentrifugation aus dem Agar eluiert, so ergab sich folgendes Bild: Die Urokinasepräparation ließ sich in einen anodisch und einen kathodisch wandernden Anteil trennen. Kathodenwärts von der Auftragsstelle stieg die fibrinolytische Aktivität bei abnehmendem Proteingehalt, d. h. die spezifische Aktivität wurde größer. 5 bis 8 cm von der Auftragsstelle wurde in unserer Technik die höchste spezifische Aktivität gemessen. Sie erreichte Werte bis zu 55000 Ploug Units/mg Protein. Mit Antiurokinaseserum reagierten die Fraktionen mit höchster spezifischer Aktivität gewöhnlich mit einer starken Präcipitationsbande, manchmal war auch eine zusätzliche schwach ausgeprägte Linie zu erkennen. Es liegt demnach in dieser hochgereinigten Fraktion Urokinase in zwei immunologisch sich unterschiedlich verhaltenden Formen vor (Abb. 2).

---
* Mit Unterstützung der Deutschen Forschungsgemeinschaft.

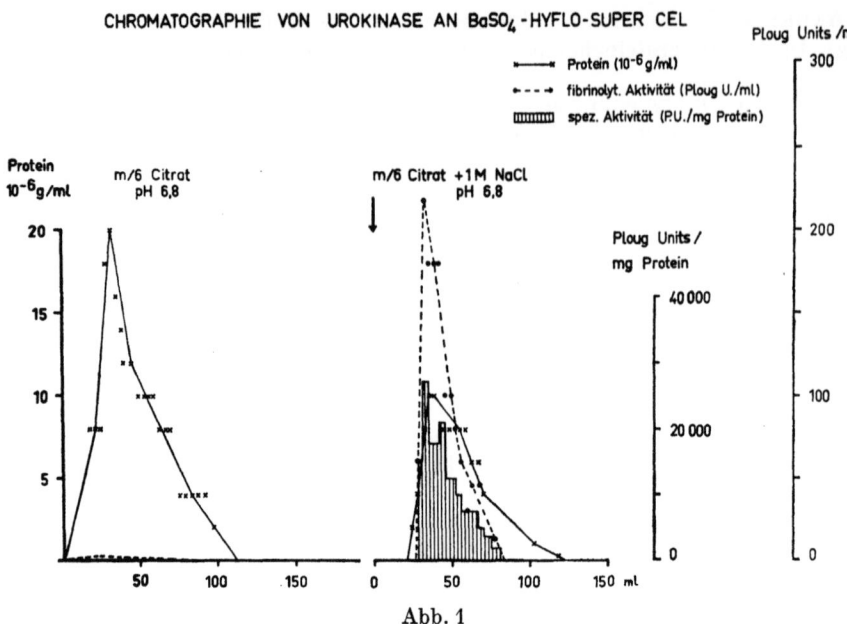

Abb. 1

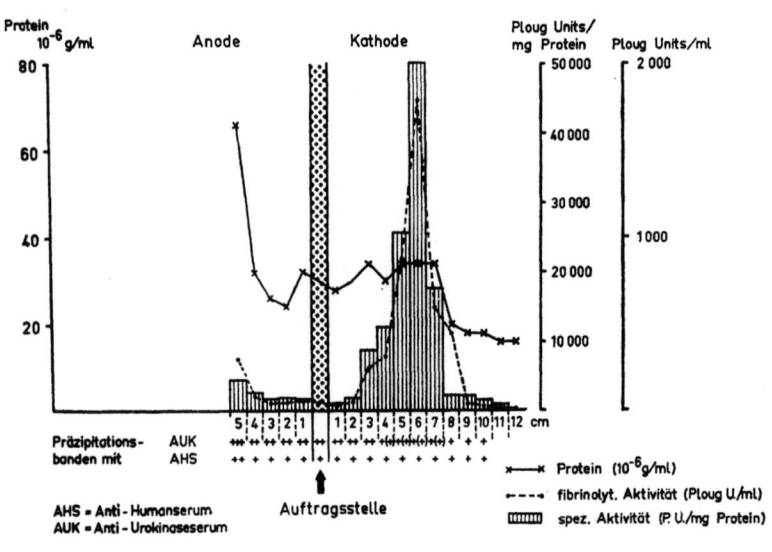

Abb. 2

Die starke mit Präcipitationsbande I bezeichnete Linie war mit der Bande identisch, die bei der Immunisierung des Kaninchens als letzte auftrat und das Antigen darstellte, dessen Äquivalenzzone mit dem Antikörper dem Antikörperreservoir am nächsten lag. Die fibrinolytische Aktivität der Urokinase ließ sich nur dann voll supprimieren, wenn nach der Immunisierung mit der Urokinasepräparation im Antiurokinaseantikörper diese Bande aufgetreten war. Immunelektrophoretisch (Agaroseimmunelektrophorese) war diese Bande um die Auftragsstelle lokalisiert. Diese Bande stellt demnach das reine Urokinaseenzymprotein dar.

Die schwächere, mit Präcipitationsbande „s" bezeichnete Linie zeigte sowohl mit Antiurokinase-Antiserum als auch mit Antihuman-Antiserum, mit Antialbumin, mit Anti-a_2-Makroglobulin und mit Anti-a_2HS-Glykoprotein volle immunologische Identität. Auch wenn die aus Agar isolierte Urokinasefraktion mit Antiurokinase-Antiserum nur mit einer, das Urokinaseenzymprotein präcipitierenden Bande, reagierte, war mit monospezifischen Antihuman-Antiseren immer noch Albumin, a_2-Makroglobulin und a_2HS-Glykoprotein nachweisbar. Da diese Präcipitationslinien voll identisch sind und außerdem die Urokinasefraktion mit Antihuman-Antiserum nur eine einzelne Linie zeigt, scheint eine bloße Verunreinigung der Präparation mit diesen Proteinen unwahrscheinlich. Es scheint sich vielmehr um das Vorliegen eines Komplexes des reinen Urokinaseproteins mit mehreren Urinproteinen zu handeln. Als weiterer Hinweis auf das Vorliegen eines Proteinkomplexes sei angeführt, daß im Gegensatz zum normalen elektrophoretischen Verhalten von Albumin, a_2HS-Glykoprotein und a_2-Makroglobulin diese Proteine mit der Urokinasefraktion kathodenwärts wanderten.

Welche Faktoren für die Komplexbildung verantwortlich sind, läßt sich durch unsere Experimente nicht beantworten. Die immunologischen Befunde erlauben diesbezüglich lediglich eine semiquantitative Aussage, in dem sie erkennen lassen, daß der überwiegende Anteil der Urokinase in freier Form vorliegt. Mit der Gelfiltrationsmethode errechnete sich das Molekulargewicht dieses Anteils mit 35000. Dieser Wert ist mit dem von White [6] errechneten Molekulargewicht für die S_1-Urokinase annähernd identisch.

Mit der Fibrinautographie nach McConnel [10] und Todd [11] gelang es uns, im Gefrierschnitt menschlicher Nieren nachzuweisen, daß sowohl in Nierenrinde als im Nierenmark fibrinolytische Aktivität vorhanden ist, die nicht auf eine unspezifische Gewebsprotease zurückzuführen ist. Die fibrinolytische Aktivität in der Nierenrinde konnte durch Kaninchen-Antiurokinaseimmunglobuline voll, die Aktivität im Nierenmark dagegen nur unvollständig gehemmt werden. Diese Befunde sind am ehesten mit der Annahme vereinbar, daß in der Niere mehrere in der Proteinstruktur unterschiedliche fibrinolytische Enzyme mit Urokinasecharakter und verschiedenem topographischem Verteilungsmuster vorzufinden sind.

Die Reindarstellung des Urokinaseenzymproteins ist für uns der erste Schritt zur Entwicklung protein-chemischer Methoden für den Urokinasenachweis im Urin. Ein spezifischer mit geringen Urinmengen leicht durchführbarer Test zum Nachweis der Urokinase wird zweifellos eine wesentliche Bereicherung der nephrologischen Diagnostik darstellen und möglicherweise ein Hilfsmittel zur Unterscheidung des akuten vom chronischen Nierenversagen und zur Differenzierung pathologischer corticaler und medullärer Prozesse in der Niere liefern.

Für besondere technische Assistenz danken wir Frl. B. Reinsch.

Literatur

1. Lesuk, A., Terminiello, L., Traver, J.: Science **147**, 880 (1965). — 2. Alkjaersig, N., Fletscher, A., Sherry, S.: J. biol. Chem. **233**, 86 (1958). — 3. Andrassy, K., Seidel, D., Ritz, E., Buchholz, L.: Isolierung und Charakterisierung der Urokinase. Dtsch. Ges. Nephrol., Aachen 1971 (im Druck). — 4. Graeff, H., Bezler, M., Immich, H., Kuhn, W.: Int. J. Gynec. Obstet. **9**, 141 (1971). — 5. Boomgard, M., Vreeken, J., Bleyenberg, A., Deggeler, K.: Clin. chim. Acta **13**, 484 (1966). — 6. White, W., Barlow, G., Mozen, M.: Biochemistry **5**, 2160 (1966). — 7. Doleschel, W., Auerswald, W.: Med. Pharmacol. exp. **16**, 225 (1967). — 8. Hamberg, U., Savolainen, M.: Acta chem. scand. **20**, 2551 (1966). — 9. Day, E., Ball, A.: Thrombos. Diathes. haemorrh. (Stuttgart) **XXIV**, 487 (1970). — 10. McConnell, J., Johnson, J., Joung, J., Holemans, R.: J. Lab. clin. Invest. **15**, 980 (1966). — 11. Todd, A.: J. Path. Bact. **78**, 281 (1959).

LIEBNER, H., NABAKOWSKI, R., PLÜCKHAHN, P., MÜLLER, H., KLUTHE, R. (Med. Univ.-Poliklinik Freiburg): **Verhalten der Guanidinbernsteinsäure unter diätetischer Eiweißrestriktion***

Monosubstituierte Guanidine, insbesondere die Guanidinbernsteinsäure (GBS), scheinen nach Untersuchungen von Cohen et al. [1], Giovanetti [4], sowie in jüngster Zeit von Dobbelstein [3], als Urämietoxine für bestimmte, definierbare Stoffwechselstörungen beim Urämiker verantwortlich zu sein. GBS hemmt die Aktivierung des Plättchenfaktors 3 durch ADP und die Thrombocytenaggregation und dürfte damit eine wesentliche Rolle bei der Entstehung der abnormen Blutungsneigung des Urämikers spielen (Horowitz et al.) [5, 6, 7]. GBS findet sich im Serum und Urin von Urämikern in stark erhöhter Konzentration. Das Verhalten unter Dialysebehandlung, wobei es zu einem Abfall kommt, ist bekannt [1]. Dagegen fehlen bis jetzt noch systematische Untersuchungen über die Beeinflussung der GBS durch eiweißdiätetische Maßnahmen.

Wir untersuchten daher bei 69 Patienten mit fortgeschrittener Niereninsuffizienz unterschiedlicher Ätiologie das Verhalten der GBS im Serum und Urin unter diätetischer Eiweißbeschränkung. Bei 2 Urämikern und 2 Normalpersonen wurde außerdem das Verhalten von GBS und anderen Parametern des Eiweißstoffwechsels unter Bilanzbedingungen geprüft.

GBS wurde aus Serum und Urin mit der säulenchromatographischen Methode von Stein, Cohen u. Kornhauser [9] unter Verwendung des Ionenaustauschers Dowex-1 isoliert und mittels der Sakaguchi-Reaktion quantitativ bestimmt. Die Ausbeute betrug $93,8 \pm 6\%$ ($X \pm 1s$) der zugesetzten Reinsubstanz.

Die GBS-Serumkonzentrationen gesunder Probanden lagen unterhalb der Nachweisgrenze der Methode, die mit 0,15 mg-% anzusetzen ist. Bei Urämikern wurden dagegen Serumspiegel bis zu 2,9 mg-% gemessen. Abb. 1 zeigt das Verhalten der GBS im Serum in Abhängigkeit von der Kreatininkonzentration. Betrachtet man alle Punkte zusammen, dann ergibt sich mit steigendem Serumkreatinin auch ein Anstieg der GBS im Serum, allerdings mit einer deutlichen Streuung der Einzelwerte. Teilt man das Kollektiv nach dem Harnstoffkreatininquotienten in eine Gruppe mit einem Quotienten über 10 (volle Kreise) und in eine solche mit einem Quotienten von 10 und darunter (offene Kreise), dann erkennt man, daß die GBS-Werte bei einem Quotienten unter 10 deutlich niedriger liegen. Die Regressionsgerade der Patienten mit kleinem Harnstoffkreatininquotienten ist gegenüber der Regressionsgeraden der Patienten mit großem Harnstoffkreatininquotienten nahezu parallel nach rechts verschoben. Dies bedeutet, daß der GBS-Spiegel im Serum nicht nur vom Ausmaß der Nierenfunktionsstörung abhängt, sondern auch durch die Güte der diätetischen Einstellung in bezug auf eine optimale Eiweißzufuhr entscheidend mitbeeinflußt wird.

Um diesen zunächst nur statistisch erwiesenen Tatbestand weiter zu erhärten, wurden Bilanzuntersuchungen an zwei konservativ behandelten Patienten mit erheblich eingeschränkter Nierenfunktion durchgeführt.

Bei dem einen Patienten, der eine chronische Glomerulonephritis hatte, war die endogene Kreatinin-Clearance auf 6,4 ml/min/1,73 qm eingeschränkt. Die Nierenfunktion blieb, gemessen am Serumkreatinin, dessen Konzentration zu Beginn des Versuchs 9,8, am Ende 9,7 mg-% betrug, während des Untersuchungszeitraumes unverändert. Der Patient erhielt eine Kartoffel-Ei-Diät mit zunächst 20 bis 25 g Eiweiß/Tag über 10 Tage, anschließend 40 g Eiweiß/Tag an ebenfalls 10 Tagen (Abb. 2). In der zweiten Versuchsperiode stiegen entsprechend der höheren Eiweißzufuhr Harnstoff und GBS im Serum an. Parallel dazu nahm die Ausscheidung

* Mit Unterstützung durch die Deutsche Forschungsgemeinschaft.

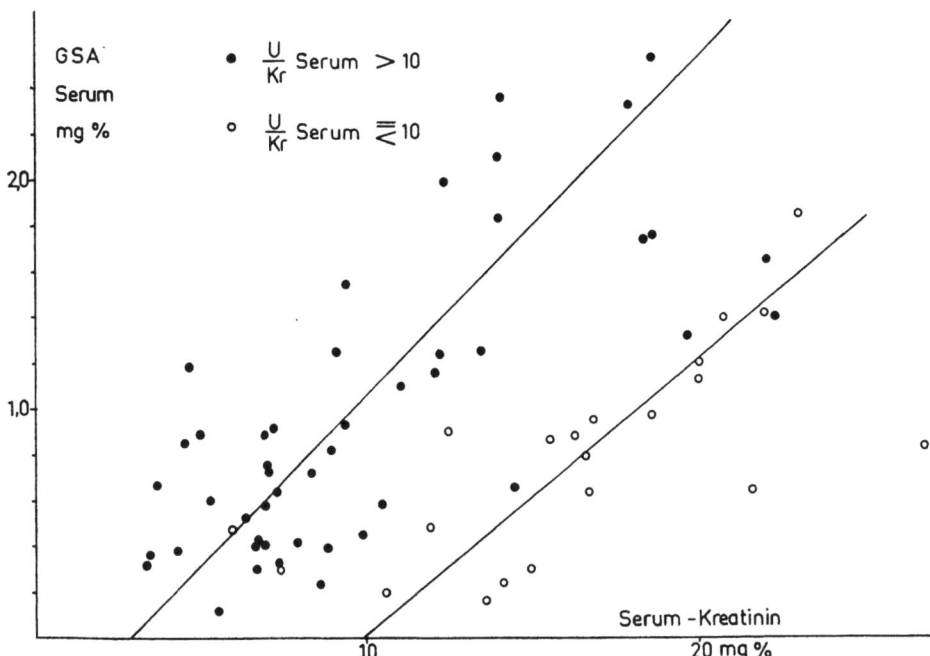

Abb. 1. Abhängigkeit des Serumspiegels der GBS von der Höhe des Serumkreatinins bei Niereninsuffizienten mit guter (Harnstoff-Kreatininquotient ≦ 10) bzw. schlechter (Harnstoff-Kreatininquotient über 10) diätetischer Einstellung

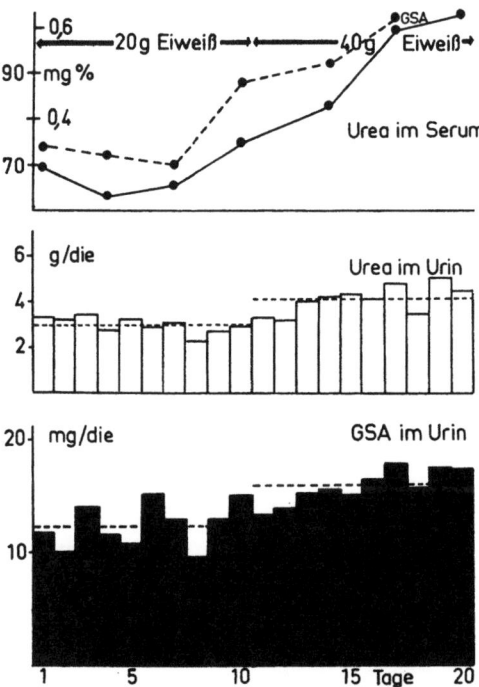

Abb. 2. Anstieg von GBS im Serum und Urin entsprechend einer Erhöhung der Eiweißzufuhr bei einem Patienten mit chronischer Glomerulonephritis

von Harnstoff und GBS im Urin zu. Die Veränderungen der gemessenen Parameter waren signifikant. Bei einer weiteren Versuchsperson, einer Patientin mit einer chronischen Pyelonephritis und einem Serumkreatinin von 13,3 mg-% bei Versuchsbeginn, bzw. 13,1 mg-% bei Versuchsende, wurde GBS bilanzmäßig lediglich im Urin bestimmt. Während der Vorperiode war der Serumharnstoff bei einer Eiweißaufnahme von 20 bis 25 g/Tag konstant geblieben. Bei einer Erhöhung der Eiweißzufuhr auf 40 g/Tag stiegen der Serumharnstoff und die GBS-Ausscheidung im Urin an, um bei einer erneuten Reduzierung des diätetischen Eiweißangebots auf 20 bis 25 g/Tag wieder abzufallen.

Weitere Bilanzversuche an zwei Normalpersonen ergaben, daß die nachgewiesene Abhängigkeit der GBS und des Harnstoffs von der Eiweißzufuhr nicht nur beim Urämiker, sondern auch beim Gesunden besteht. Die im Urin ausgeschiedenen Mengen von GBS und Harnstoff lagen bei einer diätetischen Einstellung mit 20 bis 25 g Protein/Tag ebenfalls signifikant unter den bei einer Zufuhr von 40 g/Tag gemessenen Werten. Das Verhalten der GBS im Serum konnte bei diesen nierengesunden Probanden aus Gründen der schon erwähnten begrenzten Empfindlichkeit der Methode nicht verfolgt werden.

Unter gleicher diätetischer Eiweiß- und Calorienzufuhr zeichnen sich Patienten mit fortgeschrittener Niereninsuffizienz gegenüber Gesunden durch eine zwar deutlich geringere Harnstoffausscheidung, aber eine erheblich höhere GBS-Ausscheidung im Urin aus. Der Anstieg der GBS-Serumkonzentration im Stadium der Niereninsuffizienz läßt sich somit nicht, oder zumindest nicht allein, durch eine Akkumulation dieser Substanz im Blut als Folge verminderter Elimination durch die Niere erklären. Wie ein quantitativer Vergleich der Ausscheidungsrate von GBS zwischen Gesunden und Urämikern ergibt, wird mit hoher Wahrscheinlichkeit beim Urämiker in wesentlich stärkerem Umfang GBS synthetisiert als beim Gesunden.

Es wird vermutet, daß eine Störung im Stoffwechsel des Arginins für die vermehrte Bildung von GBS verantwortlich ist. Wahrscheinlich ist beim Urämiker die Übertragung der Amidogruppe des Arginins auf Glycin, wodurch Guanidinessigsäure entsteht, gehemmt. Stattdessen wird diese Amidogruppe vermutlich in größerem Umfang auf Asparaginsäure übertragen, was zu einer vermehrten Bildung von GBS führen muß [1]. Der beschriebene Block im Argininstoffwechsel könnte durch den erhöhten Harnstoffspiegel der Urämiker bedingt sein. Als ein möglicher Hinweis auf diesen Mechanismus ist vielleicht eine kürzlich erfolgte Mitteilung von Johnson et al. [8] zu werten, daß bei Dialysepatienten, deren Harnstoff künstlich hochgehalten wurde, eine vermehrte Blutungsneigung auftrat.

Die Beeinflußbarkeit der GBS durch die Höhe des Eiweißangebotes in der Nahrung ist ein weiterer Beleg dafür, daß durch eine Behandlung niereninsuffizienter Patienten mit diätetischer Eiweißbeschränkung nicht nur „Harnstoff-Kosmetik" betrieben wird, sondern eine Senkung der Syntheserate auch anderer Urämietoxine erreicht werden kann.

Literatur

1. Cohen, B. D.: Arch. intern. Med. **126**, 846 (1970). — 2. Cohen, B. D.: Unveröffentlichte Ergebnisse. — 3. Dobbelstein, H.: In: Uremia (Kluthe, R., Berlyne, G. M., Burton, B., Eds.). Stuttgart: Thieme 1972 (im Druck). — 4. Giovanetti, S.: Arch. intern. Med. **126**, 900 (1970). — 5. Horowitz, H. I., Cohen, B. D.: Blood **30**, 331 (1967). — 6. Horowitz, H. I., Stein, I. M., Cohen, B. D., White, J. G.: Amer. J. Med. **49**, 336 (1970). — 7. Horowitz, H. I.: Arch. intern. Med. **126**, 823 (1970). — 8. Johnson, W. J., Hagge, W. W., Wagoner, R. D., Dinapoli, R. P., Rosevear, J. W.: Mayo Clin. Proc. **47**, 21 (1972). — 9. Stein, I. M., Cohen, B. D., Kornhauser, R. S.: New Engl. J. Med. **280**, 926 (1969).

MÜLLER, H., WEINGARD, D., RUESCHER, E., KLUTHE, R. (Med. Univ.-Poliklinik Freiburg): β_{1A}-Globulin und Aktivitätsdiagnostik glomerulärer Nierenerkrankungen

Es darf als gesichert gelten, daß das Komplementsystem in die Immunpathogenese bestimmter glomerulärer Nierenerkrankungen eingeschaltet ist. Die bei derartigen Erkrankungen ablaufenden Immun- bzw. Autoimmunprozesse aktivieren Komplement, das in den Ablagerungen von γ-Globulinkomplexen an der glomerulären Basalmembran immunhistologisch nachgewiesen werden kann. In Form der immunologischen Bestimmung der C_3-Komponente des Komplements, nämlich des β_{1C}-Globulins und seines in vitro-Umformungsproduktes, des β_{1A}-Globulins, steht uns eine technisch einfache Methode zur Verfügung, die quantitative Aussagen über den Komplementgehalt des Serums erlaubt. Niedrige Komplementtiter, im allgemeinen als Hinweis auf einen Komplement-verbrauchenden Prozeß angesehen, werden bei diversen Glomerulonephritiden nicht nur in Abhängigkeit von der Akuität des Geschehens, sondern auch abhängig von der Art der histologischen Veränderungen in durchaus unterschiedlicher Häufigkeit gefunden. Die diesbezüglichen Untersuchungsergebnisse verschiedener Arbeitsgruppen lassen sich allerdings nur bedingt miteinander vergleichen, da bis jetzt noch keine einheitliche, international verbindliche Nomenklatur der pathologischanatomischen Formen der Glomerulonephritis existiert.

Die vorliegende Untersuchungsreihe befaßt sich mit dem Verhalten des β_{1A}-Globulins bei glomerulären Nierenerkrankungen und seiner Eignung für die Aktivitätsdiagnostik an Hand eines Krankengutes von 121 Patienten (89 Männern und 32 Frauen), das entsprechend dem von Bohle, Wehner et al. angegebenen histologischen Klassifizierungsschema der Glomerulonephritiden aufgeschlüsselt wurde. Als Kontrolle dienten 85 gesunde Blutspender (43 Männer und 42 Frauen). β_{1A}-Globulin wurde mittels radialer Immundiffusion nach Mancini et al. bestimmt. Weibliche Kontrollpersonen wiesen mit einem Normalbereich ($\overline{X} \pm 2s$) von 58 bis 134 mg-% signifikant niedrigere Serumspiegel des β_{1A}-Globulins auf als gesunde Männer, deren Normalbereich zwischen 69 und 170 mg-% lag. Diese Ergebnisse decken sich mit Befunden von Agostini, während Becker keine Geschlechtsabhängigkeit des β_{1A}-Globulins finden konnte. In der Gruppe der Glomerulonephritiden zeigten Männer in Umkehrung der Relationen bei Gesunden signifikant niedrigere Serumkonzentrationen als Frauen. Bei diesen wurde in keinem Fall ein stärkeres Absinken des β_{1A}-Globulins beobachtet. Ob dieses Verhalten des β_{1A}-Globulins die bedeutend höhere Glomerulonephritismorbidität des männlichen Geschlechts reflektiert oder ob darin lediglich zufallsbedingte, in unserem Krankengut enthaltene Störfaktoren zum Ausdruck kommen, kann an Hand der vorliegenden Daten nicht entschieden werden.

Werte unterhalb des Normalbereichs der gleichgeschlechtlichen Kontrollgruppe wurden bei knapp 10% aller Patienten ermittelt, eine Häufigkeitsrate wie sie in gleicher Größenordnung von Ogg et al. bei Patienten mit schweren Proteinurien mitgeteilt wurde.

In Abb. 1 wurden den der Größe nach geordneten β_{1A}-Globulinkonzentrationen die zugehörigen Proteinurien, Hämaturien und — soweit bestimmt — die Antistreptolysintiter jeweils gegenüber gestellt. Wie schon der Augenschein zeigt, läßt sich im Kollektiv kein paralleles oder inverses Verhalten der klinischen Aktivitätsparameter Proteinurie und Hämaturie oder des Antistreptolysintiters nachweisen. Niedrige und hohe Werte dieser drei Meßgrößen scheinen sich vielmehr annähernd gleichmäßig über den ganzen Konzentrationsbereich des β_{1A}-Globulins zu verteilen.

Eine Aufschlüsselung der Werte nach der histologischen Diagnose — die Befundung erfolgte durch Herrn Bohle — ergibt folgendes Bild (Abb. 2):

In vier Fällen von perakuter Glomerulonephritis (GN) mit entsprechend rapid progressivem klinischem Verlauf wurde nur einmal ein subnormaler Wert des β_{1A}-Globulins registriert. Bei akuter membranöser und postakuter perimembra-

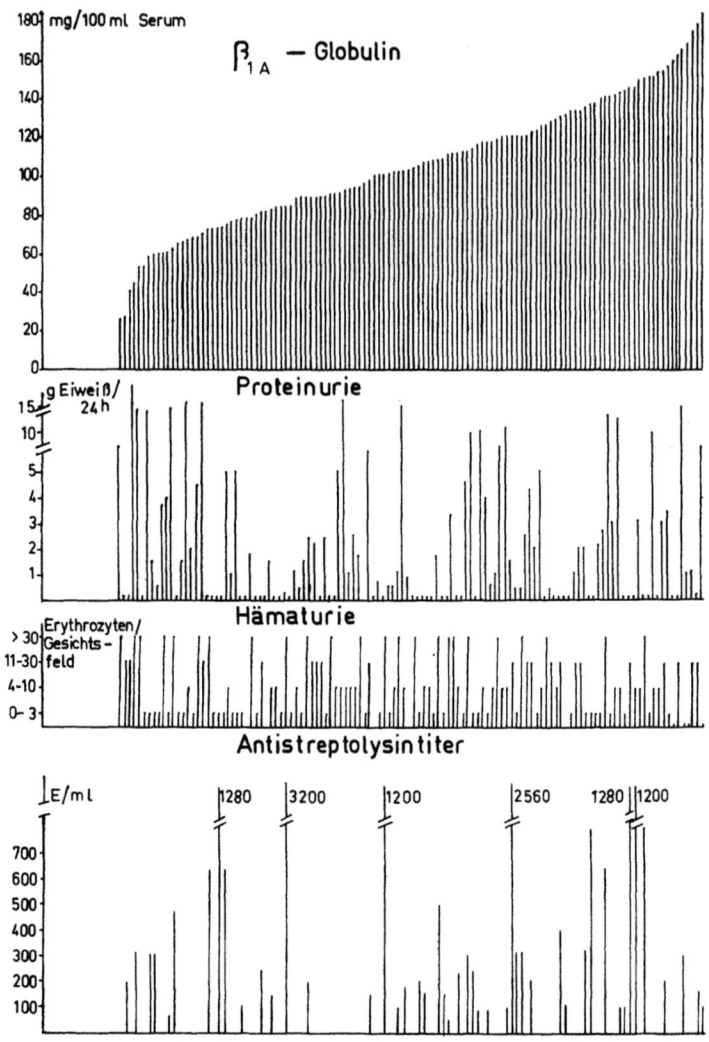

Abb. 1. Vergleich der Serumkonzentrationen des β_{1A}-Globulins mit der Proteinurie, der Hämaturie und dem Antistreptolysintiter bei 121 Einzelfällen von glomerulären Nierenerkrankungen

nöser GN wurden stets normale oder hochnormale Serumkonzentrationen gemessen. Diese Befunde entsprechen ähnlichen Angaben aus der angloamerikanischen Literatur über das Verhalten des β_{1A}-Globulins bei minimal changes nephritis und der membranous nephropathy (Epstein et al.; Ogg et al.). Eine akute proliferative GN hatte zunächst einen niedrigen Serumspiegel des β_{1A}-Globulins. Unter immunsuppressiver Therapie konnte ein durch mehrere Kontrollpunktionen gesicherter Übergang in eine postakute GN mit Vernarbungstendenz erreicht werden. Parallel dazu stieg mit der Besserung der klinischen Befunde auch das β_{1A}-Globulin auf unauffällige Werte an.

Postakute, proliferative Glomerulonephritiden, bei denen noch die Möglichkeit einer Ausheilung gegeben ist, gingen bei hohen Durchschnittswerten des β_{1A}-Globulins lediglich in 5 von 74 Fällen — was etwa 7% entspricht — mit erniedrigten Werten des β_{1A}-Globulins einher. Dagegen zeichneten sich chronische Glomerulonephritiden bei deutlich niedrigeren Durchschnittswerten durch subnormale Konzentrationen des β_{1A}-Globulins in 3 von 25 Fällen aus, was etwa 12% ent-

Diagnose	Gesamt-zahl	β_{1A}-Glob. erniedrigt	β_{1A}-Glob. normal o. erhöht	$\overline{X}$
perakute GN	4	1	3	95,5
akute, membranöse GN	6	0	6	112,5
akute, proliferative GN	1	1	0	"44"
postakute, proliferative GN	74	5	69	112,3
postakute, perimembranöse GN	5	0	5	113,4
chronische GN	25	3	22	93,8
interstitielle Nephritis	2	1	1	81,0
LE - Nephritis	1	1	0	"26"
Sonstige	3	0	3	165,8
Summe	121	12	109	108,7

Abb. 2. Ausfall der Bestimmung des β_{1A}-Globulins im Serum bei 121 glomerulären Nierenerkrankungen in Abhängigkeit von der Diagnose

sprechen würde. Bei 1 von 2 Patienten mit interstitieller Nephritis wurde überraschenderweise ein ebenso starkes Absinken des β_{1A}-Globulins festgestellt, wie das erwartungsgemäß bei dem einen Patienten mit generalisiertem Lupus erythematodes und Nierenbeteiligung der Fall war.

Zusammenfassend ist festzustellen, daß die Möglichkeiten, durch Bestimmung des β_{1A}-Globulins im Serum eine Aktivitätsdiagnostik zu betreiben, bei den Glomerulonephritiden des Erwachsenenalters wesentlich begrenzter sind, als dies nach Angaben aus der Literatur (West et al.; Derrick et al.; Klemperer et al.) bei der akuten, postinfektiösen Streptokokken-Glomerulonephritis kindlicher Individuen der Fall zu sein scheint. Im Hinblick auf die Aktivität eines Nierenprozesses sind lediglich erniedrigte Serumkonzentrationen verwertbar. In bestimmten Fällen kann die Messung der Serumkonzentration von β_{1A}-Globulin außerdem differentialdiagnostische Hinweise geben. So wird ein subnormaler Wert bei einem akuten Nierenversagen unklarer Ätiologie den Verdacht auf das Vorliegen einer akuten oder perakuten Glomerulonephritis lenken. Niedrige Serumkonzentrationen sind beim generalisierten Lupus erythematodes mit Nierenbeteiligung häufig, bei den membranösen und perimembranösen Glomerulonephritiden dagegen selten zu erwarten.

Literatur

Agostini, A., Vergani, C., Stabilini, R.: Z. klin. Chem. **6**, 446 (1968). — Becker, W., Rapp, W., Schwick, H. G., Störiko, K.: Z. klin. Chem. **6**, 113 (1968). — Bohle, A., Buchborn, E. Edel, H. H., Renner, R., Wehner, H.: Klin. Wschr. **47**, 733 (1969). — Derrick, C. W., Reeves, M. S., Dillon, H. C.: J. clin. Invest. **49**, 1178 (1970). — Epstein, S. W., Dubiski, S., Fitzgerald, J. D.: Canad. med. Ass. J. **96**, 1199 (1964). — Klemperer, M. R., Gotoff, S. P., Alper, Ch. A., Levin, A. S., Rosen, F. S.: Pediatrics **35**, 765 (1965). — Mancini, G., Carbonara, A., Heremans, J. F.: Immunochemistry **2**, 235 (1965). — Michael, A. F., Westberg, N. G., Fish, A. J., Vernier, R. L.: J. exp. Med. **134**, 208 (1971). — Ogg, C. S., Cameron, J. S., White, R. H, R.: Lancet **1968 II**, 78. — Wehner, H., Renner, E., Edel, H. H., Buchborn, E., Bohle, A., Klin. Wschr. **47**, 742 (1969). — West, C. D., Northway, J. D., Davis, N. C.: J. clin. Invest. **43**, 1507 (1964).

WEINGARD, D., KOCH, D. (Med. Poliklinik Universität Freiburg); MISSMAHL, H. P. (Marienhospital Hamburg); OECHSLEN, D., KLUTHE, R. (Med. Poliklinik Universität Freiburg): **Diagnostik und Therapie der Nierenamyloidose**

Die Nierenbeteiligung bei der Amyloidose und ihr Schweregrad ist in vielen Fällen ein prognostisch entscheidender Faktor. Neben klinisch stummen Früh- und Abortivformen findet sich bei der Nierenamyloidose meist ein ausgeprägtes nephrotisches Syndrom, das im charakteristischen Fall mit Hypotonie einhergeht und bis zur terminalen Urämie bestehen bleibt. Die Relevanz für die Klinik wird deutlich durch den Anteil von 10% am nephrotischen Syndrom des Erwachsenenalters (Bohle et al.; Egert et al.; Sarre et al.). Da die klinische Erfahrung gezeigt hat, daß nur das frühzeitige Einsetzen einer kausalen Therapie die Prognose entscheidend zu beeinflussen vermag, ist die Verbesserung der Diagnostik von großer praktischer Bedeutung. Hierzu ist neben exakter Erhebung der Anamnese die genauere Kenntnis der klinischen Symptomatik Voraussetzung.

Bei 26 histologisch gesicherten Nierenamyloidosefällen unserer Klinik seit 1958 waren die wesentlichen Befunde folgendermaßen verteilt: Führend war die Proteinurie in 100% der Fälle — das von Missmahl beschriebene aproteinurische Stadium I der Nierenamyloidose haben wir bisher noch nicht gesehen — dagegen trat die Hämaturie mit 27% deutlich zurück. Eine Hypertonie fand sich, entsprechend der Literatur (Zusammenstellung bei Koops), in 19% der Fälle. Die serologischen Befunde lagen in hohem Prozentsatz im pathologischen Bereich, dabei waren die Veränderungen jedoch im wesentlichen unspezifisch entsprechend dem nephrotischen Syndrom. Eine γ-Globulinerhöhung über 20 rel.-% war nur in 35% vorhanden.

Da jedoch in vielen Fällen ein normales oder hochnormales γ-Globulin bei meist erniedrigtem Gesamteiweiß zu finden war, haben wir die γ-Fraktion in Relation gesetzt zum Serumeiweißwert. Dieser Quotient γ-Globulin (rel.-%)/Gesamteiweiß (g-%) lag bei einem Normalkollektiv im Mittel bei 2,1 und wir haben als obere Grenze 2,5 angenommen (Abb. 1). Dabei liegen 80% der Nierenamyloidosen (weiße runde Symbole) oberhalb dieser Grenzlinie, während ein Kollektiv von histologisch gesicherten Glomerulonephritiden (schwarze Quadrate) zu 100% darunter liegt. Im statistischen Vergleich unterscheiden sich beide Gruppen mit einem p < 0,0005 hochsignifikant. Von besonderer Bedeutung ist dieser Quotient für die Differentialdiagnose des nephrotischen Syndroms, also im Bereich des erniedrigten Gesamteiweißes, wo man aus einer Erhöhung über 2,5 den begründeten Verdacht auf eine Amyloidose ableiten kann, der dann durch Rectumbiopsie, gegebenenfalls durch Nierenbiopsie zu erhärten ist.

Nachdem die Bennholdsche Kongorotprobe als diagnostisches Kriterium enttäuschte, hat gerade die Rectumbiopsie (Gafni u. Sohar; Missmahl) in der Amy-

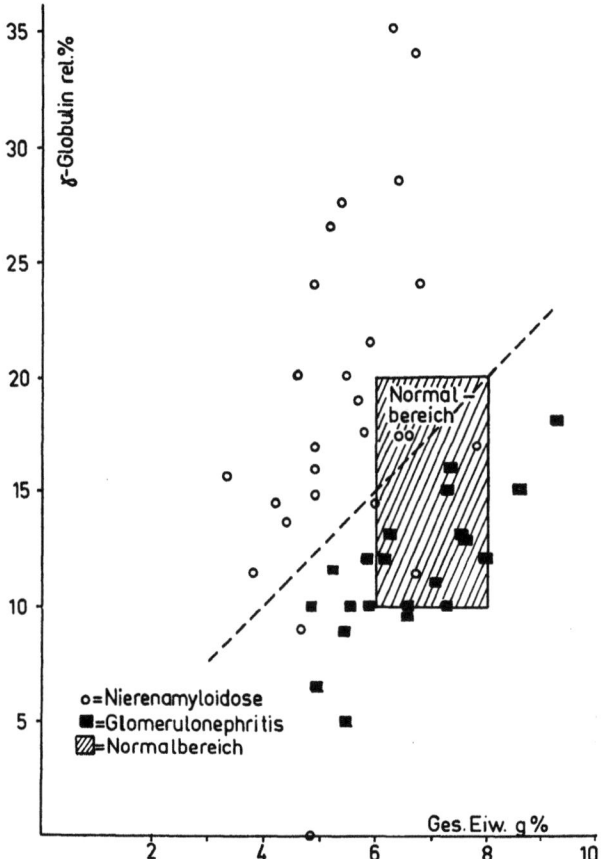

Abb. 1. Beziehungen zwischen γ-Globulin im Serum (relat.-%) und Gesamteiweiß (g-%) bei 26 Patienten mit histologisch gesicherter Nierenamyloidose und 21 Patienten mit histologisch gesicherter Glomerulonephritis

loidosediagnostik einen wesentlichen Fortschritt gebracht. Sie ist einfach und relativ gefahrlos durchzuführen und hat dazu noch eine genügend hohe Aussagekraft. In unserer Klinik hat beispielsweise nach Einführung der Rectumbiopsie die Diagnosehäufigkeit der Amyloidose in vergleichbaren Zeiträumen um das Vierfache zugenommen. Neben der diagnostischen Bedeutung kommen den serologischen Untersuchungen und der Rectumbiopsie auch eine wichtige Bedeutung bei der Verlaufskontrolle der Amyloidosen zu.

In der Therapie der Amyloidosen haben die bisherigen Versuche mit den verschiedensten Pharmaka nicht die erhofften Erfolge gebracht. Die theoretischen Möglichkeiten der Behandlung wie Verhinderung der Amyloidoseentstehung oder Auflösung bereits abgelagerter Substanz scheitern in erster Linie an der noch fehlenden theoretischen Kenntnis der Amyloidentstehung. Hinzu kommt noch, daß die experimentellen Ergebnisse nur bedingt auf den Menschen zutreffen (Zschiesche). Es herrscht weitgehend Einigkeit darüber, daß Corticoide und N-Lost kontraindiziert sind (Missmahl; Moeller; Ranlov), weil sie die Amyloidablagerungen verstärken, günstig dagegen sollen Resochin und Cyclophosphamid (oder Methotrexat) wirken (Missmahl). Eine echte Kausaltherapie ist derzeit nur bei den sekundären Formen der Amyloidose gegeben durch die erfolgreiche Behandlung der Grundkrankheit. Die Rückbildung von Amyloid ist schon lange bekannt, sie ist jedoch organverschieden und es sieht aus, als ob sich gerade in den Nieren die Ablagerungen nur langsam oder gar nicht zurückbilden (Lowenstein; Richter).

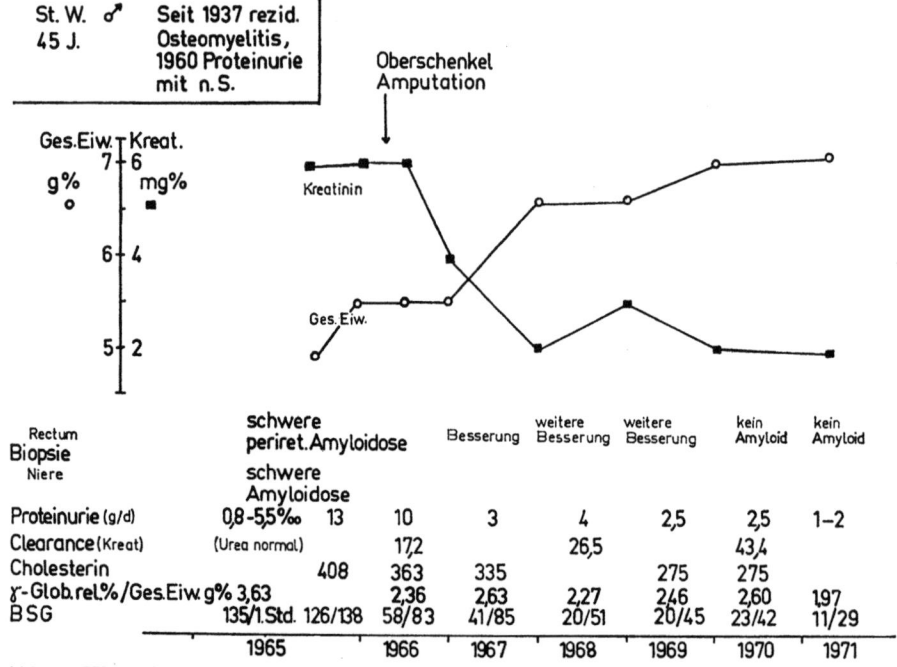

Abb. 2. Klinischer Verlauf einer schweren Nierenamyloidose (nephrotisches Syndrom + azotämische Niereninsuffizienz) nach Herdsanierung Amputation des rechten Beines)

Abschließend sei an einem Patienten mit fortgeschrittener Niereninsuffizienz infolge Nierenamyloidose demonstriert (Abb. 2), daß es nach Herdsanierung (in diesem Falle Amputation des rechten Beines wegen Osteomyelitis) zu einer Besserung der Nierenfunktion kam, mit gleichzeitigem Rückgang der Amyloidablagerungen in der Rectumschleimhaut bis zu derem völligen Verschwinden.

Der Patient kam 1965 erstmals in unsere Klinik mit deutlicher Niereninsuffizienz (Kreatinin über 6 mg- %) und schwerem nephrotischem Syndrom. Histologisch fanden sich schwerste Amyloidablagerungen in Niere und Rectum, der γ-Globulingesamteiweißquotient war mit 3,63 deutlich erhöht. Zunächst wurde ein konservativer Behandlungsversuch mit einem Cytostatikum gemacht, worunter es zu einer Reaktivierung der Amyloidose kam; es wurde nun die Amputation des Beines im Oberschenkel veranlaßt. Nach Amputation kam es zu einer kontinuierlichen Besserung des Krankheitsbildes: BSG und Proteinurie waren rückläufig, die Clearance stieg von 17 auf 45 ml/min/1,73 qm, der Quotient normalisierte sich. Die Verlaufsbeobachtung der Amyloidablagerungen in der Rectumschleimhaut zeigt in der ersten Biopsie (1965) in Kongorotfärbung und im polarisationsmikroskopischen Bild deutliche Amyloidablagerungen. 1969 ist bereits ein deutlicher Rückgang des Amyloids und 1971 kein Amyloid mehr nachweisbar.

Dieser Verlauf zeigt erstmals, daß eine Niereninsuffizienz infolge Amyloidose rückbildungsfähig ist und daß auch dann das Risiko einer eingreifenden Therapie gerechtfertigt und lohnenswert ist, zumal man den Patienten derzeit auf medikamentösem Gebiet noch keine echte Alternative bieten kann.

Literatur

Bohle, A., Kluthe, R., Sarre, H., Wehner, H.: Dtsch. med. Wschr. **94**, 1673 (1969). — Egert, H., Niederberger, M., Abiditsch-Mayer, J.: Wien. Z. inn. Med. **50**, 196 (1969). — Gafni, J., Sohar, E.: Amer. J. med. Sci. **240**, 332 (1960). — Koops-Kleinschmidt, R.: Inaugural-Dissertation, Freiburg 1970. — Lowenstein, J., Gallo, G.: New Engl. J. Med. **282**, 128 (1970). — Missmahl, H. P.: Dtsch. med. Wschr. **88**, 1783 (1963); **94**, 2691 (1969). — Moeller, J.: Niere bei Tumoren und Blutkrankheiten [3. Dysproteinämien, a) Amyloid]. In: Schwiegk, H., (Hrsg.): Handbuch der Inneren Medizin. Nierenkrankheiten, 5. völlig neu bearb. u. erw. Aufl., Teil 3. Berlin-Heidelberg-New York: Springer 1968. — Rapløv, P., Christensen, H. E.: Acta path. microbiol. scand. **72**, 234 (1968). — Richter, G. W.: Amer. J. Path. **30**, 239 (1954). — Sarre, H., Kluthe, R., Jesdinsky, H. J., Baum, P., Buchborn, E., Dürr, F., Edel, H., Fritz, K. W., Heidland, A., Heintz, R., Jutzler, G. A., Körtge, P., Krecke, H. J., Lange, W., Nieth, H., Oberwittler, J., Oechslen, D., Portwich, P., Schirmeister, J., Schoeppe, W., Schütterle, G., Siebert, H. G., Wetzels, E.: Dtsch. med. Wschr. **96**, 225 (1971). — Zschiesche, W.: Klin. Wschr. **47**, 1241 (1969).

Aussprache

Herr DANNMEIER, H. (Neumünster):

Zu Herrn WEINGARD: Vorschlag, die von uns zum Nachweis von Leberamyloid angewandte Feinnadelbiopsie hinsichtlich der Aussagefähigkeit bei Nierenamyloidosen zu prüfen.

SORGE, F., SCHWARTZKOPFF, W., CASTRO, L. A., KESSEL, M., NAGEL, A., HOFFMANN, H. (Klinikum Westend, FU Berlin): **Beziehungen zwischen Insulin, Wachstumshormon und Hyperlipoproteinämie bei chronischer Niereninsuffizienz**

Bei Patienten mit chronischer Niereninsuffizienz wird gehäuft eine Glucose, Intoleranz bei gesteigerter Insulin- und STH-Inkretion angetroffen (Hampers et al., 1966; Hutchings et al., 1966; Cerletty u. Engbring, 1967; Hampers et al., 1968; Horton et al., 1968; Wright et al., 1968; Samaan et al., 1970; Ørskov u. Christensen, 1971). Die STH-Inkretion zeigt dabei oft ein paradoxes Verhalten (Horton et al., 1968; Wright et al., 1968; Samaan et al., 1970; Ørskov u. Christensen, 1971). Diese pathologische Glucosetoleranz könnte durch den Antagonismus des somatotropen Hormons zum Insulin zustande kommen. Die Glucoseintoleranz steht wiederum einer diätetischen Behandlung der Urämiker mit einer kohlenhydratreichen und eiweißarmen Kost entgegen.

In unserem Vortrag wollen wir zu Befunden von 16 Patienten mit chronischer Niereninsuffizienz ohne nephrotisches Syndrom darlegen:

1. wie häufig unter unseren Patienten eine Glucoseintoleranz vorkam,

2. ob eine Glucoseintoleranz durch eine Insulinresistenz oder eine verminderte Insulininkretion bedingt wurde;

3. ob eine Insulinresistenz mit einer gesteigerten STH-Inkretion zusammenhängen könnte,

4. ob eine kohlenhydratreiche oder eine fettreiche Kost Einfluß auf die Insulin- und die STH-Inkretion nehmen (Farquhar et al., 1966) und

5. ob die bei einem Teil der Fälle angetroffene Hyperlipoproteinämie vom Typ IV mit einer gesteigerten Insulininkretion einhergeht (Reaven et al., 1967).

Zu Punkt 1. Die Frage nach der Häufigkeit einer Glucoseintoleranz können wir dahingehend beantworten, daß von den 16 Urämikern (Alter: 19 bis 61 Jahre, im Durchschnitt 44,3 Jahre) mit einer C_{Kreat} von unter 25 ml/min nur bei 6 Patienten (Gruppe A) ein normaler i.v. Glucosetoleranztest (k = 1,52 ± 0,23 %/min) bestand. Diese 6 Patienten hatten auch einen normalen Lipidstatus. Bei den übrigen 10 Patienten, d. h. bei 63% der Untersuchten, bestand eine Glucoseintoleranz mit k-Werten von unter 1 %/min.

Zu Punkt 2. Um festzustellen, inwieweit eine verminderte Insulininkretion oder eine Insulinresistenz zur Glucoseintoleranz bei diesen 10 Patienten beitrug, wurde mit Hilfe kinetischer Modelle die nach i.v. Glucosegabe vom Pankreas in die Extracellularflüssigkeit ausgeschüttete absolute posthepatische Insulinmenge bestimmt und deren Umsatz in der Zeiteinheit berechnet. Von diesen 10 Patienten wiesen 5 zusätzlich eine Hyperlipoproteinämie vom Typ IV auf (Gruppe B), während die anderen normolipämisch waren (Gruppe C). Vom Pankreas der Patienten der Gruppe A wurden nach der i.v. Glucosegabe im Mittel 1,38 ± 0,45 E Insulin in die Extracellularflüssigkeit ausgeschüttet, bei den hyperlipämischen Patienten der Gruppe B waren es 2,08 ± 0,66 E, bei den Patienten der Gruppe C nur 0,77 ± 0,74 E.

Es stellte sich nun die Frage, warum bei den Urämikern mit Hyperlipämie (Gruppe B) trotz erhöhter Insulininkretion die Glucosetoleranz vermindert war. Dieser Befund könnte mit einem reduzierten Insulinumsatz oder aber mit einem herabgesetzten Insulin-Glucosewirkungsgradienten, d. h. einer Insulinresistenz, erklärt werden. Der Insulinumsatz betrug bei den Patienten der Gruppe A: 43 ± 17,5 mE/min, bei denen der Gruppe B: 62 ± 22 mE/min und in der Gruppe C: 28,5 ± 28,7 mE/min. Patienten mit der höchsten Insulininkretion hatten auch den höchsten Insulinumsatz, umgekehrt war bei Patienten mit erniedrigter Insulininkretion der Insulinumsatz reduziert. Trotz erhöhtem Insulinumsatz war aber dennoch in Gruppe B der Glucoseabstrom verzögert. Dies spricht für das Vorliegen einer Insulinresistenz, was auch durch den verschlechterten Insulin-Glucosewirkungsgradienten belegt wird. Während bei den Patienten der Gruppe A 60,7 ± 28,1 mE Insulin für den Abstrom von 1 g Glucose aus der Extracellularflüssigkeit in den Intracellularraum benötigt wurden, waren es bei den Patienten der Gruppe B 157 ± 96 mE/min/g Glucose und in der Gruppe C 78 ± 78 mE/min/g. Signifikante Unterschiede im Insulin-Glucosewirkungsgradienten bestanden nur für die Gruppe A und B. Dieser Befund besagt, daß Urämiker mit Hyperlipoproteinämie trotz vermehrter Insulininkretion einen pathologischen Glucosetoleranztest aufweisen können, der auf eine Insulinresistenz zu beziehen ist. Im Gegensatz hierzu hängt die bei Patienten der Gruppe C nachgewiesene Glucoseintoleranz wahrscheinlich mit einer verminderten Insulininkretion, wie beim echten Insulinmangeldiabetes, zusammen.

Zu Punkt 3. Antagonismus des STH zum Insulin. Es stellte sich nun die Frage, ob die Insulinresistenz bei den Patienten der Gruppe B möglicherweise mit einer gesteigerten STH-Inkretion zu erklären ist. Der Vergleich der Basalwerte von Insulin und STH sowie der bis zur 4. Std nach i.v. Glucosegabe gebildeten Mengen beider Hormone führte bei den Patienten der drei Gruppen zu folgendem Ergebnis: Insulininkretion: A = 35,0 ± 16; B = 40,0 ± 10; C = 23,4 ± 8 µE/ml/min; STH-Inkretion: A = 7,2 ± 4,5; B = 11,6 ± 12,8; C = 18,8 ± 10,8 ng/ml/min (Abb. 1).

Bei Patienten mit der niedrigsten Insulininkretion und dem niedrigsten Insulinumsatz fand sich die größte STH-Inkretion. Auch bei hyperlipämischen Patienten (Gruppe B) waren die STH- und die Insulininkretion größer als in Gruppe A.

Es war zu klären, ob die STH-Konzentration im umgekehrten Verhältnis zu der des Insulins steht bzw. ob das STH mit dem Harnstoff, dem Kreatinin oder mit dem Grad der Acidose korrelierte. Während sich eine Korrelation zum Harnstoff-N fand (r = 0,52, p < 0,025, Y = 1,51 + 0,13 · x), ergab sich keine zum Kreatinin oder zum Grad der Acidose (Abb. 1) (Ørskov u. Christensen, 1971).

Hohe STH-Basalwerte und eine nach i.v. Glucosegabe gesteigerte STH-Inkretion gingen mit einer verminderten Insulininkretion besonders bei der Gruppe C einher. Dieser Befund berechtigt jedoch nicht zu dem Schluß, daß die verminderte Glucosetoleranz Folge eines gesteigerten Antagonismus des STH zum Insulin ist. Gerade bei den Patienten der Gruppe C war der Insulin-Glucosewirkungsgradient mit 78 ± 78 mE Insulin/g Glucose gleich groß wie bei Patienten der Gruppe A ($60{,}7 \pm 28{,}1$ mE Insulin/g Glucose). Ein pathologischer Glucosetoleranztest in der Gruppe C muß deshalb auf einen echten Insulinmangel bezogen werden. Ob dieser durch erhöhte STH-Konzentrationen über eine Erschöpfung der Insulinbildung zustande kommt, bleibt dahingestellt. Im Tierversuch konnte jedenfalls nach hohen STH-Dosen eine verminderte Insulininkretion infolge Erschöpfung der β-Zelle nachgewiesen werden (Volk u. Lazarus, 1962; Young, 1965). Die STH-

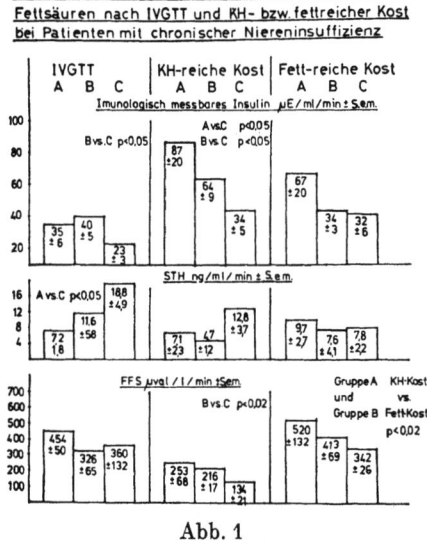

Abb. 1

Inkretion selbst zeigte in der Mehrzahl der Fälle ein paradoxes Verhalten. Während normalerweise 3 Std nach i.v. Glucosegabe das STH und die freien Fettsäuren ansteigen, konnte dieses Verhalten nur bei 4 der 16 Patienten beobachtet werden. Bei 9 Patienten kam es vorzeitig, d. h. nach 40 bis 50 min, zur maximalen STH-Inkretion. Bei 3 Fällen wurde unter der Glucosegabe sogar eine Suppression der STH-Inkretion beobachtet. Dieses paradoxe Verhalten war für keine der drei Gruppen charakteristisch. Besonders auffallend war, daß hohe STH-Basalwerte und eine gesteigerte STH-Inkretion die Lipolyse nicht stimulierten. Die Konzentration der freien Fettsäuren war bei der Gruppe C sogar niedriger als bei den Gruppen A und B. Daraus kann gefolgert werden, daß bei Urämikern hohe STH-Konzentrationen keineswegs lipolytische Fermente aktivieren.

Zu Punkt 4 und 5, der Frage nach der Beeinflussung von Insulin und STH durch Diäten sowie der Bedeutung des Hyperinsulinismus für die Entstehung von Hypertriglyceridämien.

Die Rolle des STH auf den Kohlenhydrat- und Fettstoffwechsel von Urämikern wird noch undurchsichtiger, wenn den Patienten nach einer Vorperiode über jeweils 10 Tage eine kohlenhydrat- bzw. eine fettreiche Kost verabreicht wurde. Bei einer zu 80% aus Kohlenhydraten bestehenden Kost kam es in allen drei

Gruppen zu einer vermehrten Insulininkretion und zu einer Abnahme der STH-Inkretion vorwiegend in den Gruppen B und C. Von den Patienten der Gruppe B, die schon vor der kohlenhydratreichen Kost eine Hypertriglyceridämie und eine prä-β-Hyperlipoproteinämie aufwiesen, wurden während der Kh-Periode die Kohlenhydrate vermehrt zu Triglyceriden konvertiert, was am relativen und absoluten Anstieg der prä-β-Lipoproteine belegt wird (Abb. 2). Für die Kh-TG-Konversion ist vor allem die Insulininkretion von Bedeutung. Zwischen der Höhe der Triglyceridwerte (x) und Insulininkretion beim i.v. Glucosetoleranztest (y) besteht eine enge Korrelation (r = 0,55, p < 0,05; y = 7,1 + 0,14 · x). Als Folge der vermehrten Insulininkretion wurden nicht nur die Basalwerte für die freien Fettsäuren, sondern auch die planimetrisch in der Zeiteinheit berechneten FFS-Mengen herabgesetzt. Die FFS nahmen trotz hoher STH-Konzentration in der

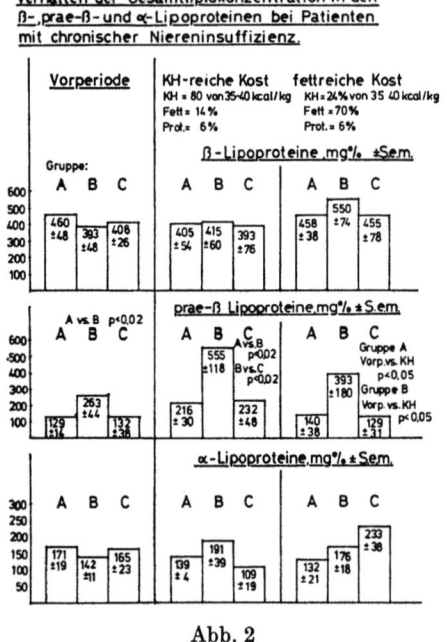

Abb. 2

Gruppe C ab. Nach Umstellung auf eine fettreiche, d. h. eine zu 70% aus Fett bestehende Kost, kehrte in der Gruppe B das Insulin auf den Ausgangswert der Vorperiode zurück (Abb. 1). Durch die fettreiche Kost wurde ferner auch die STH-Inkretion bei den Patienten der Gruppe B und C gebremst. Die Abnahme betrug −35 bzw. −59%. Im Gegensatz hierzu stieg die Konzentration der freien Fettsäuren (Gruppe A und B) im Vergleich zur Vorperiode auf 114 bzw. 126% an, während sie in der Gruppe C konstant blieb. Auch während dieser Ernährungsperiode zeigte sich, daß die Konzentration der freien Fettsäuren keineswegs mit der Höhe der STH-Inkretion korrelierte. Darüber hinaus darf nicht unerwähnt bleiben, daß bei den Patienten mit Typ IV (Gruppe B) auch unter der Fettdiät die Gesamtlipide, insbesondere aber die β- und die prä-β-Lipoproteine erhöht waren. Dieser Befund spricht dafür, daß von diesen Patienten die Kohlenhydrate nicht nur vermehrt zu Triglyceriden konvertiert werden, sondern auch die Lipoproteine infolge Mangels an lipolytischen Fermenten verzögert aus der Blutbahn in das Gewebe abströmen.

Faßt man unsere Ergebnisse zusammen, so zeigt sich, daß bei etwa 63% von unseren untersuchten Urämikern eine pathologische Glucosetoleranz vorliegt. Diese ist z. T. auf eine Insulinresistenz bzw. auf eine verminderte Insulininkretion zu beziehen. Die STH-Inkretion war überwiegend paradox. Darüber hinaus war sie bei Patienten mit verminderter Insulininkretion sogar gesteigert. Dabei bestand jedoch keine Insulinresistenz, auch konnte keine vermehrte Bildung von freien Fettsäuren nachgewiesen werden. Bei 50% der Patienten mit pathologischem Glucosetoleranztest fand sich zusätzlich eine Hyperlipoproteinämie vom Typ IV. Diese ist auf eine vermehrte Kohlenhydratkonversion bei gesteigerter Insulininkretion und auf einen verminderten Abstrom der Lipoproteine aus der Blutbahn in das Gewebe zu erklären.

Literatur
Cerletty, J. M., Engbring, N. H.: Ann. intern. Med. 66, 1097 (1967). — Farquhar, J. W., Frank, A., Gross, R. C., Reaven, G. M.: J. clin. Invest. 45, 1648 (1966). — Hampers, C. L., Soeldner, J. S., Doak, P. B., Merril, J. P.: J. clin. Invest. 45, 1719 (1966). — Hampers, C. L., Soeldner, J. S., Gleason, R. E., Bailey, G. L., Diamond, J. A., Merrill, J. P.: Amer. J. clin. Nutr. 21, 414 (1968). — Horton, E. S., Johnson, C., Lebovitz, H. E.: Ann. intern. Med. 68, 63 (1968). — Hutchings, R. H., Hegstrom, R. M., Scribner, B. H.: Ann. intern. Med. 65, 275 (1966). — Ørskov, H., Christensen, N. J.: Scand. J. clin. Lab. Invest. 27, 51 (1971). — Reaven, G. M., Lerner, R. L., Stern, M. P., Farquhar, J. W.: J. clin. Invest. 46, 1756 (1967). — Samaan, N. A., Freeman, R. M.: Metabolism 19, 102 (1970). — Volk, B. W., Lazarus, S. S.: Diabetes 11, 426 (1962). — Wright, A. D., Lowy, C., Fraser, T. R., Spitz, I. M., Rubenstein, A. H., Bersohn, J.: Lancet 1968 II, 798. — Young, F. G.: Outstanding unanswered questions concerning experimental diabetes. In: The nature and treatment of diabetes mellitus, p. 736 (Wrenshall, G. A., Leibel, B. S., Eds.). Excerpta med. (Amst.) 1965.

HEIMSOTH, V. H., GRAFFE-ACHELIS, CH. (Abt. für Nieren- u. Hochdruckkranke, Med. Klinik u. Poliklinik, Klinikum Essen, Ruhr-Universität): **Zur Pathophysiologie und Klinik der bilateralen Nierenrindennekrose**

Unter 72 Fällen mit akutem Nierenversagen, die wir innerhalb der letzten 3 Jahre in Essen beobachteten, fand sich bei fünf Patienten eine histologisch[1] gesicherte Nierenrindennekrose.

Die Abb. 1a gibt einen Überblick über den klinischen Verlauf bei diesen Patienten mit Nierenrindennekrose. Alle fünf Patienten überlebten. Die längste Beobachtungszeit betrug 32 Monate. Die Anuriedauer lag zwischen 3 Tagen und 2 Monaten. Eine Polyurie wurde bei 3 der 5 Fälle beobachtet. Demnach ist bei einer bilateralen Nierenrindennekrose eine langdauernde Anurie nicht obligat und eine polyurische Phase fehlt nicht regelmäßig. Für die differentialdiagnostische Abgrenzung einer bilateralen Nierenrindennekrose von anderen Ursachen eines akuten Nierenversagens gibt es somit keine klinisch verläßlichen Kriterien. Entscheidend für die Diagnose ist die Nierenbiopsie.

Der Grad der funktionellen Restitution der Nierenfunktion zeigt eine Beziehung zur Dauer der akuten Phase. Patienten mit kürzerer Oligoanuriezeit zeigten nach Überstehen der akuten Phase höhere Glomerulusfiltratendwerte (C_{In} bzw. C_{Kr}) als solche mit längerer Oligoanuriezeit. Eine vollständige Normalisierung der Nierenfunktion wurde bei einem Säugling erreicht. Bei zwei Patienten kam es zu Glomerulusfiltratwerten von 40 bzw. 20 ml/min. Zwei Patientinnen mußten in das Dauerdialyseprogramm aufgenommen werden. Bei einer dieser beiden Frauen ergab sich nach einer Dialysetherapie von 21 Monaten und einem 5monatigen dialysefreien Intervall wiederum eine Verschlechterung der Nierenfunktion.

---
[1] Herrn Prof. Dr. Bohle, Tübingen, danken wir für die morphologische Beurteilung.

Im Gegensatz zum akuten Nierenversagen anderer Ursache konnte bei diesen Patienten nach Ablauf der akuten Phase eine entscheidende Zunahme des Glomerulusfiltrates nicht nachgewiesen werden.

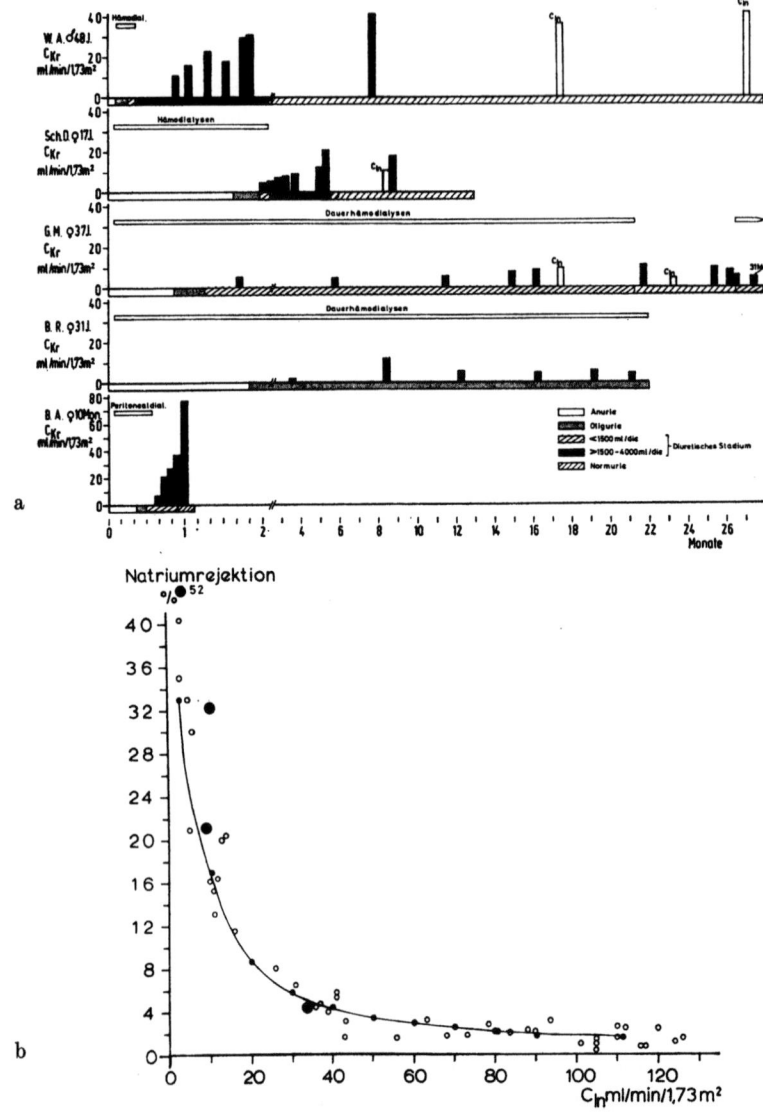

Abb. 1. a Verlaufskontrolle von Glomerulusfiltrat (C_{Kr} bzw. C_{In}) und Diurese bei fünf Patienten mit bilateraler Nierenrindennekrose. b Natriuminjektion in Abhängigkeit vom Glomerulusfiltrat bei Nierengesunden und chronisch Nierenkranken (offene Kreise) sowie bei Patienten mit bilateraler Nierenrindennekrose nach Ablauf der akuten Phase (dicke schwarze Punkte). Die geschlossenen Kreise auf der eingetragenen Kurve entsprechen errechneten Natriumrejektionen unter der Annahme C_{Na} = konstant

Die Natriumrejektionen der Patienten mit bilateraler Nierenrindennekrose, gemessen im chronischen Stadium (Abb. 1b), gruppieren sich in gleicher Weise wie die der chronisch Nierenkranken um eine theoretisch errechnete Kurve, der eine normale Natriumausscheidung zugrunde gelegt wurde.

Die Glucoserejektionen der Patienten mit bilateraler Nierenrindennekrose im chronischen Stadium (Abb. 2a) verhalten sich gleichartig wie die der Patienten mit chronischen Nierenerkrankungen. Eine Hyperglucosurie bzw. eine erhöhte Glucoserejektion fand sich auch bei diesen Kranken, wenn das Filtrat unterhalb

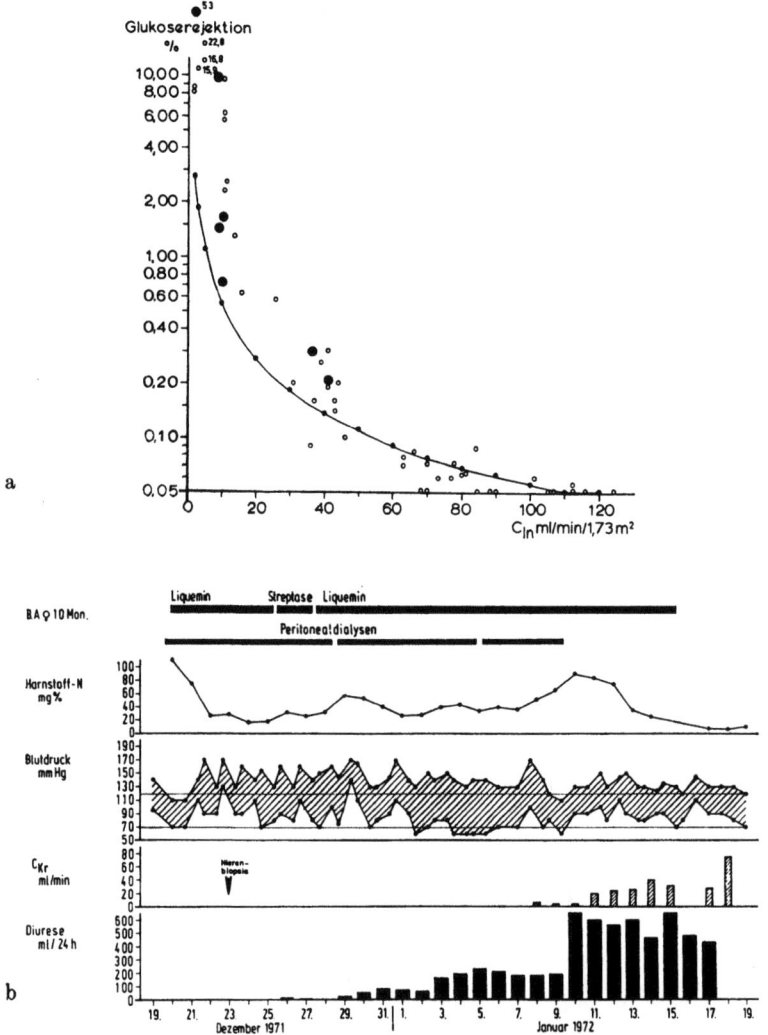

Abb. 2. a Glucoserejektion in Abhängigkeit vom Glomerulusfiltrat bei Nierengesunden und chronisch Nierenkranken (offene Kreise) sowie bei Patienten mit bilateraler Nierenrindennekrose nach Ablauf der akuten Phase (dicke schwarze Punkte). Die geschlossenen Kreise auf der eingezeichneten Kurve entsprechen errechneten Rejektionswerten bei der Annahme von C_G = konstant. Die Glucoserejektion ist logarithmisch dargestellt. b Klinischer Verlauf eines Falles mit bilateraler Nierenrindennekrose. Wiederherstellung der Nierenfunktion nach erfolgreicher Streptasetherapie

von 30 ml/min lag. Wie bei chronischer Niereninsuffizienz anderer Ursache kommt es zu einer Glucoserückresorptionsminderung nach Unterschreiten einer kritischen Nephrenzahl. In diesem Stadium der Niereninsuffizienz ist die Grenze der funktionellen und anatomischen Anpassung an einen erhöhten Harnfluß pro Tubulus erreicht [3, 4, 5].

Die konzentrative Nierenleistung der Patienten mit bilateraler Nierenrindennekrose ist erniedrigt. Diese Untersuchung konnte bei den zwei erwachsenen Patienten, die nicht dialysepflichtig geblieben waren, durchgeführt werden. Der normale mittlere Wert für Tm^C H_2O pro 100 ml GFR ist nach Anastasakis u. Buchborn [1] $5{,}5 \pm 1{,}0$ ml/min. Beide Werte unserer Patienten, die nach gleicher Methodik ermittelt wurden, lagen mit 4,2 ml/min/100 ml GFR (Pat. Sch. D. ♀) und 3,4 ml/min/100 ml GFR (Pat. W. A. ♂) außerhalb dieses Streubereiches.

Diese erniedrigte Konzentrationsleistung und die Natriumrejektion sprechen nicht dafür, daß bei Patienten mit bilateraler Nierenrindennekrose überwiegend Nephren mit langen Henleschen Schleifen, also juxtamedulläre Einheiten, funktionell wirksam sind. Diese Möglichkeit diskutieren Rieselbach u. Mitarb. [8] nach einer Verlaufsuntersuchung eines Falles. Die Nierenfunktion erreicht nach Ablauf der akuten Phase vielmehr einen Endzustand, der sich funktionell nicht von dem chronisch Nierenkranker anderer Ursache unterscheidet.

Röntgenologisch nachweisbare Verkalkungen der Niere, die wir bei einem unserer Fälle beobachteten, sind morphologischer Ausdruck dafür, daß eine weitere Verbesserung der Nierenfunktion bei diesen Kranken kaum zu erwarten ist. Nach einer Literaturübersicht sind in etwa 50% der Fälle, die eine bilaterale Nierenrindennekrose überlebten, solche Verkalkungen zu erwarten [2].

Die Ursache der bilateralen Nierenrindennekrose wird in einer intravasalen Gerinnung im Rahmen einer Verbrauchscoagulopathie gesehen [6, 7]. Pathologisch-anatomisch faßbares Substrat sind intravasculäre Fibrinpräcipitate, die in Form kleiner Fibrinthromben nachweisbar sind. Diese Thromben verlegen die Gefäßlichtungen und blockieren dadurch die nachgeschaltete Blutversorgung der zugehörigen Nephren.

Bei unserem letzten Fall (Pat. B. A. ♀), bei dem ebenfalls eine Verbrauchscoagulopathie nachgewiesen wurde, entschlossen wir uns zu einer sofortigen Heparinisierung. Da es hiermit aber nicht mehr gelang, die bereits abgelaufene intravasale Gerinnung, die histologisch gesichert war, nachweisbar zu beeinflussen, führten wir anschließend eine Fibrinolyse mit Streptase durch (Abb. 2b). Erst hiernach setzte die Diurese wieder ein. Es kam schnell zur Polyurie und Normalisierung der Kreatinin-Clearance.

Es erscheint uns daher berechtigt, bei bioptisch gesicherter Nierenrindennekrose neben der Heparinisierung zur Unterbrechung der Verbrauchsreaktion gegebenenfalls eine Fibrinolyse bei diesen Fällen zu empfehlen. Wir glauben, daß hier ein möglicher Weg liegt, die bilaterale Nierenrindennekrose therapeutisch zu beeinflussen.

Literatur

1. Anastasakis, S., Buchborn, E.: Klin. Wschr. **44**, 289 (1966). — 2. Deutsch, V., Frankl, O., Drory, Y., Eliahon, H., Braf, Z. F.: Amer. J. Med. **50**, 828 (1971). — 3. Heimsoth, V. H., Graffe-Achelis, Ch.: Glucoseausscheidung bei akutem Nierenversagen und terminaler Niereninsuffizienz. IV. Symposion über Aktuelle Probleme der Dialyseverfahren und der Niereninsuffizienz. Innsbruck 1971 (im Druck). — 4. Heimsoth, V. H., Graffe-Achelis, Ch.: Verhdtsch. Ges. inn. Med. **77**, 210 (1971). — 5. Heimsoth, V. H., Graffe-Achelis, Ch.: Renal handling of glucose in advanced kidney disease. Uremia: Conference on Pathogenesis, Metabolism, Clinic, Nutrition. Freiburg 1971 (im Druck). — 6. Krecke, H. J., Bohle, A., Lasch, H. G., Becker, B.: Klinisch-pathologische und experimentelle Untersuchungen zur bilateralen Nierenrindennekrose. In: Krück, F. (Hrsg.): Aktuelle Probleme der Nephrologie, p. 640. Berlin-Heidelberg-New York: Springer 1966. — 7. McKay, D. G.: Disseminated intravascular coagulation. New York: Hoeber 1965. — 8. Rieselbach, R. E., Klahr, S., Bricker, N. S.: Amer. J. Med. **42**, 457 (1967).

REPLOH, H. D., GRADAUS, D., BENDER, F. (Med. Klinik u. Poliklinik, Westf. Wilhelms-Universität Münster): **Beeinflussung der Nierendurchblutung durch Furosemid***

Die Häufigkeit und die Bedeutung von Nierenerkrankungen und das zunehmende Angebot nierenwirksamer Präparate durch die pharmazeutische Industrie, lassen es notwendig erscheinen, mit exakten Methoden die pharmakologische Wirkung auf die Nierendurchblutung des Menschen zu prüfen.

In den bisher durchgeführten experimentellen oder klinischen Untersuchungen wurden vorwiegend Clearancemethoden oder direkte blutige Messungen einer freigelegten Niere angewandt. Der Einsatz radioaktiver Substanzen bietet wegen des ungünstigen Verteilungskoeffizienten oder einer nicht optimalen Diffusibilität keine ausreichende Genauigkeit. Die Stickoxydulmethode nach Kety u. Schmidt besitzt bei hoher Durchblutung eine zu große Fehlerbreite. Ein- oder Ausflußmessungen mit Hilfe elektromechanischer Flowmeter setzten die Freilegung einer Niere voraus. Dagegen gestattet die von Bretschneider angegebene Argon-Fremdgasmethode mit Katheterisierung von Nierenvenen am uneröffneten Abdomen ein schonendes und risikoarmes Vorgehen, die Nierendurchblutung mit größter Genauigkeit zu bestimmen.

Mit der von Bretschneider angegebenen Methode wurde unter Röntgenkontrolle durch Seldinger-Technik ein Goodale-Lubin-Katheter Nr. 7 von der rechten Femoralvene in die linke oder rechte Nierenvene eingeführt. Die notwendigen arteriellen Blutproben erhielten wir über einen gleichartigen Katheter, dessen Spitze sich in Nierenhöhe in der Aorta abdominalis befand. 5 bis 10 min nach stoßartiger Injektion von 20·mg Furosemid wurde nach der von Scheinberg u. Stead angegebenen Methode der Dauerentnahme mit einer Harvard-Pumpe konstant über ein 3-Wegestück arterielles und venöses Blut in zwei parallel liegende Spritzen gesaugt, während den Patienten über 5 min ein Argon-Sauerstoffgemisch von 79 % Argon und 21 % O_2 zugeführt wurde. Bei dieser Versuchsdauer von 5 min wird nach Tauchert u. Mitarb. eine ausreichende Aufsättigung der Niere mit dem Inertgas Argon erzielt. Unmittelbar nach Ende der Dauerentnahme werden je eine arterielle und venöse Blutprobe entnommen. Die Bestimmung der Argonkonzentration im Blut erfolgte mit Hilfe einer von Bretschneider entwickelten Extraktionskammer gaschromatographisch, und zwar mit einem Varian Gaschromatograph Typ 1732-10. Berechnet wurde die Nierendurchblutung nach der

Formel von Kety u. Schmidt: $\overset{\circ}{V}\text{ren} = \dfrac{CVT \cdot \sigma \cdot 100}{(CA-CV) \cdot \lambda \cdot t} \left[\dfrac{ml}{min \cdot 100\,g}\right]$ wobei CVT die venöse

Organinertgaskonzentration am Ende der Aufsättigungsperiode, λ den Blut-Gewebekoeffizienten, σ das spezifische Gewicht der Niere und CV und CA die mittlere venöse bzw. arterielle Inertgaskonzentration während der Zeit t bedeuten.

Unsere Untersuchungen nahmen wir an 10 Patienten vor, bei den wegen eines angeborenen oder erworbenen Herzfehlers zuvor eine diagnostische Herzkatheterisierung erfolgt war. Fünfmal lag ein kombiniertes Mitralvitium, zweimal ein kombiniertes Aortenvitium vor. In 2 Fällen bestand eine Kardiomyopathie und einmal eine Coronarsklerose. Fünf der Patienten hatten Vorhofflimmern, 5 einen Sinusrhythmus. Das Durchschnittsalter betrug 38,5 Jahre.

Die Ruhedurchblutung der untersuchten Niere betrug bei den zehn Fällen im Mittel 335 ml/min · 100 g. Nach 20 mg Furosemid beobachteten wir in allen Fällen einen Anstieg der Nierendurchblutung. Im Mittel registrierten wir eine Steigerung von 335 auf 532,8 ml pro min · 100 g. Diese Mehrdurchblutung betrug im Durchschnitt + 59 % und war statistisch hochsignifikant. Auch die gleichzeitig gemessene Sauerstoffsättigung in der Vena renalis wies in allen Fällen eine Zunahme auf.

Die von uns beobachtete Steigerung von + 59 % liegt deutlich höher als die in der Regel bei Hunden gemessenen Werte von etwa 30% anderer Autoren. Direkte Messungen beim Menschen liegen unseres Wissens nicht vor. Vielleicht ist die Ursache für das gute Ansprechen unserer Patienten auf Furosemid in der Tatsache begründet, daß bei herzinsuffizienten Patienten der oft erhöhte Nierengefäßwiderstand sich durch dieses Präparat besonders gut beeinflussen läßt. Hierauf haben Hook u. Mitarb. bereits hingewiesen.

Die Leitfähigkeit wurde dem Strömungswiderstand der Niere als des den reziproker Wert vorgezogen, da infolge starker Vasoconstriction der Strömungs-

---

* Mit Unterstützung der Deutschen Forschungsgemeinschaft.

widerstand mit Annäherung der Durchblutung an den Nullwert dem Wert unendlich zustrebt. Kleine Absolutfehler der Durchblutungsmessung bewirken daher große Abweichungen des Widerstandes im oberen Bereich. Die Leitfähigkeit verhält sich umgekehrt proportional zur Durchblutung und strebt daher bei Vasoconstriction und herabgesetzter Durchblutung dem Wert Null zu. Errechnet wird die Leitfähigkeit, indem man die Durchblutung durch den mittleren Aortendruck abzüglich des kritischen Verschlußdruckes von 10 mmHg dividiert.

Bei den zehn untersuchten Patienten betrug die Leitfähigkeit in Ruhe $3{,}47 \pm 1{,}85$ ml/min $\cdot$ 100 mmHg. Mit einer Zunahme von $+59\%$ nach 20 mg Furosemid stieg die Leitfähigkeit auf $5{,}53 \pm 2{,}25$ ml/min $\cdot$ 100 mmHg und war damit ebenfalls hochsignifikant.

Die Zunahme der Nierendurchblutung wird durch die erhöhte Leitfähigkeit bzw. einen herabgesetzten Widerstand bedingt, da sich der mittlere arterielle Blutdruck und auch die Herzfrequenz in unseren Versuchen nicht änderten. Eine Steigerung des Herzminutenvolumens könnte — unter Annahme eines gleichbleibenden Widerstandes — nur dann zu einer vermehrten Durchblutung führen, wenn sich auch der extrarenale Widerstand nicht ändert. Diese hämodynamischen

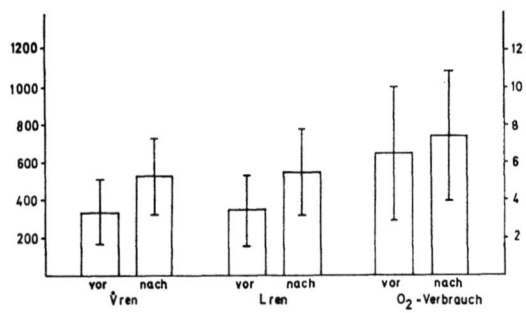

Abb. 1. Einfluß von 20 mg Furosemid auf Durchblutung, Leitfähigkeit und Sauerstoffverbrauch der Niere

Veränderungen würden nach Vorburger u. Mitarb. aber zu einer Steigerung des arteriellen Blutdruckes führen. Dies spricht dafür, daß Furosemid eine direkte Wirkung auf die Gefäßmuskulatur der Niere besitzen.

In acht Fällen prüften wir den Sauerstoffverbrauch der Niere. Trotz einer Zunahme von $+14\%$ von im Mittel 6,47 auf 7,37 ml/min $\cdot$ 100 g konnten diese Befunde in Übereinstimmung mit anderen Autoren statistisch nicht gesichert werden.

Die von uns vorgelegten Untersuchungen zeigen neben der deutlichen Wirkung von Furosemid auf die Nierendurchblutung, daß diese Ergebnisse mit Hilfe von Bretschneider angegebenen Argon-Fremdgasmethode ein durchaus unseren Patienten zumutbares Untersuchungsverfahren darstellen. Es rechtfertigt sich daher die Empfehlung, zur Erzielung weiterer nierenphysiologischer Erkenntnisse dieses Verfahren in geeigneten Fällen auch bei anderen Medikamenten zur Prüfung heranzuziehen.

Literatur

Bretschneider, H. J., Cott, L., Hilgert, G., Probst, R.: Verh. dtsch. Ges. Kreisl.-Forsch. **32**, 267 (1966). — Hook, J. B., Blatt, J. B., Brody, M. J., Wiliamson, H. E.: J. pharm. exp. Ther. **163**, 456 (1968). — Kety, S. S., Schmidt, C. F.: J. clin. Invest. **27**, 476 (1948). — Scheinberg, P., Stead, E. A.: J. clin. Invest. **28**, 1163 (1949). — Tauchert, M., Cott, L., Reploh, H. D., Strauer, B. E., Bretschneider, H. J.: Pflügers Arch. ges. Physiol. **312**, 13 (1969). — Vorburger, C., Harvey, A. M., Malvin, R. L.: Naunyn Schmiedebergs Arch. Pharmak. exp. Path. **261**, 346 (1968).

GIRNDT, J., MÁLYUSZ, M., MÁLYUSZ, G., OCHWALDT, B., SCHELER, F. (Med. Klinik u. Poliklinik Universität Göttingen/Kiel): **Die Bedeutung der Metabolisierung von p-Aminohippurat für Clearanceuntersuchungen**

Autoreferat

P-Aminohippurat (PAH) wird im Organismus und speziell in der Niere in nicht unerheblichem Maße metabolisch verändert. Von einem Teil der Moleküle wird die Glycingruppe abgespalten, so daß p-Aminobenzoat (PAB) entsteht. Sowohl PAH als auch PAB werden teilweise N-acetyliert. Die N-acetylierten Metaboliten werden bei Anwendung des üblichen Analyseverfahrens zur Bestimmung der PAH-Konzentration nicht miterfaßt. Die Benzoate werden in der Niere rückresorbiert und erscheinen in hohem Prozentsatz in der Nierenvene. Die sich aus diesen Verhältnissen ergebenden Probleme für die Bestimmung des renalen Plasmaflusses mittels PAH werden an Hand tierexperimenteller und klinischer Clearanceuntersuchungen aufgezeigt. Die Bestimmung des renalen Plasmaflusses ist exakt nur möglich, wenn eine PAH-Analyse unter Einschluß einer Hydrolyse durchgeführt wird und wenn Nierenvenenblut gesammelt wird. Die Hydrolyse spaltet das Acetat vom PAH-Molekül ab und macht es der Farbreaktion wieder zugänglich. Durch Sammeln von Nierenvenenblut wird die Rückresorption der Benzoate berücksichtigt. Die renale PAH-Extraktion ist bei Anwendung der üblichen Clearancetechnik vornehmlich deshalb unvollständig, weil in der Niere Benzoate gebildet und rückresorbiert werden und weniger deshalb, weil sich tatsächlich noch PAH in der Nierenvene findet. Das Ausmaß der Metabolisierung von PAH kann nicht als konstanter Faktor angenommen werden. An Hand des Modells der Goldblatt-Ratte mit einseitig geklammerter Niere wird nachgewiesen, daß Variationen im Metabolismus möglich sind. Die geklammerte Niere kann zwar in gleicher Weise den Glycinteil vom PAH-Molekül abspalten, ihre Fähigkeit zur N-acetylierung ist jedoch erheblich vermindert. Prinzipiell gleichwertige Befunde wurden bei Patienten mit einseitiger Nierenarterienstenose erhoben. Damit ist ein weiteres diagnostisches Kriterium bei seitengetrennten Clearanceuntersuchungen zur Erfassung eines einseitig renal bedingten Hypertonus gegeben.

REICHEL, W., WIGGER, W., MIETZSCH, G., QUELLHORST, E., SCHELER, F. (Med. Klinik u. Poliklinik, Abt. Nephrologie, Universität Göttingen): **Differentialdiagnose der rasch zur Niereninsuffizienz führenden Glomerulonephritis**

Nach einer Literaturzusammenstellung von Reubi [3] kommt es bei zwei Dritteln der Patienten mit akuter diffuser Glomerulonephritis zur unmittelbaren Ausheilung. Das übrige Drittel setzt sich aus Glomerulonephritisfällen zusammen, die

a) nach einer stationären Krankheitsphase später ausheilen oder doch in die Niereninsuffizienz einmünden,

b) langsam progredient verlaufen,

c) einen raschen progredienten Verlauf zeigen.

Trotz anfänglich einheitlicher Symptomatik wie rasches Auftreten der Acotämie, Tendenz zur Oligurie sowie ausgeprägte Proteinurie umfaßt die letztgenannte Gruppe (c) Glomerulonephritisformen, die sich nach ihren morphologischen Veränderungen sowie in ihrem weiteren klinischen Verlauf in vier Gruppen einteilen lassen:

1. Akute Glomerulonephritis mit reversiblem akuten Nierenversagen,
2. akute Glomerulonephritis mit irreversiblem Nierenversagen,

3. perakute Glomerulonephritis mit „malignem Verlauf",
4. perakute Glomerulonephritis mit „benignem Verlauf".

Eine rasche Differentialdiagnose zwischen diesen Formen ist zu fordern, da je nach Glomerulonephritisform Prognose und Therapiemaßnahmen verschieden sind.

1. Bei der akuten Glomerulonephritis mit reversiblem Nierenversagen einer Glomerulonephritisform, die von uns [1] in letzter Zeit öfters beobachtet wurde, vereinigen sich Symptome des tubulären Nierenversagens wie Anurie, Isosthenurie, Harnstoffkonzentration unter 1,1 g-% mit den typischen Symptomen einer akuten Glomerulonephritis. Die histologische Untersuchung ergab bei vier Fällen 2mal eine membranöse und 2mal eine proliferative Glomerulonephritis; zudem waren in allen Fällen die Zeichen eines akuten Nierenversagens nachweisbar. Ätiologisch blieben diese Fälle ungeklärt. Bei länger bestehender Anurie wurden die Patienten mit Peritonealdialyse behandelt.

2. Während alle oben genannten Fälle eine polyurische Phase zeigten, blieb diese Phase bei einem Fall mit akuter membranöser Glomerulonephritis nach 1jähriger Beobachtungszeit aus. Histologisch wurde ein herdförmiges Fortschreiten einer akuten membranösen Glomerulonephritis mit tubulärem Parenchymschaden festgestellt. Klinisch waren wiederum die Kriterien eines akuten Nierenversagens vorhanden; im Vordergrund stand jedoch ein ausgeprägtes therapieresistentes (Steroide, Indomethacin) nephrotisches Syndrom mit einer Proteinurie von 24 g/24 Std. Die anfänglich eingeleitete Peritonealdialysetherapie mußte wegen Oligurie und Acotämie von einer Hämodialysebehandlung abgelöst werden.

3. Streng abzutrennen von 1. und 2. sind die Formen der perakuten Glomerulonephritis. Eine Zusammenstellung von über 30 eigenen Patienten ergab eine außerordentlich hohe Letalität. Lediglich 2 Patienten überlebten jeweils nach bilateraler Nephrektomie und anschließender Hämodialysetherapie bzw. Transplantation. Anamnestische Angaben über Hämootysen in Kombination mit einem pathologischen Sedimentbefund waren in 5 von 7 Fällen mit Goodpasture-Syndrom erste Hinweise für einen foudroyant verlaufenden Prozeß. Für die Differentialdiagnose bzw. für das weitere therapeutische Vorgehen sind die histologische und fluorescenzmikroskopische Untersuchung des Nierencylinders hier von ganz besonderer Bedeutung. Durch diese Untersuchung läßt sich feststellen,

a) ob es sich um eine akute oder perakute Glomerulonephritis handelt,

b) ob bei der perakuten Glomerulonephritis proliferative oder nekrotisierende Veränderungen im Vordergrund stehen.

Nach unseren Untersuchungen [2] war die bilaterale Nephrektomie bei der perakuten Glomerulonephritis mit nekrotisierenden Veränderungen die einzige, lebenserhaltende Therapiemaßnahme. Fluorescenzmikroskopisch kann die perakute Glomerulonephritis, insbesondere das Goodpasture-Syndrom, durch eine lineare Immunfluorescenz von der akuten Glomerulonephritis vom Immunkomplextyp mit einer granulären Immunfluorescenz unterschieden werden.

4. Die perakute proliferierende Glomerulonephritis zeigt neben einer malignen Verlaufsform eine Verlaufsform, die durch einen langsamen Kreatininanstieg (nicht über 10 mg-%) und leichte Proteinurie ohne Tendenz zur Oligurie charakterisiert ist. Ein von uns beobachteter Fall kam nach einer stationären Phase von 5 Jahren dann doch noch in der Urämie ad exitum. In Abb. 1 sind einige klinische Parameter zusammengefaßt, die bei der Differentialdiagnose der rasch progredienten diffusen Glomerulonephritis von Bedeutung sind:

Die *Oligurie* ist nur bei der perakuten Glomerulonephritis mit benignem Verlauf gering ausgeprägt. Den steilsten *Kreatininanstieg*, trotz z. T. noch ausreichender Diurese, verzeichnet die Glomerulonephritis mit malignem Verlauf. Die *Anämie* ist am stärksten bei der perakuten Glomerulonephritis vorhanden und gehört zu den Leitsymptomen des Goodpasture-Syndroms. Die Höhe der *Proteinausscheidung* sagt wenig über die histologischen Veränderungen bzw. über die Prognose aus, dennoch ist die Proteinurie bei der perakuten Glomerulonephritis mit benig-

	akute GN mit reversiblem Nierenversagen n = 5	akute GN mit irreversiblem Nierenversagen n = 1	perakute GN "maligner Verlauf" n = 30	perakute GN "benigner Verlauf" n = 2
Oligurie	++	++	++	+/-
Kreatininanstieg	+	+	rascher Anstieg	nicht über 10 mg %
Anaemie	+	++	+++	+
Proteinurie	++	+++	++	+
RR	↑ (n)	n	n (↑)	n (↑)
C_3	↓	n	n	n
Immunfluoreszenz	granuläre Veränderungen		lineare Veränderungen	

Abb. 1. Differentialdiagnose der rasch zur Niereninsuffizienz führenden Glomerulonephritis nach klinischen Symptomen

nem Verlauf gering. Die *Blutdruckwerte* zeigen kein charakteristisches Verhalten. Hohe Werte sind bei der akuten Glomerulonephritis mit reversiblem Nierenversagen und bei der reinen perakuten Glomerulonephritis zu verzeichnen. Auffallend normotone Werte bestehen bei Patienten mit Goodpasture-Syndrom. Besonders

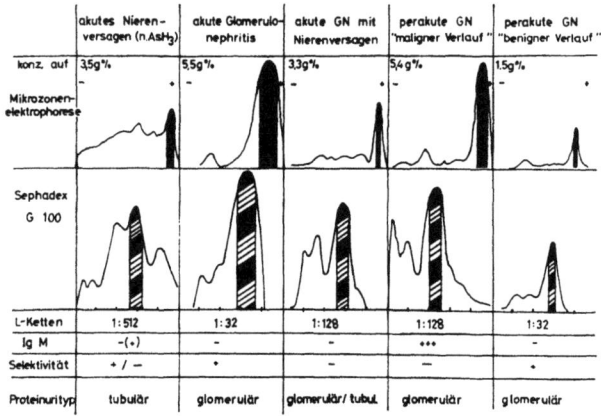

Abb. 2. Untersuchung von Urinproteinen in der Mikrozonenelektrophorese und über Sephadex G 100 (s. Text)

bei der akuten Glomerulonephritis mit einer anurischen Phase treten niedrige C_3-*Spiegel* auf.

Die Differentialdiagnose der genannten Glomerulonephritisformen an Hand der Differenzierung der Urinproteine ist in Abb. 2 dargestellt. In der oberen Reihe ist die Auftrennung der Proteine in der Mikrozonenelektrophorese zu sehen. Mit schwarzer Farbe ist die Albuminbande gekennzeichnet. Von links: zum Vergleich eine tubuläre Proteinurie nach AsH_3-Intoxikation mit einer geringen Albuminausscheidung relativ zur Globulinausscheidung und einer Post-γ-Globulinfraktion. Daneben das Bild einer glomerulären Proteinurie mit überwiegender Albuminausscheidung bei einer akuten Glomerulonephritis mit nephrotischem Syndrom.

Deutliche Zunahme der Globuline im Vergleich zur Albuminfraktion und Auftreten einer Post-γ-Globulinfraktion ist bei einem Fall von akuter Glomerulonephritis mit irreversiblem Nierenversagen zu beobachten. Keine deutlichen Unterschiede bei den beiden Formen der perakuten Glomerulonephritis. In der Säulenchromatographie vom Typ Sephadex G 100 werden die Proteine vor allem nach dem Molekulargewicht getrennt. Die Identifikation der einzelnen Gipfel wurde mit der Immunelektrophorese durchgeführt. Immunglobuline, Albumin und Transferrin wurden quantitativ im Serum und im Urin nach der radialen Immundiffusion bestimmt. Die L-Ketten wurden semiquantitativ mit einer Verdünnungsreihe unter Bezug auf das ausgeschiedene Albumin mit der Ouchterlony-Technik bestimmt.

Die tubuläre Proteinurie zeigt im Diagramm vermehrte Ausscheidung von kleinmolekularen Substanzen, vor allem L-Ketten. Bei der akuten Glomerulonephritis überwiegt die Albuminausscheidung eine ganz geringe IgG- und IgA-Ausscheidung. Die Zunahme der Immunglobulinausscheidung bei akuter Glomerulonephritis mit irreversiblem Nierenversagen sowie bei perakuter Glomerulonephritis mit malignem Verlauf ist schon dem Kurvendiagramm zu entnehmen. Als einzige der untersuchten Glomerulonephritisformen schied die perakute mit malignem Verlauf IgM in beträchtlichen Mengen aus.

Auf die Bedeutung dieser Proteinuntersuchungen im Hinblick auf Prognose, Ansprechbarkeit für Steroide sowie als Therapiekontrolle kann hier nur hingewiesen werden.

Literatur

1. Girndt, J., Bohle, A., Quellhorst, E., Scheler, F.: Dtsch. med. Wschr. 97, 266 (1972). — 2. Quellhorst, E.: Mitteilung der Arbeitsgemeinschaft für Nephrologie (im Druck). — 3. Reubi, F.: Klinik und Therapie der Glomerulonephritiden. In: Handb. Inn. Med. Berlin-Heidelberg-New York: Springer 1968.

Aussprache

Herr Wollheim, E. (Würzburg):

Zu den Herren Reichel, Wigger, Mietzsch, Quellhorst, Scheler: Mit Genugtuung habe ich der kürzlichen Publikation der Göttinger Arbeitsgruppe in der Dtsch. med. Wschr. entnommen, daß sie die akute Urämie bei Glomerulonephritis als tubuläre Insuffizienz deutet. Hier wird die gleichartige Feststellung bestätigt, die ich bereits bei dem Würzburger Nierensymposium 1960 (glomeruläre und tubuläre Nierenkrankheiten) gemacht habe. Eine solche akute Glomerulonephritis mit tubulärer Komplikation wurde dort eingehend dargestellt. Vielleicht ist dies den Herren Scheler und Bohle, die an diesem Symposium teilnahmen, noch in Erinnerung. Weiterhin wurde über solche Fälle von mir in der Med. Welt 1722 (1962) und beim 2. Symposium der Gesellschaft für Nephrologie in Bern in meinem Referat über das nephrotische Syndrom berichtet. Dort wurden auch entsprechende Biopsiebefunde vorgelegt, wie sie jetzt in Göttingen erhoben wurden. Die tubuläre Beteiligung nur für die Fälle anzunehmen, die sich als reversibel erwiesen, wie es eben diskutiert wurde, scheint mir nicht richtig. Die Funktionsdiagnostik der Nierenerkrankungen [vgl. Med. Welt 913 (1970)] soll in jedem einzelnen Fall versuchen, festzustellen, ob es sich um eine primär glomeruläre, primär tubuläre oder bereits um eine globale Funktionsstörung handelt. Diese Auffassung wurde früher nicht allgemein anerkannt, z. B. von Herrn Sarre, um so erfreulicher scheint mir der Göttinger Beitrag.

PÖHLER, E., RESSEL, CH., STUMPE, K. O., KRÜCK, F. (Med. Klinik u. Poliklinik der Universität Homburg a. d. Saar): **Wirkung eines natriuretischen Faktors im menschlichen Urin auf den Natriumtransport der isolierten Froschhaut und einzelner Nephronabschnitte**

Eine Expansion des extracellulären Flüssigkeitsvolumens durch Infusion isotoner oder hypertoner Kochsalzlösung ist von einer Zunahme der Natriumausscheidung im Harn begleitet. Diese Natriurese ist in erster Linie Folge einer Hemmung der Natrium- und Wasserresorption im proximalen Tubulus. Die Ursache der proximalen Resorptionshemmung ist noch unklar. Neuere Untersuchungen zeigen, daß die Abnahme des onkotischen Druckes in den peritubulären Capillaren eine wichtige Rolle spielt. Inwieweit ein noch unbekanntes Hormon

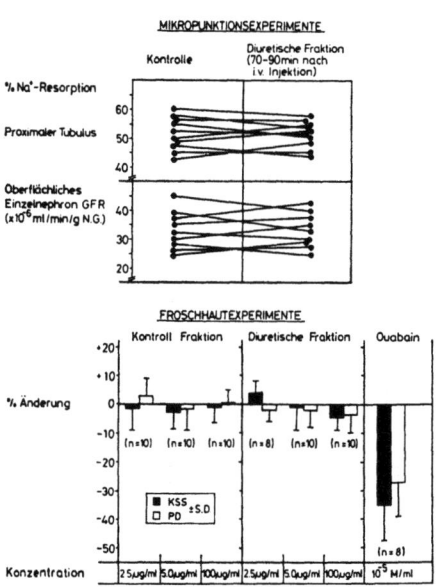

Abb. 1. Obere Bildhälfte: Fraktionelle Na$^+$- und Wasserresorption im proximalen Tubulus und oberflächliches Einzelnephronfiltrat vor und nach Injektion der Urinfraktion. Untere Bildhälfte: Kurzschlußstrom (KSS) und Potentialdifferenz (PD) der isolierten Froschhaut vor und nach Applikation der Urinfraktion

zusätzlich für die Natriurese verantwortlich ist, konnte bisher nicht endgültig geklärt werden. Wir selbst haben in eigenen Untersuchungen erstmals 1965 einen natriuretischen Faktor im Urin von hydrierten gesunden Versuchspersonen nachgewiesen [1]. Ich möchte Ihnen heute über Untersuchungen berichten, in denen die Wirkung dieser Urinfraktion auf den Natriumtransport einzelner Nephronabschnitte und der isolierten Froschhaut analysiert werden sollte. Die Fraktion wurde durch Ultrafiltration und Lyophilisation nach der von Little [2] angegebenen Methode aus dem Urin hydrierter oder mit 2,5%iger NaCl-Lösung infundierter Versuchspersonen gewonnen. Die extracelluläre Volumenexpansion betrug etwa 4% des Körpergewichtes. Vorausgegangene Untersuchungen hatten gezeigt, daß die wirksamste i.v. applizierte Dosis der Urinfraktion, die bei Ratten eine Natriurese und Diurese hervorruft, etwa 100 μg/kg Körpergewicht betrug (Abb. 1). Die Natriurese setzte gewöhnlich mit einer Verzögerung von 60 min ein und erreichte ihren Höhepunkt nach 90 min. Unter Mikropunktionsbedingungen war das Ausmaß der Natriurese etwas geringer, doch ebenfalls signifikant von den Kontrollwerten verschieden. Da das Glomerulumfiltrat sich nicht änderte, muß der erhöhten Natriumausscheidung eine Hemmung der Natriumresorption an irgendeiner Stelle entlang des Nephrones zugrunde liegen. Dieser Nephronabschnitt könnte der proximale Tubulus sein. Infundiert man nämlich normalen Ratten eine 2,5%ige Kochsalzlösung und expandiert das extracelluläre Flüssigkeitsvolumen ähnlich wie bei den Versuchspersonen, aus deren Urin die Fraktion isoliert wurde, um 5% des Körpergewichtes, dann kommt es bei den Tieren zu einer Zunahme der absoluten und fraktionellen Natriumausscheidung. Als Ursache der Natriurese findet man eine Abnahme der fraktionellen Natrium- und Wasserresorption im proximalen Tubulus um etwa 20% der filtrierten Menge. Die Resorption in der Henleschen Schleife bleibt dabei unverändert. Wie verhält sich nun die proximale Resorption nach Injektion der natriuretischen Urinfraktion? Die Ergebnisse sind in Abb. 1 zusammengestellt. Aus der oberen Hälfte der Abbildung ist ersichtlich, daß die fraktionelle Natriumresorption im proximalen Tubulus unverändert blieb, obwohl die Natriumausscheidung erheblich zugenommen hatte. Da das Einzelnephronfiltrat ebenfalls durch die Urinfraktion nicht beeinflußt wurde, änderte sich auch die absolute Resorption im proximalen Tubulus nicht. Ebenso waren die TF-P-Inulinquotienten im frühdistalen Tubulus vor und nach der Injektion nicht voneinander verschieden, was darauf hinweist, daß auch die Flüssigkeitsresorption in den oberflächlichen Henleschen Schleifen durch die Urinfraktion nicht beeinflußt wurde.

Zusammengefaßt zeigen diese Befunde, daß die von uns isolierte Urinfraktion zu einer deutlichen Natriurese und Diurese führt, daß sie aber die Natriumresorption weder im proximalen Tubulus noch in den oberflächlichen Henleschen Schleifen vermindert. Um weitere Aufschlüsse über den Wirkungsmechanismus der Urinfraktion zu erhalten, haben wir ihren Einfluß auf den Natriumtransport der isolierten Froschhaut untersucht. An einem Plexiglasdoppelkammermodell wurde ein „Voltageclamp" eingesetzt, der das Froschhautpotential elektronisch auf Null einregelte. In diesem Zustand wurde der Strom gemessen, der durch aktiven Na^+-Transport erzeugt wird. Die Urinfraktion wurde in verschieden hoher Dosierung der Badflüssigkeit an der Innenseite der Froschhaut hinzugefügt. In den ersten Experimenten hatten wir nach Hinzufügen der Urinfraktion mehrfach eine deutliche Abnahme des Kurzschlußstromes, also eine Hemmung des Natriumtransportes beobachtet. Wie sich später herausstellte, waren diese Veränderungen aber eine Folge des Badwechsels bzw. einer veränderten transmembranen Druckdifferenz durch die Applikation der Fraktion. Wurde dagegen der hydrostatische Druck auf beiden Seiten der Froschhaut konstant gehalten und die Fraktion vorsichtig der Badflüssigkeit beigegeben, ließ sich selbst bei hohen Konzentrationen keine signifikante Abnahme des Kurzschlußstromes feststellen (untere Hälfte der Abb. 1). Geringe Dosen von Ouabain führten dagegen zu einer signifikanten Hemmung des Natriumtransportes. Da die von uns untersuchte natriuretische Urinfraktion ein Molekulargewicht zwischen 10000 und 60000 hat, wäre es denkbar, daß die Fraktion, wird sie von der Innenseite der Haut angeboten, die subepithelialen Gewebsschichten nicht durchdringen kann und damit von den natriumtransportierenden Epithellagen ferngehalten wird. Um diese Möglichkeit auszuschließen, haben wir mit einer Kollagenaselösung nach der Methode von Erlij u. Mitarb. [3] das Corium und die oberflächliche Epithelschicht voneinander getrennt und die Fraktion direkt auf die transportierenden Epithelzellen einwirken lassen. Das isolierte Froschhautepithel zeigte alle Eigenschaften einer normalen intakten Froschhaut. Nach Applikation von Ouabain kam es zu einer starken Hemmung der Natriumresorption, die im Gegensatz zur intakten Froschhaut aber früher eintrat. Wurde dagegen die Urinfraktion der Badflüssigkeit hinzugegeben, kam es selbst bei hohen Konzentrationen zu keiner signifikanten Hemmung des Natriumtransportes. Die Ergebnisse lassen sich zu folgender Überlegung zusammenfassen: Aus dem Urin hydrierter oder mit 2,5%iger NaCl-Lösung expandierter Versuchspersonen läßt sich eine hochmolekulare Fraktion isolieren, die bei Ratten nach i.v. Injektion eine Natriurese und Diurese hervorruft. Die Fraktion hat keinen Einfluß auf eine Natriumresorption im proximalen Tubulus und in den Henleschen Schleifen der oberflächlichen Nephrone und läßt den Natriumtransport der isolierten Froschhaut und des isolierten Froschhautepithels unverändert. Der vermehrten renalen Natrium- und Wasserausscheidung nach Injektion der Fraktion müssen daher z. T. andere Mechanismen zugrunde liegen als der Natriurese bei extracellulärer Volumenexpansion, die durch eine Resorptionshemmung im proximalen Tubulus zustande kommt. Es ist möglich, daß die Fraktion in tiefer gelegenen distalen Nephronabschnitten, die für die Mikropunktion nicht zugänglich sind, die Natriumresorption verändert. Für diese Annahme könnte die Abnahme der negativen Freiwasser-Clearance ($T^c H_2O$) nach Injektion der Urinfraktion sprechen (Abb. 2). Die verminderte negative Freiwasser-Clearance wäre vereinbar

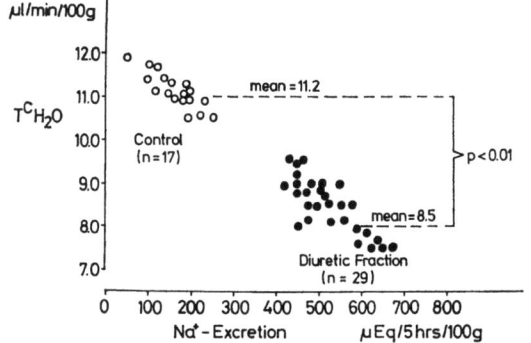

Abb. 2. Negative Freiwasser-Clearance ($T^c H_2O$) bei Kontrolltieren und Tieren, denen 100 µg pro kg Körpergewicht der Urinfraktion i.v. injiziert worden war

mit einer Hemmung der Natriumresorption im aufsteigenden Schenkel der tiefen Henleschen Schleife. Da die Resorption in oberflächlichen Henleschen Schleifen aber normal war, halten wir diese Möglichkeit für wenig wahrscheinlich. Es ist eher denkbar, daß die Urinfraktion zu einem Anstieg der Markdurchblutung führt, die Natriumkonzentration im Mark herabsetzt und hierdurch $T^c H_2O$ erniedrigt. Die beobachtete renale Mehrausscheidung von Natrium und Wasser ließe sich dann im wesentlichen durch eine indirekte Wirkung der Urinfraktion auf die Wasserresorption erklären. Für diese Annahme spricht auch, daß wir keine Hemmung des aktiven Na^+-Transportes von Froschhaut- und Tubulusepithelien beobachten konnten. Weitere Untersuchungen sind erforderlich, um den Wirkungsmechanismus der Fraktion endgültig klären zu können. Inwieweit der von uns isolierten natriuretischen und diuretischen Urinfraktion eine physiologische Bedeutung zukommt, ist unklar. In der Regulation des Natriumhaushaltes spielt sie möglicherweise eine Rolle, da die Fraktion im Urin von herzinsuffizienten Patienten mit Ödemen nicht nachweisbar ist.

Literatur
1. Krück, F., Krecke, J.-J.: Nephron. 2, 321 (1965). — 2. Little, J. M., Angell, E. A., Brooks, W.: Proc. Soc. exp. Biol. (N.Y.) 111, 316 (1962). — 3. Erlij, D., Aceves, J.: J. Physiol. (Lond.) 212, 195 (1971).

Kramer, H. J., Krück, F. (Med. Klinik u. Poliklinik Universität Homburg a. d. Saar): **Untersuchungen zur Existenz eines natriuretischen Hormons***

Eine Reihe klinischer Beobachtungen läßt vermuten, daß in der Ödempathogenese verschiedener Erkrankungen neben Änderungen der glomerulären Filtrationsrate oder der zirkulierenden Mineralocorticoidaktivität weitere Faktoren für die erhöhte renale Natriumretention verantwortlich sein müssen. So wurde beispielsweise schon 1939 beobachtet, daß Patienten mit Nebennierenrindeninsuffizienz auf die kontinuierliche Gabe von Mineralocorticoiden die Zeichen der Herzinsuffizienz mit Ausbildung peripherer Ödeme entwickelten [1]. Der Gesunde reagiert dagegen auf die gleiche Medikation nach anfänglicher, kurzdauernder Natriumretention und Expansion des Extracellularvolumens mit einer erhöhten Natriumausscheidung, die als sog. Escape-Phänomen bekannt ist [2]. In Analogie dazu kommt es auch beim primären Aldosteronismus — im Gegensatz zum sekundären Hyperaldosteronismus — praktisch nie zur Ausbildung von Ödemen.

Tabelle 1

	Vor Expansion	Nach Expansion
	% Änderung	
Plasma Ratte (n = 5)[a]		
PD	+16,0 ± 12,3	−13,8 − 7,9 (p 0,05)
KSS	− 6,5 ± 6,9	−41,3 ± 2,5 (p 0,01)
Plasma Mensch (n = 4)		
PD	− 1,0 ± 17,6	−38,0 ± 10,7 (0,05 p 0,1)
KSS	− 7,3 ± 15,2	−41,0 ± 2,3 (p 0,05)
Oubain 10^{-3} M		
PD		−90
KSS		−80

[a] Plasma von insgesamt 20 Tieren.

Tierexperimentell läßt sich durch Mikropunktion nachweisen, daß die fortlaufende Mineralocorticoidgabe oder die akute extracelluläre Volumenexpansion mit isotoner Kochsalzlösung, Albuminlösung oder Vollblut [3—5] zur verminderten fraktionellen und absoluten Natriumresorption im proximalen Tubulus führt. Die Abnahme der Natriumtransportrate proximal-tubulärer Epithelzellen läßt sich dabei nur teilweise auf eine Änderung intrarenaler, vor allem peritubulärer physikalischer Faktoren, den sog. Starlingschen Kräften, zurückführen [6, 7]. Bereits 1957 wurde von Smith [8] ein zusätzlicher humoraler Einfluß auf die renale Natriumausscheidung postuliert, und vor allem tierexperimentelle Untersuchungen ließen dann die Existenz eines natriuretischen Hormons vermuten [9—18], die jedoch trotz intensiver Forschung in den letzten 10 Jahren noch immer stark umstritten ist.

Zur weiteren Klärung dieses Fragenkomplexes einschließlich des möglichen Wirkungsmechanismus eines solchen Hormons untersuchten wir daher zunächst die Wirkung von Nativplasma auf den Natriumtransport der isolierten Froschhaut. Natrium-, Kalium- und Calciumkonzentrationen, Osmolalität und pH des Plasmas wurden der Ringer-Lösung angepaßt. Menschliches Plasma sowie Plasma von Ratten nach extracellulärer Volumenexpansion bewirkte gegenüber Kontrollplasma eine signifikante, rasch einsetzende Hemmung von Potentialdifferenz (PD) und Kurzschlußstrom (KSS), die teilweise reversibel ist. Die Tabelle gibt die Mittelwerte der Hemmung von PD und KSS der isolierten Froschhaut bei fünf Versuchen mit Plasma von insgesamt 20 Ratten sowie bei vier Versuchen mit menschlichem Plasma vor und nach extracellulärer Volumenexpansion wieder.

* Unter Mitarbeit von Gospodinov, Beatrice.

Zur vorläufigen Isolierung eines für diesen Effekt verantwortlichen Faktors im Plasma nach ECV-Expansion wurden einzelne Plasmafraktionen durch Gelfiltration mit Sephadex G-25 gewonnen, die auf ihre UV-Absorption, ihre Reaktion mit dem Anthron-, Ninhydrin- und Folin-Ciocalteu-Reagens, sowie auf ihren Gehalt an Natrium und Calcium untersucht wurden. Dabei ergaben sich bis zu einem Elutionsvolumen, das dem dreifachen Leervolumen der Säule entspricht, fünf verschiedene Fraktionen: Fraktion I, die die größeren Plasmaproteine enthält, Fraktion II, die vorwiegend Kohlenhydrate enthält und Fraktion III, in der Ninhydrin-positive Substanzen und Phenolkörper sowie Natrium und Calcium eluiert werden. Ihr folgen Fraktion IV, die mit einem kleineren UV-Peak coincidiert sowie Fraktion V, die ebenfalls mit einem letzten größeren UV-Peak einhergeht.

Werden nun die einzelnen Fraktionen aus dem Plasma von Ratten nach ECV-Expansion mit isotoner Kochsalzlösung lyophilisiert und der der Hautinnenseite

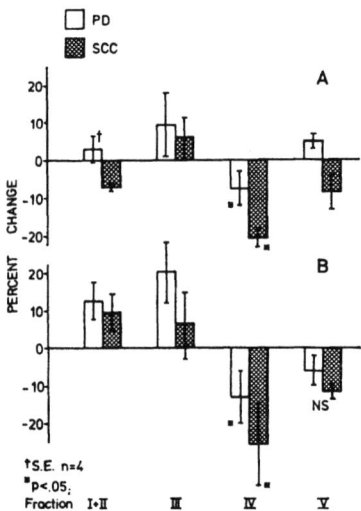

Abb. 1. Mittlere prozentuale Hemmung von Potentialdifferenz (PD) und Kurzschlußstrom (SCC) der isolierten Froschhaut durch Fraktionen I bis V aus Plasma ECV-expandierter Ratten (A) und aus menschlichem Urin nach ECV-Expansion (B)

angrenzenden Ringer-Lösung zugegeben, so weist Fraktion IV die stärkste Hemmung von PD und KSS auf ($-7,3$ und $-20,3\%$ gegenüber 0 und $-8,0\%$ durch Fraktion IV von Kontrollplasma), während vor allem die Calcium-haltige Fraktion III keinen wesentlichen Einfluß auf PD und KSS besitzt [19] (Abb. 1A). Die Hemmung des Natriumtransports der Froschhaut durch Fraktion IV tritt wie bei Verwendung von Nativplasma rasch innerhalb von Minuten nach Zugabe in die Kammer auf und ist teilweise reversibel.

Wurden nun die entsprechenden durch Gelfiltration gewonnenen Urinfraktionen von Ratte und Mensch zu der die Hautinnenseite bespülenden Ringer-Lösung gegeben, so zeigte sich auch hier die stärkste Hemmung der PD von -13% und des KSS von -26% durch Fraktion IV des Urins nach ECV-Expansion (Abb. 1B), wogegen die gleiche Fraktion aus Kontrollurin nur eine Hemmung von -5% bzw. -10% bewirkte.

Abb. 2 zeigt ein typisches Beispiel für die Hemmung von PD und KSS durch Fraktion IV des Urins einer Patientin, bei der es nach oraler Kochsalzbelastung zu einer Volumenexpansion entsprechend einer Körpergewichtszunahme von 2 kg kam, die nach etwa 4 Tagen zu einem typischen „Escape"-Phänomen führte. Fraktion IV wurde aus dem Urin am Tage der stärksten Natriurese isoliert.

Wie auf Grund der ECV-Expansion zu erwarten ist, fanden sich zu diesem Zeitpunkt eine niedrig-normale periphere Plasma-Reninaktivität und eine niedrige Aldosteronsekretionsrate. Wie aus der Abbildung zu ersehen ist, führte die Urin-

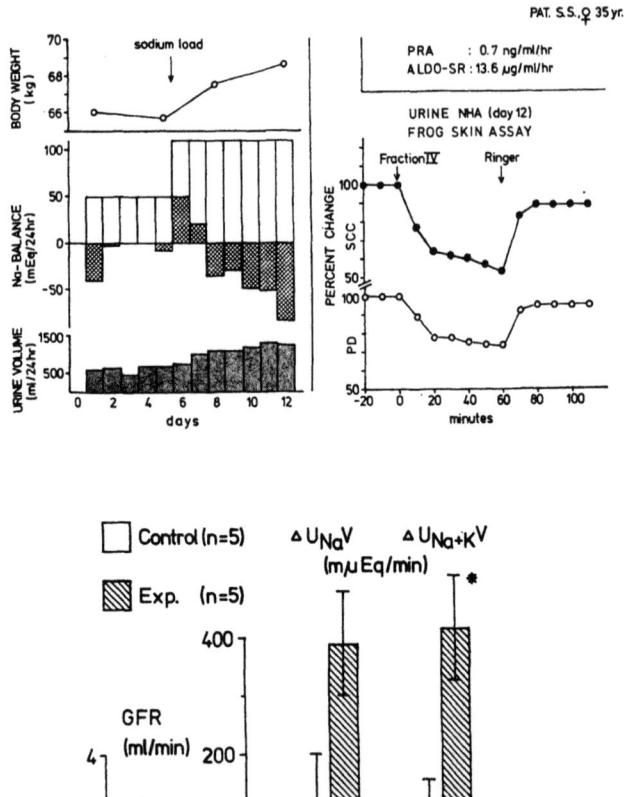

Abb. 2. Oben: Prozentuale Hemmung von Potentialdifferenz (PD) und Kurzschlußstrom (SCC) der isolierten Froschhaut durch Fraktion IV aus menschlichem Urin nach oraler Kochsalzbelastung mit typischem „Escape"-Phänomen (s. Text). (PRA: periphere Reninaktivität; Aldo-SR: Aldosteronsekretionsrate; NHA: natriuretische Hormonaktivität). Unten: Glomeruläre Filtrationsrate (GFR) und Natrium- und Kaliumausscheidung ($U_{Na+K}V$) nach i.v. Injektion von 0.5 ml der lyophilisierten Fraktion IV aus Plasma von fünf Hunden vor und nach ECV-Expansion mit isotoner Kochsalzlösung

fraktion IV unmittelbar nach Zugabe in die Kammer zu einer signifikanten Hemmung von PD und KSS, die ihr Maximum nach etwa 20 min erreichte. Nach Austausch gegen frische Ringer-Lösung läßt sich eine praktisch vollständige Reversibilität der Hemmung durch Fraktion IV erkennen.

Im Bioassay konnte weiterhin gezeigt werden, daß Fraktion IV aus dem Plasma expandierter Tiere im Vergleich zur Kontrollfraktion und den übrigen Fraktionen bei der Ratte nach i.v. Injektion von 0,5 ml des Lyophilisats zur signifikanten Zunahme der renalen Elektrolytausscheidung ohne Änderung der glomerulären Filtrationsrate führt [13] (Abb. 2 unten).

Im Hinblick auf einen möglichen Wirkungsmechanismus dieser Fraktion IV auf den Natriumtransport epithelialer Zellen konnte in weiteren Untersuchungen [13] gezeigt werden, daß sie in vitro eine gegenüber den übrigen Fraktionen und der gleichen Fraktion aus Plasma nicht-expandierter Tiere signifikante Hemmung der Na-K-ATPase-Aktivität im groben Nierenrindenhomogenat [19] als auch der leichten Mikrosomenfraktion der Nierenrinde herbeigeführt. Die Aktivität ist nach vorheriger Deproteinisierung des Plasmas mit Trichloressigsäure als auch nach Filtration durch Ultramembranfilter UM-2, die Moleküle bis zu einem Molekulargewicht von etwa 1000 passieren lassen, unverändert nachweisbar, wird jedoch durch 2stündige Inkubation mit Chymotrypsin vollständig zerstört.

Auf Grund der Exklusion von Molekülen mit einem Molekulargewicht von größer als 3000 durch Sephadex G-25, der Elution von der Säule im unmittelbaren Anschluß an die Elution von synthetischem Lysin-Vasopressin als auch auf Grund der Passage von Membranfiltern mit einer Durchlässigkeit von Molekülen bis zu einem Molekulargewicht von 1000 wird das Vorliegen eines niedermolekularen humoralen Faktors vermutet. Dabei könnte es sich um ein Polypeptidhormon im Sinne eines Oxytocinanalogs handeln, da von einigen solcher Derivate bekannt ist, daß sie alle hier geforderten Eigenschaften eines solchen humoralen Faktors besitzen, nämlich Hemmung des Natriumtransports isolierter biologischer Membranen, in vitro-Hemmung der renalen Na-K-ATPase [20] und natriuretische Aktivität im Bioassay mit Hemmung der Natriumresorption im proximalen Tubulus [21].

Im Hinblick auf die von Pöhler u. Mitarb. im vorausgegangenen Referat beschriebene größenmolekulare Fraktion aus dem Urin nach ECV-Expansion bleibt bisher offen, ob es sich bei dem hier beschriebenen Faktor um den gleichen aktiven Bestandteil oder um die gleiche nicht eiweißgebundene Fraktion handelt.

Zusammenfassend zeigen die Untersuchungsbefunde, daß Plasma und Urin nach extracellulärer Volumenexpansion eine niedermolekulare Fraktion enthält, die den aktiven Natriumtransport epithelialer Zellsysteme möglicherweise über eine Hemmung der Transport-ATPase beeinflußt.

Literatur

1. Ferrebee, J. W., Ragan, C., Atchley, D. W., Loeb, R. F.: J. Amer. med. Ass. 113, 1725 (1939). — 2. Davis, J. C., Johnston, C. I., Howards, S. S., Wright, F. S.: Fed. Proc. 26, 60 (1967). — 3. Brenner, B. M., Berliner, R. W.: Amer. J. Physiol. 217, 6 (1969). — 4. Landwehr, D. M., Klose, R. M., Giebisch, G.: Amer. J. Physiol. 212, 1327 (1967). — 5. Wright, F. S., Davis, J. O., Johnston, C. J., Howards, S. S.: Proc. Soc. exp. Biol. (N.Y.) 128, 1044 (1968). — 6. Windhager, E. E., Lewy, J. E., Spitzer, A.: Nephron 6, 247 (1969). — 7. Brenner, B. M., Falchuk, K. H., Berliner, R. W.: J. clin. Invest. 48, 1519 (1969). — 8. Smith, H. W.: Amer. J. Med. 23, 623 (1957). — 9. De Wardener, H. E., Mills, J. H., Clapham, W. F., Hayter, C. J.: Clin. Sci. 21, 249 (1961). — 10. Brickner, N. S., Klahr, S., Purkerson, M., Schultze, R. G., Avioli, L. V., Birge, S. J.: Nature (Lond.) 219, 1058 (1968). — 11. Buckalew, V. M., Jr., Martinez, J., Green, W. E.: J. clin. Invest. 49, 926 (1970). — 12. Kaloyanides, G. J., Azer, M.: J. clin. Invest. 50, 1603 (1971). — 13. Kramer, H. J., Gonick, H. C., Paul, W. L., Lu, E.: Third Factor: inhibitor of Na-K-ATPase? (Abstract). Proc. IVth Int. Congr. Nephrol., Stockholm (Sweden), 1969, free comm., S. 373. — 14. Krück, F.: Nephron 6, 205 (1969). — 15. Robson, A. M., Tateishi, S., Taggart, D. D., Bricker, N. S.: A humoral inhibitor of sodium transport in the serum of volume expanded dogs. Proc. IIIrd Ann. Meeting. Amer. Soc. Nephrol., p. 57, 1969. — 16. Sealey, J. E., Kirsham, D. J., Laragh, J. H.: J. clin. Invest. 48, 2210 (1969). — 17. Sedlakova, E., Lichardus, B., Cort, J. H.: Science 164, 580 (1969). — 18. Viscoper, J. R., Czaczkes, J. W., Schwartz, N., Ullmann, T. D.: Bioassay of natriuretic and diuretic activity of a substance isolated from the urine of subjects receiving a hypertonic salt infusion. Proc. IVth Int. Congr. Nephrol., free comm., p. 369. Stockholm 1969. — 19. Kramer, H. J.: Humoraler Inhibitor des aktiven Natriumtransports im Plasma volumenexpandierter Ratten. Verh. VIII. Symp. Ges. Nephrol. 1971 (im Druck). — 20. Sedlakova, E.,

E., Cort, J. H.: Assay criteria, source materials and models in the isolation of „natriuretic activity". In: Regulation of body fluid volumes by the kidney, p. 122 (von Cort, J. H., Lichardus, B., Eds.). Basel: Karger 1970. — 21. Chan, W. Y., du Vigneaud, V.: J. Pharmacol. exp. Ther. **174**, 541 (1970).

Klein, H., Habermann, W., Stumpe, K. O., Krück, F. (Med. Klinik u. Poliklinik Universität Homburg a. d. Saar): **Natriumresorption in oberflächlichen Nephronen und intrarenale Filtratverteilung bei herzinsuffizienten Ratten**

Patienten mit Herzinsuffizienz und Ödemen befinden sich in einem Zustand chronischer Natriumretention. Die Ursache für die Unfähigkeit der Niere, das zugeführte Natrium auszuscheiden, ist noch ungeklärt. Ein vermindertes Glomerulumfiltrat und eine gesteigerte Mineralocorticoidaktivität können nur z. T. für die positive Natriumbilanz verantwortlich sein [1, 2, 3, 4].

Tabelle 1. *Zusammenfassung von Mittelwerten ± S.E. bei normalen und herzinsuffizienten Ratten*

	Kontrollen	Herzinsuffiziente Ratten
Harnfluß (µl/min/g N.)	2,46 ± 0,16 (17)	3,10 ± 0,46 (14)
Na_U^+-Konzentration (mÄq/L)	80,51 ± 8.42 (17)	35,72 ± 3,81[b] (14)
Na^+-Ausscheidung (µÄq/min/g N.)	0,18 ± 0,03 (17)	0,09 ± 0,01[a] (14)
K^+-Ausscheidung (µÄq/min/g N)	0,72 ± 0,07 (17)	0,87 ± 0,06 (14)
Onkotischer Druck im Plasma (mmHg)	18,92 ± 1,74 (8)	11,42 ± 3,07[b] (5)
TF/P-Inulin (Spätproximal)	2,01 ± 0,24 (25)	3,30 ± 0,57[b] (20)
Prozentuale Na^+- und H_2O-Resorption (proximaler Tubulus)	50,20 ± 5,80 (25)	69,70 ± 4,30[b] (20)
Oberflächliches Einzelnephronfiltrat ($\times 10^{-6}$ ml/min)	36,43 ± 10,74 (23)	41,38 ± 9,56 (16)
Juxtamedulläres Einzelnephronfiltrat ($\times 10^{-6}$ ml/min)	64,46 ± 17,83 (13)	83,56 ± 15,10[a] (18)

[a] $p < 0,01$ (mean ± S.E.).
[b] $p < 0,001$ (mean ± S.E.).

Ich möchte heute über erste Untersuchungen an herzinsuffizienten Ratten mit Ödemen berichten, in denen der Mechanismus der vermehrten Natriumresorption dieser Tiere geklärt und innerhalb der Niere bzw. des Nephrons lokalisiert werden sollte.

Die Herzinsuffizienz wurde hervorgerufen durch eine Seit-zu-Seit-Anastomose zwischen Aorta und Vena cava unterhalb des Abgangs der Nierenarterie [5]. 7 bis 14 Tage postoperativ kam es zum Auftreten von Ascites, Pleuraergüssen, Ödemen und einer positiven Natriumbilanz. Zu diesem Zeitpunkt erfolgten unsere Untersuchungen.

Die Natriumausscheidung war bei den herzinsuffizienten Ratten signifikant niedriger als bei den Kontrolltieren (Tabelle 1). Der Harnfluß beider Versuchsgruppen (Tabelle 1) zeigte keinen signifikanten Unterschied.

Was ist die Ursache der verminderten Natriumausscheidung bei den herzinsuffizienten Tieren? Es ist bekannt, daß in den meisten Fällen kardialer Insuffizienz der renale Plasmafluß und das Glomerulumfiltrat eingeschränkt sind. Ein niedriges Glomerulumfiltrat bzw. eine Abnahme der filtrierten Natriummenge könnte die verminderte Ausscheidung erklären. Wie aus Tabelle 2 hervorgeht, besteht für die Mittelwerte des Glomerulumfiltrates und der PAH-Clearance kein signifikanter Unterschied zwischen beiden Versuchsgruppen. Da die Natriumkonzentration im Plasma der herzinsuffizienten Tiere normal war, entsprach auch die filtrierte Natriummenge derjenigen der Kontrolltiere. Der arterielle Blutdruck (Tabelle 2), gemessen in der A. carotis, war bei den herzinsuffizienten Tieren signifikant erniedrigt. Das Herzzeitvolumen (Tabelle 2) war infolge der aortokavalen Anastomose doppelt so hoch wie unter Kontrollbedingungen.

Da ein normales Gesamtglomerulumfiltrat noch keine Aussage über die intrarenale Filtratverteilung bzw. über die Größe der oberflächlichen und juxtamedullären Einzelnephronfiltrate erlaubt, wurde mit der Mikropunktionsmethode das Filtrat und die Resorption der oberflächlichen Nephrone bestimmt.

Das Einzelnephronfiltrat streute sowohl bei den Kontrollen als auch bei den herzinsuffizienten Tieren über einen weiten Bereich. Die Mittelwerte für beide Versuchsgruppen waren nicht signifikant voneinander verschieden (Tabelle 1).

Die aus dem spätproximalen TF/P-Inulinquotienten ermittelte prozentuale Natrium- und Wasserresorption lag bei den herzinsuffizienten Tieren um etwa 20% höher als bei den Kontrolltieren (Tabelle 1). Da das oberflächliche Einzelnephronfiltrat der herzinsuffizienten Ratten normal war, war auch die absolute Natrium- und Wasserresorption im proximalen Tubulus signifikant erhöht.

Tabelle 2. *Zusammenfassung von Mittelwerten ± S.E. bei normalen und herzinsuffizienten Ratten*

	Kontrollen	Herzinsuffiziente Ratten
Gesamtglomerulumfiltrat (ml/min/g N)	1,07 ± 0,04 (24)	1,12 ± 0,05 (18)
PAH-Clearance (ml/min/g N)	3,37 ± 0,24 (17)	3,59 ± 0,18 (17)
Filtrationsfraktion (%)	32,14 ± 1,5	31,50 ± 1,8
Blutdruck (A. carotis) (mmHg)	123,31 ± 3,78 (24)	100,42 ± 3,30[a] (19)
Herzminutenvolumen (ml/min/100 g Körpergewicht)	36,83 ± 2,05 (13)	78,51 ± 6,06[a] (10)

[a] $p < 0,001$ (mean ± S.E.).

Diese Zunahme der Resorption im proximalen Tubulus ist die wesentliche Ursache der chronischen Natrium- und Wasserretention der herzinsuffizienten Ratten. Der Mechanismus der proximalen Resorptionssteigerung ist zunächst unklar.

Von einigen Autoren [6] ist eine Zunahme des peritubulären onkotischen Druckes, hervorgerufen durch eine erhöhte Filtrationsfraktion, verantwortlich gemacht worden. Wir konnten bei unseren Untersuchungen keinen Unterschied im Verhalten der Filtrationsfraktion beider Versuchsgruppen feststellen (Tabelle 2). Der onkotische Druck, nach der Methode von Keys u. Taylor [7] aus der Albumin- und Globulinkonzentration angenähert berechnet, lag bei den meisten herzinsuffizienten Tieren signifikant niedriger als bei den Kontrollen (Tabelle 1).

Nach Barger [8] soll eine Abnahme des Filtrates der oberflächlichen Nephrone bei normalem bzw. erhöhtem Filtrat der tiefen Nephrone eine wesentliche Ursache für die Natriumretention bei Herzinsuffizienz sein. Zur Klärung dieser Frage haben wir mit der modifizierten Hansen-Methode [9] bei 5 normalen und 5 herzinsuffizienten Tieren die intrarenale Filtratverteilung untersucht. Wie bereits die Mikropunktionsversuche gezeigt haben, fand sich bei den herzinsuffizienten Tieren keine Verminderung der oberflächlichen Filtrate (Tabelle 1). Die Filtrate lagen eher etwas höher als normalerweise. Der geringe Unterschied war statistisch nicht signifikant. Das tiefe juxtamedulläre Einzelnephronfiltrat (Tabelle 1) war aber bei den herzinsuffizienten Tieren mit im Mittel 84 nl/min signifikant höher als bei den

Kontrolltieren, bei denen ein Mittelwert von 64 nl/min gefunden wurde. Diese Zunahme des juxtamedullären Einzelnephronfiltrates war bei den herzinsuffizienten Tieren von einer um 10 sec verkürzten Ankunftszeit von Lissamin-Grün in den langen Henleschen Schleifen begleitet. Die Befunde zeigen, daß bei dieser Form der Herzinsuffizienz eine veränderte intrarenale Filtratverteilung keine Rolle für die chronische Natriumretention spielt.

Die Ergebnisse lassen sich zu folgender Überlegung zusammenfassen:

Bei Ratten mit Herzinsuffizienz und Ödemen infolge aortokavaler Anastomose findet man als Ursache der positiven Natriumbilanz eine gesteigerte fraktionelle und absolute Resorption von Natrium und Wasser im proximalen Tubulus der oberflächlichen Nephrone. Der Mechanismus der Resorptionssteigerung ist zunächst unklar. Änderungen des Filtrates, der Filtrationsfraktion, des peritubulären onkotischen Druckes und der intrarenalen Filtratverteilung scheinen keine Rolle zu spielen. Inwieweit eine erhöhte Mineralocorticoidaktivität oder eine gesteigerte Steroidempfindlichkeit des proximalen Tubulusepithels für die vermehrte Resorption verwantwortlich sind, läßt sich auf Grund der Ergebnisse nicht sagen. Kurzfristige oder chronische Applikation von Aldosteron oder DOCA führt bei der Ratte zu keiner Zunahme der proximalen Resorption. Es könnte sein, daß Änderungen der proximalen transtubulären hydrostatischen Druckdifferenz für die erhöhte Resorption mitverantwortlich sind. Der proximale intratubuläre Druck ist bei den herzinsuffizienten Tieren höher und der Tubulusdurchmesser größer als bei den Kontrolltieren. Zur endgültigen quantitativen Beantwortung dieser Frage sind jedoch weitere simultan in peritubulären Capillaren und im proximalen Tubulus durchgeführte Druckmessungen notwendig.

Die prozentuale Natriumausscheidung war bei den herzinsuffizienten Tieren höher als man nach dem Ausmaß der proximalen Resorptionssteigerung erwarten würde. Die erhöhte Resorption muß also z. T. in einem weiter stromabwärts gelegenen Tubulussegment oder in den tiefen juxtamedullären Nephronen durch eine verminderte Resorption kompensiert werden. Da diese Anschauung den bisherigen Vorstellungen widerspricht, sind weitere direkte Untersuchungen an den juxtamedullären Nephronen und am distalen Tubulus der oberflächlichen Nephrone erforderlich.

Literatur

1. Heller, B. J., Jacobson, W. E.: Amer. Heart J. **39**, 188 (1950). — 2. Barger, A. C., Rudolph, A. M., Yates, E. F.: Amer. J. Physiol. **183**, 595 (1955). — 3. Davis, J. O., Howell, D. S., Hyatt, R. E.: Amer. J. Physiol. **183**, 263 (1955). — 4. Davis, J. O., Holman, J. E., Carpenter, C. C. J., Urquhart, J., Higgins, J. T.: Circulat. Res. **24**, 17 (1964). — 5. Schneider, E. G., Dresser, T. P., Lynch, R. E., Knox, R. G.: Amer. J. Physiol. **220**, 952 (1971). — 6. Vander, A. J., Malvin, R. L., Wilde, W. S., Sullivan, L. P.: Amer. J. Med. **25**, 497 (1958). — 7. Keys, A., Taylor, H.: J. biol. Chem. **109**, 47 (1935). — 8. Barger, A. C.: Ann. N. Y. Acad. Sci. **139**, 276 (1966). — 9. de Rouffignac, C., Deiss, S., Bonvalet, J. P.: Pflügers Arch. ges. Physiol. **315** 273 (1970).

Rosenthal, J., Gottwick, M., Hollander, W. (University Hospital Boston, Mass.): **Stimulation renalvenöser Plasmareninaktivitäten mit Apresolin in der Diagnostik des renovasculären Hochdrucks**

Der prognostische Wert von Tests, die den günstigen Ausgang eines chirurgischen Eingriffes bei Patienten mit renovasculärem Hochdruck (rvHd) beurteilen sollen, ist immer noch Gegenstand unterschiedlicher Auffassungen. Seitdem die seitengetrennten Nierenfunktionsprüfungen wegen ungenügender Zuverlässigkeit weitgehend nicht mehr durchgeführt werden, hat man größere Hoffnung auf die Bestimmung von Plasmareninaktivitäten (PRA) gesetzt, die Aufschluß über die hämodynamische Signifikanz einer Nierenarterienstenose bezüglich des möglichen postoperativen Ergebnisses geben soll.

Zwischenzeitlich konnte gezeigt werden, daß die alleinige Bestimmung der periphervenösen PRA ebenfalls keine ausreichenden, zufriedenstellenden Ergebnisse erbrachte. Die Bestimmung von PRA aus den Nierenvenen hat das diagnostische Vorgehen zwar schwieriger gemacht, jedoch die Genauigkeit und den Wert der PRA-Messung verbessert. Indessen haben zahlreiche Untersuchungen ergeben, daß die Streubreite der Ergebnisse groß ist und keine absolute Korrelation zwischen Reninwerten und postoperativen Ergebnissen besteht. Deshalb haben verschiedene Arbeitsgruppen eine weitere Verbesserung versucht durch Stimulation der Reninsekretion. Die beiden häufigsten Stimulationsmethoden waren Orthostase und diätetisch oder medikamentös verursachte Salzverarmung. Die heute vorzutragenden Ergebnisse fanden ihren Ursprung in der Tatsache, daß von dieser Arbeitsgruppe in vorausgegangenen tierexperimentellen Versuchen eine Zunahme von PRA nach Gabe von Apresolin (A) festgestellt wurde [1].

Untersuchungsgut und Methodik

17 Patienten, 6 Männer, 11 Frauen, Alter 23 bis 67 Jahre (mittleres Alter 51 Jahre) wurden klinisch wegen rvHd untersucht und anschließend operiert. Alle Patienten hatten einen diastolischen Blutdruck von über 115 mmHg, der einer kombinierten antihypertensiven Therapie mit mindestens drei Medikamenten unzugänglich war. Die Kombinationsbehandlung bestand meistens aus Gaben von Thiaziden und/oder einem Spironolactonpräparat, Methyldopa oder Reserpin und im allgemeinen Guanethidin als Ganglienblocker.

Während der präoperativen stationären Diagnostik wurden durch verschiedene Untersuchungen endokrine Erkrankungen, die mit hohem Blutdruck einhergehen, ausgeschlossen. Zu den Routineuntersuchungen gehörten Blutdruckmessungen zweimal täglich an beiden Armen, Funduskopie und Frühurogramm. Selektive Nierenangiographie und selektive Nierenvenenkatheterisierungen erfolgten in einer Sitzung.

Die Stimulation der Reninsekretion mittels A wurde wie folgt durchgeführt: Nach vorhergehender 12stündiger nächtlicher Ruhe wurde dem nüchternen, noch liegenden Patienten auf dem Röntgentisch nach der Seldinger-Technik ein Katheter in die untere Hohlvene eingeführt. Von da aus erfolgte die beidseitige Nierenvenenkatheterisierung, wobei die richtige Lage des Katheters durch Injektion einer kleinen Menge von Kontrastmittel und anschließender Fluoroskopie bestätigt wurde. Nach Blutentnahme aus beiden Nierenvenen und der unteren Hohlvene wurden 20 mg A i.v. injiziert. Der Blutdruck wurde dann laufend während 20 min in 3minütigen Abständen gemessen und danach erneut Blutproben in derselben Reihenfolge und von identischen Positionen wie vor Gabe von A zur Bestimmung von PRA entnommen. Nach einer Ruheperiode von etwa 30 min wurde eine Nierenangiographie durchgeführt. Die PRA-Bestimmung erfolgte nach der Methode von Boucher et al. mit ihren späteren Modifikationen [2, 3]. Die Normalwerte von diesem Labor betragen 328 ± 253 ng-%.

Ergebnisse

Von den 17 Patienten, die operiert wurden, gelang es bei 15 durch selektive renalvenöse (rv) PRA-Messungen nach Stimulation mit A die Seite der stärkeren Läsion zu finden. Die prä-A rvPRA zeigte eine eindeutige Lateralisation lediglich in 4 dieser 15 Fälle. Bei den 2 übrigen Fällen konnte die post-A rvPRA die Lateralisation nicht verdeutlichen (Abb. 1). In 2 der 15 Fälle mit Lateralisation erwies die post-A rvPRA eine Umkehr der selektiven prä-A rvPRA. Bei diesen beiden Fällen stimmte die post-A rvPRA mit Arteriogramm und postoperativem Ergebnis überein.

Ein wiederherstellender nierenchirurgischer Eingriff wurde bei 14 Patienten durchgeführt. Prä-operativ zeigten all diese Patienten eine merkliche Zunahme der post-A rvPRA auf der stärker geschädigten Seite. Die post-A rvPRA aus der Niere, die normal war oder nur eine geringe Einengung der Nierenarterien aufwies, zeigte eine merklich geringere Zunahme. Die mittlere Zunahme der post-A rvPRA gegenüber der prä-A rvPRA war 160% auf der stärker geschädigten Seite im Vergleich zur anderen Seite ($n = 14$, $p < 0{,}01$).

Das Nierenarteriogramm war in 12 der 14 Fälle positiv, das i.v. Pyelogramm in 11 Fällen. Bei Berücksichtigung der unterschiedlichen Nierengröße konnte eine Diagnose in lediglich 7 Fällen gestellt werden. Die 14 Patienten zeigten intraoperativ einen merklichen präpoststenotischen Blutdruckgradienten, der direkt in der stenosierten Nierenarterie gemessen wurde. Dies stimmte in sämtlichen Fällen mit der post-A rvPRA überein. Pathologisch-anatomisch fand sich 8mal eine atherosklerotische Läsion und 6mal eine fibromuskuläre Hyperplasie. Die Operationen bestanden 6mal in einem Saphenus-bypass-Verfahren und 7mal in einer Nephrektomie. Bei einem Patienten wurden beide Verfahren durchgeführt.

Bei den 3 weiteren Patienten, die operiert wurden, fanden sich bei 2 lediglich ein minimaler präpoststenotischer Gradient (unter 20 mmHg). Deshalb wurde bei ihnen keine by-pass-Operation versucht. Einer dieser 2 Patienten hatte bilateral normale post-A rvPRA und bilateral kongenital abnorm kleine Nierenarterien.

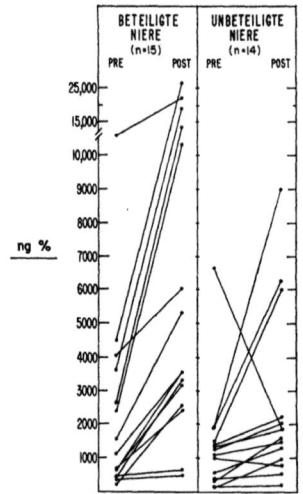

Abb. 1. Verhalten der renalvenösen Plasmareninaktivität (in ng-%) vor (prä) und nach (post) Apresolin (20 mg i.v.) bei Patienten mit renovasculärem Hochdruck

Der andere Patient zeigte arteriographisch und mit selektiver rvPRA bilaterale Beteiligung mit Lateralisation nach rechts. Bei dem dritten Patienten konnte eine by-pass-Operation wegen schwerer Atherosklerose technisch nicht durchgeführt werden und von einer Nephrektomie wurde wegen bereits eingeschränkter Nierenfunktion abgesehen.

Sämtliche Patienten überstanden die Operation komplikationslos und bei allen Patienten mit korrektiver Chirurgie war der Blutdruck zunächst normal. In der über 2 bis 5 Jahre danach folgenden Beobachtungszeit zeigte sich, daß 3 Patienten völlig geheilt waren, bei 9 Patienten konnte der diastolische Blutdruck unter 100 mmHg bei gleichzeitiger milder diuretischer Therapie (Thiazide und/oder Spironolactone) gehalten werden. 2 Patienten waren nicht geheilt. Die 2 nicht geheilten Patienten waren beide über 50 Jahre alt, hatten eine bilaterale Beteiligung und bilateral diagnostizierte post-A rvPRA. Beide hatten aber auch eine definitive Lateralisation nach einer Seite, und das war auch die Seite, die chirurgisch angegangen wurde. Einer dieser Patienten litt an Atherosklerose, bei ihm wurde eine Nephrektomie vorgenommen; der andere hatte fibromuskuläre Hyperplasie, die durch eine Saphenus-by-pass-Operation korrigiert wurde.

Diskussion und Zusammenfassung

Unseres Wissens haben nur zwei andere Arbeitsgruppen [4, 5] in ähnlicher Weise prä- und poststimulatorische Ergebnisse einzelner rvPRA in vergleichbarer Anzahl beschrieben. Andere Versuchsanordnungen zur Stimulation von PRA, z. B. durch Salzentzug, können mit diesen Ergebnissen nicht verglichen werden, da die Prä- und Poststimulationswerte nicht verglichen wurden. Cohen et al. [4], sowie Michelakis et al. [5] konnten eine klare Zunahme selektiver rvPRA bei normo- und hypertensiven Patienten zwischen Liegen und Orthostase nachweisen. Die letzteren fanden eine bemerkenswerte Zunahme der rvPRA auf der erkrankten Seite im Vergleich mit der gesunden. Die Autoren betonten deshalb den Wert einer Lateralisationsdiagnostik. Vergleichbare Ergebnisse beschrieben Kaneko et al. [6], die ebenfalls wie wir eine pharmakologische Stimulation der rvPRA benutzten. Mit Infusion von Nitroprussidnatrium wurde eine kontrollierte Hypotension erzeugt, und die Autoren waren der Ansicht, somit Fälle von signifikantem rvHd zu erkennen. Der statistische Vergleich der Zunahme von rvPRA zwischen geschädigter und nicht geschädigter Seite nach Stimulation zeigt eine signifikante Zunahme auf der Seite der stärkeren Schädigung von 100% bei dem Test mit Orthostase und 160% nach Gabe von A. Obwohl die Ergebnisse nach Nitroprussidnatrium in einigen Fällen erfolgsversprechend aussehen, kann wegen der großen Streubreite eine statistische Signifikanz nicht ausgearbeitet werden.

Der Apresolintest war in unseren Händen für den Patienten folgenlos, keine der bekannten Nebenwirkungen konnten festgestellt werden, insbesondere kam es zu keinen pektanginösen Beschwerden. Der mittlere Blutdruckabfall nach A betrug 11 ± 6 mmHg. Es gab auch Patienten, die keinen Blutdruckabfall nach A hatten und dennoch mit einer Zunahme von PRA reagierten. Infolgedessen konnte keine statistische Korrelation zwischen Blutdruckabfall nach A und Zunahme von PRA in dem von uns untersuchten Kollektiv festgestellt werden. Im Vergleich mit anderen Tests erscheint der Apresolintest für den Patienten weniger beschwerlich zu sein, außerdem ist es nicht nötig, den Patienten tagelang auf eine vorbereitende kontrollierte Na- und K-haltige Diät zu setzen.

Zusammenfassend trat, abgesehen von den 2 völlig geheilten Patienten, bei 9 weiteren eine wesentliche Besserung unter gleichzeitiger milder antihypertensiver Therapie ein. Diese 9 Patienten waren außerdem in einer Altersgruppe, in der milder essentieller Hypertonus nicht ungewöhnlich ist. Infolgedessen ist der noch mäßig erhöhte Blutdruck nicht unbedingt renalen Ursprungs.

Mit Unterstützung durch USPHS Grant HE 13262.

Literatur

1. Hollander, W., Kramsch, D. M., Yagi, S., Madoff, I. M.: Intern. Club Arterial Hypertension, 1st Meeting 1965, p. 305. Paris: L'Expansion Scientifique Française 1966. — 2. Boucher, R., Veyrat, R., de Champlain, J., Genest, J.: Canad. med. Ass. J. **90**, 194 (1964). — 3. Boucher, R., Genest, J.: Canad. J. Physiol. Pharmacol. **44**, 181 (1966). — 4. Cohen, E. L., Rovner, D. R., Conn, J. W.: J. Amer. med. Ass. **197**, 973 (1966). — 5. Michelakis, A. M., Foster, J. H., Liddle, G. W., Rhamy, R. K., Kuchel, O., Gordon, R. D.: Arch. intern. Med. **120**, 444 (1967). — 6. Kaneko, Y., Ikeda, T., Takeda, T., Ueda, H.: J. clin. Invest. **46**, 705 (1967).

Rave, O., Wenning, N., Lonauer, G., Böckel, K., Hrubesch, M., Wessels, F., Wagner, H., Hauss, W. H. (Med. Klinik u. Poliklinik Universität Münster):
Stimulation und Suppression von Angiotensin I und II bei arterieller Hypertension*

1. Einleitung

Bei verschiedenen Krankheitsbildern wird eine Störung des Renin-Angiotensinsystems als begleitender oder ursächlicher pathogenetischer Faktor angenommen: so bei der Hypertonie, insbesondere bei der renovasculären Form, beim sekundären Aldosteronismus, bei Störungen des Elektrolyt- und Wasserhaushaltes und beim Bartter-Syndrom [6]. Auch das gelegentlich unter Einnahme von Ovulationshemmern beobachtete Auftreten einer Hypertonie wurde mit dem Renin-Angiotensinsystem in kausalen Zusammenhang gebracht.

Eine direkte Bestimmung des Reninspiegels im Serum ist bisher nicht gelungen. Neben verschiedenen biologischen Methoden gibt es die Möglichkeit, durch Messung des Angiotensin I oder auch des Angiotensin II die Plasmareninaktivität (PRA) zu ermitteln, d. h. die Menge Angiotensin, die bei im Überschuß vorhandenem Reninsubstrat durch die Aktivität des Renins entstanden ist. Die Angiotensin II-Bestimmung zur Ermittlung der Reninaktivität dürfte wegen zusätzlicher Beeinflussung durch das Converting Enzyme weniger geeignet sein. Die Messung des Angiotensin II selbst ist jedoch von besonderer Bedeutung, da es die eigentlich wirksame Substanz des RAS darstellt. Renin hingegen hat auf Grund der bisherigen Kenntnisse keine direkte biologische Wirkung, es wirkt vielmehr nur indirekt über die Steuerung der Angiotensinsynthese. Die modernste Möglichkeit zur Bestimmung der PRA bzw. des Angiotensinspiegels besteht in der Anwendung von radioimmunchemischer Technik. Voraussetzung für diese Methode ist die Erzeugung von spezifischen Antikörpern, die sowohl für Angiotensin I als auch Angiotensin II gelungen ist.

2. Methode

Es hat sich erwiesen, daß eine einmalige Bestimmung der PRA bzw. des Angiotensinspiegels wenig aussagekräftig ist. Entscheidend für die Diagnostik ist vielmehr das Verhalten dieser Parameter unter Stimulations- und Suppressionsbedingungen. Wir haben daher — modifiziert nach dem Schema von Klaus et al. [4] — die PRA sowie den Angiotensin II-Spiegel bestimmt nach Stimulation durch 40 mg Furosemid und nachfolgend unter Suppression durch i.v. Infusion von insgesamt 240 mVal Na+ in 1000 ml Tutofusin. Gleichzeitig erfolgte in den einzelnen Phasen die Bestimmung der Na-, K- und Kreatininausscheidung im Urin. Als Ausgangswert erfolgte vorher die Bestimmung nach mindestens 3tägiger Diuretika-freier Vorperiode bei strenger Bettruhe und 12stündiger Nahrungskarenz.

Zur Ermittlung der aktuellen Angiotensin I-Konzentration zur Bestimmung der PRA diente der von der Firma Sorin gelieferte Kit; die Angiotensin II-Messung wurde mit Hilfe eines eignen, spezifischen, in der Verdünnung von 1:120000 wirksamen Antikörpers — modifiziert nach der Methode von Gocke et al. [2] — durchgeführt. Untersucht wurden 9 normotone Versuchspersonen, die als Kontrollgruppen diente, sowie eine Gruppe von 20 Patienten mit essentieller Hypertonie im Anfangsstadium. Weiterhin wurde der Angiotensin II-Spiegel bei 3 Patienten mit maligner Hypertonie und bei weiteren 3 Patienten mit primärem Hyperaldosteronismus durchgeführt. Auf den graphischen Darstellungen wurden jeweils die Mittelwerte der einzelnen Gruppen, und zwar jeweils aus den höchsten bzw. den niedrigsten Werten aus der Stimulations- bzw. Suppressionsphase auftragen.

3. Ergebnisse

3.1. Wie die erste Abbildung zeigt, ließ sich aus der Korrelation zwischen Angiotensin I- und Angiotensin II-Spiegel (gemessen in pg/ml) eine lineare Regression ermitteln. Erwartungsgemäß bestand auch eine lineare Regression der Korrelation zwischen Angiotensin I und der PRA, da diese aus den vorher bestimmten Angiotensin I-Werten errechnet wurde (Abb. 1).

---

* Mit dankenswerter Unterstützung des Landesamtes für Forschung Nordrhein-Westfalen und der Landesversicherungsanstalt Westfalen.

3.2. Die Bestimmung der PRA (gemessen in pgAI/ml/Std) zeigte bei der Kontrollgruppe einen Ausgangswert von 519 pgAI/ml/Std. Nach Stimulation erfolgte ein Anstieg der PRA bei dieser Gruppe um etwa 860, nach Suppression ein Abfall um etwa 680 pgAI/ml/Std. Bei der Gruppe der essentiellen Hypertoniker lag der Ausgangswert mit 187 pgAI/ml/Std deutlich ($p < 0,01$) unter dem der Kontrollgruppe. Durch Stimulation konnte nur ein — wenn auch signifikanter — im Vergleich zu der Kontrollgruppe jedoch weit geringerer Anstieg um 270 pgAI/ml/Std ($p < 0,05$) festgestellt werden. Der durch NaCl-Belastung hervorgerufene Abfall war bei dieser Gruppe mit 170 pgAI/ml/Std ebenfalls geringer ausgeprägt, jedoch wiederum signifikant ($p < 0,01$).

3.3. Ein ähnliches Verhalten wie bei der Beobachtung der PRA konnte auch bei der Bestimmung des Angiotensin II-Spiegels (Abb. 2) festgestellt werden. Hier

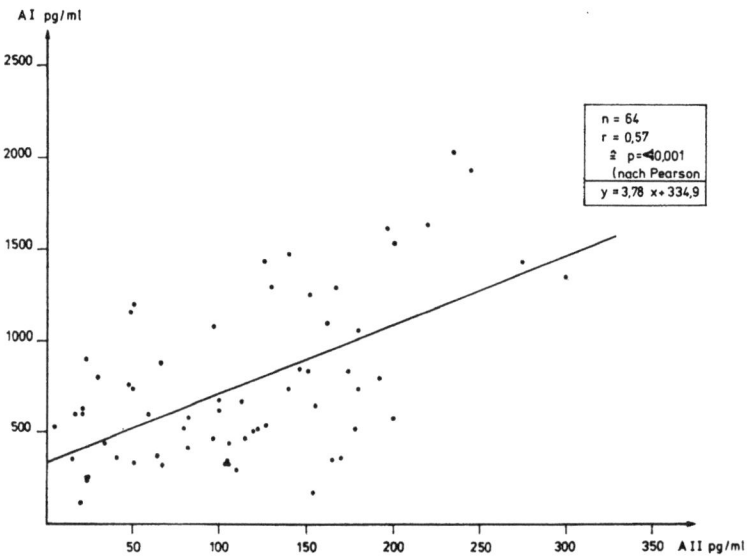

Abb. 1. Lineare Regression der Korrelation zwischen Angiotensin I und II

lag der Ausgangswert der Kontrollgruppe bei 103 pg, der höchste Anstieg in der Stimulationsphase betrug hier im Mittel 83 pg, der in der nachfolgenden Suppressionsphase erfolgte Abfall 82 pgAII/ml. Auch hier lag wie bei der Bestimmung der PRA der Ausgangswert bei der Versuchsgruppe mit essentieller Hypertonie mit 62 pg signifikant niedriger, das Ausmaß des Anstiegs nach Stimulation bzw. des Abfalls unter Suppression war mit 41 pg bzw. 25 pgAII/ml im Vergleich zum Verhalten bei der Kontrollgruppe signifikant geringer ausgeprägt (Abb. 2).

3.4. Die Bestimmung des Angiotensin II-Spiegels bei den drei Patienten mit maligner Hypertonie zeigte mit Werten über 200 pgAII/ml einen deutlich höheren Ausgangswert. Durch Stimulation bzw. nachfolgende Suppression konnte keine wesentliche Beeinflussung des Angiotensin II-Spiegels hervorgerufen werden. Der Ausgangswert bei den drei Patienten mit primärem Hyperaldosteronismus hingegen lag mit Werten zwischen 20 und 40 pgAII/ml wesentlich niedriger als bei den Kontrollpersonen. Auch hier erfolgte nach Stimulation bzw. Suppression im Gegensatz zum Verhalten bei der Kontrollgruppe keine eindeutige Änderung des Angiotensin II-Spiegels.

4. Diskussion

Die eigenen Untersuchungen haben gezeigt, daß die Methode der Bestimmung des Angiotensin II-Spiegels und der PRA nach Furosemidstimulation und anschließender Suppression mit NaCl-Infusion Aufschluß geben kann über die Funktion des Renin-Angiotensinsystems bei verschiedenen Krankheitsbildern, wo hingegen eine einmalige Bestimmung dieser Parameter wenig aussagekräftig sein dürfte. Es hat sich ergeben:

1. Bei Normotonikern erfolgte auf eine Furosemidgabe ein signifikanter Anstieg der PRA und des Angiotensin II-Spiegels, auf eine nachfolgende NaCl-Belastung ein ebenfalls signifikanter Abfall der PRA sowie des Angiotensin II.

2. Bei Patienten mit essentieller Hypertonie im Anfangsstadium lagen die entsprechenden Werte bei niedrigeren Ausgangswerten deutlich tiefer.

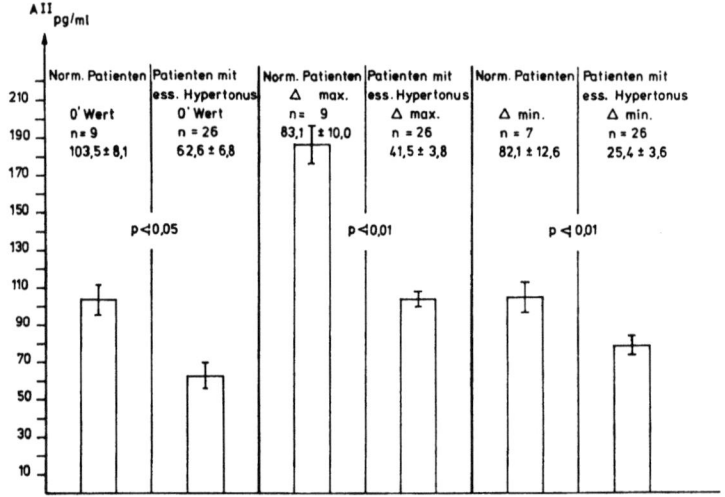

Abb. 2. Angiotensin II vor und nach Stimulation mit 40 mg Furosemid sowie maximaler Abfall des Angiotensin II nach Suppression mit 240 mVal Na$^+$/4 Std bei normotonen Patienten und Patienten mit essentieller Hypertonie

3. Diese Ergebnisse zeigten ein grundsätzlich gleiches Verhalten der PRA — gemessen in AI/ml/Std — und des Angiotensin II-Spiegels, zwischen diesen Parametern besteht eine direkte Relation.

4. Bei Patienten mit maligner Hypertonie konnte eine extrem hohe, durch Stimulations- bzw. Suppressionsversuch kaum zu beeinflussende Aktivität des Renin-Angiotensinsystems festgestellt werden.

5. Bei Patienten mit primärem Hyperaldosteronismus fand sich eine extrem niedrige, ebenfalls durch Stimulations- bzw. Suppressionsmaßnahmen nur gering zu beeinflussende Aktivität des Renin-Angiotensinsystems. Wenn auch die geringe Zahl der untersuchten Patienten mit malignem Hypertonus bzw. primärem Hyperaldosteronismus im Rahmen unserer Untersuchungen noch keinen allgemeingültigen Schluß auf das Verhalten des Renin-Angiotensinsystems bei diesen Krankheitsbildern zuläßt, deuten doch übereinstimmende Ergebnisse anderer Autoren darauf hin, daß diese Resultate pathognomonisch für diese Krankheitsbilder sein dürften [4, 6, 7].

Auch die Ergebnisse der Untersuchungen bei den normotonen Kontrollpersonen und den Patienten mit essentieller Hypertonie stehen weitgehend im Einklang mit den Resultaten anderer Autoren [1, 3, 5, 6, 7].

Zusammenfassend ist zu sagen, daß auf Grund der Ergebnisse anderer Autoren und der eigenen Untersuchungsbefunde die Bestimmung der PRA und des Angiotensin II-Spiegels nach Furosemidstimulation und nachfolgender Suppression mittels NaCl-Infusion eine Methode darstellt, die Aufschluß über die Funktion des Renin-Angiotensinsystems bei verschiedenen Krankheitsbildern geben und als Grundlage für weitere Untersuchungen dienen kann.

Literatur

1. Brech, W., Franz, H. E.: Klin. Wschr. **50**, 327 (1972). — 2. Gocke, D. J., Gerten, J., Sherwood, L. M., Larach, J. H.: Circulat. Res. **24, 25**, Suppl. I, 131 (1969). — 3. Haber, E., Koerner, T., Page, L. B., Kliman, B., Purnode, A.: J. clin. Endocr. **29**, 349 (1969). — 4. Klaus, D., Bocskor, A., Seif, F.: Klin. Wschr. **46**, 1195 (1968). — 5. Krause, D. K., Rosskamp, E., Meurer, K. A., Kaufmann, W.: Klin. Wschr. **50**, 311 (1972). — 6. Werning, C., Siegenthaler, W.: Klin. Wschr. **49**, 375 (1971). — 7. Werning, C.: Das Renin-Angiotensin-Aldosteron-System. Stuttgart: Thieme 1972.

v. EIFF, A. W., KASHIWAGI, S., KOCH, U., PFEIFF, A. (Abt. für Innere Krankheiten des veget. Nervensystems u. Psychosomatik, Med. Univ.-Klinik Bonn):
Störungen der Blutdruckregulation bei Hypertonikern

Mit dem Hauptthema „Die Sympathicushemmung als therapeutisches Prinzip" stand 1970 erstmals auf einer Jahrestagung der Deutschen Gesellschaft für Innere Medizin der Sympathicus im Mittelpunkt des Interesses. Über Meßmethoden der Sympathicusaktivität wurde dabei nicht gesprochen.

Eine rationale Therapie wird aber zweifellos gefördert, wenn das Ausmaß der Sympathicusfunktionsstörung bekannt ist. Gellhorn hat in zahlreichen Untersuchungen an der Katze Beziehungen zwischen der Erregbarkeit des posterioren sympathischen Hypothalamus und der Funktionstüchtigkeit des Carotis-Sinusreflexes einerseits und den Reaktionen von systolischem Blutdruck umd Herzfrequenz auf den synthetischen Cholinester des Acetylcholins, Mecholyl, andererseits nachgewiesen [1—7]. Gellhorn selbst hat auch eine Ausweitung der klinischen Indikationsstellung des Mecholyltests, der von Funkenstein [8] für die Bearbeitung von psychiatrischen Problemen inauguriert wurde, angeregt [9]; jedoch wurden bisher, durch mancherlei methodische Schwierigkeiten bedingt, keine systematischen Untersuchungen am Menschen durchgeführt, die zur Einführung dieser Methode in die Innere Medizin hätten führen können.

Da aber die Kenntnis der Erregbarkeit des sympathischen Zentrums im Hypothalamus und diejenige der Funktionstüchtigkeit der Baroreceptoren für eine Reihe von internen Erkrankungen von großer Bedeutung ist, haben wir die Methode und die diagnostische Bedeutung des Mecholyltests studiert.

Methodik

Der Mecholyltest wurde bei 180 Personen durchgeführt; die Untersuchungen von 160 Personen waren verwertbar. In der ersten Versuchsreihe wurden 5 mg Mecholyl i.m. injiziert; auf Grund der Analyse dieser Ergebnisse wurde in den weiteren Untersuchungen, über die hier berichtet wird, eine Dosis von 0,1 mg/kg Körpergewicht gewählt.

Die Untersuchungen wurden unter den Bedingungen durchgeführt, die beim kurzdauernden pharmakologischen Versuch erfüllt werden müssen [10]. In einminütigem Abstand wurden simultan Blutdruck (z. T. — gemeinsam mit Priv.-Doz. Dr. Behrenbeck — blutig, vorwiegend auskultatorisch und durch zusätzliche Analyse der Korotkoffschen Töne [11] bestimmt) und Herzfrequenz (elektrokardiographisch) gemessen; über die anderen simultan gemessenen Funktionen: elektrische Muskelaktivität, Fingerpulsamplitude und Atemfrequenz wird in diesem Zusammenhang nicht berichtet.

Versuchsablauf: Vorbeobachtung bis zum Erreichen eines steady state von Blutdruck und Herzfrequenz, 5minütige Ruhemessung, 6minütige Streßmessung (Additionsaufgaben, z. T.

während unangenehmer Belärmung), Zwischenbeobachtung bis zum Erreichen der Ruheausgangswerte, 5minütige Ruhemessung, 15minütige Messung nach der Injektion von Mecholyl.

Auswertung: Der Bestimmung der Reagibilität des Sympathicus dienen sechs Parameter [12]: 1. Rückkehr des Blutdrucks zum Ruhewert, 2. die planimetrisch gemessene Fläche des Blutdruckabfalls, 3. die planimetrisch gemessene Fläche des Blutdruckanstiegs, 4. die Profilform der Blutdruckregulation, 5. die planimetrisch bestimmte Fläche des Herzfrequenzanstiegs, 6. das Verhältnis der Fläche des Herzfrequenzanstiegs zur Fläche des Blutdruckabfalls. Jeder Parameter wird mit Zahlen bewertet. Eine bessere Normalverteilung der Sympathicusreaktivität wurde erzielt, indem bei einigen Parametern die Bewertungsskala gegenüber dem Gellhornschen Vorschlag erweitert wurde (4 Bewertungen beim 1. Parameter, 3 Bewertungen beim 2. Parameter, 4 Bewertungen beim 3. Parameter und 5 Bewertungen beim 5. Parameter). Die Summe der Bewertungszahlen charakterisiert die Gesamtaktivität des Sympathicus. Auf Grund dieser Summenzahl wird die untersuchte Person einer der drei Reaktorengruppen zugeordnet, den Hyperreaktoren (Zahlen 2 bis 6), den Normoreaktoren (Zahlen 7 bis 14) oder den Hyporeaktoren (Zahlen 15 bis 18). Darüber hinaus hat es sich uns bei klinischen Problemen als vorteilhaft erwiesen, die Reagibilität des Blut-

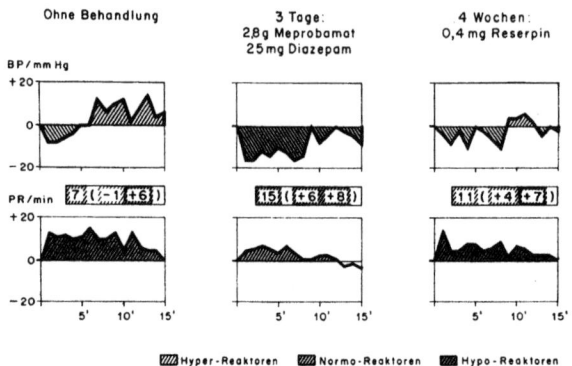

Abb. 1. Pharmakologische Umwandlung eines Hyperreaktors im Mecholyltest mit essentieller Hypertonie in einen Hyporeaktor durch kurzfristige intensive Behandlung mit Meprobamat und Diazepam und in einem Normoreaktor durch länger dauernde Reserpinbehandlung. Dargestellt sind die Reaktionskurven des systolischen Blutdrucks (BP) und der Herzfrequenz (PR). Die ersten Zahlen beziehen sich jeweils auf die Gesamtreagibilität des Sympathicus, die zweiten Zahlen auf die Reagibilität des Blutdrucks und die dritten Zahlen auf die Reagibilität der Herzfrequenz (Einteilung s. Text)

drucks (an Hand der ersten drei Parameter mit Bewertungen -1 bis $+3$, -1 bis $+2$ und -1 bis $+3$) und der Herzfrequenz (an Hand des 5. Parameters mit Bewertungen von -3 bis $+8$) gesondert zu bestimmen. (Hyperreaktoren haben hier die Zahlen -3 bis -1, Normoreaktoren die Zahlen 0 bis $+5$ und Hyporeaktoren die Zahlen $+6$ bis $+8$.)

Ergebnisse

1. Unter gleichen Lebensbedingungen ist die Sympathicusreaktivität an verschiedenen Tagen kaum verändert; die Ergebnisse des Mecholyltests sind also reproduzierbar.

2. Durch Pharmaka kann die Sympathicusreaktivität erheblich beeinflußt werden; so kann nach intensiver psychopharmakologischer Behandlung ein Hyperreaktor in einen Hyporeaktor umgewandelt (Abb. 1) und umgekehrt nach parenteraler Coffeingabe die Reaktivität gesteigert werden.

3. Personen über 45 Jahren tendieren zu einer schwächeren Sympathicusreagibilität und weisen keine Hyperreaktoren mehr auf.

4. Bei gesunden jüngeren Menschen besteht eine signifikante Korrelation zwischen Stress- und Mecholylreaktion des Blutdrucks ($p < 0{,}05$).

5. Unter den Patienten mit Hypertonie findet man Hyperreaktionen im Anfangsstadium der essentiellen Hypertonie ohne Komplikationen.

6. Unabhängig von der Höhe des Ruheblutdrucks findet man bei Patienten mit essentieller Hypertonie, die Komplikationen der Hochdruckerkrankungen aufweisen (Fundus hypertonicus, renale und kardiale Schädigungen) und bei Patienten mit chronischer Glomerulo- oder Pyelonephritis (z. T. gemeinsame Untersuchungen mit Priv.-Doz. Dr. R. Wilbrandt) eine Hyporeaktion des Blutdrucks. Bei einem Teil dieser Patienten läßt sich aber im Stress eine Hyperreaktion des Blutdrucks nachweisen (Abb. 2). Hypertoniker mit klinischen Komplikationen, die im Mecholyltest keine Hyporeaktionen aufweisen, sind auch anamnestisch und klinisch auffällig, z. B. in bezug auf eine endokrine Ätiologie.

Diskussion

Die Versuche haben gezeigt, daß die Ergebnisse der Gellhornschen Tierexperimente auf den Menschen übertragbar sind.

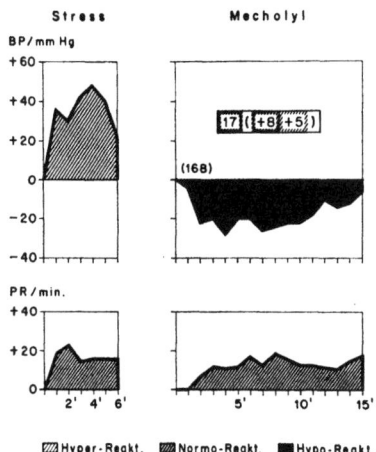

Abb. 2. Blutdruck- und Pulsfrequenzreaktionen im Mecholyl- und Stressversuch (bei Stressversuch: Additionen einstelliger Zahlen im Kopf während Belärmung) bei einer Patientin mit Pyelonephritis. Bezeichnungen wie in Abb. 1. Der in Klammern gesetzte Wert von 168 bedeutet 168 mmHg Ruheblutdruck

Man kann mit Hilfe des Mecholyltests die Erregbarkeit des sympathischen Zentrums im posterioren Hypothalamus bestimmen. Denn die Erregbarkeit läßt sich pharmakologisch, sowohl im Sinne der Verstärkung, wie im Sinne der Abschwächung beeinflussen, und es bestehen überdies bei jungen gesunden Personen enge Beziehungen zwischen Stress- und Mecholylreaktionen des Blutdrucks.

Hyporeaktionen des Blutdrucks im Mecholyltest treten im Tierexperiment einmal bei verminderter zentraler Sympathicusaktivität — u. a. nach langdauernden Entladungen der hypothalamischen sympathischen Zentren — und zum anderen bei Denervierung des Carotis-Sinus auf. Analoge Mechanismen könnten bei der Hypertonie vorkommen; mittels der Beobachtung des Verhaltens von Herzfrequenz im Mecholyltest und vom Blutdruck im Stressversuch, scheint es uns möglich zu sein, den Mechanismus solcher Hyporeaktionen — wenigstens in einer Richtung — zu analysieren. In allen Fällen, in denen eine Hyporeaktion des Blutdrucks im Mecholyltest nicht mit einem vermehrten Herzfrequenzanstieg einhergeht und im Stress eine Hyperreaktion des Blutdrucks vorhanden ist, kann eine Schädigung der reflexogenen Zonen des Carotis-Sinus, die ja Prädilektionsstellen für degenerative Gefäßprozesse sind, angenommen werden.

Wenn hingegen im Mecholyltest Hyporeaktionen des Blutdrucks und der Herzfrequenz vorkommen und auch im Stress nur geringe Blutdruckreaktionen beobachtet werden, läßt sich die Frage der verminderten zentralen Erregbarkeit bzw. der Baroreceptorenschädigung nicht beantworten, da möglicherweise der dargebotene Reiz keinen Stress ausgelöst hat.

Ist die Hyporeaktion des Blutdrucks im Mecholyltest von einer Hyperreaktion der Herzfrequenz begleitet, dann nehmen wir — auf Grund von Versuchen, über die an anderer Stelle berichtet werden wird — eine starke sympathische Erregung, auch der α- und β-Receptoren, an; ob in diesen Fällen auch eine Baroreceptorenschädigung vorliegt, läßt sich — nach dem jetzigen Stand unserer Kenntnisse — nicht klären.

Bei einer solchen Analyse des Verhaltens von Blutdruck und Herzfrequenz im Mecholyl- und Stressversuch erscheint die essentielle Hypertonie nur am Beginn der Erkrankung als eine rein zentralnervöse Störung, die in einer Hyperaktivität des hypothalamischen Sympathicuszentrums besteht. Durch die Folgen der Hypertonie auf den Pressoreceptorenapparat, die Nieren, das Nebennierenmark und die Nebennierenrinde, verselbständigt sich die Hochdruckkrankheit gegenüber der zentralnervösen Regulationsstörung; die Blutdruckregulation ist im weiteren Verlauf der Erkrankung wie bei renalen Hypertonien durch die degenerativen Gefäßprozesse bestimmt.

Literatur

1. Gellhorn, E., Redgate, E., Sigg, E.: Fed. Proc. **12**, 50 (1953). — 2. Gellhorn, E., Redgate, E.: Arch. int. Pharmacodyn. **102**, 162 (1955). — 3. Redgate, E., Gellhorn, E.: Arch. int. Pharmacodyn. **102**, 179 (1955). — 4. Redgate, E., Gellhorn, E.: Arch. int. Pharmacodyn. **105**, 193 (1956). — 5. Gellhorn, E., Nakao, H., Redgate, E.: J. Physiol. (Lond.) **131**, 402 (1956). — 6. Gellhorn, E.: Physiological foundations of neurology and psychiatry, p. 466 ff. Minneapolis 1953. — 7. Redgate, E., Gellhorn, E.: Arch. int. Pharmacodyn. **105**, 199 (1956). — 8. Funkenstein, D. H., Meade, L. W.: J. nerv. ment. Dis. **119**, 380 (1954). — 9. Gellhorn, E.: Acta neuroveg. (Wien) **26**, 35 (1964). — 10. v. Eiff, A. W., Frotscher, U., Hopp, K.: Klin. Wschr. **49**, 1133 (1971). — 11. v. Eiff, A. W.: Verh. dtsch. Ges. inn. Med. **73**, 42 (1967). — 12. Gellhorn, E., Miller, A. D.: Arch. gen. Psychiat. **4**, 371 (1961).

RAHN, K. H., BOHR, P. (II. Med. Klinik u. Poliklinik Universität Mainz): **Der Einfluß des Antihypertensivums Guanethidin (Ismelin) auf die Ausscheidung von Vanillinmandelsäure im Harn von Hypertonikern**[*]

Tierversuche haben gezeigt, daß es unmittelbar nach Guanethidininjektion zu einer kurzdauernden stark vermehrten Freisetzung von Noradrenalin aus peripheren sympathischen Nervenendigungen kommt. Anschließend ist die Noradrenalinfreisetzung im Vergleich zu Kontrollbedingungen vermindert. Diese Verminderung der Noradrenalinabgabe aus sympathischen Nervenendigungen wird als Ursache für die nach Guanethidin beobachtete Blutdrucksenkung angesehen. Eine direkte Messung der Abgabe des sympathischen Überträgerstoffs aus Nervenfasern ist beim Menschen nicht möglich. Untersuchungen durch von Euler (1956) haben jedoch gezeigt, daß beim Menschen die Ausscheidung von Noradrenalin und seinen Metaboliten im Harn ein Maß ist für die freigesetzte Überträgersubstanz.

Frühere Untersuchungen (Rahn, 1971) hatten ergeben, daß bei Patienten mit essentieller Hypertonie nach Guanethidininjektion zeitlich korreliert mit der Blutdrucksenkung die Ausscheidung von Noradrenalin im Urin abnimmt, während die Adrenalinausscheidung sich nicht ändert. Ungeklärt blieb dabei, ob beim Hypertoniker im Gegensatz zu den Ergebnissen von Tierexperimenten nach Guanethidin-

---

[*] Der Deutschen Forschungsgemeinschaft wird für eine Sachbeihilfe gedankt.

injektion keine initiale vermehrte Noradrenalinfreisetzung eintritt, oder ob diese aus methodischen Gründen nicht erfaßt wurde.

Methodik und Ergebnisse

Fünf Patienten mit essentieller Hypertonie erhielten innerhalb von 4 min 15 mg Guanethidinsulfat i.v. injiziert. Die Dosis des Antihypertensivums und die anschließenden Harnsammelperioden waren identisch mit den bei der früheren Studie gewählten Bedingungen (Rahn, 1971). Vanillinmandelsäure im Urin wurde nach Pisano et al. (1962) bestimmt. Die Ausbeute für 20 µg Vanillinmandelsäure, die 5 ml Urin zugesetzt wurde, betrug im Mittel 79%.

Bei den fünf Patienten, die sich während aller Harnsammelperioden in stationärer Behandlung befanden, war die Ausscheidung von Vanillinmandelsäure während der Tages- und Nachtstunden gleich.

Bereits 5 min nach Beginn der Injektion des Antihypertensivums war der am stehenden Patienten gemessene Blutdruck maximal abgefallen (Abb. 1). Innerhalb

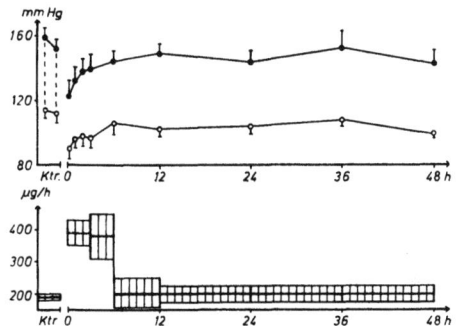

Abb. 1. Einfluß einer i.v. Injektion von 15 mg Guanethidinsulfat auf Blutdruck (oberer Teil) und Vanillinmandelsäureausscheidung im Harn (unterer Teil) bei Hypertonikern. Abszisse: Zeit nach Injektion des Antihypertensivums in Stunden. Ordinate: Am stehenden Patienten gemessener Blutdruck in mmHg bzw. Vanillinmandelasäureausscheidung in µg/Std. Ktr.: Kontrollwerte vor der Injektion. ● Systolischer Blutdruck, ○ diastolischer Blutdruck. Mittelwerte und mittlerer Fehler des Mittelwerts von fünf Patienten

der nächsten Stunden erfolgte ein langsamer Wiederanstieg des Blutdrucks, der nach etwa 12 Std die Ausgangswerte erreicht hatte. Der Zeitverlauf für den am liegenden Patienten gemessene Blutdruck war ähnlich.

Die Ausscheidung von Vanillinmandelsäure im Harn stieg in den ersten 3 Std nach Injektion des Antihypertensivums deutlich an und blieb auch in den nächsten 3 Std stark erhöht (Abb. 1). Danach fiel sie auf die Ausgangswerte ab. Die Kreatininausscheidung im Urin blieb nach der Guanethidininjektion unverändert. Die Ausscheidung von Vanillinmandelsäure war also bei diesen Patienten z. Z. der stärksten antihypertensiven Wirkung von Guanethidin beträchtlich erhöht.

Bei den früheren Untersuchungen (Rahn, 1971) hatte unter Langzeitbehandlung mit Guanethidin die Noradrenalinausscheidung im Urin abgenommen bei unveränderter Adrenalinausscheidung. Vier der Hypertoniker, bei denen der Einfluß einer Guanethidininjektion auf die Ausscheidung von Vanillinmandelsäure im Harn untersucht worden war, sowie ein weiterer Patient mit essentieller Hypertonie erhielten 4 Wochen lang orale Dosen von Guanethidin. Die Dosen wurden so gewählt, daß bei den ambulanten Kontrolluntersuchungen der am stehenden Patienten gemessene diastolische Blutdruck bei 90 mmHg oder darunter lag. Im Mittel waren dazu 50 mg Guanethidinsulfat pro Tag p.o. erforderlich. Die

Tabletteneinnahme wurde durch Messung der Guanethidinausscheidung im Urin mit Hilfe eines fluorometrischen Verfahrens (Bisson u. Muscholl, 1962) kontrolliert.

Die orale Verabreichung von Guanethidin führte bei den fünf Hypertonikern zu einem Abfall des am liegenden Patienten gemessenen Blutdrucks von $158 \pm 5/109 \pm 6$ auf $136 \pm 6/83 \pm 6$ mmHg ($p < 0{,}005$) und des am stehenden Patienten gemessenen Blutdrucks von $155 \pm 6/110 \pm 6$ auf $124 \pm 7/85 \pm 4$ mmHg ($p < 0{,}005$). Bei den untersuchten Hypertonikern war die jeweils an 2 aufeinanderfolgenden Tagen bestimmte Vanillinmandelsäureausscheidung im Harn unter Kontrollbedingungen bzw. während Guanethidinbehandlung konstant (Abb. 2). Die Werte unter Guanethidintherapie lagen jedoch deutlich niedriger als die unter Kontrollbedingungen gemessenen Daten ($p < 0{,}02$). Die Kreatininausscheidung im Urin änderte sich unter der Guanethidinbehandlung nicht.

Die Befunde lassen folgende Deutung zu: Im Anschluß an die Guanethidininjektion kommt es zunächst zu einer kurzdauernden starken Freisetzung von

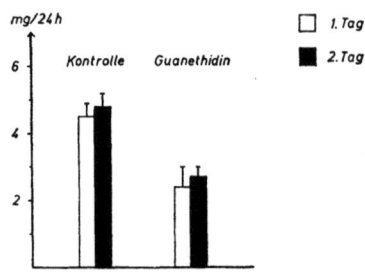

Abb. 2. Ausscheidung von Vanillinmandelsäure im Harn vor (Kontrolle) und am Ende einer 4 Wochen dauernden Behandlung mit oralen Guanethidindosen. Die Urinproben wurden jeweils an 2 aufeinanderfolgenden Tagen unter Kontrollbedingungen bzw. am Ende der Guanethidinbehandlung gesammelt. Ordinate: Vanillinmandelsäureausscheidung in mg/24 Std. Mittelwerte und mittlerer Fehler des Mittelwerts

Noradrenalin aus den Speichergranula in sympathischen Nervenendigungen. Der freigesetzte Überträgerstoff wird jedoch beim Menschen unter den geschilderten Versuchsbedingungen sofort, wahrscheinlich noch intraneuronal, unter Miteinwirkung der Monoaminoxidase zu Vanillinmandelsäure metabolisiert. Dadurch steigt die Ausscheidung dieses Katecholaminmetaboliten im Urin an. Diese Annahmen würden erklären, daß die Ausscheidung von Noradrenalin im Harn nach Injektion von Guanethidin nicht erhöht gefunden wurde, und daß es nicht zu einem kurzfristigen Blutdruckanstieg kam. Bereits kurz nach der initialen vermehrten Freisetzung nimmt die Noradrenalinabgabe aus den Nervenendigungen ab, wodurch es zu einer Blutdrucksenkung und zu einer verminderten Noradrenalinausscheidung im Urin kommt. Unter Langzeitbehandlung mit Guanethidin nimmt die Ausscheidung von Vanillinmandelsäure und von Noradrenalin im Harn ab, als Zeichen der verminderten Noradrenalinfreisetzung aus peripheren sympathischen Nerven.

Literatur

Bisson, G. M., Muscholl, E.: Naunyn-Schmiedebergs Arch. exp. Path. Pharmak. **244**, 185 (1962). — von Euler, U. S.: Noradrenaline. Springfield: Ch. C. Thomas Publ. 1956. — Pisano, J. J., Crout, J. R., Abraham, D.: Clin. chim. Acta **7**, 285 (1962). — Rahn, K. H.: Verh. dtsch. Ges. inn. Med. **77**, 116 (1971).

BECKERHOFF, R., WILKINSON, R., LUETSCHER, J. A., VETTER, W., SIEGENTHALER, W. (Department of Medicine, Stanford University, Stanford, Ca., und Department für Innere Medizin der Universität, Kantonspital, Zürich): **Exakte Messung subnormaler Reninkonzentrationen bei primärem Aldosteronismus mittels radioimmunologischen Nachweises von Angiotensin I**[*]

Das Enzym Renin spaltet von seinem Substrat, dem in der Leber gebildeten Angiotensinogen, das Dekapeptid Angiotensin I ab. Nur über diese Substanz oder über das nach Abspaltung von zwei weiteren Aminosäuren entstehende Angiotensin II läßt sich Renin qualitativ oder quantitativ erfassen.

Soll die Reninkonzentration im Plasma bestimmt werden, muß man berücksichtigen, daß die Renin-Reninsubstratreaktion in vivo keine Enzymreaktion nullter Ordnung ist, da das Enzym Renin in vivo nicht mit seinem Substrat gesättigt ist. Um eine Aussage über den Reningehalt eines Plasmas machen zu können, muß jedoch das Substrat im Überschuß vorhanden sein. Nur dann reflektiert die gebildete Angiotensinmenge den tatsächlichen Reningehalt des Plasmas.

Methodik

Die von Skinner [12] beschriebene Methode zur Reninmessung wurde in wesentlichen Punkten weiterentwickelt und mit einem Radioimmunoassay für Angiotensin I gekoppelt. Die Methode beruht im Prinzip darauf, daß das endogene Substrat im zu untersuchenden Plasma durch Säurebehandlung denaturiert und mit einem Überschuß von heterologem Substrat aus dem Plasma nephrektomierter Schafe versetzt wird. Die Substratkonzentration in diesem Inkubationsgemisch soll mindestens zehnmal der Michaelis-Menten-Konstanten für die Reaktion zwischen menschlichem Renin und Schafsubstrat entsprechen, damit eine Reaktion nullter Ordnung erreicht wird. Das Gemisch wurde für drei unterschiedlich lange Zeiträume inkubiert. Außerdem wurde ein Nullwert mitbestimmt. Die Zugabe von Enzyminhibitoren [8] verhinderte die Umwandlung und Zerstörung des gebildeten Angiotensin I. Um Plasmaproteine, die sich im Immunoassay unspezifisch mit dem Angiotensinantikörper banden, zu entfernen, wurde das Inkubationsgemisch nach beendeter Inkubation 1:3 mit Puffer verdünnt, für 10 min auf 100 °C erhitzt und anschließend zentrifugiert. Die Angiotensinkonzentration in 20 µl des klaren Überstandes wurde mittels eines radioimmunologischen Nachweises bestimmt.

Der Radioimmunoassay lehnte sich eng an die von Haber u. Mitarb. [8] beschriebene Methode an. Er erlaubte den Nachweis von 20 Pikogramm Angiotensin. 50% einer minimalen Tracermenge wurde durch 150 Pikogramm Angiotensin I von der Antikörperbindung verdrängt.

Die Fehlerbreite der gesamten Methode betrug 6,9% innerhalb eines Experimentes und 9,7% zwischen verschiedenen Experimenten (Variationskoeffizient).

Patienten

Wir bestimmten die Plasmareninkonzentration von 13 Patienten mit primärem Aldosteronismus unter Suppressionsbedingungen (300 mVal Na/24 Std für 3 bis 4 Tage) und unter Stimulationsbedingungen (10 mVal Na/24 Std für 4 bis 6 Tage) sowohl nach 8stündiger Bettruhe als auch nach 4stündiger Orthostase. Die Diagnose eines primären Aldosteronismus wurde auf Grund der Symptome Hypertonie, Hyperkaliämie und vermehrter Aldosteronexkretion bei niedrigem Plasmarenin gestellt und in der Mehrzahl der Fälle durch Operation oder durch Aldosteronbestimmung im Nebennierenvenenblut gesichert.

Ergebnisse

Bei jedem Patienten ließ sich Renin im Plasma gut messen. Die Werte lagen sowohl unter Suppressions- als auch unter Stimulationsbedingungen signifikant unterhalb der entsprechenden Normbereiche (p < 0,001). Unter Suppressionsbedingungen lagen jedoch einige Werte in oder nahe dem Normbereich (Abb. 1). Durch Stimulation wurde der Unterschied zwischen normalen und pathologischen Werten eindeutiger. Kein Überlappen mit dem Normbereich war mehr feststellbar.

---

[*] Mit Unterstützung der Deutschen Forschungsgemeinschaft.

Durch Kochsalzentzug ließ sich die Plasma-Reninkonzentration der Patienten mit primärem Aldosteronismus stimulieren (Abb. 2). Der Anstieg der Reninkonzentration nach Kochsalzentzug war subnormal, jedoch deutlich und signifikant (p < 0,005 für die Werte nach Bettruhe, p < 0,01 für die Werte nach Orthostase).

Diskussion

Das Plasmarenin ist beim primären Aldosteronismus niedrig [2, 4, 5, 7, 9, 10, 11, 14]. Ein niedriges Renin ist das wichtigste Unterscheidungsmerkmal zwischen

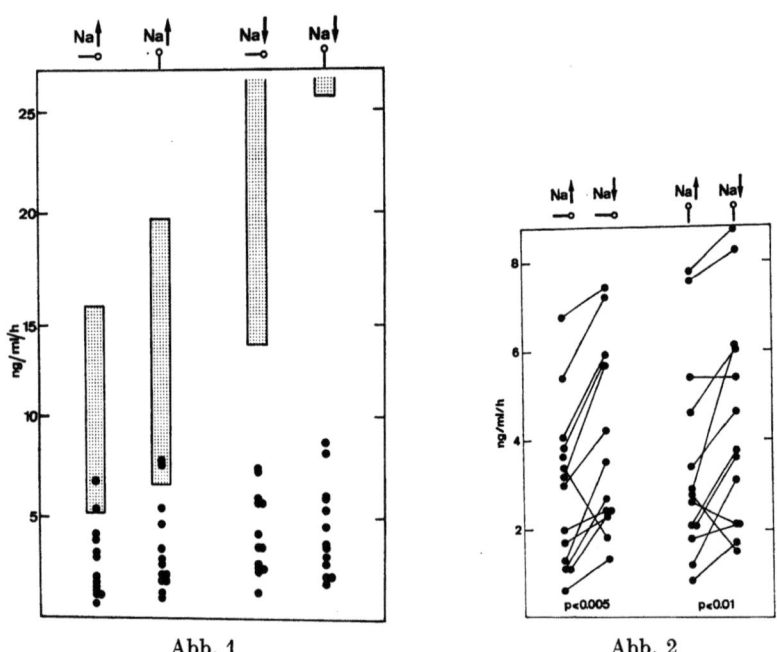

Abb. 1. Abb. 2.

Abb. 1. Plasma-Reninkonzentration bei 13 Patienten mit primärem Aldosteronismus unter natriumreicher (Na ↑)- und natriumarmer (Na ↓)-Diät. -o Nach 8stündiger Bettruhe, ҿ nach 4stündiger Orthostase. Die schraffierten Säulen geben die Normbereiche unter den entsprechenden Bedingungen an

Abb. 2. Veränderung der Plasma-Reninkonzentration beim primären Aldosteronismus durch Kochsalzentzug. -o Nach 8stündiger Bettruhe, ҿ nach 4stündiger Orthostase

primärem und sekundärem Aldosteronismus, bei welchem in der Regel ein erhöhtes Renin gefunden wird.

Die meisten Methoden zur Reninbestimmung sind jedoch nicht empfindlich genug, um exakte Aussagen über die Höhe der Reninaktivität oder der Reninkonzentration beim primären Aldosteronismus zu machen. So wurde das Renin als subnormal und häufig nicht nachweisbar [4, 5, 7, 9, 11], nur subnormal stimulierbar [2, 3], nicht stimulierbar [4, 9] oder auch häufig im unteren Normbereich gut nachweisbar [1, 6] beschrieben.

Mit Hilfe der hochempfindlichen Methode zur Messung der Plasmareninkonzentration, die hier beschrieben wurde, konnten wir zeigen, daß die Reninkonzentration in jedem der untersuchten Plasmen von 13 Patienten mit primärem Aldosteronismus gut meßbar und durch Salzentzug signifikant stimulierbar war.

Die Reninwerte liegen beim primären Aldosteronismus deutlich niedriger als die unter denselben Bedingungen ermittelten Normalbereiche. Unter Suppressionsbedingungen wird das Plasma-Renin bei einigen Menschen so stark unterdrückt, daß ähnlich niedrige Werte wie beim primären Aldosteronismus gefunden werden. Normale und pathologische Werte lassen sich in einigen wenigen Fällen unter Kochsalzbelastung nicht mehr eindeutig voneinander trennen.

Die Reninbestimmung sollte deshalb unter Stimulationsbedingungen, d. h. nach einigen Tagen einer kochsalzarmen Diät und einige Stunden nach dem Aufstehen durchgeführt werden. Falsch negative Resultate, d. h. die Messung einer „normalen" Plasma-Reninkonzentration trotz Vorliegens eines primären Aldosteronismus, werden vermieden, und das Ergebnis gewinnt an Aussagekraft.

Literatur

1. Brown, J. J., Davies, D. L., Fraser, R., Robertson, J. I. S., Chinn, H. R., Düstersieck, D., Lever, A. F., Tree, M., Wiseman, A.: Lancet **1968** II, 55. — 2. Cohen, E. L., Grim, C. E., Conn, J. W., Blough, W. M., Jr., Guyer, R. B., Kem, D. C., Lucas, C. P.: L. Lab. clin. Med. **77**, 1025 (1971). — 3. Collins, R. D., Weinberger, M. H., Dowdy, A. J., Nokes, G. W., Gonzales, C. M., Luetscher, J. A.: J. clin. Invest. **49**, 1415 (1970). — 4. Conn, J. W., Cohen, E. L., Rovner, D. R.: J. Amer. med. Ass. **190**, 213 (1964). — 5. Creditor, M. C., Loschky, U. K.: Amer. J. Med. **43**, 371 (1967). — 6. Distler, A., Barth, Ch., Roscher, S., Vecsei, P., Dhom, G., Wolff, H. P.: Klin. Wschr. **47**, 688 (1969). — 7. Fishman, L. M., Küchel, O., Liddle, G. W., Michelakis, A. M., Gordon, R. D., Chick, W. T.: J. Amer. med. Ass. **205**, 497 (1968). — 8. Haber, E., Koerner, T., Page, L. B., Kliman, B., Purnode, A.: J. clin. Endocr. **29**, 1349 (1969). — 9. Jose, A., Kaplan, N. M.: Arch. intern. Med. **123**, 141 (1969). — 10. Klaus, D., Boskor, A., Seif, F.: Klin. Wschr. **46**, 1195 (1968). — 11. Nielsen, I., Møller, I.: Acta med. scand. **186**, 265 (1969). — 12. Skinner, S. L.: Circulat. Res. **20**, 391 (1969). — 13. Stockigt, J. R., Collins, R. D., Biglieri, E. G.: Circulat. Res. **28**, Suppl. II, 175 (1971). — 14. Wolff, H. P., Barth, Ch., Distler, A., Düsterdieck, G., Krück, F., Roscher, S., Vecsei, P., Weingres, K. F.: Dtsch. med. Wschr. **94**, 760 (1969).

GANTEN, D., GANTEN, U., GRANGER, P., HAYDUK, K., BOUCHER, R., GENEST, J. (Clinical Research Institute of Montreal, Que.): **Renin-Angiotensin in Extrarenal Tissues**

Renin is present in various tissues of different species [4, 6, 8]. Its physiological role is still unknown. In the present paper, we report studies on the characterization of tissue renins and show that the brain can serve as a model for extrarenal renin-angiotensin systems. All experiments were done on male mongrel dogs. Renin was measured by the method of Boucher et al. [2, 7].

Characterization of Brain iso-Renin (BR)

1. BR forms a vasoactive pressor material upon incubation with renin substrate. 2. The amount of pressor material formed is linearly dependent of the time of incubation and on the concentration of enzyme present. 3. Without renin substrate, no pressor material is formed. 4. The enzyme is pH-dependent. 5. The brain enzyme is not dialyzable. 6. It is precipitated with ammonium sulfate (2.3 M, pH 2.8). 7. The enzyme is relatively stable in acid milieu, and is denatured by heating over 60 °C for 10 min. 8. Chelating agents, Soybean-Trypsin Inhibitor and Diisopropyl-fluorophosphate have no influence on brain renin. 9. The pressor material formed during incubation of BR and renin substrate was identified as angiotensin by the classical methods: Retention on Dowex 50 W X2 $(NH_4)^+$ resin and elution from it with 0.2 N NH_4OH, characteristic pressor curve in the rat, heat stability, hydrolysis with chymotrypsin, dialysability, inhibition with specific angiotensin antibodies.

Differences of Brain Renin as Compared to Kidney Renin

1. Kidney renin has an optimal activity for angiotensin formation at pH 5.5 to 6.5 while brain renin is maximally active at pH 5.0. 2. Both enzymes can be inhibited by antibodies against hog kidney renin. The inhibition is significantly greater with renal renin than with brain iso-renin. 3. Renal and arterial tissue renins show a similar electrophoretic mobility on disc gel electrophoresis [7] but differ markedly from kidney renin obtained from dog and pig [7]. 4. Brain and kidney renins differ in their enzyme substrate kinetics with various homologous, heterologous and synthetic substrates. BR forms more angiotensin than kidney renin, with highly purified homologous dog substrate, with sheep substrate, rabbit substrate and synthetic tetradecapeptide substrate; the amounts of enzymes from brain and kidney being chosen to yield equal amounts of angiotensin with a standard preparation of dog plasma substrate [7]. Purified renins from arteries and from adrenal tissue show a striking similarity to BR in this respect.

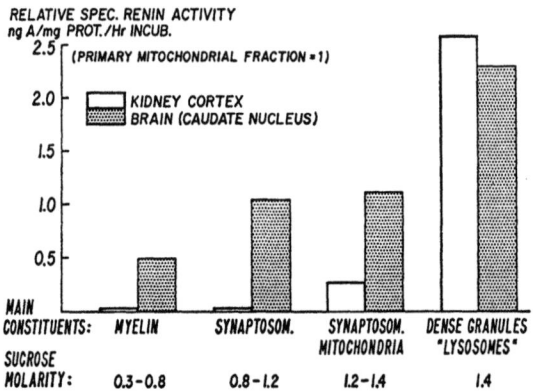

Fig. 1. Brain and kidney cortex of dogs were submitted to ultracentrifugation. The primary mitochondrial fraction was subfractionated by discontinuous sucrose gradient centrifugation, following the technique of Whittaker [10]

The Brain as an Extrarenal Renin-Angiotensin System

The blood brain barrier is not permeable to renin, the enzyme being undetectable in the CSF, even in conditions with high plasma renin levels. Renin substrate is present in brain tissue, and angiotensin is present in the brain of dogs previously nephrectomized and without detectable plasma renin. All essential components of the renin-angiotensin system are thus present in the brain while their origin from plasma is excluded.

Brain renin is located intracellularly as shown by ultracentrifugation and subsequent subfractionation of the primary mitochondrial fraction[1]. Synaptosomes contain high renin activity (Fig. 1), and this observation may be important in view of the fact that angiotensin influences the metabolism or release of neurotransmitter substances [1, 3, 9]. The highest activity was found in dense granules of brain cells which behave similarly to renin storage granules of the juxtaglomerular apparatus of the kidney in ultracentrifugation studies.

Renin iso-enzymes in arterial tissues and adrenal glands are similar to brain iso-renin as to their pH optimum, electrophoretic mobility and enzyme substrate kinetics with various substrates. As was shown for brain renin, arterial tissue

---

[1] We wish to express our thanks to Drs. J. Minnich and Dr. A. Barbeau for the ultracentrifugations.

renin is also independent from the kidney and persists at control levels 12 days after nephrectomy (Fig. 2). However, there is a significant decrease in the adrenal tissue renin after nephrectomy, but its level is still far above that in plasma and other tissues. Since renin substrate is present in plasma, angiotensin can probably be formed locally in the adrenal cortex, and this could possibly influence aldosterone synthesis and secretion and might explain some of the discrepancies which exist between peripheral plasma renin, angiotensin levels and aldosterone secretion.

Summary

Our results suggest that renin is locally synthetised in the brain tissue since 1. the blood brain barrier is closed for the enzyme, 2. brain renin persists at

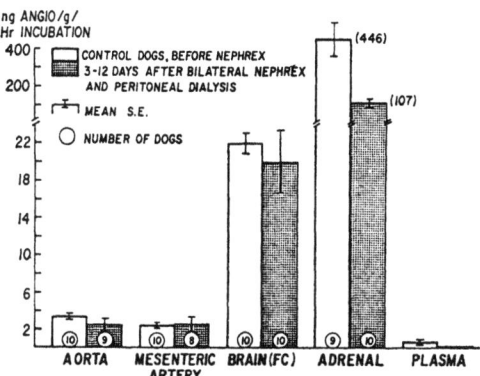

Fig. 2. Renin activity was measured in plasma and various tissues of dogs before and 3 to 12 days after nephrectomy

control levels 12 days after nephrectomy, 3. brain and kidney renin are chemically different from each other.

Iso-renin from arterial tissue and adrenal gland show characteristics similar to brain renin. Local angiotensin formation as demonstrated for the brain may also be possible in these tissues.

References

1. Boadle, M. C., Hugues, J., Roth, R. H.: Nature (Lond.) **222**, 987 (1969). — 2. Boucher, R., Menard, J., Genest, J.: Canad. J. Physiol. Pharmacol. **45**, 881 (1967). — 3. Elie, R., Panisset, J.-C.: Brain Res. **17**, 297 (1970). — 4. Ganthen, D., Minnich, J. L., Granger, P., Hayduk, K., Brecht, H. M., Barbeau, A., Boucher, R., Genest, J.: Science **173**, 64 (1971). — 5. Ganten, D., Marquez-Julio, A., Granger, P., Hayduk, K., Karsunky, K. P., Boucher, R., Genest, J.: Amer. J. Physiol. **221**, 1733 (1971). — 6. Ganten, D., Hayduk, K., Brecht, H. M., Boucher, R., Genest, J.: Nature (London) **226**, 551 (1970). — 7. Ganten, D.: Ph. D. Thesis, McGill University 1972. — 8. Hayduk, K., Boucher, R., Genest, J.: Proc. Soc. exp. Biol. (N.Y.) **134**, 252 (1970). — 9. Palaic, D.: Canad. J. Physiol. Pharmacol **49**, 495 (1971). — 10. Whittaker, V. P.: The synaptosome. In: Handbook of neurochemistry, Vol. 2, p. 327 (Lajtha, A., Ed.). New York: Plenum Press 1969.

VETTER, W., HABER, E., BECKERHOFF, R., SIEGENTHALER, W. (Cardiac Unit. Department of Medicine, Mass.; General Hospital u. Harvard Medical School, Boston und Department für Innere Medizin der Universität, Kantonsspital Zürich):
Direkter Radioimmunologischer Nachweis von Aldosteron im Plasma*

Seit etwa 15 Jahren ist bekannt, daß Steroide nach Kopplung an ein Trägereiweiß Antigencharakter annehmen [1]. Vor etwa 2 Jahren haben Mayes u. Mitarb. [2] mit Hilfe dieses Prinzips einen radioimmunologischen Nachweis für Plasmaaldosteron entwickelt. Bei dieser und den bis heute beschriebenen Methoden [3, 4] muß jedoch das Aldosteron mittels aufwendiger und zeitraubender Chromatographien aus der zu untersuchenden Probe extrahiert werden, da auf Grund mangelnder Spezifität der verwendeten Antiseren die direkte Bestimmung

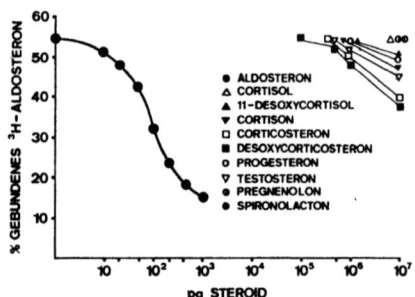

Abb. 1. Sensitivität und Spezifität von Antiserum IV 10 Wochen nach Erstimmunisierung mit Aldosteron-3,20-Oxim-Rinder-γ-Globulinkomplex [5]

von Aldosteron im Plasma in Gegenwart der vielfach höher konzentrierten Steroide, Cortisol und Corticosteron, nicht möglich ist.

Durch Verwendung eines Aldosteron-3,20-Oxim-Rinder-γ-Globulinkomplexes gelang es, sowohl sensitive als auch hochspezifische Antikörper in Kaninchen zu erzeugen [5]. Die Abb. 1 gibt Aufschluß über Sensitivität und Spezifität eines dieser Antiseren. Während der Zusatz von 1000 Pikogramm (pg) unmarkierten Aldosterons schon zu einer fast vollkommenen Verdrängung des antikörpergebundenen ^{3}H-Aldosterons führt, haben selbst 10^7 pg Cortisol keinen nachweisbaren Einfluß. Die hier geringgradig nachweisbare Verdrängung des ^{3}H-Aldosterons durch 10^7 pg Corticosteron, Desoxycorticosteron, 11-Desoxycortisol, Cortison, Progesteron und Testosteron dürfte verglichen mit den weitaus niedrigeren, physiologischen Plasmakonzentrationen dieser Steroidhormone nicht von Bedeutung sein; zumal nach Zusatz von 10^6 pg der vorgenannten Steroide keine oder nur eine geringe Verdrängung der antikörpergebundenen Radioaktivität nachweisbar ist. 10^6 pg 18-OH-Corticosteron und 18-OH-Desoxycorticosteron haben ebenfalls nur einen geringen Einfluß auf die gebundene Radioaktivität [6]. Mit diesem Antiserum haben wir einen direkten Nachweis von Aldosteron entwickelt [7].

Unverdünntes Plasma bindet ^{3}H-Aldosteron unspezifisch, 1:10 verdünntes jedoch nicht. Da aus technischen Gründen das Inkubationsvolumen auf 1 ml beschränkt werden mußte, waren 100 µl Plasma die größte Plasmamenge, in der der Aldosterongehalt direkt bestimmt werden konnte. Bei der Bestimmung der Aldosteronkonzentration in 0,5 oder 0,25 ml Plasma, wurden die Serumeiweiße die für die unspezifische Bindung verantwortlich sind, vor dem radioimmunologischen Nachweis mittels Alkoholpräcipitation aus den Proben entfernt. Die

* Mit Unterstützung der Deutschen Forschungsgemeinschaft.

Wiederfindungsrate für 4400 dpm ³H-Aldosteron betrug 89 ± 2% (n = 20). Aldosteronfreies Plasma wurde durch Vorbehandlung menschlichen Mischserums mit dextranbeschichteter Aktivkohle gewonnen (2 × 0,2 ml/ml Mischserum). Standardkurven wurden sowohl mit 0,5 ml eiweißfreien Extraktes des so vorbehandelten Mischserums als auch mit 0,5 ml Phosphatpuffer (0,15 M NaCl, 0,01 M K_2HPO_4) durchgeführt. Da identische Resultate erzielt wurden, kann angenommen werden, daß die Vorbehandlung mit Aktivkohle zu einer vollkommenen Extraktion des endogenen Aldosterons geführt hat (Abb. 2). Gleichzeitig wurde in 0,5 ml eiweißfreien Extraktes desselben Mischserums, welches nicht mit Aktivkohle vorbehandelt war, eine Aldosteronkonzentration von 100 pg ermittelt. Um zu bestimmen, ob die Vorbehandlung mit Aktivkohle neben Aldosteron auch andere

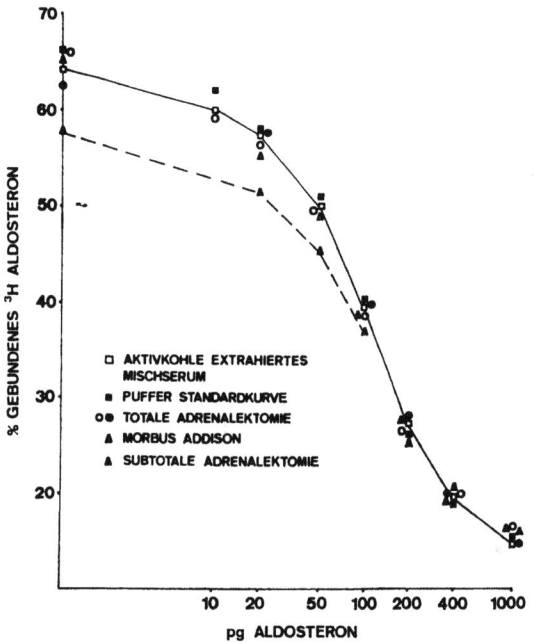

Abb. 2. Standardkurven für 0,5 ml Puffer, 0,5 ml eiweißfreien Extraktes eines mit Aktivkohle vorbehandelten Mischserums sowie für 0,5 ml Extrakt verschiedener Patientenplasmen

Steroidhormone extrahiert, wurde die Cortisolkonzentration nach der Methode von Murphy [8, 9] sowohl im Mischserum als auch im Aktivkohleextrakt ermittelt. Das Mischserum enthielt 9,0 µg-%, der Extrakt 8,6 µg-%.

Die Abb. 2 zeigt Standardkurven, die mit 0,5 ml eiweißfreien Extraktes einer Patientin mit Addisonscher Erkrankung (♀ M. S.), zweier total adrenalektomierten Patienten (♀ S. W., ♀ G. S.) und einer subtotal adrenalektomierten Patientin (♀ R. K.) gewonnen wurden. Die Werte, die mit 0,5 ml Plasmaextrakt der total adrenalektomierten Patienten und mit Plasmaextrakt der Patientin mit Morbus Addison ermittelt wurden, stimmen mit jenen überein, die mit Aktivkohle vorbehandeltem Mischserum oder Puffer gewonnen wurden. Dies bedeutet, daß das Plasma dieser Patienten kein endogenes Aldosteron enthält, und daß keine anderen Substanzen, die mit dem Nachweis interferieren, in diesen Plasmen vorhanden sind. Das Plasma der subtotal adrenalektomierten Patientin enthält 20 pg/0,5 ml endogenes Aldosteron.

Bei fünf männlichen Normalpersonen, welche vor Versuchsbeginn 3 Tage unter konstanter Kochsalzeinnahme standen (8 g NaCl/Tag), wurde die Plasmaaldosteronkonzentration in Ruhe und nach 3stündigem Aufstehen und Herumlaufen gemessen.

Morgens um 8 Uhr wurden Werte von 60, 80, 120, 130 und 160 pg/ml, um 11 Uhr Werte von 480, 500, 540, 580 und 700 pg/ml ermittelt. Diese Werte liegen im Bereich solcher Resultate, die von anderen Untersuchern mitgeteilt wurden [2, 4].

Literatur

1. Erlanger, B. F., Borek, F., Beiser, S. M., Libermann, S.: J. biol. Chem. **228**, 713 (1957). — 2. Mayes, D., Furuyama, S., Kem, D. C., Nugent, C. A.: J. clin. Endocr. **30**, 682 (1970). — 3. Bayard, F., Beitins, I. Z., Kowarsky, A., Migeon, C. J.: J. clin. Endocr. **31**, 1 (1970). — 4. Katz, F. H., Simet, B. S., Zimmering B. S., Kelly, W. G.: Proc. 52nd Mtg. Endocr. Soc. **54**, 63 (1971). — 5. Vetter, W., Freedlender, E., Haber, E.: Acta endocr. (Kbh.) Suppl. **159**, 32 (1972). — 6. Haber, E.: Pers. Mitteilung. — 7. Vetter, W., Kliman, B., Haber, E.: In Vorbereitung. — 8. Murphy, B. E. P., Engelberg, W., Pattee, C. J.: J. clin. Endocr. **23**, 293 (1963). — 9. Murphy, B. E. P., Pattee, C. J.: J. clin. Endocr. **24**, 919 (1964).

Fehm, H. L., Voigt, K. H., Pfeiffer, E. F. (Abt. für Endokrinologie u. Stoffwechsel, Zentrum Innere Medizin u. Kinderheilkunde, Universität Ulm): **Funktionsdiagnostik des Hypothalamus-Hypophysen-Nebennierensystems mit Hilfe der radioimmunologischen ACTH-Bestimmung**

Zur Differentialdiagnose der verschiedenen Erkrankungen, die auf einer primär oder sekundär gestörten ACTH-Sekretion beruhen, sind zahlreiche, aufwendige und nie ganz zuverlässige Funktionstests notwendig. Dabei diente die Bestimmung verschiedener Nebennierensteroide als Parameter für die ACTH-Sekretion. Von einer direkten radioimmunologischen Bestimmung des ACTH im Plasma ist eine wesentliche Verkürzung des differentialdiagnostischen Vorgehens und eine sicherere Aussage zu erwarten. Zudem ermöglicht die ACTH-Bestimmung einen tieferen Einblick in den Funktionsmechanismus dieser Tests, so daß das Procedere und die Interpretation dieser Tests auf einer besser begründeten Basis neu festgelegt werden können.

Methodik

Die Einzelheiten der radioimmunologischen ACTH-Bestimmung, insbesondere die Probleme der Markierung von ACTH und der Gewinnung potenter und spezifischer Antikörper gegen ACTH wurden bereits beschrieben [1]. Im Plasma ist in verschiedener Aktivität ein Faktor enthalten, der ACTH kompetitiv zu Silikaten bindet und damit das radioimmunologische System stört. Das „freie" ACTH wurde deswegen mit Hilfe von mikrofein präcipitierten Silikatgranula (QUSO G 32) extrahiert [2].

Beim Lysin-Vasopressintest wurden 5 I.U. Lysin-Vasopressin (LVP) während einer Std infundiert [3]. Beim Metopirontest [4] gaben wir 750 mg Metopiron postoperativ in 4stündigem Abstand über 24 Std. Blut für die ACTH-Bestimmung wurde vor Metopirongabe sowie 4 und 24 Std nach der letzten Metopirongabe abgenommen.

Ergebnisse

Der basale ACTH-Spiegel bei einem Kollektiv von Normalpersonen lag bei 30 pg/ml. Bei dexamethasonbehandelten oder hypophysektomierten Patienten war ACTH nicht nachweisbar. Bei vier Patienten mit hypothalamo-hypophysärem Cushing-Syndrom lagen die Werte deutlich über denen von Normalpersonen. Weitaus die höchsten Werte fanden sich beim unbehandelten M. Addison. Die Behandlung, d. h. die Substitution beim M. Addison bzw. die Iridium-Yttriumeinlage bei unseren Patienten mit M. Cushing führte zu einer Erniedrigung bzw. Normalisierung der ACTH-Werte.

Vom Bioassay her ist bekannt, daß die ACTH-Sekretion einer zirkadianen Rhythmik unterliegt und daß diese Rhythmik beim M. Cushing aufgehoben ist [5]. Zur Beurteilung tagesrhythmischer Schwankungen des immunoreaktiven ACTH schien es uns bei der sehr kurzen Halbwertszeit des ACTH notwendig, die ACTH-Konzentration in stündlichen bzw. halbstündlichen Abständen zu beobachten. Dabei fanden sich erhebliche Fluktuationen des ACTH-Spiegels und es zeichneten sich auch deutliche Gipfel ab. Diese lagen jedoch nicht wie erwartet in den frühen Morgenstunden, sondern sie traten zu individuell verschiedenen, nicht vorhersagbaren Zeiten auf. Auch die eine untersuchte Patientin mit M. Cushing zeigt keine starre Sekretion von ACTH. Es fanden sich ähnliche Fluktuationen der ACTH-Konzentration wie bei Normalpersonen, jedoch auf einem höheren Niveau.

Wie auch sonst in der Endokrinologie sind auch im Falle von ACTH die Beurteilung des Verhaltens bei definierten Stimulation oder Suppression ergiebiger als die alleinige Betrachtung von Basalwerten. Abb. 1 zeigt das Verhalten von

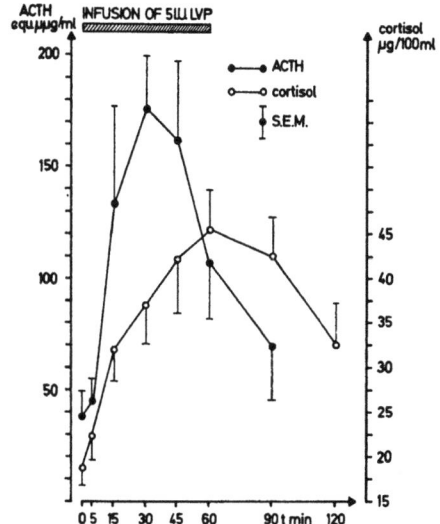

Abb. 1. Verhalten des immunoreaktiven ACTH und des Cortisol beim Lysin-Vasopressintest

ACTH bei gesunden Probanden während der Infusion von 5 I.U. LVP. Das erreichte Maximum der ACTH-Konzentration war individuell sehr unterschiedlich. Interessanterweise fiel das ACTH während der Infusion wieder ab. Wie zu erwarten, stieg das Cortisol mit einer gewissen zeitlichen Verzögerung an und erreichte sein Maximum etwa 30 min später als das ACTH.

Metopiron führte zu einem ausgiebigen und lang anhaltenden Anstieg des ACTH (Abb. 2). Auch hier fanden sich jedoch erhebliche individuelle Unterschiede. Da der Anstieg der 17-Hydroxycorticoide im Urin nicht selten erst am Tag nach der Metopirongabe beobachtet wird, ist es unwahrscheinlich, daß mit der Blutabnahme 4 Std nach der letzten Metopirongabe schon das Maximum der ACTH-Sekretion erfaßt worden ist. Wenn man erst das zeitliche Verhalten des ACTH während des Metopirontests genauer kennt, sollte es möglich sein einen Test zu konzipieren, der nicht — wie bisher — nur qualitative, sondern auch quantitative Aussagen möglich macht.

Diskussion

Zweifellos einer der wichtigsten Indikationen für die ACTH-Bestimmung ist die Differentialdiagnose des Hypercortisolismus. Beim M. Cushing und beim ektopischen ACTH-Syndrom findet sich ACTH vermehrt, beim autonom Cortisol produzierenden Nebennierenrindentumor dagegen vermindert. Nach den Erfahrungen anderer Autoren [6] muß man jedoch davon ausgehen, daß ein ACTH-Wert im oberen Normbereich einen M. Cushing nicht ausschließt. Dennoch wird sich mit einer einzigen Bestimmung des ACTH-Basalwertes ein Nebennierenrindentumor als Ursache eines Hypercortisolismus bestätigen oder ausschließen lassen.

Die vom Bioassay her bekannte zirkadiane Rhythmik konnte für das immunoreaktive ACTH nicht gefunden werden. Zur Erklärung dieser Differenz bieten sich

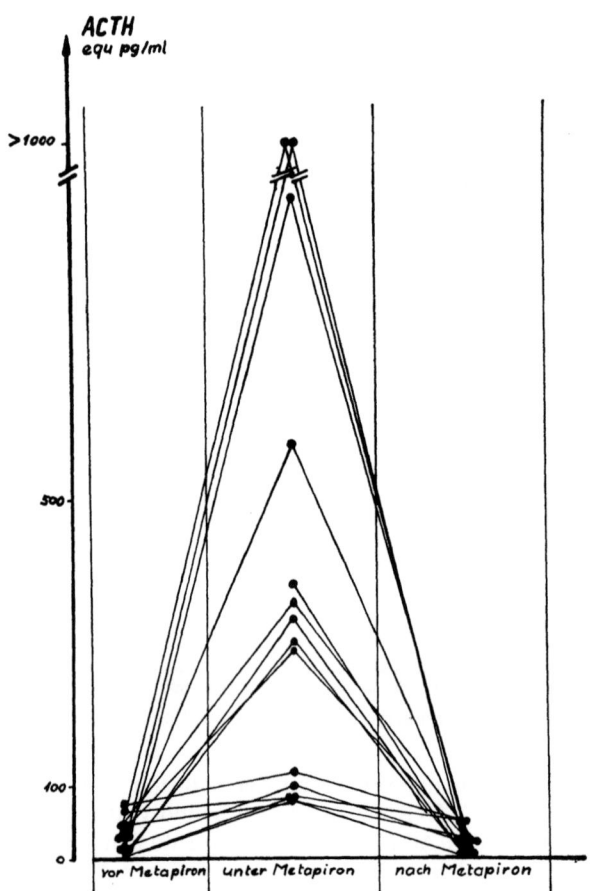

Abb. 2. Verhalten des immunoreaktiven ACTH beim Metopirontest

mehrere Hypothesen an. Zum Beispiel könnten tagesrhythmische Schwankungen der unspezifischen Bindungskapazität des Plasmas bestehen und damit die QUSO-extrahierbare Menge an ACTH verändern. Die Untersuchung der zirkadianen Rhythmik unter definierten Bedingungen unter Berücksichtigung der Vielzahl von Parametern, die darauf Einfluß nehmen können, ist von großem wissenschaftlichem Interesse. Der Wert für die klinische Diagnostik ist eher begrenzt.

Das geschilderte Verhalten des ACTH unter LVP-Stimulierung legt die Vermutung nahe, daß LVP einen Mechanismus auslöst, der dann eigengesetzlich weiterläuft. Diese These paßt sehr gut in die Vorstellungen, die Hedge u. Smelik [7] in Rattenversuchen entwickelt haben, wonach LVP die hypothalamischen CRF-

Speicher entleert und damit eine einmalige ACTH-Ausschüttung hervorruft. Da das LVP, das jenseits der 30. min infundiert wird, offenbar in eine refraktäre Phase fällt, sollte es möglich sein, einen modifizierten LVP-Test zu entwickeln, bei dem mit einer einmaligen oder kurzzeitigen Gabe einer geringen LVP-Dosis das gleiche Resultat erzielt wird, wie beim bisherigen Vorgehen.

Der entscheidende Parameter beim Metopirontest waren bisher die totalen 17-Hydroxycorticoide im Urin. Damit war das Ergebnis des Tests immer auch davon abhängig, daß der Urin wirklich quantitativ gesammelt worden war. Die unmittelbare Messung des ACTH unter Metopironstimulierung entspricht durchaus dem Trend in der modernen endokrinologischen Diagnostik, von Messungen im Urin unabhängig zu werden und auf Messungen im Blut umzurüsten. Ein Vergleich des Metopirontests mit dem LVP-Test, sofern sie mit der gleichen Fragestellung angewandt werden, fällt durchaus zugunsten des Metopirontests aus: Metopiron hat kaum, LVP jedoch erhebliche Nebenwirkungen; der Anstieg des ACTH unter Metopironstimulierung ist größer und dauert länger an und wird damit leichter meßbar.

Zusammenfassend kann man wohl schon jetzt feststellen, daß die radioimmunologische Messung von ACTH eine wertvolle Bereicherung bei der Diagnostik von Störungen im Bereich des Hypothalamus-Hypophysen-Nebennierenrindensystems darstellt.

Literatur
1. Voigt, K. H., Fehm, H. L., Pfeiffer, E. F.: Horm. Metab. Res. 3, 313 (1971). — 2. Voigt, K. H., Fehm, H. L., Pfeiffer, E. F.: Acta endocr. (Kbh.) Suppl. 159, 72 (1972). — 3. Landon, J., James, V. H. T., Stoker, D. J.: Lancet 1965 II, 1156. — 4. Liddle, G. W., Estep, H. L., Kendall, J. W., Williams, W. C., Townes, A. W.: J. clin. Endocr. 19, 875 (1959). — 5. Pfeiffer, E. F., Garmendia, T., Vaubel, E., Retiene, K.: Ergebn. inn. Med. Kinderheilk. 20, 127 (1963). — 6. Ratcliffe, J. G., Besser, G. M., Knight, R. A., Oyefeso, J.: In: Cushing's syndrome workshop (Binder, C., Hall, P. E., Eds.) (1972) (in press). — 7. Hedge, G. A., Smelik, P. G.: Neuroendocrinology 4, 242 (1969).

KREUSSER, W., HENNEMANN, H., HEIDLAND, A. (Med. Univ.-Klinik Würzburg), WIGAND, M. (Univ.-HNO-Klinik Würzburg): **Speichelelektrolyte und Flußrate in der Diagnostik des Bartter-, Pseudo-Bartter- und Conn-Syndroms***

Bestimmungen der Speichelelektrolyte gewinnen in der Diagnostik interner Erkrankungen zunehmendes Interesse. Auffällige Änderungen der Elektrolytkonzentration wurden bei Funktionsstörungen der Nebennierenrinde (Lauler et al., 1962) und Hypophyse (Prader u. Gautier, 1955), beim Sjögren-Syndrom (Bloch et al., 1965) cystischer Pankreasfibrose (Prader u. Gautier, 1955) und Digitalisintoxikation beschrieben (Wotman et al., 1971). Die bisherigen klinischen Studien stützen sich jedoch zumeist auf die Untersuchung einer einzigen Speichelprobe, die nicht selten aus undifferenziertem Mischspeichel gewonnen wurde. Die Speichelflußrate wurde in die Deutung der Befunde in der Regel nicht mit einbezogen, selbst wenn die Drüse stimuliert war. Die Flußrate beeinflußt jedoch die jeweilige Elektrolytkonzentration in charakteristischer Weise, wie in den grundlegenden physiologischen Arbeiten von Thaysen et al. (1954), sowie Knauf u. Frömter (1970) gezeigt wurde. So kann die Vernachlässigung der Flußrate selbst beim Gesunden zu einer Fehlinterpretation im Sinne einer Über- oder Unterfunktion der Nebennierenrinde führen. Es stellte sich für uns zunächst die Aufgabe, die flußratenabhängigen Normwerte der mono- und bivalenten Ionen im Parotisspeichel neu zu definieren. Auf der Basis dieser Befunde wurde sodann das Elektrolytspektrum

---
* Mit Unterstützung der Deutschen Forschungsgemeinschaft.

verschiedener Krankheitsbilder untersucht, in dieser Studie des Conn- und Bartter-Syndroms.

Methodik

Zur fortlaufenden Speichelentnahme wird der Ausführungsgang der Parotis mit einem speziell geformten Polyäthylenkatheter 2 bis 3 cm tief kanüliert. An diesen Verweilkatheter koppeln wir auswechselbare, geeichte Tuben, aus deren Auffüllzeit die Flußrate ermittelt wird. Ober- und Unterkiefer werden mit einem zahnärztlichen Mundsperrer entlastet. Trockenhalten der Mundhöhle besorgt ein Speichelzieher. Zur Speichelstimulation erhalten die Probanden (0,06 mg/kg Körpergewicht) Pilocarpin subcutan. Innerhalb einer Std werden etwa 30 bis 50 Proben à 0,3 ml gewonnen und auf ihren Elektrolytgehalt untersucht. Die Analyse von Natrium und Kalium erfolgt mittels Flammenphotometer, Calcium und Magnesium mit den Atomabsorptionsspektrometer, anorganisches Phosphat mit Merckotestreagentien spektrophotometrisch (Methode von Raabe). Zur Umrechnung des Phoshpats von mg/100 ml in mÄq/l werden Valenzen des Phosphats nach der Henderson-Hasselbach-Gleichung aus primärem und sekundärem Phosphat errechnet.

pH und pCO_2 werden mit dem Mikro-Astrup (AVL) bestimmt und daraus nach Henderson-Hasselbach das Bicarbonat errechnet. Die Übertragbarkeit der für Blut festgesetzten Konstanten auf den Seichel wurde hinsichtlich der Dissoziationskonstanten K und des Bunsenschen Absorptionskoeffizienten überprüft. Danach ist α mit 0,5 praktisch plasmagleich. Der pK'-Wert kann mit 6,18 trotz variierender Ionenstärke des Speichels zwischen 30 und 104 mM als konstant angesehen werden. Die durch die Ionenstärke verursachten pK'-Änderungen betragen maximal $5/_{100}$ (nähere Einzelheiten zur Methode: Vgl. Kreusser et al., 1972).

Ergebnisse

Normalpersonen: Im typischen Versuchsablauf einer Normalperson erreicht die Flußrate 8 bis 10 min nach Stimulation ihr Maximum und kehrt im Verlaufe 1 Std asymptotisch zum Ruhewert zurück. Die Natrium-, Calcium- und Bicarbonatkonzentration folgt der Flußrate gleichsinnig. Die Kalium-, Magnesium- und Phosphatkonzentration verhält sich dagegen invers zur Flußrate. Infolge des Totraums im Gangsystem wird Ruhespeichel mit Stimulationsspeichel vermischt, wodurch das Maximum bzw. Minimum der jeweiligen Elektrolytkonzentration im Vergleich zum Flußratengipfel um 1 bis 2 min verspätet ist. Deshalb dürfen Korrelationen zwischen Flußrate und Elektrolytkonzentration erst nach erfolgtem „wash out", das bedeutet nach Durchlaufen des Flußratenmaximums, aufgestellt werden.

Trägt man in dieser Weise die Elektrolytkonzentrationen von elf Normalpersonen nicht über der Zeit-, sondern über der Flußrate auf, so ergeben sich für alle Parameter charakteristische Beziehungen (Abb. 1, schraffierte Felder). Bei den *Kationen* ist für Natrium und — in geringerem Maße — für Calcium ein flußratenabhängiger Anstieg zu verzeichnen, während Kalium und Magnesium mit zunehmender Flußrate abfallen. Das Ausscheidungsmuster der *Anionen* weist einen starken Anstieg der Bicarbonat und — weniger ausgeprägt — der aus dem Anionenrest errechneten Chloridkonzentration auf. Anorganisches Phosphat fällt dagegen mit zunehmender Speichelsekretion deutlich ab.

Insgesamt gesehen tendieren die Speichelelektrolyte bei hoher Flußrate in Richtung der zugehörigen Plasmakonzentration, mit Ausnahme von Bicarbonat, das den Plasmawert um das 2- bis 3fache übersteigt, und Magnesium, das seine Plasmakonzentration zunehmend unterschreitet. Nach Mikropunktionsuntersuchungen von Young et al. (1966) ist das Primärsekret der Acini hinsichtlich Natrium und Kalium plasmagleich. Die wesentliche Bearbeitung dieser Ionen vollzieht sich entlang des Gangsystems; hier wird Natrium aktiv reabsorbiert und Kalium aktiv sezerniert.

Conn-Syndrom (Conn et al., 1964)

Typische Veränderungen dieser resorptiven und sekretorischen Vorgänge treten beim chronischen Hyperaldosteronismus auf. Bei unseren zwei Patienten mit Conn-Syndrom ist das führende speichelchemische Symptom eine starke Erniedrigung der flußratenbezogenen Natriumkonzentration (Abb. 1). Dieser Befund ist Ausdruck einer verstärkten Natriumrückgewinnung im Speicheldrüsengang unter der Wirkung des Aldosterons. Die veränderte Natriumbearbeitung in der Parotis des Conn-Syndroms wird verdeutlicht, wenn der Logarithmus der Natriumkonzentration gegen den Kehrwert der Flußrate aufgetragen wird. Die sich formende Gerade weist dann bei unendlich hohen Flußraten auf den zugehörigen Natriumwert im Plasma hin. Der steilere Kurvenanstieg des Conn-Syndroms gegenüber der Normalperson ist Ausdruck der gesteigerten Natriumrückresorption und der gleichzeitig erhöhten Leckpermeabilität. Wird nach einem mathematischen Ansatz von Knauf u. Frömter (1970) die vom gesamten Gangsystem maximal resorbierbare Natriummenge berechnet, so ergibt sich bei diesen Patienten eine Steigerung um das 2- bis 3fache der Norm. Zugleich ist bei den Conn-Patienten die Leckpermeabilität,

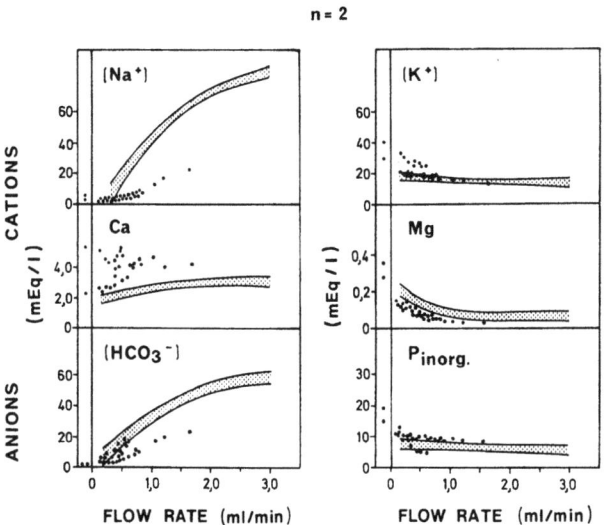

Abb. 1. Flußratenkonzentrationsbeziehung von ein- und zweiwertigen Ionen im Parotisspeichel bei 11 Normalpersonen (schraffierte Felder) und 2 Patienten mit Conn-Syndrom

d. h. der passive Wiedereinstrom von Natriumionen ins Lumen des Gangsystems, wesentlich erhöht.

Kalium, das vom Speicheldrüsengang aktiv sezerniert wird (Young et al., 1966), erfährt unter der Wirkung des chronischen Aldosteronismus eine vermehrte Ausscheidung. Durch diesen Vorgang und die zugleich verminderte Natriumausscheidung ist der Natrium-Kaliumquotient über den gesamten Flußratenbereich erheblich gesenkt.

Auch die übrigen Ionen sind beim Conn-Syndrom typisch verändert: Bicarbonat, dessen Ausscheidung analog zum Kalium durch eine aktive Sekretion erfolgt (Young et al., 1970), wird über den gesamten Flußratenbereich vermindert ausgeschieden. Die Phosphatkonzentration ist dagegen leicht erhöht. Besonderer Erwähnung bedarf die deutliche Zunahme der flußratenbezogenen Calciumkonzentration. Dieser Befund deutet auf eine direkte oder indirekte Stimulation des Calciumtransports durch Aldosteron hin. Das funktionelle Korrelat dieses Vorgangs an der Niere ist die verschiedentlich nachgewiesene Hypercalciurie unter Mineralocorticoiden (Massry et al., 1968).

Die Magnesiumausscheidung an der Parotis ist leicht vermehrt.

Bartter-Syndrom

Die bei diesem Krankheitsbild beschriebenen Elektrolytstörungen werden einerseits auf eine defekte Natriumreabsorption im Tubulus (Klaus et al., 1968; White, 1970) zurückgeführt, andererseits einer Aktivierung des RAAS (Bartter et al., 1962; Bravo u. Bartter, 1968) zugeschrieben. Untersuchungen der Speichelelektrolyte des Bartter-Syndroms könnten zum einen zeigen, ob die postulierte Störung des Natriumtransports nur auf den Nierentubulus beschränkt ist oder eine generalisierte Alteration des Membrantransports darstellt. Zum anderen sollte bei Vorliegen eines sekundären Aldosteronismus das Elektrolytmuster dem des Conn-Syndroms entsprechen.

Unsere Untersuchungen stützen sich auf drei Patientinnen, deren klinisches Bild durch extreme Hypokaliämie, metabolische Alkalose und Hyperreninämie bei

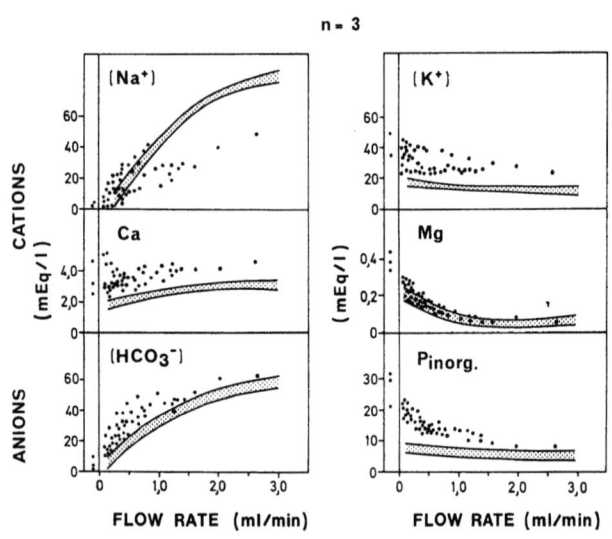

Abb. 2. Flußratenkonzentrationsbeziehung ein- und zweiwertigen Ionen im Parotisspeichel bei 11 Normalpersonen (schraffierte Felder) und 3 Kranken mit Bartter-Syndrom (ein echtes Bartter- und 2 Pseudo-Bartter-Syndrome)

normalem bzw. leicht erniedrigtem Blutdruck gekennzeichnet ist. Bei einer Patientin mit stark erhöhtem renalen Kaliumverlust wurde ein echtes Bartter-Syndrom diagnostiziert, die beiden anderen Patientinnen mit intestinalem Kaliumverlust (infolge chronischen Erbrechens bzw. intermittierender Durchfälle) wurden als Pseudo-Bartter-Syndrom gedeutet.

Führendes speichelchemisches Symptom des Bartter- und Pseudo-Bartter-Syndroms (Abb. 2) ist die exzessive Mehrsekretion von Kalium; der Quotient Speichelkalium über Plasmakalium ist auf das 3- bis 4fache der Norm gesteigert.

Der Natriumtransport zeigt ein unterschiedliches Verhalten: Beim echten Bartter-Syndrom ist die Natriumkonzentration als Ausdruck einer verminderten Natriumrückresorption leicht erhöht, während die beiden Pseudo-Bartter-Fälle leicht erniedrigte Natriumkonzentrationen aufweisen. Im Verhalten der übrigen Ionen gleichen sich Bartter-Syndrom und Pseudo-Bartter-Syndrom. Für Bicarbonat ist beiden Krankheitszuständen eine eindeutige Mehrsekretion gemeinsam, ein Befund, der in diametralem Gegensatz zum Conn-Syndrom steht. Die Phosphat- und Calciumkonzentration ist beim Bartter- und Pseudo-Bartter-Syndrom stark erhöht. Die Magnesiumkonzentration ist nicht sicher verändert.

Bei *synoptischer Betrachtung* ergeben sich für die untersuchten Krankheitsbilder charakteristische Elektrolytmuster. Das Conn-Syndrom ist durch eine erhebliche Steigerung der Natriumrückgewinnung gekennzeichnet. Zugleich ist die Sekretion von Bicarbonat reduziert. Die Exkretion von Kalium, Calcium und anorganischem Phosphat ist dagegen erhöht.

Beim Bartter- und Pseudo-Bartter-Syndrom ist das führende Symptom eine extreme Sekretionssteigerung von Kalium, und — im Gegensatz zum Conn-Syndrom — eine erhöhte Bicarbonatsekretion. Die Natriumrückresorption ist beim Pseudo-Bartter-Syndrom gering vermehrt, beim echten Bartter-Syndrom leicht vermindert. Die flußratenbezogene Calcium- und Phosphatkonzentration ist deutlich erhöht.

Auf Grund der qualitativen und quantitativen Differenzen in der Speichelchemie sind die Störungen des Mineralstoffwechsels des Bartter- und Pseudo-Bartter-Syndroms nicht ausschließlich mit einem sekundären Aldosteronismus zu erklären. Eine angeborene oder erworbene Störung des Membrantransports muß ernsthaft in Betracht gezogen werden, wie auch Gardner et al. (1971) auf Grund von Untersuchungen an Erythrocyten postulierte.

Literatur

Bartter, F. C., Pronove, P., Gill, J. R., MacCardle, R. C.: Amer. J. Med. **33**, 811 (1962). — Bloch, K. J., Buchanan, W. W., Wohl, M. J., Bunim, J. J.: Medicine (Baltimore) **44**, 187 (1965). — Bravo, E., Bartter, F. C.: Clin. Res. **16**, 263 (1968). — Conn, J. W., Cohen, E. L., Rovner, D. R.: J. Amer. med. Ass. **190**, 213 (1964). — Gardner, J., Lapey, A., Simopoulos, A., Bravo, E.: J. clin. Invest. **49**, 32 (1971). — Klaus, D., Bocskor, A., Seif, F.: Klin. Wschr. **46**, 1201 (1968). — Knauf, H., Frömter, E.: Pflügers Arch. ges. Physiol. **316**, 213 (1970). — Kreusser, W., Heidland, A., Hennemann, H., Knauf, M., Wigand, M. E.: Europ. J. clin. Invest. (1972) (in press). — Lauler, D. P., Hickler, R. B., Thorn, G. W.: New Engl. J. Med. **267**, 1136 (1962). — Massry, S. G., Coburn, J. W., Chapman, L. W., Kleeman, C. R.: J. Lab. clin. Med. **71**, 212 (1968). — Prader, A., Gautier, E.: Ciba Found. Coll. on Endocrinology, Vol. 8. London 1955. — Prader, A., Gautier, E.: Helv. paediat. Acta 1/2, 56 (1955). — Thaysen, J. H., Thorn, N. A., Schwartz, I. L.: Amer. J. Physiol. **178**, 155 (1954). — White, M. G.: Clin. Res. **18**, 67 (1970). — Wotman, S., Biggor, J. T., Irwin, D., Mandel, B. S., Bartelstone, H. J.: New Engl. J. Med. **285**, 871 (1971). — Young, J. A., Schögel, E.: Pflügers Arch. ges. Physiol. **291**, 85 (1966). — Young, J. A., Martin, C. J., Asz, M., Weber, F. D.: Pflügers Arch. ges. Physiol. **319**, 185 (1970).

Martin, W., Taniguchi, H., Gestefeld, K., Kühnau, J., Jr. (I. Med. Univ.-Klinik Hamburg-Eppendorf): **Über den diabetogenen Effekt von Vasopressin**

Nach früheren eigenen Untersuchungen und vereinzelten Befunden anderer Autoren scheint Vasopressin die Glucoseassimilation unter Belastungsbedingungen zu verschlechtern, wobei dieser Effekt des Oktapeptids rasch reversibel ist. Dabei ergab sich, daß unter Vasopressinzufuhr die normalerweise durch Glucoseaufnahme stimulierte Insulinsekretion eine Hemmung erfährt.

Weitere Untersuchungen sollten klären, ob neben Glucose auch andere Substanzen mit Insulinsekretionsreiz in ihrer Wirkung durch Vasopressin gehemmt werden, wodurch zusätzliche Aufschlüsse über diesen Vasopressineffekt zu erwarten waren.

Es wurde bei i.v. Glucosebelastung der Glucoseassimilationskoeffizient k bei fünf jugendlichen männlichen Probanden in An- und Abwesenheit von Tolbutamid und Glucagon bei teilweise kontinuierlicher parenteraler Vasopressinzufuhr (25 mE/min[1] während 80 min) bestimmt. Der fördernde Effekt auf die Glucose-

---

[1] Oktapressin, Sandoz.

assimilation, der sich besonders bei Tolbutamid, weniger auch bei Glucagon, darstellte, und der durch eine gesteigerte Insulinausschüttung bedingt ist, ging unter der Vasopressinapplikation signifikant (p < 0,01) zurück. Der durchschnittliche

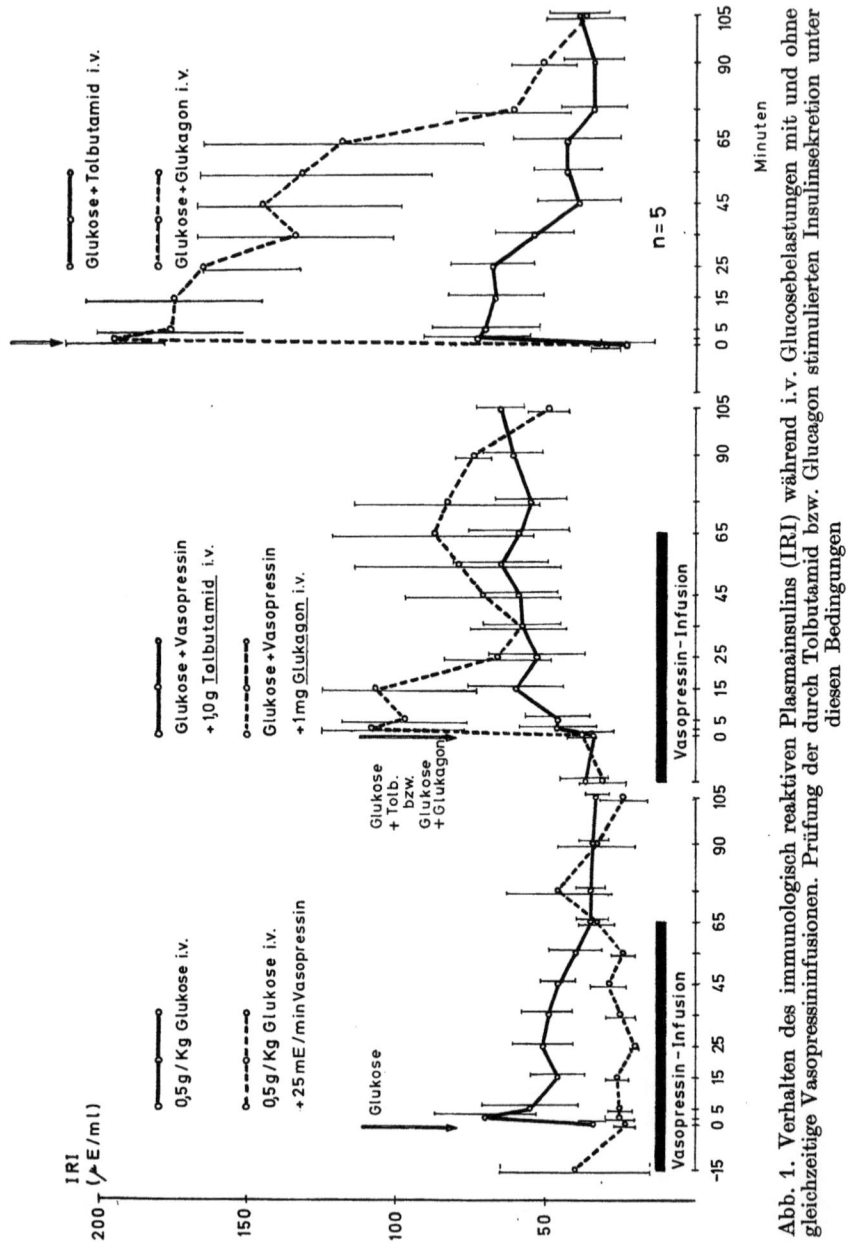

Abb. 1. Verhalten des immunologisch reaktiven Plasmainsulins (IRI) während i.v. Glucosebelastungen mit und ohne gleichzeitige Vasopressininfusionen. Prüfung der durch Tolbutamid bzw. Glucagon stimulierten Insulinsekretion unter diesen Bedingungen

k-Wert von 1,8 hob sich unter Tolbutamid auf 3,6 und ging unter Tolbutamid mit Vasopressininfusion auf 2,2 zurück. Durch Glucagon stieg der k-Wert auf 2,2 und fiel unter Glucagon mit Vasopressin auf 1,2. Die Vasopressininfusion allein senkte den durchschnittlichen k-Wert der Probanden von 1,8 auf 1,3.

Die Abb. 1 zeigt das Verhalten von Insulin im Serum der Probanden unter den verschiedenen Testbedingungen. Die im Vergleich zu den Verhältnissen unter der einfachen i.v. Glucosebelastung deutlich bis stark überhöhten Anstiege des Plasmainsulins bei Applikation von Tolbutamid bzw. Glucagon sind bei gleichzeitig kontinuierlich laufender Vasopressinzufuhr weniger ausgeprägt. Erst gegen Ende der Vasopressininfusion setzt auch hier in einigen Fällen ein Anstieg der Plasmainsulinkonzentration ein. Das Verhalten der freien Fettsäuren im Blut ist unter den verschiedenen Testbedingungen weniger charakteristisch, entspricht aber dem jeweiligen Stand der Insulinsekretion.

Um die Möglichkeit vermittelnder Faktoren auf das Zustandekommen der beobachteten Verschlechterung der Kohlenhydrattoleranz und Minderung der In-

	Intakte Ratten				
	Glukose intravenös (Werte nach 10 min)		Glukose + Vasopressin intravenös		
	mg% Blutglukose (±SEM)	IRI, µE/ml (±SEM)	mg% Blutglukose (±SEM)	IRI, µE/ml (±SEM)	Blutglukose / IRI
	177 (± 7,8)		183 (± 12,1)		0,8 > p > 0,7
		55 (± 7,0)		28 (± 2,7)	0,1 > p > 0,05
	n = 5	3,8 (± 0,55)	n = 5	6,8 (± 0,66)	0,01 > p > 0,001
	Adrenalektomierte Ratten				
	179 (± 8,5)		205 (± 19,6)		0,2 > p > 0,1
		125 (± 19,8)		57 (± 6,3)	0,05 > p > 0,02
	n = 7	1,6 (± 0,02)	n = 5	3,7 (± 0,38)	0,01 > p > 0,001
	0,9 > p > 0,8	0,02 > p > 0,01	0,05 > p > 0,02	0,4 > p > 0,3	0,01 > p > 0,001	0,4 > p > 0,3

Abb. 2. Einfluß i.v. Glucose- bzw. Glucose-Vasopressininfusionen (0,5 g Glucose/kg; 0,1 E Vasopressin) auf das Verhalten von Blutglucose und immunologisch reaktivem Plasmainsulin (IRI) bei intakten und adrenalektomierten Ratten

sulinsekretion unter Vasopressineinwirkung abzugrenzen, erfolgten zusätzliche Untersuchungen an intakten und adrenalektomierten Ratten.

Als Mischspritze wurden 0,5 g Glucose/kg und 0,1 E Vasopressin/kg in die Schwanzvene injiziert und bei den nach 10 min dekapitierten Tieren Blutglucose und Plasmainsulin bestimmt.

Die Tabelle (Abb. 2) demonstriert, daß der am Menschen beobachtete Vasopressineffekt im Prinzip auch bei der Ratte besteht. Es wird durch die Adrenalektomie verdeutlicht, woraus seine Unabhängigkeit von hormonalen Einflüssen der Nebenniere hervorgeht.

Eigene in vitro-Studien an Diaphragma, Leber, Nebenhodenfett und Dünndarm der Ratte zeigten bisher keine Veränderungen der Glucoseaufnahme und des Glucosestoffwechsels durch Vasopressin in An- und Abwesenheit von Insulin.

In vivo führte bei der Ratte die intraperitonale Injektion von 20 mg Glucose bei gleichzeitiger Gabe von 100 mE Vasopressin zu einer signifikanten Verminderung des Glykogengehaltes vom Diaphragma nach 2 Std.

Diskussion

Als Ursache der unter Vasopressin supprimierten Insulinsekretion kommen indirekte vasoconstrictive Effekte und eine direkte Hemmwirkung der Pressorhormons in Betracht sowie eine Kombination der beiden Möglichkeiten. Für eine Constriction der Pankreasgefäße, zumindest als Teilursache der reduzierten Insulinsekretion, spricht die Flüchtigkeit der Sekretionshemmung und ein sehr ähnlicher Effekt anderer diabetogener Hormone mit definierter Constrictionswirkung im Capillarbereich, so etwa Adrenalin, Noradrenalin und Angiotensin [2, 3, 4, 6]. Besonders Adrenalin, Noradrenalin, deren mindernder Einfluß auf die Durchblutung des Pankreas genau untersucht worden ist [1, 6], zeigen in dem Ablauf der Sekretionshemmung von Insulin große Ähnlichkeit mit unseren Beobachtungen. Da die mechanische Drosselung der Blutzufuhr zum Pankreas nicht zu einem entsprechenden Rückgang der Insulinsekretion führt [6], kommt auch für Vasopressin wenigstens teilweise ein direkter cellulärer Hemmeffekt auf die Insulinsekretion in Betracht. Die Vasopressinwirksamkeit bei i.v. Glucosebelastung demonstriert, daß die reduzierte Insulinsekretion nicht durch Beeinträchtigung der sekretionsvermittelnden Wirkung der intestinalen Gewebshormone zustande kommt. Nach unseren Befunden an isolierten Organen ist auch ein direktes Eingreifen von Vasopressin in den Kohlenhydratstoffwechsel wenig wahrscheinlich. Eine direkte Hemmung der Insulinsekretion durch Vasopressin wäre zu beweisen durch in vitro-Untersuchungen über das Sekretionsverhalten von isolierten Pankreasinseln in Anwesenheit des Pressorhormons. Derartige Untersuchungen stehen noch aus und liegen auch unseres Wissens in der Literatur nicht vor. Erwähnenswert ist, daß offenbar der Einfluß des Vasopressins auf die Insulinsekretion nur bei gleichzeitiger Gabe von Substanzen mit stimulierender Wirkung auf die Sekretion des Hormons erkennbar wird [5].

Wir danken Frau E. Weichelt für ihre intensive Mitarbeit bei der Funktionsdiagnostik und für die sorgfältigen Analysen im Labor.

Literatur
1. Barlow, T. E., Greenwell, J. A., Harper, A. A., Scatcherd, T.: J. Physiol. (Lond.) **217**, 665 (1971). — 2. Kris, A. O., Miller, R. E., Wherry, F. E., Mason, J. W.: Endocrinology **78**, 37 (1966). — 3. Martin, W., Kühnau, J., Jr., Lysy, J.: Verh. dtsch. Ges. inn. Med. **77**, 191 (1971). — 4. Porte, D., Graber, A. L., Kuzuya, T., Williams, R. H.: J. clin. Invest. **45**, 228 (1966). — 5. Quabbe, H.-J.: Acta endocr. (Kbh.) **63**, 359 (1970). — 6. Rappoport, A. M., Kawamura, T., Davidson, K., Lin, J. B., Ohira, S., Zeigler, M., Coddling, J. A., Henderson, J., Haist, R. E.: Amer. J. Physiol. **221**, 343 (1971).

WEISBECKER, L., SCHEMMEL, K., KINET, M., STÖWSAND, D., LEYBOLD, K., LAHRTZ, HG., MOKMOL, V., ZEPF, S. (II. Med. Klinik u. Poliklinik und Neurochirurg. Klinik, Universität Kiel): **Untersuchungen zum hormonalen Status nach Hypophysektomie**

Der hormonale Status Hypophysektomierter läßt sich mit den neuen Hormonbestimmungsmethoden und den entsprechenden Stimulations- und Hemmtesten besser als früher erfassen. Globale Untersuchungen mit moderner Technik sind — von speziellen Einzeluntersuchungen abgesehen — in den letzten Jahren nicht mehr publiziert worden. Wir untersuchten 17 transfrontal und 2 transnasal möglichst total Hypophysektomierte, davon 5 prä- und postoperativ, 14 nur postoperativ. Die Patienten litten an eosinophilen, basophilen und chromophoben

Adenomen bzw. Craniopharyngeomen. Die Parameter wurden mit folgenden allgemein anerkannten Methoden geprüft:

1. STH-Bestimmung vor und nach Insulinstimulation,
2. 17-Hydroxycorticoidausscheidung vor und nach Metopiron,
3. 24 Std-Rhythmus des Plasmacortisol,
4. Testosteronausscheidung,
5. Gonadotropin semiquantitativ,
6. PB^{127}J,
7. Zweiphasenradiojodtest vor und nach TSH und TRF,
8. Gesamtthyroxin (T_4),
9. Insulin und Glucose vor und nach Tolbutamid.

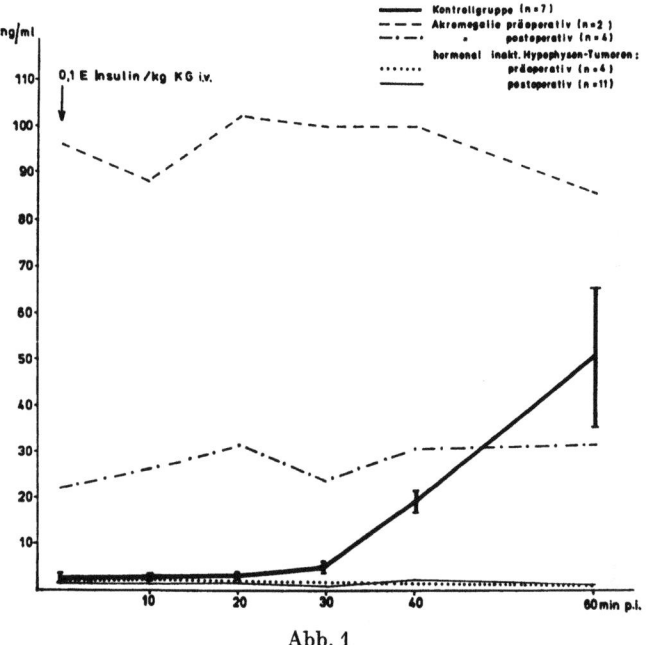

Abb. 1

Nach Oberdisse u. Tönnies [1] fallen bei Hypophysenkrankheiten und nach Hypophysenoperationen zuerst die Gonadotropine, dann TSH und zuletzt ACTH aus. Trotz scheinbar totaler Hypophysektomie schieden dennoch alle untersuchten Patienten nach der Operation Testosteron aus, wenn auch signifikant weniger. Bei allen Patienten waren die Gonadotropine sowohl prä- wie postoperativ ebenfalls erniedrigt, wenn auch noch deutlich nachweisbar. Akromegale hatten, wie bekannt, hohe nicht insulinstimulierbare STH-Werte (Nowakowski [2]). Postoperativ war STH zwar hoch normal bis mäßig erhöht, aber ebenfalls nicht insulinstimulierbar (Abb. 1). Beim basophilen bzw. chromophoben Adenom und beim Craniopharyngeom war STH prä- und postoperativ sehr niedrig und nicht insulinstimulierbar. Das Plasmacortisol-24 Std-Profil wechselte — vom basophilen Adenom abgesehen — wie beim Gesunden in typischer Weise, allerdings nach der Operation bei signifikant niedrigeren Werten. Von 16 postoperativ untersuchten Patienten hatten nur 5 eine klinisch und funktionsanalytisch gesicherte mäßige Nebennierenrindeninsuffizienz. Hypophysektomierte scheiden zwar weniger 17-Hydroxycorticoide aus als Gesunde, nach Metopiron stiegen dennoch die Werte an, ein Hinweis auf noch vorhandene ACTH-Reserven (Abb. 2). Am wenigsten änderte sich die Funktion der Schilddrüse. $PB^{127}J$ lag bei den Operierten und den Kontrollen gleich hoch. Im Radiojodtest war lediglich die Jodidphase signifikant niedriger als beim Gesunden. Alle Hypophysektomierten waren verständlicherweise mit TSH normal stimulierbar. Sie nahmen nach TRF ebensoviel ^{131}J auf wie Gesunde (Pickardt [3]). T_4 war präoperativ erniedrigt, wenn auch nicht signifikant; es stieg auch — wie schon andere Autoren berichteten (u. a. Retiene [4]) — nach TRF nicht signifikant an. Präoperativ und kurz nach dem Eingriff

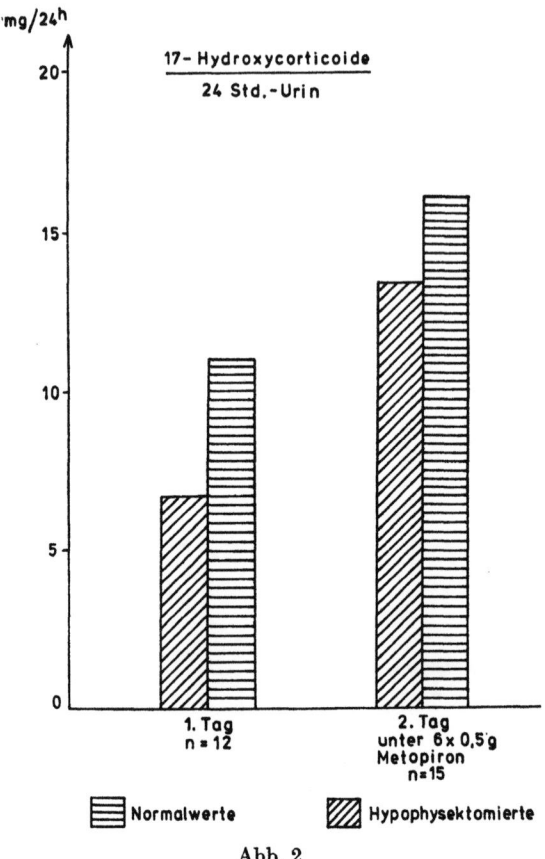

Abb. 2

waren die Insulinkonzentrationen im Normbereich bei normaler Stimulierbarkeit durch Tolbutamid (Abb. 3). Lag die Operation länger als 1 Jahr zurück, waren die Insulinkonzentrationen signifikant erniedrigt, auch die Stimulierbarkeit mit Tolbutamid war reduziert. Die Blutglucose lag bei allen drei Patientengruppen im Normbereich.

Trotz scheinbar totaler Hypophysektomie können die Hypophysenreste — und diese müssen noch vorhanden sein — noch, wenn auch vermindert, Hormone produzieren. Die Gonadotropine und damit auch Testosteron genügen zwar nicht mehr zur Aufrechterhaltung der Gonadenfunktion — wie auch das klinische Bild zeigt —, sie werden aber doch noch gebildet. Die Gonadotropine reagieren also nicht so empfindlich auf Hypophysenläsionen wie früher angenommen. Empfindlicher ist anscheinend die STH-Produktion, da STH — von den Akromegalen abgesehen — prä- und postoperativ niedrig lag. Die Stimulierbarkeit ist aber in allen Fällen aufgehoben, wohl ein Zeichen der direkten Zell-Läsion und nicht eines Mangels an STH-Releasinghormon. Vom basophilen Adenom abgesehen, weist der postoperativ noch erhaltene circadiane Plasmacortisolrhythmus auf — wenn auch unterfunktionierende — Hypophysenreste hin. Das gleiche gilt für die Mobilisierbarkeit von ACTH-Reserven durch Metopiron. Die Schilddrüsenfunktion scheint noch weniger als die der anderen peripheren Drüsen tangiert zu sein. Das läßt sich an dem reduzierten Verhalten des PB^{127}J, des Radiojodtestes, der ^{131}J-Aufnahme und des allerdings wenig empfindlichen T$_4$ ablesen. Die TSH- und TRF-Stimulierbarkeit ist — wenn überhaupt — nicht signifikant eingeschränkt. Daß die Insulinkonzentrationen vor und direkt nach der Operation im Normbereich lagen, erklärt sich durch den noch nicht sehr ausgeprägten Wegfall insulinantagonistischer Hormone. Erst in der Spätphase stellt sich die Inselzellfunktion auf die langzeitig,

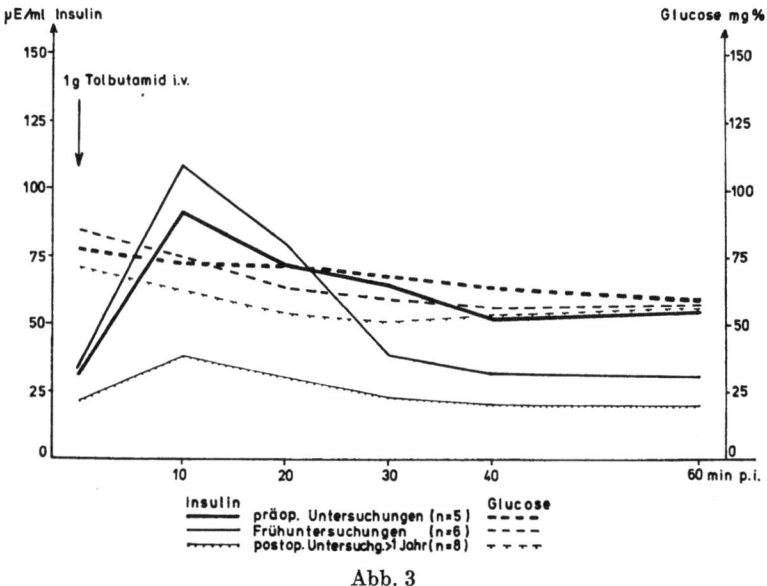

Abb. 3

wenn auch nur mäßig erniedrigte Produktion der Insulinantagonisten ein. Die geringeren Insulinkonzentrationen genügen dann, um den Blutzucker im Normbereich zu halten, also ist das Insulinäquivalent gesteigert.

Es ist schon lange bekannt, daß eine restlose Hypophysektomie nur sehr selten gelingt, wenn auch das klinische Bild scheinbar auf einen kompletten Ausfall hinweist. Dennoch ist die Ausfallssymptomatik nie so ausgeprägt wie beim totalen Ausfall der entsprechenden peripheren Drüse, z. T. bedingt durch ihre autonome Basalsekretion. Auch die Tatsache, daß es nach scheinbar totaler Hypophysektomie doch noch zu Rezidiven kommen kann, beweist funktionsfähige, regenerationsfähige und stimulierbare Hypophysenreste. Daß die zu wenig beachtete Rachendachhypophyse vikariierend für die ausgefallene Hypophyse einspringt, ist eine weniger wahrscheinliche Denkmöglichkeit. Offensichtlich fallen bei Hypophysenläsionen zuerst STH, dann die Gonadotropine und erst zuletzt TSH und ACTH aus. Das heißt aber, daß nach Hypophysektomien nicht mit allen hypophysenabhängigen Hormonen substituiert werden muß, sondern nur mit denen, die nach den Ergebnissen einer globalen Hormonanalyse echt ausgefallen sind oder nur sehr beschränkt gebildet werden.

Literatur
1. Oberdisse, K., Tönnies, W.: Ergebn. inn. Med. Kinderheilk. **4**, 975 (1953). — 2. Nowakowski, K., Kautzky, R., Stahnke, N., Regler, B.: Acta endocr. (Kbh.) Suppl. **159**, 47 (1972). — 3. Pickardt, C. R., Erhardt, F., Fahlbusch, R., Heinze, H. G., Scriba, P. C.: Acta endocr. (Kbh.) Suppl. **159**, 1 (1972). — 4. Retiene, K., Schulz, F., Althoff, P., Bangel, S. Röthig, U., Kimbel, V.: Acta endocr. (Kbh.) Suppl. **152**, 78 (1971).

HRUBESCH, M., BÖCKEL, K., VOSBERG, H., WAGNER, H., HAUSS, W. H. (Med. Klinik u. Poliklinik Universität Münster): **Hyperthyreose durch TSH-produzierendes chromophobes Hypophysenadenom**

Im allgemeinen weisen Patienten mit Hyperthyreose gegenüber der Norm erhöhte Serumspiegel an Schilddrüsenhormonen auf. Der Serumspiegel des thyreotropen Hormons (TSH) dagegen liegt an der unteren Normgrenze. Während sich die TSH-Spiegel euthyreoter und mehr noch diejenigen primär hypothyreoter Patienten durch die Applikation von Thyreotropin-Releasing-Hormon (TRH)[1] stimulieren lassen, kommt es bei Patienten mit primärer Hyperthyreose nach TRH-Gabe nicht zu einem Anstieg der TSH-Serumtiter [14, 15] (Abb. 1).

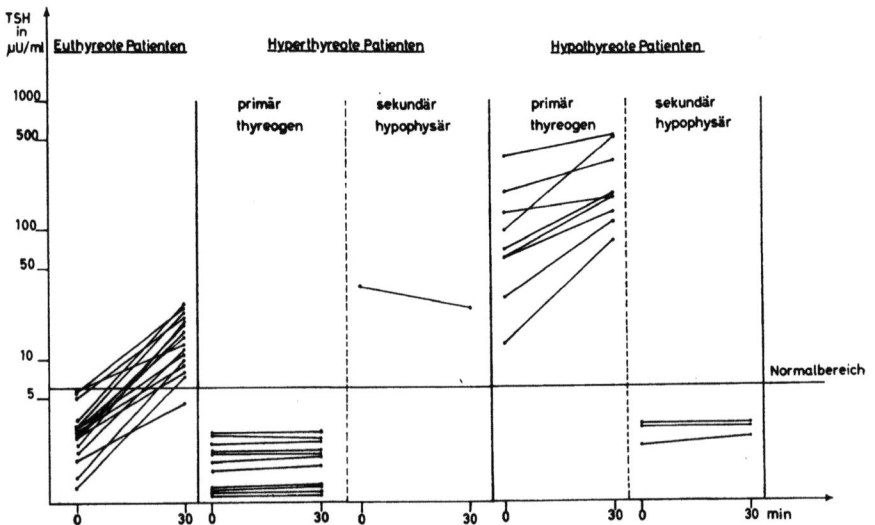

Abb. 1. TSH-Spiegel im Serum vor und nach Applikation von 500 µg Thyreotropin-Releasing-Hormon

Chromophobe Hypophysenadenome sind häufig endokrin inaktiv, gelegentlich produzieren sie Wachstumshormon, selten ACTH oder TSH.

Eine hyperthyreote Stoffwechsellage in Verbindung mit einem chromophoben Hypophysenadenom ist schon seit längerem beschrieben [3, 4, 5, 6, 7, 9, 10, 16], doch wurde eine erhöhte TSH-Aktivität im Serum erst in zwei Fällen mit einer biologischen Methode [5, 7], in einem Fall mit radioimmunologischer Methode [3] nachgewiesen.

Im folgenden Fall wird über ein chromophobes Adenom der Hypophyse bei einer Patientin mit Hyperthyreose berichtet.

Die Bestimmung der TSH-Serumspiegel erfolgte radioimmunologisch mit Hilfe einer modifizierten Doppelantikörpermethode nach Odell et al. [12], unter Ver-

---
[1] Versuchspräparat der Farbwerke Hoechst (Hoe 50011).

wendung von menschlichem TSH und TSH-Antiserum[2]. Der Normalbereich liegt zwischen 0 und 7 µE/ml Serum. Das Serumgesamtthyroxin wurde nach dem Verfahren der konkurrierenden Eiweißbindungsanalyse nach Murphy [8] mit dem T_4-Testbesteck der Fa. Abbott bestimmt. Zur Stimulation der TSH-Sekretion wurde synthetisches TRH+ in einer Dosis von 500 µg i.v. injiziert und die TSH-Serumspiegel vor sowie 10, 30, 60, 90 und 120 min nach der TRH-Injektion bestimmt.

Im Mai 1971 wurde die 40jährige Patientin I. R. in die Medizinische Univ.-Klinik Münster aufgenommen. Bei der Aufnahme bestand klinisch das Bild einer mittelschweren Hyperthyreose mit feinschlägigem Tremor der Hände, Nervosität, Schweißausbrüchen und einer Tachykardie von 100/min. Über der deutlich vergrößerten Schilddrüse hörte man ein schwirrendes Geräusch, der Serumthyroxinspiegel war mit 15 µg/100 ml Serum, der T_3-Test mit 60,8% und das $PB^{131}J$ mit 0,73% deutlich erhöht[3]. Im Radiojodtest zeigte sich eine erhöhte Jodaufnahme sowie ein erhöhter Jodumsatz. Der TSH-Nüchternwert lag bei drei an verschie-

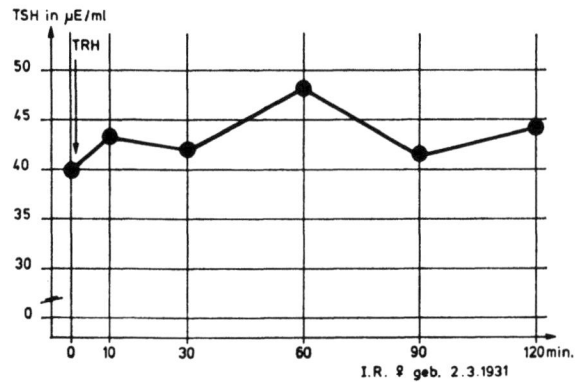

Abb. 2. TSH-Spiegel im Serum vor und nach i.v. Gabe von 500 µg Thyreotropin-Releasing-Hormon bei einer Patientin mit chromophobem Hypophysenadenom

denen Tagen durchgeführten Messungen mit 40 µE, 42 µE bzw. 34 µE/ml Serum stets deutlich oberhalb der Normgrenze und ließ sich durch die Injektion von TRH nicht stimulieren, sondern schwankte bei fortlaufender TSH-Titerbestimmung über 120 min nach der Gabe von TRH um den Ausgangswert (Abb. 2). Außerdem bestand seit der zweiten Entbindung 1955 eine sekundäre Amenorrhoe, die LH-Ausscheidung im Urin schwankte stark zwischen Werten von unter 25 IE und 300 IE/l[3], die FSH-Ausscheidung lag bei 15 E/l[3]. Gleichzeitig fand sich eine sekundäre Nebennierenrindeninsuffizienz, die Ausscheidung der Gesamtcorticoide lag zwischen 3,2 und 1,9 mg/24 Std, die der neutralen 17-Ketosteroide bei 3 mg/24 Std und die der 17-OH-Corticoide bei 1,2 mg/24 Std[3]. Die Röntgenaufnahme des Schädels zeigte eine erhebliche Ausweitung der Sella turcica. Der Visus und die peripheren Gesichtsfelder waren jetzt weitgehend unauffällig. In der Anamnese fand sich außer der beschriebenen Amenorrhoe 1962 eine relative bitemporale

---

[2] Für die freundliche Überlassung von H-TSH und H-TSH-Antiserum danken wir Herrn Dr. R. W. Bates vom National Institute of Arthritis and Metabolic Diseases, Bethesda, USA.

[3] Normalwerte: Gesamtthyroxin: 5 bis 10 µg/100 ml Serum. T_3-Test: 25 bis 35%. $PB^{131}J$: bis 0,3% der Testdosis in 1 l Serum nach 48 Std. *LH* 20 bis 100 IE/l prä- und postovulatorisch, 150 bis 600 IE/l bei Ovulation, 55 bis 350 IE/l in der Postmenopause. 17-Ketosteroide: 6 bis 12 mg/24 Std. 17-OH-Steroide: 4 bis 8 mg/24 Std. Gasamtcorticoide: 7 bis 12 mg/24 Std. *FSH* 15 E/l.

Hemianopsie mit zentralem Skotom und erheblicher Sehschwäche. Diese Symptome waren hervorgerufen durch einen Hypophysentumor, der durch eine Carotis-Arteriographie gesichert und 1962 operativ entfernt wurde. Die histologische Untersuchung ergab ein chromophobes Hypophysenadenom. Wie mit Hilfe des Radiojodtestes und der Grundumsatzbestimmung nachgewiesen wurde, bestand 1962 eine euthyreote Stoffwechsellage. Nachdem sich die Beschwerden der Patientin vorübergehend gebessert hatten, kam es 1965 zu einem Rezidiv des Hypophysentumors, das wieder angiographisch gesichert und operativ entfernt wurde. Histologisch handelte es sich um ein Rezidiv des 1962 entfernten chromophoben Adenoms. 1967 traten epileptiforme Anfälle und 1968 eine schlaffe Hemiparese rechts auf. Beide Erscheinungen bildeten sich nach Röntgenbestrahlung der Hypophyse zurück. Chromophobe Hypophysenadenome, die gleichzeitig mit hyperthyreoter Stoffwechsellage auftraten, wurden mehrfach beschrieben [3, 4, 5, 6, 7, 9, 10, 16]. Werner u. Stewart berichteten 1958 über eine Patientin mit einem chromophoben Hypophysenadenom und Hyperthyreose, bei der sie eine erhöhte TSH-Produktion durch den Tumor vermuteten [16].

Kappeler fand einen Patienten mit Hyperthyreose und chromophobem Adenom bei gleichzeitiger Nebennierenrinden- und Gonadeninsziuffizenz [6]. Die TSH-Aktivität im Serum war bei den genannten Fällen nicht gemessen worden. Erst Jailer u. Holub (1960) [5] und Lamberg u. Ripatti et al. (1969) [7] konnten mit Hilfe einer biologischen Methode erhöhte TSH-Aktivitäten im Serum von Patienten mit chromophoben Hypophysenadenomen bei gleichzeitig bestehender hyperthyreoter Stoffwechsellage nachweisen. Ebenfalls mit einer biologischen Methode fanden Odell, Bates et al. über die Norm erhöhte TSH-Aktivitäten bei Patientinnen mit Chorioncarcinomen, bei denen eine gesteigerte Schilddrüsenfunktion, allerdings ohne klinisch manifeste Hyperthyreose, bestand [11]. Eine ähnliche Funktionssteigerung wurde von Freedberg et al. bei normaler Schwangerschaft [2] und von Dowling und anderen bei Blasenmolen [1] beschrieben. Steigbigel et al. fanden über die Norm erhöhte TSH-Aktivität begleitet von einer Hyperthyreose bei einem Patienten mit einem metastasierenden, embryonalen Hodencarcinom [13]. Erst kürzlich berichteten Hamilton, Adams u. Maloof über einen Patienten, bei dem durch einen radioimmunologisch nachgewiesenen erhöhten TSH-Serumspiegel eine Hyperthyreose hervorgerufen wurde [3]. Die Autoren schlossen aus der Tatsache, daß der TSH-Spiegel über dem Normbereich lag, obwohl der Schilddrüsenhormonspiegel deutlich erhöht war und daß der TSH-Titer nicht weiter anstieg, als der Schilddrüsenhormonspiegel durch eine thyreostatische Therapie auf Werte an der unteren Normgrenze gesenkt wurde, auf eine autonome TSH-Produktion durch den Tumor, wenngleich sie nicht ausschlossen, daß der Tumor auch durch einen nicht näher definierten Mechanismus die noch verbliebenen normalen Hypophysenzellen zu inadäquater TSH-Sekretion veranlaßt haben könnte.

Bei unserer Patientin konnten wir zeigen, daß das vermehrt sezernierte, radioimmunologisch meßbare TSH nach der Gabe von TRH nicht anstieg. Während bei intaktem Regelkreis zwischen Hypothalamus, Hypophyse und Schilddrüse die TSH-Sekretion durch über die Norm erhöhte Serumtiter an Schilddrüsenhormon unterdrückt wird und auch durch die Injektion sehr hoher Dosen von TRH nicht stimulierbar ist, wie wir bei Patienten mit primärer Hyperthyreose [1, 2] (Abb. 1) und bei gesunden Probanden, die über 6 Tage täglich 100 µg Trijodthyronin eingenommen hatten, zeigen konnten, wird bei unserer Patientin durch die gesteigerte und durch TRH nicht beeinflußbare TSH-Sekretion die Schilddrüse zu erhöhter Hormonsekretion veranlaßt. Die Hormonproduktion des Tumors scheint keiner Regulation durch das über- oder untergeordnete Organ zu unterliegen, wenn auch nicht ganz ausgeschlossen werden kann, daß zwar noch ein Regelkreis besteht, aber das Niveau, auf dem er arbeitet, erhöht ist.

Literatur

1. Dowling, J. T., Ingbar, S. H., Freinkel, N.: J. clin. Endocr. **20**, 1 (1960). — 2. Freedberg, I. M., Hamolsky, M. W., Freedberg, A. S.: New Engl. J. Med. **256**, 505 (1957). — 3. Hamilton, C. R., Jr., Adams, L. C., Maloof, F.: New Engl. J. Med. **283**, 1077 (1971). — 4. Jackson, I.: J. clin. Endocr. **25**, 491 (1965). — 5. Jailer, J. W., Holub, D. A.: Amer. J. Med. **28**, 497 (1960). — 6. Kappeler, R.: Schweiz. med. Wschr. **89**, 366 (1959). — 7. Lamberg, B.-A., Ripatti, J.: Acta endocr. (Kbh.) **60**, 157 (1969). — 8. Murphy, B. E. P., Pattee, C. J.: J. clin. Endocr. **24**, 187 (1969). — 9. Nurnberger, J. F., Korey, S. R.: Pituitary chromophobe adenoms. New York 1953. — 10. Nyhan, W. L., Green, M.: J. Pediat. **65**, 583 (1964). — 11. Odell, W. D., Bates, R. W.: J. clin. Endocr. **23**, 658 (1963). — 12. Odell, W. D., Wilber, J. F., Paul, W. E.: J. clin. Endocr. **25**, 1179 (1965). — 13. Steigbigel, N. H., Oppenheim, J. J.: New Engl. J. Med. **271**, 345 (1964). — 14. Wagner, H., Hrubesch, M.: Med. Welt (N.F.) **22**, 1883 (1971). — 15. Wagner, H., Böckel, K.: NUC-Compact, Dez. 1971. — 16. Werner, S. C., Stewart, W. B.: J. clin. Endocr. **18**, 266 (1958).

MEDAU, H. J., BRODKORB, K., KELLERMANN, D., REMPE, N., BACHMANN, G. W. (Med. Klinik u. Poliklinik Universität Gießen): **Plasmaproteinveränderungen bei unbehandelter und behandelter Hyperthyreose**

Quantitative Plasmaproteinveränderungen sind bei zahlreichen Erkrankungen bekannt. Bei Funktionsstörungen der Schilddrüse sind derartige Konzentrationsänderungen von besonderem Interesse. Durch Zu- oder Abnahme derjenigen Proteine, die Träger für Schilddrüsenhormone sind, ist eine Beeinflussung ihrer Bindungskapazität denkbar.

Für das thyroxinbindende Globulin TBG, für Präalbumin und Albumin ist eine derartige Transportfunktion gesichert. TBG läßt sich bisher nicht direkt messen.

Ziel unserer Untersuchungen war es:

1. bei Kranken mit einer Hyperthyreose Serumproteine quantitativ zu messen,
2. festzustellen, in welchem Ausmaß die Trägerproteine Präalbumin und Albumin verändert sind und
3. die Auswirkungen einer Therapie der Schilddrüsenfunktionsstörung auf die Plasmaproteinkonzentration festzustellen.

Material und Methodik

Wir untersuchten zunächst 94 Gesunde, um eine nach Alter und Geschlecht vergleichbare Gruppe zu gewinnen. Danach wurde eine Gruppe von 56 Kranken mit gesicherter Hyperthyreose untersucht. Hieraus wurden 26 Patienten unter der Therapie beobachtet: 10 Patienten unter thyreostatischer Behandlung, 11 Patienten nach Radiojodresektion und 5 Kranke nach operativer Schilddrüsenresektion.

In jeder Gruppe wurden regelmäßig in kurzen Zeitabständen Untersuchungen vorgenommen bis klinisch und nach den in vitro-Testen eine Euthyreose erreicht war.

Die klinische Diagnose einer Hyperthyreose in den 56 Fällen wurde an Hand der von Crooks aufgestellten Kriterien gestellt. 10 Punkte der hier aufgezeichneten Symptome und Befunde zeigen eine Euthyreose, mehr als 20 Punkte eine sichere Hyperthyreose an. Bei unseren Patienten lag der nach Crooks aufgestellte Index zwischen 22 und 38 und somit bestand eindeutig eine Hyperthyreose.

Die T_3- und T_4-Teste wurden mit dem KIT der Abbot-Laboratories vorgenommen. Mit Ausnahme von vier Fällen wurde mit beiden Untersuchungsmethoden bei allen Kranken eine Hyperthyreose gesichert. Die quantitative Bestimmung von insgesamt 16 Plasmaproteinen erfolgte mit der Methode der eindimensionalen Immunodiffusion nach Oudin in einer von Rapp angegebenen und nach Gleichmann modifizierten Form.

Die statistische Auswertung erfolgte mit der multivariaten Varianzanalyse, der linearen Diskriminanzanalyse und dem Scheffé-Test, wofür wir Herrn Prof. Dudek u. Mitarb. vom Institut für Statistik und Dokumentation herzlich danken.

Ergebnisse

Die Ergebnisse gliedern sich wie folgt:

1. Die quantitative Bestimmung von 16 Plasmaproteinen bei 94 Gesunden ergab mit der verwendeten Methodik vergleichbare Werte mit denjenigen, die mit der zweidimensionalen Immunodiffusion nach Manzini, Partigentechnik erhoben wurden.

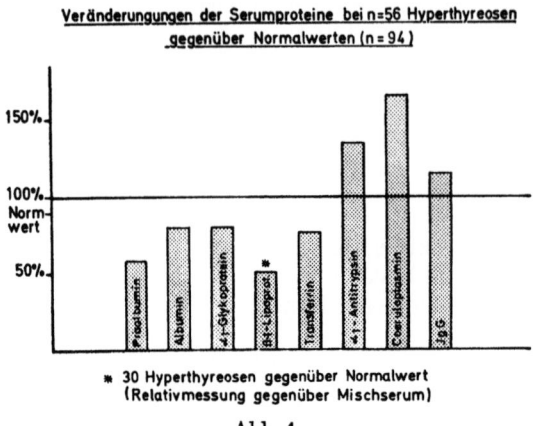

Abb. 1

2. Acht der gemessenen 16 Proteine (Abb. 1) sind bei Patienten mit gesicherter Hyperthyreose signifikant verändert. Es handelt sich um Präalbumin, Albumin, saures α_1-Glykoprotein, β-Lipoprotein, Transferrin, α_1-Antitrypsin, Coeruloplasmin und Immunoglobulin-G.

Die erstgenannten fünf Proteine erfahren eine signifikante Erniedrigung, die übrigen eine signifikante Erhöhung. Die Veränderungen sind in der Abbildung als Prozentabweichung von dem gleich 100 gesetzten Wert Gesunder aufgetragen.

Protein	Vergleich z. Normalwert	Signifikanz (Scheffé)	Tendenz nach Behandlung	Signifikanz gegenüber der Norm (Scheffé)
Präalbumin	↓	0,001	↑	0
Albumin	↓	0,001	↑	0
α_1-Glykopr.	↓	0,05	↑	0
α_1-Antitryp.	↑	0,05	↓	0,05 (noch erhöht)
Coeruloplas.	↑	0,01	↓	0,05 (noch erhöht)
β_1-Lipoprot.*	↓	-	↑	
Transferrin	↓	0,001	↑	0,05 (noch nicht wieder normal)
JgG	↑	0,05	↑	0,05 (geht weiter hoch)

*30 Hyperthyreosen gegenüber Normalwert (Relation gegenüber Mischserum)

Abb. 2

Die übrigen acht Proteine waren auch bei stark ausgeprägter klinischer Symptomatik nicht verändert.

3. In der Gruppe von 26 Hyperthyreosen, die unter verschiedenen Therapieformen beobachtet wurden, trat eine gleichförmige Tendenz zur Normalisierung der veränderten Proteine zutage (Abb. 2).

Nachdem klinische Symptomatologie und T_3-/T_4-Test eine Euthyreose zeigten, boten die Proteine Präalbumin, Albumin und α_1-Glykoprotein keinen signifikanten Unterschied mehr zur Normalgruppe. Hingegen waren α_1-Antitrypsin und Coeruloplasmin noch erhöht, Transferrin noch erniedrigt. Immunglobulin-G zeigte eine weitere Zunahme bei Zusammenfassung aller Therapieformen.

Diskussion

Unsere Untersuchungen zeigen somit, daß bei Kranken mit gesicherter Hyperthyreose acht Plasmaproteine signifikant verändert sind, darunter die Trägerproteine für Thyroxin, Präalbumin und Albumin. Mit einer speziellen Form der Diskriminanzanalyse unter Verwendung der acht Plasmaproteine als Variable wurden vom Computer 96% unserer Hyperthyreosen richtig zugeordnet. Die Diagnose einer Hyperthyreose kann also auch aus der Konstellation bestimmter Plasmaproteine gestützt werden. Diese Veränderungen im Serumeiweißbild sind noch nicht vollständig ausgeglichen, wenn klinische Symptomatologie und in vitro-Teste schon eine Euthyreose zeigen, d. h. sie sind die empfindlicheren Parameter.

Bei der Hyperthyreose werden vermehrt Trijodthyronin und Thyroxin ausgeschüttet. Die Verteilung von freiem und proteingebundenem Thyroxin im Serum folgt dem Massenwirkungsgesetz. Dementsprechend ist das TBG bei Hyperthyreose weitgehend abgesättigt. Eine Abnahme der Bindungskapazität des TBG bei Schilddrüsenüberfunktion wurde von mehreren Autoren beschrieben. Unsere Ergebnisse zeigen, daß auch die als second carrier bezeichneten Trägerproteine Präalbumin und Albumin signifikant abfallen. Bei hyperthyreoter Stoffwechsellage sind somit sämtliche Trägerproteine vermindert, von denen eine Bindungsfähigkeit für Thyroxin gesichert ist. Es muß bislang offen bleiben, ob

1. hierdurch die Hyperthyreose weiter unterhalten wird und
2. ob der Abfall von Präalbumin und Albumin Folge einer Störung der Synthese dieser Proteine ist.

Diese Frage ließe sich möglicherweise durch Untersuchungen mit oralen Antikonzeptiva beantworten, denn durch deren Östrogenanteil nimmt der TBG-Gehalt im Serum zu, durch ihren Progestagenanteil jedoch Präalbumin.

Die von uns gefundene Konzentrationsabnahme von saurem α_1-Glykoprotein steht im Gegensatz zu den Ergebnissen einer russischen Arbeit von Kuzmak, der eine Erhöhung dieses Proteins bei Hyperthyreose beschrieb.

Die Verminderung von β_1-Lipoprotein geht parallel zum Abfall von Cholesterin im Serum hyperthyreoter Patienten.

Die Tatsache, daß α_1-Antitrypsin auch zum Zeitpunkt der klinischen Euthyreose noch erhöht ist und der Befund eines weiteren Anstieges von IG-G dürfte darauf zurückgehen, daß ein Teil der Patienten chirurgisch bzw. durch Radiojodresektion behandelt wurde und diese Proteine eine unspezifische Änderung zeigen.

Die hier vorgetragenen Befunde zeigen die enge Beziehung zwischen Plasmaproteinen und Schilddrüsenfunktion. Sie geben Anlaß zu weiteren Untersuchungen, insbesondere in Korrelation zu T_3- und T_4-Test, da beide Untersuchungsmethoden normale Plasmaproteinkonzentrationen voraussetzen.

Literatur

Crooks, J.: Quart. J. Med. 28, 211 (1959). — Freyschmidt, P.: Schilddrüsenerkrankungen. Stuttgart: Thieme 1968. — Gleichmann, W.: Inauguraldissertation an der Justus-Liebig-Universität, Gießen 1972. — Gordon, A., Coutsoftides, T.: Acta endocr. (Kbh.) 62, 217 (1969). — Grebe, S. F.: Strahlentherapie 138, 2 (1969). — Inada, M., Sterlin, K.: J. clin. Invest. 46, 1442 (1967). — Ingbar, S. H.: J. clin. Invest. 44, Nr. 10, 1679 (1965). — Kuzmak, N. I.: Probl. Endokr. Gormonoter 16, Nr. 1, 18 (1970). — Labhart, A.: Klinik der inneren Sekretion, 2. Aufl. Berlin-Heidelberg-New York: Springer 1971. — Oppenheimer, J. H.: New Engl. J. Med. 278, 1153 (1968). — Oppenheimer, J. H., Bernstein, G.: Metabolism and physiological significance of thyroxine-binding praealbumin in man. Current Tropies in thyroid Research 1965, p. 674. — Weiss, M., Horsch. A., Rapp.: Ärztl. Lab. 17, 245 (1971).

Demisch, K., Magnet, W., Neubauer, M., Schöffling, K. (Zentrum der Inneren Medizin, Universität Frankfurt, Abt. für Endokrinologie): **Über eine Erweiterung der Gonaden-Nebennierenrindendiagnostik durch gleichzeitige Messung von Testosteron, 5a-Dihydrotestosteron und Androstendiol im menschlichen Plasma**

Eine Reihe von Studien haben gezeigt, daß die einfache Plasmatestosteronbestimmung bei klinischen Fragestellungen oft nur unzureichend den Androgenstatus charakterisiert. Beim Hirsutismus wurden beispielsweise häufig Normalwerte für Plasmatestosteron gefunden [1, 2, 3]. Auch Stimulations- und Suppressionsteste können oft nicht adrenale oder ovarielle Herkunft des Testosterons aufdecken [1, 2, 4]. Durch gleichzeitige Messung von Androstendiol[1], einem unmittelbaren Testosteronvorläufer auf dem sog. Δ-5-Stoffwechselweg sowie 5a-Dihydrotestosteron versprachen wir uns eine Erweiterung der Diagnostik. 5a-Dihydrotestosteron wurde erstmals 1968 von Bruchovsky u. Wilson als mögliche aktive Form des Testosterons innerhalb der Endorganzelle diskutiert [5].

	Männer	Frauen
Testosteron	565 ± 50,2	55,9 ± 7,2
5α-Dihydrotestosteron	63,4 ± 16,3	33,7 ± 19,1
Androst-5 en-diol	117,9 ± 32,5	98,5 ± 41,5

	Vor HCG	Nach HCG	Quotient nach/vor
Testosteron	643	1435	2,23
5α-Dihydro-Testosteron	60,5	106	2,22
Androst-5en-diol	124	276	1,75

Abb. 1. Normalwerte im Plasma bei gesunden Männern und Frauen (ng/100 ml ± SD) n = 10. Stand: März 1972 (oben). Anstieg der Plasmakonzentration von Testosteron, Androst-5 en-diol und 5a-Dihydrotestosteron (ng/100 ml) im HCG-Test bei fünf gesunden Männern (je 5000 E Predalon über 3 Tage) (unten)

Methodik

Zur Messung der drei beschriebenen C 19-Steroide bedienten wir uns einer Proteinbindungsmethodik [6]. Nach tritiummarkierter Tracerzugabe zu 5 ml Plasma extrahierten wir mit Äther. Anschließend erfolgte die Papierchromatographie in einem Bush-A_2-System über 20 Std. Dieses System besitzt ein hohes Auflösungsvermögen für die wichtigsten C 19-Steroide [7, 8]. Die die Plasmasteroide enthaltenden Zonen des Papierchromatogramms wurden mit Methanol eluiert und ein aliquoter Teil zur Berechnung der Wiederauffindung entnommen.

Anschließend erfolgte die Inkubation mit einer 1%-Plasmaproteinlösung, die wir von oestrogenbehandelten Patienten mit Prostatacarcinom erhalten, Trennung von freien und proteingebundenen Steroiden erfolgte durch Ammoniumsulfatfällung [9]. An Hand von Eichkurven wurden die Konzentrationen der Steroide in 100 ml Plasma unter Berücksichtigung der Wiederauffindungsrate und des Verdünnungsfaktors berechnet.

Ergebnisse

Abb. 1 zeigt die bei zehn gesunden Männern festgestellten Normalwerte. Während der Geschlechtsunterschied bei Testosteron und 5a-Dihydrotestosteron deutlich ist, fehlt er auffallenderweise fast völlig beim freien Androstendiol. Ferner zeigt Abb. 1 den Konzentrationsanstieg der drei Steroide nach HCG-

---

[1] Trivialnamen und systematische Namen: Testosteron = 17 β-hydroxyandrost-4-en-3-on, 5a-Dihydrotestosteron = 17 β-hydroxy-5a-androstan-3-on, Androstendiol = 3 β, 17 β-dihydroxyandrost-5-en.

Stimulation bei fünf gesunden Männern. Der Steigerungsquotient von 2,23 für Testosteron ist in Übereinstimmung mit der Literatur [10, 11]. 5a-Dihydrotestosteron zeigt einen fast identischen Quotienten, während er für Androstendiol etwas geringer ist. Nach einer Medikation von Dexamethason in einer Dosierung von 8 mg/Tag über 3 Tage konnten wir bei drei gesunden Frauen die Plasmaspiegel von Testosteron, 5a-Dihydrotestosteron und Androstendiol auf 12,0, 12,2 bzw. 9,9 ng/100 ml senken.

Abb. 2 zeigt die entsprechenden Androgenanalysen bei einer 31jährigen Frau mit Hirsutismus (L. S.) und einer 37jährigen Frau mit einem Nebennierenrindencarcinom (O. P.). Wir führten die kombinierten Stimulations- und Suppressionsteste mit ACTH, Dexamethason und Dexamethason-HCG über 12 Tage durch.

Während Frau O. P. mit klinisch deutlicher Virilisierung signifikant erhöhte Plasmotestosteronwerte zeigt, die nicht stimulierbar und supprimierbar sind, ist das Plasmatestosteron bei Frau L. S. nur leicht erhöht (100 mg/100 ml pathologischer Grenzbereich), deutlich mit ACTH stimulierbar und ausgeprägt sup-

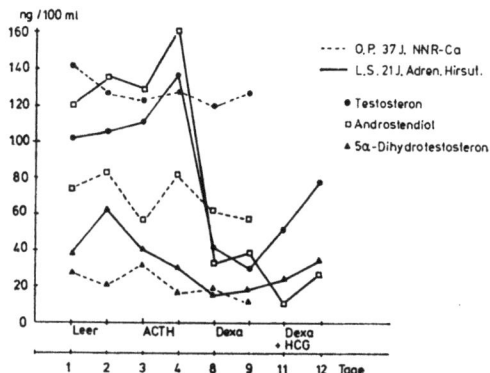

Abb. 2. Verhalten von Testosteron, Androstendiol und 5a-Dihydrotestosteron im kombinierten Stimulations-Suppressionstest bei Patienten mit NNR-Ca bzw. adrenalem Hirsutismus

primierbar durch Dexamethason. 5a-Dihydrotestosteron und Androstendiol liegen ebenfalls leicht über dem Normbereich. Bei der Patientin mit dem NNR-Carcinom erhielten wir dagegen Normalwerte für 5a-Dihydrotestosteron und Androstendiol, die jedoch gleichfalls nicht stimulierbar bzw. supprimierbar sind.

Diskussion

Die von uns durchgeführten Stimulationsversuche mit HCG beim Mann zeigen, daß die neben Testosteron gemessenen C 19-Steroide von den Testen sezerniert werden und sich bei Normalpersonen relativ gleichartig verhalten. Einzelne Beobachtungen ergaben fehlenden Anstieg von 5a-Dihydrotestosteron bei Männern mit Impotenz bei normalem Testosteronanstieg im HCE-Test. Die ausgeprägte Supprimierbarkeit der genannten C 19-Steroide bei der Frau deutet auf den adrenalen Ursprung der Hormone hin. Die Androgenanalyse bei Frau L. S. mit den klinischen Zeichen eines Hirsutismus zeigt, daß durch Summation der drei C 19-Steroide, die jeweils nur gering erhöht ist, eine deutliche Androgenüberproduktion resultiert. Diese zeigt deutlichen adrenalen Ursprung, obwohl der leichte erneute Anstieg unter HCG bei geblockter Nebennierenrinde auf eine ovarielle Komponente hindeuten könnte. Bei der Patientin O. P. mit dem NNR-Carcinom ergibt sich der von den Glucocorticoiden her bekannte autonome Sekretionsmechanismus. Auffallend sind jedoch die Normalwerte für 5a-Dihydrotestosteron und Androstendiol bei deutlich erhöhtem Plasmatestosteron.

Zusammenfassend kann also gesagt werden, daß durch gleichzeitige Messung von Androgenen neben dem Plasmatestosteron eine Erweiterung der oftmals schwierigen Gonaden-Nebennierenrindendiagnostik möglich scheint. Inwieweit die untersuchten Androgene 5a-Dihydrotestosteron und Androstendiol für die Krankheitsbilder verantwortlich sind, müssen weitere Untersuchungen klären.

Literatur

1. Korenman, S. G., Kirschner, M. A., Lipsett, M. B.: J. clin. Endocr. **25**, 798 (1965). — 2. Lloyd, C. W., Lobotsky, J., Segre, E. J., Kobayashi, T., Taymor, M. L., Blatt, R. E.: J. clin. Endocr. **26**, 314 (1966). — 3. Casey, J. H., Nabarro, J. D. N.: J. clin. Endocr. **27**, 1431 (1967). — 4. Dignam, W. J., Pion, R. J., Lamb, E. J., Simmer, H. H.: Acta endocr. (Kbh.) **45**, 254 (1964). — 5. Bruchovsky, N., Wilson, J. D.: J. biol. Chem. **243**, 2012 (1968). — 6. Demisch, K., Magnet, M., Neubauer, M., Schöffling, K.: In Vorbereitung. — 7. Demisch, K., Staib, W.: Europ. J. Biochem. **7**, 324 (1969). — 8. Demisch, K., Ammedick, U., Staib, W.: Europ. J. Biochem. **8**, 284 (1969). — 9. Vermeulen, A., Verdonck, L.: Karolinska Symposia on Research Methods in Reproductive Endocr. 2nd Symposium Steroid Assay by Protein Binding, 1970, p. 239 (Diczfalusy, E., Ed.). — 10. Lipsett, M. B., Wilson, H., Kirschner, M. A., Korenman, S. G., Fishman, L. M., Safraty, G. A., Bardin, C. W.: Recent Progr. Hormone Res. **22**, 245 (1966). — 11. Nieschlag, E., Overziehr, C.: Verh. dtsch. Ges. inn. Med. **76**, 876 (1970).

9. Rundtischgespräch

Internistische Aspekte des Drogenmißbrauchs

Moderator: DENGLER, H. J., Gießen

Teilnehmer: ANSCHÜTZ, F., Darmstadt; COPER, H., Berlin; HIPPIUS, H., München; KIELHOLZ, P., Basel; KOMMERELL, B., Heidelberg

Manuskript nicht eingegangen.

PHARMAKOLOGIE

RICHTER, J., OHLEN, J., BALLETSHOFER, CH., PAUSE, H. (II. Med. Klinik, TU München): **Ovulationshemmer und Cholestase**

Seit Einführung der Ovulationshemmer ist eine Beeinflussung der Leberfunktion Gegenstand zahlreicher Untersuchungen gewesen. Besonderes Interesse fand hierbei die Frage, ob es bei Einnahme von Ovulationshemmern zu einer ähnlichen oestrogenbedingten cholestatischen Reaktion kommt wie in der Gravidität. Während sich häufig eine Bromthaleinretention als Folge einer verminderten biliären Exkretion nachweisen ließ, zeigten Untersuchungen der Cholestase-anzeigenden Enzyme γ-Glutamyltranspeptidase (γ-GT), Leucinaminopeptidase (LAP), 5′-Nucleotidase und alkalische Phosphatase (AP) nur relativ selten Serumaktivitäten, die den Normalbereich überschritten [6].

Beim Vergleich einer Gruppe von 54 geschlechtsreifen Frauen, die über einen Zeitraum bis zu $4^{1}/_{2}$ Jahren einen Ovulationshemmer mit einem Äthinyloestradiolgehalt von 0,05 mg und einem DL-Norgestrelanteil von 0,5 mg eingenommen hatten, mit einer gleichgroßen unbehandelten Kontrollgruppe zeigten sich ähnliche Ergebnisse. Der statistische Vergleich beider Gruppen unter Berücksichtigung der Einflußgrößen Alter, Größe und Gewicht als Kovariate einer multivariaten Varianzanalyse zeigte, daß sich beide Gruppen signifikant ($p = 0,001$; Hotelling-Test) unterschieden. Bei unveränderten Werten für Serumtransaminasen und Bilirubin und etwa gleichen Werten der Gesamtaktivität der alkalischen Phosphatesa (unbehandelt: $\bar{x} = 24,4$ mU/ml; behandelt: $\bar{x} = 23,5$ mU/ml) war dieser Unterschied nur durch die Variablen γ-Glutamyltranspeptidase und Leucinaminopeptidase bedingt, deren arithmetische bzw. geometrische Mittelwerte in der unbehandelten Gruppe für die LAP 14,5 mU/ml und die γ-GT 8,9 mU/ml und in der behandelten Gruppe 17,4 bzw. 14,0 mU/ml betrugen.

Um zu überprüfen, ob auf Grund der höheren Werte dieser beiden Enzyme in der behandelten Gruppe das Vorliegen einer cholestatischen Reaktion, wenn auch geringen Ausmaßes, angenommen werden konnte, wurde zusätzlich zu den eben angeführten klinisch-chemischen Parametern das Isoenzymverteilungsmuster der alkalischen Phosphatase bei elf geschlechtsreifen, denselben Ovulationshemmer einnehmenden Frauen im Alter von 19 bis 37 Jahren über einen Zeitraum bis zu neun Zyklen in monatlichen Abständen untersucht. Zur Auftrennung der Gesamtaktivität der AP in ihre Isoenzyme benutzten wir eine Kombination aus stereospezifischer Hemmung mit L-Phenylalanin und Hitzeinaktivierung bei 56,0 °C. Mit dieser Methode können wir auf die jeweiligen Aktivitätsanteile von Dünndarmphosphatasen, Knochenphosphatasen und Leber/Gallenwegsphosphatasen an der Gesamtaktivität schließen [4]. Es zeigten sich bei allen Frauen nicht nur Erhöhungen der Aktivitäten von LAP und γ-GT, sondern auch eine deutliche Zunahme der Leber/Gallenwegsphosphatasen während der Einnahme des Ovulationshemmers. Die mittlere ($\tilde{x}$) Aktivitätszunahme betrug für die LAP das 1,5fache, für die γ-GT das 2fache und für die hepatobiliären Isoenzyme das 3fache ihrer Ausgangswerte. Gleichzeitig kam es zu einer Abnahme der Isoenzyme ossären Ursprungs, so daß dadurch die Gesamtaktivität der alkalischen Phosphatase in allen Fällen fast unverändert blieb.

Die unter der Einnahme von Ovulationshemmern beobachteten Aktivitätserhöhungen von LAP, γ-GT und alkalischen Leber/Gallenwegsphosphatasen stellen eine Enzymkonstellation dar, wie sie für eine cholestatische Reaktion geringen Ausmaßes typisch ist. Diese Befunde werden durch zahlreiche Untersuchungsergebnisse anderer Autoren gestützt. Insbesondere konnte unter Oestrogeneinfluß eine BSP-Retention regelhaft nachgewiesen werden, was nach tierexperimentellen Untersuchungen u. a. von Kreek u. Mitarb. [3] auf einen verminderten Gallefluß und eine verzögerte und verminderte BSP-Clearance zurückzuführen ist. Darüber hinaus fanden diese Autoren eine verzögerte und verminderte Oestrogen-Clearance, Befunde, deren Gültigkeit für den Menschen durch neueste Untersuchungen von Adlercreutz [1] bestätigt wurden. Kreek u. Mitarb. [2] berichteten auch von geringen Aktivitätserhöhungen der Cholestase-anzeigenden 5'-Nucleotidase und Leucinaminopeptidase während der Einnahme von Ovulationshemmern.

Die bei den von uns untersuchten Frauen zunächst überraschende Beobachtung, daß trotz deutlicher Zunahme von Leber/Gallenwegsisoenzymen die Gesamtaktivität der alkalischen Phosphatase weitgehend unverändert blieb, fand ihre Erklärung darin, daß es unter Oestrogeneinfluß zu einer gleichzeitigen Abnahme der Isoenzyme ossären Ursprungs kam. In gleicher Weise konnten wir bei 16 Schwangeren bereits in den ersten Monaten der Gravidität eine deutliche Zunahme der Leber/Gallenwegsphosphatasen bei gleichzeitiger Abnahme der ossären Isoenzyme nachweisen. Die Ursache dafür liegt möglicherweise in einem hemmenden Einfluß des Oestrogens auf den Knochenstoffwechsel [5].

Ohne zunächst Schlußfolgerungen aus den Ergebnissen unserer Untersuchungen ziehen zu können, müssen wir darauf hinweisen, daß es bei gesunden Frauen unter der Einnahme von oestrogenhaltigen Ovulationshemmern nahezu regelmäßig zu einer Enzymkonstellation im Serum kommt, wie sie für eine, wenn auch geringe, cholestatische Reaktion der Leber typisch ist.

Literatur
1. Adlercreutz, H.: Vortrag, gehalten anläßlich der Verleihung des Schoeller-Junkmann-Preises 1972. 18. Symposion der Deutschen Gesellschaft für Endokrinologie, Hannover 1972. — 2. Kreek, M. J., Weser, E., Sleisenger, M. H., Jeffries, G. H.: New Engl. J. Med. 277, 1391 (1967). — 3. Kreek, M. J.: In: Metabolic effects of gonadal hormones and contraceptive steroids, p. 40 (Salhanick, H. A., Ed.). New York-London: Plenum Press 1969. — 4. Ohlen, J., Pause, H., Richter, J.: Europ. J. clin. Invest. 1, 445 (1971). — 5. Rich, C.: In: Metabolic effects of gonadal hormones and contraceptive steroids, p. 518 (Salhanick, H. A., Ed.). New York-London: Plenum Press 1969. — 6. Song, C. S., Rifkind, A. B., Gilette, P. N., Kappas, A.: Amer. J. Obstet. Gynec. 105, 813 (1969).

Scharrer, I., Kreft, U., Breddin, K. (Abt. für Angiologie, Zentrum der Inneren Medizin, Universität Frankfurt): **Vergleichende Untersuchungen über die Auslösung der Thrombocytenaggregation durch Prokollagen, Serotonin und ADP und ihre gegenseitige Beeinflussung**

Die Thrombusbildung beginnt in der Regel mit der gesteigerten Thrombocytenaggregation. Der genaue Mechanismus der Plättchenaggregation in vitro und in vivo ist bisher noch unbekannt. Es erschien uns daher notwendig, Untersuchungen zum Wirkungsmechanismus einiger, die Aggregation induzierender Substanzen durchzuführen.

Mit Hilfe des sog. Born-Testes haben wir drei aggregationsauslösende Substanzen: Prokollagen, Serotonin, ADP und ihre gegenseitige Beeinflussung untersucht. Die Aggregation wird im Born-Test als Änderung der optischen Dichte photometrisch gemessen und graphisch dargestellt (Born, 1966). Die Herstellung von löslichem Kollagen (Prokollagen) erfolgte aus Rattenschwänzen nach der Methode von Roka u. Heinrich (1968).

Die drei genannten Aggregationsauslöser führten zu deutlichen Unterschieden in der Kinetik der Aggregation (Abb. 1).

Prokollagen (Abb. 1a), getestet in den Endkonzentrationen 1,79 mg-%, 1,19 mg-% und 0,895 mg-% Protein ruft eine konzentrationsabhängige Aggregation hervor, die mit einer gewissen Verzögerung beginnt. Dieser allmähliche Beginn der Aggregation wurde sowohl von Heinrich (1968) als auch von Hovig (1968) beschrieben.

Bei der Gabe von Prokollagen zu gewaschenen Plättchen trat weder im Born-Test noch im Plättchenaggregationstest nach Breddin (1968) eine Aggregation auf.

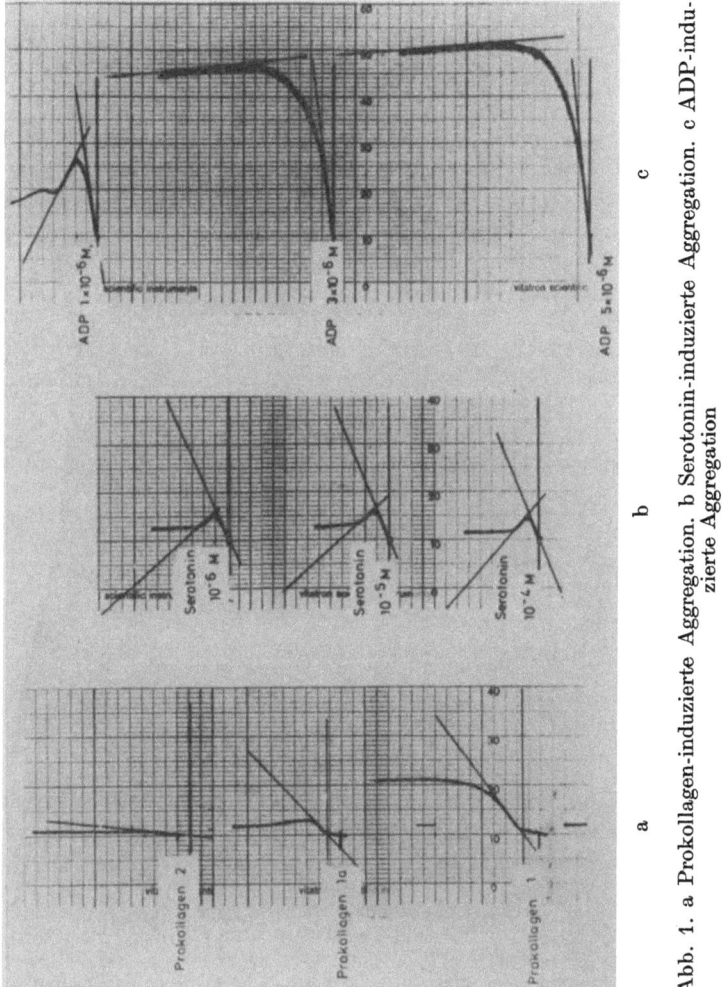

Abb. 1. a Prokollagen-induzierte Aggregation. b Serotonin-induzierte Aggregation. c ADP-induzierte Aggregation

Erst nach zusätzlicher Gabe von plättchenarmem Plasma (PPP) aggregierten die Thrombocyten. Auch Heinrich fand, daß für die Prokollagen-induzierte Aggregation Plasmafaktoren und Magnesiumionen notwendig sind.

Serotonin (Abb. 1b) löste im PRP in den Konzentrationen 10^{-4} M, 10^{-5} M, 10^{-6} M und 10^{-7} M im Unterschied zu Prokollagen sofort eine geringe und schnell reversible Aggregation aus. Bei Gabe von Serotonin zu gewaschenen Thrombocyten trat keine Aggregation auf; sie konnte erst nach Zusatz von kleinen Mengen PPP prompt induziert werden.

Im Unterschied zu Prokollagen und Serotonin führte ADP (Abb. 1c) in den Konzentrationen 6×10^{-6} M, 5×10^{-6} M, 3×10^{-6} M im PRP sofort zu einer starken Auslenkung der Aggregationskurve mit einem niedrigen Anstiegswinkel und einem hohen Maximum, das die Maxima der Serotonin- und Prokollagenkurven übertraf.

Bei Zusatz von ADP zu gewaschenen Plättchen zeigte sich keine Aggregation. Auch für die ADP-induzierte Aggregation sind Plasmafaktoren unbedingt erforderlich.

Gibt man die verschiedenen Auslöser zusammen zu dem Plasma, so läßt sich eine Steigerung der Aggregation erreichen. Es verstärken sich in ihrer Wirkung auf die Aggregation: Serotonin und ADP, Prokollagen und ADP und Serotonin und Prokollagen.

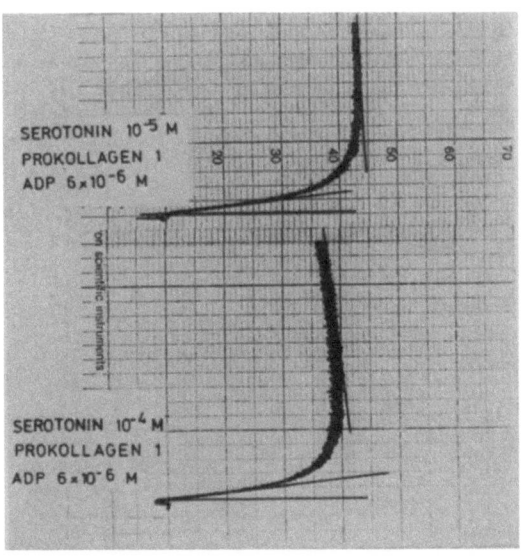

Abb. 2. Kombinierte ADP,- Serotonin- und Prokollagen-induzierte Aggregation

Bei den Serotonin/ADP-Kurven ist die Geschwindigkeit der Aggregation abhängig von der schnellen zeitlichen Aufeinanderfolge der beiden Substanzen. Je rascher die beiden Substanzen nacheinander eingespritzt werden, desto größer ist die aggregierende Wirkung. Dieses Phänomen wurde auch von Baumgartner u. Born (1968) beobachtet.

Die Kombination von Serotonin mit ADP und von Prokollagen und ADP verstärkt die Aggregation mehr als die Kombination von Serotonin mit Prokollagen.

Die aggregierende Wirkung von Serotonin und Prokollagen wird durch zusätzliche Gabe von ADP noch gesteigert. Die Differenz zu den reinen ADP-Kurven ist allerdings sehr gering. Die Kombination aller drei Substanzen löste keine stärker aggregierende Wirkung aus als das ADP alleine (Abb. 2).

Aus der verschiedenartigen Wirkungsweise der einzelnen Aggregationsauslöser, die sich in den differenten Aggregationskurven zeigen und der Tatsache, daß sich die Substanzen in ihrer Wirkungsweise gegenseitig beeinflussen und verstärken, kann geschlossen werden, daß diese drei Auslöser verschiedenartige Aggregationsmechanismen in Gang setzen. Die für die Aggregation der unter dem Einfluß verschiedener Auslöser notwendigen Plasmafaktoren sind bisher nicht ausreichend identifiziert; ihre Charakterisierung dürfte für das Verständnis der Aggregationsmechanismen aber unerläßlich sein.

Literatur

Baumgartner, H. R., Born, G. V. R.: Nature (Lond.) 218, 137 (1968). — Born, G. V. R.: Mechanism of platelet aggregation and of its inhibition by adenosine derivatives. Pathology Symposium of Basic Mechanism of Cell Adhesion and Platelet Thrombus Formation. Presented at the 50th Annual Meeting of the Federation of American Societies for Experimental Biology, Atlantic City (N.J.) 26, 115 (1966). — Breddin, K.: Thrombos. Diathes. haemorrh. (Stuttg.) Suppl. 27 (1968). — Heinrich, D., Roka, L.: Klin. Wschr. 48, 235 (1969). — Hovig, T., Jorgensen, L., Packham, M. A., Mustard, J. F.: J. Lab. clin. Med. 71, 29 (1968).

WESTERMANN, K. W., LANGBEHN, A. F., RICHTER-V. ARNAULD, H. P., JOHANNES, E. (Kreislaufabt. der II. Med. Univ.-Klinik und -Poliklinik Hamburg-Eppendorf): **Die Beeinflussung der Vasomotorik in den Extremitäten über die ß-Receptoren**

Bei konstanter Perfusion der Armarterie mit kleinen Dosen β-aktiver Substanzen bleibt der pharmakologische Effekt auf die entsprechende Extremität beschränkt. Mit der Venenverschluß-Plethysmographie ist der Tonus der Widerstandsgefäße als Durchblutung und bei gleichzeitiger Druckmessung in einer Vene auch der Venentonus meßbar.

Mit dem Mercury-in-rubber-strain-gauge-Verfahren nach Whitney wurde die Durchblutung am Unterarm von 63 Patienten mit ungestörter Zirkulation gemessen. Der Plethysmograph besitzt eine Pneumatik mit Drucktastensteuerung, die über eine 14 cm breite Oberarmmanschette in etwa 1 sec einen subdiastolischen Staudruck von etwa 60 ($\pm$ 5) mmHg erzeugen kann. Der doppelläufige Dehnungsreceptor wurde im Bereich des größten Unterarmumfangs angelegt und mit der Meßbrücke des Venenverschluß-Plethysmographen (Periquant, Fa. Gutmann) verbunden.

Nach Punktion einer peripheren oberflächlichen Unterarmvene sowie der A. brachialis mit einer 52 cm langen Teflonkanüle (Danyl-Infusionskanüle, Fa. Dameco) wurde der venöse und arterielle Druck über Statham-Druckwandler (P 23 DB) gemessen.

Die zu prüfende Substanz wurde intraarteriell appliziert. Ruhewerte wurden unter Gabe von physiologischer Kochsalzlösung bei gleichen Infusionsvolumen pro Zeit gemessen. Die Registrierung von Druck und Volumen erfolgte über einen Lichtschreiber (EFM-DR 8), der auch als Koordinatenschreiber verwendet wurde.

Nach Messung der Ruhedurchblutung wurde Isoproterenol in einer Dosierung von etwa 1 γ/min intraarteriell gegeben. Die Durchblutung steigt dabei auf 11,7 ml/100 ml Gewebe an, was einer Durchblutungszunahme von 208% entspricht. Die anschließende Gabe von ICI 50172 hat keinen signifikanten Einfluß auf die Isoproterenol-induzierte Mehrdurchblutung. Propranolol hingegen hebt den Isoproterenoleffekt auf.

Der α-Blocker Phentolamin steigert in einer Dosierung von 1 mg/min die Durchblutung auf 9,5 ml/100 ml Gewebe und führt damit zu einer Mehrdurchblutung von 128%. Propranolol vermag jedoch entgegen seiner Wirkung beim Isoproterenol die durch Phentolamin bedingte Mehrdurchblutung nicht zu reduzieren.

Isoxsuprin — ein im Handel befindliches Präparat mit α-blockierenden und β-stimulierenden Aktivitäten — erhöht in einer Dosierung von 0,02 mg/min die Durchblutung auf 8,6 ml/100 ml Gewebe, das entspricht einer Mehrdurchblutung von 153%. Nach Propranololgabe hat Isoxsuprin noch einen wesentlichen durchblutungsfördernden Effekt von 6,9 ml/100 ml Gewebe, der etwa zwei Drittel der unbeeinflußten Isoxsuprinwirkung ausmacht.

Oxyfedrin läßt in einer Dosierung von 0,08 mg/min die Durchblutung auf 9,6 ml/100 ml Gewebe ansteigen, während nach Propranololgabe der Ildamen-Effekt auf etwa die Hälfte reduziert ist.

DURCHBLUTUNG
(ml /100 ml GEWEBE)

BEDINGUNG	ISOPROTERENOL 0,001 mg/min		PHENTOLAMIN 1 mg/min		ISOXSUPRIN 0,02 mg/min		OXYFEDRIN 0,8 mg/min	
	$\bar{x}$	s	$\bar{x}$	s	$\bar{x}$	s	$\bar{x}$	s
RUHEWERT	3,8	1,8	4,2	1,7	3,4	1,0	4,3	1,8
PRÜFSUBSTANZ	11,7	4,3	9,5	5,2	8,6	2,3	9,6	4,0
PROPRANOLOL NACH PRÜFSUBSTANZ	11,2*	4,5*	9,8	5,2	3,5	1,3	2,5	1,1
PRÜFSUBSTANZ NACH PROPRANOLOL	4,1	1,8	9,3	4,6	6,9	2,3	6,1	2,2

* ICI 50 172

Abb. 1. Durchblutungsänderungen am Unterarm unter verschiedenen pharmakologischen Einflüssen

Bei gleichzeitiger Registrierung durch den Koordinatenschreiber von Volumen- und Venendruckveränderungen durch Stauung und Entstauung ergeben sich typische Druckvolumendiagramme. Der abszissenferne Schenkel entspricht dabei der Volumenabnahme nach Entlastung der Staudruckmanschette. Unter Isoproterenoleinwirkung werden höhere Druck- und Volumenwerte erzielt. Gleichzeitig erfolgt eine Abweichung der Kurvenschenkel zur Ordinate hin. Propranolol hebt diesen Effekt auf, ICI 50172 beeinflußt ihn dagegen nicht.

BEDINGUNG	ISOPROTERENOL	PHENTOLAMIN	ISOXSUPRIN	OXYFEDRIN
DURCHBLUTUNGSZUNAHME IN % DURCH PRÜFSUBSTANZ	208	126	153	123
DURCHBLUTUNGSZUNAHME DURCH PROPRANOLOL NACH PRÜFSUBSTANZ	8 / 194*	121	103	42
E'-ÄNDERUNG DURCH PRÜFSUBSTANZ	↓	↓	↓	↓
E'-ÄNDERUNG DURCH PROPRANOLOL NACH PRÜFSUBSTANZ	∅ / ↓*	↓	↓	(↓)

* ICI 50 172

Abb. 2. Prozentuale Durchblutungszunahme und Änderung des Volumenelastizitätsquotienten der Venen unter verschiedenen pharmakologischen Einflüssen

Trägt man den Druckvolumenquotienten, der ein Maß für den Dehnungswiderstand der Venen darstellt, aus der Phase der Füllungsabnahme gegen den venösen Druck auf, so zeigt sich allgemein ein mit zunehmendem Venendruck überproportionaler Anstieg dieses Quotienten. Die β-Stimulation mit Isoproterenol bewirkt eine Abnahme des Dehnungswiderstandes im Bereich der kapazitiven Gefäße. Diese Abnahme wird durch vorherige Propranololgabe vermindert, nicht jedoch durch ICI 50172. Phentolamin und Isoxsuprin verringern den Dehnungswiderstand auch nach Propranololgabe. Bei Oxyfedrin wird die Abnahme des Dehnungswiderstandes durch Propranolol teilweise vermindert.

Daß auch Oxyfedrin und Isoxsuprin β-sympathicomimetische Effekte haben, zeigt die Reduktion der Mehrdurchblutung nach β-Blockade um etwa ein Drittel beim Isoxsuprin, um zwei Drittel beim Oxyfedrin.

Die Durchblutungszunahme im Bereich des größten Unterarmumfangs ist unter α-Blockade etwas geringer als unter β-Stimulation.

Da durch die angewandte Methodik vornehmlich die Muskeldurchblutung gemessen wird, deckt sich dieser Befund mit Aussagen von Golenhofen, der nachwies, daß sich durch Katecholamine am Muskelgefäß exzitatorische, d. h. konstringierende α-Effekte und inhibitorische, d. h. dilatierende β-Effekte auslösen lassen. Bei Adrenalinapplikation dominiert im unteren Dosisbereich die dilatierende, d. h. β-stimulierende Wirkung. Die Schwellendosis für die dilatatorische Wirkung liegt zwischen 0,2 bis 0,3 γ/min. Der Umschlag zur Konstriktion (exzitatorischer α-Effekt) liegt bei 4 γ/min, eine im Rahmen endogener Adrenalinausschüttung kaum erreichbare Konzentration.

Seiler u. Mitarb. und Polster u. Mitarb., die die Motorik der Hautgefäße näher analysierten, fanden, daß die Übertragersubstanz vasoconstrictorischer Nerven der Haut Noradrenalin ist. Der constrictorische Einfluß des Noradrenalins auf die Hautgefäße kann durch α-Blockade gehemmt werden. Dahingegen soll eine relevante dilatatorische β-Receptorenaktivität in den Hautgefäßen nicht vorhanden sein, obwohl sich nach Gabe von Isoproterenol geringe Dilatationen beobachten lassen (Allwood, Ginsburg). α-Sympathicolytika steigern die periphere Durchblutung durch Beseitigung des sympathischen Tonus.

Die Dehnungsfähigkeit der Venen geht dem Verhalten der Widerstandsgefäße parallel: α-Blockade sowie β-Stimulation setzen den Tonus beider Gefäßregionen herab, wobei Propranolol die Venendehnungsfähigkeit nach Isoproterenolgabe normalisiert und beim Oxyfedrin in Richtung auf den Ruhewert verschiebt. β-Blockade nimmt keinen erkennbaren Einfluß auf den Phentolamin- oder Isoxsuprineffekt an den Venen.

Hinsichtlich des Isoxsuprin bleibt offen, warum bei den Venen der geringe β-stimulierende Anteil durch β-Blockade nicht gehemmt werden konnte. Eine mögliche Erklärung bietet sich in dem vorwiegend α-blockierenden Effekt des Isoxsuprin an.

Literatur

Allwood, Ginsburg: J. Physiol. (Lond.) **147**, 269 (1959). — Golenhofen, K.: Mechanismen der Durchblutungsregulation im Muskel.In: Physiologie des Kreislaufs, Bd. 1, S. 309. Berlin-Heidelberg-New York: Springer 1971. — Polster, J., Seiler, H., Langhorst, P., Koepchen, H. P.: Pflügers Arch. ges. Physiol. **296**, 95 (1967). — Seiler, H., Langhorst, P., Polster, J., Koepchen, H. P.: Pflügers Arch. ges. Physiol. **296**, 110 (1967).

Schweiger, J., Nicolescu, R. F., Rahn, K. H. (II. Med. Klinik u. Poliklinik, Universität Mainz): **Quantitative Bestimmung der ß-Receptorenblockade beim Menschen**[*]

Seit der Entdeckung der β-adrenolytischen Wirkung des Dichlorisoprenalins wurden mehrere β-Receptoren-blockierende Pharmaka entwickelt, die sich bezüglich sympathicomimetischer Effekte sowie unspezifischer kardiodepressiver Wirkungen unterscheiden. Zur quantitativen Bestimmung ihrer pharmakologischen Wirkung beim Menschen hat sich ein Untersuchungsverfahren bewährt, bei dem unter Ausnutzung des Antagonismus zwischen Isoproterenol und den β-Receptoren-blockierenden Substanzen zunächst die Zeitwirkungskurve und dann die

---

[*] Der Paul Martini-Stiftung in Frankfurt (Main) danken wir für die finanzielle Unterstützung der Untersuchungen.

Dosiswirkungskurve ermittelt werden. Die so gewonnenen Ergebnisse ermöglichen einen zeit- und dosisgerechten Einsatz zur Ermittlung des Einflusses der Testsubstanz auf Parameter wie Herzfrequenz, Herzminutenvolumen, arteriellen und venösen Blutdruck sowie peripheren Gefäßwiderstand. Unter gleichzeitigem Testen von in ihrer Wirkung bekannten Receptorenblockern — hier bietet sich das sehr häufig untersuchte Propranolol an — können zusätzlich vergleichende Angaben gemacht werden. Das Verfahren soll im folgenden am Beispiel einer neuen β-adrenolytischen Substanz, dem Terbuclomin, demonstriert werden. Härtfelder et al. [1] haben in Tierversuchen die β-Receptoren-blockierenden Eigenschaften dieses Pharmakons nachgewiesen.

Patienten und Methodik

Die Untersuchungen wurden an insgesamt 27 herz- und kreislaufgesunden Patienten vorgenommen. Als Maß für die β-adrenolytische Wirkung der untersuchten Substanzen wurde die Hemmung der Tachykardie nach Isoproterenol i.v. benutzt. Die Herzfrequenz-

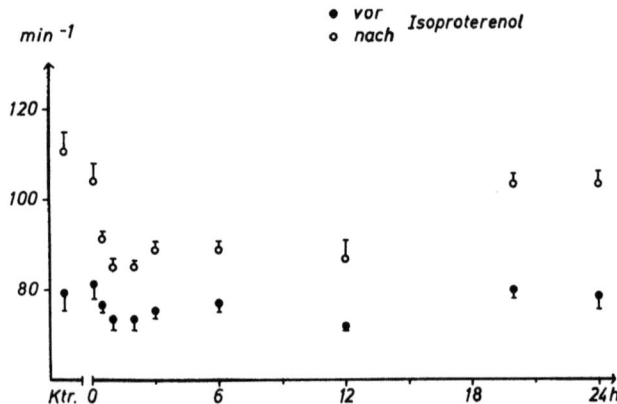

Abb. 1. Zeitwirkungskurve für den β-adrenolytischen Effekt von 0,2 mg Terbuclomin i.v. Ordinate: Herzfrequenz in Schlägen/min. Abszisse: Zeit nach Verabreichung von Terbuclomin in Stunden. Die Kontrollwerte (Ktr.) vor Injektion des β-Receptorenblockers sind angegeben. Mittelwerte ± $s_{\bar{x}}$ von sechs Probanden

messung erfolgte elektrokardiographisch, die Messung des arteriellen Blutdruckes in der Arteria cubitalis, die des venösen Druckes in der Vena subclavia, die Bestimmung des Herzminutenvolumens mittels der Farbstoffverdünnungsmethode. Errechnet wurden Schlagvolumen und peripherer Gefäßwiderstand. Die untersuchten Substanzen waren (−)-Terbuclomin (1-tert. Butylamino-3-2-cyclopentyl-phenoxy-2-propanol, Farbwerke Hoechst AG, Frankfurt [Main])[1], (±)-Propranolol (Dociton, Rheinpharma Heidelberg) und Isoproterenol (Boehringer Sohn, Ingelheim).

Angegeben werden Mittelwerte ± mittlerer Fehler des Mittelwertes ($\bar{x} \pm s_{\bar{x}}$), n entspricht der Anzahl der Patienten. Die Berechnung der Signifikanz des Unterschiedes von Kontrollwerten und den Werten nach Gabe der Testsubstanz erfolgte mittels des t-Tests bei paarweiser Anordnung.

Ergebnisse

0,2 mg Terbuclomin wurde sechs Patienten i.v. gegeben und die Zeitwirkungskurve bestimmt (Abb. 1). Eine bis 6 Std nach der Injektion wurde ein maximaler Hemmungseffekt der durch Isoproterenol bedingten Herzfrequenzsteigerung erzielt. Bei methodisch gleichem Vorgehen wurde an sechs anderen Probanden nach oraler Gabe von 4 mg Terbuclomin der maximale Hemmeffekt 2 bis 6 Std nach der Entnahme des β-Receptorenblockers beobachtet. Die β-adrenolytische Wir-

---

[1] Den Firmen danken wir für die Überlassung von Versuchsmengen.

kung der verabreichten oralen und i.v. Dosis von Terbuclomin war nach 24 Std noch nicht vollständig abgeklungen.

Zur Ermittlung der Dosiswirkungskurven von Terbuclomin und Propranolol wurde die Dosiswirkungskurve für Isoproterenol vor und nach verschiedenen Dosen der β-Receptorenblocker bestimmt. Dabei wurde die höchste Isoproterenoldosis so gewählt, daß eine Herzfrequenzzunahme von mindestens 30 Schlägen/min resultierte. Graphisch konnte anschließend aus den so erhaltenen Kurven diejenige Isoproterenoldosis ermittelt werden, die eine Herzfrequenzzunahme von 20 Schlägen/min bewirkte. Terbuclomin verschob ebenso wie Propranolol die Dosiswirkungskurve von Isoproterenol dosisabhängig nach rechts als Zeichen eines kompetitiven Antagonismus zwischen Isoproterenol einerseits und den β-Receptorenblockern andererseits. Dies wurde auch bei einer Auswertung der Daten nach

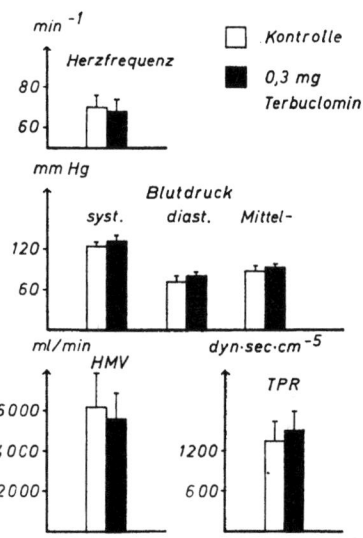

Abb. 2. Einfluß von 0,3 mg Terbuclomin i.v. auf Herzfrequenz, systolischen (syst.) Blutdruck, diastolischen (diast.) Blutdruck, arteriellen Mitteldruck, Herzminutenvolumen (HMV) sowie peripheren Gefäßwiderstand (TPR). Mittelwerte ± $s_{\bar{x}}$ von vier Probanden. Die Werte nach Terbuclomin wurden eine Std nach Injektion des β-Receptorenblockers gemessen

einem von Ariëns [2] angegebenen Verfahren bestätigt. Dabei wurde in einem Diagramm auf der Abszisse der dekadische Logarithmus der Dosen von Terbuclomin bzw. Propranolol aufgetragen. Sodann wurden Quotienten gebildet aus der Isoproterenoldosis, die nach Verabreichung der verschiedenen Dosen von β-Rceptorenblockern die Herzfrequenz um 20 Schläge/min steigerte, und der Isoproterenoldosis, die diese Herzfrequenzzunahme unter Kontrollbedingungen verursachte. Von den Quotienten wurde jeweils einer subtrahiert. Der dekadische Logarithmus der erhaltenen Differenz wurde auf der Ordinate aufgetragen. Sowohl für Terbuclomin als auch für Propranolol ergab sich eine Gerade, was als Zeichen eines kompetitiven Antagonismus zu werten ist. Unter Kontrollbedingungen steigerten 1,2 µg Isoproterenol die Herzfrequenz um 20 Schläge/min, nach 0,1 mg Terbuclomin waren dazu 2,3 µg Isoproterenol notwendig, nach 0,2 mg des β-Receptorenblockers 3,8 µg, nach 0,3 mg Terbuclomin 5,2 µg Isoproterenol. Nach 1 mg Propranolol steigerten bei denselben Probanden 4,1 µg, nach 2 mg der gleichen Substanz 6,5 µg Isoproterenol die Herzfrequenz um 20 Schläge/min. (—)-Terbuclomin i.v. verabreicht ist somit etwa 5mal wirksamer als i.v. gegebenes (±)-Propranolol. Bei einem anderen Kollektiv von fünf Probanden wurden orale Dosen von 2 bis 6 mg Terbuclomin mit einer oralen Dosis von 20 mg Propranolol verglichen. Dabei zeigte sich, daß Terbuclomin etwa 10mal wirksamer ist als Propranolol.

Bei vier Probanden wurde der Einfluß von 0,3 mg Terbuclomin i.v. auf hämodynamische Parameter untersucht (Abb. 2). Das Herzminutenvolumen, das Schlagvolumen, die Herzfrequenz sowie die arteriellen und venösen Drucke änderten sich nicht statistisch signifikant ($P > 0,05$). Der periphere Gefäßwiderstand erhöhte sich statistisch signifikant ($P < 0,025$) von 1360 dyn $\cdot$ sec $\cdot$ cm^{-5} vor auf 1520 dyn $\cdot$ sec $\cdot$ cm^{-5} nach Terbuclomininjektion. Dieser Effekt könnte Ausdruck einer Blockade der eine Gefäßerweiterung vermittelnden β-Receptoren im Bereich der Widerstandsgefäße sein. Es ist jedoch nicht ausgeschlossen, daß der periphere Gefäßwiderstand nach Terbuclomin reflektorisch zunimmt, als Folge einer mit der verwendeten Methode nicht nachweisbaren Verminderung des Herzminutenvolumens.

Literatur

1. Härtfelder, G., Leßenich, H., Schmitt, K.: Arzneimittel-Forsch. (im Druck). — 2. Ariëns, E. J.: Ann. N.Y. Acad. Sci. **139**, 606 (1967).

MERGUET, P., BOCK, K. D. (Abt. für Nieren- u. Hochdruckkranke, Med. Klinik u. Poliklinik, Klinikum Essen, Ruhr-Universität): **Wirkungen von Antihypertensiva auf die Muskeldurchblutung und Hautdurchblutung des Menschen**[*]

Im Schrifttum finden sich Untersuchungen über den Einfluß der heute zur Hochdrucktherapie meist verwendeten Antihypertensiva Clonidin, Guanethidin, Hydralazin, Reserpin und α-Methyldopa auf den peripheren Kreislauf nur vereinzelt. Deshalb und besonders um Informationen darüber zu erhalten, ob die peripheren Wirkungen dieser Substanzen in therapeutischer Dosierung für die Blutdrucksenkung mitverantwortlich sind, oder ob die Gefäßbezirke der Skeletmuskulatur und der Haut lediglich eine passive Rolle spielen, wurden im akuten Versuch (durchschnittliche Versuchsdauer 4 bis 5 Std — 1stündige Kontrollperiode und mindestens 2stündige Beobachtungsdauer) an 94 normotonen und 53 hypertonen Probanden die Wirkungen i.v. Einzeldosen der genannten Pharmaka auf:

1. arteriellen Blutdruck (125 Versuche),
2. peripheren Venendruck (57 Versuche),
3. Herzfrequenz (120 Versuche),
4. Atemfrequenz (83 Versuche),
5. Gesamtdurchblutung (quantitativ mittels Venenverschlußplethysmografie),
  a) des Unterarmes (42 Versuche),
  b) der Hand (34 Versuche),
6. Muskeldurchblutung der Wade (MD) (semiquantitativ mittels Wärmeleitsonde) (113 Versuche),
7. Hautdurchblutung der Wade (HD) (semiquantitativ mittels Wärmeleitfühler) (127 Versuche)

fortlaufend und simultan gemessen (Versuchsanordnung s. Abb. 1a).

Ausführliche methodische Einzelheiten, insbesondere über die zur Beurteilung der Extremitätendurchblutung des Menschen geeigneten Verfahren finden sich im Schrifttum [1—4, 7—44, 46, 48—52].

[*] Mit Unterstützung der Stiftung Volkswagenwerk.

Mit spezieller Methodik (Einzelheiten hierzu s. bei 5, 6, 45, 47) wurden an normotonen Probanden die lokalen Effekte von intramuskulär bzw. intracutan verabreichtem Clonidin, Guanethidin, Hydralazin und Reserpin auf die Durchblutung der Muskulatur (43 Versuche) und der Haut (45 Versuche) untersucht (Versuchsanordnung s. Abb. 1 b).

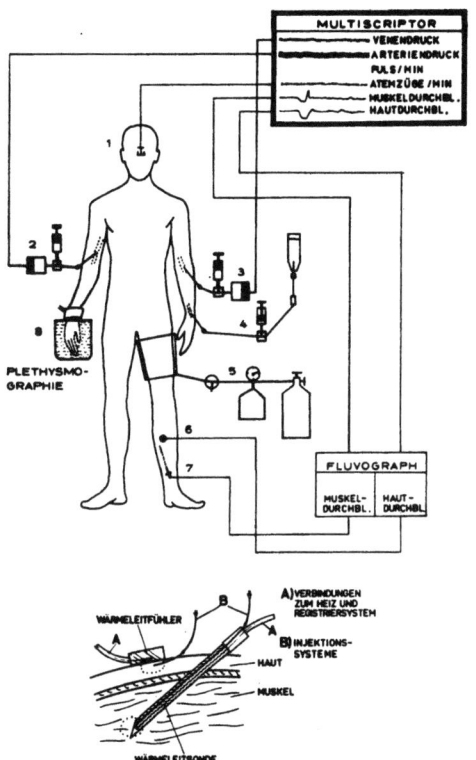

Abb. 1a u. b. Schematische Skizzen der Versuchsanordnungen zur simultanen Registrierung von: *1* Atemfrequenz (Thermistor), *2* arteriellem Blutdruck (Statham-Element) Arteria cubitalis, *3* peripherem Venendruck (Statham-Element) Vena cubitalis, *6* Hautdurchblutung (Wärmeleitmesser), *7* Muskeldurchblutung (Wärmeleitsonde), *8* Gesamtdurchblutung der Hand und/oder des Unterarmes (Venenverschlußplethysmografie), *4* Infusionssystem mit Dreiwegesystem zur i.v. Injektion, *5* Okklusionsmenschette zur arteriellen Drosselung mit Druckreservoir (oberer Bildanteil) und zur Prüfung lokaler Wirkungen von Pharmaka auf die Haut- und Muskeldurchblutung, wobei die Substanzen durch spezielle Injektionssysteme (B) intracutan (i.c.) bzw. intramuskulär (i.m.) direkt in den Meßbereich gegeben werden (unterer Bildanteil)

Ergebnisse

Der *arterielle Blutdruck* wurde bei Normotonikern durch Clonidin (0,15 mg i.v.), Guanethidin (20,0 mg i.v.), Hydralazin (12,5 mg i.v.) und Reserpin (1,0 mg i.v.) insgesamt nicht nennenswert beeinflußt, bei Clonidin und Reserpin gelegentlich leicht gesenkt, bei Guanethidin geringfügig erhöht. Bei Hypertonikern bewirkten die genannten Pharmaka eine unterschiedlich starke Blutdrucksenkung mit verschiedenem zeitlichen Ablauf. α-Methyldopa (1,0 g i.v.) zeigte in den Untersuchungen während der gesamten Beobachtungsdauer von 2 bis 3 Std p.i. keine Wirkung auf die untersuchten Parameter.

Die *Herzfrequenz* wurde durch Clonidin bei Normotonikern und Hypertonikern, durch Guanethidin und Reserpin nur bei Hypertonikern leicht gesenkt; Hydralazin steigerte sie in jedem Falle.

Peripherer Venendruck und *Atemfrequenz* zeigten bei keiner der getesteten Substanzen wesentliche Abweichungen von den Kontrollwerten.

Die *Muskeldurchblutung* wurde bei i.v. Gabe durch keines der untersuchten Pharmaka signifikant verändert.

Demgegenüber verursachten Clonidin eine Abnahme, Hydralazin und Reserpin eine Zunahme der *Hautdurchblutung*. Guanethidin beeinflußte die Durchblutung der Haut nicht regelhaft; bei Normotonikern überwogen leichte Abnahmen, bei Hypertonikern geringe Zunahmen.

Die beobachteten Änderungen der *Gesamtdurchblutung* der Hand entsprachen richtungsmäßig der mittels der Wärme-Clearance bestimmten Hautdurchblutung,

Tabelle 1
KREISLAUFWIRKUNGEN VON ANTIHYPERTENSIVA IM AKUTEN VERSUCH

		INTRAVENÖS								LOKAL	
		HZV*	TPW*	Blutdruck	Herzfrequenz	Ges.Dbl U-Arm	MD Wade	Ges.Dbl Hand	HD Wade	MD	HD
CLONIDIN	N	=	=	=	↘	↘	=	↗(gering)	↘	=	↘
CLONIDIN	H	=	↘	↘	↘	↘	=		↘		
GUANETHIDIN	N	↘(gering)	↘(gering)	↗(gering)	=	↗(gering)	↗(gering)	↗(gering)	↘(gering)	↗(gering)	↗(gering)
GUANETHIDIN	H	↘	↘	↘	↘	↗(gering)	=	↗(gering)	↗(gering)		
HYDRALAZIN	N	↗	↘	=	↗	↗(gering)	=	↗	↗	↗	↗
HYDRALAZIN	H	↗	↘	↘	↗		=	↗	↗		
RESERPIN	N	↘(gering)	=	↘(gering)	=	↗	=	↗	↗	↗(gering)	=
RESERPIN	H	↘(gering)	↘	↘	↘	↗	=	↗	↗		
α-METHYLDOPA	N	↘(gering)	↘(gering)	=	=		=		=		
α-METHYLDOPA	H	↘(gering)	↘(gering)	=	=		=		=		

= : Keine Änderung ↗(gering) : geringe Zunahme * = nach Lit.-angaben
↗ : Zunahme ↘(gering) : geringe Abnahme N = Normotoniker
↘ : Abnahme H = Hypertoniker

die Änderungen der Gesamtdurchblutung des Unterarmes lassen sich als Resultante der mittels der Wärme-Clearance bestimmten Änderungen von Muskel- und Hautdurchblutung erklären.

Die *intramuskuläre* Injektion der geprüften Pharmaka ergab bei Hydralazin (125 γ i.m.) eine deutliche, bei Reserpin (100 γ i.m.) und Guanethidin (250 bis 500 γ i.m.) eine geringfügige *lokale* vasodilatierende Wirkung im Muskel; Clonidin (3,5 bis 15 γ i.m.) zeigte in dieser Versuchsanordnung keinen Effekt. Bei *intracutaner* Applikation wirkten Hydralazin (125 γ i.c.) und — in geringerem Maße — auch Guanethidin (250 bis 500 γ i.c.) vasodilatierend, während Reserpin (100 γ i.c.) ohne Effekt blieb und Clonidin (3,5 bis 15 γ i.c.) eine starke lokale Vasoconstriction in der Haut auslöste.

Die qualitativen Änderungen der wichtigsten in unseren Untersuchungen gemessenen Parameter sind in der Tabelle aufgezeigt. Gleichzeitig wurden die hierzu in der Literatur mitgeteilten Wirkungen auf das Herzzeitvolumen (HZV) und den peripheren Gesamtwiderstand (TPW) mit eingetragen. — Mit Ausnahme von Guanethidin, das bei Normotonikern eine leichte Mehrdurchblutung auslöste, bewirkte keines der getesteten Antihypertensiva bei i.v. Anwendung im akuten

Versuch eine Änderung der Ruhedurchblutung der Skeletmuskulatur. Sofern gleichzeitig der Blutdruck abfällt, bedeutet dies eine Widerstandsabnahme (Vasodilatation) im Stromgebiet des Skeletmuskels. Diese Gefäßdilatation ist gerade so stark, daß die Durchblutung trotz des gesenkten Blutdruckes konstant bleibt. Es kann nicht sicher gesagt werden, ob die Widerstandsabnahme Ursache oder Folge des Blutdruckabfalles ist. Die Konstanz der Muskeldurchblutung könnte darauf beruhen, daß durch den sog. Bayliss-Effekt oder durch das Einsetzen der lokal-chemischen Durchblutungsregelung in der Skeletmuskulatur eine druckpassive Durchblutungsabnahme verhindert wird. Jedoch ist auch möglich, daß die Gefäßdilatation in der Skeletmuskulatur durch die verabreichten Pharmaka bewirkt wird, gleichgültig ob deren Angriffspunkt peripher und/oder zentral liegt. In diesem Fall wäre die Widerstandsabnahme im Muskelkreislauf eine Teilursache der Blutdrucksenkung. Auf Grund unserer Versuche kann nicht entschieden werden, welchen Anteil im Einzelfall die getesteten Pharmaka einerseits und die lokale Durchblutungsregelung andererseits am Zustandekommen der Vasodilatation im Muskel haben.

Die Ruhedurchblutung der Haut wurde durch die untersuchten Substanzen teils gesteigert, teils vermindert, und zwar ohne feste Beziehung zu den jeweiligen Änderungen des Blutdruckes. Daneben waren noch deutliche Unterschiede in der Dauer dieser Wirkungen zwischen proximalen und distalen Hautregionen nachweisbar. Daraus kann geschlossen werden, daß dem Gefäßwiderstand in der Haut trotz seiner erheblichen Variationsbreite für die blutdrucksenkende Wirkung der geprüften Pharmaka keine wesentliche Bedeutung zukommt.

Literatur

Abramson, D. I.: Circulation in the extremities. New York-London: Academic Press 1967. — 2. Bock, K. D.: Die Verfahren zur Beurteilung der Extremitätendurchblutung des Menschen. In: Delius, L., Witzleb, E. (Hrsg.): Probleme der Haut- und Muskeldurchblutung. Bad Oeynhausener Gespräche VI, S. 100. 29. u. 30. 10. 1962. Berlin-Göttingen-Heidelberg-New York: Springer 1964. — 3. Bock, K. D., Heimsoth, V., Merguet, P., Schönermark, J.: Dtsch. med. Wschr. 91, 1761 (1966). — 4. Bock, K. D., Kreuzenbeck, W.: Über die Tagesschwankungen des arteriellen Blutdrucks. In: Heilmeyer, L., Holtmeier, H. J. (Hrsg.): Hochdruckforschung. Fortschritte auf dem Gebiete der Inneren Medizin, S. 72. II. Symposion in Freiburg i. Br. am 18. u. 19. 7. 1964. Stuttgart: Thieme 1965. — 5. Bock, K. D., Merguet, P., Brandt, T., Murata, T.: Experimental studies with clonidine hydrochloride in normotensive and hypertensive subjects. In: Conolly, M. E. (Ed.): Catapres in hypertension, p. 101. A symposium held at the Royal College of Surgeons of England, March 1969. London: Butterworths 1970. — 6. Bock, K. D., Merguet, P., Heimsoth, V. H.: Effect of clonidine on regional blood flow and its use in the treatment of hypertension. In: Onesti, G., Kim, K. E. (Eds.): High blood pressure. 26th Hahnemann International Symposion, December 1971. New York: Grune and Stratton 1972 (in press). — 7. Bock, K. D., Merguet, P., Murata, T., Heimsoth, V.: Klinisch-experimentelle Untersuchungen über die Wirkungen von Dichlorphenylaminoimidazolin. In: Heilmeyer, L., Holtmeier, H. J., Pfeiffer, E. F. (Hrsg.): Hochdrucktherapie, S. 28. Symposium über 2-(2,6-Dichlorphenylamino)-2-imidazolin-hydrochlorid am 20. u. 21. 10. 1967 in Ulm. Stuttgart: Thieme 1968. — 8. Bollinger, A.: Durchblutungsmessungen in der klinischen Angiologie. Mit besonderer Berücksichtigung der Venenverschluß-Plethysmographie. Bern-Stuttgart: Huber 1969. — 9. Delius, L., Witzleb, E.: Probleme der Haut- und Muskeldurchblutung. Bad Oeynhausener Gespräche VI, 29. u. 30. 10. 1962. Berlin-Göttingen-Heidelberg-New York: Springer 1964. — 10. Dittmar, H. A.: Ärztl. Forsch. 15, 414 (1961). — 11. Ehringer, H., Deutsch, E.: Durchblutungsstörungen. Meßmethodik und Pharmakotherapie (Raubasin). Internationales Symposium, Wien. 5.—7. 12. 1968. Stuttgart-New York: Schattauer 1970. — 12. Formel, P. F., Doyle, J. T.: Circulat. Res. 5, 354 (1957). — 13. Golenhofen, K.: Naturwissenschaften 43, 309 (1956). — 14. Golenhofen, K.: Habilitationsschrift, Marburg a. d. Lahn 1960. — 15. Golenhofen, K.: Marb. Sitzungsber. 83/84, 167 (1962). — 16. Golenhofen, K., Hensel, H., Hildebrandt, G.: Durchblutungsmessung mit Wärmeleitelementen in Forschung und Klinik. Stuttgart: Thieme 1963. — 17. Golenhofen, K., Hensel, H., Hildebrandt, G.: J. Physiol. (Lond.) 170, 58 (1963). — 18. Golenhofen, K., Hildebrandt, G.: Pflügers Arch. ges. Physiol. 264, 492 (1957). — 19. Golenhofen, K., Hildebrandt, G.: Pflügers Arch. ges. Physiol. 274, 615 (1962). — 20. Golenhofen, K., Hildebrandt, G.: Arch. Kreisl.-Forsch. 38, 23 (1962). — 21. Graf, K.: Größe und Reagibilität der Extremitätendurchblutung bei vasoregulatorischer Asthenie. Abhandlungen der Med. Fakultät der Universität zu Uppsala 1966. Acta Universitatis Upsaliensis. Abstracts of Uppsala Dissertations in Medicine, S. 27. — 22. Greenfield, A. D. M.: Meth. med. Res. 8, 293 (1960). — 23. Greenfield, A. D. M., Patterson, G. C.: J. Physiol. (Lond.) 125, 525 (1954). — 24. Greenfield, A. D. M., Whitney, R. J., Mowbray, J. F.: Brit. med. Bull. 19, 101 (1963). — 25. Hensel, H.: Ber. ges. Physiol. 162, 360 (1954). — 26. Hensel, H.: Klin. Wschr. 34, 1223 (1956). — 27. Hensel, H.: Klin. Wschr. 34, 1273 (1956). — 28. Hensel, H.: Naturwissenschaften 43, 477 (1956). — 29. Hensel, H.: Plethysmography. In: Cardiology, an encyclopedia of the cardiovascular system. Methods, p. 107. New York-Toronto-London: McGraw-Hill Co. 1959. — 30. Hensel, H.: Durchblutungsmessungen nach dem Prinzip der geheizten Thermoelemente. In: Kreislaufmessungen, S. 52. 3. Freiburger Kolloquium. München-Gräfelfing: Banaschewski 1962. — 31. Hensel, H.: Naturwissenschaften 50, 155 (1963). — 32. Hensel, H., Bender, F.: Pflügers Arch. ges. Physiol. 263, 603 (1956). — 33. Hensel, H., Bock, K. D.: Pflügers Arch. ges. Physiol. 260, 361 (1955). — 34. Hensel, H., Doerr, F. F.: Pflügers Arch. ges. Physiol. 270, 78 (1959). — 35. Hensel, H., Ruef, J.: Pflügers Arch. ges. Physiol. 259, 267 (1954). — 36. Hyman, S., Winsor, T.: J. cardiovasc. Surg. (Torino) 2, 506 (1961). — 37. König, E.: Dtsch. med. Wschr. 83, 140 (1958). — 38. König, E.: Habilitationsschrift, München 1963. — 39. König, E., Trepel, F.: Med. Klin. 59, 624 (1964). — 40. König, E., Trepel, F., Lemp, A., Merguet, P., Froer, K.-L.: Z. Kreisl.-Forsch. 57, 151 (1968). — 41. König, E., Zöllner, N.: Verh. dtsch. Ges. Kreisl.-Forsch. 22, 245 (1956). — 42. König, E., Zöllner, N.: Dtsch. Arch. klin. Med. 204, 107 (1957). — 43. Kramer, K., Lochner, W., Wetterer, E.: Methods of measuring blood flow. In: Hamilton, W. F., Dow, Ph. (Eds.): Handbook of physiology, Sect. 2: Circulation, Vol. II, p. 1277. Washington, D.C.: American Physiological Society 1963. — 44. Kuemmerle, H. P.: Klinische Calorimetrie und Thermometrie. Stuttgart: Thieme 1958. — 45. Merguet, P., Bock, K. D.: Effects of antihypertensive agents on skin and muscle blood flow in man. In: Onesti, G., Kim, K. E. (Eds.): High blood pressure. 26th Hahnemann International Symposium, December 1971. New York: Grune and Stratton 1972 (in press) — 46. Merguet, P., Brandt, Th., Murata, T., Bock, K. D.: Verh. dtsch. Ges. inn. Med. 75, 166 (1969). — 47. Merguet, P., Golenhofen, K.: Pflügers Arch. ges. Physiol. 297, 36 R (1967). — 48. Merguet, P., Heimsoth, V.: Murata, T., Bock, K. D.: Pharmacol. Clin. 1, 30 (1968). — 49. v. Uexküll, Th., Killing, F.: Münch. med. Wschr. 101, 380 (1959). — 50. v. Uexküll, Th., Wick, E.: Z. Kreisl.-Forsch. 51, 184 (1962). — 51. Wolstenholme, G. E. W., Freeman, J. S.: Peripheral circulation in man. J. and A. Churchill Ltd. 1954. — 52. Zöllner, N., König, E.: Z. Kreisl.-Forsch. 47, 1 (1958).

Lydtin, H., Leidl, L., Schewe, St., Daniel, W., Schierl, W., Lohmöller, G. (Med. Poliklinik, Universität München): **Kreislaufwirkungen verschiedener Applikationsformen von Glucagon**

Einmalige und wiederholte i.v. Bolusinjektionen von Glucagon führen bei gesunden Probanden zu einem Anstieg der Herzfrequenz, des systolischen Blutdruckes und einer vom Frequenzeffekt unabhängigen, mechanokardiographisch faßbaren Kontraktilitätssteigerung des Herzens. Das Wirkungsmaximum liegt zwischen der 1. und 4. min und klingt über 30 min ab. Die klinische Anwendung bei therapierefraktärer kardialer Dekompensation und bei Rhythmusstörungen [1, 2, 3, 6, 7] verlangt im allgemeinen eine länger anhaltende, gleichmäßige Wirkung. Es war deshalb zu prüfen, ob durch i.v. Glucagoninfusionen oder durch subcutane Injektionen einer Depotform des Glucagons Effekte erzielt werden können, die mit der Wirkung einer i.v. Bolusgabe vergleichbar sind.

Methodik

Die Untersuchungen wurden an zwölf gesunden Medizinstudenten im Alter von 23 bis 27 Jahren bei einheitlicher Ruheausgangslage (Grundumsatzbedingungen) durchgeführt. Mittels einer Infusionspumpe wurden 50 µg/kg Körpergewicht Glucagon-Novo[1] in 50 ml einer 5%igen Glucoselösung über eine Std infundiert. Wir registrierten 4mal vor Beginn der Infusion und insgesamt 18mal während der einstündigen Versuchsdauer synchron je eine Ableitung des Elektrokardiogramms und des Phonokardiogramms (m1), den Carotispuls und das ultraniederfrequente Ballistokardiogramm sowie dessen erste Differentialableitung. Die

---
[1] Wir danken der Firma Novo (Mainz) für die großzügige Überlassung von Versuchsmengen.

Auswertung der mechanokardiographischen Meßdaten erfolgte jeweils an sechs aufeinanderfolgenden Herzaktionen [4]. Aus den registrierten Meßgrößen wurden folgende Parameter ermittelt: Die Zeitintervalle jeweils zwischen dem Beginn der elektrischen Kammererregung „Q" und dem Beginn des zweiten Herztones im PCG „QII", der Incisur des Carotispulses „QIn", dem Punkt „I" (dem Maximum der ersten Differentialableitung der BKG-Kurve), „QI". Außerdem wurden der Tangens des HI-Anstieges und die Höhe „HI ,J'"', die maximale Amplitude der ersten Differentialableitung des BKGs, bestimmt. Die Parameter der isometrischen Kontraktionszeit QA und QI sind unter Berücksichtigung des diastolischen

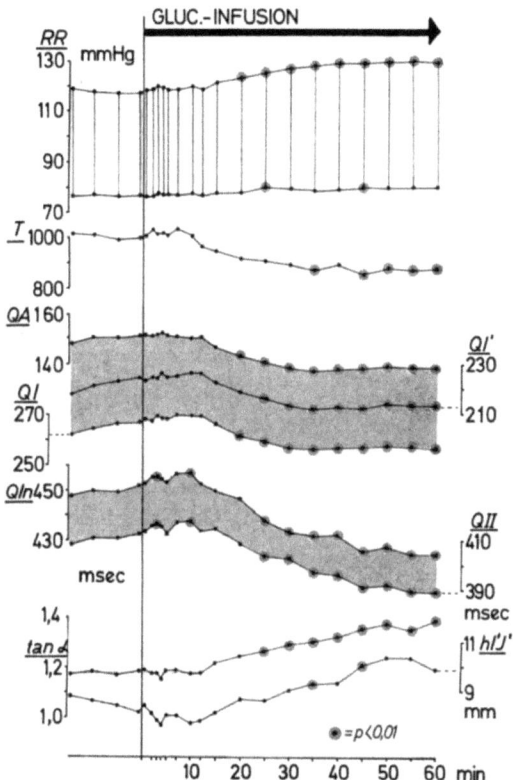

Abb. 1. Mittelwerte aus allen Versuchen (n = 9). Arterieller Druck (RR) Phasendauer (T); Zeitintervalle vom Beginn der Kammererregung (Q) zur Incisur (QIn) und zum Steilanstieg des Carotispulses (QA), zum 2. Herzton (QII), zum Punkt I' des Ballistokardiogramms (QI'). Tangens HI: Steigung des HI-Segmentes im ULF-Ballistokardiogramm, Einzelheiten im Text. Tabellenwerte z. T. in der Tabelle

Druckes ein Maß für die isometrische Kontraktionsgeschwindigkeit, Tangens α und die Amplitude der ersten Differentialableitung des BKGs ein Maß für die Auswurfgeschwindigkeit des Blutes in cranialer Richtung [4, 5, 8].

Der Blutdruck wurde auskultatorisch nach Riva Rocci gemessen. Zur statistischen Analyse unserer Daten diente der gepaarte t-Test nach Student.

Ergebnisse

Abb. 1 zeigt die Ergebnisse aller Versuche mit i.v. Infusion von Glucagon. Nach einer Latenzzeit von im Mittel 12 min steigt der systolische Blutdruck 20 min nach Beginn der Infusion an und erreicht ein Niveau ($p < 0,01$) mit einem von 11 mmHg. Parallel hierzu nimmt die Herzfrequenz, ausgewiesen durch die Abnahme der Herzphasendauer, ausgehend von 60 Schlägen/min im Mittel um 10 Schläge zu. QA, QI' und QI werden parallel zueinander verkürzt und erreichen etwa 30 min nach Infusionsbeginn ein Plateau, das bis zum Versuchsende bestehen bleibt. Auch hier tritt die statistische Signifikanz wie bei der Frequenz und dem systolischen Blutanstieg etwa 20 min nach Infusionsbeginn ein. Ferner zeigt sich eine gleichlaufende Verkürzung von QInz und QII. Der gleichbleibende Abstand dieser beiden Kurven weist die Konstanz der zentralen Pulswellenlaufzeit aus. Tangens-α und die HI'J'-Amplitude nehmen mit etwa gleichem zeitlichen Verlauf

Tabelle 1. *Mittelwerte der Meßgrößen zu bestimmten Zeitpunkten des Versuchsablaufes (s. Abb. 1). Signifikanz der Änderung im Vergleich zu den jeweils zugehörigen Kontrollen (Ausgangswerten)*

Glucagon-Infusionen

	KØ	5	15	20	25	45	60 (min)
RR syst (mm Hg) p<	119,11 ± 3,84	118,40 ± 5,40 n.s.	121,33 ± 5,50 n.s.	123,33 ± 6,80 0,01	125,33 ± 5,96 0,0005	129,55 ± 6,85 0,0005	129,75 ± 6,59 0,0005
RR diast (mm Hg) p<	76,88 ± 5,30	77,11 ± 6,54 n.s.	77,78 ± 6,00 n.s.	78,00 ± 6,11 n.s.	80,00 ± 6,32 0,01	80,11 ± 5,61 0,01	80,25 ± 5,78 n.s.
T Schläge min	60,06 ± 6,87	59,46 ± 7,99 n.s.	63,20 ± 5,80 n.s.	65,30 ± 4,83 n.s.	66,00 ± 7,23 n.s.	70,00 +5,96 0,005	68,30 ± 5,42 0,01
QA (msec) p<	150,67 ±15,91	151,44 ±15,96 n.s.	146,89 ±16,75 n.s.	143,11 ±17,21 0,0025	140,44 ±15,72 0,0005	138,11 ±16,22 0,0005	138,44 ±16,02 0,0005
QI' (msec) p<	223,33 ±18,24	224,78 ±18,99 n.s.	222,89 ±16,16 n.s.	219,11 ±16,21 n.s.	216,55 ±16,55 0,005	212,55 ±18,99 0,0005	213,55 ±16,88 0,0005
QI (msec) p<	266,67 ±18,53	268,11 ±18,78 n.s.	266,11 ±17,05 n.s.	261,55 ±16,36 0,0025	259,33 ±14,78 0,005	256,89 ±18,84 0,0005	256,67 ±16,94 0,0025
QIn (msec) p<	450,89 ±19,86	452,78 ±20,45 n.s.	449,89 ±19,36 n.s.	446,22 ±22,29 n.s.	437,89 ±23,15 0,005	425,22 ±25,11 0,0005	424,12 ±19,69 0,0025
QII (msec) p<	411,78 ±18,90	412,55 ±19,99 n.s.	414,44 ±18,73 n.s.	408,83 ±21,54 n.s.	403,67 ±22,07 0,01	391,67 ±24,95 0,0025	389,62 ±19,61 0,0025
hI'J' (mm) p<	9,72 ± 1,58	9,83 ± 1,80 n.s.	10,13 ± 1,45 n.s.	10,41 ± 1,53 n.s.	10,60 ± 1,77 0,01	11,50 ± 1,67 0,0025	11,80 ± 1,92 0,005
tan α p<	1,051 ±0,323	1,008 ±0,377 n.s.	1,018 ±0,325 n.s.	1,072 ±0,345 n.s.	1,065 ±0,324 n.s.	1,205 ±0,329 0,005	1,186 ±0,336 n.s.

bis zum Ende der Infusion zu. Mit Ausnahme der letzten beiden Parameter tritt bei den übrigen Meßgrößen nach 20 min Infusionsdauer eine Plateaubildung ein.

Die subcutane Injektion von 200 µg/kg Körpergewicht einer Glucagondepotform, Protamin-Zink-Glucagon, führt über 90 min zu keiner statistisch signifikanten Änderung von Blutdruck, Herzfrequenz und mechanokardiographischen Parametern. Die Stoffwechselwirksamkeit dieses Depotglucagons wurde durch einen statistisch signifikanten Anstieg des Blutzuckers von maximal 20% (n = 12) sowie einen Abfall der Serumkaliumwerte um durchschnittlich 8% des Ausgangswertes nachgewiesen (p < 0,01). Eine Änderung des Spiegels der freien Fettsäuren ließ sich statistisch nicht sichern.

Diskussion

Unsere Ergebnisse belegen eine Erhöhung der Druckanstiegsgeschwindigkeit, eine Verkürzung der Austreibungszeit und eine Zunahme der initialen Blutauswurfgeschwindigkeit bei ansteigendem systolischem Druck und damit eine kardiale Contractilitätszunahme bei i.v. Dauerinfusion von Glucagon über 1 Std. Im Gegensatz zu den bei Bolusgabe zu beobachtenden Soforteffekten auf Blutdruck, Contractilität und Herzfrequenz [3] tritt bei i.v. Glucagoninfusion die kardiale Wirkung verzögert ein. Eine Abschwächung dieses Effektes wird bis zum Infusionsende nicht beobachtet, d. h. die erreichten Plateaus werden gehalten. Der bei der Bolusgabe erzielte Maximaleffekt von Glucagon nach 1 min, den wir im letzten Jahr als einen durch Propranolol blockierbaren, wahrscheinlich durch Katecholaminfreisetzung erklärbaren Effekt beschrieben haben, läßt sich während der Infusionsgabe nicht nachweisen. Der Vergleich der Infusionen mit den Bolusinjektionen zeigt weiter, daß das bei den verwendeten Mengen erreichbare Plateau der Wirkung einer Bolusgabe nach etwa 5 bis 20 min entspricht. Ähnlich wie bei den Bolusinjektionen tritt auch bei der i.v. Infusion in etwa einem Viertel der Fälle Übelkeit und Erbrechen auf. Die von uns untersuchte Depotglucagonform kommt auf Grund der Ergebnisse für kardiologische Indikationen nicht in Betracht.

Für die Klinik läßt sich daraus folgern, daß die Glucagoninfusion grundsätzlich gegenüber der Bolusinjektionen bevorzugt werden sollte. Gegebenenfalls kann der Effekt einer initialen Bolusgabe durch eine Infusion weitergeführt werden.

Literatur

1. Avenhaus, H., Lüderitz, B., Strauer, B. E., Bolte, H. D., Riecker, G.: Dtsch. med. Wschr. 16, 702 (1971). — 2. Baubkus, H., Jehle, J., Müller-Sedlitz, P., Gadomski, M., Froer, K., Kriener, J., Meister, W., Rudolph, W.: Verh. dtsch. Ges. Kreisl.-Forsch. 36, 188 (1970). — 3. Lydtin, H., Lohmöller, G., Daniel, W., Schierl, W., Schewe, St., Kempter, H., Lohmöller, R., Walter, I., Kusus, T.: Verh. dtsch. Ges. inn. Med. 77, 1000 (1971). — 4. Lydtin, H., Schnelle, K., Zöllner, N.: Z. ges. exp. Med. 143, 67 (1967). — 5. Lydtin, H., Schnelle, K., Lohmöller, G., Zöllner, N.: Bibl. cardiol. (Basel) 26, 36 (1970). — 6. Van der Ark, C. R., Reynolds, E. W.: Amer. Heart J. 79, 481 (1970). — 7. Vaughn, C. C., Warner, H. R., Nelson, R. M.: Surgery 67, 204 (1970). — 8. Zöllner, N., Lohmöller, G., Schnelle, K., Lydtin, H.: Bibl. cardiol. (Basel) 26, 42 (1970).

Aussprache

Herr JESSE, R. (Würzburg):

Zu Herrn LEIDL: Können Sie mit der von Ihnen angewandten Methode zwischen Wirkungen am Herzen selbst — insbesondere Änderungen der Contractilität — und peripheren Kreislaufwirkungen, die ja auf rein mechanischem Wege die von Ihnen bestimmten systolischen Zeitintervalle beeinflussen, unterscheiden? Bei Abnahme des peripheren Widerstandes z. B. nehmen Schlagvolumen und Frequenz zu, QS 2 nimmt ab, Druckanstiegszeit und Austreibungszeit werden verkürzt, ohne daß damit primär eine Contractilitätssteigerung verbunden sein muß. Außerdem liegt bei einer Registriergeschwindigkeit von 100 mm/sec in der Mechanokardiographie die Fehlerbreite im Bereich der gemessenen Zeitgrößen und deren Änderung.

LYDTIN, H., LOHMÖLLER, R. (Med. Poliklinik, Universität München): **Hämodynamische Wirkungen von Bay a 1040 vor und nach Atropingabe**

Die Substanz Bay a 1040 (4-(2'-Nitrophenyl)-2,6-dimethyl-1,4-dihydropyridin-3,5-dicarbonsäuredimethylester)[1] bewirkt im Tierversuch (am Hund) eine ausgeprägte Coronarerweiterung [1]. Dabei ändern sich auch andere hämodynamische Parameter (wie z. B. Herzfrequenz und Herzminutenvolumen) [8]. Bei Untersuchungen am Menschen wurde aus einer Abnahme der coronaren AVD-O_2 auf

---
[1] Chemische Kurzbezeichnung: Nifedipine.

eine Zunahme der Coronardurchblutung geschlossen. Unabhängig davon, welchen Stellenwert man einem Coronardilatator in der Therapie der coronaren Herzkrankheit zuweist, stellt sich die Frage, inwieweit die zumindest bei einem normalen

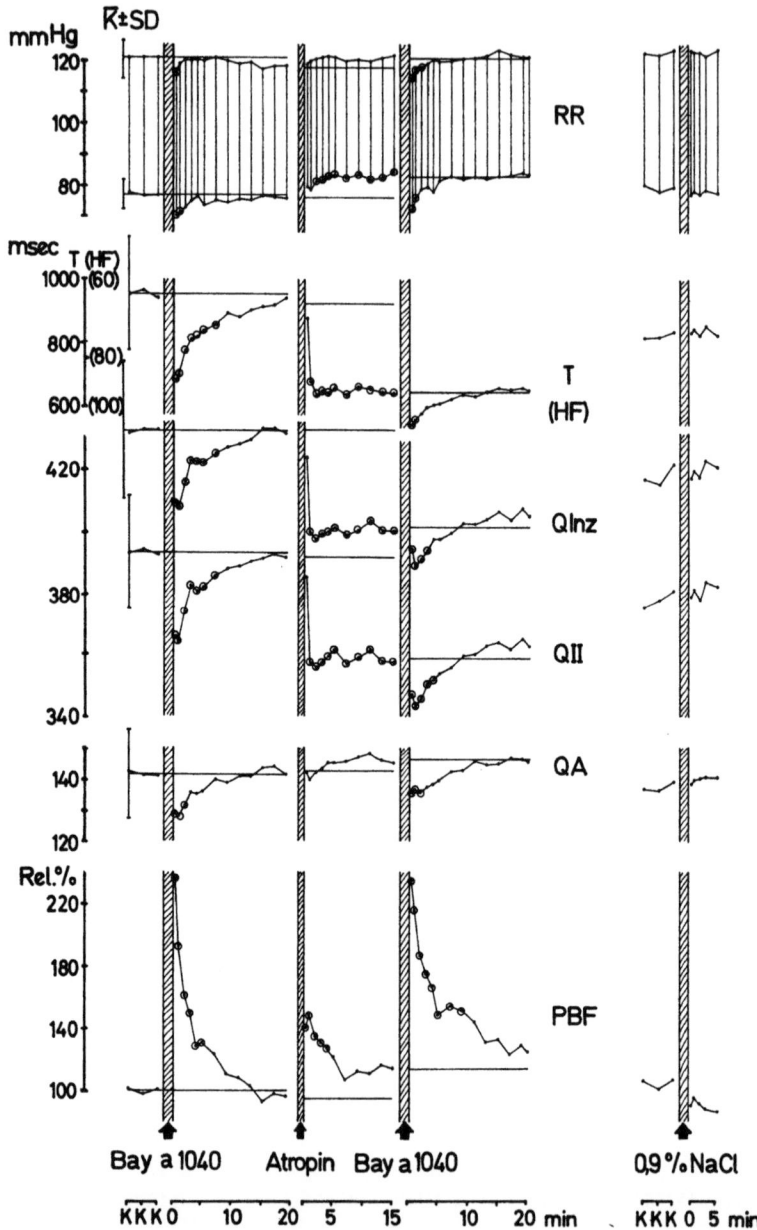

Abb. 1. Von oben nach unten: Systolischer und diastolischer Blutdruck, Herzphasendauer (T) und Herzfrequenz (HF). Zur Erklärung von QInz, QII, QA und PBF s. Text. ⊙ = 2 p < 0,01

Coronarsystem auch am Menschen nachweisbare Zunahme der Coronardurchblutung mit einem Anstieg der äußeren Herzarbeit zusammenfällt. Die Beantwortung dieser Frage ist besonders angesichts der Wirksamkeit von Bay a 1040 im akuten

Versuch bei der Angina pectoris bedeutsam [4, 5]. Bei kritischer Wertung der eben zitierten Untersuchungen und auf Grund eigener Vorergebnisse erschien es wünschenswert, die Abhängigkeit des hämodynamischen Wirkungsprofiles vom vagalen Antrieb in Versuchen mit vorheriger Atropingabe zu prüfen.

Tabelle 1. *Meßwerte der 5 Versuche mit*

Name	HMV	CI	HF	SV	Psyst	Pdiast	Pm	GPW
R. B., geb. 23. 2. 47								
K 1	8,70	4,24	95	91,6	118	84	95	875
K 2	7,12	3,46	95	75,0	112	84	93	1045
0 min	13,90	6,80	116	120,0	112	76	88	503
7 min	8,57	4,17	110	77,9	115	78	90	857
M. O., geb. 23. 6. 44								
K 1	7,82	3,88	78	100,5	121	88	99	1013
K 2	7,26	3,59	78	93,1	122	86	98	1080
0 min	11,20	5,55	105	106,7	113	87	96	685
7 min	9,35	4,57	92	100,6	122	83	96	820
G. L., geb. 26. 12. 48								
K 1	9,24	4,60	95	97,3	138	85	103	892
K 2	9,53	4,74	91	104,7	134	86	102	857
0 min	13,30	6,63	120	110,8	135	80	98	589
7 min	10,26	5,12	97	105,7	134	84	101	788
H.-J. G., geb. 4. 1. 47								
K 1	8,06	4,29	91	88,6	136	98	111	1102
K 2	7,78	4,14	91	85,5	133	94	107	1100
0 min	9,08	4,83	110	82,5	128	88	101	890
7 min	7,84	4,17	90	87,1	127	84	98	1010
H. W., geb. 31. 3. 49								
K 1	8,83	4,60	80	110,4	140	92	108	975
K 2	8,62	4,49	81	106,4	142	92	109	1012
0 min	12,38	6,46	106	116,8	134	78	97	627
7 min	10,82	5,64	86	125,8	142	84	103	762
Mittelwerte								
K	8,3	4,20	87,5	95,31	129,6	88,9	102,5	995,1
0 min	11,97	6,05	111,4	107,36	124,4	81,8	96,0	658,8
7 min	9,37	4,73	95,0	99,42	128,0	82,6	97,6	847,4

* HMV in l/min; Herzindex (CI) in l/min/m² Körperoberfläche; Herzfrequenz (HF) und mittlerer arterieller Blutdruck in mmHg; gesamter peripherer Widerstand (GPW) in des Farbstoffs auf der arteriellen Seite (EZ) in sec; linksventrikuläre Auswurfzeit (LVET) in systolische Auswurfgeschwindigkeit (MSER) in l/min Systolendauer; Spannungszeitindex HF × ml/min/100 g Gewebe. K 1 und K 2: Kontrollwerte, 0 min: Sofort nach Injektion von 0,015

Methodik

Die Untersuchungen wurden an zehn gesunden männlichen Probanden im Alter zwischen 22 und 26 Jahren unter Grundumsatzbedingungen durchgeführt.

1. Vor und nach i.v. Gabe von 0,015 mg/kg Körpergewicht der Prüfsubstanz wurden mechanokardiographisch systolische Zeitintervalle (durch synchrone Registrierung des Elektrokardiogramms, des Carotispulses und einer Ableitung des Phonokardiogramms bei einer Papiergeschwindigkeit von 100 mm/sec) bestimmt. Aus fünf aufeinanderfolgenden Herzaktionen wurden folgende Größen ermittelt: T = Dauer einer Herzaktion in msec (RR-Abstand, in msec). QA = Zeit vom Beginn der elektrischen Kammererregung (Q) bis zum Steilanstieg des Carotispulses (msec) — dieser Wert entspricht der Summe von Anspannungszeit und zentraler Pulswellenlaufzeit. QII = Elektromechanische Systolendauer (Q bis zum

Beginn des zweiten Herztones (msec). QInz = Q bis zur Incisur des Carotispulses (msec). QInz ist um die Pulswellenlaufzeit länger als QII. Die Durchblutung eines Unterschenkelsegmentes wurde verschlußplethysmographisch (nach Gutman, U. G.) in kurzen Zeitabständen gemessen. Die Zeitpunkte der Registrierungen sind in Abb. 1 ersichtlich. PBF = die Muskeldurchblutung eines Unterschenkelsegmentes in ml/min/100 g Gewebe.

Bestimmung des Herzminutenvolumens [a]

Name	HWZ	EZ	LVET	LVET rel.	MSER	LVWI	Pm × HF × LVET	PBF
R. B.								
K 1	2,90	12,4	261,8	36,9	23,61	5,475	2365	0,77
K 2	2,96	10,8	271,0	37,1	19,17	4,381	2395	0,69
0 min	1,40	7,2	260,0	43,3	32,09	8,098	2654	1,64
7 min	2,24	10,0	269,0	40,8	20,98	5,323	2781	0,87
M. O.								
K 1	3,20	14,2	276,0	28,8	27,27	5,233	2131	2,72
K 2	3,44	14,4	275,2	30,6	23,76	4,790	2102	2,72
0 min	1,92	10,8	266,2	40,4	27,75	7,246	2603	8,69
7 min	2,0	12,0	262,0	34,9	26.81	5,901	2314	4,93
G. L.								
K 1	2,00	12,6	295,8	41,7	22,18	6,568	2896	1,83
K 2	3,30	13,6	288,3	41,8	22,82	6,597	2676	1,69
0 min	1,88	8,6	289,9	46,0	28,90	8,847	3410	5,83
7 min	2,20	12,0	288,6	41,8	24,52	7,052	2822	2,99
H.-J. G.								
K 1	1,96	11,6	248,0	37,6	21,45	6,525	2505	2,40
K 2	1,90	11,6	258,5	35,9	21,67	6,059	2517	2,54
0 min	1,58	8,4	252,3	45,1	20,15	6,650	2802	3,72
7 min	2,32	11,0	252,1	37,6	20,83	5,624	2223	2,29
H. W.								
K 1	2,34	9,8	250,4	34,8	25,38	6,798	2160	1,23
K 2	2,68	9,6	249,5	35,6	24,21	6,700	2207	1,20
0 min	1,98	7,8	239,4	39,9	31,00	8,361	2468	5,00
7 min	2,18	9,2	248,7	39,5	27,38	7,930	2206	3,29
Mittelwerte								
K	2,57	12,1	267,5	36,1	23,15	5,913	2395	1,78
0 min	1,75	8,56	261,6	42,9	27,98	7,840	2787	4,97
7 min	2,18	10,8	264,0	38,9	24,10	6,366	2468	2,88

[a] Schläge/min; Schlagvolumen (SV) ml/Schlag; P syst., P diast., Pm: systolischer, diastolischer dyn. × sec × cm^{-5}; Halbwertszeit der Farbstoffauswaschung (HWZ) in sec; Erscheinungszeit msec; relative Auswurfzeit (LVET rel.), Auswurfzeit in % der Herzaktionsdauer; mittlere Pm × LVET in mmHg × sec/min Systolendauer; periphere Muskeldurchblutung (PBF) in mg/kg Bay a 1040, 7 min: 7 min nach Injektion.

2. Nach Abklingen der Wirkung von Bay a 1040 und darauffolgender Gabe von 1,0 mg Atropin i.v. wurden erneut 0,015 mg/kg Körpergewicht der Prüfsubstanz i.v. verabreicht.

3. In fünf weiteren Versuchen wurde nach Atropinvorbehandlung (1,0 mg i.v.) in der 1. und 7. min nach i.v. Gabe der Prüfsubstanz zusätzlich das Herzminutenvolumen (mit der Farbstoffverdünnungsmethode) bestimmt. Aus den dabei bestimmten Meßgrößen wurden folgende Werte ermittelt: CI = HMV/m^2 Körperoberfläche (l/min/m^2), SV = HMV/Herzfrequenz (ml/Schlag), GPW = gesamter peripherer Widerstand (dyn × sec × cm^{-5}), LVWI = linksventrikulärer Arbeitsindex (mkg × min^{-1} × m^{-2}), EZ = Erscheinungszeit = Zeit von der i.v. Injektion des Farbstoffes in die V. cubitalis eines Armes bis zum Erscheinen des Farbstoffes auf der arteriellen Seite, HWZ = Halbwertszeit der exponentiellen Auswaschung des Farbstoffes.

Dazu wurden berechnet: LVET = linksventrikuläre Auswurfzeit — Beginn des Steilanstieges bis zu Incisur des Carotispulses (= QZnz-QA). LVET rel. = Auswurfzeit in Prozent der Herzaktionsdauer. Als indirektes Maß der Druckbelastung berechneten wir das Produkt aus mittlerem arteriellem Druck, Herzfrequenz und LVET (mmHg × sec Systolendauer/min). „MSER" = mittlere Auswurfgeschwindigkeit.

Zur statistischen Analyse verwendeten wir den Vorzeichenrangrest (matched-pairs signed-rank) nach Wilcoxon; Änderungen mit einer Irrtumswahrscheinlichkeit von $2p < 0,01$ werden als signifikant angenommen und in der Zeichnung als Kreise dargestellt.

Ergebnisse

Sofort nach Injektion der Prüfsubstanz nehmen systolischer und diastolischer Blutdruck, die systolische Phasendauer T, QInz und QII sowie QA deutlich ab. Die Abnahme von T weist eine starke Frequenzzunahme aus. Gleichzeitig steigt die Durchblutung eines Unterschenkelsegmentes im Mittel auf 250% des Ausgangswertes. Bereits während der Injektionsdauer von $1^1/_2$ min nimmt die Pulsfrequenz in allen Fällen zu und erreicht am Ende der Injektionszeit mit einer Zunahme von im Mittel 25 Schlägen/min ihr Maximum. Der systolische Blutdruck nimmt kurzfristig um 5 und der diastolische Blutdruck um 7 mmHg ab, die QA-Zeit wurde um 13 msec kürzer. Bei einer mittleren Verlängerung der zentralen Pulswellenlaufzeit (QInz bis QII) um 4 msec errechnet sich eine Abnahme der Anspannungszeit um 17 msec. Die periphere Muskeldurchblutung nimmt von einem Ausgangswert von $1,896 \pm 0,916$ ml/min/100 ml Gewebe = 100% auf 250% der Ausgangswerte zu. Die PQ-Zeit im EKG ändert sich nicht richtungsgebunden. Von der maximalen Wirkung aus nimmt die Wirkung sehr rasch mit einer Halbwertszeit von etwa 2 bis 3 min wieder ab.

Die anschließende i.v. Injektion von 1,0 mg Atropin verursacht einen anhaltenden Frequenzanstieg um etwa 25 Schläge/min. QA ändert sich nicht richtungsgebunden. Die Muskeldurchblutung steigt vorübergehend (von 96 auf 149% des Ausgangswertes) an und bleibt anschließend gering über dem Ausgangswert. PQ nimmt ab. Nach Atropin führte eine zweite Injektion von 0,015 mg/kg Bay a 1040 zu einer gleichgerichteten Wirkung wie die erste Injektion. Die Änderungen der Blutdruckwerte, der QA-Zeit, der Anspannungszeit und der Muskeldurchblutung waren von der Wirkung nach der ersten Injektion nicht verschieden. Lediglich die Zunahme der Herzfrequenz um 18 Schläge/min ist etwas geringer, entsprechend verhielten sich die weitgehend frequenzabhängigen Meßgrößen QInz und QII. Die Höhe des Frequenzanstieges ist zur Ausgangsfrequenz umgekehrt proportional, diese Beziehung wird durch die Atropinvorgabe nicht geändert.

In sieben Placeboversuchen zeigten sich keine signifikanten Änderungen der beschriebenen Meßgrößen.

Bei fünf weiteren Versuchen an mit Atropin vorbehandelten Versuchspersonen fand sich in allen Fällen unmittelbar nach der i.v. Injektion der Prüfsubstanz eine deutliche Zunahme des Herzindex, der Herzfrequenz, des Schlagvolumens, des linksventrikulären Arbeitsindex, der peripheren Muskeldurchblutung und der mittleren systolischen Auswurfgeschwindigkeit (trotz des Anstieges der Frequenz bei praktisch unveränderter LVET). Der arterielle Mitteldruck nimmt deutlich ab, ebenso der periphere Gesamtwiderstand. 7 min nach Injektion ist der Ausgangswert in allen Meßgrößen im Mittel noch nicht wieder erreicht.

Diskussion

Im Vordergrund unserer Ergebnisse steht die deutliche Zunahme der Hubarbeit des linken Ventrikels (Herzminutenvolumen) und des „Tension-Time-Index". Die daraus abzuleitende Zunahme des myokardialen Sauerstoffverbrauches [2, 6, 7] dürfte dazu beitragen, den in anderen Versuchen auf Grund der coronaren $AVDO_2$ errechneten Anstieg der Coronardurchblutung nach Bay a 1040 zu kaschieren. Die periphere Muskeldurchblutung nimmt stärker zu als das Herzminutenvolumen bei absinkendem arteriellen Mitteldruck. Damit ist anzunehmen, daß der Gefäßwiderstand in der Skeletmuskulatur stärker als in den übrigen Kreislaufgebieten absinkt. Ob der periphere Gesamtwiderstand primär durch die Substanz oder regulativ als Folge des erhöhten Herzminutenvolumens vermindert wird, läßt sich auf Grund der hier vorgelegten Ergebnisse nicht entscheiden. Atropinvorbehandlung beeinflußt die Wirkung von Bay a 1040 auf die Hämodynamik nicht. Die Abnahme von QA kann nur teilweise durch den gering erniedrigten diastolischen Blutdruck erklärt werden und weist zusammen mit der Zunahme der systolischen Auswurfgeschwindigkeit bei ansteigender Frequenz auf eine Zunahme der myokardialen Kontraktionsgeschwindigkeit hin. Ob dies durch eine direkte Wirkung der Versuchssubstanz, durch Freisetzung von Katecholaminen oder durch eine Erhöhung des linksventrikulären enddiastolischen Druckes (die bei den peripheren Wirkungen der Substanz in hohem Maße unwahrscheinlich ist) zu erklären ist, können wir auf Grund der vorliegenden Befunde nicht entscheiden. Die AV-Überleitungszeit wurde in unseren Versuchen weder vor noch nach Atropingabe richtungsgebunden verändert.

Unsere Ergebnisse belegen die Notwendigkeit einer umfassenden Prüfung der zentralen und peripheren hämodynamischen Wirkungen einer Substanz, die am Menschen als coronarwirksames Medikament eingesetzt werden soll. Sie zeigen dazu, daß die beobachteten hämodynamischen Effekte nicht auf einen Vagusentzug zurückzuführen sind; dieser Mechanismus könnte durch den Blutdruckabfall ausgelöst werden.

Literatur

1. Bossert, F., Vater, W.: Naturwissenschaften 58, 578 (1971). — 2. Braunwald, E.: Amer. J. Cardiol. 27, 416 (1971). — 3. Gutmann, J.: Herz/Kreisl. 3, 365 (1971). — 4. Kaltenbach, M., Becker, H. J., Kober, E., Loos, A.: Arzneimittel-Forsch. 21, 362 (1972). — 5. Loos, A., Kaltenbach, M.: Arzneimittel-Forsch. 21, 358 (1972). — 6. Sarnoff, S. J., Braunwald, E., Welch, G. H., Jr., Case, R. B., Stainsby, W. N., Macruz, R.: Amer. J. Physiol. 192, 148 (1958). — 7. Sonnenblick, E. H.: S. 271. Stuttgart: Thieme 1968. — 8. Schneider, K. W., Jesse, R.: Verh. dtsch. Ges. inn. Med. 77, 976 (1971).

STAUCH, M., HÄRICH, B. K. S. (Sektion Kardiologie u. Angiologie, Zentrum für Innere Medizin u. Kinderheilkunde, Universität Ulm): **Die Wirkung von Prenylamin auf die Hämodynamik im akuten Versuch und bei Langzeitbehandlung**

Prenylamin wird zur Behandlung der Coronarinsuffizienz eingesetzt und ist für eine Langzeittherapie vorgesehen. Untersuchungen über die Wirkung von Prenylamin auf die Hämodynamik liegen sowohl im akuten Versuch als auch unter Langzeitbehandlung nur in geringem Umfang und unter körperlicher Belastung gar nicht vor. Da die Coronarinsuffizienz vor allem unter Belastung symptomatisch wird, sollte die Wirkung von Prenylamin auf die Hämodynamik bei Stufenbelastung untersucht werden. Da bisher eine gewisse Senkung des Blutdrucks bei Hypertonikern beobachtet wurde, sind Patienten mit Hypertonie in die Untersuchung einbezogen worden.

Bei 21 Patienten wurde zuerst im akuten Versuch die Wirkung von 1 mg/kg Körpergewicht i.v. gemessen. Es handelte sich dabei um 11 Normotoniker (No) und 10 Hypertoniker (Hy). Bei der Untersuchung im Liegen wurden folgende Parameter gemessen: Herzfrequenz, Herzminutenvolumen mit der Thermodilutionsmethode, Druck im Aortenbogen über einen Katheter, Druck im rechten Vorhof, EKG und Phonokardiogramm. Die Messung der Austreibungszeit erfolgte vom Beginn des Druckanstiegs im Aortenbogen bis zum aortalen Segment des zweiten Herztons. Nach Erreichen eines Steady states in Ruhe erfolgte die Injektion von Prenylamin über 2 min und unmittelbar darauf die erste Messung. Weitere Messungen im Abstand von 1, 2, 4, 6, 8, 10 und 30 min.

Die erste Messung zeigte einen deutlichen Effekt mit einem Frequenzanstieg von 16 % bei beiden Gruppen. Der Herzindex war mit 26 % bei den No und 39 % bei den Hy signifikant erhöht. Auffällig ist, daß trotz der Frequenzerhöhung der Schlagindex noch um 11 % bei den No und 21 % bei den Hy erhöht war. Bei gering verminderter Austreibungszeit ergibt sich eine deutliche Erhöhung der mittleren systolischen Austreibungsrate und damit ein positiv inotroper Effekt. Der systolische Aortendruck war um 6 % bei den No und 14 % bei den Hy

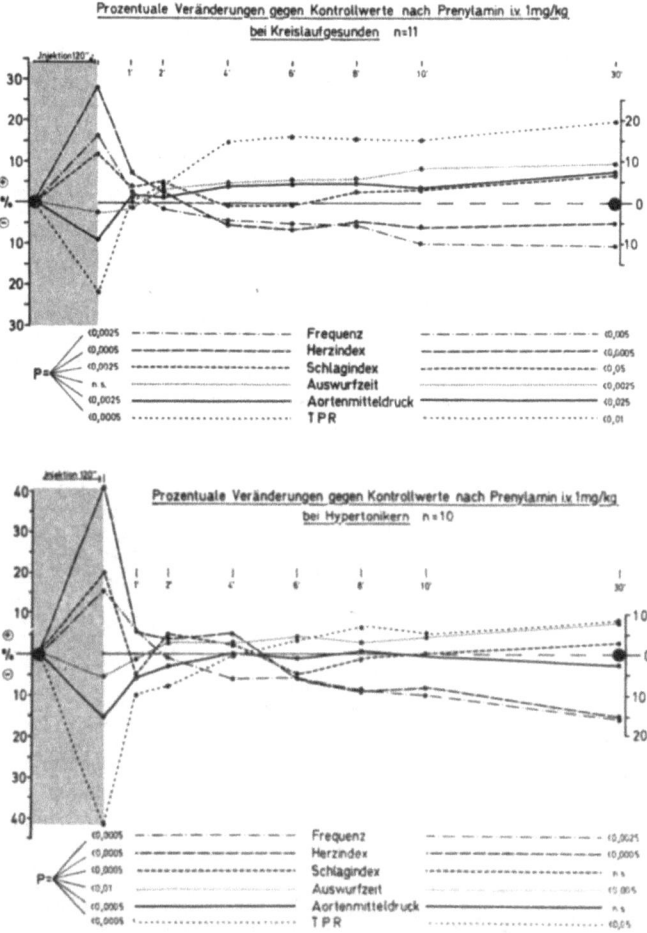

Abb. 1. Wirkung von 1 mg/kg Körpergewicht i.v. bei 11 No und 10 Hy. Die p-Werte des t-Testes beziehen sich auf die Messung direkt nach Ende der Injektion (li.) und 30 min nach Injektion

erniedrigt. Der periphere Gesamtwiderstand war besonders bei den Hy um 43 %, bei den No um 23 % gesenkt.

Schon eine min nach dieser ersten Messung waren die Werte fast zur Norm zurückgekehrt. Dies dürfte in erster Linie auf reflektorische Gegenregulationsvorgänge zurückzuführen sein. Nach 30 min hatte sich der Initialeffekt bei den No umgekehrt. Die Frequenz war um 10 % niedriger, der Herzindex um 5 % gesenkt, der Schlagindex um 7 % erhöht. Aortenmitteldruck und peripherer Gesamtwiderstand waren gering erhöht. Bei den Hy waren Frequenz (−15 %) und Herzindex (−12 %) ebenfalls gesenkt, der Aortenmitteldruck unverändert gegenüber der Ausgangsmessung. Durch Injektion nur des Lösungsmittels von Prenylamin konnte keine Änderung von Herzfrequenz und Blutdruck hervorgerufen werden, so daß es sich bei dem Initialeffekt um eine echte Wirkung von Prenylamin handeln muß.

Bei 10 Patienten wurde eine Behandlung von 360 mg/Tag Prenylamin oral über 4 Wochen angeschlossen. Es handelte sich dabei um 5 No und 5 Hy. Belastungen erfolgten am Fahrradergometer im Liegen in Stufen über 25 Watt über 4 min. Da sich zwischen den Gruppen keine signifikanten Unterschiede zeigten, wurden die Ergebnisse zusammengefaßt. Die Herzfrequenz war in Ruhe (-13%) und in allen Belastungsstufen bis 100 Watt (-10%) signifikant gesenkt. Der Herzindex war in Ruhe nicht signifikant erniedrigt, zeigte jedoch unter Belastung einen signifikanten Abfall von 8% bei 25 Watt bis 6% bei 100 Watt. Der Schlagindex war zwischen 4 und 6% signifikant erhöht. Die Drucke in der Aorta waren systolisch und diastolisch in allen Belastungsstufen zwischen 6 und 8% signifikant niedriger als vor Prenylamingabe. Der re. Vorhofmitteldruck zeigte eine signifikante Erhöhung in den unteren Belastungsstufen von 20%, bei 75 Watt eine stärkere Erhöhung von 4,6 auf 6,3 mmHg und bei 100 Watt von 2,9 auf 5,3 mmHg. Die linksventrikuläre Austreibungszeit war in allen Stufen deutlich erhöht, was als Folge von Frequenzsenkung und Schlagvolumenerhöhung anzusehen ist, da die mittlere systolische Austreibungsrate sich nicht signifikant veränderte.

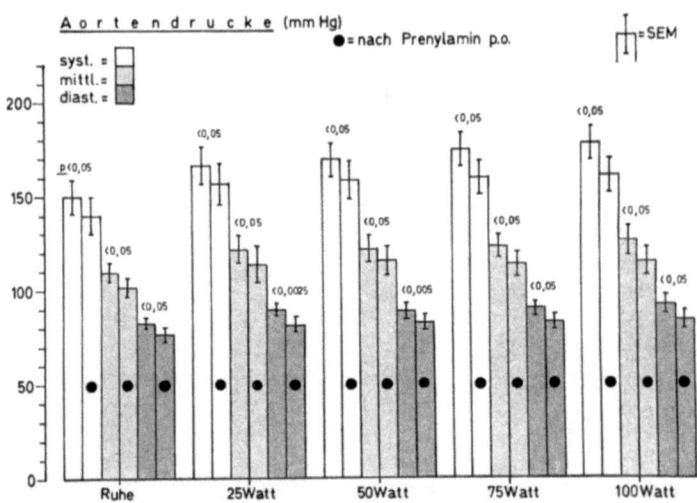

Abb. 2. Änderung des Aortendrucks nach Medikation von 360 mg/Tag Prenylamin per os über 4 Wochen in Ruhe und unter Belastung

Die Verminderung von Herzfrequenz, Aortendruck und Herzminutenvolumen führen zu einer deutlichen Abnahme der Herzarbeit auch unter Belastung. Dieser Effekt ist für die Langzeitbehandlung erwünscht und nicht nur bei Hypertonikern auszunutzen. Die Wirkung ist trotz hoher Dosierung beschränkt, orthostatische Beschwerden wurden nicht beobachtet.

Die hämodynamische Wirkung von Prenylamin ist durch die Hemmung der noradrenergen Aktivität bei körperlicher Belastung zu erklären, die durch den Einfluß von Prenylamin auf den Speichermechanismus von Noradrenalin an den sympathischen Nervenendigungen herbeigeführt wird.

NORPOTH, K., WÜST, G., WITTING, U. (Hygiene-Institut, Universität Münster):
Quantitative Bestimmung des Ifosfamids und eines Ifosfamidmetaboliten im Patientenurin

Alkylierende Verbindungen aus biologischem Material lassen sich mit nucleophilen Chromogenen auf der Dünnschichtplatte anfärben und durch Auswertung der Chromatogramme mit Hilfe der Dünnschichtspektrophotometrie quantitativ bestimmen [1]. Durch Untersuchungen über die Eignung von NBP-Perchlorat

[2, 1] als Farbreagens konnten wir zeigen, daß bereits wenige Mikrogramm der cyclischen Chloräthylamin-Phosphorsäureester Cyclophosphamid und Ifosfamid quantitativ erfaßt werden können. Die Farbreaktion ist stark temperaturabhängig. Sie übertrifft bei 140 °C an Empfindlichkeit alle anderen bekannten chromatographischen Verfahren. Noch empfindlicher als Cyclophosphamid reagieren dessen Urinmetabolite, so daß die Möglichkeit besteht, nach Stoßbehandlungen, Einblick in die Kinetik der renalen Ausscheidung einzelner Derivate wie auch der unveränderten Chloräthylaminverbindungen zu gewinnen.

Nachdem unsere Auffassung über eine bevorzugte oxidative Umwandlung des Cyclophosphamids am C-Atom neben dem Ringstickstoff [3] und neuerdings auch der analoge Stoffwechselmechanismus für Ifosfamid bestätigt werden konnte [4], bieten sich für die Messungen vor allem die Metabolite an, die wir nach einem Vorschlag von Struck [5] als ,,Carboxyphosphamide" bezeichnen. Sie sind chemisch genügend stabil, um einen Aufenthalt von Urinproben bei +4 °C über längere Stunden zu überdauern — sie sind sogar nach Monaten noch im Urin nachzuweisen — und sie gehören zu den quantitativ vorherrschenden Ausscheidungsprodukten.

Für unsere Untersuchungen an Patienten, denen Ifosfamid in Dosen zwischen 3,0 und 6,0 g infundiert wurde, verwendeten wir als Farbreagens eine andere Pyridinverbindung, nämlich 4-Pyridin-aldehyd-2-benzothiazolylhadrazon [6]. Das Chromogen bietet den Vorteil, daß die Färbung nicht sofort nach dem Spray mit Triäthylamin abblaßt und durch Nachsprühen wiederholt aufgefrischt werden kann. Dafür nehmen wir den Nachteil in Kauf, daß die Abhängigkeit zwischen Extinktion und Alkylansmenge nicht dem Lambert-Beer-Gesetz folgt. Die Eichfunktion für den polaren Metaboliten des Ifosfamids ermittelten wir durch Phosphatbestimmung und vergleichende Farbtestanalysen mit einer dünnschichtchromatographisch isolierten Präparation. Zu unserer Überraschung lagen die Extinktionswerte nicht höher als die des unveränderten Ifosfamids. Der Metabolit verhält sich damit gegenüber dem Reagens ganz anders als das analoge Derivat des Cyclophosphamids, welches viel empfindlicher reagiert als Cyclophosphamid selbst. Die Nachweisempfindlichkeit reicht jedoch bei hochdosierter Behandlung aus, um mit 0,02 ml Patientenurin in einem einzigen Analysengang die aktuellen Urinkonzentrationen zu ermitteln. Chromatographiert wird an Kieselgel-Aluminiumplatten der Fa. Merck. Als Fließsystem verwendeten wir eine Mischung aus Chloroform, Methanol und 0,1 n H_2SO_4. Die mit dem Farbreagens besprühten Platten werden über eine Metallwanne mit Acetophenon bei 180 °C entwickelt und dann mit einer organischen Base besprüht. Abb. 1 läßt erkennen, daß insgesamt fünf Färbezonen registriert werden. Von rechts nach links ist zunächst die Position des Ifosfamids zu finden, dann die eines Metaboliten, dessen Konzentration während 48 Std zunimmt. Dagegen ist Ifosfamid nach 24 Std nicht mehr in nennenswerter Substanzmenge im Urin vorhanden. Die Position des stabilen, polaren Metaboliten ist die zweite von links. Die Auswertung einer Serie von Spektrogrammen sei am Beispiel einer 47jährigen Patientin mit metastasierenden Mamma-Ca erläutert, die per infusionem 3,5 g Ifosfamid erhielt. Es handelt sich um denjenigen unter unseren Beobachtungsfällen, bei dem die höchsten Werte für den polaren Metaboliten und die niedrigsten Konzentrationswerte für Ifosfamid gefunden wurden. Wir schließen daraus auf eine relativ hohe Umsatzleistung der beteiligten Enzymsysteme.

Insgesamt wurden etwa zwei Drittel der zugeführten Substanzmenge in Form der beiden biologisch unwirksamen Verbindungen in 48 Std ausgeschieden. Mehr als die Hälfte davon innerhalb der ersten 12 Std — eine Beobachtung, die wir regelmäßig gemacht haben.

Aus insgesamt neun Untersuchungen an Patienten der Med. Univ.-Klinik in Münster und der Städt. Krankenanstalten Dortmund ergibt sich bisher eine mittlere Metabolitausscheidung von 28% der zugeführten Substanzmenge mit Extremwerten von 13% und 54%. Die Gesamtmengen, die durch Bestimmung

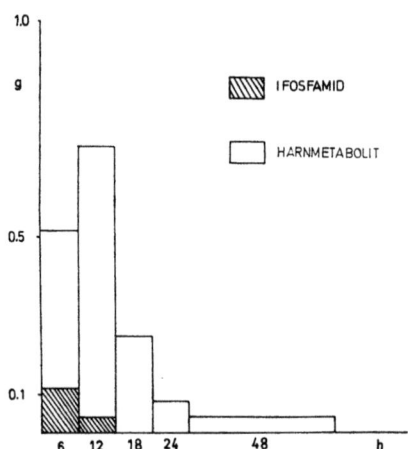

Abb. 1. Zeitdiagramm PB-reaktiver Urinfraktionen auf der DC-Platte nach Einsetzen von je 0,02 ml Urin eines mit Ifosfamid behandelten Patienten. Auswertung mit dem Zeiss-Spektralphotometer PMQ2 und Registrierung mit dem Servogor-Schreiber der Fa. Metrawatt

der beiden definierten Verbindungen erfaßt wurden, bewegen sich zwischen 43% und 75%. Der Rest entfällt jeweils auf die extrarenale Ausscheidung bzw. auf andere Metabolite. Relativ große Schwankungen der renalen Ifosfamidausscheidung legen den Gedanken an eine wechselnde Eliminationsrate über Galle und Faeces für die lipophile Ausgangssubstanz nahe.

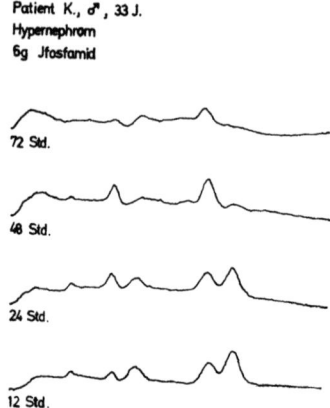

Abb. 2. Kinetik der renalen Ausscheidung des Ifosfamids und eines Ifosfamidmetaboliten bei einer 47 Jahre alten Patientin mit metastasierendem Mammacarcinom. Infusionsdosis: 3,5 g

Wir geben diesen bisher gewonnenen Einblick unter Hinweis auf das noch kleine Beobachtungsgut bekannt. Unter dem gleichen Vorbehalt folgern wir aus den vorliegenden Analysenwerten, daß mit einer Konstanz der individuellen Umwandlungs- und Ausscheidungsverhältnisse nicht gerechnet werden kann. Die Bestätigung dieses Befundes würde nicht überraschen, da schon der erste Umwandlungsschritt, die mikrosomale Hydroxylierung, der Variation durch zahlreiche Einflußgrößen unterliegt, z. B. durch Begleitmedikation, Circadianrhythmik, diätetische Faktoren und durch die Geschwindigkeit der NADPH-Regeneration in der Leberzelle. Die „Carboxyphosphamid"-Verbindung, die wir bestimmen, entsteht aber erst durch einen nachgeschalteten Oxidationsschritt, also gleichsam durch einen „Giftungs-Entgiftungsmechanismus". Therapieerfolg und unerwünschte Seitenwirkungen hängen zweifellos z. T. von dieser komplizierten Umwandlungskinetik ab. Nachdem wir bisher nur geringgradige Thrombocytopenieen, sonst aber keine Seiteneffekte gesehen haben, auch keine hämorrhagischen Cystitiden, wird bei den weiteren Untersuchungen zu berücksichtigen sein, daß die therapeutische Breite des Ifosfamids möglicherweise bisher noch nicht voll genutzt wurde. Es ist unsere Absicht, an einem größeren Datenmaterial Korrelationen zwischen den kinetischen Parametern und der klinischen Beobachtung zu errechnen. Wir halten die Kenntnis solcher Zusammenhänge für eine der Voraussetzungen therapeutischen Vorgehens, das die Mitentscheidung des Zufalls über den Behandlungserfolg einzuschränken versucht.

Literatur
1. Norpoth, K., Schriewer, H., Rauen, H. M.: Arzneimittel-Forsch. 21, 1718 (1971). — 2. Preussmann, R., Schneider, R., Epple, F.: Arzneimittel-Forsch. 19, 1059 (1969). — 3. Norpoth, K., Rauen, H. M.: Klin. Wschr. (im Druck). — 4. Norpoth, K., Knippschild, J., Witting, U., Rauen, H. M.: In Vorbereitung. — 5. Struck, R. F.: Pers. Mitteilung. — 6. Sawicky, E., Bender, D. F., Hauser, T. R., Wilson, R. M., Jr., Meeker, J. E.: Analyt. Chem. 35, 1479 (1963).

GUNDERT-REMY, U., WEBER, E., KLETT, M. (Med. Univ.-Klinik Heidelberg):
Zur Liquorgängigkeit von Ethambutol

Ethambutol, seit etwa 10 Jahren in die Therapie eingeführt, wurde zunächst im wesentlichen eingesetzt gegen Infektionen mit atypischen Mycobakterien sowie zur Behandlung bei Resistenz gegenüber den üblichen Tuberculostatika. Inzwischen wird die Indikation zur Behandlung der Tuberkulose mit Ethambutol wesentlich breiter gestellt, es gehört heute zu den am häufigsten verwendeten Tuberculostatika.

Die empfohlene Dosis liegt bei täglich 25 mg/kg Körpergewicht für die Erstbehandlung und beim Vorliegen von Resistenzen gegenüber vorher eingesetzten Tuberculostatica. Für eine längere Behandlung werden 15 mg/kg Körpergewicht täglich vorgeschlagen. Nach einmaliger oraler Applikation wird die maximale Serumkonzentration zwischen der 2. und 4. Std erreicht. Bei einer Gabe von 25 mg/kg Körpergewicht liegt sie bei etwa 5 µg/ml. Nach 24 Std sind bei dieser Dosis lediglich Spuren von Ethambutol im Serum nachweisbar [7]. Die minimale Hemmkonzentration von Ethambutol beträgt in vivo 0,4 bis 1,8 µg/ml [4, 3]. Die Ausscheidung erfolgt als unveränderte Substanz zu etwa 80% renal; ungefähr 10% werden als Metabolite in Form des Dialdehyds sowie der Dicarbonsäure im Urin gefunden. Der Rest von etwa 10% wird mit den Faeces ausgeschieden.

Place et al. [6] berichteten über Untersuchungen des Ethambutolspiegels im Liquor von Patienten mit tuberkulöser Meningitis. Sie fanden 3 Std nach Gaben von 25 mg/kg Körpergewicht Spiegel um 1 µg/ml im Liquor. Pilheu et al. [5] dagegen wiesen bei Patienten mit tuberkulöser Meningitis nach Verabreichung einer Einzeldosis in gleicher Höhe wie Place et al. 3 Std nach der Applikation einen durchschnittlichen Liquorspiegel von lediglich 0,48 µg/ml nach. Zu späteren Zeitpunkten lagen die Spiegel niedriger.

Von uns wurden insgesamt 12 Patienten untersucht, einige mehrmals. Von diesen wiesen 4 Patienten keine Zeichen einer Meningitis auf; 4 waren an einer serösen, 1 an einer purulenten und 3 an einer tuberkulösen Meningitis erkrankt. Die tuberkulosekranken Patienten erhielten eine Dauermedikation zwischen 20 und 30 mg/kg Körpergewicht. Ein Patient mit seröser Meningitis wurde wegen einer Lungentuberkulose ebenfalls längere Zeit mit Ethambutol in einer Dosierung von 22 mg/kg Körpergewicht behandelt. Die übrigen Patienten erhielten eine einmalige orale Gabe in einer Dosierung zwischen 16 und 27 mg/kg Körpergewicht. Die Verabreichung erfolgte in der Regel 4 Std vor der Lumbalpunktion. Unmittelbar nach dieser wurde Venenblut entnommen.

Ethambutol wurde im Serum wie im Liquor chemisch nach der Methode von Kelly [modifiziert nach 9] bestimmt. Mit Hilfe eines dünnschichtchromatographischen Verfahrens wurde sichergestellt, daß es sich bei der gemessenen Substanz um unverändertes Ethambutol handelte.

Tabelle 1. *Ethambutol*

Nr., Patient	Einmalige Dosis (mg/kg Körpergewicht)	Tagesdosis	Serumspiegel (µg/ml)	Liquorspiegel	Diagnose	Dauer der Behandlung (Tage)
1 K. D.	20,7		1,7	0,15	keine M.	
2 H. R.	17,8		1,7	0,4	keine M.	
3 H. S.	16,0		1,6	0,6	keine M.	
4 O. S.	27,0		2,9	1,9	keine M.	
5 O. S.	27,0		2,4	1,3	keine M.	
6 R. S.	26,7		1,4	0,4	purul. M.	
7 R. R.	17,1		1,7	0,75	seröse M.	
8 U. C.	22,1		3,2	2,0	seröse M.	
9 P. B.	16,7		3,7	2,3	seröse M.	
10 J. M.		22,0	3,3	2,45	seröse M.	34
11 W. G.		20,0	1,5	0,8	tbc. M.	8
12 C. C.		24,6	1,2	0,3	tbc. M.	3
13 C. C.		24,6	1,75	0,55	tbc. M.	25
14 C. C.		24,6	2,35	1,0	tbc. M.	39
15 R. K.		29,8	4,2	0,5	tbc. M.	38
16 R. K.		29,8	3,7	0,5	tbc. M.	60
17 R. K.		21,8	2,75	0,4	tbc. M.	105
18 R. K.		21,8	2,3	0,6	tbc. M.	139

Die erhaltenen Werte sind in der Tabelle aufgeführt. Die Serumspiegel lagen zwischen 1,2 und 4,2 µg/ml, wobei eine grobe Abhängigkeit des Serumspiegels von der Dosis/kg Körpergewicht ersichtlich ist. Diese Spiegel, mit einer Dosierung zwischen 16 und 29 mg/kg Körpergewicht erreicht, können als therapeutisch wirksam angesehen werden. Die Konzentration im Liquor erreicht Werte zwischen 0,15 und 2,45 µg/ml. Dabei scheint die Art der Erkrankung keinen Einfluß zu haben auf die Höhe des Liquorspiegels. Etwa die Hälfte der Werte liegt an dem unteren Grenzwert für die minimale Hemmkonzentration und darunter.

In der Abb. 1 ist die Ethambutolkonzentration im Liquor aufgetragen gegen die Konzentration im Serum, welches gleichzeitig mit der Liquorpunktion gewonnen wurde. Die mit einem Kreis umgebenen Kreuze stammen von einer Patientin (R. K.) und wurden — wie aus der Tabelle ersichtlich — bei mehrmaligen Bestimmungen im Verlauf ihrer Erkrankung gewonnen. Diese Werte wichen erheblich von den übrigen ab. Zieht man sie nicht in Betracht, so ergibt sich für die übrigen Werte eine lineare Korrelation zwischen Spiegel im Serum und Spiegel im Liquor mit einem Regressionskoeffizienten von 0,932. Die errechnete Gerade besitzt eine Steigung von 0,95 und schneidet die X-Achse bei etwa 1 µg/ml.

Nach dieser Berechnung dürfte bei einem Patienten mit einem Serumspiegel unter 1 µg/ml kein Liquorspiegel zu messen sein. Bei einem Patienten, in dessen Liquor und Blutserum wir kein Ethambutol finden konnten, stellte es sich heraus, daß er das Medikament nicht eingenommen hatte.

Um Hinweise zu erhalten, warum ein gewisser Serumspiegel überschritten werden muß, um Ethambutol im Liquor nachweisen zu können, haben wir Faktoren untersucht, die für die Diffusion durch die Blut-Liquorschranke maßgebend sind. Zunächst ist das Ausmaß der Dissoziation der interessierenden Substanz bei pH-Wert des Blutes zu berücksichtigen, da lediglich die undissoziierte Fraktion diffusibel ist. Im Falle des Ethambutols ergibt die Titrationskurve ein Vorliegen als freie Base im pH-Bereich zwischen 7 und 8 (s. auch bei [1]). Somit kann die gesamte Menge des Ethambutols als frei durch die Blut-Hirnschranke diffusibel angesehen werden. Ein weiterer zu untersuchender Faktor stellt die Eiweißbindung dar. Nach unseren vorläufigen Untersuchungen sind in den interessierenden

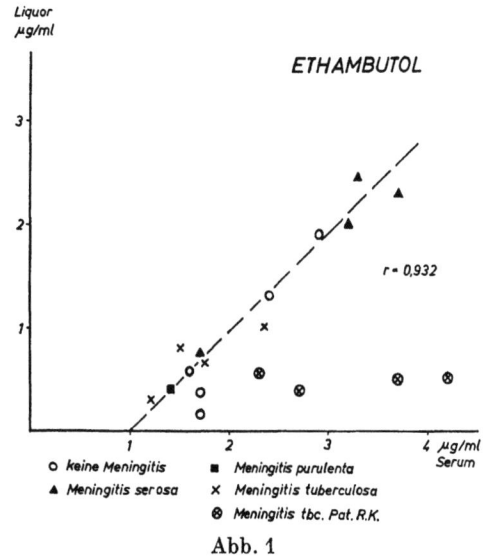

Abb. 1

Konzentrationsbereichen zwischen 1 und 5 µg/ml 20% der Substanz an Eiweiß gebunden. Damit reduziert sich der durch die Membran diffusible Anteil auf 80% der im Serum gemessenen Konzentrationen. Über die Geschwindigkeit der Diffusion gibt der Verteilungskoeffizient Auskunft. Für Ethambutol beträgt er nach unseren Bestimmungen im System Chloroform/Puffer pH 7,4 0,03. Dieser geringe Verteilungskoeffizient ist durch den stark polaren Charakter des Ethambutols bedingt und spricht für eine geringe Diffusionsgeschwindigkeit durch Membranen.

Um die Ursache der Abweichung der niedrigen Liquorspiegel bei der Patientin R. K. zu finden, untersuchten wir bei ihr nach der von Rall et al. [8] angegebenen Methode den Spiegel von Antipyrin im Plasma und im Liquor nach Dauerinfusion im Anschluß an eine Anfangsdosis von 1,5 g. Im steady state, welches nach 6 Std erreicht wird, bestimmten Rall et al. bei sieben Patienten Quotienten von Konzentration im Liquor und Konzentration im Serum. Er lag im Mittel bei $0,98 \pm 0,04$. Bei unserer Patientin dagegen betrug dieser Wert 0,83. Dies muß als eine erhebliche Abweichung von der Norm angesehen werden und erklärt die niedrigen Ethambutolspiegel im Liquor.

Der Vergleich unserer Werte ergibt eine recht gute Übereinstimmung mit den bei Meningitis tuberculosa gefundenen Werten von Place et al. [6]. Die von

Pilheu et al. [5] bei den einzelnen Patienten ermittelten Liquorkonzentrationen liegen jedoch bis auf eine Ausnahme unterhalb der bakteriologisch wirksamen Konzentration, trotz hoher Serumspiegel. Die bei der Patientin R. K. gefundenen Werte würden dem entsprechen. Wir stellen uns vor, daß durch Ausbildung einer chronischen Meningitis, welche sich häufig aus einer tuberkulösen Meningitis entwickelt, eine erhebliche Diffusionseinschränkung den Übertritt von Ethambutol in den Liquor beeinträchtigt. Da die Höhe des Liquorspiegels bei den übrigen Patienten mit der Höhe des Serumspiegels korreliert und dieser eine grobe Abhängigkeit von der Dosierung zeigt [3], ist eine möglichst hohe Dosierung anzustreben. Um darüber hinaus sicher zu sein, daß die erforderlichen Spiegel erreicht werden, ist es wünschenswert, die Konzentrationen im Liquor zu kontrollieren.

Literatur

1. Bruckschen, E. G.: Myambutol. Experimentelle und klinische Ergebnisse, S. 133. Editio Cantor 1970. — 2. Eule, E., Werner, E.: Z. Erkrankungen Atmungsorgane 153, 443 (1970). — 3. Karlson, A. G.: Amer. Rev. resp. Dis. 84, 902 (1961). — 4. Lutz, A., Berger, M. A.: Ann. Inst. Pasteur 103, 216 (1962). — 5. Pilheu, J. A., Aglio, F., Cetrangolo, R., Pleus, A. D.: Tubercle (Edinb.) 52, 117 (1971). — 6. Place, V. A., Pyle, M., de la Huerga, D.: Amer. Rev. resp. Dis. 99, 783 (1969). — 7. Place, V. A., Thomas, J. P.: Amer. Rev. resp. Dis. 87, 901 (1963). — 8. Rall, D. P., Moore, R., Taylor, N., Zubrod, C. G.: Arch. Neurol. Psychiat. (Chic.) 4, 318 (1965). — 9. Strauss, J., Erhrardt, F.: Chemische Bestimmung von Esthambutol im Serum. Intern. Koll. Borstel/Hamburg, Mai 1968. Basel: Karger 1968.

HAHN, K.-J., WEBER, E. (Med. Univ.-Klinik Heidelberg, Abt. für Klin. Pharmakologie): **Über den Einfluß von Cholestyramin auf die Resorption einiger Arzneimittel beim Menschen**

Der Anionenaustauscher Cholestyramin wird zur Behandlung des cholestatischen Pruritus, chologener Diarrhoen, der Porphyrie, besonders aber zur Senkung des erhöhten Serumcholesterinspiegels bei der Hyperlipoproteinämie Typ II eingesetzt. Dieses Kunstharz wird nicht resorbiert und wirkt durch seine Eigenschaft, Gallensäuren im Darm zu binden. Dadurch kommt es durch eine Unterbrechung des enterohepatischen Kreislaufes der Gallensäuren zu einer Senkung des Gallensäuren- und in Abhängigkeit davon auch des Cholesterinspiegels im Serum.

Erwartungsgemäß bindet Cholestyramin nicht nur selektiv Gallensäuren, sondern auch andere Substanzen, u. a. Arzneimittel. Aus in vitro-Versuchen weiß man, daß überwiegend acide Substanzen gebunden werden [1]. Es liegen aber auch Untersuchungen vor, aus denen eine Bindung von neutralen Stoffen wie Thyroxin und Digitoxin und sogar des Kations Eisen hervorgeht [2]. Aus den in vitro-Versuchen können aber keine gültigen Rückschlüsse auf eine Resorptionsinterferenz beim Menschen gezogen werden. So fanden wir für Phenprocoumon in vitro eine Bindung von 98%, beim Menschen eine Resorptionsverminderung von etwa 50%. Die in vitro gemessene Bindung von Acetylsalicylsäure ist deutlich von der verwendeten Pufferlösung und vom pH abhängig. Letzteres gilt auch für die Nicotinsäure.

Einige wenige Substanzen wurden bezüglich einer Resorptionsinterferenz mit Cholestyramin auch an Tieren untersucht. Die Ergebnisse dieser Resorptionsuntersuchungen sind ebenfalls nicht unbedingt auf die Verhältnisse beim Menschen übertragbar. Das einzige Präparat, das bezüglich einer Resorptionsinterferenz bisher am Menschen untersucht wurde, ist das Coumarinderivat Warfarin [3]. Seine Resorption wird durch Cholestyramingabe so stark gehemmt, daß sowohl signifikante Unterschiede in den Serumspiegeln, als auch in der Gerinnungszeit auftraten. Andere Autoren [1] hatten bei der Ratte nur eine Resorptionsverzögerung ohne Einfluß auf die Pharmakodynamik festgestellt. Auch unsere am Menschen gewonnene Befunde stimmen nicht immer tierexperimentellen Literaturangaben überein.

Eigene klinische Beobachtungen über eine mögliche Resorptionsverminderung von Pharmaka durch Cholestyramin waren Anlaß, einige bei der Therapie der Hypercholesterinämie und ihrer Komplikationen zur Anwendung kommenden Medikamente bezüglich einer Interferenz ihrer Resorption am Menschen zu untersuchen. Bisher prüften wir den Einfluß des Kunstharzes auf die Resorption von Phenprocoumon und Nicotinsäure. Acetylsalicylsäure wurde wegen ihrer antithrombotischen Wirkung in die Untersuchung einbezogen. Wegen eines Falles von hypochromer Anämie, für die allerdings auch andere Ursachen infrage kamen, wurde auch die Resorption von Eisen untersucht. Die Bestimmungen der Kon-

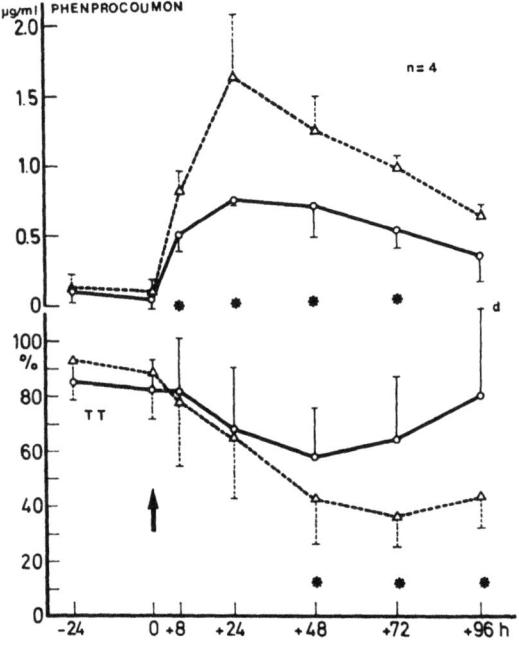

Abb. 1. Im oberen Teil ist der Verlauf des Serumspiegels von Phenprocoumon nach einmaliger Gabe von 15 mg Phenprocoumon (gestrichelte Linie) sowie bei kombinierter Einnahme mit 8 g Cholestyramin (durchgezogene Linie) dargestellt. Im unteren Teil wird der Verlauf der Thrombotestwerte (TT) für beide Versuche angegeben. Die Sternchen bezeichnen signifikante ($p < 0{,}05$) Unterschiede zwischen alleiniger und kombinierter Behandlung

zentrationen von Phenprocoumon wurde nach einer modifizierten Methode von O'Reilly et al. [4], von Nicotinsäure nach einer Methode von Carlson [5] und von Acetylsalicylsäure nach der Methode von Pütter u. Bauer [6] durchgeführt.

Nach Gabe von 15 mg *Phenprocoumon* in Form von 5 Tabletten Marcumar an vier gesunden Probanden lagen die resultierenden Serumspiegel über 72 Std signifikant niedriger, wenn gleichzeitig 8 g Cholestyramin eingenommen wurde, als nach alleiniger Gabe der gleichen Phenprocoumondosis (Abb. 1). Entsprechend ist die pharmakodynamische Wirkung auf die Gerinnungszeit — mit dem Thrombotest gemessen — vom 2. bis 4. Tag signifikant abgeschwächt. Der Arzt muß also mit einer Interferenz rechnen, die nicht ohne Gefahr einer ungleichmäßigen Resorption durch eine Dosiserhöhung auszugleichen ist.

Sechs Personen nehmen 0,5 g *Acetylsalicylsäure* in Form von einer Tablette Aspirin einmal ohne, ein anderes Mal mit 4 g Cholestyramin ein. Bei alleiniger

Einnahme stieg der Serumspiegel schneller an und lag 30 min später signifikant höher, nach 6 Std allerdings signifikant niedriger als nach gleichzeitiger Cholestyramingabe (Abb. 2a). Der Spiegelverlauf spricht lediglich für eine verzögerte Resorption. Beweisend, daß keine Resorptionsverminderung vorliegt, ist die gleichgroße Ausscheidung von Acetylsalicylsäure und ihrer erfaßbaren Metabolite im 24 Std-Urin in beiden Versuchen. Sollten die z. Z. an mehreren Kliniken laufenden Vergleichsuntersuchungen für Acetylsalicylsäure eine den üblichen

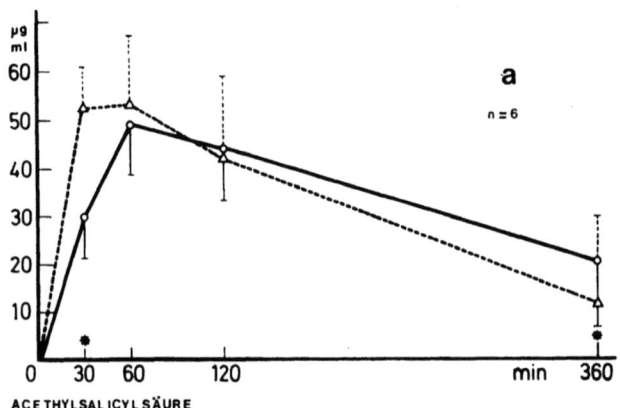

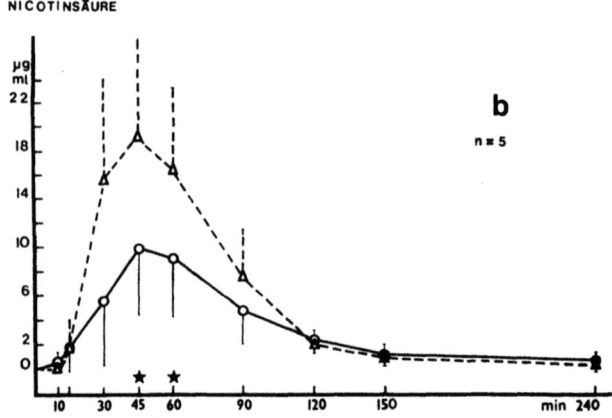

Abb. 2a u. b. Die Abbildung bringt Beispiele für verzögerte (a) und verminderte (b) Resorption durch gleichzeitige Einnahme von 4 g Cholestyramin. Die gestrichelte Linie gibt jeweils den Serumspiegelverlauf nach alleiniger Einnahme des Medikamentes, die durchgehende Linie den Verlauf bei gleichzeitiger Cholestyramineinnahme an. Im oberen Teil (a) ist der Verlauf der Serumspiegel nach 0,5g Acetylsalicylsäure, im unteren Teil (b) derjenige nach 0,5g Nicotinsäure aufgezeichnet

Anticoagulantien vom Coumarintyp entsprechende prophylaktische Wirkung beim Myokardinfarkt ergeben, wäre für mit Cholestyramin behandelte Patienten wegen der fehlenden Interferenz eine Therapie mit Acetylsalicylsäure einer Anticoagulation mit Coumarinen vorzuziehen.

In Kenntnis der Tatsache, daß sich die *Eisenresorption* nur mit radioaktivem [59]Eisen genau bestimmen läßt, erhofften wir auch durch Anwendung des eine Strahlenbelastung ausschließenden Eisenresorptionstests nach Heilmeyer u. Koch ausreichende Hinweise über eine ins Gewicht fallende Interferenz zu erhalten.

Zwölf Personen erhielten zwei Kapseln Plastulen entsprechend etwa 200 mg Eisensulfat je nach Zufallszuteilung der Reihenfolge erst mit oder ohne 4 g Cholestyramin mit entsprechendem Gegenversuch einige Tage später. Das Kollektiv von sieben normochromen Personen wies einen Verlauf der Serumeisenspiegel auf, der einer vorwiegend verzögerten Resorption durch Cholestyramin entspricht, mit anfänglich signifikant niedrigeren und nach 8 Std signifikant höheren Serumeisenspiegeln. Bei fünf hypochromen Patienten schien allerdings eine Resorptionsverminderung vorzuliegen, da die Serumeisenspiegel während des 8stündigen Beobachtungszeitraums ständig unter den korrespondierenden Werten lagen. Wir möchten nur für hypochrome Patienten und bei eisenarmer Ernährung die Gefahr einer ungenügenden Eisenresorption unter langdauernder Cholestyramintherapie als gegeben ansehen.

Nicotinsäure wird wie Cholestyramin in der Therapie der Hypercholesterinämie angewendet, ja seit kurzem sogar als Kombinationstherapie empfohlen [7]. Unser erster Patient, der mit dieser Kombination behandelt wurde, stand zuvor unter einer Monotherapie mit Nicotinsäure. Er berichtete, daß die Flush-Symptomatik nicht mehr auftrete, seitdem er zusätzlich Cholestyramin einnehme. Bei fünf Patienten wurde deshalb der Einfluß von 4 g Cholestyramin auf die Resorption einer einmaligen Gabe von 0,5g Nicotinsäure in Form von zwei Tabletten Niconacid forte untersucht. Die Serumspiegel lagen nach gleichzeitiger Cholestyramingabe signifikant tiefer. Vier Probanden empfanden den Flush weniger stark bei gleichzeitiger Cholestyramineinnahme. Ein — allerdings übergewichtiger — Patient bemerkte keinerlei Flush nach kombinierter Einnahme.

Insgesamt zeigen die Ergebnisse unserer Untersuchungen, daß bei gleichzeitiger Therapie mit Cholestyramin mit einer unvollständigen Resorption einiger Arzneimittel gerechnet werden muß und daß weder das Tierexperiment noch der in vitro-Versuch genügend über das Ausmaß einer solchen Interferenz informieren können.

Literatur
1. Gallo, D. G., Bailey, K. R., Sheffner, A. L.: Proc. Soc. exp. Biol. (N.Y.) 120, 60 (1965). — 2. Thomas, F. B., McCullough, F. S., Greenberger, N. J.: J. Lab. clin. Med. 78, 70 (1971). — 3. Robinson, D. S., Benjamin, D. M., McCormack, J. J.: Clin. Pharmacol. Ther. 12, 491 (1971). — 4. O'Reilly, R. A., Aggeler, P. M., Leong, L. S.: J. clin. Invest. 42, 1542 (1963). — 5. Carlson, L. A.: Clin. Chim. Acta 13, 349 (1966). — 6. Pütter, J., Bauer, K.: Arzneimittel-Forsch. (Drugs Res.) 20, 1718 (1970). — 7. Moutafis, C. D., Myant, N. B., Mancini, M., Oriente, P.: Atherosclerosis 14, 247 (1971).

METZ, J., STAU, T., TAUGNER, R. (I. Physiol. Institut Universität Heidelberg):
Über die Pharmakokinetik von Heparin und Heparinoiden

Nach eingehender Untersuchung der Pharmakokinetik eines Heparinoides, nämlich S^{35}-markiertes SP 54 [1], ist im Vergleich dazu auch die Pharmakokinetik von exogenem, durch Nachsulfurierung mit S^{35} markiertem Heparin an Ratten untersucht worden. Da das markierte Heparinoid sich vor allem im reticuloendothelialem System (RES) anreichert und dort über längere Zeit gespeichert wird, war das Ziel unserer Versuche festzustellen, ob 1. die Verteilungsmuster von exogenem Heparin und SP 54 einander ähnlich sind, und 2. wie sich die Verweildauer beider Stoffe im Körper miteinander vergleicht.

Nach i.v. Injektion von S^{35}-Heparin findet man innerhalb der ersten 48 Std einen mehrfach exponentiellen Abfall der Plasmaaktivität (Abb. 1a). Gleichzeitig kommt es zu einer Anreicherung von Radioschwefel vor allem in der Niere, Leber, Milz und Darmwand. Die meisten übrigen Organe nehmen die Aktivität nur in geringerem Ausmaß oder nur für kürzere Zeit auf.

Im Ganztierautoradiogramm [2] sieht man entsprechend schon nach 1,5 Std nach i.v. Injektion von S^{35}-Heparin hohe Aktivitäten in der Nierenrinde, die nach den Ergebnissen der Mikroautoradiographie in den gewundenen Hauptstücken lokalisiert sind, in der Wand des Dünndarms, in der Leber und auch im Thymus (Abb. 1b).

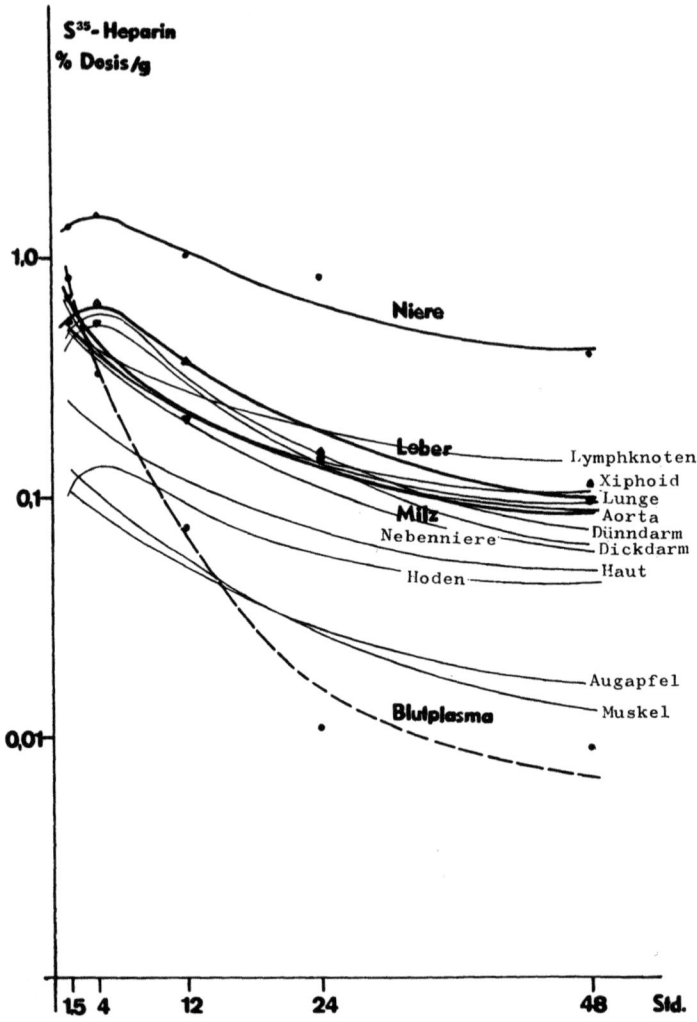

Abb. 1. a Plasmaaktivität und Organaktivitäten nach i.v. Injektion von 50 mg S^{35}-Heparin/kg

Während zu diesem frühen Zeitpunkt das Verteilungsmuster von S^{35}-Heparin in den Schwerpunkten mit dem nach Injektion von S^{35}-SP 54 übereinstimmt, ergeben sich im weiteren Versuchsverlauf deutliche Unterschiede zwischen Heparin und Heparinoid. Nach Injektion des markierten Heparinoids ist die Aktivität in Niere, Leber und vor allem in der Milz noch wochenlang sehr hoch, während die Aktivität nach Injektion von markiertem Heparin dagegen nicht nur im Plasma, sondern auch in den genannten Organen wesentlich rascher abfällt. Entsprechend ändert sich auch das Verteilungsmuster des markierten Heparinoids im Ganztierautoradiogramm im Verlaufe dieser Zeit nicht wesentlich, während die Schwer-

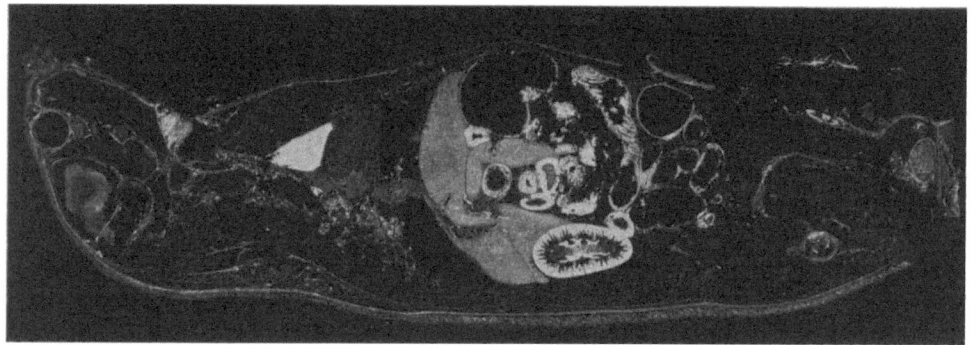

Abb. 1. b Ganztierautoradiogramm 1,5 Std nach i.v. Injektion von 50 mg S^{35}-Heparin/kg

punkte der Aktivitätslokalisation nach Injektion von S^{35}-Heparin sich mit Ausnahme der Nierenrinde schon innerhalb von 24 Std in Richtung auf Fascien, Periost und vor allem Knorpelgewebe verschieben. Später soll gezeigt werden, daß es sich dabei um eine sekundäre Markierung endogener Mucopolysaccharide aus dem Sulfatpool nach Abspaltung von S^{35}-Sulfat handelt.

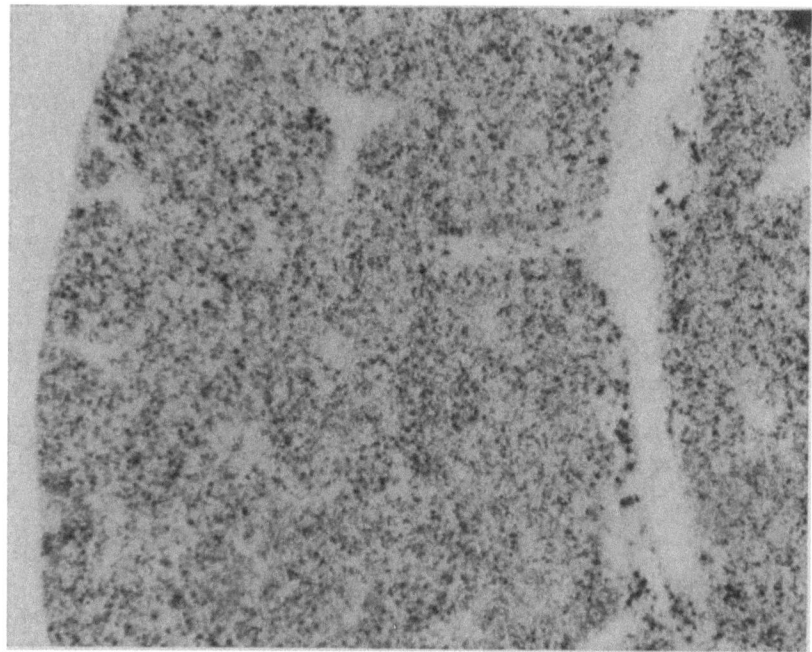

Abb. 2. a Mikroautoradiogramm der Leber 4 Std nach i.v. Injektion von 50 mg S^{35}-Heparin/kg

Im Gefrierschnittmikroradiogramm [3] ist zu erkennen, daß 1,5 bis 4 Std nach der Injektion nicht nur S^{35}-SP 54, sondern auch S^{35}-Heparin in retikulären Zellelementen zu finden ist. Eindeutige Aktivitätsanreicherungen können z. B. nach i.v. Injektion von S^{35}-Heparinoid bzw. S^{35}-Heparin in den Reticulumzellen der roten Milzpulpa und in den v. Kupffer-Zellen der Leber nachgewiesen werden (Abb. 2a).

Der rascheren Ausscheidung und vermutlich rascheren Metabolisierung von Heparin wurde durch Aufschlüsselung in verschiedene Sulfatfraktionen in Plasma, Urin, Kot und verschiedenen Organen nachgegangen. Hierzu wurde nach Lipoidextraktion, Homogenisierung und Pronaseverdauung zuerst das anorganische Sulfat durch Dialyse abgetrennt. Anschließend wurden die Mucopolysaccharide nach der Methode von Schiller [4] und Mier u. Mitarb. [5] durch Cetyl-Pyridiniumchloridfällung fraktioniert.

Abb. 2b gibt jeweils den relativen Anteil der erwähnten Fraktionen in Plasma, Milz und Leber nach 1,5, 4 und 24 Std wieder. Im Blutplasma nimmt der auf

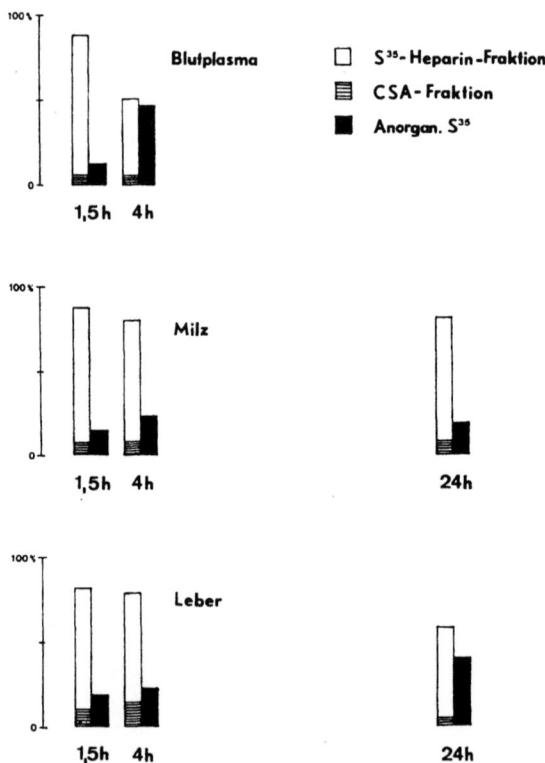

Abb. 2. b Relativer Anteil (%) von Radiosulfat, S^{35}-Chondroitinsulfat und S^{35}-Heparin in Plasma, Leber und Milz 1,5; 4 und 24 Std nach i.v. Injektion von 50 mg S^{35}-Heparin/kg

Heparin entfallende relative Aktivitätsanteil innerhalb von 4 Std von 80% auf rund 50% ab, gleichzeitig steigt das abgespaltene Radiosulfat von etwa 10% auf 45% an. In der Chondroitinsulfatfraktion finden sich nur etwa 5% der Plasmagesamtaktivität. In der Milz und der Leber fällt die relative Aktivität der Heparinfraktion wesentlich langsamer ab: innerhalb von 24 Std z. B. nur bis auf 74% der dann noch vorhandenen Gesamtaktivität in der Milz und in der Leber auf 54%. Der hohe Anteil an abgespaltenem Radiosulfat in der Leber scheint auf organspezifische Unterschiede im Mucopolysaccharidmetabolismus hinzudeuten. Im Urin der ersten 12 bis 48 Std fanden wir rund 30% der ausgeschiedenen Aktivität in der Heparinfraktion wieder. Überraschenderweise wurde nach i.v. Injektion von S^{35}-Heparin im Kot der ersten 48 Std neben 4% anorganischem Radiosulfat 1% der Gesamtaktivität in der Heparinfraktion wiedergefunden.

Literatur
1. Taugner, R., Karsunky, K.-P., Metz, J.: Arch. int. Pharmacodyn. **189**, 250 (1971). — 2. Taugner, R., Sypply, P., Braun, A., Droh, R., Mahn, J.: Nucl.-Med. (Stuttg.) **III**, 397 (1963). — 3. Taugner, R., Wagenmann, U.: Naunyn-Schmiedebergs Arch. exp. Path. Pharmak. **234**, 336 (1958). — 4. Schiller, S., Slover, G. A., Dorfmann, A.: J. biol. Chem. **236**, 983 (1961). — 5. Mier, P. D., Wood, M.: Clin. Chim. Acta **24**, 105 (1969).

WEBER, E., GUNDERT-REMY, U., HAHN, K.-J., SCHAUMANN, E., WALTER, E., NEBEL, G., DIDIER, W., DEYNET, G. (Med. Univ.-Klinik Heidelberg): **Zur Erfassung von Arzneimittelnebenwirkungen in einer Medizinischen Univ.-Klinik**

Nach wie vor ist in der BRD die Erfassung von Arzneimittelnebenwirkungen in der Praxis und am Krankenbett sowie die Weitergabe an die Arzneimittelkommission der Deutschen Ärzteschaft in Göttingen unbefriedigend. Von den zehn Ländern, die 1969 am Research Project for International Drug Monitoring der WHO teilnahmen, rangiert die monatliche Melderate für Arzneimittelnebenwirkungen aus der BRD, bezogen auf die Einwohnerzahl, am unteren Ende der Skala [6]. Als klinisch-pharmakologische Arbeitsgruppe innerhalb einer Med. Univ.-Klinik betrachteten wir als eine unserer Aufgaben, die in unserem Bereich vorkommenden Nebenwirkungen zu erfassen. Die Einführung einer der wenigen bisher bekannt gewordenen Intensive Drug Monitoring-Systeme kam für uns des Aufwandes wegen nicht in Frage. Solche Studien lassen sich nur an wenigen Orten durchführen, liefern aber die Unterlagen, an denen die mit anderen Methoden gewonnenen Befunde gemessen werden können. Wir fanden in der Literatur keine Angaben über Verfahren, die mit unseren Möglichkeiten realisierbar gewesen wären und entwickelten deshalb folgendes System: Jeder ärztliche Mitarbeiter der Abteilung für Klinische Pharmakologie versieht turnusmäßig für jeweils 1 Woche den „Nebenwirkungsdienst" und sucht dabei 2- bis 3mal alle Krankenstationen des Hauses auf und fragt die Kollegen, möglichst auch die Schwestern, nach bei Patienten beobachteten Reaktionen, die als Folge einer Arzneimittelgabe aufgefaßt werden können. Auf von uns entworfenen Bogen wird jeder gemeldete Patient unter einer laufenden Nummer registriert. Es werden die Personalien über das hausübliche Abrollsystem, die Art der Nebenwirkung, das verdächtige Medikament und vor allem die Medikation vor Auftreten der Erscheinung an Hand der Kurve sowie die klinische Diagnose eingetragen. Diese und einige weitere Angaben entsprechen weitgehend denen, die auf dem Göttinger Meldebogen verlangt werden, und die wiederum auf den Fragebogen des oben genannten WHO-Projektes abgestimmt sind. Außerdem sind Rubriken für die Beurteilung des Schweregrades der Nebenwirkung, der Sicherheit ihrer Zuordnung, dem vermutlichen Mechanismus und die Folgen vorgesehen. Auch die Arzneimittelgruppe des auslösenden Mittels und das betroffene Organsystem werden in entsprechenden Kästchen angekreuzt. Der Meldebogen wurde mehrfach modifiziert, scheint sich aber in der jetzigen Form zu bewähren. Die hier dargestellten Befunde sind mit dieser Methode in einer Untersuchungsperiode von 10 Monaten vom 16. Februar bis 15. Dezember 1971 gewonnen worden.

Bei den 3608 in diesem Zeitraum stationär in der Klinik behandelten Patienten traten 288 Erscheinungen auf, die als Arzneimittelbedingte Reaktionen gedeutet wurden. Daraus berechnet sich eine Nebenwirkungsquote von 7,9%. Die Interpretation als Nebenwirkung ist nicht in jedem Fall als gesichert anzusehen, aber auch nicht auszuschließen. Wie aus Tabelle 1 hervorgeht, betreffen allein die allergischen Erscheinungen zwei Drittel aller Nebenwirkungen. Sie traten 131mal als Folge einer Therapie mit Antibiotica, in 8 weiteren Fällen nach Gabe von Chemotherapeutica auf. Bei weiteren 7 Patienten können sie auch auf anderen, gleichzeitig gegebenen Arzneimitteln beruhen. Rechnet man diese Fälle dazu, so bilden Antibiotica und Chemotherapeutica die Ursache von drei Viertel aller beobachteten Allergien. Die Verteilung aller Nebenwirkungen auf das männliche und das weibliche Geschlecht ist nahezu identisch mit derjenigen eines Kollektivs von 100 aus dem obengenannten Krankengut zufällig ausgewählten Patienten (Tabelle 1). Die einzige geringfügige Abweichung fanden wir bei Allergien, an denen weder Antibiotica noch Chemotherapeutica beteiligt waren. Von insgesamt 50 betroffenen Patienten waren 26 Männer und 24 Frauen. Damit können wir die Angabe von Wade [6] nicht bestätigen, nach der Arzneimittelnebenwirkungen häufiger bei Frauen als bei Männern auftraten.

Das Durchschnittsalter aller stationären Patienten betrug 52,5 Jahre, bei den 288 Kranken mit Nebenwirkungen 52,2 Jahre. Zwischen den Patienten, die toxische Nebenwirkungen aufwiesen und den von Allergien befallenen bestand mit 51,6 und 52,5 Jahren als Durchschnittsalter ebenfalls kein Altersunterschied.

Die Aufschlüsselung der Patientenzahlen in fünf Altersgruppen zu je 20 Jahren ergab mit 31% aller Nebenwirkungen eine Häufung in der Gruppe der 40- bis

Tabelle 1. *Übersicht über die bei 3608 stationären Patienten innerhalb von 10 Monaten erfaßten Arzneimittelnebenwirkungen*

		♂	♀
Toxische u. a. Wirkungen	92	42	50
Allergien	196	80	108
Insgesamt	288	130	158
Patienten mit Nebenwirkungen		45%	55%
100 zufällig aus den stationären Kranken ausgewählte Patienten		48%	52%

59jährigen und mit 38% in der darauf folgenden Gruppe. Ein Vergleich mit 100 randomisierten Patienten zeigt aber mit 34 bzw. 40% die gleiche Altersverteilung. Auch für die anderen Altersgruppen besteht eine gute Übereinstimmung.

Eines der wesentlichen Ziele bei der Beschäftigung mit Nebenwirkungen ist es, quantitative Angaben zur Abschätzung des therapeutischen Risikos eines Arzneimittels zu gewinnen. Zu diesem Zweck muß die Anzahl der Nebenwirkungen und der Anwendungen zueinander in Beziehung gesetzt werden. Um hier zu Aussagen zu kommen, wurde an Hand der auf den Kurven verzeichneten Medikation bei 3405 stationären Kranken[1] gezählt, wie oft diejenigen Arzneimittel verordnet worden waren, die als Ursache der registrierten Nebenwirkungen angesehen wurden. In Tabelle 2 sind als Beispiel die für Antibiotica erhaltenen Daten aufgeführt. Exantheme führen mit 92% aller durch Antibiotica ausgelösten Allergien mit Abstand vor den anderen Erscheinungen. Erwartungsgemäß fanden sich die meisten Exantheme nach Ampicillin, auch wenn man die Anzahl der Ampicillinverordnungen berücksichtigt. Der in der rechten Spalte von Tabelle 2 eingetragene Quotient, gebildet aus der Summe der allergischen Manifestationen zur Anzahl der Verordnungen, stellt ein Maß für die Häufigkeit der beobachteten Nebenwirkungen dar. Die Reihe wird von Ampicillin angeführt. Hier traten bei 8,7% der Patienten Allergien auf. Weniger als halb so oft finden sich Allergien nach Gabe von Penicil-

---

[1] 3405 Patienten entsprechen 94,4% der in der untersuchten 10-Monatsperiode stationär behandelten Kranken.

linen und -verwandten. Für die übrigen Antibiotica liegen die Quoten tiefer. Bei einer Gruppe von 39 Patienten war es nicht möglich zu entscheiden, welchem Mittel aus einer Kombination von Antibiotica oder von Antibiotica und anderen Medikamenten die beobachtete Allergie zuzuschreiben war. Damit entfällt die Möglichkeit, eine sinnvolle Beziehung zur Anzahl der Verordnungen zu bilden. Anaphylaktoide Reaktionen oder ein anaphylaktischer Schock nach Gabe von Antibiotica traten bei 5 Patienten auf. Andere Medikamente induzierten in 17 Fällen diese Erscheinungen; Kontrastmittel waren dabei 13mal beteiligt.

Von den 90 registrierten Nebenwirkungen nicht allergischer Natur sind 14 als unvermeidbar im Rahmen einer cytostatischen Behandlung anzusehen. Bei 22 relativen Überdosierungen handelte es sich 7mal um Digitalisglykoside und 5mal um orale Antidiabetica. Auch für diese Präparate wurde die Anzahl der Verordnungen zur Berechnung der Nebenwirkungsquote ermittelt.

Tabelle 2. *Aufschlüsselung der nach Anwendung von Antibiotica beobachteten Allergien und ihre Beziehung zur Anzahl der Verordnungen*

Antibiotica	Exantheme	Andere Allergieformen	Verordnungen	Allergien/ Verordnung
Ampicillin	69	5	854	0,087
Penicilline	5	2	210	0,033
Carbenicillin	1	1	69	0,029
Cephalosporine	6	—	333	0,018
Chloramphenicol	3	1	295	0,014
Gentamycin	2	—	229	0,009
Paromomycin	1	—	120	0,008
Tetracycline	2	1	674	0,005
Insgesamt	89	10	2784	0,036
Antibiotica, kombiniert, auch mit anderen Arzneimitteln	38	1	—	—
Insgesamt	127	11		

Das von uns angewandte Verfahren erwies sich als praktikabel und ist umso leichter durchzuführen, je mehr Ärzte am Nebenwirkungsdienst teilnehmen. Der Zeitaufwand für die Erfassung beträgt etwa 6 bis 8 Std/Woche. Schwierigkeiten bereitete es, zu definieren, welche Erscheinungen als Arzneimittelnebenwirkungen anzusehen und zu erfassen sind. Durchweg wurde jede einer Arzneimittelgabe folgende Reaktion, die weder beabsichtigt noch erwünscht ist, [nach 2 und 4] als Nebenwirkung eingestuft. Unspezifische Allgemeinsymptome wie Müdigkeit, Benommenheit, Unruhe, Kopfschmerzen u. a. wurden allerdings nicht berücksichtigt. Die in Intensiv Drug Monitoring-Studien beobachtete Häufigkeit der registrierten Nebenwirkungen von 10 bis 18% (bei 5 von 8 Studien zwischen 10 und 13,6%; s. bei [4]), kommt teilweise durch Einbeziehung von unspezifischen Allgemeinreaktionen zustande. Dennoch glauben wir, daß in unserer Untersuchung mit einer bestimmten Dunkelziffer gerechnet werden muß. Sie ist z. T. auf die unterschiedliche Erfahrung und damit wechselnde Urteilsfähigkeit der befragten Ärzte zurückzuführen.

Die Fortführung unserer Untersuchung erscheint uns aus den anfangs genannten Gründen wünschenswert. Weiterhin soll sie u. a. dazu beitragen, Erfahrungen über neueingeführte Arzneimittel, die der gesetzlichen Rezeptpflicht unterliegen, zu sammeln. Die sich stetig wiederholenden Nachfragen nach Nebenwirkungen, die Diskussionen über fragliche Fälle und nach Möglichkeit das Beschaffen von Informationsmaterial bedeutet zudem eine erwünschte Intensivierung in der Beschäftigung der behandelnden Ärzte mit der Arzneimitteltherapie.

Literatur
1. Borda, I. T., Slone, D., Jick, H.: J. Amer. med. Ass. **205**, 645 (1968). — 2. Cluff, L. E., Thornton, G. F., Seidl, L. G.: J. Amer. med. Ass. **188**, 976 (1964). — 3. Coull, D. C., Marron, A. C., Crooks, J., Weir, R. D.: Hlth Bull. Scot. Home Hlth Dept. **26**, 38 (1968). — 4. Hurwitz, N. A., Wade, O. L.: Brit. med. J. **1969 I**, 531. — 5. Seidl, L. G., Thornton, G. F., Smith, J. W., Cluff, L. E.: Bull. Johns Hopk. Hosp. **119**, 299 (1966). — 6. Wade, O. L.: The monitoring of adverse reactions to drugs and discipline of therapeutics auditing. International Symposium on Clinical Pharmacology. Brussels, 4./5. 12. 1970.

KUBICKI, ST., HAAS, J., STÖLZEL, R. (Klinikum Westend, FU Berlin): **Fortral synthetisches Morphinderivat mit morphinantagonistischer Komponente**

Ohne starke Analgetica können wir in der Therapie nicht auskommen. Die Gefahren jedoch, die Analgetica — heute besonders sichtbar — mit sich bringen, müssen wir versuchen so weit wie möglich zu reduzieren. Fortral, mit generic name Pantazocin, ist nun ein synthetisches Morphinderivat mit neuen Eigenschaften, denn es besitzt neben einer stark analgetischen Wirkung zugleich eine morphinantagonistische Komponente [1]. Diese widersprüchlich erscheinenden Eigenschaften waren bei der Entwicklung der Substanz bewußt angestrebt worden, auch in der Hoffnung, Abhängigkeit zu vermeiden. Die genannten Eigenschaften sichern dem Pentazocin unter den Morphinderivaten bis heute eine bemerkenswerte Sonderstellung. So wurde u. a. darauf verwiesen, daß Pentazocin bei Morphinabhängigen zu Entziehungserscheinungen führt [4, 6], während ein Pentazocinentzug selbst in der Regel wenig Störungen macht [16]. Um in bezug auf die Drogenabhängigkeit in den richtigen Dimensionen zu bleiben, sollten wir uns vor Augen führen, daß letztlich jede Substanz mit zentralnervöser Wirkung zu Abhängigkeiten führen kann. Die Frage lautet also weniger, ob eine Substanz wie das Pentazocin überhaupt zu einer Abhängigkeit führen kann, sondern wie hoch das Suchtrisiko ist, und ob eine solche Abhängigkeit zu einem sozialen Abstieg oder gar einer Gefährdung der öffentlichen Sicherheit führt. Berechnungen haben ergeben, daß das Risiko der Pentazocinabhängigkeit bei 1:200000 liegen dürfte [16], also als sehr gering angegeben wird.

Interessant ist, daß Versuche, Fortral bei Süchtigen als Ausstiegsdroge zu verwenden, scheiterten [3, 16]. Abhängige, die von selbst auf Fortral umstiegen, waren überwiegend ebenso unzufrieden, wie Heroinsüchtige aus der Versuchsreihe von Schuster [15], die die Umstellung auf Fortral überwiegend ablehnten, im Gegensatz zu der auf Codein und Methadon. Die Autoren deuteten dies als Folge der Mißempfindungen auf Grund der morphinantagonistischen Komponente.

Wegen dieser Sonderstellung schien es uns lohnenswert, den Grad der morphinantagonistischen Eigenschaften des Pentazocin einmal mit elektroneurophysiologischen Methoden zu prüfen. Wir verwandten mit der Elektronystagmographie (ENG) einen Parameter einer Funktion des unteren und dem EEG einen des mittleren Hirnstammes, sowie mit somato-sensorisch evozierten corticalen Potentialen eine Bestimmungsgröße einer diencephal-corticalen Funktion. Als Gegensubstanz setzten wir an die Stelle des Morphins das 50- bis 100fach stärkere Analgeticum Fentanyl [5].

0,5 mg *Fentanyl*, wie in der Neuroleptanalgesie schnell i.v. appliziert, verursachen beim Menschen erhebliche Frequenzverlangsamungen im EEG [8].

Gleichartige Dämpfungen von Hirnstammfunktionen werden auch im *Tierversuch*, beim Kaninchen, durch 0,1 mg Fentanyl ausgelöst [7, 9—11]:
— Im ENG verschwindet der per- wie der postrotatorische Nystagmus (Abb. 1),
— im EEG erscheinen Spindelbildungen und langsame Frequenzen (Abb. 2) und
— im evozierten Potential treten erhebliche Latenzverzögerungen vor allem der späten Gipfel auf, sowie Abflachungen bis hin zur Auslöschung der anderen, insbesondere der Gipfel III und IV (Abb. 3).

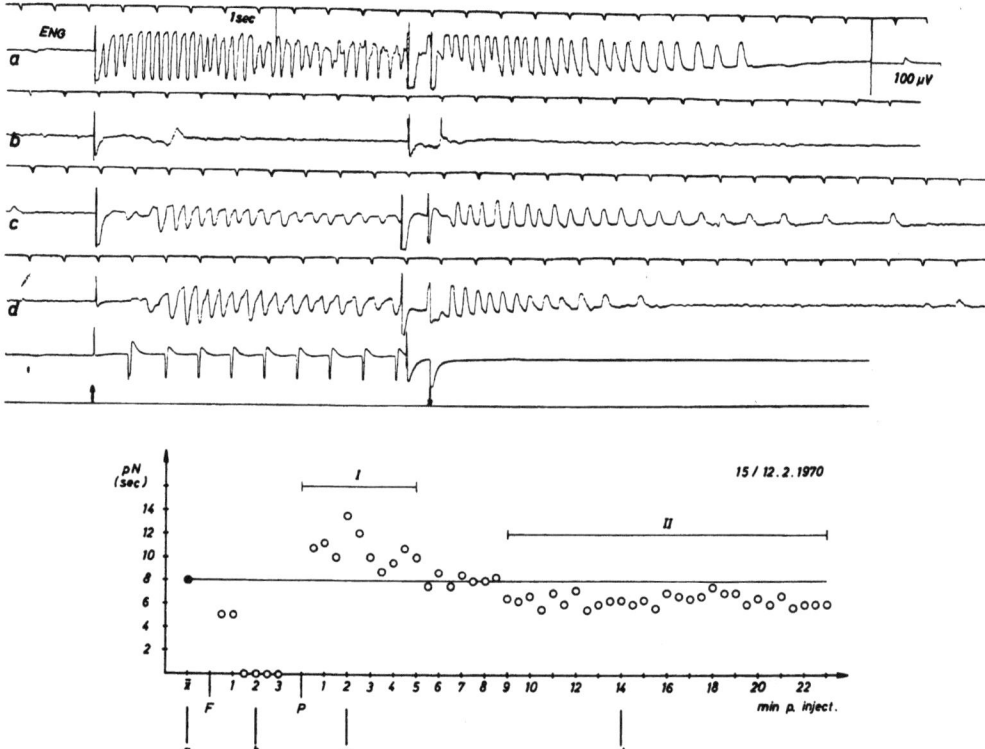

Abb. 1a—d. Einfluß von Fentanyl und Pentazocin auf den per- und postrotatorischen Nystagmus (pN). Oben: a Normaler pN. b Nach 0,1 mg Fentanyl i.v. völlige Auslöschung des Nystagmus. c 2 min nach 15 mg Pentazocin i.v. exzitatorische Verlängerung des pN. d 14 min nach Pentazocinapplikation, Reduktion des pN auf Werte unterhalb der Ausgangslage. Unterste Zeile Drehmarkierung durch Photozelle. ↑ Drehbeginn, ↓ Stop, Zeitkonstante 0,3, Filter 30. Unten: Ablauf des Gesamtversuchs im Diagramm. x̄ Ausgangsmittelwert. F Zeitpunkt der Fentanylapplikation. b, c u. d entsprechen den oben abgebildeten Kurvenstücken. P Zeitpunkt der Pentazocinapplikation. I Primäre exzitatorische Phase. II Sekundäre Dämpfungsphase (in diesem Fall nur schwach ausgeprägt)

Alle diese Veränderungen bestehen für etwa 10 min. Danach bilden sie sich innerhalb von 1 bis 2 min spontan zurück. Wir bezeichnen diese Phase als ,,kritische Normalisierung" (Abb. 3, Mitte).

2 mg *Lorfan*, innerhalb von 2 sec i.v. gegeben, heben die Fentanyl-bedingten Dämpfungen im Hirnstammbereich abrupt auf. Die Dauer des postrotatorischen Nystagmus, das EEG und die Latenzen des evozierten Potentials werden innerhalb 1 min normalisiert (Abb. 3).

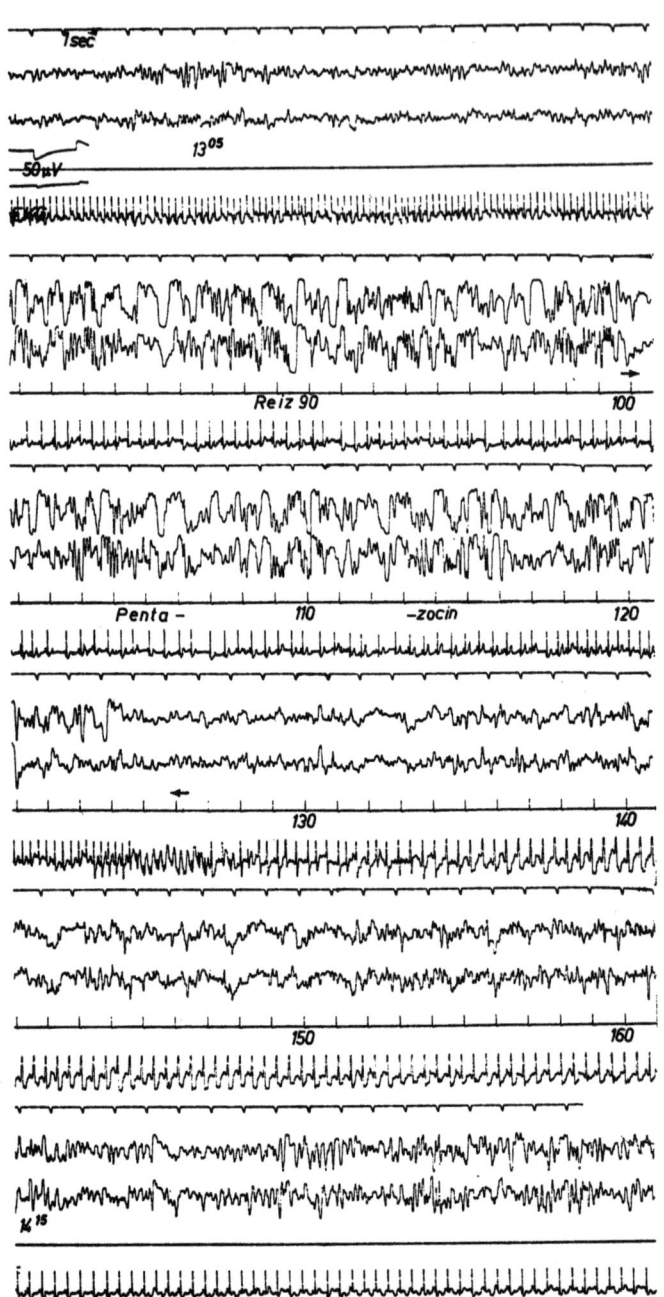

Abb. 2. Typisches Beispiel der Fentanyl-antagonistischen Konpomente des Pentazocin-Kaninchen-EEG (frontooccipitales Epidurogramm). Block 1: Ausgangslage. Normales Kaninchen-EEG. Block 2 u. 3: Klassischer Fentanyleffekt nach 0,1 mg i.v.; hohe Amplituden, δ-Wellen, Spindeln schnellerer Frequenzen. Block 4 u. 5: Auslöschen des Fentanyl-EEG durch 21 mg (3,5 mg/kg) Pentazocin i.v. (Injektionszeit 26 sec, von Reiz 100 bis 126). Kein bemerkenswert exzitatorischer Effekt. Block 6: Erneute Spindelbildungen als Zeichen einer sekunären Dämpfung (etwa 30 min nach der Pentazocinapplikation). In Block 2 bis 5: 1/sec-Reizung für somatosensorisch evozierte corticale Potentiale (Reiz 90 bis 160)

Intravenöse Gaben von 9 bis 21 mg *Pentazocin*, d. h. 1,5 bis 3,5 mg/kg, haben eine prinzipiell gleichsinnige Wirkung [7, 12], zeigen aber doch zwei bemerkenswerte Unterschiede gegenüber dem Lorfan. Pentazocin entfaltet nämlich zunächst eine über die Normalisierung hinausgehende *exzitatorische* Wirkung:

— Im ENG führt dies zu einer vorübergehenden, signifikanten Verlängerung des postrotatorischen Nystagmus (Abb. 1), mitunter bis auf das 2- bis $2^{1}/_{2}$fache.

— Im EEG wird die Frequenz zuweilen etwas über den Ausgangswert hinaus beschleunigt und

— im evozierten Potential treten besonders beim III. und IV. Gipfel Latenzverkürzungen auf, die unterhalb der Norm liegen (Abb. 3).

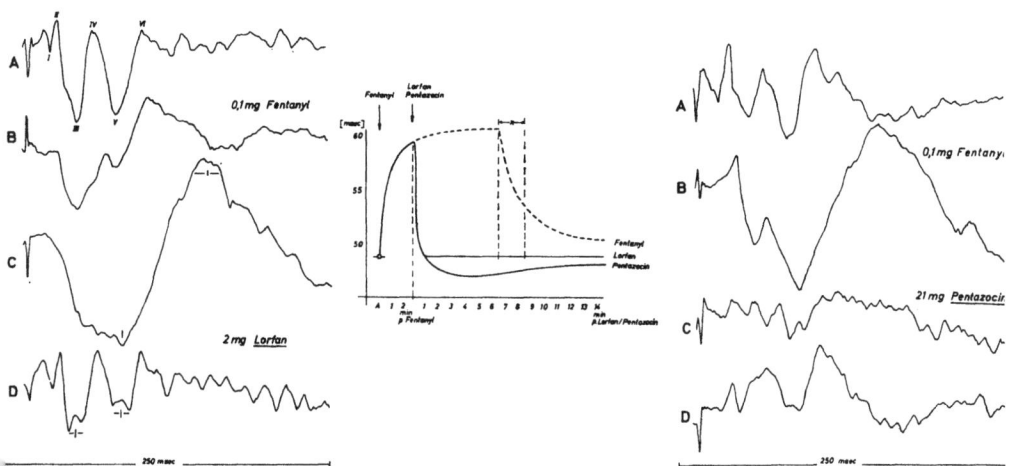

Abb. 3A—D. Auslöschung des Fentanyleffektes im somatosensorisch evozierten corticalen Potential beim Kaninchen. Links: Lorfan-Effekt. A Normales evoziertes Potential mit den typischen 6 Gipfeln (I bis VI). Mittelung von jeweils 30 Einzelreizen, Reizstärke 150 V, Verstärkung 100 µV/cm). B u. C Latenzverzögerung und Auslöschung von Gipfeln eine (B) und 2 (C) min nach 0,1 mg Fentanyl i.v. D Abrupte Normalisierung der Gipfellatenzen eine min nach 2 mg Lorfan i.v. Rechts: Pentazocineffekt. A Normales evoziertes Potential. B 2 min nach 0,1 mg Fentanyl i.v. C 2 min nach 21 mg (3,5 mg/kg) Pentazocin i.v. Exzitatorische Verkürzung der Gipfellatenzen. D Normalisierung des evozierten Potentials nach etwa 30 min. Mitte: Schematische Darstellung der Latenzverschiebungen des Gipfel IV. Starke Latenzverzögerung nach Fentanyl. Gestrichelt der unbeeinflußte Ablauf nach Fentanyl, mit „kritischer Normalisierung" nach 9 bis 11 min (← × →). Durchgezogen die abrupte Normalisierung nach Lorfan und die darüber hinausgehende exzitatorische Verkürzung der Latenzen nach Pentazocin

Am deutlichsten prägt sich die exzitatorische Wirkung im ENG aus. Wegen dieser exzitatorischen Tendenz mußten wir im Versuch bei unseren Kleintieren Pantazocin i.v. wesentlich langsamer applizieren als Lorfan, um die Auslösung von Krämpfen zu vermeiden. Wie wählten deshalb eine Injektionszeit von etwa 30 sec.

Im EEG und ENG zeichnet sich jedoch später eine Dämpfung ab. Diese *sekundäre Dämpfung* ist jedoch nicht annähernd so konstant und ausgeprägt wie unter Morphin und Fentanyl:

— Im ENG konnten mitunter langanhaltende Verkürzungen des postrotatorischen Nystagmus registriert werden, jedoch niemals eine völlige Auslöschung (Abb. 1) und

— im EEG waren nach einer oft nur kurzen Frequenzbeschleunigung wieder Spindelbildungen und langsame Wellen zu registrieren (Abb. 2).

Im evozierten Potential fehlte diese sekundäre Dämpfungsphase. Eine erneute Latenzverzögerung der Gipfel trat nie auf, vielmehr normalisierten sich die exzitatorischen Latenzverkürzungen protrahiert im Ablauf von etwa 30 min (Abb. 3).

Die morphinantagonistische Eigenschaft des Pentazocin steht jedenfalls außer Zweifel. Sie war in unseren Tierversuchen bei den *höheren Dosen* von 3,5 mg/kg deutlicher als bei den *niedrigeren* von 1,5 mg/kg [7].

Dem entsprechen unsere Erfahrungen in Selbstversuchen mit 0,4 bis 0,5 mg/kg Pentazocin i.v. bei Injektionszeiten von 60 bis 90 sec. Unter diesen Bedingungen fiel allenfalls kurz während und nach der Injektion ein Lidflattern auf. Eindeutige exzitatorische Wirkungen wie im Tierversuch fanden sich dagegen nicht.

— Der postrotatorische Nystagmus wurde vielmehr erheblich unterdrückt, wobei allerdings der Einfluß der konsekutiven Kreislaufhypotonie wegen der sitzenden Stellung bei dieser Versuchsanordnung nicht auszuschalten war.

— Im evozierten Potential treten keinerlei signifikante Veränderungen auf, obwohl die meisten Versuchspersonen eine gute analgetische Wirkung angaben.

— Im EEG waren transiente α-Verminderungen, Amplitudenabflachungen und Vermehrungen von 6- bis 8 sec-Wellen als Ausdruck einer verminderten Vigilanz zu registrieren.

Waren die Versuchspersonen völlig entspannt, d. h. entfielen fortlaufende Reizungen, so konnten sich mitunter akustische und visuelle Halluzinationen einstellen.

Die Sonderstellung des Pantazocin unter den Morphinderivaten läßt sich also auch durch elektroneurophysiologische Untersuchungen nachweisen. Unsere Befunde zeigen, daß Pentazocin in der sekundären Phase auf den unteren und oberen Hirnstamm eine viel geringere inhibitorische Wirkung ausübt als Morphin. Es dämpft beispielsweise weit weniger den Nystagmus oder die Atmung, bzw. die diencephal-corticalen Funktionen. Am stärksten ist noch der inhibitorische Effekt im mesenzephalen Bereich, denn im EEG finden wir die schwächste morphinantagonistische Wirkung. Im lateralen Mesencephalon befinden sich aber auch die zum Limbicus überleitenden Schmerzbahnen [13, 14], deren Blockade offensichtlich einen wesentlichen Bestandteil der analgetischen Wirksamkeit einer Droge ausmacht.

Wir müssen zumindestens erwägen, ob Pentazocin auf einen engeren neuronalen Abschnitt konzentriert wirkt, als Fentanyl oder andere Morphinderivate. Möglicherweise liegen aber gerade die für die Drogenabhängigkeit verantwortlichen Strukturen mehr im thalamo-corticalen und limbischen Bereich, also außerhalb des Hauptwirkungsgebietes des Pentazocin. Solche Fragen müßten durch weitere neurophysiologische Untersuchungen geklärt werden.

Mögen wir vielleicht in mancher Hinsicht vom Fortral noch nicht voll befriedigt sein. Der Weg, eine solche Substanz mit analgetischen und gleichzeitig morphinantagonistischen Eigenschaften zu entwickeln, scheint jedoch im Prinzip sinnvoll gewesen zu sein. Die Ergebnisse sollten anregend genug sein, auf diesem Wege weiter zu forschen.

Literatur

1. Archer, S., Harris, L. S.: The search for non-addicting strong analgesics. Yale Scientific Magazine, Febr. 1965. — 2. Bschor, F.: Pers. Mitteilung. — 3. Chambers, C. D., Inciardi, J. A., Stephens, R. C.: Hlth Serv. Mental Hlth Admin. Rep. **86**, 627 (1971). — 4. Clarmann, M. v.: Der Drogennotfall als diagnostisches und therapeutisches Problem. In: Drogen- und Rauschmittelmißbrauch, Bedingungen, Vorbeugung und Behandlung, S. 93. Hamm: Hoheneck-Verlag 1972. — 5. de Castro, Ji, Viars, P.: Ars Med. (Nivelles) **23** (1968). — 6. Eddy, N. B.: J. Amer. Osteopath. Ass. **63**, 232 (1964). — 7. Haas, J.: Diss., FU Berlin 1971. — 8. Kubicki, St.: Anästhesiologie und Wiederbelebung **18**, 37 (1966). — 9. Kubicki, St., Stölzel, R.: Neurophysiologische Untersuchungen über den Einfluß von Fentanyl. In: Henschel: Neuroleptanalgesie Klinik und Forschung, S. 31. Stuttgart: Schattauer 1967. — 10. Kubicki, St., Stölzel, R.: Ars Med. (Nivelle) **37** (1970). — 11. Kubicki, St., Stölzel, R., Otten, I., Haas, J.:

Exzitatorische und inhibitorische Phänomene am Zentralnervensystem, verursacht durch Fentanyl. In: Henschel: Neue klinische Aspekte der Neuroleptanalgesie, S. 21. Stuttgart: Schattauer 1970. — 12. Kubicki, St., Stölzel, R., Haas, J.: Auslöschung des Fentanyl-Effektes durch Pentazocin im EEG und somato-sensorisch evoziertem Potential. In: Henschel: Postoperative Schmerzbekämpfung. Stuttgart: Schattauer (im Druck). — 13. McKenzie, J. S.: Electroenceph. clin. Neurophysiol. **17**, 428 (1964). — 14. McKenzie, J. S., Beechey, N. R.: Electroenceph. clin. Neurophysiol. **14**, 501 (1962). — 15. Schuster, C. R., Smith, B. B., Jaffe, J. H.: Arch. gen. Psychiat. **24**, 359 (1971). — 16. Wendel, H. A.: Med. Counterpoint **3**, 9 (1971).

LANGNESS, U. (II. Med. u. Poliklinik, Universität Kiel): **Kollagenprolinhydroxylase; Proenzym, Aktivierungsmechanismen und klinische Bedeutung**

Überschießende Bindegewebssynthese ist bis heute therapeutisch kaum beeinflußbar. Das gilt gleichermaßen für die verschiedenen Formen der Lungen- und Leberfibrose und die Spätstadien der meisten rheumatischen Erkrankungen. Das Bindegewebe ist ein unteilbares System aus Zellen, Grundsubstanz und Faserproteinen. Die Menge an Kollagen bestimmt seine Festigkeit.

Therapeutische Ansätze ergeben sich auch hier nur aus der Kenntnis der pathophysiologischen Vorgänge. Eine Schlüsselstellung nimmt in der Kollagensynthese die spezifische Kollagenprolinhydroxylase ein, die Peptidylprolin am C-Atom 4 hydroxyliert. Hydroxyprolin wird bekanntlich nicht direkt in das Kollagenmolekül eingebaut.

Die Kollagenprolinhydroxylase ließ sich in zahlreichen menschlichen und tierischen Geweben nachweisen. Aus der Haut neugeborener Ratten gelang die Reinigung des Enzyms zu einer Homogenität von nahezu 90%. Das Molekulargewicht beträgt etwa 130000. Ebenfalls konnte die Aminosäurezusammensetzung ermittelt werden.

Der Einbau des Sauerstoffisotops $18\,O_2$ bewies, daß dieses Enzym zu den Oxygenasen gehört. Als Kofaktoren wurden Eisenzweiionen, Ascorbinsäure und α-Ketoglutarsäure identifiziert.

Die Aktivität des Enzyms ist meßbar an der Transformation ^{14}C-markierten Prolins zu ^{14}C-Hydroxyprolin, an der Bildung ^{14}C-markierten Kohlendioxyds, das bei der Dekarboxylierung ^{14}C-markierter α-Ketoglutarsäure entsteht oder an der Aktivität ^{3}H-markierten Wassers, das bei der Hydroxylierung von 3,4-^{3}H-Prolin in einem speziell präparierten Substrat zu 3-^{3}H-Hydroxyprolin freigesetzt wird.

In Fibroblastenkulturen steigt die spezifische Enzymaktivität später als die Zellzahl. Diese Beobachtung ließ vermuten, daß ein inaktiver Vorläufer synthetisiert wird. Anstieg der Enzymaktivität in Zellen des frühen Wachstums, wenn sie konzentriert wurden oder ihnen Lactat zugefügt wurde, bestätigte diese Auffassung. Der direkte Nachweis gelang mit einem gegen gereinigte Kollagenprolinhydroxylase gerichteten Antikörper, dessen Spezifität mittels Immundiffusion, Immunelektrophorese, Inhibition und Präcipitation gesichert wurde. Die quantitative Immunpräcipitation ergab in den Zellen verschiedener Wachstumsphasen nahezu konstante Mengen an Enzymprotein bei 24fachem Anstieg der Enzymaktivität.

Bei der Trennung an Sephadex G 200 erschien das inaktive Enzym vor dem aktiven. Aktivierung durch Peptidabspaltung ist denkbar. Der Effekt von Zellkonzentration und Lactatgabe zeigt den Einfluß des anaeroben Stoffwechsels auf die Aktivierung. Dem entspricht, daß sich signifikant unterschiedliche Enzymaktivitäten und Lactatkonzentrationen finden, wenn im Medium Glucose gegen Galaktose ausgetauscht wird (Abb. 1). Korrespondierend senkt Oxaminsäure, strukturell dem Pyruvat ähnlich und kompetitiv wirksam, Enzymaktivitäten und

Lactatkonzentrationen. Hiermit bietet sich eine Erklärung an, daß in nekrobiotischen Geweben Fibrosierungsvorgänge einsetzen.

Der enge Zusammenhang zwischen Enzymaktivität und Kollagensyntheserate konnte erstmals in Fibroblastenkulturen nachgewiesen werden, tierexperimentell bei der Wundheilung, Granulombildung, beim Skorbut und bei der post partum-Involution des Uterus. Diese Korrelation gilt selbst für hochdifferenzierte, nachweislich nicht kontaminierte Zellen nichtfibroblastischen Ursprungs, die unter bestimmten Voraussetzungen sowohl die Kollagenpolypeptidkette als auch die

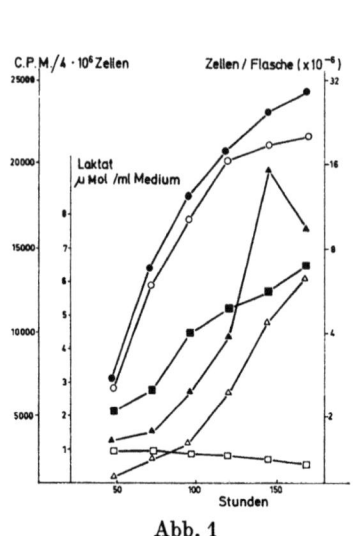

Zelltypus	Spezifische Aktivität CPM/4·10⁶ Zellen	¹⁴C Hydroxyprolin; CPM/4·10⁶ Zellen
Hypophysentumor (CCL - 89)	15 000	5800
Hamsterniere (CCL - 10)	40 000	8800
Neuroblastoma (CCL - 131)	54 000	9200
Mäusefibroblasten (L 929)	92 000	15100

Abb. 1.   Abb. 2

Abb. 1. Einfluß des anaeroben Stoffwechsels auf die Aktivität der Kollagenprolinhydroxylase. Wachstum von L 929-Mäusefibroblasten in MEM EAGLE (●), die Enzymaktivität in diesen Zellen (▲) und Lactatgehalt des Mediums (■). Wird in dem genannten Medium die Glucose durch eine gleiche Menge Galaktose ausgetauscht, so ergeben sich die erst in der Endphase wesentlich unterschiedlichen Zellzahlen (○), auffällige Unterschiede in der Enzymaktivität (△) und im Lactatgehalt (□)

Abb. 2. Zellen nicht fibroblastischen Ursprungs, die sowohl die Kollagenprolinhydroxylase als auch die Kollagenpolypeptidkette synthetisieren. Alle Zellen wurden im Stadium maximaler Zelldichte den Kulturen entnommen. Spezifische Enzymaktivität und Hydroxyprolinneusynthese sind einander gegenübergestellt. Zum Vergleich die entsprechenden Messungen bei L 929-Mäusefibroblasten

Kollagenprolinhydroxylase synthetisieren (Abb. 2). Kollagensynthese durch nichtfibroblastische Zellen könnte darüber hinaus bedeuten, daß Fibrosierungsprozesse ohne Fibroblasten möglich sind.

Im klinischen Bereich hat sich die Bestimmung der Kollagenprolinhydroxylase sowohl in der Diagnostik als auch Verlaufskontrolle als sinnvoll erwiesen. Erhöhte Aktivitäten fanden sich im Lebergewebe bei der Leberfibrose, in Hautbiopsiematerial von Sklerodermiepatienten und Patienten mit Lupus erythematodes, im Synovialgewebe von Patienten mit aktiver chronischer Polyarthritis.

Soweit Gewebe nicht zur Verfügung steht, reicht in vielen Fällen die Bestimmung der Enzymaktivität im Serum aus. Am Tier konnte gezeigt werden, daß Gewebs- und Serumaktivität miteinander korrelieren, beispielsweise nach Implantation verschiedener Fibrosarkome. Der Serumspiegel ist bis zum 25. Lebensjahr altersabhängig (p < 0,001). Die Varianten folgen einer Hyperbel ($Y = 332{,}69 + 3371{,}57 \cdot \frac{1}{\sqrt{x}}$; abhängig von der Substratpräparation).

Erhöhte Serumaktivitäten fanden sich beispielsweise beim Marfan-Syndrom, beim Hepatom, bei der Lebercirrhose, bei ausgedehnter Knochenmetastasierung und bei der Sklerodermie, erniedrigte Werte bei der Osteogenesis imperfecta.

Abschließend erhebt sich die Frage wie Synthese oder Aktivierung des Enzyms gehemmt werden können, um eine pathologische Bindegewebssynthese zu verhindern. Vorläufige Ergebnisse in der Zellkultur und im Tierversuch lassen erkennen, daß beispielsweise Cortison die Enzymsynthese hemmt, Östradiol sie induziert. Der Inhibitionseffekt von Oxaminsäure zeigt einen möglichen Einfluß auf den Aktivierungsmechanismus des Proenzyms. Eine definitive Antwort kann auf diese klinisch bedeutsame Frage bisher nicht gegeben werden.

KREYSEL, H. W., KLEINE, T. O., KÖHLER, N. (Univ.-HautklinikHamburg): **Untersuchungen zum Stoffwechsel der Proteoglykane bei der progressiven Sklerodermie**

Bei der chemischen Analyse der Grundsubstanz der Haut wird ein Gemisch verschiedenartiger Stoffklassen gefunden, unter denen vor allem den polyanionischen Heteropolysacchariden — auch Glykosaminoglykane (GAG) oder Proteoglykane genannt — eine besondere Bedeutung zukommt. Um einen Einblick in den Stoffwechsel bzw. in die Biosynthese dieser GAG zu erhalten, haben wir bei progressiver Sklerodermie (pSkl) (n = 10) im Vergleich zu Kontrollen (n = 10) *in vitro*-Versuche mit radioaktiv markierten Vorstufen ($^{35}SO_4$, ^3H-Glucosamin) der GAG-Biosynthese durchgeführt. Diese Untersuchungen erscheinen insofern besonders interessant, als den GAG eine Art Matrizenfunktion bei Fertigstellung und Stabilisierung kollagener Fasern zugesprochen wird.

Im einzelnen wurden folgende Untersuchungen durchgeführt:
1. Bestimmung der anaeroben in vitro-Glykolyserate von Hautschnitten;
2. Lokalisation der Syntheseorte der GAG mittels Autoradiographie;
3. Charakterisierung des in vitro-Syntheseproduktes in Hautschnitten;
4. Messung der Hexosamin- und Hydroxyprolinausscheidung im Urin.

Im Gegensatz zum fast gleichsinnigen Verteilungsmuster von $^{35}SO_4$- und ^3H-Glucosaminsilberkörnern über Corium und Stratum Malpighi von Kontrollschnitten wird bei pSkl über dem Corium die relativ höchste Silberkorndichte beider Isotope gesehen. Für die $^{35}SO_4$-Einbaurate läßt sich z. B. eine 4- bis 5fach höhere Zelleistung für Epithelzellen und eine 18fach höhere für Bindegewebszellen im Vergleich zu Kontrollen feststellen. Dagegen ist die spez. Radioaktivität von $^{35}SO_4$ und ^3H-Glucosamin im isolierten Syntheseprodukt im Vergleich zu Kontrollen (500 bzw. 1750 IpM/μMol Uronsäure) bei pSkl 3- bzw. 1,1fach erhöht.

Diese unterschiedlichen Ergebnisse werden mit einem überwiegenden Einbau von ^3H-Glucosamin in Hyaluronsäure bei Kontrollen und in Sulfopolysaccharide bei pSkl zu erklären versucht. Letztere weisen auch einen erhöhten $^{35}SO_4$-Einbau bei pSkl auf. Inwiefern hierbei eine veränderte Energieproduktion (Steigerung der anaeroben Glykolyserate bei pSkl) eine Rolle spielt, muß offen bleiben. Eine erhöhte Ausscheidung von Hexosamin und Hydroxyprolin im Urin bei pSkl weist auf einen vermehrten Abbau bzw. vergrößerten Umsatz sowohl der GAG als auch des Kollagens hin.

SENNEKAMP, J., SAVIC, B., SCHULZ, D., RICKEN, D. (Med. Univ.-Klinik und Chirurg. Univ.-Klinik Bonn-Venusberg): **Enzymatische und morphologische Befunde bei Transplantationen von Milzen an Hunden**

Transplantationen von Milzen an Hunden werden durchgeführt, um Aufschlüsse über die Art der Organabstoßung an diesem an Antikörper bildenden und immunologisch aktiven Zellen reichen Organ zu bekommen [3, 4]. Eine langzeitige Beobachtung der Organabstoßung ist möglich, weil die Tiere an einer Organinsuffizienz des Transplantates nicht versterben. Darüber hinaus verspricht man sich von der Milztransplantation einen Ersatz von Blutzellen bei Panmyelophthise ähnlich wie bei der Knochenmarktransplantation. Jedoch waren die Erfolge in dieser Hinsicht bis jetzt wenig befriedigend. Auch auf Empfängerhunde mit Hämophilie A transplantierte man gesunde Milzen [5], weil man vermutete, daß der Gerinnungsfaktor VIII in der Milz synthetisiert werde. Es ist bis heute jedoch nicht entschieden, ob die Milz Synthese- oder Speicherort für den Faktor VIII ist.

Auch beim Menschen wurden Milztransplantationen zur Therapie der Hämophilie A, außerdem zur Behandlung eines M. Gaucher, zum Blutzellersatz sowie zur Antikörpersubstitution bei einem Jungen mit A-γ-Globulinämie durchgeführt. Beim letzten Fall war die transplantierte Milz 5 Monate in Funktion. Auch wurde die Behandlung eines malignen Tumors mit einer Milztransplantation versucht, um durch eine zu erwartende Graft versus host-Reaktion eine immunologische Umstimmung und damit Tumorabstoßung zu erreichen, was jedoch nicht gelang. Dauerhafte Erfolge über Jahre konnten mit der Milztransplantation bisher nicht erzielt werden.

Um die biologischen Vorgänge der Transplantatabstoßung weiter zu untersuchen, wurden von unserer Arbeitsgruppe Milztransplantationen an 63 Hunden durchgeführt. 33 Transplantationen waren verwertbar, d. h. in deren Gefolge kam es zu keiner arteriellen oder venösen Thrombose der Milzgefäße, zu keiner nekrotisierenden Pankreatitis oder anderen Komplikationen. Im Gegensatz zur Operationstechnik früherer Autoren [1—5, 7], welche die Milzen heterotop an die iliacalen Gefäße anschlossen, wurde hier vorwiegend die orthotope Verpflanzung mit Anschluß an den Pfortaderkreislauf durchgeführt (50 orthotope, 13 heterotope Verpflanzungen). Post transplantationem erhielten fünf Hunde eine immunsuppressive Therapie mit Azathioprin und Steroiden, die übrigen Hunde wurden nicht immunsuppressiv behandelt. Alle Hunde waren Bastardhunde. Auf Histokompatibilität wurden die Tiere nicht getestet.

Die Überlebenszeit der Transplantate betrug durchweg 1 bis 3 Wochen; in der Mehrzahl der Fälle wurden die Milzen in der 2. Woche abgestoßen. Bei einem Tier unter immunsuppressiver Therapie beobachteten wir jedoch eine Transplantatüberlebenszeit von 114 Tagen und bei zwei weiteren von 5 bzw. 3 Monaten ohne immunsuppressive Therapie.

Am Ende der Überlebenszeiten ereigneten sich an den transplantierten Milzen Organabstoßungen, wobei die Milzen makroskopisch Nekrosen aufwiesen, wie Obduktionsbefunde zum Zeitpunkt einiger Verwerfungen zeigten. Nach den Organrejektionen, welche innerhalb weniger Tage vor sich gingen, waren die Organe bis auf geringe Kapselreste nicht mehr nachweisbar. Wahrscheinlich wurde das zerstörte Milzgewebe über die Milzvene resorbiert. Auch an Hand von Milzszintigrammen ließ sich das Ende der Milzfunktion bei den Abstoßungen erkennen.

Von Nierentransplantationen ist bekannt, daß bei Abstoßungsvorgängen ein Aktivitätsanstieg des Fermentes Lysozym im Serum zu beobachten ist [6]. In Analogie dazu haben wir Seren von elf verschiedenen Hunden nach Milztransplantationen auf Lysozym untersucht. Die Messung wurde durchgeführt im Photometer mit einer Suspension von Mikrococcus lysodeicticus (hitzeabgetötet, Fa. Serva) in 0,07 M Kalium-Natrium-Phosphatpuffer, pH 6,3 bei einer Wellenlänge von 438 nm. Zu 0,1 ml Serum wurden 3 ml Mikrococcussuspension zugefügt. An Hand einer Eichkurve wurden die photometrisch ermittelten Einheiten in µg/ml Hühnerlysozym (Fa. Serva) umgerechnet. Bei sieben Transplantationen konnten wir das Serumlysozym auch vor der Transplantation bestimmen. Die Lysozymaktivitäten vor der Operation lagen zwischen 3 und 5 µg/ml (Hühnerlysozymäquivalent). Am ersten Tag nach der Transplantation lagen die Lysozymaktivitäten dagegen bei Messungen an sechs Seren zwischen 4 und 9 µg/ml (s. Abb. 1). Alle Serumlysozymaktivitäten, welche später als eine Woche nach der Transplantation außerhalb von erfaßbaren Abstoßungen abgenommen worden waren — es waren 32 Seren — wiesen Enzymaktivitäten zwischen 1 und 7,5 µg/ml auf und waren damit gegenüber den Werten vor der Transplantation durchschnittlich nur leicht erhöht. Die Lysozymaktivitäten von Seren, welche während Rejektionen der Milzen abgenommen worden waren, sind auf der Abbildung dargestellt. Die Werte sind bis auf einen alle erhöht.

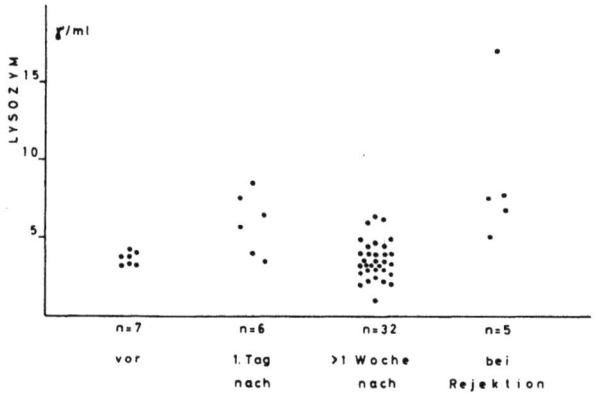

Abb. 1. Milztransplantation

Die mäßige Lysozymaktivitätserhöhung am ersten postoperativen Tag läßt sich allein durch das Operationstrauma erklären. Jedoch sehen Dammin u. Mitarb. [1] in den histologischen Veränderungen der Lymphfollikel, welche an den ersten beiden Tagen nach Milztransplantation von den Autoren vergrößert gefunden wurden, einen Hinweis auf eine Graft versus host reaction. Diese Immunreaktion könnte noch zusätzlich für die Lysozymaktivitätserhöhungen am 1. Tag verantwortlich sein. Bei den Abstoßungsvorgängen der transplantierten Milzen sind Zell- und Gewebsnekrosen erwiesen [2,7]. Auch wir sahen die Nekrosen bei der Obduktion. Bei Zellunterängen wird Lysozym aus den intracellulären Lysosomen frei und gelangt ins Blut. Milzgewebe ist reich an Lysozym.

Damit wird wie die Abstoßung einer transplantierten Niere auch die Verwerfung einer transplantierten Milz an erhöhter Lysozymaktivität im Serum erkennbar.

Frl. S. Thelen danken wir für die technische Durchführung der Enzymmessungen.

Literatur

1. Dammin, G. J., Wheeler, H. B., Montague, A. C. W., Dealy, J. B., Greenberg, J. B., Moore, F. D.: Ann. N.Y. Acad. Sci. **99**, 861 (1962). — 2. Fisher, B., Lee, S. H., Fisher, E. R.: Surg. Gynec. Obstet. **1961**, 455. — 3. Mahajan, D. R., Crampton, R., Miller, D., Melamed, M., Lawrence, W.: J. surg. Res. **5**, 413 (1966). — 4. Marchioro, T. L., Rowlands, D. T., Rifkin, D.,

Waddell, W. R., Starzl, T. E.: Ann. N.Y. Acad. Sci. **120**, 626 (1964). — 5. Norman, J. C., Covelli, V. H., Sise, H. S.: Surgery **64**, 1 (1968). — 6. Noble, R. E., Najarian, J. S., Brainerd, H. D.: Proc. Soc. exp. Biol. (N.Y.) **120**, 737 (1965). — 7. Wheeler, H. B., Balankura, O., Pendower, J. E., Greenberg, J. B., Dammin, G. J., Moore, F. D.: J. surg. Res. **2**, 114 (1962).

SENNEKAMP, J., KOZUSCHEK, W., LAY, E., RICKEN, D. (Med. u. Chirurg. Univ.-Klinik Bonn-Venusberg): **Langzeituntersuchungen über das Verhalten von Urinlysozym bei nierentransplantierten Patienten**

Es ist nach den Ergebnissen mehrerer Untersucher [3, 5, 2] sowie nach eigenen ersten Beobachtungen, über welche wir vor einem Jahr hier berichteten [4], bekannt, daß mit der Bestimmung des Enzyms Lysozym (Muramidase) im Urin eine Erkennung von Abstoßungskrisen von transplantierten Nieren möglich ist. Bei Abstoßungskrisen wurde ein Konzentrationsanstieg des Enzyms im Urin beobachtet. Auch an den ersten Tagen post transplantationem wurde regelmäßig ein erhöhter Urin-Lysozymspiegel gefunden. Dieser fällt bei Toleranz des Transplantates innerhalb der ersten 5 bis 10 Tage auf Normwerte ab. Vermehrte Lysozymausscheidung wird auf Tubulusschädigungen zurückgeführt [1].

An Hand von Urin-Lysozymmessungen an über 2000 Urinproben von 19 nierentransplantierten Patienten können wir nun Aussagen machen über 1. die Häufigkeit, mit der Lysozymaktivitätsanstiege sich bei Rejektionskrisen ereignen, 2. die Frühdiagnostik des Einsetzens von Lysozymaktivitätsanstiegen und Lysozymaktivitätsabfällen im Vergleich zu anderen Parametern und 3. über die Ursachen permanenter Lysozymurie.

Der Nachweis des Lysozyms beruht auf der Spaltung von Aminozuckerbindungen durch Lysozym im Bacterium Mikrococcus lysodeicticus. Es kommt dadurch zu einer Zerstörung des Bacteriums in Bruchstücke. Dieser Vorgang kann quantitativ photometrisch erfaßt werden. Gemessen wurde nach der von uns früher angegebenen Methode [4]. Enzymaktivitäten über 80 Lysozymeinheiten wurden mit einer modifizierten Technik nachgemessen, weil damit auch bei höheren Lysozymaktivitäten an Hand einer Eichkurve eine Umrechnung in µg/ml Hühnerlysozym (Lysozym von Huhn der Fa. Serva, Heidelberg) möglich ist. Es wurden zu 0,5 ml Urinprobe 4,5 ml Mikrococcussuspension (Puffer: 0,07 M Phosphatpuffer, pH 6,3) hinzugefügt und unmittelbar im Anschluß an das Mischen über eine min gemessen.

Ergebnisse

1. Die Häufigkeit von Lysozymaktivitätsanstiegen bei Abstoßungskrisen wurde bei 22 Abstoßungskrisen untersucht. Die Verwerfungskrisen wurden diagnostiziert an Hand eines Anstieges der harnpflichtigen Substanzen im Serum, verminderter Kreatinin-Clearance, Natriumretention, Proteinurie, Oligurie, Blutdruckanstieg, Fieber und Schwellung des Transplantats mit lokalen Beschwerden. Bei jeder Rejektionskrise war ein erkennbarer Anstieg des Lysozyms um mindestens 1,5 µg/ml Hühnerlysozym zu beobachten.

Darüber hinaus wurden zusätzliche Lysozymgipfel bis zu einer Höhe von 2,5 µg/ml registriert, denen keine anderen klinischen oder labortechnischen Parameter von Abstoßungskrisen zugeordnet werden konnten. Wahrscheinlich sind diese Gipfel Ausdruck zusätzlicher leichter Rejektionskrisen [2]. Die Urin-Lysozymbestimmung erweist sich damit nach den vorliegenden Ergebnissen als ein zuverlässiger und empfindlicher Suchtest zur Erkennung von Rejektionskrisen [5].

2. Über die Frühzeitigkeit der Urin-Lysozymaktivitätsanstiege gibt die Abb. 1 Aufschluß. Bei sechs Rejektionskrisen waren zugleich das Urinlysozym und das Serumkreatinin täglich gemessen worden. Das Lysozym stieg im Mittel um einen

Tag früher an und zeigte damit die beginnende Verwerfungskrise früher an als das Serumkreatinin. Die Abbildung enthält darüber hinaus die Verläufe vor den Verwerfungskrisen. Vor zwei Krisen war eine rejektionsfreie Zeit, den restlichen

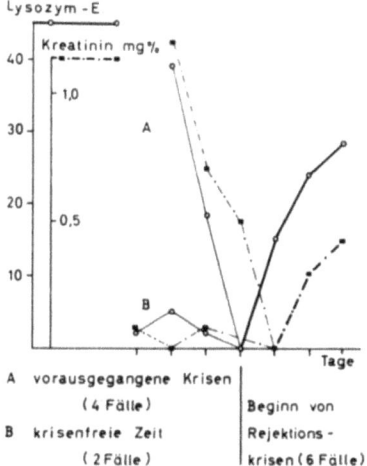

Abb. 1. Das Urinlysozym steigt um einen Tag früher zu Beginn von sechs Rejektionskrisen an als das Serumkreatinin

vier Krisen ging unmittelbar eine andere Krise voraus. Man erkennt, daß das Lysozym bereits zu der zweiten Krise ansteigt, während das Kreatinin noch von der ersten Krise her im Abfallen begriffen ist. Die Lysozymanstiege lagen auch vor dem Beginn der klinischen Symptomatik.

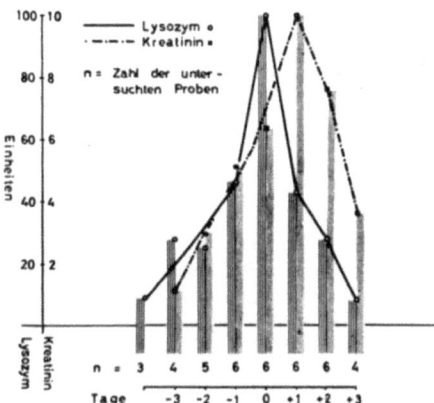

Abb. 2. Abstoßungskrisen, gleichzeitig erfaßt im Urinlysozym- und Serumkreatininverlauf. Der Lysozymgipfel liegt zeitlich vor dem Kreatiningipfel

Auch das Aufhören der Verwerfungskrisen wird an den Lysozymkurven frühzeitig erkennbar, wie aus Abb. 2 hervorgeht. Der Abfall der Urin-Lysozymaktivitäten setzte bei sechs Abstoßungskrisen mit täglich gemessenen Vergleichswerten einen Tag früher als der Abfall der Serumkreatininwerte ein. Diese frühzeitige Anzeige einer Wende kann für die Dosierung der immunsuppressiven Therapie eine wertvolle Hilfe sein.

3. Eine permanente Lysozymurie über Wochen wurde in zwei Fällen bei chronischer Verwerfung beobachtet, darüber hinaus aber auch bei zwei Verläufen außerhalb von Rejektionen. Hier hatte sich jeweils eine Pyelonephritis im Transplantatorgan entwickelt.

Bei drei Patienten, welche vor und bei der Transplantation nicht nephrektomiert worden waren, wurde das Urinlysozym vor der Transplantation bestimmt. Sowohl zwei Patienten mit glomerulonephritischen Schrumpfnieren als auch ein Patient mit Cystennieren wiesen hohe Lysozymspiegel von über 20 µg/ml auf. Jedem dieser drei Patienten wurde nun zusätzlich eine allogene Fremdniere transplantiert. Im Verlaufe der 1. Wochen post transplantionem fiel nun bei den beiden Patienten mit den eigenen glomerulonephritischen Schrumpfnieren das Lysozym bis in den Normbereich von unter 1µg/ml ab, während bei demPatienten mit Cystennieren erhöhte Lysozymwerte persistierten. Auch bei einem weiteren Patienten mit Cystennieren, die bei der Transplantation nicht entfernt worden waren, erreichte das Lysozym über viele Monate nie den Normbereich. Hier war allerdings vor der Transplantation das Urinlysozym nicht bestimmt worden. Diese Beobachtung, daß die Transplantatniere die Lysozymurie der glomerulonephritischen Schrumpfnieren kompensiert, nicht aber die der Cystennieren, möchten wir auf die unterschiedlich starke Diurese der Eigennieren zurückführen (über 1000 ml/Tag bei den Cystennieren, unter 300 ml/Tag bei den Schrumpfnieren). Es ist daher anzunehmen, daß auch nach der Transplantation die Diurese der Cystennieren stärker ist als die der Schrumpfnieren, und daß damit bei den Cystennieren noch so viel Lysozym in den Endharn gelangt, daß der Urin-Lysozymspiegel erhöht bleibt, während dies bei der Oligurie der Schrumpfnieren nicht mehr ausreichend für eine Lysozymerhöhung des Endharns ist.

Zusammenfassung

Bei 22 Abstoßungskrisen nach 19 Nierentransplantationen konnte regelmäßig ein frühzeitiger Lysozymaktivitätsanstieg und auf der Höhe der Krisen ein frühzeitiger Abfall beobachtet werden. Dauernd erhöhte Urin-Lysozymausscheidung wurde bei chronischer Verwerfung, bei Pyelonephritis im Transplantatorgan beobachtet sowie dann, wenn patienteneigene Cystennieren bei der Transplantation im Organismus belassen worden waren. Waren dagegen oligurische glomerulonephritische Schrumpfnieren belassen worden, so war nach der Transplantation keine Dauerlysozymurie nachweisbar.

Frl. S. Thelen sei für die Messung der zahlreichen Proben gedankt.

Literatur

1. Harrison, J. F., Lunt, G. S., Scott, P., Blainey, J. D.: Lancet **1968** I, 371. — 2. Lemperle, G., Müller, E., Michaelis, W., Wieczorek, U.: Langenbecks Arch. Chir. **325** (Kongreßbericht), 719 (1969). — 3. Noble, R. E., Najarian, J. S., Brainerd, H. D.: Proc. Soc. exp. Biol. (N.Y.) **120**, 737 (1965). — 4. Sennekamp, J., Siedek, M., Ahlborn, R., Marsteller, H. J., Ricken, D.: Verh. dtsch. Ges. inn. Med. **77**, 711 (1971). — 5. Shehadeh, J. H., Carpenter, C. B., Montorio, C. H., Merrill, J. P.: Clin. Res. **16**, 324 (1968).

ESSER, H., SIMON, H., FRICKE, G. (Med. Univ.-Poliklinik Bonn): **Verlaufsformen der Fluid-lung**

Die Fluid-lung oder Flüssigkeitslunge wird nicht selten als Komplikation bei akuter und chronischer Niereninsuffizienz beobachtet. Dabei handelt es sich vorwiegend um ein interstitielles Lungenödem, welches röntgenologisch als zentrales Ödem mit heller peripherer Randzone entsprechend dem Bild von Schmetterlingsflügeln imponiert. Außerdem läßt sich nicht selten eine mehr oder minder deutliche

Herzverbreiterung nachweisen. Die Abgrenzung vom Linksherzversagen bereitet manchmal Schwierigkeiten, da die klinischen Frühsymptome die Dyspnoe und Tachykardie wenig spezifisch sind. Die Ähnlichkeit der röntgenologischen Merkmale der Fluid-lung mit denen der akuten Linksherzinsuffizienz lassen erkennen, daß der Röntgenbefund allein eine Unterscheidung nicht zuläßt. Über eine Differenzierungsmöglichkeit mit Hilfe der Farbstoffverdünnungsmethode und dem Apnoeversuch zur Bestimmung der Arm-Ohrzeit und Lungen-Ohrzeit haben wir bereits an anderer Stelle berichtet. Die Pathogenese der Fluid-lung ist sehr komplex; als Ursache werden Hyperhydration, urämisch-toxische Permeabilitätsstörungen der Lungencapillarwand, Abfall der Blutosmolalität infolge Hypoproteinämie und Hypalbuminämie sowie Linksherzversagen angeführt. Die Frage nach der Ätiologie der Herzverbreiterung bei Fluid-lung wird z. Z. noch unterschiedlich beantwortet. Neben entzündlichen Veränderungen im Sinne einer Peri- oder Myokarditis werden allergische Geschehen angeführt. Einleuchtender erscheint uns jedoch die Erklärung amerikanischer Autoren, die eine Einlagerung von Flüssigkeit und Kochsalz in den Herzmuskel als Ursache anschuldigen. Diese Deutung ist auch am besten in Einklang zu bringen mit der raschen Rückbildung der Herzverbreiterung durch forcierte Ausschwemmung sowie Flüssigkeits- und Kochsalzrestriktion ohne zusätzliche Gabe von Herzglykosiden.

Eine weitaus häufigere Komplikation im Rahmen der akuten und insbesondere der chronischen Niereninsuffizienz ist das Linksherzversagen. Da die Fluid-lung eine das normale Maß übersteigende Herz-Kreislaufbelastung darstellt, ergibt sich die Frage, ob die Flüssigkeitslunge immer in die Herzinsuffizienz übergeht bzw. ob sie nicht als Vorläufer des Linksherzversagens angesehen werden muß.

Von unseren Patienten mit Fluid-lung ohne Zeichen der Herzinsuffizienz konnten wir vier im Alter zwischen 28 und 60 Jahren über einen Zeitraum von 8 bis 15 Monaten in größeren Abständen kontrollieren. Keiner der Patienten hatte beim Auftreten der Fluid-lung eine ausgeprägte Anämie; die Serumkreatininwerte lagen zwischen 3,2 und 8,0 mg-%; die Blutdruckwerte systolisch zwischen 170 und 270 mmHg und diastolisch zwischen 115 und 170 mmHg. Eine Digitalisierung wurde mit dem Auftreten der Flüssigkeitslunge nicht vorgenommen. Innerhalb eines Zeitraumes von weniger als einem Jahr kam es bei drei Patienten zum Auftreten einer manifesten Herzinsuffizienz. Abgesehen von den röntgenologischen Veränderungen waren die Kreislaufzeiten im Vergleich zum Erstbefund deutlich verlängert. Bei der linksventrikulären Druckmessung ergaben sich deutlich erhöhte enddiastolische Werte zwischen 27 und 35 mmHg. Mit Hilfe dieser Befunde konnte ein erneutes Auftreten einer Fluid-lung ausgeschlossen und ein Linksherzversagen angenommen werden. Bei dem vierten Patienten sind nach einer Beobachtungszeit von insgesamt 15 Monaten keine Zeichen einer Herzinsuffizienz nachgewiesen worden. Aus diesem Grunde wurde auch bisher von einer Digitalisierung abgesehen.

Diskussion

Es stellt sich die Frage, weshalb im weiteren Verlauf bei drei Patienten eine Herzinsuffizienz aufgetreten ist und ein Patient bisher nicht kardial dekompensiert ist.

Da bei etwa 50% der Patienten, die infolge Urämie sterben, bei Obduktion eine Pericarditis beobachtet wurde, wäre diese Komplikation als mögliche Ursache für die Entwicklung einer Herzinsuffizienz naheliegend. Bei unseren Patienten bot sich jedoch klinisch, im Kymogramm und im Elektrokardiogramm kein Anhalt für eine Pericarditis.

Gore u. Mitarb. berichteten über eine seröse Myokarditis mit interstitiellem Ödem, die bei etwa 10% der an Urämie Verstorbenen nachgewiesen wurde. Dabei sind die mikroskopischen Veränderungen im Myokard wenig auffallend. Nur geringe Zeichen von Muskelnekrose und entzündlichen Infiltrationen lassen sich hierbei beobachten. Ob eine derartige Myokarditis bei unseren Patienten zur Herzinsuffizienz geführt hat, läßt sich ohne die dazu erforderliche Histologie nicht entscheiden (Tabelle 1).

Beim Vergleich einiger wichtiger Daten die beim Auftreten der Fluid-lung und der Herzinsuffizienz bei unseren Patienten erhoben wurden, finden sich z. T. deutliche Unterschiede. Wie aus der Tabelle zu ersehen ist, war es bei zwei Patienten neben einer Zunahme der Anämie zu einem weiteren Anstieg der Serumkreatininwerte gekommen. Bei allen drei Patienten, die kardial dekompensiert sind, läßt sich eine Zunahme der ausgeprägten Hypertonie beobachten. Im Gegensatz dazu zeigte der Patient, bei dem bisher keine Herzinsuffizienz aufgetreten ist, keine Blutbildverschlechterung und keine nennenswerte Zunahme der harnpflichtigen Substanzen. Der Blutdruck war im Vergleich zum Erstbefund nur geringgradig erhöht. Aus Platzmangel sind die Serumelektrolyte und die aktuellen Blut-pH-Werte nicht aufgeführt. Dabei zeigte sich jedoch auch kein unterschiedliches Verhalten. Da bei allen Patienten mit Herzinsuffizienz ein Fortbestehen bzw. eine

Tabelle 1

		Fluid – lung				Herzinsuffizienz					
	Ery.	Hb	Kreat.	RR	LOZ	Ery.	Hb	Kreat.	RR	LOZ	LVEDP
H.H. ♂ 35 J.	3.8	10.2	4.8	170/115	3.5	2.2	7.4	19.0	205/125	7.5	35 mmHg
	Oktober 1970					August 1971					
S.W. ♂ 60 J.	4.0	11.0	5.2	170/120	4.0	3.7	10.6	6.2	190/135	6.5	27 mmHg
	April 1971					November 1971					
L.O. ♂ 34 J.	3.5	11.7	8.0	230/155	3.0	2.5	8.5	21.6	240/140	7.0	29 mmHg
	Februar 1971					Oktober 1971					
W.K. ♂ 28 J.	3.7	10.6	3.2	270/170	3.0	4.0	11.9	4.7	150/110	3.5	–
	November 1970					Februar 1972 keine Herzinsuffizienz!					

Zunahme des Hypertonus zu beobachten ist, wäre allein schon durch die ständige Druckbelastung des linken Herzens das Auftreten des Herzversagens zu erklären. Bekanntlich sind die häufigsten Komplikationen bei Patienten mit chronisch arterieller Hypertonie die Herzinsuffizienz und coronarsklerotisch bedingte Durchblutungsstörungen des Myokards. Brod konnte bei einer Literaturzusammenstellung von über 1200 Hypertonikern nachweisen, daß 52,8% der Patienten an Herzinsuffizienz verstorben waren. Clawson fand unter fast 6000 verstorbenen Hypertonikern in 37,4% der Fälle eine Herzinsuffizienz. Nach Untersuchungen von Vakil wurde bei 500 Hypertonikern in 65,6% eine kardiale Dekompensation beobachtet.

Wenn auch der prozentuale Anteil der kardialen Komplikationen bei Hypertonikern von den Autoren z. T. unterschiedlich angegeben wird, so läßt sich doch generell feststellen, daß die Entwicklung einer Herzinsuffizienz bei arterieller Hypertonie in einem hohen Prozentsatz erfolgt.

Wie bei der akuten Anurie kann auch bei der chronischen Niereninsuffizienz durch rasche stärkere Zufuhr von Wasser und Kochsalz die absolute extracelluläre Hydratation als akuter Zustand mit Herzversagen auftreten oder sich langsam entwickeln und dann ebenfalls häufig zur Herzinsuffizienz führen. Diese Ursache die einerseits zur Fluid-lung ohne Zeichen der Herzinsuffizienz und andererseits zum Linksherzversagen führen kann, ist bei unseren Patienten unwahrscheinlich, da die ärztlicherseits angeordnete Flüssigkeits- und Kochsalzzufuhr nach glaubhaften Angaben eingehalten wurde.

Als weitere ursächliche Faktoren müssen die zunehmende Anämie und deutlich erhöhten harnpflichtigen Substanzen diskutiert werden, denen ein kardiotoxischer bzw. kardiodepressiver Effekt zugeschrieben wird. Es ist nicht möglich, bei mehreren in Frage kommenden Faktoren zu entscheiden, welcher die dominierende Rolle bei der Entstehung der Herzinsuffizienz gespielt hat. Diese Frage muß also unbeantwortet bleiben.

Zusammenfassend läßt sich feststellen, daß:

1. nach dem Auftreten einer Flüssigkeitslunge im weiteren Verlauf mit der Entwicklung eines Linksherzversagens gerechnet werden muß und

2. die Herzinsuffizienz auf die Verschlechterung des Nierenleidens zurückzuführen ist. Dabei muß offen bleiben, ob ein Einzelfaktor oder alle Faktoren gemeinsam im Sinne einer Summationswirkung die Herzinsuffizienz verursachen.

Literatur

Allwal, N., Lunderquist, A., Olsson, O.: Acta med. scand. **146**, 157 (1953). — Brod, J.: Die Nieren. Berlin: VEB-Verlag Volk und Gesundheit 1964. — Esser, H., Simon, H., Fricke, G., Lüthy, R., Siegenthaler, G.: Med. Welt **22**, 1941 (1971). — Gibson, D. G.: Lancet **1966 II**, 1217. — Gore, J., Saphir, O.: Amer. Heart J. **36**, 3990 (1948). — Rittenhouse, E. A., Merendino, K. A.: Circulation **40**, 823 (1969). — Schwartz, W. B., Kasirer, J. P.: Clinical aspects of acute glomerulonephritis. In: Strauss, Welt: Diseases of the kidney. Boston: Little 1963. — Seldin, D. W., Carter, N. W., Rector, F. C.: Consequences of renal failure and their mannagement. In: Strauss, Welt: Diseases of the kidney. Boston: Little 1963. — Vakil, R. J.: Indian J. med. Sci. **9**, 365 (1955).

Felix, R., Assheuer, J., Simon, H., Winkler, C. (Radiol. Klinik der Nuclearmed. Abt. und der Med. Poliklinik, Universität Bonn): **Computer-Szintigraphie der Lungenperfusion. Methode und Anwendung**

Zur Methode

Für die Perfusionsszintigraphie der Lungen verwendet man Proteinmakroaggregate (MAA) oder Mikrosphären, die mit den γ-Strahlern J^{131} oder Tc^{99m} markiert sind. Die Partikel verteilen sich als Mikroemboli im Capillarnetz der Lungen in gleicher Weise wie der Blutstrom. Die Verteilung der Radioaktivität wird damit repräsentativ für das intrapulmonale Perfusionsmuster.

Wir führen die Lungenszintigraphie mit einer Szintillationskamera durch, die über einen Vielkanalanalysator an einen Prozeßrechner angeschlossen ist. An Hand von Auswertungsprogrammen werden zunächst Filterrechnungen durchgeführt, die zur Reduzierung der statistischen Streuung bzw. der Rauschüberlagerung des Verteilungsbildes dienen. Inhomogenitäten in der Ansprechwahrscheinlichkeit des Detektors werden ausgeglichen.

Anschließend wird das Aktivitäts- bzw. Durchblutungsmaximum bestimmt. In der sog. Schnelldruckerausgabe des Szintigramms (Abb. 1) wird diese Stelle durch ein M gekennzeichnet. In Abb. 1 liegt dieser Punkt an der Basis des rechten Oberfeldes. Von dieser Position ausgehend werden Aktivitätsniveaus in Schritten von 2 bis 3 σ (statistische Streuung) berechnet. Die Distanz zwischen den Niveaus repräsentiert damit ein konstantes Vielfaches [2,3] der statistischen Streuung. Jedem Niveau, das einer sog. Isointensitätszone entspricht, wird ein α-numerisches Symbol bzw. ein Freibereich für die Schnelldruckerausgabe zugeordnet. Die mit verschiedenen Zeichen dargestellten Aktivitätsniveaus sind somit mit konstanter Wahrscheinlichkeit voneinander verschieden. Man erhält auf diese Weise praktisch Höhenlinien der Lungendurchblutung.

Man hat nun die Möglichkeit, die Impulsinhalte definierter Areale, z. B. re. und li. Lunge oder re. Ober- und Unterfeld, zueinander ins Verhältnis zu setzen (Aktivitätsverteilungsrelation = AVR). Dadurch erhält man eine Information, in welcher Weise das Herzzeitvolumen auf die re. und li. Lunge verteilt wird usw. (zu den verschiedenen Möglichkeiten und methodischen Einschränkungen vgl. Felix et al., 1971/72).

Praktische Anwendung

a) *Quantifizierung von Strombahnschäden*

Die AVR erlaubt eine quantitative Bestimmung des Umfanges der Einschränkungen der Lungenstrombahn durch organische Prozesse. Voraussetzung hierfür ist jedoch ein möglichst einseitiger Strombahnschaden. Die Abweichung der AVR von der Norm (re.:li. = 54:46) gibt dann die Strombahneinschränkung in Prozent des Herzzeitvolumens (HZV) an. Fließen z. B. bei röntgenologisch normaler linker

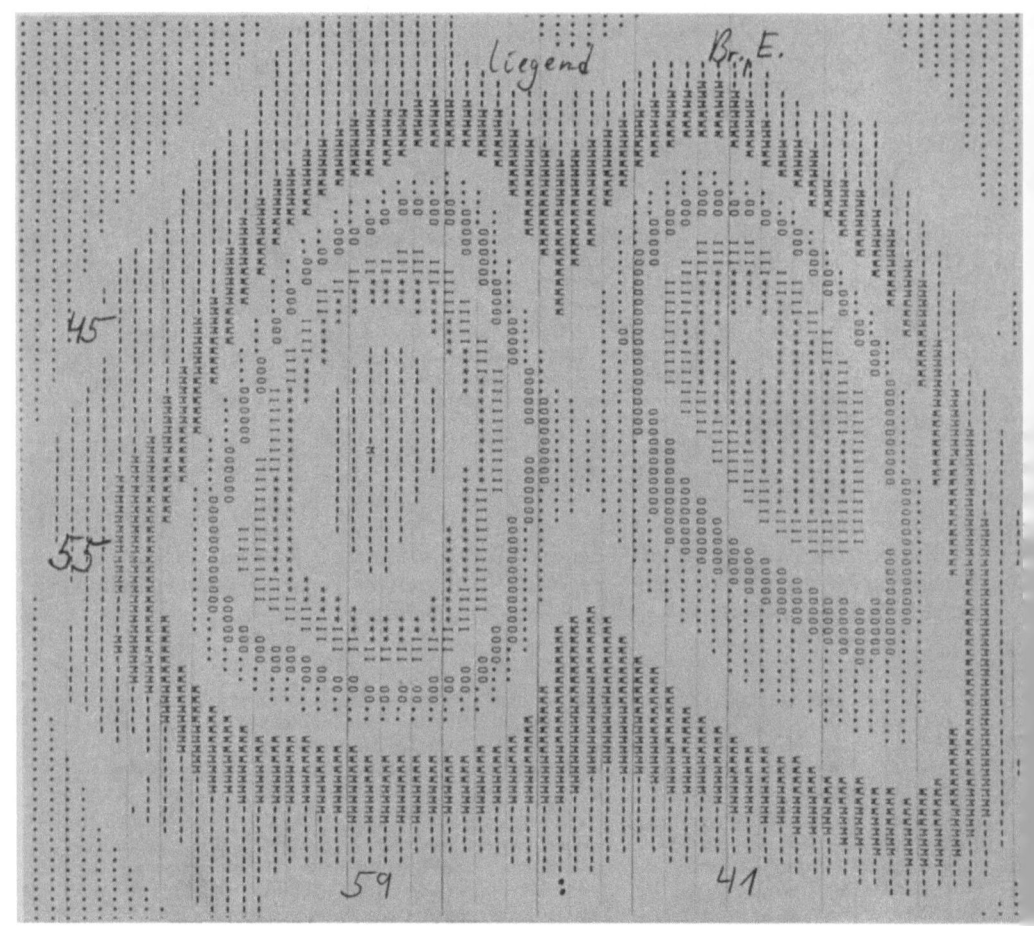

Abb. 1. Normales Isointensitätszonenszintigramm (Erläuterungen s. Text)

Lunge durch die erkrankte rechte nur 34% des HZV, so ist der Durchfluß rechts gegenüber der Norm um 20% vermindert. Bereits der pathologische Verlauf der sog. Isointensitätszonen läßt im Bild den Strombahnschaden erkennen, da sie normalerweise etwa die Form der normalen Lungenkontur aufweisen (vgl. Abb. 1).

Im weiteren kann man nun auch die relativen Perfusionsgrößen von Lungenober- und Lungenunterfeld zueinander ins Verhältnis setzen. Die Grenze zwischen den genannten Regionen bildet eine Waagerechte, die auf der Mitte jener Senkrechten steht, die den cranialsten und caudalsten Punkt *der* Isointensitätszone verbindet, die die Perfusionsperipherie eines Lungenflügels symbolisiert, d. h. die im

Bereich des Mediastinums nicht auf die Gegenseite übergeht. Für Normalpersonen ergibt sich dabei eine Verteilung der Perfusion zwischen re. Ober- und re. Unterfeld von $0,85 \pm 0,005$ (n = 10), d. h. die Perfusion des Oberfeldes ist beim Gesunden in Rückenlage etwas kleiner als die des Unterfeldes. Das entspricht den Untersuchungen von Ueda et al. (1964).

b) Perfusionsverteilung beim obstruktiven Syndrom

Wir haben 14 Patienten mit obstruktivem Syndrom untersucht, die röntgenologisch keine sicheren organischen Lungenerkrankungen auswiesen. Im Mittel

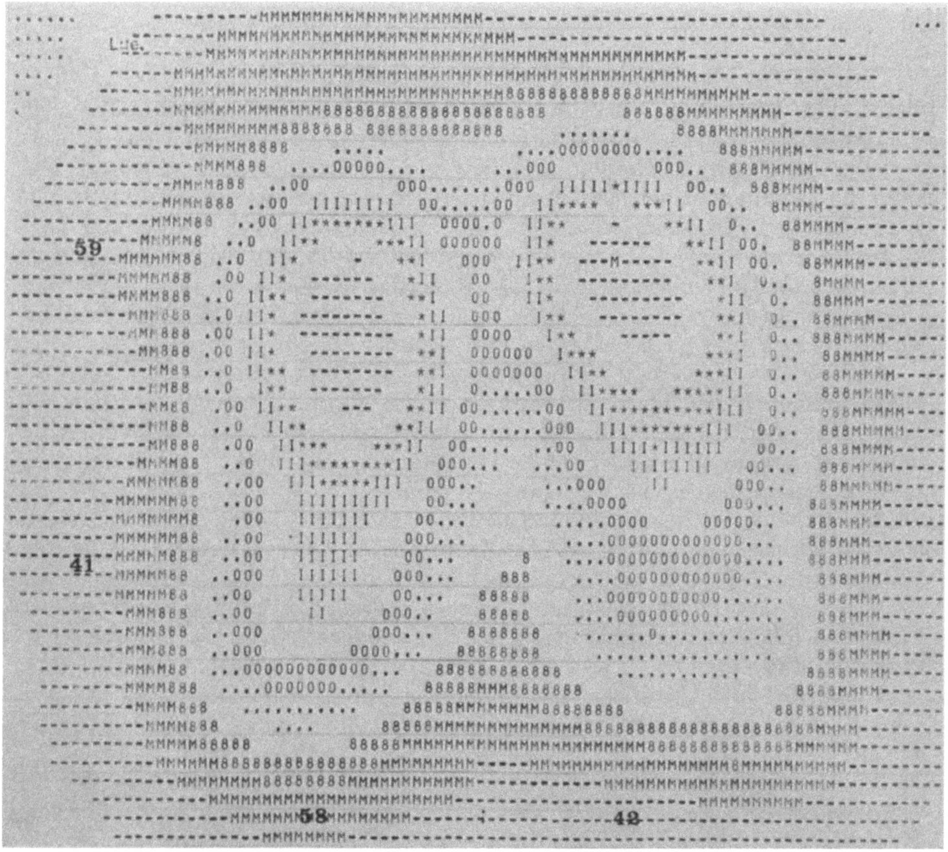

Abb. 2. Isointensitätszonenszintigramm bei Mitralstenose (Erläuterungen s. Text)

waren das forcierte Exspirationsvolumen auf 843 ml vermindert, das Residualvolumen auf 4025 ml und die Atemwegsresistance auf 7,04 cm $H_2O/l/sec$ erhöht. Im Gegensatz zum Gesunden war in Rückenlage die Perfusion des re. Oberfeldes etwas größer als die des re. Unterfeldes. Es ergab sich im Mittel (n = 14) ein Quotient von $1,28 \pm 0,14$. Dieser Wert zeigt lediglich eine Abhängigkeit vom Pulmonalarterienmitteldruck ($r = 0,634$; $p < 0,02$) und dem Residualvolumen ($r = 0,539$; $p < 0,05$). Die übrigen hämodynamischen Meßgrößen und Lungenfunktionsdaten ($FEV_{1,0}$; pO_{2a}, pO_{2A}, R_b, R_{AW}) zeigen keine Korrelation zu dem vorgenannten Quotienten.

c) Perfusionsverteilung bei Mitralstenose

Auch bei Mitralstenosen zeigt sich eine verstärkte Perfusion der Lungenoberfelder (vgl. Abb. 2). Der Punkt höchster Perfusion befindet sich links lungenspitzennah (M). Die Zonen höchster Perfusion (—) befinden sich beiderseits in den oberen Lungendritteln (vgl. Abb. 2).

Der Befund deckt sich mit jenen anderer Untersucher [1, 2, 3, 5, 6, 7]. Nach unseren Beobachtungen ist die Umverteilung zugunsten der Oberfelder mit dem arteriolären Lungenwiderstand korreliert ($r = 0,643$; $p < 0,005$; $n = 18$). Klinisch und hämodynamisch handelt es sich um Mitralstenosen des Schweregrades II bis IV mit einer Klappenöffnungsfläche von 0,8 bis 1,5 cm^2. Die Umverteilung zeigte jedoch keine Abhängigkeit vom Druck im linken Vorhof, in der Arteria pulmonalis oder dem Herzzeitvolumen, wie dies von anderen Autoren angenommen worden war [3, 5, 7].

Über die Ursachen der bevorzugten Oberfeldperfusion ergibt sich bislang kein klares Bild. Ein hoher Druck im linken Vorhof könnte auf zweierlei Weise die Oberlappenperfusion begünstigen. Entweder kommt es über ein basales interstitielles Ödem zu einer Kompression der Unterlappengefäße [11] oder das Ödem kann die Dehnbarkeit der basalen Lungenabschnitte vermindern, was zur Hypoventilation und Vasoconstriction führt [8]. Untersuchungen von West et al. (1965) an der isolierten Lunge zeigten, daß es bei Zunahme des pulmonalvenösen Drucks zu einem interstitiellen Ödem in den Lungenunterfeldern kommt. Auch ein kleines Herzzeitvolumen, welches Ausdruck eines fortgeschrittenen Mitralvitiums ist, wird wiederum zu einer bevorzugten Perfusion der Oberfelder führen.

Andererseits begünstigt der bei hohem linken Vorhofdruck entsprechend erhöhte Pulmonalisdruck nach Dawson et al. (1965) eine normale Perfusion der Lungenunterfelder. Darüber hinaus wirken auf die pulmonale Perfusionsverteilung immer organische Strombahnveränderungen ein, die bei geringer Ausdehnung auch röntgenologisch nicht sicher nachzuweisen sind.

Ein eindeutiger Zusammenhang zwischen intrapulmonaler Perfusionsverteilung und klinischem Schweregrad des Mitralvitiums läßt sich daher nach unseren Untersuchungen [9], wie auch nach jenen von Ueda et al. (1964), nicht ermitteln.

Zusammenfassend kann festgestellt werden, daß die Perfusionsszintigraphie der Lunge mit quantitativer Auswertung der Perfusionsverteilung diagnostisch wichtige Aufschlüsse ergibt:

1. über Ort und Quantität von pulmonalen Durchblutungsstörungen,

2. über die prozentuale Durchblutungsverteilung zwischen rechter und linker Lunge,

3. über die Umverteilung der Perfusion innerhalb eines Lungenflügels, die bei Abwesenheit von organischen Strombahnschäden indizierend sein können für eine Hypertension im kleinen Kreislauf bzw. eine Erhöhung des arteriolären Lungenwiderstandes (Obstruktives Syndrom und Mitralstenose).

Literatur

1. Dawson, A., Kaneko, K., McGregor, M.: J. clin. Invest. **44**, 999 (1965). — 2. Doerr, F., Storck, U., Wolf, R., Reiner, B.: Fortschr. Röntgenstr. **108**, 285 (1968). — 3. Dollery, C. T., West, J. B.: Circulat. Res. **8**, 765 (1960). — 4. Felix, R., Knopp, R., Assheuer, J., Behrenbeck, D. W., Havers, L., Schwabe, H. U., Winkler, C.: Fortschr. Röntgenstr. **114**, 631; **115**, 502 (1971); **116** (1972) (im Druck). — 5. Friedman, W. F., Braunwald, E.: Circulation **23**, 363 (1966). — 6. Hör, G., Klemm, J., Langhammer, H., Grohmann, H., Pabst, H., Frey, K. W., Tan, B. K.: Fortschr. Röntgenstr. **114**, 619 (1971). — 7. Hughes, J. M. B., Glazier, J. B., Rosenzweig, D. Y., West, J. B.: Clin. Sci. **37**, 847 (1969). — 8. Levin, A. B.: New Engl. J. Med. **277**, 1096 (1967). — 9. Simon, H., Felix R., Esser, H., Ferlinz, R., Stadeler, H. J., Fricke, C., Assheuer, J., Winkler, C.: Klin. Wschr. **50** (1972) (im Druck). — 10. Ueda, H., Iio, M., Kaihara, S.: Jap. Heart J. **5**, 431 (1964). — 11. West, J. B., Dollery, C. T., Naimark, A.: J. appl. Physiol. **19**, 713 (1964). — 12. West, J. B., Dollery, C. T., Heard, B. E.: Circulat. Res. **17**, 191 (1965).

„STOP-PRESS" KONFERENZ

KOHNE, E., KÖNIG, E., ROGGENBACH, H. J., AUGENER, W., BRITTINGER, G., KLEIHAUER, E. (Abt. Hämtaologie, Department für Kinderheilkunde, Zentrum für Innere Medizin u. Kinderheilkunde Universität Ulm und Hämatol. Abt. Med. Klinik u. Poliklinik, Klinikum Essen der Ruhr-Universität): **Hämoglobin D-Punjab bei einem deutschen Patienten**

In der deutschen Bevölkerung gilt der Befund einer Hämoglobinanomalie als Rarität. Eine Ausnahme sind die Thalassämien, mit denen der praktisch tätige Arzt durchaus zu rechnen hat. Seitdem Hämoglobinanalysen in zunehmendem Maße systematisch in die Diagnostik hämatologischer Krankheitsbilder mit einbezogen werden, hat sich jedoch die Zahl der Einzelbeobachtungen von anomalen Hämoglobinen in den letzten Jahren deutlich vergrößert.

Wir berichten über einen 56jährigen, deutschstämmigen Patienten, bei dem eine Splenomegalie und eine makrocytäre Anämie festgestellt wurden. Im Knochenmark fiel eine Hyperplasie der Erythropoese mit megaloblastischen Veränderungen auf. Zeichen einer peripheren Hämolyse fehlten. Bei der ferrokinetischen Untersuchung (59 Fe) ergaben sich eine erniedrigte Plasmahalbwertzeit, ein erhöhter Eisen-Turnover und eine verminderte Eisenutilisation. Der Knochenmarksbefund zusammen mit dem Ergebnis der Ferrokinetik wird als ineffektive Erythropoese gedeutet. Eine exakte Zuordnung des Krankheitsbildes ist bisher nicht mit Sicherheit möglich.

Um eine Hämoglobinsynthesestörung als Ursache der veränderten Erythropoese auszuschließen, wurde eine Hb-Analyse durchgeführt. Hierbei trennte sich aus dem Hämolysat des Propositus eine in der Gegend von HbS wandernde anomale Hb-Bande ab, die als Hämoglobin D identifiziert wurde (Abb. 1). Zum Unterschied von HbS waren Sichel- und Löslichkeitstest negativ. Nach chromatographischer Trennung der einzelnen Hämoglobinfraktionen auf DEAE-Sephadex (Huisman et al., 1965) wurde der quantitative Anteil an HbD mit 36,5% ermittelt, Das HbA_2 lag mit 1,8% im Normbereich, der Rest war normales HbA_1. Dieses Hämoglobinmuster entspricht einem heterozygoten Erbmodus für HbD (Abb. 2). Die Eltern des Patienten sind bereits gestorben und konnten daher nicht untersucht werden. Bei zahlreichen weiteren Familienmitgliedern war kein anomales Hb nachweisbar.

Bei der Kettentrennung nach Clegg (Clegg et al., 1966) gelang es, zwei verschiedene β-Ketten zu isolieren (Abb. 3). Peptidanalysen der βD-Kette mit der Fingerprinttechnik (Ingram, 1958; Baglioni, 1961) zeigten im Vergleich zum Peptidmuster der normalen βA-Kette ein differentes Muster: Das Peptid βTp 13 war in Richtung auf die Kathode verschoben (Abb. 4). Diese veränderte elektrophoretische Eigenschaft weist auf einen Austausch von Glutaminsäure gegen Glutamin in Position 121 der β-Kette hin. Das beschriebene HbD dürfte demnach mit Hämoglobin D-Punjab identisch sein (Baglioni, 1962).

Kommentar

Hämoglobin D wurde 1951 von Itano bei einer Familie in Los Angeles entdeckt und später von anderen Autoren in fast allen Ländern der Erde beobachtet (Übersicht bei Chernoff, 1958; Schneider et al., 1968; Lehmann u. Huntsman, 1966; De Jong, 1968; Watson-Williams et al., 1965; Wade et al., 1967; Babin et al., 1964). Nach den Angaben von Chernoff ist Hämoglobin D das am weitesten verbreitete anomale Hämoglobin überhaupt (Chernoff, 1958); es ist nicht auf bestimmte Rassen und ethnische Gruppen begrenzt.

In Deutschland berichteten Martin u. Mitarb. 1960 bis 1962 über das Vorkommen von HbD bei zwei Sippen aus der Frankfurter Gegend (Martin et al., 1960; Martin, 1962; Martin u. Wörner, 1962).

Mit Unterstützung der Deutschen Forschungsgemeinschaft Kl 169/65.

Die Gruppe der D-Hämoglobine umfaßt strukturell unterschiedliche Varianten, die durch identische elektrophoretische und chromatographische Eigenschaften charakterisiert sind. Der Aminosäurenaustausch kann im Bereich der α- oder der β-Polypeptidkette lokalisiert sein. (Benzer et al., 1958) Das am häufigsten beschriebene Hämoglobin D ist HbD Punjab ($\alpha_2\beta_2^{121\ Glu \rightarrow Gln}$), welches in einigen Bezirken Nord-West Indiens bei über 2% der Bevölkerung auftritt (Chernoff, 1958). Seine biochemische Struktur wurde 1962 von Baglioni aufgeklärt (Baglioni, 1962).

Entsprechend ihrer Pathogenität gehören die D-Hämoglobine in die große Gruppe der harmlosen Hb-Varianten, deren Krankheitswert außerordentlich gering ist. Heterocygote Merkmalsträger sind klinisch vollkommen gesund, homocygote Erbträger können eine leichte hämolytische Anämie aufweisen.

Das hämatologische Krankheitsbild unseres Patienten kann demnach pathogenetisch nicht durch sein anomales Hämoglobin verursacht sein, dieses stellt vielmehr einen Nebenbefund dar, der zufällig durch die Hämoglobinelektrophorese aufgedeckt wurde.

In diesem Zusammenhang besteht eine Parallele zu der von Martin beschriebenen Patientin mit HbD, deren Anämie infolge eines Eisenmangels entstanden war. Durch entsprechende Therapie wurde die Krankheit vollständig ausgeheilt.

Mit dieser Mitteilung beabsichtigen wir u. a. darauf hinzuweisen, daß ein anomales Hämoglobin bei vielen Menschen entdeckt wird, ohne daß irgendeine krankmachende Bedeutung damit verbunden ist.

Abbildungen nicht eingegangen.

Literatur

1. Babin, D. R., Jones, R. T., Schroeder, W. A.: Biochim. biophys. Acta (Amst.) **86**, 136 (1964). — 2. Baglioni, C.: Biochim. biophys. Acta (Amst.) **48**, 392 (1961). — 3. Baglioni, C.: Biochim. biophys. Acta (Amst.) **59**, 437 (1962). — 4. Benzer, S., Ingram, V. M., Lehmann, H.: Nature (Lond.) **182**, 852 (1958). — 5. Chernoff, A. J.: Blood **13**, 116 (1958). — 6. Clegg, J. B., Naughton, M. A., Weatherall, D. J.: J. molec. Biol. **19**, 91 (1966). — 7. de Jong, W. W. W., Went, L. N.: Acta genet. (Basel) **18**, 429 (1968). — 8. Deliyannis, G. A., Ballas, A., Christakis, J.: Acta haemat. (Basel) **41**, 121 (1969). — 9. Huisman, T. H. J., Dozy, A. M.: J. Chromatog. **19**, 160 (1965). — 10. Ingram, V. M.: Biochim. biophys. Acta (Amst.) **28**, 539 (1958). — 11. Itano, H. A.: Proc. nat. Acad. Sci. (Wash.) **37**, 775 (1951). — 12. Jonxis, J. H. P., Huisman, T. H. J.: A laboratory manual on abnormal haemoglobins. Oxford and Edinburgh: Blackwell Scientific Publ. 1968. — 13. Lehmann, H., Huntsman, R. G.: Man's haemoglobins., Amsterdam: North-Holland Publ. Comp. 1966. — 14. Martin, H., Heupke, G., Pfleiderer, G., Wörner, W.: Folia haemat. (Frankfurt) N.F. **4**, 233 (1960). — 15. Martin, H.: Vorkommen von Hämoglobinanomalien in Deutschland. In: Hämoglobin-Colloquium, S. 70 (Lehmann, H., Betke, K., Hrsg.). Stuttgart: Thieme 1962. — 16. Martin, H., Wörner, W.: Über die Beobachtung von zwei Sippen mit Hämoglobin D in Deutschland. Proc. VIII. Congress-Europ. Soc. Haemat., S. 300. Basel-New York: Karger 1962. — 17. Özsoylu, S.: Acta haemat. (Basel) **43**, 353 (1970). — 18. Schneider, R. G., Ueda, S., Alperin, J. B., Levin, W. C., Jones, R. T., Brimhall, B.: Blood **32**, 250 (1968). — 19. Sturgeon, P., Itano, H. A., Bergren, W. R.: Blood **10**, 389 (1955). — 20. Wade, P. T., Jenkins, T., Huehns, E. R.: Nature (Lond.) **216**, 638 (1967). — 21. Watson-Williams, E. J., Beale, D., Irvine, D., Lehmann, H.: Nature (Lond.) **205**, 1273 (1965).

Kramer, H. J., Gospodinov, D., Krück, F. (Med. Univ.-Klinik u. Poliklinik Homburg a. d. Saar): **Hemmung der Transport-ATPase bei chronischer Niereninsuffizienz**

Die Urämie als Endstadium der chronischen Niereninsuffizienz geht mit einer komplexen Symptomatik als Ausdruck der Beeinträchtigung verschiedener vitaler Funktionen des Organismus einher. Die beobachteten Störungen können dabei teilweise auf eingeschränkte Partialfunktionen der Niere, zum überwiegenden Teil jedoch auf den globalen Ausfall der Ausscheidungsfunktion der Niere mit Retention harnpflichtiger, z. T. toxischer Metabolite, zurückgeführt werden.

Funktionsstörungen einzelner Organe in der Urämie dürften vor allem auf der Schädigung des cellulären Energiestoffwechsels [1, 2] und Hemmung cellulärer Transportvorgänge beruhen. Zur Erfassung solcher Störungen führten wir die folgenden Untersuchungen an Erythrocyten von urämischen Patienten durch, von denen bekannt ist, daß ihr intracelluläres Natrium-Kaliumkonzentrationsverhältnis gestört ist [3, 4, 5]. Dabei besitzt der Erythrocyt neben einem Ouabain-insensitiven Transportsystem im Sinne einer Austauschdiffusion eine Ouabain-sensitive Natrium-Kaliumpumpe, die durch die sog. Na-K-ATPase repräsentiert wird [6].

In Erythrocyten von niereninsuffizienten Patienten fanden wir gegenüber solchen von Kontrollpersonen einen signifikant erhöhten ATP-Gehalt bei normaler aerober Glykolyserate (Tabelle 1). Gleichzeitig wurde eine erhöhte Aktivität der Glucose-6-Phosphat-Dehydrogenase (G-6-PDH) beobachtet, also des Enzyms, das den Pentose-Phosphatcyclus einleitet. Bei der Untersuchung der ATPase-Aktivität in Erythrocytenhämolysaten ergab sich bei optimalem Substratangebot (ATP) eine gegenüber Kontrollerythrocyten signifikant reduzierte Aktivität der Mg-Na-

Tabelle 1

	Glykolyse (mm/l/h)	G-6-PDH (U/ml/min)	ATP (mm/l)	Gesamt-ATPase	Na-K-ATPase
				(mµMol P_i/mg Protein/h)	
K (n = 8)	1,2 ± 0,1	1,9 ± 0,1	1,4 ± 0,1	108 ± 5	21 ± 2
U (n = 8)	1,1 ± 0,1	2,3 ± 0,1[a]	2,4 ± 0,3[a]	76 ± 11[a]	18 ± 3

[a] $p < 0{,}05$, K = Kontrolle, U = Urämie, n = Anzahl der Patienten.

K-ATPase (Gesamt-ATPase), während die Na-K-ATPase nur eine geringe und nicht signifikante Aktivitätsabnahme aufwies (Tabelle 1).

Enzymkinetische Untersuchungen der Na-K-ATPase der Erythrocyten urämischer Patienten zeigten dann bei steigenden ATP-Konzentrationen von 0,1 bis 5,0 mM signifikant erhöhte Km_{ATP}-Werte, die vor allem auf eine verminderte Enzymaktivität zwischen 1,0 und 2,0 mM ATP zurückzuführen ist, also in dem kritischen, in vivo gemessenen Konzentrationsbereich (Abb. 1). Wie aus Tabelle 2 hervorgeht, fand sich eine gewisse Beziehung zwischen der Höhe der Serum-Kreatininspiegel und der Höhe der Km_{ATP}-Werte, so daß mit zunehmender Retention harnpflichtiger Substanzen mit einer Zunahme der kompetitiven Hemmung dieses Enzymsystems gerechnet werden muß.

Nachdem Becher et al. [7] 1926 erstmals auf die Toxicität retinierter Phenolcarbonsäuren hinwiesen, wurde in den letzten Jahren erneut den Guanidinen [8, 9] und den aromatischen Hydroxysäuren [10, 11, 12] als möglichen Urämiegiften besondere Bedeutung beigemessen.

So konnten wir eine lineare Beziehung zwischen der Kreatininkonzentration und der Konzentration freier aromatischer Hydroxysäuren im Serum urämischer Patienten (mittlere Serum-Kreatininkonzentration: 11,7 ± 2,1 mg/100 ml) nachweisen, wobei die Konzentrationen einzelner freier aromatischer Hydroxysäuren zwischen 0,3 und 2×10^{-5} M liegen, mit einer Gesamtkonzentration von 10^{-4} M [10, 11].

Zur weiteren Klärung der Frage, ob diesen Phenolcarbonsäuren eine kausale Rolle für die in vivo beobachtete Enzymhemmung zukommen könnte, wurde in

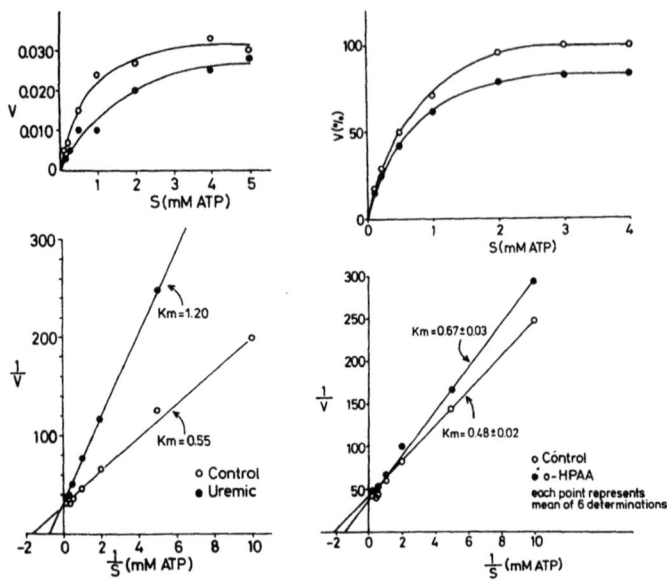

Abb. 1. Linke Bildhälfte: Repräsentative Darstellung der Enzymkinetik der Na-K-ATPase von Erythrocyten eines Patienten mit chronischer Niereninsuffizienz. Rechte Bildhälfte: Enzymkinetik der Na-K-ATPase von Rattenerythrocyten in Gegenwart von 10^{-4} M o-Hydroxyphenylessigsäure (o-HPAA). S Substrat, v Reaktionsgeschwindigkeit

Tabelle 2

Name	Diagnose	Serumkreatinin (mg/100 ml)	v_{max} Na-K-ATPase (mµMol P_i pro 5 mg Protein/h)	Km_{ATP} Na-K-ATPase (mM)
E. A.		1,1	73	0,55
B. G.		1,0	131	0,60
D. G.	Kontrollen	1,2	86	0,65
M. J.		1,0	100	0,50
B. G.		0,9	86	0,67
Mittelwert ± S.E.		1,04 ± 0,06	95,2 ± 9,9	0,59 ± 0,03
A. N.	NS	2,9	76	0,75
A. N.	NS	3,0	97	1,00
E. H.	CPN	3,8	97	0,80
G. E.	CGN	4,4	79	1,20
R. K.	CGN	4,5	62	0,90
R. K.	CGN	4,7	69	0,75
B. S.	CPN	4,7	76	1,05
E. H.	CPN	4,8	100	0,75
E. H.	CPN	4,8	100	0,75
P. P.	CGN	10,8	79	1,60
M. V.	CGN	14,0	80	1,60
Mittelwert ± S.E.		5,67 ± 1,05[a]	83,2 ± 4,0	1,01 ± 0,10[a]

[a] $p < 0,01$, CGN = Chronische Glomerulonephritis, CPN = Chronische Pyelonephritis, NS = Nephrosklerose.

vitro die Wirkung von o- und p-Hydroxyphenylessigsäure (o-HPAA, p-HPAA) und p-Hydroxyphenylmilchsäure (p-HPLA) auf die aerobe Glykolyse und die Na-K-ATPase von Rattenerythrocyten untersucht.

Dabei fand sich bei einer Konzentration von 10^{-4} M eine leichte Stimulierung der Glykolyserate [1,46 (o-HPAA), 1,72 (p-HPAA) und 1,63 (p-HPLA) mm Glucose/l Ery/Std gegenüber einem mittleren Kontrollwert von 1,29 mm Glucose/l Ery/Std). Dagegen wurde eine zunehmende Hemmung der Na-K-ATPase durch einzelne aromatische Hydroxysäuren bei Konzentrationen zwischen 10^{-8} und 10^{-4} M beobachtet. Bei einer Konzentration von 10^{-4} M betrug die Hemmung durch o-HPAA $25 \pm 6,0$, durch p-HPAA $23,3 \pm 7,9$ und durch p-HPLA $17,0 \pm 7,5$ Prozent (jeweils n = 6) der Ausgangsaktivität.

Enzymkinetische Untersuchungen zeigten auch hier, daß aromatische Hydroxysäuren zu einer kompetitiven Hemmung der Na-K-ATPase führen (Km_{ATP} von $0,58 \pm 0,3$ (n = 6) gegenüber $0,48 \pm 0,02$ mM bei Kontrollen (n = 6); $p < 0,05$] (Abb. 1).

Aus diesen Befunden ergibt sich, daß Phenolcarbonsäuren in dem untersuchten Konzentrationsbereich in vitro keinen hemmenden Einfluß auf den Erythrocyten-

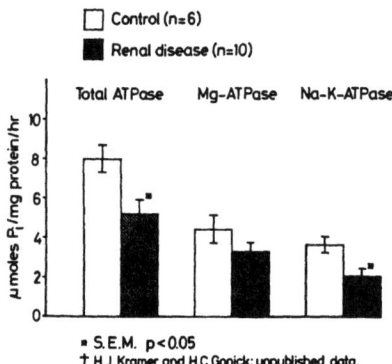

Abb. 2. ATPase-Aktivität der Nierenrinde bei Patienten mit chronischer Niereninsuffizienz

stoffwechsel auszuüben scheinen, wohl aber die Na-K-ATPase als einen wesentlichen Bestandteil der Natriumpumpe kompetitiv hemmen. In diesem Zusammenhang ist von Interesse, daß Welt [13] bei Erythrocyten von urämischen Patienten mit hohem intracellulärem Natriumgehalt zwar eine normal maximal stimulierbare Na-K-ATPase-Aktivität beobachtete, die Natriumkonzentration zur halbmaximalen Stimulierung jedoch deutlich höher lag als bei Kontrollerythrocyten. Plasma von Patienten mit hohem Erythrocyten-Natriumgehalt führte dabei in vitro zur Störung der Na-K-ATPase-Aktivität von Erythrocyten gesunder Kontrollpersonen [13].

Weitere Untersuchungsbefunde lassen vermuten, daß die Akkumulation von toxischen Metaboliten in der Urämie nicht nur zur Hemmung des Membrantransports der Erythrocyten, sondern auch der Zellen anderer Organe führt. So wurde beispielsweise eine Hemmung der Na-K-ATPase des Hirngewebes bei experimenteller Urämie beobachtet [14]. Auch die durch aromatische Hydroxysäuren in vitro nachgewiesene Hemmung der Thrombocytenfunktion [12], wie sie in der Urämie gesehen wird, könnte auf einer Störung der Thrombocyten-ATPase beruhen. Bei der eigenen Untersuchung [15] von Nierenrindengewebe, das intraoperativ bei urologischen Eingriffen (Nierencysten, Nierenadenomen, Harnleiterstenosen u. a.) excidiert oder durch Nadelbiopsie gewonnen wurde, beobachteten wir bei zehn Patienten mit chronischer Niereninsuffizienz eine nur leicht verminderte Mg-ATPase-Aktivität, dagegen eine signifikante Abnahme der Na-K-ATPase-Aktivität im Vergleich zur Enzymaktivität des Gewebes von sechs Kontrollpersonen [Mg-ATPase: $3{,}2 \pm 0{,}4$ (S. E.) vs. $4{,}4 \pm 0{,}7$ µMol P_i/mg Protein/Std bei Kontrollen; Na-K-ATPase: $1{,}9 \pm 0{,}4$ vs. $3{,}6 \pm 0{,}4$ µMol P_i/mg Protein/Std bei Kontrollen; $p < 0{,}05$] (Abb. 2).

Obwohl die in Erythrocyten von urämischen Patienten beobachteten hohen ATP-Konzentrationen von manchen Autoren auf eine Erhöhung des extracellulären Phosphatspiegels in der Urämie zurückgeführt werden [16], erscheint ein solcher Zusammenhang nicht gesichert [17]. Sie dürften zumindest teilweise auf eine verminderte ATP-Utilisation infolge Hemmung der Na-K-ATPase zurückzuführen sein [18].

Zusammenfassend könnte die vielseitige Symptomatik der urämischen Intoxikation als Folge der Retention toxischer Metabolite, wie beispielsweise aromatischer Hydroxysäuren, durch eine Hemmung der cellulären Transportfunktion, insbesondere der Na-K-ATPase, verursacht sein.

Literatur

1. Morgan, J. M., Morgan, R. E.: Metabolism **13**, 629 (1964). — 2. Renner, D., Heintz, R.: Zellstoffwechseluntersuchungen zum Problem der urämischen Vergiftung. V. Symp. Ges. Nephrol., Lausanne 1967. — 3. Cole, C., Balfe, J. W., Welt, L. G.: Clin. Res. **16**, 90 (1968). — 4. Villamil, M. F., Rettori, V., Kleeman, C. R.: J. Lab. clin. Med. **72**, 308 (1968). — 5. Welt, L. G., Sachs, J. R., McMannus, T. J.: Trans. Ass. Amer. Phycns **77**, 169 (1964). — 6. Dunn, M. J.: J. clin. Invest. **49**, 1804 (1970). — 7. Becher, E., Doenecke, F., Litzner, S.: Z. klin. Med. **104**, 29 (1926). — 8. Balestri, P. L., Biagini, M., Rindi, P., Giovanetti, S.: Arch. intern. Med. **126**, 843 (1970). — 9. Horowith, H. I., Stein, I. M., Cohen, B. D.: Amer. J. Med. **49**, 366 (1970). — 10. Kramer, H. J., Kramer, H. K., Keller, H. E., Jutzler, G. A.: Verh. dtsch. Ges. inn. Med. **74**, 1229 (1968). — 11. Kramer, H. J., Keller, H. E., Kramer, H. K., Jutzler, G. A.: Studies on concentrations of single phenolic compounds in serum of patients treated with chronic intermittent haemodialysis. Proc. Vth. Conf. EDTA. Excerpta Med. Int. Congr. Series **179**, 213 (1968). — 12. Rabiner, S. F., Molinas, F.: Amer. J. Med. **49**, 346 (1970). — 13. Welt, L. G.: Erythrocyte transport defects in uremia. Uremia, Int. Symp., Freiburg 1971. — 14. Levin, M. L., Mercier, C. W.: Depression of brain ATPase in uremia. Proc. 2nd Ann. Meet. Am. Soc. Nephrol. 1968, p. 35. — 15. Kramer, H. J., Gonick, H. C.: Unveröffentl. Untersuchungen. — 16. Lichtman, M. A., Miller, D. R.: J. Lab. clin. Med. **76**, 267 (1970). — 17. Mills, G. C.: Tex. Rep. Biol. Med. **27**, 773 (1969). — 18. Kramer, H. J., Krück, F., Gospodinov, D.: Red blood cell metabolism and ATPase in extracellular volume expansion and uremia. Proc. 5th Ann. Meet. Am. Soc. Nephrol., 1971, p. 42.

SCHAEFER, U. W., DICKE, K. A. (Innere Klinik u. Poliklinik — Tumorforschung, Essen und Radiobiol. Institut (TNO), Rijswijk, Niederlande): **Konservierung von Knochenmark***

Das Problem der Konservierung von Knochenmark konnte für Primaten bisher nicht befriedigend gelöst werden. Bei Rhesusaffen verliefen Transplantationsversuche mit gefrorenen allogenen Knochenmarkszellen bisher erfolglos, während mit konservierten autologen Zellen eine Stammzellrecovery von nur 50% erreicht wurde.

Wir untersuchten bei der Maus (F_1-Hybriden von CBA/Rij und C 57 BL/Rij), beim Affen (macaca mulatta) und beim Menschen das Proliferationspotential von tiefgefrorenem Knochenmark. Als Cryoprotectiva benutzten wir 10% Polyvinylpyrrolidon (PVP) + 10% Glycerin + 10 bis 20% Kälberserum sowie 10% Dimethylsulfoxyd (DMSO) + 10 bis 20% Kälberserum. Das Einfrieren erfolgte langsam

---

* Die Arbeit, über die hier berichtet wird, ist während eines Research Training Fellowship der International Agency for Research on Cancer durchgeführt worden.

Tabelle 1. *Überlebensrate der in der Milz Kolonien bildenden Einheiten (CFU$_s$) von tiefgefrorenem Mausknochenmark, das nach dem Auftauen unterschiedlich schnell verdünnt wurde*

Cryoprotektiva	CFU$_s$-Recovery (Mittel ± S.D.)[a]	
	schnelle Verdünnung	schrittweise Verdünnung
10% PVP/Glycerin + 10 bis 20% Kälberserum	47,2 ± 5,5% (24 Experimente)	100,0 ± 4,9% (10 Experimente)
	($P < 0{,}001$)	
10% DMSO + 10 bis 20% Kälberserum	70,9 ± 4,9 (15 Experimente)	98,0 ± 2,5% (33 Experimente)
	($P < 0{,}001$)	

[a] CFU$_s$-Recovery: Prozentsatz von CFU$_s$/10^5 injizierte frische Zellen. Pro Experiment wurden Gruppen von 5 bis 20 Mäusen injiziert.

Tabelle 2. *Transplantationsstudien mit konserviertem allogenem Knochenmark bei letal bestrahlten Rhesusaffen*

Exp.	Zelldosis (pro kg)	Konservierungsperiode	Protektion[a]	Take	GVH[b]	Überleben (Tage)
1	8 × 10^8	24 Std	DMSO	+	+	13
2	4 × 10^8	24 Std	DMSO	+	+	13
3	4 × 10^8	24 Std	DMSO	+	+	12
4	4 × 10^8	24 Std	DMSO	+	+	12
5	4 × 10^8	14 Tage	DMSO	+	+	14
6	4 × 10^8	40 Tage	DMSO	+	+	13
7	4 × 10^8	48 Std	PVP/Glycerin	+	+	8
8	4 × 10^8	48 Std	PVP/Glycerin	+	+	13
9	4 × 10^8	48 Std	PVP/Glycerin	+	+	13

[a] Cryoprotektiva: 10% DMSO + 20% Kälberserum, bzw. 10% PVP + 10% Glycerin + 20% Kälberserum.
[b] GVH: „graft-versus-host"-Krankheit.

Tabelle 3. *Überlebensrate der in der Agarkultur Kolonien bildenden Einheiten (CFU$_c$) von tiefgefrorenem menschlichem Knochenmark, das nach dem Auftauen unterschiedlich schnell verdünnt wurde*

Cryoprotektivum	CFU$_c$-Recovery (Mittel ± S.D.)[a]	
	schnelle Verdünnung	schrittweise Verdünnung
10% DMSO + 20% Kälberserum	69,0 ± 8,7% (9 Experimente)	103,0 ± 4,3% (14 Experimente)
	($P < 0{,}001$)	

[a] CFU$_c$-Recovery: Prozentsätze von CFU$_c$/10^5 inkubierte frische Zellen. Pro Experiment wurden Gruppen von 2 bis 4 Agarkulturen eingesetzt.

(Temperaturabfall 1 °C/min), das Auftauen schnell (40 °C Wasserbad). Die Aufbewahrungsdauer betrug 2 Std bis zu 4 Monaten, die Konservierungstemperatur war −196 °C.

In vitro maßen wir die Überlebensrate der hämopoetischen Stammzelle mit Hilfe der von Pluznik u. Sachs [3], bzw. von Bradley u. Metcalf [1] beschriebenen Agarkulturtechnik, die je nach Species in geeigneter Weise modifiziert wurde [2]. In vivo bestimmten wir das Stammzellpotential von gefrorenem Mausknochenmark mit der Milzkolonietechnik von Till u. McCulloch [5]; beim Affen führten wir Transplantationsstudien nach letaler Ganzkörperbestrahlung durch.

Unsere Untersuchungen ergaben, daß eine vollständige Stammzellrecovery nur dann erreicht werden kann, wenn nach dem Auftauen ein osmotischer Schock vermieden wird [4]. Bei der Maus und beim Affen konnten wir das Proliferationspotential des Knochenmarks optimal konservieren, wenn die Konzentration der Cryoprotektiva nach dem Auftauen durch schrittweise Verdünnung mit Hanks BSS allmählich reduziert wurde. Bei schneller Verdünnung dagegen variierte die Stammzellrecovery erheblich (vgl. Tabelle 1).

Die Resusaffen, denen konserviertes allogenes Knochenmark injiziert wurde, akzeptierten das Transplantat und zeigten eine Repopulation der hämopoetischen Organe mit Donor-Zellen (Tabelle 2). In allen Fällen führte eine akute „graft-versus-host"-Reaktion innerhalb von 8 bis 14 Tagen zum Tod. Die transplantierte Zelldosis von 4×10^8/kg Körpergewicht entspricht derjenigen, die erforderlich ist, um mit frischen allogenen Knochenmarkszellen einen „take" zu erreichen.

Die in Tabelle 3 aufgeführten Ergebnisse weisen darauf hin, daß auch menschliches Knochenmark ohne Vitalitätsverlust konserviert werden kann.

Kürzlich konnten wir bei einem Kind mit kombinierter Immundefizienz vom Schweizer Typ mit in DMSO eingefrorenen Knochenmarksstammzellen, die durch Gradientenzentrifugation angereichert worden waren, einen „take" erzielen. Die Konservierung machte es möglich, die nach Gradientenzentrifugation erhaltenen Knochenmarksfraktionen vor der Transplantation auf Gehalt an Stammzellen und Abwesenheit von phythämagglutinin-positiven Lymphocyten zu überprüfen.

Literatur
1. Bradley, T. R., Metcalf, D.: Aust. J. exp. Biol. med. Sci. **44**, 287 (1966). — 2. Dicke, K. A., Platenburg, M. G. C., van Bekkum, D. W.: Cell Tiss. Kinet. **4**, 463 (1971). — 3. Pluznik, D. H., Sachs, L.: J. cell. comp. Physiol. **66**, 319 (1965). — 4. Schaefer, U. W., Dicke, K. A., van Bekkum, D. W.: Europ. J. clin. biol. Res. (im Druck). — 5. Till, J. E., McCulloch, E. A.: Radiat. Res. **14**, 213 (1961).

BOLTE, H.-D., LANKISCH, P. G., BUCHESFELD, R., LARBIG, D. (Med. Klinik, Kardiol. Abt. Universität Göttingen): **Speichelelektrolyte (Natrium, Kalium, Calcium) bei Herzglykosidbehandlung**[*]

Die Diagnose einer Überdosierung mit Herzglykosiden ist nicht immer ohne weiteres aus der Anamnese, dem klinischen Befund und dem Elektrokardiogramm zu stellen. Sie kann insbesondere bei tachykarden Rhythmusstörungen erschwert sein. Für die Indikation zu einer Behandlung mit Herzglykosiden könnten in solchen Fällen Meßdaten, die Aufschluß über eine Glykosidintoxikation geben, sehr nützlich sein.

Seit langem sind extrakardiale Wirkungen der herzwirksamen Digitalisglykoside bekannt. In jüngster Zeit sind vereinzelt Untersuchungen über den Einfluß therapeutischer und toxischer Herzglykosidgaben bei Patienten auf Elektrolytkonzentrationen von Natrium, Kalium und Calcium im Speichel mitgeteilt worden [1]. Im folgenden haben wir einen Beitrag zu der Frage zu leisten versucht, ob den Elektrolytanalysen des Speichels eine klinisch diagnostische Bedeutung zukommt bei Patienten, die eine Therapie mit herzwirksamen Glykosiden erhalten haben.

---
[*] Mit Unterstützung der Deutschen Forschungsgemeinschaft im Rahmen des SFB 89, Kardiologie Göttingen. Technische Assistenz U. Spaar.

Methodik

Bei insgesamt 13 Personen, die aus therapeutischen Gründen eine Erhaltungstherapie entsprechend 0,375 mg Lanicor per os täglich erhielten sowie bei 4 Patienten mit den klinischen Zeichen einer Glykosidintoxikation und ferner bei 10 gesunden Personen, die keine Herzglykoside erhalten haben, wurde aus dem Mundboden eine Speichelprobe jeweils in einer Menge von 0,5 bis 1 ml abgesaugt. Zuvor war standardisiert eine Stimulation der Speichelsekretion herbeigeführt worden, dadurch, daß ein mit Citronensäure getränkter Filterpapierstreifen den Personen auf die Zungenspitze gelegt worden war. Die Speichelproben wurden flammenphotometrisch auf Natrium, Kalium und Calcium analysiert. Außerdem wurde bei allen untersuchten Personen eine radioimmunologische Bestimmung von Digoxin im Serum durchgeführt [2, 3].

Ergebnisse (s. Tab. 1)

Unter dem Einfluß einer Erhaltungstherapie mit Digoxin entsprechend 0,375 mg auf drei Einzeldosen täglich verteilt, fand sich ein Anstieg der Kaliumkonzentration im Speichel von 17,32 auf 31,63 mVal/l ($p < 0,001$). Außerdem fand

Tabelle 1

	Speichel				Serum Digoxinspiegel (ng/ml)
	Kalium (mVal/l)	Natrium	Calcium	K × Ca	
Unbehandelte	17,32 s = ± 2,8 n = 10 p < 0,001	14,61 s = ± 12,7 n = 10 p < 0,7	2,47 s = ± 0,8 n = 10 p < 0,05	44,44 s = ± 19,6 n = 10 p < 0,005	< 0,2
Erhaltungstherapie mit Digoxin	31,63 s = ± 8,6 n = 13	17,11 s = ± 15,4 n = 13	3,92 s = ± 1,9 n = 13	136,97 s = ± 85,7 n = 13	0,91 s = ± 0,4 n = 10
Digoxinintoxikationen (klinisch)					
Kn.	30,60	24,58	5,00	153,0	2,3
He.	48,96	33,46	6,80	333,2	3,0
Al.	28,00	—	7,20	194,4	1,9
Ri.	69,36	13,92	19,50	1359,5	2,7

sich ein Anstieg der Calciumkonzentration von 2,47 auf 3,9 mVal/l, entsprechend einer Signifikanzwahrscheinlichkeit von $p < 0,05$. Dabei war die Natriumkonzentration im Speichel unverändert. Das Produkt aus Kalium- und Calciumkonzentration, das in Anlehnung an Wotman et al. (1971) gebildet wurde, zeigte einen Anstieg von 44,4 auf 136,97 ($p < 0,005$). Wie aus der Tabelle zu ersehen ist, waren die gefundenen Änderungen bei den Patienten mit klinischen Zeichen der Glykosidintoxikation deutlich stärker ausgeprägt als bei dem Kollektiv mit einer Glykosiderhaltungstherapie. Auch die radioimmunologisch gemessenen Digoxinkonzentrationen waren entsprechend höher (s. Tabelle).

Besprechung der Ergebnisse

Der Befund, daß keine Änderungen der Natriumkonzentration im Speichel gefunden wurden, spricht dafür, daß die Ergebnisse nicht durch unterschiedliche Speichelflüsse verursacht sind. Durch Untersuchungen an gesunden Personen ist nämlich gesichert, daß die Natriumkonzentration im Speichel bei hohen Flußmengen zunimmt, und zwar ebenso wie die Bicarbonatkonzentration [4]. Abgesehen von extrem niedrigen Speichelflüssen ist eine solche Beziehung für die Kalium- und Calciumkonzentration im Speichel nicht nachweisbar. Unsere Untersuchungsergebnisse stimmen damit mit den Befunden von Wotman et al. [1] überein. Bisher nicht untersucht ist der Einfluß einer Herzinsuffizienz selbst auf die Speichelelektrolytkonzentrationen, unabhängig von einer gleichzeitigen Herzglykosidbehandlung. Der Mechanismus der gefundenen Änderungen ist noch ungeklärt; eine Hemmung der ($Na^+ + K^+$)-ATPase ist wahrscheinlich nicht die unmittelbare Ursache. Messungen der Speichelelektrolytkonzentrationen, wie wir sie durchgeführt haben, ermutigen dazu, sie als zusätzliches Symptom einer Glykosidintoxikation anzusehen.

Zusammenfassung

Unter dem Einfluß einer Glykosiderhaltungstherapie mit 3mal täglich 0,125 mg Digoxin per os, fand sich ein deutlicher Anstieg der Kaliumkonzentration und Calciumkonzentration im Speichel. Das Produkt aus Kalium- und Calciumkonzentration nahm deutlich zu.

Bei Patienten mit den klinischen Zeichen einer Glykosidintoxikation und einer deutlich erhöhten Digoxinkonzentration im Serum waren die Änderungen der Speichelelektrolytkonzentrationen deutlich stärker ausgeprägt.

Literatur

1. Wotman, S., Bigger, J. T., Mandel, I. D., Bartelstone, H. J.: New Engl. J. Med. 285, 871 (1971). — 2. Larbig, D., Kochsiek, K.: Klin. Wschr. 49, 1031 (1971). — 3. Smith, T. W., Butler, V. P., Jr., Haber, I.: New Engl. J. Med. 281, 1212 (1969). — 4. Hildes, J. A., Ferguson, M. H.: Canad. J. Biochem. 33, 218 (1954).

DECK, K. A. (Med. Univ.-Klinik Köln): **Eine einfache radioimmunologische Methode zur Bestimmung der Aldosteronausscheidung im Urin***

In den vergangenen 15 Jahren wurden mannigfaltige Aldosteronbestimmungsmethoden angegeben, die entweder ungenau oder sehr aufwendig waren. Eine radioimmunologische Bestimmungsmethode verspricht also, die klinische Routinediagnostik sehr zu erleichtern. Aldosteron kommt in biologischem Material in Konzentrationen vor, die 100- bis 1000mal niedriger als die anderer Steroide sind. Wegen der unvermeidbaren Kreuzreaktivität von Antiseren erwies sich deshalb bei der immunologischen Bestimmung von Plasmaaldosteron [1, 4] und auch bei der Bestimmung von nicht konjugiertem Aldosteron im Urin [2] die Anwendung von Chromatographien als unumgänglich. Bezüglich der Bestimmung von 18-Aldosteronglucuronid im Urin haben Wahlen, Tyler u. West [5] darauf aufmerksam gemacht, daß Präextraktion des Urins, kalte Säurehydrolyse und nachfolgende Extraktion möglicherweise eine genügende Reinigung darstellen können. Auf Grund dieser prinzipiellen Überlegung wurde eine Bestimmungsmethode für 18-Aldosteronglucuronid entwickelt, bei der weder Chromatographien noch Verlustmarkierung benötigt werden. Präextraktion, Hydrolyse, Extraktion, sowie Waschen und Trocknen der Urinprobe erfolgen in einem einzigen Reagenzgefäß (Abb. 1), einem 30 ml-Schüttelzylinder mit Teflondichtungskappe, Schraubverschluß und spitzkonischem unteren Teil. Das Volumen des konischen Teils ist etwa 5 ccm. Diese Form wurde gewählt, damit untenstehende Phase quantitativ ohne Verlust überstehender Phase abgesaugt werden kann, und damit ein Volumen von 5 ml wäßriger Phase eine genügend hohe Schicht zur völligen Bedeckung einer pH-Elektrode bilden kann.

In diesem Schüttelzylinder werden 0,5 ml Urin aus dem gut durchmischten 24 Std-Urin mit 5 ml Aqua dest. verdünnt, und mit 20 ml Methylenchlorid 5 min

---

* Mit Unterstützung der Deutschen Forschungsgemeinschaft.

lang auf der Schüttelmaschine präextrahiert. Anschließend wird 10 min bei 1000 rpm zwecks sauberer Trennung der Phasen zentrifugiert. Das unten stehende Methylenchlorid wird mit einer Einmal-Pasteur-Pipette abgesaugt. Dabei ist darauf zu achten, daß der Gummischlauch, welcher die Pipette mit der Wasserstrahlpumpe verbindet, während des Durchstechens der wäßrigen Phase mit dem Finger abgeklemmt wird. Die verbleibende wäßrige Phase sinkt in den konischen Teil des Reagenzgefäßes, wird auf pH 1 eingestellt und 24 Std bei Zimmertemperatur inkubiert. Dann wird abermals mit 20 ml Methylenchlorid extrahiert, die wäßrige Phase bis auf einen geringen Rest abgesaugt und der Extrakt zunächst mit 5 ml 5%iger Natriumcarbonatlösung, dann 2mal mit 5 ml Aqua dest. gewaschen. Nahezu quantitatives Absaugen erfolgt erst nach dem letzten Waschvorgang. Das Methylenchlorid wird im Luftstrom getrocknet, der Rückstand in

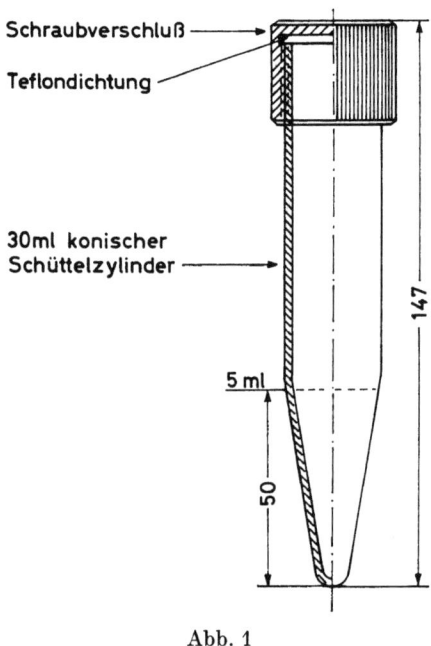

Abb. 1

10 ml Methanol aufgenommen und je 2mal 0,1 ml Methanol in 75 × 12 mm Reagenzgläser für die immunologische Bestimmung transferiert und im Vakuum bei 40 °C getrocknet.

Zu den getrockneten Proben-, Standard- oder Blankrückständen wird zunächst 0,1 ml einer 0,1%igen Gelatine-Phosphatpufferlösung sowie 4000 dpm tritiummarkierten Aldosterons hoher spezifischer Aktivität (54 C/mMol, NEN) in 0,1 ml wäßriger Lösung gegeben. Anschließend werden 0,2 ml einer mit 0,1%iger Gelatine-Phosphatpufferlösung auf 1:200000 verdünnten Antiserumlösung zugegeben. Die Antiserumlösung muß 1% Rinderserumalbumin enthalten. Das Antiserum wurde von Dr. Haning, Worcester Foundation, USA, in einer Verdünnung von 1:100 zur Verfügung gestellt; es wurde gewonnen durch Immunisierung eines Schafes mit 18,21-Dihemisuccinat-Aldosteron-Rinderalbuminkomplex. Es erfolgt dann eine Inkubation bei 4 °C für 12 Std. Die Trennung des freien vom antikörpergebundenen Aldosteron erfolgt durch Zugabe von 0,5 ml einer Suspension von 0,25%iger Norit A-Aktivkohle, die auch 0,25 Dextran enthält. Das Inkubationsgemisch wird mit der Kohlesuspension kurz geschüttelt und dann bei 4° für

10 min inkubiert, anschließend zentrifugiert und der Überstand in das Zählglas abgekippt. Die Zählung erfolgt nach Zugabe von 15 ml Scintillatorflüssigkeit im Tricarbonat. In der beschriebenen Versuchsanordnung läßt sich eine Standardkurve mit einem steilen Bereich zwischen 15 und 150 pg Aldosteron erzielen.

Eine sinnvolle Verfolgung der Verluste mit Tracer-Aldosteron ist möglich vom Zeitpunkt nach der Präextraktion bis zum Zeitpunkt der immunologischen Bestimmung. Dementsprechend war in einer Serie von 36 Proben aus einem Sammelurin die Wiederfindung $94{,}2 \pm 1{,}3\%$. Das setzt einerseits sehr sorgfältiges Arbeiten voraus, macht aber andererseits für die Routinemethode zusätzliche Arbeitsgänge, welche bei der Verwendung von Verlustmarkierung nötig wären, überflüssig. Zur Prüfung der Reproduzierbarkeit innerhalb einer Serie wurden 36 Proben aus einem Pool der ganzen Aufarbeitungsprozedur unterworfen; es ergab sich im Endresultat eine mittlere Abweichung von $4{,}1\%$ des Mittelwertes. Wurde Aqua dest. statt Urin aufgearbeitet, so resultierte unter der Annahme einer täglichen Urinausscheidung von 1,5 l ein Blankwert von 0,5 µg /24 Std, bei einem Normbereich von etwa 7 bis 10 µg.

Bei zehn Normalpersonen mit unbeschränkter Diät wurde die 24 Std-Ausscheidung mit radioimmunologischer und auch mit der Doppelisotopenmethode [3] bestimmt. Mit der immunologischen Methode fand sich ein Mittelwert von $7{,}1 \pm 1{,}3$ pg/Tag, mit der Doppelisotopenmethode ein Wert von $7{,}8 \pm 2{,}4\%$. Bei zwölf Normalpersonen mit einer Diät von 120 mVal Natriumchlorid/Tag war die mittlere Ausscheidung mit der immunologischen Methode $10{,}3 \pm 2{,}5$ pg/Tag, mit der Doppelisotopenmethode $11{,}1 \pm 3{,}1$ pg/Tag. Die immunologischen Werte liegen also etwas niedriger als die Doppelisotopenwerte, was evtl. darauf zurückgeführt werden kann, daß bei der immunologischen Methode keine Verlustmarkierung verwendet wird; vielleicht ist aber auch die immunologische Methode spezifischer.

Bei entsprechender Zeiteinteilung kann eine routinierte Laborantin 36 Proben in 3 Tagen aufarbeiten.

Literatur
1. Bayard, F., Beitius, J. Z., Kowarski, A., Migeon, C.: J. Clin. Endocr. **31**, 1 (1970). — 2. Deck, K. A., Champion, P. K., Conn, J. W.: J. clin. Endocr. (im Druck). — 3. Kliman, B., Peterson, R. E.: J. biol. Chem. **235**, 1639 (1960). — 4. Mayes, D., Furuyama, S., Kem, D. C., Nugent, C. A.: J. clin. Endocr. **30**, 682 (1970). — 5. Wahlen, J. D., Tyler, F. H., West, C. D.: Clin. Res. **18**, 172 (1970).

VETTER, W., HABER, E., FREEDLENDER, E., BECKERHOFF, R., SIEGENTHALER, W. (Cardiac Unit, Department of Medicine, Mass. General Hospital und Harvard Medical School, Boston und Department für Innere Medizin der Universität, Kontonspital Zürich): **Neue Befunde zur Spezifität von Aldosteronantikörpern**[*]

Steroide haben ein gemeinsames Grundskelet aus 17 C-Atomen, die durch vier Ringe miteinander verbunden sind.

Durch Kopplung an ein Trägereiweiß ist es möglich, den Steroiden Antigencharakter zu verleihen [1].

Steroide einer jeweiligen Gruppe zeigen strukturelle Unterschiede vor allem am C- und D-Ring. Es wurde deshalb postuliert, daß der von dort am weitesten entfernt liegende Punkt — also der A-Ring — die ideale Konjugationsstelle mit dem Trägereiweiß ist [2, 3].

Am Beispiel des Aldosterons haben wir versucht, diese Behauptung nachzuprüfen. Wir haben deshalb drei verschiedene Aldosteronderivate verwendet.

---
[*] Mit Unterstützung der Deutschen Forschungsgemeinschaft.

Aldosteron-3-Hydrazon wurde nach Gornall u. McDonald [4] hergestellt. Um eine saure Denaturierung des Steroidmoleküls zu verhindern, wurde die Reaktion des Aldosterons mit Parahydrazinbenzoesäure bei pH 2,8 durchgeführt [3].

Aldosteron-3,20-Oxim wurde durch Reaktion des Steroids mit Carboxyhydroxylamin gewonnen. Diese von Erlanger u. Mitarb. [1] für Testosteron beschriebene Reaktion läuft jedoch bei stark basischem pH ab (pH 13 bis 14). Vergleichende Experimente mit Corticosteron ergaben, daß sich das gewünschte Steroid-Oximderivat sowohl bei pH 9 bis 10 als auch bei pH 13 bis 14 bildet. Bestimmungen des Stickstoffgehaltes mittels Mikroanalyse ergaben, daß sich unter beiden Bedingungen ein disubstituiertes Steroidderivat bildet (Corticosteron-3,20-Oxim). Wir führten deshalb die Reaktion des Aldosterons mit Carboxyhydroxylamin bei pH 9 bis 10 durch.

Aldosteron-21-Hemisuccinat wurde von der Fa. Ikapharm bezogen. Mittels Carbodiimid wurden dann Aldosteron-3-Hydrazon, Aldosteron-21-Hemisuccinat

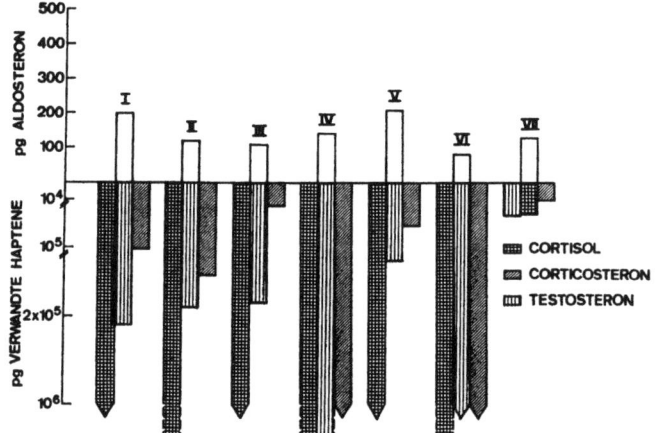

Abb. 1. Sensitivität und Spezifität von Antiseren, die mittels Aldosteron-3,20-Oxim-Rinder-γ-Globulin gewonnen wurden (offene Säulen = keine Verdrängung; spitz zulaufende Säulen = geringe Verdrängung (< 10 %) durch 10 pg^6 Steroid)

und Aldosteron-3,20-Oxim an ein Trägereiweiß gekoppelt. Um die Versuchsbedingungen möglichst konstant zu halten, wurde als Carrier-Protein immer Rinder-γ-Globulin verwendet. Spezifische Antikörper gegen Aldosteron wurden durch Injektion dieser Steroid-Proteinkonjugate in Kaninchen erzeugt. Alle Tiere produzierten spezifische Antikörper gegen Aldosteron [5].

Antiseren, welche mittels Aldosteron-3-Hydrazon-Rinder-γ-Globulin gewonnen wurden, zeichnen sich sowohl durch eine relativ geringe Spezifität als auch durch eine äußerst geringe Sensitivität aus. Antiseren, welche mittels Aldosteron-21-Hemisuccinat-Rinder-γ-Globulin gewonnen wurden, sind zwar durch eine ausgezeichnete Sensitivität charakterisiert, jedoch ist gleichzeitig eine relativ geringe Spezifität nachweisbar.

Antiseren, welche mittels Aldosteron-3,20-Oxim-Rinder-γ-Globulin erzeugt wurden, weisen sowohl eine ausgezeichnete Sensitivität als auch mit einer Ausnahme eine gute Spezifität auf. Wie die Abb. 1 zeigt, sind nur zwischen 80 und 210 Pikogramm (pg) Aldosteron nötig, um 50% der antikörpergebundenen Radioaktivität zu verdrängen. Ferner ist mit einer Ausnahme nur eine geringe Verdrängung des antikörpergebundenen ^{3}H-Aldosterons durch Zusatz von 10^6 pg Cortisol zu erzielen. Zwei Seren (IV und VI) zeigen nur eine unwesentliche Verdrängung der Radioaktivität aus der Bindung an den Antikörper nach Zusatz von 10_6 pg Corticosteron. In einem Serum (IV) ist unter unseren Bedingungen keine Kreuzreaktion mit Testosteron nachweisbar.

Um zu ermitteln, welchen Einfluß die von uns durchgeführte Änderung des pH bei der Synthese des Aldosteron-3,20-Oxims auf die Eigenschaften der Antiseren hatte, führten wir folgendes Experiment durch: Bekannte Mengen Aldosteron wurden sowohl unter den von Erlanger u. Mitarb. [1] beschriebenen Bedingungen (pH 13 bis 14) als auch bei pH 9 bis 10 inkubiert. Die Abb. 2 gibt die Mengen des unter diesen Bedingungen inkubierten Aldosterons, sowie die Menge nicht inkubierten Steroids an, mit der eine 50%ige Verdrängung der antikörpergebundenen Radioaktivität erzielt werden kann. Es zeigt sich, daß alle Antiseren nicht zwischen nicht inkubiertem und solchem, welches bei pH 9 bis 10 inkubiert wurde, „differenzieren" können. Im Gegensatz dazu ist mit Ausnahme von Antiserum III und V die 2- bis 3fache Menge Aldosteron, welches bei pH 13 bis 14 inkubiert

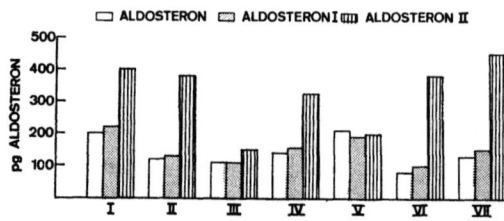

Abb. 2. Verhalten der mittels Aldosteron-3,20-Oxim-Rinder-γ-Globulins gewonnenen Antiseren gegen nicht inkubiertes sowie gegen Aldosteron, welches bei pH 9 bis 10 oder pH 13 bis 14 inkubiert war

wurde, zuzusetzen, um diesen Effekt zu erzielen. Dies legt die Vermutung nahe, daß unter den in der Originalmethode beschriebenen Bedingungen [1] strukturelle Veränderungen im Aldosteronmolekül ablaufen. Die weitaus größere Spezifität unserer Antiseren im Vergleich zu Ergebnissen anderer Untersucher, welche möglicherweise durch Anwendung der Originalmethode [1] mit einem „alkalisch denaturiertem Antigen" immunisiert haben, fände so eine Erklärung [6, 7].

Wir sind außerdem der Auffassung, daß die Verwendung eines Steroid-Dioximderivates eine weitere Erklärung für die hohe Spezifität der damit gewonnenen Antiseren bietet. Bekanntlich tragen fast alle C_{21}-Steroide sowohl an C^3 als auch an C_{20} eine Ketogruppe (C = 0). Möglicherweise verhindert das an beiden Stellen in das Steroidmolekül eingeführte Oximderivat durch Maskierung dieser unspezifischen Steroidanteile die Produktion unspezifischer Antikörper. Erste Ergebnisse scheinen diese Theorie zu bestätigen [8].

Literatur

1. Erlanger, B. F., Borek, F., Beiser, S. M., Libermann, S.: J. biol. Chem. **228**, 713 (1957). — 2. Midgley, A., Niswender, G.: Acta endocr. (Kbh.) Suppl. **147**, 320 (1970). — 3. Africa, B., Haber, E.: Immunochemistry 8, 479 (1971). — 4. Gornall, A., McDonald, N.: J. biol. Chem. **211**, 279 (1953). — 5. Vetter, W., Freedlender, E., Haber, E.: Acta endocr. (Kbh.) Suppl. **159**, 32 (1972). — 6. Mayes, D., Furuyama, S., Kem, D. C., Nugent, C. A.: J. clin. Endocr. **30**, 682 (1970). — 7. Banks, P., Ekins, R. P., Slater, J. D. H.: Acta endocr. (Kbh.) Suppl. **155**, 94 (1971). — 8. Vetter, W., Haber, E., Beckerhoff, R., Siegenthaler, W.: In Vorbereitung.

DISTLER, A., JUST, H. J., PHILIPP, TH. (I. und II. Med. Klinik, Universität Mainz): **Untersuchungen zur Pathogenese des Hochdrucks bei primärem Aldosteronismus**

Bisher liegen nur vereinzelte Mitteilungen über hämodynamische Untersuchungen bei Patienten mit primärem Aldosteronismus vor [1, 2]. Bei den beschriebenen Fällen war der Hochdruck durch eine Erhöhung des peripheren Gesamtwiderstands bedingt, während Schlag- und Herzzeitvolumen im Normbereich lagen.

In der vorliegenden Arbeit wird über hämodynamische Untersuchungen bei Patienten mit primärem Aldosteronismus, die in der chronischen Phase der Hypertonie sowie zu verschiedenen Zeiten nach Absetzen von Spironolactone durchgeführt wurden, berichtet.

Tabelle 1. *Ergebnisse der hämodynamischen Untersuchung bei Patienten mit primärem Aldosteronismus (Patient 1, 3 bis 6) bzw. nodulärer Nebennierenrindenhyperplasie (Patient 2)*

	Patient					
	1	2	3	4	5	6
Mittlerer arterieller Druck (mmHg)	167	165	140	118	130	123
Peripherer Gesamtwiderstand (dyn · sec · cm^{-5})	2381	2012	2724	1126	1109	2800
Herzfrequenz (Schläge/min)	78	78	65	72	67	51
Schlagvolumen (ml/Schlag/m²)	40,9	42,7	35,8	65,9	68,5	35,8
Herzindex (ml/min/m²)	3,19	3,33	2,33	4,74	4,59	1,82

Patient 4 wurde 19 Tage, Patient 5 20 Tage, Patient 6 48 Tage nach Absetzen von Spironolactone untersucht. Patient 1 bis 3 waren ohne Vorbehandlung.

Patienten und Methoden

Alle Patienten wiesen die Konstellation eines Hochdrucks mit erhöhter Aldosteronsekretionsrate und erniedrigter bis niedrig-normaler Plasmakonzentration sowie stark erniedrigtem Serumkalium und Gesamtkörperkaliumbestand auf. Morphologisch fand sich bei fünf Patienten ein solitäres Nebennierenrindenadenom, bei einem Patienten (Patient 2) lag eine bilaterale kleinknotige Nebennierenrindenhyperplasie vor.

Die Messung des arteriellen Drucks erfolgte in der A. brachialis mit einem Statham-Membranmanometer. Die Bestimmung des Mitteldrucks erfolgte durch elektrische Integration. Das Herzminutenvolumen wurde nach der Farbstoffverdünnungsmethode unter Verwendung von Cardiogreen bestimmt. Das Elektrokardiogramm wurde kontinuierlich registriert.

Das Blutvolumen wurde mit Hilfe von Cr^{51}-markierten Erythrocyten gemessen. Durch zusätzliche Bestimmung des für den Gesamtkörperhämatokrit korrigierten venösen Hämatokrits wurden aus dem Blutvolumen das Plasmavolumen errechnet. Zur Schätzung des extracellulären Flüssigkeitsvolumens wurde der Verteilungsraum von Cr^{51}-EDTA [3] bestimmt.

Ergebnisse

Die Ergebnisse der hämodynamischen Untersuchungen sind in Tabelle 1 wiedergegeben. Bei den Patienten ohne Spironolactonevorbehandlung (Patient 1 bis 3) war einheitlich der periphere Widerstand erhöht, während Schlagvolumenindex und Herzindex entweder im untersten Normbereich (Patient 1 und 2) lagen oder sogar erniedrigt waren (Patient 3). Bei den beiden Patienten, die kurze Zeit nach Absetzen von Spironolactone untersucht wurden (Patient 4 und 5), war dagegen der periphere Gesamtwiderstand normal, der Schlagvolumenindex lag im oberen Normbereich und der Herzindex war in beiden Fällen erhöht. Das Verhalten der

Hämodynamik der Patientin 6, die 48 Tage nach Absetzen von Spironolactone untersucht wurde, ähnelte demjenigen der unvorbehandelten Patienten (Patient 1 bis 3). Die Herzfrequenz lag bei allen untersuchten Patienten im Normbereich.

Patient 2, der zunächst in der chronischen Phase der Hypertonie untersucht worden war, konnte sowohl unter einer Therapie mit Spironolactone wie auch kurze Zeit nach Absetzen von Spironolactone erneut untersucht werden. Unter der Behandlung mit Aldactone trat eine völlige Normalisierung des arteriellen Drucks, des Herzzeitvolumens und des Schlagvolumens sowie des peripheren Gesamtwiderstands ein. Bei einer erneuten Untersuchung 10 Zage nach Absetzen von Spironolactone war ein erneutes Ansteigen des mittleren arteriellen Drucks nachweisbar. Im Gegensatz zur ersten Untersuchung war der erneute Druckanstieg auf eine Erhöhung des Schlag- und Herzzeitvolumens zurückzuführen, während peripherer

Tabelle 2. *Hämodynamische Befunde, Gewicht, Plasmavolumen und extracelluläres Flüssigkeitsvolumen bei einem Patienten mit nodulärer Nebennierenrindenhyperplasie (Patient 2) vor, während und nach Spironolactonebehandlung*

	Zeitpunkt der Untersuchung		
	vor Spironolactone-behandlung	während Spironolactone-therapie (400 mg täglich)	10 Tage nach Absetzen von Spironolactone
Mittlerer arterieller Druck (mmHg)	165	85	115
Peripherer Gesamtwiderstand ($dyn \cdot sec \cdot cm^{-5}$)	2012	1316	841
Herzfrequenz (Schläge/min)	78	71	63
Schlagvolumenindex (ml/Schlag/m²)	43	37	88
Herzindex (l/min/m²)	3,36	2,62	5,54
Gewicht (kg)	79,5	79,0	82,0
Plasmavolumen (ml/kg)	35,8	35,0	39,8
Extracelluläres Flüssigkeitsvolumen (% des Körpergewichts)	17,8	15,2	25,3

Gesamtwiderstand und Herzfrequenz sogar niedriger als unter der Spironolactonemedikation waren. Parallel mit dem Anstieg des Schlagvolumens war eine Zunahme des Körpergewichts, des Blutvolumens und des extracellulären Flüssigkeitsvolumens nachweisbar (Tabelle 2).

Diskussion

In Übereinstimmung mit den Befunden früherer Untersucher [1, 2] fand sich im chronischen Stadium der Hypertonie (Patient 1 bis 3) eine deutliche Erhöhung des peripheren Gesamtwiderstandes bei normalem oder sogar leicht erniedrigtem Herzzeitvolumen. Ein vergleichbares Verhalten der Hämodynamik zeigte die Patientin 6, die 48 Tage nach Absetzen von Spironolactone untersucht wurde.

Ein völlig abweichendes Verhalten der Hämodynamik fand sich dagegen bei den Patienten, die kurze Zeit nach Absetzen von Spironolactone untersucht wurden (Tabelle 1 und 2). Die Vorbehandlung mit Spironolactone hatte bei diesen Patienten zu einer völligen Normalisierung des Blutdrucks geführt. Zum Zeitpunkt der hämodynamischen Untersuchung hatte sich erneut ein Hochdruck entwickelt, der jedoch die Charakteristika des Minutenvolumenhochdrucks bei normalem peripherem Gesamtwiderstand aufwies (Tabelle 1 und 2). Die Erhöhung des Herzminutenvolumens war durch ein hohes Schlagvolumen bedingt, die Herzfrequenz lag in allen Fällen im Normbereich.

Für die Erhöhung des Schlagvolumens dürfte die nachgewiesene Zunahme des Plasmavolumens und des extracellulären Flüssigkeitsvolumens von wesentlicher Bedeutung sein (Tabelle 2).

Die gezeigten Befunde weisen darauf hin, daß die Blutdrucksteigerung bei der Mineralocorticoidhypertonie zunächst durch eine Erhöhung des Schlag- und Herzzeitvolumens hervorgerufen wird. Sekundär steigt der periphere Gesamtwiderstand an, während das Herzzeitvolumen zur Norm zurückkehrt oder sogar subnormale Werte erreicht. Unsere Befunde lassen sich zwanglos in die Theorie von Guyton [4] einordnen, wonach eine positive Salz- und Wasserbilanz einen anfänglichen Anstieg des Herzzeitvolumens bewirkt, dann zu einer Autoregulation des Blutflusses in den Geweben mit Anstieg des peripheren Gesamtwiderstands führt. Die Frage bleibt offen, ob es sich hierbei tatsächlich um einen Prozeß der Autoregulation handelt oder ob andere Faktoren für den schließlich eintretenden Anstieg des peripheren Gesamtwiderstands verantwortlich sind.

Zusammenfassung

Hämodynamische Untersuchungen bei Patienten mit primärem Aldosteronismus ergaben, daß in der chronischen Phase der Hypertonie der Hochdruck Folge einer Erhöhung des peripheren Gesamtwiderstands ist. Untersucht man die Patienten kurzfristig nach Drucknormalisierung durch Spironolactone, so zeigt sich, daß der dann entstehende Hochdruck durch eine Erhöhung des Schlag- und Herzzeitvolumens verursacht wird. Aus diesen Befunden wird geschlossen, daß der Hochdruck bei primärem Aldosteronismus zunächst durch eine Erhöhung des Herzzeitvolumens zustande kommt; erst sekundär tritt dann ein Anstieg des peripheren Gesamtwiderstands auf, während das Herzzeitvolumen zur Norm zurückkehrt oder sogar subnormale Werte erreicht. Der Mechanismus, der — als Reaktion auf das erhöhte Herzzeitvolumen — schließlich zu einem Anstieg des peripheren Gesamtwiderstands führt, bleibt zunächst unklar.

Literatur
1. Frohlich, E. D., Tarazi, R. C., Dustan, H. P.: Amer. J. med. Sci. **257**, 9 (1969). — 2. Marsen, B., Dissmann, Th., Oelkers, W., Logmann, F. W., Molzahn, M., Gotzen, R.: Dtsch. med. Wschr. **96**, 951 (1971). — 3. Kunkel, R., Oberhausen, E., Kirsch, W.: 49. Dtsch. Röntgen-Kongreß, 6. bis 8. Juni 1968 Hamburg (Abstr.). — 4. Guyton, A. C., Coleman, Th. G., Bower, J. D., Granger, H. J., Suppl. II, Circulat. Res. **26, 27**, 135 (1970).

GLASER, E., HEY, D., NEUHOF, H., LASCH, H. G. (Med. Kliniken u. Polikliniken Universität Gießen): **Veränderungen der Nierenfunktion und -morphologie unter Langzeitinfusion eines hochdosierten Proteinaseninhibitors (Trasylol). Tierexperimentelle Befunde**

In den letzten Jahren wurde in zunehmendem Maße sowohl tierexperimentell als auch aus der Klinik über die gute Wirksamkeit des Proteinaseninhibitors Trasylol bei der Behandlung verschiedener Schockformen berichtet [1—4]. Die Wirkung des Inhibitors wird dabei einmal in der Beeinflussung des Kininogen-Kininsystems zum anderen auch in einer Verbesserung der Hämodynamik gesehen. Wir selbst konnten, wie auch andere Autoren, den eindeutig protektiven Effekt des Proteinaseninhibitors auf die Ausbildung schockinduzierter Lungenläsionen bei verschiedenen Schockformen nachweisen [1, 2, 5, 6]. In letzter Zeit wurden Befunde vorgelegt, die neben der bekannten Hemmung der Fibrinolyse über eine Beeinflussung des Gerinnungssystems berichten. Der gemeinsame Angriffspunkt der Substanz liegt dabei in einer Hemmung einer Reihe von Esteroproteinasen.

Übereinstimmend mit Beller [7] fanden wir [8], daß experimentell erzeugte Nierenrindennekrosen, also das typische Shwartzman-Sanarelli-Phänomen durch allerdings sehr hochdosierten Einsatz des Proteinaseninhibitors verhindert wurden. Diese Befunde könnten zur Gabe sehr hochdosierter Proteinaseninhibitoren in der Klinik veranlassen. Bei weiteren tierexperimentellen Untersuchungen der Nierenfunktion konnten jedoch folgende Befunde erhoben werden.

Bei einer Kontrollgruppe von acht wachen Kaninchen wurden pro Std 12 ml Ringer-Lösung infundiert, die der durchschnittlichen freien Trinkmenge der Tiere entsprechen. Das erste Dia zeigt die Urinausscheidung und die Kreatinin-Clearance, die bei Kaninchen mit der Inulin-Clearance identisch ist. In einer Dosierung von 25000 E/kg/Std wurden 14 Tieren der Proteinaseninhibitor über 24 Std kontinuierlich infundiert. Die Urinausscheidung dieser Tiere nimmt gegen Ende des Versuchs langsam zu, während die Kreatinin-Clearance also das Glomerulumfiltrat abnimmt. Dieses gegensinnige Verhalten muß im Sinne einer langsam zunehmenden Insuffizienz der Nierenleistung entsprechend dem Bild des akuten Nierenversagens gewertet werden. Hierfür spricht auch der Abfall der prozentualen Natriumrückresorption, die auf dem nächsten Dia dargestellt ist. Der weitaus höchste Anteil des Energieaufwandes bei den verschiedenen Leistungen der Niere wird für diese Rückresorption des Natriums beansprucht. Die Rückresorptionsleistung für Natrium stellt deshalb einen guten Parameter für die energetische Situation der Nieren dar. Sie liegt auch beim Menschen unter Normbedingungen wie hier zwischen 98 und 100%. Die absolute Natriumausscheidung ändert sich dagegen unter kontinuierlicher Trasylolinfusion nicht.

Auf welche Weise der hochdosierte Proteinaseninhibitor diese Beeinträchtigung der Nierenfunktion hervorruft, ist bisher unklar. Immerhin steht fest, daß es zu einer Anreicherung des Inhibitors in der Niere kommt.

In der Literatur finden sich 4 Std post injectionem 90% des Proteinaseninhibitors in der Niere, wobei seine Aktivität nahezu vollständig erhalten ist. Über eine Beeinflussung des energetischen Zellpotentials der Niere liegen bisher unseres Erachtens keine Untersuchungen vor.

Ein Einfluß auf die Blutgerinnung war unter der gewählten Dosierung nicht nachweisbar. Gemessen wurden Thrombocytenzahl, TEG, PTT, Faktor II, Faktor V und Fibrinogen. Das fibrinolytische System war gemessen an der Euglobulinlysezeit und der Thrombinzeit vollständig gehemmt. Weitere Parameter wie Blutdruck, Blutgasanalysen, zentral-venöser pH, Hämoglobingehalt, Hämatokrit, Rectaltemperatur und Sauerstoffaufnahme des Gesamtorganismus wiesen unter dieser Versuchsanordnung gleichfalls keine signifikanten Änderungen auf. Ein Schockzustand der Versuchstiere war somit bis zur Beendigung des Experimentes nach 24 Std auszuschließen.

Bei der histologischen Untersuchung der Nieren fanden sich lichtmikroskopisch bei elf Tieren disseminierte Einzelzellnekrosen, wesentlich seltener Nekrosen größerer zusammenhängender Bezirke der Tubulusepithelien. Diese Veränderungen können zwanglos der funktionellen Beeinträchtigung der Nieren zugeordnet werden. Glomeruläre Fibrindepositionen konnten dagegen nicht nachgewiesen werden (Dia 3 und 4).

Während nach der klinischen Erfahrung der Proteinaseninhibitor in der üblichen Dosierung bis zu 100000 K.I.E./Std keine Verschlechterung der Nierenfunktion auch bei Patienten im Schock verursacht, erscheint in Anbetracht der von uns erhobenen Befunde eine sehr hochdosierte kontinuierliche Gabe des Proteinaseninhibitors nicht gerechtfertigt.

Literatur
1. Ludwig, H., Tauber, P.: Proteinaseninhibition im experimentellen Schock. In: Neue Aspekte der Trasylol-Therapie, Bd. 4, S. 126. Stuttgart-New York: Schattauer 1969. — 2. Blümel, G., Huth, K., Lasch, H. G.: Zur Beeinflussung der experimentellen Fettembolie mit Trasylol. In: Neue Aspekte der Trasyloltherapie, Bd. 4, S. 117. Stuttgart-New York: Schattauer 1969. — 3. Huth, K., Blümel, G.: Die posttraumatische Hyperlipidämie bei der experimentellen Fettembolie. Internat. Symp. Schock: Stoffwechselveränderungen und Therapie, S. 225. Freiburg 1969. Stuttgart-New York: Schattauer 1971. — 4. Popov-Čenic, S., Egli, H.: An inhibitor of reactive fibrinolysis and esteroproteinase (Trasylol). Internat. Symp. Protease Inhibition in Shock-Therapy, Wiesbaden 1971. Stuttgart-New York: Schattauer (im Druck). — 5. Hey, D., Langer, P.: On the effect of heparin, plasmin, EACA and trasylol in states of shock resulting from scalding. Internat. Symp. Protease Inhibition in Shock-Therapy, Wiesbaden 1971. Stuttgart-New York: Schattauer (im Druck). — 6. Clowes, H. A., Jr.: Inhibition by trasylol of the production of plasma factors (probably peptides) which cause pneumonitis and metabolic abnormalities in severe sepsis. Internat. Symp. Protease Inhibition in Shock-Therapy, Wiesbaden 1971. Stuttgart-New York: Schattauer (im Druck). — 7. Beller, F. K.: The role of endotoxin in disseminated intravascular coagulation. In: Disseminated intravascular coagulation, p. 125. Stuttgart-New York: Schattauer 1969. — 8. Hey, D.: Habilitationsschrift, Med. Fakultät, Gießen 1971. — 9. Fritz, H., Hartwich, G., Werle, E.: Z. physiol. Chem. **345**, 150 (1966).

MÜLLER-BERGHAUS, G., HOCKE, M., LASCH, H. G. (Med. Kliniken u. Polikliniken Universität Gießen): **Erzeugung von Mikrogerinnseln durch Infusion von Arwin beim Kaninchen***

Reid u. Mitarb. [1, 2] beschrieben 1963 gerinnungsanalytische Befunde bei Patienten, die von der malaiischen Grubenotter (Ancistrodon rhodostoma) gebissen worden waren. Besonders auffallend war die Ungerinnbarkeit des Blutes, die oft über 14 Tage anhielt; trotzdem traten lebensbedrohende Blutungen in der Regel nicht auf.

Das Gift dieser Otter, inzwischen gereinigt, ist unter dem Namen Arwin bekannt und bereits in England, den USA, der Schweiz und auch in Deutschland beim Menschen zur therapeutischen Defibrinierung eingesetzt worden, so z. B. zur Behandlung von venösen Thrombosen. Unter pathologischen Bedingungen, z. B. im Rahmen einer Verbrauchscoagulopathie, erfolgt eine Defibrinierung durch Überführung von Fibrinogen in Fibrin, wobei Thrombin die Fibrinopeptide A und B vom Fibrinogenmolekül abspaltet. Arwin greift an der gleichen Stelle wie Thrombin an, spaltet aber hier nur das Peptid A ab [3]. Weitere Unterschiede zwischen Thrombin und Arwin bestehen darin, daß Arwin im Gegensatz zu Thrombin den fibrinstabilisierenden Faktor nicht aktiviert [4] und ebenso keine Thrombocytenaggregation einleitet [5]. Trotzdem verursacht Arwin, wenn es in vitro zu Plasma gegeben wird, ein Gerinnsel. Wird Arwin i.v. langsam infundiert, so kommt es zu einer Hypofibrinogenämie, aber zu keinen thromboembolischen Komplikationen, solange wenigstens der Organismus das entstehende Fibrin beseitigen kann [6, 7, 8].

Uns interessierte die Frage, unter welchen Bedingungen thromboembolische Komplikationen zu erwarten sind, da bei der Entstehung von Mikrogerinnseln neben der Fibrinbildung noch Zusatzmechanismen eine Rolle spielen [9].

Nach Einwirkung von Arwin auf Fibrinogen entstehen Fibrinmonomere, die in der Zirkulation durch Anlagerung an Fibrinogen in Komplexe überführt und dadurch zunächst einmal in Lösung gehalten werden. Auf diese Weise können die Fibrinomere den Klärorganen zur Eliminierung zugeführt werden. Fibrinomere können aber auch mit den Fibrinogen- bzw. Fibrinabbauprodukten (FDP), die

---
* Mit Unterstützung der Deutschen Forschungsgemeinschaft, Bad Godesberg.

durch Einwirkung von Plasmin erzeugt werden, Komplexe bilden. Diese sog. löslichen Fibrinmonomerkomplexe, also die Fibrinogen-Fibrinmonomerkomplexe wie auch die FDP-Fibrinmonomerkomplexe, kann man mit dem Äthanoltest nach Godal u. Abildgaard [10] nachweisen. Bei 50 Kaninchen, denen wir Arwin in einer Dosierung von 1,5 E/kg Körpergewicht infundierten, konnten wir noch 6 Std nach Arwininfusion diese löslichen Fibrinmonomere in der Zirkulation finden, obwohl schon eine Std nach Beginn der Arwininfusion der Fibrinogenspiegel auf Werte unter 100 mg/100 ml abgefallen war.

Da von Lipinski u. Mitarb. [11], Hawiger u. Mitarb. [12], Kopec u. Mitarb. [13] Substanzen beschrieben sind, die in vitro lösliche Fibrinmonomerkomplexe ausfällen können — eine Erscheinung, die als Paracoagulation bezeichnet wird — suchten wir nach Möglichkeiten, in vivo das Paracoagulationsphänomen auszulösen. Hierbei stießen wir auf Endotoxin und fanden einen neuen Effekt dieser Substanz. Wurde Kaninchen Arwin infundiert und im Stadium der Fibrinämie — also dann, wenn lösliche Fibrinmonomerkomplexe zirkulierten — Endotoxin injiziert, so konnten bei 7 von 9 Tieren fibrinreiche Mikrothromben in den Glomerulumcapillaren nachgewiesen werden. Daß es sich hierbei um einen Effekt des

Tabelle 1. *Häufigkeitsrate von Mikrogerinnseln in der Niere bei Kaninchen, denen Arwin, Endotoxin und Heparin in unterschiedlicher Kombination verabreicht wurde*

Gruppe	Behandlung	Gesamtanzahl der Tiere	Anzahl der Tiere mit Mikrogerinnseln in der Niere
A	Arwin	11	0
B	Arwin, Endotoxin	9	7
C	Endotoxin	10	0
D	Arwin, Endotoxin, Heparin	9	6

Endotoxins handelt, der sich von der bekannten procoagulatorischen Wirkung des Endotoxins unterscheidet, wurde dadurch bewiesen, daß einer weiteren Gruppe von Tieren zusätzlich zur Arwininfusion und Endotoxininjektion Heparin verabreicht wurde. Heparin verhinderte die Ausbildung von Mikrogerinnseln nicht (Tabelle). Um den Gehalt der Mikrogerinnsel an Fibrin zu untersuchen, wurden Kryostatschnitte von Nieren mit einem Antiserum gegen Kaninchenfibrin[1] überschichtet. Die Immunfluorescenz erbrachte den Beweis, daß die Ablagerungen in der Niere bei mit Arwin und Endotoxin sowie mit Arwin, Endotoxin und Heparin behandelten Tieren Fibrin bzw. ein Derivat des Fibrinogens enthalten. Wenn Kaninchen ausschließlich Arwin infundiert wurde, so konnte mit der Immunfluorescenztechnik kein Fibrin in der Niere nachgewiesen werden.

Wie Endotoxin die Ablagerung der durch Arwin erzeugten Fibrinomerkomplexe hervorruft, ist noch nicht geklärt. Ein direkter Effekt des Endotoxins konnte ausgeschlossen werden, da Endotoxin in vitro Fibrinomerkomplexe nicht aggregierte. Auf indirekte Weise könnte Endotoxin über eine Freisetzung von Plättchenfaktor 4 oder lysosomaler Proteine aus Granulocyten oder über eine Veränderung der Vasomotorik in der Niere eine Aggregation der Fibrinmonomerkomplexe herbeiführen. Abb. 1 veranschaulicht das Verhalten der Thrombocytenzahl nach Arwininfusion. Ein Abfall der Thrombocytenzahl wurde nur dann ge-

---

[1] Wir danken den Behringwerken Marburg für die Überlassung des Antiserums.

messen, wenn den Tieren zusätzlich zur Arwininfusion Endotoxin injiziert wurde. Heparin verhinderte diesen Effekt des Endotoxins nicht. Es ist also ersichtlich, daß Endotoxin auch in Anwesenheit von Heparin die Thrombocyten aggregiert, und es ist anzunehmen, daß bei der Thrombocytenaggregation der Plättchenfaktor 4 freigesetzt wird. Die zweite Erklärung für den Effekt des Endotoxins wäre in einer Veränderung der Vasomotorik in der Niere zu suchen. Wir konnten in früheren Untersuchungen zeigen, daß Blockade der α-Receptoren des adrenergen Systems durch Dibenzyline die Ablagerung von Fibrin in der Niere verhindert, während Stimulation der α-Receptoren bei bestehender Hypercoagulabilität zur Fibrinablagerung in der Niere führt [14, 15]. Es ist bekannt, daß Endotoxininjektion eine Stimulation der α-Receptoren zur Folge hat.

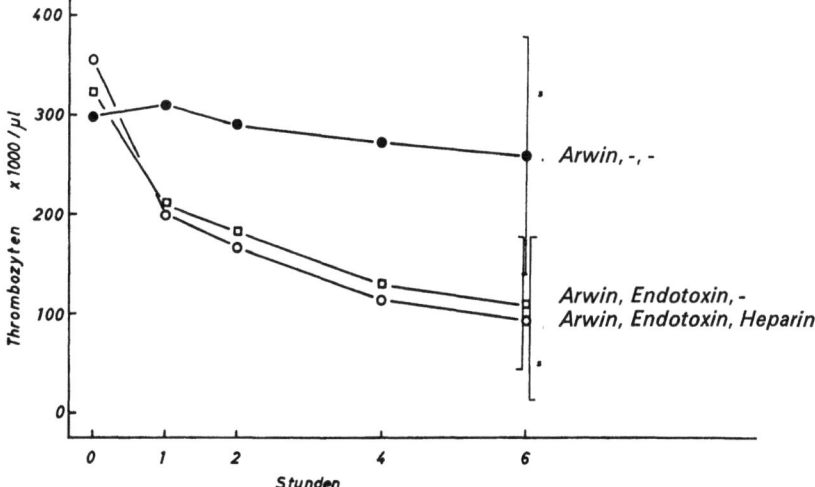

Abb. 1. Das Verhalten der Thrombocytenzahl nach Arwininfusion (1,5 E/kg) und Endotoxin-Injektion (150 μg). Heparin (12000 E/kg) wurde kontinuierlich über 6 Std infundiert

Unsere Tierversuche sollten auf die Problematik der Arwinbehandlung beim Patienten hinweisen, da es vorstellbar wäre, daß ein Zusammentreffen von Endotoxinämie und Arwinbehandlung zu ähnlichen Erscheinungen wie beim Tier führen könnte.

Literatur

1. Reid, H. A., Thean, P. C., Chan, K. E., Baharom, A. R.: Lancet **1963** I, 617. — 2. Reid, H. A., Chan, K. E., Thean, P. C.: Lancet **1963** I, 621. — 3. Ewart, M. R., Hatton, M. W. C., Basford, J. M., Dodgson, K. S.: Biochem. J. 118, 603 (1970). — 4. Barlow, G. H., Holleman, W. H., Lorand, L.: Res. Commun. chem. Path. Pharmacol. 1, 39 (1970). — 5. Davey, M. G., Lüscher, E. F.: Nature (Lond.) 216, 857 (1967). — 6. Bell, W. R., Pitney, W. R., Oakley, C. M., Goodwin, J. F.: Lancet **1968** I, 490. — 7. Sharp, A. A., Warren, B. A., Paxton, A. M., Allington, M. J.: Lancet **1968**, I, 493. — 8. Davies, J. A., Merrick, M. V., Sharp, A. A., Holt, J. M.: Lancet **1972** I, 113. — 9. Müller-Berghaus, G.: Thrombos. Diathes. haemorrh. (Stuttg.) Suppl. 50, 5 (1971). — 10. Godal, H. C., Abildgaard, U.: Scand. J. Haemat. 3, 342 (1966). — 11. Lipinski, B., Worowski, K., Jeljaszewicz, J., Niewiarowski, S., Rejniak, L.: Thrombos. Diathes. haemorrh. (Stuttg.) 20, 285 (1968). — 12. Hawiger, J., Collins, R. D., Horn, R. G.: Proc. Soc. exp. Biol. (N.Y.) 131, 349 (1969). — 13. Kopec, M., Wegrzynowicz, Z., Latallo, Z. S.: Proc. Soc. exp. Biol. (N.Y.) 135, 675 (1970). — 14. Müller-Berghaus, G., McKay, D. G.: Lab. Invest. 17, 276 (1967). — 15. McKay, D. G., Müller-Berghaus, G., Cruse, V.: Amer. J. Path. 54, 393 (1969).

Krönig, B., Weihrauch, Th., Fiegel, P., Höffler, D., Arndt-Hanser, A., Jahnecke, J. (I. Med. Klinik u. Poliklinik u. Transfusionszentrale Universität Mainz): **Bedrohliche Reaktion bei diskontinuierlicher Rifampicingabe**

1. Einleitung

Von den neueren Tuberculostatica hat Rifampicin, dank zuverlässiger tuberculostatischer Eigenschaften bei bisher im allgemeinen nur geringen Nebenwirkungen, eine breite Anwendung gefunden. Gelegentlich auftretende Magenbeschwerden führen selten zum Absetzen der Medikation (Binda u. Mitarb., 1971), bei Alkoholikern und Leberkranken kann das Auftreten eines Ikterus die Anwendung limitieren (Lesobre u. Mitarb., 1969; Lees u. Mitarb., 1970). Zur weiteren Steigerung der tuberculostatischen Wirksamkeit wurde vor 2 Jahren in noch beschränktem Umfang mit einer zweimal wöchentlich höherdosierten, an Stelle einer täglichen Rifampicingabe in normalen Dosen begonnen (Doyle u. Mitarb., 1969; Larbaoui u. Mitarb., 1970; Poole u. Mitarb., 1971). Allerdings scheint bei dieser Applikationsart die Rate schwerwiegender Nebenwirkungen in Form akuter Thrombocytopenien, Hämolysen, Ikterus oder Nierenversagen hoch zu sein. Im englischen Schrifttum wurde unseres Wissens bisher über elf derartige Fälle berichtet (Blajchman u. Mitarb., 1970; Poole u. Mitarb., 1971), Hasse u. Mitarb. teilten 1971 einen Fall aus Berlin mit, Herr Prof. Schubothe berichtete am Montag im Rahmen dieses Kongresses über zwei weitere in Göttingen beobachtete Fälle. Wegen der Aktualität des Problems möchten wir noch im Rahmen dieser Tagung einen weiteren Fall vorstellen, der durch einen besonders schweren Verlauf mit gemeinsamen Auftreten *aller* bisher beschriebenen Erscheinungen nach diskontinuierlicher Rifampicinmedikation charakterisiert war.

2. Kasuistik

Vorgeschichte des 36jährigen Patienten: März 1970 Lungenoberfeldtuberkulose; regelmäßige kontinuierliche tuberculostatische Behandlung bis Anfang September 1971, Rifampicingesamtdosis bis dahin etwa 170 g. Wegen Magenbeschwerden, die sich bei Alkoholgenuß verstärkten, und da an eigenmächtiger Verzicht des Patienten auf eine weitere Einnahme.

Auf lungenfachärztlichen Rat Wiederaufnahme der Medikation am 12. Oktober 1971 mit der morgendlichen Dosis von 300 mg Rifampicin. *2 bis 3 Std* später Schüttelfrost, Erbrechen, Kreuz- und rechtsseitige Oberbauchschmerzen mit Temperaturen bis 39,3 °C. Am nächsten Tag stationäre Aufnahme.

Bei der Aufnahme des schwerkranken Patienten fielen ein allgemeiner Ikterus mit Druckschmerzhaftigkeit im rechten Oberbauch und Klopfempfindlichkeit der LWS auf. Von den Labordaten (Abb. 1) waren die auffälligsten Befunde eine ausgeprägte Retention harnpflichtiger Substanzen, eine Thrombocytopenie, eine Anämie mit Erhöhung der Lactatdehydrogenase — als Ausdruck einer Hämolyse —, eine Bilirubinämie und eine erhebliche Leukocytose mit Linksverschiebung. Es wurde eine fünfmalige Hämodialysebehandlung erforderlich bis die Nierenfunktion wieder in Gang kam. Die übrigen pathologischen Parameter kehrten spontan weitgehend zur Norm zurück (Abb. 1). Der Patient konnte am 9. November unter der Vermutungsdiagnose einer abgelaufenen cholangitischen Sepsis mit Nierenversagen bei Wohlbefinden entlassen werden.

Am 26. Januar dieses Jahres nahm der Patient in Fortführung der tuberculostatischen Therapie wieder erstmalig 300 mg Rifampicin ein. Etwa *2 Std später* kam es zu einem identischen Rezidiv des oben genannten Geschehens. Der Untersuchungsbefund war noch durch Stecknadelkopf-große petechiale Blutungen im Gesicht und am Stamm auffällig, die Laborbefunde (Abb. 1) zeigten eine dem ersten Ereignis etwa vergleichbare Konstellation mit Thrombocytopenie, Hämolyse, Retention harnpflichtiger Substanzen und Leukocytose mit Linksverschiebung; auch bestand wiederum ein Ikterus.

Bei dem neuerlichen zeitlichen Zusammentreffen dieses Ereignisses mit der Rifampicineinnahme mußte auch eine kausale Abhängigkeit im Sinne einer immunpathologischen Reaktion auf Rifampicin angenommen werden. Die konsekutive Gabe von Corticosteroiden in hohen Dosen führte zu einer vollständigen restitutio ad integrum, das Nierenversagen war konservativ beherrschbar.

		1. EREIGNIS			2. EREIGNIS		
BSG	(mm n.W.)	43/74	70/94	34/90	15/38	46/93	11/28
Hb	(g%)	15,6	7,7	8,0	14,5	12,7	13,1
Ery	(Mill./cmm)	4,69	2,75	2,52	4,60	3,79	3,95
Leuco	(Zahl/cmm)	32.400	32.400	3.500	3.000	42.500	8.300
Stabk.	(%)	26	26	0	35	51	3
Thrombo	(Zahl/cmm)	56.000	56.000	235.000	26.000	26.000	220.000
Prothr.	(% n.Quick)	49	48	64	24	24	95
Bil.ges.	(mg%)	14,5	14,5	1,0	x)	x)	0,7
indir.	(mg%)	4,0	4,0	0,3	x)	x)	0,2
SGOT	(mU/ml)	188,0	188,0	9,0	x)	x)	11,5
SGPT	(mU/ml)	24,0	24,0	7,0	x)	x)	8,5
LDH	(mU/ml)	450	450	160	1225	1225	100
Kreat.	(mg%)	7,4	10,6	4,4	2,3	13,3	1,1
		1.Aufn. (13.X.71)	max.path. Werte	Entl. (9.IX.71)	2.Aufn. (26.I.72)	max.path. Werte	Entl. (3.III.72)

Abb. 1. Aufstellung einiger blutchemischer Parameter im Verlauf einer zweimaligen immunpathologischen Reaktion auf Rifampicin (×) Werte in der akuten Phase wegen massiver hämolysebedingter Verfärbung des Serums — freies Hämoglobin 370 mg-% — nicht bestimmbar)

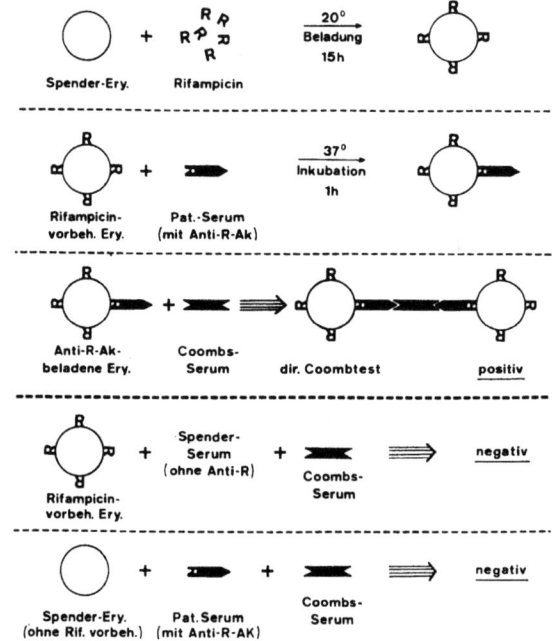

Abb. 2. Serologischer Nachweis von Rifampicinantikörpern

Die Sicherung der Diagnose eines immunpathologischen Geschehens auf Rifampicin ließ sich in Anlehnung an Poole u. Mitarb. (1971) und Hasse u. Mitarb. (1971) serologisch durch einen einfachen Antiglobulintest erbringen (Abb. 2): Blutspendererythrocyten der Gruppe 0 wurden mit Rifampicin beladen und anschließend mit Patientenserum inkubiert. Durch Anwesenheit von Antirifampicinantikörpern im Patientenserum bildete sich ein „Antirifampicin-Rifampicinerythrocytenkomplex", der sich im positiven Ausfall des direkten Coombs-Testes nachweisen ließ. Rifampicin-vorbehandelte Erythrocyten mit Spenderserum ergaben ebenso ein negatives Ergebnis im direkten Antiglobulintest, wie unbehandelte Spendererythrocyten mit Serum unseres Patienten.

3. Diskussion

Die bisher beschriebenen immunpathologischen Reaktionen nach diskontinuierlicher Rifampicineinnahme waren im wesentlichen durch das isolierte oder gelegentlich auch in zwei Formen kombinierte Auftreten der genannten Komplikationen charakterisiert. Die Häufigkeit des Auftretens einer solchen Reaktion bei diskontinuierlicher Rifampicinmedikation ist nach einer Studie von Poole u. Mitarb. (1971) hoch: unter 49 Patienten der Beobachtungsreihe erkrankten 11 Patienten. Dabei scheint allerdings der Krankheitsverlauf bis auf zwei Patienten nicht bedrohlich gewesen zu sein. Einmal war eine Thrombocytopenie mit schweren Haut- und Schleimhautblutungen aufgetreten, in einem weiteren Fall kam es zu einem akuten Nierenversagen. Bei der Patientin von Hasse u. Mitarb. (1971) stand die Hämolyse im Vordergrund, die beiden Patienten von Schubothe u. Mitarb. (1972) fielen durch eine Niereninsuffizienz auf.

Das von uns beobachtete bedrohliche Krankheitsbild des gemeinsamen Auftretens eines akuten Nierenversagens, eines Ikterus, einer Hämolyse, einer Thrombocytopenie und einer Leukocytose mit Linksverschiebung ist unseres Wissens bisher noch nicht beschrieben worden. Der *rechtzeitige* Einsatz hoher Corticosteroiddosen scheint dabei nach unserer Erfahrung indiziert zu sein.

4. Zusammenfassung

Es wird über einen 36jährigen Patienten berichtet, bei dem zweimalig nach diskontinuierlicher Rifampicinmedikation ein schweres Krankheitsbild mit akutem Nierenversagen, Ikterus, Thrombocytopenie, Hämolyse und Leukocytose mit Linksverschiebung auftrat. Ätiologisch handelt es sich um ein immunpathologisches Geschehen. Durch hochdosierte Corticosteroidgaben ist das Krankheitsbild günstig zu beeinflussen.

Literatur

Binda, G., Domenichini, E., Gottardi, A., Orlandi, B., Ortelli, E., Pacini, B., Fowst, G.: Arneimittel-Forsch. **21**, 1907 (1971). — Blajchman, M. A., Lowry, R. C., Pettit, J. E., Stradling, P.: Brit. med. J. **1970 III**, 24. — Doyle, J. A., Rodriguez, E., Lambertini, A., Biondini, B. A., Dolmann, A., Simon, J., Lopez, J. A.: Primary treatment of pulmonary tuberculosis with rifampicin intermittent therapy. In: XX. International Tuberculosis Conference, p. 25. New York 1969. — Hasse, W., Pohle, H. D., Warnecke, F., Wiek, K.: Prax. Pneumol. **25**, 466 (1971). — Larbaoui, D., Chaulet, P., Grosset, J., Abderrahim, K., Oussedik, N., Coucke, Ch., Benabdallah, L.: Rev. Tuberc. (Paris) **34**, 559 (1970). — Lees, A. W., Asgher, B., Hashem, M. A., Sinha, B. N.: Brit. J. Dis. Chest **64**, 90 (1970). — Lesobre, R., Ruffino, J., Teyssier, L., Achard, F., Brefort, G.: Rev. Tuberc. (Paris) **33**, 393 (1969). — Poole, G., Stradling, P., Worlledge, S.: Brit. med. J. **1971 I**, 343. — Schubothe, H., Seufert, C. D., Weber, S.: Verh. dtsch. Ges. inn. Med. **78** (1972) (im Druck).

BOMMER, J., EHRKE, V., SPEDERS, H. (Med. Univ.-Klinik Heidelberg): **Vorläufige Ergebnisse einer Behandlung von Hyperlipidämien mit einem neuen D-Thyroxin-Präparat**[*]

Zwar berichteten schon 1966 Starr u. Boyd über die Senkung von Cholesterin bei Gabe von rechtsdrehendem (D-) Thyroxin. Die damaligen D-Thyroxinpräparate enthielten jedoch als Verunreinigung L-Thyroxin in einem Gewichtsanteil bis zu 2%. Diese durchaus nicht zu vernachlässigende Verunreinigung durch hormonell

---

[*] Dynothel, Fa. Henning GmbH., Berlin.

wirksames L-Thyroxin erklärt sicherlich die seinerzeit beobachteten Nebenwirkungen wie Gewichtsabnahme, Pulsfrequenzanstieg und Auftreten von Stenokardien, wovon letzteres zeitweilig ein limitierender Faktor für die D-Thyroxindosierung war.

Wir griffen das Problem des Cholesterin-senkenden Effektes von D-Thyroxin nochmals auf, nachdem uns ein D-Thyroxinpräparat mit weniger als 0,2% L-Thyroxin zur Verfügung gestellt wurde. 23 Hypercholesterinämiker, 17 Männer und 6 Frauen mit einem Durchschnittsalter von 56,1 Jahren (32 bis 72 Jahre) erhielten über einen Zeitraum von 14 Wochen D-Thyroxin in steigender Dosierung bis maximal 9 mg/die ohne diätetische Einschränkung. Bei 16 Patienten konnte eine Hyperlipidämie Typ II nach Fredrickson nachgewiesen werden. Untersucht wurden in 14tägigem Abstand Cholesterin, Triglyceride, Blutdruck und Puls und Gewicht. Subjektive Beschwerden, wie Stenokardien, Dyspnoe, Schlaflosigkeit usw., die als Schilddrüsenhormon-bedingte Nebenwirkung zu deuten wären,

Tabelle 1

Periode	Wochen	Medikation	Cholesterin mg-%	Prozentualer Abfall des Cholesterins %	Signifikanz des Abfalls
I.	1.— 4.	Placebo	$310 \pm 26{,}1$		
II.	5.—10.	1—3 mg D-T_4	$262 \pm 41{,}7$	$17{,}4 \pm 9{,}3$	p 0,001
	11.—14.	4—6 mg D-T_4	$267 \pm 43{,}6$	$14{,}5 \pm 9{,}9$[a]	
	15.—18.	9 mg D-T_4	$257 \pm 37{,}8$	$17{,}9 \pm 6{,}9$	p 0,001
III.	19.—20.	Placebo			
	21.—24.	Placebo	$291 \pm 35{,}7$	$6{,}7 \pm 6{,}1$[b]	

[a] Die Werte dieser Versuchsperiode (Weihnachten) sind insofern nicht ganz zuverlässig, da ein Teil der Patienten die Nahrungskarenz vor den Blutentnahmen nicht exakt eingehalten hat.

[b] Durch den nachhaltigen Effekt von D-T_4 liegen die gemittelten Werte nicht ganz in Höhe der Ausgangswerte.

wurden an Hand von Fragebogen erfaßt. Der Erfolg des Medikamentes wurde durch eine Placebophase vor und nach der eigentlichen Versuchsperiode kontrolliert.

Die Ergebnisse der klinischen Prüfungen lassen sich dahingehend zusammenfassen, daß eine signifikante Senkung des Serumcholesterins unter dem von uns verwandten D-Thyroxinpräparat beobachtet wurde, ohne daß sicher thyreotoxische Nebenwirkungen weder kardialer noch vegetativer Natur beobachtet worden wären.

Die Cholesterinwerte lagen während der vorangehenden Placeboperiode bei 310 ± 26 mg-%. Unter 2 mg D-Thyroxin/die fand sich eine Erniedrigung des Cholesterins um 17,4%, unter 5 mg D-Thyroxin/die um 14,5%, unter 9 mg D-Thyroxin/die um 17,9%.

In der Placebophase nach Absetzen des D-Thyroxins kam es wieder zu einem langsamen signifikanten Anstieg des Cholesterins im Serum. Die Serumtriglyceride zeigten keine signifikanten Änderungen.

Das Medikament wurde von allen 23 Patienten, die 1 bis 3 Jahre zuvor einen Infarkt durchgemacht hatten, ohne besondere Beschwerden vertragen. Die Befragung der Patienten mittels Fragebogen ergab keine Änderung der Stenokardiefrequenz und kein vermehrtes Auftreten von Dyspnoe, Schlaflosigkeit, Schweißneigung, Stuhlunregelmäßigkeiten u. ä. Puls und Gewicht blieben konstant. Die Ergebnisse dieser vorläufigen Untersuchungen sind so ermutigend, daß eine Prüfung der Substanz in Langzeitstudien unbedingt angezeigt ist.

SCHWARTZKOPFF, W. (Klinikum Westend, Freie Universität Berlin): **Therapie der Hyperlipoproteinämie-Typen II a und II b mit Dextro-Thyroxin oder mit D, L-α-Methyl-Thyroxin-Äthylester**

Seit langem ist die Cholesterin-senkende Wirkung von L-Thyroxin bei primären oder sekundären Hyperlipoproteinämien vom Typ II a bekannt. Bei Patienten mit kardiovasculären Krankheiten, insbesondere aber nach Herzinfarkt, ist jedoch die Therapie einer Hypercholesterinämie mit L-Thyroxin nicht indiziert. Dieses steigert nicht nur den Stoffwechsel, es erhöht auch über eine vermehrte Katecholaminausschüttung die Bereitschaft zum Herzinfarkt. Im Gegensatz hierzu haben D-Thyroxin oder andere Schilddrüsenhormonanaloga im Vergleich zum L-Thyroxin nur eine sehr geringe, den Stoffwechsel aktivierende Wirkung. Sie beträgt nach Pitt-Rivers et al. (1948) nur ein Zehntel derjenigen von L-Thyroxin, auch supprimiert D-Thyroxin nur zu 50% die ^{131}J-Aufnahme in die Schilddrüse. Seine Wirkung auf das Herz ist gering. Um eine gleiche Erhöhung des PBJ wie durch L-Thyroxin zu erzielen, muß vom D-Thyroxin eine fünfmal so hohe Dosis verabfolgt werden. Für den Kliniker wichtig ist die Frage, ob D-Thyroxin das Cholesterin senkt. Eine Tagesdosis von 10 mg D-Thyroxin führt zur Abnahme des Serum-Cholesterins (Starr, 1958). Dieser Autor führte den Effekt jedoch auf den hohen L-Anteil von 1% zurück. Bei der genannten Dosis von 10 mg D-Thyroxin wurde pro Tag etwa 0,1 mg L-Thyroxin verabfolgt. Wegen dieses hohen L-Anteils im Dextrothyroxin, der in Arzneispezialitäten etwa 0,6% bis 1,5% beträgt (Kritchevsky et al., 1968; v. z. Mühlen et al., 1971; Schultze, 1971) hatten Wolfram (1970) sowie Lees et al. (1971) gerade bei Patienten mit kardiovasculären Krankheiten von der Verabfolgung von D-Thyroxin gewarnt (Bechtol et al., 1969).

Im Gegensatz hierzu fanden ohne derartige Nebenwirkungen Searcy et al. (1968) sowie Cohen (1969) eine Senkung des Cholesterins um 15% bis 20% nach 4 Wochen und bis zu 30% unter Langzeittherapie. Positive Ergebnisse legten Owen (1971) an Hand einer Langzeitstudie bei Patienten mit peripheren Durchblutungsstörungen, Herzinfarkten oder Arrhythmien vor. Bei einer Tagesdosis von 8 mg D-Thyroxin kam es zu einer Besserung der peripheren Durchblutungsstörungen und zu einer Rückbildung von Xanthomen. Komplikationen, wie sie oben beschrieben wurden, traten nicht auf. Auch der Stoffwechsel (GU) wurde nicht beeinflußt.

Ähnlich günstige Wirkungen auf den Fettstoffwechsel wurden von Gries et al. (1971) sowie Huth (1971) für das α-Methylthyroxin mitgeteilt.

Wegen dieser günstigen Effekte von Dextro- und von α-Methylthyroxin auf den Fettstoffwechsel wurde bei Risikopatienten vom Typ II a bzw. II b nach Herzinfarkt ein D-Thyroxin[1] mit einem L-Anteil von weniger als 0,2% und ein D, L-α-Methylthyroxinäthylester[2] angewandt.

Mit D-Thyroxin wurden 11 Patienten vom Typ II a und 9 Patienten vom Typ II b behandelt. Die täglich verabfolgte Dosis betrug in den ersten 24 Tagen bei Typ II a 1,5 mg/die, für weitere 4 Wochen 2,5 mg/die und danach 3,5 mg/die. Patienten mit Typ II b erhielten sofort 2,5 mg/die. Im Gegensatz zu anderen Untersuchern wurde die Behandlung mit einer kleinen Dosis begonnen, um mögliche Nebenwirkungen zu vermeiden. Bei Gabe von hohen D-Thyroxindosen gleich von Anfang an besteht die Möglichkeit, daß das endogene L-Thyroxin aus der Proteinbindung verdrängt wird und dann zum Infarktgeschehen führt. Die Dosis von α-Methylthyroxin betrug bei allen Patienten 40 mg/die. Für die Beurteilung eines Lipid-senkenden Effektes wurden die Mittelwerte von je drei im Abstand von 14 Tagen vor Beginn der Therapie gemessenen Triglycerid (TG)- und Cholesterin

---

[1] Dynothel, Fa. Henning Berlin GmbH.
[2] Voraussichtliches Warenzeichen: Liponorm, Fa. Grünenthal.

(CH)-Konzentrationen zugrunde gelegt. Patienten, deren Körpergewicht unter der Therapie durch Restriktion der Nahrungszufuhr um mehr als 1,5 kg abnahm, wurden von der Untersuchung ausgeschlossen. Die individuellen Ernährungsgewohnheiten wurden während der Behandlung nicht geändert.

Die Abbildung zeigt, daß D-Thyroxin schon in einer Tagesdosis von 1,5 mg innerhalb von 24 Tagen die Cholesterinkonzentration beim Typ II a um 15% senkt. Bei Erhöhung der Dosis auf 2,5 mg/die blieb auch über einen Zeitraum von 24 bis 48 Tagen die Cholesterinabnahme mit 15% konstant. Bei Steigerung der Dosis auf 3,5 mg/die zeigte das Cholesterin bis zum 59. Tag eine allmähliche Zunahme auf etwa 95% des Ausgangswertes.

Dieser Befund spricht dafür, daß die Cholesterinsynthese unter der Therapie zunimmt. Als Konsequenz hieraus muß, um den Cholesterinabbau im Vergleich

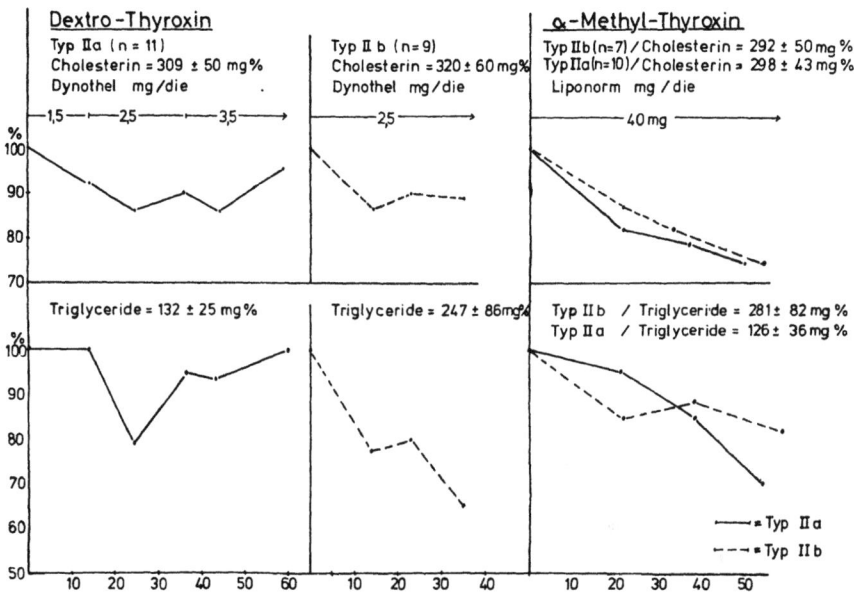

Abb. 1. Behandlung der Typen II a und II b mit Schilddrüsenhormon

zur Synthese zu steigern, die D-Thyroxindosis weiter erhöht werden, und zwar bis zu maximal 9 mg/die. Messungen des Cholesterinumsatzes mit H_3-Cholesterin haben gezeigt, daß L-Thyroxin den Cholesterinabbau zu Gallensäuren beschleunigt, bei Abnahme der Cholesterinkonzentration oder aber bei Verkleinerung des Cholesterinpools wird dann über einen feedback-Mechanismus die Synthese stimuliert (Miettinen, 1968).

Beim Typ II b fiel nach 35 Tagen bei einer Dosis von 2,5 mg/die die TG um 37% das Cholesterin hingegen nur um 15% im Mittel ab. Insgesamt wurde die Cholesterinkonzentration um 48 mg/100 ml reduziert. Davon entfielen etwa 20 mg pro 100 ml auf die Prä-β-Lipoproteine und 28 mg/100 ml auf die β-Lipoproteine. Unter dieser Therapie normalisierte sich das CH in den β-Lipoproteinen. Es ging von 210 mg/100 ml auf 182 mg/100 ml zurück.

40 mg α-Methylthyroxin führten zu einer stärkeren Senkung des Cholesterins beim Typ II a und II b als D-Thyroxin. Nach 50 Tagen nahm das Cholesterin in beiden Gruppen um etwa 25% ab, das gleiche traf auch für die TG beim Typ II b zu. Die Senkung derselben war jedoch geringer als bei der mit D-Thyroxin behandelten

Typ IIb-Gruppe. Der Mechanismus der TG-Reduktion ist noch unklar. Eine Fermentinduktion muß diskutiert werden.

Beide Schilddrüsenpräparate führten in der genannten Dosis zu keinen gehäuften kardialen Komplikationen. Die von den Patienten angegebenen und von diesen selbst auf einer Spezialkarte registrierten Herzbeschwerden waren unter Gabe des Schilddrüsenhormones nicht häufiger als während der Vorperiode bei Verabreichung von Placebo. Insgesamt war D, L-α-Methylthyroxinäthylester auf den Lipidstoffwechsel effektiver als D-Thyroxin. Jedoch mußte die 10- bis 23mal so große Dosis als vom D-Thyroxin angewandt werden.

Die bisherigen Erfahrungen zeigen, daß beide Präparate auch bei Risikopatienten mit Hyperlipoproteinämie zur Senkung erhöhter Cholesterinwerte eingesetzt werden können.

Literatur

Bechtol, L. P., Warner, W. L.: Angiology 20, 565 (1969). — Calay, R., Kocheleff, P., Jonniaux, G., Sohet, L., Bastenie: P. A.: Lancet 1971 I, 205. — Cohen, B. M.: J. clin. Pharmacol. 9, 45 (1969). — Flook, E. V., David, C., Hallenbeck, G. A., Owen, Ch. A., Jr.: Endocrinology 73, 764 (1963). — Gries, F. A., Miss, H. D., Canzler, H., Koschinsky, T., Vogelsberg, K. H., Jahnke, K.: Treatment of primary hyper-β-(Type II) and hyper-pre-β-lipoproteinaemia (Type IV) with D, L-α-methylthyroxine-ethylester (CG 635). 4th International Symposium on Drugs Affecting Lipid-Metabolism. Philadelphia 8.—11. 9. 1971. — Kritchevsky, D., Sallata, P., Tepper, S. A.: G. Arterioscler. 6, 267 (1968). — Krüskemper, H. L., Morgner, K. D.: Acta endocr. (Kbh.) 61, 359 (1969). — Lees, R. S., Wilson, D. F.: New Engl. J. Med., Jan. 1971. — Miettinen, T. A.: J. Lab. clin. Med. 71 (1968). — Mühlen, v. z., A., Emrich, D., Hesch, R. O., Köbberling, J.: Acta endocr. (Kbh.) 68, 66 (1971). — Owen, W. R.: Dextro-thyroxine in treatment of lipid disorders. Philadelphia 4th International Symposium on Drugs Affecting Lipid-Metabolism, 8.—11. 9. 1971. — Schultze, K. W.: Pers. Mitteilung. — Searcy, R. L., Hungerford, D. A., Low, E. M. Y.: Curr. ther. Res. 10, 177 (1968). — Starr, P.: Arch. intern. Med. 101, 722 (1958). — Wolfram, G.: Münch. med. Wschr. 112, 1972 (1970).

v. LÖWIS OF MENAR, P., KLEMENS, U. H. (Med. Klinik und Poliklinik, Klinikum Steglitz, Freie Universität Berlin): **Wirkung von hochgereinigtem D-Thyroxin („Dyno") bei Hyperlipoproteinämien Typ II a und II b**

Während Hyperlipoproteinämien vom Typ IV durch diätetische und medikamentöse Maßnahmen mit zufriedenstellendem Erfolg behandelt werden können, stößt die Senkung des Cholesterinspiegels beim Typ II auf beträchtliche Schwierigkeiten. Die Durchführung einer cholesterinarmen und an ungesättigten Fettsäuren reichen Diät erfordert eine strikte Disziplin seitens des Patienten und erweist sich selbst dann häufig als nicht ausreichend. Insbesondere beim homozygoten Typ II a ist auch eine zusätzliche medikamentöse Behandlung unbefriedigend.

D-Thyroxinpräparate mit einem L-Thyroxinanteil von um 1 % werden vor allen Dingen in den USA seit langer Zeit mit gutem Effekt zur Behandlung der Hyperlipoproteinämien vom Typ II verwendet [1, 2]. In Deutschland ist man mit dem Einsatz dieser Substanz auf Grund der beschriebenen Provokation bzw. Verstärkung von Angina pectoris-Anfällen [3] zurückhaltend geblieben. Als Ursache dieser unerwünschten Nebenwirkung wird der stoffwechselaktive Anteil der Präparate an L-Thyroxin diskutiert. Von einigen Autoren wurde andererseits dem L-Thyroxin der erwünschte therapeutische Effekt zugeschrieben [4].

Die Frage, die sich hieraus zwangsläufig stellte, war, ob durch möglichst vollständige Eliminierung des L-Thyroxinanteils das Auftreten von Stenokardien und hypermetabolischen Veränderungen bei weiterhin vorhandenen Cholesterinsenkendem Effekt vermindert werden kann.

Bei den von uns unter dem Testnamen „Dyno" geprüften Präparat beträgt der L-Thyroxinanteil, der enzymatisch ermittelt wurde [5], maximal 0,2 %.

Wir haben bisher in einer orientierenden noch nicht abgeschlossenen Untersuchung an bislang 21 nicht vorbehandelten Patienten mit einer Hyperlipoproteinämie der Typen IIa und IIb die Wirkung von „Dyno" untersucht. Die Untersuchung ist als pilotstudy aufzufassen. Sekundäre Hyperlipoproteinämien wurden klinisch und laborchemisch ausgeschlossen.

Die Typendifferenzierung erfolgte nach Bestimmung des Cholesterins und der Triglyceride durch Einsatz von Lipoproteinelektrophorese auf Celluloseacetatmembranen und Ultrazentrifuge [6, 7]. Die Untersuchung erfolgte dreiphasig.

Einer 6wöchigen Placebophase schloß sich die Verumphase gefolgt von einer erneuten Placebophase an. In der Verumphase wurde die Dosis einschleichend in Abständen von 14 Tagen über 2 und 4 mg auf 6 mg „Dyno" gesteigert. Bei der Dosis von 6 mg wurden drei Kontrollen des Cholesterinspiegels und der Triglyceride im Abstand von 14 Tagen durchgeführt. Bei unzureichendem therapeuti-

Tabelle 1

schem Effekt wurde eine Dosissteigerung auf 9 mg vorgenommen. Diätetische Maßnahmen wurden nicht durchgeführt. Die Typen IIa und IIb verhielten sich bezüglich der Cholesterinsenkung gleichförmig.

Während der 6 mg-Gabe wurde ein maximaler mittlerer prozentualer Abfall von -17% vom mittleren Ausgangswert des Cholesterinspiegels der ersten Placebophase erreicht (Tabelle). Während der 9 mg-Gabe konnte — allerdings an einem bisher zu kleinen Kollektiv, um gültige Aussagen machen zu können — eine weitere Steigerung auf maximal -24% erreicht werden. Eine Wirkung auf den Triglyceridspiegel beim Typ IIb konnte nicht beobachtet werden.

Folgende weitere Parameter wurden in 2wöchentlichen Abständen kontrolliert: Pulsfrequenz, Blutdruck und Gewicht. PBJ, EKG, Harnsäure und Nüchternblutzuckerkontrollen wurden in der ersten Placebophase und während der 6 mg-Gabe durchgeführt. Nach folgenden Nebenwirkungen wurde gefragt: Schweißausbrüche, Einschlafstörungen, Diarrhoe, Qualität und Quantität von Angina pectoris-Beschwerden.

Eine Tendenz zur Verstärkung oder Provokation von Angina pectoris-Anfällen konnte bisher nicht festgestellt werden. Die Anlage der Studie und die geringe

Patientenzahl hat allerdings bezüglich dieser Fragestellung keine Aussagekraft. Pulsfrequenz, Blutdruck, Nüchternblutzucker und Harnsäurespiegel im Serum blieben unbeeinflußt. Zwei Patienten klagten über Einschlafstörungen. Bei einer Patientin trat ein juckendes Exanthem auf, das nach Absetzen des Präparates zurückging. Eine Gewichtsabnahme während der Verumphase konnte nicht registriert werden.

Unsere vorläufigen Ergebnisse zeigen, daß das gereinigte D-Thyroxinpräparat „Dyno" den Cholesterinspiegel bei den Hyperlipoproteinämien vom Typ IIa und IIb senkt.

Unter der Gabe von 6 mg wurde eine im Vergleich zu bisher bekannten Cholesterin-senkenden Präparaten ähnliche Wirkung gesehen. Die Möglichkeit einer weiteren Senkung durch Dosissteigerung auf 9 mg und evtl. höher deutet sich an, kann aber erst durch eine Langzeitstudie gesichert werden.

Literatur
1. Lees, R. S., Wilson, D. E.: New Engl. J. Med. 284, 186 (1971). — 2. Searcy, R. L.: Curr. ther. Res. 10, 177 (1968). — 3. Wolfram, G.: Münch. med. Wschr. 112, 1792 (1970). — 4. Jepson, E. M.: Brit. med. J. 1963 I, 1446. — 5. Neudecker, H., Scheiffele, E.: Arzneimittel-Forsch. 21, 432 (1971). — 6. Klemens, U. H., Schmalbeck, J.: Z. klin. Chem. 8, 162 (1970). — 7. Klemens, U. H., Schmalbeck, J.: Z. klin. Chem. 8, 166 (1970).

Feurle, G. (Med. Poliklinik, Universität Heidelberg): **Über den Einfluß der Neutralisation des Magensaftes durch Magnesiumhydroxyd auf die Gastrinkonzentration bei Patienten mit Ulcus duodeni**

Die Behandlung des Ulcuskranken mit Antacida gehört zu den Fundamenten der Ulcustherapie. Seit dem Bericht aber von Bernard [1], daß Alkalisation des Mageninhaltes zu einer sekundären Vermehrung der Säurebildung führt, wird die Frage des sog. acid-rebound diskutiert. In der Literatur der ersten Hälfte dieses Jahrhunderts über dieses Thema wurde eine solche sekundäre Säurebildung nach Neutralisation des Magensaftes durch Bicarbonat, Calciumcarbonat, Magnesiumhydroxyd u. a. Antacida allgemein angenommen [2].

In zwei ausführlichen Publikationen kamen Pereira-Lima u. Hollander (1959) [2, 3] jedoch zu dem Schluß, daß acid-rebound nie sicher nachzuweisen war. Fordtran [4] aber, der die Frage erneut untersuchte, beobachtete sekundäre Säureresektion nach Calciumcarbonat beim Ulcuskranken. Er führte dies auf die Freisetzung von Calciumionen zurück. Nach Aluminium-, Magnesiumhydroxyd konnte er keinen sekundären Säureanstieg nachweisen.

Einer der Mechanismen, der möglicherweise acid-rebound nach Alkalibehandlung verursachen könnte, ist sekundäre Gastrinfreisetzung, sei es durch den plötzlichen Anstieg des pH oder eines bei der Neutralisation entstehenden Ions.

Deshalb wurde bei elf Patienten mit frischem Ulcus duodeni der Einfluß der Neutralisation der Magensäure durch eine 8%ige Suspension von Magnesiumhydroxyd auf pH des Mageninhaltes und Serumgastrinspiegels untersucht. Zur pH-Prüfung wurde jeweils eine kleine Menge Magensaft durch den vorher gelegten Magenschlauch entnommen und mit pH-Indikatorpapier geprüft. Gastrin wurde radioimmunologisch bestimmt. Um einen möglichen Volumeneffekt auszuschalten, wurde zwischen Vorperiode und Antacidaperiode 30 min lang eine nicht neutralisierende Suspension von Bariumsulfat oral verabreicht. Auf der Abbildung erkennt man, daß es nach der Gabe von Magnesiumhydroxyd zu einem Anstieg der Gastrinsekretion und etwa zur gleichen Zeit zu einem Anstieg des pH auf neutrale Werte kommt.

Hansky et al. haben kürzlich [5] ebenfalls einen Anstieg von Serumgastrinspiegeln nach Antacida gefunden. Diese Autoren instillierten 50 ml %-Natriumbicarbonatlösung bei Ulcuskranken und gesunden Kontrollpersonen.

Es ist anzunehmen, daß ein Anstieg der Gastrinserumkonzentration auf 100 pg/ml zu einer sekundären Säuresekretion führt. McGuigan et al. [6] haben kürzlich gezeigt, daß bei einer Infusion von 0,125 µg/kg/Std menschliches Gastrin, beim Hund Gastrinserumwerte von etwa 100 pg/ml erreicht werden und daß im Heidenhain-Pouch eine Säuresekretion von etwa 0,1 mVal/15 min auftritt. Bei Verwendung einer Tasche aus dem gesamten Magen wäre die Säuresekretion sicher größer gewesen.

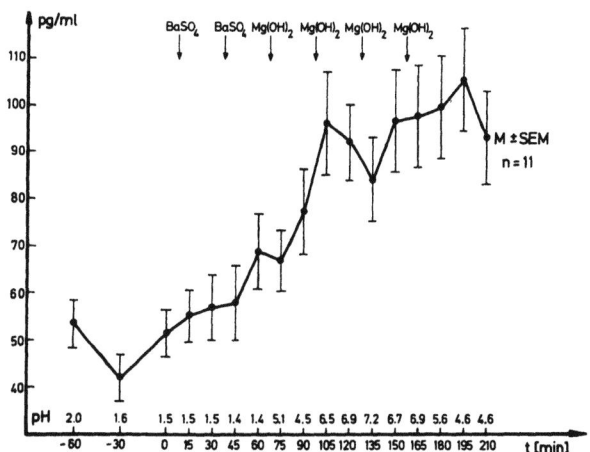

Abb. 1. Der Einfluß von jeweils etwa 30 ml 8%-Suspension von BaSO⁴ bzw. Mg(OH)₂ (↓) auf pH des Magensaftes und mittlere Serumgastrinkonzentration bei elf Patienten mit frischem Ulcus duodeni

Der beschriebene Gastrinanstieg und die wahrscheinlich daraus folgende Säuresekretion legen den Schluß nahe, daß acid-rebound bei der Antacidbehandlung des Ulcus duodeni wirklich existiert.

Literatur

1. Bernard, C.: Leçons de physiologie opératoire, p. 570. Paris-London-Madrid 1879. — 2. Pereira-Lima, J., Hollander, F.: Gastroenterology **37**, 145 (1959). — 3. Pereira-Lima, J., Hollander, F.: Gastroenterology **37**, 154 (1959). — 4. Fordtran, J. S.: New Engl. J. Med. **279**, 900 (1968). — 5. Hansky, J., Korman, M. G., Cowley, D. J., Baron, J. H.: Gut **12**, 959 (1971). — 6. McGuigan, J. E., Isaza, J., Landor, J. H.: Gastroenterology **61**, 659 (1971).

BACK, P., SJÖVALL, K., SJÖVALL, J. (Med. Klinik Universität Freiburg und Karolinska Institut Stockholm): **Die Identifizierung von Monohydroxygallensäuren bei intrahepatischer Schwangerschaftscholestase**

Die rekurrierende intrahepatische Schwangerschaftscholestase stellt eine benigne Abnormität des Schwangerschaftsverlaufes dar, welche etwa 20,6% der in der Schwangerschaft auftretenden Ikterusformen ausmacht; charakterisiert ist sie durch ausgeprägten Pruritus bei nur geringem Ikterus ohne wesentliche Störung des Allgemeinbefindens sowie ohne Prodromalstadien. Der Ikterus beginnt in der Mehrzahl der Fälle nach der 22. Woche, wurde in Einzelfällen jedoch auch schon in der 7. Woche beobachtet. Ikterus und Pruritus verschwinden rasch, meist bereits innerhalb der 1. Woche, nach eingeleiteter oder spontaner Geburt [1]. Die Ätiologie ist noch nicht bekannt.

Bisher bei diesen Patienten durchgeführte Plasmagallensäurenanalysen zeigten wie in allen bisher untersuchten Fällen von Cholestase eine deutliche Ab-

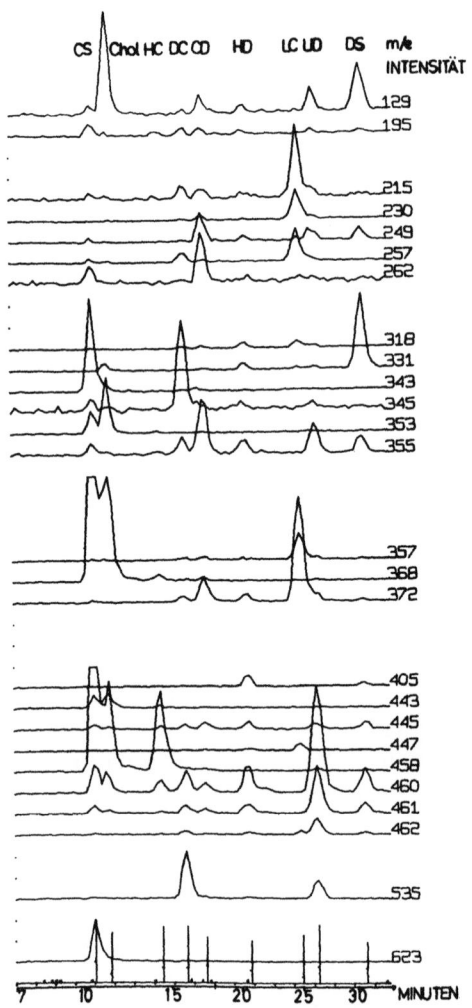

Abb. 1. Kombiniertes Gaschromatogramm-Fragmentionogramm (Gaschromatographmassenspektrometer LKB 9000) von Cholsäure (CS), Cholesterin (Chol), Hyocholsäure (HC), Desoxycholsäure (DC), Chenodesoxycholsäure (CD), Hyodesoxycholsäure (HD), Lithocholsäure (LC), Ursodesoxycholsäure (UD) und 3β-Hydroxy-5-cholensäure (DS)

nahme des Anteils der Desoxycholsäure sowie eine Verschiebung des Verhältnisses der primären Gallensäuren Chenodesoxycholsäure zu Cholsäure von 1:1 auf 1:4,5. Die bisher gefundenen Gallensäuren lagen als Glycin- bzw. Taurinconjugate vor, nur Spuren freier Gallensäuren konnten entdeckt werden [2].

Zur Frage des Vorkommens von Monohydroxygallensäuren oder anderer Gallensäuren liegen bisher keine Untersuchungen vor. Diese Säuren beanspruchen deshalb klinisches Interesse, weil tierexperimentell gezeigt werden konnte, daß die i.v. Verabreichung von 3 β-Hydroxy-5-cholensäure und Taurolithocholsäure akute Cholestase hervorruft [3] und längere Gabe von Lithocholsäure entzündliche Veränderungen im Bereich des Periportalfeldes, duktuläre Hyperplasie der Gallengänge, schließlich auch Fibrose und cirrhotische Umwandlung des Lebergewebes hervorrufen kann [4].

Es wurden jeweils 5 ml eines Plasma-Pools gesunder Schwangerer und eines Plasma-Pools von Patienten sowie zwei 5 ml-Proben von Gesunden und vier 5 ml-Einzelproben von Patienten untersucht. Nach säulenchromatographischer Vorreinigung und anschließender Auftrennung der Plasmagallensäuren auf Sephadex LH 20 in eine Conjugatfraktion und eine stärker polare Fraktion, welche Sulfatester der conjugierten Säuren enthielt [5], zeigten gaschromatographische Analysen die Gegenwart von Cholsäure, Chenodesoxycholsäure und Desoxycholsäure in der nicht sulfatierten Fraktion aller analysierten Proben. Eine Ausnahme bildete ein Patientenplasma, in welchem 3 β-Hydroxy-5-cholensäure als Conjugat entdeckt werden konnte; andere Gallensäuren waren in dieser Fraktion nicht aufzufinden. Die Sulfatesterfraktion zeigte bei gaschromatographischer Analyse keine freien Gallensäuren, wenn lediglich der Solvolyseschritt zur Abspaltung der Sulfatgruppe durchgeführt wurde.

Nach Solvolyse und folgender alkalischer Hydrolyse jedoch konnten Lithocholsäure, 3 β-Hydroxy-5-cholensäure und Ursodesoxycholsäure in den Plasmaproben der Patientengruppe entdeckt werden, Lithocholsäure als sulfatiertes Conjugat auch in der Gruppe der normalen Schwangeren. In allen analysierten Proben konnten auch Hinweise für das Vorkommen von Cholsäure, Chenodesoxycholsäure und Desoxycholsäure innerhalb dieser Fraktion gewonnen werden. Auf Grund der gaschromatographischen Analyse allein war jedoch die Identität der gefundenen Säuren nicht zu beweisen. Erst in Kombination des gaschromatographischen Systems mit einem Massenspektrometer (LKB GC-MS 9000) war der Strukturbeweis in der im folgenden geschilderten Weise möglich.

Die Ursodesoxycholsäure (3 α, 7 β-Dihydroxycholansäure) zeigt in ihrem Massenspektrum einen charakteristischen, sehr intensiven Fragmentations-Peak bei der Analyse als Methylester-Trimethylsilyläther bei der Ionenmasse m/e 460, welcher als Folge der Abspaltung einer Trimethylsilylgruppe in Stellung 3 des Steroidgerüstes auftritt, einen geringeren bei m/e 370, welcher durch Abspaltung auch der zweiten Trimethylsilylgruppe entsteht. Dieses Fragmentationsmuster unterscheidet diese Säure von der epimeren 3 α, 7 α-Dihydroxycholansäure, der Chenodesoxycholsäure, bei welcher der Massen-Peak bei m/e 460 infolge der leichteren Abspaltbarkeit der in axialer Stellung zum Steroidgerüst befindlichen 7 α-Trimethylsilylgruppe sehr viel kleiner ist. Der Molekularion-Peak, welcher das lediglich um ein Elektron reichere nicht fragmentierte Molekül repräsentiert, findet sich für die Dihydroxycholansäuren als Methylester-Trimethylsilylätherderivate bei m/e 550. m/e 535 ist Ausdruck der Abspaltung einer Methylgruppe.

Die Lithocholsäure (3 α-Monohydroxycholansäure) zeigt charakteristische Fragmentation bei m/e 372 entsprechend der Abspaltung einer Trimethylsilylgruppe, ferner bei m/e 215, welches der Abspaltung einer Trimethylsilylgruppe, der Seitenkette und der C-Atome C_{15} bis C_{17} entspricht sowie bei m/e 257 als Ausdruck der Abspaltung einer Trimethylsilylgruppe und der Seitenkette.

Die 3 β-Hydroxy-5-cholensäure zeigt einen ausgesprochenen Molekularion-Peak bei der Masse m/e 460, weiterhin einen für sie jedoch uncharakteristischen Peak bei m/e 370, der durch Abspaltung einer Trimethylsilylgruppe entsteht. Charakteristisch für sie ist jedoch das Fragment m/e 129 und das Fragment m/e 331, welches der Masse minus Fragment 129 entspricht. Dieses entsteht durch Bruch des Moleküls im Bereich der Doppelbindung des B-Ringes [6].

Die Registrierung der charakteristischen Ionenfragmente über die Zeit des Chromatographielaufes entsprechend ihrer Intensität erlaubt die eindeutige Identifizierung von Lithocholsäure an Hand der Peaks bei m/e 215, 230, 257, 372, ferner den Nachweis von Ursodesoxycholsäure mit Peak-Intensitäten bei m/e 460 sowie von 3 β-Hydroxy-5-cholensäure mit seinen charakteristischen Peak-

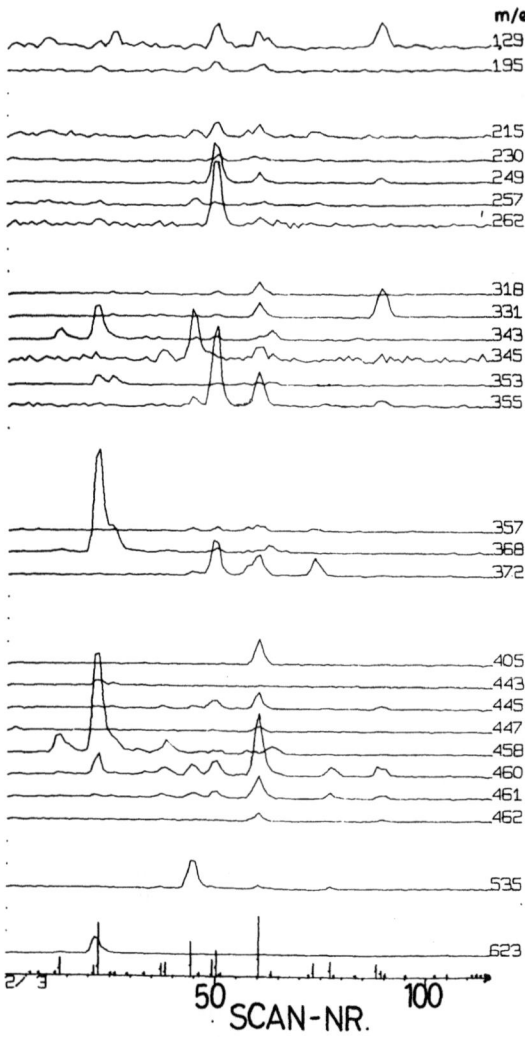

Abb. 2. Identifizierung von Lithocholsäure (Scan-Nr. 72), Ursodesoxycholsäure (Scan-Nr. 76) und 3β-Hydroxy-5-cholensäure (Scan-Nr. 88) auf Grund der charakteristischen Ionenmassen nach Analyse im kombinierten Gaschromatographmassenspektrometer LKB 9000

Intensitäten bei m/e 129 und m/e 331. Cholsäure, Chenodesoxycholsäure und Desoxycholsäure fanden sich ebenfalls in der Sulfatesterfraktion.

Das Vorkommen von Monohydroxygallensäuren und der Ursodesoxycholsäure im menschlichen Plasma konnte auf diese Weise erstmalig bewiesen werden, sie liegen als Sulfatester ihrer Conjugate hier vor.

Wieweit das Auftreten dieser Säuren als Ursache oder Folge bei Schwangerschaftscholestase anzusehen ist, ist Gegenstand unserer weiteren Untersuchungen.

Literatur
1. Haemmerli, U. P.: Acta med. scand. Suppl. **179**, 444 (1966). — 2. Sjövall, K., Sjövall, J.: Clin. Chim. Acta **13**, 207 (1966). — 3. Javitt, N. B., Emerman, S.: J. clin. Invest. **47**, 1002 (1968). — 4. Holsti, D.: Nature (Lond.) **186**, 250 (1960). — 5. Cronholm, T., Makino, I., Sjövall, J.: Europ. J. Biochem. **26**, 251 (1972). — 6. Sjövall, J., Eneroth, P., Ryhage, R.: In: The bile acids. Chemistry, physiology, and metabolism, Vol. I, p. 209 (Nair, P. P., Kritchevsky, D., Eds.). New York-London: Plenum Press 1971.

GARBE, U., PAPENBERG, J. (Med. Univ.-Klinik Heidelberg): **Die Wirkung von Äthanol auf den Lipoproteinstoffwechsel der isoliert durchströmten Rattenleber**

Äthanol gehört zu den häufigsten Ursachen sekundärer Hyperlipoproteinämien. In der Mehrzahl der Fälle findet sich nach Äthanol eine Hyperlipoproteinämie vom Typ IV mit Hyperprä-β-Lipoproteinämie und Hypertriglyceridämie [4].

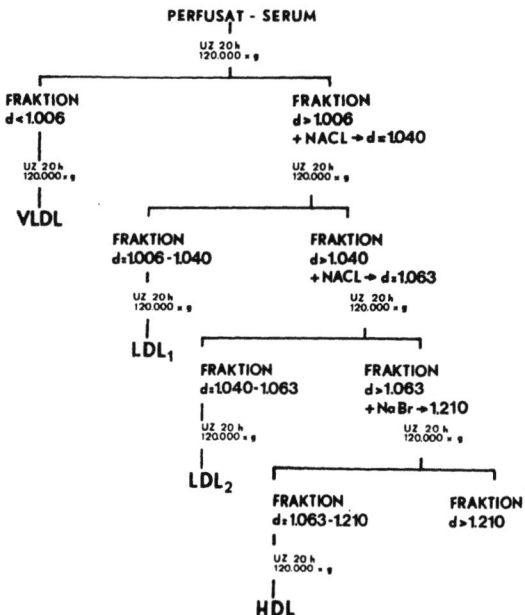

Abb. 1. Aus dem Perfusatserum werden durch präparative Ultrazentrifugation folgende Lipoproteinfraktionen isoliert [3]

Nach standardisierten oralen und i.v. Äthanolbelastungen kommt es zu einem Anstieg der Serumtriglyceride, dagegen bleiben die Serumtriglyceride im Kontrollversuch ohne Äthanol unverändert [4].

Ursächlich spielen bei der sekundären äthanolinduzierten Hyperlipoproteinämie folgende Mechanismen eine Rolle: In der Leberzelle eine verminderte Oxydation der freien Fettsäuren und eine vermehrte Synthese und Veresterung von freien Fettsäuren zu Triglyceriden, in der Fettzelle eine vermehrte Lipolyse durch Freisetzung von Katecholaminen und im Serum eine Hemmung der Lipoproteinlipaseaktivität.

Über die Synthese und Sekretion von Lipoproteinen unter Äthanol in der Leber ist bisher wenig bekannt. Nach Untersuchungen am Ganztier nehmen Baraona u. Lieber [1] an, daß Äthanol über das mikrosomale Äthanol oxydierende Enzymsystem neben der Triglycerid- auch die Apoproteinsynthese der Lipoproteine stimuliert.

Da in der Leber der Hauptteil der Lipoproteine — außer Chylomikronen — gebildet wird, haben wir an der isoliert durchströmten, nicht gefasteten Rattenleber die Wirkung von Äthanol auf die Lipoproteinsynthese und -sekretion untersucht.

Die VLDL (very low density lipoproteine), die LDL_1 und LDL_2 (low density lipoproteine) und die HDL (high density lipoproteine). Meßgrößen für die Neusynthese und Sekretion dieser Lipoproteinfraktionen sind die innerhalb einer 3stündigen Versuchsdauer von 10 g Leber synthetisierten Apoproteine und der Einbau von uniform markiertem L-Leucin-C^{14}, angegeben in spezifischer Aktivität in cpm/µg Apoprotein.

Gegenüber den Kontrollversuchen hemmt Äthanol die Sekretion der VLDL-Fraktion. Unbeeinflußt bleiben dagegen die Sekretionsraten der LDL_1-, LDL_2- und HDL-Fraktionen nach Äthanol.

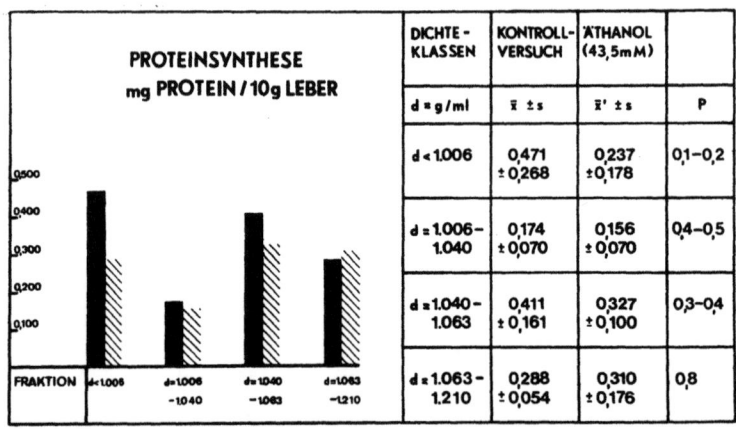

Abb. 2. Die Mittelwerte der Proteinsynthese der einzelnen Lipoproteinfraktionen sind in Säulenform aufgetragen. Die schwarzen Säulen stellen die Kontrollversuche, die schraffierten die Äthanolbelastungen dar. Die relativ weite Streuung der Werte für die Lipoproteinsynthese erklärt sich möglicherweise aus einer geringen Regulation

Die spezifischen Aktivitäten in den einzelnen Lipoproteinfraktionen zeigen geringe Unterschiede, die sich möglicherweise auf Veränderungen der Apoproteinzusammensetzung nach Äthanol beziehen.

Nach den Befunden der sekundären äthanolininduzierten Hyperprä-β-Lipoproteinämie beim Menschen überrascht die Hemmung der VLDL-Synthese und Sekretion der isolierten Rattenleber nach Äthanol. Dieser Unterschied muß sich auf unterschiedliche Stoffwechselbedingungen der Leber in vivo und in vitro bei isolierter Durchströmung beziehen.

In vitro hemmt Äthanol anscheinend direkt die Proteinsynthese der Leberzelle, wie Rothschild [5] für Albumin und Jeejeebhoy [2] am Ganztier auch für Transferrin nachweisen konnten. Letzterer fand auch, daß Äthanol die Fibrinogensynthese nicht hemmt. Die bisherigen Befunde zeigen, daß Äthanol auf die Lebersynthese der verschiedenen Proteine unterschiedlich wirkt.

Literatur

1. Baraona, E., Lieber, C. S.: J. clin. Invest. **49**, 769 (1970). — 2. Jeejeebhoy, K. N., Phillips, M. J., Bruce-Robertson, A., Ho, J., Sodke, U.: Biochem. J. **126**, 1111 (1972). — 3. Koga, S., Horwitz, D. L., Scanu, A. M.: J. Lipid Res. **10**, 577 (1969). — 4. Papenberg, J., Schlierf, G.: Verh. dtsch. Ges. inn. Med. **77**, 599 (1971). — 5. Rothschild, M. A., Oratz, M., Mongelli, J., Schreiber, S. S.: J. clin. Invest. **50**, 1812 (1971).

SAUERBRUCH, T., DÖRNER, M., BARTSCH, U., SANWALD, R. (Med. Univ.-Klinik Heidelberg): **Untersuchungen zum Nachweis des HAA-Antigens mit dem Latextest**

Die bisher gebräuchlichen Tests zum Nachweis des HAA-Antigens (Australia-Antigen) wie Komplementbindungsreaktion (KBR), Ouchterlony-Test und Überwanderungselektrophorese (electro-immunodiffusion = EID) haben bei unterschiedlicher Empfindlichkeit, aber etwa gleicher Spezifität den Nachteil, entweder methodisch aufwendig oder zeitraubend zu sein.

Tabelle 1. *Vergleich verschiedener HAA-Nachweismethoden bei Patienten und Blutspendern*

	Patienten	Blutspender
Gesamt	148	152
KBR + EID positiv	75 (51%)	1 (0,6%)
Latex-HAA-positiv	83 (56%)	8 (5,3%)
Nur Latex-HAA positiv	21 (14%)	7 (4,6%)

Seit kurzer Zeit wird ein bereits beschriebener Latextest als „Latex-HAA-Reagenz" angeboten [1, 2, 3, 4]. Er ist methodisch einfach und in wenigen Minuten durchzuführen. Vor allem bei Seren, die Rheumafaktoren enthalten, können unspezifisch positive Agglutinationen eintreten.

Im folgenden soll über die Ergebnisse der Parallelbestimmung des HAA-Antigens mit dem Latextest, der Überwanderungselektrophorese und der Komplementbindungsreaktion bei einem gemischten, überwiegend hepatologischen Kollektiv berichtet werden. Von 148 so untersuchten Seren waren 75 mit den gebräuchlichen Methoden zur HAA-Antigenbestimmung (KBR und EID) positiv, aus demselben Kollektiv dagegen 83 Seren bei Bestimmung mit dem Latex-HAA-Reagenz.

Tabelle 2. *Nachweis von Rheumafaktoren in HAA-positiven und HAA-negativen Seren*

	Patienten	Waaler-Rose positiv	Latex-RF positiv
Gesamt	148	45 (33%)	6 (4%)
KBR + EID positiv	75	17 (23%)	2 (3%)
Nur Latex-HAA positiv	21	20 (95%)	3 (14%)
KBR, EID und Latex-HAA negativ	52	8 (15%)	1 (2%)

62 Seren reagierten mit allen drei Nachweismethoden positiv. 21 Seren waren mit dem Latex-HAA-Reagenz positiv, jedoch nicht mit der Komplementbindungsreaktion und auch nicht mit der Überwanderungselektrophorese (Tabelle 1).

Wir untersuchten alle 148 Seren mit dem Waaler-Rose- und dem Rheumalatextest („Latex-RF-Reagenz") auf das Vorhandensein von Rheumafaktoren.

Von den 148 Seren waren 45 (33%) positiv im Waaler-Rose-Test (Titer 1:32 und höher). Von den 75 HAA-Antigen-positiven Seren (KBR und EID) waren 17 (23%) mit dem Waaler-Rose-Test positiv. Von den 21 Seren, die nur mit dem Latex-HAA-Reagenz, jedoch nicht mit den beiden anderen Tests, positiv reagierten, hatten 20 (95%) im Waaler-Rose-Test einen Titer von 1:32 und höher. Die restlichen 52 Seren, die weder in der KBR und EID noch mit dem Latex-HAA-Reagenz positiv waren, reagierten achtmal (15%) positiv im Waaler-Rose-Test (Tabelle 2).

Für den Rheumalatextest (Latex-RF-Reagenz) ergab sich folgende Verteilung: 6 aus dem Gesamtkollektiv von 148 Seren waren positiv (4%), von den 75 HAA-Antigen-positiven Seren waren es 2 (2,6%). Unter den 21 nur mit dem Latex-HAA-Reagenz-positiven Seren reagierten 3 (14%) positiv mit dem Latex-RF-Reagenz (Tabelle 2).

Von 152 Seren waren eine mit den bisher angewandten Methoden (KBR und EID) und 8 mit dem Latex-HAA-Reagenz positiv (Tabelle 1).

In unserem Kollektiv ist der Anteil unspezifisch positiver Agglutinationen im Latex-HAA-Test mit 25% (21 von 81) sehr hoch. Die Annahme, daß für diese falsch-positiven Reaktionen das gleichzeitige Vorhandensein von Rheumafaktoren in den zu testenden Seren mitverantwortlich ist, konnte durch den Waaler-Rose- und Latex-RF-Test bestätigt werden. Auffallend ist, daß 95% (20 von 21) der unspezifisch reagierenden Seren auch im Waaler-Rose-Test positiv sind. Diese hohe Coincidenz zwischen falsch-positiven Ergebnissen mit dem Latex-HAA-Reagenz und dem Waaler-Rose-Test könnte dadurch bedingt sein, daß bei beiden Methoden Kaninchenglobuline mit Proteinen in menschlichen Seren reagieren.

Unsere Ergebnisse lassen das Latex-HAA-Reagenz zum Nachweis des HAA-Antigens auf Grund der methodischen Vorzüge zu einem Screening gesunder Blutspender geeignet erscheinen. Für die klinische Anwendung sollte jedoch auf die bisher üblichen Methoden nicht verzichtet werden, da der Anteil falsch-positiver Ergebnisse deutlich ist, aber auch falsch-negative Resultate (n = 13) nicht ausgeschlossen werden können.

Literatur

1. Brammer, K. W.: Rapid screening of blood donors for the presence of hepatitis associated antigen using a latex agglutination test. Sixth International Symposium, Basic Progress in Blood Transfusion. Brussels 5. 2. 1972. — 2. Desmyter, J.: The latex test for Australia antigen, a preliminary comparison. Sixth International Symposium, Basic Progress in Blood Transfusion. Brussels 5. 2. 1972. — 3. Leach, J. M., Ruck, B. J.: Brit. med. J. **4**, 597 (1971). — 4. Malin, S. F., Edwards, J. R.: Nature (Lond.) New Biol. **235**, 182 (1972).

ZEBE, H., SANWALD, R., RITZ, E. (Med. Univ.-Klinik Heidelberg): **Übertragung des Australia-Antigens durch Insekten (Platta americana) — ein möglicher Infektionsweg der Serumhepatitis**

Krugmann gelang der schlüssige Beweis, daß die mit positivem Australia-Antigennachweis einhergehende Hepatitis, die klassische Serumhepatitis, nicht nur parenteral, sondern auch oral übertragen werden kann [1].

Anläßlich einer von uns in der Dialyseabteilung der Medizinischen Univ.-Klinik Heidelberg beobachteten Hepatitisepidemie kam erstmals der Verdacht der Übertragung durch Insekten auf [2]. Ein Hinweis auf die mögliche Übertragung von Australia-Antigen durch Insekten ist die hohe Durchseuchungsrate der Bevölkerung in Südostasien, bei der eine parenterale Übertragung mit Sicherheit ausgeschlossen ist [3].

Die Übertragung durch Insekten ist theoretisch möglich, da nach Barker bereits 0,1 µl Australia-Antigen-positiven Serums infektiös sind [4].

Wir sind dieser Frage nachgegangen und bedienten uns dabei der amerikanischen Schabe (Platta americana).

Die Komplementeigenhemmung der Hämolymphe — wohl bedingt durch die bekannte bakterielle Besiedelung — konnte durch Verfüttern von Refobacin im Trinkwasser ausgeschaltet werden. Eine Gruppe der Tiere wurde durch Injektion von Australia-Antigen-positivem Serum in die Cölomhöhle infiziert, die andere Gruppe wurde oral infiziert, indem mit einer Mikrosonde Australia-Antigen-

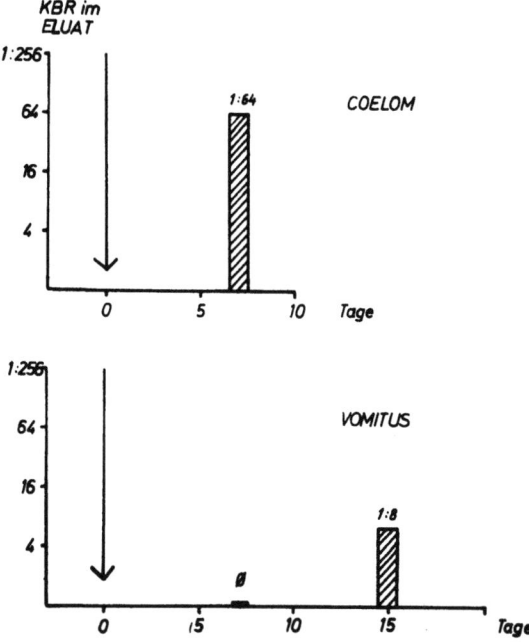

Abb. 1. Au-Antigen Nachweis bei peroraler Infektion von Platta americana

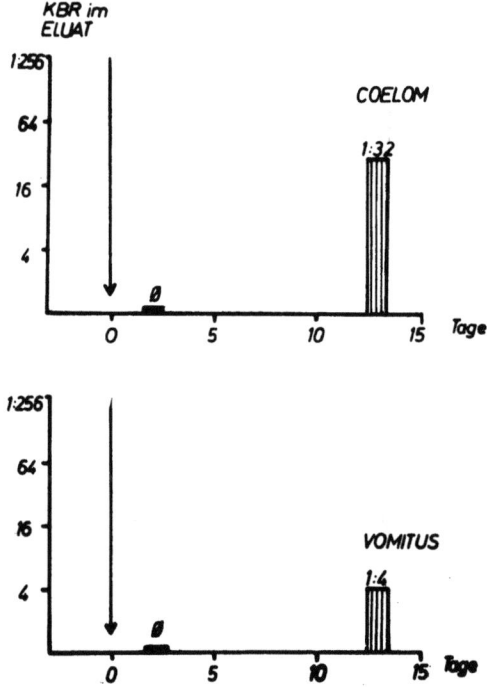

Abb. 2. Au-Antigen Nachweis nach Infektion des Cöloms von Platta americana

positives Serum durch die Schlundöffnung in den Magen-Darmtrakt injiziert wurde.

Faßt man die Schaben an, so sondern sie durch die Schlundöffnung ein Sekret ab, das wir in Ermangelung einer genauen Bezeichnung Vomitus nannten. Es handelt sich hierbei um ein Wehrverhalten, wie wir es bei vielen Insekten finden. Die bekannte Beschmutzung von Küchengerät und Speisen durch dieses Sekret könnte den möglichen Übertragungsmechanismus darstellen.

Der Vomitus wurde mit einem Filterpapier aufgefangen. Bei den gleichen Tieren wurde außerdem nach Infektion mit Australia-Antigen-positivem Serum physiologisches NaCl in die Cölomhöhlen injiziert und anschließend mit einer Tuberculinspritze aspiriert. Das aspirierte Gemisch von Hämolymphe und NaCl-Lösung wurde ebenfalls auf ein Filterpapier gegeben. Die Filterpapiere wurden einzeln in NaCl gewaschen, die Waschlösung wurde konzentriert und anschließend über eine mit Antiaustralia-Antikörpern beladene Säule gegeben.

Der Nachweis des Antigens im Blut erfolgte sowohl mit Hilfe der Überwanderungselektrophorese als auch der KBR.

Wie aus den beiden folgenden Diapositiven ersichtlich ist, war sowohl nach dem Beimpfen des Verdauungstraktes als auch nach Beimpfen des Cöloms in der Hämolymphe und auch im Vomitus das Australia-Antigen nachweisbar (Abb. 1 u. 2).

Ob der überraschende Titeranstieg im Verlauf der Versuchsperiode als Hinweis auf eine Vermehrung des Virus im Insekt zu werten ist, stellen wir zur Diskussion. Jedenfalls beweisen unsere Ergebnisse, daß Platta americana im speziellen und wahrscheinlich Insekten im allgemeinen als Überträger der Serumhepatitis in Frage kommen.

Literatur
1. Krugmann, S., Giles, J. P., Hammond, J.: J. Amer. med. Ass. **200**, 365 (1967). — 2. Sanwald, R., Ritz, E., Rapp, W., Andrassy, K., Kommerell, B.: Germ. med. Mth **9**, 502 (1970). 3. Blumberg, B. S., Sutnick, A. I., London, W. T., Millman, I.: New Engl. J. Med. **283**, 349 (1970). — 4. Barker, L. F., Shulman, N. R., Murray, R., Hirschman, R. J., Ratner, F., Diefenbach, W. C. L., Geller, H. M.: J. Amer. med. Ass. **9**, 1509 (1970).

FRUHMANN, G., FRITZ, H., BERGSTERMANN, H. (II. Med. Klinik und Institut für Klin. Chemie u. Klin. Biochemie, Universität München): **Obstruktive Bronchopneumopathie, Cor pulmonale und Gicht bei zwei Patienten mit homozygot ererbtem α_1-Antitrypsinmangel**

Ätiologie und Pathogenese der unspezifischen, obstruktiven Bronchopneumopathien, die häufig zu einer vorzeitigen Berufsunfähigkeit führen, liegen noch weitgehend im Dunkeln. Angeschuldigt werden inhalative Noxen und biochemische Veränderungen an der Lungenalveole und im Bronchialsekret. Tatsächlich gelang es vor kurzem Goldring, Kimbel, Lieberman, Moscowitz und ihren Arbeitsgruppen durch Inhalation von pflanzlichen, bakteriellen und leukocytären Proteasen an Tieren ein Lungenemphysem zu erzeugen. Natürlicher Schutzstoff vor der Einwirkung dieser Proteasen ist das α_1-Antitrypsin, welches an Lungengewebe adsorbiert wird. Eriksson u. Laurell hoben 1965 erstmals hervor, daß Personen, die einen erheblichen Mangel an α_1-Antitrypsin aufweisen, in der Hälfte bis zwei Drittel der Fälle an einem obstruktiven Lungenemphysem erkranken, das vorwiegend in den basalen Bezirken ausgeprägt ist und häufig schon vor dem 40. Lebensjahr auftritt. Die Defektproteinopathie wird nach Eriksson autosomalrecessiv vererbt. Das Serum von homozygoten Merkmalsträgern enthält nur etwa 10% des normalen Gehalts an α_1-Antitrypsin. Bisher sind im skandinavischen und angelsächsischen Schrifttum etwa hundert homozygote Defektträger mit Bronchopneumopathie bekannt geworden.

Arbeitskreise in England (Jones u. Thomas; Hutchinson u. Mitarb.) fanden im vergangenen Jahr unter selektierten Patienten mit chronisch obstruktiver Bronchopneumopathie in 13 bis 15% Kranke mit α_1-Antitrypsinmangel, die aber auf Grund der angegebenen biochemischen Analysen nicht alle als sicher homozygot eingestuft werden können.

Im mitteleuropäischen Raum liegt nur eine Beobachtung aus Frankreich von Vidal u. Mitarb. vor an zwei Patienten in jüngerem Alter mit pulmonaler Gesundheitsstörung und quantitativ sicher als homozygot klassifizierbarem α_1-Antitrypsinmangel. Ein Cor pulmonale wurde selten festgestellt, auf das gleichzeitige Vorhandensein einer Gicht unseres Wissens noch nicht geachtet. Im Schrifttum fehlen Mitteilungen über den Harnsäurespiegel im Serum dieser Kranken.

Seit 2 Jahren beobachten wir einen 33jährigen Kranken mit schwerer obstruktiver Bronchopneumopathie, alveolarer Hypoventilation und Cor pulmonale, das zweimal dekompensiert war. In seinem Serum konnten nur 10% der normalen α_1-Antitrypsinkonzentration nachgewiesen werden. Vor 2 Monaten wurde ein weiterer, 44jähriger Patient mit gleich schwerem α_1-Antitrypsinmangel und ähnlichen klinischen Erscheinungen untersucht, der zu ersterem nicht verwandt ist. Die wiederholten quantitativen Bestimmungen des α_1-Antitrypsingehalts mittels radialer Immunodiffusion und biochemisch ermittelter Trypsinhemmaktivität lassen beide Personen eindeutig in die Reihe der für α_1-Antitrypsin homozygoten Defektträger einordnen (Typ Pizz nach Fagerhol). Zusätzlich besitzen die beiden Kranken eine Hyperurikämie zwischen 9,5 und 12 mg-% ohne renale Insuffizienz. Der ältere leidet seit 2 Jahren an einer klinisch typischen Podagra. Die Seren von zwei weiblichen Verwandten ersten Grades des jüngeren weisen eine Reduktion der α_1-Antitrypsinkonzentration und der Trypsinhemmkapazität von etwa 50% der Norm auf. Sie sind heterozygote Merkmalsträger der Defektproteinämie, aber phänotypisch gesund.

Auf Grund der Häufigkeitsverteilung von obstruktiver Bronchopneumopathie, Gicht und α_1-Antitrypsinmangel liegt der Verdacht auf ein überzufälliges Zusammentreffen nahe. Die erwähnten experimentellen Beobachtungen stützen die Annahme, daß durch das Fehlen der Schutzfunktion von α_1-Antitrypsin leukocytäre und bakterielle Proteasen zur Pathogenese der obstruktiven Bronchopneumopathie beitragen. Aus unseren Beobachtungen geht weiterhin hervor, daß ein α_1-Antitrypsinmangel die Entwicklung eines schweren Cor pulmonale in verhältnismäßig jungem Alter begünstigen kann. Die Fahndung nach dem Vorliegen eines α_1-Antitrypsinmangels bei Patienten mit obstruktiver Bronchopneumopathie erscheint uns ratsam, damit der Gefährdete einer gezielten Prophylaxe zugeführt wird. Diese könnte bei heterozygoten Frauen möglicherweise in der Verabreichung von Oestrogenen bestehen, wie sie in gebräuchlichen Ovulationshemmern vorliegen, da diese auf Grund klinischer Reihenuntersuchungen von mehr als 100 Personen (Lieberman, 1971) die Trypsinhemmkapazität des Serums signifikant erhöhen. Die erstmals beobachtete Coincidenz von α_1-Antitrypsinmangel und Gicht bedarf einer Klärung. Zunächst ist die Frage offen, ob es sich hierbei um eine pathogenetische Sonderform der Gicht handelt.

Der Analogieschluß, daß durch den Verlust einer erweiterten, auch auf Nucleasen gerichteten Schutzfunktion des Proteaseninhibitors α_1-Antitrypsin verstärkt Cytolysen eintreten, wird durch unsere derzeitigen biochemischen Kenntnisse noch nicht gestützt. Den kürzlich von Hochstrasser u. Mitarb. im Sekret der oberen Luftwege beschriebenen Proteaseninhibitor, der etwa 70% der Hemmkapazität bewirken soll, konnte bei beiden Patienten mit homozygotem α_1-

Antitrypsinmangel in physiologischem Ausmaß nachgewiesen werden. Unsere Beobachtungen sollen dazu anregen, biochemische Ansatzpunkte in der Erforschung der Pathogenese von Bronchopneumopathien stärker zu beachten.

Literatur

Eriksson, S.: Acta med. scand. Suppl. **432** (1965); — Lancet **1970 I**, 891. — Eriksson, S., Berven, H.: Pulmonary disease in homozygotes. International Symposium on Proteolysis and Pulmonary Emphysema. City of Hope Medical Center, Pasadena, USA, 4.—6. Jan. 1971. — Fagerhol, M., Tenfjord, O.: Acta path. microbiol. scand. **72**, 601 (1968). — Goldring, I., Ratner, I., Park, S., Greenburg, L.: Sequential anatomic changes in lungs exposed to papain and other proteolytic enzymes. International Symposium on Proteolysis and Pulmonary Emphysema. City of Hope Medical Center, Pasadena, USA, 4.—6. Jan. 1971. — Hochstrasser, K., Reichert, R., Schwarz, S., Werle, E.: Z. physiol. Chem. **353**, 221 (1972). — Hutchison, D. C. S., Cook, P. J. L., Barter, C. E., Harris, H., Hugh-Jones, P.: Brit. med. J. **27**, 689 (1971). — Jones, M. C., Thomas, G. O.: Thorax **26**, 652 (1971). — Kimbel, P., Marco, V., Mass, B., Meranze, D., Weinbaum, G.: Emphysema in dogs induced by leucocyte contents. International Symposium on Proteolysis and Pulmonary Emphysema, City of Hope Medical Center, Pasadena, USA, 4.—6. Jan. 1971. — Lieberman, J.: Digestion of antitrypsin deficient lung by leukoproteases. International Symposium on Proteolysis and Pulmonary Emphysema. City of Hope Medical Center. Pasadena, USA, 4.—6. Jan. 1971. — Lieberman, J., Mittman, C., Kent, J. R.: J. Amer. med. Ass. **217**, 1198 (1971). — Mittman, C.: Amer. Rev. Resp. Dis. **105**, 430 (1972); — Pulmonary emphysema and proteolysis, p. 10003. New York: Academic Press (1972). — Moskowitz, R., Heinrich, G.: Bacterial inactivation of antitrypsin. International Symposium on Proteolysis and Pulmonary Emphysema. City of Hope Medical Center, Pasadena, USA, 4.—6. Jan. 1971. — Reichert, R., Hochstrasser, K., Fruhmann, G., Fritz, H., Werle, E.: Konzentration an niedermolekularem Proteaseinhibitor im Bronchialsekret bei α_1-Antitrypsinmangel. Pneumonologie (im Druck). — Vidal, J., Cazal, P., Robinet-Levy, M., Michel, F.: Presse méd. **78**, 783 (1970).

WICK, E., BELL, U., BAHNER, E. (Kardiol. Abt. der Med. Kliniken u. Polikliniken und Abt. für Med. Physik, Universität Gießen): **Die Prüfung der Ventrikelsteuerung implantierter Herzschrittmacher**

Eine Besserung der Reizleitungsverhältnisse nach Implantation eines Schrittmachers führt bei starrfrequenter Reizung des Herzens zu Arrhythmien. Zu ihrer Vermeidung werden deshalb Schrittmacher mit Ventrikelsteuerung verwendet. Sie verhindern eine unzweckmäßige Stimulierung des Herzens bei ausreichender Eigentätigkeit.

Die Ventrikelsteuerung benützt das bei der spontanen Depolarisation des Herzens auftretende Potential als Steuerimpuls. Dabei kann:

a) der Kondensator vorzeitig entladen und der Impuls noch während der Depolarisation der Kammern über die Schrittmacherelektrode an das Herz abgegeben, oder

b) die Impulsabgabe verhindert werden.

Daraus läßt sich ableiten, daß im Elektrokardiogramm die intakte Steuerung dann erkennbar ist, wenn sie aktiv erfolgt, d. h. durch Impulsabgabe und wenn sie durch einen gegenüber der Reizfrequenz schnelleren Eigenrhythmus oder durch Extrasystolen in Anspruch genommen wird.

Man kann die Ventrikelsteuerung mit einem Magneten sichtbar machen, wenn sie passiv, d. h. durch Blockierung der Impulsabgabe erfolgt und in Anspruch genommen ist. Dann sind im EKG keine Schrittmacherimpulse nachweisbar. Durch Abschalten der Ventrikelsteuerung gibt der Schrittmacher in seiner Grundfrequenz Impulse an das Herz ab, die dann unabhängig vom Eigenrhythmus einfallen.

Die Ventrikelsteuerung läßt sich aber im EKG dann nicht erkennen, wenn die Herzfrequenz unter der des implantierten Schrittmachers liegt und dieser das Herz in seiner Grundfrequenz stimuliert. Die Magnetabschaltung ändert daran nichts. Aber auch dann läßt sich die Ventrikelsteuerung sichtbar machen und durch Steuersignale eines zweiten externen Schrittmachers prüfen.

Dazu werden zwei Elektroden am Patienten so angelegt, daß eine über der Stelle, an der die Schrittmacherelektrode am Herzen befestigt ist, die zweite über dem implantiertem Schrittmacher liegt. Sie werden mit einem externen Schritt-

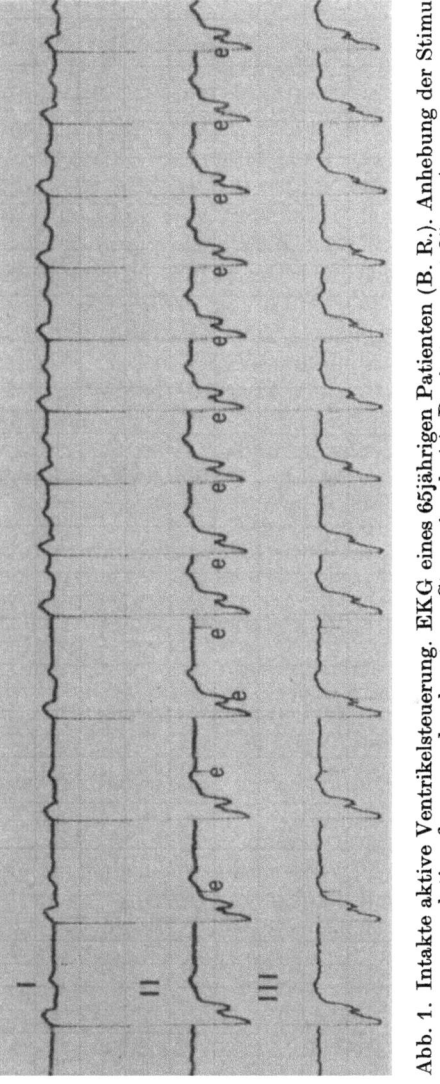

Abb. 1. Intakte aktive Ventrikelsteuerung. EKG eines 65jährigen Patienten (B. R.). Anhebung der Stimulationsfrequenz durch externe Steuersignale (e). Papiertransport 25 mm/sec

macher verbunden, mit dem man starrfrequent in einer Frequenz von 100/min reizt und die Reizamplitude langsam anhebt. Bei intakter Ventrikelsteuerung übernimmt der aktiv signalgesteuerte Schrittmacher von einer bestimmten Reizamplitude an die schnellere Frequenz der externen Steuersignale.

Die Abb. 1 zeigt dies. Im EKG (Papiertransport 25 mm/sec) eines 65jährigen Patienten, bei dem ein aktiv ventrikelgesteuerter Schrittmacher (Ectocor) implantiert ist, werden nach dem zweiten Kammerkomplex die Steuersignale des externen Schrittmachers (e) sichtbar, die mit einer Frequenz von 100/min einfallen. Vom Pfeil an übernimmt der implantierte Schrittmacher die Frequenz der externen Steuersignale und stimuliert das Herz mit 100 Impulsen/min.

Zwischen den am Körper angelegten Elektroden entsteht bei externer Schrittmacherstimulation ein gepulstes elektrisches Feld, dessen Potentialflächen die Elektroden des implantierten Schrittmachers schneiden. Spannungsdifferenzen zwischen beiden Elektroden täuschen Herzsignale vor und lösen die Ventrikelsteuerung aus.

Dieses Vorgehen kann bei Patienten mit passiv ventrikelgesteuerten Schrittmachern zur Asystolie führen.

Die Abb. 2 zeigt dies an Hand des EKGs eines 74jährigen Patienten. Durch Signale eines externen Schrittmachers (e) wird die Impulsgabe (I) des implantierten Schrittmachers blockiert. Zunächst fallen die Impulse des externen Schrittmachers in die „Totzeit" des implantierten Schrittmachers und sind ohne Wirkung. Vom fünften externen Stimulus an wird die Impulsabgabe des implantierten Schrittmachers blockiert und das Herz nicht stimuliert. Nach vier Blockierungen wird der externe Schrittmacher abgeschaltet. Der implantierte gibt jetzt wieder regelmäßig seine Impulse an das Herz ab.

Um eine längere Asystolie zu vermeiden, wählt man besser eine Frequenz der externen Steuersignale von 50/min. Wird dann der Schrittmacher eingeschaltet, kommt es durch die verschiedene Frequenz beider Schrittmacher zu einer Verschiebung der Impulsabgabe beider „Zentren" gegeneinander und damit zu einer nur gelegentlichen Blockierung des implantierten Schrittmachers. Dies äußert sich — wie auf Abb. 3 zu erkennen ist — in einer ungleichmäßigen Stimulation des Herzens, führt aber nie zu einer längeren Asystolie.

Das EKG stammt von dem gleichen Patienten wie in Abb. 2. Der implantierte Schrittmacher wird gelegentlich durch die Steuerimpulse von außen (e), die in einer langsameren Frequenz einfallen, blockiert. Die beiden ersten externen Impulse zeigen eine kleine Amplitude. Vom 3. an wurde sie vergrößert. Der Steuerimpuls fällt aber noch in die Totzeit des implantierten Schrittmachers (t). Erst der 4. von außen kommende Impuls ist wirksam und blockiert die Impulsabgabe des implantierten Schrittmachers, der daher erst in einem entsprechenden Intervall wieder stimuliert. Der 5. Steuerimpuls fällt wieder in die Totzeit (t), der 6. blockiert die Impulsabgabe usw. Die Ventrikelsteuerung, hier durch Blockierung der Impulsabgabe — also eine passive — ist intakt.

Die bisherigen Abbildungen zeigten Elektrokardiogramme von Patienten mit intakter Ventrikelsteuerung.

In der nächsten Abbildung erkennt man im EKG eines 75jährigen Patienten, daß die Herztätigkeit die Signalsteuerung nicht auslöst.

Die Schrittmacherimpulse fallen unabhängig von der Kammererregung ein und lösen nur dann eine Depolarisation aus, wenn sie nicht in die Refraktärzeit fallen. Daneben erkennt man Impulse eines externen Schrittmachers (e), der mit einer Frequenz von 100/min arbeitet und trotz maximaler Reizamplitude die Ventrikelsteuerung nicht auslöst.

Die Ventrikelsteuerung ist also hier im Schrittmacher selbst defekt und kann durch externe Steuersignale nicht beeinflußt werden.

Die Ventrikelsteuerung kann jedoch durch Herzsignale nicht in Gang kommen — also defekt erscheinen —, durch Steuersignale eines externen Schrittmachers aber ausgelöst werden.

Ein Beispiel dafür bietet das EKG einer 64jährigen Patientin.

Bei ihr war bereits ein zweiter ventrikelgesteuerter Schrittmacher implantiert worden, nachdem die Ventrikelsteuerung des vorher implantierten ausgefallen war und eine erhebliche Arrhythmie auftrat. Der Austausch der Schrittmacherbatterie erbrachte keine wesentliche Änderung.

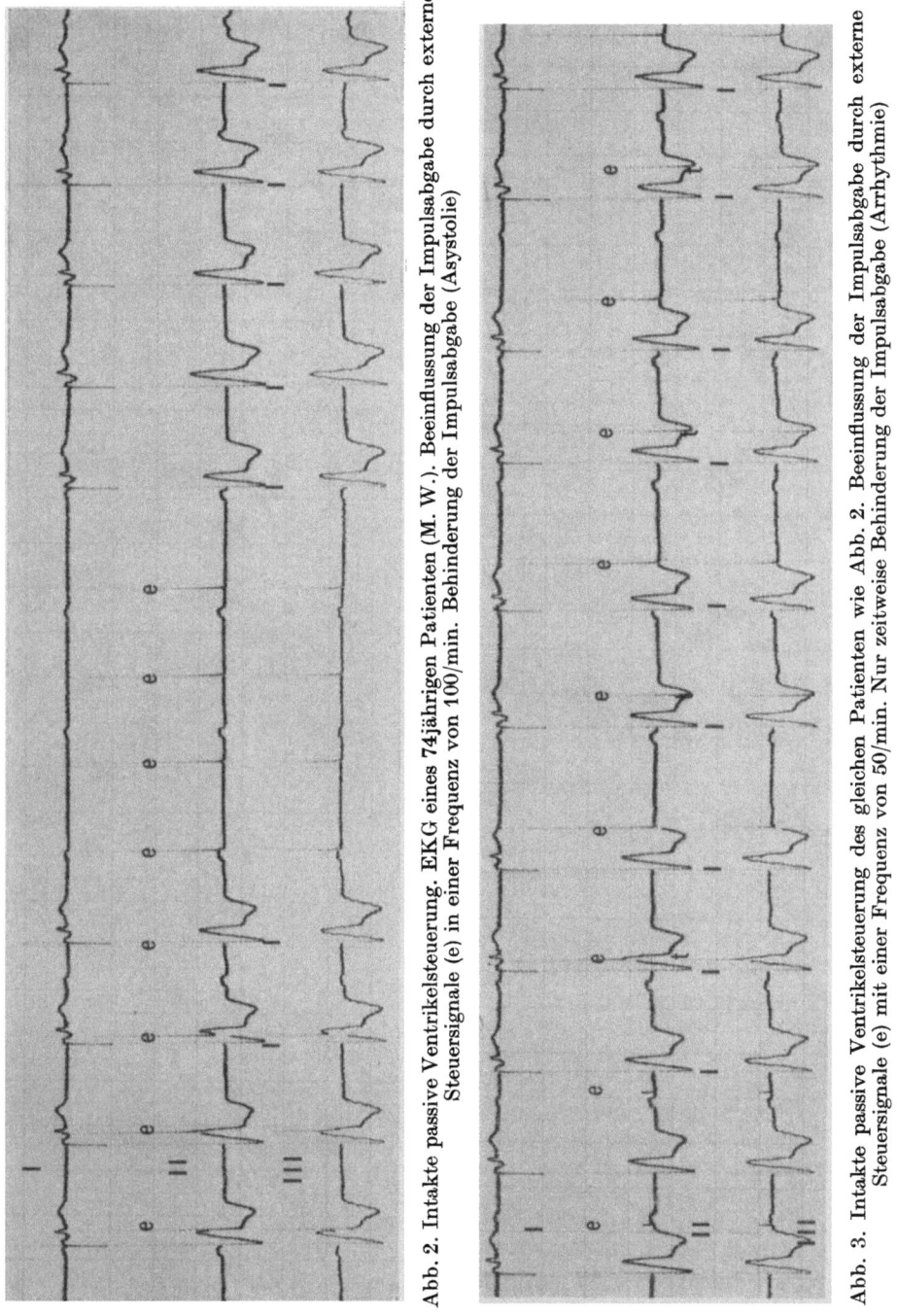

Abb. 2. Intakte passive Ventrikelsteuerung. EKG eines 74jährigen Patienten (M. W.). Beeinflussung der Impulsabgabe durch externe Steuersignale (e) in einer Frequenz von 100/min. Behinderung der Impulsabgabe (Asystolie)

Abb. 3. Intakte passive Ventrikelsteuerung des gleichen Patienten wie Abb. 2. Beeinflussung der Impulsabgabe durch externe Steuersignale (e) mit einer Frequenz von 50/min. Nur zeitweise Behinderung der Impulsabgabe (Arrhythmie)

Ihr EKG zeigt die Parasystolie. Schrittmacherstimulation und Sinustätigkeit konkurrieren in der Erregung der Kammern. Obwohl die Herzsignale die Signalsteuerung nicht auslösen, gelingt es durch externe Steuersignale, die Impulsfrequenz des implantierten Schrittmachers anzuheben, der dann das Herz erfolgreich mit einer Frequenz von 100/min stimuliert.

Hier handelt es sich um eine gestörte aktive Ventrikelsteuerung, wobei die Störung nicht im Schrittmacher liegt.

Das gleiche Verhalten zeigt das EKG einer 74jährigen Patientin, nur handelt es sich bei ihr um einen Schrittmacher mit passiver Ventrikelsteuerung (Stanicor).

Nach der Implantation besserte sich bei ihr die Reizleitung. Es trat Sinusrhythmus auf. Die Signalsteuerung war gestört. Dadurch fallen die Schrittmacherimpulse unabhängig von der Eigentätigkeit des Herzens regelmäßig ein und konkurrieren in der Erregung der Kammern mit dem Sinusknoten. Von außen zugeführte Steuersignale eines Schrittmachers aber blockieren die Impulsabgabe des Herzens und zeigen, daß:

1. durch den mit starrer Frequenz reizenden Schrittmacher eine Arrhythmie ausgelöst wird,
2. es sich um einen passiv gesteuerten Schrittmacher handelt (aus dem EKG vorher nicht zu erkennen) und
3. daß die Ventrikelsteuerung im Schrittmacher selbst noch intakt ist.

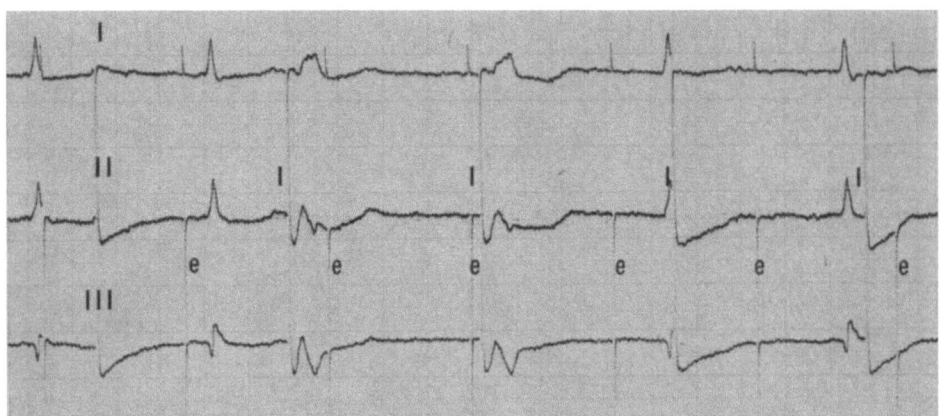

Abb. 4. Gestörte Ventrikelsteuerung im EKG eines 75jährigen Patienten (N. O.). Papiertransport 50 mm/sec Parasystolie. Externe Steuersignale (e) beeinflussen selbst bei maximaler Amplitude die Signalsteuerung im Schrittmacher (I) nicht

Aus den Untersuchungen geht hervor, daß die intakte Ventrikelsteuerung durch externe Steuersignale eines Schrittmachers im EKG auch dann sichtbar gemacht werden kann, wenn sie spontan nicht gefordert wird.

Ist bei einer defekten Ventrikelsteuerung eine Beeinflussung der Impulsabgabe durch externe Steuersignale möglich, müssen kardiale Faktoren als Ursache dieser Störung diskutiert werden. In Frage kommen degenerative Veränderungen des Herzens, ischämische Narben und eine gestörte Reizausbreitung mit starker Aufsplitterung und Verbreiterung der Kammerkomplexe, wobei dann das Kammerpotential nicht ausreicht, die Signalsteuerung in Gang zu setzen.

Als weitere Ursachen müssen Veränderungen der Reizübertragung auf die Schrittmacherelektrode in Betracht gezogen werden. Wenn durch Narbenbildung die Herzpotentiale abgeschwächt werden, die sonst für die Auslösung der Signalsteuerung durch das Herz ausreichen, dann kann auch dadurch die Ventrikelsteuerung ausfallen.

Theoretisch könnte auch eine Veränderung der Empfindlichkeit der Signalsteuerung im Schrittmacher selbst dafür verantwortlich sein, daß die überstarken, von außen kommenden Schrittmachersignale die Steuerung noch auslösen, ein normales Herzsignal jedoch nicht mehr. Dies ist aber unwahrscheinlich, weil bei

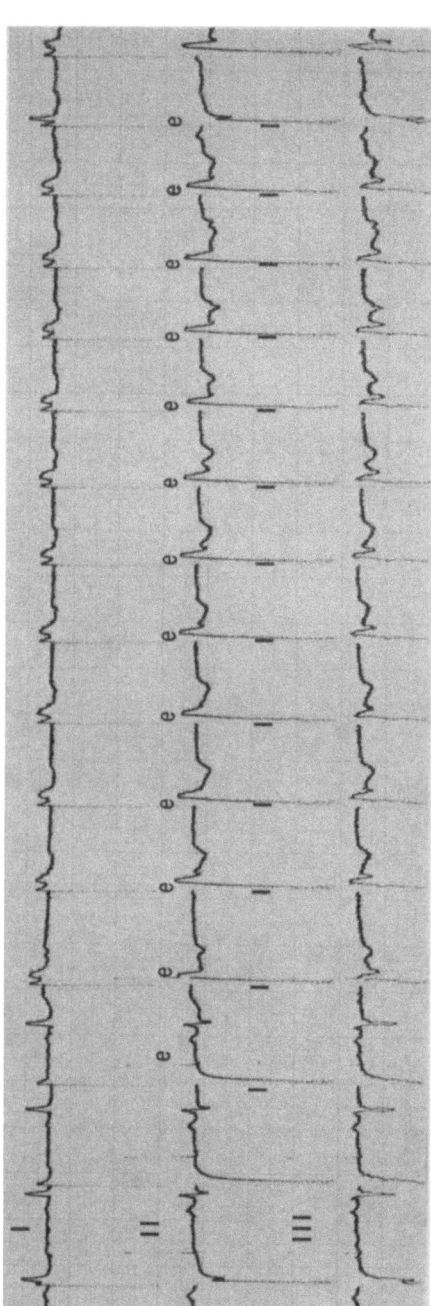

Abb. 5. Gestörte aktive Ventrikelsteuerung im EKG einer 64jährigen Patientin (S. A.). Papiertransport 25 mm/sec Parasystolie, da die Herzsignale die Ventrikelsteuerung nicht auslösen. Die Ventrikelsteuerung ist aber intakt, da sie durch externe Steuersignale (e) in Gang gesetzt werden kann

Nachlassen der Batterieleistung zunächst im Schrittmacher die Stimulationsfrequenz so stark absinkt, daß ein Ausbau erforderlich wird, ehe sich die Empfindlichkeit der Signalsteuerung merklich ändert.

Konsequenzen

Bei ventrikelgesteuerten Schrittmachern, bei denen ein Herzsignal die Ventrikelsteuerung nicht mehr auslöst, die Prüfung der Signalsteuerung jedoch zeigt,

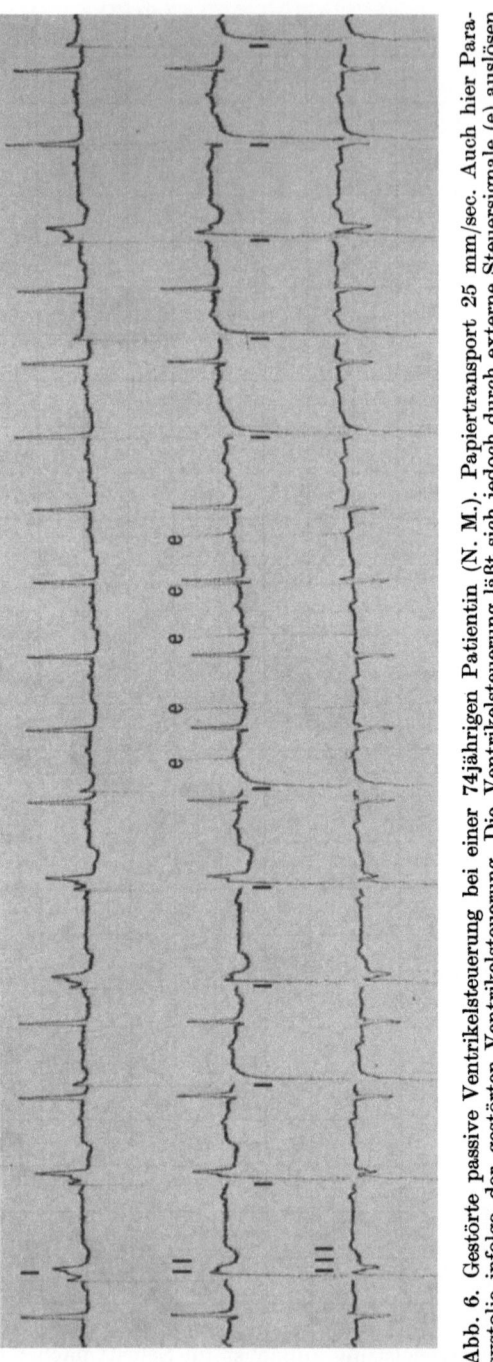

Abb. 6. Gestörte passive Ventrikelsteuerung bei einer 74jährigen Patientin (N. M.). Papiertransport 25 mm/sec. Auch hier Parasystolie infolge der gestörten Ventrikelsteuerung. Die Ventrikelsteuerung läßt sich jedoch durch externe Steuersignale (e) auslösen

daß sie intakt ist, hat der Austausch des Schrittmachers allein keinen Erfolg. Hier ist nur die Überprüfung und Revision der Elektrodenlage sinnvoll und von einer Messung der Reizschwelle, besser noch einer Messung der vom Myokard abgegebenen Potentiale eine erfolgreiche Korrektur zu erwarten.

KRAUSE, D. K., HAYDUK, K., KAUFMANN, W. (Med. Univ.-Klinik); HUENGES, R., SCHILLMÖLLER, U. (Univ.-Kinderklinik); UNBEHAUN, V. (Univ.-Frauenklinik) Tübingen: **Altersabhängige Abnahme der Reninkonzentration im menschlichen Plasma**

Als Parameter des Renin-Angiotensinsystems werden Bestimmungen der Reninaktivität, der Reninkonzentration, bzw. der Angiotensin I- oder Angiotensin II-Konzentration im Plasma durchgeführt. Die Normalwerte der jeweiligen Größe werden in der Regel an gesunden Erwachsenen ermittelt. Dabei erfolgt im allgemeinen keine Angabe bezüglich der Altersverteilung dieser Probanden.

Von Granger et al. [9] und von Rojo-Ortega et al. [19] wurde festgestellt, daß bei Hunden in den 1. Lebenswochen eine im Vergleich zu erwachsenen Tieren stark erhöhte Plasma-Reninaktivität (PRA) vorliegt. Über die PRA bei Kindern lagen bisher nur Untersuchungen an kleinen Kollektiven vor, die divergierende Resultate ergaben [1, 8, 10, 16, 23].

Auf Grund eigener Befunde, nach denen bei Kindern auffallend hohe Plasma-Reninkonzentrationen vorliegen [15], untersuchten wir, ob beim Menschen generell eine Altersabhängigkeit der Plasma-Reninkonzentration (PRC) besteht.

Methodik

Die Bestimmung der PRC erfolgte mit einer von uns kürzlich beschriebenen Modifikation [14] der Boucherschen Mikromethode [4]. Bei diesem Verfahren wird dem Inkubationsansatz Schafangiotensinogen zugesetzt und dadurch eine Substratsättigung des Renins gewährleistet. Die PRC wird in ng Angiotensin /ml und Std (ng AT/ml · Std) angegeben. Signifikanzprüfungen wurden mit Hilfe des t-Testes durchgeführt.

Personenkollektiv

Insgesamt nahmen wir 193 Messungen der PRC an 129 Probanden vor. Diese wurden entsprechend ihrem Lebensalter in fünf Gruppen eingeteilt: Die Bestimmungen erfolgten bei 19 Neugeborenen, bei 46 Säuglingen und Kleinkindern im Alter bis zu 2 Jahren, bei 29 3- bis 12jährigen Klein- und Schulkindern, sowie 21 Erwachsenen im jüngeren und bei 14 Erwachsenen im höheren Alter. Bei den Neugeborenen wurde Blut aus der Nabelschnur, bei den übrigen peripher venös entnommen. Bei den Kindern bis zum 2. Lebensjahr erfolgte die Blutentnahme ohne Berücksichtigung der Körperlage, ab dem 3. Jahr wurde die PRC jeweils in Ruhe, d. h. morgens 6 bis 7 Uhr, nüchtern, nach mindestens 4stündiger Bettruhe, und nach Orthostase, d. h. nach einem normalen Spielvormittag bzw. nach Umhergehen, bestimmt. — Alle Personen erhielten eine ad libitum-Kost. Es wurden nur Plasmen von Personen untersucht, bei denen kein Verdacht auf Herz-, Kreislauf- oder Nierenerkrankungen, bzw. auf Störungen des Wasser- und Elektrolyt-, oder des Säure-Basenhaushaltes bestand.

Ergebnisse

In Abb. 1 sind die Ergebnisse der 193 Bestimmungen der PRC, verteilt auf die fünf Altersgruppen, dargestellt. Mittelwert ± mittlerer Fehler des Mittelwertes sind aufgeführt.

Es zeigt sich, daß mit zunehmendem Lebensalter eine signifikante Abnahme ($P < 0,001$) der durchschnittlichen PRC vorlag. Diese altersabhängige Abnahme betraf sowohl die in Ruhe als auch die in Orthostase gemessene PRC: Bei den 1- bis 2jährigen betrug die PRC im Mittel nur ein Viertel (24%) der Werte bei Neugeborenen, bei Personen im jüngeren Erwachsenenalter in Ruhe und in Orthostase nur etwa die Hälfte (46% bzw. 48%) der Werte bei Klein- und Schulkindern. Im höheren Lebensalter erreichte die durchschnittliche PRC in Ruhe nur 40%, in Orthostase nur 30% des Mittelwertes der 20- bis 35jährigen. Die Streuung der Einzelwerte nahm mit zunehmendem Alter ebenfalls ab.

In jedem Lebensalter war ein signifikanter Anstieg (P < 0,001) der durchschnittlichen PRC beim Übergang von Bettruhe zu senkrechter Körperhaltung nachweisbar.

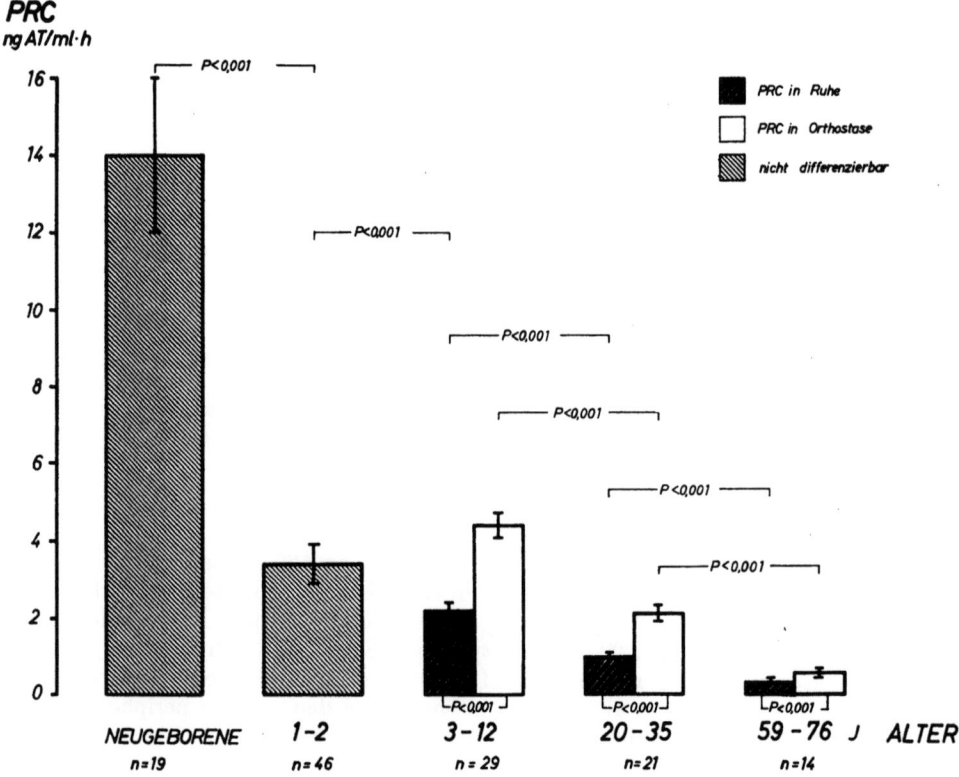

Abb. 1. Altersabhängige Abnahme der Plasmareninkonzentration ($\bar{x} \pm s_{\bar{x}}$) beim Menschen

Dieser Anstieg (Abb. 2) wurde als Absolutbetrag und als relativer Anstieg ermittelt. Der absolute Anstieg errechnet sich als Differenz $PRC_{Orthostase} - PRC_{Ruhe}$, der relative Anstieg als Quotient $PRC_{Orthostase} : PRC_{Ruhe}$. Der Anstieg nahm im Absolutbetrag mit zunehmendem Alter ab, dagegen blieb der relative Anstieg bei den drei Altersgruppen in etwa derselben Größenordnung: Die PRC stieg durch den Lagewechsel bei Kindern und bei jüngeren Erwachsenen auf das 2fache und bei den 59- bis 76jährigen auf durchschnittlich das 1,5fache an.

Diskussion

Eine Erklärung für die beschriebene altersabhängige Abnahme der PRC ist z. Z. noch nicht möglich. Da die Regulation der Reninsekretion ein komplexer.

durch viele Faktoren beeinflußter Vorgang ist [Übersichten: 12, 20, 25], bleibt insbesondere die Frage offen, ob dem Phänomen der Altersabhängigkeit der PRC eine einheitliche Ursache zugrunde liegt, oder ob etwa für eine relative Erhöhung der PRC im Kindesalter bzw. für eine relative Verminderung im hohen Lebensalter jeweils andere Mechanismen verantwortlich sind.

Es ist zu betonen, daß unsere Untersuchungen nicht unter Bilanzierung des Natrium- und Wasserhaushaltes durchgeführt wurden.

An der Erhöhung der PRC im Säuglings- und Kleinkindesalter könnten evtl. die alterspezifischen Besonderheiten des Wasser- und Elektrolythaushaltes beteiligt sein, nämlich der hohe Gesamtwassergehalt mit relativ vermehrtem Extracellulärvolumen [2, 5, 18] bei verminderter Mineral-Clearance der Niere [22, 26, 27].

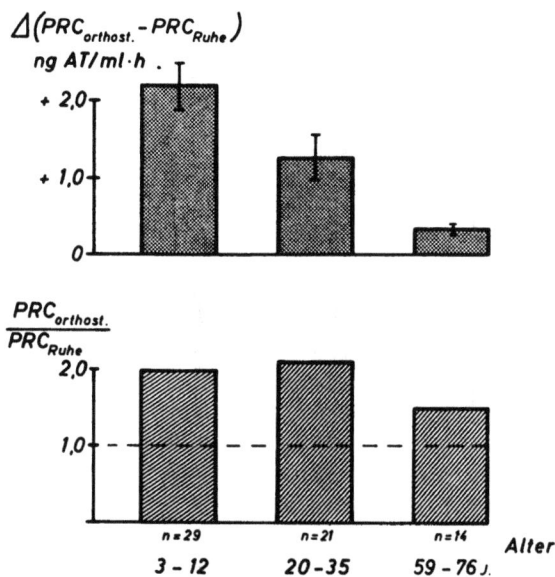

Abb. 2. Anstieg der Plasmareninkonzentration beim Lagewechsel in Abhängigkeit vom Lebensalter. Der absolute Anstieg ist als $\bar{d} \pm s\bar{d}$ in ng Angiotensin/ml · Std, der relative Anstieg ist als Quotient angegeben

Von anderen Autoren wurden bei Kindern an kleinen Kollektiven teils höhere [1, 8], teils gleich hohe Werte der PRA wie bei Erwachsenen [10, 23] gefunden. Bestimmungen der PRA im Nabelschnurblut wurden von Kokot u. Cekański [13] bzw. von Geelhoed u. Vander [6] durchgeführt. Diese konnten keinen Zusammenhang zwischen der PRA im mütterlichen und der im fetalen Blut nachweisen.

Da das sympathische Nervensystem über nervale und humorale Reize eine Steigerung der Reninsekretion bewirken kann, muß als eine weitere Erklärungsmöglichkeit auf die Befunde von Gitlow et al. [7] hingewiesen werden, die analog zu unseren Ergebnissen im Kindesalter eine erhöhte Ausscheidung von Katecholaminmetaboliten und eine altersabhängige Abnahme der gesteigerten sympathischen Aktivität beobachteten.

Aus unseren Untersuchungen geht hervor, daß die Bestimmungen der Parameter des Renin-Angiotensinsystems, die in der Differentialdiagnose der Hypertonie zunehmend Bedeutung erlangt haben [Übersichten: 11, 12, 20, 24], unter Verwendung eines altersbezogenen Normbereiches durchgeführt werden sollten.

Literatur

1. Amsterdam, E. A., Albers, W. H., Christlieb, A. R., Morgan, C. L., Nadas, A. S., Hickler, R. B.: Amer. J. Cardiol. **23**, 396 (1969). — 2. Andersen, J. B.: Acta paediat. scand. **59**, 659 (1970). — 3. Assaykeen, T. A., Ganong, W. F.: The sympathetic nervous system and renin secretion. In: Frontiers in neuroendocrinology, p. 67 (Martini, L., Gangong, W. F., Eds.). Oxford: University Press 1971. — 4. Boucher, R., Ménard, J., Genest, J.: Canad. J. Physiol. Pharmacol. **45**, 881 (1967). — 5. Friis,Hansen, B.: Helv. paediat. Acta **10**, 12 (1955). — 6. Geelhoed, G. W., Vander, A. J.: J. clin. Endocr. **28**, 412 (1968). — 7. Gitlow, S. E., Mendlowitz, M., Wilk, K. W., Wilks, S., Wolf, R. L., Bertani, L. M.: J. Lab. clin. Med. **72**, 612 (1968). — 8. Godard, C., Riondel, A. M., Veyrat, R., Mégevand, A., Muller, A. F.: Pediatrics **41**, 883 (1968). — 9. Granger, P., Rojo-Ortega, Pérez, S. C., Boucher, R., Genest, J.: Canad. J. Physiol. Pharmacol. **49**, 134 (1971). — 10. Imai, M., Igarashi, Y., Sokabe, H.: Pediatrics **41**, 897 (1968). — 11. Kaufmann, W., Klaus, D., Nieth, H., Schubert, G., Thiel, G.: Arzneimittel-Forsch. **17**, 1065 (1967). — 12. Kaufmann, W.: Verh. dtsch. Ges. inn. Med. **74**, 56 (1968). — 13. Kokot, F., Cekański, A.: Zbl. Gynäk. **92**, 280 (1970). — 14. Krause, D. K., Hayduk, K., Meurer, K. A., Ganten, D., Boucher, R., Kaufmann, W., Genest, J.: Klin. Wschr. **50** (1972). — 15. Krause, D. K., Schillmöller, U., Hayduk, K.: Dtsch. med. Wschr. **97** (1972). — 16. Londe, S., Bourgoignie, J. J., Robson, A. M., Goldring, D.: J. Pediat. **78**, 569 (1971). — 17. Meurer, K. A.: Klin. Wschr. **49**, 1001 (1971). — 18. Osler, M.: Acta endocr. (Kbh.) **34**, 261 (1960). — 19. Rojo-Ortega, J. M., Hayduk, K., Boucher, R., Genest, J.: Ann. roy. Coll. Physic. Surg. Canad. **39**, 46 (1970). — 20. Valloton, M. B., Scholer, D., Muller, A. F.: Schweiz. med. Wschr. **100**, 1666 (1970). — 21. Vander, A. J.: Physiol. Rev. **47**, 359 (1967). — 22. Vesterdal, J.: Helv. paediat. Acta **10**, 167 (1955). — 23. Voûte, P. A., Jr., van der Meer, J., Staugaard-Kloosterziel, W.: Acta endocr. (Kbh.) **67**, 159 (1971). — 24. Werning, C., Schweikert, H. U., Stiel, D., Vetter, W., Weidmann, P., Siegenthaler, W.: Med. Welt **22**, 1512 (1971). — 25. Werning, C.: Das Renin-Angiotensin-Aldosteron-System. Stuttgart: Thieme 1972. — 26. Winberg, J.: Acta paediat. (Uppsala) **48**, 318 (1959). — 27. Ziegler, E. E., Fomon, S. J.: J. Pediat. **78**, 561 (1971).

WEGMANN, A., RENKER, H. (Schweiz. Serum- u. Impfinstitut Bern): **Kreislaufveränderungen im anaphylaktischen Schock**

Der anaphylaktische Schock führt zu einer bezüglich der Species unspezifischen generellen arteriellen Vasoconstriction, was vor allem an isolierten Organen, aber auch an peripheren Arterien des Ganztieres gezeigt werden kann [1—3]. Auch wir konnten diese Vasoconstriction an der art. med. des Ohres am sensibilisierten Kaninchen mit einer unblutigen pneumo-manometrischen Methode [4] bestätigen. Die arterioläre Vasoconstriction erfaßt auch die Lungenarterien und die Coronarien, was von Hahn, Bernauer u. Mitarb. [2, 5] am Herz-Lungenpräparat und am isolierten Herzen des Meerschweinchens demonstriert wurde.

Es ist nicht ohne weiteres ersichtlich, warum im anaphylaktischen Schock trotz einer maximalen systemischen Vasoconstriction der arteriellen Gefäße ein Blutdruckabfall eintritt, der in der Klinik als Hauptsymptom betrachtet und behandelt wird.

Durch die gleichzeitige Registrierung des arteriellen Blutdruckes in der Carotis und des Elektrokardiogramms am Kaninchen gingen wir der Frage nach, welche Bedeutung einer infolge Coronarconstriction bedingten Abnahme der Herzleistung am Zustandekommen dieses Blutdruckabfalls zukommen könnte. Dazu wurden sechs Kaninchen 2mal mit 1,0 ml/kg Pferdeplasma subcutan im Abstand von 10 Tagen sensibilisiert. 4 Wochen nach der zweiten Injektion erhielten die Tiere zur Auslösung einer anaphylaktischen Reaktion 2,0 ml/kg Plasma des gleichen Pferdes in eine Ohrvene.

Wie aus der Tabelle sowie aus den Abb. 1 u. 2 ersichtlich ist, zeigten sich die ersten Veränderungen ausnahmslos im EKG, wobei nach 14 bis 70 sec (im Durchschnitt nach 52 sec) eine Negativierung des Zwischenstücks (ST) und der Nachschwankung (T) und später ventrikuläre Extrasystolien oder zuerst ventrikuläre

Tabelle 1. *Veränderungen des EKG und des Carotisblutdruckes im anaphylaktischen Schock des Kaninchens in Funktion der Zeit*

Experiment Nr.	Tiefster Blutdruck (mmHg)		Zeitpunkt des Einsetzens von	
	Vor Auslösung des Schocks	Nach Auslösung des Schocks	EKG-Veränderungen sec	Blutdruckabfall
1	100/80	0/0	62	120
2	110/90	70/50	70	130
3	135/105	60/40	14	90
4	165/130	60/40	67	90
5	130/80	50/25	35	55
6	120/80	115/80	65	—
Mittel	127/94	59/39	52	97
Differenz	−68/55 mmHg		47[a]	

[a] Experiment 1 bis 5 ohne 6.

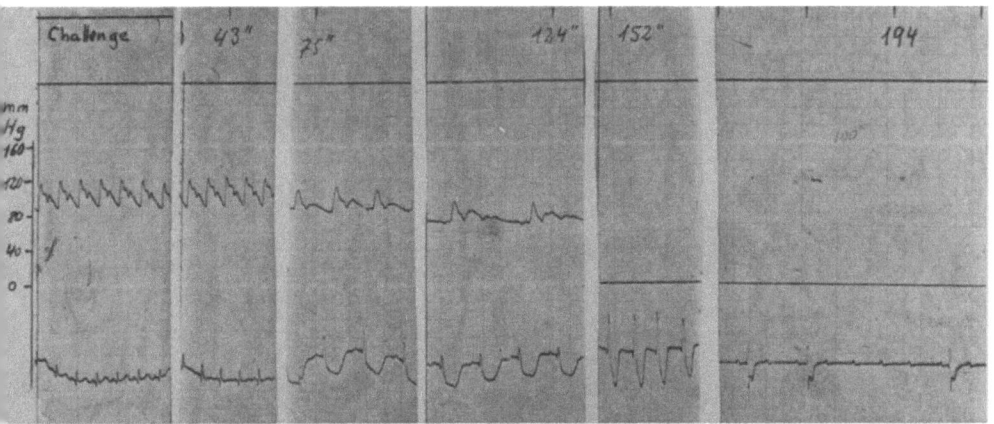

Abb. 1. Gleichzeitige Registrierung des Carotisblutdruckes und des EKG (I Abl) am Kaninchen. Ganz links Blutdruckkurve und EKG normal. 43 sec nach i.v. Pferdeplasmaapplikation Abflachung von T bei unverändertem Blutdruck. Nach 75 sec sind ST-T sehr tief bei praktisch unverändertem Blutdruck (Konfiguration leicht verändert). Die Registrierungen sind hier sowie nach 152 sec bei doppelter Papiergeschwindigkeit aufgenommen. Nach 124 sec ist das EKG gegenüber der vorhergehenden Aufnahme wenig verändert. Der Blutdruck ist etwas abgesunken, wobei jede zweite Systole als „systole fruste" erscheint. Nach 152 sec und 194 sec Aufnahmen des EKG in terminalen Stadien mit Ventrikelrhythmus, bzw. totalem a-v Block. Der Blutdruck wurde hier nicht mehr registriert

Extrasystolien und danach negative ST-T-Wellen auftraten. Der arterielle Blutdruck fing in fünf Fällen erst 13 bis 76 sec (durchschnittlich 47 sec) nach den ersten EKG-Veränderungen zu sinken an. Der maximale Blutdruckabfall betrug durchschnittlich systolisch 68 mmHg und diastolisch 55 mmHg. In einem Fall blieb der Blutdruck unverändert.

Unsere Beobachtungen zeigen, daß der im anaphylaktischen Schock beobachtete Blutdruckabfall nicht auf eine periphere Vasodilatation, wie sie im „Histaminschock" auftritt, zurückzuführen ist. Die schweren elektrokardiographischen Veränderungen, die in allen Experimenten zu einem Zeitpunkt auftraten, in welchem

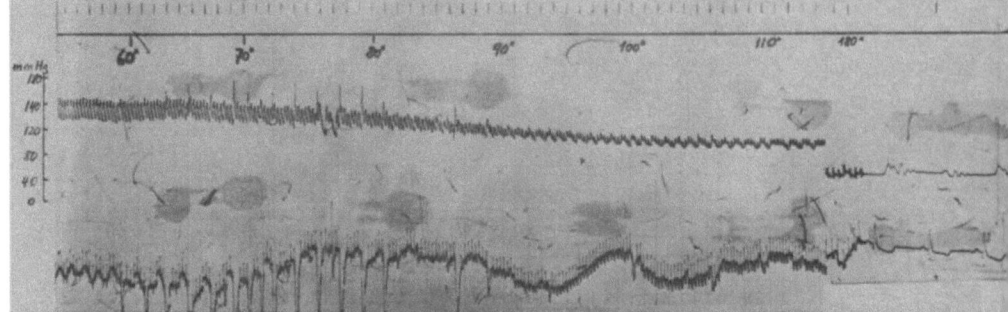

Abb. 2. Carotisblutdruck und EKG (I Abl) am Kaninchen bei langsamer Papiergeschwindigkeit. 60 sec nach i.v. Plasmainjektion Auftreten ventrikulärer Extrasystolen bei unverändertem Blutdruck. Erst bei 80 sec beginnt der Blutdruck langsam zu sinken, während wieder ein Sinusrhythmus mit seltenen Extrasystolen und zunehmend tiefen ST-T beobachtet werden kann

der Blutdruck bzw. der coronare Perfusionsdruck unvermindert war, deuten, wie Bickel [6] in seinen eingehenden elektrokardiographischen Analysen am Kaninchen zeigen konnte, auf eine ausgesprochene Myokardischämie hin. Diese dürfte in erster Linie durch eine Coronarconstriction bedingt sein, wie sie am isolierten

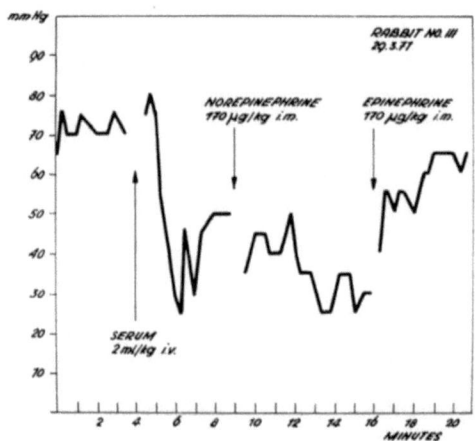

Abb. 3. Unblutige Messung des arteriellen Blutdruckes an der Art. med. des Kaninchenohres. Nach Pferdeplasmainjektion Abfall des Blutdruckes. 170 µg/kg Noradrenalin i.m. haben keinen günstigen Effekt auf die periphere Durchblutung. Nach 170 µg/kg Adrenalin i.m. Anstieg des Blutdruckes auf die Ausgangswerte

Herzpräparat von Hahn u. Bernauer [2] nachgewiesen wurde. Eine Beeinflussung des EKG durch Obstruktion des kleinen Kreislaufes, sei es durch Constriction der Pulmonalarterien [5], sei es durch Ablagerung von Antigen-Antikörperkomplexen [7, 8], kann auf Grund unserer eigenen EKG-Aufnahmen nicht ausgeschlossen werden. In diesem Fall wäre jedoch damit zu rechnen, daß der Carotisblutdruck abfallen würde, bevor sich elektrokardiographische Veränderungen manifestieren würden. Eine direkte Reaktion des Myokards kann indes nicht ausgeschlossen werden, da eine Arrhythmie in der Anaphylaxie auch am isolierten Papillarmuskel beobachtet werden kann [9].

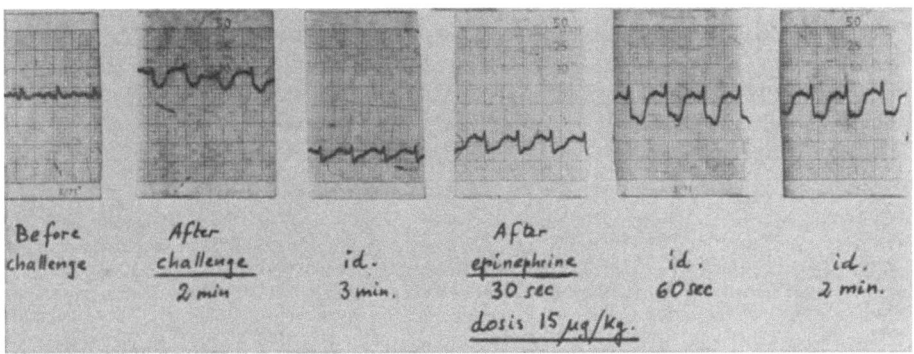

Abb. 4. Wirkung von Adrenalin auf das EKG (I Abl) im anaphylaktischen Schock des Kaninchens. 2 min nach Pferdeplasma Senkung von ST-T, die sich nach 3 min stark zurückgebildet hat. Nach nur 15 µg/kg Adrenalin i.m. erneute Senkung von ST-T

Im Hinblick auf die im anaphylaktischen Schock auftretenden elektrokardiographischen Veränderungen scheint eine *unkontrollierte* Therapie mit Adrenalin oder Isoprenalin nicht ungefährlich, da diese Substanzen selbst zu ähnlichen EKG-Veränderungen führen können. Nach Verabreichung dieser Substanzen an Kanin-

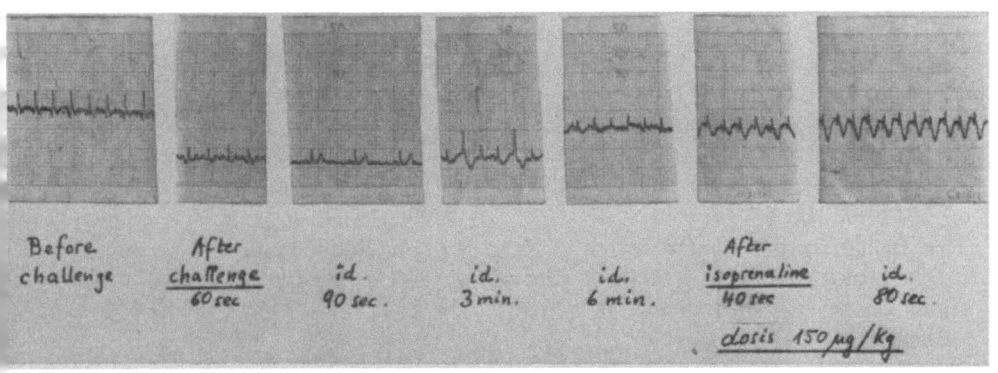

Abb. 5. Wirkung von Isoprenalin (Proterenol) auf das EKG (I Abl) im anaphylaktischen Schock des Kaninchens. Papiergeschwindigkeit unverändert. 90 sec nach Pferdeplasma Sinusbradykardie. Bei 3 min ventrikuläre (Ersatz-)Extrasystolen; nach 6 min Sinusrhythmus, gegenüber dem Ausgang wenig verändert. Auf 150 µg/kg Isoprenalin i.m. starke Senkung von ST-T

chen im anaphylaktischen Schock in Dosen, welche eine Verbesserung der peripheren Gewebsdurchblutung bewirken (Abb. 3), beobachteten wir eine weitere Vertiefung des Zwischenstücks und der Nachschwankung und/oder ventrikuläre Extrasystolien (Abb. 4 u. 5).

Die Ursache des anaphylaktischen Schocks ist komplexer Natur. Der im anaphylaktischen Schock im Vordergrund stehende Blutdruckabfall dürfte dementsprechend auf mannigfaltigen Ursachen beruhen. In der *Frühphase* scheint er jedoch eindeutig kardiogener Natur zu sein. Der anaphylaktische Kreislaufschock darf, im Gegensatz zu der in der Anaphylaxie des Meerschweinchens auftretenden Bronchoconstriction, nicht als Folge einer Histaminfreisetzung betrachtet werden, welche zu einer arteriellen Vasodilatation und einem verminderten peripheren Widerstand führen würde.

Die Therapie des anaphylaktischen Schocks muß darauf ausgerichtet sein, die Durchblutung lebenswichtiger Organe zu gewährleisten, ohne die Sauerstoffschuld des Myokards weiter zu erhöhen. Hierzu ist, wie im kardiogenen Schock, neben der Kontrolle peripherer Kreislaufgrößen, vor allem eine laufende Beobachtung des EKG erforderlich.

Literatur

1. Engelhardt, G., Hahn, G.: Naunyn-Schmiedebergs Arch. exp. Path. Pharmak. **231**, 507 (1957). — 2. Hahn, F., Bernauer, W.: Int. Arch. Allergy **35**, 476 (1969); — Arch. int. Pharmacodyn. **184**, 129 (1970). — 3. Wegmann, A., Renker, H., Kuslys, A.: Helv. med. Acta **36**, 111 (1972). — 4. Grant, R. T., Rothschild, P.: J. Physiol. (Lond.) **81**, 265 (1934). — 5. Hahn, F., Bernauer, W., Mahlstedt, J., Resch, S., Beck, E.: Naunyn-Schmiedebergs Arch. Pharmak. **267**, 224 (1970). — 6. Bickel, G.: Schweiz. med. Wschr. **90**, 1960 (1960). — 7. Steffen, C.: Allgemeine und experimentelle Immunologie und Immunpathologie, S. 109. Stuttgart: Thieme 1968. — 8. Dixon, J.: Allergy **24**, 547 (1953). — 9. Greef, K., Heeg, E.: Arch. int. Pharmacodyn. **149**, 136 (1964).

Krause, W., Heene, D., Heinrich, D., Róka, L., Lasch, H. G. (Med. Kliniken u. Polikliniken und Institut für Klin. Chemie, Universität Gießen): **Untersuchungen zu einem neuen Fall von Dysfibrinogenämie***

1958 haben Imperato u. Dettori [1] auf einen qualitativen Fibrinogendefekt als Ursache einer hämorrhagischen Diathese aufmerksam gemacht. Ménaché [2] führte 1963 den Begriff Dysfibrinogenämie für eine angeborene heriditäre Fibrinogenanomalie ein und grenzte damit ein neues Krankheitsbild von der seit 1920 bekannten Afibrinogenämie ab. Bei der Afibrinogenämie handelt es sich um eine autosomal recessive Vererbung, während die Dysfibrinogenämie autosomal dominant übertragen wird.

Bisher wurden 15 Patienten, z. T. auch deren Familienangehörige mit einer Dysfibrinogenämie entdeckt, Mammen [3] berichtete hier 1968 über das „Fibrinogen Detroit", Winckelmann [4] beschrieb 1971 in Wiesbaden eine Familie mit Dysfibrinogenämie.

Auf Grund gerinnungsanalytischer Befunde konnten wir 1970 bei einer 27 Jahre alten Patientin mit einer fakultativen hämorrhagischen Diathese, die im Anschluß an die erste Geburt therapeutisches Eingreifen in Form von Fibrinogeninfusionen erforderlich machte, die Verdachtsdiagnose einer Dysfibrinogenämie stellen [5].

Die Ergebnisse der Untersuchungen zeigten, daß eine Störung in der Phase der Umwandlung vom Fibrinogen zum Fibrin vorliegen muß. Als charakteristisch und hinweisend fanden sich eine verlängerte Thrombinzeit ($>$ 2 min, Normalwert 18 bis 20 sec), Reptilase- und Arvinzeit waren größer als 60 min (normal 18 bis 20 sec). Ein Fibrinogenmangel konnte ausgeschlossen werden, denn immunologisch und mit der Tyrosinmethode ergaben sich normale Fibrinkonzentrationen, deutlich erniedrigt waren die durch Thrombinreaktion ermittelten Fibrinkonzentrationen (8 mg-%, 45 mg-%). Eine gestörte Thrombinbildung ließ sich durch

---

* Mit freundlicher Unterstützung der Deutschen Forschungsgemeinschaft.

einen normalen Thrombingenerationstest ausschließen, das Antithrombin III war normal. Die Aktivitäten der isoliert bestimmten Einzelfaktoren lagen im Normbereich, eine gesteigerte fibrinolytische Aktivität konnte durch eine normale Euglobulinlysezeit ebenso wie durch einen normalen Plasminogenspiegel ausgeschlossen werden (Tabelle). Ein Hemmeffekt, der vom Patientenplasma auf Normalplasma bei der Thrombinzeitbestimmung gefunden wurde, ließ sich durch Patientenserum nicht nachweisen — somit sind diese Befunde, wie auch die verlängerte Thromboplastinzeit (Quickwert 9%) auf eine verlängerte Reaktionsfähigkeit des Patientenfibrinogens zu beziehen. Erst die Erhöhung der Thrombinendkonzentration um das 75fache ergab eine normale Thrombinzeit des Patientenplasmas. Calciumchlorid ist in der Lage, in zunehmender Konzentration die ver-

Tabelle 1

	Patient	Normalwert
Fibrinogenbestimmung		
Thrombin-Fibrinogen-Fibrinpolymerisation	45 mg-%	160 mg-%
Thrombin-Calciumgerinnung	8 mg-%	160 mg-%
Tyrosinmethode	140 mg-%	180 mg-%
Immunodiffusion	215 mg-%	200 mg-%
Blutungszeit	3 min	
Gerinnungszeit	verlängert	
Thrombinzeit	> 2 min	20 sec
Reptilasezeit	>60 min	20 sec
Arvinzeit	>60 min	20 sec
Partielle Thromboplastinzeit	64 sec	40 sec
Quick	9%	80—120%
Quick nach Korrektion durch 10% Fibrinogen	65%	
Bestimmung der Gerinnungsfaktoren II, V, VII, VIII, IX, X, XII, XIII	normal	
Antithrombinzeit	normal	
Thrombinbildungszeit	normal	
Euglobulinlysezeit	normal	
Plasminogen	normal	
Thrombocytenzahl	140000	
Rumpel-Leedesches Phänomen	negativ	

längerte Thrombinzeit des Patientenplasmas zu verkürzen, ein Effekt, der auch in Gegenwart von GEE konstant bleibt und folglich nicht durch Aktivierung des Fibrin-stabilisierenden Faktors (Faktor XIII) verursacht ist. Der Calciumchlorideffekt ist, wie Abildgaard 1964 [6] zeigte, auf eine Beschleunigung der Fibrinpolymerisation zurückzuführen.

Die Untersuchung der Nachgerinnung im Serum zeigte, daß 12 Std nach Inkubation bei 37 °C noch 11,5 mg-% Fibrinogen immunologisch gefunden werden, auch nach Ausschaltung des Thrombins durch Heparin und TAME kommt es zu einer Gerinnselbildung im Serum. Dieser Befund weist auf eine verzögerte Fibrinmonomeraggregation hin.

Durch Untersuchungen des Patientenfibrinogens, das nach Kazal, Amsel, Miller u. Togantins [7] isoliert wurde und eine Gerinnbarkeit von 91 bis 95% aufwies, ließ sich die Dysfibrinogenämie als Ursache der hämorrhagischen Diathese weiter sichern. In Anwesenheit von Thrombin (0,6 E/ml) war der Polymerisationsbeginn des Patientenfibrinogens (0,5 mg/ml) auf 2 min verzögert, die maximale Polymerisationsgeschwindigkeit/min betrug nur 0,018 (Normalfibrinogen 0,495).

Deutlicher wurde dieser Befund, wenn Fibrinogen der limitierten Proteolyse durch Reptilase, dem Gift der Botrops atrox unterliegt, das ausschließlich Fibrinopeptid A und AP abspaltet. Der Polymerisationsbeginn war auf 8 min verschoben, die maximale Polymerisationsgeschwindigkeit/min betrug nur 0,004 (Normalfibrinogen 0,495), die optische Dichte nach 120 min betrug 0,046 im Vergleich zu 0,523 des Normalfibrinogens.

Im Vergleich zum Fibrinogen eines Normalplasmas wanderte das Patientenfibrinogen sowohl in der Immunelektrophorese als auch in der Clark- und Freeman-Elektrophorese langsamer.

Hinsichtlich der Thrombocyten fanden wir bei einer Gesamtzahl von 140000 pro mm^3 eine deutlich herabgesetzte durch Kollagen induzierte Plättchenaggrega-

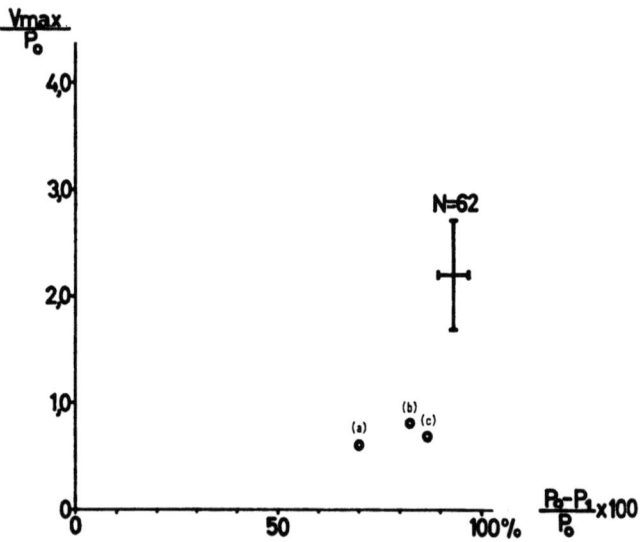

Abb. 1a—c. Prokollagen-induzierte Plättchenaggregation bei Blutspendern (n = 62) und einem Fall von Dysfibrinogenämie (a = 30. 4. 71, b = 2. 11. 71, c = 2. 2. 72)

tionsgeschwindigkeit in der nach Heinrich u. Róka [8] angegebenen Methode $\left(\frac{V_{max}}{P_0}\right.$ 0,6, 0,8, 0,64. Normalwert $2,19 \pm 0,53\Big)$ (Abb. 1). Die Anzahl der an der Plättchenaggregation beteiligten Plättchen schwankte zwischen 87 und 70% (Normalwert $93 \pm 3\%$). Auch dieser Befund wird auf eine veränderte Reaktionsfähigkeit des Fibrinogens bezogen. Bei der Afibrinogenämie wurden ähnliche Befunde allerdings mit anderen Thrombocytenfunktionsuntersuchungen beschrieben.

Es wurde über eine neue Dysfibrinogenämie berichtet, die auch bei der Tochter der Patientin nachweisbar war. Wie bisher üblich, möchten wir vorschlagen, diese Fibrinogenanomalie als „Fibrinogen Gießen" zu bezeichnen.

Literatur

1. Imperato, D. C., Dettori, A. G.: Helv. paediat. Acta Suppl. 8, 380 (1958). — 2. Ménaché, D.: Thrombos. Diathes. haemorrh. (Stuttg.) Suppl. 13, 173 (1964). — 3. Mammen, E. F., Prasad, A. S.: Verh. dtsch. Ges. inn. Med. 74, 140 (1968). — 4. Winckelmann, G.: Vortrag II. Congress: The International Society on Thrombosis and Haemostases, Oslo 1971. — 5. Krause, W., Heene, D., Lasch, H. G.: Klin. Wschr. 49, 806 (1971). — 6. Abild-gaard, V.: Scand. J. clin. Lab. Invest. 16, 521 (1964). — 7. Kazal, L. A., Amsel, S., Miller, O. P., Tocantins, L. M.: Proc. Soc. exp. Biol. (N.Y.) 113, 989 (1963). — 8. Heinrich, D., Róka, L.: Klin. Wschr. 48, 235 (1970).

10. Rundtischgespräch

Kommunikationen zwischen Praxis und Klinik

Moderator: FRITZE, E., Bochum
Teilnehmer: BUSCHMANN, G., Bochum; v. ESSEN, K., Bochum; HABECK, O. Münster; LIPPROSS, O., Dortmund; LOSSE, H., Münster; MAASS, D., Bochum; SCHÄFER, D. O., Heidelberg; SCHROEDER, W. H., Hamm

Praxis und Klinik sind die beiden Pole der Krankenversorgung. In beiden Bereichen wird Diagnostik und Behandlung getrieben. Der Übergang des Kranken aus der Betreuung in der einen zur Versorgung in die andere Institution geschieht aus verschiedenen Gründen:

1. Der Kranke gelangt von der Versorgung durch den praktischen Arzt oder Internisten in die klinische Versorgung wegen besonders schwieriger Diagnostik oder wegen schwieriger Therapie, wegen des Schweregrades der vorliegenden Krankheit, aber auch aus pflegerischen, also mehr oder weniger sozialen Gründen.

2. Aus der Klinik kommt der Kranke in die Betreuung des praktischen Arztes oder Internisten wegen abgeschlossener Diagnostik und/oder Therapie, entweder geheilt oder in den meisten Fällen zur Weiterbehandlung.

Sowohl beim praktischen Arzt bzw. Internisten als auch in der Klinik entstehen über den Kranken zahlreiche Unterlagen über Befunddaten und therapeutische Maßnahmen, deren Gewinnung arbeitsaufwendig und kostspielig ist. Diese Daten und Unterlagen sind für die Beurteilung des Krankheitsfalles und besonders des Krankheitsverlaufes, aber auch für die prognostische Bewertung von großem Wert. Darüber hinaus haben sie bei späteren Erkrankungen unter Umständen große Bedeutung. Diese Unterlagen und Daten müssen im Interesse des Kranken und des sozialen Kostenträgers, aber auch zur Erleichterung und Verbesserung der ärztlichen Arbeit möglichst fugenlos zwischen Praxis und Klinik und umgekehrt ausgetauscht werden.

Diese Kommunikation durch gegenseitige Information über Krankheitsdaten ist aber jeweils zu ergänzen durch die Information über die eigene Beurteilung des Krankheitsfalles, sei es in diagnostischer, in therapeutischer oder prognostischer Hinsicht. Es versteht sich, daß diese Beurteilung ganz oder teilweise unrichtig, ja sogar falsch sein kann. Das darf aber nicht zur Scheu vor der Kommunikation führen, weil in jedem Fall die ärztliche Beurteilung eines Krankheitsgeschehens für den späteren ärztlichen Betreuer des Kranken von großem Wert ist. Andererseits liegt natürlich in diesem Austausch von Informationen auch eine gegenseitige Kontrollfunktion der Ärzte zum Nutzen des Kranken.

Leistungsverbesserung und Wirtschaftlichkeit sind die wichtigsten Kriterien, eine optimale Kommunikation zwischen Praxis und Klinik zu begründen. Darüber hinaus schlägt sich die gute Kommunikation und wirksame Kooperation zwischen den Ärzten in Praxis und Klinik auch in vielen anderen Bereichen, z. B. in berufspolitischer Sicht positiv nieder.

Zwischen Praxis und Klinik bestehen nicht nur Kommunikationszwänge im Rahmen der Krankenversorgung, d. h. durch Schriftverkehr, durch telefonische oder persönliche Kontakte, sondern auch im Rahmen der Konsiliartätigkeit, durch ambulante Untersuchungen von Problemfällen in der Klinik und schließlich durch klinische Demonstrationen, Vortragsveranstaltungen und dergleichen zur Fort- und Weiterbildung. Diese Bereiche der Kommunikation zwischen Praxis und Klinik mußten notwendigerweise am Rande des Gespräches bleiben. Es konzentrierte sich auf die beste Form der Kommunikation im Rahmen der Krankenversorgung.

Der Einweisungsbericht des praktischen Arztes oder Internisten an die Klinik sollte Kriterien für die angenommene Diagnose und die bisher gewonnenen Befunddaten sowie die durchgeführte Behandlung enthalten. Er kann durchaus knapp anbefaßt sein, darf sich aber nicht in einer lapidaren diagnostischen oder therapeutischen Begründung der Überweisung erschöpfen. Vor allem die bisher durchgeführte Therapie, wobei auf die Medikation von Digitalisglykosiden, Antibiotica, Insulin und orale Antidiabetica besonders hingewiesen wurde, muß sorgfältig dargestellt sein, wenn Fehler und Schäden für den Kranken vermieden werden sollen. Der Einweisungsgrund muß offen und ehrlich genannt werden, auch wenn eine gravierende Darstellung die Schwierigkeiten der Bettenbeschaffung scheinbar verringern würden. Auch pflegerische und soziale Gründe sind durchaus relevante Kriterien der Klinikseinweisung oder können es doch sein. Selbst eine etwa wegen Überlastung nicht durchgeführte Untersuchung des überwiesenen Kranken sollte nicht verschwiegen werden.

Die telefonische Rücksprache zwischen Praxis und Klinik stößt erfahrungsgemäß auf vielerlei Schwierigkeiten, so daß diese an sich fast optimale Form der Kommunikation nur selten zum Tragen kommen wird.

Der Krankenbericht der Klinik an den praktischen Arzt oder Internisten muß unter allen Umständen im Interesse des Kranken, des Arztes und des Versicherungsträgers unmittelbar mit der Entlassung erfolgen. Da aus vielerlei klinikinternen Gründen wie Personalmangel, Dienstzeiten usw. der übliche Krankenbericht in den meisten Fällen nicht oder eine gewisse Latenzzeit den praktischen Arzt oder Internisten erreichen wird, ist es unbedingt erforderlich, daß dem Kranken ein Kurzbericht unmittelbar mitgegeben wird. Dieser braucht nicht mehr als die gestellten Diagnosen und die vorgeschlagenen weiteren Behandlungsmaßnahmen zu enthalten. Von Nutzen ist es, dem Kranken eine schriftliche Anweisung über Zeit der Einnahme und Dosis der verordneten Medikation unmittelbar in die Hand zu geben.

Der Krankenbericht der Klinik an den praktischen Arzt oder Internisten soll im allgemeinen knapp gehalten sein. Er muß aber die gestellten Diagnosen, differentialdiagnostische Erwägungen und auch deren Problematik, die zur Diagnose führenden Befunddaten, prognostische Erwägungen und schließlich Behandlungsvorschläge enthalten. Es ist zu erwägen, ob als Anlage zu diesem Krankenbericht, etwa als Kopie entsprechender Kliniksformulare, die meist große Fülle an Laboratoriumsdaten mitgegeben wird. Diesem Verfahren stehen allerdings vielerlei Schwierigkeiten und nicht zuletzt die der Archivierung beim praktischen Arzt oder Internisten entgegen. In vielen Fällen kann der Krankenbericht mit einem entsprechenden Formular seine Funktion erfüllen. Gelegentlich wird er in freier Form und unter Darstellung auch der wissenschaftlichen Problematik eines Krankheitsfalles zu erfolgen haben. Auf diese Weise werden nicht nur Fakten, sondern Anregungen und Wissen vermittelt. Überwiegend „akademische" Gestaltung des Krankenberichtes und gelegentlich, wie die Erfahrung zeigt, dann ohne klare Entscheidung hinsichtlich Diagnostik, Prognose und Therapie erfüllt seinen Sinn nicht.

Die Gestaltung einer möglichst optimalen Kommunikation zwischen Praxis und Klinik wurde durch die Teilnehmer des Gespräches aus verschiedener Sicht dargestellt, weil diese praktizierende Internisten, Kliniker, Assistenzärzte waren oder besondere Erfahrungen auf dem Gebiet der Datenübermittlung hatten. Fragen und Meinungen aus dem Auditorium ergänzten und erweiterten die Diskussion der Gesprächsteilnehmer.

Namenverzeichnis

der Vortragenden und Diskussionsredner

(Die Seitenzahlen der Referate sind halbfett, die der Vorträge gewöhnlich und die der Aussprachen kursiv gesetzt)

Aebi, H. **304**, 370
Adlkofer, F. 1384
Adlung, J. 1281
Alexander, M. 120
Al-Fureyh, A. 1398
Amann, L. 1029
Andrassy, K. 1456, 1460
Anschütz, F. 1537
Arend, P. 681
Arndt, H. 1353
Arndt-Hanser, A. 1617
Astrup, P. 1 *41*
Assheuer, J. 1592
Atay, Z. 217, 229, 243, 293
Auer, H. 1353
Augener, W. 1596
Avenhaus, H. 1066

Baals, H. 928
Baas, E. U. 1392
Bachmann, G. W. 1532
Bachour, G. 1116
Back, P. 1300, 1626
Baczko, K. 319
Baenkler, H. W. 917, 919
Bahner, E. 1637
Bajusz, E. 1059
Balletshofer, Ch. 1538
Baltzer, G. 1353, 1423
Barandun, S. **741**
Barlogie, B. 159
Barnikol, H.-U. 319
Bartelt, K. M. 1278
Barth, Ch. 1373
Barth, P. 723
Bartsch, U. 1632
Bauchinger, M. 911
Bauke, J. 122
Baust, P. 289
Beaumont, J. L. 1242
Beck, K. 1436
Becker, Ch. 681
Becker, G. 142
Becker, H. D. 1411
Beckerhoff, R. 1508, 1513, 1607
Begemann, H. 105, 112
Bell, U. 1637
Bender, F. 1101, 1116, 1480
Beneke, G. **371**

Berger, H. 289
Bergstermann, H. 1635
Bernhard, G. C. 872
Berthold, H. 922
Betz, E. 650
Beyer, J. 1272, 1278
Bing, R. J. 1027
Blaton, V. 1242, 1245
Bleifeld, W. 1035
Bleyl, U. **1206**, 1223
Bloch, R. 1259, 1298, 1432
Blömer, H. 1084
Blum, A. 1413
Blumenthal, J. 1337
Boberg, J. **1294**
Bock, K. D. 1547
Böckel, K. 1499, 1529
Böcker-Stumm, U. 1337
Börner, W. 1440
Börngen, U. 884
Bohr, P. 1505
Bollinger, A. **508**
Bolte, H.-D. 1052, 1066, 1603
Bolte, J. P. 1303
Bommer, J. 1619
Borensztajn, J. **1211**
Born, D. 636
Born, G. 1223
Born, G. V. R. 1205
Bornstein, M. B. **777**, 826
Both, A. 1088
Bottermann, P. 1256, 1275
Boucher, R. 1510
Bowyer, D. E. **1204**
Brachtel, D. 1402
Brauch, M. 1269
Braun, D. G. **729**
Braun, H. J. 1426
Braun, M. 319
Breddin, K. 620, 680, 1039, 1539
Bremer, A. 1342
Bremer, H. J. 1339
Breneman, G. M. 1104
Bretzel, R. 877
Brisse, B. 1101, 1116
Brittinger, G. 1596
Brodkorb, K. 1532
Brown, W. V. **1292**
Bründel, K.-H. 1237

Bruhn, H.-D. 636, *726*
Brunotte, E. 836
Buchesfeld, R. 1603
Buchholz, L. 1460
Büber, V. 1262
Bücheler, E. 647
Büchner, Ch. 1120
Büchner, Th. 159
Bülow, B. 928
Bürkle, P. A. 877, 881
Bundschu, H. D. 599
Burck, H.-Chr. 701
Buri, P. **567**
Burian, W. 1020
Buschmann, G. 1654

Caesar, K. 596, 599, 1044
Caesar, R. **181**
Capeller, D. 681
Caspary, W. F. 1450
Castro, L. A. 1472
Constantinides, P. **1139**, 1223
Coper, H. 1537
Cordes, U. 1272
Cottier, H. **741**
Črepinko, I. 249
Creutzfeldt, W. 1411

Dahlmann, W. 678
Dammann, W. 277
Daniel, W. 1551
Dannmeier, H. *230, 252, 279, 289, 1472*
Deck, K. A. 1605
Decker, K. 1373, 1375
Deckner, K. 142
Deicher, H. 755, 765, 826, 867, 870, 926
Demisch, K. 1535
Dengler, H. J. 1537
Dennhardt, R. 1298
Deus, B. 1380
Deutsch, E. **345**, 370
Deynet, G. 1574
Dicke, K. A. 1601
Didier, W. 1574
Diederich, K.-W. *1095*
Dierkesmann, R. 857
Dietze, G. 1113

Dischler, W. 922
Distler, A. 606, 1610
Ditschuneit, H. 1323, 1339, 1349
Ditschuneit, H. H. 1349
Dittrich, W. 159
Dölle, W. 1330, 1395
Dörner, M. 1409, 1632
Doerr, W. *387*, *408*, **944**, 1011, *1225*, *1241*
Dohn, P. 1389
Dold, U. W. 169
Dombrowski, H. 1434
van Dongen, R. J. A. M. **554**
Dornbusch, Th. 1230
Dorndorf, W. **440**, 493
Dosch, H. M. 176
Dostal, G. 853
Drake, E. H. 1056
Drews, J. **361**, 370
Dries, R. 696
Drings, P. 166
Droese, M. 244
Dudczak, E. 624
Dürr, H. K. 1423
Duvernoy, W. F. C. 1049, 1056, 1104
Dzoga, K. **1211**

Ebert, W. 827, 829
Eckart, M. 1339
Eckle, A. 1453
Effert, S. **975**, 1011, 1035
Ehringer, H. 624
Ehrke, V. 1619
Ehrly, A. M. 617, 620, 1039
Eich, F. **361**
von Eiff, A. W. 1502
Eigenbrod, R. 145
van Eimeren, W. 1349
Elmfeldt, D. **936**
Elszel, B. 279
Englhardt, A. 698, 1321, 1330, 1353, 1393
Epstein, F. H. **387**, 1011
Erb, W. 1401, 1418
Erdmann, E. 1052
Erdmann, W. 133
von Essen, K. 1654
Esser, H. 1589
Eulenstedt, C. 1362

Faul, P. 234
Faulhaber, J.-D. 1339
Federlin, K. 874, 877, 881
Felber, J.-P. 1262
Felix, R. 1592
Feurle, G. 1411, 1625
Feyen, H. 874
Fiegel, P. 1617
Fiegle, B. 675
Fischer, H. 320
Fischer, R. 1386
Fölsch, E. 92
Förg, W. 1384
Förster, E. 1303

Frahm, H. 277
Franz, H. E. 877
Fredrichson, D. S. **1292**
Freedlender, E. 1607
Frehm, H. L. 1515
Freisenhausen, H. D. 928
Fricke, G. 1589
Fritsch, H. 166, **1207**
Fritz, H. 1635
Fritze, E. 1654
Fröhlich, D. 117
Fromm, H. 1429
Frost, H. **1139**, *1223*
Frotz, H. 1415
Fruhmann, G. 1635
Fuchs, Ch. 1448
Fuchs, K. 1411
Fudenberg, H. H. 914

Gadermann, E. 1007, 1009
Gänshirt, H. **416**, 493
Gahl, K. 1073
Gallmeier, W. M. 105
Ganten, D. 1510
Ganten, U. 1510
Garancis, J. C. 872
Garbe, U. 1630
Garcia, R. 1049
Gaertner, H.-J. 169
Garratty, G. 914
Gehrmann, C. 282
Geisbe, H. 599
Geiss, E. 857
Genest, J. 1510
Georgii, A. 229, 293, 867
Gerbitz, K. 1264
Gerhartz, H. 145, 163
Germann, H.-J. 901, 908
Gerok, W. 1300
Gestefeld, K. 1522
Gheorghiu, Th. 1415
Gillmann, H. **999**, 1011
Girlich, M. 1321
Girndt, J. 1482
Göbel, J. 279
Goebel, K. M. 698
Goebell, H. 179, 1423
Göhde, W. 159
Götz, G. 1323
Gospodinow, D. 1597
Gottesbüren, H. 1259
Gottstein, U. **466**, 493, 665
Gottwick, M. 1495
Glaser, E. 1612
Glaubitt, D. 145
Glaus, L. 408
Gleichmann, U. 1080, 1088
Glick, S. M. 1318
Gradaus, D. 1116, 1480
Graffe-Achelis, Ch. 1476
Granger, P. 1510
Graz, G. 1232
Grehn, S. 1440
Greiner, M. 1330
Greiser, E. 1073
Gresham, G. A. **1220**, 1223

Greten, H. 1316
Greven, G. 1110
Griebel, L. 1440
Grohmann, H. W. 1091
Gross, R. **93**
Grosswendt, J. 1443
Gruber, R. 1269
Grün, M. 1402
Grüntzig, A. 1017
Grumbrecht, C. 296
Grundmann, E. **34**, **105**
Gruner, H. J. 1436
Grunicke, H. 1371
Grunze, H. 181, **211**, 267, 270, 271
Gudbjarnason, S. 1027
Günther, H. 133, 136, 140
Gundert-Remy, U. 1564, 1574

Haas, J. 1577
Haase, A. 1401
Haasis, R. 1044, 1048
Habeck, O. 1654
Haber, E. 1513, 1607
Habermann, W. 1493
Hackenschmidt, J. 1373
Härich, B. 1070
Härich, B. K. S. 1559
Haferkamp, O. **733**
Hagen, K. 1326
Hagen, R. 593
Hahn, J. 895
Hahn, K.-J. 1567, 1574
Halbritter, R. 1091
Hanse, W. 1332
Harders, P. 1358
Hartmann, F. 1227
Haslbeck, M. 1253, 1264
Hasse, H. M. **551**
Haupt, E. 1272, 1278
Hauptmann, E. **249**, *252*, 267, 269, 272
Hauss, W. H. 689, **1152**, 1223, 1232, 1499, 1529
Haust, M. D. **1124**, **1146**, 1223
Havemann, K. 176, 179, 884, 887
Hayduk, K. 1510, 1644
Heberer, G. **580**
Hedrich, E. 176
Heene, D. 713, 1651
Heene, D. L. 719
Hegemann, G. **62**
Hegner, D. 1395
Hehl, F.-J. 1011, 1014
Heidbreder, E. 1453
Heidland, A. 1453, 1518
Heim, M. 845
Heimpel, H. 117
Heimsoth, V. H. 1476
Heinrich, K. W. 1035
Heinzmann, D. 1407, 1651
Heissmeyer, H. 1377
Heitmann, P. 1434

Held, K. 645, 665, 675
Helmke, K. 874
Hengst, W. 149
Hennemann, H. *911*, 1453, 1518
Hennemann, H. H. *859, 870*
Henning, H. V. 1446, 1448
Henninges, D. 631
Hensel, G. 599
Henselmann, L. 1084
Hepp, K. D. 1113, 1266
Herbert, V. 179
Hering, F. 162
Hermann, G. 853
Hesch, R.-D. 1446
Hess, B. 302, **321**, 370
Hess, H. **493**, 593, 680, 704
Hess, M. W. **741**
Hess, R. 1223
Heuckenkamp, P.-U. 1326
Heuser, W. 650
Hey, D. 713, 1612
Heyden, S. **393**
Hild, R. **499**, 603, 609, 614
Hiller, G. 1339
Hilschmann, N. 319
Hippius, H. 1537
Hirzel, H. 1020
Hocke, M. 1614
Höffler, D. 1617
Högenauer, G. **361**
Hoffmann, H. 1472
Hofmann, A. F. 1429
Hofmann, G. G. 1294
Hofschneider, P. H. 303
Hollander, W. 1495
Hollmann, W. 1007
Holtz, G. 1443
Holzhey, P. 1099
Hopf, U. 911
Horn, K. 1294
Hornung, C. 142
Horsch, A. 609, 614
Horster, F. A. 289
Horstmann, H. 289
Hossfeld, D. K. 126
Hotz, J. 1420
Howard, A. N. 1245
Hrubesch, M. 1499, 1529
Huber, P. **409**, 493, 648
Huenges, R. 1644
Hüsken, W. S. 1446
Huth, K. 1337

Intorp, H. W. 862, 865
Iwand, A. 603

Jäger, W. 707
Jahnecke, J. 1617
Jahrmärker, H. 1091
Jelen, S. 120
Jeschke, D. 1044, 1048
Jesse, R. *1059, 1101, 1554*
Jipp, P. 636, 645, 726, 1033
Johannes, E 1542

Jokl, E. **995**, 1007, 1011
Jones, R. **1211**
Junge-Hülsing, H. 1232
Jungfer, H. 827
Just, H. 1107, 1610

Kaess, H. 1407, 1409
Kaffarnik, H. *1288*
Kahlau, G. **204**, 267
Kaindl, F. 1099
Kaiser, G. 122
Kaiser, W. 1307
Kalden, J. 870, 926
Kammerer, V. 656
Kanzler, G. 1436
Kappert, A. **544**
Kashiwagi, S. 1502
Kaufmann, W. 1644
Kelâmi, A. 279
Keller, J. 1371
Kellermann, D. 1535
Keppler, D. 1375
Kersten, M. 1367
Kessel, M. 1472
Ketterer, H. 1411
Kickhöfen, B. 901
Kielholz, P. 1537
Kindler, U. 1356
Kinet, M. 1525
Kirstaedter, H.-J. 237, 279, 282
Kissling, E. 1342
Kleihauer, E. 1596
Klein, H. 1493
Klein, H.-J. 1415
Kleine, T. O. 1584
v. Kleist, S. 105
Klemens, U. H. 668, 1342, 1623
Klempt, H.-W. 1116
Klett, M. 1564
Kley, H. K. 1110
Klingelhöfer, H. L. 884
Klör, U. 1339, 1349
Klütsch, K. 1440, 1443
Kluthe, R. 1463, 1466, 1469
Knauff, H. G. 654
Knieriem, H.-J. **1212**
Knolle, J. 911, 1303
Koch, D. 1469
Koch, U. 1502
Köberich, W. 1272
Köhle, K. 638
Köhler, M. 612
Köhler, N. 1584
König, E. 1596
Köstering, H. 678
Kohlmeyer, K. 672
Kohne, E. 1596
Koller, F. 680
Kommerell, B. 1537
Konietzko, N. 1070
Koransky, W. 1362
Korn, U. 1386
Kozuschek, W. 1587
Kramer, H. J. 1489, 1597

Krauland, W. **969**
Krause, D. K. 1644
Krause, W. 719, 1651
Krawietz, W. 593
Sir Krebs, H. 1, 370
Kreft, U. 1539
Kremer, G. J. 606, 1346
Krempien, N. 1456
Kretschmer, V. 839
Kreusser, W. 1518
Kreuzer, H. 1023
Kreysel, H. W. 1584
Kriegel, W. 836
Kröner, T. 1245
Krönig, B. 1617
Krück, F. 1486, 1489, 1493, 1597
Krull, P. 870
Krzywanek, H. J. 1039, 1042
Kubicki, St. 1577
Kühn, H. A. 1402
Kühn, P. 1099
Kühnau, J. Jr. 1522
Kult, J. 1443
Kunke, S. 133
Kurz, E. 289
Kurzhals, R. 1407
Kutschera, J. 707
Kuytz, U. 142
Kyeldsen, K. 1242

Lackas, S. 1409
Lahrtz, Hg. 1525
Lambert, P. H. **750**
Lampadius, M. 1095
Lampl, L. L. 1294
Lang, K. F. 1107
Langbehn, A. F. 1542
Langness, U. 1582
Lankisch, P. G. 1603
Larbig, D. 1603
Lasch, H. G. 680, 713, 1612, 1614, 1651
Laubach, K. **534**
Laube, H. 1288
Lay, E. 1587
Leber, H. W. 1358
Lechner, K. 624, 710
Lehmann, D. 841
Lehmann, F.-G. 105, 107, 841
Lehmann, H. 675, 1405
Leibold, W. 319
Leidl, L. 1551
Lennert, K. **196**, 267
Lesch, P. 1310
Lesch, R. 1380
Leuschner, U. 1398, 1401
Levin, S. A. 914
Levy, H. 627
Levy, R. I. **1293**
Leybold, K. 1525
Lichtlen, P. 1017
Lie, T. S. 865
Liebner, H. 1463

Liersch, M. 1371, 1373
Limbourg, P. 1107
Linder, F. **72**
Lindner, J. **1166**
Lingelbach, B. 1298
Lippross, O. 1654
Littmann, E. 853
Löffler, G. 1269
Löffler, H. 285
Loeliger, 680
von Löwis of Menar, P. 1342, 1623
Lohmöller, G. 1551
Lohmöller, R. 1554
Lohrmann, P. 117
Lonauer, G. 1499
van de Loo, J. 680
Loogen, F. **984**, 1011, 1023, 1080
Lopes Cardozo, P. **259**
Lorenz-Meyer, H. 1259, 1298, 1413, 1432
Losse, H. 1654
Lossnitzer, K. 1059
Louven, B. 1076
Luboeinski, H.-P. 1225
Lucke, C. 1318
Lüderitz, B. 1052, 1066
Luetscher, J. A. 1508
Lukas, W. 839
Lydtin, H. 1551, 1554

Maas, D. 895, 908, 922
Maass, D. 1654
Maass, E. G. **230**
Macken, M. F. 1056
Mäurer, W. 1088
Magnet, W. 1535
Mahrenholz, U. 1326
Mai, K. 928
Malchow, H. 681, 884, 892
Mallasch, M. 593, 704
Mályusz, G. 1482
Mályusz, M. 1482
Mancini, M. 1245
Manitz, G. 287
Mannheimer, E. 641
Markowski, B. 707
Marshall, M. 593, 704
Martin, M. 717
Martin, W. 1522
Martini, G. A. 698, 833, 1353
Marx, E. 145
Mathes, P. 1027
Matthys, H. 1070
May, J. 1450
Medau, H. J. 1532
Meesmann, W. 1029
Mehnert, H. 1113, 1253, 1264, 1266, 1269
Meier-Sydow, J. 857
Menge, H. 1259, 1432
Merguet, P. 1547
Mertens, H. R. 1349
Merx, W. 1035

Merz, K. P. 895, 898, 922
Metz, J. 827, 829, 1570
Meyer, W. W. *1165*, *1198*, *1224*
Meyer zum Büschenfelde, K. H. 911, 1303
Miescher, P. A. **750**, 755, 759, 764, 774, 826
Mietzsch, G. 1482
von Mikulicz-Radecki, J. 845
Miller, B. 654, 698
Minne, H. 1420
Misra, S. 1104
Missmahl, H. P. 1469
Möbius, W. 298
Mokmol, V. 933, 1525
Moll, E. 1440
Monninger, R. H. G. 663
Morawetz, F. **255**
Morell, A. 1313
Moser, K. 693, 700
Mueller, D. 606
Müller, D. 1346
Müller, H. 1463, 1466
Müller, R. 926
Müller, U. St. 689
Müller, W. **816**
Müller-Berghaus, G. 713, 1614
Mueller-Eckardt, Ch. 839
Müller-Hermelink, H. K. 181
Müller-Wiefel, H. 636
Müting, D. 1386, 1389
Mumenthaler, M. **449**, 493
Munk, K. 321

Nabarkowski, R. 1463
Nagel, A. 1472
Naumann d'Alnoncourt, C. 1066
Nebel, G. 1574
Neu, H. 851
Neubauer, M. 1535
Neuhof, H. 1612
Nicolescu, R. F. 606, 1346, 1544
Niederberger, M. 1099
Niemczyk, H. 606, 1346
Nikkilä, E. **1293**
Nobbe, F. **520**
Norden, H. J. 933
Norpoth, K. 153, 1561
Noseda, G. 847, 1313
Nowakowski, H. 172
Nüssel, E. 1011, 1014
Nydegger, U. 847

Oberwittler, W. 1234
Ochwaldt, B. 1482
Oechslen, D. 1469
Oehlert, W. 898, 922
Oeser, H. **56**
Oest, S. 1076

Oettgen, H. F. 105, **751**
Ohlen, J. 1538
Oltmann, A. 1227
Ostertag, H. 229
Ottenjann, R. 1436

Papenberg, J. 1630
Pappas, A. 129, 684, 688
Paronetto, F. **790**
Paschen, K. 1448
Patelski, J. 1245
Paul, H.-A. 659
Paulisch, R. 115
Pausch, J. 1375
Pause, H. 1538
Peeters, H. 1242, 1245
Petersen, E. 1076
Petz, L. D. 914
Pfeiff, A. 1502
Pfeiffer, E. F. 1288, 1515
Philipp, Th. 1610
Piepgras, U. 656
Piza, F. 641
Platt, D. 162, 1225
Plückhahn, P. 1463
Pöhler, E. 1486
Pohl, A. 700
Ponstingl, H. 319
Popper, H. **790**, 826
Prang, L. 153
Prill, A. 678

Quabbe, H. J. 1284
Quellhorst, E. 1446, 1448, 1482

Rabes, H. 234
Rahn, K. H. 1544
Rainer, H. 693
Rakow, A. D. 1339
Ralphs, V. 1294
Rammler, V. 654
Rapp, W. 755, 761, **797**, 845
Rau, G. **420**, 493
Rave, O. 1499
Ravens, K. G. 726, 1033
Recke, S. 1107
Reichel, W. 1482
Reikowski, J. 1389
Reimer, F. 606, 1346
Reimers, H. J. 1337
Reiners, Chr. 1440
Reisner, K. **461**, 493
Remmele, W. 1436
Rempe, N. 1535
Renker, H. 1647
Renner, R. 1266
Reploh, H. D. 1116, 1480
Ressel, Ch. 1486
Reutter, W. 1380
Richter, E. 1402
Richter, J. 1538
Richter von Arnauld, H. P. 1542
Ricken, D. 755, 767, 833, 1585, 1587

1659

Riecken, E. O. 1259, 1432
Rieling, K. 659
Riesen, W. 847, 1313
Ritter, U. 1281
Rittmeyer, K. 659
Ritz, E. 1456, 1460, 1633
Robert, A. M. 1242
Robert, I.-L. **449**
Robert, L. 1242
Roelcke, D. 827, 829
Roggenbach, H. J. 1596
Rohde, D. 292
Roitt, J. M. **749**
Róka, L. 1651
Roos, D. 172
Rosak, C. 1272, 1278
Rosellen, E. 1107
Rosenthal, J. 1495
Rother, K. **804**, 826
Rotter, A. 631
Rühle, K. H. 1070
Ruescher, E. 1466
Rüters, J. 919
Rüther, W. 176
Ruprecht, E.-O. 1095
Rutishauser, W. 1017, 1020

Sack, W. 859
Saggau, W. **534**
Sandberg, A. A. 126
Sandritter, W. **265**, 267, 268, 270, 271
Sandrock, K. 698
Sann, E. 1230
Sanwald, R. **1176**, 1230, 1632, 1633
Sassy-Dobray, G. **218**, 267
Sauerbruch, T. 1632
Savic, B. 1585
Schäfer, D. O. 1654
Schäfer, H. 145
Schaefer, U. W. 1601
Scharrer, I. 1539
Schaumann, E. 1574
Scheiffarth, F. 755, 758, 761, 764, 765, 767, 770, 774, 776, 917, 919
Schelbert, H. R. 1023
Scheler, F. 1446, 1448, 1482
Schellmann, J. 636
Schemmel, K. 933, 1525
Schenk, K. E. 1284
Scherer, E. **83**
Schettler, G. 8, **12, 13**, 1011
Scheurlen, P. G. 105, 129, 684, 688, 696, 851
Schewe, St. 1551
Schierl, W. 1551
Schillmöller, U. 1644
Schlaak, M. 1405
Schlehe, H. 1070
Schlicht, I. 1362
Schlierf, Ch. 1334
Schlierf, G. 1230, 1245
Schlote, W. 650
Schlumpf, E. 1313

Schmahl, F. W. 650
Schmähl, D. **25**
Schmidt, C. G. 126
Schmidt, M. 887
Schmidt, R. C. 668
Schmidtke, I. 627, 631
Schmitt, G. 689
Schmitz, H. 930
Schmutzler, R. 680
Schneider, J. 145, 163
Schneider, K. W. *1017, 1079, 1088*
Schneider, W. 129, 688, 696
Schnellbacher, K. 1120
Schnorr, B. 1225
Schöffling, K. 122, 1272, 1278, 1535
Schölmerich, P. 1011
Schönbeck, M. 1017
Schönhage, F. 1303
Schoop, W. 627, 631
Schrenk, K. 917
Schricker, K. Th. 917
Schröder, R. 1284, 1342
Schroeder, W. H. 1654
Schroth, H.-J. 684
Schubothe, H. 895, 905
Schütterle, G. 1358
Schütz, R. M. 585, 589
Schulte-Hermann, R. 1362
Schulz, D. 1585
Schulz, V. 140
Schulzke, R. 282
Schumacher, H. 1300
Schwabe, G. 719
Schwartzkopff, W. 1472, 1621
Schwarz, J. A. 851
Schwarz, K. 1294
Schweiger, J. 1544
Schwick, H. G. 370
Sebening, F. 1084
Sebening, H. 1084
Seboldt, H. 599
Sedlmeier, I. 636
Seidel, D. **1292**, 1460
Seifert, E. 229
Seipel, L. 1080
Semenza, G. 1413
Senn, A. **567**
Sennekamp, J. 1585, 1587
Sesterhenn, K. 853
Seufert, C. D. 905
Siede, W. 1418
Siegenthaler, W. 1508, 1513, 1607
Sigwart, U. 1020
da Silva, A. 408
Simon, B. 1253
Simon, H. 1589, 1592
Simon-Holtorf, G. 1227
Sinapius, D. **1147**, 1223, 1237
Sizigeti, M. 1242
Sjövall, J. 1626
Sjövall, K. 1626

Škrabalo, Z. **294**
So, C. S. 1084
Sodomann, C.-P. 176, 887
Soost, H. J. 267, 268, 271, 272
Sorge, F. 1472
Spaan, G. 603, 609, 614
Spath, P. 914
Speders, H. 1619
Spiller, P. 1023
Spriggs, A. I. **45**
Stau, T. 1570
Stauch, M. 1059, 1559
Stein, O. **1205**, 1223
Stein, U. 1377
Stein, Y. **1293**
Steinbach, P. D. 606
Steinbeck, G. 1052
Steffen, Ch. 1423
Stephan, K. 1029
Stöffler, G. **313, 360**
Stölzel, R. 1577
Stöwsand, D. 1525
Straaten, G. 1076
Strauch, M. 1436
Strauer, B. E. 1063
Strickstrock, K. H. 1070
Stumpe, K. O. 1486, 1493

Tacke, E. 857, 1029
Talke, H. 1367
Taniguchi, H. 1522
Taugner, R. 1570
Theisen, K. 1091
Thelen, M. 1076
Themel, H. 112
Thews, G. 133, 136, 140
Thun, H. J. 1339
Thun, K.-J. 1323
Tibblin, G. **936**
Tillmann, K. 836
Tobiasch, V. 662
Toepfer, K. 272
Trede, M. **534**
Tüttemann, J. 1029

Ullmann, J. 1373

Vandamme, D. 1242
Vaupel, P. 133, 136, 140
Vedin, J. A. **936**
Velcovsky, H. G. 881
Verstrate 680
Vetter, W. 1508, 1513, 1607
Vogt, N. 1330
Voigt, K. H. 1515
Vollmar, I. **481**
Vollmar, J. 493
Vosberg, H. 1529
Vykoupil, F. K. 867, 870

Wachsmuth, E. D. 859
Wack, H.-O. 1349
Wagener, H. 1230, 1232
Wagner, E. 603, 609, 614

Wagner, H. 1499, 1529
Wagner, M. 1316
Walczak, M. 1401
Waldius, G. 1248
Walter, E. 723, 1574
Wappenschmidt, J. 647
Warm, K. 1432
Warnatz, H. 755, 771, 826, 919
Watanabe, S. 319
Weber, E. 723, 1564, 1567, 1574
Weber, S. 905
de Weck, A. L. **750**, 755, 756
Wegener, K. **1179**
Wegmann, A. 1647
Weicker, H. 827, 829
Weidinger, P. 641
Weihrauch, Th. 1617
Weinans, H. 1245
Weingard, D. 1466, 1469
Weis, H. J. 1392
Weisbecker, L. 933, 1525
Weizel, A. 1365
Wengeler, H. 1316

Wenning, N. 1499
Wenz, W. **561**
Wernet, P. 901
Wessels, F. 1499
Westerhausen, M. 898, 901, 908
Westermann, K. W. 1542
Wick, E. 1637
Widhalm, F. 624
Widmer, L. K. 408
Wieland, O. **331**, 370, 1269
Wienbeck, M. 1330
Wigand, M. 1518
Wigger, W. 1482
Wildgrube, H. J. 1398
Wildmeister, W. 289
Wilhelmsen, L .**936**
Wilhelmsson, C. **936**
Wilkinson, R. 1508
Winkler, C. 1592
Winnewisser, M. 112
Winzeler, A. 1017
Wirtzfeld, A. 1095
Wissler, R. 1223
Wissler, W. **1211**
Witte, S. **223**

Wittekind, D. **187**, 267, 268, 270, 272
Witting, U. 153, 1561
Wittmann, H. G. **313**
Wohlenberg, H. 1334
Wolff, Chr. 684
Wollenweber, J. 1334
Wollheim, E. *755, 1014, 1016, 1485*
Wüst, G. 153, 156, 1561

Yasargil, M. G. **487**, 493

Zajicek, I. **253**, 267, 269, 271
Zebe, H. 1633
Zeitler, E. 627, 631
Zepf, S. 1525
Ziegler, R. 117, 1420
Zierden, E. 1232
Zilker, Th. 1275
Zilly, W. 1402
Zinser, K. H. 267
Zobl, H. 293
Zöllner, N. **574**, 1307, 1326, 1332

Sachverzeichnis

(Die Seitenzahlen der Referate sind halbfett, die der Vorträge gewöhnlich und die der Aussprachen kursiv gesetzt)

ACTH-Bestimmung, radioimmunologische 1515
Acyltransferasemangel **1292**
Agammaglobulinämie 911
Aldactone, Enzyme 1358
Aldactone, kardiale Wirkung 1066
Aldactonewirkung, myokardiale Aspekte 1063
Aldosteron, Nachweis 1513
Aldosteronantikörper 1607
Aldosteronausscheidung, Bestimmungsmethode im Harn 1605
Aldosteronismus, primärer, Hochdruck 1610
Aortenbogengefäßverschluß 645
Aortenbogensyndrom **420**
Aminorexfumarat 1073
Amyloidose, hämorrhagische Diathese 713
Anämie, autoimmunhämolytische 898
Anämie, megaloblastäre 179
Angiologie 371 ff.
Angiopathien, organische, periphere Durchblutung 606
Antiarrhytmika, Wirkungsmechanismus 1113
Anticoagulation 680
Anticoagulantienlangzeitbehandlung, cerebrale Zirkulationsstörungen 675
Antihypertensiva, Muskeldurchblutung, Hautdurchblutung 1547
Antikörper, lymphocytotoxische 884
Antikörperbildung, molekulare Grundlagen 319
Apexkardiographie, Herzklappenprothesen 1088
Apolipoproteine **1292**
Arrhythmieprophylaxe, Lidocain 1035
Arterien, periphere, Funktionsbeurteilung 585
Arterienrekonstruktion, Langzeitanticoagulation 636
Arterienverschluß, Durchblutungsgrößen 596
Arterienverschluß, Stoffwechselparameter 609
Arterienverschlußkrankheit, Katheterbehandlung 631
Arterienverschlußkrankheit, Langzeittherapie 638
Arterienverschlußkrankheit, medikamentöse Therapie 614
Arterienverschlußkrankheit, Schlangengift 624
Arterienverschlußkrankheit, Thrombolyse 627

Arterienverschlußkrankheiten, Langzeittherapieerfolge 639
Arteriosklerose 1124 ff.
Arteriosklerose, Ätiologie, Pathogenese **1220**
Arteriosklerose, Arterienwandstoffwechsel **1176**
Arteriosklerose, Blutbestandreste **1211**
Arteriosklerose, DNS, sMPS, Autoradiographie **1179**
Arteriosklerose, Enzymhistochemie 1237, *1241*
Arteriosklerose, experimentelle 1227, 1245
Arteriosklerose, experimentelle Bedingungen **1207**
Arteriosklerose, extracelluläres Kompartment **1166**
Arteriosklerose, Gefäß Endothel. **1139**, *1223*
Arteriosklerose, Gefäßwand, Fibrin **1206**
Arteriosklerose, Immunologie 862
Arteriosklerose, Initialödem 1225
Arteriosklerose, Intima-Muskel-Zellen **1124**, *1224, 1225*
Arteriosklerose, Mesenchymzellen **1152**, *1165*
Arteriosklerose, Pathogenese **1139**, **1204**, 1223
Arteriosklerose, Thrombocyten **1205**
Arteriosklerose, Wandstruktur **1198**
Arzneimittelabbau, Leber 1362
Arzneimittelallergie, neue Aspekte **750**
Arzneimittelmetabolismus 1402
Arzneimittelnebenwirkungen, Erfassung 1574
Aspirationscytologie, Schilddrüse **249**
Aspirationscytologie, Thoraxbereich 211
Aspirationscytologie, Urogenitaltrakt 244
Ausfälle, cerebrale, Entstehung 416
Australia-Antigen, Insekten 1633
Australia-Antigen, Nachweis 1632
Ausstrich, Wertigkeit **196**
Autoimmunerkrankungen 749, 884
Autoimmunerkrankungen, Diagnostik 826
Arwin, Fließeigenschaften des Blutes 620
Arwin, Mikrogerinnsel 1614

Bauchaortenaneurysmen, chirurgische Therapie **580**
Bay a 1040 1554
Bedarfsschrittmacher, Muskelpotentiale 1095
Begrüßungsansprache 8
β-Receptoren, Vasomotorik 1542
β-Receptorenblockade, quantitative Bestimmung 1544
Block, bifasciculär 1110
Blutglucose, Schnellbestimmung 1253
Blutviscosität, Salidiuretika 617

Blutzuckerbestimmung, Dextrostixstreifen 1256
Bronchialcarcinom, cytologische Frühdiagnose 218
Bronchopneumopathie, α_1-Antitrypsinmangel 1635

Carbenoxolonwirkung 1415
Cephalosporintherapie, Immunhämatologie 914
Chemotherapie, Fortschritte 92
Chemotherapie, Molekularbiologie 361
Chemotherapie, Tumor 93
Chinin, Antikörper 905
Cholestase 1402
Cholesterinsynthese 1307
Cholesterinsynthese, Gallensäure 1373
Cholestyramin 1567
Clearanceuntersuchungen, p-Aminohippurat 1482
Contusio cordis, EKG 1076, *1079*
Coronarerkrankung, K. H. Stoffwechsel 1284
Coronarerkrankungen, Fragebogen, Coronarangiographie 1017
Coronargefäßbett, Transferfunktion 1020
Coronarverschluß, Practolol 1029
Cor pulmonale, Diagnose 1070
Cyclophosphamid 169
Cytostatika, Sensibilitätstestungen 156
Cytodiagnostik, aktuelle Fragen 267, *252*
Cytodiagnostik, Gastroenterologie **223**, *230*
Cytodiagnostik, Gastrointestinaltrakt **230**
Cytodiagnostik, inthrathorakale Tumore 217
Cytogenetik, Tumore **45**
Cytologie 181 ff.
Cytologie bei Abstoßungskrisen 243
Cytologie, Tumore **45**
Cytologie, Zukunftsaspekte 265
Cytomegalievirusantikörper 928

Dauerdialyse, Osteopathie 1456
Diabetes mellitus 606
Drogenmißbrauch 1537
DS-Carcinosarkom, Atemgas- und Glucosestoffwechsel 136
DS-Carcinosarkom, Gesamtdurchblutung, Gewebsdurchblutung 140
D-Thyroxin 1619, 1621, 1623
Dünndarmschleimhaut, Morphologie, Funktion 1432
Durchblutungsstörungen, arterielle, periphere, Klinik **499**
Durchblutungsstörungen, periphere, Glucosetoleranz 1232
Dysfibrinogenämie 1651

Ebstein-Syndrom, Phonokardiographie 1084, *1088*
Eingeweidearterienverschluß, Ernährungsstörungen, Therapie 574
Eingeweidearterienverschlüsse, chirurgische Therapie **580**
Eingeweideschlagadern **561, 567**
Endokrinologie, molekulare **331**
Enzymdefekte, molekulare Krankheiten **304**
Enzyme, lysosomale 162

Enzyme, Selbststeuerung **321**
Epidemiologie, Statistik 1234
Ergüsse, metastatische Cytologie **259**
Eröffnungsansprache **13**
Erregungsausbreitungsstörungen, ventriculäre, Prognose 1107
Erythematodes visceralis, Beckenkammbiopsie 870
Erythematodes visceralis, Knochenmark 867, *870*
Ethambutol, Liquorgängigkeit 1564
Exfoliativcytologie, Atemorgane **204**
Exfoliativcytologie, Nieren, Harnwege 237

„F"-Chromosomenanomalie 126
α_1-Fetoprotein, Tumordiagnostik 841
Fettleber, Entgiftungsfunktion 1386
Fettoleranztest, intravenöser, 1332
Fettsäuren, mittelkettige 1298
Fibrinogen-Derivatanalyse 719
Fibrinolyse 680
Fibrinolyse, Reaktionskinetik 717
Fluid-lung 1589
Forschung, wissenschaftliche 1
Fortral 1577
Frühdiagnose, Tumore **45**
Funktionsdiagnostik, angiologische 589

Galaktosaminhepatitis, Enzyme 1377
Galaktosaminschädigung, Adrenalektomie 1380
Gallensäurenmuster 1398
Gallensäurenstoffwechsel, Coma, Praecoma hepaticum 1401
Gastrinkonzentration, Magnesiumhydroxyd 1625
Gastroenterologie 1353 ff.
Gefäßendothelien, Ultrahistochemie 593
Gafäßkontrollen, Computerauswert 641
Gefäßtransplantation, Autoantikörperbildung 865
Gefäßverschlüsse, cerebrale, Epidemiologie **393**
Gefäßwandlipoide 1230
Gehirnlipide, hepatocerebrale Degeneration 1310
Gerinnungsvorgänge, Molekularbiologie **345**, *360*
Gicht, Fructose 1326
Glibenclamid, antilipolytische Wirkung 1278
Gliedmaßenarterienverschluß, chirurgische Therapie **554**
Gliedmaßenarterienverschluß, Sofortmaßnahmen, konservative Therapie **551**
Gliedmaßenarterienverschlüsse, chronische, Therapie, chirurgische **534**
Gliedmaßenarterienverschlüsse, chronische, konservative Therapie **520**
Glomerulonephritis, Differentialdiagnose 1482, *1485*
Glomerulonephritis, Immunpathologie **804**
Glucagon, Kreislaufwirkung 1551, *1554*
Glucagon, Pankreassekretion 1423
Glucoseresorption, Insulin 1259
Glucosetoleranz, Aminosäuren 1262
Glutamyltranspeptidase 1395

Gonaden-Nebennierenrindendiagnostik 1535
Guanethidin 1505
Guanidinbernsteinsäure 1463
α_1-Glykoprotein, Magensaft 845

Hämatologie, Autoimmunerkrankungen **750**
Hämatologie und Gerinnung 681 ff.
Hämiglobinbildung, Azulfidine 698
Hämodialyse, Calciumfraktionen 1448
Hämodialyse, Shunt-Volumen 1443
Hämoglobin D-Punjab 1596
Hämophilie A, Faktor VIII 710
Heparin, Pharmakokinetik 1570
Heparinoiden, Pharmakokinetik 1570
Hepatitis, Antikörper 928
Hepatitis, chronisch-aggressive, Au-Antigen 922
Hepatitis, Retinol-bindendes Protein 1356
Hepatitisfrequenz, Bluttransfusionen 1405
Herzglykosidbehandlung, Speichelelektrolyte 1603
Herzinfarkt, Fibrinolysetherapie 1039, 1042
Herzinfarkt, Letalität, Morbidität 1014, *1016, 1017*
Herzinfarkt, myokardiale Noradrenalinspeicher 1027
Herzinfarkt, Prodromalerscheinungen 1011, *1014*
Herzinfarktkranke, Frühmobilisation 1044
Herzklappenprothesen, Apexkardiographie 1088
Herzschrittmacher, Ventrikelsteuerung 1637
Herzstillstand 1120
Herzstillstand, ärztliche Praxis 1011
Herztherapie, Zink-Protamin-Glucagon 1099, *1101*
Herztod, akuter, beim Jugendlichen 1048
Herztod, plötzlicher 936 ff.
Herztod, plötzlicher, Ätiologie **975**
Herztod, plötzlicher, forensische Aspekte **969**
Herztod, plötzlicher, gefährdete Gruppen **936**
Herztod, plötzlicher, katamnestische Erhebungen **984**
Herztod, plötzlicher, morphologische Aspekte **944**
Herztod, plötzlicher, Myokardsarkoidose 1049
Herztod, plötzlicher, Prophylaxe, Therapie **999**
Herztod, plötzlicher, Sport **995**
Herzverhalten, vita-maxima-Bedingungen 1007 ff.
Hexokinasehemmung 688
Hirnarterien, extrakranielle Verschlüsse **440**
Hirnarterien, intrakranielle Verschlüsse **449**
Hirnarterienverschlüsse, Behandlung, mikrotechnische **487**
Hirnarterienverschlüsse, extrakranielle, operative Behandlung 481
Hirnarterienverschlüsse, Diagnostik **409**
Hirnarterienverschlüsse, persistierende, spontan rekanalisierte 672
Hirnarterienverschlußfolgen, Therapie, medikamentöse **466**
Hirnarteriosklerose, cerebraler Stoffwechsel 654

Hirnblutung, Differentialdiagnose **461**
Hirninfarkt, Differentialdiagnose **461**
Hirnrinde, Endotoxinschock 650
Hirnszintigramm 656
Hirnzirkulation, Blutdrucksteigerung 648
Hormon, natriuretisches 1489
Hypercalcämie 117
Hypercholesterolämie, Gallengangsverschluß 1392
Hypercoagulabilität, Colamin-Kephalin 726
Hyperlipidämie 1242
Hyperlipidämie, Behandlung 1619, 1621, 1623
Hyperlipidämie, Fettgewebe 1248, *1288*
Hyperlipoproteinämie 1334
Hyperlipoproteinämie, cerebraler Insult 668
Hyperlipoproteinämie, Coronarerkrankung, Durchblutungsstörungen 1342
Hyperlipoproteinämie, Häufigkeit 1337, 1349
Hyperlipoproteinämie Typ I, Familienuntersuchungen 1339
Hyperlipoproteinämie, Typ II, Frühdiagnose 1316
Hyperlipoproteinämiemuster, Häufigkeitsverteilung 1346
Hypertension, arterielle, Angiotensin I, II 1499
Hyperthermie, Tumorgewebe 153
Hyperthyreose, Hypophysenadenom 1529
Hyperthyreose, Plasmaproteine 1532
Hypertonie, essentielle, periphere Durchblutung 606
Hypertonie, primär, vasculäre, pulmonale 1073
Hypertoniker, Blutdruckregulation 1502
Hypo-β-Lipoproteinämie 1313
Hypophysektomie, nach Hormonstatus 1525
Hypophysenvorderlappenadenom, Rezidivrate 172

Ifosfamid, Ausscheidung 1561
IgE-Spiegel, Serum 881
Ileum, Funktionsproben 1429
Immunantwort **729**
Immunantwort, cellulare, Suppression 853
Immunantwort, Defekte 741
Immunantwort, Molekularbiologie 320
Immunantwort, morphologische Aspekte **733**
Immundefekt, komplexer 908
Immunglobulin-L-Ketten, Antiseren 851
Immunologie, Lebererkrankungen 790
Immunologie, Tumor 105
Immunpathologie 729 ff.
Immunpathologie, Glomerulonephritis 804
Immunpathologie, Magen- und Darmerkrankungen 797
Immunpathologie, Nervensystem 777
Immunpathologie, Rheumatismus 816
Immunsuppression, innere Krankheiten 755
Immunsuppression, Lungenfibrose 857, *859*
Insulin, Fettgewebe 1266
Insulinbestimmung 1269
Insulinsekretion 1272
Intervalltraining 612
Ischämie, akute cerebrale 665

Kälteagglutininkrankheit, chronische 827
Kälteautoantikörper 829
Kaliummangel, chronischer, Wasser, Ionen 1052
Kardiologie 936 ff.
Kardiomyopathie, erbliche, Ionenverhalten 1059
Kardiomyopathie, idiopathische 1056, *1059*
Katecholamine, Rhythmusstörungen 1101
Knochenmarkkonservierung 1601
Knochenmarksregeneration 176
Knochenmetastasensuche, Radionuklide 149
Kollagenprolinhydroxylase 1582
Kommunikation, Praxis, Klinik 1654
Komplementbestimmung 833
Komplementfixation, Immunhämolyse 839
Krebsantigene, Immunreaktionen **751**, *755*

Lactase-Phlorizin-Hydrolasekomplex, Dünndarm 1413
Langzeitanticoagulantienbehandlung, Acetylsalicylsäure 723
Leber, Kohlenhydratstoffwechsel 1367
Lebercirrhose, Cholesterinstoffwechsel 1365
Lebercirrhose, intraerythrocytäre, DPG 1353
Lebererkrankungen, chronische, Australie-Antigen, Autoantikörper 926
Lebererkrankungen, Immunologie **790**
Lebererkrankungen, Immunphänomen 919
Leberkranke, chronische, Phospholipide 1389
Leberkrankheiten, Lipide, Lipoproteine 1330
Lecithin-Cholesterin-Acyl-Transferasesystem 1384
Leukämie, Frühsymptom 117
Leukämie, Proliferationskinetik 159
Leukocyten, Mittlerfunktion 681
Lichtmikroskopie, Vitalstrukturen **187**
Lipid und Lipoprotein-Metabolismus 1292 ff.
Lipidsynthese, Insulin, Proinsulin 1323
Lipoproteidlipase 1321
Lipoproteine, Stoffwechsel **1293**
Lipoproteinstoffwechsel, Äthanol 1630
Liquor cerebrospinalis, Cytodiagnostik 298
Long-acting thyroid stimulator 933
Lungenfibrose, Immunsuppression 857
Lungenperfusion, Computer-Szintigraphie 1592
Lupus erythematodes, Immunität 874
Lupus erythematodes, Syndrom, ähnliches 895
Lupus nephritis 872
Lymphocytenhemmfaktor, maligne Tumore 129
Lymphocytentransformation 688

Mäusevirusleukämien, Sabin-Feldman-Test-120
Magencarcinom, Cytologie, Histologie 229
Magen- und Darmerkrankungen, Immunpathologie **797**
Magensaftsekretion, Hormone 1407
Mammaerkrankungen, Cytologie 292
Mannit, Stoffwechsel 1264
May-Grünwald-Giemsafärbung 272
Mesenchymalaktivierung, Intimamuskelzellen **1146**

Mesotheliomdiagnose, cytologische **255**
Milztransplantation, Lysozym, 1585
Molekularbiologie 302 ff., 302, 370
Monohydroxygallensäure 1300, 1626
Mononucleose (IM), infektiöse, Antikörper 930
Myokardbezirk, dys-kinetischer, Veränderungen 1023
Myokardinfarkt, freie Fettsäuren 1033
Myokardiopathie, Autoantikörper 859

Natriumresorption, Nephronen 1493
Natriumtransport, natriuretischer Urinfaktor 1486
Nekrosen, Keimbesiedlung 603
Nervensystem, Immunpathologie **777**
Neuritisoptica 663
Nicotinsäureamidbiosynthese 1371
Nierenamyloidose, Diagnostik, Therapie 1469, *1472*
Nierenbiopsie 287, *289*
Nierendurchblutung, Furosemid 1480
Nierenentzündung, chronische, Immunreaktion 877
Nierenerkrankungen, Aktivitätsdiagnostik 1466
Niereninsiffizienz 117
Niereninsuffizienz, chronische, Stoffwechsel 1472
Nierenrindennekrose, bilaterale 1476
Nierentransplantation, Harncytologie 293
Nifedipine 1554
Nucleinsäuresynthese, Blutplättchen 696
Nucleinsäuresynthese, Leukocyten 693
Nulldiät, Schilddrüsenhormone 1294

Oesophagus, Röntgendiagnostik 1434
Onkogenese, Mechanismen **34**
Onkologie 25 ff.
Ophthalmodynamographie 659
Osteopathie, renale, Therapie 1446
Osteopathie, urämische 1440
Ovulationshemmer, Cholestase 1538

Pankreasfunktion, Calciumhaushalt 1420
Pankreatitis, akute 1281
Pankreatitis, hämorrhagische 1426
Pankreasinsuffizienz, Fettverdauungsstörung 1418
Paraproteinämie, gutartige 115
Pharmakologie 1538 ff.
Phasenkontrastmikroskopie, Gynäkologie 296
Phytohämagglutinin (PHA), lymphatisches System 684
Plasmareninaktivität, Apresolin 1495
Plasmagastrinkonzentration 1409
Plasmazell-Leukämie 122
Plasmocytom, Chromosomen 122
Plättchenaggregation 707
Plattenepithelcarcinome, Therapie 163
Pokeweed-Mitogen (PWM), lymphatisches System 684
Prenylamin, Hämodynamik 1559
Prostata, Cytodiagnostik 279
Prostatapunktat, Cytologie 234

Proteoglycane, Sklerodermie 1584
Proteoglycanen, Komplementbindungsreaktion 836
Protein-Biosynthese, Regulation **313**
Protodiabetes 1288
Punktionscytologie, Brustdrüsenveränderungen **253**
Pyridinolcarbamat 1230
Pyrimidinbiosynthese 1375

Radiohämatokrit 701
Renin, exakte Messung 1508
Renin-Angiotensin, Gehirn 1510
Reninkonzentration, Altersabhängigkeit 1644
Retothelsarkom, Knochenmarkszintigramm 145
Rifampicin, Antikörper 905
Rifampicin, Nebenwirkungen 1617
Rhesussensibilisierung 917
Rheumatismus, Immunpathologie 816

Schaumzellen, subendotheliale, Herkunft **1147**
Schilddrüsenaspirationspunktat 277, *279*
Schilddrüsenaspirationspunktion 289
Schlaganfall, Differentialdiagnose 493
Schnitt, Wertigkeit **196**
Schock, anaphylaktischer 1647
Schwangerschaftscholestase 1626
Schwindelzustände, orthostatische 662
Serum-α-Lipoproteine, Carcinompatienten 847
Serumgastrinkonzentration 1411
Sézary-Syndrom, Cytologie 285
Speichelelektrolyte, Differentialdiagnose 1518
Sphärocytose, hereditäre, Membranveränderung 700
Strahlentherapie, Tumor **83**
Streptokokkenantigene, Immunantwort 887
Subclavian Steal-Syndrom 647
Sulfonylharnstoffderivat 1272
Sulfonylharnstoffderivat, Wirkungsmechanismus 1275

Theodor-Frerichs-Preis 1972 **12**
Thromben, arterielle, Organisation **1212**
Thrombocyten, Ultrahistochemie 704
Thrombocytenaggregation 1539
Thrombolyse, carotis-interna-Gebiet 678
Tolbutamid, antilipolytische Wirkung 1278
Tolbutamid, Wirkungsmechanismus 1275
Transferrin-Autoimmunsyndrom 901, *911*
Transplantationsantigene 892

Transport-ATPase, chronische Niereninsuffizienz 1597
Trasylol, Nierenfunktion 1612
Trehalosebelastung, Diagnostik 1303
Triglyceride, Stoffwechsel **1293**
Tumor, Therapie, Iphosphamid 166
Tumorchirurgie **62, 72**
Tumordiagnostik, Isotope **56**
Tumordiagnostik, szintigraphische 142
Tumore, Herzvorhof 1084
Tumore, tastbare, Cytologie 282
Tumorentstehung, Molekularbiologie 321
Tumorgewebe, P_{o_2}-Werte 133

Umwelt, Krebs **25**
Unterarmdurchblutung, bei Shunt 599
Urämie, Calciumresorption 1450
Urämie, Pankreassekretion 1453
Urinlysozym, nach Nierentransplantation 1587
Urokinase 1460

Vasopressin, diabetogener Effekt 1522
Verapamil 1116
Verschlußkrankheit, arterielle, Eingeweideschlagadern **561**
Verschlußkrankheit, arterielle, Morphologie **371**, *387*
Verschlußkrankheit, Eingeweideschlagadern, Pathogenese und Klinik **567**
Verschlußkrankheiten, arterielle, Pathophysiologie **493**
Verschlußkrankheiten, arterielle, Risikofaktoren **387**
Verschlußkrankheiten, arterielle, Untersuchungsmethoden **508**
Verschlußprozesse, Epidemiologie 408, *408*
Verschlußsyndrom, akutes, Pathogenese und Klinik **544**
Viren, programmierte Instruktion 303
Vorhofflattern 1104
Vorhofstimulation, Sinusknoten 1091, *1095*
Vorhoftumor, Ultraschall-Doppler-Kardiogramm 1080
Vorsorgeuntersuchung, Rectoskopie 1436

Wachstumshormon, freie Fettsäuren 1318
Willebrandsche Erkrankung, Faktor VIII 710

Zelle, Ultrastruktur **181**
Zellen, Proliferationsveränderungen 689

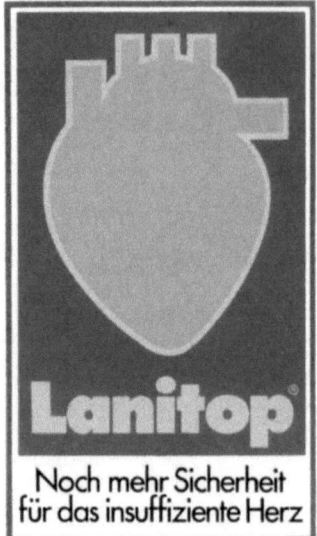

Lanitop®
Noch mehr Sicherheit für das insuffiziente Herz

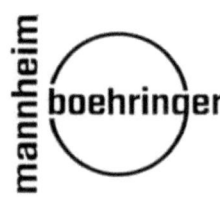

Resorption nahezu vollständig
Abklingquote 22%
Wirkungseintritt per os 5-20 Min.
i. v. 1-4 Min.

Bemerkenswert gute Magen-Darm-Verträglichkeit

Indikationen:
Früh- und Dauerbehandlung der latenten Herzinsuffizienz – Belastungsinsuffizienz, behandlungsbedürftiges Altersherz – und der manifesten Herzinsuffizienz aller Schweregrade.

Dosierung:
Auf Grund der breiten Prüfung in Klinik und Praxis werden folgende Dosierungen empfohlen:
Sättigungsbehandlung: täglich 2 x 2 Tabletten Lanitop oder 2 x 15 Tropfen Lanitop oder 2 x 1 Ampulle Lanitop intravenös je nach Glykosidbedarf über 3–5 Tage.
Dauertherapie: täglich 2–3 x 1 Tablette Lanitop oder 2–3 x 7 Tropfen Lanitop je nach Glykosidbedarf.

Die Prüfung ergab, daß in der Praxis mehr als die Hälfte aller Patienten mit täglich 2 x 1 Tablette Lanitop auskommt.

Zusammensetzung:
Lanitop® (ß-Methyl-Digoxin)
1 Tablette enthält 0,1 mg
1 ml Liquidum (= 45 Tropfen) enthält 0,6 mg
15 Tropfen = 2 Tabletten
1 Ampulle zu 2 ml enthält 0,2 mg

Für Ihre Verordnung:
Lanitop
OP mit 50 Tabletten DM 4,90 m.U.
OP mit 100 Tabletten DM 8,80 m.U.
AP mit 500 Tabletten

Lanitop Liquidum
OP mit 10 ml Liquidum DM 5,40 m.U.
OP mit 20 ml Liquidum DM 9,80 m.U.
AP mit 100 ml Liquidum

Lanitop Ampullen
OP mit 5 Ampullen DM 3,45 m.U.
AP mit 25 und 100 Ampullen

Kontraindikationen:
Alle Herzglykoside sind bei Digitalisintoxikation, Hypercalciämie und vor einer Kardioversion kontraindiziert. Außerdem kann eine Glykosid-Therapie bei manifestem Kaliummangel, Störungen der atrio-ventrikulären Erregungsüberleitung und pathologischer Bradykardie – je nach Schweregrad – kontraindiziert sein oder zusätzliche therapeutische Maßnahmen erfordern. Bei jeder Glykosid-Therapie ist von parenteralen Calciumgaben – insbesondere bei gleichzeitiger Verabreichung – abzuraten.

Hinweise:
Wie bei jeder Digitalis-Therapie können besonders bei Patienten mit Glykosid-Überempfindlichkeit bzw. Störungen des Elektrolythaushaltes Übelkeit, Erbrechen, Magenbeschwerden, Rhythmusstörungen und entoptische Erscheinungen auftreten. Bei Niereninsuffizienz muß mit einem erniedrigten Glykosid-Bedarf gerechnet werden.
Weitere Informationen enthält der wissenschaftliche Prospekt (z. Zt. gültige Auflage: Februar 1972).

Novadralretard®

Drei Hauptsymptome kennzeichnen die orthostatische Fehlregulation:
1. Abfall des systolischen Blutdrucks
2. Verkleinerung der Blutdruckamplitude
3. Anstieg der Herzfrequenz

Im Doppelblindversuch wurde nachgewiesen:

Novadral retard®
verhindert das Absinken des systolischen Blutdrucks
verhindert die Verkleinerung der Blutdruckamplitude
verhindert eine Herzfrequenzsteigerung

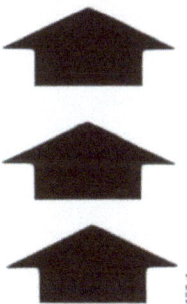

GÖDECKE

im Doppelblindversuch

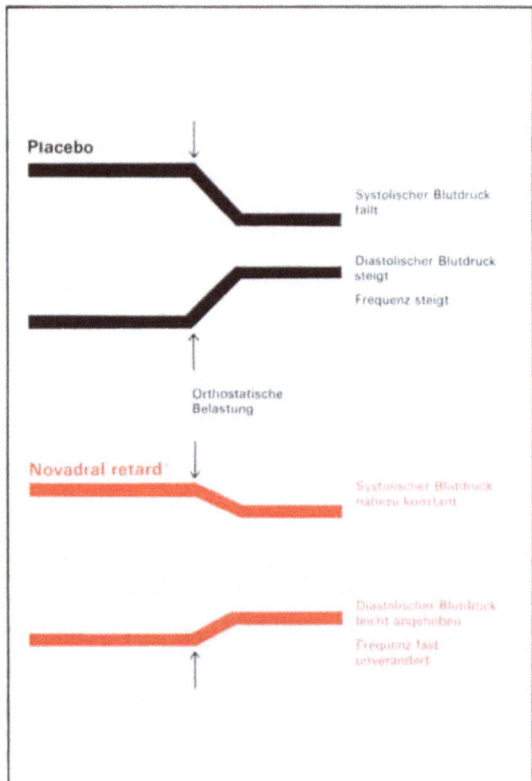

W. Braasch, J. Buchhold und C. Kohler[1] untersuchten in einem Doppelblindversuch die orale Wirksamkeit von Novadral retard bei Patienten mit hypotonen Kreislaufregulationsstörungen. Dabei kamen sie zu folgenden Ergebnissen:

1. Novadral retard führte zu einer signifikanten Verminderung des systolischen Blutdruckabfalls und des diastolischen Blutdruckanstiegs unter standardisierter orthostatischer Belastung (Schellong-Test mit Kipptisch).
2. Novadral retard führte zu einer statistisch gesicherten Abnahme hypotoniebedingter Beschwerden.
3. Die Behandlung mit Placebo hatte eine Zunahme der Beschwerden zur Folge.

[1] Aus der Rudolf Krehl Klinik der Universität Heidelberg (Direktor Professor Dr. med. Schettler) und dem Institut für Dokumentation, Information und Statistik beim deutschen Krebsforschungsinstitut Heidelberg (Direktor Professor Dr. Wagner)

DMW 96, 1557–62, 1971

Zusammensetzung: Norfenefrin-HCl (dl-1-(3-Hydroxyphenyl)-2-aminoäthanol-hydrochlorid) Novadral retard-Dragée 15 mg. Novadral Liquidum 6 mg/ml (= 20 Tropfen)

Indikationen: Alle Formen der Hypotonie: essentiell, orthostatisch, postoperativ, postinfektiös oder wetterbedingt. Kreislaufregulationsstörungen.

Kontraindikationen: Phäochromozytom, Glomerulonephritis, Hyperthyreose.

Zur Beachtung: Monoaminoxydasehemmer verzögern den Novadral-Abbau und verstärken damit den pressorischen Effekt.

Dosierung:
Novadral retard   1–2 Dragées täglich
Novadral Liquidum 3–4 mal täglich 10–20 Tropfen

Handelsformen und Preise: Novadral retard
Packung mit 20 Dragées DM 5,70 m.MwSt.
Packung mit 50 Dragées DM 11,50 m.MwSt.
Packung mit 100 Dragées DM 19,50 m.MwSt.
Anstaltspackungen

Novadral Liquidum
Packung mit 10 ml DM 3,65 m.MwSt.
Packung mit 30 ml DM 8,70 m.MwSt.
Anstaltspackungen

Wirkungsweise: Novadral ist ein peripher tonisierendes Antihypotonikum mit Noradrenalincharakter. Es wirkt durch direkte Stimulierung der Alpha-Rezeptoren in der Gefäßwand.
Gegenüber dem Noradrenalin ist die Stabilität des Novadral erhöht, wodurch die volle Entfaltung seiner Wirksamkeit an der Gefäßperipherie ermöglicht wird.
Novadral tonisiert die Wand der peripheren Gefäße und hält somit den Blutdruck gegenüber Kreislaufbelastungen stabil.
Ist schnellerer Wirkungseintritt erwünscht, empfiehlt sich die kombinierte Anwendung von Novadral Liquidum und retard.

Stand April 1972

Novadral retard®

Ein echtes Regulativ für den fehlgesteuerten Kohlenhydrat- und Fettstoffwechsel beim Erwachsenendiabetes

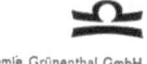
Chemie Grünenthal GmbH
Stolberg/Rheinland

Silubin retard Butylbiguanid

reguliert den Kohlenhydratstoffwechsel
durch verstärkte Glukoseutilisation in der Peripherie
durch Hemmung der Glukoneogenese
durch Verzögerung der Glukoseresorption im Darm

reguliert die Insulinsekretion
durch Blutzuckersenkung ohne zusätzliche
Stimulierung des Inselapparates

reguliert den Fettstoffwechsel
durch Hemmung der Lipogenese und Stimulierung
der Lipolyse

Hauptindikation: Erwachsenendiabetes

Kontraindikationen: Azidose-Neigung, Azidose, Ketose, Praecoma und Coma diabeticum, schwere Leber- und Nierenkrankheiten, Herz- und Kreislaufinsuffizienz sowie Zustände von Hypoxämie, gravierende Infekte, Streßbelastungen, Schwangerschaft.
Nebenwirkungen: Allergische Reaktionen sind selten. Gelegentlich werden gastrointestinale Störungen beobachtet. Bei Ketonurie unter der Behandlung Diät überprüfen.
Ausführliche wissenschaftliche Informationen auf Wunsch.
Handelsformen: Packg. mit 84 Dragees DM 25,30 m. U.
Packg. mit 2 x 84 Dragees DM 42,85 m. U.

Silubin® retard

Lipide senken und verbrennen!

Lipostabil forte

LIPOSTABIL FORTE ist heute zu einem Begriff für die Therapie der Arteriosklerose und der Hyperlipoproteinämie geworden; denn es senkt nicht nur die überhöhten Serumlipide. Der entscheidende Vorteil liegt darin, daß die medikamentös mobilisierten Fette sich nicht erneut im Körper ablagern, sondern der physiologischen Verbrennung zugeführt werden.

Lipostabil forte: 50 Kapseln DM 15,20*, 100 Kapseln DM 27,40*

Lipostabil flüssig: 200 ml DM 15,20*
Lipostabil Ampullen: 5 x 10 ml DM 29,55*
*(Apoth.-Verk.-Preise mit Mwst.)

Zusammensetzung: 1 Kapsel enthält: „Essentielle" Phospholipide = EPL-Substanz 300 mg (Wirkprinzip: Cholinphosphorsäurediglyceridester natürlicher Herkunft mit überwiegend ungesättigten Fettsäuren, speziell Linolsäure [ca. 70%], Linolen- und Ölsäure), 7-(β-Hydroxyäthyl)-theophyllin 50 mg. **Indikationen:** Intensive Therapie der Arteriosklerose aller Lokalisationen bei fortgeschritteneren Stadien und bei akuten Schüben: Coronarsklerose, Angina pectoris, Zustand nach Myocardinfarkt, cerebrale und periphere Durchblutungsstörungen, Claudicatio, Gangrän, Hyperlipoproteinämie bzw. Hypercholesterinämien, Nephrotisches Syndrom, Diabetische Angiopathien, diabetische Retinopathie, diabetische Gangrän, Operationsvorbereitung zur Verhütung der Thrombo-Embolie. **Kontraindikationen:** Nicht bekannt.

NATTERMANN

med. books '72

Advances in Climatic Physiology
Editors: S. Itoh, K. Ogata and H. Yoshimura
196 figures (3 color plates, 15 photos), 55 tables
X, 419 pages. 1972
Cloth DM 98,–; US $31.10

Published by Igaku Shoin, Ltd., Tokyo
Sole distribution rights for the USA, Canada, and Europe (including the United Kingdom): Springer-Verlag

Air Instrument Surgery
Volume II: **Orthopedics**
Compiled and edited by R. M. Hall
356 illustrations by T. Bloodhart
XIV, 509 pages. 1972
Cloth DM 140,–; US $44.40

Distribution rights for Japan:
Nankodo Co. Ltd., Tokyo

Angiography/Scintigraphy
Symposium of the European Association of Radiology, Mainz 1-3 October 1970
Editor: L. Diethelm
Approx. 360 figures
Approx. 550 pages. 1972
Cloth DM 78,–; US $24.80

Bacterial Plasmids and Antibiotic Resistance
First International Symposium Infectious Antibiotic Resistance Castle of Smolenice, Czechoslovakia 1971
Editors: V. Krčméry, L. Rosival, T. Watanabe
10 color photographs
164 illustrations, 456 pages. 1972
Cloth DM 78,–; US $24.80

Distribution rights for the Socialist Countries:
Avicenum-Czechoslovak Medical Press
Distribution rights for Japan:
Kokusai Shobo, Tokyo

A. Boba:
Essays on Future Trends in Anaesthesia
48 figures. X, 93 pages. 1972
(Anaesthesiology and Resuscitation, Volume 61)
DM 28,–; US $8.90

Clinical Oncology
A Manual for Students and Doctors
Editor: UICC (International Union against Cancer)
Approx. 95 figures
Approx. 300 pages. 1972
DM 22,–; US $7.00

International Symposium on Adriamycin
Milan, 9-10 September 1971
Editors: S. K. Carter, M. Ghione, I. H. Krakoff, G. G. Mathé and A. Di Marco
Approx. 137 figures
Approx. 250 pages. 1972
Cloth DM 48,–; US $15.30

P. C. Koller:
The Role of Chromosomes in Cancer Biology
With a Foreword by A. Haddow
42 figures. XII, 122 pages. 1972
(Recent Results in Cancer Research, Volume 38)
Cloth DM 48,–; US $15.30

Lymphgefäßsystem
Lymph Vessel System
Redigiert von H. Meessen
272 Abbildungen. XIV, 708 Seiten (13 Beiträge, davon 6 in Englisch) 1972. (Handbuch der allgemeinen Pathologie, Band 3, Teil 6)
Gebunden DM 396,–; US $125.60
Subskriptionspreis:
Gebunden DM 316,80; US $100.50

K. F. Schaller:
Äthiopien/Ethiopia
Eine geographisch-medizinische Landeskunde
A Geomedical Monograph
With a Geographic Contribution by W. Kuls
For the English Translation J. A. Hellen and I. F. Hellen
64 Bilder, 34 Abbildungen, 7 Karten. Etwa 160 Seiten (in Deutsch und Englisch) 1972
(Medizinische Länderkunde Geomedical Monograph Series, Band 3)
Gebunden DM 68,–; US $21.60

■ **Please ask for prospectus material**

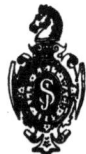

Springer-Verlag
Berlin
Heidelberg
New York
London · München · Paris
Sydney · Tokyo · Wien

Euglucon® 5

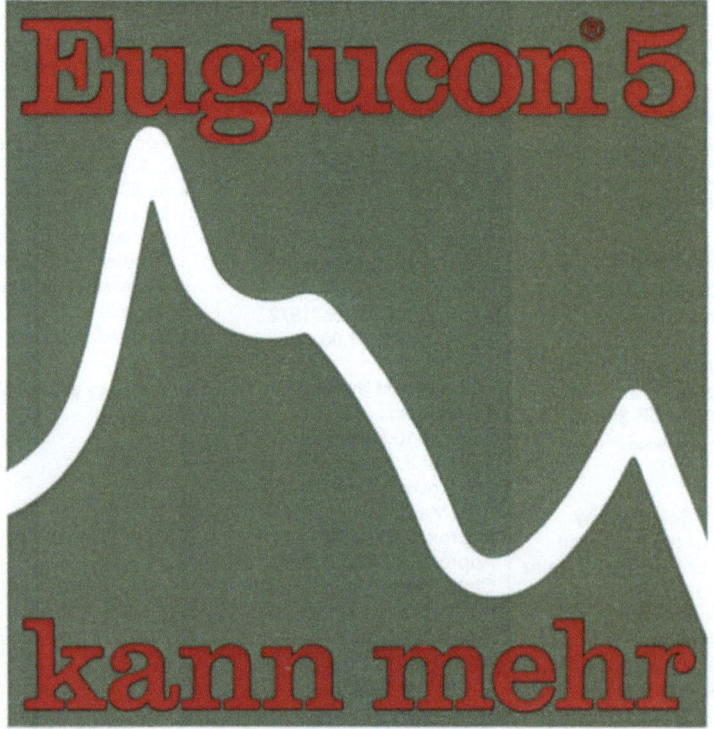

Insulin-Freisetzung im Rhythmus der Mahlzeiten
Körpereigenes Insulin, wenn es gebraucht wird
Bessere Einstellungsergebnisse

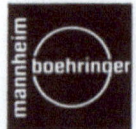
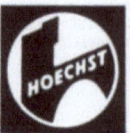

Euglucon® 5
kann mehr

Insulin-Freisetzung im Rhythmus der Mahlzeiten

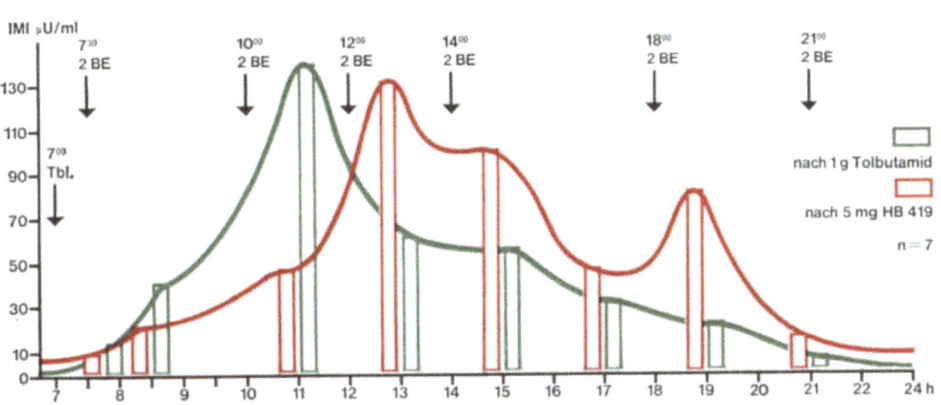

Immunologisch meßbares Insulin (IMI) beim Altersdiabetiker (n = 7) nach einmaliger morgendlicher Gabe von Tolbutamid bzw. Glibenclamid

mod. n. Rothenbuchner, G. et al., Heilkunst 84 8:215 (1971).

Körpereigenes Insulin, wenn es gebraucht wird

Indikation: Erwachsenen- und Altersdiabetes, sofern eine Diätbehandlung allein nicht ausreicht.
Kontraindikationen: Insulinmangeldiabetes, schwere azidotische Stoffwechseldekompensation, Praekoma und Koma diabeticum, deutlich eingeschränkte Nierenfunktion, Nebennierenrindeninsuffizienz, Schwangerschaft
Nebenwirkungen: Unverträglichkeiten von seiten des Magen-Darm-Trakts (Übelkeit, Erbrechen, Völlegefühl), Überempfindlichkeitsreaktionen der Haut und passagere Veränderungen des haematopoetischen Systems (Leukopenie, Thrombocytopenie) werden nur selten beobachtet und klingen nach Absetzen des Präparates rasch ab.
Hinweise: Auch nach Verabreichung von Euglucon 5 können hypoglykämische Reaktionen auftreten. Diese können durch zahlreiche Faktoren begünstigt werden: Überdosierung, Diätfehler (Nahrungskarenz!), Nierenfunktionsstörungen, schwere Lebererkrankungen, Nebennierenrindeninsuffizienz, Alkohol und einige Pharmaka (siehe wiss. Prospekt). Eine unter der Therapie mit Euglucon 5 nach einigen Wochen auftretende Verbesserung der Glukosetoleranz kann eine Dosisreduzierung erforderlich machen. Patienten mit deutlichen Zeichen einer Cerebralsklerose und nicht kooperative Patienten sind generell stärker hypoglykämiegefährdet. In diesen Fällen empfiehlt sich die Ersteinstellung auf Dipar® – besonders bei übergewichtigen Patienten – oder auf Tolbutamid (Artosin®, Rastinon® Hoechst).
Handelsformen:
OP mit 28 Oblong-Tabletten zu 5 mg DM 17,80
OP mit 112 Oblong-Tabletten zu 5 mg DM 54,40
AP mit 500 Oblong-Tabletten zu 5 mg

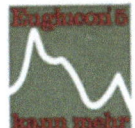
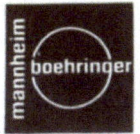
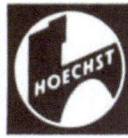

Weitere Informationen enthalten die wissenschaftlichen Prospekte.

New Books Chemistry

Advances in Polymer Science
Vol. 10: 50 fig. III, 194 pages
1972. Cloth DM 78,—; US $24.80

Beilsteins Handbuch der organischen Chemie
4. Auflage, 3. Ergänzungswerk

Band 10, Teil 4:
XVIII, 1081 Seiten. 1972
Geb. DM 1216,—; US $378.20

Band 10, Teil 5:
XIX, 1258 Seiten. 1972
Geb. DM 1348,—; US $427.40

Band 11:
LXI, 913 Seiten. 1972
Geb. DM 1074,—; US $340.50

C. Fest, K.-J. Schmidt: The Chemistry of Organophosphorus Pesticides
Reactivity-Synthesis — Mode of Action — Toxicology
Approx. 52 fig.
Approx. 336 pages. 1972
Cloth DM 78,—; US $24.80

Stereo- and Theoretical Chemistry
48 fig. III, 139 pages. 1972
(FCF 31) DM 38,—; US $12.10

Structure and Transformation of Organic Molecules
Approx. 19 fig.
Approx. III, 110 pages. 1972
(FCF 32) DM 42,—; US $13.40

H. Rüssel, G. Tölg: Anwendung der Gaschromatographie zur Trennung und Bestimmung anorganischer Stoffe
Gas Chromatography of Inorganic Compounds
Etwa 14 Abb. Etwa 80 Seiten
1972. (FCF 33)
DM 19,80; US $6.30

F. Kiermeier: Sensorische Beurteilung von Lebensmitteln
3 Textabbildungen und ein umfangreicher Tabellenanhang. VI, 101 Seiten. 1972
DM 18,—; US $5.80

Organometallic Compounds
Methods of Synthesis, Physical Constants and Chemical Reactions
2nd Edition

Vol. 3: **Compounds of Arsenic, Antimony, and Bismuth**
First Supplement
Covering the Literature from 1965 to 1968
Editor: M. Dubb
XXI, 613 pages. 1972
Cloth DM 78,20; US $24.80

H. Rath: Lehrbuch der Textilchemie
einschl. der textilchemischen Technologie. 3., neubearb. Aufl.
221 Abb. Etwa 900 Seiten. 1972
Geb. DM 136,—; US $43.20

Residue Reviews

Vol. 42: 16 fig. VII, 192 pages
1972. Cloth DM 47,70;
US $14.80

Vol. 43: 17 fig. VII, 149 pages
1972. Cloth DM 44,80;
US $14.20

Structure and Bonding

Vol. 11: 58 fig. III, 170 pages
1972. DM 54,—; US $16.80

Vol. 12: **Progress in Theory**
37 fig. III, 295 pages. 1972
DM 72,—; US $22.90

FCF = Fortschritte der chemischen Forschung / Topics in Current Chemistry

■ Prospectus on request

Springer-Verlag
Berlin
Heidelberg
New York

London · München · Paris
Sydney · Tokyo · Wien

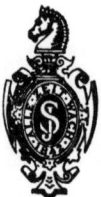

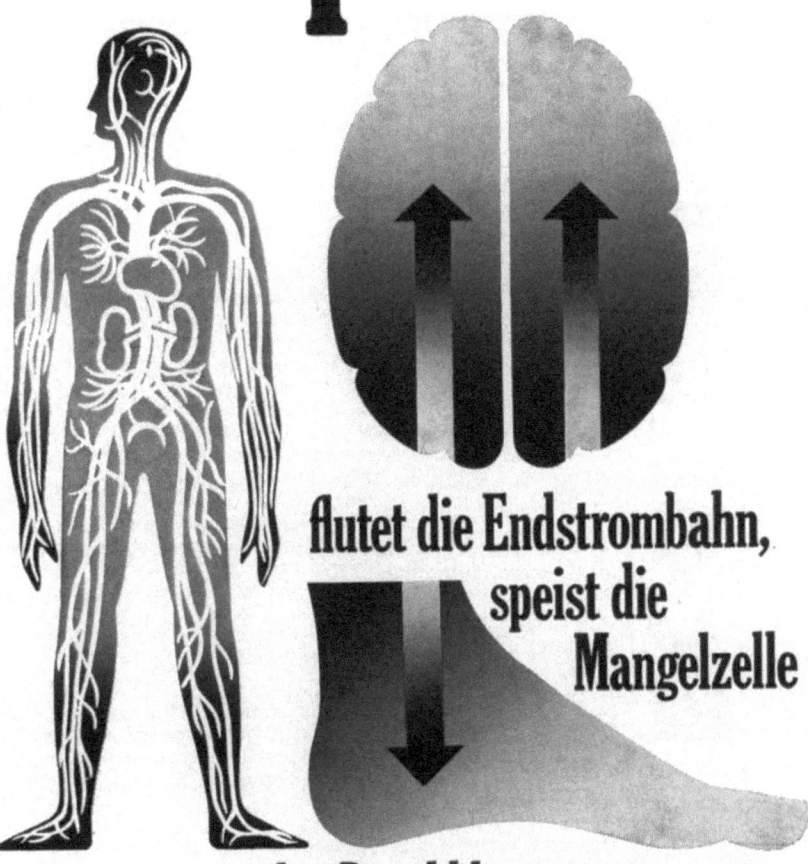

Die ENDSTROMBAHN ist der Wendepunkt des Kreislaufs. Im hämodynamisch neutralen Bereich des terminalen Kapillarbetts – zwischen arteriellem Influx und venösem Efflux – spielt sich, von wechselnden Bedarfssituationen gesteuert, die gesamte nutritive Blutversorgung ab. Nur hier findet der Stoff- und Gasaustausch zwischen Blut und Umgebung statt. Und nur dann sind die Aufgaben der Endstrombahn erfüllt, wenn alle Zellen des Organismus (»peripher« und »zentral«) ihrem Bedarf angepaßt mit Sauerstoff und Nährstoffen versorgt sind und sich im richtigen thermalen und Ionenmilieu befinden. Ex- und Importpartner der Endstrombahn ist die ZELLE. Als kleinste Untereinheit des Organismus ist sie der einzige Ort, an dem der Gas- und Stofftransfer vom äußeren in das innere Milieu und umgekehrt stattfindet. Die Permeabilität der Zellmembran ist wesentlich, die Qualität der nutritiven Mikrozirkulation allerdings ist entscheidend für eine stets ausreichende Endversorgung der Zelle – und damit auch jeden Zellverbandes.

Nur eine qualitative und quantitative Verbesserung des Blutangebots an mangelgeschädigte Zellverbände vermag deren Lebensbedingungen entscheidend zu reformieren. COMPLAMIN verändert neben Erhöhung des Stromvolumens die Blutqualität und das Stoffangebot an die mangelbetroffene Zelle positiv. Durch die Rekorrelierung zwischen Blutangebot und -qualität einerseits und Zellbedarf andererseits wird der notwendige Reaktivierungsprozeß eingeleitet. Wenn somit die pathologisch veränderte Zellumgebung normalisiert wird, ist das physiologische Milieu als Voraussetzung für normale Lebensbedingungen peripherer und zentraler Gewebsbezirke wieder instandgesetzt. Das Resultat ist eine sehr rasch einsetzende Verbesserung der Gewebsnutrition: COMPLAMIN hat sich hervorragend bewährt in der Therapie von Durchblutungs- und Stoffaustauschstörungen, die zu zentral oder peripher lokalisierten Gewebeschädigungen führen oder geführt haben.

Complamin® trägt für die Wiederherstellung der Zellernährung Sorge

Complamin®
Complamin® Retard

COMPLAMIN
OP 50 Tabl. DM 9.10
AP 200 u. 500 Tabl.,
3 x tägl. 1-2 Tabl.
(je 150 mg Xantinol-nicotinat).

COMPLAMIN retard
zur Langzeittherapie
OP 20 u. 60 Tabl, DM 10.30, DM 27.40
AP 500 Tabl;
2-3 x tägl. 1 Tabl.
(je 500 mg retardiert).

COMPLAMIN 300
zur oralen Initial- und Intensiv-Therapie
OP 60 Tabl. DM 19,–; AP 300 Tabl;
3 x tägl. 1-2 Tabl.
(je 300 mg).

Wülfing Arzneimittel Neuss

H. Zähner / W. K. Maas

Biology of Antibiotics*

By Professor Hans Zähner, Director,
Institut für Mikrobiologie der Universität
Tübingen, and Werner K. Maas, Professor
of Microbiology, New York University
School of Medicine, New York, N.Y.

With 51 figures. VII, 125 pages. 1972
Soft cover DM 15,–

(Heidelberg Science Library, Vol. 4
Published by Springer-Verlag New York Inc.)

The book is an introductory guide to provide students of biology and medicine with a background against which to consider the large amount of detailed information available on various aspects of antibiotics. An overall picture is presented of the biosynthesis and mode of action of antibiotics. Medically important aspects are stressed, especially the problem of resistance to antibiotics, without neglecting the broader biological aspects, such as the source of antibiotics in nature and the roles they may play in the organisms which produce them. Finally, there is a chapter on the practical aspects of testing for sensitivity against antibiotics. One of the chief aims of this book is to arouse interest among students in substances which are produced by living cells yet are able to inhibit the growth of living cells, in many cases the cells which produce them.

Contents: Introduction. The Taxonomic Distribution of Antibiotic-Producing Organisms. Tests of Antibiotic Activity. Biosynthesis. Mode of Action. Drug Resistance. The Future of Antibiotics. Index.

*) German Edition:
H. Zähner, Biologie der Antibiotica. 1965
DM 8,80
(Heidelberger Taschenbücher, Bd. 5)

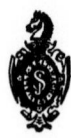

Springer-Verlag
Berlin · Heidelberg · New York
London München Paris Sydney Tokyo Wien

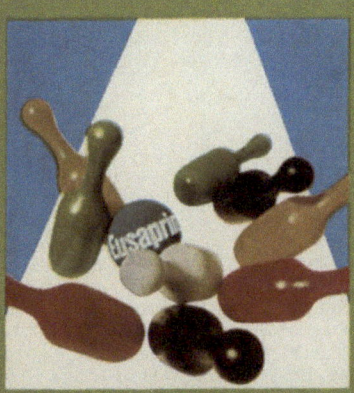

Zur Normalisierung der Kreislaufdynamik und Erhaltung der Leistungsfähigkeit

bei Durchblutungsstörungen des Myocard und deren Folgezustände

Combinitrol

Vasodilatans. Sofort einsetzende und 5-6 Stunden anhaltende, starke, krampflösende und beruhigende Wirkung.

ZUSAMMENSETZUNG:
Glycerin. trinitric. 0,0005;
Pentaerythrit. tetranitric. 0,008;
Mannit. hexanitric. 0,01;
Acid. phenylaethylbarbituric. 0,02
g je Tabl.

INDIKATIONEN:
Angina pectoris und arteriosklerotische Stenocardien, nervöse Gefäßspasmen, Migräne.

KONTRAINDIKATIONEN:
Glaukom, Schockzustand bei Myocardinfarkt.

DOSIERUNG:
Im Anfall 1-3 Tabletten sublingual, tgl. bis 3×2 Tabl. (maximale Tagesgabe 10 Tabl. kurmäßig ½-1 Tabl. 3mal tgl. n. d. Mahlzeit in Flüssigkeit).

HANDELSFORM:
Packung mit   20   50   100 Tabl.
         DM   1,70 3,50 6,40 lt. AT. incl. Mwst.

Combiphyllin

Starkes Vasodilatans. Mit kreislaufzentralisierender Komponente. Zusätzlicher Effekt auf den peripheren Kreislauf, die Atmung und die Gefäße von Gehirn und Nieren.

ZUSAMMENSETZUNG: Glycerin. trinitric. 0,0005; Pentaerythrit. tetranitric. 0,008; Mannit. hexanitric. 0,01; Acid. phenylaethylbarbituric. 0,02; Theophyllin-Aethylendiamin 0,1; Papaverin. hydrochlor. 0,03 g je Tabl.

INDIKATIONEN: Wie Combinitrol, aber auch stark leistungsmindernde und schmerzhafte Affektionen. Blutdrucksenkung bei Hypertonien.

KONTRAINDIKATIONEN: Glaukom, Schockzustand bei Myocardinfarkt.

DOSIERUNG: Anfallsbehandlung sofort 2-3 Tabletten sublingual, kurmäßig ½-1 Tablette 3mal täglich nach der Mahlzeit in Flüssigkeit. Maximale Tagesgabe 8 Tabletten.

HANDELSFORM:
Packung mit   10   20   100 Tabl.
         DM   1,45 2,45 10,05 lt. AT. incl. Mwst.

DR. WINZER Chemisch-pharmazeutische Fabrik KONSTANZ

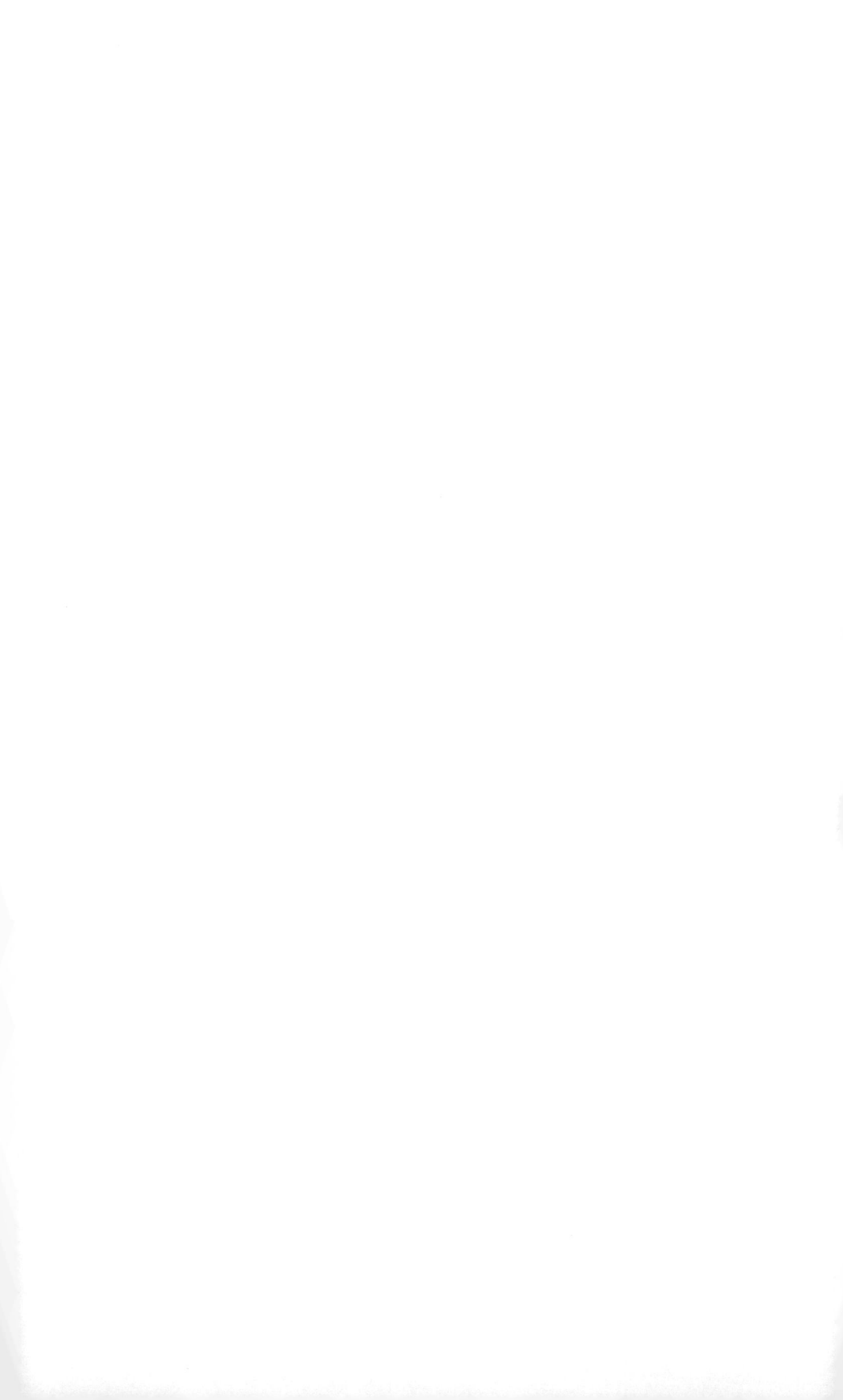

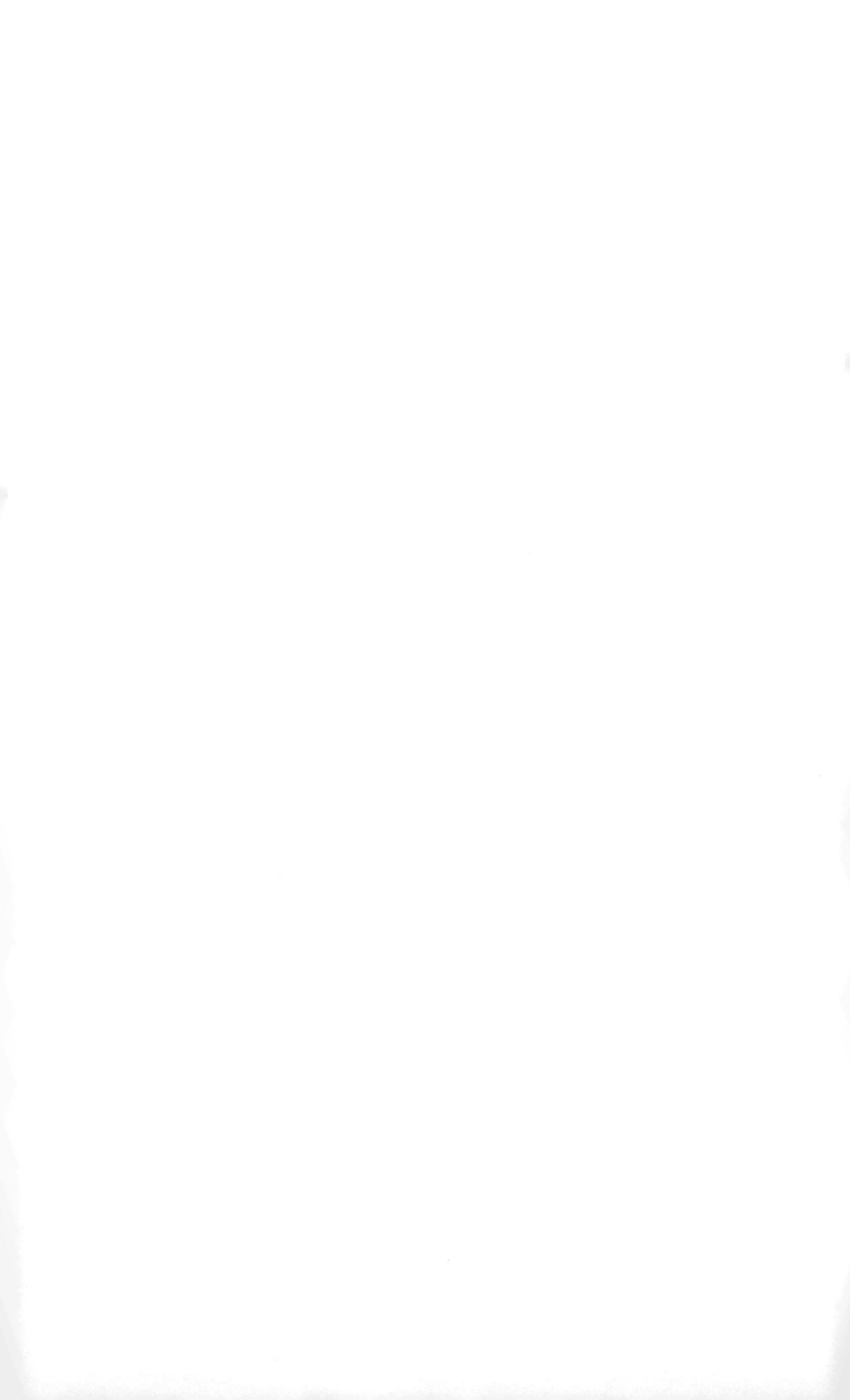

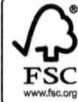

If you have any concerns about our products,
you can contact us on
ProductSafety@springernature.com

In case Publisher is established outside the EU,
the EU authorized representative is:
**Springer Nature Customer Service Center GmbH
Europaplatz 3, 69115 Heidelberg, Germany**

Printed by Libri Plureos GmbH
in Hamburg, Germany